BAILEY & SCOTT'S
DIAGNOSTIC MICROBIOLOGY

Fifteenth Edition

贝勒和斯科特
诊断微生物学

主编 · [美] Patricia M. Tille

主译 · 胡必杰　潘　珏　高晓东

副主译 · 王青青　金文婷　缪　青　马玉燕
姚雨濛　周春妹　鲍　容　陈璋璋

ELSEVIER

上海科学技术出版社

图书在版编目（CIP）数据

贝勒和斯科特诊断微生物学 / (美) 帕特里夏·M.蒂尔 (Patricia M. Tille) 主编 ; 胡必杰, 潘珏, 高晓东主译. -- 上海 : 上海科学技术出版社, 2023.1

书名原文: Bailey&Scott's Diagnostic Microbiology(15th ed)

ISBN 978-7-5478-5885-1

Ⅰ. ①贝… Ⅱ. ①帕… ②胡… ③潘… ④高… Ⅲ. ①病原微生物—实验室诊断 Ⅳ. ①R446.5

中国版本图书馆CIP数据核字(2022)第169986号

Bailey & Scott's Diagnostic Microbiology, Fifteenth Edition by Patricia M. Tille
上海市版权局著作权合同登记号 图字：09-2022-0293号

贝勒和斯科特诊断微生物学

主　编　[美]Patricia M. Tille
主　译　胡必杰　潘　珏　高晓东
副主译　王青青　金文婷　缪　青　马玉燕
　　　　姚雨濛　周春妹　鲍　容　陈璋璋

上海世纪出版(集团)有限公司
上 海 科 学 技 术 出 版 社　出版、发行
(上海市闵行区号景路159弄A座9F-10F)
邮政编码201101　www.sstp.cn
山东韵杰文化科技有限公司印刷
开本 889×1194　1/16　印张 60.5
字数 2450千字
2023年1月第1版　2023年1月第1次印刷
ISBN 978-7-5478-5885-1 / R·2614
定价：468.00元

Elsevier (Singapore) Pte Ltd.
3 Killiney Road,
#08-01 Winsland House I,
Singapore 239519
Tel: (65) 6349-0200; Fax: (65) 6733-1817

Bailey & Scott's Diagnostic Microbiology, 15/E

ISBN: 9780323681056

This translation of Bailey & Scott's Diagnostic Microbiology, Fifteenth Edition by Patricia M. Tille was undertaken by Shanghai Scientific & Technical Publishers and is published by arrangement with Elsevier (Singapore) Pte Ltd.

Bailey & Scott's Diagnostic Microbiology, Fifteenth Edition by Patricia M. Tille 由上海科学技术出版社有限公司进行翻译，并根据上海科学技术出版社有限公司与爱思唯尔（新加坡）私人有限公司的协议约定出版。

《贝勒和斯科特诊断微生物学》（胡必杰　潘珏　高晓东　主译）

ISBN: 978-7-5478-5885-1

注　意

本译本由 Elsevier (Singapore) Pte Ltd. 和上海科学技术出版社有限公司完成。相关从业及研究人员必须凭借其自身经验和知识对文中描述的信息数据、方法策略、搭配组合、实验操作进行评估和使用。由于医学科学发展迅速，临床诊断和给药剂量尤其需要经过独立验证。在法律允许的最大范围内，爱思唯尔、译文的原文作者、原文编辑及原文内容提供者均不对译文或因产品责任、疏忽或其他操作造成的人身及/或财产伤害及/或损失承担责任，亦不对由于使用文中提到的方法、产品、说明或思想而导致的人身及/或财产伤害及/或损失承担责任。

Elsevier (Singapore) Pte Ltd.
3 Killiney Road
#08-01 Winsland House I
Singapore 239519

内容提要

《贝勒和斯科特诊断微生物学》译自2022年出版的*Bailey & Scott's Diagnostic Microbiology*（第15版）。1962年首版出版以来，本书始终畅销不衰，是国际临床微生物领域的权威、经典著作。最新版（第15版）由著名微生物专家Patricia M. Tille教授主编，检验医学、微生物学、感染病学、公共卫生学等相关领域多位专家共同编写，是一本为临床微生物专业人员和从事感染性疾病诊治和防控的医务人员、科研人员准备的内容丰富、可靠实用且紧跟学科发展的高级工具书。

全书共分为八个部分。第一、二部分介绍诊断微生物学基础知识和临床微生物学原则。第三至六部分以病原微生物分类为主线，详细介绍各种细菌、寄生虫、真菌和病毒的流行病学特征、致病机制与疾病谱、主要实验室检查与鉴定方法、治疗与预防，同步更新了微生物的分子诊断、免疫诊断等新技术进展，并对部分微生物的属、种命名变化和以COVID-19为典型代表的新病原体进行了讨论。第七部分从疾病出发，在解剖、发病机制、临床特点等方面对诊断微生物学知识进行补充。第八部分则介绍了临床实验室管理的相关内容。本书配有大量图片、表格、临床案例，提供了许多诊断微生物学实验室操作流程，能帮助读者更迅速、全面、深刻地理解并牢固掌握知识和技能。

本书适合医院微生物检验人员、重点科室（如感染性疾病科、呼吸科、重症医学科）临床医生、医院感染控制人员研读；同时，可供抗菌药物专业临床药师、医学院校微生物检验专业师生及相关专业科研人员等参考。

时光飞逝，岁月如梭，你要永远记住朋友、同事和家人。我永远感谢我的丈夫David和我们的孩子Chrissy、Malissa、D.J.和Katie，以及对于他们来说具有重要意义的其他人。如果这里没有提到给我们的生活带来快乐的七个小“甜心”：Aedan、Milan Jr.、Julia、Maja、Jayce、Riley和Mila，那就是我的失职了！

此外，如果没有众多专业学者和学生对本书的深入讨论和参与，我们无法完成从上一版更新到下一版的工作。感谢你们的奉献、辛勤工作和幽默的交流。

这一版是在新型冠状病毒流行时期编写的，在此期间世界面临着巨大的“动荡”和“挑战”。我自己也感染了病毒，住院了一段时间。根据亲身经历，我可以说，从内科和呼吸科医师、护理工作者到实验室专业人员，医护人员的关怀和同情的效果令人惊叹；他们聚集在一起，让患者得到最好的照护！

本版献给所有维持国家运转的重要的工作人员，以及在我们和强大的病毒对手作战时继续拯救生命的医疗保健专业人士！对于所有失去生命的人，愿你们安息。你们贡献的宝贵经验，使我们能在病毒流行期间每天继续拯救更多的生命！

译者名单

主译

胡必杰　潘　珏　高晓东

副主译

王青青　金文婷　缪　青　马玉燕
姚雨濛　周春妹　鲍　容　陈璋璋

学术秘书

王青青　鲍　容　韩梦鸽

译者

（按姓氏拼音排序）

鲍　容
复旦大学附属中山医院检验科微生物室

蔡思诗
复旦大学附属中山医院感染病科

陈　翔
复旦大学附属中山医院医院感染管理科

陈璋璋
复旦大学附属中山医院药剂科

崔扬文
复旦大学附属中山医院医院感染管理科

单玉璋
复旦大学附属中山医院检验科微生物室

方婷婷
复旦大学附属中山医院感染病科

高晓东
复旦大学附属中山医院医院感染管理科

韩梦鸽
复旦大学附属中山医院医院感染管理科

胡必杰
复旦大学附属中山医院感染病科

黄　鹤
复旦大学附属中山医院检验科微生物室

黄声雷
复旦大学附属中山医院检验科微生物室

黄英男
复旦大学附属中山医院感染病科

金文婷
复旦大学附属中山医院感染病科

李　娜
复旦大学附属中山医院感染病科

林佳冰
复旦大学附属中山医院医院感染管理科

林蕾蕾
复旦大学附属中山医院感染病科

刘海霞
复旦大学附属中山医院感染病科

骆　煜
复旦大学附属中山医院感染病科

马　艳
复旦大学附属中山医院检验科微生物室

马玉燕
复旦大学附属中山医院感染病科

米宏霏
复旦大学附属中山医院（厦门）医院感染管理科

缪　青
复旦大学附属中山医院感染病科

潘　珏
复旦大学附属中山医院感染病科

钱奕亦
复旦大学附属中山医院感染病科

沈佳瑾
复旦大学附属中山医院检验科微生物室

沈　燕
复旦大学附属中山医院医院感染管理科

史庆丰
复旦大学附属中山医院医院感染管理科

苏　逸
复旦大学附属中山医院感染病科

孙　伟
复旦大学附属中山医院医院感染管理科

汪小欢
复旦大学附属中山医院检验科微生物室

王美霞
复旦大学附属中山医院（厦门）医院感染管理科

王萌冉
复旦大学附属中山医院感染病科

王青青
复旦大学附属中山医院感染病科

王苏珍
复旦大学附属中山医院检验科微生物室

武　渊
复旦大学附属中山医院感染病科

姚雨濛
复旦大学附属中山医院感染病科

袁　征
复旦大学附属中山医院感染病科

张　尧
复旦大学附属中山医院感染病科

张羽仪
复旦大学附属中山医院检验科微生物室

周春妹
复旦大学附属中山医院检验科微生物室

周昭彦
复旦大学附属中山医院检验科微生物室

朱贝迪
复旦大学附属中山医院感染病科

审核者名单

Shari Batson, BSc, ART(Microbiology)
Professor
Health Sciences
St. Lawrence College
Kingston, Ontario, Canada

Jimmy L. Boyd, MS/MHS, MLS(ASCP)^{CM}
Program Director/Department Chair (Tenured)
Medical Laboratory Sciences
Arkansas State University-Beebe
Beebe, Arkansas

Lisa K. Cremeans, MMDS, MLS(ASCP)^{CM}, SM^{CM}, MB^{CM}
Assistant Professor
Department of Allied Health Sciences
Division of Clinical Laboratory Science
The University of North Carolina at Chapel Hill
Chapel Hill, North Carolina

Guyla Corbett Evans, PhD, MLS(ASCP)^{CM}SC^{CM}
Clinical Assistant Professor
Clinical Laboratory Science
East Carolina University
Greenville, North Carolina

Kathleen J. Fennema, BS, MT(ASCP)
Clinical Laboratory Scientist
Infectious Diseases Diagnostic Laboratory (Mycology and Parasitology Section)
University of Minnesota Medical Center (M Health)
Minneapolis, Minnesota

Michele G. Harms, MS, MLS(ASCP)
Program Director
Medical Laboratory Science Program
UPMC Chautauqua Hospital
Jamestown, New York

Janet Hudzicki, PhD, MLS(ASCP)^{CM}, SM(ASCP)^{CM}
Associate Professor
Department of Clinical Laboratory Sciences
KU Medical Center
The University of Kansas
Kansas City, Kansas

Cynthia Kaufman, MS, MT(ASCP)SM
Assistant Clinical Professor
Department of Pathology and Laboratory Medicine
Indiana University School of Medicine
Indianapolis, Indiana

Louise Millis, MS, MLS(ASCP)^{CM}
MLS Certification
Associate Professor of Biology and MLS Program Director
Department of Biology
St. Cloud State University
St. Cloud, Minnesota

Mathumathi Rajavel, PhD
Associate Professor
Medical Technology Program
School of Computer, Mathematical and Natural Sciences
Morgan State University
Baltimore, Maryland

Katherine M. Steele, MPH, MLS(ASCP)^{CM}
Assistant Clinical Professor
Pathology and Laboratory Medicine
Indiana University School of Medicine
Indianapolis, Indiana

编者名单

Hassan A. Aziz, PhD, MSc
Associate Dean for Academic, Faculty, and Student Affairs
College of Health Professions
Professor
Clinical Laboratory Science
The University of Tennessee Health Science Center
Memphis, Tennessee

第 34 章 · 军团菌属
第 77 章 · 临床微生物实验室质量
第 78 章 · 感染控制
第 79 章 · 应对生物恐怖主义的哨点实验室

Erin Barger, BS MLS, MA Education
Medical Technologist
Microbiology
UC Health
Cincinnati, Ohio

第 21 章 · 假单胞菌属、伯克霍尔德菌属和类似微生物
第 25 章 · 弧菌、气单胞菌、类志贺邻单胞菌和紫色色杆菌

Janice Conway-Klaassen, PhD, MLS(ASCP)^{CM}, SM^{CM}, FACSc
Director
Medical Laboratory Sciences
University of Minnesota
Minneapolis, Minnesota

第 46 章 · 寄生虫学方法和策略概论
第 48 章 · 血液和组织原虫

April Harkins, PhD, MT(ASCP)
Associate Professor and Department Chair
Clinical Laboratory Science
Marquette University
Milwaukee, Wisconsin

第 60 章 · 暗色真菌
第 61 章 · 非典型真菌病原体

Stephanie Jacobson, MS, MLS(ASCP)^{CM}
MLS Upward Mobility Online Instructor
Medical Laboratory Science
South Dakota State University
Brookings, South Dakota;
Microbiologist
Laboratory
Monument Health
Rapid City, South Dakota

第 15 章 · 芽孢杆菌和类似微生物
第 16 章 · 李斯特菌、棒状杆菌和类似微生物
第 17 章 · 丹毒丝菌、乳酸杆菌和类似微生物
第 47 章 · 肠道原虫
第 49 章 · 其他部位原虫
第 50 章 · 肠道线虫
第 51 章 · 组织线虫
第 52 章 · 血液和组织丝状线虫
第 53 章 · 肠道绦虫
第 54 章 · 组织绦虫
第 55 章 · 肠道吸虫
第 56 章 · 肝吸虫和肺吸虫
第 57 章 · 血吸虫

James March Mistler, MS
Program Director/Lecturer
Department of Medical Laboratory Science
University of Massachusetts Dartmouth
North Dartmouth, Massachusetts

第 39 章 · 奈瑟菌和卡他莫拉菌

Meghan May, PhD, MS
Associate Professor
Biomedical Sciences
University of New England
Biddeford, Maine

第 44 章 · 细胞壁缺陷细菌：支原体和脲原体

Caterina Miraglia, DC, MLS(ASCP)^{CM}
Assistant Professor
Medical Laboratory Science
University of Massachusetts Dartmouth
North Dartmouth, Massachusetts

第45章・螺旋体

Nicholas M. Moore, PhD
Assistant Professor
Department of Medical Laboratory Science and Pathology
Assistant Director
Division of Clinical Microbiology
Rush University Medical Center
Chicago, Illinois

第10章・抗菌活性和耐药性原理
第11章・药物敏感性试验的实验室方法和策略
第20章・不动杆菌、寡养单胞菌和其他微生物
第62章・酵母菌和酵母样微生物
第63章・抗真菌药物敏感性试验、治疗和预防

Rodney E. Rohde, PhD, MS, BS
Chair and Professor
Clinical Laboratory Science
Associate Dean for Research
College of Health Professions
Associate Director for Translational Health Research Initiative
Texas State University
San Marcos, Texas;
Associate Adjunct Professor of Biology
Department of Biology
Austin Community College
Austin, Texas

第8章・基于核酸的微生物鉴定和表征分析方法
第13章・葡萄球菌、微球菌和类似微生物
第35章・布鲁菌属
第37章・弗朗西斯菌
第44章・细胞壁缺陷细菌：支原体和脲原体
第64章・病毒学方法和策略概论
第65章・人类致病病毒

Frank Scarano, PhD, MS, BA, AAS
Professor
Medical Laboratory Science
University of Massachusetts Dartmouth
Dartmouth, Massachusetts

第28章・侵蚀艾肯菌和类似微生物
第29章・巴斯德菌属和类似微生物

Tim Southern, MS, PhD, D(ABMM)
Laboratory Director
South Dakota Public Health Laboratory
South Dakota Department of Health
Pierre, South Dakota

第12章・细菌鉴定方法和策略概论
第19章・肠杆菌目
第43章・专性胞内菌和无法培养的细菌

Shannon Weigum, BA, MS, PhD
Associate Professor
Department of Biology
Materials Science, Engineering, and Commercialization Program
Texas State University
San Marcos, Texas

第8章・基于核酸的微生物鉴定和表征分析方法
第64章・病毒学方法和策略概论
第65章・人类致病病毒

中文版前言

被誉为20世纪重大发现的抗生素，由于各种耐药菌的不断涌现，正在失去“药到病除”的昔日风采。新型冠状病毒引发的疫情，让我们感受到在科技发达的现代社会，感染性疾病对人类健康和经济发展的影响依然巨大。同时，随着人口老龄化的加深，肿瘤患者生存期延长，糖尿病患病率升高，器官移植的开展、皮质激素和免疫抑制剂的应用增多，免疫功能低下人群的大量积累，加之有创操作和手术的广泛开展，导致条件致病菌甚至非致病菌引起感染的比例显著增加。此外，便捷的旅行也让人类接触野生动物和原始生态环境而获得动物源性或罕见病原体感染的机会明显增加。

早期、快速、准确的病原学诊断，是提升抗感染治疗针对性、改善感染性疾病预后、降低病死率的关键。然而，越来越复杂的感染宿主、不断扩大的感染病原谱、持续加剧的微生物耐药问题，以及快速发展的非培养微生物检测技术，让很多临床医生甚至微生物专家在病原学诊断方面，包括微生物样本采集、检测方法的选择、检验结果的解读等，感受到从未有过的巨大挑战和压力。例如，随着以宏基因二代测序（mNGS）为代表的分子诊断技术越来越广泛地应用，数以百计的口腔和肠道正常菌群及以往在文献上才能读到的各种病毒和特殊病原体，现在正频繁呈现于微生物检验报告单上。该如何解读这些少见或陌生的微生物，甚至报告单上的各种耐药基因，特别需要学习、更新相关的微生物和感染性疾病知识。

《贝勒和斯科特诊断微生物学》是国际上临床微生物学领域的权威著作，在美国被誉为执业微生物学家的“第一基准”参考书和临床实验室科学课程的杰出教材。通过数百幅彩色插图和循序渐进的表述方法，本书向读者提供诊断微生物学扎实的基础知识和先进的技术方法，包括不同微生物的分类及命名变化、实验室鉴定和分子检测技术、流行病学、所致疾病的临床表现及治疗要点。本书的一大特色是在每章末安排的复习题，形式包括选择题、是非题、问答题、病例相关的情景题等,大大提高了学习效率和趣味性,能帮助读者加深对知识点的理解。

为方便我国医务人员全面学习这部权威、前沿的优秀著作,复旦大学附属中山医院感染病学、感染控制、微生物和抗菌药物领域的专业工作者组成翻译团队,将2022年最新出版的*Bailey & Scott's Diagnostic Microbiology*(15th edition)译成中文。希望这部译者精心翻译,沿袭原著精致、独特的图文编排的《贝勒和斯科特诊断微生物学》,能作为获取国际最新临床微生物知识的便捷渠道,能成为我国医院微生物检验人员的必备工具书;成为感染病科、呼吸科、重症医学科、风湿免疫科、器官移植科等相关科室临床医师的重要参考书——他们日常工作中常会遭遇重症和疑难复杂感染病例;成为我国医院感染管理科的重要工具书,以响应2020年世界卫生组织关于感染控制人员建立微生物核心能力的学习要求。此外,本书也可作为抗菌药物应用和管理人员,以及医学院校本科生和研究生学习医学微生物学、感染病学、抗感染药物学、医院感染预防与控制课程时的重要参考书。

译者

2022年10月

英文版前言

本书是第15版*Bailey & Scott's Diagnostic Microbiology*，也是我有幸与了不起的同事一起编辑和撰写的第三个版本。感染性疾病的变化趋势，以及如今诊断、治疗和疾病控制技术的发展，给实验室和医疗保健带来重大挑战。为了应对挑战，第15版的主要目标是为临床微生物学家和技术人员提供更新的、可靠的参考，同时也为诊断微生物学教学人员提供规范。本书既有帮助建立坚实的诊断微生物学基础的传统内容，又整合了分子诊断的动态扩展和基质辅助激光解吸电离飞行时间质谱等先进技术。

我们延续了本书最受喜爱的特点，并根据读者重要的关键性意见进行了调整。本书保留并更新了表格和图片中对各科微生物群的关键实验室、临床、流行病学和治疗特点的简要介绍。在内容方面，主要的更新反映了诊断微生物学学科的不断变化。另外，虽然本书保留了根据微生物主要特征（如革兰反应、过氧化氢酶或氧化酶反应、麦康凯琼脂平板上的生长情况）进行的分类，但在相关章节中讨论的属和种已发生了变化。上述变化连同微生物命名法的变更，都是为了准确地反映分类学中已经发生和将要发生的变化。此外，全书采用了新的照片和绘图。最后，尽管经典的细菌鉴定和表型分析方法（如过氧化氢酶、氧化酶、革兰染色）在如今的实验室中仍然发挥着关键作用，但部分方法已经被商品化鉴定系统取代。我们认识到，在本书中，需要平衡诊断微生物学的实践和教学。虽然我们对选择的鉴定方法做了最细致的考虑，但仍可能无法完全满足两者的需要。当然，我们始终在努力选用当今临床微生物实验室中最新、最常见的方法，以及在教学中具有历史意义的方法。

最后，在架构方面，第15版与第14版有许多相似之处，但也有变化。在Evolve网站上可以获得各种针对第15版的教师辅助工具，包括扩展的考试题库、更新的幻灯片、附答案的实验室手册和复习题及电子图像集。学生资源则包括实验室手册、复习题、在线案例讨论和操作程序。我们真诚地希望，对于临床微生物从业人员和教育工作者而言，第15版*Bailey & Scott's Diagnostic Microbiology*是有价值、有帮助的指导书。

致谢：

我要感谢爱思唯尔出版集团的伙伴协助我完成了本书，他们是Kristine Feeherty（健康内容管理专家）和Betsy McCormac（内容开发专家）。

Patricia M. Tille

注：经版权方Elsevier(Singapore)Pte Ltd.授权，中文版将Evolve网站上的部分在线资源（包括操作程序，案例分析题、复习题及其参考答案）进行了翻译，并放入对应的章节中，以便读者更好地阅读和使用本书。如有需求，读者可购买原著并获取授权码，阅读Evolve网站上的完整在线资源。

目录

第3部分 · 细菌学 Bacteriology 163

第7部分 · 根据器官系统诊断分类 Diagnosis By Organ System 753

购买本书的读者可扫描上方
二维码，阅读本书参考文献。

第1部分

医学微生物学基础

BASIC MEDICAL
MICROBIOLOGY

第1章 · 微生物分类学

Microbial Taxonomy

周昭彦 · 译　周春梅 · 审校

本章目标

1. 明确分类、鉴定、种、属、型和双命名法的定义。
2. 在微生物鉴定中正确使用双命名法，包括语法、大小写和标点符号。
3. 确定微生物表型或基因型特征。
4. 多相分类法和化学分类法的定义，以及如何应用于微生物分类。
5. 描述微生物分类、命名和鉴定在临床诊断微生物学中的作用。

分类学是应用于所有生物实体，为生物的分类、命名（命名法）和鉴定提供一致性方法的系统化过程。这种一致性使世界各地的生物学家能够对各种生物学学科研究的每种生物体使用一个共同的标签。分类学的通用语言最大限度地减少了对生物名称、生理学和生物相关性的混淆。分类学在几乎所有生物学科的**种系发生**（生物体的进化史）和科学研究中均很重要，包括微生物学在内。

由于分子生物学的进步，基于基因型、表型和系统发育或进化关系的传统分类学目前包括了**表观遗传学**（不是由核酸序列的相似或差异而引起的基因表达变化）和**化学分类法**的多层面分析。这种分类或**多相分类**的方法为当前使用核糖体核糖核酸（ribosomal ribonucleic acid, rRNA）序列、全基因组序列、表观遗传学和质谱（mass spectrometry, MS）的分类系统提供了更详细但非常复杂的分析。细菌种属分类的"金标准"历来基于脱氧核糖核酸（deoxyribonucleic acid, DNA），包括DNA杂交（DNA hybridization, DDH）模式和16S rRNA基因（16S rDNA）序列同源性。随着二代测序的应用，对生物体基因组进行的更详细的分析，包括平均核苷酸一致性（average nucleotide identity, ANI）、多位点系统发育和遗传距离（genome-to-genome distance, GGD）分析，可以将微生物从密切相关的亚种划分为特定物种。并非所有参数都能清楚地将每一种生物划分到种水平。换句话说，一些参数用于区分属的构成更有效，而一些参数可能在种水平上有用。在种属水平区分微生

表1.1　微生物分类的鉴定标准和特征

标准	特征
表型	
宏观形态	肉眼观察人工培养基上的微生物生长模式，例如菌落的大小、质地和细菌菌落的色素
微观形态	借助显微镜放大观察细胞的大小、形状、细胞内包涵体、细胞附属物和细胞排列状态
染色特征	通过使用特定的染料和试剂，微生物可被重复染出特定颜色的能力。染色与微观形态相结合用于细菌鉴定。例如，革兰染色是细菌鉴别的关键标准
环境要求	微生物在不同温度、存在氧气和其他气体、不同pH或存在其他离子和盐（如NaCl）条件下的生长能力
营养要求	微生物在特定环境条件下生长时，利用各种碳源和氮源作为营养物质的能力
抗性状况	对特定抗菌药物、重金属或毒素表现出固有的抗性
抗原特性	通过各种血清学和免疫学方法确定的微生物性状，以明确各种微生物群之间的相关性
亚细胞特性	是由各种分析方法确定的特定类群或微生物群的典型细胞分子组分。例如细胞壁成分、细胞膜成分和微生物细胞的酶含量
化学分类学特性	通过分析方法确定细胞的化学成分，如磷壁酸的结构、脂肪酸分析和蛋白质图谱
基因型	
DNA碱基构成比	DNA由四种碱基组成（鸟嘌呤、胞嘧啶、腺嘌呤和胸腺嘧啶）。两种微生物DNA的胞嘧啶和鸟嘌呤（即G+C含量）占其总碱基含量的多少，可用作两者相关性或缺乏相关性的指标。例如，G+C含量为50%的微生物与G+C含量为25%的微生物没有密切关系
核酸（DNA和RNA）碱基序列特征，包括通过杂交分析确定的特征	沿着DNA或RNA链的碱基顺序称为**碱基序列**。两种微生物之间序列**同源**（相似）的程度可以通过各种直接或间接的分子方法确定。序列的相似程度可判断微生物相关程度，具体而言，与整个基因组相比，rRNA序列保持稳定
平均核苷酸一致性（ANI）	该方法分析微生物基因组中的多个编码序列，利用基因组测序和计算机算法确定平均核苷酸一致性。95%～96%阈值下可准确辨别微生物的亲缘性
遗传距离（GGD）	是一种计算机算法，通过电子基因组比较进行推断，消除生物实验室技术相关的限制和误差。GGD阈值为70%或更高时，微生物具有相关性

DNA：脱氧核糖核酸；RNA：核糖核酸；rRNA：核糖体RNA。

物时，种鉴定技术的cutoff值或阈值会有明显变化。相对阈值提示两个基因组来自同一生物体的可能性（表1.1）。当使用单一序列如16S rRNA时，基因转移的可能性也会影响基因型分类。尽管16S rRNA序列在进化上高度保守，ANI评估整个基因组中的多个编码区，使基因组分析更详细和准确。最后，微生物（尤其是细菌）之间的横向基因转移给基于表型特征、生化特征或基因型标准（如DNA G+C含量）的微生物分类带来了困难，而DNA G+C含量历来是诊断微生物学的标志。分子技术为用于分类和种鉴定的历史核心基因组鉴定提供了一种手段。然而，必须认识到，生物的表型表达和分类将继续因生物间基因转移导致的基因组变异而复杂化。

除了更先进的基因组分析外，**化学分类法**也越来越多地应用于微生物鉴定和分类，包括蛋白质研究、脂肪酸分析和细胞壁组成。MS和基质辅助激光解吸电离飞行时间质谱（matrix assisted laser desoption ionization time-of-flight mass spectrometry, MALDI-TOF MS）通过分离和分析高丰度蛋白质和肽段，对细菌个体进行分类和鉴定。快速蒸发电离质谱（rapid evaporative ionization mass spectrometry, REIMS）等技术能够识别分子，创建组织和实验室培养基中的微生物图像。这种超越基因组学的多相分析为将MS数据与基因组分析和表型特征相结合以识别和分类微生物提供了一种机制，同时也能监测复杂疾病状态下的生化治疗。

随着技术的进步，微生物的分类和鉴定无疑也将随着微生物群的变化而不断发展。在诊断微生物学中，微生物的分类、命名和鉴定在提供准确、及时的诊断和感染病监测管理方面起着核心作用。简而言之，详细讨论分类学的主要组成对于细菌鉴定的基本了解和诊断微生物学的应用非常重要。

分类

分类是根据相似的形态、生理和遗传特征将微生物分成组或**类群**的一种方法。层次分类系统包括以下分类单元：

- 域（细菌、古菌和真核生物）；
- 界（由类似的分支或门组成，最包容的分类单元）；
- 门（由类似的纲组成，相当于植物学中的分支单元）；
- 纲（由类似的目组成）；
- 目（由类似的科组成）；
- 科（由类似的属组成）；
- 属（由类似的种组成）；
- 种（特定的形容词，小写拉丁形容词或名词，最排他的单元）。

细菌，或者说**原核生物**（原核）分为两个域：细菌和古菌。细菌包含环境原核生物（蓝绿或蓝藻）和异养型医学相关细菌。古菌是生活在极端环境（如高盐浓度、燃料或高温）中的环境分离菌。第三个域——**真核生物**（真核），也包含了医学相关微生物，如真菌和寄生虫。

虽然域以下还有其他几个分类单元，但微生物分类在诊断微生物实验室的典型应用主要是从“科”开始。

科

科，由具有共同属性的多个属的许多微生物组成。科的命名是在该科的一个属（称为**模式属**）的根名称上加上后缀“-aceae”。例如，链球菌科的模式属是链球菌属。微生物学规则中有一个例外，即肠杆菌：它是以“肠道”细菌群而不是以模式种（大肠埃希菌）命名的。细菌（原核）的模式种或模式株是根据国际原核生物系统学委员会（International Committee for the Systematics of Prokaryotes, ICSP）在《国际原核生物命名法》（*The International Code of Nomenclature of Prokaryotes*, ICNP）中发布的指南确定的。ICNP指导使用微生物生理、生化、遗传和表型特征将微生物命名、分类和进行特点描述。应采用可重复的诊断法和类比法来详细描述微生物模式种，所有真实菌株必须可供进一步分析。

属

属（复数形式为genera）是下一级单元，由具有一些重要共同特征的不同的种组成。属内的每个种都有足够的差异，以维持其作为单个物种的地位。将某个种置于某个特定的属内，应基于种间共有的各种基因型和表型特征。

微生物不具备高等生物（如动植物）所表现出的众多生理特征。例如，它们很少留下化石记录，并且展现出在看似无关的种属间混合遗传物质的巨大能力。因此，很难在属水平以上的较高单元中确定微生物的亲缘关系。虽然在植物和动物分类学中，将相似的属划分为同一科，将相似的科划分为同一目，但更高的单元（即门、纲、目）对细菌分类并没有帮助。

种

种（单数缩写**sp.**，或复数缩写**spp.**）是最基本的分类单元，可定义为具有共同生理和遗传特征且与其他微生物种显著不同的细菌集合。有时，会发现种内的分类学亚群，称为**亚种**。此外，**生物型**、**血清型**或**基因型**等名称可用于亚种水平以下具有特定但相对次要特征的群体。例如，肺炎克雷伯菌和产酸克雷伯菌是克雷伯菌属中的两个不同种。气味沙雷菌生物型2和梅毒密螺旋体梅毒亚种就是生物型和亚种的范例。生物型被认为是具有相同遗传组成，但表现出不同的生理特征的同一个种。亚种没有表现出足够显著的分化，不能被归类为一个生物型或一个新的种。虽然亚种可能具有一定的分类学重要性，但在诊断微生物学中作用有限。

命名法

命名法是指根据ICNP中的既定规则和指南对微生物进行命名。它提供了公认的生物标签，通过这些标签，生物体被普遍认可。由于属和种是微生物学家常用的单元，对微生物命名规则的讨论仅限于这两个单元。在**双命名**（两个名字）系统中，每种微生物分配到源于拉丁语或希腊语的一个属名和一个种名。每种微生物都有一个由两部分组成的科学“标签”：属名称，其第一个字母总是大写；种名称，其第一个字母总是小写。两部分同时使用，出版物中以斜体或下划线的形式表示。例如，链球菌属包括肺炎链球菌（*Streptococcus pneumoniae*）、化脓性链球菌（*Streptococcus pyogenes*）、无乳链球菌（*Streptococcus agalactiae*）和牛链球菌（*Streptococcus bovis*）等。或者，该名称也可以缩写为属名称第一个字母的大写形式，后跟英语句号（.）和完整的种名（例如*S. pneumoniae*、

S. pyogenes、*S. agalactiae* 和 *S. bovis*)。最后，在讨论单种特定微生物时，可使用sp.表示种，使用spp.表示属内的一群种(例如*Staphylococcus* sp.和*Staphylococcus* spp.)。通常，非正式名称(例如staphylococci，streptococci，enterococci)用来表示一组特定的微生物体，此时名称无需大写或斜体。

当微生物分类和鉴定方面获得了更多信息，特定种可能被划归至不同的属或分配到新的属名。这些变化的规则和标准超出了本章的讨论范围，它们记录在《国际系统和进化微生物学杂志》上。已出版的细菌命名法可在http://www.bacterio.net上找到，病毒部分可在http://www.ictvonline上查询，http://www.iapt-taxon.org/nomen/main.php可用于真菌命名，http://www.iczn.org则用于寄生虫。值得注意的是，真菌和寄生虫的命名很难维持，可能无法反映查询时的有效性。在实验室中，命名的改变是逐步进行的，以便医生和实验室人员有足够的机会意识到某种熟悉的病原体已被赋予了新名称。这通常以使用新的属名称同时括注先前名称的方式来实现：例如，嗜麦芽窄食单胞菌(黄单胞菌)或洋葱伯克霍尔德菌(假单胞菌)。

鉴定

微生物鉴定是描述微生物主要特征的过程。一旦确定了这些特征，就将其与其他已定性的微生物特征进行比较。然后，该微生物可被分配到最合适的类群，并被赋予适当的属名和种名，这两者都是诊断微生物学分类和感染性疾病管理的基本方面(框1.1)。

框1.1 分类学在微生物诊断中的作用

- 建立和维护临床相关微生物关键特征的记录
- 通过为临床相关微生物指定通用名称，促进技术专家、微生物学家、医生和科学家之间的沟通。这对于以下方面是有必要的
  - 建立特定疾病或综合征与特定微生物间的关联
  - 流行病学和疫情跟踪
  - 积累关于特定微生物相关疾病管理和结果的知识
  - 建立抗菌药物的耐药模式，识别不断变化的微生物耐药模式
  - 了解抗菌药物的耐药机制并检测微生物新的耐药机制
  - 识别新的和新致病的病原微生物
  - 识别由特殊微生物引起的感染类型或疾病的变化
  - 修订和更新现有技术以开发新的方法用于优化感染性病原体的检测和鉴定，并检测细菌、病毒、真菌和寄生虫对抗感染药物的耐药性
  - 开发新的抗感染疗法(针对细菌、病毒、真菌和寄生虫)

鉴定方法

有多种方法和标准可用来确定微生物的身份。这些方法可分为两大类：基因型特征或表型特征。**基因型特征**与微生物的基因组成有关，包括基因性质和构成核酸的性质(更多有关微生物遗传学的信息，参见第2章)。**表型特征**是基于遗传水平以外的特征，包括易观察到的特征和需要大量分析才能检测到的特征。表1.1提供了用于细菌鉴定和分类标准的特征示例。现代微生物分类学结合了多种方法来完整描述微生物，以便对每种微生物进行分类和命名。

虽然表1.1中的标准和示例是在以分类为目的的微生物鉴定背景下给出的，但分类的原则和实践与用于鉴定和描述临床环境中所遇微生物的诊断微生物学方法相一致。幸运的是，由于微生物分类学家以往的努力和成就，微生物学家不必使用繁重的分类和鉴定方案来识别感染性病原体；相反，他们利用关键表型和基因型特征作为鉴定的基础，可以为临床提供及时的相关信息(第12章)。这并不意味着所有临床相关微生物的鉴定都是简单而直接的，也不意味着微生物学家只能鉴定或识别已被分类学家描述和命名的微生物。事实上，大家公认临床微生物学实验室是最先遇到未知或未经鉴定的感染性病原体的地方。因此，它承担的责任越来越大，成为新出现感染性病原体的信息和报告来源。

复习题

1. 应用于微生物分类的最明确和最排他的单元是(　　)

   a. 科　b. 目　c. 种　d. 属

2. (　　)是由一系列方法组成的过程，旨在为微生物学家提供与微生物相关和有助于临床的信息

   a. 分类　b. 鉴定　c. 组织　d. 分类学

3. 在诊断微生物学中，生物体的分类和命名对以下所有方面都有用，除了(　　)

   a. 为鉴定提供标准化分组　b. 标准化分组的基因型相似度经常可达0.98%　c. 标准化分组具有相似的表型特征　d. 单个标准组内的微生物可使用类似的方法检测其能力

4. 下列哪项是双命名系统的错误用法(　　)(选择所有适用的选项)

   a. *Staphylococcus Aureus*　b. *S.aureus*　c. *Staphylococcus aureus*　d. Staphylococcus aureus

5. 标记：将下列特征分别标记为表型(P)或基因型(G)特征

   ______ 在人工培养基上生长的颜色
   ______ 存在抗生素耐药的DNA序列
   ______ 细菌细胞的形态
   ______ 细菌细胞在显微镜玻片上的排列
   ______ 微生物发酵乳糖的能力

6. 质谱法是用于分离和鉴定微生物表达的蛋白质和多肽光谱的一种技术。这种方法被认为是微生物特征和分类的(　　)方法

   a. 表型　b. 化学分类　c. 基因型　d. 多相分类

7. 以下哪种方法被认为是化学分类法(　　)

   a. 脂肪酸分析　b. 蛋白质质谱分析　c. 细胞壁成分　d. 所有答案都正确

参考答案

复习题

1. c; 2. b; 3. b; 4. a, d; 5. P, G, P, P, P; 6. b; 7. d

第2章·细菌遗传学、代谢和结构

Bacterial Genetics, Metabolism, and Structure

黄声雷·译　周春梅·审校

本章目标

1. 描述原核(细菌)染色体的基本结构和组成,包括数量、相对大小和在细胞内的位置。
2. 概述复制、转录、翻译和调节机制中,信息传递的基本过程和所需的基本组成物质。
3. 定义突变、重组、转导、转化和接合。
4. 描述基因转变和多样性促进微生物进化和存活的机制。
5. 区分环境氧合反应产能和最终电子受体产能的细菌能量形式(需氧菌、兼性厌氧菌和专性厌氧菌)。
6. 对比原核生物和真核生物的细胞内关键结构元素、细胞结构和生物类型。
7. 阐述以下细胞结构的功能和生物学意义:外膜、细胞壁、周质间隙、细胞质膜、荚膜、菌毛、性纤毛、鞭毛、类核和细胞质。
8. 区分革兰阳性和革兰阴性菌的细胞膜的结构和化学成分。

微生物遗传学、代谢和结构是微生物生存和存活的关键。这些过程涉及多种千差万别的途径,往往很复杂且相互作用。本质上,细菌的生存需要营养和能量,以促进生长、繁殖和进行其他代谢过程所需的物质合成(图2.1)。尽管所有微生物的生存目标是相同的,但实现目标的策略却有很大差异。

关于微生物的遗传学、代谢和结构特征的知识为理解诊断微生物学的几乎每个方面提供了基础,包括:

- 微生物引起疾病的机制;
- 微生物检测、培养、鉴定和表征技术的开发与实施;
- 抗菌作用和耐药性;
- 抗微生物耐药性检测试验的开发和实施;
- 疾病治疗和微生物控制的潜在策略。

不同微生物的基因组、代谢途径和结构存在显著差异。

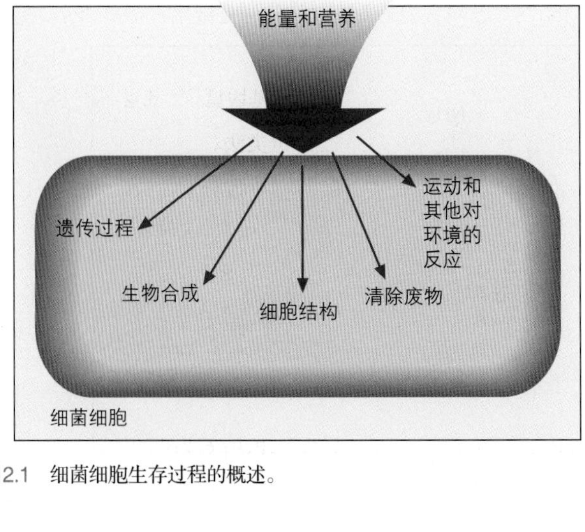

图2.1　细菌细胞生存过程的概述。

对这些差异的详细描述不是本书的内容。细菌系统的广义描述被用作讨论微生物生理学和结构的模型。有关真菌、寄生虫和病毒的特征信息,请参考后续章节中每个特定微生物分类的讨论内容。

细菌遗传学

遗传学包括遗传和变异的过程,是所有其他细胞通路、功能和结构的起点。微生物保持活性、适应性、繁殖和引发疾病的能力由它的基因组决定。需要讨论的微生物遗传学的三个主要方面包括:

- 遗传物质的结构和组织;
- 遗传信息的复制和表达;
- 遗传信息在细菌之间传递和改变的机制。

核酸结构和组织

所有生物的遗传信息都被储存或编码在其核酸中。核酸分为两类,分别是**脱氧核糖核酸(deoxyribonucleic acid, DNA)**和**核糖核酸(ribonucleic acid, RNA)**。DNA是最常见的编码遗传信息的大分子;而RNA则编码各种病毒的遗传信息,RNA还在原核和真核细胞的某些遗传过程中发挥着重要作用,包括信息的调节和传递。由于原核生物(或称核前生物)的细胞内无膜结合的细胞器,因此细胞的遗传物质不在细胞核中。但在真核生物或具有"真正的细胞核"的生物中,其遗传物质被包裹在细胞核内。

核苷酸结构和序列

DNA是由磷酸二酯键连接的脱氧核糖组成的(图2.2A)。与每个脱氧核糖共价连接的碱基是DNA分子内**遗传密码**的关键。四种含氮碱基包括两种**嘌呤**[腺嘌呤(adenine, A)和鸟嘌呤(guanine, G)]和两种**嘧啶**[胞嘧啶(cytosine, C)和胸腺嘧啶(thymine, T)](图2.3)。在RNA中,尿嘧啶取代了胸腺嘧啶。单个含氮碱基和糖、磷酸盐结合在一起,称为**核苷酸单位**[腺苷三磷酸(adenosine triphosphate, ATP)、鸟苷三磷酸(guanine triphosphate, GTP)、胞苷三磷酸(cytosine triphosphate, CTP)和胸苷三磷酸(thymine triphosphate, TTP)或尿苷三磷酸(uridine triphosphate, UTP)]。DNA和RNA是核苷酸的聚合物(即链或股),DNA或RNA链上碱基的顺序称为**碱基序列**。碱基序列提供了由生物体细胞合成的蛋白质的编码信息,也就是说,序列即遗传密码。

脱氧核糖核酸分子结构

完整的DNA分子由两条核苷酸聚合物组成。每条链都有一个5'(端)磷酸酯和一个3'(端)羟基末端(图2.2A)。两条链**反向平行**,其中一条链的5'端与另一条链的3'末端相对应。DNA双链呈互补关系。A-T和G-C碱基配对的原则使双链DNA(double-stranded DNA, dsDNA)分子呈双螺旋结构。两条反向平行的单链DNA形成"扭曲梯子"结构(图2.2B)。严格的碱基配对(base pairs, bp)为遗传密码复制和表达的一

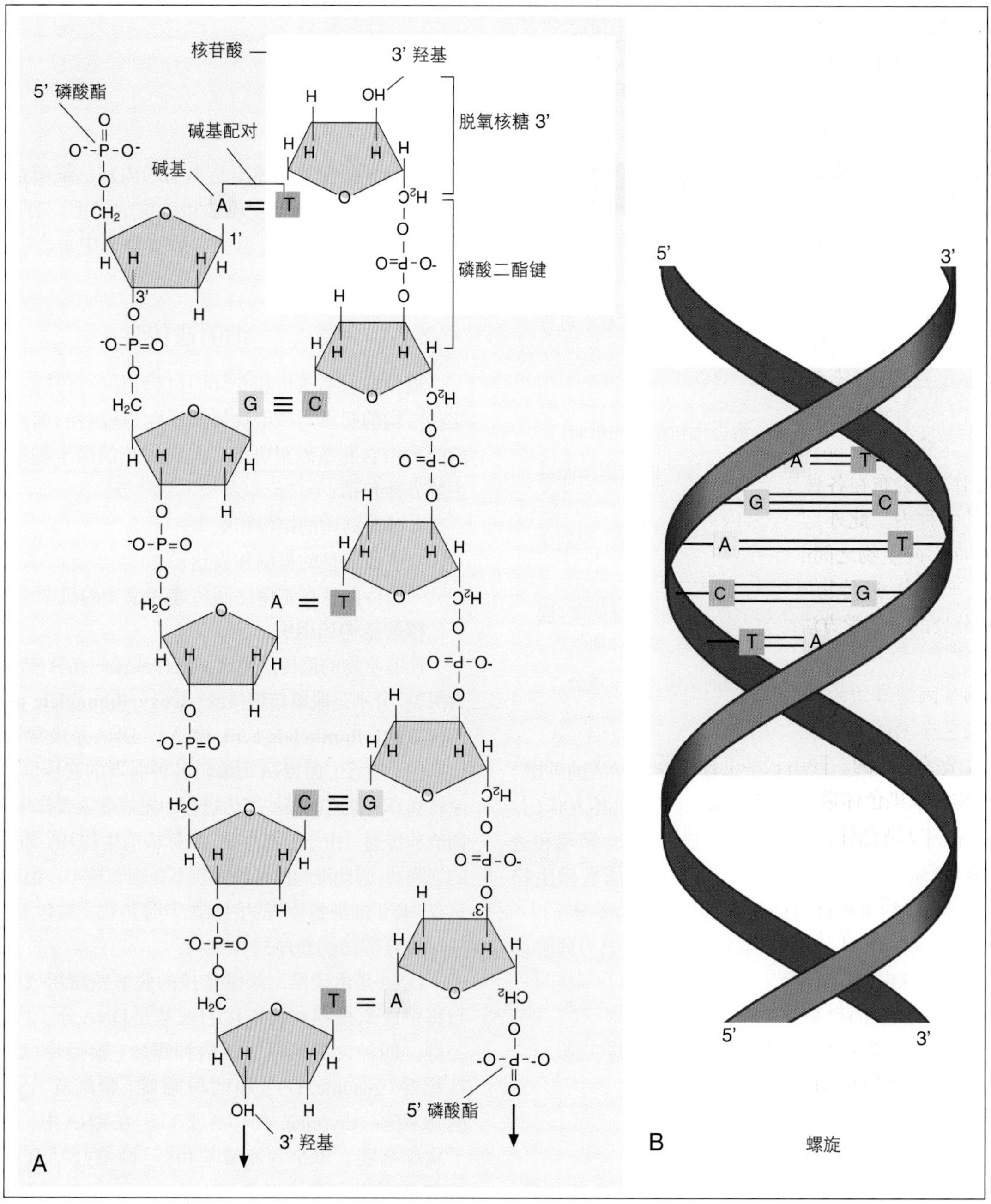

图2.2 （A）脱氧核糖核酸（DNA）的分子结构，展示了核苷酸结构、连接核苷酸的磷酸二酯键及反向平行核酸链之间的互补碱基配对（A：腺嘌呤；T：胸腺嘧啶；G：鸟嘌呤；C：胞嘧啶）。（B）DNA的5'和3'反向平行和双螺旋结构。

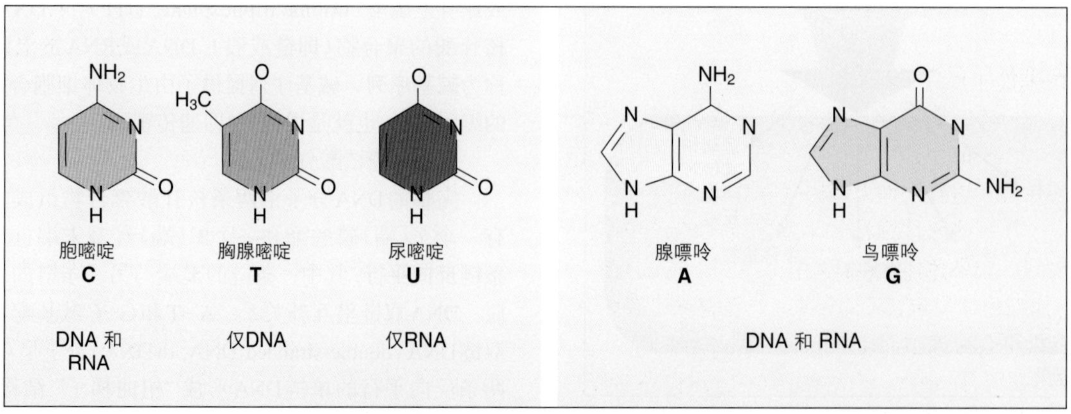

图2.3 核酸碱基的分子结构。DNA：脱氧核糖核酸；RNA：核糖核酸。嘧啶：胞嘧啶、胸腺嘧啶和尿嘧啶。嘌呤：腺嘌呤和鸟嘌呤。

致性提供了模板。与携带遗传密码的DNA不同，RNA很少以双链分子的形式存在。RNA有四种主要类型[包括**信使RNA（messenger RNA, mRNA）**、**转运RNA（transfer RNA, tRNA）**和**核糖体RNA（ribosomal RNA, rRNA）**]和各种**非编码RNA（noncoding RNA, ncRNA）**分子，例如在基因表达的转录后调控中起关键作用的微小RNA（microRNA, miRNA）。

基因和遗传密码

编码特定产物（RNA或蛋白质）的DNA序列被定义为**基因**。生物体有数千个用以产生一种或多种在细胞中发挥重要代谢作用的蛋白质和RNA的基因编码信息或模板。生物体内的所有基因构成整个生物体的**基因组**。微生物的基因组包括染色体和**移动基因组**（染色体外移动遗传元件）。基因和整个基因组的大小通常以碱基对数量（bp）表示，例如千碱基（10^3 bp；kbp）、兆碱基（10^6 bp；Mbp）。

特定基因广泛分布在各种生物体中，而有些基因则仅存在某些特殊的物种内。此外，某个基因的碱基对序列可能是高度保守的（即不同生物之间的序列差异有限），也可能差异很大。如第8章所述，遗传物质和碱基序列的异同是微生物检测、鉴定和分类的分子学方法的开发基础。

染色体

生物体的基因组被组装在不同的元件内，这些元件被称为**染色体**。染色体内的基因组以线性方式排列，但每条染色体内的基因数量是不同的。同一物种的细胞染色体数量是相同的，但不同物种间染色体数量差异很大。例如，人类细胞包含23对（即二倍体）染色体，而细菌细胞仅包含单个未配对（即单倍体）染色体。

细菌被归类为原核生物，因此染色体不位于膜结合的细胞器（即**细胞核**）中。细菌染色体包含其生存所必需的基因，并以双链、闭合、环状大分子的形式存在。该分子以折叠和扭曲（即超螺旋）的方式储存在细菌细胞内。大肠埃希菌的线性非超螺旋染色体长约130 μm，但可以容纳在1 μm × 3 μm的细菌细胞内。这证明细菌超螺旋染色体结构极其紧凑。因此要表达和复制在染色体内的基因，通常需要解开或松弛染色体结构。

与细菌的单个染色体不同，寄生虫和真菌细胞内的染色体数量都不止一个，呈线性排列并位于其细胞的膜结合细胞器（细胞核）内。这种差异正是将细菌归为原核生物，将真菌和寄生虫归为真核生物的主要标准。病毒的基因组则是由包含在蛋白质外壳内而非细胞内的DNA或RNA组成。

非染色体元件（移动基因组）

尽管细菌染色体包含了基因组的大部分，但并非所有基因都存在于染色体内。许多基因也可能位于**质粒**和**转座因子**上。这两种染色体外的元件都能复制和编码用于生产各种细胞产物的遗传信息。这些元件大多通过整合到宿主染色体中来进行复制；还有一些元件则称为**附加体**，能够独立于宿主染色体进行复制。非染色体元件虽然被认为是细菌基因组的组成，但它不如染色体稳定，可能会在细胞复制过程中丢失。通常丢失的基因不会对细胞活动产生不利影响。

质粒以双链、闭合、环状、可自主复制的染色体外遗传元件的形式存在，大小可从1～2 kbp到1 Mbp，甚至更多。每个细菌细胞内的质粒数量差异很大，每个质粒由几个基因组成。某些基因编码能介导质粒复制和在细菌之间传递的物质，某些基因则编码提供特殊功能的物质，例如耐抗菌药的关键物质或某些独特的代谢产物。与大多数染色体基因不同，质粒基因通常不编码对细菌生存具有重要影响的物质。有些质粒也可以全部或部分插入染色体。

转座因子是一段DNA片段，它能从一个遗传元件移动到另一个，也能从质粒到染色体，或相反。与质粒不同，许多转座因子不能独立复制，并且在细菌细胞中不作为单独的实体存在。有两种类型的转座因子，分别是**简单转座因子**[或称**插入序列（insertion squence, IS）**]和**复合（复杂）转座因子**。插入序列仅包含从基因组中的一个位点移动到另一个位点所需信息的编码基因。复合转座因子是在插入序列侧面的盒（基因组）。IS中嵌入的内部基因能编码一些有利于细菌生存的辅助功能，例如产生对抗菌药物的耐药性。在许多细菌的细胞中，质粒和转座因子与染色体同时存在。这些染色体之外的元件在微生物圈内不同细菌的遗传物质交换中起着关键作用，包括临床相关细菌之间的遗传物质交换。

DNA复制

复制

细菌通过**二分裂**（细胞分裂的一种形式）进行繁殖，一个亲代细胞产生两个子细胞。在此过程中，亲代细胞内基因组通过复制传递给每个子细胞，使子细胞都接收相同的功能性DNA模板。**复制**是由各种酶（如DNA聚合酶和各种辅因子等）介导的复杂过程，并且必须快速、准确地进行。为了方便描述，可将复制过程分为四个阶段（图2.4）。

1. 染色体超螺旋DNA的解旋或松弛。
2. 亲代DNA互补链分离。每条链都可以作为**模板**（即模式）用于合成新的DNA链，称为**半保守复制**。
3. 新（即子代）DNA链合成。
4. 复制终止，释放两个相同的染色体，进入每个子细胞。

复制首先必须松弛超螺旋的染色体DNA结构，因为这可以使参与复制的酶和辅因子在复制过程开始的位点（即复制起始点）进入DNA 分子。**复制起始点**（大约300 bp的特定序列）可以被几个起始蛋白识别，然后亲代DNA的互补链分离。每条亲代链都可以作为合成新互补子链的模板。在复制启动时，尚未解开螺旋的亲代双链DNA同新合成的两条子代双链DNA的交界处，称为**复制叉**；复制过程中涉及两个双向分叉。作为双向过程，每个复制叉以相反的方向穿过亲代DNA分子。每个复制叉的活动涉及不同的辅因子和酶，其中**DNA聚合酶**起着核心作用。以每条亲代链为模板，DNA聚合酶将核苷酸碱基插入正在延伸的子链，其序列与模板（亲代链）的碱基序列互补。然后每条链的互补碱基通过核苷酸之间的氢键和含氮碱基的疏水性结合在一起。由于新核苷酸只能插入新链的3'羟基末端，因此每条子链的合成方向均是从5'端到3'端。

当复制叉相遇时，复制就会终止。复制完成后出现两条完整的染色体，每条染色体都包含两条互补链，一条来自亲代，一条是新合成的子链。复制所需的时间因细菌而异，在快速生长的细菌（如大肠埃希菌）中，该过程通常需要20～40 min。某

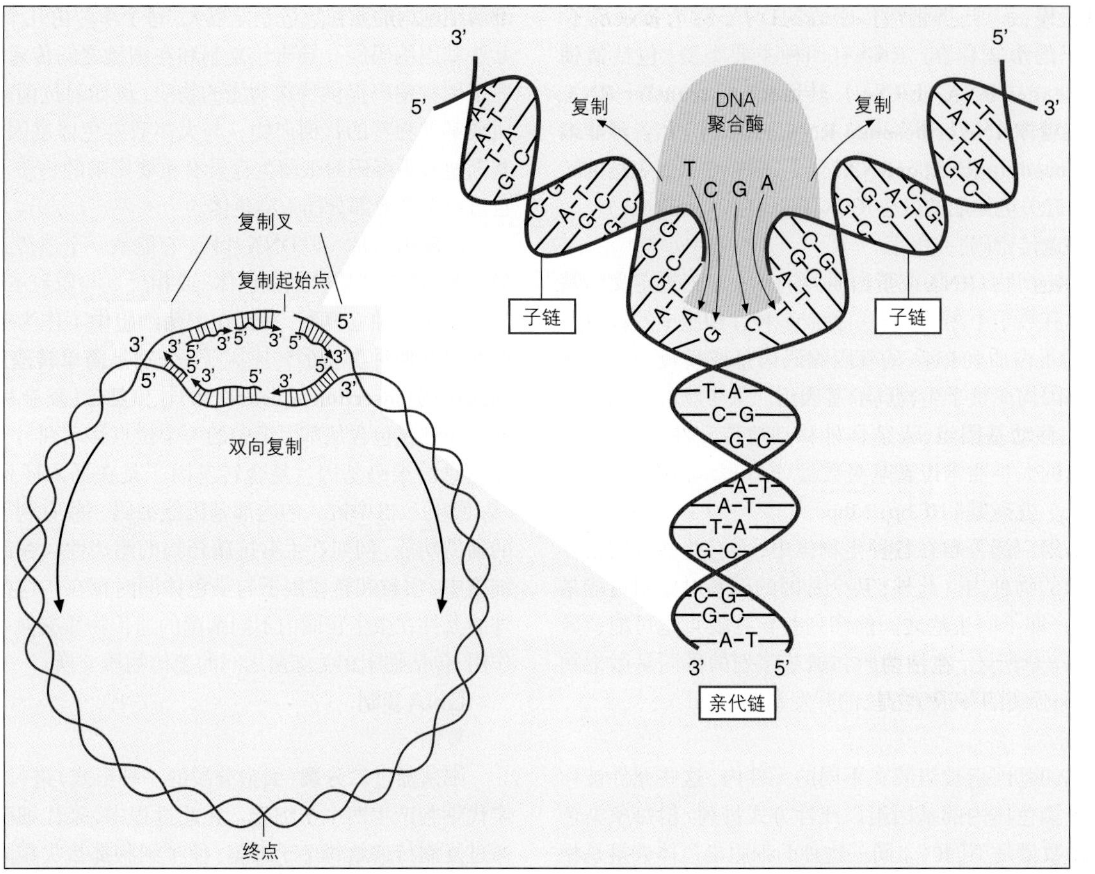

图2.4 细菌脱氧核糖核酸(DNA)复制,两个复制叉从复制起始点双向移动。每条亲代链都作为模板产生一条互补的子链,并最终产生两条相同的染色体。

些细菌的复制时间也可能因环境条件而不同,例如能否从环境中获取营养物质或是否存在有毒物质(如抗菌剂)。

遗传信息的表达

基因**表达**是对遗传元件(即染色体、质粒和转座因子)中编码信息的处理,从而产生具有生物化学功能的分子,包括RNA和蛋白质。基因表达的整个过程由**转录**和**翻译**两个步骤组成。基因表达需要各种成分,包括代表单个基因或基因簇的DNA模板、各种酶和辅因子,以及具有特定结构和功能的RNA分子。

转录 · 基因表达始于转录。在转录过程中,基因的DNA碱基序列(即遗传密码)转化为与基因DNA序列互补的mRNA分子(图2.5)。通常两条DNA链中只有一条(有义链)编码功能性基因产物。这条链是mRNA合成的模板。

RNA聚合酶是转录过程的核心酶。该酶由四个蛋白质亚单位和一个**西格玛(σ)因子**组成。RNA聚合酶需要西格玛因子来识别DNA模板上启动mRNA转录的位点。该起始位点也称为**启动子序列**。其他剩余的酶参与解开启动子处的dsDNA双链结构,并以DNA链为模板依次插入核糖核苷酸(ATP、GTP、UTP和CTP),从而形成不断延长的mRNA链。

转录以5'端到3'端的方向进行。然而,在mRNA中,DNA的TTP被UTP取代。TTP含有胸腺嘧啶,UTP含有尿嘧啶。这两种分子都含有一个杂环并被归为嘧啶。在这些分子的合成和修饰过程中,一部分分子脱去羟基,形成2'-脱氧核苷酸一磷酸。脱氧尿苷酸(dehydroxylated uracil monophosphate, dUMP)

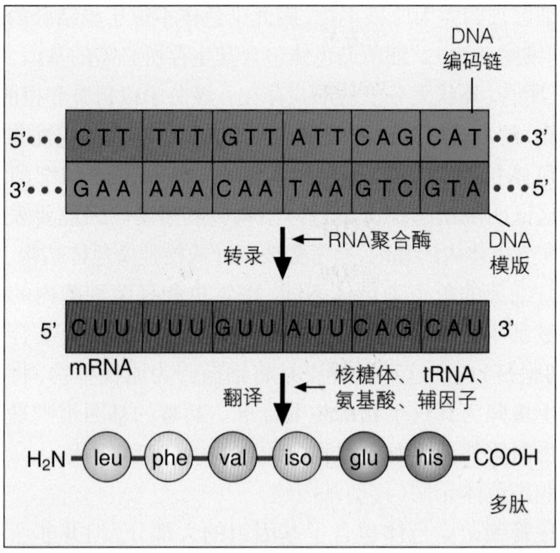

图2.5 基因表达成分概述:信使核糖核酸(mRNA)产物的转录和多肽(蛋白质)产物的翻译。DNA:脱氧核糖核酸;RNA:核糖核酸;tRNA:转移RNA。

被甲基化,形成脱氧胸苷一磷酸(dehydroxylated thymine monophosphate, dTMP)。磷酸化的胸腺嘧啶仅以脱氧胸苷的形式存在,因此无法整合到RNA分子中。当遇到DNA模板上的特定核苷酸碱基序列时,单链mRNA合成结束。rho(原核蛋白质)辅因子或内在终止序列可以促进转录的终止。这两种物质都会破坏mRNA-RNA聚合酶的模板DNA复合物的形成。

在细菌中，转录过程产生的mRNA分子称为**多顺反子**，表示其编码几种基因产物。多顺反子mRNA可以编码几个基因，其产物（蛋白质）涉及一种或多种紧密相关的细胞功能。当一组基因受单个启动子序列控制时，该基因组称为**操纵子**。

转录过程不仅会产生mRNA，还会产生tRNA、rRNA和调节性非编码RNA（ncRNA）分子。所有类型的RNA分子在蛋白质合成中都起着关键作用。为了启动转录，需要辅因子将RNA聚合酶定位到编码序列上游的启动子上。在细菌中，西格玛因子与RNA聚合酶结合并识别特异性启动子。某些细菌中存在调节性小RNA分子（small regulatory RNA, sRNA），例如6S RNA，它可以结合西格玛因子，从而抑制细菌生长稳定期后期的转录。6S RNA结合物呈凸起状或环状。该环可以作为RNA合成的RNA依赖性位点。从该环合成的RNA被称为pRNA。当产生足够的pRNA时，会导致6S RNA从启动子上分离，从而使转录继续进行。

转运RNA（tRNA）与核糖体中的A位点结合，并在延伸过程中提供适合的氨基酸。然而，tRNA的存在形式比人们曾经认为的更复杂。在细菌中，起始密码子编码N-甲酰甲硫氨酸。N-甲酰甲硫氨酸是原核生物蛋白质合成中的起始残基，专门用于蛋白质合成的起始阶段。这种经修饰的氨基酸不位于细菌蛋白质的编码序列内。细菌可以产生两种形式的tRNA（一种是起始$tRNA^{Met}$，另一种是延伸$tRNA^{Met}$），它们都可以装载甲硫氨酸（蛋氨酸）。延伸$tRNA^{Met}$与核糖体的A位点结合，而起始$tRNA^{Met}$与核糖体内的P位点结合。延伸tRNA的特异性结合受转录延伸因子1的控制。

核糖体RNA，特别是16S rRNA，历来被认为与基于进化相关性的生物分类有关。16S rRNA存在于所有生物体中，负责在蛋白质合成过程中催化肽基转移酶反应。16S rRNA的一小部分会随着遗传而发生变化，但这种变化不会对转录过程造成有害影响，并且为监测细菌的物种进化与发展提供了一种的手段。

除了不同tRNA的特异性差异外，细菌还开发了多种机制以调节基因的转录和对环境的反应，包括转录和转录后调节。许多感知和调节的RNA分子现在已被认为是RNA的热传感器和核糖开关。这些分子可能会随着温度变化而发生结构的改变；或者作为反义RNA和sRNA与调节其活性的核酸结合蛋白结合，也可以直接与mRNA序列结合，从而抑制和改变基因表达。这种可逆性调节在许多已知病原体（包括大肠埃希菌、志贺菌属和耶尔森菌属）的毒力基因的表达中显而易见。病原菌转录组内RNA表达的整体变化使微生物能够快速适应和温度、离子条件、氧气条件、pH、钙、铁及其他金属离子相关的环境变化，以维持其生长和生存。

翻译 · 基因表达的下一阶段——翻译，涉及蛋白质合成。通过这个过程，mRNA分子中的遗传密码被翻译成负责蛋白质结构和功能的特定氨基酸序列（图2.5）。

蛋白质翻译过程需要使用遗传字母表或密码。密码由核苷酸碱基的三联体组成，称为**密码子**；每个密码子编码一种特定的氨基酸。20种氨基酸可由64种不同的密码子编码而成，故一种氨基酸可以由多个密码子编码（表2.1）。每个密码

表2.1　mRNA三联碱基序列所表达的遗传密码[a]

密码子	氨基酸	密码子	氨基酸	密码子	氨基酸	密码子	氨基酸
UUU	苯丙氨酸	CUU	亮氨酸	GUU	缬氨酸	AUU	异亮氨酸
UUC	苯丙氨酸	CUC	亮氨酸	GUC	缬氨酸	AUC	异亮氨酸
UUG	亮氨酸	CUG	亮氨酸	GUG	缬氨酸	AUG（启动）[b]	甲硫氨酸
UUA	亮氨酸	CUA	亮氨酸	GUA	缬氨酸	AUA	异亮氨酸
UCU	丝氨酸	CCU	脯氨酸	GCU	丙氨酸	ACU	苏氨酸
UCC	丝氨酸	CCC	脯氨酸	GCC	丙氨酸	ACC	苏氨酸
UCG	丝氨酸	CCG	脯氨酸	GCG	丙氨酸	ACG	苏氨酸
UCA	丝氨酸	CCA	脯氨酸	GCA	丙氨酸	ACA	苏氨酸
UGU	半胱氨酸	CGU	精氨酸	GGU	甘氨酸	AGU	丝氨酸
UGC	半胱氨酸	CGC	精氨酸	GGC	甘氨酸	AGC	丝氨酸
UGG	色氨酸	CGG	精氨酸	GGG	甘氨酸	AGG	精氨酸
UGA	无（停止信号）	CGA	精氨酸	GGA	甘氨酸	AGA	精氨酸
UAU	酪氨酸	CAU	组氨酸	GAU	天冬氨酸	AAU	天冬酰胺
UAC	酪氨酸	CAC	组氨酸	GAC	天冬氨酸	AAC	天冬酰胺
UAG	无（停止信号）	CAG	谷氨酰胺	GAG	谷氨酸	AAG	赖氨酸
UAA	无（停止信号）	CAA	谷氨酰胺	GAA	谷氨酸	AAA	赖氨酸

[a] 脱氧核糖核酸（DNA）中的密码子与此处给出的密码子互补。因此，U与DNA中的A互补，C与G互补，G与C互补，A与T互补。左侧的核苷酸位于三联体的5'端。
[b] AUG编码细菌中mRNA开头的N-甲酰甲硫氨酸。
来源：Modified from Brock TD, Madigan M, Martinko J, et al., eds. *Biology of Microorganisms*. Upper Saddle River, NJ: Prentice Hall; 2009.

子都特异性地对应一种氨基酸。mRNA中的密码子序列决定合成哪些氨基酸及合成的先后顺序。翻译确保产生具有合适结构和功能的蛋白质。翻译过程出错可能导致生成无功能的异常蛋白质，因此翻译必须要很好地控制并应准确。

为了完成翻译任务，mRNA、tRNA和rRNA需要相互进行一些复杂的协作。60种不同类型的tRNA分子负责将不同的氨基酸从细胞内的位置转移到蛋白质合成部位。这些分子具有类似倒t形的结构，包含**反密码子**(序列识别位点)，用于结合mRNA分子上的特定密码子(3个碱基序列)(图2.6)。第二个位点结合特定的氨基酸，即蛋白质的组成部分。每个氨基酸通过氨酰tRNA合成酶与特定的tRNA分子结合。tRNA分子以mRNA分子的密码子为模板，精确转运特定氨基酸。这个过程发生在**核**

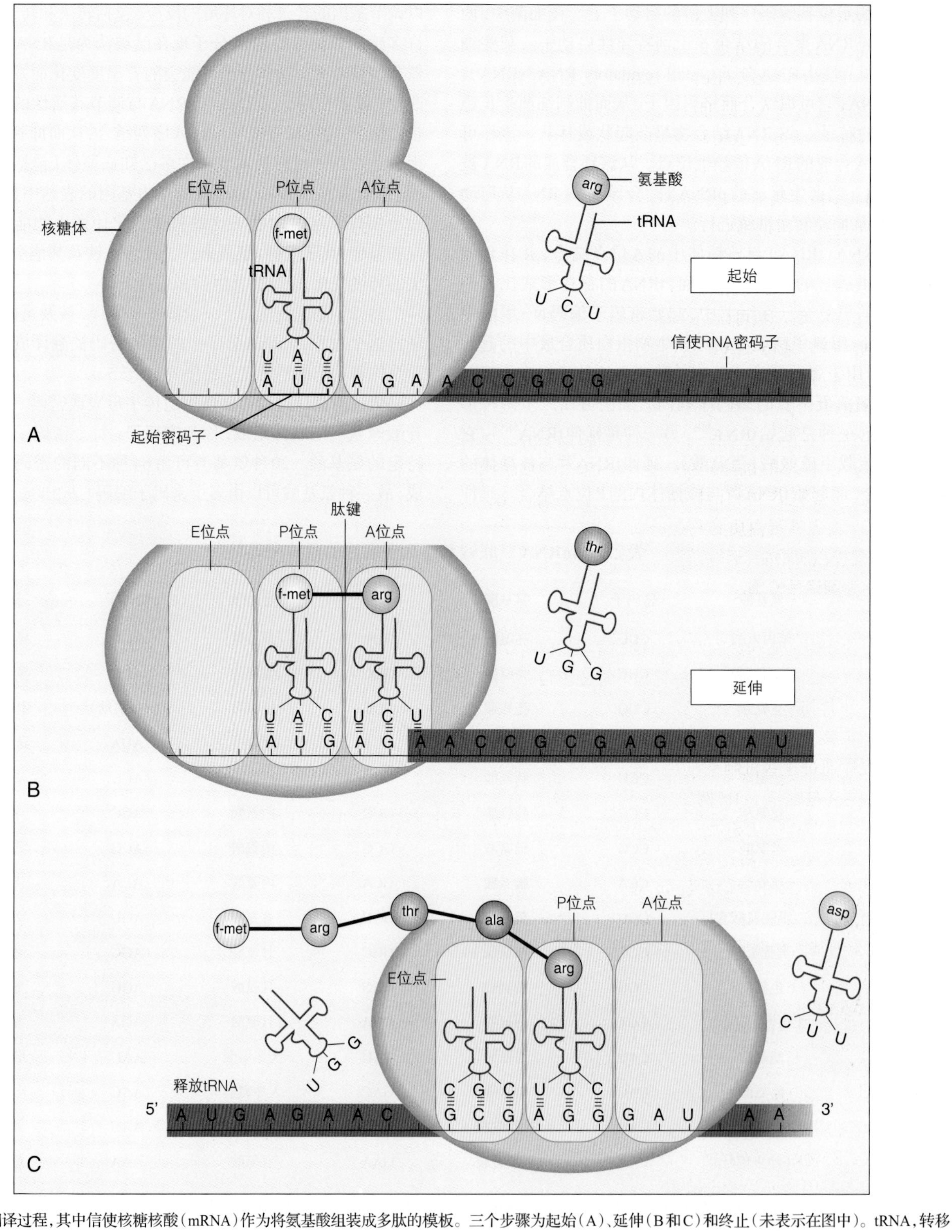

图2.6 翻译过程，其中信使核糖核酸(mRNA)作为将氨基酸组装成多肽的模板。三个步骤为起始(A)、延伸(B和C)和终止(未表示在图中)。tRNA，转移RNA。

糖体内。核糖体是由rRNA和蛋白质组成的紧密核蛋白。它们是翻译的核心，协助耦合所有必需的组件并控制翻译过程。

如图2.6所示，翻译包括三个步骤：**起始**、**延伸**和**终止**。终止后，细菌蛋白质通常会进行翻译后修饰，作为蛋白质合成的最后一步。

整个翻译过程始于核糖体亚单位、mRNA、甲酰甲硫氨酸(f-met)tRNA(携带将要合成的蛋白质的初始氨基酸)与各种起始因子的结合(图2.6A)。该复合物的组装是从起始密码子AUG上游约10bp的mRNA上的特定3～9个碱基序列[SD序列(Shine-Dalgarno sequence)]开始的。初始复合物形成后，单个氨基酸开始插入。延伸过程涉及tRNA和多个延伸因子，它们根据mRNA分子上密码子指定的序列调节氨基酸的合成(图2.6B和C，表2.1)。当mRNA分子以5'至3'端方向穿过核糖体时，相邻氨基酸之间形成肽键，此时各自的tRNA分子仍结合在核糖体的肽(P)和受体(A)位点上。此过程中，形成的肽被移动到P位点，5'tRNA从出口(E)位点释放。这个移动使A位点暴露，该位点包含下一个氨基酸的特定密码子，因此tRNA-氨基酸可以结合到该复合物上(图2.6C)。

由于编码在一条mRNA链上的多个蛋白质可以同时翻译，多个核糖体可能同时与一个mRNA分子相关。这种排列被称为**多聚体**，其外观像一串珍珠。

当核糖体上位点A遇到终止密码子或无义密码子(即“终止信号”；表2.1)时，翻译就会终止。此时，蛋白质合成的复合物解离，分解的产物和核糖体可参与下一轮翻译过程。翻译终止后，大多数蛋白质必须进行加工，例如折叠或酶切等，从而实现蛋白质功能、运输或整合到各种细胞结构上。这个过程被称为**翻译后修饰**。

基因表达的调控

基因表达和蛋白质合成在细胞生存过程中发挥重要的作用，因此细菌需要精确地控制这些过程。细菌细胞必须调控基因表达并控制其产物的活性，以维持生理平衡。调节和控制也是关键因素。这些都需要通过非常复杂的机制来完成。单细胞有机体通过这些机制来应对和适应环境挑战，无论挑战来自自然界还是医学干预(例如抗菌药物的使用)。

调控发生在基因表达和蛋白质合成途径的三个信息传递水平(**转录**、**翻译或翻译后**)。最常见的是转录水平调控。因为涉及与基因的直接相互作用及其转录到mRNA的能力，转录水平调控也被称为**基因控制**。例如，编码参与**合成过程**(生物合成)的酶的基因和编码分解**代谢过程**(生物降解)的酶的基因。

通常，编码合成特定产物的合成代谢酶的基因在基因终产物存在时被**抑制**(即不转录、不表达)。这个反向抑制可防止能量浪费和基因的过度表达。在这个系统中，最终产物作为辅阻遏物与阻遏物分子结合形成复合物。在没有辅阻遏物(即基因产物)存在时就会发生转录(图2.7A)。当存在足够数量的最终产物时，多余的产物就会与阻遏物形成复合物。然后复合物与基因序列的特定碱基区域[称为**操纵基因区域**(图2.7B)]结合。这种结合会阻止RNA聚合酶与启动子序列相互作用并抑制转录。随着最终产物(辅阻遏物)的供应减少，剩余的量不足以与阻遏物形成复合物，操纵基因区域就不再与阻遏物复合物结合。合成代谢酶基因的转录又会开始并持续到最终产物供应充足。

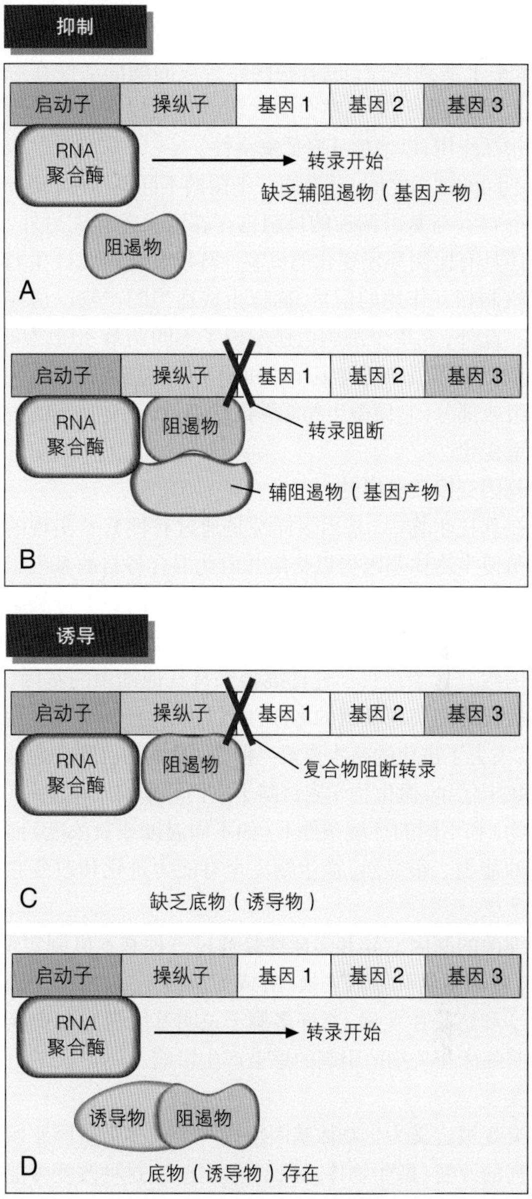

图2.7 基因表达的转录水平调控。(A和B)基因抑制。(C和D)诱导。RNA：核糖核酸。

与抑制相比，通常编码分解代谢酶的基因是**诱导**表达的，即当存在通过酶促作用降解的底物时，转录就会发生。如果没有底物，生产降解酶就是对细胞能量和资源的浪费。当可诱导系统中不存在底物时，阻遏物会与DNA的操纵基因序列结合并阻断降解酶基因的转录(图2.7C)。在诱导物(通常是降解酶的目标底物)存在的情况下，诱导物和阻遏物之间形成复合物，导致阻遏物从操作位点释放，允许编码特定分解代谢酶的基因转录(图2.7D)。

某些基因不受调控，也就是说，它们不受诱导物或阻遏物的控制。这些基因被称为**组成性基因**。它们通常编码细菌在几乎所有生长和环境条件下生存所必需的物质，所以这些基因会持续表达。此外，并非所有调控都发生在基因水平（即转录水平调控）。例如，一些酶的生成可能在蛋白质合成（即翻译）水平上受到调控；也有些已经合成的酶的活性在翻译后水平上受到调控，即某些分解代谢或合成代谢物可能会直接与酶相互作用，以增加或降低酶活性。

不同的细菌之间，甚至同一细菌的不同基因中，诱导物和辅阻遏物参与基因调控的机制也存在巨大差异。另外，细菌细胞还具有监测环境变化的机制。环境变化可以产生与基因表达机制相互作用的信号，确保生成适当的产物以适应这种变化。此外，在单个细胞内还发现了不同调节系统之间的几种复杂相互作用。这种多样性和相互依赖是细菌新陈代谢的必要组成部分，它使微生物能够以快速、协调和适当的方式应对环境变化。

基因交换和多样性

在真核生物中，基因多样性是通过有性繁殖实现的。有性繁殖使生物体基因得以交换并由此混合各自的基因组。而细菌是通过简单的二元细胞分裂繁殖的：由一个母细胞分裂成两个相同的子细胞。每个子细胞都接受了母细胞包含的完整基因组。这个过程不允许混合来自其他细菌的基因，也无法在后代之间实现基因的多样性。如果没有基因多样性和变化，就失去了进化的基本要素。但是，微生物已经在地球上存在了数十亿年，微生物学家目睹了它们因暴露于化学品（如抗菌药物）和不同的环境条件下（如不同温度或氧浓度）而发生变化的能力。很显然，微生物完全有能力进化和改变它们的基因组成。

细菌的基因变异和多样性是通过三种基本机制实现的：**突变**、**基因重组**和**基因交换**（有或无重组）。纵观整个诊断微生物学和感染性疾病，有许多例子说明基因变异和交换机制对控制临床相关细菌引起的感染产生影响。

突变

突变被定义为生物体基因组内一个或多个基因原始核苷酸序列的改变（即生物体基因型的变化）。这种改变可能涉及基因中的单个DNA碱基、整个基因或数个基因。序列中的突变可能是自发的，也许是DNA复制过程中的错配造成的。或者，突变可能由环境中的**诱变剂**（如化学或物理物质）或生物因素（如将外源性DNA引入细胞）诱导。DNA碱基序列的改变会导致转录过程中mRNA的碱基序列发生变化。这反过来又会影响翻译过程中氨基酸的种类和序列。

根据突变的部位和程度，各种突变结果都可能会影响生物体的生理功能。例如，某个突变对生物体可能是灾难性的，可导致生物体死亡，于是突变与生物体一起“死亡”。另一种情况是，突变可能是沉默的，在生物体的**表型**（即可观察的特性）中无法检测到任何变化。也有可能突变会导致生物体表型的显著改变，而这种变化为生物体提供生存优势。用达尔文的话说，这一结果是延长生存和进化的基础。如果非致命性突变作为细胞基因组（即基因组成）的组成部分从一代传递到下一代，那么它们被认为是稳定的突变。此外，经过稳定突变的基因也可能通过基因交换机制转移到其他细菌中。在某些情况下，突变可能由于细胞修复机制（使细胞恢复原始基因型或表型）而丢失，或者在随后的DNA复制循环中自发丢失。

基因重组

除了突变，细菌基因型也可以通过**重组**来改变。在重组过程中，来自一个细菌细胞（即供体）的DNA片段进入另一个细菌细胞（即受体），并与受体基因组的DNA片段进行交换。这也称**同源重组**，因为交换的DNA片段通常在其核苷酸序列中具有广泛的同源性或相似性。重组涉及多种结合蛋白，其中细菌重组酶蛋白（recombinase protein, RecA）起核心作用（图2.8A）。RecA能够将单链DNA（single-stranded DNA, ssDNA）与互补的dsDNA结合，为DNA修复和重组提供途径。重组后，受体DNA由一条原始未改变的链和重组了供体DNA片段的另一条链组成。

重组是在分子水平的，经常发生在多种细菌中，包括大多数临床相关菌种，可能涉及微生物基因组的任何部分。然而，有时候重组事件可能不易被发现，除非DNA交换导致表型的明显改变。重组也是细菌实现基因多样性的主要手段之一。

基因交换

生物体进行重组的能力有赖于从供体细胞获得的“外来”DNA。细菌物理交换DNA的三种机制是**转化**、**转导**和**接合**。

转化 · 转化涉及受体细胞吸收另一个细菌细胞（即供体）死亡并发生裂解时释放到环境中的裸露（游离）DNA（图2.8B）。这种基因组DNA以片段形式存在于环境中。某些细菌能够从周围环境中吸收裸露DNA。也就是说，它们能够进行转化。这也是某些细菌的**能力**之一。在引起人类感染的细菌中，嗜血杆菌属、链球菌属和奈瑟菌属具有这种能力。

一旦供体DNA（通常为单链）进入受体细胞内部，就会与受体的同源DNA发生重组。通过DNA转化和重组，细菌间的DNA融合在抗菌药物耐药性发展和微生物致病所必需的因子的编码基因传播中起重要作用。此外，通过转化进行的基因交换并不限于同种微生物间，还可以在更多不同种类的医学上重要的细菌之间传播重要特征。

转导 · 转导是来自两个不同细菌的DNA在一个细菌细胞中聚集从而重组的第二种机制（图2.8C）。转导过程可以由能感染细菌的病毒（即**噬菌体**）介导。在它的“生命周期”中，病毒将DNA整合到细菌细胞的染色体中，并进行复制和表达。当病毒产物完成后，病毒DNA被从细菌染色体上切除（切割）并包装在蛋白质外壳中。切除过程并不总是准确的，可能导致切除物内包含细菌和病毒两者的DNA。当受感染的细菌细胞裂解，新形成的重组病毒粒子（病毒颗粒）与额外的多个病毒粒子一起被释放。

细菌DNA可以随机被病毒DNA掺入（**广义转导**），也可以被特定的相邻病毒DNA掺入［局限性转导（又称**特异性转导**）］。在广义转导中，病毒DNA随机插入细菌基因组的任何区域。然而，在特异性转导中，病毒根据序列特异性插入微生物的特定基因，并导致这些区域中的遗传物质更高频率地通过重组被转移。无论何种情况，当病毒感染另一个细菌细胞时，它都会释放其DNA（含有先前掺入的细菌供体DNA）。随后，新感染的细胞成为噬菌体引入的供体DNA的受体，那么来自两个不同细菌细胞的DNA就完成了重组。

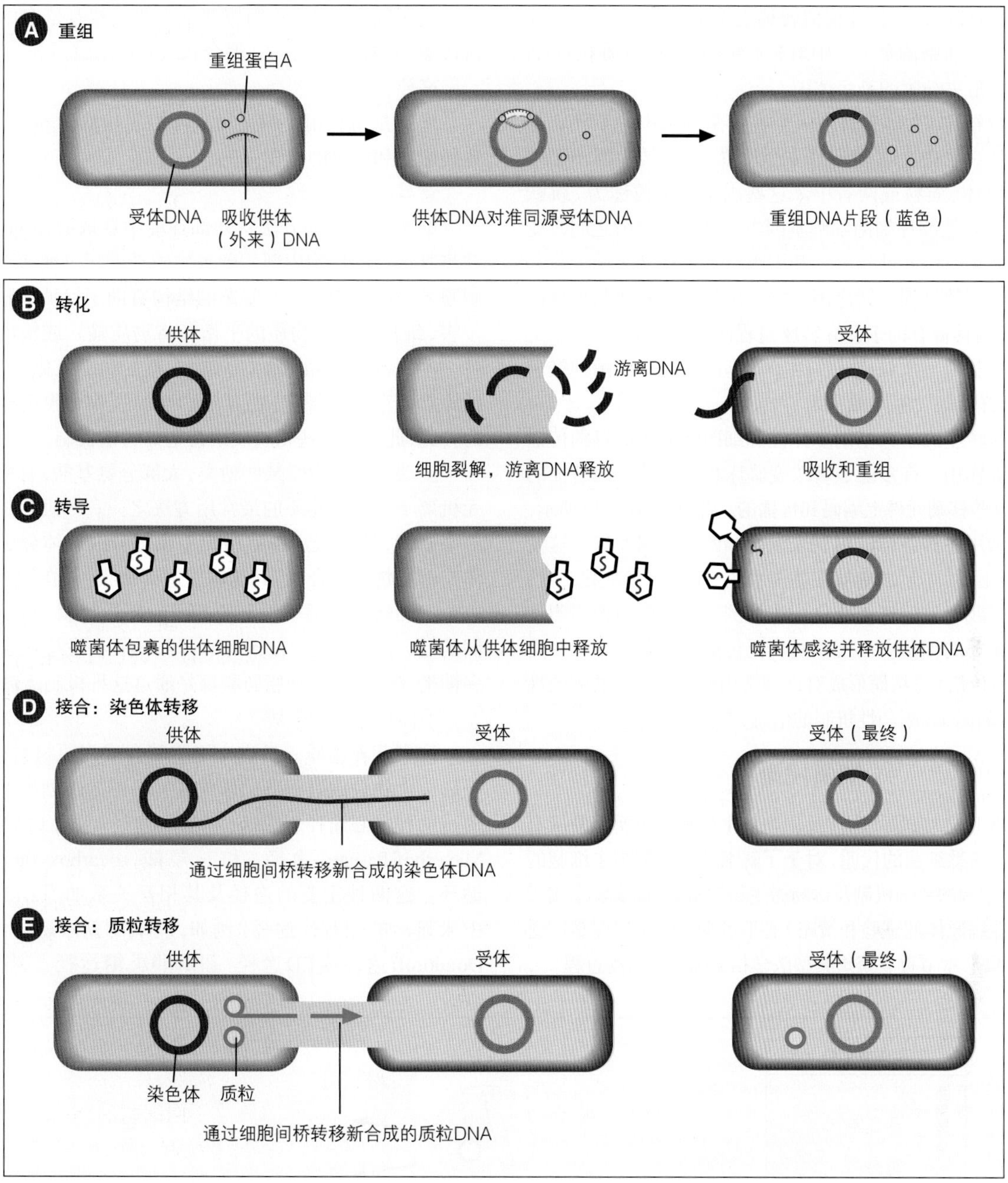

图2.8 (A)基因重组。细菌之间基因交换的机制是脱氧核糖核酸(DNA)的转化(B)、转导(C)及染色体(D)和质粒(E)的接合转移。

接合 · 细菌细胞间DNA交换的第三种机制是接合。接合过程涉及细菌细胞间的接触，需要动用供体细菌的染色体或其他移动遗传元件。所有可接合的细菌种都无法作为细菌间接合特点的典型代表。在大肠埃希菌中，接合是由性菌毛介导的(图2.9)。性菌毛源自供体，它建立接合桥，作为供体转移DNA到受体细胞的管道。随着细胞间接触的建立，遗传元件开始启动，并涉及DNA合成。供体产生一条新的DNA链并传递给受体(图2.8D)。DNA的转移量取决于细胞维持接触的时间，但通常只有某些供体分子得到转移。无论何种情况，新引入的DNA都可以与受体的基因发生重组。

除了染色体DNA，在染色体外遗传元件(如质粒和转座因子)中编码的基因也可以通过接合转移(图2.8E)。并非所有质粒都能进行接合转移，但对于能够接合转移的质粒，通常

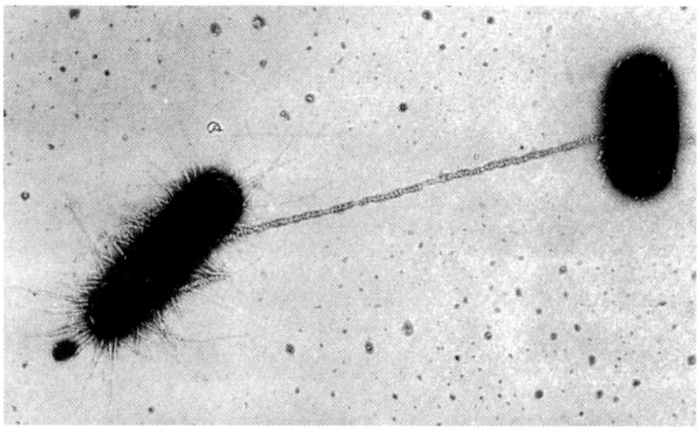

图2.9 供体和受体细胞之间的大肠埃希菌性菌毛显微镜照片。(来源：From Brock TD, Madigan M, Martinko J, et al., eds. *Biology of Microorganisms*. Upper Saddle River, NJ: Prentice Hall; 2009.)

供体质粒会复制，以便供体保留转移给受体的质粒的副本（参见本章后述“细胞附属物”中对F质粒的讨论）。质粒DNA也可能掺入宿主细胞的染色体中。

与质粒相比，大多数转座因子在细菌细胞中并不独立存在。除非从一个位置移动到另一个位置，否则转座因子必须整合到染色体、质粒或两者中。这些因子通常被称为“跳跃基因”，因为它能够在细菌细胞基因组内甚至基因组之间改变位置。转座是遗传元件从一个基因组位置被切除并插入另一个基因组位置的过程。转座因子除了携带编码其他附加特征的基因外，还具备有助于介导转座过程的产物的基因，例如抗菌药物耐药基因。质粒或转座因子的基因与宿主细菌的染色体DNA都有可能发生同源重组。

质粒和转座因子在基因多样性和细菌间遗传信息的传播中起着关键作用。许多能显著改变临床相关细菌活性特征的基因是在这些移动元件上编码和传播的。此外，如图2.10所示，细菌可以利用各种各样的机制来混合和匹配基因元件。这使它们拥有了巨大的能力，能够在基因水平上适应环境变化，包括人类医疗实践导致的环境变化。典型例子是抗菌药物耐药性在临床上重要的细菌中出现以及广泛传播。细菌利用移动元件来传播遗传信息，从而形成对许多常用的抗菌药物的耐药性（更多有关抗菌药物耐药性机制的信息，参见第10章）。

细菌代谢

从本质上说，细菌代谢涉及生物体生存和复制所需的所有细胞活动。熟悉细菌的代谢，对于了解细菌与人类宿主细胞的相互作用、细菌的致病机制及诊断微生物学基础（即实验室用于鉴定感染性病原体的试验和策略）必不可少。由于代谢是广泛而复杂的话题，本节重点聚焦典型医学相关细菌的活动过程。

为了阐述清晰，我们按四个主要但相互依存的阶段来探讨代谢：产能、生物合成、聚合和组装（图2.11）。

产能

产能是指利用代谢途径从环境中获取营养物质、产生前体代谢物和能量的过程。

营养物质的获取

细菌使用各种方法从外部环境中获取必需的营养物质，并将其运输到细胞内部。营养物质必须穿过细菌细胞壁和细胞膜才能被利用。这些复杂的结构有助于保护细胞免受环境侵害、维持细胞内物质的平衡和将物质输入或输出细胞。尽管一些关键的营养物质（例如水、氧气和二氧化碳）通过简单的跨膜扩散进入细胞，但其他物质的吸收受膜选择性渗透性的控制，此外还有些物质使用特定的运输机制。

主动运输是吸收某些糖类、大部分氨基酸、有机酸和多种无机离子等营养物质的最常用方法之一。该机制由依赖能量的泵驱动，涉及嵌入细胞结构中膜部分的载体分子。这些载体与营养物质结合，将其运输通过细胞膜，并在细胞内将其释放。基团转位是另一种需要能量的转运机制，与主动转运不同的是，基团转位中被转运的营养物质会发生化学修饰。许多糖类、嘌呤、嘧啶和脂肪酸都是通过这种机制运输的。

前体代谢物的生成

许多营养物质一旦进入细胞就会成为原材料，以生成用于后续生物合成过程的前体代谢物。图2.11列出的代谢物是通过两种中心途径生成的：糖酵解途径［又称EMP（Embden-Meyerhof-Parnas）途径］和三羧酸（tricarboxylic acid, TCA）循环。这两种主要的途径及其相互关系如图2.12所示。图中未显示的是替代途径［例如，脱氧酮糖酸途径（即Entner-Doudoroff途径或ED途径）和磷酸戊糖途径］，当后续过程

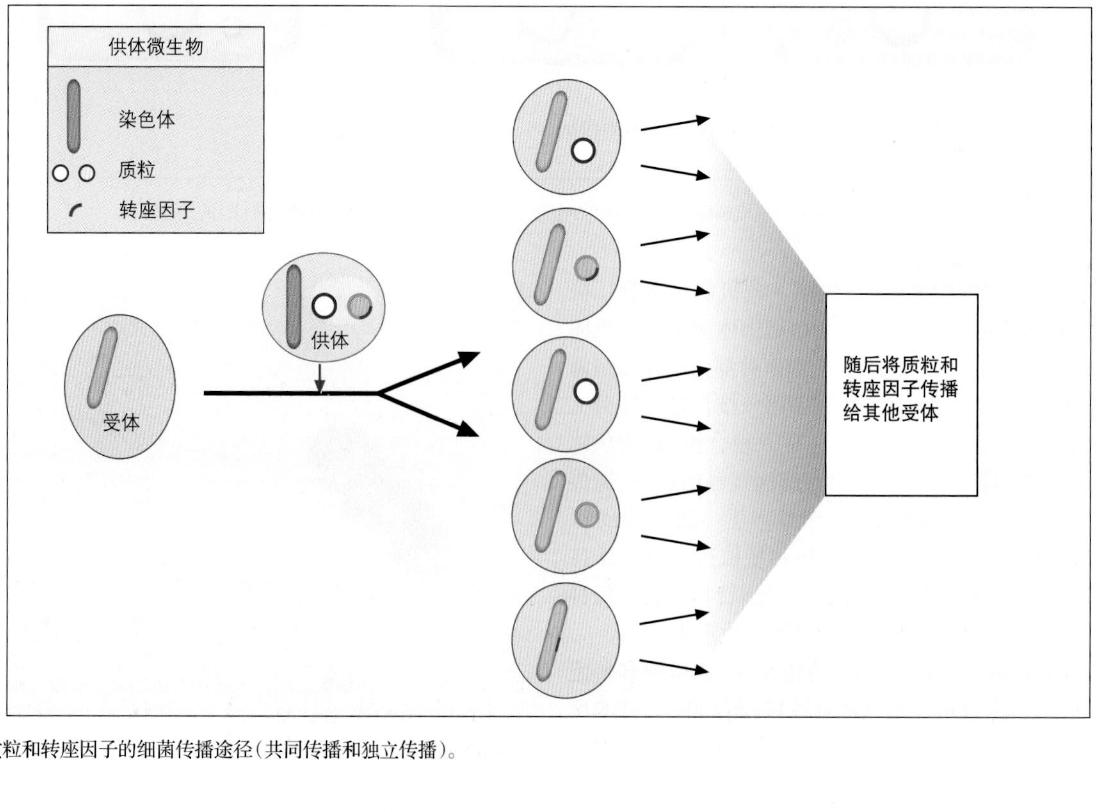

图2.10 质粒和转座因子的细菌传播途径（共同传播和独立传播）。

前体代谢物

- 葡糖-6-磷酸
- 果糖-6-磷酸
- 戊糖-5-磷酸
- 赤藓糖-4-磷酸
- 3-磷酸甘油酸
- 磷酸烯醇丙酮酸
- 丙酮酸
- 乙酰辅酶A(CoA)
- α-酮戊二酸
- 琥珀酰辅酶A(CoA)
- 草酰乙酸

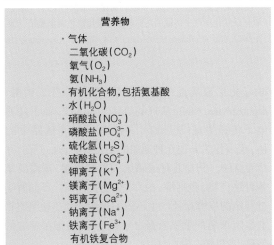

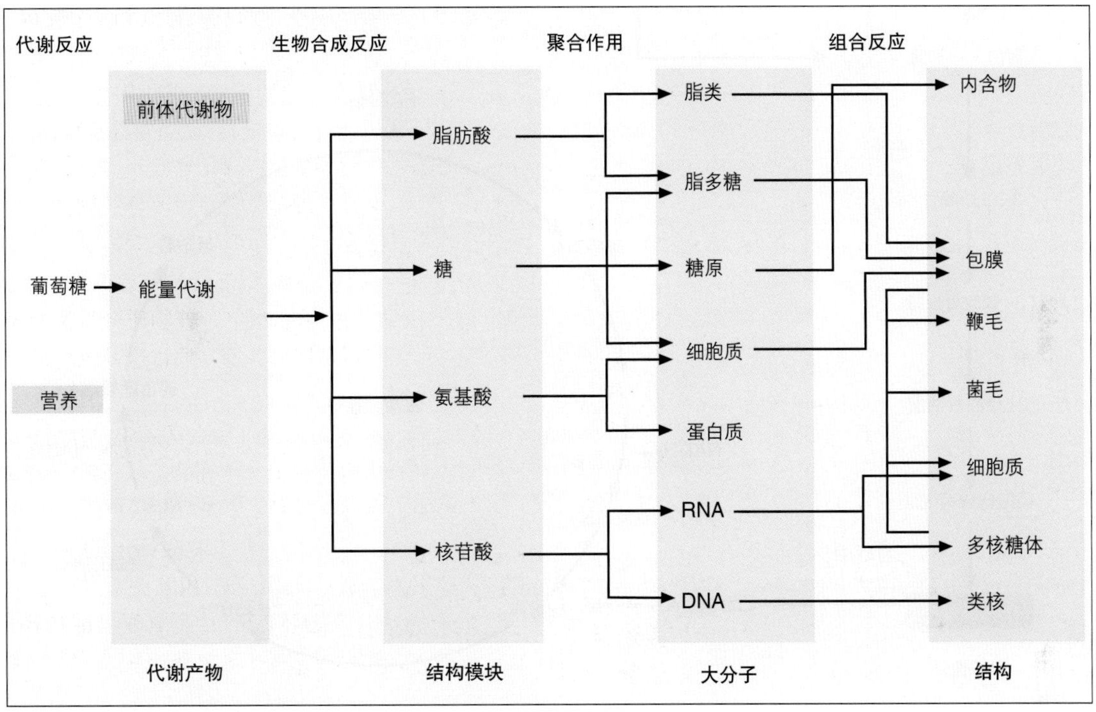

营养物

- 气体
  二氧化碳(CO_2)
  氧气(O_2)
  氨(NH_3)
- 有机化合物，包括氨基酸
- 水(H_2O)
- 硝酸盐(NO_3^-)
- 磷酸盐(PO_4^{3-})
- 硫化氢(H_2S)
- 硫酸盐(SO_4^{2-})
- 钾离子(K^+)
- 镁离子(Mg^{2+})
- 钙离子(Ca^{2+})
- 钠离子(Na^+)
- 铁离子(Fe^{3+})
  有机铁复合物

图2.11　细菌代谢概述，包括产能、生物合成、聚合和组装过程。CoA：辅酶A；DNA：脱氧核糖核酸；RNA：核糖核酸。(来源：Modified from Niedhardt FC, Ingraham JL, Schaechter M, eds. *Physiology of the Bacterial Cell: A Molecular Approach*. Sunderland, MA: Sinauer Associates; 1990.)

中使用前体时，它们在重新引导和补充前体方面发挥关键作用。ED途径催化葡萄糖酸和葡萄糖的降解。葡萄糖酸被磷酸化、脱水并转化为丙酮酸和甘油醛，从而产生乙醇。磷酸戊糖途径可以使葡萄糖产生还原型烟酰胺腺嘌呤二核苷酸磷酸(nicotinamide adenine dinucleotide phosphate, NADPH)、戊糖和丁糖，用于核苷和氨基酸合成等生物合成反应。

细菌细胞的前体生成途径的生产效率可能存在很大差异，这取决于生长条件和营养物质利用率。基于这个原理，传统实验室方法依赖检测代谢途径的产物和副产物来准确鉴定临床上重要的细菌。

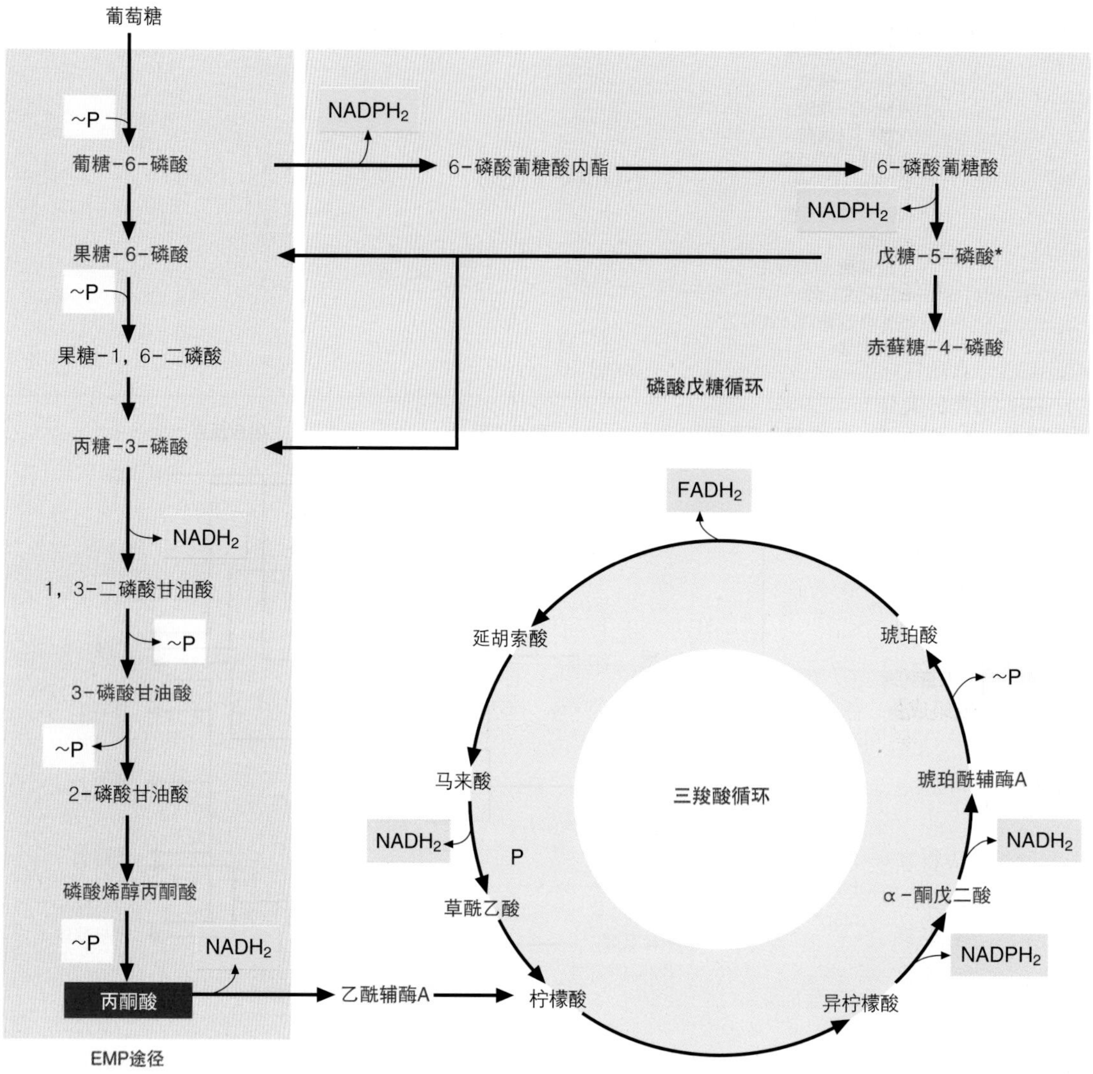

图2.12　中心代谢途径概述[Embden-Meyerhof-Parnas(EMP)途径、三羧酸(TCA)循环和戊糖磷酸分流]。产生的前体代谢物(图2.11)用红色突出显示；通过底物水平磷酸化以腺苷三磷酸(～P)形式产生的能量用黄色突出显示；用于氧化磷酸化中电子传输的还原载体分子用绿色突出显示。(来源：Modified from Niedhardt FC, Ingraham JL, Schaechter M, eds. *Physiology of the Bacterial Cell: A Molecular Approach*. Sunderland, MA: Sinauer Associates; 1990.)

能量的生成

第三种类型的产能途径可以生成几乎所有细胞过程所需的能量，包括营养物质吸收和前体代谢物生成。能量生成凭借化学底物的分解(即化学能)，通过分解代谢与氧化还原反应的降解过程来完成。在这个过程中，能源分子(即底物)被氧化，向电子受体分子提供电子，然后被还原。电子的转移通过载体分子介导，例如烟酰胺腺嘌呤二核苷酸(nicotinamide adenine dinucleotide, NAD^+)和烟酰胺腺嘌呤二核苷酸磷酸($NADP^+$)。氧化还原反应释放的能量被转移到含磷酸盐化合物中，并在那里生成高能磷酸键。ATP是最常见的此类分子。化合物中包含的能量最终在受控条件下通过ATP的水解释放。这种化学能的释放，加上酶的活性，专门催化细胞中的每一个生化反应并驱动细胞反应。

细菌细胞产生ATP的最常见的两种通路是**底物水平磷酸化**和电子传递，后者又称为**氧化磷酸化**。在底物水平磷酸化中，代谢物脱氢后，分子内部能量重新分布，使无机磷酸酯化形成高能中间代谢物，促使腺苷二磷酸(adenosine diphosphate, ADP)从底物直接变成ATP，而不是通过呼吸链电子传递生成(图2.12)。丙酮酸是这个通路中的主要中间体，也可作为其他几种通路的初始底物，通过底物水平磷酸化产生ATP。其他几种通路组成**发酵代谢**，不需要氧气并产生各种终产物，包括醇、酸、二氧化碳和氢。不同种类的细菌通过特定的发酵途径产生不同的最终产物。检测终产物是实验室鉴定细菌的重要依据之一(更多有关细菌鉴定的生化基础信息，参见第7章)。

氧化磷酸化·氧化磷酸化涉及将一系列电子从还原载体分子[如$NADH_2$、$NADPH_2$和$FADH_2$(黄素腺嘌呤二核苷酸)]转移到末端电子受体的电子传递系统。还原载体分子在中心途径中产生(图2.12)。一系列氧化还原反应产生的能量用于从ADP生成ATP。当氧化磷酸化使用氧作为末端电子受体时，该过程称为**有氧呼吸**；而**无氧呼吸**是指使用除氧以外的最终电子受体的过程。

了解细菌产生ATP的机制可以帮助人们设计培养和鉴定微生物的实验室检测方法。例如，一些细菌完全依赖有氧呼吸，在缺氧的情况下无法生长（**需氧菌**）。而有些细菌可以根据环境中氧气的含量选择有氧呼吸或发酵（**兼性厌氧菌**）。对于另外一些细菌来说，氧气是有害物质的（**专性厌氧菌**）。

生物合成

产能反应基本上将启动和维持所有细胞活性过程所需的原料聚集在一起。前体和能量的生成是通过分解代谢过程和底物分子降解来实现的。生物合成、聚合和组装的三个途径取决于合成代谢。在**合成代谢**中，前体化合物被连接起来，以生成组装细胞结构所需的大分子（聚合物）（图2.11）。

生物合成过程使用从多种途径中获得的前体产物来生产各种成分的基本组成单位，如氨基酸、脂肪酸、糖和核苷酸（图2.11）。许多途径高度复杂且相互依赖，而有些途径则完全独立。多数情况下，驱动各个途径的酶由单个mRNA分子编码，该分子由细菌染色体中的相邻基因（即操纵子）转录而来。

如前所述，不同种属细菌的生物合成能力差异很大。了解这些差异有助于确定实验室条件下细菌生长的最佳条件。例如，一些细菌可能无法合成组成蛋白质基本单位的必需氨基酸。由于没有氨基酸合成能力，细菌必须从环境中获取。因此，当在微生物实验室培养这类细菌时，必须在人工培养基中提供氨基酸。

聚合与组装

各种合成代谢反应将基本单位组装（聚合）成大分子，包括脂质、脂多糖、多糖、蛋白质和核酸。这种大分子合成是由细胞中的能量和酶活性驱动的。同时，能量和酶活性也可以驱动各种大分子组装到细菌细胞的对应结构中。细胞结构是前述所有遗传和代谢过程的产物。

细胞的结构和功能

根据细胞内有无核膜包被的细胞核这一关键特征，所有细胞可分为两种基本类型：原核细胞和真核细胞。尽管两种类型的细胞具有许多共同特征，但它们在结构、代谢和遗传学方面存在重要差异。

真核和原核细胞

在临床相关微生物中，**细菌**是单细胞原核微生物。**真菌**和**寄生虫**是单细胞或多细胞真核生物，如同植物和所有高等动物。**病毒**依赖宿主细胞生存，因此不被认为是细胞，而是感染性病原体。**朊病毒**是一种异常的感染性蛋白质，也不被视为细胞。

真核细胞（例如寄生虫和真菌）的显著特征之一是存在具有特定细胞功能的膜封闭细胞器。这些细胞器及其各自的功能包括：

- 内质网——处理和运输蛋白质；
- 高尔基体——物质的修饰和在整个细胞中的运输，包括分子的内部传递及其他分子的胞吐作用或分泌；
- 线粒体——产生能量（ATP）；
- 溶酶体——为细胞内物质的受控的酶促降解提供环境；
- 细胞核——为染色体提供膜外壳。

此外，真核细胞具有基础结构，或称**细胞骨架**，可为细胞结构、组成和运动提供支持。真核细胞的细胞骨架通过介导吞噬作用从宿主细胞中去除外来物质，包括细菌、真菌和病毒，因此在免疫学中也发挥着重要作用。

原核细胞，例如细菌，没有细胞器。所有功能都发生在细胞质或细胞质膜中。原核细胞和真核细胞在大分子水平上有很大差异，包括蛋白质合成机制、染色体结构和基因表达。由**肽聚糖**组成的**细胞壁**是细菌独特的结构。这种结构对诊断细菌学实践和细菌性感染性疾病的管理具有重要意义。

细菌形态学

大多数临床相关细菌种的大小范围是：宽度0.25～1 μm，长度1～3 μm，因此需要用显微镜观察（更多有关显微镜的信息，参阅第6章）。不同种属细菌的代谢过程不同，其细胞在大小、形态、细胞间排列及细胞壁的化学成分和结构方面也各不相同。细菌细胞壁的差异为鉴定细菌的基本染色方法——**革兰染色**提供了基础。革兰染色几乎可以将所有医学相关细菌分为两大类：**革兰阳性菌**（染成深蓝色或紫色）和**革兰阴性菌**（染成粉红色或红色）（图6.3）。

这种简单但重要的染色差异是细菌细胞壁成分不同造成的，这些成分会影响细胞壁被脱色剂处理后结合不同染料的能力。

常见的细菌菌体形态包括**球菌**（圆形）、**球杆菌**（卵圆形）、**杆菌**（杆状）及**梭菌**（两端尖）、弯曲形或螺旋形。细胞的排列同样值得注意。特征性的菌体排列包括单个、成对或成堆出现（如四联体、成簇或成链）（细菌染色和形态示例见图6.4）。革兰染色结果及菌体大小、形态和排列方式是细菌鉴定的基本要素。

细菌细胞结构

细菌细胞结构可分为细胞内部相关结构和细胞外部结构及其附属物（**细胞被膜**）。整个细胞结构作为复杂的集成体协同工作，这一点很重要。

细胞被膜

如图2.13所示，细菌最外层的结构，即细胞被膜，包括：

- 外膜（仅在革兰阴性菌中）；
- 由肽聚糖大分子组成的细胞壁（也称为胞壁质层）；
- 周质（仅在革兰阴性菌中）；
- 包围细胞质的细胞质膜或细胞膜。

外膜 · **外膜**仅存在于革兰阴性菌中，是细胞对环境的初始屏障。外膜充当亲水和疏水化合物的渗透屏障，包含位于周质间隙的必需的酶和蛋白质。外膜是由脂多糖组成的双层结构，使革兰阴性菌的表面带净负电荷。外膜在某些细菌的致病能力中也起重要作用。

分散在脂多糖大分子中的蛋白质结构称为**孔蛋白**。这些高度含水的结构控制营养物质和其他溶质（包括抗菌药物）通过外膜。孔蛋白的数量和类型因细菌种类而异。这些差异可以显著影响各种物质通过不同细菌外膜的程度。除孔蛋白外，其他蛋白质（如胞壁质脂蛋白）能够促进外膜与细胞被膜中的下一内层（细胞壁）的附着，并可作为附着于宿主细胞的黏附物或成为转运蛋白。

细胞壁（胞壁质层） · 细胞壁，也称为肽聚糖或**胞壁质层**，

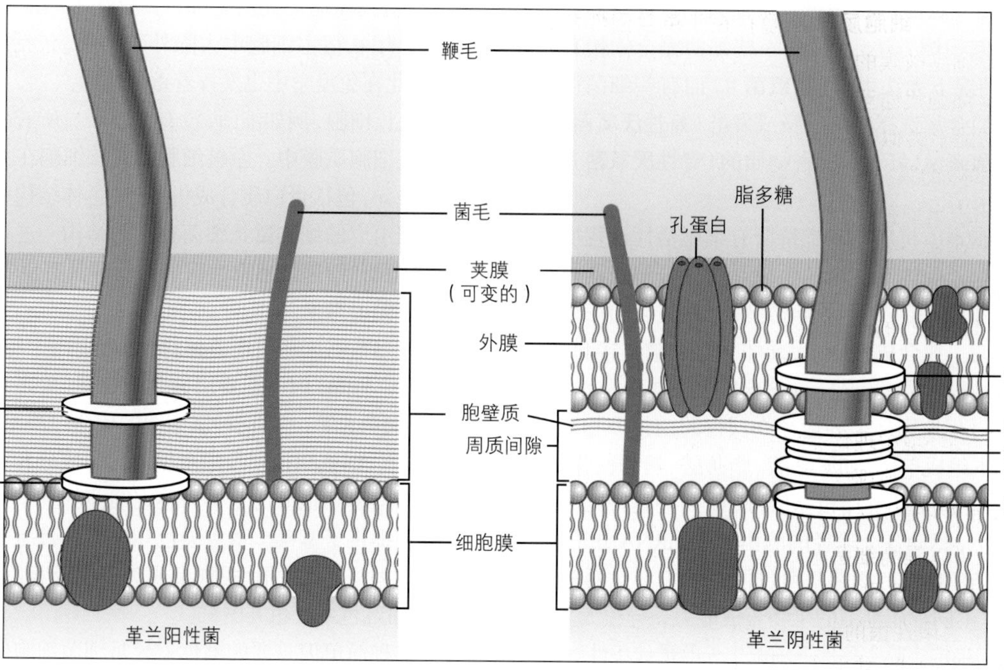

图2.13 革兰阳性菌和革兰阴性菌细胞被膜的一般结构。外膜和周质间隙仅存于革兰阴性菌的被膜中。除了孔蛋白外，细菌被膜还含有其他蛋白质，参与稳定细胞结构、黏附，或者对化学信号进行分类并作出反应。胞壁质（murein）层在革兰阳性菌的被膜中更为突出。（来源：Modified from Niedhardt FC, Ingraham JL, Schaechter M, eds. *Physiology of the Bacterial Cell: A Molecular Approach*. Sunderland, MA: Sinauer Associates; 1990.）

是在几乎所有临床相关细菌中发现的基本结构。这种结构使细菌细胞的形状和强度能够承受会导致细胞裂解的环境渗透压的变化。胞壁质层保护细胞免受机械力破坏，并对较大物质进入细胞起到部分屏障作用。由于这种结构对细菌的生存至关重要，其成分或者结构通常是开发和设计抗菌药物作用的主要靶点。

细菌细胞壁结构独特，由二糖-五肽亚基组成。N-乙酰氨基葡萄糖和N-乙酰胞壁酸交替排列组成双糖部件，伴随与N-乙酰胞壁酸分子相连的氨基酸链（图2.14）。这些亚基的聚合物通过肽桥相互交联，形成肽聚糖片。肽聚糖片层又彼此交联，形成具有相当强度的多层交联结构。这种肽聚糖结构被称为**胞壁囊泡**（或袋），包裹整个细胞。

革兰阳性菌和革兰阴性菌细胞壁有显著差异：前者有较厚的肽聚糖层（图2.13）。此外，革兰阳性菌的细胞壁含有**磷壁酸**，即与各种糖、氨基酸和氨基糖结合的甘油或磷酸核糖醇聚合物。有些磷壁酸可以和N-乙酰胞壁酸相连，而另一些磷壁酸（例如脂磷壁酸）则与下一层（即**细胞膜或细胞质膜**）相连。其他细菌（例如分枝杆菌）在胞壁质层内具有蜡样物质，如分枝菌酸。分枝菌酸能提高细胞对包括酸在内的有毒物质的抵抗力。对于细胞壁中含有分枝菌酸的细菌，需要在诊断实验室中采用特殊染色方法和生长培养基。

周质空间 · **周质空间**通常只存在革兰阴性细菌中（是否存在革兰阳性菌中，目前还存在争议）。周质空间由外膜的内表面和细胞膜的外表面组成。该区域包含胞壁质层，由有助于从环境中捕获营养的凝胶状物质组成。该空间还含有几种参与大分子降解和环境溶质（包括从外膜进入的抗菌药物）解毒的酶。

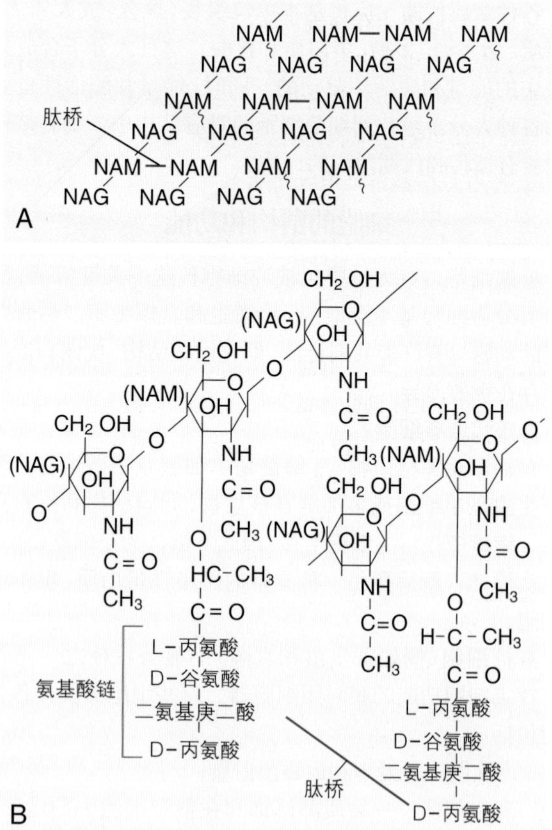

图2.14 肽聚糖片（A）和亚基（B）结构。多个肽聚糖层组成了细胞壁结构，不同的层通过肽桥广泛交联。氨基酸链仅源自NAM。NAG：N-乙酰氨基葡萄糖；NAM：N-乙酰胞壁酸。（来源：Modified from Saylers AA, Whitt DD. *Bacterial Pathogenesis: A Molecular Approach*. Washington, DC: American Society for Microbiology Press; 2010.）

细胞质(内)膜·**细胞质(内)膜**存在于革兰阳性菌和革兰阴性菌中,是细胞被膜的最深层。细胞质膜富含各种蛋白质,包括许多对细胞代谢至关重要的酶。细胞膜作为额外的渗透屏障,在功能上类似于几种真核细胞器(如线粒体、高尔基复合体、溶酶体)的膜。细胞质膜的功能包括:

- 运输溶质进出细胞;
- 容纳参与外膜合成、细胞壁合成及胞质外和细胞外物质组装和分泌的酶;
- 化学能(即ATP)的产生;
- 细胞运动;
- 介导复制过程中的染色体分离;
- 容纳可监测环境中理化变化的分子传感器。

细胞附属物·除了细胞被膜的成分外,与细胞本体连接或靠近的还有细胞附属物(即荚膜、菌毛和鞭毛)。这些特殊结构的存在,既可以提高细菌感染性,也容易被实验室鉴定。它们在细菌种间,甚至在同一种内的菌株之间存在差异。

荚膜紧邻革兰阳性菌的胞壁质层和革兰阴性菌的外膜。荚膜由高分子多糖组成,其生成可能取决于细菌细胞周围的环境和生长条件。荚膜不能作为有效的渗透屏障或增加细胞被膜的强度,但可以保护细菌免受人体免疫系统的攻击。荚膜还通过形成"**黏液层**"或**生物膜**,促进和维持细菌在某些组织(例如牙齿)和假体(例如人工心脏瓣膜)表面的定植。黏液层和生物膜均表明存在细菌细胞外聚合物基质,该基质成分因微生物组成和结构不同而有所差异。生物膜可以由单一种类微生物或位于复杂生化基质中的多种微生物群组成。这种细胞外基质可稳定细胞,以保护细菌免受宿主体内流体动力的影响,并帮助其抵抗宿主免疫系统和抗菌药物的作用(有关微生物生物膜的进一步讨论,参见第3章)。

菌毛是从细胞膜伸到外部环境的毛发状蛋白质结构。有些菌毛可长达2 μm。菌毛作为黏附素,帮助细菌附着在动物宿主细胞表面,这通常是发生感染的前提。此外,还有种被称为**性菌毛**的菌毛。革兰阴性大肠埃希菌的性菌毛是典型代表,可以作为从供体到受体的DNA传送通道。细菌的性菌毛只存在于产生F因子的细胞中。F因子阳性细胞仅与F因子阴性细胞交配或结合。因此,通过中空的性菌毛转运遗传物质的细胞交配过程受到了限制。

鞭毛是一种复杂的结构,主要由鞭毛蛋白组成,杂乱地嵌入细胞被膜中。鞭毛负责细菌运动。尽管并非所有细菌都具有动力,但动力在细菌生存和致病能力中起重要作用。根据细菌种类不同,可有:**单鞭毛**(位于菌体一侧顶端的单根鞭毛)、**丛鞭毛**(位于菌体一端的数根成丛的鞭毛)、**双鞭毛**(位于菌体两端的单根鞭毛)和**周鞭毛**(菌体周身分布的许多鞭毛)。鞭毛有类似旋转马达的作用,包含一组复杂的环,起到控制细胞运动的衬套的作用。革兰阴性鞭毛有包含五个环的基底结构:L环嵌入脂质双层,P环位于周质空间,较小的S环(定子环)连接到M环(或称为运动环),C环将整个复合体固定到细胞上。由于革兰阳性菌具有更为稳定的细胞结构,其肽聚糖层较厚,因此它的鞭毛仅包含两个基本环:一个嵌入肽聚糖层,该层非常稳定;另一个嵌入细胞膜。

细胞内部物质

细胞内部物质由细胞质膜内部的结构和物质构成,包括胞质溶胶、多核糖体、包涵体、类核、质粒和芽孢。

胞质溶胶又称细胞质基质。胞质溶胶属细胞质的可流动部分,并且是膜结合细胞器外的流动部分。几乎所有不由细胞膜传导的功能都发生在胞质溶胶。它含有多种蛋白质、酶和参与生化反应的因子。胞质溶胶是蛋白质形成一级结构的重要场所,同时还参与多种生化反应。由于存在大量多聚体(mRNA在翻译和蛋白质合成过程中与几个核糖体的复合物)和包涵体(即储存颗粒),因此胞质溶胶呈现颗粒状外观。包涵体的数量和性质取决于细菌种类与生物体所处环境的营养状况。两种常见的颗粒类型为糖原(葡萄糖的储存形式)和多磷酸盐颗粒(无机磷酸盐的储存形式)。通过特定染料染色,可在显微镜下观察到细菌内的这些颗粒。

与真核染色体不同,细菌染色体不封闭在膜结合的细胞核内。细菌染色体以**类核**(高度卷曲的DNA与RNA、多胺和提供骨架的各种蛋白质的混合体)的形式存在。有时,根据细胞分裂的阶段,每个细菌细胞可能存在不止一条染色体。质粒是另一种独立存在于胞质溶胶中的遗传元件。细菌细胞中质粒的数量可能从零到数百不等。

最后一种细菌结构是芽孢。在不良的物理和化学条件下或者营养物质缺乏时,一些细菌(如芽孢杆菌和梭状芽孢杆菌)能够形成孢子(即芽孢)。芽孢形成涉及细菌代谢和结构的诸多变化。本质上,细胞从活跃的代谢和生长状态转变为休眠状态,胞质溶胶减少,同时细胞被膜的厚度和强度增加。芽孢可以维持细菌的休眠状态,直到有利的生长条件再次出现。许多临床相关细菌都具有这种生存策略,致使人类彻底消灭它们变得十分困难。

复习题

1. 周质空间的作用是(　　)

   a. 革兰阳性菌和革兰阴性菌收集营养物质　b. 革兰阴性菌营养物质的收集和酶降解　c. 所有细菌的营养解毒和酶降解　d. 以上都不是

2. 原核染色体(　　)

   a. 是双链RNA分子　b. 是单拷贝、双链DNA分子　c. 是线性双链DNA分子　d. 不能独立于质粒进行复制

3. 细菌细胞通过以下(　　)方式进行遗传进化

   a. 与质粒、转座因子和其他细菌染色体重组　b. 突变和重组　c. 使用转导、转化和接合机制　d. 以上都是

4. 转录是(　　)

   a. 将DNA复制到RNA　b. 将DNA转变为RNA　c. 产生互补DNA　d. 完成蛋白质序列

5. 真核细胞(　　)

   a. 比原核细胞更小,更简单　b. 只能在有氧条件下生长　c. 含有膜结合的细胞器　d. 无法在另一个细胞外生长

6. 配对题：将每个术语与正确的描述配对

______ 荚膜　　______ 复制

______ 阻遏物　　______ tRNA

______ 兼性厌氧菌　　______ 革兰阴性菌

______ 革兰阳性菌　　______ 需氧

______ 细胞被膜　　______ 移动基因组

______ 基因组

a. 参与转录调控　b. 能在有氧或无氧的情况下生长　c. 维持选择性渗透和细胞形状　d. 提供逃避人体免疫系统的机制　e. 制造新DNA分子的过程　f. 参与蛋白质翻译　g. 移动遗传元件　h. 含有厚的肽聚糖层　i. 最终电子受体是氧　j. 具有外膜和内膜　k. 细胞内的所有遗传物质

7. 哪些化学或物理特性对于遗传信息的保存是必不可少的(　　)

a. 碱基对之间的互补　b. 双链　c. 反平行结构
d. 以上所有同样重要

8. 生物体中生化分子的表达需要(　　)

a. 仅复制　b. 仅转录　c. 蛋白质的转录和翻译
d. 以上都是

9. 是非题

______ 所有细菌都被认为是有活性的。

______ 接合需要细胞间的接触。

______ 氧化磷酸化在细菌的细胞膜上跨膜发生。

10. 简答题

从分子和细胞结构解释为什么细菌能够对环境变化做出快速反应。

参考答案

复习题

1. b; 2. b; 3. d; 4. a; 5. c; 6. d,e,a,f,b,j,h,i,c,g,k; 7. d; 8. c; 9. ×,√,√

10. 细菌是原核生物；它的遗传物质不在细胞核内，允许复制、转录和翻译同时发生。

第3章 · 宿主–微生物相互作用

Host-Microorganism Interactions

缪青 · 译　周春妹 · 审校

本章目标

1. 罗列各种促进宿主–微生物相互作用的因素(环境)。
2. 定义直接和间接传播，并提供相应的例子。
3. 定义和区分宿主–微生物相互作用，包括定植、感染、微生物群、微生物组、病原体、条件致病菌、医院(获得性或医疗保健相关)和社区获得性感染。
4. 罗列并描述特异与非特异性免疫防御，包括炎症、吞噬作用、抗体产生和细胞免疫应答。
5. 列举参与两大免疫系统(体液免疫和细胞免疫)的要素。
6. 提供疾病预防策略的范例，包括预防传播、控制感染源及降低暴露风险。
7. 区分细菌内毒素和外毒素，并举出相应的例子。
8. 根据患者的感染史，确定并区分体征和症状。
9. 定义和区分急性感染、慢性感染和潜伏感染。
10. 描述微生物生物膜形成的三个主要步骤，并列举生物膜形成对于微生物的有利影响和对宿主的不利影响。

宿主–微生物的相互作用极其复杂，且尚未完全明确。这两种生命实体的相互作用对诊断微生物学实践和感染性疾病的管理具有重要影响。了解两者的相互作用对于找到从患者样本中分离特定微生物的方法和制订有效的治疗策略是必要的。本章讲述理解宿主–微生物相互作用的各方面框架。框3.1罗列了与宿主–微生物相互作用相关的各种术语和定义。

宿主–微生物相互作用在本质上应被看作是双向的。人类会经常利用微生物的特殊能力及特性，比如食品和发酵工业、农业中的生物杀虫剂、通过基因工程改造多种产品，甚至是生物降解工业废料。然而，微生物群有着与人类共存的目标。它们利用与人类的关系获取食物、住所和传播，已经成功实现了目标。在这种关系中，谁是使用者，谁是被使用者，这是自然界微妙而复杂的平衡。当涉及与人类和人类疾病最密切相关的微生物时，这一点尤其正确。

2008年，美国国立卫生研究院发起了“人类微生物组项目”(http://commonfund.nih.gov/hmp/index)。在任意时间存在于人体内部和表面而不造成伤害的微生物组成人类微生物组。第一阶段(2008—2012年)的微生物组项目侧重于四个主要目标：

1. 确定和定义健康个体(包括男性和女性)的核心人类微生物组；

2. 确定人类微生物组的变化是否与健康和疾病相关；

3. 开发新技术和生物信息工具，管理项目数据；

4. 解决与微生物组项目相关的伦理、法律和社会问题。

有趣的是，这项研究阐明了微生物组复杂的生态系统在个体内部或个体之间存在显著差异。对人类微生物组的分析表明，这显然是一种突现的特性。对113名女性的18个部位(不包

框3.1 部分流行病学术语和定义

- 带菌者：携带病原体但没有表现出感染或疾病明显体征或症状的人
- 共同来源：造成流行病或疫情的病原体的单一来源或宿主
- 社区相关感染：从非卫生保健机构或环境下的活动或群体中获得的感染
- 疾病发生率：人口中新增疾病或受感染的人数
- 疾病流行率：特定时间内，在特定人群中患病人数百分比
- 地方病：在某一特定地点以一定的发病率持续存在的疾病
- 地方性流行病：在特定地点，患病或受感染的人数超过正常
- 病原体：引起感染或感染性疾病的微生物
- 医疗保健相关感染：因短期或长期入住保健机构而发生的感染
- 医源性：由于医疗操作而引起的感染
- 微生物组：个体的微生物环境，存在于人体宿主体内或体表
- 传播方式：病原体与人类宿主接触的方式（如受感染的血液、受污染的水、昆虫叮咬）
- 发病：疾病的状态及其对宿主的相关影响
- 发病率：特定疾病状态的发生率
- 病死：因疾病造成的死亡
- 病死率：因疾病导致死亡的发生率
- 院内感染：在医院或长期医疗保健机构或设施中获得的感染
- 暴发：在相对较短的时间内出现的超过正常数量的患病或感染个体
- 大流行：跨越世界的流行病
- 传染源：病原体的来源或传播的地点（例如水、食物、昆虫、动物、其他个体）
- 菌株分型：以实验室为基础的病原体特征描述，目的是在特定暴发或地方性流行期间确定病原体的相关性
- 监测：任何类型的流行病学调查，包括用以描述特定疾病或感染的发病率或流行情况的数据收集
- 病媒生物：传播病原体的生物体（动物、昆虫或植物）
- 媒介物：被病原体污染的非生命实体，因此是病原体的传播模式

括阴道采集）和129名男性的15个部位进行了检测。数据表明，即使部位不同，微生物群的低多样性和高多样性也都与疾病的发展相关。项目第一阶段还研究了微生物组与宿主特征之间的关系，后者包括年龄、体重指数和可采集到的病史。项目第二阶段，即人类微生物组整合计划，是通过分析第一阶段的数据，将其与健康和疾病状态下的宿主应答关联。第二阶段始于2014年，主要关注三个领域：① 与怀孕和早产相关的阴道微生物组；② 胃肠道微生物组与炎症性肠病的发展；③ 微生物组与2型糖尿病的发展。毋庸置疑，这项研究将持续发展，并可能为疾病特征、风险和预防提供理解。归根结底，宿主和微生物间的关系与正常人类微生物组和潜在感染性病原体间的变化和平衡有关。

人类宿主与医学相关微生物间的复杂关系体现在感染性疾病发生、发展的各个阶段所涉及的一系列宿主-微生物相互作用。相互作用的阶段包括：① 宿主和微生物间的物理接触；② 微生物在宿主的内部（胃肠道、呼吸道或泌尿生殖系统）或外部（皮肤）定植或存活；③ 微生物进入、侵入和播散到人体深层组织和器官；④ 转归及预后。

宿主和微生物的接触

人类宿主角度

由于微生物在自然界无处不在，人类与其接触在所难免，但接触的方式千差万别。暴露于何种微生物群和暴露机制是人类活动或行为的直接后果。行为或活动的暴露风险有差异。人类能否完全控制活动或行为，涉及许多方面。例如，因未能彻底煮熟火鸡而感染沙门菌病，这是可以避免的；在极端贫困和过度拥挤的居住环境下感染肺结核，这是不可避免的。怎么强调人类活动在人类与微生物接触中所起的作用都不为过。大多数与感染性疾病相关的危机都是可以预防的，或者说可以随着人类行为和生活条件的改变而大大减少。

微生物贮库和传播

当人类进入或暴露于微生物体生存的环境，或者当感染性病原体通过间接方式进入人类宿主时，宿主即与微生物接触。感染性病原体的周围环境或来源即为**贮库**。如图3.1所示，微生物贮库包括人类、动物、水、食物、空气和土壤。人类宿主可以通过各种方式或传播**模式**接触微生物。当宿主直接接触微生物贮库时，称直接传播；而当宿主通过传播媒介接触微生物时，则称间接传播。

微生物贮库和宿主之间的传播媒介可能是生命体，例如昆虫，此时它们被称为病媒生物；如果传播媒介是非生命体，则称为媒介物或污染物。此外，有些微生物通过单一方式传播，而另一些可能通过多种方式传播。从诊断微生物学角度来看，有关感染性病原体传播方式的知识对于确定微生物采样的最佳样本和实施最大限度降低实验室或医疗保健相关感染（health care–associated infection, HAI）风险的预防措施都非常重要（有关实验室安全、感染控制和哨点实验室响应的更多信息，参见第4、78和79章）。

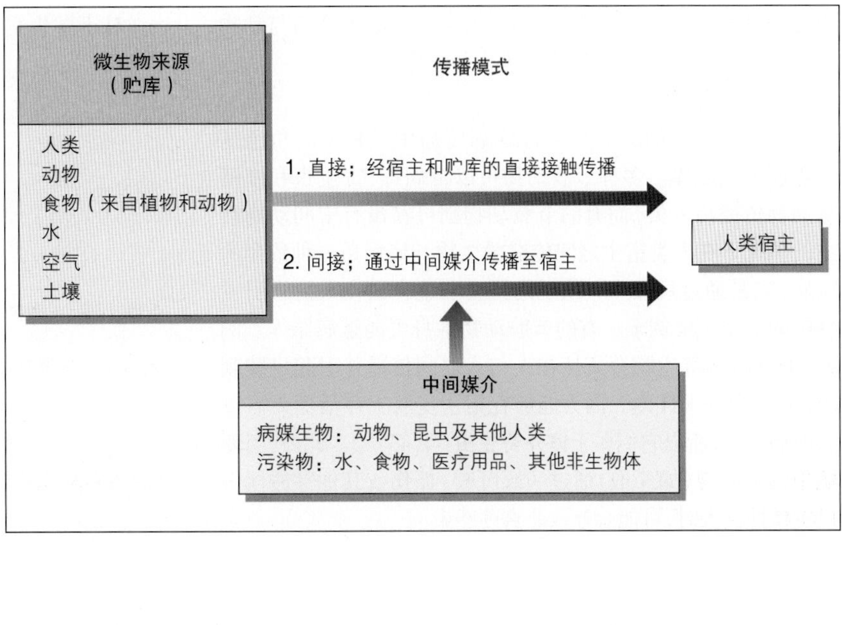

图3.1 微生物贮库和传播至人类的模式概述。

人类与微生物的相互作用

人类作为微生物贮库发挥着重要作用。新生儿从母亲子宫的无菌环境通过被各种微生物大量定植的产道，该过程是一个人直接（即**直接传播**）从作为贮库的另一个人处获得微生物的重要例子。这是新生儿第一次遇到微生物的机制。人类作为微生物贮库的其他例子包括：通过接触感染链球菌性咽炎，输血引起肝炎，通过性接触感染淋病、梅毒和获得性免疫缺陷综合征（艾滋病），通过咳嗽或打喷嚏产生的气溶胶感染肺结核和感冒。当来自个体的微生物污染了传播媒介，例如水（如霍乱），然后被另一个体摄入时，就会发生**间接传播**。在医疗环境中，微生物通过医疗行为（即**医源性**）和受污染的医疗设备从一个宿主间接传播到另一个宿主，使医院感染得以传播。医院获得性、医疗保健相关或长期护理相关感染都被视为院内感染。医疗保健相关感染（HAI）包括在各种医疗环境中的暴露，而不仅限于医疗保健机构的住院治疗。这些暴露可发生在感染性场所、感染性物品运输过程中及在诊所与感染患者的日常接触中。HAI也不仅限于医疗保健专业人员和患者，还包括访客、技术支持人员和医学生。

此外，人类在日常生活中因各种活动和事件而经常接触感染性病原体。这些活动涉及社区环境中感染性病原体的直接传播和间接传播。此类感染被认为是**社区相关（community-associated, CA）感染**。

动物作为微生物贮库

来自动物宿主的感染性病原体可通过动物咬伤（例如狂犬病）直接传播给人类，或通过寄生于动物和人类的病媒昆虫的叮咬（例如莱姆病和落基山斑疹热）间接传播给人类。动物也可以通过从水或食物中摄入感染性病原体或者将病原体排入水中来传播病原体。例如，被寄生虫大量定植的海狸会导致人类的胃肠道感染。当河水被海狸污染并被度假露营者摄入时，就可能会感染接触的寄生虫。或者，如果人类食用的动物携带大量细菌（例如沙门菌和弯曲杆菌），当在制备过程中没有通过适当的烹饪将其杀灭，可能会导致严重的胃肠道疾病。

许多其他感染病可以通过直接或间接的动物接触而获得，因此患者与动物接触的相关信息通常是诊断此类感染的关键。有的微生物主要感染动物，偶尔因接触而感染人类，即**动物源性感染**。更具体地说，如果人类因食品生产而与动物定期互动从而发生感染，则称为牲畜相关感染。

昆虫作为病媒

昆虫（节肢动物）在感染性疾病传播中最常见的角色是病媒而不是贮库。多种节肢动物可以将病毒、寄生虫和细菌从动物传播给人类，而有的节肢动物则可在没有中间动物宿主的情况下在人类宿主之间传播微生物。疟疾是一种致命的疾病，它是通过病媒——蚊子的摄食和生存而在人群中引发感染的一个主要例子。有的节肢动物本身可能是病原体。例如，虱和疥螨等生物会直接在人与人之间传播并引起皮肤刺激，但不会进入体内。因为能够在宿主皮肤上存活而无需进入内部组织，所以它们属于**体外寄生虫**（第46章）。此外，当环境中的微生物（如芽孢）通过病媒叮咬、抓伤或其他穿透性伤口机械性侵入时，可能会导致非真菌感染。

环境作为微生物贮库

土壤和自然环境碎片是无数微生物的贮库。它们也可以作为引起人类感染的微生物贮库。许多真菌性病原体（参见第5部分）是通过人体吸入含有微生物的土壤和灰尘颗粒（如圣华金山谷热）进入机体的。其他非真菌（例如破伤风芽孢）感染可能是由环境中的微生物通过穿透性伤口进入体内引起的。

微生物角度

显然，许多活动会导致人类与微生物接触。由于人类参与了生命的所有复杂活动，因此倾向于认为微生物在暴露过程中扮演被动角色。然而，这个假设过于简单化了。

微生物被生存驱动，它占据的贮库环境必须满足其代谢和遗传需求。成百上千种不同的微生物可栖居于同一贮库。然而，人类直接或间接接触贮库并不会导致所有微生物都与人类宿主建立联系。尽管有些微生物已经进化出不依赖人类宿主的生存策略，但其他微生物或多或少依赖人类生存。后者通常具有增加与人类接触的机制。

根据宿主和微生物相关的个体因素不同，两者的接触可能对双方产生有益的、有害的或无关紧要的影响。

宿主表面的微生物定植

宿主角度

一旦微生物与人类宿主接触，其结果取决于从**定植**开始的相互作用的每一步情况。人类宿主在微生物定植（定义为微生物在人体表面的持续存活）中的作用取决于保护内部重要组织和器官免受微生物入侵的防御系统。第一道防线是与外部环境直接接触的身体内/外表面，它是微生物与人类宿主最初接触的区域。这些表面包括：

- 皮肤（包括覆盖眼的结膜上皮）；
- 口腔、呼吸道、胃肠道和泌尿生殖道的黏膜。

由于体表始终存在并提供针对所有微生物的保护，因此皮肤和黏膜属于恒定且**非特异性防御机制**。正如本章后面所讨论的，有的保护机制是为了适应微生物存在而产生的（诱导防御），有些机制则是针对特定微生物的（**特异防御**）。

皮肤和皮肤结构

对于微生物，皮肤是物理和化学屏障。表3.1和图3.2总

表3.1 皮肤的保护特性和结构

皮肤结构	保护特性
外（真皮）层	· 作为微生物渗透的物理屏障 · 通过脱落外层，去除附着的细菌 · 提供干燥、酸性和凉爽的环境，限制细菌生长
毛囊、汗腺、皮脂腺	· 产生限制细菌生长的酸类、醇类和有毒脂类
眼/结膜上皮细胞	· 眼泪的冲洗作用：去除微生物 · 眼泪溶菌酶：破坏细菌细胞壁 · 机械性眨眼：去除微生物
皮肤相关淋巴样组织	· 介导特异性和非特异性的保护机制，抵御穿透外层组织的微生物

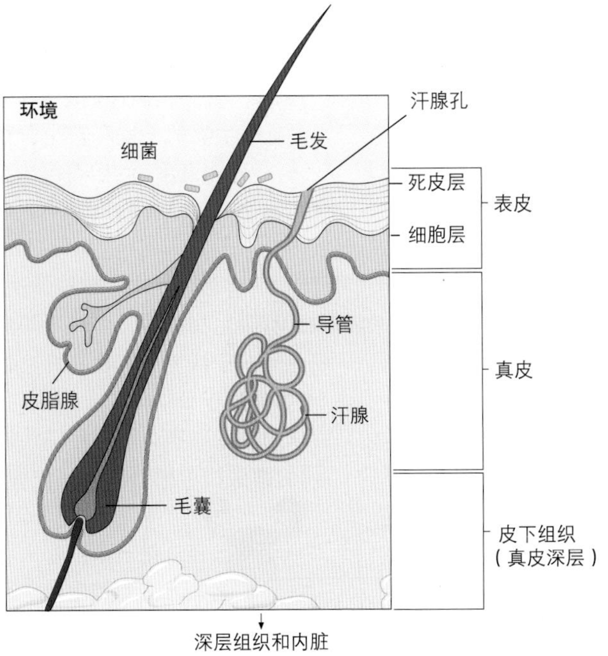

图3.2 皮肤和皮肤结构。

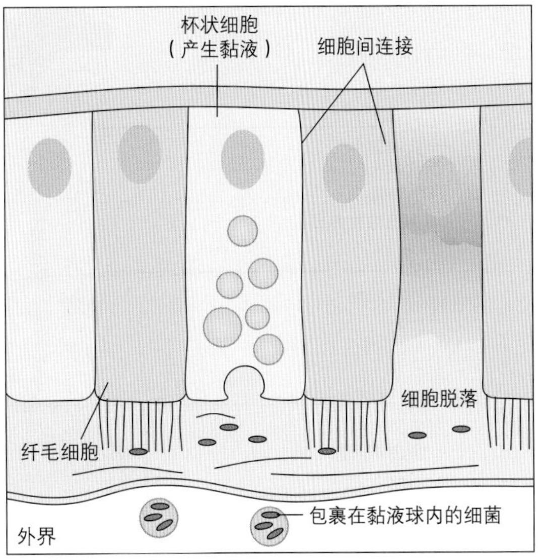

图3.3 黏膜的一般特征：主要保护特性如纤毛细胞、黏液的产生，细胞间紧密连接、细胞脱落。

结了皮肤的保护特性。除非遭到破坏，否则皮肤最外层的无细胞层及皮下堆积紧密的细胞层对于所有微生物而言都是无法穿透的物理屏障。此外，皮肤外层不断脱落，因此附着在外层的细菌也不断被去除。皮肤是干燥、低温的环境，与许多微生物温暖、潮湿的生长环境要求不匹配。

皮肤的毛囊和腺体会产生各种天然抗菌物质，包括皮脂和汗液。然而，许多微生物可以在皮肤上存活。这些微生物，或者称皮肤微生物组，是皮肤定植者，通常可能会产生有毒并抑制更多有害微生物生长的物质。对于健康个体，皮肤微生物组的差异比任何其他身体部位都大。皮肤外层以下是各种宿主细胞，它们可以抵御突破表面屏障的微生物。这类细胞统称为**皮肤相关淋巴样组织**，介导抵御微生物入侵的特异性和非特异性应答。

黏膜

由于位于呼吸道、胃肠道和泌尿生殖道内的黏膜细胞除了保护作用外，还参与许多其他功能，所以它们没有被坚硬的无细胞层覆盖。然而，构成上述黏膜的细胞仍然表现出各种保护特性（表3.2和图3.3）。

表3.2 黏膜的保护特性和结构

黏膜	保护特性
黏膜细胞	· 快速去除细菌 · 细胞间紧密连接：防止细菌进入
杯状细胞	· 产生黏液：细胞的保护性润滑；诱捕细菌；含有抗细菌的特异性抗体 · 向黏膜表面提供抗菌物质 · 溶菌酶：溶解细菌细胞壁 · 乳铁蛋白：与细菌竞争铁 · 乳过氧化物酶：产生对细菌有毒的物质
黏膜相关淋巴样组织	· 对于穿透外层的细菌，介导针对性特异性反应

一般保护特性 · **黏液**是黏膜的主要保护性成分，主要作用是在细菌到达细胞外表面之前将其捕获、润滑细胞以防止促进微生物入侵的损伤出现，并且黏液含有特异性化学物质（即抗体）和非特异性抗菌物质。除了化学物质和纤毛作用介导的黏液及被包裹的微生物的物理运动，快速的细胞脱落和紧密的细胞间连接也为感染提供了有效屏障。就像皮肤一样，特定的细胞簇（被称为黏膜相关淋巴样组织）存在于外细胞层下方并介导针对微生物入侵的特异性保护机制。

特定保护特性 · 除了黏膜细胞的一般保护特性外，全身的黏膜具有每个解剖部位的特性（图3.4）。

唾液将微生物从细胞表面带走，并含有抗菌物质，例如参与破坏细菌细胞的抗体［免疫球蛋白A（immunoglobulin A, IgA）］和**溶菌酶**，因此唾液流动能保护嘴（**口腔**）。保护性微生物在口腔中大量繁殖，阻碍有害微生物入侵。

在胃肠道中，低pH和胃内的蛋白（蛋白质消化）酶阻止了许多微生物的生长。在小肠中，胆盐破坏细菌膜，从而提供保护作用；肠蠕动和肠道内容物的快速流动，阻碍了微生物附着在黏膜细胞上。虽然大肠也含有胆盐，但此处肠内容物的流动较慢，使得较高浓度的微生物有机会附着在黏膜细胞上从而在胃肠道中栖息。与口腔一样，大肠中高浓度的正常微生物也有显著的保护作用。

在上呼吸道中，鼻毛可以阻挡空气中可能含有微生物的大颗粒。咳嗽–喷嚏反射有助于去除潜在的感染性病原体。气管内壁的细胞含有**纤毛**（毛状细胞突起），通过**黏液纤毛**将黏液中的微生物向上移动从而远离肺部脆弱的细胞（图3.3）。上述屏障非常有效，只有2～3 μm以下的颗粒才有机会到达肺部。

在女性泌尿生殖道中，阴道内壁和子宫颈受到正常微生物群落和低pH的保护。宫颈开口处厚厚的黏液塞是重要的

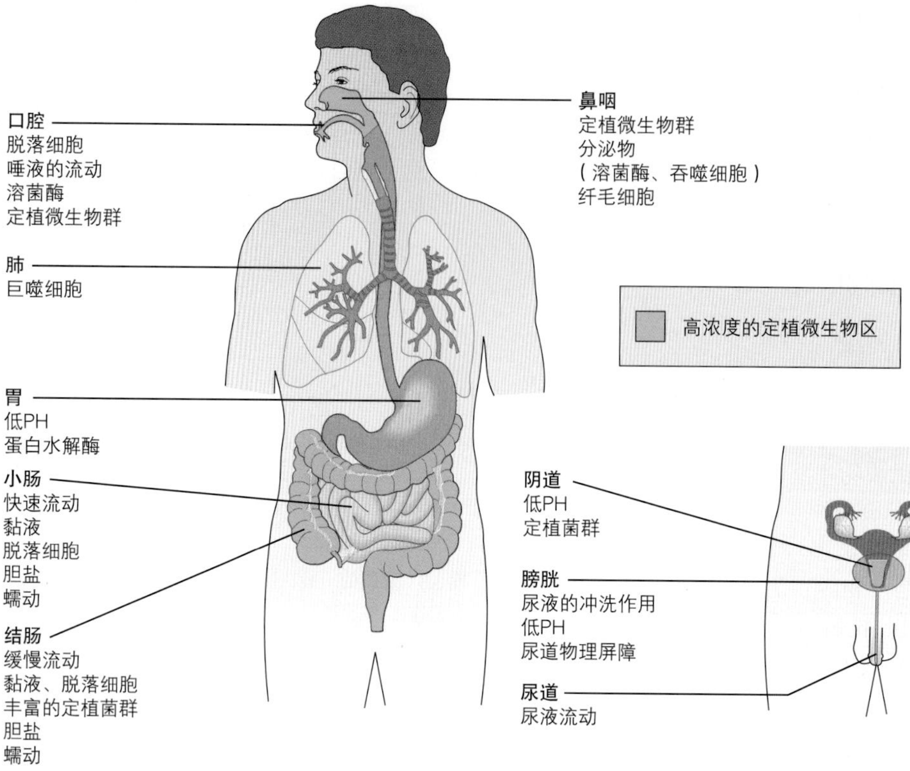

图3.4　体内不同部位黏膜的保护特性。

屏障，可以防止微生物上行并侵入子宫、输卵管和卵巢的脆弱组织。男性和女性的前尿道有微生物定植，尿道口的狭窄则提供了物理屏障，结合尿液低pH和排尿的冲刷作用，可以防止细菌侵入膀胱、输尿管和肾脏。

微生物角度

如前所述，栖息在人体诸多表面的微生物（图3.4）被称为**定植菌**、**正常菌群**、**正常微生物群**，并被统称为**人类微生物组**。有些微生物是短暂定植，能够生存但不能繁殖，经常和宿主细胞一起脱落。另一些则被称为常驻微生物群，不仅能生存，而且能生长和繁殖，它们的存在更为持久。

人体的微生物群随解剖部位的不同而有很大变化。例如温度和氧气可用性等环境条件在鼻腔和小肠之间有很大的不同。只有在解剖部位生理条件下能够代谢生存的微生物才能常驻于此。

了解人体的微生物群在微生物诊断学中是极其重要的，特别是判断患者样本中分离出的微生物是否具有临床意义。临床样本通常都会有正常的微生物群存在。这可能是无菌样本在采集过程中被污染，或者定植菌实际上参与了感染而导致的。人体正常的微生物构成及其定植部位将在第7部分中加以论述。

微生物定植

定植可能是定植者和人类宿主之间建立长期互利共生或无害关系的最后一步；又或者说，定植可能是感染和疾病发展过程的第一步。定植是导致无害还是有害的感染，取决于宿主和微生物的特性。微生物在初始接触宿主表面环境时的生存能力决定其是否能成功定植（框3.2）。

框3.2　有助于在宿主表面定植的微生物因素

环境条件下生存
- 局限在潮湿区域
- 摄入或吸入碎片的保护
- 表达特定的代谢特征（如耐盐性）

在宿主细胞表面实现附着和黏附
- 菌毛
- 有黏附作用的蛋白质
- 生物膜
- 各种蛋白质黏附素

其他因素
- 细胞运动
- 产生能与宿主竞争获取必需营养素的物质（例如，铁载体以摄取铁）
- 与其他定植微生物共存的能力

为了避开干燥的皮肤，微生物经常寻找身体的湿润部位，包括毛囊、皮脂腺（油或**皮脂**）、汗腺、皮肤皱褶、腋下、生殖器或肛周、面部、头皮和唇周。当微生物为了在口腔和胃肠道条件下生存而处于食物中或者为了在呼吸道中生存而存在空气颗粒中时，它对黏膜表面的渗透由此发生。微生物也表现出有助于其生存的代谢能力。例如，葡萄球菌在相对较高盐浓度下生长的能力强化了其在皮肤汗腺内的生存能力。

除了在宿主的理化环境生存外，定植还要求微生物**黏附**并**附着**在宿主表面（框3.2）。附着在口腔和肠道等部位尤其具有挑战性，因为这些部位的表面经常被流动的体液冲刷。菌毛（细菌被膜的杆状突起）、各种分子（例如黏附蛋白和黏附素）及生化复合物（如生物膜）共同作用，促进微生物对宿主细胞表面的附着。本章后面将更详细地讨论生物膜（更多关于菌毛结构和功能的信息，参见第2章）。

此外，微生物的鞭毛运动使其能四处移动并积极寻找最佳环境。最后，没有一种微生物可以单独定植，故成功的定植还要求其具备与其他微生物共存的能力。

微生物的进入、侵袭和传播

宿主角度

在大多数情况下，为了引发感染，微生物必须**穿透**或绕过宿主的物理屏障（即皮肤或黏膜表面）。能否克服防御屏障取决于宿主和微生物双重因素。当微生物突破屏障碍后，宿主的其他防御机制被激活。

表面防御屏障被破坏

任何破坏皮肤和黏膜物理屏障，以及改变环境条件（如胃酸减少或皮肤干燥）、表面细胞功能或者正常的微生物群的情况都有助于微生物突破屏障并进入更深层次的宿主组织。破坏性因素可能各不相同，如造成体表破坏的意外事故或人为（医疗）创伤、使用抗菌药物抑制正常且具有保护性的定植微生物等（框3.3），其中很多因素是医疗干预或操作的结果。

框3.3　导致皮肤和黏膜表面损伤的因素

创伤
- 穿透伤、擦伤、烧伤（化学性和火灾）、手术伤口、针刺伤

吸入性因素
- 有毒或有害气体、可吸入颗粒物、吸烟

医疗器械植入

其他疾病
- 恶性肿瘤、糖尿病、既往或现存感染、酗酒和其他化学物质依赖

分娩

抗生素滥用

深部组织对微生物侵袭的应答

一旦微生物绕过体表屏障，宿主就会以各种方式对深层组织中的微生物作出应答。有的应答是非特异性的，与入侵生物的类型无关；而有的应答是特异性的，涉及宿主的免疫系统。非特异性和特异性宿主应答对于微生物生存都至关重要；如果没有应答，微生物就会繁殖并侵袭重要的组织和器官，对宿主造成严重损害。

非特异性应答 · 有些非特异性应答是生化应答，有的则是细胞应答。生化应答是从组织中去除必需的营养物质，如铁元素，使入侵的微生物无法利用营养物质。细胞应答是组织和器官防御的核心，主要的责任细胞是**吞噬细胞**。

吞噬细胞　吞噬细胞是吞噬并摧毁细菌和其他外来颗粒的细胞。吞噬细胞的类型包括**多形核白细胞**（PMNs）[又称为**中性粒细胞**（neutrophils）]、**单核细胞**（循环中的单个核白细胞）或**巨噬细胞**（组织中的单个核白细胞）及**树突状细胞**。吞噬细菌的过程被称为**吞噬作用**，吞噬细胞将细菌吞入被称为**吞噬体**的膜衬结构中（图3.5）。吞噬体与另一种结构（**溶酶体**）融合。当含有有毒化学物质和破坏性酶的溶酶体与吞噬体结合时，困在**吞噬溶酶体**内的细菌被中和并被摧毁。这种破坏过程发生在膜衬结构内，以防止吞噬溶酶体中的有毒物质破坏吞噬细胞本身。很明显，在感染播散的过程中，大量吞噬细胞表现为"草率"地吞噬微生物，有毒物质从细胞溢出，从而损害了周围的宿主组织。

两种主要的吞噬细胞——PMNs和单个核细胞，在生存能力和解剖分布上有所不同。PMNs在骨髓中发育，在血液和组织中循环，寿命很短（通常一天或更短）。PMNs广泛分布在体内，通常是细菌入侵时首批出现的细胞。单个核细胞（**单核细胞**）也在骨髓中发育，当沉积在组织或感染部位时，单核细

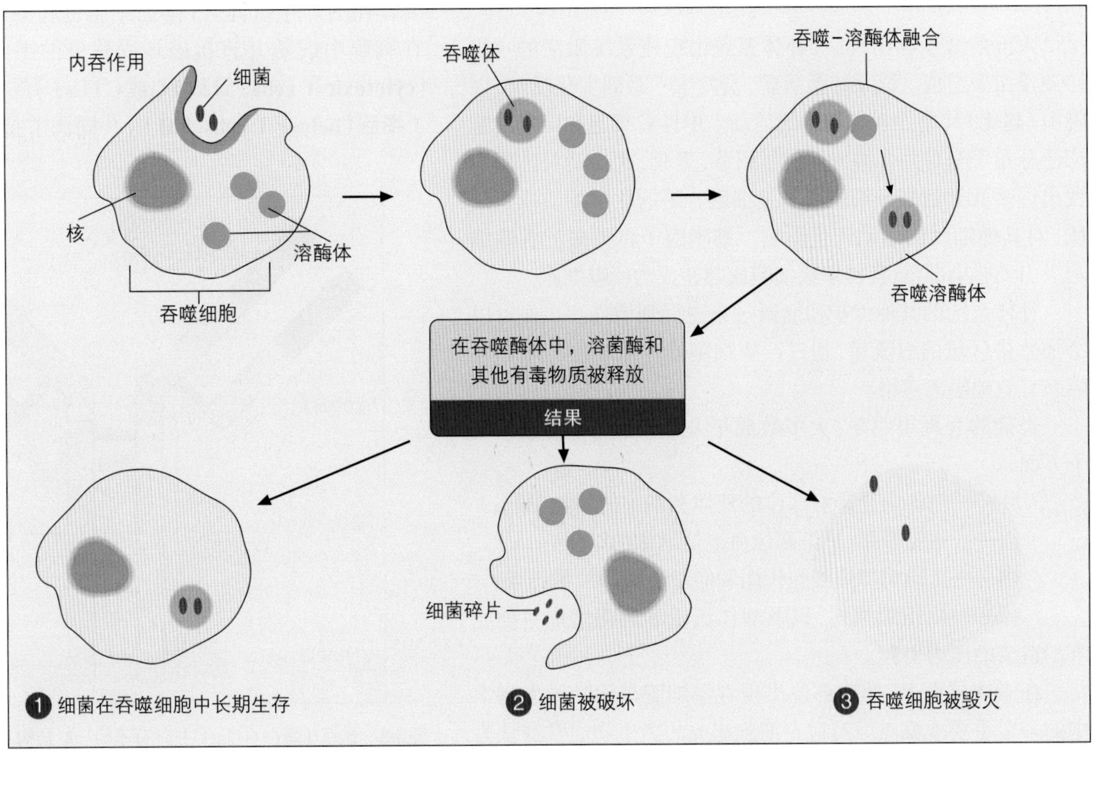

图3.5　吞噬细胞活性和吞噬细胞–细菌相互作用的可能结果概述。

胞会转化为成熟的巨噬细胞。在没有感染的情况下，巨噬细胞通常留守在特定器官（如脾脏、淋巴结、肝脏或肺部）并存活几天到几周，等待与入侵细菌相遇。除了吞噬和破坏细菌，巨噬细胞也在介导免疫系统防御中发挥重要作用（参见本章后面的“特异性应答——免疫系统”）。

除了通过吞噬和产生溶菌酶等生化物质来抑制微生物增殖外，在淋巴液流动过程中，微生物也被从组织中“清洗”出来。体液携带感染性病原体通过淋巴系统，病原体沉积在有大量吞噬细胞聚集的组织和器官（如淋巴结和脾脏）。这个过程起到有效过滤的作用。

炎症 由于微生物可能会在与吞噬细胞的初次接触中存活（图3.5），炎症反应作为对抗微生物在组织和器官中存活和增殖的主要机制，起着极其重要的作用。炎症包括以各种复杂方式相互作用的细胞和生化成分（表3.3）。

表3.3 炎症成分

成分	功能
吞噬细胞（多形核中性粒细胞、树突状细胞和单核细胞）	· 摄取和消灭微生物
补体系统（血清蛋白协调组）	· 吸引吞噬细胞到达感染部位（趋化） · 帮助吞噬细胞识别和结合细菌（调理作用） · 直接杀死革兰阴性菌（膜攻击复合体）
凝血系统（各种的蛋白质和其他生物活性物质）	· 吸引吞噬细胞到达感染部位 · 增加感染部位血液和液体流动 · 隔离感染部位，从物理上抑制微生物的传播
细胞因子（巨噬细胞和其他细胞分泌的蛋白质）	· 使非特异性和特异性防御应答所必需的不同细胞的活性增强的多重效应

入侵的微生物出现后，**补体系统**由免疫系统激活的一组协调蛋白质组成。该系统激活后，会发生一系列生化反应，以吸引（**趋化**）和增强吞噬细胞的活动。中性粒细胞和巨噬细胞广泛分布于全身并会被入侵信号招募、聚集，而血清补体蛋白发出许多此类信号。**细胞因子**是细胞分泌的化学物质或蛋白质，对其他细胞的活动产生影响。细胞因子将更多的吞噬细胞吸引到感染部位，促使单核细胞成熟并成为巨噬细胞。

补体系统的其他保护功能通过止血得到增强。止血可以增加感染区域的血流量，通过产生细胞碎片组成血凝块和屏障来有效地隔离感染。

炎症的表现很明显，大多数成年人都很熟悉；它包括以下方面：

- 肿——由流向受影响部位的液体和细胞的增加引起；
- 红——血管舒张、感染部位血流量增加的结果；
- 热——受影响部位细胞代谢和能量生成增加的结果；
- 痛——由组织损伤，以及液体流量和细胞增加对神经末梢造成的压力引起。

在微观层面上，感染部位出现吞噬细胞是诊断微生物学中的一个重要观察点。与宿主细胞相关的微生物通常被认为是特定感染的原因。

特异性应答——免疫系统 · 免疫系统为人类宿主提供了针对入侵微生物产生特异性保护应答的能力。除了特异性外，免疫系统还有“记忆”。当再次遇到微生物时，免疫介导的防御反应立即出现。非特异性（即吞噬细胞、炎症）和特异性（即免疫系统）宿主防御系统在限制感染传播的过程中是相互依赖的。

免疫系统的组成 免疫应答的核心分子是抗体。**抗体**，也称为**免疫球蛋白**，是由**浆细胞**（活化的B细胞）响应外来物质（称为**抗原**）而产生的特异性糖蛋白。对于感染性疾病，抗原是入侵微生物分泌的化学物质、毒素或者微生物的构成成分，通常由蛋白质或多糖组成。抗体在宿主的血浆或液体部分循环，并存在唾液等分泌物中。抗体分子有两个活性区域：抗原结合位点（**Fab区**）和吞噬细胞及补体结合位点（**Fc区**）（图3.6）。

通常，有五种主要的抗体类别或**同种型**：IgG、IgA、IgM、IgD和IgE。每一类别都有独特的分子构型。**IgM**是宿主遇到入侵微生物时最先产生及最大的抗体；随后，最丰富的抗体——**IgG**产生。**IgG**由四个亚类（IgG1到IgG4）组成，各亚类的恒定区存在差异，引导与吞噬作用、补体激活和抗体依赖性细胞介导的细胞毒作用相关的不同效应分子的功能。**IgA**被分泌至各种体液（如唾液和泪液）中，主要保护有黏膜的体表。IgA也有亚类：IgA1主要位于血液中；IgA2主要位于分泌物中，更能抵抗蛋白质水解切割。**IgE**升高与寄生虫感染和过敏有关。**IgD**附着在特定免疫细胞的表面，参与调节抗体的生成。正如第9章所述，对特定抗体的检测能力是感染性疾病实验室诊断的宝贵工具。

关于免疫应答的细胞成分，涉及三种主要的细胞：**B淋巴细胞（B细胞）**、**T淋巴细胞（T细胞）**和**自然杀伤细胞（NK细胞）**（框3.4）。B淋巴细胞起源于干细胞，在骨髓中发育成为B细胞，然后广泛分布于全身的淋巴组织，其（浆细胞）主要作用为产生抗体。T淋巴细胞也起源于骨髓的干细胞，但在胸腺中成熟并直接破坏受感染的细胞［**细胞毒性T细胞（cytotoxic T cells，简称TC或CTLs）**］或者与B细胞［**辅助性T细胞（helper T cells，TH）**］共同调节抗体的生成。**调节性**

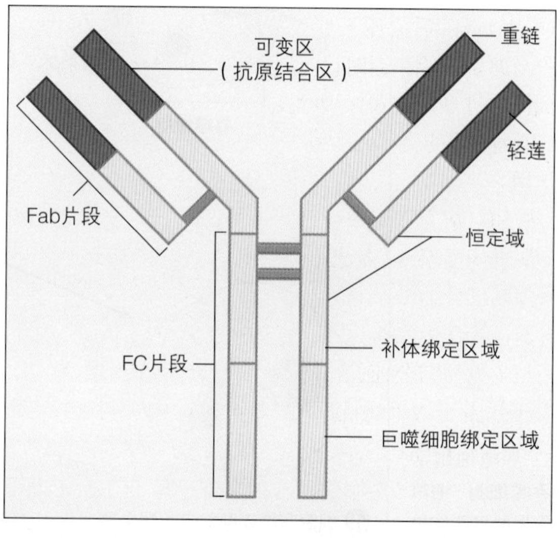

图3.6 免疫球蛋白G（IgG）抗体分子的一般结构。

T细胞(regulatory T cells, Tregs)抑制其他T淋巴细胞的自身免疫应答并介导免疫耐受。NKT细胞是T细胞的一个亚类。NKT细胞分为不同的类型，最常见的为恒定自然杀伤T细胞[invariant natural killer T cells, iNKT]。NKT细胞和其他T淋巴细胞均在胸腺中由相同的前体细胞发育而来。NKT细胞具备有限的、对合成的细菌和真菌糖脂有应答的T细胞受体库。在病毒感染期间，NKT细胞通过细胞因子的释放而被激活。三种细胞在全身淋巴组织中的分布具有战略性，能最大限度保证与淋巴系统从感染部位引流出的微生物进行接触。

框3.4　免疫系统细胞

B淋巴细胞(B细胞)
- 位置：淋巴组织(淋巴结、脾脏、肠道相关淋巴组织、扁桃体)
- 功能：产生抗体的细胞
- 亚型
  - B淋巴细胞：等待被抗原刺激的细胞
  - 浆细胞：活化的B淋巴细胞，对抗原产生抗体反应
  - 记忆B细胞：长期存在的细胞，由特定抗原诱导产生，对二次暴露产生应答

T淋巴细胞(T细胞)
- 位置：淋巴组织(淋巴结、脾脏、肠道相关淋巴组织、扁桃体)中循环和驻留
- 功能：多个(参见不同的亚型)
- 亚型
  - 辅助性T细胞(TH)：与B细胞相互作用，促进抗体的产生
  - 细胞毒性T细胞(TC)：识别并摧毁被微生物入侵的宿主细胞
  - 抑制性T细胞(TS)：介导免疫系统内的调节反应
  - 记忆T细胞：长期存在的细胞，由特定抗原诱导产生，对二次暴露产生应答

自然杀伤细胞(NK细胞)
- 功能：类似细胞毒性T细胞，但无需抗原刺激就能行使功能

免疫系统的两条通路　免疫系统通过两条主要通路提供免疫力：

- **抗体介导的免疫**，或称**体液免疫**；
- **细胞介导的免疫**，或称**细胞免疫**。

抗体介导的免疫涉及B细胞活动和抗体产生。当B细胞遇到微生物抗原时，细胞被激活并引发一系列事件。这些事件由辅助性T细胞和细胞因子介导。细胞因子介导**克隆扩增**，增加能识别抗原的B细胞数量。细胞因子还激活B细胞成熟为浆细胞，从而产生抗原特异性抗体。该过程产生**记忆B细胞**(图3.7)。记忆B细胞在体内保持静止状态，直到再次(抗体再生)或随后暴露于原始抗原。二次暴露时，记忆B细胞按照与原始抗原相遇时设定的程序立即产生特异性抗体。

抗体通过多种方式保护宿主：

- 通过包被机制帮助吞噬细胞摄取和杀死微生物(称为**调理作用**)；
- 中和对宿主细胞和组织有害的微生物毒素；
- 促进细菌聚集(**凝集**)，促进其从感染部位被清除；
- 抑制细菌运动；
- 通过**病毒中和**，阻止病毒进入宿主细胞；
- 与微生物结合，激活补体系统和炎症应答。

由于暴露于微生物抗原后，要经过一定的发展过程才能聚集活化的特异性B细胞，因此当宿主第一次暴露于感染性病原体时，抗体生成会延迟。这种**初次抗体应答**延迟突出了非特异性应答防御(例如炎症)的重要性：在抗体开始生成时控制入侵微生物。另外，这也强调了记忆B细胞生成的重要性。凭借这种记忆特性，任何随后的暴露或对同一微生物的**再次抗体应答**都会引起保护性抗体的快速生成，避免了初次暴露时的延迟特征。

有些抗原，如细菌荚膜和外膜，会在没有辅助性T细胞干预的情况下激活B细胞产生抗体。但是，这种激活不会导致记忆B细胞生成，因此随后暴露于相同的细菌抗原也不会产生快速的宿主记忆应答。

参与细胞介导的免疫的主要细胞是T淋巴细胞(细胞毒性T细胞)，它能识别并破坏被微生物感染的人类宿主细胞。该功能对于破坏和消除感染微生物极为重要。在初次免疫应答期间，激活的细胞毒性T细胞也形成记忆T细胞的一个亚类，这些T细胞能够对先前遇到的病原体的后续感染做出快速应答。但是，有些病原体(例如病毒、结核菌、某些寄生虫和真菌)能够在宿主细胞中存活，对抗体作用产生免疫。抗体介导的免疫针对人体细胞外的微生物，而细胞介导的免疫则针对人体细胞内的微生物。但是，在许多情况下，免疫系统的两个分支重叠并协同工作。

与B细胞一样，T细胞必须被激活才能发挥作用。T细胞活化是通过与抗原提呈细胞(如巨噬细胞、树突状细胞和B细胞)相互作用而发生的。被激活的T细胞的应答类型取决于T细胞的亚型(图3.8)。活化的辅助性T细胞与B细胞共同产生抗体(图3.7)并通过释放细胞因子促进炎症。细胞毒性T细胞直接与含有微生物或其他感染因子(如病毒)的宿主细胞相互作用并破坏宿主细胞。活化的T细胞亚群(辅助性

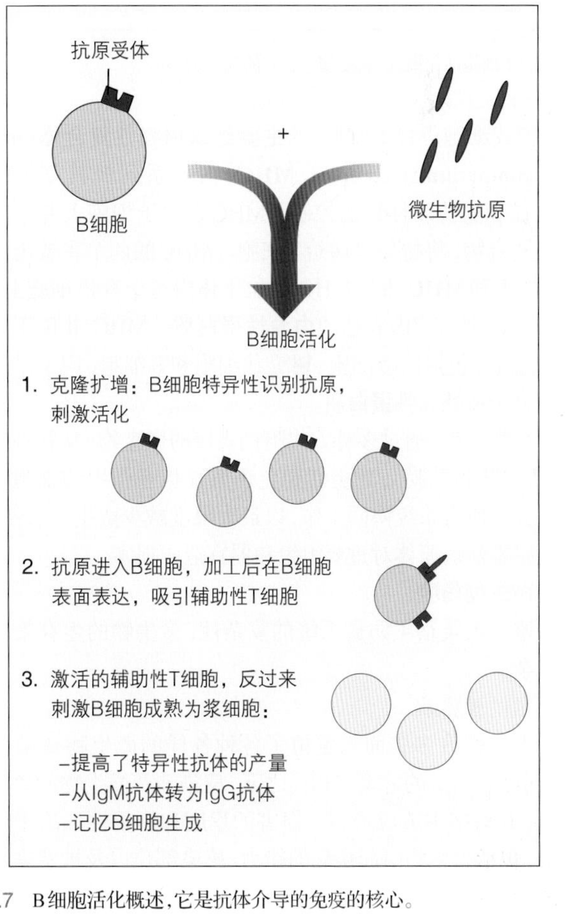

图3.7　B细胞活化概述，它是抗体介导的免疫的核心。

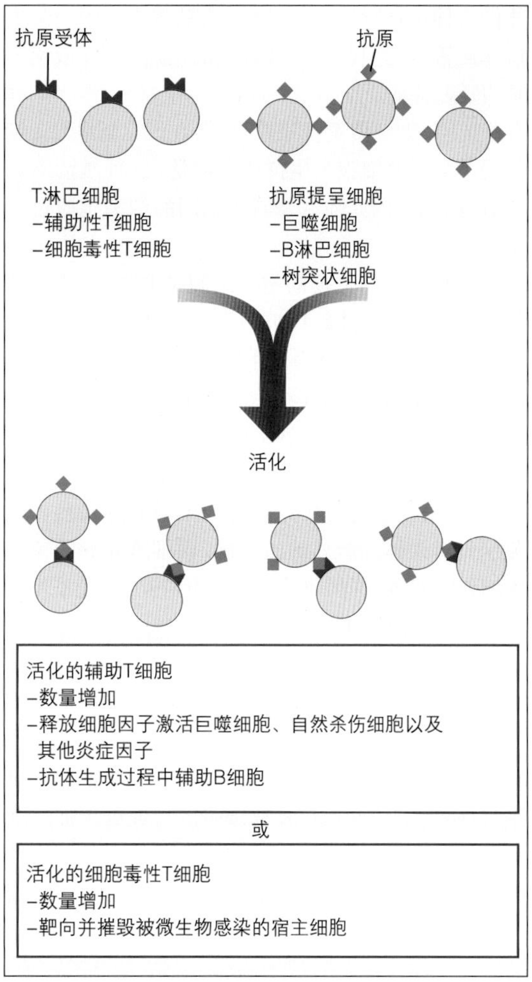

图3.8 T细胞活化概述，它是细胞介导的免疫的核心。

T细胞或细胞毒性T细胞）受**主要组织相容性复合体（major histocompatibility complex, MHC）**内一系列极其复杂的生化途径和遗传多样性的控制。MHC表达于细胞上并与抗原形成复合物，将抗原呈递给T细胞。MHC的两个主要类别是**MHC Ⅰ**和**MHC Ⅱ**。MHC Ⅰ位于体内每个有核细胞上，主要负责识别细胞内表达的**内源性蛋白质**。MHC Ⅱ位于特定的细胞上，包括巨噬细胞、树突状细胞和B细胞，用于呈递细胞外分子或**外源性蛋白质**。

总之，宿主通过多种方式阻挡入侵的微生物，从物理屏障（包括皮肤和黏膜），到炎症和免疫系统相互作用的细胞和生化成分。所有系统协同工作，以最大限度减少微生物入侵，并防止感染性病原体对重要组织和器官造成损害。

微生物角度

鉴于人类宿主防御系统的复杂性，微生物的生存策略同样复杂。

定植和感染

人体的许多表面都定植了各种各样的微生物或微生物群，而没有明显的危害。相比之下，**感染**涉及微生物的生长和繁殖，并对宿主造成损害。损害的程度和严重性取决于许多因素，包括微生物引起疾病的能力、感染部位以及被感染者的总体健康状况。当感染导致人体一个或多个器官系统损伤或功能丧失，就会引发**疾病**。

病原体和毒力

引起感染或疾病的微生物被认为是**病原体**，其引发疾病的特性为**毒力因子**。毒力因子大多保护微生物免受宿主细胞的攻击并导致宿主细胞的破坏。**致病性**和**毒力**这两个术语反映了微生物能够引起疾病的能力程度。致病性是指微生物引起疾病的能力，而毒力是指微生物致病性的度量或程度。高致病性的微生物很可能引起疾病，而低致病性的微生物则不太可能引起感染。当疾病确实发生时，高毒力微生物往往会严重损害人体宿主。严重程度随着微生物毒力的降低而降低。

由于宿主因素在感染性疾病的发展中起作用，**病原性**和**非病原性**微生物及定植者之间的区别并不总是很清楚。例如，在皮肤上定植的许多微生物在正常情况下不会引起疾病（即表现出低致病性）。然而，当皮肤受到损伤（框3.3）或以某种其他方式被破坏时，这些微生物可以进入深层组织并引发感染。

若微生物在宿主的一种或多种防御机制受损时引发感染，则被称为**机会性病原体**，由其引发的感染称为**机会性感染**。另一方面，一些已知的导致严重感染的病原体可能是个体微生物群的一部分而从不引发疾病（即携带者）。然而，当传染给其他人时，同样的病菌会引起危及生命的感染。这种不一致性的原因尚不完全清楚，但大相径庭的结果无疑涉及微生物和人类之间复杂的相互作用。识别和分离病原性和非病原性微生物是解释诊断微生物学实验室结果的最大挑战之一。

微生物毒力因子

毒力因子为微生物提供了多种躲避宿主防御及破坏宿主细胞、组织和器官的方式。某些毒力因子对微生物的某些致病属、种或菌株具有特异性，并且细菌、病毒、寄生虫和真菌引起疾病的方式存在重大差异。了解微生物引起特定感染的能力在用于分离和鉴定微生物的诊断微生物学技术开发中起着重要作用（更多有关器官系统诊断的信息，参见第7部分）。

黏附·无论人类是通过摄入方式还是通过直接接触方式接触到空气中的微生物，感染和疾病发展的第一步（称为**致病机制**）是微生物在表面上的**附着**（微生物通过外伤或其他方式直接进入更深层组织是个例外）。

许多促进病原体附着的微生物因素与非病原体用于定植的因素相同（框3.2）。大多数病原性微生物不是正常人类微生物群的一部分，对宿主的黏附需要其在体表上与微生物群竞争。医疗干预，如过度使用抗菌药物，会破坏正常的微生物群，为病原性微生物入侵创造竞争优势。

入侵·一旦表面附着成功，微生物**入侵**次表层组织和器官（即感染）是通过多种机制（框3.3）或微生物毒力因子破坏皮肤和黏膜表面的直接作用来实现的。一些微生物产生的因子迫使**黏膜表面吞噬细胞（M细胞）**摄取并将其完好无损地释放到表面下的组织中。其他微生物，如葡萄球菌和链球菌，就没有那么微妙了；它们产生一系列酶（如透明质酸酶、核酸酶、胶原酶）来水解宿主蛋白质和核酸，破坏宿主细胞和组织。这种破坏使病原体可以通过皮肤外表面的小开口“钻入”更深的组织。一旦病原体侵入人体，就会使用多种策略来抵御宿主炎症和免疫应答的攻击。或者，有些病原体在没有进一步侵袭的情况下，在附着部位引起疾病。例如，在白喉和百日咳等疾病中，细菌会产生破坏周围组织的有毒物质，但通常不会入侵其栖息的黏膜表面。

对抗炎症的生存 · 如果病原体要存活，必须逃避或控制吞噬细胞和炎症中补体成分的作用（框3.5）。一些微生物，例如常引起细菌性肺炎和脑膜炎的肺炎链球菌，通过产生抑制吞噬过程的大囊泡来逃避吞噬作用。其他病原体可能无法避免吞噬作用，但在被内化后并不能被有效地杀灭，从而能够在吞噬细胞内存活。结核分枝杆菌就是很好的例子，它是导致结核的细菌。还有些病原体在吞噬细胞攻击和破坏它之前就使用毒素和酶来攻击和破坏吞噬细胞。

框3.5　微生物在炎症反应中的生存策略

避免被吞噬细胞（多形核白细胞）杀灭
- 产生荚膜，从而抑制吞噬细胞摄取它们的能力
- 抗原变异，改变表面抗原以限制免疫系统识别的细胞数量

抵御吞噬体介导的杀菌作用
- 抑制吞噬体–溶酶体融合
- 对溶酶体释放的破坏性物质（如溶菌酶）具有抗性
- 在吞噬细胞内活跃且迅速增殖
- 释放毒素和酶，破坏或杀死吞噬细胞

抵御补体系统的影响
- 使用荚膜隐藏表面分子，包括形成复杂蛋白多糖基质（生物膜），以免激活补体系统
- 产生抑制补体激活的物质
- 产生破坏特定补体蛋白质的物质

补体系统提供的防御取决于由特定微生物分子结构引发的一系列生化应答。因此，如果要抑制补体激活，微生物就要掩盖其激活分子（例如通过产生覆盖细菌表面抗原的荚膜）或者生成破坏补体途径的物质（例如酶）。

任何一种微生物都可能具有多种毒力因子，并且可能同时表达数种毒力因子。例如，当试图避免吞噬作用时，微生物也可能会分泌其他酶和毒素，以破坏和穿透组织并产生其他旨在干扰免疫应答的因子。微生物也可能利用宿主系统。例如，将单核细胞和淋巴细胞运送到感染部位的淋巴和循环系统或许有助于将微生物波散到全身。

抵抗免疫系统的生存 · 框3.6概述了逃避免疫系统防御的微生物策略。同样，病原体可以使用多种策略来逃避免疫介导的防御，微生物生存不一定需要破坏免疫系统。病原体可能只需要"争取"时间来到达体内的安全区域或转移到下一个易感宿主。此外，如果微生物不穿透身体的表层，就可以逃避大部分免疫应答。这种策略是微生物毒素引起疾病的特点。

微生物毒素 · **毒素**是微生物释放的生化活性物质，对宿主细胞有特殊作用。微生物利用毒素在宿主体内建立感染并繁殖。或者，病原体可能局限于某个特定的身体部位，在那里释放毒素，造成全身性损害。在没有病原体的情况下，毒素也会导致人类疾病。常见的食物中毒机制涉及摄入预先形成的细菌毒素（摄入时已存在食物中），即中毒，典型例子是肉毒中毒。

内毒素和**外毒素**是细菌毒素的两种常见类型（框3.7）。内毒素是革兰阴性菌细胞结构的一种成分，能破坏身体代谢。

框3.6　微生物病原体抵御免疫应答的策略

- 在免疫应答尚未完全激活之前，迅速入侵和繁殖，并对宿主造成损害，或者有足够强的毒力，导致免疫反应不足
- 入侵和破坏参与免疫应答的细胞
- 在宿主细胞中存活，避免被免疫系统发现
- 用荚膜或生物膜掩盖抗原，从而不激活免疫应答
- 改变抗原的表达和呈现，使免疫系统不断进行初次免疫反应（即免疫系统的记忆被中和）
- 产生直接破坏或灭活抗体的酶（蛋白酶）

框3.7　细菌毒素概述

内毒素
- 几乎所有革兰阴性细菌都有的一般毒素
- 由细胞膜的脂多糖部分组成
- 当革兰阴性菌细胞被破坏时释放
  - 对宿主的影响包括
    - 破坏凝血，导致血栓在全身形成[弥散性血管内凝血（DIC）]
    - 发热
    - 激活补体和免疫系统
    - 导致低血压、休克甚至死亡的循环系统变化

外毒素
- 最常与革兰阳性细菌有关
- 由活细菌产生和释放，不需要细菌死亡
- 特定毒素针对特定的宿主细胞，毒素的类型因细菌种类而异
- 部分毒素能杀死宿主细胞并使细菌在组织内传播（例如，破坏关键生化组分或特异性破坏宿主细胞膜的酶）
- 部分毒素能破坏或干扰特定的细胞内活动（例如，中断蛋白质合成，中断细胞内部信号，或中断神经肌肉系统）

由其导致的最严重后果是内毒素性休克，通常会引发死亡。革兰阳性菌产生的外毒素的作用往往比革兰阴性菌内毒素的作用更为有限和特异。外毒素的活性包括葡萄球菌和链球菌产生破坏宿主组织和细胞以增强细菌入侵的酶，也包括高度特异的活性（例如，白喉毒素抑制蛋白质合成，霍乱毒素干扰宿主细胞信号）。其他高活性和特定毒素包括通过干扰神经、肌肉功能引起的肉毒中毒和破伤风。

毒力遗传学：致病岛

许多毒力因子编码在病原体基因组中被称为**致病岛**（**pathogenicity islands, PAIs**）的区域，这些可移动遗传元件有助于毒力因子在各种菌属间变化和传播。这些遗传元件被认为是从溶原性噬菌体和质粒进化而来，并通过水平基因转移传播（有关细菌遗传学的信息，参见第2章）。PAIs通常包含一种或多种毒力相关基因和"移动性"基因（即整合酶和转座酶），后者介导各种遗传元件（例如质粒和染色体）之间及不同细菌菌株之间的运动。本质上，PAIs以类似于图2.10所示机制的方式促进细菌间毒力的传播，这也促进了抗菌药物抗性基因的传播（参见第10章）。PAIs在医学上重要的细菌中广泛传播。例如，PAIs已被确定在以下每种微生物的毒力中具有重要地位：

- 幽门螺杆菌；
- 铜绿假单胞菌；
- 志贺菌；
- 耶尔森菌；
- 霍乱弧菌；
- 沙门菌属；

- 大肠埃希菌(肠致病性、肠出血性或血清毒性、verotoxigenic、尿道致病性、肠毒性、肠侵袭性、肠聚集性、脑膜炎-脓毒症相关；参见第19章)；
- 奈瑟菌属；
- 脆弱拟杆菌；
- 李斯特菌；
- 金黄色葡萄球菌；
- 链球菌属；
- 粪肠球菌；
- 艰难梭菌。

生物膜形成

微生物通常以群体形式存在，可互相黏附。多种细菌病原体及其他微生物能够形成生物膜，例如金黄色葡萄球菌、铜绿假单胞菌、聚合杆菌属、沙门菌属、克氏柠檬酸杆菌和白念珠菌。微生物嵌入由蛋白质、多糖、细胞外DNA（extracellular DNA, eDNA）和其他分子组成的复杂基质中，积累而成生物膜。病原微生物利用生物膜的形成，附着在植入物和假体上。例如，与植入物有关的葡萄球菌医疗机构相关感染（图3.9）已经变得越来越普遍。形成生物膜的菌株具有更加复杂的抗菌药物耐药谱，这表明抗菌药物无法穿透多糖层。此外，**固着**或固定的生物膜中的部分细菌细胞可能营养不良，处于缓慢生长或饥饿状态（即**持久细胞**），因此表现出对抗菌药物的敏感性降低。与**浮游**或自由漂浮的微生物相比，这些微生物也表现出不同的基因表达。形成生物膜的群落能够适应和响应环境的变化，类似于多细胞生物。

生物膜可由单一微生物（**单微生物聚集**）或多物种聚集（**多微生物聚集**）形成。生物膜形成的初始阶段是合成、聚集和识别细胞外聚合物基质。多糖、蛋白质和eDNA的形成促进了这一过程。生物膜的形成使微生物在干燥环境中得到保护，形成对有毒化合物的屏障，并防止失去保护性有机和无机分子。一旦初始生物膜形成，生物膜的成熟过程就会发生，这需要4～6 h，具体时间取决于微生物的生长速度。这涵盖了形成复杂的三维结构，包括聚合物基质内的孔和通道。在生物膜积累过程中，细胞达到临界数量，导致留存在细胞中的代谢和基因表达发生改变。细胞或微生物之间通过化学信号或诱导剂分子［例如革兰阴性菌中的酰基高丝氨酸内酯（acyl homoserine lactone, AHL）或革兰阳性菌中的寡肽］传递信号的机制来实现改变。这些信号能够实现种间和种内通信。此外，复杂的多微生物生物膜为遗传信息的交换和基因的水平转移提供了有利条件。图3.10展示了生物膜形成、成熟和播种导致进一步感染和传播。

微生物生物膜形成对许多学科都很重要，包括环境科学、工业和公共卫生。生物膜的形成会影响废水的有效处理；它对于啤酒的高效生产至关重要，这需要酵母细胞的聚集；它

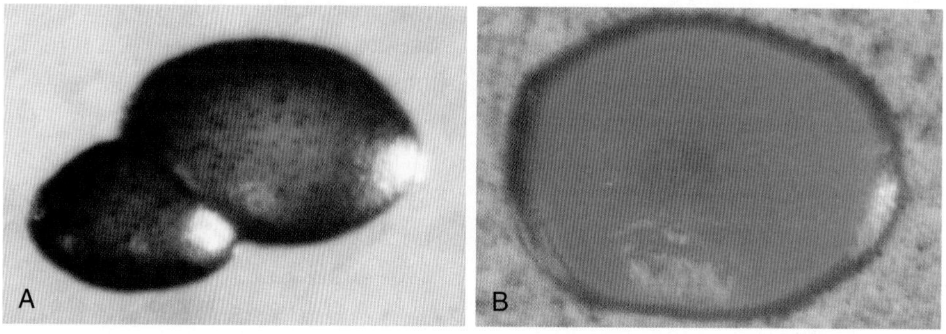

图3.9 （A）刚果红琼脂培养的形成生物膜的金黄色葡萄球菌分离株。生物膜的产生导致黑色沉淀物形成。（B）刚果红琼脂培养的非产生物膜的金黄色葡萄球菌菌株。

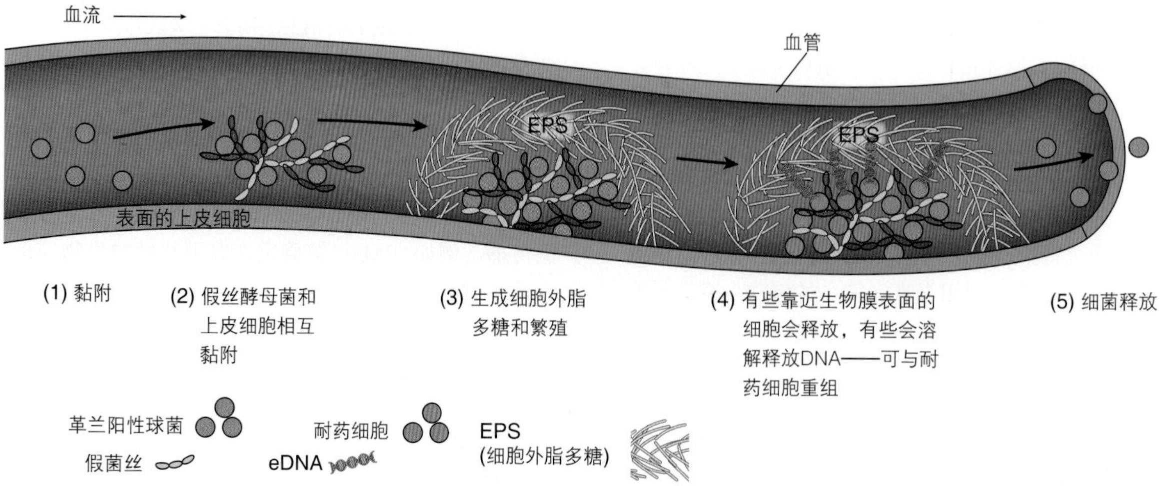

图3.10 生物膜形成、成熟和感染传播概况。

框3.8 生物膜和人类疾病

人类感染中,下列致病微生物与生物膜的形成有关

不动杆菌属、气单胞菌属、白念珠菌、枸橼酸杆菌属、凝固酶阴性葡萄球菌、阪崎肠杆菌属、肠杆菌属、肠球菌属、大肠埃希菌、克雷伯菌属、单核细胞增多性李斯特菌、普氏菌属、铜绿假单胞菌、沙雷菌属、金黄色葡萄球菌、链球菌属

本清单并未列出所有内容

也会影响石油等有毒物质的生物修复。据报道,大约65%的医院相关感染与生物膜形成有关。框3.8概述了人类感染中与生物膜形成相关的病原微生物。

感染性疾病的结局和预防

感染性疾病的结局

鉴于宿主防御和微生物毒力的复杂性,决定两者结局的因素也很复杂。结局取决于宿主的健康状况、病原体的毒力,以及宿主能否在感染和疾病造成无法弥补的伤害或死亡之前清除病原体(图3.11)。

从接触传染源到疾病或感染发展的时间取决于宿主和微生物因素。快速发展的感染过程被称为**急性感染**,而缓慢发展和进展(有时持续数年)的感染过程被称为**慢性感染**。一些病原体,尤其是某些病毒,在突然引起严重感染和急性感染之前,可以在体内**潜伏**,且对宿主没有任何明显影响。同样,根据宿主和微生物因素,急性、慢性或潜伏感染可能导致图3.11所述的任何结果。

医疗干预可以帮助宿主抵抗感染,但通常在宿主意识到感染发生之后才会开始。感染发生的线索被称为疾病的体征和症状,是宿主对微生物毒力因子应答(例如炎症和免疫应答)的结果(框3.9)。**体征**是可测量的迹象或躯体观察,例如体温升高(发热)或出现皮疹或肿胀。**症状**是患者描述的指标,例如头痛、疼痛、疲劳和恶心。体征和症状反映了感染的阶段。反过来,感染阶段通常也反映宿主-微生物相互作用的阶段(图3.12)。

医疗干预是否有助于控制或清除感染,取决于以下关键因素,包括:

- 感染的严重程度,这取决于前文讨论过的宿主和微生物的相互作用;

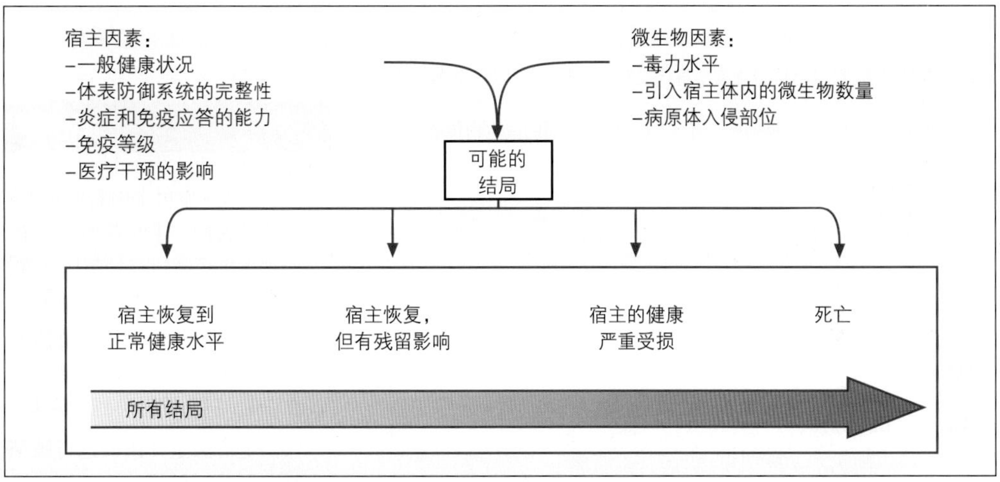

图3.11 感染和感染性疾病可能的结局。

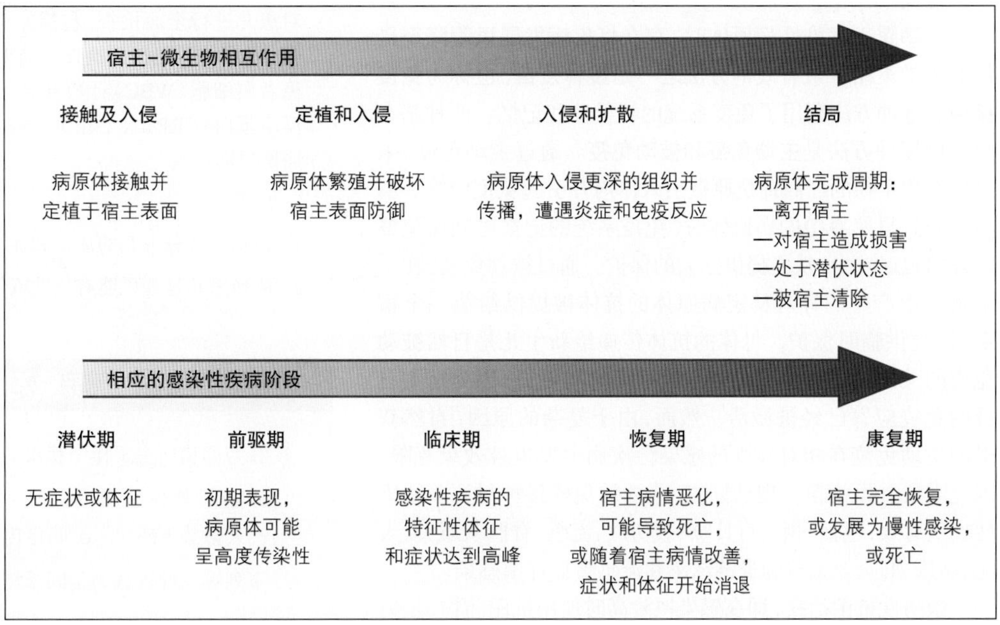

图3.12 宿主-微生物相互作用和感染或疾病的阶段。

框3.9 感染性疾病的症状和体征

全身或局部疼痛、头痛、发热、疲劳、淋巴结肿大、皮疹、红肿、咳嗽和打喷嚏、鼻腔和窦道充血、喉咙痛、恶心、呕吐、腹泻

- 病原体或引起感染的病原体的诊断准确性；
- 患者是否接受了适当的抗感染治疗（这有赖于准确的诊断）。

感染性疾病的预防

感染的治疗通常很困难，而且并不总是成功的。因为在适当的医疗干预之前，大部分损害可能已经形成，微生物获得了太多的“领先优势”。对抗感染性疾病的另一种策略是在感染开始之前就将其阻断（即疾病预防）。正如本章开头所讨论的，任何宿主-微生物关系的第一步都是接触和传染源暴露。因此，疾病预防的策略包括在暴露发生时中断或最小化感染风险。如框3.10所述，可以通过防止感染性病原体传播及控制和破坏人类病原体贮库来中断传播。有趣的是，这些措施中大多数实际上并不涉及医疗实践，而是涉及社会实践和政策。

框3.10 感染性疾病的防控策略

防止传播
- 避免与感染者直接接触，或在发生直接接触时采取保护措施（如戴手套、使用避孕套）
- 戴口罩或隔离经空气传播的感染者，阻止经空气传播的微生物传播
- 使用无菌医疗技术

控制微生物贮库
- 卫生和消毒
- 污水处理
- 食物保存
- 水处理
- 控制害虫和病媒昆虫数量

在暴露前或暴露后的短时间内降低风险
- 免疫或接种
- 清洁和使用消毒剂
- 预防性使用抗菌药物

免疫

当暴露于感染性病原体时，存在将疾病发展风险降至最低的医学策略。最有效的方法之一是**接种疫苗**，也称为**免疫接种**。这种方法利用了免疫系统的特异性和记忆。两种基本的免疫接种方法是**主动免疫**和**被动免疫**。通过主动免疫，来自病原微生物的经修饰抗原被引入体内并引起免疫应答。当宿主遇到自然界中的病原体时，免疫系统的记忆可确保免疫应答的延迟减少，从而提供强大的保护。通过被动免疫，在一个宿主中产生的针对特定病原体的抗体被提供给第二个宿主，以提供临时保护。母体的抗体传递给新生儿是自然被动免疫的关键例子。主动免疫一般持续时间更长，因为宿主自身的免疫应答已经被激活。然而，由于复杂的原因，自然获得的主动免疫在相对较少的感染性疾病中发生且效果有限，因此需要开发疫苗。现已证实，成功的免疫接种对许多感染性疾病有效，包括白喉、百日咳、破伤风、流感、脊髓灰质炎、天花、麻疹、肝炎及某些肺炎链球菌和流感嗜血杆菌感染。

预防性抗菌治疗，即在感染风险高时使用抗菌药物，是另一种常见的预防感染的医疗干预措施。

流行病学

为预防感染性疾病，需要了解病原体的来源、传播方式、人类接触病原体和发生感染的风险因素及暴露后影响预后的因素。**流行病学**是一门描述感染性疾病的上述相关信息并监测疾病对公共健康影响的学科。充分描述与感染性疾病发生和传播相关的情况，可以使研究人员有更好的机会预防和消除疾病。此外，许多用于公共卫生系统的流行病学策略也适用于长期护理机构（例如疗养院、医院、辅助生活中心）以控制HAI（即院内感染；更多有关感染控制的信息，参见第79章）。

流行病学领域广泛而复杂。诊断微生物学实验室人员和流行病学家经常要密切合作以调查问题。熟悉某些流行病学术语和概念很重要（框3.1）。

由于流行病学的焦点是追踪和描述感染和感染性疾病，因此它在很大程度上依赖诊断微生物学，除非研究人员事先知道**病因**或**病原体**。因此，诊断微生物学中用于检测、分离和表征人类病原体的操作和流程对于患者照护至关重要，并且在聚焦疾病预防和公共健康总体改善的流行病学研究中也发挥着核心作用。事实上，在临床实验室工作的微生物学家通常是第一个识别潜在暴发或流行事件的人。

案例学习3.1

一名8岁男童因右上腹疼痛，伴有呕吐、头痛、发热而至急诊科就诊。患儿在大约一个半月前因喉咙痛、咳嗽和头痛而被送进了急诊科。第一次在急诊室时，患者接受了阿莫西林治疗。患儿出生在北非的难民营里。他和家人大约8个月前从非洲移民过来。总体上，患儿看起来健康状况良好。免疫反应正常，没有过敏反应。目前他与父母和三个兄妹住在一起，家人看起来都很健康。母亲几乎不会说英语。

主治医生开医嘱进行腹部计算机断层扫描（CT），发现其左肝叶有肿块。似乎没有胃肠道出血的证据。主治医生对患儿进行全面检查，包括完整的血细胞计数、微生物、生化、凝血和肝炎相关检查。结果显示存在某种感染和炎症。患者白细胞（WBC）计数升高，与红细胞沉降率（ESR）和C反应蛋白（CRP）水平相关。ESR和CRP水平是炎症过程的明确指标。

问题：

1. 识别并区分患儿的体征和症状。
2. 解释患儿是否可能有急性或慢性感染。

复习题

1. 在与动物宿主工作中获得的感染是（　　）
   a. 通过载体获得的感染　b. 通过媒介传播的感染
   c. 人畜共患病　d. 间接传播的例子
2. 下列哪一种被认为是间接传播方式（　　）

a. 被污染的刀划伤　b. 摄入被污染的土豆沙拉　c. 吸入含有细菌的飞沫　d. 饮用被污染的水

3. 非特异性免疫包括下列所有免疫，除外（　）

a. 炎症　b. 中性粒细胞的吞噬　c. B细胞活化产生抗体　d. 正常微生物

4. 体液免疫（　）

a. 对所有的感染源都有效　b. 对任何微生物都特异　c. 对抗原特异　d. 针对任何微生物都能提供广泛的免疫反应

5. 细菌内毒素是（　）

a. 全部相同　b. 革兰阴性细胞壁的一部分　c. 能引起全身休克反应　d. 以上都对

6. 体征在以下所有方面不同于症状，除了（　）

a. 提供可测量的数据　b. 人们认为体征与该病的病因有关　c. 清晰可见　d. 包括体温、呼吸频率和脉搏

7. 潜伏期短、病情严重的短期感染被认为是（　）

a. 持续的　b. 慢性的　c. 潜伏的　d. 急性的

8. 在皮肤上定植并在适当条件下能够引起感染的微生物，称为（　）

a. 病原菌　b. 机会致病菌　c. 正常微生物群　d. 医院内的病原体

9. 以下不属于体液免疫的是（　）

a. 细胞毒性T细胞　b. 补体蛋白质　c. 浆细胞　d. 糖蛋白

10. 生活在人体而不造成损害的微生物包括（　）

a. 定植菌　b. 正常菌群　c. 微生物群　d. 人体微生物组　e. 以上所有

11. 宿主体内生物膜的形成导致（　）

a. 细菌病原体容易被清除　b. 宿主可获得有机营养物质　c. 免疫系统无法清除病原体　d. 微生物的饥饿

12. 配对题：将每个术语与正确的描述配对

______病媒　　______院内

______污染物　　______定植

______单核细胞　　______补体

______毒力因子　　______外毒素

______免疫

a. 注射抗原或抗体以提供免疫　b. 无生命的感染源　c. 有限和特定的效果　d. 长期医疗保健相关感染　e. 致病微生物的特征　f. 免疫系统激活的血清蛋白质　g. 激活前在血液中循环　h. 携带感染源的昆虫　i. 正常微生物群与宿主的关系

13. 简答题

对比特异性和非特异性免疫防御的组分，包括炎症的发生和过程、吞噬细胞、抗体的产生、细胞应答和人体的自然理化特性。

参考答案

案例学习3.1

1. 体征：可测量的。包括：① CT，可识别的肿块；② 血常规；③ 精密试验结果；④ 生化、凝血和肝炎的实验室结果；⑤ ESR和CRP结果。

症状：患者的感受。包括：① 上腹部疼痛；② 呕吐；③ 头痛；④ 发热。

2. 基于患者有非特异性症状的事实，患者可能患有慢性疾病。移民史和家族史及目前的实验室结果提示阿米巴原虫感染。

复习题

1. c; 2. a; 3. c; 4. c; 5. d; 6. b; 7. d; 8. b; 9. a; 10. e; 11. c;

12. h, d, b, i, g, f, e, c, a

13. 炎症发生在非特异性和特异性免疫反应中。然而，炎症开始时是非特异性的激活过程。任何组织损伤都会释放吸引免疫细胞的化学物质。血液循环中80%的白细胞是PMN，对信号有反应。这导致多种免疫因子的级联激活，增加血液流向炎症部位。由于白细胞和液体的涌入，导致红、肿、热、痛。

特异免疫反应组分有：T细胞、B细胞、巨噬细胞、抗原提呈细胞、抗体生成。

非特异性免疫反应组分有：中性粒细胞、NK细胞、皮肤（pH、盐分、油脂）、眼（流泪、眨眼）、呼吸道（黏液、黏液纤毛活动、咳嗽）、唾液（溶菌酶、咀嚼）、胃（pH）、肠（蠕动）、尿液（pH、冲洗）。

第2部分

临床微生物学的一般原则

GENERAL PRINCIPLES
IN CLINICAL
MICROBIOLOGY

第1篇·安全和样本管理

SAFETY AND SPECIMEN MANAGEMENT

第4章·实验室安全

Laboratory Safety

周春妹·译　鲍容·审校

本章目标

1. 定义并区分灭菌、消毒、去污和防腐。
2. 列出在微生物实验室中,影响消毒剂效果的因素。
3. 描述处理危险废物的方法,包括物理和化学方法,以及每种方法可以有效消除的物质和/或病原菌。
4. 定义化学卫生计划,并描述该计划的方法和目的。包括危险材料的适当标签、培训计划及安全数据表(SDS)。
5. 列出四种类型的灭火器,以及每种灭火器可以有效控制的特定可燃物。
6. 描述微生物实验室中的标准操作规程,包括感染性材料的处理、个人卫生、个人防护设备(PPE)的使用、尖锐物体的处理和洗手流程。
7. 定义生物安全等级1～4级,包括每个等级和设施类型所需的预防措施;针对每个等级,列举一种有代表性的病原菌。
8. 概述感染性物质包装和运输的基本准则。
9. 描述在实验室发生生物或化学暴露时所需的管理和应对措施。

微生物实验室中的安全规范于1913年首次出版。其中包括的警示有:① 戴手套;② 接触感染性物质后洗手;③ 所有仪器在使用后立即消毒;④ 用水湿润样本标签,而不是舌头;⑤ 所有受污染的废物丢弃前应消毒;⑥ 向相关人员报告所有的事故或暴露于感染性病原体的情况。

这些指南仍被纳入诊断微生物实验室的安全方案中。安全方案已经过扩展,涵盖正确应对患者样本和感染性微生物处理过程中遇到的生物危害。例如,标准预防措施和基于传播的预防措施、工程和工作场所控制及风险评估;消防及电气安全;化学品和放射性物质的安全操作、储存和处置;安全提升或移动重物的技术。在容易发生自然灾害(如地震、飓风、暴风雪)的地区,安全方案还应包括灾难预案,并概述在紧急情况下应采取的每一步措施。尽管所有微生物学家都应对自己的健康和安全负责,但相关机构和监督人员必须提供安全培训,使微生物学家熟悉工作场所存在的危险并防止暴露。感染控制也是实验室安全的重要组成部分,第78章对此进行了详细的讨论。

实验室安全是整个实验室服务的重要组成部分,美国联邦法律规定了就业前的安全培训和后续每季度的服务安全培训。安全培训的管理由美国劳工部职业安全与健康管理局[the United States Department of Labor Occupational Safety and Health Administration (OSHA)]执行。根据实验室类型和最新的法规,培训制度和要求可能会有所不同。建议实验室按照OSHA(www.osha.gov)的大纲进行审查。

微生物学家在实验室工作和履行职责时,应具备相应的知识,受过适当培训并配备合适的防护器材、工程设施和控制装置。对事故原因的调查表明,在履行职责时,若个人行为草率或偏离标准化安全预防措施,就会发生不必要的感染性病原体暴露。

灭菌、消毒和去污

《医疗机构消毒和灭菌指南》为医疗设备和医疗环境中所有的清洁、消毒和灭菌提供了循证依据(表4.1)。与患者护理相关的设备、服务及医疗环境均需遵守基于患者感染风险的灭菌和(或)消毒等级的法规和建议。有关内容及在非卧床护理和家庭护理环境中的消毒注意事项见第78章。

灭菌是杀死所有形式的微生物的过程,包括细菌芽孢(内生孢子)。**消毒**是消灭病原菌的过程,但不一定杀灭所有的微生物、芽孢或朊病毒。然而,有的消毒剂若延长接触时间(3～12 h),可以杀死芽孢。这类消毒剂是**化学杀菌剂**。**去污**是指去除病原微生物,使物品可以安全地使用或处置。在医疗环境中,许多因素限制了灭菌、消毒或去污的成功或程度。例如,有机物负荷(微生物和血液或体液等其他污染物),存在的微生物类型、浓度和与杀菌剂接触的时间,物体或表面(铰链、裂缝、粗糙或光滑表面)的物理和化学性质、温度、pH、湿度和生物膜的存在。灭菌、消毒或净化可以通过各种物理或化学方法来完成。

表4.1 需要杀菌或消毒的物品分类

分类	说明	物品	消毒杀菌方法
关键性物品	如果被感染性病原体污染，会有很高的感染风险	手术器械 心脏和尿路导管 植入物 用于无菌体腔的超声探头	购买时应已消毒 热敏性物品：环氧乙烷、过氧化氢气体等离子体 化学法：戊二醛、稳定的过氧化氢（伴或不伴特定浓度的过氧乙酸）
半关键性物品	通常指接触黏膜或非接触皮肤的物品。这些物品应不含任何感染性病原体，包括无性繁殖的细菌、真菌和病毒	呼吸治疗和麻醉设备、内窥镜、喉镜镜片、食管测压探头、膀胱镜、肛门-直肠测压导管和膜片安装环	戊二醛、过氧化氢、邻苯二甲醛、过氧化氢（伴过氧乙酸）
非关键性物品	接触完整皮肤但不接触黏膜的物品	非关键性的患者护理用品：便盆、血压计、电脑、拐杖等 非关键性的环境表面：床的栏杆、床头桌、患者的家具和地板	

来源：Adapted from Centers for Disease and Control Guideline for Disinfection and Sterilization in Healthcare Facilities: https://www.cdc.gov/infectioncontrol/pdf/guidelines/disinfection-guidelines.pdf.

灭菌的方法

灭菌的物理方法包括：

- 焚烧；
- 湿热；
- 干热；
- 过滤；
- 电离（伽马）辐射；
- 化学品［环氧乙烷（ethylene oxide, EtO）气体、过氧化氢气体等离子体、汽化的过氧化氢和其他液体化学品］。

焚烧是处理感染性废物的一种方法。有害物品在870～980℃的温度下被烧成灰烬。焚烧是最安全的方法，可以确保在处理样品或容器时没有感染性物质残留。朊病毒（感染性蛋白质）不能用常规方法消除，因此建议进行焚烧。有毒气体排放和灰烬中存在的重金属限制了焚烧在美国的使用。

湿热（压力下的蒸汽）被用来消毒有生物危险的垃圾和热稳定的物体，**高压灭菌器**就用于这一目的，本质上它是个大型压力锅。饱和蒸汽形式的湿润热量在1个大气压［15 psi（磅力/平方英寸；1 psi=6.894 76 × 10^3 Pa）］的压强下，可使酶和结构蛋白质不可逆转地变性。微生物实验室中最常用的蒸汽消毒器是重力置换式高压灭菌器（图4.1）。蒸汽从灭菌室的顶部进入；由于比空气轻，蒸汽会置换腔室中的空气，并迫使其通过排水孔从底部排出。两种常见的灭菌温度为121℃和132℃。包括肉汤或固体培养基在内的生物废物通常在121℃的置换式灭菌器中高压灭菌30 min，或在预真空灭菌器中在132℃下

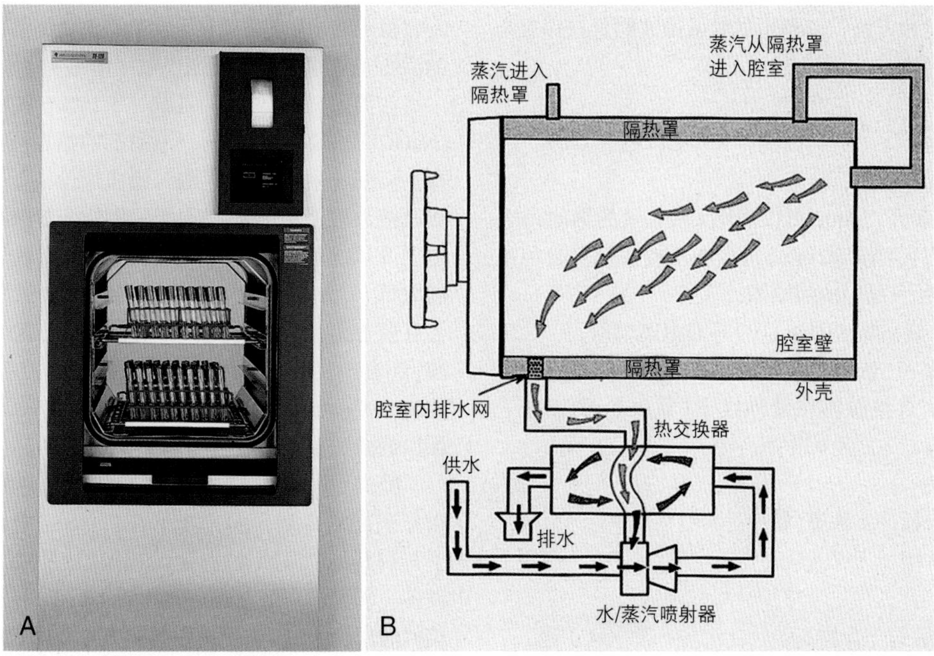

图4.1 重力置换式高压灭菌器。（A）用于实验室的典型Eagle Century系列灭菌器。（B）典型的Eagle 3000灭菌器管路图。箭头显示蒸汽进入腔体和空气置换。（来源：Courtesy AMSCO International, a subsidiary of STERIS Corp., Mentor, Ohio.）

灭菌4 min。含有体液或血液的感染性医疗废物，通常在132℃下消毒30～60 min，以使蒸汽充分渗透废物，并置换滞留在高压灭菌器袋内的空气。朊病毒需要更广泛的灭菌过程。推荐几种方法，用于从手术器械或其他被高危组织（如大脑、脊髓和眼部组织）污染的实验室材料中清除朊病毒，共有四种灭菌的方法：① 在预真空灭菌器中以134℃高压灭菌18 min；② 在重力置换式高压灭菌器中以132℃高温高压灭菌1 h；③ 在1N（1 mol/L）氢氧化钠中浸泡1 h，取出并用水冲洗，然后在121℃的重力置换式高压灭菌器中以121℃或在预真空灭菌器中以134℃高压灭菌1 h；④ 在1N氢氧化钠中浸泡1 h，然后在重力置换式高压灭菌器中以121℃加热30 min，最后清洗并进行常规设备消毒。湿热是最快和最简单的物理消毒方法。

干热需要更长的暴露时间（1.5～3 h）和与湿热相比更高的温度（160～180℃）。干热烤箱用于对玻璃器皿、油、石炭酸或粉末等物品进行消毒。**过滤**是处理抗生素溶液、有毒化学品、放射性同位素和其他对热敏感的物质的首选方法。液体过滤是在真空下将溶液通过醋酸纤维膜或硝酸纤维膜完成的。空气过滤是通过高效空气（high-efficiency particulate air, HEPA）过滤器（HEPA过滤器）来完成的。该过滤器旨在从隔离室、手术室和生物安全柜（biologic safety cabinets, BSCs）中去除大于0.3 μm的微生物。过滤虽然被认为是一种消毒方法，但它只去除微生物和大于孔径的颗粒，较小的颗粒则不能去除。微波和X线机器中使用的电离辐射是由短波长和高能伽马射线组成的。电离辐射可用于消毒塑料注射器、导管或手套等一次性用品。最常见的化学消毒剂是环氧乙烷（EtO），它以气体形式用于对热敏感物体的消毒。环氧乙烷的主要缺点是循环时间长，对健康有潜在危害。气相过氧化氢（一种氧化剂）已被用来对BSCs中的HEPA过滤器及医疗仪器（例如剪刀）等金属和非金属设备进行消毒。使用气相过氧化氢不会产生有毒副产品。过氧化氢气体等离子体是利用过氧化氢和等离子体的另一种方法。它利用射频或微波能量在深真空的封闭仓内激发气体，从而产生等离子体。

消毒的方法

物理消毒方法

三种物理消毒方法是：

- 在100℃下煮沸15 min，可以杀死无性繁殖的细菌；
- 在70℃下巴氏消毒30 min，可以在不损害营养价值或味道的前提下，杀死食品中的病原体；
- 使用如紫外线（ultraviolet, UV）等非电离辐射。

紫外线是长波长、低能量的光线。紫外线没有很好的穿透力，微生物必须直接暴露在紫外线下（如BSCs的工作表面），才能使这种消毒方式发挥作用。

化学消毒方法

化学消毒剂包括许多种类，如：

- 醇类；
- 醛类；
- 卤素（氯和氯的化合物）；
- 过氧乙酸；
- 过氧化氢；
- 季铵类化合物；
- 酚类化合物。

用来消灭所有生命体的化学物质称为**化学杀菌剂**或**生物杀灭剂**，相同的化学物质在较短的时间内使用时，会起到消毒剂的作用。用于活组织（皮肤）的消毒剂称为**防腐剂**。

对消毒剂的抵抗力因感染性病原体的类型而异。朊病毒的抵抗力最强，其次是细菌芽孢（如芽孢杆菌属）、分枝杆菌（抗酸杆菌）、无包膜病毒（如脊髓灰质炎病毒）、真菌、无性（非孢子）细菌（如革兰阴性杆菌）及最容易受到消毒剂影响的包膜病毒（例如单纯疱疹病毒）。美国环境保护局（U.S. Enviromental Protection Agency, EPA）负责对在美国使用的化学消毒剂进行登记，并要求制造商说明每种化合物在可用的稀释液中的活性水平。因此，微生物学家必须推荐适当的消毒剂，且应检查制造商的说明书（产品信息），以了解可被杀灭的感染性病原体类别。一般来说，杀灭感染性病原体所需的时间与微生物量或生物负荷呈正比。在临床环境中，生物负荷一般包括了多种类型的感染性病原体，确保足够的暴露时间以杀灭样品中最具抗性的物质是很重要的。诸如血液、脓液或黏液中的有机物也会通过使化学消毒剂失活或阻止化学制剂与感染性病原体接触而影响对感染性病原体的杀灭。在化学灭菌前应机械去除有机物以减少微生物负荷，这就好比在将餐具放入洗碗机之前要去除餐具上已经变干的食物。这对于支气管镜等器械的冷消毒很重要。

水的类型及溶液的浓度也很重要。硬水可能会使杀灭微生物的速度变慢。此外，**60%～90%（体积/体积）的乙醇或异丙醇溶液**是杀灭细菌、病毒、真菌和分枝杆菌的最佳选择。因为水（H_2O）水解蛋白质分子的能力增强，从而使对微生物的杀伤更为有效。乙醇或异丙醇针对非孢子（即不杀死芽孢），且蒸发速度很快，因此仅限于作为皮肤消毒剂，或作为治疗仪和注射瓶橡胶塞的消毒剂。

稳定的过氧化氢已被证实具有杀灭细菌、病毒、芽孢和真菌的活性。市售3%过氧化氢已被用作无生命体表面的消毒剂。

在美国，最常见的消毒剂是5.25%～6.15%次氯酸盐溶液（NaOCl），即**家用漂白剂**。漂白剂的消毒能力是杀灭细菌、病毒、真菌、分枝杆菌和芽孢。漂白剂价格低廉，其效果不会因配制溶液时使用的水的质量而降低。其缺点是，如果在没有适当通风的情况下暴露于高浓度次氯酸盐，可能会引发轻微的眼部、口咽部和食管刺激。高浓度次氯酸盐溶液（NaOCl）会腐蚀金属，使织物变色，如果不当混合氨或其他清洁剂中的酸，还会产生有毒气体。美国疾病预防控制中心（Centers for Disease Control and Prevention, CDC）建议，可用1∶10稀释的漂白剂清洗溢出的血迹。

醛类（甲醛和戊二醛）由于可产生刺激性烟雾，通常不用作表面消毒剂。戊二醛可在3～10 h内杀死芽孢（内生孢子），因其不会腐蚀镜片、金属或橡胶，可用于支气管镜等医疗设备。邻苯二甲醛（ortho-phthaladehyde, OPA）具有与戊二醛相似的作用，包括杀死芽孢的能力。与戊二醛相比，OPA有以下几个优点：更稳定、不需要激活、不需要暴露监测并且不会刺激眼睛和鼻腔。过氧乙酸（0.23%）联合过氧化氢（1.0%）在有机材料存在时的使用是有效的，现已用于手术器械的表面消毒。使用戊二醛、OPA或过氧乙酸的称为**冷灭菌**。

季铵化合物用来消毒实验室台面或其他表面。然而水硬度高和有机物（如血液）的严重污染，可能会使重金属或季铵化合物失活，从而限制了它的效用。因此，季铵化合物最常被用于非关键性的表面，如地板、家具和墙壁。

最后，酚类是石炭酸（苯酚）的衍生物。医院消毒剂中常用的两种苯酚衍生物是邻苯基苯酚和邻苄基对氯苯酚。这些产品通常被认为具有杀灭细菌、真菌、病毒和结核菌的作用，但不具备杀芽孢的作用。添加清洁剂后，该类产品可同时进行清洁和消毒，在2%～5%的浓度下，可用于清洁台面。

防腐剂

除了对无生命物体或表面进行去污之外，个人实验室安全和患者在侵入性手术前的准备都需要使用防腐剂。多种防腐剂可用于抽血或其他侵入性手术患者的皮肤准备。如前所述，乙醇溶液被认为具有杀灭细菌、真菌、病毒和分枝杆菌的作用。碘可制成含酒精的酊剂或与中性聚合物偶联的碘伏（例如聚维酮碘或聚氧乙烯碘）。这两种碘的化合物都是广泛使用的防腐剂。事实上，在抽取血液样本进行培养或手术之前，最常用的皮肤消毒组合是先用70%乙醇，然后是碘伏。碘伏也被用作坚硬表面的消毒剂，但使用浓度要更高。

过氧化水（superoxidized water, SOW），含有144 mg/L次氯酸和氯，需要于使用前在现场制备。防腐剂通过半透膜暴露于氯化钠中，并通过电解生成羟胆碱离子。该溶液已被证实是昂贵防腐剂的经济替代品，并已被当作抗菌药物使用前慢性伤口清洁的选择。该溶液还可用于洗手及医疗保健环境中设备和表面的潜在消毒剂。

由于汞对环境有毒，不再推荐使用含汞的重金属。为防止新生儿感染奈瑟菌，可将含有1%硝酸银的滴眼液滴入其眼内。然而，美国已经不再生产硝酸银了。目前的化学治疗方法是使用含有红霉素或聚维酮碘的软膏。

使用杀菌剂、防腐剂或消毒剂时，要记住的最重要的一点是：应完全按照制造商的说明书制备化合物溶液。许多人认为，当制造商说明要按1∶200稀释时，如果按1∶10稀释，就将获得更强的产品。然而，水与活性成分的比例可能很关键，如果没有加入足够的水，用于表面消毒的化学品可能无效。

化学品安全

美国职业安全与健康管理局（OSHA）危害通识标准提供了机构的教育实践，以确保所有实验室人员对工作场所的化学品危害有透彻的认识。该标准也被称为"员工知情权"。它要求工作场所中的所有危险化学品都能被识别，并清楚地标识美国消防协会（National Fire Protection Association, NFPA）标签，以说明健康风险，如**致癌物**（引发癌症）、致突变物［导致脱氧核糖核酸（DNA）或核糖核酸（RNA）突变］或**致畸物**（导致出生缺陷），以及危险等级如**腐蚀性**（对黏膜、皮肤、眼睛或组织有害）、**有毒**、**易燃**或**氧化性**（图4.2）。

每个实验室都应制订**化学卫生计划**，内容包括正确标记化学品容器的指南、制造商的**安全数据表**［**safety data sheets, SDSs**；既往称**材料安全数据表**（**material safety data sheets, MSDSs**）］及书面的化学品安全培训和再培训计划。危险化学品必须每年进行盘点。此外，实验室需要保存所使用的每种化学品的文件和相应的SDSs。制造商应提供每种危险化学品的安全数据表；此外，有的制造商还会提供无害化学品（例如盐水）的说明，以便将其与其他SDSs统一归档。SDSs需要以统一的16节格式来呈现信息，包括：

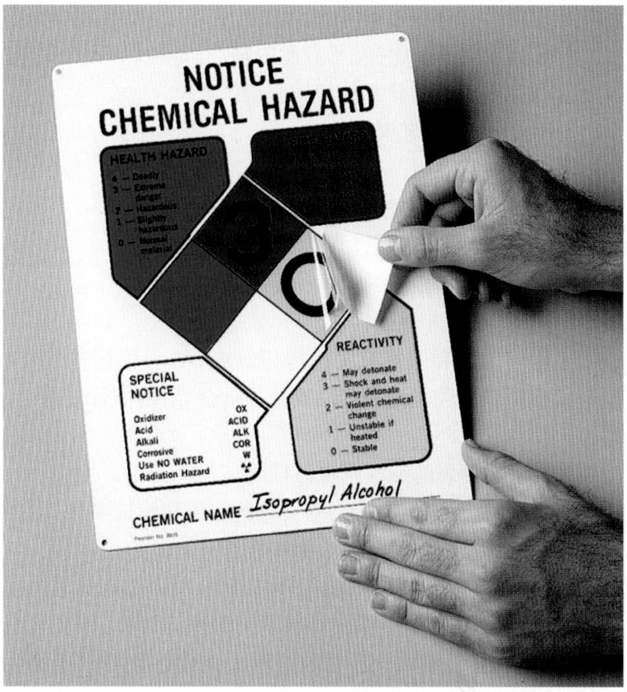

图4.2 美国消防协会方形化学危害标识牌。通过将适当的自粘聚酯编号贴到对应的颜色编码的危险区域，可以明确相关信息（如上图所示的异丙醇）。（来源：Courtesy Lab Safety Supply, Janesville, Wisconsin.）

- 鉴定/证明；
- 化学品名称，建议用途及制造商或供应商的名称、地址和电话号码；
- 危害识别；
- 化学品分类（如易燃、健康危害等）、预防说明、危险符号或与风险相关的图标及化学品中包含的任何其他危险或未知成分；
- 组成/成分信息；
- 特定的化学物质或混合物；
- 急救措施；
- 关于接触、症状或暴露的后果的提示，以及后续治疗或医疗护理的建议；
- 消防措施；
- 意外释放的相关措施；
- 封锁、疏散和清理程序；
- 使用和储存；
- 接触控制和个人防护；
- 工程控制和个人防护设备及程序；
- 物理和化学特性；
- 稳定性和反应性；

· 毒理学信息；

· 传播和暴露的途径、暴露的影响、与毒性（如致死剂量）或暴露时间有关的症状和数值的测量；

· 生态学信息（非强制性）；

· 环境影响声明；

· 处置考虑（非强制性）；

· 运输信息（非强制性）；

· 航运和运输相关的法规和要求；

· 监管信息（非强制性）；

· 任何地区和国家有关机构（如OSHA、美国运输部、美国环境保护局或美国消费产品安全委员会等）的监管规范；

· 其他信息；

· 安全数据表的编制或修订日期。

员工应熟悉实验室中SDSs文件的位置和编排顺序，以便在发生紧急情况时知道应该去哪里查询。

实验室内应设通风柜（图4.3），以防止吸入有毒烟雾。通风柜通过将空气排到室外来对化学气味进行防护，但其没有HEPA过滤器过滤病原微生物的功能。值得关注的是，生物安全柜（本章后面将讨论）并不是通风柜。

处理有毒或有害化学品时，应始终戴丁腈手套、在通风柜中或戴防毒面具进行工作。使用防毒面具、手套、不透水（防潮）围裙和护目镜时应及时清除溅（溢）出物。酸和碱、易燃品和放射性泄漏工具箱可用于任何化学品泄漏的无害化处理。

消防安全

消防安全是实验室安全计划的重要组成部分。每个实验室都需要张贴火灾疏散图，万一发生火灾可以找到最近的出口。根据当地法规，每季度或每年进行一次消防演习，以确保在发生火灾时所有人员知道该怎么做。逃生通道应始终保持通畅，没有障碍物，应对员工进行灭火器使用的培训。当地消防部门通常是培训灭火器类型和使用的优秀渠道。

A型灭火器用于处理垃圾、木材和纸张引发的火灾；B型灭火器用于处理化学品火灾；C型灭火器用于电气火灾。大多数实验室都有ABC型组合式灭火器。因此，工作人员无需担心发生火灾时应使用哪个灭火器。当然，也可使用C型灭火器。它含有隔绝火焰的二氧化碳（CO_2）或其他干化学物质，因此不会损坏设备。

发生火灾时的重要行动和执行顺序，可以用“RACE”这个单词来记住。

1. 救出（rescue，R）每个受伤的人。
2. 启动（activate，A）火警警报。
3. 控制（扑灭）（contain，C）火势，如可行（关闭防火门）。
4. 如有可能，将火扑灭（extinguish，E）。

如果使用灭火器灭火，请务必遵循以下四个基本步骤：记住单词“PASS”。

1. 拉（pall，P）销：松开操作手柄。
2. 瞄准（aim，A）：对准火源和燃料源的火焰底部。
3. 挤压（squeeze，S）：挤压手柄，释放灭火器内容物。
4. 扫（sweep，S）：在火焰底部按左右方向来回扫动以灭火。

电气安全

应定期检查电线是否有磨损，必要时应更换。所有的插头都应是三眼、接地型。所有插座至少每年检查一次接地和漏电情况。实验室内不得使用拖线板。

压缩气体的处理

压缩气体（二氧化碳、厌氧气体混合物）钢瓶含有加压的气体，必须妥善处理和固定。当泄漏的气瓶掉落时，罐子就会成为导弹，引发生命危险和造成财产损失。因此，储气罐应该适当固定并存放在通风良好处。当不使用时，安装调节阀时拆除的金属

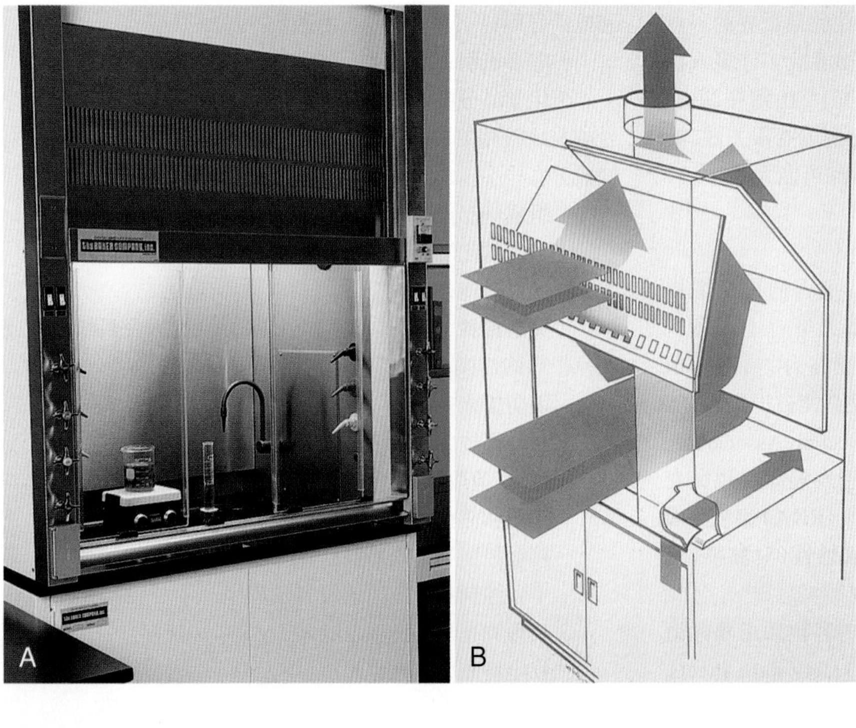

图4.3 通风柜示意图。箭头表示通过机柜到达外部通风口的气流。（来源：Courtesy the Baker Co., Sanford, Maine.）

帽应始终处于原位。钢瓶应用链条拴在专用推车上进行运输。

生物安全

个人可以各种方式暴露于医疗相关感染、运输样本过程和公共场所（如电梯或自助餐厅），如：

- 用污染的手揉眼睛或擦拭鼻子；
- 吸入离心或旋涡混合过程中产生的气溶胶或溅出的液体培养物；
- 咬笔或手指，意外摄入微生物；
- 接受经皮接种（即意外的针刺伤）；
- 在生物安全柜外操作或打开液体培养基或平板上的细菌培养物，造成潜在的危害；
- 离开洗手间（或其他公共区域）进入实验室前未洗手。

微生物实验室的风险可能会威胁到邻近的实验室和微生物实验室工作人员的家庭。例如，Blaser和Feldman曾报道，31名确认感染伤寒的人中，有5名并不在微生物实验室工作。其中，2名患者是曾从事肠道沙门菌研究工作的微生物学家的家属；2名患者是学生，在实验室里上下午的课，而当天上午在那里曾进行过细菌培养；还有1位患者在邻近的化学实验室工作。

在临床微生物实验室中，志贺菌感染、沙门菌感染、结核病、布鲁菌感染和肝炎是常见的实验室感染。另外，贝纳柯克斯体、土拉弗朗西斯菌、须毛癣菌和粗球孢子菌等引起的感染也有报道。通常，通过血液和体液传播的病毒，包括乙型肝炎病毒、丙型肝炎病毒、丁型肝炎病毒及人类免疫缺陷病毒，可引起许多非微生物实验室工作人员和卫生保健工作人员的相关感染。实验室相关感染并非新事物，但数据主要基于自愿报告。因此，出于对相关影响的担忧，此类事件普遍存在漏报。

暴露控制计划

实验室主任和主管在法律上有责任确保实施**暴露控制计划**，并遵循规定的**安全指导方针**。该计划明确了对员工存在威胁的任务，并通过以下措施促进员工安全：

- 员工教育和指导；
- 危险废物的适当处置；
- 标准（以往称通用）预防措施；
- 工程控制和安全工作实践，以及适当的废物处理和BSCs的使用；
- 个人防护设备，如实验室工作服、鞋套、长袍、手套和眼睛的保护设备（护目镜、面罩）；
- 调查任何事故的暴露后计划和防止暴露再次发生的计划；

员工教育和指导

每个机构都应有安全手册，供所有员工使用和熟悉卫生保健相关感染的风险安全官员审查。安全官员应该为新员工提供指导，并为所有人员提供每季度的继续教育。初次培训和所有的再培训都应以书面形式记录。培训内容应包括实验室暴露控制计划中的所有项目及消防、化学品和危险品管理（使用、储存和处置）和血源性病原体。

危险废物的处置

所有被潜在的感染性病原体污染的物品，包括未使用的患者样本、患者的培养物、微生物的储用培养物和一次性锐器（如显微镜载玻片、玻璃或塑料管、手术刀、注射器等）在处置前必须进行去污处理。建议实验室不接受带针头的注射器，应要求工作人员将有盖的注射器交给实验室。感染性废物可以通过使用高压灭菌器、焚烧炉或任何一种废物处理方法进行去污。美国有的州或地方政府允许将尿液和粪便谨慎地排入下水道。微生物实验室的感染性废物通常当场进行高压灭菌处理或送去焚烧。

感染性废物（琼脂板、塑料管和试剂瓶）应用两个防漏的塑料袋稳妥包裹（图4.4），称为**双层包裹**。锐器，包括移液管、显微镜载玻片、碎玻璃、玻璃试管或玻璃瓶、手术刀和针头，放在利器盒中（图4.5），然后再进行高压灭菌或焚烧。

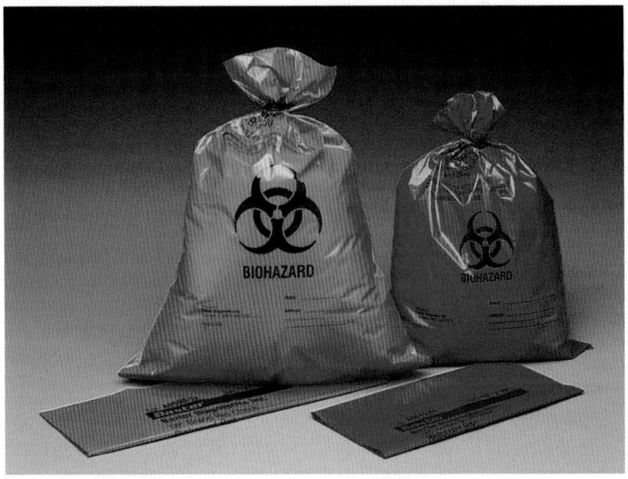

图4.4 高压灭菌袋。（来源：Courtesy Allegiance Healthcare, McGaw Park, Illinois.）

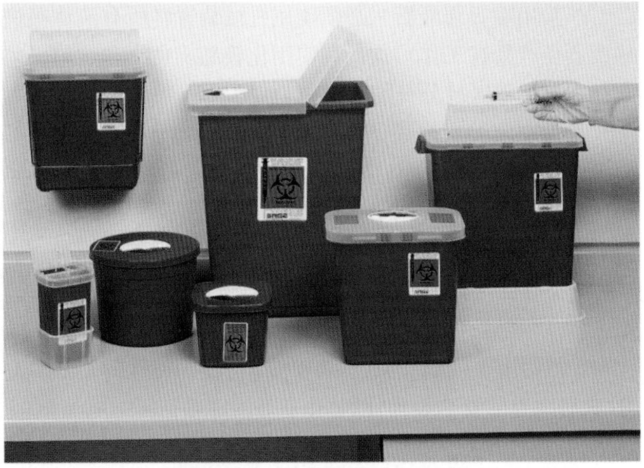

图4.5 利器盒。（来源：Courtesy Lab Safety Supply, Janesville, Wisconsin.）

标准预防措施

美国疾病控制和预防中心的指南被称为**标准预防措施**（以往称**通用预防措施**），它要求将每位患者的血液和体液视为具有潜在的传染性。标准预防措施的要点和实验室安全实践包括：

- 不得饮食、吸烟或使用化妆品（包括润唇膏）；
- 不要戴或脱隐形眼镜；
- 不要咬指甲或笔；
- 不要用嘴吸移液管；
- 只允许经培训的人员进入实验室；
- 假设任何患者都具有所有血源性病原体的传染性；
- 使用适当的屏障预防措施，防止皮肤和黏膜暴露；包括始终戴手套，如果有飞溅或飞沫风险，则要佩戴口罩、护目镜和穿长袍或围裙；
- 在任何污染情况下，摘下手套后立即彻底清洗双手和其他皮肤表面；
- 要特别注意防止尖锐物品（如针头和手术刀）的伤害。

处理血液和体液时应遵循标准预防措施，包括交给微生物实验室的所有分泌物和排泄物（如血清、精液、所有无菌体液、牙科手术的唾液和阴道分泌物）。标准预防措施适用于血液和除汗液外的所有体液。卫生保健工作者在处理所有患者样本时采取标准预防措施可降低与此相关的风险。

在标准预防措施中，洗手是在医疗保健环境中防止感染和感染传播的最有用的技术之一。已证实，使用流动水和普通肥皂或抗菌肥皂洗手不会破坏正常的微生物群，但可以减少短暂停留的微生物和病毒病原体。研究表明，使用普通肥皂和抗菌产品有效洗手的效果相同，并且与洗手的维持时间直接相关。所有人员在脱下手套后、处理感染性物质后及离开实验室区域前都应该用肥皂和流动水洗手。当无法洗手时，无水乙醇（60%～62%）提供了一种快速、方便的控制许多微生物传播的方法。这些基于乙醇的产品已在世界范围内用于控制感染和限制病原体的传播。然而，有些病原菌，如屎肠球菌，目前已经对这类产品产生耐受性或抗性。当手被其他有机物质（如血液和体液）弄脏或污染时，乙醇类产品也无济于事。

严禁用嘴吸移液管。必须使用机械装置将所有液体吸进移液器。严禁在工作区饮食和使用化妆品。食物和饮料必须储存在与工作区域分开的冰箱内。

无论在实验室内还是在实验室外工作，所有卫生保健工作者都应遵守标准预防措施的规定。在实验室外采集样本时，每个人都应遵循以下准则：

- 戴手套，穿实验室外套；
- 小心处理针头和注射器；
- 将利器丢弃在合适的、防穿刺的容器中；
- 切勿用手拾取针头，如有必要，可使用特殊的安全装置（针头有内置的安全装置，以防止意外的针刺伤）。

实验室设计和工程控制

实验室环境

微生物实验室环境根据**生物安全等级**（**biosafety level, BSL**；经批准可在实验室检测的微生物或风险组的分类）进行分类。BSL决定了实验室环境的设计；程序、通道和实验室安全控制的设计基于感染性病原体传播的可能性，以防止实验室获得性感染和对他人的暴露。实验室的设计应有助于实现单向工作流——从处理生物污染的初始样本，到进行纯培养和额外检测的区域，以防止样本的交叉污染。应在实验室门上醒目地标识BSL，以限制进入；应在任何含有感染性物质的设备（冰箱、培养箱、离心机）上标识生物危害标志。微生物实验室的空气处理系统应将空气从低风险区域输送到高风险区域，决不能反向。理想的情况是微生物实验室应处于负压状态，空气不应再循环。为产生感染性气溶胶的操作选择合适的BSCs对实验室安全至关重要。

微生物实验室会对毫无戒心和未经训练的人员造成许多危害，因此，只有员工和其他必要的人员（生物医学工程师、工勤人员）才能进入。应劝阻访客（尤其是儿童）进入实验室。某些高风险区域，如分枝杆菌学和病毒学实验室，应不对外开放。保管人员应接受培训，以区分废物容器，只处理含有非感染性物质的容器。应注意防止昆虫侵扰任何实验区域。例如，螨虫可以在培养基表面爬行，将平板上菌落中的微生物带到其他区域。室内的植物也可以成为昆虫的来源，应被安置在实验室环境之外，应制订虫害控制计划以控制啮齿类动物和昆虫。

生物安全等级

由美国CDC出版的《微生物和生物医学实验室生物安全手册》从使用各种生物制剂的相对风险出发，为实验室设计、工作实践和环境控制、人员要求、废物处置和人事提供参考。用于确定推荐的生物安全等级的风险评估基于以下几类病原体特征描述。

1. 传播途径：直接接触、接种、摄取或吸入。
2. 感染剂量：导致感染所需的病原体数量。
3. 在环境中的稳定性：温度、干燥、表面去污或消毒。
4. 宿主范围：人、昆虫（病媒）、动物。
5. 地方性：本土与外来非本土，野生型与转基因型。

该手册可从美国CDC网站获取（www.cdc.gov/biosafety/publications/bmbl5/BMBL.pdf）。

生物安全等级1级（BSL-1）的生物因子包括没有明确的感染健康成人的可能性，并且有明确的定义和特征的因子，主要用于本科生的实验室教学练习、继续教育培训和微生物学学生的教学实验室。在使用BSL-1级生物因子时的预防措施包括标准且良好的实验室技术（如洗手），但不要求使用被认为是**主要**或**次要屏障**的工程或工作实践控制。BSL分级和实践总结见表4.2。

BSL-2级生物因子是最常在临床样本中找到并用于诊断、教学及其他实验室中的。BSL-2级的预防措施应足以处理任何疑似有中度感染风险的本地病原体临床样本。预计含有朊病毒（PrPSc；与神经退行性疾病有关的异常蛋白质）的样本，如海绵状脑炎，应使用BSL-2级操作处理。该安全级别包括上文概述的原则。如果有发生飞溅或气溶胶的可能性，建议使用初级封闭设备；其他原则包括在工作过程中限制进入实验室，在病原体处理方面对实验室人员进行培训，由合格的主管人员进行指导，在BSCs中进行产生气溶胶的操作。

BSL-3级操作已被推荐用于处置在常规临床实验室不

表4.2　实验室生物安全等级

生物安全等级	风险组	代表微生物	BSC	主要防护	次要防护	额外措施
BSL-1级	在健康个体中与疾病无关 个人和社区风险低	枯草芽孢杆菌 尾刺耐格里原虫 根据NIH指导方针豁免的微生物	无	无	良好的通用实验室规范，洗手	限制实验室访问 去污程序，易于清洁的表面，无孔洞
BSL-2级	与可预防、可治疗的疾病和不严重的疾病有关 个体风险中等，社区风险低	广谱非遗传性中等风险病原体 代表性病原体包括：HIV、乙型肝炎病毒、沙门菌、弓形虫	当操作可能产生气溶胶或飞溅时，使用BSCs-2级或其他主要防护	首选BSCs-2级或其他设备，防止操作过程中气溶胶产生，如封闭式离心安全杯 需要酌情使用PPE	同上，此外要净化废弃物、处理被污染的锐器 实验室净化程序和措施 洗眼站 害虫管理计划	同上 入口处张贴生物危害标志 为人员提供免疫接种和接触相关的医疗监测 具体的人员培训要求 生物安全手册，包括事故和暴露程序
BSL-3级	与严重或致命性疾病有关的病原体，可能是可预防和可治疗的 个人风险高，社区风险低	具有潜在呼吸道传播性的本地或外来病原体 代表性病原体包括：结核分枝杆菌、圣路易脑炎病毒、贝纳柯克斯体 霉菌阶段的系统性真菌，微生物生长的数量大于临床样本中发现的数量	BSCs-2级或BSCs-3级	同上，所有设备都应密封以便进行实验操作，如使用气密的气溶胶生成室 带有前防护或环绕包裹的个人防护设备，擦洗服或工作服不带出实验室	同上，并增加通风要求，最大限度减少实验室释放出的感染性气溶胶 与主实验室分离且配备自动开关门，所有的窗户都必须密封 使用缓冲区限制进入，防止与实验室外部区域交互	同上 对人员的血清样本例行检查，进行血清转化比较，以监测暴露情况
BSL-4级	极有可能导致严重或致命性疾病的病原体，一般认为无法预防或治疗 个人和社区风险高	危险的外来病原体 代表性病原体包括：马尔堡病毒或刚果-克里米亚出血热病毒	BSCs-3级或全身空气供应正压的个人空间	同上	同上，有专门的区域通风系统 实验室是独立的建筑 物品通过熏蒸室或气锁系统处理	同上 包括淋浴或化学处理等人员去污程序 记录进入和离开实验室的所有人员或物品 通常包括复杂的废弃物管理程序

BSC：生物安全柜；HIV：人类免疫缺陷病毒，又称艾滋病病毒；NIH：美国国立卫生研究院；BSC：个人防护装备。

来源：Adapted from information included in the United States Department of Health and Human Services, Centers for Disease and Control. Biosafety in Microbiological and Biomedical Laboratories. 5th ed. Washington, DC: US Government Printing Office; 2009. Accessed January 13, 2019.

太可能遇到的疑似微生物体的材料。然而，尽管在常规临床实验室中很少遇到，但该组生物因子可能会被发现或用于临床、诊断、教学、研究或生产场所。除了针对BSL-2级生物因子所采取的预防措施外，BSL-3级预防措施还包括实验室设计和工程控制，如通过仔细控制空气流动及要求工作人员穿戴防护服和手套来控制含有潜在危险的材料。应保存使用BSL-3级生物因子人员的基线血清样本，以便与发生不明原因疾病时提取的急性血清进行比较。BSL-3级病原体主要通过传染性气溶胶传播。

BSL-4级生物因子被认为是高风险的导致威胁生命疾病的外来因子。人员和所有材料在离开设施前必须去污处理。所有程序都在最大限度的防护下进行(特殊防护服，Ⅲ级BSCs)。一般有两种类型BSL-4级设施，一是使用BSC-3级的安全柜型实验室，二是员工穿着正压供气保护服工作的正压服型实验室。大多数处理BSL-4级生物因子的设施是公共卫生或研究实验室。如前所述，BSL-4级病原体有威胁生命的风险，并通过气溶胶传播；此外，没有针对该类微生物的疫苗或疗法。

生物安全柜

生物安全柜是一种将工作空间封闭起来的装置，以保护操作人员，免受暴露于感染性疾病气溶胶的影响。含有感染性物质的空气通过加热、紫外线或最常见的HEPA过滤器(去除大部分直径大于0.3 μm的颗粒)进行消毒。根据生物防护的效果水平，生物安全柜被定为Ⅰ级至Ⅲ级。**Ⅰ级生物安全柜**允许室内(未经消毒)的空气进入柜子，并充盈柜内和柜内材料的周围，只对排出的空气进行消毒(图4.6)，Ⅰ级生物安全柜具有负压，可以向外通风或向工作区排气，通常正面敞开进行操作。

Ⅱ级生物安全柜对流经感染性物质的空气及待排出的空气进行消毒。空气流入“滤片”(作为来自机柜外部的颗粒的屏障，并将受污染的空气引入过滤器)(图4.7)。这种机柜称为**垂直层流生物安全柜**。**Ⅱ级生物安全柜**有大小可变的窗口，操作员可以由此进入工作台面。根据入口流速和经过HEPA过滤器过滤并再循环的空气百分比，Ⅱ级生物安全柜进一步分为A型或B型。ⅡA型生物安全柜是独立的，70%的空气再循环到工作区域。ⅡB型生物安全柜内的废气排放到建筑物外。如果要使用放射性同位素、有毒化学品或致癌物，则选择ⅡB型生物安全柜。

Ⅲ级生物安全柜完全封闭并且具有负压，为操作人员提

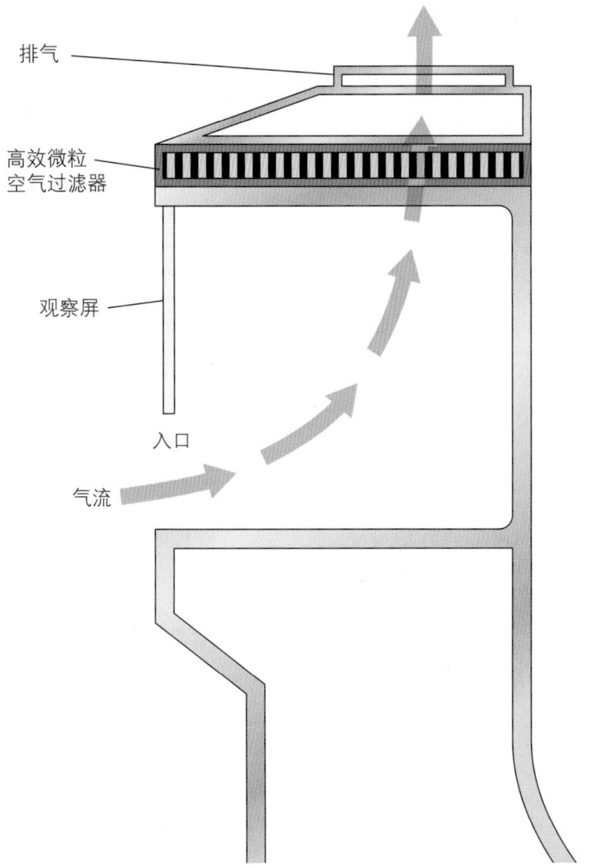

图4.6 Ⅰ级生物安全柜示意图。室内空气流入柜内，通过高效空气(HEPA)过滤器和排气口循环出去。

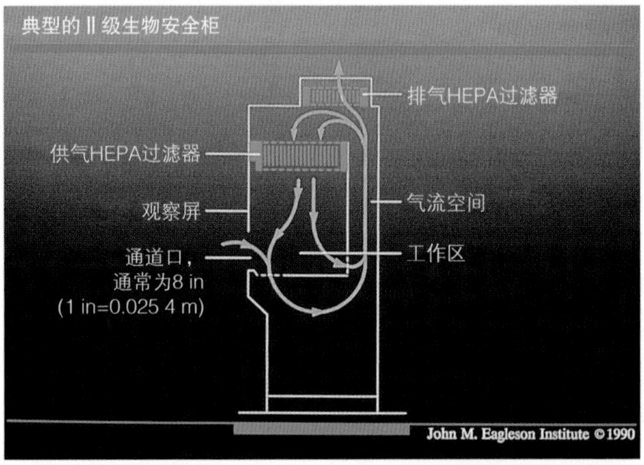

图4.7 Ⅱ级生物安全柜示意图，显示了空气流动的情况。空气被吸入柜内并经气流循环，通过双层HEPA过滤器后由排气口排出。(来源：Courtesy the Baker Co., Sanford, Maine.)

供最大的保护。进出柜子的空气经过滤消毒，柜内的感染性物质用连接并密封在柜子上的橡胶手套处理(图4.8)。

大多数医院的临床微生物实验室使用ⅡA或ⅡB型生物安全柜。例行检查和安全柜的达标功能记录是持续质量保证计划的关键因素。在空气循环系统运行期间，保证层流柜周围有3 ft(1 ft=0.304 8 m)的开放区域对于其正确运行非常重要。这可确保感染性物质直接通过HEPA过滤器。无论何时，只要移动超过18 in(1 in=0.025 4 m)，生物安全柜都必须

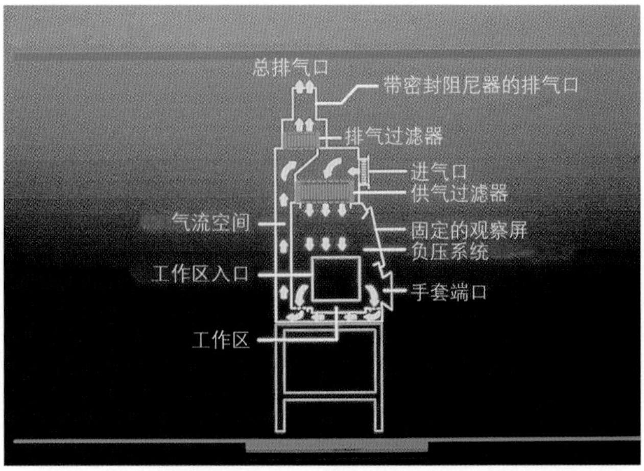

图4.8 Ⅲ级生物安全柜的示意图，箭头显示通过安全柜的气流。该安全柜是独立的，可以为实验室提供最大限度保护，避免任何气溶胶颗粒的影响。(来源：Courtesy the Baker Co., Sanford, Maine.)

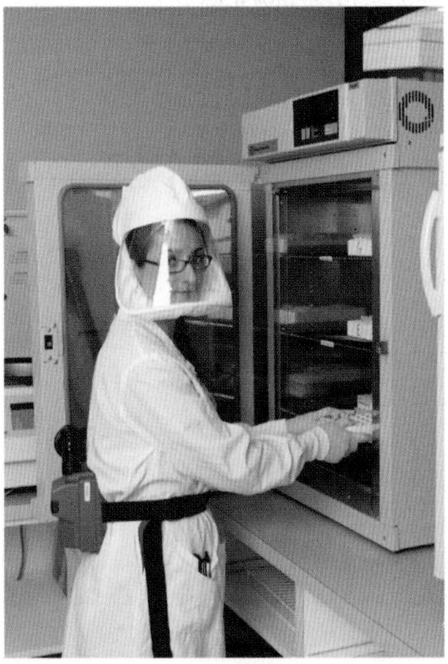

图4.9 个人防护设备。图中的微生物学家穿戴实验服、手套和带有防护罩的连接HEPA过滤器组的头罩。

先经过核验；此后每年也都必须通过检验。

个人防护设备

OSHA法规要求医疗机构为员工提供必要的**个人防护设备(personal protective equipment, PPE)**以保护其免受工作中遇到的危险(图4.9)。PPE通常包括保护工作人员免受飞沫伤害的塑料防护罩或护目镜、尖锐物品的处置容器、用于携带较小危险物品(如培养管)的托盘、手持式移液器、防水工作服、实验室外套、一次性手套、口罩、用于离心机的安全载体[尤其是用于抗酸细菌学(acid fast bacteriology, AFB)实验室的载体]和HEPA过滤呼吸器。

所有进入结核病患者房间的医护人员，包括抽血人员和清理病原微生物溢出物的工作人员，都必须使用HEPA过滤呼吸器(第78章)。所有的呼吸器都应对每个人员进行密合度测试，以确保每个人的呼吸器都能正常工作。男性必须剃掉面部毛发，以达到密合效果。根据美国国家职业安全与健康研究所(National Institute for Occupational Safety and Health, NIOSH)的

指导方针进行呼吸器评估，它是美国CDC的分支机构。N95或P100一次性口罩通常用于临床实验室，可从各制造商处获得。

微生物学家应在其制服或便服外穿上实验室外套。离开实验室前应脱掉外套。大多数与含血的液体的接触发生在手或前臂。因此，应穿带有封闭式手腕或前臂套的长袍并戴手套，这是最有益的。大多数实验室使用一次性工作服和实验服。如果实验室防护服被体液或潜在病原体污染，应将其脱掉并按生物危害废物处置。如果提供可清洗的实验服，机构应统一清洗实验室外套，不允许微生物学家自行清洗。如果实验室工作人员计划进入特殊感染风险患者所在的医院区域（如重症监护室、育婴室、手术室或进行免疫抑制治疗的区域），应采取一切预防措施，并根据所处区域在便服或制服外穿清洁或无菌的防护服。建议在某些活动中穿特殊的不透水防护服，如处理放射性物质或腐蚀性化学品时。对于正在培养分枝杆菌样本的工作人员，建议使用带前防护的外罩。除非预计有大量潜在传染性物质泄漏，否则大多数微生物实验室不需要穿不透水的实验服。

暴露后控制

所有实验室事故和潜在暴露都必须上报给主管和安全官员，他们会立即安排将相关人员送到员工健康部门或外部的职业健康医生处。立即就医是最重要的，事故调查应在员工得到妥善照顾后再进行。例如，如果是针刺伤，应识别患者并评估实验室人员获得经血液传播感染的风险。调查有助于医生确定是否需要进行预防，如暴露于乙型肝炎病毒后给予乙型肝炎病毒免疫球蛋白或乙型肝炎病毒加强免疫。医生还应讨论疾病传播给家庭成员的可能性，如在接触脑膜炎奈瑟菌感染的患者后。应进行暴露后预防，并应在间隔6周、3个月和6个月时收集额外的血清用于人类免疫缺陷病毒检测。最后，安全委员会，或者至少是实验室主任和安全官员，应审查事故，以确定是否可以防止其发生，并制订预防措施。事故调查和纠正措施应记录在事故报告中。

邮寄生物危险性材料

美国运输部、国际航空运输协会（International Air Transport Association, IATA）和国际民用航空组织（International Civil Aviation Organization, ICAO）对生物材料、危险品或感染性物质的包装和运输要求有严格监管。感染性物质现分为A类、B类和C类。A类样本是能够在健康人和动物身上引起疾病的感染性物质。B类包括不属于A类的感染性物质。只有A类病原体或样本必须作为危险品装运。如果实验室主任不确定患者是否有A类病原体的症状，则谨慎的做法是将样本作为感染性物质而不是生物物质运输。图4.10A显示了将诊断样本、临床样本或感染性物质三重包装在袋子内；图4.10B显示了将诊断样本、临床样本或感染性物质三重包装在硬质瓶子中。包装说明可在每年的IATA相关规定的第620节（危险品）中获得。所有航空和地面托运人员，如美国邮政局（US Postal Service, USPS）、美国运输部（US Department of Transportation, DOT）和联邦快递（Federal Express, FedEx）人员，都采用IATA标准。

该条例的主要特点之一是对感染性材料的正确包装和运输进行培训。运输感染性材料的每个机构，无论是医院还是医生办公室实验室（physician office laboratory, POL），都必须有经过适当培训的人员。可在承运人、包装制造商和特殊安全培训机构获得培训。**托运人**是最终负责安全和适当包装的个人（机构）。任何罚款或处罚均由托运人承担。

感染性样本或分离物应用吸收性材料包裹并放入塑料生物危害袋（称为**初级容器**）中。初级容器再放入辅助容器中，通常是防水的硬质塑料邮包。辅助容器盖上盖子并放置在外部的三级容器内，以防水并免受物理损坏（图4.10B）。外包装盒上的标签用于确认包装符合所有的标准。包装上必须贴有特定危险品标签以明确其为感染性物质。空运单或陆运单必须随附装箱单和托运人的危险品申报表。诊断或临床样本的包装方式与之类似。

托运人应注意，某些承运人对冷却剂材料（如冰、干冰或液氮）有额外的要求。由于托运人负责妥善包装，因此在特殊情况下最好与承运人核实，并在每年更新的IATA危险品条例发布时同步更新说明。IATA相关条例可在www.iata.org上查到。生物制剂的国际进口或出口需要美国CDC的许可。有关各种材料的进出口信息，请访问http://www.cdc.gov/laboratory/specimen-submission/shipping-packing.html。

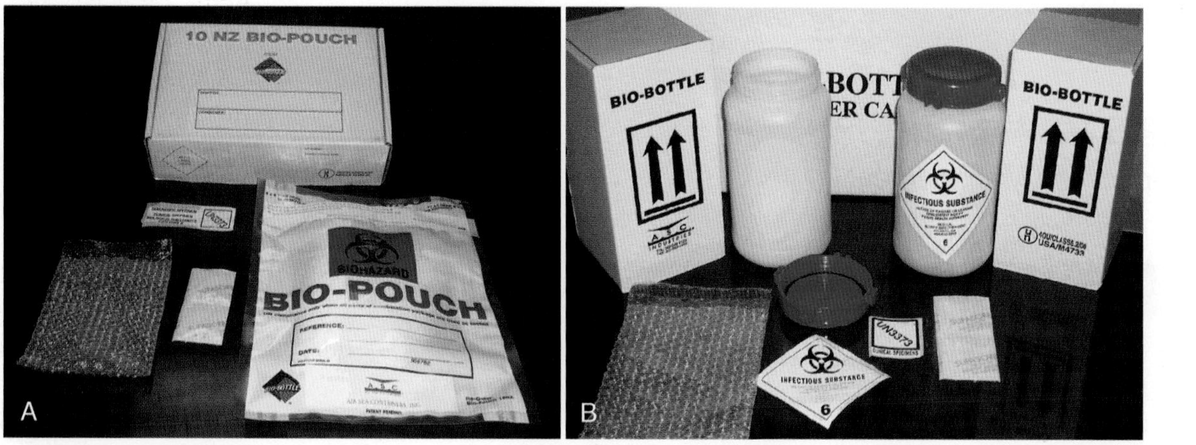

图4.10 （A）生物袋（右下角）是由低密度聚乙烯层压制成的，几乎无法弄破。（B）生物瓶是由高密度聚乙烯制成的，作为辅助容器使用。该包装用于两种类型的感染性物质。（来源：Courtesy Air Sea Containers, Miami, Florida.）

复习题

1. 消毒可以被定义为(　　)的过程

a. 去除所有形式微生物的生命　b. 通过物理手段完成　c. 清除病原体,但不清除芽孢　d. 用于活组织

2. 以下所有的因素都会影响消毒剂的使用效果,除了(　　)

a. 使用软水系统的水　b. 对含有大孔隙的表面进行消毒　c. 用来擦拭表面的布的类型　d. 温度和pH

3. 在化学卫生计划中,安全数据表必须包括(　　)

a. 设施的名称　b. 实验室主任的资历　c. 该物质的稳定性和反应性　d. 购买日期

4. 大多数实验室使用哪种类型的灭火器(　　)

a. A型　b. B型　c. C型　d. 组合式ABC型

5. 扑灭实验室内的火灾时,工作人员应确保(　　)

a. 拿到所有不能替代的东西　b. 直接对准火的核心部位　c. 关掉计算机系统　d. 启动火警警报,如果可能的话,控制并扑灭火势

6. 在实验室中接触到药剂的方式包括以下所有,除了(　　)

a. 经皮接种　b. 吸入　c. 饮水　d. 将物体放进嘴里

7. 可以使用以下所有的方法去除耐药细菌芽孢,除了(　　)

a. 121℃和15 psi下湿热　b. 焚烧　c. 132℃下湿热1 h　d. 180℃下干热3 h

8. 巴氏消毒法是用来对食品进行消毒的,除外以下(　　)目的

a. 防止杀死增加风味的微生物　b. 防止食品中的基本维生素和矿物质被破坏　c. 对食品进行彻底消毒,使其免受污染　d. 清除食品中的病原体

9. 在对被污染的表面进行消毒时,以下哪种方法可以提供最有效的消毒效果(　　)

a. 100%漂白剂10 min　b. 80%漂白剂10 min　c. 70%乙醇8 min　d. 10%漂白剂5 min

10. 工程控制包括(　　)

a. 能够清除所有危险污染物的正压空气　b. 手套、实验服和面罩　c. 在试管上使用安全帽　d. 使用生物安全柜来处理样品

11. 实验室收到一位腹部严重绞痛、血性腹泻患者的粪便培养样本,对该样本应使用以下(　　)方法进行最低限度处理

a. BSL-1级安全操作　b. BSL-2级安全操作　c. BSL-3级安全操作　d. 没有足够的信息来确定正确答案

12. 配对题:将每个术语与正确的描述配对

______标准预防措施　______灭菌

______防腐剂　______烟雾罩

______焚烧　______生物安全柜

______10%漂白剂

a. 对实验室工作台有效　b. 使用过滤系统　c. 危险化学品　d. 杀死所有形式的生命体　e. 美国疾病控制和预防中心的指导方针　f. 活体组织　g. 温度超过870℃

13. 简答题

实验室里的一台设备起火了。请描述实验室人员应采取哪些措施和步骤来减少火灾造成的经济和其他损失。

参考答案

复习题

1. c; 2. c; 3. c; 4. d; 5. d; 6. c; 7. a; 8. c; 9. d; 10. d; 11. b;
12. e,d,f,c,g,b,a
13. 实验室人员应遵循安全协议中的标准程序,包括最大限度减少对所有员工的危害和防止受伤。该起火仪器是可更换的。

第5章 · 样本管理

Specimen Management

汪小欢 · 译　鲍容 · 审校

本章目标

1. 概述从样本采集到接收过程,实验室应监测的4个关键参数,并说明每个参数对实验室结果质量的影响(例如假阴性或假阳性、样本类型不足、样品不正确)。
2. 确定样本标签是否合适,并根据患者情况确定样本量是否足够。
3. 定义并区分肉汤培养基、营养培养基、鉴别培养基和选择培养基。
4. 概述厌氧和耐氧、兼性厌氧、需氧和微嗜气(微需氧和嗜二氧化碳)微生物的氧化状态(大气条件下),并举例说明。

5. 确定样本接收的条件及样本拒收和重新采集的合理程序。
6. 列出与微生物直接和间接检测报告相关的关键参数。

微生物学家在公共卫生实验室、医院实验室、参考或独立实验室和医师办公室实验室（POL）开展工作。目前，诊断环境的变化正在改变实验室服务行业。许多卫生保健系统正在将微生物工作整合到一个实验室，这可能会增加样本从采集到处理所需的时间，从而推迟报告关键结果的时间，还会破坏样本检测流程的完整性。

一般来说，根据不同单位的服务水平和检测类型，微生物学家将执行下列一项或多项职能：

- 微生物的培养（生长）、鉴定和药物敏感性（简称药敏）试验；
- 通过显微镜直接检测感染微生物；
- 使用化学、免疫学或分子技术，直接检测感染微生物的特定产物；
- 检测患者对感染微生物产生的抗体（血清学）。

本章概述了与感染性疾病的诊断检查相关的问题，其中有许多问题都在单独的章节中进行了详细介绍。

样本采集和处理的相关概念

由于结果受样本抵达实验室时的质量和状况的影响，故样本采集和运送非常关键。样本应避免或最大限度减少微生物污染，这些微生物不参与感染过程，但能干扰病原体的生长或促进病原体的生长。还有需要特殊考虑的情况，若从已经被个体内源性或“正常”微生物群定植的黏膜上采集样本，则这些微生物通常是污染物，但也可能是机会性病原体。例如，使用呼吸机的住院患者，其咽喉部位可能定植了肺炎克雷伯菌，尽管该菌在社区获得性肺炎病例中不常见，但可以导致这部分患者发生医院获得性呼吸道感染。面对这种情况，尝试使用特殊技术绕过含有正常微生物群的区域（例如，对重症肺炎患者进行覆盖刷式支气管镜检查）可以预防许多假阳性结果。另外，在进行血培养和脊椎穿刺操作前，应仔细进行皮肤消毒，可以降低皮肤上的微生物污染样本的可能性。

正确的采集技术

尽可能在疾病的**急性期（早期）**或病毒感染的2～3 d内，以及在使用抗微生物药物、抗真菌药物或抗病毒药物之前采集样本。相比拭子样本，更推荐获得组织和针吸物样本。微生物学家应该向临床医生提供样本采集说明，列出样本采集和运送信息。护理人员和临床医生得到的信息应包括：

- 安全性考虑；
- 选择合适的解剖部位和样本类型；
- 采集说明，包括拭子或运送培养基的类型；
- 运送说明，包括时间和温度的控制；
- 标签说明，包括患者的人口统计学信息（至少两个患者标识符）；
- 特殊说明，例如患者准备情况；
- 无菌与非无菌采集装置；
- 最低质量要求和推荐样本采集量。

以上说明便于正确处理采集的样本（如尿液、痰液或粪便）。大多数尿液或粪便采集试剂盒包含多种语言的说明书，但没有什么可以替代简明的口头说明。同样，在分发采集痰液的痰杯时，微生物学家应向患者解释对着杯子吐痰（唾液）与深咳出下呼吸道分泌物（痰）间的区别。采集信息如表5.1所示。第7部分是针对各种类型样本进行的深入讨论。

样本运送

大多数样本应在采集后2 h内运送到实验室。在特殊情况下，如果未冷藏或放在特定的运送培养基中，从样本采集到实验室处理的时间间隔不应超过15 min（表5.2）。所有样本容器都应防泄漏，样本应放在可密封、防漏的塑料袋内，且塑料袋有单独的可用于文书的区域；通常使用可重新密封或永久密封的袋子。袋子应有生物危害标识（图5.1）。许多微生物易受环境的影响，如氧气（厌氧菌）、温度（脑膜炎奈瑟菌）或pH（志贺菌）。因此，使用特殊防腐剂、控制温度或用保存培养基来运送样本对于微生物的生存（存活）很重要。

样本保存

防腐剂，例如用于尿液样本的**硼酸**及用于检查虫卵和寄生虫（ova and parasite, O&P）的粪便样本的**聚乙烯醇（polyvinyl alcohol, PVA）**和**缓冲甲醛**，主要是维持适当的菌落数量（尿液）及维持滋养体和包囊（O&P）的完整性。其他运送或保存培养基可维持样本中微生物存活，但不支持其生长，而是使其处于休眠状态，使微生物不过度生长也不会全部死亡。**Stuart培养基**和**Amie培养基**是两种常见的运送培养基，有时在其中添加木炭以吸收样本中的脂肪酸。脂肪酸可能改变培养基的pH并杀死脆弱的微生物，如淋病奈瑟菌或百日咳鲍特菌等。

抗凝剂用于防止血液、骨髓和关节液等样本凝固，一旦凝结，微生物会被聚集在凝块中。抗凝剂的种类和浓度非常重要，因为有些化学物质可能会抑制微生物生长。通常使用浓度为0.025%（w/v）的**聚乙二醇磺酸（sodium polyanethol sulfonate, SPS）**，因为奈瑟菌属和一些厌氧菌对该化合物特别敏感。样本与SPS的比例也很重要，因此必须同时提供大尺寸（成人尺寸）和小尺寸（儿童尺寸）的试管，保证即便骨髓或关节液中仅少量微生物也不会被SPS掩盖。SPS也可用于血液培养采集。肝素也是一种常用的抗凝剂，尤其是在病毒培养中，尽管肝素可能会抑制革兰阳性菌和酵母菌的生长。柠檬酸盐、乙二胺四乙酸（ethylenediaminetetraacetic acid, EDTA）或其他抗凝剂不能用于微生物培养，因为它们对大多数微生物的作用尚未被阐明。微生物学家应确保每个流程的培养基都使用了合适的抗凝剂。实验室通常不应在未指定抗凝剂的情况下指定采集管的颜色（“黄顶”），因为有些采集管（如真空采血管，Becton，Dickinson and Company）的盖子虽为黄色，但使用的抗凝剂可能是SPS也可能是柠檬酸三钠/柠檬酸/葡萄糖（trisodium citrate/citric acid/dextrose, ACD），而ACD不适用于微生物培养。

样本储存

如果不能在接收后立即处理样本，则必须将其储存（表5.1）。储存条件包括：冰箱温度（4℃）、环境温度（22～25℃）、体温

表5.1　微生物样本的采集、运输、储存和处理[a]

样本	容器	患者准备	特别说明	样本运送	处理前的储存	基础培养基	厌氧培养基	直接检查	注释
脓肿（和病变、伤口、脓疱、溃疡）									
浅表部位	推荐用E-swab运送培养基，或使用Stuart或Amie培养基运送润湿的有氧拭子	用无菌生理盐水或70%乙醇擦拭	首选抽吸物或组织，沿伤口边缘将拭子深入病灶	≤2 h	24 h/RT	可选BA、CA、Mac、CNA	BBA、LKV、BBE	Gram	表面可能会被正常的微生物群污染。如果涂片显示为革兰阳性菌和革兰阴性菌混合，则增加CNA
深层部位	无氧条件转运；样品≥1 mL	用无菌生理盐水或70%乙醇擦拭	从组织壁或切除的组织中吸取样本	≤2 h	24 h/RT	BA、CA、Mac、CNA	BBA、LKV、BBE	Gram	清洗所有颗粒状物并在生理盐水中"乳化"
血液									
	血培养套装（需氧和厌氧瓶） 用70%异丙醇或氯己定消毒容器30 s	用氯己定酒精消毒静脉穿刺部位	发热时抽血；分别从左右手臂抽取2套；在24 h内不要抽取超过4套；根据患者体重抽取，成人每组≥20 mL或儿童每组1～20 mL；或按照制造商的说明	2 h/RT内	≤2 h/RT 实验室接收后必须在37℃下孵育	血培养瓶，需氧；考虑分离管真菌和其他细胞内组分	血培养瓶，厌氧	血培养瓶阳性，直接革兰染色	如果怀疑土拉弗朗西斯菌，则C或BCYE 其他考虑：布鲁菌病、兔热病、细胞壁缺陷菌病、钩端螺旋体病或AFB病；如有可能，应在使用抗菌药物之前采集血培养样本
骨髓穿刺液									
骨髓	血培养瓶或1.5 mL裂解离心管	穿刺部位行手术切口的初级治疗准备		如果在培养瓶或管中，≤24 h，RT	24 h，RT	BA、CA 如果量足够，可使用血培养瓶	BBA		用于检测布鲁菌和胞内细菌的隔离管
体液									
羊水、腹腔积液（腹膜）、胆汁、关节液（滑膜液）、心包液、胸腔积液	无菌螺旋盖管，或厌氧容器，或直接接种到血培养瓶中，或带盖注射器	采集样本前用碘酊消毒皮肤	针吸	≤15 min	<24 h/RT：用于真菌培养的心包液和其他体液 <25 h/4℃：实验室接收血培养瓶后在37℃下孵育 <24 h/4℃：用于真菌培养的心包液和其他体液	可以使用需氧和厌氧血培养瓶套装 BA、CA、thio、CNA、Mac	BBA、BBE、LKV	Gram	可能需要通过离心或过滤进行浓缩——染色和培养沉淀物
骨	无菌螺旋盖容器	手术操作前对皮肤进行消毒	从感染区域取样进行活检	立即/RT	收到后尽快接种培养	BA、CA、Mac、thio	BBA、BBE、LKV	Gram	可能需要均质化

续 表

样本	容器	患者准备	特别说明	样本运送	处理前的储存	基础培养基	厌氧培养基	直接检查	注释
脑脊液（CSF）									
	无菌螺旋盖管	采集样本前用碘酊或氯己定消毒皮肤	考虑快速检测（如革兰染色、隐球菌抗原检测）	≤15 min RT；细菌学检验切勿冷藏	<24 h/RT 可以在4℃下保存长达3 d的病毒除外	BA、CA（常规） BA、CA、Mac、thio（分流）		Gram：通过细胞离心获得最佳灵敏度（如果细胞离心不可用，也可做AO）	如果只有1管，请先进行微生物学检验以避免污染；否则，应用第2管进行检验 在分流中采集的CSF内添加thio 建议同时采集血培养
耳									
内耳	无菌螺旋盖管或无氧容器	用温和的肥皂液清洁耳道	如果鼓膜完好，用吸管吸出鼓膜后物质；使用软柄拭子从破裂的鼓膜后采集样本	≤2 h	24 h/RT	BA、CA（如果之前进行过抗菌治疗，则增加thio）	BBA	Gram	为鼓膜穿刺样本增加厌氧培养
外耳	Wound或E-swab运送培养或用Stuart或Amie培养基运送湿润的有氧拭子	用无菌生理盐水擦除痂皮	在外耳道中用力旋转拭子	≤2 h/RT	24 h/4℃	BA、CA、Mac		Gram	
眼									
结膜	直接接种到BA和Choc；或用E-swab运送培养基		双眼采样；分别使用经无菌生理盐水润湿的拭子	平板≤15 min，RT 拭子≤2 h/RT	24 h/RT	BA、CA		Gram、AO、组织学染色（如吉姆萨染色）	其他考虑：沙眼衣原体、病毒和真菌
含水的/玻璃体液	无菌螺旋盖管	针吸的眼部准备		≤15 min/RT	<24 h/RT 送到后立即接收	BA、CA		Gram/AO	其他考虑：真菌培养基；某些麻醉剂可能对某些微生物有抑制作用
角膜刮屑	床边注射10% BHI	临床医生在采集前应滴注局部麻醉剂		≤15 min/RT	<24 h/RT 实验室收到后必须在28℃（SDA）或37℃（其他条件）下孵育	10%绵羊血BHI、C、含抗生素SDA		Gram/AO 考虑到样本尺寸，使用10 mm磨砂环载玻片有助于样本定位	其他考虑：棘阿米巴属、单纯疱疹病毒和其他病毒、沙眼衣原体和真菌
异物									
IUD	无菌螺旋盖容器	取出前对皮肤进行消毒		≤15 min/RT	收到后尽快接种平板	thio			
静脉导管、针	无菌螺旋盖容器	取出前用酒精对皮肤进行消毒	不要培养Foley导管；用无菌镊子夹住静脉导管在琼脂上来回划线四次以定量培养；≥15个菌落有临床意义	≤15 min/RT	如可能，收到后尽快接种到平板上；储存<2 h/4℃	BA、thio、人工瓣膜			

续 表

样本	容器	患者准备	特别说明	样本运送	处理前的储存	基础培养基	厌氧培养基	直接检查	注释
胃肠道									
胃灌洗	无菌螺旋盖管	在凌晨，患者进食或起床前采集	胃抽吸多用于婴儿或AFB	≤15 min/RT	＜24 h/4℃ 必须在采集后1 h内用碳酸氢钠中和	BA、CA、Mac、HE、CNA、EB		Gram/AO	其他考虑：AFB
胃活检	无菌螺旋盖管和运送培养基		幽门螺杆菌快速尿素酶试验或培养	＜1 h/RT	24 h/4℃	Skirrow，BA	BBA	可选H&E染色：免疫染色	其他考虑：尿素呼气试验；抗原检测（幽门螺杆菌）
直肠拭子	拭子置于肠道运送培养基中		将拭子插入肛门括约肌1～1.5 in（1 in=0.025 4 m）；拭子上应该可见粪便	≤2 h/RT	＜24 h/RT	BA、Mac、HE、Campy、EB		亚甲蓝染色，用于检测粪便中的白细胞	可选：Mac－山梨糖醇、显色琼脂、志贺毒素检测 其他考虑：弧菌（TCBS）、小肠结肠炎耶尔森菌（CIN）、大肠埃希菌O157:H7、淋病奈瑟菌、志贺菌、弯曲杆菌、单纯疱疹病毒和B群链球菌
粪便常规培养	干净、防漏的容器；将粪便转移至肠道运送培养基（Cary－Blair保存培养基）		常规培养应包括沙门菌、志贺菌和弯曲杆菌；如有必要，指定弧菌、气单胞菌、邻单胞菌、耶尔森菌、大肠埃希菌O157:H7	在保存培养基中，＜24 h/RT 未防腐，≤1 h/RT	24 h/4℃ ＜48 h/（RT或4℃）	BA、Mac、HE、Campy、EB		亚甲蓝染色，用于检测粪便中的白细胞；可选：志贺毒素检测	可选：Mac－山梨糖醇、显色琼脂、志贺毒素检测 请参阅直肠拭子中的其他考虑 对于住院时间超过3 d且入院诊断不是腹泻的患者，不要进行常规粪便培养；这类患者应接受艰难梭菌检测
艰难梭菌	无菌、防漏容器			≤1 h，RT 1～24 h，4℃	2 d，4℃培养或核酸检测	CCFA			核酸检测比培养更敏感 在未使用泻药的情况下，患者应每24 h排出≥3次稀便或软便
大肠埃希菌O157:H7或其他产志贺毒素的血清型	无菌防漏容器，或Cary-Blair保存培养基			未防腐，≤1 h，RT 拭子运送培养基中，≤24 h，RT或4℃	未防腐，＜24 h，4℃	Mac－山梨糖醇			志贺毒素EIA和核酸检测比培养更敏感。出现症状6 d后采集的血便或稀便能提高阳性率
O&P	O&P运送容器（如10%甲醛和PVA）	门诊患者最少每隔1 d采集3次样本；住院患者应每天采集样本，采集3 d；不建议使用住院时间超过3 d的患者样本	如果患者已使用抗寄生虫药物、钡剂、铁剂、白陶土和果胶制剂、甲硝唑、氧化镁乳剂、Pepto-Bismol或四环素，则至少等待5～10 d（最多2周）	新鲜的未防腐液体样本应在30 min内进行检测；半成形样本在运送1 h内；固定剂中的样本，24 h/RT	无限期/RT			应检查新鲜液体样本中是否存在活动的微生物	

续 表

样本	容器	患者准备	特别说明	样本运送	处理前的储存	基础培养基	厌氧培养基	直接检查	注释
生殖道									
女性									
前庭大腺囊肿	无氧运输容器	采集前用碘酊消毒皮肤		≤2 h/RT	24 h/RT	BA、CA、Mac、TM、CNA	BBA、LKV、BBE	Gram	
宫颈	用Stuart或Amie培养基运送润湿拭子	采集样本前要去除黏液	不要在扩张器上使用润滑剂；如有必要，使用病毒/衣原体运送培养基；拭子深入宫颈管	≤2 h/RT	24 h/RT	BA、CA、TM		Gram	
直肠子宫陷凹积液	厌氧运输容器		提交抽吸物	<2 h/RT	24 h/RT	BA、CA、Mac、TM、CNA	BBA、LKV、BBE	Gram	
子宫内膜	厌氧运输容器		通过带鞘导管进行手术活检或经宫颈抽吸	≤2 h/RT	24 h/RT	BA、CA、Mac、TM、CNA	BBA、LKV、BBE	Gram	
孕期分泌物	无菌管或无氧运输系统		如无分泌物，用聚维酮碘皂清洗尿道周围；用水冲洗。将拭子插入尿道2～4 cm，旋转2 s	≤2 h/RT	24 h/RT	BA、CA、Mac、TM、CNA	BBA、LKV、BBE		
尿道	用Stuart或Amie培养基运送润湿拭子	在患者最后一次排尿的1 h后收集 去除尿道口渗出液	通过在耻骨联合处按摩尿道，收集分泌物，或将柔软拭子插入尿道2～4 cm并旋转拭子2 s；在患者排尿至少1 h后收集	≤2 h/RT	24 h/RT	TM		Gram	其他考虑：衣原体、支原体
阴道	用Stuart或Amie培养基运送润湿拭子	除去渗出液	擦拭分泌物和阴道黏膜 如果另需涂片，使用第二个拭子	≤2 h/RT	24 h/RT	不推荐用BA、TM培养诊断细菌性阴道疾病；如果孕妇需要阴道/直肠筛查，接种选择性B群链球菌培养基（LIM肉汤）		Gram	检查革兰染色是否提示细菌性阴道疾病，尤其是白细胞，线索细胞，指示乳酸杆菌的革兰阳性杆菌和指示动弯杆菌属的弯曲的、革兰阴性杆菌 B群链球菌富集肉汤传代至显色筛选琼脂，或用肉汤进行核酸检测

续 表

样本	容器	患者准备	特别说明	样本运送	处理前的储存	基础培养基	厌氧培养基	直接检查	注释
男性或女性生殖器病变	拭子运输		用无菌手术刀去除病变表面；用无菌棉签擦拭病灶底部	≤2 h/RT	24 h/RT				
杜克嗜血杆菌					伴万古霉素(3 μg/MI)CA			Gram	革兰染色类似“鱼群”
男性									
前列腺	用Stuart或Amie培养基运送润湿拭子，或无菌螺旋盖管	用肥皂和水清洁尿道口，并通过直肠按摩前列腺	用拭子或试管收集分泌物	拭子，≤2 h/RT；如果在试管中，则立即运送	拭子，24 h/RT；如果在管中，则立即接种至平板	BA、CA、Mac、TM、CNA	BBA、LKV、BBE	Gram	
尿道	用Stuart或Amie培养基运送润湿拭子		将柔性拭子插入尿道2～4 cm并旋转2 s或采集排出物	≤2 h/RT	24 h/RT	TM		Gram	其他考虑：衣原体、支原体
头发、指甲或皮肤刮屑(用于真菌培养)									
	干净的螺旋盖管	指甲或皮肤：用70%乙醇擦拭	头发：采集毛干完整的头发 指甲：病变区域剪下的指甲 皮肤：刮除病灶前缘皮肤	72 h/RT内	无限期/RT	SDA、IMAcg、SDAcg		CW	
呼吸道									
下呼吸道									
BAL、BB、BW或气管内抽吸物	无菌螺旋盖容器		厌氧培养仅适用于带套(保护)导管	≤2 h/RT	24 h/4℃	BA、CA、Mac、CNA	BBA、LKV(仅适用于厌氧运输受保护的支气管镜刷)	Gram和根据要求进行的其他特殊染色(如军团菌DFA、抗酸染色)	其他考虑：定量培养BAL、AFB、军团菌(BCYE)、诺卡菌、支原体、肺孢子菌、巨细胞病毒
痰	无菌螺旋盖容器	患者在采集前刷牙，然后用水漱口	让患者深咳以进行采集；样本应通过革兰染色检查是否适合培养；由于使用盐水雾化，儿童或不合作患者的导出痰可能呈水样	≤2 h/RT	<24 h/4℃	BA、CA、Mac 囊性纤维变性患者，增加BCSA/、OFPBL、甘露醇盐和IMA		Gram和根据要求进行的其他特殊染色(如军团菌DFA、抗酸染色)	其他考虑：AFB、诺卡菌、军团菌(BCYE)

续　表

样本	容器	患者准备	特别说明	样本运送	处理前的储存	基础培养基	厌氧培养基	直接检查	注释
上呼吸道									
鼻咽	用Stuart或Amie培养基运送润湿拭子		将柔性拭子通过鼻子插入后鼻咽后部并旋转5 s；百日咳鲍特菌选择性样本	无运送培养基，≤15 min,RT 使用运送培养基，≤2 h/RT	24 h/RT	BA、CA			其他考虑：为白喉棒状杆菌(胱氨酸亚碲酸钾或Loeffler培养基)、百日咳、衣原体和支原体增加特殊培养基
鼻	拭子运输		用无菌生理盐水预湿润拭子；插入鼻孔1～2 cm；对着鼻黏膜旋转	≤2 h/RT	24 h/RT	BA，用于筛选MRSA的显色琼脂			
咽(喉)	用Stuart或Amie培养基运送润湿拭子 对于化脓性链球菌和白喉棒状杆菌，带或不带硅胶的干拭子		擦拭后咽和扁桃体	≤2 h/RT	24 h/RT	BA或SSA			其他考虑：为白喉棒状杆菌(胱氨酸亚碲酸钾或Loeffler培养基)、淋病奈瑟菌和会厌(流感嗜血杆菌)增加特殊培养基
组织									
在手术或活检过程中采集	厌氧运输容器或无菌螺旋盖管	皮肤消毒	不要让样本变干；如果不带血，用无菌生理盐水润湿	≤15 min/RT	24 h/RT	BA、CA、Mac、CAN、thio	BBA、LKV、BBE	Gram	可能需要均质化
尿液									
核酸检测无效的男性和女性	商品化的无菌试管或运送培养基			未防腐，≤2 h，RT；≤24 h,4℃	制造商指定				检测衣原体和淋病奈瑟菌
清洁中段尿(CVS)	无菌螺旋盖容器 也可以使用装有各种尿液分析用化学防腐剂的容器	女性：用肥皂和水清洁会阴部位，然后用水冲洗；将阴唇分开并向马桶中排尿；排出数毫升后，采集中段尿 男性：用肥皂和水清洗阴茎，然后再用水冲洗；缩回包皮；开始向马桶中排尿；排出数毫升后，采集中段尿		防腐，≤24 h/RT 未防腐，≤1/2 h/RT	24 h/4℃	BA、Mac 可选：显色琼脂		检查脓尿，不推荐革兰染色	1∶1 000定量接种至平板；如果患者是育龄女性并有白细胞，可能是急性尿道综合征，考虑1∶100定量接种至平板

续 表

样本	容器	患者准备	特别说明	样本运送	处理前的储存	基础培养基	厌氧培养基	直接检查	注释
经直导管(里面和外面)	带硼酸防腐剂的无菌螺旋盖容器或尿液运输管	清洁尿道区域(肥皂和水)并冲洗(水)	将导管插入膀胱；允许前15 mL流出；然后采集剩余部分	未防腐，≤1/2 h/RT 防腐，≤24 h/RT	24 h/4℃	BA、Mac 可选：显色琼脂		Gram或检查脓尿	1∶100和1∶1 000定量接种至平板 不建议培养Foley导管
经耻骨上穿刺	无菌螺旋盖容器或厌氧运输容器	消毒皮肤	在耻骨联合上方，穿刺针穿过腹壁进入完整的膀胱	立即/RT	收到后尽快接种至平板	BA、Mac、CAN、thio	BBA、LKV、BBE	Gram或检查脓尿	1∶100和1∶1 000定量接种至平板

[a] 用于检测病毒、衣原体和支原体的样本通常在4℃下以适当的运送培养基运输，以使各种微生物稳定。

AFB：抗酸杆菌；AM：上午；AO：吖啶橙染色；BA：血琼脂；BAL：支气管肺泡灌洗；BB：支气管刷；BBA：布鲁菌血琼脂；BBE：拟杆菌胆汁七叶琼脂；BCSA：伯克霍尔德菌洋葱选择性琼脂；BCYE：缓冲活性炭酵母提取物琼脂；BHI：脑－心浸出液琼脂；BW：支气管冲洗；CA：巧克力琼脂；CCFA：环丝氨酸－头孢西丁－果糖琼脂；Campy：选择性弯曲杆菌琼脂；CIN：头孢磺啶－伊格拉生－新生霉素琼脂；CNA：含有黏菌素和萘啶酸的哥伦比亚琼脂；CW：卡尔科弗卢尔荧光增白剂；DFA：直接荧光抗体染色；EB：增菌肉汤；GC：淋球菌；GI：胃肠道；Gram：革兰染色；H&E：苏木精和伊红；HE：赫克顿肠溶琼脂；IMA：抑制霉菌琼脂；IMAcg：含氯霉素和庆大霉素的抑制霉菌琼脂；IUD：宫内节育器；LKV：含卡那霉素和万古霉素的血球溶解血琼脂；Mac：麦康凯琼脂；Mac-S：麦康凯－山梨糖醇；OFPBL：氧化－发酵多黏菌素B－杆菌肽－乳糖－琼脂；O&P：寄生虫和虫卵检查；PVA：聚乙烯醇；RT：室温；SDA：沙氏葡萄糖琼脂；SDAcg：含环己酰亚胺和庆大霉素的沙氏葡萄糖琼脂；SPS：聚乙二醇磺酸钠；SSA：A群链球菌选择性琼脂；thio：硫乙醇酸盐肉汤；TM：泰尔马丁琼脂。

表5.2　常用的转运培养基

培养基	描述
Amie运送培养基	用于需氧菌和厌氧菌分离培养
含活性炭的Amie运送培养基	用于需氧菌和厌氧菌分离培养；活性炭中和细菌毒素和其他抑制性物质，维持pH
厌氧运送培养基	许多商业化产品可供选择；用于厌氧菌和微需氧菌分离培养
Cary-Blair	用于肠道病原体分离培养
甲醛(5%～10%)、PVA(聚乙烯醇)、SAF(醋酸钠－甲醛)、Total-Fix、Eco-Fix	用于胃肠道寄生虫培养；有些可能适用于免疫检测
Stuart运送培养基	用于细菌分离培养
通用运送培养基	用于衣原体、支原体、脲原体和病毒分离培养

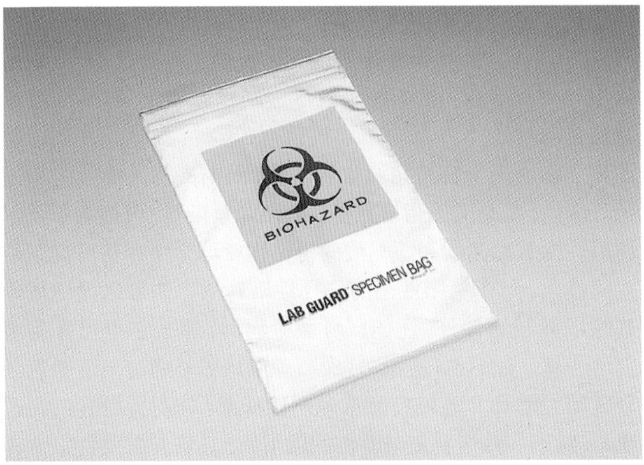

图5.1　带有生物危害标签，并有用于文书工作的独立袋和自密封的样本袋。（来源：Courtesy Allegiance Healthcare Corp., McGaw Park, IL.）

（35～37℃）和冷冻温度（−20℃或−70℃）。根据转运培养基的类型和怀疑的致病（感染性）微生物选择储存的温度。尿液、粪便、病毒样本、痰液、拭子和导管等异物应储存在4℃下。用于血清学检查的血清可在−20℃下冷冻储存1周，长期储存的组织或样本应在−70℃下冷冻。

样本标记

样本应标有患者姓名、识别号（医院或样本编号）、出生日期、采集日期和时间、来源及采集者姓名的首字母。样本标签上必须有足够的信息，以便实验室收到时可以与检测申请相匹配。

样本申请

样本（或检验）申请单是与样本一起送达实验室的。申请单通常有医生医嘱和患者的人口统计学信息（如姓名、医院编号）。如果医院信息系统是电子化的，则申请单会以电子方式传送到实验室。申请单应包含尽可能多的关于患者病史和诊断的信息，这些信息可帮助微生物学家处理样本并确定在培养基中有哪些重要的微生物。一份完整的申请单应包括：

- 患者姓名；
- 医院识别号；
- 年龄和出生日期；
- 性别；
- 采集日期和时间；
- 申请医生；
- 样本性质和来源；
- 诊断（可能是ICD-10-CM编码）；
- 目前的抗菌疗法。

样本拒收

应建立样本拒收标准，并将其分发给所有的临床工作人员。有以下任何一种情况的样本应拒收：

- 标签上的信息与申请表上的信息不符（如患者姓名或样本来源不一致）或无标签；
- 样本未在符合要求的温度下运输；
- 样本未在符合要求的环境中运输（如用于检测厌氧菌的样本在有氧环境中运输）；
- 样本量不足以进行检测（样本被认为不足量）；
- 样本泄漏；
- 样本运输时间过长，超过推荐的从采集到处理的时间，或样本未保存；
- 样本被放入对所有微生物均有杀伤作用的固定液（甲醛）中；
- 样本来自正常微生物群中有厌氧菌的部位（如阴道、口腔），且要用于厌氧培养；
- 样本失水干燥；
- 处理样本的过程会产生可疑医疗价值信息（如Foley导管尖端）。

在丢弃拒收样本之前，请先与申请检查的医生或其他人员进行沟通，特别是使用侵入性技术（如外科活检）采集到的样本，或采集新样本很困难甚至不可能再次采集的样本。若遇到这些情况，可以让样本采集和信息填写人员到实验室修改错误标签或申请单；注意，贴错标签的样本或申请单不应通过电话进行确认。另外，错误的标签必须根据实验室的标准操作程序进行改正。对于可能无法再采集的样本，例如患者正在服用抗生素、手术中采集的组织样本，则需要尽可能对不太理想的样本取得最有价值的信息，否则患者将不得不再次进行侵入性操作（如骨髓或脊髓穿刺）。对于这种情况，应在最终报告中添加相关注释，因为只有主要医疗人员才能确定结果的有效性。

样本处理

根据样本检测地点（医院、独立实验室、医师办公室实验室）及运送到实验室的方式（内部、快递或司机运送），微生物样本可能会以单独或集中检测的形式到达实验室。许多实验室可以对样本进行批量处理。实验室应在使用抗菌药物之前，立即处理手术或急诊室患者的样本，进行革兰染色或直接核酸检测。当多个样本同时到达时，实验室应优先考虑比较关键的样本，如脑脊液（CSF）、组织、血液和无菌体液，而尿液、咽喉分泌液、痰液、粪便或伤口引流样本可以暂存，以备后用。样本到达实验室后，应记录接收日期和时间。对于抗酸、病毒和真菌样本，一般需要分批处理。当有多个检测项目申请但样本量不足以完成所有检测时，微生物学家应致电临床医生以安排检测的优先顺序。实验室工作人员与医生或护士联系时，应记录协商的信息，便于后续跟进检测流程或结果。

样本外观检查

收到样本时应该先进行外观检查。取带有血液或黏液的样本部分进行培养和直接镜检。粪便样本应检查是否含有钡（即白陶土色），以免妨碍虫卵和寄生虫（O&P）检查。同时还要以手写或电子备注方式注明样本的状态（如血性、混浊、凝块），以便多人处理时可以查阅外观检查的结果。

显微镜检查

所有合适的样本都应该进行涂片和**直接显微镜检查**。显微镜检查主要有以下目的：首先，显微镜检查可以评估样本的质量。例如，观察痰液中的白细胞或鳞状上皮细胞数，可以排除不合格的唾液样本。其次，微生物学家和临床医生可以通过显微镜检查得到潜在致病病原体的早期迹象（例如，在渗出液样本中观察到4+的成簇排列的革兰阳性球菌）。再次，显微镜观察涂片结合培养结果能够指导样本的进一步处理。例如，在革兰染色涂片中看到三种不同的**形态类型**，但仅两种在培养中生长，这提示第三种微生物可能是厌氧菌。而如果培养发现有超过三种微生物，但在革兰染色中不可见，则表明可能存在污染。革兰染色样本通常也带有细胞和组织碎片。出现在白细胞表面的微生物实际可能是被摄入而不再存活或无法生长的微生物。革兰染色和样本培养结果必须与样本类型紧密关联，以确保向临床医生提供准确的信息。

直接显微镜检查一般不适用于富含正常微生物群的样本，如来自喉或鼻咽的样本及粪便样本，但可用于其他来源的样本。

细菌学中最常见的染色是革兰染色，它有助于观察样本中存在的杆菌、球菌、白细胞、红细胞或鳞状上皮细胞。最常见的真菌染色剂是氢氧化钾（KOH）、高碘酸希夫（PAS）、Grocott六亚甲基四胺银（GMS）和荧光增白剂。最常见的抗酸染色是由齐-内抗酸染色（热染法）发展的改良冷染法。第6章将对显微镜在临床诊断中的应用进行更详细的介绍。

培养基的选择

培养基主要分为以下几种。首先是**营养培养基**，如血琼脂平板。营养培养基是非选择性的，可以支持大多数非苛氧菌生长。也可以根据培养基上一些明显的生长特征来区分微生物。血琼脂被认为是营养培养基和鉴别培养基，可根据微生物的α、β或γ溶血特征进行鉴别（图5.2）。**选择性培养基**通过向特定培养基中添加抗菌剂、染料、乙醇或其他抑制性化学物质来支持特定微生物生长，而不支持其他微生物生长。例如，麦康凯琼脂培养基含有结晶紫染料，可抑制革兰阳性菌。含有黏菌素和萘啶酸的哥伦比亚琼脂培养基可抑制革兰阴性菌，是革兰阳性菌的选择性培养基。如果选择性培养基除了抑制活性外，还能区分微生物群，那么它也可作为鉴别培养基。如图5.3所示，麦康凯琼脂培养基通过菌落颜色区分乳糖发酵和非乳糖发酵革兰阴性杆菌（分别为粉红色和透明）。对于一些需要复杂营养的微生物，其培养需要特定营养或环境条件。巧克力琼脂培养基是一种**富集培养基**，常规用于促进需要复杂营养微生物（如嗜血杆菌）的生长。对于接受抗菌治疗患者的无菌体液、组织或深部脓肿样本，使用**营养肉汤**（也称为补充或增菌肉汤）培养基与固体琼脂培养基一起接种，可能检测到少量的微生物，这有利于检测需氧培养物中的厌氧菌和可能被先前或同时进行的抗菌治疗所破坏的微生物。硫乙醇酸盐（thioglycollate, thio）肉汤、脑-心浸出液

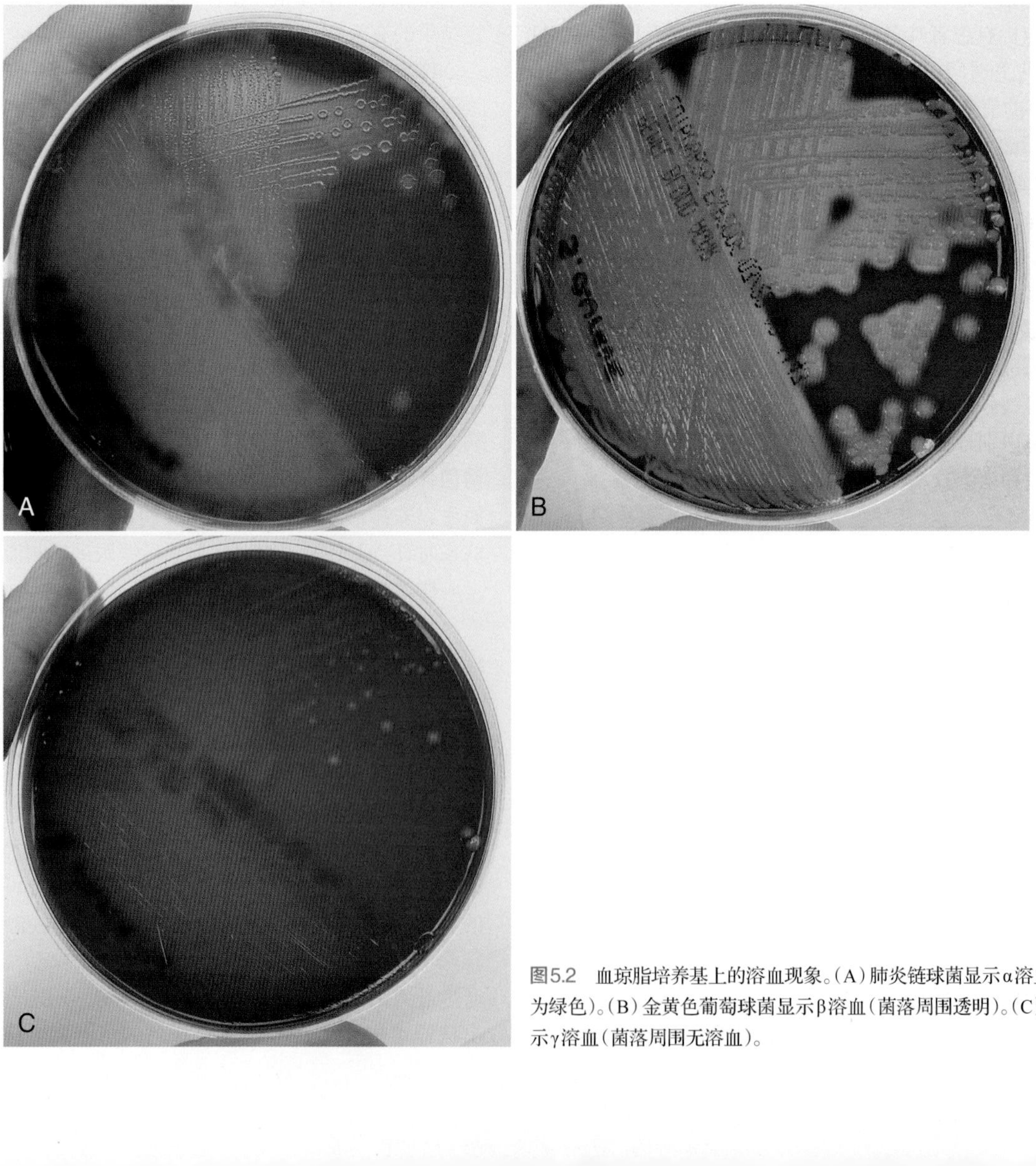

图5.2 血琼脂培养基上的溶血现象。（A）肺炎链球菌显示α溶血（菌落周围为绿色）。（B）金黄色葡萄球菌显示β溶血（菌落周围透明）。（C）粪肠球菌显示γ溶血（菌落周围无溶血）。

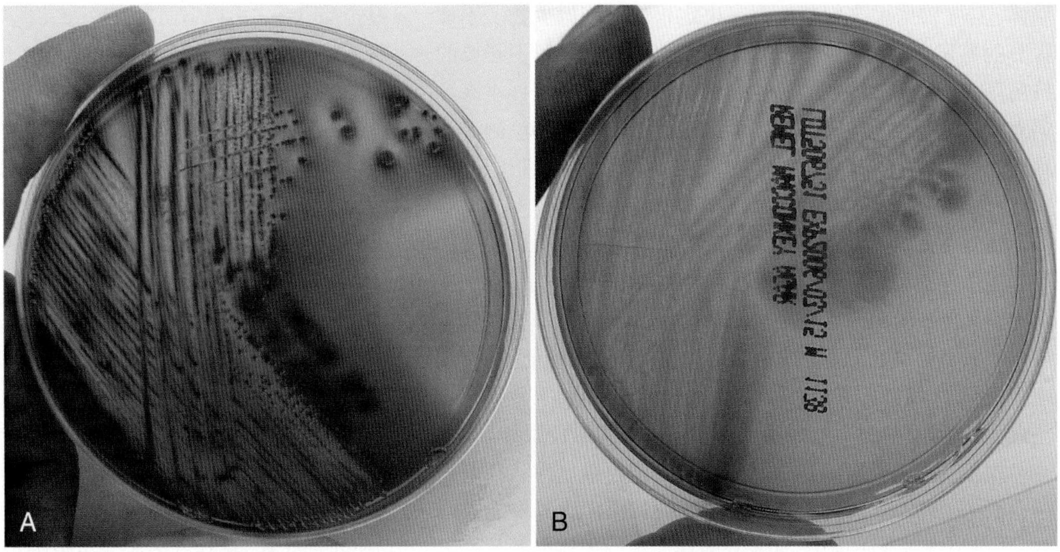

图5.3 麦康凯琼脂培养基。(A)大肠埃希菌,乳糖发酵菌。(B)铜绿假单胞菌,非乳糖发酵菌。

肉汤(brain-heart infusion broth, BHIB)和胰蛋白酶大豆肉汤(tryptic soy broth, TSB)是常见的营养肉汤培养基。

对于特定感染部位,根据最有可能参与疾病过程的微生物来确定培养基的种类。例如,在确定脑脊液样本需要接种的培养基时,可以考虑最可能引起脑膜炎的病原体(肺炎链球菌、流感嗜血杆菌、脑膜炎奈瑟菌、大肠埃希菌、B组溶血性链球菌),并选择支持这些病原体生长的培养基(至少是血琼脂和巧克力琼脂)。同样,如果样本源于可能被正常微生物群污染的部位,如肛瘘(肛门附近皮肤表面的开口,可能与直肠相通),实验室人员可能会添加选择性培养基,如CNA,以抑制革兰阴性菌并允许革兰阳性菌和酵母菌生长。

另外,显色琼脂培养基可用于培养细菌或酵母菌中产生有色菌落的各种特定种属微生物。这些培养基通常用于筛选样本中的病原体,如耐甲氧西林金黄色葡萄球菌(methicillin-resistant *Staphylococcus aureus*, MRSA)、耐万古霉素肠球菌(vancomycin-resistant enterococci, VRE)和念珠菌属等。

样本处理所需的基础接种培养基和直接检查见表5.1。在进行革兰染色涂片前,应先将拭子上采集到的样品接种到抑制性最低的培养基中,然后再接种到其他培养基。第7章中关于细菌培养的内容再次强调了选择和使用细菌培养基的策略。

样本的准备

大多数样本在进行培养基接种之前需要进行预处理,包括**均质化**、磨碎骨骼或切碎组织;通过离心或滤出大量无菌液体以进行浓缩,如腹腔(腹膜)或胸腔(肺)积液;或净化呼吸道样本,如用于检测军团菌或分枝杆菌的样本。传统的纤维拭子样本有一个内垫芯,可以捕获微生物,并且可以在0.5～1 mL生理盐水或肉汤中涡旋(混合)10～20 s,以从纤维上去除物质。植绒棉签不含垫芯,纤维以离子方式与细胞表面的负电荷结合(Copan Diagnostics, Murrieta, CA)。一些拭子用于液体培养基;在接种培养基和制备涂片之前,可先将样本在容器中涡旋混匀。

固体培养基的接种

固体培养基的接种方法包括稀释、**定量**或**半定量**接种。尿液和组织样本进行定量接种,其他样本一般是半定量接种。通常使用1∶100或1∶1 000接种环进行定量接种。在接种板上进行四区划线半定量接种。还有自动化的培养基接种仪器。第7章图7.9中提供了在固体培养基上划线的详细方法。半定量又称**分离划线**,因为随着划线,样本中的微生物被连续稀释,直到最终形成单个菌落。如果第四区有生长,则存在的微生物数量可被评为4+(许多,大量生长);如果第三区有生长,则为3+(中等生长);如果第二区有生长,则为2+(很少或轻度生长);如果第一区有生长,则为1+(极少)。这可以为临床医生提供样本中不同微生物的相对数量,半定量信息在一定程度上可指导治疗。

培养条件

根据所要检测的目标微生物种类,接种培养基将在不同温度和环境条件下进行培养。例如,真菌培养温度为25～30℃,大多数细菌、病毒和抗酸杆菌为35～37℃。也有许多不同的环境培养条件。**需氧菌**在空气中生长,空气中含有21%的氧气(O_2)和少量(0.03%)的二氧化碳(CO_2)。厌氧菌通常不能在氧气存在的情况下生长,厌氧菌培养瓶、培养袋或培养箱内气体由5%～10%的氢气(H_2)、5%～10%的二氧化碳、80%～90%的氮气(N_2)和0%的氧气组成。**耐氧微生物**是不利用氧气但不会被少量氧气杀死的厌氧菌。**微嗜气微生物**是指嗜二氧化碳和微需氧微生物。嗜二氧化碳细菌,如流感嗜血杆菌和淋病奈瑟菌,需要在更高浓度(5%～10%)二氧化碳和约15%氧气中培养,可以通过烛罐(3% CO_2)或二氧化碳培养箱(室或袋)来实现。**微需氧菌**(空肠弯曲菌、幽门螺杆菌)在较低浓度(5%～10%)氧气和较高浓度(8%～10%)二氧化碳条件下生长,这种环境也可以在专门设计的培养室(瓶或袋)中实现。厌氧和微需氧环境都可以使用自动微处理器控制系统(例如Advanced Axonomat),以创建特定微生物生长所需的气体环境(Advanced Instruments, Norwood, MA)。更详细的相关信息参见第40章。

样本检查

微生物学家最重要的职责之一是判断哪些样本检查具有临床相关性。要鉴别**定植(正常)微生物群**和潜在致病性病原体，需要根据很多判断依据来决定报告哪些微生物。不加区分的鉴定、药敏试验和报告正常微生物群会导致不必要的抗菌药物使用和潜在的耐药微生物出现。由于不同样本来源的致病性微生物各异，微生物学家应该熟知不同部位的潜在致病性微生物。第7部分内容包含对这些问题的详细讨论。

必要的鉴定程度

随着医疗服务的不断变化，微生物学家面临的最大挑战是掌握培养鉴定的程度。尽管在大多数临床实验室中，在一些情况下会使用快捷的鉴定程序，但微生物学家仍然非常依赖于最终的微生物鉴定。主动应用微生物生长环境的特征，并合理地使用便捷、精准的方法，将降低微生物检测成本，有效提高效益，也便于实验室的工作管理，同时为患者提供最佳服务。

如果从血培养分离的微生物最终鉴定出败血梭状芽孢杆菌，将提醒临床医生患者有恶性肿瘤或其他疾病的可能。同时，在单纯性尿路感染中，如果在麦康凯琼脂固体培养基上出现发酵乳糖、具有胆盐沉淀环的菌落，且形态为革兰阴性杆菌、吲哚试验阳性，则可推测鉴定为大肠埃希菌。总的来说，培养结果应始终与疑似诊断相对应。同时也应鼓励临床医生向微生物学家提供尽可能详细的信息（如最近的旅行史、宠物接触史、X线检查结果），以便微生物学家根据这些信息来解释培养结果并制订合理的检测策略。

实验室结果报告

本着用专业知识对患者负责的态度，微生物学家必须将实验结果报告给负责治疗患者的医护人员。这项任务并不像看起来那么容易，一项研究很好地说明了这一点。在该研究中，医生被问及是否会根据两份单独的实验室报告来治疗喉咙疼痛的患者：一份报告为“大量A群链球菌”，另一份报告为“少量A群链球菌”。尽管在有症状的个体中，不论多少数量的A群链球菌（化脓性链球菌）都被认为是有意义的，但医生都会参考大量微生物而不是少量微生物的报告来治疗患者。因此，尽管在两种情况下都分离出了病原体（A群链球菌），但报告中的一个词（多或少）就会对患者的治疗方式产生影响。

在与医生沟通时，微生物学家应避免使用专业术语或缩写来提供具有明确结论的报告，以防医生混淆和误解；不应认为临床医生完全熟悉实验室操作或最新的微生物分类。因此，微生物学家应适当地使用解释性陈述，与检查结果一起写在书面报告中。例如，从洁净的排泄方法收集的中段尿液样本中分离出3种以上的微生物时，增加诸如“样本在收集时受到污染”之类的描述。

实验室工作人员应及时向医生提供相关信息，如新检测方法的详细流程、微生物命名变化及常见分离微生物的抗菌药物敏感性变化。其中，抗菌药物敏感性信息对临床医生选择经验性治疗药物非常有价值，这些内容在第11章中有更详细的讨论。**经验性治疗**是医生基于对最有可能引起患者临床症状的致病性微生物的准确判断，选择已知的在特定医院或地区范围内对该微生物有效的抗菌药物。经验性治疗是在培养结果报告之前，按照直接检测（如革兰染色或核酸检测）结果开始治疗。在危及生命的情况下，经验性治疗可能对患者的健康至关重要。

微生物学家应及时将阳性结果报告给临床医生，所有的口头报告都应在之后以书面形式确认结果。检测结果应在**实验室信息系统**（**laboratory information system, LIS**）中以电子方式生成。

危急值

部分**重要结果**必须立即报告给临床医生。每个临床微生物实验室都应与相关医务人员协商，准备一份危急值清单。常见的危急值如下：

- 血培养阳性；
- 脊髓革兰染色或培养阳性；
- 手术伤口中的化脓性链球菌（A群链球菌）；
- 革兰染色提示气性坏疽（大棚车状革兰阳性杆菌）；
- 血涂片疟原虫阳性；
- 隐球菌抗原检测阳性；
- 抗酸染色阳性；
- 检测到特定病原体（例如布鲁菌）或其他重要病原体（例如军团菌、耐万古霉素金黄色葡萄球菌，或者该实验室和感染控制政策概述的其他耐药微生物）。

优化结果报告：计算机化

实验室使用LIS或实验室信息系统处理信息。许多LIS又与**医院信息系统**（**hospital information system, HIS**）连接。在HIS和LIS间，涉及医嘱和实验室检验报告的大多数功能都可以通过电子化方式处理。可以使用和超市常用类型相同的条形码进行检查申请、患者识别和样本识别处理。LIS还负责检测结果报告和检测结果监督验证、存储质控数据、检测结果查询，并通过存储阳性、阴性和不合格等样本的数量来协助检测报告的管理。LIS能够与微生物仪器进行（通信）连接，以便自动下载（传输）和存储有关阳性培养微生物或药敏结果的数据。然后可以每月检索单个微生物的**抗菌谱**（模式），以便研究全医院的易感模式，了解耐药微生物的出现或其他流行病学信息。LIS可以与打印机或电子传真机连接，也可以通过智能手机或平板电脑进行访问，以便快速、轻松地报告和检索信息，进一步提高患者护理质量。

复习题

1. 以下都是鉴别培养基，除了（　　）

   a. 血琼脂　b. 巧克力琼脂　c. 麦康凯琼脂　d. 伊红亚甲蓝琼脂

2. 选择性培养基（　　）

   a. 可以鉴别微生物　b. 允许所有微生物生长　c. 用于难以生长的微生物　d. 含有染料或抗生素，以抑制某些微生物的生长

3. 上午8:00采集尿样，护士将样本贴上标签，放置在试管站旁，待送实验室检测。样本在同一天下午1:00送到实验室进行培养。微生物学家应该（　　）

   a. 建立常规细菌学培养　b. 建立常规细菌学培养并注意时间　c. 拒绝接收样本　d. 致电护士，解释样本被拒绝的原因并要求提供新样本

4. 淋病奈瑟菌是嗜二氧化碳微生物，需要（ ）

a. 5%～10% CO_2，15% O_2 b. 5%～10% H_2，0% O_2 c. 0.3% CO_2，21% O_2 d. 8%～10% CO_2，5%～10% O_2

5. 样本可能包括以下几种，除了（ ）

a. 痰 b. 组织活检 c. 真空针 d. 直肠拭子

6. 富集培养基用于（ ）

a. 通过提供多余的营养来缩短孵育时间 b. 抑制正常微生物群以允许病原体生长 c. 检测少量厌氧菌 d. 促进难以生长的和致病微生物的生长

7. 实验室收到了3 h前在手术中从胰腺囊肿里收集的组织活检样本，它用纱布垫运送，浸在生理盐水中，并放置在生物危害袋中。微生物学家应该（ ）

a. 在接种血琼脂、麦康凯琼脂和巧克力琼脂后，接收组织样本 b. 完成革兰染色并确定样本是否可被接收 c. 在实验室信息系统中拒绝样本并取消检验 d. 接收样本并在LIS中记录有关运送的信息

8. 实验室收到血培养样本并直接放入培养箱。在18 h时，培养物显示出阳性生长。技术人员完成了革兰染色，并接种了一些培养物以进行孵育和鉴定。请指出该过程中不符合规范的操作或下一步操作（ ）

a. 技术人员必须等待至少18 h，直到微生物在琼脂平板上生长并鉴别 b. 在完成革兰染色结果后，技术人员未立即致电医生或护士 c. 技术人员正确完成了该过程 d. 技术人员必须将血培养瓶放回培养系统，直到琼脂平板上有生长迹象

9. 是非题

______ 营养培养基支持所有微生物的生长。

______ 申请单应包括患者姓名、医院编号、出生日期、样本来源和采集日期/时间。

______ 在微生物实验室中，EDTA通常用于采集血液样本。

______ 大多数微生物样本应在采集后2 h内被接收。

______ 血清样品可以冷冻保存长达1周。

10. 配对题：将每个术语与正确的描述配对。

______ SPS	______ 需氧的
______ 环境温度	______ 富集
______ 空肠弯曲菌	______ 幽门螺杆菌
______ 巧克力琼脂	______ 兼性厌氧菌
______ 危急值	______ 血琼脂

a. 选择性的 b. 脑脊液阳性 c. 鉴别的 d. 血培养系统 e. 需要氧气 f. 微需氧 g. 革兰阴性肉汤 h. 有或无氧气 i. 室温 j. 难以生长的微生物

11. 简答题

请解释为什么通常不对喉、鼻咽或粪便样本进行直接革兰染色。

参考答案

复习题

1. b; 2. d; 3. d; 4. a; 5. c; 6. d; 7. d; 8. b; 9. ×，√，×，√，√; 10. d，e，i，g，a，f，j，h，b，c

11. 通常不会对来自喉、鼻咽或粪便的样本直接进行革兰染色，因为上述来源的样本存在大量正常微生物群。由于污染细菌的数量较多，通过革兰染色来识别致病性病原体将会很困难，或可能产生误导。

第2篇·感染性疾病的诊断方法

APPROACHES TO DIAGNOSIS OF INFECTIOUS DISEASES

第6章·显微镜检查的作用

Role of Microscopy

王苏珍·译　鲍容·审校

本章目标

1. 阐述显微镜检查在病原体，包括细菌、真菌、病毒和寄生虫鉴定中的作用。
2. 列举临床实验室中可用于诊断评估的四种主要显微镜技术，阐述其基本原理，并列出每种技术的临床应用。
3. 定义光学显微镜的三个主要原理：放大率、分辨率和对比度。
4. 列出用于细菌可视化的染色技术，包括革兰染色、金杨染色、齐-内染色、钙荧光白染色、吖啶橙染色和金胺罗丹明染色；阐述每种染色的化学原理和局限性，并提供对应的临床应用示例。
5. 阐述显微镜下荧光染料的化学原理，并列出临床实验室中的两个示例。
6. 描述科勒照明的目的和方法。

感染性疾病实验室诊断的基本流程为：

1. 直接检查患者样本是否存在微生物；

2. 生长和培养或核酸直接检测样本中的病原体；

3. 对培养的微生物进行分析鉴定，通过直接检测技术和其他相关特征，如微生物对抗菌药物的敏感性，来确认鉴定结果。

对于一些感染性病原体，该流程还可包括检测患者对病原体的免疫反应。

尽管在临床样本中可以直接检测核酸，但显微镜在临床实验室中仍然很有用。直接核酸检测不能提供的信息包括样本中正常微生物群与病原体的相对数量、患者是否被定植或感染。此外，即使微生物在患者体内不再存活，直接核酸分子检测仍可持续阳性。最后，直接核酸分子检测不能提供与样本质量相关的任何信息，尽管该方法能够检测一些抗菌药物耐药标记，但不能预测抗菌药物敏感性模式。在临床实验室中，显微镜检查仍然是一种重要的、高度复杂的诊断技术。

显微镜常用于直接检测临床样本中的微生物及检测培养物中生长的微生物特征（框6.1）。**显微镜检查**是使用显微镜放大（即视觉放大）肉眼无法看到的极小物体，以使其特征易于观察。由于大多数感染性微生物无法用肉眼检测，显微镜检查在实验室中起着关键作用。显微镜和显微方法各不相同。主要用于诊断微生物学的显微镜包括明场（光学）显微镜、相差显微镜、荧光显微镜和暗视野显微镜。

框6.1　显微镜检查在诊断微生物学中的应用

- 患者样本直接可视化，以快速初步鉴定微生物
- 患者样本直接可视化，以快速最终鉴定某些微生物
- 检测同一样本中存在的不同微生物
- 检测实验室中不易培养的微生物
- 评估患者样本是否存在指示炎症（即吞噬细胞）或污染（即鳞状上皮细胞）的细胞
- 确定微生物的临床意义；通过光学显微镜观察时，污染的细菌通常在患者样本中不会有足够多的数量（$\times 10^5$/mL）
- 获取关于哪些微生物可能会生长的培养前信息，以便使用合适的培养方法或直接检测方法
- 确定应用哪些操作和方法来鉴定和鉴别培养的微生物
- 用于异常或意外的实验室检测结果的一种研究方法

处理患者样本的方法取决于样本类型和来源部位（第7部分）。无论采用何种方法，通常会保留部分样本用于显微镜检查。应用于样本的特定着色剂或染料，结合特定的显微方法，可以快速、相对低价且高效地检测病原体。在检测实验室培养到的微生物特征方面，显微镜也起着关键作用（有关细菌培养的更多信息，请参见第7章）。

待检测、鉴定和描述特征的微生物类型决定了最适合的显微镜类型。表6.1概括了显微镜的基本类型及各自对四种主要感染性微生物的检测效能。**明场显微镜**（也称为光学显微镜）在临床微生物实验室中有着最广泛的用途和应用。**荧光显微镜**已用于特异性检测感染性微生物。在某些情况下，荧光显微镜已被直接核酸检测这种高灵敏度的方法所取代。**暗视野显微镜**和**电子显微镜**在临床实验室不常见，主要用于参考或研究用途。由于技术的进步，所有类型的显微镜都可以使用虚拟或数字成像的技术来获取和传输图像。每种显微

方法可以检测到或识别的微生物也有赖用于突出微生物及其关键特征的方法。通常使用各种染料或着色剂来突出特征。

表6.1 微生物诊断使用的显微镜

微生物分组	明场显微镜	数字显微镜	荧光显微镜	相差显微镜	暗视野显微镜
细菌	+	+	+	+	±
真菌	+	+	+	+	−
寄生虫	+	+	+	+	−
病毒	−	+	+	−	−

+：常用；±：使用有限；−：很少使用。

明场（光学）显微镜

明场显微镜原理

对于明场（光学）显微镜而言，可见光通过样本，然后通过一系列透镜折射光线，放大样本中存在的微生物（图6.1）。获得的总放大率是所用透镜的放大率的乘积。

放大率

在大多数光学显微镜中，离样本最近的物镜将物体放大100×，离眼睛最近的目镜将物体放大10×。将两个透镜结合使用（**总放大率**），通过目镜观察时，样本中的微生物被放大至其实际大小的1 000×。使用10×、20×和40×等较低放大倍数的物镜，可分别提供100×、200×和400×的总放大率。放大1 000×可以看到真菌、大多数寄生虫和大多数细菌，但不足以观察需要放大十万倍及以上的病毒（见本章“电子显微镜”）。

分辨率

为了使视觉效果最优，除**放大率**外，还必须考虑其他因素。分辨率，即被放大物体的细节保留程度，也很重要。没有分辨率，一切物体都会被放大成无法分辨的模糊图像。因此，**分辨率水平**，即放大后仍能使两个物体相互区分的最近间距，是非常重要的。光显微镜的分辨率水平能使细菌细胞之间相互区分，但通常不能检测细菌的内部或外部结构。

为了达到1 000×放大所需的分辨率水平，光学显微镜必须结合使用油浸法。浸油具有特定的光学和黏度特性，被设计用于显微镜检查。**浸油**可填充物镜和载有样本的玻片之间的空间。当光从一种折射率的材料传递到另一种不同折射率的物质时，如从玻璃到空气，光线会弯折。不同波长的光以不同的角度弯曲，形成不太清晰的、失真的图像。在物镜和盖玻片或载玻片之间填充折射率与玻璃相同的浸油，可以减少显微镜检查过程中光线必须通过的折射面数量。浸油可以防止光线在穿过样品后分散和改变波长，从而提高分辨率。一种特殊的物镜，即**油浸透镜**，被设计用于需添加浸油的显微镜检查；这种透镜在光学显微镜上可将图像放大100×。

较低放大率（100×、400×）的透镜可用于定位显微镜载玻片上样本的特定区域，或用于观察真菌和寄生虫等微生物。目镜和油浸透镜组合所提供的1 000×放大是检测细菌和观察其表征所必需的最理想透镜。

对比度

光学显微镜的第三个关键参数是**对比度**，这是使物体从背景中突显所必需的。由于微生物的微观大小和高含水量，其基本上是透明的，因此在患者样本的背景物质和碎片中很难检测到。在对培养基中生长的微生物进行显微镜检查时，也同样存在缺乏对比度的问题。提高对比度最常见的方法是通过染色技术来实现的。染色技术突出了微生物，使其能够彼此区分，并与背景物质和碎片区别开。在不染色的情况下，提高对比度的最简单方法是减小显微镜孔径光阑的直径，以牺牲分辨率为代价增加对比度。设置明场显微镜的操作有特定流程，称为设置科勒照明（操作程序6.1）。设置恰当的显微镜应显示清晰的图像、照明均匀、无眩光。

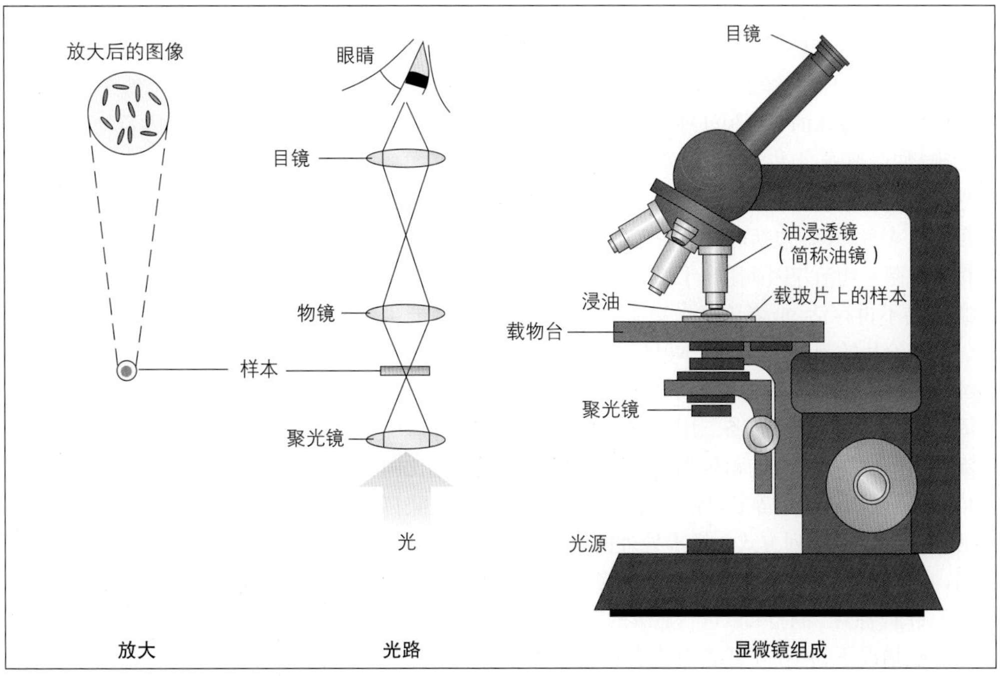

图6.1 明场（光学）显微镜原理示意图。（来源：Modified from Atlas RM. *Principles of Microbiology*. St. Louis: Mosby; 2006.）

操作程序6.1
科勒照明

［目的］ 科勒照明旨在为使用显微镜观察图像提供最大照度和分辨率。

［原理］ 从显微镜底座朝聚光器投射一条光路。聚光器过滤光线，去除长波。较短波长的光通过聚光器以提高分辨率。当聚光器摆放在合适位置时，光线将聚焦在样本上。科勒照明是用于正确定位聚光器的方法，能使光线穿过样本并聚焦。

［方法］

1. 打开显微镜，调整光源，使其约为最大光强度的50%。
2. 将有样本的显微镜载玻片放在载物台上，并用压片夹将其固定。
3. 调整目镜以获得舒适感，并正确对齐瞳孔间距。
4. 使用10× 物镜时总放大率为100×，聚焦于样本。
5. 调整每个目镜。闭上右眼，用细准焦螺旋调节图像，以聚焦左侧目镜。闭上左眼，使用右目镜上的屈光度调节环调整右眼的焦点。
6. 关闭视场光阑和聚光器孔，可见一个小光圈。
7. 如果看不到光，逐步打开视场光阑，直到出现光圈。
8. 根据需要调整聚光器对中螺钉，使光线进入视野中心。
9. 调整聚光器聚焦旋钮，直到光线成为边缘清晰的圆形。
10. 取下目镜，从圆筒向下看，在暗部的中心应可见一个光圈。
11. 逐步打开光阑，直到光圈占据整个视野的3/4。
12. 将目镜放回圆筒中，并记录下10× 物镜的聚光器光阑设置数据。

直接和间接涂片

染色法可以直接应用于患者样本，也可以用于由培养基上生长的微生物制备的样本。**直接涂片**是对实验室接收的原始临床样本进行操作的一种预处理方法，提供了识别样本中存在的细胞（如白细胞、上皮细胞和主要的微生物类型）数量和类型的途径。有时直接涂片中可看到微生物，但培养基上未生长。这可能有多种原因，包括可能存在生长缓慢的微生物、患者正在接受抗菌药物治疗因而阻碍了微生物生长，样本处理不当导致微生物不再存活，或者该微生物需要特殊的培养基才能生长。**间接涂片**的制备指原始样本已接种培养，涂片中的微生物经纯化或在人工培养基上培养后获得。间接涂片可使用固体、半固体培养基或肉汤来制备。用固体培养基制备涂片时，应确保涂片不要过厚。此外，肉汤制备的涂片不应被稀释。相比固体培养基，使用液体培养基可使涂片更清晰，更准确地反映自然的细胞形态和排列方式。样本处理的细节将在第7部分中给出，在大多数情况下，制备样本时应将部分样本涂在干净的玻片上（即"涂片"制备），以进行后续的显微镜评估。

一般情况下，用拭子或含有患者物质的物品直接进行涂片，或用移液管将液体样本吸到载玻片上（图6.2）。将要染色的材料滴（液体样本）、滚动（用棉签挑取）或涂抹（用接种环挑取）在干净、干燥的玻片表面。为防止污染培养基，一旦拭子接触过未消毒的玻片表面，就不应用于随后的培养基接种。

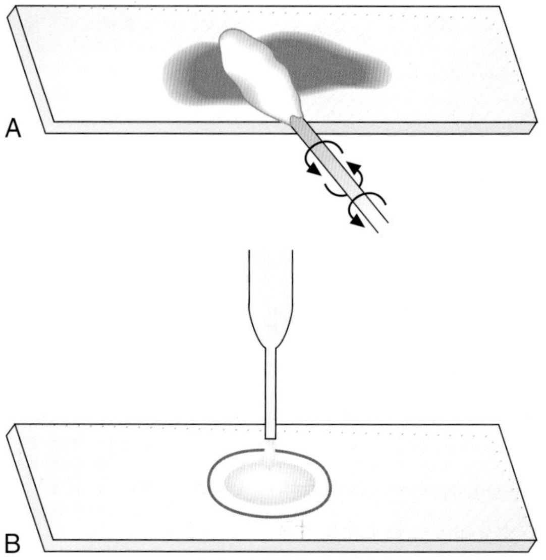

图6.2 患者样本涂片制备示意图：拭子滚动涂片（A）和移液管吸取沉淀涂片（B）。

对于培养出的微生物或者间接涂片，可以使用无菌接种环或接种针将少量微生物从固体培养基转移到载玻片表面。使微生物在载玻片上的一滴无菌水或生理盐水中悬浮。生长物的量较少时，即使是一滴生理盐水也可能会看不到微生物，可以使用无菌的木质涂抹棒接触微生物，然后将其直接在玻片上摩擦，使涂布区域很容易被看到。把待染色玻片上的样本风干，并将其放置在玻片加热器（60℃）上至少10 min或用95%甲醇浸泡1 min，使样本附着在玻片上。涂片在热固定前应完全风干，以防止染色前细胞变形。为了检测在液体培养基中生长的微生物，可从肉汤培养物中吸取样本放在载玻片上，风干、固定后再染色。

挤压或**压碎的预处理方式**可用于组织、骨髓穿刺或其他穿刺样本。吸出物可置于抗凝剂乙二胺四乙酸（EDTA）管中，并颠倒几次以混合内容物。这样可以防止吸出物有凝块。制备涂片时，将一滴吸出物放到载玻片上，然后将第二张玻片轻轻放在上面；两个玻片压在一起，可以压碎所有小颗粒物质。然后，在染色前，将这两张玻片以水平方式轻轻滑动拉开、风干。

使用**细胞离心机**或富集无菌体液样本，如脑脊液（CSF），提高了含有少量微生物样本的细胞检测水平。在细胞离心机中，液体压力使液体远离沉淀，然后沉淀物被收集在吸收材料上，在显微镜载玻片的中心保留下微颗粒样本和细胞碎片；随后可对载玻片进行染色，用于显微镜检查。新鲜或保存完好的样本和无干扰物质，是影响细胞离心机制备的涂片质量的两个主要因素。如果样本时间太长，生物细胞可能已经分解，导致蛋白质或背景物质含量太高。如果样品中含有大量的细胞，例如带血的脊椎穿刺液，微生物可能与背景物质难以区分。

涂片的预处理方式取决于样本的类型（见第7部分讨论特定样本类型的章节）和所使用的染色方法。尽管如此，涂片制备的通用规则是必须在玻片上涂上足够的样本，以便最大限度地检测和区分微生物。同时，必须避免使用过量的样本，以免干扰光线通过样本或微生物的细节特征被扭曲。最后，使涂片内容便于观察的染色方法的选择，取决于样本中疑似有何种微生物。

染色技术

如表6.1所示，光学显微镜可用于细菌、真菌和寄生虫。然而，不同微生物类型所用的染色方法差别很大。主要设计用于光学显微镜检测寄生虫和真菌的染色方法，将分别在第46章和第58章中讨论。以下内容旨在讨论利用显微镜检测细菌的染色方法：革兰染色和抗酸染色。

革兰染色

革兰染色是用于微生物显微镜检查的主要染色法，是微生物实验室中最重要的细菌学技术之一。革兰染色为微生物的快速初步鉴定提供了一种手段，并提供了以下两个方面的重要线索，一是样本的质量，二是确定来自特定部位的细菌是正常定植在该部位的微生物还是实际的感染原因。几乎所有临床上重要的细菌都可以用这种方法检测出来，少数例外的是几乎只存在宿主细胞内的微生物（如衣原体）、没有细胞壁的微生物（如支原体和脲原体）及尺寸不够大而不能用光学显微镜分辨的微生物（如螺旋体）。该染色法是Hans Christian Gram在19世纪末首先发明的。革兰染色可将大多数细菌分为两大类：一类是吸收碱性染料（即结晶紫）的细菌（革兰阳性细菌），另一类是结晶紫染料容易被脱色酒精或丙酮脱色的细菌（即革兰阴性细菌）。因此，革兰染色被认为是一种**鉴别染色**，其依据是生物细胞壁结构的化学成分不同导致生物化学差异。

流程概述 · 虽然某些改良革兰染色法涉及试剂和时长变化，但所有改良法的原则和结果都是相同的。经典的革兰染色过程必须将临床样本固定在显微镜载玻片表面，可通过加热固定或使用甲醇固定。甲醇固定保留了宿主细胞和细菌的形态，检查血性样本时特别有帮助。玻片用95%甲醇覆盖1 min，随后让甲醇流出，在染色前将玻片风干。固定后，革兰染色的第一步是结晶紫（crystal violet, CV）**初染**。在结晶紫之后加入**媒染剂**——革兰碘液（iodine, I），使碱性染料与碘发生化学键合，形成CV-I复合物，并使复合物在细菌细胞壁内交联。**脱色**步骤可区分革兰阳性和革兰阴性微生物细胞。脱色后，革兰阳性菌保留结晶紫，革兰阴性菌细胞壁内结晶紫被清除。加入**二次染色**（或称**复染**）剂番红，将无色革兰阴性菌染成粉红色或红色（图6.3）。请参阅操作程序6.2了解详细的方法、预期结果和局限性。

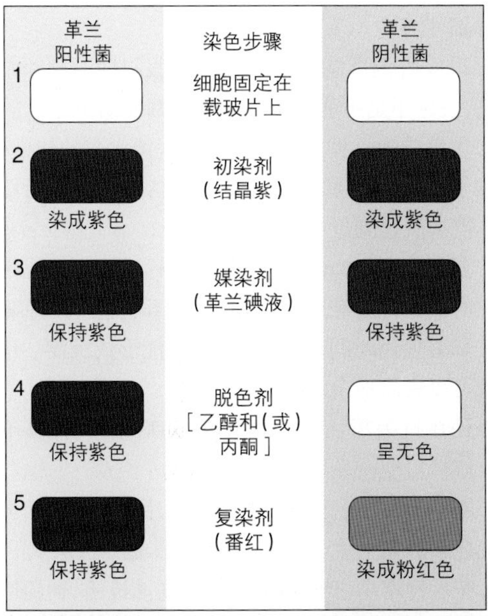

1 用甲醇或加热法将材料固定在载玻片上。如果使用热固定，在染色前让载玻片冷却到可触碰的程度。

2 用足量结晶紫（紫色）覆盖玻片，使染料在10～30 s内不至于干涸。自来水冲洗玻片，甩掉多余水分。

3 用碘液覆盖玻片以加强样本与结晶紫的结合，并使染料留在表面且不干涸，碘液与玻片接触的时间为结晶紫的两倍（例如，结晶紫10 s，则碘液20 s）。自来水冲洗玻片，甩掉多余水分。

4 用脱色剂覆盖玻片10 s或更短时间（脱色效果取决于使用的化学物质），然后立即用自来水冲洗干净。重复该步骤，直到蓝色染料不再与脱色剂一起流出。较厚的涂片需要较长的脱色时间。自来水冲洗玻片，甩掉多余水分。

5 用复染剂覆盖玻片，使其在表面停留30 s且不干涸。用自来水冲洗，然后用纸巾、吸水纸轻轻吸干或风干。对于精细的涂片，如某些体液，风干是最好的方法。

6 在1 000× 的油镜下观察吞噬细胞、细菌和其他细胞物质。

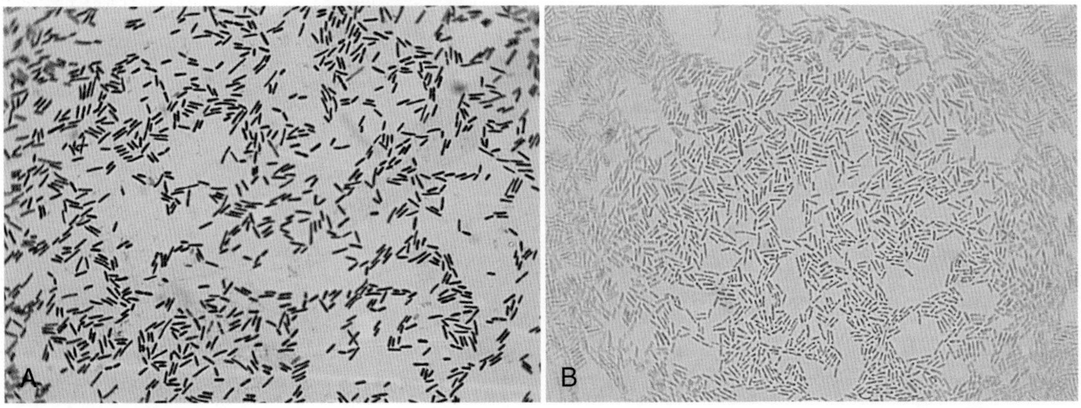

图6.3 革兰染色的步骤和原则。（A）油镜观察，革兰阳性菌呈紫色。（B）油镜观察，革兰阴性菌呈粉红色。（来源：Modified from Atlas RM. *Principles of Microbiology*. St. Louis: Mosby; 2006.）

操作程序6.2
革兰染色

[目的] 革兰染色是一种鉴别染色，使微生物学家能够区分最常见的两种细菌细胞化学结构，同时观察其形态和细胞排列。

[原理] 细菌主要可分为革兰阳性菌和革兰阴性菌两类。革兰染色技术是基于两类细菌的细胞膜和细胞壁结构差异的染色方法。结晶紫是一种碱性化学染料，带正电荷，染料会附着在膜带负电荷的微生物上。革兰阳性菌含有一层高度交联的肽聚糖层，在使用媒染剂碘(I)后，肽聚糖层保留初染剂结晶紫(CV)。碘和结晶紫在肽聚糖内形成复合物(CV-I)。当使用脱色剂时，CV-I复合物留在细胞内，使其呈现深紫色至蓝色。革兰阴性菌没有较厚的交联肽聚糖层，肽聚糖松散地分布在细胞内膜和外膜之间。使用结晶紫和碘后，CV-I复合物不能被留在肽聚糖间。酸-醇脱色剂的应用使细胞外膜脱水，在膜上留下孔洞，有效地洗涤或去除细胞内的CV-I复合物，使细胞呈无色。为了使无色细胞可见，需使用第二种碱性染料——番红，使革兰阴性细胞呈粉红色。

[方法]

1. 染色前，制备样本并将其固定在显微镜载玻片上。
2. 用结晶紫染料(初染剂)覆盖涂片20 s。
3. 用水轻轻冲掉染料。
4. 用革兰碘染料(媒染剂)覆盖涂片1 min。
5. 倒掉多余的革兰碘。
6. 用酸-醇脱色剂洗涤涂片，直到溶液变清。
7. 用清水轻轻冲洗。
8. 用番红染料(二染色剂或复染剂)覆盖涂片20 s。
9. 用水轻轻冲掉染料。
10. 用吸水纸吸干水分。

[预期结果] 革兰阳性菌呈现深紫色至深蓝色。革兰阴性菌呈现粉红色到深洋红色。

[报告结果]

直接涂片

1. 检测玻片上的细胞，包括上皮细胞、红细胞和白细胞。红细胞可能染色较浅。白细胞应为浅粉色，细胞核呈深粉色或红色。白细胞可分为多形核细胞(PMNs)和单个核细胞。不应使用革兰染色进一步区分白细胞。
2. 检测玻片上微生物的形态特征和排列方式，包括革兰阳性与革兰阴性，球形、杆形、螺旋状、弯曲杆状，大或小，单个、成对、成簇、链状或双球状排列。应提示存在多形性、球杆菌或类似白喉(如果适用)。
3. 如果有细菌芽孢存在，请指出芽孢所处的细胞位置(如末端或次末端)和芽孢的形状(如椭圆形或圆形)(注：在某些革兰阳性杆菌中偶可见芽孢。芽孢不能被革兰染色剂染色，在细胞内会出现一个清晰的区域)。
4. 微生物定量。

   大量(4+)：每油镜视野下10～20个微生物；
   中等量(3+)：每油镜视野下6～10个微生物；
   少量(2+)：每油镜视野下3～5个微生物；
   极少量(1+)：整张涂片＜10个微生物；
   无微生物。
5. 细胞(白细胞、红细胞、上皮细胞)定量。

   大量(4+)：每低倍镜视野下≥25个细胞；
   中等量(3+)：每低倍镜视野下10～25个细胞；
   少量(2+)：每低倍镜视野下2～10个细胞；
   极少量(1+)：每低倍镜视野下＜2个细胞；
   无细胞。

   注意：上述为通用的定量规则。不同的实验室可能有特定的定量方法。此外，痰样本可能会因为上皮细胞过多、白细胞过少而被拒收。

间接涂片 · 报告革兰染色的微生物细胞形状、形态及染色反应。

[局限性]

1. 过度脱色可能导致革兰染色假阴性的判断结果。反之，脱色不足可能导致假阳性的判断结果。
2. 太厚或太黏稠的涂片可能会保留太多的初染剂，使之难于正确判读革兰染色反应性结果。革兰阴性菌可能不能被脱色到位。
3. 超过16～18 h的培养物中含有活细胞和死细胞。死亡的细胞将会有退行性改变，并不能适当保持染色性。
4. 随着使用时间变长，染色剂可能形成沉淀。用纱布过滤可以去除多余的结晶。
5. 使用抗菌药物治疗的患者，如治疗成功，其革兰染色反应性可能改变。
6. 有时，在下呼吸道样本直接涂片中发现的肺炎球菌不能在培养基上生长，因为有些菌株是专性厌氧的。
7. 脓性样本中，产毒素的微生物(如梭菌、葡萄球菌和链球菌)会破坏样本中的白细胞。
8. 染色较浅的革兰阴性菌，如弯曲杆菌和布鲁菌，可以使用另一种复染剂(如碱性品红)来染色观察。

[质量控制]

革兰阳性 · 金黄色葡萄球菌。

革兰阴性 · 大肠埃希菌。

原理 · 革兰阳性细胞壁与革兰阴性细胞壁的组成有差异。前者含有与大量磷壁酸交联的厚肽聚糖层；后者则由较薄的肽聚糖层和脂质双分子层外膜组成，在脱色过程中外膜出现脱水，这解释了两大类细菌之间革兰染色的差异。由此推测，大量的磷壁酸交联桥有助于革兰阳性菌抵抗酒精脱色。

虽然革兰阳性菌可以携带复染剂，但其紫色外观不会改变。

由于抗生素治疗、细胞死亡或凋亡，或者自溶酶的作用，革兰阳性菌的细胞壁会不完整，使结晶紫在脱色步骤中被洗掉，可能出现革兰染色不定：有些菌体被染成粉色，有些则被染成紫色。然而，出于鉴定目的，这些微生物被判定为革兰阳性。另一方面，如果染色程序执行得当，革兰阴性菌很少保留结晶紫（即出现紫色）。在正确制备和染色的涂片上，宿主细胞，如红细胞和白细胞（吞噬细胞），在脱色步骤时结晶紫染料将被洗去，应呈现粉色。

革兰染色检查（直接涂片）· 染色后，使用低倍镜或40×物镜（400×放大）检查涂片。微生物学家应该扫描玻片，寻找白细胞、上皮细胞和更大的微生物，如真菌或寄生虫。接下来，用油镜或100×物镜（1 000×放大）检查涂片。当临床样本进行革兰染色（如直接涂片）时，需评估涂片中是否有细菌细胞及其革兰染色反应性、形态（如球菌或杆菌）和细胞排列（如成链、成对、成簇）（图6.4）。这些信息通常可提示关于感染性微生物的初步诊断，并常用于指导患者的初始治疗。

同时还应检查直接涂片中是否有炎症细胞（如吞噬细胞），这是感染的关键指标。标注其他宿主细胞的存在（如呼吸道样本中的鳞状上皮细胞）也是有帮助的。因为这些细胞的存在可能表明有来自口腔的微生物和细胞污染（有关呼吸道涂片解释的更多信息，参见第69章）。观察背景组织碎片和蛋白质物质（通常染色呈革兰阴性），也提供了有用的信息。例如，这些物质的存在表明样本已充分附着在载玻片上。涂片中没有细菌或炎症细胞存在是真阴性，不太可能是染色过程中样本脱落的结果（图6.5）。其他关于如何使用革兰染色直接涂片进行评估的方法，将在第7部分中涉及特定身体部位感染的相关章节讨论。

图6.6提供了直接涂片革兰染色的几个示例。无论观察到什么，均需记录下来，实验室使用这些信息生成报告并提供给临床。报告通常包括以下内容（操作程序6.2）。

- 宿主细胞是否存在及其类型。
- 革兰染色反应性、形态（例如球菌、杆菌、球杆菌）和排列；值得注意的是，一些典型的形态提示特定的感染性微生物。区分污染微生物或微生物群也很重要，因为这会使临床医生感到困惑，而且几乎没有诊断价值。注意：报告涂片未找见细菌和未找见宿主细胞同样重要。
- 应选择性地报告直接涂片中细菌的相对数量（如极少量、少量、中等量、大量）。要谨记，用光学显微镜观察到细菌

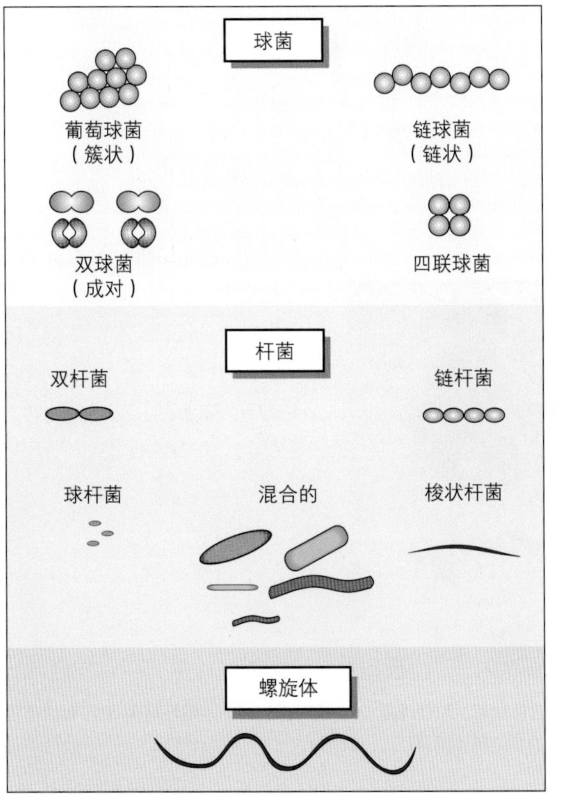

图6.4 常见的细菌细胞形态，革兰染色反应性和排列示意图。

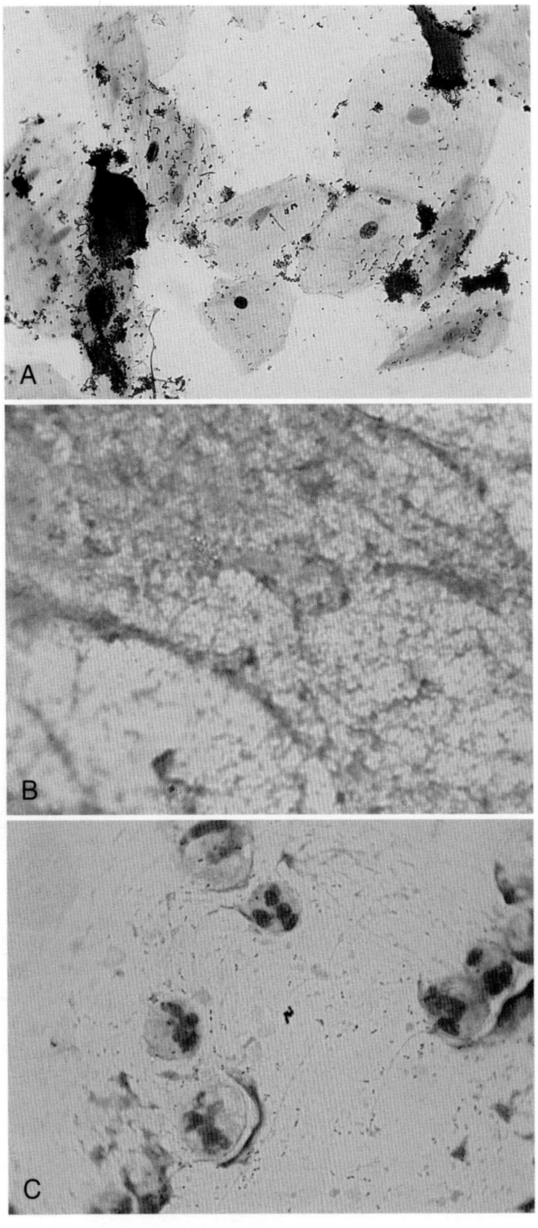

图6.5 直接涂片革兰染色中的鳞状细胞、细菌（A）和蛋白质碎片（B），蛋白质碎片中有多形核白细胞和细菌（C）。

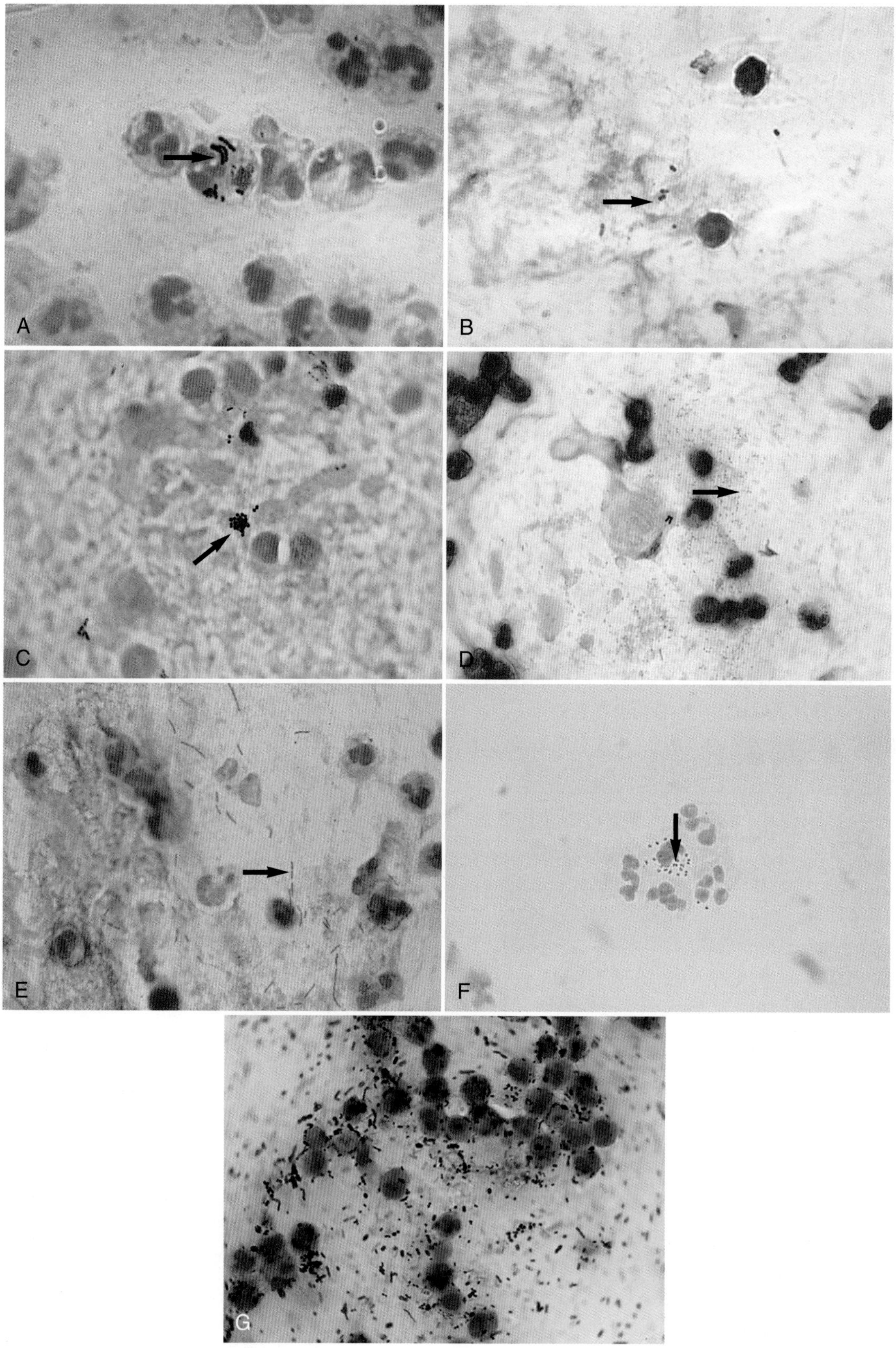

图6.6　直接涂片革兰染色显示多形核白细胞、蛋白质碎片和细菌形态（箭头所指处），包括链状革兰阳性球菌（A）、成对排列的革兰阳性球菌（B）、簇状革兰阳性球菌（C）、革兰阴性球菌（D）、革兰阴性杆菌（E）、革兰阴性双球菌（F）、革兰阳性菌和混合的革兰阴性菌（G）。

菌体时，每1 mL样本中至少需有10^5个细菌。对于任何正常情况下无菌的身体部位来说，这都是大量细菌，根据显微镜观察情况将这一数量描述为极少量或少量，可能低估了其在临床样本中的意义。另一方面，标注在直接涂片上看到的细菌相对数量是有用的实验室信息，可以将涂片结果与随后从培养物中观察到的生长菌落的数量相关联。

· 无论样本是从无菌还是非无菌部位采集的，样本类型、炎症细胞的存在及预期的微生物，对革兰染色反应的显微镜方法评估是至关重要的。诊治特定部位感染时的革兰染色评估，在第7部分各章节中均有讨论。

虽然革兰染色直接涂片检查通常用于细菌感染辅助诊断，但重要的其他感染性微生物也可能被意外发现，因此不能忽视。例如，真菌细胞和其组分通常呈革兰阳性，但也可能对结晶紫的吸收很差，表现为革兰染色不定（如同时染成粉色和紫色）或革兰阴性。由于除了细菌外，革兰染色还可以检测到其他感染性微生物，涂片上观察到的任何不寻常的细胞或结构在被确认为不重要之前，都应该进一步检测（图6.7）。

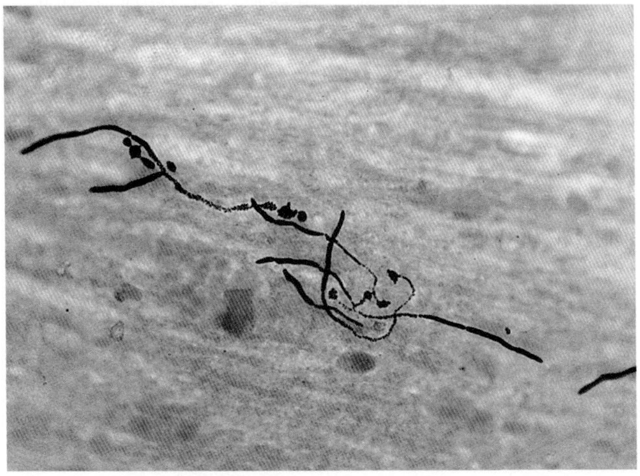

图6.7 革兰染色直接涂片可以揭示细菌以外的感染性病因，如酵母菌（热带念珠菌）。

培养物中生长细菌的革兰染色（间接涂片）· 革兰染色在培养物中生长细菌的鉴定方面也起着关键作用。与直接涂片类似，由生长细菌制备的间接涂片可评估细菌细胞的革兰反应、形态和排列（图6.4）。如果需要在同一玻片上对多个样本进行染色，可以使用蜡笔分割。涂片结果将用于从患者样本中分离的微生物的后续识别和表征测试。

抗酸染色

抗酸染色是光学显微镜检查细菌的另一种常用染色方法。

原理 · 与革兰染色相似，**抗酸染色**是专门为细胞壁含有长链脂肪酸（**分枝菌酸**）的一类细菌设计的，是一种鉴别染色。分枝菌酸使细胞耐受脱色剂酸性醇的脱色，这一特性被称为抗酸性。这类微生物可能革兰染色难以着色，呈革兰阳性，但抗酸染色能充分利用细胞壁的蜡含量，以发挥最大的检测效能。分枝杆菌是最常见的抗酸性细菌，以结核分枝杆菌为代表，是结核病的病原体。缺乏分枝菌酸武装的细胞壁的细菌不能抵抗酸性醇的脱色，被归为非抗酸性，这是大多数临床相关细菌的典型特征。然而，一定程度的抗酸性是少数非分枝杆菌细菌（如诺卡菌属）和球虫类寄生虫的特征（如隐孢子虫）。

流程概述 · 经典的抗酸染色方法——齐-内染色，如图6.8所示，在操作程序6.3中概述。这一过程需要加热，使初染剂（石炭酸品红）进入含蜡的分枝菌酸细胞壁。该染色方法的改良方法，即金杨抗酸染色（操作程序6.4），不需要加热和

操作程序6.3

抗酸染色（齐-内染色或热染法）

［目的］ 鉴定抗酸分枝杆菌和抗酸寄生虫，比如隐孢子虫及囊等孢虫属。

［原理］ 抗酸分枝杆菌的外膜中含有分枝菌酸，使细胞呈蜡样，可以抵抗革兰染色剂等水性染色剂的染色。初染剂石炭酸品红应用到细胞上后，通过加热和苯酚来使染色剂渗透入抗酸微生物的蜡质表面。用酸性乙醇（乙醇和盐酸）可去除多余的染料。随后，将第二种染剂（亚甲基蓝）应用于细胞。

［方法］

1. 染色前，首先制备样本涂片并固定。
2. 将一小片吸水纸或滤纸放在样本的上方，将载玻片放在沸水浴的网状表面上。
3. 用初染剂石炭酸品红覆盖滤纸，将玻片放在热水浴上3～5 min。如果滤纸开始变干，继续添加染料。
4. 拿开滤纸，用水冲洗玻片，直至溶液变澄清。
5. 把脱色液酸性乙醇倒至玻片上，保持约15 s。
6. 用水冲洗玻片。
7. 用第二种染剂或复染剂亚甲基蓝，覆盖涂片并保持1 min。
8. 轻柔地用水冲洗玻片。
9. 用吸水纸吸干载玻片。

［预期结果］ 抗酸的微生物，如分枝杆菌属，将呈现粉红色。

注：在单个痰液样本中发现一条抗酸杆菌被认为是有诊断价值的。

非抗酸微生物呈深蓝色。此外，背景物质应染成蓝色。

［局限性］

1. 滤纸在加热期间必须保持湿润，且与样品接触，以使初染剂较好地渗透。
2. 在血琼脂培养基上培养的菌株可能会有营养缺乏，导致外膜的脂质含量较低，而因此染色不良。

［安全性考虑］ 石炭酸品红试剂中含有苯酚。苯酚是一种具腐蚀性、可燃的有毒物质，应小心处理。搬运时必须戴手套。加热时避免产生蒸气，以尽量减少吸入。苯酚，包括被污染的滤纸，必须丢弃到有害废物容器中。

操作程序6.4

抗酸染色（金杨染色或冷染法）

［目的］ 鉴定抗酸分枝杆菌和抗酸寄生虫，比如隐孢子虫及囊等孢虫属。

［原理］ 抗酸分枝杆菌的外膜中含有分枝菌酸，使细胞呈蜡样，可以抵抗革兰染色剂等水性染色剂的染色。初染剂石炭酸品红应用到细胞上后，通过苯酚来使染色剂渗透抗酸微生物的蜡质表面。用1%硫酸可去除多余的染料。随后，将第二种染剂（亚甲基蓝）应用于细胞。

［方法］

1. 染色前，首先制备样本涂片并固定。
2. 用初染剂石炭酸品红覆盖涂片，在室温下保持3～5 min。
3. 轻柔地用水冲洗玻片。
4. 把脱色液1%硫酸倒至玻片上，保持3 min。
5. 用水冲洗玻片，并再次脱色1～2 min，直至溶液变澄清。
6. 用水冲洗玻片。
7. 用第二种染剂或复染剂亚甲基蓝，覆盖涂片并保持1 min。
8. 轻柔地用水冲洗玻片。
9. 用吸水纸吸干载玻片。

［预期结果］ 抗酸的微生物，如分枝杆菌属，将呈现粉红色。

注：在单个痰液样本中发现一条抗酸杆菌被认为是有诊断价值的。

非抗酸微生物呈深蓝色。此外，背景物质应染成蓝色。

［局限性］

1. 敏感性可能比齐-内染色差。
2. 涂片太厚可能会染色不当。

［安全性考虑］

1. 石炭酸品红试剂中含有苯酚。苯酚是一种具腐蚀性、可燃的有毒物质，应小心处理。搬运时必须戴手套。加热时避免产生蒸气，以尽量减少吸入。苯酚，包括被污染的滤纸，必须丢弃到有害废物容器中。
2. 处理硫酸时应该采用合适的安全性规程。稀释时应使用恰当的个人防护设备，并在通风柜内完成，以防止呼吸道吸入性烧伤。

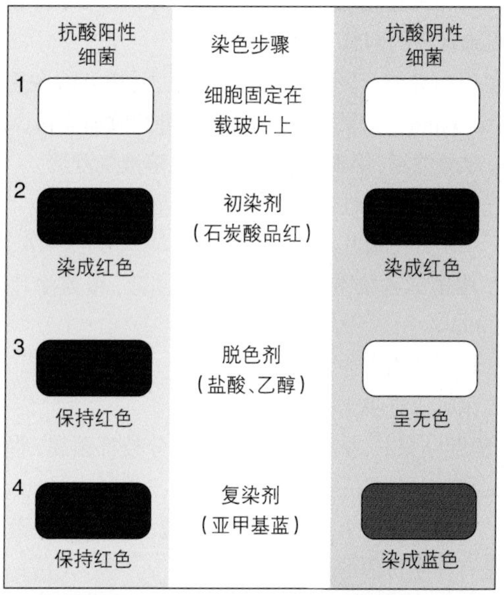

1 用加热板固定涂片（60℃至少10 min）。

2 用石炭酸品红（初染剂）覆盖玻片，在电加热板上或在金属架上将本生灯的火焰置于载玻片下方，将染料加热至几乎沸腾。玻片上的染料应冒水蒸气。玻片加热后保持5 min，不要让染料变干。用蒸馏水清洗玻片（注意：自来水可能含有抗酸杆菌），倒掉多余的液体。

3 将95%乙醇溶于3% 盐酸（脱色剂），覆盖玻片约1 min。倾斜玻片，检查是否已没有红色染料流出。对于非常厚或继续流出红色染料的涂片，需加更多的脱色剂。用水彻底清洗，倒掉多余的部分。

4 用亚甲基蓝（复染剂）覆盖玻片，并停留1 min。用蒸馏水清洗，然后将玻片直立放在纸巾上晾干，不要把水吸干。

5 显微镜检查（见下方图A和B），用400× 放大的镜头扫视，并用1 000× 放大的油镜确认所有可疑的微生物（即红色）。

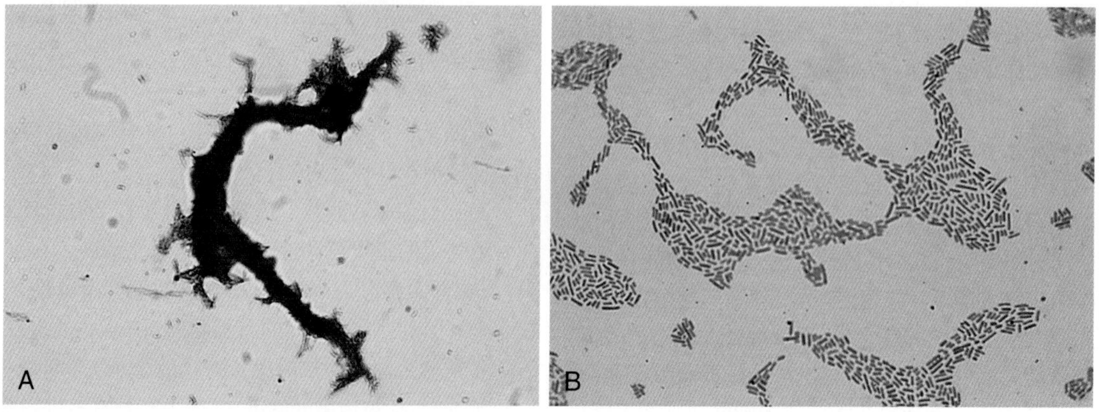

图6.8 齐-内抗酸染色方法及原理。（A）抗酸阳性杆菌。（B）抗酸阴性杆菌。（来源：Modified from Atlas RM. *Principles of Microbiology*. St. Louis: Mosby; 2006.）

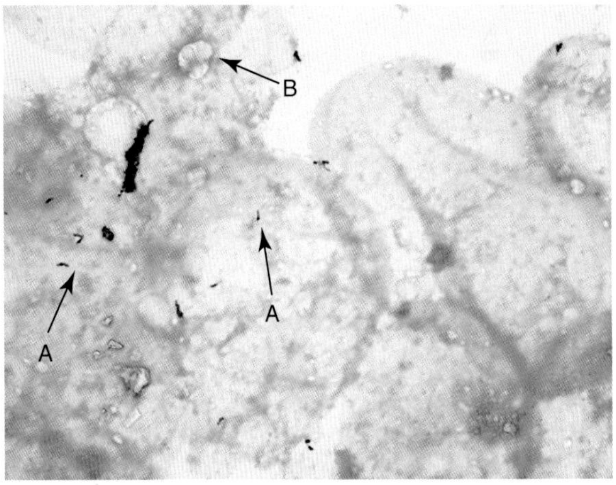

图6.9 直接涂片抗酸染色显示抗酸杆菌染色呈深红色（箭头A），非抗酸杆菌和宿主细胞被亚甲基蓝染成蓝色（箭头B）。

使用沸水，将染色过程中的安全问题最小化。由于初染剂中石炭酸浓度较高，因此染料在细胞内渗透时不需要加热，这种改良方法被称为冷染法。对抗酸染色涂片1 000× 放大阅片时，抗酸阳性的微生物被染成红色。根据所用的复染剂类型（如亚甲蓝或孔雀石绿），其他微生物、宿主细胞和碎片染色呈蓝色或蓝绿色（图6.8和图6.9）。

与革兰染色一样，抗酸染色用于直接检测临床样本中的抗酸性细菌（如分枝杆菌），并为培养时生长的可疑细菌提供初步鉴定信息。由于分枝杆菌感染比其他非抗酸性细菌引起的感染要少见得多，仅对高度疑似分枝杆菌感染患者的样本进行抗酸染色。也就是说，革兰染色是大多数细菌的常规检测程序，而抗酸染色是为特定情况保留的。同理，抗酸染色也适用于培养得到的、根据生长特征怀疑为分枝杆菌的细菌（关于分枝杆菌鉴定的更多信息，参见第42章）。随着用于鉴定实验室难以培养的微生物（如抗酸性微生物）的核酸检测技术的发展，抗酸染色技术已不再广泛应用于大多数临床实验室。

相差显微镜

除了通过染色来实现观察微生物所必需的对比度外，增强对比度的显微技术提供了另一种实现途径。**相差显微镜**无需固定涂片样本，可用于观察湿润样本或**湿片**中的微生物和其他细胞。湿片样本可包括非黏性液体（如尿液）和悬浮在无菌生理盐水中的样本（如阴道样本）。相差显微镜使光束通过样本，根据样本中微生物或细胞结构的密度或厚度不同，光发生部分偏转（即折射率）。物体的折射率越大，光束的速度减慢越多，从而导致光强度降低。光强度的差异可提供对比度。相差显微镜将样本内的相位差异转化为光强度的差异，从而在被观察样本内形成物体间的对比。

涂片样本和永久染色可用于观察无生命或死亡微生物的细胞结构。因为相差显微镜不需要染色，所以这种技术具有观察活体微生物的优势。该方法在诊断微生物学中不常用，而是用于在培养中生长的有临床意义的真菌鉴定（关于使用相差显微镜鉴定真菌的更多信息，参见第58章；关于相差显微镜用于寄生虫鉴定的信息，参见第46章）。

荧光显微镜

荧光显微镜的原理

某些染料，称为**荧光发色团**或**荧光色素**，在吸收紫外线（激发光）后可被提高到更高的能量水平。当染料分子恢复到正常的低能量状态时，会以可见光（荧光）的形式释放过剩的能量，这一过程被称为**荧光**。相应的显微技术已经被开发，以利用基于该现象的强化对比度和观察方法。

图6.10为荧光显微镜的原理示意图。激发光从上面发射（**落射荧光**），激发滤光片让所需波长的光通过，以激发样本染色时使用的荧光色素。物镜中的阻挡滤片可以防止激发光损伤观察者的眼睛。当通过目镜观察时，荧光物体在黑暗的背景下显得明亮。

荧光的颜色取决于所用的染料和滤光片。例如，荧光染料吖啶橙、金胺和异硫氰酸荧光素（fluorescein isothiocyanate, FITC）需要蓝色激发光，可筛选光波波长在450～490 nm的激发滤光片及515 nm的阻挡滤片。钙荧光白需要紫色激发光，可用355～425 nm的激发滤光片及460 nm的阻挡滤片。使用哪种染料通常取决于怀疑何种微生物，以及使用的荧光染色方法。荧光显微镜获得的对比强度优于显色染料（如革兰染色的结晶紫和沙黄）和光学显微镜，但其缺点是随着时间的推移，荧光会发生光漂白或淬灭。**光漂白**，或称褪色，是由于化学物质对荧光色素的损害而使荧光永久消失。**淬灭**是光转移到样品中的附近分子（如自由基、重金属盐离子或卤素）的结果。在封固液中加入化学清除剂可以减轻淬灭。将荧光玻片储存在黑暗的容器中，并在2～8℃冷藏，可以减少随着时间推移产生的荧光损失。电子图像经常作为永久保存荧光显微镜结果的手段。

荧光显微镜染色技术

根据荧光染色试剂的组成，荧光染色技术可分为两大类：荧光色素染色技术，即单独使用荧光染料或荧光发色团；**免疫荧光染色技术**，即将荧光染料与特定抗体连接（偶联）。这两种方法的主要区别见图6.11。

荧光色素染色

在荧光色素染色中，荧光染料或荧光发色团与细菌细胞的一个组成部分发生直接的化学作用。这种相互作用与光学显微镜使用的染色剂所发生的作用相同。不同之处在于，相比光学显微镜，荧光染料的使用增强了对比度，使观察者检测染色细胞的能力增强了十倍。例如，在光学显微镜下，每毫升样本至少需要有10^5个微生物的浓度，而在荧光显微镜下，这一数字降低到每毫升10^4个微生物。诊断微生物学最常用的荧光染色方法包括吖啶橙、金胺罗丹明和钙荧光白。

吖啶橙 · 荧光染料吖啶橙与核酸分子结合。这种染色方法（操作程序6.5）可用于血培养革兰染色结果难以解释或高度怀疑存在细菌但光镜检查未找到时，以确认是否存在细菌。由于吖啶橙可使所有的核酸分子染色，所以该方法是非特异性的。所有的微生物和含核酸分子的宿主细胞都会被染色并发出明亮的橙色荧光。虽然这种染料可增强检测能力，但它

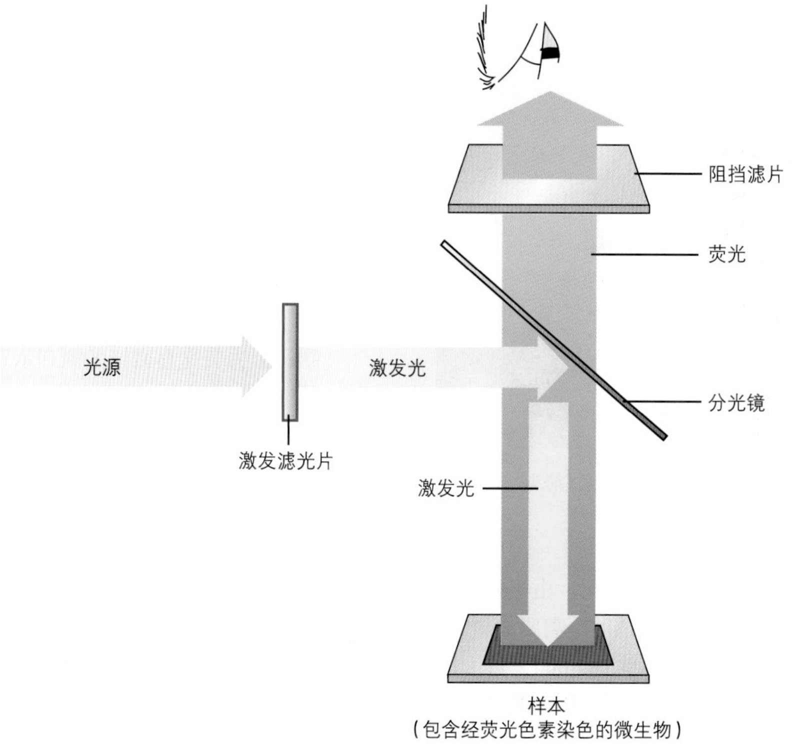

图6.10 荧光显微镜原理：用荧光染料对样本中的微生物进行染色。暴露于激发光下时，微生物通过染上染料发出的荧光（荧光色素）或被“标记”（即免疫荧光）而变得可见。

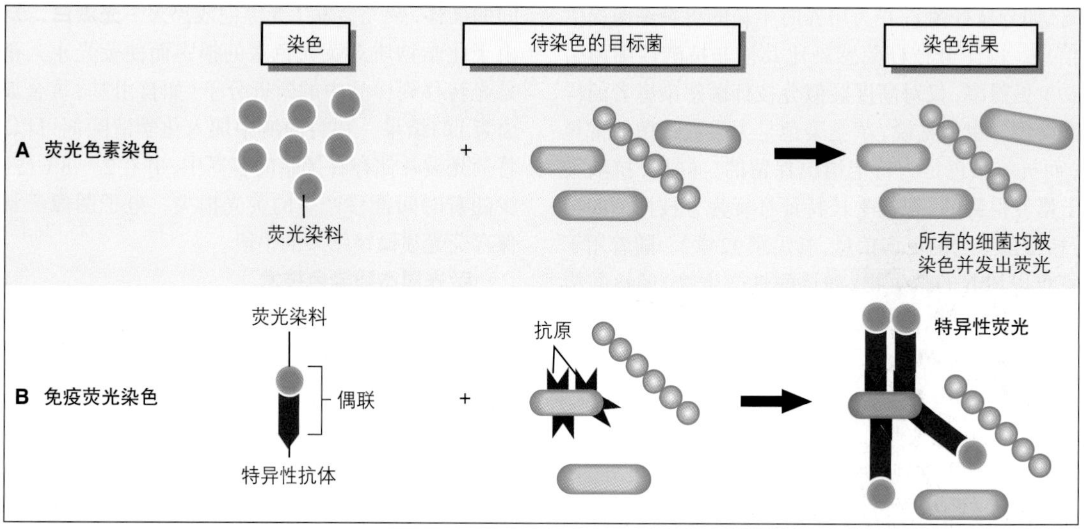

图6.11 荧光色素染色和免疫荧光染色原理。荧光色素染色（A）是用荧光染料对所有细菌细胞进行非特异性染色。免疫荧光染色（B）使用荧光染料标记的抗体（即偶联物）对特定的细菌种类进行特异性染色。

无法区分革兰阴性菌和革兰阳性菌。该染剂也可用于检测培养到的细胞壁缺陷细菌（如支原体），这些细菌细胞无法保留革兰染色使用的染料（图6.12，操作程序6.5）。

金胺罗丹明 · 分枝杆菌细胞壁中的蜡质分枝菌酸对荧光染料金胺和罗丹明有亲和力。如图6.13所示，这些染料将非特异性地与几乎所有分枝杆菌结合。分枝杆菌细胞在绿色的背景下，呈现明亮的黄色或橙色。这种荧光染色方法可用于增强对患者样本中分枝杆菌的直接检测，并用于培养物的初步特征鉴别。

钙荧光白 · 真菌的细胞壁可与染料钙荧光白结合，这大大提高了真菌在组织和其他样本中的可见性。钙荧光白结合在含有几丁质或纤维素的细胞上。这种荧光色素通常用于直接检测临床样本中的真菌以及观察培养到的真菌的精细特征（更多有关钙荧光白用于真菌感染的实验室诊断的信息，参见第58章）。钙荧光白也可用来观察某些寄生虫，如微孢子虫。

免疫荧光

正如第3章所讨论的，抗体是可与微生物抗原发生高度特异性相互作用的分子。针对特定微生物种属抗原特征的抗体，只会与该抗原结合。当抗体偶联（化学连接）到荧光染料

操作程序6.5
吖啶橙染色

[目的] 核酸分子(包括DNA和RNA)的鉴别染色方法。

[原理] 吖啶橙是一种重要的染色剂,与核酸分子结合后,染料的光学特性会发生改变,在紫外线下发出明亮的橙色荧光。所有含核酸分子的细胞都将发出橙色荧光(图6.12)。吖啶橙是一种异染性的染色剂,在适当的条件下,RNA会被染成橙色,DNA会被染成绿色。

[方法]

1. 染色前,用合适的方法制备和固定涂片。
2. 用吖啶橙染料(许多供应商处均可购得)覆盖玻片,让染料在玻片表面停留2 min,且不能干涸。
3. 用自来水冲洗,并把玻片上的水倒掉,风干。
4. 用荧光显微镜观察玻片。

[预期结果] 细菌和酵母菌会在绿色背景或黑色背景下发出亮橙色的荧光。宿主细胞的细胞核也可发出荧光。注意,RNA在细胞生长过程中量更大,可能会掩盖细胞内DNA的绿色荧光。

[局限性]

1. 样本内的细胞碎片,如白细胞、上皮细胞和死亡的细菌可能会干扰图像。
2. 吖啶橙是一种敏感性很高的染料,在解释结果时应谨慎。

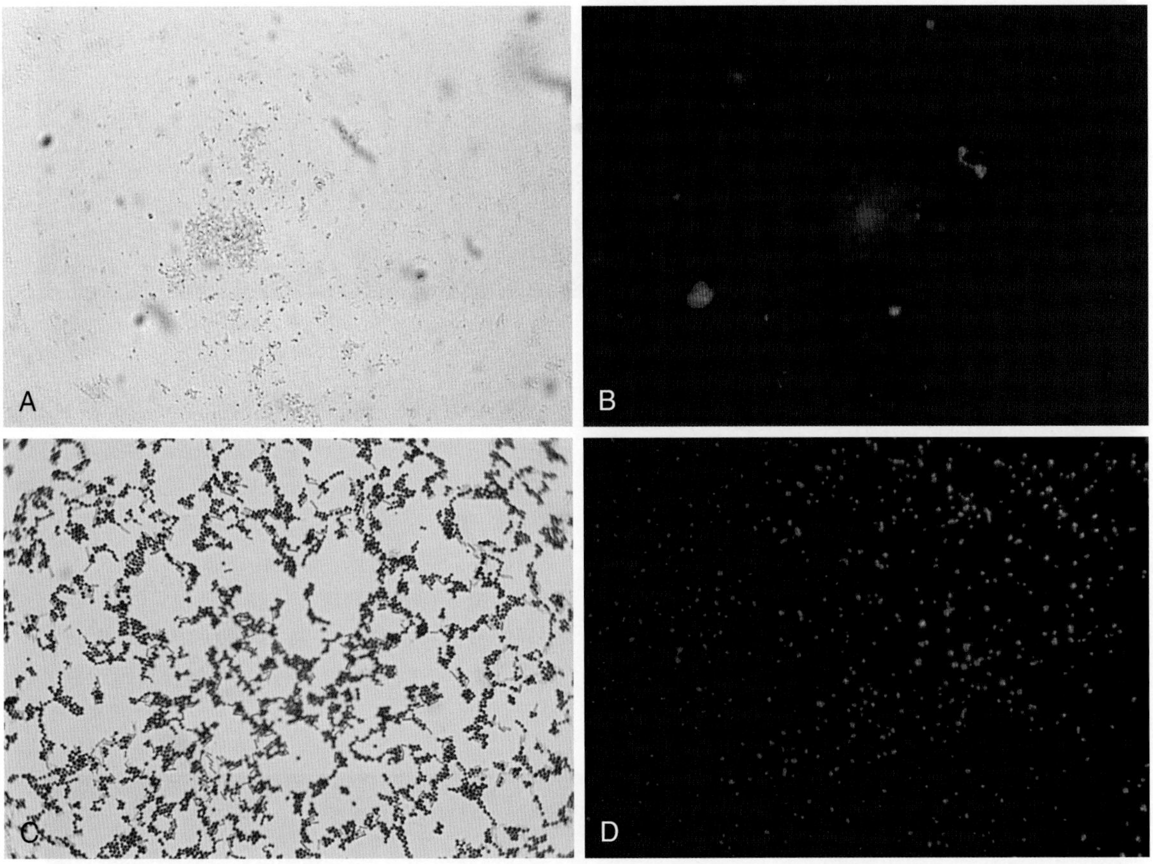

图6.12 吖啶橙荧光染色与革兰染色的比较。支原体革兰染色显示不能区分细胞壁缺陷菌和无定形的革兰阴性碎片(A)。用吖啶橙染色同一样本证实了有核酸物质的微生物存在(B)。革兰染色可区分革兰阳性菌和革兰阴性菌(C),但所有细菌都可以被吖啶橙染料非特异性染色(D)。

上时,得到的染料-抗体偶联物可用于检测或"标记"特定的微生物抗原(图6.11)。当被"标记"时,微生物很容易被荧光显微镜检测到。因此,免疫荧光染色兼具荧光可增强对比度的特点和抗体-抗原结合的特异性。

该方法用于直接检查患者样本中难以生长或生长缓慢的细菌(例如军团菌和沙眼衣原体),或识别已在培养基中生长的生物。FITC能发出强烈的苹果绿荧光,是常用的荧光色素,可与抗体偶联(图6.14)。免疫荧光也可用于病毒学检查(第64章)和某些寄生虫检查(第46章)。

在临床实验室中,使用肽核酸探针的荧光原位杂交是一种强大的技术,相关内容将会在第8章中进一步讨论。

另外两种显微镜——暗视野显微镜和电子显微镜,并不常用来诊断感染性疾病。但由于它们在一些特定微生物的检测和特征研究中很重要,所以在此进行讨论。

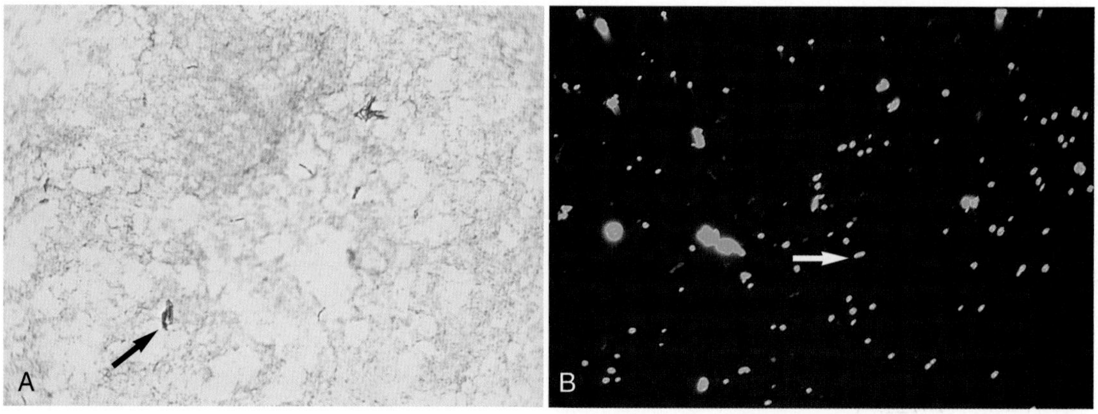

图6.13 齐-内染色(A)和金胺罗丹明染色(B)的分枝杆菌比较(箭头)。

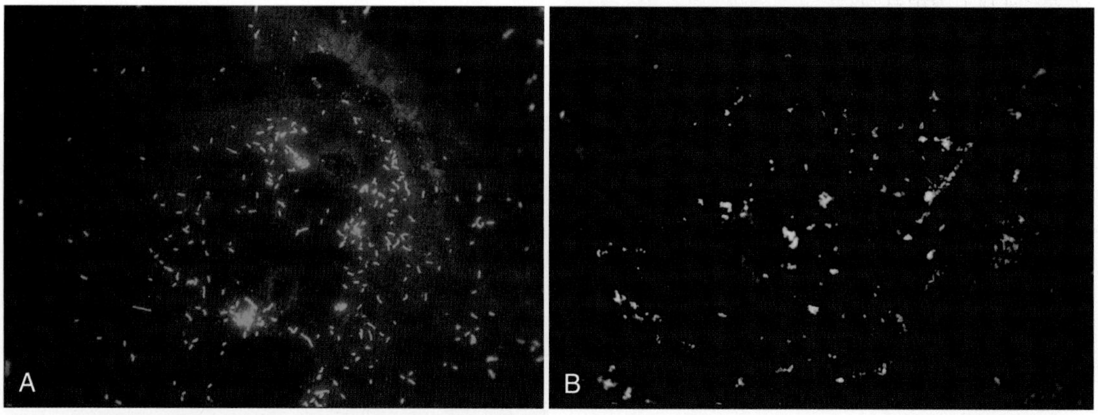

图6-14 免疫荧光染色用于鉴定军团菌(A)和百日咳鲍特菌(B)。

暗视野显微镜

暗视野显微镜与相差显微镜相似,主要与显微技术的改变相关,而不是使用染料或染色来形成对比度。在暗视野中,聚光镜不允许光线直接穿过样本,而是引导光线以倾斜的角度照射样本(图6.15A)。只有光照射到物体(如样本中的微生物)时,才会向上偏转进入物镜以便观察。通过样本的所有其他光都无法进入物镜,从而使背景成为黑暗的区域。

这种方法对直接检测患者样本中的某些细菌最有用。这些细菌体积小,不能用光学显微镜观察到,而且由于其生理特性而很难在培养基中生长。暗视野显微镜可用于检测螺旋体,其中最著名的是梅毒的病原体——苍白螺旋体(有关螺旋体的更多信息,参见第45章)。如图6.15B所示,暗视野显微镜下观察到的螺旋体在黑色视野的映衬下会非常亮。暗视野显微镜的使用仅限于专门的研究型实验室。诊断临床微生物学的暗视野显微技术,已经被梅毒诊断的血清学技术所取代。

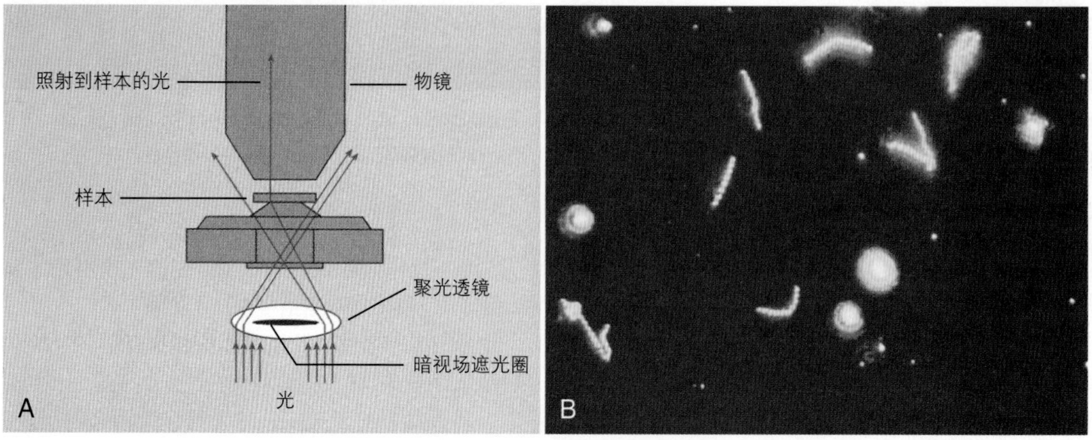

图6.15 暗视野显微镜。(A)原理。(B)暗视野显微镜下的照片显示苍白螺旋体紧密盘绕的特征。(来源:From Atlas RM. *Principles of Microbiology*. St. Louis: Mosby; 2006.)

自动化数码显微镜

先进的软件和独特的技术实现了数码显微镜的自动化。目前实验室可以通过网络界面获取革兰染色的显微数字图像。操作者可使用该界面在单个屏幕上观看全自动显微镜的图像(COPAN, Murieta, CA和MetaSystems GmbH, Boston, MA)。用数字成像技术扫描整张涂片,可能具有标准化、降低成本、提高质量和效率的优势。

数码显微镜或虚拟显微镜可以极大地帮助教学单位、大学研究项目组和专业组织提供高质量、低成本的显微镜培训。目前还有一种配件工具,可对整张涂片进行成像,使观察者能够在x轴和y轴上定位图像,非常类似常规的显微镜。还有研发者通过一些技术研制了虚拟显微镜可使用的移动检测设备。

数字全息显微镜

数字全息显微镜(digital holographic microscopy, DHM)可在水环境中观察、检测1 mm厚度样本里的细菌,而不损失分辨率。它的分辨率大约是大多数明场显微镜的100倍。虽然目前还处于发展阶段,但这项技术在临床低浓度微生物样本识别水平的改善方面很有潜力。

复习题

1. 数字全息显微镜比常规光学显微镜的分辨率提高了大约(　　)

   a. 10倍　b. 100倍　c. 1 000倍　d. 以上都不是

2. 与特定抗体结合的荧光染料称为(　　)

   a. 免疫荧光　b. 荧光染色　c. 吖啶橙　d. 电子显微镜

3. 与生物的核酸结合,但不能区分革兰阳性或革兰阴性微生物的染色称为(　　)

   a. 齐-内染色　b. 金胺罗丹明染色　c. 革兰染色　d. 吖啶橙染色

4. 革兰染色过程中区分革兰阳性菌和革兰阴性菌的步骤是(　　)

   a. 通过加热或甲醇将细胞固定在玻片上　b. 使用乙醇或丙酮脱色　c. 使用沙黄作为革兰染色的复染剂　d. 媒染剂革兰碘的应用

5. 暗视野显微镜可用于对以下(　　)细菌的显微镜检查

   a. 革兰阳性球菌,如金黄色葡萄球菌　b. 真菌,如热带念珠菌　c. 革兰阴性杆菌,如大肠埃希菌　d. 螺旋体,如苍白螺旋体

6. 是非题

   ______ 目镜是离样本最近的透镜。

   ______ 分辨率是被放大的图像中细节显示的程度。

   ______ 真菌革兰染色为阴性。

   ______ 抗酸杆菌可以抵抗脱色。

   ______ 荧光染料与特异性抗体结合称为荧光染色。

7. 配对题:将每个术语与正确的描述配对

   ______ 革兰染色　______ 钙荧光白染色

   ______ 直接涂片　______ 石炭酸品红

   ______ 齐-内染色　______ 沙黄

   ______ 革兰碘液　______ 结晶紫

   ______ 科勒照明

   a. 抗酸染色热染法　b. 革兰染色的临床样本　c. 经典抗酸染色的初染剂　d. 革兰染色的初染剂　e. 聚焦光路以获得合适的分辨率　f. 革兰染色的复染剂　g. 用于检测临床样本中的真菌　h. 显微镜细菌检查的主要染色　i. 在细胞内形成复合物的媒染剂

8. 简答题

   (1) 在光学显微镜中如何实现对比度?

   (2) 使用40×物镜时,计算物体的总放大率。

   (3) 哪两种显微镜检查方法在临床实验室中应用最广泛?

   (4) 何种原因可导致革兰阳性菌的革兰染色性出现变化?革兰染色应如何报告?

   (5) 对血琼脂平板培养物涂片进行革兰染色,报告为“革兰阳性球菌,成堆状”。然而,硫乙醇酸盐肉汤培养物的革兰染色显示“革兰阳性球菌,链状”。微生物学家如何解决两者不符的情况?应该如何报告?

参考答案

复习题

1. b; 2. a; 3. d; 4. b; 5. d; 6. ×, √, ×, √, ×; 7. h, g, b, c, a, f, i, d, e

8. (1) 使用特定的染料和着色剂。

   (2) 总放大率=10(目镜)×40(物镜)=400倍。

   (3) 明场(光学)显微镜和荧光显微镜。

   (4) 革兰阳性微生物的细胞壁由于抗生素治疗、菌龄衰老而不完整,或其他原因导致脱色;应报告为革兰阳性。

   (5) 这两类培养基中的微生物是同一种细菌。当从固体培养基上取样制备涂片时,重点在于涂片要足够薄,并观察其外部边缘以找到微生物真实的形态特征和排列方式;如果涂片时菌落与液体介质混合不充分,微生物体会聚集。肉汤培养基使微生物工作者能观察到微生物的自然状态,包括正确的细胞形态特征和排列方式;在液体培养基中,微生物不会聚集在一起,而是自由悬浮于液体中。

第7章・传统培养和鉴定系统概论

Overview of Conventional Cultivation and Systems for Identification

沈佳瑾・译 鲍容・审校

本章目标

1. 阐述细菌培养的概念及3个最主要的目的。
2. 阐述培养基的概念；介绍常用的4种培养基类型及每种类型的生化反应原理。
3. 介绍维持细菌体外生长的主要环境因素及调控和监测的方法。
4. 介绍最常见的细菌接种划线方法和原理，以及菌落计数的方式。
5. 规范细菌培养结果的描述及报告标准；区分细菌的基因型和表型特征。
6. 说明结合菌落形态、革兰染色和感染部位判断潜在病原微生物的重要性。
7. 介绍细菌初步鉴定的多种酶类反应的用途及化学原理，包括过氧化氢酶试验、氧化酶试验、脲酶试验、吲哚试验、吡咯烷酮芳香酯酶，试验和马尿酸盐水解试验。
8. 阐述细菌的敏感性和耐药性，并举例说明其在细菌鉴定中的作用。
9. 介绍细菌快速鉴定的操作程序，并比较其与传统方法的差异。
10. 介绍4种常见的商品化生化反应鉴定系统。
11. 介绍基质辅助激光解吸电离飞行时间质谱(MALDI-TOF MS)鉴定微生物的基本原理。
12. 列举MALDI-TOF MS鉴定微生物的局限性。
13. 阐述分子生物学方法鉴定病原体的优点和局限性。

直接的实验室检测方法，如显微镜检测和核酸检测，能为临床提供初步的细菌或真菌感染信息，而微生物培养则用于临床确诊、菌种鉴定及微生物表型的检测，包括药敏试验。本章主要介绍微生物培养和鉴定的各种方法及原理。

微生物鉴定

如第6章所述，直接革兰染色(direct Gram stain, DGS)显微镜检测通过显微镜下观察菌体形态、数量、排列方式和特殊结构来判断样本中是否存在微生物，可为临床提供微生物感染的初步信息。此外，若镜下没有直接找到微生物，炎症细胞或其他细胞物质的存在、类型和数量也能提示临床医生感染来源和微生物类型。DGS得出初步结果后，患者样本将通过本章描述的**表型检测方法**、**基因型检测方法**(核酸检测)(第8章)、**免疫学检测方法**(第9章)或多种方法的联合，进行进一步鉴定。

细菌培养原理

本节重点介绍细菌培养的原理和操作程序。细菌培养主要有以下3个目的：

- 分离和培养临床样本中的细菌；
- 判断哪些细菌最有可能是致病菌，哪些细菌可能是污染菌或定植菌(正常菌群)；
- 获得足够的致病菌，进行鉴定和药敏试验。

培养是从患者感染部位(即体内环境)通过样本采集获得病原菌，然后将样本接种培养基后在实验室人工环境(即体外环境)中孵育微生物的过程。若微生物能在培养基上生长，绝大多数细菌不用通过显微镜就能被观察到，且菌量足够用于菌种鉴定和后续检测。

从体内环境到体外环境的成功过渡，需要满足微生物的营养和生长环境要求。环境转变对于细菌来说并不容易。在体内，细菌利用人类宿主各种复杂的代谢和生理途径生存和繁殖。当突然进入实验室人工体外环境中，细菌必须进行调节才能继续存活。微生物的生存取决于必需营养物质的供应和适宜的环境条件。

虽然人工培养已经可以满足大多数已知细菌的生长需求，但仍然有一些微生物难以在实验室提供的体外环境中生长，例如梅毒螺旋体(梅毒的病原体)和麻风分枝杆菌(麻风的病原体)。此时，我们可以选择其他方法检测样本中的微生物，如免疫学方法或分子生物学方法。若以上所有方法均检测不出微生物，临床医生只能通过患者的体征和临床症状去判断其可能的发病原因并给予经验性治疗。

营养需求

正如第2章所述，细菌生长有许多营养需求，包括气体、水、离子、微生物、矿物质、氮源(蛋白胨或酪蛋白)、营养物质(肉类和植物摄入)、碳源和能量。碳和能量通常来源于碳水化合物(如糖类及其衍生物)和蛋白质。

培养基的概念

在实验室中，用于细菌培养的培养基里会加入各种营养成分。若培养基能提供细菌生长所需的营养，该细菌就能大量繁殖至肉眼可见。当然，接种细菌后的培养基也需要置于合适的环境条件下。

由于不同病原菌有着不同的营养需求，因此诞生了各种类型的培养基，以用于微生物诊断。部分细菌对营养的需求相对复杂，必须用含特殊成分的培养基才能生长，这种对营养和环境要求较苛刻的细菌被称为**苛养菌**。而临床常见的细菌对营养的要求不高，只需要基础的营养成分，这些细菌被称为**非苛养菌**。

生长培养基的形态

生长培养基主要有两种形态：**肉汤**(液体)和**琼脂**(固体)。在某些情况下(如血培养)，可使用同时有液体和固体的**双相培养基**，或含有少量琼脂的**半固体培养基**(如硫乙醇酸盐肉汤)。

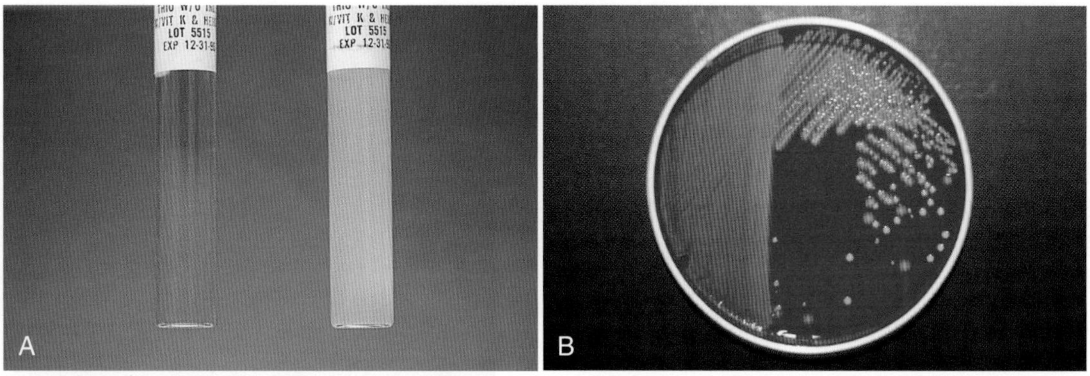

图7.1 （A）清澈的肉汤，表明没有细菌生长（左），浑浊则表明有细菌生长（右）。（B）培养后，在琼脂培养基表面生长的单个菌落。

在**肉汤培养基**中，营养物质溶解在水里，细菌生长表现为肉汤从清澈变浑浊。肉汤**浑浊**是由于培养基中的细菌使光线发生偏折（图7.1），细菌生长越多，密度越大，肉汤就越浑浊。达到肉眼可识别的浑浊度，肉汤中的菌量至少为10^6 CFU/mL。某些肉汤含有pH指示剂，如酚红，除了可供细菌生长，这类肉汤还可以在细菌发生代谢活动时改变培养基的颜色。

除了观察菌量，我们还能通过观察微生物在肉汤中生长的位置差异，了解其对氧气需求的高低，例如硫乙醇酸盐肉汤。专性厌氧菌会生长在肉汤管的底部，专性需氧菌会生长在肉汤的表面。微需氧菌的生长需要氧气，会在氧气浓度低于空气的肉汤表面以下生长。此外，不利用氧气生长的微生物，包括兼性厌氧菌和耐氧菌，会生长在整个培养基中，因为它们不受氧含量变化的影响。

固体培养基是固化剂、营养物质和水的混合物。**琼脂**是最常见的固化剂，具有在高温（≥95℃）下熔化，低于50℃时凝固的特性。制备固体培养基时，先加入琼脂并加热至高温状态灭菌，再冷却至55～60℃后分装至培养皿中，进一步冷却后含琼脂的培养基就会变为固体。含有琼脂的培养皿称为琼脂平板。固体培养基也可以放置在试管内，水平放置称为**平面培养基**，倾斜放置称为**斜面培养基**。根据培养基中主要营养成分的不同，可将培养基分为多种类型［如血琼脂（blood agar, BA）、胆汁七叶苷琼脂、木糖-赖氨酸-脱氧胆酸盐琼脂（xylose-lysine-deoxycholate, XLD）等］。

在适当的条件下，接种到琼脂培养基表面的每个细菌都能生长繁殖至肉眼可见（图7.1）。理论上讲，单个细菌繁殖产生的细菌群成为一个**纯菌落**。换句话说，单个菌落内的所有细菌都是相同的种属，具有相同的表型和基因型（都源于单个克隆）。纯培养有利于后续的细菌鉴定，所以选择纯菌落（单个菌落）是细菌鉴定的第一步，也是最重要的步骤。

培养基的分类和用途

培养基根据功能和用途进行分类。在诊断微生物学中，培养基主要可分为4大类：富集培养基、营养培养基、选择培养基和鉴别培养基。

富集培养基含有特殊的营养成分，可供患者样本中的特定微生物生长，而样本可以包含单种或多种细菌。这类型的培养基由于加入了目标微生物生长所需的特殊营养物质，即使多种微生物同时接种，也能促进特定微生物的生长和繁殖。例如，活性炭酵母浸出液琼脂（buffered charcoal-yeast extract agar, BCYE）提供嗜肺军团菌生长所需的*L*-半胱氨酸和其他营养物质，可促进嗜肺军团菌（军团菌病的病原体）的生长（图7.2）。

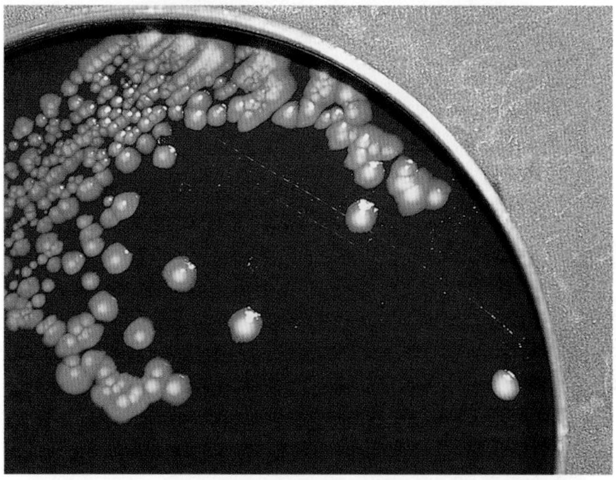

图7.2 在军团菌培养专用的活性炭酵母浸出液琼脂培养基上生长的嗜肺军团菌。

富集培养基也包括富集肉汤，专用于含量较少的微生物的增殖。当样本接种固体培养基而无生长时，可进一步接种富集肉汤，确保微生物的生长。由于固体培养基未添加目标菌生长所需的特殊营养物质而培养失败时，可以接种**富集肉汤**［也称为**增菌肉汤（back-up broths）**］。富集肉汤通常含有促进目标菌生长的特殊营养物质和抑制其他微生物生长的抑制剂。例如，硫乙醇酸盐肉汤用于分离培养厌氧菌，LIM肉汤［添加黏菌素和萘啶酸（nalidixic acid, NA）的Todd Hewitt肉汤］用于筛选和富集B群链球菌，革兰阴性菌（gram-negative, GN）专用肉汤用于筛选和富集肠道革兰阴性菌。

营养培养基含有绝大多数非苛养菌生长所需的基本营养物质，而不给予任何一种微生物生长优势。营养培养基包括培养细菌的胰蛋白胨大豆琼脂培养基和营养琼脂培养基，以及培养真菌的沙氏葡萄糖琼脂培养基。**选择培养基**含有一种或多种抑制剂，可抑制除目标微生物以外的所有微生物。换句话说，这类培养基仅有利于特定细菌的生长，而抑制其他细菌的繁殖。抑制剂包括染料、胆盐、醇类、酸类和抗菌药物。例如含5%羊血的苯乙醇（phenylethyl alcohol, PEA）琼脂，可抑制需氧和兼性厌氧革兰阴性杆菌的生长，并促进革兰阳性球菌的繁殖（图7.3）。选择培养基中添加的抑制剂可防止正常菌群及污染菌的过度生长，有利于微生物的分离培养。然而，选择培养基并不能确保完全抑制除目标微生物外的其他微生物，有时只是减少菌量。此外，若选择培养基培养时间过长、抑制剂水解或挥发，杂菌也可能重新生长。

鉴别培养基中加入了某种成分（或某些成分），使得某种微生物或某类微生物表现出特定的代谢特征或培养特性，能与同时生长在该培养基上的其他菌进行区分。麦康凯琼脂（MacConkey agar, MAC）是一种常见的鉴别培养基，可用于区分发酵和不发酵乳糖的革兰阴性菌（图7.4）。

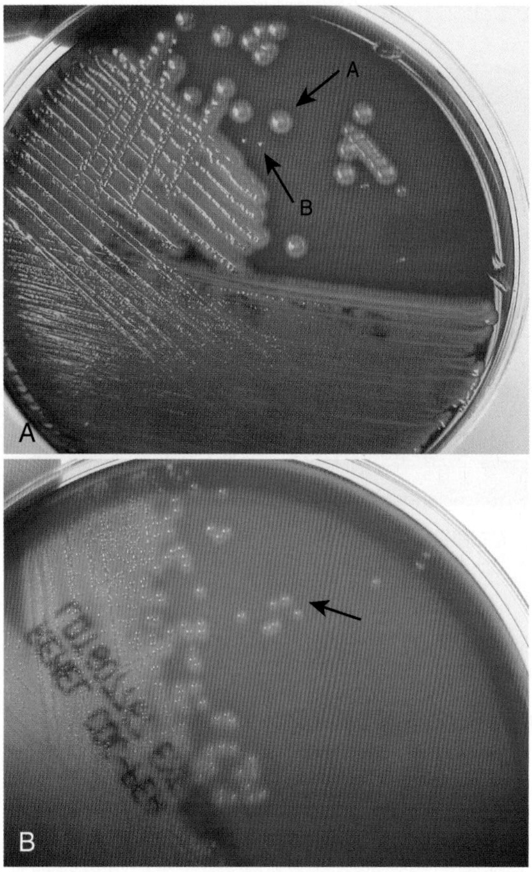

图7.3 （A）在非选择性的羊血琼脂平板上混合生长的革兰阴性杆菌大肠埃希菌（箭头A）和革兰阳性球菌肠球菌（箭头B）。（B）在含5%羊血的苯乙醇羊血琼脂选择培养基上只有肠球菌生长。

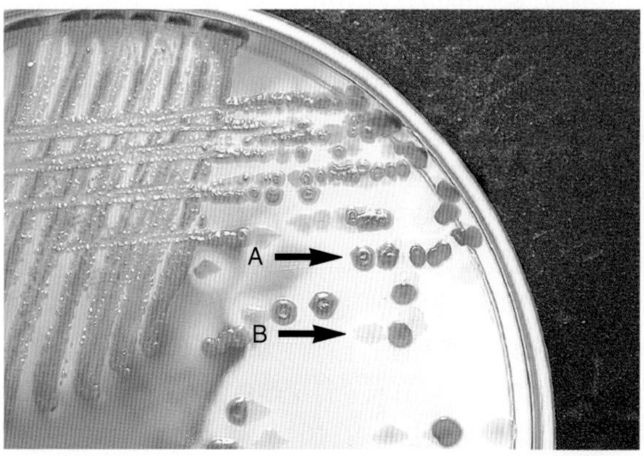

图7.4 麦康凯平板上，能发酵乳糖的革兰阴性杆菌呈紫红色（箭头A），不能发酵乳糖的革兰阴性杆菌呈淡粉色或无色（箭头B）。

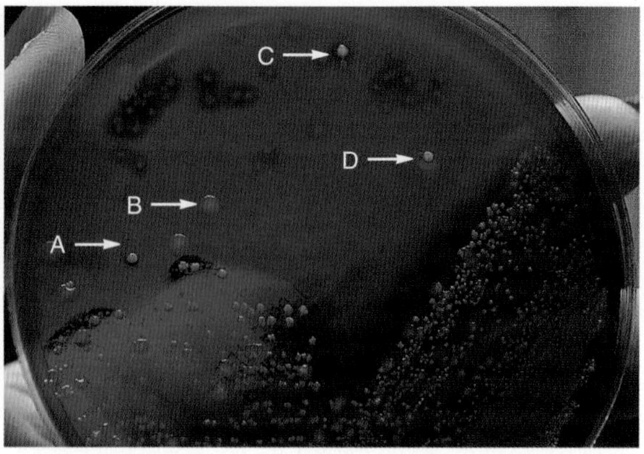

图7.5 不同细菌在血平板上表现出不同的菌落特征，包括α溶血性链球菌（箭头A）、革兰阴性杆菌（箭头B）、β溶血性链球菌（箭头C）和金黄色葡萄球菌（箭头D）。

值得一提的是，诊断细菌学中使用的培养基通常并非单一用途。比如麦康凯琼脂既属于选择培养基也属于鉴别培养基，或者说是一种**混合型培养基**，因为它不仅能抑制绝大多数革兰阳性菌的生长，也能通过发酵乳糖的差异起到鉴别的作用。另一个例子是羊血琼脂（sheep blood agar, SBA），它是诊断细菌学中最常用的营养培养基，绝大多数非苛养菌都可以在上面生长。然而它也属于鉴别培养基，因为可以通过观察菌落产生的溶血环的差异来区分菌种，不同微生物的溶血特征差异见图5.2和图7.5。

细菌常用培养基概述

常规细菌培养常用的各类富集、选择或鉴别琼脂培养基和肉汤培养基见表7.1。厌氧菌（第3部分第13篇）、分枝杆菌（第3部分第14篇）、真菌（第58篇）培养有各自不同的培养基，但原理与细菌培养相似，有关这些培养基的详细内容会在相应章节中描述。

本章将总结诊断细菌学中常用的几十种培养基，而不同的微生物实验室会有不同的培养基组合方式来初步分离和鉴定致病菌。本书的第7部分探讨了不同部位临床样本如何选择相应的培养基，而第3部分也讨论了不同的病原体类型如何选择相应的培养基。

血琼脂 · 绝大多数细菌培养都会接种血琼脂（BA）平板（简称血平板），因为除对营养要求较高的细菌之外，几乎所有的临床重要细菌都能在血平板上生长。此外，在血平板上的菌落形态往往是大家最为熟悉的。血平板中通常含有蛋白质（如色氨酸）、大豆蛋白提取物（包含少量天然碳水化合物）、氯化钠、琼脂和5%羊血。兔血或马血制作的血平板可以用于嗜血杆菌属的鉴别，因为嗜血杆菌不能在羊血平板上生长。

某些细菌产生的胞外酶可以溶解琼脂中的红细胞（**溶血**）。能完全溶解红细胞的细菌菌落周围会产生透明溶血环（**β溶血**），只部分溶解红细胞的细菌菌落周围会形成草绿色的溶血环（**α溶血**）。其他细菌的生长对红细胞无影响，菌落周围无溶血环（**γ溶血**或不溶血）。微生物实验室人员通常会根据菌落形态和溶血情况进行初步判断，确定之后的细菌鉴定流程。为了准确判读血平板上的溶血情况，必须透过光线（即透射光）观察平板上的菌落。

表7.1 常规细菌学培养基

培养基名称	培养基成分和作用说明	培养基用途
胆汁七叶苷琼脂(bile esculin agar, BEA)	营养琼脂中加入柠檬酸铁；水解的七叶苷会使培养基呈棕色；加入脱氧胆酸钠可抑制某些细菌的生长	用于区分D群链球菌和非D群链球菌；用于鉴别肠道菌群中的肠杆菌目，包括克雷伯菌属、肠杆菌属和沙雷菌属；或用于分离鉴定单核细胞增多性李斯特菌
胆汁七叶苷叠氮钠琼脂(添加万古霉素)	叠氮钠抑制革兰阴性菌；万古霉素筛选耐药的革兰阳性菌；胆汁七叶苷区分肠球菌和其他万古霉素耐药菌	用于分离和筛选临床及筛查样本中的耐万古霉素肠球菌
血琼脂(BA)	胰酪大豆琼脂、布鲁琼脂或牛心浸出液加5%羊血；兔血或马血可用于观察嗜血杆菌属的溶血现象	用于非苛养菌的微生物培养；用于观察菌落的溶血情况
鲍金琼脂	含马铃薯、甘油、15%～20%去纤维蛋白血；加入甲氧西林作为抑制剂(终浓度为2.5 μg/mL)	用于分离百日咳鲍特菌(小、光滑、珍珠样菌落，有狭窄的溶血环)、副百日咳鲍特菌(棕色菌落、背面呈黑绿色)和支气管败血鲍特菌(棕色、中等大小菌落、表面粗糙、凹凸不平)
脑-心浸出液琼脂/肉汤	含葡萄糖、脱水猪脑-心浸出液	用于苛养菌和非苛养菌培养
Brilliance琼脂	含微生物生长所需营养物质、具有筛选作用的其他成分和显色底物 包括CRE培养基、ESBL培养基、耐甲氧西林金黄色葡萄球菌(MRSA)培养基、沙门菌培养基、UTI培养基、UTI清晰培养基和VRE培养基	这类培养基主要用于分离特定的微生物。例如CRE培养基用于分离鉴定碳青霉烯类耐药的大肠埃希菌、克雷伯菌属、肠杆菌属、沙雷菌属和柠檬酸杆菌属(简写为"KESC")；ESBL培养基用于检测产超广谱β内酰胺酶细菌；MRSA培养基用于筛选耐甲氧西林金黄色葡萄球菌；沙门菌培养基用于鉴定沙门菌；UTI/UTI清晰培养基用于区分鉴定尿路感染中的肠球菌属、大肠埃希菌、变形杆菌属、摩根菌属和普鲁威登菌属；VRE培养基用于区分万古霉素耐药和非耐药的肠球菌
活性炭酵母浸出液琼脂(BCYE)	含酵母提取物、琼脂、活性炭、*L*-半胱氨酸盐酸盐、焦磷酸铁、ACES缓冲液和α-酮戊二酸	用于军团菌属的培养，弗朗西斯菌属和诺卡菌属也能在该培养基上生长
加抗菌药物的活性炭酵母浸出液琼脂(BCYE)	BCYE中添加多黏菌素B、万古霉素和安莎霉素，分别抑制革兰阴性菌、革兰阳性菌和真菌	用于培养和筛选军团菌属
洋葱伯克霍尔德菌选择性琼脂	含胆盐、庆大霉素、替卡西林、多黏菌素B、蛋白胨、酵母提取物	用于囊性纤维化患者的洋葱伯克霍尔德菌筛查
弯曲杆菌血琼脂	羊血布鲁琼脂中添加万古霉素(10 mg/L)、甲氧苄啶(5 mg/L)、多黏菌素B(2 500 U/L)、两性霉素B(2 mg/L)和头孢菌素(15 mg/L)	用于选择性分离弯曲杆菌属
弯曲杆菌硫乙醇酸盐肉汤	硫乙醇酸盐肉汤中添加琼脂和抗生素，包括头孢菌素、万古霉素、甲氧苄啶、两性霉素B和多黏菌素B。亚硫酸钠和硫乙醇酸钠成分可保护细胞免受损害	选择性培养和保存弯曲杆菌属，可作为弯曲杆菌属的转运培养基
CDC[a]厌氧5%羊血琼脂	胰大豆肉汤中加入苯乙醇、5%羊血、营养酵母提取物、维生素K_1、血红素和胱氨酸	促进营养要求较高、专性厌氧、生长缓慢的厌氧菌生长
头孢哌酮-万古霉素-两性霉素(cefoperazone, vancomycin, amphotericin, CVA)培养基	含血液的培养基中加入头孢哌酮、万古霉素和两性霉素，抑制大多数革兰阴性菌、革兰阳性菌和酵母菌的生长	弯曲杆菌属的选择性分离培养基
头孢磺啶-氯苯酚-新生霉素(cefsulodin-irgasan-novobiocin, CIN)琼脂	含蛋白胨、酵母提取物、甘露醇和胆盐；添加头孢磺啶、氯苯酚和新生霉素；中性红和结晶紫作为指示剂	用于选择性培养耶尔森菌属；也可用于气单胞菌属的分离
巧克力琼脂	含蛋白胨、2%血红蛋白或IsoVitaleX添加剂(BD BBL™ Becton Dickenson, Sparks MD)	用于培养某些苛养菌，如嗜血杆菌属、布鲁菌属和致病性的奈瑟菌属
显色	含微生物生长所需营养物质、具有筛选作用的其他成分和显色底物	可培养和区分某种特定的细菌；常用于鉴别不动杆菌属、产超广谱β内酰胺酶细菌、产碳青霉烯酶细菌、大肠埃希菌、单核细胞增多性李斯特菌、肠球菌属、铜绿假单胞菌、沙门菌属、产志贺毒素大肠埃希菌、大肠埃希菌O157:H7、B群链球菌、弧菌、小肠结肠耶尔森菌、MRSA等
哥伦比亚多黏菌素-萘啶酸(colistin-nalidixic acid, CNA)琼脂	哥伦比亚琼脂中加入10 mg/L黏菌素、15 mg/L萘啶酸和5%羊血	用于革兰阳性球菌的筛选
胱氨酸-亚碲酸盐血琼脂	琼脂中加入5%羊血；白喉棒状杆菌能还原亚碲酸盐，菌落呈深灰色至黑色	用于白喉棒状杆菌的分离
伊红亚甲蓝(eosin methylene blue, EMB)琼脂(Levine)	含蛋白胨、乳糖；伊红Y和亚甲蓝作为指示剂	用于分离和鉴别发酵乳糖和不发酵乳糖的肠道杆菌

续 表

培养基名称	培养基成分和作用说明	培养基用途
革兰阴性菌(Gram-negative, GN)肉汤	含蛋白胨、葡萄糖、甘露醇；柠檬酸钠和去氧胆酸钠作为抑制剂	用于筛选和富集肠道致病沙门菌和志贺菌
赫克通肠道(Hektoen enteric, HE)琼脂	含蛋白胨、胆盐、乳糖、蔗糖、水杨素和柠檬酸铁铵；指示剂包括溴麝香草酚蓝和酸性品红	用于筛选和区分肠道革兰阴性杆菌中的沙门菌和志贺菌
LIM肉汤	改良Todd-Hewitt肉汤；含蛋白胨、盐、葡萄糖、酵母提取物；加入黏菌素和萘啶酸，可抑制革兰阴性菌生长	用于选择性分离和培养无乳链球菌
吕弗勒培养基	含葡萄糖、鸡蛋和牛血清、心肌浸出液和动物组织水解物	用于分离和培养棒状杆菌属
麦康凯琼脂	含蛋白胨、乳糖；结晶紫和胆盐抑制革兰阳性菌生长；中性红作为指示剂	用于分离和鉴别发酵乳糖和不发酵乳糖的肠道杆菌
山梨醇麦康凯琼脂	是麦康凯琼脂的一种衍生培养基，*D*-山梨醇替代乳糖作为碳水化合物	用于筛选粪便样本中的大肠埃希菌O157:H7
甘露醇盐琼脂	含蛋白胨、甘露醇和酚红指示剂；7.5%盐浓度可抑制大多数细菌生长	用于筛选葡萄球菌属
纽约(New York City, NYC)琼脂	含蛋白胨、玉米淀粉、酵母提取物、3%血红蛋白和马血清；添加的抗生素包括万古霉素(2 μg/mL)、黏菌素(5.5 μg/mL)、两性霉素B(1.2 μg/mL)和甲氧苄啶(3 μg/mL)	用于分离培养致病性奈瑟菌，也可用培养解脲脲原体和某些其他种类支原体
含血和不含血的苯乙醇(PEA)琼脂培养基	营养琼脂中加入PEA可抑制革兰阴性菌生长；可额外添加拉氧头孢和氯化锂作为抑制剂	选择性分离需氧革兰阳性球菌、需氧革兰阴性杆菌和厌氧革兰阳性球菌；这类培养基不适用于观察菌落的溶血情况
Regan-Lowe培养基	琼脂中添加活性炭、马血、头孢氨苄和两性霉素B	用于培养和筛选百日咳鲍特菌和副百日咳鲍特菌
亚硒酸盐肉汤	蛋白胨肉汤中加入亚硒酸钠，可抑制大多数肠杆菌目细菌	用于分离培养沙门菌
Skirrow琼脂	含蛋白胨、大豆蛋白、溶解后的马血；万古霉素抑制革兰阳性菌；多黏菌素B和甲氧苄啶抑制大部分革兰阴性菌	用于选择性培养弯曲杆菌属
链球菌选择性琼脂(streptococcal selective agar, SSA)	5%羊血琼脂中加入结晶紫、黏菌素和磺胺甲噁唑-甲氧苄啶	用于筛选化脓性链球菌和无乳链球菌
连四硫酸盐肉汤	蛋白胨肉汤；碘和碘化钾、胆盐和硫代硫酸钠可抑制革兰阳性菌和某些肠杆菌	用于筛选粪便和尿液样本中的沙门菌和志贺菌，伤寒沙门菌和亚利桑那沙门菌除外
Thayer-Martin(TM)琼脂[改良Thayer-Martin modified TM, MTM琼脂]	血琼脂中加入血红蛋白和添加剂B；添加黏菌素、制霉菌素、万古霉素和甲氧苄啶抑制杂菌生长	用于筛选淋病奈瑟菌和脑膜炎奈瑟菌；弗朗西斯菌属和布鲁菌属也能在该培养基上生长
硫乙醇酸盐肉汤	含胰蛋白胨、大豆肉汤和葡萄糖，可促进绝大多数微生物的生长；硫乙醇酸盐、胱氨酸和亚硝酸钠作为还原剂；少量琼脂形成半固体培养基，减少培养基中氧气的流通	用于培养厌氧菌、需氧菌、微需氧菌和苛氧菌
硫代硫酸盐-柠檬酸盐(thiosulfate citrate-bile salts, TCBS)琼脂	含蛋白胨、酵母提取物、牛胆汁(胆汁)、胆酸钠、柠檬酸盐、蔗糖、柠檬酸铁和硫代硫酸钠；麝香草酚蓝和溴麝香草酚蓝作为指示剂	用于筛选和鉴别霍乱弧菌和副溶血弧菌
添加抗生素的Todd-Hewitt肉汤(LIM)	加入萘啶酸和庆大霉素或黏菌素增加其筛选作用；硫乙醇酸盐和琼脂可降低氧化还原电位	用于筛选和培养女性生殖道样本中的无乳链球菌
胰蛋白胨大豆肉汤(trypticase soy broth, TSB)	通用的基础肉汤培养基，大多数非苛养菌都可在该培养基中生长；加入其他特殊的营养成分，也可供苛氧菌生长	用于各种细菌平板初代培养后的进一步增菌

[a] 该培养基最初是由美国疾病预防控制中心(简称CDC)制作。

CRE：耐碳青霉烯类肠杆菌目细菌；ESBL：超广谱β内酰胺酶；UTI：尿路感染；VRE：耐万古霉素肠球菌。

溶血，和发酵乳糖类似，是细菌产生的胞外酶溶解或部分溶解红细胞导致的。除了依赖初步革兰染色结果和生长特性来鉴别微生物，血平板上的溶血现象也能进一步判断菌种的类型。结合微生物生长特性和生化反应去鉴别微生物的种类是相当重要的。

脑-心浸出液 · **脑-心浸出液（brain-heart infusion, BHI）**是一种营养丰富的培养基，用于培养苛养菌及非苛养菌，可制成肉汤或琼脂，可添加或不添加血液。主要成分包括几种动物组织的浸出液、蛋白胨（蛋白质）、磷酸盐缓冲液和少量葡萄糖。碳水化合物可为许多细菌提供易获取的能量来源。BHI肉汤通常作为各种培养基的主要成分，可用于患者的血培养（第67章）、辅助细菌鉴定及进行一些药物敏感性试验。

巧克力琼脂 · **巧克力琼脂**是一种营养琼脂，本质上与BA相同，只是在制备过程中在将血液加入琼脂时溶解了红细胞。细胞裂解使细胞内的营养物质[如血红素、凝血因子（X因子）]释放并进入琼脂中，供苛养菌利用和生长。红细胞溶解使该培养基呈棕色，似巧克力，由此得名。需要用巧克力琼脂培养的常见细菌病原体包括淋病奈瑟菌（淋病的病原体）和流感嗜血杆菌（常引起呼吸道感染和中耳感染），这两种细菌都无法在羊血琼脂上生长。

哥伦比亚多黏菌素-萘啶酸血琼脂 · **哥伦比亚琼脂**营养丰富，含3种蛋白胨和5%去纤维羊血（全血去纤维蛋白可防止凝结）。通过观察细菌菌落在该培养基上的溶血现象，可辅助判断细菌的种类。**哥伦比亚多黏菌素-萘啶酸（CNA）琼脂**是在哥伦比亚琼脂的基础上，添加了黏菌素（colistin, C）和萘啶酸（NA），可选择性抑制绝大多数革兰阴性菌的生长，而保留革兰阳性菌的生长。黏菌素可破坏革兰阴性菌的细胞膜，萘啶酸则进一步破坏细菌DNA的复制。

伊红亚甲蓝琼脂，Levine · 伊红亚甲蓝（EMB）琼脂是一种常用的选择和鉴别培养基。该培养基含有伊红Y和亚甲蓝，可抑制革兰阳性菌的生长，保留革兰阴性菌。细菌发酵乳糖呈深紫色至黑色，或带有绿色的金属光泽。不发酵乳糖的细菌，如志贺菌，呈无色或半透明。发酵乳糖是微生物的一种生化特性，通过观察生长在EMB上的微生物是否发酵乳糖，可区分细菌的种类。有些微生物缓慢发酵乳糖，在生长的前24 h内没有明显的发酵乳糖反应，培养基的颜色变化不典型，可能会造成误判。所以使用该方法鉴别菌种时应谨慎判断。

革兰阴性菌肉汤 · 革兰阴性菌（GN）肉汤是一种选择培养基，主要用于分离培养粪便样本和肛拭子中的肠道致病菌（如沙门菌和志贺菌）。肉汤中含有柠檬酸钠和去氧胆酸钠（一种胆汁酸盐），可抑制革兰阳性菌和非肠道致病革兰阴性菌的生长。甘露醇是该肉汤中的主要碳源，也是许多肠道致病菌青睐的能量来源，而其他非致病性肠道微生物则不会利用甘露醇。为了提高GN肉汤的筛选效果，应在初次接种和培养6～8 h后进行二次传代培养，避免长时间的初代培养导致肠道非致病菌过度繁殖从而抑制其他微生物的生长。

赫克通（Hektoen）肠道琼脂 · 赫克通（Hektoen）肠道（HE）琼脂含有胆盐和指示剂（溴麝香草酚蓝和酸性品红），可选择性减少大多数肠道非致病革兰阴性菌的生长，有利于沙门菌和志贺菌的培养。HE琼脂也是一种鉴别培养基。肠道非致病菌生长时发酵乳糖、蔗糖或水杨酸而产酸，培养基pH降低导致pH指示剂溴麝香草酚蓝变色，菌落呈橙色或橙红色。沙门菌和志贺菌不发酵这些物质，颜色不会发生改变，菌落呈培养基本身的蓝绿色。此外，HE琼脂中还加入了柠檬酸铁铵，用于检测硫化氢（H_2S）。生长过程中产H_2S的微生物，如沙门菌，菌落可见黑色沉淀（俗称“黑心”）（图7.6）。

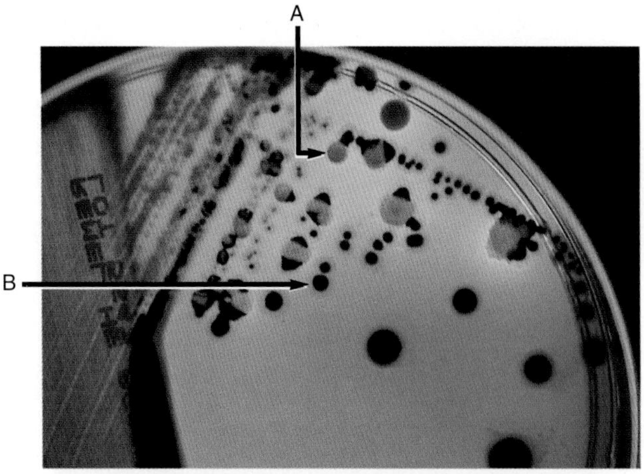

图7.6　HE琼脂可用于区分细菌是否发酵乳糖，图为发酵乳糖的革兰阴性杆菌（如大肠埃希菌，箭头A）和不发酵乳糖且产H_2S的细菌（如沙门菌，箭头B）。

麦康凯琼脂 · 麦康凯琼脂（MAC）通常作为分离和鉴别革兰阴性杆菌的首选培养基。该培养基中含有结晶紫，可抑制革兰阳性菌和真菌的生长。中性红作为指示剂可起到鉴别菌种的作用。细菌发酵乳糖而产酸，培养基的pH降低使中性红变色，菌落呈粉色至红色。不发酵乳糖的细菌，如志贺菌，则保持无色或半透明（图7.4）。但使用该方法进行菌种鉴定时应当谨慎判断。

苯乙醇琼脂 · **苯乙醇（PEA）琼脂**是在羊血琼脂中加入PEA以抑制革兰阴性菌的生长。5%羊血可为常见革兰阳性球菌的生长提供营养（图7.3），如肠球菌属、链球菌属和葡萄球菌属。虽然该培养基中加入了羊血，但PEA琼脂不宜用于观察菌落的溶血情况。

改良Thayer-Martin琼脂 · **改良Thayer-Martin（MTM）琼脂**是一种富集和选择培养基，用于分离培养淋病奈瑟菌（淋病的病原体）和脑膜炎奈瑟菌（可引起细菌性脑膜炎）。培养基中含蛋白胨、氨基酸、葡萄糖和溶解的血液，可促进目标菌的生长，并添加抗菌药物抑制其他非目标菌的繁殖。改良Thayer-Martin琼脂中葡萄糖和琼脂的浓度比Thayer-Martin琼脂低，更利于苛养菌的生长。添加甲氧苄啶可抑制变形杆菌属，防止变形杆菌污染培养基，影响致病性奈瑟菌单个菌落的分离。此外，培养基中还添加了黏菌素以抑制其他革兰阴性菌，添加万古霉素以抑制革兰阳性菌，添加制霉菌素以抑制酵母菌。MTM琼脂进一步改进，以安莎霉素取代制霉菌素并提高万古霉素的浓度，则成为**Martin-Lewis琼脂**。

硫乙醇酸盐肉汤 · **硫乙醇酸盐肉汤**是细菌学诊断中最常用的增菌肉汤或半固体培养基。这类肉汤中含有许多营养成分，包括酪蛋白、酵母浸出液、牛肉提取物和维生素，可促进绝大多数致病菌的生长。此外还加入了氧化还原指示剂（刃天青）、葡萄糖、维生素K_1和血红素。培养基中含0.075%琼脂，可避免氧气的流通。硫乙醇酸盐作为还原剂，可在肉汤管内创造厌氧环境，有利于厌氧菌的生长。

兼性厌氧（即在有氧和无氧环境下均可生长）革兰阴性杆菌通常在整个肉汤管内弥漫生长，而革兰阳性球菌则表现为絮状或块状沉淀。专性需氧菌（即只能在有氧环境下生长），如假单胞菌属，只在肉汤表面顶部生长。而专性厌氧菌（即只能在无氧环境下生长）则只生长在肉汤底部（图7.7）。虽然该培养基可观察各类细菌对氧气的利用情况，但这种微生物特性通常不入报告，此类培养基也不能称作鉴别培养基。

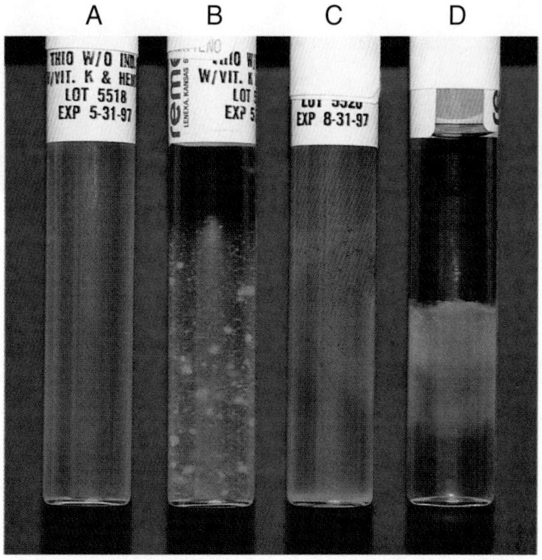

图7.7 硫乙醇酸盐肉汤中各种细菌的生长情况。（A）兼性厌氧（即在有氧和无氧环境下均可生长）革兰阴性杆菌在肉汤中弥漫生长。（B）革兰阳性球菌呈絮状沉淀。（C）专性需氧菌（即只能在有氧环境下生长），如铜绿假单胞菌，朝肉汤顶部生长。（D）专性厌氧菌（即只能在无氧环境下生长）只在肉汤底部生长。

木糖－赖氨酸－脱氧胆酸盐琼脂 · 与HE琼脂相似，**木糖－赖氨酸－脱氧胆酸盐（XLD）琼脂**可用于分离和鉴别志贺菌和沙门菌。脱氧胆酸盐可抑制肠道非致病革兰阴性杆菌和革兰阳性菌的生长。酚红指示剂用于检测培养基中糖类（如乳糖、木糖和蔗糖）发酵产酸的情况。肠道致病菌，如志贺菌，不发酵上述糖类，菌落不变色（即同培养基颜色相似，呈粉色至红色）。而沙门菌虽然可以发酵木糖，但在XLD琼脂上的菌落仍然不变色，这是因为赖氨酸的脱羧作用可升高培养基的pH，使pH指示剂显红色。沙门菌在生长过程中产H_2S，菌落有"黑心"。肠道非致病菌通常发酵一种或多种糖类，菌落呈黄色（图7.8）。

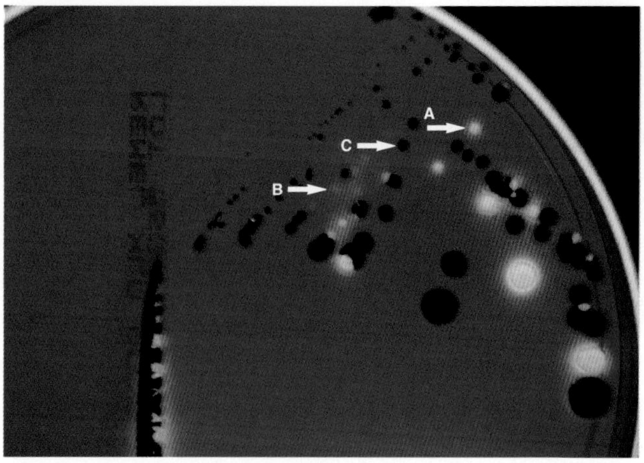

图7.8 木糖－赖氨酸－脱氧胆酸盐琼脂上，发酵乳糖的革兰阴性杆菌（如大肠埃希菌，箭头A）、不发酵乳糖的革兰阴性杆菌（如志贺菌，箭头B）和产H_2S细菌（如沙门菌，箭头C）。

培养基的制备

绝大多数培养基在市面上都有商品化的平板或肉汤管。但若不直接购买，实验室也可按照说明书要求，用培养基干粉加蒸馏水或去离子水制备相应的琼脂或肉汤。自制培养基通常是用特定比例的培养基干粉（含培养基所有必要成分）与水混合，然后加热至沸腾以溶解粉末，所有的操作应严格按照制造商给出的说明。在高温灭菌前或灭菌后，还需根据培养基配方，用无菌酸或碱溶液调整培养基的pH。大多数培养基都需要灭菌，以保证后续患者样本的培养不受水或干粉中的污染菌影响。肉汤会先分装到各个试管，再进行灭菌，琼脂则会装在带塞子或盖子的大烧瓶或瓶子里进行高压灭菌。

培养基的灭菌 · 高压灭菌的温度应达到121℃，至少需要15 min。高压灭菌后琼脂熔化成液体，冷却至50℃左右即可分装到各个无菌培养皿中（每个培养皿中加20～25 mL液体琼脂）。如果培养基中需要添加其他成分（如羊血、维生素、营养物质或抗菌药物），则需在琼脂冷却分装至培养皿前加入其中并混合。

某些不能高压蒸汽灭菌的培养基成分（如血清、某些糖类、某些抗菌药物和其他不耐热物质）可在较低温度（116～118℃）下灭菌，或用滤膜过滤的方法去除干扰物质。溶液通过直径为0.2～0.45 μm的滤过膜，虽不能去除病毒，但可有效去除绝大多数细菌和真菌。最后，无论是购买的商品化培养基还是自制的培养基，都需要经过严格的质量控制，方可使用（有关质量控制的内容参见第77章）。

细胞培养 · 虽然大多数细菌易在人工培养基上生长，但某些微生物却只能在活细胞内生存。这些微生物为专性细胞内寄生，生长、繁殖均依赖宿主细胞。所有的病毒都是专性细胞内寄生，衣原体、立克次体和类立克次体的培养也需要活细胞。

上述微生物的培养基中有活细胞层，通常在玻璃管中或塑料烧瓶底部。通过观察细胞形态的变化可检测微生物的生长，也可通过核酸检测或抗原抗体反应和化学显色来检测细胞内生长的微生物。此外，细胞培养也可用于检测某些毒素（如艰难梭菌的细胞毒素）。细胞培养的接种和孵育过程会在

第65章中详细讨论。

培养的环境

临床常见致病菌的体外培养不仅需要足够的营养物质，还需要适宜的培养环境。微生物的培养环境有4个最关键的要素，即氧气和二氧化碳浓度、温度、pH和培养基湿度。

氧气和二氧化碳浓度

大多数临床相关细菌可分为需氧菌、兼性厌氧菌和专性厌氧菌。需氧菌利用氧气作为最终的电子受体，可在外界空气中生长、繁殖。大多数临床重要需氧菌实际上为兼性厌氧菌，可在有氧或无氧环境下生长。而某些细菌，如假单胞菌属、奈瑟菌属、布鲁菌属、鲍特菌属和弗朗西斯菌属，为专性需氧菌，在无氧环境下不能生长。此外，适合在低浓度（≤20%）氧气（O_2）环境下生长的细菌称为微需氧菌。厌氧菌不能利用O_2作为电子受体，而**耐氧菌**虽不利用O_2，但能在有氧环境下缓慢生长。专性厌氧菌在有氧环境下生长受抑制或死亡。

除O_2浓度外，二氧化碳（CO_2）浓度对某些细菌的生长也十分重要。与空气环境相比，在较高浓度CO_2（即减少O_2含量至≤15%，增加CO_2含量至5%～10%）环境中生长更好的细菌称为**嗜二氧化碳菌**。

温度

病原菌通常在与人体组织和器官相近的温度下生长最佳。绝大多数临床相关细菌的培养温度保持在35～37℃。而某些真菌在30℃（接近人体表面温度）的环境下生长更好。

但有些特殊微生物的生长需要特定的温度。例如，肠道致病菌——空肠弯曲菌的**增菌温度**为42℃；单核细胞增多性李斯特菌和小肠结肠耶尔森菌均可在4～43℃的环境下生长，但两者最适宜生长温度分别为20℃和40℃。这两种菌还可通过**冷增菌**的方式在实验室中繁殖。

pH

pH主要是检测培养环境中氢离子浓度的指标，pH 7.0为中性，pH＜7为酸性，pH＞7为碱性。绝大多数临床相关细菌生长的适宜pH接近中性，为6.5～7.5。商品化培养基中添加的缓冲液pH通常在该范围内，几乎不需要额外的检测和调整。

湿度

水是琼脂和肉汤的主要成分，而培养基孵育过程中，很大一部分水分会因蒸发而流失。培养基中水分的流失不利于细菌培养，这主要有以下两方面原因：① 细菌生长所必需的代谢途径中，可利用的水分减少；② 随着水分减少，培养基中的溶质浓度相对增加，细菌细胞外的渗透压升高，会引起细胞的死亡和溶解。此外，环境湿度的增加也会促进某些细菌的生长。因此密封培养基或使用增加湿度（≥70%）的培养箱等措施，能确保培养过程中适当的环境湿度。

培养的最佳条件

培养箱能提供培养所需的环境条件，改变培养箱的环境可满足不同类型微生物的生长需求。本节主要探讨常规细菌培养，厌氧菌（第3部分第13章）、分枝杆菌（第3部分第14章）、真菌（第58章）和病毒（第64章）培养所需的环境条件将在本书各章节中详细描述。

患者样本接种培养基后，通常置于35～37℃培养箱（含5%～10% CO_2的湿润环境）中孵育。某些培养基（如HE琼脂和MAC）含pH指示剂，不能放在CO_2培养箱中，因为CO_2会使培养基酸化，导致pH指示剂变色，干扰培养基的显色。含普通空气的培养箱也可用于细菌培养，但缺乏CO_2可能会阻碍某些细菌的生长。

市面上有多种商品化的产气系统可用来替代CO_2培养箱。特定的培养基加上CO_2产气系统就可以用来培养一些苛养菌，如淋病奈瑟菌。在密封的塑料袋中碳酸氢钠能分解产生水分，并释放出足够的CO_2促进病原菌的生长。

最后，细菌培养的最佳孵育时间取决于培养的微生物种类，常规细菌培养的绝大多数细菌都会在24～48 h内生长。厌氧菌可能需要更长的培养时间，而分枝杆菌培养往往需要数周时间。

细菌培养

细菌培养的过程包括选择适当的培养基和培养条件，尽可能快速、准确地分离和鉴定感染的微生物。

样本接种分离细菌

患者样本接种人工培养基能分离来自人体不同感染部位的细菌。常规细菌培养基见表7.1。应判断最有可能引起感染的致病菌，并根据该菌的生长特性选择适当的培养条件。

为了更好地培养和分离致病菌，样本通常会根据标准操作流程接种在平板表面，目的是获得单个菌落并进行半定量分析。标准的半定量划线方法见图7.9。利用该方法，可以根据菌落在原始接种区及以外的生长情况，估计样本中微生物的相对数量。为了更好而地分离单个菌落，在更换区域划线时应灼烧接种环进行灭菌。

在平板上划线定量接种样本，例如用校准合格的接种环接种尿液样本来计算样本中的菌落形成单位（colony-forming units, CFUs），需首先蘸取样本并在平板中间划一道直线，再垂直于该直线从上至下、从左往右划线，中间无需灼烧接种环，使样本中的细菌均匀分布在平板上（图7.10）。单个菌落分散于培养基表面有利于菌落的计数。尿培养通常进行1 μL定量接种。而一些细菌含量较低的样本，如膀胱穿刺液，则可能需要10 μL定量接种来培养较低浓度的微生物。将平板上生长的菌落数量乘以稀释倍数（1 μL定量接种乘以10^3，10 μL定量接种乘以10^2），可确定原始样本中每毫升的菌落数量。此外，实验室应根据样本中细菌的数量和种类，制定报告菌落计数的标准化规程。标准化规程的示例见操作程序73.1。

除了手工划线外，还可以使用自动化仪器进行标准化的样本处理和培养基接种。自动化接种的样本需为液态，拭子样本需先洗脱至液体中。系统可高效识别液体样本，自动进行涂片和接种各类培养基。

菌落形态的观察

原始平板上菌落形态的观察和初步判断是非常重要的。根据菌落形态，实验室可为临床医生提供患者样本培养的初步结果，也可决定后续菌种鉴定的方式。选择培养基、鉴别

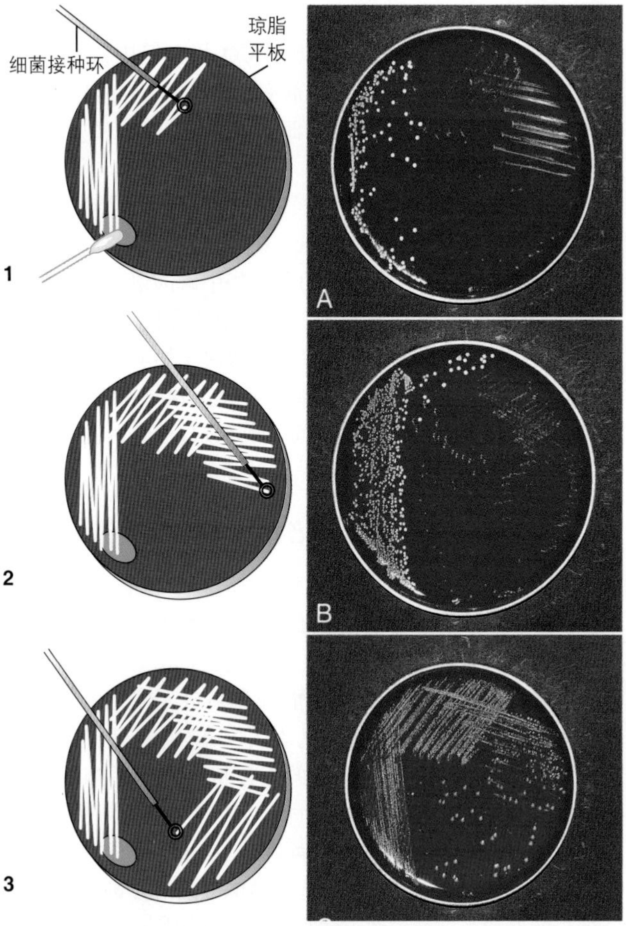

图7.9 分区划线方法常用于菌落的分离和半定量。(A)平板上的菌落只有第1区生长,为少量(1+)。(B)菌落生长至第2区,为中等量(2+)。(C)菌落生长至第4区,为大量(3+或4+)。

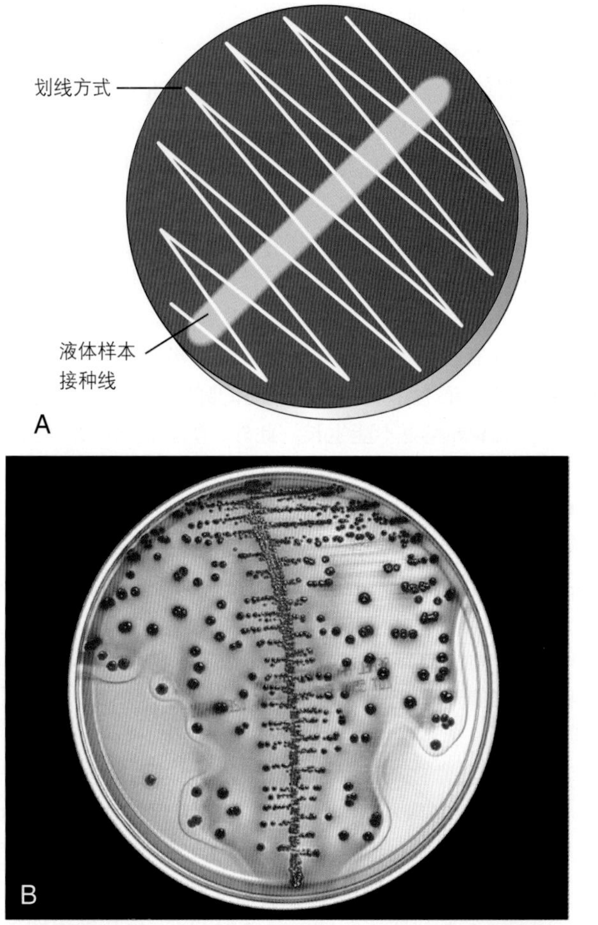

图7.10 (A)液体样本(如尿液)的定量接种划线方式。(B)用校准合格的定量接种环接种样本,平板上可见分散的单个菌落,说明分离良好。

培养基或富集培养基上**初代培养**的结果,可帮助临床制订快速、有效的治疗方案。微生物实验室需将样本接种各类培养基后的菌落生长情况,与前期样本直接革兰染色的情况相关联,**综合判读平板培养的结果**。例如,痰液样本报告直接革兰染色结果为革兰阳性双球菌,且在多形核中心粒细胞中生长;接种羊血琼脂培养的结果为α溶血、半透明、中间凹陷的菌落,同时可在巧克力琼脂上生长,但在抑制革兰阳性菌的MAC上不生长;有经验的微生物检验人员应该能意识到这是肺炎链球菌(引起细菌性肺炎的一种常见病原体)的特征性表现。

支持细菌生长的培养基类型

如前文所述,不同培养基可用于培养不同种类的病原体。换句话说,通过观察支持病原菌生长的培养基类型,可判断该病原菌的种类(如MAC上生长的细菌绝大多数都是革兰阴性杆菌)。酵母菌和革兰阳性球菌在MAC上生长受抑制。此外,适合细菌生长的培养条件可也作为细菌种类的判断依据(如需氧菌或厌氧菌)。

菌落的半定量计数

细菌在样本中的含量结合样本的直接涂片结果、微生物毒力检测结果和采样部位综合判断,可确定该细菌是否有临床意义。现有几种细菌半定量的表达方式,通过观察分区划线后每个区域的菌落生长情况,可表述为大量、中等量、少量,或用数字表示(4+、3+、2+、1+),见表7.2。

表7.2 培养基上细菌的半定量规则

分级	每个分区的菌落数量			
	第1区(原始区)	第2区	第3区	第4区
1+	<10个			
2+	>10个	<10个		
3+	>10个	>10个	<10个	
4+	>10个	>10个	>10个	>5个

此为通用半定量规则,每个实验室可有不同的半定量方式。

菌落特征

关注细菌菌落的主要特征是各类细菌鉴定的重要环节,是否成功鉴别细菌往往取决于菌落特征观察的准确与否。用于描述细菌生长(**菌落形态**)的指标包括以下几种:

- 菌落大小:通常用毫米描述;<1 mm为针尖样菌落,1~2 mm为小菌落,2~3 mm为中等菌落,>3 mm为大菌落;

- 菌落颜色：如白色、浅黄色、黄色；
- 菌落形态：包括形状、隆起程度和边缘（图7.11）；
- 菌落透明度：如透明、半透明、磨砂样、彩虹色（平板倾斜或移动时光线反射导致菌落颜色改变）；
- 菌落表面质地：光滑、闪亮（有光泽）、粗糙（暗淡）；
- 菌落黏稠度：奶油状（黄油样），干燥、易碎，黏稠（黏在接种环上），黏液样（可用接种环拉丝）；
- 细菌生长引起的培养基变化：如血平板上的溶血现象、pH指示剂的颜色改变、琼脂表面的凹陷（图7.3～图7.8）；

气味一般不作为可报告的菌落特征，但有些微生物可产生独特的气味。值得注意的是，为了避免潜在的实验室获得性呼吸道感染，实验室人员不应闻未知微生物菌落的气味。此外，培养基上菌落的色素沉着可能并不显著，推荐使用无菌的白色拭子，蘸取少量菌落来观察产色素的情况。这种方法可以帮助看到菌落的实际颜色，而不被琼脂培养基底部反射出的颜色干扰。

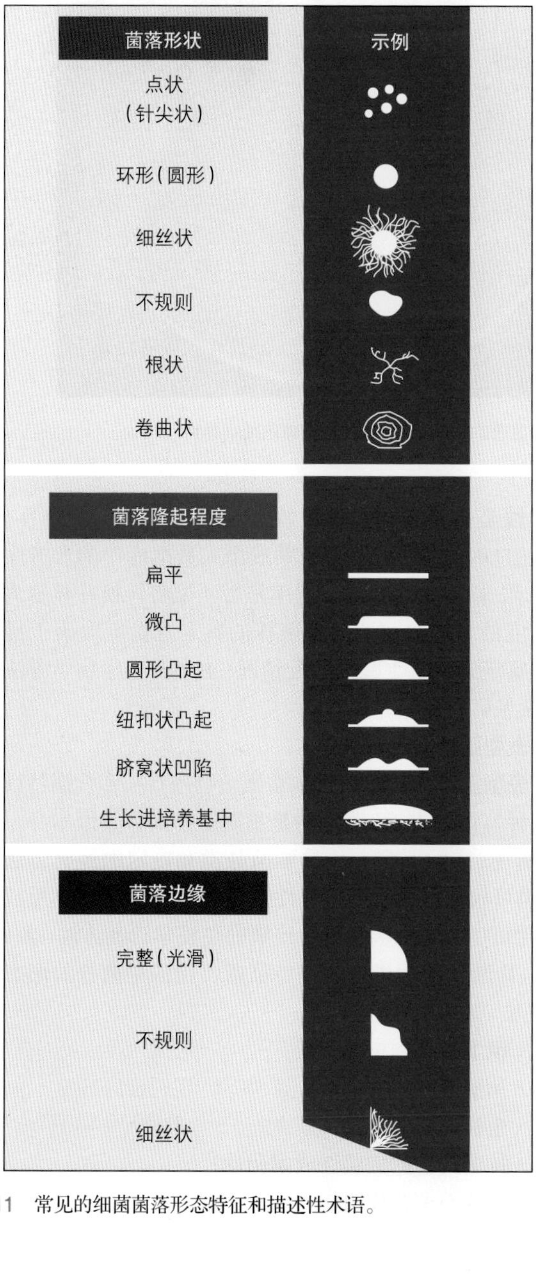

图7.11　常见的细菌菌落形态特征和描述性术语。

这些判断标准或多或少都带有主观性，所用的形容词和描述性术语在不同实验室中可能有所不同。但无论用哪种术语描述，实验室细菌鉴定流程的第一步都是对常见病原体的菌落特征进行描述。

观察菌落形态特征很重要，但只依靠菌落形态进行菌种的初步鉴定是不可取的。一种细菌可能会表现出同其他种类细菌相似的菌落特征，而同一种类的不同菌株往往会有多种多样的形态变化。例如，某种菌落形态可能是某个菌种的典型特征，而该菌种的不同菌株会表现出其他不同的形态。

菌落的革兰染色和传代

培养过程中单个菌落的分离对观察菌落形态特征是十分重要的，所以必要时需对初代培养的菌落进行革兰染色和传代培养。

依据菌落革兰染色的镜下形态和菌落特征，可以决定后续的细菌鉴定流程。为了避免干扰，必须对单个菌落进行革兰染色。但在某些情况下，革兰染色不是必需的，因为在特定的选择培养基上生长的菌落，可以直接判断其革兰染色的情况（例如只有革兰阴性杆菌才能在MAC上生长良好）。

在对初代培养的菌落特征进行描述后，后续所有的鉴定程序都需要使用纯培养物（即只有单一菌种单个菌株的培养物）。若初代培养可获得足量的用于后续实验的培养物，则不需要进行**传代**。但以防万一，也可传代培养更多纯培养物备用，同时确认后续实验中菌株的纯度（纯度检测）。但是，在初代培养时往往不能获得足够数量的纯培养物，这时就必须进行传代培养（图7.12）。

用无菌接种环蘸取部分单个菌落，转种至新的富集培养基表面，并在合适的条件下进行培养。在进行传代培养时，需要在分区划线的每个区域之间灼烧接种环，以防菌株过度生长，确保获得单个菌落。获得足够数量的纯培养物后，即可进行后续的鉴定试验。

细菌鉴定的原则

微生物检验人员会通过各种方法鉴定从患者样本中培养出的微生物的种类。本章中探讨的细菌鉴定原则和问题适用于绝大多数临床相关细菌，而其他特定微生物的鉴定内容将在第3部分的相关章节中描述。

细菌的准确鉴定相当重要，它是诊断细菌学的核心内容，具有以下几方面作用：

- 确定某种微生物的临床意义（例如分离到的某种微生物是病原菌、污染菌或正常菌群）；
- 通过推测或最终鉴定的菌种类型指导临床使用适当的护理方案；
- 确定是否需要进行后续的抗菌药物敏感性试验；
- 确定适当的抗菌药物治疗方案；
- 判断某种细菌对抗菌药物的敏感性是否发生改变；
- 判断某种微生物是否对医院的其他患者、公众和工作人员构成风险（即该微生物是否会造成医院感控、公共卫生或实验室安全的问题）；
- 收集各类微生物的流行病学数据，监测和控制微生物

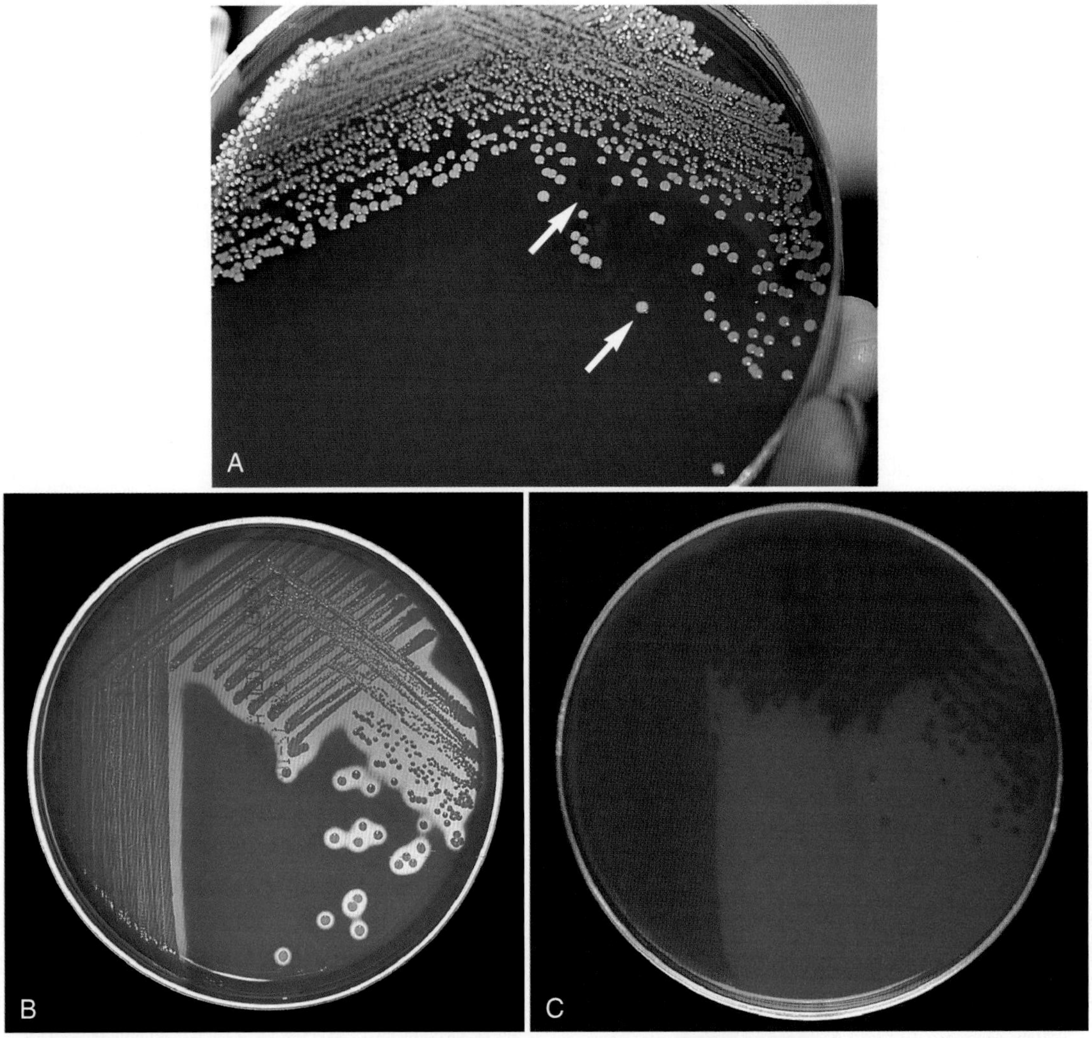

图7.12 （A）羊血琼脂上同时生长的两种菌落（箭头）。（B）金黄色葡萄球菌纯培养物（显著的β溶血）。（C）肺炎链球菌纯培养物（α溶血）。

的传播。

细菌的菌种鉴定需要综合分析多个实验室中检测收集到的菌株特征概况。通过各类实验室检测来确定某种微生物的类型，称为**菌种鉴定**。菌种鉴定的方法可分为两类：① 检测细菌基因型的鉴定方法；② 检测细菌表型特征的鉴定方法。也有方法是同时检测细菌的基因型和表型。此外，某些方法，如革兰染色，适用于多种细菌的鉴定，而另一些只适用于鉴定特定的细菌。

基因型菌种鉴定方法

基因型鉴定方法是通过检测细菌基因组中的DNA或RNA来识别细菌种类的分子生物学方法。该方法通常是检测特定微生物的某个基因、基因片段或RNA产物。微生物存在的独特基因或核酸序列，可用于菌种的鉴别。对特定的DNA或RNA序列进行测序可准确鉴定微生物的种类。最常见的用于细菌鉴定的保守DNA靶序列为16S rRNA基因（16S核糖体DNA）。在某些微生物中，16S rRNA基因在属内是高度保守的，通过后续对其他DNA序列的检测，可以进一步鉴定到种。基因型鉴定具有高度的敏感性和特异性。**特异性**是指未感染的患者中检测该微生物呈阴性的百分比。**敏感性**是指感染的患者中检测该微生物呈阳性的百分比。测得的DNA序列需要与公共或个人数据库中的参考序列进行比对，样本核苷酸与数据库是否匹配将转换并显示为鉴定置信度的百分比数值。各菌株的鉴定置信度取决于目标序列和鉴定到的微生物的匹配情况（更多分子生物学方法的内容，参见第8章）。

表型菌种鉴定方法

表型鉴定方法是通过观察细菌物理特征和代谢特征来实现菌种鉴定的方式，鉴定的是基因产物而非基因本身。如第1章所述，表型鉴定方法是细菌分类和鉴定的经典方法。此外，也可检测微生物的特征性抗原，通过抗原-抗体反应鉴定微生物的种类（更多感染性疾病的免疫学诊断方法，参见第9章）。诊断细菌学中的表型特征通常指的是菌株的形态和代谢能力。表型特征包括：

- 镜下形态和染色特征；
- 菌落形态；
- 生长环境的要求；
- 抗菌药物的敏感性或耐药性；
- 营养需求和代谢能力；

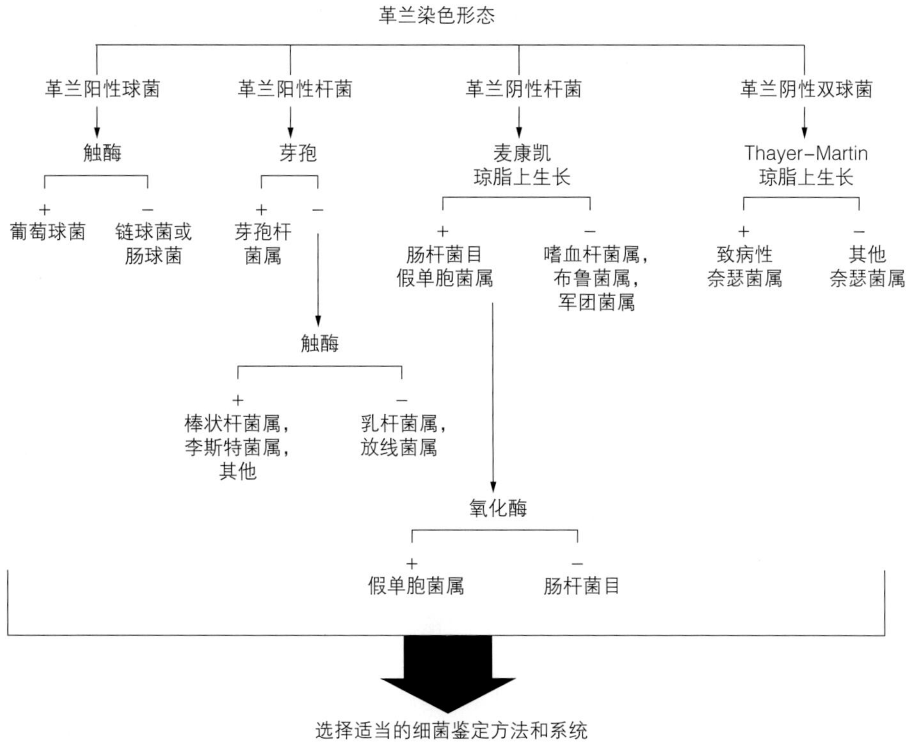

图7.13 细菌鉴定的流程（不适用于厌氧菌）。

· 生化反应，包括酶类反应和化学反应；

· 蛋白质表达情况[如基质辅助激光解吸电离飞行时间质谱（MALDI-TOF MS）]。

镜下形态和染色特征

通过革兰染色或第6章讲述的其他染色方法，在显微镜下观察细菌细胞的形态，可获得该细菌的主要形态特征，为后续制订合适的鉴定方案和策略提供帮助。大多数临床相关细菌在显微镜下可分为4类不同的革兰染色形态：革兰阳性球菌、革兰阴性双球菌、革兰阳性杆菌和革兰阴性杆菌（图7.13）。有些细菌的镜下形态不典型，可描述为“革兰阴性球杆菌”“革兰染色不定”或“多形性”（即表现出各种形态）。还有其他的形态，包括弯曲状和螺旋状。

即使没有染色，将细菌菌落制成湿片，在油镜下（1 000×）也能观察它的形态学特征从而进行鉴别。例如，血琼脂上半透明的α溶血菌落制成湿片，镜下为链状排列的球菌，说明它很可能是链球菌。此外，酵母菌菌落形态可能同细菌相似，但镜下菌体细胞明显比细菌更大，从而可进行鉴别（图7.14）。

在大多数情况下，细菌细胞的形态和染色特征决定了最终的鉴定方案。常见细菌鉴定的简易流程见图7.13（更详细的鉴定方案将在第3部分中阐述）。这张流程图展示了如何从微生物的镜下形态、营养需求和代谢能力综合判断，决定最终的鉴定方案。

镜下（菌落）形态

菌落形态的描述包括菌落的大小、形状、颜色（色素）、透明度、表面纹理和黏稠程度及菌落生长导致的培养基改变（如血平板上的溶血现象）。特殊的气味也能识别特定的微生物，如铜绿假单胞菌有水果或葡萄的气味（注意：在临床工作中不应该闻平板上菌落的气味，这样是很危险的）。

虽然菌落的形态特征通常不足以最终鉴定菌株的类型，但为后续选择菌种鉴定方案提供了初步的信息。微生物通常以菌落形式生长，很多种类微生物的菌落是十分类似的，特别是在生长时间较短时（培养时间＜14 h），所以不能单依靠菌落形态来鉴定微生物。但当菌落形态有特征性，或生长在特殊的选择培养基上时，菌落形态也能用于菌种鉴定。

生长环境的要求

微生物对生长环境的要求可以辅助判断菌种类型。然

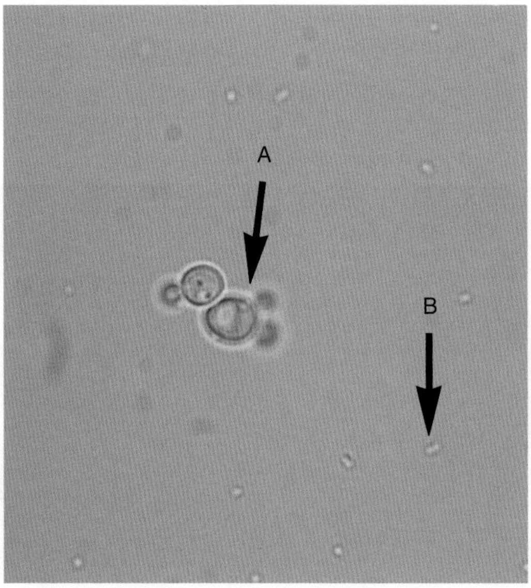

图7.14 湿片显微镜下观察，酵母菌和细菌有明显的大小差异，如白念珠菌（箭头A）和金黄色葡萄球菌（箭头B）。

而和菌落形态一样，这些信息不足以进行最终鉴定。但在特定培养环境中生长的能力，常可间接反映微生物的种类。例如，只生长在硫乙醇酸盐肉汤底部的细菌不会是专性需氧菌，因此在鉴别时可排除这类细菌。同样的，在空气下培养的血平板上生长的菌落不会是专性厌氧菌，鉴别时亦可排除这类细菌。微生物生长时对CO_2浓度的要求也可为菌种鉴定提供线索，如肺炎链球菌、流感嗜血杆菌和淋病奈瑟菌等。

此外，在明显超过或低于正常体温（37℃）环境下生存或生长良好的现象，有助于鉴别微生物的种类。例如，空肠弯曲菌在42℃下生长的现象及小肠结肠耶尔森菌在0℃中存活的能力，可用于识别这两种细菌。

抗菌药物的敏感性或耐药性

微生物在某些抗菌药物或特定毒性成分下生长的能力已被广泛用于微生物的初步鉴定。通过在琼脂中加入抑制剂或抗菌药物（表7.1），或直接检测某种微生物对抗感染药物的耐药情况，可鉴定菌种类型（更多抗菌药物敏感性试验的内容，参见第11章）。

如前文所述，大多数临床样本接种于多种培养基，包括选择培养基和鉴别培养基。菌种鉴定的第一个线索就是微生物生长所依赖的培养基性质。例如，除极少数特例外，通常只有革兰阴性菌在MAC上生长良好。哥伦比亚CNA琼脂抑制了绝大多数革兰阴性杆菌的生长，而革兰阳性菌生长良好。绝大多数需氧微生物都能在巧克力琼脂上生长，包括对营养要求高的奈瑟菌属；加抗菌药物的MTM琼脂可培养脑膜炎奈瑟菌和淋病奈瑟菌，同时可抑制其他奈瑟菌的生长。

直接检测某种细菌对于特定抗菌药物的敏感性是一种非常有效的鉴定方法。大多数革兰阳性菌（除少部分特例，如某些肠球菌、乳杆菌属、明串珠菌属和片球菌属）对万古霉素敏感，万古霉素可抑制细菌细胞壁的合成；而大多数临床致病性革兰阴性菌则对万古霉素耐药。因此，对万古霉素的敏感性可用于判断细菌的革兰染色性。过夜培养后，在万古霉素药敏纸片周围有抑菌圈产生，可说明该菌是革兰阳性菌（图7.15）。需要重视的一点是，随着重症感染治疗时抗菌药物使用的增加，一些革兰阳性菌已形成了万古霉素的耐药机制。除少数特例之外（如某些金黄杆菌属、莫拉菌属和不动杆菌属可能对万古霉素敏感），绝大多数革兰阴性菌对万古霉素耐药。相反，革兰阴性菌通常对多黏菌素敏感，而革兰阳性菌则通常耐药。

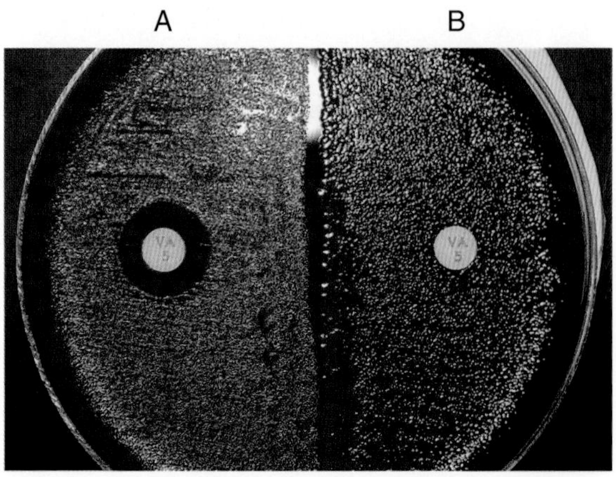

图7.15 （A）革兰阳性菌在5 μg万古霉素药敏纸片周围产生抑菌圈。（B）革兰阴性菌不受万古霉素抑制，可生长至纸片边缘，无抑菌圈产生。

营养需求和代谢能力

传统的菌种鉴定方式是通过检测微生物生长的营养需求和代谢能力来确定细菌的种属。检测方法有共同之处，但也有各自的差异。所有方法都是通过一系列试验来检测某个菌株的酶活性或在抑制剂（如盐类、表面活性剂、毒素或抗菌药物）存在下的生长存活能力。

产酶的能力·如第2章所述，酶是细菌代谢的驱动力。由于酶是基因编码的产物，微生物中的酶含量直接反映了基因的构成，而每种细菌的基因构成又是具有特异性的。

酶试验的类型·在诊断细菌学中，**酶试验**是为了检测某种特定酶的存在与否或检测在完整代谢途径中产生的多种酶。虽然在第3部分中已经介绍了鉴定特定细菌所用的主要酶试验，本章还是列举了一些常用的酶试验。

单个酶试验·有些试验常用来检测单个酶是否存在。这类试验通常是用培养基上已经生长的菌落进行反应，所以很快就能得出结果。这类试验操作简单、判读方便，在菌种鉴定中扮演着关键的角色。虽然大多数**单个酶试验**不足以将细菌鉴定到种，但它有助于确定后续的鉴定流程。例如触酶试验是鉴定革兰阳性菌的重要方法，而氧化酶试验在鉴定革兰阴性菌时起重要作用（图7.13）。

触酶试验·**过氧化氢酶**催化过氧化氢释放水和氧气（$2H_2O_2$+过氧化氢酶=$2H_2O+O_2$），直接检测细菌培养物便可确定是否存在过氧化氢酶（操作程序12.9）。当细菌培养物和过氧化氢溶液混合时能快速产生大量气泡，说明触酶试验阳性（即存在过氧化氢酶），不产气泡或产微弱气泡均为阴性。若从血平板上挑取菌落进行触酶试验，可能受红细胞干扰，会有微弱的气泡产生，但这种现象不能判断为阳性。

由于触酶试验是鉴别许多革兰阳性菌的关键试验，判读必须仔细。例如，大多数葡萄球菌的触酶试验呈阳性，而链球菌和肠球菌呈阴性；此外，触酶试验也能将单核细胞增多性李斯特菌和棒状杆菌（触酶阳性）与其他革兰阳性无芽孢杆菌区分开（图7.13）。

氧化酶试验·**细胞色素氧化酶**参与某些细菌的电子传递和硝酸盐代谢途径。氧化酶试验是将1%**二盐酸四甲基对苯二胺**试剂滴加在琼脂表面的菌落上来检测氧化酶的存在与否；或将细菌菌落蘸取至浸润了试剂的滤纸上，也可检测氧化酶（操作程序12.34）。试剂变紫色表示阳性。如果用含铁的接种环转移菌落进行检测，可能会导致假阳性，所以推荐使用铂金制的接种环或木棒。氧化酶试验若在10 s后出现微弱的阳性反应，结果应判断为不确定。

氧化酶试验最初用于区分革兰阴性菌。在常见的革兰阴性杆菌中，肠杆菌目、嗜麦芽窄食单胞菌和不动杆菌属氧化酶阴性，而其他阴性杆菌如假单胞菌属和气单胞菌属则氧化酶阳性（图7.13）。氧化酶试验也是鉴定奈瑟菌属（氧化酶阳性）的重要试验。

吲哚试验 · 产色**氨酸酶**的细菌能够分解色氨酸为丙酮酸、氨和吲哚。**吲哚**能使指示剂醛类[(4-二甲氨基)苯甲醛、37%盐酸和戊醇，也称为Kovac试剂]变色，呈粉色至红色(操作程序12.21)。吲哚试剂含有对二甲氨基苯甲醛(p-dimethylaminocinnamaldehyde, DMACA)、37%盐酸和去离子水，呈蓝色。本试验可用于鉴别多种细菌，特别是结合菌落形态和镜下形态鉴别大肠埃希菌。

吡咯烷酮芳胺酶试验 · **左旋吡咯烷酮芳香酯酶**(***L*-pyroglutamyl-aminopeptidase, PYR**)能水解底物吡咯烷酮-β-萘基酰胺，生成β-萘基酰胺。β-萘基酰胺与肉桂醛试剂反应后呈鲜红色(操作程序12.37)。PYR试验常用于鉴别革兰阳性球菌，化脓性链球菌和肠球菌呈阳性，而其他链球菌呈阴性。

检测细菌代谢途径的试验 · 某些鉴定试验可检测微生物代谢途径及代谢过程中产生的某些物质。与单个酶试验相比，微生物代谢途径可能涉及多种相互作用的酶。本章中介绍的试验旨在检测这些相互作用的成分。细菌代谢途径的检测方法基于三方面：**碳水化合物的氧化和发酵、氨基酸的分解及单营养成分的利用**。

氧化和发酵试验 · 如第2章所述，细菌利用各种代谢途径形成构建生物分子的原料和能量。对于大多数临床相关细菌来说，代谢途径包含了对碳水化合物(如糖或糖的衍生物)和蛋白质的利用。确定细菌对碳水化合物的利用是发酵过程还是氧化过程，对于鉴别各种细菌是相当重要的。

氧化过程需要消耗氧气，而发酵过程则不需要。实验室检验人员通过观察在有氧或无氧(**发酵**)条件下，微生物利用碳水化合物时是否产酸，来确定其为氧化反应还是发酵反应。在大多数情况下，反应过程中产生的酸性物质是通过pH指示剂的颜色变化来检测的，而酸性条件下呈何种颜色变化则取决于使用的pH指示剂的类型。

氧化-发酵试验通常使用一种半固体培养基[氧化-发酵(oxidative-fermentative, O-F)培养基]，其中含有低浓度的蛋白胨和一种单一的碳水化合物，如葡萄糖。待检菌接种至两根葡萄糖O-F管中，其中一管的表面覆盖矿物油以隔绝氧气。O-F试验常用的pH指示剂及酸性条件下的颜色变化如下：溴甲酚紫，由紫色变为黄色；酸性品红，由浅黄变为粉色；酚红，由红色变为黄色；溴麝香草酚蓝，由绿色变为黄色。

如图7.16所示，两根试管都产酸时，说明被检测的细菌可以同时氧化和发酵葡萄糖。若只在和空气接触的试管中产酸，说明该细菌只能氧化葡萄糖。还有第三种情况，有些细菌不分解葡萄糖，两根试管均不产酸，这样的细菌不利用糖类(产碱型)。细菌发酵或氧化葡萄糖的能力在鉴别菌种时起到了十分重要的作用(例如，肠杆菌目是发酵型，假单胞菌属是氧化型)。而其他几种碳水化合物(如乳糖、蔗糖、木糖和麦芽糖)的利用情况往往也能帮助鉴定细菌的属和种。

氨基酸的分解 · 细菌产生某种酶来使某些氨基酸脱氨、水解或脱羧，这种能力常可用于菌种的鉴定。常用于检测的氨基酸包括赖氨酸、酪氨酸、鸟氨酸、精氨酸和苯丙酮酸(色氨酸分解相关的吲哚试验已在前文介绍)。

脱羧酶可从氨基酸中分离羧基，使氨基酸转化为胺；赖氨酸转化为尸胺，鸟氨酸转化为腐胺。由于胺的产生会增加环境的pH，pH指示剂会发生颜色改变。**脱羧反应**需要厌氧环境，并且需要酸性环境来激活反应。该检测最常用的培养基是含有葡萄糖的Moeller脱羧酶基础肉汤，该培养基中加入了供细菌分解的底物氨基酸(即赖氨酸、鸟氨酸或精氨酸)

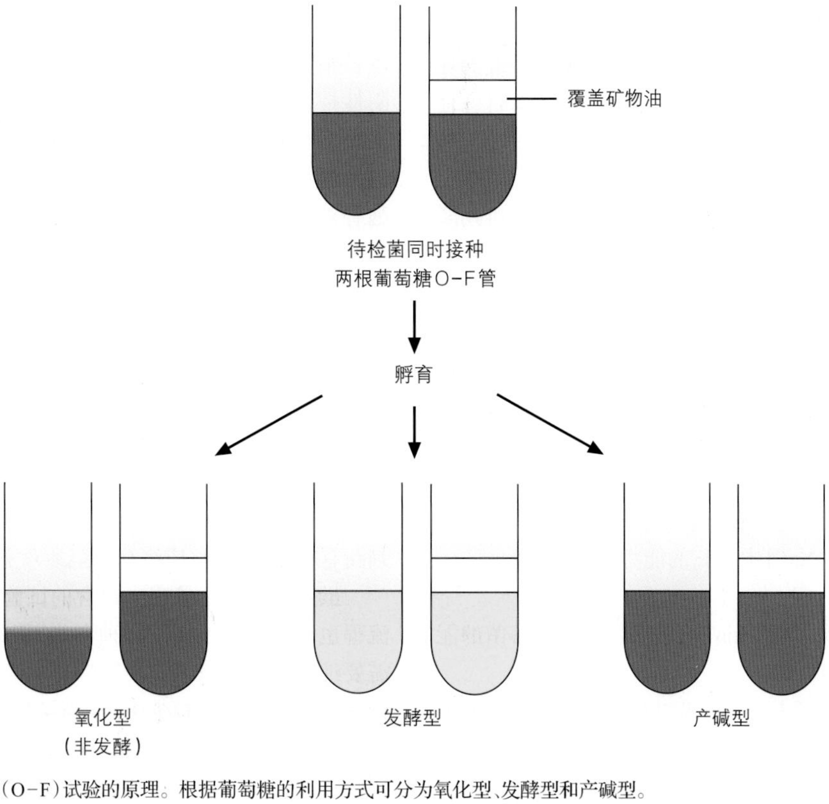

图7.16　葡萄糖氧化-发酵(O-F)试验的原理。根据葡萄糖的利用方式可分为氧化型、发酵型和产碱型。

和一种pH指示剂。

将微生物接种至肉汤管中，并在肉汤管表面覆盖矿物油保持厌氧环境（第12章）。在培养的初期，细菌利用葡萄糖产酸，导致pH指示剂呈黄色。之后，能够产脱羧酶的细菌使氨基酸脱羧产胺，导致pH增加，指示剂由黄色变回紫色（若溴甲酚紫作为pH指示剂则呈紫色，酚红作为pH指示剂则呈红色）。经过过夜孵育，若肉汤管呈紫色则为阳性，呈黄色则为阴性（即不产脱羧酶）。每种氨基酸的脱羧酶检测，都使用不含该氨基酸的葡萄糖肉汤管作为对照管。观察最终结果时，需将标准管（对照管）的颜色与含有氨基酸的检测管进行比较，判读结果。

精氨酸的分解过程需要两步，比赖氨酸或鸟氨酸的分解更复杂。精氨酸首先被水解为瓜氨酸，瓜氨酸随后转化为鸟氨酸。然后鸟氨酸脱羧成腐胺，这一步和前文提到的其他氨基酸一样，会导致pH发生改变。

脱氨反应与脱羧反应不同的是，从氨基酸中分离氨基的过程是在空气中进行的。苯丙氨酸脱氨形成苯丙酮酸。苯丙酮酸可通过加入10%氯化铁来检测，苯丙酮酸可使氯化铁变绿色。**苯丙氨酸脱氨酶琼脂**（**phenylalanine deaminase agar, PDA**）是一种斜面培养基，可专门用于检测该反应。

赖氨酸铁琼脂是一种可在同一试管内检测脱羧反应和脱氨反应的组合培养基，其中含0.1%的葡萄糖。待检菌先穿刺接种到距管底约3 mm的培养基中，再拔出接种针并在斜面上划线。能够发酵葡萄糖的细菌产酸，使培养基变黄色。而能使赖氨酸脱羧的细菌产碱，培养基又会从黄色变回原来的紫色。产硫化氢的细菌产气，并与培养基中的铁盐、硫酸亚铁和柠檬酸铁铵反应，产生黑色沉淀。需要注意的是，变形杆菌在有氧环境下能使赖氨酸脱氨，导致斜面处变红色。

单营养成分的利用·微生物在单营养成分或单碳源的环境下生长的能力，可用于菌种的鉴别。这类试验需要将待检菌接种至含单营养成分（如柠檬酸盐、丙二酸盐或醋酸盐）的培养基中，孵育后观察培养基上的菌落情况。若细菌菌落生长良好或细菌的代谢活性产物导致pH指示剂变色，则可判断该试验阳性。

抑制剂的使用·细菌在一种或多种抑制剂的存在下生长的能力，也可提供有价值的菌种鉴定信息。许多关于使用抑制剂的例子在前文中已叙述。

除了在培养基中添加抑制剂或利用抗菌药物敏感性试验外，还有一些其他的试验可用于细菌的鉴定。由于这类试验大多用来鉴定特殊类型的细菌，其操作步骤及程序将在第3部分的相关章节中讨论。这类试验包括：

- 检测在不同浓度NaCl中生长的能力（可用于肠球菌属及弧菌属的鉴定）；
- 检测对奥普托欣（Optochin）的敏感性和胆汁溶菌的能力（可用于肺炎链球菌的鉴定）；
- 检测在胆汁存在下水解七叶苷的能力（联合NaCl鉴定肠球菌属）；
- 检测在乙醇中生存的能力（可用于芽孢杆菌属的鉴定）。

表型鉴定的流程

如图7.13所示，通过细菌的生长特性、菌落形态和单个试验的结果，可将大多数细菌简单地划分类型。然而，最终将细菌鉴定到种往往需要依赖微生物的代谢谱或蛋白质谱。微生物的表型鉴定系统通常有四个主要组成部分：

- 选择一组能与微生物特定代谢产物反应的底物及微生物生长的抑制剂；
- 通过反应过程使底物或抑制剂充分发挥作用；
- 检测微生物在反应过程中的代谢活性；
- 分析待检细菌的生长代谢情况，并与已知菌种已建立的代谢谱数据库进行比较，最终得出鉴定结果。

选择合适的生化鉴定试验

如何在一列生化反应中选择合适的反应数量及类型取决于多个因素，包括需鉴定的细菌类型、分离菌的临床意义以及检测方法的可行性。

需鉴定的细菌类型

某些微生物具有独一无二的性质，只用相对较少的试验便可明确鉴定结果。例如，金黄色葡萄球菌是革兰阳性球菌中最主要的微生物，在显微镜下常堆集呈葡萄串状，菌落常为黄色或金黄色，在血平板上有β溶血现象，触酶阳性，产凝固酶。若细菌有以上特征，足以鉴定为金黄色葡萄球菌。相比之下，其他细菌可能需要通过一系列代谢物质的检测或其他鉴别方法来确定菌种类型。大多数临床相关革兰阴性杆菌（如肠杆菌目）的鉴定，需要通过一系列生化反应或其他鉴定系统才能确定属和种。

分离菌的临床意义

鉴定某个细菌可能需要进行很多的试验，但判断微生物类型则需要综合考虑样本来源、细菌数量和其他微生物的生长情况来最终确定。例如，如果尿液中培养出某种革兰阴性杆菌，同时还有其他5种细菌生长，那它很有可能是污染菌。在这种情况下，不需要通过多项试验鉴定菌株类型，也不应继续进行后续的常规操作。而如果同样的细菌是从脑脊液中分离到的纯培养物，则应进行全套的试验来鉴定细菌种类。

检测方法的可行性

由于免疫抑制患者的日益增多和医疗手段的日趋复杂，实验室分离出少见菌的频率越来越高。其中一部分少见菌的性质特殊，大多数临床实验室无法建立可靠的检测方法和鉴定流程。某些少见菌只能鉴定到属（如芽孢杆菌属），还有些少见菌的鉴定只能描述其镜下形态（如形态多变的革兰阳性杆菌或革兰染色不定的分枝状菌体）。当培养出这类细菌且判断有临床意义时，应将其送至参考实验室进一步鉴定。

虽然每个鉴定流程中包含的试验数量不同，不同的鉴定流程也可能需要不同的接种方式，但鉴定方法的共同点是都需要纯菌落进行检测。使用混合的菌落进行检测，往往得不到正确的结果。为减少鉴定所需的时间，培养过程需尽快获得纯培养物（本章前文已描述）。此外，鉴定过程中应同时检测阳性和阴性对照，以监测接种的培养基性能。

生化鉴定试验的反应过程

生化反应鉴定细菌所需的时间，很大程度上取决于获得检测结果所需要的反应时间。而反应时间的长短取决于该生化反应是检测微生物生长代谢过程中产生的某种物质，还是检测微生物存在的某种酶或细胞成分（不需要微生物生长）。

传统鉴定

由于大多数临床相关细菌的**倍增时间**（即细菌数量翻倍所需要的时间）为20～30 min，**基于细菌生长的试验**通常需要数小时的孵育。许多传统的鉴定方法需18～24 h或更长的反应时间才能得到准确、可靠的结果。虽然有些传统方法已经成为细菌鉴定的常规方法，但临床对缩短鉴定时间的需求促进了微生物快速鉴定方法的发展。

快速鉴定

在诊断细菌学中，“快速”一词是相对的。快速鉴定指能够在试验当天获得检测的结果，或者更精准的定义是，在接种待检微生物4 h内就能得出结果，包括**超快速鉴定**（10 min或更短）和**较快速鉴定**（1～4 h）。值得注意的是，快速鉴定仍然需要在培养基上过夜培养微生物和使用待检微生物的纯培养物进行检测。

常用的快速鉴定方法可分为两种类型。第一种是在传统鉴定方法的基础上进行改进，即减少含有反应底物的鉴别培养基的体积，并增加待检菌的接种浓度。一些传统方法，如碳水化合物的发酵试验，就可以用上述思路来进行快速鉴定。

第二种方法是利用某种特定的反应底物。特定底物能随时检测微生物的酶活性，而酶类试验不依赖微生物的繁殖（也就是说，这类试验无需等待微生物生长），所以微生物生化反应的时间被大大缩短。前文所述的触酶试验、氧化酶试验和PYR试验都是此类方法的代表，而许多其他试验也已成为某些商品化鉴定系统的一部分。

还有一种快速鉴定方法是基于抗原-抗体反应的原理，如乳胶凝集试验，通常可简单、快速地检测某些β溶血性链球菌和金黄色葡萄球菌（有关这类试验的更多内容参见第9章）。

基质辅助激光解吸电离飞行时间质谱

基质辅助激光解吸电离飞行时间质谱（MALDI-TOF MS）是一种利用激光激发电离微生物蛋白质中的化学成分的先进技术。MALDI-TOF MS可明显减少鉴定时间，提高鉴定效率，并同时降低微生物实验室的消耗成本（图7.17）。与常规生化鉴定系统耗时1～1.5 d相比，MALDI-TOF MS鉴定一株微生物只需约3 min。在原始培养基上分离的纯培养菌落，可直接涂布在质谱靶板上，再滴加甲酸进行前处理，也可制备乙醇-甲酸和微生物蛋白质的提取物后加样至质谱靶板。接着将样本和化学基质液混合（操作程序7.1）。激光作用于生物样本，基质吸收能量，并将能量传递给样本中的蛋白质使之发生电离；其本质是吸附和电离的过程。然后离子会进入一个**飞行管道**，离子越小，在管道中的移动速度越快。离子最后会被探测器检测，通过离子的质荷比和信号强度可绘制待检菌的蛋白质指纹图谱。能检测的蛋白质包括相对较小且丰富的蛋白质，如核糖体蛋白（图7.18）。待检微生物的蛋白质指纹图谱会和电脑数据库里已有的微生物图谱进行比较。商品化的MALDI-TOF MS质谱系统包括MALDI Biotyper（Bruker Daltonics Inc, Fremont, CA）（图7.17）和Vitek MS（bioMérieux, Etoile, France）（图7.19），可用于临床细菌、真菌及病毒的鉴定。MALDI-TOF MS鉴定的微生物种类取决于专用数据库。该技术也仅限于鉴定微生物的纯菌落，样本中若含有其他污染菌或混合多种菌，则无法检测。与实验室人员操作相关的差错包括涂布靶板时相邻孔位间的交叉污染、多种细菌同时涂布于单个靶板孔位、涂布靶板的厚薄不一及在每次使用后错误的靶板清洗流程。只要能保证操作过程的质量，该方法的结果通常会有较好的可重复性。其他会造成鉴定结果错误的因素还包括培养基成分的改变、培养条件、微生物的生物学改变及错误的质量控制手段。更多有关

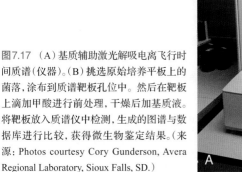

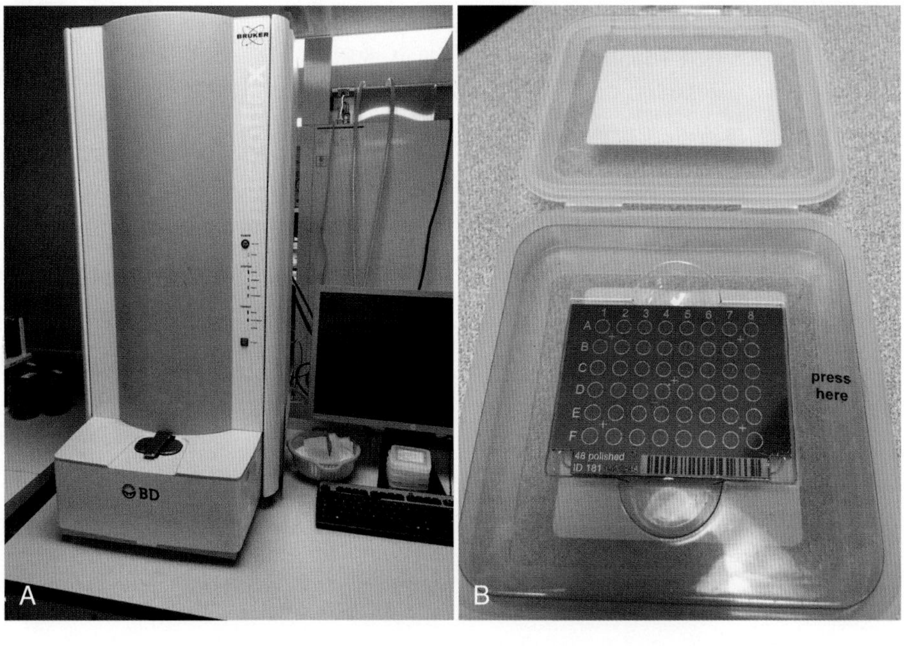

图7.17 （A）基质辅助激光解吸电离飞行时间质谱（仪器）。（B）挑选原始培养平板上的菌落，涂布到质谱靶板孔位中。然后在靶板上滴加甲酸进行前处理，干燥后加基质液。将靶板放入质谱仪中检测，生成的图谱与数据库进行比较，获得微生物鉴定结果。（来源：Photos courtesy Cory Gunderson, Avera Regional Laboratory, Sioux Falls, SD.）

操作程序7.1
基质辅助激光解吸电离飞行时间质谱

[目的] 通过检测微生物中丰富的蛋白质和多肽的指纹图谱，再与数据库进行比较后鉴定微生物的种类。

[原理] 生长在原始培养基上的微生物菌落可通过以下3种方法涂布于质谱靶板上：① 直涂法；② 改良直涂法；③ 试管提取法，使用一种基质溶液提取菌体蛋白质。基质辅助激光解吸电离（MALDI）是通过紫外激光照射基质，将蛋白质和多肽转化为阳离子。基质吸收激光能量，并将质子转移给气相的蛋白质或多肽。接着，带电荷的离子在飞行管道中加速飞行。根据离子质量的不同，到达探测器的飞行时间也不同。从发生电离到探测器探测到离子的飞行时间可用于计算分子量，继而绘制成质谱，可反应在特定质量和激光强度下的蛋白质特征性分布。质谱结果是每种微生物所特有的，可作为微生物鉴定的分子指纹图谱。检测到的微生物质谱将通过生物学算法与已有的数据库数据进行比较，得到一个数值（评分）。该值可说明检测的微生物与数据库中已鉴定的微生物的相似程度。

[方法]

直涂法 · 1. 用木棒蘸取单个菌落涂布在靶板指定的某个样本孔位中。每个菌的涂布方式应相同。

2. 菌体涂布于靶板后，应于30 min内在样本表面加上基质液1 μL。

3. 等待基质液干燥后，上机检测。上机步骤应在24 h内完成。

改良直涂法 · 1. 用木棒蘸取单个菌落涂布在靶板指定的某个样本孔位中。每个菌的涂布方式应相同。

2. 在样本表面加70%甲酸1 μL，等待干燥。

3. 在样本表面加基质液1 μL，等待基质液干燥后，上机检测。上机步骤应在24 h内完成。

试管提取法 · 1. 在1.5 mL离心管中加入300 μL的质谱级水。

2. 使用无菌接种环，挑取单个菌落溶解至蒸馏水中，制成高浓度菌悬液，充分混匀。

3. 离心管中加入900 μL无水乙醇，涡旋振荡混匀。

4. 13 000 rpm（1 rpm=1 r/mim）离心2 min。

5. 用无菌移液管吸去上清液。

6. 重复步骤4和5，注意不要吸去离心管底部的沉淀。

7. 在室温下风干沉淀至少5 min。

8. 加入70%甲酸25 μL，上下搅动混匀。

9. 再加入25 μL乙腈，上下搅动混匀。

10. 13 000 rpm离心2 min（该步骤处理完的样本可以在室温下保存4 h）。

11. 使用移液器取1 μL上清液加至靶板孔内，风干。

12. 在样本表面加1 μL基质液，等待基质液干燥后，上机检测。上机步骤应在24 h内完成。

[上机检测]

1. 每个质谱靶板都有唯一的条形码，用于创建运行模式。在电脑上运行MALDI-TOF软件，将每个样本编号输入对应靶板孔位中。

2. 待靶板上所有样本孔位干燥后，将靶板放入靶板槽内。

3. 关闭靶板槽的门，准备检测。

4. 当载入靶板信息后，在软件中点击开始按钮，开始检测。

5. 在检测过程中，状态栏会显示运行的当前状态和结束时间。

6. 运行结束后会生成检测结果，电脑系统会自动保存。

[结果判读] 系统会给出一个数值（评分），反应微生物鉴定结果的可信度。每个制造商的系统都有各自不同的评分规则。以下列举某制造商的评分规则与结果判读。

分值≥2.00：说明该鉴定结果的置信度高。

分值在1.70～1.99：说明该鉴定结果的置信度较低，可能需要进一步的检测确定。

分值＜1.70：判断为无鉴定结果。

未检测到质谱峰：说明检测失败，需重复测试。

无效结果：表示检测的微生物可能与数据库中某一图谱吻合，但该图谱当前未通过美国食品药品管理局（US Food and Drug Administration, FDA）的批准。这类微生物通常是在科研专用数据库中的，与临床数据库分开，该数据库不能用于临床样本的检测。

[局限性]

1. 菌体必须厚薄均匀地涂布到靶板孔位中。过多或过少都可能导致鉴定结果错误或无鉴定结果。

2. 靶板上相邻孔位间的交叉污染，可能导致鉴定结果错误或无鉴定结果。

3. 靶板清洗不到位会使上一次鉴定的微生物残留，可能导致鉴定结果错误或无鉴定结果。

4. 鉴定必须挑选纯菌落，混合多种微生物的样本会导致鉴定结果错误或无鉴定结果。

5. 应使用在培养基上孵育18 h后的菌落进行检测；当菌体死亡时，蛋白质会发生改变，可能导致鉴定结果错误或无鉴定结果。

6. 应使用制造商推荐的培养基分离的菌落进行检测；某些人工培养基的化学成分可能干扰质谱结果，会导致鉴定结果错误或无鉴定结果。

[质量控制]

细菌标准品 · 制造商制备了冻干细菌标准品：大肠埃希菌。

细菌标准品（bacterial test standard, BTS）冻干粉被保存在−20℃的冷库中。将BTS冻干粉与50 μL的标准溶液混合后，分装成10 μL一支的BTS溶液，在−20℃可保存5个月。

BTS每天都需要解冻使用，每次检测中每块靶板的2个标准品孔位都需要加入BTS。BTS孔位也需要加入基质液，待干燥后，随每次检测一同分析处理。若在检测过程中BTS没有通过（评分≥2.00为通过），则本次检测无效。

空白对照 · 每块靶板上都需要一个空白对照。将基质液加入空白孔中，待其干燥。空白对照孔位在检测过程中应没有质谱峰，用于确认靶板在前一次检测完毕后是否充分清洗。

质量控制菌株 · 用于质量控制的ATCC标准菌株被转种分离后，应按未知患者样本的相同处理方式每天进行检测。质量控制菌株应每天进行质谱检测并确保鉴定结果正确，以确认整个质谱流程能正确鉴定几种代表性微生物。推荐用于质量控制的菌株包括革兰阳性球菌（金黄色葡萄球菌ATCC 29213）、革兰阴性杆菌（铜绿假单胞菌ATCC 27853）和酵母菌（白念珠菌ATCC 66027）。根据实验室鉴定菌株的类型，如厌氧菌或其他真菌，可能还需要添加其他质量控制菌株。

[试剂] 基质液干粉：由制造商提供，4℃冷藏保存。

制备基质液，加入250 μL的标准溶液（50%乙腈，47.5%质谱级水，2.5%三氟乙酸）。涡旋振荡直到完全溶解。基质液可在室温下保存1周。

甲酸溶液 · 70%甲酸用于改良直涂法。

在离心管中加入300 μL的质谱级水。

再混合700 μL的100%甲酸。

涡旋混匀，可保存1 d。

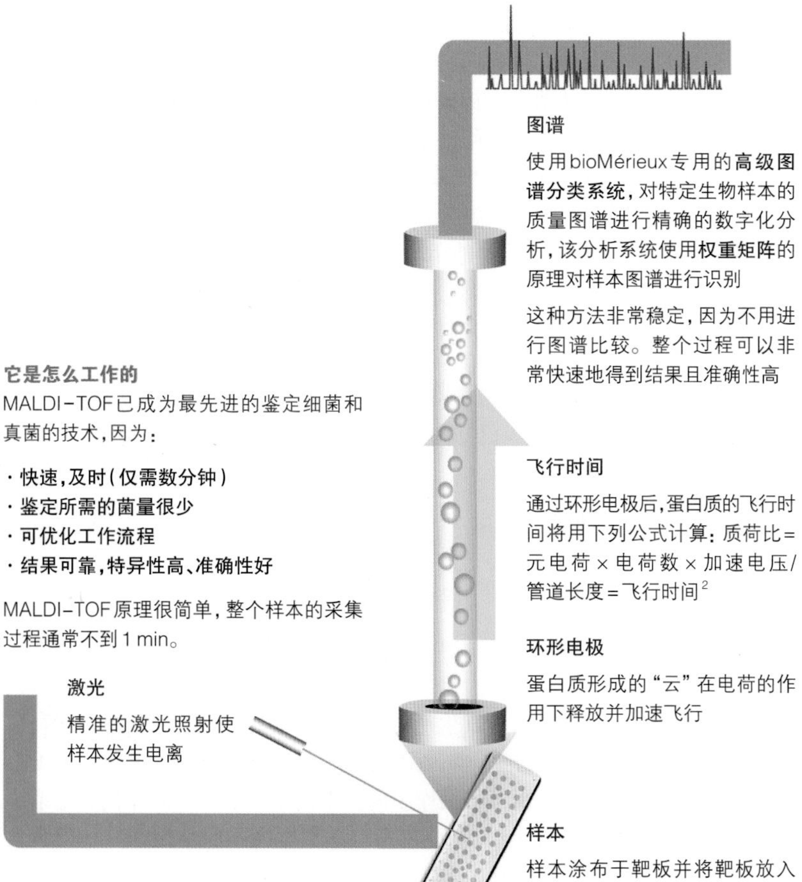

图谱
使用bioMérieux专用的**高级图谱分类系统**，对特定生物样本的质量图谱进行精确的数字化分析，该分析系统使用**权重矩阵**的原理对样本图谱进行识别
这种方法非常稳定，因为不用进行图谱比较。整个过程可以非常快速地得到结果且准确性高
它是怎么工作的
MALDI-TOF已成为最先进的鉴定细菌和真菌的技术，因为：
· **快速，及时（仅需数分钟）**
· **鉴定所需的菌量很少**
· **可优化工作流程**
· **结果可靠，特异性高、准确性好**
MALDI-TOF原理很简单，整个样本的采集过程通常不到1 min。
飞行时间
通过环形电极后，蛋白质的飞行时间将用下列公式计算：质荷比=元电荷×电荷数×加速电压/管道长度=飞行时间²
环形电极
蛋白质形成的“云”在电荷的作用下释放并加速飞行
激光
精准的激光照射使样本发生电离
样本
样本涂布于靶板并将靶板放入真空环境中

图7.18 基质辅助激光解吸电离飞行时间质谱运行和获取微生物蛋白质图谱的基本原理。（来源：Image provided by bioMérieux, Inc., St. Louis, MO.）

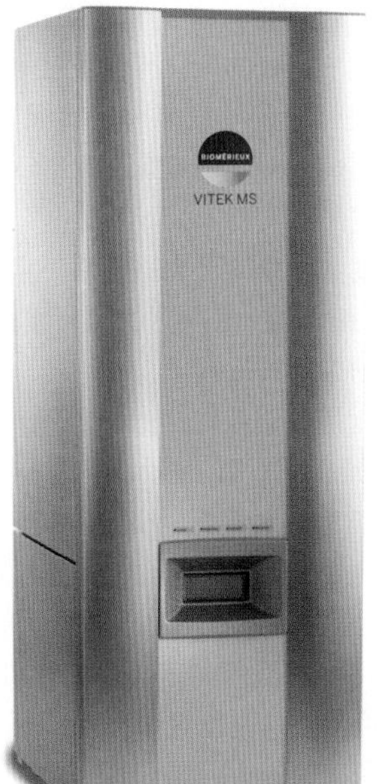

图7.19 bioMérieux vitek MS（MALDI-TOF）鉴定系统。（来源：Image provided by bioMérieux, Inc., St. Louis, MO.）

MALDI-TOF MS在微生物鉴定中的应用内容，可参考本书第3部分和第5部分。

代谢活性的检测

鉴定结果的准确性很大程度上取决于检测菌株利用反应底物的方法是否可靠。检测方法的灵敏度也有助于快速获得鉴定结果。无论待检微生物的代谢过程有多迅速，如果特定反应底物生成产物的过程缓慢且微弱，获得最终鉴定结果依然是"缓慢"的。

测定不同代谢产物的方法包括比色法、荧光法或浊度法。

比色法

某些鉴定系统是通过颜色变化（**比色法**）来检测代谢产物的存在。颜色变化通常是由培养基中包含的pH指示剂产生的。根据所要检测的反应产物和检测方法，可能还需要向反应体系中加入其他成分。氧化还原指示剂四唑紫可替代pH指示剂使用。微生物接种至含有单一碳源的培养基中，反应底物代谢产生的电子可以消耗四唑紫，产生紫色（阳性反应），可用分光光度法检测。还有第三种方法：反应底物本身就是可以显色的，当它被微生物"分解"时，产物会导致颜色变化。

一些商品化鉴定系统是对传统生化反应进行细微调整后形成的，可以通过肉眼判断颜色的变化。而在某些自动化鉴定系统中，光电管可检测微生物反应孔中透射光的波长变化，无需实验室人员通过肉眼判断。此外，染料和滤色器的联合使用，可增强和放大这类鉴定系统中底物的反应和颜色的变化，增加微生物鉴定的种类和准确性。

荧光法

利用荧光检测微生物的代谢活性有两种基本方法。一种是利用底物-荧光复合物。若某个菌株分解底物，荧光物质就会被释放并被检测到。另一种是通过某种荧光标记物的荧光强度变化来检测微生物代谢活性导致的pH改变。在这类荧光反应中，pH的变化导致荧光强度增加、降低或荧光淬灭。用适当波长的紫外线照射反应混合物，再利用特殊的荧光检测器检测荧光的强弱变化。

浊度法

浊度法不常用于细菌鉴定，但广泛应用在特定生长抑制剂（如抗菌药物）存在下的细菌生长情况检测，以及某些临床样本中的细菌浓度检测。

浊度是由于液体中的悬浮颗粒使透过的光线发生折射偏转，光线反射回观察者的眼睛中而产生的现象。吸光度（optical density, OD）是浊度的表现形式之一，可通过**分光光度计**来检测。分光光度计可用于比较有悬浮颗粒液体（光线透过的百分比）和无悬浮颗粒液体的透光度。光电传感器，或称**光度计**，可将照射在其表面的光信号转化为可以量化的电信号。第二种测量浊度的方法是**比浊法**，即光散射法。光度计和悬浮液体呈一定的角度，检测由激光或白炽灯产生的散射光强度。光的散射程度可反映液体中悬浮颗粒的数量和大小。

代谢谱的分析

从某个特定菌株检测到的**代谢谱**，可作为该菌种的表型特征或指纹图谱。通常情况下，代谢谱的结果会用一系列加号（+）表示阳性反应，一系列减号（-）表示阴性反应或不反应（图7.20）。虽然单个菌株的代谢谱能提供的信息很少，但通过与鉴定数据库中的庞大信息数据进行匹配，可以确定该菌株的菌种类型。

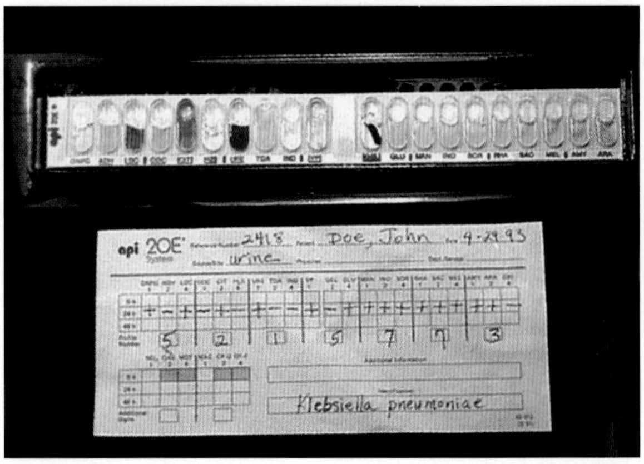

图7.20　将细菌鉴定的生化反应结果转化为八进制数的代谢谱示例。ONPG，邻硝基苯-β-D-半乳糖苷。

鉴定数据库

参考数据库可供临床使用。鉴定菌种的数据库是由制造商维护的，并根据临床相关细菌的分类变化不断更新。虽然微生物检验人员通常并不建立和维护属于自己的数据库，但常规鉴定方法的信息总结可为数据库的形成提供背景资料。

建立数据库的第一步是积累大量同种细菌的不同菌株。每株细菌都会被接种到相同代谢试验的鉴定板条上，检测每种生化反应的阳性-阴性结果。每个试验的累计结果均用具有该特征的每个属或种的百分比表示。例如，假设100株不同的大肠埃希菌和100株不同的志贺菌进行了4种生化反应，得到表7.3所示的结果。实际上，还需要更多的菌株和试验来收集更多的数据。但其原理和建立数据库的原理相同，都是收集每种菌的每个生化反应的阳性结果百分比。

表7.3　菌种鉴定数据库数据的建立和使用：100株已知菌株的阳性结果百分比数值

菌种类型	生化反应			
	乳糖	蔗糖	吲哚	鸟氨酸
埃希菌属	91	49	99	63
志贺菌属	1	1	38	20

制造商为其生产的每个菌种鉴定系统（例如，肠杆菌目、革兰阳性球菌、非发酵革兰阴性杆菌等）开发数据库，用于临床诊断。由于数据库中的数据仅体现了相应商品化鉴定系统中的各微生物的反应，所以该数据库不应使用在其他检测方法的结果解释中。

此外，大多数数据库应用的前提是，需要鉴定的菌株已经通过一些简单的特征进行初步分类。例如，若错误使用肠杆菌目的鉴定系统鉴定一株金黄色葡萄球菌，数据库也不能识别它为革兰阳性球菌，因为使用肠杆菌目鉴定系统的检测结果只会与肠杆菌目细菌的数据进行比较。所以，通过对待检微生物的仔细观察和初步检测，如菌落形态和革兰染色结果，选择正确的鉴定板条是相当重要的。

使用数据库鉴定细菌

当获得了一株未知细菌的代谢谱时，需先将该结果转换为数字，以便在相应数据库中比对该未知菌株的表型特征。

为了说明鉴定过程中的这一步骤，我们以二进制系统为例，该系统使用数字0和1分别表示阴性结果和阳性结果（尽管现在已用其他方式表示）。如图7.21所示，通过二进制转换，该生化反应结果表示为一个21位的二进制数（从顶部向底部判读，为101100001001101111010）。然后使用八进制的换算方法，该数字可以换算为另一个八进制数字（图7.21）。八进制数可用于关联特定的细菌种类。上述例子中，该未知菌株所表示的八进制数为5144572。接着将该数字同数据库中的数据进行比对，以确定最有可能的菌种类型。本例未知菌株的八进制数鉴定结果为大肠埃希菌。

鉴定的置信度·菌株的代谢谱转化为数字后，就必须确定该数字与数据库匹配的准确性——换言之，实验室人员用该方法得出的鉴定结果的置信度。置信度通常由可能性百分数来计算，并作为大多数商品化鉴定数据库的组成部分提供给使用者。

例如，未知菌株X检测了表7.3中的4种生化反应，结果为乳糖（+）、蔗糖（+）、吲哚（−）和鸟氨酸（+）。根据每个试验的结果，使用数据库中产生阳性结果的已知菌株的百分数，来计算菌株X鉴定为示例中给出的两个属（埃希菌属或志贺菌属）的置信度（表7.4）。如果91%的埃希菌属是乳糖阳性的（表7.3），那么菌株X只用乳糖试验鉴定为埃希菌属的概率为0.91。如果38%的志贺菌属是吲哚阳性的（表7.3），那么菌株X只用吲哚试验鉴定为志贺菌属的概率为0.62［1.00（所有志贺菌属）−0.38（吲哚阳性志贺菌属）=0.62（吲哚阴性志贺菌属）］。然后将各个试验结果的概率相乘，便可分别计算菌株X鉴定为这两个属的可能性。本例中，菌株X更可能属于埃希菌属，菌属置信度为357 : 1（1除以0.002 8；表7.4）。但依靠这个结果仍然无法准确鉴定菌种，因为整个鉴定过程只有4个生化试验，且吲哚试验的结果没有菌株特异性。随着鉴定方案中试验数量的增加，单凭一种试验鉴定菌株的概率便随之降低，则整个鉴定过程的准确性会越来越高。

表7.4　菌种鉴定数据库数据的建立和使用：根据每个生化试验结果，判断未知菌株X是某个已知菌属的可能性

菌种类型	生化反应			
	乳糖	蔗糖	吲哚	鸟氨酸
X	+	+	−	+
埃希菌属	0.91	0.49	0.01	0.63
志贺菌属	0.01	0.01	0.62	0.20

X鉴定为埃希菌属的可能性：0.91 × 0.49 × 0.01 × 0.63=0.002 809。
X鉴定为志贺菌属的可能性：0.01 × 0.01 × 0.62 × 0.20=0.000 012。

许多鉴定系统都包含了20种或更多的生化反应，计算机会匹配数据库里的菌株信息，给出鉴定结果及置信度。随着越来越多种类的微生物被纳入数据库中，属和种的鉴定和置信度会越来越精确。此外，随着数据库不断积累，一些不常见菌株的代谢谱便很容易被识别，这可能会引导发现一些新的或少见的物种。

常见商品化鉴定系统的供应商往往会有专利信息技术和数据管理系统，可自动为使用者分析待检菌株的代谢反应过

试验/底物		试验结果（− 或 +）	二进制代码转换（0 或 1）	八进制代码转换*			
				八进制比值	八进制数	三个八进制数总和	八进制代码
1	ONPG	+	1	×1	1	5	5144572（大肠埃希菌）
2	精氨酸双水解酶	−	0	×2	0		
3	赖氨酸脱羧酶	+	1	×4	4		
4	鸟氨酸脱羧酶	+	1	×1	1	1	
5	柠檬酸盐利用	−	0	×2	0		
6	产 H_2S	−	0	×4	0		
7	尿素水解	−	0	×1	0	4	
8	色氨酸脱氨酶	−	0	×2	0		
9	吲哚生成	+	1	×4	4		
10	VP试验	−	0	×1	0	4	
11	明胶水解	−	0	×2	0		
12	葡萄糖发酵	+	1	×4	4		
13	甘露醇发酵	+	1	×1	1	5	
14	肌醇发酵	−	0	×2	0		
15	山梨糖醇发酵	+	1	×4	4		
16	鼠李糖发酵	+	1	×1	1	7	
17	蔗糖发酵	+	1	×2	2		
18	蜜二糖发酵	+	1	×4	4		
19	苦杏仁甙发酵	−	0	×1	0	2	
20	阿拉伯糖发酵	+	1	×2	2		
21	氧化酶生成	−	0	×4	0		

*源自API 20E（bioMérieux, Inc.）用于肠杆菌目的鉴定。

图7.21　生化试验板条。每个检测孔中都包被了生化反应的底物，系统读取生化试验结果，并转化成八进制的微生物鉴定代码。然后将检测到的八进制代码与庞大的数据库进匹配，得到微生物鉴定结果。ONPG，邻硝基苯-β-D-半乳糖苷；VP，伏-波。（API; bioMérieux, Inc., St. Louis, MO.）

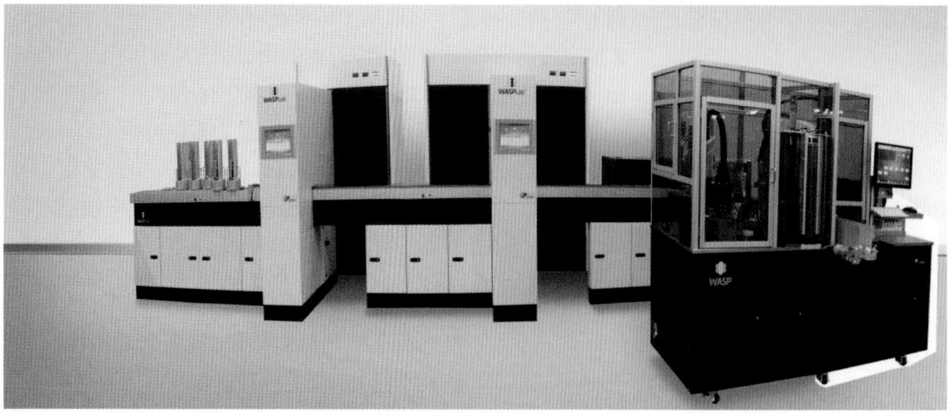

图7.22 Copan WASPLab™微生物系统。(来源：Photo courtesy of Beckman Coulter, Inc.; Brea, CA.)

程，并提供最终鉴定结果。

商品化鉴定系统及其自动化

商品化鉴定系统的设计及其优点

商品化的鉴定系统已经取代了传统的人工制备的鉴定培养基和反应管。这主要是由于商品化系统的设计不断发展，最大限度地加速和优化了菌种鉴定中的四个主要流程，使整个鉴定过程更加便捷。实验室的工作量持续增加，而合格的工作人员不断减少；与商品化系统与时俱进的数据库相比，传统方法很难有竞争优势。

一些最简单的商品化鉴定系统可以同时做多个试验，接种一次菌株便可获得多个结果。例如，接种菌株后，单个反应孔中可同时检测吲哚和硝酸盐结果，吲哚和动力结果，动力、吲哚和鸟氨酸脱羧酶结果或其他的组合结果。此外，商品化系统将传统的鉴定试验制造成更小的体积和包装，便于待检菌的接种，且每种菌只需接种一次而不是多次。联合使用电脑自带的数据库，菌种鉴定会变得更加容易。

另一种方法是将反应底物干燥后置于塑料孔中，塑料孔串联呈条状，再向每个孔中加入待检菌的菌悬液(图7.21)。在某些鉴定系统中，若使用浓度较高的菌悬液或者反应本身不依赖细菌的生长繁殖，则可在4～6 h孵育后获得鉴定结果。

还有一些鉴定系统的设计可实现各个环节自动化的鉴定流程。例如，有些鉴定系统使用了比大多数微量肉汤板条小得多的"卡片"(图7.21)。与微量肉汤板条的形式类似，这些卡片中含有包被了干燥底物的微孔，菌悬液可接种悬浮在每个孔中。

商品化的系统通常分为手动和自动两类。鉴定系统的每个环节都可以实现自动化，包括样本处理、加样、孵育、原始板的初步判读、生化鉴定板的结果判读及最终结果分析。自动化的样本处理过程包括混匀、离心及菌悬液的接种。自动化系统能够自动涂片，并将原始培养基选择性地放入二氧化碳或普通空气的环境中孵育。放置到合适的培养箱后，自动化系统利用数字成像检测每个平板的生长情况。电脑工作站可以直接查看图像，选择菌落进行形态观察和鉴定，而无需从培养箱中取出平板。自动化系统建立了算法，可自动丢弃长菌或不长菌的培养基，以及同时比较来自同一患者的多个培养物。微生物实验室自动化的优势在于液体样本处理过程的标准化。Copan WASPLab™微生物系统是可定制的样本前处理系统，可以用于样本的接种和培养，并生成高质量的图像以供观察和分析(图7.22)。某些类型的样本，如组织、骨和导管，不能在自动化系统中处理。此外，无论系统自动化程度如何，选择培养和鉴定系统需要综合考虑该系统的准确性和可靠性、系统是否能满足实验室的需要及实验室的经济情况。微生物实验室的自动化已证明可平均减少相当于1.2个全职员工(full time equivalent, FTE)的人员需求。

尽管样本处理、接种和鉴定系统的自动化技术日益进步，但对于一些复杂的样本、少见的病原体或难以培养的微生物，仍然需要非自动化的平台、试剂盒和检测方法。此外，一些临床分离到的微生物可能会产生生物膜或过于黏稠，导致自动化仪器的鉴定失败。微生物鉴定是相当复杂的，尽管有了自动化系统，仍然需要微生物检验人员熟知微生物的生理特征、基因型特征和生长特性，以及实验室检测方法、鉴定流程和各方法的局限性，对自动化结果进行分析，以确保患者能得到正确的护理和治疗。

复习题

1. BCYE属于哪种类型的培养基(　　)

   a. 富集培养基　b. 营养培养基　c. 选择和富集培养基　d. 鉴别培养基

2. 含血的CNA培养基是哪种类型的培养基(　　)

   a. 富集培养基　b. 营养培养基　c. 选择和鉴别培养基　d. 选择和营养培养基

3. 以下哪种培养基用于分离奈瑟菌属和嗜血杆菌属(　　)

   a. HE琼脂　b. Todd-Hewitt肉汤　c. Regan-Lowe琼脂　d. 巧克力琼脂

4. XLD琼脂(　　)

   a. 可抑制大部分肠道非致病性革兰阴性杆菌　b. 可抑制革兰阳性球菌　c. 含酚红指示剂，可检测碳水化合物分解产生的酸性　d. 可检测发酵反应　e. 以上都是

5. 在血平板上生长的菌落周围出现清亮的溶血环，称为(　　)

a. α溶血　b. β溶血　c. γ溶血　d. δ 溶血

6. 培养微生物常用的二氧化碳浓度为(　　)

a. 1%　b. 3%　c. 6%　d. 9%

7. 以下(　　)不是细菌的表型特征

a. 显微镜下形态和染色特点　b. 对生长环境的要求　c. 营养需求和代谢能力　d. 特定核酸序列的存在

8. 需要多少菌量才能形成肉眼可见的肉汤培养基浑浊(　　)

a. 10^2菌量　b. 10^4菌量　c. 10^6菌量　d. 10^8菌量

9. 将临床分离菌株接种羊血平板、麦康凯平板和巧克力平板，37℃孵育24 h。初始读板时观察到血平板上中等大小、γ溶血、有光泽的灰色菌落；麦康凯平板上粉红色的小菌落；巧克力平板上中等大小、棕褐色、有光泽的菌落。微生物实验室工作人员下一步最有可能的行动是(　　)

a. 根据平板上菌落大小差异，判断有两种不同的微生物，并进行鉴定　b. 结合菌落形态判断为同种发酵乳糖的革兰阴性菌，并进行鉴定　c. 报告为正常菌群，无需进一步生化鉴定　d. 挑取血平板和麦康凯平板上的菌落，分别转种至两套鉴定培养基上，从而提供更好的微生物初步鉴定结果

10. 是非题

______ 选择培养基中含有一种或多种抑制剂，可抑制大多数除目标菌外的微生物。

______ Thayer-Martin平板可供脑膜炎奈瑟菌和流感嗜血杆菌的生长。

______ 大多数有临床意义的革兰阴性杆菌都对万古霉素敏感。

______ 在万古霉素药敏纸片周围出现抑菌圈，说明细菌对万古霉素耐药。

11. 配对题：将每个术语与正确的描述配对

______ 苛养菌　______ 在体内

______ 氧化酶阴性　______ 在体外

______ 微需氧　______ 嗜二氧化碳

______ 触酶　______ 兼性厌氧

______ 氧化酶　______ PYR

______ 吲哚

a. 需要CO_2环境生长的细菌　b. 需要少量O_2环境生长的细菌　c. 人工实验室环境　d. 催化H_2O_2释放O_2和H_2O　e. 在生命体中　f. 生长需要复杂的营养需求　g. 可鉴别肠杆菌目　h. 大肠埃希菌呈阳性反应　i. 奈瑟菌属呈阳性反应　j. 无论有氧或无氧环境都可生长　k. 用于区分革兰阳性球菌

12. 简答题

(1) 什么是双相培养基？应如何使用？

(2) 什么对专性厌氧菌是致命的？

(3) 使用满足细菌生长需求的固体培养基来培养细菌的主要目的是什么？

(4) 列举一种专性细胞内寄生的细菌性病原体(提示：这类微生物需要依靠活的宿主细胞进行繁殖)。

(5) 细菌在人工培养基上生长后，菌株鉴定的第一步和最重要的步骤是什么？

(6) 培养基中水分的流失，会通过哪两种方式抑制细菌的生长？

(7) 大多数临床相关细菌可根据革兰染色镜下形态分为哪四类？多形性是什么意思？

参考答案

复习题

1. a; 2. c; 3. d; 4. e; 5. b; 6. b; 7. d; 8. c; 9. b; 10. √, ×, ×, ×; 11. f, e, g, c, b, a, d, j, i, k, h

12. (1) 双相培养基是一种同时含有固体(琼脂)和液体(肉汤)的微生物培养基，常用于血培养。

(2) 氧气。

(3) 目的是确保细菌繁殖到足够的量和肉眼可见，便于后续的细菌鉴定。

(4) 衣原体和立克次体。

(5) 挑选单个细菌的纯菌落。

(6) 一是细菌生长必需的代谢途径中可利用的水分减少；二是随着水分减少，培养基中的溶质浓度相对增加，细菌细胞外渗透压升高会引起细胞的死亡和溶解。

(7) 分别是：① 革兰阳性球菌；② 革兰阴性双球菌或球杆菌；③ 革兰阳性杆菌；④ 革兰阴性杆菌。多形性是指单个细菌表现出不同的形态。例如，嗜血杆菌属可以同时表现为革兰阴性杆菌和革兰阴性球菌。

第8章·基于核酸的微生物鉴定和表征分析方法

Nucleic Acid-Based Analytic Methods for Microbial Identification and Characterization

史庆丰·译　鲍容·审校

本章目标

1. 解释微生物实验中分子检测方法的重要性。列出三类分子检测方法，并简要阐释每种检测方法。
2. 在分子样本的采集和运输过程中，确定至少三个影响核酸样本完整性的因素。
3. 构建描述非扩增核酸杂交方法的工作流程和基本步骤的流程图，包括每个步骤的关键试剂或成分。
4. 就扩增核酸杂交方法，构建工作和基本步骤流程，包括关键试剂或成分。
5. 确定非扩增和扩增核酸杂交方法的关键差异。
6. 确定用于检测特定病毒或细菌及检测广谱微生物的核酸杂交探针所需特征。
7. 就基于核酸的方法，列出至少三种不同功能类型的杂交荧光探针；将杂交探针分类为直接或间接，并根据每种类型的灵敏性，从低到高排序。
8. 预测脱氧核糖核酸（DNA）/DNA杂交双链体的解链温度。
9. 阐释目标核酸序列上的单核苷酸突变如何影响探针或引物的解链温度。
10. 阐释肽核酸荧光原位杂交（peptide nucleic acid fluorescence in situ hybridization，PNA FISH）方法，并提供临床应用示例。
11. 比对三种核酸提取技术的优点、缺点和结果。
12. 概述聚合酶链反应（polymerase chain reaction，PCR）的三个主要步骤，并描述每个步骤中包括试剂、温度、时间和干扰物质在内的关键参数。
13. 阐明逆转录聚合酶链反应（reverse transcription polymerase chain reaction，RT-PCR）；解释其方法和原理，以及与传统PCR的不同。
14. 阐释实时PCR，并列出相对于传统PCR的四个潜在优势。
15. 描述恒温扩增与传统PCR的优缺点。确定恒温扩增最合适的临床环境。
16. 列出限制多重PCR的因素和克服这些限制的方法或技术。
17. 描述限制性内切酶如何应用于流行病学及分子诊断中的菌株分型。
18. 阐释脉冲场凝胶电泳（pulsed-field gel electrophoresis，PFGE）和限制性片段长度多态性（restriction fragment length polymorphism，RFLP），并说明相关应用。

第7章讨论了细菌培养和鉴定的原理，重点介绍表型和先进的鉴定方法，包括基质辅助激光解吸电离飞行时间（MALDI-TOF）和基因型系统的使用。微生物的鉴定及表征依赖表型和基因型技术。表型鉴定方法用于易观察到的细菌特性和特征，来帮助鉴定细菌的种类和表征。基因型技术依赖微生物的核酸组成。两种方法均为微生物的详细鉴定和表征描述提供了信息，并都有局限性。单一技术通常难以鉴定临床实验室中所有重要的感染性微生物。表型鉴定法的限制性包括：

- 难以培养或鉴定生长条件苛刻或缓慢的细菌；
- 样本运送至实验室途中无法维持某些微生物的生存能力；
- 缺乏可靠和具体的方法来鉴定体外培养的某些微生物；
- 消耗大量时间和其他资源以明确和证实样本中是否存在微生物。

微生物学实验室诊断中用于鉴定微生物的分子技术，为第7章中讨论的基于培养的表型鉴定策略提供了替代方法，并已经发展到克服可上述几个限制。分子鉴定方法涉及核酸［脱氧核糖核酸（deoxyribonucleic acid，DNA）和核糖核酸（ribonucleic acid，RNA）］的检测和操作，允许直接检测微生物基因（即基因型方法），而不是通过分析其产物（如酶、其他蛋白质和毒素）或可识别的微生物生长特征（即表型方法）。由于核酸对所有微生物的生存能力至关重要，因此分子鉴定方法适用于细菌、病毒、真菌和寄生虫等微生物。分子诊断在临床微生物学中的关键应用包括对患者样本中致病微生物的定性和定量检测、培养后的微生物鉴定检测、阴性验证检测及抗菌药物耐药性的基因分型。然而，与表型方法一样，分子鉴定方法也有局限性，包括：

- 检测的特异性和灵敏度水平：虽然多重检测法可用于临床综合征中的微生物鉴定，但灵敏度不如单一方法。
- 可能存在环境和临床因素，导致污染和假阳性结果。
- 高级检测方法实施的复杂性，以及缺乏训练有素的人员。
- 鉴别性质：因用于表征的序列缺失信息和遗传相关性，一些微生物无法完全鉴定至种水平。
- 对许多实验室来说，检测的成本受限，并且增加了患者和保险公司的医疗保健成本。
- 提取方法、核酸靶点和跨平台样本及制造商或实验室开发的检测缺乏标准化。
- 在某些情况下，过度使用常规诊断试验代替基于培养的方法，对监测新菌株和抗菌药物敏感性模式发展所需的公共卫生信息和流行病学研究产生了不利影响。

在过去的几十年里，随着低成本仪器的应用，高通量检测系统自动化的实现，以及商用微生物检测试剂和试剂盒的增加，分子检测在临床实验室中的应用已显著扩大。最近，新出现的全自动复合系统可在几个小时或更短时间内从单个样本中检测20多种病原体。随着技术的发展和所提供的高含量信息，分子技术已成为检测和诊断感染性疾病的主要手段，并取代许多曾经广泛用于临床实验室的表型方法。包括全基因组测序在内的高级分子方法仍在不断发展。这些技术提供了单一微生物的鉴定和表征，也可用于描述人体上被称为微生物组的微生物种群（第3章）。

本章讨论临床实验室中分子诊断的一般原理、技术和应用。本章是概述，其他方法将在后续章节中介绍。

基于核酸方法的概述

分子诊断检测基于DNA和RNA的一致性和可预测性；因此，有关核酸结构及其组成的基本知识对于理解基于核酸的方法至关重要。推荐回顾第2章中的核酸组织和结构部分。

本章介绍的基于核酸的方法分为三类：① 杂交；② 扩增；③ 核酸测序和酶消化。此外，本章还讨论了基于核酸的检测前的样本采集、运输和初始处理所需注意的事项。

样本采集和运输

正确的样本采集、运输和处理对于实验室所有领域的检测都至关重要，以确保结果的精准。细菌、寄生虫、病毒和真菌等微生物中可分离出用于分子检测的核酸，这些微生物可存在于各种样本类型（如血液、尿液、痰、拭子和组织）。样本的质量和数量对于获得准确结果至关重要，同时必须与患者疾病相关的临床分子诊断技术相匹配。

与传统培养不同，基于核酸的检测并非需要活的或完整的微生物。但保持样本中核酸的完整性至关重要，因为DNA和RNA对样本中存在的内源性核酸酶的降解十分敏感。可能影响样品完整性的因素包括样品类型、样品采集装置、采集和运输时间及储存条件。例如，建议使用塑料拭子从黏膜收集细菌、病毒和支原体。塑料材质比木质或铁丝等其他材料更容易去除有机物，并提高核酸产量和分析的灵敏度。此外据报道，带有铝杆的海藻酸钙拭子会干扰核酸扩增。大多数分子检测试剂盒包括液体固定剂、核酸酶抑制剂和（或）溶解剂，以使核酸分离增加并提高含有细胞碎片或其他污染物样本的量。在分子诊断中，收集的样本需储存在制造商指定推荐的容器或培养基中。

核酸杂交方法

杂交方法是基于互补碱基序列的两条核酸链具有彼此特异性结合并形成双链分子（也称为**双螺旋分子**或**杂交分子**）的能力。这种双链结构是由核苷酸的疏水结构和氢键模式驱动而形成的，以确保DNA中腺嘌呤总是与胸腺嘧啶结合（A═T；两个氢键），而鸟嘌呤和胞嘧啶（G ≡ G三个氢键）始终形成氢键对（图2.2）。在RNA中，鸟嘌呤和胞嘧啶遵循相同的碱基配对原则，但尿嘧啶取代胸腺嘧啶与腺嘌呤形成碱基对（A═U）。

为明确是否存在可疑的致病微生物，杂交分析依赖两条核酸链所形成的双链；一条链（**探针**）由荧光标记的核酸分子组成，该核酸分子与疑似微生物的核酸靶点互补。精心设计和预合成的探针与患者样本中纯化的目标核酸混合。如果患者样本中存在疑似的微生物核酸，探针和目标核酸之间将形成DNA双链并产生阳性杂交信号（图8.1）。阴性杂交试验结

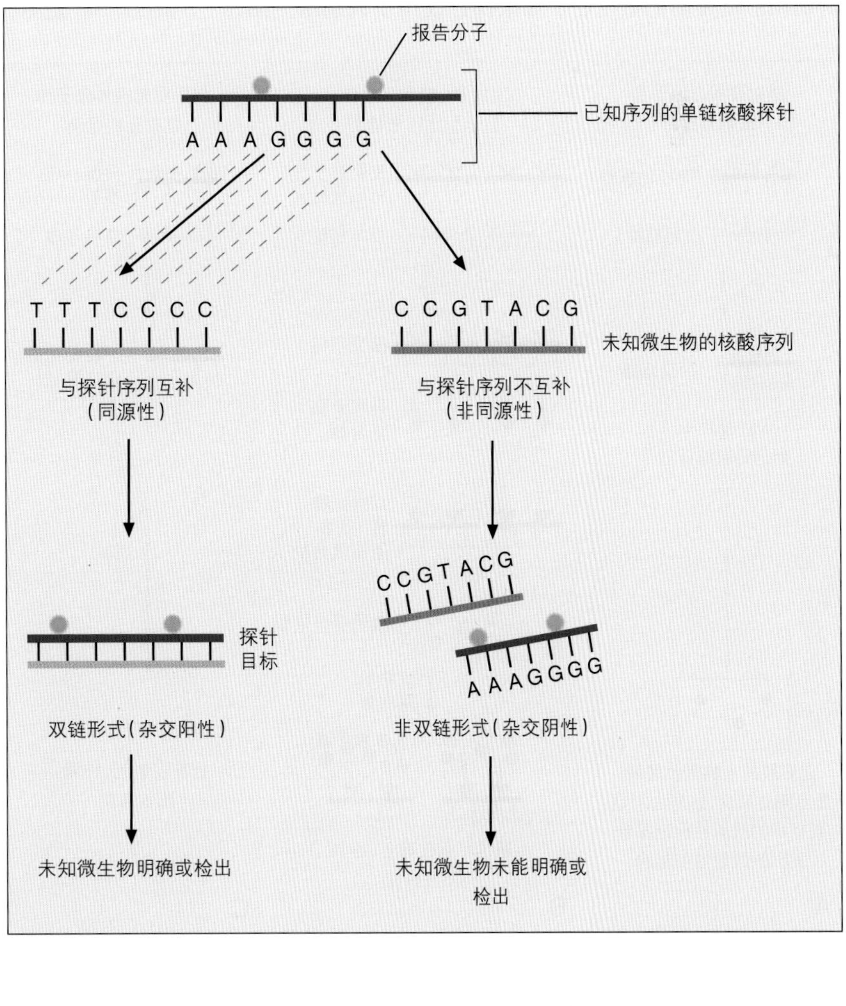

图8.1 核酸杂交的原理。通过已知序列（即探针）中的核酸链与待识别微生物中的目标核酸链正杂交（即双链形成）以识别未知微生物。杂交失败表明探针和靶核酸之间缺乏同源性。

果表明不存在被检测的微生物或低于杂交试验的检测阈值。

单链核酸探针可以是RNA或DNA，因此DNA-DNA、DNA-RNA甚至RNA-RNA双链体的形成取决于杂交分析的具体设计。杂交分析可分为非扩增或扩增。非扩增分析需要四个基本步骤：选择探针、制备（纯化）测试样品（核酸）、杂交和信号检测。扩增分析包括附加步骤，即最初的杂交之后是目标扩增，然后是信号检测。因此，扩增分析比非扩增分析更敏感，且优化后可在样本检测中得到少量特定核酸序列副本。

杂交步骤和组件

杂交分析的基本步骤包括：

1. 单链核酸探针的制备与标记；
2. 单链目标核酸的制备；
3. 目标核酸与探针核酸的混合与杂交；
4. 杂交检测。

核酸探针的制备与标记· 为满足杂交互补性的要求，探针设计（即探针长度和核酸碱基序列）取决于目标核酸的序列。大多数临床相关微生物的序列是已知的。利用美国国家生物技术信息中心（National Center for Biotechnology Information, NCBI）等公共序列数据库和集成DNA技术（Integrated DNA Technologies, IDT）公司的引物设计工具设计探针，以识别独特的物种/菌株特异性序列。此外，由于DNA/RNA碱基序列之间的相似性是微生物进化关系的标志（即同源性），因此可以使用高度保守的基因/区域设计探针，以识别相似度很高的微生物。如果探针仅用于识别革兰阳性细菌，其核酸序列必须仅与革兰阳性细菌（而非革兰阴性细菌）共有的核酸序列互补。核酸探针可以用来识别特定细菌的属或种、毒力因子或特定物种基因组中存在的抗菌药物抗性基因。

历史上，探针是一个劳动密集型的生产过程，涉及目标核酸的DNA重组和克隆技术。DNA和RNA探针现在多由商业供应商以相对较低的成本、极高的保真度和产量进行化学合成、修饰和纯化。使用在线序列数据库（如GENBANK、NCBI）可以轻松获得目标基因的碱基序列、序列模式或用于探针设计的基因片段。尽管探针可能长达数百至数千个碱基，但**寡核苷酸探针**（15～50个碱基）通常足以检测大多数临床相关靶点。探针设计中的其他考虑因素还包括储存的稳定性（即保质期）、形成的二级结构、熔化温度和自杂交倾向。简而言之，核酸探针的设计和生产虽然相对容易，但对基于核酸分析的成功和准确性非常重要。

除探针设计外，所有杂交试验必须有直接或间接检测或测量杂交反应的方法。这通过使用直接连接到单链核酸探针的**荧光报告分子**来实现。常见的荧光报告分子包括放射性同位素（例如^{32}P、^{3}H、^{125}I或^{35}S）、生物素-亲和素、地高辛、各种荧光分子或化学发光化合物（图8.2）。

在探针合成过程中，放射性标签直接结合到核酸分子中。杂交是通过使用放射性标记探针-目标复合体的放射性检测来检测的（图8.2A）。复合物的定量可通过闪烁计数或密度测定来实现。尽管这是一种高度灵敏的杂交检测方法，但放射性培训、监测、许可和放射性废物处理的要求限制了诊断中

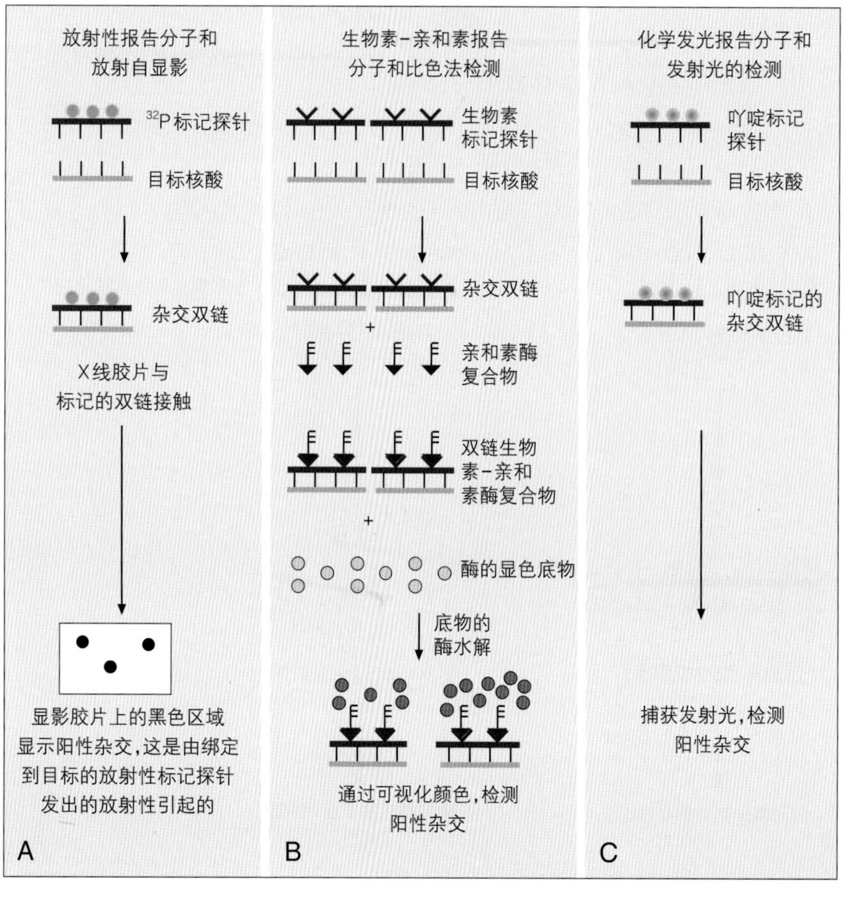

图8.2 （A）核酸探针的报告分子标记和杂交检测原理。使用放射性报告分子标记探针，用放射自显影检测杂交。（B）用生物素-亲和素报告分子标记探针，用比色法检测杂交。（C）用化学发光报告分子（吖啶）标记探针，用光度计检测发射光以检测杂交。

放射性标记的使用。

用于标记核酸探针的非放射性替代物包括使用化学偶联反应共价连接到探针上的荧光报告分子。生物素的附着（即"生物素化"）允许生物素结合蛋白、抗生物素与诸如辣根过氧化物酶等相结合。当添加显色底物时，酶催化化学反应，产生可通过视觉或分光光度法检测的有色产物（图8.2B）。生物素标记被归类为间接标记，因为检测需要次级生物素亲和素-酶复合物的形成。这种**基于酶的间接检测**方法的变体包括使用地高辛标记的探针，其杂交检测是使用与酶结合的抗地高辛抗体。双链体形成成功意味着酶存在，因此随着显色底物的加入，颜色的变化或进展可解释为杂交阳性。

荧光和化学发光报告分子（而非基于酶的报告分子）已广泛用于分子诊断。化学发光报告分子可以直接化学连接（即直接检测）到核酸探针，无需使用共轭蛋白质或抗体。这些分子（如吖啶或异鲁米诺）在化学发光标记的探针和目标核酸杂交时发光。荧光可用光度计检测出（图8.2C）。荧光标记和荧光报告基团（如荧光素、罗丹明或Alexa Fluor系列专利染料）也被视为直接核酸探针，提供多种波长和颜色。

这些方法还可以使用混合探针以检测多个目标核酸，每个探针连接到不同的荧光基团，但荧光基团的激发和发射的波长在光谱上是分离的。这一过程被称为**多路复用**，增加了单次反应中可同时检测到的病原体数量。与扩增探针技术相比，直接探针杂交分析通常具有较差的分析灵敏度。因此，直接杂交分析通常用于临床微生物数量较多时。

目标核酸的制备 · 由于杂交依赖探针和目标核酸之间的互补结合，因此目标核酸必须以单链形式存在，并且必须保持碱基序列的完整性。由于目标核酸的降解、量不足和（或）有机化学品等干扰物质的存在，可能导致杂交反应阴性（即假阴性结果）。

由于从目标微生物中释放核酸所需的程序相对严格，并可能对DNA/RNA分子的结构有害，因此获得目标核酸并保持其适当的构象和序列具有挑战性。目标基因的制备步骤各不相同，具体取决于微生物来源和目标微生物所处环境的性质（实验室培养基；新鲜临床样本，如体液、组织、粪便或黏膜拭子；固定或保存的临床材料）。一般而言，制备涉及使用酶或化学剂破坏组织和微生物包膜以释放目标核酸，去除如细胞成分（蛋白质）等污染分子，稳定目标核酸的结构完整性；如果目标核酸是DNA，需变性为核酸结合互补所必需的单链。优化核酸提取程序，以确保所需核酸的高纯度、完整性和数量。

核酸提取主要有两种物理方法：**液相萃取**和**固相萃取**。液相萃取可分为**有机萃取**或**非有机萃取**。有机萃取使用苯酚、氯仿或异戊醇破坏细胞膜，变性和去除蛋白质。有机溶液化学处理后，将混合物离心从而使分层在有机分子顶部的多孔材料和管底部的废物分离或分相。然后从**有机相**中提取含有所需核酸的**水相**，并使用缓冲溶液进行沉淀而获得核酸。非有机萃取依赖蛋白质沉淀和核酸沉淀且不使用有机化学品。细胞膜和蛋白质用洗涤剂变性，蛋白质用盐溶液沉淀。非有机萃取具有快速、简单且不需要处理有害的有机物质等优点，主要用于临床实验室。

固相萃取使用由纤维或二氧化硅基质、磁珠或螯合剂构成的固体支撑柱结合核酸。除去杂质后，用于分析或扩增的核酸被化学释放并回收。固相萃取通常比液相萃取简单，所需样品体积较少，并且操作简单、可大批量处理、高重复性和适合自动化。

无论选择何种萃取方法，DNA分离往往不像RNA提取那样技术要求很高。核糖核酸酶（RNase enzymes）的存在可使RNA迅速降解；但它非常稳定，在环境中普遍存在，并在某些组织如胎盘、肝脏和一些肿瘤中含量较高。RNA纯化过程中，若无意中将其引入样本，将导致RNA低产量或无RNA，造成分子检测无效。为尽量减少RNA降解，建议使用专用实验室空间或干净的工作台进行RNA操作，必须使用不含核糖核酸酶的试剂、水、移液管尖等。**异硫氰酸胍**可用于核糖核酸酶的变性和灭活，以保存核酸样品，但必须在进行杂交反应前去除。这可能需要额外的清理步骤，如使用缓冲液交换或体积排阻色谱法。

目标核酸与探针的混合和杂交 · 混合目标核酸和探针核酸的设计将在后面讨论，但需要考虑杂交反应的一些基础概念。

探针正确结合目标核酸的能力取决于核酸双链之间碱基序列的一致性程度及所结合的环境。环境条件决定杂交反应的严格性，且严格程度可以决定反应的结果。杂交反应的严格性受以下因素的影响最大：

- 杂交缓冲液中的盐浓度（严格度随盐浓度降低而增加）；
- 温度（严格度随温度升高而增加）；
- 失稳剂浓度（浓度随甲酰胺或尿素浓度的增加而增加）。

在更严格的情况下，探针和目标核酸之间需要更高程度的碱基对互补（即对碱基序列偏差的容忍度较低），以获得成功的杂交。在不太严格的条件下，具有较少碱基对互补性的链（即序列中具有更多不匹配碱基对的链）仍然可以杂交。因此，随着严格度的增加，杂交的特异性相应增加，而随着严格度的降低，特异性也降低。例如，在高严格度条件下，肺炎链球菌目标序列的特异性探针可能仅与从该物种制备的目标结合（高特异性）；但在低严格性条件下，相同的探针也可能与近缘的链球菌物种的目标结合（低特异性）。因此，为确保杂交的准确性，必须严格控制反应条件。

杂交检测 · 检测杂交的方法取决于用于标记探针核酸的荧光报告分子和杂交方式（图8.2）。传统上，杂交探针使用放射性标记的报告分子，并在反应混合物暴露于射线照相胶片（即**放射自显影**）后可见。如今，首选与非放射性标记探针杂交，通过比色法、荧光法或化学发光法进行检测，并分别使用分光光度计、荧光计或光度仪进行定量。更常用的非放射性检测系统（如地高辛、化学发光、荧光）能够在每个非扩增杂交反应中检测大约10^4个目标核酸序列。

杂交方式

杂交反应可以使用液体或固体载体的方式进行。

液体方式 · 在液体方式中，探针和目标核苷酸链被放置在液体反应混合物中，该混合物持续、轻轻地摇动，以促进分子碰撞和双链形成；杂交发生的速度远远快于固体载体方式。在检测到双重结构之前，已标记的杂交探针必须与未结合或未杂交的探针(即"背景噪声")分离。分离方法包括单链探针的酶消化(例如S1核酸酶)和杂交双链体的沉淀,使用优先结合双链的羟基磷灰石或带电磁性微粒,或化学破坏连接到未杂交探针的荧光报告分子(例如吖啶染料)。从反应混合物中"纯化"双链体并将背景噪声降至最低后,可通过标记荧光报告分子的探针进行杂交检测。几种直接液相法可用于检测如沙眼衣原体、淋病奈瑟菌和化脓性链球菌等微生物(图8.3和图8.4)。

固体方式 · 探针或目标核酸可以连接到固体载体基质上,并仍能够形成具有互补链的杂交双链体。常见的固体载体材料/方式包括过滤杂交、Southern或Northern杂交、三明治杂交和原位杂交。

过滤(滤膜)杂交 有几种变种,统称为"斑点杂交"。可将纯化的DNA样品、含有目标DNA的微生物或有临床意义的样本黏附至具有高结合能力的膜材料(例如硝化纤维素或尼龙纤维过滤器)。样本通常使用型板或格栏在膜上定向以识别。经过化学处理的膜可释放微生物目标DNA,并使核酸变性为单链。随后将膜浸入含有标记核酸探针的溶液中,并孵育30 min至数小时使杂交发生。经过一系列孵化和洗涤以去除未结合的探针后,膜经处理用于双链体检测(图8.5A)。

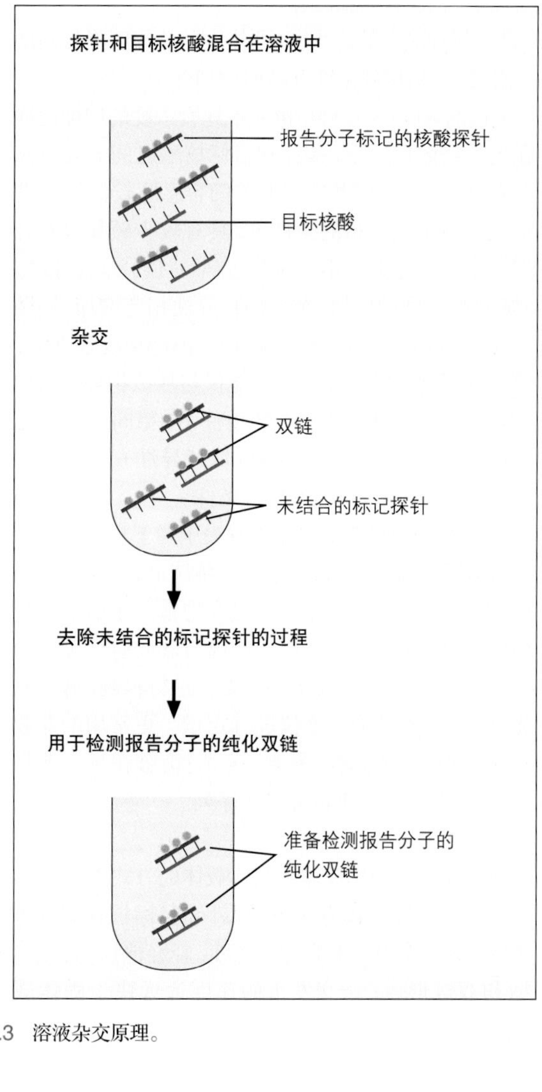

图8.3 溶液杂交原理。

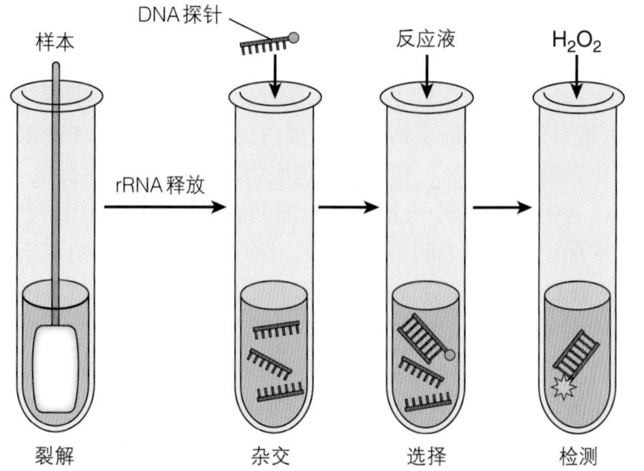

图8.4 采用GEN-PROBE对咽拭子中A群链球菌核糖体RNA(rRNA)使用核酸溶液杂交进行直接检测。(来源: Adapted from teaching materials, courtesy Jim Flanigan, American Society for Clinical Laboratory Science.)

该方法的优点是,单个膜可以同时用同一探针检测多个样品;缺点包括孵化和清洗周期长,实际操作时间久,并且定量检测能力有限。

Southern杂交 是另一种使用膜作为固体载体的方法。该方法从微生物中纯化目标核酸,并用特定酶进行消化,以产生不同大小的片段(图8.5B)(亦可参见本章下文的"**核酸的酶消化和电泳**")。携带负电荷的核酸片段在电场的作用下通过琼脂糖凝胶基质进行迁移(即**凝胶电泳**)。由于不同大小的片段在多孔琼脂糖中迁移速度不同,因此可以根据分子大小和碱基长度进行分离。电泳完成后,通常使用荧光染料**溴化乙锭**或其他毒性较小的着色剂对核酸片段进行染色,以便在凝胶暴露于紫外线时看到片段的"条带模式"。对于Southern杂交,将目标核酸条带从电泳凝胶转移到膜上并浸入缓冲溶液中,从而实现核酸探针的杂交。杂交后,利用探针信号对膜进行分析并量化特定的靶核酸片段。该流程因为操作复杂,时间久和劳动强度高而无法普遍应用于临床诊断实验室。

三明治杂交 是使用两个探针,将一个未标记的探针连接到固体载体上,并通过杂交从待测样品"捕获"目标核酸。另一个探针特定于目标序列的另一个区域,检测该双链体是否存在(图8.5C)。将目标核酸夹在两个探针之间,可减少非特异性反应,但处理和清洗步骤相应增多。对于这种形式,涂有探针的塑料微孔已取代滤膜作为固体载体材料,因而适用于大量样本的自动化和高通量测试。

原位杂交 原位杂交允许使用患者细胞或组织作为固体载体相而识别微生物。对感染特定微生物的组织样本的处理保持了其结构的完整性,同时允许微生物的核酸原位进入并变性为碱基序列完整的单链,以便与微生物特异性探针杂交。当探针与荧光分子连接时,这种杂交技术称为**荧光原位杂交(fluorescence in situ hybridization, FISH)**。尽管上述步骤的处理技术要求很高,但它可结合分子诊断和组织病理学检查而获得海量的信息。

肽核酸荧光原位杂交 · FISH变种应用方法包含合成**肽核酸(peptide nucleic acid, PNA)探针**代替标准DNA或RNA。

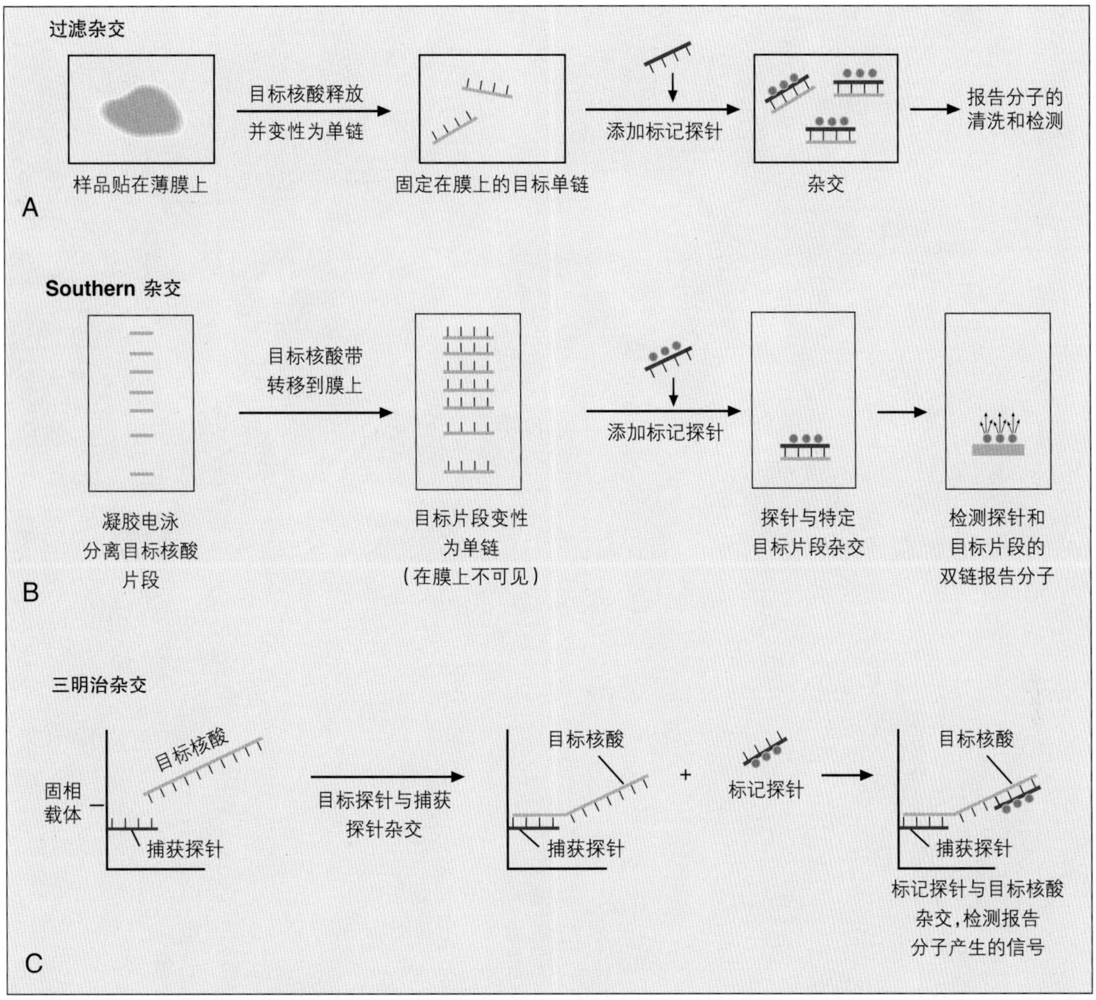

图8.5 固相杂交的原理。(A)过滤杂交。(B)Southern杂交。(C)三明治杂交。

PNA是合成核酸并具有独特的化学特性,其带负电荷的DNA糖磷酸主链被中性聚酰胺主链取代(图8.6)。单个核苷酸碱基可以连接到中性骨架上,从而允许PNA探针根据碱基配对规则(A-T/U; C-G)与互补核酸靶点杂交。由于骨架的合成结构存在,PNA探针提高了杂交特性,并比传统的DNA/RNA探针提供更快和更特异的结果。此外,由于这些探针不会被核酸酶和蛋白酶降解,因此在实际诊断应用中,保质期更长。

美国食品药品管理局(US Food and Drug Administration, FDA)批准的体外PNA-FISH诊断分析示例可从Advadx公司

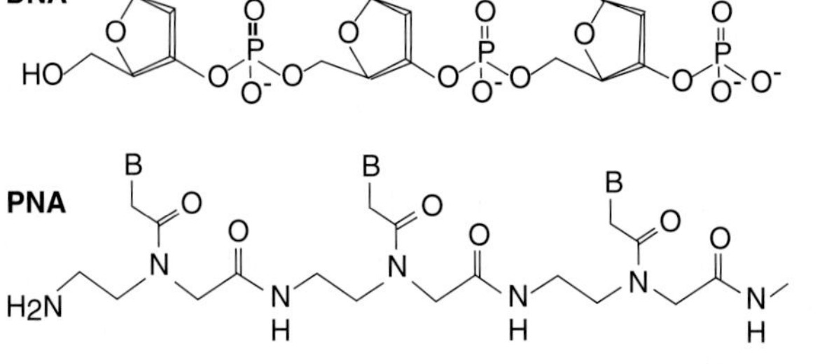

图8.6 肽核酸探针(PNA)。DNA结构与PNA结构的比较;与DNA探针相比,DNA的化学修饰使PNA探针具有更高的灵敏度和特异性。(来源:Courtesy AdvanDx, Woburn, MA.)

获得。这些试剂盒可直接鉴定金黄色葡萄球菌、凝固酶阴性葡萄球菌、铜绿假单胞菌、肺炎克雷伯菌和白念珠菌,并可以区分血液培养中的粪肠球菌和其他肠球菌。该方法取血培养瓶中的一滴血,添加到含有固定液的载玻片中,固定后添加荧光标记的PNA探针,并与来自患者样本的纯化RNA杂交,随后冲洗载玻片并风干。添加介质和盖玻片后,在荧光显微镜下使用特殊过滤装置检查载玻片,通过识别亮绿色荧光染色而识别微生物(图8.7A和图8.7B)。阴性结果仅显示为红色背景材料(图8.7C和图8.7D)。总之,该方法对微生物检测具有高灵敏度和特异性。

信号放大杂交 · 为提高杂交分析的灵敏度,已开发出非扩增目标序列的探针信号放大方法(即**信号放大**)。例如,一种商用试剂盒混合特异性RNA探针以检测临床样本中的高风险或低风险人乳头瘤病毒(human papillomavirus, HPV)DNA(第65章)。该方法本质上通过提高荧光报告分子的多聚体分层,以及使用化学发光法增加针对DNA-RNA杂交的抗体数量而提高HPV的检测灵敏度;由于与目标杂交体结合的抗体产生更强的信号(即化学发光),检测灵敏度得到增强。

信号放大的分子诊断方法包括**分支DNA(branched DNA, bDNA)**、**杂交捕获**和裂解酶入侵或**等温**(恒温)循环探

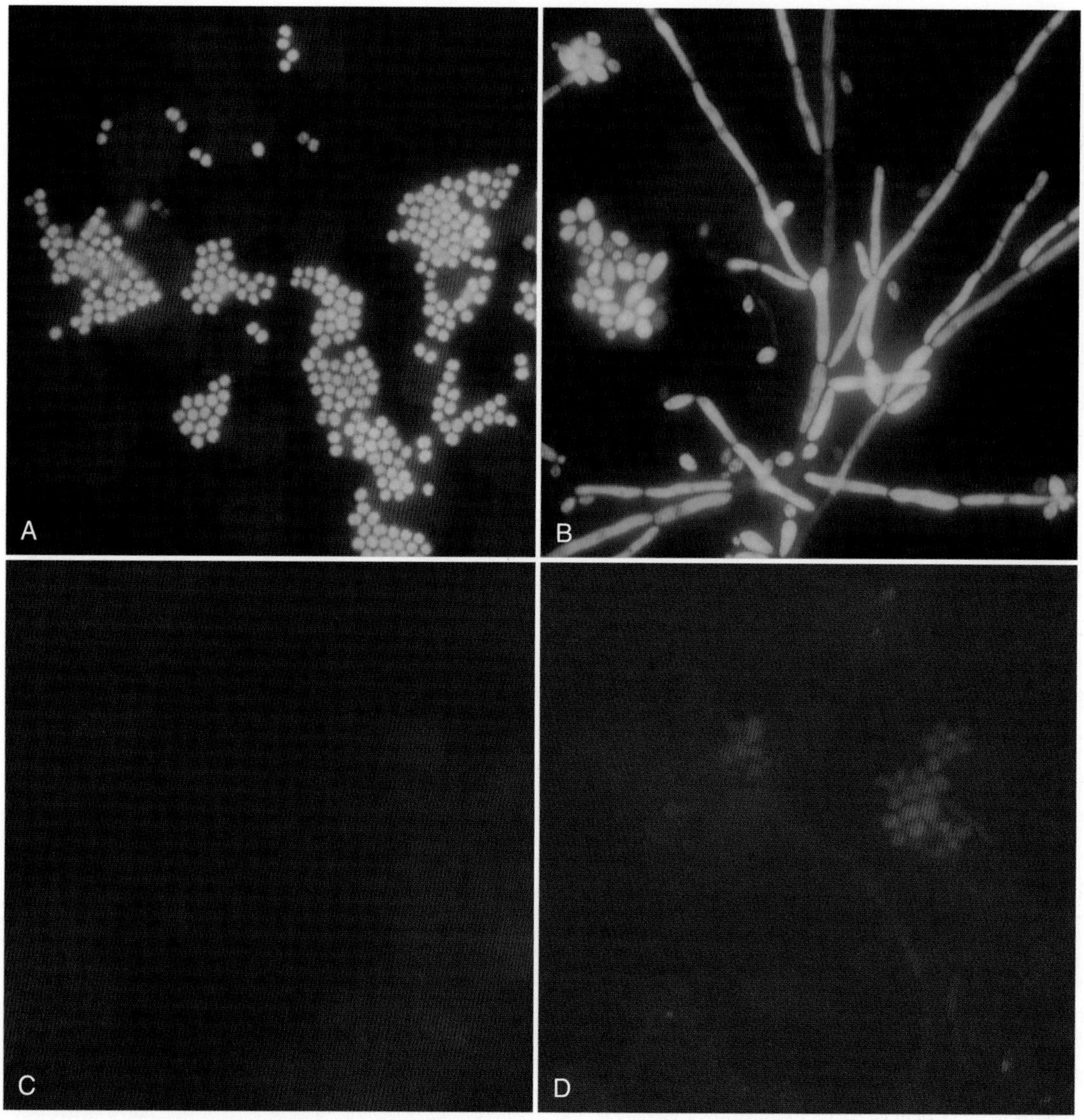

图8.7 荧光原位杂交(FISH)结合荧光标记肽核酸(PNA)探针。金黄色葡萄球菌(图A)或白念珠菌(图B)可在血培养中直接鉴定。将阳性血培养瓶中的一滴血加入含有一滴固定液的载玻片中,以保持细胞完整。固定后,添加适当的荧光标记PNA探针。PNA探针穿透微生物细胞壁并与核糖体RNA(rRNA)杂交。载玻片在荧光显微镜下检测。如果存在特定靶点,则微生物显示亮绿色荧光。使用PNA-FISH技术对血液培养阴性的金黄色葡萄球菌(图C)或白念珠菌(图D)比较。(来源: Courtesy AdvanDx, Woburn, MA.)

针技术。bDNA的特异性靶向探针连接至底物,如微量滴定孔。互补靶通过与捕获探针杂交获得。此外,该分析的溶液中可以包含第二套特异性探针,结合到靶向目标并增强与附着在基底的锚定探针的结合。对目标和探针复合物的清洗可去除所有未结合的核酸。随后添加的扩增分子将与目标探针复合物结合。扩增分子的设计类似于树干,从树干延伸出多个分支。用荧光报告分子修饰多个分支(例如添加酶后发光的酶底物),以产生表明目标核酸存在的特征性发光。

与上述杂交技术一样,bDNA也可能发生非特异性杂交——样本中已存在的探针或非目标序列的非特异性杂交可能导致背景扩增。**异胞苷(isocytidine, isoC)**和**异鸟苷(isoguanosine, isoG)**可降低背景信号。这些化学异构体可以并入bDNA探针中,并彼此碱基配对,但不能与天然存在的胞嘧啶和鸟苷配对。这降低了可能的背景信号,并在不降低特异性的前提下提高了检测阈值。

杂交捕获与bDNA的不同之处在于:杂交发生在使用核酸特异性探针和通用捕获抗体结合的溶液中。目标核酸变性并分离双链DNA分子,随后将变性核酸与特异性RNA探针杂交。DNA-RNA杂交用含有化学发光报告分子(即碱性磷酸酶)的抗杂交抗体捕获,然后用光度仪测量发出的光。FDA已批准多种混合捕获检测法用于检测沙眼衣原体、淋病奈瑟菌和HPV。

裂解酶入侵技术(Hologic, Bedford, MA)是利用一种称为裂解酶的特异DNA聚合酶对DNA结构进行酶切。该方法使用两个探针与目标序列杂交。信号探针与目标杂交,随后入侵探针将移至信号探针的5′端。裂解酶酶解信号探针的自由5′端,该产物随后成为入侵探针,用于之后的杂交和检测反应。这是通过使用荧光能量转移(fluorescent energy transfer,

FRET)探针完成的,该探针包括一个荧光报告分子和一个荧光淬灭分子。本章后面将详细讨论FRET探针的具体化学设计。FRET探针使两个荧光分子——荧光报告分子和荧光淬灭分子,结合到探针中。探针保持完好时,淬灭分子就会阻止报告分子释放高荧光信号。一旦反应的裂解产物释放,它将成为入侵探针,荧光报告分子从淬灭剂中裂解并产生荧光信号。这项技术依靠杂交和形成最初的探针-目标双链来形成裂解酶的底物。若没有形成特定杂交结构,探针不会断裂也不会继发反应,表明目标不存在。

与入侵技术相似,**循环探针技术**使用DNA-RNA组合探针,包含荧光报告分子和荧光淬灭分子。该探针在DNA序列的中心设计一个RNA序列,DNA两侧翼包含荧光报告分子和荧光淬灭分子。在合适的变性和杂交条件下,探针与单链DNA杂交。一旦杂交,一种高度特异的RNA降解酶(仅存在DNA-RNA杂交体)——**RNase H**,激活并切割或降解探针的RNA部分。该反应释放探针两侧的DNA区域,荧光淬灭分子与荧光报告分子分离,继而产生荧光信号。随着反应的继续,探针不断结合与降解,荧光信号将随时间增强。靶点的存在导致特定结构的形成和信号的激活,表明存在阳性反应。该方法通常单独使用,但信号放大策略可与下述的目标扩增方法相结合,以进一步提高分析灵敏度和检测阈值。

基于PCR的扩增方法

虽然杂交方法对微生物的检测和鉴定具有高度特异性,但灵敏度较低——如果反应中没有足够的目标核酸(大量微生物),将导致假阴性结果。杂交方法可以通过检测前在浓缩液中培养目标微生物以扩增目标核酸。对生长富集的要求大大降低了分子诊断的潜力,使其无法快速地检测和鉴定微生物。因此,不依赖于微生物繁殖的特异性序列扩增技术不断发展,并开启了分子诊断在临床相关微生物中的快速、高特异性和高灵敏度检测。为了便于论述,将扩增方法分为两大类:使用聚合酶链反应(polymerase chain reaction, PCR)技术的方法和非基于PCR的方法。

PCR及其衍生物概述

PCR是最广泛使用的目标核酸扩增方法。该方法结合核酸互补杂交原理和通过多次循环复制核酸的原理,能够在相对较短的时间内将标准杂交方法检测不到的单拷贝基因指数放大到10^7或更多,为现有的检测方法提供充足的目标核酸。

常规PCR只涉及20～50个循环周期,每个周期包括3个顺序反应:目标核酸**变性**、引物**退火**(即杂交)为单链目标核酸,以及引物-目标双链**延伸**。

目标核酸的提取和变性・首先使用加热、化学或酶解法从微生物或临床样本中**提取**(释放)核酸。如本章前面所述,应用多种液相和固相提取方法(包括各种商用试剂盒),并根据特定目标提取总核酸或DNA/RNA。一些其他商用试剂盒可从特定类型的临床样本(如血液或组织)中提取核酸。采用磁珠或其他固相萃取和流体分配的自动化仪器已逐渐面世(如Roche MagNa Pure 96、Beckman Coulter SPRI-TE核酸提取仪和Qiagen QIAcube/QIAsymphony产品线),可从各种样本提取核酸。这些自动化仪器简化了分子诊断工作流程,显著提高了核酸检测量。

目标核酸提取后,将核酸添加到含有PCR(引物、核苷酸、共价离子、缓冲液和酶)反应的混合物中,并放入热循环器中进行扩增(图8.8)。PCR开始之前,目标核酸必须是单链构象,以便进行第二个反应——引物退火。通过加热至94℃实现单链变性,若目标是RNA则此步骤不必需(图8.8)。

引物退火・引物是短的、单链的核酸序列(通常为20～30个核苷酸的寡核苷酸),与特定靶核酸位点特异性杂交(基本上与杂交探针类似,但引物不含报告分子)。大量可用的基因序列数据允许设计出针对多种微生物及其毒力或抗菌药物抗性基因的引物。因此,引物核苷酸序列需设计与预期目标基因序列相匹配,目标基因包括种/属特异性基因、毒力因子编码基因或抗菌药物抗性基因。

与杂交探针不同,PCR引物成对设计并位于目标序列的两侧(图8.8)。当引物对与已变性DNA混合时,一个引物退火至靶序列一端的特定位点,另一个引物退火至互补靶链另一端的特定位点。引物的设计通常适用于50～1 000个碱基对序列的扩增,但更长的序列(>5 kb)可以使用商用聚合酶而不是Taq酶进行扩增。退火过程通常在50～58℃或更高温度下进行,根据引物的核酸序列和目标的预测熔解温度进行优化。

引物的核酸序列(例如,A、C、T和G核苷酸组成)决定反应中的**熔解温度(melting temperature, Tm)**或**退火温度**。Tm定义为50%的引物或杂交分析中的探针退火至特定目标序列所需温度。由于核苷酸的双链互补,可以确定已知核苷酸序列的退火温度。退火温度的简便计算公式为:

$$2\times(A+T)+4\times(G+C)$$

最佳的引物设计应确保在1～5°范围内退火,以保持扩增反应的特异性。当退火温度远离或低于引物的实际Tm时,特异性将降低。

引物-目标DNA双链的延伸・引物与目标DNA序列的退火为DNA聚合酶在每个引物的3′端(末端)添加核苷酸,并延伸与全长目标模板互补的DNA序列提供必要结构(图8.9),模拟核酸复制并产生新的双链分子。Taq聚合酶是一种来源于嗜热细菌*Thermus aquaticus*并通常用于引物延伸的酶,最佳温度为72℃。该酶能够在高温下有效地发挥作用,并在扩增循环中承受94℃的变性温度。其他可用于PCR的嗜热细菌酶包括*Pyrococcus furiosus*(Pfu聚合酶)、*Thermococcus litoralis*(Wind或Tli聚合酶或Vent聚合酶)和*Thermus thermophilus*(Tth聚合酶)。特定聚合酶的选择通常取决于模板的性质/大小及扩增反应的类型。

PCR三个反应步骤发生在同一试管中,该试管含有目标核酸、引物、优化聚合酶活性的成分[即缓冲液、阳离子($MgCl_2$)和盐]及**脱氧核苷酸(deoxynucleotides, dNTPs)**的混合物。自动可编程**热循环器**将循环过程中变性、退火和延伸的反应温度和所需时间延迟降至最低。反应管插入自动可编程热循环器,在精确温度和最佳持续时间下,使PCR混合物顺利完成每个反应步骤。

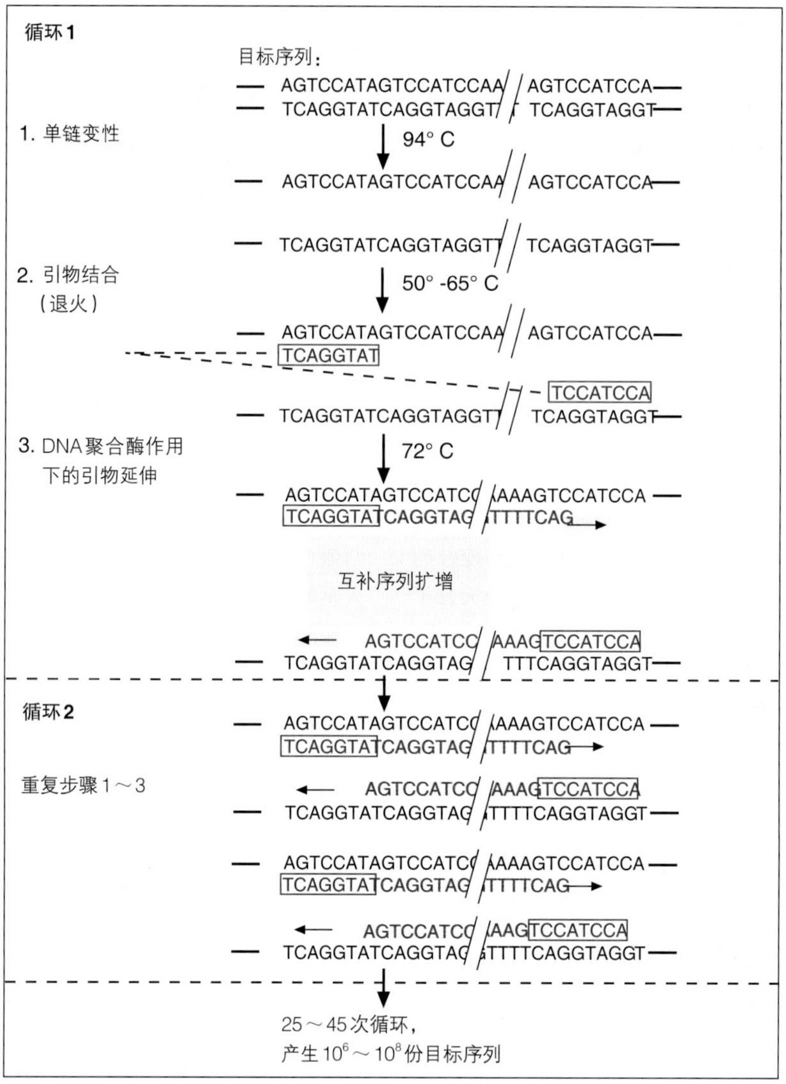

图8.8 聚合酶链反应概述。将目标序列变性为单链，添加针对每个单链的特异性引物，添加DNA聚合，以产生并延伸与目标序列链互补的新链（循环1）。在第2周期中，第1周期的两个双链产物均变性，随后作为DNA聚合模板进行更多的退火和延伸。25～30个周期后，至少可以产生10^7份DNA。（来源：Modified from Ryan KJ, Champoux JJ, Drew WL, et al. *Sherris Medical Microbiology: An Introduction to Infectious Diseases*. Norwalk, CT: McGraw-Hill; 1994.）

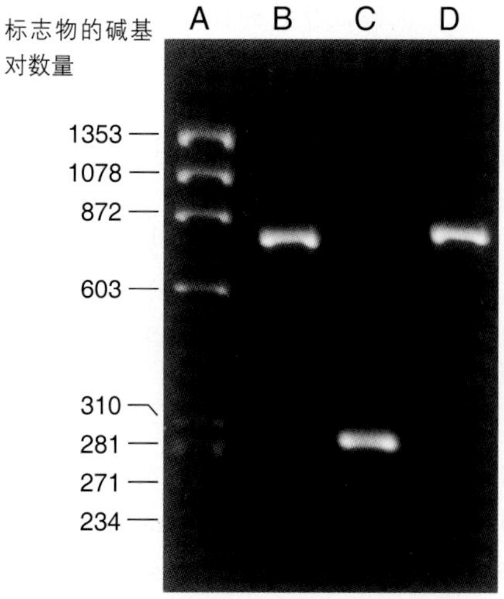

图8.9 使用溴化乙锭染色琼脂糖凝胶测定PCR扩增产物的大小。通道A为显示分子大小的标志物，以碱基对表示。通道B、C和D分别为含有耐万古霉素肠球菌的耐药基因*vanA*（783 kb）、*vanB*（297 kb）和*vanC1*（822 kb）的PCR扩增产物。

如图8.8所示，PCR混合物中最初存在的单个目标DNA在1个循环后产生2个目标双链DNA片段。PCR第2个循环开始时，变性产生4个单链模板，引物将对其进行退火。第2个循环延伸结束时，将形成4个目标双链DNA片段。随着每个循环的结束，目标核酸的浓度将加倍或呈对数扩增。

虽然通过PCR技术可以检测样本中微生物目标基因的单个拷贝，但能否检测取决于引物位点和单个目标拷贝基因的退火能力，以及PCR条件的优化。某些生物基质中存在PCR抑制剂，增加了精确扩增所需的DNA拷贝数。尽管如此，PCR已被证明是增强分子诊断检测灵敏度的强大扩增技术。

PCR产物的检测·含有目标核酸的特异性PCR扩增产物称为扩增产物。因为PCR产生大量的扩增产物，所以可以采用上述检测杂交的方法来检测特定的扩增产物。检测包括在扩增产物中使用特定于目标序列的标记探针。因此，液相或固相形式可用于产放射性、比色、荧光或化学发光信号的报告分子。基于探针的扩增产物检测有两个目的：它允许PCR产物的可视化，并通过确保扩增产物是目标序列而不是非特异性扩增结果来提供特异性。

当特定扩增产物的PCR确定了可靠性时，基于杂交的检测不再必需，明确正确大小的扩增产物存在就足矣。一般通过对扩增后的PCR混合物进行凝胶电泳来实现。电泳结束后对凝胶进行染色以显示扩增产物，并使用**分子量合适的标志物**，确认是否存在大小合适的扩增产物（目标序列扩增的大小取决于PCR所选的引物）（图8.9）。

PCR的衍生技术 · 对PCR强大的扩增能力进行改进可提高该方法的实用性，尤其是在诊断环境中。具体示例包括多重PCR、巢式PCR、定量PCR、逆转录PCR（reverse transcription PCR，RT-PCR）、随机引物PCR、数字PCR和核苷酸测序PCR。

多重PCR是PCR混合物中包含一对以上引物的方法。该方法有两个显著的优点。其一，它包含阳性内对照。例如，一对引物可针对所有临床相关细菌的序列（即对照或通用引物）；而第二对引物可针对特定微生物/目标基因的特定序列（即检测引物）。PCR后应始终检测到对照扩增产物；缺乏内对照表明PCR反应条件不佳，该测试无效且必须复做。当检测到对照扩增产物时，没有扩增产物可以更可靠地解释为样本中没有目标核酸，而不是PCR检测的失败（图8.10）。

多重PCR的第二个最显著的优点是能够在单个反应中搜索不同的目标基因。针对不同微生物或特定基因的引物可以在一次分析中组合，避免使用多个反应管，从而最大限度地减少所需样本/试剂的体积和总周转时间。此外，多重PCR可以检测共感染的病原体并消除引起相似症状的潜在病原体，从而为医务人员提供更多临床信息。针对呼吸道和胃肠道多达20种病原体的芯片是目前临床微生物学中使用最广泛的多重PCR检测（图8.11）。多重PCR的局限是混合不同的引物可能会在扩增过程中造成一些干扰。例如，高拷贝的分析物扩增可不成比例的消耗反应组分，进而削弱或阻止同一反应中低拷贝分析物的扩增。优化多重PCR的反应条件是主要挑战，

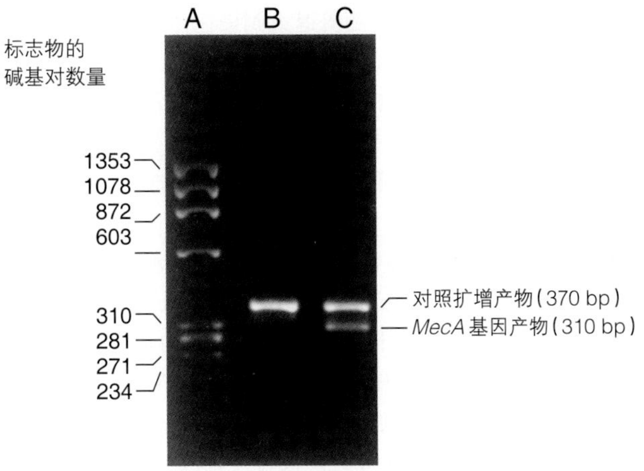

图8.10 含有多重PCR扩增产物的染色凝胶。通道A为显示分子大小的标志物，以碱基对表示。通道B和通道C显示通过多重PCR获得的扩增产物，包括对照和MRSA特异性耐药基因*mecA*。通道B中仅存在对照扩增产物（370 bp），但进行反应的菌株不含*mecA*基因。通道C显示对照和*mecA*（310 bp）扩增产物，表明受试菌株携带*mecA*抗性基因。

尤其是当引物对数量增加时，可能增加引物-引物之间的相互作用，从而产生非特异性扩增产物并对灵敏度产生负面影响。此外随着更多真实产物的扩增，区分产物的能力变得具有挑战性，可能需要额外的检测/分离技术，例如基于磁珠或空间微流控阵列技术。

巢式PCR涉及连续使用两套引物。第一套用于放大目标序列。所获的扩增产物作为第二次扩增目标序列，所用引物来自第一次扩增产物。该方法的优点是无需使用探针即可获得极高的灵敏度和可靠的特异性。因为第二次的扩增产物需要第一次的扩增，所以出现前者即自动验证后者的准确性。巢式PCR主要的问题是，该流程需要对扩增的DNA进行开放式操作，但这些DNA很容易（尽管是无意的）雾化，并污染其他反应瓶。

随机引物PCR使用短（随机）引物，与目标DNA的特定序列没有特异性互补。虽然引物不具有特异性，但短序列

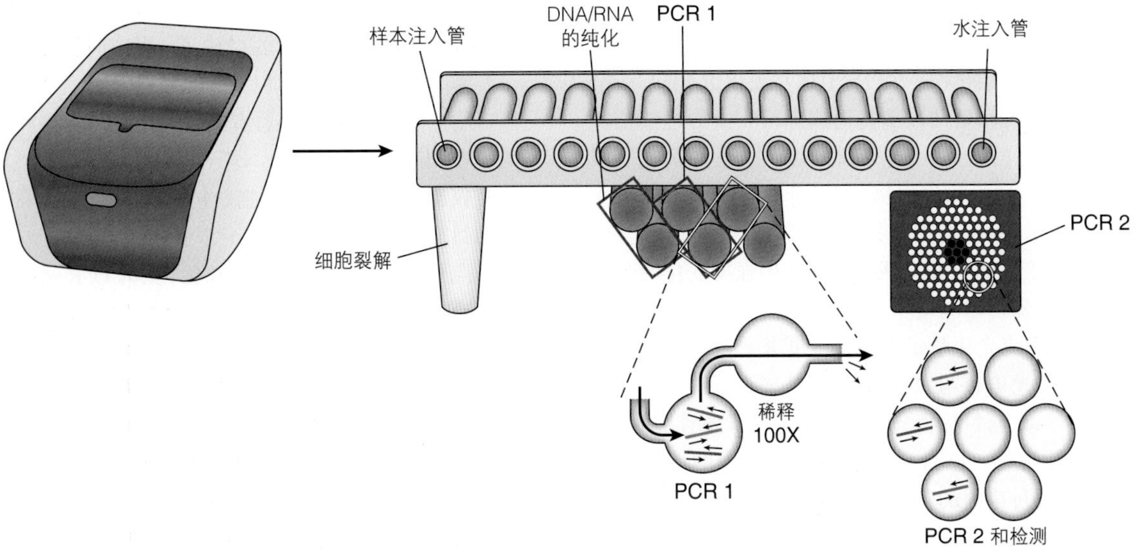

图8.11 BioFire FilmArray多重PCR系统集成样品制备、提取、扩增、检测和分析，可以同时识别患者样本中的病毒、细菌、寄生虫、酵母菌和耐药基因。（来源：Adapted from teaching materials, courtesy Jim Flanigan, American Society for Clinical Laboratory Science.）

(≈10个核苷酸)确保它们随机退火到染色体序列中的多个位点。循环时,多个退火位点导致多个不同大小的片段扩增。理论上,具有相似核苷酸序列的菌株具有相似的退火位点,因此,产生的扩增片段(即扩增产物)大小相似。通过比较琼脂糖凝胶电泳后的片段迁移图谱,可以判断菌株或分离株是否相同、相似或不相关。

上述讨论的PCR方法主要集中于DNA靶点的扩增,而RT-PCR扩增RNA靶点。由于临床上许多重要的病毒(如人类免疫缺陷病毒、丙型肝炎病毒)基因组是由RNA而非DNA组成,因此RNA的扩增极大地促进了实验室对这些感染原的诊断检测。逆转录包含独特的初始步骤——通常在30 min内使用逆转录酶以病毒RNA为模板直接合成DNA。一旦合成DNA,就可以使用常规PCR技术进行扩增。

实时荧光定量PCR(real-time homogenous kinetic quantitative PCR, qPCR)是一种结合PCR检测和定量检测临床样本中感染原的实际靶点数量的方法。每个循环产生的扩增产物被实时检测,故qPCR被称为"实时"发生。这项技术可以说是迄今为止分子诊断最重要的发展,FDA批准的诊断系统多采用qPCR方法。"病原体载量"的量化能力为了解疾病状态、确定某些感染的预后及监测抗菌药物或抗病毒治疗的有效性提供了重要的临床价值(例如,量化患者的HIV或HCV病毒载量对于评估治疗效果和监测疾病进展至关重要)。**数字PCR**是一种实时或终点定量方法,在纳升大小的独立液滴中执行传统PCR。与传统PCR的多个目标序列拷贝在一个反应杯或孔中进行扩增相比,数字PCR使用油包水乳液微流控技术将单个样本中的单个核酸或寡核苷酸片段分离成数千个单独的液滴(20 000滴或更多),使每个液滴不包含任何分子或单个目标分子。PCR扩增后,每个液滴产生阴性或阳性反应信号;因此,通过对阳性扩增的液滴计数来实现扩增定量。由于定量不是基于与目标物起始量相比的指数级放大,可尽量使用标准曲线以消除或减少受干扰物质影响的扩增误差(参见本章熔融曲线分析)。数字PCR还为检测生物样本中含量很低的感染原或病原体提供解决方案。

实时PCR

原则上,实时扩增的完成方式与上述常规PCR相同,双链核酸变性、引物退火和延伸以重复周期进行。检测过程是实时PCR与常规PCR的最大区别。**实时PCR**中,使用荧光监测扩增产物的积累。通过标记引物、寡核苷酸探针或带有荧光分子(又称荧光团)的扩增产物,可以对扩增产物进行监测。这些标记与扩增产物直接作用或杂交后产生强度变化的荧光信号,通过光学仪器可以测量。

目前,一系列荧光化学试剂可用于扩增产物检测,主要分为两类:① 荧光染料与双链DNA非特异性化学结合(如SYBR Green I);② 与目标特异性结合的荧光寡核苷酸探针。SYBR Green I化合物可结合到双链DNA分子中的**小凹槽**位置。一旦结合,这种染料的荧光强度数百倍增加。因此,随着双链扩增产物的增加,荧光信号成比例增加,在扩增的延伸阶段可通过仪器进行测量。该检测方法的主要缺点是,如果没有额外的熔解曲线分析,信号无法区分特定和非特异性扩增产物(详见下文)。

第二类实时PCR检测的化学试剂可根据荧光分子类型进一步细分,包括:① **水解**和**杂交探针**(如TaqMan和分子信标);② **引物探针**(Scorpions and Angler);③ **核酸模拟探针**(PNA)。过去15年中,各类探针的数量不断增加,但并非所有的探针都进入临床领域。图8.12主要显示检测实时PCR扩增产物的最常用方法。如前所述,杂交探针标记有两个光敏分子(一个荧光团和一个淬灭基团,或两个荧光团),它们仅在非常近的空间距离上相互作用。存在吸收荧光染料的淬灭剂时,当探针(水解探针)断裂后,或在具有茎环结构(称为**分子信标**)的发夹寡核苷酸与扩增产物杂交期间,才可能产生足够数量的荧光(图8.12A和图8.12B)。激发和发射光谱重叠的两种荧光染料连接到两个寡核苷酸(**双杂交探针**),这两个寡核苷酸都结合到扩增产物上,允许一种染料的荧光激发转移到第二种染料,产生荧光发射信号。仅当两个荧光团非常接近(即与扩增产物彼此相邻且互补)时,qPCR仪器才会检测到该荧光发射信号(图8.12C)。这两种荧光染料之间的能量转移称为**Förster共振能量转移(Förster resonance energy transfer, FRET)**。上述两种情况的荧光信号均在新扩增产物出现后才显著,从而有助于实时监测反应的进展。

其他PCR探针由引物-探针-寡核苷酸结构组成,该结构将PCR引物和检测探针组合成单个分子。其中一种被称为scorpion探针引物,涉及将PCR引物的5′端直接连接到分子信标型探针(图8.12D)。这有效地限制了引物延伸至3′端。延伸后,探针与新合成的DNA杂交,释放影响荧光团的淬灭剂,增加荧光信号。几乎所有的探针设计都可以使用核酸类似物(如PNA)合成,以提高其稳定性和结合效率。有关实时PCR检测化学试剂的更多信息,请参见Navarro等人的《实时PCR检测化学试剂》(2015)。

将目标核酸扩增与扩增产物的定性或定量测量相结合的**实时自动化仪器**可在市场上买到。这些仪器有四个值得注意的方面。

1. 该仪器将目标DNA扩增的热循环与杂交体形成时荧光标记探针检测扩增目标的能力相结合(即实时检测扩增产物)。

2. 扩增和产物检测可以在一个反应管中完成,而无需打开反应管("**封闭系统**"),后者是导致样品与扩增产物交叉污染的主要问题。

3. 仪器能够测量扩增产物,并量化产物,从而确定原始样本中的目标拷贝数。

4. 与传统基于PCR的分析相比,实时PCR分析所需的时间显著减少,主要通过实时监测反应动力学,消除反应后分析(如凝胶电泳)的需要。

几种仪器/**平台**可同时进行扩增并实时检测PCR扩增产物(图8.13)。该清单虽不详尽,但每种仪器都有其独特的功能并可灵活应用,例如可以满足临床实验室的样本检测量、目标基因的同时检测、特定需要的检测方式和时间。不过,所有仪器都具有热循环扩增能力,以及一个激发光源、一个发射检测源和一个检测扩增产物形成的计算机接口。此外,一些实时PCR仪 器(如LightCycler; Roche Diagnostics, Indianapolis,

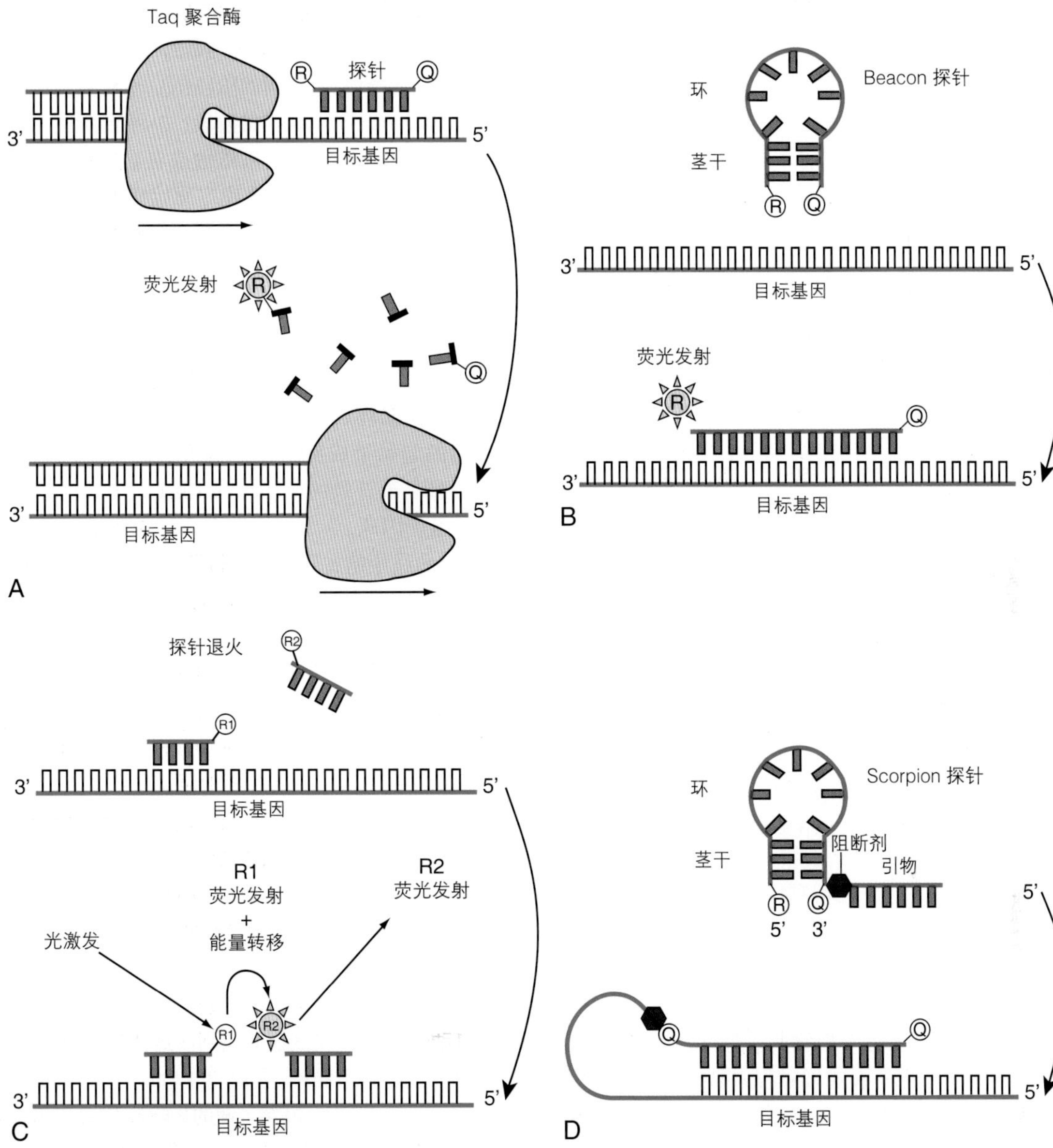

图8.12 荧光探针(附有荧光团的探针,荧光分子可吸收光能,然后提升至激发状态,没有淬灭剂时释放荧光)通常用于实时PCR检测扩增产物。(A)水解探针。除了用于扩增的特异性引物外,还向反应混合物中加入一个寡核苷酸探针,其5′端和3′端分别带有荧光报告染料(R)和淬灭染料(Q)。在延伸阶段两种染料彼此接近时,淬灭剂(可从荧光团接收能量,然后耗散能量,导致荧光消失)可淬灭荧光报告分子(a)。一旦扩增开始且荧光探针与扩增产物结合,结合的探针被活化的Taq聚合酶的5′-3′核酸外切酶降解;随后淬灭停止,荧光被激发和测量(b)。(B)分子信标。分子信标是一种发夹状分子,带有内部淬灭的荧光团。一旦信标探针与扩增的目标结合,淬灭剂不再接近荧光团,荧光被激发。探针被设计成环形分子的部分是目标序列的互补序列(a)。信标探针的"茎干"部分通过探针序列各自末端上的互补臂序列退火形成。此外,探针两端连接荧光R和淬灭Q(a)。探针的茎干使荧光R和淬灭Q彼此接近,荧光团的荧光被淬灭。当它遇到具有互补序列的目标分子时,分子信标发生自发构象变化,茎干部分分离继而导致荧光团和淬灭剂彼此远离,荧光得以恢复(b)。(C)荧光共振能量转移或杂交探针。使用两种不同的杂交探针,一种在其3′端携带荧光报告分子(指定为R1),另一种在其5′端携带荧光染料(指定为R2)(a)。两种寡核苷酸探针的设计主要为扩增的DNA靶点以头-尾非相接的排列方式进行杂交。第一种染料(R1)由过滤的光源激发,并发射波长稍长的荧光。因为这两种染料彼此非常接近,所以R1发出的能量会激发R2(连接到第二个杂交探针),后者发出波长更长的荧光(b)。这种能量传递被称为FRET。在仪器上选择合适的检测通道可以过滤和测量R2发出的光强度(来源:Modified from Mocellin S, Rossi CR, Pilati P, et al. Quantitative real-time PCR: a powerful ally in cancer research. *Trends Mol Med*. 2003; 9: 189.)。(D)Scorpion探针。Scorpion探针由分子信标式发夹DNA组成,通过阻断剂直接连接到PCR引物的5′端。阻断剂阻止PCR引物从5′端延伸。通过DNA聚合酶从3′端延伸引物后,与目标DNA序列互补的探针环型区能与新合成的DNA杂交,从而增加荧光团和淬灭剂之间的距离。距离的增加可减少荧光团的淬灭效应,实时PCR仪器可检测到的荧光发射会增加(来源:Modified from Maurin M. Real-time PCR as a diagnostic tool for bacterial diseases. *Expert Rev Mol Diagn*. 2012; 12: 7.)。

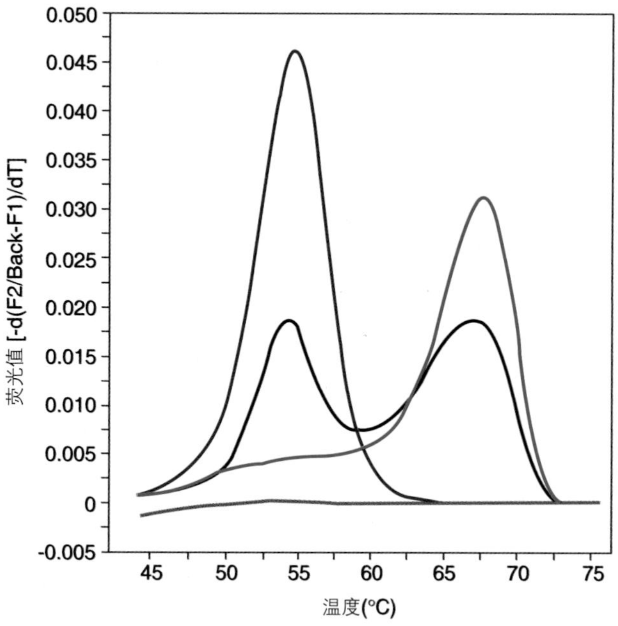

图8.13 使用LightCycle HSV1/2检测试剂盒进行的熔解曲线分析。提取DNA并使用LightCycler进行PCR以检测单纯疱疹病毒(HSV)DNA的存在。扩增后,进行熔融曲线分析:将扩增产物冷却至55℃以下,然后缓慢升高温度。Tm是一半DNA解螺旋为单链时的温度,对特定序列DNA具有特异性。对于临床样本和阳、阴性对照,在640 nm(PCR仪器的F2通道)光照下测定熔解温度。本图中,三个临床样本与HSV-1和HSV-2阳性对照及阴性对照的熔解曲线相互"重叠"。含有HSV-1 DNA(红线)或HSV-2(绿线)的临床样本分别在54℃或67℃下产生熔解高峰。含有HSV-1和HSV-2 DNA的LightCycle阳性对照为紫色线,分别在54℃和67℃时出现两个熔解高峰。HSV-1和HSV-2均为阴性(棕色线)的临床样本未显示峰值。

IN)可以通过使用不同的探针(标记有特定荧光染料,每个探针具有独特的发射光谱)检测多个目标(多重PCR)。

一些实时PCR仪器还可以分析熔解曲线。对扩增产物的分析可以明确其来源(即特异性),以及识别非特异性产物。可以使用杂交探针和分子信标对熔解曲线进行分析,但不能使用水解探针,因为水解探针在扩增过程中易损坏。为简单起见,本讨论集中于基于SYBR Green I的熔解曲线分析。熔解曲线分析的机制在于加热能使双链DNA扩增产物变性(即解链)(称为**熔解**或变性),从而消除荧光。熔解温度(melting temperature, Tm)是DNA变性成两条链("熔化")时的温度,取决于分子的核苷酸组成(含有更多胞嘧啶和鸟嘌呤的双链DNA延伸需要更多的热量,以打破这两个碱基之间的三个氢键,而腺嘌呤和胸苷碱基配对只有两个氢键)。由于扩增产物的Tm值主要取决于碱基组成,因此可通过熔解特性或Tm来确认扩增产物。更重要的是,Tm还可用于区分目标DNA中的碱基对差异(例如基因型、突变或多态性),因而是许多基因检测分析的基础,因为碱基对突变导致的错配会改变Tm。

实时PCR中,一旦扩增完成就会进行熔解曲线分析。反应管的温度降低至约50℃,随着温度的缓慢升高而实时测量荧光值。当扩增产物达到其熔解温度且DNA链分裂时,SYBR Green I染料将从DNA分子中消散,导致荧光信号显著降低。图8.13中所述的杂交探针和分子信标也采用了类似的熔解曲线分析法。

最后,实时PCR检测还能够通过评估扩增曲线定量分析临床样本中的靶细胞数量。如前所述,通过双链DNA特异性染料(如SYBR Green I)的荧光或序列特异性探针监测扩增,产物扩增过程中会生成一条荧光曲线。在实时PCR过程中,这些曲线至少有三个不同的阶段:① 未检测到扩增产物的初始**滞后阶段**;② 扩增的**指数阶段**;③ **平台阶段**。当目标信号达到任意**阈值**(信号开始呈指数或对数增加的曲线部分)所需的循环周期数时,可精确确定原始样本中的目标数。实时PCR的最佳条件在线性扩增阶段,其荧光积累与扩增产物成正比例。

在大多数仪器分析中,用于定量测量的值是PCR循环次数,其荧光达到基线荧光标准偏差的10倍阈值;该循环数被称为阈值循环(threshold cycle, CT)、交叉点(crossing point, CP)或量化循环(cycle of quantification, CQ),它与临床样本中目标的起始量成反比(Mackay, 2004)。换而言之,该值是荧光信号高于背景的循环数,并取决于原始样品中目标核酸的起始量。因此,为了量化临床样本中的靶点,需生成**标准曲线**,在该曲线中制备已知量的目标核酸,然后与含有未知量的临床样本进行实时PCR。根据临床样本的CT值和标准曲线进行外推,可以明确原始样本中的目标量(图8.14)。仪器的进步导致了平台的发展,该平台以高通量的形式结合了各种PCR方法,允许同时检测多种微生物和多个样本(图8.15)。核酸定量检测方法用于监测治疗反应、检测耐药性的进展和预测疾病进展。

实时PCR产生后,引入了商用**分析特异性试剂(available analyte specific reagents, ASRs)**。ASRs是FDA的一种新型监管方法,这一大类试剂[例如抗体、特异性受体蛋白、配体、寡核苷酸(如DNA或RNA探针或引物)以及**实验室开发试验(laboratory developed tests, LDT)**中使用的多种试剂]可应用于多种诊断。ASR标记的试剂带有"仅供研究使用"标签,制造商不得推广这些试剂的应用或提供试剂的配方。由于美国各州的规定各不相同,实验室主管应在开发和引入ASR分析之前检查医疗保险报销。根据《临床实验室改进修正案》(*Clinical Laboratory Improvement Amendment*, CLIA),被指定为高复杂性的实验室必须全权负责开发、验证和提供这些试剂的诊断分析。这一规定基本上允许新的诊断方法更快地应用,特别是针对罕见病群体。值得注意的是,由于良好的生产实践需授权,ASR为扩增分析提供了更标准化的产品。ASR可用于许多微生物。

扩增方法:基于非PCR

尽管PCR研发最早,并存在多种基于PCR的检测方法,但也可以通过如核酸扩增等除PCR以外的多种方法实现快速灵敏和特异性地检测感染原。非PCR扩增可分为两大类:放大目标核酸的检测信号,以及不基于PCR的直接扩增目标核酸。

耦合目标和信号(探针)放大

如前所述的信号放大,入侵技术也可被视为探针放大分析。换言之,扩增产物或信号不再包含目标核酸序列。入侵分析(Hologic, Bedford, MA)是一个恒温系统,可用于扩

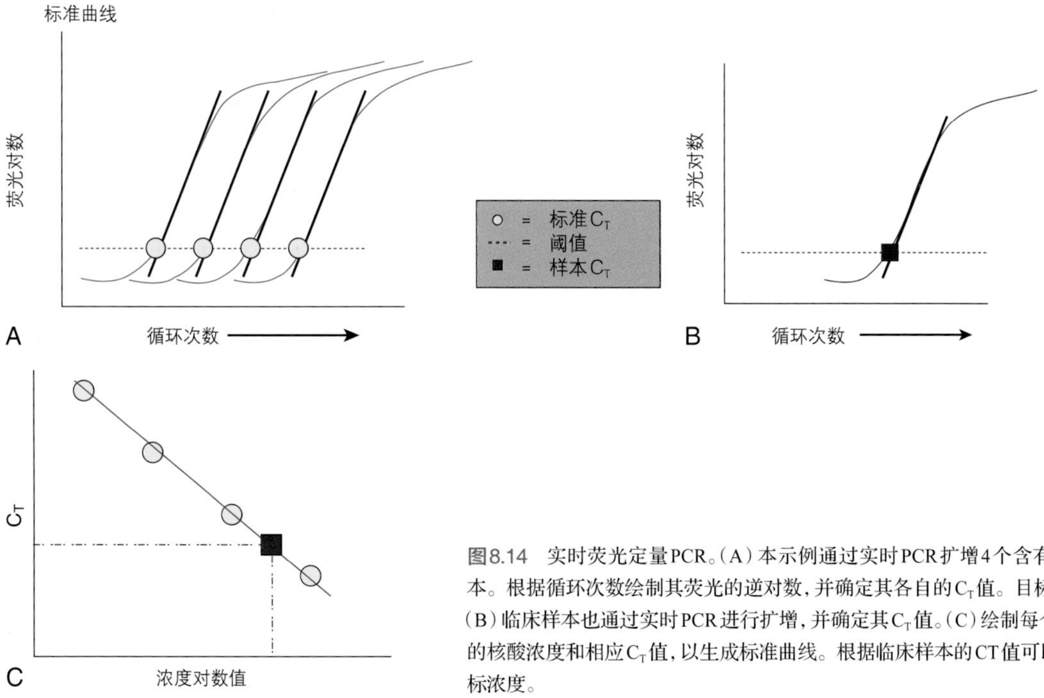

图8.14 实时荧光定量PCR。(A)本示例通过实时PCR扩增4个含有已知量目标基因的样本。根据循环次数绘制其荧光的逆对数,并确定其各自的C_T值。目标含量越低,C_T值越大。(B)临床样本也通过实时PCR进行扩增,并确定其C_T值。(C)绘制每个含有已知量核酸样本的核酸浓度和相应C_T值,以生成标准曲线。根据临床样本的CT值可以确定原始样本中的目标浓度。

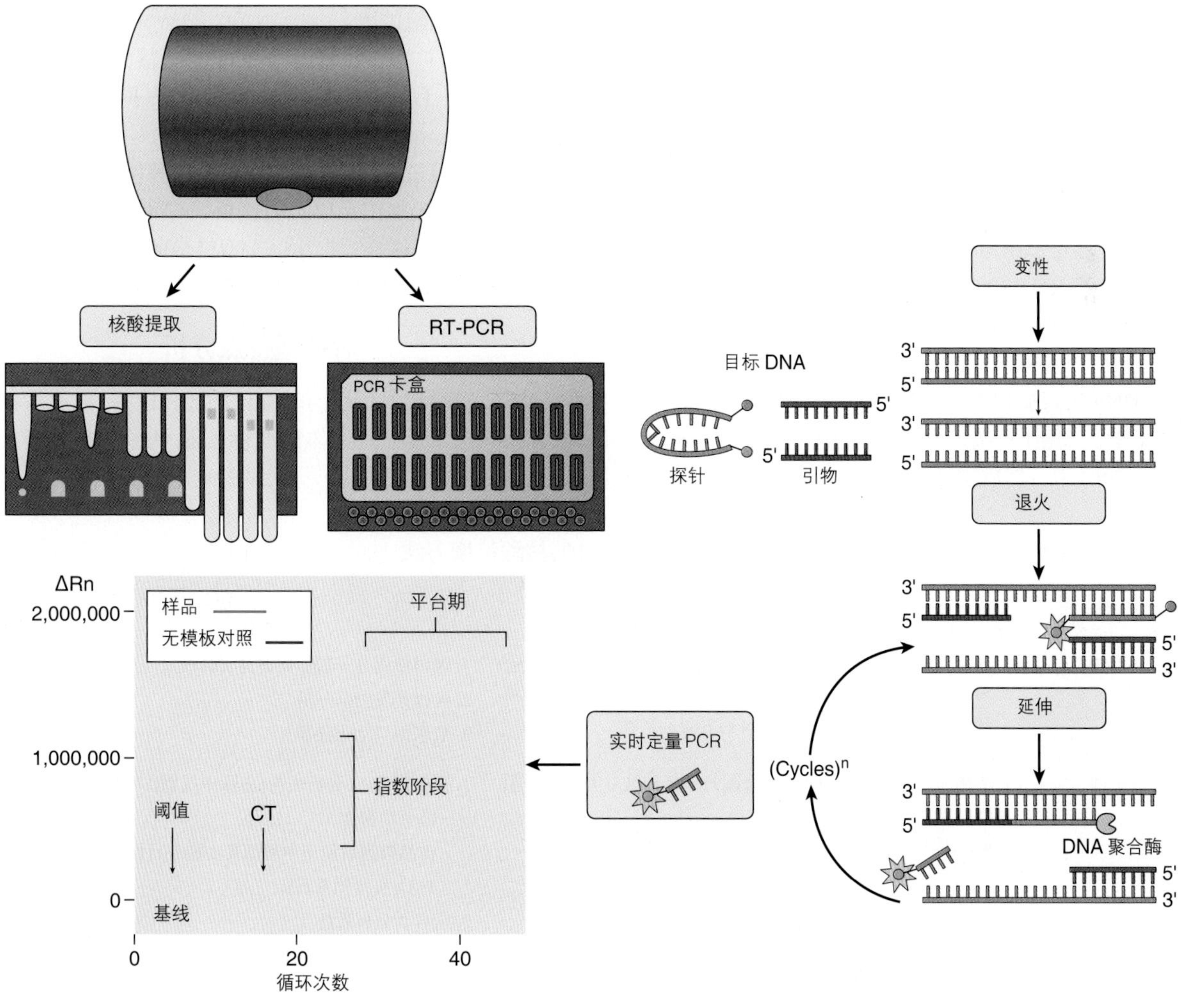

图8.15 BD Max系统通过预先填充的试剂条提供裂解和提取,能够一次运行多种样本类型和分析,使用实时PCR技术获得高灵敏度和特异性的结果。连续测量DNA聚合酶在链式扩增过程中释放的游离荧光探针,直到达到荧光阈值(Ct),触发阳性检测结果。(来源:Adapted from teaching materials, courtesy Jim Flanigan, American Society for Clinical Laboratory Science.)

增DNA或RNA。入侵化学已被纳入新的Invader PLUS系统，该系统将PCR反应与入侵反应相结合，产生一个耦合的靶点和信号放大策略，从而提高对初始样本中低拷贝核酸的检测。

等温（恒温）放大

多种等温扩增技术已被开发，以消除PCR技术中需快速加热和循环冷却。**环介导等温扩增（loop-mediated isothermal amplification，LAMP）**使用4个引物，并使用与链置换反应耦合的恒温进行。该技术由Eiken化学公司（Tokyo, Japan）开发。除了LAMP，其他已开发的等温方法也能使链置换和扩增。**链置换**需要4个引物，母系双螺旋的每条链2个。一个引物在另一个的下游结合。下游引物在5′末端含有限制性内切酶位点。DNA聚合酶Ⅰ（核酸外切酶缺陷型）从两个引物延伸并结合修饰的核苷酸［2′-脱氧腺苷5′-O-（1-硫代三磷酸）］。在延伸阶段，从下游引物延伸的新合成链被第一引物上游或外部的第二引物合成的新分子取代。随后的一组引物能够结合到新链上，产生额外的扩增产物。该扩增产物用于扩增的第二阶段。限制性核酸内切酶切下原下游引物的5′端，该引物并入被替换的单链中。互补链不能被切割，因为已并入链中的修饰核苷酸阻断了限制酶的消化，因此酶切位点不活跃。一旦酶切位点被切割，包含引物/探针的新双链区域提供了新的扩增循环。

其他等温扩增包括**基于核酸序列的扩增（nucleic acid sequence-based amplification，NASBA）**和**转录介导的扩增（transcription-mediated amplification，TMA）**。这两种方法均用于RNA的等温扩增，并在病毒RNA扩增、分枝杆菌属抗菌药物耐药性鉴定和细菌检测方面具有临床应用价值。使用逆转录酶将目标RNA复制到**互补DNA分子（complementary DNA molecule，cDNA）**中。RNase H或具有RNase活性的逆转录分子降解RNA-DNA杂交中的RNA分子。剩余的cDNA分子通过DNA聚合酶（T7噬菌体RNA聚合酶）的活性复制成双链DNA分子。用于首次扩增cDNA的逆转录启动子被整合到引物的cDNA中。然后逆转录酶从cDNA分子转录为反义RNA分子。产生的反义RNA扩增产物继续循环以增加目标序列的扩增。

螺旋酶依赖性扩增（helicase-dependent amplification，HDA）是一种较新的扩增技术，该技术使用DNA螺旋酶而不是加热来分离双链DNA分子以生成单链模板。一旦分离，单链DNA结合蛋白允许单链与PCR引物稳定结合。DNA聚合酶延伸引物，新合成的DNA双链体可作为新的扩增循环模板。HDA反应通常在60℃进行，可用于扩增复杂基质中的目标（如粗的细菌裂解物或血液）。**重组酶聚合酶扩增（recombinase polymerase amplification，RPA）**是另一种等温技术，该技术利用酶重组并催化PCR引物与其互补的靶序列杂交。该方法首先需要形成引物-重组酶复合物，然后扫描双链DNA寻找同源序列。一旦序列被定位，重组酶有助于解开DNA双链，并在DNA聚合酶完成延伸之前杂交引物。新合成的链取代旧链，并作为下一个扩增的模板。RPA具有快速、灵敏等优点，但经常受到高背景信号的影响。表8.1列出了一些成功用于检测感染原的非PCR技术。这些检测与PCR一样能够扩增DNA和RNA靶点，并且可以进行定性或定量检测。欲了解更多关于替代目标扩增的方法，请参阅Ginocchio（2004）、Yan（2014）和Zhao等人（2015）撰写的其他阅读资料和文章。

缺口内切酶扩增

呼吸道样本中甲型流感和乙型流感的检测可在CLIA的护理点平台进行，称为缺口内切酶扩增反应（nicking endonuclease amplification reaction，NEAR）。该分析是使用双链模板的等温过程，模板由变性模板的酶切割。T1引物与酶复合，结合到识别位点以扩展模板。T2引物结合、延伸并置换第一个引物，这样就产生一个双链分子。切割引物提供了循环和重复扩增的方法。

后扩增终点分析

虽然实时技术可以同时进行扩增和检测，但有多种后扩增分析方法可用于病原体识别和表征，为临床提供至关重要的额外信息。

表8.1　基于非PCR的核酸扩增方法

扩增方法	方法概述	备注
基于核酸序列的扩增	1. 通过三种酶（禽骨髓母细胞病、核糖核酸酶H、T7 RNA聚合酶）与两个目标序列的寡核苷酸引物的协同以实现等温扩增 2. 基于引物延伸和核糖核酸（RNA）转录的扩增	1. 可以使用分子信标调整为实时模式 2. 可以开发内部分析 3. 可利用自动化仪器
转录介导的扩增（TMA）	1. 使用逆转录酶和T7 RNA聚合酶与目标核酸互补的两个引物进行等温扩增 2. RNA的指数扩增（10 min内可达100亿个扩增产物）	1. 第二代TMA分析表明，去除干扰物质明显改善： · 低劳动密度 · 样品裂解后使用中间低聚物捕获目标 · TMA直接捕获目标 2. 全自动分析系统 3. 仪器通过扩增和检测处理样本
链置换扩增	1. 第一次产生单链靶的等温过程 2. 目标的指数放大	1. 试剂在单独的一次性微孔条中干燥 2. 所有分析都有内部控制以监测抑制 3. 样品处理自动化系统

核酸电泳

传统扩增后，通过**凝胶电泳**进行分析：使用电流、缓冲液和琼脂糖或聚丙烯酰胺的多孔基质将大小不同的核酸分子进行分离。电泳系统通电时，带负电荷的核酸将通过凝胶基质向正极/阳极进行迁移。电泳可使用水平或垂直凝胶仪或小管（即毛细管）系统。**毛细管电泳**使用薄玻璃硅毛细管进行快速分离，并使用荧光进行检测。琼脂糖是从海藻中提取的多糖聚合物，它相对便宜且易于使用。聚丙烯酰胺通常是丙烯酰胺和交联亚甲基双丙烯酰胺的混合物。聚丙烯酰胺是一种多孔性更强或高度交联的凝胶，可为小片段和单链分子提供更高的分辨率。尽管丙烯酰胺凝胶具有高分辨率，但粉末和未聚合的丙烯酰胺具有高神经毒性，在转运过程中应采取适当的安全预防措施。

除了各种电泳系统和基质外，还可使用不同的缓冲液分离核酸。两种最常见的缓冲系统是**三醋酸盐**或**三硼酸盐缓冲液**。三硼酸乙二胺四乙酸（TBE, 0.089 M Tris-base, 0.089 boric acid, 0.002 0 M EDTA）具有更强的缓冲容量。然而，TBE在储存期间可发生沉淀，电泳时产生热量，过度的加热会导致图谱扭曲，并使核酸迁移图谱的检测/解释变得困难。三醋酸盐EDTA（TAE：0.04 M三碱基，0.005 M乙酸钠，0.002 M EDTA）可使电泳时核酸分子更快地迁移或分离。**变性剂**（如洗涤剂、甲酰胺或尿素）可添加到缓冲液中，破坏DNA或RNA分子上互补序列之间的氢键，从而改变迁移图谱。

核酸的测序和酶消化

微生物基因组的核苷酸序列是微生物的遗传版图。因此，阐明病原体基因组序列某些部分的分子方法为诊断微生物学提供了强有力的工具。单独使用或与杂交、扩增相结合的方法可以获得核苷酸序列信息，以检测、鉴定和描述微生物。这些方法包括核酸测序、酶消化和核酸电泳。

核酸测序

核酸测序是一种从微生物获得单个基因或基因片段的精确测序方法。近来全基因组测序已应用于大型研究和临床实验室的微生物病原体检测。尽管核酸测序的技术细节超出本文的范围，但该技术在未来会对临床实验产生巨大的影响。从微生物获取的核酸序列可以与不断扩大的基因序列数据库进行比较，并用于：

- 微生物病原体及其亚型的鉴定；
- 检测和分类以前未知的人致病病原体；
- 检测由突变引起的哪些特定核酸变化与抗菌药物耐药性有关；
- 识别不同微生物之间转移的序列或基因盒；
- 建立同种分离株之间的遗传关系；
- 分析人体微生物组和病原体之间的平衡，以及两者在感染性疾病进展和预防中的相互作用。

在快速和自动化仪器发展之前，DNA测序只是一项存在于研究领域的艰巨任务，但应用微生物的靶点扩增和自动DNA测序仪可以快速诊断感染性病原体的核酸序列。因此，PCR和自动测序相结合的微生物鉴定方法正在慢慢进入临床微生物实验室。越来越明显的是，表型与基因型相结合的方法在单靠培养或PCR难以鉴定的微生物方面最为成功，例如诺卡菌和分枝杆菌的物种。最近，Applied Biosystems公司（Thermo Fisher Scientific, Waltham, MA）引入基于MicroSEQ试剂盒试剂，并结合自动测序，允许分析细菌16S rRNA基因序列或真菌大亚基rRNA基因的D2扩增片段区域。更重要的是，MicroSEQ序列库包含准确且经过严格验证的序列数据；在生物鉴定中，精确和完整的序列数据库对成功测序是至关重要的。此外，通过灵活的软件可为特定序列创建自定义库。

焦磷酸测序

传统的核酸测序基于链式反应终止和添加标记的核苷酸（TTP、GTP、ATP、CTP或UTP），然后使用放射性标记或荧光标记进行检测。**焦磷酸测序**是一种较新的测序方法，当核苷酸添加到扩增的核酸链时结合发光信号（产生焦磷酸）。该反应包含与单链靶点杂交的测序引物。杂交体与DNA聚合酶、ATP磺酰化酶、荧光素酶和脱酪氨酸酶及底物腺苷-5′-磷酸硫酸盐和荧光素一起孵育，在反应中加入脱氧核苷酸三磷酸（deoxynucleotide triphosphate, dNTP）。当聚合酶从引物延伸时，dNTP结合并释放焦磷酸盐（pyrophosphate, PPi）。然后ATP磺酰化酶将PPi转化为ATP，ATP驱动荧光素转化为氧荧光素和光。光量与特定核酸的起始量成正比，从而生成报告或**裂解色谱图**。三磷酸腺苷双磷酸酶降解ATP和未结合的dNTP，产光关闭并生成反应混合物。新dNTP添加并对每个核苷酸重复该过程。焦磷酸测序可用于识别耐药突变，以及识别病毒、细菌或真菌核酸。

二代基因测序

与传统的双脱氧核苷酸链终止方法相比，二代测序大规模并行测序极大地提高了扩增序列的数量和微生物鉴定的能力，同时降低了检测成本。各种二代测序平台在测序方法、读取长度、覆盖深度、运行时间、总碱基数、序列精度和成本方面均有所不同。这些平台可直接用于微生物鉴定、菌株分型和检测罕见突变（包括HIV-1等微生物的耐药性）。临床实验室核酸测序的标准和指南可从CLSI获取。

核酸和寡核苷酸矩阵

高密度DNA探针

测序的另一种选择是引入**高密度寡核苷酸探针矩阵**。该技术由Affymetrix公司开发，依赖于将荧光标记的核酸靶点与微型玻璃基板（可能包括玻璃或硅化晶片，又称“芯片”）精确位置合成的大组寡核苷酸杂交；然后使用探针与各种寡核苷酸杂交的模式来获得关于目标核酸的一级结构信息（图8.16）。杂交高密度微阵列结合序列独立扩增也用于鉴定病原体。这项技术已广泛应用于核酸序列分析，包括病原体识别和分类、多态性检测及病毒（如HIV）和细菌的耐药突变。

低至中等密度矩阵

近来，**低密度至中等密度微矩阵**平台已经开发并商业化，其成本低于高密度矩阵。这使得许多实验室将这项新技术融入微生物实验室的日常操作中。这些微矩阵使用分层膜、镀金电极和电化学检测或金纳米颗粒来检测目标序列。目前美国FDA已批准数个平台。这些仪器具有系统封闭、对用户友

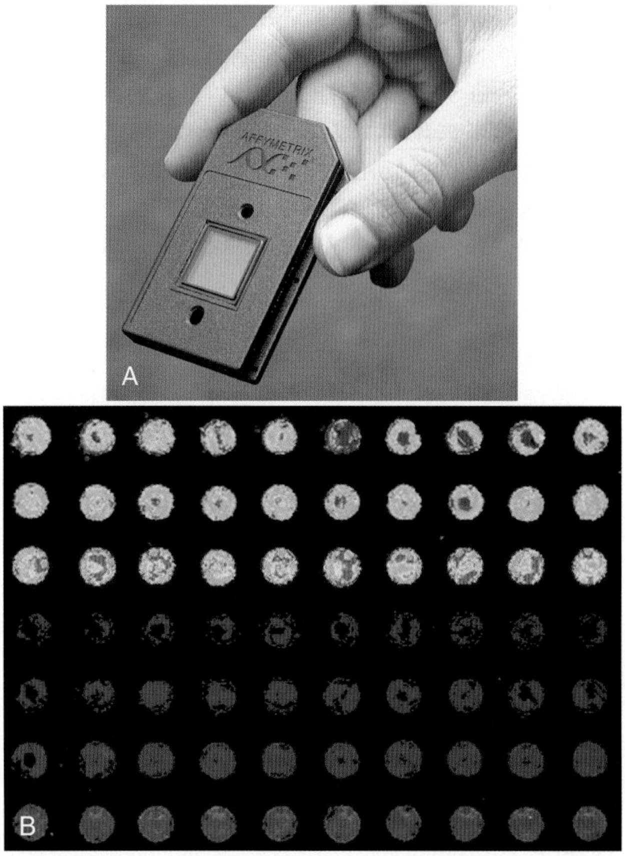

图8.16 高密度DNA探针概述。高密度DNA矩阵是使用光刻和固相化学相结合的光定向化学合成技术创建的。一个芯片上可能会形成500多种至100万种不同的寡核苷酸探针(图A)。从样本中提取核酸,然后在几秒钟内与基因芯片中的探针矩阵进行杂交。使用激光共聚焦荧光显微镜扫描杂交阵列(图B),该显微镜观察芯片上的每个位点(即探针),并使用成像处理软件分析杂交强度。

好、核酸检测相对简单、不受其他循环核酸或扩增产物污染等优点。此外,多路传输能力提高和扩大了与临床综合征(如胃肠炎和呼吸道疾病)相关的多种病原体的检测能力。

磁共振

微型磁共振自动化可用于涂有核酸探针的超磁性纳米颗粒,以检测靶核酸的扩增。纳米颗粒与扩增产物相结合,形成改变样品的磁性团簇。这会改变单一的检测结果,从而产生阳性。FDA已批准T2磁共振系统或T2MR系统(Biosystems, Lexington, MA),目前有细菌和念珠菌两个诊断面板。报告的检测限明显低于其他使用PCR技术的系统(图8.17)。

核酸的酶消化和电泳

在鉴定和鉴别微生物方面,DNA片段的酶消化和电泳特异性不如测序或特异性扩增分析。但酶消化-电泳仍然为感染性疾病的诊断和控制提供了有价值的信息。

DNA的酶消化是通过**限制性内切酶**来完成的。每个特定的核酸内切酶只识别特定的核酸序列(通常为4～8个核苷酸序列),称为酶的**识别或限制位点**。识别位点通常是**回文序列**,即这两条链具有相同的序列但彼此反向平行。一旦识别位点被定位,限制性内切酶消化该位点的核酸链,导致核酸链断裂或切割(图8.18)。

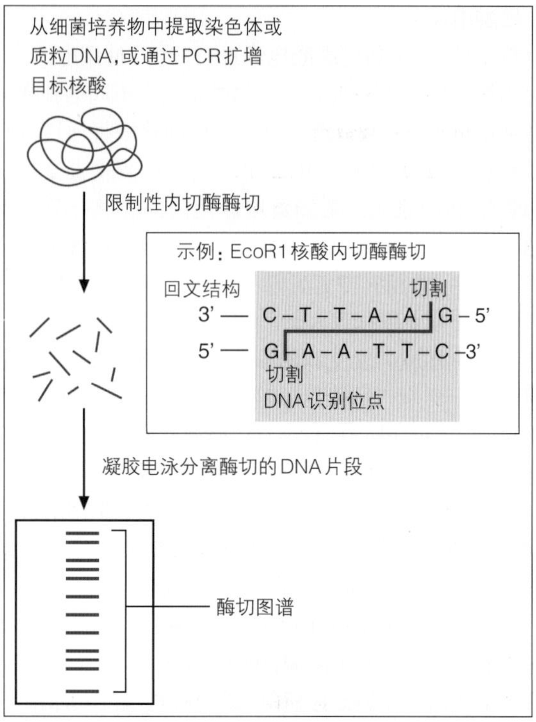

图8.17 DNA酶消化和凝胶电泳分离消化产生的DNA片段。图片显示由EcoR1(一种常用的核酸内切酶)产生的核酸识别位点和酶切位点。

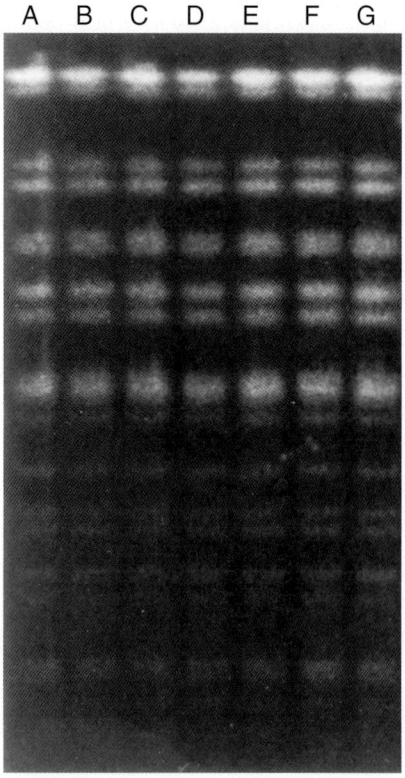

图8.18 脉冲场凝胶电泳检测A～G通道中VRE分离株的RFLP。所有分离株可能为同一株型。

酶消化产生的片段数量和大小取决于被消化的核酸长度(核酸链越长,识别位点可能越多,酶解片段也越多)、被消化核酸链的核苷酸序列(决定识别位点的数量和位置)及用于消化的特殊酶。例如,酶消化一个细菌质粒,其核苷酸序列为核酸内切酶A提供多个识别位点，但为核酸内切酶B提供较少的位点，则将产生更多含有核酸内切酶A的片段。此外，酶解产生的片段大小取决于被消化的核酸上每个核酸内切酶A识别位点间的核苷酸数量。

用于消化的DNA可通过各种方法获得。通过PCR扩增获得的目标序列，其消化DNA长度相对较短（50～1 000个碱基）。亦可使用特定方式培养大量目标微生物（如10^{10}个细菌细胞），从中分离和纯化质粒DNA、染色体DNA或总细胞DNA以便核酸内切酶消化。

对消化后的片段进行琼脂糖凝胶电泳，这使得它们可以按照先前描述的Southern杂交条带的大小进行差异分离（图8.5B）。在电泳过程中，所有大小相同的核酸片段组成单一条带。许多酶消化后电泳可分离出几种不同大小的片段（图8.19）。琼脂糖凝胶中的核酸条带用荧光染料溴化乙锭进行染色，在紫外线照射下显色。通过比较染色凝胶条带的图谱并对其拍照分析，以永久保留和记录结果（图8.19和图8.20）。

该方法的一种衍生法称为**核糖体分型**，它包括酶消化染色体DNA，然后使用编码核糖体RNA的基因探针进行Southern杂交。由于所有细菌都含有核糖体基因，因此所有样本都会出现杂交图谱，但图谱会因特定菌株或微生物基因组中基因排列而有所不同。无论采用何种方法，分析酶消化模式的过程称为**限制性内切酶分析（restriction enzyme analysis，REA）**。凝胶电泳后获得的图谱称为**酶切图谱**，微生物酶切图谱之间的差异称为限制性片段长度多态性（restriction fragment length polymorphisms，RFLP）。RFLP反映核苷酸序列的差异或相似性，REA用于微生物鉴定及建立同一物种内的菌株相关性（图8.19和图8.20）。

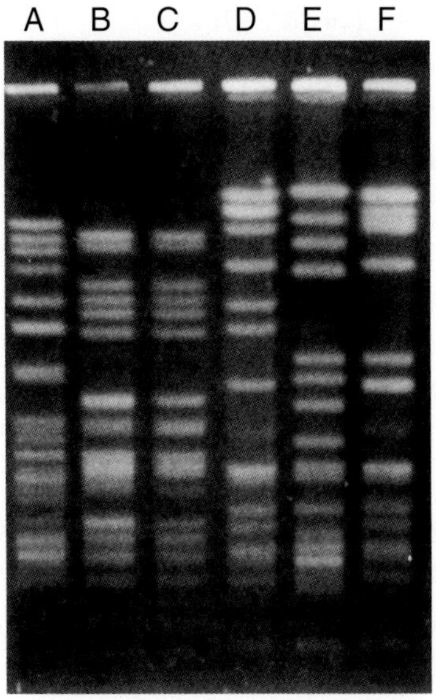

图8.19 尽管几个MRSA的药物敏感性分析结果一致，但使用脉冲场凝胶电泳（通道A～F）的RFLP分析表明，只有B分离株和C分离株是一致的。

基于核酸方法的应用

微生物分子诊断学方法的应用类别与基于表型的常规方法相同：

- 直接检测患者样本中的微生物；

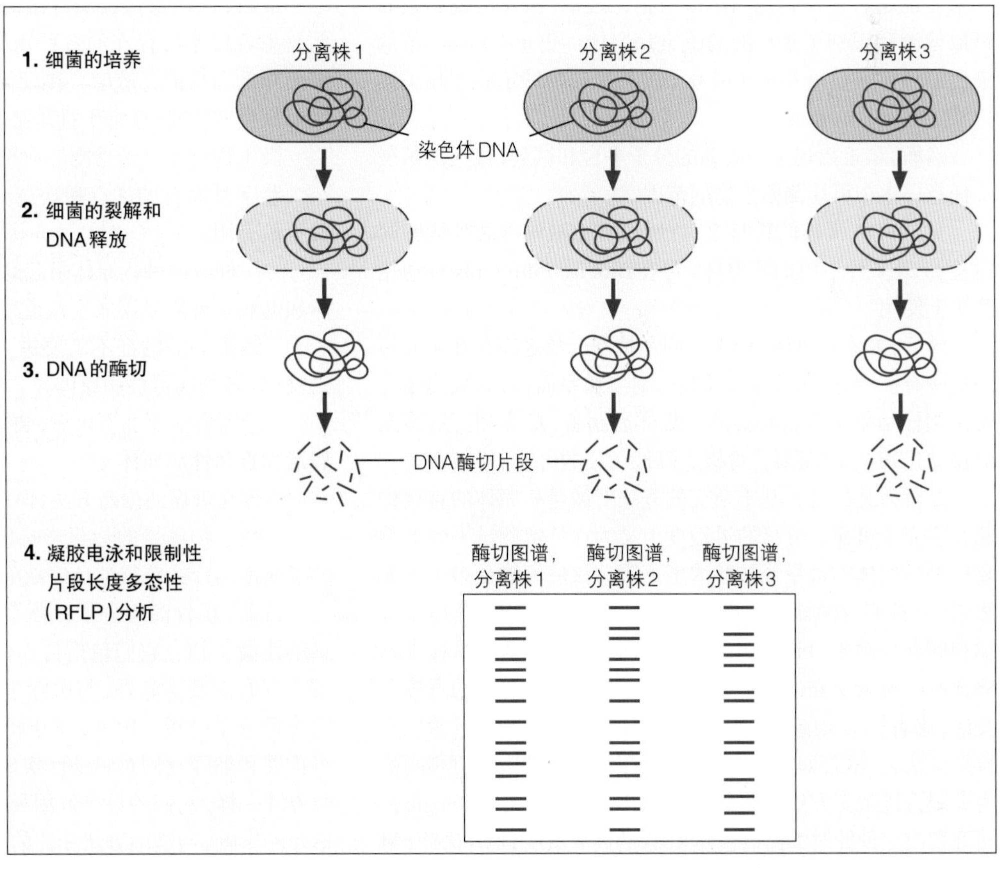

图8.20 脉冲场凝胶电泳的流程。

· 鉴定培养生长的微生物；

· 超出基本鉴定范围的微生物特性。

基于核酸的方法也可用于另一种低灵敏度技术以验证阴性试验结果，如快速诊断试验或免疫层析条带试验。

微生物的直接检测

核酸杂交和靶点或探针扩增方法是直接检测临床样本微生物中最常用的分子技术。

优点与缺点

在考虑基于核酸的微生物直接检测方法优缺点时，应与当前的"金标准"或最常用的常规方法（即直接涂片、培养和显微镜检）进行比较。

分析的特异性 · 杂交和扩增方法都是由微生物核酸特异性序列或**特异性分析**决定的。因此，阳性结果表明存在一种微生物的同时也提供该微生物的"身份"，排除了后续培养的需求。虽然分子检测方法可能不比镜检涂片快，但与长周期的培养相比是有巨大的优势。

对于许多病原体而言，检测和鉴定只是诊断需求的一部分。明确某些特征（如菌株的相关性或对抗菌药物的耐药性）通常是重要的诊断或流行病学组成部分，如果没有培养，通常是不可能的。因此，大多数分子检测方法针对的是不需要常规进行抗菌药物敏感性检测（如衣原体属）或没有常规培养方法（如埃立克体属）的微生物。

分子检测技术的高特异性如同其他检测方法一样，也存在局限性；大多数分子检测侧重于一个或两个潜在病原体。即使目标微生物检测结果阳性，也不能排除存在其他微生物混合感染的可能。如果检测结果为阴性，则可能需要其他方式来验证是否存在其他病原体。相比之下，涂片检查和培养可以检测和识别更多可能的感染病原体。更重要的是，革兰染色涂片对通过培养或使用分子检测发现的特定临床相关微生物还是十分必要的。

然而，最近出现了一些新的分子平台和试剂，极大地扩展了任意样本中可检测微生物的范围。

美国FDA批准的胃肠道、呼吸道和血液培养芯片能够同时检测20多种不同的病原体，可在BioFire FilmArray自动化系统上使用。

最后，如本章所述，样本之间和扩增产物之间存在交叉污染是所有扩增分析的通病。因此，对实验室而言，采取措施防止假阳性结果是非常必要的。集样品制备、扩增和直接检测的自动化和"封闭系统"可极大降低污染的可能。

分析的灵敏度 · 基于杂交的方法对微量病原体的直接检测并不完全可靠。分析的灵敏度定义为在特定测试平台上重复检测病原体的含量或核酸浓度下限。该值可能受多个因素影响，包括充分的样本采集、分析的优化、干扰物质及样本运输和储存。例如，目标核酸的数量可能不足，或者患者样本可能含有干扰杂交和信号生成的物质。如同上文讨论的直接杂交法，患者样本可能含有干扰或抑制PCR扩增的物质（参见直接杂交法）。尽管如此，将靶核酸或探针核酸扩增到检测阈值为克服直接杂交方法的低灵敏度提供了宝贵方式。Hologic公司开发出一种针对细菌核糖体RNA的高灵敏度DNA探针，每细胞高达10 000个拷贝。从本质上讲，扩增是通过选择细胞内多个拷贝而非单个拷贝而实现的；这可能有助于消除干扰物质的潜在影响，以保持探针对rRNA检测的高灵敏度特征。

除了比直接杂交法提供更可靠的检测结果（即更少的假阴性结果）外，扩增法还有其他几个优势，包括：

· 能够检测无法用培养方法获得的不易存活的微生物；

· 能够检测和识别不能在培养基中生长或极难生长的微生物（如乙型肝炎病毒、支原体和惠普尔病的病原体）；

· 更快速地检测和鉴定生长缓慢的微生物（例如分枝杆菌、某些真菌）；

· 使用广谱引物（例如使用退火至所有细菌保守DNA区域的引物）直接在临床样本中检测以前未知的病原体；

· 能够量化患者样本中的微生物载量，这对于管理HIV、巨细胞病毒及HBV、HCV的感染具有十分重要的意义。

扩增法尽管有很多优点，但仍存在一定的局限性，特别是只找到引物所针对的微生物的能力。此外，如果有必要进行鉴定以外的表型分析，则已经没有可做培养的微生物。第一个局限性可以像杂交一样通过广谱扩增方法来解决，以筛选样本中是否存在微生物（例如，细菌、真菌、病毒或寄生虫）。检测阳性的样本可进一步进行特异性诊断。第二个局限性很难克服，这也是培养方法在未来一段时间内仍将是微生物诊断的主要方式的原因之一。

使用高灵敏度扩增方法获得的结果影响对临床的解释。例如，如果检测到没有活性的微生物，临床医生能否假设这些微生物引起或曾经导致感染？此外，扩增可检测到患者正常或暂居微生物群的一部分，以及少量感染微生物，而这些微生物与患者当前的疾病无关。

最后，任何直接检测方法的开发和应用中都有的一个问题是患者样本中存在的各种物质可能干扰杂交或扩增反应，继而降低分析的灵敏度。在设计用于感染性疾病分子诊断的所有直接方法时，样本干扰是必须解决的主要问题之一。

微生物直接分子检测的应用

鉴于其固有的优点和缺点，分子直接检测方法在以下情况下最有用：

· 一种或两种病原体引起的大多数感染（例如，沙眼衣原体和淋病奈瑟菌是泌尿生殖道感染最常见的病原体）；

· 微生物的特征不需要进一步明确，如抗菌药物敏感性试验（如各种病毒性病原体）；

· 诊断方法要么不可靠，要么欠佳（如各种细菌、寄生虫、病毒和真菌性病原体）；

· 存在可靠的诊断方法，但速度较慢（如结核分枝杆菌）；

· 微生物载量的量化影响患者的管理（如用于监测抗逆转录病毒治疗或获得性免疫缺陷综合征进展的HIV量化）。

目前，多种商用分子诊断系统和产品可用于检测和鉴定感染性微生物。它们包括自动化和半自动化系统，许多在本书中都有涉及。此外，与医疗学术中心相关的研究实验室开发多种分子分析。因此，基于扩增的直接分子诊断方法将继续扩展和加强我们对感染性疾病的理解和诊断。但与所有实验方法一样，它们的最终效用和应用将取决于准确性、对患者诊疗的影响、与当前方法相比的优势，以及在诊断装置中建立和维持使用所需的资源。

培养基中微生物的鉴定

一旦微生物在培养基中生长，可用杂交、扩增或RFLP分析确定其特性。由于目标核酸已经通过微生物培养而扩增，因此基于核酸的鉴定方法的灵敏度通常不再是主要问题。此外，大多数临床相关微生物都有大量的核苷酸序列数据，为生产高特异性探针和引物提供了所需的信息。

在比较基于核酸和传统的微生物鉴定方法时，经常考虑的标准包括速度、准确性和成本。对于生长缓慢的微生物（如分枝杆菌和真菌），基于培养的鉴定方案可能需要数周到数月的时间才能出现结果。基于核酸的检测方法在获得足够的样本后可以立即识别，这清晰地表明其与传统培养方法相比的速度优势。例如，分枝杆菌可能需要几个月的时间进行培养，并使用表型方法正确识别。然而，有一种基于核酸的检测方法可以特异性地扩增编码rRNA的16s亚单位的DNA片段，这是所有分枝杆菌物种共有的基因特征。这为检测样本中是否存在分枝杆菌提供了筛选方法。随后可扩增结核分枝杆菌独特且特异的插入序列（S6110）。可以使用所有分枝杆菌中*hsp65*基因的酶切图谱差异来鉴定种。用于识别常见细菌（如金黄色葡萄球菌和β溶血性链球菌）的表型方法通常可以在几分钟内提供高度准确的结果，并且成本和时间少于当前所有的分子检测方法。使用基于实时PCR方法的快速POC检测可用于长期住院患者的MRSA筛查。这项技术可立即隔离携带者，防止院内感染在整个设施内传播。

尽管基于表型的鉴定方案具有较高的准确性和可靠性，但在某些情况下表型图谱也会产生不明确的结果。基于核酸的方法提供了微生物鉴定的一种替代方法。尤其当一种常见病原体表现出不常见的表型特征时（例如抗奥普托欣的肺炎链球菌）。

无法识别的微生物特性

在某些情况下，无法识别的微生物病原体特性为患者管理和公共卫生提供了重要信息。在这种情况下，了解微生物的毒力、抗菌药物耐药性或与同一物种其他菌株的亲缘性是极其重要的。尽管多种表型鉴定方法能够提供一些信息，但基于核酸的检测极大地扩展了在诊断装置中以更及时的方式生成这些信息的能力，尤其在细菌的耐药性和菌株亲缘性方面。

抗菌药物耐药性检测

与所有表型特征一样，那些使微生物对抗菌药物产生耐药性的基因编码在特定基因（有关抗菌药物耐药性机制的更多信息，参阅第10章）。因此，可以用核酸来检测编码抗药性的基因。通常情况下，基于表型的耐药检测方法是可靠的，也是抗菌药物敏感性试验的主要方法（第11章）。然而，新的复杂耐药机制的出现经常挑战常用的抗菌药物敏感性试验能否“跟上”种群中不断演变的耐药模式。通过鉴定靶向*rpoB*和*katG*基因，可以更容易地鉴定出耐利福平和异烟肼的分枝杆菌属。

PCR等分子方法在检测耐药谱中具有重要应用，而表型鉴定并不是总能检测出这些耐药谱，如*van*基因和*mec*基因。*van*基因介导肠球菌对万古霉素的耐药性（图8.19），编码*mec*基因的葡萄球菌对现有β内酰胺类药物产生耐药（图8.20）。显然，传统方法和分子方法在鉴定微生物对抗菌药物的耐药性方面发挥关键作用。

菌株同源性和脉冲场凝胶电泳

识别和控制医院疾病暴发的一个重要组成部分是确定相关传染源的贮存和传播方式。菌株分型为监测耐药病原体的传播、评估单个患者的多个分离株及区分新发与复发感染提供了一种机制。流行病学和感染控制措施通常需要明确暴发期间所分离病原体之间的相关性。例如，如果所有与院内感染暴发有关的临床微生物被证明是相同或至少是非常相近的，那么必须明确这些微生物的共同来源或贮库。如果病原体不同，必须调查暴发的其他原因（第79章）。由于微生物的每一个物种都包含诸多的株型，因此对某个微生物进行到种水平的鉴定不足以建立亲缘关系。**菌株分型**是建立同一种微生物之间亲缘关系的过程。

尽管之前使用表型特征（如生物分型、血清分型、抗菌药物敏感谱）对菌株进行分型，但这些方法往往无法持续区分不同菌株、劳动强度或缺乏可重复性。相比之下，某些分子分型方法不但没有这些限制，反而具有较强的菌株分型能力。分子分型方法要么直接比较菌株之间的核苷酸序列，要么间接反映“暴发”微生物之间核苷酸序列的相似性。间接方法通常包括酶消化和微生物DNA电泳，以实现RFLP分析。

目前研究已建立几种衍生的分子分型方法（表8.2）。所选方法要满足Maslow及其同时提出的以下四个标准。

- 可分型性：该方法对大多数待测菌株产生清晰而可解释的结果。
- 重复性：该方法重复对相同菌株检测，可获得相同的分型图谱。
- 鉴别能力：该方法对同一种类细菌的不相关菌株能进行明显区分。
- 实用性：该方法应产生通用、相对快速、低廉、技术简单和易于解释的结果。

最后一个实用性标准对为感染控制和院内流行病学提供

表8.2 明确菌株相似性的方法汇总

方法	优点/局限
质粒分析	易于实现，但通常不使用，因为许多细菌几乎没有质粒
多位点酶解电泳	仅提供总体遗传相关性和多样性（基于蛋白质）
多位点测序	可生成电子数据，操作复杂、昂贵
脉冲场凝胶电泳	高分辨性，但很难分辨图谱相似的菌株，实验室难以复做
随机扩增多态性DNA	随机引物序列较短和PCR退火温度低，鉴别能力高，但实验室内可重复性差
基于重复序列的PCR	手工操作：用于菌株分型，但实验室可重复性差；手动和自动系统的周转时间不是最理想 自动操作：可重复性提高，TAT时间缩短
核糖分型和PCR核糖分型	很难区分不同的亚型
全基因测序分析	可重复，鉴别新的突变，提高检测灵敏度

支持的临床微生物学实验室而言尤其重要。

脉冲场凝胶电泳(pulsed-field gel electrophoresis,PFGE)符合上述Maslow提出的标准,并成为微生物分型的"金标准"。该方法适用于绝大多数常见的细菌病原体,尤其与院内感染和暴发密切相关的细菌,如葡萄球菌(MRSA)、肠球菌(VRE)和革兰阴性细菌(包括大肠埃希菌和克雷伯菌、肠杆菌和不动杆菌属)。PFGE已被微生物学家、感染控制人员和感染病专家广泛接受并成为流行病学的主要实验室工具。

PFGE使用专门的电泳设备分离经酶消化的完整细菌染色体DNA片段。首先将细菌悬浮液嵌入琼脂糖塞中,并用溶菌酶进行溶解以释放完整的染色体DNA;然后用蛋白酶K处理样品以去除干扰蛋白质;然后用限制性内切酶酶切DNA。选择基因组DNA上酶切位点相对较少的酶,以便产生10～20个大小在10～1 000 kb的DNA片段(图8.20)。由于产生的DNA片段较大,因此需要在琼脂糖凝胶上使用脉冲电场,从不同的时间间隔、不同的角度对DNA片段施加不同的电压,以解析带型。

尽管对PFGE产生的RFLP图谱进行比较和解释可能很复杂,但具有相同或高度相似酶切图谱的菌株拥有近乎一致的核苷酸序列,因而它们的相关性最接近。

图8.18是应用PFGE进行暴发调查的示例。对7株VRE进行Sma I核酸内切酶酶切后,RFLP图谱显示所有菌株可能是同一型别。该发现有力地支持患者间分离的VRE存在克隆传播的可能。

图8.19显示PFGE图谱与基于表型的分型方法的区别和优势。由于6株MRSA菌株均表现出相同的药物敏感性试验结果,因而最初认为它们是同一型别。但PFGE分析表明,只有B和C菌株是相同的。

PFGE还可用于明确同一患者的复发性感染是由于原始治疗不足而产生了耐药性,还是因为更具耐药性的同种菌株感染。图8.20显示中耳感染患者所分离的肺炎链球菌PFGE酶切图谱。对青霉素敏感的B菌与对青霉素耐药的C菌的PFGE酶切图谱差异很大。PFGE酶切图谱的差异表明,患者最可能为新的、更具耐药性的菌株引起感染。抑或是患者最初由这两种菌株混合感染,但在培养过程中高耐药性菌株发生丢失。PFGE的应用表明,该方法不仅有助于调查涉及多个患者的暴发疫情或菌株传播,还能够调查二次感染、治疗失败和同一物种多个菌株混合感染等问题。

分子诊断仪器的自动化与进展

传统意义上,分子诊断需要大量的技术实践专业知识来处理样本、提取核酸、扩增和检测目标序列。此外,高成本的仪器和耗材试剂最初限制大型集中临床实验室、研究型医院和公共卫生部门进行分子诊断。随着技术的迅速进步,绝大多数临床实验室甚至地区医院也能进行基于核酸的检测。传统的扩增仪器(如基本热循环仪)仍然可用;但实时扩增和检测及全自动封闭设备正在迅速取代这些仪器,并越来越广泛地为中小型临床实验室所使用。新一代仪器有助于在一次运行中同时扩增和分析多个样本(增加检测量),并减少预加载的试剂和微流控组件所需的手工操作量(如混合或添加试剂)。过去几年,这些自动化和半自动化仪器的总成本也急剧下降,使它们在许多临床医院中变得经济、可行。自动化程度更高、用户更友好、成本更低的趋势有望继续下去,使分子诊断检测在全球范围内越来越普及。

随着技术的不断发展,测序的成本和速度将下降,因此WG-NGS和MS将成为感染性疾病诊断中的常规检测。

复习题

1. 在PCR的扩增过程中,每个循环周期对核酸的数量有什么影响(　　)

   a. 减少　b. 加倍　c. 3倍　d. 4倍

2. DNA从双链分子变性为单链分子通常需要多少温度(　　)

   a. 74℃　b. 92℃　c. 94℃　d. 102℃

3. 在滤膜杂交中,膜是由什么材料制成的(　　)

   a. 硝化纤维或尼龙纤维　b. 琼脂糖　c. 溴化乙锭　d. 异硫氰酸荧光素(fitc)

4. 杂交分析的严格性受什么因素影响(　　)

   a. 盐浓度　b. 温度　c. 失稳剂浓度　d. 以上都包括

5. 在液相杂交中,使用什么方法来消除背景噪声(　　)

   a. 酶破坏　b. 羟基磷灰石或带电磁性微粒　c. 化学破坏　d. 以上都包括

6. 是非题

   ______ 在实时PCR检测中,扩增产物的积累是实时监测的。

   ______ SYBR Green一个缺点是,它只检测特定的扩增产物。

   ______ 实时PCR中的熔融曲线分析可确认扩增产物的特性,并可通过杂交和水解探针进行分析。

   ______ 具有胞嘧啶和鸟嘌呤碱基对的双链DNA比含有更多腺嘌呤和胸腺嘧啶碱基对的DNA需要更多的热量(能量)才能断裂。

   ______ 在实时PCR中,突变导致的碱基对错配会改变Tm。

   ______ 扩增过程可以将实时PCR与常规PCR区分。

   ______ PCR和其他基于核酸的检测是检测完全未知或新发感染性疾病病原体的理想方法。

   ______ PCR和其他基于核酸的检测高特异性地消除所有非特异性(或非靶向)扩增。

7. 配对题:将每个术语与正确的描述配对

   ______同源　______探针

   ______靶目标　______报告分子

   ______凝胶电泳　______热循环

   ______退火　______寡核苷酸

   ______化学发光　______端

   ______扩增产物

a. 20～50 bp长的报告分子　b. 与不含抗体的核酸探针化学连接　c. 与特定核酸(DNA/RNA)靶点杂交的引物　d. 未知生物体的核酸　e. 引物的3′端　f. 含有目标核酸的PCR扩增产物　g. 可编码温度的仪器　h. 互补碱基序列　i. 核酸片段通过琼脂糖迁移　j. 与单链DNA形成复合物以检测杂交扩增产物　k. 已知的核酸链

8. PCR技术配对

______随机引物PCR　______定量PCR

______RT-PCR　______实时PCR

______多重PCR　______巢式PCR

a. 连续使用两套引物　b. 实时检测扩增产物　c. 使用一对以上的引物；搜索不同的目标　d. 将PCR与临床样本定量的能力相结合　e. 使用与目标DNA不特异互补的短引物　f. 使用逆转录酶，以病毒RNA为模板直接合成DNA

9. 简答题

(1) 所有的分子测试方法，除了技术方面都涉及什么？

(2) 列出实时PCR与传统PCR相比的四个优点。

(3) 什么是引物？它们的功能是什么？

(4) 哪种菌株分型方法已成为疾病调查的“金标准”？

(5) 什么是微生物的“遗传版图”？

(6) 定量PCR在某些感染性疾病管理中有什么优势？

(7) RT-PCR的重要临床应用是什么？

(8) 在PCR中，说出分析靶向RNA时不需要的步骤。

(9) 基于探针的扩增检测有哪两个目的？

(10) 与传统PCR相比，等温扩增技术的温度和仪器要求是什么？

(11) 什么因素限制PCR的倍增能力？

(12) 确定以下序列的熔解温度：GATTCGCAATGGC。

(13) 在第11个序列中引入单位点突变后，下列熔解温度会发生怎样的变化：T被G取代；G被C取代；C被A取代。

参考答案

复习题

1. b; 2. c; 3. a; 4. d; 5. d; 6. √，×，×，√，√，×，×，×；
7. h,k,d,j,i,g,c,a,b,e,f; 8. e,d,f,b,c,a

9. (1) 直接操纵和分析(全部或部分)基因，而不是分析基因产物。

(2) 实时PCR优点为：① 实时检测扩增产物；② 无需打开反应容器，减少污染；③ 同时制备和检测扩增产物；④ 所需时间更短(通过使用荧光探针消除PCR后检测所需的时间)。

(3) 引物是一种短的、单链的核酸序列，可特异性地与靶向核酸杂交(退火)。

(4) 脉冲场凝胶电泳。

(5) 核苷酸序列。

(6) 展示监测药物治疗反应、检测耐药能力和预测疾病进展的能力。

(7) RNA病毒的分子检测：RNA酶指导的以病毒RNA为模板合成DNA。

(8) 无须变性为单链核酸。

(9) 允许PCR产物可视化，以及确保扩增产物是目标序列，而不是非特异性的扩增结果。

(10) 等温意味着相同的温度，因此不需要热循环来完成反应。传统PCR需要温度循环变化的热循环。

(11) 多重PCR的局限之一是：不同的混合引物在扩增过程中可产生一些干扰。例如，高拷贝分析物的扩增可利用大量的反应组分损害或阻止同一反应中的低拷贝分析物扩增。引物的相互作用也有可能产生非特异性扩增产物，并影响反应的灵敏度。此外，随着更多非目标序列的扩增，区分扩增产物将变得很有挑战性，可能需要额外的检测/分离技术，例如基于磁珠的或空间微流控阵列。

(12) 6 × 2+7 × 4=12+28=40。

(13) G被T取代，增加2；G被C取代，无变化；C被A取代，减少2。

第9章 · 微生物的免疫化学分析概论

Overview of Immunochemical Methods Used for Organism Detection

单玉璋 · 译　鲍容 · 审校

本章目标

1. 定义两类(即细胞介导和抗体介导)人类特异性免疫应答，包括T细胞和B细胞的定义及其在应答中的作用。
2. 列举五种抗体，定义它们在感染性疾病中的作用，并解释抗体的三种功能。
3. 结合临床应用，解释以下血清学试验：直接、间接和反向被动凝集试验，絮凝试验，免疫荧光法和酶免疫试验。
4. 简述交叉反应，并解释其发生的原因及对抗体检测的影响。

5. 定义血凝和中和试验,阐释两者之间的相似性和差异。
6. 阐释免疫球蛋白M(IgM)抗体大小和结构的差异对其活性和功能的重要性。
7. 阐释补体结合试验,并描述两步反应。
8. 阐释Western blot试验的原理,以及为何被用作某些分析的验证试验。
9. 定义多克隆抗体和单克隆抗体,并阐释两者之间的差异。
10. 阐释单克隆抗体如何产生。它们的发展如何影响免疫化学检测。
11. 阐释直接荧光抗体(DFA)检测和间接荧光抗体(IFA)之间的差异,以及如何在临床实验室中应用。
12. 阐释次黄嘌呤、氨基蝶呤和胸苷(HAT)培养基在合成杂交瘤中的作用。

通过培养和生化技术诊断感染病可能受到多种因素的阻碍。这些因素包括不能在人工培养基上生长的病原体(如梅毒的病原体梅毒螺旋体)或脆弱的无法存活至送检实验室的病原体[如呼吸道合胞病毒(respiratory syncytial virus, RSV)和水痘-带状疱疹病毒(varicella-zoster virus, VZV)]。另一些因素,如某些病原体(如钩端螺旋体或巴尔通体属)的苛养特征,可导致微生物需要较长时间才能显著生长。此外,在样本采集前进行抗菌药物治疗,例如患者接受局部治疗,可能会妨碍诊断。在这些情况下,在临床样本中检测感染性病原体的特定产物非常重要,因为如果没有病原体,样本中不会出现这种产物。本章提供了免疫系统及其功能的基本概述,以及使用免疫化学方法直接检测患者样本中的微生物和微生物鉴定。具体信息和用于病原体鉴定的免疫化学方法的形成和应用详见本书第3～6部分。

免疫化学法被用作感染病血清诊断的工具。了解这些方法如何适用于该目的,需要对免疫系统的组成和功能有认识。**免疫学**是研究免疫系统组成和功能的学科。免疫系统是人体抵御外来抗原入侵的防御机制。免疫系统的功能之一是区分“自我”和“非自我”(即外来的蛋白质或抗原)(第3章深入讨论人体对外来物质的反应)。本章旨在简要概述和回顾免疫学。全面理解免疫学和血清学所需的复杂性和细节超出了本章的范围。

免疫应答的特征

宿主或患者具有物理屏障,如完整的皮肤和纤毛上皮细胞及化学屏障(如眼泪和唾液中的皮脂腺和溶菌酶产生的油脂)用于防止异物感染。此外,非特异性的**自然(先天)免疫**激活趋化,这一过程将吞噬细胞聚集至入侵部位并吞噬进入宿主体内的微生物。**获得性主动免疫**是宿主对感染病原体的特异性应答。

人类特异性免疫应答分为两类:细胞介导的和抗体介导的。

细胞介导的免疫应答由T细胞(胸腺来源)中的特殊淋巴细胞完成。细胞增殖分化为各种效应T细胞,包括细胞毒性和辅助性细胞。细胞毒性T淋巴(TC)细胞特异性攻击并杀死病原体或被病原体破坏或感染的宿主细胞。辅助性T淋巴(TH)细胞通过产生活化细胞因子促进B淋巴细胞成熟,诱导B细胞产生抗体,附着并杀死入侵的病原体。虽然可以通过检测病原体的细胞介导免疫应答来辅助某些疾病的诊断,但这类检测需要医生进行皮试或由受过专业训练的免疫学家进行体外细胞功能检测。而这些试验通常不在临床微生物实验室的检测范畴内。

免疫化学法使用抗原和抗体作为检测微生物的工具。抗原在人体内被认为是“外来”物质。抗原通常是高分子量的蛋白质或碳水化合物,在人或动物宿主中诱导产生称为抗体的其他蛋白质(第3章)。抗体附着在抗原上,帮助宿主清除感染原。抗原可能是病原体物理结构的一部分,如细菌细胞壁,也可能是病原体产生和释放的化学物质,如酶和毒素。每个抗原都包含一个免疫系统识别的区域,称为抗原决定簇或**表位**。图9.1显示被免疫系统识别为抗原的A群链球菌(化脓性链球菌)内的多种分子。

B淋巴细胞(骨髓来源)生成的特异性蛋白质产生抗体介导的免疫应答。这些蛋白质是针对特定感染原的抗原或抗原决定簇产生的。免疫球蛋白或抗体等蛋白质对外来物质表现出免疫应答功能,并在活化状态下折叠成球状结构。抗体要么由浆细胞(活化的淋巴细胞)分泌到血液或淋巴液(有时还有其他体液),要么仍然附着在淋巴细胞或其他细胞表面。由于参与这类免疫应答的细胞主要在血液中循环,因此这类免疫也被称为体液免疫。为了确定患者体内是否产生针对特异性感染原的抗体,可检测血清(或偶有血浆)中是否存在该抗体。通过检测血清抗体水平来诊断疾病的研究称为**血清学**。

抗体的特征

免疫功能正常的人能够产生针对几乎所有抗原的抗体,这些抗原在人类一生中都可能接触到,并被识别为“外来”抗原。抗原可能是病原体物理结构的一部分,也可能是病原体产生和释放的化学物质,如外毒素。一种病原体可

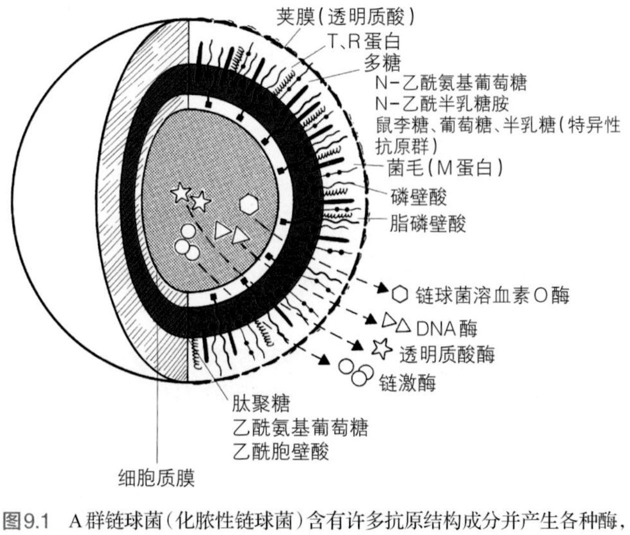

图9.1 A群链球菌(化脓性链球菌)含有许多抗原结构成分并产生各种酶,每种产物都可能引起宿主的特异性抗体应答。

能含有或产生许多不同的抗原，宿主可将其识别为外来抗原。感染一种病原体可导致产生多种不同的抗体。此外，在病原体发生物理变化之前，宿主可能无法识别病原体上的某些抗原。例如，在病原体被人类多形核白细胞（PMN）消化前，宿主免疫系统无法检测到细胞壁深处的某些抗原。一旦细菌被分解，这些新的抗原就会释放，产生特异性抗体。因此，在疾病过程中，患者可能会在不同阶段产生不同的抗体。对抗原的免疫应答也随着持续暴露而成熟，产生的抗体变得更加特异和**亲和**（能够更紧密地结合）。

抗体的功能是：① 附着在病原体表面，使其易于被吞噬细胞吞噬（**调理抗体**）；② 结合并阻断宿主细胞的表面受体（**中和抗体**）；③ 附着在病原体表面，通过补体（补体结合抗体）的溶解作用破坏病原体。常规血清学诊断方法主要检测两类抗体，即免疫球蛋白M（immunoglobulin M, IgM）和免疫球蛋白G（immunoglobulin G, IgG）；然而，抗体共分为五类：IgG、IgM、免疫球蛋白A（IgA）、免疫球蛋白D（IgD）和免疫球蛋白E（IgE）。IgA，也被称为**分泌性抗体**，是唾液、眼泪和肠道分泌物中主要的抗体。IgD附着在B细胞表面，参与免疫调节，几种寄生虫感染或过敏反应会引起IgE水平升高。

抗体分子的基本结构由两个镜像结构组成，每个镜像结构由两条相同的蛋白质链组成（图9.2）。抗体的末端是**抗原结合位点**或**可变区域**，它们特异性地附着在抗原上。根据抗原的特异性，与诱导抗原具有某些相似（而非完全相同）结构的抗原也能结合，这种现象称为**交叉反应**。补体结合位点，或**恒定区**，位于分子中心，同一类别的所有抗体的该结构均相似。与抗原反应后首先产生IgM并短暂维持在较高水平。IgM的存在通常表明最近接触抗原或活动性感染。相反，IgG可能在感染结束后长期存在。

IgM（图9.3）由五个相同的蛋白质（五聚体）组成，基本抗体结构与分子上10个抗原结合位点连接。IgG由一个具有两个结合位点的抗体分子（单体）组成。这两类免疫球蛋白在大小和结构上的差异导致其活性和功能的不同。

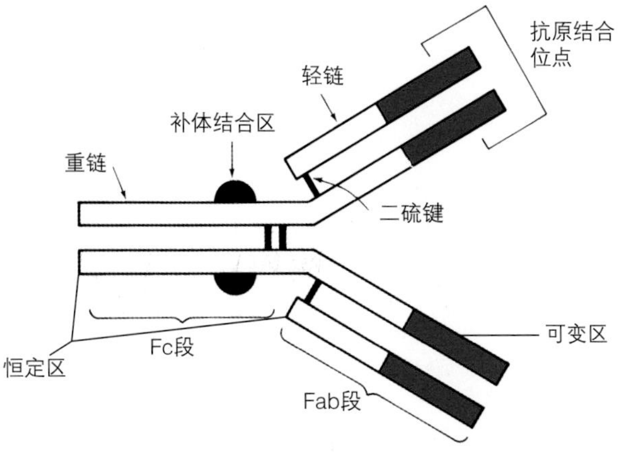

图9.2 免疫球蛋白G的结构。重链决定抗体的类别（IgG、IgA、IgD、IgE或IgM）。包含可变区的Fab段决定抗体结合的特异性。Fc段（或功能细胞）与各种免疫细胞结合，以激活免疫系统中的特定功能。

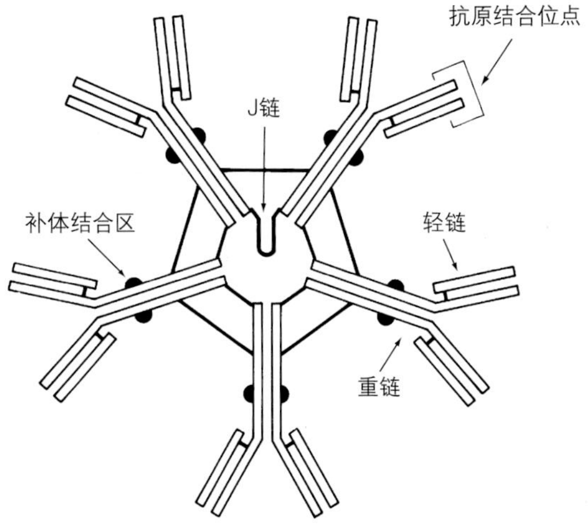

图9.3 免疫球蛋白M的结构。

诊断试验中有价值的体液免疫应答特征

免疫功能正常的个体产生IgM和IgG以应对大部分病原体。大多数情况下，患者首次接触病原体后产生IgM，其在相对较短时间后无法被检测到。出于血清学诊断目的，必须注意IgM不能通过胎盘。新生儿血清中检测到任何IgM都一定是婴儿产生的，说明出现宫内感染。即便每个单独的抗原结合位点可能无法最有效地与抗原结合，IgM分子上的大量结合位点也可以更快地清除病原体。随着时间推移，产生IgM的细胞转变为产生IgG。IgG是人体内最普遍的循环抗体。

IgG通常对抗原更具特异性（即，它具有更高的亲和力）。IgG有两个抗原结合位点，但也能结合补体。补体是一系列复杂的血清蛋白，参与调节免疫系统的多种功能，包括细胞毒性细胞死亡、趋化和调理作用。当IgG与抗原结合时，分子的碱基（Fc段）暴露在环境中。Fc段的结构吸引并结合吞噬细胞的细胞膜，增加宿主细胞吞噬和破坏病原体的机会。第二次接触同一病原体会造成更快、更剧烈的IgG应答和更微弱的IgM应答。部分B淋巴细胞保留对病原体的记忆，与初次接触或反应相比，能够产生更快的应答和更高水平的抗体。这种增强的应答称为**既往应答**。B细胞的记忆并非完美，偶尔可以通过使用相似但不完全相同的抗原相互作用来刺激记忆细胞的克隆。既往应答可能是多克隆且非特异性的。例如，巨细胞病毒（cytomegalovirus, CMV）再感染在刺激记忆B细胞产生抗CMV抗体外，还产生抗EB病毒（另一种疱疹病毒）抗体，若宿主之前接触过该病毒。图9.4描述了相关的体液应答。

血清学试验的解释

在血清学中，**抗体滴度**的变化是诊断和监测疾病进展的核心概念。抗体滴度是患者血清中能检测到最高稀释度的倒数。抗体含量高的患者具有高滴度，因为在非常高的血清稀释倍数下仍然可以检测到抗体。应在疾病急性期获取血清作为急性血清（首次检测）抗体水平，在恢复期再次获取作为恢复期血清（通常至少两周后）抗体水平。对于某些感染，如军团菌病和肝炎，抗体滴度可能在急性感染数月后才会上升，或

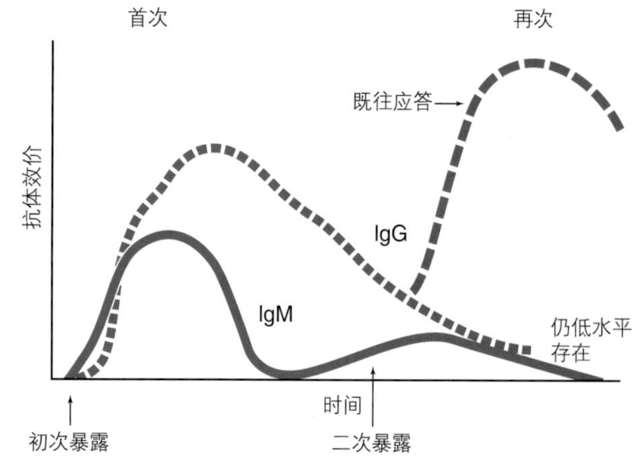

图9.4 随着时间推移对抗原刺激产生的体液应答。IgG：免疫球蛋白G；IgM：免疫球蛋白M。

永远不会上升。滴度的变化必须与特定疾病或疑似感染病原体的患者体征和症状密切相关。

体液免疫功能完整的患者在数周内对病原体产生的抗体量不断增加。如果患者为首次接触病原体且足够早地获取了样本，则在发病时无法检出抗体或抗体滴度非常低。第二次接触病原体时，患者的血清在疾病初始阶段通常含有可测量的抗体，并且由于既往应答，抗体水平迅速升高。对于大多数病原体，患者两次稀释度的血清滴度翻倍（例如，从1∶8的阳性结果翻倍到1∶32）被认为可诊断当前感染。该现象称为**滴度升高四倍**。

对于很多感染，当在同一系统中同时检测急性期和恢复期血清时，可获得用于诊断的准确结果。操作流程中的固有变量和实验室误差可导致同一样本在不同实验室的结果存在1次翻倍（或者说2倍）稀释度的差别。不幸的是，一定比例的感染患者从未表现出滴度上升，因此需要其他诊断试验。由于检测急性期和恢复期血清的固有延迟导致诊断信息很难及时更新，无法影响初始治疗，因此正在对越来越多的早期血清学（IgM）检测进行商业评估。此外，在同一系统中，更现实的情况是有时恢复期比急性期血清滴度下降至1/4。这是由于在感染后期采集血清，此时抗体已经开始减少。

感染性病原体抗体在人群中的流行与接触该病原体的人数相关，而与实际发病人数无关。对于大多数疾病，只有少部分被感染个体真正出现症状；其他人则无论是否对感染产生了真正的免疫力或二次感染，都在没有症状和体征的情况下产生保护性抗体。

或者根据病因，即使低水平的抗体也可能保护患者免受疾病的病理性影响，但无法阻止再次感染。例如，以前接种过脊髓灰质炎病毒疫苗的人感染致病性脊髓灰质炎病毒后，病毒在肠道内增殖并进入血液循环。而循环系统中的体液抗体会阻止病毒对中枢神经系统的破坏。此外，患者可能通过产生交叉反应抗体对抗原刺激作出应答。这些抗体是非特异性的，可能会导致血清学试验结果的误读。

表9.1提供了用于感染病免疫诊断的代表性血清学试验的简要列表，包括样本类型、阴或阳性结果的解释及每种技术的应用示例。由于血清学技术的快速发展，本表无法概括所有内容。

用于实验室检测的抗体的制备

多克隆抗体

由于一种病原体含有多种不同抗原，宿主应答会产生许多针对抗原的不同抗体；这些异质性抗体称为**多克隆抗体**。用于免疫诊断的多克隆抗体是通过病原体感染动物（通常是兔子、绵羊或山羊），然后从动物血清中分离和纯化制备而成的。独特型抗体变异是由抗体产生过程中核苷酸序列的改变造成的。个体动物能够产生具有不同**独特型**（抗原结合位点）的不同抗体。这种抗原结合位点的变化导致多克隆抗体试剂缺乏一致性，需要在任何免疫化学检测系统中持续监测并比较不同批次抗体试剂的特异性和亲和力。

表9.1 感染病血清学诊断试验的非结论性概述

检测	血清要求	结果解释	应用
IgM	单份，急性期（发病时采集）	新生儿：阳性示宫内（先天性）感染 成人：阳性示首次或当前感染 成人：阴性示无感染或既往感染	新生儿：STORCH病原体；其他病原体 成人：任何病原体
IgG	急性期和恢复期（发病2～6周采集）	阳性：在同一检测系统中急性期和恢复期血清之间的滴度升高4倍或降低至1/4 阴性：当前无感染或已痊愈，或患者免疫功能低下无法产生体液抗体应答，或在IgG升高前采集恢复期样本（莱姆病、军团菌属细菌）	任何病原体
IgG	单份，采集于发病与恢复期之间	成人：阳性示在未知时间感染的证据；但在某些情况下，只有一份高滴度即可诊断（狂犬病病毒、军团菌、埃立克体） 新生儿：阳性示穿过胎盘的母体抗体 新生儿：阴性示患者未接触过病原体，或患有先天性或获得性免疫缺陷，或在IgG升高前采集恢复期样本（莱姆病、军团菌属细菌感染）	任何病原体
免疫状态评估	任意时间采集单份样本	阳性：先前接触 阴性：未接触	对育龄妇女进行风疹病毒检测，某些地区可能在领结婚证前需要检测梅毒螺旋体 对移植供者和受者检测巨细胞病毒

Ig：免疫球蛋白；STORCH：梅毒螺旋体、弓形虫、风疹病毒、巨细胞病毒、单纯疱疹病毒。

单克隆抗体

单克隆抗体是针对特定抗原的高特异性抗体。能产生大量单克隆抗体的永生细胞系的制造能力已经彻底改变免疫学试验。单克隆抗体是由产生恶性单抗的骨髓瘤细胞与产生抗体的血浆B细胞融合而成的**杂交瘤细胞**产生的。杂交瘤细胞克隆不断产生特异性单克隆抗体。图9.5说明了产生细胞克隆的技术。

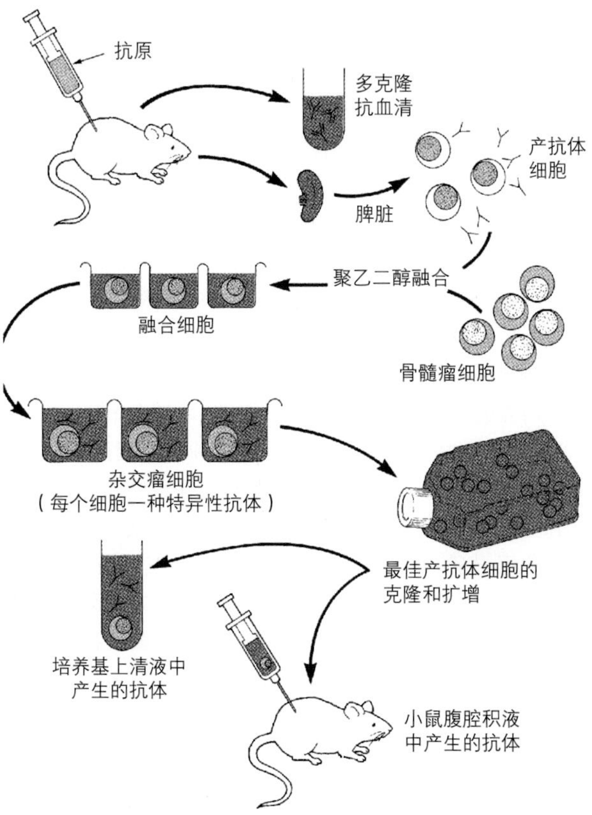

图9.5 单克隆抗体制备过程。

该过程始于用抗原对小鼠进行免疫。动物对注射的表位(抗原决定簇)产生很多抗体。取出小鼠脾脏并乳化以分离产生抗体的浆细胞。然后将细胞置于微量稀释板的孔内。通过将其与能够持续繁殖的细胞或多发性骨髓瘤的永生细胞融合,维持细胞的活力。多发性骨髓瘤是一种含产抗体浆细胞的恶性肿瘤。用于制造杂交瘤的骨髓瘤细胞缺乏次黄嘌呤磷酸核糖转移酶。这种缺陷导致其无法在含有次黄嘌氨基蝶呤和胸苷的培养基(**HAT培养基**)中存活。然而,产生抗体的脾细胞中含有这种酶。融合杂交瘤细胞在选择性培养基中存活,并可通过其无限生长的能力被识别。未融合的产抗体淋巴细胞在体外多次增殖后由于非永生而死亡,未融合的骨髓瘤细胞由于有毒的酶底物死亡。唯一存活的细胞就是真杂交细胞。

从杂交瘤细胞生长的微量稀释板孔中提取培养基上清液用于检测是否存在相应抗体。通常在确定合适的抗体前,需要对很多这样的细胞系进行检测。抗体必须具有足够的特异性,以与动物接触的单个抗原决定簇结合,但不能仅与首次接触小鼠的该株病原体的抗原结合。当发现一株很好的候选产抗体细胞时,杂交瘤细胞要在体外细胞培养基中生长,或重新注入多只小鼠的腹腔,细胞在腹腔积液(腹膜)中增殖并产生大量抗体。在动物的一生中,可多次清除小鼠体内的腹腔积液,以提供持续的抗体。单克隆抗体和多克隆抗体都用于商品化系统中,以检测感染性病原体。

免疫球蛋白M的临床意义

IgM检测对于没有特异性临床症状(如弓形虫病)和需要快速治疗决策的疾病尤为重要。例如,孕妇风疹病毒感染可导致胎儿先天性缺陷,如白内障、青光眼、智力低下和耳聋。可检测风疹病毒暴露并轻度发热的孕妇是否存在抗风疹IgM。此外,在孕妇羊水中检出IgM可诊断新生儿感染。由于IgG能轻易穿过胎盘,新生儿在出生后2～3个月内携带从母体传来的IgG滴度,直到婴儿产生自己的抗体。这是**自然被动免疫**的唯一形式。新生儿感染的准确血清学诊断需要确证滴度升高(需要较长时间)或检测到该病原体的特异性IgM。由于IgM分子无法穿过胎盘,因此任何IgM一定来源于胎儿,并可诊断新生儿感染。难以培养的病原体或成年女性一生中可能接触的病原体,如梅毒螺旋体、巨细胞病毒、疱疹病毒、弓形虫或风疹病毒,可造成感染并引起胎儿IgM升高。其中病原体名称的首字母可缩写为STORCH(梅毒螺旋体、弓形虫、风疹病毒、巨细胞病毒和疱疹病毒)进行归类。这些试验应根据新生儿的临床疾病单独进行。然而,很多情况下被感染婴儿没有相关的临床体征或症状。此外,血清学试验会出现不少假阳性和假阴性的结果。因此,新生儿感染的血清学诊断必须考虑多种因素,包括病史、临床体征和症状;在很多情况下,培养仍然是最可靠的诊断方法。

从免疫球蛋白G中分离免疫球蛋白M以进行血清学试验

已经开发出多种方法用于检测可能含有特异性IgM的IgG血清。除使用IgM特异性标记抗体作为标志物或IgM捕获夹心法外,还可以通过物理方法将免疫球蛋白彼此分离。在蔗糖梯度中高速离心,以往曾用于分离分子量大于IgG的IgM。

其他可用的IgM分离试验是使用葡萄球菌(蛋白质A)和链球菌(由C群和G群链球菌表达的蛋白G)表面存在的蛋白质结合IgG的Fc段。离心将颗粒及其结合的免疫球蛋白从混合物中分离,其中包含大量IgM。其他方法是使用抗体从同时含有IgG和IgM的血清中分离IgM。IgM分离系统的附加优点是**类风湿因子**(即一些患者针对自身IgG产生的IgM抗体),它通常与血清中分离出的IgG分子结合。因此这些IgM抗体与IgG一同被清除。类风湿因子可引起非特异性反应,并干扰各种血清学试验的结果。

免疫化学方法检测病原体的原理

许多免疫学方法可用于快速检测患者样本中的细菌、真菌、寄生虫和病毒,其中部分试剂通常可用于直接鉴定培养基中生长的病原体。免疫化学方法分为多种,如:**沉淀试验、颗粒凝集试验、絮凝试验、血凝试验、免疫荧光法、酶免疫试验(enzyme immunoassay, EIA)**和各种其他技术。

沉淀试验

检测可溶性抗原和抗体（即溶液中的抗原和抗体）的经典方法是Ouchterlony试验：一种双向免疫扩散沉淀试验。

双向免疫扩散

在**双向免疫扩散**试验（Ouchterlony凝胶扩散）中，琼脂糖凝胶（一种从褐藻细胞壁中化学纯化的凝胶状化合物）内切割圆形小孔。琼脂糖形成一种分子可以自由扩散的多空材料。为检测抗原，将患者样本置于一个孔内，并将针对该抗原的抗体加入相邻的孔中。经过18～24 h，抗原和抗体相互扩散，在凝胶中抗原和抗体比例相等处（**等价带**）产生可见的沉淀条带（晶格结构或可见条带）。如果抗体浓度明显高于抗原，则不会形成晶格或沉淀反应，称为**前带效应**。相反，如果过量抗原导致无晶格或条带形成，称为**后带**。免疫扩散法用于检测系统性真菌（皮炎芽生菌、粗球孢子菌、波萨达斯球孢子菌、曲霉属和荚膜组织胞浆菌）或特异性抗体产生的外抗原（图9.6）。

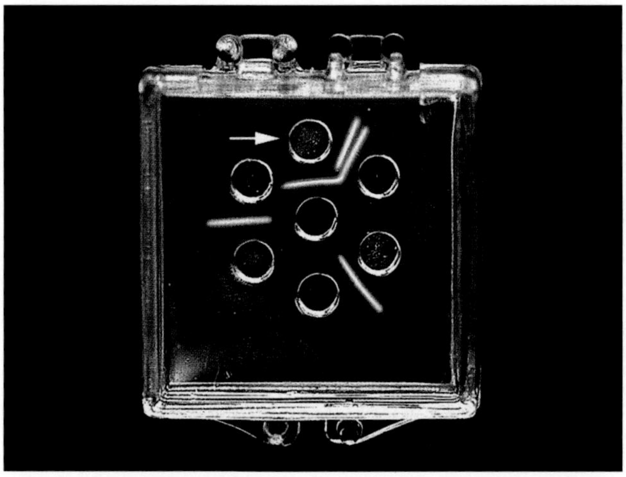

图9.6 Exo抗原鉴定系统（Immuno-Mycologics, Inc., Norman, OK）。中间的孔中加入50× 浓度的未知霉菌。箭头表示孔1；顺时针方向为孔2至孔6。孔1、孔3和孔5分别加入抗组织胞浆菌、抗芽生菌和抗球孢子菌参考抗血清。孔2、孔4和孔6分别加入组织胞浆菌抗原、芽生菌抗原和球孢子菌抗原。根据未知提取物（中心孔）和参考抗血清孔（孔1）之间形成的一条或多条条带与对照条带连接形成鉴定条带（弧形），可将未知病原体鉴定为荚膜组织胞浆菌。

单向免疫扩散

单向免疫扩散试验，或Oudin凝胶扩散，将抗体添加至液体琼脂糖制剂中，在皮氏培养皿、反应杯或试管中凝固。然后将含有抗原的患者样本加入检测孔或试管中凝胶的顶部，并使其扩散。如前所述，达到等价带时会形成肉眼可见的沉淀条带，表明为阳性。使用皮氏培养皿时，**放射免疫扩散法**提供了一种半定量检测患者样本中抗原含量的方法。将含有已知抗原浓度的一组标准品也加入同一琼脂糖平板的孔中。样本从每个孔中径向扩散。测量沉淀环的直径，并根据已知标准浓度绘制出标准曲线。测量患者样本的沉淀环，并根据标准曲线确定样本中的抗原量。

尽管免疫扩散法价格相对低廉，技术操作简单且特异性高，但结果需要主观判读。此外，该方法分析灵敏度较低，其临床实用性受到质疑。由于以上缺点及免疫扩散相关的耗时性，该方法仅限大型参考实验室和教学目的使用。

颗粒凝集法

已开发出多种操作程序，通过人工载体颗粒或不溶性基质（如乳胶珠）与结合在表面的抗体进行凝集（凝聚）来检测抗原（图9.7）。此类分析归类为**间接凝集反应**，也称为**反向被动凝集**。此外，直接在病原体或细胞表面检测完整抗原的凝集试验归类为**直接凝集试验**。该试验将灭活的完整病原体与患者血清混合以识别暴露于感染原的抗体。特异性抗体以厚悬混液的形式与细菌表面抗原结合，使细菌聚集成可见的聚合体。这种抗体称为**凝集素**，该试验称为**细菌凝集反应**。静电和附加化学作用影响溶液中集合体的形成。因为大多数细菌表面带有负电荷，所以它们往往相互排斥。在含有游离正离子的无菌生理盐水（含0.9%氯化钠的蒸馏水）中进行凝集试验，可增强抗体聚集细菌的能力。细菌凝集反应可以在塑料涂层反应板表面或试管中进行，试管法由于更长的孵育时间而能使更多的抗原和抗体相互作用，因此敏感性更高，但在现代临床实验室中很少应用。

细菌凝集反应，例如检测土拉弗朗西斯菌和布鲁菌的抗体，是**热凝集**试验的一部分。细菌凝集反应通常用于诊断体外难以培养的病原体感染，包括破伤风、耶尔森菌病、钩端螺旋体病、布鲁菌病和兔热病。可购买单独或全套商品化的试验所需试剂。由于大多数实验室能够培养和鉴定相关病原体，因此目前很少使用伤寒等疾病相关的凝集试验。此外，伤寒热凝集素试验（称为**肥达试验**）通常由于其他细菌感染的交叉反应或既往的伤寒免疫而呈阳性。因此应对疑似伤寒患者的适当样本进行培养，以确定是否存在沙门菌。

寄生虫的整个细胞，包括疟原虫、利什曼原虫和弓形虫，也用于凝集法以检测相应抗体。除了使用实际感染的细菌或寄生虫作为凝集颗粒外，某些细菌还能被用于凝集其他病原体产生

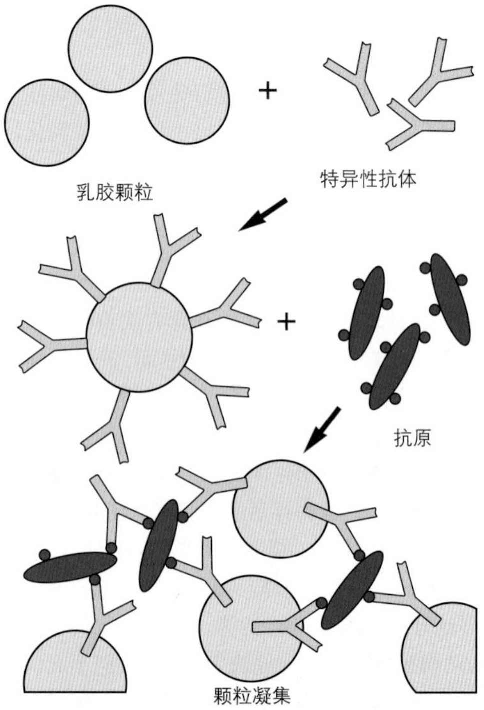

图9.7 乳胶颗粒表面的抗体分子紧密结合和乳胶凝集反应。

的抗体。许多感染立克次体的患者能够产生非特异性凝集变形杆菌属的抗体，尤其是普通变形杆菌。**外斐试验**检测这些交叉反应抗体。由于已广泛使用更新、更特异性的血清学方法诊断立克次体病，大多数实验室已不再使用变形杆菌进行凝集试验。

颗粒凝集试验的结果取决于几个因素，包括与载体结合的抗原数量和亲和力、与患者血清（或其他样本）孵育的时间及相互作用的微环境（包括pH和蛋白质浓度）。此外，一些体液成分，如类风湿因子或补体，已被发现能在乳胶凝集系统中造成假阳性。为了解决该问题，部分凝集试验要求在56℃下加热样本或使用乙二胺四乙酸（EDTA）进行预处理，以在试验前使补体蛋白失活。已开发出使用自带稀释剂、质控和容器的商品化试验系统。为了获得准确的结果，血清学试剂盒应单独使用，不能修改或与其他试剂盒混用。此外，除非说明书或技术代表说明，为脑脊液样本开发的试剂不应用于检测其他的样本（例如血清）。

根据不同的操作程序，部分反应应报告阳性或阴性，其他反应按1+至4+分级报告，2+通常为不使用显微镜肉眼可见最少凝集量的阳性。对照乳胶（含有制造该特异性抗体相同物种的抗体）与试验乳胶同时检测。如果患者样本或培养分离株与对照和试验乳胶均发生反应，则该试验为非特异性，结果无效。

乳胶试验在临床实验室中普遍开展，用于检测脑脊液或血清中新型隐球菌的抗原及培养平板中是否存在β溶血性链球菌。各种病原体的乳胶试验正在不断开发研制中。部分附加乳胶试验可用于检测艰难梭菌毒素A和艰难梭菌毒素B、轮状病毒和O157:H7型大肠埃希菌。

协同凝集反应

与乳胶凝集类似，协同凝集使用与颗粒结合的抗体来增强抗原和抗体之间凝集反应的可视性。在这种情况下，使用灭火并处理过的金黄色葡萄球菌（Cowan I菌株）作为颗粒，其细胞壁中含有大量抗体结合蛋白（蛋白A）。与乳胶颗粒不同，这些葡萄球菌仅结合抗体重链的基部，使抗原结合端与特异性抗原自由形成复合物。已开发出商品化协同凝集试剂用以鉴定链球菌（Lancefield分群法的A、B、C、D、F、G和N群）、肺炎链球菌、脑膜炎奈瑟菌及在培养基中生长的A～F型流感嗜血杆菌。与商品化的乳胶凝集反应相比，协同凝集反应具有更高的特异性，但敏感度较低。

血凝试验

血凝试验是通过直接或间接机制聚集红细胞。这种凝集反应用于免疫血液学的血型分型（直接）或红细胞抗体检测（间接），也可用于病毒学检测。单斑试验用于检测EBV感染早期产生的**嗜异性**（非特异性抗体）。近期，病原体抗原附着在乳胶颗粒的**间接血凝**试验可用于检测人类免疫缺陷病毒（human immunodeficiency virus, HIV）、苍白密螺旋体和肝炎病毒（甲、乙和丙型）。另一种称为**血凝抑制**试验的替代方法，利用体外引起血凝的病毒的特征，结合病毒颗粒、红细胞和患者血清。如果血清中含有病毒抗体，则血凝受到抑制，不凝集为阳性反应。流感病毒是使用血凝抑制试验最常诊断的感染性病原体。

广泛使用的间接检测包括检测苍白密螺旋体的微量血凝试验（microhemagglutination test for antibody to *T. pallidum*, MHATP，因试验在微孔板中进行而得名）、梅毒螺旋体血凝试验（hemagglutination treponemal test for syphilis, HATTS）、检测链球菌细胞外抗原的被动血凝试验及检测风疹的间接血凝试验，以上所有试验均可购置商品化试剂盒。某些参考实验室，如美国疾病预防控制中心（Centers for Disease Control and Prevention, CDC），也使用间接血凝试验对某些梭菌、类鼻疽伯克霍尔德菌、炭疽芽孢杆菌、白喉棒状杆菌、钩端螺旋体及多种病毒和寄生虫抗体进行检测。

血凝抑制试验

许多人类病毒可以和不同物种的红细胞表面结构结合。例如，风疹病毒颗粒可以和人O型、鹅或鸡的红细胞结合，引起红细胞凝集。流感和副流感病毒凝集豚鼠、鸡或人O型红细胞；许多虫媒病毒能凝集鹅红细胞；腺病毒凝集大鼠或恒河猴细胞；腮腺炎病毒结合猴红细胞；疱疹病毒和巨细胞病毒凝集绵羊红细胞。这些病毒抗体的血清学检测利用了病毒颗粒的凝集特征。将用高岭土或肝素氯化镁（去除红细胞凝集的非特异性抑制剂和红细胞的非特异性凝集素）处理过的患者血清添加至包含目标病毒的检测系统中。如果存在病毒抗体，它们会形成复合物并阻断病毒表面的结合位点。向溶液中添加适量的红细胞，所有病毒颗粒都被抗体结合，阻止了病毒与红细胞凝集。这表明患者血清对血凝抑制抗体呈阳性。对于大多数血清学试验，滴度升高4倍为诊断性依据。大多数病原体的血凝抑制试验在参考实验室进行。而常规诊断实验室使用该方法检测风疹抗体，可购置多种商品化风疹血清试剂。

絮凝试验

与颗粒抗原和特异性抗体结合形成聚集物相反，可溶性抗原与抗体的相互作用可形成沉淀，通常通过沉淀产物聚集在基质内形成高浓度颗粒而肉眼可见。沉淀和絮凝试验广泛用于血清学研究。

在絮凝试验中，沉淀产物形成肉眼可见或镜下可见的团块。**性病研究实验室试验（Venereal Disease Research Laboratory test, VDRL）**是最广泛应用的絮凝试验。感染致病性密螺旋体（常见梅毒的病原体，苍白密螺旋体）的患者会生成一种称为**反应素**的抗体样蛋白，它能与试验抗原心磷脂-卵磷脂包裹的胆固醇颗粒结合，形成颗粒絮凝。反应素并非针对苍白密螺旋体的特异性抗体。该试验敏感度较高，但特异性不足。然而，该试验作为一个很好的筛选试验，能检测99%以上的二期梅毒病例。

尽管存在假阳性，VDRL仍然是对疑似神经梅毒患者进行脑脊液检测的唯一有效方法。VDRL试验要求严格清洁玻璃器皿并注意操作细节，包括大量日常质量控制检查。此外，必须快速制备新鲜试剂，并于试验前在56℃下加热30 min，使患者血清失活（补体失活）。由于操作复杂，在很多实验室VDRL已被一种定性可比试验取代，即**快速血浆反应素（rapid plasma reagin, RPR）试验**。

RPR试验作为一个完整的商品化试验系统，包含阳性和阴性对照、反应卡和抗原制备悬液。抗原为心磷脂-卵磷脂-氯化胆碱涂层的胆固醇，并包含炭颗粒以便肉眼观察絮凝。检测血清不需要加热，在经过特殊处理的纸板卡表面发生反应，使用后丢弃卡片（图9.8）。不建议使用RPR试验检测脑脊液。该试验所有操作流程均已标准化并在产品说明书中明确说明，应严格执行。总体而言，作为梅毒筛选试验，RPR比VDRL特异性更高，操作也较为简单，并已进行诸如使用染料增加可视度、自动化技术等改进。

除梅毒外的其他疾病或感染可导致患者血清在VDRL或RPR试验中出现阳性结果，称为**生物学假阳性**。传染性单核细胞增多症、肝炎、妊娠和老年及自身免疫性疾病（例如系统性红斑狼疮）都会造成假阳性反应。筛选试验的结果应该始终视为假定结果，直到使用特异性密螺旋体试验进行确证。

中和试验

通过阻断宿主细胞受体位点来抑制病毒感染的抗体称为中和抗体。试验血清与相应病毒颗粒混合，病毒对照悬浮液与正常血清混合，然后将病毒悬浮液接种至支持病毒生长的细胞培养基中。对照细胞显示病毒的感染性。如果患者血清中含有病毒抗体，该抗体可结合病毒颗粒并防止其侵入培养细胞中；抗体已经中和了病毒的“感染性”。此类试验技术要求高且耗时长，常规仅在参考实验室开展。

可以使用类似的方法检测细菌毒素和其他表达可测量活性的细胞外产物的抗体。多年来，对患者血清中和链球菌溶血素O（由化脓性链球菌在感染期间产生的一种胞外酶）的红细胞溶解能力的检测，一直用于鉴定链球菌的既往感染。产链球菌溶血素O菌株引起咽炎后，大多数患者表现出高滴度的链球菌溶血素O抗体［即抗链球菌溶血素O（ASO）抗体］。链球菌在感染咽喉、皮肤或其他组织时也会产生脱氧核糖核酸酶B（DNase B）。抑制这种酶活性的中和试验，即抗DNase B试验，也被广泛用于检测近期或既往链球菌感染。然而，很多实验室已使用颗粒凝集试验（乳胶或间接血凝）取代中和试验，以检测许多链球菌酶的抗体。

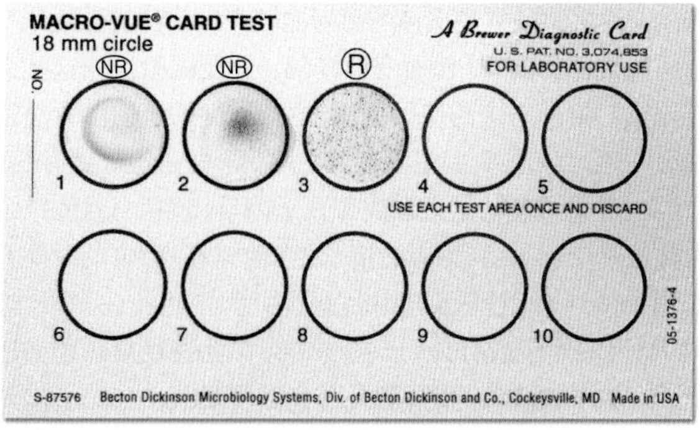

图9.8 MACRO-VUE快速血浆反应卡检测示例。NR：无反应（阴性检测），表现为平滑悬浮或非扩散的轻微浑浊，如图所示，1号孔周围浑浊或2号孔中心浑浊；R：有反应（阳性检测），表现为聚集物的扩散程度。（来源：Becton Dickinson Diagnostic Systems, Sparks, MD.）

补体结合试验

证明患者血清中存在抗体的经典方法之一是**补体结合（complement fixation, CF）试验**。该试验由两个独立系统组成。第一部分（检测系统）由引起感染的疑似病原体抗原和患者血清组成。第二部分（指示系统）由绵羊红细胞、其他动物的抗绵羊红细胞的补体结合抗体（IgG）和外源性补体（通常为豚鼠补体）组成。当这三种成分以最佳浓度混合时，抗绵羊红细胞抗体与红细胞表面结合，随后补体与抗原-抗体复合物结合，最终导致细胞溶解（破裂）。因此，抗绵羊红细胞抗体也称为**溶血素**。对于补体结合试验，这两个系统按顺序进行（图9.9）。首先将患者血清添加至假定抗原中，然后在溶液中加入定量的补体。如果患者血清中含有抗原抗体，产生的抗原-抗体复合物会与所有补体结合。下一步，加入绵羊红细胞和溶血素（指示系统）。如果补体未与患者血清抗体形成的复合物

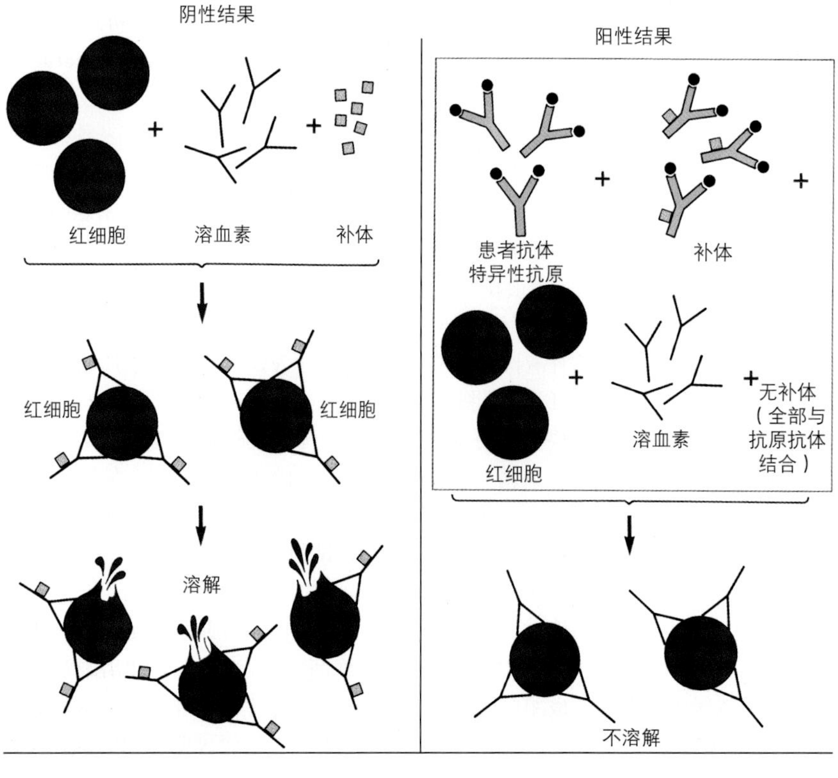

图9.9 补体结合试验。

结合，则患者的补体可与绵羊细胞溶血素复合物结合并引起溶血。在最后的结果中，红细胞未溶解为阳性结果，即患者具有补体结合抗体。细胞溶解为阴性结果，即缺乏抗体。

尽管该试验需要多步操作、至少需要48 h完成两阶段且通常会出现非特异性结果，但多年来已用于检测多种类型的抗病毒和抗真菌抗体。由于更高的病原体或产品回收率、更高的灵敏度及更简单的操作流程，许多新方法已取代CF试验，如颗粒凝集、间接免疫荧光（indirect fluorescent antibody, IFA）试验和酶联免疫吸附试验（enzyme-linked immunosorbent assay, ELISA）。补体结合试验在诊断罕见病原体感染方面依旧有价值。

免疫荧光分析

在临床实验室中，免疫荧光分析常用于检测细菌和病毒抗原。在这些实验中，患者样本中的抗原通过福尔马林、甲醇、乙醇或丙酮固定在玻片上。将与荧光染料结合（附着）的单克隆或多克隆抗体与样本混合，在适当的孵育、洗涤和复染（使用非特异性荧光染料如若丹明或伊文蓝对背景进行染色）后，使用配备高强度光源（通常为卤素）和滤光器的显微镜观察载玻片，以激发荧光标记。临床微生物实验室的大多数试剂盒使用异硫氰酸荧光素（fluorescein isothiocyanate, FITC）作为荧光染料。FITC发出明亮的苹果绿荧光（图9.10）。

荧光抗体试验使用直接荧光抗体（direct fluorescent antibody, DFA）或IFA技术（图9.11）。在DFA技术中，FITC直接与特异性抗体结合。在IFA技术中，未标记抗原特异性抗体，二抗体（通常针对采集抗原特异性抗体的物种）与FITC结合。IFA是一种两步或三明治技术。DFA由于仅需一步孵育而更加快捷，但IFA比DFA更加敏感。

IFA广泛应用于检测多种抗体。对于此类试验，抗原（整个弓形虫病原体或病毒感染的组织培养细胞）固定在显微镜载玻片的表面。将患者血清稀释并置于载玻片上，覆盖抗原区域。如果血清中存在抗体，则抗体与特异性抗原结合。清洗载玻片上的未结合抗体。在操作流程的第二阶段，将特异性针对IgG或IgM的抗人球蛋白与荧光染料（如荧光素）的结合物置于载玻片上。该人类抗体标记物与载玻片上抗原抗体复合物结合，作为标志物在荧光显微镜下观察时标记抗体与抗原的结合（图9.12）。商品化试剂盒包括包被抗原的载玻片、阳

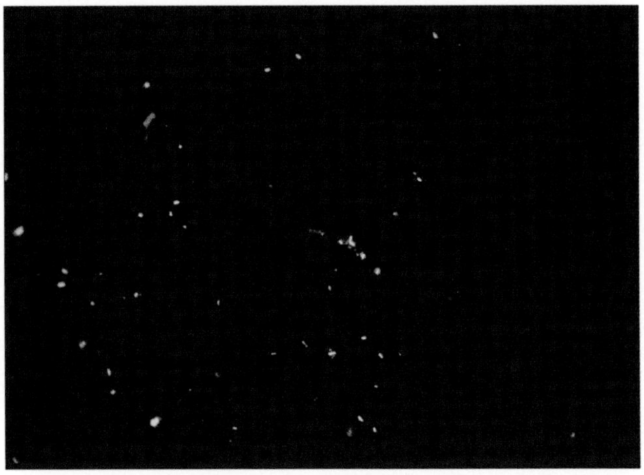

图9.10 军团菌（直接）荧光检测试验（来源：Scimedx Corp., Denville, NJ）。痰中嗜肺军团菌血清1型。

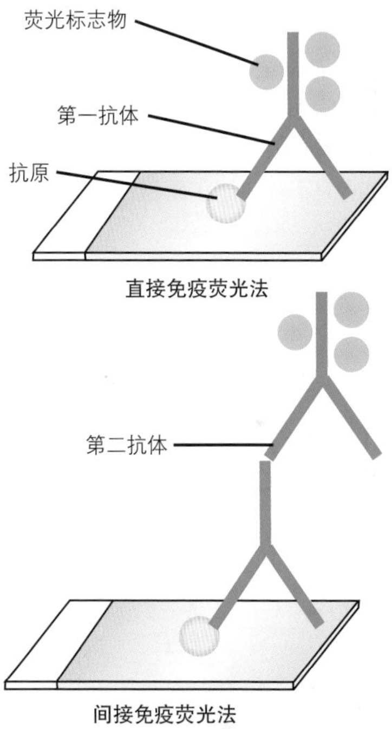

图9.11 直接和间接免疫荧光法检测抗原。

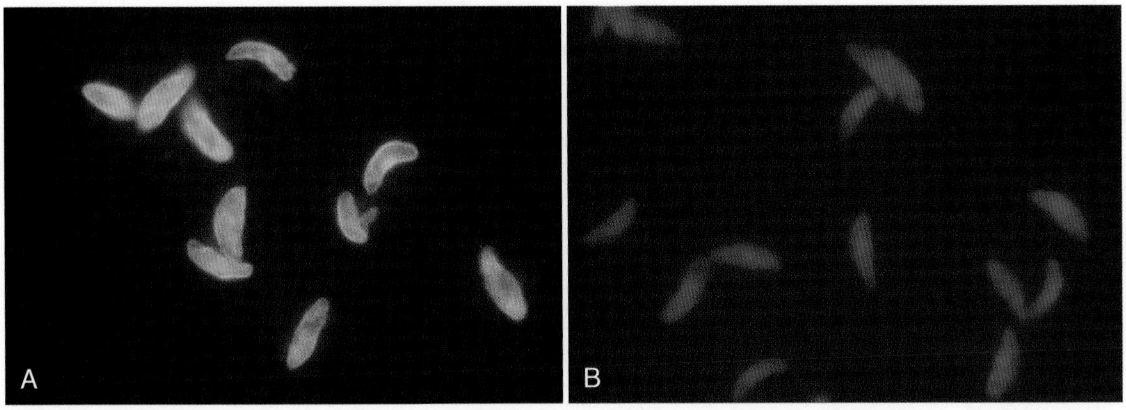

图9.12 间接免疫荧光法检测弓形虫免疫球蛋白G抗体。（A）阳性反应。（B）阴性反应。（来源：Courtesy Meridian, Cincinnati, OH.）

性和阴性对照血清、患者血清稀释液和稀释的结合物。与其他商品化试剂盒一样，IFA试剂应单独使用，无需对制造商的说明进行修改。商品化IFA检测包括军团菌、伯氏疏螺旋体、弓形虫、VZV、CMV、EBV壳抗原、早期抗原和核抗原、1型和2型单纯疱疹病毒(herpes simplex virus, HSV)、风疹病毒、肺炎支原体、苍白密螺旋体[**荧光密螺旋体抗体吸收试验(fluorescent treponemal antibody absorption test, FTA-ABS)**]和几种立克次体的抗体。如果操作正确，上述试验结果的敏感性和特异性较高。IFA检测结果的正确判读需要经验丰富且技术能力强的技术人员。此类试验耗时较短且低成本、高效益。

免疫荧光镜检分析的主要优势在于能够有效评估样本。这是鉴定衣原体原生体或RSV抗原的主要参考。微生物专家可以辨别样本在衣原体DFA试验中是从宫颈口的柱状上皮细胞采集的，还是在RSV检测中是从鼻腔上皮细胞的基底细胞采集的。需要对实验室人员进行全面培训和测试以掌握免疫荧光分析的结果判读。最后，荧光染料会随着时间推移而迅速褪色，需要数字成像保存结果档案。基于此原因，部分抗体已经与非荧光染料的其他标记物结合。比色标记的使用酶(例如过氧化物酶、碱性磷酸酶和亲和素生物素)通过将无色底物转化为有色产物来检测抗原的存在。这些标记的优点是可制备成永久装片，因为反应不会因储存而褪色且不需要荧光显微镜观察结果。

荧光抗体试验通常用于检测临床样本中携带百日咳鲍特菌、苍白密螺旋体、嗜肺军团菌、贾第虫、隐孢子虫、肺孢子虫、滴虫属、HSV、CMV、VZV、RSV、腺病毒、流感病毒和副流感病毒的感染细胞。

酶免疫分析

EIA或ELISA开发于20世纪60年代。基本原理为抗体与酶结合；结合后的酶仍然能够催化反应，在附着于抗体的同时产生明显可见的产物。此外，抗体结合位点可自由地与特异性抗原反应。使用酶作标记有几个优点。第一，酶本身在反应期间没有变化；它可以催化很多底物分子的反应，大大增强反应效果，提高检测能力。第二，酶结合的抗体相对稳定，可以储存较长时间。第三，可以直接观察反应或使用分光光度计读取形成的有色底物。

单克隆抗体的使用有助于提高现有ELISA系统的特异性。新型ELISA系统不断开发中，用于检测病原体或其产物。在某些情况下，例如检测RSV、HIV和某些新病毒，ELISA系统甚至可能比培养法更加敏感。

固相免疫分析

大多数用于检测感染性病原体的ELISA系统由牢固固定在固体基质上的抗体组成，该固体基质可以是微量稀释板孔的内表面，也可以是塑料珠或金属珠或其他固体基质的外表面(图9.13)。这种系统称为**固相免疫吸附分析(solid-phase**

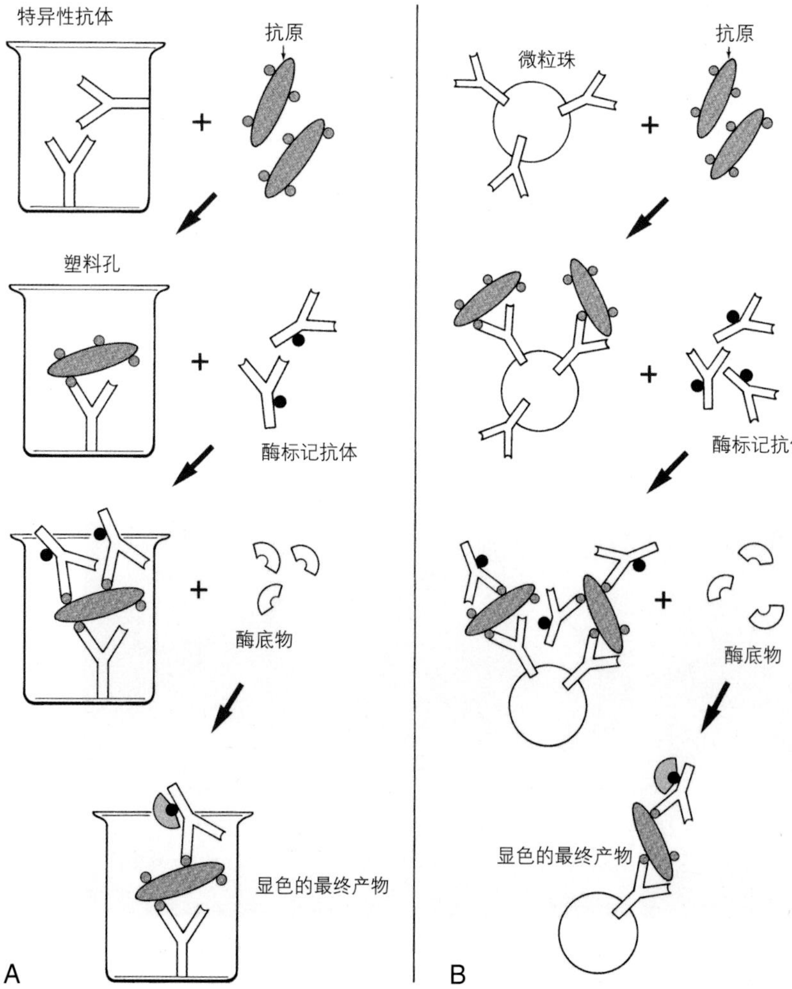

图9.13 直接固相酶免疫吸附试验的原理。(A)固相为微孔。(B)固相为微粒珠。

immunosorbent assays, SPIAs)。如果样本中存在抗原，当样本加入基质中时，会形成稳定的抗原-抗体复合物。通过洗涤彻底去除未结合的抗原，然后将针对该抗原的第二抗体(已与碱性磷酸酶或辣根过氧化物酶等酶复合)加入系统中。如果抗原存在于固体基质上，则与第二抗体结合，形成抗原在中间的夹心。洗涤去除未结合的标记抗体后，酶底物的添加和水解会引起颜色的变化，反应完成。只要存在酶，就会出现可见的反应终点(图9.14)。由于反应的扩展性，甚至可以检测到极微量的抗原(>1 ng/mL)。该系统需要一种特定酶标记的抗体用以检测每个抗原。然而，使用第二种未标记抗体与基质上的抗原-抗体复合物结合的间接分析更为简单。第三抗体(用酶标记并针对未标记的第二抗体的不可变Fc段)可用于许多不同抗原-抗体复合物的检测(图9.14)。ELISA系统是乙型肝炎表面抗原和早期抗原及HIV p24蛋白的诊断工具，作为所有早期、活动期和急性期感染的指标。然而，其中部分检测已被病毒核酸的分子检测取代。核酸检测是一种对病毒复制和活动性急性感染的更可靠的检测方法。

固相膜免疫吸附试验

硝化纤维素、尼龙和其他膜的通透性和表面积大的特性已被用于提高ELISA反应的速度和灵敏度。膜底部的吸收性材料使液体反应物穿过膜，并将结合在膜上的抗原-抗体复合物与未结合的组分分离；使清洗步骤得以简化。膜结合的SPIA系统可用于检测多种病毒，包括咽拭子样本中的A群β溶血性链球菌抗原，以及阴道分泌物中的B群链球菌抗原。除了临床实验室使用外，这些检测预计将在家庭检测系统中更为普及。

商品化微量稀释或固相基质系统可用于检测肝炎病毒、HSV1型和2型、RSV、CMV、HIV、风疹病毒(IgG和IgM)、支原体、衣原体、伯氏疏螺旋体、溶组织内阿米巴和很多其他病原体的特异性抗体。

膜结合的ELISA显著提高了其灵敏度和易操作性。狭缝印迹和斑点印迹分析使目标抗原通过膜过滤器，使其以类似孔(点或狭缝)的形状固定。膜上可放置有多种抗原。当检测(患者)血清分层到膜上时，特异性抗体(如果存在)结合到相应抗原的点或缝中。标记的第二抗体和新开发的标记使操作者可以根据抗原位点的形状目测抗体是否存在。设计用于检测单种血清的商品化膜结合ELISA分析试剂盒，能快速(通常在10 min内)检测幽门螺杆菌、刚地弓形虫和部分其他感染性病原体的抗体。

抗体捕获ELISA对检测IgG中存在的IgM有特殊价值。抗IgM抗体固定在固相，只能与IgM抗体(如果患者血清内存在)结合。在第二步骤中，以夹心形式加入特异性抗原，并添加特异性第二抗体的标记抗体，该技术能在研究机构中用于诊断弓形虫病、风疹和其他感染病。

自动化荧光免疫分析

在自动化**荧光免疫分析(fluorescent immunoassays, FIAs)**中，用一种在合适光源下能发出荧光的化合物标记抗原。患者抗体与荧光标记抗原的结合能降低或熄灭荧光，或通过改变荧光分子的构象而激发荧光。通过测量荧光变化直接检测

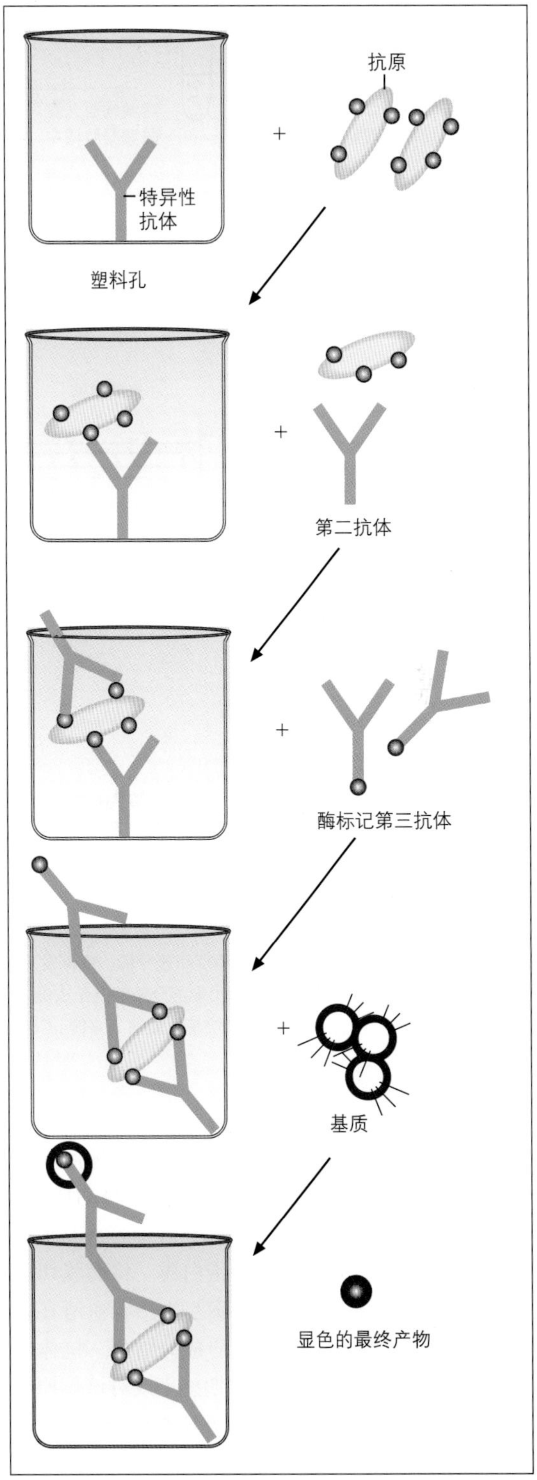

图9.14　间接固相酶联免疫吸附试验的原理。

抗原抗体结合，而不依赖于第二种标记(如ELISA试验)。商品化的系统可用于检测针对多种病原体及自身抗原的抗体(自身免疫抗体)。

免疫印迹法

对极特异性抗体的检测需求促使免疫印迹法的发展。该方法基于在二维琼脂糖(第一维)和丙烯酰胺(第二维)基质中电泳分离病原体的主要蛋白质。机械或化学破坏病原体悬液，可溶性抗原悬液置于聚丙烯酰胺(聚合物)凝胶的一

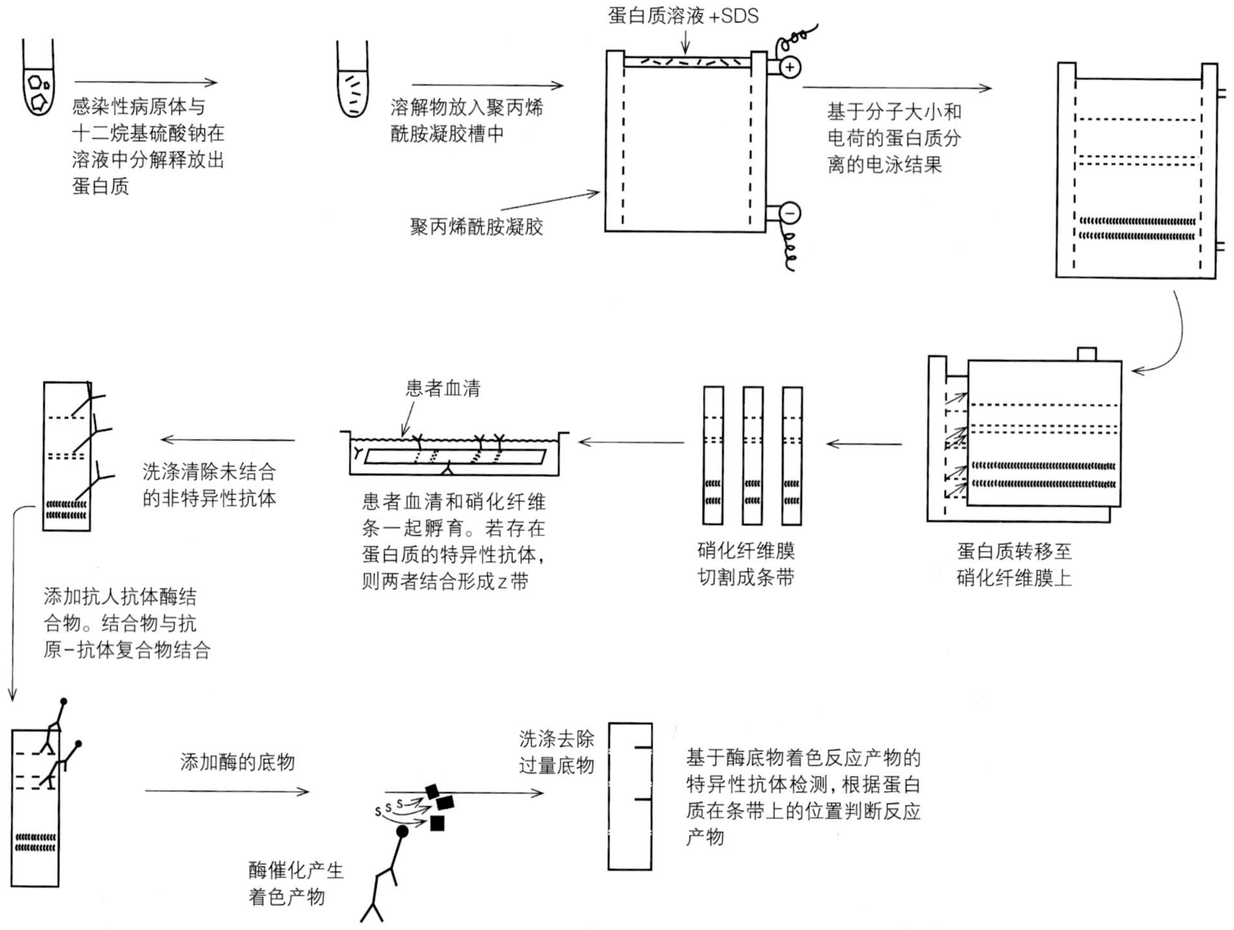

图9.15　人类免疫缺陷病毒1型（HIV-1）免疫印迹分析。根据发现的显著条带的深度，样本分为阳性、不确定或阴性。阳性印迹具有以下任意两条或更多条带：p24、gp41和gp120/160。不确定是指出现部分条带但无法确定。阴性印迹为没有条带。16道为对照血清中的抗体与转移到硝化纤维纸上的病毒特异性蛋白（p）和糖蛋白（gp）结合。SDS：十二烷基硫酸钠。（来源：Courtesy Calypte Biomedical Corp., Pleasanton, CA.）

端。在电流的作用下，蛋白质在凝胶中迁移。大多数细菌或病毒都含有几种主要的蛋白质，识别它们在电泳后在凝胶中的位置。分子量较小的蛋白质在凝胶通道中移动地更快、更远。将蛋白质条带从凝胶中转移至硝化纤维膜或其他类型的膜上，然后对薄膜进行处理以固定蛋白质。将薄膜切割成许多细条，每条都带有蛋白质带的图案。当患者血清在条带上分层时，抗体与条带上的每种蛋白质成分结合。抗体出现的形状可用于确定患者是否存在活动期感染或对该病原体免疫（图9.15）。与用于简单单一抗体的方法相比，该技术可以更特异性地鉴定多种具有交叉反应抗体的微生物抗体，如苍白密螺旋体、伯氏疏螺旋体、HSV 1型和HSV 2型及HIV。举例来说，美国CDC将ELISA或免疫荧光分析定义为莱姆病抗体的一线检测技术，单阳性或不确定的结果必须使用免疫印迹试验进行确认。

总结

微生物和其他感染性病原体的免疫化学检测正在不断发展中，本章旨在对直接检测患者血清中感染性病原体或抗体的一些常用方法进行基本概述。免疫化学技术的详细信息或应用包含在本文第3～6部分的病原体特定章节中。

复习题

1. 免疫化学检测在诊断试验中很重要的原因是（　　）
   a. 无法在人工培养基上培养病原体　b. 病原体在运输至实验室后无法存活　c. 病原体的苛养性和在培养基上的长时间孵育　d. 在使用抗生素前采集样本　e. 以上全部
2. 下列哪一项是能够在可溶性溶液中检测抗原的沉淀试验（　　）
   a. 颗粒凝集试验　b. 协同凝集试验　c. 脂质体增强乳胶凝集　d. 以上全不是
3. 免疫化学试验是基于什么分子的相互作用（　　）
   a. 抗体/抗原反应　b. 表位/抗原反应　c. 骨髓瘤细胞/B细胞反应　d. 单克隆/多克隆抗体反应
4. 实验室科学家在患者咽喉拭子培养的羊血琼脂平板上观察到不透明的β溶血菌落。为了鉴定该菌株，技术员从冰箱中取出链球菌分型试剂盒。技术员使用试剂盒中的对照品，确定菌株对A群β溶血性链球菌呈阳性。审核

此信息时（　　）

a. 技术员使用了错误的质控，应使用活体的该菌落进行试验　b. 技术员正确地进行试验操作并鉴定了该细菌　c. 技术员未能将试剂盒复温至室温，导致假阳性结果　d. 技术员应完成附加的生化检测，以鉴定该病原体

5. 广泛用于检测苍白密螺旋体抗体的血凝试验是（　　）

a. MHA-TP试验　b. FTA-ABS试验　c. VDRL试验　d. 血凝抑制试验

6. 在荧光抗体试验中，使用荧光化合物标记抗原。如何确定抗体的存在（　　）

a. 直接对抗原-抗体复合物进行荧光检测　b. 检测抗原抗体结合缺失的荧光以及存在的抗体　c. 抗体中和抗原以检测抗体的存在　d. 中和抗原，无法观察到细胞病理效应（cytopathic effect, CPE）以检测抗体的存在

7. 美国CDC推荐的莱姆病检测方案是（　　）

a. 使用ELISA筛选是否存在抗体；无需进一步检测　b. 使用凝血试验筛查是否存在抗体；免疫印迹法确认阳性结果　c. 使用ELISA筛选是否存在抗体；免疫印迹法确认阳性结果　d. 仅使用免疫印迹法筛选是否存在抗体

8. 在RPR试验中，向抗原中添加何种物质能观察到更宏观的絮凝作用（　　）

a. 乳胶颗粒　b. 细胞外抗原　c. 肝素氯化镁颗粒　d. 活性炭颗粒

9. 是非题

______ 协同凝集试验的一个重要特征是高敏感性。

______ 在乳胶凝集试验中，肉眼可见的最低阳性反应为2+。

______ 术语FITC是指异硫氰酸荧光素，它能产生明亮的苹果红荧光。

______ 直接凝集试验通过乳胶包被颗粒的结合检测患者血清中的抗体。

______ 急性期与恢复期血清样本之间的抗体滴度升高3倍被认为是活动期或近期感染的诊断指标。

______ 用于脑脊液（cerebrospinal fluid, CSF）和用于血清试验的试剂盒能够通用。

______ 既往应答反应是记忆B淋巴细胞控制加强的二次免疫反应。

______ 由于记忆细胞是非特异的，它们可以被抗原刺激产生与原始抗原相似但不特异的抗体。

______ Ouchterlony双向免疫扩散试验用于检测针对真菌细胞成分的抗体。

10. 配对题：将每个术语和正确的描述配对

______ 双向免疫扩散　______ SPIA

______ 乳胶凝集　______ 荧光抗体检测

______ 抗体结合　______ 抗原决定簇

______ IFA　______ DFA

______ ELISA　______ 抗体

______ 放射免疫扩散

a. 附着在荧光染料上　b. 用于检测百日咳鲍特菌、军团菌属、HSV和其他病毒　c. 直接与抗体结合的FITC　d. 表位　e. 免疫球蛋白　f. 用于检测系统性真菌产生的外抗原　g. 抗体在琼脂糖基质中保持稳定　h. 固相免疫吸附试验　i. 用于检测脑脊液中的新型隐球菌　j. 使用第二抗体与FITC结合　k. 利用酶的催化特性检测免疫反应

11. 配对题：将每个术语和正确的描述配对

______ 凝集素　______ 滴度

______ 肥达试验　______ 趋化性

______ 获得性免疫　______ 体液免疫

______ 血清学　______ 亲和

______ 细胞介导应答　______ 抗体介导应答

______ HATTS　______ 调理抗体

______ 中和抗体　______ 补体结合抗体

a. 吞噬细胞吞噬病原体的过程　b. 更紧密或更特异性结合的能力　c. 梅毒血清密螺旋体试验　d. 结合并阻断毒素表面受体　e. 血清抗体最高稀释度的倒数　f. 宿主对感染病原体的特异性反应　g. 检测血清抗体水平来诊断疾病的研究　h. 抗体与细菌抗原结合，形成可见聚合物　i. 抗体与抗原结合并激活补体途径　j. 血液中循环的抗体/抗原介导的免疫应答　k. 能够增强吞噬功能　l. 伤寒热凝集素试验　m. T淋巴细胞，包括细胞毒性细胞和辅助细胞，产生的免疫应答　n. B淋巴细胞产生的免疫应答，蛋白质具有免疫功能

12. 简答题

（1）简述杂交瘤细胞是如何产生的及其在免疫化学试验中的重要性。

（2）永生骨髓瘤细胞的缺陷是什么，使其能够与小鼠脾脏中的产抗体B细胞融合。

（3）列出EIA试验中使用酶作为标记的三个主要优点。

（4）乳胶凝集试验的缺点之一是体液中的某些成分（如类风湿因子）可能导致假阳性结果。在检测体液之前如何纠正此问题?

（5）使用免疫荧光分析的一个主要优点是什么?

（6）哪两种疾病的血清抗体水平可能需要几个月才能升高，或永远不会升高?

（7）急性期和恢复期的血清有什么区别?能识别出哪种

或哪些的抗体？

（8）寄生虫感染时哪种抗体会升高？

（9）STORCH指的是什么？

（10）新生儿血液中存在IgG抗体或IgM抗体是何种疾病的指标？

（11）实验室使用ELISA检测的两个主要优点是什么？

（12）最广泛使用的絮凝试验是什么？

（13）从IgG中分离IgM抗体的临床相关附加优点是什么？

参考答案

复习题

1. e; 2. d; 3. a; 4. c; 5. a; 6. a; 7. c; 8. d; 9. ×，√，×，×，×，×，√，×，√；10. f,h,i,b,a,d,j,c,k,e,g; 11. h,e,l,a,f,j,g,b,m,n,c,k,d,i

12.（1）杂交瘤细胞是由产生恶性抗体的骨髓瘤细胞与产生抗体的B细胞融合产生的。杂交瘤细胞克隆不断产生特异性单克隆抗体。

（2）骨髓瘤细胞缺乏次黄嘌呤磷酸核糖转移酶，无法在含有次黄嘌氨基蝶呤、氨基蝶呤和胸苷的培养基（HAT培养基）中存活。小鼠的脾细胞含有这种酶，使融合杂交瘤细胞能够在培养基中生长。

（3）第一，酶本身在反应期间没有变化；它可以催化很多底物分子的反应，大大增强反应并提高检测能力。第二，酶结合的抗体相对稳定，可以储存较长时间。第三，可以直接观察反应或使用分光光度计读取形成的有色底物。

（4）通过加热或使用乙二胺四乙酸（EDTA）预处理样本。

（5）优点是能够通过肉眼有效评估样本。

（6）军团菌感染和肝炎。

（7）应在首次怀疑感染时采集急性期血清样本。如果该患者首次接触病原体，则血清将含有主要应答中产生的IgM（注：如果在病程中过早采集样本，则血清可能仅含有低滴度抗体或无抗体）。应在采集急性期样本后至少两周采集恢复期样本，并对两份样本同时检测以避免检测过程中的易变性。如果是真实的感染，那么IgM抗体滴度升高四倍，可诊断当前感染。再次接触病原体后，产生的抗体将从IgM转变为IgG，称为既往应答。

（8）IgE。

（9）梅毒螺旋体、弓形虫、风疹病毒、巨细胞病毒和疱疹病毒；此类病原体难以培养，女性一生中可能接触到此类病原体，并可能感染新生儿。

（10）IgG能轻易穿过胎盘屏障，新生儿在出生后2～3个月内携带从母体传来的IgG。IgM分子无法穿过胎盘屏障，存在IgM抗体可指示疾病的存在。

（11）ELISA试验能同时检测多份样本；检测仪器可以通过底物颜色的变化读取结果。

（12）梅毒的快速血浆反应素（RPR）试验。

（13）清除类风湿因子，即患者产生抗自身IgG和IgM抗体，可导致非特异性反应并干扰试验结果。

第3篇・抗菌活性评估

EVALUATION OF ANTIMICROBIAL ACTIVITY

第10章・抗菌活性和耐药性原理

Principles of Antimicrobial Action and Resistance

陈瑋瑋・译　张羽仪・审校

本章目标

1. 列出5种类别的抗菌作用。
2. 定义抗生素和抗菌药物。
3. 定义杀菌剂和抑菌剂。
4. 对比以下术语：生物耐药性与临床耐药性、环境介导的耐药性与微生物介导的耐药性及固有耐药性与获得性耐药性。
5. 描述β内酰胺类抗菌药物作用机制的基本结构和化学原理。
6. 列出常见的β内酰胺类抗菌药物，列举对这些药物敏感的常见病原体。
7. 讨论革兰阳性菌和革兰阴性菌用于降低β内酰胺类抗菌药物作用的两种耐药机制。
8. 描述糖肽类药物抗菌作用的化学原理。
9. 列出常见的糖肽类抗菌药物，列举对这些药物敏感的常见病原体。
10. 列出细胞膜抑制剂、蛋白质合成抑制剂、脱氧核糖核酸（DNA）或核糖核酸（RNA）合成抑制剂和代谢过程抑制剂类抗菌药物，列举对所列每种抗菌药物敏感的常见病原体。
11. 列出5种抗菌药物耐药性的常见机制，每种耐药机制至少列举1个药物。
12. 描述抗菌药物耐药性的传播如何影响诊断微生物学，包括对药物敏感性试验、选择药物治疗和微生物鉴定的影响。

感染性疾病的治疗主要包括使用抑制或杀死微生物的药物来根除感染的病原体。这些药物中有些是从其他微生物中获得和提纯的，称为**抗生素**。另一些药物是化学合成的。这些天然和合成的药物统称为**抗微生物药物**。根据其作用的微生物类型，可分为**抗细菌药物**、**抗真菌药物**、**抗寄生虫药物**和**抗病毒药物**。

由于抗菌药物在感染性疾病的控制和管理中发挥着核心作用，因此了解它们对微生物的作用机制和微生物对它们的耐药机制很重要。更重要的是，诊断实验室需要设计和实施试验来评估病原体对抗菌药物的活性（第11章）。这里讨论的关于抗菌活性和耐药性的大部分内容都是基于抗菌药物的，但这些原理通常适用于几乎所有的抗感染药物。有关抗寄生虫、抗真菌药和抗病毒药物的更多信息，请分别参见第4、5和6部分。

抗菌活性

原理

抗菌药物必须完成几个关键步骤才能成功抑制或杀死病原微生物（图10.1）。首先，药物必须是**活性形式**。这是通过药物的药效学设计来确保的，要先考虑患者接受药物的途径（如口服、肌内注射和静脉注射）。其次，抗菌药物必须在感染部位达到足够的浓度，才能发挥其抗菌作用（即它必须能作用于感染部位的细菌）。药物在感染部位能否达到足够的浓度，这取决于药物的**药代动力学特性**，例如药物的吸收、分布、代谢和排泄的速度。表10.1列举了一些常用抗菌药物的组织分布。有些药物如氨苄西林和头孢曲松，在身体的多个部位能达到有效治疗浓度；另一些药物如呋喃妥因和诺氟沙星，仅能在泌尿道达到有效治疗浓度。对感染部位的理解会极大影响抗菌药物的治疗性选择。

抗菌作用的其余步骤与抗菌药物和细菌细胞之间直接的相互作用有关。药物吸附到细胞表面并与细胞表面保持接触。由于抗菌药物的靶点大多数是在细胞内的，因此需要将药物吸收到细菌细胞内的某个位置。一旦抗菌药物达到足够的细胞内浓度，就会与特定靶点结合。这种结合涉及抗菌药物与一种或多种在微生物细胞代谢中起重要作用的生化成分之间的分子相互作用。药物与细菌作用靶点充分结合（取决于抗菌药物的作用方式），使细菌细胞进程中断、生长停止，最终导致细胞死亡。**抑菌剂**是指能抑制细菌生长，但不能将其杀死的抗菌药物。病原体生长速度的有效降低使机体的免疫系统能清除感染病原体，从而为机体提供足够的保护。**杀菌剂**是指能杀死目标病原体的药物（框10.1）。杀菌剂对那些与宿主免疫系统结合后更难被控制的病原体更有效。

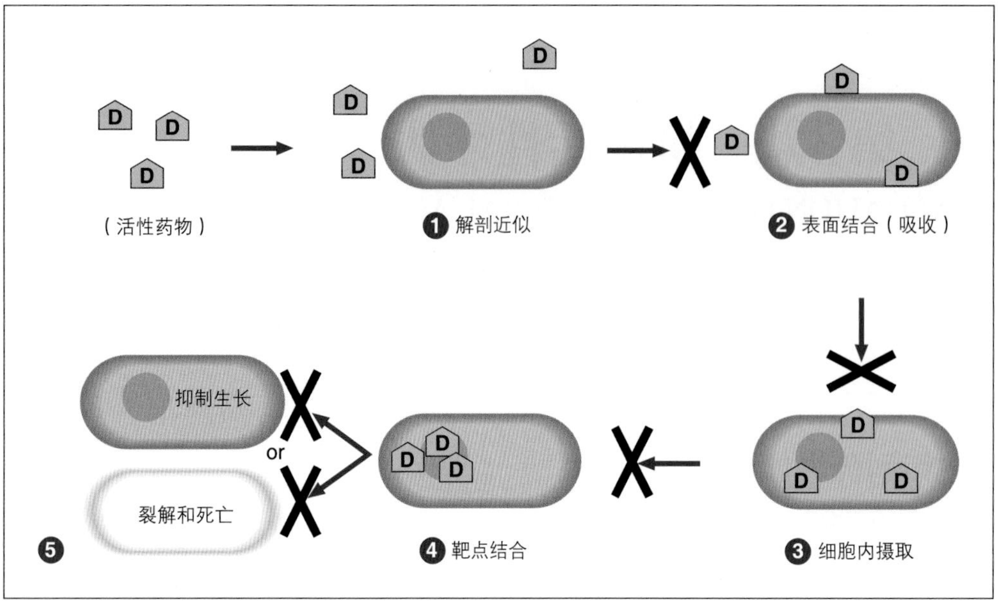

图10.1 药物作用于细菌，产生抗菌作用的基本步骤及细菌干扰和逃避药物作用而产生耐药性的靶点。

表10.1 常用抗菌药物的组织分布

药物	血清或血液[a]	脑脊液	尿液
氨苄西林	+	+	+
头孢曲松	+	+	+
美罗培南	+	+	+
万古霉素	+	±	+
环丙沙星	+	±	+
庆大霉素	+	−	+
克林霉素	+	−	−
诺氟沙星	−	−	+
呋喃妥因	−	−	+

[a] 血清或血液代表通常的组织分布。
[+] 药物在该部位通常能达到治疗所需浓度。
[±] 药物在该部位的浓度相对于治疗所需浓度为中等或差。
[−] 药物在该部位通常不能达到治疗所需浓度。

框10.1 抗菌药物[a]：抑菌剂和杀菌剂

常见抑菌剂
- 氯霉素、红霉素和其他大环内酯类、克林霉素、磺胺类、甲氧苄啶、四环素类、替加环素、利奈唑胺、奎奴普丁/达福普汀

常见杀菌剂
- 氨基糖苷类、β内酰胺类、万古霉素、达托霉素、磷霉素、特地唑胺、左氧氟沙星、利福平、甲硝唑、黏菌素

[a] 抗菌药物的杀菌和抑菌作用可能因抗菌药物的浓度和目标细菌种类而产生变化。

设计和开发抗菌药物的主要目标是优化药物的能力，以有效实现图10.1描述的所有抗菌作用的步骤，同时最大限度地减少对人体细胞和生理功能的毒性。不同的抗菌药物在细菌细胞靶点（即**作用方式**）方面表现出很大的特异性。抗菌药物通常根据其作用方式进行分类。

抗菌药物作用机制

细菌的细胞内部有几个潜在的抗菌药物作用靶点。最常见的细菌生长与结构方面的靶点包括细胞壁[肽聚糖（PG）]、细胞膜、蛋白质合成，关键代谢途径和核酸合成（表10.2）。

抑制细胞壁合成

细菌细胞壁，或者说PG或胞壁质层，在细菌细胞的生命中起着至关重要的作用。而人类细胞中缺乏类似的结构，使得细胞壁成为开发对人类相对无毒的杀菌剂的重点。

β内酰胺类 · β内酰胺类抗菌药物的核心结构中有一个四元、含氮的β内酰胺环（图10.2）。不同的抗菌药物其母环结构和侧链的化学基团不同。该类药物是最大的一类抗菌剂，有数十种衍生物可供临床使用。β内酰胺类药物包括青霉素类、头孢菌素类、碳青霉烯类和单环β内酰胺类。由于有效的杀菌作用和对人体的低毒性，它们在临床上使用广泛。此外，其分子结构经过改造可以获得更强的抗菌活性，从而获得更广泛的治疗性应用。

这类药物发挥抗菌作用的关键在于β内酰胺环。它在结构上类似酰基-D-丙氨酰-D-丙氨酸，后者是细菌细胞壁中合成线性糖肽所需的正常底物。β内酰胺结合酶，抑制转肽和细胞壁合成。大多数细菌细胞一旦失去产生和维持其PG层的能力，就无法生存；而实现这种功能所必需的酶存在细胞膜中，称为**青霉素结合蛋白（penicillin-binding proteins, PBPs）**。细菌可能有4～6种不同类型的PBPs。参与细胞壁交联的PBPs（如转肽酶）通常对细菌的生存至关重要。当β内酰胺类药物与PBPs结合时，细胞壁合成就会停止。细胞壁合成受阻引起渗透不稳定，从而导致细菌死亡；此外，β内酰胺类药物与PBP的结合也会引发一系列细胞自溶，从而导致细胞死亡。

几乎所有导致感染性疾病的细菌均有细胞壁，因此，β内酰胺类抗菌药物有广谱的抗革兰阳性菌和阴性菌的作用。然而，由于细菌PBPs含量、天然结构特征（如革兰阴性菌存在外膜，而革兰阳性菌没有）和常见的抗菌药物耐药机制的差异，β

表10.2 常用抗菌药物作用机制概述

抗菌药物类别	举例(未全部包括)	作用机制	抗菌谱
β内酰胺类		结合酶类[如青霉素结合蛋白(PBPs)],抑制肽聚糖(PG)的合成,抑制细胞壁的合成	革兰阳性菌和革兰阴性菌,抗菌谱因不同抗菌药物而异
天然青霉素	青霉素		
半合成青霉素	萘夫西林、苯唑西林		
氨基青霉素	阿莫西林、氨苄西林		
β内酰胺-β内酰胺酶抑制剂复合物	氨苄西林-舒巴坦、阿莫西林-克拉维酸、哌拉西林-他唑巴坦		
碳青霉烯类	亚胺培南、美罗培南		
碳青霉烯类-β内酰胺酶抑制剂复合物	美罗培南-万巴巴坦		
头孢菌素类			
第一代	头孢唑林		
第二代	头孢克洛、头孢丙烯、头孢呋辛		
第三代	头孢克肟、头孢噻肟、头孢他啶		
第四代	头孢吡肟		
第五代	头孢洛林、头孢吡普		
头孢菌素-β内酰胺酶抑制剂复合物	头孢洛扎-他唑巴坦、头孢他啶-阿维巴坦		
氨基糖苷类	庆大霉素、妥布霉素、阿米卡星、链霉素、卡那霉素	结合30S核糖体亚单位抑制蛋白质合成	革兰阳性菌和革兰阴性菌,不包括厌氧菌
安莎霉素(如利福平)		结合DNA依赖的RNA聚合酶,抑制RNA合成	革兰阳性菌和某些革兰阴性菌(如脑膜炎奈瑟菌)
氯霉素		结合50S核糖体亚单位抑制蛋白质合成	革兰阳性菌和革兰阴性菌
叶酸代谢抑制剂[磺胺类(S3)、甲氧苄啶(T)]		干扰叶酸代谢;S3结合二氢蝶酸合酶;T结合二氢叶酸还原酶	革兰阳性菌和大部分革兰阴性菌
氟喹诺酮类	环丙沙星、左氧氟沙星、莫西沙星	结合DNA回旋酶和拓扑异构酶Ⅳ,抑制DNA复制	革兰阳性菌和革兰阴性菌,抗菌谱因不同抗菌药物而异
糖肽类	万古霉素、替考拉宁	结合PG末端,干扰交联,抑制细胞壁合成	革兰阳性菌,包括耐甲氧西林金黄色葡萄球菌
脂糖肽类	达巴万星、奥利万星		
甘氨酰环素类	替加环素	结合30S核糖体亚单位,抑制蛋白质合成	广谱的革兰阳性和革兰阴性菌,包括耐四环素的菌株
大环内酯类	红霉素、阿奇霉素、克拉霉素	结合50S核糖体亚单位,抑制蛋白质合成	大多数需氧和厌氧革兰阳性菌及非典型病原体;克林霉素主要用于厌氧菌
林可酰胺类	克林霉素		
环脂肽类	达托霉素	结合并破坏细胞膜	革兰阳性菌,包括耐β内酰胺类和糖肽类的菌株
硝基呋喃类	呋喃妥因	确切作用机制尚不明确,可能作用于细菌的酶类及直接损伤DNA	革兰阳性菌和革兰阴性菌;仅用于治疗UTI
噁唑烷酮类	利奈唑胺、特地唑胺	结合50S核糖体亚单位,抑制蛋白质合成的起始阶段	广谱革兰阳性菌,包括对其他抗菌药物耐药的菌株
多黏菌素类	黏菌素	破坏细胞膜	革兰阴性菌
链阳霉素类	奎奴普丁-达福普汀	结合50S核糖体亚单位上的2个位点,抑制蛋白质合成	革兰阳性菌
四环素类	多西环素、四环素、米诺环素	结合30S核糖体亚单位,抑制蛋白质合成	革兰阳性菌和革兰阴性菌及几种胞内菌(如衣原体)

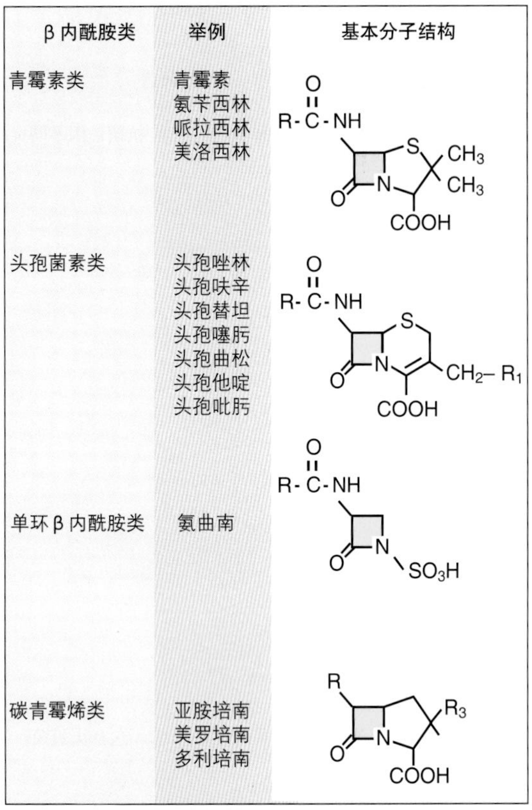
β内酰胺类
举例
基本分子结构
青霉素类
青霉素
氨苄西林
哌拉西林
美洛西林
R-C-NH
O
S
CH3
CH3
N
COOH
头孢菌素类
头孢唑林
头孢呋辛
头孢替坦
头孢噻肟
头孢曲松
头孢他啶
头孢吡肟
CH2—R1
单环β内酰胺类
氨曲南
SO3H
碳青霉烯类
亚胺培南
美罗培南
多利培南
R
R3

图10.2 常用β内酰胺类抗菌药物的基本结构和例子。β内酰胺母环在每个结构中以黄色突出显示。(来源：Modified from Salyers AA, Whitt DD, eds. BacterialPathogenesis: A Molecular Approach. Washington, DC: ASM Press; 1994.)

内酰胺类药物对不同种类细菌的有效性千差万别。革兰阳性菌将**β内酰胺酶**分泌到环境中，而革兰阴性菌产生的β内酰胺酶则保留在周质空间中，从而增强细菌免受β内酰胺类药物的抗菌作用。此外，所有β内酰胺类药物都有特定的、具有最大抗菌活性的细菌群或种属。药物的**抗菌谱**是指抗菌药物对不同的细菌种属具有或不具有抗菌活性。许多因素会影响抗菌药物的抗菌谱，药物的抗菌谱是抗菌药物使用和实验室检测等方面的关键知识。

细菌对β内酰胺类药物产生耐药性的常见机制是产生结合和水解这些药物的酶(如β内酰胺酶)。正如β内酰胺类抗菌药物有多种类型，β内酰胺酶也有多种类型。β内酰胺酶分为四大类：A、B、C和D类。A类和D类是**丝氨酸β内酰胺酶**；C类包括**头孢菌素酶**；B类是**金属β内酰胺酶**，需要锌作为辅因子。β内酰胺酶基因可以位于质粒或转座因子上，在整合子或病原体的染色体内。**整合子**是包含抗菌药物耐药基因和整合酶的基因盒，它是将基因盒从一个基因元件插入另一个基因元件所必需的。此外，抗菌药物可能是组成型产生的，也可能是由β-内酰胺药物的存在引起的。

值得注意的是，在过去的十年中，**产碳青霉烯酶的肠杆菌(carbapenemase-producing Enterobacterales, CPE)**已出现。它们产生的β内酰胺酶属于第2f组丝氨酸碳青霉烯酶(如KPC、SME、IMI、NMC-A和GES)和MBL组(如VIM、IMP、NDM)及2d组(如OXA β内酰胺酶)。这些β内酰胺酶编码在可移动的基因元件(即质粒)上，使细菌对其他类别的抗菌药物也产生耐药性，这种现象严重限制了感染性疾病的药物治疗选择。此外，一些细菌具有碳青霉烯酶染色体编码，如嗜麦芽窄食单胞菌、炭疽杆菌和脆弱拟杆菌。

通常对β内酰胺类药物敏感的细菌已经对这些抗菌药物形成了多种耐药机制。耐药机制包括PBP编码序列的基因突变、结构改变、降低与药物的结合力；基因重组，产生不能与药物结合的PBP结构；过量产生正常的PBP，使其超过药物能抑制的水平；以及从与药物亲和力较低的另一病原体中获得新PBP的基因编码序列。这类获得性的β内酰胺类药物耐药性通常存在于革兰阳性菌中。

为了阻止抗菌药物耐药性的发展，目前已经开发出包含β内酰胺和β内酰胺酶抑制剂的复方制剂。β内酰胺酶抑制剂阻断细菌产生的β内酰胺酶与β内酰胺环的结合，从而使β内酰胺类药物发挥其抗菌作用。表10.2列出了β内酰胺-β内酰胺酶抑制剂组合的示例。此类组合对能产生与抑制剂结合的β内酰胺酶的病原体有效，对改变PBP结构介导的耐药性没有效果(参见本章后面的抗菌药物耐药机制)。

磷霉素 · **磷霉素氨丁三醇**是一种合成的有机磷酸酯衍生物。它有杀菌作用，通过使烯醇-丙酮酸转移酶失活来抑制细胞壁的合成，该酶催化PG合成的第一步。磷霉素在美国被批准作为单一剂量口服，治疗由敏感粪肠球菌和大肠埃希菌引起的单纯尿路感染(urinary tract infections, UTIs)。在美国以外，有文献报道磷霉素用于治疗金黄色葡萄球菌(包括耐甲氧西林的金黄色葡萄球菌)、凝固酶阴性葡萄球菌和铜绿假单胞菌的感染。

糖肽类和脂糖肽类 · 糖肽类是另一类重要的抗菌药物，它通过与PG末端结合，干扰转肽作用来抑制细菌细胞壁的合成。这是一种不同于直接与酶结合的β内酰胺类药物的作用机制。万古霉素(图10.3)和替考拉宁是大分子，其功能不同于β内酰胺类。对于糖肽，这种结合会干扰PBP酶(如转肽酶和转糖基酶)将前体整合到正在生长的细胞壁中的能力。随着细胞壁合成的停止，细胞生长停止，从而导致细菌死亡。由于糖肽具有不同的作用方式，因此糖肽类对耐β内酰胺类药物的革兰阳性菌依然有效。但它们的体积相对较大，不能穿透大多数革兰阴性菌的外膜，因此临床上不用于治疗革兰阴性菌感染。替考拉宁已批准在美国以外的世界各地使用。如果万古霉素的使用时间超过3 d，则应在下一次给药前30 min内(即**谷浓度**)采集血样来监测肾毒性。为了监测疗效，可在输注结束后30 min(即**峰浓度**)抽血。由于药物不蓄积，也可在开始输注6～14 h抽取单个随机浓度。

脂糖肽类抗菌药物达巴万星、奥利万星和特拉万星在结构上与万古霉素相似。这些半合成分子是含有疏水化学基团的糖肽。脂糖肽分子结构的变化使它们可以与细菌的细胞膜结合，增强对细胞壁合成的抑制。此外，脂糖肽增加细胞通透性并引起细胞膜电位去极化。这类药物还通过与D-丙氨酰-D-丙氨酸残基结合来抑制细胞壁合成所必需的转糖基过程。脂糖肽的抗菌谱与万古霉素相似，但对万古霉素中介金黄色葡萄球菌(vancomycin-intermediate *S. aureus*, VISA)也有效。长期应用特拉万星会引起肾毒性。

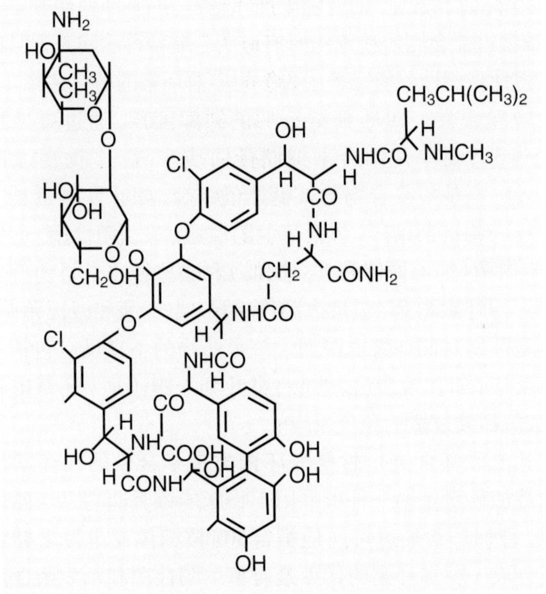

图10.3 万古霉素(抑制细胞壁合成的非β内酰胺类抗菌药物)的结构。(来源:Modified from Salyers AA, Whitt DD, eds. *Bacterial Pathogenesis: A Molecular Approach*. Washington, DC: ASM Press; 1994.)

多年来已经发现和开发了多种作用于细胞壁的抗菌药物,但药物的毒性限制了它们在临床上的广泛应用。杆菌肽就是一个例子,它抑制维持PG合成所需的某些代谢物的再循环。但由于其潜在的毒性,只限于局部使用。

抑制细胞膜功能

环脂肽类·**环脂肽类**药物达托霉素通过结合并破坏革兰阳性菌的细胞膜来发挥其抗菌作用。该药与细胞质膜结合并将其疏水尾部插入细胞膜,破坏细胞膜并增加其通透性,从而导致细胞死亡。达托霉素对革兰阳性球菌具有很强的抗菌活性,包括对β内酰胺类和糖肽类等药物耐药的细菌[如耐甲氧西林金黄色葡萄球菌(MRSA),多重耐药的葡萄球菌、肺炎球菌和链球菌,耐万古霉素肠球菌(VRE)和耐万古霉素金黄色葡萄球菌(VRSA)]。达托霉素体积大,不能穿透革兰阴性杆菌的外膜,因此对该类菌没有活性。达托霉素会引起罕见的嗜酸性粒细胞肺炎。

多黏菌素[多黏菌素B和E(黏菌素)]是破坏细菌细胞膜的环脂肽类药物。多黏菌素作用于细胞膜中的磷脂,增加细胞膜的通透性,使细胞存活所必需的大分子和离子渗漏出去。由于多黏菌素的有效性与细菌细胞膜的分子组成有关,因此对于不同的细菌,它们的活性并不相同。多黏菌素对革兰阴性菌最有效,对革兰阳性菌的活性较差。此外,革兰阴性菌中出现的质粒介导的多黏菌素耐药是目前全球关注的问题,这也影响了药物的临床应用。由于人类细胞也有细胞膜,因此,多黏菌素有毒性。它们主要的不良反应是神经毒性和肾毒性,而制药公司也在开发新的、毒性较小的抗菌药物,因此在20世纪70年代和80年代,黏菌素不再受临床欢迎。但在过去十年中,黏菌素的使用再次兴起。黏菌素被认为是治疗广泛耐药菌感染的"最后一道防线"。最值得一提的是,黏菌素、替加环素和美罗培南的三联方案在治疗产碳青霉烯酶肺炎克雷伯菌的重症感染中已取得相当成功的应用。

抑制蛋白质合成

有几类抗菌药物以细菌蛋白质合成为靶点,破坏细胞代谢。通过抑制蛋白质合成发挥作用的抗菌药物主要包括氨基糖苷类、**大环内酯类-林可酰胺类-链阳霉素**(MLS组)、**酮内酯类**(如泰利霉素)、氯霉素、四环素类、甘氨酰环素类(如替加环素)和**噁唑烷酮类**(如利奈唑胺和磷酸特地唑胺)。尽管这些药物都是蛋白质合成抑制剂,但其具体作用机制却存在明显差异。

氨基糖苷类·**氨基糖苷类**(**氨基糖苷氨基环醇**)通过不可逆地结合到细菌30S核糖体亚单位上的蛋白质受体来抑制细菌蛋白质的合成。这个过程中断了包括蛋白质合成复合物的初始形成、信使RNA(mRNA)代码的准确读取和核糖体mRNA复合物的形成等几个步骤。常用的氨基糖苷类药物庆大霉素的结构如图10.4所示。其他氨基糖苷类药物包括妥布霉素、阿米卡星、链霉素和卡那霉素。氨基糖苷类药物的抗菌谱包括多种需氧革兰阴性菌、某些革兰阳性菌及结核分枝杆菌。尽管氨基糖苷类药物对革兰阳性菌有活性,但由于药物毒性,不推荐用于治疗葡萄球菌引起的感染。细菌对氨基糖苷类药物的摄取是通过与作用于细胞壁的抗菌药物(如β内酰胺类或万古霉素)联用来实现的。由于厌氧菌不能在细胞内吸收这些药物,因此氨基糖苷类药物对它们无效。在药物治疗期间,应监测血液中氨基糖苷类的药物浓度,来减少肾毒性和听觉或前庭毒性。

大环内酯-林可酰胺-链阳霉素组·MLS组中最常用的抗菌药物是大环内酯类(如红霉素、阿奇霉素、克拉霉素)和林可酰胺类中的克林霉素。这类药物可逆性地与细菌50S核糖体亚单位上的23S核糖体RNA(rRNA)结合,通过阻断易位来破坏肽链的生长,从而抑制蛋白质合成。大环内酯类药物是抑菌剂,当感染的病原体负荷较低且药物浓度较高的时候,能起到杀菌作用。由于革兰阴性菌外膜对药物的摄取困

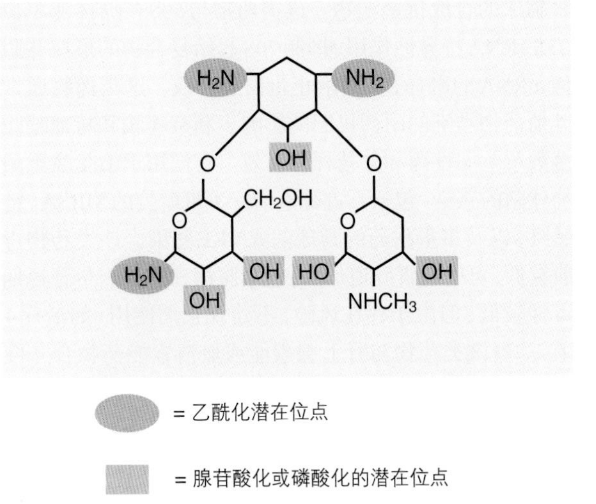

图10.4 常用氨基糖苷类药物庆大霉素的结构。重点介绍了细菌产生的腺苷酸化、磷酸化和乙酰化酶的潜在修饰位点。(来源:Modified from Salyers AA, Whitt DD, eds. *Bacterial Pathogenesis: A Molecular Approach*. Washington, DC: ASM Press; 1994.)

难，大环内酯类和克林霉素对大多数革兰阴性菌无效。它们对革兰阳性菌、分枝杆菌、密螺旋体和立克次体有效。大环内酯类药物可能会发生听力损失和药物相互作用，但药物的毒性通常较低。非达霉素是一种新型大环内酯类，被批准用于治疗成人艰难梭菌引起的腹泻。

林可酰胺类，包括克林霉素和林可霉素（因未在美国上市，不深入讨论），与50S核糖体亚单位结合，通过干扰蛋白质合成过程中的肽基转移来阻止肽链延伸。对于不同的细菌种类、病原体和药物浓度，它们可表现出杀菌或抑菌的活性。克林霉素对革兰阳性球菌有效，常用于治疗厌氧革兰阳性菌和部分厌氧革兰阴性菌的感染。使用克林霉素可能升高艰难梭菌结肠炎的风险。

链阳霉素类是天然存在的环肽，通过被动扩散进入细菌细胞并与细菌核糖体的50S亚单位不可逆地结合，从而诱导核糖体发生构象变化。核糖体结构的改变会干扰蛋白质合成过程中肽键的形成，破坏肽链延伸。链阳霉素能进入大多数组织，对革兰阳性菌和某些革兰阴性菌有效。奎努普丁-达福普汀是一种双链阳霉素，作用于50S核糖体亚单位上的两个位点。这类药物毒性低，主要副作用为静脉输注时发生局部静脉炎，据报道发生率约47%。

酮内酯类·**酮内酯类**药物由红霉素A和其他大环内酯类的化学衍生物组成。它们通过与50S核糖体亚单位的23S rRNA结合，起到抑制蛋白质合成的作用。目前唯一可用的酮内酯类泰利霉素和大环内酯类之间的关键区别在于，泰利霉素对大多数大环内酯类耐药的革兰阳性菌仍有活性，并且不会诱导常见的大环内酯类耐药机制［如大环内酯-林可酰胺-链阳霉素-B（MLSB）甲基化酶］和核糖体靶位的改变。酮内酯类药物对呼吸道病原体和胞内菌有效。这类药物对革兰阳性菌、某些革兰阴性菌、支原体、衣原体、分枝杆菌、立克次体和土拉弗朗西斯菌特别有效。酮内酯类药物毒性低，主要副作用是胃肠道症状，包括腹泻、恶心和呕吐。

噁唑烷酮类·**噁唑烷酮**（利奈唑胺和特地唑胺）是一类可用于临床的合成抗菌药物。该类药物与50S核糖体亚单位中的23S rRNA特异性作用，抑制70S起始复合物的形成并阻断任何mRNA的翻译，从而阻止蛋白质合成。这类药物通常不受其他药物类别的耐药机制的影响。利奈唑胺和特地唑胺对大多数革兰阳性菌和分枝杆菌有效。它们用于治疗多重耐药葡萄球菌的感染，包括万古霉素治疗不可耐受的MRSA、链球菌感染，以及多重耐药的肠球菌或VRE感染。该类药物毒性一般较低，可引起胃肠道症状，包括腹泻和恶心。尽管短期使用毒性较低，但由于存在风险，不建议长期使用（如治疗4周以上）。当该类药物与肾上腺素能或血清素能药物合并使用时，可能会发生血清素综合征的严重副作用。有限的数据提示，特地唑胺潜在的相互作用比利奈唑胺少。

氯霉素·**氯霉素**通过可逆地结合到50S核糖体亚单位，抑制转肽作用，从而抑制氨基酸添加到延长的肽链中。这种抗菌药物对多种革兰阴性和阳性菌及衣原体属、立克次体属、贝氏柯克斯体和支原体属具有高度活性。氯霉素对某些厌氧菌也有效。然而，由于存在严重的毒性，如导致严重血液系统障碍（如再生障碍性贫血）的骨髓毒性，该类药的临床应用受限。此外，细菌可能会因质粒编码的氯霉素乙酰转移酶使其失活而产生获得性耐药性。氯霉素主要作为多西环素的替代选择。

四环素类·**四环素类**是广谱的抑菌剂，通过可逆地与核糖体30S亚单位结合来抑制蛋白质合成，干扰转运RNA（tRNA）-氨基酸复合物与核糖体的结合，阻止肽链延长。四环素类药物抗菌谱广，包括革兰阴性菌、革兰阳性菌、支原体属、胞内菌（如衣原体和立克次体）和一些原虫。目前许多肠杆菌对四环素耐药，包括大肠埃希菌、志贺菌和沙氏菌菌株。假单胞菌属对四环素也耐药。该类药物的不良反应包括上消化道反应，如食管溃疡、恶心、呕吐和上腹不适；还有皮肤光毒性，包括光过敏的免疫反应。

甘氨酰环素类·**甘氨酰环素类**是半合成的四环素衍生物。替加环素是第一种批准用于临床的该类药物。与四环素类似，替加环素通过可逆地结合30S核糖体亚单位来抑制蛋白质合成。替加环素的优点是对革兰阴性菌和革兰阳性菌表达的最常见的四环素耐药机制不敏感。替加环素用于治疗复杂的腹腔感染、皮肤软组织感染和社区获得性肺炎。最常见的副作用是恶心、呕吐和腹泻。据报道，使用替加环素治疗的患者死亡率增加。美国FDA建议，只有在没有其他药物选择的情况下，才可以选择替加环素治疗感染。

莫匹罗星·**莫匹罗星**（假单胞菌酸A）是一种由荧光假单胞菌发酵产物合成的外用抗菌药。莫匹罗星通过抑制异亮氨酰-tRNA合成酶来阻止蛋白质合成。它被批准用于治疗由葡萄球菌引起的皮肤感染。目前还没有关于全身毒性作用的报道，但是已经报道了轻微的皮肤刺激反应（发红、发痒、刺痛），虽然这些反应可能是由于软膏中的聚乙二醇碱引起的。该药已成功用于鼻腔携带耐甲氧西林金黄色葡萄球菌患者的去定植，但对医疗相关的感染无效。

抑制核酸合成

氟喹诺酮类和甲硝唑是以DNA代谢为主要靶点的药物。

氟喹诺酮类·**氟喹诺酮类**药物，通常也简称为喹诺酮类药物，是萘啶酸的衍生物。常用的氟喹诺酮类药物包括贝西沙星和加替沙星（仅限局部使用）、环丙沙星、德拉沙星、吉米沙星、左氧氟沙星、莫西沙星、诺氟沙星（仅限泌尿道）和氧氟沙星。该类药物结合并干扰参与调节细菌DNA超螺旋的DNA回旋酶，这是DNA复制、重组和修复的关键步骤。新型氟喹诺酮类药物也抑制拓扑异构酶Ⅳ。拓扑异构酶Ⅳ的功能与DNA回旋酶非常相似，在复制后断开DNA的连接。氟喹诺酮类药物分为广谱和窄谱。广谱氟喹诺酮类药物是强效杀菌剂，用于治疗革兰阴性和阳性菌所致的感染。窄谱氟喹诺酮、萘啶酸，对革兰阳性球菌引起的感染没有活性，细菌对其广泛耐药，目前该药在临床使用较少。莫西沙星是唯一对厌氧菌有活性的氟喹诺酮类药物。环丙沙星、左氧氟沙星和德拉沙星是目前仅有的口服的、对铜绿假单胞菌引起的非尿路感染有活性的抗菌药物。氟喹诺酮类药物的抗菌谱和毒性因药物而异。美国FDA上市后的报告警告，普通人群使用氟喹诺酮类药物会引起肌腱炎和跟腱断裂，在60岁以上的患者、同时接受类固醇治疗的患者和移植受者中的风险更大。2018

年12月，美国FDA发布了一项新的安全警告，称全身使用氟喹诺酮类药物会增加主动脉夹层或破裂的发生率。罹患主动脉瘤的患者或发生动脉瘤风险增加的患者（如高血压、动脉粥样硬化性血管疾病的患者）应避免使用喹诺酮类药物。

甲硝唑 · **甲硝唑**抗菌活性的确切机制是由于化学结构中存在硝基。硝基被细菌细胞质中的硝基还原酶还原，产生破坏宿主DNA的细胞毒性化合物和自由基。甲硝唑活化需要在低氧化还原电位条件下（如厌氧环境）进行还原。因此，该药对厌氧和微需氧微生物最有效，特别是革兰阴性微生物。该药也能有效治疗原生动物，包括毛滴虫、贾第虫和溶组织内阿米巴。替硝唑是第二代化合物，也被批准用于治疗原生动物。由于厌氧菌没有常规进行药物敏感性试验，因此它们的耐药性可能被低估。新出现对甲硝唑耐药的细菌（如艰难梭菌）正在给细菌感染的诊断和治疗带来困难。该药物副作用包括头痛和轻微的胃肠道症状。与酒精合用可导致双硫仑样反应，症状包括呕吐、脸红、恶心、头痛和低血压。

利福霉素 · 包括利福平在内的**利福霉素类**，是一种半合成抗菌药物，可与DNA依赖性RNA聚合酶结合并抑制RNA的合成。由于利福平不能有效穿透大多数革兰阴性菌的外膜，因此与革兰阳性菌相比，该药对这些微生物的活性更低。此外，自发性突变导致产生对利福平不敏感的RNA聚合酶，其发生率相对较高。在得到药敏结果前，利福平通常与异烟肼、吡嗪酰胺和乙胺丁醇等其他抗微生物药物联合用于结核分枝杆菌感染的治疗。利福昔明是利福平的衍生物，对许多肠道病原体有广谱抗菌活性。有报道，艰难梭菌对利福昔明产生耐药性。利福平的副作用包括胃肠道症状和过敏反应。

抑制其他代谢过程

除已经讨论过的以外，以细菌代谢过程为靶点的抗菌药物包括磺胺类、甲氧苄啶和呋喃妥因。

磺胺类 · 细菌叶酸代谢途径产生的物质是DNA合成所需的前体（图10.5）。**磺胺类**药物特异性结合二氢蝶酸合酶，破坏叶酸的代谢途径。磺胺类有几种药物可供临床使用。这些药物对多种细菌都有活性，包括革兰阳性和阴性菌（铜绿假单胞菌除外）、放线菌、衣原体属、刚地弓形虫和疟原虫属。磺胺类药物毒性中等，可引起呕吐、恶心和过敏反应。磺胺类药物与华法林、苯妥英和口服降糖药等药物之间存在相互作用。

甲氧苄啶 · 与磺胺类药物一样，**甲氧苄啶**也是作用于叶酸代谢途径，它抑制另一种酶——二氢叶酸还原酶（图10.5）。甲氧苄啶对革兰阳性和阴性菌都有活性。甲氧苄啶通常与磺胺类药物（常用磺胺甲噁唑）组合成复方制剂，可同时作用于叶酸代谢途径中的两个靶点。这种药物组合可以增强对各种细菌的活性，有助于防止细菌对单一药物产生耐药性。甲氧苄啶的毒性轻微，不良反应包括胃肠道症状和过敏性皮疹。人类免疫缺陷病毒（human immunodeficiency virus, HIV）/获得性免疫缺陷综合征（aquired immunodeficiency syndrome, AIDS）患者比免疫功能正常的患者更容易出现不良反应。

呋喃妥因 · **呋喃妥因**是一种合成的抗菌药物，杂环上由硝基取代，有口服混悬剂和胶囊可供使用。呋喃妥因的作用

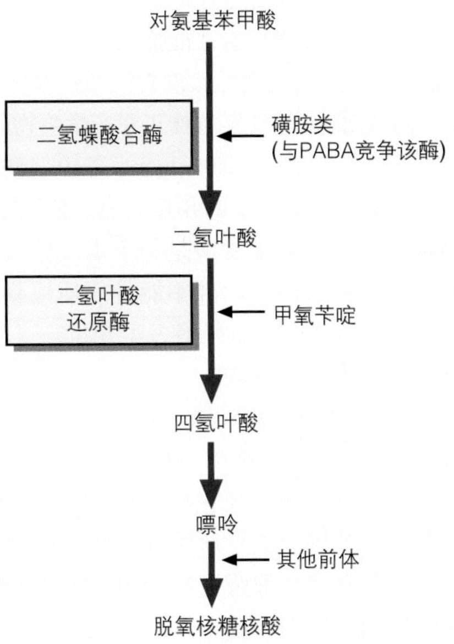

图10.5 细菌的叶酸代谢途径和磺胺类、甲氧苄啶的作用靶点。（来源：Modified from Katzung BG. *Basic and Clinical Pharmacology*. Norwalk, CT: The McGraw-Hill Companies; 1995.）

机制是多方面的。呋喃妥因被细菌硝基还原酶转化为反应性中间体，中间体结合细菌核糖体蛋白和rRNA，破坏RNA、DNA和蛋白质的合成。呋喃妥因在美国被批准用于治疗由大肠埃希菌、腐生链球菌、金黄色葡萄球菌、肠球菌、克雷伯菌和肠杆菌属引起的复杂性和复发性膀胱炎。呋喃妥因的副作用主要有腹泻、恶心和呕吐等胃肠道症状，肺部病变也是呋喃妥因最常见的不良反应，服用呋喃妥因超过6个月的患者可能会出现不可逆的肺纤维化。

抗菌药物耐药机制

原理

尽管抗菌药物在治疗微生物感染方面有着巨大的好处，但出现耐药菌导致抗菌药物治疗无效的情况引起了全球的高度关注。

细菌对抗菌药物的耐药需要中断或干扰抗菌作用所必需的一个或多个步骤（图10.1）。这些干扰或耐药机制可能是各种过程的结果，使抗菌药物部分或完全丧失抗菌活性。抗菌药物的耐药机制包括生物与临床耐药性、环境介导的耐药性和微生物介导的耐药性。

生物与临床耐药性

细菌对最初易感的抗菌药物产生耐药性需要改变细胞的生理功能或结构。生物耐药性是指导致病原体对特定抗菌药物的敏感性明显降低的变化。当抗菌药物的敏感性下降至药物在临床使用中也对细菌无效时，病原体就获得了临床耐药性。

需要注意的是，生物耐药性和临床耐药性并不一定是一致的。实际上，由于大多数检测耐药性的实验室方法都侧重于检测临床耐药性，因此微生物的生物耐药性水平可能会在不知不觉中发生重大变化。例如，肺炎链球菌是肺炎和脑膜炎的

常见病因，可被≤0.03 μg/mL的青霉素抑制。然而，临床实验室专注于检测≥2 μg/mL青霉素才能抑制的菌株，这是青霉素治疗所需的耐药折点。实验室虽然没有检测到需要≥2 μg/mL青霉素才能抑制的菌株，但其实菌株正在产生生物耐药性，抑制菌株生长的青霉素浓度要比0.03 μg/mL高10～50倍。

从临床实验室和公共卫生的角度来看，重要的是要认识到抗菌药物耐药性的生物学发展是一个需要持续监测的过程。当目前的实验室程序和标准不能可靠地检测所有过程时，不能认为细菌的生物耐药性没有发生变化。

环境介导的抗菌药物耐药性

抗菌药物的耐药性是药物、微生物和共存的环境之间不可分割的相互作用的结果。抗菌药物的特性，除了作用机制和抗菌谱外，其他重要的方面还包括各种药物的药理学属性，但这超出了本文的范围。本章后续部分将讨论微生物特征（见微生物介导的抗菌药物耐药性）。无论怎样强调环境影响对抗菌活性的重要性，都不为过。

环境介导的耐药性是指直接由环境的物理或化学特性产生的耐药性，这些特性直接改变抗菌药物或改变微生物对抗菌药物的正常生理反应。介导耐药性的环境因素包括pH、大气、阳离子浓度和胸苷含量。

几种抗菌药物的活性受到环境pH的影响。例如，红霉素和氨基糖苷类药物的抗菌活性随着pH的降低而降低，而四环素的抗菌活性则随着pH的升高而降低。

氨基糖苷介导的细菌蛋白质合成的抑制需要药物通过细胞膜进行细胞内摄取。大多数氨基糖苷类药物的摄取是通过细胞内的氧化过程驱动的。在缺乏氧气的情况下，药物的摄取及其导致的药物活性会显著降低。

氨基糖苷类药物活性还受环境中阳离子浓度的影响，如钙和镁（Ca^{2+}和Mg^{2+}）。这种效应在铜绿假单胞菌中最为显著。如图10.1所示，抗菌活性的重要步骤是将抗菌药物吸附到细菌细胞表面。氨基糖苷类药物分子带有净正电荷，与大多数革兰阴性细菌一样，铜绿假单胞菌的外膜带有净负电荷。这种静电吸引有助于药物在内化和随后的抑制蛋白质合成之前附着在细菌表面上（图10.6）。然而，钙和镁阳离子与氨基糖苷类药物竞争细胞表面带负电荷的结合位点。如果带正电荷的钙和镁离子在这些位点的竞争中超过氨基糖苷类分子，则进入细胞的抗菌药物剂量就会减少，抗菌活性也随之降低。因此，氨基糖苷类药物抗铜绿假单胞菌的活性随着环境中阳离子浓度的增加而降低。

环境中某些代谢物或营养素的存在也可能影响抗菌活性。例如，肠球菌可以使用胸腺嘧啶和其他外源性叶酸代谢物来规避叶酸代谢途径抑制剂磺胺类和甲氧苄啶的活性（图10.5）。本质上，如果环境为微生物提供了代谢物，那么针对产生这些代谢物途径的抗菌药物活性即使没有完全丧失，也会大大降低。在没有代谢物的情况下，微生物可以恢复对抗菌药物的完全敏感性。

建立标准化测试方法时应包含有关环境介导的耐药性信息，以最大限度地减少环境因素的影响，并准确测定微生物介导的耐药机制（见下文讨论）。值得注意的是，体外测试条件

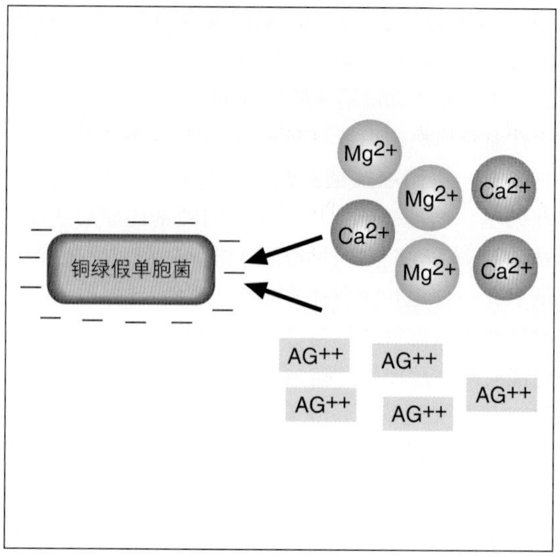

图10.6 阳离子（Mg^{2+}和Ca^{2+}）和氨基糖苷类（AG^{++}）竞争铜绿假单胞菌外膜表面带负电荷的结合位点。这种竞争是环境因素（例如，阳离子浓度）对氨基糖苷类抗菌活性产生影响的例子。

不是为了建立体内的感染生理学，而是为了优化微生物表达的耐药性检测。

微生物介导的抗菌药物耐药性

微生物介导的耐药性是指微生物的基因编码特征对抗菌药物的耐药性。基于病原体的耐药性可分为两个类别：内在（或称固有）耐药性和获得性耐药性。

固有耐药性

由微生物的正常遗传、结构或生理状态产生的抗菌药物耐药性，称为**固有耐药性**（表10.3）。这些耐药因子通常在微生物基因组中以染色体编码，不易转移。这种耐药性被认为是与特定菌群、属或种中的大多数菌株相关的自然且持续遗传的特征。因此，这种耐药模式是可预测的，并能鉴定微生物。固有耐药谱有助于确定哪些抗菌药物应包含在针对特定类型病原体的测试药物组合中。例如，参考表10.3中的信息，针对革兰阳性球菌进行测试的抗菌药物组合中不包含氨曲南。同样，万古霉素也不会常规用于检测革兰阴性杆菌。如第7章所述，固有耐药谱有助于鉴定某些细菌或细菌群。

获得性耐药性

由微生物基因组成变化引起的细胞生理和结构改变导致的抗菌药物耐药性，称为**获得性耐药性**。与固有耐药性不同，获得性耐药性可能是与特定生物群或物种的特定菌株相关的特征。在任何临床分离株中存在这种类型的耐药性是不可预测的。这种不可预测性是实验室检测临床分离菌株耐药谱（也称为抗菌药物敏感谱）的主要原因。

由于获得性耐药性的机制都是基因编码的，因此获得这种耐药性的方法涉及基因突变或转移。可通过以下方式获得耐药性：

- 成功的基因突变；
- 通过基因转移机制从其他微生物处获取基因（第2章）；
- 结合基因突变和转移机制。

表10.3 抗菌药物固有耐药性示例

天然耐药	机制
厌氧菌与氨基糖苷类	缺乏摄取氨基糖苷类所需的氧化代谢
革兰阳性菌与氨曲南(β内酰胺)	缺乏结合这种β内酰胺的青霉素结合蛋白(PBP)靶点
革兰阴性菌与万古霉素	万古霉素不能穿透外膜而导致其摄取不足
铜绿假单胞菌与磺胺类、甲氧苄啶、四环素、氯霉素	不能摄取足够的细胞内药物浓度
克雷伯菌与氨苄西林(β内酰胺)	产生破坏氨苄西林的酶(β内酰胺酶),使其不能结合PBP靶点
需氧菌与甲硝唑	无法在厌氧条件下将药物还原至其活性形式
肠球菌与氨基糖苷类	缺乏摄取氨基糖苷类所需的氧化代谢
肠球菌与头孢菌素类	缺乏与药物结合的PBP
乳酸杆菌、明串珠菌属与万古霉素	缺乏合适的细胞壁前体靶点以结合万古霉素并抑制细胞壁合成
嗜麦芽窄食单胞菌与亚胺培南(β内酰胺类)	产生破坏亚胺培南的酶(β内酰胺酶),使其不能结合PBP靶点

抗菌药物耐药性的常见途径

无论耐药性是固有的还是获得性的,细菌都有相似的途径或策略来影响抗菌药物的耐药性。在图10.7所列的途径

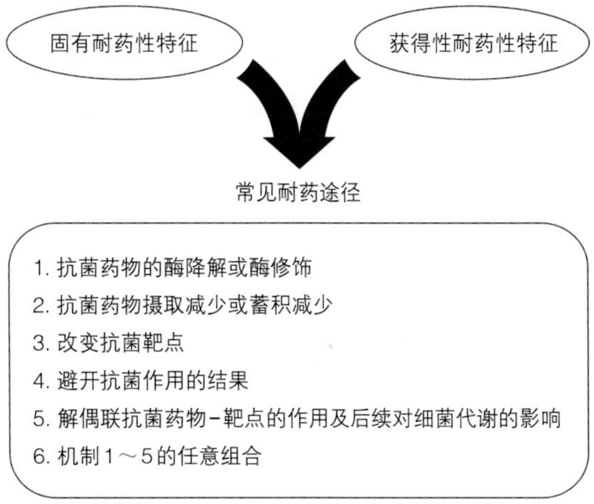

图10.7 细菌产生耐药性的常见途径概述。

中,最常见的途径包括酶降解或修饰抗菌药物、减少细胞内药物摄取或蓄积及改变抗菌药物的作用靶点。这些途径中的一种或多种可由单个细胞表达,保护自身免受一种或多种抗菌药物的作用。

对β内酰胺类的耐药性

如前所述,细菌对β内酰胺类抗菌药物的耐药性可能由酶降解(如β内酰胺酶)介导;改变抗菌药物靶点,导致抗菌药物与靶点PBP的亲和力或结合力降低;药物的细胞内摄取减少或细胞外排增加(表10.4)。这三种途径在临床相关的抗

表10.4 β内酰胺类、万古霉素、氨基糖苷类和氟喹诺酮类耐药机制概述

抗菌药物类别	耐药途径	特征机制	举例(除外)
β内酰胺类	酶降解	β内酰胺酶水解β内酰胺环,使抗菌药物不能与青霉素结合蛋白(PBPs)结合,干扰细胞壁合成(图10.8)	葡萄球菌对青霉素耐药;肠杆菌和铜绿假单胞菌对某些青霉素类、头孢菌素类、碳青霉烯类和氨曲南耐药
	靶点改变	PBPs改变或获得不同的PBPs,使β内酰胺类药物不能有效结合,干扰细胞壁合成(图10.9)	葡萄球菌对甲氧西林和其他β内酰胺类药物耐药;肺炎链球菌和草绿色链球菌对青霉素和头孢菌素耐药
	摄取减少	孔蛋白通道(β内酰胺穿过外膜到达革兰阴性菌的PBP)在数量或特性上发生变化,使β内酰胺类药物的摄取显著减少(图10.9)	铜绿假单胞菌对亚胺培南耐药
糖肽类	靶点改变	细胞壁前体成分分子结构改变,降低了万古霉素的结合,使细胞壁可以继续合成	肠球菌和金黄色葡萄球菌对万古霉素耐药
	靶点过量	产生过量的肽聚糖	万古霉素中介的葡萄球菌
氨基糖苷类	酶修饰	修饰酶改变氨基糖苷分子结构;使药物结合核糖体并阻止蛋白质合成的能力减弱或丧失	革兰阳性菌与革兰阴性菌对氨基糖苷类药物耐药
	摄取减少	孔蛋白通道(氨基糖苷类药物穿过外膜到达革兰阴性菌的核糖体)在数量或特性上发生变化,使氨基糖苷类药物的摄取显著减少(图10.9)	革兰阴性菌对氨基糖苷类药物耐药
	靶点改变	核糖体结合位点的突变降低了与氨基糖苷类药物的结合,使其阻止蛋白质合成的能力丧失	肠球菌对链霉素耐药(也可能通过酶修饰介导)
喹诺酮类	摄取减少	外膜改变减少药物的吸收和(或)激活"外排"泵,使喹诺酮类药物不能达到足够的细胞内浓度来抑制DNA代谢	革兰阴性菌和葡萄球菌(仅外排泵机制)对喹诺酮类药物耐药
	靶点改变	DNA回旋酶亚单位的变化降低了喹诺酮类药物的结合及其干扰DNA合成的能力	革兰阴性菌和革兰阳性菌对喹诺酮类药物耐药
大环内酯类	外排泵	在药物与靶点结合前,将药物泵出细胞	链球菌和葡萄球菌对大环内酯类药物耐药
	靶点改变	核糖体靶点的酶改变减少药物结合	链球菌和葡萄球菌对大环内酯类药物耐药

DNA:脱氧核糖核酸;RNA:核糖核酸。

菌药物耐药性中都起着重要作用，通过产β内酰胺酶来水解β内酰胺类药物是迄今为止最常见的耐药方式。超广谱β内酰胺酶（ESBL）源于β内酰胺酶，使细菌对青霉素类和头孢菌素类产生耐药性；水解碳青霉烯类的β内酰胺酶可产生对如美罗培南等碳青霉烯类药物的耐药性。β内酰胺酶通过水解β内酰胺环，使药物结构改变从而不能与PBP有效结合，而使细胞壁合成能够继续进行（图10.8）。

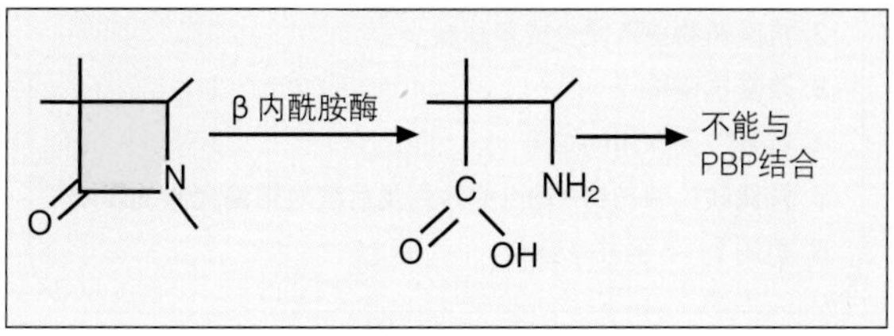

图10.8 β内酰胺酶的作用方式。该酶切割β内酰胺环，使β内酰胺类药物不能与青霉素结合蛋白（PBP）结合，从而不能发挥抑制细胞壁合成的作用。（来源：Modified from Salyers AA, Whitt DD, eds. *Bacterial Pathogenesis: A Molecular Approach*. Washington, DC: ASM Press; 1994.）

葡萄球菌是常见产β内酰胺酶的革兰阳性细菌。由于酶的产生，大于90%的葡萄球菌对青霉素耐药。罕见肠球菌分离株也产β内酰胺酶。革兰阴性菌，包括肠杆菌属、铜绿假单胞菌和不动杆菌属，会产生几种不同的β内酰胺酶，来介导对一种或多种β内酰胺类药物的耐药性。

尽管图10.8所示的β内酰胺酶活性的基本机制对于所有类型的酶都是通用的，但还是存在明显的差异。例如，由革兰阳性细菌（如葡萄球菌）产生的β内酰胺酶会分泌到周围环境中，β内酰胺类药物在与细胞膜中的PBP结合之前就被水解了（图10.9）。相反，革兰阴性细菌产生的β内酰胺酶留在细胞内的周质空间中。在这里，当β内酰胺类药物通过充满水的蛋白质内联孔蛋白通道穿过外膜时，才被它们水解（图10.9）。不同的β内酰胺酶底物也有所不同。也就是说，一种β内酰胺酶不能水解所有的β内酰胺类药物。例如，葡萄球菌产生的β内酰胺酶很容易水解青霉素和青霉素衍生物（如氨苄西林）；

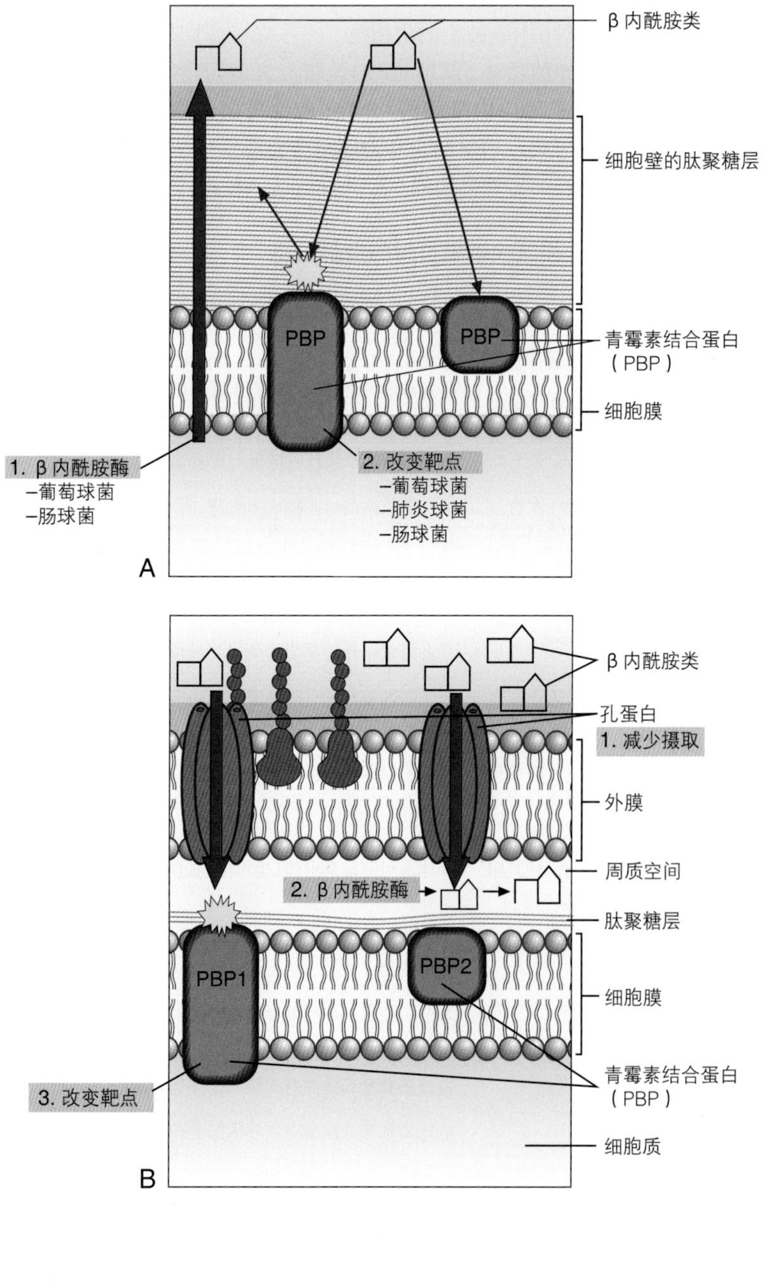

图10.9 革兰阳性菌（A）和革兰阴性菌（B）对β内酰胺耐药机制的图解。（A）在革兰阳性菌中，耐药性通过以下途径介导：① 分泌水解β内酰胺类抗菌药物的β内酰胺酶。② 青霉素结合蛋白（PBP）靶点基因产生突变，结构改变后与β内酰胺类抗菌药物不能结合。（B）在革兰阴性杆菌中，耐药性通过以下途径介导：① 通过外膜孔蛋白通道摄取的减少。② 产生水解β内酰胺抗菌药物与膜结合的β内酰胺酶。③ PBP靶点基因产生突变，结构改变后与β内酰胺抗菌药物不能结合或结合力降低。

但它不能有效水解许多头孢菌素或亚胺培南。

β内酰胺类药物的分子结构改变使其免受β内酰胺酶的水解，从而产生更有效的抗菌药物。例如，苯唑西林和萘夫西林与其前体抗菌药物甲氧西林密切相关，是青霉素的第二代衍生物，其结构性质对β内酰胺酶具有耐受性。这些药物是抗葡萄球菌治疗的主要药物。类似的策略已被应用于开发青霉素类和头孢菌素类，这些药物对革兰阴性杆菌产生的多种β内酰胺酶更具耐受性。需要注意的是，在常见的革兰阴性杆菌（例如，肠杆菌、铜绿假单胞菌和不动杆菌属）中，β内酰胺酶的分子类型和数量持续增加，这对目前可用的β内酰胺类药物的有效性提出了挑战。

改变靶点也是与临床相关的β内酰胺类耐药性中的关键途径（表10.4）。通过这个途径，微生物改变或从另一个微生物获得编码改变的细胞壁合成酶（如PBP）的基因。由于β内酰胺类药物对改变的PBP缺乏足够的亲和力，新的PBP即使在β内酰胺类药物存在的情况下也能继续发挥作用。这是葡萄球菌对甲氧西林和其他所有β内酰胺类药物耐药的机制。MRSA产生一种改变的PBP，称为PBP2a，它由*mecA*基因编码。由于β内酰胺类药物和PBP2a之间结合减少，细胞壁能继续合成。PBP的改变也是粪肠球菌对氨苄西林耐药及肺炎链球菌和草绿色链球菌对β内酰胺类药物耐药的原因。

由于革兰阳性菌没有外膜，而β内酰胺类药物在达到其PBP靶点之前必须通过的外膜，因此这些细菌并不是通过摄取减少来产生β内酰胺类药物耐药性。但减少摄取可显著增加革兰阴性菌对β内酰胺类药物的耐药性（图10.9）。β内酰胺类药物通过的外膜孔蛋白数量或特性的变化能产生对药物的绝对耐药性（如铜绿假单胞菌对亚胺培南的耐药性）。此外，孔蛋白变化与周质空间中某些β内酰胺酶的存在可能导致临床耐药性。

对糖肽类的耐药性

迄今为止，肠球菌对万古霉素产生了获得性高水平耐药性，这种现象在葡萄球菌中很少见，在链球菌中没有见到。耐药机制为细胞壁前体发生改变，万古霉素不能与这些前体产生足够的亲和力，也不能抑制PG合成酶。改变后的靶点很容易融入细胞壁，使细胞壁继续合成（表10.4）。对糖肽类药物耐药的第二种机制（仅在葡萄球菌中发生）导致较低水平的耐药。该机制为产生过量的PG层，大量的糖肽分子被PG层结合，从而降低药物发挥抗菌作用的能力。

由于肠球菌具有高水平的万古霉素耐药基因和交换基因信息的能力，万古霉素耐药性向其他革兰阳性菌传播的可能性对公众健康构成严重威胁。事实上，检出临床VRSA分离株的患者，都曾有过肠球菌的感染或定植。

对氨基糖苷类的耐药性

与β内酰胺类药物耐药性相似，氨基糖苷类药物的耐药性主要通过酶修饰、靶点改变或摄取减少等途径介导（表10.4）。革兰阳性和阴性菌产生不同的氨基糖苷修饰酶。修饰酶通过以下三种方式修饰氨基糖苷分子（图10.4）：

- 羟基的磷酸化；
- 羟基的腺苷酸化；
- 胺基的乙酰化。

被修饰后的氨基糖苷类药物与30S核糖体亚单位结合的亲和力明显降低或完全丧失，从而使细菌蛋白质的合成得以继续。

氨基糖苷类药物通过外膜孔通道进入革兰阴性菌细胞，通道的改变可导致细菌对氨基糖苷类药物产生耐药性。尽管已经描述了一些导致核糖体靶点改变的突变，但这种机制在常见细菌对氨基糖苷类药物的耐药性中很少见。

对喹诺酮类的耐药性

革兰阴性菌细胞膜的成分可以限制氟喹诺酮类药物进入细菌细胞。其他细菌，尤其是葡萄球菌，存在将抗菌药物主动泵出细胞并使细胞内的药物浓度低于有效浓度的机制。这种药物泵出的过程减少抗菌药物在细胞内蓄积，而不是减少药物摄取。喹诺酮类药物主要的耐药途径为DNA回旋酶靶点亚单位突变，当突变的分子足够多的时候，回旋酶就不再结合喹诺酮类药物，从而使DNA复制继续进行。喹诺酮类药物的耐药性常通过减少摄取、蓄积或靶点改变来介导，酶降解通常不是该类药物的耐药机制（表10.4）。

对其他药物的耐药性

对其他抗菌药物的细菌耐药机制涉及酶活性改变、靶点改变、摄取减少或蓄积减少等（框10.2）。

框10.2 细菌对抗菌药物的耐药机制

氯霉素
- 酶修饰（氯霉素乙酰转移酶）、摄取减少

四环素类
- 减少药物蓄积（外排泵系统）、改变或保护核糖体靶点、酶失活

大环内酯类（即红霉素）和克林霉素
- 核糖体靶点改变、减少药物蓄积（外排泵系统）、酶修饰

磺胺类和甲氧苄啶
- 酶靶点改变（磺胺类的二氢蝶酸合酶和甲氧苄啶的二氢叶酸还原酶）使其不与抗菌药物结合

利福平
- 酶（DNA依赖的RNA聚合酶）靶点改变

抗菌药物耐药性的出现和传播

细菌耐药性途径不一定是细菌进化的机制。根据定义，抗生素来源于微生物。对抗菌药物的耐药机制一直是细菌作为抵御抗菌药物、促使其进化生存的手段。然而，随着抗菌药物的临床使用，细菌已将耐药机制作为其生存策略的一部分。由于抗菌药物的广泛使用，“适者生存”是细菌为适应抗菌药物的攻击压力采取的策略（图10.10）。

所有细菌的耐药性都编码在一个或多个基因上。这些耐药基因很容易在同一菌种的菌株之间、不同属的菌种之间，甚至在亲缘关系较远的细菌之间共享。当突变或基因转移在特定细菌菌株或菌种中引发耐药机制时，这种机制有可能通过遗传交换途径传递给其他微生物（图2.10）。细菌的耐药性可能会扩散到多种细菌，任何单一微生物都可能获得多个基因并对所有可用的抗菌药物产生耐药性。例如，已出现几乎没有有效治疗药物的肠球菌和铜绿假单胞菌菌株。此外，编码单一且非常有效的耐药机制的基因可能会介导对多种抗菌药物的耐药性。例如*mecA*基因，该基因编码的葡萄球菌对除一种β内酰胺类药物外的所有可用于治疗这类细菌的β内酰胺

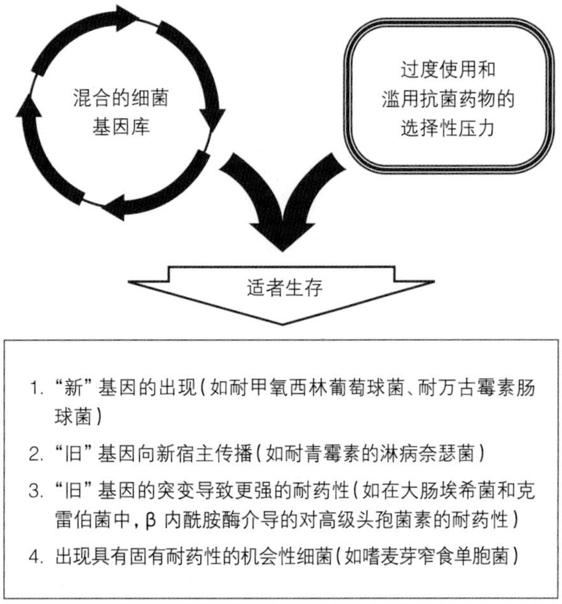

图10.10 导致细菌耐药性出现和传播的因素。

类药物耐药；这使得万古霉素成为唯一有效的抑制细胞壁合成的药物。唯一可用于治疗MRSA感染（社区获得性肺炎或皮肤和软组织感染）的β内酰胺类药物是头孢洛林酯，被批准静脉用于成人和儿童患者的治疗。

综上所述，抗菌药物的使用加上细菌阻碍抗菌活性及其在遗传上共享，这些策略的强大能力推动了持续出现的耐药性过程（图10.10）。抗菌药物耐药性的不断发展和传播表现为来源不明的新基因（如耐甲氧西林葡萄球菌和VRE）的出现、旧基因转移至新的细菌宿主[如耐青霉素的淋病奈瑟菌（PPNG）]、常见耐药基因突变产生更强的耐药性（如β内酰胺酶介导的大肠埃希菌和其他肠杆菌中对头孢菌素的耐药性），以及新病原体的出现[这些病原体（如嗜麦芽窄食单胞菌）最明显的毒力因子是对医院中使用的许多抗菌药物产生固有或天然的耐药性]。

由于耐药性出现和传播的持续性，检测耐药性的可靠实验室程序是管理患者感染的关键辅助手段，也是监测临床相关细菌耐药性变化趋势的一种手段。

案例学习10.1

患者，56岁，住在芝加哥郊区一家长期护理机构，有糖尿病、外周血管疾病、终末期肾病和恶病质病史，在接受常规血液透析（hemodialysis, HD）治疗期间出现发热。由于患者出现严重的低血压（收缩压80 mmHg），HD被中断。她被转移到一家急症护理医院，直接入住重症监护病房（intensive care unit, ICU）。该患者在本次入院前2个月因胃造瘘管故障刚从该ICU出院。她之前接受过耐甲氧西林金黄色葡萄球菌（MRSA）鼻腔携带的接触预防措施。患者予以拔除位于中心静脉的旧PICC管，并在左锁骨下静脉重新放置PICC管，目前正等待外科会诊。入ICU第二天，血培养中出现了成簇的革兰阳性球菌；导管尖端正在生长＞15个菌落的同类细菌。

血培养和导管尖端培养的细菌都被MALDI-TOF鉴定为金黄色葡萄球菌。分离株对头孢西丁耐药，MIC为16 μg/mL。

问题：

1. 从血液培养和HD导管尖端分离的金黄色葡萄球菌是否应报告为甲氧西林耐药？
2. 编码这种耐药性的表型基因是什么？
3. 该金黄色葡萄球菌分离株最有可能是哪种耐药途径？（酶降解、靶点改变、摄取减少、靶点过量或外排泵）

复习题

1. 哪对抗菌药物抑制叶酸合成（　　）

   a. 磺胺类和甲氧苄啶　b. 氯霉素和泰利霉素　c. 头孢他啶和阿维巴坦　d. 奎奴普丁和达福普汀

2. 四环素的作用机制是抑制（　　）

   a. RNA合成　b. 细胞壁合成　c. 蛋白质合成　d. 膜功能

3. 细菌抵抗抗菌药物作用的固有能力是什么类型的耐药性（　　）

   a. 后天的　b. 内在的　c. 临床的　d. 生物的

4. 已知影响氨基糖苷类活性的两种阳离子为（　　）

   a. 钠和钾　b. 钙和钾　c. 钙和镁　d. 钠和镁

5. β内酰胺类最常见的耐药机制是（　　）

   a. 改变靶点　b. 渗透性降低　c. 泵出增加　d. 酶降解

6. 改变药物靶点是对以下哪些药物产生耐药性的方法（　　）

   a. β内酰胺类药物　b. 氨基糖苷类　c. 氟喹诺酮类　d. 以上都是

7. 配对题：将每个术语和正确的描述配对

   ______ 抗菌药物　　______ 克拉维酸
   ______ β内酰胺酶　　______ 孔蛋白
   ______ 内在耐药性　　______ 抗生素
   ______ PBP2a　　______ 外排泵
   ______ 获得性耐药性　　______ 抑菌剂
   ______ 临床耐药　　______ 杀菌剂

   a. 生物耐药性　b. 有效杀死　c. 生理产生　d. 靶点改变　e. 治疗阈值　f. 合成的　g. 抑制生长　h. β内酰胺酶抑制剂　i. 酶降解　j. 摄取减少　k. 蓄积减少　l. 基因交换

8. 配对题：将每种抗菌药物与其作用的机制匹配（作用机制可能会被多次选择）

   抗菌药物类别/例子

   ______ 氨基糖苷类/阿米卡星

______ 头孢菌素类/头孢他啶

______ 多黏菌素类/黏菌素

______ 脂糖肽类/达巴万星

______ 环脂肽类/达托霉素

______ 大环内酯类/红霉素

______ 氟喹诺酮类/左氧氟沙星

______ 青霉素类/哌拉西林

______ 安莎霉素类/利福平

______ 呋喃硝基类/呋喃妥因

______ 甘氨酰环素类/替加环素

______ 噁唑烷酮类/特地唑胺

作用机制

a. 细胞壁抑制剂 b. 细胞膜抑制剂 c. 蛋白质合成抑制剂 d. DNA合成抑制剂 e. RNA合成抑制剂 f. 其他代谢过程抑制剂

参考答案

案例学习10.1

1. 是的。甲氧西林和苯唑西林属于β内酰胺类抗菌药物。药物靶点改变的耐药机制通常会导致细菌对所有该类抗菌药物产生耐药性。

2. 苯唑西林耐药的葡萄球菌最常携带的基因是*mecA*；也存在另外的耐药基因，如*mecC*。

3. 药物靶点改变是该金黄色葡萄球菌最可能的耐药机制。

复习题

1. a; 2. c; 3. b; 4. c; 5. d; 6. d; 7. f,h,i,j,a,c,d,k,l,g,e,b; 8. c,a,b,a,b,c,d,a,e,f,c,c

第11章 · 药物敏感性试验的实验室方法和策略

Laboratory Methods and Strategies for Antimicrobial Susceptibility Testing

单玉璋 · 译　张羽仪 · 审校

本章目标

1. 列出控制和标准化药物敏感性试验应考虑的相关因素。
2. 解释如何根据样本来源、感染部位、病原体特征和固有耐药选择检测的抗生素。
3. 讨论肉汤稀释法、琼脂稀释法和纸片扩散法的试验条件(培养基、接种浓度、培养环境、培养时间、条件控制和目的)，以及如果条件未得到很好的控制，结果将受到何种影响。
4. 定义标准麦氏浊度，并解释如何将其用于药敏试验的标准化。
5. 描述如何判读肉汤稀释法、琼脂稀释法和纸片扩散法的最终结果。
6. 药物敏感性试验中敏感(S)、中介(I)和耐药(R)的分类和定义。此外，讨论非敏感(NS)和剂量依赖性敏感(SDD)定义的细微差别。
7. 最低抑菌浓度(MIC)折点的定义，并明确用于检测MIC值的药物敏感性试验方法。
8. 峰浓度和谷浓度的定义，描述其相关数据并讨论临床应用。
9. 概述检测革兰阳性菌耐药性的琼脂筛选、纸片筛选和D试验的基本原理，包括方法和临床应用。
10. 解释显色法检测头孢菌素酶的原理和目的。明确该试验在何种细菌和临床情况下可能有作用。
11. 比较分子检测与传统表型药物敏感性试验在检测耐药机制方面的差别，包括临床实用性、效率和特异性。
12. 解释最低杀菌浓度(MBC)、时间杀菌试验、血清杀伤试验和协同试验的原理及其临床应用。
13. 对比药物联合作用术语：协同、无关和拮抗作用。
14. 讨论药物敏感性试验的应用，因为它与预测药效(即原型药物)和病原体鉴定有关。
15. 列出确定进行药物敏感性试验时机的标准。
16. 描述分析药敏谱的重要性，并提供需要进一步评估的药敏谱示例。

如第10章所述，大多数临床相关细菌能够获得并表达对常用抗菌药物的耐药性。因此，当实验室分离出一株病原体，通常需要进行试验以检测其耐药性。除微生物鉴定外，药敏谱被认为是临床微生物实验室为负责患者护理的临床医生提供的报告中最关键的部分。用于生成药物敏感性试验结果简称"药敏结果"和检测抗菌药物体外耐药性的程序称为**抗菌药物敏感性试验(antimicrobial susceptibility testing, AST)**。本章的重点是分析需氧菌和兼性厌氧菌的AST方法。同时还讨论何时及如何应用这些方法的策略。临床分离的厌氧菌、分枝杆菌和酵母菌的药物敏感性试验程序分别在第40章、第42章和第63章中讨论。

目标和局限性

药物敏感性试验（简称药敏试验）的主要目的是明确分离菌对感染部位常用抗菌药物是否产生耐药性。因为大部分病原体的固有耐药性是已知的，所以通常仅需要对病原体进行鉴定，不需要检测固有耐药性。本质上，药敏试验旨在确定临床药敏谱不明确的重要病原体的获得性耐药性。

标准化

对于病原体耐药性的实验室准确检测，应尽量减少环境因素对抗菌药物活性的潜在影响（详细信息请参阅第10章）。这并不意味着环境阻力不起临床相关作用。然而，体外药敏试验重在检测病原体耐药性的表达。为了控制环境因素的影响，药敏试验的检测条件被广泛标准化。标准化有三个重要目的：

- 标准化优化了细菌的生长条件，从而使生长抑制归因于病原体正在检测的抗菌剂，而不是营养、温度或其他环境因素限制的结果。
- 标准化优化了保持抗菌完整性和活性的条件。抑制细菌生长的失败可归因于病原体相关的耐药机制，而不是环境因素造成的药物失活。
- 无论微生物实验室如何进行检测，标准化都能保持病原体药敏谱的可重复性和一致性。

药敏试验的标准条件是在大量实验室研究的基础上制订的。这些操作流程、指南和建议在美国临床和实验室标准协会（Clinical and Laboratory Standards Institute, CLSI）药物敏感性小组委员会的文件中发布。介绍各种药敏方法的CLSI文件持续更新，可通过联系CLSI（地址：950 W. Valley Road, Suite 2500, Wayne，邮编 19087）或访问网址 http://www.clsi.org 获得。

药敏试验的标准化内容包括：

- 细菌接种量；
- 接种培养基（标准的MH平板）：
  - pH、
  - 阳离子浓度、
  - 添加血液或血清、
  - 胸腺嘧啶含量；
- 孵育气体浓度；
- 孵育温度；
- 孵育时间；
- 抗菌药物浓度。

标准化的局限性

尽管体外条件的标准化是必要的，但标准条件的应用有一定局限性。最值得注意的是，实验室检测条件无法体外还原抗菌药物和病原体相互作用的感染部位环境。根据不同的感染部位，环境因素诸如细菌接种量、pH、阳离子浓度和氧浓度会有明显差别。药敏试验也未将其他在患者预后中起关键作用的因素考虑在内。这些因素包括：

- 抗菌药物在组织和细胞内的浓度；
- 抗菌药物和血清蛋白的结合；
- 药物间相互作用和干扰；
- 宿主免疫应答；
- 同时发生多种疾病；
- 病原体的毒力和致病性；
- 感染部位和严重程度。

尽管存在这些局限性，对抗菌药物的耐药性可显著改变感染患者的发病率和死亡率。快速、准确鉴别耐药菌有助于抗菌药物治疗的选择和优化患者管理。体外药敏试验所提供的数据可结合其他诊断信息有效指导患者的治疗选择。药敏试验提供了追踪临床相关病原体耐药性趋势的数据。

检测方法

原则

三种常用方法可用于检测和评估抗菌药物敏感性：

- 直接检测一种或多种抗菌药物对分离菌株的活性；
- 直接检测分离菌株是否存在特定的耐药机制；
- 特殊方法检测抗菌药物与病原体的复杂相互作用。

所使用的方法取决于临床需求、准确性和便捷性等因素。鉴于耐药模式的复杂性，实验室通常可以使用多种方法。

直接检测抗菌药物敏感性的方法

直接检测抗菌药物敏感性的方法包括将抗菌药物和病原体置于同一体外环境中，以确定药物对细菌生长或活性的影响。检测细菌的生长情况，并根据分类解释将每种抗菌药物的敏感、中介或耐药结果报告临床。抗菌药物敏感性的直接检测通过以下方式完成：

- 传统药敏试验方法，例如肉汤稀释法、琼脂稀释法和纸片扩散法；
- 商品化药敏检测（commercial antimicrobial susceptibility testing, cAST）系统；
- 特殊的筛选和显色试验。

常规检测方法：常规注意事项

一些常规注意事项适用于所有三种方法，包括菌悬液制备和抗菌药物的选择。

菌悬液制备 · 适当制备的菌悬液是所有药敏试验的关键。菌悬液制备的不一致性将导致较差的药敏结果可重复性和准确性。正确制备菌悬液的两个关键点是使用纯菌落和标准化菌悬液浓度。

使用混合菌落获得的药敏结果是不可靠的，可能会延迟结果报告。通过挑取3～5个相同形态的菌落，将其接种到肉汤中，并通过观察肉汤浊度以便菌落活跃生长（即对数生长期）并获得纯菌悬液。大部分病原体需要3～5 h的孵育。或者，操作者可使用直接菌落悬液法，挑取3～5个在平板上生长18～24 h的菌株置于肉汤或0.9%生理盐水中，以获得混浊菌悬液。

使用标准菌悬液浓度与使用纯菌落一样重要，通过与标准浊度对比检测菌悬液浊度。通常使用**标准麦氏浊度**，即将1%的硫酸和1.175%氯化钡混合获得具有特定光密度的溶液。商品化的0.5麦氏浊度标准与1.5×10^8 CFU/mL菌落密度具有相同的光密度。直接生长或从培养基上挑取的纯菌悬液调节至0.5麦氏浊度（图11.1）。菌悬液和麦氏标准在黑暗背

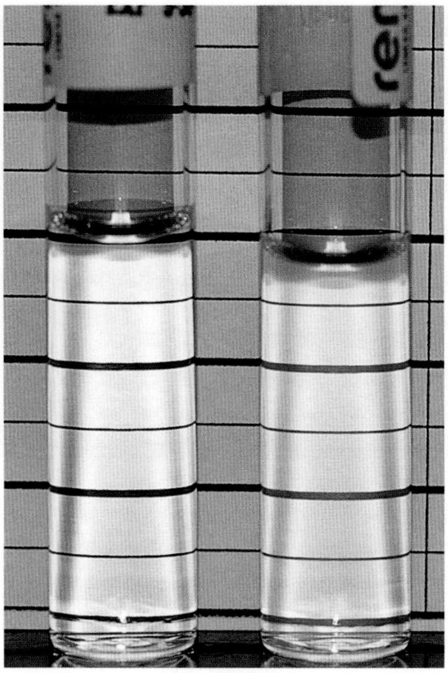

图11.1 制备0.5麦氏浊度的菌悬液，使细菌浓度为（1～2）×10^8 CFU/mL。右侧的标准管显示检测所需的正确浊度。

景进行比对。或者可以使用商品化仪器检测浊度。如果菌悬液不符合浊度标准，则必须根据需要进一步稀释或增加更多的接种物。

抗菌药物的选择·选择用于特定菌株药敏试验的抗菌药物称为**药物组**或**药敏板**。实验室可使用不同的药物组，但每组药物的成分和使用应基于特定标准。尽管框11.1中列出的标准影响了药物组的选择，但不建议实验室单独选择最终的检测药物；临床医生（特别是感染性疾病专家）和药剂师（如药剂科和治疗小组）的参与至关重要。

CLSI每年在M100文件中更新发布针对特定细菌或细菌组推荐检测的药物表。其中两张表格引人关注：表1A“美国临床微生物实验室在非苛养菌试验和报告中应考虑的经美国FDA批准用于临床的抗菌药物建议分组”和1B“美国临床微生物实验室在苛养菌试验和报告中应考虑的经美国FDA批准用于临床的抗菌药物建议分组”。第三张表格（1C）列出美国FDA批准适用于厌氧菌检测和报告的抗菌药物。由于文件每年都要进行修订，因此实验室应相应地审核和修改操作程序（见参考文献）。关于进一步挑选可用于特定细菌或细菌组的抗菌药物的内容将在本章后续部分和本书第3部分的各章中介绍。

框11.1 抗菌药物组内容和使用标准

病原体鉴定和分组
- 病原体的固有耐药通常被排除在抗菌药物组之外（例如革兰阴性杆菌的万古霉素）。同理，某些抗菌药物是专门针对特定病原体开发的，不适用于其他病原体（例如头孢他啶用于铜绿假单胞菌，但不适用于金黄色葡萄球菌）；此类抗菌药物应仅用于对应的药物组中

当地微生物菌群常见的获得性耐药模式
- 如果特定病原体对某种抗菌药物的耐药较常见，该药物的效果可能受到显著限制，常规不需要进行检测。药物组中应加入更强效的抗生素。相反，如果病原体对常规抗菌药物普遍敏感，则药物组中不需要加入更强效的抗生素

抗菌药物敏感性试验方法
- 根据不同的检测方法，无法准确检测某些抗菌药物是否耐药，此类抗菌药物应排除在药物组外

感染部位
- 某些抗菌药物诸如呋喃妥因，仅在泌尿道中可达到有效浓度，身体其他部位分离的病原体的药物组应将其排除在外（即该药必须能达到有效的解剖浓度；图11.1）

处方是否可开具抗菌药物
- 应根据临床医生使用和药房可开具的抗生素选择相应的药物组

推荐检测的常见细菌组概况如下：
- 肠杆菌目；
- 铜绿假单胞菌、洋葱伯克霍尔德菌和嗜麦芽窄食单胞菌；
- 不动杆菌属；
- 葡萄球菌属；
- 肠球菌属；
- 链球菌属（肺炎链球菌除外）；
- 肺炎链球菌；
- 流感嗜血杆菌；
- 淋病奈瑟菌。

对于以下罕见的苛养菌，CLSI M45文件更新相应折点：
- 乏养菌属和颗粒链菌属；
- 气球菌属；
- 气单胞菌属；
- 芽孢杆菌属（炭疽芽孢杆菌除外）；
- 空肠弯曲菌和大肠弯曲菌；
- 棒状杆菌属；
- 猪红斑丹毒丝菌；
- 孪生球菌属；
- HACEK菌群（凝聚杆菌属、心杆菌属、侵蚀艾肯菌和金氏杆菌属）；
- 幽门螺杆菌；
- 乳杆菌属；
- 乳球菌属；
- 串珠菌属；
- 单核细胞增多性李斯特菌；
- 卡他莫拉菌；
- 巴斯德菌属；
- 片球菌属；
- 黏滑罗斯菌；
- 弧菌属（包括霍乱弧菌）；
- 潜在的生物恐怖病原体（炭疽芽孢杆菌、鼠疫耶尔森菌、鼻疽伯克霍尔德菌、类鼻疽伯克霍尔德菌、土拉热弗朗西斯菌和布鲁菌属）。

常规药敏试验方法：肉汤稀释法

肉汤稀释法涉及在液体环境中检测抗菌药物和相应病原体的作用。每种抗菌药物使用一系列浓度进行检测，通常用每毫升（mL）肉汤中活性药物（μg）表示其浓度（即μg/mL）。某种抗菌药物检测的浓度范围取决于相应的标准，包括患者血清中可能的最安全治疗浓度。根据抗菌药物的药理学特性，不同药物的浓度范围通常不同。此外，浓度范围可基于

有效检测特定耐药机制所需的药物水平。在此情况下，药物的检测浓度可因不同病原体及其相关耐药性而有所不同。例如，检测脑脊液分离的肺炎链球菌对头胞吡肟的耐药性，使用2 μg/mL最高浓度的稀释方案，而在非脑脊液样本中，最高浓度为4 μg/mL。此外，对于大肠埃希菌，头胞吡肟的最高浓度是16 μg/mL或更高。

每种抗菌药物检测的浓度范围通常是一系列倍比稀释（例如128 μg/mL、64 μg/mL、32 μg/mL、16 μg/mL、8 μg/mL、4 μg/mL、2 μg/mL、1 μg/mL、0.5 μg/mL、0.25 μg/mL）；使用肉眼或自动/半自动方法观察完全抑制可见细菌生长的最低抗菌药物浓度称为**最低抑菌浓度（minimal inhibitory concentration, MIC）**。

操作程序・肉汤稀释法操作的要点如表11.1所示。由于程序性文件进行的改动，需要每年查阅CLSI M07“需氧菌的稀释法抗微生物敏感性试验方法”。

培养基和抗菌药物使用体外药敏试验检测苛养菌时必须改变某些条件以促进其生长和耐药性的表达。例如，MH培养基为大部分稀释法试验的标准培养基，制造商需稳定控制其中的各种成分（例如pH、阳离子浓度、胸腺嘧啶含量）。然而，对于肺炎链球菌和流感嗜血杆菌等病原体，需要改变培养基成分或更换其他培养基以保证细菌的良好生长并获得可靠的药敏谱。对于链球菌，纸片扩散法需要含5%羊血的MH琼脂，而MIC检测需要2.5%～5%脱纤维马血。虽然葡萄球菌是非苛养菌，添加氯化钠（NaCl）的培养基能促进耐甲氧西林菌株的表达和检测（表11.1）。

肉汤稀释法分为两大类：**微量稀释法**（微量肉汤稀释法或BMD）和**宏量稀释法**。两种方法的原理相同；唯一的区别是试验肉汤的总量。微量稀释法的肉汤总量为0.05～1 mL；宏量稀释法肉汤总量通常为1 mL或更多。由于大部分药敏试验需要检测不同抗生素的多个浓度梯度，因此用量较少的微量稀释法可以在一块药敏微孔板（图11.2）上完成试验。

由于宏量稀释法需要使用多根试管，故此同时检测多个病原体药敏时操作繁重。因此，多数临床实验室很少使用该方法。关于肉汤稀释法的讨论将集中在微量稀释法上。

肉汤稀释法药敏试验的关键操作是将抗菌药物合理地制备并稀释到肉汤中。大部分实验室使用的是商品化的微孔板，板条上已包备抗菌药物并添加适量的肉汤。大部分临床实验室并不常规自行制备并稀释药物。CLSI M07文件中介绍了相关操作程序的细节。在多数情况下，每种药物以对倍稀释梯度加在板条的微孔中。为了防止抗菌药物失效，应在检测过程中制备药敏板。由于实验室自行制备板条是一项繁杂的操作，可以提前制备药敏板并在−20℃或更低的温度下储存，在使用前快速解冻。解冻后的药敏板不能重复冷冻，因为抗菌药物的活性和效价将显著降低。或者，可以将各孔抗菌药物和培养基一起冻干；接种菌悬液后，抗菌药物和培养基同时混合至适当浓度。商品化板条适用于常规药敏试验。在使用商品化板条时，必须遵循制造商的要求进行储存、接种、孵育和结果解释。

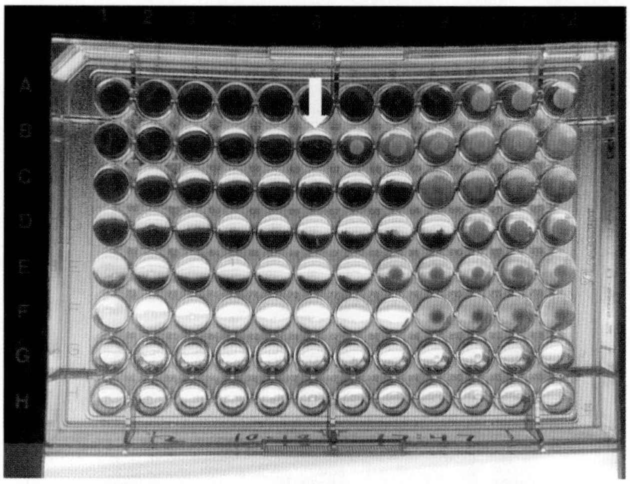

图11.2 用于微量肉汤稀释法的药物敏感微孔板。本例中，A～F行中每孔都含有从128 μg/mL至0.125 μg/mL倍比稀释的黏菌素。每行最后一孔（第12列）是不含抗生素的肉汤和病原体（生长对照孔）。读取肉眼可见无生长处为MIC值。在B行中，细菌在含黏菌素的11号（0.125 μg/mL）至7号孔中生长，读取6号孔为MIC值（箭头，4 μg/mL）。

接种和孵育 通常使用标准细菌浓度（即1.5×10^8 CFU/mL）作为初始稀释浓度，最终每孔达到所需的5×10^5 CFU/mL标准浓度。必须使用新鲜培养过夜的纯菌落制备标准接种物。手动或使用经校准的排枪移液器进行接种，以同时向每孔加入精确量的接种物。

药敏板在最佳环境条件下孵育，使细菌充分生长，且不影响抗菌药物活性（即避免环境介导的结果）。对于常见菌（例如肠杆菌目、铜绿假单胞菌、葡萄球菌和肠球菌），环境条件为35℃的空气环境（表11.1）。苛养菌，如流感嗜血杆菌和淋病

表11.1 肉汤稀释法药敏试验的条件总结

病原体	培养基（肉汤）	接种量（CFU/mL）	孵育条件	孵育时间
肠杆菌目	阳离子调节的MH肉汤（CAMHB）	5×10^5	35℃；空气环境	16～20 h
葡萄球菌[检测甲氧西林耐药（meth-R）]	CAMHB（加2% NaCl）	5×10^5	30～35℃；空气环境	16～20 h（meth-R需24 h）
肺炎链球菌和其他链球菌	CAMHB（加2%～5%脱纤维马血）	5×10^5	35℃；空气环境	20～24 h
流感嗜血杆菌	嗜血杆菌试验培养基	5×10^5	35℃；空气环境	20～24 h
脑膜炎奈瑟菌	CAMHB（加2%～5%脱纤维马血）	5×10^5	35℃；5%～7% CO_2	20～24 h

CFU：菌落形成单位。

奈瑟菌，需要5%～10%的二氧化碳（CO_2）培养。某些病原体的孵育时间需在常规的16～20 h基础上进行延长（表11.1）。然而，应该避免超过推荐时间的延长孵育，这是因为抗菌药物的衰减可能造成假耐药或耐药趋势升高。这一主要因素限制了对某些缓慢生长细菌的准确检测。

结果判读和解释 孵育后，观察药敏微孔板上细菌的生长情况。每块板应包括没有抗菌药物的生长（即阳性）对照和未加细菌的无菌（即阴性）对照。一旦确认阳性对照孔生长且阴性对照孔无生长，就可以读取每种抗生素的药敏谱和MIC值。通常使用灯箱和反射镜放大观察微量稀释孔的生长。将板条放置在此装置中就可以清晰读取，轻度、重度混浊或孔底纽扣样生长都表明细菌生长。拖尾是指细菌在低药物浓度孔显著生长，但紧接着在高浓度孔明显减弱生长的现象。这种现象在BMD板条上呈现为肉汤中小纽扣样或薄雾样菌落。拖尾常见于复方新诺明，也可见于其他药物。这种情况可能是污染，应仔细检查细菌在平板上是否为纯生长。跳孔是指细菌在高药物浓度孔生长但在一个或多个低浓度孔未生长的现象。这可能是加样错误（接种不当）造成的。通常忽略单一孔的跳孔，但若发生多个孔跳孔，应重新对病原体进行药敏试验。

评估每种抗菌药物的稀释结果时，应读取能完全抑制细菌生长的最低药物浓度为MIC。图11.2中，箭头显示黏菌素的MIC为64 μg/mL。得到某病原体的药物组MIC后，结果通常被判读为三种**解释分类**：**敏感（susceptible, S）**、**中介（intermediate, I）**或**耐药（resistant, R）**。对于某些特定的药物/细菌组，MIC结果可能被判读为**剂量依赖性敏感（susceptible dose-dependent, SDD）**（框11.2）。某些情况下，缺乏判读中介或耐药的临床数据，仅有敏感的判读标准。在

框11.2 药敏试验解释分类的定义[a]

敏感（S）
- 意指该抗菌药物通常可作为治疗该病原体感染的适当选择。细菌耐药性缺失或临床罕见

剂量依赖性敏感（SDD）
- 意指该病原体的敏感性依赖于对患者的用药方案，采用的给药方案（例如，提高剂量、增加用药频率或两者皆有）的药物暴露应高于以前常用敏感折点的剂量。SDD的概念已包含在中介定义中。当剂量远高于用于敏感折点的剂量准许在临床上使用，同时有足够的数据支持SDD，并对这些数据充分评估后，可设置至SDD分类

中介（I）

包括多种情况：
- 药物在体内生理浓集处（例如，泌尿道）或高剂量给药时存在潜在效用
- 药物对病原体可能有效，但概率低于敏感株
- 作为缓冲区，避免小的、不可控的技术因素导致在结果解释上的严重差异（例如，敏感判读为耐药，或反之）

耐药（R）
- 意指该抗菌药物不能作为治疗该病原体感染的适当选择。这可能因为细菌无法被达到血清浓度水平的药物抑制，或检测结果与治疗失败的耐药机制高度相关

非敏感（NS）
- 该分类适用于只有敏感折点的细菌，该菌未发现或罕见耐药株；当病原体的MIC高于敏感折点或抑菌圈直径小于敏感折点时，应报告为非敏感。注：应对该病原体的鉴定和药敏进行重新检测

[a] 虽然这些定义改编自CLSI指南M7-A3和M100-S25，但它们通常适用于通过各种药敏试验方法获得的结果。

此情况下，病原体高于敏感折点的MIC结果被判读为**非敏感（non-susceptible, NS）**。这种分类的折点是基于每种抗菌药物血清浓度相关MIC的大量试验，尤其是耐药机制和成功的治疗结果。CLSI M07系列文件“需氧菌的稀释法抗微生物敏感性试验方法（M100补充）”发布一系列抗菌药物的折点。例如，使用此折点，一株铜绿假单胞菌对美罗培南的MIC值≤2 μg/mL的结果被判读为敏感；MIC=4 μg/mL判读为中介；MIC≥8 μg/mL将被判读为耐药。

当获得病原体的MIC并做出解释分类后，实验室可报告MIC、判断分类或同时报告两者。由于单独的MIC无法给大部分临床医生提供有意义的分类数据，建议同时报告MIC和分类结果。

在某些情况下，并不使用全部的药物稀释浓度；仅使用可区分敏感、中介和耐药的浓度。区别或定义不同分类的特定浓度称为**折点**，包含这些抗菌药物浓度的板条称为**折点板条**。在这种情况下，仅能获得解释分类的结果；由于没有检测全部的稀释浓度，无法获得准确的MIC。

近年引入**流行病学界值（epidemiology cutoff value, ECV）**一词。ECV已被提议用于特定的病原体（例如，痤疮丙酸杆菌和万古霉素），可能是具有获得性耐药非野生株出现或进化的信号。欧洲抗菌药物敏感性试验委员会（European Committee on Antimicrobial Susceptibility Testing, EUCAST）保存大量抗细菌和真菌药物的MIC和抑菌圈直径的数据（http://www.eucast.org/mic_distribution_s_and_ecoffs/）。CLSI已开始在M100S文件的附录G中发布计算和解释ECV的相关指南。由于没有临床折点，CLSI已发布肠杆菌目某些菌种的黏菌素ECV。黏菌素的ECV为≤2 μg/mL，MIC小于或等于2 μg/mL的菌株为野生型；MIC大于或等于4 μg/mL的菌株为非野生型。例如，一株黏菌素MIC为1 μg/mL的大肠埃希菌为野生型。与基于MIC分布、药代-药效动力学参数和临床数据得出的临床折点不同，ECV仅基于病原体的MIC分布的体外数据。

常规药敏试验方法：琼脂稀释法

在**琼脂稀释法**中，不同浓度的抗菌药物和细菌在培养基上进行检测，而不是在液体肉汤中。将每一个倍比稀释浓度的抗菌药物混入一块琼脂平板中；因此，检测一种抗菌药物的6个稀释浓度需要6块琼脂平板，外加一块不含抗菌药物的阳性对照平板。琼脂稀释法的标准条件和培养基如表11.2所示。每块平板表面接种1×10^4 CFU细菌（图11.3）。该方法允许在一块平板上同时检测多株细菌。孵育后观察平板上的生长情况；读取平板上肉眼可见完全抑制生长的最低浓度为MIC。琼脂稀释法的折点和解释分类与肉汤稀释法相同。同理，实验室可报告MIC、判断分类或同时报告两者。

由于制备琼脂稀释平板（详见CLSI M07“需氧菌的稀释法抗微生物敏感性试验方法”文件）需要大量手工操作，因此即使一块板能同时检测多株细菌，大部分实验室在做多种抗菌药物的药敏试验时一般不采用该方法。与肉汤稀释法一样，标准使用MH琼脂，检测苛养菌时应对培养基进行补充和替换以促进其生长。事实上，该方法的一个优点是可作为淋病奈瑟菌的MIC检测方法，该菌在肉汤稀释法中无法充分生长。

表11.2 琼脂稀释法药敏试验的条件总结

病原体	培养基(肉汤)	接种量(CFU/mL)	孵育条件	孵育时间
肠杆菌目	MH琼脂(MHA)	1×10^4	35℃;空气环境	16～20 h
肠球菌(检测万古霉素耐药)	MHA(≥6 μg/mL万古霉素的脑-心浸出液)		35℃;空气环境	24 h
葡萄球菌(检测甲氧西林耐药)	MHA(加2% NaCl)		30～35℃;空气环境	24 h
脑膜炎奈瑟菌	MHA(加5%羊血)	1×10^4	35℃;5%～7% CO_2	20～24 h
肺炎链球菌	不推荐琼脂稀释法;CLSI委员会尚未审阅最近的研究			
其他链球菌	加5%羊血的MHA;CLSI委员会尚未审阅最近的研究	1×10^4	35℃;空气环境,部分菌株需要CO_2	20～24 h
淋病奈瑟菌	GC琼脂加无半胱氨酸的生长添加剂	1×10^4	35℃;5%～7% CO_2	20～24 h

CFU:菌落形成单位;CLSI:美国临床和实验室标准协会。

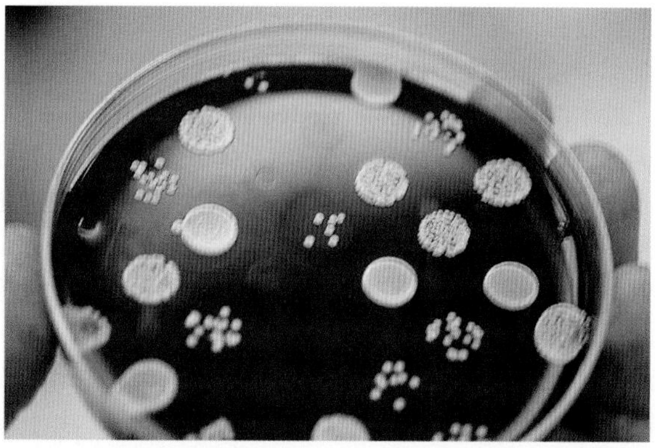

图11.3 琼脂稀释平板上的生长情况。每块平板含有单一浓度的抗菌药物。琼脂表面上的斑点表明菌落生长。被该琼脂平板中包含的抗菌药物浓度所抑制的细菌在平板上无生长。

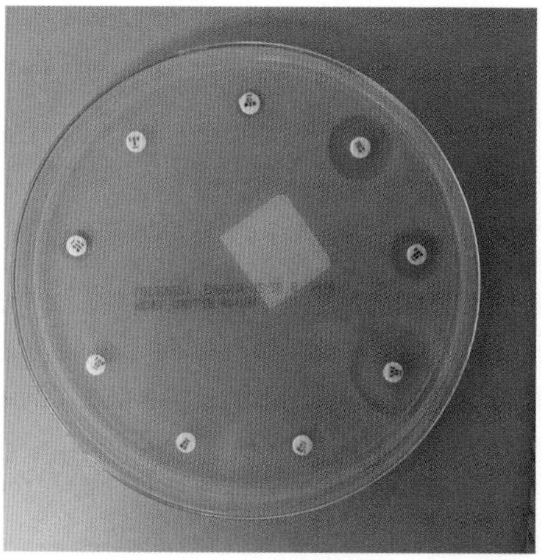

图11.4 纸片扩散法:涂布待测病原体后,将抗菌药物纸片放置在培养基表面。孵育16～18 h后,各纸片周围出现明显抑菌圈。检测抑菌圈直径并根据折点进行判读。

常规药敏试验方法:纸片扩散法

随着越来越多的抗菌药物被用于治疗细菌感染,宏量稀释法的局限性越发明显。在微量稀释法广泛应用之前,显然需要一种更实用、更方便的方法来检测多种抗菌药物对细菌的作用。基于这一需要,在1966年根据Bauer等人的跨时代研究开发出**纸片扩散法**。专家对多种细菌建立了含有抗菌药物的滤纸片(例如,药敏纸片)的标准并将其与MIC进行关联。纸片扩散法药敏试验通过将药敏纸片放置在接种有待检测菌的琼脂平板表面上,以检测其对抗菌药物的耐药性(图11.4)。

当含有已知浓度抗菌药物的纸片放置在刚涂布细菌的平板表面时,抗菌药物立即扩散至琼脂中,在纸片周围形成浓度梯度。最靠近纸片区域的浓度最高。孵育时,细菌在培养基表面生长,而纸片周围的抗菌药物浓度足以抑制生长时,形成抑菌圈。孵育后,使用游标卡尺测量每个纸片周围的抑菌圈直径,单位为毫米(图11.4)。

为了建立抑菌圈直径的参考折点以判读每种抗生素/细菌组合的敏感、中介和耐药分类,需要对数百株细菌进行检测。获得的抑菌圈直径与肉汤或琼脂稀释法的MIC相关联,并通过比较以毫米(mm)为单位的直径和MIC来完成回归分析(图11.5)。当测试菌株的MIC升高时(即更耐药的菌株),相应的抑菌圈直径减小。如图11.6所示,水平线为耐药(8 μg/mL)和敏感(2 μg/mL)的MIC折点。在水平线与回归线相交的地方,绘制垂直线以显示相应的抑菌圈直径折点(单位:mm)。使用该方法建立大部分常用抗菌药物的抑菌圈直径,结果发布于CLSI M02"抗菌药物敏感试验纸片法执行标准"中。

操作程序·表11.3总结了纸片扩散法操作程序的重点;更多详细信息和更新可通过CLSI获得。

培养基和抗菌药物 MH平板是纸片法检测大多数病原体的标准琼脂,尽管检测苛养菌需要某些添加剂或替代品。除去pH和阳离子浓度等影响因素外,琼脂的厚度会影响检测的准确性,必须严格控制。由于抗菌药物在琼脂平板表面向各个方向扩散,因此琼脂的厚度会影响药物的浓度梯度。如果琼脂太厚,抗生素会经琼脂向下和向外扩散,导致抑菌圈直径变小,可能会造成结果解释错误(例如假耐药);如果琼脂太薄,则抑菌圈直径变大,可能会造成假敏感。大部分实验室从可靠的商品化供应商处购买妥善制备和质控良好的MH平板进行纸片法操作。对于苛养菌,需要特定的选择培养基。例如,进行流感嗜血杆菌药敏试验时,必须使用嗜血杆菌培养基。

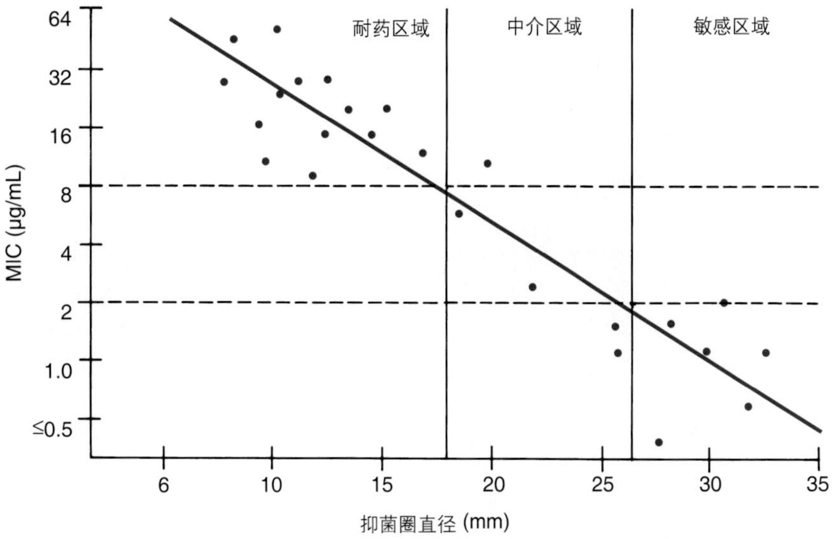

图11.5 用于建立纸片法直径折点的回归分析图示例，可建立某抗菌药物的敏感、中介和耐药的界值。本例中，抗菌药物可达到的最大血清浓度为8 μg/mL。抑菌圈直径≤18 mm表示耐药；直径≥26 mm表示敏感；直径为19～25 mm，表示中介。MIC：最低抑菌浓度。

美国FDA预设了各种纸片的合适浓度。可以从多种商业渠道购置药敏纸片，纸片在使用前应按照建议的温度干燥保存。不适当的储存可导致抗菌药物变质，并导致错误的抑菌圈直径。

为确保药物均匀扩散到琼脂中，需将纸片牢固平放在培养基表面，以确保黏附。可以使用商品化的纸片分配器完成操作。使用分配器可以将药敏组中的所有纸片同时放置在琼脂表面，并最大限度减少抑菌圈的重叠和抗菌药物之间的相互作用。大多数情况下，一块150 mm的MH平板最多能放置12种药敏纸片（图11.4）。

接种和孵育 放置纸片前，使用拭子蘸取0.5麦氏浊度（相当于1.5×10^8 CFU/mL）菌悬液在平板表面涂布。拭子在三个方向和平板边缘涂抹，以确保菌液在整个平板表面均匀生长。接种菌液后15 min内，放置纸片并倒置平板进行孵育，以防止琼脂表面积聚水分，这将干扰检测结果的判读。

大部分病原体在35℃空气环境中孵育，特定苛养菌需要高浓度的CO_2（表11.3）。同理，检测某些耐药模式和苛养菌（例如淋病奈瑟菌）时，需要将培养时间延长至16 h以上。

药敏纸片形成浓度梯度所需的动力学和时间，以及病原体18～24 h的生长，对于可靠的结果至关重要。应避免纸片扩散法孵育超过规定时间。一般来说，检测缓慢生长的病原体，如分枝杆菌和厌氧菌时，不推荐使用纸片扩散法。

结果的读取和判读 在读取单个药敏纸片的结果前，检查平板上是否是纯菌生长（图11.4）。如果每个抑菌圈之间的菌落生长不良且边界不清，则应取消判读并重复该试验。边界不清的生长可能是菌悬液接种不足造成的。或者，该细菌可能已经发生突变，标准培养基提供的生长因子无法支持正常生长。这种情况下，培养基内添加血和（或）CO_2环境孵育可能促进生长。然而，当使用特殊措施促进生长且未使用推荐的标准培养基时，需要谨慎判读结果。必须检查平板生长纯度。可以通过分布在菌膜上的不同菌落形态判断混合生长（图11.6）。不允许报告混合培养的药敏结果，应对病原体进行纯化并重复检测。

在黑暗背景下使用反射光检测纸片抑菌圈的直径（图11.7）。使用直尺或游标卡尺测量每种抗菌药物的直径。某

表11.3 纸片扩散法药敏试验的条件总结

病原体	培养基（琼脂）	接种量（CFU/mL）	孵育条件	孵育时间
肠杆菌目	MH琼脂（MHA）	蘸取1.5×10^8菌悬液	35℃；空气环境	16～18 h
铜绿假单胞菌	MHA	蘸取1.5×10^8菌悬液	35℃；空气环境	16～18 h
肠球菌	MHA	蘸取1.5×10^8菌悬液	30～35℃；空气环境	16～18 h（检测万古霉素[a]需要24 h）
葡萄球菌（检测甲氧西林耐药）	MHA（检测meth-R，加2%NaCl）	蘸取1.5×10^8菌悬液	30～35℃；空气环境（检测meth-R可需要>35℃）	16～18 h（检测meth-R和万古霉素[a]需要24 h）
肺炎链球菌和其他链球菌	加5%羊血的MHA	蘸取1.5×10^8菌悬液	35℃；5%～7% CO_2	20～24 h
流感嗜血杆菌	嗜血杆菌培养基	蘸取1.5×10^8菌悬液	35℃；5%～7% CO_2	16～18 h
淋病奈瑟菌	含添加剂的GC琼脂	蘸取1.5×10^8菌悬液	35℃；5%～7% CO_2	20～24 h

[a] 应使用透射光读取甲氧西林（即苯唑西林）和万古霉素的抑菌圈直径。
CFU：菌落形成单位。

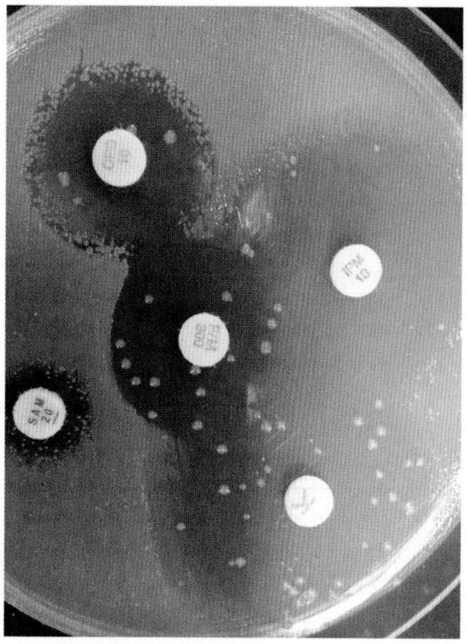

图11.6 接种混合菌的纸片扩散法平板，平板表面出现不同菌落形态证明了这一点。

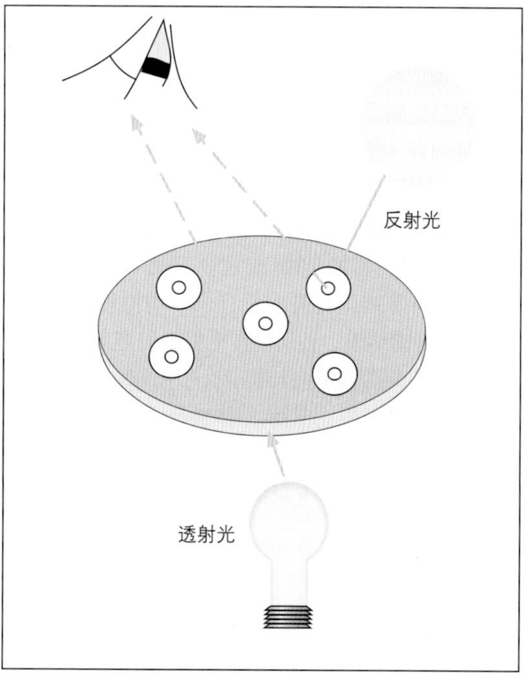

图11.7 使用透射光和反射光观察纸片扩散法平板。

些高活力的病原体，如变形杆菌属，可能会在平板表面迁徙生长，并使抑菌圈边界模糊。在此情况下，忽略散在生长，测量生长明显受到抑制的抑菌圈直径。同理，检测复方磺胺时，由于细菌可能在被抑制前已繁殖数代，会观察到模糊的生长；在判读这些抗菌药物的纸片扩散法结果时，应忽略由此产生的薄雾状生长。

在不涉及迁徙生长的病原体或复方磺胺的情况下，不应忽视明显抑菌圈内出现的薄雾状生长。很多情况下，这是唯一一种使用纸片扩散法能证明某病原体临床相关耐药性的方法。可能发生这种情况的包括几种肠杆菌目的头孢菌素耐药

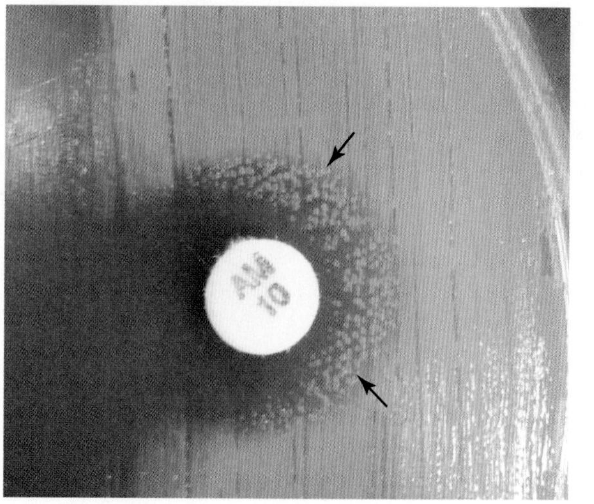

图11.8 抑菌圈内可见细菌生长（箭头）。这可能是接种了混合菌造成的。然而，待检菌株突发耐药性突变更有可能是这种生长模式的原因。

性、葡萄球菌的甲氧西林耐药性和某些肠球菌的万古霉素耐药性。事实上，应使用透射光而不是反射光检测某些葡萄球菌和肠球菌产生的薄雾状生长。在此情况下，读取甲氧西林和万古霉素抑菌圈时，将药敏平板固定在光源前读取结果（图11.7）。还有其他显著的耐药性可能造成明显抑菌圈内的单个菌落（图11.8）。发现这些单个菌落时，必须确认测试分离株的纯度。如果确认是纯菌，则认为单个菌落是同一物种的变异或耐药突变体（例如，异质性耐药亚群），该试验结果应判读为耐药。

记录抑菌圈直径后，判读其解释分类。每年CLSI M02系列和M100附件（包括M02、M07和M011文件）列出各抗生素/菌种的纸片扩散法药敏折点。敏感、中介和耐药的定义与稀释法相同（框11.2）。例如，使用CLSI解释标准，一株大肠埃希菌的氨苄西林直径≤13 mm判读为耐药；直径为14～16 mm判读为中介；≥17 mm为敏感。

与MIC不同，抑菌圈直径用于判读该菌的解释分类，而直径大小本身并无临床应用价值。进行纸片扩散法检测时，仅报告分类解释的结果。

正确的药敏报告对避免不当治疗非常重要。尽管有标准化要求，纸片扩散法在包括病原体生长、接种和结果解释上仍有显著差异。在判读结果时，最好报告病原体更耐药而非敏感。假敏感的报告会导致患者的治疗失败和严重后果，甚至死亡。

优点和缺点 纸片扩散法的两个主要优点是操作方便和对使用者友善。如果使用直径150 mm的琼脂平板，则一株病原体最多可同时检测12种抗菌药物，且仅需极少的额外材料和设备。在准备药敏组时，操作人员拥有很大的灵活性来选择和放置药敏纸片，而不是购买厂家生产的板条。由于对常见病原体的药敏结果通常准确，因此纸片扩散法仍然是最常用的药敏方法之一。该方法的主要缺点是对表11.3中未包括的病原体缺乏折点，以及无法提供该病原体耐药性或敏感性水平的更准确的信息（例如，MIC值）。也有一些抗菌药物无法使用纸片扩散法获得可靠的结果，如革兰阴性菌的黏菌素。

商品化抗菌药物敏感性检测系统

商品化药敏方法的多样性和广泛使用反映了耐药性检测在临床微生物实验室职责中的关键作用。在很多情况下，商品化方法是传统稀释法或纸片扩散法的变种，通过与传统方法获得的结果进行比较，对其精确度进行评估。此外，很多传统方法标准化的培养基和环境条件通过使用商品化系统得以维持。所有商品化方法检测耐药性的目标是一样的，但原理和操作各异：

- 细菌和抗菌药物的混合方式；
- 接种、孵育、判读和报告的自动化程度；
- 细菌生长抑制的检测方法；
- 结果报告的速度；
- 准确性。

准确性是所有药敏系统极为重要的方面，本章后面将详细介绍。

美国可用的商品化药敏系统包括Vitek 2（bioMerieux, Inc., Durham, NC），MicroScan WalkAway（Beckman Coulter, Inc., Brea, CA）（图11.9），Phornix（BD Diagnostics, Franklin Lakes, NJ）和Sensititre Aris 2X（Trek Diagnostics Systems, Inc., Oakwood Village, OH）。这些不同的系统因菌液制备和接种的自动化程度、检测生长的方法及计算MIC值和解释分类的软件算法而异。

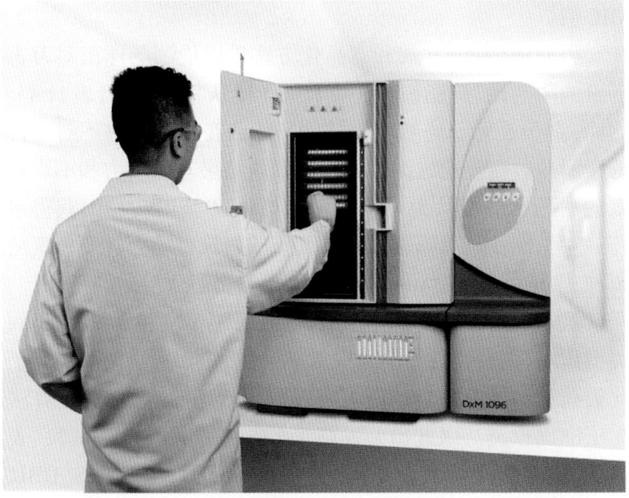

图11.9　MicroScan WalkAway仪器使用微量稀释板条实现药敏试验的自动孵育、读取和判读。（来源：Courtesy Beckman Coulter, Inc., Brea, CA.）

Vitek 2药敏菌悬液通过填充管自动倒入一块64孔的小型塑料封闭卡，卡中包含特定浓度的抗菌药物。卡片在温控的孵育室内孵育。每15 min记录1次每个小孔（包括生长对照孔）的透光度。通过系统软件计算每个孔的生长动力并获得MIC数据。经高级专家系统（Advanced Expert System, AES）软件确认MIC结果，进行分类学解释并报告药敏结果。复杂的AES软件增强了耐药性检测，能通过MIC识别并报告耐药模式。概括地说：该系统能在封闭环境中对大多数临床相关病原体进行标准化的药敏试验，并在6～8 h内验证药敏结果和重新审核病原体的耐药机制。

MicroScan WalkAway系统使用BMD板条模式在多通道（RENOK）设备中进行手动接种。接种完的板条置于WalkAway系统内按规定时间孵育，仪器自动记录生长模式并使用LabPro软件进行判读。根据使用的微量稀释板，可使用分光光度法或荧光分析法检测细菌的生长。

分光光度法分析板条需要过夜孵育，并且可以按照常规微量稀释法手动读取结果。荧光分析法基于活菌对荧光底物的降解。该方法可在3.5～5.5 h内提供药敏结果。完全稀释方案和折点板条皆可使用。除了加快并简化工作流程外，自动化系统还提供越来越强大的数字化数据管理以评估结果的准确性、管理更大的数据库并与药房对接以改进和提高药敏数据的利用率。和Vitek或Phoenix相比，WalkAway系统的优点是在发生系统故障时，能够直接读取和判读药敏板的结果。

Phoenix系统提供了尽管手动，但方便、基于重力的孵育过程。仪器基于氧化还原指示剂并使用系统自动监测细菌生长，可在8～12 h内获得结果。每块板条内附加补充的试验［例如，大肠埃希菌验证超广谱β内酰胺酶（extended-spectrum beta-lactamase, ESBL）试验］，减少了额外或重复检测的需要。使用EpiCenter软件的数据管理专家系统规则增强了结果的判读。

Sensititre Aris 2X系统是全自动的台式系统，包括孵育和读取模块。该系统搭载64 MIC、折点或鉴定板条。它能与Sensititre Automated Inoculation Module（AIM）配合使用快速接种96孔微量滴定板。

快速鉴定/药敏试验检测系统

对临床医生而言，尽可能快速获得基于MIC的药敏结果至关重要。结果延迟是由之前讨论的药敏方法固有性质造成的。Accelerate Pheno系统（Accelerate Diagnostics, Tucson, AZ）是一种能当天提供基于MIC的药敏结果的革命性系统。该系统采用Accelerate PhenoTest BC卡和全自动荧光原位杂交（fluorescence in situ hybridization, FISH）探针实现2 h的细菌及真菌鉴定。同时，使用暗视野显微镜通过细胞动力学形态分析检测MIC，提供了单一浓度抗菌药物下固定在膜上的活细胞的敏感性和判读结果。仪器每10 min记录1次图像，软件绘制生长曲线、细胞分裂和生长模式。大约7 h可获得MIC结果。该系统的大型多中心试验表明，其MIC结果与Vitek 2相比拥有97.6%的基本一致率和97.9%的分类一致率。该系统大大降低了阳性血培养的实际操作时间和决策时间。在本书撰写时，FDA仅明确该方法适用于血培养检测，其他样本类型的研究正在进行中。预计该系统的使用将对医院抗菌药物管理计划产生重大影响和益处。

梯度扩散试验 · 梯度扩散试验是一种既拥有纸片扩散法的便捷性又可获得MIC数据的方法。Etest（bioMerieux, Durham, NC）和Liofilchem［Liofilchem S.r.l, Roseto degli Abruzzi（Te）, Italy］分别使用塑料和纸质条带。条带的一面含有抗生素浓度梯度，另一侧为标识药物浓度的数字刻度（图11.10）。使用与纸片扩散法相同的技术将菌液涂布于MH平板之上，将条带置于平板表面。同一平板上可径向放置多个条带，以便对单一分离株进行多种药物的检测。过夜孵育后观察平板，读取生长抑制边界处的读数为E-test条的MIC（图11.10）。按

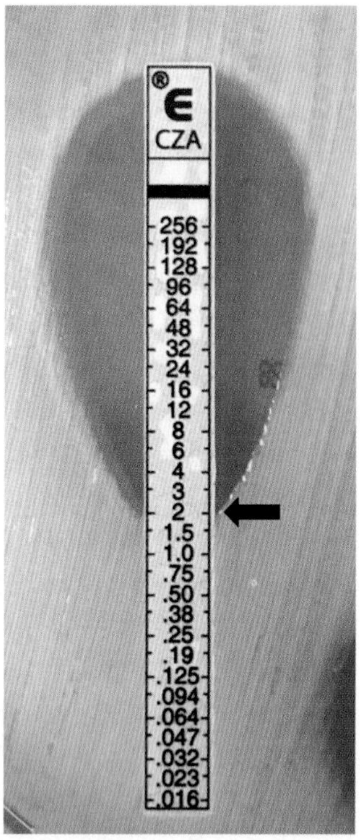

图11.10 E-test条(bioMérieux)使用预先设定抗菌药物浓度梯度的塑料条带获得最低抑菌浓度(MIC)值。操作方法与纸片扩散法相同。孵育后，读取生长/抑制边缘与条带相交处的刻度为MIC值(箭头处)。两个浓度刻度之间的MIC通常四舍五入至高倍数结果(报告1.5则四舍五入至2 μg/mL为MIC)。在一块平板上可同时检测几种抗菌药物条带。

照CLSI指南，使用和稀释法相同的MIC折点判读梯度条带的分类解释。该方法提供了一种获得临床相关耐药性水平(例如，肺炎链球菌的青霉素或头孢菌素)的MIC数据的手段。

另一种系统(BIOMIC V3, Giles Scientific, Inc., Santa Barbara, CA)是一个使用照相机自动读取BMD板条、cAST板条(例如MicroScan)、梯度条带法或纸片扩散法高分辨率图像结果的开放式平台。自动结果读取和电脑软件相结合生成MIC值，并能实现罕见耐药表型检测和抗菌谱生成的数据化操作。

增强耐药性检测的替代方法

尽管在大多数情况下，各种传统和商品化药敏试验方法可以提供准确的结果，但某些临床相关的耐药机制可能难以检测。这种情况下，需要用补充试验和替代方法以确保获得可靠的耐药性检测。随着临床上新的重要耐药机制的出现和识别，在相应的传统和商品化检测方法出现之前，存在一段滞后期。该时期内需要使用特殊的检测方法。本节将讨论此类替代方法的关键示例。

补充药敏试验 · 表11.4强调可用于增强耐药性检测的补充试验的一些特点。对于某些葡萄球菌，传统和商品化系统可能难以检测对苯唑西林和相关药物(甲氧西林与萘夫西林)的耐药性。当其他方法的结果模棱两可或不确定时，苯唑西林琼脂筛选法可作为备用试验方法。平板上有细菌生长与苯唑西林(甲氧西林)耐药相关，无细菌生长则是敏感的强有力证明。这一点很重要，因为耐甲氧西林葡萄球菌被认为对目前所有可用的β内酰胺类抗菌药物耐药，需要使用万古霉素进行治疗。琼脂筛选平板可自配，也可购买商品化平板(例如，Remel, Lenexa, KS; BBL, Cockeysville, MD)。此外，其他商品化方法亦可快速检测苯唑西林耐药。直接从金黄色葡萄球菌菌落中检测青霉素结合蛋白2a(PBP2a)的快速乳胶凝集和免疫层析定性分析，可作为辅助检测耐甲氧西林金黄色葡萄球菌(MRSA)的商品化方法。从2012年开始，CLSI推荐在纸片扩散法中使用30 μg头孢西丁纸片检测*mecA*介导的葡萄球菌耐药。根据该方法，金黄色葡萄球菌和路邓葡萄球菌的头孢西丁抑菌圈直径≤21 mm及其他凝固酶阴性葡萄球菌(CoNS)直径≤24 mm，判定为苯唑西林耐药。头孢西丁纸片法不适用与检测*mecA*介导的伪中间葡萄球菌或施氏葡萄球菌。可使用肉汤稀释法检测*mecA*介导的金黄色葡萄球菌和路邓葡萄球菌。这两种菌在4 μg/mL头孢西丁肉汤中出现生长，视为苯唑西林耐药。表皮葡萄球菌、伪中间葡萄球菌和施氏葡萄球菌不推荐使用头孢西丁MIC法。

类似地，纸片扩散法和部分商品化方法难以检测万古霉素低敏感(即MIC在4～16 μg/mL)的葡萄球菌。虽然并不确定葡萄球菌的治疗和该范围的万古霉素MIC的相关性，但其药敏结果在敏感株的MIC范围之外；因此需要检测该表型。葡萄球菌和肠球菌的万古霉素琼脂筛选法相同，见表11.4。筛选平板中可见生长的菌株需通过肉汤稀释法来获得准确的MIC值。

类似地，部分常规和商品化方法难以检测肠球菌对万古霉素的耐药性，琼脂筛选法可有助于确认其耐药性(表11.4)。然而，部分在筛选平板上生长的肠球菌在临床上并不对万古霉素耐药。需要通过肉汤稀释法确认结果。无动力和不产色素的耐药菌株被认为是通过*vanA*或*vanB*基因转移而获得耐药。对于例如鹑鸡肠球菌和铅黄肠球菌等有动力且产色素的菌种，则是由于表达*vanC*基因而对万古霉素天然耐药。

氨基糖苷类抗生素在严重肠球菌感染的治疗中也起到关键作用，而获得性的高水平氨基糖苷耐药，从本质上破坏了此类药物与氨苄西林或万古霉素联合治疗的价值，传统方法无法准确检测。因此已开发高水平氨基糖苷类筛选试验(表11.4)并可购买商品化试剂(例如，Remel, Lenexa, KS; BBL, Cockeysville, MD)。

随着肺炎链球菌出现对青霉素的耐药，青霉素纸片扩散法对检测细微但显著的敏感性变化变得不够敏感。为了解决该问题，表11.4中描述的苯唑西林纸片筛选法非常实用，但有一个显著的局限性。抑菌圈直径≥20 mm的菌株可被准确判定为敏感。但直径<20 mm菌株的耐药性无法确认，接下来必须检测MIC以确认该菌对青霉素是否敏感。

关于葡萄球菌对大环内酯类抗生素(如红霉素、阿奇霉素、克拉霉素)和林可酰胺(如克林霉素)的耐药性，因不同的耐药机制和不同的治疗意义，体外药敏试验结果的解释可能会变得复杂。对大环内酯类(如红霉素)耐药而对克林霉素敏感的菌株可能有两种不同的耐药机制。如果是外排(*msrA*基因)机制造成的，则该菌应视为克林霉素敏感。但如果是诱导大环内酯-林可酰胺-链阳霉素B($iMLS_B$)机制，即红霉素

表11.4 抗菌药物耐药的补充试验

试验	目的(细菌/抗生素)	条件	结果解释
苯唑西林琼脂筛选	金黄色葡萄球菌/耐酶青霉素类(例如,苯唑西林、甲氧西林或萘夫西林)	培养基:添加4% NaCl的MH琼脂 接种:1 μL或蘸取1.5 × 10^8 CFU/mL菌悬液 孵育:30～35℃ 24 h	生长=耐药 无生长=敏感 使用透射光判读
头孢西丁检测*mecA*介导的苯唑西林耐药	葡萄球菌(金黄色葡萄球菌和路邓葡萄球菌)和凝固酶阴性葡萄球菌(CoNS)/苯唑西林耐药	纸片扩散法:MHA和30 μg头孢西丁纸片 孵育:33～35℃;16～18 h(金黄色葡萄球菌和路邓葡萄球菌)或24 h(CoNS)	6～18 h:金黄色葡萄球菌和路邓葡萄球菌,≤21 mm=*mecA*阳性,≥22 mm=*mecA*阴性 24 h:CoNS,≤24 mm=*mecA*阳性,≥25 mm=*mecA*阴性
万古霉素琼脂筛选	肠球菌和葡萄球菌/万古霉素耐药	培养基:添加6 μg/mL万古霉素的脑-心浸出琼脂 接种:10^5～10^6 CFU/点种 孵育:35℃,24 h	生长=耐药 无生长=敏感 葡萄球菌使用透射光判读
氨基糖苷筛选(高浓度氨基糖苷类耐药)	肠球菌/对氨基糖苷类高水平耐药,这将破坏与细胞壁活性剂(如氨苄西林和万古霉素)的协同作用	培养基 脑-心浸出肉汤:500 μg/mL庆大霉素;1 000 μg/mL链霉素 琼脂:500 μg/mL庆大霉素;2 000 μg/mL链霉素 接种 肉汤:5 × 10^5 CFU/mL 琼脂:10^6 CFU/点种 孵育:35℃,24 h	生长=耐药 无生长=敏感 对于链霉素,若24 h无生长,继续孵育24 h
苯唑西林纸片筛选	肺炎链球菌/青霉素耐药	培养基:添加5%羊血的MH琼脂和1 μg苯唑西林纸片 接种:蘸取1.5 × 10^8 CFU/mL菌悬液 孵育:5%～7% CO_2,35℃;20～24 h	抑菌圈直径≥20 mm:青霉素敏感 抑菌圈直径≤19 mm:青霉素耐药、中介或敏感;需要检测MIC确认结果
D试验	金黄色葡萄球菌、路邓葡萄球菌、肺炎链球菌和β溶血性链球菌(如B群)/诱导性克林霉素耐药 鉴别诱导性$iMLS_B$耐药(*ermA*或*ermC*基因)和外排机制耐药(即*msrA*基因)	培养基:5%羊血琼脂或MHA(葡萄球菌)或添加5%羊血的MHA(链球菌) 抗菌药物:15 μg红霉素(E)和2 μg克林霉素(Cd)(葡萄球菌间隔15～26 mm;链球菌间隔12 mm) 孵育:葡萄球菌,35℃,空气环境,16～18 h;链球菌,35℃,5% CO_2,20～24 h	克林霉素纸片和红霉素纸片相邻侧抑菌圈边缘出现"截平"(D型):诱导性克林霉素耐药(即$iMLS_B$耐药),报告克林霉素耐药
Carba NP确认试验	肠杆菌目、铜绿假单胞菌、不动杆菌属/碳青霉烯耐药 适用于检测KPC、NDM、VIM、IMP、SPM和SME碳青霉烯酶;其他碳青霉烯酶检测能力不定	微量管比色法:A管,不含亚胺培南的溶液A;B管,含亚胺培南的酚红溶液B 接种:含细菌蛋白提取试剂 孵育:35℃,2 h	A管红色或红-橙色,或B管黄色=阳性(产碳青霉烯酶) B管红色或红-橙色=阴性(未检出碳青霉烯酶)

CFU:菌落形成单位;MIC:最低抑菌浓度;MLSB:大环内酯-林可酰胺-链阳霉素B。

核糖体甲基化酶基因编码造成的核糖体靶点改变,则可导致细菌在使用大环内酯类药物治疗期间迅速对克林霉素产生耐药。这类菌株应报告克林霉素耐药。表11.4描述了鉴别两种耐药机制的D试验。

多重耐药菌仍然是卫生医疗机构面临的显著问题。特别值得注意的是ESBL和产碳青霉烯酶的革兰阴性杆菌。CLSI M100-S29中的表3A、3B和3C介绍了这些耐药表型的筛选和确认试验。2010年,CLSI降低了头孢唑林、头孢噻肟、头孢他啶、头孢唑肟、头孢曲松和氨曲南的敏感折点。使用新的折点,不再需要常规检测ESBL,但部分实验室会出于流行病学或感染控制目的继续进行检测。由于碳青霉烯耐药机制复杂且多样,临床微生物实验室应对所有碳青霉烯抗菌药物[如亚胺培南、美罗培南、多利培南和(或)厄他培南]非敏感的菌株进行产碳青霉烯酶检测。根据微生物实验室所在地及患者来源的流行病学情况,需要对肠杆菌目、铜绿假单胞菌和不动杆菌属进行相关检测。碳青霉烯酶检测可通过表型或分子学方法确认。虽然表型方法价格低廉,但与聚合酶链反应(polymerase chain reaction, PCR)方法相比其特异性较低。Xpert Carba-R分析(Cepheid, Sunnyvale, CA)在鉴定肛拭子及血平板、麦康凯平板上生长的肠杆菌目、铜绿假单胞菌或鲍曼不动杆菌的bla_{KPC},bla_{NDM-1},bla_{OXA-48},bla_{VIM}和bla_{IMP}时表现出卓越的性能。

预测性抗菌药物·另一种可用于确认耐药检测结果的方法是在药物组中使用"预测性"抗菌药物。该方法的基本前提是使用的抗菌药物(**预测性药物**)是某些耐药机制最敏感的指标。使用该药物组得到的药敏谱用于推测潜在的耐药机制。药敏报告中的耐药机制可能对抗菌药物治疗产生影响。预测性药物的使用并不是新概念,该方法已经在许多情况下被采用,例如:

· 葡萄球菌对甲氧西林耐药可用于预测和报告对所有β内酰胺类药物耐药，包括青霉素类、头孢菌素类和碳青霉烯类药物。

· 肠球菌对高浓度庆大霉素耐药可预测对其他所有氨基糖苷类药物耐药，包括阿米卡星、妥布霉素、奈替米星和卡那霉素。

· 肠球菌对氨苄西林耐药可预测对所有青霉素衍生物耐药。

直接检测特定耐药机制的方法

作为替代通过测量抗菌药物对细菌生长的影响来检测耐药性的方法，有的策略侧重于检测特定机制是否存在。当确定存在或不存在该机制时，无需检测几种不同抗菌药物即可得出病原体的药敏谱。该方法（包括表型和基因型检测方法）的实用性取决于存在对于临床耐药性敏感且特异的特定耐药机制。

表型方法

最常见的表型检测方法是检测临床分离株中是否存在β内酰胺酶。罕见检测氯霉素修饰酶，即氯霉素乙酰转移酶（CAT）的检测试验。

β内酰胺酶检测 · β内酰胺酶在细菌对β内酰胺类药物的耐药中起着关键作用，检测酶的存在可以提供有用的信息（第10章）。检测β内酰胺酶的方法多种多样，但临床实验室中最有用的是头孢菌素酶显色试验。β内酰胺酶通过水解能阻止抗菌药物和青霉素结合蛋白结合的β内酰胺环发挥作用。当一种显色头孢菌素（例如头孢硝噻吩）作为底物时，该水解过程产生变色产物。Cefinase纸片（BD Microbiology Systems, Cockeysville, MD）是一款商品化的显色试剂（图11.11）。阳性结果表明细菌对青霉素、氨苄西林、阿莫西林、羧苄西林和哌拉西林耐药。

直接检测产β内酰胺酶的试验仅限于检测产已知酶的病原体。这还必须包括通常用于根治该病原体的β内酰胺类药物。检测的应用示例包括：

· 肠球菌对氨苄西林的耐药；

· 淋病奈瑟菌对青霉素的耐药；

· 流感嗜血杆菌对氨苄西林的耐药；

· 拟杆菌属和其他革兰阴性厌氧菌对青霉素和氨苄西林的耐药；

· 葡萄球菌对青霉素的耐药；若结果阴性使用**抑菌圈边缘试验**（青霉素纸片扩散法）检测由其他机制造成的青霉素耐药。

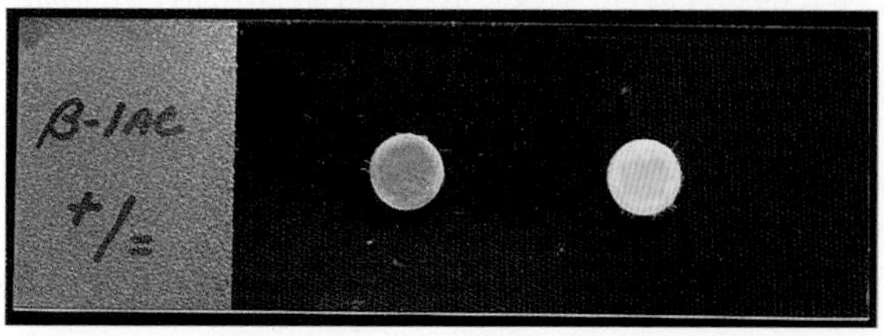

图11.11 头孢菌素显色试验可以检测细菌是否产β内酰胺酶。当纸片中头孢菌素的β内酰胺环被细菌水解时，纸片变成粉红色（A）。纸片颜色无变化说明不产β内酰胺酶（B）。

即使对于以上病原体，这种方法的实际效用也在下降。随着β内酰胺酶介导的耐药在淋病奈瑟菌、流感嗜血杆菌和葡萄球菌中愈发普遍，其他不受β内酰胺酶影响的药物已成为治疗首选。因此，了解这些细菌的β内酰胺酶状态的需求变得不再迫切。虽然部分肠杆菌目和铜绿假单胞菌产β内酰胺酶，但这些酶对不同β内酰胺类抗菌药物的作用取决于酶的种类。β内酰胺酶阳性结果几乎无法提供受影响的抗菌药物种类信息。建议使用传统和商品化系统直接评估药物和病原体的相互作用，来检测这类病原体中β内酰胺类的耐药性。

青霉素结合蛋白2a · 在临床样本中分离出金黄色葡萄球菌时，快速检测其对β内酰胺类的耐药性至关重要。在金黄色葡萄球菌和其他葡萄球菌中，对β内酰胺类的耐药性通常是由细菌细胞壁中青霉素结合蛋白的改变造成的。由*mecA*基因编码的**青霉素结合蛋白2a（PBP2a，或PBP2'）**降低β内酰胺类抗菌药物的亲和力，使细菌在存在细胞壁活性剂（β内酰胺类）的环境中继续合成细胞壁。快速免疫层析法（Alere PBP2a）可用于检测实验室常规培养基上生长的葡萄球菌中的PBP2a。多项研究显示，该方法和常规药敏试验相比，对金黄色葡萄球菌和包括中间葡萄球菌、路邓葡萄球菌和施氏葡萄球菌等在内的其他葡萄球菌的检测结果高度一致。

氯霉素乙酰转移酶检测 · **CAT**修饰氯霉素是细菌对该药物产生耐药性的一种机制。氯霉素在临床上的使用减少明显影响了CAT检测的应用。商品化试剂提供了一种检测该酶的简便方法。如果CAT呈阳性，则可以报告氯霉素耐药，但阴性结果并不能排除由其他机制（例如药物摄取减少）介导的耐药性。

基因型方法

编码许多临床相关获得性耐药机制的基因及其全部或部分的核苷酸序列都是已知的。这就使发展涉及核苷酸杂交和扩增的分子学方法并用于细菌耐药性的研究和检测变为现实（分子学方法检测细菌表征的更多信息，参阅第8章）。编码微生物耐药性的特定基因检测有不少优点，但也存在局限性。

从研究和开发角度看，分子学方法能够更加彻底地描述用于建立和评估CLSI推荐的常规病原体的药敏谱。

与表型和PCR分析相比，基质辅助激光解吸电离飞行时间质谱（MALDI-TOF MS）已被证实在检测分离株中的β内酰胺酶和碳青霉烯酶中具有较高的准确度。例如，在碳青霉烯酶检测中，高浓度的革兰阴性菌菌悬液（相当于3.0麦氏浊度）与20 mM Tris-HCl-20 mM NaCl混合。取1 mL混合液离心，使用50 μL的20 mM Tris-HCl、0.01% SDS和0.1 mM美罗培南重新溶解沉淀，35℃孵育2 h。继续离心，将1 μL上清液滴加在靶板上，再滴加1 μL二羟基苯甲酸，待干燥后进行质谱分析。该方法依赖技术人员对质谱图的解读和对图谱变化的识别，图谱的变化反映了特征峰范围内的抗菌药物水解情况。该方法仍在实验阶段，仅供研究使用。虽然这种方法可信且可以更快地检测抗菌药物耐药机制，但是美国FDA批准的设备更换、提取方法的改变和质谱结果的人工解读阻碍了它的广泛应用，需要更简化的可行方法。临床机构开展的分子学方法可以辅助研究并作为判断表型结果的等效方法。例如，准确检测葡萄球菌甲氧西林耐药性的临床重要性，加上表型方法的不一致性，是存在隐患的。结果存疑时，检测编码甲氧西林耐药的*mecA*基因的分子学方法可用于确定分离株的甲氧西林耐药性。同样，通过确定介导万古霉素耐药的*van*基因的存在和分类，可以解决潜在万古霉素耐药肠球菌的模棱两可的表型结果造成的疑问。

尽管分子学方法在抗菌药物耐药性检测中已经并将继续发挥重要作用，但除了作为表型药敏试验的补充方案外，许多因素仍导致该方法的应用困难重重。这些因素包括：

- 检测特定耐药基因使用的探针或寡聚核苷酸，可能无法检测到由差异基因或不同机制介导的耐药（即，缺少某个基因可能无法确保准确的药敏结果）。
- 具有临床意义的耐药表型可能是多种因素导致的，包括抗菌药物的酶修饰、摄取减少、靶点亲和力的改变或某些机制共同造成的（即，一个基因的检出并不能确定耐药性）。
- 编码耐药基因的存在无法提供调控基因的状态信息；也就是说，尽管存在，但耐药基因可能沉默或无功能，病原体可能无法表达基因编码的耐药性。
- 从临床实验室的角度，当绝大多数药敏试验仍然使用表型方法完成时，使用分子学方法仅检测少部分耐药机制是不切实际的。使用分子检测之前需要考虑的事项包括（但不限于）临床效用、实验室空间、人员配置和财务管理。

尽管分子学方法检测常规药敏试验仍存在挑战，但这些方法将继续为抗菌药物耐药性检测提供强有力的支持。

检测复杂抗菌药物/病原体相互作用的特殊方法

已开发出某些体外试验用于研究常规药敏试验未涉及的抗菌药物活性问题。具体而言，这些试验旨在检测杀菌活性或联合治疗的抗菌效果。

这些试验通常需要大量操作、充满技术问题、结果难以解释且临床效用尚不明确。基于这些原因，应限制此类方法的使用，只能在有微生物学专家和感染病学会诊时才能应用。

杀菌试验

杀菌试验旨在确定抗菌药物杀灭细菌的能力。大多数抗菌药物的杀菌能力已为人所知，抗菌药物通常分为杀菌剂和抑菌剂。然而很多变量，包括抗菌药物的浓度和目标菌的种类会对该分类造成影响。例如，β内酰胺类，以青霉素为代表，通常对大多数革兰阳性球菌具有杀菌作用，但对肠球菌仅有抑菌作用。如果临床开展杀菌试验，则应仅用于评估通常具有杀菌作用的抗菌药物（如β内酰胺类和万古霉素），而不应用于已知具有抑菌作用的药物（如大环内酯类）。

当感染已严重危及生命或感染出现在免疫功能低下患者及患者自身免疫力低下部位（如心内膜炎和骨髓炎）等情况时，达到杀菌活性在临床上最为重要。这类感染最有效的治疗方案应基于动物模型试验和人类临床试验。然而，实验室偶尔会需要证明药物已达到或能达到杀菌活性。可用的方法包括**最低杀菌浓度（minimal bactericidal concentration, MBC）试验**、**时间杀菌试验**和**血清杀菌试验（serum-bactericidal testing, SBT）**。无论采用何种方法，在了解不确定的临床相关性和潜在的技术缺陷的情况下，必须谨慎解释试验结果。

最低杀菌浓度试验・MBC试验包括连续的常规肉汤稀释法。在孵育并确定其MIC后，将肉眼可见抑制细菌生长的稀释浓度孔中的溶液转至浓缩琼脂（例如，羊血琼脂）上。过夜孵育并观察平板，测定菌落形成单位（CFU）。根据溶液体积和CFU数量，可以计算每个稀释梯度抗菌药物中每毫升的活细胞数。将该数值与原接种物中已知的每毫升CFU进行比较。能够杀灭99.9%病原体的最低抗菌药物浓度记为MBC。

虽然MBC结果的临床意义尚不明确，但该结果能帮助判断治疗失败是否是病原体的MBC高于该抗菌药物最高血药浓度造成的。或者，如果某抗菌药物的MBC大于或等于其MIC，该病原体可能对药物耐受。**耐受性**常见于细菌对β内酰胺类抗菌药物耐药相关的现象，它反映了病原体通常被杀菌剂抑制而不是杀死。尽管已经研究了部分细菌耐受性的生理基础，但这一现象的实际临床相关性尚未确定。

时间杀菌试验・检测抗菌药物杀菌活性的另一种方法是将分离株暴露在某浓度抗菌药物的肉汤中，并测量在指定时间内的杀菌率。在时间杀菌试验中，在添加菌悬液后立即从抗菌药物肉汤溶液中收集数据，随后定期收集数据。每段时间的样本置于琼脂板上，孵育后按照MBC试验的方法计数CFU。绘制每段时间活菌数随时间变化的曲线以确定杀菌率。通常和原始菌悬液相比，24 h后活菌数降低至1/1 000的肉汤的抗菌药物浓度被认为具有杀菌活性。尽管在实验室中进行时间杀菌试验研究的是抗菌药物的体外活性，但由于该程序操作复杂操作和程序的技术规范，大多数临床微生物实验室无法进行这种操作。

血清杀菌试验（Schlichter试验）・SBT亦被称为Schlichter试验，和MIC-MBC试验类似，区别在于SBT使用接受抗菌药物治疗的患者血清作为试验介质。使用患者血清检测抑菌和抗菌活性，可以观察抗菌药物以外因素（如抗体和补体）的抗菌效果。

每次检测需要两份血清样本。在患者即将接受下一次抗菌药物剂量（即**谷浓度**）之前（30 min内）采集一份样本。在给予抗菌药物后血清抗菌药物浓度最高时（即**峰浓度**）采集另一份样本。采集峰浓度样本的时间因抗菌药物的药代动力学特性和给药途径而异。静脉注射、肌内注射和口服给药的峰浓度通常分别在给药后30～60 min、60 min和90 min达到。应收集相同剂量的谷浓度和峰浓度样本，并同时进行检测。

制备连续对倍稀释的谷浓度和峰浓度血清样本，接种患者分离的菌株（最终接种量5×10^8 CFU/mL）。稀释液过夜孵育。能够抑制肉眼可见生长的最高稀释度为血清静态滴度（例如8、16和32）。从**血清静态滴度**或更低浓度的各稀释液（即抑制细菌生长的稀释液）中取已知体积的等分样，并将其置于羊血琼脂平板上。孵育后，计算每块平板上的CFU，与原始菌液相比，降低99.9% 每毫升CFU值的血清稀释度记为**血清杀灭滴度**。例如，如果一株细菌的血清静态滴度为32，将含有1/2、1/4、1/8、1/16和1/32稀释液的试管进行传代培养。如果1/8稀释度是CFU减少99.9%的最高稀释度，则血清杀灭滴度记为8。

SBT试验最初用于预测葡萄球菌引起的感染性心内膜炎抗菌治疗的临床效果。峰浓度血清杀灭滴度为32～62或更高被认为和临床治疗有效相关。然而，虽然该试验使用了患者的血清，体外试验环境和体外感染部位之间的许多差异尚不清楚。尽管SBT用于评估是否达到有效的杀菌浓度，该试验对葡萄球菌引起的感染性心内膜炎或其他细菌引起的感染预测的临床价值尚未确定。CLSI M26-A“抗菌药物杀菌活性的判断方法”描述了进行杀菌试验的细节。

联合药敏活性试验

细菌感染的治疗管理通常需要同时使用多种抗菌药物。使用联合治疗的原因包括：

- 治疗由不同药敏谱的病原体造成的混合感染；
- 获得比单药更快的杀菌活性；
- 对单药无法杀灭的病原体，获得杀菌活性；
- 治疗过程中最小化多重耐药菌的风险。

检测联合药物对单一病原体的有效性称为**协同试验**。该试验有三种结果。

- **协同**：两种抗菌药物联合使用的活性显著高于单药的最高活性。
- **无关**：两种抗菌药物联合使用的活性与单药最高活性无差异。
- **拮抗**：两种抗菌药物联合使用的活性显著低于单药的最高活性（应避免混用）。

棋盘法和时间杀菌试验是协同试验的两种基本方法，但临床实验室中并不常规开展。棋盘法中，含有两种抗菌药物的MIC板条分别独立和混合连续稀释。接种病原体并孵育后，记录单药和各种浓度混合药物的MIC。计算单药和联合药物MIC的比值，将联合药敏的结果分类为协同、无关或拮抗。

对于时间杀菌试验，程序和检测杀菌活性相同，区别在于使用单药获得的杀菌曲线与联合药敏的杀菌曲线进行比较。24 h孵育后，联合药物的杀菌率提高100倍或高于单药杀菌率以上判读为协同。联合药物的杀菌率与单药最高杀菌率无差异判读为无关。联合药物的杀菌率低于单药最高杀菌率判读为拮抗。

使用多种药物联合治疗的决策可能基于临床微生物实验室提供的病原体药敏谱或特定病原体的鉴定。然而，抗菌药物的选择不能依靠协同试验的结果。大部分有临床意义的药物组合已在临床试验中进行了研究，并在文献中进行了详细描述。这些数据应用于指导联合治疗的决策。协同试验操作和解释的技术难题妨碍了它在诊断过程中的应用。

药敏试验的实验室策略

临床微生物实验室负责最大限度地发挥药敏试验信息对临床使用抗菌药物治疗感染性疾病的积极影响。然而，更有效利用实验室资源的需求、重要病原体耐药谱的复杂化及对高质量报告的持续期望，使实验室的责任愈发重大。为了在有限资源和耐药率增高的情况下确保质量，必须谨慎制订AST的策略。这些策略以试验意义、准确性和临床沟通为目标（图11.12）。

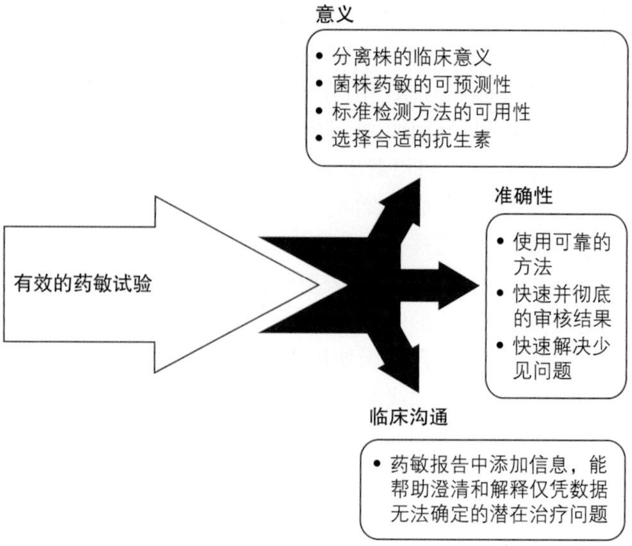
意义
• 分离株的临床意义
• 菌株药敏的可预测性
• 标准检测方法的可用性
• 选择合适的抗生素
准确性
• 使用可靠的方法
• 快速并彻底的审核结果
• 快速解决少见问题
有效的药敏试验
临床沟通
• 药敏报告中添加信息，能帮助澄清和解释仅凭数据无法确定的潜在治疗问题

图11.12 有效药敏试验策略的目标。

相关性

当有足够潜力为临床提供关于适用于感染病原体的有用且可靠的信息时，应进行药敏试验。关于相关性，必须解决两个问题：

- 应该何时进行药敏试验？
- 应该对哪些抗菌药物进行检测？

何时进行药敏试验

必须解决的第一个问题是药敏试验是否适用于该病原体。尽管答案可能并不总是明确的，但必须解决该问题。进行药敏试验取决于以下标准：

- 分离株的临床意义；
- 最常用于治疗该分离株药物敏感性的可预测性，通常被称为**选择的治疗药物**；
- 检测该分离株标准化方法的可行性。

临床意义的确定

对没有临床意义的分离株进行药敏试验和报告是浪费资源的行为，更重要的是，这可能会误导临床医生，他们依赖实验室信息来帮助确认分离株的临床意义。确认分离株临床重要性的标准包括：

- 直接从患者样本的革兰染色镜检出大量细菌，观察到被白细胞吞噬的细菌最佳，且和培养出的病原体形态学一致。
- 已知该菌种能对分离样本的部位造成感染（见第7部分）。
- 分离株常规考虑是上皮或黏膜定植菌还是致病菌。
- 菌株的分离部位（通常是无菌部位还是典型的定植部位）。

尽管这些标准很有帮助，并且很大程度上取决于病原体的分离能力，但通常仍需要实验室专业人员和临床医生的沟通来最终确定其临床意义。

报告临床意义不明确的病原体的药敏结果可能被错误地视为具有临床意义。实验室的药敏试验策略中应包含上述所列的标准。

药敏结果的可预测性

如果分离株具有临床意义，那么必须确定它们对常规使用的抗菌药物是否耐药。遗憾的是，由于临床相关的耐药菌传播增加，使那些仅需鉴定而不需要药敏试验就能可靠预测抗菌药物敏感性的细菌数量减少。表11.5根据耐药检测的需要，对多种常见细菌进行分类。

表11.5　根据药敏试验的常规需求对细菌进行分类[a]

检测需求	细菌
需要常规检测	葡萄球菌 肺炎链球菌 草绿色链球菌[b] 肠球菌 肠杆菌目 铜绿假单胞菌 不动杆菌属
偶有检测需要[c]	流感嗜血杆菌 淋病奈瑟菌 卡它莫拉菌 厌氧菌
不需要常规检测	β溶血链球菌（A、B、C、F和G群） 脑膜炎奈瑟菌 单核细胞增多性李斯特菌

[a]基于该微生物具有临床意义的假设。表中包括美国临床实验室标准化协会（CLSI）概述和推荐的标准化操作流程适用的细菌。

[b]从心内膜炎相关或正常无菌部位培养分离出的草绿色链球菌具有重要的临床意义，需要进行药敏试验。

[c]如果分离株对常规使用的抗生素常见耐药（例如，用于淋病奈瑟菌的青霉素），则需要进行药敏试验。

对多种抗菌药物的获得性耐药需要对所有临床相关菌株进行药敏试验。对于其他微生物，如流感嗜血杆菌和淋病奈瑟菌，已经普遍对最初使用的抗菌药物产生耐药，而更有效的抗菌药物（如尚无耐药表述的头孢曲松）已成为首选的治疗方案。普遍耐药的一个典型例外是β溶血性链球菌尚未对青霉素耐药。由于极易预测这些微生物对青霉素的敏感性，因此对青霉素的药敏试验和准确的菌种鉴定相比，并不能提供多少额外的信息。然而，如果患者对青霉素不耐受，就应该考虑替代药物，如红霉素的使用。由于β溶血性链球菌对红霉素的耐药已经得到充分的证明，因此在此情况下需要进行药敏试验。

表11.5中概述的建议作为指南始终在不断更新。在临床环境中，出现意外情况时必须与接受过感染性疾病培训的医生和药剂师进行协商。这些指南旨在提供关于单一患者感染管理的数据，但如果监测新发耐药时进行药敏试验收集数据，则这些指南可能并不适用（见本章下文的准确性和耐药性监测）。

可靠药敏试验的价值

如果对特定种属的细菌没有一个可靠、标准化的检测方法，那么获得准确和有意义数据的能力就会受到严重影响。虽然大多数常见细菌都有标准方法（表11.1～表11.3），但确实存在没有标准方法的临床相关细菌。在这种情况下，困境源于实验室希望通过提供数据做出贡献和对获得可解释并准确的信息缺乏信心之间的冲突。

很多表11.5中未列出的细菌能在常见细菌推荐的培养基和环境中生长。然而，能够生长与能够获得重要的药敏谱是两个不同的概念。例如，革兰阴性杆菌嗜麦芽窄食单胞菌在大部分药敏试验的环境中生长良好，但β内酰胺类的药敏结果可能有很大差异，并且具有严重的误导性。该菌产强效的β内酰胺酶，严重影响大多数β内酰胺类药物的效果，但部分菌株体外药敏试验可能表现为敏感。尽管检测可能提供潜在的答案，但该答案可能并不正确。

对于细菌缺乏标准检测方法的情况，可以使用两种方法应对。一种方法是不进行试验，而是根据文献发表的关于普遍被认为是最有效抗菌药物的临床研究，给医生提供该细菌治疗选择的信息。该方法应咨询实验室主任和感染病专家。另一种方法是根据文献提供的信息，尽实验室最大能力进行试验。在此情况下，结果必须附加免责声明，说明试验是通过非标准方法进行操作的，应谨慎解释结果。在进行此类试验时，必须将定制的药物组（包括最常用于杀灭该细菌的药物）告知临床医生。

试验用抗菌药物的选择

根据框11.1中概述的标准选择相关抗菌药物。在选择药物时，应仔细参考这些标准以避免报告中含有多余信息，最大限度降低混淆医生的风险，并在很大程度上减少临床实验室时间和资源的浪费。

表11.6中列出了针对特定病原体进行检测的药物组中可能包含的抗菌药物。该列表并不详尽，但有助于说明有关开发相关检测药物组的一些要点。例如，对于所有可以检测的青霉素、头孢菌素和其他β内酰胺类抗生素，只有青霉素和头孢西丁（或苯唑西林）可用于葡萄球菌的药敏试验。通过这两种药物的信息，足以预测任何其他β内酰胺的有效性。如果分离的金黄色葡萄球菌对头孢西丁耐药，则认为其对所有β内酰胺类抗生素耐药，应报告为耐甲氧西林金黄色葡萄球菌。同理，氨苄西林可以单独预测肠球菌对各种青霉素的敏感性，并且由于天然耐药，此类细菌不应对头孢菌素进行检测。

与检测革兰阳性球菌的药物组中相对较少的药物相比，革兰阴性杆菌的潜在选择较为丰富。这主要是因为具有相似抗肠杆菌目活性的几种β内酰胺类都已商品化可用，以及一种β内酰胺类药物通常无法预测其他β内酰胺类的结果。尽管推荐头孢唑林作为尿路感染分离株对口服头孢菌素的预测药物，但对头孢唑林耐药的菌株并不一定对头孢替坦耐药，而对头孢替坦耐药的菌株不一定对头孢他啶耐药。因此，由于在此情况下缺乏有潜力的预测性药物，必须对更多的抗菌药物进行检测。例如，头孢曲松和头孢噻肟的活性非常相似，可以选择其一在药物组中。

框11.1中列出了设计最相关、最有效的药物组的活性谱和其他标准的多种方案。这些标准应在和临床医生和药剂师协商时予以考虑。

准确性

注重结果准确性的药敏试验策略有两个关键点：

- 使用能获得准确结果的试验方法；
- 在报告前能实时审核结果。

表11.6　常见菌群检测的抗菌药物选择[a]

抗菌药物	肠杆菌目	铜绿假单胞菌	葡萄球菌	肠球菌	肺炎链球菌	草绿色链球菌
青霉素类						
青霉素	−	−	+	−	+	+
使用头孢西丁检测苯唑西林	−	−	+	−	−	−
氨苄西林	+	−	−	+	−	−
哌拉西林/他唑巴坦	+	+	−	−	−	−
头孢菌素类						
头孢唑林	+	−	−	−	−	−
头孢替坦	+	−	−	−	−	−
头孢曲松	+	−	−	−	+	+
头孢他啶	+	+	−	−	−	−
头孢洛林	+	−	+（仅金黄色葡萄球菌）	−	+	−
其他β内酰胺类						
氨曲南	+	+	−	−	−	−
亚胺培南	+	+	−	−	±	−
糖肽类						
万古霉素	−	−	+	+	+	+
氨基糖苷类						
庆大霉素	+	+	±	+[b]	−	−
妥布霉素	+	+	−	−	−	−
阿米卡星	+	+	−	−	−	−
喹诺酮类						
环丙沙星	+	+	+	−	+	−
左氧氟沙星	+	+	+	−	+	+
其他抗生素						
红霉素	−	−	+	−	+	+
克林霉素	−	−	+	−	+	+
复方新诺明	+	−	+	−	+	−、±
替加环素	+	−	+	+	±	+
达托霉素[c]	−	−	+	+	±	±
利奈唑胺	−	−	+	+	±	+

[a]并非包括所有可用的抗菌药物。选择建议基于非尿路感染。
[b]庆大霉素检测肠球菌需要使用高浓度纸片或特殊筛选（表11.4）。
[c]呼吸道分离株不应报告达托霉素。
+：可选择加入检测药物组（并非需要选择所有带+的药物）；±：在某些情况下可以选择；−：不需要或不推荐选择。

使用准确的方法

由于不同耐药机制的复杂性，并没有一种常规、自动化或分子学方法足以检测所有临床相关耐药模式。为了确保准确、可靠地检测耐药性，必须选择相应的检测方法并仔细考虑如何最有效地结合使用不同的方法。

微生物学家必须知晓实验室主要药敏试验方法的优点和缺点，并知道何时需要进行辅助或补充试验。通过阅读同行评审期刊上发表的研究，重点关注药敏试验系统的性能，并定期使用实验室所使用的系统对已知耐药的细菌进行检测(例如，性能验证计划)。此外，准确而有意义的检测不仅意味着使用各种常规方法，甚至是自动化、常规和筛选方法的混用，还包括分子学技术和预测性药物的潜在应用。

肺炎链球菌的药敏试验提供了了解试验局限性和实施补充试验重要性的例子。不久前，并不需要常规对肺炎链球菌进行药敏试验。然而，由于β内酰胺类耐药的流行，药敏试验已变得至关重要。随着试验需求的出现，常规试验(如青霉素纸片扩散法)明显无法检测其耐药性。幸运的是，已开发出使用青霉素衍生物苯唑西林的检测方法并广泛用于对青霉素耐药的筛查之中。然而，由于非敏感菌株中对青霉素中等水平耐药的结果差异很大，且部分实际敏感的菌株可能出现假耐药，使得该试验仅为筛查试验。由于耐药水平能影响治疗方案，应使用其他方法检测这些病原体的MIC。此外，头孢菌素耐药的出现使得实验室需要检测这些药物的耐药性。

其他重要示例中，需要多种方法才能完整和准确地获得某些菌种的药敏数据，包括万古霉素耐药的肠球菌、MRSA和产ESBL的肠杆菌目。此外，临床机构可将分子学方法作为重要的后备资源，以研究和评估表型方法中模棱两可的结果。然而，临床实验室并不需要常规使用多种方法对所有病原体进行检测。在大多数实验室中，一般使用一种传统或商品化方法为主，必要时可使用其他检测作为补充。

结果审核

除了选择一种或多种方法准确检测药敏外，还必须持续监测系统的优缺点。这主要通过仔细审核每天生成的药敏数据来实现的。在过去，建立和维护积极、有效的监测流程，工作量非常巨大。然而，即使在资源有限的实验室里，快速和灵活的信息化结果审核和报告极大地促进了此类质量保证计划的管理。高效的计算机程序成为实验室信息系统的一部分(或者在某些情况下，可通过购买商品化的药敏系统获得程序)。由于自动化专家数据的审核大大简化了审核过程并提高了数据的准确性，因此在选择药敏系统时应考虑此功能。

必须借助计算机或人工判读，根据可能的、有点可能的、有点不可能的和几乎不可能的情况，仔细检测药敏结果。这种意识不仅和该机构中病原体表现出的特征相关，也与临床相关细菌的特征相关。必须快速识别和评估异常结果，以确认该结果是否为技术失误或笔误造成的，或是真正的耐药表现。作出该决策的紧迫性是双重的。首先，如果结果是由实验室失误造成的，则必须予以纠正并通知医生，以避免患者接受无效或不必要的抗菌药物治疗。其次，如果结果正确并对患者和其他人造成威胁(例如，万古霉素耐药葡萄球菌的出现)，应立即通知感染控制和感染病工作人员。

结果审核策略的组成部分

任何监测结果准确性和出现耐药性的实验室策略都必须由两部分组成。

- 数据审核：识别新的或罕见药敏结果的机制。
- 解决问题：应用规程以判断是失误(技术上的或笔误)还是新的耐药机制造成的罕见结果。

这两部分都必须纳入审核过程，以确保有效和及时地利用资源。

数据审核·通过仔细审核实验室每日的药敏数据，可识别异常的耐药结果。AST系统包含专家规则和算法，以帮助微生物学家检测和识别细菌/药物组合中罕见的耐药模式，这些模式可能是检测错误，也可能代表获得性耐药机制。表11.7列举出了革兰阳性和革兰阴性菌的罕见药敏结果。这些例子包括明显可能是错误的结果(即克林霉素耐药、红霉素敏感的葡萄球菌)、罕见但需要立即注意的结果(即万古霉素耐药的葡萄球菌)和已描述但不常见的结果(即亚胺培南耐药的肠杆菌目)。

表11.7　需要进一步评估的药敏结果示例

病原体	药敏结果
所有菌种	非敏感(NS)结果
葡萄球菌	万古霉素中介或耐药 克林霉素耐药；红霉素敏感 利奈唑胺耐药 达托霉素耐药
β溶血性链球菌	氨苄西林、青霉素或任意合适抗菌药物的NS结果
肺炎链球菌	万古霉素或利奈唑胺的NS结果；喹诺酮类或美罗培南中介或耐药
草绿色链球菌	万古霉素、达托霉素、厄他培南和利奈唑胺任意的NS结果；奎奴普丁-达福普丁中介或耐药
肠球菌	万古霉素耐药，纸片法高浓度氨基糖苷类耐药
屎肠球菌	利奈唑胺耐药
鲍曼不动杆菌	黏菌素/多黏菌素B和(或)碳青霉烯类耐药
肠杆菌目	庆大霉素、妥布霉素和阿米卡星耐药；任意碳青霉烯类中介或耐药
肠杆菌/枸橼酸杆菌/沙雷菌/摩根菌/普罗威登斯菌/克雷伯菌	氨苄西林或头孢唑林敏感
铜绿假单胞菌	阿米卡星耐药；庆大霉素或妥布霉素敏感；碳青霉烯类耐药
嗜麦芽窄食单胞菌	亚胺培南敏感；复方新诺明中介或耐药
淋病奈瑟菌	头孢曲松耐药
脑膜炎奈瑟菌	氨苄西林或青霉素耐药；美罗培南NS结果

来源：Modified from Courvalin P. Interpretive reading of antimicrobial susceptibility tests. *Am Soc Microbiol News* 2015; 58: 368; CLSI M100-S25 guideline Appendix A.

审核数据的过程不应由实验室中的单人负责。此外，该过程需要平衡，使其既不会妨碍工作流程，也不会拉长医生获取报告的时间。根据不同实验室的分工和流作流程，建立不同的审核方法。但都必须考虑几个关键方面：

- 必须对病原体进行鉴定。若不知道鉴定结果，则无法判断药敏结果是否异常。
- 应在工作当天尽早进行药敏试验和报告。工作流程应有时间允许对审核期间发现的错误采取纠正措施，以便尽快向医生提供正确的结果。
- 应使用多级数据审核。第一级是在实验室水平，技术员在判读药敏结果的同时评估该病原体的结果是否正确。当发现异常结果时，应启动故障排除规程（见下一节）。为防止发布错误和潜在危险的信息，此时不应确认报告。第二级是主管或实验室主任级别。该级别审核的目的是回答实验室微生物学家的问题、对结果准确性负责，并为解决异常结果提供指导。
- 审核过程必须是灵活且持续更新的。由于细菌对抗菌药物的耐药性发生了变化，因此实验室对耐药性的准确检测依赖于最新的知识和方法。需要定期审核和更新异常结果清单。

解决问题 · 制订解决异常结果的策略极其重要。然而，对每个意外事件都制订操作程序既不可能也不切实际。大多数解决策略应注重某些常规方法，咨询主管或实验室主任始终是技术员可选择的方法之一。尽管调查和解决异常结果的步骤通常取决于所涉及的病原体和抗菌药物，但大多数解决方案应包括以下一种或多种方法。

- 审核可能出现笔误的数据。
- 核实鉴定样本和药敏板条上为同种细菌。
- 重新检查板条或平板的读取错误（例如，误读抑菌圈直径）。
- 确认是否接种纯菌落和正确的接种操作。
- 对于商品化系统，判断是否按照厂家推荐的操作程序进行试验。
- 确认鉴定结果的准确性。
- 使用另一种方法或筛选试验复核耐药结果。

通常，对记录和判读数据或培养物纯度的快速审核就能发现结果异常的原因。其他情况下，可能需要通过多种方法进行更广泛的试验，以确定异常或意外耐药结果的有效性。

准确性和耐药性监测

抗菌药物耐药性监测包括跟踪和仔细审核特定机构和特定地区检测细菌生成的药敏数据。这可以推广到一家医院，也可以具体到医院内的一个科室或病房，特别是在患者群体非常复杂和独特的情况下。对于服务于特定机构或多个机构的实验室，应每年公布至少一份包含重要病原体和相关药敏数据的抗菌谱报告。CLSI在M39-A4文件中为数据汇编和报告提供了指南。该报告提供了用于监测新发耐药性趋势的有价值的信息。这些信息也有助于建立**经验性治疗**指南（即，在知晓感染病原体的鉴定或药敏结果之前实施的治疗）、检测潜在不当或过量使用抗菌药物的范围，并为更大、更广泛的国家和国际监测项目提供数据。

经过审核和解决计划验证的数据不仅提高了实验室报告的可靠性，而且加强了用于耐药性监测和抗菌谱分析的药敏数据的可信度。通过建立结果审核和解决问题的模式，确保患者管理的准确性、快速检测新发的耐药模式、并保持药敏谱汇总报告中数据的准确性，可以满足每家机构每日彻查药敏结果的需求。

临床沟通

每株细菌的药敏试验结果通常以抗菌药物清单的形式报告给医生，每种抗菌药物都附有敏感、中介或耐药的分类解释。这种报告方式在大部分情况下能满足需求。然而，由于耐药谱和背后的机制变得更加多样且复杂，实验室员工必须将药敏数据的重要性清楚、准确地报告给临床医生，以优化患者护理和抗菌药物的使用。在许多情况下，被动地向医生报告药敏数据而不添加备注或适当修改，已经无法满足需求。此外，SDD和非敏感的分类等信息可能需要微生物实验室专家、感染病医生和药剂师之间的相互沟通。

例如，MRSA被认为对所有β内酰胺类交叉耐药，但体外药敏试验偶有某些头孢菌素类、β内酰胺/酶抑制剂或亚胺培南敏感的结果。仅报告这些敏感结果，而不修改相关信息以反映对所有β内酰胺类药物可能的耐药性，这将造成严重的误导，如果开具相关处方可能会导致治疗失败。另一个例子是，严重的肠球菌感染通常需要联合治疗，包括细胞壁活性剂（氨苄西林或万古霉素）和氨基糖苷类（即庆大霉素）。在报告中仅单独列出抗菌药物及其判读结果无法提供这一重要信息。这样会给人造成错误的印象，即单独使用一种抗菌药物可以完成适当的治疗。肠球菌的药敏报告应附加注释，明确说明推荐使用联合治疗。

为了防止仅报告药敏数据造成的错误解释，向医生报告的病原体/药物组合中必须包含补充信息。例如，从患者血培养中分离出*blaKPC*基因阳性的肺炎克雷伯菌的报告中需要附加信息，内容包括需要将患者单独隔离并强烈建议进行感染病科会诊。感染病专家和其他医院人员的会诊是决定何时需要此类信息及应该包括哪些内容的重要组成部分。最后，如果实验室无法通过计算机或纸质报告可靠地传递信息，则应制订通过电话或亲自与主治医生直接沟通的方案。

案例学习11.1

一名28岁男子至急诊科主诉排尿疼痛和脓性泌尿道分泌物。患者出院前接受单剂量的环丙沙星和阿奇霉素经验性治疗。随后的核酸扩增试验显示淋病奈瑟菌阳性。2 d后，由于症状尚未缓解，患者返回急诊科。采集样本送至微生物实验室。病原体鉴定结果为淋病奈瑟菌。药敏结果显示：头孢曲松敏感；环丙沙星耐药；四环素敏感。

问题：

1. 为什么临床实验室不常规对淋病奈瑟菌进行药敏试验？
2. 为什么医生会对患者样本的培养和药敏试验结果感兴趣？
3. 如果常规不进行药敏试验，如何知晓淋病奈瑟菌对氟喹诺酮类和其他抗菌药物的耐药性（见http://www.cdc.gov/std/gonorrhea/arg/basic.htm）？

案例学习11.2

一名32岁孕妇妊娠后期接受B群链球菌筛查。结果显示B群链球菌阳性。

问题：

1. 在这种情况下，常规需要进行药敏试验吗？
2. 列举出一个可能需要进行药敏试验的原因。
3. 如果发现该分离株对红霉素耐药，应该进行哪些额外检测？

复习题

1. 在药敏试验的标准化中，应考虑以下因素，除了（　　）

 a. 培养基的阳离子浓度　b. 孵育时间　c. 病原体的毒力　d. 抗生素的浓度

2. 琼脂稀释法的标准接种量为（　　）

 a. 1×10^4 CFU/mL　b. 5×10^5 CFU/mL　c. 1×10^7 CFU/mL　d. 5×10^8 CFU/mL

3. 在肉汤稀释法中，抑制细菌可见生长的最低浓度称为（　　）

 a. 最低杀菌浓度　b. 最低抑菌浓度　c. 敏感折点　d. 耐药折点

4. 检测耐甲氧西林金黄色葡萄球菌的琼脂含有（　　）

 a. 青霉素和氯化钠　b. 氨苄西林和氯化镁　c. 萘夫西林和氯化镁　d. 苯唑西林和氯化钠

5. 头孢菌素显色试验用于检测何种抗菌药物的耐药性（　　）

 a. 大环内酯类　b. 氨基糖苷类　c. β内酰胺类　d. 四环素类

6. 当选择药敏试验药物组中的抗菌药物时，实验室工作人员应考虑（　　）

 a. 患者群体　b. 病原体的鉴定　c. 抗菌药物的价格　d. 抗菌药物的不良反应

7. 何种药敏结果需要附加补充试验（　　）

 a. 万古霉素耐药的金黄色葡萄球菌　b. 青霉素耐药的肺炎链球菌　c. 庆大霉素耐药的铜绿假单胞菌　d. 红霉素耐药的草绿色链球菌

8. 配对题：将每个术语与正确的描述配对

 ______ 无关　______ 中介
 ______ MBC　______ 峰浓度
 ______ 折点　______ 敏感
 ______ 拮抗　______ MIC
 ______ 谷浓度　______ 标准麦氏浊度
 ______ 耐药　______ 协同
 ______ 预测性药物

 a. 活性大大降低　b. 初始给药前采集　c. CFU数降低99.9%　d. 没有变好也没有变差　e. 活性增加　f. 最高血药浓度　g. 指示对药物耐药　h. 分离和定义　i. 缺乏耐药　j. 可能有效　k. 抑制可见生长　l. 1.5×10^8 CFU/mL　m. 没有抑菌圈

参考答案

案例学习11.1

1. 由于抗菌药物药敏谱可以预测，非复杂性的淋病奈瑟菌感染采用经验性治疗。大多数淋病奈瑟菌对最初选择的青霉素耐药，但对头孢曲松和环丙沙星等更有效的抗生素仍然敏感。然而，近年来环丙沙星的耐药性有所增加，罕有头孢曲松耐药的报告。［参考：CDC Grand Rounds: The growing threat of multidrug-resistant gonorrhea. MMWR 62(6): 103－106, 2013.］

2. 由于环丙沙星的经验性治疗失败，医生需要其他药敏试验结果。治疗失败的原因包括感染氟喹诺酮类耐药的淋病奈瑟菌或感染性病原体的误诊。常规培养能鉴定病原体并获得药敏结果的信息。

3. 美国疾病预防控制中心（CDC）在该国范围内进行抗菌药物耐药性监测，以确定淋病奈瑟菌的耐药率。美国CDC建议单剂量注射250 mg头孢曲松和口服1 g阿奇霉素（参考：https://www.cdc.gov/std/gonorrhea/treatment.htm）。监测结果帮助制订经验性治疗建议，公共卫生和临床工作者可获取相关信息。

案例学习11.2

1. 不需要，β溶血性链球菌，包括B群链球菌，对青霉素仍然敏感。因此，相比精准的病原体鉴定，青霉素药敏试验无法提供更多的信息。

2. 如果患者不耐受青霉素，可以考虑使用红霉素等替代药物。由于已有充分证据证明β溶血性链球菌对红霉素耐药，因此需要进行药敏试验。

3. 需要进行诱导克林霉素耐药的“D试验”。

复习题

1. c; 2. a; 3. b; 4. d; 5. c; 6. b; 7. a; 8. d,j,c,f,h,i,a,k,b,l,m,e,g

第3部分

细菌学

BACTERIOLOGY

第1篇 · 鉴定原则

PRINCIPLES OF IDENTIFICATION

第12章 · 细菌鉴定方法和策略概论

Overview of Bacterial Identification Methods and Strategies

鲍容 · 译　周昭彦 · 审校

本章目标

本章概述了用于微生物鉴定的一些传统生化方法(快速法和培养法)。正文中包括对特定病原菌的附加试验。学生和从业人员应结合本章中的具体章节使用这些详细的技术程序,以清晰理解从样本采集到鉴定的整个实验室诊断过程。本章所述方法的总体目标包括:

1. 说明每种检测方法的具体诊断目的。
2. 简要描述与每种检测方法相关的检测原理。
3. 概述方法的局限性,以及在检测结果显示假阳性、假阴性或模棱两可时进行故障排除或报告结果的方法。
4. 说明每个检测程序使用的适当的质控物和检测结果。

微生物鉴定的基本原理

以一种足够全面的方式有效地展示和教授诊断微生物学,同时又不过度混乱于罕见的、少有需求的有关细菌,是一个挑战。第3部分"细菌学"中的章节旨在就所介绍的各种细菌的多样性进行全面讲解,并且,有助于了解在临床环境中最可能遇到的分类群及与感染的特定解剖部位相关的分类群。

本书许多内容(包括本篇)提供了包含病原体检测运算法则或鉴定方案的流程图。虽然这些流程图很有帮助,但也有局限性。在某些情况下,它们可能过于笼统:可能缺乏足够的细节来区分关键微生物群和种类。在其他情况下,它们可能过于深奥而无法在常规临床实践中应用。此外,许多必须纳入鉴定流程的其他标准过于复杂,无法包含在大多数流程图中。由于微生物具有生物活性,能够在各种环境压力下改变生化活性及其表达。因此,认识到流程图的局限性在于无法调整固有的生物多样性是十分重要的;流程图只是诊断微生物学领域使用的众多工具之一。

此外,正如本章后面所讨论的,病原体的分类和概况不断变化。详尽的流程图有可能很快过时。另外,正如第3部分各章所述,诊断微生物学充满了规则中的例外情况,流程图的构建方式并不能轻易捕捉到许多重要的例外情况。

为了应对流程图中无法描述的细菌鉴定过程的挑战,第3部分中的章节从微生物的微观特征和临床样本的初始培养或生长开始,指导学生和专业执业人员完成微生物的整个检测过程。在许多情况下,微生物学家在鉴定过程中使用的第一个信息是病原体和临床样本的显微镜下特征(第6章)。该信息指导临床医生立即开始治疗威胁生命的感染,直到完成其他特征或病原体鉴定。在多数情况下,微生物学家在鉴定过程中使用镜下信息之后,对菌落或菌落形态进行宏观描述。包括溶血类型(如有)、色素(如有)、大小、质地(不透明、半透明或透明)、与琼脂的黏附性、琼脂点蚀和许多其他特征(第7章)。仔细观察菌落后,可使用革兰染色或附加显微镜来验证或根据革兰染色反应和革兰阳性或革兰阴性细菌的细菌形态将病原体鉴定为多种广泛类别(例如,革兰阳性球菌、革兰阴性杆菌;第6章)之一。对于革兰阳性菌,应在革兰染色之后进行过氧化氢酶试验,而革兰阴性菌的试验应从氧化酶试验开始。这些简单的试验,加上麦康凯琼脂上的菌落生长情况(如果分离物是革兰阴性杆菌或球杆菌),有助于微生物学家将该病原菌划分为一个主要类别(见子章节)。本章所述各种鉴定方法和系统的应用生成了各章中讨论的数据和标准,用于临床相关病原菌的最终鉴定。本章介绍了后续章节中描述的许多快速生化反应或培养过程。然而,其他检测方法,包括基于核酸的检测、商品化快速鉴定系统和基质辅助激光解吸电离飞行时间质谱(matrix-assisted laser desorption ionization time-of-flight mass spectrometry, MALDI-TOF MS),也可用于多种病原体检测。在本章中,每个检验操作程序都包括阳性和阴性结果的照片。第6章包含了一些常用细菌染色照片。

诊断微生物学的核心是基于与同一属或科的已知成员共有的共同表型和基因型特征来鉴定病原体。因此,微生物学家每天都在"碰运气",通过寻找最佳的生化"匹配"来确定最可能的鉴定结果。例如,由于50%的时间生长在麦康凯琼脂平板上,与其他奈瑟菌相比,革兰阴性杆菌动物奈瑟菌可被视为麦康凯阳性或麦康凯阴性微生物。因此，尽管动物奈瑟菌在本书中被归为氧化酶阳性、麦康凯阳性、革兰阴性杆菌和球杆菌，但该菌也可能表现为氧化酶阳性、麦康凯阴性、革兰阴性杆菌和球杆菌。此例清楚地说明了仅依靠生化流程进行鉴定的局限性。

鉴定过程往往会很艰巨且消耗资源。实验室人员必须尽可能只鉴定那些最有可能参与感染过程的病原体。为此，第3部分中的章节旨在为确定临床分离物是否与感染相关及是否需要完全鉴定提供指导。

此外，临床诊断和样本来源可以帮助确定哪一组为病原体。例如，如果患者有心内膜炎或样本来源是血液，并且在革兰染色上观察到一种小的革兰阴性杆菌，那么微生物学家应该考虑一组被称为HACEK的革兰阴性杆菌（凝聚杆菌属、心杆菌属、侵蚀艾肯菌属和金氏杆菌属）。同样，如果患者被动物咬伤，分离菌若为革兰阴性，则微生物学家应考虑巴氏杆菌属；分离菌若为革兰阳性，则考虑猪葡萄球菌和中间葡萄球菌。最后，考虑到分离菌的临床相关性，每章还提供了有关是否需要进行抗菌药物敏感性试验及需要时应如何进行的信息。

微生物鉴定的未来趋势

临床微生物学和感染性疾病中涉及到一些动态因素，使细菌鉴定仍具有挑战性。例如，与人类感染有关的细菌新种类将继续被发现，而众所周知的细菌种类可能会改变其生化特征的表达，从而影响鉴定标准。因此，必须不断评估和更新传统方法和商品化的鉴定系统。此外，尽管大多数鉴定方案基于细菌的表型特征，但使用分子和其他先进方法（如MALDI-TOF MS、全基因组多位点序列分型和二代测序）来检测、鉴定、鉴别细菌将不断被扩展，并在诊断微生物学中发挥更大的作用。此外，表型、分子和先进化学方法将越来越多地纳入更简单的自动化系统。

操作程序12.1
乙酰胺利用

[目的] 根据利用乙酰胺作为唯一碳源的能力来区分病原菌。

[原理] 能够在下述培养基上生长的细菌会产生酰胺酶，使乙酰胺脱胺释放氨。氨的产生导致碱性pH，使培养基颜色从绿色变为皇家蓝色。

培养基·每1 000 mL含NaCl（5 g）、$NH_4H_2PO_4$（1 g）、K_2HPO_4（1 g）、琼脂（15 g）、溴百里酚蓝指示剂（0.8 g）、乙酰胺（10 g），pH 6.8。注：培养基可以是琼脂（如图所示）或肉汤。

[方法]

1. 用接种针将18～24 h的培养物接种至乙酰胺斜面。不要从肉汤培养基里取接种物接种，以免生长过盛。
2. 35～37℃，需氧培养4 d。如果培养基颜色模棱两可，斜面可能需要再培养2 d。

[预期结果]

阳性·乙酰胺脱氨基，呈蓝色（图12.1A）。

阴性·无颜色变化（图12.1B）。

[局限性] 无颜色变化的生长可能表明检测结果呈阳性。如果进一步培养不会导致颜色变化，则用较少的接种物重复试验。

[质量控制]

阳性·铜绿假单胞菌（ATCC 27853）：生长；蓝色。

阴性·大肠埃希菌（ATCC 25922）：无生长；绿色。

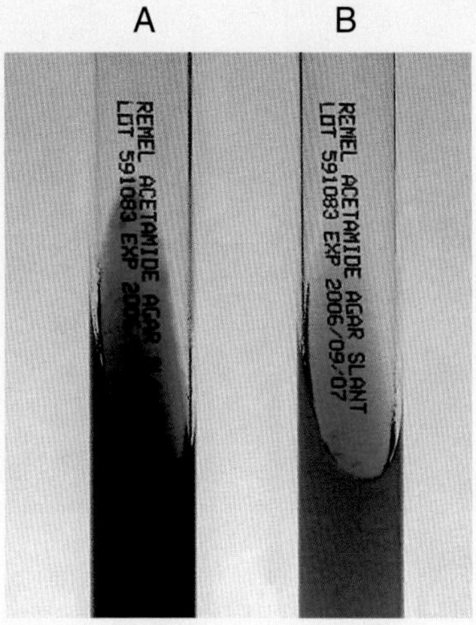

图12.1 乙酰胺利用。（A）阳性。（B）阴性。

操作程序12.2
醋酸盐利用

[目的] 根据能否利用醋酸盐作为唯一碳源的能力来区分病原菌。通常用于区分志贺菌属和大肠埃希菌。

[原理] 用于区分能够使用醋酸盐作为唯一碳源的病原体。能够利用醋酸钠的病原体在培养基上生长，形成碱性pH，使指示剂从绿色变为蓝色。

培养基·每1 000 mL含$NaC_2H_3O_2$（2 g）、$MgSO_4$（0.1 g）、NaCl（5 g）、$NH_4H_2PO_4$（1 g）、琼脂（20 g）、溴麝香草酚蓝指示剂（0.8 g），pH 6.7。

[方法]

1. 使用直的接种针，将18～24 h的培养物轻轻接种至醋酸盐斜面。不要从肉汤培养基里取接种物接种，以免生长过盛。
2. 在35～37℃条件下培养至7 d。

[预期结果]

阳性·由于病原菌生长和醋酸盐利用，使培养基碱化（蓝色）（图12.2A）。

阴性 · 无生长或生长没有使指示剂变为蓝色(图12.2B)。

[局限性] 某些大肠埃希菌可能以非常缓慢的速度利用醋酸盐,或者根本不利用,导致鉴定过程中出现假阴性反应。

[质量控制]

阳性 · 大肠埃希菌(ATCC 25922):生长;蓝色。

阴性 · 宋内志贺菌(ATCC 25931):少量生长;绿色。

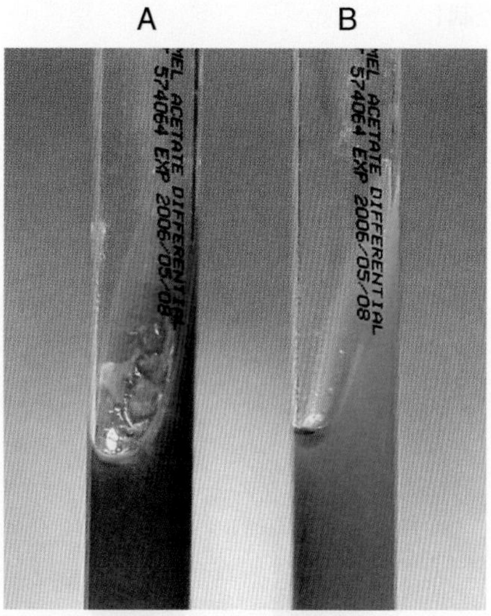

图12.2 醋酸盐利用。(A)阳性。(B)阴性。

操作程序12.3
L-丙氨酸-7-氨基-4-甲基香豆素(Gram-Sure)

[目的] 与革兰染色结合使用,以区分可能出现革兰阴性或革兰染色不定的需氧革兰阳性杆菌或球菌。

[原理] 将化合物L-丙氨酸-7-氨基-4-甲基香豆素浸渍在商品化的纸片中(Remel Thermo Fisher Scientific, Lenexa, KS)。革兰阴性病原菌能产生一种氨基肽酶,水解纸片中的试剂,形成在长波紫外线下可见的蓝色荧光化合物。

[方法]

1. 将过夜生长的纯菌落(初始培养后16～18 h)接种至含有0.25 mL软化水的一根12 mm × 75 mm的干净试管中。
2. 在乳化液中放置一个Gram-Sure纸片。
3. 室温下培养5～10 min。
4. 将试管置于长波紫外线下观察蓝色荧光。

[预期结果] 需氧、革兰阴性杆菌和球杆菌会出现荧光或蓝色。需氧、革兰阳性杆菌和球杆菌呈无色。

[局限性] 专性厌氧菌可能无法产生预期的结果。

[质量控制]

阳性 · 大肠埃希菌(ATCC 25922):蓝色荧光(图12.3A)。

阴性 · 金黄色葡萄球菌(ATCC 25923):无荧光(图12.3B)。

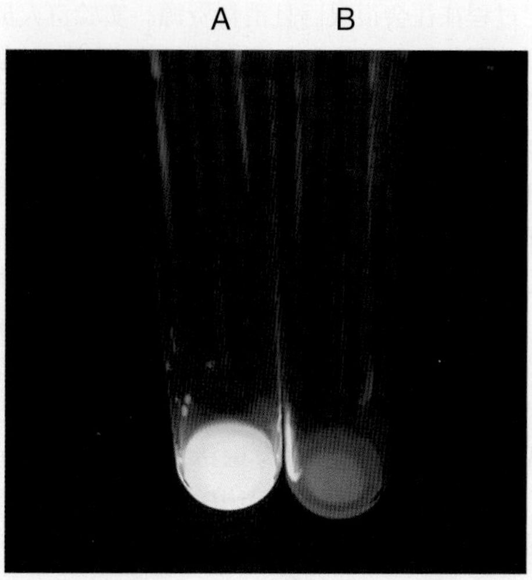

图12.3 L-丙氨酸-7-氨基-4-甲基香豆素。(A)阳性。(B)阴性。

操作程序12.4
杆菌肽敏感性

[目的] 用于鉴定和区分A群β溶血性链球菌(化脓性链球菌-易感)与其他β溶血性链球菌。还可用于区分葡萄球菌(耐药)和微球菌(敏感)。

[原理] 抗菌药物杆菌肽抑制细菌细胞壁的合成。将含有少量杆菌肽(0.04 U)的纸片(TaxoA)置于琼脂平板上,使药物扩散到培养基中,抑制易感菌的生长。孵育后,检查接种的平板纸片周围是否有抑菌圈。

[方法]

1. 使用接种环,在血平板上划线接种2～3个可疑的纯培养菌落。
2. 使用加热灭菌后的镊子,将杆菌肽纸片置于第1区(生长最重的区域)。轻轻按压纸片以确保与琼脂表面充分接触。
3. 平板在35～37℃的空气环境中培养18～24 h,以检测葡萄球菌;在5%～10%的二氧化碳(CO_2)中培养18～24 h,以检测链球菌。
4. 在纸片周围寻找抑菌圈。

[预期结果]

阳性 · 任何直径大于10 mm的抑菌圈,敏感(图12.4A)。

阴性 · 无抑菌圈,耐药(图12.4B)。

[局限性] 性能取决于纸片的完整性。应保持适当的储存条件和有效期。

[质量控制]

阳性・化脓性链球菌(ATCC19615)：敏感。黄体微球菌(ATCC10240)：敏感。

阴性・无乳链球菌(ATCC27956)：耐药。金黄色葡萄球菌(ATCC25923)：耐药。绿色链球菌：胆汁不溶性。

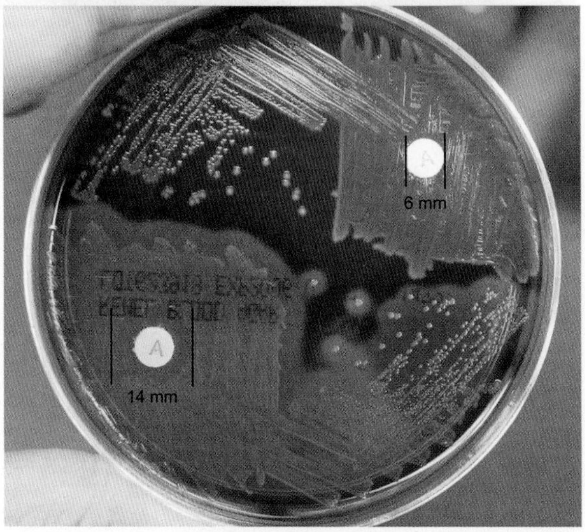

图12.4 杆菌肽(A纸片)敏感性。任何抑菌圈均为阳性(化脓性链球菌)；纸片周围生长为阴性(无乳链球菌)。

基上生长不良或不生长。

[质量控制]

阳性・粪肠球菌(ATCC19433)：生长，黑色沉淀物。

阴性・大肠埃希菌(ATCC25922)：生长，无颜色变化；化脓性链球菌(ATCC19615)：无生长，无颜色变化。

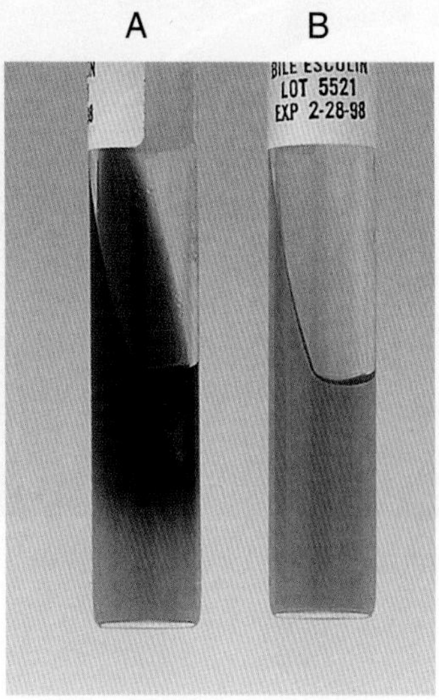

图12.5 胆汁七叶皂苷琼脂。(A)阳性。(B)阴性。

操作程序12.5
胆汁七叶皂苷试验

[目的] 用于肠球菌和牛链球菌群中病原菌的推测鉴定。该试验将肠球菌和D群链球菌与非D群草绿色链球菌进行区分。

[原理] 除某些链球菌和肠球菌外，革兰阳性菌可被该培养基中的胆汁盐抑制。能够在含4%胆汁的情况下生长并能够将七叶皂苷水解为七叶皂甙的病原菌该试验显示生长。此外，七叶皂苷与Fe^{3+}反应，形成深棕色至黑色沉淀。

培养基・每1 000 mL含牛肉提取物(11 g)、明胶酶消化液(34.5 g)、七叶皂苷(1 g)、牛胆汁(2 g)、柠檬酸铁铵(0.5 g)、琼脂(15 g)，pH 6.6。

[方法]

1. 将培养18～24 h的1～2个菌落接种到斜面表面。
2. 在35～37℃条件下，培养48 h。

[预期结果]

阳性・琼脂斜面有菌生长且发黑(图12.5A)。

阴性・琼脂斜面有菌生长但不发黑(图12.5B)；无生长(未显示)。

[局限性] 由于营养需求，一些病原菌可能在这种培养

操作程序12.6
胆汁溶解试验

[目的] 用于从α溶血性链球菌(阴性；不溶性)中区分肺炎链球菌(阳性；可溶性)。

[原理] 胆汁或胆汁盐溶液(如脱氧胆酸钠)能迅速溶解肺炎球菌菌落。溶解取决于细胞内自溶酶的存在，即酰胺酶。胆盐降低了细菌细胞膜和培养基之间的表面张力，从而加速了病原菌的自然自溶过程。

[方法]

1. 待病原菌在5%羊血琼脂上培养12～24 h后，将1～2滴10%脱氧胆酸钠滴在分离良好的菌落上。注：试管试验使用2%脱氧胆酸钠进行。
2. 轻缓清洗菌落上的液体，避免将菌落从琼脂中取出。
3. 平板置于35～37℃温度条件下培养30 min。
4. 检查菌落是否溶解。

[预期结果]

阳性・菌落解体；裂解菌落的印记可能留在该区域(图12.6A)。

阴性・完整菌落(图12.6B)。

[局限性] 在旧培养物中酶活性可能降低。因此，类似肺炎链球菌菌落的阴性结果应使用其他方法进一步检

测鉴定。

[质量控制]

阳性 · 肺炎链球菌(ATCC49619):胆汁溶解。

阴性 · 粪肠球菌(ATCC29212):胆汁不溶解。草绿色链球菌:胆汁不溶解。

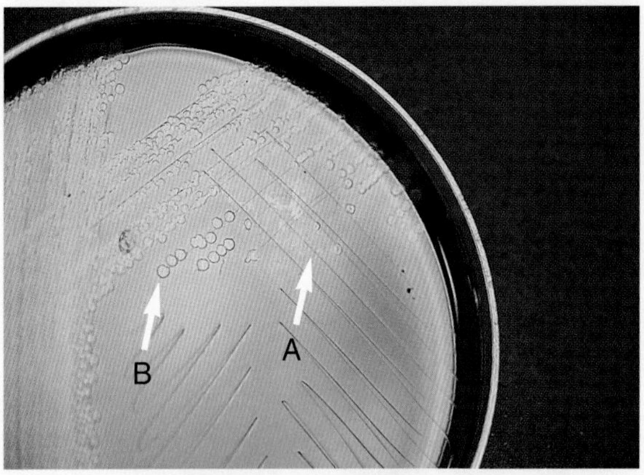

图12.6 胆汁溶解(脱氧胆酸)试验。(A)菌落裂解。(B)完整菌落。

操作程序12.7
丁酸纸片(卡他试验)

[目的] 一种快速检测丁酸酯酶的方法,有助于卡他莫拉菌的鉴定。

[原理] 病原菌产生的丁酸酯酶能水解溴氯吲哚丁酸酯。在丁酸酯酶的存在下,底物水解释放吲哚氧基,吲哚氧基在氧气作用下自发形成靛蓝,呈现蓝色到蓝紫色。

[方法]

1. 从小瓶中取出纸片,放在玻璃载玻片上。
2. 添加1滴试剂。此时会在纸片上留下少量多余的水。
3. 使用木制涂抹棒,将18～24 h纯培养的少量菌落涂抹到纸片上。
4. 在室温下培养5 min。

[预期结果]

阳性 · 在5 min的反应时间内出现蓝色(图12.7A)。

阴性 · 没有颜色变化(图12.7B)。

[局限性] 反应时间超过5 min可能导致假阳性结果。如果接种量太少,可能会出现假阴性结果。如果病原菌呈阴性,则增加接种量重新试验,并采用其他方法进行后续处理。

[质量控制]

阳性 · 卡他莫拉菌(ATCC25240):呈蓝色。

阴性 · 淋病奈瑟菌(ATCC43069):无颜色变化。

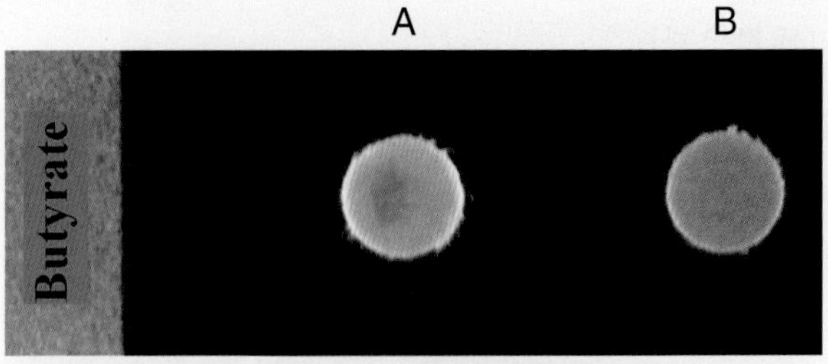

图12.7 丁酸纸片。(A)阳性。(B)阴性。

操作程序12.8
CAMP试验

[目的] Christie、Atkins和Munch-Peterson(CAMP)试验用于区分B群链球菌(无乳链球菌-阳性)和其他链球菌。单核细胞增多性李斯特菌CAMP反应也呈阳性。

[原理] 一些病原菌(包括B群链球菌)能产生一种可扩散的细胞外溶血蛋白(CAMP因子),该蛋白与金黄色葡萄球菌的β赖氨酸协同作用,从而增强红细胞的溶解。在羊血琼脂平板上将B群链球菌与金黄色葡萄球菌的条纹相垂直。阳性反应显示为两条条纹线接近处附近有箭头状溶血区。

[方法]

1. 将产β赖氨酸的金黄色葡萄球菌沿着羊血琼脂平板的中心划线。
2. 在垂直于金黄色葡萄球菌条纹2 mm范围内,对病原菌进行试验(可以在一个平板上测试多种病原菌)。
3. 在35～37℃温度条件下培养过夜。

[预期结果]

阳性 · 两种病原菌交接处的箭头状β溶血区表明溶血增强(图12.8A)。

阴性 · 无溶血增强(图12.8B)。

[局限性] 小部分A群链球菌可能CAMP试验呈阳性。故该试验应限于在羊血琼脂平板上具有典型B群链球

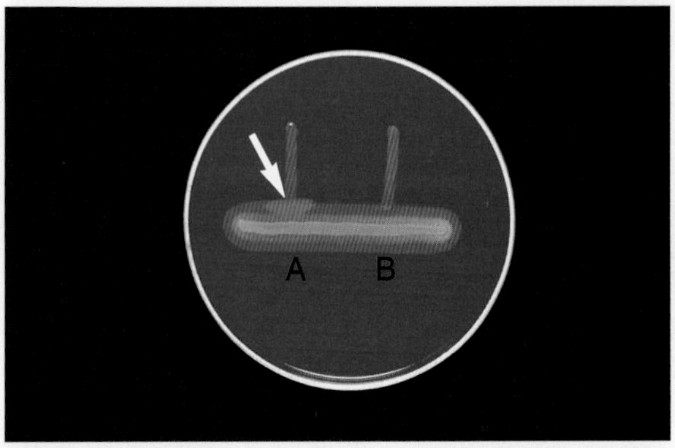

图12.8 CAMP试验。(A)阳性;β溶血箭头区(箭头处),典型的B群链球菌。(B)阴性;无溶血增强。

菌形态和窄区β溶血的菌落。

[质量控制]

阳性 · 无乳链球菌(ATCC13813),增强箭头状溶血。

阴性 · 化脓性链球菌(ATCC19615),β溶血但无增强箭头形成。

操作程序12.9
过氧化氢酶试验

[目的] 区分过氧化氢酶阳性的微球菌和葡萄球菌与过氧化氢酶阴性的链球菌。

[原理] 需氧和兼性厌氧菌在正常的新陈代谢过程中产生过氧化氢(H_2O_2)和超氧自由基(O_2^-)。这些细菌有两种酶,能对正常代谢产物进行酶解。其中一种酶(过氧化氢酶)能够将过氧化氢转化为水和氧。若分离菌中存在该酶,则当少量细菌接种至过氧化氢(玻片试验为30%过氧化氢)时,可导致氧气气泡迅速形成。过氧化氢酶的缺乏表现为气泡生成不足或较弱。

[方法]

1. 使用接种环或无菌木棒挑取少量菌落至干净、干燥的玻片上。
2. 在玻片上滴1滴30%过氧化氢(H_2O_2)(3%也可用于大多数病原菌)。
3. 观察氧气泡的演变(图12.9)。

[预期结果]

阳性 · 产生大量气泡(图12.9A)。

阴性 · 没有或很少产生气泡(图12.9B)。

[局限性] 一些病原菌(肠球菌)可产生一种过氧化氢酶,能缓慢催化过氧化氢的分解,使检测结果呈弱阳性。这种反应并不是真正的阳性反应。如果样本被血琼脂污染,则可能出现假阳性。

[质量控制]

阳性 · 金黄色葡萄球菌(ATCC25923)。

阴性 · 化脓性链球菌(ATCC19615)。

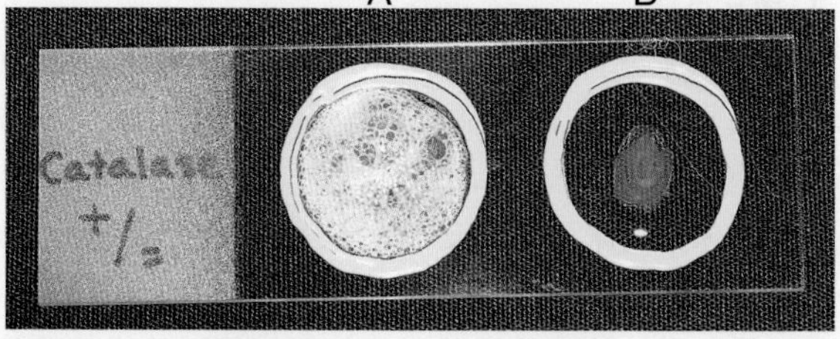

图12.9 过氧化氢酶试验。(A)阳性。(B)阴性。

操作程序12.10
溴棕三甲铵琼脂培养基

[目的] 主要用于从受污染样本中分离和纯化铜绿假单胞菌。

[原理] 该试验用于确定病原菌在溴棕三甲铵的存在条件下能否生长。溴棕三甲铵是一种有毒物质,通过释放氮和磷来抑制许多细菌的生长,从而减缓生长或杀灭细菌。铜绿假单胞菌对溴棕三甲铵耐受。

培养基 · 明胶酶消化液(20 g)、$MgCl_2$(1.4 g)、K_2SO_4(10 g)、溴棕三甲铵(溴化十六烷基三甲基铵)(0.3 g)、琼脂(13.6 g),pH 7.2。

[方法]

1. 将1滴培养18～24 h的脑-心肉汤培养液接种到溴棕三甲铵琼脂斜面上。
2. 在35～37℃温度条件下培养7 d。
3. 检查斜面是否有细菌生长。

[预期结果]

阳性 · 菌落生长、颜色变化(图12.10A)。

阴性 · 无菌落生长(图12.10B)。

[局限性] 一些肠道微生物会在培养基中生长并呈淡黄色。这种颜色变化与荧光色素的产生不同。需要额外的试验来确认铜绿假单胞菌。

[质量控制]

阳性 · 铜绿假单胞菌(ATCC27853),生长并有颜色变化;黄绿色至蓝绿色菌落。

阴性 · 大肠埃希菌(ATCC25922),无生长且无颜色变化。

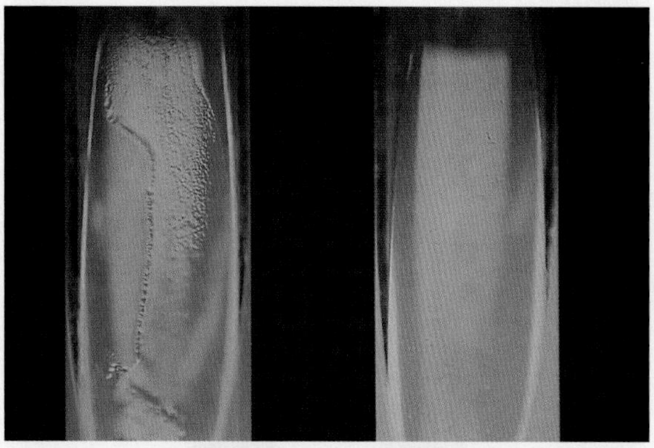

图12.10 溴棕三甲铵琼脂。(A)阳性。(B)阴性。

操作程序12.11
柠檬酸盐试验

[目的] 鉴定使用柠檬酸钠和无机铵盐作为唯一碳源和唯一氮源的病原菌。该试验是IMViC(吲哚、甲基红、VP和柠檬酸盐)系列试验的一部分,用于区分肠杆菌和其他革兰阴性杆菌。

[原理] 在该培养基上生长的细菌可产生一种柠檬酸渗透酶,能将柠檬酸转化为丙酮酸。丙酮酸可进入病原菌的代谢周期以产生能量。故在此培养基中生长的细菌可利用柠檬酸盐,将磷酸铵转化为氨和氢氧化铵,形成碱性pH。pH的变化使溴百里酚蓝指示剂从绿色变为蓝色。

培养基・每1 000 mL含$NH_4H_2PO_4$(1 g)、K_2HPO_4(1 g)、NaCl(5 g)、柠檬酸钠(2 g)、$MgSO_4$(0.2 g)、琼脂(15 g)、溴百里酚蓝(0.08 g),pH 6.9。

[方法]

1. 用针尖接触培养18～24 h的菌落,轻轻接种至西蒙斯枸橼酸琼脂斜面上。避免从肉汤培养中取培养物接种,以免生长过盛。
2. 在35～37℃温度条件下培养7 d。
3. 观察生长和表示碱化的蓝色变化情况。

[预期结果]

阳性・病原菌在培养基上生长,指示剂颜色有或无变化。生长通常导致溴百里酚蓝指示剂从绿色变为蓝色(图12.11A)。

阴性・无生长(图12.11B)。

[局限性] 有些病原菌能在柠檬酸盐条件下生长,不会产生颜色变化。细菌生长被认为是柠檬酸盐利用试验的阳性结果,即使在没有颜色变化的情况下也是如此。

[质量控制]

阳性・产气克雷伯菌(ATCC13048):生长;蓝色。

阴性・大肠埃希菌(ATCC25922):几乎无生长;没有颜色变化。

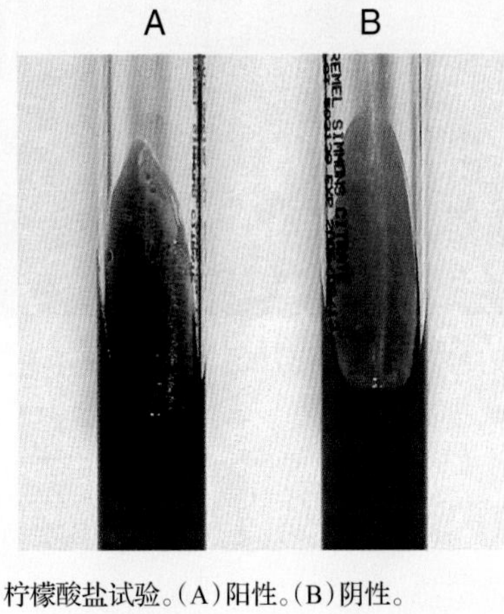

图12.11 柠檬酸盐试验。(A)阳性。(B)阴性。

操作程序12.12
凝固酶试验

[目的] 用于区分金黄色葡萄球菌(阳性)和凝固酶阴性葡萄球菌(阴性)。

[原理] 金黄色葡萄球菌产生结合和游离两种形式的凝固酶。结合凝固酶或"聚集因子"可与细菌细胞壁结合,并与纤维蛋白原直接反应。该反应导致纤维蛋白原在葡萄球菌细胞上沉淀。当细菌悬液与血浆混合时,可导致细胞结块。结合凝固酶的存在与游离凝固酶相关,游离凝固酶是一种细胞外蛋白酶,当金黄色葡萄球菌菌落与血浆一起孵育时,可导致凝块的形成。凝血机制涉及激活血浆凝固酶反应因子(coagulase-reacting factor, CRF),CRF是一种修饰或衍生的凝血酶分子,可形成凝固酶CRF复合物。这种复合物反过来与纤维蛋白原反应生成纤维蛋白凝块。

[方法]

A. 玻片试验(结合凝固酶或聚集因子检测)

1. 将1滴凝固酶血浆[最好是含有乙二胺四乙酸(EDTA)的兔血浆]试剂置于试剂盒提供的反应板上。
2. 将1滴蒸馏水或生理盐水置于相邻反应的血浆滴旁作为阴性对照。
3. 将1滴凝固酶血浆试剂置于第3个相邻反应孔作为阳性对照。
4. 用接种环、直丝或木棍,在兔血浆试剂中乳化部分菌落。试着形成一个均匀的悬浮液。
5. 用木制涂抹棒充分搅拌。
6. 用接种环环、直丝或木棒,在阳性(金黄色葡萄球菌)和阴性(表皮葡萄球菌)对照孔中乳化已知葡萄球菌。
7. 使用新的木制涂抹棒将所有样本充分混合。
8. 轻轻摇晃5～10 s。

B. 试管法(游离凝固酶检测)

1. 将未知临床分离株的几个菌落乳化在0.5 mL兔血浆(含EDTA),形成乳白色悬浮液。
2. 对已知的阳性和阴性对照物重复相同的过程。
3. 将试管在35～37℃的温度条件下培养1～4 h。
4. 检查有无凝块形成。

[预期结果]

A. 玻片试验

阳性・血浆凝固阳性对照组在10 s或更短时间内出现肉眼可见的凝块,未知临床分离株在盐水或蒸馏水水滴中没有凝块(图12.12A,左侧)。

阴性・未知临床分离株没有结块,同时阳性和阴性对照显示出所述的适当反应。

注:所有阴性的玻片试验必须使用试管试验进行确认(图12.12B,右侧)。

B. 试管法

阳性·任何大小的凝块(图12.12A,左侧)。

阴性·无凝块(图12.12B,右侧)。

[局限性]

玻片试验·结果可疑:兔血浆试剂和水或盐水对照液中的凝块表明该病原菌自凝集,不适合玻片凝固酶试验。

试管试验·

1. 测试结果可能在1～4 h呈阳性,然后在24 h后恢复为阴性。

2. 如果在4 h内呈阴性,则在室温下培养过夜,并再次检查凝块形成情况。

[质量控制]

阳性·金黄色葡萄球菌(ATCC25923)。

阴性·表皮葡萄球菌(ATCC12228)。

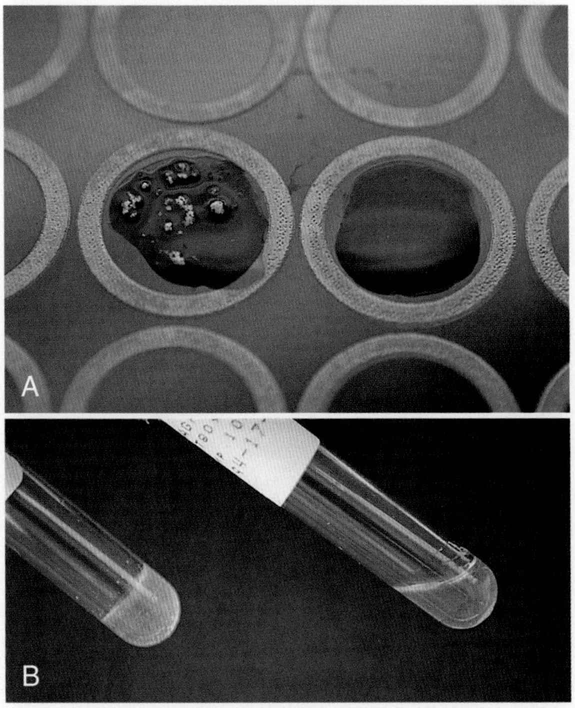

图12.12 凝固酶试验。(A)玻片凝固酶法测定聚集因子。左侧为阳性;右边为阴性。(B)试管凝固酶试验检测游离凝固酶。左边试管呈阳性,显示凝块。右边试管是阴性。

操作程序12.13
脱羧酶试验(默勒法)

[目的] 用于区分产生脱羧酶的肠杆菌和其他革兰阴性杆菌。

[原理] 本试验检测能使氨基酸脱羧(或水解)形成胺的病原菌的酶能力(脱羧酶)。氨基酸的脱羧或水解导致碱性pH,颜色变化从黄色或橙色变为紫色。

培养基·动物组织消化液(5 g)、牛肉提取物(5 g)、溴甲酚紫(0.1 g)、甲酚红(0.005 g)、葡萄糖(0.5 g)、吡哆醛(0.005 g)、氨基酸(10 g),pH 6.0。

[方法]

A. 葡萄糖非发酵菌

1. 用5%羊血琼脂平板上生长过夜(18～24 h菌龄)的培养物,在脑-心浸出液肉汤中制备悬浮液(麦氏浊度5)。

2. 用4滴肉汤悬浮液分别接种3种脱羧酶肉汤(精氨酸、赖氨酸和鸟氨酸)和对照肉汤(无氨基酸)。

3. 在每根试管内加一层4 mm厚的无菌矿物油。

4. 在35～37℃的温度条件下培养。分别在24 h、48 h、72 h和96 h后观察试管。

B. 葡萄糖发酵菌

1. 在试管中滴入1滴培养18～24 h的脑-心浸出液肉汤。

2. 在每根试管内加一层4 mm厚的无菌矿物油。

3. 在35～37℃的温度条件下培养4 d。分别在24 h、48 h、72 h和96 h后观察试管。

[预期结果]

阳性·与对照管相比,颜色发生碱性(紫色)变化(图12.13A)。

阴性·试验管和对照管颜色无变化或未发生酸性(黄色)变化。质控管有生长。

[局限性] 葡萄糖在培养基中的发酵导致酸性颜色变化。然而,并不会掩盖脱羧反应所带来的碱性颜色变化(图12.13B)。未接种的试管如图12.13C所示。

[质量控制]

阳性·赖氨酸-肺炎克雷伯菌(ATCC33495):黄色至紫色。鸟氨酸-产气克雷伯菌(ATCC13048):黄色至紫色。精氨酸-铜绿假单胞菌(ATCC27853):黄色至紫色。

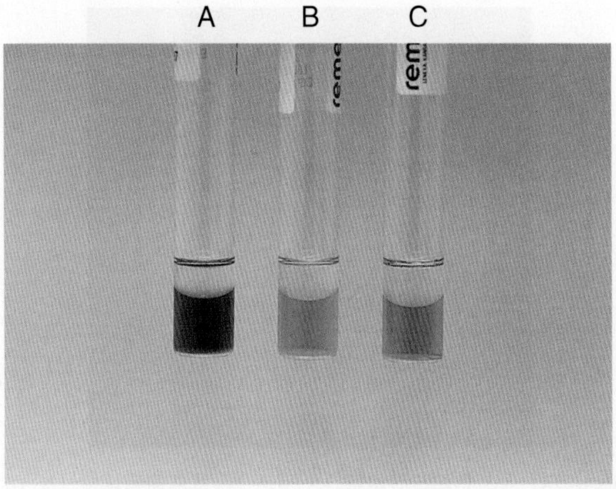

图12.13 脱羧酶试验(默勒法)。(A)阳性。(B)阴性。(C)未接种管。

基线控制·阳性葡萄糖发酵菌肺炎克雷伯菌（ATCC27736）：黄色。产气克雷伯菌（ATCC13048）：黄色。
阴性·赖氨酸-弗氏柠檬酸杆菌（ATCC331218）：黄色。鸟氨酸-普通变形杆菌（ATCC6380）：黄色。精氨酸-大肠埃希菌（ATCC25922）：黄色。

操作程序12.14
脱氧核糖核酸水解（DNA酶琼脂试验）

［目的］ 根据脱氧核糖核酸酶的产生来区分病原菌。可用于区分沙雷菌属（阳性）与肠杆菌属、金黄色葡萄球菌（阳性）与其他菌种，以及卡他莫拉菌（阳性）与奈瑟菌属。

［原理］ 该试验用于确定病原菌水解脱氧核糖核酸（DNA）的能力。DNA-甲基绿复合物可使培养基呈淡绿色。如果生长在培养基上的病原菌能水解DNA，可使绿色褪色，菌落被无色区域包围。

培养基·酪蛋白胰酶消化液（10 g）、酵母提取物（10 g）、脱氧核糖核酸（2 g）、氯化钠（5 g）、琼脂（15 g）、甲基绿（0.5 g），pH 7。

［方法］

1. 将待测病原菌接种到DNA酶琼脂平板上，并进行划线分离。
2. 在35～37℃条件下需氧培养13～24 h。

［预期结果］

阳性·当DNA水解时，甲基绿被释放，并在pH为7.5时与高度聚合的DNA结合，使待测病原菌周围的培养基变为无色（图12.14A和B）。

阴性·如果DNA没有降解，培养基保持绿色（图12.14C）。

［局限性］ 必须接种新鲜肉汤培养物（4 h菌龄）的悬浮液或1～2 mL含18～24 h的培养过夜菌落的盐水。

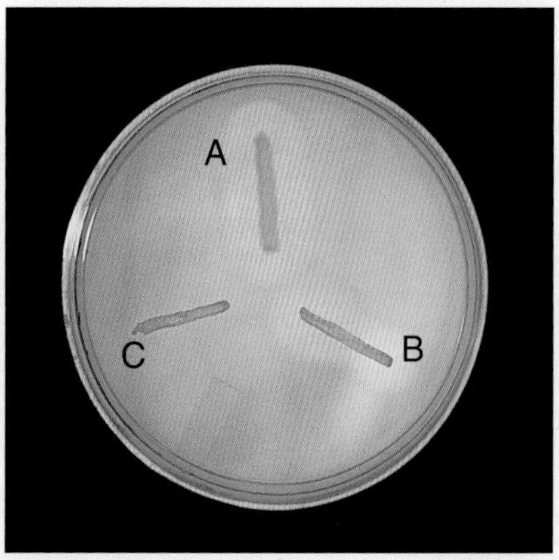

图12.14 脱氧核糖核酸水解。（A）阳性，金黄色葡萄球菌。（B）阳性，黏质沙雷菌。（C）阴性，大肠埃希菌。

［质量控制］

阳性·金黄色葡萄球菌（ATCC25923）。

阴性·大肠埃希菌（ATCC25922）。

注意：该培养基有几种使用形式，包括含甲苯蓝的琼脂糖斜面（阳性结果显示为深粉色）或在没有染料的情况下用盐酸浸没使DNA聚合、沉淀，从而使其可见。

操作程序12.15
七叶苷水解试验

［目的］ 本试验用于肠杆菌的鉴定和鉴别。

［原理］ 本试验用于确定病原菌是否能够水解糖苷七叶皂苷。七叶皂苷水解为七叶苷，与Fe离子反应，形成深棕色至黑色沉淀。

培养基·每1 000 mL含NaCl（8 g）、K_2HPO_4（0.4 g）、KH_2PO_4（0.1 g）、七叶苷（5 g）、柠檬酸铁铵（0.5 g）、琼脂（15 g），pH 7.0。

［方法］

1. 用1滴24 h肉汤培养液接种培养基。
2. 在35～37℃条件下培养至7 d。
3. 检查斜面是否发黑，且在伍德灯的紫外线照射下，查看是否有七叶皂苷水解。

［预期结果］

阳性·发黑的培养基（图12.15A），在伍德灯下也会显示荧光损失。

阴性·伍德灯下无发黑和荧光损失，或伍德灯下轻微发黑和荧光损失。未接种管如图12.15B所示。

［局限性］ 此培养基为非选择性琼脂。操作程序12.5中介绍的胆汁七叶皂苷水解试验是一种选择性鉴别方法。

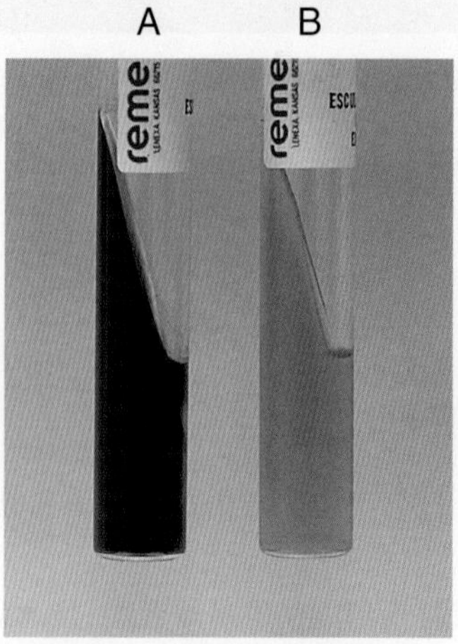

图12.15 七叶苷水解。（A）阳性，斜面变黑。（B）未接种管。

[质量控制]

阳性・粪肠球菌(ATCC29212)。

阴性・大肠埃希菌(ATCC25922),化脓性链球菌(ATCC 19615)。

操作程序12.16
发酵培养基

[目的] 根据微生物发酵基础培养基中碳水化合物的能力来区分病原菌。安德拉德配方用于区分肠道细菌和棒状杆菌,溴甲酚紫用于区分肠球菌和链球菌。

[原理] 碳水化合物发酵是微生物用来产生能量的过程。大多数微生物在糖酵解过程中将葡萄糖转化为丙酮酸,而有些则使用替代途径。发酵培养基由含有单一碳水化合物(葡萄糖、乳糖或蔗糖)的基础培养基组成。培养基可能包含各种颜色指示剂,如安德拉德指示剂、溴甲酚或其他。除了用于检测发酵产生的酸的颜色指示剂外,每个试管中还放置一个达勒姆管,以捕获代谢产生的气体。

基础培养基・胰酶消化酪蛋白胨(10 g)、牛肉膏(3 g)、氯化钠(5 g)、碳水化合物(10 g)、特定指示剂[安德拉德指示剂(10 mL,pH 7.4)或溴甲酚紫(0.02 g,pH 6.8)]。

[方法]

A. 含安德拉德指示剂的蛋白胨培养基(用于肠道细菌和棒状杆菌)

1. 每根试管接种1滴孵育18～24 h的脑-心浸出液肉汤。
2. 在35～37℃条件下培养至7 d。注:对于肠杆菌属的病原菌,试管仅保存4 d。
3. 检查试管内是否有酸(呈粉红色)和气体生成。
4. 试管必须显示生长情况,测试才有效。如果在培养24 h后,发酵管或对照物中没有细菌生长,则向每5 mL发酵液管中添加1～2滴无菌兔血清。

B. 肉汤(可替代脑-心浸出液肉汤)和溴甲酚紫指示剂(用于链球菌和肠球菌)

1. 每根试管接种2滴孵育18～24 h脑-心浸出液肉汤。
2. 在35～37℃条件下培养4 d。
3. 每天观察溴甲酚紫指示剂是否从紫色变为黄色(酸性)。

[预期结果]

A. 含安德拉德指示剂的蛋白胨培养基

阳性・指示剂变为粉红色,在达勒姆管中有或没有气体形成(图12.16A,左和中)。

阴性・有细菌生长,但无颜色变化。培养基保持透明至稻草色(图12.16A,右)。

B. 肉汤和溴甲酚紫指示剂

阳性・指示剂变为黄色(图12.16B,左)。

阴性・细菌生长,但无颜色变化。培养基仍呈紫色(图12.16B,右)。

[局限性] 如果不产酸,24 h后的读数可能不可靠。如果病原菌使蛋白胨脱氨基,掩盖碳水化合物发酵的证据,则培养基不会发生颜色变化或显示碱性的结果。

[质量控制]

注:适当的病原菌取决于向基础培养基中添加的碳水化合物。以每种培养基为例。

A. 含安德拉德指示剂的蛋白胨培养基

葡萄糖

阳性,有气体产生:大肠埃希菌菌(ATCC25922)。

阳性,无气体产生:福氏志贺菌(ATCC12022)。

B. 含溴甲酚紫指示剂的脑-心浸出液肉汤

葡萄糖

阳性,有气体产生:大肠埃希菌(ATCC25922)。

阴性,无气体产生:奥斯陆莫拉菌(ATCC10973)。

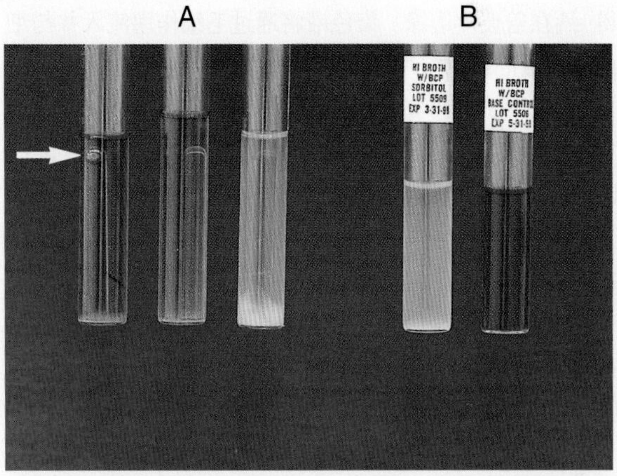

图12.16 发酵培养基。(A)含安德拉德指示剂的蛋白胨培养基。左边的试管发酵葡萄糖并产生气体[在倒置的(达勒姆)试管中可见一个气泡(箭头)];中间试管发酵葡萄糖,不产生气体;右边的试管不发酵葡萄糖。(B)含溴甲酚紫指示剂的脑-心浸出液肉汤。左边试管为阳性;右边试管为阴性。

操作程序12.17
鞭毛染色(湿贴技术)

[目的] 用于可视化鞭毛的存在和排列,以推测鉴定有动力细菌的种类。

[原理] 由于鞭毛太薄,使用普通染色剂(如革兰染色剂或简单染色剂)无法在亮视野显微镜下进行观察。湿贴技术可用于细菌鞭毛染色。当鞭毛的数量和排列对于有动力的细菌种类的鉴定至关重要时,湿贴技术简单而有效。染色过程需要使用媒染剂,使染色剂分层黏附在鞭毛上,以便观察。

[方法]

1. 将待染色的病原菌置于室温条件下，在血平板上培养16～24 h。
2. 向显微镜载玻片中加入1小滴水。
3. 将无菌接种环浸入无菌水中。
4. 将一接种环水短时间接触菌落边缘（此步骤允许有动力细菌游动到水滴中）。
5. 将含有动力细菌的接种环与玻片上的水滴碰触。注意：在载玻片上水滴中搅动接种环会导致鞭毛剪断。
6. 用盖玻片盖住载玻片上微混浊的水滴。合适的湿片几乎没有足够的液体填充盖玻片下的空间。最好在边缘周围留出较小的空气空间。
7. 立即在（40～50）× 放大镜下察看载玻片下是否有运动细菌。如果看不到运动细菌，不要继续染色。
8. 如果观察到有动力细菌，将载玻片置于室温下5～10 min。使细菌有时间黏附在载玻片或盖玻片上。
9. 轻轻地将两滴Ryu鞭毛染色液（可从多家制造商处获得）滴在盖玻片边缘。染色液将通过毛细作用流入并与细菌悬浮液混合。湿片边缘的小气穴有助于毛细作用。
10. 室温下5～10 min后，检查是否有鞭毛。
11. 在100 ×（油镜）放大显微镜下，可在最佳染色浓度区域观察到带有鞭毛的细菌，该区域约为从盖玻片边缘到湿片中心的一半。
12. 将显微镜聚焦在附在盖玻片上而非载玻片上，有助于鞭毛的发现。污渍的沉淀物主要在载玻片上，而不是在盖玻片上。

[预期结果]

观察载玻片并注意以下事项：

1. 有无鞭毛。
2. 每个细胞的鞭毛数。
3. 每个细胞的鞭毛位置。
   a. 周鞭毛（图12.17A）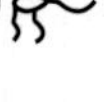；
   b. 多鞭毛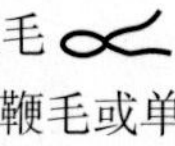；
   c. 极性鞭毛或单鞭毛（图12.17B）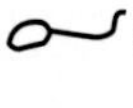；
   d. 双鞭毛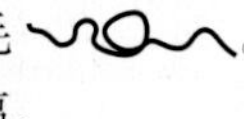。
4. 波长振幅。
   a. 短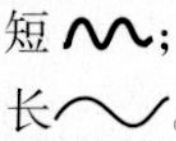；
   b. 长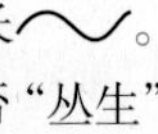。
5. 是否“丛生”。

[局限性] 即使是特定的染色，鞭毛的可视化也需要有经验的实验室检验人员，而不是刚入门的技术人员。

[质量控制]

周鞭毛 · 大肠埃希菌。

极性鞭毛 · 铜绿假单胞菌。

阴性 · 肺炎克雷伯菌。

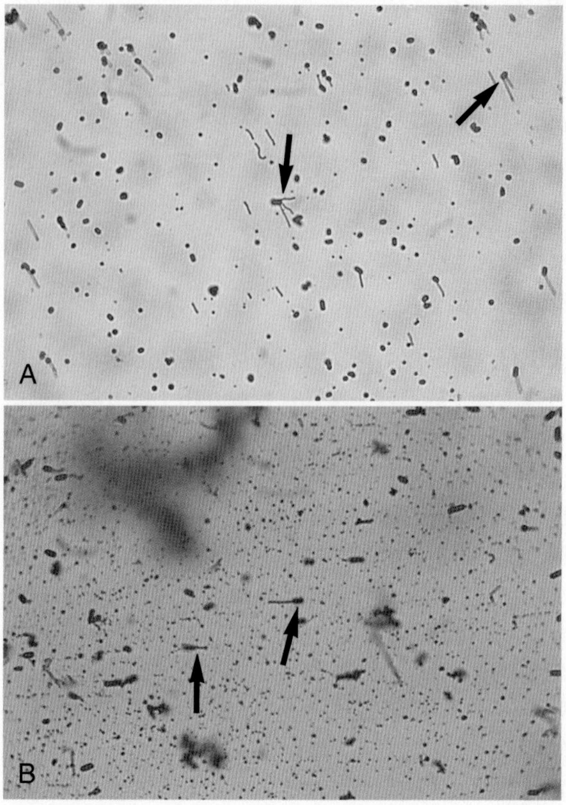

图12.17　鞭毛染色（湿贴技术）。（A）产碱菌属，周鞭毛（箭头）。（B）铜绿假单胞菌，极性鞭毛（箭头）。

操作程序12.18
明胶水解

[目的] 明胶酶能够水解明胶，因此明胶酶的产生被用作鉴定各种微生物，包括葡萄球菌属、肠杆菌属和一些革兰阳性杆菌的推定试验。

[原理] 本试验用于确定病原菌产生细胞外蛋白水解酶（明胶酶）的能力，明胶是脊椎动物结缔组织的一种成分，该酶可使明胶液化。营养明胶培养基与传统微生物培养基的不同之处在于用明胶代替固化剂（琼脂）。当病原菌产生明胶酶时，这种酶使生长的培养基液化。

培养基 · 每1 000 mL含明胶水解物（5 g）、牛肉膏（3 g）、明胶（120 g），pH 6.8。

[方法]

1. 用4～5滴孵育24 h肉汤深度接种明胶。
2. 在35～37 ℃条件下培养14 d。注：如果病原菌在25℃下比在35℃下生长更好，则在25℃下进行培养。
3. 或者，使用24 h菌龄的病原菌深层穿刺接种明胶4次或5次，穿刺深度达0.5 in（1 in = 0.025 4 m）。
4. 每天从培养箱中取出明胶管，并将其置于4℃下，检查液化情况。不要倒置或倾斜试管，因为有时唯一可识别的液化发生在进行接种的深处顶部。

5. 将未接种的对照管连同接种管一起冷藏。只有在对照管硬化（凝胶化）后才能确定液化。

[预期结果]

阳性 · 在4℃温度条件下，14 d内接种管（对照管必须完全固化）部分或全部液化（图12.18A）。

阴性 · 接种管在4℃下完全凝固（图12.18B）。

[局限性]　有些病原菌在这种培养基中可能生长不良或根本不生长。由于明胶在20℃以上时为液体，因此结果测定必须在冷藏后进行。

[质量控制]

阳性 · 枯草芽孢杆菌（ATCC9372）。

阴性 · 大肠埃希菌（ATCC25922）。

未接种的控制管 · 冷藏后培养基变为固体。

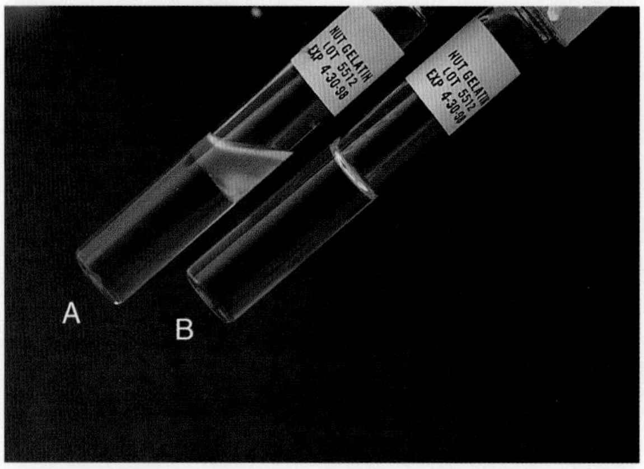

图12.18　明胶水解。（A）阳性；注意试管顶部的液化。（B）未接种管。

操作程序12.19
42℃生长试验

[目的]　用于区分铜绿假单胞菌和其他假单胞菌属细菌。

[原理]　本试验用于确定病原菌在42℃温度条件下的生长能力。临床实验室中已分离出几种能够在高温下生长的假单胞菌属细菌。

[方法]

1. 将针头轻触13～24 h菌龄的菌落顶部，取少量菌在两管胰蛋白酶大豆琼脂（TSA）斜面上划线接种。

2. 接种后立即在35℃和42℃下各培养一根试管。

3. 在孵育18～24 h后，记录每根试管斜面上的细菌生长情况。

[预期结果]

阳性 · 在35℃和42℃下细菌生长良好（图12.19A）。

阴性 · 在42℃下细菌无生长（图12.19B），但在35℃下细菌生长良好。

[质量控制]

阳性 · 铜绿假单胞菌（ATCC10145）。

阴性 · 荧光假单胞菌（ATCC13525）。

A　　　　B

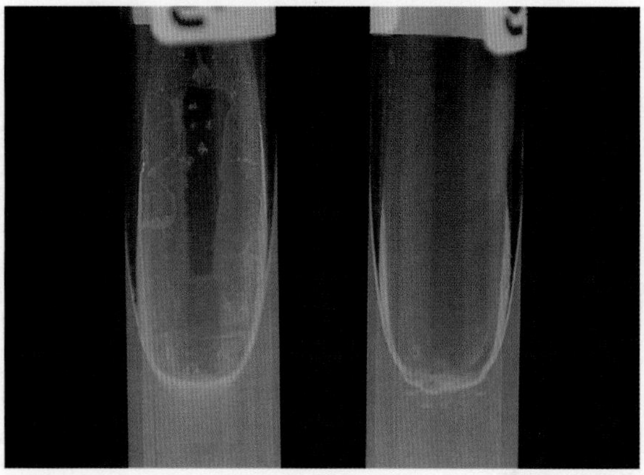

图12.19　42℃生长试验。（A）阳性，生长良好。（B）阴性，无生长。

操作程序12.20
马尿酸水解试验

[目的]　马尿酸酶的产生用于各种微生物的推定和鉴定。

[原理]　马尿酸酶水解马尿酸的产物包括甘氨酸和苯甲酸。甘氨酸由氧化剂茚三酮脱氨基产生，过程中氧化剂被还原。茚三酮氧化反应形成紫色产物。试验培养基必须只含有马尿酸盐，因为茚三酮可能与生长培养基或其他肉汤中的任何游离氨基酸发生反应。

[方法]

1. 将0.1 mL无菌水注入12 mm × 75 mm的塑料试管中。

2. 将待测病原菌制成菌悬液。

3. 使用加热过的镊子，在混合物中快速放置马尿酸纸片。

4. 盖紧试管并在35℃条件下培养2 h；首选水浴方法。

5. 加入0.2 mL茚三酮试剂，并再次孵育15～30 min。观察溶液是否呈现深紫色。

[预期结果]

阳性 · 深紫色（图12.20A）。

阴性 · 无色或略带黄粉色（图12.20B）。

[局限性]　如果混合液与茚三酮孵育超过30 min，则可能出现假阳性结果。

[质量控制]

阳性 · 无乳链球菌（ATCC12386）。

阴性 · 化脓性链球菌（ATCC19615）。

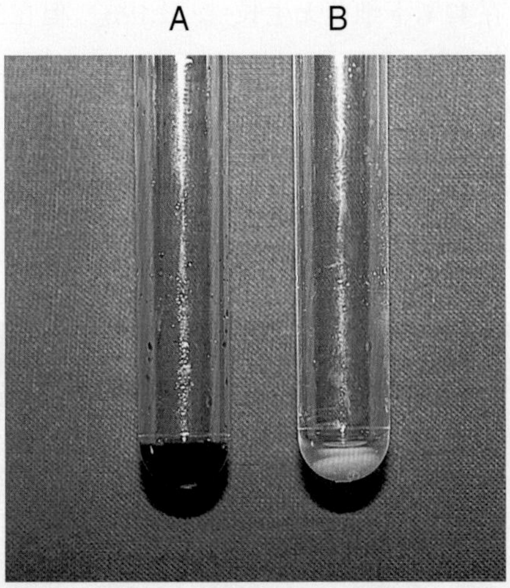

图12.20 马尿酸水解试验。(A)阳性。(B)阴性。

操作程序12.21
吲哚生成试验

［目的］ 本试验用于鉴定产生色氨酸酶的病原菌。

［原理］ 该试验用于确定病原菌水解色氨酸形成吲哚化合物的能力。色氨酸存在于酪蛋白和动物蛋白中。具有色氨酸酶的细菌能够将色氨酸水解为丙酮酸、氨和吲哚。Kovas试剂(二甲胺苯甲醛和盐酸盐)加入肉汤培养物后,与吲哚反应而产生红色。另一种方法是使用Ehrlich试剂。该试剂的化学成分与Kovas试剂相同,但又含有无水乙醇,使其易燃。Ehrlich试剂对检测少量吲哚更敏感(吲哚斑点试验详见操作程序12.40)。

培养基 · 每1 000 mL含酪蛋白蛋白胨(10 g)、氯化钠(5 g)、色氨酸(10 g)。

［方法］

A. 肠杆菌目

1. 将1滴孵育24 h脑-心浸出液肉汤接种至色氨酸肉汤。
2. 在35～37℃的空气环境中培养48 h。
3. 将0.5 mL Kovas试剂加入肉汤培养液中。

B. 其他革兰阴性杆菌

1. 将1滴孵育24 h肉汤接种至色氨酸肉汤。
2. 在35～37℃的空气环境中培养48 h。
3. 向培养物中加入1 mL二甲苯。
4. 用力摇动混合液提取吲哚后静置,直到二甲苯在液面顶部形成一层。
5. 沿试管一侧添加0.5 mL Ehrlich试剂。

［预期结果］

阳性 · 添加适当试剂后,呈现粉红色至葡萄酒色的环(图12.21A)。

阴性 · 添加适当试剂后没有颜色变化(图12.21B)。

［局限性］ Ehrlich试剂的方法也可以用来区分厌氧条件下的病原菌。

［质量控制］

A. Kovac法

阳性 · 大肠埃希菌(ATCC25922)。

阴性 · 肺炎克雷伯菌(ATCC13883)。

B. Ehrlich法

阳性 · 流感嗜血杆菌(ATCC49766)。

阴性 · 副流感嗜血杆菌(ATCC76901)。

C. Ehrlich法(厌氧法)

阳性 · 不解糖卟啉单胞菌(ATCC25260)。

阴性 · 脆弱拟杆菌(ATCC25285)。

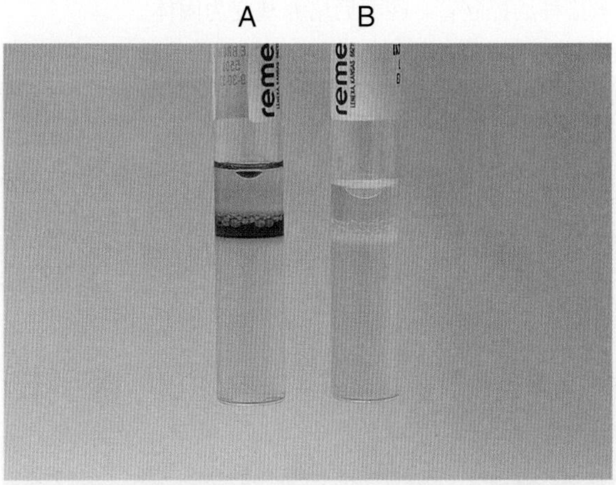

图12.21 吲哚生成试验。(A)阳性。(B)阴性。

操作程序12.22
亮氨酸氨基肽酶试验

［目的］ 亮氨酸氨基肽酶(LAP)试验用于推测鉴定过氧化氢酶阴性的革兰阳性球菌。

［原理］ LAP纸片法是一种快速检测亮氨酸氨基肽酶的方法。亮氨酸-β-萘胺浸渍纸片用作检测亮氨酸氨基肽酶的底物。当酶水解底物后,产生的β萘胺在添加肉桂醛试剂后产生红色。

［方法］

1. 孵育前,用试剂级水稍微润湿纸片。避免纸片过饱和。
2. 使用木制涂抹棒,将少量18～24 h纯培养物的菌落涂抹在纸片的一小块区域上。
3. 在室温下培养5 min。
4. 培养后,添加1滴肉桂醛试剂。

[预期结果]

阳性 · 添加肉桂醛试剂后1 min内出现红色(图12.22A;拭子试验)。

阴性 · 没有颜色变化或出现轻微黄色(图12.22B)。

[局限性] 测试结果取决于基质浸渍纸片的完整性。

[质量控制]

阳性 · 粪肠球菌(ATCC29212):红色。

阴性 · 绿色气球菌(ATCC11563):无颜色变化。

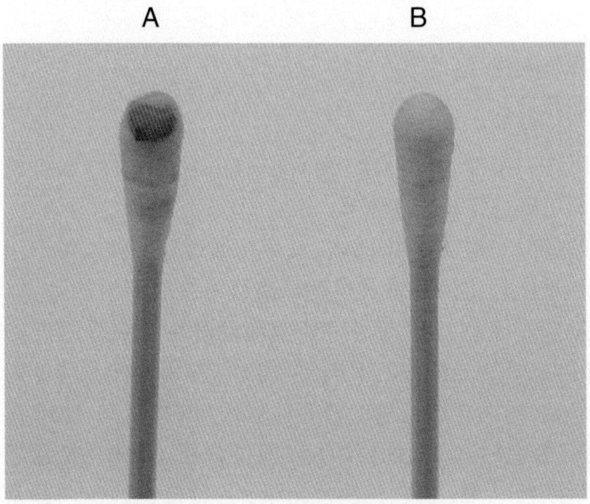

图12.22 亮氨酸氨基肽酶试验。(A)阳性。(B)阴性。

操作程序12.23
石蕊乳培养基

[目的] 本试验根据石蕊乳中的各种代谢反应来区分微生物,包括发酵、还原、凝块、消化和气体的形成。石蕊乳也用于培养乳酸菌。

[原理] 本试验用于检测病原菌代谢石蕊乳的能力。当石蕊因乳糖发酵产酸而变红时,只要产生足够的酸,牛奶中的酪蛋白就会凝结,从而使牛奶凝固。对于某些病原菌,凝乳收缩,表面形成乳清。有些细菌会水解酪蛋白,使牛奶变成稻草色,像混浊的血清。此外,一些病原菌会消耗石蕊,在这种情况下,培养基在试管底部会变为无色。

[方法]

1. 接种4滴24 h肉汤培养液。
2. 在35～37℃的空气环境中进行培养。
3. 每天观察,至7 d,察看碱性反应(石蕊变蓝)、酸性反应(石蕊变粉红)、指示剂减少、酸性凝块、凝乳酶凝块和蛋白胨化情况。在观察期内可能会发生多种变化。
4. 记录所有变化。

[质量控制]

发酵 · 产气荚膜梭菌(ATCC13124):产气。

酸 · 嗜酸乳杆菌(ATCC11506):凝块形成。

蛋白胨化 · 铜绿假单胞菌(ATCC27853):澄清。

指示剂外观(石蕊染料)

[局限性] 石蕊乳培养基反应不具有特异性,应进行额外的微生物鉴定试验。

[预期结果]

指示剂外观(石蕊染料)

颜色	pH变化	记录
粉红色、紫色(图12.23A)	酸性	酸性(A)
蓝色(图12.23B)	碱性	碱性(K)
紫色(与未接种对照组相同)(图12.23C)	无变化	无变化
白色(图12.23D)	与pH变化无关;指示剂减少的结果	脱色

牛奶的外观

牛奶的稠度	pH	记录
凝血或凝块(图12.23E)	酸性或碱性	凝结
凝块溶解,带有透明、灰色、水状液体和收缩、不溶性粉红色凝块(图12.23F)	酸性	分解
凝块溶解,带有浅灰色水状液体和透明、收缩、不溶性蓝色凝块	碱性	蛋白胨化

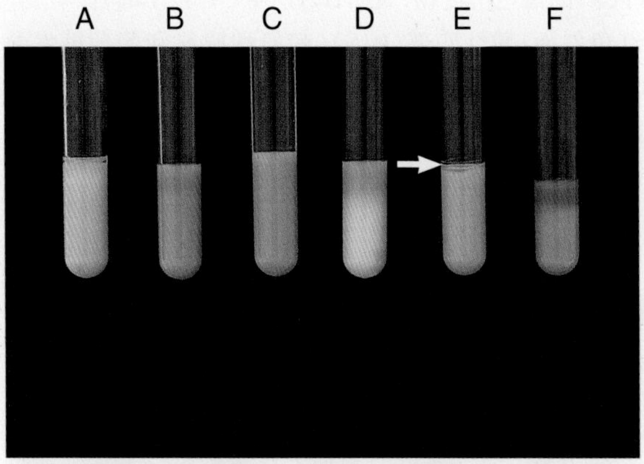

图12.23 石蕊乳。(A)酸性反应。(B)碱性反应。(C)没有变化。(D)指示剂减少。(E)凝结(注意箭头处的透明液体与凝块分离)。(F)蛋白胨化。

操作程序12.24
赖氨酸铁琼脂

[目的] 用于根据赖氨酸的脱羧或脱氨基作用及硫化氢(H_2S)的形成来区分革兰阴性杆菌。

［原理］ 赖氨酸铁琼脂（lysine iron agar, LIA）含有赖氨酸、蛋白胨和少量葡萄糖、柠檬酸铁铵和硫代硫酸钠。培养基由一个有氧斜面和一个厌氧底部组成。当葡萄糖发酵时，培养基的底部变成酸性（黄色）。如果病原菌产生赖氨酸脱羧酶，则形成尸胺。尸胺中和葡萄糖发酵形成的有机酸，培养基的底部恢复为碱性（紫色）。如果不产生脱羧酶，则底部保持酸性（黄色）。如果赖氨酸发生氧化脱氨基反应，会形成一种化合物，在柠檬酸铁铵和辅酶黄素单核苷酸的存在下，在斜面上形成勃艮第色。如果不发生脱氨基作用，LIA斜面将保持紫色。pH指示剂溴甲酚紫在pH≤5.2时呈黄色。pH≥6.8时呈紫色。

培养基 · 每1 000 mL含酶消化明胶（5 g）、酵母提取物（3 g）、葡萄糖（1 g）、赖氨酸（10 g）、柠檬酸铁铵（0.5 g）、硫代硫酸钠（0.04 g）、溴甲酚紫（0.02 g）、琼脂（13.5 g），pH 6.7。

［方法］

1. 使用接种针，通过LIA（图12.24E）中心垂直穿刺接种至试管底部两次，然后在斜面上划线接种。
2. 将试管盖紧，在35～37℃的空气环境中培养18～24 h。

［预期结果］

碱性斜面/碱性底部（K/K）：赖氨酸脱羧，不发酵葡萄糖（图12.24A）。

碱性斜面/酸性底部（K/A）：葡萄糖发酵（图12.24C）。

注：图案如图12.24A和C所示，可能伴有硫化亚铁（FeS）的黑色沉淀物，表明H_2S产生（图12.14B）。

红色斜面/酸性底部（R/A）：赖氨酸脱氨和葡萄糖发酵（图12.24D）。

［局限性］ 产生硫化氢的变形杆菌不会使培养基变黑。应使用附加测试，如三糖铁（triple sugar iron, TSI）琼脂，作为后续鉴定方法。

［质量控制］

碱性斜面和底部，H_2S阳性 · 弗氏柠檬酸杆菌（ATCC8090）。

碱性斜面和底部 · 大肠埃希菌（ATCC25922）。

碱性斜面和底部，H_2S阳性 · 肠炎沙门菌亚种猪肠炎血清型（ATCC14028）。

红色斜面和酸性底部 · 奇异变形杆菌（ATCC12453）。

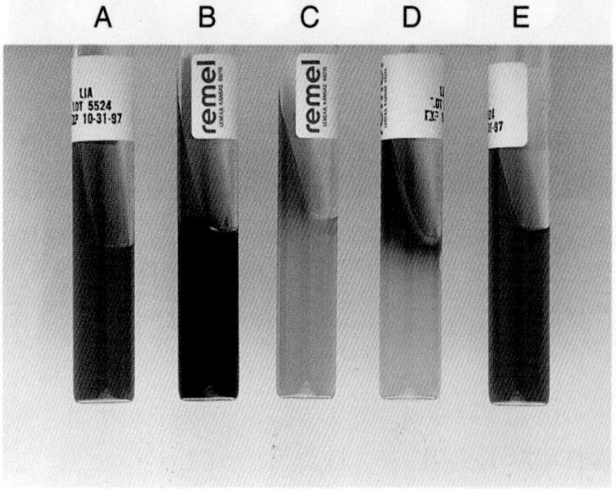

图12.24 赖氨酸铁琼脂。（A）碱性斜面/碱性底部（K/K）。（B）碱性斜面/碱性底部，H_2S阳性（K/K H_2S）。（C）碱性斜面/酸性底部（K/A）。（D）红色斜面/酸性底部（R/A）。（E）未接种的试管。

操作程序12.25
甲基红和VP试验

［目的］ 甲基红（MR）和Voges Proskauer（VP）联合检测可区分肠杆菌目细菌。

［原理］ 本试验用于确定病原菌通过葡萄糖发酵产生和维持稳定的酸性终产物以克服系统缓冲的能力，以及确定某些病原菌通过葡萄糖发酵生产中性终产物（如2,3-丁二醇或乙偶姻）的能力。甲基红检测降低肉汤pH的混合酸发酵。培养后加入MR指示剂。MR在pH为4.4时呈红色，pH为6.2时呈黄色。清晰的红色表示阳性结果；黄色是阴性结果；各种橙色的色调都是阴性或不确定的结果。VP检测病原菌将酸性产物转化为乙偶姻和2,3-丁二醇的能力。能够使用VP途径的病原菌在葡萄糖发酵过程中产生的酸较少，因此在添加MR指示剂时不会产生颜色变化。添加二级试剂α萘酚，然后添加氢氧化钾（KOH）；阳性结果为红色复合物产生。

培养基 · 每1 000 mL含动物组织消化液（3.5 g）、酪蛋白胨腺消化液（3.5 g）、葡萄糖（5 g）、KPO_4（5 g），pH 6.9。

［方法］

1. 用培养24 h的待检菌脑-心浸出液接种MRVP肉汤。
2. 在35～37℃的空气环境中培养至少48 h。不应使用培养时间少于48 h的培养物进行，以免随着时间的推移，产物累积到可检测的水平。如果在48 h内结果不明确，则使用在35～37℃空气环境中培养4～5 d的培养物重复试验；在这种情况下，重复试验应在25℃下进行。
3. 将肉汤分成等份，进行MR和VP检测。

A. 甲基红试验（MR Test）

1. 每5 mL肉汤中加入5滴或6滴甲基红试剂。
2. 立即读取反应。

B. 革兰阴性杆菌的VP试验（Barritt法）

1. 添加0.6 mL（6滴）溶液A（α萘酚）和0.2 mL（2滴）溶液B（KOH）至1 mL MRVP肉汤。
2. 每种试剂加入后摇匀。
3. 观察5 min。

C. 链球菌VP试验（Coblentz法）

1. 用血平板上培养24 h的大量细菌接种2 mL MRVP肉汤。
2. 在35℃空气环境中培养6 h后，添加1.2 mL（12滴）溶液A（α萘酚）和0.4 mL（4滴）溶液B（40%氢氧化钾加肌酸）。
3. 摇动试管，在室温下培养30min。

［预期结果］

A. 甲基红试验

阳性 · 亮红色，表明混合酸发酵（图12.25A）。

弱阳性 · 红橙色。

阴性 · 黄色（图12.25B）。

B. 革兰阴性杆菌的VP试验

阳性 · 红色，丙酮生成（图12.25C）。

阴性 · 黄色（图12.25D）。

［局限性］ 因为有些病原菌不会从葡萄糖发酵中产生足够的产物，MR试验不应在48 h前读取结果。MR阴性的病原菌也可能没有足够的时间来转化这些产物，并且会出现MR阳性结果。MRVP试验应与其他确认性试验结合使用，以区分来自肠杆菌目的细菌。

［质量控制］

MR阳性/VP阴性 · 大肠埃希菌（ATCC25922）。

MR阴性/VP阳性 · 产气克雷伯菌（ATCC13048）。

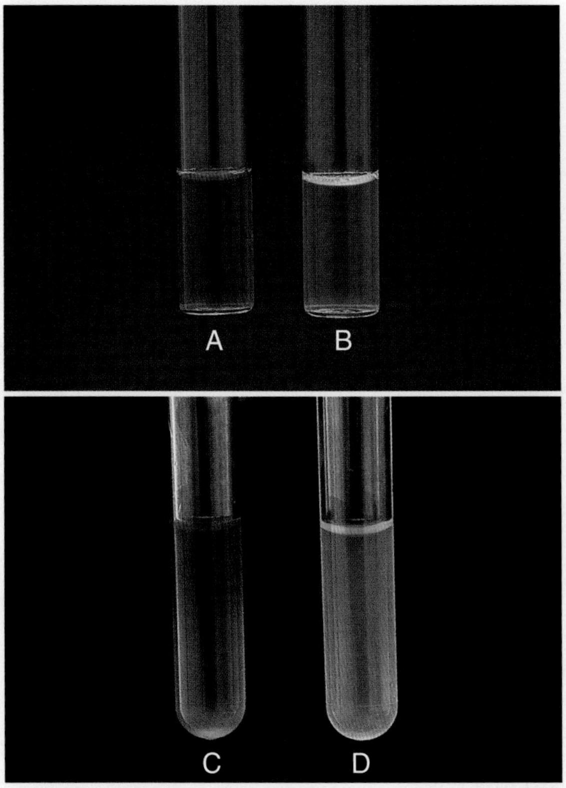

图12.25 甲基红/VP试验。（A）甲基红阳性。（B）甲基红阴性。（C）VP阳性。（D）VP阴性。

操作程序12.26
微酶试验（改良氧化酶）

［目的］ 该试验用于区分革兰阳性、过氧化氢酶阳性球菌（微球菌和葡萄球菌）。

［原理］ 微酶试验是一种通过检测氧化酶来快速区分葡萄球菌和微球菌属的方法。在大气氧存在下，氧化酶与氧化酶试剂和细胞色素C反应，形成有色化合物吲哚酚。

［方法］

1. 使用木制涂抹棒，将在血琼脂平板上生长的18～24 h的少量纯培养菌落涂抹到微酶纸片的一小块区域上。注意：使用前不要将纸片重新水润。
2. 在室温下培养2 min。

［预期结果］

阳性 · 蓝色至紫蓝色（图12.26A）。

阴性 · 无颜色变化（图12.26B）。

［局限性］ 葡萄球菌应产生阴性结果的颜色变化，但松鼠葡萄球菌、缓慢葡萄球菌和卵黄葡萄球菌除外。

［质量控制］

阳性 · 藤黄微球菌（ATCC10240）。

阴性 · 金黄色葡萄球菌（ATCC25923）。

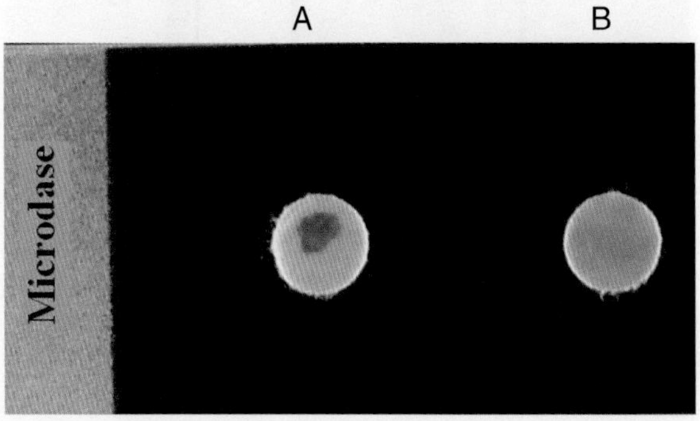

图12.26 微酶试验。（A）阳性。（B）阴性。

操作程序12.27
动力试验

［目的］ 用于确定肠道病原菌是否具有运动能力。病原菌必须有鞭毛才能运动。

［原理］ 将接种物刺入半固体琼脂的中心。从接种线向外延伸的扩散生长区可以看出细菌的运动性。一些病原菌在整个培养基中生长，而另一些则显示出从接种线生长出来的小区域或结节。

培养基 · 每1 000 mL含酶消化明胶（10 g）、牛肉提取物（3 g）、氯化钠（5 g）、琼脂（4 g），pH 7.3。

[方法]

1. 用笔直的接种针接种在琼脂培养基上生长的新鲜(18～24 h)菌落。

2. 在试管中间穿刺1次,深度在1/4～1/3 in(0.64～0.84 cm)。

3. 在35～37℃的温度下培养,每天观察,连续7 d。

[预期结果]

阳性 · 活动的病原菌将从接种点扩散到培养基中(图12.27A)。

阴性 · 非活动病原菌仍留在接种点(图12.27B)。

[局限性] 有些病原菌在此培养基中生长不足,无法进行准确测定,需要进行额外的后续检测。

[质量控制]

阳性 · 普通变形杆菌(ATCC29905)。

阴性 · 肺炎克雷伯菌(ATCC13883)。

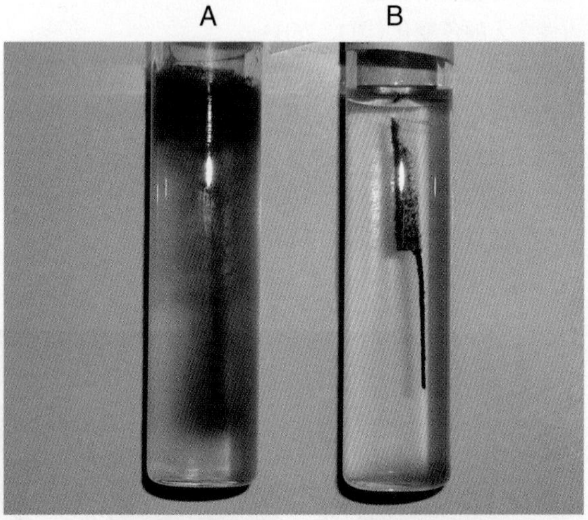

图12.27 运动试验。(A)阳性。(B)阴性。

操作程序12.28
乳杆菌MRS肉汤

[目的] 用于确定病原菌在葡萄糖发酵过程中是否形成气体。一些乳杆菌属和明串珠菌属会产生气体。

[原理] MRS肉汤含有碳、氮和维生素,以支持乳酸杆菌和其他病原菌的生长。MRS是一种选择性培养基,使用乙酸钠和柠檬酸铵来防止因污染菌产生的过度生长。病原菌生长显示阳性结果。添加达勒姆管可以区分乳杆菌和明串珠菌。

培养基 · 每1 000 mL含酶消化动物组织(10 g)、牛肉粉(10 g)、酵母粉(5 g)、葡萄糖(20 g)、$NaC_2H_3O_2$(5 g)、聚山梨酯80(1 g)、KH_2PO_4(2 g)、柠檬酸铵(2 g)、硫酸镁(0.1 g)、硫酸锰(0.05 g),pH 6.5。

[方法]

1. 用18～24 h的琼脂或肉汤培养物接种MRS肉汤。

2. 在35～37℃的空气环境中培养24～48 h。

[预期结果]

阳性 · 明串珠菌属:生长;达勒姆管中气泡指示气体产量(图12.28A)。

阳性 · 乳酸杆菌属:生长;不产气(图12.28B)。

阴性 · 无生长(未显示)。

[质量控制]

阳性 · 乳酸杆菌(ATCC19435)。

阴性 · 大肠埃希菌(ATCC25922)。

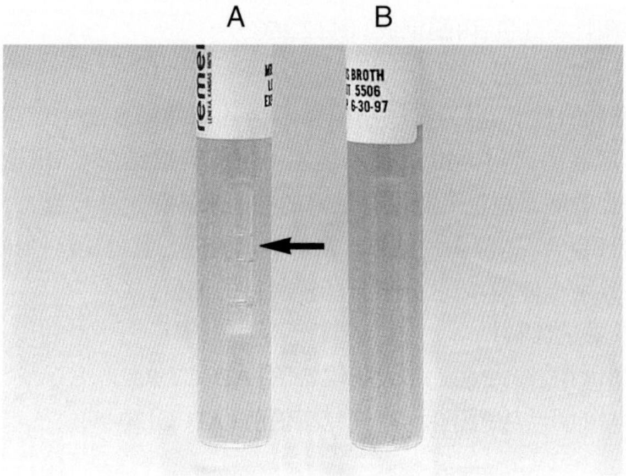

图12.28 MRS肉汤。(A)阳性;明串珠菌属产气(箭头)。(B)阳性:生长,乳酸杆菌不产气。

操作程序12.29
4-甲基伞形酮-β-D-葡萄糖苷酸试验

[目的] 用于推测鉴定各种肠杆菌科细菌和产生维罗毒素的大肠埃希菌。

[原理] 大肠埃希菌和其他肠杆菌产生β-D-葡萄糖醛酸糖苷酶,该酶将β-D-吡喃葡萄糖醛酸衍生物水解为苷元和D-葡萄糖醛酸。将底物4-甲基伞形酮-β-D-葡萄糖苷酸(4-methylumbelliferyl-β-d-glucuronide, MUG)浸渍到纸片中,被酶水解可产生4-甲基伞形酮部分,其在长波紫外线下发出蓝色荧光。然而,产生维罗毒素的大肠埃希菌菌株不产生4-甲基伞形酮-β-D-葡萄糖苷酸,因此阴性结果可能仍然表明存在临床上重要的病原菌。

[方法]

1. 用一滴水湿润纸片。

2. 使用木制涂抹棒,将一部分18～24 h纯培养中菌落涂抹到纸片上。

3. 35～37℃,密闭容器中培养2 h。

4. 使用366 nm紫外线观察纸片。

[预期结果]

阳性 · 电蓝色荧光(图12.29A)。

阴性 · 缺乏荧光(图12.29B)。

[局限性] 不要检测从含有染料的培养基[曙红亚甲基蓝(eosin methylene blue, EMB),麦康凯(MAC)]中分离的菌落,以免影响结果判断。由于一些氧化酶阴性的病原菌会自然发出荧光,因此仅对氧化酶阳性的病原菌进行检测。

[质量控制]

阳性 · 大肠埃希菌(ATCC25922)。

阴性 · 肺炎克雷伯菌(ATC13883)。

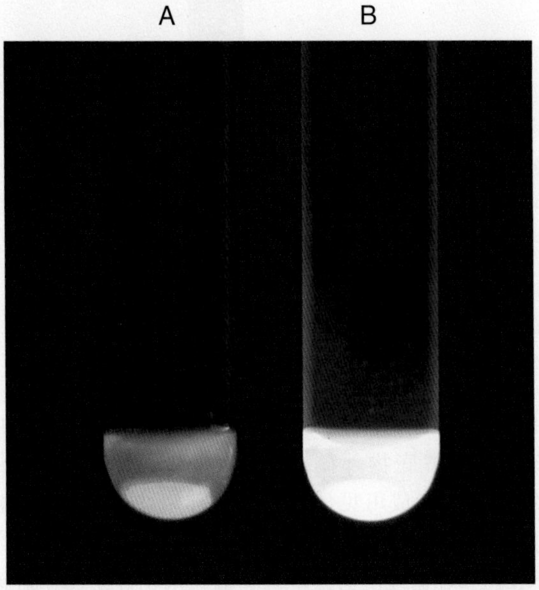

图12.29 4-甲基伞形酮-β-D-葡萄糖苷酸试验。(A)阳性,(B)阴性。

操作程序12.30
硝酸盐还原试验

[目的] 用于确定病原菌将硝酸盐还原为亚硝酸盐的能力。所有肠杆菌都会分解硝酸盐,但有些细菌会进一步将亚硝酸盐代谢为其他化合物。

[原理] 厌氧代谢需要除大气氧(O_2)以外的电子受体。许多革兰阴性细菌使用硝酸盐作为最终的电子受体。这些细菌产生硝酸还原酶,将硝酸盐(NO_3^-)转化为亚硝酸盐(NO_2^-)。可通过添加氨基苯甲酸和α萘胺来测定硝酸盐还原为亚硝酸盐的过程。氨基苯甲酸和亚硝酸盐反应形成重氮盐。重氮盐与α萘胺偶联,生成一种红色水溶性偶氮染料。如果没有颜色变化,则该细菌不会分解硝酸盐或将其进一步分解为NH_3、NO或N_2O_2。此时添加锌,如果硝酸盐残留,锌会将化合物还原为亚硝酸盐,反应将转为阳性,表明细菌还原硝酸盐的测试结果为阴性。如果在添加锌后没有颜色变化,表明该细菌将硝酸盐还原为前述的其他氮化合物之一。将达勒姆管放置在肉汤中有两个原因:① 在接种前通过管中的气体形成,检测肉汤是否劣化;② 确定通过交替途径产生气体的病原菌的反硝化作用;如果在添加颜色指示剂之前在管中形成气体,则该方法的硝酸盐还原试验结果为阴性。

培养基 · 每1 000 mL含明胶蛋白胨(20 g),硝酸钾(2 g)。

[方法]

1. 从受试菌的新鲜肉汤中滴入1~2滴硝酸盐肉汤。
2. 在35~37℃的空气环境中培养48 h(有些病原菌可能需要更长的培养时间才能充分生长)。在24 h或最多7 d检测到明显生长后进行测试。
3. 经过适当的培养期后,按照以下步骤检测硝酸盐肉汤培养物是否存在气体、是否分解硝酸盐和亚硝酸盐:

(1) 观察倒置的达勒姆管内是否存在气泡。

(2) 分别加入五滴硝酸盐试剂溶液A(磺胺酸)和B(α萘胺)。观察是否形成红色,至少3 min。

(3) 如果没有颜色,则用锌粉进一步检测。将木棒浸入锌粉中,仅将黏附在木棒上的锌粉转移到添加了溶液A和B的硝酸盐肉汤中。观察是否形成红色,至少3 min。在添加锌后,可将木棒折入试管中,为测试阶段提供有用的标记。

[预期结果] 硝酸盐还原试验是针对在三种代谢产物进行的,即气体、NO_3^-和NO_2^-。预期结果可总结如下:

反应	气体	添加溶液A和B后的颜色	添加锌后的颜色	结果解释
$NO_3^- \rightarrow NO_2^-$(图12.30A)	无	红色	—	NO_3^-(+),无气体
$NO_3^- \rightarrow NO_2^-$,气体部分非气体终产物	无	红色	—	NO_3^-(+),无气体
$NO_3^- \rightarrow NO_2^-$,气体最终产物(图12.30B)	有	红色	—	NO_3^-(+),气体
$NO_3^- \rightarrow$气体终产物(图12.30C)	有	无	无	NO_3^-(+),NO_2^-(+),气体+C
$NO_3^- \rightarrow$无气体终产物	无	无	无	NO_3^-(+),NO_2^-(+),无气体
$NO_3^- \rightarrow$无反应	无	无	红色	阴性
未接种试管	无			未接种试管

[局限性] 硝酸盐还原试验是鉴定肠杆菌目至属水平的支持性试验;然而,最终鉴定需要额外的后续确认试验。

[质量控制]

阳性 · NO_3^-(+),无气体:大肠埃希菌(ATCC25922)。

阳性 · NO_3^-(+),有气体:铜绿假单胞菌(ATCC17588)。

阴性 · 鲍曼不动杆菌(ATCC19606)。

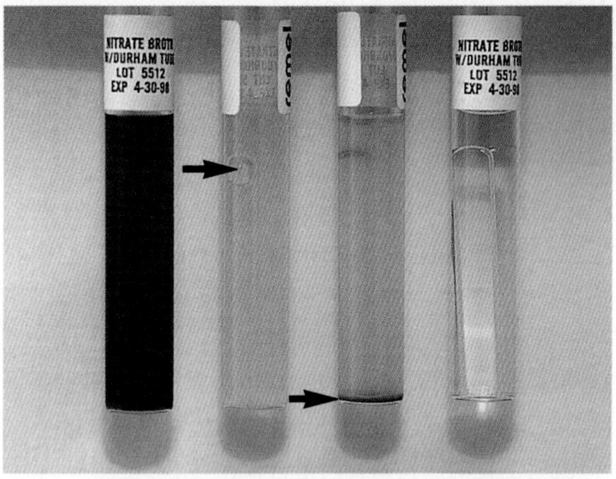

图12.30 硝酸盐还原。(A)阳性,无气体。(B)阳性,有气体(箭头)。(C)阳性,添加锌后无颜色(箭头)。(D)未接种试管。

操作程序12.31
亚硝酸盐还原试验

[目的] 用于确定病原菌是否能将亚硝酸盐还原为气态氮或其他含氮化合物。

[原理] 在硝酸盐还原试验(操作程序12.30)中,能够将亚硝酸盐还原为氮的微生物不会变色并产生气体。本试验不需要添加锌粉。

培养基 · 每1 000 mL含脑-心浸出液肉汤(2 g)、明胶蛋白胨(10 g)、动物组织胃蛋白酶消化物(5 g)、酵母粉(3 g)、NaCl(5 g)、$NaNO_2$(0.1 g),pH 6.9。

[方法]

1. 取1滴24 h肉汤培养液接种亚硝酸盐肉汤。
2. 在35～37℃环境下培养48 h。
3. 检查48 h的亚硝酸盐肉汤培养物中,倒置达勒姆管中的氮气,并分别添加5滴硝酸盐试剂A和B,以确定培养基中是否仍存在亚硝酸盐(步骤详见操作程序12.30"硝酸盐还原试验")。

[预期结果]

阳性 · 添加试剂2 min后,颜色未见红色变化;在达勒姆管中观察到气体生成(图12.31A)。

阴性 · 添加试剂后肉汤变红。未见气体产生(图12.31B)。

[局限性] 如果肉汤没有变红,也没有观察到气体产生,则添加锌粉以确定亚硝酸盐是否未被氧化为硝酸盐(从而使试验无效)。如果发生氧化反应,则添加锌后混合物应变红。

[质量控制]

阳性 · 奇异变形杆菌(ATCC12453):无色;产气。

阴性 · 鲍曼不动杆菌(ATCC19606):红色;不产气。

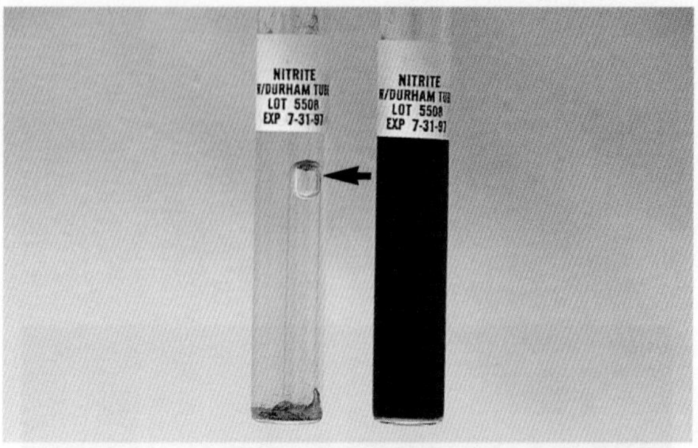

图12.31 亚硝酸盐还原试验。(A)阳性,添加锌粉后无颜色变化,在达勒姆管中有气体产生(箭头)。(B)阴性。

操作程序12.32
邻硝基苯基-β-D-半乳吡喃糖苷试验

[目的] 用于确定病原菌产生β半乳糖苷酶的能力,该酶可水解底物邻硝基苯基-β-D-半乳吡喃糖苷(ONPG)而形成可见(黄色)产物邻硝基苯酚。本试验可区分肠杆菌目的迟缓乳糖发酵与非乳糖发酵。

[原理] 乳糖发酵必须能够运输碳水化合物(β半乳糖苷渗透),并将乳糖(β半乳糖苷酶)水解为葡萄糖和半乳糖。不能产生β半乳糖苷酶的病原菌可通过多种机制发生基因改变,而被鉴定为迟缓乳糖发酵。ONPG进入不产生渗透膜但能够将ONPG水解为半乳糖和黄色化合物邻硝基苯酚的病原菌细胞,表明存在β半乳糖苷酶。

培养基(试管法) · 每1 000 mL含Na_2HPO_4(9.46 g)、苯丙氨酸(4 g)、ONPG(2 g)、KH_2PO_4(0.907 g),pH 8.0。

[方法]

1. 无菌操作下将满满一接种环病原菌用0.85%生理盐水制成菌悬液。
2. 将ONPG纸片放入试管中。
3. 在37℃的空气环境中培养4 h。
4. 检查试管内颜色变化。

[预期结果]

阳性 · 黄色(存在β半乳糖苷酶)(图12.32A)。

阴性 · 无色(不存在酶)(图12.32B)。

[质量控制]

阳性 · 宋内志贺菌(ATCC9290)。

阴性 · 肠炎沙门菌亚种猪肠炎血清型(ATCC14028)。

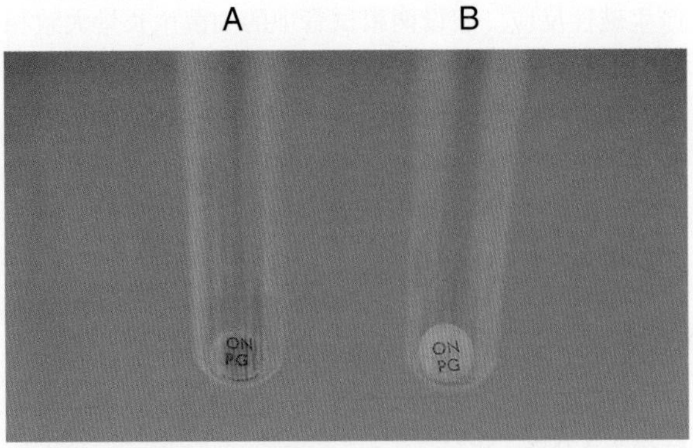

图12.32　邻硝基苯基-β-D-半乳吡喃糖苷试验。(A)阳性。(B)阴性。

操作程序12.33
奥普托欣(Optochin；P纸片)敏感性试验

[目的]　用于确定奥普托欣(乙基氢丙氨酸盐酸盐)对病原体的影响。奥普托欣裂解肺炎链球菌(阳性试验)，但α溶血性链球菌具有耐药性(阴性试验)。

[原理]　奥普托欣是一种干扰微生物ATP酶和三磷酸腺苷(ATP)生成的抗菌药物。将奥普托欣纸片(TaxoP)贴于长有病原菌的血平板上，使抗菌药物扩散到培养基中。抗菌药物抑制易感病原菌的生长，在纸片周围形成空白区或抑菌圈。抑菌圈直径14～16 mm为敏感，可作为肺炎链球菌的推测鉴定。

[方法]

1. 使用接种环，在5%羊血琼脂平板的一半区域，取2～3个纯培养的可疑菌落划线接种。
2. 使用加热灭菌的镊子，在划线区域的上1/3处放置一个奥普托欣纸片。轻轻按压纸片，确保与琼脂表面充分接触。
3. 在35℃，5% CO_2的环境下培养18～24 h。注意：培养物在空气环境中生长不佳，会出现更大的抑菌圈。
4. 以毫米(mm)为单位测量抑菌圈，包括纸片的直径。

[预期结果]

阳性 · 抑菌圈直径至少为14 mm，纸片直径为6 mm(图12.33A)。

阴性 · 无抑菌圈(图12.33B)。

[局限性]

模棱两可的结果 · 任何小于14 mm的抑菌圈对于肺炎链球菌而言都是可疑结果；该菌株需做胆汁溶解试验，阳性确认为肺炎链球菌。

[质量控制]

阳性 · 肺炎链球菌(ATCC6305)。

阴性 · 化脓性链球菌(ATCC12384)。

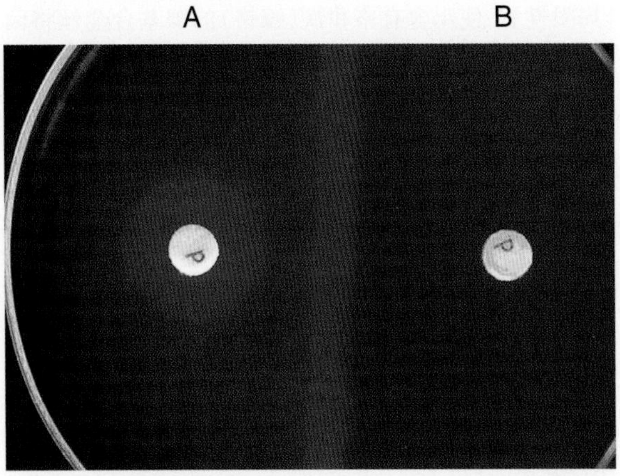

图12.33　奥普托欣(TaxoP纸片)试验。(A)肺炎链球菌的抑菌圈>14 mm。(B)α溶血性链球菌生长至纸片。

操作程序12.34
氧化酶试验(Kovac法)

[目的]　本试验检测微生物中细胞色素氧化酶活性的存在，用于鉴定氧化酶阴性肠杆菌，与其他革兰阴性杆菌进行区分。

[原理]　通过将底物四甲基对苯二胺盐酸盐氧化为靛酚(一种深紫色终产物)来确定细菌是否存在细胞色素氧化酶。试验结果呈深紫色表明检测呈阳性(氧化酶的存在)；没有显色表明检测呈阴性，并且没有氧化酶存在。

[方法]

1. 用基质液(1%四甲基对苯二胺盐酸盐)润湿滤纸，或选择已浸渍基质液的商用纸片。
2. 使用铂丝或木棒从琼脂表面取一小部分菌落(菌龄最好不超过24 h)，并涂抹在滤纸或商用纸片上。
3. 观察滤纸或纸片的接种区域在10 s内颜色是否变为深蓝色或紫色(图12.34)(时间至关重要)。

[预期结果]

阳性 · 在10 s内形成深紫色(图12.34A)。

阴性 · 没有颜色(图12.34B)。

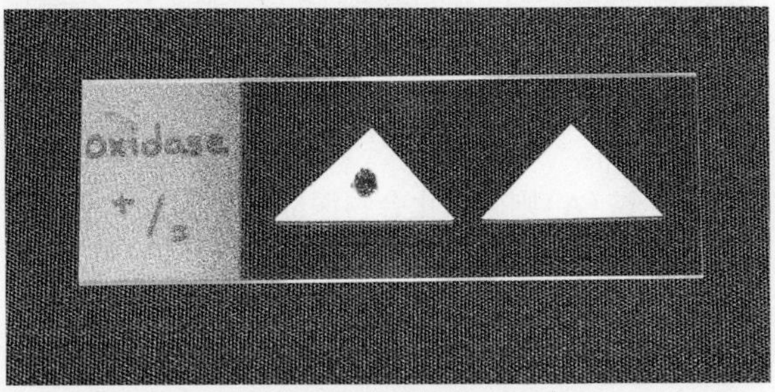

图12.34　氧化酶试验。(A)阳性。(B)阴性。

[局限性] 使用含有铬和铁(镍铬)的镍基合金丝将菌落涂抹在滤纸上,可能会导致假阳性结果。

[质量控制]

阳性 · 铜绿假单胞菌(ATCC27853)。

阴性 · 大肠埃希菌(ATCC25922)。

操作程序12.35

培养基的氧化和发酵(CDC法)

[目的] 用于根据特定碳水化合物的氧化或发酵能力来区分微生物。

[原理] 本试验用于确定病原菌是否利用碳水化合物底物,产生酸性副产物。非发酵细菌通常通过6种碳水化合物(葡萄糖、木糖、甘露醇、乳糖、蔗糖和麦芽糖)来检测其产酸能力。除了6根含有碳水化合物的试管外,还需接种1根不含碳水化合物的OF对照管。三糖铁(TSI)琼脂(操作程序12.41)也用于确定病原菌是否能发酵葡萄糖。OF用于确定病原菌是发酵(图12.35A)还是氧化(图12.35B)葡萄糖。如果TSI或OF中均未发生反应,则该病原菌被视为不利用葡萄糖(图12.35C)。Hugh和Leifson的配方使用了低蛋白胨与碳水化合物的比例,以及有限的碳水化合物。蛋白胨的减少限制了碱性胺的形成,碱性胺可能会掩盖氧化代谢产生的酸。需要两根试管来解释试验的结果。两者都要接种,其中一根管子覆盖矿物油,产生厌氧环境。覆盖管中产生的酸会导致颜色变化,这是发酵的迹象。而在开放管中产酸和颜色变化是氧化的结果。

培养基 · 每1 000 mL含胰酶消化酪蛋白胨(2 g)、甘油(10.0 mL)、酚红(金法)(0.03 g)、琼脂(3 g),pH 7.3。

[方法]

1. 为了确定酸是否由碳水化合物产生,在每种含有单一碳水化合物的培养基中,分别用接种针接种培养18～24 h的细菌,在培养基中以1 cm深度,穿刺接种4～5次。注:通常接种两管葡萄糖管;其中一管表面覆盖无菌融化的凡士林或无菌石蜡油,以检测发酵情况。

2. 将试管在35～37℃的空气环境中培养7 d。注意:如果使用螺旋盖管,在培养过程中要松开盖子,以便进行空气交换。否则质控管和含有未被氧化的碳水化合物的试管可能不会变成碱性。

[预期结果]

阳性 · 产酸(A)则碳水化合物深部的颜色指示剂变为黄色。

弱阳性(Aw) · 通过比较含有碳水化合物的培养基的试管和含有不伴碳水化合物的培养基的接种试管,可以检测到弱酸形成。大多数能在底部生长的细菌在质控管中产生碱性反应。假设两根试管中的细菌生长量大致相同,如果含有碳水化合物的试管中培养基的颜色与接种培养基前的颜色大致相同,并且对照管中的接种培养基变为深红色(即变为碱性),则被测培养物视为弱阳性。

阴性 · 深红色或碱性(K),碳水化合物与接种的对照管颜色相同。

无变化(NC)或中性(N) · 培养基中有生长,但含碳水化合物的培养基和对照碱基均未变为碱性(红色)。

注:如果病原菌在培养基中完全不生长,则将反应标记为无生长(NG)。

[局限性] 生长缓慢的病原菌可能在数天内不会产生结果。

[质量控制]

注:合适的病原菌取决于基础培养基中添加的碳水化合物。以葡萄糖为例。

发酵 · 大肠埃希菌(ATCC25922)。

氧化 · 铜绿假单胞菌(ATCC27853)。

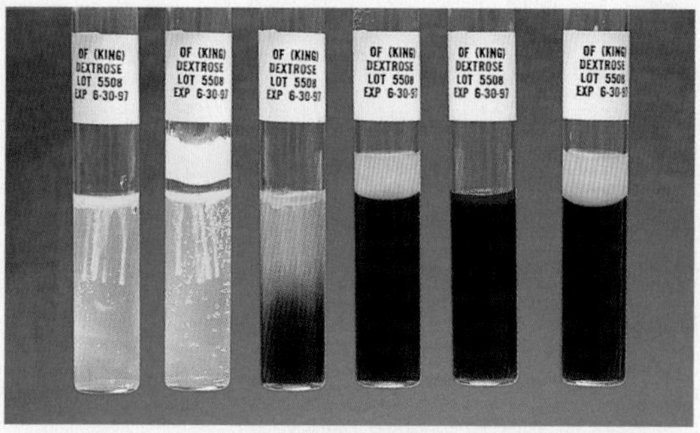

图12.35 氧化和发酵培养基(CDC法)。(A)发酵。(B)氧化。(C)不利用。

操作程序12.36

苯丙氨酸脱氨酶琼脂

[目的] 用于确定病原菌将苯丙氨酸氧化脱氨基为苯丙酮酸的能力。摩根菌属、变形杆菌属和普罗维登斯菌属可以与肠杆菌属的其他菌进行区分。

[原理] 产生苯丙氨酸脱氨酶的微生物可从苯丙氨酸中去除胺(NH_2)。该反应产生氨(NH_3)和苯丙酮酸。可通过添加几滴10%三氯化铁以检测苯丙酮酸;这两种化合物之间能形成绿色络合物。

培养基 · 每1 000 mL含苯丙氨酸(2 g)、酵母粉(3 g)、氯化钠(5 g)、磷酸钠(1 g)、琼脂(12 g),pH 7.3。

[方法]

1. 用1滴培养24 h的待检菌脑-心浸出液肉汤接种苯丙氨酸斜面。

2. 在35～37℃的空气环境中培养18～24 h(或直至生长良好),管盖拧松。

3. 培养后,向斜面中加入4～5滴10%的含水氯化铁。

[预期结果]

阳性 · 添加三氯化铁后,绿色且呈倾斜状(图12.36A)。

阴性 · 添加三氯化铁后,斜面仍保持原色(图12.36B)。

[质量控制]

阳性 · 奇异变形杆菌(ATCC12453)。

阴性 · 大肠埃希菌(ATCC25922)。

A B

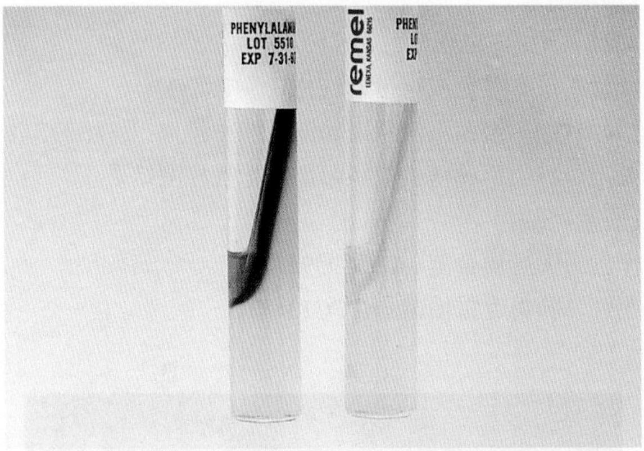

图12.36 苯丙氨酸脱氨酶。(A)阳性。(B)阴性。

操作程序12.37
L-吡咯烷基芳酰胺酶试验

[目的] 通过*L*-吡咯烷基芳酰胺酶对A群链球菌(化脓性链球菌)和肠球菌进行推测鉴定。

[原理] *L*-吡咯烷基芳酰胺酶能水解*L*-吡咯烷基-β-萘胺底物,生成β萘胺。在N,N-甲氨基肉桂醛试剂存在下,通过产生亮红色沉淀物,可以检测到β萘胺。

[方法]

1. 接种前,用试剂级水稍微湿润纸片,避免溢出。

2. 使用木制涂抹棒,在*L*-吡咯烷基芳酰胺酶(PYR)纸片中小面积涂抹18～24 h纯培养的少量菌落。

3. 室温培养2 min。

4. 添加1滴N,N-二甲氨基肉桂醛检测试剂,在1 min内观察红色变化。

[预期结果]

阳性 · 5 min内呈鲜红色(图12.37A)。

阴性 · 没有颜色变化或橙色(图12.37B)。

[质量控制]

阳性 · 粪肠球菌(ATCC29212),化脓性链球菌(ATCC19615)。

阴性 · 无乳链球菌(ATCC10386)。

A B

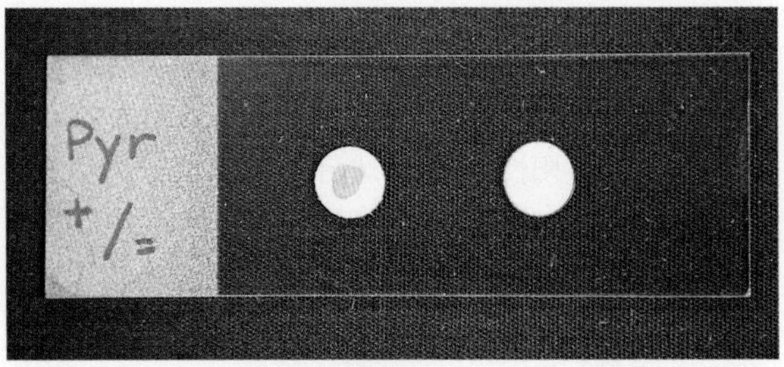

图12.37 *L*-吡咯烷基芳酰胺酶试验。(A)阳性。(B)阴性。

操作程序12.38
丙酮酸肉汤

[目的] 用于确定病原菌利用丙酮酸的能力。有助于区分粪肠球菌(阳性)和屎肠球菌(阴性)。

[原理] 丙酮酸肉汤是一种无碳水化合物、营养有限的培养基。向肉汤中添加丙酮酸,可以确定微生物是否能够使用丙酮酸,从而形成代谢酸。由于pH降低,溴麝香草酚蓝指示剂在酸性条件下从蓝色变为黄色。

培养基:每1 000 mL含胰酶消化酪蛋白胨(10 g)、丙酮酸钠(10 g)、酵母粉(5 g)、K_2HPO_4(5 g)、氯化钠(5 g)、溴麝香草酚蓝(40 g),pH 7.3。

[方法]

1. 用经5%羊血琼脂培养18～24 h的细菌,轻轻接种于丙酮酸肉汤。

2. 在35～37℃的空气环境中培养24～48 h。

[预期结果]

阳性 · 指示剂从绿色变为黄色(图12.38A)。

阴性 · 无颜色变化;黄绿色表示反应较弱,应视为阴性(图12.38B)。

[质量控制]

阳性 · 粪肠球菌(ATCC29212)。

阴性 · 解没食子酸链球菌(ATCC9809)。

A B

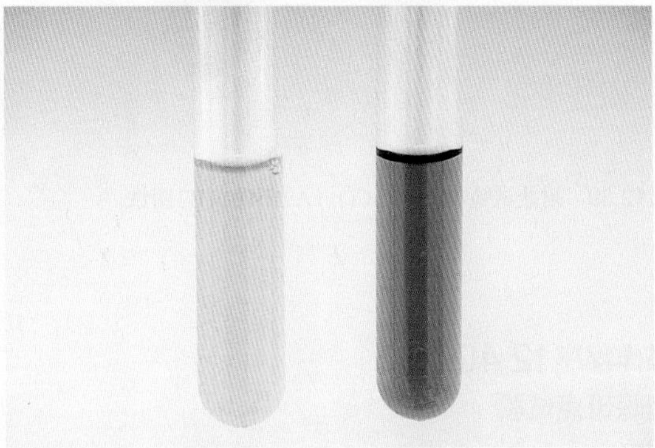

图12.38 丙酮酸肉汤。(A)阳性。(B)阴性。

操作程序12.39
耐盐试验

［目的］ 确定病原菌在高盐浓度中生长的能力。可用于区分肠球菌（阳性）和非肠球菌（阴性）。

［原理］ 耐盐试验是一种选择性和差异性培养。肠球菌耐高盐浓度。将含有6.5% NaCl的心浸出液肉汤用作试验介质。该肉汤还含有少量葡萄糖和溴甲酚紫作为产酸指示剂。

培养基 · 加入氯化钠和指示染料后，可以使用脑-心浸出液（brain-heart infusion, BHI）肉汤代替单个成分。成分为：每1 000 mL含心脏消化物（10 g）、动物组织酶消化物（10 g）、NaCl（65 g）、葡萄糖（1 g）、溴甲酚紫（0.016 g）。

［方法］

1. 将培养18～24 h的一个或两个菌落接种到6.5% NaCl肉汤。
2. 试管在35～37℃的空气环境中培养48 h。
3. 每天检查生长情况。

［预期结果］

阳性 · 肉汤可见混浊，颜色从紫色变为黄色或无变化（图12.39A）。

阴性 · 没有混浊和颜色变化（图12.39B）。

［质量控制］

阳性 · 粪肠球菌（ATCC29212）：生长；颜色变化为黄色。

阴性 · 解没食子酸链球菌（ATCC9809）：抑制，几乎无生长；无颜色变化。

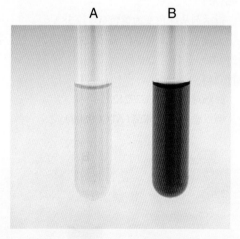

图12.39 耐盐试验（6.5% NaCl）。（A）阳性。（B）阴性。

操作程序12.40
吲哚斑点试验

［目的］ 用于确定色氨酸酶的存在。这是一种快速方法，可用于代替操作程序12.21所述的试管试验。

［原理］ 色氨酸酶可分解色氨酸释放吲哚，吲哚可以与某些醛类结合形成有色化合物。对于吲哚阳性细菌来说，吲哚与肉桂醛反应形成的蓝绿色化合物很容易被观察到。没有酶则不产生颜色（吲哚阴性）。

［方法］

1. 用1%对甲氨基肉桂醛试剂充分浸润滤纸。
2. 用木棍或接种环从琼脂表面挑取一小部分菌落，并涂抹在滤纸上。蓝色快速形成表明检测结果呈阳性。大多数吲哚阳性菌在30 s内变成蓝色。

［预期结果］

阳性 · 20 s内出现蓝色（图12.40A）。

阴性 · 没有显色或略带粉红色（图12.40B）。

［局限性］ 细菌不应从麦康凯琼脂中挑取，因为该培养基上乳糖发酵菌落的颜色可能会干扰检测结果。

［质量控制］

阳性 · 大肠埃希菌（ATCC25922）。

阴性 · 肺炎克雷伯菌（ATCC13883）。

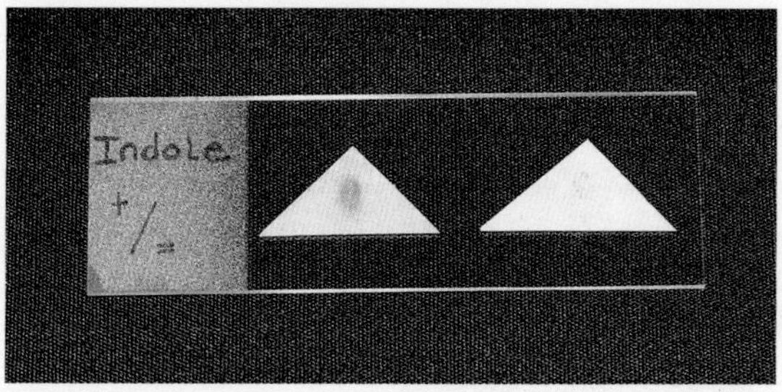

图12.40 吲哚斑点试验。（A）阳性。（B）阴性。

操作程序12.41
三糖铁琼脂

［目的］ 三糖铁（TSI）琼脂用于确定革兰阴性杆菌是否发酵葡萄糖和乳糖或蔗糖并形成硫化氢（H_2S）。该试验主要用于区分肠杆菌和其他革兰阴性杆菌。

［原理］ TSI由10种乳糖：10份蔗糖：1份葡萄糖和蛋白胨组成。酚红和硫酸亚铁分别作为酸化和H_2S形成的指标。葡萄糖发酵病原菌能在8～12 h内将整个培养基变为酸性（黄色）。在推荐的18～24 h培养期后，由于在厌氧条件下，试管端的培养基发酵葡萄糖而产生有机酸，因此试管端仍保持酸性。然而，由于斜面上的发酵产物在有氧条件下氧化，斜面会恢复为碱性（红色）状态。这种变化是CO_2和H_2O的形成及蛋白胨在介质中氧化为碱性胺的结果。除葡萄糖、乳糖和（或）蔗糖外，在18～24 h内读取试验反应的前提下，当发酵时，斜面上形成的大量发酵产物而中和碱性胺，使斜面呈酸性（黄

色)。TSI的反应不应在培养24 h后读取，因为乳糖和(或)蔗糖发酵产物的需氧氧化会继续进行，使斜面最终恢复为碱性状态。CO_2和氢气(H_2)的形成是通过琼脂中气泡、裂缝的存在或者琼脂与试管侧面或底部的分离来体现的。H_2S的产生(硫代硫酸钠还原为H_2S)需要酸性环境，与柠檬酸铁铵反应会使试管端的琼脂变黑。

培养基·每1 000 mL含胰酶消化酪蛋白胨(5 g)、动物组织酶消化物(5 g)、酵母强化蛋白胨(10 g)、葡萄糖(1 g)、乳糖(10 g)、蔗糖(10 g)、柠檬酸铁铵(0.2 g)、氯化钠(5 g)、硫代硫酸钠(0.3 g)、酚红(0.025 g)、琼脂(13.5 g)，pH 7.3。

[方法]

1. 用接种针接触分离培养良好的菌落顶部。
2. 首先通过TSI培养基中心刺入试管底部，然后在琼脂斜表面划线接种(图12.41D)。
3. 拧松试管盖，将试管置于35～37℃的空气环境中培养18～24 h。

[预期结果]

碱性斜面/底部无变化(K/NC)·不利用葡萄糖、乳糖和蔗糖；也可以记录为K/K(碱性斜面/碱性底部)(图12.41C)。

碱性斜面/酸性底部(K/A)·仅葡萄糖发酵。

酸性斜面/酸性底部(A/A)·发酵葡萄糖、蔗糖和(或)乳糖(图12.41A)。

注：试管端的黑色沉淀物表示硫化亚铁和H_2S气体(H2S)的产生(图12.41B)。试管中的气泡或裂缝表明产生了CO_2或H_2。在A周围画一个圆圈，代表酸性底部，即Ⓐ，通常表明病原菌发酵葡萄糖和蔗糖，葡萄糖和乳糖，或葡萄糖、蔗糖和乳糖，并产生气体。

[质量控制]

Ⓐ，产气·大肠埃希菌(ATCC25922)。

K/A、+/−产气、H2S+·肠炎沙门菌亚种猪肠炎血清型(ATCC14028)

K/K·铜绿假单胞菌(ATCC27853)

K/A、H_2S+。奇异变形杆菌(ATCC12453)

K/A·福氏志贺菌(ATCC12022)

注：产气也可以用小写(g)或大写(G)表示。如：少量气体(g)；大量气体(G)。

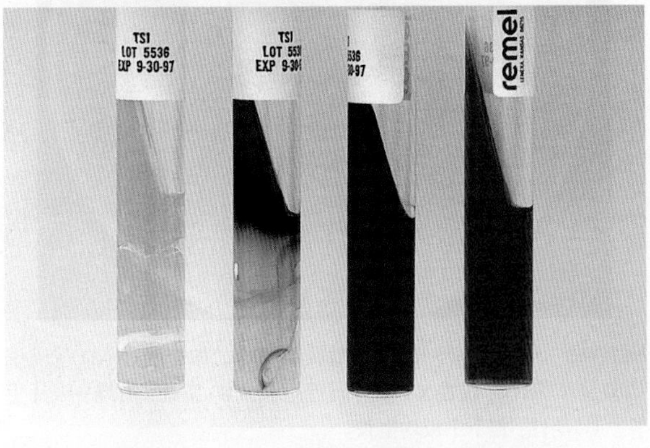

图12.41 三糖铁琼脂。(A)酸性斜面/酸性底部，产气，无H_2S(A/A)。(B)碱性斜面/酸性底部，无气体，H_2S阳性(K/A H_2S)。(C)碱性斜面/碱性底部，无气体，无H_2S(K/K)。(D)未接种的试管。

操作程序12.42
尿素酶试验(Christensen法)

[目的] 用于确定病原菌产生尿素酶的能力。尿素酶可水解尿素。变形杆菌属可以通过快速水解尿素的能力来进行推测鉴定。

[原理] 尿素是氨基酸脱羧的产物。尿素水解产生氨和二氧化碳。氨的形成使培养基碱化，通过苯酚在pH 6.8时从红色变浅橙色及pH 8.1时为洋红色(粉红色)的颜色变化，来检测pH的变化。快速尿素酶阳性菌可在24 h内将整个培养基变为粉红色，弱阳性菌可能需要几天时间，而阴性菌不会产生颜色变化或因产酸而呈黄色。

培养基·每1 000 mL含明胶水解物(1 g)、葡萄糖(1 g)、NaCl(5 g)、KH_2PO_4(2 g)、尿素(20 g)、酚红(0.012 g)，pH 6.8。

[方法]

1. 在尿素琼脂斜面上划线接种一部分分离良好的菌落，或在斜面上接种1～2滴来自过夜培养的待测菌脑-心浸出液肉汤。
2. 试管盖拧松，并将试管置于35～37℃的空气环境中培养48 h～7 d。

[预期结果]

阳性·斜面颜色从浅橙色变为洋红色(图12.42A)。

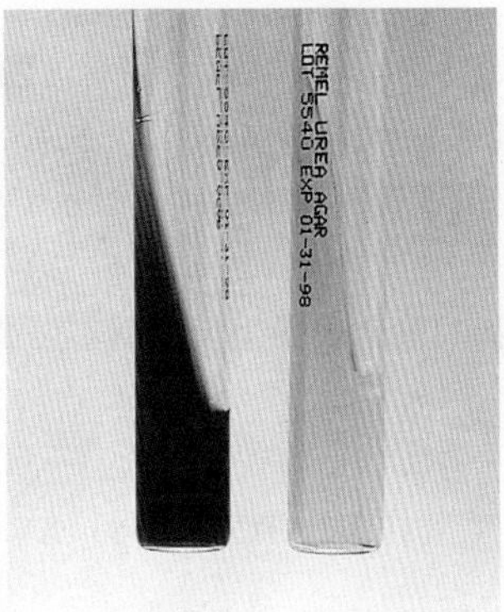

图12.42 尿素酶试验(Christensen法)。(A)阳性。(B)阴性。

阴性 · 没有颜色变化(琼脂斜面和底部保持浅橙色)(图12.42B)。

[局限性] 长时间培养后结果可能会出现碱性反应,可能是蛋白胨或其他蛋白质利用提高pH的结果。为了消除假阳性反应,应使用不含尿素的基础培养基进行对照试验。

[质量控制]

阳性 · 普通变形杆菌(ATCC13315)。

弱阳性 · 肺炎克雷伯菌(ATCC13883)。

阴性 · 大肠埃希菌(ATCC25922)。

操作程序12.43
X和V因子试验

[目的] X和V因子试验用于区分嗜血杆菌属细菌。嗜血杆菌属细菌需要体外辅助生长因子。一些嗜血杆菌需要单独X因子(血红素)、V因子[烟酰胺腺嘌呤二核苷酸(NAD)],或者两者均需要。

[原理] 在心浸出液琼脂、胰蛋白酶大豆琼脂、嗜血杆菌琼脂或营养琼脂上划线接种测试病原菌。将浸润的纸片或条带(X、V或XV)直接放置在融合接种处,以便辅助生长因子扩散到培养基中。病原菌只会在为其提供适当生长因子的纸片周围生长。

[方法]

1. 将病原菌在无菌盐水中制成浊度较浅的菌悬液(麦氏浊度0.5)。注意:在提取病原菌的培养基中不要携带任何X因子至关重要。因此,应该使用接种环而非棉签来调制菌悬液。
2. 将无菌拭子浸入菌悬液中。在胰蛋白酶大豆琼脂平板的整个表面上滚动拭子密涂。
3. 将X、V和XV因子纸片贴在琼脂表面。如果使用单独的纸片,请将纸片放置在至少4~5 cm的间隔处。
4. 在35~37℃的空气环境中培养过夜。

[预期结果]

阳性 · XV纸片周围的增长仅表明对这两个因子都有需求(图12.43A)。V纸片周围的生长、X纸片周围的无生长和XV纸片周围的细微生长显示需要V因子(图12.43B)。

阴性 · 在琼脂的整个表面生长表明不需要X或V因子(图12.43C)。

[质量控制]

阳性 · 流感嗜血杆菌(ATCC35056):XV纸片周围见生长晕,琼脂表面其余部分无生长。副流感嗜血杆菌(ATCC7901):XV纸片和V纸片周围见生长晕。杜克雷嗜血杆菌(ATCC27722):XV纸片和X纸片周围见生长晕。

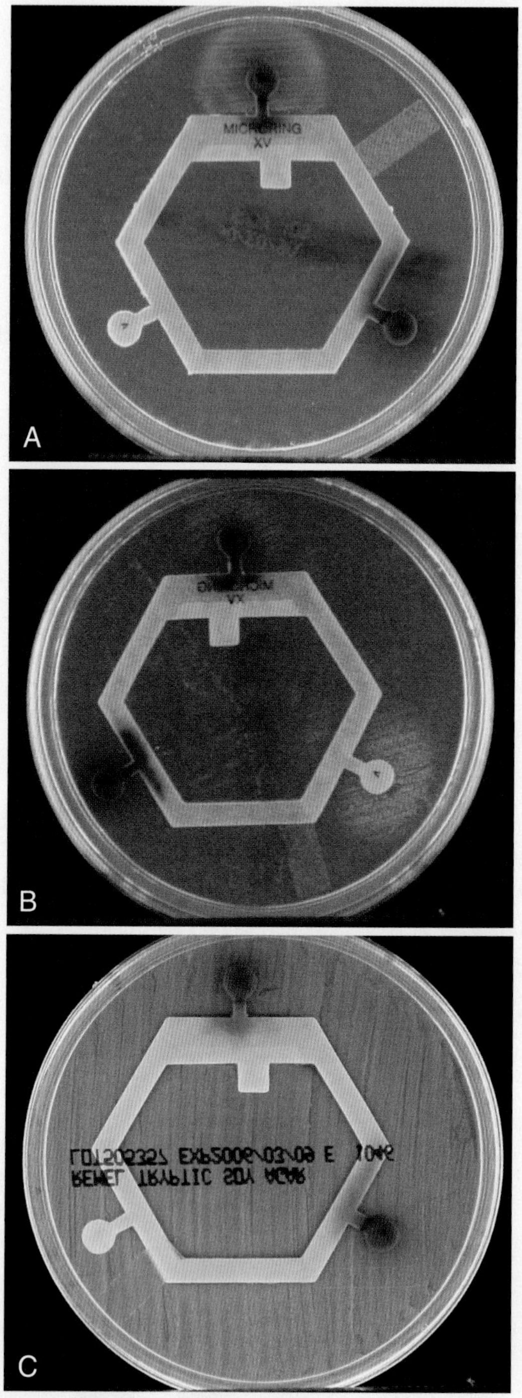

图12.43 X(血红素)和V[烟酰胺腺嘌呤二核苷酸(NAD)]因子试验。(A)阳性:仅在XV纸片附近生长。(B)阳性:围绕V纸片生长。(C)阴性:整个平板均生长。

第2篇・过氧化氢酶阳性、革兰阳性球菌

CATALASE-POSITIVE, GRAM-POSITIVE COCCI

第13章・葡萄球菌、微球菌和类似微生物

Staphylococcus, *Micrococcus*, and Similar Organisms

金文婷・译　周昭彦・审校

本章目标

1. 描述葡萄球菌属和微球菌属的一般特征，包括氧化反应、显微镜下革兰染色特征和血琼脂平板上菌落形态。
2. 革兰阳性球菌的培养和显微镜特征与临床相关性。
3. 描述用于分离和纯化葡萄球菌的主要培养基的化学原理和用途，包括5%羊血琼脂、甘露醇盐、苯乙醇和黏菌素萘啶酸琼脂。
4. 解释凝固酶试验的原理，包括玻片法和试管法的不同原理及其临床意义。
5. 罗列与微球菌属、金黄色葡萄球菌、腐生葡萄球菌和表皮葡萄球菌相关的各种疾病类型及相关患者群体。
6. 概述鉴别葡萄球菌属、微球菌属的基本生化反应，包括凝固酶阴性和凝固酶阳性葡萄球菌。
7. 确认关键生化反应，以识别具有临床意义的葡萄球菌属，并解释与每个试验相关的化学原理。
8. 定义耐甲氧西林金黄色葡萄球菌（methicillin-resistant *S. aureus*, MRSA）与抗菌药物敏感性的关系。
9. 阐述D试验原理及其在金黄色葡萄球菌治疗中的临床意义。
10. 描述控制社区和医疗机构内多种耐药菌（如MRSA）传播的方法。
11. 定义以下缩略词：MRSA、HA-MRSA、CA-MRSA和LA-MRSA，并了解它们对人群中抗菌药物耐药性的重要性。

本章相关的属和种

金黄色葡萄球菌厌氧亚种
金黄色葡萄球菌金黄色亚种
凝固酶阴性葡萄球菌（最常见）
- 表皮葡萄球菌
- 溶血葡萄球菌
- 路邓葡萄球菌

腐生葡萄球菌牛亚种
腐生葡萄球菌腐生亚种
施氏葡萄球菌凝聚亚种
施氏葡萄球菌施氏亚种
凝固酶不确定
- 银白色葡萄球菌
- 海豚葡萄球菌
- 中间葡萄球菌
- 假中间葡萄球菌

凝固酶阴性葡萄球菌
- 耳葡萄球菌
  头葡萄球菌头亚种
  头葡萄球菌解脲亚种
- 山羊葡萄球菌
  科氏葡萄球菌科氏亚种
- 山羊葡萄球菌
- 科氏葡萄球菌解脲亚种
  鸡葡萄球菌
  人葡萄球菌人亚种
  人葡萄球菌耐新霉素败血症亚种
- 马赛葡萄球菌巴氏葡萄球菌
- 彼得拉斯葡萄球菌
  croceilyticus 亚种
- 彼得拉斯葡萄球菌 *jettensis* 亚种
- 彼得拉斯葡萄球菌彼得拉斯亚种
- 佩腾科夫葡萄球菌
- 喙葡萄球菌
- 解糖葡萄球菌
- 松鼠葡萄球菌
- 猿葡萄球菌
- 模仿葡萄球菌
- 斯德潘罗夫葡萄球菌
- 琥珀葡萄球菌干酪亚种
- 琥珀葡萄球菌琥珀亚种
- 小牛葡萄球菌
- 沃氏葡萄球菌
- 木糖葡萄球菌

差异球菌
西宫皮生球菌
克氏菌属
皮肤球菌属
微球菌属
黏滑罗氏菌

一般特征

革兰阳性球菌是一种从患者样本中分离频率很高的非常多元化的群体。过去，葡萄球菌属隶属于微球菌科微球菌属。然而，分子系统发育和化学分析表明这两个属亲缘关系不密切，分别属于不同的门：厚壁菌门和放线菌门。目前葡萄球菌属合并至由芽孢杆菌科、动球菌科和李斯特菌科组成的芽孢杆菌目。葡萄球菌属共有49个种，包括25个亚种。一些微

球菌属已被重新分类为库克菌属、涅斯捷连科菌属、皮肤球菌属和皮生球菌属。这些属已重组为两个科：微球菌科和皮球菌科。耳炎差异球菌属于肉杆菌科，是本章所包括的唯一的其他微生物，其生化反应与本章包括的科相似。本章描述的物种均为过氧化氢酶阳性、革兰阳性球菌。除了金黄色葡萄球菌厌氧亚种和解糖葡萄球菌是专性厌氧、过氧化氢酶可能阴性外，其他都是需氧或兼性厌氧的。然而，只有属于葡萄球菌属的那些才具有主要临床意义。葡萄球菌是无动力、无芽孢微生物。几种凝固酶阴性葡萄球菌[(coagulase-negative staphylococci, CoNS)或称非金黄色葡萄球菌]可能会出现在临床样本中。CoNS根据新生霉素敏感性不同分为两类。新生霉素敏感的CoNS包括表皮葡萄球菌、头葡萄球菌、溶血葡萄球菌、人葡萄球菌人亚种、路邓葡萄球菌、解糖葡萄球菌、沃氏葡萄球菌及其他种。新生霉素耐药的CoNS包括科氏葡萄球菌、克氏葡萄球菌、腐生葡萄球菌和木糖葡萄球菌。皮肤定植微生物的三个属，微球菌属、库克菌属和皮肤球菌属，很容易与葡萄球菌混淆。有时，这些属会与皮肤病变有关，且更常见于免疫功能低下的患者。

流行病学

如表13.1所述，与人类感染相关的葡萄球菌是各种皮肤和黏膜表面的定植菌(正常微生物群)。与金黄色葡萄球菌定植相关的鼻腔携带者分为三种状态：长期携带单一微生物的**持续携带者**、不同时间携带不同菌株的**间歇性携带者**和**不携带者**(没有携带任何微生物的个体)。由于携带状态在人群中很常见，当定植菌株由于皮肤或黏膜表面的创伤或磨损而进入常规无菌部位时，常常会引起感染。有些创伤可能很小，以至于被忽视而妨碍及时和精准的诊断。在医疗保健提供者(如护士、呼吸治疗师)及免疫功能低下或免疫抑制的个体中，金黄色葡萄球菌携带率很高。医疗保健环境，包括医疗保健机构和医疗设备的所有物体表面，都与病原体的传播有关。绝经前妇女间歇性地发生阴道携带。

葡萄球菌可以在人与人之间有效传播。传播后，微生物可能成为受者正常微生物群的一部分，然后通过外伤或侵袭性医疗操作(如手术)引入无菌部位。葡萄球菌的人际传播，特别是院内耐药菌株的传播，是重大感控问题。此外，金黄色葡萄球菌感染会在监狱、宿舍、运动场所和教育机构中引起社区暴发。葡萄球菌可以作为人类和宠物的共生微生物迅速传播，因此应该成为相关疾病需要考虑的流行病学的因素。

致病机制和疾病谱

毫无疑问，金黄色葡萄球菌是所遇到的毒性最强的葡萄球菌。多种致病因子(并非所有因素都被完全了解)有助于该病原体引起感染和导致多种疾病。金黄色葡萄球菌和表皮葡萄球菌产荚膜多糖，起到抑制吞噬作用。由不同临床分离株产生的荚膜数量不同，可能形成黏液层或生物膜，使病原体黏附在无机表面上并削弱或抑制抗菌药物的渗透。

革兰阳性细菌的化学成分影响致病机制的调节。肽聚糖通过激活补体、白细胞介素-1(IL-1)，充当多形核白细胞(PMN)募集的趋化因子，类似于革兰阴性菌的内毒素效应。这一系列反应会导致组织肿胀、加剧组织损伤。金黄色葡萄球菌产一种称为**蛋白A**的表面蛋白，它与生物体的细胞膜结合，对IgG分子和补体上的Fc受体具有高亲和力。这一机制使金黄色葡萄球菌直接与免疫球蛋白结合，从而减少免疫介导的感染部位的病原体清除。几种毒素和酶介导微生物在感染部位的组织浸润和存活(表13.2)。葡萄球菌产生多种细胞毒素(α、β、δ 和γ毒素)。大多数金黄色葡萄球菌菌株会产生**α毒素**，这种毒素会破坏血管平滑肌并对红细胞、白细胞、肝细胞和血小板具有毒性。**β毒素**与α毒素有协同作用，是一种不耐热的神经磷脂酶，可催化膜磷脂的水解，导致细胞裂解。金黄色葡萄球菌、表皮葡萄球菌和溶血葡萄球菌产 **δ 毒素**，该毒素具有溶解红细胞的作用，并且对其他哺乳动物细胞具有非特异性膜毒性。所有金黄色葡萄球都产**γ毒素**，实际上可能与**杀白细胞素(Panton-Valentine leukocidin, PVL)**一起发挥作用。这些致病因子通常是金黄色葡萄球菌引起的各种皮肤、伤口和深部组织感染的主要原因。如果不进行适当的治疗和管理，其中许多感染会迅速危及生命。

30%～50%的金黄色葡萄球菌菌株能够产生8种不同血清型**热稳定肠毒素**中的一种。肠毒素对胃和肠道产生的酶有

表13.1 流行病学

微生物	定植部位	传播方式
金黄色葡萄球菌	正常菌群： 前鼻孔 鼻咽 会阴区 皮肤 黏膜定植菌	内源性细菌：无菌部位外伤引入(如手术伤口或微擦伤) 直接接触传播：人传人，污染物 间接接触传播：雾化
表皮葡萄球菌	正常菌群： 皮肤 黏膜	内源性细菌：无菌部位，通过植入医用装置(例如分流器、假肢装置) 直接接触：人传人
溶血葡萄球菌 路邓葡萄球菌	正常菌群： 皮肤 黏膜(低菌量)	同表皮葡萄球菌
腐生葡萄球菌	正常菌群： 皮肤 泌尿生殖道 黏膜	内源性细菌：无菌尿路，尤其年轻、性活跃的女性
微球菌属 库克菌属 皮肤球菌属 罗氏菌属 皮生球菌属 *Auritidibacter*属 巨球菌属 动球菌属 气球菌属 差异球菌属	正常菌群： 皮肤 黏膜 口咽部	内源性细菌：不确定 很少涉及感染 免疫功能低下宿主：脑脓肿、脑膜炎、肺炎、心内膜炎

表13.2 致病机制和疾病谱

病原体	毒力因子	疾病和感染谱
金黄色葡萄球菌	多糖荚膜：抑制吞噬作用（黏液层或生物膜） 肽聚糖：激活补体、IL-1、PMN趋化 磷壁酸：种特异性介导纤维链接蛋白 蛋白A：对IgG和补体Fc受体的亲和力 外毒素：细胞毒素（α、β、δ 和γ） 杀白细胞素（PVL） 表皮剥脱性毒素 肠毒素：A-E、G-I热稳定 中毒性休克综合征毒素1（TSST-1）；致热外毒素C 酶：凝固酶、过氧化氢酶凝集因子 透明质酸酶 溶纤维蛋白酵素：葡萄球菌激酶 脂肪酶 核酸酶 青霉素酶	携带者：持续存在于较大的儿童和成人的鼻咽部 毒素介导： 烫伤样皮肤综合征：Ritter病累及≥90%身体，新生儿天疱疮是典型的局部表现，由几个水泡组成；两者都是由毒素A和B引起的剥脱性皮炎 中毒性休克综合征 食物中毒；预成型的肠毒素，食用污染食物后2～6 h内出现症状胃肠道症状 局部皮肤感染：毛囊炎 疖和痈 脓疱病 组织及全身： 伤口感染 血流感染；任何局部感染均有可能成为侵袭性感染并致菌血症 心内膜炎 骨髓炎 脑炎 肾盂肾炎
表皮葡萄球菌	胞外多糖“黏液层”或“生物膜”；抗吞噬性 外毒素：δ 毒素	正常菌群；医院感染：导管相关血流感染；心内膜炎，包括人工心脏瓣膜（很少涉及自体瓣膜）；血管内植入装置感染，常见血流感染；和脑脊液分流、人工关节、人造血管相关的其他感染、ICU新生儿术后眼部感染和血流感染
溶血葡萄球菌 和路邓葡萄球菌	不确定；可能与表皮葡萄球菌类似	溶血葡萄球菌 心内膜炎 血流感染 腹膜炎 泌尿道、伤口、骨关节感染 路邓葡萄球菌 血流感染 伤口感染 心内膜炎 眼内炎 化脓性关节炎 血管导管相关感染 尿路感染
腐生葡萄球菌	不确定	性行为频繁的年轻女性的尿路感染；尿路以外部位的感染并不常见
施氏葡萄球菌	不确定	心内膜炎 败血症 骨髓炎 关节感染 伤口感染
微球菌属 克氏菌属 皮肤球菌属 罗氏菌属 乳球菌属 皮生球菌属 *Auritidibacter*属 巨球菌属 动球菌属 气球菌属 差异球菌属	未知；可能毒力极低	通常被认为是临床样本污染；少见人类感染的原因 与外耳炎有关 与中耳炎有关

CSF：脑脊液；IL：白细胞介素；PMN：多形核白细胞；PVL：杀白细胞素。

抗水解能力。这些毒素通常存在于奶制品中，与假膜性小肠结肠炎和中毒性休克综合征有关，它们可能会加剧正常的免疫反应，导致进一步的组织损伤和全身病变。

局部皮肤或软组织感染（skin or soft tissue infections, SSTIs）可能涉及毛囊（即**毛囊炎**），其扩散到组织导致疖子（即**疖**）。当疖合并形成**痈**时，会导致更严重、更深的感染。**脓疱病**是一种累及表皮的金黄色葡萄球菌皮肤感染，其特征是产生脓疱，然后破裂和结痂。无论最初的感染部位如何，这种病原体的侵袭特性总是造成更深层次的组织侵袭、菌血症和扩散到一个或多个内脏器官（包括呼吸道）并构成威胁。此外，这些严重感染在普通人群中出现的频率更高，并且与产生PVL的菌株有关。PVL对白细胞具有毒性，会阻止免疫系统清除病原体。这些严重的软组织**"社区相关"**感染通常由耐甲氧西林金黄色葡萄球菌（社区获得性MRSA或CA-MRSA）引起。

金黄色葡萄球菌还会引起毒素介导的疾病，如**烫伤样皮肤综合征**和**中毒性休克综合征**。在这些情况下，病原体感染仍相对局限，但强效毒素的产生会产生全身或广泛的影响。在新生儿常见的烫伤样皮肤综合征（**Ritter病**）中，**剥脱性毒素**是一种丝氨酸蛋白酶，可分裂表皮的细胞内桥，导致表皮大量脱落，产生类似烧伤样反应。**中毒性休克综合征毒素（toxic shock syndrome toxin, TSST）-1**，也称为**致热外毒素C**，具有多种全身效应，包括发热、脱皮和低血压，可能导致休克和死亡。

其他凝固酶阳性或凝固酶不确定葡萄球菌是许多动物（包括狗）的正常微生物群。这些物种包括中间葡萄球菌、假中间葡萄球菌和海豚葡萄球菌。这些微生物可能与狗的皮肤感染有关，也可能与免疫功能低下的人类因咬伤或抓伤引起的侵袭性感染有关。

CoNS，最常见的是表皮葡萄球菌，其毒性远低于金黄色葡萄球菌，并且是条件致病菌。作为卫生保健相关病原体，CoNS的患病率与医疗操作和实践有关，甚至与病原体引起感染的能力有关。表皮葡萄球菌感染，以及较少见的溶血链球菌和路邓葡萄球菌感染，通常与医疗器械的植入有关（表13.2）。这种医疗干预提高了那些通常是非侵袭性微生物的引起感染的能力。增加感染可能性的两个特征包括黏液层或生物膜的产生，促进病原体附着在植入的医疗设备及对医疗保健环境中使用的大多数抗菌药物产生获得性耐药性。路邓葡萄球菌感染类似于金黄色葡萄球菌。

尽管大多数CoNS主要与医疗保健相关感染（health care-associated infections, HAIs）相关，但由腐生葡萄球菌引起的尿路感染显然是个例外。这种微生物最常与性行为频繁的年轻女性的社区获得性尿路感染有关，但通常与HAI或非尿路部位的任何感染无关。它是导致年轻女性尿路感染的第二大常见原因（仅次于大肠埃希菌）。

由于凝固酶阴性葡萄球菌是普遍存在的定植菌，因此它们经常被认为是临床样本污染菌。因这一事实，加上这些微生物是医疗保健相关病原体，使实验室对其临床意义的解释变得复杂。当从临床样本中分离出这些微生物时，应尽一切努力证实其在特定患者中的临床相关性。

微球菌和皮生球菌通常是皮肤的正常菌群，被认为是无害腐生菌；然而，它们也可以是条件致病菌。已知一些属，包括微球菌属、库克菌属和皮肤球菌属，与免疫功能低下患者的感染有关，如心内膜炎、肺炎、脓毒症、异物相关感染（foreign body-related infections, FBRIs）和皮肤感染。FBRI，尤其是导管相关感染，显著增加院内感染问题。然而，近期分离出的被定义为环境微生物的微球菌属的某些种和皮生球菌属的某些种细菌，如报道的藤黄微球菌、海库克菌和*Dermacoccus barathri*，应评估其临床意义。从一名外耳炎患者的耳拭子中培养出了Auritidibacter ignavus；但无法阐明其是否为致病菌。

黏滑罗氏菌与菌血症、心内膜炎、眼内炎、血管内导管相关感染、中枢神经系统感染、肺炎、腹膜炎、脓毒症和宫颈坏死性筋膜炎有关。该组其余属产生的毒力因子尚不清楚。因为这些微生物很少与健康个体的感染有关，所以其毒力可能很低，本章将不再详细讨论。

耳炎差异球菌与中耳感染有关；然而，它在中耳炎发病机制中的作用仍然存在争议。一些病例报告描述了其他感染，例如心内膜炎和眼内炎，其中一些继发于慢性中耳炎。

实验室诊断

样本采集与运输

本章所讨论的微生物的样本采集和运输无特殊要求。有关样本采集和运输的一般信息，请参阅表5.1。

样本处理

本章所讨论的微生物的样本处理无特殊要求。有关样本处理的一般信息，请参阅表5.1。

直接检测

显微镜镜检

本章中包括的大多数微生物是球形的革兰阳性菌。然而，微球菌科和皮球菌科中的一些种是棒状的、有动力。在细胞分裂过程中，细菌沿纵向和横向分裂，形成成对、四联排列，并最终形成不规则的簇状（图13.1A）。应对初代细菌进行革兰染色，因为多次传代的老龄菌会失去保留结晶紫染色的能力，可能会出现革兰染色不确定或阴性。微球菌常见为革兰阳性四联球菌，而不呈簇状（图13.1B）。其他相关属（即皮肤球菌属、涅斯捷连科菌属、皮球菌属、节杆菌属和库克菌属）在显微镜下与葡萄球菌相似。

核酸检测

美国食品药品管理局（US Food and Drug Administration, FDA）已经开发并批准了几种核酸扩增试验（nucleic acid amplification tests, NAAT）用于检测葡萄球菌，其中大部分使用单位点聚合酶链反应（polymerase chain reaction, PCR）扩增方法。其中一些试剂盒旨在从拭子样本或血培养样本中检测MRSA和特定金黄色葡萄球菌（特别是MRSA）。该方法检测*mecA*基因（编码耐甲氧西林基因）与一个种特异性靶基因的结合。最常用的几种MRSA检测系统包括GeneOhm MRSA ACP和StaphSR试剂盒（BD, Franklin Lakes, NJ）、检测鼻拭子和血培养样本的Xpert MRSA/SA试剂盒（Cepheid,

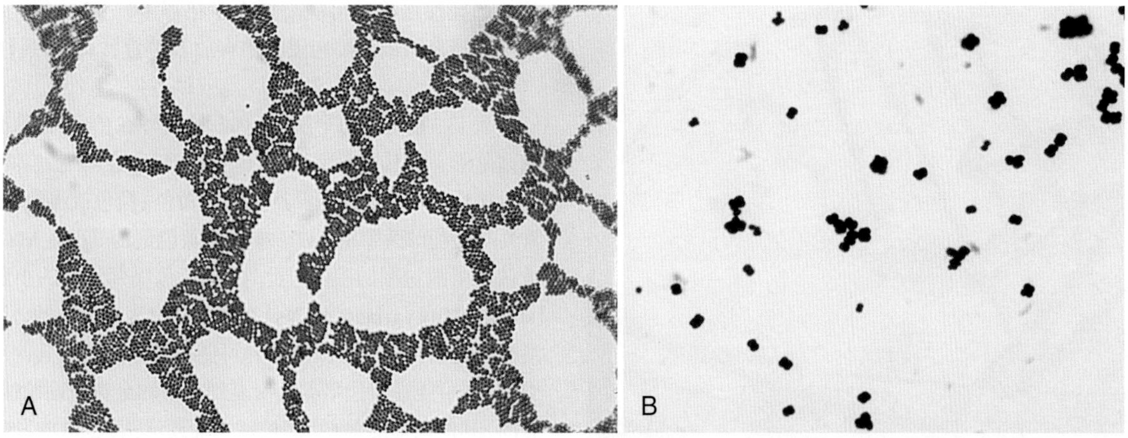

图13.1 （A）金黄色葡萄球菌的间接革兰染色显示特征性的革兰阳性球菌簇。（B）藤黄微球菌的间接革兰染色显示特征性四联排列或小群革兰阳性球菌。

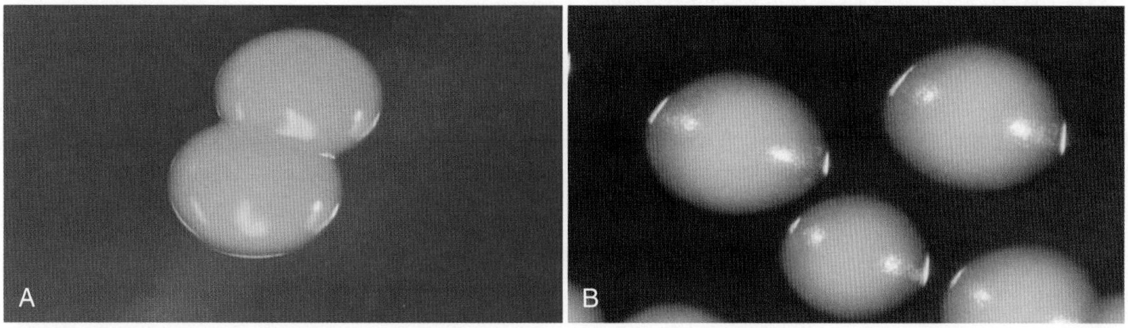

图13.2 （A）甘露醇发酵的金黄色葡萄球菌黄色菌落，如图中琼脂呈黄色（由于培养皿下实验室工作台关系，琼脂看起来变暗）。（B）无甘露醇发酵的表皮葡萄球菌呈白色菌落，在琼脂原来的粉红色下更为明显。（来源：Courtesy Malissa Tille, Sioux Falls, South Dakota.）

Sunnyvale, CA）、Roche LightCycler MRSA Advanced Test（Roche Diagnostics, Indianapolis, IN）。这些快速检测方法，如赛沛的Xpert MRSA/SA平台，样本检测周期只要1 h，适用于医疗机构或诊所MRSA的系统筛查。通过降低成本和减少不必要的预防HAI的感控措施，此类筛查项目已被证明在许多环境中成本效益高。

其他可用的分子检测试剂盒包括Accuprobe。这是一种商品化的DNA探针检测，用于确认金黄色葡萄球菌的鉴定（Hologic, Inc., San Diego, CA）。金黄色葡萄球菌也可以通过*nuc*基因的扩增来鉴定，该基因编码一种耐热性核酸酶。扩增的DNA产物是大约270 bp的片段。成功分离和扩增的检测下限是小于10个菌落或0.69 pg DNA，该检测具有高度特异性。检测种特异性基因或染色体序列的其他试剂盒已被开发，包括16S和23S核糖体核糖核酸（rRNA）基因和沉默子、延伸因子（*tuf*）、DNA解旋酶（*gyrA*）、超氧化物歧化酶（*sodA*）、3-磷酸甘油醛脱氢酶（*gap*）基因和热休克蛋白（*HSP60/GroE*）。采用葡萄球菌插入序列*IS431*也可鉴定MRSA。

BioMérieux公司开发了一种针对金黄色葡萄球菌和CoNS中rRNA序列的定性核酸杂交检测方法。杂交试验基于用荧光染料标记的肽核酸（PNA）与阳性血培养瓶中样本涂片中的金黄色葡萄球菌的结合。

对于第一代分子检测，从历史观点来说一直建议进行随访、基于培养的验证检测。然而，现在大多数FDA批准的MRSA/SA测试可作为独立的诊断测试进行，与培养相比具有非常高的灵敏度和特异性。

培养

培养基的选择

微生物将在5%羊血琼脂平板和巧克力琼脂平板上生长。它们在血培养系统的肉汤和常见的营养肉汤中也能很好地生长，例如巯基乙酸盐、葡萄糖和脑-心浸出液肉汤。

可使用选择性培养基从临床样本分离葡萄球菌。苯乙醇（phenylethyl alcohol, PEA）或哥伦比亚黏菌素-萘啶酸（Columbia colistin-nalidixic acid, CNA）琼脂可用于杀灭革兰阴性菌，适合粪便等被革兰阴性菌严重污染的样本。此外，甘露醇盐琼脂（mannitol salt agar, MSA）也有相似用途。这种琼脂含有高浓度的盐（10%）、甘露糖醇和酚红（pH指示剂）。金黄色葡萄球菌发酵甘露醇并产酸，降低pH从而在该培养基上产生黄色晕圈（图13.2）。尽管MSA通常不用于临床鉴定，但它可能有助于从污染微生物中纯化葡萄球菌，以进行进一步鉴定。

科马嘉平板（最初由Alain Rambach发明）是一种用于鉴定MRSA的选择分离培养基。该培养基现在可从各种生产厂家获得。这些培养基正越来越广泛地用于鼻腔定植菌的直接检测。该培养基具有选择性，因其含有对MRSA耐药的头孢西丁。添加被微生物水解的显色底物会产生紫色菌落，从而鉴别微生物。其他微生物会水解培养基中的各种显色物质，产生从白色、蓝色到绿色的各种有色菌落（图13.3）。

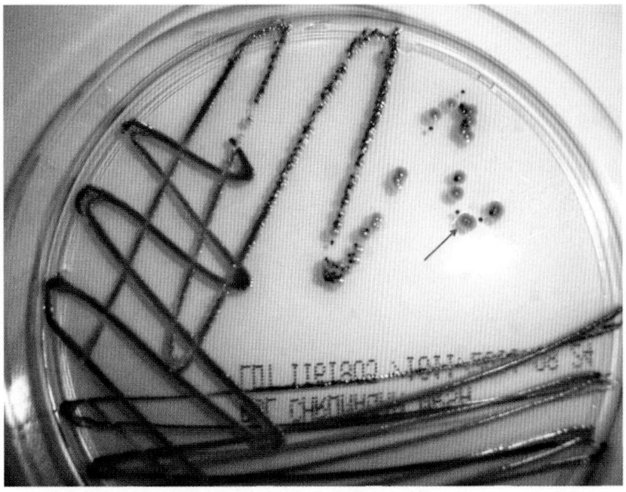

图13.3 科马嘉平板通过筛选和分离紫色菌落来鉴定MRSA。(来源: Courtesy Stacie Lansink, Sioux Falls, South Dakota.)

培养条件和时间

在35℃的二氧化碳(CO_2)或环境空气中,通常接种在5%羊血和巧克力琼脂平板上,24 h长出肉眼可见的菌落。MSA和其他选择性培养基可能需要至少培养48～72 h才能见菌落生长。科马嘉平板需要在黑暗中存放和孵育,以获得最佳结果。

菌落形态

表13.3描述了每个属、各葡萄球菌种在5%羊血琼脂平板上的菌落形态和其他鉴别特征(例如溶血)。在巧克力琼脂平板上的生长均相似。微球菌属产鲜艳的黄色、橙色或浅粉色色素,通常易与葡萄球菌鉴别(图13.4)。金黄色葡萄球菌在MSA上产生被黄色晕圈包围的菌落。此外,金黄色葡萄球菌的**小菌落变异(small colony variants, SCVs)**在血琼脂上表现为小的、针尖样、非溶血和透明菌落。小菌落变异可能由营养限制或其他选择压力引起,并可能在传代培养后恢复到正常的金黄色葡萄球菌表型。然而,其他葡萄球菌(特别是腐生葡萄球菌)也可能发酵甘露醇并在该培养基上呈现类似金黄色葡萄球菌的菌落。

鉴定方法

用于鉴定葡萄球菌属和微球菌属的商品化系统在第12章中讨论,普遍适用于金黄色葡萄球菌、表皮葡萄球菌和腐生葡萄球菌鉴定。对其他种的识别因系统而异。此外,自动化系统可能无法正确识别营养变异型,例如小菌落变异和其他罕见菌,因此,可能需要进行后续测试以确认菌种。

表13.3 5%羊血琼脂上的菌落外观和特征

微生物	外观
微球菌属和微生物[a]	菌落小至中等(直径1～2 μm);不透明,凸起;非溶血性;多种颜色(白色、棕褐色、黄色、橙色、粉红色)
金黄色葡萄球菌	菌落中等至大(直径0.5～1.5 μm);光滑,完整,略微隆起,低凸,不透明;大多数菌落呈奶油黄色、β溶血(图13.6)
表皮葡萄球菌	菌落小至中等;不透明的灰白色菌落;大多数菌落为非溶血性;产黏液菌株非常黏稠并黏附在琼脂表面
溶血葡萄球菌	菌落中等;光滑、奶油状、不透明;β溶血(图13.7)
人葡萄球菌	菌落中等至大;光滑、奶油状、不透明;可以无色或奶油黄色、橙色;非溶血
路邓葡萄球菌	菌落中等至大;光滑,有光泽,整个边缘略呈圆顶状;无色或奶油黄色至橙黄色,可以β溶血
华氏葡萄球菌	与路邓葡萄球菌相似
腐生葡萄球菌	菌落大;完整,非常有光泽,光滑,不透明,奶油状,凸起;通常是白色的,但菌落可以是黄色或橙色;非溶血
施氏葡萄球菌	菌落中等到大;光滑,有光泽,整个边缘略微凸出;透明;可溶血
中间葡萄球菌	菌落大;微凸、完整、光滑、有光泽、半透明;通常无色;延迟溶血或非溶血
猪葡萄球菌	菌落大;微凸,完整,光滑,有光泽,不透明;通常无色;非溶血
头葡萄球菌	菌落小至中等;光滑,微凸,闪光,完整,不透明;头葡萄球菌解脲亚种通常有色(黄色或橙黄色);头葡萄球菌头亚种为无色;延迟溶血或非溶血
科氏葡萄球菌	菌落中等至大;凸起,完整,圆形,光滑,闪光,不透明;科氏葡萄球菌解脲亚种通常有色(黄色或橙黄色);科氏葡萄球菌科氏亚种为无色;延迟溶血或非溶血
模仿葡萄球菌	菌落大;凸起,环形,无色,完整,光滑,微闪光;延迟溶血或非溶血
耳葡萄球菌	菌落中等至大;光滑,奶油状,凸起,不透明,完整,微闪光;无色;非溶血
木糖葡萄球菌	菌落大;凸起至微凸,环形,光滑至粗糙,不透明,暗淡至闪光;一些菌落呈黄色或橙黄色;非溶血
松鼠葡萄球菌	中到菌落中等至大;凸起,光滑,闪光,环形,不透明;大多数菌株中心呈黄色;可溶血
山羊葡萄球菌	菌落小至中等;环形,完整,凸起,不透明,闪光;无色;延迟溶血或非溶血

[a] 包括皮肤球菌、涅斯捷连科菌、皮球菌、库克菌、罗氏菌属、*Auritidibacter* spp.、巨球菌属、动球菌属、气球菌属、差异球菌属和节杆菌属。

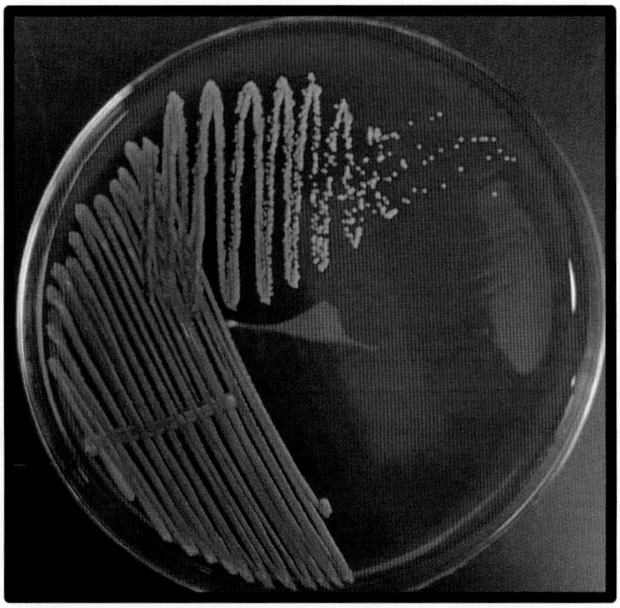

图13.4 TSA（胰蛋白酶大豆琼脂）5%羊血琼脂平板上的里拉微球菌，显示浅粉色色素沉着。

革兰染色在临床实验室中被用作所有革兰阳性球菌的初步鉴定方法。显微镜下及宏观菌落形态初步推测到种（表13.3）。葡萄球菌属和微球菌属通过过氧化氢酶试验与其他链球菌科相关细菌相鉴别（第14章）。然而，已鉴定出一些过氧化氢酶阴性的葡萄球菌。表13.4罗列了如何鉴别过氧化氢酶阳性、革兰阳性球菌。气球菌和肠球菌可表现为过氧化氢酶假阳性，也就是看上去呈过氧化氢酶阳性（表13.4），罗氏菌（以前叫口腔球菌属）也是如此。一旦细菌被鉴定为革兰阳性、过氧化氢酶阳性球菌，完整的鉴定包括一系列试验：① 耐氧试验；② 0.04 U杆菌肽和呋喃唑酮耐药性检测；③ 微量酶（修饰氧化酶）测试以确定是否含有细胞色素C。但是，许多临床和医学实验室在忙碌的环境下，微生物学家根据识别到葡萄球菌样菌落和过氧化氢酶试验阳性就立即进行凝固酶试验。

微量酶纸片，一种改良的氧化酶试验，可购买商品化产品（Remel, Inc., Lenexa, KS）。该试验用于鉴别微球菌属和葡萄球菌属。将培养18～24 h生长明显的细菌涂于纸片，微球菌属在2 min内变蓝色（图12.26）。包括糖苷酶、水解酶、肽酶在内的

表13.4 革兰阳性、过氧化氢酶阳性球菌之间的差异

微生物	过氧化氢酶	微量酶（修饰氧化酶）	耐氧试验	杆菌肽（0.04 U）[a]	耐药性	
					呋喃唑酮（100 μg）[a]	溶葡萄球菌酶（≥200 g/L）
葡萄球菌	+[d]	–[c]	FA	R	S	S
微球菌	+	+	A[d]	S	R	R[e]
巨球菌	+	+	A/FA[h]	R	S	S
动球菌	+	ND	A	ND	R	S
罗氏菌	±	–	FA	R或S	R或S	R
气球菌	–[f]	–	FA[g]	S	S	R
库克菌属	+	+	A/FA[d]	R	S	S
差异球菌	±	–	A	ND	ND	ND
肠球菌	–[f]	–	FA	R	S	R
链球菌	–	–	FA	R或S	S	R

[a] 杆菌肽，≥10 mm为敏感；呋喃唑酮，≥15 mm为敏感。
[b] 金黄色葡萄球菌厌氧亚种和金黄色葡萄球菌解糖亚种过氧化氢酶阴性，只能在厌氧条件下生长。
[c] 松鼠葡萄球菌、溶酪巨球菌、缓慢葡萄球菌和小牛葡萄球菌微量酶阳性。
[d] 克氏库克菌（微球菌）兼性厌氧。
[e] 一些微球菌、运动节杆菌（微球菌）和库克菌对溶葡萄球菌酶敏感。
[f] 一些种可能会出现过氧化氢酶假阳性。
[g] 在氧分压降低时生长最好，厌氧环境不生长。
[h] 微需氧。
A：严格需氧；FA：兼性厌氧菌或微需氧菌；ND：无可用数据；R：耐药；S：敏感；+：90%及以上种或菌株阳性；±：90%及以上种或菌株弱阳性；–：90%及以上种或菌株阴性。
来源：Data compiled from Schumann P, Spröer C, Burghardt J, et al. Reclassification of the species *Kocuriaerythromyxa* (Brooks & Murray, 1981) as *Kocuriarosea* (Flügge, 1886). *Int J Syst Bacteriol*. 1999; 49: 393; Stackerbrandt E, Koch C, Gvozdiak O, et al. Taxonomic dissection of the genus *Micrococcus*: gen nov, *Nesterenkonia* gen nov, *Kytococcus* gen nov, *Dermacoccus* gen nov, and *Micrococcus* (Cohn, 1872) gen emend. *Int J Syst Bacteriol*. 1995; 45: 682; Caroll KC, Pfaller MA. *Manual of Clinical Microbiology*. 12th ed. Washington, DC: ASM Press; 2019.

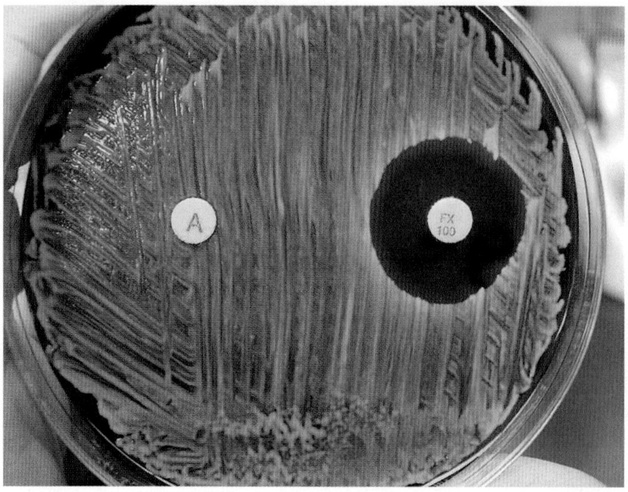

图13.5 表皮葡萄球菌筛选板显示对杆菌肽(Taxo A纸片)耐药和对呋喃唑酮(FX纸片)敏感。

一系列试验可用于种的鉴定,并包括在各种鉴定试剂盒中。

纸片试验用于确定杆菌肽和呋喃唑酮耐药性(图13.5)。BD公司提供0.04 U杆菌肽纸片和100 μg呋喃唑酮纸片。将纸片置于5%羊血琼脂表面,用棉签蘸取0.5麦氏标准浊度的细菌悬液(与第11章用于准备纸片法药敏试验所述相同)三个方向划平板。通过测量纸片周围抑菌圈来解读细菌耐药或敏感。

其他的快速检测系统可用于推测筛选**凝集因子A**:一种与纤维蛋白原和蛋白A的细胞壁相关的黏附素。

关于特定微生物的说明

微球菌属和相关属具有以下特性:① 不能被溶葡萄球菌素裂解;② 呋喃唑酮耐药;③ 0.04 U杆菌肽敏感;④ 微量酶阳性;⑤ 它们通常需氧。相反,葡萄球菌的特性是:① 能被溶葡萄球菌素裂解;② 0.04 U杆菌肽耐药;③ 呋喃唑酮敏感;④ 微量酶阴性;⑤ 兼性厌氧。

一旦分离株被鉴定为或高度怀疑是葡萄球菌的一个种,就会进行**凝固酶**试验以鉴别金黄色葡萄球菌与其他的种(统称凝固酶阴性葡萄球菌)。

由金黄色葡萄球菌产生的凝固酶结合血浆纤维蛋白原,并激活一系列反应,导致血浆凝固。微生物可以产生两种类型的凝固酶,称为结合酶和游离酶(操作程序12.12包括有关凝固酶试验的信息)。**结合凝固酶**或凝集因子使用快速玻片试验(即玻片凝固酶试验)检测,当微生物与血浆混合时发生凝集,表明试验呈阳性(图12.13A)。大多数(但不是全部)金黄色葡萄球菌菌株会产生凝集因子,因此很容易通过该试验证实。10%～15%的菌株由于荚膜多糖的掩蔽可能会出现乳胶凝固酶试验阴性。此外,由于在高盐培养基上生长的菌落会发生自凝,因此可能会出现假阳性。

怀疑为金黄色葡萄球菌但不能产生结合凝固酶的分离株,必须进行**细胞外凝血酶(即游离)**产生试验,因为路邓葡萄球菌和施氏葡萄球菌也可能在乳胶凝血酶试验中呈阳性。这种胞外凝固酶试验称为**试管凝固酶试验**,通过接种于含有血浆的试管并在35℃下孵育进行。凝固酶产生导致接种后1～4 h内产生凝块(图12.12B)。有些菌株会产生纤溶素,在35℃孵育4 h后溶解凝块,如果孵育超过4 h,则可能呈阴性。由于利用枸橼酸的微生物可能会产生假阳性结果,因此应使用乙二胺四乙酸(ethylenediaminetetraacetic acid, EDTA)而非枸橼酸抗凝的血浆。凝固酶阳性葡萄球菌的鉴别见表13.5。

各种商品化系统可用来替代前面描述的常规凝固酶试验。检测凝集因子和蛋白A的乳胶凝集试验及能够检测凝集因子的被动血凝试验不再被广泛使用,因为它们通常无法检测MRSA菌株,而越来越多的社区获得性感染中分离出MRSA。此外,最新的第三代检测试剂盒包括针对荚膜多糖血清型5和血清型8或其他分子的单克隆抗体,具有更高的灵敏度,但特异性较低。某些CoNS种,例如溶血葡萄球菌、人葡萄球菌和腐生葡萄球菌,会发生假阳性。

表13.5列出了用于鉴别凝固酶阳性葡萄球菌的各种试验;中间葡萄球菌是从狗咬伤伤口感染中分离出来的一种重要病原体,如果仅进行凝固酶试验,通常会被误诊为金黄色葡萄球菌。微生物学家应对从狗咬伤感染中分离出凝固酶阳性葡萄球菌的病例进行额外的确认试验。否则,成簇的过氧化氢酶阳性、革兰阳性球菌在血琼脂上形成β溶血、白色至黄色、奶油状、不透明菌落(图13.6),在4 h内呈乳胶凝固酶阳性和试管凝固酶阳性,会被推测为金黄色葡萄球菌。

由于临床分离的葡萄球菌具有高度生化变异性,许多实验室现在对所有葡萄球菌分离株进行分类。正常无菌部位[血液、关节液或脑脊液(cerebrospinal fluid, CSF)]的分离株,假体装置、导管和分流装置的分离株和可能是腐生葡萄球菌球菌引起尿路感染的分离株,都应该鉴定到种水平。

凝固酶阴性葡萄球菌可根据表13.6～表13.8中所示的标准进行鉴定。一些实验室通常把未鉴定到种水平的分离株报告为"凝固酶阴性葡萄球菌"。

区分路邓葡萄球菌和其他无菌部位分离的凝固酶阴性葡萄球菌尤为重要,因为他们对苯唑西林敏感性的解读标准不同。路邓葡萄球菌2 h吡咯烷氨肽酶(pyrrolidonyl aminopeptidase, PYR)和鸟氨酸脱羧酶试验均为阳性。

血清学检测

由于血清学检测特异性低和存在交叉抗体,与葡萄球菌感染相关的抗体血清学检测在临床上没有意义。磷壁酸(革兰阳性菌的主要细胞壁成分)抗体通常在长期或深部葡萄球菌感染(如骨髓炎)时产生。该操作通常在参考实验室中进行。然而,这种检测的临床应用是不确定的。在毒素介导的综合征(如中毒性休克综合征和葡萄球菌烫伤样皮肤综合征)中,保护性抗体可能不存在或非常低水平存在。然而,症状出现后和康复期间可出现血清转换。有多种试剂盒可用于检测食品或患者样本中的葡萄球菌毒素,这些试剂盒可能有助于临床诊断。目前正在研究其他葡萄球菌蛋白的检测方法用于临床鉴定葡萄球菌感染。

基质辅助激光解吸电离飞行时间质谱

近年来,临床实验室已经采用了包括基质辅助激光解吸电离飞行时间质谱(matrix-assisted laser desorption ionization time-of-flight mass spectrometry, MALDI−TOF MS)在内的鉴

表13.5 最有临床意义的凝集因子或试管凝固酶阳性葡萄球菌的鉴别

微生物	凝集因子	试管凝固酶试验	热稳定核酸酶	碱性磷酸酶	鸟氨酸脱羧酶	3-羟基丁酮	新生霉素耐药性	多黏菌素B耐药性	β半乳糖苷酶	PYR[a]	D-海藻糖	D-甘露醇	麦芽糖	蔗糖	D-甘露糖	溶血
金黄色葡萄球菌金黄色亚种	+	+	+	+	−	+	−	+	−	−	+	+	+	+	+	+
金黄色葡萄球菌厌氧亚种	−	+	+	+	ND	−	−	ND	−	ND	−	−	−	+	−	−
猪葡萄球菌[b,c]	−	V	+	+	−	−	−	+	−	−	+	−	−	+	+	−
中间葡萄球菌[b,d]	V	+	+	+	−	−	−	−	+	+	+	V	V	+	+	V
海豚葡萄球菌	−	+	−	+	ND	−	−	ND	ND	ND	−	+	+	+	+	+
路邓葡萄球菌	+	−	−	−	+	+	−	V	−	+	+	−	+	+	+	+
假中间葡萄球菌[b]	−	+	ND	V	ND	+	−	+	+	+	+	V	+	+	+	+
施氏葡萄球菌凝聚亚种	−	+	+	+	ND	+	−	ND	ND	ND	−	V	−	V	+	+
施氏葡萄球菌施氏亚种	+	−	+	+	−	+	−	−	+	+	V	−	−	−	+	+
松鼠葡萄球菌松鼠亚种	+	−	−	V	−	−	+	−	−	−	+	+	V	+	+	+

[a] 纸片检测(Becton Dickinson and Company, Sparks, MD)或药片检测(KEY Scientific Products, Round Rock, Tex)。
[b] 主要从动物中分离。
[c] 很少导致人类感染。
[d] 中间链球菌溶血反应延迟。
ND：无可用数据；PYR：吡咯烷酮氨肽酶；V：可变的；+：90%以上的菌株阳性；−：90%以上的菌株阴性。
来源：Data compiled from Behme RJ, Shuttleworth R, McNabb A, et al. Identification of staphylococci with a self-educating system using fatty acid analysis and biochemical tests (published erratum appears in *J Clin Microbiol*. 1997; 35: 1043), *J Clin Microbiol*. 1996; 34: 2267; Hébert GA. Hemolysin and other characteristics that help differentiate and biotype *Staphylococcus lugdunensis* and *Staphylococcus schleiferi*. *J Clin Microbiol*.1990; 28: 2425; Kloos WE, Wolfshohl JF. Identification of *Staphylococcus* species with API STAPH-IDENT System. *J Clin Microbiol*. 1982; 16: 509; Roberson JR, Fox LK, Hancock DD, et al. Evaluation of methods for differentiation of coagulase-positive staphylococci. *J Clin Microbiol*. 1992; 30: 3217; Caroll KC, Pfaller MA. *Manual of Clinical Microbiology*. 12th ed. Washington, DC: ASM Press; 2019.

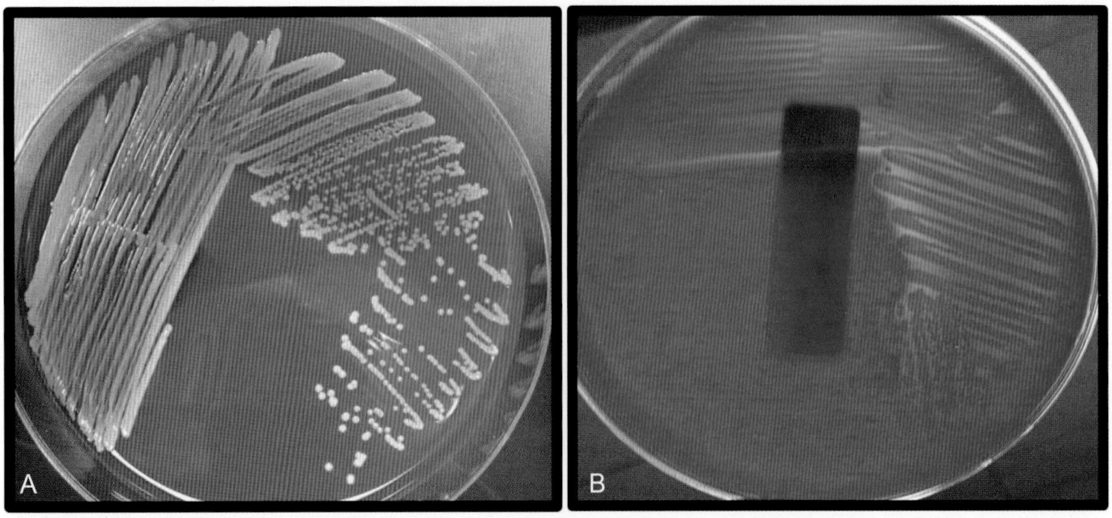

图13.6 （A）金黄色葡萄球菌金黄色亚种在TSA 5%羊血琼脂平板上，特征性的金黄色菌落。（B）平板背面显示β溶血。

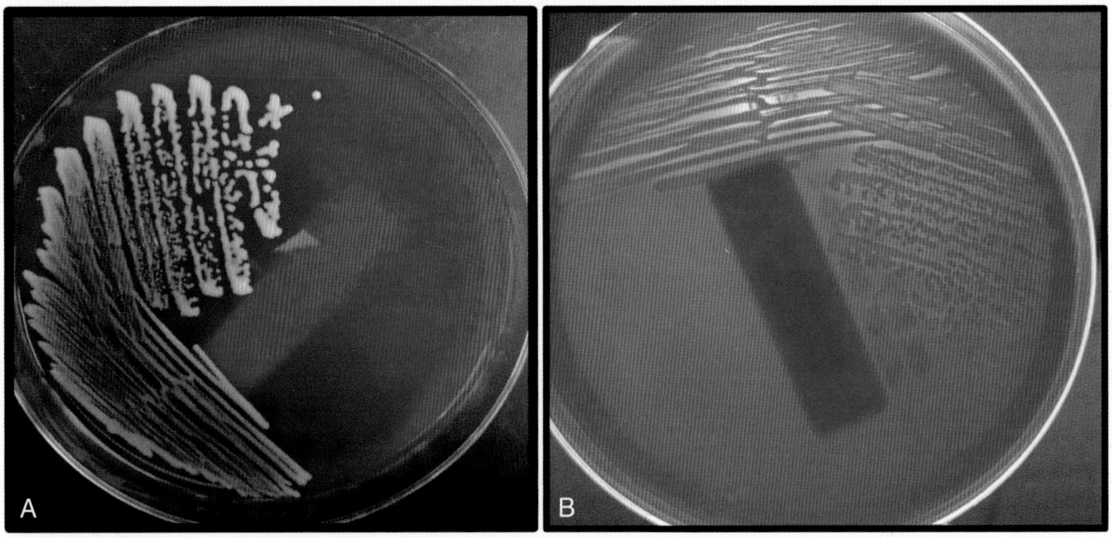

图13.7 （A）溶血葡萄球菌在TSA 5%羊血琼脂平板上，白色、微黏液样菌落。（B）平板背面显示弱β溶血。

表13.6 凝固酶阴性、吡咯烷氨酰氨肽酶阴性、新生霉素耐药葡萄球菌的鉴别

微生物	脲酶	β半乳糖苷酶	碱性磷酸酶	来自D-海藻糖的酸	D-甘露醇	麦芽糖	蔗糖	D-甘露糖
科氏葡萄球菌科氏亚种	−	−	−	+	(d)	(d)	−	(d)
科氏葡萄球菌解脲亚种	+	−	+	+	+	(+)	−	+
鸡葡萄球菌	+	+	(+)	+	+	+	+	+
人葡萄球菌耐新生霉素败血症亚种	+	−	−	−	−	+	(+)	−
缓慢葡萄球菌	−	+	v	+	+	(d)	+	(+)
腐生葡萄球菌腐生亚种	+	(d)	−	+	(d)	+	+	−
松鼠葡萄球菌	−	+	+	+	+	(d)	+	(d)
斯德潘罗夫葡萄球菌	+	ND	_	+	+	(+)	+	+
琥珀葡萄球菌干酪亚种	+	ND	+	+	+	+	+	+
琥珀葡萄球菌琥珀亚种	+	ND	+	+	+	+	+	(d)
小牛葡萄球菌	−	(d)	−	(d)	−	−	+	−

(d)：11%～89%延迟阳性；PYR：吡咯烷酮氨肽酶；v：可变的；+：>90%以上菌株阳性；−：>90%以上的菌株阴性；(+)：延迟阳性。

来源：Data compiled from Caroll KC, Pfaller MA. *Manual of Clinical Microbiology*. 12th ed. Washington, DC: ASM Press; 2019.

表13.7 凝固酶阴性、吡咯烷氨酰氨肽酶阴性、新生霉素敏感、碱性磷酸酶阴性葡萄球菌的鉴别

微生物	脲酶	β葡萄糖苷酶	D-海藻糖酸	D-甘露醇	麦芽糖	蔗糖	D-甘露糖
耳葡萄球菌	−	−	(+)	−	(+)	(d)	−
头葡萄球菌头亚种	−	−	−	+	−	(+)	+
头葡萄球菌解脲亚种	+	−	−	+	+	+	+
表皮葡萄球菌	+	(d)	(d)	−	+	+	(+)
人葡萄球菌人亚种	+	−	(d)	−	+	(+)	−
马赛葡萄球菌	−	−	−	−	−	−	−
巴氏葡萄球菌	+	+	+	(d)	(d)	+	−
沃氏葡萄球菌	+	+	+	(d)	(+)	+	−

(d)：11%～89%延迟阳性；PYR：吡咯烷酮氨肽酶；v：可变的；+：>90%以上菌株阳性；(+)：90%以上菌株延迟阳性；−：>90%以上菌株阴性；±：90%以上菌株弱阳性。
来源：Data compiled from Caroll KC, Pfaller MA. *Manual of Clinical Microbiology*. 12th ed. Washington, DC: ASM Press; 2019.

表13.8 凝固酶阴性、吡咯烷氨酰氨肽酶阳性、新生霉素敏感葡萄球菌的鉴别

微生物	脲酶	β半乳糖苷酶	碱性磷酸酶	海藻糖	甘露醇	麦芽糖	蔗糖	甘露糖
耳葡萄球菌	−	(d)	−	(+)	−	(+)	(d)	−
头葡萄球菌解脲亚种	+	−	−	−	+	+	+	+
山羊葡萄球菌	+	−	(+)	(+)	(d)	(d)	−	+
肉葡萄球菌肉亚种	−	−	+	(d)	+	−	−	+
表皮葡萄球菌	++	(d)	+	−	−	+	+	(+)
马葡萄球菌马亚种	+	ND	(+)	+	+	(d)	+	+
马葡萄球菌涂抹亚种	+	ND	(d)	−	ND	−	−	+
溶血葡萄球菌	−	(d)	−	+	(d)	+	+	−
彼得拉斯葡萄球菌*croceilyticus*亚种	+	+	(d)	+	−	+	+	−
彼得拉斯葡萄球菌*jettensis*亚种	−	(d)	(d)	+	+	+	+	−
彼得拉斯葡萄球菌彼得拉斯亚种	+	−	(d)	+	(d)	+	+	+
彼得拉斯葡萄球菌*pragensis*亚种	−	(d)	(d)	(d)	−	+	−	−
佩腾科夫葡萄球菌	+	ND	+	−	−	−	+	−
喙葡萄球菌	−	ND	+	+	−	−	+	−
施氏葡萄球菌施氏亚种	−	−	+	(d)	−	−	−	+
模仿葡萄球菌	+	−	(d)	(d)	+	+	+	(d)

(d)：11%～89%延迟阳性；PYR：吡咯烷酮氨肽酶；v：可变的；ND：无可用数据；+：90%以上菌株阳性；−：90%以上菌株阴性；(+)：阳性反应可能延迟。
来源：Data compiled from Caroll KC, Pfaller MA. *Manual of Clinical Microbiology*. 12th ed. Washington, DC: ASM Press; 2019.

别金黄色葡萄球菌和MRSA的替代方法。MALDI-TOF MS（第7章）是基于培养的诊断流程。例如，该方法可用于鉴别甲氧西林敏感的金黄色葡萄球菌（MSSA）和MRSA，并可提供有关菌株毒力的信息。几项研究表明，使用MALDI-TOF MS直接从阳性血培养瓶中取样进行鉴定，从未将CoNS误判为金黄色葡萄球菌；反之亦然。另外，这种方法更能准确地鉴定CoNS种。直接从阳性血培养瓶鉴定病原体只要20 min。

抗菌药物敏感性试验和治疗

使用药物敏感性试验进行葡萄球菌种的鉴定，仍有助于鉴别腐生葡萄球菌（新生霉素耐药）与其他CoNS种（新生霉素敏感）。

此外，金黄色葡萄球菌、表皮葡萄球菌、猪葡萄球菌、产色

葡萄球菌和一些路邓葡萄球菌的临床分离株常见多黏菌素B耐药。抑菌圈直径< 10 mm为耐药。

抗菌治疗对于葡萄球菌感染患者的管理至关重要(表13.8)。尽管可以使用多种药物进行治疗(表11.6详细罗列),但大多数葡萄球菌能够获得和存在一种或多种耐药机制(第10章中介绍)。任何临床分离株的抗菌药物敏感性均不可预测,需要进行药敏试验指导治疗。正如第11章所讨论,已开发了多种标准试验和商品化系统来测试葡萄球菌药敏。

尽管耐青霉素酶的青霉素,如甲氧西林、萘夫西林和苯唑西林,是抗葡萄球菌治疗的主要药物,但耐药很常见。这种耐药的主要机制是青霉素结合蛋白(即PBP 2a)的异构,这使得目前所有可用的β内酰胺类药物基本上无效。携带编码PBP 2a的*mecA*基因的菌株称为MRSA。*mecA*基因携带在可移动DNA元件(*SSSmec*)上,该元件介导抗菌药物耐药性的广泛传播。在美国的一些地区,HA-MRSA的患病率已经超过50%。此外,**社区获得性MRSA**(**community-aquired MRSA, CA-MRSA**)和**家畜相关MRSA**(**livestock-associated MRSA, LA-MRSA**)的流行与临床感染有关。此外,产β内酰胺酶的菌株应被视为对所有青霉素耐药。一些菌株已被鉴定为过度产β内酰胺酶,并且在常规纸片扩散法药敏测试中可能对苯唑西林耐药,但不携带*mecA*基因。HA-MRSA通常对氨基糖苷类、磷霉素、夫西地酸、糖肽类、酮内酯类、林可酰胺类、大环内酯类、喹诺酮类、利福平、四环素类和甲氧苄啶-磺胺甲噁唑耐药。也有报告鉴定出对利奈唑胺、达托霉素和替加环素耐药的金黄色葡萄球菌和CoNS分离株。CA-MRSA分离株通常对非β内酰胺类抗生素更敏感。

MRSA分离株也可以在一份培养中存在两个亚群,一个是苯唑西林敏感的,另一个是耐药的。耐药亚群增长要慢得多,并且无法通过常规药敏测试方法检测到。**MRSA筛选平板**可用于阐明和解释此类分离株的苯唑西林药敏模式。MRSA筛选平板中加入苯唑西林,并通过添加2%～4%的NaCl促进耐药群体的生长。在35℃孵育整整24 h,以确定苯唑西林耐药模式。只要在MRSA筛选平板上生长,均提示苯唑西林耐药。通过在较低温度(30～35℃)下孵育48 h,可以提高对混合群体的成功检出率。或者头孢西丁(30 μg)纸片扩散法,可用于检测金黄色葡萄球菌和路邓葡萄球菌的甲氧西林耐药性。抑菌圈≤19 mm报告为耐药,抑菌圈≥20 mm报告为敏感。其他CoNS抑菌圈≤24 mm应报告为耐药。如果通过苯唑西林或头孢西丁微量稀释法来检测*mecA*诱导的耐药,金黄色葡萄球菌和路邓葡萄球菌应报告如下:头孢西丁最小抑制浓度(MIC)≥8 μg/L和苯唑西林MIC≥4 μg/L报告为耐药,而CoNS苯唑西林MIC≥0.5 μg/L报告为耐药。头孢西丁药敏试验是检测青霉素酶耐药株的推荐方法。

除了金黄色葡萄球菌对青霉素的耐药性增加之外,现在医疗机构中的许多CoNS也因β内酰胺酶的产生而变得耐药。许多分离株对甲氧西林和其他抗菌药物耐药。

对于筛选试验青霉素MIC≤12 μg/mL或抑菌圈≥29 mm的金黄色葡萄球菌,该指南认为应使用纸片扩散法重新进行测试。指南认为对金黄色葡萄球菌的建议同样适用于路邓葡萄球菌。然而,重要的是,使用头孢硝噻吩检测代替青霉素可获得可靠的结果。如果分离株纸片法药敏抑菌圈清晰、边缘锐利,或者形如"断崖",则为β内酰胺酶阳性。若分离株的抑菌圈模糊或呈"沙滩样",则为β内酰胺酶阴性。另外,若分离株检测到对莫匹罗星高水平耐药,需使用200 μg纸片或单孔256 μg/mL莫匹罗星微量肉汤稀释法复测。

从感染中分离出的耐甲氧西林葡萄球菌的发病率不断增加,导致了大环内酯类抗菌药物使用的增加。林可霉素类抗菌药物如克林霉素具有疏水性,能够扩散到组织中,为杀灭葡萄球菌引起的深层感染提供了一种方法。然而,大环内酯耐药可以表达为**内在型机制**(**体质**)或红霉素存在而激活的**诱导型机制**(在特定条件下表达)。这通常在耐红霉素的金黄色葡萄球菌菌株中检出。虽然红霉素和克林霉素是不同种类的抗菌药物,但它们的耐药机制相似。耐药性由外排泵、*msrA*介导大环内酯耐药或甲基化酶活性改变核糖体结合位点*erm*,后者赋予对大环内酯-林可酰胺-链球菌素B的耐药性,称为**MLS_B**耐药。MLS_B耐药表型是对大环内酯类耐药,可以表现为内在或诱导型机制。为确定是否对红霉素耐药,微生物实验室可使用一种改良的Kirby Bauer试验,称为D抑菌圈试验。将两种抗菌药物纸片贴于菌液融合生长的MH琼脂平板上:一种是克林霉素纸片(2 μg),另一种是红霉素纸片(15 μg),两者相距15 mm。如果菌株能在红霉素存在的情况下表达诱导性克林霉素耐药,细菌将在最靠近红霉素纸片的抑菌圈处表现为耐药,出现特征性的D抑菌圈模式。如果发生这种情况,则需要另一种替代疗法以成功治疗感染。

万古霉素是目前仍有效的最常用的细胞壁活性剂,是治疗耐药菌株感染的替代药物。金黄色葡萄球菌对万古霉素的高水平耐药性(MIC > 8 μg/mL)已经在几个临床分离株描述,也有MIC在中介范围的菌株。这些**万古霉素中介金黄色葡萄球菌**(**VISAs**, MIC 4～8 μg/mL)被认为在是细菌细胞壁内存在结构改变。VISA通常也对替考拉宁耐药。**万古霉素耐药金黄色葡萄球菌**(**vancomycin-resistant *S. aureus*, VRSA**)目前定义为MIC≥16 μg/mL,使用标准微量稀释法很容易检测到。万古霉素中介CoNS目前定义为MIC 8～16 μg/mL。然而,随着耐药模式的增加,已证明VISA的检测是不可靠的,并且可能被低估。可用于治疗此类耐药菌株的两种相对较新的药物是利奈唑胺和达托霉素。由于葡萄球菌中出现的万古霉素耐药对临床和公共健康产生重大影响,实验室应该提高对这种耐药性模式的认识。

没有固有耐药的葡萄球菌属的包括金黄色葡萄球菌、路邓葡萄球菌、表皮葡萄球菌和溶血葡萄球菌。据报道,腐生葡萄球菌(新生霉素、磷霉素和夫西地酸)、头葡萄球菌(磷霉素)和科氏葡萄球菌(新生霉素)存在有固有耐药。此外,革兰阳性菌对多黏菌素B/黏菌素、萘啶酸和氨曲南固有耐药。任何被鉴定为苯唑西林耐药金黄色葡萄球菌或CoNS的临床分离株都应被认为对所有其他β内酰胺类抗菌药物耐药。

因为微球菌属很少存在临床意义明确的感染,因此没有治疗指南和标准化检测方法(表13.8)。然而,体外结果表明,这些细菌似乎通常对大多数β内酰胺类抗菌药物敏感。

预防

目前还没有经批准的抗葡萄球菌疫苗。被确诊为金黄色葡萄球菌流行株鼻内携带者的卫生保健工作者，可使用局部莫匹罗星和在某些情况下使用利福平进行治疗。一些医生提倡在脐带残端使用龙胆紫、吖啶黄、氯己定或杆菌肽等抗菌物质，以预防在医院婴儿室感染葡萄球菌。在流行期间，目前的推荐要求所有足月婴儿在出生后尽快用3%六氯酚沐浴，此后每天应用直到出院。

美国CDC建议齐心协力抗击医疗机构中发现的多重耐药微生物。目前在卫生保健机构中，控制传播和预防感染的推荐策略包括入院前对患者进行MRSA筛查及各种接触隔离措施。预防和控制耐药微生物的指南已列入减少医疗机构抗菌药物耐药性战略（www.cdc.gov/drugresistance/healthcare/default.htm）。

案例学习13.1

一名十几岁的男性，有结肠炎病史，克罗恩病可能性大，尽管长期肠外营养和使用止痛药，但疾病控制不佳。他目前上高中，疾病使他身材矮小，但他已经适应了社会生活。他和母亲同住，母亲为一名兽医。他因腹部不适和中线沿线皮肤红斑入院。采集血培养，血培养和导管尖端培养均培养出过氧化氢酶阳性、革兰阳性球菌（图13.8）。凝固酶试管试验为阳性，但玻片和乳胶凝固酶试验（见操作程序12.12）为阴性。

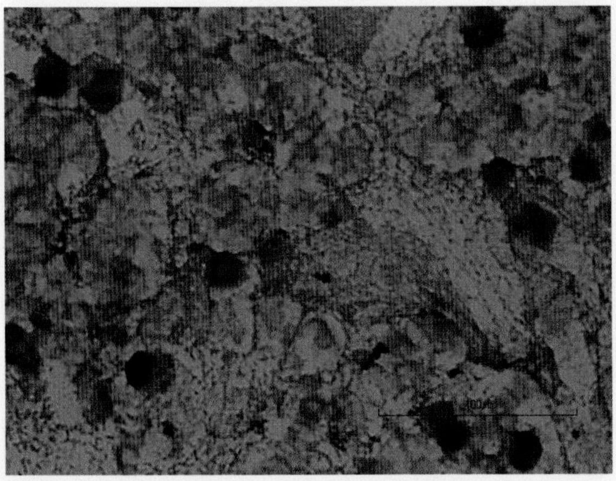

图13.8 革兰染色临床样本显示成簇革兰阳性球菌存在，并伴有白细胞浸润。

问题：

1. 应进行哪些进一步的生化试验？
2. 血液培养中吡咯烷酮氨基肽酶（PYR）阳性的葡萄球菌始终应进行哪些附加检测？
3. 凝固酶阴性葡萄球菌的敏感性测试对青霉素耐药的测试是有问题的，因为它们存在异质性耐药，在体外耐药性表达很差。这一特点使得在实验室中进行检测变得困难，导致假敏感结果。报道的这些药物耐药性的唯一机制是什么？
4. 由于*mecA*基因产物在葡萄球菌中的表达困难，研究已经确定哪种抗菌药物最能诱导微生物产生PBP2a。在对许多挑战菌株进行大量研究后，哪一种抗菌药物被发现能最好地预测耐酶青霉素的敏感或耐药？

案例学习13.2

一名81岁女性入院接受全膝关节置换术。手术后没有并发症并成功恢复。两年后，当她独自在家生活时，她开始出现膝关节的慢性疼痛。为了控制疼痛，她会按照要求每隔几个小时服用1次扑热息痛（对乙酰氨基酚）。在2个月的疼痛史后，她终于来看骨科医生。她无法回忆任何可能引起疼痛的损伤或活动变化。膝关节查体显示人工关节部位中度肿胀及轻度发红。负重和被动活动时疼痛加重。新的X线片显示没有急性骨折或畸形，但确实发现少量积液，表明需进一步行关节穿刺术。关节积液无结晶，关节积液常规示白细胞1.1×10^9/L和红细胞0.25×10^9/L。

问题：

1. 描述图13.9所示革兰染色的正确解释。

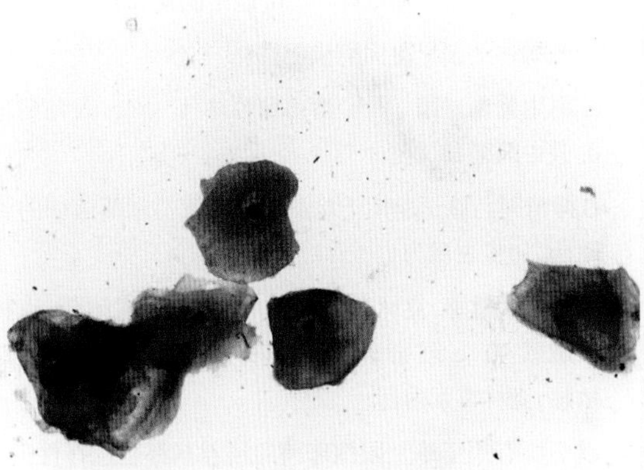

图13.9 患者关节积液的革兰染色单个显微镜视野。

2. 哪些额外实验室检查将有助于诊断患者的病情？
3. 看下表中的实验室检查结果，识别异常结果。根据患者的病史和实验室结果，可能的诊断是什么？

实验室检查	患者数值	正常范围
WBC（白细胞）	16	（5～10）$\times 10^9$/L
RBC（红细胞）	4.3	（4～5）$\times 10^9$/L
Hgb（血红蛋白）	13.6	12～16
Hct（红细胞压积）	0.40	0.36～0.46 L
MCV（平均红细胞体积）	94	80～100 fL
MCH（平均血红蛋白含量）	31	26～34 pg
MCHC（平均血红蛋白浓度）	33	30%～37%

续 表

实验室检查	患者数值	正常范围
血小板	156	$(150\sim400)\times10^9/L$
中性粒细胞	85	25%～60%
淋巴细胞	12	20%～25%
ESR（红细胞沉降）	72	0～15 mm/H
CRP（C反应蛋白）	15.5	＜1 mg/dL

4. 这个病例需要什么后续治疗？

复习题

1. 临床分离株试验示：过氧化氢酶阳性、革兰阳性球菌，血琼脂平板不溶血，凝固酶阴性，新生霉素耐药，PYR阴性，脲酶阳性，碱性磷酸酶阴性，β半乳糖苷酶阳性。该生物体最有可能是（　　）

   a. 科氏葡萄球菌解脲亚种　b. 腐生葡萄球菌腐生亚种　c. 木糖葡萄球菌　d. 假中间葡萄球菌

2. 下列哪种细菌呈凝固酶呈阳性（　　）

   a. 腐生葡萄球菌　b. 溶血葡萄球菌　c. 人葡萄球菌　d. 假中间葡萄球菌

3. D抑菌圈药敏试验用于检测金黄色葡萄球菌菌株的诱导耐药，初步表现为（　　）

   a. 红霉素敏感，克林霉素敏感　b. 红霉素耐药，克林霉素敏感　c. 红霉素耐药，克林霉素耐药　d. 红霉素敏感，克林霉素耐药

4. 以下所有用于革兰阳性球菌的培养基都是选择性的，除了（　　）

   a. 5%羊血琼脂　b. 苯乙醇琼脂　c. 甘露醇盐琼脂　d. 黏菌素萘啶酸琼脂

5. 血培养分离菌在5%羊血琼脂上生长为大、白色、非溶血性菌落，凝固酶阴性（载玻片法）。微生物学家应该（　　）

   a. 报告为凝固酶阴性葡萄球菌，可能为污染菌　b. 在报告前进行氧化酶和杆菌肽试验　c. 行试管凝固酶试验　d. 重复载玻片凝固酶试验

6. 是非题

   ______ 微球菌科通常革兰染色见四联、链状和单线状。

   ______ 所有金黄色葡萄球菌临床分离株的玻片和试管凝固酶试验均为阳性。

   ______ 路邓葡萄球菌是狗咬伤后发现的一种重要的分离株。

   ______ 杆菌肽和氧化酶试验足以鉴别微球菌属和其他凝固酶阴性革兰阳性球菌。

   ______ 葡萄球菌主要为兼性厌氧菌。

7. 配对题：将每个术语与正确的描述配对

   ______ 抗吞噬　　______ 腐生葡萄球菌

   ______ 杀白细胞素　　______ 表皮葡萄球菌

   ______ 神经磷脂酶　　______ 高热外毒素C

   ______ 模仿葡萄球菌　　______ β溶血素

   ______ 表皮剥脱的　　______ 纤溶酶

   ______ 溶血葡萄球菌　　______ 松鼠葡萄球菌

   a. 葡萄球菌激酶　b. 中毒性休克综合征　c. 心内膜炎　d. α毒素　e. 多糖荚膜　f. 尿路感染　g. 烫伤样皮肤综合征　h. PYR阳性　i. 溶解白细胞　j. 医疗器械相关　k. β毒素　l. 新生霉素耐药

8. 简答题

   下列为各金黄色葡萄球菌的抗菌药物敏感性试验结果，根据耐药和敏感模式鉴定甲氧西林耐微生物。

   （1）分离株1。

抗菌药物	自动化检测结果	最终结果
β内酰胺酶		阳性
头孢西丁筛选试验	阴性	阴性
克林霉素	≤0.25	S
红霉素	≤0.25	S
诱导克林霉素试验	阴性	阴性
苯唑西林	0.5	S

   （2）分离株2。

抗菌药物	自动化检测结果	最终结果
β内酰胺酶		阳性
头孢西丁筛选试验	阳性	阳性
克林霉素	≤0.25	S
红霉素	≥8	R
诱导克林霉素试验	阴性	阴性
苯唑西林	≥4	R

   （3）分离株。

抗菌药物	自动化检测结果	最终结果
β内酰胺酶		阳性
头孢西丁筛选试验	阴性	阴性
克林霉素	≤0.25	S
红霉素	≤0.25	S
诱导克林霉素试验	阴性	阴性
苯唑西林	0.5	S

参考答案

案例学习13.1

1. 进行凝固酶人工检测的实验室需要先进行乳胶凝集试验，因为该检测方法快速。表13.5中列出了葡萄球菌中6种可能是乳胶凝集阴性、试管凝固酶阳性的，包括金黄色葡萄球菌厌氧亚种、中间葡萄球菌、猪链球菌、海豚葡萄球菌、假中间葡萄球菌、施氏葡萄球菌凝聚亚种。为了从生化特性上区分这些微生物，需要VP（乙酰生成素）、β半乳糖苷酶、PYR和碳水化合物（海藻糖、甘露醇、麦芽糖、蔗糖和甘露糖）。通过全面的生化检查或使用MALDI-TOF MS才能鉴定为假中间葡萄球菌。假中间葡萄球菌是最常从有或没有皮肤感染的狗身上分离到的。该病例母亲在兽医办公室工作时感染细菌，然后传播给她的儿子，导致感染。

2. 独立的凝固酶结果提示和复习了表13.5中潜在的PYR阳性葡萄球菌，有些种可从重要的通常无菌的部位中分离出来，包括路邓葡萄球菌、假中间葡萄球菌、中间葡萄球菌和施氏葡萄球菌施氏亚种。路邓葡萄球菌是常与伤口感染和血流感染相关的葡萄球菌之一，也是少数对鸟氨酸脱羧酶呈阳性反应的葡萄球菌。路邓葡萄球菌可能难以识别，因为它可能是载玻片凝固酶阳性，但试管凝固酶始终阴性。列出的所有潜在分离株也可能在血琼脂上溶血，尽管有的可能会延迟。金黄色葡萄球菌通常被认为是最典型的不表达β溶血表型而导致鉴定错误的细菌。金黄色葡萄球菌和假中间葡萄球菌、中间葡萄球菌被认为是在动物（宠物和家畜）中定植的微生物，并已知在宿主及与宿主接触的人中引起感染。路邓葡萄球菌的鉴定非常重要，因为该菌与感染性心内膜炎（菌血症的一种并发症）高度相关。治疗必须长疗程和积极。由于超过一半的路邓葡萄球菌呈β内酰胺酶阴性，实验室应将该结果纳入报告，以便临床参考使用青霉素治疗。

3. 唯一已知的耐药机制是由葡萄球菌中*mecA*基因介导的，该基因编码产生青霉素结合蛋白2a（PBP2a）。该蛋白与青霉素或耐青霉素酶的青霉素（即苯唑西林、双氯唑西林和萘唑西林）都不能很好地结合。PBP2a蛋白可用于细胞壁的形成。直接检测基因或PBP2a蛋白产物是检测凝固酶阴性葡萄球菌耐药性的极好方法。

4. 意外的是该药是头孢西丁，该药不被用于治疗葡萄球菌感染。CLSI推荐头孢西丁纸片法作为敏感性和耐药性的最佳预测指标，具有较高的敏感度和特异性。[1]

来源：[1]Clinical and Laboratory Standards Institute: *Performance standards for antimicrobial susceptibility testing*; M100-S23, Wayne, PA, 2015, CLSI.

案例学习13.2

1. 簇状革兰阳性球菌，许多白细胞。

2. 推荐行血培养及关节腔积液培养，以确定患者是否合并菌血症。该患者48 h血培养需氧及厌氧均阴性。关节腔积液培养到凝固酶阴性葡萄球菌。

3. 患者感染凝固酶阴性葡萄球菌并发展为败血症性关节炎。

4. 其他的试验将包括生化检测和抗菌药物敏感性试验，以鉴别微生物和为患者选择适当的治疗方案。关节置换为用抗生素浸渍的假体关节。留置外周插入的中心导管（PICC），使用静脉抗菌药物治疗6周。最终，患者重新进行了永久性关节置换术。

复习题

1. b; 2. d; 3. b; 4. a; 5. c; 6. ×，×，×，×，√; 7. e，f，i，j，k，b，h，d，g，a，c，l

8. （1）苯唑西林敏感和头孢西丁筛选阴性证实甲氧西林敏感的金黄色葡萄球菌；β内酰胺酶阳性葡萄球菌被认为对所有青霉素具有耐药性。

（2）苯唑西林耐药和头孢西丁筛选阳性证实耐甲氧西林金黄色葡萄球菌；所有β内酰胺酶阳性、耐苯唑西林的葡萄球菌均被认为对头孢菌素、β内酰胺酶和β内酰胺酶抑制剂复合制剂、碳青霉烯类和青霉素具有耐药性。

（3）苯唑西林敏感和头孢西丁筛选阴性证实甲氧西林敏感的金黄色葡萄球菌；β内酰胺酶阳性葡萄球菌被认为对所有青霉素具有耐药性。

第3篇·过氧化氢酶阴性、革兰阳性球菌

CATALASE-NEGATIVE, GRAM-POSITIVE COCCI

第14章·链球菌、肠球菌和类似微生物

Streptococcus, *Enterococcus*, and Similar Organisms

蔡思诗·译　周昭彦·审校

本章目标

1. 描述链球菌属、肠球菌属的一般特征，包括氧化反应、显微镜下革兰染色特征，以及血琼脂平板上的菌落形态。
2. 解释链球菌属的Lancefield分类系统。
3. 识别与链球菌属、肠球菌属及相关革兰阳性球菌有关的临床感染。
4. 描述具有重要临床意义的链球菌和肠球菌的溶血模式。
5. 解释在选择培养基和鉴别培养基上分离链球菌属和肠球菌属的化学原理；包括5%羊血琼脂和肠球菌琼脂。
6. 比较和对比链球菌溶血素O和链球菌溶血素S，包括氧稳定性、免疫原性和在血琼脂平板上的形态。
7. 结合抗DNA酶在链球菌感染后遗症诊断中的应用，描述抗链球菌溶血素O和抗链球菌溶血素S血清学检测程序的重要意义。
8. 解释化脓性链球菌毒力因子的活性及每种毒力因子的致病作用，包括M蛋白、透明质酸荚膜、链激酶、F蛋白、透明质酸酶和链球菌致热外毒素。
9. 解释B群无乳链球菌在围产期感染中的重要意义。
10. 识别与肺炎链球菌相关的两种主要毒力因子，并描述它们在感染发病机制中的作用。
11. 列出适用于分离链球菌属、肠球菌和绿色气球菌、营养缺陷菌属、颗粒链菌属、孪生球菌、明串珠菌和片球菌的合适的临床样本。
12. 根据实验室标准诊断流程的结果确定临床分离株。

本章相关的属和种

β溶血性链球菌

- 化脓性链球菌（A群）
- 无乳链球菌（B群）
- 停乳链球菌马样亚种（A、C、G、L群）

α溶血性链球菌

- 肺炎链球菌（缓症链球菌群）
- 假肺炎链球菌（缓症链球菌群）

草绿色链球菌（α溶血）

- 变异链球菌群（仓鼠链球菌、鼠链球菌、道恩链球菌）
- 唾液链球菌群（唾液链球菌唾液亚种、前庭链球菌）
- 缓症链球菌群（澳大利亚链球菌、嵴链球菌、戈登链球菌、婴儿链球菌、乳链球菌、马赛链球菌、缓症链球菌、口腔链球菌牙科亚种、口腔链球菌口腔亚种、口腔链球菌*tigurinus*亚种、副血链球菌、泛口腔链球菌、肺炎链球菌、假肺炎链球菌、鲁布纳链球菌、血链球菌、中华链球菌）

牛链球菌群（马肠链球菌、解没食子酸链球菌、婴儿链球菌、不解乳链球菌）

- β溶血、α溶血、γ溶血
- 咽峡炎链球菌群（咽峡炎链球菌、星座链球菌、中间链球菌）

肠球菌（从人源样本中获得）

1群[a]

- 鸟肠球菌
- 棉子糖肠球菌
- 浅黄肠球菌
- 亮黄肠球菌
- 假鸟肠球菌
- 夏威夷肠球菌

2群

- 屎肠球菌
- 铅黄肠球菌
- 鹑鸡肠球菌
- 蒙氏肠球菌
- 粪肠球菌
- 泰国肠球菌

3群

- 殊异肠球菌
- 狗肠球菌
- 小肠肠球菌
- 马赛肠球菌
- 耐久肠球菌

4群

- 盲肠肠球菌
- 粪便肠球菌

5群

- 意大利肠球菌

其他需氧、过氧化氢酶阴性、革兰阳性球菌

- 缺陷乏养菌
- 毗邻颗粒链菌
- 苛养颗粒链菌

- 明串珠菌属
- 乳球菌属
- 球链菌属
- 片球菌属
- 气球菌属
- 孪生球菌属
- 创伤球菌属
- 少食多洛球菌
- 懒惰狡诈颗粒菌
- 费克蓝姆菌属
- *Ignavigranum ruoffiae*
- 漫游球菌属
- 混淆魏斯菌

[a] 肠球菌的命名基于于16S rRNA测序的系统进化分析。

一般特征

本章讨论乳杆菌目中几个科的细菌，包括链球菌科和肠球菌科，以及气球菌科、乳杆菌科、肉杆菌科和明串珠菌科。这些微生物都是过氧化氢酶阴性的革兰阳性球菌，直径为0.5～1.2 μm，主要呈成对或链状排列，部分呈不规则簇状分布。

链球菌科由链球菌属中许多具有重要医学意义的微生物种组成。在显微镜下，链球菌属革兰阳性菌通常呈链状或成对排列。这些微生物可根据细胞壁结构、在羊血琼脂平板上的溶血模式（β、α或γ）、针对细菌特异性抗原的不同抗体反应、Lancefield分类系统、与生理学特征相关的生化反应进行鉴别及分类。上述这种传统的分类系统在临床实验室中仍具实用性，尽管在某些情况下它与16S核糖体核糖核酸（rRNA）测序的分子生物学分析结果会有一些出入。本章所讨论的多种链球菌中，最常见的人类感染菌包括化脓性链球菌、无乳链球菌、肺炎链球菌和草绿色链球菌群。

肠球菌属囊括了一些既往曾被纳入链球菌科的微生物。然而，由于分子生物学研究方法的引入，这些微生物如今被归入一个单独的科：肠球菌科。肠球菌属大约包括了57个种，其中21个种可以从人源样本中分离出来。在显微镜下，肠球菌属细菌呈成对或短链状排列、或不规则小簇状分布的球菌。与链球菌一样，肠球菌属的微生物在羊血琼脂平板上产生溶血（β、α或γ）；然而，其溶血方式即便在同种之内也会有所不同，因此在菌种鉴定时，溶血方式就没有那么有用了。肠球菌是引起多种机会性感染的人类胃肠道（gastrointestinal，GI）共生菌。其中，粪肠球菌和屎肠球菌最常见于人类感染。

本章所涉及的其余不同群细菌往往被视为污染，很少被作为致病菌分离。这些微生物经常在临床实验室中被混淆和误认为是链球菌或肠球菌。在显微镜下，这些革兰阳性球菌可呈多形性，并成对、链状或簇状排列。这些微生物中大多数是兼性厌氧菌。宏观上看，这些微生物在常规羊血琼脂平板上均不具有β溶血性。

流行病学

这些微生物常作为咽、口、下消化道和阴道的人体正常微生物组的一部分被发现。当其他正常微生物群耗尽、细菌数量增加、细菌毒力因子增强和（或）人体的适应性免疫受损时，这些细菌可导致疾病发生。然而，一些种类的微生物在临床样本中作为污染物或混合培养物的成分而出现，其临床意义极小或未知（表14.1）。但当这些微生物进入正常无菌部位［血液、脑脊液（cerebrospinal fluid, CSF）、胸腔积液、腹腔积液、心包积液、骨、关节液、内脏器官、玻璃体液和血管组织］时，可能导致危及生命的感染。

上呼吸道和受损皮肤是化脓性链球菌感染和传播的主要部位。化脓性链球菌可引起咽炎、猩红热、链球菌中毒性休克综合征、产褥热、皮肤感染和链球菌感染后疾病，以及严重的侵袭性感染、坏死性筋膜炎。

被纳入缓症链球菌群的肺炎链球菌，定植于约一半人群的上呼吸道，属于正常菌群的一部分。由于该微生物可侵犯下呼吸道，故可引起肺炎；这将在本章中单独讨论。肺炎链球菌引起了95%的细菌性肺炎。此外，肺炎链球菌是3岁以下儿童急性中耳炎的主要病因，也是美国婴幼儿和成人细菌性脑膜炎的主要病因。同样，化脓性链球菌可能定植于人类上呼吸道；无论何时遇到，都应被视为具有临床重要性。无乳链球菌（B群）是0～2月龄的新生儿经产道暴露引发吸入性肺炎的常见致病菌。它还可引起新生儿脑膜炎和败血症。该病原体的产前传播也可能导致死产。

肠球菌主要存在于人类的胃肠道，在口腔、泌尿生殖道、皮肤和会阴部等其他区域不太常见。胃肠道被认为是这些微生物相关疾病的主要贮库。

另外，本章中涉及的其他微生物通常是人类口腔、上呼吸道、皮肤和泌尿生殖道的定植菌。这些微生物中的大多数（如明串珠菌属和片球菌属）在临床实验室中通常被视为污染菌，但它们越来越多地与各种感染相关。

表14.1所列的许多微生物通过各种方式在人与人之间传播，随后产生了定植或携带的状态；当定植菌进入正常无菌部位时，可能会引发感染。在某些情况下，这可能涉及皮肤或黏膜表面的创伤（医源性或非医源性）；或者，正如肺炎链球菌肺炎，可能是由于将上呼吸道的定植菌吸入肺内所致。

致病机制和疾病谱

表14.1列出的微生物的致病力及其疾病谱在不同属和种之间差异很大。

β溶血性链球菌

β溶血性链球菌基于细胞壁糖类结构的不同而进行Lancefield分类。β溶血性链球菌被认为是机会致病菌。然而，某些Lancefield分类群具有重要临床意义，如化脓性链球菌（A群）和无乳链球菌（B群）。β溶血性链球菌群包括具有A、C、G或L群抗原的菌落较大的化脓性链球菌菌群（停乳链球菌马样亚种）和具有B群抗原的菌群（无乳链球菌）。A、C、F或G群（咽峡炎链球菌群）中形成较小菌落的β溶血菌株被纳入草绿色链球菌群。

最具临床重要性的Lancefield分类为A群的链球菌——A群化脓性链球菌，能产生多种毒力因子；它是临床微生物学实验室中遇到的最具侵袭力的病原体之一。这些毒力因子主要包括链球菌溶血素O和链球菌溶血素S。两者主要决定毒力，并且是A群化脓性链球菌在血琼脂平板上呈β溶血模式的原因（该溶血模式有助于菌种的鉴定）。**链球菌溶血素S是**

表14.1 流行病学、致病机制和疾病谱

微生物	生存环境	传播途径	毒力因子	疾病谱
化脓性链球菌（A群）	不被认为是正常微生物菌群 定植于人类皮肤及上呼吸道、鼻咽部，有时定植于肛门黏膜；在样本中出现时，几乎总是有临床意义的	直接接触传播：人传人 非直接接触传播：来自咳嗽和喷嚏的雾化液滴 上呼吸道和皮肤为细菌传播提供定植环境	蛋白F介导内皮细胞黏附（纤维连接蛋白结合），透明质酸荚膜抑制细胞吞噬；M蛋白具有抗细胞吞噬能力（<100种血清型），产生多种酶及溶血素，溶血素有助于侵犯和破坏组织，包括链球菌溶血素O、链球菌溶血素S、链激酶、脱氧核糖核酸酶、透明质酸酶。链球菌致热外毒素介导皮疹产生（例如猩红热）或多系统功能不全（可能导致死亡）；C5a肽酶破坏补体趋化因子	急性咽炎、脓疱病、蜂窝织炎、丹毒、坏死性筋膜炎、肌炎、可能导致任何器官感染的菌血症、肺炎、猩红热、链球菌中毒性休克综合征
			链球菌抗原与人体心脏组织会产生抗体交叉反应	风湿热
			链球菌抗原-抗体复合物沉积于肾脏，导致肾小球损伤	急性链球菌感染后肾小球肾炎
无乳链球菌（B群）	正常微生物菌群：女性生殖道和下消化道 偶尔定植于上呼吸道	内源性传播：从定植部位进入无菌部位 直接接触传播：人传人，在宫内或分娩时由母亲传给婴儿，医院获得性传播往往通过母亲或卫生保健人员未清洁的手	不确定；荚膜可干扰吞噬细胞活性和补体级联激活	感染最常见于新生儿和婴儿，其发生通常先于胎膜早破；10%～30%的女性阴道一过性携带有该菌；感染通常表现为多系统问题，包括脓毒症、发热、脑膜炎、呼吸窘迫、嗜睡和低血压；感染可分为早发性（在出生后5 d内发生）或晚发性（出生后7 d至3个月发生） 侵袭性感染常见于有合并症的老年患者和免疫功能受损患者，如肺炎、心内膜炎、脑膜炎和泌尿道感染
停乳链球菌马样亚种和其他A、C、G、L群β溶血性链球菌	正常微生物群：皮肤、鼻咽、胃肠道、生殖道	内源性传播：从定植部位进入无菌部位 直接接触传播：人传人	目前没有明确界定的毒力因子，但可能包括与化脓性链球菌和无乳链球菌产生的毒力因子相似的因子	在成人中引起与化脓性链球菌和无乳链球菌类似的急性感染；如上呼吸道感染、皮肤软组织感染，以及侵袭性感染，包括坏死性筋膜炎、链球菌中毒性休克综合征、菌血症、关节炎、骨髓炎和心内膜炎。还有一些肾小球肾炎和急性风湿热的病例报道
肺炎链球菌	鼻咽部定植菌	直接接触传播：通过呼吸道分泌物污染而人传人	抑制细胞吞噬作用的荚膜多糖是主要的毒力因子；溶血素会对宿主细胞产生不同的影响，还有其他多种因子可能会引起宿主细胞的应答；分泌性IgA蛋白酶也是一种毒力因子	肺炎链球菌是脑膜炎和肺炎（伴或不伴血流感染）的主要病因；还会引起鼻窦炎、腹膜炎、心内膜炎和中耳炎
草绿色链球菌	正常微生物菌群：口腔、胃肠道、女性生殖道	内源性传播：从定植部位进入无菌部位；尤其是由牙科操作引起的传播	细胞外复合多糖（如葡聚糖和右旋糖苷）的产生可增强细菌与宿主细胞表面间的附着，如心脏内皮细胞或龋齿病例中的牙齿表面	缓慢发展的（亚急性）心内膜炎、脓毒症、肺炎、泌尿生殖道感染、脑膜炎、龋齿
肠球菌属	正常微生物菌群：人类、动物和鸟类的定植菌	内源性传播：从定植部位进入无菌部位 直接接触传播：人传人，可通过被污染的医疗设备传播；免疫功能受损患者存在发展为耐药肠球菌菌株感染的风险	对毒力因子知之甚少；黏附因子、细胞溶解素和其他代谢能力可能使得这些病原微生物作为医疗保健相关病原体而增殖；其多重耐药性也有助于增殖	感染大多与医疗保健相关，包括泌尿道感染、血流感染、心内膜炎、腹腔与盆腔的混合感染、伤口感染，偶尔还有眼部感染；中枢神经系统感染和呼吸道感染很少见
乏养菌属	正常微生物菌群：口腔和上呼吸道	内源性传播：从定植部位进入无菌部位	不明	心内膜炎；也可从眼部感染、中枢神经系统感染、腹膜炎、肌肉骨骼感染和化脓性关节炎的样本中分离
明串珠菌属	食物和植物；消化道的正常微生物群	摄食后在胃肠道短暂定植；该微生物从胃肠道进入无菌部位	不明；可能是低毒力的；可对免疫功能受损宿主造成机会感染；对某些抗菌药物的天然耐药（例如，对万古霉素耐药）可能会提高某些细菌在医院环境中的存活率	新生儿血流感染、伤口感染、胃肠道感染，可从成人无菌体液（包括血液）中分离出

续　表

微生物	生存环境	传播途径	毒力因子	疾病谱
乳球菌属(N群)	食物和植物;消化道的正常微生物群	内源性传播:从定植部位进入无菌部位	溶血素、纤连蛋白结合蛋白和潜在的对四环素和磺胺类药物的耐药基因	心内膜炎、泌尿道感染、血流感染和脓毒症、骨髓炎、腹膜炎和其他脓肿
少食多洛球菌	不明	不明	不明	血流感染
懒惰狡诈颗粒菌	鼻咽部的正常微生物菌群	内源性传播:从定植部位进入无菌部位	不明	医疗保健相关肺炎、脓毒症、滑膜炎、关节炎和胃肠道感染
球链菌属	不明	不明	不明	血流感染、泌尿道感染、脑膜炎
颗粒链菌属	正常微生物菌群:口腔和上呼吸道	内源性传播:从定植部位进入无菌部位	不明	心内膜炎;也可从眼部感染、中枢神经系统感染、腹膜炎、肌肉骨骼感染和化脓性关节炎的样本中分离
片球菌属	食物和植物;消化道的正常微生物群	摄食后在胃肠道短暂定植;该微生物从胃肠道进入无菌部位	不明;可能是低毒力的;可对免疫功能受损宿主造成机会感染;对某些抗菌药物的固有耐药性(例如,对万古霉素的耐药性)可能会提高某些种类在医院环境中的存活率	血流感染和脓毒症、肝脓肿
气球菌属	环境菌;偶尔于皮肤上被发现	不明	细菌黏附和具有抗细胞吞噬能力的荚膜多糖	心内膜炎、血流感染、尿源性脓毒症;脲气球菌与泌尿道感染密切相关
费克蓝姆菌属	女性生殖道的正常微生物菌群	不明	不明	血流感染、伤口感染、泌尿生殖道感染
孪生球菌属	人类口腔和上呼吸道的正常微生物菌群	内源性传播:从定植部位进入无菌部位	不明	心内膜炎、脑膜炎、脑脓肿、眼部感染、化脓性关节炎、骨髓炎、腹膜炎和其他伤口感染
*Ignavigranum*属	不明	不明	不明	伤口感染和脓肿
创伤球菌属	皮肤的正常微生物菌群	内源性传播:从定植部位进入无菌部位	不明	皮肤软组织感染,大多为足部感染;血流感染、脓胸和人工关节感染
河流漫游球菌	不确定;可见于家畜	不明	不明	可从血培养及腹水中分离

STSS:链球菌中毒性休克综合征。

一种氧稳定的非免疫原性溶血素,能在有空气条件下溶解红细胞、白细胞和血小板。**链球菌溶血素O**具有免疫原性,也能溶解红细胞、白细胞和血小板,会被氧气灭活,能在无空气的条件下产生溶血。链球菌溶血素O也会被皮肤脂质中的胆固醇所抑制,因此无法产生皮肤感染相关的保护性抗体。化脓性链球菌引起的感染可以是局灶性的,也可以是系统性的;而宿主对这些微生物感染产生的抗体可引起其他疾病。局灶性感染包括急性咽炎(化脓性链球菌是最常见的致病菌)和皮肤感染,如脓疱病和丹毒(有关皮肤和软组织感染的更多信息,请参阅第75章)。

化脓性链球菌感染容易累及更深的组织和器官,这一特征在大众出版物中被称为"食肉菌"。此类系统性感染(坏死性筋膜炎)可威胁生命。此外,即使感染仍然局限,**链球菌致热外毒素(streptococcal pyrogenic exotoxin, SPE)**也可能被释放并导致猩红热,猩红热往往与链球菌性咽炎伴随发生,表现为面部和上躯干的皮疹。SPE是由溶原性菌株产生的红细胞毒素。它们不耐热,很少在C群和G群链球菌中发现。SPE作为超抗原可激活巨噬细胞和辅助性T细胞,并诱导释放强大的免疫介质,包括白细胞介素(interleukin, IL)-1、IL-2、IL-6、肿瘤坏死因子(tumor necrosis factor, TNF)-α、TNF-β、干扰素和细胞因子,这些免疫介质可诱发休克和器官衰竭。链球菌中毒性休克综合征就是由强效SPE介导的一种严重疾病,表现为多系统受累,包括肾功能衰竭、呼吸衰竭、皮疹和腹泻。

化脓性链球菌感染导致的其他并发症是一系列链球菌感染继发病,如风湿热和急性肾小球肾炎。链球菌感染继发病是由M蛋白的存在介导的,任何其他Lancefield群都不会引起此类疾病。**M蛋白**由两个α螺旋多肽组成,它们锚定在细菌的细胞质膜上,并通过细胞壁延伸到其外表面。M蛋白的外氨基末端高度可变,形成100多个血清型。Ⅰ类M蛋白与风湿热相关,Ⅰ类或Ⅱ类蛋白通常与肾小球肾炎相关。风湿热往往表现为发热、心内膜炎(心肌炎症)、皮下结节和多关节炎,通常发生在呼吸道感染后,被认为是由针对化脓性链球菌M蛋白产生的抗体与人体的心脏及其他组织发生交叉反应引起的。急性肾小球肾炎以水肿、高血压、血尿和蛋白质尿为特征,可继发于呼吸道或皮肤感染,由抗原-抗体复合物介导,这些复合物沉积在肾小球中,并引发肾小球损伤。

该微生物通过各种蛋白质和酶介导黏附和侵入上皮细

胞。微生物的内化过程被认为是持续和深部组织感染的重要因素。

化脓性链球菌也是宿主免疫系统的一种强有力的调节剂，阻止感染的清除。M蛋白能够与β球蛋白因子H结合，后者是参与C3b降解的补体替代途径的调节蛋白。M蛋白还结合纤维蛋白原，阻断补体交替途径的激活。此外，所有链球菌菌株都可产生一种C5a肽酶，这是一种丝氨酸蛋白酶，能够使中性粒细胞和单核细胞趋化因子（C5a）失活。

B群无乳链球菌（*Streptococcus agalactiae*, GBS）通常与新生儿感染有关，在分娩前或分娩过程中发生（表14.1）。已知该微生物可引起新生儿败血症、肺炎和脑膜炎。10%～30%的孕妇会在母体泌尿生殖道或胃肠道中定植B群无乳链球菌。美国疾病预防控制中心（Centers for Disease Control and Prevention, CDC）建议对怀孕35～37周的所有孕妇进行GBS携带筛查。所有携带者都应在产时预防性使用抗生素。

临床上，停乳链球菌马样亚种（Lancefield分类A、C、G和L群）的疾病谱（即咽炎、皮肤软组织感染、菌血症）与化脓性链球菌相似，但相对较少见。这种微生物有与化脓性链球菌相似的毒力因子基因，并与链球菌感染继发症有关，包括急性风湿热和肾小球肾炎。

肺炎链球菌

肺炎链球菌包含的C多糖与Lancefield分类无关，仍然是引起疾病与死亡的主要原因之一。该病原体是社区获得性细菌性肺炎、脑膜炎和中耳炎的主要病因。荚膜多糖的抗吞噬特性与病原体的毒力有关。肺炎链球菌中，具有荚膜结构的菌株有90多种不同的血清型。无荚膜结构的肺炎链球菌菌株不具备致病的毒力。肺炎链球菌可无害地定植于人体上呼吸道，人群中的携带率为5%～75%。但它也能播散至肺部、鼻窦和中耳。此外，这种病原体可进入血液和脑膜，引起急性化脓性感染，通常危及生命。假肺炎链球菌是一种与之类似的微生物，无荚膜，不溶于胆汁，对奥普托欣（optochin）敏感，可导致有慢性阻塞性肺病等既往基础疾病的患者发生呼吸道感染。

肺炎链球菌能够通过其细胞壁结构（包括肽聚糖、磷壁酸和溶血素）来动员炎症细胞。**溶血素**激活经典补体途径。溶血素可介导抑制吞噬细胞氧化暴发，从而有效逃避免疫清除。此外，肺炎链球菌的细胞壁内含有**磷酰胆碱**，磷酰胆碱与内皮细胞、白细胞、血小板、肺和脑膜组织细胞中的血小板激活因子受体结合，为细菌的进入和传播提供条件。

肺炎链球菌感染可通过一系列疫苗接种来预防。目前有两种疫苗可用，一种13价结合疫苗和一种23价荚膜多糖疫苗。疫苗的使用降低了鼻咽带菌率和与该病原体相关的侵袭性感染的数量。

草绿色链球菌

草绿色链球菌群包括一个庞大而复杂的人类链球菌群，Lancefield分类标准无法对其进行分类。草绿色链球菌包括五个群，每个群都包含几个种。这些群包括变异链球菌群、唾液链球菌群、牛链球菌群、咽峡炎链球菌群（以前被称为米勒链球菌）、缓症链球菌群。草绿色链球菌群中的微生物在羊血琼脂平板上通常没有溶血或呈α溶血（绿色），闻起来像奶油糖果，尤其是在巧克力琼脂上。然而，一些草绿色链球菌可产生β溶血，如咽峡炎链球菌群，表现为具有A、C、F和G群抗原的形成小菌落的β溶血菌株。

唾液链球菌主要从口咽和血液中分离出。唾液链球菌在菌血症、心内膜炎和脑膜炎中均有报道。人类口咽分离出的变异链球菌群包含多个种，包括仓鼠链球菌、鼠链球菌和道恩链球菌。变异链球菌和表兄链球菌是与龋齿相关的最常见菌种。在菌血症、败血症和心内膜炎的病例中常可分离出牛链球菌群。

咽峡炎链球菌群是口咽、泌尿生殖道和胃肠道中的正常微生物群。这些形成小菌落（<0.5 mm）、β溶血性的A、C、F和G群（或无群）咽峡炎链球菌被视为人体咽喉部的正常微生物群，在筛查咽喉β溶血性链球菌时通常不需要报告。然而，它们也可以引起菌血症和播散性深部感染，特别是在免疫功能受损的患者中。草绿色链球菌通常不具有高度侵袭性；然而，它们在牙科操作或外科手术过程中可进入组织，能导致牙周脓肿、腹腔感染、菌血症、自然瓣膜心内膜炎及迟发性人工瓣膜心内膜炎。咽峡炎链球菌通常可从泌尿生殖道分离出，星座链球菌从呼吸道分离出，中间链球菌从肝脓肿、脑脓肿中分离出。

与血管炎链球菌群相似，缓症链球菌群也是口咽、泌尿生殖道和胃肠道的共生菌，这一点不同于肺炎链球菌。它们也可能是一过性的皮肤定植菌，在血培养中可能被认为是污染菌。这些微生物可在心内膜炎病例中分离出来。免疫功能受损的患者可能发生缓症链球菌败血症或肺炎。由于具有对青霉素的耐药性，缓症链球菌感染可能存在治疗上的困难。

肠球菌属

肠球菌革兰染色镜下形态与链球菌相似。肠球菌通常在胃肠道定植；然而，它们也可以从口咽、女性生殖道和皮肤中分离出来。每个人的消化系统都有肠球菌，但很少有人会因为内源性肠球菌菌株而生病。通常，肠球菌分离株的毒力不如其他革兰阳性球菌，在免疫抑制宿主的多种微生物混合感染中常见。临床表现包括尿路感染，菌血症，心内膜炎，腹部、盆腔、伤口和软组织感染。肠球菌对抗生素耐药性的增加导致了医疗保健相关感染的增多。

目前存在超过57种肠球菌，包括一些缺乏有效致病毒素和其他明确毒性因子的共生菌。肠球菌相关毒力因子仍然是一个越来越受关注的研究课题，因为肠球菌引起医疗保健相关感染的可能性越来越大，特别是屎肠球菌。肠球菌在美国被认为是引起尿路感染、伤口感染和菌血症的第二和第三大病因。肠球菌中，已鉴定出的一些毒力因子包括聚集物、荚膜多糖、表面糖类、穿透完整肠黏膜引起易位感染的能力、溶血素、脂磷壁酸、明胶酶、产生超氧化物、肽抑制剂及黏附细胞外基质蛋白的能力。这些微生物形成生物膜的能力与心内膜炎、牙髓感染、尿路感染及医疗器械和植入物感染的发病密切相关。

与其他具有重要临床意义的革兰阳性球菌相比，肠球菌（尤其是粪肠球菌和屎肠球菌）本质上对医疗环境中常用的抗菌药物更具耐药性。肠球菌并不以分泌毒素著称；然而，其对多种抗生素的耐药性使其能够存活和增殖，特别是在接受多种抗菌药物治疗的患者中，易导致双重感染。大多数肠球菌对氨基糖苷类和β内酰胺类药物也天然耐药。此外，这些微生物能够获得和交换编码抗微生物药物耐药性的基因。肠球菌属是第一个获得和传播万古霉素耐药性的临床相关的革兰阳性球菌；因此命名为**万古霉素耐药肠球菌（vancomycin-resistant Enterococcus，VRE）**。万古霉素是一种抗生素，用于治疗对常用抗菌药物耐药的革兰阳性菌引起的感染。这种令人烦恼的耐药标记物从肠球菌传播到其他临床相关微生物，如金黄色葡萄球菌，是一个严重的公共卫生问题。推荐的治疗包括细胞壁活性抗菌药物（β内酰胺类或万古霉素）联合氨基糖苷类。联合治疗具有协同作用，一般来说，即使对其中一种抗生素天然耐药，这种联合治疗也足够了。

从人类感染中可以分离出多种肠球菌。粪肠球菌和屎肠球菌是最常见的致病菌。目前已从呼吸道和心肌中分离出粪肠球菌和屎肠球菌。在这两个菌种中，粪肠球菌最为常见，但屎肠球菌感染的发病率在许多医院呈上升趋势。屎肠球菌对万古霉素的耐药率高于粪肠球菌。

河流漫游球菌、格氏乳球菌和乳酸乳球菌可能被误归类为肠球菌。漫游球菌属有动力，区别于乳球菌。乳球菌和漫游球菌都对万古霉素敏感，在Mann-Rogosa-Sharpe（MRS）肉汤中不产生气体；吡咯烷基芳酰胺酶（pyrrolidonyl arylamidase，PYR）和亮氨酸氨基肽酶（leucine aminopeptidase，LAP）阳性；在6.5%氯化钠肉汤中可生长。

其他革兰阳性球菌

表14.1中列出的其他属毒性较低，几乎只与涉及免疫功能受损宿主的感染。某些固有特征，如明串珠菌属和片球菌属对万古霉素耐药，可能有助于这些微生物在医院环境中生存。然而，无论何时遇到都必须充分考虑它们的临床相关性和作为污染的潜在可能。这些微生物对许多用于革兰阳性球菌的鉴定方法是一种挑战，它们可能被错误地鉴定为草绿色链球菌。

实验室诊断

样本采集和运输

本章讨论的微生物的样本采集和运输无需特别考虑。有关样本采集和运输的一般信息，请参见表5.1。

样本处理

本章讨论的微生物样本不需要特别处理。有关样本处理的一般信息，请参见表5.1。

直接检测方法

抗原检测

抗原检测筛查法可用于几种链球菌抗原。采用乳胶凝集或酶联免疫吸附试验（enzyme-linked immunosorbent assay，ELISA）技术检测抗原。这些商业试剂盒通常特异性高，但如果样本中含有少量化脓性链球菌，则可能出现假阴性结果。根据检测方法和其他变量的不同，检测灵敏度从约60%到大于95%不等；因此，许多微生物学家建议从每位患者身上采集两份咽拭子。如果第一份拭子通过直接抗原检测法有了阳性结果，则可以丢弃第二份拭子。然而，对于快速抗原试验结果为阴性的样本，应使用第二份拭子接种于血琼脂平板或选择性链球菌血琼脂平板。为了提高链球菌咽炎的诊断率，建议采用双平板培养法，即同时接种羊血琼脂平板和甲氧苄啶磺胺甲噁唑（trimethoprim-sulfamethoxazole，SXT）血琼脂平板。

肺炎链球菌C多糖尿抗原检测的灵敏度在50%～80%。该检测方法已被证明对在进行病原学培养前已接受过抗菌治疗的成人患者有效。然而，该检测方法无法区分既往和现在的感染，也无法区分儿童中常见的带菌状态。该检测方法不建议用于6岁以下儿童，对于成人患者，建议与其他实验室诊断方法结合使用。

肺炎链球菌和无乳链球菌（B群）抗原检测试剂盒可用于脑脊液检测从而诊断脑膜炎；然而，直接提取和乳胶颗粒凝集的灵敏度较低（＜30%）。这些检测不推荐用于常规诊断。

乳胶凝集试验试剂盒可用于从原代培养平板中快速检测Lancefield分类A、B、C、F和G群的β溶血性链球菌。此外，乳胶凝集试验为最终鉴定提供了一种快速、简便的方法。

核酸检测

分子检测方法或基于核酸的检测不仅可用，而且与传统的鉴定方法相比，能够使诊断更快速和确切。有许多方法可用于直接检测化脓性链球菌和无乳链球菌。从咽拭子中直接检测化脓性链球菌核酸的灵敏度超过了检测A群链球菌抗原的灵敏度（90%～100%）。其中一些检测方法不需要培养作为阴性样本的备份。除了无乳链球菌的直接核酸检测方法外，一些检测方法建议在检测前采用选择性肉汤培养富集。这些方法可用于筛查孕妇是否存在B群链球菌定植。不推荐在分娩前立即进行B群链球菌筛查。因为一旦孕妇到达医院，分娩胎儿通常是迫在眉睫的，并没留有足够的时间为B群链球菌的定植进行抗生素治疗。

文献表明，因为存在大量非标准化的实验室自建项目（laboratory developed test，LDT）用于检测肺炎球菌表面抗原、溶血素基因、自溶素基因，基于核酸来检测肺炎链球菌是可行的。此外，美国食品药品管理局（Food and Drug Administration，FDA）批准的一种多重分析检测法［FilmArray脑膜炎/脑炎检测试剂盒，the FilmArray Meningitis/Encephalitis Panel（bioMerieux Inc., Durham, NC）］可从脑脊液中检测肺炎链球菌。据报告，可能会出现假阳性结果，因此需要对检测结果仔细分析和阐释，并与其他实验室检测方法联合使用。FDA批准的另一个FilmArray肺炎检测试剂盒可从下呼吸道样本中检测33种感染性目标，包括8种细菌、8种病毒和7种耐药基因。第二代FilmArray肺炎检测试剂盒——the Pneumonia Panel Plus可从下呼吸道样本中检测出18种细菌、7种抗生素耐药标记物和9种病毒。两代试剂盒均包括肺炎链球菌、化脓性链球菌和无乳链球菌。据报告，检测的总体灵敏度为96.2%，特异度为98.3%。还有一些其他的核酸检测方法可从血培养瓶中间接检出链球菌。这些方法可准确地检出化脓性链球菌和无乳链球菌，但尚无证据表明其能够可靠地检测出肺炎链球菌或其他链球菌（如草绿色链球菌）。

据报道，从直肠拭子和粪便样本中直接检测肠球菌的万古霉素耐药基因（*van*基因）比传统培养技术提高了检测效率。这些系统中使用的核酸检测靶点是专有的，因此灵敏度和特异性各不相同。此外，万古霉素耐药的决定因素并非肠球菌所特有的，也可能在其他胃肠道细菌中被发现。尽管存在局限性，但报告表明，该检测方法的使用优化了患者治疗，减少了医疗保健相关感染的传播，提高了快速诊断率，增加了隔离及其他感染控制措施的实施。

革兰染色

本章描述的所有种属细菌均为革兰阳性球菌。链球菌和肠球菌都是沿着单一的轴进行细胞分裂；因此，它们成串或成对生长。相比之下，一些不常被分离出的需氧革兰阳性菌，如气球菌、片球菌、费克蓝姆菌、狡诈颗粒菌和创伤球菌，沿着多个轴分裂，导致细胞呈簇状或不规则分布。显微镜下，链球菌和肠球菌通常为圆形或椭圆形，偶尔呈现类似于多形棒状杆菌或乳酸杆菌的细长细胞。然而，它们也可能呈棒状，特别是当患者服用过抗生素或当培养出的菌株非常年轻时，这会使革兰染色结果难以解释。如果菌株正在死亡，细胞也可能呈革兰阴性。细胞壁会退化导致第一步结晶紫染色失败，因为结晶紫仅染色细胞壁。此外，孪生球菌属很容易被脱色，肺炎链球菌通常呈柳叶刀状，可单生、也可成对或短链状出现（图14.1）。血培养或肉汤培养出的菌株经革兰染色后比琼脂培养出的菌株更多地呈现为链状。

如果对固体培养基培养出的菌株的染色特性存在疑问，则应进行肉汤培养以确定细胞形态。事实上，本章中描述的属是根据它们革兰染色呈“链球菌”样还是“葡萄球菌”样而进行细分的。例如，虽然球菌是其基本形态，在肉汤中生长的链球菌和乏养菌为长链状分布的球菌（图14.2），而气球菌、孪生球菌和片球菌则为较大的球形球菌，排列成小簇状（四联球菌）或成对，或单个分布。明串珠菌可以伸长而形成球杆菌。本章所述各属的细胞排列特征详见表14.2～表14.5。

培养

可选的培养基

本章讨论的微生物可在标准实验室培养基上生长，如5%羊血琼脂平板和巧克力平板。一些不常被分离出的属，如盐球菌，可能需要在巧克力琼脂平板上延长培养至48～72 h，菌落才明显可见。链球菌可在革兰阳性选择培养基上生长，如含有**黏菌素和萘啶酸（colistin and nalidixic acid, CNA）**的**哥伦比亚琼脂平板和苯乙醇琼脂平板（phenylethyl alcohol agar, PEA）**。CNA将抑制革兰阴性菌、葡萄球菌、芽孢杆菌和棒状杆菌的生长，使其适用于含有混合菌群的样本。

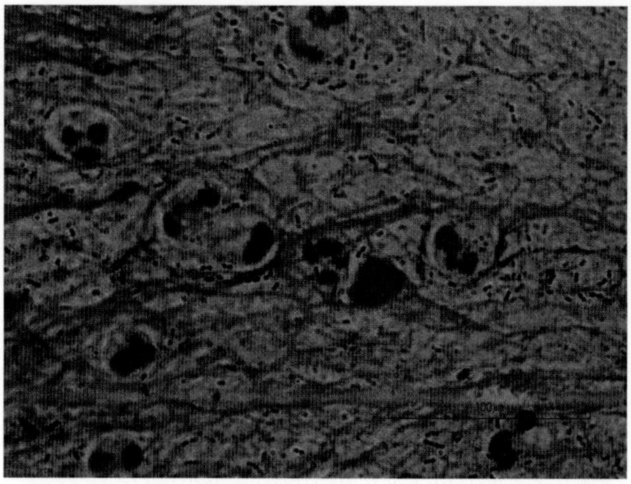

图14.1 革兰染色的肺炎链球菌呈柳叶刀状双球菌；注意荚膜内的微生物，有清晰的“光晕”征。

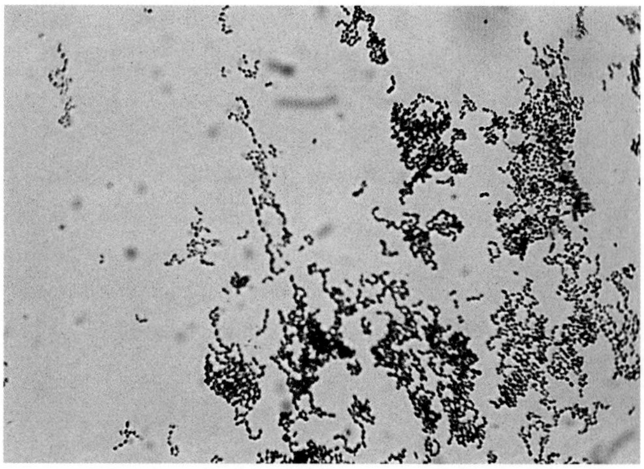

图14.2 肉汤培养基中培育的链球菌，在革兰染色中呈链状分布。

乏养菌和颗粒链菌无法在血琼脂平板上生长，在巧克力琼脂平板上也会生长变缓，除非培养基中添加了**吡哆醛即维生素B_6**（可通过贴吡醛纸片，或者与葡萄球菌交叉划线，或者接种补充了维生素B_6的培养基）。

血液培养基可支持所有这些微生物的生长，这一点与常见的营养肉汤一样，如巯基乙酸盐液体培养基或脑-心浸出

表14.2 临床相关β溶血性链球菌种类的鉴别（过氧化氢酶阴性，主要呈链状排列的革兰阳性球菌）

种类	Lancefield分类	PYR	VP	马尿酸盐	杆菌肽	海藻糖	山梨醇	CAMP
无乳链球菌	B	−	−	+	R	V	−	+
停乳链球菌马样亚种	A、C、G、L	−	−	−	R	+	V	−
化脓性链球菌	A	+	−	−	S	+	−	−
咽峡炎链球菌群[a]	A、C、G、F，以及无法分群	−	+	−	R	+	−	−

[a] 咽峡炎链球菌群可能表现为β、α或γ溶血。

+：阳性；−：阴性；V：可变异；R：耐药；S：敏感。

表14.3 肠球菌种类的鉴别(过氧化氢酶阴性,α、β或γ溶血,PYR阳性,主要成对和链状排列的革兰阳性球菌)

种类	ARA	ARG	GAL	LAC	MAN	MGP	PYU	RAF	SOR	SBL	SUC	TEL	TRE	XYL
鸟肠球菌	+	−	V	+	+	V	+	−	+	+	+	−	+	−
粪便肠球菌	−	−	−	−	−	+	−	−	−	−	+	−	+	−
狗肠肠球菌	−	+	−	+	−	+	+	+	−	−	+	−	+	−
铅黄肠球菌	+	+	+	+	+	+	V	+	−	V	+	−	+	+
盲肠肠球菌	−	−	+	+	−	−	+	+	−	−	+	−	+	−
殊异肠球菌	−	+	+	+	−	+	+	+	−	−	−	−	+	−
耐久肠球菌	−	+	V	+	−	−	−	−	−	−	−	−	−	−
粪肠球菌	−	+	−	+	+	−	+	+	−	−	+	+	+	−
屎肠球菌	+	+	V	+	+	−	−	V	−	V	+	−	+	−
鹑鸡肠球菌	+	+	+	+	+	+	−	+	−	−	+	−	+	+
浅黄肠球菌	−	−	−	+	+	−	+	+	+	+	+	−	+	−
夏威夷肠球菌	−	−	−	−	+	−	+	−	+	+	−	−	+	−
小肠肠球菌	−	+	V	+	−	−	−	+	−	−	+	−	+	−
意大利肠球菌	−	−	−	+	V	+	+	−	−	V	+	−	+	−
病臭肠球菌	−	−	+	+	+	V	+	+	+	+	+	−	+	V
马赛肠球菌	+	+	+	−	−	+	+	+	−	−	+	−	+	+
蒙氏肠球菌	+	+	V	+	+	−	−	+	−	V	+	−	+	+
亮黄肠球菌[a]	−	−	−	ND	+	−	+	+	+	+	+	−	+	−
假鸟肠球菌	−	−	V	+	+	+	+	−	+	+	+	−	+	V
棉子糖肠球菌	+	−	−	+	+	V	+	+	+	+	+	−	+	−
泰国肠球菌	−	+	−	+	+	−	+	−	−	−	+	−	+	−

+:90%以上的菌株为阳性;−:90%以上的菌株为阴性;V:可变异,11%~89%的菌株为阳性;ND:没有数据。
ARA:阿拉伯糖;ARG:精氨酸;GAL:1-萘基-β-D-半乳吡喃糖苷;LAC:乳糖;MAN:甘露醇;MGP:甲醇-α-d-吡喃葡萄糖苷;PYU:丙酮酸;RAF:棉子糖;SOR:山梨糖;SBL:山梨醇;SUC:蔗糖;TEL:亚碲酸盐;TRE:海藻糖;XYL:木糖。
[a] PYR阴性。

表14.4 过氧化氢酶阴性、主要呈链状分布的革兰阳性球菌的鉴别

微生物	巯基乙酸盐肉汤中的革兰染色	α、β或γ溶血[a]	细胞色素[b]/过氧化氢酶	Van	LAP	PYR	在MRS肉汤中产气	动力	BE	6.5%氯化钠肉汤	10℃生长	45℃生长	备注
明串珠菌	cb、pr、ch	α、γ	−/−	R	V	−	+	−	V	V	V	V	
解没食子酸链球菌解没食子酸亚种	c、ch	α、γ	−/	S	+	−	−	−	+	−	−	+	
草绿色链球菌	c、ch	α、γ	−/−	S	+	−	−	−	−	−	−	V	
乏养菌	c、ch	α、γ	−/−	S	V	V	−	−	−	−	−	V	金黄色葡萄球菌周围的卫星现象
颗粒链菌	c、pr、ch	α	−/−	S	+	+	−	−	NT	−	−	V	金黄色葡萄球菌周围的卫星现象
乳球菌	cb、ch	α、γ	−/−	S	+	V	−	−	+	V	+	V[c]	

续 表

微生物	巯基乙酸盐肉汤中的革兰染色	α、β或γ溶血[a]	细胞色素[b]/过氧化氢酶	Van	LAP	PYR	在MRS肉汤中产气	动力	BE	6.5%氯化钠肉汤	10℃生长	45℃生长	备注
多洛球菌	c、pr、ch	α	−/−	S	−	+	−	−	−	−	−	−	
球链菌	c、ch、pr	α、γ	−/−	S	−	V	−	−	+	+	+	V	
漫游球菌	c、ch	α、γ	−/−	S	+	+	−	+	+	V	+	V	
混淆魏斯菌	拉长的杆菌[d]	α	−/−	R	−	NT	+	V	+	V	NT	+	精氨酸阳性

[a] 在含有5%羊血的胰蛋白酶大豆琼脂上进行溶血试验。
[b] 通过卟啉肉汤试验检测细胞色素酶。
[c] 大多数菌株在45℃条件下48 h或更短时间之内不会生长。
[d] 从血琼脂平板上看，该微生物类似于革兰阳性球杆菌。
+：90%或以上的菌种或菌株为阳性；−：90%或以上的菌种或菌株为阴性；α：α溶血；β：β溶血；γ：γ溶血；BE：七叶苷水解试验；c：球菌；cb：球杆菌；ch：链状；LAP：亮氨酸氨基肽酶；MRS：在Mann-Rogosa-Sharp乳杆菌肉汤中产气；NT：无法检测；pr：成对；PYR：吡咯烷基芳酰胺酶；thio：巯基乙酸盐肉汤；V：可变异的反应；Van：万古霉素（30 μg）敏感（S）或耐药（R）。

表14.5 过氧化氢酶阴性、主要呈簇状或四联分布的革兰阳性球菌的鉴别

微生物	巯基乙酸盐肉汤的革兰染色	α、β或γ溶血[a]	细胞色素[b]/过氧化氢酶	Van	LAP	PYR	在MRS肉汤中产气	动力	BE	6.5%氯化钠肉汤	10℃生长	45℃生长	备注
费克蓝姆菌	c、pr、ch、cl	α、γ	−/−	S	+	+	−	−	NT	+[c]	−	−	
狡诈颗粒菌	c、cl	γ	−	S	+	+[wk]	−	−	−	+	−	−	
Ignavigranum ruoffiae	c、pr、cl	α	−/−	S	+	+	−	−	−	+	−	−[d]	金黄色葡萄球菌周围生长增强；SBA上有酸菜味
孪生球菌	c、pr、ch、cl、tet[e]	α、γ	−/−	S[f]	V[g]	V[h]	−	−	−	−	−	−	
片球菌[i]	c、pr、tet、cl	α、γ	−/−	R	+	−	−	−	+	V	−	V	
气球菌	c、pr、tet、cl	α	−/−	S	+	−	−	−	−	+	−	$V_{1/4}$[j]	
脲气球菌													
绿色气球菌	c、pr、tet、cl	α	−/+[wk]	S	−	+	−	−	V	+	V	V	
创伤球菌[k]	c、pr、ch、cl	γ	−/−	S	−	+	−	−	−	+[l]	−	−	亲脂性

[a] 在含5%羊血的胰蛋白酶大豆琼脂平板上进行溶血试验。
[b] 卟啉肉汤试验检测到细胞色素酶。
[c] 人费克蓝姆菌、*Facklamia.ignava*和*Facklamia. languida*为阳性，*Facklamia. sourekii*为阴性。
[d] 7 d后阳性。
[e] 革兰染色时，溶血孪生球菌容易脱色。它们类似于奈瑟菌，相邻的细胞成对分布。
[f] 有关万古霉素耐药溶血孪生球菌的文献报道。
[g] 溶血孪生球菌和血孪生球菌为LAP阴性，伯氏孪生球菌和麻疹孪生球菌为阳性。
[h] 弱阳性。增大接种量。
[i] 最常分离的片球菌精氨酸脱氨酶呈阳性。
[j] 如果接种过多，该微生物将在45℃下生长。
[k] 含1%马血清或0.1%吐温的HIA（心浸出液琼脂）刺激亲脂性生长。
[l] 由于创伤球菌的亲脂性，除非添加1%马血清或0.1%吐温80，否则在6.5%氯化钠肉汤中培养可能呈阴性结果。
+：90%或以上的菌种或菌株为阳性；+[wk]：菌株或菌种可能为弱阳性；−：90%或以上的菌种或菌株为阴性；α：α溶血；β：β溶血；γ：γ溶血；BE：七叶苷水解试验；c：球菌；cb：球杆菌；ch：链状；cl：簇状；LAP：亮氨酸氨基肽酶；MRS：在Mann乳杆菌肉汤、Rogosa乳杆菌肉汤、Sharp乳杆菌肉汤中产气；NT：无法检测；pr：成对；PYR：吡咯烷基芳酰胺酶；SBA：5%羊血琼脂；tet：四联球菌；thio：巯基乙酸盐肉汤；V：可变异的反应；Van：万古霉素（30 μg）敏感（S）或耐药（R）。

液肉汤。对于血培养阳性、血涂片提示链状革兰阳性球菌而无法在传代培养时生长者，应使用吡哆醛盘再次传代培养，以考虑营养变异、吡哆醛依赖性微生物（如乏养菌和颗粒链菌）引起菌血症的可能。

其他选择培养基可用于从临床样本中分离某些菌种。为了从咽拭子中分离A群链球菌，最常用的培养基是添加SXT的5%羊血琼脂平板，以抑制正常微生物群的生长。将杆菌肽纸片贴在初次接种平板的第一区，有助于鉴别菌种。然而，这种培养基也会抑制C、F和G群β溶血性链球菌的生长。

为了检测妊娠期间B群链球菌在孕妇生殖道的带菌情况，可将阴道或直肠拭子接种到Todd Hewitt肉汤中，如LIM肉汤（详见第7章）。Todd Hewitt肉汤含有抗菌剂（庆大霉素、萘啶酸或CNA），可抑制阴道正常微生物群的生长，允许B群链球菌生长。培养24 h后，可将LIM肉汤转种至5%羊血琼脂平板。LIM肉汤也可转种至市售的显色琼脂，这种显色琼脂是专为检测B群链球菌而设计的，灵敏度接近100%。对于有疑似菌落的平板，可直接进行乳胶凝集确认试验。所有B群链球菌筛查阴性的平板应再延长培养24 h。

传统上，肠球菌、D群链球菌和乳球菌的鉴别应基于微生物在40%胆汁条件下水解七叶苷的能力；其他链球菌在此条件下则无法水解七叶苷。在胆汁七叶苷琼脂平板中的七叶苷原与铁盐反应，在菌落周围形成深棕色沉淀。肠球菌琼脂平板是一种基于七叶苷水解反应的选择性鉴别培养基，通过掺入抑制性的牛胆汁（胆汁盐）来抑制其他革兰阳性菌（D群链球菌除外）的生长，并通过加入叠氮化钠来抑制革兰阴性菌的生长。然而，其他细菌也会偶尔生长并呈现为深棕色沉淀物。胆汁七叶苷琼脂平板和含万古霉素的肠球菌琼脂平板用于初步筛选检测万古霉素耐药的肠球菌。

由于临床分离的肠球菌对万古霉素耐药的发生率增加，出现了很多分离和鉴别这些微生物的方法，包括琼脂法和肉汤法。对于哪种培养基可使微生物取得最佳复苏，目前尚无定论；然而，使用BHI脑-心浸出液肉汤、叠氮化物（胆汁七叶苷）和添加了万古霉素的肠球菌肉汤进行选择性富集，可在转种至常规培养基或选择性培养基（如巧克力琼脂）之前提高微生物的回收率。很多市售的显色琼脂可用于检测万古霉素耐药的肠球菌。不同培养基含有不同浓度的万古霉素，可用于鉴别两种最常见的肠球菌分离株，即屎肠球菌和粪肠球菌。

培育条件和时间

本章中涉及的大多数生物都是兼性厌氧菌，有些更喜欢富含二氧化碳的环境。实验室通常在5%～10%的二氧化碳环境中培养血琼脂平板或巧克力琼脂平板，这是培养肺炎链球菌的最佳环境，本章所涉及的其他属在该环境中都可生长。对于某些微生物如化脓性链球菌，厌氧环境增强了其β溶血的视觉效果。在接种于血琼脂平板时，应将接种环插入琼脂中几次，进行接种（图14.3A）。菌落将沿着琼脂的整个深度生长，产生琼脂表面下的氧敏感溶血素（即链球菌溶血素O）（图14.3B）。大多数微生物将在接种后48 h内在琼脂上生长。

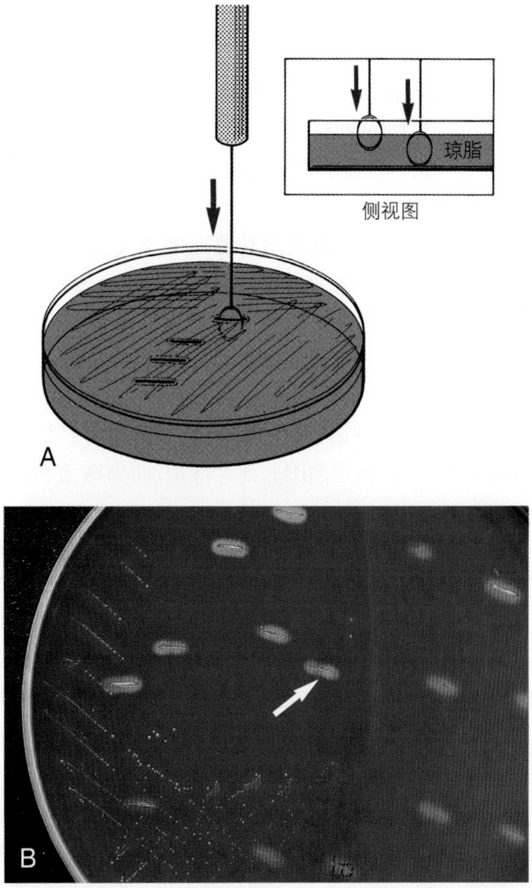

图14.3 在血琼脂平板上划线后，将接种环垂直插入琼脂的图示。（A）使表面下的菌落呈现出由链球菌溶血素O引起的溶血。（B）羊血琼脂平板显示垂直接种点周围β溶血增强。

菌落外观

表14.2～表14.5显示可通过在5%羊血琼脂平板上是否溶血及其他特征来区分各菌种。β溶血性链球菌可能有一种独特的奶油气味。草绿色链球菌有奶油糖果的气味，尤其是在巧克力琼脂平板上。

鉴定方法

没有一种市售的鉴定系统能够准确鉴定草绿色链球菌、肠球菌中所有的种或不常见的属。聚合酶链反应（polymerase chain reaction，PCR）是一种快速、可靠、重复性好的技术，可用于鉴定链球菌属和肠球菌属。根据不同的菌群及其靶基因可进行不同的PCR。

基质辅助激光解吸电离飞行时间质谱

基质辅助激光解吸电离飞行时间质谱（matrix-assisted laser desorption ionization time-of-flight mass spectrometry，MALDI-TOF MS）已被开发用于链球菌和常见肠球菌的菌种鉴定。然而，这一技术也存在局限性。例如，停乳链球菌亚种水平的鉴定往往并不可靠。另一个局限性是MALDI-TOF MS有时难以区分肺炎链球菌和缓症链球菌群的成员（缓症链球菌与口腔链球菌）。使用P纸片进行奥普托欣敏感试验或胆汁溶解试验将有助于区分这些细菌。对缓症链球菌群和牛链球菌群内菌种的鉴定也不可靠。MALDI-TOF MS技术受限于其数据库的大小。然而，通过该技术已成功鉴定了几种罕见的微生物，包括气球菌、乳球菌、明串珠菌、魏斯菌和片球菌。值得注意的是，由于革兰阳性菌细胞壁中的肽聚糖层较厚，在鉴定前增加提取步骤可优化革兰阳性菌的鉴定结果。

关于特定微生物的解释

表14.2～表14.5显示过氧化氢酶阴性革兰阳性球菌之间有帮助的鉴别特征。

细胞排列方式和溶血类型是鉴定的重要考虑因素。如果不确定是否存在溶血，则应使用接种环将菌落移到一边，将平板置于光源前检查原始菌落正下方的培养基是否存在溶血。

万古霉素敏感性筛选试验通常有助于区分多种α溶血球菌。所有链球菌、气球菌、孪生球菌、乳球菌和大多数肠球菌对万古霉素敏感（任何抑菌圈），而片球菌、明串珠菌和许多乳酸杆菌通常对万古霉素耐药（生长至纸片）。

明串珠菌利用MRS肉汤中的葡萄糖产生气体，使其区别于除乳酸杆菌以外的所有其他属；然而，与明串珠菌不同，当从巯基乙酸盐肉汤中分离后进行革兰染色时，乳酸杆菌呈现细长杆菌。多种微生物（如明串珠菌、片球菌、乳球菌、创伤球菌、球链菌、四联球菌和绿色气球菌）都可在BE琼脂和6.5%盐肉汤中生长；因此，这两项检测不再单独用于肠球菌的鉴定。

根据细胞壁糖类结构而进行划分的血清学分类（Lancefield分类）可用于鉴定β溶血性链球菌的种类。Lancefield分类的糖类乳胶凝集试验可作为商业试剂盒而购得。血清学检测的优点是快速、确证，并容易在一个或两个菌落上进行。然而，它们比生化筛选试验更昂贵。

PYR和马尿酸试验或Christie-Atkins-Munch-Petersen（CAMP）试验可分别用于鉴定A群和B群链球菌；然而，对于化脓性链球菌，不再推荐使用0.04 U杆菌肽纸片，因为C群和G群链球菌也对该试剂敏感。化脓性链球菌是唯一一种与人类感染相关PYR反应阳性的β溶血性链球菌。如在胆汁七叶苷琼脂平板上菌落周围有棕色光晕，且PYR反应阳性，通常提示为肠球菌属。

无乳链球菌能够水解马尿酸，且在CAMP试验中呈阳性。CAMP试验可检测一种可播散的细胞外蛋白质，该蛋白质可增强金黄色葡萄球菌对绵羊红细胞的溶血作用。可通过无乳链球菌和金黄色葡萄球菌接种划线交叉处的形似箭头的溶血来识别试验阳性与否（图14.4）。偶尔，也可能会遇到无乳链球菌的非溶血株。可通过血清凝集法完成此类非溶血株的鉴定。肠球菌也可在马尿酸水解试验中呈阳性。

表14.2显示了临床相关的各β溶血性链球菌的区别。产生微小β溶血环的链球菌可能都属于咽峡炎链球菌组；V-P试验阳性、PYR试验阴性的β溶血性链球菌分离株也可被确认为咽峡炎链球菌组。

疑为肺炎链球菌的菌落（较小、灰色、湿润、α溶血；中心可能凹陷）必须进行胆汁溶解试验或奥普托欣敏感试验。胆汁溶解试验是确证试验，基于胆汁酸盐诱导肺炎链球菌溶解的能力。假肺炎链球菌和其他α溶血性链球菌通常在胆汁溶解试验中是无法溶解的。在奥普托欣敏感试验中，将浸有奥普托欣的滤纸片（P纸片）放置在事先划种好微生物的血琼脂平板上。平板在35℃下培养18～24 h，并检查抑菌圈。肺炎链球菌可产生抑菌圈，而草绿色链球菌则生长至纸片，因此前者具有耐药性。偶尔遇见的口腔链球菌、缓症链球菌和假性肺炎链球菌都对奥普托欣敏感。奥普托欣敏感试验应在5%二氧化碳条件下培育，所有试验结果应通过胆汁溶解试验进行确认。

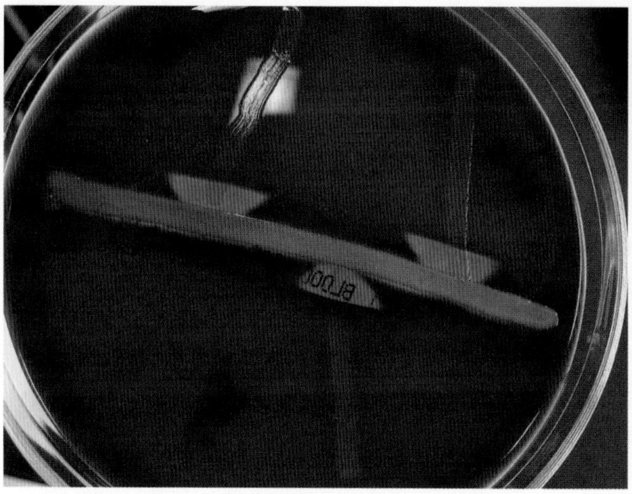

图14.4　Christie、Atkins、Munch-Petersen反应阳性，正如箭头尖端处的溶血扩大区所示；无乳链球菌与金葡菌划线相交

对于α溶血性链球菌分离株，一旦排除肺炎链球菌的可能性，就必须考虑草绿色链球菌和肠球菌。需要记住的是，气球菌、乏养菌、颗粒链菌、多洛球菌、狡诈颗粒菌、懒惰菌属、费克蓝姆菌、孪生球菌、圆短链球菌、创伤球菌、乳球菌、明串珠菌和片球菌都可能表现类似于草绿色链球菌。此外，片球菌易与肠球菌混淆，因为它是胆汁七叶苷阳性的，并与D群抗血清发生交叉反应。可使用溴甲酚紫指示剂在心浸出液肉汤中进行糖发酵试验以助鉴别。虽然α溶血性链球菌在属内并不经常被进一步细分，但在某些情况下（如心内膜炎，多瓶血培养中获得的分离株）需要细分到种。对于牛链球菌群的血培养分离株尤其如此，这些分离株与胃肠道恶性肿瘤有关，可能是胃肠道恶性肿瘤的早期指标。牛链球菌群中的微生物具有D群抗原，可使用商品化血清分型试剂盒检测到该抗原。然而，这并不是确证试验，因为其他微生物（如明串珠菌）也可能产生阳性结果。

除了不常从人类分离出的物种（鼓泡肠球菌、狗肠肠球菌、盲肠肠球菌、哥伦比亚肠球菌、戴维斯肠球菌、莫拉维亚肠球菌、亮黄肠球菌、解糖肠球菌、白蚁肠球菌和维吉肠球菌）外，所有的肠球菌都能水解PYR，并具有D群抗原。鉴定出肠球菌分离株的具体菌种对于了解肠球菌属内不同分离株之间耐药性的流行病学研究及肠球菌感染患者的管理非常重要。大多数临床实验室通过PYR阳性、LAP（水解亮氨酸-β-萘酰胺）阳性、能在6.5%氯化钠中生长来推定该分离株为肠球菌属。然而，尿链球菌和肠球菌的常见分离株在上述试验中表现出相同的反应，两者只是在10℃环境下生长能力不同（尿链球菌在10℃环境下无法生长）。表

14.3包括了可用于区分从人类感染中分离的肠球菌种类的生化反应。

血清学诊断

化脓性链球菌引发疾病的患者会针对各种抗原产生抗体。最常见的是抗链球菌溶血素O（ASO）、抗DNA酶B、抗链球菌激酶和抗透明质酸酶。咽炎之后似乎会出现针对所有抗原的抗体滴度升高，而脓皮病（皮肤感染）患者，仅有抗DNA酶B显著升高。对于未培养出链球菌但有风湿热或急性肾小球肾炎后遗症的患者，血清诊断试验最有助于证明先前的链球菌感染。感染后长达2个月的血清都显示抗体滴度增加。与其他血清学检测一样，随着时间的推移，抗体滴度的增加对于诊断前期链球菌感染最为有用。由于停乳链球菌马样亚种分离株也可在上呼吸道感染后产生链球菌溶血素O，因此ASO滴度升高并非仅见于化脓性链球菌感染（非特异性）。

目前还没有商品化检测系统可用于检测与肠球菌感染相关的抗体。

抗菌药物敏感性试验和治疗

对于化脓性链球菌，青霉素是首选药物；然而，由于青霉素结合蛋白的突变，一些无乳链球菌对青霉素的敏感性降低。大环内酯类药物和克林霉素可用于对青霉素过敏的患者。然而，如果考虑使用大环内酯类药物，如红霉素，则需要进行药物敏感性试验，以检测其中一些菌株中已出现的耐药性。这些链球菌株对红霉素的敏感和耐药模式可预测其对阿奇霉素、克拉霉素和地红霉素的敏感性。

肺炎链球菌和草绿色链球菌出现对多种不同抗菌药物耐药，决定了临床相关分离株是否应进行体外药物敏感性试验。在进行试验时，针对β内酰胺类药物，最好采用最低抑菌浓度（minimum inhibitory concentration, MIC）法。耐药水平（即MIC，单位为μg/mL）可提供有关患者治疗的重要信息，尤其对于肺炎链球菌脑膜炎病例，其菌株MIC轻微增加就可以对青霉素和头孢菌素的临床疗效产生重大影响。肺炎链球菌或草绿色链球菌对万古霉素的耐药尚未见报道。

对红霉素耐药、对克林霉素敏感或中介的肺炎链球菌或其他β溶血性链球菌，应检测其是否存在诱导型克林霉素耐药，正如第13章中涉及葡萄球菌时所述。可使用Mueller Hinton琼脂平板或含5%羊血的胰蛋白酶大豆琼脂平板进行纸片扩散法药物敏感性检测。将一片含14 μg红霉素的纸片和一片含2 μg克林霉素的纸片间隔12 mm放置。如果存在诱导型克林霉素耐药，则靠近红霉素纸片一侧的克林霉素纸片抑菌圈将出现截平现象，整个抑菌圈呈字母“D”形（故也称为D试验）。或者，可将1 μg/mL红霉素和0.5 μg/mL克林霉素加入含有裂解马血（2.5%～5%）的Mueller Hinton肉汤微量稀释液。任何可见的生长都表明存在诱导型克林霉素耐药。如今，自动分析仪将抗生素和联合试验包括在检测试剂盒中，已经取代了D试验。链球菌对氟喹诺酮的耐药性也日益受到关注。

肠球菌对多种抗菌药物天然耐药，并且它们通常对任何单一药物（如氨苄西林或万古霉素）的杀灭具有耐药性，这些药物对大多数其他革兰阳性球菌具有杀菌作用。有效的杀菌活性只能通过细胞壁活性抗菌药物（如氨苄西林或万古霉素）和氨基糖苷类（如庆大霉素或链霉素）的联合来实现。对于全身感染的临床分离株进行体外药物敏感性试验，对确定哪些药物仍能有效治疗至关重要。从长期暴露于万古霉素的感染人群中分离出的肠球菌，在没有抗生素的条件下不能生长。这些微生物现在被认为是万古霉素依赖性肠球菌（vancomycin-dependent enterococci, VDE）的一种不寻常的表型，需要产生D-丙氨酰-D-丙氨酸来合成细胞壁。

对于无并发症的尿路感染，通常不需要杀菌活性抗生素来取得临床疗效，因此单一的抗菌药物如氨苄西林、呋喃妥因或喹诺酮类通常就足够了。

所有革兰阳性细菌均对多黏菌素B/黏菌素、萘啶酸和氨曲南表现出固有耐药。此外，有几种肠球菌对其他一些抗生素具有天然耐药性。因此在出具药敏报告时需仔细考虑。头孢菌素、氨基糖苷类药物（高水平耐药筛查除外）、克林霉素和甲氧苄啶磺胺甲噁唑的实验室体外药物敏感性试验也许有效，但它们在临床上无效，不应被报告为敏感药物。

预防

美国常使用一种单剂、23价疫苗（Pneumovax, Merck & Co., Inc., West Point, PA）来预防肺炎链球菌最常见血清型的感染。美国CDC建议为婴幼儿、所有65岁以下成年人和6岁及以上具有危险因素的人群接种肺炎球菌联合疫苗（PCV13）。肺炎链球菌多糖疫苗（PPSV23）推荐用于所有65岁及以上的成年人和镰状细胞贫血、糖尿病、耳蜗植入、脾脏损伤、脑脊液漏、免疫功能不全、慢性心功能衰竭或慢性肺病的2岁及以上儿童。这种疫苗对2岁以下的儿童无效。该疫苗囊括了6岁以下儿童肺炎链球菌菌血症、脑膜炎和中耳炎病例中的大多数血清型。

案例学习14.1

一位患有动脉粥样硬化的76岁男子，先前因腹主动脉瘤和肾周主动脉切除而入院。在接下来的1年里，他多次因术后伤口感染及伴随的菌血症而入院，感染的病原体先后为铜绿假单胞菌、耐万古霉素屎肠球菌和光滑念珠菌。在他最后一次入院时，血培养呈阳性，血涂片中可见大量成对和链状分布的革兰阳性球菌，但血培养瓶转种培养，在需氧、增加二氧化碳的条件下，血琼脂或巧克力琼脂平板上均无生长，在厌氧条件下的布鲁菌琼脂平板上也无生长。

问题：

1. 该致病微生物是什么？应该使用何种培养基来培养？
2. 为了感控需要，对特定住院患者进行耐万古霉素肠球菌的筛查非常重要。具有较高成本效益的筛查方法有哪些？
3. 许多革兰阳性球菌为过氧化氢酶阴性，但其中只有少数对万古霉素耐药。指出这些菌属有哪些，并说明如何将其与耐万古霉素肠球菌鉴别。

案例学习14.2

一名75岁男子与妻子住在家中，除了高血压和轻度2型糖尿病外，身体状况相对良好。通过药物治疗和生活方式调整，该男子能够较好地控制上述两种疾病。他从不吸烟，但他的妻子有35年吸烟史。她大约20年前辞职了。她总是在家里和车里吸烟，吸烟时往往其他家庭成员也在场，包括她的丈夫。

该男子因疲劳、畏寒、纳差3 d就诊。除轻度呼吸困难和体温达101℉(38℃)的发热以外，他没有急性呼吸道症状。数年来，他几乎每天早晨都会咳出黄色痰(图14.5)。他把这归因于“年纪大了”，从未与医生讨论过这一病情。

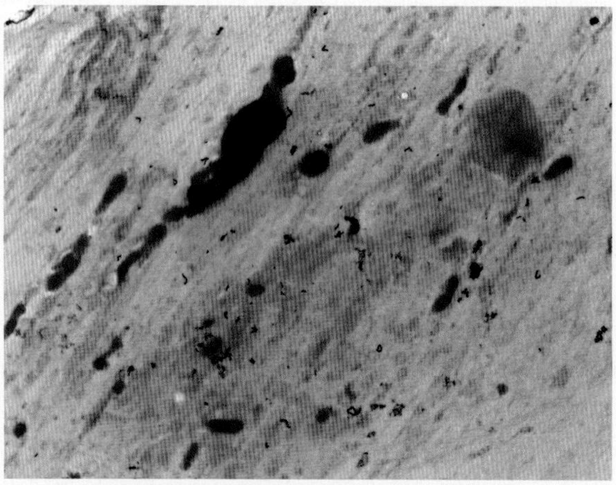

图14.5 患者痰液的革兰染色。

实验室检查结果：患者的血白细胞计数高达1.6×10^9/L，每高倍镜视野超过10个条带。

化学成分	患者化验结果	参考值范围
钠	146	136～145 mEq/L
钾	3.9	3.6～5.0 mEq/L
氯	111	101～111 mEq/L
HCO_3^-	27	24～34 mEq/L
葡萄糖	120	80～120 mg/dL
总胆红素	1.0	0.2～1.2 mg/dL
AST	28	5～40 IU/L
ALP	56	30～147 IU/L
总蛋白	7.1	6.0～8.4 g/dL
BUN	91.2	7～24 mg/dL
肌酐	2.4	0.5～1.2 mg/dL

BUN/肌酐＝38。

动脉血气分析	患者化验结果	参考值范围
P_{CO_2}	47	35～45 mmHg
P_{O_2}	75	83～108 mmHg
HCO_3^-	29	22～28 mEq/L
pH	7.34	7.35～7.45
Sa_{O_2}	88	95%～98%

ALP：碱性磷酸酶；AST：天冬氨酸转氨酶；BUN：血尿素氮；P_{CO_2}：二氧化碳分压；P_{O_2}：氧分压；Sa_{O_2}：血氧饱和度。

问题：

1. 该患者的哪些高危因素与其细菌感染的易感性相关？
2. 查看所提供的实验室检查结果。指出异常的结果，并为后续推荐的实验室检查和鉴别诊断提供解释。
3. 查看患者痰液的革兰染色。染色结果与患者病情一致吗？如果一致，还建议进行哪些其他检查？

复习题

1. 坏死性筋膜炎是严重的感染，与以下哪种微生物有关(　　)
   a. 无乳链球菌　b. 缓症链球菌　c. 化脓性链球菌　d. 表皮葡萄球菌
2. 风湿热是链球菌感染后的后遗症，最常见与什么相关(　　)
   a. 与B群链球菌相关的产后感染　b. 与A群链球菌相关的皮肤感染及脓皮病　c. 与A群链球菌相关的咽炎　d. 与肺炎链球菌相关的肺炎
3. 以下哪种微生物呈PYR阳性(　　)
   a. A群链球菌　b. B群链球菌　c. 停乳链球菌马样亚种　d. 肠球菌属　e. 仅a和d　f. a、c和d
4. 当在5%羊血琼脂平板上对咽喉培养物进行划线接种时，刺穿琼脂平板可增强以下哪一项的检测(　　)
   a. 胆汁溶解度　b. 七叶苷水解试验　c. DNA酶活性　d. 链球菌溶血素O　e. 链球菌溶血素S
5. 在金黄色葡萄球菌β溶血素存在的情况下，以下哪种微生物产生CAMP因子促进β溶血(　　)
   a. A群链球菌　b. B群链球菌　c. C群链球菌　d. D群链球菌
6. 奥普托欣敏感试验被用于鉴别(　　)
   a. 肺炎链球菌与其他α溶血链球菌　b. 化脓性链球菌与肺炎链球菌　c. 无乳链球菌与化脓性链球菌　d. 肠球菌与无法分组的D群肠球菌
7. 一名20岁女性的尿液样本24 h培养显示为灰白色、β溶血、过氧化氢酶阴性的菌落。微生物学家的下一步计划是(　　)
   a. 报告为化脓性链球菌　b. 报告为金黄色葡萄球菌

c. 进行PYR检测　d. 进行CAMP检测及马尿酸水解试验

8. 以下哪种微生物是能够水解七叶苷，并且可导致严重医院感染的病原体（　　）

a. 马肠链球菌　b. 缓症链球菌　c. 粪肠球菌　d. 肺炎链球菌

9. 以下哪种细菌会导致1～5日龄的婴儿发生新生儿败血症（　　）

a. 化脓性链球菌　b. 无乳链球菌　c. 肠球菌属　d. 草绿色链球菌

10. 接种在5%羊血琼脂上的痰样本显示出非常具有黏性的α溶血灰色菌落。接下来应进行什么测试（　　）

a. PYR　b. 奥普托欣敏感试验　c. 杆菌肽敏感试验　d. CAMP

11. 对于大多数β溶血性链球菌的抗生素选择是什么（　　）

a. 青霉素　b. 四环素　c. 杆菌肽　d. 万古霉素

12. 是非题

______ 肾小球肾炎是一种链球菌感染后的后遗症，常继发于化脓性链球菌性咽炎。

______ 只能从血培养中分离出气球菌。

______ 部分菌属对胆汁七叶苷呈阳性反应，并都能在6.5%氯化钠存在的条件下生长；因此，这两项检测不再能被用于鉴别肠球菌。

______ 孪生球菌是革兰阳性球菌，可能成对或成簇出现，但在革兰染色时主要呈链状。

______ 片球菌的菌落形态类似于草绿色链球菌，有α溶血性或γ溶血性。

13. 配对题：将每个术语与正确的描述配对

______ M蛋白	______ 分泌性IgA蛋白酶
______ 脓疱病	______ 链球菌溶血素S
______ 链球菌溶血素O	______ 链激酶
______ 猩红热	______ 肾小球肾炎
______ 链球菌致热外毒素	______ 溶血素
______ 草绿色链球菌	______ 假肺炎链球菌

a. 中毒性休克综合征　b. 血流感染播散　c. 抗DNA酶阳性，抗链球菌溶血素O阴性　d. 肺炎链球菌浸润　e. 降解黏膜抗体　f. 胆汁溶解性阴性　g. 对心脏组织的交叉反应抗体　h. 氧不稳定性　i. 毒力低，与龋齿相关　j. 氧稳定性　k. 咽炎　l. 皮肤水疱

参考答案

案例学习14.1

1. 该患者反复接受类肠球菌的抗菌治疗，该菌表现出万古霉素耐药性。这可能是由于大量接触万古霉素导致肠球菌成为万古霉素依赖的肠球菌，简称VDE。VDE在其生长过程中需要D-丙氨酰-D-丙氨酸来合成细胞壁。万古霉素耐药的机制之一是改变细胞壁成分，使微生物能够生长。为了分离它，要将万古霉素纸片放置于血平板第1区后再使用血培养瓶接种。

2. 万古霉素的某些耐药机制无法通过纸片扩散法检测到，因此建议使用基于琼脂的筛选方法。可以使用6 μg/mL的脑-心浸出液琼脂平板。将1～10 mL 0.5麦氏浊度标准的悬浮液接种并培养24 h。超过1个菌落生长被认为是耐药。或者也可以使用添加了6 mg/mL万古霉素的肠球菌琼脂平板来筛选VRE。任何数量的生长都被认为是耐药。

另外，也可使用分子方法来检测万古霉素耐药。但迄今为止，在临床分离株中已鉴定出大约9种不同的表型，因此，分子方法通常不用于筛选。该方法也无法识别少见的表型，如VDE。

3. 除肠球菌外，有3个属被认为对万古霉素天然耐药。明串珠菌是呈链状分布的革兰阳性球菌；它是PYR可变的，并通过其在MRS肉汤中的特征性产气表现进行鉴定（鉴定方法详见操作程序12.28）。片球菌是呈簇状或四分体状分布的革兰阳性球菌；它是PYR阴性的，在MRS肉汤中不产生气体。虽然混淆魏斯菌也对万古霉素具有耐药性，并在MRS肉汤中产生气体，但它通常呈杆状，显示其杆状形态的最佳方法是用肉汤中的生长菌株进行革兰染色。此外，混淆魏斯菌为精氨酸脱羧酶阳性，这一点与明串珠菌及片球菌不同。

案例学习14.2

1. 该男子已年逾七十，患有糖尿病，这导致了一系列与代谢、免疫抑制相关的健康问题。由于长期接触二手烟（35年），他具有患慢性肺部疾病的风险。

2. 该患者的血钠浓度轻度升高，血尿素氮（BUN）与肌酐的比值增加，因此他很可能有轻度脱水。结合血白细胞计数和动脉血气分析结果，他可能因长期接触二手烟和潜在的细菌性肺炎而导致呼吸系统疾病。应收集患者的痰液并进行微生物培养，同时完成胸部X线检查，以确定肺部病变的浸润情况。

3. 患者痰液革兰染色结果无明显异常，表明其呼吸道微生物菌群正常。患者可能无法从肺部排出足量的痰液以分离出潜在的病原体。患者数年来每天咳深色痰的病史可能会阻碍他从下肺深部咳出痰液，从而掩盖感染的真相。应完成血培养以寻找是否存在系统性疾病。取得血培养并培养48 h后，发现菌落为柳叶刀形的革兰阳性球菌，即为肺炎链球菌。患者被诊断为肺炎链球菌肺炎并接受了抗感染治疗。

复习题

1. c；2. c；3. e；4. d；5. b；6. a；7. d；8. c；9. b；10. b；11. a；12. ×，×，√，√，√；13. g，e，l，j，h，b，k，c，a，d，i，f

第4篇 · 无分枝、过氧化氢酶阳性、革兰阳性杆菌
NON-BRANCHING, CATALASE-POSITIVE, GRAM-POSITIVE BACILLI

第15章 · 芽孢杆菌和类似微生物
Bacillus and Similar Organisms

王苏珍 · 译　周昭彦 · 审校

本章目标

1. 描述炭疽芽孢杆菌的一般特征，包括菌落形态和革兰染色形态。
2. 说明这些微生物在自然环境中的分布，并列出它们与人类感染相关的传播方式。
3. 描述炭疽芽孢杆菌感染的四种形式，包括传染源、传播途径、体征和症状。
4. 总结与蜡样芽孢杆菌群相关的感染类型。
5. 概述用于区分炭疽芽孢杆菌与其他芽孢杆菌的实验室检查。
6. 阐述了用于区分芽孢杆菌的培养基，包括化学原理和结果解释。
7. 描述炭疽芽孢杆菌分子鉴定的常规技术（检测方法和目标序列）和难点。
8. 概述了芽孢杆菌属、短芽孢杆菌属和类芽孢杆菌属的种间鉴别方法。
9. 指出治疗炭疽芽孢杆菌和其他芽孢杆菌感染的合适的治疗方案。

本章相关的属和种

蜡样芽孢杆菌群
- 炭疽芽孢杆菌
- 蜡样芽孢杆菌（模式种）
- 苏云金芽孢杆菌
- 蕈状芽孢杆菌
- 假蕈状芽孢杆菌
- 巨大芽孢杆菌
- 产细胞毒素芽孢杆菌
- 东津芽孢杆菌
- 唯森芽孢杆菌

环状芽孢杆菌群
- 环状芽孢杆菌（模式种）
- 坚强芽孢杆菌
- 凝结芽孢杆菌

枯草芽孢杆菌群
- 地衣芽孢杆菌
- 解淀粉芽孢杆菌
- 枯草芽孢杆菌（模式种）
- 短芽孢杆菌

其他相关微生物
- 短芽孢杆菌属
- 赖氨酸芽孢杆菌属
- 类芽孢杆菌属

概述

芽孢杆菌以前是按表型分类的。随着全基因组测序技术的发展，研究者对芽孢杆菌进行了更严格的评估。因为存在毒力基因或其他辅助基因的移动基因元件，如质粒，导致某些芽孢杆菌的系统分类不一致。芽孢杆菌属和相关的短芽孢杆菌属、赖氨酸芽孢杆菌属和类芽孢杆菌属是需氧或兼性厌氧、常温生长良好、革兰染色阳性，可形成芽孢的杆菌，但环境中存在上述细菌某些种是不产芽孢的。芽孢杆菌仍然是这类复合群中最大的属，包含100多种细菌，在陆地和水生栖息地环境中普遍存在。该菌属中大多数需氧、可形成芽孢的种是非致病性的，在微生物学相关的诊断时经常遇到。然而，只有大约5%的分离株具有临床意义，被认为是条件致病菌。

炭疽芽孢杆菌

临床微生物学家是识别生物恐怖事件的前哨，特别是涉及微生物，如炭疽芽孢杆菌。尽管这种微生物很少被发现，但前哨实验室的操作规程要求，在报告血液、脑脊液（cerebrospinal fluid, CSF）或伤口培养物中分离出大量革兰阳性需氧菌前，必须排除炭疽的可能性。炭疽芽孢杆菌和该属中其他种能够在母细胞形成芽孢，或称为**内孢子**。内孢子在环境压力条件下产生，如营养缺乏、极端温度、脱水或干燥。内孢子能够在恶劣的环境条件下生存，也能抵抗辐射和消毒剂的作用。内孢子的抗逆性为生物体在环境中的传播和生存提供了一种途径。

尽管芽孢杆菌在环境中广泛出现，但在欧洲和北美洲，人类感染炭疽的病例很少见。如果在5%羊血琼脂上观察到典型的“彗星尾状”或“美杜莎头形态”或毛玻璃边缘的不溶血

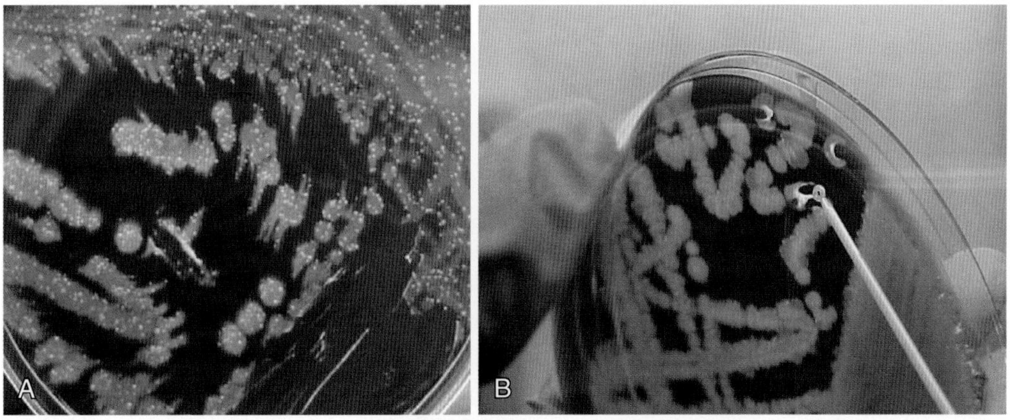

图15.1 在羊血琼脂上的炭疽芽孢杆菌菌落呈现"彗星尾状"或"美杜莎头形态"。(来源:Courtesy Robert Paolucci, National Naval Medical Center, Bethesda, MD.)

菌落,应怀疑是否为炭疽芽孢杆菌(图15.1)。Red Line Alert检测(Tetracore, Inc., Rockville, MD)是一种快速检测方法,是一种美国食品药品管理局(Food and Drug Administration, FDA)批准的免疫层析检测,可在15 min内检测血琼脂上的菌落并推断是否为炭疽芽孢杆菌(图15.2)。此试验为推定试验,不应单独用于炭疽诊断。前哨实验室用于排查非溶血性、无动力的芽孢杆菌是否为炭疽芽孢杆菌潜在分离物的方案正在不断更新,可从美国微生物学会(American Society for Microbiology, ASCM)获得(https://asm.org/index.php/policy/sentinel-level-clinical-microbiology-guidelines.html.)。

流行病学

炭疽芽孢杆菌仍然是临床微生物实验室认识最广的芽孢杆菌。炭疽是一种主要在野生动物和家畜中发生的疾病,包括绵羊、山羊、马和牛。由于兽医业的发展和人用疫苗的研制,以及处理和进口动物产品的工业应用的改进,动物和人感染病例在减少。

这种生物通常存在土壤中,主要引起食草动物的疾病。人类在接触受污染的动物产品(如兽皮)时,可通过创伤性进入、注射、摄入或吸入等方式接种芽孢而获得感染(表15.1)。尽管人际传播比较罕见,但已报告母婴、兄弟姐妹之间传播的案例,以及由1例脐部感染患者引起的院内传播。炭疽芽孢杆菌产生芽孢,可有效地用作生化战争的武器(第79章提供了更多信息)。

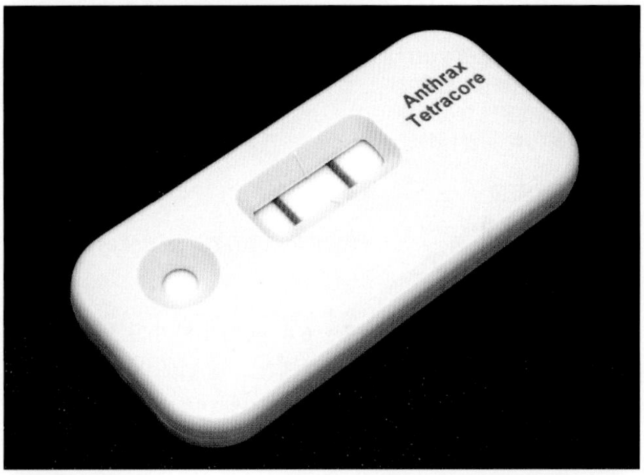

图15.2 Red Line Alert检测:如果培养分离物是炭疽芽孢杆菌,检测板上就会出现红线(来源:Courtesy Tetracore, Inc., Rockville, MD.)

致病机制和疾病谱

炭疽芽孢杆菌是芽孢杆菌中毒性最强的种类,是炭疽的病原体。四种疾病类型包括皮肤炭疽、胃肠道炭疽(摄入)、吸入性炭疽(或称羊毛工病),以及注射型炭疽(表15.2)。**皮肤炭疽**是人类感染的主要原因,与接触受感染的动物产品有关。感染是由于皮肤裂口密切接触并接种芽孢而引起的。接种

表15.1 流行病学

种	栖息地(贮库)	传播方式
炭疽芽孢杆菌	土壤:感染各种食草动物	直接接触:动物组织或产品,如羊毛或动物毛发(感染生物体) 创伤或昆虫叮咬:芽孢杆菌菌体或孢子 吸入:孢子;羊毛工病 食入:受污染的肉类 注射:受污染的药物
蜡样芽孢杆菌群、蜡样芽孢杆菌模式种、环状芽孢杆菌、坚强芽孢杆菌、地衣芽孢杆菌、枯草芽孢杆菌、其他芽孢杆菌、短芽孢杆菌属和类芽孢杆菌属	其繁殖体和芽孢在自然界中无处不在;可能会在皮肤、胃肠道或呼吸道短暂停留	创伤感染 免疫缺陷患者相关的创伤 主要是摄入受蜡样芽孢杆菌污染的食物(大米)或该微生物生成的毒素
产细胞毒素芽孢杆菌	其繁殖体和芽孢在自然界中无处不在	主要是摄入被这种微生物或其产生的毒素污染的冻干食品

表15.2 致病机制和疾病谱

种	毒力因子	疾病谱和感染谱
炭疽芽孢杆菌	荚膜外毒素(水肿毒素和致死毒素)引起肿胀和组织死亡	炭疽病原体致病有4种形式 皮肤炭疽发生在患者接触芽孢后2～5 d,病情逐渐进展,表现为从红斑丘疹到溃疡,最后形成黑色瘢痕(即焦痂) 肺炭疽,也被称为羊毛工病,在吸入芽孢后,由轻度发热和干咳的不适症状发展为呼吸窘迫,大面积胸部水肿,发绀,甚至死亡 胃肠道炭疽可因摄入芽孢而发生,影响口咽或腹部;大多数患者死于毒血症和严重的脓毒血症 注射型炭疽继发于静脉注射被芽孢污染的毒品;出现软组织感染,皮肤炭疽典型的焦痂表现缺如。可导致休克、昏迷、器官衰竭和坏死性筋膜炎而死亡
蜡样芽孢杆菌	肠毒素和化脓性毒素	可导致两种类型的食物中毒:腹泻型和呕吐型。腹泻型以腹痛和水样腹泻为特征,呕吐型以大量呕吐为表现。蜡样芽孢杆菌模式种是芽孢杆菌中最常见的引起机会性感染的菌株,包括创伤后的眼部感染、心内膜炎和菌血症。其他部位的感染很少见,通常发生在静脉注射毒品滥用者或免疫缺陷患者
环状芽孢杆菌、坚强芽孢杆菌、地衣芽孢杆菌、枯草芽孢杆菌、其他芽孢杆菌短芽孢杆菌属和类芽孢杆菌属	毒力因子未知	某些菌株可引起食物中毒,但并不常见。这些微生物也可能导致机会性感染,类似蜡样芽孢杆菌部分所描述的情况
苏云金芽孢杆菌	Cereulide毒素	可引起食物中毒和其他部位感染,如伤口、烧伤、肺部和眼部感染
产细胞毒素芽孢杆菌	细胞毒素K、肠毒素	严重的食物中毒

后,大多数情况下潜伏期为2～6 d,随后出现小丘疹,并发展成一圈水泡。这些小泡将发展成溃疡。典型的皮肤炭疽溃疡表现为黑色的坏死性病变,称为**焦痂**(图15.3)。焦痂会增厚,周围组织水肿,但皮肤损伤通常是无痛的。患者无发热,且皮肤损伤不会化脓。如果出现上述任何症状,患者可能继发了其他细菌感染。皮肤炭疽感染可用抗生素进行有效治疗。当面部或颈部的皮损形成,并伴随因水肿而导致的气道阻塞,或发展为全身性疾病后时,可能会发生死亡。未经治疗的皮肤炭疽的病死率很低,约为1%。

胃肠道炭疽(摄入型)由食入内孢子导致,表现为两种类型:第一种为口咽部炭疽,病变出现在口腔前庭或舌头、扁桃体、或咽部黏膜;第二种是胃肠部位炭疽,病变通常发生在回肠末端或盲肠黏膜。口咽部炭疽症状可有咽喉痛、淋巴结肿大、咽喉(颈部)和胸部水肿。胃肠部位炭疽的最初症状不典型,可逐步进展为腹痛、恶心、呕吐、厌食、发热、腹泻带血和呕血(吐血)。胃肠道炭疽的死亡率远高于皮肤炭疽,并伴有毒血症和败血症。这可能与疾病治疗延迟有关:该疾病症状不典型,患者未能找到合适的治疗。

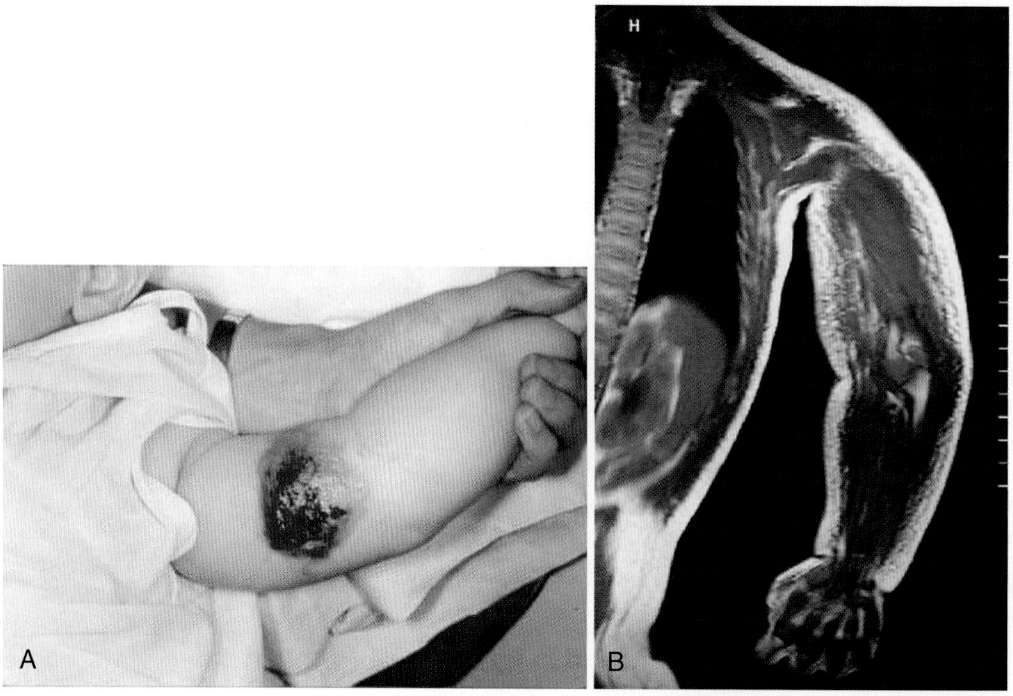

图15.3 一位7月龄儿童的皮肤炭疽焦痂。

吸入性炭疽，以前称为肺炭疽，是吸入内孢子的结果。随后，内孢子被肺部的吞噬细胞吞噬并运输到淋巴结，导致发展成系统性感染。该疾病初期表现为流感样症状，包括发热、寒战、疲劳、干咳和恶心、呕吐，然后发展为呼吸窘迫、水肿、发绀、休克甚至死亡。患者通常表现为胸部X线异常，包括胸腔积液、浸润和纵隔增厚。**羊毛工病、拾荒者病**是指在处理动物皮革、毛发、纤维和其他动物产品过程中接触内孢子导致的呼吸道炭疽感染。

注射型炭疽与注射被污染的毒品有关，通常是滥用海洛因导致的。动物皮革经常被用来运输违禁品，如非法毒品，以逃避海关的检查。虽然注射型炭疽是一种皮肤感染，但其症状与皮肤感染明显不同。注射部位周围的皮肤可能出现淤青，但没有特征性的病变或焦痂。典型表现为严重的软组织感染，导致迅速的全身性传播和感染性休克。

虽然明确诊断后，炭疽是一种可医治的疾病，但是并发症仍可能发生。患者在暴露于病原体后的6 d内，即可发展为脑膜炎。但是治愈后会让患者产生长期免疫力，避免后续再次感染。

炭疽芽孢杆菌的毒力来源于其产生的两种由质粒携带的炭疽毒素，称为**致死毒素（lethal toxin, LT）**和**水肿毒素（edema toxin, ET）**。每一种毒素由两种蛋白质组成：**保护性抗原（protective antigen, PA）**和功能酶，以及**致死毒素酶解因子（lethal factor, LF）**和**水肿毒素酶解因子（edema factor, EF）**。PA可促进其他蛋白质转运进入细胞，ET导致水肿，而LT是导致死亡的主要原因。丢失毒素编码质粒的炭疽芽孢杆菌可出现致病力的减弱或减少。另外，获得毒力质粒也能增强其他芽孢杆菌的致病力。

蜡样芽孢杆菌群（炭疽芽孢杆菌除外）

蜡样芽孢杆菌，以前是一种与临床相关的单独的种，现在由一组分类为不同种的微生物组成。这些物种包括：形成结晶的苏云金芽孢杆菌、耐寒芽孢杆菌（维森芽孢杆菌）、耐热芽孢杆菌（产细胞毒素芽孢杆菌）、益生菌株（东洋芽孢杆菌）、形态变异的芽孢杆菌变种（蕈状芽孢杆菌、假蕈状芽孢杆菌）。炭疽芽孢杆菌实际上也属于在蜡样芽孢杆菌群，但出于医学相关原因，在本章中单独对其描述。

流行病学

蜡样芽孢杆菌群存在于土壤中，并广泛分布于自然界。这些微生物被认为是机会致病菌，通常与食源性疾病有关。

致病机制和疾病谱

蜡样芽孢杆菌通常引起有癌症或糖尿病等衰竭性疾病的免疫缺陷患者的感染。这些微生物可能导致局部皮肤感染或全身性疾病（如菌血症、心内膜炎和败血症）。可发生感染的其他部位包括尿路或呼吸道。医源性感染也有发生，与受污染的材料（如隔离衣、手套、亚麻布和敷料）及医疗设备（包括导管、呼吸机和支气管镜设备）有关。如先前对炭疽芽孢杆菌的介绍，蜡样芽孢杆菌群的感染也与受污染的毒品有关。

蜡样芽孢杆菌群引起的“食物中毒”与多种摄入的食物有关，包括肉类、蔬菜、甜点、酱汁和牛奶。进食米饭的发病率较高。摄入后，患者会出现以下两种症状之一：8～16 h内出现腹痛、腹泻，或1～5 h内出现恶心、呕吐（呕吐型食物中毒）。蜡样芽孢杆菌产生的与腹泻症状有关的几种毒素，包括溶血素BL（hemolysin BL, HBL）、非溶血性肠毒素（nonhemolytic enterotoxin, Nhe）和细胞毒素K（CytK，也称为溶血素Ⅳ）。这三种毒素被认为具有协同作用，而Nhe是导致腹泻症状的主要原因。呕吐型的疾病与食物中产生了热稳定、可水解蛋白、耐酸的毒素Cereulide有关。Cereulide毒素由质粒携带的基因簇编码产生，在蜡样芽孢杆菌亚群和苏云金芽孢杆菌中检出。

除了引起食物中毒外，蜡样芽孢杆菌还是一种重要的眼部病原体，可引起进行性眼内炎。在患者眼部检出蜡样芽孢杆菌可造成永久性损伤，应立即报告给初级保健提供者。

苏云金芽孢杆菌

苏云金芽孢杆菌也能产生肠毒素Cereulide。此外，苏云金芽孢杆菌毒素已商品化生产，用于遏制造成农业危害的昆虫，如蛾子、甲虫、苍蝇和寄生虫（线虫）。职业性接触含有该微生物的杀虫剂和农药的工作人员，能在粪便中检出苏云金芽孢杆菌，但没有胃肠道不适症状。苏云金芽孢杆菌引起其他部位（伤口、烧伤、肺部和眼部）感染的病例罕有报道。

枯草芽孢杆菌、短芽孢杆菌属、赖氨酸芽孢杆菌属和类芽孢杆菌属

枯草芽孢杆菌（模式种）已在不同病例的临床样本中被检出，包括肺炎、菌血症、败血症、手术创伤、脑外伤后脑膜炎和其他手术感染。大多数的芽孢杆菌鲜少引起人类感染，包括地衣芽孢杆菌、换装芽孢杆菌、坚强芽孢杆菌、凝结芽孢杆菌、巨大芽孢杆菌、短芽孢杆菌、多黏类芽孢杆菌、短芽孢杆菌、赖氨酸芽孢杆菌等。与芽孢杆菌属的模式种不同，赖氨酸芽孢杆菌的细胞壁内有含有赖氨酸、天冬氨酸、丙氨酸和谷氨酸的肽聚糖。其中许多微生物是常见的环境污染物，如解淀粉芽孢杆菌。除非从无菌部位（如血液）分离或在纯培养中大量发现，否则不建议对这些菌株进行鉴定。鉴别和解释相应微生物时，应结合患者的体征和症状密切评估，并咨询主治医生。

流行病学

除了炭疽芽孢杆菌、蜡样芽孢杆菌和苏云金芽孢杆菌外的大多数芽孢杆菌属，通常认为是低毒力的条件致病菌，与免疫缺陷患者暴露于污染物质后的感染有关。

致病机制和疾病谱

芽孢杆菌的内孢子在自然界中是普遍存在的，各种临床样本均可能发生污染。在微生物鉴定过程中，应谨慎确定分离株的临床意义。

实验室诊断

样本处理

除了少数情况以外，样本处理没有特别的注意事项。这类细菌在新鲜的临床样本和标准运输培养基中均能存活。样本处理的一般信息见表5.1。

从怀疑炭疽的患者身上采集的样本应置于防漏容器中，并置于第二层容器中。皮肤炭疽样本应从焦痂下方采集。通过将拭子置于焦痂下旋转，从病变处的下层采集两份水疱液

样本。对于组织化学检测，医生需穿刺活检采样，浸入10%的福尔马林中。吸入性炭疽样本应包括血培养样本、胸腔积液样本和血清样本用于血清学检查。同上，医生可对支气管或胸膜组织进行活检。胃肠道炭疽需要的样本包括血培养样本、腹腔积液、任何病变的样本，以及用于血清学检查的血清样本。为收集疑似感染炭疽杆菌患者的最佳样本，应在进行抗生素治疗前进行采集。此外，还应从动物尸体等潜在感染源采集样本。

分离出除炭疽芽孢杆菌和蜡样芽孢杆菌群细菌以外的其他芽孢杆菌的临床样本，按照普通实验室的标准操作进行处理是安全的。但可能产生气溶胶、处理与蜡样芽孢杆菌食物中毒暴发相关的食品，以及用于分离炭疽芽孢杆菌的动物皮革、产品和环境样本的处理过程是例外。这些样本可能含有内孢子，对实验室专业人员产生雾化、吸入风险，需要使用个人防护设备，包括合适的呼吸面罩。

在将样本涂布固体培养基时，前处理可包括加热或乙醇消毒。预处理步骤可去除污染的微生物，只有芽孢杆菌存活。这种技术是一种富集和选择细菌的步骤，旨在增加实验室分离微生物的概率。

尽管众所周知炭疽芽孢杆菌是一种潜在的生物战争武器，但这种生物并不具有高度传染性。处理疑似含有大量芽孢的样本之前，应先用甲醛、戊二醛、过氧化氢、过氧乙酸消毒。炭疽杆菌被美国卫生及公共服务部的疾病预防控制中心（CDC）和美国动植物卫生检验局（US Department of Agriculture/Animal and Plant Health Inspection Service, APHIS）列为一种特殊病原体。拥有该微生物的所有实验室必须在这些机构中的一个进行注册，并在鉴别出该细菌后7 d内通知该机构。如果该细菌是在未注册的实验室中发现的，则必须按照美国CDC或APHIS批准的特殊病原微生物菌（毒）种运输管理规定，将分离物转运到注册的实验室进行销毁。

直接检测技术

显微镜下，这类微生物为粗大的革兰阳性杆菌，单个、成对或弯曲链状排列（图15.4）。菌体一般染色为革兰阳性，但

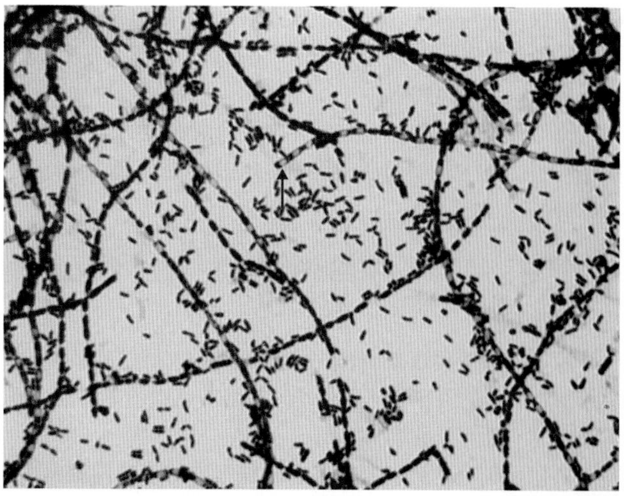

图15.4 培养基中生长的炭疽芽孢杆菌革兰染色时呈弯曲链状。注意内孢子，如箭头所示。

时间较长的培养物很可能出现染色不定性或革兰阴性。此外，由于微生物产生的内孢子不会被革兰染色，所以即使是新鲜的培养物也可能出现革兰染色不定性。菌体内未染色的区域，表示芽孢（内孢子）的形成。

芽孢杆菌属是临床上唯一能在有氧环境下产生芽孢的需氧微生物。高浓度的二氧化碳可抑制芽孢形成。三糖铁（triple sugar iron, TSI）、尿素或含有5 mg/L硫酸锰的营养琼脂可诱导芽孢产生。革兰染色下，可见内孢子存在于胞内或胞外，为清晰的卵圆形结构。需要特殊染色才能看清芽孢结构。用孔雀石绿染料覆盖涂片，并在涂片上放置一张滤纸，将玻片加热几分钟，使染料进入芽孢内壁。在加热过程中，重要的是要保持滤纸潮湿，使染料冒蒸汽，而不是通过干烤进入芽孢内。初染后再用沙黄复染。内孢子被染成绿色，繁殖体在复染后呈沙黄的红色（图15.5）。

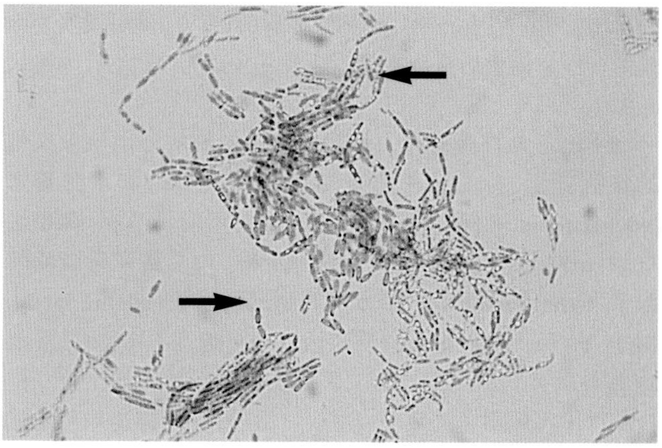

图15.5 蜡样芽孢杆菌革兰染色。箭头所示为芽孢，即革兰阳性的繁殖体内的透明区域。

炭疽芽孢杆菌、蜡样芽孢杆菌、蕈样芽孢杆菌、苏云金芽孢杆菌和巨大芽孢杆菌的繁殖体宽度一般＞1 μm，芽孢囊无膨胀。枯草芽孢杆菌、短芽孢杆菌和地衣芽孢杆菌的繁殖体宽度均＜1 μm，芽孢囊无膨胀。环状芽孢杆菌、坚强芽孢杆菌、凝结芽孢杆菌、球形芽孢杆菌、短短芽孢杆菌、软化类芽孢杆菌、蜂房类芽孢杆菌和多黏类芽孢杆菌的细胞宽度均＜1 μm，芽孢囊膨胀。当测定细胞宽度时，只应测量革兰染色阳性的菌体。无法保留结晶紫染料的菌体显得更窄。

患者接受抗菌药物治疗后，血培养直接涂片检查使用亚甲蓝染色（M'Fadyean染色法）时，可能会发现有荚膜包裹的杆菌，或荚膜形成的"鬼影"。炭疽芽孢杆菌编码毒素的毒力质粒同时也编码荚膜的生物合成。因此，质粒丢失的炭疽芽孢杆菌菌株可能会被误认为是不产荚膜的其他蜡样芽孢杆菌群成员。或者相反，其他菌种可能因获得质粒而出现荚膜。这使得那些以是否存在荚膜基因（*capBCA*）作为核酸靶基因来鉴定炭疽芽孢杆菌的核酸检测方法，在结果解释时更加复杂。从常规无菌的部位获得了阳性的分子扩增检测（即聚合酶链反应，PCR）结果，可推定诊断为感染炭疽。

基于抗原的检测方法也可用于直接检测临床和环境样本中的炭疽芽孢杆菌。美国疾病预防控制中心（CDC）提供的

免疫组化方法，使用细菌细胞壁抗原或荚膜特异性的抗体来检测炭疽芽孢杆菌。

核酸检测

在美国公共卫生系统中，炭疽芽孢杆菌最快速的检测和鉴别方法是使用PCR（扩增的检测方法）对位于染色体和毒力质粒上的几个目标基因进行检测。多个核酸靶基因的应用提高了检测的特异性，也提高了对失去毒力质粒的菌株的鉴定能力。从无菌部位采集的任何临床样本核酸检测呈阳性，可视为炭疽的推定诊断检查。然而由于存在非炭疽相关病损来源的环境污染的可能性，因此建议进行额外的确证试验。

炭疽杆菌的基因分析方法多种多样。目前有几种序列分析技术，包括多位点序列分型（multilocus sequence typing, MLST）和多点可变数目串联重复序列分析（multiple-locus variable-number tandem-repeat analysis, MLVA）。MLST已用于区分蜡样芽孢杆菌的不同分离株。每个序列组检测多个基因序列，并比较分离株之间的基因模式。其他的基因分型技术，例如检测单核苷酸多态性和DNA微阵列可用于菌株的分型。

除了鉴别微生物以外，生物恐怖主义威胁和恶作剧事件可能需要分析其他样本。挪威国防研究机构已经开发了一种使用基质辅助激光解吸电离飞行时间质谱（matrix-assisted laser desorption ionization time-of-flight mass spectrometry, MALDI-TOF MS）检测可疑粉末的流程。该方法能准确区分芽孢杆菌内孢子和其他物质，以及将炭疽芽孢杆菌与其他芽孢杆菌区分开。

培养

培养基的选择

所有芽孢杆菌及相关菌属在5%绵羊血琼脂、巧克力琼脂、血培养常规培养基和营养肉汤中生长良好。对萘啶酸敏感的菌株不会在含有萘啶酸和黏菌素的哥伦比亚琼脂（CNA）上生长，这是革兰阳性菌的选择和鉴别培养基。苯乙醇琼脂（phenylethyl alcohol agar, PEA）是另一种用于革兰阳性菌的选择性琼脂，可用于去除污染菌和分离芽孢杆菌。**多黏菌素-溶菌酶-EDTA-铊乙酸（polymyxin-lysozyme-EDTA-thallous acetate, PLET）**可用于从污染样本中选择和分离芽孢杆菌，菌落呈乳白色、凸起、圆形。此外，碳酸氢钠琼脂用于诱导炭疽芽孢杆菌形成荚膜，为推测形态学鉴定提供了一种方法。

用于培养蜡样芽孢杆菌的培养基包括甘露醇、卵黄和多黏菌素B琼脂（mannitol, egg yolk, and polymyxin B agar, MEYP或MYP），多黏菌素B、卵黄、甘露醇、溴百里亚甲蓝琼脂（polymyxin B, egg yolk, mannitol, bromothymol bluem, PEMBA），和蜡样芽孢杆菌培养基（*B. cereus medium*, BCM），已被开发用于该菌株的特异性分离和鉴定。这些培养基是基于磷脂酶C在卵黄琼脂上的阳性反应，甘露醇不产酸的特性，以及丙酮酸或多黏菌素的作为选择剂的加入。近来，用显色底物代替卵黄来鉴定磷脂酶C的显色培养基，包括蜡样芽孢杆菌/苏云金芽孢杆菌培养基（R&F Laboratories, Downers Grove, IL）和蜡样芽孢杆菌群培养基（Biosynth Chemistry and Biology, Staad, Switzerland）。

加热处理可用于临床样本中的内孢子培养和增殖。在70℃的温度下热处理30 min或80℃的温度下热处理10 min，可以有效地杀死繁殖体，大多数芽孢杆菌的芽孢可保留。炭疽芽孢杆菌的热处理温度较低，在62～65℃的温度下热处理15～20 min。热处理后的样本与未经处理样本均接种到培养基上，以确保能最大限度检出菌株。

培养条件和时长

大多数芽孢杆菌在35℃、环境空气或5%的二氧化碳（CO_2）中孵育，24 h内即可检测到生长。碳酸氢盐琼脂需要在二氧化碳中培养。

菌株形态

表15.3描述了芽孢杆菌及相关属的每个种在血琼脂平板上的菌落外观，和其他具有鉴别性的特征（如溶血）。在碳酸氢盐琼脂平板上生长的炭疽芽孢杆菌菌落大，呈黏液样。

表15.3 菌落外观及其他特征

微生物	在5%绵羊血琼脂平板上的外观
炭疽芽孢杆菌	中等大小、灰色、扁平，形状不规则伴有卷曲突起（"美杜莎头"或"彗星尾状"），或毛玻璃状外观；不溶血
蜡样芽孢杆菌、产细胞毒素芽孢杆菌、苏云金芽孢杆菌	菌落较大、边缘羽毛状、整个铺开；β溶血
蕈状芽孢杆菌	有假根的菌落，形似真菌；轻微β溶血
巨大芽孢杆菌	菌落较大、凸起、形状完整，湿润；不溶血
地衣芽孢杆菌	较大的水疱样菌落，随着菌龄增加，表面逐渐变得暗沉、粗糙；β溶血
短芽孢杆菌	较大、湿润的水疱样菌落；可能有β溶血
枯草芽孢杆菌	菌落较大、扁平、颜色暗沉，毛玻璃状外观；可能有颜色（粉色、黄色、橙色或棕色）；可能有β溶血
环状芽孢杆菌	较大、完整、凸起的奶油样菌落；表面光滑、半透明；可能有β溶血
坚强芽孢杆菌	质地软、光滑的菌落，通常无色，有时可着色（黄色、浅橙色、或橙红色）；可能有β溶血

续 表

微生物	在5%绵羊血琼脂平板上的外观
凝结芽孢杆菌	中等大小、完整、凸起的奶油样菌落，奶白色；可能有β溶血
球形芽孢杆菌	较大、凸起、光滑、不透明的奶油样菌落；不溶血
短短芽孢杆菌	中等大小、凸起、圆形的颗粒状菌落；可能有β溶血
软化类芽孢杆菌	菌落较大、凸起，表面细颗粒状；不溶血
蜂房类芽孢杆菌	菌落在琼脂表面聚集；离散的菌落较大、圆形、凸起、光滑、有反光，半透明或不透明；可能有β溶血
多黏类芽孢杆菌	较大、湿润的水疱样菌落，新鲜培养物可见"变形样播散"；菌龄大的菌落有褶皱；不溶血

鉴定

应检测所有芽孢杆菌属菌株，以排除炭疽芽孢杆菌的存在（图15.6）。如果炭疽杆菌不能排除，必须将菌株送到相应的实验室进行确认。商品化生化鉴定系统或分子技术可用于临床实验室对芽孢杆菌的鉴定。芽孢杆菌属、短芽孢杆菌属和类芽孢杆菌属鉴别到种水平，取决于繁殖体的大小、芽孢产生导致繁殖体的肿胀和生化结果分析（表15.4），包括卵磷脂酶的产生（图15.7）。

血清学方法

血清学方法Oxoid BCET-RPLA（Oxoid Ltd., Basingstoke, United Kingdom）和TECRA VIA（TECRA Diagnostics, New South Wales, Australia）可用于检测食物和粪便中的蜡样芽孢杆菌毒素。间接血凝法和酶联免疫吸附法可用于检测炭疽芽孢杆菌的抗体。血清学诊断方法不用于诊断由其他属于机会感染病原体的芽孢杆菌引起的感染。通过检测PA抗原或毒素蛋白、

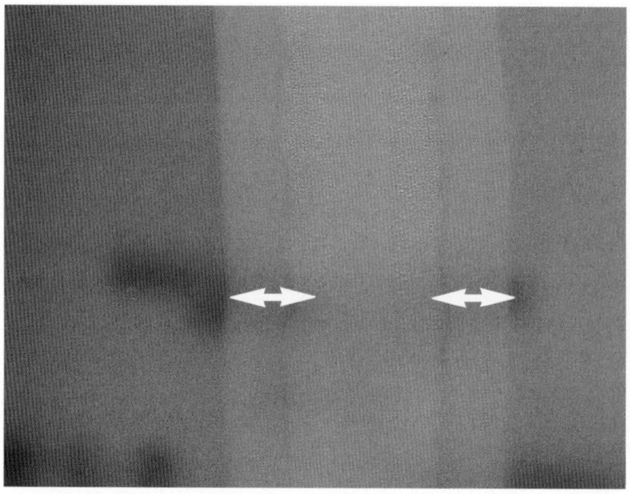

图15.6 蜡样芽孢杆菌在卵黄琼脂上产卵磷脂酶。将菌株沿平板中心划出一条线，卵磷脂酶阳性可见细菌生长线周围出现不透明沉淀区（箭头所示）。

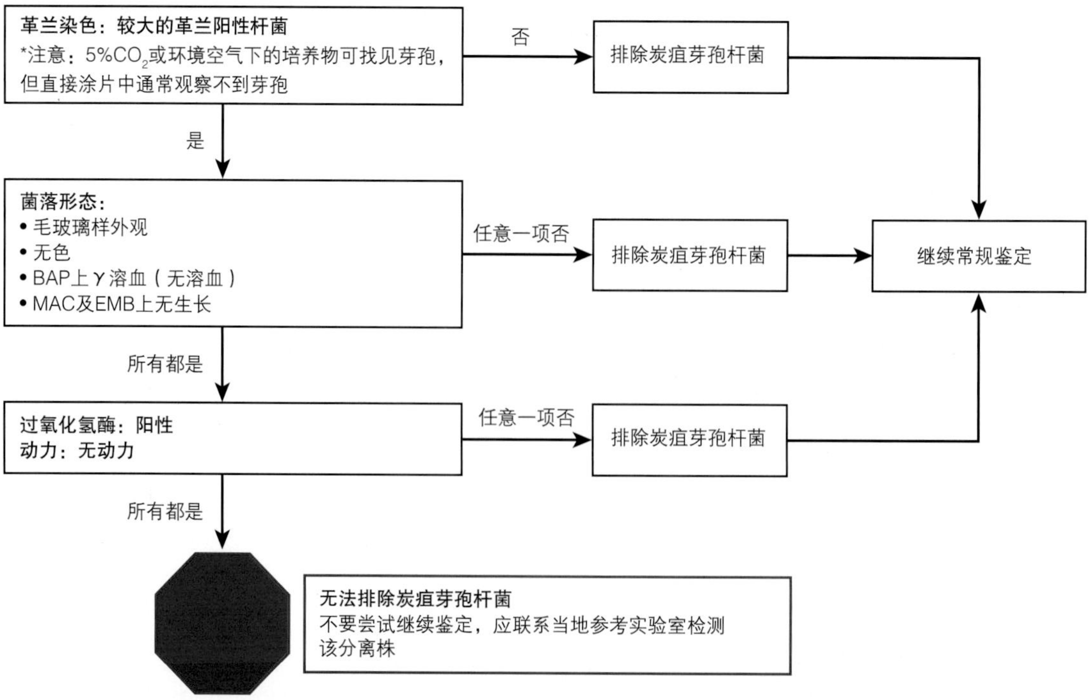

图15.7 芽孢杆菌属检测流程图，以确定可能的炭疽芽孢杆菌。BAP：血琼脂平板；EMB：伊红亚甲蓝（琼脂）；MAC：麦康凯琼脂。

表15.4　临床相关的芽孢杆菌属、短芽孢杆菌属、类芽孢杆菌属鉴别

微生物	菌体宽度 > 1 μm	卵磷脂酶宽带	芽孢囊膨胀	V-P试验	利用葡萄糖产气	发酵：甘露醇	发酵：木糖	发酵：厌氧生长	柠檬酸盐	吲哚	动力	半孢晶体
炭疽芽孢杆菌	+	+	−	+	−	−	−	+	V	−	−	−
蜡样芽孢杆菌	+	+	−	+	−	−	−	+	+	−	+	−
苏云金芽孢杆菌	+	+	−	+	−	−	−	+	+	−	+	+
产细胞毒素芽孢杆菌	+	+	−	w+	−	−	−	w+	−	−	+	−
蕈样芽孢杆菌	+	+	−	+	−	−	−	+	+	−	−	−
巨大芽孢杆菌	+	−	−	−	−	+或(+)	V	−	+	−	+	−
地衣芽孢杆菌	−	−	−	+	−	+	+	+	+	−	+	−
短小芽孢杆菌	−	−	−	+	−	+	+	−	+	−	+	−
枯草芽孢杆菌	−	−	−	+	−	+	+	−	+	−	+	−
环状芽孢杆菌	−	−	+	−	−	+	+	V	−	−	+	−
坚强芽孢杆菌	−	−	−	−	+	+	+	−	−	−	+	−
凝结芽孢杆菌	−	−	V	V	−	−	V	+	V	−	+	−
短短芽孢杆菌	−	−	+	−	−	+	−	−	V	−	+	V
软化类芽孢杆菌	−	−[a]	+	−	+	+	+	+	−	−	+	−
蜂房类芽孢杆菌	−	−	+	+	−	−	−	+	−	+	+	−
多黏类芽孢杆菌	−	−[a]	+	+	+	V	+	+	−	−	+	−

[a] 卵磷脂酶产生较少，尽在菌落下方可见。

+：90%以上的种或菌株为阳性；−：90%以上的种或菌株为阴性；V：可变反应；(+)：反应可能会延迟；w：弱。

来源：Compiled from Drobniewski FA. *Bacillus cereus* and related species. *Clin Microbiol Rev* 1993;6:324;Caroll KC, Pfaller MA. *Manual of Clinical Microbiology*. 12th ed. Washington, DC: ASM Press; 2019; and Parry JM, Turnbull PC, Gibson JR. *A Colour Atlas of Bacillus Species*, London: Wolf Medical Publications; 1983.

LF、EF，血清学方法可检测炭疽芽孢杆菌。然而，在疫情暴发的情况下，血清学检测的临床应用可能有限，因为感染患者需要时间进行血清转化。炭疽的有效治疗需要反应和诊断快速的检测方法。

基质辅助激光解吸电离飞行时间质谱（MALDI-TOF MS）

MALDI-TOF MS已被用于鉴定多种产内孢子的芽孢杆菌。然而，当使用MALDI-TOF MS鉴定时，内孢子会改变样本的蛋白质组成，从而影响鉴定的准确性。培养条件直接影响内孢子形成和芽孢杆菌生长，因此在使用MALDI-TOF MS鉴定芽孢杆菌到种水平需受培养条件的影响。近来有关于鉴定和定量检测PA、LF、EF的研究正在进行，可给吸入炭疽提供快速的诊断方法。总的来说，越快诊断，疾病结局越好，炭疽相关的死亡越少。

抗菌药物敏感性试验和治疗

即使已确定静脉注射环丙沙星7～10 d，并添加一种（氨基糖苷类）或两种额外药物作为炭疽重症病例的首选治疗方案，但在遇到其他种类的菌株时，其少见的特性导致推荐治疗相关方案有局限（表15.5）。大多数炭疽芽孢杆菌对青霉素敏感，但由于某些菌株中存在诱导产生的β内酰胺酶，在不使用额外抗菌剂的情况下，青霉素不是推荐的治疗选择。皮肤或非复杂性炭疽的治疗通常是口服环丙沙星或多西环素7～10 d。生物恐怖主义的威胁已经引起了人们对开发抗炭疽芽孢杆菌抗菌剂的体外试验的关注。临床和实验室标准委员会（Clinical and Laboratory Standards Institute, CLSI）已发布芽孢杆菌属抗菌药物敏感性试验的技术指南和解释标准。

与炭疽芽孢杆菌不同，蜡样芽孢杆菌和苏云金芽孢杆菌由于产青霉素酶和β内酰胺酶，所以对青霉素、头孢菌素及β内酰胺酶抑制剂复合药物均耐药。大多数芽孢杆菌可以在检测临床样本中常见微生物的推荐培养条件和培养基中生长（关于通过验证的检测方法的更多信息，详见第11章）。CLSI文件M45《少见菌或苛养菌的抗菌药物敏感性试验》提供了相关菌株药敏检测的技术信息。在广泛进行药敏试验之前，必须对这些微生物的临床意义进行谨慎的评估。其他非炭疽芽孢杆菌推荐进行药物敏感性试验的药物包括克林霉素、万古霉素和氟喹诺酮类。已有病例报道了芽孢杆菌感染相关的案例的体外药敏试验结果，与有效的治疗无直接联系。

表15.5 抗菌药物治疗和药物敏感性试验

种	治疗选择	耐药性	经过验证的检测方法	备注
炭疽芽孢杆菌	环丙沙星或多西环素，加一种或两种抗生素；其他药物证实可能有体外活性，包括利福平、万古霉素、青霉素、氨苄西林、氯霉素、亚胺培南、克林霉素及克拉霉素	β内酰胺酶	见CLSI M100：仅在认可的参考实验室进行	
其他芽孢杆菌、短芽孢杆菌、类芽孢杆菌	无明确指南；万古霉素、环丙沙星、亚胺培南及氨基糖苷类可能有效	蜡样芽孢杆菌常产生β内酰胺酶	见CLSI M45：少见菌或苛养菌的抗菌药物敏感性试验	任何时候从临床样本中分离到时，必须很大程度地考虑该分离菌株为污染物的可能性

预防

一种无细胞的灭活疫苗（BioThrax，Emergent Biodefense Operations，Lansing，MI）分3次接种，然后在接种后（0周、1个月、6个月、12个月和18个月）再加两次增强剂，可用于炭疽感染高风险的成人（即公共卫生实验室工作人员、处理可能有污染的工业原料的工人和军事人员）预防炭疽。在炭疽芽孢杆菌气溶胶暴露后，例如在生物恐怖事件中，建议使用环丙沙星（或多西环素）进行化学预防。

案例学习15.1

一名来自路易斯安那州中部的46岁男性，电焊工人，之前一直健康，在入院5 d前出现咳嗽、充血、寒战和发热。随后症状消失，但出现了咯血，当地医生将他转到了急诊。患者体温正常，脉搏128次/分（正常为60～100次/分），呼吸频率26次/分（正常为12～20次/分），血压170/98 mmHg（正常为低于120/80 mmHg）。X线胸片显示明显异常，右肺大片肺泡渗出，仅肺尖残留少量正常肺泡；左肺在中线处见到密度增高的肿块影。对患者进行氧气疗法，并给予环丙沙星和头孢噻肟。此后不久，患者呕吐出咖啡色的呕吐物，并出现心肺功能衰竭。次日血培养需氧培养阳性，可见有芽孢的革兰阳性杆菌。

问题：

1. 这种有芽孢形成的细菌在有氧环境生长良好。菌落的哪些特性将有助于将这种细菌鉴定到种？
2. 你能进行那些检查，来证实鉴定结果？
3. 如果你要从临床样本中分离出一种非溶血、无动力、需氧的可形成芽孢的细菌，你应该尽快做什么？

复习题

1. 炭疽芽孢杆菌毒力因子是（　　）

   a. 水肿毒素　b. 致死毒素　c. 保护性抗原　d. 肠毒素

2. MALDI-TOF MS鉴定芽孢杆菌会被哪个因素直接影响（　　）

   a. 温度　b. 培养基　c. 内孢子形成　d. 毒素产生

3. 典型的皮肤炭疽常伴随（　　）

   a. 黑色焦痂　b. 栓塞　c. 白色焦痂　d. 鼠疫

4. 从血培养中分离出一种较大、需氧、革兰阳性的产芽孢的杆菌。如果它具有以下哪些特性，可进一步认定为炭疽芽孢杆菌（　　）

   a. 溶血、有动力　b. 溶血、无动力　c. 不溶血、有动力　d. 不溶血、无动力

5. 眼部样本培养物分离出一种较大、需氧、β溶血的革兰阳性杆菌，随后的检查结果显示它有动力，且在卵黄琼脂上产宽带。这种微生物最可能的鉴定是（　　）

   a. 炭疽芽孢杆菌　b. 大肠埃希菌　c. 蜡样芽孢杆菌　d. 产气荚膜梭菌

6. 治疗吸入型炭疽的最合适的是（　　）

   a. 环丙沙星　b. 四环素　c. 万古霉素　d. 红霉素

7. 是非题

   ______芽孢杆菌属是唯一在有氧环境中能产芽孢的一种微生物。

   ______芽孢杆菌属很少作为实验室污染菌被检出。

   ______蜡样芽孢杆菌对青霉素耐药。

   ______没有可以筛查炭疽芽孢杆菌的快速检测方法。

   ______繁殖体的大小可用于鉴别芽孢杆菌属和类芽孢杆菌属的菌株。

   ______芽孢杆菌可在羊血培养基和苯乙醇培养基上生长。

8. 配对题：将每个术语与正确的描述配对。

   ______焦痂　______羊毛工病

   ______致命毒素　______孔雀石绿

   ______PLET　______美杜莎头

   ______眼内炎　______化脓性因素

   ______BioThrax　______环丙沙星

   a. 炭疽芽孢杆菌疫苗　b. 炭疽芽孢杆菌分离培养基　c. 芽孢染色　d. 炭疽芽孢杆菌毒力因子　e. 肺炭疽　f. 炭疽芽孢杆菌预防　g. 炭疽芽孢杆菌菌落　h. 皮肤炭疽　i. 蜡样芽孢杆菌感染　j. 蜡样芽孢杆菌毒力因子

参考答案

案例学习15.1

1. β溶血、有芽孢的细菌通过其菌落形态很容易与其他芽孢杆菌及相关菌属区分。蕈状芽孢杆菌的菌落有假根，类似真菌。苏云金芽孢杆菌不是典型的人类致病性病原体，而是一种昆虫致病菌。还需要鉴别是否为其他蜡样芽孢杆菌群中的已知有毒力因子的细菌。

2. 蜡样芽孢杆菌产β内酰胺酶，较可靠的检测方法为观察该细菌在10U青霉素纸片周围生长情况。检测β内酰胺酶的方法可靠性低。蜡样芽孢杆菌动力阳性，通过这一点可与炭疽芽孢杆菌（另一种可引起人类芽孢杆菌相关严重感染性疾病的细菌）区分，且炭疽芽孢杆菌不溶血。卵磷脂酶检测阳性可明确佐证蜡样芽孢杆菌的鉴定，但当细菌非常典型时，基本不需要进行该检测。

3. 这种微生物可能为炭疽芽孢杆菌。分离到该细菌可引起生物危害事件。所有平板器皿及试管需马上放入生物安全柜内。随后应告知实验室主管，联系医生、当地流行病学家及公共卫生部门。他们将为应该采取哪些行动、如何处理培养物提供指导。革兰染色需要谨慎操作。该细菌营养细胞的宽度＞1 μm，芽孢的宽度不超过营养细胞。炭疽芽孢杆菌无动力，而绝大部分其他芽孢杆菌都呈动力阳性（腐生芽孢杆菌的陈旧培养物可呈动力阴性）。用35℃下放置几小时后的新鲜培养平板上的菌落制作湿片，显微镜下观察动力，足以排除炭疽芽孢杆菌。进行该检测不存在风险，如此短的时间内芽孢不会形成。参考实验室可使用生化鉴定或分子学方法进行鉴定。

复习题

1. d；2. b；3. a；4. d；5. c；6. a；7. √，×，√，×，√，√；8. h，e，d，c，b，g，i，j，a，f

第16章 · 李斯特菌、棒状杆菌和类似微生物

Listeria, Corynebacterium, and Similar Organisms

朱贝迪 · 译　汪小欢 · 审校

本章目标

1. 描述棒状杆菌属的一般特征，包括革兰染色形态、培养基和菌落外观。
2. 列出两种用于鉴定白喉棒状杆菌的选择培养基和鉴别培养基，并描述其化学原理。
3. 识别鉴定棒状杆菌属需要的临床相关指标（例如，体征、症状）。
4. 阐述白喉棒状杆菌毒素的四种检测方法，以及每种方法的化学原理。
5. 阐述两种观察单核细胞增多性李斯特菌动力的方法。
6. 解释免疫接种对白喉的防控，阐述白喉的治疗疗程。
7. 定义“冷富集”（cold enrichment），并解释它如何提高单核细胞增多性李斯特菌的分离率。
8. 列出孕妇和免疫功能低下患者应避免的食物，从而降低其感染单核细胞增多性李斯特菌的风险。
9. 阐述鉴定假结核棒状杆菌、解脲棒状杆菌、解葡萄糖苷棒状杆菌和溃疡棒状杆菌的临床意义。

本章相关的属和种

- 溶血隐秘杆菌
- 节杆菌属
- 短杆菌属
- 纤维单胞菌属
- 纤维化纤维微菌属
- 无枝菌酸棒状杆菌
- 黏金色棒状杆菌
- 科伊尔棒状杆菌
- 白喉棒状杆菌（产毒素和不产毒素）
- 解葡萄糖苷棒状杆菌
- 杰氏棒状杆菌
- 克氏棒状杆菌
- 麦氏棒状杆菌
- 丙酸棒状杆菌
- 假白喉棒状杆菌
- 假结核棒状杆菌（产毒素）
- 多耐棒状杆菌
- 模仿棒状杆菌
- 纹带棒状杆菌
- 结核硬脂酸棒状杆菌
- 溃疡棒状杆菌（产毒素）
- 解脲棒状杆菌
- 皮肤杆菌属
- 微小杆菌属
- 水生雷弗森菌
- 单核细胞增多性李斯特菌
- 微杆菌属
- 厄氏菌属
- 其他棒状杆菌属
- 罗氏菌属
- 耳炎苏黎士菌

一般特征

本章介绍的细菌属是过氧化氢酶阳性、革兰染色阳性杆菌。该类细菌不耐酸、不形成芽孢，大部分不形成分枝。其中，罗氏菌属和厄氏菌属也包含在内，因为其中部分菌种为棒状形态。此外，虽然厄氏菌属在培养基上生长出大量的分枝和营养菌丝，并渗透进入琼脂平板表面，它们并不能像诺卡菌属一样长出气生菌丝。棒状杆菌属为需氧或兼性厌氧，在富集培养基上生长缓慢。此外，节杆菌属、短杆菌属、纤维单胞菌属、纤维化纤维微菌属、皮肤杆菌属、微小杆菌属、雷弗森菌属、微杆菌属、罗氏菌属和苏黎士菌属均属于**棒状细菌**（**coryneform bacteria**）。这些细菌与棒状杆菌属形态相似，可在医疗器械相关感染中被分离出来。单核细胞增多性李斯特

菌是一种兼性厌氧、过氧化氢酶阳性、无分枝、氧化酶阴性、革兰染色阳性的杆菌。该类细菌在临床样本中常被误认为是白喉棒状杆菌、球菌或双球菌；多在免疫功能低下人群中发生，也可在健康人群中引起食源性疾病。

流行病学

在表16.1列出的大部分细菌是人体正常菌群的一部分，并在人体多处有定植，可在环境中存在，或与动物有关。棒状杆菌属包含约105种菌种，超过56种可引起人类感染。这些细菌广泛分布于皮肤黏膜，可引起机会性感染，局灶性或系统性感染。李斯特菌属包含17种菌种，其中单核细胞增多性李斯特菌是唯一已知的感染人类的李斯特菌种。本章将重点讨论单核细胞增多性李斯特菌和白喉棒状杆菌。然而，这两种细菌在流行病学上有显著差异。单核细胞增多性李斯特菌在自然环境中广泛分布，偶可定植于人类胃肠道。多种食物可被单核细胞增多性李斯特菌污染，包括牛奶、生蔬菜、奶制品和肉类。白喉棒状杆菌是严格寄生于人类的细菌，极少数情况下可从健康人群中分离出。白喉棒状杆菌的主要传播途径是经由呼吸道分泌物或皮损渗出物传播。

与上述两种细菌不同，杰氏棒状杆菌常常从临床样本分

表16.1 流行病学

微生物	栖息地（储存宿主）	传播途径
单核细胞增多性李斯特菌	定植部位：动物，土壤，植物；在环境中广泛存在	直接接触：人类胃肠道；食用被污染的食物，如肉类、奶制品 内源性：带菌的母体可能将细菌传播给胎儿，传播途径可能是由胃肠道入血，部分可通过血-脑屏障进入中枢神经系统
白喉棒状杆菌	定植部位：人体鼻咽部，仅限带菌状态，而非人体正常菌群 通常从健康人体不能分离到	直接接触 通过呼吸道飞沫在人与人之间传播 通过接触皮损渗出物进行传播 暴露于受污染物体
解葡萄糖苷棒状杆菌	定植于男性泌尿生殖道	不确定 内源性：进入无菌部位
杰氏棒状杆菌	定植部位：住院患者的皮肤菌群，最常见于腹股沟、腋下、直肠部位	不确定 直接接触：可能人际传播 内源性：抗菌药物治疗选择压力下；静脉导管置入或护理不当带入细菌
溃疡棒状杆菌	正常菌群：人类，牛	不确定 人畜共患：密切接触动物，夏季高发
假结核棒状杆菌	正常菌群：动物，如羊、马	不确定 人畜共患：密切接触动物，但人类感染罕见
假白喉棒状杆菌	正常菌群：人体鼻咽部，有时可定植于皮肤	不确定 内源性：进入人体无菌部位
解脲棒状杆菌	正常菌群：人体皮肤	不确定 内源性：进入人体无菌部位
水生雷弗森菌	环境：淡水	不确定
纹带棒状杆菌	正常菌群：皮肤	不确定 内源性：进入人体无菌部位
无枝菌酸棒状杆菌	正常菌群：人体眼结膜、皮肤、鼻咽部	不确定 内源性：进入人体无菌部位
科伊尔棒状杆菌	不确定：可能为人体正常菌群	不确定，极少与人类感染有关
短杆菌属	正常菌群：人类，不同食物	不确定，极少与人类感染有关
皮肤杆菌属	正常菌群：人体皮肤	不确定，极少与人类感染有关
耳炎苏黎士菌	不确定：可能为人体正常菌群	不确定，极少与人类感染有关
节杆菌属、微杆菌属、纤维单胞菌属、微小杆菌属	不确定：可能与环境有关	不确定，极少与人类感染有关

离到，主要是因为它常作为住院患者的皮肤定植菌增殖。然而，杰氏棒状杆菌通常不具有高度毒性，通常需通过血管内装置透过患者皮肤方能引起感染。其他常见的院内感染病原体包括解脲棒状杆菌、无枝菌酸棒状杆菌和纹带棒状杆菌。棒状细菌的临床意义常常难以界定。

本章中讨论的其他众多微生物，例如微小杆菌属、节杆菌属、纤维单胞菌属、纤维化纤维微菌属、雷弗森菌属、微杆菌属和厄氏菌属，主要为分布于环境中的条件致病菌。已从人体鼻咽部和伤口分离出来的隐秘杆菌，我们仍不了解其自然栖息地。其他相关的细菌，如皮肤杆菌属、苏黎士菌属、罗氏菌属和短杆菌属，我们已从数种临床样本中分离出它们的多个菌种。

致病机制和疾病谱

单核细胞增多性李斯特菌可在吞噬细胞内存活，白喉棒状杆菌和溃疡棒状杆菌可产生毒力极强的细胞毒性外毒素，凭借这些特性，它们在表16.2列出的细菌中毒力最强。但并非所有白喉棒状杆菌菌株都**产毒素（toxigenic）**。毒力基因通

表16.2　致病机制和疾病谱

微生物	毒力因子	疾病与感染谱
单核细胞增多性李斯特菌	李斯特菌溶血素O：使细菌能够在吞噬细胞内存活的溶血和细胞毒性毒素 内化素：诱导吞噬作用的细胞表面蛋白 Act A：诱导肌动蛋白在宿主细胞表面聚合，促进细胞延伸和细胞间的传播 铁载体：帮助细菌清除来自人体转铁蛋白的铁离子并促进细菌生长	全身疾病：菌血症，不存在其他已知的感染部位 中枢神经系统感染：脑膜炎、脑炎、脑脓肿、脊髓感染 新生儿 早发型：婴儿脓毒性肉芽肿——宫内感染全身播散导致死产 迟发型：细菌性脑膜炎 免疫抑制患者
白喉棒状杆菌	白喉毒素：通过抑制蛋白合成来杀伤宿主细胞的强效外毒素	呼吸道白喉是一种咽喉炎，其特征是扁桃体、悬雍垂、上颚和咽壁出现渗出性假膜。如不治疗，则会导致致命的心脏毒性、神经毒性和其他并发症 呼吸道梗阻进展，毒素释放入血引起心脏在内的多器官损伤
	不产毒菌株：未知	皮肤白喉以不愈合溃疡和假膜为特点 免疫缺陷患者、吸毒者和酗酒者 侵袭性心内膜炎、感染性动脉瘤、骨髓炎、脓毒性关节炎
解葡萄糖苷棒状杆菌	未知	前列腺炎、非淋球菌病尿道炎
杰氏棒状杆菌	未知：多种抗菌药物耐药性使得其能在医院环境中存活	全身疾病：败血症 皮肤感染：伤口、皮疹 结节样表现：免疫低下人群（恶性肿瘤、粒细胞减少、获得性免疫缺陷综合征患者） 置入医学材料相关的感染（导尿管、假体瓣膜、脑脊液分流）
溃疡棒状杆菌	未知	人畜共患病：牛乳腺炎 可引起白喉样的咽喉痛（与白喉难以鉴别） 皮肤感染、肺炎
假结核棒状杆菌	未知	人畜共患病：化脓性肉芽肿性淋巴腺炎
假白喉棒状杆菌	未知：部分菌株对大环内酯类耐药	全身疾病：败血症 心内膜炎 肺炎和肺脓肿，主要见于免疫低下患者
解脲棒状杆菌	未知：多种抗菌药物耐药性使得其能在医院环境中存活	免疫低下人群和老年人：尿路感染、伤口感染。 极少引起心内膜炎、败血症、骨髓炎和组织感染
水生雷弗森菌	未知	免疫低下人群：菌血症、败血症
纹带棒状杆菌	未知	免疫低下人群：菌血症 肺炎和肺脓肿、骨髓炎、脑膜炎
无枝菌酸棒状杆菌	未知：多种抗菌药物耐药模式	免疫低下人群：心内膜炎、败血症、肺炎、新生儿脓毒血症
科伊尔棒状杆菌	未知：多种抗菌药物耐药模式	疾病相关性未知，与中耳炎相关
短杆菌属、皮肤杆菌属	未知	免疫低下人群：极少引起人体感染，可引起留置导管或穿透性损伤相关的菌血症
耳炎苏黎士菌	未知	疾病相关性未知，与中耳炎相关
节杆菌属、微杆菌属、金杆菌属、纤维单胞菌属、微小杆菌属	未知	疾病相关性未知

过病毒转导存在于获得*tox*基因的菌株。结果是将毒力基因整合到微生物的基因组中。毒力基因会阻断人体细胞的蛋白质合成，导致细胞死亡。这种毒素是极其致命的。只有白喉棒状杆菌的产毒株才会引起白喉。白喉以呼吸系统或皮肤受累为主要特征，呼吸道白喉的患者会出现咽炎、吞咽困难、低热、颈部和颌下淋巴结肿大、全身乏力和头痛的症状。白喉毒素细胞杀伤作用引起的细胞坏死物在鼻咽部形成大片假膜，可导致患者气道阻塞。此外，白喉毒素可随血流播散引起全身各脏器损伤，导致心脏骤停。皮肤白喉在热带国家仍呈地方性流行，可由白喉棒状杆菌的产毒株或非产毒株引起。慢性的皮肤浅层损伤是其感染特点。

单核细胞增多性李斯特菌主要通过受细菌污染的食物传播。在成人中，李斯特菌通常引起多部位的局灶性感染，例如心内膜炎、关节炎、骨髓炎、脑脓肿，以及肺部、胃肠道和皮肤的感染；还可以引起败血症，并可能因此引发脑膜炎或脑膜脑炎。母婴垂直传播可经胎盘或受感染的产道发生。已在新生儿育婴室发现李斯特菌的交叉感染，这与新生儿沐浴用的矿物油受到细菌污染有关。被白细胞吞噬后的细菌会产生主要的毒力因子：**李斯特菌溶血素（Listeriolysin O）**。李斯特菌溶血素O是一种穿孔蛋白，能降低宿主T细胞的反应性。这种毒素诱导的宿主细胞无反应性，与磷脂酶一起，介导了细菌在宿主白细胞吞噬体中的逃逸，避免了细胞内杀伤作用，促进了细菌的血流播散。除了李斯特菌溶血素O外，李斯特菌还可产生一种**细菌表面蛋白（Act A）**，可诱导宿主细胞内肌动蛋白的聚合，进而促使细菌移向细胞膜，形成伪足状突起，并被邻近细胞摄取。这一机制为李斯特菌提供了在细胞间传播的途径。细菌最终到达中枢神经系统和胎盘，导致**李斯特菌病（listeriosis）**的发生。系统性临床表现包括死胎或新生儿死亡、脑膜炎、菌血症、脑炎、心内膜炎。临床表现也可能为局灶感染，如结膜炎、皮肤感染和淋巴结炎。此外，发热性胃肠炎的临床报道与单核细胞增多性李斯特菌的食源性暴发有关。

表16.2列出的其他病原体多为机会性感染，常发生于免疫功能低下人群。当分离得到棒状杆菌属、李斯特菌属或其他革兰染色阳性的杆菌时，需进行谨慎的临床评估、鉴别感染和污染。解脲棒状杆菌与住院患者膀胱炎有关，尤其是在老年人或经过泌尿系统手术或操作的患者中。

实验室诊断

样本采集和运输

对于本章讨论的细菌，其样本采集和运输没有特殊要求。样本采集和运输的一般信息请参阅表5.1。

样本处理

对于本章讨论的细菌，其样本处理没有特殊要求。样本处理的一般信息请参阅表5.1。需要特别注意的是，从胎盘和其他组织中分离单核细胞增多性李斯特菌可能比较困难，因此可以通过**冷富集（cold enrichment）**来提高细菌的分离率。将样本接种到营养肉汤中并在4℃孵育数周至数月，将肉汤以一定的间隔时间进行传代培养，从而提高李斯特菌的分离率。粪便样本则可接种到选择性肉汤培养基中，例如多黏菌素–吖啶黄–氯化锂–头孢他啶–七叶苷–甘露醇（PALCAM）或李斯特菌富集肉汤，运输过夜，并在实验室中接种到合适的分离培养基上。

直接检测方法

革兰染色是唯一用于直接检测临床样本中微生物的方法。本章讨论的大部分细菌（除李斯特菌属、罗氏菌属和厄氏菌属）为棒状细菌，即革兰染色阳性、伴有圆形末端、短或略弯曲的棒状形态，部分有退化的分枝。细菌单独排列，平行排列呈“栅栏”状，或分裂后成对连接呈“V”字形或“L”字形。这些细菌形态组合看起来很相似，通常被称为“中文文字形”（图16.1）。临床相关细菌的革兰染色形态详见表16.3。单核细胞增多性李斯特菌是一种革兰染色阳性的短杆菌，可单个或呈短链排列，类似于链球菌（图16.2）。

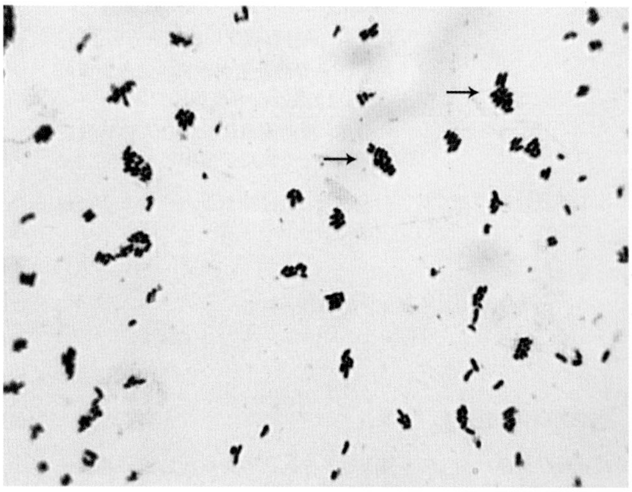

图16.1 白喉棒状杆菌革兰染色。注意图中类似中文文字形，呈栅栏状排列的细菌（箭头）。

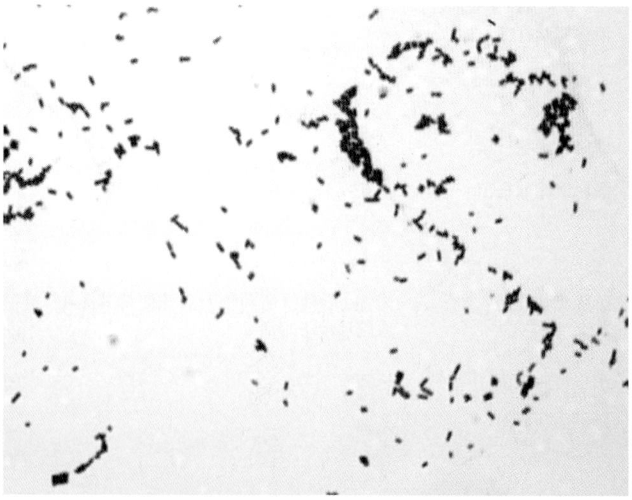

图16.2 单核细胞增多性李斯特菌的间接（培养）革兰染色（1 000×）。

核酸检测

鉴定白喉棒状杆菌的分子方法，包括核糖体分型、脉冲场凝胶电泳和多位点序列分型，具有较好的灵敏度，并能在疫情暴发期间发挥高效的诊断性能。各种聚合酶链反应（polymerase chain reaction, PCR）技术已被用于食品中单

表16.3 革兰染色形态、菌落外观其他菌种鉴定特征

微生物	革兰染色	5%羊血琼脂菌落外观
节杆菌属	24 h后呈典型的棒状杆菌样的革兰阳性棒状菌,"末端连接"呈L形和V形,72 h后呈球菌样的细菌(即棒状菌-球菌循环[a])	大菌落,与短杆菌相似,不溶血
短杆菌属	革兰阳性棒状菌;早期培养物呈典型的棒状杆菌样的排列(<24 h),后期培养物呈易脱色的球菌-球杆菌样排列(即棒状菌-球菌循环[a])	中到大;灰色至白色;凸面的,不透明的,光滑的,有光泽的,不溶血;奶酪样气味
纤维单胞菌属	不规则、细短的、有分枝的革兰阳性棒状菌	小到中等;两种菌落类型:一种开始为白色,3 d后变黄;另一种开始即为黄色;不溶血
无枝菌酸棒状杆菌	多形性的革兰阳性单细胞棒状菌,V形或呈中文文字形	小菌落;白色至灰色,干燥;不溶血
黏金色棒状杆菌	典型棒状杆菌样的革兰阳性棒状菌	淡黄色黏稠菌落;部分产黑色色素;不溶血
科伊尔棒状杆菌	典型棒状杆菌样的革兰阳性棒状菌	小到中等;干燥;轻度黏附;随时间菌落变黄;不溶血
白喉棒状杆菌群[b]	不均匀染色,多形性的革兰阳性棒状菌	不同生物型的白喉棒状杆菌菌落可从小的、灰色、半透明(中间型)到中等、白色、不透明(轻型、belfanti型、重型);轻型可为β溶血;溃疡棒状杆菌和假结核棒状杆菌与白喉棒状杆菌相似
解葡萄糖苷棒状杆菌	典型棒状杆菌样的革兰阳性棒状菌	小菌落;白色至黄色;凸面的;不溶血
杰氏棒状杆菌	多形性;有时呈棍棒状的革兰阳性棒状菌,V形或栅栏样排列	小菌落;灰色至白色;边缘光整;凸面的;不溶血
假白喉棒状杆菌	典型棒状杆菌样的革兰阳性棒状菌	小到中等;稍干燥;非溶血血性
假结核棒状杆菌	典型棒状杆菌样的革兰阳性棒状菌	小菌落,黄白色,不透明,凸面的;表面无光泽;可呈不溶血或β溶血
纹带棒状杆菌	中到大的规则的革兰阳性棒状菌,呈栅栏状	小到中等;白色;湿润光滑的菌落(与凝固酶阴性葡萄球菌相似);不溶血
溃疡棒状杆菌	典型棒状杆菌样的革兰阳性棒状菌	小菌落,干燥,蜡样,灰色至白色;可呈不溶血或β溶血
解脲棒状杆菌	革兰阳性球杆菌,V形或栅栏样排列	针尖样菌落(48 h后);白色,光滑,凸面的;不溶血
皮肤杆菌属	球菌样至短棒状的革兰阳性菌	小菌落,灰色至白色,凸面的;独特的刺激气味;不溶血
微小杆菌属	不规则,短棒状革兰阳性菌,单个、成对或短链状排列(即棒状菌-球菌循环[a])	金黄色;不溶血,黏液型菌落——需与炭疽芽孢杆菌鉴别
水生雷弗森菌	不规则,细长的,短棒状革兰阳性菌	黄色;不溶血至轻微α溶血
单核细胞增多性李斯特菌	规则的,短棒状或短球杆状革兰阳性菌,成对排列(与链球菌相似)	小菌落;白色,光滑,半透明,湿润;β溶血
微杆菌属	不规则,细短棒状的革兰阳性菌	小到中等;黄色;不溶血至α溶血
厄氏菌属	广泛分枝;菌丝分裂成球状至杆状形态	产黄色色素;凸面的;生长进琼脂内的奶油样菌落;致密的菌落中心;α或β溶血
罗氏菌属	多形性;以球杆状为主(肉汤,图16.3A),可呈分枝的丝状(固体培养基,图16.3B)	小菌落;光滑至粗糙的菌落;干燥;白色;凸起的;不溶血
耳炎苏黎士菌	不规则,长棒状革兰阳性菌	小至中等;白色至奶油样;圆形凸面的;不溶血

[a] 棒状菌-球菌循环:早期培养物呈棒状菌,培养物3 d以上呈球菌。

[b] 包括白喉棒状杆菌,溃疡棒状杆菌和假结核棒状杆菌。

来源:Mogrovejo DC, Perini L, Gostincar C, et al: Prevalence of antimicrobial resistance and hemolytic phenotypes in culturable arctic bacteria, *Front Microbiol* 11: 570, 2020.

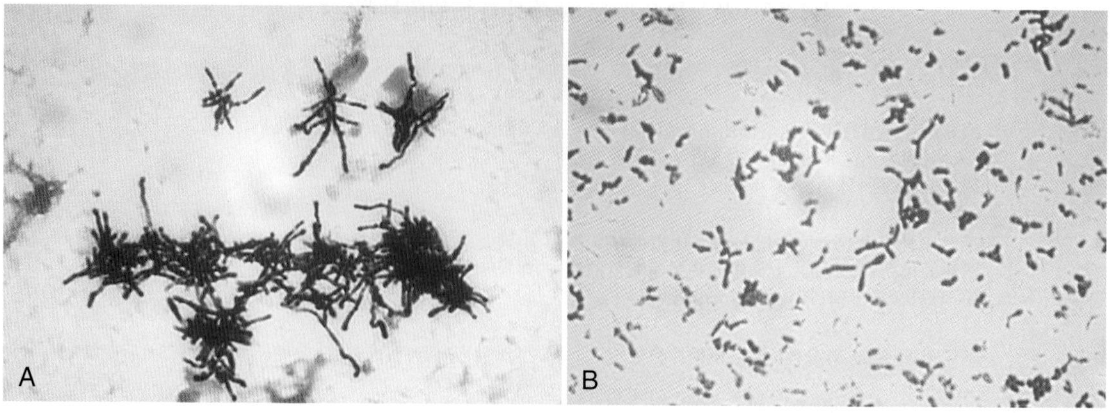

图16.3 （A）肉汤培养的龋齿罗氏菌。（B）固体培养基培养的龋齿罗氏菌。（来源：Courtesy Deanna Kiska, SUNY Upstate Medical University, Syracuse, NY）

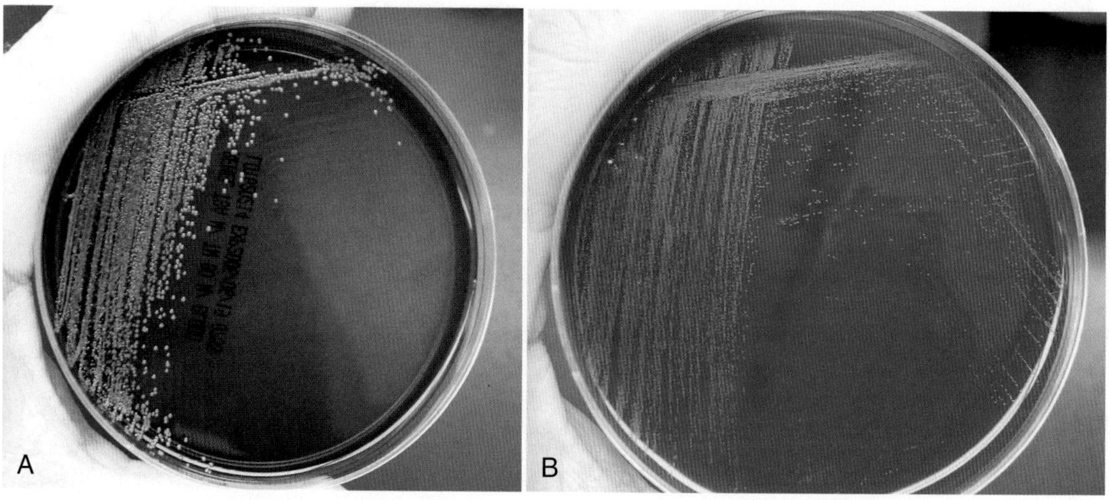

图16.4 添加吐温80（A）和不添加吐温80（B）的血琼脂平板培养48 h的解脲棒状杆菌菌落。该亲脂微生物在含脂培养基上生长得更好。

核细胞增多性李斯特菌的定量检测。单核细胞增多李斯特菌的脱氧核糖核酸（deoxyribonucleic acid, DNA），尤其是编码李斯特菌溶血素（Listeriolysin O）的*hly*基因，可在脑脊液（cerebrospinal fluid, CSF）和组织（新鲜组织或固定在石蜡块里的组织）中进行分子检测。目前有两种多重检测的商业化试剂盒可用于直接检测临床样本中的李斯特菌，一是BioFire快速脑膜炎和脑炎（meningitis/encephaliti, ME）检测系统（BioFire Diagnostics, Salt Lake City, UT），二是Verigene血培养革兰阳性菌（BC-GP）检测试剂盒（Luminex Corporation, Austin, TX）。前者是一种多重PCR商业试剂盒，可用于体外诊断引起脑膜炎或脑炎的感染性病原体，包括脑脊液样本中的单核细胞增多性李斯特菌和其他5种细菌，以及7种病毒和新生/哥特隐球菌。后者是获美国FDA批准的基于微阵列的多重分子检测，可快速检测包括单核细胞增多性李斯特菌在内的12种革兰阳性菌，被报道在BacT/Alert血培养瓶中具有良好的灵敏度和特异性。利用传统的细菌分离鉴定技术来诊断李斯特菌病仍可通过标准化培养和基于生化的微生物方法来实现。然而，核酸分子检测技术已在微生物实验室的工作流程中被很充分地运用，并大大缩短了检测周转时间（turnaround time, TAT）和病原检出时间。

培养

培养基的选择

棒状杆菌属通常生长在5%羊血琼脂和巧克力琼脂培养基上。一些棒状细菌无法在巧克力琼脂上生长，亲脂细菌（例如，杰氏棒状杆菌、解脲棒状杆菌、非发酵棒状杆菌嗜脂亚种、拥挤棒状杆菌、麦氏棒状杆菌），在加入1%吐温80的5%羊血琼脂培养基上可以生长出更大的菌落（图16.4）。

如临床怀疑白喉，需使用选择培养基或鉴别培养基来进行细菌分离。白喉棒状杆菌可在加入100 μg/mL磷霉素的5%羊血琼脂平板上被分离出来；或者在平板上直接放上50 μg磷霉素纸片，可在纸片周围找到菌落。几乎所有其他棒状杆菌都对磷霉素敏感。常用于白喉棒状杆菌生长和分离的培养基有两种，分别是**胱氨酸-亚碲酸盐血琼脂（cystine-tellurite blood agar, CTBA）**和**改良Tinsdale琼脂（modifed Tinsdale agar, TIN）**。亚碲酸盐血琼脂中可加或不加入胱氨酸，胱氨酸可以促进苛养菌的生长，包括白喉棒状杆菌。以上两种培养基均含有高浓度的亚碲酸钾，对正常菌群具有抑制作用。白喉棒状杆菌能吸收亚碲酸盐并将其还原成黑色的金属碲，在这两种培养基上形成为灰色或黑色菌落。白喉棒状杆菌还可以在这两种培养基上产生晕圈。如果在Tinsdale琼脂上观察到带有灰棕

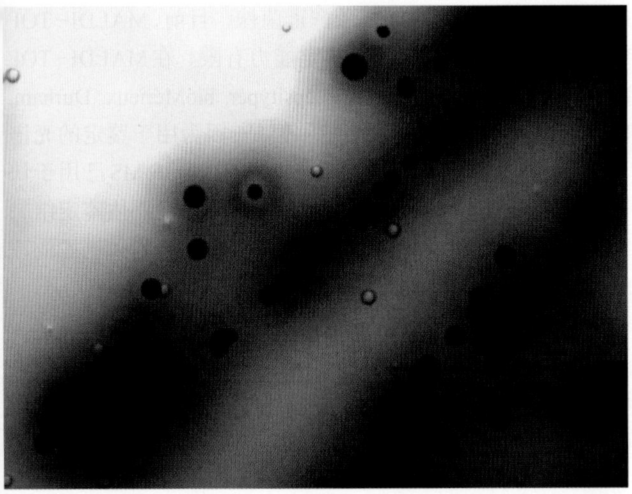

图16.5 在Tinsdale琼脂上生长的白喉棒状杆菌菌落，注意图中带棕色晕圈的黑色菌落。

色晕圈的棕黑色菌落，可初步判定为白喉棒状杆菌（图16.5）。棕色晕圈主要是细菌利用了亚碲酸盐生成了硫化氢。晕圈在胱氨酸-亚碲酸盐血琼脂上呈棕色是因为细菌会分解胱氨酸。此外，在含有血清和鸡蛋的**吕氏培养基（Loeffler medium）**上，白喉棒状杆菌生长迅速，并能形成明显的异染颗粒。白喉棒状杆菌在高富集琼脂上生长快速，可在12～18 h内生长出灰白色的半透明菌落。咽拭子初次接种不再推荐使用吕氏血清斜面培养基，因为无法避免正常口腔菌群的过度生长。

棒状杆菌属无法在麦康凯琼脂上生长。他们都能够在常规血培养肉汤和营养肉汤中生长，如巯基乙酸盐或脑-心浸出液（brain-heart infusion, BHI）肉汤。亲脂棒状细菌在加入兔血清的肉汤中生长更好。

单核细胞增多性李斯特菌对7种氨基酸存在营养缺陷，包括亮氨酸、异亮氨酸、缬氨酸、甲硫氨酸、精氨酸、半胱氨酸和谷氨酸；还需要4种额外的维生素，包括核黄素、硫胺素、生物素和硫辛酸。因此，单核细胞增多性李斯特菌需要在充足提供上述生长因子的培养基中生长。脑-心浸出液（BHI）是最常用于培养李斯特菌的非选择培养基。部分菌种，如单核细胞增多性李斯特菌，可在胰蛋白胨大豆琼脂（tryptic soy broth, TBS）上培养。

目前已有多种选择培养基和鉴别培养基用于鉴定单核细胞增多性李斯特菌，包括改良牛津琼脂（modified Oxford agar, MOX）基础和显色培养基，例如Brilliance李斯特菌琼脂基础培养基（Thermofisher Scientific, Waltham, MA）和CHROMagar李斯特菌显色培养基（DRG International, Inc., Springfield, NJ）。MOX培养基含有哥伦比亚琼脂基础，可提供细菌生长必需的氨基酸、碳、维生素和氮，并添加了氯化锂、七叶苷、枸橼酸铁铵、黏菌素和拉氧头孢。拉氧头孢可抑制葡萄球菌、杆菌和变形杆菌；黏菌素可抑制革兰阴性杆菌，防止在污染的混合菌群中单核细胞增多性李斯特菌过度生长。氯化锂增强了培养的选择性，可以抑制肠球菌的生长。所有种类的李斯特菌都能够水解培养基中的七叶苷，从而形成黑色光晕。

上述两种显色培养基可用于区分单核细胞增多性李斯特菌和其他李斯特菌。通过显色培养基鉴定单核细胞增多性李斯特菌，一是运用了单核细胞增多性李斯特菌产生β-D-葡萄糖苷酶裂解底物5-溴-4-氯-3-吲哚-β-D-葡萄糖苷的原理，二是结合了*L*-α-磷脂酰肌醇可用于检测磷脂酰肌醇特异的磷脂酶C（phosphatidylinositol-specific phospholipase C, PI-PLC）和磷脂酰胆碱特异的磷脂酶C（phosphatidylcholine-specific phospholipase C, PC-PLC）。PI-PLC和PC-PLC是主要的毒力因子，仅由致病的单核细胞增多性李斯特菌和伊氏李斯特菌产生。显色培养基价格昂贵，一般不适用于常规实验室使用。此外，一些芽孢杆菌（尤其是蜡样芽孢杆菌）和金黄色葡萄球菌也呈β-D-葡萄糖苷酶、PI-PLC和PC-PLC阳性，能够像单核细胞增多性李斯特菌一样在这些显色培养基上生长。致病的单核细胞增多性李斯特菌在CHROMagar显色培养基上表现为带不透明白色晕圈的蓝绿色菌落。其他李斯特菌则表现为不带晕圈的蓝绿色菌落。革兰阴性菌在平板上受到抑制，革兰阳性菌（李斯特菌属除外）可被抑制或表现为白色菌落。

培养条件与时长

以5%羊血或巧克力琼脂为培养基，在35℃环境空气或5%～10%二氧化碳中孵育48～72 h，可以检测到棒状杆菌的生长。亲脂细菌生长相对更慢，在常规培养基上长出可见的菌落需要3 d或更长时间。白喉棒状杆菌在胱氨酸-亚碲酸盐血琼脂或改良Tinsdale琼脂上至少需在环境空气中培养48 h，5%～10%二氧化碳会阻碍细菌晕圈的形成。其他大部分棒状杆菌可在35～37℃的二氧化碳中生长。另外一些菌属（如节杆菌属和微杆菌属）的最佳生长温度在30～35℃。在35～37℃的二氧化碳环境中，单核细胞增多性李斯特菌可在5%羊血琼脂上生长良好。

菌落外观

表16.3描述了临床相关棒状杆菌在血琼脂平板上的菌落外观和其他鉴别特征（例如，溶血和气味）。白喉棒状杆菌在胱氨酸-亚碲酸盐血琼脂上的菌落呈黑色或灰色，而在改良Tinsdale琼脂呈带有深棕色晕圈的黑色菌落（图16.5）。

鉴定方法

除了单核细胞增多性李斯特菌和少数棒状杆菌之外，本章微生物的鉴定通常较为复杂和困难。明确鉴定需要多步骤的方法验证。包括生化试验在内的表型鉴定可将大多数微生物鉴定到属水平，部分可鉴定到更常见的种水平。然而，明确鉴定需要16S核糖体核糖核酸（rRNA）基因测序或使用基质辅助激光解吸电离飞行时间（MALDI-TOF）（详见第7章）。更为复杂的是棒状杆菌可作为正常菌群在全身各部位定植，因此只有临床相关的分离株才能被全面鉴定。临床相关指标包括：① 从人体常规无菌部位或多个血培养瓶中分离得到的菌株；② 纯培养分离株，或有症状患者体内的主要分离株，且该患者此前从未感染其他已知的病原体；③ 从尿液分离得到的纯培养分离株且菌落计数＞10 000 CFU/mL，或主要分离株且菌落计数＞100 000 CFU/mL。如果尿液pH呈碱性，或者尿液沉淀物中存在由磷酸盐、镁和氨构成的**鸟粪石结晶体（struvite crystals）**，则棒状杆菌更可能是尿路感染的病因。

API Coryne系统（bioMérieux, St. Louis, MO）、RapID CB Plus（Thermo Fisher Scientific, Waltham, MA）和BBL Crystal革兰阳性鉴定系统（Becton Dickinson, Franklin Lakes, NJ）是用于快速鉴定上述微生物的商业化产品；然而，它们的数据库可能与最新的分类系统变化有所出入。如果使用这些试剂盒生成的代码作为菌种鉴定的唯一标准，可能会导致鉴定错误。

表16.4展示了用于鉴定本章节微生物菌属的重要试验。除了表格中展示的特征外，还需仔细观察革兰染色和菌落形态。

基质辅助激光解吸电离飞行时间质谱

基质辅助激光解吸电离飞行时间质谱（MALDI-TOF MS）能可靠地鉴定棒状杆菌产毒菌株。目前，MALDI-TOF MS对棒状杆菌分离菌株的鉴定能力有限。在MALDI-TOF MS系统中，通过裂解方法（Sepsityper, bioMérieux, Durham, NC）可直接鉴定一些棒状细菌；但是，因为用于鉴定的光谱不一致，需谨慎解释鉴定结果。MALDI-TOF MS已用于快速鉴定单核细胞增多性李斯特菌；然而，仔细评估鉴定结果很重要，因为培养基种类会影响鉴定光谱。随着数据库的改进，该技术将继续为临床分离株的鉴定提供有效策略。

血清诊断学

血清学诊断技术一般不用于本章讨论微生物的实验室诊断。抗李斯特菌溶血素O抗体（IgG）可在李斯特菌病中被检测出，尽管IgM抗体检测不出。

表16.4 过氧化氢酶阳性、抗酸阴性、革兰染色阳性的棒状菌

微生物	代谢[a]	动力	色素[b]	硝酸盐还原性	七叶苷	葡萄糖发酵	CAMP试验[c]	分枝菌酸[d]	细胞壁二胺酸[e]	其他说明
棒状杆菌属	F/O	−	n、w、y、bl	v	−[f]	v	v	+[g]	meso-DAP	
节杆菌属	O	V[h]	w、g	v	v	−[i]	−	−	L-lys	明胶液化试验阳性
短杆菌属	O	−	w、g、sl、y、t	v	−	−[i]	−	−	meso-DAP	明胶液化试验、酪蛋白分解试验阳性，奶酪样气味
微杆菌属[j]	F[k]/O[l]	V[m]	y、o、y-o	v	V[n]	v	−[o]	−	L-lys、D-orn	明胶液化试验和酪蛋白分解试验不定
苏黎士菌属	O	−	w	−	−	−	+	−	meso-DAP	从耳部分离
皮肤杆菌属	F	−	n、w	−	+	+	−	−	meso-DAP	刺激气味；赖氨酸与鸟氨酸脱羧；明胶液化试验阳性
纤维单胞菌属	F[k]	V	sl y、y	+	+	+	−	−	L-orn	明胶液化试验阳性；酪蛋白分解试验阴性
雷弗森菌属	O	+	y	v	v	−[p]	−	−	DAB	明胶液化试验、酪蛋白分解试验阴性
纤维化纤维微菌属	F	−	y	+	+	+	NT	−	L-lys	水解黄嘌呤；菌落渗透琼脂生长
厄氏菌属	F	v	y	+	+	+	NT	−	L-lys	不水解黄嘌呤
单核细胞增多性李斯特菌	F	+[q]	w	−	+	+	+	−	meso-DAP	在羊血琼脂上形成β溶血窄带，苯酰胺基醋酸阳性
微小杆菌属	F	+	Golden	v	+	+	NT	−	L-lys	大部分为氧化酶阳性；酪蛋白分解试验、明胶液化试验阳性
罗氏菌属	F	−	w	+	+	−	−	−	L-lys	黏稠菌落可能为黏滑罗氏菌；部分产黑色色素

[a] F：发酵；O：氧化。
[b] bl：黑色；c：奶油样；g：灰色；n：不产色素；o：橙色；sl：浅色；p：粉色；t：茶色；w：白色；y：黄色；y-o：黄橙色。
[c] CAMP试验运用了产β溶血素的金黄色葡萄球菌菌株。
[d] 不同长度的分枝菌酸可出现在部分抗酸阳性的诺卡菌属、戈登菌属和冢村菌属及完全抗酸阳性的分枝杆菌属。
[e] DAB：二氨基丁酸；D-orn：D-鸟氨酸；L-lys：L-赖氨酸；L-orn：L-鸟氨酸；meso-DAP：内旋-二氨基庚二酸。
[f] 在棒状杆菌重要的临床分离株中，只有马氏棒状杆菌和解葡萄糖苷棒状杆菌为七叶苷阳性。
[g] 根据高效液相色谱法（HPLC）的测定，在棒状杆菌重要的分离株中，无枝菌酸棒状杆菌的细胞壁中没有作为脂类的分枝菌酸成分。
[h] 部分属的棒状形态具有动力。
[i] 葡萄糖可不同程度地被氧化，但不被发酵。
[j] 微杆菌属包括以前的金杆菌属。
[k] 部分在厌氧环境下生长不佳。
[l] 可从部分碳水化合物中缓慢微弱地氧化产酸。
[m] 只有产橙色色素的微杆菌（蛾微杆菌、树状微杆菌）在28℃具有动力。
[n] 阳性反应可能有所延迟。
[o] 部分树状微杆菌菌株CAMP试验反应阳性。
[p] 葡萄糖通常被氧化，但不被发酵。
[q] 在20～25℃具有动力。
NT：未检测；TSI：三糖铁琼脂；v：菌种/菌株的反应可变；+：≥90%菌种或菌株阳性；−：≥90%菌种或菌株阴性。

对特定微生物的讨论

两种试验（Tinsdale琼脂上的晕圈和尿素水解试验）可以将白喉棒状杆菌与其他棒状杆菌区别开来。将白喉棒状杆菌确定为真正的致病菌需要证明所讨论的分离株所产毒素。一位患者可能同时感染多种菌株；使用至少10个菌落的菌悬液进行鉴定试验。以下毒素检测方法可供选择：

- 豚鼠致死试验可用于确定白喉抗毒素（diphtheria antitoxin, DAT）是否能够中和可疑微生物培养悬液的致死效应；
- 免疫扩散试验（图16.6）；
- 组织培养细胞试验可用于描述可疑微生物培养悬液在组织培养细胞中的毒性，以及由DAT介导的对细胞病变效应的中和；
- 酶免疫分析法（enzyme immunoassays, EIA）；
- PCR 检测毒素基因（*tox*）。

由于美国白喉的发病率很低（每年少于5例），在常规的临床实验室进行上述检测是不实际的。毒素检测通常在参考实验室开展。

棒状杆菌属（包括白喉杆菌）的鉴定标准参见表16.5～表16.9。大多数临床相关菌株为过氧化氢酶阳性，无动力，不产色素，七叶苷和明胶液化试验阴性。如分离出的细菌不符合这些特征，则提示存在表16.4其他属细菌感染的可能。此外，如果分离出一种不规则的革兰阳性棒状细菌，若为严格需氧、不亲脂、氧化或不利用葡萄糖，可能是水生雷弗森菌、节杆菌、短杆菌或微杆菌。

脂类（如吐温80或血清）可促进某些棒状细菌（如杰氏棒状杆菌和解脲棒状杆菌）生长，有助于初步鉴定。这两种细菌也对革兰阳性细菌常见耐药的几种抗菌药物具有耐药性。

单核细胞增多性李斯特菌可通过直接湿片观察其动力以进行初步鉴定。室温条件下在营养肉汤中孵育1～2 h，该菌表现出特有的上、下颠倒的翻滚运动。或者可将培养物插入半固态琼脂管中，在室温下孵育过夜后，可观察到该菌特有的呈伞状生长的动力（图16.7）。单核细胞增多性李斯特菌可发酵葡萄糖，Voges-Proskauer试验阳性、明胶液化试验阳性。从血液或脑脊液样本中分离出小的、革兰阳性、过氧化氢酶阳性

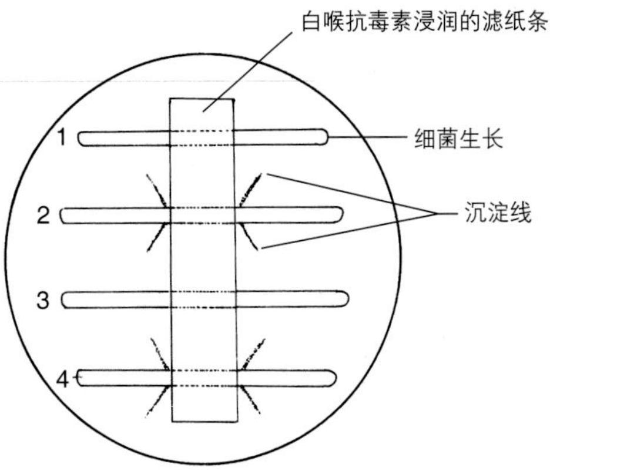

图16.6 用于证明白喉棒状杆菌是否产毒素的Elek平板试验。在琼脂变硬前，将浸有白喉抗毒素的滤纸条埋在特殊琼脂板的表面下方。取待测菌株、产毒菌株（阳性对照）和不产毒菌株（阴性对照）在琼脂表面平行划线接种，与抗毒素纸条形成直角。37℃孵育24 h后，在透射光下可观察与划线菌苔成45°角的细沉淀线。如出现沉淀线，提示划线处对应的菌株产生了与同源抗毒素反应的白喉毒素。图中第1条线为阴性对照，第2条线为阳性对照，第3条线为不产毒菌株的待测菌，第4条线为产毒菌株。

表16.5 发酵的、非亲脂的、Tinsdale阳性的棒状杆菌属[a]

微生物	尿素酶[b]	硝酸盐还原性[b]	七叶苷水解作用[b]	葡萄糖发酵[b]	亲脂性
白喉棒状杆菌	−	+	−	±	−
溃疡棒状杆菌[c,d]	+	−	−	+	−
假结核棒状杆菌[c,d]	+	v	−	−	−

[a] 通过比较不添加和添加1%吐温80的羊血琼脂，或添加和不添加1滴吐温80或兔血清的脑-心浸出液肉汤中生长的菌落，可区别亲脂和非亲脂。
[b] API Coryne系统中进行反应。
[c] 葡萄糖代谢产生丙酸产物。
[d] 反向CAMP试验反应阳性。
v：菌种/菌株的反应可变；+：≥90%菌种或菌株阳性；−：≥90%菌种或菌株阴性。
来源：Data compiled from Coyle MB, Lipsky BA. Coryneform bacteria in infectious diseases: clinical and laboratory aspects. *Clin Microbiol Rev*. 1990; 3: 227; Funke G, Carlotti A. Differentiation of Brevibacterium spp. encountered in clinical specimens. *J Clin Microbiol*. 1994; 32: 1729; Gruner E, Steigerwalt AG, Hollis DG, et al. Human infections caused by Brevibacterium casei, formerly CDC groups B-1 and B-3. *J Clin Microbiol*. 1994; 32: 1511.

表16.6 发酵的、非亲脂的、Tinsdale阴性的临床相关棒状杆菌属[a,b]

微生物	尿素[c]	硝酸盐还原性[c]	丙酸[d]	动力	七叶苷水解作用[c]	葡萄糖发酵[c]	麦芽糖[c]	蔗糖[c]	木糖醇[c]	CAMP试验[c]
无枝菌酸棒状杆菌[f]	v	v	+	−	−	+	v	v	−	−
黏金色棒状杆菌[g,h]	−	−	−	−	−	+	+	+	−	−
科伊尔棒状杆菌	−	−	ND	−	−	(+)	−	−	−	+
斐氏棒状杆菌[i]	(+)	v	ND	−	v	(+)	v	−	−	−
弗雷尼棒状杆菌[j]	−	v	−	−	−	+	+	+	−	ND
解葡萄糖苷棒状杆菌	v	v	+	−	v	+	v	+	v	+
C.imitans	−	v	ND	−	−	+	+	(+)	−	+
马氏棒状杆菌	−	+	+	−	v+	+	+	+	−	−

续 表

微生物	尿素[c]	硝酸盐还原性[c]	丙酸[d]	动力	七叶苷水解作用[c]	葡萄糖发酵[c]	麦芽糖[c]	蔗糖[c]	木糖醇[c]	CAMP试验[e]
里格尔棒状杆菌	+	−	ND	−	−	−	(+)	−	−	−
模仿棒状杆菌(*C.simulans*)[k]	−	+	−	−	−	+	−	+	−	−
独特棒状杆菌	+	−	−	−	−	+	+	+	−	−
纹带棒状杆菌	−	+	−	−	−	+	−	v	−	v
松兹瓦尔棒状杆菌[g]	+	−	ND	−	−	(+)	+	+	−	−
梢氏棒状杆菌	+	−	ND	−	−	(+)	+	+	−	−

[a] 如果分离菌株产色素、有动力、七叶苷阳性或明胶液化试验阳性，还应考虑皮肤杆菌、纤维单胞菌、微小杆菌和微杆菌属(表16.4)。该表中的微生物还应该与过氧化氢酶阳性的耐氧菌原为丙酸杆菌属(*Cutibacterium* spp.)和放线菌属(*Actinomyces* spp.)(表17.4)相鉴别。
[b] 通过比较不添加和添加1%吐温80的羊血琼脂，或添加和不添加1滴吐温80或兔血清的脑-心浸出液肉汤中生长的菌落，可区别亲脂和非亲脂。
[c] API Coryne系统中进行反应。
[d] 葡萄糖代谢的终产物为丙酸。
[e] CAMP试验运用了产β溶血素的金黄色葡萄球菌菌株。
[f] 在人体临床样本中最常分离到的菌种；经常被误认为是干燥棒状杆菌。
[g] 黏稠菌落。
[h] 产黄色或黑色色素；产黑色色素菌株过去被命名为黑色棒状杆菌(*Corynebacterium nigricans*)；可能在女性生殖道产生致病性。
[i] 72 h后呈黄色。
[j] 在42℃环境中生长。
[k] 还原硝酸盐。
ND：无数据；v：菌种/菌株的反应可变；+：≥90%菌种或菌株阳性；+[w]，(+)：阳性反应延迟；−：≥90%菌种或菌株阴性。

表16.7 严格需氧、非亲脂、非发酵的临床相关棒状杆菌属[a]

微生物	葡萄糖氧化	硝酸盐还原性[b]	尿素酶[b]	七叶苷水解作用[b]	明胶液化试验[b]	CAMP[c]	其他说明
非发酵棒状杆菌非发酵亚种	−	−	−	−	−	v	从血样本中分离；非黏附菌落
科伊尔棒状杆菌	−	−	−	−	−	+	从耳部分离；常为黏附菌落
产黏棒状杆菌	+	−	−	−	NT	−	淡黄色，黏液型菌落
假白喉棒状杆菌	−	+	+	−	−	−	
丙酸棒状杆菌	−	+	−	−	−	−	

[a] 通过比较不添加和添加1%吐温80的羊血琼脂，或添加和不添加1滴吐温80或兔血清的脑-心浸出液肉汤中生长的菌落，可区别亲脂和非亲脂。
[b] API Coryne系统中进行反应。
[c] CAMP试验运用了产β溶血素的金黄色葡萄球菌菌株。
NT：未检测；v：菌种/菌株的反应可变；+：≥90%菌种或菌株阳性；−：≥90%菌种或菌株阴性。

表16.8 严格需氧、亲脂的、非发酵的临床相关棒状杆菌属[a]

微生物	硝酸盐还原性[b]	尿素酶[b]	七叶苷水解作用[b]	氧化作用	
				葡萄糖	麦芽糖
嗜脂黄色棒状杆菌[c]	−	−	−	−	−
杰氏棒状杆菌[d]	−	−	−	+	v
非发酵棒状杆菌嗜脂亚种	−	−	−	−	−
解脲棒状杆菌[d]	−	+	−	−	−

[a] 通过比较不添加和添加1%吐温80的羊血琼脂，或添加和不添加1滴吐温80或兔血清的脑-心浸出液肉汤中生长的菌落，可区别亲脂和非亲脂。
[b] API Coryne系统中进行反应。
[c] 黄色。
[d] 分离株通常对多种抗菌药物耐药。
v：菌种/菌株的反应可变；+：≥90%菌种或菌株阳性；−：≥90%菌种或菌株阴性。

表16.9 亲脂的、发酵的临床相关棒状杆菌属[v]

微生物	尿素酶[b]	七叶苷水解作用[b]	碱性磷酸酶[b]	吡嗪酰胺酶
克氏棒状杆菌[c]	−	+	−	+
牛棒状杆菌	−	−	+	−
拥挤棒状杆菌[d]	−	−	−	v
麦氏棒状杆菌[d]	−	−	+	−

[a] 通过比较添加和不添加1%吐温80的羊血琼脂，或添加和不添加1滴吐温80或兔血清的脑-心浸出液肉汤中生长的菌落，可区别亲脂和非亲脂。
[b] API Coryne系统中进行反应。
[c] 葡萄糖代谢产生丙酸产物。
[d] 还原硝酸盐。
v：菌种/菌株的反应可变；+：≥90%菌种或菌株阳性；−：≥90%菌种或菌株阴性。

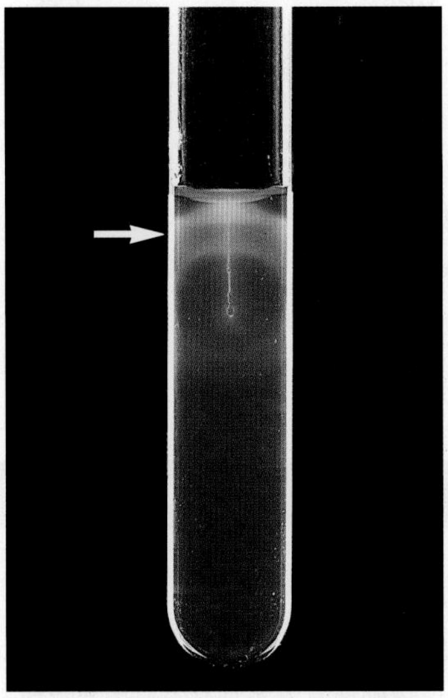

图16.7 单核细胞增多性李斯特菌在室温下生长动力呈伞状。

的棒状细菌，菌落周围存在窄带溶血环，是提示李斯特菌病的有力证据。通过Christie、Atkins、Munch-Petersen（CAMP）试验的阳性结果，可将单核细胞增多性李斯特菌与其他李斯特菌区别开来，可参照第14章无乳链球菌的鉴定。一种**反向CAMP反应**（即在待检菌与葡萄球菌交界处形成溶血抑菌带）可用于鉴别假结核棒状杆菌和溃疡棒状杆菌。解脲棒状杆菌快速尿素酶试验阳性。

抗菌药物敏感性试验和治疗

单核细胞增多性李斯特菌的抗菌药物治疗有权威指南。由于单核细胞增多性李斯特菌对可选的治疗药物不存在耐药性，因此没有必要进行常规的抗菌药物敏感性试验（表16.10）。

如表16.10所示，临床和实验室标准化研究所（CLSI）M45文件为棒状杆菌的相关试验提供了一些指南参考。具体可参阅第11章中的相关策略，在必要时可提供药敏信息和数据。

需要注意的是，一些棒状杆菌菌株的生长可能需要培养48 h。如果生长不够充分或分离株在24 h后才能显示出对β内酰胺类药物的敏感性，那么将培养物孵育足够48 h，才能出具报告。

预防

对白喉唯一有效的控制方法是通过甲醛灭活的多价白喉类毒素进行免疫接种。目前有四种联合疫苗用于预防白喉、破伤风（第41章）和百日咳（第36章）。其中两种适用于7岁以下的儿童（DTap和DT），另两种适用于年龄较大的儿童和成人（Tdap和Td）。建议每10年给予Td增强剂以维持主动免疫的保护。

治疗

马产生的超免疫抗血清**DAT**是一种抗体制剂，能够在进入患者细胞之前中和毒素。当初步确定白喉的临床诊断后，立即给予DAT治疗至关重要。由于对马体内产生的抗体（蛋白质）可能引起超敏反应，建议对有潜在过敏体质的患者仔细询问，在某些情况下在前臂皮肤进行划痕测试。DAT在美国不再获得许可，但美国CDC提供的DAT产品可在其他国家或地区使用。

对于出现白喉症状的所有患者，建议使用单剂量的肌内

表16.10 抗菌药物治疗方案和敏感性试验

微生物	治疗方法	存在耐药风险的治疗方案	确证试验方法[a]
单核细胞增多性李斯特菌	氨苄西林，或青霉素（MIC ≤ 2 μg/mL），联合或不联合氨基糖苷类	偶可对四环素耐药	很少进行验证试验来指导治疗，通常经验性用药
白喉棒状杆菌	中和白喉毒素的抗毒素，联合青霉素或红霉素以清除病原体	不对推荐治疗药物耐药；极少情况下青霉素或大环内酯类耐药	参阅CLSI M45-A文件：少见和苛养菌抗菌药物稀释和纸片扩散敏感性试验方案
其他棒状杆菌	没有特定指南。均对万古霉素和替考拉宁敏感。	对青霉素类、大环内酯类、氨基糖苷类、氟喹诺酮类、四环素、克林霉素、头孢菌素类等多重耐药	参阅CLSI M45-A文件：少见和苛养菌抗菌药物稀释和纸片扩散敏感性试验方案
短杆菌属、皮肤杆菌属、节杆菌属、微杆菌属、纤维单胞菌属、微小杆菌属	没有特定指南	未知	无

[a] 确证试验方法包括临床和实验室标准化研究所（CLSI）推荐的标准方法和美国食品药品管理局（FDA）批准的商品化试剂盒。
CLSI：临床和实验室标准化研究所；MIC：最小抑菌浓度。

注射青霉素或口服红霉素14 d疗程。此外，对白喉暴露的个体需要进行预防。有免疫力的接触者应接种白喉类毒素的免疫增强剂；未接种疫苗的接触者应启动初级免疫接种程序。

普通人群应正确清洗生蔬菜、充分烹饪蔬菜和肉类，以预防李斯特菌病。免疫功能低下的患者和妊娠期女性应避免食用软奶酪（例如墨西哥奶酪、羊乳酪、布里干酪、卡芒贝尔奶酪和蓝纹奶酪）以预防食源性的李斯特菌病。此外，吃剩的饭菜或即食食品（如热狗或冷切肉/熟食肉类），应在充分加热后再食用，不宜冷藏过久，因为单核细胞增多性李斯特菌能够在4℃冷藏环境下进行复制、增殖。

案例学习16.1

一名27岁男子接受了胰腺和肾脏移植手术。移植术后3个月后，该患者因可能的器官排异反应再次入院。入院5 d前，患者出现发热、恶心和头晕。化验提示肌酐升高，尿液存在白细胞，其他所有实验室检查结果均正常。组织活检未见排异证据。此时，实验室回报尿液培养＞100 000 CFU/mL的革兰阳性棒状细菌。该细菌菌落过氧化氢酶阳性，β溶血。第二天血培养同一种细菌报阳。

问题：

1. 哪一项简单的实验室检测可证明分离菌不是棒状杆菌？
2. 李斯特菌的常规药物敏感性试验方法是什么？
3. 列出可引起尿路感染的棒状杆菌，什么检测有助于筛查这些病原体？

复习题

1. 以下哪两项试验可用于鉴别白喉棒状杆菌和其他棒状杆菌（　　）

   a. Tinsdale琼脂上的晕圈和硝酸盐还原试验阳性
   b. Tinsdale琼脂上的晕圈和尿素酶试验阳性
   c. Tinsdale琼脂上的黑色菌落和明胶液化试验阳性
   d. Tinsdale琼脂上的黑色菌落和硝酸盐还原试验阳性

2. 以下不能被用于检测白喉棒状杆菌的毒素应除外哪一项（　　）

   a. 豚鼠致死性试验　b. Elek平板毒力试验　c. 改良Tinsdale平板　d. PCR

3. 以下哪种微生物在营养肉汤室温培养1～2 h后表现出上、下颠倒的翻滚运动（　　）

   a. 白喉棒状杆菌　b. 杰氏棒状杆菌　c. 节杆菌属　d. 单核细胞增多性李斯特菌

4. 为了预防李斯特菌感染，妊娠期女性和免疫功能低下的患者应该避免进食以下哪种食物（　　）

   a. 羊奶酪　b. 花生　c. 腌渍菜　d. 冰淇淋

5. 以下哪种微生物属于常与尿路感染相关的严格需氧微生物，且过氧化氢酶阳性、硝酸盐还原试验阴性、快速尿素酶试验阳性（　　）

   a. 杰氏棒状杆菌　b. 解脲棒状杆菌　c. 龋齿罗氏菌　d. 人皮肤杆菌

6. 是非题

   ______ 棒状杆菌是不形成芽孢、过氧化氢酶阳性、革兰染色阳性的棒状菌。

   ______ 棒状杆菌和李斯特菌属均可在麦康凯平板上生长。

   ______ 通过直接湿片下观察动力可对单核细胞增多性李斯特菌进行初步鉴定。

7. 配对题：将每个术语与正确的描述配对

   ______ 亲脂的　　______ 冷富集
   ______ Tdap　　______ Elek
   ______ 改良Tinsdale　　______ 棒状杆菌革兰染色
   ______ 李斯特菌属

   a. 一种白喉棒状杆菌的选择和鉴别培养基　b. 可用于检测白喉棒状杆菌毒素　c. 呈“中文文字形”排列　d. 4℃环境中，可在几周内生长繁殖　e. 白喉、百日咳和破伤风联合疫苗　f. 喜好油脂　g. 动力呈伞状

参考答案

案例学习16.1

1. 实验室人员将该分离菌直接制作湿片在显微镜下观察其动力，该细菌具有李斯特菌特有的“翻滚运动”。在20～25℃的半固体琼脂管中进行动力试验，试管顶部细菌呈伞状生长的形态（图16.7）。此外，分离菌的胆汁七叶苷试验呈阳性。以上试验均表明分离菌是单核细胞增多性李斯特菌。所有革兰阳性棒状菌的实验室鉴定都需进行溶血性检测，并对具有溶血性的分离株进行动力试验和胆汁七叶苷试验。

2. 对于本病例的分离菌，不推荐进行常规的抗菌药物敏感性试验，因为该细菌基本对氨苄西林敏感。治疗上通常选择氨苄西林或青霉素联合一种氨基糖苷类药物。

3. 感染泌尿道的棒状杆菌，包括解脲棒状杆菌、解葡萄糖苷棒状杆菌和里格尔棒状杆菌，尿素酶呈阳性。只有解葡萄糖苷棒状杆菌Christie、Atkins、Munch-Petersen（CAMP）试验阳性。解脲棒状杆菌是亲脂性的。该类细菌均生长缓慢，如果尿培养时间＜24 h，可能检测不出。

复习题

1. b; 2. c; 3. d; 4. a; 5. b; 6. √, ×, √; 7. f, d, e, b, a, c, g

第5篇 · 无分枝、过氧化氢酶阴性、革兰阳性杆菌

NON-BRANCHING, CATALASE-NEGATIVE, GRAM-POSITIVE BACILLI

第17章 · 丹毒丝菌、乳酸杆菌和类似微生物

Erysipelothrix, Lactobacillus, and Similar Organisms

方婷婷 · 译　汪小欢 · 审校

本章目标

1. 描述隐秘杆菌、乳酸杆菌、丹毒丝菌和加德纳菌的革兰染色形态。
2. 确定加德纳菌的培养基和形态学外观，并描述该菌的培养时间、氧气需求和温度等培养条件。
3. 描述与丹毒丝菌、加德纳菌和乳酸杆菌属相关的疾病临床表现。
4. 确定用于分离丹毒丝菌、加德纳菌和乳酸杆菌的样本。
5. 解释为什么临床上通常不需要根据体外药物敏感性试验结果来指导丹毒丝菌或加德纳菌的治疗。

本章相关的属和种

- 溶血隐秘杆菌
- 嗜脂棒状杆菌
- 红斑丹毒丝菌
- 阴道加德纳菌
- 乳酸杆菌属
- 伯纳德隐秘杆菌
- 化脓隐秘杆菌
- 魏斯菌

一般特征

本章节中描述的细菌属都具有过氧化氢酶阴性、不形成芽孢、棒杆状革兰染色阳性的一般特征，有些可能表现出分枝。红斑丹毒丝菌是该属中的4个种之一，被认为是唯一的人类病原体。红斑丹毒丝菌由几种以肽聚糖结构为基础的血清型组成。最常见的与人类感染相关的血清型包括血清型1型和血清型2型。隐秘杆菌属由7种血清型组成，然而，临床样本中仅分离出了溶血隐秘杆菌。革兰染色显示隐秘杆菌属为形态不规则的革兰阳性杆菌。*Trueperella*菌属（化脓隐秘杆菌和伯纳德隐秘杆菌）具有相同的革兰染色形态，然而，与隐秘杆菌属不同，它们在溶血因子试验（Christie, Atkins, Munch-Petersen, CAMP）中呈阴性。阴道加德纳菌是其所在属中唯一的种，虽然它也是一种革兰阳性细菌，但其肽聚糖层比其他细菌薄。因此，阴道加德纳菌表现为细的、革兰变异的棒状杆菌或球杆菌。尽管乳酸杆菌属可能对免疫功能正常的人类宿主有益，但在免疫功能低下患者的严重感染中分离出了多种乳酸杆菌种。从侵入性感染中最常分离出的菌种包括嗜酸乳酸杆菌、干酪乳酸杆菌、发酵乳酸杆菌、植物乳酸杆菌、鼠李糖乳酸杆菌和副干酪乳酸杆菌。魏斯菌见表17.3和表17.4，因为它在培养基中很容易与本章中描述的其他菌种混淆，并且在极少数情况下，患者样本中分离出来的魏斯菌与菌血症和心内膜炎有关。

流行病学

红斑丹毒丝菌属在世界上的各种脊椎动物和无脊椎动物中均有发现，包括哺乳动物、鸟类和鱼类。其他可能被感染的家畜包括绵羊、兔子、牛和火鸡。红斑丹毒丝状菌属可能通过直接接触或摄入受污染的水或肉而传播。溶血隐秘杆菌通常是牛、羊、狗、猫和猪等动物黏膜的正常菌群。虽然在奶牛的皮肤脓肿中发现了伯纳德隐秘杆菌，但尚不清楚该菌属是否为奶牛皮肤或胃肠道的正常菌群。化脓隐秘杆菌存在于牛、羊和猪的黏膜上，表17.1中列出了与动物感染密切相关和通过动物接触使人类感染的菌属（例如，红斑丹毒丝菌和化脓隐秘杆菌）及那些属于正常人类菌群的菌属（例如乳酸杆菌属和阴道加德纳菌属）。

致病机制和疾病谱

阴道加德纳菌和乳酸杆菌属（表17.2）是人类阴道的正常菌群。阴道加德纳菌感染阴道通常与各种混合厌氧菌群有关；阴道外感染并不常见，但与产后子宫内膜炎、败血性流产和剖宫产有关。

乳酸杆菌属对维持阴道分泌物中适当的pH平衡很重要。微生物将葡萄糖代谢为乳酸，降低阴道pH以维持不利于病原菌生长的阴道酸性环境。乳酸杆菌经常与龋齿有关，在咀嚼、刷牙和牙科手术过程中，细菌进入血液，可导致菌血症和心内

表17.1 流行病学

种	栖息地(宿主)	传播方式
红斑丹毒丝菌	正常微生物群；由动物携带并引起动物患病	人畜共患病；接触擦伤或刺伤的动物皮肤
隐秘杆菌	人体皮肤和咽部的正常微生物群	不确定；可能由人溶血性内源性菌株引起感染
阴道加德纳菌	人类阴道正常微生物群；男性远端尿道定植菌	内源性菌株
乳酸杆菌属	广泛分布于食物和自然界环境中；人口腔、胃肠道和女性生殖道正常微生物群	内源性菌株；感染罕见
*Trueperella*属	正常微生物群；由动物携带并引起动物患病	不确定；动物呼吸道、接触动物擦伤或未被发现的伤口

表17.2 致病机制和疾病谱

微生物	毒力因素	疾病谱和感染谱
红斑丹毒丝菌	荚膜；神经氨酸酶；透明质酸酶；表面蛋白	局部：丹毒，一种疼痛且扩散缓慢的皮肤感染 全身性：丹毒可引起弥漫性皮肤感染，出现全身症状 菌血症 心内膜炎少见
溶血隐秘杆菌	尚不清楚	全身性：咽炎、蜂窝织炎和其他皮肤感染
阴道加德纳菌	不确定；产生细胞黏附因子和细胞毒素	细菌性阴道病；少见尿路感染；菌血症极为罕见
乳酸杆菌属	不确定	最常见的污染菌 免疫功能低下：菌血症
*Trueperella*属	尚不清楚	皮肤通常为首发且常见感染部位；咽炎常见，可能并发菌血症或导致菌血症(化脓隐秘杆菌)

膜炎。魏斯菌是一种乳酸杆菌样细菌，在有心内膜炎临床症状的患者的血培养中被发现，而该菌对万古霉素具有抗药性，因此尤其值得关注。

丹毒丝菌感染与从事鱼类处理人员、农民、屠宰场工人、食品准备工人和兽医等职业有关。感染通常是刺伤或皮肤擦伤后发生。临床上将丹毒丝菌感染分为主要的三类，包括局部皮肤病变或蜂窝织炎(**丹毒**)、具有全身症状的弥漫性皮肤感染和菌血症。菌血症导致全身病原菌传播，可表现为心内膜炎等。

隐秘杆菌属和*Trueperella*菌属主要为动物病原体，但它们与免疫功能低下患者的咽炎、败血症、组织脓肿和溃疡有关。溶血性隐秘杆菌主要与轻至重度咽炎有关。尤其是伯纳德隐秘杆菌，可以从患者血液、脓肿、泌尿道、关节、眼睛和伤口中找到。该病原菌还与坏死性筋膜炎有关。化脓隐秘杆菌通常是从农村地区患者的感染中分离出来，并已在脓肿、伤口和血液感染中被发现。

临床所面临的主要挑战是当从无菌部位分离出这些菌属时，如何确定菌属的临床相关性，以区分定植和感染。

实验室诊断

样本采集与运输

本章节中描述一般情况下微生物样本采集和运输，不考虑特殊要求。值得注意的是，丹毒丝菌的皮肤感染样本应通过对皮肤感染灶变色区域前缘处的全层皮肤进行活检来收集。有关样本采集和运输的其他一般信息，请参阅表5.1。

样本处理

本章节讨论的微生物样本加工无需要特殊要求。有关样本处理的一般信息，请参阅表5.1。

直接检测方法

隐秘杆菌属的革兰染色形态为纤细弯曲的革兰阳性杆状体，具有尖端，偶有分枝，在厌氧培养条件下，这种分枝更加明显。而在固体培养基上生长48 h后进行染色，染色可能变得不均匀，并可能表现出球菌形态。

乳酸杆菌是高度多形性的，存在于长链杆状、球状杆菌和螺旋状中(图17.1)。伯纳德隐秘杆菌通常表现为不分枝的革兰阳性短杆状体。

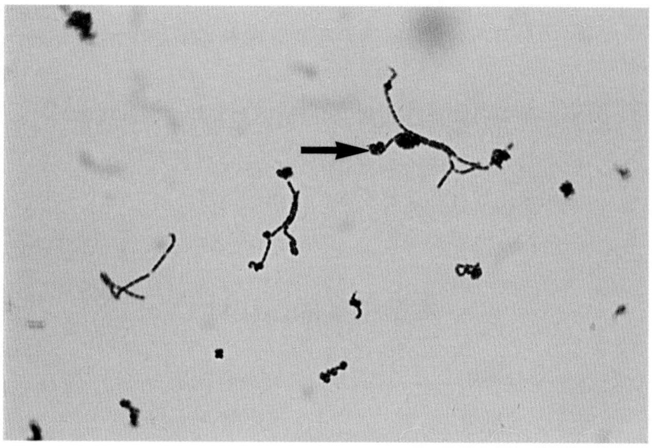

图17.1 乳酸杆菌的革兰染色，可见螺旋形态(箭头处)。

红斑丹毒丝菌染色形态为长丝状或短杆状，不同形态对应两种不同菌落类型。① 粗糙菌落：多为细长的、丝状的、革兰染色阳性杆状细菌，具有过度脱色和革兰阴性菌的倾向。② 光滑菌落：多为细小的杆状体。在直接检测和培养中，因为染色和菌落形态的变异可能被误认为是多种微生物混合感染。

加德纳菌是小型、多形性、革兰染色变异或革兰染色阴性球杆菌或短杆状菌。阴道分泌物的湿涂片和革兰染色是诊断由阴道加德纳菌引起的细菌性阴道病的关键试验。从生理盐水中制备的湿片可发现特征性的“线索细胞”，这些“线索细胞”是细胞表面黏附了大量小杆状菌的大型鳞状上皮细胞。阴道分泌物的革兰染色涂片显示黏附的细菌是革兰染色变异球杆菌。在细菌性阴道病中，通常存在线索细胞，而代表正常阴道微生物群的大量其他革兰阳性杆菌(即乳酸杆菌)不存在或数量很少。

核酸检测

通过常规和实时PCR直接检测丹毒丝菌属已经在动物组织中取得成功，但尚未在人类临床样本中进行评估。BD Affirm阴道脱氧核糖核酸（DNA）探针（vaginal deoxyribonucleic acid probe, VDP）可用于直接检测生殖道样本。含有转运试剂的特殊样本瓶用于在测试前稳定微生物的核酸（Becton, Dickinson and Company, Franklin Lakes, NJ）。

许多大型实验室也使用16S rRNA基因测序对本章所包括的微生物进行属和种级别的鉴定。

血清学诊断

血清诊断技术通常不用于诊断本章所讨论的微生物引起的实验室感染。

微生物培养

培养基的选择 · 本章中描述的所有菌属都在含5%羊血的巧克力琼脂上生长。它们在麦康凯琼脂上不生长，但在哥伦比亚黏菌素-萘啶酸（Columbia colistin-nalidixic acid, CNA）琼脂上生长。CNA琼脂是一种可能含有5%羊血，以促进生长环境要求苛刻的微生物生长的营养基质，内含的抗菌药物黏菌素和萘啶酸可防止革兰阴性菌的过度生长。除加德纳菌属外的所有菌属均可在市售的肉汤血培养基中生长。加德纳菌的生长会受到聚乙二醇磺酸钠（sodium polyanethol sulfonate, SPS）的抑制，而SPS目前在大多数商业血培养基中被用作抗凝剂。当怀疑阴道加德纳菌脓毒血症时，应使用不含SPS的血培养基或添加了明胶的SPS血培养基。在微生物培养中，红斑丹毒丝菌的一个显著生化特征是产生H_2S的能力。

使用选择性培养基**人血双层吐温（human blood bilayer Tween, HBT）琼脂**可以从女性生殖道分泌物样本中分离出阴道加德纳菌。HBT是添加了两性霉素B的CAN琼脂，以防止酵母菌和丝状真菌的生长，人血在顶部分层以增强阴道加德纳菌的β溶血模式。

培养条件和培养时间

含5%羊血的巧克力琼脂、CNA琼脂和HBT琼脂在35℃以下，含5%～10%的二氧化碳（CO_2）的培养条件下，48 h内可检测这些微生物的生长。

菌落形态外观

表17.3描述了羊血琼脂上每个属的菌落形态外观和其他区别性特征（例如，溶血）。阴道加德纳菌在HBT琼脂上生成了小的、灰色、不透明的菌落，周围环绕着弥散的β溶血环（图17.2）。

鉴定方法

本章描述的四个菌属的鉴定必须与放线菌属、双歧杆菌属和角质杆菌属相鉴别，后者将在第41章中讨论。虽然后几种菌属通常与厌氧菌一起考虑，但它们也在常规实验室5%～10% CO_2环境的培养基中生长。而且有些菌属是过氧化氢酶阴性。因此，如表17.4所示，当实验室发现过氧化氢酶阴性、革兰阳性、非产芽孢杆菌时，必须将这些微生物一起考虑以鉴别。

几个用于鉴定严格革兰阴性细菌的商业化实验室鉴别系统可以用来充分鉴定阴道加德纳菌。HNID面板（Haemophilus-Neisseria识别面板；MicroScan，Beckman Coulter，Brea，California）鉴别效果特别好。但是快速识别面板可用于鉴别非生殖道来源（例如血液）样本中分离出的菌株。

表17.3 5%羊血琼脂上的菌落外观和其他特征

微生物	外观
溶血隐秘杆菌	从小到大的菌落，外观各异，包括光滑、黏液、白色干燥、易碎灰色等形态；可能被狭窄的β溶血环包围
红斑丹毒丝菌	两种菌落类型：大而粗糙，或小而光滑、半透明；长时间的培养后和显示出α溶血
阴道加德纳菌	针尖样；非溶血性
乳酸杆菌属	多种菌落形态，从类似于链球菌的针尖样菌落、α溶血菌落到粗糙的灰色菌落
魏斯菌	针尖样；α溶血；可能与本章中介绍的其他微生物混淆

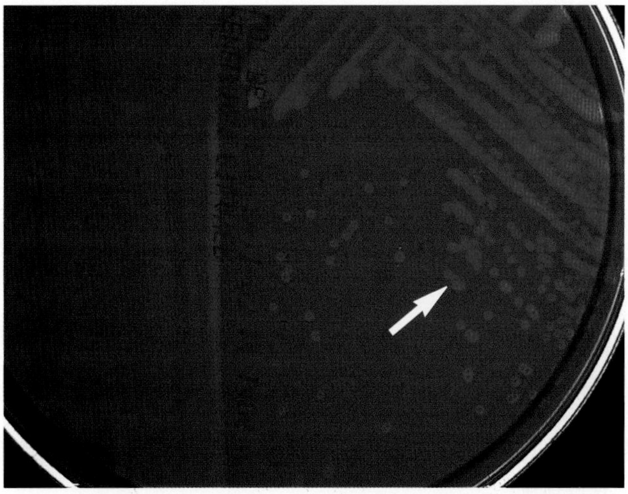

图17.2 人血双层吐温（HBT）琼脂上的阴道加德纳菌。箭头所指为带有弥漫性β溶血环的小菌落（箭头）。

基质辅助激光解吸电离飞行时间质谱

基质辅助激光解吸电离飞行时间质谱（MALDI-TOF MS）已有效地鉴定了红斑丹毒丝菌和乳酸杆菌属。使用这种技术鉴定魏斯菌的过程仍在探索中。MALDI-TOF MS是一种简单、可靠且节省成本的菌属鉴定工具，具有很高的鉴别力，这将为改进本章中所包含的菌属的鉴定提供机会，并继续分析和鉴定临床样本的分离菌株并将其纳入数据库。

关于特定微生物的注解

通过革兰染色的典型外观、HBT琼脂上的β溶血环及氧化酶和过氧化氢酶的阴性测试，可对生殖道分离菌株进行阴道加德纳菌的鉴定。嗜脂棒状杆菌是一种从患有细菌性阴道病的女性阴道分泌物中分离出来的细菌，过氧化氢酶呈阳性，类似于解脲棒杆菌。区别在于嗜脂棒状杆菌产生黄色色素、弱脲酶活性和缓慢的葡萄糖发酵产酸。

表17.4 过氧化氢酶阴性、革兰阳性、耐氧、不形成芽孢的杆菌的生化和生理特征

微生物	脲酶	硝酸盐还原	β溶血[b]	发酵[a]					溶血因子试验（GAMP）[c]	气液色谱法（GLC）[d]	其他注解
				葡萄糖	麦芽糖	甘露醇	蔗糖	木糖			
以色列放线菌	−	v	−	+	+	VZ	+	+	−	A、L、S	
龋齿放线菌	−	+	−[e]	+	v	−	+	v	−	A、S	1周后羊血琼脂产生红色色素
奈氏放线菌	+	+	−	+	+	v	+	v	−	A、L、S	
雷丁放线菌	−	−	−w	+	+	−	+	+	−	S？	吡嗪酰胺酶、β半乳糖苷酶阳性和七叶苷酶阳性
土耳其放线菌	−	−	−w	+	v	−	+	+	−	NT	吡嗪酰胺酶、β半乳糖苷酶阴性和七叶苷酶阴性
格氏放线菌	−	−	−	+	+	−	+	−	ND	L＞S	
沙氏放线菌	−	−	−	+	+	−	v	+	+w	A、s	β半乳糖苷酶阴性
溶血隐秘杆菌	−	−	+	+	+	−	v	−	逆转+[f]	A、L、S	48 h明胶阴性；β溶血在含有人血或兔血的琼脂上更强
化脓隐秘杆菌	−	−	+[g]	+	v	v	v	+	−	A、L、S	48 h明胶阳性；酪蛋白阳性
伯纳德隐秘杆菌	−	−	−	+	+	−	−	−	−	A、L、S	
青春双歧杆菌	−	−	−	+	+	−	+	+	ND	A＞L（S）	
丹毒丝状菌属	−	−	−	+[h]	−	−	−	−		A、L、S	TSI底部H_2S阳性；耐万古霉素；α溶血
乳酸杆菌属	−	−	−	+	+	v	+	ND	ND	L（AS）	部分菌株对万古霉素耐药；α溶血
痤疮皮肤杆菌	−	+	−	+	−	−	−	−	+	A、P（iv L S）	吲哚阳性；可能在兔血琼脂上显示出β溶血
阴道加德纳菌	−	−	−	+	+	−	v	−[i]	ND	A（L S）	在HBT中具有β溶血；常可水解马尿酸盐
魏斯菌	NT	−	−	+	+	−	+	v	NT	L（AS）	耐万古霉素；小短棒状；在MRS（Man、Rogosa、Sharpe）肉汤中产生气体；α溶血；七叶素阳性；精氨酸阳性

[a] 使用安德拉德指示剂（Andrade's indicator）在蛋白胨培养基中检测发酵。
[b] 在羊血琼脂上。
[c] 使用产β溶菌素的金黄色葡萄球菌菌株进行CAMP测试。
[d] 糖代谢终产物：A，乙酸；L，乳酸；P，丙酸；S，琥珀酸；可能会或不会产生最终产品酸。
[e] 在含有羊血或人血的脑-心浸出液琼脂上可能会出现溶血现象。
[f] 反向CAMP测试；金黄色葡萄球菌β裂解蛋白酶被溶血性隐秘杆菌产生的可扩散物质抑制（图17.3）。
[g] 也可能在含有人血的脑-心浸出液琼脂上显示出β溶血。
[h] 反应可能较弱或延迟。
[i] 阴道加德纳菌样微生物发酵木糖。
HBT：人血双层吐温琼脂；iv：异戊酸；ND：未完成；NT：未测试；SBA：5%羊血琼脂；TSI：三糖铁琼脂；v：变量；w：弱；+：≥90%的菌株阳性；−：≥90%的菌株阴性。

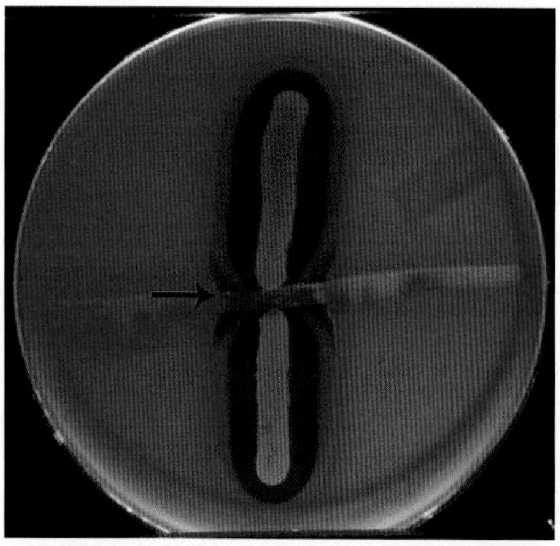

图17.3 反向CAMP测试。溶血隐秘杆菌在血琼脂平板上划线接种。然后将金黄色葡萄球菌垂直于隐秘杆菌接种路径划线接种。箭头所指处表明反向CAMP测试结果为阳性。

β溶血隐秘杆菌类似于β溶血链球菌，可通过革兰染色形态进行区分。溶血隐秘杆菌和化脓隐秘杆菌可以通过明胶液化试验来区分；化脓隐秘杆菌为阳性，而溶血隐秘杆菌为阴性。伯纳德隐秘杆菌是非溶血性的。尽管溶血性的表现可能因培养基和培养条件而异，但溶血隐秘杆菌通常在人血琼脂培养基上呈β溶血。

丹毒丝菌属是唯一一种过氧化氢酶阴性、革兰阳性、不形成芽孢的棒杆菌，当接种到三糖铁（triple sugar iron, TSI）琼脂中时会产生硫化氢（H_2S）（图17.4）。一些芽孢杆菌属也会使TSI琼脂底部变黑，但它们是过氧化氢酶阳性并可产生芽孢。在临床样本中鉴定和报告分离出这种微生物很重要，因为丹毒丝菌对万古霉素具有固有耐药性。

乳酸杆菌属通常根据菌落外观形态和革兰染色形态及过氧化氢酶反应（阴性）来进行鉴定。虽然区分乳酸杆菌属与草绿色链球菌比较困难，但草绿色链球菌在硫乙醇酸盐

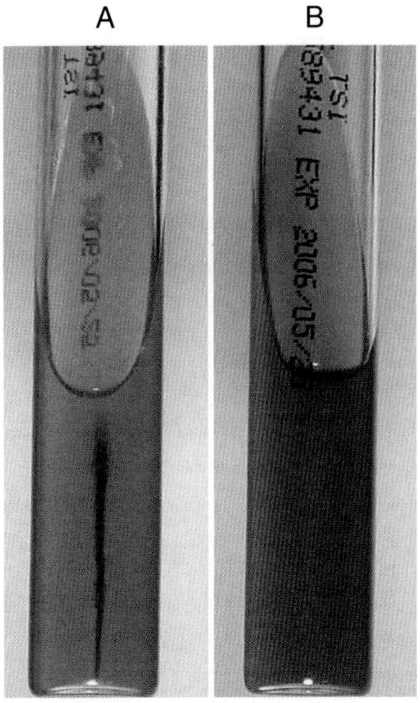

图17.4 红斑丹毒丝菌在TSI中产生的H_2S(A)。空白TSI(B)作为对比。

肉汤中形成链状杆状菌而不是球菌对鉴别这两种菌属是有帮助的。另一种方法是，将10 U青霉素纸片置于接种了微生物的血琼脂平板上，在其周围的抑菌圈外进行革兰染色，如果形态显示为长杆状而不是球藻状，则是乳酸杆菌属。

抗菌药物敏感性试验和治疗

由于这些微生物作为感染性病原体很少见，这给发展有效的体外药物敏感性试验方法带来了困难(表17.5)。然而，大多数微生物对针对它们的抗菌药物敏感；通常不需要通过体外抗菌药物敏感性试验指导抗菌药物治疗。乳酸杆菌属对多种抗菌药物具有耐药性。幸运的是，这些微生物很少与感染有关。当这类微生物从无菌部位的样本中分离出来，在尝试进行非标准化的抗菌药物敏感性试验之前，必须仔细评估临床意义。

不建议对阴道加德纳菌进行抗菌药物敏感性试验，因为通常甲硝唑对该菌治疗效果好，而氨苄西林或阿莫西林也可成功治疗该菌的全身感染。

尽管其中一些微生物可能会在培养基上和推荐用于培养其他细菌的条件下生长，但这并不一定意味着会产生可解释和可靠的结果(有关已验证测试方法的更多信息，请参见第11章)。当没有经验证有效的针对临床上重要的细菌分离株的抗菌药物敏感性试验方法时，应回顾第11章，以寻找可用于提供抗菌药物敏感性信息的优选治疗方案。

预防

微生物在自然界无处不在，并且很多属于常见的人类正常微生物群，对健康的人类宿主无害。但目前没有推荐的疫苗接种或预防方案来预防和治疗由这些微生物引起的疾病。

案例学习17.1

警方发现了一名昏迷不醒的老年醉汉，附近有他的捕鱼工具。患者被送往医院，并送检了血培养样本。然而，通过急诊医生的努力，仍无法让他苏醒。尸检时，在患者的主动脉瓣和二尖瓣上都看到了赘生物样病变，并且两个瓣膜都有穿孔。血培养提示革兰阳性棒状杆菌。

问题：

1. 实验室可以进行什么测试来鉴定这种革兰阳性、过氧化氢酶阴性的棒状杆菌属在需氧和厌氧条件下均可生长？有哪些新方法可用于鉴定这种微生物？
2. 虽然一般不会对这类微生物进行抗菌药物敏感性试验，但有哪些关于微生物易感性的重要信息对于与患者的护理人员交流很重要？
3. 该患者感染丹毒丝菌属的可能来源是什么？

表17.5 抗菌治疗和抗菌药物敏感性试验

微生物	抗菌药物选择	抗菌药物耐药	已验证的抗菌药物敏感性试验方法[a]	注解
红斑丹毒丝菌	对青霉素、头孢菌素、红霉素、克林霉素、四环素和环丙沙星敏感	不常见；已有万古霉素耐药性报道	参见CLSI文件M45(很少被分离出的菌或苛养菌的稀释法抗菌药物敏感性试验)	不需要进行抗菌药物敏感性试验来指导抗菌药物治疗
溶血隐秘杆菌	没有明确指南；通常对青霉素、红霉素和克林霉素敏感	已鉴定四环素和万古霉素耐药性	不可用	不需要抗菌药物敏感性试验来指导抗菌药物治疗
*Trueperella*菌属	没有明确指南；通常对头孢菌素、青霉素、大环内酯、四环素和氨基糖苷类敏感	未知	不可用	不需要抗菌药物敏感性试验来指导抗菌药物治疗
阴道加德纳菌	甲硝唑是首选药物；对氨苄西林和阿莫西林也敏感	未知	不可用	不需要抗菌药物敏感性试验来指导抗菌药物治疗
乳酸杆菌属	没有明确指南；全身感染可能需要使用青霉素和氨基糖苷类	常见对头孢菌素耐药；不能单独被青霉素杀死；常对万古霉素高度耐药	参见CLSI文件M45(少见菌或苛养菌的稀释法抗菌药物敏感性试验)	确认分离株具有临床相关性而不是污染细菌

[a] 经验证的抗菌药物敏感性试验方法包括临床和实验室标准协会(CLSI)推荐的标准方法和美国食品药品管理局(FDA)批准的商业方法。

复习题

1. 以下哪种诊断试验结果,可以用于筛检生殖道分离株阴道加德纳菌(　　)

a. HBT琼脂上显示β溶血　　b. 氧化酶阴性　　c. 过氧化氢酶阴性　　d. 以上都是

2. 以下哪一项是唯一可在TSI上产生H_2S的过氧化氢酶阴性、革兰阳性、不形成芽孢的棒杆菌属(　　)

a. 加德纳菌属　　b. 丹毒丝菌属　　c. 乳酸杆菌属　　d. 隐秘杆菌属

3. 以下哪类微生物具有多种菌落形态并且可能具有类似于链球菌的α溶血菌落(　　)

a. 乳酸菌属　　b. 加德纳菌属　　c. 隐秘杆菌属　　d. 双歧杆菌属

4. 是非题

______红斑丹毒丝菌染色呈短杆状和长丝状。

______乳酸杆菌属的湿涂片可见特征性的线索细胞。

______接触乳酸杆菌属的个体应遵循预防指南。

______需要进行体外药物敏感性试验以指导丹毒丝菌的抗感染治疗。

5. 配对题:将每个术语与正确的描述配对

______CNA　　______SPS

______HNID　　______线索细胞

______加德纳菌　　______丹毒丝菌

______隐秘杆菌

a. 聚乙二醇磺酸钠　　b. 嗜血杆菌-奈瑟菌鉴定板　　c. 与细菌性阴道病有关　　d. 类似于β溶血链球菌　　e. 哥伦比亚黏菌素-萘啶酸　　f. 针尖样、非溶血性菌落　　g. 大、光滑、黏液型菌落　　h. 人畜共患病

参考答案

案例学习17.1

1. 红斑丹毒丝菌是唯一一种产硫化氢的过氧化氢酶阴性棒状杆菌,可在三糖铁(TSI)琼脂、Kligler铁琼脂或硫化物吲哚运动(SIM)琼脂上生长。由于红斑丹毒丝菌生长缓慢,因此培养可能需要长达3 d或以上才能得出阳性结果。红斑丹毒丝菌是一种已知但罕见的心内膜炎病原菌。该病菌是低毒力的(相对较少引起疼痛症状或明显的病理改变),并且患者可能已经被感染了很长时间。

基质辅助激光解吸电离飞行时间质谱(MALDI-TOF MS)已成功用于鉴定红斑丹毒丝菌。分子扩增技术已用于鉴定动物组织中的红斑丹毒丝菌,但尚未在人类实验室诊断中进行评估。

2. 万古霉素常被用作革兰阳性菌感染的经验性治疗,而红斑丹毒丝菌对万古霉素具有内在的耐药性,但对青霉素敏感。乳酸杆菌对万古霉素也具有耐药性,这两个菌种经常被混淆。溶血隐秘杆菌也表现出对万古霉素的耐药,但通常不会造成全身感染。

3. 红斑丹毒丝菌是一种动物源性病原体。该患者的感染可能是由鱼钩造成的开放性伤口暴露于海洋环境而引起。

复习题

1. d; 2. b; 3. a; 4. √, ×, ×, ×; 5. e, a, b, c, f, h, g

第6篇 · 具分枝或部分抗酸性革兰阳性杆菌

BRANCHING OR PARTIALLY ACID-FAST, GRAM-POSITIVE BACILLI

第18章 · 诺卡菌属、链霉菌属、红球菌属和类似微生物

Nocardia, *Streptomyces*, *Rhodococcus*, and Similar Organisms

马玉燕 · 译　汪小欢 · 审校

本章目标

1. 描述需氧放线菌的一般特征，包括革兰染色、镜下形态、菌落形态和生化反应。
2. 介绍放线菌的生活环境和传播途径。
3. 描述免疫功能低下患者因诺卡菌属引起的三种皮肤感染类型。
4. 列举具有临床意义的需氧放线菌的实验室鉴定方法。
5. 列举致病性诺卡菌的实验室鉴定方法。
6. 描述细菌抵抗酸脱色所需的化学结构。
7. 列举星形诺卡菌的毒力因子。
8. 介绍足菌肿和放线菌性足菌肿两个术语。
9. 列举分离需氧放线菌的各种选择培养基，并描述其如何使细菌获得最佳生长。

本章相关的属和种

马杜拉放线菌属
刚果拟无枝酸菌
迪茨菌属
刚果嗜皮菌
活力链孢子菌
戈登菌属
克罗彭斯特菌属
劳森菌属
诺卡菌属
拟诺卡菌属
假诺卡菌属
红球菌属
糖单胞菌属
糖多胞菌属
慢反应脂肪酸菌属
链霉菌属
高温放线菌属
冢村菌属
威廉姆斯特菌属

核酸检测和测序技术的应用改进了放线菌的鉴定和分类，因此菌种数量迅速增加。值得注意地是，由于被重新鉴定及分类，以往文献中临床分离到的该类细菌的鉴定可能并不可靠，致使对其临床意义的评估非常困难。

放线菌是一群庞大而多样化的细菌菌群的集合，为革兰阳性球菌或杆菌。放线菌的很多细胞可伸长，形成分枝菌丝。可有串珠状、棒状或断裂成不同大小的孢子。菌丝形成及分枝菌丝延伸的速度和程度因放线菌属、培养基和培养温度不同而异。部分菌可在琼脂表面或深入琼脂形成细丝或菌丝，而另一部分菌则产生延伸到空气中的菌丝。

放线菌隶属于放线菌目，包括需氧、兼性厌氧或专性厌氧菌。与医学相关的分枝杆菌属（第42章）和棒状杆菌属（第16章）也属于放线菌目，归棒杆菌亚目。本章只介绍具有临床意义的放线菌（表18.1）。另一种具有临床意义的需氧放线菌（惠

表18.1　具有临床意义的需氧放线菌[a]

细胞壁中是否含分枝菌酸	属
含	诺卡菌属 红球菌属 戈登菌属 劳森菌属 冢村菌属 棒杆菌属 慢反应脂肪酸菌属
不含	马杜拉放线菌属 拟无枝酸菌属 链孢子菌属 嗜皮菌属 迪茨菌属 克罗彭斯特菌属 拟诺卡菌属 假诺卡菌属 糖单胞菌属 糖多胞菌属 链霉菌属 高温放线菌属 威廉姆斯菌属

[a] 多个需氧放线菌属与罕见或偶然的机会性感染相关。临床意义需仔细评估。

普尔养障体)，难以在人工培养基上生长，将在第43章讨论。为便于讨论，剩余的放线菌分为三类：细胞壁中含分枝菌酸，呈强抗酸性的；呈部分或弱抗酸性的；细胞壁中不含分枝菌酸，呈非抗酸性的。

一般来说，需氧放线菌在临床检验中并不常见，却可能导致严重的人类疾病。此类细菌引起的感染临床实验室难以识别及分离。更疑难的是，即使从临床样本分离到需氧放线菌，也难以进行鉴定、分类及药物敏感性试验。需氧放线菌的分类学很复杂且在不断更新。只有基因测序足以鉴定不同系统发育生物群中的菌种。

一般特征

劳森菌属和慢反应脂肪酸菌属为强抗酸性需氧放线菌，与分枝杆菌属和棒状杆菌属一样，隶属于棒杆菌亚目。此外，诺卡菌属、红球菌属、戈登菌属和冢村菌属为部分抗酸性需氧放线菌。诺卡菌属、戈登菌属和红球菌属隶属于诺卡菌科，冢村菌属与冢村菌科关系密切。然而，细菌的弱抗酸性可随特定的菌株和培养条件不同而发生变化，因此，对这一特征的解读应谨慎。非抗酸性的属包括马杜拉放线菌属、拟无枝酸菌属、刚果嗜皮菌属、迪茨菌属、拟诺卡菌属、假诺卡菌属、糖单胞菌属、糖多胞菌属、链霉菌属和威廉姆斯菌属。最后，链孢子菌属、克罗彭斯特菌属、高温放线菌属三个属的生化和分子学特征与放线菌相关且符合其典型特点，故亦归入其中。

强抗酸性需氧放线菌

最新鉴定出的劳森菌属仅包含一个种——克利夫兰劳森菌，是人类鼻腔内的重要定植菌。全球仅约有7例分离到该菌的临床病例报道，与脓肿形成和肺部感染有关，与诺卡菌属引起的感染类似。克利夫兰劳森菌在显微镜下呈丝状、多形性、革兰阳性球菌或杆菌，伴有突出深染的大圆形细胞。虽为需氧菌，但该菌却是一种生长缓慢(5～10 d)的苛养菌。超过1% O_2的大气条件下生长更佳。血琼脂上可形成白色、蜡状、非溶血性菌落。

第二个强抗酸性的属是慢反应脂肪酸菌属，包括两个种：光滑慢反应脂肪酸菌和褶皱慢反应脂肪酸菌。尤其是褶皱慢反应脂肪酸菌，已在呼吸道疾病中被发现，可能与快生长的非结核分枝杆菌相混淆。该菌为革兰阳性、不具分枝的杆菌，可从囊性纤维化及免疫功能正常的毛细支气管炎和肺炎患者中分离出。该菌在用于分离分枝杆菌的Löwenstein-Jensen(LJ)琼脂上生长良好，为光滑、圆顶样、褶皱或粗糙的菌落，可产生可溶性色素。虽然可用跟分枝杆菌类似的表型诊断试验进行生化鉴定，但费时又昂贵。核酸检测包括16S rRNA、聚合酶链反应(polymerase chain reaction，PCR)-限制性片段长度多态性、DNA-DNA杂交及其他方法，已被成功用于慢反应脂肪酸菌属种水平上的鉴定。有效的抗菌药物方案包括联合使用克拉霉素和阿米卡星、头孢西丁或亚胺培南2～4个月。

部分抗酸性需氧放线菌

诺卡菌属

诺卡菌属大约有100个种，为革兰阳性(通常为串珠样外观)、抗酸性不定、过氧化氢酶阳性的严格需氧菌。随着其生长，诺卡菌会产生分枝细丝，延伸到琼脂表面(**基内菌丝**)，并伸入空气中(**气生菌丝**)。随其菌龄增长，诺卡菌可断裂成多形性杆状或球杆状。诺卡菌的特征是其细胞壁的肽聚糖中含二氨基戊烯酸(meso-diaminopimelic acid，DAP)、阿拉伯糖和半乳糖。

诺卡菌属的分类学正迅速发生变化，新菌种的鉴定和描述不断增多，故目前对存在多少准确描述的菌种数量仍有争议。脓肿诺卡菌、乔治教堂诺卡菌、新诺卡菌、皮疽诺卡菌、星形诺卡菌、巴西诺卡菌、豚鼠耳炎诺卡菌、假巴西诺卡菌和德兰士瓦诺卡菌在人类诺卡菌病的病原体中占大部分。医学相关菌种汇总见表18.2。

表18.2 具有临床意义的诺卡菌菌种

种名	皮肤、软组织感染	眼感染	肺部感染	播散性感染
脓肿诺卡菌[a]	×	×	×	×
非洲诺卡菌			×	
耐阿米卡星诺卡菌	×	×	×	
亚洲诺卡菌			×	
北京诺卡菌	×	×	×	×
布瓦龙诺卡菌	×			
巴西诺卡菌[a]	×	×		
凹陷诺卡菌			×	×
乔治教堂诺卡菌			×	×
苛养诺卡菌			×	×
皮疽诺卡菌[a]	×	×	×	×
布鲁切克诺卡菌	×	×	×	
墨西哥诺卡菌	×		×	×
三上诺卡菌			×	×
新潟诺卡菌	×			
丹羽诺卡菌	×			
新诺卡菌[a]	×	×		
豚鼠耳炎诺卡菌	×		×	×
寡食诺卡菌				×
假巴西诺卡菌[a]			×	×
武田诺卡菌	×		×	
德兰士瓦诺卡菌			×	×
老兵诺卡菌[a]			×	
酒红诺卡菌	×			
伤口诺卡菌	×			
华莱士诺卡菌[a]				×

[a] 人类疾病中分离出的常见菌种之一。

红球菌属、戈登菌属和冢村菌属

红球菌属、戈登菌属和冢村菌属的细菌与诺卡菌属相似，均为革兰阳性、需氧、过氧化氢阳性、部分抗酸、具有分枝的杆状或球状菌。

抗酸强度的变化取决于细胞壁中分枝菌酸的含量和复杂性及培养条件。这些属的区分和菌种鉴定都很困难。尤其红球菌属是由一群形态学、生化特征和致病力等各方面均存在明显多样化的细菌组成；可呈球状或杆状、部分有分枝菌丝，可呈串珠状。这三个属均常因其革兰染色下的形态被误认为白喉棒状杆菌。如前所述，这三个属的分类学不断发展，其各自包含的菌种汇总见表18.3。

表18.3　红球菌属、戈登菌属和冢村菌属所含的菌种

属	种
戈登菌属	友好戈登菌 新井戈登菌 支气管戈登菌[a] 扩散戈登菌 香港戈登菌 耳炎戈登菌 食异戊二烯戈登菌 暗红色戈登菌 痰戈登菌 土地戈登菌 该属约有38个有效命名的种
红球菌属	类棒杆菌红球菌 马红球菌[a]（已重新分类为霍氏红球菌） 束红球菌 该属约有49个有效命名的种
冢村菌属	香港冢村菌 仁川冢村菌 微代谢冢村菌[a] 肺冢村菌 中华冢村菌 泡沫冢村菌 斯氏冢村菌（以前隶属于红球菌属） 溶酪氨酸冢村菌[a] 该属约有14个有效命名的种

[a]人类疾病中分离出的常见菌种之一。

非抗酸性需氧放线菌：链霉菌属、马杜拉放线菌属、拟无枝酸菌属、嗜皮菌属、迪茨菌属、拟诺卡菌属、假诺卡菌属、糖单胞菌属、糖多胞菌和威廉姆斯菌属

这是一个非常庞大且多样化的细菌群体，包括马杜拉放线菌属、拟无枝酸菌属、刚果嗜皮菌、迪茨菌属、拟诺卡菌属、假诺卡菌属（54个种）、糖单胞菌属（12个种）、糖多胞菌属（29个种及亚种）、链霉菌属（800个种及亚种）和威廉姆斯菌属。非抗酸性需氧放线菌为革兰阳性、少见分枝或细分枝菌；细胞壁中不含分枝菌酸，因此不具有抗酸性。这组放线菌异质性强，在临床实验室中很少碰到。本章只讨论与人类疾病相关的非抗酸性放线菌（表18.4）。

表18.4　与人类疾病相关的非抗酸性需氧放线菌

属	菌种数量	与人类疾病相关的种
马杜拉放线菌属	60	千叶马杜拉放线菌 乳脂马杜拉放线菌 拉丁马杜拉放线菌 马杜拉马杜拉放线菌[a] 产亚硝酸盐马杜拉放线菌 白乐杰马杜拉放线菌[a] 痰马杜拉放线菌
拟无枝酸菌属	70	解甲苯酸盐拟无枝酸菌 东方拟无枝酸菌 腭咽拟无枝酸菌
迪茨菌属	13	橙色迪茨菌 肉桂色迪茨菌 海洋迪茨菌 乳头状瘤病迪茨菌
嗜皮菌属	1	刚果嗜皮菌[a]
链孢子菌属	2	活力链孢子菌
克罗彭斯特菌属	4	象牙色克罗彭斯特菌 肺克罗彭斯特菌 血克罗彭斯特菌
拟诺卡菌属	46	达松维尔拟诺卡菌[a]
链霉菌属	800	白色链霉菌 比基尼链霉菌 可可链霉菌可可亚种 索马里链霉菌[a] 嗜热一氧化碳链霉菌 绿色链霉菌 注：由于菌种数量众多，建议鉴定至属水平
威廉姆斯菌属	10	挑剔威廉姆斯菌 壁威廉姆斯菌 食丝氨酸威廉姆斯菌

[a]人类疾病中分离出的常见菌种之一。

嗜热放线菌

另一组非抗酸性放线菌，即嗜热放线菌，与人类感染相关，包括与医学相关的链孢子菌属和克罗彭斯特菌。该类细菌为革兰阳性丝状菌，主要来源于环境。虽然放线菌中还有其他非抗酸性的属被认为是嗜热的，如糖单胞菌属和糖多胞菌属，但目前没有足够数据可将这两个属纳入其他有临床意义的放线菌的分类中。

流行病学和致病机制

强抗酸性需氧放线菌

如前所述，克利夫兰劳森菌已经被确认为人类正常微生物菌群的组成部分，主要定植于鼻孔中。机会性感染很可能由内源性菌株引起。慢反应脂肪酸菌属是新近描述的一个属，通常来源于人体非无菌部位的样本，包括呼吸道样本。慢反应脂肪酸菌属的致病性研究表明，其所含的两个种均能启动与细胞因子激活和巨噬细胞诱导的组织坏死相关的多灶性肉芽肿性炎症。均不能人传人。

部分抗酸性需氧放线菌

诺卡菌属

诺卡菌是土壤和水的正常寄居菌，主要负责分解植物。诺卡菌感染在世界各地均有发生。因其无处不在，临床样本中分离到该菌并非一定是感染，相反，可能是皮肤和上呼吸道定植或实验室污染所致，尽管后者罕见。诺卡菌感染可由创伤性接种或吸入引起，尤其免疫功能低下患者。继发于肺部感染的血行播散可播散至身体各处，最常见于脑。

诺卡菌属，尤其星形诺卡菌，是分离到的最多、最常见的人类致病菌；既往被认定为星形诺卡菌复合群。分子检测方法已被用于准确区分鉴定复合群内的成员。星形诺卡菌被分为6组，每组都有不同的药物敏感性模式：脓肿诺卡菌（药物敏感性模式Ⅰ）、短链诺卡菌/寡食诺卡菌（药物敏感性模式Ⅱ）、新诺卡菌复合群（药物敏感性模式Ⅲ）、德兰士瓦诺卡菌（药物敏感性模式Ⅳ）、皮疽诺卡菌（药物敏感性模式Ⅴ）和乔治教堂诺卡菌（药物敏感性模式Ⅵ）。目前认为，严格意义上的星形诺卡菌（*N.asteroides sensu stricto*型种）很少致病。致病机制复杂且目前尚未完全知晓。然而，诺卡菌的毒力似乎与几个因素有关，如感染时的生长阶段、抵抗细胞内杀伤的能力、神经元组织的趋向性以及抑制吞噬体-溶酶体融合的能力；其他特征如产生大量过氧化氢酶和溶血素，也可能与毒力有关。

红球菌属、戈登菌属和冢村菌属

红球菌属、戈登菌属和冢村菌属可从多种环境中被分离出，特别是土壤、农场动物及淡水和海水中的动物。主要通过呼吸道吸入而感染。冢村菌属已从导管相关或其他医疗器械相关的感染中分离出。

马红球菌是与人类疾病相关的最常见的病原体，特别是免疫功能低下患者，如人类免疫缺陷病毒（human immunodeficiency virus, HIV）感染患者。其他菌种也与人类感染有关。马红球菌是一种兼性胞内菌，可在巨噬细胞内持续存活并复制。毒力相关性抗原A和毒力相关性抗原B（VapA和VapB）与动物感染有关。然而，能够引起人类感染的分离株可能仅表达一种或不表达该抗原，表明它们没有直接参与人类感染的致病机制。可能通过创伤直接接种、吸入或摄入，接触到受污染动物粪便中的细菌导致传播。虽然戈登菌属和冢村菌属能够引起人类机会性感染，但目前对其致病机制知之甚少。

非抗酸性需氧放线菌：链霉菌属、马杜拉放线菌属、拟无枝酸菌属、嗜皮菌属、迪茨菌属、拟诺卡菌属、假诺卡菌属、糖单胞菌属、糖多胞菌属、威廉姆斯菌属和嗜热放线菌

非抗酸性需氧和嗜热放线菌的流行病学尚不清楚。这些细菌通常与土壤和水等环境来源的污染相关的伤口和擦伤有关。

疾病谱

强抗酸性需氧放线菌

克利夫兰劳森菌引起的脓肿和呼吸道感染通常发生于免疫功能低下患者，很可能与内源性菌株有关。慢反应脂肪酸菌属主要从毛细支气管炎和肺炎患者中分离出来，也可从囊性纤维化患者中分离出。

部分抗酸性需氧放线菌

部分抗酸性放线菌可引起人体的各种感染。

诺卡菌属

诺卡菌引起的感染可发生于免疫功能正常和免疫功能低下患者。

诺卡菌在免疫正常患者中可引起各种类型的皮肤感染，与伤口污染或创伤性接种相关。

- **足菌肿**，一种慢性、局限性、无痛性、皮下组织感染。
- 淋巴皮肤组织感染。
- 皮肤脓肿或蜂窝织炎。

免疫功能低下患者可通过吸入感染诺卡菌，进而导致侵袭性肺部感染和播散性感染。接受全身免疫抑制的患者，如移植受者、肺免疫防御受损患者和静脉药物滥用者，均有感染风险。诺卡菌引起的肺部感染的临床表现谱很广，从急性到慢性表现均有。不幸的是，肺诺卡菌病无特异性临床表现。常伴随全身症状如发热、盗汗、体重减轻，可出现痰中带血。肺部感染可引起胸腔积液、脓胸、纵隔炎和软组织感染等并发症。感染后引起急性炎症反应导致坏死和脓肿形成，通常不形成肉芽肿。

诺卡菌常可血行播散，使机体感染不局限于原发的肺部感染。播散性感染可导致脑和皮肤病变，伴中枢神经系统感染的血行播散尤为常见。播散性诺卡菌病的预后极差。

红球菌属、戈登菌属和冢村菌属

红球菌属、戈登菌属和冢村菌属引起的感染类型列在表18.5中。大部分情况下，这些菌被认为是机会致病菌，因为大多数感染发生于免疫功能低下患者。

非抗酸性需氧放线菌：链霉菌属、马杜拉放线菌属、拟无枝酸菌属、嗜皮菌属、迪茨菌属、拟诺卡菌属、假诺卡菌属、糖单胞菌属、糖多胞菌属、威廉姆斯菌属和嗜热放线菌

由非抗酸性需氧放线菌引起的感染通常与慢性肉芽肿性皮肤病变（足菌肿）有关。足菌肿是一种皮下组织感染，导致组织肿胀和窦道形成。通过创伤性接种（通常在下肢）而感染病原体，常由真菌引起。由放线菌引起的足菌肿叫**放线菌性足菌肿**。

咳痰性病变、皮肤感染、瘙痒性皮疹和舌毛状白斑均与刚果嗜皮菌感染相关。多种类型的感染与非抗酸性需氧放线菌有关（表18.6）。

嗜热放线菌——糖多胞菌属、糖单胞菌属和高温放线菌属——可引起**过敏性肺炎**，是由机体对该类细菌的过敏反应所致。这种职业病发生于农民、工人和其他反复接触该类细菌的人群。可呈急性或慢性病程。急性过敏性肺炎患者会在暴露后4～6 h内出现不适、出汗、畏寒、食欲不振、胸闷、咳嗽和发热。症状通常1 d内消失。某些持续接触该类细菌的，可转为慢性病程，症状逐渐恶化，最后发展为不可逆的肺纤维化。

表18.5 红球菌属、戈登菌属及冢村菌属感染的临床表现

属名	临床表现
红球菌属	肺部感染(肺炎、肺脓肿、肺结节) 菌血症 皮肤、泌尿道和伤口感染 眼内炎 腹膜炎 导管相关血流感染 脓肿:前列腺/脾脏、甲状腺、肾、脑、皮下 骨髓炎
戈登菌属	皮肤感染 慢性肺部疾病 导管相关血流感染 伤口感染:胸骨 菌血症 中枢神经系统感染 与使用医疗器械相关的感染
冢村菌属	腹膜炎 导管相关血流感染 皮肤感染 脑膜炎 菌血症 肺部疾病

表18.6 非抗酸性需氧放线菌感染后的临床表现

属名	临床表现
链霉菌属	放线菌性足菌肿 其他(罕见):心包炎、菌血症、角膜炎、肺炎及脑脓肿
马杜拉放线菌属	放线菌性足菌肿 其他(罕见):腹膜炎、伤口感染、肺炎及菌血症
拟无枝酸菌属	腭咽黏膜
刚果嗜皮菌	渗出性皮炎伴结痂(皮肤病)
迪茨菌属	菌血症 导管相关血流感染 假肢感染
链孢子菌属	呼吸系统
克罗彭斯特菌属	从无菌体液包括肺泡灌洗液、血液和脑脊液中被分离出,临床意义未知
拟诺卡菌属	放线菌性足菌肿及其他皮肤感染 菌血症 鼻脓肿

实验室诊断

样本的采集、转运和处理

应从感染部位按照无菌原则采集样本。大多数情况下,本章所讨论的病原菌的样本无需特殊采集、转运或处理流程(基础信息见表5.1)。临床怀疑肺诺卡菌病的患者应多次送检清晨的痰液样本进行培养。仅1/3的病例痰涂片和痰培养均阳性。因样本中菌量少,且容易被快速生长的污染细菌的过度生长所抑制,临床依然难以分离到诺卡菌。从呼吸道样本中偶然分离到诺卡菌,应怀疑是否为污染,因其广泛分布于自然界中。部分放线菌在组织中容易形成微菌落而产生颗粒。这些颗粒在由诺卡菌、链霉菌、拟诺卡菌和马杜拉放线菌所致的放线菌性足菌肿中均非常常见。因此,窦道引流液或皮肤活检样本是直接镜检和培养的最佳样本。通常无菌体液或活检组织培养可能是诊断免疫功能低下患者感染的必要条件。商业化自动血液培养系统可有效地促进诺卡菌、戈登菌和冢村菌的生长。

直接检测

革兰染色后直接显微镜镜检临床样本对诊断需氧放线菌感染至关重要。革兰阳性分枝或部分分枝的串珠状形态经常为发现需氧放线菌的第一个线索(图18.1)。可惜的是,放线菌并不总是表现出这种特征性形态。通常看不到病原菌或为革兰阳性球菌、杆状或短丝状。然而,如果观察到革兰阳性、分枝或部分分枝的细菌,应进行改良抗酸染色(即用1%的硫酸代替3%的盐酸作为脱色剂)(操作程序18.1)。仅约一半的涂片改良抗酸染色阳性,见到革兰阳性串珠状、有分枝菌,后续被证实为诺卡菌。使用各种染色剂对组织样本进行病理学检查,如六胺银(Gomori's methenamine-silver,GMS)染色也可检出放线菌。

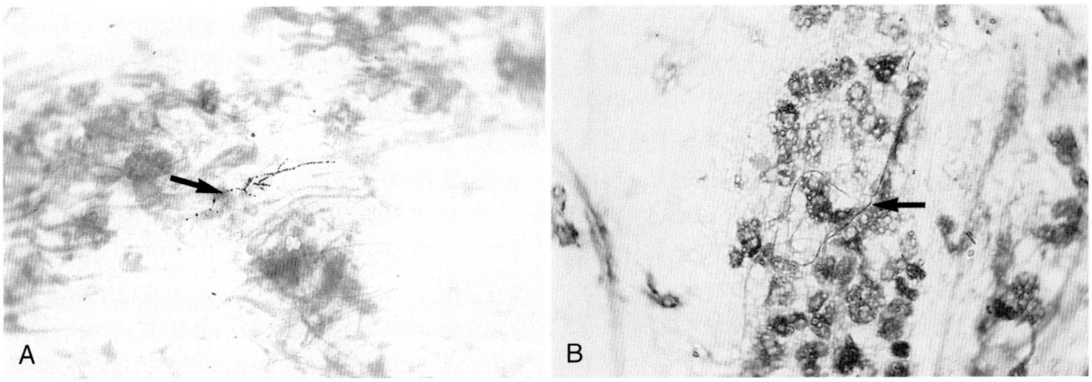

图18.1 (A)星形诺卡菌所致肺诺卡菌病患者的痰革兰染色。(B)同一份痰样本的改良抗酸染色。菌见箭头所示。

操作程序18.1
采用弱抗酸染色法鉴定诺卡菌属

［原则］ 诺卡菌因其细胞壁中含有特殊的长链脂肪酸，在温和的酸脱色过程中可保留石炭酸品红染色，而其他需氧分枝杆菌则不能。

［方法］

1. 在载玻片上用一滴蒸馏水将少量细菌混悬后染色，小心不要产生气溶胶。已知的阳性对照和阴性对照菌应与待检菌株一起染色。
2. 空气干燥并加热固定。将玻片80℃下加热15 min进行固定（注：分枝杆菌属可能会在此过程中存活下来，应遵守恰当的安全防护措施）。
3. 用Kinyoun石炭酸品红在载玻片上染色3 min。
4. 自来水冲洗，抖掉多余的水，用1%的硫酸乙醇短暂脱色，直到载玻片上的冲洗液不再呈红色。
5. 用Kinyoun亚甲基蓝染色30 s。
6. 再次自来水冲洗。空气干燥载玻片，并与对照菌进行比较。弱抗酸细菌为红色到紫色的细丝状，而非抗酸性菌为蓝色。

仔细检查所有放线菌性足菌肿的活检样本或引流液样本中是否有颗粒，至关重要。观察时将颗粒用盐水洗涤，加10%氢氧化钾或在两张玻片之间粉碎，进行革兰染色，显微镜镜检是否有菌丝。诺卡菌的颗粒为淡黄色至橙色，可呈肾形，周围呈球状放射。马杜拉放线菌的颗粒通常为红色到粉红色。

核酸检测

核酸扩增技术［即涉及16S核糖体核糖核酸（rRNA）序列的聚合酶链反应（PCR）］已被用于鉴定非抗酸性需氧放线菌和嗜热放线菌种属间的亲缘关系。近15%的分离菌株可经MicroSeq系统被鉴定为诺卡菌属，但未明确至种水平。PCR结合限制性内切酶分析可用于鉴定常见的分离到的诺卡菌，该技术将管家热休克蛋白（*hsp65*）基因与16S rRNA相结合。包含16S rRNA、热休克蛋白基因和*secA1*（细菌转运分子）管家基因等数个基因的DNA测序已用于菌种鉴定。利用16S rRNA进行基因水平的鉴定也可用于诺卡菌属、假诺卡菌属、糖多胞菌属、戈登菌属和拟诺卡菌属。16S rRNA和*choE*基因的PCR可用于红球菌属种水平的鉴定。已发现许多对细菌表征和鉴定有价值的其他基因序列。16S rRNA基因测序是除冢村菌属外几乎所有放线菌种属水平鉴定最可靠的方法。某些诺卡菌菌种需要额外的鉴定方法。热休克蛋白基因的441bp序列可用于鉴定与16S rRNA序列非常相似的菌种。戈登菌属的*gyrB*和*secA1*基因序列比16S rRNA种水平的鉴定能力更强。*secA1*基因也被用于鉴定冢村菌属的菌种。然而，这些基因序列目前在公共数据库中多数还无法获得。基因检测昂贵耗时，大多数临床实验室尚无法开展。

基质辅助激光解吸电离飞行时间质谱

许多研究利用基质辅助激光解吸电离飞行时间质谱（MALDI-TOF MS）对需氧放线菌进行分类和鉴定。由于分离菌株的生长有限，可能需要使用试管抽提法来进行恰当地鉴定。因现有数据库缺乏稳定性，故对诺卡菌和其他需氧放线菌的鉴定存在局限性。一些数据库能够将本章所讨论的部分细菌区分到属水平。随着数据库的扩大，MALDI-TOF MS的使用将持续改进，然而，直接测序仍是目前可用的鉴定特定菌种更准确的方法。

培养

许多需氧放线菌生长需求不复杂，可在标准实验室培养基如血琼脂、巧克力琼脂、沙氏葡萄糖琼脂（Sabouraud dextrose，SDA）、LJ和脑-心浸出液琼脂（brain-heart infusion，BHI）上生长。缓冲活性炭酵母提取物（buffered charcoal yeast extract，BCYE）琼脂可提高诺卡菌的分离率。刚果嗜皮菌不能在SDA和LJ上生长。然而，因许多需氧放线菌生长缓慢，可能会被受污染样本中的其他正常微生物菌群的过度生长所抑制。对于至少需要48～72 h才能形成可见菌落的诺卡菌属来说更是如此。由于生长缓慢和存在污染菌群，各种选择性培养基被用于分离诺卡菌。用分离受污染样本中的军团菌属的选择性培养基如含有多黏菌素、茴香霉素、万古霉素或头孢孟多的缓冲活性炭酵母提取物琼脂（BCYE），已从受污染样本中成功分离出诺卡菌。也曾用过改良Thayer-Martin（MTM）琼脂。诺卡菌在SDA上生长良好，然而，含氯霉素的培养基已被证明可抑制其生长。

如果怀疑其他需氧放线菌感染，除标准琼脂外，推荐使用选择性培养基如含氯霉素和环己酰亚胺的BHI，以提高受污染样本的分离率。虽然大多数需氧放线菌在35℃时生长，但30℃时分离率增加。选择性和非选择性琼脂应分别在35℃和30℃共同孵育培养。应在空气中孵育2～3周。刚果嗜皮菌在CO_2中生长更佳。克利夫兰劳森菌需在<1% O_2的环境中培养。第1周及之后每周使用解剖显微镜观察平板，以确定是否有微小的菌落形成。需氧放线菌已从多种血培养基中被分离出。然而，从样本采集到培养报阳的培养时间3～19 d不等。如果怀疑需氧放线菌感染，血培养应至少培养3周，若不延长培养时间，建议进行终末传代培养。需氧放线菌典型的革兰染色和菌落特征见表18.7。不同需氧放线菌的革兰染色和菌落形态如图18.2和图18.3。

临床实验室很少被要求诊断由嗜热放线菌引起的过敏性肺炎。该菌可在含有1%酵母提取物的胰酶大豆肉汤中快速生长。可在50℃甚至更高温度下生长是所有嗜热放线菌的特征。各种感染性放线菌包括微观和宏观形态的区别如下表（表18.7和表18.8）。

鉴定方法

如果革兰染色或菌落形态提示可能存在放线菌，则应首先进行抗酸染色以排除快生长分枝杆菌（第42章），然后进行改良抗酸染色（操作流程18.1）。若改良抗酸染色阳性，则该分离菌株可能是一种部分抗酸性需氧放线菌；若阴性，则仍不能完全排除，因为该类细菌的不同菌株间抗酸性存在差异。需氧放线菌可通过以下特点进行区分。

表18.7 典型的显微镜下形态和菌落外观

属名	革兰染色[a]	抗酸染色	普通琼脂上的菌落形态
马杜拉放线菌属	中等细枝，有短链孢子，可断裂	阴性	培养2周后呈白色至粉红色、奶油色至棕色、黄灰色、绿色或紫色；黏液型、白齿样；可产粉状气生菌丝；若无气生菌丝，菌落外观可呈皮革样
拟无枝酸菌属	分裂成杆状细胞的分枝菌丝体	阴性	白色至棕色、黄色或橄榄色；可产白色气生菌丝；可能有可溶性棕色色素
迪茨菌属	球状、杆状或球杆状，很少有分枝	阴性	非溶血性；红色至鲑鱼红色，圆形；凸起，边缘完整，有光泽；可能与红球菌属难以区分
嗜皮菌属	具分枝，可在平板上横向和纵向分裂，细锥形细丝	阴性	圆形、灰白色菌落；可黏附在琼脂上；延长培养后变为橙色；通常为β溶血
链孢子菌属	具分枝	阴性	黄色气生菌丝，皮革样菌落
戈登菌属	不运动的短杆菌，可有分枝菌丝	弱抗酸（改良抗酸）	色素散在沉着；痰戈登菌：光滑、黏液型，可黏附在琼脂上；支气管戈登菌：干燥且隆起；其他菌种：光滑到微皱；米色、橙色、黄色、粉色或白色至灰色
克罗彭斯特菌属	直杆或弯曲杆状，具分枝	阴性	不规则，扁平，奶油色到米色；可能会表面暗淡有皱褶；可能很少有气生菌丝
劳森菌属	不规则球菌或短杆状，可能有深染的大圆形细胞	阳性	针尖状，蜡状
诺卡菌属	分枝纤细、脆而易碎裂的细菌丝	部分抗酸 弱抗酸（改良抗酸）	形态多变，可黏附在琼脂上，部分菌株在血琼脂上呈β溶血；皱褶；通常为干燥、白垩色至橙褐色；易裂
拟诺卡菌属	丝状，具分枝，串珠状	部分抗酸 弱抗酸（改良抗酸）	白色至奶油色、黄色至绿色、蓝色至灰色；菌落有皱褶或堆叠；可能有黄绿色或棕色可溶性色素；稀疏到丰富
假诺卡菌属	研究较少	阴性	黄色带白色的气生菌丝，可较模糊
红球菌属	类白喉样，分枝极少或球杆状，球杆菌菌落增长呈锯齿状	阴性 弱抗酸（改良抗酸）	非溶血性，圆形，培养4～7 d内通常呈橙色到红色、鲑鱼粉色的黏液状（色素可能差异很大）
糖单胞菌属	研究较少	阴性	白色气生菌丝，成熟后呈灰色或绿色至蓝色，可能产生可溶性色素
糖多胞菌属	研究较少	阴性	略带皱褶或黏液样菌落，隆起或凸起；具有稀疏的气生菌丝
慢反应脂肪酸菌属	杆状	阳性	光滑到皱缩、凸起、粗糙、无色素，但可产生可溶性色素；因菌种而异
链霉菌属	链状和有孢子的广泛分枝，不易碎裂	阴性	无毛或蜡状菌落，各种形态均有，包括色素、孢子形态和产可溶性色素；有气生菌丝
冢村菌属	大部分为长杆状菌丝，不产孢或无气生菌丝	阴性 弱抗酸（改良抗酸）	边缘可呈锯齿状，干燥，白色、奶油色、橙色
威廉姆斯菌属	球杆状至短杆状	阴性	光滑，黄色到橙色或红色菌落

[a] 需氧放线菌为革兰阳性菌，通常为串珠样外观。

来源：Data compiled from McNeil MM, Brown JM. The medically important aerobic actinomycetes: epidemiology and microbiology. *Clin Microbiol Rev*. 1994; 7: 357; Hamid ME. *Dietzia* species as a cause of mastitis: isolation and identification of five cases from dairy cattle. *Afr J Microbiol Res*. 2013; 7: 3853-3857; Carroll KC, Pfaller MA, Landry ML, et al. *Manual of Clinical Microbiology*. 12th ed. Washington, DC: ASM; 2019; Souza WF, Silva RE, Goodfellow M, et al. *Amycolatopsis rhabdoformis* sp. nov., an actinomycete isolated from a tropical forest soil. *Int J System Evol Microbiol*. 2015; 65: 1786-1793.

· 革兰染色的形态学（图18.1和图18.2）。

· 改良快速抗酸染色结果。

· 是否存在气生菌丝及孢子，以及其数量和排列方式。

· 在含溶菌酶的营养肉汤中生长或不生长（250 μg/mL，图18.4）（操作程序18.2）。

· 其他试验：尿素水解试验、硝酸盐还原试验和能否在厌氧环境中生长。

在种水平上准确鉴定病原性诺卡菌比较困难，因为尚无任何一种方法可以鉴定所有的诺卡菌分离株（图18.5）。鉴定方法很耗时，通常需要2周时间。可用于鉴定的表型试验包括酪蛋白、黄嘌呤和酪氨酸水解试验，45℃生长试验，利用鼠李糖产酸试验，明胶液化试验，Middlebrook琼脂上混浊和抗菌药物敏感性试验。

在种水平上鉴定其他放线菌需要进行许多表型试验来确认，这超出了常规临床微生物实验室的能力，此类病例应提交参考实验室。

血清学诊断

目前没有可靠的血清学诊断试验用于诊断活动性诺卡菌

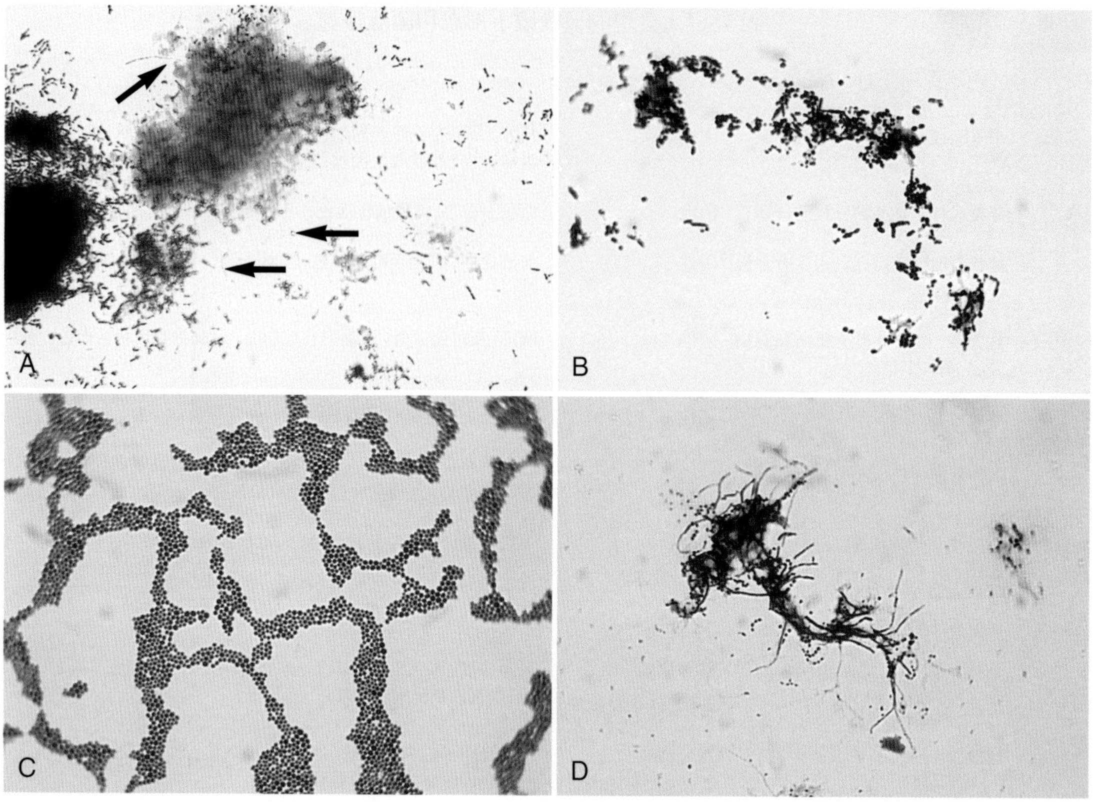

图18.2 不同需氧放线菌的革兰染色。(A)LJ培养基上的星形诺卡菌。箭头示分枝杆状。(B)肉汤中的马红球菌。(C)巧克力琼脂上的马红球菌。(D)沙氏葡萄糖琼脂上的链霉菌。

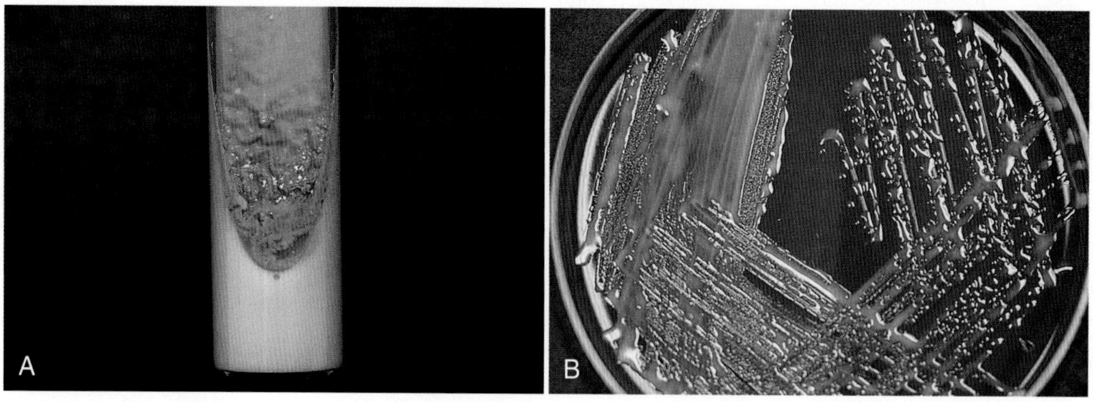

图18.3 固体培养基上的需氧放线菌。(A)LJ培养基上的星形诺卡菌。(B)巧克力琼脂上的马红球菌。

表18.8 具有临床意义的常见需氧放线菌比较

特征	诺卡菌属	红球菌属	戈登菌属	冢村菌属	链霉菌属	马杜拉放线菌属	嗜皮菌属	拟诺卡菌属
弱抗酸染色	?	±	±	±	−	−	−	−
溶菌酶抗性	?	±	−	?	−	−	−	−
尿素水解	?	±	?	?	±	−	?	?
硝酸盐还原	±	±	?	−	±	?	−	?
在厌氧环境中生长	−	−	−	−	−	−	−	−

?：以阳性为主；−：以阴性为主；±：大部分呈阳性，部分呈阴性。
注意：区分菌种很困难；若无核酸检测进行验证，生化鉴定可能不可靠。

操作程序18.2
利用对溶菌酶的抗性来区分诺卡菌属和链霉菌属

[原则] 溶菌酶，存在于人体泪液和其他分泌物中，可以破坏某些菌的细胞壁。对溶菌酶的敏感性差异可用来区分某些形态相似的种属。

[方法]

1. 按以下方法准备基础肉汤。

- 蛋白胨（Difco实验室），5 g；
- 牛肉提取物（Difco），3 g；
- 甘油（Difco），70 mL；
- 蒸馏水，1 000 mL。

将500 mL的上述溶液分装至16 mm × 125 mm的螺帽玻璃试管中，每管5 mL。将试管和剩余溶液120℃下高压灭菌15 min。拧紧螺帽，最多可冷藏2个月。

2. 制备溶菌酶溶液：溶菌酶（Sigma Chemical Co.）100 mg，HCl（0.01 N）100 mL。

通过0.45 mm的膜过滤器进行消毒。

3. 将5 mL溶菌酶溶液加入95 mL基础肉汤中，轻轻混匀，避免产生气泡；无菌分装入无菌螺帽试管中，每管5 mL，如步骤1。最多可冷藏2周。

4. 将少量菌落分别接种至不含溶菌酶（对照）的基础甘油肉汤中及含有溶菌酶的肉汤中。

5. 在室温下孵育长达7 d。观察对照管内的生长情况。在对照管内生长良好而在含溶菌酶的试管内不生长的细菌被认定为对溶菌酶敏感。

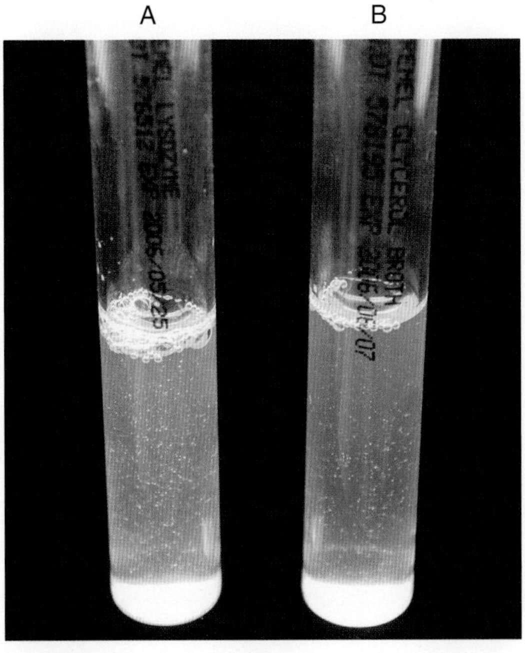

图18.4 溶菌酶（A）及甘油（B）肉汤。含溶菌酶的肉汤可促进其生长，是星形诺卡菌的典型特征。

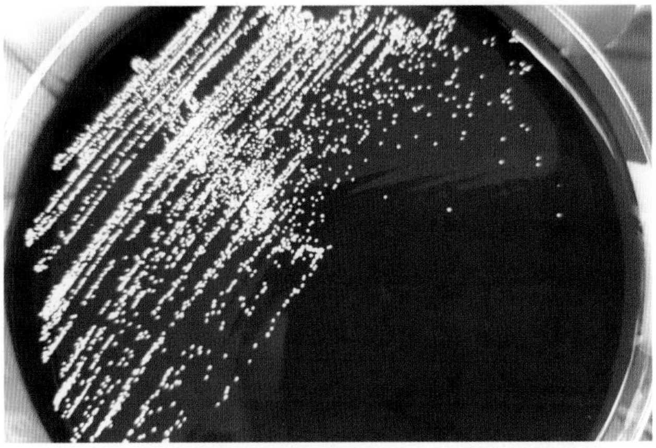

图18.5 巧克力琼脂上的星形诺卡菌。（来源：Photo courtesy Brooks Kennedy, Houston, TX.）

病，仅用于增加培养结果的可信度。其他需氧放线菌引起的感染目前亦不能通过血清学进行诊断。

抗菌药物敏感性试验和治疗

临床和实验室标准协会（CLSI）已经批准了一种通过微量肉汤稀释法和补充阳离子的Mueller-Hinton肉汤进行的药物敏感性试验标准及解读指南；提供了可用的折点和质量控制指南，临床亦应查找敏感药物和治疗方案相关的最新信息。

预防

没有预防需氧放线菌感染的疫苗。虽已开发出部分疫苗，但均收效甚微。由嗜热放线菌引起的过敏性肺炎，患者必须通过避免接触这些致敏微生物来预防该病。

案例学习18.1

一名60岁女性就诊于急诊科，既往因类风湿关节炎长期使用类固醇激素。入院前2周开始出现意识模糊，进行性加重；并出现昏睡和发热。白细胞（WBC）计数升高。腰椎穿刺示蛋白质升高、葡萄糖降低、WBC计数200/mm^3（200 × 10^6/L）。脑脊液细菌培养48 h后，血平板第2区见两个非溶血性、触酶阳性、革兰阳性杆菌菌落。巧克力琼脂上未见生长。

问题：

1. 菌落为非溶血性的，故不考虑李斯特菌；在判定菌落是污染菌前应该进行什么检查？
2. 对该分离菌株进行鉴定和药物敏感性试验均非常重要，但通常留给参考实验室。然而，简单地用0.5麦氏浊度菌量接种的纸片扩散法药物敏感性试验显示，该分离菌对庆大霉素、红霉素和头孢噻肟耐药。对该菌而言，是否有有效可用的药物敏感性试验方法？如有，应建议采用哪些方法？
3. 若菌落呈黏液样、鲑鱼粉色，哪些检查将有助于进一步鉴别？

复习题

1. 以下哪些菌改良抗酸染色阳性(　　)

   a. 戈登菌属　b. 红球菌属　c. 诺卡菌属　d. 以上所有

2. 哪种病原体最常与人类疾病相关,特别是免疫功能低下患者(如HIV感染患者)(　　)

   a. 星形诺卡菌　b. 马红球菌　c. 戈登菌属　d. 冢村菌属

3. 非抗酸性需氧放线菌引起的感染通常呈慢性皮肤肉芽肿性病变,也被称为(　　)

   a. 菌丝体　b. 坏死　c. 脓疱病　d. 足菌肿

4. 如果革兰染色或菌落形态提示可能存在放线菌,应立即进行哪项检测(　　)

   a. Ziehl-Neelsen(抗酸染色)　b. 改良抗酸染色　c. 尿素水解　d. 硝酸盐还原

5. 哪种放线菌呈部分抗酸性,具有广泛的气生菌丝,并且对溶菌酶具有抗性(　　)

   a. 诺卡菌属　b. 红球菌属　c. 戈登菌属　d. 冢村菌属

6. 配对题:将每个术语与正确的描述配对

   ______ 足菌肿　______ 部分抗酸
   ______ 基内菌丝　______ 气生菌丝
   ______ 放线菌性足菌肿　______ 抗酸染色阴性
   ______ SDA　______ Ziehl-Neelsen

   a. 细胞壁中不含分枝菌酸　b. 放线菌引起的菌丝体瘤　c. 真菌分离平板　d. 空气中的分枝菌丝　e. 慢性皮下组织感染　f. 沿着琼脂表面的分枝菌丝　g. 抗酸染色　h. 弱抗酸脱色

参考答案

案例学习 18.1

1. 青霉素纸片可将大多数污染的青霉素敏感的棒状杆菌属与致病力更强的放线菌区分开。对青霉素耐药的分离株,弱抗酸染色阳性可将诺卡菌属与腐生放线菌及棒状杆菌区分开。弱抗酸染色很难做,培养菌株未知的情况下应在同一张玻片上设置参照。早期菌落可出现假阴性。最终鉴定需要更长的时间来证实显微镜下可见气生菌丝和溶菌酶试验阳性。微生物专家无需等待后一种检测呈阳性后再提醒医生存在此类严重感染的可能性,这一点很重要。

2. 临床和实验室标准协会推荐采用微量稀释法进行标准化药物敏感性试验,并给出了药物敏感性试验折点和结果解读指南。

3. 分离到粉红色的革兰阳性杆菌时,应怀疑马红球菌。特征性菌落加上CAMP试验阳性及脲酶试验阳性可确认为马红球菌。马红球菌是免疫缺陷患者的重要病原体。

复习题

1. d; 2. b; 3. d; 4. a; 5. a; 6. e,h,f,d,b,a,c,g

第7篇 · 革兰阴性杆菌和球杆菌（麦康凯阳性、氧化酶阴性）

GRAM-NEGATIVE BACILLI AND COCCOBACILLI (MACCONKEY-POSITIVE, OXIDASE-NEGATIVE)

第19章 · 肠杆菌目

Enterobacterales

黄英男 · 译　马艳 · 审校

本章目标

1. 描述肠杆菌目细菌的一般特征，包括氧化性、革兰染色特征、在血平板和麦康凯琼脂（MAC）上的菌落形态。
2. 描述用于肠杆菌目细菌分离和鉴别的培养基的化学原理，包括木糖赖氨酸脱氧胆酸盐琼脂培养基（XLD）、沙门志贺菌属琼脂培养基（SS）、HE琼脂培养基（Hektoen enteric agar, HE）、麦康凯琼脂、伊红亚甲蓝琼脂（EMB）、头孢磺啶三氯生新生霉素琼脂（CIN）、西蒙枸橼酸盐琼脂（CIT）、革兰阴性肉汤（GN）、山梨醇麦康凯琼脂（MAC-SOR）、赖氨酸铁琼脂（LIA）和三糖铁琼脂（TSI）。
3. 描述用于肠杆菌目细菌血清分型的抗原，包括位置、化学结构、热稳定性和命名。
4. 列出肠杆菌目中被认为是肠道病原体的成员（以及肠外病原体）。
5. 比较大肠埃希菌各种致病型之间的相互作用[如尿路致病性大肠埃希菌（UPEC）；脑膜炎/脓毒血症相关大肠埃希菌（MNEC）；致泻性大肠埃希菌：肠毒素性大肠埃希菌（ETEC）、肠侵袭性大肠埃希菌（EIEC）、肠聚集性大肠埃希菌（EAEC）、肠致病性大肠埃希菌（EPEC）和肠出血性大肠埃希菌（STEC）]，包括传播途径、感染类型和致病机制。
6. 解释O157:H7型大肠埃希菌的临床意义和推荐用于确诊的诊断试验。
7. 明确与痢疾和溶血性尿毒症综合征最相关的志贺菌血清型。
8. 描述与志贺菌血清分型相关的困难和解决血清分型差异的过程。
9. 部分初步鉴定为沙门菌伤寒血清型的结果需要向主治医生报告，解释相关的表型和血清型鉴定试验。
10. 概述区分肠杆菌目细菌与其他革兰阴性杆菌所需的基本生化反应。
11. 定义广谱β内酰胺酶（ESBL）检测，并描述解释指南，包括报告前所需的更正。
12. 多重耐药伤寒（MDRTF）的定义和其抗菌药物敏感性试验的建议。
13. 定义广谱头孢菌素耐药，解释其临床意义和在临床实验室中的鉴定方法。
14. 描述改良Hodge试验（MHT）操作流程，包括该试验的化学原理和该试验对碳青霉烯酶耐药的临床意义。
15. 通过生化反应区分沙门菌和志贺菌。
16. 区分耶尔森菌属与肠杆目细菌中的主要病原体。
17. 鉴定肠杆菌目细菌，应将实验室诊断流程与感染的体征和症状相关联。

本章相关的属和种

条件致病菌

无丙二酸柠檬酸杆菌
布氏柠檬酸杆菌
法摩柠檬酸杆菌
弗氏柠檬酸杆菌
克氏柠檬酸杆菌
柠檬酸杆菌属
都柏林克罗诺杆菌（旧称坂崎肠杆菌）
丙二酸克罗诺杆菌（旧称坂崎肠杆菌）
莫氏克罗诺杆菌（旧称阪崎肠杆菌）
阪崎克罗诺杆菌（旧称阪崎肠杆菌）
苏黎世克罗诺杆菌（旧称阪崎肠杆菌）
普遍克罗诺杆菌
迟钝爱德华菌
阿氏肠杆菌
布加德肠杆菌
生癌肠杆菌
阴沟肠杆菌阴沟亚种
霍马肠杆菌霍马亚种
神户肠杆菌
路德维希肠杆菌
马西里肠杆菌
其他属
欧文菌属
大肠埃希菌（包括肠外）

蜂房哈夫尼亚菌

副蜂房哈夫尼亚菌

产气克雷伯菌

肉芽肿克雷伯菌（第43章）

臭鼻克雷伯菌

肺炎克雷伯菌肺炎亚种

肺炎克雷伯菌臭鼻亚种

肺炎克雷伯菌鼻硬结亚种

产酸克雷伯菌

类肺炎克雷伯菌

变栖克雷伯菌

考文小板菌（旧称肠杆菌）

摩根摩根菌摩根亚种

摩根摩根菌西博尼亚种

成团泛菌（旧称成团肠杆菌）

菠萝泛菌

泛菌属

类志贺邻单胞菌

日勾维多细菌源菌（旧称日勾维肠杆菌和梨形肠杆菌）

奇异变形杆菌

普通变形杆菌

潘氏变形杆菌

产碱普罗威登斯菌

雷氏普罗威登斯菌

斯氏普罗威登斯菌

拉乌尔菌属

黏质沙雷菌黏质亚种

黏质沙雷菌黏质亚种生物群1

液化沙雷菌复合群（狭义液化沙雷菌、变形斑沙雷菌和格氏沙雷菌）

深红沙雷菌

气味沙雷菌生物群1

致病微生物

主要肠道病原体

大肠埃希菌（致泻性）

埃希菌属

类志贺邻单胞菌

沙门菌，所有血清型

痢疾志贺菌（A组）

福氏志贺菌（B组）

鲍氏志贺菌（C组）

宋内志贺菌（D组）

致病性耶尔森菌属

鼠疫耶尔森菌

小肠结肠炎耶尔森菌小肠结肠炎亚种

假结核耶尔森菌

肠杆菌目包括7个科：肠杆菌科、欧文菌科（*Erwiniaceae*）、溶果胶菌科（*Pectobacteriaceae*）、耶尔森菌科（*Yersiniaceae*）、哈夫尼亚菌科（*Hafniaceae*）、摩根菌科（*Morganellaceae*）和布杰约维采菌科（*Budviciaceae*）。虽然肠杆菌目的许多细菌会引起包括机会性感染在内的严重疾病，但有一些物种的临床相关性尚不清楚或存在争议。现把这一类细菌主要分成两个类：第一类包括通常寄生在人类肠道或与人类感染关系最为密切的细菌。虽然许多引起人类感染的肠杆菌是我们正常胃肠道菌群的一部分，但也有例外，如鼠疫耶尔森菌、小肠结肠炎耶尔森菌和假结核耶尔森菌。第二类是能够寄生在人类肠道、但很少与人类感染有关的细菌，他们通常是环境病原体或定植于其他动物中。因此，在临床样本中发现这些细菌时，实验室人员要注意是否为鉴定错误。某些情况下，仔细确认实验室结果和该生物体的临床意义是非常有必要的。

一般特征

最近，尽管在以核酸为基础的细菌鉴定方面有了改进，全基因组多位点测序分型（whole genome multilocus sequencing typing, wgMLST）等技术的应用也在扩大，但以核酸为基础的分析尚未被证明可以确定肠杆菌目中的所有生物。以核酸为基础的鉴定方法正在重新定义细菌分类和系统学，多相分类经常被用于肠杆菌目细菌。分子结果结合表型结果如革兰染色、细菌形态和排列、不形成孢子、氧化酶、过氧化氢酶等生化特征，常用于肠杆菌目细菌的鉴定。

流行病学

肠杆菌目细菌的分布范围很广，包括人类胃肠道、其他动物的胃肠道和各种环境当中。有些是人畜共患病原体，引起动物的感染（表19.1）。它们的宿主不同，传播给人类的方式也不同。

对于能够在人体内定植的细菌，当患者自身的菌株（即内源性菌株）进入了通常情况下无菌的部位时，就可能导致感染。这些细菌可以从一个患者传给另一个患者。这种感染取决于住院患者的免疫受损状态，在患者住院期间（医源性）或其他卫生保健相关环境中获得。当然，情况并非总是如此。例如，尽管大肠埃希菌是卫生保健相关感染的最常见病原体，但它也是社区获得性尿路感染的主要病原体。

其他物种如沙门菌、志贺菌和小肠结肠炎耶尔森菌，他们寄生于肠道并通过摄入污染的食物或水获得。这也是引起胃肠道感染的各种大肠埃希菌的传播方式。相对的，在感染人类的肠杆菌中，鼠疫耶尔森菌是独特的。这是唯一通过昆虫媒介（即跳蚤叮咬）从动物传播的物种。

致病机制和疾病谱

临床相关的肠杆菌可分为两组：条件致病菌和肠道致病菌。沙门菌属和志贺菌属属于后一类，分别是伤寒和痢疾的病原体。鼠疫耶尔森菌不是肠道病原体，而是鼠疫的病原体。在临床样本中鉴定出这些微生物是很严重、并且通常是很重要的情况。他们与其他微生物一样，能产生各种强大的毒力因子，特别是当其进入通常无菌的部位时可导致危及生命的感染（表19.2）。

最常见的条件致病菌包括柠檬酸杆菌属、肠杆菌属、克雷伯菌属、变形杆菌属、沙雷菌属等其他很多病原菌。他们虽被认为是条件致病菌，但也会产生重要的毒力因子，比如能够介导致命感染的内毒素。然而，由于它们通常不会在健康的、无免疫受损的人类宿主中引发疾病，因此通常认为他们是机会病原体。

虽然大肠埃希菌是一种正常的肠道细菌，但其病原分类介于显性病原体和机会病原体之间（表19.2）。该物种的尿源性菌株，如**产肠毒素大肠埃希菌（ETEC）、肠侵袭性大肠埃希菌（EIEC）和肠聚集性大肠埃希菌（EAEC）**，表达强大的毒素并引起严重的胃肠道感染。此外，**肠出血性大肠埃希菌（EHEC）**也称**产细胞毒素大肠埃希菌（verocytotoxin producing *E. coli*, VTEC）**或**产志贺毒素大肠埃希菌（Shiga-like toxin-producing *E. coli*, STEC）**，可能导致危及生命的系统性疾病。由于能够引起出血性结肠炎和溶血性尿毒症综合征（hemolytic uremic syndrome, HUS）的致泻性大肠埃希菌还没有完整的遗传学定义，因此本文将它们统称为产志贺毒素大肠埃希菌或STEC。此外，作为肠杆菌目感染的主要病原体，大肠埃希菌可能比其他归类为"机会性"细菌具有更大的

表19.1　临床相关肠杆菌目细菌流行病学

细菌	习性(宿主)	传播模式
大肠埃希菌和埃希菌属	人类和其他动物肠道正常菌群,也可能定植在女性生殖道	根据感染类型而异。非胃肠道感染的病原体可能来自内源性或人传人,尤其是在医疗保健环境 胃肠道感染传播模式随着大肠埃希菌菌株而变化(表19.2);病原体来自污染的食物、水、未煮熟的牛肉或未经巴氏消毒的牛奶,通过人际粪-口传播
志贺菌属	仅在人类感染时发现;不属于正常菌群	通过人际粪-口传播,特别是在人口密度过大的地区、机构(例如日托)和卫生条件差的地区
沙门菌伤寒血清型、沙门菌肠炎血清型	仅在人类中发现,不属于肠道正常菌群	摄入被人类排泄物污染的食物或水,通过人际粪-口传播
沙门菌属其他细菌	在自然界广泛传播并与各种动物有关	摄入污染的动物制品,通常为家禽或乳制品。保健机构中若不注意手卫生,可出现直接人际粪-口传播
迟缓爱德华菌	鱼、动物和人类的胃肠道	摄入污染的水或与动物携带者密切接触。热带地区人类携带率可导致内源性传播
鼠疫耶尔森菌	城市和家养的老鼠和野生啮齿动物携带,如地松鼠、岩松鼠和草原土拨鼠	通过跳蚤叮咬或摄入污染的动物组织,从啮齿动物传播到人类;在人类肺病(即呼吸道)流行期间,可直接通过吸入受污染的空气飞沫导致人际传播;很少通过处理或吸入感染动物组织或体液传播
小肠结肠炎耶尔森菌	狗、猫、啮齿动物、兔子、猪、羊和牛,不属于正常人类菌群	食用未完全煮熟的食品(尤其是猪肉)、奶制品(如牛奶),以及摄入污染的水或接触感染动物(较少见)
假结核耶尔森菌	啮齿动物、兔子、鹿和鸟类,不属于正常人类菌群	与感染动物接触,或从污染的食物或水中摄入病原体
柠檬酸杆菌属,肠杆菌属、克雷伯菌属、摩根菌属、变形杆菌属、普罗威登斯菌属和沙雷菌属	正常人肠道菌群	内源性或人际传播,尤其在住院患者中

表19.2　临床相关肠杆菌目细菌致病机制何疾病谱

细菌	毒力因子	感染疾病谱
大肠埃希菌(肠外感染)	数种,包括内毒素、荚膜和菌毛介导宿主细胞黏附	泌尿道感染、菌血症、新生儿脑膜炎和身体其他各部位的院内感染。医疗保健相关革兰阴性菌感染最常见原因
产肠毒素大肠埃希菌(Enterotoxigenic *E. coli*, ETEC)	有助于胃肠定植的菌毛。介导水和电解质分泌到肠腔的不耐热(LT)和耐热(ST)肠毒素	旅行者和儿童腹泻,以大量水样便为特征。通过污染的食物和水传播
肠侵袭性大肠埃希菌(Enteroinvasive *E. coli*, EIEC)	毒力因素不确定,但与志贺菌侵入大肠肠壁细胞方式几乎相同	痢疾(即大肠坏死、溃疡和炎症);通常见于卫生条件差的地区的幼儿
肠致病性大肠埃希菌(Enteropathogenic *E. coli*, EPEC)	成束的菌毛、内膜蛋白和其他介导微生物附着于小肠黏膜细胞的毒力因子,导致细胞表面变化(即微绒毛的丧失)	发展中国家与低收入国家的婴儿腹泻;可引起慢性腹泻
肠出血性大肠埃希菌(Enterohemorrhagic *E. coli*, STEC)	毒素与痢疾志贺菌的志贺毒素相似。最常与某些血清型相关,如大肠埃希菌O157:H7	大肠黏膜的炎症和出血(即出血性结肠炎);由毒素介导的肾脏损伤引起溶血性尿毒症综合征。通过摄入未煮熟的碎牛肉或生牛奶传播
肠聚集性大肠埃希菌(Enteroaggregative *E. coli*, EAEC)	可能涉及菌毛、ST样和溶血素样毒素的结合;实际致病机制不明	长期水样腹泻。传播方式尚不清楚
志贺菌属	涉及介导对黏膜细胞的黏附和侵袭,从吞噬囊泡逃逸,细胞间扩散和炎症的数个毒力因子。志贺毒素在疾病中的作用尚不确定,但它确实对宿主细胞有各种影响	痢疾定义为急性炎症性结肠炎和血性腹泻,其特征是痉挛、里急后重和血性黏液样便。感染宋内志贺菌可能会导致水样腹泻

续 表

细菌	毒力因子	感染疾病谱
沙门菌各血清型	多个因子有助于保护病原体免受胃酸的侵害,促进肠黏膜细胞的附着和吞噬作用,协助病原体在吞噬细胞内的存活和破坏,并促进向其他组织的传播	常见三种感染: · 由多种血清型引起的胃肠炎和腹泻,这些炎症局限于胃肠道黏膜和黏膜下层。在美国,沙门菌伤寒血清型和沙门菌肠炎血清型是最常引起沙门菌胃肠炎的血清型 · 菌血症和肠外感染来自胃肠道传播。尽管任何血清型都可能导致这些感染。但最常由沙门菌猪霍乱血清型和沙门菌都柏林血清型引起 · **肠热症**(伤寒)的特点是长时间发热和多系统受累,包括血液、淋巴结、肝脏和脾脏。这种危及生命的感染通常由沙门菌伤寒血清型引起。在美国,沙门菌甲型、乙型和丙型副伤寒血清型很少有分离到
鼠疫耶尔森菌	多种因素在这种高毒力细菌致病机制中起作用。包括适应细胞内存活和产生抗吞噬的荚膜、外毒素、内毒素、凝固酶和溶纤蛋白	两种主要感染形式是腺鼠疫和肺鼠疫。腺鼠疫特点是高热、腋窝和腹股沟炎症肿胀疼痛;感染迅速发展为暴发性菌血症,不加以治疗通常可致命。肺鼠疫涉及肺部,以萎靡不适和肺部体征为特征;呼吸道感染可由腺鼠疫相关菌血症播散导致,也可在与其他肺鼠疫患者密切接触期间通过空气传播获得;也可迅速致命
小肠结肠炎耶尔森菌小肠结肠炎亚种	毒力质粒编码多种毒力因子,协助细菌黏附、侵袭肠道黏膜,以及播散至淋巴组织	以发热、腹泻和腹痛为特征的小肠结肠炎;也可引起急性肠系膜淋巴结炎,临床表现类似阑尾炎(即假阑尾综合征)。可发生菌血症但并不常见
假结核耶尔森菌	与小肠结肠炎耶尔森菌类似	引起类似于小肠结肠炎耶尔森菌的感染,但不太常见
柠檬酸杆菌属、肠杆菌属、克雷伯菌属、摩根菌属、变形杆菌属、普罗威登斯菌属和沙雷菌属	几个因素,包括内毒素、荚膜、黏附蛋白和对多种抗菌剂的耐药性	呼吸道、泌尿道、血流和其他一些通常无菌部位的各种卫生保健相关感染;最常见于住院和严重虚弱的患者

毒力。在基因水平,四种志贺菌是不产气的大肠埃希菌。然而由于志贺菌病的疾病表现和鉴别诊断比较特别,因此目前的命名未作修改。

特定微生物

人类机会性病原体

柠檬酸杆菌属

柠檬酸杆菌属目前包括13个种,其中3种——弗氏、布氏和克氏柠檬酸杆菌更常与人类感染有关。柠檬酸杆菌是肠道定植菌。尿路感染是其最常见的临床表现,其他感染包括伤口感染、呼吸道感染、菌血症、心内膜炎、败血症、脑膜炎、脑脓肿和神经系统并发症也都与柠檬酸杆菌有关。这些微生物最常与新生儿或免疫功能低下患者的感染有关,传播方式通常是人传人。弗氏柠檬酸杆菌可能含有可诱导的*AmpC*基因,编码对氨苄青霉素和一代头孢菌素的耐药性。可以通过吲哚、鸟氨酸脱羧酶(ornithine decarboxylase, ODC)、丙二酸,以及对核糖醇、半乳糖醇、蜜二糖和蔗糖的发酵试验等生化反应区分主要的人类致病菌。弗劳地柠檬酸杆菌吲哚阴性、蔗糖结果不定且能发酵蜜二糖;无丙二酸柠檬酸杆菌吲哚和ODC阳性;布氏柠檬酸杆菌ODC阳性而吲哚、半乳糖醇和蜜二糖结果不定;法摩柠檬酸杆菌吲哚、ODC、蜜二糖和蔗糖阳性;克氏柠檬酸杆菌半乳糖醇和蔗糖结果不定、蜜二糖阴性、其余试验均阳性。

克罗诺杆菌属

克罗诺杆菌属是一组条件致病菌,包括10个不同的种,其中丙二酸克罗诺杆菌、莫氏克罗诺杆菌、阪崎克罗诺杆菌以及苏黎世克罗诺杆菌与临床疾病相关。以前认为阪崎肠杆菌是单一物种,后来以核酸为基础的检测揭示了这一类细菌真实的多样性。阪崎克罗诺杆菌(新生儿感染)和丙二酸克罗诺杆菌(成人感染)是临床环境中最常见的分离株。这些微生物可引起新生儿菌血症、脑膜炎和坏死性结肠炎。阪崎克罗诺杆菌可代谢母乳、婴儿配方奶粉、黏蛋白和神经节苷脂中的唾液酸,该微生物与新生儿感染的关联可能与此有关。该微生物在常规培养基上产生类似于肠杆菌和克雷伯菌的黏液型菌落(图19.1),可产生一种黄色色素,25℃孵育会促进色素产生。克罗诺杆菌属与肠杆菌属可用VP(Voges-Proskauer)试验区分。该微生物生化反应特性如下:D-山梨醇阴性、棉子糖阳性、L-鼠李糖阳性、蜜二糖阳性、D-阿拉伯糖阳性、蔗

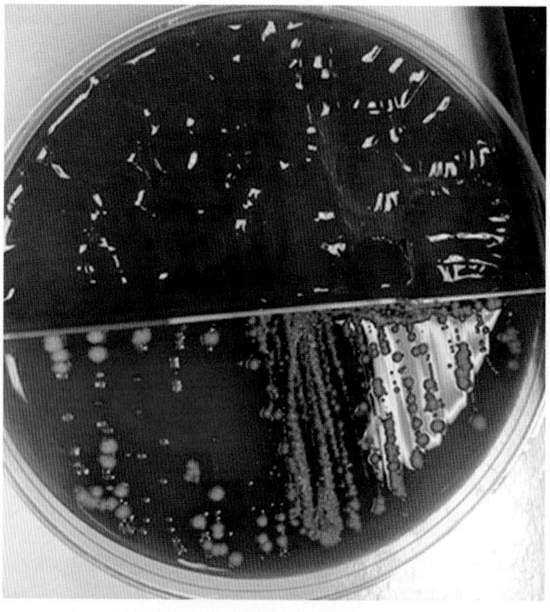

图19.1 羊血和伊红亚甲蓝(EMB)双板上的黏液型阪崎克罗诺杆菌,分离自从尿道样本。

糖阳性。许多商业生化试剂盒或系统无法将克罗诺杆菌属鉴定到种水平，导致临床分离株鉴定错误。克罗诺杆菌具有可诱导的*AmpC*染色体和β内酰胺酶，因此对氨苄青霉素和一、二代头孢菌素天然耐药。*AmpC*基因突变可导致β内酰胺酶过量产生，从而对三代头孢菌素产生耐药。

爱德华菌属

爱德华菌属包括四种：保科爱德华菌、鲇鱼爱德华菌、杀鱼爱德华菌和迟缓爱德华菌。迟缓爱德华菌是临床实验室中最常见的分离种，是引起胃肠炎的原因之一。该微生物通常与水生环境有关，通过接触或食用受感染的鱼传播。免疫低下者易感，且可能会发展成严重的伤口感染（肌坏死）、胃肠炎，偶有败血症、脑膜炎和肝脓肿。有潜在的肝脏疾病或铁过载的情况下可发生全身性感染。

肠杆菌属

肠杆菌属（阿氏肠杆菌、布甘地肠杆菌、生癌肠杆菌、阴沟肠杆菌、霍氏肠杆菌、神户肠杆菌、路氏肠杆菌、马西里肠杆菌）可产生黏液型菌落，发酵乳糖。据国家医疗安全网络报道，肠杆菌属位列医疗保健相关感染前十位最常见分离株。感染通常与受污染的医疗设备有关，如呼吸机和其他医疗器械。该菌可以从水、蔬菜和食品中摄入，有荚膜，能抵抗吞噬作用。肠杆菌可能含有编码多种耐药基因的质粒，需要进行药敏试验以确定适当的治疗方案。值得注意的是，产气肠杆菌，原本是在许多环境中仅次于阴沟肠杆菌的最常见的肠杆菌之一，被重新分类为产气克雷伯菌。一些肠杆菌种类，包括阴沟肠杆菌、阿氏肠杆菌、霍氏肠杆菌、神户肠杆菌、路氏肠杆菌和超压肠杆菌，具有相似的临床表现和生化反应，因此可被报告为阴沟肠杆菌复合体。

大肠埃希菌

大肠埃希菌［**泌尿道致病性大肠埃希菌（uropathogenic *E. coli*, UPEC）、脑膜炎/败血症相关大肠埃希菌（meningitis/sepsis-associated *E. coli*, MNEC）**，ETEC、EIEC、EAEC、肠致病性（EPEC）和STEC］的分子分析继续扩大了几种病原体和共生菌株的分类。然而随着多相分类学研究的开展，该类群的遗传多样性仍在不断进化。最近的报道表明，大约有186种大肠埃希菌和志贺菌的基因组类型，包括致病性菌株和共生菌株。基因组的变异是整个质粒（染色体外自动复制成分）多样性的结果。这些质粒还含有大量可移动的遗传元件或转座因子。简单的转座因子被称为插入序列，能够侧接抗菌药物耐药编码序列或其他毒力基因。转座因子可以从质粒或染色体中提取，携带能够重组成另一株细菌的遗传信息片段。除质粒和转座因子外，噬菌体还能促进同源重组和生物体间的水平基因转移。例如致病性大肠埃希菌O157:H7。这个特殊的菌株包含18个原噬菌体（整合到染色体或质粒中的噬菌体）和6个原噬菌体样成分。由于这些遗传元素是可移动的，而且菌株很容易获得或失去毒力基因，因此实验室中对STEC菌株的诊断很容易出问题。

该属由能在麦康凯琼脂上生长、兼性厌氧、能发酵葡萄糖、革兰阴性、氧化酶阴性的杆菌组成。此外，该属还包括动力阳性（周生鞭毛）和动力阴性的细菌。大多数大肠埃希菌菌株都可发酵乳糖，但有些埃希菌（阿尔伯蒂埃希菌、蟑螂埃希菌、弗格森埃希菌和伤口埃希菌）可能延迟发酵或不发酵乳糖。除蟑螂埃希菌外，所有种类的埃希菌均已从各种人类临床样本中分离出来，包括粪便、尿液、痰、血液、脊髓液、腹膜透析液和伤口（表19.3）。

致病性大肠埃希菌分为致泻/肠道病原体和肠道外病原体。肠道外大肠埃希菌分为两类：UPEC和MNEC。UPEC是大肠埃希菌相关社区获得性尿路感染的主要原因。这类菌株含有多种致病岛，能编码特定黏附素和毒素，引起疾病包括膀胱炎和急性肾盂肾炎，这些遗传物质都不在大肠埃希菌的染色体中。MNEC引起新生儿脑膜炎，发病率和死亡率高。

表19.3　鉴别埃希菌属的生化反应

物种	醋酸盐利用率	KCN中生长	吲哚	发酵葡萄糖产气	阿东醇[a]	阿拉伯糖[a]	阿拉伯醇[a]	纤维二糖[a]	卫矛醇[a]	乳糖[a]	蔗糖[a]	甘露醇[a]	棉子糖[a]	鼠李糖[a]	山梨醇[a]	木糖[a]
艾伯特埃希菌生物群1	20	0	0	100	0	100	0	0	0	0	0	100	0	0	0	0
艾伯特埃希菌生物群2	0	0	100	40	0	100	0	0	0	0	0	100	0	0	100	0
蟑螂埃希菌	0	0	0	100	0	100	0	0	0	0	0	0	0	100	0	100
大肠埃希菌	90	0	98	95	5	99	5	2	60	95	50	98	50	80	94	95
大肠埃希菌（不活跃生物群）	40	1	80	5	3	85	5	2	40	25	15	93	15	65	75	70
弗格森埃希菌	96	0	98	97	98	98	100	96	60	0	0	98	0	92	0	96
赫尔曼埃希菌	78	94	99	97	0	100	8	97	19	45	45	100	40	97	0	100
伤口埃希菌	30	15	0	0	0	100	0	100	0	15	8	100	99	93	1	100

数字代表通常反应阳性的分离株的百分比。

阳性百分比基于35～37℃下孵育24～48 h。

[a] 产酸。

来源：Data obtained from Caroll KC, Pfaller MA. *Manual of Clinical Microbiology*. 12th ed. Washington, DC: ASM Press; 2019.

80%的MNEC菌株检出K1抗原阳性。这些病原体从血流中扩散到脑膜，并通过微血管内皮细胞中的膜结合液泡进入中枢神经系统。进入细胞后，他们会阻止溶酶体融合，并进入中枢神经系统。

如前所述，肠道大肠埃希菌被分类为产血清毒素性大肠埃希菌（STEC），包括肠出血性/产Vero细胞毒素大肠埃希菌、产肠毒素性大肠埃希菌（ETEC）、肠致病性大肠埃希菌（EPEC）、肠侵袭性大肠埃希菌（EIEC）和肠聚集性大肠埃希菌（EAEC）（表19.2）。STEC会引起出血性腹泻、结肠炎和**溶血性尿毒综合征（HUS）**。溶血性尿毒综合征的特征是溶血性贫血和血小板下降，常可导致肾衰竭和死亡。但与痢疾不同的是，本病粪便中无白细胞。肠出血性（enterohemorrhagic, EHEC）菌株也可能携带EPEC菌株中编码肠细胞消失病变的基因。虽然超过150种非O157血清型与腹泻或溶血性尿毒综合征有关，但最常见的两种是O157:H7和O157:NM（nonmotile，非运动性）。**O抗原**（156种血清型）是外膜脂多糖的组成部分，**H抗原**（56种血清型）是与机体相关的特异性鞭毛蛋白。ETEC产生一种**不耐热肠毒素（heat-labile enterotoxin, LT）**和一种**耐热肠毒素（heat-stable enterotoxin, ST）**，能够引起轻度水样泻。ETEC在美国并不常见，但在发展中国家的幼儿中是一种重要的病原体，与旅行者腹泻有关。ETEC通常产生轻微的水样泻，可能伴有腹部绞痛、恶心和头痛，很少出现呕吐或发热。EIEC可直接侵入结肠上皮细胞，导致水样至血性腹泻，这一点与志贺菌属相似，这类病例在美国罕见。EPEC通常不产生外毒素。它的致病机制是通过特定的黏附因子实现细胞表面的黏附和脱落，导致结肠细胞的**附着**和**脱落损伤**。感染的症状包括长时间非血性腹泻、呕吐和发热，通常发生在婴儿或儿童。EAEC已从多种临床腹泻病例中分离出来。在美国，EAEC常与儿童腹泻、食源性疾病暴发以及人类免疫缺陷病毒（human immunodeficiency virus, HIV）感染和获得性免疫缺陷综合征（acquired immune deficiency syndrome, AIDS）患者的腹泻有关。全面聚集调节基因*AggR*负责细胞黏附，EAEC能控制其相关的毒力基因，故而将其分类为聚集性。EAEC相关的粪便样本通常不带血，也不含白细胞。炎症发作时伴有发热和腹痛。

一些被认为是新大肠埃希菌的菌株从水样泻、肠炎和肠外感染的病人中分离出来，但这些菌株在人类疾病中的作用尚不明确，需要进一步研究。

欧文菌属

欧文菌属包括以前被分类为泛菌属或肠杆菌属的细菌，是典型的植物病原体，但已在人类机会性感染中发现。新技术如基质辅助激光解吸电离飞行时间质谱（matrix-assisted laser desorption ionization time-of-flight mass spectrometry, MALDI-TOF MS）和基于核酸的检测的使用，将提高对这类微生物的鉴定能力。

哈夫尼亚属

哈夫尼亚属包括蜂房哈夫尼亚菌和副蜂房哈夫尼亚菌两个种，可通过生化特性区分，且已从尿液、呼吸道和胃肠道感染中分离出来。这种生物存在于人类和许多动物的胃肠道中。蜂房哈夫尼亚菌比副蜂房哈夫尼亚菌产毒素可能性更大。这两种微生物都产生Vero溶细胞毒素，感染与食用受污染的食品如肉类和奶制品有关。该菌属动力阳性，不发酵乳糖，常与其他病原体合并检出。大多数哈夫尼亚菌感染发生在免疫功能低下或有严重基础疾病（如恶性肿瘤）、术后或外伤的患者。该病原体常与其他病原体或条件致病菌共同检出，使其临床意义值得怀疑。治疗需要结合药敏试验。

克雷伯菌属

克雷伯菌（肺炎克雷伯菌肺炎亚种、产气克雷伯菌、肺炎克雷伯菌鼻硬结亚种、产酸克雷伯菌、肺炎克雷伯菌臭鼻亚种、类肺炎克雷伯菌和变栖克雷伯菌）是鼻咽部和胃肠道的正常菌群。已鉴定出与多种感染有关的菌株，包括肝脓肿、肺炎、败血症和尿路感染。一些产酸克雷伯菌菌株携带一种不耐热的细胞毒素，这种毒素已从患有自限性抗生素相关出血性结肠炎患者中分离出来。包含K1荚膜克隆复合物CC23^{K1}的肺炎克雷伯菌越来越多地从世界范围内社区获得性化脓性肝脓肿中分离出来，并显示出高毒力（**高黏性**）表型（hvKP）。第二种K1荚膜克隆复合物CC82^{K1}与严重肺炎和血流感染有关。由于对血清补体和中性粒细胞杀伤作用的固有抗性，hvKP临床变异株具有在健康人中传播的能力。肺炎克雷伯菌鼻硬结亚种和臭鼻亚种是引起鼻部慢性感染——鼻硬结病和萎缩性鼻炎（臭鼻）的病原体。肺炎克雷伯菌臭鼻亚种已在血液、泌尿道和呼吸道感染中分离出。所有的肺炎克雷伯菌亚种都可通过生化试验区分，而MALDI-TOF MS也许不能区分它们。所有肺炎克雷伯菌菌株都对氨苄西林耐药。此外，它们可通过获得含有编码碳青霉烯酶和头孢菌素酶等的多药耐药质粒而显示出多种耐药模式。值得注意的是，产气克雷伯菌（旧称产气肠杆菌）也可能含有可移动的基因元件，使其对包括碳青霉烯类在内的β内酰胺类抗生素耐药。产气克雷伯菌也具有碳青霉烯类耐药的其他的机制。

摩根菌属

摩根菌属（摩根摩根菌摩根亚种和摩根摩根菌西伯尼亚种）在环境中普遍存在，是胃肠道的正常菌群。通常在腹泻患者的粪便样本中检出。摩根菌属是机会致病菌，可引起皮肤、软组织和泌尿道感染。摩根菌为脱氨酶阳性和脲酶阳性，可表达染色体编码的*AmpC*型β内酰胺酶进而引起耐药。

泛菌属

泛菌属（聚团泛菌和菠萝泛菌）目前包括28余种已被正式发表的种。

泛菌属菌落呈黄色，赖氨酸、精氨酸和鸟氨酸阴性，吲哚阳性，甘露醇、棉子糖、水杨苷、蔗糖、麦芽糖和木糖阴性。聚团泛菌是最常从人类感染中分离出来的种，其他种包括勃伦那泛菌、显著泛菌、清晰泛菌、菠萝泛菌和腐败泛菌。聚团泛菌和菠萝泛菌的散发性感染与受土壤污染的物品造成的创伤（如伤口感染、脓毒性关节炎和骨髓炎）有关。卫生保健相关的聚团泛菌感染一般是由于接触了受污染的液体（如静脉输液、肠外营养和其他给药液体）而引起。

类志贺邻单胞菌

类志贺邻单胞菌存在于淡水中，人通过摄入污染的水或破损的皮肤和黏膜暴露而被感染。类志贺邻单胞菌可引起肠胃炎，最常见于儿童。该微生物被认为是一种新出现的肠道病原体，与食物和水源性疾病有关。疾病表现多样，从急性水样泻到亚急性慢性腹泻和侵入性痢疾样腹泻。该微生物也与肠道外感染有关，包括新生儿脑膜炎、菌血症、败血症和败血性休克。

类志贺邻单胞菌的独特之处在于，它是临床上为数不多的能使赖氨酸、鸟氨酸和精氨酸脱羧的细菌。类志贺邻单胞菌与气单胞菌属均为氧化酶阳性，因此将两者区分开来非常重要，可以使用第25章中提到的测试。DNA酶试验也可区分两者。气单胞菌属DNA酶阳性，而邻单胞菌属DNA酶阴性。类志贺邻单胞菌至少可通过一种商品化核酸扩增试验检测到。

变形杆菌属和普罗威登斯菌属

变形杆菌属（奇异变形杆菌、普通变形杆菌、潘氏变形杆菌、豪氏变形杆菌、土变形杆菌、卡氏变形杆菌）和普罗威登斯菌（产碱普罗威登斯菌、雷氏普罗威登斯菌、斯氏普罗威登斯菌）是胃肠道的正常菌群。它们动力阳性、不发酵乳糖、苯丙氨酸脱氨酶阳性。

豪氏变形杆菌七叶苷和海藻糖反应阴性，借此可与普通变形杆菌区分。变形杆菌属在培养基上的典型“迁徙”现象很容易识别。但一些菌株缺乏迁徙表型。变形杆菌有一种独特的气味，通常被称为“巧克力蛋糕”或“焦巧克力”味。但出于安全考虑，临床实验室强烈不建议嗅平板。由于其运动能力，这种微生物经常与尿路感染有关，不过也被从伤口和耳朵中分离出来。这种微生物还与腹泻和败血症有关。

普罗威登斯菌分布在世界各地，是环境及人和动物胃肠道的常见菌群。普罗威登斯菌最常与尿路感染有关，可从腹泻儿童的粪便中分离出来。这些微生物可能与卫生保健相关的感染暴发有关。经常被错误鉴定为变形杆菌或摩根摩根菌属。

拉乌尔菌属

拉乌尔菌属与肺炎克雷伯菌非常相似，它们可以通过在10℃下生长和利用山梨糖的能力来区分。已在伤口、泌尿道和血流感染中发现解鸟氨酸拉乌尔菌。与肺炎克雷伯菌类似，植生拉乌尔菌和土生拉乌尔菌均可引起全身感染，以呼吸道和泌尿道感染最为常见。植生拉乌尔菌曾被MALDI-TOF MS错误鉴定为克雷伯菌。

沙雷菌属

黏质沙雷菌是卫生保健环境中定植和致病性感染的重要病原菌。沙雷菌属（黏质沙雷菌黏质亚种、黏质沙雷菌黏质亚种生物群1、液化沙雷菌、深红沙雷菌、气味沙雷菌生物群1和芳香沙雷菌生物群2）动力阳性、缓慢发酵乳糖、DNA酶和正硝基苯半乳糖（orthonitrophenyl galactoside, ONPG）阳性。沙雷氏菌属在北美、拉丁美洲和欧洲的儿科患者最常见分离菌中排名第12位。可在人与人之间传播，但通常与医疗设备有关，如导尿管、呼吸机、静脉输液和其他医疗措施。从呼吸道和伤口中也曾分离出沙雷菌。这种微生物能够在非常恶劣的环境条件下生存，并对许多消毒剂具有抗性。黏质沙雷菌产生的红色色素（**灵菌红素**或2-甲基-3-戊基-6-甲氧基灵菌红素）通常是鉴定的关键，产色素的菌株往往毒性较低（图19.2）。液化沙雷菌、气味沙雷菌、深红沙雷菌也曾在人类感染中分离出来。由于具有可诱导的、染色体编码的*AmpC*型β内酰胺酶，沙雷菌对氨苄青霉素和一代头孢菌素耐药。此外，许多菌株具有质粒编码的、对其他头孢菌素、青霉素、碳青霉烯类和氨基糖苷类的耐药特性。

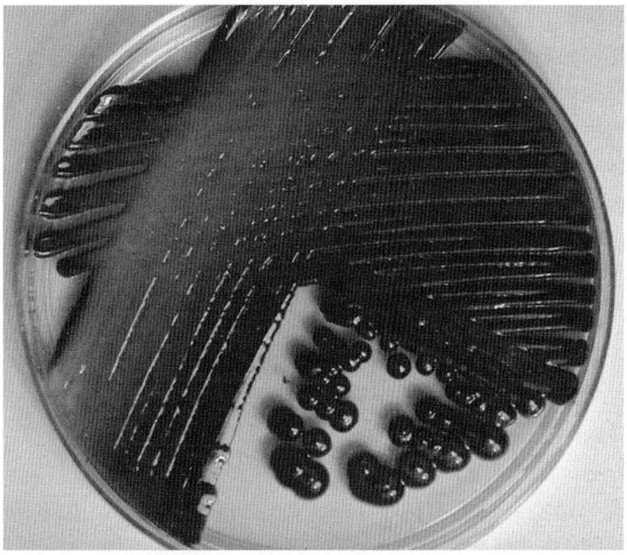

图19.2 麦康凯琼脂上的红色的黏质沙雷菌黏质亚种。

其他肠杆菌目细菌

分子方法的应用将一些微生物重新分类为肠杆菌目，创造了新的属，如莱略特菌属、多源杆菌属和小坂菌属，或将原有的一些细菌转到其他属，如塔特姆菌属、西地西菌属、勒米诺菌属、默勒菌属和克吕沃尔菌属。这些微生物在临床环境中一过性或作为共生细菌存在，在免疫缺陷患者中是条件致病菌。克吕沃尔菌可在免疫抑制患者的多个部位的感染样本中分离出来，包括血液、组织、尿液、脑脊液（cerebrospinal fluid, CSF）和腹水等。但这种微生物通常与尿路和血流感染有关。使用包括MALDITOF MS和基于核酸的方法等在内的先进技术和方法，一些很少与人类感染相关的微生物可能会在临床实验室中被更频繁地检出。

主要肠道致病菌

沙门菌

沙门菌（所有血清型）是兼性厌氧、动力阳性的革兰阴性菌，通常从人和动物的肠道中分离出来。鉴定主要基于该生物利用柠檬酸作为唯一碳源和赖氨酸作为氮源并结合产生硫化氢（H_2S）的能力。该属包括两个主要种，肠沙门菌（人类病原体）和邦格尔沙门菌（动物病原体）。肠沙门菌分为六个亚种：肠亚种（Ⅰ组）、萨拉姆亚种（Ⅱ组）、亚利桑那亚亚种（Ⅲa组）、双相亚利桑那亚亚种（Ⅲb组）、豪顿亚种（Ⅳ组）和印度亚种（Ⅵ组）。肠沙门菌肠亚种可根据各自的毒力特性进一步分血清型。血清型是根据热稳定O抗原的特性分型的：包括LPS中的热稳定O抗原、耐热H抗原鞭毛蛋白和不耐热的**Vi抗原**及荚膜多糖。目前已建立了基于DNA序列的鞭毛和O抗原DNA图谱鉴定方法。沙门菌最主要的血清型——伤寒血清型，可导致严重疾病**伤寒，症状**通常是头痛、腹部绞痛、便秘和高热**无**腹泻和呕吐。患者可能出现皮疹和神志不清。已经确认人类可携带该病原体。该病通过人传人或污染的食物和水传播。第二种血清型——沙门菌肠炎血清型，与摄入污染的食物或水引起的感染有关。沙门菌相关性胃肠炎通常伴有腹泻、发热和腹部绞痛。胃肠炎可引起肠外感染，如菌血症、尿路感染或骨髓炎。传播可通过粪-口、人传人或与受感染动物接触。

志贺菌属

志贺菌属（痢疾志贺菌、福氏志贺菌、鲍氏志贺菌和宋内志贺菌）是动力阴性，赖氨酸脱羧酶阴性，柠檬酸、丙二酸和H_2S阴性，不发酵乳糖，在麦康凯琼脂上生长良好的革兰阴性杆菌。除少数菌株（福氏志贺菌血清型6型和鲍氏志贺菌血清型14型）外，所有菌株都能发酵葡萄糖而不产气。志贺菌属的4个亚群分别是痢疾志贺菌（A群）、福氏志贺菌（B群）、鲍氏志贺菌（C群）和宋内志贺菌（D群），每个亚群都有若干血清型。血清分型基于菌体脂多糖O抗原。志贺菌和不活跃的大肠埃希菌往往很难区分。在根据传统生化方法鉴定出疑似志贺菌后，应完成血清分型，特别是在怀疑痢疾志贺菌的情况下。不能用血清学方法进行分型的疑似志贺菌菌株应提交参考实验室作进一步检测。

志贺菌病可能以水样泻、发热和腹部绞痛起病。进行性感染会导致痢疾，粪便中含有血液或黏液。肠道病变通常局限于大肠，血流感染非常罕见。所有志贺菌都能引起痢疾，但痢疾志贺菌1型所致疾病最重，并可能导致溶血性尿毒综合征。志贺菌通常可根据其不能发酵乳糖、动力阴性和吲哚阴性来与大肠埃希菌区分。然而，无反应性大肠埃希菌不能与志贺菌区分，需要血清学检测以进一步鉴定。

耶尔森菌属

耶尔森菌（鼠疫耶尔森菌、小肠结肠炎耶尔森菌和假结核耶尔森菌）为革兰阴性过氧化氢酶、氧化酶、吲哚反应均不确定，不发酵乳糖，兼性厌氧，能够在4～43℃下生长。此种革兰阴性杆菌呈少见的两极浓染或"安全别针"形态，可通过**Wayson**染色观察到。基于其外膜LPS的组成成分，其菌落可表现为缺乏O特异性多糖链的粗糙形式（鼠疫耶尔森菌）或包含脂质a寡糖核心和完整的O多糖的光滑的形式（假结核耶尔森菌和小肠结肠炎耶尔森菌）。区分各种耶尔森菌分型系统复杂，包括标准生化方法结合生物分型（生化表型方法）、血清分型、噬菌体分型和抗菌谱分析。此外，流行病学研究通常包括脉冲场凝胶电泳（pulsed-field gel electrophoresis, PFGE）研究。

鼠疫耶尔森菌最常通过受感染跳蚤的叮咬传播，导致**鼠疫**。但处理感染的动物、吸入有传染性的飞沫以及摄入未煮熟的肉类也会导致感染。**肺炎型**（呼吸系统）疾病可能在人与人之间传播。小肠结肠炎耶尔森菌见于猪、啮齿动物和狗的胃肠道。传播主要来自摄入污染的食物或水。而假结核耶尔森菌在各种野生和家养动物，包括啮齿动物、鸟类和兔子中都有发现。传播方式是通过接触感染的动物或摄入受污染的食物或水。

实验室诊断

样本收集和运输

肠杆菌目细菌通常可从各种来源样本中分离，可与分离其他更苛养的微生物同时分离出。最好在患者患病的头4 d内、在使用抗菌药物之前收集粪便样本。一般来说，Cary-Blair、Aimes和Stuart等成品转运培养基可满足大肠埃希菌、志贺菌和沙门菌的分离。然而，甘油盐水缓冲液不应用于弯曲菌或弧菌的分离。表5.1介绍了样本采集和运输的基本知识。

样本处理

本章讨论的大多数微生物的不需要特别处理。收集后1～2 h内无法处理的粪便样本和所有直肠拭子应置于运输培养基中，并保持在4℃冷藏。这对志贺菌和弯曲杆菌的分离极为重要。此外，鼠疫耶尔森菌是一级特殊病原体，怀疑含有鼠疫耶尔森菌的样本应立即移至生物安全柜。若怀疑存在鼠疫耶尔森菌，强烈敦促常规临床诊断实验室与地方或国家公共卫生实验室密切合作。对于在临床微生物检测过程中可能遇到特殊病原体的临床实验室，提供标准的排除和参考方法。对怀疑含有鼠疫菌样本的操作应采用生物安全3级（biosafety level 3, BSL-3）条件，由经批准的实验室响应网络成员实验室进行。如果待鉴定耶尔森菌的样本不能在2 h内处理，应将其置于Cary-Blair培养基中，在2～8℃下运输。有关样品处理的一般信息，请参阅表5.1。

直接检测方法

所有肠杆菌的显微形态相似，因此革兰染色对肠杆菌的假设鉴定没有意义。一般来说，从无菌部位（包括脑脊液、血液和其他体液）分离出革兰阴性菌属于危急值，可能有助于医生给出合适的治疗。

由于革兰阴性菌普遍存在于下消化道，革兰染色法直接检测粪便中肠杆菌意义不大。白细胞增多可能表明是肠道感染。但粪便样本中未检出白细胞并不足以排除毒素介导的肠道疾病。

除了革兰染色，患者样本直接检测大多数肠杆菌需要特定的程序。在显微镜下，这些微生物通常表现为球杆菌或末端圆形的直杆菌。用瑞特-吉姆萨染色或**Wayson**染色时，耶尔森菌表现为类似于封闭安全别针的两极浓染。尽管这一形态并非总是可见，但它仍是快速诊断的关键特征。

病变刮片可经瑞特或吉姆萨染色检出肉芽肿克雷伯菌，其体外培养非常困难，因此直接检查对诊断很重要。单核内皮细胞中可见成群的微生物。这种特异性小体或称**多诺万小体**是以首次在这种病变中观察到该小体的医生命名的。该小体染色为两端有明显颗粒的蓝色杆状，呈现安全别针外观，周围被大的粉红色荚膜包绕。必须在皮下可见被感染的细胞，仅可见上皮细胞说明样本不合格。更多信息见第43章。

类志贺邻单胞菌通常是多形性革兰阴性杆菌，可单一、成对、短链甚至是长丝状排列。

核酸检测

市场上现有的基于核酸的方法可以在单一和多重平台上直接检测肠杆菌。各方法的敏感性和特异性不同，范围基本在83%～100%之间。

检测致病性肠杆菌目细菌除了以核酸为基础的方法外，还可采用聚合酶链反应（polymerase chain reaction, PCR）扩增试验来同时区分多个血清型或病理型。大肠埃希菌和志贺菌都产生具有相似基因结构和生物活性的Vero细胞毒素。痢疾志贺毒素是最早被鉴定的志贺毒素，简称Stx。由于使用PCR已经鉴定了多个亚型，现在根据与特定毒素存在相关的疾病严重程度对它们进行分类。血性腹泻和溶血性尿毒综合征主要与Stx2d相关，严重疾病主要与Stx2a和Stx2c相关。

由于STEC菌株的致病性具有多样性，可用25个不同的基因分子探针鉴定分离株，包括肠细胞脱落（locus of enterocyte effacement, LEE）致病性岛位点上的内膜黏附和Ⅱ型分泌系统，如质粒编码的肠溶血素上的*eae*基因和*hlyA*基因。EPEC可用基于Stx缺失的肠致病黏附因子（EAF）质粒探针检测。使用pAA毒力质粒构建特异性探针（AA，又称CVD432），可用于鉴定EAEC致病菌株。针对侵入性质粒相关基因*ipaH*的分子探针可用于检测志贺菌和EIEC。随着对分离株特征的不断总结，针对致病性大肠埃希菌详细特性和疾病相关性的、基于核酸检测的方法也将越来越完善，使患者诊治更上一层楼。

值得注意的是，由于分子平台的高敏感性，人类粪便样本中一些肠杆菌目细菌的鉴定显著增加。除非有与患者病情相关的其他危险因素，分子诊断不应用于持续时间少于14 d的轻度急性肠胃炎或旅行者腹泻。分子方法的使用显著增加了卫生保健相关费用，并对公共卫生和流行病学工作产生了负面影响。基于这些原因，实验室应继续使用基于培养的方法，这对暴发调查、确定新出现的血清型和抗菌药物耐药状况至关重要。

培养

培养基选择

大多数肠杆菌在实验室常规培养基上生长良好，如5%羊血、巧克力和麦康凯琼脂。除此之外，选择性培养基如HE（Hektonen enteric）、XLD（木糖-赖氨酸-脱氧胆酸酯）和SS（沙门菌志贺菌）培养基通常用于从胃肠道样本中培养肠道病原体（参见第74章关于诊断肠道细菌感染实验室流程的更多信息）。用于血培养系统的肉汤，以及巯基乙酸盐和脑-心灌注肉汤，都支持肠杆菌目细菌的生长。革兰阴性肉汤（GN）或亚硒酸盐肉汤（SEL）可用于志贺菌和其他肠杆菌目细菌的富集。对沙门菌具有高度选择性的培养基有科玛嘉（CHROMagar）沙门菌显色培养基、煌绿琼脂平板和亚硫酸铋琼脂平板。

头孢磺啶-氯苯酚-新生霉素（CIN）琼脂平板是用于从胃肠道样本中分离小肠结肠炎耶尔森菌的选择性培养基。同样，麦康凯-山梨醇（MAC-SOR）琼脂平板用于区分山梨醇阴性的O157:H7大肠埃希菌和其他能够发酵糖醇的大肠埃希菌。

肉芽肿克雷伯菌（第43章）在常规琼脂平板上不能生长。最近，在**多诺万病**患者生殖器溃疡活检样本的单核细胞中培养了这种微生物。历史上，这种微生物也在含有生长因子的特殊培养基上生长，此种生长因子来自蛋黄。但在临床实践中，**腹股沟肉芽肿**仅靠直接检查做出诊断。

表19.4给出了分离肠杆菌目细菌的培养基的完整描述。

表19.4　用于分离和鉴定肠杆菌目细菌的生化反应培养基

培养基	选择性	鉴别	营养物质	目的
血（羊）琼脂（blood agar, BA）		红细胞溶血： β：完全裂解 α：部分，绿色溶血 γ：不溶血	常规用于培养中等营养要求的细菌；含有5%～10%脱纤维血液的胰蛋白酶大豆琼脂	用于氧化酶试验
亚硫酸铋琼脂	选择性抑制大多数革兰阳性和阴性菌（亚硫酸铋和煌绿）	产硫化氢（H_2S）；硫酸亚铁 阳性反应表现为棕色至黑色沉淀	牛肉提取物、蛋白胨和葡萄糖	分离沙门菌属
煌绿琼脂	选择性；煌绿对大多数革兰阳性和阴性细菌有抑制性	发酵乳糖和蔗糖；发酵阳性（酚红）菌落呈黄色至绿色，带有亮黄至绿色光晕。沙门菌属呈白至粉红色或红色菌落，周围有明亮光晕	动物组织、酪蛋白、乳糖和蔗糖的酶解物	分离沙门菌属
含有头孢克肟-亚碲酸盐的麦康凯琼脂（Cefixime-tellurite containing MacConkey, CT-SMAC）	选择性抑制大多数非vero细胞毒性大肠埃希菌和不发酵山梨醇（山梨醇、头孢克肟和亚碲酸盐）细菌	在中性红存在下发酵山梨醇。阳性菌落呈粉红色，非发酵菌呈无色	明胶、蛋白胨和山梨醇的胰酶消化物	分离鉴定大肠埃希菌O157-H7
头孢磺啶三氯生新生霉素琼脂（Cefsulodin irgasan-novobiocin agar, CIN）	选择性抑制革兰阴性和阳性微生物	在中性红存在下发酵甘露醇。肉眼观察菌落外观：无色或粉红色菌落，中心红色		分离小肠结肠炎耶尔森菌
西蒙枸橼酸盐琼脂（Citrate agar, Simmons, CIT）		以柠檬酸盐为唯一碳源，以铵盐为硝酸盐，pH变为碱性，溴百里酚蓝从绿色变为蓝色		检测能利用柠檬酸盐的微生物

续 表

培养基	选择性	鉴别	营养物质	目的
脱羧酶(鸟氨酸、精氨酸、赖氨酸)		加入氨基酸作为鉴别培养基(如赖氨酸、精氨酸或鸟氨酸)。脱羧产碱，pH敏感的溴甲酚变为紫色。基础培养基用作对照 孵育4 d 微生物发酵葡萄糖使培养基变黄。(H+)增加为脱羧提供最佳条件。氨基酸转化为游离胺基团，提高pH，使黄色变为紫色。非发酵菌使紫色变成更深的颜色		鉴别发酵和非发酵的革兰阴性菌
伊红亚甲蓝琼脂(Eosin/methylene blue agar, EMB)	伊红Y和亚甲蓝染料抑制革兰阳性菌生长	基于发酵乳糖和蔗糖以鉴别。慢速发酵乳糖的微生物也可替代性发酵蔗糖，以此可快速区分病原体		鉴定革兰阴性菌 大肠埃希菌：发酵乳糖，呈蓝黑色并带有金属绿色光泽 其他大肠菌群发酵菌：形成粉红色菌落 非发酵菌：半透明，琥珀色或无色
革兰阴性肉汤(GN)	脱氧胆酸盐和柠檬酸盐抑制革兰阳性菌		增加甘露醇，可短时促进发酵甘露醇的革兰阴性杆菌(例如沙门菌和志贺菌)的生长	提高粪便样本中肠道病原体的分离率
HE琼脂	胆盐抑制革兰阳性菌和多种革兰阴性肠道正常细菌	用pH指示剂溴百里酚蓝和铁盐区分乳糖、水杨苷和蔗糖以检测硫化氢(H_2S)。由于pH与染料的相互作用，大多数病原体会发酵一种或两种糖并呈现亮橙色至鲑鱼粉色。非发酵菌呈绿色至蓝绿色。产生的H_2S在菌落中形成黑色沉淀		从粪便或选择性富集肉汤中检测肠道病原体
赖氨酸铁琼脂(Lysine iron agar, LIA)		含有赖氨酸、葡萄糖、蛋白质、溴甲酚(pH指示剂)和硫代硫酸钠/柠檬酸铁铵。紫色表示碱性(K)，红色(R)，酸性(A) K/K：微生物脱羧但不能脱氨基，发酵葡萄糖，先呈黄色然后变回紫色。脱羧赖氨酸产碱变回紫色 K/A：微生物发酵葡萄糖，但不能使赖氨酸脱氨基或脱羧。 底层呈波尔多红和黄色 R/A：微生物将赖氨酸脱氨基但不能将其脱羧。赖氨酸脱氨与柠檬酸铁铵结合形成酒红色 底层变黑表明产生了H_2S		检测用于识别肠杆菌目细菌的三个生化反应(赖氨酸脱羧、赖氨酸脱氨和产H_2S)
麦康凯琼脂(MacConkey agar, MAC)	胆盐和结晶紫抑制大多数革兰阳性菌并允许革兰阴性杆菌生长	乳糖是其中唯一的碳水化合物。发酵乳糖产生粉红色或红色菌落；周围有沉淀的胆汁盐。不发酵乳糖的微生物呈无色或透明		对革兰阴性菌有选择性，鉴别肠杆菌目细菌
山梨醇麦康凯琼脂(MacConkey sorbitol, MAC-SOR)		除用D-山梨醇代替乳糖外，其他与普通麦康凯琼脂相同。山梨醇阴性的细菌呈无色，可能提示大埃希菌O157:H7		分离大肠埃希菌O157:H7
动力测试培养基		动力阴性微生物仅在穿刺线上清晰生长，并且周围的介质保持清澈。动力阳性微生物长至穿刺线外部，使培养基呈弥漫性混浊		确定微生物的运动性；肠杆菌目细菌的鉴定和鉴别 志贺菌和克雷伯菌属：动力阴性；耶尔森菌属：在室温下动力可阳性 单核细胞增多性李斯特菌(非肠杆菌目细菌)：伞状运动
沙门菌志贺菌琼脂(*Salmonella Shigella* agar, SS)	胆盐、柠檬酸钠和亮绿，抑制革兰阳性菌和一些通常在粪便中的发酵乳糖的革兰阴性杆菌	乳糖是其中唯一的碳水化合物，中性红是pH指示剂。发酵产酸可将指示剂变为粉红色。添加硫代硫酸钠作为硫源以产H_2S。柠檬酸铁铵与H_2S反应并在菌落中心产生黑色沉淀。志贺菌属显示为无色。沙门菌属为带黑色中心的无色菌落		选择沙门菌属以及粪便样本中的志贺菌菌株
亚硒酸盐肉汤	选择性抑制革兰阳性和多种革兰阴性微生物		酪蛋白和动物组织以及乳糖的酶消化	选择性富集沙门菌的生长

续 表

培养基	选择性	鉴别	营养物质	目的
三糖铁琼脂(Tripple sugar iron agar, TSI)		含葡萄糖、蔗糖和乳糖。蔗糖和乳糖的含量是葡萄糖的10倍；酚红是pH指示剂。糖发酵后pH下降，指示剂变成黄色。硫代硫酸钠加硫酸铁铵作为H_2S指示剂 酸/酸(A/A)：葡萄糖和乳糖或蔗糖(或两者)发酵 气泡：产生气体。琼脂中可见空气破裂或气泡 黑色沉淀：H_2S 碱性/酸性(K/A)：发酵葡萄糖，但不发酵乳糖或蔗糖 碱性/碱性(K/K)：不发酵葡萄糖、乳糖或蔗糖		区分葡萄糖发酵菌和非发酵菌；还包含蔗糖和(或)乳糖发酵试验，以及发酵葡萄糖过程中产气和产H_2S
尿素琼脂		水解尿素生成二氧化碳、水和氨。氨与培养基成分发生反应形成碳酸铵，提高pH，从而将pH指示剂酚红变为粉红色。培养基中有限的蛋白质可防止代谢蛋白质引起假阳性反应		鉴定能够产脲酶的肠杆菌目各属细菌(柠檬酸杆菌属、克雷伯菌属、变形杆菌属、普罗威登斯菌属和耶尔森菌属)
木糖赖氨酸脱氧胆酸盐琼脂(Xylose-lysine-deoxycholate agar, XLD)	脱氧胆酸钠抑制革兰阳性球菌和一些革兰阴性杆菌。比其他肠溶介质配方(如SS、HE)含胆盐更少，因此可使其更好地恢复	含有过量蔗糖和乳糖，少量木糖。酚红是pH指示剂 含有赖氨酸以检测脱羧 含有硫代硫酸钠/柠檬酸铁铵以便产H_2S 可能观察到以下类型的菌落： 黄色：发酵过量的碳水化合物产酸；由于微生物利用了碳水化合物，即便有酶也不会将赖氨酸脱羧 无色或红色：不发酵任何糖的微生物 黄色到红色：发酵木糖(黄色)，但由于量少很快被用完，微生物转为脱羧将赖氨酸，将介质变回红色 黑色沉淀：产H_2S形成		选择性培养基，用于分离含混合菌群的粪便和其他样本中的沙门菌和志贺菌

培养条件和持续时间

一般情况下，大多数肠杆菌在接种后24 h内，在常用的肉汤和琼脂平板中可检测出生长。5%羊血和巧克力琼脂平板、35℃二氧化碳或环境空气中培养可用于其分离。但麦康凯琼脂和其他选择性平板(如SS，HE，XLD)应仅在环境空气中培养。鼠疫耶尔森菌与大多数其他肠杆菌目细菌不同，它在25～30℃的环境下生长最好。其菌落在24 h内有特征性，但在48 h后与其他肠杆菌目细菌的菌落相似。用于分离小肠结肠炎耶尔森菌的CIN琼脂平板应在室温下孵育48 h，以使其发育出典型的"靶心"菌落(图19.3)。

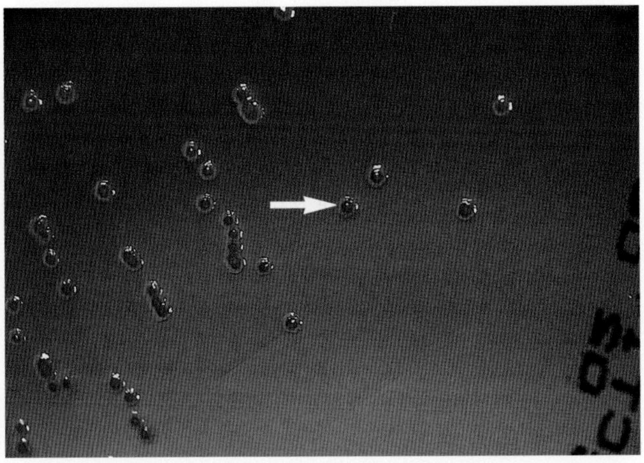

图19.3 小肠结肠炎耶尔森菌的牛眼菌落(箭头)在头孢磺啶三氯生新生霉素琼脂(CIN)上。

菌落外观

表19.5显示了在麦康凯、HE和XLD琼脂平板上最常见分离的肠杆菌目细菌的菌落外观和其他区别特征(色素和气味)(例如图7.4、图7.6和图7.8)。所有肠杆菌目细菌在血平板和巧克力平板上生长情况都相似：菌落较大，灰色，表面光滑。克雷伯菌或肠杆菌由于具有多糖荚膜，菌落可能为黏液样。大肠埃希菌在血平板上常呈β溶血，但大多数其他属不溶血。奇异变形杆菌和普通变形杆菌具有活动性，在血和巧克力平板上出现(迁徙生长)现象。菌落从接种的位置扩散，在琼脂表面产生一层生长薄膜(图19.4)。

鼠疫耶尔森菌在5%羊血琼脂上孵育24 h，菌落呈针尖状；孵育48 h，菌落呈粗糙的菜花状；在肉汤培养基中呈独特的"钟乳石样"，细胞团块黏附在试管的一侧。

小肠结肠炎耶尔森菌CIN琼脂上孵育48 h产生牛眼状菌落(中心呈暗红色或酒红色，周围有半透明边缘；图19.3)。但由于大多数气单胞菌在CIN琼脂上产生相似的菌落，因此需要进行氧化酶试验加以验(耶尔森菌氧化酶阴性)。氧化酶试验应使用已传代至羊血琼脂(表19.4)的疑似菌落。CIN琼脂中存在的色素会干扰对氧化酶检测结果的正确判断。

鉴定方法

20世纪早期，肠杆菌目细菌鉴定需要50多次生化试验。在一些实验室、主要是参考实验室和公共卫生实验室，诸如吲哚、甲基红、Voges-Proskauer和柠檬酸盐(简称**IMViC**)等许多此类传统检测方法仍在使用。今天，在美国大多数临床和医院实验室中，这种类型的常规肠道细菌生化鉴定已经成为历史。

表19.5 最常见的肠杆菌目细菌的菌落外观和特征[a]

微生物	培养基	外观
柠檬酸杆菌属	MAC	迟缓发酵乳糖(LF),因此24 h不发酵乳糖(NLF),48 h后发酵乳糖,菌落呈淡粉色
	HE	无色
	XLD	红色,黄色或无色菌落,伴或不伴黑色中心(H_2S)
爱德华菌属	MAC	NLF
	HE	无色
	XLD	红色,黄色或无色菌落,伴或不伴黑色中心(H_2S)
肠杆菌属	MAC	LF;可能呈黏液型[b]
	HE	黄色
	XLD	黄色
埃希菌属	MAC	大多数LF,部分NLF(一些分离株可能表现出缓慢或晚期发酵);通常为平坦、干燥、粉红色的菌落,周围有较深的粉红色沉淀胆盐区域[b]
	HE	黄色
	XLD	黄色
蜂房哈夫尼亚菌	MAC	NLF
	HE	无色
	XLD	红色或黄色
克雷伯菌属	MAC	LF;可能呈黏液型
	HE	黄色
	XLD	黄色
摩根菌属	MAC	NLF
	HE	无色
	XLD	红色或黄色
类志贺邻单胞菌	BAP	有光泽、不透明、光滑、不溶血
	MAC	可为NLF或LF
变形杆菌属	MAC	NLF,可有迁徙生长现象,取决于培养基中琼脂的量;有特殊臭味
	HE	无色
	XLD	黄色或无色,伴或不伴黑色中心
普罗威登斯属	MAC	NLF
	HE	无色
	XLD	黄色或无色
沙门菌属	MAC	NLF
	HE	绿色,黑色中心(由于产H_2S)
	XLD	红色,伴有黑色中心
沙雷菌属	MAC	晚期LF,黏质沙雷菌可呈红色,尤其是在25℃以下孵育(图19.2)
	HE	无色
	XLD	黄色或无色
志贺菌属	MAC	NLF,宋内志贺菌产生平坦菌落伴有锯齿状边缘
	HE	绿色
	XLD	无色
耶尔森菌属	MAC	NLF,可能为无色至桃色
	HE	三文鱼色
	XLD	黄色或无色

HE:Hektoen enteric琼脂;LF:发酵乳糖,形成粉红色菌落;MAC:麦康凯琼脂;NLF:不发酵乳糖,菌落无色透明;XLD:木糖赖氨酸脱氧胆酸盐琼脂。

[a] 大多数肠杆菌目细菌在血琼脂上无法区分,见菌落描述部分。

[b] 带有山梨醇的麦康凯琼脂上的粉红色菌落是发酵山梨醇的细菌;无色菌落是非山梨醇发酵菌。

20世纪后半叶,用于鉴定的小型试验板条开始投入生产,首先是用于肠道革兰阴性杆菌,后来是用于其他细菌和酵母菌。原始板条是手工接种,然后孵育和人工解释生化试验结果。最终这些板条被半自动化和自动化系统取代。最复杂的板条可以自动接种、孵化、读取和丢弃。几乎所有的商品化鉴定系统都可用于鉴别常见的肠杆菌目细菌,基本都比较可靠。根据系统的不同,获取结果需要4 h至过夜孵育。但对于一些肠杆菌目细菌,尤其是需要较长生化反应时间、生化惰性更强或在临床实验室中少见的微生物,即使是最复杂的自动化系统仍然难以提供高可信度识别。虽然这些系统所使用的计算机数据库包括了关于少见微生物的信息,但对罕见物种或新发现的物种仍可能经验不足,导致错误鉴定或无法鉴定。

以核酸为基础的方法如基因测序(如16S rRNA),或更新的方法如全基因组或核心基因组多位点序列分型(分别为wgMLST和cgMLST),可以提升对肠道菌群的鉴定能力。采用以核酸为基础的方法后,氧化酶阳性的革兰阴性杆菌组邻单胞菌属现被列入肠杆菌目。在16S rRNA测序中,邻单胞菌

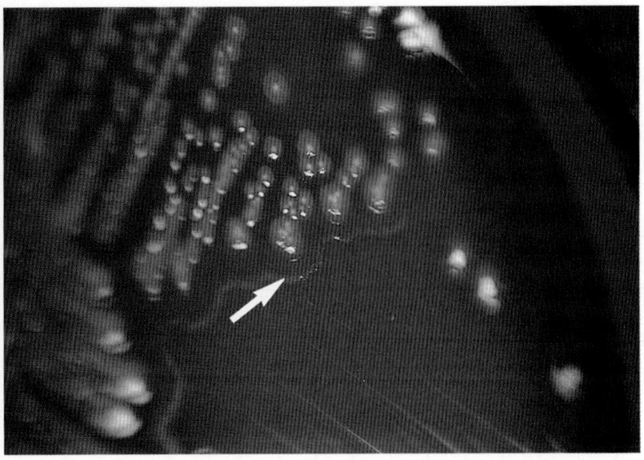

图19.4 奇异变形杆菌在血琼脂上迁徙生长现象(箭头指向群集边缘)。

与变形杆菌不能区分。但变形杆菌与所有其他肠杆菌一样为氧化酶阴性。氧化酶阳性属与氧化酶阴性属的聚类是微生物分类学上的一个革命性概念。有了微生物基因型分类,目前业界已注意到商业化鉴定系统的局限性。而且该技术还需要结合基因型和表型特征,以解决克罗诺杆菌和大肠埃希菌不同致病类型中的差异。

为控制成本,许多临床实验室传统上使用简化方案来鉴别常见的肠道细菌分离株。例如,大肠埃希菌属是最常分离的肠道细菌,可通过斑点吲哚试验(操作程序12.40)阳性鉴定。但由于临床样本中已分离出了埃希菌属其他细菌,现在这种测试不能再用来推定鉴定大肠埃希菌。对于像大肠埃希菌的鉴定,如表19.5所描述的麦康凯琼脂上特有的菌落外观以及阳性的吲哚斑点必须通过附加的生化试验加以验证。斑点吲哚试验可用于区分迁徙性生长的变形杆菌,如奇异变形杆菌和潘氏变形杆菌吲哚试验阴性,而普通变形杆菌吲哚试验阳性。

表19.6总结了用于鉴定少见肠道病原体的生化反应。图19.5描述了可区分代表性肠道病原体的典型生化反应。图19.6为泌尿道分离的大肠埃希菌,在伊红亚甲蓝琼脂培养基(EMB)上表现出强烈的乳糖发酵,显示为金属绿色光泽。

鉴定肠道病原体时的特殊情况

对于鉴定肠道病原体,表19.7介绍了使用三糖铁(TSI)琼脂培养基和赖氨酸铁琼脂培养基(LIA)获得的生化图谱(参见第12章关于这些试验的原理、结果和解释)。表19.8所示微生物需要进一步的生化特征分析,若为沙门菌和志贺菌还需要血清分型来进一步鉴定。不引起胃肠道感染的细菌除了上述信息外,可能需要进一步的检测。

在大多数临床实验室中,肠杆菌目细菌的血清分型仅限于沙门菌、志贺菌和大肠埃希菌O157:H7的初步分组。分型应在不含糖培养基中进行,如5%羊血琼脂平板或LIA。使用含糖培养基如麦康基琼脂或TSI琼脂平板,会导致微生物自凝集。

使用市售的多价抗血清A、B、C_1、C_2、D、E和Vi对沙门菌属进行初步分组,约95%的分离株属于A～E群。A～E群抗血清包含抗沙门菌菌体蛋白O抗原的抗体,Vi抗血清为抗沙门菌伤寒血清型荚膜K抗原的抗体。血清分型使用玻片凝集法。沙门菌属的完整分型,包括使用抗鞭毛("H")抗原的抗血清,在参考实验室进行。虽然沙门菌甲型、乙型和丙型副伤寒血清型在美国很少被分离到,但它们确实可引起类似伤热寒的疾病。沙门菌乙型副伤寒血清型与副伤寒和肠胃炎有关。与胃肠炎相关的菌株是典型的酒石酸阳性菌株,而与副伤寒相关的菌株是酒石酸阴性菌株。

使用市售的多价抗体细胞抗原(O抗原)的抗血清对志贺菌属进行了初步的血清学分组,发现了血清型A(15个血清型)、B(8个血清型)、C(19个血清型)和D(宋内志贺菌单一血清型)群。在某些情况下,多价抗血清玻片凝集试验之后可进行单价试验以明确特定血清型。要求对痢疾志贺菌1型使用单价抗血清检测,但并非广泛可用。沙门菌和志贺菌均可产生荚膜,因此在最终分型之前可能需要加热。产生荚膜的分离株凝集不良或完全不凝集,应将这些分离菌悬浮在生理盐水中,100℃水浴加热15～30 min。冷却后在生理盐水中进行自凝集试验。如果该微生物没有自凝集,则可以使用抗血清进行亚型分型。志贺菌属中除了A、B、C和D群之外的亚组分型,通常应在参考实验室中进行。

表19.6 特殊的LDC、ODC和ADH阴性的肠杆菌目细菌生化鉴别

属	发酵葡萄糖产气	运动性	KCN	VP	发酵酸		
					L-阿拉伯醇	蔗糖	海藻糖
布杰约维采菌属			neg				
莱克勒菌属	pos	pos	pos	neg	pos	pos	pos
米勒菌属	pos	pos	V	neg	pos	neg	pos
拉恩菌属	pos	neg	neg	neg	neg	pos	pos
塔特姆菌属	neg	neg	neg	neg	neg	pos	pos
光杆菌属	neg	pos	neg	neg	neg	neg	neg

ADH:精氨酸二水解酶;KCN:氰化钾;LDC:赖氨酸脱羧酶;ODC:鸟氨酸脱羧酶;neg:阳性＜10%;pos:阳性＞90%;V:可变,阳性在11%～89%之间;VP:Voges-Proskauer试验。

					志贺菌属				沙门菌属			柠檬酸杆菌属					克雷伯菌属				沙雷菌属				变形杆菌属			普罗威登斯菌属			摩根菌属		
	大肠埃希菌	大肠埃希菌（不活跃）	迟缓爱德华菌	美洲爱文菌	鲍氏志贺菌	痢疾志贺菌	福氏志贺菌	宋内志贺菌	沙门菌甲型副伤寒血清型	沙门菌伤寒血清型	蜂房哈夫尼亚菌	布氏枸橼酸杆菌	弗氏枸橼酸杆菌	科泽枸橼酸杆菌	聚团泛菌	阴沟肠杆菌	产气克雷伯菌	产酸克雷伯菌	肺炎克雷伯菌	坂崎克罗诺杆菌	黏质沙雷菌生物群1亚种	黏质沙雷菌黏质亚种	芳香沙雷菌生物群1亚种	芳香沙雷菌生物群2亚种	奇异变形杆菌	潘氏变形杆菌	普通变形杆菌	产碱普罗威登斯菌	雷氏普罗威登斯菌	斯氏普罗威登斯菌	摩根摩根菌摩根亚种	摩根摩根菌西伯尼亚种	小肠结肠炎耶尔森菌
吲哚	+	+	+	−	−v	−v	−v	−	−	−	−	+v	−	+	−v	−	−	+	−	−	−	−	+v	V	−	−	+	+	+	+	+	V	V
VP	−	−	−	+	−	−	−	−	−	−	+	−	−	−	+v	+	+	+	+	+	+v	+	V	+	V	−	−	−	−	−	−	−	−
SC	−	−	−	+	−	−	−	−	−	−	+	+v	+	+	V	+	+	+	+	+	−v	+	+	+	+v	−	−v	+	+	+	−	−	−
H_2S	−	−	+	−	−	−	−	−	+w	+w	−	+v	+	−	−	−	−	−	−	−	−	−	−	−	+	−v	+	−	−	−	+v	+v	−
尿素	−	−	−	−	−	−	−	−	−	−	−	−v	−v	+v	−v	+v	−	+	+	−	−	−v	−v	−	+	+	+	−	+	−v	+	+	+
M37°C	+	−	+	+v	−	−	−	−	+	+	+	+	+	+	+	+	+	−	−	+	−v	+	+	+	+	+	+	+	+	+v	+	+v	−
LDC	+	−v	+	−	−	−	−	−	−	+	+	−	−	−	−	−	+	+	+	−	+v	+	+	+	−	−	−	−	−	−	V	−v	−
ADH	−v	−v	−	−	−v	−v	−v	−	+v	−	−	+	+v	+	−	+	−	−	−	+	−v	−	−	−	−	−	−	−	−	−	−	−	−
ODC	+v	−	+	−	−	−	−	+	+	+	+	+	−	+	−	+	+	−	−	+	+v	+	+	−	+	−	−	−v	−	−	+	+v	+
PDA	−	−	−	−	−	−	−	−	−	−	−	−	−	−	−v	−	−	−	−	+v	−	−	−	−	+	+	+	+	+	+	+	+	−
ONPG	+	+	−	+v	−	−	−	+	−	−	+	+	+	+	+	+	−	+	+	+	+v	+	+	+	−	−v	−v	−v	+v	+v	+v	−	+
LAC	+	−v	−	+v	−	−	−	−	−	−	−	+	+v	−v	−v	+	+	+	+	+	−v	−	+v	+	−	−v	−	−	−	−	−	−	−
SUC	V	−	−	−	−	−	−	−	−	−	−	−	+v	−v	+v	+	+	+	+	+	+	+	+	−	−	+	+	−v	−	V	−	+v	+
ARA	+	+	−	−	+	−v	+v	+	+	−	−	+	+	+	+	+	+	+	+	+	−	−	+	+	−	−	−	−v	−	−	−	−	+
MAN	+	+	−	+	+	−	+	+	+	+	+	+	+	+	+	+	+	+	+	+	+	+	+	+	−	−	−	−v	+	−v	−	−	+
ADO	−	−	−	−	−	−	−	−	−	−	−	−	−	+	−	−v	+	+	+	−	−v	−v	+v	+v	−	−	−	+	+	−	−	−	−
SOR	+	+v	−	−	+v	−v	−v	−	+	+	−	+	+	+	−v	+	+	+	+	−	+	+	+	+	−	−	−	−v	−	−	−	−	+
RAF	V	−	−	−	−	−	−v	−v	−	−v	−v	−	−	+	−v	+	+	+	+	+	−	−	−v	−	−	−v	−	−v	−	−	−	−	−
RHA	+	+v	−	−v	−v	−v	−v	+v	+	+	+	+	+	+	+	+	+	+	+	+	−	−	+v	+	−	−	−	−v	+v	−	−	−	−

图19.5　代表性肠杆菌目细菌的生化鉴别。ADH：精氨酸二水解酶；ADO：阿东醇；ARA：阿拉伯糖；INO：肌醇；LAC：乳糖；LDC：赖氨酸脱羧酶；M37℃：在37℃下运动；MAN：甘露醇；ODC：鸟氨酸脱羧酶；ONPG：邻硝基苯基-B-D-吡喃半乳糖苷；PDA：苯丙氨酸脱氨酶；RAF：棉子糖；RHA：鼠李糖；SC：西蒙斯柠檬酸盐；SOR：山梨醇；SUC：蔗糖；VP：Voges Proskauer；+v：阳性反应概率≥51%；−v：阴性反应概率≥51%；+：阳性≥80%；−：阴性≥80%；V：阴性反应和阳性反应概率均为50%；+w：弱反应。

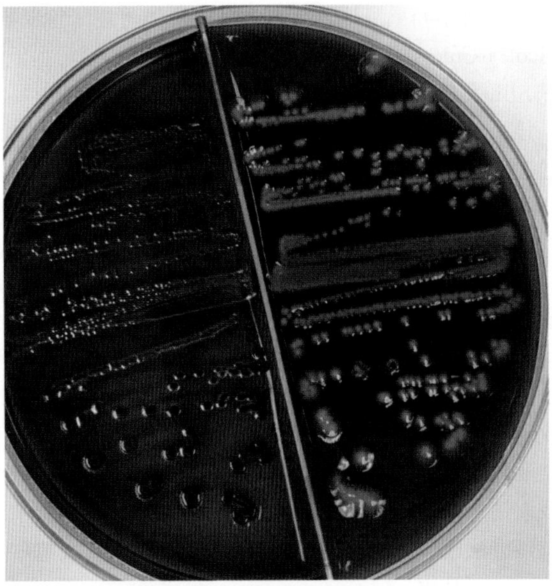

图19.6 羊血琼脂上的大肠埃希菌，伊红亚甲蓝（EMB）双板显示强烈的乳糖发酵，EMB上广泛的绿色金属光泽证明了这一点。

类志贺邻单胞菌是肠杆菌目新成员，可引起胃肠道感染（第25章），其可能与志贺菌分型抗血清（尤其是D组）发生交叉反应，导致鉴定错误。可以通过氧化酶试验来纠正。

山梨醇阴性的大肠埃希菌可以使用市售抗血清进行血清型分型，以确定是否存在菌体抗原O157和鞭毛抗原H7。乳胶试剂和抗血清现在也可用来检测一些非O157、发酵山梨醇、产志贺毒素的大肠埃希菌（Meridian Diagnostics, Cincinnati, OH; Oxoid, Ogdensburg, NY）。因此，一些国家的参考实验室仅进行志贺毒素的检测，而不是通过培养寻找O157或非O157菌株。鉴定引起胃肠道感染的EPEC、ETEC、EIEC和EAEC的实验室检测通常涉及动物、组织培养或在参考实验室进行的基于核酸的检测。直接从粪便样本中检测和鉴别EPEC、ETEC、EHEC、EAEC 和STEC的核酸扩增测试先也已商品化。此外，美国CDC于2019年正式将食源性疾病监测从PFGE法调整为wgMLST法，后者可提供食源性病原体的血清型信息。

表19.7 用于筛查肠致病性肠杆菌目细菌和气单胞菌/弧菌的TSI和LIA反应[a,b]

TSI反应[c]	LIA反应[c]	可能的鉴定结果
K/Ⓐ 或K/A H_2S+	K/K或K/NC H_2S+	沙门菌属各血清型 爱德华菌属
K/A H_2S+	K/K或K/NC H_2S+	沙门菌属各血清型（罕见）
K/Ⓐ	K/K或K/NC	沙门菌属各血清型（罕见）
K/A、H_2S	K/K或K/NC H_2S+	沙门菌伤寒血清型（罕见）
K/Ⓐ	K/A H_2S+	沙门菌甲型副伤寒血清型（通常为H_2S阴性）
K/Ⓐ	K/A或A/A	埃希菌属 沙门菌甲型副伤寒血清型 福氏志贺菌6型（不常见） 气单胞菌属（氧化酶阳性）
K/A	K/K或K/NC	邻单胞菌属（氧化酶阳性） 沙门菌伤寒血清型（罕见） 弧菌属（氧化酶阳性）
K/A	K/A或A/A	埃希菌属 志贺菌属A～D组 耶尔森菌属
A/Ⓐ H_2S+	K/K或K/NC H_2S+	沙门菌属各血清型
A/A	K/A或A/A	埃希菌属 耶尔森菌属 气单胞菌属（氧化酶阳性） 霍乱弧菌（罕见，氧化酶阳性）
A/A	K/K或K/NC	弧菌属（氧化酶阳性）

A：酸；Ⓐ：产酸、产气；H_2S：硫化氢；K：碱性；LIA：赖氨酸铁琼脂；NC：无变化；TSI：三糖铁琼脂。

[a] 弧菌属和气单胞菌属包含在此表中是因为它们与肠杆菌目细菌在相同的培养基上生长，并且可能是肠道病原体；这些细菌的鉴定见第26章。

[b] 此表中描述的TSI和LIA反应仅是筛选试验。可能的肠道病原体的鉴定必须通过特定的生化和血清学检测。

[c] 有关TSI和LIA操作流程详细信息，参见第12章。

表19.8 肠杆菌目细菌导致的胃肠道感染的治疗

微生物	治疗措施
产肠毒素大肠埃希菌（ETEC）、肠侵袭性大肠埃希菌（EIEC）、肠致病性大肠埃希菌（EPEC）、肠出血性大肠埃希菌（STEC）、肠聚集性大肠埃希菌（EAEC）	支持治疗，如口服补液，适用于严重腹泻；对于危及生命的感染，例如与STEC相关的溶血性尿毒症综合征，可能需要输血和血液透析。抗菌治疗可能会缩短胃肠道疾病的病程，但这些感染中有许多不经治疗也会好转。由于这些微生物可能会产生耐药性，非危及生命的感染可能不属于抗菌药物治疗的适应证
志贺菌属	口服补液；抗菌药物治疗可用于缩短粪便排菌时间，并可能限制感染的临床过程。但由于存在耐药性的风险，可能不太严重的感染不需要使用抗菌药物治疗
沙门菌属各血清型	对于肠热症（例如伤寒）和肠外感染（例如菌血症），抗菌药物在治疗中起着重要作用。可能对伤寒有效的药物包括喹诺酮类药物、氯霉素、复方磺胺和头孢曲松等新一代头孢菌素；但一、二代头孢菌素和氨基糖苷类药物无效。对于非沙门菌伤寒血清型菌血症，通常使用三代头孢菌素（例如头孢曲松）。对于肠胃炎，补液最为重要。通常不推荐使用抗菌药物治疗临床感染或缩短患者排菌时间
小肠结肠炎耶尔森菌和假结核耶尔森菌	小肠结肠炎和肠系膜淋巴结炎是否需要抗菌治疗尚不清楚。假结核耶尔森菌菌血症使用哌拉西林、三代头孢菌素、氨基糖苷类和复方磺胺可能有效。小肠结肠炎耶尔森菌通常对氨苄青霉素和一代头孢菌素耐药，但假结核耶尔森菌分离株通常对其敏感

目前对产志贺毒素大肠埃希菌的诊断建议包括检测所有来自急性社区获得性腹泻患者的粪便，以检测肠道病原体（沙门菌、志贺菌和弯曲杆菌属）。粪便样本应在选择和鉴别培养基上培养，以检出O157 STEC，并检测非O157 STEC。由于使用含有乳糖的常规培养基不可区分O157与其他大肠埃希菌，所以需要使用含有D-山梨醇的培养基。80%的大肠埃希菌菌株发酵山梨醇，但O157 STEC经过24 h孵育不能发酵山梨醇。除了添加山梨醇的麦康凯琼脂外，尚有其他培养基能鉴定这些微生物。科玛嘉O157和含有头孢克肟-亚碲酸盐的麦康凯培养基（CT-SMAC）对分离O157 STEC具有更高灵敏度。此外，对粪便样本应进行志贺毒素检测试验或基于核酸的检测试验，以确定样本是否含有非O157 STEC。为节省培养基，有些实验室可能会选择先进行测定，然后将阳性菌株转种到选择培养基上。O157 STEC菌株β葡萄糖醛酸酶阴性。此外，O157 STEC菌株和60%～80%的非O157 STEC菌株产生α肠溶血素（Ehly）。可用加钙的洗涤羊血琼脂平板（WSBA-CA）鉴定这些分离株。大肠埃希菌在37℃孵育3～4 h内可见α溶血，但肠溶血素直到孵育18～24 h才出现。任何情况下，任何O157 STEC、非O157 STEC或志贺毒素阳性的分离物或培养肉汤都应转交公共卫生实验室进行确认和直接免疫检测。在很多公共卫生司法管辖区里（即便不是大多数管辖区）检出STEC都需要上报。STEC分离株应送往公共卫生实验室进行额外的流行病学分析。任何志贺毒素或STEC阳性但O157 STEC阴性的样本或浓缩肉汤也应送至公共卫生实验室进一步检测。在大暴发期间，分离ETEC、EPEC、EIEC和EAEC通常在公共卫生或参考实验室完成。

接种量足够的话，大多数商业系统可鉴定鼠疫耶尔森菌。但鼠疫耶尔森菌疑似菌株不应使用自动化平台鉴定，而应使用标准化的排除和参考方法来鉴定。有关排除和转诊程序的更多信息，请联系当地或州公共卫生实验室。鉴定鼠疫耶尔森菌的标准包括生长缓慢的革兰阴性杆菌，麦康凯琼脂上不发酵乳糖。氧化酶、吲哚和脲酶阴性，过氧化氢酶阳性。任何符合这些标准的分离物都应由实验室响应网络成员实验室在BSL-3设施中使用LRN步骤检测。有多种NAAT可用于检测患者样本中的耶尔森菌属，包括多重分析在内的多种平台均可使用。

血清诊断

血清诊断技术仅用于肠杆菌目细菌的两个成员：沙门菌伤寒血清型和鼠疫耶尔森菌。凝集抗体可用于诊断伤寒，Wellcolex Color沙门菌（Remel, Inc., Lenexa, KS）可提供用于筛选SEL富集肉汤中沙门菌伤寒血清型A群的乳胶凝集试验。该试剂盒可用于筛选原代培养基上分离的菌落。如前所述，Vi抗原并非沙门菌伤寒血清型特有，在沙门菌都柏林血清型、沙门菌丙型副伤寒血清型和部分柠檬酸杆菌分离株中也可检出该抗原。应采用O组D1（O：9）抗血清和Vi抗血清检测。Vi荚膜多糖可能掩盖O抗原和抗血清的凝集反应。若Vi抗血清阳性、O抗血清阴性，应将分离株在沸水中加热15 min以去除荚膜，待悬液冷却后重新用O组D1抗血清检测。根据Vi抗原阳性，O抗原阳性，脲酶阴性和在TSI或Kilger铁琼脂（KIA）平板上的典型反应推定鉴定沙门菌伤寒血清型。

酶联免疫吸附法（ELISA）检测腹股沟肿大淋巴结穿刺液或血清中的鼠疫耶尔森菌F1抗原，可用于鼠疫的血清学诊断。该方法已应用于现场使用的侧向层析试剂盒。这些检测在美国已商品化。

基质辅助激光解吸电离飞行时间质谱

基质辅助激光解吸电离飞行时间质谱（matrix-assisted laser desorption ionization time-of-flight mass spectrometry, MALDI-TOF MS）已成为一种非常普遍的肠杆菌目细菌鉴定技术。在可信度方面，其准确性与16S rRNA基因测序相当。微生物基因组学研究的进展让人们认识到许多质谱峰代表核糖体蛋白，这种蛋白质组学技术可用于识别临床上重要的细菌，如肠杆菌目细菌。为数据分析而开发的参考质谱库和软件已被整合到商业MALDI-TOF MS识别系统中，并应用于临床实验室。

抗菌药物敏感性试验和治疗

对于许多由肠杆菌目细菌引起的胃肠道感染，将抗菌药物纳入治疗策略的一部分是有争议、或至少是不确定的（表19.7）。

对于肠外感染，抗菌治疗是患者管理的一个重要组成部分（表19.8）。尽管广谱抗菌药物可用于治疗肠杆菌目细菌感染（详细列表见表11.6），但每个临床相关物种都能够获得和利用第11章讨论的一种或多种耐药机制。临床分离株的药敏结果的不可预测性，要求其治疗应以药敏试验为指导。为此，数种标准方法和商业系统已被开发。表19.9和表19.10显示肠杆菌目细菌的固有耐药模式。

表19.9 临床相关肠杆菌目细菌抗菌药物治疗和药敏试验

微生物	治疗选择	治疗方案的潜在耐药性	试验方法[a]	备注
大肠埃希菌、柠檬酸杆菌属、肠杆菌属、摩根菌属、变形杆菌属、普罗威登斯属、沙雷菌属	每个主要抗菌药物类别中的几种药物，包括氨基糖苷类、β内酰胺类和喹诺酮类药物，都具有抗菌活性。表11.7包括用于体外药敏试验的药物列表。对于尿路感染，可以使用单一药物；对于全身感染，应使用强效β内酰胺类，并通常与氨基糖苷类联合使用	每个物种都能够表现出对每类药物的一种或多种抗菌药物的耐药性	如第11章所述；纸片法和商业系统	体外药敏试验结果对于指导肉汤稀释和治疗很重要
鼠疫耶尔森菌	首选链霉素，次选四环素和氯霉素	存在，但罕见	见CLSI建议；测试只能在有执照的参考实验室进行	为药敏试验而进行培养操作对实验室人员来说有危险性，且没必要

[a] 经过验证的检测方法包括临床和实验室标准协会（CLSI）推荐的标准方法和美国食品药品管理局（FDA）批准的商业方法。

表19.10 肠杆菌目细菌对抗菌药物的固有耐药[a]

	霍尔曼埃希菌	蜂房哈夫尼亚菌	黏质沙雷菌	小肠结肠炎耶尔森菌	肺炎克雷伯菌	枸橼酸杆菌		肠杆菌		变形杆菌			普罗威登斯菌	
						福氏枸橼酸杆菌	克氏枸橼酸杆菌	阴沟肠杆菌	产气肠杆菌	普通变形杆菌	奇异变形杆菌	潘氏变形杆菌	雷氏普罗威登斯菌	斯氏普罗威登斯菌
氨苄青霉素	R	R	R	R	R	R	R	R	R	R		R	R	R
阿莫西林/克拉维酸		R	R	R		R	R	R	R				R	R
氨苄青霉素/舒巴坦		R	R			R	R	R	R					
哌拉西林							R							
替卡西林	R			R	R		R							
一代头孢菌素：头孢唑啉和头孢噻吩		R	R	R		R		R	R	R		R	R	R
头霉素、头孢西丁和头孢替坦		R	R			R		R	R					
二代头孢菌素：头孢呋辛			R			R		R	R	R		R		
四环素类										R	R	R	R	R
呋喃妥因			R							R	R	R	R	R
多黏菌素B和黏菌素			R							R	R	R	R	R

[a] 三代头孢菌素、头孢吡肟、氨曲南、替卡西林/克拉维酸、哌拉西林/他唑巴坦和碳青霉烯类未列出，因为肠杆菌对这些抗生素没有固有耐药。

来源：Modified from Clinical and Laboratory Standards Institute (CLSI). *Performance Standars for Antimicrobial Susceptibility Testing — Nineteenth Information Supplement*, M100-S25. Wayne, PA: CLSI; 2015.

产超广谱β内酰胺酶肠杆菌目细菌

肠杆菌目细菌可产生β内酰胺酶，能水解青霉素和头孢菌素，包括超广谱头孢菌素（头孢克肟、头孢曲松、头孢噻肟和头孢他啶）。这些酶称为**超广谱 β 内酰胺酶（extended spectrum beta-lactamases, ESBLs）**。已有多种用于鉴定ESBLs的显色培养基，如chromID ESBL（bioMérieux, Marcy l'Etoile, France）使用头孢泊肟作为底物，以提高CTX-M型ESBL菌株的分离率和敏感度。使用该培养基时必须考虑一些局限性，包括高产*AmpC*（肠杆菌属和柠檬酸杆菌属）和高产青霉素酶（产酸克雷伯菌）所致的假阳性。目前的自动化药敏系统可能无法准确预测和检测ESBL、AmpC和克雷伯菌碳青霉烯酶（*Klebsiella* carbapenemases, KPCs）。

除克雷伯菌属、大肠埃希菌和奇异变形杆菌外，ESBL也可发生于其他的细菌。临床和实验室标准研究所（Clinical and Laboratory Standards Institute, CLSI）制定了相关指南（CLSI文件M-100和M100-S25），指定了氨曲南、头孢噻肟、头孢泊肟、头孢他啶和头孢曲松对大肠埃希菌、变形杆菌属和克雷伯菌属，以及头孢泊肟、头孢他啶和头孢噻肟对奇异变形杆菌的最低抑菌浓度（minimum inhibitory concentration , MIC）和纸片法折点。筛选敏感性随着药物种类的增加而增加。ESBL受克拉维酸的抑制，可作为鉴别过程中的验证试验。另外需要注意的，在使用拉氧头孢、头孢尼西、头孢孟多或头孢哌酮治疗由大肠埃希菌、克雷伯菌属或变形杆菌属引起的感染时，这些药尚无解释性指南发布，应进行ESBL检测。如果分离株ESBL阳性，这些药物的药敏结果应修改为耐药。

CLSI修订了药敏指南，降低了头孢菌素和氨曲南的折点，故而无需常规检测ESBL，但需要对报告进行编辑，将头孢菌素、氨曲南或青霉素类药物修改为耐药。此外，头孢吡肟折点也已经修改，将"中介"调整为"剂量依赖性敏感"（susceptible dose dependent, SDD）（第11章）。用其治疗需要增大剂量，增加用药频次或两者兼而有之。

由于ESBL表型检测存在问题，基于核酸的检测方法在临床微生物实验室中的应用越来越广泛。这些试验检测TEM和SHV型β内酰胺酶基因，之后进行核酸测序。对于CTX-M型β内酰胺酶，由于PCR基因扩增通常足以证明该酶与ESBL表型有关，故而之后不需要测序。强烈建议实验室机构使用选择培养基[如添加头孢噻肟和（或）头孢他啶的麦康凯培养基）筛选原始临床样本，如BLSE琼脂（bioMérieux, Durham, NC］和EbSA ESBL琼脂（AlphaOmega B.V., The Netherlands）等商业化培养基。显色培养基除之前提到的chromID ESBL（bioMérieux, Durham, NC）之外，也有其他产品，如Brilliance ESBL（Oxoid Ltd., Basingstoke, United Kingdom）和科玛嘉ESBL（CHROMagar, Paris, France）。

超广谱头孢菌素耐药和碳青霉烯类耐药

过去20年里，分子生物学的爆炸式发展为药物耐药表型鉴定提供了分子策略补充。细菌染色体代表了一个生物体内的大部分基因组或基因组成。但许多基因可能位于染色体外元件上，如转座因子和质粒，它们能够独立复制，能在微生物之间移动。转座因子元件是可从一个遗传元件移动到另一个遗传元件的DNA片段，比如从质粒移动到染色体或反之（第2章）。这些元件可能具有复杂的结构，包括整合子的存在，整合子是获取并合并或整合耐药基因的遗传元件。由于这些可移动遗传元件的存在，多重耐药细菌在世界范围内正在增加；一个单一的细菌可以有许多可移动元件，赋予其耐药表型，以及染色体编码的耐药或固有耐药特性。

AmpC型β内酰胺酶是临床上重要的头孢菌素酶，编码基因位于许多肠杆菌目细菌和少数其他微生物染色体上，介导对头孢噻吩、头孢唑啉、头孢西丁、大多数青霉素以及β内酰胺类和β内酰胺酶抑制剂合剂的耐药。在许多细菌中，AmpC酶是可诱导的，可以高水平表达。该酶过表达会导致对广谱头孢菌素（包括头孢噻肟、头孢他啶和头孢曲松）的耐药，尤其是在产气克雷伯菌和阴沟肠杆菌引起的感染中，最初对这些药物敏感的分离株在治疗后可能会产生耐药性。某些细菌可通过传递质粒获得AmpC酶基因，之后就可以出现在缺乏或低表达染色体*blaAmpC*基因的细菌中，如大肠埃希菌、肺炎克雷伯菌和奇异变形杆菌。在世界大多数地区，质粒介导的AmpC酶引起的耐药不如产ESBL引起的耐药常见，但可能既难以检测，耐药谱也更广。由染色体和质粒基因同时编码的AmpC酶能更有效地水解广谱头孢菌素。碳青霉烯类通常被认为是治疗严重感染的最后手段，可用于产AmpC细菌引起的感染。但是，被称为碳青霉烯酶的β内酰胺酶的广泛传播，如肺炎克雷伯菌碳青霉烯酶（*kpc*），能有效水解碳青霉烯类药物，如美罗培南、亚胺培南、厄他培南和多立培南。这些微生物被归类为碳青霉烯耐药肠杆菌目细菌（carbapenem-resistant Enterobacterales, CRE），他们正在以惊人的速度传播。

碳青霉烯耐药在卫生保健和社区环境中的传播是全世界严重关切的问题。目前存在多种**碳青霉烯酶**，包括KPC酶（**A类**）、Verona整合子介导的碳青霉烯酶（VIM）、亚胺培南酶（IMP）、新德里金属β内酰胺酶（NDM；**B类**）和苯唑西林酶（如OXA-48；**D类**）。A、C和D类β内酰胺酶在活性部位含有丝氨酸。**金属β内酰胺酶**（B类）水解需要锌离子。编码β内酰胺酶的基因在使用抗菌药物带来的巨大压力下会发生突变。AmpC类（**C类**）基因最初位于染色体上，之后在质粒上也有检出。最后一类β内酰胺酶被称为**苯唑西林酶**（**D类**），对苯唑西林的水解率高于青霉素。

碳青霉烯耐药最常由可移动的遗传元件介导，这些遗传元件产酶，能够水解几乎所有已知的β内酰胺类抗生素。这些可移动的遗传元件包括各种类型的不可分型质粒（使用目前基于PCR的复制子分型）和IncHI质粒家族。这些质粒在30℃下比在37℃下表现出更高频的接合转移（单个细菌细胞之间的移动）。这些质粒中的碳青霉烯耐药基因也可能包含在某些基因盒中，这些基因盒两侧有插入序列或小转座因子，有助于基因在遗传元件之间的移动。许多这类基因，尤其是NDM（B类），既非物种特异性，也非质粒特异性，表明这种耐药性传播范围无限。OXA-48是由名为TN1999的复合转座因子或名为TN1999.2和TN1999.3转座因子变体携带的。金属β内酰胺酶也可通过质粒转移，除β内酰胺酶耐药外，这些菌株通常对氨基糖苷类和氟喹诺酮类药物耐药，对多黏菌素敏感。

这些耐药性决定因素似乎能存在于各种遗传背景中，并且能从一个遗传元素/微生物转移至另一个，并且无限地跨越属和种系。任何新出现的抗菌药物耐药模式、即使在最不可能出现的部位，也都不能忽视。

美国CDC提供了预防CRE的指南（如接触预防）。指南见http://www.cdc.gov/hai/organisms/cre/creo-toolkit/index.html。

这些微生物中有许多是在美国以外患者身上发现的。目前已有产AmpC型β内酰胺酶菌株鉴定技术，但仍在完善之中。应用于临床实验室尚待优化，还没有出版相关的CLSI指南。有些实验室已经实施了一种算法：先筛选对头霉素类（头孢西丁和头孢替坦）的耐药菌株，再观察是否可被硼酸或邻氯青霉素抑制以进一步确认。市面上也有一些组合的商用E-test板条可供使用。改良Hodge试验（modified Hodge Test, MHT）可作为产碳青霉烯酶类耐药的筛选试验（操作程序19.1），但众所周知，MHT并不是特异的。新方法——改良碳青霉烯灭活试验（modified carbapenem inactivation method, mCIM）正在各地许多实验室中替代MHT。mCIM使用10 μg美罗培南纸片，在可疑产碳青霉烯酶细菌的菌液中孵育2 h。纸片中的碳青霉烯药物在耐药菌中被水解。孵育后取出纸片，置于涂布碳青霉烯敏感质控菌株的Mueller-Hinton琼脂平板上。过夜孵育后测量抑菌圈直径，以明确碳青霉烯药物是否仍然有效或是已被待测微生物灭活。此外还有PCR和DNA微阵列方法可用于检测β内酰胺酶和碳青霉烯酶，如Check-MDR Arrays ESBL（荷兰）和Cepheid GenXpert CARBA-R。由于肠杆菌目细菌耐药机制的迅速变化，务必参考有关耐药检测和CLSI年报标准的最新指南。

操作程序19.1
改良Hodge试验

［目的］ 本试验用于鉴定肠杆菌目细菌是否产碳青霉烯酶。

［原理］ 待测菌株若产酶，则碳青霉烯敏感菌株可在碳青霉烯纸片上生长，产生三叶草状凹痕。

［方法］

1. 标准纸片法扩散试验，使用10 μg美罗培南或10 μg厄他培南纸片置于Mueller-Hinton琼脂平板上。
2. 将对照菌株和试验菌株稀释至0.5麦氏浊度，接种琼脂平板前，用无菌生理盐水将对照菌株按1∶10比例。
3. 将对照菌株在Mueller-Hinton琼脂平板上进行标准平板扩散试验。
4. 将抗生素纸片置于培养皿上。
5. 取一接种环待测菌落，自纸片至平板边缘画线。
6. 37℃孵育过夜。
7. 记录结果。

［预期结果］

阳性结果：大肠埃希菌对照菌株向碳青霉烯纸片呈锯齿状生长。

阴性结果：大肠埃希菌对照菌株自抑制区未见生长。

［局限性］ 解释具有主观性。

不能区分不同碳青霉烯酶。

有ESBLs和产AmpC酶菌株假阳性的报道。

［质控］ 碳青霉烯类药物敏感的大肠埃希菌ATCC 25922菌株。

多重耐药伤寒

多重耐药伤寒（multidrug-resistant typhoid fever, MDRTF）是由对氯霉素、氨苄西林和复方磺胺耐药的沙门菌伤寒血清型引起的疾病。自20世纪90年代初以来，MDRTF在各年龄段患者中均有检出。MDRTF的进化与抗菌药物的过度使用、误用和不当使用有关。药敏试验应使用典型的一线抗生素，包括氯霉素、氨苄西林和复方磺胺、一种氟喹诺酮和一种萘啶酸（以检测对氟喹诺酮类药物的弱敏感性）、一种三代头孢菌素，以及其他目前用于治疗的抗菌药物。

预防

伤寒和黑死病均有疫苗，但这两种美国都不作为常规推荐。对于前往流行地区的人员或记录在案的沙门菌伤寒血清型携带者的家庭成员，可使用针对沙门菌伤寒血清型Ty2la株的口服多剂疫苗或含Vi抗原的肠外单剂疫苗。

前往鼠疫流行地区的人可使用一种多剂量全细胞灭活疫苗，但这种疫苗不能预防肺鼠疫。暴露于肺鼠疫的个体应使用多西环素（成人）或复方磺胺（8岁以下儿童）进行化学预防。

案例学习19.1

47岁女性因发热和意识混乱入院。患者2年前曾行肾移植。入院血培养：革兰阴性杆菌阳性，生化鉴定为志贺菌，将其接种于直接鉴定板条上，阳性反应很少。志贺菌分型抗血清阴性。次日复测，阳性反应数量仍少。技术人员发现孵育至今的原始板条目前脲酶和许多糖发酵反应阳性。加上附加的生化反应，该微生物被鉴定为假结核耶尔森菌。当患者接受询问时，她承认一直在食用未经高温消毒的进口山羊奶酪。

问题：

1. 你会做什么测试来确认假结核耶尔森菌？
2. 生化反应为何会在第二次孵育期间发生变化？
3. 若该微生物是潜在的生物战争病原体、引起鼠疫的鼠疫耶尔森菌，生化反应会有何不同？
4. 若该分离株脲酶阴性，不可运动，那么诊断过程的下一步是什么？

案例学习19.2

84岁牧场主以腹痛腹泻2 d为主诉至门诊就诊。诊断为病毒性肠胃炎，回家止泻治疗。

3 d后患者复诊，诉每日有数次带血稀便，伴严重腹部绞痛。人虚弱，站立时有头晕和呼吸困难。

既往有肾功能不全、充血性心力衰竭（CHF）、冠状动脉疾病（CAD）、外周动脉疾病（PAD）、慢性阻塞性肺疾病（COPD）病史。由于1个月前被诊断为风湿性多肌痛，除了几种处方药外，他还每天服用40 mg泼尼松。

否认旅行史或已知的疾病接触史。他经营自己的牧场，经常宰杀牲畜供自己食用。饮食习惯上，他否认外出餐馆就餐，但几乎每日均有进食生肉汉堡。他解释说这是按照黎巴嫩当地的习俗制作的，由于肉来自自家农场，没有在包装工厂受到"污染"，因此认为是安全的。

检查发现患者有发热和脱水，收入院静脉输液和进一步检查。初始使用静脉注射替加环素经验性治疗。考虑到既往血管病史，疑诊缺血性结肠炎。

生命体征

体重较首次就诊下降8 lb（3.63 kg），体温101.0 ℉（38.3℃），脉搏110次/分，呼吸20次/分，血压100 /59 mmHg。

初步评估

腹部CT见肠壁增厚，符合结肠炎。

肾功能：BUN 590 mg/L（正常范围70～200 mg/L），肌酐（CR）16 mg/L［正常范围（8.4～12.1）mg/L］。

电解质：K^+ 3.0 mEq/L（正常范围3.5～5.0 mEq/L），Na^+ 138 mEq/L（正常范围135～145 mEq/L），Cl^- 100 mEq/L（正常范围96～106 mEq/L）。

肝功能（LFT）正常。

淀粉酶和脂肪酶正常。

血常规：WBC（白细胞）16 × 10^9/L［正常范围（3.5～10.5）× 10^9/L］，HGB（血红蛋白）155 g/L（正常范围135～175 g/L），HCT（血细胞比容）47%（正常范围38.8%～50.0%），PLT（血小板）242 × 10^9/L［正常范围（150～450）× 10^9/L］。

留取大便送检艰难梭菌检测和培养，连续3次均为阴性。2 d后大便培养沙门菌、志贺菌及弯曲杆菌均阴性。

住院3 d后复查：

WBC 11 × 10^9/L，HGB 120 g/L，HCT 36%。

BUN 300 mg/L，CR 16 mg/L。

外周血涂片阳性，有少量裂细胞。

肝功能：胆红素（BILI）轻微升高30 mg/L（正常范围0～3 mg/L）。患者经积极扩容。感染呈自限性，住院第4 d痊愈。随后出院。

问题：

1. 患者最可能的传播途径或感染源是什么？
2. 这种感染最可能的病因是什么？
3. 描述这种感染可能导致的疾病谱系。

复习题

1. 以下细菌除哪项之外均为常见的肠道微生物（　　）
   a. 艰难梭菌　b. 小肠结肠炎耶尔森菌　c. 大肠埃希菌　d. 产气克雷伯菌
2. 肠杆菌目细菌是典型的革兰阴性菌，并且（　　）
   a. 不发酵葡萄糖　b. 能将硝酸盐还原为亚硝酸盐　c. 过氧化氢酶阴性　d. 氧化酶阳性
3. 患者出现尿路感染。尿培养24 h，麦康凯琼脂平板上形成不发酵乳糖菌落，HE琼脂平板形成无色菌落，吲哚试验阳性。最可能的菌株是（　　）
   a. 柠檬酸杆菌属　b. 埃希菌属　c. 克雷伯菌属　d. 变形杆菌属
4. 哪种细菌经25℃孵育会产生独特的黄色色素（　　）
   a. 阪崎克罗诺杆菌　b. 类志贺邻单胞菌　c. 产气克雷伯菌　d. 蜂房哈夫尼亚菌
5. 溶血性尿毒综合征最常见的病因是（　　）
   a. EPEC　b. EAEC　c. O157:NM　d. O157:H7
6. 哪种大肠埃希菌能产生不耐热肠毒素和耐热肠毒素（　　）
   a. UPEC　b. ETEC　c. MNEC　d. EAEC
7. 患者因疼痛和尿频就诊。尿培养见不发酵乳糖的革兰阴性杆菌，在血平板上有典型的迁徙现象。能将这种细菌与其他肠杆菌目细菌区分开来的生化试验是（　　）
   a. 乳糖发酵　b. 氧化酶　c. 苯丙氨酸脱氨酶和H_2S　d. 三糖铁琼脂平板
8. 患者表现为腹泻和腹部绞痛。粪培养所得菌株经鉴定为痢疾志贺菌（A群），TSI反应提示（　　）
   a. K/K　b. K/NC H_2S+　c. A/A　d. K/A
9. 哪种微生物通常认为是肠外病原体（　　）
   a. 大肠埃希菌　b. 迟缓爱德华菌　c. 类志贺邻单胞菌　d. 蜂房哈夫尼亚菌　e. 产酸克雷伯菌
10. 配对题：将每个术语与正确的描述配对

______ 沙门菌伤寒血清型	______ MHT
______ STEC	______ Vi抗原
______ CIN	______ AmpC
______ 鼠疫耶尔森菌	______ O抗原
______ 肺炎克雷伯菌	______ GN
______ SS	______ H抗原
______ 黏质沙雷菌	______ MAC-SOR
______ XLD	

a. LPS　b. 荚膜　c. 灵芝红素　d. 脱氧胆酸盐抑制　e. MDRTF　f. 超广谱头孢菌素酶　g. O157:H7　h. 碳青霉烯酶　i. HUS　j. 鼠疫　k. 胆盐和亮绿

色　l. 化脓性肝脓肿　m. 鞭毛　n. 产H_2S　o. 甘露醇和中性红

11. 简答题

解释以下两株大肠埃希菌的药敏模式。

抗菌药物	结果			
	菌株1		菌株2	
阿米卡星	≤2	S	16	S
氨苄西林	≤2	S	≥32	R
氨苄西林/舒巴坦	≤2	S	≥32	R
头孢唑啉	≤4	S	≥64	R
头孢吡肟	≤1	S	≤1	S ?
头孢西丁	≤4	S	≤4	S
头孢他啶	≤1	S	2	S ?
头孢曲松	≤1	S	8	S ?
环丙沙星	≤0.25	S	≥4	R
厄他培南	≤0.5	S	≤0.5	S
庆大霉素	≤1	S	≤1	S
亚胺培南	≤1	S	≤1	S
左氧氟沙星	≤0.12	S	≥8	R
呋喃妥因	≤16	S	≤16	S
哌拉西林/他唑巴坦	≤4	≥	≥	R
妥布霉素	≤1	S	≥16	R
复方磺胺	≤20	≥	≥	R

参考答案

案例学习 19.1

1. 耶尔森菌的特征是具有一些在35℃时呈阴性，而在25℃下呈阳性的生化反应。该细菌的动力试验和VP反应在25℃下均为阳性，在35℃下为阴性。但许多菌株对两种反应都呈阴性，因此需要进行血清学检测以确定。

2. 耶尔森菌生长非常缓慢，延长培养可促进酶的表达从而改变反应。此外，耶尔森菌更适宜在低温下生长，在25℃下产生更多的酶。

3. 鼠疫耶尔森菌无动力，脲酶阴性。假结核耶尔森菌在25℃下有动力且脲酶阳性；但并非所有菌株都呈阳性反应。

4. 必须立即通知医生、当地流行病学家和当地卫生部门。即使该种革兰阴性杆菌还未最终被诊断为鼠疫耶尔森菌，该菌危及生命的感染特性也会促使采取适当的抗菌治疗和感染控制措施，以防人际传播。

案例学习 19.2

1. 摄入受污染的肉类或处理牲畜。

2. 产肠毒素大肠埃希菌最有可能通过摄入生汉堡而感染。

3. 患者出现脱水和腹泻，但仅有轻度溶血。患者非常幸运没有进展为溶血性尿毒综合征（hemolytic-uremic syndrome, HUS）的急性肾功能衰竭。

复习题

1. b; 2. b; 3. a; 4. a; 5. d; 6. b; 7. c; 8. d; 9. b; 10. e、h、i、b、o、f、j、a、l、d、k、m、c、g、n

11. 分离株1：大肠埃希菌野生株，超广谱β内酰胺酶（ESBL）阴性，无需校正。

分离株2：ESBL阳性，需要对头孢他啶、头孢曲松和头孢吡肟进行校正，将敏感修正为耐药；根据提供的数据，头孢唑啉已经是耐药。

第20章 · 不动杆菌、窄食单胞菌和其他微生物

Acinetobacter, *Stenotrophomonas*, and Other Organisms

汪小欢 · 译　马艳 · 审校

本章目标

1. 列出本章讨论的临床样本中最常见的革兰阴性菌。
2. 说明不动杆菌的生存环境，以及具有最大感染风险的患者。
3. 描述不动杆菌、鲍特菌和窄食单胞菌的革兰染色形态。
4. 描述嗜麦芽窄食单胞菌在血琼脂上生长时的外观和气味。
5. 区分两种不动杆菌，确定最可靠的鉴别方法。

本章相关的属和种

通用名称

鲍曼不动杆菌
醋酸钙不动杆菌
溶血不动杆菌
约翰逊不动杆菌
琼氏不动杆菌
鲁菲不动杆菌
皮特不动杆菌
抗辐射不动杆菌
天目不动杆菌

乌尔新不动杆菌	创口鲍特菌
嗜麦芽窄食单胞菌	唐菖蒲伯克霍尔德菌
霍氏鲍特菌	浅黄假单胞菌
副百日咳鲍特菌	栖稻假单胞菌

一般特征

本章讨论的微生物是多种非发酵革兰阴性杆菌。这些新出现的病原微生物在临床上会引起广泛的感染，并且通常具有多重耐药性(multidrug resistant, MDR)。与肠杆菌相似，这些微生物的氧化酶试验阴性，在麦康凯琼脂培养基上生长良好。然而，与肠杆菌发酵葡萄糖不同，这些微生物会氧化葡萄糖(即分解糖)或不利用葡萄糖(即不氧化或不分解糖)。通过使用先进的分子分类技术，63种已命名的不动杆菌已被鉴定并报告为有效(http://www.bac terio.net/acinetobacter.html)。本章的实验室诊断部分将讨论微生物的具体形态学和生理学特征。值得注意的是，通常临床样本中只常规分离不动杆菌和嗜麦芽窄食单胞菌分离并进行深入讨论；其他不太常见的菌属和种一般仅简要提及。根据DNA同源性，不动杆菌属于变形菌门、γ变形菌纲、假单胞目和莫拉菌科。奈瑟菌和临床相关的卡他莫拉菌分别在第27章和第39章中描述。窄食单胞菌属于变形菌门、γ变形菌纲、黄单胞菌目、黄单胞菌科。鲍曼不动杆菌是ESCAPE病原体之一，ESCAPE病原体是一组具有临床意义的医疗相关微生物，具有获得耐药性的倾向。最后，由于鲍特菌某些细菌种类具有与不动杆菌相似的生化反应，本章也将对其进行简要讨论以帮助读者将它们与其他微生物进行区分，详细讨论见第36章。

流行病学

本章讨论的微生物最常栖息于环境中(如水、土壤)(表20.1)。不动杆菌广泛分布于水和土壤中。临床感染常见于温带气候地区，且与其他季节相比，夏季不动杆菌的临床感染似乎更多。潮湿的环境可能更适合其生长。一些发酵糖的不动杆菌是人体皮肤微生物群的组成部分，因此在阳性血培养中分离时，该类细菌可能为污染菌。不动杆菌在人体胃肠道、呼吸道和皮肤上很常见。

嗜麦芽窄食单胞菌在自然界分布广泛，与假单胞菌密切相关。嗜麦芽窄食单胞菌于1943年首次从人体中分离出来，经过多次分类更新，最终于1993年被归类为一个单独的属。这些微生物能够在无生命物体上存活很久(数周到数月)。嗜麦芽窄食单胞菌经常定植在患者的生活环境和医疗设备中，会在医疗机构中导致感染问题。不动杆菌和嗜麦芽窄食单胞菌都会污染饮用水或氯化水。这些微生物普遍存在的证据是，除了肠杆菌和铜绿假单胞菌外，不动杆菌和嗜麦芽窄食单胞菌分别是临床样本中第三和第四常见的革兰阴性杆菌。

致病机制和疾病谱

表20.2中列出的所有微生物都是条件致病菌。不动杆菌最常感染重症监护病房(intensive care unit, ICU)患者和长期居住在护理机构中的患者。对于成年患者，不动杆菌定植或感染的危险因素包括既往感染或定植耐甲氧西林金黄色葡萄球菌、既往使用β内酰胺抗生素治疗、既往使用氟喹诺酮类药物、机械通气、气管切开术、中心静脉导管插入术、血液透析、恶性肿瘤和肠内营养。不动杆菌能够产生脂多糖、在干燥环境中生存以及通过菌毛黏附到黏膜上皮，这些都属于该菌的毒力因素。

身体衰弱患者和免疫功能低下患者感染嗜麦芽窄食单胞菌通常与高死亡率有关。嗜麦芽窄食单胞菌感染的危险因素如下：中心静脉置管、囊性纤维化、入住ICU、恶性肿瘤、机械通气、中性粒细胞减少、既往广谱抗生素治疗、近期手术和人

表20.1 流行病学

菌种	生态环境(宿主)	传播方式
不动杆菌	广泛分布于自然界，包括医院环境；可能成为长期住院患者皮肤和呼吸道微生物群的一部分	从环境中定植于住院患者；医疗设备(如静脉留置针、导尿管)将细菌引到通常无菌的部位
嗜麦芽窄食单胞菌	广泛分布于自然界，包括潮湿的医院环境；可能成为长期住院患者呼吸道微生物群的一部分	从环境中定植于住院患者；医疗设备(如静脉留置针、导尿管)将病菌引到通常无菌的部位(类似于不动杆菌)
唐菖蒲伯克霍尔德菌	植物的环境病原微生物；偶尔在囊性纤维化患者的呼吸道中发现，但不是正常微生物群的一部分	向人类传播不常见，传播方式未知
浅黄假单胞菌 栖稻假单胞菌	所有环境中，包括潮湿的医院环境(如呼吸治疗设备)；不是人类正常微生物群的一部分	不确定；可能是身体衰弱的住院患者接触到受污染的液体或医疗设备
霍氏鲍特菌 创口鲍特菌	未知或正常人类微生物群的一部分	未知；在人类中很少发现

表20.2 致病机制和疾病谱

菌种	毒力因子	疾病和感染谱
不动杆菌	未知	临床分离通常为定植菌。该类细菌感染通常是院内感染；发生在温暖的季节；最常见的是泌尿生殖道、呼吸道、伤口、软组织感染和菌血症
霍氏鲍特菌 创口鲍特菌	未知	菌血症是唯一的感染类型
唐菖蒲伯克霍尔德菌	未知	在人类疾病中的作用尚不确定；偶尔在囊性纤维化患者的痰样本中发现，但该种情况的临床意义尚不明确
浅黄假单胞菌 栖稻假单胞菌	未知	导管相关感染、败血症和腹膜炎，通常与持续非卧床的腹膜透析、身体其他部位的混合感染有关
嗜麦芽窄食单胞菌	未知。对几乎所有常用抗菌药物固有耐药，使其在医院环境中生存	多数是院内感染，包括导管相关感染、菌血症、伤口感染、肺炎、尿路感染和身体其他部位的混合感染

类免疫缺陷病毒（human immunodeficiency virus, HIV）感染。随着高危人群的增加，嗜麦芽窄食单胞菌的感染率也在增加。这可能归因于医疗器械的使用增加，以及用广谱抗菌的使用增加。鲍曼不动杆菌一直是医院感染中的典型致病菌。然而，由于使用了基质辅助激光解吸电离飞行时间质谱（matrix-assisted laser desorption ionization time-of-flight, MALDI-TOF），现在其他微生物的鉴别频率也越来越高。不动杆菌和嗜麦芽窄食单胞菌引起的感染通常累及呼吸道或泌尿生殖道，可造成菌血症，偶尔也会导致伤口感染。而感染性心内膜炎、乳突炎、腹膜炎和脑膜炎等感染也可能发生在身体其他部位。这些微生物引起社区获得性感染的可能性较小，但也可能发生，其绝大多数感染与医疗有关。从临床样本中很少分离出栖稻假单胞菌。已发表的病例报告显示，这些细菌主要是从伤口中分离出来的，偶尔也从血液和透析液培养物中分离出来。相比之下，浅黄假单胞菌常见于皮肤感染、心内膜炎、骨髓炎和神经外科术后脑膜炎。霍氏鲍特菌很罕见，但据报道该类细菌会引起严重的全身性疾病以及百日咳样症状，且通常被误诊为百日咳的病原体，即百日咳鲍特菌（第36章）。

实验室诊断

样本采集与运送

本章讨论的微生物的样本采集和运送无需特殊考虑。样本采集和运送的相关信息请参阅表5.1。

样本处理

本章讨论的微生物的样本处理无需特殊考虑。样本处理的相关信息请参阅表5.1。

直接检测方法

除了革兰染色外，临床样本中的微生物直接检测没有特定程序。不动杆菌是球杆菌，有抗乙醇脱色倾向，因此有时会表现为革兰阳性。不动杆菌也可能被误认为是奈瑟菌，因为它们具有相似的镜下特征（即形状和排列）。鲍特菌是球杆菌或短杆菌。嗜麦芽窄食单胞菌、栖稻假单胞菌和浅黄假单胞菌是短至中等大小的直杆菌。

培养

培养基

本章讨论的所有微生物在常规培养基（如含5%羊血的胰蛋白酶大豆琼脂和巧克力琼脂）上生长良好。大多数微生物在麦康凯琼脂上生长良好，但浅黄假单胞菌和栖稻假单胞菌有时会生长迟缓或生长不良。这些微生物在血培养和常见营养肉汤中也能很好地生长，如巯基乙酸盐和脑-心浸出液。

培养条件和时间

在20～30℃的有氧环境或5%的二氧化碳中培养24 h后，这些微生物通常会在5%羊血和巧克力琼脂上产生可检测的生长。麦康凯琼脂应仅在空气环境中培养。

菌落外观

表20.3描述了每种菌在含5%羊血的胰蛋白酶大豆琼脂和麦康凯琼脂培养基上生长时的菌落外观和其他特征（如溶血、气味）。

表20.3　菌落外观和特征

微生物	培养基	外观
嗜麦芽窄食单胞菌	BA	大的、光滑、闪光的菌落，边缘不均匀，有草绿色到淡紫色的色素；生长下方变为绿色；氨味；非溶血性（图20.1）
	Mac	NLF
不动杆菌	BA	光滑、不透明、凸起、奶油样菌落，比肠杆菌小；一些基因型群菌落具有β溶血环
	Mac	NLF，但菌落呈现紫色，可能被误认为LF（图20.2）
唐菖蒲伯克霍尔德菌	BA	黄色的；非溶血
	Mac	NLF
副百日咳鲍特菌	BA	光滑、不透明、β溶血
	Mac	NLF，生长迟缓
霍氏鲍特菌	BA	点状、半透明、凸起、圆形，血液变绿常伴有溶解
	Mac	NLF，生长迟缓
创口鲍特菌	BA	凸起、圆形、灰白色至白色；非溶血
	Mac	NLF
栖稻假单胞菌	BA	皱的、粗糙或光滑、透明、黄色；非溶血
	Mac	NLF
浅黄假单胞菌	BA	可能粗糙或光滑、不透明、黄色；非溶血
	Mac	NLF

BA：含5%羊血的胰蛋白酶大豆琼脂；LF：发酵乳糖；Mac：麦康凯琼脂；NLF：不发酵乳糖。

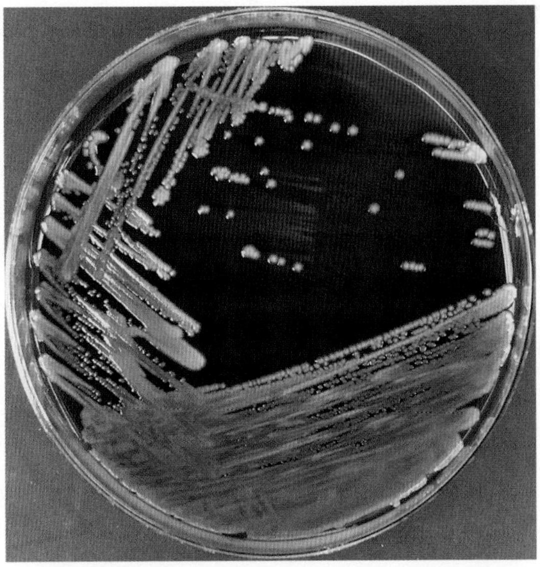

图20.1　嗜麦芽窄食单胞菌在含5%羊血的胰蛋白酶大豆琼脂上的菌落。

鉴定方法

大多数商品化鉴定系统都能够可靠地鉴定不动杆菌和嗜麦芽窄食单胞菌，这些鉴定系统包括MicroScan（Beckman Coulter, Brea, CA）和Vitek 2（bio-Mérieux, Marcy I'Etoile, France）。

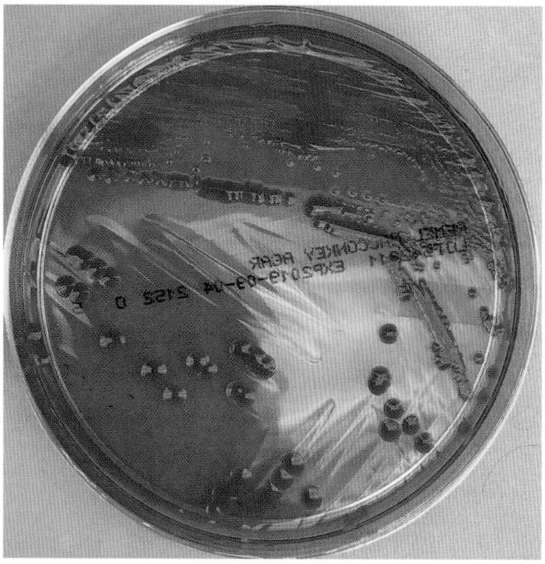

图20.2 不动杆菌在麦康凯琼脂上的紫色菌落。

这些自动鉴定系统可以准确识别鲍曼不动杆菌和嗜麦芽窄食单胞菌。除了这两种主要病原微生物，仪器在种水平鉴定本章包含的其他微生物有较大差异。在需要详细鉴定的情况下（如无菌部位），可能还需要利用常规生化和生理特征进行检测，如表20.4中概述的特征或分子技术。

MALDI-TOF质谱法已被证明能够准确可靠地鉴定不动杆菌属至种水平，质谱法优于其他的传统（即生化）方法。这使人们认识到来源于临床样本的其他不动杆菌种，并使微生物学家和感染病从业人员能够更多地了解不动杆菌的流行病学。基于核酸的方法通常用于鉴定不动杆菌，该方法包括扩增16S核糖体RNA（rRNA）基因。MALDI鉴定系统的Biotyper CA系统（Bruker Daltonics）和Vitek MS（bioMérieux）都可以鉴定嗜麦芽窄食单胞菌。如果本章中其他微生物的质谱包含在临床或研究数据库中并经实验室验证，则MALDI-TOF可以对这些微生物鉴定到属的水平。

微生物相关注释

基于脱氧核糖核酸（DNA）-DNA杂交研究，不动杆菌已被命名63个细菌种被归入同源组（**基因种**）。基因种1、基因种2和基因种3通常难以使用表型检测进行区分，而自动化鉴定系统可能会将它们鉴定为醋酸钙-鲍曼不动杆菌复合体。不动杆菌具有氧化酶阴性、过氧化氢酶阳性以及不运动的特征。该细菌属分为两组：糖分解（氧化葡萄糖）菌种和非解糖（不利用葡萄糖）菌种。

之前，大多数氧化葡萄糖的非溶血菌株被鉴定为鲍曼不动杆菌，而大多数不利用葡萄糖的非溶血菌株被鉴定为鲁菲不动杆菌。其他不利用葡萄糖的菌种包括约翰逊不动杆菌、琼氏不动杆菌、抗辐射不动杆菌、天目不动杆菌、乌尔新不动杆菌。一些鲁菲不动杆菌菌株已被证明可以氧化葡萄糖。大多数β溶血菌株被鉴定为溶血不动杆菌。非解糖不动杆菌的硝酸盐还原菌株很难与CDC组NO-1群区分开来。

嗜麦芽窄食单胞菌是一种氧化酶阴性、非发酵、革兰阴性杆菌，其生化特征类似于伯克霍尔德菌，但可通过氧化酶阴性来排除伯克霍尔德菌。相比葡萄糖，嗜麦芽窄食单胞菌更快地氧化麦芽糖（因此得名嗜麦芽或“喜爱麦芽糖”），并且可以在含有酪氨酸的心-脑浸出液琼脂上产生棕色色素。

假单胞菌（曾用名为金色单胞菌、黄色单胞菌）是革兰阴性、非发酵、氧化酶阴性、过氧化氢酶阳性杆菌。这些微生物的菌落特征是在含5%羊血的胰蛋白酶大豆琼脂上产生粗糙的菌落，菌落通常呈黄色。栖稻假单胞菌和浅黄假单胞菌为氧化酶阴性、非解糖和不运动；它们在血琼脂上形成小菌落。这些微生物大多可还原硝酸盐，但不能还原亚硝酸盐。

血清学诊断

血清诊断技术通常不用于本章讨论的微生物感染的实验室诊断。

表20.4 关键的生化和生理特征

微生物	麦康凯琼脂上生长	运动	氧化酶	氧化葡萄糖	氧化麦芽糖	水解七叶苷	赖氨酸脱羧酶	还原硝酸盐	尿素克里斯滕森琼脂
嗜麦芽窄食单胞菌	+	+	−	+	+	V	+	V	−
解糖不动杆菌	+	−	−	+	−	−	−	−	V
非解糖不动杆菌	+	−	−	−	V	−	−	−	V
唐菖蒲伯克霍尔德菌[a]	+	+	V	+	−	−	−	V	V
副百日咳鲍特菌	+	−	−	−	−	−	ND	−	+
霍氏鲍特菌[b]	+或(+)	−	−	−	−	−	−	−	−
创口鲍特菌	+	+	−	−	−	−	−	V	−
栖稻假单胞菌	+	+p，1～2	−	+	+	−	−	−	V
浅黄假单胞菌	+	+p，>2	−	+	+	+	−	V	V

+：超过90%的菌株呈阳性；−：超过90%的菌株呈阴性；(+)：延迟；ND：无数据；p：极性鞭毛；V：多变的。

[a] 唐菖蒲伯克霍尔德菌为氧化酶阴性微生物，因为氧化酶反应通常很弱，只有使用Kovac法才可能呈阳性。

[b] 棕色可溶性色素。

抗生素耐药性和抗菌药物敏感性试验

革兰阴性非发酵杆菌，包括不动杆菌和嗜麦芽窄食单胞菌，可导致重要的医疗问题，因为它们具有抗生素耐药性的内在机制，广谱耐抗生素，使选择合适的抗生素治疗变得困难（表20.5）。世界卫生组织已将耐碳青霉烯鲍曼不动杆菌（carbapenem-resistant *A. baumannii*, CRAB）指定为新抗生素研发时优先考虑的病原体之一。不动杆菌如果具有染色体编码的AmpC β内酰胺酶、孔蛋白通道突变和细菌外排泵的过度表达，则被归类为MDR或广泛耐药（extremely drug resistant, XDR）。不动杆菌具有获得存在于可移动遗传元件（质粒）中的β内酰胺酶的能力，包括丝氨酸和金属β内酰胺酶（分别为bla_{KPC}和bla_{IMP}），它们与其他β内酰胺一起赋予了细菌对碳青霉烯类的耐药性。不动杆菌可通过*gyrA*和*parC*基因突变对氟喹诺酮类药物耐药，并通过表达氨基糖苷修饰酶变得对氨基糖苷类不敏感。一项大型监测研究对超过39 000株的鲍曼不动杆菌的分离株进行了大规模调查，以评估鲍曼不动杆菌对抗生素敏感性的趋势。该研究表明，鲍曼不动杆菌对碳青霉烯类和黏菌素的耐药性增加了1倍，并且在急性护理后越发频繁地发现了多重耐药菌株。碳青霉烯类耐药性的增加可能是由第三代头孢菌素（如头孢他啶和氨曲南）用于治疗不动杆菌感染的增加导致的。

嗜麦芽窄食单胞菌通过膜渗透性降低、各种酶或外排泵对多种抗生素耐药，包括β内酰胺类、头孢菌素类、氨基糖苷类、四环素类和多黏菌素类。检测该组微生物的药物敏感性可能具有挑战性。一些用于检测不动杆菌和其他菌属的最低抑菌浓度（minimal inhibitory concentration, MIC）的自动化方法与纸片扩散法的相关性不好。这强调了在进行抗菌检测之前确定单个分离株的临床意义的重要性（关于确定菌株临床意义的标准的讨论，请参见第11章）。否则，可能会导致患者使用昂贵且可能有毒的药物进行不当治疗。如果必须对这些微生物进行药敏试验，建议使用MIC法隔夜观察。

抗生素治疗

针对不动杆菌敏感菌株引起的感染，有许多治疗选择。典型的一线药物包括广谱头孢菌素类（如头孢他啶、头孢吡肟）、β内酰胺/β内酰胺酶抑制剂联合药物类（如氨苄西林-舒巴坦）或碳青霉烯类（如亚胺培南、美罗培南或多利培南）。不动杆菌对厄他培南具有固有耐药性，使其治疗无效。使用单个抗菌药物治疗时，β内酰胺类或碳青霉烯类药物的耐药性越来越受到关注。为防止耐药性的产生，氟喹诺酮类药物（如左氧氟沙星）或氨基糖苷类药物（如庆大霉素或妥布霉素）可与β内酰胺联合使用。对于治疗耐药不动杆菌感染，最后手段如黏菌素和替加环素已经取得了一些成功，但也已有对每种药物的耐药报道。在呼吸机相关感染的情况下，米诺环素是另一种可用于耐药菌株感染的抗菌药物。

由于具有较强的固有耐药性，嗜麦芽窄食单胞菌感染的治疗选择有限。推荐甲氧苄啶-磺胺甲噁唑（trimethoprim-sulfamethoxazole, TMP-SMX）作为首选药物。对于对TMP-SMX过敏的患者，如果体外药敏试验显示对其他药物敏感，应考虑使用，其他药物包括替卡西林-克拉维酸、氟喹诺酮类、替加环素、米诺环素、利福平或莫西沙星。在嗜麦芽窄食单胞菌分离株中发现越来越多的TMP-SMX抗性，特别是在囊性纤维化患者中。

表20.5　抗菌治疗和药敏试验

菌种	治疗选择	是否存在潜在耐药性	确证试验方法[a]	注释
鲍曼不动杆菌	β内酰胺类：氨苄西林-舒巴坦、头孢他啶、头孢吡肟、亚胺培南、美罗培南 氨基糖苷类：庆大霉素、阿米卡星 其他药物：氟喹诺酮类、黏菌素、米诺环素、替加环素	是；对β内酰胺类、碳青霉烯类、氨基糖苷类和喹诺酮类药物耐药	纸片扩散法或肉汤微量稀释法 请参阅CLSI文件M100的性能标准，了解抗菌药物敏感性试验	体外药敏试验结果对指导治疗很重要
霍氏鲍特菌	没有明确的指导方针。潜在的活性制剂包括青霉素类、头孢菌素类和喹诺酮类 据病例报告，阿奇霉素成功治疗15例	未知	不常规执行	有关其他信息，请参阅第36章
唐菖蒲伯克霍尔德菌	没有明确的指导方针。潜在的活性制剂包括亚胺培南、哌拉西林唑巴坦、环丙沙星、妥布霉素	是	由伯克霍尔德菌复合体进行推断。 请参阅CLSI文件M100	很少涉及人类感染。可靠的治疗数据有限
浅黄假单胞菌 栖稻假单胞菌	没有明确的指导方针。潜在的活性剂包括哌拉西林/他唑巴坦、头孢噻肟、头孢曲松、头孢他啶、美罗培南、氟喹诺酮类、氨基糖苷类、四环素、甲氧苄啶-磺胺甲噁唑	是	请参阅CLSI文件M100，其他非肠杆菌，仅使用MIC法，无纸片扩散法	很少涉及人类感染
嗜麦芽窄食单胞菌	多重耐药性几乎没有治疗选择；治疗选择是甲氧苄啶-磺胺甲噁唑 潜在的替代治疗包括米诺环素、替卡西林/克拉维酸、头孢地考、左氧氟沙星和氯霉素	是；对大多数β内酰胺类和氨基糖苷类具有内在抗性；经常对喹诺酮类药物耐药	推荐隔夜最低抑菌浓度法 请参阅CLSI文件M100	可以通过各种方法进行检测，但使用β内酰胺获得的信息可能会产生严重误导

[a] 确证试验方法包括临床和实验室标准协会（CLSI）推荐的标准方法和美国食品药品管理局（FDA）批准的商业方法。

预防

因为这些微生物天然存在于环境中和具有恶劣条件下生存的能力，它们的控制非常困难。预防感染的策略是确保定期清洁和消毒医疗场所和患者环境，以防止环境污染。在插入中心静脉导管和其他留置医疗器械时，应注意遵循无菌技术。所有可重复使用的医疗设备都应正确消毒或灭菌。

案例学习 20.1

一名3个月大的男婴自出生以来一直在重症监护室住院，进行先天性心脏缺陷的手术后出现了败血症迹象。值得注意的是，该患者有中央静脉导管，通过该管注入肝素以减少凝块形成。通过静脉导管抽取的血培养样本在需氧瓶中生长呈阳性。随后，从外周血采集第二个培养样本。两个样本都生长出革兰阴性杆菌。该婴儿被诊断为导管相关性菌血症；通过抗生素治疗和移除导管成功地解决了感染。

问题：

1. 商业鉴定系统将革兰阴性杆菌鉴定为不动杆菌；然而，该系统中的所有生化试验，包括葡萄糖利用试验，都是阴性的，该鉴定需要被进一步证实。应采用哪些快速生化手工试验来确认鉴定？可以使用什么新方法来鉴定这种分离菌株？
2. 分离菌株在麦康凯琼脂上不生长。需要进行哪项试验才能将该菌与非氧化型细菌进行区分？
3. 患者是如何感染这种微生物的？
4. 葡萄糖氧化型革兰阴性杆菌是什么意思？
5. 区分非解糖微生物和常规培养基上不易生长的革兰阴性苛养杆菌的最佳方法是什么？

复习题

1. 以下哪些革兰阴性杆菌广泛分布于环境中，通常与定植有关，并经常在临床实验室中发现（　　）

   a. 假单胞菌和不动杆菌　b. 不动杆菌和嗜麦芽窄食单胞菌　c. 副百日咳鲍特菌和嗜麦芽窄食单胞菌　d. 副百日咳鲍特菌和假单胞菌

2. 以下哪些患者感染不动杆菌的风险较高（　　）

   a. 烧伤病房的患者　b. 重症监护室的患者　c. 接受多种抗生素治疗的患者　d. 以上都是

3. 囊性纤维化患者的呼吸道中偶尔会发现哪种微生物（　　）

   a. 嗜麦芽窄食单胞菌　b. 霍氏鲍特菌　c. 副百日咳鲍特菌　d. 唐菖蒲伯克霍尔德菌

4. 嗜麦芽窄食单胞菌的首选药物是（　　）

   a. 甲氧苄啶-磺胺甲噁唑　b. 哌拉西林　c. 妥布霉素　d. 左氧氟沙星

5. 哪种微生物形成大而光滑、闪光的菌落，带有紫色色素，闻起来有氨味（　　）

   a. 鲍曼不动杆菌　b. 浅黄假单胞菌　c. 嗜麦芽窄食单胞菌　d. 以上都不是

6. 哪些微生物是饱满的球杆菌，可以抵抗脱色并可能被误认为是奈瑟菌（　　）

   a. 不动杆菌　b. 鲍特菌　c. 窄养单胞菌　d. 伯克霍尔德菌

7. 哪项试验用于区分解糖、还原硝酸盐的不动杆菌菌株（　　）

   a. 氧化酶　b. 过氧化氢酶　c. 动力　d. MALDI-TOF-MS　e. 分子技术　f. d和e

8. 是非题

   ______ 氧化酶试验可用于区分嗜麦芽窄食单胞菌和伯克霍尔德菌。

   ______ 不动杆菌分为溶血性和非溶血性菌株。

   ______ 不动杆菌和嗜麦芽窄食单胞菌对多种抗菌药物敏感，因此治疗非常容易。

9. 配对题：将每个术语与正确的描述配对

   ______ CRAB　______ 假单胞菌

   ______ 嗜麦芽窄食单胞菌　______ 不动杆菌

   ______ 霍氏鲍特菌

   a. 喜爱麦芽糖　b. 耐碳青霉烯类鲍曼不动杆菌　c. 在人类中很少发现　d. 在血琼脂上产生黄色菌落　e. 医院感染基因种

参考答案

案例学习 20.1

1. 过氧化氢酶试验阳性和氧化酶以及悬滴运动试验阴性可以将该细菌与其他不酵解糖的革兰阴性杆菌区分开。如果分离菌能够氧化葡萄糖，将有助于与浅黄假单胞菌和栖稻假单胞菌分开，与不动杆菌的不同之处是它具有黄色色素。

MALDI-TOF MS 已用于成功鉴定不动杆菌属。

2. 硝酸盐试验能够区分假单胞菌属与不酵解糖的不动杆菌。然而，在本案例中无需进行硝酸盐试验，因为假单胞菌属分离自犬、猫，或与非卧床透析感染有关，且该患者尚未出院。一些鲍特菌属（第24章）也呈现不酵解糖、氧化酶阴性和硝酸盐试验阴性，但它们呈动力阴性或脲酶阳性。商业鉴定系统会检测到脲酶阳性。霍氏鲍特菌应该与不酵解糖的不动杆菌区分：它在麦康凯培养基上生长不良，通常为过氧化氢酶阴性或弱阳性，在MH琼脂上具有可溶性棕色色素。

3. 不动杆菌属于皮肤内源性微生物菌群中的一种。该患者可能从自己的皮肤或护理人员皮肤感染到该菌。鲍曼不动杆菌是该属具有氧化葡萄糖特征的细菌，是婴儿革兰阴性菌感染的常见原因，并可导致新生儿重症监护室中耐药菌株的院内传播。该菌与导管感染的关联比较少见。

4. 仅在有氧气条件下才能利用葡萄糖产酸的细菌是葡萄糖氧化革兰阴性杆菌。如果细菌可以在无氧条件下利用葡萄糖产酸，为发酵葡萄糖革兰阴性杆菌。可通过接种两管氧化发酵培养基，并在其中一管涂油以隔绝培养基与氧气来区分（图12.35）。

5. HACEK（AACEK）组细菌（第30章细菌列表）会导致严重感染。这些细菌发酵葡萄糖，不能在氧化发酵（OF）培养基中生长，且经常会被商业鉴定系统错误识别。它们在管培养基中的生长通常需要兔血清或其他浓缩物，这将导致硝酸盐和葡萄糖发酵试验结果出现假阴性。检测这些细菌发酵葡萄糖的方法之一是在Andrade葡萄糖中加入1滴兔血清（操作程序12.16）。另一种方法是使用检测难养菌预成酶的快速商业检测系统。

复习题

1. b; 2. d; 3. d; 4. a; 5. c; 6. a; 7. f; 8. √，×，×；9. b、d、a、e、c

第8篇·革兰阴性杆菌和球杆菌（麦康凯阳性、氧化酶阳性）

GRAM-NEGATIVE BACILLI AND COCCOBACILLI (MACCONKEY-POSITIVE, OXIDASE-POSITIVE)

第21章·假单胞菌属、伯克霍尔德菌属和类似微生物

Pseudomonas, *Burkholderia*, and Similar Organisms

马玉燕·译　黄声雷·审校

本章目标

1. 描述铜绿假单胞菌、洋葱伯克霍尔德菌、类鼻疽伯克霍尔德菌和鼻疽伯克霍尔德菌的正常来源（生活环境）和传播途径。
2. 认识铜绿假单胞菌的致病因子及其致病机制。
3. 列举铜绿假单胞菌和伯克霍尔德菌属常见的感染部位及各种临床表现。
4. 比较本章革兰阴性杆菌的革兰染色情况。
5. 介绍铜绿假单胞菌的生长条件、关键的生化试验和抗菌药物敏感性试验。
6. 列举各种类型的培养基并描述其化学特点，包括促进细菌生长的差异性和选择性培养基。
7. 解释利用表型和生化特征鉴别本章细菌所存在的困难。
8. 列举并概述其他鉴定方法的鉴定能力。

本章相关的属和种

现用名

德氏食酸菌（德氏假单胞菌）
敏捷食酸菌（敏捷假单胞菌）
温和食酸菌（假单胞菌和产碱菌属）
沃特斯食酸菌
缺陷短波单胞菌（缺陷假单胞菌）
泡囊短波单胞菌（泡囊假单胞菌）
洋葱伯克霍尔德菌复合群（洋葱假单胞菌）
类鼻疽伯克霍尔德菌（类鼻疽假单胞菌）
鼻疽伯克霍尔德菌（鼻疽假单胞菌）
贪铜菌属（罗尔斯顿菌属）
潘多拉菌属
铜绿假单胞菌
产碱假单胞菌
荧光假单胞菌
门多萨假单胞菌
蒙氏假单胞菌
假产碱假单胞菌
恶臭假单胞菌
施氏假单胞菌
威隆假单胞菌
解甘露醇罗尔斯顿菌（托马斯假单胞菌、皮氏罗尔斯顿菌biovar3亚种）
危险罗尔斯顿菌
皮氏罗尔斯顿菌（皮氏假单胞菌，皮氏伯克霍尔德菌）

一般特征

曾经将短波单胞菌属、伯克霍尔德菌属、罗尔斯顿菌属和食酸菌属中的大多数菌种划归于假单胞菌属。这些属的细菌有许多相似的表型特征，但遗传上却有所不同。利用核糖体核糖核酸（ribosomal ribonucleic acid, rRNA）-脱氧核糖核酸（deoxyribonucleic acid, DNA）杂交技术将其分成5个不相关的rRNA同源群。假单胞菌属为rRNA同源Ⅰ群，伯克霍尔德菌属、贪铜菌属和罗尔斯顿菌属为rRNA同源Ⅱ群，食酸菌属为rRNA同源Ⅲ群（以及丛毛单胞菌和代尔夫特菌，见第24章），短波单胞菌属为rRNA同源Ⅳ群（窄食单胞菌属为Ⅴ群）。表型上，它们均为需氧、无芽孢、直或微弯曲、纤细的革兰阴性杆菌，菌体长1～5 μm，宽0.5～1 μm。除鼻疽伯克

霍尔德菌外，其他菌种都是有动力的，具有一个或多根单极鞭毛。这些属的细菌可以利用各种碳水化合物、酒精和氨基酸底物作为碳和能源的来源。虽然可在相对较低的温度(即低至4℃)下存活并生长，但大多数菌种的最佳生长温度为30～37℃，也就是说它们是**嗜中温的**。

本章中的绝大多数菌氧化酶阳性、可在麦康凯琼脂上生长、可利用葡萄糖；假单胞菌属触酶阳性。少部分如产碱假单胞菌、危险罗尔斯顿菌和贪铜菌属不能利用葡萄糖，因其以前被归于假单胞菌属故放在本章讨论。

浅黄假单胞菌和栖稻假单胞菌均为氧化酶阴性，在第20章中进行讨论。敏捷食酸菌不能在麦康凯琼脂上生长。

流行病学

本章中的各属均为环境微生物，通常认为并非人类正常微生物菌群的一部分。在世界范围内广泛分布，往往与植物疾病有关。通常在水环境中生存良好，使其成为潜在的机会致病菌。人类通常因接触严重受污染的医疗设备或在医疗保健机构接触严重受污染的液体制剂而造成传播性感染。

伯克霍尔德菌属、贪铜菌属和罗尔斯顿菌属

洋葱伯克霍尔德菌复合群属于伯克霍尔德菌属，最早发现于美国，是由临床样本中分离出的至少20个不同的菌种(**基因组变异**)组成的复合群。植物、土壤和水是其储存库。能在医疗设备和消毒剂中生存。对多种抗菌药物和消毒剂存在天然耐药性，有助于其在医院环境中生存。人类定植或感染洋葱伯克霍尔德菌复合群通常是由直接接触受污染的食物、呼吸机设备和其他设备、或医用液体制剂包括消毒剂所致。已有洋葱伯克霍尔德菌株可在囊性纤维化(cystic fibrosis, CF)患者间进行传播的报道。

类鼻疽伯克霍尔德菌是另外一种与洋葱伯克霍尔德菌复合群类似的生态环境菌。类鼻疽伯克霍尔德感染以往在地域上仅局限于澳大利亚和东南亚等热带和亚热带地区；该菌的分布现已扩展到这些地区以外，非洲、美洲、中国、亚洲、印度、马达加斯加和毛里求斯等其他国家和地区都有其感染的报道。该菌广泛分布在土壤、溪流、池塘和稻田中。人体可通过吸入受污染的碎屑，或由受损皮肤或黏膜的直接接种而致病。

尽管鼻疽伯克霍尔德菌主要引起马及其同类动物的严重感染，但已从人类局部化脓性感染或急性肺部感染中分离到该菌，不过较为罕见。发生传播一般与密切接触动物相关。唐菖蒲伯克霍尔德菌，在第20章讨论，是一种少见的从CF患者痰中分离到的植物来源细菌，与慢性肉芽肿病(chronic granulomatous disease, CGD)和其他类型的免疫紊乱有关。在人类中的传播方式尚不清楚。

皮氏罗尔斯顿菌，另一种环境微生物，偶尔会从各种临床本中分离到，如血液、CF患者的痰液和尿液。传播方式尚不确定。但可以从被污染的常规无菌医用液体制剂中分离出危险罗尔斯顿菌和解甘露醇罗尔斯顿菌。曾有报道在复发性脑膜炎中分离出解甘露醇罗尔斯顿菌。最近的研究表明，该菌在CF患者的罗尔斯顿菌属感染中占大多数。

贪铜菌属(少见贪铜菌、吉拉迪贪铜菌、呼吸道贪铜菌和台湾贪铜菌)，以前被归类为罗尔斯顿菌属。已从CF、菌血症、腹膜炎和腱鞘炎患者中被分离出。也可以在脑脊液(cerebrospinal fluid, CSF)中被分离到。

食酸菌属、短波单胞菌属和潘多拉菌属

食酸菌属、短波单胞菌属和潘多拉菌属中包含多种环境微生物菌种，很少定植于人类皮肤或黏膜表面。短波单胞菌属是环境微生物，主要在水、土壤和植物包括水果和蔬菜中。短波单胞菌属已从各种临床样本包括血液、尿液和胸腔积液中被分离出。食酸菌属已从CF患者的痰液被分离出，然而其对疾病进展的作用尚不清楚。潘多拉菌属已从慢性阻塞性肺病、慢性肉芽肿病和其他免疫功能低下患者的血液和痰液中被分离出。这些菌在环境中普遍存在，可通过多种方式传播给人类，其临床意义尚不清楚。

假单胞菌属

铜绿假单胞菌是临床最常见的非肠杆菌科革兰阴性菌，不是人类正常微生物菌群中的常见菌。可在自然界的各种环境中生存。铜绿假单胞菌可在中性粒细胞减少所致的免疫功能低下患者中定植，尤其是曾患呼吸机相关性肺炎特别是CF患者。假单胞菌属的其他菌种为环境微生物，在临床样本中的分离率远低于铜绿假单胞菌；因很少在患者样本中见到，故其传播给人类的方式仍然不确定。

致病机制和疾病谱

伯克霍尔德菌属、贪铜菌属和罗尔斯顿菌属

因伯克霍尔德菌属、贪铜菌属、皮氏罗尔斯顿菌、危险罗尔斯顿菌和解甘露醇罗尔斯顿菌并非引起人类感染的常见病原菌；对其毒力因子，若有的话，目前知之甚少。

洋葱伯克霍尔德菌复合群可在医院环境中生存的能力，可能与该菌对许多抗菌药物和消毒剂存在天然耐药性有关，为其偶尔定植于和感染住院患者提供了机会。人与人间的传播已有报道。在免疫功能低下患者中，特别是CF或慢性肉芽肿病患者中，该菌可引起暴发性肺部感染和菌血症，进而导致死亡。此外，CF患者感染洋葱伯克霍尔德菌复合群后，可能不宜再进行挽救性的肺移植手术，因为移植成功率受其高感染风险的影响。其他患者的血液、泌尿道和呼吸道感染通常是由暴露于受污染的医用液体制剂或设备中引起的，但很少致命。

由类鼻疽伯克霍尔德(可在人巨噬细胞中存活)引起的感染亦称为**类鼻疽病**，可无症状亦可非常严重。该疾病有多种临床表现类型，包括皮肤脓肿及某些内脏器官脓肿形成、急性肺病、脓毒症和脓毒性休克。

除类鼻疽伯克霍尔德菌外，伯克霍尔德属的其他菌种及贪铜菌属、罗尔斯顿菌属通常认为对健康的人类宿主不致病，很少从人类疾病中被分离到。临床样本分离到这些菌时，其临床意义应受到质疑。

食酸菌属、短波单胞菌属和潘多拉菌属

食酸菌属和短波单胞菌属极少致病。食酸菌属已从CF患者中被分离出来，但其在该病中发挥的作用尚不清楚。泡囊短波单胞菌已从临床菌血症病例和宫颈样本中被分离出

来。缺陷短波单胞菌可以从癌症患者的血液、尿液和胸腔积液中分离到，泡囊短波单胞菌可以在开放性心脏手术后的败血症患者中分离到。

潘多拉菌属已在越来越多的CF患者痰液中被发现。此外，据报道，医疗保健机构中存在的患者间传播，主要因感控措施不到位所致。如前所述，这些菌已从各种免疫低下患者中被分离出来。

假单胞菌属

铜绿假单胞菌是假单胞菌属在人类感染中被研究得最深入的细菌。

铜绿假单胞菌虽是环境微生物，但也是机会致病菌。致病力强弱的影响因素包括产外毒素A，通过抑制蛋白质合成杀死宿主细胞；外酶S和T，破坏细胞骨架结构；以及多种能够破坏细胞和组织的蛋白水解酶（如弹性蛋白酶）和溶血酶（如磷脂酶C）。细菌细胞表面的菌毛和黏附介质，可加强其与宿主细胞的黏附。某些菌株会产海藻酸盐，一种可抑制吞噬作用的多糖聚合物，使CF患者更易于感染（图21.1），还可保护细菌免受脱水和抗菌药物的影响。**绿脓菌素（pyocyanin）**，蓝色吩嗪类色素，使铜绿假单胞菌呈特有的绿色，可产生活性氧来损伤细胞；后者亦具有杀菌作用，细菌会产生过氧化氢酶以保护自身免遭活性氧的破坏。

铜绿假单胞菌还含有一些参与**群体感应（queorum sensing）**的基因，是一种可检测周围环境中细菌产物的机制。当铜绿假单胞菌或邻近细菌的生长达到一个临界值时，这些“诱导”产物的浓度就达到了可激活毒力基因转录的水平，包括与代谢过程、酶生产和生物膜形成相关的基因。很显然，铜绿假单胞菌在人体内形成的生物膜与在培养基表面的不同。生物膜形成与CF患者中分离到的菌株产过量的海藻酸盐和黏液表型有关，并与严重感染相关。铜绿假单胞菌在组织中可形成由具有群体感应、生物膜形成能力的菌株组成的微菌落，说明群体感染也与严重伤口表面下的微菌落形成有关。这些微菌落中包含DNA、黏液、肌动蛋白和死亡细菌和宿主细胞的其他产物。此外，铜绿假单胞菌可在恶劣环境中存活，

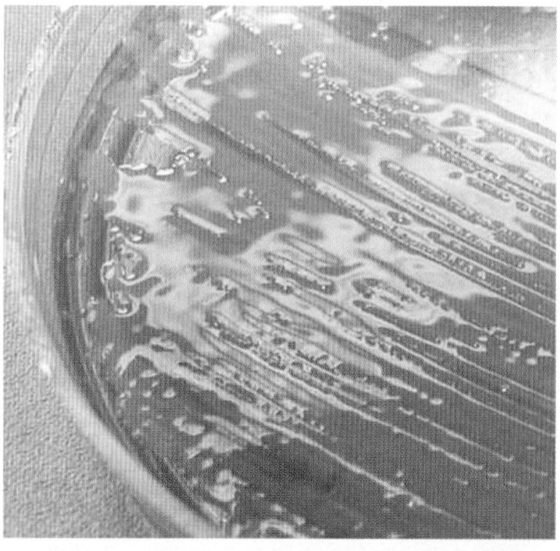

图21.1　铜绿假单胞菌在胰酶大豆琼脂上产生过量的海藻酸盐致其有黏液表型。浅蓝色是因绿脓菌素产量低导致。（来源：Courtesy David Craft, PhD, D[ABMM], Penn State Hershey Medical Center.）

且对多种抗菌药物存在天然耐药，这两个特点有助于其在医院环境中生存。另外，CF患者长期使用抗菌药物，自然也会筛选出高耐药表型的铜绿假单胞菌。

即使有上述各种潜在的毒力因子，铜绿假单胞菌仍是一种机会致病菌，需要宿主防御受损才能建立感染。在正常、健康宿主中，感染多发生于游泳者或潜水者的外耳、或长时间浸泡于水中的皮肤、或与皮肤破损或皮肤屏障破坏（如烧伤、穿刺伤口、静脉注射吸毒者使用受污染的针头、受污染的隐形眼镜造成的眼外伤）有关。糖尿病足和慢性溃疡的深部伤口、严重烧伤组织和坏死组织是铜绿假单胞菌感染的良好环境，对其生长非常有利。感染可侵入骨骼、心脏或眼睛，常需行组织活检以来检测生物膜内的细菌。

铜绿假单胞菌很容易感染CF患者的呼吸道。虽然很少通过呼吸道播散入血，但仅呼吸道受累后果亦可非常严重甚至致命。铜绿假单胞菌是其他患者呼吸道和泌尿道、伤口、血液，甚至医疗保健相关的中枢神经系统感染的常见病原体之一。免疫功能低下患者的这些感染通常很严重，往往可致命。部分菌血症病例中，可能会侵入和破坏皮下血管壁形成皮肤丘疹，导致发黑、坏死，称为**气性坏疽（ecthyma gangrenosum）**。糖尿病患者还可出现严重的外耳道感染（**恶性外耳道炎，malignant otitis externa**），可进展累及颅底神经和骨质。

假单胞菌属的其他菌种大多尚未发现存在上述已知的毒力因子。然而，大多数菌种如荧光假单胞菌、恶臭假单胞菌、施氏假单胞菌、栖稻假单胞菌、浅黄假单胞菌（第20章）、产碱假单胞菌、门多萨假单胞菌、假产碱假单胞菌及威隆假单胞菌可出现严重的感染，通常与免疫低下患者暴露于受污染的医疗材料有关。这种暴露可导致呼吸道和泌尿道感染、伤口感染及菌血症、骨髓炎、心内膜炎和脑膜炎。部分细菌已经从CF患者的呼吸道样本中分离到。然而，因毒力较低，应谨慎考虑其临床意义。

实验室诊断

样本采集及转运

本章中所讨论的细菌不需要特殊采集装置或转运条件。表5.1提供了样本采集和转运相关的一般信息。

样本处理

本章中所讨论的细菌亦无需特殊处理。表5.1提供了样本处理相关的标准方法。

直接检测

除革兰染色外，尚未建立可直接用于检测临床样本中本章所讨论细菌的具体程序。这些细菌的革兰染色通常为中等大小、直棒状革兰阴性杆菌（图21.2）。除缺陷短波单胞菌为长杆状外；鼻疽短波单胞菌为球状；类鼻疽短波单胞菌为革兰阴性小杆菌，双极着色。

实时聚合酶链反应（real-time polymerase chain reaction，RT-PCR）或不基于培养的基因测序分析，如二代基因测序（next-generation genome sequencing），很可能是直接检测临床样本中的细菌的替代方法。然而，分子检测方法目前还不够敏感，不足以取代传统培养方法。

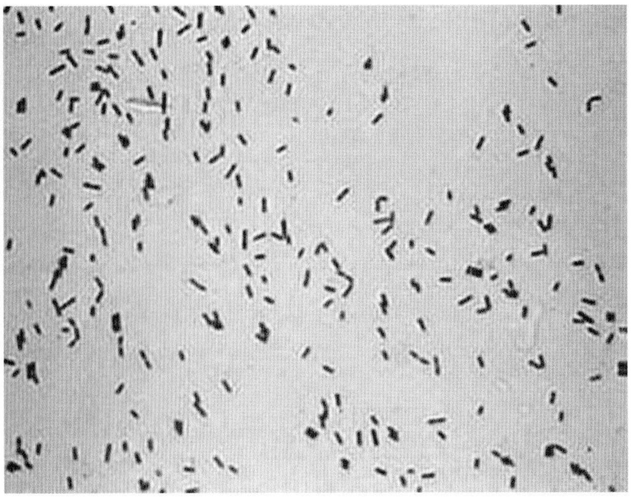

图21.2 铜绿假单胞菌的革兰染色。(来源: Courtesy David Craft, PhD, D[ABMM], Penn State Hershey Medical Center.)

核酸检测

虽然培养仍是细菌鉴定和药敏试验的标准方法，但调查大规模疫情或研究环境流行病学时，利用分子方法进行筛选可能是有用的。各种PCR基因检测方法已经发展起来，包括16S rRNA、热休克蛋白、菌毛蛋白和外毒素A。毫无疑问，随着分子诊断学的发展壮大，应用于临床呼吸道感染和其他严重感染的快速诊断分析方法将陆续出现。

已经开发了几种基因分型方法用来检测假单胞菌的异质性和多样性，包括脉冲场凝胶电泳(pulsed field gel electrophoresis, PFGE)的限制性片段长度多态性(restriction fragment length polumorphism, RFLP)，其他基于PCR的分型方法，如多位点可变数目串联重复序列分型(variable-number tandem repeat, VNTR)、利用数个管家基因的多位点序列分型(multilocus sequence typing, MLST)及针对高度保守的基因组区域使用AT生物芯片技术(Clondiag Technologies, Germany)检测的单核苷酸多态性分型(single nucleotide polymorphisms, SNPs)。分子鉴定技术通常仅限于专门的参考实验室，而不是普通实验室的常规检测方法，包括PCR核糖体分型(即包含所有或部分编码16S和23S rRNA基因的基因组DNA限制性片段的指纹分析)、全基因组测序(whole-genome sequencing, WGS)和用于菌种或菌株鉴定的菌种特异性多重PCR。报道称用于鉴定类鼻疽短波单胞菌的实时PCR靶点包括16S rRNA、鞭毛蛋白(*fliC*)、核糖体蛋白亚基S21(*rpsU*)和Ⅲ型分泌系统(*TTS*基因)。

类似的核酸检测和鉴定方法可用于研究本章中伯克霍尔德属、罗尔斯顿菌属和潘多拉菌属的关系及鉴定。多株假单胞菌属菌株的WGS检测已完成且不断增多。研究结果可在http://www.pseudomonas.com网站上获得。WGS目前越来越便宜，然而，在推广至临床常规实验室前，菌种鉴定的国际标准和准则还有待确定。

培养

可选的培养基

假单胞菌属、食酸菌属、短波单胞菌属、伯克霍尔德菌属、贪铜菌属和罗尔斯顿菌属在实验室标准培养基如5%羊血和巧克力琼脂(图21.3和图21.4)上生长良好。除泡囊短波单胞菌和敏捷食酸菌外，这些属中的大多数菌种都可在麦康凯琼脂上生长。所有菌均可在肉汤-血培养系统和普通营养肉汤中生长良好，如巯基乙酸盐和脑-心浸出液肉汤。特殊的选择性培养基，如洋葱伯克霍尔德菌选择性琼脂(Burkholderia cepacia selective agar, BCSA)、洋葱假单胞菌(Pseudomonas cepacia, PC)琼脂或**氧化-发酵底物-多黏菌素B-杆菌肽-乳糖(oxidative-fermentative base-polymyxin B-bacitracin-lactose, OFPBL)**琼脂，可用于分离CF患者呼吸道分泌物的洋葱伯克霍尔德菌复合群和罗尔斯顿菌属(表21.1)。BCSA含有蛋白胨和糖(即蔗糖和乳糖)，可提供生长所需的营养。选择性成分如结晶紫和万古霉素可抑制革兰阳性菌生长，庆大霉素可抑制多种革兰阳性和革兰阴性菌生长。洋葱伯克霍尔德菌复合群的菌落半透明、光滑到粗糙、微凸起；可使培养基的颜色从红橙色变成黄色。PC琼脂含有结晶紫、胆盐、多黏菌素B和替卡西林，可抑制革兰阳性菌和快速生长的革兰阴性菌。还添加了无机

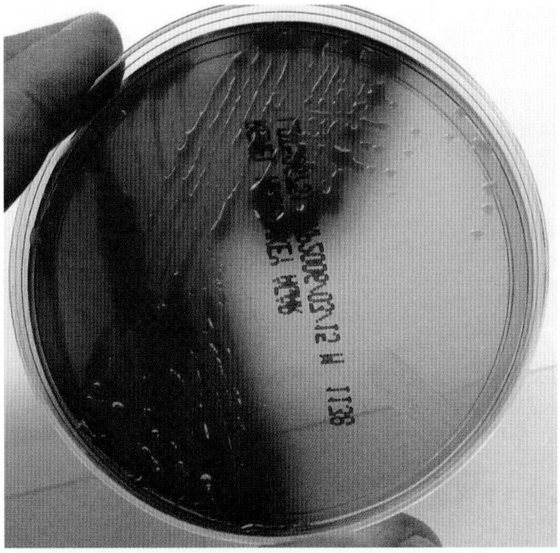

图21.3 5%羊血琼脂上的施氏假单胞菌。可见奶油色和褶皱的菌落结构。(来源: Courtesy David Craft, PhD, D[ABMM], Penn State Hershey Medical Center.)

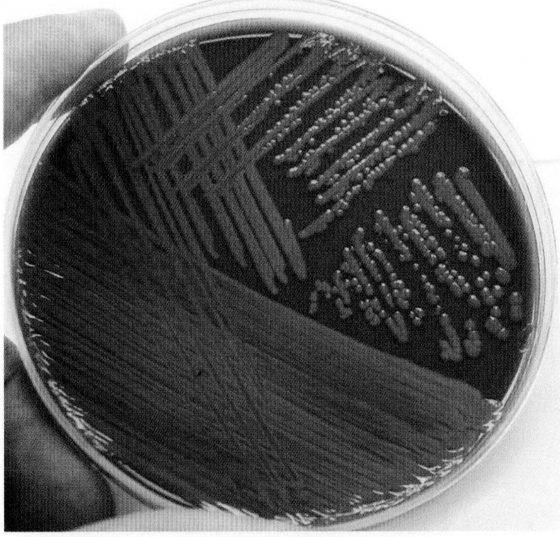

图21.4 巧克力琼脂上的洋葱伯克霍尔德菌。可见绿色色素。

表21.1 假单胞菌属、短波单胞菌属、伯克霍尔德菌属及其他菌的菌落外观及其他特征

细菌	琼脂类型	菌落特点
食酸菌属（德氏、敏捷、温和）	BA	外观没有特点，可产黄色可溶性色素（敏捷食酸菌除外），不溶血
	Mac	NLF（敏捷食酸菌在麦康凯上不生长）
缺陷短波单胞菌	BA	棕色至棕褐色，不溶血
	Mac	NLF
泡囊短波单胞菌	BA	黄色至橘色，不溶血
	Mac	NLF，仅43%可在麦康凯上生长
洋葱伯克霍尔德菌复合群	BA	光滑，略微隆起，恶臭，某些菌种为β溶血 可能有黄色或棕色（新洋葱伯克霍尔德菌）色素至红色
	Mac	NLF，培养4～7 d后，因分解乳糖菌落会变成深粉色
	BCSA、PC或OFPBL	光滑
类鼻疽伯克霍尔德菌	BA	奶油至黄橙色，光滑黏液样（24～48 h）至干燥起皱（>3 d可能类似恶臭假单胞菌），通常不溶血，恶臭
	Mac	NLF，但呈粉红色菌落（分解乳糖）
	Ashdown	NLF 干燥、褶皱、紫罗兰色–紫色
鼻疽伯克霍尔德菌	BA	外观没有特点，可能为微溶血
	Mac	NLF
潘多拉菌属	BA	外观没有特点，不溶血
	Mac	NLF
铜绿假单胞菌	BA	扁平至平铺于平板上、锯齿状边缘，融合生长，通常有金属光泽，蓝绿色、红色或棕色，通常为β溶血，葡萄或玉米饼样气味，CF患者的为黏液型菌落
	Mac	NLF
荧光假单胞菌、蒙氏假单胞菌、摩氏假单胞菌、恶臭假单胞菌、威隆假单胞菌、产碱假单胞菌、假产碱假单胞菌	BA	外观没有特点
	Mac	NLF
	Mac	NLF
门多萨假单胞菌	BA	光滑、不起皱、平坦、棕黄色至黄色，不溶血
	Mac	NLF
施氏假单胞菌	BA	干燥、褶皱、黏液样、浅黄色至棕色，不溶血
	Mac	NLF
	Mac	NLF
罗尔斯顿菌属（危险、解甘露醇、皮氏）	BA	外观没有特点，可能要72 h才能产生可见菌落
	Mac	NLF

BA：5%羊血琼脂；BCSA：洋葱伯克霍尔德菌选择性琼脂；Mac：麦康凯琼脂；NLF：不发酵乳糖；OFPBL：氧化–发酵底物–多黏菌素B–杆菌肽–乳糖琼脂；PC：洋葱假单胞菌琼脂。

和有机成分，包括丙酮酸和苯酚红。洋葱伯克霍尔德复合群分解丙酮酸，pH呈碱性，导致pH指示剂（酚红）由黄色变为粉红色（图21.5）。OFPBL利用杆菌肽作为一种选择性添加剂，通过能否发酵乳糖来鉴定分离菌株；大多数洋葱伯克霍尔德菌复合群中的菌种能发酵乳糖，呈黄色，而非发酵者为绿色（图21.5）。当怀疑为类鼻疽伯克霍尔德时应选用**Ashdown培养基**。首选样本包括喉部、直肠或痰液样本。该培养基中含有选择性成分结晶紫和庆大霉素，以抑制污染微生物的生长。中性的红色被添加入培养基中，并被细菌吸收，使干燥、褶皱的菌落呈现紫罗兰色–紫色，可使其与其他细菌区别开来。

培养条件和时间

将5%羊血和巧克力琼脂放置于35℃的CO_2中或空气中进行培养，通常在接种后24～48 h内可观察到菌落生长。可在35℃空气中的麦康凯琼脂上生长。用于CF患者的选择性培养基（如BCSA、PC或OFPBL）可能需要在35℃空气中孵育72 h才能观察到菌落生长。在Ashdown培养基上可能需要96 h。

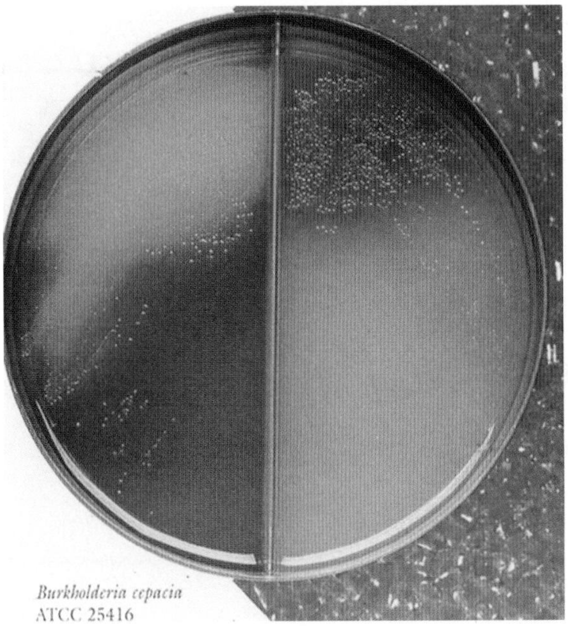

图21.5 洋葱伯克霍尔德菌复合群菌落在OFPBL琼脂上(左),因发酵乳糖pH呈酸性,琼脂颜色由绿色变为黄色;(右)在洋葱假单胞菌(PC)琼脂上,由于分解丙酮酸pH呈碱性,琼脂颜色由黄色变为粉红色。(来源: From Mahon C, Lehman D, Mansuelus G. *Textbook of Diagnostic Microbiology*. 5th ed. Philadelphia: Elsevier-Saunders; 2014.)

菌落外观

表21.1显示各个属在实验室标准培养基上(图21.6)的菌落外观和其他典型特征(如溶血和气味)。大多数菌种在麦康凯琼脂上生长24 h,表现为乳糖非发酵型。

鉴定方法

大多数可用的人工和商业化自动表型鉴定系统都能可靠地鉴定出铜绿假单胞菌和洋葱伯克霍尔德菌复合群,但鉴定其他菌种的可靠性不确定。人工检测系统包括API20NE(Biomerieux, Durham, NC),专用于在24～48 h内鉴定常见的非发酵菌;以及快速NF Plus(Remel, Lenexa, KS),通过检测细菌孵育4 h内产酶和底物的显色反应来鉴定细菌。Biolog Microbial ID系统(Hayward, CA)可手动也可自动化,其数据库中包括了大多数具有临床意义的非发酵菌。自动化系统包括BD Phoenix(Franklin Lakes, NJ)、Vitek-2(Biomerieux, Durham, NC)和MicroScan(Beckman Coulter, Brea, CA),均可提供众多细菌包括大多数临床相关非发酵菌的鉴定(及药敏)。

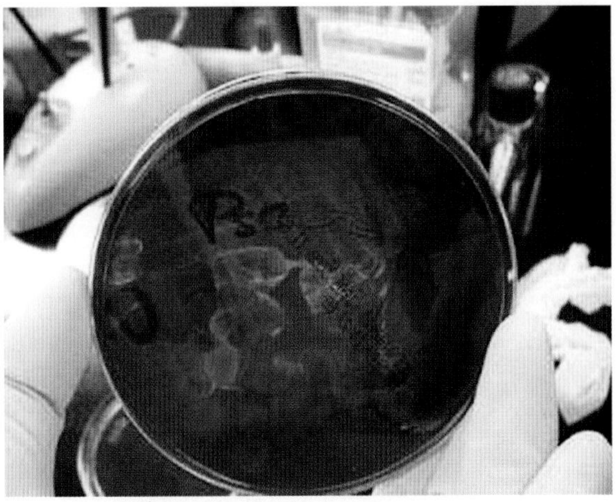

图21.6 5%羊血琼脂上的铜绿假单胞菌。可见β溶血、灰色、有金属光泽、扁平地平铺于平板的菌落形态。(来源: Courtesy David Craft, PhD, D[ABMM], Penn State Hershey Medical Center.)

表21.2～表21.4提供了对本章菌种进行鉴定的关键表型特征,为细菌的初步鉴定提供有用信息,但准确的鉴定往往需

表21.2 食酸菌属、短波单胞菌属、贪铜菌属和罗尔斯顿菌属的生化和生理特征

细菌	42℃生长	硝酸盐还原	硝酸盐产气	明胶液化	精氨酸双水解酶	赖氨酸脱羧酶	水解尿素	分解葡萄糖	分解乳糖	分解甘露醇	分解木糖
德氏食酸菌	50%	+	−	−	+	−	+	+	−	50%	85%
敏捷食酸菌	−	+	−	+	+	−	+	+	−	+	+
温和食酸菌	+	+	+	−	−	−	50%	+	−	50%	−
缺陷短波单胞菌	v38%	3%	−	68%	−	−	13%	21%	−	−	−
泡囊短波单胞菌	19%	5%	−	25%	−	−	2%	87%	−	−	27%
潘多拉菌(奸诈、居肺、留肺、痰和纽伦堡)属	v	v	−	−	−	−	v	+/v	−	−	−
呼吸道贪铜菌	ND	v	v	ND	ND	−	−	−	−	ND	ND
吉拉迪贪铜菌	+	−	−	ND	ND	−	−	−	−	ND	−
少见贪铜菌	v	−	−	ND	ND	−	−	−	−	−	−
危险罗尔斯顿菌	ND	+	ND	ND	−	−	−	v	v	ND	ND
解甘露醇罗尔斯顿菌	+	−	−	v	−	−	+	+	+	+	+
皮氏罗尔斯顿菌	v	+	v	v	−	−	+	v	v	−	+

ND:没有数据;v:可变;%:阳性菌株的百分比;+:>90%的菌株呈阳性;−:>90%的菌株为阴性。
来源:Updated from Carroll KC, Pfaller MA, Landry ML, et al. *Manual of Clinical Microbiology*. 12th ed. Washington, DC: ASM; 2019.

表21.3 洋葱伯克霍尔德菌及其他菌种的生化及生理特征

细菌	42℃生长	硝酸盐还原	硝酸盐产气	明胶液化	精氨酸双水解酶	赖氨酸脱羧酶	水解尿素	分解葡萄糖	分解乳糖	分解甘露醇	分解木糖
洋葱伯克霍尔德菌复合群	v	v	−	v	−	+/v	v	+	+/v	v	+/v
鼻疽伯克霍尔德菌	−	+	−	−	+	−	v	+	v	−	v
类鼻疽伯克霍尔德菌	+	+	+	v	+	−	v	+	+	+	+

ND：没有数据；v：可变；+：＞90%的菌株呈阳性；−：＞90%的菌株为阴性。

表21.4 假单胞菌属的生化及生理特征

细菌	42℃生长	硝酸盐还原	硝酸盐产气	明胶液化	精氨酸双水解酶	赖氨酸脱羧酶	水解尿素	分解葡萄糖	分解乳糖	分解甘露醇	分解木糖
铜绿假单胞菌	+	+	+	v	+	−	v	+	−	v	+
产碱假单胞菌	v	54%	−	−	12%	−	−	−	−	−	−
荧光假单胞菌	−	−	−	+	+	−	v	+	v	v	+
门多萨假单胞菌	+	+	+	−	+	−	v	+	−	−	+
蒙氏假单胞菌	−	−	−	−	+	−	v	+	−	−	−
摩氏假单胞菌	−	−	−	+	+	−	ND	+	−	v	−
假产碱假单胞菌	94%	+	−	−	78%	−	3%	9%	−	−	18%
恶臭假单胞菌	−	−	−	−	+	−	v	+	v	v	+
施氏假单胞菌	v	+	+	−	−/+*	−	v	+	−	+	+
威隆假单胞菌	−	+	+	v	+	ND	v	+	ND	+	+

ND：没有数据；v：可变；%：阳性菌株的百分比；+：＞90%的菌株呈阳性；−：＞90%的菌株为阴性。
来源：Updated from: Carroll KC, Pfaller MA, Landry ML, et al. *Manual of Clinical Microbiology*. 12th. Washington, DC: ASM; 2019.

要参考实验室进行更广泛的试验。

其他鉴定方法

细胞脂肪酸分析已被用于帮助鉴定临床样本中本章所讨论的非发酵菌。该方法在鉴别贪铜菌与罗尔斯顿菌方面非常有效。细胞脂肪酸分析不能区分唐菖蒲伯克霍尔德（第20章）与洋葱伯克霍尔德复合群。据报道，MALDI-TOF MS在鉴定本章中的许多菌种方面并不可靠。

特殊菌种相关讨论

方便可靠的铜绿假单胞菌鉴定方案包含如下常规试验和特点：

- 氧化酶阳性。
- 在Mueller-Hinton琼脂或胰酶大豆琼脂上产生亮蓝色（绿脓菌素）、绿色（**黄脓菌素pyoverdin**）、红色（**绿脓菌红素pyrorubrin**）或棕色（**脓褐素pyomelanin**）扩散性色素（图21.7和图21.8；图21.1）。

铜绿假单胞菌、荧光假单胞菌、恶臭假单胞菌、威隆假单胞菌、蒙氏假单胞菌及摩氏假单胞菌均属于荧光群假单胞菌，均可产生黄脓菌素，一种水溶性的黄绿色或黄褐色色素，在紫外光（ultraviolet，UV）照下可发出蓝绿色荧光。铜绿假单胞菌能在42℃生长并产生绿脓菌素，凭此可将其与其他假单胞菌区分开来。分离自CF患者的产黏液型铜绿假单胞菌菌株可能不产这种特征性色素，生化试验反应也可能比非黏液型菌株更慢；可出现一些表型变化，包括生长缓慢、色素产生的变化和生化活性的改变。标准生化试验应严格持续7 d，才能判定这些菌株的反应为阴性。这种缓慢的生化活性往往会阻

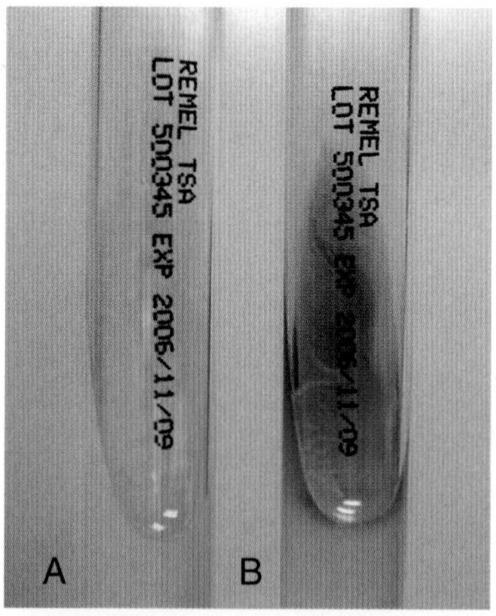

图21.7 铜绿假单胞菌在未接种管（A）与大豆琼脂上（B）的比较。可见水溶性绿脓菌素和黄脓菌素产生的蓝绿色。

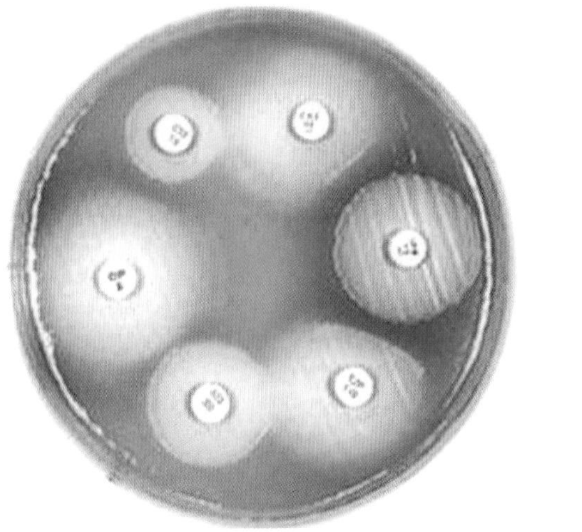

图21.8 铜绿假单胞菌在M-H琼脂的纸片扩散法药敏试验。可见蓝绿色色素。(来源：Courtesy David Craft, PhD, D[ABMM], Penn State Hersey Medical Center.)

碍商业化系统对黏液型铜绿假单胞菌的准确鉴定。蒙氏假单胞菌不能分解木糖，可与恶臭假单胞菌相区别。两者都可通过不能液化明胶与荧光假单胞菌相区别。摩氏假单胞菌可液化明胶，但不分解木糖，可与荧光假单胞菌区别。

若碰到赖氨酸脱羧酶反应阳性的非发酵菌应怀疑洋葱伯克霍尔德菌复合群。80%的菌株赖氨酸脱羧酶反应呈阳性。正确鉴定偶然碰到的赖氨酸脱羧酶阴性(20%)或氧化酶阴性(14%)菌株需要完整的生化试验。潘多拉菌属可与洋葱伯克霍尔德菌区别开，因其赖氨酸脱羧酶反应阴性且不能液化明胶。

由于生化表型特征存在变异，很难会怀疑到本章中的其他菌种。然而，某些特殊情况下能提供一些指导也很重要。CF患者中经商业化系统初始鉴定为洋葱伯克霍尔德菌时，需要通过额外的表型和(或)基因型方法进一步确认。洋葱伯克霍尔德菌复合群有20个基因组变种，准确的菌种鉴定非常必要。同样，如果系统将临床样本中的菌株快速鉴定为唐菖蒲伯克霍尔德或食酸菌属、罗尔斯顿菌属、贪铜菌属或潘多拉菌属时，也应进一步行确证试验。

血清学诊断

血清学诊断技术通常不用作本章细菌所致感染的实验室诊断方法。然而，血清学检查可作为基于培养的初步诊断或辅助检查使用，以提高类鼻疽病的诊断率。目前已有许多抗体检测试剂可供使用，但总体来说，抗体检测没有标准化，也缺乏敏感性。在美国以外的地区，一项间接血凝集试验可用于诊断由类鼻疽伯克霍尔德菌引起的感染。应检测急性和恢复期血清。然而，通常为单个患者样本检测，缺乏基于流行病学的人群血清阳性背景的临界值，因此结果解释存在困难。此外，与其他细菌(如洋葱伯克霍尔德菌复合群和铜绿假单胞菌)存在交叉抗体反应。一项利用细菌荚膜多糖单克隆抗体进行的针对类鼻疽伯克霍尔德菌的侧流免疫层析法也已被开发出来，并在痰液、尿液或脓液样本的使用中取得了成功。然而，已经观察到该方法在血液样本检测的敏感性会显著下降。

此外，还有两种已批准的商业化检测方法可以检测针对铜绿假单胞菌抗原的血清IgG或唾液或黏膜分泌物中的分泌型IgA。检测血清和黏膜分泌物可用以鉴别铜绿假单胞菌的间歇性定植、慢性感染并监测其治疗疗效，同时预测CF患者的预后。

抗菌药物敏感性试验和治疗

本章中的大多数菌可在培养基上生长，亦可在用于临床上更常见细菌的药敏试验条件下生长(更多关于可用的药敏试验的信息见第11章)。然而，在试验条件下生长并不能保证对重要抗菌药物耐药性的检测可靠性。因此，即使有药敏结果，也会有解释错误的重大风险。目前可用的药敏试验(纸片扩散法、肉汤稀释法、琼脂稀释法和E-test)能检测的抗菌药物数量亦有限。

食酸菌属、短波单胞菌属、贪铜菌属、潘多拉菌属和罗尔斯顿菌属在人类感染中并不常见，确定其在患者诊疗中的临床意义至关重要，可能为定植菌而非致病菌。抗菌药物治疗通常不推荐用于定植菌，但对致病菌是必要的。可用于治疗洋葱伯克霍尔德菌复合群和能做药敏试验的抗菌药物非常有限。然而，抗菌治疗很少能根除洋葱伯克霍尔德复合群，特别是来自CF患者的呼吸道分离株—是明确的临床实验室中耐药性最强的细菌之一。目前，类鼻疽病的最佳治疗方法仍存在争议。伯克霍尔德菌属可对各种抗菌药物存在耐药性，因此，可能很难给出有效的治疗方案。

临床和实验室标准协会(The Clinical Laboratory Standards Institute, CLSI)指南在CLSI M100-S29文件中给出了特定的检测方法(例如纸片扩散法和检测最低抑菌浓度)，并为铜绿假单胞菌、洋葱伯克霍尔德菌和嗜麦芽窄食单胞菌的敏感性报告解读提供了解释标准。指南还包含了其他非肠杆科分离株，包括铜绿假单胞菌外的其他假单胞菌的最低抑菌浓度。在革兰阴性非发酵杆菌中，铜绿假单胞菌是可测试体外药物敏感性的抗菌药物最广(图21.8)且有治疗证据的菌种(可用的检测方法见第11章)。

治疗通常包括有抗假单胞菌活性的β内酰胺类和氨基糖苷类药物。治疗选择取决于几个临床因素和铜绿假单胞菌分离株的实验室药敏结果。CF患者中分离到的铜绿假单胞菌可能需要延长孵育至24 h，才能得到可靠的药敏结果。此外，该菌可在任何抗菌药物使用后的3～4 d内产生耐药性。可能需要重复进行药敏试验以监测耐药性变化。

铜绿假单胞菌对很多抗菌药物具有天然耐药性。然而，铜绿假单胞菌也很容易对可用的敏感药物产生获得性耐药，需要对每个临床相关的分离菌株进行药敏试验。

虽然抗菌药物耐药性强也是其他假单胞菌和短波单胞菌的特征，但因其通常不具有临床意义，而且缺乏经过验证的药敏试验方法，无法提供具体的指南。铜绿假单胞菌感染的治疗方法通常被认为可用于治疗其他菌种，治疗开始前应先明确细菌的临床意义。

预防

因这些细菌在自然界中无处不在，且一般接触后不会对健康的人类宿主造成有害影响，因此没有可推荐的疫苗接种或预防方案。严格遵守合理的感染控制措施，并执行医疗用品的消毒和去污方案，可以尽量减少与医疗保健相关的感染。

案例学习 21.1

31岁男性因低热、慢性咳嗽伴脓痰就诊。X线见上肺弥漫性浸润影。患者年幼起长期有咳嗽咳痰等慢性呼吸道症状，曾诊断囊性纤维化(cystic fibrosis, CF)。送检痰培养查找致病菌，并予抗菌治疗和支持治疗。未行痰涂片检查。培养平板上见数个黏液型和非黏液型、氧化酶阳性、革兰阴性、非葡萄糖发酵的菌落。黏液型菌落有葡萄样气味，但不产蓝绿色或荧光色素(图21.7)，纸片扩散法药敏试验发现分离株对氨基糖苷类和氟喹诺酮类耐药。非黏液型菌株在黏菌素纸片周围有生长。

问题：

1. CF患者的痰培养中发现的革兰阴性菌可能是什么？
2. 黏液型革兰阴性杆菌可能具有哪些特征？为什么该菌会有不典型的生化反应？
3. 囊性纤维化基金会建议不要对CF患者的分离菌株进行快速药敏试验。请解释为什么。
4. 请解释纸片扩散法可用于CF患者的病原菌检测的原因。
5. 黏菌素耐药的革兰阴性杆菌可能是哪种菌？该菌可能会与其他哪些非发酵革兰阴性杆菌混淆？
6. 为什么痰涂片对评估患者的感染没有价值？

案例学习 21.2

50岁男性因醉酒、发热就诊于急诊(emergency department, ED)，既往有酗酒、糖尿病和糖尿病神经病变。因无法提供与病情相关的连贯病史，故不清楚病程长短。他在人行道上被警察发现时意识不清。

急诊接诊时，患者血糖310 mg/dL(正常范围80～120 mg/dL)，其他异常的实验室结果包括白细胞计数14×10^9/L[正常范围(5～10)$\times 10^9$/L]，中性杆状核粒细胞比例为6%。

进一步查体发现左足底有一个2 cm大小的溃疡，有亮绿色脓液渗出。革兰染色结果见图21.9。患者的足X线片见骨感染征象。实验室检查结果如下表所示。

实验室检查

项目	结果	参考范围
钠	135	135～145 mEq/L
钾	3.2	3.6～5.0 mEq/L
氯	99	98～107 mEq/L
CO_2	24.0	24.0～34.0 mEq/L
葡萄糖	310	24.0～34.0 mEq/L
总胆红素	3.0	0.2～1.9 mg/dL
AST	100	5～40 IU/L
ALT	90	5～40 IU/L
ALP	40	30～157 IU/L
蛋白	7.0	6.0～8.4 g/dL
BUN	45	7～24 mg/dL
肌酐	2.4	0.5～1.2 mg/dL
$HgbA_1C$	11.3	4%～5.9%
pH	7.34	7.35～7.45
PCO_2	33	35～45 mmHg
PO_2	83.5	83～108 mmHg
HCO_3^-	18	22～28 mEq/L
SaO_2	96	95%～98%

AST：门冬氨酸氨基转移酶；ALT：丙氨酸氨基转移酶；ALP：碱性磷酸酶；BUN：尿素；PCO_2：二氧化碳分压；PO_2：氧分压；HCO_3^-：碳酸氢根；SaO_2：血氧饱和度。

问题：

1. 指出实验室检查结果中所有的异常值。检查结果是否与患者目前的临床情况一致？
2. 根据患者的临床表现和图21.9的革兰染色结果，如需要，应进一步行哪些检查？
3. 可能的致病菌是什么？建议采用哪些治疗方法？

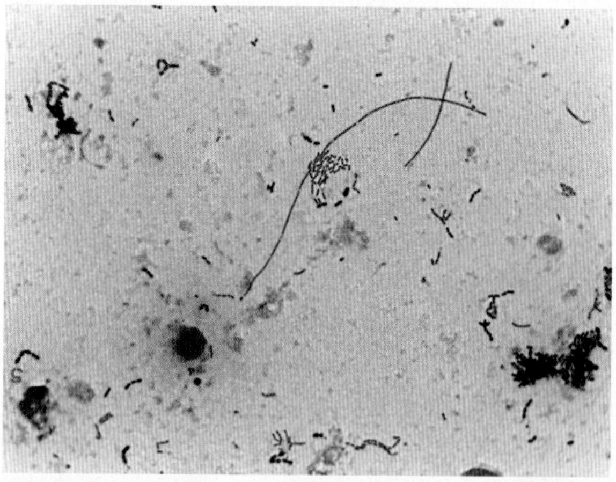

图21.9 病例21.2中患者伤口样本的革兰染色结果。注意图片正中的细菌团。

复习题

1. 以下哪种菌的革兰染色为双极染色，形态呈别针样(　　)
   a. 缺陷短波单胞菌　b. 鼻疽伯克霍尔德菌　c. 类鼻疽假单胞菌　d. 罗尔斯顿菌
2. 以下哪种菌可在麦康凯琼脂上不生长(　　)

a. 铜绿假单胞菌　b. 泡囊短波单胞菌　c. 洋葱伯克霍尔德菌复合群　d. 皮氏罗尔斯顿菌

3. 以下哪种是CF患者肺部感染的重要病原菌(　　)

a. 洋葱伯克霍尔德菌复合群　b. 类鼻疽伯克霍尔德菌　c. 荧光假单胞菌　d. 铜绿假单胞菌

4. 哪种菌对许多抗菌药物天然耐药且容易从其他细菌中获得耐药能力(　　)

a. 铜绿假单胞菌　b. 洋葱伯克霍尔德菌复合群　c. 鼻疽伯克霍尔德菌　d. 嗜麦芽窄食单胞菌

5. 以下所有情况均适用于大多数的假单胞菌和伯克霍尔德菌。哪项除外(　　)

a. 硝酸盐阴性　b. 氧化酶阳性　c. 可在麦康凯上生长　d. 分解葡萄糖

6. 是非题

______ CF患者应使用BCSA、PC或OFPBL琼脂。

______ 铜绿假单胞菌可在25℃下生长，以此可与其他假单胞菌区分开来。

______ 分离到赖氨酸脱羧酶阳性的非发酵菌时应怀疑洋葱伯克霍尔德菌复合群。

______ 分离自CF患者的洋葱伯克霍尔德菌复合群可被大多数商业化系统根据表型特征准确鉴定出来，且无需额外的试验来确认。

______ MALDI-TOF是鉴定伯克霍尔德菌属、短波单胞菌属、贪铜菌属、罗尔斯顿菌属及潘多拉菌属的一种非常可靠的方法。

______ 分离自临床样本中的短波单胞菌属、贪铜菌属、伯克霍尔德菌属及罗尔斯顿菌属很可能与住院患者的急性感染相关。

7. 配对题：将每个术语与正确的描述配对

______ Ashdown	______ 食酸菌
______ 鼻疽病	______ MALDI-TOF MS
______ 嗜中温的	______ 类鼻疽病
______ OFPBL	______ RFLP

a. 在MAC上不生长　b. 最佳生长温度为30～37℃　c. 用于分离洋葱伯克霍尔德菌复合群的培养基　d. 用于分离类鼻疽伯克霍尔德菌的培养基　e. 鼻疽伯克霍尔德菌感染　f. 类鼻疽伯克霍尔德菌感染　g. 基因分型方法　h. 用以菌种鉴定的肽段指纹图谱

参考答案

案例学习21.1

1. 囊性纤维化(CF)患者的呼吸道样本中常分离到铜绿假单胞菌(黏液样菌株)、洋葱伯克霍尔德菌及复合群和嗜麦芽窄食单胞菌。

2. 分离出黏液样形态学特征的铜绿假单胞菌是CF患者的典型特点。虽然目前尚不清楚黏液性变异的表达是由该类患者的哪些肺内因素促发的，但是该病的特征性表现。这些菌株通常不产铜绿假单胞菌的特征性色素。

3. 该菌生长极其缓慢。在快速药敏试验中，其生长受抑制，进而掩盖了真正的耐药性。

4. 纸片法药敏可以孵育24 h，而不降低灵敏度。它可以检测实验室常规可能无法检测但需要用于获得性耐药菌株患者治疗的药物。纸片法药敏有助于检测混合培养菌株，这在该类患者中常见。

5. 洋葱伯克霍尔德菌对黏菌素耐药，嗜麦芽窄食单胞菌也可以耐药。两者都是赖氨酸阳性并可发酵麦芽糖，但仅洋葱伯克霍尔德菌可以发酵甘露醇。嗜麦芽窄食单胞菌可水解DNA(图12.14；通常对磺胺甲噁唑-甲氧苄啶敏感，但本质上对亚胺培南具有耐药性)。皮氏罗尔斯顿菌和其他伯克霍尔德菌可与洋葱伯克霍尔德菌混淆。因为分离到洋葱伯克霍尔德菌标志着该CF患者可将此菌传染给其他CF患者，因此准确鉴定该菌非常重要。

6. CF患者均可感染假单胞菌，涂片可见革兰阴性杆菌。临床医生对革兰阴性分离菌有警惕性，对诊治CF患者非常关键，而不是涂片见到革兰阴性菌。

案例学习21.2

1. 是的，糖化血红蛋白水平升高说明存在未有效控制的糖尿病和血糖水平升高。其他化验结果表明他可能存在一些病变所致的与白细胞计数升高相关的其他全身性改变。

2. 革兰染色见革兰阴性杆菌伴大量白细胞，提示感染。该菌应该可以被培养出来。严重的伤口感染往往由患者局部循环欠佳所致，可引发全身性感染。因此，患者应完善血培养以排查全身性感染。

3. 根据有亮绿色化脓性渗出液和其革兰染色形态，可以推测患者很可能感染了铜绿假单胞菌。应对伤口进行清创及引流。培养到的细菌应进行药敏试验，以启动适当的抗菌治疗。

复习题

1. c; 2. b; 3. d; 4. a; 5. d; 6. √, ×, √, ×, ×, ×; 7. d, a, e, h, b, f, c, g

第22章・无色杆菌属、根瘤菌属、苍白杆菌属和类似微生物

Achromobacter, *Rhizobium*, *Ochrobactrum*, and Similar Organisms

韩梦鸽・译 黄声雷・审校

本章目标

1. 描述本章讨论微生物的一般特征,包括它们的正常生存环境、革兰染色特征和形态学。
2. 列出与每种微生物有关的疾病类型。
3. 比较不同种微生物的革兰染色外观。
4. 创建鉴定的方案,列出用于鉴别本章所包含属的主要检测。

本章相关的属和种

现用名	曾用名
脱硝化无色杆菌	脱硝化产碱杆菌
罕见无色杆菌	
皮氏无色杆菌	皮氏产碱杆菌
肺无色杆菌	
木糖氧化无色杆菌	
无色杆菌属	
血液杆菌属	
人苍白杆菌	
嗜血苍白杆菌	CDC Vd1-2 菌群和无色杆菌A、C和D菌群
中间苍白杆菌	
假格里朗苍白杆菌	
假中间苍白杆菌	
尿道寡源菌	
解脲寡源菌	
高效六价铬还原菌	
耶氏副球菌	CDCEO-2菌群
粪冷杆菌	部分CDCEO-2菌群
肺炎冷杆菌	
不解糖假苍白杆菌	
Rhizobium pusense	
放射根瘤菌	根癌土壤杆菌
腐败希瓦菌	腐败交替单胞菌、腐败无色杆菌、CDCIb菌群
海藻希瓦菌	
污蝇解壳杆菌	

一般特征

本章讨论的大多数微生物存在于自然环境中。但是,有几个菌种已从临床样本中分离到。无色杆菌属为革兰阴性杆菌,无芽孢,多有动力,有1～20根周生鞭毛。肺无色杆菌动力弱或缺失,罕见无色杆菌动力因菌株而异。它们是专性需氧的非发酵菌。然而,有些菌株能够在厌氧环境中生长。血液杆菌属、副球菌属、冷杆菌属和污蝇属为氧化酶阳性、吲哚阴性、胰蛋白酶阴性的革兰阴性杆菌。血液杆菌目前已发现3个菌种:从脓毒症患者的血液中分离出的马赛血液杆菌(原来被称为马赛红杆菌)、密苏里血液杆菌和血液杆菌属基因型1型。副球菌属约有48个种,其中2种具有重要临床意义:耶氏副球菌和*P. sanguinis*。寡源杆菌属包括两种不分解糖类的小球杆菌、解脲寡源菌和尿道寡源菌。解脲寡源菌通过周生鞭毛运动,尿道寡源菌无动力。冷杆菌属包括38个种,但只有粪冷杆菌和肺炎冷杆菌与人类感染有关。污蝇解壳杆菌是一种从伤口、蜂窝组织炎、骨髓炎和血流感染中分离出来的短球杆菌。与前一组相比,苍白杆菌属、高效六价铬还原菌、假苍白杆菌属、根瘤菌属和希瓦菌属是一组氧化酶阳性、吲哚阴性、胰蛋白酶阳性的革兰阴性杆菌,可以从各种临床样本和感染部位中分离到。具体的形态和生理学特征稍有不同。这些细菌将在本章后文的实验室诊断部分讨论。

流行病学

表22.1所列菌种的生存环境从土壤、水环境到各种哺乳动物的上呼吸道各不相同。作为主要的环境微生物,其生存环境的多样性体现在它们的各种传播方式上。例如,环境分离株(如脱硝化无色杆菌)的传播通常涉及患有衰竭性疾病的患者接触污染的液体或医用溶剂。木糖氧化无色杆菌是一种能引起多种感染的机会性病原体,可以从污染的消毒剂、透析液、盐溶液和水引起的医疗保健相关感染中检出。其他一些细菌可以从临床材料中检出,有几种已被确认为引起人类感染的原因。

放射根瘤菌生活在土壤中,人类通过接触被污染的医疗设备而发生感染;可以从囊性纤维化患者中分离到。冷杆菌属生活在寒冷深海环境中,极少与人类感染有关。

苍白杆菌属生活的特定生态环境尚不清楚,但它能够在水中生存,包括医院环境中的潮湿地方。它也可以在人类胃肠道暂时性定植。与放射根瘤菌相似,苍白杆菌属引起的人类感染与患有衰竭性疾病的患者的静脉导管或其他植入物的植入有关。也有报道通过受污染的药品和穿刺伤口而感染。中间苍白杆菌与人苍白杆菌表型非常相近,已有中间苍白杆菌引起的人类感染的报道。嗜血苍白杆菌、假格里朗苍白杆菌和假中间苍白杆菌可以从临床样本中分离到,但它们的意义尚不清楚。

致病机制和疾病谱

在列出的环境细菌中,无色杆菌属是各种感染中最常见的微生物,包括菌血症、脑膜炎、肺炎和腹膜炎。它们也和医疗保健相关感染暴发有关。皮氏无色杆菌可以从咽拭子、伤

表22.1 流行病学

种	生存环境（自然栖息地）	传播方式
无色杆菌属	环境，包括医院潮湿环境 囊性纤维化患者胃肠道或呼吸道的暂时定殖菌	未知 通常涉及接触污染的液体（如静脉注射液、血液透析液、灌注液），皂液和消毒剂
血液杆菌属	环境	未知；分离自人体皮肤
苍白杆菌属 CDCOFBA-1菌群	不确定，可能是环境；在水和医院环境中发现；也可能是人类微生物群的一部分 不确定，可能是环境；不属于人类微生物群	不确定。最有可能涉及受污染的医疗设备，如导管或其他异物，或污染的药品与穿刺伤有关 未知；很少感染人类
高效六价铬还原菌	环境	未知
副球菌属	环境；不属于人类微生物群	在人类腹膜炎中检出
不解糖假苍白杆菌	环境	未知
冷杆菌属	环境，特别是南极等寒冷气候；不属于人类微生物群	未知；很少在人类身上发现；已在鱼类、家禽和肉制品中发现
放射根瘤菌	环境、土壤和植物；不属于人类微生物群	污染的医疗器械，例如静脉导管和腹膜导管
腐败希瓦菌 海藻希瓦菌	环境和食品；不属于人类微生物群	不确定；接触水生和海洋环境相关感染 分离自脓肿、伤口和耳部感染，并与骨髓炎、腹膜炎和败血症有关
污蝇解壳杆菌	环境	不详

口、血液和耳分泌物中分离到。木糖氧化无色杆菌从囊性纤维化患者中的检出逐渐增多，同时还有致病无色杆菌、灵气无色杆菌、焦虑无色杆菌、疼痛无色杆菌、罕见无色杆菌、马德普拉塔无色杆菌、居黏膜无色杆菌、鲁兰无色杆菌和肺无色杆菌。目前还不清楚这些微生物是否是引起囊性纤维化的原因，还是仅在呼吸道定殖。脱硝化无色杆菌可以从尿液、前列腺分泌物、口腔、胸膜液和眼分泌物中检出。由于这些微生物大多很少引起人类感染，因此人们对它们可能产生的促进感染性的毒力因子（如果有的话）知之甚少（表22.2）。放射根瘤菌和苍白杆菌属感染通常涉及接触被污染的医疗材料和免疫功能受损的患者，很少在健康的宿主中发生，表明这些细菌的毒力相对较弱。一项报告显示放射根瘤菌能够产生荚膜。苍白杆菌属能够黏附在导管的硅胶材料上，这可能会增加导管相关感染的机会。

对于放射根瘤菌和苍白杆菌属，菌血症是最常见的感染类型（表22.2）；腹膜炎、心内膜炎、脑膜炎、尿路感染和化脓性感染较少发生。放射根瘤菌通常分离自血液、腹膜透析液、尿液和腹水。血液杆菌属可以从人体皮肤上检出，与血流感染

表22.2 致病机制和疾病谱

种	毒力因子	疾病谱和感染
无色杆菌属	未知 由于对消毒剂和抗微生物药物的天然耐药性而在医院内存在	感染通常涉及危重患者，包括菌血症、尿路感染、脑膜炎、伤口感染、肺炎、中耳炎、腹膜炎和败血症；发生在身体的各个部位；可能与医疗保健相关感染暴发有关
苍白杆菌属	未知。能够以类似葡萄球菌属的方式黏附在硅胶导管材料上	导管和异物相关菌血症。也可能导致组织移植受者的化脓性感染、社区获得性伤口感染和脑膜炎。患者通常免疫功能低下或因其他原因身体虚弱
尿道寡源菌	未知	尿路感染，尤其是女性
解脲寡源菌	未知	可以从肾脏、关节和腹膜液中分离出来
耶氏副球菌	未知	没有人类感染病例。临床样本中很少遇到
冷杆菌属	未知	人类感染罕见。在伤口和导管部位感染、脑膜炎和眼部的感染均有报道
放射根瘤菌	未知。分离自血液的黏液样菌落，提示胞外多糖荚膜的产生	免疫功能低下或虚弱的患者接触受污染的医疗器械，导致菌血症及较少见的腹膜炎、心内膜炎或尿路感染
希瓦菌属	未知	临床意义不确定；常见于混合培养中。与蜂窝组织炎、中耳炎和败血症有关；可能存在于呼吸道、尿液、粪便、胆汁、脑脊液和胸膜液中

和心内膜炎有关。希瓦菌属分离自皮肤、组织和眼部感染，以及骨髓炎、中耳炎、腹膜炎和血液感染中。海藻希瓦菌是与临床感染相关的主要菌种。尿道寡源菌和解脲寡源菌主要分离自人类尿路，与尿脓毒血症有关。高效六价铬还原菌可以在肝脓肿和血流感染中检出。不解糖假苍白杆菌可以从滑液和伤口感染中分离到。

虽然表22.2中列出的其他菌种也可能会在临床样本中遇到，但它们的临床意义尚不清楚，应谨慎考虑其临床意义和污染可能。

实验室诊断

样本采集和运输

本章讨论微生物的样本采集和运输没有特殊要求。有关样本采集和运输的一般信息，请参阅表5.1。

样本处理

本章讨论微生物的样本处理没有特殊要求。有关样品处理的一般信息，请参阅表5.1。

直接检测方法

在临床样本中直接检测这些微生物，除了革兰染色外无需特殊程序。无色杆菌属是中到长的直杆菌。苍白杆菌属是纤细的短到长的直杆菌。放射根瘤菌是一种短的多形性杆菌。冷杆菌属、尿道寡源菌和副球菌属是球杆菌。耶氏副球菌的革兰染色有特征性的O型外观（图22.1）。希瓦菌属是长、短或丝状杆菌。解脲寡源菌是一种短直杆菌。

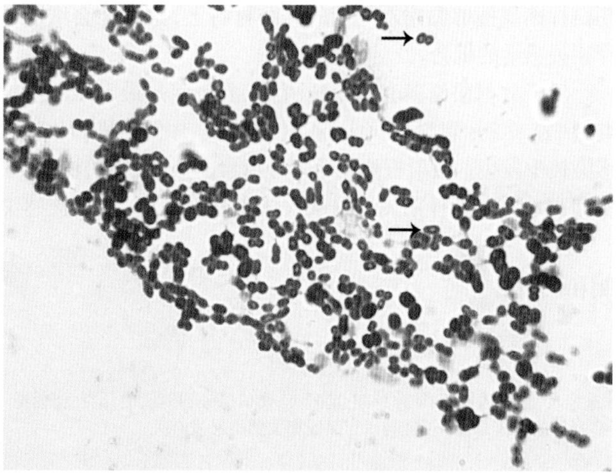

图22.1 耶氏副球菌；革兰染色可见环状形态细菌（箭头）。

培养

培养基选择

本章包含的属通常在常规实验室培养基上生长良好，如5%绵羊血琼脂、巧克力琼脂和麦康凯琼脂。这些微生物在血培养系统肉汤和普通营养肉汤中也生长良好，例如巯基乙酸盐和脑-心浸出液。

孵育条件和时长

这些微生物在35℃培养至少24 h，可在5%二氧化碳（CO_2）中5%绵羊血琼脂和巧克力琼脂上，以及环境空气中麦康凯琼脂上观察到菌落生长。冷杆菌属例外，因为它们通常在普通培养基上（如TSA）生长不佳甚至完全不生长，在20～25℃生长最佳。放射根瘤菌在25～28℃生长最佳，但在35℃也能生长。

菌落外观

表22.3描述了在5%绵羊血或麦康凯琼脂上生长时，各菌属的菌落外观和其他特征（例如溶血现象和气味）。

表22.3 菌落外观和特征

微生物	培养基	外观
脱硝化无色杆菌	BA	小，凸起，有光泽
	MAC	NLF
木糖氧化无色杆菌	BA	小，凸起，有光泽
	MAC	NLF
皮氏无色杆菌	BA	不产生色素，有光泽，凸起，菌落周围呈绿褐色变色带
	MAC	NLF
苍白杆菌属	BA	与肠杆菌属菌落相似，仅较小
	MAC	NLF
寡源菌属	BA	小，不透明，白色
	MAC	NLF
副球菌属	BA	多呈黏液样生长
	MAC	NLF
冷杆菌属	BA	无特征性外观，但通常在35℃生长不佳；在20℃生长最佳；培养物（分解类糖的菌株）闻起来像玫瑰
	MAC	NLF
放射根瘤菌	BA	无特征性外观
	MAC	NLF［长时间孵育后呈粉红色黏液状（>48 h）］
希瓦菌属	BA	凸起，圆形，光滑；偶尔呈黏液状；血琼脂呈淡紫绿色；棕色至褐色可溶性色素
	MAC	NLF
污蝇解壳杆菌	BA	生长快速、菌落周围有迁徙生长
	MAC	NLF

BA：5%绵羊血琼脂；MAC：麦康凯琼脂；NLF：乳糖非发酵菌。

鉴定方法

大多数商品化鉴定系统对本章讨论微生物的准确识别能力是有限或不确定的。表22.4提供了用于初步区分本章讨论属的主要生化反应。然而，这些细菌的明确鉴定可能需要一系列在很多临床微生物学实验室中并不常见的生化试验。MALDI-TOF质谱对本章属的鉴定能力有限。临床相关分离株的明确鉴定可能需要由参考实验室进行，并且可能还要使用16S rRNA序列分析。

关于特定微生物的讨论

寡杆菌属包括一个无动力菌种（尿道寡源菌）和一个有动力菌种（解脲寡源菌）。尿素分解是鉴别它们的主要试验；解脲寡源菌的尿素酶常在几分钟内呈阳性。尿道寡源菌脲酶

表22.4　主要生化和生理特征

微生物	葡萄糖分解	木糖分解	甘露醇分解	硝酸盐还原	亚硝酸盐还原	苯丙氨酸脱氨酶	七叶苷水解	脲酶
脱硝化无色杆菌	−	−	−	+	+	ND	ND	−
木糖氧化无色杆菌	−	−	−	+	+	ND	ND	−
皮氏无色杆菌	−	−	−	+	−	ND	ND	−
人苍白杆菌	+	+	V	+	+	+	−	+
嗜血苍白杆菌	+	+	V	−	−	+	−	+
中间苍白杆菌	+	+	V	+	+	+	−	V
假格里朗苍白杆菌	+	+	V	+	+	+	−	+
耶氏副球菌	+	+	−	+	V	V	−	−
高效六价铬还原菌	+	+	V	+	+	−	+	+
粪冷杆菌	−	−	−	+	+	V	ND	−
肺炎冷杆菌	−	−	−	+	+	−	ND	−
不解糖假苍白杆菌	+	+	−	−	−	+	−	−
放射根瘤菌	+	+	+	V	−	−	+	−
海藻希瓦菌[ab]	−	−	−	+	ND	ND	−	ND
腐败希瓦菌[b]	V	−	−	+	−	−	−	−
污蝇解壳杆菌	+1	+	−	−	−	+	ND	−

ND：无可用数据；V：反应不定；+：＞90%的菌株呈阳性；−：＞90%的菌株呈阴性；(+)：延迟反应。

[a] 生长需要NaCl。

[b] 三糖铁（TSI）琼脂底部产生H_2S。

来源：Data from Caroll KC, Pfaller MA. *Manual of Clinical Microbiology*. 12th ed. Washington, DC: ASM Press; 2019.

和硝酸盐还原酶阴性。尿道寡源菌易与奥斯陆莫拉菌混淆（第27章）。

脱硝化无色杆菌能够将硝酸盐还原为亚硝酸盐，并将亚硝酸盐还原为气体。无色杆菌属的氧化酶和触酶阳性，脲酶、DNA酶、赖氨酸脱羧酶、鸟氨酸脱羧酶、精氨酸双水解酶和明胶酶阴性。总的来说，无色杆菌属几乎不分解糖类或分解糖类的能力非常弱，常规方法难以鉴定到属水平，可能需要16S rRNA序列分析方法。MALDI-TOF质谱已成功用于鉴定木糖氧化无色杆菌、鲁兰无色杆菌、*A.insolitus*和少见无色杆菌。

耶氏副球菌，原来被称为CDCEO-2菌群（艾格糖发酵菌），其生化特征与分解糖类的、不溶血的不动杆菌属非常相似，除了后者的氧化酶阴性（关于这个属的更多信息见第20章）。

放射根瘤菌能从各种碳水化合物中产生酸。放射根瘤菌β半乳糖苷酶试验结果为阳性，可与苍白杆菌属相鉴别。冷杆菌属的最佳生长温度低于35℃，它们可以分解或不分解糖类。

高效六价铬还原菌不能产生苯丙氨酸脱氨酶，可与根瘤菌属、苍白杆菌属和假苍白杆菌属相鉴别。此外，高效六价铬还原菌在30 min内能水解三丁酸甘油酯。苍白杆菌属和假苍白杆菌属不能水解三丁酸甘油酯。高效六价铬还原菌还可在41℃生长。

此外，希瓦菌属能在三糖铁（triple sugar iron, TSI）琼脂底部产生硫化氢（H_2S）；这种特性在非发酵的革兰阴性杆菌中很少见。希瓦菌属是嗜盐菌。

血清学诊断

血清学诊断技术通常不用于本章讨论微生物引起的感染的实验室诊断。

抗菌药物敏感性试验和治疗

尽管这些微生物中多数能在培养基和常见细菌的推荐检测条件下生长，但它们的抗菌药物耐药性试验没有参考标准。由于缺乏经过验证的体外药敏试验方法，无法对表22.5所列微生物提供明确的治疗和检测指南。虽然文献中包含了其中一些微生物的敏感性数据，但由于缺乏对潜在耐药机制的了解，无法对这些数据进行验证。

虽然还没有为本章讨论的其他菌种建立标准化方法，但已有体外药物敏感性研究发表，并指出了具有潜在活性的抗菌药物。木糖氧化无色杆菌对β内酰胺类、脲基青霉素类和碳青霉烯类的敏感性不同；对窄谱青霉素和头孢菌素（包括头孢噻肟）具有耐药性。其他菌种对抗菌药物很少有耐药；但少见无色杆菌和*A.insolitus*对大多数喹诺酮类、大环内酯类

表22.5 抗菌药物敏感性试验和治疗

种	治疗选择	对治疗选项的潜在耐药性	经验证的试验方法[a]	注解
脱硝化无色杆菌	无明确指南。潜在活性药物包括美洛西林、哌拉西林、替卡西林/克拉维酸、头孢他啶、亚胺培南、甲氧苄啶/磺胺甲噁唑和喹诺酮类药物	能够产生β内酰胺酶	暂无	
木糖氧化无色杆菌	无明确指南 潜在活性药物包括亚胺培南、哌拉西林、替卡西林/克拉维酸、头孢他啶和复方磺胺甲噁唑	氨基糖苷类、头孢他啶以外的广谱头孢菌素和喹诺酮类药物均无活性 对妥布霉素、阿奇霉素和克拉霉素耐药	暂无	
皮氏无色杆菌	无明确指南	对氨苄西林、头孢泊肟和庆大霉素耐药	暂无	
尿道寡源菌 解脲寡源菌	无明确指南 潜在活性药物包括几种青霉素、头孢菌素和喹诺酮类药物	产生β内酰胺酶；可能对喹诺酮类药物产生耐药性	暂无	
苍白杆菌属	最佳治疗方案还不确定。治疗包括移除异物。潜在活性药物包括复方磺胺甲噁唑、环丙沙星和亚胺培南；氨基糖苷类活性不定	通常对所有青霉素和头孢菌素耐药	暂无	可在药物敏感性试验的培养基上生长，但无结果解释标准
耶氏副球菌	无明确指南	未知	暂无	无临床数据
冷杆菌属	无明确指南 通常对青霉素敏感	未知	暂无	临床数据有限
放射根瘤菌	最佳治疗方案尚未明确。治疗包括移除异物。潜在活性药物包括头孢曲松、头孢噻肟、亚胺培南、庆大霉素和环丙沙星	耐药	暂无	可在药物敏感性试验的培养基上生长，但无结果解释标准
希瓦菌属	无明确指南。一般对各种抗菌药物敏感	通常对氨苄西林和头孢菌素耐药	暂无	

[a] 经验证的试验方法包括临床和实验室标准协会（CLSI）推荐的标准方法和美国食品药品管理局（FDA）批准的商业方法。

和头孢菌素具有耐药性。

由于放射根瘤菌和苍白杆菌属感染通常与植入物有关，因此患者的治疗管理通常需要移除被污染的材料。尽管尚未建立针对此类感染的明确的抗菌药物治疗方法，但体外数据表明，某些药物可能比其他药物更有效（表22.5）。大多数放射根瘤菌菌株对头孢菌素、碳青霉烯类、四环素类和庆大霉素敏感，但对妥布霉素不敏感。

人苍白杆菌通常对目前所有可用的青霉素、头孢菌素、氨曲南和阿莫西林-克拉维酸耐药，但对氨基糖苷类、氟喹诺酮类、亚胺培南、四环素和复方磺胺甲噁唑通常敏感。人苍白杆菌（对黏菌素敏感）可通过对黏菌素耐药性与中间苍白杆菌相鉴别。这种耐药特征与菌种具有足够一致性，有助于细菌鉴定。人苍白杆菌对复方磺胺甲噁唑和环丙沙星也很敏感，但如果不移除被污染的医疗器械，抗菌药物治疗可能无法将其成功根除。

希瓦菌属通常对大多数能有效对抗革兰阴性杆菌的抗菌药物敏感。

回顾第11章，当临床感染相关细菌分离株没有经过验证的药敏试验方法时，提供敏感性信息和数据是更优的策略。

预防

由于这些微生物在自然界中普遍存在，通常不会对人类健康构成威胁，因此尚无推荐的疫苗接种或预防方案。通过遵循适当的无菌技术和感染控制指南，实施有效的医疗用品消毒和去污染程序，控制医疗保健相关感染。

复习题

1. 以下哪种非发酵革兰阴性杆菌最常与临床感染有关（　　）

   a. 苍白杆菌属，海藻希瓦菌　b. 耶氏副球菌，腐败希瓦菌　c. 苍白杆菌属，放射根瘤菌　d. 放射根瘤菌、耶氏副球菌、海藻希瓦菌

2. 这种非发酵革兰阴性杆菌能够产生H_2S（　　）

   a. 木糖氧化无色杆菌　b. 海藻希瓦菌　c. 人苍白杆菌　d. 耶氏副球菌

3. 是非题

   ______ 这些微生物通常与住院患者的高感染率有关。

   ______ 本组所有微生物都与环境污染和免疫受损患者的感染有关。

   ______ 对于任何可在标准实验室培养基上培养的微生物，抗菌药物敏感性模式都很容易完成。

4. 配对题：将每个术语与正确的描述配对

   ______ 放射根瘤菌　______ 海藻希瓦菌

   ______ 耶氏副球菌　______ 腐败希瓦菌

   ______ 冷杆菌属　______ 寡源菌属

   ______ 无色杆菌属

   a. 20～25 ℃　b. 产生H_2S　c. 环状　d. 16S rRNA测序　e. 尿脓毒血症　f. OF管中产酸反应　g. 产生荚膜

参考答案

复习题

1. c; 2. b; 3. ×，√，×; 4. g,c,b,a,f,e,d

第23章 · 金黄杆菌属、鞘氨醇杆菌属和类似微生物
Chryseobacterium, *Sphingobacterium*, and Similar Organisms

韩梦鸽 · 译　黄声雷 · 审校

本章目标

1. 描述本章讨论微生物的一般特征。
2. 确定微生物的正常生存环境和传播途径。
3. 列出培养所列微生物的适当培养基，特别是脑膜脓毒伊丽莎白菌。
4. 描述脑膜脓毒伊丽莎白菌的菌落外观。
5. 概述用于鉴别本组微生物的主要检测方法，包括伊丽莎白菌属、类香味菌属、鞘氨醇杆菌属和动物溃疡伯杰菌。

本章相关的属和种

现用名	曾用名
阿尔卑斯浴者菌	
Bergeyella cardium	
动物溃疡伯杰菌	动物溃疡威克斯菌，CDCIIj菌群
人金黄杆菌	CDCIIe和IIc菌群
黏金黄杆菌	CDCIIb菌群
人型金黄杆菌	CDCIIc菌群
产吲哚金黄杆菌	CDCIIb菌群
特里斯维金黄杆菌	CDCIIe菌群
按蚊伊丽莎白菌	
脑膜脓毒伊丽莎白菌	脑膜脓毒黄杆菌
和平空间站伊丽莎白菌	
短稳杆菌	短黄杆菌
Myroides injenensi	
香味类香味菌	香味黄杆菌
拟香味类香味菌	香味黄杆菌
多食鞘氨醇杆菌	多食黄杆菌和CDCIIK-2菌群
食醇鞘氨醇杆菌	食醇黄杆菌和CDCIIK-3菌群
嗜温鞘氨醇杆菌	
法式沃氏菌	
有毒威克斯菌	CDCIIf菌群

一般特征

本章讨论的微生物属于黄杆菌科，是在人类样本中偶尔遇到的环境微生物。本章讨论的所有菌属均为产黄色色素、氧化酶阳性、吲哚阳性(除了鞘氨醇杆菌属和类香味菌属)的葡萄糖发酵菌，通常在麦康凯琼脂上生长良好。鞘氨醇杆菌属与本章讨论的其他微生物相比，细胞膜中含有较多的鞘磷脂化合物。在麦康凯琼脂上无法生长的水谷鞘氨醇杆菌(*Sphingobacterium mizutaii*)将在第26章中进行更详细的讨论。

流行病学

作为环境中的栖息者，这些微生物存在于不同的生态环境中，最常见的是土壤和水塘(表23.1)。就临床相关性而言，最值得注意的是它们在医院环境中持续存在的能力，尤其是在潮湿的地方。虽然它们不被认为是人类正常微生物群的一部分，但据报道，在患者住院期间，这些菌种会在患者呼吸道中定植。定植通常由接触被污染的水或医疗设备(例如呼吸设备)造成。被污染的药物溶液也可直接传播，伊丽莎白菌属也可以在人与人之间的传播。

表23.1　流行病学

种	生存环境(自然栖息地)	传播方式
阿尔卑斯浴者菌	水，如天然温泉	接触受污染的水
动物溃疡伯杰菌	狗和其他动物的正常口腔微生物群	猫狗咬伤
产吲哚金黄杆菌		导管相关感染
伊丽莎白菌属、金黄杆菌属、短稳杆菌、类香味菌属、鞘氨醇杆菌属	土壤、植物、水、食物和医院水源，包括培养箱、水槽、水龙头、自来水、血液透析系统、盐溶液和其他药品 不属于人类微生物群	患者接触污染的医疗器械或溶液，但感染来源并不总是明确的

由于它们能够在医院环境中很好地生存，这些微生物有可能污染实验室培养基和血培养系统。遇到这些菌种时，应谨慎考虑其临床意义和污染可能。

致病机制和疾病谱

由于这类细菌是环境微生物，尚未明确毒力因子。但是，在含氯自来水中的可以生存的能力可能会使这些细菌在饮用水系统中的生存更有优势。

感染的发生是通过虚弱患者接触污染源，常先会导致呼吸道定植。随后可能会进展为菌血症、肺炎等感染。这些感染通常由按蚊伊丽莎白菌、产吲哚金黄杆菌或香味类香味菌引起。某些人体部位的感染与其他菌种有关，这些部位的感染可能发生在呼吸道定植前或定植后。

由脑膜脓毒伊丽莎白菌和按蚊伊丽莎白菌引起的脑膜炎是与表23.2中所列细菌相关的最值得注意的感染。其引起的脑膜炎是一种危及生命的感染，可能伴有菌血症和多器官功能障碍，它们均可在医疗保健环境中引起中等到大规模感染暴发，导致严重的死亡率。伊丽莎白菌属脑膜炎可发生在婴儿、儿童和危重成年患者中。已发现的脑膜脓毒伊丽莎白菌中有编码几个有助于细菌毒力的溶细胞素基因。在历史上，脑膜脓毒伊丽莎白菌被认为是该属中的主要感染人类的病原体；然而，最近按蚊伊丽莎白菌更多的被认为与多起暴发有关，似乎是一种严重的新发人类病原体。

由产吲哚金黄杆菌引起的感染往往更多地发生在免疫功能低下的个体中，如白血病或淋巴瘤患者及早产儿。多食鞘氨醇杆菌和食醇鞘氨酸杆菌是该属在临床上最常见的两个菌种。已从多种临床样本中分离到多食鞘氨醇杆菌，而血液和尿液分离株往往以食醇鞘氨酸杆菌更常见。

实验室诊断

样本采集和运输

本章讨论微生物的样本采集和运输没有特殊要求。有关样本采集和运输的一般信息，请参阅表5.1。

样本处理

本章讨论微生物的样本处理没有特殊要求。有关样品处理的一般信息，请参阅表5.1。

直接检测方法

采用革兰染色法检测临床样本中这些微生物。金黄杆菌属和伊丽莎白菌属是中等到长的直杆菌，通常表现为“Ⅱ型”（即中心较薄，两端较厚的菌体）。短稳杆菌从短杆菌到长杆菌各不相同。鞘氨醇杆菌属是短的直杆菌；嗜温鞘氨醇杆菌可能表现为Ⅱ型。阿尔卑斯浴者菌呈高度多形性的直或弯曲的革兰阴性杆菌。

培养

培养基选择

本章中所有的属在常规实验室培养基上生长良好，如含5%绵羊血的胰酶大豆琼脂和巧克力琼脂。它们在血培养系统的肉汤和巯基乙酸盐和脑–心浸出液等液体培养基中也生长良好。本章中的某些细菌菌株可能在麦康凯琼脂上生长迟缓或生长不佳。

孵育条件和时长

这些微生物在35～37℃的二氧化碳或环境空气中培养至少24 h，才能在血和巧克力琼脂上观察到菌落生长。在麦康凯琼脂上的生长通常在接种后24 h内就能观察到菌落。

菌落外观

表23.3描述了在含有5%绵羊血的胰酶大豆琼脂、巧克力琼脂和麦康凯琼脂上每个菌属的菌落外观和其他区别特征。

鉴定方法

大多数商品化鉴定系统对本章讨论微生物的准确识别能力是有限或不确定的。表23.4提供了用于初步区分本章讨论属的主要生化反应。基质辅助激光解吸电离飞行时间质谱（matrix-assisted laser desorption ionization time-of-flight mass spectrometry, MALDI–TOF）可成功鉴定伊丽莎白菌属、金黄杆菌属和鞘氨醇杆菌属。然而，由于数据库中缺乏其他菌种的图谱，因此对其他菌种的鉴定仍存在困难。对这些细菌的明确鉴定可能需要一系列在很多临床微生物学实验室中并不常见的生化试验。临床相关分离株的明确鉴定可能需要送至参考实验室进行。

表23.2 致病机制和疾病谱

种	毒力因子	疾病谱和感染
阿尔卑斯浴者菌	未知	很少从临床样本中分离出。与肺炎和脑膜炎有关
B. cardium	未知	心内膜炎
动物溃疡伯杰菌	未知	猫狗咬伤；会导致菌血症、败血症和脑膜炎
人金黄杆菌	未知	伤口和菌血症
产吲哚金黄杆菌	未知	导管相关菌血症 恶性肿瘤和中性粒细胞减少症相关的菌血症
伊丽莎白菌属、金黄杆菌属、短稳杆菌、鞘氨醇杆菌属	具体的毒力因子尚不明确。能够在含氯自来水中存活。脑膜脓毒伊丽莎白菌是最常与人类感染相关的菌种，可被包裹或产生蛋白酶和明胶酶来破坏宿主细胞和组织	菌血症（通常与植入装置有关，如导管或污染的医疗溶液）。伊丽莎白菌属尤其与新生儿脑膜炎有关，在儿童和成人中少见。其他细菌与肺炎、伤口混合感染、眼部和泌尿道感染有关，偶尔也与鼻窦炎、心内膜炎、腹膜炎和筋膜炎有关
香味类香味菌、拟香味类香味菌	致病机制尚不明确	很少从人类中分离出 与尿液、血液、伤口和呼吸道样本相关
有毒威克斯菌	致病机制尚不明确	最常从泌尿生殖系统中分离出。已从术后伤口、腹膜炎和败血症中分离出

表23.3　菌落外观和特征

微生物	培养基	外观
浴者菌属	BA	浅黄色至棕色，凸起，光滑
动物溃疡伯杰菌	BA	非黏液状，不产生色素
人金黄杆菌	BA	黏稠，无色素到浅橙红色，黄色少见
黏金黄杆菌	BA	产生暗黄色的屈挠菌素型色素，α溶血
人型金黄杆菌	BA	黏液状，浅黄色色素
产吲哚金黄杆菌	BA	圆形，光滑，有光泽，边缘完整；暗黄色屈挠菌素型色素至橙色，β溶血
伊丽莎白菌属	BA	通常不产生色素，尽管可能表现为浅黄色或浅橙红色色素；光滑，圆形，大，有光泽，边缘完整
短稳杆菌	BA	圆形，光滑，有光泽，边缘完整；淡黄色
类香味菌属	BA	黄色色素，水果香味
鞘氨醇杆菌属	BA	小、圆形、凸起、光滑、不透明，浅黄色色素
有毒威克斯菌	BA	黏液状，黏稠的

BA：5%绵羊血琼脂。

与产吲哚金黄杆菌的黄色色素相比，脑膜脓毒伊丽莎白菌的分离株往往具有更浑浊的菌落外观。两者的氧化酶都是阳性，但脑膜脓毒伊丽莎白菌的邻-硝基苯-β-D-半乳糖苷（orthonitrophenyl galactoside, ONPG）为阳性，而产吲哚金黄杆菌的ONPG为阴性。它们在麦康凯琼脂上生长不佳；可以水解七叶甙，但没有其他生化反应。嗜温鞘氨醇杆菌可在42℃生长并具有还原硝酸盐的能力，可与临床上其他有意义的菌种相鉴别。

关于特定微生物的讨论

食醇鞘氨醇杆菌和金黄杆菌属的能否在麦康凯琼脂上是不确定。因此，这些微生物通常需要与第26章和第30章介绍的产生黄色色素的、麦康凯琼脂不生长、氧化酶阳性的菌属相鉴别。

血清学诊断

血清学诊断技术通常不用于本章讨论微生物引起的感染的实验室诊断。

抗菌药物敏感性试验和治疗

这些微生物尚无经过验证的药物敏感性试验方法。虽然它们可以在培养基和推荐的检测条件下生长，但它们的生长能力和检测重要抗菌药物耐药性的能力是不同的。由于缺乏

表23.4　主要生化和生理特征

微生物	在麦康凯琼脂上生长	甘露醇	阿拉伯糖	七叶苷水解	明胶液化	尿素	硝酸盐还原	亚硝酸盐还原	ONPG	PRY
阿尔卑斯浴者菌	−	+	−	−	−	−	+	−	−	−
动物溃疡伯杰菌	−	−	−	−	+	+	−	−	−	−
人金黄杆菌	−	−	−	−	+	−	−	−	−	+
黏金黄杆菌	+	−	+	+	+	73	73	54	−	+
人型金黄杆菌	−	−	−	+	+	−	65	65	−	+
产吲哚金黄杆菌	67	−	−	+	+	−	26	13	−	+
特里斯维金黄杆菌	−	−	−	20	−	−	60	+	−	80
按蚊伊丽莎白菌	+	+	−	+	−	−	ND	ND	+	ND
脑膜脓毒伊丽莎白菌	83	+	−	+	+	−	−	88	+	+
短稳杆菌	+	−	−	−	+	−	−	−	−	+
M.injenensi	ND	−	ND	ND	+	+	−	ND	−	ND
类香味菌	75	−	ND	−	+	+	−	+	−	+
拟香味类香味菌	+	−	ND	−	+	+	−	+	−	+
多食鞘氨醇杆菌	+	−	ND	+	−	+	−	−	+	+
食醇鞘氨醇杆菌	50	+	ND	+	−	+	−	−	75	+
嗜温鞘氨醇杆菌	+	−	ND	+	−	+	+	−	+	+
法式沃氏菌	+	−	−	53	53	+	−	34	19	+
有毒威克斯菌	−	−	−	−	+	−	−	−	−	+

数值为百分比；ND：无可用数据；ONPG：邻-硝基苯-β-D-半乳糖苷；PYR：吡咯烷基氨肽酶；+：＞90%的菌株呈阳性；−：＞90%的菌株呈阴性。
来源：From Caroll KC, Pfaller MA. *Manual of Clinical Microbiology*. 12th ed. Washington, DC: ASM Press; 2019.

表23.5 抗菌药物治疗和敏感性试验

细菌	治疗选择	对治疗选项的潜在耐药性	经验证的试验方法[a]	注解
动物溃疡伯杰菌	对大多数抗菌药物敏感		暂无	
产吲哚金黄杆菌[b]、伊丽莎白菌属、短稳杆菌、鞘氨醇杆菌属	无明确指南。潜在的活性药物包括环丙沙星、利福平、克林霉素、复方磺胺甲噁唑和万古霉素	产生β内酰胺酶，常对氨基糖苷类、四环素类和氯霉素耐药	暂无	纸片扩散法的体外药敏结果可能具有严重误导性

[a] 经验证的试验方法包括临床和实验室标准协会(CLSI)推荐的标准方法和美国食品药品管理局(FDA)批准的商业方法。
[b] 已分离出多重耐药菌株。

有效的体外药敏试验方法，无法对表23.5中所列的任一微生物给出明确的治疗和检测指南。

虽然可以在文献中找到其中一些细菌的抗菌药物的敏感性数据，但由于缺乏对潜在耐药机制的了解，因此无法对这些数据进行验证。回顾第11章，当临床上重要的细菌分离株没有经过验证的试验方法时，提供敏感性信息和数据是更优策略。

一般说来，本章讨论的菌种通常对β内酰胺类(包括青霉素、头孢菌素和碳青霉烯类)和氨基糖苷类抗生素耐药，这些抗生素通常用于治疗由其他革兰阴性杆菌引起的感染。然而，敏感性数据可能会因使用的试验方法类型而大不相同。这些菌种中的很多似乎对被认为对革兰阳性菌有效的常见抗菌药物敏感，并可用于治疗；克林霉素、利福平和万古霉素就是值得关注的药物。黏菌素已成功地用于治疗感染脑膜脓毒伊丽莎白菌和产吲哚金黄杆菌的患者。其他研究也报道了这两种细菌对黏菌素的耐药性。

预防

由于这些微生物在自然界中普遍存在，通常不会对人类健康构成威胁，因此尚无推荐的疫苗接种或预防方案。通过遵循适当的无菌技术和感染控制指南，并实施有效的医疗用品消毒和去污程序，控制医疗保健相关感染。

复习题

1. 哪种微生物感染与新生儿高死亡率有关(　　)

a. 多食鞘氨醇杆菌　b. 按蚊伊丽莎白菌　c. 类香味菌　d. 金黄杆菌属

2. 一名女性到急诊就诊，主诉尿频和灼热感。尿液样本显示有水果气味，革兰阴性杆菌，氧化酶、触酶、尿素酶阳性，吲哚阴性。该细菌很可能是(　　)

a. 食醇鞘氨醇杆菌　b. 大肠埃希菌　c. 铜绿假单胞菌　d. 类香味菌

3. 从一名女性身上分离出革兰阴性、略微弯曲的长杆菌，她的呼吸道症状表现为呼吸困难和咳嗽。她近期被诊断患有哮喘，并接受了呼吸治疗，在家中使用湿化吸入器进行呼吸治疗。应采集何种类型的样本，使用何种培养基分离细菌(　　)

a. 血和痰；麦康凯和巧克力琼脂　b. 痰；血和巧克力琼脂　c. 血和痰；血培养肉汤、巧克力和血琼脂　d. 血；血培养肉汤

4. MALDI-TOF MS可用于本章介绍属的鉴定；然而，以下哪项陈述导致结果受限(　　)

a. 混淆伊丽莎白菌属和金黄杆菌属的光谱不清楚　b. 使用标准方法提取蛋白质的抗性　c. 由于不常检出，当前数据库存在限制　d. 细菌无法在常规实验室培养基上生长

5. 是非题

______ 本章讨论的微生物很容易通过它们的黄色色素来识别。

______ 香味类香味菌能够还原硝酸盐。

______ 从女性的尿液样本中分离出有毒威克斯菌总是需要抗菌药物治疗，就像任何其他主要的革兰阴性杆菌一样。

6. 配对题：将每个术语与正确的描述配对

______ 类香味菌属　______ 伊丽莎白菌属

______ 产吲哚金黄杆菌　______ 有毒威克斯菌

______ 动物溃疡伯杰菌　______ 多食鞘氨醇杆菌

a. 动物咬伤　b. 屈挠菌素型　c. 水果气味　d. β内酰胺酶　e. 泌尿生殖系统　f. 鞘磷脂类

参考答案

复习题

1. b; 2. d; 3. c; 4. c; 5. ×, √, ×; 6. c, d, b, e, a, f

第24章 · 产碱杆菌属、丛毛单胞菌属和类似微生物

Alcaligenes, *Comamonas*, and Similar Organisms

韩梦鸽 · 译 黄声雷 · 审校

本章目标

1. 描述本章讨论微生物的正常生存环境和人类感染的传播途径。
2. 列出本章讨论微生物的一般特征。
3. 确定本章讨论微生物所需的特殊生化反应和培养条件。
4. 概述用于鉴别这几组细菌的主要检测。
5. 比较革兰染色中不同属的外观。
6. 描述具有临床意义的菌种的菌落外观。

本章相关的属和种

现用名	曾用名
颇陌菌属	产碱杆菌属
粪产碱杆菌	芳香假单胞菌或芳香产碱杆菌
粪产碱杆菌粪亚种	
丛毛单胞菌属	
食酸代夫特菌	食酸丛毛单胞菌、食酸假单胞菌属
凯斯特菌属	一种产碱杆菌
类香菌属	香味黄杆菌
类产碱杆菌属	
玫瑰单胞菌属	

一般特征

本章中讨论的属统一描述，因为它们中大多数通常为氧化酶阳性，能够在麦康凯琼脂上生长的葡萄糖非发酵菌。产碱杆菌属、凯斯特菌属、颇陌菌属和类产碱杆菌属都属于产碱杆菌科(*Alcaligaceae*)。凯斯特菌属的表型与产碱杆菌属相似。颇陌菌属的种类与产碱杆菌属相似。细菌的特有形态和生理特征将在本章后文的实验室诊断讨论中介绍。

产碱杆菌属只有粪产碱杆菌(*A.faecalis*)一个种，它有3个亚种：粪产碱杆菌粪亚种、粪产碱杆菌副粪亚种和粪产碱杆菌酚亚种。产碱杆菌属是革兰阴性、专性需氧的杆菌或球菌，氧化酶和触酶阳性。它们有动力，有1～12根周生鞭毛。颇陌菌属和凯斯特菌属是专性需氧、非发酵、革兰阴性、成对或短链状排列的杆菌或球杆菌。动力因菌株而异。丛毛单胞菌属是典型的环境菌种，也可能是医疗保健相关棘手的机会性致病菌。丛毛单胞菌属和代夫特菌属是需氧、不产孢子、直或微弯曲的革兰阴性杆菌，有一根或多根极生鞭毛。类产碱杆菌属是革兰阴性杆菌。类香菌属包括两个种：拟香味类香味菌和香味类香味菌(第23章)。这些细菌是细长、无动力的杆菌，可以产生一种与粪产碱杆菌相似的水果香味。玫瑰单胞菌属为球形、饱满的成对或短链状杆菌。它们通常通过单端或双端鞭毛运动。

流行病学

从土壤、水环境到各种哺乳动物的上呼吸道，表24.1所列菌种的生活环境各不相同。某些菌种只在人类中发现，而其他微生物的自然生存环境尚不明确。已知其中一些微生物会在上呼吸道定植。产碱杆菌、颇陌菌属和玫瑰单胞菌属已从囊性纤维化(cystic fibrosis, CF)患者的呼吸道中分离到。除了环境传播，人们认为产碱杆菌属在CF患者中的感染也与人际传播有关。

微生物环境的多样性体映在它们的不同传播途径。

表24.1 流行病学

种	生存环境(宿主)	传播方式
颇陌菌属	环境	未知
粪产碱杆菌	环境；土壤和水，包括潮湿的医院环境 可能会在皮肤暂时定植	接触受污染的医疗设备和溶剂
丛毛单胞菌属	环境、土壤和水；可以在医院环境中找到 不属于人类微生物群	医院机会性致病菌，因为它们能够在水环境中生存
食酸代夫特菌	环境、土壤和水；可以在医院环境中找到 不属于人类微生物群	不确定 很少在人类中发现 可能涉及接触污染的溶液或设备
凯斯特菌属	环境 上呼吸道定植	不确定
类香菌属	未知 可能是环境 不属于人类微生物群	未知 很少在人类中发现
玫瑰单胞菌属	不详	未知 很少在人类中发现

致病机制和疾病谱

对于表24.2列出的大多数微生物，可识别的毒力因子尚不明确。但是，由于感染通常涉及危重患者接触受污染的物质，这些菌种中的大多数可能是低毒力细菌。粪产碱杆菌已从广泛的临床样本中分离到，并在菌血症、眼部感染、胰腺脓肿、骨感染、尿液和耳分泌物中检出。丛毛单胞菌属可以在心

表24.2 致病机制和疾病谱

种	毒力因子	疾病谱和感染
颇陌菌属	未知	从囊性纤维化患者的呼吸道分泌物中检出
粪产碱杆菌	未知	感染通常涉及危重患者。通常是污染物；分离株的临床意义应谨慎解释。已从血液、呼吸道样本和尿液中分离出来
皮氏产碱杆菌（*Alcaligenes piechaudii*）	未知	罕见的人类感染原因
睾酮丛毛单胞菌 丛毛单胞菌属	未知	从呼吸道、眼睛和血液中分离出。临床意义尚不明确
食酸代夫特菌	未知	从呼吸道、眼睛和血液中分离出，但很少被认为有临床意义
凯斯特菌属	未知	与菌血症相关；被认定为上呼吸道的定植菌
产碱假单胞菌（*Pseudomonas alcaligenes*） 假产碱假单胞菌（*P. pseudoalcaligenes*）	未知；低毒力。与使用污染的溶液和药物有关	从囊性纤维化患者的呼吸道分泌物中检出
玫瑰单胞菌属	未知；罕见的人类分离株	临床意义尚未明确。典型的机会性感染。大多数从免疫缺陷或危重患者的血液、伤口、渗出物、脓肿或泌尿生殖道分离出

内膜炎、脑膜炎和导管相关菌血症患者中检出。睾酮丛毛单胞菌（*C.testosteroni*）是最常与人类感染相关的菌种。食酸代夫特菌与菌血症、心内膜炎、眼部感染和中耳炎有关。从CF患者中也分离到了睾酮丛毛单胞菌和食酸代夫特菌。香味类香菌最初是从人的尿路中分离出来的，但也能够在伤口、痰、血液和耳部样本中检出。从CF患者的呼吸道样本中分离出了颇陌菌属、凯斯特菌属和玫瑰单胞菌属等其他细菌。腿伤凯斯特菌（*Kerstersia Gyiorum*）已从伤口、慢性耳部感染、骨骼和痰中分离到。模仿凯斯特菌（*K.similis*）可以从腿部伤口和其他脓肿中检出。

实验室诊断

样本采集和运输

本章讨论微生物的样本采集和运输没有特殊要求。有关样本采集和运输的一般信息，请参阅表5.1。

样本处理

本章讨论微生物的样本处理没有特殊要求。有关样品处理的一般信息，请参阅表5.1。

直接检测方法

除了显微镜检查外，没有其他特别的方法用于直接从临床样本中检测这些微生物。玫瑰单胞菌属是球杆菌。一些玫瑰单胞菌可能是短直杆菌。类香菌属是多形性杆菌，或短或长，直或微弯曲。

产碱杆菌属、颇陌菌属和凯斯特菌属是中等到长的直杆菌，如少见贪铜菌（*Cupriavidus pauculus*）和食酸代夫特菌。丛毛单胞菌属是多形性的，可能是长的成对的弯曲杆状或细丝状。

培养

培养基选择

本章中所有菌属在5%的绵羊血、巧克力和麦康凯琼脂上均生长良好。这些属中的大多数在血培养系统的肉汤和巯基乙酸盐和脑-心浸出液等液体培养基中也应该生长良好。

孵育条件和时长

大多数细菌在35℃的环境空气或5%二氧化碳（CO_2）条件下培养，在培养基上能观察到菌落生长。

菌落外观

表24.3描述了在含有5%绵羊血和麦康凯琼脂上每个属的菌落外观和其他特征（例如色素和气味）。

表24.3 菌落外观和特征

微生物	培养基	外观
颇陌菌属	BA MAC	与脱硝化无色杆菌相似 NLF
粪产碱杆菌	BA MAC	菌落边缘呈羽毛状，周边通常为绿色变色带；产生一种特征性的类似苹果或草莓的水果香味 NLF
皮氏产碱杆菌	BA MAC	不产生色素、有光泽、凸起的菌落，周围有绿褐色变色带 NLF
木糖氧化产碱杆菌（*Alcaligenes xylosoxidans*）	BA MAC	小，凸起，有光泽 NLF
丛毛单胞菌属	BA MAC	无特征性外观 NLF
食酸代夫特菌	BA MAC	无特征性外观 NLF
凯斯特菌属	BA MAC	灰色，边缘散开的扁平菌落 NLF
类香菌属	BA MAC	大多数菌落呈黄色，具有特征性的水果香味，容易扩散 NLF
玫瑰单胞菌属	BA MAC	粉红色色素；一些菌落可能呈黏液状 NLF

BA：5%绵羊血琼脂；MAC：麦康凯琼脂；NLF：乳糖非发酵菌。

鉴定方法

大多数商品化鉴定系统对本章讨论微生物的准确识别能力是有限或不确定的。鉴定这些属的策略基于常规生化试验和鞭毛特殊染色。虽然大多数临床微生物学实验室不常规进行鞭毛染色，但动力和鞭毛生长部位是区分这些微生物最简单的方法。

虽然鞭毛染色的步骤很繁琐，但操作程序12.17中描述的方法是一种易于操作的湿片法。至少用一个简单的观察细胞运动的湿片有助于区分动力型和非动力型的菌属。本章描述的动力型细菌都有周生鞭毛（如产碱杆菌属）或极生鞭毛（如代夫特菌属、丛毛单胞菌属）。

首先根据革兰染色形态和杆菌的不同形状对细菌进行分类（表24.4和表24.5）。然后，根据细菌是否有周生鞭毛（表24.4）或极生鞭毛（表24.5）进一步区分。

表24.4　具有极生鞭毛的杆状动力菌种的主要生化和生理特性

微生物	鞭毛数量	甘露醇分解	不溶性色素	在42℃生长	硝酸盐还原
食酸代夫特菌	>2	−	−	V	+
丛毛单胞菌属	>2	−	−	V	+
玫瑰单胞菌属[a]	1～2[b]	V	粉色	V	V

+：超过90%的菌株呈阳性；−：超过90%的菌株呈阴性；V：反应不定。

[a] 代表几个菌种和基因种的组合。

[b] 基因种5无动力。

来源：Data compiled from Holt JG, Krieg NR, Sneath PH, et al, eds. *Bergey's Manual of Determinative Bacteriology*. 9th ed. Baltimore: Williams & Wilkins: 1994; and Carroll KC, Pfaller MA, Landry ML, et al. *Manual of Clinical Microbiology*. 12th ed. Washington, DC: ASM; 2019.

表24.5　具有周生鞭毛的杆状动力菌种的主要生化和生理特性

微生物	尿素水解	硝酸盐还原	来自硝酸盐的气体	溴棕三甲胺琼脂	Jordan酒石酸盐[a]
粪产碱杆菌[b]	−	−	−	V	−
皮氏产碱杆菌	−	+	−	+	+
木糖氧化产碱杆菌		+	+	+	
颇陌菌属	V	+	+	−	−

+：超过90%的菌株呈阳性；−：超过90%的菌株呈阴性；V：反应不定。

[a] Jordan酒石酸盐琼脂是一种利用酒石酸盐来区分革兰阴性肠道微生物的培养基。

[b] 减少亚硝酸盐。

来源：Data compiled from Holt JG, Krieg NR, Sneath PH, et al, eds. *Bergey's Manual of Determinative Bacteriology*. 9th ed. Baltimore: Williams & Wilkins; 1994; and Carroll KC, Pfaller MA, Landry ML, et al. *Manual of Clinical Microbiology*. 12th ed. Washington, DC: ASM; 2019.

关于特定微生物的讨论

为了区分本章所包含的属，建议进行16S rRNA序列分析。皮氏产碱杆菌能够将硝酸盐还原为亚硝酸盐。粪产碱杆菌具有水果香味，能将亚硝酸盐还原为气体。尿素水解是类香味菌属的一项关键检测，它的特征也是产生一种特有的水果香味。

将Kovac试剂加入胰蛋白胨肉汤中（吲哚试验），食酸代夫特菌可以产生特有的橙色。颇陌菌属可以通过同化乙酸苯酯的能力与相关菌种鉴别。腿伤凯斯特菌对D-半乳糖醛酸的氧化呈阳性，对D-丝氨酸的氧化呈阴性，而模仿凯斯特菌对D-半乳糖醛酸的氧化呈阴性，对D-丝氨酸的氧化呈阳性。

玫瑰单胞菌属需要与其他产生粉红色色素的革兰阴性菌［例如甲基杆菌属（*Methylobacterium* spp.）］和革兰阳性菌［例如某些红球菌属（*Rhodococcus* spp.）或芽孢杆菌属（*Bacillus* spp.）］鉴别。玫瑰单胞菌属对万古霉素具有耐药性，这与红球菌属和芽孢杆菌属不同，可通过在接种5%的血琼脂的培养皿上使用30 μg万古霉素纸片测定。与甲基杆菌属、红球菌属不同，玫瑰单胞菌属在麦康凯琼脂42℃条件下生长。所有玫瑰单胞菌种可以快速水解尿素，但不水解七叶苷，且β半乳糖苷酶阴性。

血清学诊断

血清学诊断技术通常不用于本章讨论细菌引起的感染的实验室诊断。

抗菌药物敏感性试验和治疗

目前尚无针对这些微生物的经过验证的药敏试验方法。虽然它们可以在培养基和更常见细菌的推荐检测条件下生长，但这并不一定意味着能够产生可解释和可靠的结果。当临床上重要的细菌分离株没有经过验证的试验方法时，应回顾第11章，提供敏感性信息和数据是更优策略。

由于缺乏经过验证的体外药敏试验方法，因此无法对表24.6中列出的大多数微生物给出明确的治疗和检测指南。如果产碱杆菌属需要进行药敏试验，方法包括肉汤宏量稀释法和微量稀释法、琼脂稀释法、直接检测折点的方法和E试验。

虽然本章讨论的其他菌种还没有建立标准化方法，但已有体外敏感性研究发表，表24.6记录了在适当的情况下具有潜在活性的抗菌药物。

预防

由于这些微生物在自然界中普遍存在，通常不会对人类健康构成威胁，因此尚无推荐的疫苗接种或预防方案。通过遵循适当的无菌技术和感染控制指南，并实施有效的医疗用品消毒和去污程序，控制医疗保健相关感染。

表24.6 抗菌药物敏感性试验和治疗

微生物	治疗选择	对治疗选项的潜在耐药性	经验证的试验方法	注解
颇陌菌属	无明确指南	不详		
粪产碱杆菌	无明确指南 潜在的活性药物包括阿莫西林/替卡西林与克拉维酸、各种头孢菌素和环丙沙星的组合	能产β内酰胺酶 通常对氨苄西林、阿莫西林、替卡西林、氨曲南、卡那霉素、庆大霉素和萘啶酸耐药	不可用	对阿莫西林或替卡西林与克拉维酸的组合敏感；头孢菌素和环丙沙星
皮氏产碱杆菌	无明确指南	对氨苄西林、头孢泊肟和庆大霉素耐药	不可用	
木糖氧化产碱杆菌	无明确指南 潜在的活性药物包括亚胺培南、哌拉西林、替卡西林/克拉维酸、头孢他啶和复方磺胺甲噁唑	氨基糖苷类、头孢他啶以外的广谱头孢菌素和喹诺酮类药物均无活性。 对妥布霉素、阿奇霉素和克拉霉素耐药	不可用	
食酸丛毛单胞菌、睾酮丛毛单胞菌、丛毛单胞菌属	无明确指南 潜在的活性药物包括超广谱头孢菌素、碳青霉烯类、喹诺酮类和复方磺胺甲噁唑	不详	不可用	食酸丛毛单胞菌往往比其他两种更具耐药性，尤其是对氨基糖苷类药物
食酸代夫特菌	无明确指南	对氨基糖苷类药物经常耐药	不可用	
凯斯特菌属	无明确指南	不详		对环丙沙星和头孢噻肟敏感
玫瑰单胞菌属	无明确指南 潜在的活性药物包括氨基糖苷类、亚胺培南和喹诺酮类	对头孢菌素和青霉素类药物普遍耐药	不可用	

[a] 验证的检测方法包括临床和实验室标准协会(CLSI)推荐的标准方法和美国食品药品管理局(FDA)批准的商业方法。
[b] 已分离出多药耐药菌株。

复习题

1. 下列哪种微生物从CF患者中检出，并与产碱杆菌相似(　　)
   a. 食酸代夫特菌　b. 颇陌菌属　c. 丛毛单胞菌属　d. 少见贪铜菌
2. 下列哪种微生物没有明确传播方式(　　)
   a. 脱硝化无色杆菌　b. 粪产碱杆菌　c. 颇陌菌属　d. 丛毛单胞菌属
3. 本章中的微生物很难鉴定。鉴定策略应包括(　　)
   a. 生化试验　b. 在麦康凯琼脂平板上生长　c. 鞭毛染色　d. a和c　e. 以上所有选项
4. 这些微生物特有的革兰染色形态表现为中长直杆状(　　)
   a. 产碱杆菌属、类香菌属和玫瑰单胞菌属　b. 产碱杆菌属、玫瑰单胞菌属和凯斯特菌属　c. 产碱杆菌属、颇陌菌属和凯斯特菌属　d. 产碱杆菌属、颇陌菌属和玫瑰单胞菌属
5. 吲哚产生的典型特征是加入Kovac试剂后形成粉红色；下列哪种微生物对Kovac试剂的反应是特有的(　　)
   a. 木糖氧化产碱杆菌不产生颜色　b. 红球菌属产生红色　c. 玫瑰单胞菌属产生明亮品红色　d. 食酸代夫特菌产生橘黄色
6. 本章中介绍的微生物被归为一类，因为它们主要是(　　)
   a. 能够在麦康凯琼脂上生长，氧化酶阳性，非葡萄糖利用者　b. 能够在麦康凯琼脂上生长，氧化酶阴性，非葡萄糖利用者　c. 能够在麦康凯琼脂上生长，氧化酶阳性，非乳糖发酵菌　d. 能够在麦康凯琼脂上生长，氧化酶阴性，非乳糖发酵菌
7. 配对题：将每个术语与正确的描述配对
   ______ 产碱杆菌属　　______ 凯斯特菌属
   ______ 粪产碱杆菌　　______ 类香菌属
   ______ 玫瑰单胞菌属　　______ 模仿凯斯特菌
   ______ 丛毛单胞菌属　　______ 腿伤凯斯特菌
   ______ 红球菌属
   a. 黏稠状　b. 极生鞭毛和多形性　c. 限于单个菌种　d. 伤口和脓肿　e. 对万古霉素敏感　f. 菌落边缘呈羽毛状　g. 扩散的菌落　h. D-丝氨酸阳性　i. D-半乳糖醛酸阳性

参考答案

复习题

1. b; 2. c; 3. e; 4. c; 5. d; 6. a; 7. c,d,f,g,a,h,b,i,e

第25章 · 弧菌、气单胞菌、类志贺邻单胞菌和紫色色杆菌

Vibrio, *Aeromonas*, *Plesiomonas shigelloides*, and *Chromobacterium violaceum*

朱贝迪 · 译　黄声雷 · 审校

本章目标

1. 描述本章讨论微生物的一般特征，包括自然栖息地、传播途径、革兰染色反应和细菌形态。
2. 描述用于分离弧菌的培养基和细菌菌落外观。
3. 解释霍乱肠毒素的生物活性及其与机体致病机制的关系。
4. 描述气单胞菌属、色杆菌属、除霍乱弧菌外弧菌属的临床意义。
5. 将患者的体征和症状与实验室数据相关联，以此来确定传染源。

本章相关的属和种

现用名	曾用名
豚鼠气单胞菌复合群	
豚鼠气单胞菌	
嗜泉水气单胞菌	
中间气单胞菌	
海滨气单胞菌	
嗜水气单胞菌复合群	
嗜水气单胞菌嗜水亚种	
嗜水气单胞菌蛙亚种	
兽气单胞菌	
达卡气单胞菌	
杀鲑气单胞菌杀鲑亚种	
杀鲑气单胞菌无色亚种	
杀鲑气单胞菌日本鲑亚种	
杀鲑气单胞菌史密斯亚种	
杀鲑鱼气单胞菌溶果胶亚种	
威隆气单胞菌复合群	
威隆气单胞菌温和生物型	
威隆气单胞菌威隆生物型	
多样气单胞菌	
鳗鱼气单胞菌	
简达气单胞菌	
舒伯特气单胞菌	
溶血色杆菌	
紫色色杆菌	
美人鱼发光杆菌	美人鱼弧菌
霍利格里蒙特菌	CDC EF-13群、霍氏弧菌
溶藻弧菌	副溶血弧菌生物型2
霍乱弧菌	
辛辛那提弧菌	
河流弧菌	CDC EF-6群
弗尼斯弧菌	
哈维弧菌	鲨鱼弧菌
梅契尼可夫弧菌	CDC 16肠道群
拟态弧菌	霍乱弧菌（蔗糖阴性）
副溶血弧菌	副溶血巴斯德菌
创伤弧菌	CDC EF-3群

一般特征

本章中讨论的微生物都是能够在麦康凯琼脂上生长的氧化酶阳性、葡萄糖发酵的革兰阴性菌，所以将它们放在一起讨论。它们的个体形态和生理特征将在本章的实验室诊断讨论中介绍。其他嗜盐微生物，如海藻希瓦菌，需要盐，但不发酵葡萄糖，嗜盐弧菌属也是如此。

气单胞菌属是兼性厌氧的革兰阴性直杆菌，具有圆形末端或呈球杆菌形，单个、成对或短链出现。它们通常呈氧化酶和过氧化氢酶阳性，并通过氧化和发酵代谢产生酸。紫色色杆菌是一种兼性厌氧、具有动力的革兰阴性杆菌或球菌。

弧菌科包括6个属，本章讨论其中3个属。发光杆菌属和格里蒙特菌属各包括一个菌种。弧菌属由10种革兰阴性、兼性厌氧、弯曲或逗形的杆菌组成。大多数弧菌的生长需要钠盐并且发酵葡萄糖；除梅契尼可夫弧菌外，所有弧菌都具有动力，并且过氧化氢酶和氧化酶呈阳性。

流行病学

弧菌属、气单胞菌属和紫色色杆菌在流行病学的许多方面很相似（表25.1）。这些微生物的主要栖息地是水；弧菌属通常存在于咸水或海水，气单胞菌属存在于淡水，紫色色杆菌存在于土壤或水。气单胞菌属也可在含盐量低的咸水或海水中发现。这些微生物都不属于人体正常的微生物菌群。人类通过摄入受污染的水、新鲜农产品、肉类、乳制品或海产品，或受损皮肤和黏膜表面暴露于受污染的水，而感染这些微生物。

霍乱弧菌是本章中最具临床意义的人类病原体，其流行病学还远未被完全了解。这种微生物引起了腹泻疾病**霍乱**（**cholera**）的流行或大流行（即全球流行）。自1817年以来，全世界发生了7次霍乱大流行。2010年，在海地发生毁灭性地震后的24个月内，发生了由O1型霍乱弧菌引起的604 634例感染和7 436例死亡。在感染暴发期间，由于卫生条件差，霍乱弧菌通过粪-口途径在人群中广泛传播。

表25.1 流行病学

微生物(种)	栖息地(储存宿主)	传播途径
霍乱弧菌	流行或大流行发生之间,霍乱弧菌在人类胃肠道外的生态环境尚不明确;可在咸水或海水中以休眠状态存活;特别在流行地区,已知存在人类携带者	粪-口途径,通过摄入受污染的洗涤水、游泳池水、烹饪水或饮用水;也可通过摄入受污染的贝类或其他海产品
溶藻弧菌	咸水或者海水	接触受污染的水
辛辛那提弧菌	未知	未知
美人鱼发光杆菌	咸水或者海水	伤口暴露于受污染的水
河流弧菌	咸水或者海水	摄入受污染的水或海产品
弗尼斯弧菌	咸水或者海水	摄入受污染的水或海产品
霍利格里蒙特菌	咸水或者海水	摄入受污染的水或海产品
梅契尼可夫弧菌	咸水、海水或者淡水	摄入受污染的水或海产品
拟态弧菌	咸水或者海水	摄入受污染的水或海产品
副溶血弧菌	咸水或者海水	摄入受污染的水或海产品
创伤弧菌	咸水或者海水	摄入受污染的水或海产品
气单胞菌属	世界各地的水生环境,包括淡水、污水或含氯水、咸水,偶尔可见于海水;可能暂时定植于胃肠道;经常感染各种温血和冷血动物体内	摄入受污染的食物(如乳制品、肉类、农产品)或水;受损皮肤或黏膜表面暴露于受污染的水或土壤;鱼鳍或鱼钩造成的创伤
紫色色杆菌	热带和亚热带地区的环境、土壤和水。不是人体微生物群的一部分	受损皮肤暴露于受污染的土壤或水

大多数霍乱弧菌感染是无症状的,因此,在流行地区,人类很可能是其感染宿主。这些细菌一旦脱离于感染的人体,就会变得脆弱,无法在环境中长期存活。然而,有证据表明,霍乱弧菌存在休眠阶段,能够在流行间期长期存活于咸水或咸水环境中。在休眠阶段的霍乱弧菌是存在活性的,但不能被培养。已有记录存在霍乱弧菌的无症状携带者,但他们不是感染暴发期间重要的宿主。

致病机制和疾病谱

作为一种"臭名昭著"的病原体,霍乱弧菌产生的几种毒素和因子在其发挥毒力中起着重要作用。**霍乱肠毒素(cholera toxin, CT)**是引起霍乱的主要因素(表25.2)。这种毒素的释放导致黏膜细胞大量分泌水和电解质进入胃肠道管腔内,引起大量水样腹泻,导致严重的体液丢失。体液丢失会导致严重脱水和低血压,如果没有医疗干预,往往会导致死亡。这种毒素介导的疾病不需要细菌穿透黏膜屏障,因此,痢疾粪便中的血液和炎症细胞不会出现在霍乱的腹泻中。相反,由液体和黏液组成"米泔水样便"是霍乱肠毒素活性的特征。

表25.2 致病机制和疾病谱

微生物(种)	毒力因子	疾病和感染谱
霍乱弧菌	霍乱肠毒素(CT);封闭带(Zot)毒素(肠毒素);辅助霍乱肠毒素(Ace);O1和O139细菌表面抗原、溶血素/细胞毒素、动力、趋化性、黏蛋白酶和毒素协同菌毛(TCP)	霍乱:大量水样腹泻,导致脱水、低血压,甚至死亡;可引起流行和全球范围内的大流行。也可导致散发腹泻,有时还会导致伤口、呼吸道、泌尿道和中枢神经系统等肠道外感染
溶藻弧菌	非霍乱弧菌的弧菌,其特定毒力因子尚未知	耳感染、伤口感染;极少引起败血症;尚不确定是否能引起胃肠炎
辛辛那提弧菌		极少引起败血症
美人鱼发光杆菌		伤口感染和极少引起败血症
河流弧菌		胃肠炎
弗尼斯弧菌		很少与人类感染有关
霍利格里蒙特菌		胃肠炎;极少引起败血症
梅契尼可夫弧菌		极少引起败血症;尚不确定是否能引起胃肠炎
拟态弧菌		胃肠炎;极少引起耳感染
创伤弧菌		伤口感染和败血症;尚不确定是否能引起胃肠炎
气单胞菌属	产生各种毒素和因子,但它们在毒力中发挥的具体作用尚不清楚	胃肠炎、伤口感染、菌血症和其他各种感染,包括心内膜炎、脑膜炎、肺炎、结膜炎和骨髓炎
紫色色杆菌	内毒素、黏附素、侵袭素和细胞溶解蛋白	极少见但致命。感染初期为蜂窝织炎或淋巴结炎,可迅速发展为全身感染,形成多种脏器脓肿,引起感染性休克

霍乱弧菌分为三个主要血清群:O1型霍乱弧菌、O139型霍乱弧菌和非O1/非O139型霍乱弧菌。与霍乱弧菌细胞膜相关的细菌表面抗原O1和O139是引起流行或大流行菌株的阳性标记物。携带这些标记物的菌株通常可产生霍乱肠毒素,而非O1/非O139型菌株不产生毒素,不引起霍乱。因此,尽管这些细菌表面抗原本身不是毒力因子,但它们是重要的毒力标志物和流行病学标志物,提供了有关霍乱弧菌分离株的重要信息。非O1/非O139型菌株常常与散发腹泻和肠道外感染有关。

霍乱弧菌产生的其他几种毒素和因子,有助于细菌在机体内定植,但它们在疾病中的确切作用仍不确定(表25.2)。为了有效释放毒素,霍乱弧菌首先必须渗透并沿着胃肠道黏膜表面的细胞分布。动力和趋化性介导了细菌的分布,通过产生黏蛋白酶,细菌可穿透黏液层。**毒素协同菌毛(toxin coregulated pili, TCP)**为细菌附着于黏膜细胞并释放霍乱肠毒素提供了途径。肠毒素**封闭带毒素(zona occludens toxin, Zot)**可以破坏肠细胞的紧密连接,有效降低胃肠道组织抵抗力。

根据菌种的不同，其他弧菌可不同程度地引起三种类型的感染：胃肠炎、伤口感染和菌血症。虽然某些弧菌尚未被确认与人类感染有关，但已知有些弧菌，如创伤弧菌，已被证实可引起致命的败血症，尤其是患有潜在肝病的人群中。

气单胞菌属与弧菌属引起的感染类型相似。尽管气单胞菌可引起胃肠炎，尤其是儿童，但它们在肠道感染中的作用尚不清楚。因此，如在粪便样本中分离该类细菌，其临床意义需谨慎解释。严重的水样腹泻与产不耐热肠毒素和耐热肠毒素的气单胞菌菌株有关。除了腹泻，气单胞菌感染的并发症还包括溶血性尿毒症综合征（hemolytic-uremic syndrome, HUS）和肾脏疾病。

紫色色杆菌与胃肠道感染无关，但通过伤口感染可导致暴发性、致命的全身感染。

实验室诊断

样本采集和运输

从肠道外来源的样本分离这些细菌没有特殊要求，样本采集和运输的一般信息请参阅表5.1。然而，怀疑含弧菌属的粪便样本应在卡-巴（Cary-Blair）运输培养基上进行保存和运输。甘油缓冲盐水不适用于检测弧菌粪便的保存，因为甘油对弧菌具有毒性。粪便样本更为合适，但在腹泻急性期也可采用直肠拭子。

样本处理

对于本章讨论的细菌，其样本处理没有特殊要求。样本处理的一般信息请参阅表5.1。

直接检测方法

可运用酶联免疫吸附试验（ELISA）或商业化的乳胶凝集试验（Oxoid, Inc., Odgensburg, NY）试剂盒在粪便中检测霍乱肠毒素，但这些检测方法在美国并未广泛使用。

全世界都有各种快速抗原检测来检测粪便中的霍乱弧菌，包括SMART II Cholera O1和Bengal SMART O139（仅用于研究）（New Horizon Diagnostics Corporation, Columbia, MD）和免疫层析方法，如SD Bioline Cholera Ag O1/O139（Standard Diagnostics, Gyeonggi-do, Republic of Korea）。每种检测方法的灵敏度和特异性各不相同。

显微镜下，弧菌为革兰阴性、直或稍弯曲的杆状菌（图25.1）。当使用暗视野显微镜对霍乱患者的粪便样本进行镜检时，该杆菌表现出特征性的快速梭样或流星样运动。然而，通过任何方法对粪便样本直接镜检并不常用于肠道细菌感染的实验室诊断。

人们已经开发出多种基于多重核酸的检测霍乱弧菌的方法。xTAG gastrointestinal panel（Luminex Corporation, Austin, TX）经评估可通过分离和鉴别多种肠道病原体来进行相关感染性疾病的诊断，包括大肠埃希菌、弯曲菌、耶尔森菌和霍乱弧菌。此外，FilmArray（BioFire Diagnostics, Salt Lake City, UT）提供了一个多重聚合酶链式反应（polymerase chain reaction, PCR）系统，该系统包含了霍乱弧菌和其他弧菌（副溶血弧菌、创伤弧菌和霍乱弧菌）在内的经FDA批准的胃肠道病原菌。这些检测方法可以对引起腹泻的病原体进行快速诊断，并具有较高的敏感性和特异性。

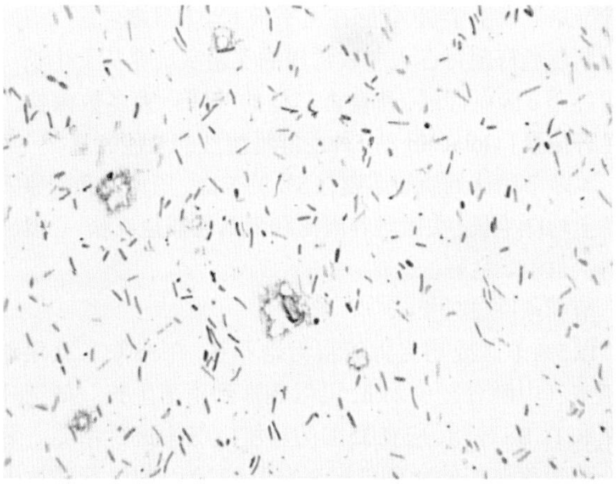

图25.1 副溶血弧菌革兰染色形态。

气单胞菌属是革兰阴性直杆菌，具有圆形末端或呈球杆菌形态。尽管存在先症感染，直接镜检的样本中可能含有极少或不含白细胞，目前尚没有分子或血清学方法可用于直接检测气单胞菌属。紫色色杆菌为略弯曲、中长形、带圆形末端的革兰阴性杆菌，目前实验室已建立了检测紫色色杆菌的PCR扩增方法。

培养

培养基的选择

培养弧菌的粪便样本需接种在选择性培养基：**硫代硫酸盐-柠檬酸盐-胆盐-蔗糖（thiosulfate citrate bile salts sucrose, TCBS）琼脂**上。TCBS培养基含有1%的氯化钠、抑制革兰阳性菌生长的胆盐，以及用于区分弧菌种类的蔗糖，培养基中溴麝香草酚蓝和百里酚蓝作为pH指示剂，培养基的高pH环境（pH 8.6）可以抑制其他肠道微生物的生长。尽管一些弧菌在这种培养基上很难生长，但生长良好的弧菌会产生黄色或绿色菌落，菌落的颜色取决于它们是否能够发酵蔗糖（发酵蔗糖的弧菌为黄色菌落）。碱性蛋白胨水（pH 8.4）可作为增菌肉汤从粪便样本中分离得到弧菌。样本接种至肉汤后，在35℃孵育5～8 h，然后传代至TCBS培养基上。对TCBS培养基上生长的菌落进行氧化酶试验是不可靠的。

弧菌也可在麦康凯培养基或沙门菌-志贺菌（Salmonella shigella, SS）琼脂上生长，除创伤弧菌外，所有弧菌均表现为非发酵菌。当用Hektoen enteric（HE）培养基或木糖-赖氨酸-去氧胆酸盐（xylose-lysine-dexycholate, XLD）培养基培养弧菌时，可能难以区分于其他快速蔗糖发酵的肠道细菌。具体可参阅第19章关于肠道菌培养基的描述。

用于海产品中副溶血弧菌分离的弧菌显色琼脂（CHROMagar Microbiology, Paris, France），同样也适用于其他的弧菌生长，在该琼脂平板上生长的弧菌菌落可呈白色到淡蓝色和紫色。

在改良头孢磺啶-氯苯酚-新生霉素（cefsulodin-irgasan-novobiocin, CIN）琼脂（4 μg/mL头孢磺啶）上，气单胞菌属与小肠结肠炎耶尔森菌难以区分；因此，关键是通过氧化酶试验来区分这两种细菌，气单胞菌属氧化酶是阳性的。气单胞菌琼脂是一种相对较新的选择培养基，运用D-木糖作为鉴别要点。气单胞菌通常可在各种鉴定肠道病原体的鉴别培养基和选择培养基上生长，它们在血平板上呈β溶血。

紫色色杆菌可在大多数常规的实验室培养基上生长。菌落可能是β溶血性的，并有杏仁样的气味。大多数菌株产生**紫色杆菌素(violacein)**，一种乙醇可溶性的紫色色素。

本章节讨论的所有菌属在5%的羊血、巧克力和麦康凯培养基上均能生长，在血培养肉汤和巯基乙酸盐或脑-心浸出液肉汤中也生长良好。

培养条件与时长

以5%羊血或巧克力琼脂为培养基，在35℃二氧化碳或环境空气中孵育至少24 h，可以观察到菌落生长。如选择麦康凯和TCBS琼脂，应在35℃的环境空气中进行培养。紫色色杆菌菌落典型的紫色色素在室温(22℃)的培养环境中最宜产生(图25.2)。

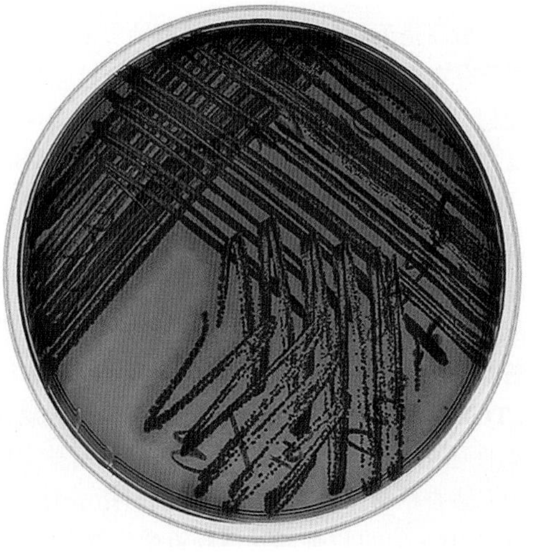

图25.2　紫色色杆菌在DNA酶(DNase)琼脂平板上的菌落形态，注意图中菌落产紫色色素。

菌落外观

表25.3描述了每种细菌在5%羊血和麦康凯琼脂上的菌落外观和其他区别特征(例如溶血性和气味)。表25.4和图25.3描述了TCSB培养基上弧菌菌落的外观。

表25.3　菌落外观和特征

微生物	培养基	菌落外观
气单胞菌属	BA	大菌落、圆形、凸起、不透明；除豚鼠气单胞菌外，大部分致病菌株为β溶血性
	Mac	NLF和LF均可
紫色色杆菌	BA	圆形、光滑、凸面；有些菌株为β溶血性；大多数菌落呈黑色或深紫色；氰化铵(杏仁样)的气味
	Mac	NLF
弧菌属和霍利格里蒙特菌	BA	中等至大菌落、光滑、不透明、带绿色光泽；霍乱弧菌、河流弧菌和拟态弧菌可为β溶血性
	Mac	除创伤弧菌可能为LF外，其他均为NLF
美人鱼发光杆菌	BA	中等至大菌落、光滑、不透明、带绿色光泽；可能为β溶血性
	Mac	NLF

BA：5%羊血琼脂；LF：乳糖发酵；Mac：麦康凯琼脂；NLF：乳糖非发酵。

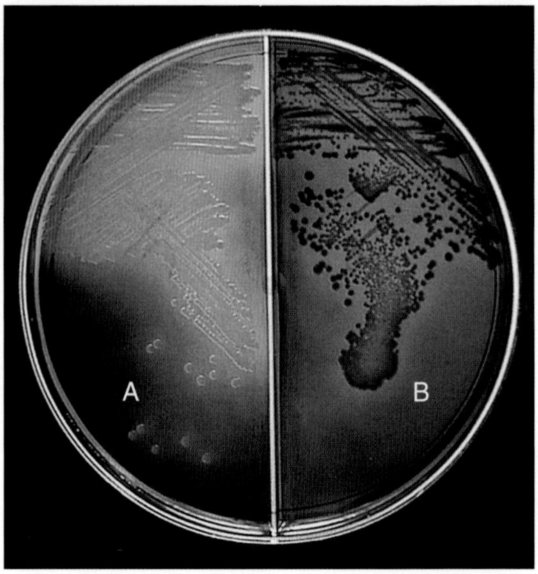

图25.3　TCBS(硫代硫酸盐-柠檬酸盐-胆盐-蔗糖)琼脂平板上的霍乱弧菌菌落形态(A)和副溶血弧菌的菌落形态(B)。

鉴定方法

本章节讨论的细菌菌落与肠杆菌相似，但可通过氧化酶试验区分两者(除梅契尼可夫弧菌为氧化酶阴性)。氧化酶试验必须在5%羊血培养基或其他不含可发酵糖的培养基(如麦康凯琼脂中的乳糖或TCBS中的蔗糖)上进行，因为糖类发酵会导致培养基酸化，如果周围pH低于5.1，则可能出现假阴性结果。同样，如果疑似紫色色杆菌分离株的紫色色素干扰了氧化酶试验，则应在厌氧条件下(在菌株不能产生色素的情况下)培养该细菌并重新试验。

商业化鉴定系统用于鉴定上述细菌的可靠性尚未得到广泛验证，尽管大多数细菌有在几个系统的数据库中有列出。API 20E系统(bioMérieux, St. Louis, MO)是鉴定弧菌最好的系统之一，因为其接种液是在0.85%的盐水中制备的，其含盐量足以使嗜盐微生物生长。

基质辅助激光解吸电离飞行时间质谱(MALDI-TOF MS)可为临床样本分离到的弧菌进行快速鉴定。VITEK MS(bioMérieux, St.Louis, MO)数据库包括霍乱弧菌、副溶血弧菌、创伤弧菌、溶藻弧菌、河流弧菌、梅契尼可夫弧菌和拟态弧菌。最近的一项研究(Cheng et al, 2015)评价了该系统对于创伤弧菌、副溶血弧菌、河流弧菌，以及33种O1型霍乱弧菌和非O139霍乱弧菌的鉴定效能。该系统无法在菌种水平上进一步鉴定O1型和非O139型血清群。

尽管MALDI-TOF MS能够准确鉴定诸如嗜水气单胞菌、温和气单胞菌、简达气单胞菌等部分菌种，但应注意的是，大多数商业化鉴定系统在菌种水平上准确鉴定气单胞菌的能力是有限且不确定的；同时，一些试剂盒在区别气单胞菌和弧菌方面仍存在一定困难。对于潜在病原菌的鉴定应通过常规的生化试验或血清分型进行确定。表25.4和表25.5展示了可用于对弧菌属、气单胞菌属和紫色色杆菌进行筛检的若干特征。由于临床有效性和数据库的限制，诸如基于核酸的检测方法和MALDI-TOF MS等这类新技术，通常不用于鉴定

表25.4 弧菌属和霍利格里蒙特菌的主要生化和生理特征

微生物(种)	氧化酶	吲哚	葡萄糖产气	乳糖	蔗糖	赖氨酸脱羧酶[a]	精氨酸双水解酶[a]	鸟氨酸脱羧酶[a]	0%NaCl生长[b]	6%NaCl生长[b]	TCBS[c]生长	TCBS[c]菌落颜色
霍利格里蒙特菌	+	+	−	−	−	−	−	−	−	+	不佳	绿
溶藻弧菌	+	V	−	−	+	+	−	V	−	+	良好	黄
霍乱弧菌	+	+	−	V	+	+	−	+	+	V	良好	黄
辛辛那提弧菌[d]	+	V	−	−	+	V	−	−	−	+	不佳	黄
美人鱼发光杆菌	+	−	−	−	−	V	+	−	−	+	36℃时生长减慢	绿[e]
河流弧菌	+	V	−	−	+	−	+	−	−	+	良好	黄
弗尼斯弧菌	+	V	+	−	+	−	+	−	−	+	良好	黄
哈维弧菌	+	+	−	−	V	+	−	−	−	+	良好	黄
梅契尼可夫人弧菌	−	V	−	V	+	V	V	−	−	V	可能生长减慢	黄
拟态弧菌	+	+	−	V	−	+	−	+	+	V	良好	绿
副溶血弧菌	+	+	−	−	−	+	−	+	−	+	良好	绿[f]
创伤弧菌	+	+	−	(+)	−	+	−	+	−	+	良好	绿[g]

[a] 加入1%NaCl以促进生长。
[b] 添加0%或6%NaCl的营养肉汤。
[c] 硫代硫酸盐-柠檬酸盐-胆盐-蔗糖琼脂。
[d] 发酵产肌醇。
[e] 5%黄色。
[f] 1%黄色。
[g] 0%黄色。
+：>90%菌株为阳性；−：>90%菌株为阴性；(+)：延迟阳性；V：菌种/菌株的反应可变。

本章讨论的其他微生物分离株。

对特定微生物的讨论

霍乱弧菌和拟态弧菌是仅有的两个生长条件不需要盐的弧菌。因此，区分嗜盐菌与霍乱弧菌、拟态弧菌和气单胞菌属的关键试验是在含6%NaCl的营养肉汤中进行培养。此外，建议在常规的生化试验中添加1%的NaCl，以允许嗜盐细菌的生长。

拉丝试验（string test）可用于区分弧菌属和气单胞菌属。在该试验中，细菌在0.5%脱氧胆酸钠中乳化，脱氧胆酸钠可溶解弧菌菌体，但不溶解气单胞菌菌体。菌体裂解释放脱氧核糖核酸（DNA），可通过接种环将其拉成一条线（图25.4）。

使用0129（2，4-二氨基-6，7-二异丙基蝶啶）药物纸片进行的**弧菌抑制试验（vibrostatic test）**可将弧菌（敏感）从其他氧化酶阳性葡萄糖发酵菌（耐药）中区分出来，并可将霍乱弧菌O1型和霍乱弧菌非O1型（敏感）从其他弧菌（耐药）中区分开来。然而，霍乱弧菌O139型和霍乱弧菌O1型的最新菌株已显示对0129具有耐药性，因此，该试验的可靠性有待商榷。

对于霍乱弧菌分离株，应立即进行血清分型。血清型O1和血清型O139的产毒菌株可能与霍乱的流行有关。对两种抗血清均不匹配的菌株被鉴定为非O1型。虽然分型血清在市场上可获得，但霍乱弧菌的分离株通常被送至参考实验室进行血清分型。

如鉴定出霍乱弧菌或创伤弧菌，应立即报告，因为这两种细菌可导致致命性的感染。

气单胞菌和紫色色杆菌的鉴定依据可参照表25.5所列的特征。临床样本分离得到的气单胞菌属应进一步鉴定为嗜水气单胞菌、豚鼠气单胞菌复合群或威隆气单胞菌复合群。

紫色色杆菌的产色素菌株非常独特，因此可以根据菌落外观、氧化酶试验和革兰染色进行筛检。根据葡萄糖发酵和吲哚试验阳性，可将不产色素的紫色色杆菌（约9%的分离株）与假单胞菌、伯克霍尔德菌、短波单胞菌和罗尔斯顿菌进行区分。赖氨酸和鸟氨酸反应的阴性结果是鉴别紫色色杆菌和类志贺邻单胞菌的有效标准。除了表25.5中所列的特性外，麦芽糖或甘露醇发酵阴性也可将紫色色杆菌与气单胞菌相区别。

血清学诊断

利用急性期和恢复期血清进行凝集试验、杀弧菌抗体或抗毒素检测，可协助霍乱的诊断。然而，这些方法最常用于流行病学调查。血清学诊断技术通常不用于本章讨论的其他微生物所致感染的实验室诊断。

抗菌药物敏感性试验和治疗

霍乱患者治疗包括液体复苏和抗菌药物的治疗两大部分（表25.6）。抗菌药物可以降低疾病的严重程度，缩短消灭病原体的疗程。临床和实验室标准化研究所（Clinical and Laboratory Standards Institute, CLSI）已经建立了检测霍乱弧菌的方法，具体可参考CLSI文件。

表25.5　气单胞菌属和紫色色杆菌的主要生化和生理特征

微生物(种)	氧化酶	吲哚	葡萄糖产气	七叶苷水解	蔗糖发酵	赖氨酸脱羧酶	精氨酸水解酶	鸟氨酸脱羧酶	0%NaCl生长[a]	6%NaCl生长[a]	TCBS生长[b]
豚鼠气单胞菌复合群	+	V	−	+	+	−	+	−	+	−	−
嗜水气单胞菌复合群	+	+	V	V	V	V	+	−	+	V	−
简达气单胞菌(威隆复合群)	+	+	+	−	−	+	+	−	+	−	−
舒伯特气单胞菌(威隆复合群)	+	V	−	−	−	+	+	−	+	−	−
威隆气单胞菌温和生物型	+	+	+	−	+	+	+	−	+	−	−
威隆气单胞菌威隆生物型	+	+	+	+	+	+	−	+	+	−	−
紫色色杆菌[c]	V	V	−[d]	−	V	−	+	−	+	−	ND

+：＞90%菌株为阳性；−：＞90%菌株为阴性；(+)：阳性反应延迟；V：菌种/菌株的反应可变。

[a] 添加0%或6%NaCl的营养肉汤。

[b] 硫代硫酸盐-柠檬酸盐-胆盐-蔗糖琼脂。

[c] 91%菌株可产生不溶解的紫色色素；通常不产色素菌株为吲哚阳性。

[d] 已有产气菌株被报道。

图25.4　用于鉴别弧菌属(阳性)与气单胞菌属、类志贺邻单胞菌(阴性)的拉丝试验。

对其他弧菌和气单胞菌所致胃肠道感染进行抗菌药物干预的必要性尚不清楚。然而，这些微生物和紫色色杆菌的肠道外感染可致命，应及时进行针对性治疗。紫色色杆菌通常对β内酰胺类和黏菌素类药物具有耐药性。

表25.6中列出了对各类细菌具有潜在活性的、适用的抗菌药物。需注意这些细菌可出现耐药性，尤其是气单胞菌可产生多种β内酰胺酶。

预防

美国目前没有霍乱疫苗供应，不过世界卫生组织(WHO)拥有霍乱疫苗的全球储备，用于霍乱流行地区和紧急的情况。由于近期霍乱暴发，世界卫生组织成立了全球霍乱控制特别工作组，相关信息可浏览http://www.who.int/cholera/task_force/en/。本章节讨论的病原体尚没有相关疫苗或预防药物被批准。

表25.6　抗菌药物治疗方案和敏感性试验

微生物(种)	治疗方法	存在耐药风险的治疗方案	确证试验方法	备注
霍乱弧菌	适当的补液联合抗菌药物。体外药敏指南表明对氨基糖苷类、阿奇霉素、氟喹诺酮类、超广谱头孢菌素、碳青霉烯类和单环β内酰胺类敏感	已知对四环素、氯霉素和复合磺胺甲噁唑具有耐药性	参考CLSI指南	
其他弧菌	没有明确指南。胃肠炎可能无需抗菌药物；伤口感染和败血症的用药选择与霍乱弧菌相同	与霍乱弧菌的耐药性相似	参考CLSI指南	
气单胞菌属	没有明确指南。胃肠炎可能无需抗菌药物；对于软组织感染和败血症，可选择头孢曲松、头孢噻肟、头孢他啶、亚胺培南、氨曲南、阿莫西林克拉维酸、喹诺酮类和复合磺胺甲噁唑	能够产生多种β内酰胺酶，介导对青霉素和某些头孢菌素的耐药性	参考CLSI指南	
紫色色杆菌	没有明确指南。可选择头孢噻肟、头孢他啶、亚胺培南和氨基糖苷类	青霉素的可变活性；第一代和第二代头孢菌素活性差	无	可以在M-H琼脂生长，但没有判断标准

[a] 经过验证的试验方法包括临床和实验室标准化研究所(CLSI)推荐的标准方法和美国食品药品管理局(FDA)批准的商品化试剂盒。

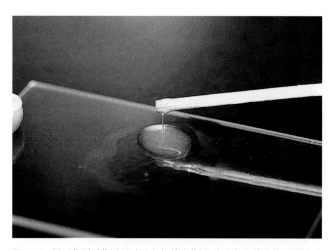

案例学习25.1

一名21岁的男性冲浪爱好者在圣迭戈度假后，因严重的左耳疼痛就诊，不伴发热，检查提示患者耳道和鼓膜有红斑。考虑中耳炎，予以阿莫西林治疗。在接下来的4 d里，患者症状持续，并出现血性分泌物。患者再次就诊，医生对耳道流液进行了培养，并予庆大霉素滴耳。患者的症状在接下来的7 d内有所改善。通过麦康凯平板培养，分离出一种非乳糖发酵菌落。

问题：

1. 该分离菌为吲哚和氧化酶阳性。生化鉴定系统提示赖氨酸和鸟氨酸反应阳性，但精氨酸反应阴性。需鉴别哪些属和种的细菌？如何鉴定该微生物？
2. 你认为患者是如何感染的？
3. 已知商业化鉴定系统会将弧菌和气单胞菌相混淆。出现这种错误的原因是什么？
4. 如需保证弧菌纸片法药敏试验的正确性，需额外采取什么步骤？

复习题

1. 一名患者在海地地震后两周出现腹泻。采集其粪便样本，在传代至TCBS前接种至浓缩肉汤中。在TCBS上培养48 h后，培养基上未发现任何生长。作为微生物实验室人员接下来应该做什么(　　)

   a. 采集一个新的样本。　b. 运行质控流程，检查TCBS培养基的完整性。　c. 培养结果报告为无细菌生长，并附上说明注释：可能存在无法培养出来的病原菌，不排除存在感染。　d. 将所有培养结果报告为无细菌生长。

2. 采集粪便样本进行培养，结果是血琼脂上的菌落呈β溶血性，麦康凯平板上呈非乳糖发酵(NLF)，头孢磺啶-氯苯酚-新生霉素(CIN)琼脂上呈氧化酶阳性、牛眼样外观。该病原体很可能是(　　)

   a. 嗜水气单胞菌　b. 小肠结肠炎耶尔森菌　c. 紫色色杆菌　d. 霍利格里蒙特菌

3. 从一名腹泻的患儿身上分离出可疑的弧菌菌落。该细菌为弯曲的革兰阴性杆菌，氧化酶和乳糖阳性，蔗糖阴性，在TCBS上生长为耐盐的黄色菌落。该病原体很可能是(　　)

   a. 拟态弧菌　b. 弗氏弧菌　c. 霍乱弧菌　d. 河流弧菌

4. 配对题：将每个术语与正确的描述配对

   ______ 嗜盐(halophilic)　______ 肠毒素封闭带毒素(Zot)
   ______ 紫色色杆菌　______ 气单胞菌属
   ______ 溶藻弧菌　______ 霍乱弧菌

   a. 耳部感染　b. 蜂窝织炎和脓肿形成　c. 喜盐(salt-loving)　d. 肠毒素　e. 胃肠炎和心内膜炎　f. 大量水样泻

5. 简答题

   (1) 描述拉丝试验以及如何利用拉丝试验鉴别弧菌属和气单胞菌属。
   (2) 列举简单的生化试验，可用于区分霍乱弧菌、拟态弧菌、气单胞菌与本章节其他细菌。
   (3) 解释TCBS用作选择培养基和鉴别培养基的化学原理。

参考答案

案例学习25.1

1. 该分离菌可能是气单胞菌或弧菌。拉丝试验(图25.4)、硫代硫酸盐-柠檬酸盐-胆盐-蔗糖(TCBS)选择培养基、O129纸片药敏检测或盐耐受试验可对这两类菌属进行鉴别。该细菌通过发酵蔗糖可在TCBS琼脂上呈黄色菌落，商业化鉴定系统可准确地鉴定出该细菌为溶藻弧菌。

2. 在海洋中，最常见的弧菌为溶藻弧菌。铜绿假单胞菌是淡水中引起外耳道感染的最常见病原体(称为“游泳者耳”)，溶藻弧菌则是在咸水游泳场景中引起耳感染的常见病原体。

3. 因为这两种菌属存在一些共同的生化反应。河流弧菌是一种可引起严重后果的病原体，但其生化特征与粪便培养中常见的豚鼠气单胞菌相似。如果不进行相关实验去鉴别商业化系统无法区分的细菌，很容易导致鉴定错误。尽管MALDI-TOF MS确实可以准确鉴定一些气单胞菌(嗜水气单胞菌/斑点气单胞菌、温和气单胞菌和简达气单胞菌)，但需注意，大多数商业化鉴定系统在菌种水平上准确鉴定气单胞菌的能力有限且不确定，使用试剂盒来区别气单胞菌和弧菌困难。

4. 为了成功进行弧菌的纸片法药敏试验，相当于0.5麦氏比浊标准的初始接种液应在盐水中进行制备，而不是在水中。这一步骤能够确保弧菌良好生长，以呈现准确的耐药生长特征。溶藻弧菌对多黏菌素B具有耐药性，而多黏菌素B常常应用于治疗“游泳者耳”的滴耳剂中。有必要对弧菌的药敏试验进行评估，从而指导合适的治疗方案。

复习题

1. c; 2. b; 3. a; 4. c, d, b, e, a, f

5. (1) 参见图25.4。细菌在0.5%脱氧胆酸钠中乳化，脱氧胆酸钠可溶解弧菌菌体，但不能溶解气单胞菌菌体。细菌裂解释放DNA，当裂解混合物被接种环拉起时，可产生“丝”状结构。
   (2) 盐耐受试验。
   (3) TCBS含有1%的氯化钠、可以抑制革兰阳性菌生长的胆盐，同时含有基于糖类代谢试验以进行鉴别的蔗糖。能够发酵蔗糖的菌落呈现黄色(产酸、改变pH，颜色指示剂为溴麝香草酚蓝和百里酚蓝)。

第9篇·革兰阴性杆菌和球杆菌(麦康凯阴性、氧化酶阳性)

GRAM-NEGATIVE BACILLI AND COCCOBACILLI
(MACCONKEY-NEGATIVE, OXIDASE-POSITIVE)

第26章·鞘氨醇单胞菌和类似微生物

Sphingomonas and Similar Organisms

王苏珍·译　黄声雷·审校

本章目标

1. 确定鞘氨单胞菌及相似细菌的培养方法和菌株特征。
2. 描述提醒临床实验室注意患者样本中存在这组细菌的初步线索。
3. 说明这类细菌的分类和鉴定方法。
4. 描述适用于这类细菌的药敏试验方法。
5. 解释本组细菌的致病性。

本章相关的属和种

现用名	曾用名
水谷鞘氨醇杆菌	
副鞘氨醇单胞菌	
鞘氨醇单胞菌	少动假单胞菌,CDC Ⅱk-1群

一般特征

本章讨论的微生物统一描述,是因为它们通常不能在麦康凯琼脂上生长,氧化酶阳性,并且可氧化利用葡萄糖。

流行病学、疾病谱和抗菌治疗

如表26.1所示,这些微生物很少从人类样本中分离到,作为感染病原体的地位有限。由于很少在临床环境中遇到这类细菌,因此关于其流行病学、引起人类感染的能力和抗菌药物潜在耐药的信息也较少。鞘氨醇杆菌属在自然界中广泛存在于土壤和水环境中。这里讨论的水谷鞘氨醇杆菌,是唯一一种吲哚阳性且不能在麦康凯琼脂上生长的细菌,其余的细菌的吲哚阴性,且通常可在麦康凯琼脂上生长(第23章)。鞘氨单胞菌属与自然界水环境有关。鞘氨单胞菌已在与隐形眼镜、菌血症和人工医疗设备植入有关的角膜炎病例中分离到。这些细菌是条件致病菌,当在临床样本中遇到时,应谨慎考虑其临床意义和污染可能。

实验室诊断

样本采集和转运

本章所讨论的细菌在样本采集和转运方面无特别要求。有关样本采集和转运的一般信息见表5.1。

样本处理

本章所讨论的微生物在样本处理时无特别要求。样本处理的一般信息见表5.1。

直接检测方法

除了显微镜检查外,没有其他特别的方法用于直接从临床样本中检测这些细菌。

血清学方法

血清学诊断技术一般不用于本章讨论的微生物引起的感染的实验室诊断。

表26.1　流行病学、疾病谱、抗菌治疗

细菌	流行病学	疾病谱	抗菌治疗
水谷鞘氨醇杆菌	鞘氨醇杆菌广泛存在于自然界	很少引起人类感染;与血流感染、脑脊液和伤口感染相关	红霉素、复方磺胺甲噁唑及培氟沙星
鞘氨醇单胞菌 副鞘氨醇单胞菌	鞘氨醇单胞菌栖息于自然环境生态中,并可存在于医院的水处理系统。它不是人类微生物群的组成部分。其传播方式尚不明确,但可能涉及患者接触受污染的医疗设备或医用水溶剂	鞘氨醇单胞菌的毒力因子未知。涉及社区和卫生保健相关感染,尤其是血流感染和尿路感染	无明确指南;有潜在活性的药物包括复方磺胺甲噁唑、氯霉素、环丙沙星及氨基糖苷类;它对β内酰胺类药物耐药,但尚无经过验证的药敏检测方法

培养

培养基选择

鞘氨醇单胞菌和水谷鞘氨醇杆菌在实验室常规的培养基上生长良好，如5%羊血平板和巧克力平板；然而，它们不能在麦康凯琼脂上生长。它们通常在血培养系统的肉汤、巯基乙酸盐和心-脑浸出液肉汤培养基中生长良好。

培养条件和时长

35～37℃、5% CO_2或环境空气中培养24～48 h内，这类细菌中大部分会在培养基上可观察到菌落生长。

菌落外观

表26.2描述了本组微生物的每个属在5%羊血琼脂上的菌落外观和区分特征（如色素）。

表26.2　菌株形态及特征

微生物	培养基	形态
水谷鞘氨醇杆菌	BA	黄色菌落
鞘氨醇单胞菌 副鞘氨醇单胞菌	BA	较小、圆形、光滑、凸起的菌落；生长时产生亮黄色色素

BA：5%羊血琼脂。

鉴定方法

许多商品化鉴定系统，包括基质辅助激光解吸电离飞行时间质谱（matrix-assisted laser desorption ionization time-of-flight mass spectrometry, MALDI-TOF MS），在准确鉴定本章讨论的微生物的能力可能有限或不确定。表26.3和26.4列出了一些生化试验，这些试验有助于推测区分这类微生物。

关于特定微生物的讨论

水谷鞘氨醇杆菌・水谷鞘氨醇杆菌有两种类型。该细菌可以产生黄色色素，且不能在麦康凯琼脂上生长。该微生物常被分类为无动力的细菌，但可以通过滑动来运动。能在含有40%胆汁的介质中生长，且氧化酶阳性、过氧化氢酶阳性、七叶苷阳性、吲哚阴性、脲酶阴性（但有文献报道称有20%的菌株Christensen脲酶阳性），主要特征见表26.3。报告的人类感染包括败血症（血培养）、脑膜炎（脑脊液样本）和蜂窝织炎（伤口来源）。根据发表的文献内容，该细菌对红霉素、复方磺胺甲嘧唑和培氟沙星敏感。

鞘氨醇单胞菌・鞘氨醇单胞菌是一种中等大小、革兰阴性直杆菌，具有一根单极鞭毛；生长至少需要在羊血琼脂上培养48 h（图26.1）。最佳生长条件为30℃，5% CO_2或环境空气；可在37℃生长，但42℃无法生长。该细菌在胰蛋白大豆及血平板上生长的菌落为深黄色。其为专性需氧菌，可以在肉汤中生长（例如心-脑浸出液、巯基乙酸盐肉汤和血培养肉汤），且90%的菌株不能在麦康凯琼脂上生长（10%可以在麦康凯琼脂上生长，并以不发酵乳糖的形式出现）。鞘氨醇单胞菌以氧化的形式利用葡萄糖、木糖和蔗糖。相关的生化试验结果包括：水解七叶苷阳性，在湿片中或在18～22℃的运动培养基中孵育时具有动力（37℃孵育时无动力），氧化酶阳性（90%～94%为阳性）、过氧化氢酶阳性、脲酶阴性、吲哚阴性。鞘氨醇单胞菌对多黏菌素B敏感，是用于区分其与副鞘氨醇单胞菌的一个特点。其关键特征见表26.4。

表26.4　鞘氨醇单胞菌属内鉴别的关键生化反应特征

生化试验	鞘氨醇单胞菌	副鞘氨醇单胞菌
葡萄糖氧化	阳性	阳性
木糖氧化	阳性	阳性
麦芽糖氧化	阳性	阳性
七叶苷水解	阳性	阳性
动力	阳性[a]	阳性
吲哚	阴性	阴性
多黏菌素B敏感性	敏感	可变
H_2S（在KIA上方悬挂醋酸铅试纸）	阴性	阳性
柠檬酸盐	阴性	阳性
DNA酶	阳性	阴性

[a]在湿片中动力阳性或18～22℃下培养的动力培养基中动力阳性，而37℃下培养无动力。

H_2S：硫化氢；KIA：克氏双糖铁培养基。

来源：Data compiled from Winn WC, Allen SD, Janda WM, et al. *Koneman's Color Atlas and Textbook of Diagnostic Microbiology*. 6th ed. Philadelphia: Lippincott Williams & Wilkins; 2006.

抗菌药物敏感性试验表明，鞘氨单胞菌对四环素、氯霉素、复方磺胺甲噁唑和氨基糖苷类药物敏感。该细菌对万古霉素的敏感性，可通过在用于培养细菌的羊血琼脂上贴万古

表26.3　关键的生化和生理特征

微生物	不溶性色素	葡萄糖氧化	木糖氧化	蔗糖氧化	七叶苷水解	动力
水谷鞘氨醇杆菌	V[a]	+	(+)	+	+	nm
鞘氨醇单胞菌[b]	黄色	+	+	+	+	+[c]

[a]在室温下培养时，黄色色素的产生可能加强。

[b]包括鞘氨醇单胞菌、副鞘氨醇单胞菌。

[c]在动力培养基种通常显示为无动力，但在湿片中有动力。

+：>90%的菌株为阳性；(+)：延迟反应；nm：无动力；V：可变反应。

来源：From Weyant RS, Moss CW, Weaver RE, et al, eds. *Identification of Unusual Pathogenic Gram-Negative Aerobic and Facultatively Anaerobic Bacteria*. 2nd ed. Baltimore: Williams & Wilkins; 1996.

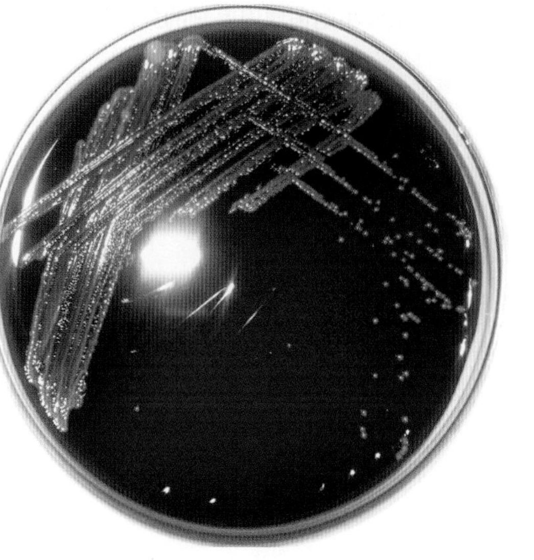

图26.1 鞘氨单胞菌在血琼脂上生长。(来源: From Seo SW, Chung IY, Kim E, et al. A case of postoperative *Sphingomonas paucimobilis* endophthalmitis after cataract extraction. Kor J Ophthalmol. 2008; 22: 63.)

霉素纸片(30 μg/片)来验证。鞘氨单胞菌普遍存在于土壤和水中,并已从环境里的游泳池、医院设备、水和实验室耗材中分离到该细菌。它可引起人类的感染,在各种临床样本均有发现,特别是与伤口感染(慢性非卧床腹膜透析、腿部溃疡、脓胸、脾脓肿、脑脓肿),相关的腹膜炎,血培养,以及脑脊液、尿液、阴道和宫颈样本。最近的文献表明,鞘氨单胞菌的临床意义较小;然而,社区获得性感染、糖尿病和乙醇中毒是原发性菌血症的重要危险因素。一项回顾性研究表明,近年来鞘氨单胞菌感染引起人类感染的流行率有所增加,尽管该细菌具有较低的毒力,但感染仍可导致脓毒性休克,特别是在免疫功能低下的患者中。另一项研究表明,尽管由这种细菌感染导致的死亡率较低,但通常会在住院患者中引起并发症。

副鞘氨醇单胞菌 · 副鞘氨醇单胞菌与鞘氨醇单胞菌在许多方面相似。它是一种中等大小、革兰阴性直杆菌,产深黄色的色素。为专性需氧菌,有动力,在麦康凯琼脂上不生长。可通过几个特征将副鞘氨醇单胞菌与鞘氨醇单胞菌区分开来。副鞘氨醇单胞菌可使KIA上悬挂的醋酸铅试纸变黑,说明H_2S阳性;副鞘氨醇单胞菌的西蒙斯柠檬酸盐试验阳性(鞘氨醇单胞菌阴性),胞外DNAse阴性(鞘氨醇单胞菌阳性)。与鞘氨醇单胞菌一样,副鞘氨醇单胞菌可氧化利用葡萄糖、木糖和麦芽糖,但不能氧化利用甘露醇。它与鞘氨醇杆菌属的区别在于它对多黏菌素B敏感;然而,副鞘氨醇单胞菌可能对多黏菌素B的敏感性有可变性,关键特征见表26.4。抗菌药物敏感性试验结果显示,副鞘氨醇单胞菌菌株间耐药性不同,但通常对四环素、氯霉素、复方磺胺甲噁唑、氨基糖苷类、第三代头孢菌素、氟喹诺酮类敏感。副鞘氨醇单胞菌与人类感染有关,可从痰液、尿液和阴道中分离到该细菌。

抗菌药物敏感性试验

这类细菌的抗菌敏感性有特征的药敏表型模式,也可出现可变的耐药性。目前没有标准化的药敏试验指南,但当临床需要时,应采用过夜孵育检测其对抗菌药物的MIC或用E-test法。

预防

由于这类微生物很少从人类感染中检出或鉴定到,因此没有疫苗或预防措施。

案例学习26.1

16岁男性患者,患有急性淋巴细胞白血病,向肿瘤科医生主诉有左膝疼痛、肿胀。近期该患者进行一个疗程的放化疗,正在口服类固醇药物。当时从患者膝盖内抽出淡黄色液体,白细胞2+。涂片上未见微生物,培养也未生长。且只有少量的液体在培养基上做了培养。在接下来的6个月里,患者反复就诊,接受抗菌药物治疗,并进行了更多的培养,但没有阳性的结果来解释他的疼痛和肿胀。他被送入医院,在医院进行关节镜检查以评估病情。关节镜可见广泛的滑膜炎,从手术中获得的样本在血琼脂上生长出黄色的革兰阴性杆菌,但在麦康凯琼脂上未见生长。该细菌吲哚、脲酶试验阴性,氧化酶、湿片动力试验阳性,被鉴定为鞘氨醇单胞菌。患者进行了静脉注射阿米卡星和头孢他啶的6周治疗。尽管治疗有效,但由于关节软骨破坏,患者留下了膝关节疼痛和僵硬的后遗症。

问题:

1. 患者样本培养出的菌株需与哪些微生物进行鉴别诊断?
2. 可以做哪些试验来为细菌鉴定提供额外的证据?
3. 应该用哪个或哪些方法来检测本病例中发现的病原体的抗菌药物敏感性?

来源: From Charity R, Foukas A. Osteomyelitis and secondary septic arthritis caused by *Sphingomonas paucimobilis*. *Infection*. 2005; 33: 93.

案例学习26.2

患者为20个月的女童,她在6个月大时被诊断为肺囊性纤维化。患者因呼吸困难,在出现症状第2 d收住入院,有咳嗽、咳大量黏液痰的症状,体温37.9℃。因为她有铜绿假单胞菌感染史,所以使用头孢他啶和阿米卡星进行治疗。取支气管抽吸物进行培养,接种血平板、巧克力和麦康凯琼脂,并孵育(37℃, 48 h)。一种专门用于分离生长缓慢型伯克霍尔德菌的培养基也被用于接种和培养。有大量的菌落生长,为氧化酶阳性、无动力、过氧化氢酶阳性的革兰阴性杆菌,通过Vitek GNI和API 20NE鉴定卡鉴定为多食鞘氨醇杆菌。

生化试验明确了鉴定结果,以下试验结果为阳性:麦康凯琼脂生长、脲酶、七叶苷水解、产β-D-半乳糖苷酶,葡萄糖、阿拉伯糖、甘露糖、N-乙酰氨基葡萄糖和麦芽糖的同化作用,以及葡萄糖、乳糖、麦芽糖、蔗糖和木糖的酸化作用。以下试验结果为阴性:23℃(室温)、37℃、42℃的动力,硝酸盐和亚硝酸盐还原,产吲哚,精氨酸双水解酶,赖氨酸、乌氨酸脱羧酶,明胶水解,产硫化氢,甘露醇、葡萄糖酸盐、苹果酸盐和柠檬酸盐的同化作用。

抗菌药物敏感性试验检测了该菌株对羧苄青霉素、头孢他啶、头孢曲松、头孢呋辛、氯霉素、阿洛西林、头孢噻肟、替卡西林、环丙沙星、亚胺培南、哌拉西林和阿米卡星的敏感性，还检测了氨曲南、美洛西林、庆大霉素、妥布霉素和甲氧苄啶/磺胺甲噁唑的敏感性。该细菌在伯克霍尔德菌专属培养基没有生长。患者对液体疗法和抗菌治疗的反应良好，予以出院。

问题：

1. 患者样本培养出的菌株需与哪些微生物进行鉴别诊断？
2. 可以做哪些试验来为细菌鉴定提供额外的证据？
3. 应该用哪个或哪些方法来检测本病例中发现的病原体的抗菌药物敏感性？

来 源：From Reina J, Borrell N, Figuerola J. Sphingobacterium multivorum isolated from a patient with cystic fibrosis. *Eur J Clin Microbiol Infect Dis.* 1992; 11: 81.

复习题

1. 本章节讨论的所有细菌中，哪一个与疾病关联度最大（　　）

   a. 副鞘氨醇单胞菌　b. 水谷鞘氨醇杆菌　c. 鞘氨醇单胞菌　d. 以上都不是

2. 对于临床实验室人员来说，这组细菌存在的初步线索是（　　）

   a. 菌落产黄色色素，麦康凯培养基上不生长，氧化利用葡萄糖　b. 菌落不产色素，且在巯基乙酸盐肉汤中不生长，氧化利用葡萄糖　c. 菌落产棕黄色/浅黄色色素，血平板上不生长，氧化利用木糖　d. 菌落产黄色色素，血平板上不生长，发酵葡萄糖

3. 对鞘氨醇单胞菌的鉴别有用的鉴定方法有（　　）

   a. 产H_2S　b. 柠檬酸盐利用试验　c. 产DNA酶　d. a和c　e. a、b和c

4. 是非题

   ______鞘氨醇单胞菌的共同特征包括可在5%的羊血平板、巧克力平板和麦康凯上生长。

   ______本章中讨论的大部分细菌都是常见的致病菌。

   ______虽然本章讨论的细菌的抗菌药物敏感性结果已在文献中报道，但目前尚无通过验证的药敏检测方法。

5. 配对题：将每个术语与正确的描述配对（每个结果可重复使用）

   ______鞘氨醇单胞菌　______多食鞘氨醇杆菌

   ______副鞘氨醇单胞菌

   a. 有黄色色素　b. 氧化利用葡萄糖　c. 水解七叶苷　d. 产脲酶　e. 产DNA酶

参考答案

案例学习26.1

1. 需要与水谷鞘氨醇杆菌、鞘氨醇单胞菌、副鞘氨醇单胞菌进行鉴别。

2. 下表显示了细菌鉴定中重要的测试结果。数据库限制使得MALDI-TOF MS的鉴定结果不可靠。

	动力	葡萄糖氧化	七叶苷水解	枸橼酸盐同化	细胞形态	木糖氧化
水谷鞘氨醇杆菌	无动力	+	+	−	末端增厚、中心薄的杆菌	延迟+
鞘氨醇单胞菌	动力培养基中无动力；37℃孵育无动力，18～22 ℃有动力；湿片中有动力	+	+	−	中等大小的直杆菌，菌体一端有鞭毛	+
副鞘氨醇单胞菌	+	+	+	+	中等大小的直杆菌	+

3. 该细菌没有经过验证的药物敏感性检测方法。许多文献中报道的敏感性检测方法为在血琼脂平板上进行E-test。

案例学习26.2

1. 该细菌无动力，疑似鞘氨醇杆菌。

2. 水谷鞘氨醇杆菌产生黄色色素，蔗糖氧化试验、七叶皂苷水解试验呈阳性，脲酶阴性。显微镜下，该生物体是一种末端增厚、中心较薄的杆菌。数据库限制使得MALDI-TOF MS的鉴定结果不可靠。

3. 该细菌没有经过验证的药物敏感性检测方法。许多文献中报道的敏感性检测方法为在血琼脂平板上进行E-test。

复习题

1. c; 2. a; 3. e; 4. ×，×，√; 5. abce，abcd，abc

第27章 · 莫拉菌属和奈瑟菌属

Moraxella and *Neisseria* spp.

米宏霏 · 译 黄声雷 · 审校

本章目标

1. 确定莫拉菌属和奈瑟菌属细菌的鉴别特征。
2. 确定这组微生物中哪些细菌是典型的机会致病菌。
3. 阐述微生物学家用来鉴别这组细菌是否作为真正的球菌方法，并命名这些微生物。
4. 确定从狗或猫咬伤造成的人类伤口中可能分离出的莫拉菌属和奈瑟菌属细菌。
5. 确定从人类结膜炎病例中分离出的常见的莫拉菌属细菌。
6. 阐述用于培养这类微生物的培养基，包括化学原理和成分。
7. 列出一些可用于区分这些微生物和其他细菌的常规生化测试方法，并解释每种测试方法的原理。
8. 将患者体征、症状与实验室检查结果相关联，并确定最可能的病因。

本章相关的属和种

现用名	曾用名
亚特兰大莫拉菌	
犬莫拉菌	
腔隙莫拉菌	
林肯莫拉菌	
非液化莫拉菌	
奥斯陆莫拉菌	
动物奈瑟菌	
动物口腔奈瑟菌	CDC EF-4a
杆状奈瑟菌	
长奈瑟菌长链亚种	CDC group M6
长奈瑟菌糖酵解亚种	
长奈瑟菌硝基还原菌亚种	
口腔奈瑟菌	
沃式奈瑟菌	CDC group M5
动物咬伤奈瑟菌	CDCEF-4b

一般特征

本章中讨论的微生物包括球菌、球杆菌或短到中等大小的革兰阴性杆菌。这组细菌由莫拉菌属和奈瑟菌属中的一些菌种组成，不包含卡他莫拉菌、淋病奈瑟菌和脑膜炎奈瑟菌这三种经常分离的病原体（第39章）。这些微生物中的大多数很少引起机会性感染，应被视为潜在污染菌。莫拉菌属包括大约20个物种。奥斯陆莫拉菌、非液化莫拉菌和林肯莫拉菌被认为是低毒力的人类正常的呼吸道微生物菌群。许多其他莫拉菌属是多种动物的正常黏膜微生物群，包括牛、马、山羊、狗、猫、骆驼、豚鼠、兔子、猪和绵羊。沃氏奈瑟菌、动物奈瑟菌、杆状奈瑟菌、动物口腔奈瑟菌、动物咬伤奈瑟菌和犬类莫拉菌是狗和猫的口腔菌群，有时在被咬伤后的人身上也能发现。亚抑菌浓度的青霉素（如10 U浓度青霉素的纸片）会导致这些细菌的球形形状变为杆状。与之相反，和这些细菌容易混淆的如大多数奈瑟菌属和卡他莫拉菌在青霉素压力下还能保持其原始球菌形状。此外，本章中讨论的微生物无法利用葡萄糖（除动物口腔奈瑟菌、口腔奈瑟菌、长奈瑟菌糖酵解亚种和一些动物咬伤奈瑟菌外），也不发酵碳水化合物（氧化或分解），大多数不会在麦康凯琼脂上生长，但在血平板和巧克力平板以及商品化的血培养体系中生长良好。具体的形态学和生理学特征将在本章后面的实验室诊断讨论中介绍。

流行病学、疾病谱和抗菌治疗

莫拉菌属和奈瑟菌属引起的感染（即内源性菌株，表27.1）最常见于患者黏膜或表皮防御屏障的破坏后，患者机体正常菌群侵入无菌部位。上述微生物很少引起感染，这表明它们的毒力很低。本章节涉及微生物未被发现存在人与人之间的传播。无论何时在临床样本中检出这些微生物，都应认真考虑它们是污染菌的可能性。尤其是当样本来源可能是黏膜表面时。

已从心内膜炎、菌血症、败血症性关节炎和眼内炎病例中分离到莫拉菌属。卡他莫拉菌最常与人类感染有关，主要是呼吸道感染。然而，由于该细菌形态更像奈瑟菌属，而非其他莫拉菌属，因此第39章将详细讨论该微生物的特征。

从美国疾病预防控制中心（Centers for Disease Control and Prevention, CDC）收集的数据表明，这些罕见的分离株也可能是感染的原因。在美国CDC对长奈瑟菌亚种（一种硝基还原菌）的研究中，有1/4来自细菌性心内膜炎患者。在一项长达16年收集的数据发现，这些分离株大多来自血液样本，也从伤口、呼吸道分泌物和腹腔液中培养出。有风险的个体先前已存在心脏损伤或接受过牙科手术。

实验室诊断

样本采集与转运

本章讨论的微生物样本采集和运输无需特别考虑。有关样本采集和运输的一般信息参见表5.1。

样本处理

本章讨论的微生物样本的处理不需要特别考虑。有关样本处理的一般信息参见表5.1。

直接检测方法

除了革兰染色外，没有直接检测临床样本中这些微生物的具体操作程序。亚特兰蒂斯莫拉菌、非液化莫拉菌和奥斯陆莫拉菌可能表现为球杆菌或短而宽的杆状菌，它们不易脱色，并且

表27.1 流行病学、致病机制和疾病谱

微生物	栖息地(贮菌源)	传播方式	毒力因子	疾病和感染谱
非液化莫拉菌 腔隙莫拉菌 奥斯陆莫拉菌 林肯莫拉菌 犬莫拉菌 亚特兰大莫拉菌	居住在鼻、喉、上呼吸道黏膜上、结膜上的人类正常菌群,以及泌尿生殖道(如奥斯陆莫拉菌);也可能会在皮肤上定居	罕见造成感染;如果发生感染,可能是患者内源性细菌引起;不排除人际传播的可能,但尚未被报道	不明;由于很少引起感染,因此被认为是低毒力的机会性病原微生物	腔隙莫拉菌与眼部感染有关,但也可能因其他莫拉菌引起;其他感染包括菌血症、心内膜炎和脑膜炎、化脓性关节炎、鼻窦炎和呼吸道感染
延长奈瑟菌	上呼吸道正常菌群	如果发生感染,很可能是患者的内源性菌株引起	不明;被认为是低毒力的机会性病原微生物	很少涉及感染;已被报道是引起菌血症、心内膜炎和骨髓炎的原因
动物口腔奈瑟菌、沃式奈瑟菌、动物咬伤奈瑟菌	犬类的口腔菌群	犬咬伤	不明	常见于狗咬伤感染的伤口

可能出现革兰性变异。犬莫拉菌也是如此,它表现为成对或短链的球菌。腔隙莫拉菌是一种球杆菌或中等大小的杆状菌,而林肯莫拉菌是一种可能呈链状的球杆菌。动物口腔莫拉菌和动物咬伤莫拉菌是球杆菌或短直杆菌。韦弗奈瑟菌和杆菌性奈瑟菌是中等长度的直杆菌。所有其他菌种都是单球菌或双球菌。

培养

培养基的选择

莫拉菌和长奈瑟菌亚种在5%的羊血和巧克力琼脂平板上生长良好。大多数菌株在麦康凯平板上生长缓慢,类似于乳糖非发酵的肠杆菌。这两个种属在商品化的血培养体系和常见的营养肉汤(如巯基乙酸盐和牛脑-心浸出液培养基)中也生长良好。

孵育条件和时间

巧克力平板和5%羊血琼脂平板应在35℃,在CO_2或环境空气中培养至少48 h。对于可能在麦康凯平板上生长的物种,培养基应在35℃的环境空气中培养。

菌落形态

表27.2描述了每一种属在5%羊血和麦康凯平板上的菌落外观和其他区别特征(如凹陷)。大多数商品化的识别系统难以准确识别本章讨论的微生物。表27.3在本章中列出了一些可用于初步鉴定细菌的常规生化测试。这是一个简化的方案;应将重要的临床分离菌送往参考实验室进行最终鉴定。

鉴定方法

如前所述,这些微生物很难与革兰阴性双球菌区分(有关革兰阴性双球菌的更多信息,请参见第39章)。此外,这些微生物在生化反应上相对不活跃。青霉素存在时的菌体伸长是区分它们与真正球菌的有效方法。青霉素的作用是通过在血液琼脂平板上划线,在划线第一区放置一张10 U的青霉素纸片,并35℃过夜孵育。抑菌圈边缘周围的生长革兰染色很容易证明分离菌是球菌形态还是变杆菌。动物口腔奈瑟菌和动物咬伤奈瑟菌经常被误认为巴斯德菌属,或者因为生长缓慢而根本没有被发现。它们能够在48 h内在羊血琼脂和巧克力琼脂上生长。根据菌落形态(黄色到白色菌落)和吲哚阴性,能将其与多杀性巴斯德菌区分开来。基质辅助激光解吸电离飞行时间质谱(matrix-assisted laser desorption ionization time-of-flight mass spectrometry, MALDI-TOF MS)可能是鉴定这些微生物的有用技术。在从口咽临床样本中鉴定奈瑟菌

表27.2 菌落外观和特征

微生物	培养基	外观
亚特兰大莫拉菌	BA	小(<1 mm)、点蚀和扩展
	Mac	NLF
腔隙莫拉菌	BA	小的灰色到白色的菌落,琼脂表面点蚀
	CHOC	形成暗晕
	Mac	无生长
林肯莫拉菌	BA	形成暗晕小(<1 mm),光滑,半透明至灰色至白色半透明;点蚀很少见
	Mac	无生长
非液化莫拉菌	BA	光滑、半透明至灰色至白色半透明;偶见菌落扩散,很少在琼脂上形成凹坑;可能出现黏液样
	Mac	如果生长,NLF
奥斯陆莫拉菌	BA	光滑、半透明至灰色至白色半透明;点蚀很少见
	Mac	如果生长,NLF
犬莫拉菌	BA	大(>1 mm)和光滑的灰色到白色;类似肠杆菌菌落
	Mac	NLF
延长奈瑟菌(所有亚群)	BA	灰色至白色,半透明,光滑,闪闪发光;可能有干燥的黏土状稠度
	Mac	如果生长,NLF
动物口腔奈瑟菌	BA	黄白色凸起光滑溶血菌落
	Mac	NLF
杆状奈瑟菌	BA	灰色至浅黄色,光滑闪亮
	Mac	无生长
口腔奈瑟菌	BA	小的、黄色的、凸起的、闪闪发光的、α溶血性的
	Mac	不确定
沃式奈瑟菌	BA	小的,光滑的,半透明的
	Mac	如果生长,NLF
动物咬伤奈瑟菌	BA	黄白色凸起光滑的溶血菌落
	Mac	无生长

BA:5%羊血琼脂;Mac:麦康凯琼脂;ND:未检出;NLF:乳糖非发酵。

表27.3 关键生化和生理学特征

微生物	麦康凯平板	过氧化氢酶	硝酸盐还原	亚硝酸盐还原	DNA酶	吕氏斜面培养基凹陷生长	乙酸钠利用	营养肉汤中的生长	明胶酶	三丁酸甘油酯
亚特兰大莫拉菌[b]	+	+	−	−	−	−	ND	−	−	−
腔隙莫拉菌	−	+	+	−	−	+	−	−	+	+
林肯莫拉菌	−	+	−	−[a]	−	−	−	−	−	−
非液化莫拉菌	−	+	+	−	−	−	−	V	−	+
奥斯陆莫拉菌	V	+	V	−	−	−	+	+	−	+
犬莫拉菌	+	+	+	V	+	−	+	+	−	+
动物口腔奈瑟菌	ND	−	+	ND	ND	ND	ND	ND	ND	ND
杆状奈瑟菌	−	V	+	ND	ND	ND	ND	ND	ND	ND
延长奈瑟菌长链亚组	V	−	−	+	ND	ND	V	+	ND	ND
延长奈瑟菌糖酵解亚组	+	−	−	V	ND	ND	+	+	ND	ND
延长奈瑟菌硝基还原菌亚组	V	+	+	+	ND	ND	V	V	ND	ND
口腔奈瑟菌	ND	−	+	ND	ND	ND	ND	ND	ND	ND
沃式奈瑟菌	V	−	−	+	ND	ND	−	V	ND	ND
动物咬伤奈瑟菌	−	−	V	ND	ND	ND	ND	ND	ND	ND

[a] 亚硝酸盐阳性菌株已报道。
[b] 亚特兰大奈瑟菌对吡咯烷氨基肽酶呈阳性。
+：＞90%的菌株呈阳性；−：＞90%的菌株阴性；ND：无数据；V：可变的。
注意：列出的生物通常是吲哚阴性的。

属分离菌时应谨慎，以避免错误鉴定。目前存在缺乏足够的临床菌株进行比较和数据库开发不足的问题。

关于特定微生物的讨论

非液化莫拉菌和奥斯陆莫拉菌这两种最常见的分离菌可以通过奥斯陆莫拉菌利用乙酸来区分。腔隙莫拉菌能液化血清；微生物的生长导致吕氏血清琼脂斜面表面形成凹陷。本章中介绍的大多数菌种不利用葡萄糖；长奈瑟菌亚种是唯一的葡萄糖发酵菌，它在奈瑟菌属的快速糖分解试验中代谢葡萄糖产生酸。所有奈瑟菌均为氧化酶阳性。长奈瑟菌延长亚种、长奈瑟菌硝酸盐亚种和一些奈瑟菌杆菌菌株为过氧化氢酶阳性，而所有其他物种均为过氧化氢酶阴性。

血清诊断

血清学诊断技术通常不用于本章讨论的微生物引起感染的实验室诊断。

抗菌药物敏感性试验和治疗

这些微生物很少感染人类以及缺乏经过验证的体外药敏试验方法，因此没有制定明确的治疗指南。尽管这些微生物中的许多可能在培养基上生长，并在建议用于测试其他细菌的条件下生长，但这并不一定意味着结果可解释及可靠。第11章提供了当临床重要细菌分离株缺乏有效检测方法时，可用于提供敏感性信息的优选策略。一般来说，β内酰胺类抗生素被认为对这些菌种有效。然而，一些证据表明，β内酰胺酶介导的耐药性可能会在莫拉菌属中传播。

预防

由于这些微生物通常不会对人类健康构成威胁，因此没有推荐的疫苗接种或预防方案。

案例学习27.1

一名44岁女性在胃空肠造口术后再次住院。她白细胞增多（21 000/μL），并被认为发生了术后感染。X线片显示从胃肠造口漏入左上腹部，并与大腔相通。放射检查发现的引流液中含有小型革兰可变杆菌。微小的黄色非溶血菌落生长在血琼脂平板上，血琼脂上有轻微凹陷。过氧化氢酶阴性，氧化酶阳性，但不能在麦康凯平板上生长。

问题：

1. 该杆菌的快速吲哚和悬滴运动试验均为阴性。有哪些微生物需要考虑，您将如何进行鉴定？
2. 硝酸盐还原试验呈阴性，该微生物不发酵葡萄糖。葡萄糖氧化发酵试验也呈阴性，这意味着该微生物是葡萄糖非氧化型。最有可能是什么菌？您将如何鉴定？

3. 当硝酸盐试验为阴性时，如何进行亚硝酸盐还原试验？

复习题

1. 以下哪一种革兰阴性非发酵细菌被认为是猫和狗的正常口咽菌群，并且通常从这些动物的咬伤伤口中分离出来（　　）

   a. 沃式奈瑟菌　b. 犬莫拉菌　c. 卡他莫拉菌　d. a和b都是

2. 以下哪种莫拉菌是居住在泌尿生殖道的正常人类微生物群（　　）

   a. 腔隙莫拉菌　b. 林肯莫拉菌　c. 奥斯陆莫拉菌　d. 亚特兰大莫拉菌

3. 以下哪种奈瑟菌属细菌能够利用葡萄糖（　　）

   a. 延长奈瑟菌糖酵解亚组　b. 延长奈瑟菌硝基还原菌亚组　c. 沃式奈瑟菌　d. 延长奈瑟菌长链亚组

4. 莫拉菌属群中的哪一种在培养基中不含BA（　　）

   a. 非液化莫拉菌　b.犬莫拉菌　c. 腔隙莫拉菌　d. 亚特兰大莫拉菌

5. 以下哪种莫拉菌能够液化血清，导致Loeffler血清琼脂斜面表面凹陷（　　）

   a. 非液化莫拉菌　b. 奥斯陆莫拉菌　c. 腔隙莫拉菌　d. 犬莫拉菌

6. 是非题

   ______ 细菌延长奈瑟菌（所有亚种）在BA上的菌落外观为灰色、半透明、光滑、闪闪发光的菌落，也可能具有干燥、黏土状的稠度。

   ______ 对莫拉菌和奈瑟菌分离株常规进行药敏测试。

   ______ 在莫拉菌家族中，其生化特征为氧化酶阳性和过氧化氢酶阴性。

   ______ 用于区分非液化莫拉菌和奥斯陆莫拉菌的试验是醋酸盐，因为奥斯陆莫拉菌利用醋酸盐，而非液化莫拉菌不利用醋酸盐。

   ______ 莫拉菌属和长链奈瑟菌属在5%的羊血、巧克力和麦康凯琼脂上生长良好。

   ______ 与人类感染（主要是呼吸道感染）最常见的莫拉菌属是卡他莫拉菌。

   ______ 已知引起结膜炎的莫拉菌是腔隙莫拉菌。

7. 配对题：将每个术语与正确的描述配对

   ______ 奥斯陆莫拉菌　______ 犬莫拉菌

   ______ 腔隙莫拉菌　______ 林肯莫拉菌

   ______ 延长奈瑟菌　______ 沃式奈瑟菌

   a. 成对或短链的革兰可变球菌　b. 可能成链表示的革兰阴性球菌　c. 革兰可变球菌或短而宽的杆状　d. 革兰阴性的中等长度直杆菌　e. 革兰阴性球菌或短而直的杆状　f. 革兰阴性球菌或中型杆状

8. 简答题

   （1）解释在莫拉菌属和奈瑟菌属中用于鉴别真双球菌和杆菌形态的方法。

   （2）解释在培养基中分离这组细菌中的一种，即莫拉菌和奈瑟菌的意义。

参考答案

案例学习27.1

1. 根据描述，该细菌可能是HACEK（AACEK）族群中的一种（第30章）。然而，除了侵蚀艾肯菌，HACEK（AACEK）组的大多数细菌是葡萄糖发酵型。Andrade葡萄糖培养基补充兔血清或血浆，已被讨论用于培养这些细菌并证明其发酵特性。当应用该试验时，硝酸盐还原试验对于将侵蚀艾肯菌从长链奈瑟菌中鉴别出来也很重要。

2. 最有可能是长链奈瑟菌长链亚种。由于过氧化氢酶试验呈阴性，该分离菌不是沃式奈瑟菌。因为硝酸盐试验阴性，所以不是侵蚀艾肯菌（第28章）。除了阳性氧化酶反应、菌落形态和革兰染色外，该鉴定基于完全阴性的结果，而鉴定需要至少一种阳性试验的结果：亚硝酸盐还原试验阳性可用于鉴定该菌株。

MALDI-TOF MS可用于鉴定奈瑟菌属。从口咽临床样本中鉴定奈瑟球菌属分离物时应谨慎，以避免鉴定错误。

3. 为了进行试验，必须将亚硝酸盐作为基质。当将硝酸盐A和B试剂添加到未接种的亚硝酸盐管中时，试剂与亚硝酸盐反应呈红色。如果将微生物接种到亚硝酸盐管中，亚硝酸盐被还原，则添加试剂时不会看到红色。延长培养时间时，微生物还原了管中的所有亚硝酸盐后，反应管内将继续出现红色。大多数实验室没有这种现成的培养基，在这种情况下，应在参考实验室进行确证试验。

复习题

1. d; 2. c; 3. a; 4. b; 5. c; 6. √, ×, ×, √, ×, √, √; 7. c, a, f, b, e, d

8.（1）血平板上划线，在第一象限添加10 U的青霉素纸片，并在35℃孵育过夜。青霉素纸片会导致这些细菌由球形形态伸长为芽孢杆菌形态，而真正的球菌不会伸长。过夜孵育后，从纸片抑制区边缘的周围取细菌，观察其形态是真球菌还是已伸长。卡他莫拉菌和大多数奈瑟菌属是真正的球菌，在青霉素压力下不会伸长。

（2）大多数以低毒、非致病形式存在。常见分离的三种病原体是卡他莫拉菌、淋病奈瑟菌和脑膜炎奈瑟菌。除了这三种病原体，其余物种很少引起感染，应考虑污染的可能。

第28章 · 侵蚀艾肯菌和类似微生物

Eikenella corrodens and Similar Organisms

米宏霏 · 译 黄声雷 · 审校

本章目标

1. 鉴别并解释侵蚀艾肯菌的关键形态和生化特征。
2. 描述艾肯菌属的生存环境以及机会致病的条件。
3. 定义首字母缩略词HACEK；这个首字母缩略词指的是什么微生物，与哪些疾病有关？
4. 定义侵蚀艾肯菌、甲基杆菌属、病毒性魏氏菌和动物溃疡伯格菌的一般特征，并解释这些生物之间的区别。
5. 描述目标4中列出的每种细菌的革兰染色特征。
6. 确定甲基杆菌的正常栖息地，并解释为什么该微生物通常从供水系统中分离。
7. 解释在培养基中由甲基杆菌属产生的粉红色菌落如何与其他产生粉红色菌落的细菌鉴别。
8. 描述用于分离侵蚀艾肯菌和甲基杆菌属的培养技术。
9. 将患者体征、症状和实验室结果与数据关联起来，以确定最可能的病因。

本章相关的属和种

现用名

浅井菌属

侵蚀艾肯菌

甲基杆菌

有毒威克斯菌

动物溃疡伯杰菌

一般特征

本章中讨论的微生物统一描述，因为它们是在多数情况不酵解糖，在麦康凯琼脂平板上无法生长，氧化酶呈阳性的杆菌。它们的个体形态和生理特征将在本章后面的实验室诊断讨论中介绍。

流行病学、疾病谱和抗菌治疗

表28.1中列出的微生物通常与人类感染无关，但在临床样本中偶尔会发现。侵蚀艾肯菌是人类口腔的正常微生物群，常与牙周炎有关。该微生物是一种兼性厌氧菌，无动力，革兰阴性杆菌。在本章所描述的相关考虑的微生物中，侵蚀艾肯菌是最常见的分离菌，通常在人类之间咬伤或破损伤口的混合感染中发现。侵蚀艾肯菌可从牙菌斑中分离到，并可在上呼吸道感染、骨髓炎、咬伤感染和心内膜炎中检出。它是一种机会性病原体，主要在免疫功能低下的患者中，引起脓肿和感染，并可能导致死亡。糖尿病患者由于每天通过血糖监测和胰岛素注射对其皮肤造成微小创伤，因此经常有感染侵蚀艾肯菌的风险。在舔注射部位的皮肤伤口或注射的静脉药物滥用者中，该微生物是常见软组织感染的原因。

HACEK中的"E(Eikenella)"代表艾肯菌属，是属于已知可引起亚急性细菌性心内膜炎的HACEK细菌群一种（有关心内膜炎和血流感染的更多信息，请参见第67章）。HACEK是一群细菌的首字母缩略词组合，用于代表与心内膜炎相关的慢生长的革兰阴性杆菌。HACEK菌群的其他成员包括嗜沫凝聚杆菌、伴放线凝聚杆菌、人心杆菌和金氏金氏菌。

甲基杆菌属是革兰阴性多形性杆菌，主要存在于水和土壤中。该属目前由50多个种组成。在临床样本中分离出的

表28.1 流行病学、致病机制和疾病谱

微生物	栖息地(贮菌源)	传播方式	毒力因子	疾病和感染谱
侵蚀艾肯菌	人体口腔和胃肠道正常菌群	人与人之间的接触，涉及咬伤或面部受拳击造成的握拳伤导致的牙齿相关创伤；感染可能是患者内源性菌株（如心内膜炎）的结果	不确定；机会微生物，通常需要创伤才能进入正常无菌部位；也可能进入血液引起暂时性菌血症，或因静脉药物滥用而引起	人类咬伤感染、头颈部感染和吸入性肺炎是混合感染的一部分；也可导致心内膜炎，发展缓慢且无痛（即亚急性）；较少与脑脓肿和腹腔脓肿相关
甲基杆菌属	在植被上发现，偶尔在医院环境中发现；不被认为是人类正常的微生物群	不确定；可能涉及受污染的医疗设备，如导管	不确定；一种可能毒性较低的机会致病性微生物 罕见感染原因	慢性非卧床腹膜透析(chronic ambulatory peritoneal dialysis, CAPD)患者的菌血症和腹膜炎
有毒威克斯菌	不确定；来源可能是外环境；不被认为是人类正常的微生物群	不确定；临床样本中很少发现	不确定；在人类疾病中的作用尚不确定	无症状菌尿；也可在女性生殖道分离
动物溃疡伯杰菌	狗和其他动物的正常口腔微生物群；不被认为是人类正常的微生物群	狗或猫的咬伤或抓伤	不确定；机会致病性微生物，需要创伤性地进入通常无菌的部位	狗和猫咬伤伤口感染

三种最常见的物种包括嗜中温甲基杆菌、扭脱甲基杆菌和扎特曼甲基杆菌。这些微生物已经从许多身体的无菌部位分离出来，包括血液、骨髓、脑脊液、滑膜、腹水和腹膜液。这些微生物耐高温，干燥和消毒剂有助于它们在长期医疗照顾机构中的潜在传播。它们可能是低毒力的机会性病原体。大多数感染与免疫缺陷患者有关。浅井菌属与免疫功能低下患者的感染有关，包括腹膜炎和菌血症。菌落在羊血琼脂上呈淡粉色，类似于甲基杆菌。与本章中包括的其他微生物不同，浅井菌属是氧化酶阴性的糖发酵菌。

侵蚀艾肯菌通常对青霉素、头孢菌素、碳青霉烯类、强力霉素、阿奇霉素和氟喹诺酮类药物敏感。建议进行β内酰胺酶检测，因为已有对青霉素耐药、β内酰胺酶阳性的菌株报道。β内酰胺酶阳性菌株对β内酰胺酶抑制剂组合敏感。侵蚀艾肯菌通常对大环内酯类、克林霉素和窄谱头孢菌素耐药。甲基杆菌通常对氨基糖苷类和复合磺胺甲噁唑敏感。

实验室诊断

样本采集和运输

本章讨论的微生物样本采集和运输无特别要求。有关样本采集和运输的一般信息，请参阅表5.1。

样本处置

本章讨论的微生物样本的处理无特别要求。有关样本处理的一般信息，请参考表5.1。

直接检测方法

没有广泛适用于直接检测临床样本中这些微生物的具体程序。然而，在研究中，二代测序成功出检测感染性心内膜炎患者切除的心脏瓣膜中的病原体。在常规临床实验室中，直接镜检有时可以快速鉴定各种样本中相应的细菌，并帮助临床给予适当的治疗。侵蚀艾肯菌是一种细长、中等长度的革兰阴性直杆菌，末端呈圆形。甲基杆菌是一种空泡状、浅染、短至中等长度的革兰阴性杆菌，不易脱色。浅井菌属是中小型革兰阴性杆菌。有毒威克斯菌和动物溃疡伯杰菌是一种中长革兰阴性杆菌，具有平行的侧面和圆形的末端，可形成类似于鞘氨醇杆菌的“Ⅱ型”(平行侧面)(有关该属的更多信息，请参阅第23章)。

核酸检测

侵蚀艾肯菌是一组与牙菌斑和与牙周病相关的多种微生物生物膜形成有关的病原体之一。有几项研究评估了欧洲的三种商品化的基于核酸检测系统鉴定牙周病致病菌。这三种方法均已成功用于从牙菌斑中鉴定侵蚀艾肯菌，但目前在美国尚不可用。

培养

培养基的选择

侵蚀艾肯菌在血和巧克力琼脂上生长缓慢，48 h内形成小菌落。该微生物不会在麦康凯琼脂平板上生长，在血培养肉汤培养基、巯基乙酸盐和脑-心浸出液肉汤中生长不良。培养基中存在侵蚀艾肯菌细菌的标志性特征包括菌落在琼脂上形成凹陷或侵蚀，几天后呈现轻微的黄色色素，并发出含氯漂白剂气味。除了在5%～10%的CO_2中培养，大多数菌株还需要血红素才能生长。它在哥伦比亚的血平板上生长良好。

甲基杆菌难以在常规实验室培养基上生长，可能需要4～5 d才能在羊血琼脂、改良Thayer-Martin（MTM）培养基、缓冲木炭酵母提取物（buffered charcoal-yeast extract, BCYE）和Middlebrook 7H11琼脂上观察到菌落。研究表明，使用BCYE琼脂和沙保弱琼脂可以促进其生长。该微生物不能在麦康凯琼脂上生长。与大多数其他细菌相比，甲基杆菌最适生长温度为25～30℃，甲基杆菌产生小型、干燥、珊瑚色的菌落。玫瑰单胞菌也产生粉红色的菌落。这两个菌属可以通过在42℃培养来区分。玫瑰单胞菌能够在42℃生长，而甲基杆菌对温度敏感，不能在较高温度中生长。此外，甲基杆菌可以代谢醋酸盐，但玫瑰单胞菌不能。

孵育条件和时间

为了观察到5%羊血和巧克力琼脂平板上的菌落生长，需要在35～37℃的CO_2环境中培养至少48 h。与其他属相比，甲基杆菌在较低温度（25～30℃）生长最佳。

菌落形态

表28.2描述了5%羊血琼脂上不同菌属的菌落外观和其他区别性特征（例如气味和颜色）。

表28.2　菌落外观和特征

微生物	培养基[a]	外观
浅井菌属	BA	淡粉色；放置在紫外线下时，未见加深
动物溃疡伯杰菌	BA	菌落可能是黏性的；棕褐色到黄色
侵蚀艾肯菌	BA	24 h时菌落很小；成熟的菌落有湿润、清晰的中心，周围是平坦、扩散的生长；菌落可使琼脂表面凹陷或腐蚀；在长时间培养后有轻微的黄色色素沉着；漂白剂的刺鼻气味
甲基杆菌属	BA	粉红色至珊瑚色，菌落在紫外线下呈深粉色；在血琼脂上生长不好
有毒威克斯菌	BA	24 h时出现小菌落；成熟菌落呈黏液状，附着有棕褐色到棕色的色素

[a] 这些微生物通常不会在麦康凯琼脂上生长；如果出现突破性的生长，这些微生物就表现为非乳糖发酵。

BA：5%羊血琼脂；UV：紫外线。

鉴定方法

大多数商品化的鉴定方法对于准确识别本章讨论的微生物的能力有限，或不确定。鉴别这些细菌的策略是基于传统的生化反应试验。表型和基因检测方法的结合［16S核糖体核糖核酸(rRNA)分析］可用于准确鉴定少见的细菌。基质辅助激光解吸电离飞行时间质谱(matrix-assisted laser desorption ionization time-of-flight mass spectrometry, MALDI-TOF MS)也已成功用于鉴定这些微生物，二代测序可在科研中使用。表28.3概述了用于区分本章讨论的菌属的一般信息。

关于特定微生物的讨论

利用醋酸盐是甲基杆菌区别其他产粉红色色素的革兰阴性杆菌（如玫瑰单胞菌属）的特点，并且不能在42℃生长。某

表28.3 关键生化和生理学特征

微生物	过氧化氢酶	甘露醇	木糖	尿素酶	硝酸盐还原	吲哚	精氨酸二氢酶
浅井菌属[a]	+	+	+	−	−	ND	ND
侵蚀艾肯菌	−	−	−	−	+	−	−
甲基杆菌属	+	−	+	+	−	−	ND
有毒威克斯菌	+	−	−	−	−	+	−
动物溃疡伯杰菌	+	−	−	+	−	+	+

[a] 菌落呈粉红色，必须与玫瑰单胞菌属进行区分；玫瑰单胞菌通常在42℃下，麦康凯琼脂上生长。
ND：无数据；+：＞90%的菌株呈阳性；−：＞90%的菌株呈阴性。

些甲基杆菌菌株很难氧化葡萄糖。

侵蚀艾肯菌在培养基中最明显的特征是有独特的含氯漂白水气味。该微生物不酵解糖（不利用葡萄糖或其他碳水化合物）。侵蚀艾肯菌氧化酶阳性，过氧化氢酶阴性，能将硝酸盐还原为亚硝酸盐，并水解鸟氨酸和赖氨酸。

威克斯菌和伯杰菌的氧化酶和过氧化氢酶阳性。这两种细菌都是吲哚阳性，这是大多数非发酵细菌的一个少见的特征。有毒威克斯菌脲酶阴性，动物溃疡伯杰菌脲酶阳性，吡咯烷基氨基肽酶阴性，对黏菌素耐药。有毒威克斯菌能在选择性培养基上生长，例如用于淋球菌的改良Thayer-Martin（MTM）培养基，但可通过吲哚试验和革兰染色形态与淋球菌区分。

血清学诊断

血清学诊断技术通常不用于本章讨论的微生物引起的感染的实验室诊断。

预防

由于这些微生物通常不会对人类健康构成威胁，因此没有推荐的疫苗接种或预防方案。

案例学习28.1

一名64岁的印尼男性既往身体状况良好，直到3个月前，他醒来时感觉背部疼痛，局限于上胸部。经过物理治疗或针灸治疗，他的症状没有改善。C5和C6的骨骼扫描显示炎症呈阳性，他接受了2周的抗菌药物治疗。停止使用抗菌药物后，他的症状又出现了。他接受了C5和C6椎体切除术，并送骨组织进行培养，分离到一株非溶血性革兰阴性杆菌，其过氧化氢酶阴性，氧化酶阳性，但不在麦康凯琼脂平板上生长。菌落凹陷在琼脂内，并散发出漂白剂的气味。当被询问时，患者主诉他在患病前没有进行过牙科手术，但他之前曾因吞食鱼骨而寻求医疗救治，但没有成功取出。影像学检查发现存在可能是异物的高密度区。

问题：

1. 你怀疑是什么病原体引起了感染，又是什么线索让你产生这种怀疑？
2. 哪些关键的生化反应可以用来证实你的怀疑并帮助鉴定该病原体？由于该细菌过氧化氢酶阴性，因此需要将其与第27章和第30章中描述的细菌鉴别。然而，某个特殊的生化反应阳性结果将最终确定该微生物。那是什么试验？
3. 为什么医生对症状出现前是否进行过牙科检查感兴趣？
4. 解释为什么这种细菌被列入HACEK组。

复习题

1. 以下哪种培养特征提醒微生物学家是由侵蚀艾肯菌可能引起的感染（　　）

   a. 在5%的羊血，巧克力和麦康凯琼脂上快速生长　b. 琼脂点蚀和特征性的含氯漂白水气味　c. 在5%羊血琼脂上α溶血生长，在麦康凯琼脂上无生长　d. 5%羊血，巧克力和麦康凯琼脂的生长不良，但使用BYCE培养基可促进生长
2. 侵蚀艾肯菌最常从以下哪种感染中分离出来（　　）

   a. 尿路感染　b. 性传播疾病　c. 中耳炎　d. 人咬伤
3. 以下哪种微生物在25℃生长最好，而不是35～37℃（　　）

   a. 伯杰菌　b. 威克斯菌　c. 侵蚀艾肯菌　d. 甲基杆菌
4. 细菌威克斯菌和伯杰菌在生物化学上相似。以下哪项测试结果是区分微生物的正确结果（　　）

   a. 威克斯菌脲酶阳性；伯杰菌脲酶阴性　b. 威克斯菌脲酶阴性；伯杰菌脲酶阳性　c. 威克斯菌吲哚阳性；伯杰菌吲哚阴性　d. 威克斯菌吲哚阴性；伯杰菌吲哚阳性
5. 是非题

   ______ 甲基杆菌是一种通常作为人类皮肤微生物群发现的细菌。

   ______ 动物溃疡伯杰菌由狗或猫咬伤的伤口引起的机

会性感染。

______ 侵蚀艾肯菌是一种空泡状、浅染、短至中等长度的芽孢杆菌，可抵抗脱色。

______ 侵蚀艾肯菌容易利用葡萄糖和其他碳水化合物，过氧化氢酶阴性。

______ 甲基杆菌在42℃易于生长。

______ 侵蚀艾肯菌和类似微生物的样本采集和运输无需特别考虑。

______ 当使用5%的羊血和巧克力琼脂时，侵蚀艾肯菌在培养基中的生长不良，但在麦康凯琼脂上很容易生长。

6. 简答题

（1）HACEK（AACEK）组中有哪些微生物，以及感染这些细菌相关的条件？

（2）侵蚀艾肯菌通常是从哪种类型的采集部位分离出来的？

（3）哪些因素阻止了侵蚀艾肯菌、甲基杆菌属、威克斯菌属和伯杰菌属的治疗指南的制定？

（4）用什么测试来区分有毒威克斯菌和动物溃疡伯杰菌？这些微生物有什么独特的特性使它们区别于其他非发酵细菌？

参考答案

案例学习28.1

1. 培养物中的微生物呈鸟氨酸阳性。再加上独特的气味，提示其是侵蚀艾肯菌。为了检测的完整性，与所有革兰阴性杆菌分离株一样，也需进行吲哚斑点试验以确认阴性反应。

2. 侵蚀艾肯菌在血平板和巧克力琼脂平板上生长缓慢。该微生物不会在麦康凯琼脂平板上生长，且具有使琼脂凹陷或腐蚀琼脂并散发含氯漂白剂气味的特征性倾向。该微生物为糖酵解型，氧化酶阳性，过氧化氢酶阴性，可将硝酸盐还原为亚硝酸盐，并水解鸟氨酸和赖氨酸。这一组中的其他微生物过氧化氢酶阳性。

3. 临床医生对找到感染源很感兴趣。侵蚀艾肯菌与HACEK（AACEK）群的其他成员相似（第30章），被发现是口腔的正常微生物群，通常仅在口腔菌群与血液接触时才会引起感染。大多数感染是由于牙科手术期间的出血引起的。

4. 这种细菌可以引起感染性心内膜炎，HACEK（AACEK）群的其他成员也可以。细菌从口腔通过血液传播，并可能滞留在心脏。大多数病例血培养阳性。使用青霉素而不做其他治疗，预后很差。由于检测的重要性，实验室在这些感染的诊断中起着至关重要的作用。

复习题

1. b; 2. d; 3. d; 4. b; 5. ×，√，×，×，×，√，×

6. （1）甲基杆菌将代谢乙酸盐，玫瑰单胞菌则不代谢；玫瑰单胞菌可在42℃时生长，而甲基杆菌不会。

（2）这种微生物通常在咬伤或舔伤引起的感染病例中发现，但以正常口腔微生物群的形式存在。当伤口或脓肿暴露于口腔唾液时，可引起机会性感染。它还可引起亚急性细菌性心内膜炎。

（3）生物体的罕见性以及缺乏经验证的体外敏感性测试方法。

（4）尿素酶试验：有毒威克斯菌呈尿素酶阴性，动物溃疡伯杰菌呈尿素酶阳性。两者均为吲哚阳性。MALDI-TOF质谱也已用于成功鉴定上述微生物，研究实验室中，二代测序技术也可以应用。

第29章·巴斯德菌属和类似微生物

Pasteurella and Similar Organisms

苏逸·译　黄声雷·审校

本章目标

1. 描述巴斯德菌属和本章中包含的其他微生物的一般特征。
2. 描述巴斯德菌属和本章中包含的其他微生物的一般特征。
3. 对本章所含生物的革兰染色外观进行比较。
4. 描述巴斯德菌属的首选抗菌治疗策略以及巴斯德菌属和类似微生物的抗菌药敏试验的适当性。
5. 确定鉴定巴斯德菌属和类似微生物相关的限制。

本章相关的属和种

现用名	曾用名
溶血性曼氏杆菌	
产气巴斯德菌[a]	
贝氏巴斯德菌[a]	
马巴斯德菌[a]	
犬巴斯德菌	

现用名	曾用名
咬伤巴斯德菌	
多杀巴斯德菌多杀亚种	多杀巴斯德菌
多杀巴斯德菌杀禽亚种	多杀巴斯德菌
多杀巴斯德菌败血亚种	多杀巴斯德菌
口巴斯德菌	
咽巴斯德菌	
嗜肺啮齿杆菌	侵肺巴斯德菌
产吲哚萨顿菌	产吲哚金氏金菌

[a]巴斯德菌中的地位未定(不确定的位置)。

一般特征和分类

本章讨论的微生物是微小型、革兰阴性、无动力、氧化酶阳性的细菌，且可发酵葡萄糖。大多数此类微生物不会在麦康凯琼脂上生长。本章包含的微生物难以使用常规表型方法进行鉴定，可能需要进行包括16S rRNA分析的基因组测序。本章后面将在实验室诊断的讨论中介绍个体形态学和生理学特征。

巴斯德菌属和类似微生物的分类自本世纪初以来发生了重大变化，且可能需要进一步修订。该科由约25属90多个命名菌种组成。除了本章所描述的属外，剩余的属包含有放线杆菌属，聚集杆菌属(伴放线放线杆菌、嗜沫嗜血杆菌、副嗜沫嗜血杆菌、惰性嗜血杆菌的聚集体)和嗜血杆菌相关内容见第30和31章。心杆菌科中唯一与人类感染相关的成员是产吲哚萨顿菌。

流行病学、疾病谱和抗菌治疗

本章呈现的大多数微生物是家畜和野生动物的微生物群的构成之一，且在与动物密切接触时(包括叮咬)传播给人类。对于这些细菌中的大多数，毒性因子尚未被识别。因此，这些微生物可能被认为是条件致病菌，需要机械破坏宿主的解剖屏障才发生感染(例如咬伤；表29.1)。在表29.2所列的微生物中，多杀巴斯德菌多杀亚种是临床样本中最常见的。据报道，该亚种的毒力因子包括脂多糖、细胞毒素、6种血清型的抗吞噬荚膜、表面黏附素和铁捕获蛋白。多杀巴斯德菌多杀亚种感染的其他表现包括呼吸系统疾病和全身性疾病，如心内膜炎、败血症和罕见的脑膜炎。肝硬化被视为全身性疾病的一个风险因素。其他微生物可能是全身性感染(啮齿类嗜肺杆菌)和生殖道相关疾病(贝氏巴斯德菌)的病原体。

表29.1 巴斯德菌属和类似微生物的流行病学

微生物	栖息地(宿主)	传播方式
多杀巴斯德菌，其他巴斯德菌属	野生动物和家畜的鼻咽和胃肠道中发现的共生菌；对于与动物有广泛职业接触的人类而言，是潜在上呼吸道共生菌	被兽医诊治的各种动物(通常是猫或犬)咬伤或抓伤；感染可能与动物的非咬伤接触有关；在没有动物接触史的情况下发生的感染较少见
产吲哚萨顿菌	未知；在临床样本中很少分离到，可能是人类正常微生物群的一部分	未知

表29.2 巴斯德菌属和类似微生物的致病机制和疾病谱

微生物	毒力因子	疾病和感染谱
贝氏巴斯德菌	未知	生殖道感染；新生儿感染
多杀巴斯德菌多杀亚种	内毒素、细胞毒素、表面黏附素、多杀巴斯德菌多杀亚种相关的荚膜	局灶性软组织感染；慢性呼吸道感染，通常发生在既往有慢性肺病和大量接触动物的患者身上；全身性疾病(血行播散)，如脑膜炎、心内膜炎、骨髓炎、透析相关性腹膜炎、败血症
多杀巴斯德菌败血亚种	未知	局灶性软组织感染
嗜肺啮齿杆菌	未知	罕见的全身感染
产吲哚萨顿菌	未知	罕见的眼部感染

本章所讨论的微生物大多数对青霉素很敏感。尽管大多数其他临床相关的革兰阴性杆菌对青霉素天然耐药，但青霉素仍是治疗多杀巴斯德菌多杀亚种和表29.3中列出的其他几种细菌感染的首选药物。青霉素的总体治疗效果以及巴斯德菌属对青霉素罕见耐药表明通常不需要进行体外药敏试验。尤其是来自咬伤伤口的分离菌。此外，咬伤伤口可能会因多种微生物感染而变得复杂。在这种情况下，针对多种药物的经验性治疗通常对巴斯德菌属也有效。因此，巴斯德菌属的抗菌药物敏感性试验可能对从无菌体液(血液、深部组织)和从免疫功能低下的患者获得的呼吸道样本中分离的病原菌更有价值。临床和实验室标准化研究所(CLSI)文件M45-A2提供了巴斯德菌属的肉汤微量稀释[添加2.5%～5%裂解马血的MH肉汤培养基(阳离子调节)]和纸片扩散法(添加5%羊血的MH琼脂培养基)的抗菌药敏试验指南。两种培养基均可在35℃环境空气中培养。纸片扩散法和肉汤微量稀释法两种试验分别在培养16～18 h和18～24 h后可观察结果。试验中相关的抗菌药物有青霉素、氨苄西林、阿莫西林、阿莫西林克拉维酸、头孢曲松、莫西沙星、左氧氟沙星、四环素、多西环素、红霉素、阿奇霉素、氯霉素和复合磺胺甲噁唑。在这些药物中，仅红霉素有判断耐药或中介的折点。

实验室诊断

样本收集和运输

本章讨论的微生物的样本收集和运输没有需要特别考虑的注意事项。有关样本收集和运输的一般信息，请参考表5.1。

样本处理

本章讨论的微生物的处理没有需要特别考虑的注意事项。有关样本处理的一般信息，请参考表5.1。

直接检测方法

除了革兰染色法外，目前还没有常用的方法直接从临

表29.3 巴斯德菌属和类似微生物的抗菌治疗及体外药敏试验

微生物	治疗方案	潜在产生耐药的治疗方案	经过验证的测试方法
巴斯德菌属	推荐使用青霉素、氨苄西林、阿莫西林；多西环素、阿莫西林环磺酸盐是替代药物；头孢曲松、氟喹诺酮类药物可能有效	克林霉素、头孢氨苄、萘青霉素、红霉素（根据药敏试验结果推断）	CLSI文件M45
产吲哚萨顿菌	无特定抗菌药物；可能对青霉素、氯霉素、四环素敏感	未知	无资料

CLSI：临床和实验室标准化研究所。

床样本中检测这些微生物。尽管产气巴氏杆菌也可能以球杆菌的形式存在，但是巴斯德菌属巴斯德菌属通常是短而直的杆菌。多见双极染色。贝氏巴斯德菌通常比其他种类的芽孢杆菌更纤细。溶血性曼氏杆菌是一种小型芽孢杆菌或球杆菌。产吲哚萨顿菌是一种广泛的、不规则染色的革兰阴性芽孢杆菌，其长度可变，可能成对、链状或花环状出现。

血清学诊断

血清学诊断技术对于本章讨论的微生物引起的感染的实验室诊断几乎没有用处。

培养

培养基的选择

本章描述的细菌在常规实验室培养基上生长良好，如添加5%羊血的胰蛋白酶大豆琼脂（血琼脂）和巧克力琼脂。除了产气巴斯德菌和一些贝氏巴斯德菌和嗜肺啮齿杆菌菌株外，大多数物种不能在麦康凯琼脂上生长。在伤口样本的直接革兰染色中发现革兰阴性杆菌，但是在麦康基琼脂上没有生长，提示培养物中可能存在巴斯德菌属，尤其是猫或狗咬伤的伤口样本。溶血性曼氏杆菌、巴斯德菌属和产吲哚萨顿菌在血培养肉汤系统和常见的营养肉汤（如巯基乙酸盐和脑-心浸出液）中生长良好。巴斯德菌属可以通过不依赖CO_2且能在含羊血的培养基上生长而与嗜血杆菌属区分。

孵育条件和时长

接种后的血和巧克力琼脂在35℃的环境空气中或含有5% CO_2的环境中至少培养24 h。产吲哚萨顿菌在初始培养的培养基上生长特别缓慢。

菌落形态

表29.4描述了血琼脂上这些属的菌落形态和其他区别特征（例如溶血和气味）。

鉴别方法

商业化的生化鉴定系统能鉴定最常见的巴斯德菌属分离株，但可能不能确定少见的巴斯德菌属和类似微生物。表29.5汇总了常规的生化试验，这些试验有助于本章讨论的微生物区分或菌种鉴定。它们与第30章中描述的微生物非常相似。临床实验室在鉴定分离株时，可以参考第29章和第30章中讨论的内容。作为参考实验室检查的一部分，可能需要一个更完整的常规生化检查来鉴定分离菌。过去通过分析细菌的脂肪酸来鉴定巴斯德菌属和萨顿菌属的方法已被基质辅助激光解吸电离飞行时间质谱（matrix-assisted laser desorption ionization time-of-flight mass spectrometry, MALDI-TOF MS）所取代，用于鉴定更常见的从临床样本中分离的细菌。在某些情况下，MS菌种鉴定结果可能不可靠，还需要使用16S rRNA和*soda*基因测序。

表29.4 羊血琼脂上选定的巴斯德菌属和类似微生物的菌落形态和特征

微生物	形态
溶血性曼氏杆菌[a]	凸出、光滑、灰色、β溶血（传代培养时可能会失去特征）
产气巴斯德菌[a]	凸出、光滑、半透明、非溶血性[b]
贝氏巴斯德菌，[c]马巴斯德菌，犬巴斯德菌，咬伤巴斯德菌	凸出、光滑、非溶血性
多杀巴斯德菌	凸出、光滑、灰色、非溶血性；可以发生粗糙和黏液样变异；可能有霉味或蘑菇味
咽巴斯德菌	光滑、凸出、非溶血性
嗜肺啮齿杆菌	光滑、凸出、非溶血性
产吲哚萨顿菌	类似多种金氏菌属（第30章）；可能会在血琼脂表面迁移或凹陷

[a]在麦康凯琼脂中可能发生突破性生长；将显得像一个乳糖发酵剂。
[b]48 h后，菌落可能被一个狭窄的绿色至棕色光环包围，或出现伽马溶血。
[c]在麦康凯琼脂中可能发生突破性生长；将显得像一个非乳糖发酵剂。

有关特定微生物的讨论

巴斯德菌属的氧化酶（四甲基苯二胺二盐酸盐）通常为阳性。除了贝氏巴斯德菌和马巴斯德菌外，这些微生物的过氧化氢酶呈阳性；所有巴斯德菌属都将硝酸盐还原为亚硝酸盐。产气巴斯德菌和咬伤巴斯德菌菌株能发酵葡萄糖并产生气体。根据鸟氨酸脱羧酶和吲哚的阳性反应以及脲酶的阴性反应，可以将多杀巴斯德菌与其他巴斯德菌属区分开来。多杀巴斯德菌多杀亚种发酵山梨醇，不能发酵半乳糖醇，多杀巴斯德菌杀禽亚种发酵半乳糖醇，但不发酵山梨醇，多杀巴斯德菌败血亚种则对两者均不能发酵。

溶血性曼氏杆菌可以根据因其不能产生吲哚或发酵甘露糖而与巴斯德菌属成员区分开来。产吲哚萨顿菌的硝酸盐还原试验为阴性，可以的与巴斯德菌属鉴别，并由于其吲哚生产和蔗糖发酵以前被归为金氏菌属（第30章）。

预防

由于这些微生物的感染相对罕见，并且不会对人类健康造成广泛威胁，因此没有推荐的疫苗接种或预防方案。

表29.5 巴斯德菌属和类似微生物的关键生化特征

	表型							
微生物	吲哚	尿素	硝酸盐还原	过氧化氢酶	ODC[a]	甘露醇	蔗糖	麦芽糖
溶血性曼氏杆菌	−	−	+	+	−	(+)	+	+
产气巴斯德菌	−	(+)	(+)	+	V	−	+	+
贝氏巴斯德菌	(+)	−	(+)	−	−	−	−	−
马巴斯德菌	−	−	(+)	−	(+)	(+)	(+)	(+)
犬巴斯德菌	+	−	+	+	(+)	−	(+)	−
咬伤巴斯德菌	(+)	(+)	(+)	+	−	−	+	(+)
多杀巴斯德菌	(+)	−	(+)	+	(+)	+	+	−
口巴斯德菌	+	−	ND	+	+	−	+	+
咽巴斯德菌	(+)	−	+	+	−	−	(+)	−
嗜肺啮齿杆菌	(+)	(+)[b]	(+)	+	(+)	−	+	+
产吲哚萨顿菌	(+)	−	−	V	−	−	(+)	(+)

[a] 鸟氨酸脱羧酶。

[b] 可能需要在琼脂斜面或者培养液中滴1滴兔血清。

+：＞90%的菌株阳性；(+)：＞90%的菌株阳性，但是但反应可能会延迟（例如2～7 d）；−：＞90%的菌株阴性；V：可变量。

来　源：Data Compited from: Angen O, Mutters R, Caugant DA, et al. Taxonomic relationships of the *[Pasteurella] haemolytica* complex as evaluated by DNA-DNA hybridization and 16S rRNA sequencing with proposal of *Mannheimia haemolytica* gen. nov., comb. nov., *Mannheimia granulomatis* comb. nov., *Mannheimia glucosida* sp. nov., *Mannheimia ruminalis* sp. nov. and *Mannheimia varigena* sp. nov. *Int J Syst Bacteriol*. 1999; 49: 67; Caroll KC, Pfaller MA. *Manual of Clinical Microbiology*. 12th ed. Washington, DC: ASM; 2019; and Weyant RS, Moss CW, Weaver RE, et al., eds. *Identification of Unusual Pathogenic Gram-negative Aerobic and Facultatively Anaerobic Bacteria*. 2nd ed. Baltimore: Williams & Wilkins; 1996.

案例学习 29.1

一只55岁妇女的左手无名指和右手手掌被家里的猫咬了一口。在接下来的12～18 h，患者注意到红肿加重、疼痛、肿胀（尤其是左手）并被送往急诊室。体检发现左无名指近节指骨处有明显的穿刺伤，红斑从中节延伸至掌骨中部。肌腱鞘无压痛，近端指间关节（PIP）活动范围充分。右手有小刺伤，周围有1～2 cm的红斑。每个伤口都有少量的渗出液。

患者在出现症状时没有发热，但有轻微心动过速和呼吸过速（脉搏78次/分；呼吸20次/分）。她的血压是100/65 mmHg，室内空气中的PO_2值为95%。重要的实验室数据包括C反应蛋白水平为30 mg/L（参考范围为0～8 mg/L），外周血白细胞计数为12 100/μL（77.8%分节段中性粒细胞；15.6%淋巴细胞），以及肾功能不全的进一步指征（血尿素氮和血清肌酐值高于各自参考范围的上端35%～45%）。肝功能检查在正常范围内。放射学检查显示，左侧无名指PIP关节周围有中度软组织肿胀。

初步诊断为蜂窝织炎，患者入院接受经验性静脉注射氨苄西林-舒巴坦钠治疗和补液。在24 h内，观察到蜂窝织炎和急性肾功能衰竭的改善。微生物实验室在血液琼脂和巧克力琼脂上分离到一株革兰阴性杆菌（在选择性肠道培养基上无生长）。对该分离物进行的药敏试验结果显示，该分离物仅对红霉素有耐药性，提示临床医生可以将患者的治疗方案改为10 d的口服青霉素。患者于入院第3 d出院。

问题：

1. 病原菌可能的是什么？
2. 描述本案例研究中经验性氨苄西林-舒巴坦钠治疗的价值。
3. 讨论本病例研究中急性肾功能衰竭的潜在意义。

复习题

1. 多种巴斯德属没有以下哪些特征（　　）

　a. 葡萄糖发酵　b. 氧化酶阳性反应　c. 青霉素敏感性　d. 麦康凯琼脂上的显著增长

2. 虽然多种巴斯德属感染相对罕见，但当遇到它们时，最常见于哪种类型的感染（　　）

　a. 呼吸道感染　b. 尿路感染　c. 伤口感染　d. 生殖器感染

3. 以下哪种情况多杀巴斯德菌多杀亚种引起系统性疾病被视为风险因素(　　)

a. 肝硬化　b. 终末期肾病　c. 高脂血症　d. 遗传性血色病

4. 是非题

______ 人类的巴斯德菌属感染最常见于人类来源。

______ 商业生化系统明确识别不寻常的巴氏杆菌属,具有高度准确性。

______ 血清学诊断对巴斯德菌属和类似微生物引起的感染的诊断几乎没有用处。

5. 简答题

描述两种有助于识别异常巴斯德菌属和相关生物体的测试方法。

参考答案

案例学习29.1

1. 该生物体很可能是多杀巴斯德菌。该生物体不能在选择性肠道培养基(麦康凯琼脂)上生长。

2. 大多数巴斯德菌分离株对口服抗生素(包括青霉素)敏感,因此一般不需要进行药敏试验。然而,对于严重感染,建议对动物咬伤进行静脉治疗。氨苄西林-舒巴坦是与β内酰胺酶抑制剂(舒巴坦)结合的一种青霉素衍生物抗生素。巴斯德菌通常易受青霉素类抗菌药物的影响,且不产生β内酰胺酶,在病原体被分离出来之前,可使用β内氨酶抑制剂进行经验性治疗,覆盖可能的混合感染。

3. 猫抓病(cat scratch disease, CSD),也称为猫抓热,可能与咬伤或抓伤甚至舔开放性伤口有关。虽然罕见,但CSD可能导致淋巴结病、头痛、关节痛和流感样症状。如果不开始适当的治疗,严重的病例可能导致败血症或败血症性休克和肾功能衰竭。在这种情况下,应启动适当的静脉治疗以改善患者的病情。

复习题

1. b; 2. d; 3 .a; 4. ×, ×, √

5. 巴斯德菌种类可能难以识别。传统的生化测试包括氧化酶、过氧化氢酶、硝酸盐还原尿素、鸟氨酸脱羧酶、甘露醇、蔗糖和麦芽糖发酵。然而,可能需要能够明确识别物种的参考实验室。参考实验室可以使用基因测序或MALDI-TOF MS。大型实验室也可以通过成功整合MALDI-TOF MS技术来对分离株进行鉴定。在某些情况下,物种鉴定结果可能不令人满意,需要16S rRNA和*soda*基因测序。

第30章·放线杆菌属、金氏菌属、心杆菌属、二氧化碳噬纤维菌属和类似微生物

Actinobacillus, *Kingella*, *Cardiobacterium*, *Capnocytophaga*, and Similar Organisms

王美霞·译　黄声雷·审校

本章目标

1. 描述本章所包括的细菌的一般特征。
2. 描述本章所列微生物的生长环境及传播途径。
3. 确定与放线菌杆菌属、凝聚杆菌属、金氏菌属、心杆菌属和二氧化碳嗜纤维菌属有关主要的临床疾病。
4. 解释这些细菌的培养条件,包括氧化反应、培养时间和温度。
5. 定义生长不良的细菌
6. 列出培养本章所讨论的微生物的培养基。
7. 讨论具有临床意义的各种菌属特殊的菌落外观。

本章相关的属和种

现用名	曾用名
放线杆菌属	
马驹放线杆菌(马和猪)	
人放线杆菌	
李氏放线杆菌(牛羊)	
猪放线杆菌(猪)	
尿放线杆菌	
凝聚杆菌属	
伴放线凝聚杆菌	伴放线放线杆菌
嗜沫凝聚杆菌	嗜沫嗜血杆菌、副嗜沫嗜血杆菌
惰性凝聚杆菌	惰性嗜血杆菌
二氧化碳嗜纤维菌属	
狗咬二氧化碳嗜纤维菌(狗和猫)	CDC group DF-2
犬咬二氧化碳嗜纤维菌	CDC group DF-2
牙龈二氧化碳嗜纤维菌	Formerly CDC group DF-1
颗粒二氧化碳噬纤维菌	
溶血二氧化碳噬纤维菌	
黄褐二氧化碳噬纤维菌	Formerly CDC group DF-1

现用名	曾用名
生痰二氧化碳噬纤维菌	Formerly CDC group DF-1
心杆菌属	
人心杆菌	
valvarum心杆菌属	
微生长单胞菌属	
类二氧化碳噬纤维微生长	CDC group DF-3
单胞菌	
迪茨菌	
霍夫斯塔德微生长单胞菌	
莫氏微生长单胞菌	
金氏杆菌属	
反硝化金氏菌	
金氏金氏菌	
口金氏菌	
饮剂金氏杆菌	
口腔纤毛菌	

一般特征

本章所讨论的微生物是一些生长不良的细菌——它们生长缓慢(在35～37℃的环境培养48 h)或生长不佳。尽管它们都能发酵葡萄糖,但它们是苛养菌,需要在基础发酵培养基中添加血清,这可以促进其生长同时检测其发酵产生的副产物。这些细菌是嗜二氧化碳菌——即它们需要较高浓度的二氧化碳(5%～10% CO_2)才能生长,大多数细菌不会在麦康凯琼脂上生长。伴放线放线杆菌根据16S(rRNA)测序分析现归于凝聚杆菌属。根据多个位点序列分析,原先嗜沫嗜血杆菌和副嗜沫嗜血杆菌被重新合并为嗜酸性凝聚杆菌。凝聚杆菌属现在包括了依赖和不依赖V因子的菌株。惰性嗜血杆菌已被重新命名为惰性凝聚杆菌。惰性凝聚杆菌生长需要凝血因子V但不需要凝血因子X。

流行病学、致病机制和疾病谱与抗菌治疗

表30.1中列出的微生物是寄生在人类和其他动物鼻咽部或口腔的正常微生物菌群的一部分。表中列出了与动物有关的菌种。这些生物通常毒性较低,通常通过外伤如咬伤、人与人之间的飞沫传播、共用工具或口腔操作进入人体无菌部位后引起感染,除外那些与牙周感染相关的菌种。凝聚性杆菌、心杆菌、金氏杆菌属和心杆菌属等人体正常微生物群也会偶尔引起相关内源性的感染。这些细菌不仅存在人的口咽部和口腔,也可以在胃肠道和泌尿生殖道中被发现。金氏菌属也能从4岁以下儿童的咽喉部分离到。类二氧化碳噬纤维微生长单胞菌的自然生存环境目前尚不清楚。在某些免疫缺陷患者的粪便中可以发现这些罕见的细菌。

这些细菌引起的感染类型从牙周炎到心内膜炎(表30.2)。放线菌杆菌属可引起动物肉芽肿性疾病,并与动物咬伤后人体软组织感染有关。此外,除动物咬伤外,还从脑膜

表30.1 流行病学

微生物	生活环境(宿主)	传播途径
伴放线凝聚杆菌	人类口腔正常菌群	内源性;通过口腔的轻微创伤进入更深的组织,比如牙科手术
放线杆菌属	牛、羊、猪等动物口腔正常菌群;不是人类正常菌群的一部分	很少与人类感染有关;通过与动物接触时被咬伤或原有伤口被细菌污染而发生感染
金氏杆菌属	人体上呼吸道和泌尿道正常菌群	感染可能由患者的内源性菌株引起
人心杆菌和心瓣膜心杆菌	人体上呼吸道正常菌群	感染可能由患者的内源性菌株引起
牙龈二氧化碳嗜纤维菌、黄褐二氧化碳噬纤维菌、生痰二氧化碳噬纤维菌和其他菌	牙龈下表面和口腔的其他区域	感染可能由患者的内源性菌株引起
狗咬二氧化碳嗜纤维菌和犬咬二氧化碳嗜纤维菌	犬口腔正常菌群	狗咬伤或伤口(抓伤),长期暴露于犬类嗜酸性粒细胞增多症
类二氧化碳噬纤维微生长单胞菌和其他菌	不确定的;可能是人类胃肠道正常微生物群的一部分	不确定的;可能是内源性的

炎和人类呼吸道样本种中分离出了马驹放线杆菌和猪放线杆菌。从外伤或手术后患脑膜炎的患者中分离出了其他菌种(尿放线杆菌和人放线杆菌)。放线杆菌菌属可能含有一种被称为**RTX白细胞毒素**的成孔蛋白毒素,这种毒素具有细胞毒性和溶血作用。伴放线凝聚杆菌常与牙周炎有关,可引起骨髓炎和关节炎。毒力因子包括RTX白细胞毒素、**细胞致死性膨胀毒素(cytotoxin distending toxin, CDT)**和**EmaA黏附素**。其中一些微生物,伴放线凝聚杆菌、嗜酸性凝聚杆菌、惰性凝聚杆菌、人心杆菌和金氏杆菌属,属于分别HACEK细菌群的A、C和K群,可引起缓慢进行性(即亚急性)细菌性心内膜炎、软组织感染和其他感染。在免疫抑制或免疫功能低下,常为中性粒细胞减少的患者中,二氧化碳嗜纤维菌可以引起败血症和内源性感染。狗或猫咬伤后感染狗咬二氧化碳嗜纤维菌和犬咬二氧化碳嗜纤维菌可导致严重疾病,包括弥散性血管内凝血、肾衰竭、休克和溶血性尿毒症。心杆菌属主要在与牙周病相关的心内膜炎病例中分离。金氏杆菌属也可能参与其他涉及儿童的严重感染,通常是4岁以下的儿童,特别是骨关节炎感染。金氏杆菌属还可引起其他的全身性感染如心内膜炎,已在免疫低下的成年人中分离到。致病机制尚不清楚,与微生长单胞菌属感染相关的疾病包括腹泻、菌血症、血液和伤口感染。

感染通常使用β内酰胺类抗菌药物治疗,偶尔与氨基糖苷类药物联合使用(表30.3)。产β内酰胺酶的金氏杆菌已有报道,但这种耐药机制对β内酰胺药物的临床疗效的影响尚不确定。当需要体外药敏试验时,临床和实验室标准化研究所(Clinical and Laboratory Standands Institute, CLSI)文件

表30.2 致病机制和疾病谱

微生物	毒力因子	疾病和感染谱
凝聚杆菌属	未知；可能低毒性；机会性致病菌	伴放线菌凝聚杆菌可能与慢性破坏性牙周炎有关从而导致骨缺失或心内膜炎；心内膜炎，常发生于牙科手术后；软组织和人的咬伤感染常为厌氧细菌和放线菌混合感染；嗜酸性凝聚杆菌不是引起心内膜炎常见病原菌，是HACEK（AACEK）细菌群的H成员，与缓慢进行性（即亚急性）细菌性心内膜炎有关
放线杆菌属	未知；可能低毒性	很少引起人类感染，但可能在动物咬伤后引起的感染如脑膜炎或菌血症；与其他感染（如脑膜炎或菌血症）相关的情况极为罕见，且涉及免疫力低下患者
金氏杆菌属	未知；可能低毒性；机会性致病菌	心内膜炎和其他部位的感染，尤其是免疫功能低下的患者；金氏金氏菌与幼儿的血液、骨骼和关节感染有关；牙周炎和伤口感染
人心杆菌	未知；可能低毒性	人类感染是罕见的；最常与心内膜炎有关，尤其在解剖性心脏缺损患者中
颗粒二氧化碳嗜纤维菌、黄褐二氧化碳噬纤维菌、生痰二氧化碳噬纤维菌	未知；产生多种可以介导组织破坏的酶	最常与牙周炎和其他牙周病有关；在免疫低下的患者中较少见菌血症
狗咬二氧化碳嗜纤维菌和犬咬二氧化碳嗜纤维菌	未知	从轻微的咬伤部位局部感染到菌血症，最终导致休克和弥散性血管内凝血；在脾脏切除或其他患衰弱性疾病的（例如，乙醇中毒）患者中最严重，但也可能发生在健康人身上；其他各种感染如肺炎、心内膜炎和脑膜炎也可能发生
类二氧化碳噬纤维微生长单胞菌和其他菌	未知；可能低毒性	在疾病中的作用尚不确定；可能与免疫低下患者的腹泻疾病有关；很少从其他临床样本中分离，如尿液、血液、伤口等

表30.3 抗菌药物治疗和抗菌药物敏感性试验

微生物	治疗方案	可能存在耐药性的治疗方案	经验证的药敏试验方法[a]
凝聚杆菌属	有明确的治疗方案；对于牙周炎进行病灶区清创术；潜在的药物包括头孢曲松、氨苄西林、阿莫西林-克拉维酸、氟喹酮或复合磺胺甲噁唑；对于心内膜炎，可以尝试使用青霉素、氨苄西林或头孢菌素（可与氨基糖苷类一起使用）	一些菌种对青霉素和氨苄青霉素产生耐药性，但耐药性的临床相关性尚不清楚	见CLSI文件M45
放线杆菌属	无相关治疗指南（对广谱头孢菌素和氟喹诺酮类药物敏感）	未知（和凝聚杆菌属相似）	不适用
反硝化金氏菌、金氏金氏菌	含有或不含氨基糖苷的β内酰胺；其他的活性药物包括红霉素、复合磺胺甲噁唑和环丙沙星	一些菌株产生β内酰胺酶介导对青霉素、氨苄西林、替卡西林和头孢唑林的耐药性，但据报道对含酶抑制剂的药物敏感	见CLSI文件M45
人心杆菌	对于心内膜炎，可使用带或不带氨基糖苷的青霉素；通常对其他β内酰胺类药物、氯霉素和四环素敏感	β内酰胺酶的产生很少见，可以用克拉维酸中和	见CLSI文件M45
牙龈二氧化碳嗜纤维菌、黄褐二氧化碳噬纤维菌、生痰二氧化碳噬纤维菌	没有明确的治疗指南；一般对克林霉素、红霉素、四环素、氯霉素、亚胺培南等β内酰胺敏感 已发现多重耐药的菌株	β内酰胺酶介导的青霉素耐药	不适用
狗咬二氧化碳嗜纤维菌和犬咬二氧化碳嗜纤维菌	青霉素是最好的药物；对青霉素衍生物、亚胺培南和第三代头孢菌素也敏感 已发现多重耐药的菌株	未知	不适用
类二氧化碳噬纤维微生长单胞菌	有效药物包括四环素、大环内酯类、复合磺胺甲噁唑和克林霉素	对β内酰胺类和亚胺培南的耐药性不同 已确定对头孢菌素、氨基糖苷类和氟喹诺酮类耐药	不适用

[a] 验证试验方法包括临床和实验室标准协会（CLSI）推荐的标准方法和美国食品药品管理局（FDA）批准的商业方法。

M45提供了试验指南。

实验室诊断

样本的采集和转运

本章讨论的微生物样本收集和运输不需要特别考虑。关于样本采集和运输的一般信息，请参考表5.1。由于本章所列的细菌生长缓慢和生存力下降，推荐使用转运培养基。

样本处理

本章中讨论细菌样本处理不需要特殊考虑。关于样本处理的一般信息，请参考表5.1。

直接检测方法

除了患者样本的革兰染色外，目前尚无直接检测临床样本中这些微生物的具体程序。放线杆菌属是短至非常短的革兰阴性杆菌。它们单独出现，或成对出现，很少呈短链状，且它们多见双极染色。这种染色形态类似莫尔斯电码的点和虚线。凝聚杆菌属是非常短的杆菌，但偶尔可见丝状。

金氏杆菌染色为短而丰满的球形杆菌，末端呈方形，成对或成簇出现，也可形成短链。革兰染色时，菌体可能脱色不均匀，并出现革兰性变异。人心杆菌一种多形性革兰阴性杆菌，一端为圆形，一端为锥形，细胞呈泪滴状外观。宜用5%羊血琼脂上生长的菌落进行革兰染色，人心杆菌可能成对，短链，成簇或者呈花环状。

二氧化碳噬纤维菌属为革兰阴性梭状芽孢杆菌，一端圆形，一端锥形，有时呈丝状；狗咬二氧化碳嗜纤维菌和犬咬二氧化碳嗜纤维菌可能是弯曲的。微生长单胞菌属.为革兰阴性短杆菌或球菌。

核酸检测

扩增方法[如聚合酶链反应(polymerase chain reaction, PCR)]已被用于本章所讨论的某些微生物体的鉴定。然而，大多数临床实验室并不经常使用这些检测方法，主要用于参考实验室或实验室的科研。

血清学诊断

血清学诊断技术通常不适用于本章讨论微生物所引起的感染的实验室诊断。

培养

首选培养基

本章描述的所有属都生长在5%羊血琼脂和巧克力琼脂平板。大多数是兼性厌氧菌，在麦康凯琼脂培养基上不生长。选择性培养基的使用可以通过抑制正常微生物群来提高本组微生物的分离率和鉴定准确性。通过CVA(头孢哌酮-万古霉素-两性霉素B)琼脂培养基可以从粪便中筛选出类二氧化碳噬纤维微生长单胞菌。为了筛选类二氧化碳噬纤维微生长单胞菌，应选择弯曲杆菌选择性琼脂，并在35℃而不是42℃培养。

这些细菌可以在商业化血培养系统肉汤中生长，也可以在常规肉汤培养基如巯基乙酸盐和脑-心浸出液培养基上生长。凝聚杆菌在肉汤培养基中的生长通常不佳，不会使肉汤产生混浊。在血培养中，血瓶内的血细胞层上的小泡球可能是细菌的微菌落，有时细菌也呈颗粒或薄膜状，黏贴在管壁上。

培养条件和孵育时间

本章中讨论的所有菌属最佳培养条件是在35℃和较高二氧化碳浓度。5%羊血琼脂和巧克力琼脂应置于二氧化碳培养箱或蜡烛罐中培养。此外，放线杆菌、凝聚杆菌和心杆菌在高湿度条件下生长最佳。二氧化碳嗜纤维菌属需要含CO_2和浓缩培养基。该微生物受到聚茴香醚磺酸钠(sodium polyanethole sulfonate, SPS)的抑制。含有杆菌肽、多黏菌素B、万古霉素和甲氧苄啶或Thayer-Martin和Martin Lewis选择性培养基已被用于分离二氧化碳嗜纤维菌属。在混合培养基中加入克林霉素或万古霉素，可提高金氏金氏菌的检出率。Martin Lewis培养基可以选择性分离金氏菌属。使用含头孢哌酮、万古霉素和两性霉素B等抗菌药物的选择性培养基可从粪便样本中分离微生长单胞菌属。

即使在最佳生长条件下，这些微生物都是缓慢生长的；接种平板应保存2～7 d，以使菌落生长最佳。

菌落外观

表30.4描述各菌属在5%羊血琼脂上的菌落外观和其他显著特征(如溶血和色素)。大多数菌一般在麦康凯琼脂上不生长；特殊情况请参见表30.4。

鉴定方法

表30.5概述了一些常规的生化反应有助于区分放线杆菌、凝聚杆菌、心杆菌和金氏菌，这是引起亚急性细菌性心内膜炎的五种HACEK细菌群中的四种。嗜血杆菌属介绍参见第31章。嗜酸性凝聚杆菌生长不需要X或V因子。但是，它的过氧化氢酶阴性并能发酵乳糖或蔗糖。伴放线凝聚杆菌的这些试验结果和它相反。

表30.6显示了用于区分二氧化碳嗜纤维菌属、类二氧化碳噬纤维微生长单胞菌、耐氧口腔纤毛菌的关键常规生化反应。

关于特定微生物讨论

放线杆菌属是兼性厌氧、无动力的革兰阴性杆菌。放线杆菌属类似于聚凝聚杆菌属和巴氏杆菌属(第29章)，有时需要考虑使用兔血清来分离苛养的革兰阴性杆菌。伴放线凝聚杆菌是凝聚杆菌属中最常分离的菌。可以通过过氧化氢酶试验阳性和乳糖发酵阴性和嗜酸性凝聚杆菌区别。

伴放线凝聚杆菌与人心杆菌的区别在于其吲哚阴性和过氧化氢酶阳性；过氧化氢酶试验也是区分金氏菌属(过氧化氢酶阴性)的重要试验。人心杆菌用二甲苯萃取并加入Ehrlich试剂后的吲哚试验呈阳性，这是它区别于嗜酸性凝聚杆菌和伴放线凝聚杆菌的一个关键特征。

人心杆菌和产吲哚萨顿菌相似，但可以通过其发酵甘露醇和山梨醇来区分。

金氏菌属过氧化氢酶阴性，这有助于将其与奈瑟菌属鉴别(第39章)，他们有时会容易混淆。当使用改良的Thayer-Martin琼脂分离时，反硝化金氏菌可能被误认为是淋病奈瑟菌。硝酸盐还原作用是区分反硝化金氏菌和淋病奈瑟菌的关键试验，表现为硝酸盐阴性。

黄褐二氧化碳嗜纤维菌、生痰二氧化碳嗜纤维菌和牙龈二氧化碳嗜纤维菌为过氧化氢酶和氧化酶阴性。狗咬二氧化碳嗜纤维菌和犬咬二氧化碳嗜纤维菌为过氧化氢酶和氧化酶阳性；这些细菌彼此之间很难相互区分。然而，对属(即二氧化碳嗜纤维菌属)的鉴定已经基本满足临床治疗的要求，不需要准确鉴定到种。二氧化碳嗜纤维菌属的初步鉴定主要根据其为具有锥形末端的黄色、纤细的革兰阴性杆菌，表现滑行运动(表30.4)，并且在环境空气中无法培养分离。

尽管类二氧化碳噬纤维微生长单胞菌与本章中的其他微生物相似，但它的氧化酶阴性。它们无动力，不像二氧化碳噬

表30.4　5%羊血琼脂培养基下菌落形态及特性

微生物	菌落形态
伴放线凝聚杆菌	24 h后针状菌落；48 h后，粗糙、黏稠、贴壁的菌落周围有轻微的绿光；在透明培养基（如脑-心浸出液琼脂）上生长的成熟菌落的中心出现4～6点星形结构，类似于交叉的雪茄，用标准光学显微镜在低放大率（10倍）下观察菌落即可看到。菌落也可能使培养基表面琼脂凹陷
嗜酸性凝聚杆菌	圆形；在巧克力琼脂中心附近有不透明区域
惰性凝聚杆菌	在巧克力琼脂上放置48 h后呈凸出、灰白色、光滑或颗粒状
马驹放线杆菌[a]	小菌落在24 h，具有黏性，黏附性，光滑或粗糙，非溶血性
李氏放线杆菌	与马驹放线杆菌相似
猪放线杆菌	β溶血，其他与马驹和李氏放线菌相似
尿放线杆菌	类似于巴氏杆菌（31章）
人心杆菌	48 h后，菌落小，略有α溶血性，光滑圆润，有光泽，不透明；可能会产生点凹陷
二氧化碳嗜纤维菌属	48～74 h后，菌落呈小到中等大小，不透明，有光泽，无溶血性；除非用棉签从表面刮去生长物，否则可能不明显呈浅米色或黄色；可以观察菌落滑行运动，或琼脂表面的一层薄雾，类似于变形杆菌的群体性活动
微生长单胞菌属	24 h后针状菌落；48～72 h呈小、湿、灰白色菌落；通常是非溶血性的，尽管有些菌株可能会产生一个小的β溶血区；典型的气味，也可以描述为果味草莓味或苦味
反硝化金氏菌	小，非溶血性；使培养基表面琼脂凹陷；能在淋病奈瑟菌选择性琼脂平板上生长（如Thayer-Martin琼脂）
金氏金氏菌	小，有小的β溶血区域；可能表面光滑，中间有乳头，或者在表面琼脂扩散和凹陷

[a] 可以在麦康基琼脂上作为微型乳糖发酵剂生长。

表30.5　放线杆菌属和其他微生物的生化和生理特征

微生物	氧化酶	过氧化氢酶	硝酸盐还原作用	吲哚	脲酶	水解七叶苷	发酵[a]		
							木糖	乳糖	海藻糖
伴放线凝聚杆菌	V	+	+	−	−	−	V	−	−
嗜酸性凝聚杆菌	V	−	+	−	−	−	−	(+)	(+)
惰性凝聚杆菌	−	V	+	−	−	−	−	−	−
马驹放线杆菌	+	V	+	−	(+)[b]	−	+	+	(+)
人放线杆菌	+	+	+	−	+	V	+	+	+
李氏放线杆菌	+	V	+	−	(+)[b]	−	+或(+)	V	−
猪放线杆菌	+	V	+	−	(+)[b]	+	+	+或(+)	+
尿放线杆菌	+	V	+	−	(+)[b]	−	−	−	−
人心杆菌	+	−	−	+[c]	−	−	−	−	ND
valvarum心杆菌属	+	−	−	V	−	−	−	−	ND
反硝化金氏菌	+	−	(+)[d]	−	−	−	−	−	ND
金氏金氏菌[e]	+	−	−	−	−	−	−	−	ND
口金氏菌[f]	+	−	−	−	−	−	−	−	ND
饮剂金氏杆菌	+	−	−	−	−	−	−	−	ND

[a] 可能需要每3 mL发酵液添加1～2滴兔血清来刺激生长。
[b] 可能需要滴一滴兔血清在斜面或富集培养液。
[c] 弱反应。
[d] 硝酸盐通常被还原成气体。
[e] 金氏金氏菌麦芽糖阳性可与其他金氏菌（麦芽糖阴性）区分。
[f] 碱性磷酸酶阳性，可与饮剂金氏杆菌区分。
ND：无数据；V：可变；+：＞90%菌株阳性；(+)：＞90%阳性，但反应可能延迟（如2～7 d）；−：＞90%菌株阴性。
数据来源于Weyant RS, Moss CW, Weaver RE, et al, eds. *Identification of Unusual Pathogenic Gram-Negative Aerobic and Facultatively Anaerobic Bacteria.* 2nd ed. Baltimore: Williams & Wilkins; 1996; Caroll KC, Pfaller MA. *Manual of Clinical Microbiology.* 12th ed. Washington, DC: ASM Press; 2019.

表30.6 二氧化碳噬纤维菌属、类二氧化碳噬纤维微生长单胞菌和其他相似微生物的生化和生理特征

微生物	氧化酶	过氧化氢酶	水解七叶苷	吲哚	硝酸盐还原试验	木糖发酵	乳糖发酵
颗粒二氧化碳噬纤维菌	–	–	–	–	–	–	+
牙龈二氧化碳噬纤维菌	–	–	–	–	–	–	V
狗咬二氧化碳噬纤维菌	(+)	(+)	V	–	–	–[b]	+
犬咬二氧化碳噬纤维菌	(+)	(+)	+或(+)	–	(+)[b]	–	+
溶血二氧化碳噬纤维菌	–	–	+	–	+	–	+
黄褐二氧化碳噬纤维菌	–	–	V	–	(+)[b]	–	+
生痰二氧化碳噬纤维菌	–	–	+	–	(+)[b]	–	V
口腔纤毛菌[a]	–	–	V	–	(+)[b]	–[c]	ND
类二氧化碳噬纤维微生长单胞菌/嘉德微生长单胞菌	–	–	(+)	–	–	+或(+)[c]	ND
霍夫斯塔德微生长单胞菌	–	–	–	+	ND	ND	ND
莫氏微生长单胞菌	–	–	–	+	+	+	ND

[a] 口腔细毛菌葡萄糖发酵主要产物是乳酸，而二氧化碳噬纤维菌属和类二氧化碳噬纤维微生长单胞菌葡萄糖发酵的主要产物是琥珀酸和丙酸。

[b] 狗咬二氧化碳噬纤维菌不发酵糖菊粉、蔗糖或棉子糖；犬咬二氧化碳噬纤维菌通常会发酵其中一种或所有这些糖。

[c] 可能需要每3 mL发酵液添加1～2滴兔血清来刺激生长。

ND：无数据；V：可变；+：>90%菌株阳性；(+)：>90%阳性，但反应可能延迟（如2～7 d）；–：>90%菌株阴性。

来源：Data compiled from Jensen KT, Schonheyder H, Thomsen VF. In-vitro activity of β–lactam and other antimicrobial agents against *Kingella kingae*. *J Antimicrob Chemother* 1994; 33: 635; Weyant RS, Moss CW, Weaver RE, et al, eds. *Identification of Unusual Pathogenic Gram-Negative Aerobic and Facultatively Anaerobic Bacteria*. 2nd ed. Baltimore: Williams & Wilkins; 1996; Caroll KC, Pfaller MA. *Manual of Clinical Microbiology*. 12th ed. Washington, DC: ASM Press; 2019.

纤维菌属那样表现出滑行运动。类二氧化碳噬纤维微生长单胞菌能产生琥珀酸和丙酸，而二氧化碳噬纤维菌属只产生琥珀酸。细胞脂肪酸分析可以提供必要的信息来区分二氧化碳噬纤维菌属、类二氧化碳噬纤维微生长单胞菌和口腔纤毛菌耐氧菌株。

基质辅助激光解吸电离飞行时间质谱（matrix-assisted laser desorption ionization time-of-flight mass spectrometry, MALDI-TOF MS）已成功用于鉴定本章所包括的属。鉴定时应参考具体的厂家指南和数据库。

预防

因为本章中讨论的生物体一般不会对人类健康构成威胁，所以没有推荐的疫苗接种或预防方案。

案例学习30.1

一名71岁的女性急性髓系白血病患者正在接受免疫抑制治疗，并出现白细胞100/μL，中性粒细胞减少。她有低热，第三代头孢菌素治疗没有效果。观察到她有严重的牙周病。她的血培养在48 h后报阳性，涂片为革兰阴性梭形杆状，麦康凯琼脂培养基上无生长，氧化酶和过氧化氢酶都是阴性。在血琼脂上，观察到不溶血的菌落，原始的菌落边缘有扩散生长，在琼脂上产生混浊。实验室报告这种微生物对β内酰胺类药物具有耐药性。

使用环丙沙星后24 h内，患者不再发热。

问题：

1. 从血培养中分离出的微生物可能是什么，该微生物的来源可能是什么？
2. 哪些试验可以鉴别？
3. 患者对头孢菌素类抗菌药物无反应。实验室可以进行哪些快速试验来帮助临床医生对这种微生物进行适当的治疗？

复习题

1. 本章中讨论的微生物通过以下途径传播，除了（　　）

   a. 人传人　b. 动物咬伤　c. 性传播　d. 外伤

2. 一个患者因为发热和寒战就诊急诊科。患者诉2 d前拔掉智齿。血培养4 d后，从患者血液中分离出革兰阴性两级染色杆菌。过氧化氢酶阳性，吲哚试验阴性。该微生物很可能是（　　）

   a. 人心杆菌　b. 伴放线凝聚杆菌　c. 金氏金氏菌　d. 嗜酸性凝聚杆菌

3. 是非题

   ______ 放线杆菌属在干燥条件、CO_2中生长最佳。

   ______ 本章讨论的所有微生物在商业化血培养系统中

生长良好。

______ 怀疑二氧化碳噬纤维菌属感染的应培养至少7 d 以上。

尿毒症综合征

4. 配对题：将每个术语与正确的描述配对

______ 放线杆菌属　　______ 金氏菌属

______ 生长不良的细菌

______ 二氧化碳噬纤维菌属

______ 狗咬二氧化碳噬纤维菌　　______ 金氏金氏菌

a. 心内膜炎　b. 败血症　c. 溶血性尿毒症综合征　d. 骨关节炎　e. 生长缓慢　f. 脑膜炎

参考答案

案例学习30.1

1. 从血培养中分离出的微生物二氧化碳嗜纤维菌属，是人类口腔正常微生物群的一部分。患者发生菌血症的危险因素包括白细胞计数低和有牙周病史。

2. 很少有人类致病性革兰阴性杆菌同时为过氧化氢酶和氧化酶阴性，并在5%二氧化碳（CO_2）的有氧条件下生长。其中，只有二氧化碳嗜纤维菌属具有锥形末端。主要鉴别特征包括吲哚阴性，非溶血，通常为水解七叶苷阳性。鉴定到种水平困难且临床意义不大。MALDI-TOF MS已成功用于鉴定本章所包括的微生物。

3. 历史上一直用β内酰胺类抗生素治疗二氧化碳嗜纤维菌，但越来越多的分离株已被发现可产生β内酰胺酶。用头孢菌素显色试验进行酶的检测足以表明使用β内酰胺药物治疗无效。目前已鉴定出一些物种具有多重耐药性。目前还没有抗菌性药物敏感性试验的标准推荐方法。因此，如果该微生物具有高度耐药性，则可能需要将样本送往参考实验室。

复习题

1. c; 2. b; 3. ×, ×, √; 4. f, a, e, b, c, d

第10篇·革兰阴性杆菌和球杆菌（麦康凯阴性、氧化酶不确定）

GRAM-NEGATIVE BACILLI AND COCCOBACILLI (MACCONKEY-NEGATIVE, OXIDASE-VARIABLE)

第31章·嗜血杆菌属

Haemophilus

王美霞·译　黄声雷·审校

本章目标

1. 列出嗜血杆菌属的一般特征，包括一般生长环境、气体和温度要求。
2. 描述由流感嗜血杆菌和杜克雷嗜血杆菌引起的感染。
3. 描述可分型和不可分型嗜血杆菌区别，它们的毒力因子以及它们引起的疾病。
4. 描述各种嗜血杆菌的革兰染色和菌落形态。
5. 描述最佳培养和分离嗜血杆菌属所必需条件，包括任何特殊的样本处理或运输要求。
6. 解释卫星现象和其化学基础。
7. 列出流感嗜血杆菌、副流感嗜血杆菌和杜克雷嗜血杆菌的X和V因子需求。
8. 解释卟啉试验的原理。
9. 解释对具有临床意义的菌株（如无菌部位）进行流感嗜血杆菌临床分离株常规药敏试验的必要性。
10. 将患者体征、症状和实验室数据关联起来，以确定与感染相关的最可能的病因。

本章相关的属和种

现用名	
埃及嗜血杆菌	痰液嗜血杆菌
溶血嗜血杆菌	杜克雷嗜血杆菌
副流感嗜血杆菌	流感嗜血杆菌
副溶血嗜沫嗜血杆菌	副溶血嗜血杆菌
	皮氏嗜血杆菌

一般特征

嗜血杆菌属具有显著的遗传多样性。该属的成员是小的、无动力、多形态的革兰阴性杆菌。细胞通常是球形或短杆状。嗜血杆菌属细菌属于苛养菌，其体外生长需要原卟啉IX（一种代谢血红素生物合成途径的中间体），称为X因子和V因子，尼克酰胺腺嘌呤二核苷酸（nicotine adenine dinucleotide, NAD），或尼克酰胺腺嘌呤二核苷酸磷酸（nicotine adenine dinucleotide phosphate, NADP）。不同菌种对营养的要求不同。嗜血杆菌属细菌是兼性厌氧菌，最佳生长条件为5%～7% CO_2，35～37℃。

流行病学

如中表31.1所示，除杜克雷嗜血杆菌，嗜血杆菌属细菌通常定值在人类的上呼吸道。其中以流感嗜血杆菌、副流感嗜血杆菌和皮氏嗜血杆菌无症状定植常见。而b型流感嗜血杆菌、副溶血性嗜血杆菌和溶血性嗜血杆菌很少定植。虽然杜克雷菌只在人类中发现，但这种微生物不属于正常的微生物菌群，从临床样本分离出该菌通常表明有感染。性生活后发现女性宫颈有杜克雷嗜血杆菌的定殖。

流感嗜血杆菌菌株可分为有两大类：可分型和不可分型的流感嗜血杆菌（*H. influenzae*, NTHi）。根据荚膜特征进行分型。荚膜由糖醇磷酸盐（即聚核糖醇磷酸盐）的复合物组成。根据荚膜多糖抗原的不同是将菌株分成六个型别：a型、b型、c型、d型、e型和f型。b型流感嗜血杆菌（Hib）以前是引起人类严重感染中最常见的类型。不可分型的菌株不产生荚膜，通常是上呼吸道的正常菌株。

虽然由流感嗜血杆菌和杜克雷嗜血杆菌引起的感染是以人与人之间的传播为主，但由其他嗜血杆菌菌种引起的感染更倾向于是内源性的，因为人体正常微生物群可以进入到无

表31.1 嗜血杆菌属属流行病学、致病机制和疾病谱

微生物	生活环境(宿主)	传播途径	毒力因子	疾病谱
埃及嗜血杆菌	正常微生物群:上呼吸道	内源性菌株	不确定	化脓性结膜炎、流行性感冒
杜克雷嗜血杆菌	不是人类正常微生物群的一部分;只有在人类感染时才会发现	人传人:性接触	不确定,但荚膜因子、菌毛和某些毒素可能参与了宿主上皮细胞的黏附和渗透	软下疳;生殖器官病变从嫩丘疹(即小肿块)发展为伴有多个伴发病灶的疼痛溃疡;局部淋巴结炎很常见
流感嗜血杆菌	正常微生物群:上呼吸道	人传人:飞沫传播 内源性菌株	荚膜: 抗吞噬类型a～f; 附加的细胞包膜因子介导与宿主细胞黏附作用; 无荚膜的不可分型菌株(NTHi):菌毛和其他细胞表面因子介导黏附	脑膜炎 会厌炎 蜂窝织炎、菌血症 脓毒性关节炎 肺炎 局部感染 中耳炎 鼻窦炎 结膜炎 免疫功能低下的患者: 慢性支气管炎 肺炎 菌血症
埃及生物型流感嗜血杆菌			不确定;可能与其他流感嗜血杆菌相似	被确定为巴西紫癜热的单株化脓性结膜炎,1～4岁儿童死亡率高;感染包括化脓性脑膜炎、菌血症、高热、呕吐、紫癜(即皮疹)和血管衰竭
副流感嗜血杆菌	正常微生物群:上呼吸道	内源性菌株	不确定	急性中耳炎、鼻窦炎、菌血症、培养阴性心内膜炎
其他种:溶血嗜血杆菌 副溶血嗜血杆菌 皮氏嗜血杆菌 副溶血嗜沫嗜血杆菌 痰液嗜血杆菌	正常微生物群:上呼吸道	内源性菌株	不确定	可能与下呼吸道感染、鼻窦炎、结膜炎、菌血症、脑膜炎、伤口感染、腹膜炎、关节炎或骨髓炎有关

菌的部位(如定值的微生物侵入黏膜并进入患者的血液)。由于广泛接种了b型流感嗜血杆菌(Hib)疫苗,与侵袭性感染相关的荚膜血清型分布已从原先主要为b型变为69.5%不可分型的流感嗜血杆菌、2.2% a型、3.6% b型、0.3% c型、0.3% d型、5.7% e型和18.3% f型流感嗜血杆菌。有荚膜的菌株被保护免受宿主吞噬细胞的清除。一旦进入血液循环,微生物能够扩散到其他部位和组织,包括肺、心包膜、胸膜和脑膜。

致病机制和疾病谱

荚膜和介导细菌黏附于人类上皮细胞的因子是与嗜血杆菌属细菌相关的主要毒力因子。一般来说,由流感嗜血杆菌引起的感染通常是全身性的,并且可能危及生命(表31.1)。由于Hib疫苗的广泛使用,与嗜血杆菌相关的危及生命的疾病在美国已经不常见。由b型流感嗜血杆菌生物型Ⅰ型和Ⅱ型引起的感染最严重。

许多流感嗜血杆菌感染是由不可分型菌株(NTHi)引起的。通常是通过呼吸道分泌物进行传播。它能够通过在上呼吸道的定植进入无菌部位。临床感染包括中耳炎(耳部感染)、鼻窦炎、支气管炎、肺炎和结膜炎。患免疫缺陷和慢性呼吸系统疾病的患者,如慢性阻塞性肺病患者,更容易感染NTHi。

软下疳是由杜克雷流感嗜血杆菌菌引起的性传播疾病(表31.1)。最初的症状是出现疼痛的生殖器溃疡和腹股沟淋巴结肿大。虽然在美国这种疾病曾出现过小规模暴发,但这种疾病在居住在热带环境中的社会经济弱势群体中更为常见。疾病的流行与卫生条件差、卖淫、吸毒和社会经济条件差有关。

表31.1展示了其他嗜血杆菌属与流感嗜血杆菌引起的疾病相似。埃及嗜血杆菌是化脓性结膜炎的重要病因,通常称为红眼病。在菌血症、脓毒性关节炎和腹膜炎的病例中已经报告检出了溶血性嗜血杆菌。

实验室诊断

样本收集和运输

嗜血杆菌属可以从大多数临床样本中分离出来。表5.1概述了这些样本的收集和运输,需要强调几点。首先是嗜血杆菌属易受干燥和极端温度的影响。怀疑感染这些微生物的样本应立即接种到适当的培养基中。由于嗜血杆菌容易被样本中正常微生物群污染,如下呼吸道样本,所以适宜采集支气管肺泡灌洗液或支气管灌洗液样本进行培养。在肺炎或脑脊液(cerebrospinal fluid, CSF)感染或任何其他正常无菌体液的

疑似感染的情况下，还应进行血培养。

第二，从生殖器溃疡中分离杜克雷菌需要进行特殊的处理。溃疡应该用无菌纱布蘸无菌盐水清洗。用含有磷酸盐缓冲盐水或肉汤的棉签从溃疡底部采集样本。为了提高分离率，拭子在收集后10 min内被置于特殊的选择性培养基中。如果无法及时处理，可以将拭子放置在运输培养基中，例如Amies运输培养基或含有巯基乙醇酸-血红蛋白的有白蛋白和谷氨酰胺成分的其他运输培养基中。杜克雷伊杆菌可以在Amies运输培养基4℃条件下存活3 d。其他样本如淋巴结抽吸物、脓液和腺泡的杜克雷嗜血杆菌的分离率较低。

样本处理

除了分离杜克雷嗜血杆菌需要有特殊的样本收集和运输程序外，其他样本无需特殊处理。从生殖器样本中采集的样本可以用于杜克雷嗜血杆菌的直接核酸检测，应按照厂家的说明进行处理。关于样本处理的一般信息，请参考表5.1。

直接检测方法

直接镜检

革兰染色通常用于临床样本中嗜血杆菌属的直接检测（图31.1）。然而当样本中菌量较少的情况下，可能无法通过革兰染色观察到，这时可以使用吖啶橙染色（参见第6章了解更多关于该技术的信息）。

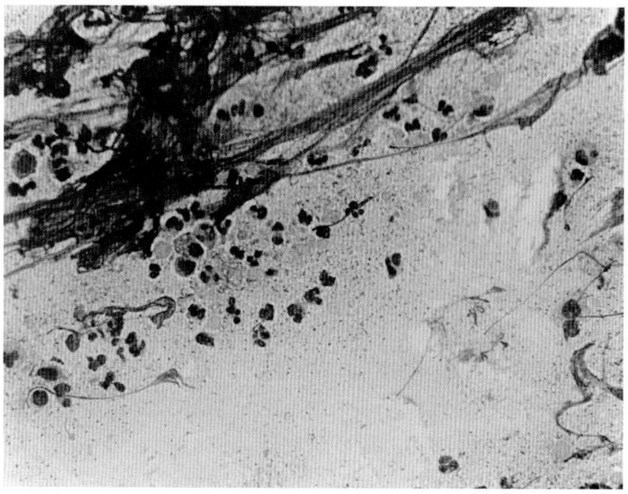

图31.1 流感嗜血杆菌感染染色。

为了提高体液样本（尤其是脑脊液）直接革兰染色检查的灵敏度，可将样本离心（2 000 r/min，10 min），试管底部的沉淀用于制作涂片。大多数实验室现在都配备了细胞离心机（10 000 × *g*，10 min）用于样品浓缩。对于非混浊样本，这比传统离心法更值得推荐。这个浓缩步骤可以将直接镜检的灵敏度从5倍提高到10倍。样本的细胞离心，据报道，直接在显微镜载玻片上离心可以将革兰染色的灵敏度提高100倍（关于中枢神经系统感染的信息，请参见第70章）。

临床样本涂片的革兰染色必须仔细观察，以避免与布鲁菌属、弗朗西斯菌属或奈瑟球菌属的镜下形态混淆。嗜血杆菌属革兰染色呈淡粉色，在临床样本中常见的粉红色蛋白质背景下可能很难被发现。脱色不足可能导致流感嗜血杆菌被误认为是链球菌或者单核细胞增多性李斯特菌。

嗜血杆菌可能表现为革兰阴性球杆菌，有球形、卵圆、杆状或丝状。流感嗜血杆菌表现为多形性球菌或小杆菌。溶血性嗜血杆菌是小球菌或短杆菌，偶尔呈现为缠结的细丝状。

副流感嗜血杆菌呈细小球杆或长丝状，而副溶血性嗜血杆菌通常是短至中等长度的杆菌。嗜沫嗜血杆菌是一种短杆菌，但偶尔呈丝状。除非使用分子技术，否则可能很难区分惰性凝聚杆菌（第30章）与V型副流感嗜血杆菌。杜克雷嗜血杆菌呈细长状或球状。传统上，杜克雷嗜血杆菌的菌体被描述为“铁轨”或“鱼群”，然而这种形态在临床样本中很少见到。

表31.2展示了流感嗜血杆菌和副流感嗜血杆菌的生物分型。

表31.2 流感嗜血杆菌和副流感嗜血杆菌生物分型

微生物和分型	吲 哚	鸟氨酸脱羧酶	脲 酶
流感嗜血杆菌			
Ⅰ	+	+	+
Ⅱ	+	−	+
Ⅲ	−	−	+
Ⅳ	−	+	+
Ⅴ	+	+	−
Ⅵ	−	+	−
Ⅶ	+	−	−
Ⅷ	−	−	−
副流感嗜血杆菌			
Ⅰ	−	+	−
Ⅱ	−	+	+
Ⅲ	−	−	+
Ⅳ	+	+	+
Ⅴ	−	−	−
Ⅵ	+	+	−
Ⅶ	+	−	+
Ⅷ	+	−	−

来源：Modified from Carroll KC, Pfaller MA, Landry ML, et al. *Manual of Clinical Microbiology*. 12th ed. Washington, DC: ASM; 2+019.

抗原检测

临床样本（如脑脊液和尿液）中的b型流感嗜血杆菌荚膜多糖可以使用市售的颗粒凝集试验直接检测（第9章）。临床感染中的微生物浓度通常很高，易被革兰染色观察到。乳胶凝集试验对检测b型流感嗜血杆菌缺乏敏感性和特异性。据报道，在最近接种过Hib疫苗的患者的脑脊液和尿液中存在假阳性。大多数临床实验室不再进行乳胶凝集试验来鉴定嗜血杆菌属细菌。

核酸检测

快速筛查程序对于患者治疗和疫情评估非常有用，并且已经开发用于从脑脊液、血浆、血清和全血的检测。已经开发了a型和f型流感嗜血杆菌的聚合酶链反应（polymerase chain reaction, PCR）。PCR针对设计的特定荚膜类型的引物进行扩增。各种商业化可用的呼吸道或脑膜炎/脑炎病原菌的多重PCR检测试剂盒可以用于检测流感嗜血杆菌。由于样本中可能存在菌量很少，一些临床样本的核酸检测也许存在问题，所以需要增加样本量和样本浓缩的步骤，但核酸检测的特异性很高。

软下疳的诊断和杜克雷嗜血杆菌的鉴定通过检测各种分子靶点已经成功完成。分子检测中使用了16S核糖体核糖核酸（rRNA）、*rrs*（16S）-*rri*（23S）基因转录区或热休克蛋白基因*groEL*的扩增。此外，分子检测已被证明可用于诊断副流感嗜血杆菌；但是不适用于其他嗜血杆菌的检测。当呼吸道样本中存在多种的嗜血杆菌属时，其阳性的扩增结果的解释不具有结论性，而成为问题。不建议用临床样本直接进行核酸检测作为诊断呼吸道样本感染的唯一诊断标准。使用病原菌多重PCR检测试剂盒如FilmArray（BioFire Diagnostics, Salt Lake City, UT）或Verigene（Nanosphere, Inc., Northbrook, IL）能显著缩短血培养中嗜血杆菌属的检验报告时间。

培养

培养基的选择

嗜血杆菌属通常在巧克力琼脂上生长表现为光滑、扁平或凸起、浅黄色或微黄色菌落。巧克力琼脂提供原卟啉Ⅸ（X因子）和NAD或NADP，为嗜血杆菌属生长所需要的生长因子。X因子和V因子都存在于全血中，主要存在于红细胞内。大多数菌株在仅含原卟啉Ⅸ而不含NAD的5%羊血琼脂培养基上不生长。X因子可以用结晶氯化血红素添加到人工细菌培养基中。除了X和V因子外，苛氧菌如杜克雷嗜血杆菌和埃及嗜血杆菌，需要添加IsoVitale X（Becton-Dickinson）或Vitox（Thermofisher）的培养基来获得最佳生长条件。这些培养基配方含有葡萄糖、半胱氨酸、谷氨酰胺、腺嘌呤、硫胺素、维生素B_{12}、鸟嘌呤、铁和氨基苯甲酸。某些微生物包括金黄色葡萄球菌、肠球菌和酵母菌在内，可以在人工培养基中溶解红细胞释放X和V因子的，以满足嗜血杆菌的生长需求。此外，金黄色葡萄球菌还将NAD作为代谢副产物分泌到培养基中，在羊血琼脂上溶解红细胞或能够产生V因子的细菌菌落周围，可以看到嗜血杆菌属的微小菌落生长，这现象被称为**卫星现象**（图31.2）。卫星现象的检测，是将能产生溶血素的葡萄球菌菌株划种于已接种疑似嗜血杆菌属的羊血琼脂平板上，过夜孵育后在划线附近会观察到嗜血杆菌属生长因为在划线附近含有嗜血杆菌属生长所需的营养物质。

用于分离嗜血杆菌属的培养基包括巧克力琼脂、添加有1% IsoVitale X或Vitox巧克力琼脂培养基，或Levinthal琼脂培养基。Levinthal培养基是透明的，可以看到被包裹的嗜血杆菌菌株呈彩虹色。选择性培养基如马血-杆菌肽琼脂培养基或含有杆菌肽、万古霉素和（或）克林霉素组合的培养基可用于从呼吸道分泌物中分离流感嗜血杆菌，选择性培养基可避免因正常微生物群过度生长造成的污染。在囊性纤维化患者、慢性支气管炎、结膜炎或会厌炎患者中，选择性培养基的使用十分重要。马血-杆菌肽琼脂培养基可以防止黏液型铜绿假单胞菌过度生长而污染流感嗜血杆菌。嗜血杆菌属无法在MacConkey培养基上生长。

图31.2　金黄色葡萄球菌菌落周围流感嗜血杆菌卫星现象（箭头）。

实验室中培养杜克雷嗜血杆菌需要额外的生长因子和特殊的培养基。实验室使用的培养基类型包括：① 以Mueller-Hinton为基础巧克力琼脂，添加1% IsoVitale X和3 μg/mL万古霉素。② 含有1%异维a酸、5%胎牛血清、1%血红蛋白和3 μg/mL万古霉素的GC琼脂培养基。③ 5%法尔兹富集（Becton-Dickenson）、5%马血和3 μg/mL万古霉素的GC琼脂培养基。或者④ 5%新鲜含3 μg/mL万古霉素的兔血琼脂。万古霉素可以抑制定植在生殖道革兰阳性菌。杜克雷嗜血杆菌的某些菌株对万古霉素敏感；应采用多种类型培养基来提高杜克雷嗜血杆菌的培养阳性率，以达到细菌最佳的分离率。

嗜血杆菌属可以在商业化的血培养肉汤培养基系统中生长，也可以在普通营养肉汤如硫乙醇酸盐培养基和脑-心浸出液培养基中生长，因为液体培养基中红细胞的溶解素可以为细菌生长提供足够的X和V因子。但是细菌生长通常较慢，使液体培养基产生微弱的混浊，也可能不容易被发现。因此，可以使用了巧克力琼脂培养基传代培养或通过AO染色或革兰染色进行涂片检查。目前尚未证实传代培养对血培养系统中嗜血杆菌的分离和检测有显著的临床效果。由于缺乏为生长提供X和V因子的红细胞，血液培养肉汤培养基系统不应用于培养其他无菌体液，如滑液、心包液、腹膜液或胸膜液。在接种临床样本之前，血液培养瓶可补充10 μg/mL 的无菌氯化血红素和NAD以提高分离率。

孵育条件和时间

大多数嗜血杆菌属的菌株能够在无氧和有氧环境中生长（兼性厌氧菌）。在5%～7%的二氧化碳（CO_2）中可以刺激生长。建议在CO_2培养袋或CO_2培养箱中培养。嗜血杆菌属通常在培养24～48 h内生长，但培养物通常要孵育72 h后才能作为阴性被丢弃。杜克雷嗜血杆菌和埃及嗜血杆菌可能需要长达5 d的孵育时间。除杜克雷嗜血杆菌外所有嗜血杆菌属的最佳生长条件是在35～37℃下培养。杜克雷嗜血杆菌应

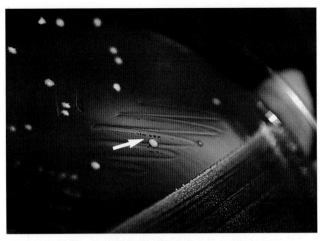

在30～33℃的5% CO_2中培养。此外，杜克雷嗜血杆菌需要高湿度，这可以通过在CO_2培养袋或真空大气室内放置用无菌水润湿的无菌纱布来实现。

菌落外观

表31.3描述每个菌种的菌落外观和其他显著特征（如气味和溶血）。

鉴定方法

目前已有嗜血杆菌菌属的商业化鉴定系统。所有鉴定系统都结合了几个快速的自动化试验，通常可以很好地鉴定这些细菌。

传统的鉴定方案包括马或兔血液的溶血和生长所需的X和V因子、碳水化合物发酵模式和额外的生化试验（表31.4）。基于卟啉测试，结合对X和V因子需求可以对一些嗜血杆菌进行初步鉴定。为了确定X和V因子需求，将浸有各因子的纸片放在未添加的培养基上，通常是Mueller-Hinton琼脂培养基或胰酪胨大豆肉汤培养基，接种0.5 McFarland菌悬液（图12.42）。在35℃ 5%～7%的CO_2中过夜放置，观察每个纸片周围的菌落生长情况。许多需要X因子的细菌能够从原始的培养基中获取并携带足量的X因子，从而产生假阴性结果（即距离含X因子纸片较远的地方发现菌落生长，以至于误认为该细菌生长不需要X因子），从而将流感嗜血杆菌错误认为副流感嗜血杆菌。专用的Haemophilus Tri平板（Haemophilus ID II, Thermofisher）或Quad平板（Haemophilus ID Quad, Thermofisher）也可用于检测X和V因子的需求以及马血琼脂上的溶血现象。嗜血杆菌Quad平板分为四个区域，每个区域包含不同的培养基和生长因子；区域1——补充了血红素（X因子）的脑-心浸出液（BHI）琼脂，

表31.3 菌落外观和特征

微生物	培养基	外观
埃及嗜血杆菌	CHOC	小的、平坦的、光滑的、凸的、半透明的。在半固体培养基上，琼脂含量0.4%，菌落呈彗星状
杜克雷嗜血杆菌	选择性培养基	小、扁平、灰色、光滑，在48～72 h内半透明到不透明；血琼脂上可能有轻微的-溶血；菌落可以完整地推过琼脂表面
溶血嗜血杆菌	CHOC	与流感嗜血杆菌相似，但在兔血或马血琼脂上有溶血作用。是否会在传代培养中失去溶血能力
流感嗜血杆菌	CHOC	未包裹的菌株培养24 h呈现小、光滑、半透明；被包裹的菌株形成更大、更多的黏液样菌落；老鼠窝气味；对兔血或马血琼脂不溶血。在Levinthal琼脂培养的菌落可呈现黄色、红色、绿色或蓝色的彩虹色
流感嗜血杆菌生物分型	CHOC	与流感嗜血杆菌相似，但在48 h时菌落较小
副溶血嗜血杆菌	CHOC	像副流感嗜血杆菌，在兔血或马血琼脂培养基β溶血
副流感嗜血杆菌	CHOC	中到大的灰白色到黄色；一般外观多变，包括光滑和半透明；有粗糙、锯齿状边缘的粒状的，或堆积和皱褶的；在兔血或马血琼脂上不溶血；较老的菌落可以完整地在琼脂表面推动

CHOC：巧克力琼脂培养基。

表31.4 嗜血杆菌的生化和生理特征

微生物	X因子	V因子	溶血现象	过氧化氢酶	乳糖	葡萄糖	木糖	蔗糖	甘露糖	β半乳糖苷酶	吲哚	脲酶	ODC
流感嗜血杆菌	+	+	−	+	−	+	+	−	−	−	B	B	B
埃及嗜血杆菌	+	+	−	+	−	+[a]	−	−	−	−	−	+	−
溶血嗜血杆菌	+	+	+	+	−	+	V	−	−	−	V	+	−
副溶血嗜血杆菌	−	+	+	V	−	+	−	+	−	V	−	+	−
副流感嗜血杆菌	−	+	−	V	−	+	−	+	+	V	B	B	B
皮氏嗜血杆菌	−	+	+	+W	−	+	−	+	+	+	ND	ND	ND
副溶血嗜沫嗜血杆菌	−	+	+	+	−	+	−	+	−	V	−	+	−
杜克雷嗜血杆菌	+	−	−[a]	−	−	V	−	−	−	−	−	−	−
痰液嗜血杆菌	−	+	−[b]	ND	−	+	−	ND	−	+	+	+	−

[a] 某些菌株反应迟缓。

[b] 在马和羊血中产生溶血。

+：＞90%菌株阳性；−：＞90%菌株阴性；V：表示反应多变；W：表示弱反应；B：基于生物类型的反应；见表31.2。

ND：不确定；ODC：鸟氨酸脱羧酶。

区域2——补充了IsoVitale X（V因子）的BHI，区域3——补充了X和X因子的BHI，以及区域4——补充了V因子的马血琼脂（X因子）。每个区域中细菌生长状况以及区域4中的溶血特性用于区分嗜血杆菌菌株（图31.3）。

卟啉检测是另一种确定微生物X因子需求的方法，并消除了细菌从原始的培养基中携带足量的X因子造成检测假阴性的问题。该检测使D-氨基乙酰丙酸（aminolevulinic acid, ALA）转化为卟啉或原卟啉的酶。卟啉检测可以在肉汤、琼脂或纸片上进行。

从脑脊液或呼吸道样本中分离的细菌如果：① 为革兰阴性杆菌或革兰阴性球菌。② 在CO_2环境下的巧克力琼脂上生长，而不是血琼脂，或环绕在血琼脂上能产生NAD的细菌菌落周围出现卫星生长。③ 卟啉阴性且在兔或马血琼脂上不溶血性可被鉴定为流感嗜血杆菌。关于这个主题的更多信息可以在网上找到。

基质辅助激光解吸电离飞行时间质谱（matrix-assisted laser desorption ionization time-of-flight mass spectrometry, MALDI-TOF MS）为实验室改进了嗜血杆菌属的鉴定。在临床样本中。使用MALDI-TOF质谱成功鉴定的嗜血杆菌种包括流感嗜血杆菌、副流感嗜血杆菌、溶血嗜血杆菌和副溶血嗜血杆菌。此外，16S rRNA基因测序和二代测序也为这些微生物提供了明确的鉴定。然而由于16S rRNA基因高度序列同源性和缺乏用于表型表征的微生物化学多样性，鉴定在区分流感嗜血杆菌和埃及嗜血杆菌方面存在困难。所有用于鉴定嗜血杆菌物种的间接方法，包括生化、MALDI-TOF或测序，都需要培养和进一步分离纯菌落进行鉴定。

全基因组测序用于单次耐药检测和分类，有望成为诊断微生物实验室未来的检测标准。在≤24 h内完成时间和序列注释，使得疫情调查对治疗和预防新增感染更加有效。

血清型

根据流感嗜血杆菌的血清学型可将其分为六种（即a、b、c、d、e和f），血清分型应在细菌分离和鉴定后尽快完成，因为微生物产生的荚膜抗原的数量随着时间的推移而减少，特别是在实验室中重复传代培养后。侵袭性感染病例中的所有流感嗜血杆菌都应进行血清分型，以确定哪种流感嗜血杆菌类型是造成感染的原因。可以使用载玻片凝集试验进行测试（第9章）；不含试剂抗体的盐水质控品应始终与患者样本同时进行检测，以检测是否存在自生凝集（即没有同源抗血清的受试细菌的非特异性凝集）。

分子方法也已被用于鉴定流感嗜血杆菌的分型。该分析基于来自荚膜（*cap*）基因座的外膜蛋白D基因（*glpQ*）、荚膜产生基因（*bexA*）、16S rRNA和插入样序列的扩增。与传统的血清分型相比，聚合酶链反应扩增显示了更高的灵敏度。

血清诊断

已经开发了一种酶联免疫吸附测定法（enzyme-linked immunosorbent assay, ELISA）来检测杜克雷嗜血杆菌的抗体。酶联免疫吸附试验被用来显示Hib疫苗接种后的血清转化。由于单个患者存在抗体产生、抗体亲和力和持久性方面的可变性，这些分析没有用于常规的诊断中。

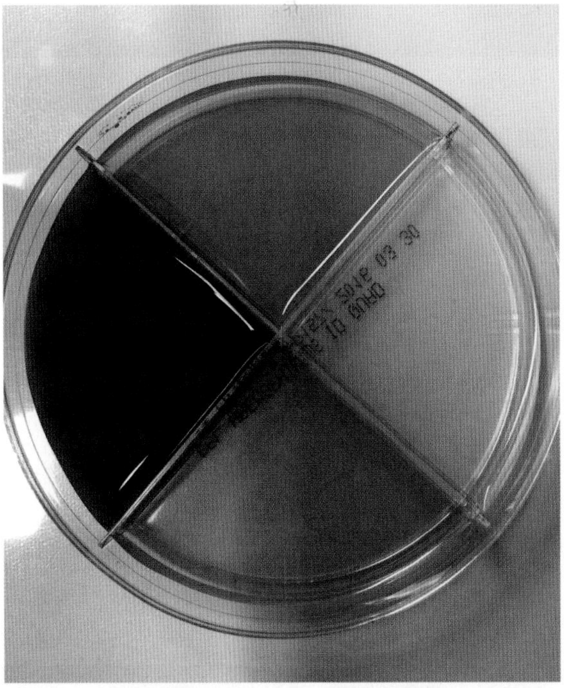

图31.3 嗜血杆菌四等分平板。

抗菌药物敏感性试验和治疗

已经建立了对临床相关的嗜血杆菌属分离株进行体外药敏试验的标准方法。（有关这些方法的详细信息，请参见第11章）。尽管广泛存在的流感嗜血杆菌能够产生β内酰胺酶（青霉素耐药性），但头孢菌素和碳青霉烯类以及含有β内酰胺酶抑制剂的组合药物，如克拉维酸、舒巴坦或他唑巴坦与β内酰胺的组合，可能是有效的治疗药物。其他可用于治疗嗜血杆菌感染的抗菌药物包括头孢菌素类、大环内酯类、氟喹诺酮类和四环素类。因此，临床分离株的常规药敏试验作为治疗指南可能没有必要。为嗜血杆菌制备接种物浓度（0.5 McFarland）时应小心，特别是产β内酰胺酶的流感嗜血杆菌，因为高浓度的菌悬液可能导致假耐药结果。此外，已经出现对氨苄青霉素和阿莫西林的最低抑制浓度升高的流感嗜血杆菌，即产β内酰胺酶的菌株。这些分离株对头孢菌素敏感性也有降低。使用显色头孢菌素纸片或斑点试验进行快速β内酰胺酶检测，对于大多数具有临床意义的嗜血杆菌属分离株来说已经足够了。无需进一步的药敏试验。

检测杜克雷嗜血杆菌的标准化和可靠的药敏试验尚未开发出来，因此常规的临床微生物实验室中没有开展。此外，流感嗜血杆菌的自动化药敏试验结果不可靠，不推荐使用。

预防

在美国几种多剂量的蛋白质-多糖结合疫苗获得b型流感嗜血杆菌的许可。这些疫苗已经大大降低了由b型流感嗜血杆菌引起的严重侵袭性感染的发生率，强烈建议从2个月龄的孩子开始接种。针对Hib荚膜的抗体和宿主内补体途径的激活在清除和保护宿主免受感染中起主要作用。由于母体抗体的存在，新生儿出生后会受到短期保护。

案例学习 31.1

一名20岁男性因体温高达103 ℉(39.4℃)及轻度呼吸窘迫而就诊于急诊科。患者主诉有严重的喉咙痛，而且吞咽困难。查体发现患者会厌呈“樱桃红色”。采集血液和喉部样本进行培养，并给予头孢噻肟治疗。气管插管放置48 h，直至会厌炎症消退。喉部样本培养出正常的呼吸菌群，患者血培养报阳后在巧克力琼脂上培养24 h就分离出革兰阴性杆菌。

问题：

1. 从这个患者血液中分离出来的微生物是什么属？
2. 该菌在血琼脂上仅在葡萄球菌菌落周围生长(图31.2)，但从δ氨基乙酰丙酸和发酵的乳糖中产生卟啉。这种微生物是什么细菌？
3. 描述从无菌部位采集的样本中分离的嗜血杆菌属鉴定到种水平的重要性？

复习题

1. 所有嗜血杆菌属的物种需要下列哪一种物质进行才能在体外生长(　　)

   a. 烟碱腺嘌呤二核苷酸(NAD)　b. 胱氨酸　c. 氯高铁血红素　d. a和c

2. 下列哪一种嗜血杆菌是性传播疾病的病原体(　　)

   a. 副流感嗜血杆菌　b. 流感嗜血杆菌　c. 杜克雷嗜血杆菌　d. 溶血嗜血杆菌

3. 哪种荚膜型流感嗜血杆菌最常见(　　)

   a. a型　b. b型　c. c型　d. NTHi

4. 以下所有微生物都需要X和V因子，除外(　　)

   a. 流感嗜血杆菌　b. 溶血嗜血杆菌　c. 埃及型流感嗜血杆菌　d. 嗜沫凝聚杆菌

5. 对嗜血杆菌属应完成哪些常规的抗菌药物敏感性试验方法(　　)

   a. 微量稀释法　b. 对所有分离菌株Kirby-Bauer纸片扩散法　c. β内酰胺酶筛选　d. 对任何分离菌株无需进行敏感性检测

6. 是非题

   ______ 流感嗜血杆菌属于人呼吸道中的正常菌群。

   ______ 甲型流感嗜血杆菌疫苗已经被开发出来以减少儿童感染。

   ______ 5%羊血琼脂提供了所有嗜血杆菌属生长所必需的因子。

   ______ 嗜血杆菌属可以在MacConkey琼脂上生长。

   ______ 大多数嗜血杆菌菌株能够在有氧和无氧中生长。

7. 配对题：将每个术语与正确的描述配对

   ______ 氯高铁血红素　　______ NAD

   ______ 流感嗜血杆菌　　______ 埃及嗜血杆菌

   ______ 杜克雷嗜血杆菌　　______ ALA-porphyrin检测

   ______ 卫星现象　　______ 吖啶橙

   a. 结膜炎　b. V因子　c. 软下疳　d. 决定X因子需求　e. 葡萄球菌划痕技术　f. X因子　g. b型　h. 检测少量的微生物

参考答案

案例学习 31.1

1. 从这位患者血液中分离出来的微生物属于嗜血杆菌属，是会厌炎最常见的病因。在许多情况下，可能发展为心内膜炎并发症。

2. 该微生物是嗜酸性凝聚杆菌，凭借其发酵乳糖的能力与副流感嗜血杆菌区别。对于血液培养样本，如果使用人工检测，发酵结果对于准确地在物种水平上识别嗜血杆菌和密切相关的物种(如嗜酸性凝聚杆菌)非常重要。MALDI-TOF MS为嗜血杆菌鉴定提供了一种改进的方法，此外，16S rRNA和二代测序也可用于最终的鉴定。由于16S rRNA基因有高度序列同源性和缺乏用于表型表征的微生物化学多样性，鉴定在区分流感嗜血杆菌和埃及嗜血杆菌方面存在困难。

3. 因为这种微生物不是流感嗜血杆菌，而流感嗜血杆菌是会厌炎的另一个原因，因此家庭接触者不必接受利福平或其他药物的预防治疗。在血液培养中分离出嗜酸性凝聚杆菌和流感嗜血杆菌，通常被认为是会厌炎的指征，需要积极治疗。分离副流感嗜血杆菌和副溶血性嗜血杆菌与严重疾病的相关性较低。

复习题

1. c; 2. c; 3. d; 4. d; 5. c; 6. √, ×, ×, ×, √; 7. f, b, g, a, c, d, e, h

第11篇 · 在特殊培养基中生长的革兰阴性杆菌

GRAM-NEGATIVE BACILLI THAT ARE OPTIMALLY RECOVERED ON SPECIAL MEDIA

第32章 · 巴尔通体

Bartonella

林蕾蕾 · 译　黄声雷 · 审校

本章目标

1. 解释巴尔通体属感染的传播途径,并描述该微生物与宿主的相互作用。
2. 讨论战壕热的临床表现,包括体征、症状和易感人群。
3. 解释用于诊断汉斯巴尔通体的标准。
4. 描述培养巴尔通体的方法,包括生长速度、培养基、孵育温度和其他相关条件。
5. 描述防止免疫缺陷者接触和感染巴尔通体的策略。

本章相关的属和种

巴尔通体	五日热巴尔通体
杆状巴尔通体(种)	罗氏巴尔通体
克拉巴尔通体	鼹鼠巴尔通体
伊丽莎白巴尔通体	特利波契巴尔通体
格氏巴尔通体	文森巴尔通体阿鲁潘亚种
汉赛巴尔通体	文森巴尔通体伯格霍夫亚种
科勒巴尔通体	

巴尔通体能够在巧克力琼脂上生长,在常规血平板(含5%羊血琼脂的胰蛋白酶大豆琼脂)上生长,虽然速度很慢,但通常在12～14 d后出现菌落,有时也可能需要长达45 d;它不能在麦克康基琼脂上生长的。目前,还没有从临床样本中分离巴尔通体的最佳方法。

一般特征

巴尔通体属目前包括35个种。14个种与人类疾病有关(表32.1),4个种已被确定为可能的人类病原体。在啮齿动物、反刍动物和鼹鼠等动物宿主中也发现了该属的其他成员。巴尔通体与流产布鲁菌的亲缘性较接近,是一种短小、革兰阴性、球杆菌或杆菌,多形性,寄生于哺乳动物细胞内的胞内菌。它们是氧化酶和过氧化氢酶阴性的苛养菌,在富含血液的培养基上生长最好。

流行病学和致病机制

巴尔通体属在人类中引起大量感染,大多数感染被认为是人畜共患病。随着巴尔通体越来越多被认为是引起免疫功能低下和正常患者中临床综合征的原因,这吸引了人们的关注。例如,巴尔通体被认为是培养阴性的心内膜炎的最常见的原因,其发病率越来越高。人类可通过昆虫媒介或潜在的动物抓伤或咬伤自然感染(由五节巴尔通体或巴尔通体杆菌引起的感染)或意外感染(其他巴尔通体物种)巴尔通体。根据昆虫媒介的正常宿主,人类感染通常可分为人源性巴尔通体病(人类作为宿主)或动物源性巴尔通体病(动物作为宿主)。然而,关于这些感染的流行病学仍不明确,表32.1总结了一些流行病学信息。

巴尔通体是一种兼性细胞内细菌,与宿主细胞密切相互作用,具有独特的能力,可引起急性或慢性感染,以及微血管内皮细胞的增殖和血管生成(从先前存在的毛细血管形成新的毛细血管)或化脓性表现。三种巴尔通体(巴尔通体、巴尔通体杆菌和汉赛巴尔通体)能够引起血管生成性病变。研究表明,某些物种能够与宿主红细胞、内皮细胞以及骨髓原细胞相互作用。血管内皮定植被认为是建立和维持巴尔通体触发的血管增生性病变的关键步骤。感染体外培养的人脐静脉内皮细胞后数小时内,巴尔通体通过类似于其他细菌定向吞噬或摄取到宿主细胞的肌动蛋白依赖性过程黏附并进入这些细胞。汉赛巴尔通体拥有九种外膜蛋白(outer membrane proteins, OMP),其中一种能够与内皮细胞结合。

通常,巴尔通体在宿主红细胞中繁殖并持续存在,同时具有共同的持续性和传播性。除了血管增殖,巴尔通体还可以抑制内皮细胞凋亡(程序性细胞死亡);还激活能够产生有效血管生成因子的单核细胞和巨噬细胞。尽管巴尔通体引起感染的致病机制还需要更多的研究,但它具有独特的致病机制,可以扩大其细菌生态环境,从而在人类宿主内维持生存。感染的病理反应因宿主免疫状态不同而显著不同。例如,在免疫功能正常的患者中,感染巴尔通体(如汉氏巴尔通体)可导致局部化脓反应[如**猫抓病**(**cat scratch disease, CSD**)],而在免疫功能低下的患者中则导致多病灶性血管增生性病变

表32.1 巴尔通体与人类宿主的临床相关性

病原体	宿主	传播途径	临床表现
巴尔通体	兔子	跳蚤和蜱	菌血症和心内膜炎
杆状巴尔通体(种)	人类	沙蝇	Carrión病;慢性病:秘鲁疣、菌血症
克拉巴尔通体	猫	跳蚤和蜱	菌血症、猫抓病
伊丽莎白巴尔通体	老鼠和沙鼠	跳蚤	心内膜炎
格氏巴尔通体	田鼠、老鼠、老鼠和鹿	跳蚤、蜱和水蛭	猫抓病和神经炎
汉赛巴尔通体	猫	猫和狗;咬伤或抓伤、跳蚤和蜱	菌血症、心内膜炎、猫抓病、细菌性血管瘤病、溃疡性肝炎或脾脏溃疡、神经视网膜炎
科勒巴尔通体	猫	跳蚤和蜱	慢性菌血症和心内膜炎;与关节炎、周围神经病变或快速心律失常有关
五日热巴尔通体	人类	人体虱子	战壕热、慢性菌血症和心内膜炎、细菌性血管瘤病、慢性淋巴结病、心包炎
罗氏巴尔通体	狐狸、郊狼、狗、老鼠和臭鼬	跳蚤和蜱	发热和菌血症
鼹鼠巴尔通体	牛、狍和驼鹿	鹿窝、咬人的苍蝇和蜱虫	皮炎
特利波契巴尔通体	老鼠	跳蚤和螨虫	菌血症
文森巴尔通体阿鲁潘亚种	白足鼠	跳蚤和蜱	菌血症和心内膜炎
文森巴尔通体伯格霍夫亚种	郊狼、狗和狐狸	蜱	菌血症、心内膜炎、神经系统疾病和风湿症状

(如细菌性血管瘤病)。五日热巴尔通体是战壕热的病原体,在免疫功能低下的患者中也会引起细菌性血管瘤病。

疾病谱

巴尔通体引起的疾病列于表32.1。杆菌状巴尔通体感染表现为急性溶血菌血症(**奥罗亚热**)或慢性血管增生性疾病。这种慢性感染通常被称为**腐肉病**,以医学生丹尼尔·卡里恩的名字命名。丹尼尔·卡里恩在自我接种疣状病变(疣)材料后死亡。该病的急性形式是进行性、严重的发热性贫血,这是感染了杆菌状巴尔通体的红细胞血管内溶血的结果。慢性菌血症主要发生在流行地区的本地人中,慢性感染表现为皮肤结节性血管增生性病变,曾用名为疣。根据宿主状态和疾病表现,在使用抗菌药物之前,与杆菌状巴尔通体相关的病死率在40%～90%之间。

由五日热巴尔通体引起的战壕热在很大程度上被认为是过去的一种疾病。战壕热的临床表现从轻微的流感样头痛、骨痛到脾肿大(脾肿大)和短暂的斑丘疹。从战壕热的发热阶段,到所有临床症状消失后,感染可能会持续很长时间;一些患者可能有6次或6次以上的复发。据报道,在菌血症、血培养阴性的心内膜炎、慢性淋巴结病和细菌性血管瘤病的病例中存在五日热巴尔通体。细菌性血管瘤病是一种累及皮肤的血管增生性疾病(也可能累及肝脏、脾脏和淋巴结等其他器官)。五日热巴尔通体和汉赛巴尔通体的长期菌血症可导致上皮样血管瘤病,一种皮肤血管增生性疾病。

汉赛巴尔通体与菌血症、心内膜炎和细菌性血管瘤病有关。值得注意的是,观察结果表明,汉赛巴尔通体感染似乎是亚临床的,而且明显被低估,因为目前的诊断方法存在问题(见实验室诊断)。此外,汉赛巴尔通体是一些格雷汉巴尔通体相关CSD的主要原因。汉赛巴尔通体也可引起风湿病、细菌性紫癜性肝炎或**脾脏紫癜**。美国每年发生约12 500例CSD,其中约33%发生在≤14岁儿童身上。感染始于最初部位的丘疹或脓疱,大约3周后会出现局部触痛性淋巴结病。在大约25%的CSD病例中,疾病范围从慢性、自限性淋巴结肿大到影响多个身体器官的严重系统性疾病。局部感染在免疫功能正常的患者中很常见,包括眼部巴尔通体病,但在移植患者中很少见。此外,在急性CSD病例中,罕见的视神经病变和单侧视力丧失病例具有特征性。风湿病的表现可能包括肌炎、伴有皮肤结节的儿童关节炎、白细胞破坏性血管炎、**结节性红斑**或不明原因发热。虽然有化脓性(引流性)淋巴结炎或脑炎等并发症的报告,但死亡病例很少。人畜共患病由多种物种引起,可能与血培养阴性的心内膜炎或心肌炎有关。CSD的诊断需要以下四个标准中的三个:

- 动物接触史包括早期接触部位(如抓伤)。
- 排除其他原因导致的淋巴结病。
- 病变的特征性组织病理学。
- 使用从其他患者病变处收集的热处理脓液制备的抗原进行皮肤试验为阳性。

汉赛巴尔通体引起的皮损性肝炎可单独发生,也可与皮肤细菌性血管瘤病或菌血症合并发生。细菌性紫癜性肝炎或脾脏紫癜患者表现出胃肠道症状,症状包括发热、寒战、肝脾肿大,其中有充满血液的空洞。这种系统性疾病主要发生在HIV感染者和其他免疫功能低下的患者中。

实验室诊断

样本采集、运输和处理

提交给实验室进行直接检查和培养的临床样本包括在裂

解离心血培养管（Isolator; Alere, Inc., Waltham, MA）中收集的血液、含柠檬酸钠或EDTA的塑料管、抽吸物和组织样本（例如淋巴结、脾脏或皮肤活组织检查）。如果在巴尔通体培养用组织样本不能及时接种，则应保存在−20℃。值得注意的是，由于培养阳性率低，不建议尝试在常规微生物实验室培养巴尔通体。新鲜组织样本和福尔马林固定的石蜡包埋组织，来自淋巴结、病变、感染器官、抽吸液体和脑脊液，可通过核酸检测进行直接检测。为提高检测阳性率，不需要对样本采集、运输或处理有特殊要求。有关样本采集、运输和处理的一般信息，请参阅表5.1。

直接检测方法

显微镜检查

在组织活检的组织病理学检查中，巴尔通体属的检测可通过使用Warthin-Starry银染色或免疫组化技术来增强。由于病原体为苛养菌以及与患者低水平菌血症的生长缓慢，这些技术缺乏敏感性和特异性。

核酸检测

通过核酸扩增检测，组织、体液和血液可成功用于从临床样本中鉴定巴尔通体菌种。16S rRNA基因在该属内极为同源，不能有效区分巴尔通体。柠檬酸合成酶（*gltA*）、热休克蛋白（*groEL*）、核黄素合成酶（*ribC*）、细胞分裂蛋白（*ftsZ*）和17 kDa抗原等基因靶点已成功用于鉴定。此外，16S～23S核糖体核糖核酸（rRNA）基因间转录间隔区已被用作临床样本中巴尔通体脱氧核糖核酸（DNA）检测和分类的可靠方法。

培养

巴尔通体（*Bartonella* spp.）是生长缓慢、难培养的微生物，生长需要血红素。各种琼脂基质，如哥伦比亚琼脂、胰蛋白酶大豆、布鲁菌或补充有血红蛋白、5%兔血或血红素的心脏灌注琼脂，已成功用于微生物培养。在隔离管或切碎的组织中收集的溶解、离心的血液沉淀物直接接种到含有5%兔血的新鲜巧克力和心脏输液琼脂板上。培养物应在35～37℃的温度下，在5%的CO_2中培养，但不包括在25～30℃的环境空气中最适合生长的杆菌状巴尔通体和克氏巴尔通体。某些菌种在特定培养基上表现出更好的生长：汉赛巴尔通体，心浸出液琼脂；五日热巴尔通体，巧克力琼脂；科勒巴尔通体需要新鲜的巧克力琼脂。由于这些微生物生长缓慢，应在高湿度下培养至少4周。

两相或肉汤培养系统可用于巴尔通体属的分离。然而，孵育后肉汤通常不会产生浑浊或转变足够的可氧化物为CO_2来激活自动化系统中的CO_2检测器。阴性培养物在丢弃之盲传培养并用吖啶橙染色可提高鉴定出巴尔通体的可能性。活检材料用内皮细胞培养系统培养；培养物在35℃的温度，5%～10%的CO_2中培养15～20 d。淋巴结组织、抽吸物或拭子可接种到补充有血红素的淡红色马血琼脂斜面上，将培养皿密封，并在37℃、85%湿度、5% CO_2中培养6周。肝素化血样本沉降后收集的血浆也可以用T84膀胱癌细胞系在离心壳瓶中培养。

鉴定方法

当小的革兰阴性杆菌菌落在长时间培养后出现时，应怀疑巴尔通体属（图32.1）。菌落形态往往是可变的。汉赛巴尔通体可表现为不规则的、干燥的、白色的“菜花状”菌落，在琼脂中形成凹坑，或者表现为小的、圆形的、棕褐色潮湿菌落。大多数巴尔通体在重复传代培养时会呈现光滑的棕褐色。巴尔通体的革兰染色表现为小型、略微弯曲的革兰阴性杆菌，类似于弯曲菌、幽门螺杆菌或嗜血杆菌。它们都是氧化酶、脲酶、硝酸还原酶和过氧化氢酶阴性，大多数巴尔通体生化反应不活跃，这使得表型鉴定的方法不可靠，无法从临床样本中进行鉴定。显微镜下细菌特征和菌落形态连同需孵育7 d以上的慢生长特性，以及氧化酶和过氧化氢酶检测结果足以初步鉴定巴尔通体。巴尔通体属不包括在MALDI-TOF参考数据库中。建议进行核酸扩增和测序，以确认和鉴定巴尔通体种类。

血清诊断

目前还没有美国FDA批准的巴尔通体感染的血清学检测诊断。

抗菌药物敏感性试验和治疗

尽管美国临床和实验室标准协会（Clinical and Laboratory Standards Institute, CLSI）或欧洲抗菌药物敏感性试验委员会（European Committee on Antimicrobial Susceptibility Testing, EUCAST）目前没有抗菌药物敏感性试验的标准或指南，检测可以通过使用血或巧克力琼脂进行琼脂稀释法，以及使用含有血液的肉汤进行微量稀释法。

巴尔通体疾病（包括CSD）的治疗建议取决于具体的疾病表现，并已证明对β内酰胺类、氨基糖苷类、氯霉素、四环素类、大环内酯类、利福霉素、氟喹诺酮类和复合磺胺甲噁唑敏

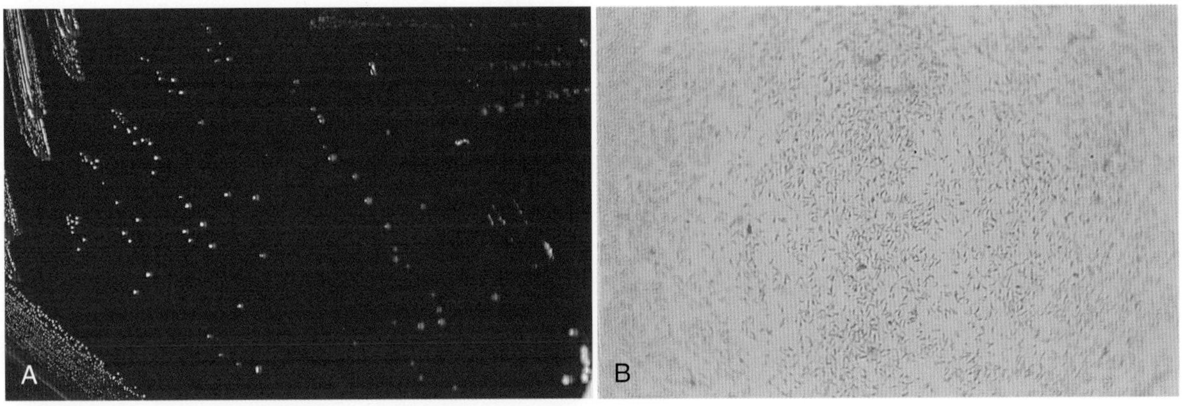

图32.1 （A）汉赛巴尔通体在血琼脂上的菌落。（B）血琼脂中汉赛巴尔通体菌落的革兰染色。

感。各种抗菌药物对CSD的疗效很难评估，因为该疾病具有自限性，在没有治疗的情况下症状也会减轻。除有临床适应证表现外，治疗还必须要正确针对不同的巴尔通体。此外，体外试验结果可能与体内临床疗效不一致，例如，尽管青霉素在体外敏感，但体内疗效不佳。对于怀疑或确诊的心内膜炎，建议使用庆大霉素加或不加多西环素。然而，这种治疗方法容易导致肾功能衰竭。由于利福平有较好的细胞内渗透性和杀菌活性，利福平联合多西环素是目前推荐的治疗方法。

预防

目前还没有可用的疫苗来预防巴尔通体属引起的感染。接触猫或猫跳蚤可能将汉赛巴尔通体传播给人类。建议免疫功能低下人群避免接触猫，尤其是小猫，并控制跳蚤的侵扰。

复习题

1. 人类通过以下方式获得巴尔通体感染（　　）
   a. 节肢动物传播　b. 啮齿动物　c. 自然地　d. a和c
2. 大多数巴尔通体感染被认为是（　　）
   a. 院内感染　b. 人畜共患病　c. 正常菌群　d. 以上都有
3. 巴尔通体具有以下特征，除了（　　）
   a. 革兰阴性　b. 氧化酶阴性　c. 麦克康平板不生长　d. 巧克力平板生长
4. 已知五日热巴尔通体引起（　　）
   a. 腐肉病　b. 海沟热　c. CSD　d. 莱姆病
5. 巴尔通体物种可通过以下哪项检测（　　）
   a. Warthin-Starry银染　b. 聚合酶链反应　c. 免疫荧光　d. 以上所有
6. 巴尔通体可在富含以下物质的人工培养基上培养（　　）
   a. 铁　b. 葡萄糖　c. 红细胞　d. a和b
7. 以下哪项有助于免疫功能低下的患者巴尔通体的预防（　　）
   a. 疫苗接种　b. 避免与猫接触　c. 控制跳蚤侵扰　d. b和c

参考答案

复习题

1. d; 2. b; 3. c; 4. b; 5. d; 6. c; 7. d

第33章 · 弯曲菌属、弓形杆菌属和螺杆菌属

Campylobacter, *Arcobacter*, and Helicobacter

李娜 · 译　黄声雷 · 审校

本章目标

1. 列出与人类感染最相关的弯曲菌属，并阐释它们是如何传播的。
2. 确定弯曲菌属的最佳培养方法，包括琼脂、温度、氧含量和培养时间。
3. 阐述如何从血液中分离弯曲菌，包括特殊染色、空气条件和培养时间。
4. 列出弯曲菌属和螺杆菌属的菌落形态、显微镜下表现和生化反应。
5. 列出鉴定样本中幽门螺杆菌的主要生化检测试验。
6. 描述幽门螺杆菌如何在胃内定植，以及动力在其致病机制中的重要作用。
7. 弯曲菌属、弓形杆菌属、螺杆菌属（包括幽门螺杆菌和肠杆螺杆菌）的分离和鉴定。
8. 阐述幽门螺杆菌感染的治疗常存在问题。

本章相关的属和种

大肠弯曲菌	嗜低温弓形杆菌
简明弯曲菌	巴策尔弓形杆菌
曲形弯曲菌	斯基罗弓形杆菌
胎儿弯曲菌胎儿亚种	幽门螺杆菌
胎儿弯曲菌性病亚种	比佐泽罗螺杆菌
纤细弯曲菌	同性恋螺杆菌
人型弯曲菌	猫螺杆菌
豚肠弯曲菌豚肠亚种	芬内尔螺杆菌
空肠弯曲菌德莱亚种	海尔曼螺杆菌
空肠弯曲菌空肠亚种	猪螺杆菌
海鸥弯曲菌海鸥亚种	同性恋螺杆菌
幽门弯曲菌	沙门螺杆菌
直肠弯曲菌	胆汁螺杆菌
昭和弯曲菌	犬螺杆菌
唾液弯曲菌唾液亚种	加拿大螺杆菌
乌普萨拉弯曲菌	鸡螺杆菌
解脲弯曲菌	

由于形态相似，且均无法使用常规实验室培养基进行初步分离，本章将同时介绍弯曲菌属、弓形杆菌属和螺杆菌属(图33.1)。这些属的所有种都是小而弯曲或直的、能动的革兰阴性杆菌。当培养物老化或微生物长时间暴露在空气中时，它们可能形成球形或球状体。除少数情况外，大多数细菌为微需氧菌(要求5%～10%的O_2)，有些细菌还需要添加5%～7%的H_2。

弯曲菌属和弓形杆菌属

一般特征

弯曲菌属和弓形杆菌属生长相对缓慢、苛养，并且通常不酵解糖；表33.1列出了已知会导致人类疾病的病原体。

流行病学和致病机制

大多数弯曲菌属具有致病性，与人类和其他动物的多种疾病有关。这些微生物有相当丰度的生态多样性。弯曲菌属是栖息于多种动物胃肠道的微需氧菌(5%～10%的O_2)，包括家禽、狗、猫、羊和牛，以及一些物种的生殖器官。总的来说，弯曲菌属感染人类主要导致三种综合征：发热性全身疾病、牙周病，以及最常见的胃肠炎。对于简明弯曲菌、直肠弯曲菌、曲形弯曲菌和昭和弯曲菌来说，人类是唯一公认的宿主，主要引起牙周病。

弓形杆菌是耐氧的，也常栖息于各种动物的胃肠道。弓形杆菌共有18种，其中3种被确定可造成人类感染。弓形杆菌属可能与胃肠炎有关。研究表明，巴策尔弓形杆菌，是最常从粪便中分离出的弯曲菌样微生物，常导致持续性、水样腹泻。这种微生物也从菌血症、心内膜炎和腹膜炎患者中分离出过。巴策尔弓形杆菌存在于环境中，尤其是未经处理的水中。它也普遍存在于市售的肉类中，包括鸡肉、牛肉、猪肉、羊肉和家禽。已从菌血症和腹泻患者中分离出嗜低温弓形杆菌。斯基罗弓形杆菌从一名慢性腹泻患者中分离出，然而其临床致病性尚不清楚。

空肠弯曲菌属内，空肠弯曲菌空肠亚种和大肠亚种所导致的人类感染性疾病，在临床上难以区分，主要通过受污染的食物、牛奶或水传播。疫情的暴发与被污染的饮用水、未经正确巴氏消毒的牛奶或其他来源有关。与其他食源性胃肠炎病原体(包括沙门菌和葡萄球菌)相比，弯曲菌属并不会在食物中大量繁殖。也有一些弯曲菌分离自饮用过未经处理的水、免疫功能低下患者或近期归来的国际旅行者。除了食源性暴发外，弯曲菌也可能存在于家禽、牛、羊、猪和家养宠物中。在胃肠道和泌尿道感染及菌血症的病例中已发现海鸥弯曲菌和乌普萨拉弯曲菌。空肠弯曲菌德莱亚种是从儿童腹泻患者及成人胃活检样本中分离出来的。在发达国家，大多数空肠弯曲菌感染是通过鸡肉的制备和食用过程中直接接触传播的。人-人传播在弯曲菌感染的疾病传播中只起到很小的作用。在美国，空肠弯曲菌感染率具有显著的季节性，夏末秋初感染发生率最高。弯曲菌已被公认为是美国人胃肠炎中最常见的病原体。

虽然空肠弯曲菌感染在急性炎症性小肠和结肠炎中很常见，但其致病机制仍不清楚。然而，肠道内微生物的大量增殖可导致细胞损伤和炎症反应。粪便中常可检出血细胞和多形核中性粒细胞。多数空肠弯曲菌对正常人血清的非特异性杀菌活性敏感，这种敏感性可能解释了为什么空肠弯曲菌菌血症不常见。

疾病谱

如前所述，弯曲菌属是胃肠道或肠外感染的病原体。肠外感染，包括脓肿、菌血症、胆囊炎、心肌炎、脑膜炎、流产和新生儿败血症、肾炎、胰腺炎、腹膜炎、前列腺炎，也有报道肠胃炎后发生败血症性感染性关节炎。

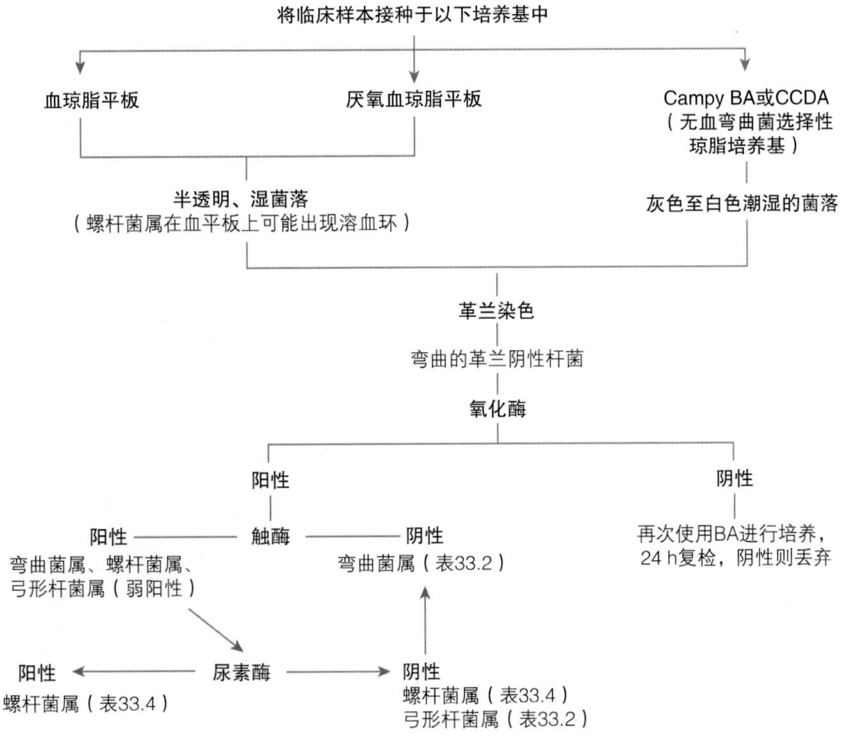

图33.1 螺杆菌属、弯曲菌属和弓形杆菌属的鉴定方案。BAP：血琼脂平板。

表33.1总结了各类弯曲菌及其相关疾病。弯曲菌感染的胃肠炎一般为自限性，不需要抗菌药物治疗。最近，反应性关节炎和**格林-巴利综合征**（一种周围神经的急性脱髓鞘性疾病）被认为可能是空肠弯曲菌感染后的并发症。研究表明，格林-巴利综合征患者中有20%～40%在出现神经症状前1～3周感染了空肠弯曲菌。弯曲菌感染后也会出现反应性关节炎、雷特综合征和肠易激综合征。

表33.1 代表性弯曲菌和弓形杆菌所引起的人类疾病及宿主谱

病原体	宿主	人类疾病谱
简明弯曲菌、曲形弯曲菌、直肠弯曲菌、昭和弯曲菌	人类	牙周病；胃肠炎
纤细弯曲菌	人类	深部组织感染：头部、颈部和内脏；龈沟 腹膜炎、菌血症和肺部感染
大肠弯曲菌	猪、家禽、羊、公牛、鸟	胃肠炎[a] 败血症
空肠弯曲菌空肠亚种	家禽、猪、公牛、狗、猫、鸟和其他动物	胃肠炎[a] 败血症 脑膜炎 直肠炎
空肠弯曲菌德莱亚种	人类	胃肠炎[a] 胃炎 败血症
海鸥弯曲菌贝类亚种 海鸥弯曲菌海鸥亚种	鸟类、家禽和其他动物；河流和海水	胃肠炎[a] 败血症 关节假体周围感染 尿路感染
豚肠弯曲菌豚肠亚种	猪、牛、仓鼠、鹿	胃肠炎 直肠炎
乌普萨拉弯曲菌	狗、猫	胃肠炎 败血症脓肿
胎儿弯曲菌胎儿亚种	牛、羊	败血症 胃肠炎 流产 脑膜炎
胎儿弯曲菌性病亚种	牛	败血症
幽门弯曲菌	人类、贝类	尚无报道
唾液弯曲菌唾液亚种	人类、牛、猪	脓肿 胃肠炎
解脲弯曲菌	人类	胃肠炎
嗜低温弓形杆菌	猪、公牛和其他动物	胃肠炎[a] 败血症
巴策尔弓形杆菌	猪、公牛、人类、其他动物；水	胃肠炎[a] 败血症
斯基罗弓形杆菌	猪、样、牛、家禽和人类	胃肠炎

[a] 最常见的临床表现。

实验室诊断

样本收集、运输和处理

用于弯曲菌检测的临床样本的采集、运输和处理没有特殊要求；最常送检的两种临床样本是粪便（婴儿和儿童也可采用直肠拭子送检培养）和血液。样本应尽快处理。延迟超过2 h则需要将粪便样本置于Cary Blair转运培养基、改良Cary Blair培养基、Fecal Enteric Plus培养基或其他有效转运培养基中。Cary Blair或Fecal Enteric Plus转运培养基也适用于其他肠道病原体；在转运培养基中的样本应立即处理，或在4℃储存直至处理完毕。已使用自动血培养系统成功从患者样本中分离出胎儿弯曲菌、空肠弯曲菌和乌普萨拉弯曲菌。

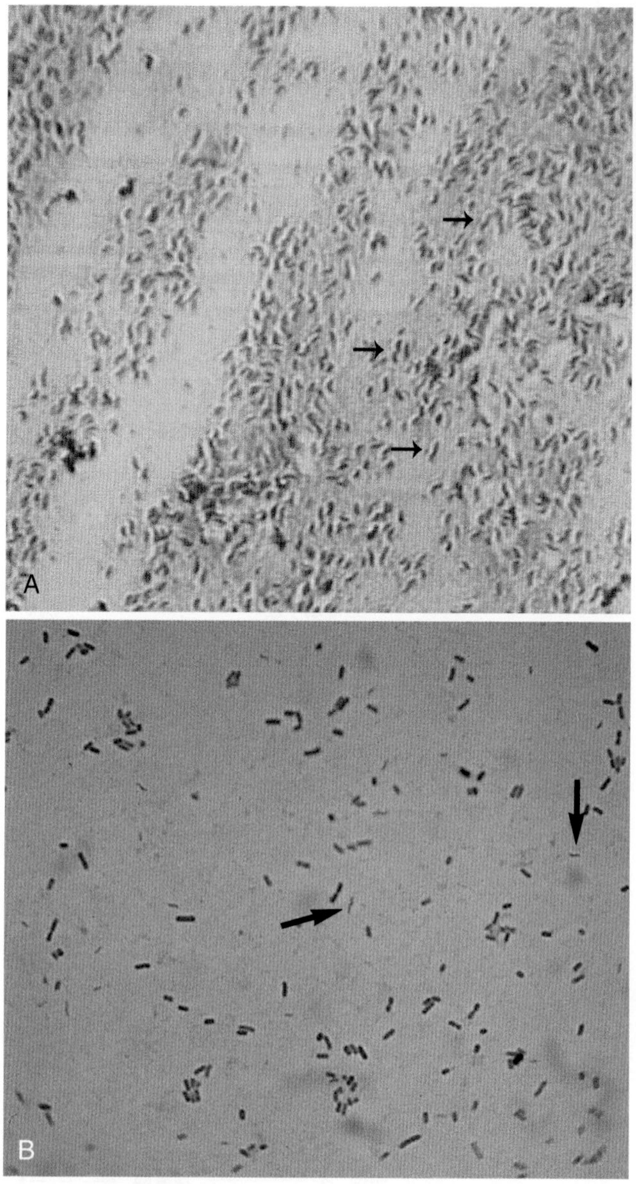

图33.2 （A）初代分离培养平板单个菌落的空肠弯曲菌空肠亚种革兰染色外观。可见到海鸥和曲线形态的细菌（箭头）。（B）弯曲菌感染患者的粪便直接革兰染色下空肠弯曲菌空肠亚种的外观。箭头所示为海鸥形态的细菌。

直接检测

革兰染色后，弯曲菌属在显微镜下的特征形态为小而弯曲或海鸥展翅状的、模糊染色的革兰阴性杆菌（图33.2）。在革兰染色后，使用标准二次番红复染很难对弯曲菌进行观察。石炭酸品红或0.1%碱性品红可用于改善粪便涂片或纯培养物的视检效果。粪便找白细胞不是诊断弯曲菌感染的推荐试验；粪便中没有白细胞并不能排除感染可能。其他诊断炎症性的筛查试验，包括粪便乳铁蛋白和钙卫蛋白，对胃肠炎的诊断缺乏敏感性和特异性。

抗原检测

采用非培养法（culture independent test, CIDT）诊断弯曲菌感染的情况有所增加。几种市售的抗原检测试剂盒可用于粪便样本弯曲菌属的直接检测。如果在4℃储存，数天内均可采用这些酶免疫分析（enzyme immunoassays, EIAs）来检测粪便样本中的弯曲菌抗原。包括Premiere弯曲菌检测试验和ImmunoCard Stat!（Meridian Bioscience, Cincinnati, OH）和ProSpecT微孔板分析（Thermo Fisher Scientific, Waltham,MA），可用于检测空肠弯曲菌和大肠弯曲菌，但无法鉴别它们。此外，据报道一些EIAs与乌普萨拉弯曲菌可能发生交叉反应。由于抗原检测试验的特异性和阳性预测值较低，建议不要单独使用这些试验来诊断弯曲菌感染。

核酸检测

除培养外，核酸扩增也可用于临床样本弯曲菌的检测。从大量的腹泻患者粪便中检测到弯曲菌的脱氧核糖核酸（deoxyribonucleic acid, DNA），表明空肠弯曲菌和大肠弯曲菌以外的弯曲菌也可能是部分病因不明急性胃肠炎病例的病原体。美国食品药品管理局（FDA）批准了5种基于核酸的检测方法。包括xTAG多重胃肠道病原体检测试剂盒和Verigene肠道病原体检测试剂盒（Luminex Corporation, Toronto, CA）、BioFire的Film Array多重胃肠道病原体检测试剂盒（bioMérieux Co, Uurham, NC）、Verigene（Nanosphere Inc., Northbrook, IL）和Prodesse ProGastro SSC（Hologic, Marlborough, MA）。这些检测具有高度的敏感性，通常被用作鉴定弯曲菌感染的主要诊断工具。

尽管CIDT快速且可在当天对弯曲菌性胃肠炎患者进行诊断，但仍建议实验室继续培养这些微生物。培养对于抗菌药物敏感性和监测暴发是非常有必要的，核酸检测试剂盒或其他诊断方法也可能需要培养结果。

培养

培养基·**Campy-BA**是一种用于富集空肠弯曲菌的选择性血琼脂平板。培养基由布氏菌琼脂基础、羊红细胞，以及万古霉素、甲氧苄啶、多黏菌素B、两性霉素B和头孢噻吩。**Campy培养基（CVA）**含有头孢哌酮、万古霉素和两性霉素B。两种培养基中的抗菌药物都可抑制正常肠道菌群的生长。弯曲菌**无血选择性琼脂基础培养基（CCDA）**是一种改良琼脂培养基，不含血液。血液被木炭、丙酮酸钠和硫酸亚铁所取代。该培养基可支持大多数弯曲菌的生长。另外一种无血培养基是**木炭基选择性培养基（charcoal-based selective medium, CSM）**。

粪便·从粪便中成功分离弯曲菌需要选择性培养基和最佳培养条件。出于诊断目的，不应从成形的粪便采样进行培养。建议接种在两种选择性琼脂培养基以提高微生物的培养率。报告表明，CVA和CCDA培养基比含血基础培养基对微生物有更高的恢复率。由于弯曲菌属和弓形杆菌属对最佳温度和空气条件的要求不同，因此应采用两组不同的选择性培养基进行培养，一组在42℃培养，另一组在37℃下并增加氢气。在有明显生长迹象之前，可能需要延长培养时间（48～72 h）。此外，由于非嗜热性和（或）常用选择性培养基中包含抗生素的抑制作用，简明弯曲菌、乌普萨拉弯曲菌、解脲弯曲菌、唾液弯曲菌等弯曲菌并不能常规分离到。

也可采用过滤法与非选择性培养基结合使用，以提高弯曲菌和弓形杆菌的恢复率。在琼脂表面放置过滤器（0.45～0.65 μm孔径聚碳酸酯膜或醋酸纤维素膜），并在过滤器上滴1滴粪便。培养皿垂直培养。在37℃ 60 min后，取下过滤器，并在微需氧环境中重新培养。这些微生物能动，可通过过滤器迁移，在琼脂表面产生单个菌落，并有效避免粪便定植微生物群的污染。使用过滤技术，培养5～6 d可长出简明弯曲菌、巴策尔弓形杆菌、嗜低温弓形杆菌、同性恋弓形杆菌。一些增菌肉汤培养基可用于从粪便中恢复弓形杆菌或弯曲菌，如Preston增菌肉汤、Campy-thio和弯曲菌增菌肉汤。但使用增菌肉汤的临床优势和成本效益尚未得到评估。

血·弯曲菌能够在大多数血培养基中于5 d内长出，尽管它们可能需要延长培养至2周才能检测到。继代培养应在5%O_2、10%CO_2和80%N_2的微需氧环境中进行。血培养基可能看不到混浊，因此可能需要在24～48 h内将其传代至非选择性血琼脂培养基或使用吖啶橙染色进行显微镜检查。通过CO_2监测可有效检测血培养物中是否有弯曲菌。血液和粪便以外的其他样本极少能分离出。通过将样本（切碎的组织、伤口渗出液）接种到非选择性血液或巧克力琼脂培养平板上，并在37℃富含CO_2的微需氧环境中培养，可提高培养阳性率。含有头孢噻吩、利福平和多黏菌素B的选择性琼脂可能会抑制某些菌株的生长，但不适用从无菌部位采集样本的培养。

空气·如前所述，弯曲菌需微需氧环境；然而并非所有种类都能在这种环境中生长。唾液弯曲菌、简明弯曲菌、黏膜弯曲菌、曲形弯曲菌、直肠弯曲菌和豚肠弯曲菌等需要增加氢气浓度以实现最佳生长。使用空气置换系统（如Anoxomat, Advanced Instruments, Norwood, MA，见第40章）可创造10% CO_2、6% H_2和84% N_2的混合气体条件，足以满足这些微生物的生长。

鉴别方法

首先应检查平板上是否有特征性菌落，这些菌落为灰色至粉红色或黄灰色，轻微黏液状；一些菌落可能沿划线表现出拖尾效应（图33.3）。菌落形态因选用的培养基类型而异。在42℃下的选择性培养基上观察到可疑氧化酶阳性菌可初步判定为弯曲菌属，通常为空肠弯曲菌或大肠弯曲菌。肉汤中直接制备湿片，可以检查微生物革兰染色下特征性的飞镖运动和弯曲形态。通过马尿酸水解试验，可将空肠弯曲菌空肠亚种与其他弯曲菌区别开来。胎儿弯曲菌不能在42℃下生

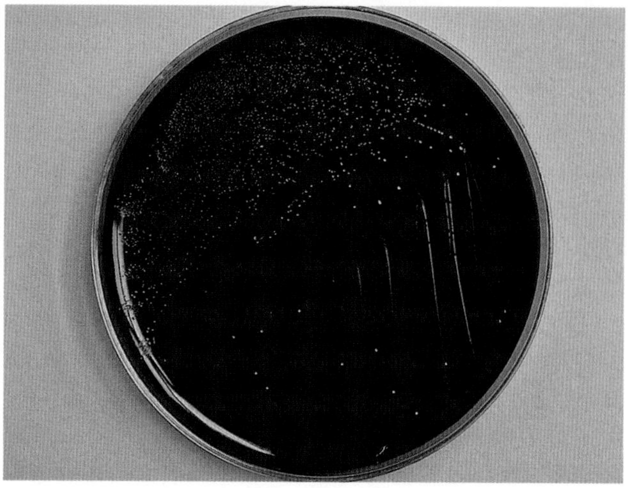

图33.3 空肠弯曲菌在微需氧环境中选择性培养基上培养48 h后的菌落形态。

长，最佳生长温度为37℃。由于弯曲菌临床分离株对氟喹诺酮类药物的耐药性增加，不再推荐使用对头孢噻吩和萘啶酸的敏感性或耐药性用于物种鉴定。表33.2提供了本章介绍的临床相关常见微生物的生化分化特征。

几乎所有致病性弯曲菌均为氧化酶阳性和触酶阳性。实验室通常将粪便培养物报告为“弯曲菌属”。因为大肠弯曲菌和空肠弯曲菌相似，因此需要采用生化试验、分子诊断方法或MALDI-TOF等进一步区分马尿酸水解试验阴性的空肠弯曲菌。

大多数弯曲菌属不酵解糖，不能在3.5%的NaCl中生长，而弓形杆菌似乎更耐盐，并且除嗜低温弓形杆菌外，均不能在环境空气中生长，需要在37℃下10% O_2、10%CO_2和80%N_2中培养。在1%甘氨酸中生长是可变的。其他有助于鉴别菌种的试验包括马尿酸快速水解试验、三糖铁琼脂斜面中硫化氢（H_2S）的形生、硝酸盐还原和吲哚乙酸水解。吲哚乙酸可购

表33.2 临床相关弯曲菌属和弧菌属的特征差异

属和种	25℃生长	H_2需求	马尿酸水解试验	触酶试验	三糖铁琼脂形成H_2S	吲哚乙酸水解	富马酸还原	尿素酶
大肠弯曲菌	−	−	−	+	−	+	+	−
简明弯曲菌	−	+	−	−	+	−	V	−
曲形弯曲菌[a]	−	+	−	−	+	V	−	−
胎儿弯曲菌胎儿亚种	+	−	−	+	−	−	V	−
胎儿弯曲菌性病亚种	+	−	−	V	−	−	V	−
纤细弯曲菌	ND	ND	−	V	−	V	−	−
人型弯曲菌[a]	−	+	−	−	−	−	−	ND
豚肠弯曲菌豚肠亚种	V	V	−	+	+	−	+	−
空肠弯曲菌空肠亚种	−	−	+	+	−	+	V	−
空肠弯曲菌德莱亚种	−	−	V	V	−	+	−	−
海鸥弯曲菌	−	−	−	+	−	−	V	V
幽门弯曲菌	ND	ND	−	+	ND	ND	ND	ND
直肠弯曲菌[a]	−	+	−	V	−	+	−	−
昭和弯曲菌	−	+	−	+	−	V	−	−
唾液弯曲菌唾液亚种	−	+	−	−	+	−	V	−
乌普萨拉弯曲菌	−	−	−	−	−	+	+	−
解脲弯曲菌[a]	−	+	−	V	−	−	−	+
巴策尔弓形杆菌[b]	V	−	−	V	−	+	−	−
嗜低温弓形杆菌[c]	+	−	−	V	−	+	−	−
斯基罗弓形杆菌	+	−	−	+	−	+	ND	−

+：阳性；−：阴性；ND：检测结果未定；V：可变的。

[a] 厌氧的，非微需氧。

[b] 生长于40℃。

[c] 耐氧的，而非微需氧；除了少数种类外，嗜低温弓形杆菌不能生长于麦康凯琼脂培养基，而巴策尔弓形杆菌可以。

买。细胞脂肪酸分析对于菌种鉴定很有价值。但该方法在常规临床微生物实验室中不可用。

由于弯曲菌属和弓形杆菌属难以通过生化和表型检测进行鉴定，因此基于核酸（NAATS）的16S和23S核糖体核糖核酸（rRNA）扩增技术以及各种其他靶点和PCR产物的直接测序已成功用于鉴定大多数弯曲菌。这些试验可以精准分型，包括弯曲菌、弓形杆菌或螺杆菌。

除分子诊断方法外，基质辅助激光解吸电离飞行时间质谱（matrix-assisted laser desorption ionization time-of-flight mass spectrometry, MALDI-TOF MS）越来越多地被用于鉴定弯曲菌属。据报道，空肠弯曲菌、大肠弯曲菌、胎儿弯曲菌胎儿亚种、海鸥弯曲菌和巴策尔弓形杆菌的鉴定准确率可达99%～100%。

血清学诊断

血清学试验并不广泛应用于这些微生物引起的感染的诊断。

抗菌药物敏感性试验和治疗

空肠弯曲菌和大肠弯曲菌对许多抗菌药物敏感，包括大环内酯类、四环素类、氯霉素、氨基糖苷类和喹诺酮类。红霉素一直是严重胃肠炎（严重脱水、菌血症）患者的首选药物，环丙沙星可作为替代治疗选择。据报道，空肠弯曲菌和大肠弯曲菌对环丙沙星的耐药率高达26.7%～35.6%，对红霉素的耐药率为25%～50%。以前氟喹诺酮类药物是治疗弯曲菌感染最常选择的抗菌药物；然而全球弯曲菌氟喹诺酮耐药菌株的比例迅速增加。肠外治疗（不通过消化道，而是通过另一种途径，如静脉注射）用于治疗系统性胎儿弯曲菌感染。弓形杆菌属对大环内酯类药物和氟喹诺酮类药物表现出不同的耐药模式。

临床实验室标准化协会（Clinical Laboratory Standards Institute, CLSI）推荐肉汤微量稀释法和纸片扩散法，以及E-TEST（bioMérieux, Inc.）筛选方法进行药敏试验。具体流程和折点可能不同；审查实验室区域使用的标准很重要。由于对氟喹诺酮的严重耐药性，建议对弯曲菌感染的胃肠炎患者进行药敏试验。应对所有无菌体液和身体部位的分离培养物进行药敏试验。

预防

弯曲菌属没有疫苗。弯曲菌属引起的感染是通过摄入受污染的食物或水获得的。适当处理和烹调所有动物（尤其是家禽）来源的食物，可降低传播的风险。所有牛奶应进行巴氏杀菌，饮用水应氯化处理。在食品制备过程中必须小心，防止生的家禽肉与其他食品交叉污染。

螺杆菌属

一般特征

螺杆菌属大约有39种，其中大多数定植于哺乳动物的胃或肠肝区（肠、肝和胆道）。螺杆菌属为弯曲、螺旋或梭形微需氧革兰阴性杆菌，有或没有周质纤维，大多数种类表现出尿素酶活性。如果长期培养或在亚最佳生长条件下培养，这些微生物可能呈现为球形。

流行病学和致病机制

幽门螺杆菌主要寄居于人类胃黏膜。广泛分布于世界各地，虽然在不发达国家人群初次感染年龄较早，但确切的传播方式尚不清楚。口-口、粪-口和生活于共同的环境被认为是幽门螺杆菌可能的传播途径，可能造成家族内部传播。研究表明，母婴传播以及兄弟姐妹和其他家庭接触者之间的传播是家庭内传播的最可能原因。在工业化国家的幽门螺杆菌抗体普查表明，60岁以上的成年人中约有50%感染了幽门螺杆菌。胃炎的发病率随年龄增长而增加。幽门螺杆菌偶尔可从粪便和牙菌斑中培养出来，因此表明存在粪-口或口-口传播。

海尔曼螺杆菌和其近缘物种（海尔曼样或HHLO）似乎定植于人类胃肠道，其中一种或多种（沙门螺杆菌、猫螺杆菌、猪螺杆菌）是人畜共患病病原体。海尔曼螺杆菌、HHLO和幽门螺杆菌可能是人类宿主的正常微生物群。其他定植于肠肝区的菌种常栖息于鸟类和哺乳动物的肠道、肝胆道，如胆汁螺杆菌、加拿大螺杆菌、犬螺杆菌、同性恋螺杆菌、芬内尔螺杆菌、鸡螺杆菌。

幽门螺杆菌能够定植于胃窦、贲门和胃体的黏膜层以及近端十二指肠的胃化生区域，但不能侵入上皮。幽门螺杆菌的运动性使其能够逃离胃的酸性，并在与上皮密切相关的胃黏膜中钻洞和定植。此外，该病原体产生的尿素酶可水解尿素形成氨（NH_3），显著增加感染部位周围的pH。pH的变化保护机体免受胃液产生的酸性环境的影响。幽门螺杆菌还产生一种称为CagA的蛋白质，并将该蛋白质注入胃上皮细胞。该蛋白随后影响宿主细胞基因表达，诱导细胞因子释放并改变细胞结构，与邻近细胞相互作用，使幽门螺杆菌能够成功侵入胃上皮。对CagA蛋白呈阳性抗体反应的个体发生消化性溃疡病和胃癌的风险增加。其他可能的毒力因子包括黏附于黏膜表面的黏附素、炎症介质和能够引起宿主细胞损伤的细胞毒素（表33.3）。尽管幽门螺杆菌是非侵袭性的，但未经治疗将持续定植，可逃避宿主的免疫应答。

表33.3 基因及其在增强幽门螺杆菌毒力中的可能作用

基因	可能作用
VacA	外毒素（VacA） 在上皮细胞中产生空泡，减少细胞凋亡，并使细胞连接松动
CagA	致病岛编码一种IV型分泌系统，用于将CagA蛋白转运到宿主细胞中
BabA	编码外膜蛋白：介导与胃上皮细胞表面血型抗原的黏附
IceA	在某些人群中其存在与消化性溃疡相关的疾病

疾病谱

幽门螺杆菌可引起胃炎、消化性溃疡病和胃癌。然而，大多数患者可被幽门螺杆菌定植几十年，或者仅有轻微症状。幽门螺杆菌的感染也是发生萎缩性胃炎、消化性溃疡、胃腺癌和胃黏膜相关淋巴组织（mucosa-associated lymphoid tissue, MALT）淋巴瘤的一个危险因素。

肠肝螺杆菌已被确认与人类疾病有关，包括芬内尔螺杆菌、犬螺杆菌、同性恋螺杆菌和鸡螺杆菌。这些微生物可能从动物传染给人类，可从人类血液或粪便样本中分离。已在免疫功能低下的直肠结肠炎、胃肠炎、新生儿脑膜炎、皮疹和菌血症病例中分离到同性恋螺杆菌和芬内尔螺杆菌。HHLO已从人类轻中度胃炎、消化性溃疡和胃MALT病例中分离。

实验室诊断

样本采集、运输和处理

用于检测幽门螺杆菌的胃活检组织样本应直接放入转运培养基中以防止干燥，如Stuart转运培养基、含20%甘油的布氏肉汤或Portagerm幽门螺杆菌培养基（bioMérieux, Inc., Durham, NC）。活检样本可在处理前冷藏24 h；组织应切碎并轻轻混匀。如果需要更长的储存时间，样品应在储存在含10%甘油的培养基中，并于−70℃下冷冻。

粪便样本可用于粪便抗原检测，但不能作胃幽门螺杆菌的常规培养。这些样本应立即进行测试，并储存在−20℃或根据生产商的建议，应避免重复冻融。如本章前面所述，可采用弯曲菌的方式来处理肠肝螺杆菌用于培养。

可通过标准方法采集、运输和处理用于螺杆菌属感染血清学诊断的血样。胃液可用于幽门螺杆菌的核酸检测和培养。

直接检测

保存在10%福尔马林或石蜡包埋组织中的胃活检样本通常用于幽门螺杆菌感染的组织病理学诊断。病理学家使用Warthin-Starry或其他银染色来检查活检样本。活检样本可进行压片制备，并用快速吉姆萨染色、荧光吖啶橙染色或革兰染色。革兰染色使用复染法，0.5%卡宝品红或0.1%碱性品红，增强了对细菌典型形态的识别。然而，由于细菌可能存在非典型形态，结果可能无法正确解释。在处理过程中可能会出现采样不当，导致无法识别微生物。

将一部分粉碎的组织活检样本直接放入尿素肉汤中，置于市售脲酶琼脂试剂盒上或在含有pH指示剂的纸条上，即可获得活检样本中存在幽门螺杆菌的推定证据。这些试验统称为快速尿素酶试验（rapid urease tests, RUTs）。阳性结果表明幽门螺杆菌存在。CLOtest（Kimberly Clark, Neenah, Murray Hill, NG）是基于琼脂凝胶的快速尿素酶试验（图33.4）。

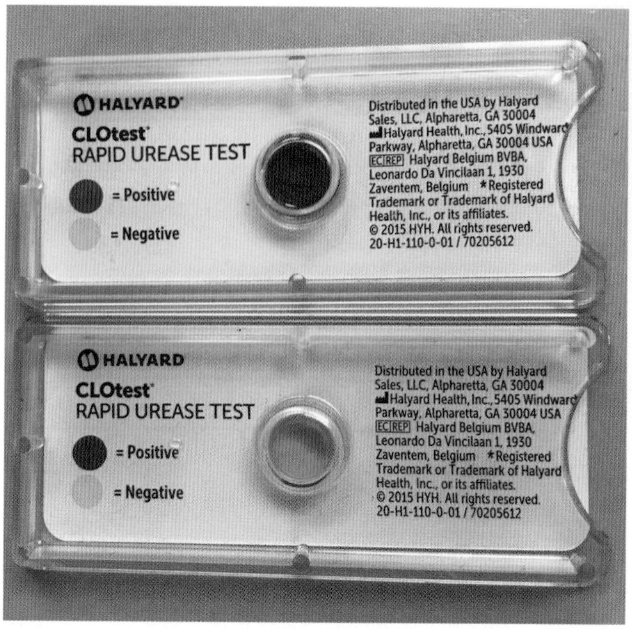

图33.4 CLOtest快速尿素酶试验表示阳性反应（上面）和阴性反应（下面）。

另一种检测幽门螺杆菌的非侵入性间接试验是尿素呼气试验（urea breath test, UBT）。该检测依赖于幽门螺杆菌尿素酶的存在。患者摄入非放射性标记的天然同位素（^{13}C）尿素，如果存在幽门螺杆菌，其产生的脲酶将尿素水解形成氨和标记的碳酸氢盐，以$^{13}CO_2$的形式呼出；$^{13}CO_2$由专用光谱仪检测。本试验具有良好的敏感性和特异性。EIA幽门螺杆菌粪便抗原检测（Premier Platinum HpSA, Meridian Diagnostics, Inc., Cincinnati, OH，或IDEIA Hp StAR, Oxoid Ltd., Basingstoke, United Kingdom）和使用单克隆抗体的快速免疫层析分析（Immuno-Card STAT! HpSA, Meridian Bioscience, Cincinnati, OH， 或*RAPID* Hp StAR, Oxoid Ltd., Basingstoke, United Kingdom）已用于直接检测幽门螺杆菌。

核酸检测

已开发出多种基于核酸的方法，用于直接检测临床样本中的幽门螺杆菌和HHLO，并识别细菌菌株和宿主基因型特征、胃中的细菌密度和抗菌药物耐药模式。使用物种特异性探针的聚合酶链扩增和荧光原位杂交增强了胃活检样本的诊断和检测。扩增目标基因包括16S RNA、23S rRNA *ureA*、*glmM*、*vacA*和*cagA*。基于核酸的方法应与其他诊断方法结合使用。截至本文撰写时，尚无可用于检测具有临床相关性的肠肝螺杆菌的方法。

各种用于直接检测粪便中的幽门螺杆菌核酸的方法正在开发中。这些技术常常存在问题，因为DNA通过胃肠道时经常会降解，而且粪便中存在多种扩增酶抑制剂。潜在的新方法不仅可以检测该病原体，还可以检测是否存在大环内酯类耐药性的突变，有望开展临床试验，并提交美国FDA批准。

培养

送检用于肠肝螺杆菌培养的粪便样本，如胆汁螺杆菌、加拿大螺杆菌、犬螺杆菌、同性恋螺杆菌、芬内尔螺杆菌和鸡螺杆菌，接种到用于分离弯曲菌但不含头孢噻吩的选择性培养基上，如Campy-CVA。在疑似菌血症的患者中，偶尔会从商业血液培养系统中分离出同性恋螺杆菌、犬螺杆菌和芬内尔螺杆菌。从组织活检样本（包括胃窦活检）中检出幽门螺杆菌；非选择性琼脂培养基（包括脑-心浸出液琼脂和含5%羊血的布氏琼脂、**Wilkins Chalgren琼脂**、胰蛋白胨大豆琼脂）成功地恢复了微生物。选择性琼脂（带有蛋黄乳剂、补充剂和抗生素的哥伦比亚琼脂）和非选择性琼脂（含哥伦比亚琼脂、1%**Vitox**和5%羊血的改良巧克力琼脂）的组合琼脂被报道为从胃窦活检样本中恢复幽门螺杆菌的最佳组合。可能需要在35～37℃，有湿度的、微需氧环境（4%O_2、5%CO_2、5%H_2和86%N_2环境）中培养长达1周。

鉴定方法

在观察到生长之前，可能需要培养4～7 d才能看到幽门螺杆菌的菌落。菌落可能为小而半透明的圆形菌落，或来自某些胃分离株的成群表型。在报告阴性培养之前，应每天检

表33.4　螺杆菌属的差异特征

种	触酶	尿素酶	吲哚乙酸脂试验	硝酸盐	碱性磷酸酶	γ谷氨酰转肽酶
胆汁螺杆菌	+	+	−	+	−	+
犬螺杆菌	−	−	+	−	+	+
加拿大螺杆菌	+	−	+	+	−	−
同性恋螺杆菌	+	−	−	+	−	−
猫螺杆菌	+	+	−	+	+	+
芬内尔螺杆菌	+	−	+	−	+	−
海尔曼螺杆菌	ND	+	ND	ND	ND	ND
沙门螺杆菌	+	+	+	+	+	+
猪螺杆菌	+	+	−	−	+	+
鸡螺杆菌	+	−	−	+	−	ND

+：阳性；−：阴性；ND：试验结果未定。

查直至培养至少10 d。根据典型的细胞形态和氧化酶、触酶和RUT的阳性结果，可以推定为幽门螺杆菌。幽门螺杆菌和某些肠肝螺杆菌可通过使用与弯曲菌属类似的方法进行最终鉴定。然而，在继代培养中，这些微生物可能会失去其经典形态，从而难以鉴定。MALDI-TOF已成功用于从胃活检样本的培养物中鉴定幽门螺杆菌（表33.4）。

血清学试验

幽门螺杆菌也可用血清学方法诊断。免疫应答通常表现为免疫球蛋白M（IgM）升高，其次是免疫球蛋白G（IgG）和免疫球蛋A（IgA），尽管2%的患者无法获得血清学转化。已有许多市售的用于检测幽门螺杆菌IgG和IgA抗体的血清学EIAs试剂盒。根据用于鉴定幽门螺杆菌感染的参考方法、试验抗原来源和研究人群，这些试验的报告性能有所不同。除了分析性能的可变性外，IgA的检测在这些分析中的有效性存在争议。在某些情况下，IgA对检测幽门螺杆菌感染的敏感性和特异性比IgG低得多。这些检测方法无法区分幽门螺杆菌感染的现症感染和既往感染。截至本文撰写之时，还没有血清学检测用于HHLO或肠肝螺杆菌的常规诊断。

抗菌药物敏感性试验与治疗

除甲硝唑和克拉霉素外，大多数实验室药敏试验不能预测临床结果。建议使用ETEST和琼脂或肉汤稀释法对幽门螺杆菌分离株进行甲硝唑敏感性的常规检测。

幽门螺杆菌感染的治疗存在争议。当甲硝唑、克拉霉素、阿奇霉素、利福平或环丙沙星单独使用时，幽门螺杆菌很容易产生耐药性。目前的治疗方案推荐三联疗法，包括质子泵抑制剂、克拉霉素和阿莫西林或甲硝唑。幽门螺杆菌感染的替代治疗包括氟喹诺酮、左氧氟沙星和利福霉素（利福布丁）。类似的治疗已证明对与HHLO相关的胃炎和消化性溃疡病患者有效。目前尚无肠肝螺杆菌的治疗指南。

预防

目前还没有针对幽门螺杆菌的疫苗。

案例学习33.1

一名10岁的男孩在7月4日的一次野餐后几天生病，野餐中供应炸鸡。他主诉腹泻、腹痛和发热。症状持续了1周，他在当地诊所就诊。在他的粪便中发现了血液，并进行了培养。他使用氨苄西林治疗，但在报告培养结果时，他改用阿奇霉素（一种类似于红霉素的大环内酯类药物）治疗了5 d。

问题：

1. 在42℃的微需氧环境中，分离出水滴型氧化酶和触酶阳性菌落。革兰染色显示革兰阴性杆菌呈海鸥状。用什么快速检测来鉴定这种细菌？
2. 如果马尿酸水解呈阴性，需要进行哪些后续测试？
3. 在这个病例中，最有可能传播给患者的途径是什么？

复习题

1. 弯曲杆菌是（　　）
   a. 小，弯曲，运动性，革兰阳性杆菌　b. 小，弯曲，运动性，革兰阴性杆菌　c. 小，弯曲，非运动性，革兰阴性杆菌　d. 小，弯曲，非运动性，革兰阳性杆菌
2. 在免疫功能正常的患者中，弯曲菌会产生以下综合征，除了（　　）
   a. 心内膜炎　b. 发热性全身性疾病　c. 牙周病　d. 胃肠炎
3. 空肠弯曲菌和大肠弯曲菌一般通过什么传播（　　）
   a. 食物　b. 牛奶　c. 水　d. 以上全部
4. 在美国，哪种弯曲菌被认为是最常见的胃肠炎病原体（　　）
   a. 海鸥弯曲菌　b. 胎儿弯曲菌　c. 大肠弯曲

菌 d. 空肠弯曲菌

5. 以下哪一项已被确认为空肠弯曲菌感染后并发症(   )

a. 格林-巴利综合征 b. 慢性肺病 c. 脑炎 d. 心内膜炎

6. 弯曲菌应该在什么温度下生长(   )

a. 25℃ b. 37℃ c. 42℃ d. 37℃和42℃

7. 马尿酸水解阳性是下列哪种菌的特征(   )

a. 大肠弯曲菌 b. 空肠弯曲菌 c. 海鸥弯曲菌 d. 胎儿弯曲菌

8. 弯曲菌感染可以通过以下哪种方法预防(   )

a. 彻底煮熟所有食物 b. 巴氏消毒牛奶 c. 水氯化处理 d. 以上全部

9. 以下所有琼脂除哪种外均可用于分离幽门螺杆菌(   )

a. Campy-CVA b. CCDA c. 硫代硫酸盐-柠檬酸盐-胆盐-蔗糖琼脂(TCBS) d. CSM

10. 幽门螺杆菌可能通过哪些阳性检测来鉴定(   )

a. NO_3、马尿酸、触酶 b. 氧化酶、吲哚乙酸、NO_3 c. 氧化酶、触酶、快速尿素 d. NO_3、触酶、25℃下生长

11. 是非题

______ 马尿酸水解试验可用于区分空肠弯曲菌和所有其他弯曲菌。

______ 弯曲菌可引起人类的发热性全身疾病、牙周病和胃肠炎。

______ 弯曲菌最常见的传播途径是呼吸道飞沫。

______ 粪便样本应接种在MacConkey、Hektoen enteric (HE)和sorbitol MacConkey(SMAC)琼脂上,以实现弯曲菌的最佳恢复。

______ 弯曲的、微需氧的革兰阴性杆菌显示出较强的尿素酶活性,提示为弯曲菌属。

______ 肠肝螺杆菌可通过分离弯曲菌属的标准实验室程序分离。

______ 幽门螺杆菌可引起胃炎、消化性溃疡病和胃癌。

12. 配对题:将每个术语与正确的描述配对

______ 微需氧 ______ 格林-巴利综合征

______ Cary-Blair培养基 ______ 海鸥翅膀

______ 飞镖运动 ______ 幽门螺杆菌

______ CCDA ______ 脱髓鞘

a. 从神经中去除髓鞘 b. 长的,极性鞭毛 c. 需要更少的氧气 d. 神经综合征 e. 一种选择性培养基 f. 肉汤尿素酶诊断试验 g. 螺旋形态 h. 转运培养基

参考答案

案例学习33.1

1. 马尿酸水解试验阳性可用于区分空肠弯曲菌和其他过氧化氢酶强阳性弯曲菌。

2. 需要采用纸片法和吲哚乙酸酯试验来鉴定马尿酸水解试验阴性的物种。吲哚乙酸酯试验大肠弯曲菌呈阳性,海鸥弯曲菌呈阴性。然而,许多其他物种该试验结果也呈阳性。大肠弯曲菌和空肠弯曲杆菌吲哚乙酸酯试验呈阳性,对头孢噻吩耐药。海鸥弯曲菌吲哚乙酸酯试验阴性,对头孢噻吩耐药。这两种检测方法联合可以鉴定这三种最常见的粪便病原体。

3. 鸡可能是弯曲菌的来源,不过烹饪会杀死这种细菌。但如果将烹调后的熟肉放在用于清洁生肉的同一物表上,则可能会受到污染。鸡体内含有大量弯曲菌。

复习题

1. b; 2. a; 3. d; 4. d; 5. a; 6. c; 7. b; 8. d; 9. c; 10. c; 11. √, √, ×, ×, ×, √, √; 12. c, d, h, g, b, f, e, a

第34章 · 军团菌属

Legionella

马玉燕 · 译 黄声雷 · 审校

本章目标

1. 描述军团菌的一般特征。
2. 列举环境中军团菌的来源,包括自然环境和人造设施。
3. 介绍军团菌的传播途径。
4. 描述军团菌的生命周期,并阐述其逃避宿主破坏的机制。
5. 比较和对比军团菌感染的三种主要临床表现,包括体征和症状。
6. 列举军团菌合理的样本收集、转运和处理技术。
7. 概述检测不同军团菌菌种的方法及其敏感性和特异性。
8. 阐述含和不含抑制剂的缓冲活性炭酵母提取物琼脂(BCYE)的化学原理及其使用。
9. 描述军团菌在不同最佳生长条件下的形态学特征,包括氧浓度、温度和培养时间。
10. 介绍有效的抗菌药物种类。

本章相关的属和种

杜莫夫军团菌	嗜肺亚种
米克戴德军团菌	弗雷塞里亚种
长滩军团菌	帕斯库利亚种
嗜肺军团菌	军团菌属

军团菌属隶属于军团菌科。军团菌科仅此一个属，包含59个种和3个亚种。嗜肺军团菌是**军团病**（**Legionnaries' disease, LD**）的致病菌，可引起发热、肺炎及其他许多临床表现。军团菌于1976年在美国疾病预防控制中心（Centers for Disease Control and Prevention, CDC）的科学家们调查美国宾夕法尼亚州退伍军人协会在费城召开会议后出现的流行性肺炎中被发现。早在1947年就已有军团菌感染的回顾性血清学证据。能在阿米巴体内生长的军团菌样细菌，被称为**军团菌样阿米巴致病菌**（**Legionella-like amoebal pathogens, LLAPs**）。溶解军团菌即是一种LLAPs，可引起人类疾病。

一般特征

军团菌为嗜常温（20～42℃）、专性需氧、不易着色、纤细的、革兰阴性、营养需求高的杆菌。在常规培养基上不生长，需要在培养基中添加铁盐、L-半胱氨酸、支链脂肪酸和辅酶Q，pH缓冲至6.9才能获得最佳生长。不能分解糖，利用蛋白质产生能量。绝大多数的军团菌是有动力的。除嗜肺军团菌外，约有26个菌种对人类致病。目前已有500多株嗜肺军团菌菌株完成了全基因测序，测序表明该物种具有遗传多样性。编码脂多糖核心区和O侧链的基因序列主要存在于临床分离株中占优势的嗜肺军团菌血清1型株中。框34.1简要列出了部分军团菌菌种。

框34.1　分离自人类样本中的军团菌菌种

嗜肺军团菌、不同军团菌、伯明翰军团菌、心脏军团菌、辛辛那提军团菌、米克戴德军团菌、博兹曼军团菌、杜莫夫军团菌、菲利军团菌、高尔曼军团菌、海克尔军团菌、乔丹河军团菌、兰辛军团菌、伦敦军团菌、溶解军团菌、马氏军团菌、长崎军团菌、诺尔兰军团菌、长滩军团菌、橡岭军团菌、巴黎军团菌、红光军团菌、圣海伦军团菌、斯蒂尔军团菌、图森军团菌、沃斯沃军团菌

流行病学

军团菌在环境中普遍存在，分布广泛；因此，大多数人会有军团菌暴露；但很少有人会出现症状。自然界中，军团菌主要分离自水环境，暖水中生长更佳，亦可在极端环境中长期生存；研究发现能在自由流动的水体中存活数月。该菌通过寄生在自由生活的阿米巴如棘阿米巴属（*Acanthamoeba* spp.）和纳氏虫属（*Naegleria* spp.）的细胞内存在于生物膜中。已从大多数被调查的自然水源中分离出军团菌，包括湖泊、河流、海水及潮湿土壤。军团菌也广泛存在于人造设施或装置中，包括空调管道和冷却塔、饮用水、大型热水管道系统、加湿器、漩涡器以及医院的医疗设备。长滩军团菌最初分离自加州的长滩，主要存在于盆栽土壤和堆肥中。

军团菌感染完全来源于环境，无人传人的报道。吸入感染性气溶胶（直径1～5 μm）为主要传播途径。可在工作场所、工业区或卫生保健机构接触到这些气溶胶，比如充满自来水的喷雾器和淋浴器，均有报道。

致病机制和疾病谱

军团菌的毒力机制是其感染阿米巴（棘阿米巴属和纳氏虫属）、四膜虫（一种纤毛原虫）和特定宿主细胞并在其内繁殖的重要因素。军团菌还可在生物膜中繁殖，错落有序的微生物群落通常是包裹在被清除废物和运输营养物质的水管道分散开的聚合物基质中。这有助于其在环境中存活。此外，嗜肺军团菌在Hela细胞系中存在两种清晰可辨、形态不同的形式：① 高度分化的囊样形式，传染性高、代谢休眠、耐抗菌药物和消毒剂介导的裂解。② 可复制的胞内形式，结构类似于在培养基上生长时的形态。囊样形式是嗜肺军团菌可在宿主（阿米巴或人类）内长时间存活的原因。

嗜肺军团菌是一种兼性胞内菌。通过感染人类的单核细胞主要是肺泡巨噬细胞而致病。一旦进入肺泡巨噬细胞，就能逃避宿主吞噬细胞的破坏并在胞内繁殖。基因序列分析发现，嗜肺军团菌的基因组内包含真核细胞样基因，可改变正常的真核细胞功能，更利于其在胞内生存。嗜肺军团菌的致病机制已被详细研究，然而目前仍对其他菌种的致病机制知之甚少。

军团菌在原虫和人类巨噬细胞中的生命周期相似，如图34.1所示：

- 细菌与真核细胞表面的受体结合。
- 细菌进入吞噬细胞。
- 逃避杀菌攻击。
- 形成复制性囊泡（细菌进行复制的一种胞内结构）。
- 在细胞内增殖并杀死宿主细胞。

军团菌在不同宿主细胞类型中的入胞和出胞方式存在差异。感染后，主要被肺泡巨噬细胞吞噬。嗜肺军团菌被吞噬后便立即通过IVB型分泌系统（Dot或Icm）将数以百计的致病性效应分子注入宿主巨噬细胞。缺少IVB型分泌系统的菌株没有毒力。在杜莫夫军团菌中发现了另一种IVB型分泌系统。一旦进入宿主巨噬细胞，细菌就可抵抗被酸化及与溶酶体融合，在一种特殊的膜结合囊泡中存活并增殖。增殖后会杀死并裂解巨噬细胞将细菌释放到肺中，细菌再次被单核细胞吞噬，持续增殖。

许多细菌性病原体利用分泌系统作为其部分致病机制。嗜肺军团菌利用IVB型分泌系统，即**细胞器转运缺陷基因**（**defective organelle trafficking, Dot**）或**细胞内繁殖基因**（**intracellular multiplication, Icm**），来"欺骗"真核巨噬细胞将细菌运输到内质网。在真核细胞中，大多数分泌型或通过囊泡运输到其他细胞器的蛋白质都是在内质网（endoplasmic reticulum, ER）上合成的（图34.1）。嗜肺军团菌的Dot/Icm分泌系统由27个基因组成。Ⅳ型分泌系统负责大分子物质如蛋白质在胞内转运或运入胞内。嗜肺军团菌入胞后开始复制

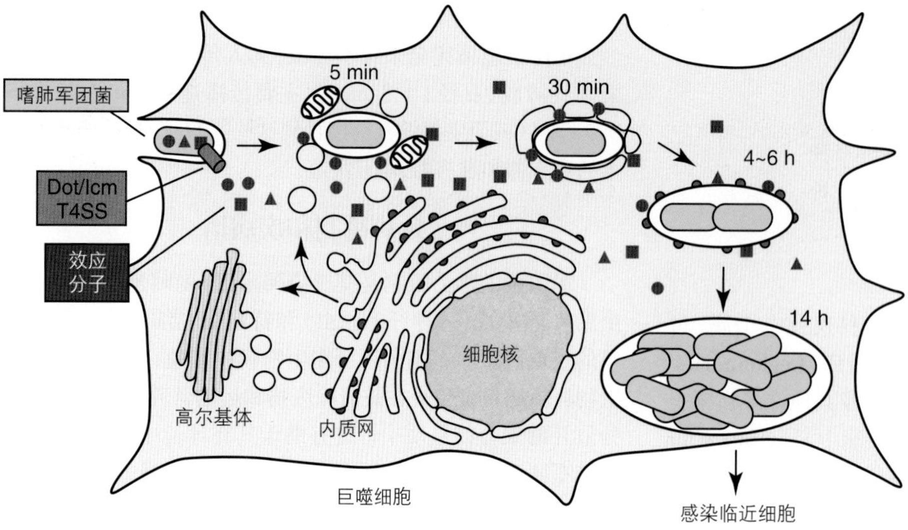

图34.1 嗜肺军团菌在人类巨噬细胞内运输和增殖的示意图。(来源：Modified from 2009 annualreport.nichd.nih.gov/ump.html.)

前，会聚集在膜结合囊泡中，囊泡由宿主细胞镶嵌着核糖体的内质网和线粒体膜所包围形成。因此，嗜肺军团菌能利用宿主细胞的功能进入内质网管腔，腔内含有丰富的肽支持其存活并复制。**Ⅱ型分泌系统**也与某些菌株的毒力有关。Ⅱ型分泌系统携带许多酶降解基因，包括脂肪酶、蛋白酶和一些促炎或组织破坏蛋白质。Ⅱ型分泌系统可产生许多新的允许细菌在低温下生长的蛋白质，以建立生物膜、滑动扩散(sliding motility)和胞内感染。Ⅱ型分泌系统突变会导致传染性降低。军团菌是已知的唯一具有功能性Ⅱ型分泌系统的胞内病原体。一些其他的细菌因子对胞内感染也至关重要，部分列在框34.2中。

框34.2 嗜肺军团菌影响胞内感染的关键因素

热休克蛋白60、外膜蛋白、巨噬细胞感染增强剂、编码胞内生长所需的Ⅱ型分泌系统的基因、Ⅳ型菌毛、鞭毛、Dot/Icm(IVB型)分泌系统

最后，嗜肺军团菌的部分胞内结构和胞外产物，如一种细胞外毒素，可破坏吞噬细胞利用氧和各种酶(如磷脂酶C)的能力，已被纯化出来并被认定为是毒力因子。

军团菌寄生并隔离在巨噬细胞内，使得抗菌药物难以起效。因此，有效的细胞介导的免疫应答对清除军团菌至关重要。体液免疫似乎在防御中不太重要。

军团病(Legionellosis)的临床表现可从无症状感染到严重、甚至危及生命，是一个连续的表现谱。无症状者的血清学证据可表明既往感染，许多被检测的健康人群内可检出军团菌抗体。表34.1对以下三种主要临床类型进行了详细的描述。

- 军团病是一种重症肺炎，病死率10%～20%，是一个全球性公共卫生问题。可呈散发、流行和大流行。发病率因地域不同存在差异，但据估计，仅不到1%～5%的肺炎是由军团菌引起。
- 一种轻度、自限性、非致命性、流感样(如发热、头痛、身体不适)呼吸道感染，称为**庞蒂亚克热(Pontiac fever)**。
- 其他罕见的肺外感染，如伤口脓肿、脑炎或心内膜炎。

该菌可感染任何人，但主要累及因年龄、疾病、免疫抑制或其他危险因素如大量吸烟而易感的人群。感染特定人群后临床表现的轻重程度主要因宿主免疫反应而存在差异，也受细菌接种量大小的影响。同一株军团菌在不同个体中可引起不同的疾病表现。

长滩军团菌是军团病的第二大常见病原体。与长滩军团菌相关的感染在澳大利亚尤为常见，但其他国家包括美国在内亦有病例报道。很可能是由吸入受污染的粉尘、堆肥或土壤而导致感染，可非常严重，往往需要住院，甚至可致死。米克戴德军团菌被认为与大约60%的非嗜肺军团菌或长滩军团

表34.1 与军团菌相关的疾病谱

	流行病学	疾病
肺炎(军团病)	社区、医院和医疗保健相关性传播(吸入气溶胶颗粒)；免疫功能低下患者，尤其细胞免疫缺陷者；儿童中很少出现	急性肺炎，与其他细菌性肺炎难以区分；可有干咳、肌痛、腹泻、低钠血症、低磷血症和肝酶升高
庞蒂亚克热	与工作相关的社区环境(工业或娱乐)或其他群体	自限性发热性疾病；可有咳嗽、呼吸困难、腹痛、发热和肌痛；无肺炎表现
肺外感染	罕见，继发于肺炎播散、通过明确的穿刺接种感染、治疗性沐浴，与免疫功能低下患者高度相关	脓肿可见于大脑、脾脏、淋巴结、肌肉、手术伤口以及各种组织和器官

来源：From Bennett J, Dolin R, Blaser M: *Principles and practice of infectious diseases*, ed 9, Philadelphia, 2020, Elsevier-Saunders.

菌引起的军团病有关。该病原体主要是从免疫功能低下患者中被分离出。

根据16S核糖体RNA（ribosomal ribonucleic acid, rRNA）基因测序分析，寄生在阿米巴内的部分细菌在系统发育上与军团菌密切相关：LLAPs。几种LLAPs已被归为军团菌属。将一名肺炎患者的痰液样本与多噬棘阿米巴共培养后分离出一种LLAP。对社区获得性肺炎患者的血清学调查表明，LLAPs偶然可能成为人类的致病病原体。

实验室诊断

尽管细菌培养仍然是诊断军团病的金标准，但目前往往可通过检测嗜肺军团菌血清I型的尿抗原进行诊断。选择性培养基的灵敏度和特异性较高。其他检测方法包括血清分型和核酸测序，被用于进一步鉴定军团菌的临床分离株。

样本采集及运输

可从各种类型的呼吸道分泌物中分离出军团菌，包括咳痰样本、其他下呼吸道样本包括胸腔积液、支气管镜样本和肺活检样本。与感染部位相关的罕见样本来源包括其他无菌体液如心包积液和肾、肝、脾、心肌、窦道、皮肤、软组织、伤口、腹水、关节液、骨髓和肠道样本。军团病患者的痰液通常是非脓性的，可为血性或水样，因此用于常规细菌培养的痰样本镜检评分标准并不适用于军团菌培养。军团病患者的呼吸道分泌物即使在抗菌药物治疗一段时间后通常也可检出一定数量的菌。疾病早期的样本更容易检出病原菌。但是，如果第一份样本为阴性，且仍然怀疑该病，应送检其他样本。虽然多个实验室的研究表明胸腔积液培养的阳性率并不高，但其中仍可能含有活菌，如有胸腔积液样本亦应该进行培养。用于检测抗原的尿液应收集在无菌容器中。如果无法及时处理样本，应及时转运到实验室并冷藏。样本转运不应添加培养液、缓冲液或生理盐水，这可能会抑制军团菌生长。该菌非常耐寒，应将样本保存在小型密闭容器内防止干燥，采集后30 min内转运至实验室。如果预估延迟时间较长，应将样本冷藏。如果不能保证样本的水分，可加入1 mL无菌肉汤。拟进行军团菌核酸检测的样本不需要特殊的采集容器或处理。

样本处理

需进行军团菌培养的所有样本都应在2级生物安全柜（biologic safety cabinet, BSC）中进行操作和处理。非无菌部位的样本进行培养时，建议选用选择性培养基或预处理样本以减少微生物污染。培养前用盐酸对痰样本进行短暂处理，已被证明可以提高军团菌的检出率。虽然这项技术很耗时，但仍被推荐用于囊性纤维化患者的样本。呼吸分泌物在培养前可在5℃保存48 h，如果无法及时培养，可将样本冷冻。涂片和培养前应将组织研磨匀浆，无菌体液在4 000 × *g*转速下离心30 min，离心后沉淀物涡旋混匀后用于培养和涂片。拟行军团菌培养的血样本可用裂解-离心管系统（Isolator, Alere, Inc., Waltham, MA）处理后直接接种于**缓冲活性炭酵母提取物琼脂（buffered charcoal-yeast extract agar, BCYE）**上。支气管肺泡灌洗液样本比较稀薄，因此培养前应离心至少浓缩10倍。

直接检测

直接检测临床样本中军团菌属的几种实验室方法。

显微镜检查・临床样本直接镜检时，军团菌为短小的革兰阴性球杆菌或短杆菌。然而培养基上培养的军团菌在显微镜下为纤长的丝状杆菌。军团菌细胞壁薄，用甲苯红或番红作为复染的革兰染色效果不佳。这与细胞壁的组成有关，其中含大量的支链脂肪酸。由于着色难、在人体组织中呈胞内形式、临床样本中含有大量蛋白类物质，革兰染色通常很难发现该菌。革兰染色时使用0.1%的品红代替番红可增强其着色而提高检出率。组织切片进行银沉淀染色可检测到军团菌。然而，这些染色方法通常敏感性不高，并可能出现明显的伪影，结果不易解释。米克戴德军团菌在新鲜样本和福尔马林固定样本中抗酸染色可呈阳性。

直接免疫荧光显微镜（direct immunofluorescent microscopy, DFA）检查・是检测呼吸道样本和组织中嗜肺军团菌最敏感的镜检方法。DFA检测的敏感性在25%～75%之间，特异性大于95%。如果阳性，镜下呈明亮的荧光棒状（图34.2）。因检测方法复杂和缺乏高度可重复的敏感性，许多实验室未开展DFA检测，除了尸检样本目前已很少使用该检测方法。

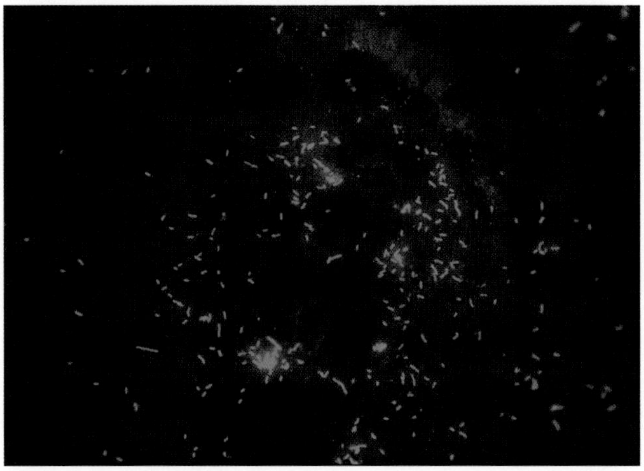

图34.2　嗜肺军团菌的免疫荧光染色。

抗原检测

血清学方法微管酶免疫分析法（microtube-based enzyme immunoassay, EIA）可用于检测组织中嗜肺军团菌血清1型感染。几种EIA血清学诊断试剂盒已市售，敏感性80%～90%，特异性约98%。检测其他血清型抗体的试剂盒的敏感性仍不清楚。

市售的EIA试剂盒和免疫层析法（immunochromatography, ICT）可快速完成尿液及其他体液样本中军团菌抗原的检测。然而，与微管酶免疫分析法相比，ICT的敏感性降低了40%。检测尿抗原可早期诊断感染。大多数患者在症状出现后的1～3 d内即可检测到尿抗原，并可持续数周甚至数月。尿抗原检测方法的特异性为90%～99.9%，与传统的培养方法相似，但敏感性高于培养。与其他诊断方法相比，尿抗原检测优势显著：样本容易获得、疾病早期即可检出、检测快速、特异性高。还有一种可快速检测尿液中嗜肺军团菌血清1型抗原的

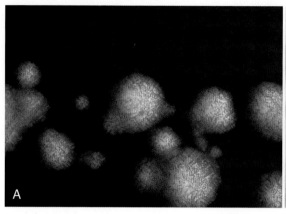

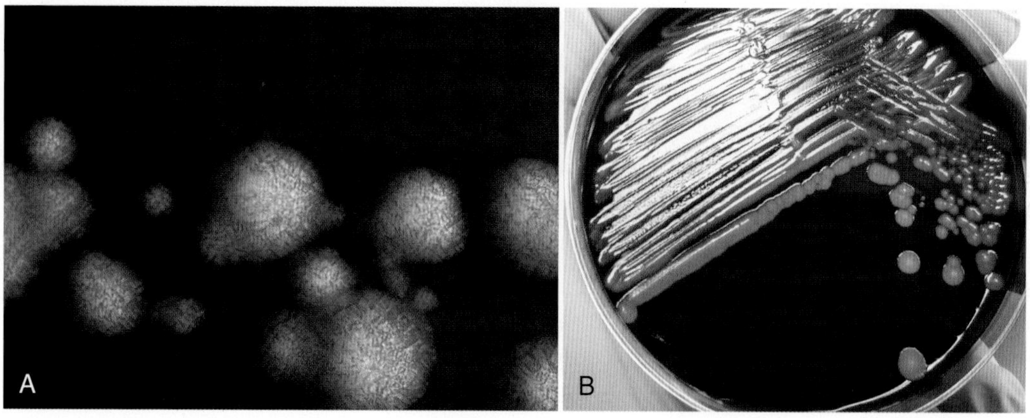

图34.3 嗜肺军团菌。(A)菌落内部可见切割玻璃样的颗粒斑点。(B)嗜肺军团菌在缓冲炭酵母琼脂培养上可呈蓝绿色。(来源:Photo courtesy Brooks Murillo-Kennedy, Houston, TX.)

方法即免疫层析法。该方法可在很短的时间内检出尿抗原,且不需要实验设备。浓缩尿可提高EIA和免疫层析法的敏感性,但不降低特异性。免疫层析法检测尿抗原的一个缺点是仅检测嗜肺军团菌抗原。嗜肺军团菌血清1型占所有军团菌感染的80%～90%。此外,含有类风湿性样因子的尿、尿中沉淀物过多及冻融尿均可能造成假阳性。所有尿抗原检测阳性结果均应通过离心分离、煮沸5～15 min(按照操作流程)以去除类风湿样因子后再次确认。

核酸检测

聚合酶链反应(polymerase chain reaction, PCR)技术已被广泛用于检测环境和临床样本特别是呼吸道样本中的脱氧核糖核酸(deoxyribonucleic acid, DNA)。传统方法中,将rRNA(16S和23S)和巨噬细胞感染性蛋白(macrophage infectivity protein, mip)基因作为靶基因用于检测军团菌;血清1型靶基因(*wzm*)用于特异性检测嗜肺军团菌血清1型。可采用实时PCR平台检测军团菌属和嗜肺军团菌。军团菌PCR在呼吸道样本中的特异性超过99%,敏感性80%～100%,其一个重要特征是该方法可检测嗜肺军团菌的所有血清型及其他菌种。因此可用于感染的早期诊断,尤其是在医疗保健相关病例和暴发调查中。

虽然美国尚没有FDA批准的核酸检测试剂盒,但欧洲有售。核酸扩增试验(nucleic acid amplification tests, NAAT)的阳性率跟尿抗原检测相比,增加了11%。这可能是血清I型嗜肺军团菌、庞蒂亚克亚型在社区感染中为主所致。因为尿抗原检测免疫功能低下人群的敏感性较低,NAAT可提高其敏感性。

培养

用胰酶大豆肉汤(tryptic soy broth)或蒸馏水1∶10稀释样本以降低组织和血清中的抑制因子,或对痰和呼吸道样本进行预处理以减少污染和去除抑制生长的正常微生物菌群。接种前采用低pH KCl-HCl(pH 2.2)缓冲液按1∶10稀释样本,室温温育4 min进行去污染处理,减少微生物污染。另一种替代的去污染方案是将样本加热至50℃持续30 min。初步分离军团菌属可同时接种至非选择性培养基和两种不同的选择性培养基。军团菌培养应至少接种在一个含L-半胱氨酸和酮戊二酸且不含抑制剂的BCYEα琼脂上。培养基中含有活性炭可清除有毒物质、去除二氧化碳(CO_2)并改变表面张力,使军团菌更易增殖。BCYEα培养基需要加入ACES缓冲液[N-(2-乙酰酰胺)-2-氨基乙烷磺酸]和生长补充剂半胱氨酸(军团菌所需)、酵母提取物、酮戊二酸和铁盐。其他选择性培养基如含多黏菌素B的BCYEα、茴香霉素(anisomycin,抑制真菌)和头孢孟多,可用于容易被人体其他微生物菌群污染的样本如咳痰样本的培养。含多黏菌素B、茴香霉素和万古霉素的低选择性培养基可用于分离嗜肺军团菌以外的其他军团菌。研究显示,BCYEα培养基中加入牛血清白蛋白能提高豚鼠脾样本中米克戴德军团菌的检出率,但尚无人体样本中的数据。含纳他霉素(natamycin)、氨曲南和万古霉素的BCYEα培养基可从环境样本中分离出长滩军团菌。

平板需置于35～37℃的湿润空气中培养14 d,每3 d或4 d检视1次。即使检出一个或数个菌落亦足以确诊。CO_2浓度增至2%～5%可能促进部分军团菌的生长,如圣海伦军团菌和橡岭军团菌。低浓度CO_2不会抑制嗜肺军团菌的生长。如达不到该浓度,在空气中孵育优于在5%～10%的CO_2浓度中,高浓度可能会抑制某些军团菌尤其是嗜肺军团菌生长。培养5 d,可见菌落直径3～4 mm、灰白色至蓝绿色、有光泽、凸起或圆形,内部可出现切割玻璃样的颗粒斑点(图34.3)。革兰染色可看到纤细的革兰阴性杆菌(图34.4)。

菌落鉴定

军团菌生化反应不活跃,所以许多生化试验结果不确定,导致很多试验几乎没有用处。最终鉴定通常需要参考实验室

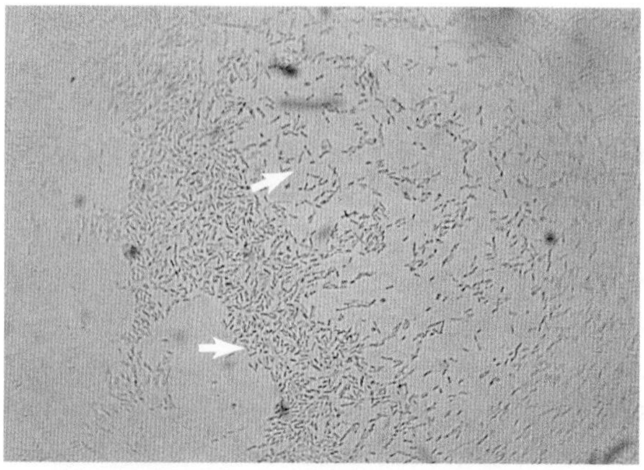

图34.4 嗜肺军团菌菌落革兰染色见纤细的革兰阴性杆菌(箭头)。

的专门设备。暗室中用长波紫外线灯照射，疑似嗜肺军团菌的菌落会产生淡黄绿色荧光、色素会扩散到培养基中。需要注意的是早期菌落可无荧光。其他的军团菌菌种也可产生亮蓝白色或亮红色荧光。嗜肺军团菌菌落应进行革兰染色，用0.1%的品红复染以确定细菌是否为小的、丝状的、革兰阴性杆菌。菌落应被接种于含和不含L-半胱氨酸的两个BYCEα培养基上。

嗜肺军团菌只能在含L-半胱氨酸的BYCEα培养基上生长，可更准确地进行菌种鉴定。此外，如果在初始培养基仅有少量菌落生长，可用灭菌水将其制成菌液进行转种、染色和血清鉴定。土拉热弗朗西斯菌（*Francisella tularensis*）是除军团菌外仅有的L-半胱氨酸生长依赖性革兰阴性菌；然而其菌落不透明、外观均一。此外，有些军团菌血清分型试剂与土拉热弗朗西斯菌存在交叉反应。一旦菌落被确定为L-半胱氨酸依赖性，应进行血清分型完成进一步的鉴定。据报道，许多不同的细菌包括百日咳鲍特菌，可与鉴定军团菌血清分型试剂存在交叉反应。重要的是，要将所有的诊断检测与细胞和菌落形态结合起来，以免错误地将其他细菌鉴定为军团菌。革兰阴性杆菌呈现军团菌样菌落形态和L-半胱氨酸生长依赖性可初步认定为军团菌；如该菌在血清1型试验中发生反应，则可能被推定为嗜肺军团菌（图34.5）。

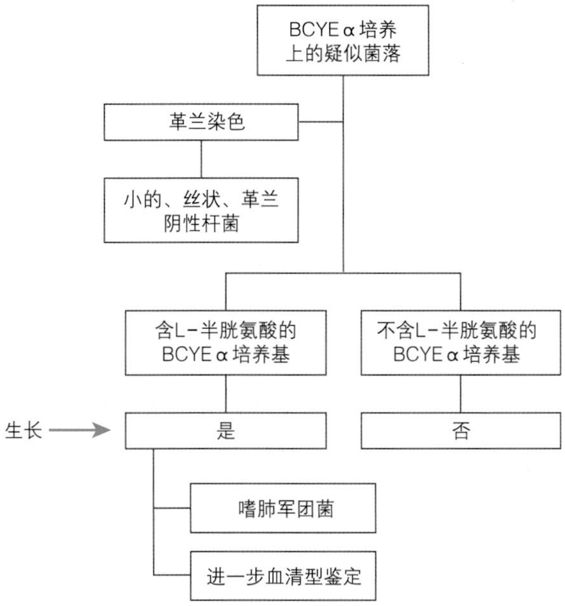

图34.5 嗜肺军团菌的初步鉴定流程图。

可通过基质辅助激光解吸电离飞行时间质谱（matrix-assisted laser desorption ionization time-of-flight mass spectrometry, MALDI-TOF MS）或基于DNA测序的方法对分离菌进行进一步鉴定。MALDI-TOF MS数据库中没有军团菌属或只有嗜肺军团菌，因此无法区分血清型。仅基于MALDI-TOF MS系统中数据库进行的研究，已成功用于鉴定80%～90%的分离株。在完成足够的数据收集后，MALDI-TOF MS数据库在FDA批准后可用于鉴定该菌。

血清学诊断

大多数军团病患者的回顾性诊断是通过间接荧光抗体（indirect fluorescent antibody, IFA）检测到抗军团菌抗体升高了4倍。血清样本的检测间隔不小于2周。与血清学检测相关的诊断效价随着急性和恢复期配对血清的收集和检测而增加。应在感染后第4周、第6周、第12周收集恢复期血清。滴度上升4倍比滴度超过128的确诊意义更大。滴度超过256的单份血清加特征性临床表现可疑诊军团病；然而，由于高达12%的健康人的滴度可高达1∶256，因此非常不推荐这种做法。但是军团病患者可能直到感染10周后才表现出血清学滴度的增加，或者可能永远不会显示出显著的抗体滴度增加。与军团病相关的抗体反应个体差异巨大，因此必须将血清学表现与患者的临床表现结合起来。大多数患者会出现典型的IgM、IgG和IgA反应。然而，部分患者可能仅产生单一类型的抗体（也就是说，只有IgG、IgM或IgA）。商业化抗原包被的用于IFA检测的载玻片可从众多供应商厂家中购买。

抗菌药物敏感性试验和治疗

体外药物敏感性试验不能预测临床疗效，军团菌分离株不应进行药敏试验。喹诺酮类、四环素和大环内酯类药物（如克拉霉素和阿奇霉素）对嗜肺军团菌有抑菌作用；青霉素、各代头孢菌素和氨基糖苷类药物无效，不应使用。最近发现其对环丙沙星存在低水平耐药，但其临床意义尚不清楚。大环内酯类和喹诺酮类药物也能有效治疗米克戴德军团菌、杜莫夫军团菌及长滩军团菌。

预防

虽正在研发中，但目前还没有针对军团菌感染的疫苗。预防军团菌感染的其他方法的有效性，如从冷却塔和饮用水中去除军团菌，都是不确定的。

军团病在大多数工业化国家是一种应上报的疾病。监测这种疾病的一个重要信息是接触史。军团病的潜伏期通常在2～10 d之间。因此，在疫情暴发期间，应询问发病前2周的暴露史。患有肺炎时，实验室检测将支持临床怀疑和鉴别感染。许多国家已经制定了关于降低水系统中的军团菌和预防军团病的指导方案或条例。

案例学习34.1

一名6个月大的女婴临床诊断为肺炎，头孢曲松肌肉注射后序贯头孢菌素口服治疗3 d。第2 d因呼之不应被送入医院。不发热，但呼吸快（呼吸频率增加）和心动过速（心率升高）；白细胞（WBC）计数升高，以淋巴细胞为主。收集支气管肺泡灌洗液，直接免疫荧光检测显示军团菌阳性。8 d后培养出嗜肺军团菌血清6型。尽管用了红霉素和利福平进行了合理治疗，但女婴的肺炎仍危及生命。此女婴无任何基础疾病。

问题：

1. 女婴的军团菌尿抗原检测为阴性。如何解释这一现象？
2. 此女婴看似是一个健康的婴儿。请尽可能多地列出她感染军团菌肺炎的危险因素。

3. 列出阻碍军团菌实验室诊断的因素。
4. 通常肺炎患者送至实验室的痰液样本为脓性黏液伴多核WBCs/中性粒细胞增加。描述军团菌感染时观察到的痰液类型。

案例学习34.2

78岁男性，退休高管，因头痛伴腹泻3～5 d就诊。考虑病毒性胃肠炎，经验性予非处方药和补液治疗。2 d后，因虚弱无力无法开车，其妻子开车将他送至诊所。其妻子诉过去24 h内他一直高热，伴干咳、呼吸急促。患者既往有高血压、血脂异常等病史，否认结构性肺病、心力衰竭史。既往长期吸烟。

体格检查：体温39.2℃，血压110/65 mmHg，脉搏110 bpm，呼吸频率26次/分，氧饱和度86%。双肺可及啰音。无心脏杂音或发绀。无其他阳性体征。胸片见双侧肺弥漫性浸润影。因初步诊断肺炎、疑似H1N1流感而收入院。本次实验室检查结果如下：

实验室化验结果

项目	结果	参考范围
动脉pH	7.35	7.35～7.45
Pco_2（动脉二氧化碳分压）	40	35～45 mmHg
Po_2（动脉血氧分压）	60	75～85 mmHg
HCO_3^-（碳酸氢根）	24	20～25 mmol/L
CRP（C反应蛋白）	12	＜1 mg/dL
BNP（B型钠尿肽）	100	9～86 pg/mL（75～83岁男性）
血常规		
WBC（白细胞）	14	（5～10）×10^9/L
RBC（红细胞）	5.11	（5～6）×10^{12}/L
Hgb（血红蛋白）	15.5	13.5～17.5
Hct（红细胞压积）	0.46	0.41～0.53 L/L
血小板	120	（150～400）×10^9/L
中性粒细胞百分比	85%	25%～60%
淋巴细胞百分比	13%	20%～50%
单核细胞百分比	2%	2%～11%
嗜酸性粒细胞百分比	0%	0～8%
嗜碱性粒细胞百分比	0%	0～2%

问题：

1. 评估实验室结果。是否有异常指标或病史提示患者具有呼吸道特殊病原体感染的易感性？
2. 目前还需要进一步行哪些实验室检测？

住院后，尽管予补液治疗患者仍持续低钠，血钠波动在120～123 mEq/L（参考范围135～145 mEq/L）。腹泻和头痛症状住院第6 d消失，但缺氧加重，行气管插管并机械通气；尽管使用头孢噻肟和阿奇霉素进行抗感染治疗，但仍持续高热，40.2℃。复查胸片显示浸润影增大，加用抗真菌和抗厌氧菌药物，并将患者进行呼吸隔离。血清学检测回报如下：流感快速抗原试验阴性、结核（结核菌素）皮肤试验阴性、气管内吸痰涂片找抗酸杆菌阴性，支原体IgM≤1∶16（阴性）、军团菌尿抗原测试阳性。

诊断军团菌肺炎。阿奇霉素加大至最佳剂量500 mg/d，并停用其他抗菌药物。

最后患者顺利拔管，完全康复。

3. 患者的临床病史中，哪些主要因素会引起与嗜肺军团菌感染相关的非典型肺炎？

复习题

1. 军团菌可通过以下所有途径传播，除了（　　）
   a. 冷却塔　b. 人传人　c. 湖泊　d. 加湿器
2. 以下均为军团病的主要表现，除了（　　）
   a. 战壕热　b. 庞蒂亚克热　c. 心内膜炎　d. 肺炎
3. 应该用以下哪种琼脂培养军团菌（　　）
   a. CIN　b. BCYE　c. SMAC　d. XLD
4. 可用来分离军团菌的样本来源为（　　）
   a. 粪便　b. 尿液　c. 脑脊液（Cerebrospinal fluid, CSF）　d. 呼吸道分泌物
5. 以下哪种治疗是合理的（　　）
   a. 氟喹诺酮类　b. 青霉素　c. 头孢菌素　d. 氨基糖苷类
6. 军团菌通过以下哪种方法将蛋白质注入宿主细胞（　　）
   a. Dot/Icm　b. 病毒增殖　c. 破坏血管内皮细胞　d. 抑制宿主防御
7. 军团菌感染可通过哪种方法被鉴别诊断出（　　）
   a. IFA检测抗军团菌抗体增加2倍　b. 单份血清样本滴度1∶128　c. 单克隆免疫荧光染色　d. 革兰染色
8. 以下哪个不是军团菌的特征（　　）
   a. 着色差、小的、革兰阴性杆菌　b. 需要添加铁盐和L-半胱氨酸　c. 微需氧条件促进其生长　d. 缓冲培养基pH至6.9以达最佳生长
9. 以下所有情况都适用于军团菌，除了（　　）
   a. 在较高的温度下生长更好　b. 可在水环境中存活5年　c. 已从河流、湖泊中分离出　d. 从环境中获得
10. 是非题
   ______ 体液免疫在对军团菌的防御中起着重要作用。

______ 痰液样本应在培养前用硫酸进行处理。

______ 呼吸分泌物培养前可在室温下放置24小时。

______ 支气管肺泡灌洗液应在培养前浓缩10倍。

11. 配对题：将每个术语与正确的描述配对

______军团病 ______庞蒂亚克热

______BCYEα ______尿抗原检测

______Dot ______Icm

a. 自限性非致命性呼吸道感染 b. 细胞器转运缺陷基因 c. 细胞内繁殖基因 d. 肺部疾病 f. 用于分离军团菌的琼脂 e. EIA快速检测

参考答案

案例学习34.1

1. 尿抗原检测能有效检出嗜肺军团菌1型，但其他类型的嗜肺军团菌感染很少会阳性。

2. 军团菌病是一种机会性疾病，即宿主的某个潜在因素往往会导致机体容易感染该菌。危险因素包括糖皮质激素、恶性肿瘤或年龄导致的免疫力下降。婴儿和老年人的免疫力通常较低。令人惊讶的是，获得性免疫缺陷综合征（AIDS）患者一般不会感染军团菌，尽管其免疫系统被破坏。其他危险因素还包括大量接触含有军团菌的水。

3. 患者通常无痰，难以提供良好的样本用于检测，因此诊断困难。军团菌培养阳性率低，因为其需要长时间培养才能生长，需要特殊培养基且培养基的保质期较短；培养基需要保持湿润，以利于细菌生长；培养基需添加抗生素或样本进行酸处理，以抑制其他细菌的过度生长；酵母菌及微生物中的CO_2可抑制其生长；生化反应不敏感。这些特点可用于鉴别培养到的病原菌。核酸扩增技术可快速鉴定菌株且敏感性更高。MALDI-TOF MS也可用于鉴定分离到的菌株。根据数据库不同，部分数据库可能没有军团菌属，或只有嗜肺军团菌。

4. 机体对军团菌的免疫反应通常表现为多核细胞不升高的发热。如有咳痰，多为水样、白细胞不升高的痰液。往往需要侵入性操作以采集样本进行诊断性试验。

案例学习34.2

1. 没有。没有明显的暴露史或慢性呼吸道疾病史。唯一提示可能存在潜在慢性呼吸道疾病的是有吸烟史；然而，检查中未发现明显的肺损害。实验室检查胸部X线和白细胞、中性粒细胞结果明显提示存在细菌性肺炎。

2. 可能需完善H1N1流感病毒的血清学检测或军团菌尿抗原检测。可能还需要完善分枝杆菌属的相关检测。

3. 非典型性肺炎，特别是军团菌属，常有腹泻、头痛等前驱症状。低钠血症是该病的一个共同特征。病例大多为散发，而非暴发。该患者没有提示需考虑感染或军团菌感染易感的相关病史。尽管予以治疗，持续性低氧、高热伴干咳仍较常见。

复习题

1. b; 2. a; 3. b; 4. d; 5. a; 6. a; 7. c; 8. c; 9. b; 10. ×, ×, ×, √; 11. d, a, e, f, b, c

第35章 · 布鲁菌属

Brucella

钱奕亦 · 译　沈佳瑾 · 审校

本章目标

1. 明确布鲁菌属的主要传播途径。
2. 列出存在布鲁菌病风险的职业。
3. 识别与布鲁菌病相关的症状和体征。
4. 说明怀疑有布鲁菌感染时应通知微生物实验室的两个原因。
5. 描述分离布鲁菌的培养基和培养要求。
6. 描述流产布鲁菌、马耳他布鲁菌、猪种布鲁菌和犬种布鲁菌的不同特征。
7. 识别被归类为管制性病原的菌种，并讨论关于向实验室响应网络（LRN）进行国家法定传染病报告的要求。

本章相关的属和种

管制性病原

流产布鲁菌

马耳他布鲁菌

猪种布鲁菌

其他菌种

犬种布鲁菌

鲸型布鲁菌

田鼠种布鲁菌

木鼠布鲁菌

羊种布鲁菌

狒狒种布鲁菌

鳍型布鲁菌

布鲁菌科包括三个属：苍白杆菌属（第22章）、支动菌属和布鲁菌属。本章讨论布鲁菌属。布鲁菌是自由生活的微生物，被细分为10个公认的菌种。8个种是陆生的，其中4个种与人类疾病有关：流产布鲁菌（7个生物型）、马耳他布鲁菌(3个生物型)、猪种布鲁菌(5个生物型)和犬种布鲁菌。两个海生物种,鲸型布鲁菌和鳍型布鲁菌,也已知可引起人类疾病。在已知可导致人类感染的4个陆生物种中,除犬种布鲁菌外,其他都被认为是B类管制性病原。在美国所有57个州和地区,在医疗机构、医院或实验室发现布鲁菌病时,均必须向州和地区的行政机构报告。报告要求因管辖区而异。布鲁菌病也是美国国家法定传染病。州和地区行政机构可自愿向美国疾病预防控制中心(Centers for Disease Control and Prevention, CDC)通告布鲁菌病病例(不显示患者信息),用于全国疾病数据汇总和监测。发现流产布鲁菌、马耳他布鲁菌和猪种布鲁菌的临床或诊断实验室及其他机构必须立即(在24 h内)通知CDC管制性病原和毒素部分(http://selectagents.gov)。

一般特征

布鲁菌是一群微小、兼性胞内寄生、无动力、需氧的革兰阴性球菌或短杆菌,常规革兰染色效果不佳。许多菌株需要额外加入二氧化碳(CO_2)才能生长,特别是初代分离时。布鲁菌属与巴尔通体属、根瘤菌属及土壤杆菌属的进化关系紧密。

流行病学和致病机制

布鲁菌病在全球散发,特别是在地中海和波斯湾国家、印度以及墨西哥和中南美洲部分地区。布鲁菌生存期较长(土壤中10周;流产胚胎中11周;牛粪中17周;牛奶和冰激凌中3周);可在新鲜奶酪中生存数月。动物是携带者,一般不表现出疾病症状。最突出的症状是胚胎感染性流产。**布鲁菌病**是人畜共患病,被认为是造成畜牧业重大经济损失的原因。

每种对人类致病的布鲁菌都有一定偏好的动物宿主(表35.1)。在宿主体内,布鲁菌倾向于生活在富含赤藓糖(一种可促进其生长的四碳醇)的组织中(如胎盘组织),人类通过以下4种主要途径感染:

表35.1 布鲁菌属和相应的自然动物宿主

微生物	偏好的动物宿主
流产布鲁菌	牛和水牛
马耳他布鲁菌	绵羊、山羊或骆驼
猪种布鲁菌	猪和一系列野生动物
犬种布鲁菌	犬类
羊种布鲁菌	公羊(与人类感染无关)
田鼠种布鲁菌	红狐狸(与人类感染无关)
木鼠布鲁菌	沙漠鼠和林鼠(与人类感染无关)
狒狒种布鲁菌	狒狒和牛蛙(与人类感染无关)
鳍型布鲁菌	海洋哺乳动物、海豹(罕见人类感染)
鲸型布鲁菌	海豚、鲸目动物(罕见的人类感染)

- 摄入污染的未经巴氏消毒的动物奶制品(最常见的途径)。
- 吸入带菌的气溶胶颗粒(实验室获得性感染最重要的传染源)。
- 皮肤和黏膜创面直接接触受感染的动物。
- 气溶胶意外接触到黏膜。

除新生儿布鲁菌病外,还有通过血液和骨髓移植以及性传播的罕见病例报道。有感染布鲁菌病风险的人员包括奶农、牲畜饲养员、屠宰场雇员、兽医和实验室人员(公共卫生、医疗和研究机构)。该微生物的感染剂量很低(低于100个微生物)。操作不当和错误鉴定常引起布鲁菌的实验室传播。

布鲁菌属是一种兼性胞内菌,能够在细胞内和细胞外环境中生存。感染宿主后,布鲁菌被中性粒细胞吞噬,在其中繁殖,导致细胞裂解。含有活体微生物的中性粒细胞在血液中循环,随后被脾脏、肝脏和骨髓的单核-吞噬细胞吞噬。如果没有得到及时治疗,这些器官会出现肉芽肿病灶,布鲁菌则在单核细胞和巨噬细胞中生存。布鲁菌可以通过抑制细胞凋亡(程序性细胞死亡)侵入并持续存在于人类宿主体内。感染的恢复有赖于宿主的营养和免疫状态、感染微生物的数量和感染途径以及引起感染的布鲁菌种类;一般来说,羊种布鲁菌和流产布鲁菌对人类的毒力更大。

布鲁菌在吞噬细胞内的存活和繁殖是疾病的发生、发展和慢性化的关键特征。布鲁菌可以通过改变细胞壁脂多糖O侧链(LPS)的成分,将菌落形态从光滑转为粗糙;具有光滑LPS的菌落比具有粗糙LPS的菌落更能抵抗中性粒细胞的胞内杀伤作用。光滑型可见于羊种布鲁菌和流产布鲁菌。布鲁菌通过干扰巨噬细胞和上皮细胞的吞噬体-溶酶体融合来保证胞内生存。此外,与军团菌属(第34章)一样,布鲁菌使用Ⅳ型分泌系统VirB,进行胞内生存和繁殖。然而,与军团菌属不同的是,布鲁菌能调节吞噬体的转运,以避免被转运至溶酶体。关键是,VirB参与调控布鲁菌液泡进入细胞内并进行繁殖。在小鼠模型中,如果该区域发生核酸突变,流产布鲁菌就无法形成慢性感染。此外,布鲁菌可产生尿素酶,可在通过污染食物进入消化道时保护其不受消化系统破坏。尿素酶可分解尿素,产生氨,并中和胃内的pH。目前对布鲁菌引起疾病的致病机制仍有许多疑问。

疾病谱

布鲁菌病的临床表现差异很大,从无症状感染到严重的衰竭性疾病不等。在大多数情况下,布鲁菌病是一种全身性感染,可累及任何器官。症状是非特异性的,包括发热、寒战、体重减轻、盗汗、头痛、肌肉酸痛、疲劳和抑郁。淋巴结肿大和脾大是常见的查体特征。潜伏期2～4周。起病往往隐匿。可出现多种并发症,如关节炎、脊柱炎(椎体的炎症)、生殖器、肺部和肾脏并发症以及心内膜炎。神经型布鲁菌病发生在3%～5%的病例中,轻微症状包括发热和头痛,也可导致脑膜炎、昏迷和瘫痪。复发被认为是布鲁菌病的重要特征,与治疗延迟、无效的抗菌药物治疗和最初发病时的血培养阳性有关。

实验室诊断

样本采集、转运及处理

用于诊断和鉴定布鲁菌属相关感染的样本可用于培养、血清学或核酸检测。确诊布鲁菌病的金标准是在血液、骨髓、脑脊液（cerebrospinal fluid, CSF）、胸腔、腹腔和滑膜积液、尿液、脾脏或肝脏脓肿或其他组织中分离到病原体。骨髓或血液被认为是培养的最佳样本。如果无法及时处理，可将样本保存在冰箱中。一些研究实验室对血液（血清或全血）、CSF和骨髓样本提供核酸检测。

若临床怀疑是布鲁菌病，必须告知临床微生物实验室，目的是：

- 确保样本以适当的方式培养，以达到临床样本的最佳检出率。
- 防止处理样本的实验室人员的意外暴露，因为布鲁菌属被列为B类管制性病原（样本标签应注明布鲁菌属是可能病原体）。所有样本应在BSL-3或BSL-2实验室内进行处理，并采取BSL-3防护措施。

用于培养的血液可按常规采集（第67章）到大多数市售的血液培养瓶和裂解-离心系统（Isolator, Alere, Waltham, MA）中。对于其他临床样本，在采集、运输或处理方面没有特殊要求。

当检测结果高度怀疑或确认为布鲁菌后的2 h内，负责实验室响应网络（Laboratory Response Network, LRN）的实验室主任或指定人员必须通知：

- 州公共卫生实验室主任。
- 州流行病学机构。
- 州公共卫生部门的卫生官员。
- 美国CDC紧急行动中心（Emergency Operations Centers, EOC）
- 美国联邦调查局（FBI）大规模毁灭性武器（Weapons of Mass Destruction, WMD）行动中心。

对于紧急情况和非紧急情况，LRN实验室将在获得每个结果的12 h内提交所有样品的数据，包括与事件有关的阳性和阴性结果。LRN是一个由地方、州、联邦、军队和国际公共卫生、食品检测、兽医诊断和环境检测实验室组成的全国性网络，具有实验室基础设施及应对生物和化学公共卫生紧急情况的能力。关于LRN的更多信息，请见第79章。

直接检测方法

临床样本的直接染色对布鲁菌病的诊断作用有限。

核酸检测

传统和实时聚合酶链反应（polymerase chain reaction, PCR）检测是直接检测临床样本中布鲁菌的可靠而特异的方法。不同方法的灵敏度不同，从50%～100%不等。这种差异与核酸提取程序、样本类型和检测形式的不同有关。目前已有多个基因可用于布鲁菌的核酸检测，包括一种细胞表面蛋白（BCS P31）、一种周质蛋白（BP26）、16S核糖体核糖核酸（rRNA），以及转座因子插入序列711（IS7 11）。尽管核酸检测可用于布鲁菌的快速鉴定，但仍需要建立标准化的规程才能在实验室中普遍应用。

血清学诊断

由于分离布鲁菌很困难，因此血清学试验应用广泛［如血清凝集试验（serum agglutination test, SAT）或微孔板凝集试验（microplate agglutination, MAT）］。这种技术可检测流产布鲁菌、羊种布鲁菌和猪种布鲁菌的抗体；但SAT不能检测到犬种布鲁菌的抗体。在SAT之后进行间接Coombs试验。该试验可在复杂性和慢性布鲁菌病病例中检测非凝集性或不完全抗体。

与布鲁菌感染有关的血清学反应遵循经典的抗体反应：最初出现IgM抗体，随后是IgG抗体。如果SAT的滴度为1∶160或更高，且这一结果符合临床表现和流行病学史特点，则可以用于诊断。SAT可以与多种细菌（如土拉热弗朗西斯菌和霍乱弧菌）的M类免疫球蛋白发生交叉反应。酶联免疫吸附试验（enzyme-linked immunosorbent assays, ELISAs）也可用于诊断，主要检测病原菌纯化的LPS或蛋白质提取物。然而该方法目前没有参考抗原，因此，在评估检测结果时，确定商业化试验中使用的抗原很重要。对于神经型布鲁菌病的诊断，ELISA相较传统的凝集法具有明显的优势。

其他的血清学检测方法也已商业化，包括用于筛查暴发疫情的侧流免疫层析试纸条（lateral flow dipstick, LFD）和免疫捕获凝集法。免疫捕获法的灵敏度和特异性与Coombs试验相似，而且操作较简便。LFD具有高灵敏度（＞90%）。包含多种抗原的试剂盒目前还在评估其在检测疾病不同阶段患者体内不同抗体的效能。血清学检测结果应谨慎解释，因为各种方法在抗原制备、方法学和检测方面缺乏标准化。

培养

布鲁菌属的培养和鉴定仍然是实验室诊断布鲁菌病的主要方法。尽管大多数布鲁菌属分离株可在血平板和巧克力平板上生长（一些菌株也能在麦康凯平板上生长），但通常需要营养更加丰富的培养基和特殊的培养条件，以确保从临床样本中检出此类苛养菌。血液以外的样本类型建议使用布鲁菌琼脂或浸出液培养基。加入5%加热的马或兔血清可促进其生长。Thayer-Martin或Martin-Lewis培养基可用于从混合培养物或被污染的样本中分离布鲁菌。培养物应在5%～10%的二氧化碳的湿润空气中培养；接种的平板若3周后仍为阴性则可丢弃。

商品化血培养系统［如BacT/Alert (bioMérieux, Durham NC), BACTEC (Becton Dickinson, Franklin Lakes, NJ)，以及裂解-离心系统］都能成功检测出血液中的布鲁菌。其他血液培养瓶，如含脑-心浸出液和胰酶大豆肉汤的培养瓶，若持续通风并置于二氧化碳培养箱中，也可支持布鲁菌的生长。使用商品化血培养系统时，大多数分离株可在5～7 d内被检测到。培养瓶不需要培养超过10～14 d。培养瓶不一定会变得浑浊。所有的传代培养板应至少持续培养10 d。

布鲁菌菌落为小的、凸起的、光滑的、半透明的、γ溶血菌落，培养48 h后呈淡黄色或乳白色（图35.1）。粗糙型菌落可见于犬种布鲁菌。菌落可随培养时间的延长而变成褐色。

鉴定方法

布鲁菌是最常见的引起实验室获得性感染的病原菌。因

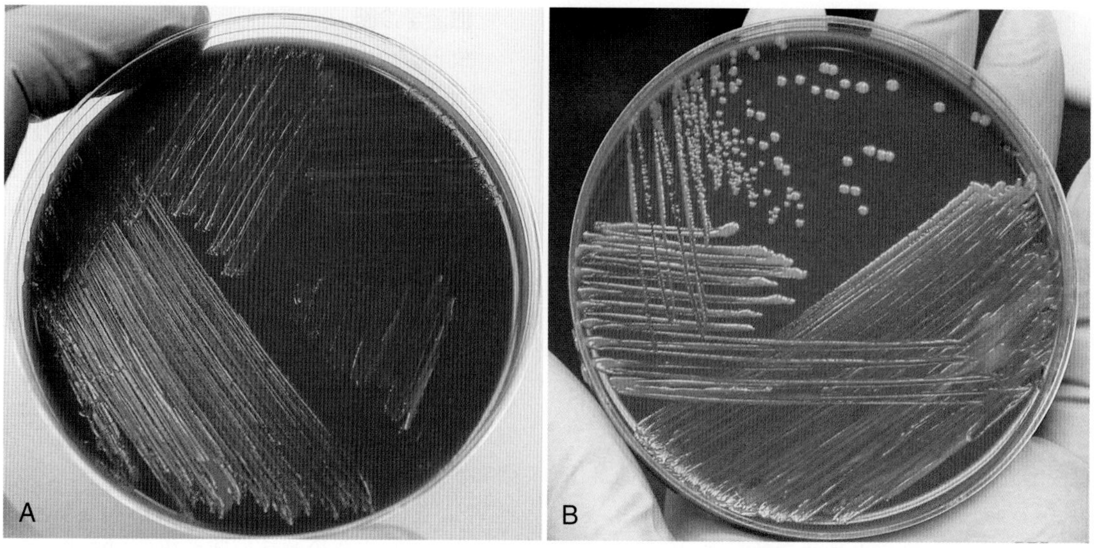

图35.1 布鲁菌属在巧克力平板上生长2 d后(A)以及4 d后(B)的菌落形态。

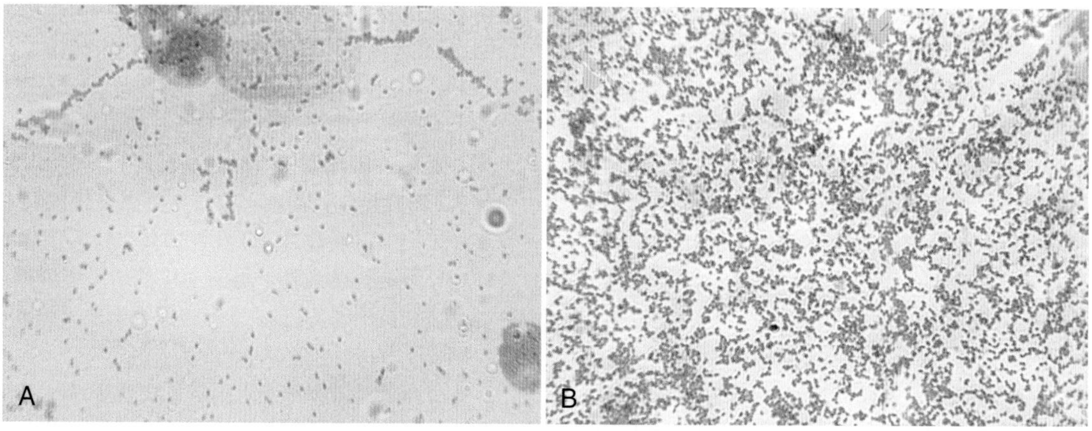

图35.2 马耳他布鲁菌的传统革兰染色(A),革兰染色后增加2 min番红复染(B)更便于菌体的观察。

此,对疑似布鲁菌的所有处理和操作都应在BSL-2或更高等级的生物安全柜中采用BSL-3的防护措施进行。布鲁菌革兰染色可见细沙状聚集的微小球杆菌(图35.2)。布鲁菌属过氧化氢酶和尿素酶阳性,大多数菌株氧化酶阳性。犬种布鲁菌氧化酶检测结果可变。其他可能与布鲁菌混淆的尿素阳性、氧化酶和过氧化氢酶阳性的非发酵革兰阴性球杆菌有鲍特菌属、嗜血杆菌属、嗜冷杆菌属、副球菌属、甲基杆菌属、贪铜菌属和寡源杆菌属(表35.2)。

布鲁菌属中的不同种可通过微生物水解尿素的速度、产生硫化氢(H_2S)的相对能力、对CO_2的需求以及对苯胺染料硫堇和碱性品红的敏感性来相互鉴别(表35.3)。为检测不同布鲁菌对CO_2的需求,应在相同的布鲁菌平板或脑-心浸出液平板上接种等量的待测菌肉汤悬浮液(如用经校准的接种环)。一个平板应在CO_2环境中培养,另一个平板在空气中培养。大多数流产布鲁菌株在空气中不生长,但在CO_2环境中生长。根据菌落形态和过氧化氢酶、氧化酶、尿素酶以及与流产布鲁菌或羊种布鲁菌特异性抗血清凝集反应的阳性,可以推断鉴定结果。布鲁菌属分离株应送至国家或其他参考实验室进行确认或鉴定,因为大多数临床实验室缺乏进一步分析所需的培养基和防护设施。

多种分子生物学技术可用于布鲁菌的鉴定,包括脉冲场电泳、随机扩增多态性DNA、扩增片段长度多态性、各种PCR技术和多位点DNA序列分型。

基质辅助激光解吸电离飞行时间质谱(matrix-assisted laser desorption ionization time-of-flight mass spectrometry, MALDI-TOF MS)是临床微生物实验室中一个重要的、越来越普遍的工具,因为它可以快速、准确地鉴定细菌。MALDI Biotyper系统是一种操作简便的分子方法,可用于诊断布鲁菌病。这种方法需要严格的培养条件和样品制备以确保鉴定的准确性。通过多位点可变数目串联重复序列分型(multilocus variable-number tandem repeat analysis, MLVA)数据,建立布鲁菌参考数据库,并利用MALDI-TOF MS可实现布鲁菌的准确鉴定。MLVA是一种利用多个重复核酸序列的技术,这些序列在微生物基因组中具有多态性。将布鲁菌的质谱图与MALDI-TOF MS参考数据库图谱进行比较,可作为布鲁菌的快速鉴定方法。使用这种方法鉴定152株布鲁菌,其中99.3%可鉴定至种水平,并且正确鉴定了猪种布鲁菌生物型1和生物型2。这表明,对于布鲁菌来说,即使是生物型之

表35.2 **Characteristics of Organisms That Resemble *Brucella* spp.**

	Brucella spp.	*Bordetella* spp.	*Cupriavidus pauculus*	*Haemophilus* spp.[a]	*Methylobacterium* spp.[b]	*Oligella ureolyticus*[c]	*Paracoccus yeei*[d]	*Psychrobacter immobilis*	*Psychrobacter phenylpyruvicus*
Gram stain	Faintly staining, tiny coccobacilli	Bacilli	Bacilli	Tiny coccobacilli	Vacuolated bacilli	Tiny coccobacilli	cocci	Coccobacilli to short rods	Coccobacilli and bacilli; decolorize poorly
Motility	−	+	+	−	−	+	−	−	−
Urea	+	+	+	V	V	+	+	V	+

Demonstrates no growth on blood agar; will satellite *Staphylococcus aureus*.
Produces a pink pigment and appears mucoid on blood agar.
Primarily a urinary tract pathogen.
Mucoid on blood agar.
+, positive; −, negative; *V*, variable.
Modified from Leber, AL. *Aerobic Bacteriology, Clinical Microbiology Procedures Handbook*. 4th ed. Washington, DC: ASM Press; 2016.

表35.3 **人类致病性布鲁菌的特点**

种类	生长需要CO_2	尿素酶阳性的时间	产H_2S	染料抑制	
				硫堇[a]	品红[a]
流产布鲁菌	±	2 h（罕见24 h）	+（大多数菌株）	+	−
马耳他布鲁菌	−	2 h（罕见24 h）	−	−	−
猪种布鲁菌	−	15 min	±	−	+（大多数）
犬种布鲁菌	−	15 min	−	−	+

[a]染料片（来源：Key Scientific Products, Round Rock, TX.）。
+：>90%的菌株阳性；−：>90%的菌株阴性；±：结果可变。

间的微小基因组差异也会表现为特定的蛋白组差异，并通过MALDI-TOF MS获得准确的鉴定结果。

抗菌药物敏感性试验和治疗

由于布鲁菌对营养要求高且在胞内繁殖，体外药敏试验并不可靠。此外，这类微生物很少对抗菌药物产生耐药性，且实验室安全是值得考虑的问题。为了预防感染复发，布鲁菌病患者需要接受长程（6周）的能够穿透巨噬细胞并在细胞内酸性环境中发挥作用的抗菌药物治疗。明确的治疗方法和疗程仍不清楚。与使用单一的抗菌药物相比，使用两种或更多的抗菌药物进行联合治疗可减少复发。多西环素、利福平、链霉素、氨基糖苷类药物或头孢曲松是用于治疗布鲁菌病的部分抗菌药物。在某些情况下，可能还需要进行手术引流以治疗局部感染病灶，防止发展为播散性感染。

预防

已经为牲畜开发了成功预防布鲁菌感染的疫苗。然而，人类疫苗的开发遇到了严重的医疗禁忌证和低效的问题。人类布鲁菌病的预防有赖于消除牲畜的疾病，以及加热乳制品和相关食品以减少疾病传播。

案例学习35.1

一位来自中东的67岁女性，做了右膝全关节置换术，3年后又做了同样的手术。她因左膝疼痛而求医。膝关节穿刺积液检查提示，白细胞计数为3.6×10^9/L，但革兰染色未见病原菌。关节腔积液接种血培养瓶后3 d报阳，培养结果为凝固酶阴性葡萄球菌。关节腔积液直接接种血平板和巧克力琼脂平板，培养5 d后出现了一些微小的、不易着色的革兰阴性杆菌，但在血培养中未见。该菌的氧化酶和过氧化氢酶均为阳性。继续培养2周后依旧只有革兰阴性杆菌生长。手术清创和适当的抗菌治疗可以控制感染。

问题：

1. 当从无菌部位分离出苛养的革兰阴性球杆菌时，实验室应该采取的第一个步骤是什么？
2. 哪种快速检测方法可以用于这种苛养球杆菌的鉴定？描述与此方法的局限性。
3. 这个患者是如何感染这种微生物的？
4. 如何确诊？

复习题

1. 以下哪项是布鲁菌属的特点(　　)

a. 运动的　b. 革兰阳性杆菌　c. 厌氧的　d. 兼性胞内的

2. 人类可通过以下方式感染布鲁菌,除了(　　)

a. 直接接触受感染的动物　b. 摄入未经巴氏消毒的牛奶　c. 人际接触　d. 吸入带菌的气溶胶颗粒。

3. 哪种布鲁菌的生长需要CO_2,在2 h内尿素酶试验阳性,并被硫堇染料所抑制(　　)

a. 流产布鲁菌　b. 马耳他布鲁菌　c. 猪种布鲁菌　d. 犬种布鲁菌

4. SAT中的哪种水平的滴度被认为是有临床诊断意义的(　　)

a. 1∶1　b. 1∶4　c. 1∶80　d. 1∶160

5. 当怀疑有布鲁菌病时,为什么要通知微生物实验室(　　)

a. 它有人类致病性　b. 它是一种可通过疫苗预防的疾病　c. 布鲁菌是B类管制病原　d. 它是一种人畜共患病

6. 以下哪种布鲁菌不是一种生物恐怖病原体(　　)

a. 流产布鲁菌　b. 马耳他布鲁菌　c. 猪种布鲁菌　d. 犬种布鲁菌

7. 布鲁菌感染的痊愈取决于什么(　　)

a. 宿主的营养和免疫状态　b. 感染菌量的大小　c. 感染的途径　d. 以上都是

8. 当检测血液以外的样本时,推荐使用哪种平板(　　)

a. 血平板　b. 巧克力平板　c. 布鲁菌平板　d. 麦康凯平板

9. 可能出现布鲁菌病暴发时,应使用哪种试验来筛查患者(　　)

a. ELISA　b. LFD　c. 免疫捕获凝集法　d. Coombs试验

10. 是非题

______ 布鲁菌能够在土壤中生存超过2个月。

______ 布鲁菌偏好在胎盘组织等组织中生存。

______ 犬种布鲁菌和猪种布鲁菌是对人类毒力最强的菌种。

______ 分离到布鲁菌是布鲁菌病的确诊方法。

______ 大多数布鲁菌菌株在空气中和烛罐中的生长情况相同。

11. 配对题:将每个术语与正确的描述配对

______ 兼性胞内寄生　______ B类管制病原

______ 布鲁菌病　______ 布鲁菌平板

______ 颗粒凝集　______ 未经巴氏消毒的动物奶

______ 细胞凋亡

a. 布鲁菌属感染　b. 含有额外马/兔血清　c. 疑似布鲁菌感染的快速检测　d. 主要通过气溶胶传播　e. 最常见的布鲁菌传播途径　f. 可以同时在胞内和胞外环境生存　g. 程序化的细胞死亡

参考答案

案例学习35.1

1. 布鲁菌和弗朗西斯菌具有空气传播性,可导致实验室获得性感染。所以当需考虑该菌可能时,应注意在生物安全柜中处理培养物。

2. 快速尿素酶试验的阳性结果可提示布鲁菌属,它是少数几种氧化酶和过氧化氢酶均阳性且在通常情况下在无菌部位样本分离到的球杆菌之一。尽管另外一些球杆菌是尿素酶阳性的,包括鲍特菌属和解脲寡源杆菌,但它们可运动,可在麦康凯琼脂上生长,且不常见于关节样本中。

3. 在中东国家,奶酪和奶制品并不总是经过巴氏消毒法处理。布鲁菌感染病程呈慢性,细菌可能在该患者身上已经存在一段时间。关节感染出现在40%未经治疗的病例中。膝关节内的植入物增加了这个部位感染的可能性。

4. 可通过布鲁菌凝集素的血清学检测来确诊。1∶160的滴度被认为是阳性,但阴性结果并不能排除该病。微生物鉴定也可以用血清学试剂来确认。如果没有正确的诊断和治疗,细菌很难清除。MALDI-TOF MS可用于已建立数据库的专业实验室的微生物鉴定。市售的MALDI-TOF MS仪器缺乏可识别布鲁菌属的数据库。实验室药敏试验不可靠,可能导致错误的结果,由此导致不恰当的治疗。通常情况下,当地卫生部门会确认鉴定结果。事实上,布鲁菌病应该上报,并被列入潜在的生物恐怖病原体名单。

复习题

1. d; 2. c; 3. a; 4. d; 5. c; 6. d; 7. d; 8. c; 9. b; 10. √, √, ×, √, ×; 11. f, d, a, b, c, e, g

第36章 · 百日咳鲍特菌、副百日咳鲍特菌和相关种

Bordetella pertussis, Bordetella parapertussis, and Related Species

姚雨濛 · 译　沈佳瑾 · 审校

本章目标

1. 描述鲍特菌属的一般特征。
2. 阐述百日咳鲍特菌和副百日咳鲍特菌的正常生境和传播途径。
3. 描述百日咳的三个阶段，包括持续时间和症状。
4. 描述用于检测鲍特菌的样本的正确采集和运输。
5. 解释百日咳鲍特菌核酸检测方法的局限性，包括检测特异性和敏感性。
6. 描述培养百日咳鲍特菌的理想条件，包括检出率最佳的首选样本。
7. 概述用于鉴定和区分百日咳鲍特和副百日咳鲍特菌的主要试验。
8. 将患者的体征、症状和实验室结果关联起来，以确定与感染相关的病原体。

本章相关的属和种

Bordetella ansorpii（假定物种）	百日咳鲍特菌
鸟鲍特菌	副百日咳鲍特菌（第20章）
Bordetella bronchialis	彼得里鲍特菌
支气管败血鲍特菌（第24章）	*Bordetella pseudohinzii*（一种提议物种）
Bordetella flabilis	*Bordetella sputigena*
欣氏鲍特菌	创口鲍特菌（第20章）
霍氏鲍特菌	
Bordetella muralis	

鲍特菌属包括四种主要的人类病原菌：支气管败血鲍特菌、霍氏鲍特菌、百日咳鲍特菌和副百日咳鲍特菌。已从人类囊性纤维化（cystic fibrosis, CF）患者的呼吸道样本中发现三个新菌种：*B. bronchialis*、*B. flabilis*和*B. sputigena*。支气管败血鲍特菌因其在麦康凯琼脂培养基上生长，已在第24章中详细介绍。尽管副百日咳鲍特菌和霍氏鲍特菌也能在麦康凯琼脂培养基上生长，但由于它们与人类上呼吸道感染有关，且与百日咳鲍特菌具有几乎相同的症状、流行病学和治疗方式，因此在本章中一同讨论。其他种类的鲍特菌在免疫力低下的患者中可能会引起罕见的无症状感染，包括欣氏鲍特菌、霍氏鲍特菌、彼得里鲍特菌、创口鲍特菌和*B. ansorpii*（此菌种仍属假定物种，并未有效的命名）（请参见前表中的交叉参照章节，了解本章中未讨论的相关微生物信息）。

一般特征

第24章对除百日咳鲍特菌和副百日咳鲍特菌之外的其他鲍特菌的一般特征进行了总结。与支气管败血鲍特菌相反，百日咳鲍特菌和副百日咳鲍特菌无动力，且只感染人类。在进化过程中，这些专属人类的病原菌具有密切的亲缘关系。根据其化学分类差异、致病机制和宿主范围，它们仍然是独立的菌种。

流行病学和致病机制

在引入疫苗之前（以及在目前未受免疫的人群中），百日咳作为一种流行性疾病周期性出现，每2～5年循环1次。通过吸入呼吸道飞沫进行人际传播。人类是唯一已知宿主。

百日咳是一种急性上呼吸道疾病，具有高度传染性，主要由百日咳鲍特菌引起，由副百日咳鲍特菌引起的情况比较少见。通常副百日咳鲍特菌在确诊病例中的症状持续时间和临床症状较轻。霍氏鲍特菌会引起类似百日咳的疾病，但对其生物学、毒力机制和致病意义知之甚少。从呼吸道疾病患者的呼吸道分泌物中很少分离出其他种类的鲍特菌，如支气管败血鲍特菌、彼得里鲍特菌、鸟鲍特菌、*B. ansorpii*和欣氏鲍特菌。百日咳为全球性疾病，每年报告的病例人数达到数百万。尽管自疫苗接种普及以来，百日咳的发病率明显下降，但仍会周期性暴发。因为对自然感染和疫苗引发的免疫保护自然下降，百日咳感染在成人和青少年中较常见；这些感染可能会成为未接种疫苗或部分免疫的婴幼儿和儿童流行周期的源头。囊性纤维化患者经常出现呼吸道多种微生物混合感染，可能成为周期性暴发来源。囊性纤维化患者的微生物组显示出高度的多样性；然而，从囊性纤维化患者样本中常规分离出来的只有包括鲍特菌属的6个属。

致病机制

百日咳鲍特菌是百日咳的主要病原菌，通过多种机制来攻破健康人的免疫防御。这些机制很复杂，涉及多种毒力因子的相互作用（表36.1）。一些因子诱导感染的发生；另外一些因子对宿主有毒性；还有一些因子可抵抗宿主黏膜防御系统的特定部分。例如，当百日咳鲍特菌到达宿主呼吸道时，表面黏附素附着在呼吸道纤毛上皮细胞上，并通过产生气管细胞毒素麻痹摆动的纤毛。该细菌产生一种重要毒力因子，即百日咳毒素（pertussis toxin, PT）。百日咳毒素进入血流，随后与宿主细胞上的特定受体结合。结合后，百日咳毒素会破坏一些宿主细胞功能，如启动宿主细胞翻译；宿主细胞无法接收来自环境的信号，导致出现广泛的毒性。百日咳鲍特菌可阻断宿主的溶菌酶通过其外膜进入细菌细胞壁。百日咳鲍特菌和副百日咳鲍特菌共用两个几乎相同的毒力控制系统，分别由对环境条件变化产生反应的*bags*（鲍特菌毒力基因）和*plrSR*（下呼吸道持续存在）基因位点编码。由于这个非常复杂的系统，鲍特菌能够表现出多种表型，并广泛地传播、定植和生存。

表36.1 百日咳鲍特菌的主要毒力决定因素

功能	因子/结构
黏附力(自动转运器)	菌毛(fimbriae, FIM)2型和菌毛3型:是呼吸道黏膜定植菌的血清特异性凝集素
	丝状血凝素(FHA):介导菌体在有纤毛的上呼吸道的黏附
	百日咳鲍特菌黏附素(PRN):介导真核细胞结合,具有高度免疫原性
	气管定植因子
	Brk A[a]
毒性	百日咳毒素(由*ptx*基因编码,一种与霍乱毒素相关的A/B毒素):诱导淋巴细胞增多,抑制中性粒细胞和巨噬细胞的趋化作用和氧化反应
	腺苷酸环化酶溶血素:溶解红细胞并激活环磷酸腺苷,从而使几种宿主免疫细胞失活
	皮肤坏死毒素(确切作用未知)
	气管细胞毒素(纤毛功能障碍和损伤)
	内毒素(脂多糖)
	Ⅲ型分泌[b]
	鲍特菌分泌蛋白调节剂(Bordetella-secreted protein regulator, BSPR)[c]
抵抗宿主防御	外膜:抑制宿主溶菌酶
	铁载体生成:抑制宿主乳铁蛋白和转铁蛋白对铁的转运

[a] 可产生血清抗性,在致病机制中发挥作用。
[b] 这种类型的分泌系统使鲍特菌能够将蛋白质直接运输到宿主细胞中,是持续气管定植所必需的。
[c] 在缺铁条件下,该转录调节因子参与调解Ⅲ型分泌系统。

疾病谱

有几种因素会影响百日咳的临床表现(框36.1部分)。典型的百日咳通常是一种儿童疾病,可分为三个症状期:卡他期、痉咳期和**恢复期**。在卡他期,症状与轻度感冒相同,伴有流鼻涕和轻度咳嗽;此期可能会持续数周。严重和剧烈咳嗽的发作次数增多标志着**痉咳期**开始。24 h内可出现多达15～25次阵发性咳嗽;这些咳嗽伴有呕吐和"呜呜声",是空气通过肿胀的声门迅速吸入肺部所致。患者淋巴细胞增多,但通常没有发热,也没有全身性疾病的症状和体征。此期可能会持续1～6周。

框36.1 已知影响百日咳鲍特菌感染临床表现的因素

- 患者年龄
- 既往的免疫接种或感染
- 存在被动获得的抗体
- 抗菌药物治疗

除了典型的百日咳外,百日咳鲍特菌还可能导致轻症疾病和无症状感染,主要发生在家庭接触者和一些未接种疫苗以及此前接种疫苗的儿童中。自20世纪90年代起,观察到在高度接种疫苗的人群中百日咳病例的年龄分布转变为青少年和成人。现在认为成人和青少年是向脆弱的婴幼儿传播感染的源头。在这些受免疫的个体中,慢性咳嗽可能是百日咳的唯一表现,咽喉干哑、其他咽部症状和出汗常见于百日咳成人患者。许多研究表明,咳嗽持续时间为6 d或更长的青少年和成人中有13%～32%百日咳鲍特菌感染的血清学或培养证据。许多可能产生百日咳样症状的病原体包括腺病毒、呼吸道合胞病毒、人类副流感病毒、流感病毒和肺炎支原体。其他鲍特菌与免疫功能低下患者的感染有关。支气管败血鲍特菌、霍氏鲍特菌和欣氏鲍特菌会造成类似百日咳的呼吸道疾病。已从从事家禽工作的人群中分离出创口鲍特菌,而*Bordetella ansorpii*与败血症有关。

实验室诊断

样本采集、运输和处理

确诊百日咳很具有挑战性。培养是百日咳的传统诊断标准,特异性接近100%,但敏感性在疾病各个阶段均不同,在疾病早期最为敏感。痉咳期开始2周后通过培养可能无法检出细菌。因为百日咳鲍特菌定植于上呼吸道的纤毛上皮细胞,鼻咽抽吸物(真空辅助)、鼻咽洗液(注射器法)或鼻咽拭子(海藻酸钙或涤纶头、金属丝柄)均可作为样本。不建议使用海藻酸钙铝棒拭子采样进行聚合酶链反应(polymerase chain reaction, PCR),因为其在PCR检测中可能会抑制聚合酶。可以使用植绒拭子进行百日咳鲍特菌的PCR检测或培养,但该采样方式尚未进行验证。此外,棉拭子可能对样本生长有抑制作用,不建议使用。如果可能的话,应收集两个鼻咽拭子,每个鼻孔一个。从咽喉、痰液或前鼻获取的样本不符合要求,因为这些部位没有内衬纤毛上皮。采集时,将拭子弯曲以使其与鼻道一致,并抵到鼻咽后部。如果没有咳嗽,则将另一个拭子插入另一个鼻孔以引发咳嗽。在整个咳嗽过程中,拭子要留在原处,取出后立即接种到床边的选择性培养基上（表36.2），或置于合适的运送培养基中。样本应在使用抗菌药物之前采集。

表36.2 常用于分离百日咳鲍特菌和副百日咳鲍特菌的选择性培养基

琼脂培养基	描述
鲍-金（Bordet-Gengou）培养基	马铃薯浸出液琼脂，含甘油和羊血，含甲氧西林或头孢氨苄[a]（保质期短）
Regan-Lowe培养基[b]	含10%马血和头孢氨苄的木炭琼脂（4～8周保质期）
Stainer-Scholte培养基	缺少血液制品的合成琼脂

[a] 头孢氨苄在抑制正常呼吸道菌群方面优于甲氧西林和青霉素。
[b] Regan Lowe琼脂对从鼻咽拭子中分离百日咳鲍特菌最有效。

运输时间很关键，不应超过48 h。百日咳鲍特菌和副百日咳鲍特菌对培养基中的代谢物和其他有毒物质非常敏感，需要特殊的液体运送培养基。半固体的Regan-Lowe琼脂作为鲍特菌的运送和富集培养基，可以提高阳性率。水解酪蛋白培养基和酪蛋白氨基酸肉汤（已上市）是有效的运送培养基，特别是用于制备直接荧光抗体染色的载玻片。用于PCR检测的干拭子可在环境空气中运输。

直接检测方法

由于培养和血清学诊断方法的局限性，人们大力研发核酸扩增方法。基于核酸的诊断检测通过各种PCR方法（包括实时PCR）直接检测百日咳鲍特菌和副百日咳鲍特菌基因已在临床实验室中取代了DFA。这些检测方法的诊断灵敏度至少与培养法相当（在大多数情况下要更出色）。检测的敏感性似乎会随着咳嗽持续时间的延长而降低，但可能在4～6周内的诊断中有用。注意：含有霍氏鲍特菌和支气管败血鲍特菌（第24章）的样本可能在常规和实时PCR检测中出现假阳性结果，因为这两种菌同样含有PCR检测的目标序列。大多数实验室检测百日咳鲍特菌的转座因子插入序列IS481，检测副百日咳鲍特菌的IS1001。已发现携带IS481的霍氏鲍特菌、副百日咳鲍特菌和支气管败血鲍特菌的菌株，因此检测结果需要综合患者的临床表现加以判断。同时检测与IS481密切相关的转座因子插入序列IS1002和*recA*可显著提高核酸扩增和菌种鉴定的特异性（表36.3）。其他PCR检测方法可用于检测PT启动子、PT、*recA*、丝状血凝素和孔蛋白基因。然而，由于这些是单拷贝基因，而非多拷贝插入序列，因此会降低检测

表36.3 用于区分鲍特菌属的序列

细菌	IS481	IS1001	IS1002	*RecA*
百日咳鲍特菌	+			
副百日咳鲍特菌		+	+	
支气管败血鲍特菌	+	+	+	
霍氏鲍特菌	+			+

来源：Martini H, Detemmerman, Soetens O, et al. Improving specificity of *Bordetella pertussis* detection using a four target real-time PCR. *PLoS One*. 2017; 12: e0175587.

灵敏度。鼻咽拭子（人造丝或涤纶头、塑料柄）和抽吸物是百日咳PCR主要使用的两种样本；如前所述，海藻酸钙拭子不适用，因为其会抑制PCR反应。

培养

培养通常具有100%的特异性，但在大多数实验室的常规检测中已被PCR方法取代。培养鲍特菌需置于35℃、无二氧化碳升高的湿润环境中孵育12 d。大多数鲍特菌在3～7 d内生长；副百日咳鲍特菌可在2～3 d内生长。菌落形态无特征性，无法用于区分各种类型的鲍特菌。

Regan-Lowe琼脂、鲍-金琼脂和Stainer-Scholte合成培养基适用于鲍特菌的培养。Regan-Lowe琼脂培养基含有牛肉提取物、淀粉、酪蛋白水解液和活性炭，并辅以马血。Bordet-Gengou琼脂是一种含甘油和羊血或马血的马铃薯浸出液培养基。大多数培养基都含有头孢氨苄作为添加剂，用于抑制杂菌。百日咳鲍特菌和副百日咳鲍特菌的新鲜菌落小而有光泽，像水银滴；菌落随时间增加变为白灰色（图36.1）。

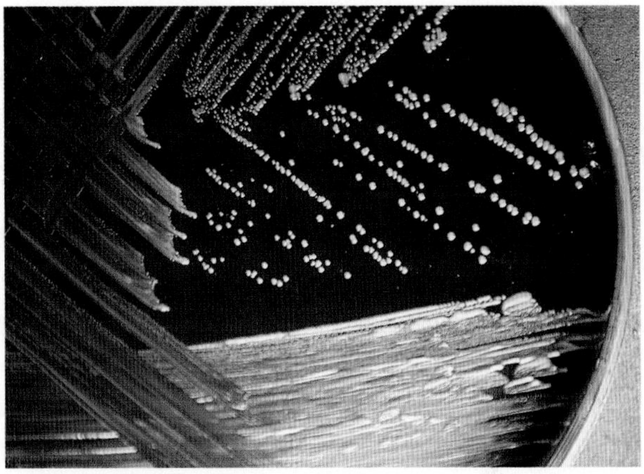

图36.1 百日咳鲍特菌在Regan-Lowe琼脂上的生长。

培养的灵敏度取决于采集样本时的疾病阶段、样本采集的方法、样本量、运输以及培养条件，最佳状态下可接近100%。

鉴定方法

鲍特菌革兰染色呈细小、淡染、单个或成对排列的球杆菌（图36.2）。使用番红O或0.2%的碱性品红水溶液复染2 min可加深菌体的着色，更利于观察。表36.4列出了鲍特杆菌属

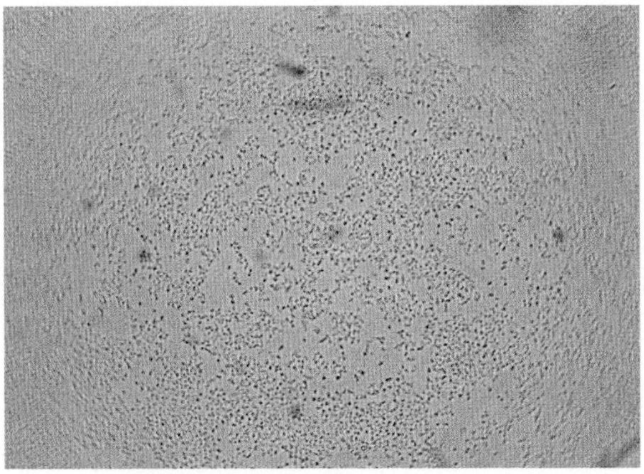

图36.2 百日咳鲍特菌的革兰染色镜下形态。

表36.4 鲍特菌属主要菌种的特征与鉴别要点

特征	欣氏鲍特菌	霍氏鲍特菌	百日咳鲍特菌	副百日咳鲍特菌	支气管败血鲍特菌
氧化酶	+	(+)	+	−	+
动力	+	−	−	−	+
硝酸盐	−	−	−	−	+
脲酶	−	−	−	+(24 h)	+(4 h)
生长					
Regan-Lowe琼脂培养基	ND	2～3 d	3～4 d	2～3 d	1～2 d
血琼脂培养基	−	+	−	+	+
麦康凯琼脂培养基	+	(+)	−	−	+

ND：未确定；(+)：＜10%菌株阳性。

的特征。特异性血清凝集反应可用于鲍特菌的菌种鉴别。16S rRNA基因测序或核糖分型和基质辅助激光解吸电离飞行时间质谱（matrix-assisted laser desorption ionization time-of-flight mass spectrometry, MALDI-TOF MS）是鉴别这些细菌的常用方法。

血清学诊断

有多种血清学检测方法可用于诊断百日咳，包括凝集法和酶免疫测定法。目前推荐使用酶联免疫吸附测定法（enzyme-linked immunosorbent assay, ELISA）或磁珠法进行血清学诊断。

目前最可靠的血清学诊断检测方法是抗PT（百日咳毒素抗体）ELISA，其已成功应用于大龄儿童、青少年和成人的急性期和相应恢复期的血清检测。据报道，滴度＞100～125 IU/mL是患者体内含有产PT菌株的一个可靠指标。血清学检测无法区分百日咳鲍特菌感染和疫苗引发的免疫，也不能检测副百日咳鲍特菌感染。

抗菌药物敏感性试验和治疗

实验室目前不进行百日咳鲍特菌和副百日咳鲍特菌的常规药敏试验，因为绝大多数菌株对青霉素或大环内酯类药物（克拉霉素、阿奇霉素）、酮内酯类、喹诺酮类和其他抗菌药物（如四环素、氯霉素和甲氧苄氨嘧啶-磺胺甲基异噁唑）仍然敏感。已经发现了3株耐红霉素的百日咳鲍特菌；因此，建议继续对百日咳鲍特菌进行监测。百日咳鲍特菌和副百日咳鲍特菌都对大多数口服头孢菌素耐药，支气管败血鲍特菌对许多青霉素、头孢菌素和甲氧苄氨嘧啶-磺胺甲基异噁唑耐药。由于缺乏标准化，不建议对百日咳鲍特菌和副百日咳鲍特菌进行常规抗菌药物敏感性试验；但是，其他种类的鲍特菌应根据实验室对其他苛养革兰阴性杆菌的药敏程序检测并予以报告。

预防

由多株百日咳鲍特菌制成的全细胞百日咳疫苗在许多国家都有生产，能有效控制流行性百日咳。根据美国疾病控制预防中心（Centers for Disease Control and Prevention, CDC）的建议，美国使用三种不同的白喉、破伤风和百日咳疫苗配方。儿童在6岁前应接种5剂DTaP疫苗。11～12岁的青少年以及从未接种过该疫苗的成人，应接种一剂Tdap疫苗。孕妇应在怀孕27～36周期间接种Tdap疫苗。任何7～10岁对百日咳没有完全免疫的儿童也应接种该疫苗。疫苗中的大写字母表示疫苗成分（D）白喉、（T）破伤风和（P）百日咳的全剂量。小写字母表示在青少年和成人配方中使用的减少剂量。小写字母a表示百日咳成分是无细胞的，或者只是细菌的一部分。Td疫苗可以作为成人的加强剂每10年接种1次。及时识别临床病例并对接触者和患者进行治疗对于预防百日咳鲍特菌和副百日咳鲍特菌的传播也非常重要。咳嗽发作后的3周内，可以从未经治疗的患者分离到活菌。为防止医院感染暴发，对疑似或确诊的百日咳患者应采取飞沫预防措施。

案例学习36.1

一名36岁的女外科医生在顺利分娩了一名健康的第二胎后出院。到家3 d后，她醒来后发热、身体不适和咳嗽。诱导痰样本铜绿假单胞菌生长。她入院接受了头孢他啶和妥布霉素治疗。入院时白细胞计数为13 500/mm^3，深吸气时可听到散在、粗糙的干啰音。家里其他人身体健康。美国感染病服务局（Infections Disease Service, IDS）不认为患者患有假单胞菌肺炎，尽管患者感到好转，IDS仍建议收集鼻咽分泌物进行百日咳鲍特菌的PCR检测。实验室进行了测试，结果呈阳性。随后在Regan-Lowe培养基上培养出了百日咳鲍特菌（图36.1）。

问题：

1. 为什么IDS对明确疾病正在改善患者的诊断如此感兴趣？
2. 年轻人和老年人的百日咳诊断不足。原因有哪些？
3. 为什么百日咳PCR检测如此敏感？
4. 哪种生化试验能特异性地识别百日咳鲍特菌？

复习题

1. 百日咳的主要病原菌是(　　)

a. 支气管败血鲍特菌　b. 霍氏鲍特菌　c. 百日咳鲍特菌　d. 副百日咳鲍特菌

2. 培养百日咳鲍特菌首选(　　)样本

a. 咽拭子　b. 鼻咽拭子　c. 痰　d. 前鼻腔拭子

3. 初次分离百日咳鲍特菌不应使用哪种选择性培养基(　　)

a. 鲍-金培养基　b. 改良Jones-Kendrick活性炭培养基　c. Regan-Lowe培养基　d. 缓冲活性炭酵母浸出液琼脂培养基

4. 哪种样本不适用于百日咳鲍特菌核酸扩增检测(　　)

a. 鼻咽人造丝拭子　b. 鼻咽涤纶拭子　c. 鼻咽海藻酸钙拭子　d. 鼻咽抽吸物

5. 百日咳培养(　　)

a. 培养3 d无生长可视为阴性　b. 应在二氧化碳环境中培养　c. 菌落与水银液滴相似　d. 应在室温下培养

6. 一份鼻咽拭子PCR检测百日咳鲍特菌的IS1001基因呈阳性。技术员应该(　　)

a. 重复检测　b. 采用血清学检测(ELISA特异性检测)确认　c. 报告为阳性　d. 采集新的样本

7. 一份鼻咽拭子PCR检测百日咳鲍特菌的IS481、IS1001基因呈阳性。技术员应该(　　)

a. 重复检测　b. 采用血清学检测(ELISA特异性检测)确认　c. 报告为阳性　d. 采集新的样本

8. 诊断成人和青少年百日咳鲍特菌最可靠的血清学检测方法是(　　)

a. 补体结合　b. 凝集试验　c. 抗PT ELISA　d. 酶免疫测定(EIA)

9. 在鲍-金琼脂培养基上、35℃的潮湿环境中孵育72 h后生长的细菌,最可能是(　　)

a. 百日咳鲍特菌　b. 副百日咳鲍特菌　c. 霍氏鲍特菌　d. 需要更多信息

10. 当样本被连夜送往参考实验室时,以下哪项不是适合鲍特菌属的运送培养基(　　)

a. 冷酪蛋白水解物　b. 半强度Regan-Lowe琼脂　c. 液体运送培养基　d. 空气中用于PCR检测的干拭子

11. 是非题

______ 由于自然感染和疫苗引起的免疫作用减弱,百日咳鲍特菌感染呈地方性流行。

______ 百日咳鲍特菌通过气管细胞毒素使纤毛产生麻痹。

______ 在痉咳发作开始后的2个月内,通过培养可以检出鲍特菌。

______ 任何未接种过Tdap疫苗的成人均应接种DTap疫苗。

______ 霍氏鲍特菌曾从从事家禽工作的人群中分离获得。

12. 配对题:将每个术语与正确的描述配对

______ 百日咳　　______ 卡他期

______ 痉咳期　　______ 恢复期

______ Regan-Lowe培养基　　______ 鲍-金培养基

______ PT

a. 咳嗽症状减轻　b. 严重和剧烈咳嗽　c. 马铃薯浸出液琼脂　d. 活性炭琼脂　e. 典型百日咳　f. 百日咳毒素　g. 轻度感冒、流鼻涕

参考答案

案例学习36.1

1. 患者家中有位没有百日咳鲍特菌抗体的孩子。新生儿患百日咳通常是致命的,因此感染病服务局希望确定母亲对婴儿没有传染性。用红霉素或类似的大环内酯类药物治疗母亲5 d应当可以保护婴儿。由于美国百日咳病例数量不断增加,2005年,疫苗获批用于青少年和成人。希望使用疫苗减少在学校和工作场所损失的时间,并减少接触百日咳鲍特菌的婴儿人数。

2. 原因包括:样本采集通常不够充分;该细菌在运输过程中非常不稳定;培养通常需要5 d才能出现菌落,且必须使用特殊的培养基进行培养。对该细菌的PCR检测提高了快速检测百日咳鲍特菌的能力。

3. PCR分析基于细菌中以多个拷贝存在的转座因子。尽管该转座因子也存在于其他鲍特菌物种中,但结合阳性PCR结果与咳嗽症状超过2周能为确诊提供足够信息。

4. 该细菌是一种微小的球杆菌、过氧化氢酶和氧化酶阳性、不运动、尿素酶阴性。它不能在麦康凯培养基或血琼脂上生长,但在Regan Lowe培养基上生长。

复习题

1. c; 2. b; 3. d; 4. c; 5. c; 6. c; 7. b; 8. c; 9. d; 10. d; 11. √, √, ×, ×, ×; 12. e, g, b, a, d, c, f

第37章 · 弗朗西斯菌
Francisella

王萌冉 · 译 沈佳瑾 · 审校

本章目标

1. 列出最佳培养土拉热弗朗西斯菌的选择培养基。
2. 描述土拉热弗朗西斯菌的最佳培养条件。
3. 描述弗朗西斯菌属的常见生活环境和传播方式。
4. 描述兔热病的症状，并区分各种临床表现，包括溃疡性病变、腺性病变、眼性病变、口咽病变、系统性病变（伤寒）以及肺炎等。
5. 描述与除土拉热弗朗西斯菌外的弗朗西斯菌科感染相关的临床表现。
6. 区分土拉热弗朗西斯菌与其他具有类似临床表现的潜在生物恐怖病原体。

本章相关的属和种

土拉热弗朗西斯菌	西班牙弗朗西斯菌
土拉亚种（A型）	诺神弗朗西斯菌
全北美区亚种（B型）	新凶手弗朗西斯菌
中亚亚种	波斯弗朗西斯菌
杀鲍鱼弗朗西斯菌	蜃楼弗朗西斯菌

弗朗西斯菌科包括两个菌属，弗朗西斯菌属和异弗朗西斯菌属。异弗朗西斯菌属为无致病性的环境微生物。土拉热弗朗西斯菌是兔热病的病原体，是一种人畜共患的急性致死性疾病。其他的弗朗西斯菌则会导致免疫功能低下患者发生机会性感染。

在美国所有57个州和地区，兔热病都是需要上报的疾病；当医师、医院或实验室发现病例时，必须向州和地区管辖机构报告。报告要求因管辖机构而异。兔热病也是一种全国性的疾病。州和地区管辖机构向美国疾病预防控制中心（Centers for Disease Control and Prevention, CDC）通报兔热病病例（无直接个人识别码）是全国性疾病数据汇总和监测的自觉行为。临床或实验室以及其他发现土拉热弗朗西斯菌的相关部门必须立即（在24 h内）通知美国CDC管制性病原体和毒素部门（Division of Select Agents and Toxins, DSAT）。http://selectagents.gov.

弗朗西斯菌为兼性胞内菌，需要半胱氨酸、胱氨酸或其他巯基以及铁源来促进生长。这意味着它需要一种复杂的特殊培养基才能进行分离和生长。

一般特征

弗朗西斯菌属为淡染、微小的革兰阴性球菌，其氧化酶和尿素酶均阴性，过氧化氢酶弱阳性，无动力，无芽孢，严格需氧（蜃楼弗朗西斯菌和西班牙弗朗西斯菌为氧化酶阳性）。根据16S核糖体核糖核酸（rRNA）序列分析，现有的土拉热弗朗西斯菌各亚种之间具有99%以上的同源性。然而，其他种类的弗朗西斯菌脱氧核糖核酸（DNA）相关性从39%～97%不等。表37.1总结了最新的分类和临床疾病谱。在大多数情况下，不同的亚种与不同的地理区域分布有关。

表37.1 弗朗西斯菌属最新分类以及主要特征

病原体	主要分布	人类疾病	半胱氨酸/胱氨酸需求
土拉热弗朗西斯菌土拉亚种（A型）	北美（美国和加拿大）	多为重型，兔热病（见表37.2）	+
土拉热弗朗西斯菌全北美区亚种（B型）	欧洲、俄罗斯、日本、北美	中至重型：兔热病	+
新凶手弗朗西斯菌	北美、泰国以及澳大利亚	轻症，多为免疫缺陷患者	−
蜃楼弗朗西斯菌	北美、土耳其、瑞士以及澳大利亚	罕见，轻症，多为免疫缺陷患者	−
西班牙弗朗西斯菌	美国和西班牙	人类罕见	+

流行病学和致病机制

弗朗西斯菌广泛分布于整个环境中。土拉热弗朗西斯菌是人畜共患病兔热病的病原体。兔热病主要由两个亚种引起，即土拉热弗朗西斯菌土拉亚种（A型）以及土拉热弗朗西斯菌全北美区亚种（B型）。新凶手弗朗西斯菌和蜃楼弗朗西斯菌存在于环境中，是人类的机会性病原体，感染主要发生在免疫功能低下或近期有溺水或干性溺水病史的患者中。西班牙弗朗西斯菌与少数病例的菌血症有关。在世界范围内，土拉热弗朗西斯菌可由许多野生啮齿动物、兔子、海狸和北美的麝鼠携带。人类通过处理受感染动物的尸体或皮肤、吸入受到污染的气溶胶或摄入受污染的淡水、通过昆虫媒介（主要是美国的斑虻和蜱）以及被本身就吃过受感染动物的食肉动物咬伤而感染。某些弗朗西斯菌分布于水体中，新凶手弗朗西斯菌和蜃楼弗朗西斯菌的传播与接触或吸入盐水或微咸水有关，包括溺水的受害者。极少数的免疫功能低下患者感染西班牙弗朗西斯菌也与接触盐水有关。

美国的大多数报告病例属于散发，主要发生在夏季的南达科他州、阿肯色州、密苏里州和俄克拉何马州。

土拉热弗朗西斯菌的主要毒力因子为荚膜，它可以使菌体避免被中性粒细胞破坏。土拉热弗朗西斯菌除了具有极强的侵袭性外，还可以寄生在细胞内，感染后可在网状内皮系统的细胞中长期存活。肉芽肿性病变可累及各个器官。土拉热弗朗西斯菌的基因组包括一个致病区域，该区域主要编码18个与毒力因子有关的基因，包括细菌在细胞内生长所需的非典型Ⅵ型分泌系统（T6SS）。T6SS首先连接到细胞的外膜上，通过连接到膜复合体的基板固定到细胞上。随后可以将效应分子注入靶细胞中，从而允许菌体进入细胞，逃离吞噬小体，并在细胞中复制。不到50个细菌即可以通过气溶胶或皮肤途径感染人类。土拉热弗朗西斯菌土拉亚种对人类的致病性最大，少于10个细菌即可引起感染。蜃楼弗朗西斯菌主要存在于动物体内或地表水体中，已经成功在几名免疫功能低下或溺水者体内分离出这种病原体。

疾病谱

与土拉热弗朗西斯菌相关的疾病，即**兔热病**，在世界范围均有报道。在美国，临床表现被称为**兔热**、**土拉热**、腺型蜱热、Ohara病或yatobyo病、水鼠捕捉者病和**市场人员病**。临床表现取决于传播方式、感染病原体的毒力、宿主的免疫状态以及从感染到诊断和治疗的时间长短。通过皮肤擦伤或节肢动物咬伤感染土拉热弗朗西斯菌后的典型临床表现包括在该部位发生皮损并进展为溃疡；接种部位附近的淋巴结肿大，常伴有坏死。一旦病原体进入血液，患者就会出现全身性症状，包括高温、寒战、头痛和全身疼痛等。土拉热弗朗西斯菌感染的临床表现从轻度、自限性到致命性不等；它们包括腺型、溃疡型、眼型、口咽型、全身型和肺炎型。表37.2总结了这些临床表现。

实验室诊断

美国将土拉热弗朗西斯菌列为一级管制性病原。任何接收或保存该病原的实验室必须向《联邦管制性病原计划（Federal Select Agent）》注册（http://www.selectagents.gov）。诊断实验室可免于注册的条件是该病原体和所有传染性病原微生物在鉴定后7 d内得到妥善处置或转移。土拉热弗朗西斯菌是一种生物安全2级病原体，要求技术人员在处理可能含有该病原体的临床样本时需要佩戴手套并在生物安全柜内（biologic safety cabinet, BSC）操作。当实验室人员进行细菌培养时，该病原体被指定为生物安全3级；因此，建议在处理所有临床样本时佩戴口罩，这对于预防土拉热弗朗西斯菌的气溶胶吸入非常重要。由于兔热病是最常见的实验室获得性感染之一，大多数微生物实验室不会尝试处理疑似患者的感染性样本。样本应在参考实验室、州或其他具有处理弗朗西斯菌属条件的公共卫生实验室进行分析。

样本采集、运输和处理

实验室最常见的送检样本类型包括皮肤溃疡的拭子、淋巴结活检组织和呼吸道样本，比如痰、咽拭子、支气管肺泡灌洗液或抽吸物以及胸水。所有类型的兔热病患者都可以送检全血，但在疾病的早期阶段有可能出现假阴性结果。所有患者通常会在疾病早期和恢复期采集血清样本。应尽快从血液样本中分离血清，最好在24 h内。血清可在2～8℃的温度下储存10 d。如果需要长期保存，血清可以冷冻。为尽量减少细菌的死亡，应在24 h内将样本运送至实验室。如果样本保存时间超过24 h，则应在Amie转运培养基中冷藏。Amie培养基环境温度下菌体可以保存7 d。拭子样本应置于含木炭的Amie转运培养基中。用于分子测试的样品可放置在异硫氰酸胍缓冲液中长达1个月。

土拉热弗朗西斯菌的样本采集类型高度依赖于临床表现。表37.3详细说明了与患者临床表现相关的推荐送检样本类型。鉴于对生物恐怖主义的担忧，实验室必须牢记，从血液培养中分离出土拉热弗朗西斯菌可能被视为潜在的生物恐怖主义袭击，被认为是人类疾病管制性生物病原之一（第79章）。

直接检测方法

革兰染色很少直接用于临床样本，除非微生物浓度较高，如伤口或溃疡拭子、组织和呼吸道分泌物。这些病原体用藏红染色往往效果不佳。用碱性品红代替藏红可以增强鉴别能力。这些病原体表现为微小、单一和多形性的革兰阴性杆菌。革兰染色很少用于诊断。荧光抗体染色和免疫组化染色可用于直接检测病灶涂片和组织中的病原体，并且常在参考实验室中使用。

核酸检测

传统的和实时的聚合酶链式反应（polymerase chain reaction, PCR）检测方法已被开发用于直接在临床样本中检

表37.2　土拉热弗朗西斯菌感染的主要临床表现

感染类型	临床表现	基于临床表现推荐检测的样本类型
溃疡型	常见；溃疡和淋巴结肿大；很少致命	全血；血清；病灶分泌物拭子；淋巴结或病灶活检组织
腺型	常见；淋巴结肿大；很少致命	全血；血清；淋巴结或病灶活检组织
眼型	结膜炎；淋巴结肿大	全血；血清；病灶分泌物拭子；淋巴结或病灶活检组织
口咽型	口咽部溃疡	全血；血清；口咽拭子，肺泡或气道灌洗液及分泌物，痰，肺组织活检，胸水
全身型	急性病程多合并败血症；30%～60%病死率；通常无溃疡或淋巴结肿大	全血；血清；口咽拭子，肺泡或气道灌洗液及分泌物，痰，肺组织活检，胸水
肺炎型	通过吸入污染的气溶胶或经血液播散所致；为兔热病最严重的表现	全血；血清；口咽拭子，肺泡或气道灌洗液及分泌物，痰，肺组织活检，胸水

表37.3 **Characteristics of Organisms That Resemble *Francisella* sp.**

	Acinetobacter spp.	*Bartonella* spp.	*Brucella* spp.[a]	*Francisella* spp.	*Haemophilus* spp.[b]	*Pasteurella multocida*	*Yersinia pestis*
Gram-stain morphology	Broad coccobacilli	Thin bacilli	Tiny coccobacilli	Very tiny coccobacilli	Small coccobacilli	Small coccobacilli	Small bacilli
Oxidase	−	−	+	−	V	+	−
Urease			+		V		

+, ≥ 90% positive; −, less than or equal to 10% positive; *V*, variable (11%−89% positive).

[a] Growth of some strains is enhanced by the presence of hemin (X factor).

[b] Requires hemin (X factor) and NAD (V factor) or NAD only for growth.

Modified from Caroll KC, Pfaller MA. *Manual of Clinical Microbiology*. 12th ed. Washington, DC: ASM Press; 2019.

测土拉热弗朗西斯菌。具有重要意义的是，一些临床疑似兔热病患者的血清学和培养均为阴性，但可通过PCR检测到病原体的DNA。PCR检测弗朗西斯菌特有的*tul4*基因的敏感性约为75%。美国各地的实验室反馈网络系统（LRN）可以提供实时PCR分析。这些分析针对来自该病原体的多个基因，包括*tul4*、*iglC*、*fopA*和*ISFtu2*片段。然而PCR检测无法区分土拉热弗朗西斯菌和新凶手弗朗西斯菌，因而受到限制。16S rRNA的基因测序也不能充分区分这两个菌种，但能在属的水平上识别该病原体。

美国食品药品管理局（FDA）已批准BioFire FilmArray系统（BioFire Diagnostics, Salt Lake City, UT）的一种以高通量核酸测序为基础的检测生物恐怖样本的模块（BT）用于检测环境样本中的潜在生物恐怖病原体，但尚未批准用于临床诊断。该模块包括了16种病原体和26个靶点，其中包括两个针对土拉热弗朗西斯菌的靶点。

血清学诊断

由于土拉热弗朗西斯菌存在感染实验室人员的风险且难以人工培养，兔热病通常通过全细胞凝集（热凝集素或较新的酶联免疫吸附试验技术）的血清学检测进行诊断。血清抗体检测对所有类型的兔热病都有用。初始样本采集后，应在第14 d采集恢复期样本，并且最好在症状出现后3～4周内采集。急性期和恢复期血清样本的滴度相差四倍，再加上一项额外的阳性诊断试验，如培养或分子检测，可以确诊兔热病。临床管理或监测治疗在兔热病病例中几乎没有用处。急性疾病患者可能同时产生三种主要诊断抗体IgM、IgA和IgG。此外，抗体可能持续10年。

培养

分离土拉热弗朗西斯菌较为困难，该病原体严格需氧，并需要通过含有巯基化合物（半胱氨酸、胱氨酸、硫代硫酸盐或IsoVitaleX）的浓缩培养基进行初步分离。目前可使用两种商业培养基培养该微生物：葡萄糖-胱氨酸琼脂（BBL; Microbiology Systems, Sparks, Maryland）和胱氨酸心脏琼脂（Beckton Dickinson, Franklin Lakes, New Jersey, BBL）；两者都需要添加5%的绵羊血或兔血。土拉热弗朗西斯菌可在添加了IsoVitaleX的巧克力琼脂和用于分离军团菌的非选择性缓冲木炭酵母提取物琼脂（buffered charcoal-yeast extract agar, BCYE）上生长，或在添加了1%～2% IsoVitaleX的改良Mueller-Hinton肉汤和胰大豆肉汤中生长。二氧化碳不会促进增长。所有菌种需要在35～37℃的温度下生长，但诺神弗朗西斯菌除外，其最适生长温度为22℃，且在37℃下无生长。

这些生长缓慢的病原体需要2～4 d才能形成较大的菌落；过氧化氢酶弱阳性，氧化酶阴性。有些菌株可能需要2周才能形成可见的菌落。蜃楼弗朗西斯菌没有土拉热弗朗西斯菌对营养要求高。尽管分离蜃楼弗朗西斯菌不需要半胱氨酸或胱氨酸，但它与土拉热弗朗西斯菌相似，是一种小的球杆菌，在麦康凯琼脂平板上生长不良或根本不生长。该菌在含5%兔血的心浸出液琼脂或含或不含半胱氨酸的BCYE琼脂上生长良好。在血液培养系统中可在2～5 d内检测到土拉热弗朗西斯菌。由于该菌的革兰染色着色性较差，阳性血培养的涂片可能需要通过吖啶橙染色来观察。

鉴定方法

菌落呈透明的，黏液状的，容易乳化。虽然弗朗西斯菌可发酵糖类，但分离株应通过血清学（凝集）或荧光抗体染色进行鉴定。理想情况下，应将分离株送往参考实验室进行鉴定。

蜃楼弗朗西斯菌的生化反应不同于土拉热弗朗西斯菌，蜃楼弗朗西斯菌经Kovac试验检测氧化酶呈阳性，大多数菌株在三糖铁琼脂培养基中产生硫化氢，水解明胶，并可以在6%氯化钠中生长（土拉热弗朗西斯菌没有任何菌株具有这些特征）。

实验室感染与从临床样本中分离的弗朗西斯菌的处理有关。尽管遵守了生物安全相关规定操作，12名微生物室工作人员仍出现了土拉热弗朗西斯菌的感染；该病原体可以从血液、呼吸道和尸检样本中分离出来，并在巧克力琼脂上生长。可能出现在没有任何额外个人防护设备的情况下，在开放的环境中，微生物室工作人员将土拉热弗朗西斯菌错误地当成了嗜血杆菌。因此微生物学家不仅必须了解这类微生物的关键特征（框37.1），而且还必须了解其鉴定中可能出现的陷阱（例如，一些菌株在羊血琼脂上生长良好；鉴定试剂盒可能错误鉴定为伴放线杆菌）。土拉热弗朗西斯菌与类似革兰阴性菌的鉴别见表37.3。如果怀疑是土拉热弗朗西斯菌，所有培养基应从上到下两处用胶带粘在一起，以确保安全。

框37.1 可能为弗朗西斯菌的表现

- 不寻常的革兰染色：小的、染色不佳的革兰阴性杆菌，多为单个散在或呈杂乱的革兰阴性菌团，无排列规律（蜃楼弗朗西斯菌）
- 传代培养主要在巧克力琼脂上产生菌落
- 氧化酶阴性；过氧化氢酶弱阳性或阴性
- 用X因子和V因子检测卫星现象为阴性
- 在阳性血培养的革兰染色涂片中观察到的革兰阴性小球菌，报阳时间超过24 h
- 病原体需要在巧克力琼脂上长时间培养

基质辅助激光解吸电离飞行时间质谱（matrix-assisted laser desorption ionization time-of-flight mass spectrometry, MALDI-TOF MS）已用于鉴别弗朗西斯菌的种和亚种。然而，由于缺乏商业数据库的图谱，菌种的鉴定可能会受到限制。在使用MALDI-TOF MS之前，应考虑安全因素。使用乙醇-甲酸的管内提取方法可灭活土拉热弗朗西斯菌，而将菌落直接涂布靶板并在原位滴加甲酸提取则不太可靠。

抗菌药物敏感性试验和治疗

该病原体对氨基糖苷类药物敏感，链霉素是首选药物。庆大霉素是一种可选的替代方案；也可以使用多西环素和氯霉素，尽管这两种药物治疗后复发率较高。氟喹诺酮类药物可以用于治疗严重的兔热病。兔热病不会人际传播。尽管感染人类的弗朗西斯菌一般来自自然宿主，对β内酰胺类抗菌药物的接触较少，但许多种类的菌株仍携带了几种β内酰胺酶的基因组或质粒。然而，弗朗西斯菌对推荐的抗菌药物产生耐药性的情况很少。

考虑到生物安全和病原体极少发生抗菌药物耐药的现状，实验室通常不常规进行土拉热弗朗西斯菌的抗菌药物敏感性试验。临床和实验室标准协会（Clinical and Laboratory Standards Institute, CLSI）已公布了微量肉汤稀释的解释标准和质量控制范围。

预防

预防兔热病的主要方法是减少接触自然界病原体的可能性，例如穿防护服以防止昆虫叮咬和避免处理死亡动物。目前已有一种减毒活疫苗正在研究阶段。

案例学习37.1

一名感染了人类免疫缺陷病毒（acquired immunodeficiency virus, HIV）的36岁男性保持着良好的预防措施。在约塞米蒂国家公园露营后，颈部出现无法愈合的直径约3 mm的红色“囊肿”。经过氨苄西林/舒巴坦治疗后，情况没有好转。随后对他进行了颈部活组织检查。在革兰染色涂片上看不到任何微生物，但培养3 d后，仅在巧克力琼脂上生长出一种微小的革兰阴性杆菌（图37.1）。实验室工作人员发现该病原体的氧化酶和尿素酶呈阴性，但过氧化氢酶呈弱阳性。它不会在血液琼脂上的葡萄球菌菌落周围形成卫星现象。β内酰胺酶检测结果呈阳性。随后患者接受了为期4周的环丙沙星治疗，病变消失。

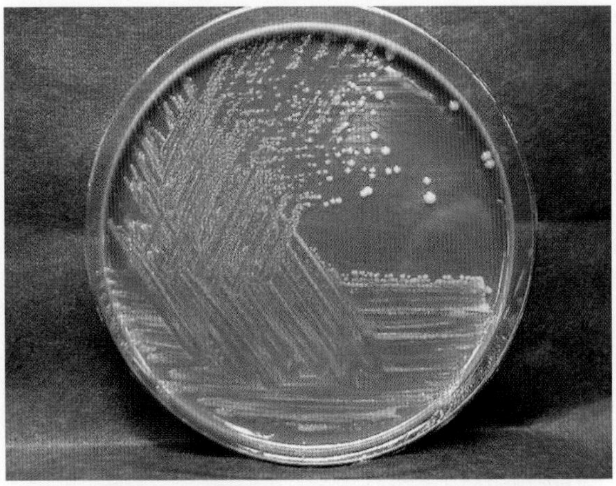

图37.1 培养72 h后在巧克力琼脂上生长的土拉热弗朗西斯菌。

问题：

1. 当地卫生部门通过聚合酶链反应（PCR）和荧光染色鉴定该分离株为土拉热弗朗西斯菌。你认为最常见的容易被错误鉴定为土拉热弗朗西斯菌的属和种是什么？什么测试能区分这两种病原体？
2. 该菌株氧化酶和尿素酶阴性，过氧化氢酶弱阳性。在血液琼脂上葡萄球菌菌落周围的卫星试验结果为阴性后，处理培养物时应采取哪些预防措施？
3. 为什么要进行β内酰胺酶检测？

复习题

1. 应选择以下哪种培养基进行土拉热弗朗西斯菌的初步分离（　　）

   a. 血　b. 胱氨酸心脏　c. 麦康凯　d. 巧克力

2. 下列途径不可能导致人类感染土拉热弗朗西斯菌的是（　　）

   a. 蜱虫　b. 吸入　c. 斑虻　d. 人际传播

3. 关于土拉热弗朗西斯菌的哪个说法是正确的（　　）

   a. 兔热病样本可以在开放式环境中处理。　b. 兔热病是通过性传播的。　c. 兔热病会引起呕吐和腹泻症状。　d. 兔热病是最常见的实验室获得性感染之一。

4. 最佳分离土拉热弗朗西斯菌的方法是（　　）

   a. 提高二氧化碳浓度　b. 含有丰富半胱氨酸的培养基　c. 室温下生长24 h　d. 厌氧环境

5. 以下哪项可能表明鉴定到的病原体为土拉热弗朗西斯菌（　　）

   a. 染色不良的革兰阴性杆菌。　b. 氧化酶呈阳性。　c. 病原体在24 h后在麦康凯平板上生长。　d. X和V测试中的卫星现象。

6. 土拉热弗朗西斯菌的荚膜对于病原体的哪项特征来说是必要的（　　）

a. 抗革兰染色 b. 避免被中性粒细胞的快速清除 c. 以低于5个以下的菌落数量造成人类感染 d. 在肺部复制

7. 土拉热弗朗西斯菌感染后的典型临床表现包括( )

a. 在感染部位发展成溃疡的病变 b. 高热、寒战、头痛和疼痛 c. 淋巴结肿大和坏死 d. 以上都是

8. 蜃楼弗朗西斯菌与土拉热弗朗西斯菌的生化差异在于( )

a. 硝酸盐和过氧化氢酶反应 b. 马尿酸钠和头孢菌素反应 c. 氧化酶和明胶水解反应 d. 鸟氨酸和吲哚反应

9. 是非题

______ 大多数兔热病病例在秋季散发。

______ 大多数兔热病病例发生在怀俄明州、蒙大拿州和犹他州。

______ 环境中存在新凶手弗朗西斯菌和蜃楼弗朗西斯菌。

______ 土拉热弗朗西斯菌感染的症状从轻微、自限性到致命。

______ 血清抗体检测对所有类型的兔热病都有用。

10. 配对题：将每个术语与正确的描述配对

______ 半胱氨酸 ______ 溃疡型

______ 眼型 ______ 肺炎型兔热病

______ 全身性兔热病

a. 最严重的兔热病 b. 接种点溃疡 c. 弗朗西斯菌生长需要 d. 急性病程伴败血症 e. 结膜炎

参考答案

案例学习37.1

1. 最常被误分类为土拉热弗朗西斯菌的病原体是流感嗜血杆菌。微生物学家过去认为土拉热弗朗西斯菌在巧克力平板上是不能生长的，但如今已经出现了商业化的非常高质量的培养基，使这种苛养的病原体能够生长。羊血琼脂平板无菌落生长，可为病原体提供烟酰胺腺嘌呤二核苷酸(NAD)的葡萄球菌菌落周围缺乏卫星菌落，因此排除了流感嗜血杆菌。

2. 应采用生物安全3级预防措施处理培养物，这与处理结核分枝杆菌的预防措施相同。建议所有培养操作应在专门实验室进行，并应上报给当地卫生部门。医生应告知可疑的土拉热弗朗西斯菌。此外，如果不能排除与该病原体相关的生物恐怖事件，应立即联系当地流行病学家。

3. 本试验是前哨实验室鉴定土拉热弗朗西斯菌推荐方案的一部分。土拉热弗朗西斯菌有一种β内酰胺酶，对所有青霉素和头孢菌素(包括亚胺培南)都有活性。阳性检测结果提示微生物学家这不是苛养的HACEK(AACEK)菌群，它不会在血平板上生长。HACEK(AACEK)菌群通常为β内酰胺酶阴性。由于对土拉热弗朗西斯菌进行药敏试验很困难，因此β内酰胺酶阳性试验可作为治疗指示。

复习题

1. b; 2. d; 3. d; 4. b; 5. a; 6. b; 7. d; 8. c; 9. ×, ×, √, √, √; 10. c, b, e, a, d

第38章 · 链杆菌属和小螺菌

Streptobacillus spp. and *Spirillum minus*

骆煜 · 译 沈佳瑾 · 审校

本章目标

1. 描述链杆菌属和小螺菌的自然栖息地。
2. 列出链杆菌属传播给人的两种途径。
3. 定义哈佛希尔热和鼠咬热。
4. 列出鼠咬热的症状。
5. 描述念珠状链杆菌的最佳培养条件，包括培养基、添加剂、大气条件和培养时间。
6. 描述念珠状链杆菌在不同培养基上生长时菌落形态的差异。
7. 描述在实验室中如何检测到小螺菌。
8. 比较念珠状链杆菌和小螺菌在涂片革兰染色或其他染色时的显微镜下形态。

本章相关的属和种

香港链杆菌	*Streptobacillus notomysis*
念珠状链杆菌	小螺菌

链杆菌为无动力、兼性厌氧、丝状的革兰阴性杆菌，从临床样本中分离该菌，需要含血液、血清或腹水的培养基以及含二氧化碳(CO_2)的培养环境。念珠状链杆菌和*S. notomysis*能引起人类鼠咬热或哈佛希尔热。香港链杆菌曾从关节炎患者体内分离出来，小螺菌从未在人工培养基上分离获得，但两者都是鼠咬热的病原体。在动物中还发现了两种链杆菌：猫链杆菌从猫的肺中分离出来，而鼠链杆菌分离自黑鼠。但这两个菌种均未发现人类感染的现象。

链杆菌属

一般特性

链杆菌属是纤毛菌科家族的成员。链杆菌属包括导致人类感染的3种菌种：念珠状链杆菌、香港链杆菌和*S. notomysis*。链杆菌属兼性厌氧、无动力，具有高度多形性。

流行病学和致病机制

链杆菌属主要存在于野生和实验鼠类（小鼠、沙鼠、松鼠、雪貂、黄鼠狼）及其他啮齿类动物（例如雪貂、沙鼠、小鼠和松鼠）的上呼吸道（鼻咽、喉、上气管和中耳）；此外，该微生物偶尔也会从其他动物中分离出来，如以啮齿类动物为食的猫和狗。人类感染链杆菌属主要通过两种传播途径：

- 被上述动物咬伤，或通过直接接触鼠类的粪便或唾液。
- 摄入受污染的食物（如未经过巴氏灭菌处理的牛奶或乳制品）和水，后者较少见。

链杆菌属感染的发病率尚不清楚，但人类感染似乎发生于全球各地。

链杆菌属相关的致病机制仍未知。该微生物会自发变成L型细菌（无细胞壁的细菌），这种结构可能有利于该菌的存活。

疾病谱

尽管传播方式不同，但链杆菌属感染的临床表现相似。当通过摄食感染念珠状链杆菌时，该疾病则被称为**哈佛希尔热**。

鼠咬热或哈佛希尔热的患者会出现急性发作的寒战、发热、头痛、呕吐，通常还会出现严重的关节疼痛。症状通常在接触感染动物后3～10 d内出现。发热可持续数周或数月。在发病的最初几天，患者的手掌、足底和四肢出现皮疹。可出现并发症包括心内膜炎、菌血症、败血症、脓毒性关节炎、肺炎、心包炎、脑脓肿、羊膜炎、前列腺炎和胰腺炎。念珠状链杆菌曾有血培养阴性心内膜炎的报道。

实验室诊断

样本采集、运输和处理

由于缺乏接触史、非典型临床表现以及不常见的微生物学特征，链杆菌属引起鼠咬热的诊断常常被延迟。链杆菌属可从患者的血液及感染关节、淋巴结或病变部位的抽吸物中培养出来。除血液样本外，其他样本的采集、运输和处理尚未制定特殊要求。由于大多数商品化血培养瓶中使用的聚茴香脑磺酸钠（sodium polyanethol sulfonate, SPS）会抑制链杆菌属的生长，因此必须使用替代的培养基。按常规程序（第67章）采集后，将血液和关节液与等体积2.5%枸橼酸盐混合防止凝固，然后接种至添加有加热马血清和酵母提取物的脑-心浸出液半胱氨酸肉汤、商品化的不含SPS的苛养厌氧菌肉汤或硫醇肉汤。

直接检测方法

脓液或渗出液应进行涂片，用革兰或吉姆萨染色法，并在显微镜下观察（图38.1）。链杆菌属是多形性、革兰阴性杆菌。菌体可呈大小不等的杆状、长而缠绕的链状或细丝状，常有中央的膨胀。菌体也可呈螺旋形，类似于珍珠串。聚合酶链反应（polymerase chain reaction, PCR）分析方法检测16S核糖体核糖核酸（rRNA）基因序列，可用于直接鉴定样本或微生物培养物中的念珠状链杆菌。

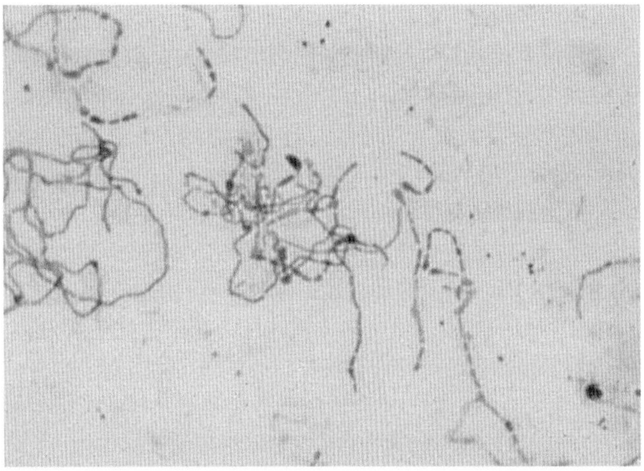

图38.1 在含20%血清的巯基乙酸肉汤中生长的念珠状链杆菌的革兰染色。（来源：Courtesy Robert E. Weaver, Centers for Disease Control and Prevention, Atlanta, GA.）

培养

如前所述，念珠状链杆菌生长需要血液、腹水或血清的存在。接种血琼脂培养基（15%的绵羊、马或兔），在37℃、含有5%～10%二氧化碳（CO_2）的潮湿环境中孵育48 h后，可观察到不溶血的菌落。添加10%～30%的腹水（可从一些培养基供应商处购买）或20%的马血清有助于链杆菌属的生长。使用富含绵羊血的哥伦比亚血琼脂培养基，在厌氧或增加（5%）CO_2的培养环境中，曾成功从临床样本中分离出香港链杆菌。在肉汤培养过程中，该菌会在培养试管底部附近或红细胞层表面以“绒毛球”或“面包屑”形式生长。在添加20%马血清的脑-心灌注琼脂上生长的菌落呈细小、光滑、有光泽、无色或浅灰色，且边缘不规则。

菌落嵌在琼脂中，可具有“油煎蛋”外观，中心呈深色，边缘呈扁平花边。这是由于它们自发转化成为L型细菌，这些菌落也被称为**L型**菌落。L型菌落染色后可观察到球形菌体或两极深染的球状体（通常需要一种特殊染色方法，例如Dienes染色）。当革兰染色因缺乏细胞壁成分而失败时，也可用吖啶橙染色观察该细菌。

如前所述，典型的链杆菌属经革兰染色后表现出极大的多形性，菌体可呈长杆状、环状、丝状、链状和中央的膨胀。杆状菌体的直径可以是细丝状的2～5倍。可使用石碳酸品红或吉姆萨染色进行镜下观察（图38.1）。

鉴别方法

念珠状链杆菌吲哚阴性，过氧化氢酶、氧化酶和硝酸盐试验均为阴性，可与易混淆的微生物（如放线杆菌属、嗜沫凝聚杆菌和心杆菌属）进行鉴别。此外，念珠状链杆菌无动力，尿素和赖氨酸脱羧酶呈阴性；在三糖铁琼脂中生长不产硫化氢（H_2S），但可使用醋酸铅试纸检测到。基质辅助激光解吸电离飞行时间质谱（matrix-assisted laser desorption ionization time-of-flight mass spectrometry, MALDI-TOF MS）已用于念珠状链杆菌纯培养物的鉴定。此外，核酸扩增和16S rRNA测序已被用于从培养物和培养阴性临床样本中鉴定链杆菌属。

血清学诊断

血清学检测对鼠咬热的诊断帮助很大，大多数患者会对致病微生物产生凝集抗体。因为在美国这种疾病非常罕见，所以国家参考实验室会进行专门的血清学检测。抗体滴度≥1∶80且增加4倍以上有诊断价值。

抗菌药物敏感性试验和治疗

尚未建立确定念珠状链杆菌对各种抗菌药物敏感性的标准化方法。琼脂稀释法和纸片扩散法等不同的体外药敏试验得出了相似的结果。虽然念珠状链杆菌对广谱抗生素敏感，但青霉素仍被视为治疗人类鼠咬热的首选药物。对于全身性感染（例如心内膜炎），建议使用青霉素和氨基糖苷类抗生素联合治疗，以增强对细胞壁缺陷的L型细菌的清除作用。

预防

目前尚无预防鼠咬热的疫苗。预防疾病的最好办法是避免与已知含有该微生物的动物接触。与动物频繁接触的人应佩戴手套，定期进行洗手，并在处理鼠类或清洁鼠类笼子时避免与动物的嘴接触。

小螺菌

一般特性

小螺菌是一种革兰阴性螺旋状、严格需氧菌。

流行病学和致病机制

目前关于小螺菌的流行病学或致病机制的资料很少，但在某些方面可能与链杆菌属相似。感染的传播方式是鼠咬伤。

疾病谱

小螺菌也会引起鼠咬热，但主要见于亚洲，被称为**鼠咬热（Sodoku）**。临床体征和症状与链杆菌感染相似，但小螺菌引起的鼠咬热患者很少出现关节炎，淋巴结肿大明显；发热发作也更容易预测。咬伤伤口自发愈合，但1～4周后，伤口溃疡形成肉芽肿性病变；同时患者出现发热症状、头痛以及泛发性斑点、紫色斑丘疹。小螺菌和链杆菌引起鼠咬热之间的区别通常基于两种感染的临床表现和在培养过程中分离出链杆菌。小螺菌引起鼠咬热的潜伏期比链杆菌长得多，后者通常在初次被咬后12 h内产生症状。

实验室诊断

样本采集、运输和处理

通常用于诊断鼠咬热的样本包括血液、渗出液或淋巴结组织。未针对本章中讨论的微生物的样本采集、运输或处理提出要求。关于该主题的一般信息参见表5.1。

直接检测方法

因为小螺菌无法在人工培养基上生长，所以诊断依赖于使用吉姆萨或瑞特染色、或暗视野显微镜直接观察临床样本中的特征性螺旋体。小螺菌镜下表现为粗大、螺旋形、两圈或三圈的革兰阴性菌，具有多毛的极性鞭毛。通过将病变物质或血液注射到实验白鼠或豚鼠中，并在接种后1～3周恢复，即可作出诊断。

血清学诊断

目前还没有针对小螺菌感染的特异性血清学检测。

抗菌药物敏感性试验和治疗

由于小螺菌无法在人工培养基上生长，因此不进行常规的药敏试验。

预防

目前尚无疫苗可以预防鼠咬热。预防疾病的最好办法是避免与已知含有该微生物的动物接触。

案例学习38.1

一名8岁的女性出现7 d的流感样症状并加重，伴发热、咳嗽和关节痛。入院时她关节痛非常严重，导致无法行走。她的手和足背表面发现了皮疹，儿科医生怀疑是念珠状链杆菌，因为该小孩有一只宠物鼠和她睡在一起。这只老鼠从未咬过她，但她曾把它背在脖子上。首份样本进行常规血培养，第二份血培养收集到试管中，并接种血琼脂平板和巧克力琼脂平板。采集第三份培养物。然后开始使用多西环素，在接下来的几天患者表现良好。第一次和第二次培养仍为阴性，但第三次培养在不到24 h内呈阳性，显示为革兰阴性杆菌。样本接种血培养瓶、巧克力培养基、布鲁菌（需氧和厌氧）和军团菌选择性琼脂培养基，在CO_2环境中孵育48 h仍为阴性。

问题：

1. 为什么实验室使用具有比生产商推荐的更高血液成分的培养基培养该微生物？
2. 由于怀疑念珠状链杆菌感染，但样本接种的所有传代培养基在48 h内均未出现生长，实验室可以采取何种措施在平板培养基上培养该微生物以对其进行鉴定？
3. 如何鉴定该微生物？

复习题

1. 通过摄食获得念珠状链杆菌时，该病被称为（　　）
   a. 战壕热　b. 哈佛希尔热　c. 猫抓病　d. 莱姆病
2. 以下哪项不是链杆菌生长所必需的（　　）
   a. 血液　b. 腹水　c. 胱氨酸　d. 血清
3. 以下所有内容均用于描述念珠状链杆菌属的菌落，除了哪项（　　）
   a. 绒毛球　b. 水银滴　c. 面包屑　d. 煎蛋
4. 小螺菌也会引起人类鼠咬热，称为（　　）
   a. 哈佛希尔热　b. 军团病　c. 汉坦病毒　d. 鼠咬热
5. 小螺菌明确的诊断方法为（　　）
   a. 小鼠或豚鼠接种　b. 血清学检测　c. 淋巴结组织培养　d. 革兰染色
6. 链杆菌的自然栖息地为以下哪个物种的上呼吸道（　　）
   a. 非洲侏儒蛙　b. 野生和实验鼠类　c. 草原响尾

蛇　　d. 黑脚雪貂

7. 念珠状链杆菌和小螺菌可通过以下哪个症状进行区分（　　）

a. 发热发作　　b. 皮疹　　c. 关节炎　　d. 头痛

8. 念珠状链杆菌生长必须具备以下条件，但哪个条件除外（　　）

a. 存在血液、腹水或血清　　b. 37℃下孵育48 h　　c. 5%～10%的CO_2环境　　d. 环境空气中的麦康凯琼脂

9. 在吉姆萨染色上，小螺菌显示为（　　）

a. 棒状细胞　　b. 极端多形性　　c. 具有两圈或3圈多毛极性鞭毛的螺旋生物　　d. 双相染色球形

参考答案

案例学习38.1

1. 念珠状链杆菌对血液培养瓶中使用的抗凝剂聚茴香脑磺酸钠（sodium polyanethol sulfonate, SPS）敏感。通过加入更多血液，所有的SPS将被结合，并将抗凝剂的抑制作用降至最低，微生物从而能够生长。因为用于抽血的试管中存在过多的SPS，所以无法从试管中培养出微生物。

2. 念珠状链杆菌在实验室培养基上不会生长，除非培养基中有足够的血液、腹腔积液或马血清。一些菌株需要8%～10%的CO_2。对于该患者，在8%的CO_2下培养72 h后，血琼脂平板上最终出现微小菌落。

3. 一旦菌落明显，根据氧化酶、过氧化氢酶、硝酸盐和吲哚的阴性结果进行鉴别。必须确定硝酸盐试管中是否有生长；可能需要向肉汤中加入血清。此外，革兰染色对鉴别至关重要。L型菌落或具有粗螺旋的长杆状是其特征（图38.1），而球状菌落或具有锥形末端的杆状体更可能是二氧化碳嗜纤维菌。另一个属（纤毛杆菌属）与其相似，但通常不会在实验室培养基上生长。

MALDI-TOF MS已用于从纯培养物中鉴定念珠状链杆菌，16S rRNA的核酸扩增已用于纯培养物和临床样本。

这些方法可用于鉴别（如可用）。除了识别微生物外，与医生沟通对于确保识别结果与临床表现一致也很重要。

复习题

1. b; 2. c; 3. b; 4. d; 5. a; 6. b; 7. c; 8. d; 9. c

第12篇・革兰阴性球菌

GRAM-NEGATIVE COCCI

第39章・奈瑟菌和卡他莫拉菌

Neisseria and Moraxella catarrhalis

刘海霞・译　沈佳瑾・审校

本章目标

1. 确定常检出致病性奈瑟菌的临床样本类型或来源。
2. 列出被认为是人体正常定植菌的奈瑟菌种类和它们在体内的定植部位。
3. 解释本章所讨论的病原菌的传播途径；包括无症状携带者的临床相关性。
4. 定义和描述与卡他莫拉菌和致病性奈瑟菌(淋病奈瑟菌和脑膜炎奈瑟菌)相关的疾病(即盆腔炎、播散性淋球菌感染、新生儿眼炎、咽炎、脑膜炎和败血症)；包括症状体征、治疗方法和预后。
5. 描述能保证淋病奈瑟菌存活的最佳转运方法，包括运输培养基、生长温度和大气环境。
6. 描述淋病奈瑟菌核酸扩增检测的优势，包括疾病诊断和临床疗效。
7. 确定奈瑟菌的最佳生长条件。
8. 介绍用于鉴定奈瑟菌的生化试验，并解释每种试验的化学原理。
9. 利用某些生化反应，如糖分解试验[胱氨酸胰蛋白酶大豆琼脂(cysteine trypticase agar, CTA)]和邻硝基酚-β-D-半乳糖苷(orthonitrophenyl galactoside, ONPG)试验鉴定本章中的细菌。
10. 描述淋病奈瑟菌的治疗药物。
11. 介绍用于鉴别卡他莫拉菌和奈瑟菌属的实验室检测方法。
12. 阐述如何综合分析实验室检查结果及临床症状和体征，鉴别和诊断本章讨论的微生物。

本章相关的属和种

现用名	曾用名
卡他莫拉菌	卡他布兰汉菌、卡他奈瑟菌
淋病奈瑟菌	
脑膜炎奈瑟菌	
其他奈瑟菌属	
灰色奈瑟菌	
乳糖发酵奈瑟菌	
多糖奈瑟菌	
微黄奈瑟菌	黄色奈瑟菌、深黄奈瑟菌
干燥奈瑟菌	
黏膜奈瑟菌	
浅黄奈瑟菌	

一般特征

本章将讨论奈瑟菌科的奈瑟菌属，以及莫拉菌科的卡他莫拉菌，这两种菌在生化反应和形态特征上具有相似性，都是氧化酶阳性的革兰阴性双球菌，当暴露于次抑菌浓度的青霉素时，不会出现菌体的伸长。杆状的奈瑟菌和其他莫拉菌已在第27章描述，而不动杆菌属作为莫拉菌科中一类重要的临床致病菌，也在第20章进行了讨论。

值得注意的是，随着二代测序技术在微生物分类学中的应用，我们已经发现目前奈瑟菌分类中存在物种分化的不一致性。16S rRNA基因测序通常可为奈瑟菌属的鉴定提供可靠的依据。但是由于菌种之间可能发生横向基因转移，目前检测到奈瑟菌属的16S rRNA序列差异可低至1%。因此，尽管该菌属目前包括30个已知的菌种，但随着认识的逐步深入，菌种命名可能会随着信息量的增加而改变。

流行病学

奈瑟菌属主要寄生于人类或动物的黏膜上，属于人体正常菌群。但淋病奈瑟菌除外，它是临床上在泌尿生殖道发现的重要致病菌。无症状淋病奈瑟菌携带者是该病原体在人群中传播的主要宿主。由于很多感染病例未能明确诊断和报告，淋病奈瑟菌的实际流行率可能显著高于美国疾病预防控制中心（Centers for Disease Control and Prevention, CDC）报告的数据。

奈瑟菌属中两种主要的致病菌为淋病奈瑟菌和脑膜炎奈瑟菌，均可人际传播。淋病奈瑟菌主要通过性传播，脑膜炎奈瑟菌主要通过呼吸道飞沫传播。卡他莫拉菌和其他奈瑟菌引起的感染通常为内源性感染。除淋病奈瑟菌和动物口腔奈瑟菌外，表39.1所列微生物均为上呼吸道的正常菌群。

表39.1 流行病学

微生物	定植部位载体/宿主	传播方式
卡他莫拉菌	上呼吸道正常菌群；偶尔会在女性生殖道定植	自身的内源性菌株传播到正常无菌部位。呼吸道飞沫传播
淋病奈瑟菌	不属于人体正常菌群。感染时可在生殖器、肛门直肠、口咽或结膜的黏膜上发现	性接触传播，包括直肠性交和无保护性交，也可母婴传播 无症状携带者是增加疾病传播的重要原因
脑膜炎奈瑟菌	定植于人体口咽和鼻咽黏膜。可寄居在人体而不引起感染症状	通常在密切接触的环境中（如宿舍、监狱、收容所），通过呼吸道飞沫进行人际传播
奈瑟菌属其他种	上呼吸道的正常菌群	自身的内源性菌株传播到正常无菌部位。人际传播也是可能的，但这些种并不是常见致病菌

致病机制和疾病谱

如表39.2所示，卡他莫拉菌引起的感染通常局限于呼吸道，很少播散。卡他莫拉菌在幼儿中可引起急性中耳炎。卡他莫拉菌也可感染老年人，引起慢性上呼吸道感染。

根据疾病预防控制中心的报告，淋病是美国第二常见的性传播疾病。2017年，共报告淋病感染病例555 608例，高于2013年的333 004例。这相当于每10万人中有171.9人感染，比2009年增加了75.2%。感染通常局限于病原体最初接触的黏膜表面（如宫颈、结膜、口咽、肛门直肠区域或男性尿道）。局部感染可能是无症状的，也可表现为急性症状，并有明显的化脓性反应。淋病奈瑟菌最常引起男性的单纯性尿道炎和女性宫颈内膜感染。部分感染病例也可出现局部病灶播散导致严重的播散性疾病（表39.2）。

淋病奈瑟菌所致的播散性疾病并不常见，但具有较高的致残和死亡风险，包括淋菌性关节炎、心内膜炎和脑膜炎。新生儿分娩通过产道时可发生眼部感染。淋病奈瑟菌还能产生荚膜、内毒素和黏附蛋白，可抵御宿主的免疫反应（表39.2）。

脑膜炎奈瑟菌是引起儿童和成人致命细菌性脑膜炎的最常见原因，仅感染人类，大约10%的人类口咽和鼻咽黏膜表面有脑膜炎奈瑟菌的定植。根据其荚膜多糖的性质不同进行分型。总共分为12个血清群，其中8个血清群（A、B、C、X、Y、Z、W135和L）与感染有关，其致病机制与鼻咽定植和细菌的毒力因子有关。其中菌毛有助于病原体在黏膜上皮的黏附；不透明蛋白也可促进病原体的黏附；类似于肠道革兰阴性杆菌脂多糖（内毒素）的脂寡糖，可介导病原体逃避补体介导的

表39.2 致病机制和疾病谱

微生物	毒力因子	疾病和感染谱
卡他莫拉菌	不确定；与细胞膜相关的因素可能促进呼吸道上皮细胞的黏附	大多数感染局限于与呼吸道相关的部位，包括中耳炎、鼻窦炎和肺炎。下呼吸道感染通常发生于老年患者和慢性阻塞性肺疾病患者。很少引起播散性感染，如菌血症、脑膜炎和心内膜炎。儿童和老年人通常携带该菌，但健康成年人的口咽中较少分离
淋病奈瑟菌	一些黏附因子，如菌毛（T1和T2毒力型和T3～T5无毒型），可介导菌株之间的遗传物质交换和黏膜细胞表面黏附、入侵宿主细胞和通过抑制中性粒细胞的吞噬作用而存活。 T1型和T5型菌毛结构的遗传变异使微生物能够改变其抗原结构，阻止宿主免疫细胞识别。 荚膜、脂寡糖（内毒素）和细菌外膜蛋白Ⅰ～Ⅲ在抗原变异和诱导炎症反应方面很重要。 蛋白质Ⅱ（Opa）促进吞噬细胞和上皮细胞的黏附。 蛋白质Ⅱ（RMP）阻断宿主免疫球蛋白G（IgG）的杀菌作用。 外膜孔蛋白（PorB）可保护微生物免受宿主反应的攻击，包括血清补体介导的细胞死亡	性传播疾病的主要原因。生殖器感染包括男性的急性化脓性尿道炎、前列腺炎和附睾炎，以及女性的急性宫颈炎。这些感染在女性中也可能是无症状的 其他局限性感染包括咽炎、肛门直肠感染和结膜炎（例如，新生儿在出生时从感染的母亲那里获得的新生儿眼炎） 播散性感染是指局部感染扩散导致的盆腔炎或播散性淋菌感染，包括菌血症、关节炎和身体其他部位的转移性感染。 盆腔炎（pelvic inflammatory disease, PID）可能导致不孕症、异位妊娠或肝炎周炎，也称为Fitz-Hugh-Curtis综合征
脑膜炎奈瑟菌	细胞表面结构，可能是菌毛，有助于黏膜上皮细胞的黏附并进一步侵入黏膜下层。一旦进入血液，可产生多糖荚膜有助于细菌继续存活。而内毒素释放介导全身症状，如休克。 细菌蛋白与淋病奈瑟菌相似，包括Por和Opa。产生两种孔蛋白（PorA和PorB）。IgA蛋白酶降解膜相关IgA，增加宿主对入侵的敏感性	危及生命的急性化脓性脑膜炎。可伴与脑膜炎奈瑟菌菌血症（即脑膜炎球菌血症）相关的瘀点（即皮疹）。菌血症导致血小板减少、弥散性血管内凝血和休克。播散型感染通常危及生命。不常见的感染包括结膜炎、肺炎和鼻窦炎
奈瑟菌属其他种	未知；可能毒力较低	较少引起感染。感染时可引起菌血症、心内膜炎和脑膜炎

细胞溶解；以及不同的荚膜多糖可起到屏障作用，防止吞噬。

脑膜炎奈瑟菌还可引起一种严重的播散性感染，即侵袭性脑膜炎球菌病（invasive meningococcal disease, IMD）。IMD的临床表现包括脑膜炎和败血症。目前认为IMD是由脑膜炎奈瑟菌携带者传播的。虽然并没有评估某种特定脑膜炎奈瑟菌血清型携带率的标准，某些特定的血清型可能在不同年龄组中流行，并表现出区域分布。确定某个人群中的主要血清型，并结合流行病学数据，对于通过接种疫苗预防疾病传播具有一定的临床应用价值。

其他种类的奈瑟菌通常不致病，被称为腐生奈瑟菌（saprophytic *Neisseria*）。在呼吸道样本的培养中，这些奈瑟菌通常被视为人体正常菌群，无需鉴定到种。某些种类（如干燥奈瑟菌、乳糖发酵奈瑟菌、杆状奈瑟菌、长奈瑟菌和微黄奈瑟菌）可引起感染性心内膜炎或菌血症。在第27章中讨论的其他菌种可引起动物咬伤后的软组织感染。

实验室诊断

样本采集和运输

本章描述的致病性奈瑟菌对干燥、低温或高温较敏感。除了表5.1中提供的样本收集和运输的基本信息外，对淋病奈瑟菌和脑膜炎奈瑟菌的分离培养还有一些特殊要求。

拭子采样虽然不是最佳的采样方法，临床仍常用于采集淋球菌培养样本，样本采集后应尽快接种。样本采集30 min后会出现细菌活性降低的情况。使用涤纶、聚氨酯、人造丝或尼龙做成的拭子均可用于淋病奈瑟菌培养的采样。采集后的拭子应放置在合适的运输培养基中进行运输，如添加木炭吸附剂的Amies运送培养基，可以防止脱水和抑制棉签纤维中具有杀菌作用的脂肪酸。应避免使用棉拭子或有木柄的拭子，它们可能对淋病奈瑟菌有抑制或杀菌作用。海藻酸钙拭子、油性润滑剂和棉拭子对淋病奈瑟菌有抑制作用，不应使用。待测样本在Amies液体培养基中冷藏保存24 h后，仍能成功培养淋病奈瑟菌。为确保淋病奈瑟菌的活性，样本采集后应立即接种。该样本应在富含二氧化碳的密闭容器中进行运输。目前商业化的运输系统如JEMBEC培养基，是具有二氧化碳生成装置的选择性琼脂平板。JEMBEC运输系统（图39.1）由改良的Thayer-Martin平板、产生二氧化碳的药片和塑料袋组成。样本采集后应尽快接种琼脂平板，并在琼脂表面“Z”形交叉划线，以获得单个菌落，激活产生二氧化碳的药片，并将琼脂平板放入塑料袋中密封。室温下运送到实验室。实验室收到平板后，将其置于3%～5%的二氧化碳环境中37℃孵育。也可以将样本先运送至实验室进行接种后再培养。当样本采集地点与实验室分开时，需采用专用运输系统进行样本运输。

采用分子方法检测淋病奈瑟菌时需要专用的样本收集和运输系统进行尿液、阴道或尿道样本的转运。在没有专用样本采集试剂盒的情况下，建议使用涤纶或人造丝头拭子，同时使用Amies运送培养基进行运输。海藻酸钙拭子被报道可抑制核酸扩增。

除了血培养外，从其他无菌样本中检测淋病奈瑟菌或脑

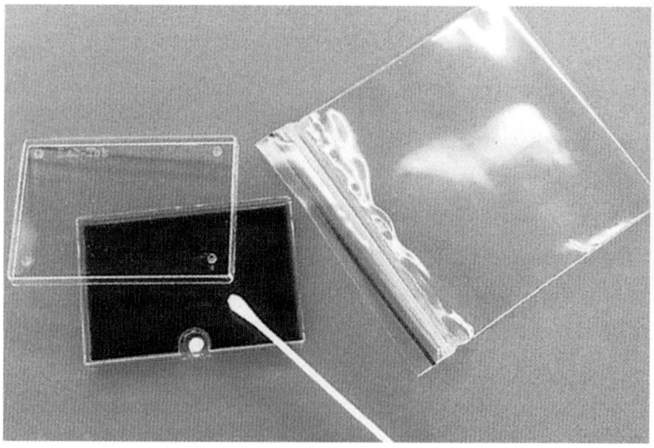

图39.1 JEMBEC系统。平板含有改良的Thayer-Martin培养基。由碳酸氢钠和柠檬酸组成的可产生二氧化碳的药片。接种后，将药片放入孔中，关闭平板并放入带拉链的塑料袋中。琼脂中的水分会激活药片，在培养袋中产生二氧化碳气体。

膜炎奈瑟菌无需特殊方法。血培养瓶中通常添加磺酸聚茴香脑钠（sodium polyanethol sulfonate, SPS）作为防腐剂，而淋病奈瑟菌和脑膜炎奈瑟菌均对SPS敏感。如接种血培养瓶进行这两种病原体的检测，SPS含量不应超过0.025%。此外，如果先用含有SPS的真空采血管（Becton Dickinson, Sparks, MD）采集血液，样本必须在采集后1 h内转移到肉汤培养基中。

用于检测脑膜炎奈瑟菌的鼻咽拭子应立即接种JEMBEC系统，或应将拭子放入含有活性炭的运输培养基中，并在采样后5 h内进行接种。

样本处理

JEMBEC系统运送至实验室后应尽快置于35～37℃条件下孵育。

体积大于1 mL的体液样本应在室温下1 500 × *g*离心15 min。分离上清保存，沉淀物涡旋混匀后接种至专用培养基（见培养部分）。

怀疑脑膜炎奈瑟菌的任何样本或培养基操作均应在生物安全柜中进行，以防发生实验室感染。

直接检测方法

革兰染色

大多数奈瑟菌和卡他莫拉菌为革兰阴性双球菌（图39.2），相邻两侧扁平，呈“肾形或咖啡豆状”双球菌；少数奈瑟菌呈革兰阴性杆状或球杆状。对有症状尿道炎的男性尿道分泌物进行革兰染色是检测淋病的重要方法，涂片见到多形核白细胞（PMNs）内存在革兰阴性双球菌可诊断。由于正常女性阴道和直肠存在许多革兰阴性球菌定植，形态类似于奈瑟菌，当女性宫颈分泌物或直肠拭子样本涂片中见到胞内革兰阴性双球菌时，诊断必须由其他检测结果加以证实。此外，在细胞外观察到的双球菌，多无致病性。咽部样本中存在大量非致病性奈瑟菌的定植，因此根据革兰染色结果无法进行感染的诊断。

体液样本涂片革兰染色进行淋病奈瑟菌和脑膜炎奈瑟菌的直接镜检时，可通过离心使样本浓缩100倍左右以提高检出率。

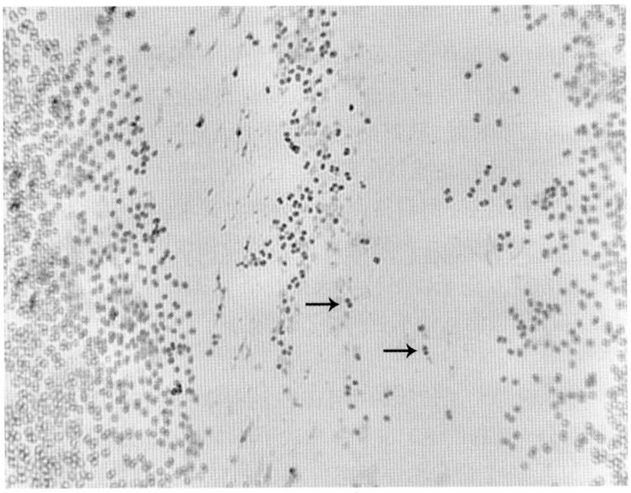

图39.2 淋病奈瑟菌革兰染色显示革兰阴性双球菌（箭头示）。

核酸检测

基于核酸检测的分子生物学方法目前已经取代了传统的酶联免疫吸附法，用于淋病奈瑟菌的快速诊断。美国食品药品管理局（FDA）批准了一些可用于临床样本淋病奈瑟菌检测的核酸扩增试剂盒（关于核酸扩增检测方法的讨论，见第8章）。

核酸扩增检测可使用商品化的试剂盒，其检测结果的准确性优于培养。不同试剂盒针对的淋病奈瑟菌检测靶片段基因不同，因此不同试剂盒的敏感性、特异性和阳性预测值（positive predictive value, PPV）有所不同。其中一些方法为盒式床旁即时检测法，仅需简单培训和较短的检测周转时间。大规模的筛检则需要配备额外的检测程序，并需要自动化的分子检测系统。然而，通过这种自动分子检测系统获得的核酸检测结果不能作为法医学上的证据，目前也不能用于口咽、直肠、眼部或儿科样本的检测。目前大多数FDA批准的商品化核酸扩增检测试剂盒可同时检测淋病奈瑟菌和沙眼衣原体，两种病原体的合并感染很常见。有关沙眼衣原体的相关内容，请参阅第43章。淋病奈瑟菌感染治愈后，菌体DNA在样本中仍可持续存在3周左右；因此，核酸扩增试验结果不能够作为疗效的评估指标。

核酸扩增检测方法也可用于脑膜炎奈瑟菌的诊断。目前推荐测序与血清学分型相结合的检测方法。实时PCR方法的优势是可以对样品中扩增模板（DNA）的数量进行定量检测。聚合酶链反应（PCR）和基因测序针对的靶基因包括*porA*、*porB*、*fetA*（与*porA*相关）、各类管家基因、*penA*（青霉素敏感性）和因子H结合蛋白。美国CDC推荐用于脑膜炎奈瑟菌菌种鉴定的两个靶基因包括与荚膜合成相关的*ctr*A基因和铜锌超氧化物歧化酶基因*sodC*。其中*sodC*基因作为qPCR（定量PCR）检测靶基因优于*ctrA*，可用于检测不含*ctrA*的脑膜炎奈瑟菌。多聚唾液酸转移酶基因*csb*、*csc*、*csw*和*csy*可用于鉴别脑膜炎奈瑟菌的B、C、W和Y血清群。截至本文撰写时，美国FDA唯一批准的核酸检测试剂盒为生物梅里埃的Film Array脑膜炎/脑炎多重检测试剂盒，可同时检测脑膜炎奈瑟菌以及其他13种病毒性和细菌性病原体。

临床样本中奈瑟菌属的核酸检测需遵照不同试剂盒的说明书进行相应的操作。某些检测结果会受临床样本类型的影响，检测过程中与非致病性菌株产生交叉反应会导致结果的假阳性，患者样本中存在反应抑制物也会导致结果的假阴性。

培养

培养基的选择

脑膜炎奈瑟菌、卡他莫拉菌和腐生奈瑟菌可在含有5%绵羊血的胰蛋白酶大豆琼脂培养基上生长，在营养成分更高的培养基（如巧克力琼脂培养基）上生长更佳。淋病奈瑟菌通常不能在血琼脂平板上生长，但可在巧克力琼脂平板上生长。从有菌部位（如生殖道或上呼吸道）分离淋病奈瑟菌和脑膜炎奈瑟菌时，需使用选择性培养基。第一种是Thayer-Martin选择培养基，是以基础巧克力琼脂加营养添加剂（IsoVitaleX）以及组合抑菌剂，包括黏菌素（抑制革兰阴性杆菌）、制霉菌素（抑制酵母菌）和万古霉素（抑制革兰阳性菌）。改良Thayer-Martin培养基（MTM）在此基础上添加了甲氧苄氨嘧啶（抑制变形杆菌属）。Martin-Lewis（ML）培养基与MTM类似，只是用抗真菌药物茴香霉素（anisomycin）代替制霉菌素，并且增加了万古霉素的浓度。GC-LECT琼脂也是一种选择性培养基，含有抑制口咽定植菌群生长的抑菌剂，包括万古霉素和林可霉素（抑制革兰阳性菌）、黏菌素（抑制革兰阴性菌）、两性霉素B（抑制酵母菌）和甲氧苄氨嘧啶（抑制变形杆菌属和二氧化碳嗜纤维菌属）。

其他的选择性培养基还有New York City（NYC）培养基，是一种透明澄清的黄色的培养基，培养基中添加溶解的马血、马血浆、酵母提取液以及与MTM相同的抑菌剂。生殖道支原体（人型支原体和解脲脲原体；参考第44章）也可在NYC培养基上生长。选择性的巧克力琼脂培养基中的万古霉素对淋病奈瑟菌的某些菌株有抑制作用，建议使用非选择性巧克力琼脂平板，特别是针对培养阴性的可疑病例或无菌样本（如关节液）。

与致病菌不同，一些腐生奈瑟菌可在麦康凯琼脂平板上生长，但生长较差。淋病奈瑟菌和脑膜炎奈瑟菌在大多数肉汤血液培养基中都能生长，但在硫代羟乙酸盐和脑-心浸出液等基础营养肉汤中生长较差。卡他莫拉菌和其他奈瑟菌几乎在任何培养基中都能生长。

培养条件和时间

琼脂平板应置于35～37℃的条件下，富含二氧化碳的湿润环境中培养72 h。淋病奈瑟菌、脑膜炎奈瑟菌和卡莫拉他菌在3%～7%二氧化碳的条件下生长最佳，这种气体条件可通过烛缸法、二氧化碳发生袋、真空系统或二氧化碳培养箱来实现。烛缸法应使用白色、无味的蜡烛，其他类型的蜡烛可能对淋病奈瑟菌和脑膜炎奈瑟菌有毒性作用。

通过在二氧化碳培养箱底部放置装有水的容器，或者在蜡烛罐或真空罐底部放置浸有无菌水的无菌纱布垫来保持环境湿度。

淋病奈瑟菌和脑膜炎奈瑟菌需培养72 h无生长，方可报告阴性结果。

菌落特征

表39.3描述了巧克力琼脂平板上卡他莫拉菌和各种奈瑟菌的菌落形态和特征（如色素）。

表39.3 巧克力琼脂平板上的菌落形态和其他特征[a]

菌种	菌落形态
卡他莫拉菌	大的、粉红或褐色、不透明光滑菌落；菌落易碎似"冰球"：菌落可整个在琼脂表面移动
淋病奈瑟菌	小的、灰白色的、半透明的、有光泽的、凸起的菌落，边缘光滑或不规则；初代培养的菌落形态有异质性，可有多达5种不同的类型
脑膜炎奈瑟菌	中等大小、光滑、圆形、湿润的灰色到白色菌落；有荚膜、黏液样；菌落底部的琼脂可呈灰绿色
灰色奈瑟菌	小的、灰白色的、半透明的、颗粒状菌落
长奈瑟菌	小的、灰白色、半透明的菌落
浅黄奈瑟菌	中等大小、黄色、不透明的光滑菌落
乳糖发酵奈瑟菌	小的、无色或淡黄色、光滑、透明菌落
黏膜奈瑟菌	大的、灰白色到浅黄色、半透明菌落；因为有荚膜呈黏液样
多糖奈瑟菌	小的、灰白色到浅黄色、半透明、凸起的菌落
干燥奈瑟菌	大的、无色、有皱纹、粗糙干燥且较黏的菌落
微黄奈瑟菌	中等大小，绿黄色到黄色，光滑，边缘完整的菌落

[a] 除色素沉着外，血平板上菌落的外观与巧克力平板相同；菌落在血平板上的透明度较低。

注：淋病奈瑟菌不会在经典的羊血平板上生长。

鉴定方法

目前已有多种商品化的检测系统用于奈瑟菌和卡他莫拉菌的鉴定。这些系统通过生化或酶底物显色方法，可对致病菌种（淋病奈瑟菌、脑膜炎奈瑟菌和卡他莫拉菌）进行准确的鉴定。由于这些系统只检测菌体已产生的酶活性，所以虽然需要较大的菌量，但对待测菌的活力无要求。采用商品化系统进行检测时，必须严格遵照产品的使用说明进行操作；其中一些系统专用于检测特定选择性培养基上分离的菌株，而不能应用于检测其他革兰阴性双球菌。

生化鉴定

表39.4总结了传统的用于鉴别这些微生物的常规生化试验。对分离菌株的鉴定准确率取决于样本来源和微生物种类。

与儿童或成人性侵犯案件相关的样本检测会产生法医学结果的法律效力，其分离菌株必须明确鉴定到种水平。建议使用至少两种不同类型的检测方法进行鉴定，如生化、免疫、酶促、核酸扩增或基质辅助激光解吸电离飞行时间质谱法（MALDI-TOF MS）。无菌体液中的分离菌株也需鉴定到种水平。而对可能存在性传播感染风险的成人生殖部位的分离菌株可以通过推测进行菌种判断（例如，生长在淋病奈瑟菌选择性琼脂平板上的氧化酶阳性革兰阴性双球菌可被判定为淋病奈瑟菌）。同样，眼或耳培养物中分离到氧化酶阳性，并且

表39.4 卡他莫拉菌和奈瑟菌的生化和生理特性

菌种	生长试验			快速糖类发酵试验								
	改良 Thayer-Martina培养基[a]	营养琼脂（35℃）	血平板或巧克平板（25℃）	葡萄糖	麦芽糖	乳糖	蔗糖	果糖	硝酸盐还原	还原硝酸盐产气	0.1%亚硝酸盐还原	Superoxol试验（30%过氧化氢）
卡他莫拉菌[b]	V	+	+	−	−	−	−	−	+	−	V	1～4+
灰色奈瑟菌[c]	V	+	−	−[d]	−	−	−	−	−	−	+	弱阳性2+
长奈瑟菌[e]	V	+	+	−	−	−	−	−	−	−	−	阴性
浅黄奈瑟菌	−	+	+	−	−	−	−	−	−	−	+[f]	2+
淋病奈瑟菌[g]	+	−	−	+	−	−	−	−	−	−	−	强阳性4+
乳糖发酵奈瑟菌	+	V	V	+	+	+	−	−	−	−	+	1～3+
脑膜炎奈瑟菌	+	−	−	+	+	−	−	−	−	−	V	1～4+
黏膜奈瑟菌	−	+	+	+或(+)	+	−	+	+	+	+	+	弱阳性2+
多糖奈瑟菌	−	−	−	+	+	−	−	−	−	−	−	弱阳性1+～3+
干燥奈瑟菌[h]	+	−	−	+或(+)	+	−	+	+	−	−	+	2+
微黄奈瑟菌[i]	−	+	+	V	+	−	−	−	−	−	+	2+

[a] 菌落生长定义为菌落数＞10个。
[b] 丁酸酯酶试验和DNA酶阳性。
[c] 灰色奈瑟菌淀粉酶试验阳性，可与浅黄奈瑟菌鉴别。
[d] 某些灰色奈瑟菌菌株在某些快速检测系统中可能出现葡萄糖发酵试验阳性，并被错误鉴定为淋病奈瑟菌。然而，与淋病奈瑟菌不同，灰色奈瑟菌在35℃的营养琼脂上生长并还原亚硝酸盐。
[e] 长奈瑟菌解糖亚种能发酵葡萄糖产酸。
[f] 微黄奈瑟菌黄亚种能发酵果糖产酸，微黄奈瑟菌深黄亚种能发酵蔗糖和果糖产酸。
[g] 10个菌株中只有2个进行了检测。
[h] 反硝化金氏菌可在改良的Thayer-Martin琼脂上生长，在显微镜检时可能误认为淋病奈瑟菌。然而，与淋病奈瑟菌不同，反硝化金氏菌可以还原硝酸盐，且过氧化氢酶阴性。
[i] 微黄奈瑟菌在Loeffler琼脂上可产生黄色色素；干燥奈瑟菌没有。
+：90%以上的菌株呈阳性；(+)：＞90%的菌株呈阳性，但反应可能延迟（即2～7 d）；−：＞90%的菌株为阴性；V：反应可变。
来源：Carroll KC, Pfaller MA, Landry ML, et al. *Manual of Clinical Microbiology*. 12th ed. Washington, DC: ASM; 2019; Weyant RS, Moss CW, Weaver RE, et al, editors. *Identification of Unusual Pathogenic Gram-negative Aerobic and Facultatively Anaerobic Bacteria*. 2nd ed. Baltimore: Williams & Wilkins; 1996.

可利用丁酸酯酶水解三丁酸甘油酯的革兰阴性双球菌可被鉴定为卡他莫拉菌(图12.7)。

基质辅助激光解吸电离飞行时间质谱(MALDI-TOF MS)

MALDI-TOF MS是一种可以根据菌体蛋白差异来鉴定微生物的自动化质谱检测系统(第7章)。目前可用于鉴定奈瑟菌和莫拉菌的主要有两种质谱仪。有研究报道了质谱检测将亲缘性较高的奈瑟菌错误鉴定为脑膜炎奈瑟菌。因此,使用MALDI-TOF MS系统进行鉴定时,只有被FDA批准的微生物种类,可以直接报告,其他微生物需送至专门实验室进行验证。

特定菌种的鉴定

传统鉴定方法利用含有1%葡萄糖(右旋糖)、麦芽糖、乳糖和蔗糖的胱氨酸胰蛋白酶大豆琼脂(CTA)检测微生物对碳水化合物的利用情况(操作程序39.1)。但由于该培养基对氧化型的奈瑟菌(特别是淋病奈瑟菌和脑膜炎奈瑟菌)的检测结果不佳,现已很少使用。目前主要通过将待测菌穿刺接种至体积较小、含适量碳水化合物的半固体培养基底部,来检测其对碳水化合物的利用情况。这种方法不需要传代培养,可在4 h内得到结果。其他商品化的快速鉴定试剂盒包括Neisseria Preformed Enzyme Test (PET) (BioConnections, Knypersley, United Kingdom), RapID NH (ThermoFisher Scientific, Waltham, MA), 以及API NH (bioMérieux, Marcy-l'Étoile, France)。这些不同的试剂盒对鉴别淋病奈瑟菌的敏感性不同,特别是当菌株脯氨酸氨基肽酶(Pip)阴性时。

操作程序39.1

碳水化合物利用试验-胱氨酸胰蛋白酶大豆琼脂法

[目的] 碳水化合物利用试验是鉴定奈瑟菌的传统方法,该方法将特定的碳水化合物[葡萄糖(右旋糖),麦芽糖,乳糖,或蔗糖]加到胱氨酸胰蛋白酶大豆琼脂(CTA)中,使其终浓度为1%,并加入酚红作为pH指示剂。

[方法]

1. 使用接种环从非选择性培养基上挑取传代不超过24 h的纯菌落置于生理盐水中混匀,制备较高浓度的菌悬液。
2. 使用接种针,将上述菌液穿刺接种于CTA碳水化合物培养管的上半部分。接种每一种CTA培养基:包括葡萄糖、麦芽糖、乳糖和蔗糖。
3. 将试管盖紧并置于35～37℃环境中孵育。增加1个未接种的培养基作为对照管。
4. 孵育24～72 h后,试管培养基顶部变成黄色表明细菌利用碳水化合物产酸,结果为阳性。

[预期结果和质控]

阳性:仅试管培养基顶部变成黄色,表明碳水化合物的利用。

阴性:与未接种的空白对照试管相比较,颜色无变化。

微生物	葡萄糖	麦芽糖	乳糖	蔗糖	果糖
灰色奈瑟菌	阴性	阴性	阴性	阴性	阴性
长奈瑟菌	阴性	阴性	阴性	阴性	阴性
浅黄奈瑟菌	阴性	阴性	阴性	阴性	阴性
乳酸发酵奈瑟菌	阳性	阳性	阳性	阴性	阴性
淋病奈瑟菌	阳性	阴性	阴性	阴性	阴性
脑膜炎奈瑟菌	阳性	阳性	阴性	阴性	阴性
黏膜奈瑟菌	阳性	阳性	阴性	阳性	阳性
微黄奈瑟菌黄亚种	阳性	阳性	阴性	阴性	阳性
微黄奈瑟菌深黄亚种	阳性	阳性	阴性	阳性	阳性
微黄奈瑟菌微黄亚种	阳性	阳性	阴性	阳性	阳性
卡他莫拉菌	阴性	阴性	阴性	阴性	阴性

[局限性] 不能在二氧化碳环境中孵育,这可能会改变培养基的pH,导致整个试管颜色变为黄色,造成结果的假阳性。整个试管变为黄色也可能提示存在污染菌。因此应谨慎解读试验结果,并应同时进行其他试验进行结果验证。

临床实验室不常规进行腐生奈瑟菌的鉴定。当灰色奈瑟菌的葡萄糖(右旋糖)代谢试验呈弱阳性时,易错误鉴定为淋病奈瑟菌。但灰色奈瑟菌可在35℃条件下的营养琼脂培养基上生长,且对多黏菌素敏感,可与淋病奈瑟菌相鉴别。

卡他莫拉菌在22℃的血琼脂和35℃营养琼脂上生长良好,可还原硝酸盐为亚硝酸盐,不分解糖类,可产生DNA酶,通过上述试验可与淋病奈瑟菌和脑膜炎奈瑟菌相鉴别。*Severe M. catarrhalis*是此类别中唯一能够水解DNA的菌种。

β半乳糖苷酶、γ谷氨酰胺基氨肽酶和羟脯氨酰基氨肽酶的底物显色试验可用于淋病奈瑟菌、脑膜炎奈瑟菌、乳糖奈瑟菌和卡他莫拉菌的鉴别。卡他莫拉菌不产生上述任何一种酶。淋病奈瑟菌产生羟脯氨酰基氨肽酶。脑膜炎奈瑟菌产生β半乳糖苷酶和γ谷氨酰胺基氨肽酶。目前商品化的底物显色试剂盒包括Gonocheck Ⅱ (EY Laboratories, San Mateo, CA)和BactiCard Neisseria (Remel Laboratories, Lenexa, KS)。上述鉴定方法的局限在于可能会错误鉴定一些非致病性奈瑟菌。此外,还应使用选择性培养基进行菌株分离,以防将其他属的细菌错误鉴定为奈瑟菌。改良的底物显色试剂盒,如BactiCard Neisseria试剂盒,可用于鉴定选择性和非选择性培养基上生长的奈瑟菌和嗜血杆菌。这类改良方法联合了酶底物反应和其他生化反应。

乳糖发酵奈瑟菌可在选择性培养基上生长，易与脑膜炎奈瑟菌相混淆。ONPG试验（Procedure 12.32）可用于检测菌株产生的β半乳糖苷酶，反映该菌对乳糖的利用情况。乳糖奈瑟菌ONPG试验阳性，脑膜炎奈瑟菌ONPG试验阴性。

动物口腔奈瑟菌在实验室常规培养基上生长良好，可发酵葡萄糖（右旋糖）；能与同样发酵糖类，但在血琼脂和巧克力琼脂上生长不良的细菌相鉴别（第27章）。动物口腔奈瑟菌唯一可发酵的碳水化合物为葡萄糖，吲哚阴性，精氨酸双水解酶阳性。

免疫血清学鉴定

在美国，单克隆抗体协同凝集法可用于淋病奈瑟菌的免疫血清学鉴定。GonoGen Ⅱ试剂盒（Becton Dickinson, Sparks, MD）可以直接用初代培养分离的菌株进行，通过与特异性单克隆抗体的结合试验进行鉴定。GonoGen Ⅱ试剂盒将抗体吸附于胶体金颗粒，可产生肉眼可见的显色反应。乳糖发酵奈瑟菌和脑膜炎奈瑟菌会产生假阳性，某些菌株也会出现假阴性。优化蛋白提取的方法可以提高检测的敏感性和特异性。

血清分型

脑膜炎奈瑟菌总共分为12种不同的血清群。通过商品化血清可以区分的血清型包括A、B、C、H、I、K、L、W135、X、Y和Z群。目前已有成组的商品化的多价血清用于该病原体血清学分型。通常采用玻片凝集法进行分型。在美国，A、B、C、W135和Y是美国最常见的致病血清型。血清分型是参考实验室或公共卫生实验室进行临床微生物鉴定的重要手段，有助于识别病原菌的暴发。

核酸扩增技术作为基因分型方法，在鉴别奈瑟菌属中亲缘性较高的菌种时更为可靠。全基因组测序有望在未来取代血清分型。

抗菌药物敏感性试验和治疗

虽然卡他莫拉菌大多数菌株可产生β内酰胺酶，但本菌对许多β内酰胺类抗菌药物仍然敏感，对其他类型抗菌药物也通常敏感，因此无需常规进行临床药敏试验。

目前已建立针对淋病奈瑟菌和脑膜炎奈瑟菌的体外药敏试验标准（第11章）。美国临床和实验室标准协会（Clinical and Laboratory Standards Institute, CLSI）推荐使用含有1%的生长添加剂的GC琼脂进行淋病奈瑟菌的纸片扩散法试验，使用琼脂稀释法检测其最低抑菌浓度（minimum inhibitory concentration, MIC）。

多种抗菌药物可以应用于奈瑟菌的体外药敏试验及治疗。氟喹诺酮类药物曾被广泛用于治疗淋病；随着氟喹诺酮类耐药菌株的出现［即耐氟喹诺酮的淋病奈瑟菌（FRNG）］，目前已不再被推荐用于治疗淋病奈瑟菌的感染。

淋病奈瑟菌分离株监测项目（The Gonococcal Isolate Surveillance Project, GISP）是美国的一个全国协作监测项目。该项目于1986年建立，目的是分析和监测淋病奈瑟菌的耐药趋势。参加该项目的实验室对用于治疗淋球菌性尿道炎的常用抗菌药物（包括阿奇霉素、头孢克肟、头孢曲松、环丙沙星、庆大霉素、青霉素和四环素）的耐药性进行监测。

2007年以来，由于氟喹诺酮类药物耐药性增加，美国CDC不再推荐这类药物（如环丙沙星、左氧氟沙星）用于淋球菌性尿道炎的治疗。头孢菌素成为唯一的治疗选择药物。2010年，美国CDC推荐头孢菌素联合阿奇霉素或四环素的联合治疗方案。2006—2011年，口服头孢克肟的MIC值上升，更多治疗失败的病例被报道。因此，在2015年，美国CDC更新了治疗指南，建议头孢曲松250 mg每日1次肌内注射，联合阿奇霉素1 g，每日1次口服或多西环素100 mg，每日2次口服，连续治疗7 d。对合并感染沙眼衣原体患者，推荐头孢曲松联合阿奇霉素的治疗方案，因为沙眼衣原体对阿奇霉素敏感。对青霉素出现免疫球蛋白E（IgE）介导的严重过敏患者需要替代方案治疗；对替代方案治疗效果的相关临床数据有限。替代治疗包括吉莫沙星320 mg单剂口服联合阿奇霉素2 g口服，或庆大霉素240 mg单剂肌内注射联合阿奇霉素2 g口服。

脑膜炎奈瑟菌很少产生β内酰胺酶，但目前出现了青霉素结合蛋白改变介导的青霉素敏感性降低。对磺胺类药物的耐药也相当普遍。因此，CLSI推荐使用Muller-Hinton琼脂进行纸片扩散法或使用阳离子调节的Muller-Hinton肉汤进行微量肉汤稀释法药敏试验。所有操作均应在生物安全柜内进行，以尽量减少实验室感染的发生。

预防

美国疾病控制与预防中心建议对青少年和青年人接种脑膜炎奈瑟菌疫苗。目前，对11～12岁的儿童应接种4价脑膜炎球菌结合疫苗。在美国，有两种A、C、W和Y群4价混合疫苗。美国CDC建议在16岁左右接种加强疫苗。如果最初的疫苗接种时间是13～15岁，则应在18岁患者进入高风险期时接种加强疫苗。免疫低下的儿童［人类免疫缺陷病毒（HIV）阳性、无脾、补体缺陷或使用某些免疫抑制药物］应尽早接种4价疫苗；根据年龄和疾病的不同，最早可在8周龄时进行首次接种，并多次接种。还有一种针对脑膜炎奈瑟菌B群的疫苗。该疫苗曾仅被推荐针对高风险暴露于血清群B群（如社区暴发）的≥10岁的人群进行接种。目前美国免疫实践咨询委员会对于血清B群脑膜炎奈瑟菌疫苗接种建议已更新为可根据不同的临床情况作出个体化的临床决策。该疫苗需分次接种，多次接种疫苗的必须为同一厂商生产，不能随意更换。

新生儿淋菌性结膜炎是发生于受感染母亲在分娩时的产道感染。曾是新生儿失明的主要原因。出生后预防性使用抗菌药物显著减少了淋球菌性结膜炎的发生。美国CDC推荐应用0.5%红霉素眼膏滴眼以预防新生儿淋病奈瑟菌性结膜炎。由于硝酸银目前在美国已不再生产，而聚维酮碘的效用目前缺乏相关研究，因此均不推荐使用。

案例学习39.1

慢性阻塞性肺疾病(chronic obstructive pulmonary disease, COPD)老年男性患者,既往大量吸烟史20年,此次因气促、严重咳嗽伴咳大量黄痰急诊就诊。胸部体格检查闻及爆裂音和喘鸣音。痰培养提示存在许多细胞内的、矛头状、革兰阳性双球菌。涂片见革兰阴性双球菌。曾服用阿莫西林/克拉维酸及对症支持治疗。

问题:

1. 列出引起COPD患者急性加重的常见病原体。
2. 列出可快速鉴别卡他莫拉菌的检测方法。
3. 该患者的培养物中肺炎链球菌和卡他莫拉菌阳性。两种病原体的抗感染药物有哪些?分离菌株是否需要进一步行药敏试验,还是可直接采用经验性治疗?

复习题

1. 哪种细菌不是呼吸道的正常菌群( )

 a. 卡他莫拉菌 b. 脑膜炎奈瑟菌 c. 黏膜奈瑟菌 d. 淋病奈瑟菌

2. 哪种病原体目前可进行4价疫苗接种( )

 a. 百日咳鲍特菌 b. 卡他莫拉菌 c. 脑膜炎奈瑟菌 d. 淋病奈瑟菌

3. 以下哪项是性传播感染的主要病原体( )

 a. 淋病奈瑟菌 b. 乳糖发酵奈瑟菌 c. 干燥奈瑟菌 d. 黏膜奈瑟菌

4. 淋病奈瑟菌的鉴定可通过以下检测完成,除了( )

 a. 颗粒凝集法 b. 革兰染色法 c. MALDI-TOF质谱 d. 核酸扩增分析法

5. 以下哪种培养基不可用于淋病奈瑟菌的原代培养( )

 a. 巧克力 b. Thayer-Martin c. 血 d. Martin-Lewis

6. 卡他莫拉菌在哪些条件下生长最好( )

 a. 厌氧空气 b. 42℃ c. 富含二氧化碳 d. 25℃

7. 淋病奈瑟菌与脑膜炎奈瑟菌的区别在于( )

 a. 葡萄糖发酵 b. 麦芽糖发酵 c. 乳糖发酵 d. 硝酸盐还原

8. 以下为关于淋病奈瑟菌的正确描述,除了( )

 a. 可采用颗粒凝集法进行鉴别。 b. 样品应在富含二氧化碳的环境中36℃培养72 h c. 如果不能及时接种,样品可以冷藏保存。 d. 可有多达五种不同的菌落类型。

9. 可在室温下的血琼脂和37℃的营养琼脂上生长,碳水化合物利用试验阳性,硝酸盐阳性、DNA酶阳性和ONPG阴性。这种细菌是( )

 a. 淋病奈瑟菌 b. 脑膜炎奈瑟菌 c. 乳糖发酵奈瑟菌 d. 卡他莫拉菌

10. 与培养相比,核酸扩增试验具有以下优势,除了( )

 a. 更敏感 b. 更适用于大型筛查项目 c. 可用于法医案件中的病原体诊断 d. 可同时检测沙眼衣原体

11. 是非题

 ______ 男男性行为者(MSM)是淋病在人群中传播的主要宿主。

 ______ CTA检测方法不需要传代培养,可在4 h内得到结果。

 ______ 卡他莫拉菌感染可导致严重的播散性疾病。

 ______ 在高风险的成年人中,生殖道分离的奈瑟菌属必须鉴定到种水平。

 ______ 脯氨酸氨基肽酶检测阳性即可确诊为脑膜炎奈瑟菌。

12. 配对题:将每个术语与正确的描述配对

 ______ 淋病奈瑟菌　______ 脑膜炎奈瑟菌

 ______ Thayer-Martin　______ 腐生奈瑟菌

 ______ JEMBEC　______ A、B、C、Y和W135

 ______ A、C、Y和W135

 a. 非致病性奈瑟菌 b. 产二氧化碳培养系统 c. 美国发现的脑膜炎奈瑟菌血清型 d. 脑膜炎奈瑟菌疫苗针对的抗原 e. 性传播感染的主要原因 f. 可用于奈瑟菌属培养的选择性琼脂 g. 致死性细菌性脑膜炎的病因

13. 简答题

 大约凌晨2点的实验室夜班人员收到一份滑液样本需进行培养。但由于当晚当地一家夜总会发生枪击事件,实验室人员忙于检测和供应血液制品而出现人员短缺。没有足够时间立即进行样本接种培养,因此将滑液样本置于冰箱中存放。大约在早上6点,白班人员在冰箱中找到了样本。如果医生怀疑存在本章所涉及的菌株感染,实验室工作人员下一步应如何处理?是应该使用该样本进行后续检测,还是应该联系重新送检?解释这样做的原因。

参考答案

案例学习39.1

1. 卡他莫拉菌、不可分型流感嗜血杆菌(第31章)和肺炎链球菌(第14章)。

2. 卡他莫拉菌不产生β半乳糖苷酶、γ谷氨酰胺基氨肽酶和羟脯氨酰基氨肽酶，在22℃的血琼脂和35℃营养琼脂上生长良好，可还原硝酸盐为亚硝酸盐，不分解糖类，可产生DNA酶。

3. 虽然该分离菌株对青霉素敏感，但许多其他因素可影响菌株的致病力，包括菌株荚膜型以及宿主因素，如年龄（免疫系统功能低下）以及是否存在基础疾病，如本例患者即合并COPD。

复习题

1. d; 2. c; 3. a; 4. d; 5. c; 6. c; 7. b; 8. c; 9. d; 10. c; 11. ×，×，×，×，×；12. e,g,f,a,b,c,d

13. 该滑液样本不能用于检测奈瑟菌。奈瑟菌对低温环境敏感，室温条件下转运至实验室后应立即检测。如果在6 h之内无法检测，需在室温、富含二氧化碳的环境中存放以提高检出率，因此该样本已不能进行奈瑟菌的检测，需将此情况告知临床医生。

第13篇 · 厌氧菌

ANAEROBIC BECTERIOLOGY

第40章 · 实验室注意事项和概论

Overview and General Laboratory Considerations

高晓东 · 译　沈佳瑾 · 审校

本章目标

本章概述了用于鉴定厌氧菌的方法。所讨论的详细技术程序旨在与第41章中提供的具体内容结合使用，以便对从样本采集到鉴定的整个过程有一个清晰的了解。然而，读者应考虑以下提供的信息和方法的总体目标。

1. 说明测试方法的具体诊断目的。
2. 简要描述与该检验方法相关的检验原理。
3. 概述其局限性；并描述在测试结果不明确或无法区分的情况下，解决问题或报告结果的过程。
4. 说明每个测试程序使用的适当质控品和结果。
5. 定义并区分专性厌氧菌（严格）、中度厌氧菌、兼性厌氧菌和耐氧厌氧菌。
6. 列出适合分离厌氧菌的样本，以及这些样本中可能表明存在厌氧菌感染的特征。
7. 解释收集、运输和处理临床厌氧菌样本的正确技术。
8. 解释抗原检测方法在厌氧菌感染诊断中的应用。
9. 列出用于培养厌氧菌的培养基。
10. 描述培养厌氧菌的适当培养条件。
11. 描述厌氧菌鉴定和抗菌药物敏感性试验的步骤。

一般特征

本章和第41章中描述的微生物是能引起各种临床症状的常见病原体。本章中的微生物在人类微生物组中占主导地位，通常是机会主义病原体。这些病原体不在有氧（O_2）的情况下生长；它们是专性或严格厌氧菌（0%的氧气）。

专性厌氧菌在短暂暴露于大气中的氧气时（少于几分钟）会被杀死。专性厌氧菌包括普雷沃特菌属、镰刀菌属和拟杆菌属，这些都包括在这些章节中。这些章节还包括一些**耐氧菌**（5%的氧气），如放线菌属、双歧杆菌属和梭状芽孢杆菌属，它们能够在少氧或大气氧存在下生长（微氧），但在厌氧条件下生长最好。最后，**兼性厌氧菌**不需要大气中的氧气，但能够在氧气和厌氧环境中生长。

厌氧菌缺乏超氧化物歧化酶和过氧化氢酶，这些酶是分解呼吸或有氧代谢过程中产生的活性氧所需的。此外，氧气对含有氮、氢、碳和硫的有机物有很高的亲和力，这干扰了厌氧菌正常的生物活动。由于它们不能保护自己免受氧的作用，厌氧菌需要一个没有氧的环境来生存和生长。

样本采集和运送

正确收集和运输用于厌氧菌培养的样本的重要性怎么强调都不过分。因为厌氧菌通常作为正常微生物群大量存在于黏膜表面，即使样本受到最小的污染也会产生错误的结果。框40.1显示了可用于厌氧菌培养的样本；框40.2显示了可能被污染而不能用于厌氧菌培养的样本。一般来说，厌氧培养的样本最好通过组织活检或用针和注射器进行抽吸来收集，以防止被正常的微生物群污染。采集后必须将空气从设备中排出，以防止样品中存活的厌氧菌减少或丢失。由于有可能被正常微生物群污染，一般不建议用棉签来收集厌氧菌。

框40.1　适合厌氧培养的临床样本

- 胆汁
- 用子宫内膜吸引刮匙对子宫内膜组织进行活检（Pipelle; Unimar, Wilton, CT）
- 血液
- 骨髓
- 使用双腔封堵导管进行支气管冲洗
- 脑脊液
- 后穹隆穿刺术
- 压疮溃疡（如果溃疡表面彻底清创后从病变底部获得）
- 来自正常无菌部位（如关节）的液体
- 脓肿吸取物（最好来自囊性或包裹性病变的样本）
- 经皮（直接）肺穿刺或活检
- 腹膜（腹水）液
- 引流瘘管中的硫磺颗粒
- 耻骨上膀胱吸引术
- 胸腔穿刺（胸膜）液
- 活检或尸检时获得的组织
- 经气管抽吸
- 子宫内容物（如使用保护性拭子收集）

框40.2 不适合厌氧培养的临床样本

- 支气管冲洗或刷洗(除非用双腔封堵导管收集)
- 咳痰
- 粪便(艰难梭菌除外)
- 胃或小肠内容物(盲环综合征除外)
- 回肠造口术或结肠造口引流术
- 鼻咽拭子
- 直肠拭子
- 通过经鼻或经口气管插管抽吸的分泌物
- 浅表(开放性)皮肤拭子
- 咽拭子
- 尿道拭子
- 阴道或宫颈拭子
- 排尿或导尿

然而,如前第5章所述,从很多制造商处购买的植绒拭子具有改进的设计,可提高需氧菌和厌氧菌的检出率,但仍容易污染,只可在无法采集其他类型样本时使用。

厌氧培养获得有效结果的一个关键因素是样本的运输;在实验室处理样本之前,必须消除大气中氧气的致命影响。由于涉及锐器伤的安全问题,不再接受将针头和注射器运送至实验室。即使是抽吸物也必须注入厌氧运送管或小瓶中。市面上有大量含有预处理厌氧培养基的输送装置,用于保存厌氧菌。

样本的宏观检查

实验室收到样本后,应检查样本是否有强烈表明存在厌氧菌的特征。① 恶臭。② 硫磺颗粒(与放线菌属、丙酸杆菌属或真杆菌属有关)。③ 长波长紫外线(UV)下的砖红色荧光(与产色素普雷沃特菌属或卟啉单胞菌属有关)。

直接检测方法

革兰染色法

革兰染色法是厌氧菌的一个重要的快速检测方法。如果怀疑有厌氧菌感染,应仔细注意样本的直接革兰染色形态,因为厌氧菌可能不再有活力,而其他测试,如厌氧菌培养可能显示没有生长。正确的革兰染色不仅可以显示存在的微生物和宿主细胞的类型及相对数量,还可以作为厌氧检测是否合格的质量控制措施。然而,没有白细胞并不能排除存在严重的厌氧菌感染,因为某些微生物,如梭状芽孢杆菌会产生破坏白细胞的坏死毒素。革兰染色镜检阳性而培养结果为阴性,可能表明:① 运输方法不当;② 样本处理过程中过度暴露于空气中;③ 系统(罐、袋或室)未能达到厌氧环境;④ 培养基种类不合适或培养基过期;或⑤ 抗菌治疗杀死了厌氧菌。

除了将番红复染液增加到3～5 min外,其他步骤使用标准的革兰染色程序和试剂。革兰阴性厌氧菌的染色效果通常很差,导致无法观察到病原体。作为替代方法,可以使用0.5%的碱性品红水溶液作为复染色剂,以改善对革兰阴性厌氧菌的识别。此外,一些革兰阳性厌氧菌(如梭状芽孢杆菌属)会染成粉红色。在试剂中可增加不同浓度的增强型革兰染色试剂,此外还有一种革兰增强剂,在脱色后应用来抑制背景中的红色,帮助区分革兰阴性厌氧菌。表40.1列出了常见厌氧菌的革兰染色形态。

样本处理

厌氧培养的样本可在生物安全柜中处理,然后在厌氧罐或袋或厌氧室中培养。

厌氧发生罐或袋

厌氧发生罐是制造厌氧气体最常用的系统。厌氧罐可从几家公司购买。例如GasPak(图40.1)由Becton Dickinson (Sparks, MD)制造;其他生产这些设备的公司包括EM诊断系统公司(Gibbstown, NJ)和Oxoid USA(Columbus, MD)。所有这些系统都使用一个透明、沉重的塑料罐,盖子被夹紧使其密封。厌氧条件可以通过两种方法建立:第一种方法使用包含一个氢气和二氧化碳发生器的塑料封套,通过加水(GasPak)或通过琼脂板上的水分(EM诊断系统和Oxoid USA)激活。几分钟内产生的热量(通过触摸罐顶部检测)以及罐壁上随后产生的水分表明催化剂和发生器功能正常。厌氧条件可在1～2 h内实现,尽管亚甲基蓝或瑞苏林指示剂需要更长时间才能变色。

或者,可以使用**排放替换**方法在短时间内创建特定环境。通过抽真空将空气从密封罐中排出,并用三种不同气体的组合进行替换。罐的最终填充物是含有80%～90%氮气、5%～10%氢气和5%～10%二氧化碳的混合气体。许多厌氧菌需要二氧化碳才能最大限度地生长。Anoxomat(Advanced Instruments, Inc., Norwood, MA;图40.2)是培养厌氧菌、嗜二氧化碳菌和微需氧菌的完整系统。该系统提供了在单独的罐子中创建最佳条件的灵活性,并可根据实验室的需要进行调整。罐中的空气通过指示器进行监测,以检查厌氧环境。缺点是必须从罐子中取出平板,才能看到平板上的细菌生长。

厌氧发生包或袋对于实验室处理少量厌氧样本很有用。广泛使用的厌氧袋是BD生物袋A型(Becton Dickinson and Company, Franklin Lakes, NJ)。除了样本运输,该袋还可用于培养一个或两个琼脂平板。如果袋子内部没有积聚水分或冷凝水,则可以在不将其从袋子中取出的情况下查看培养平板。

保存罐

如果使用厌氧罐或袋进行培养,则应在样本处理和培养物检测期间使用保存罐。保存罐是一种厌氧罐,瓶盖松散,通过橡胶管与氮气相连。未接种的平板保存在保存罐中,等待用于样本的接种,接种的平板保存在保存罐中,等待培养或检测;这样可以最大限度地减少与氧气的接触。

厌氧舱

厌氧舱或**手套箱**由模制或柔性透明塑料制成。柔性透明塑料舱是使用最广泛的类型。样本和其他材料放置在装有气闸的厌氧舱中。检验人员使用手套(Forma Scientific, Marietta, OH)或袖套(Sheldon Manufacturing, Cornelius, OR)在手臂周围形成密封(图40.3)。储存在舱内的培养基保持无氧状态,从接种到检验,对样本的所有工作都在厌氧条件下进行。由5%的二氧化碳、10%的氢气和85%的氮气组成的气体混合物,加上**钯催化剂**(与水反应生成氢气和二氧化碳),维持舱内的厌氧环境。

表40.1 厌氧菌的革兰染色形态最小分组、厌氧性和临床意义

病原体	革兰染色	临床意义
放线棒菌属	革兰阳性微曲杆菌；有些物种可能会分枝	尿路感染
放线菌属	革兰阳性，分枝，串珠状或带状，细丝状杆菌	放线菌病；口颈面部、胸部和腹盆型
Actinotignum spp.	革兰阳性直杆或微曲杆菌	尿路感染
异斯卡多维亚菌属	革兰阳性不规则短杆菌	尿路感染
阿利斯蒂普斯菌属	革兰阴性杆菌	阑尾炎、腹腔积液、脓肿和尿液
厌氧球菌属	革兰阳性球菌排列成短链或四聚体	伤口感染
Anaeroglobus sp.	革兰阴性球菌，菌体直径为0.5～1.1 μm	术后伤口
阿托波菌属	拉长的革兰阳性球菌或球杆菌；单独出现、成对出现或短链出现	细菌性阴道病
拟杆菌属	革兰阴性，直杆，末端圆形；单独出现或成对出现；可被描述为类似于一个安全别针（图41.4）	菌血症、溃疡、脓肿、支气管分泌物、骨骼、腹腔感染；积液
双歧杆菌属	革兰阳性类白喉；球状或薄的尖状；或更大、高度不规则、弯曲、有分枝的杆菌；菌体末端呈棒状或有粗大的分枝（分叉）末端（“狗骨头”）	主要是细菌，但可能从多种来源分离
沃氏嗜胆菌	革兰阴性，淡染色，细杆状	腹腔内感染、脓肿和菌血症
布雷德菌属	革兰阳性短、直或稍弯曲；单独或成对排列	牙周炎和脓肿
Catabacter spp.	革兰阳性球菌或短杆菌	菌血症
艰难梭菌	革兰阳性直杆菌；可产生多达六个菌体链状排列；芽孢椭圆形，位于近端	抗生素相关疾病、腹泻和结肠炎
肉毒梭菌	革兰阳性，直杆；单独出现或成对出现；通常为近端芽孢，类似于网球拍	食物中毒、肉毒杆菌中毒；伤口肉毒杆菌中毒和婴儿肉毒杆菌中毒，一种危及生命的神经-肌肉疾病
梭状梭菌	染色革兰阴性的革兰阳性杆菌；细长杆状；芽孢通常不可见；细长的足球形状，菌体通常成对排列	各种可能严重且具有侵袭性的人类感染
溶组织梭菌		菌血症；创伤相关气体坏疽；皮肤和其他软组织感染
诺维梭菌	革兰阳性杆菌，带有近端芽孢	皮肤和其他软组织感染；皮肤气体坏疽
产气荚膜梭菌	端部钝的革兰可变直杆菌；单独出现或成对出现；很少见到芽孢，但如果存在，通常较大、中心位于近端、卵圆形、膨胀；大型棚车形状	菌血症；创伤相关气体坏疽、皮肤和其他软组织感染；肠道食源性疾病（食物中毒）；坏死性肠炎和坏死性小肠结肠炎；厌氧性蜂窝织炎
多枝梭菌	革兰染色可变直杆或曲杆菌；芽孢很少见到，但圆形且位于顶端；比产气荚膜梭菌更细长	儿童脓肿、腹膜炎、菌血症和慢性中耳炎；成人菌血症
败毒梭菌	培养初期呈革兰阳性，但随着培养时间延长呈革兰阴性；染色不均；直杆或曲杆；单独出现或成对出现；近端芽孢，卵圆形，膨大	菌血症；创伤相关气体坏疽；皮肤和其他软组织感染；自发性非创伤性气体性坏疽
索氏梭菌	革兰阳性杆菌；近端芽孢	皮肤和其他软组织感染；皮肤气性坏疽；妇科感染；厌氧性蜂窝织炎
第三梭菌	革兰可变杆菌；端生芽孢	免疫功能低下、中性粒细胞减少患者的小肠、结肠炎和脑膜炎
破伤风梭菌	革兰阳性，培养24 h后变为革兰阴性；单独出现或成对出现；近端芽孢或端生芽孢，呈椭圆形，具鼓槌或球拍外观	破伤风伴穿刺伤
神秘杆菌属	链状革兰阳性短杆菌	口腔感染
短小杆菌属	多形性革兰阳性杆菌，可能有分枝	与关节和心脏瓣膜等植入物感染有关
伊格尔兹菌属	革兰阳性，小直杆，末端圆形	菌血症
Eggerthii spp.	短链革兰阳性不规则杆菌	牙脓肿伴菌血症；脓胸

续 表

病原体	革兰染色	临床意义
艾森伯格菌属	革兰阳性中长波浪状丝状杆菌，末端呈锥形	菌血症
真杆菌属	革兰阳性多形性杆菌或球杆菌；成对或短链出现；不解乳真杆菌具有海鸥翅膀形状，类似弯曲杆菌；缠结真杆菌与放线菌类似，呈链珠状、丝状、有分枝	口腔和其他各种感染；脓肿、菌血症、鼻窦炎、扁桃体炎
产线菌属	革兰阳性短、规则杆菌	口腔感染
大芬戈尔德菌	革兰阳性球菌，细胞直径 > 0.6 μm；成对或成群排列；类似葡萄球菌	各种身体部位的感染，包括心内膜炎、脑膜炎、肺炎、皮肤和软组织；骨和关节感染、慢性伤口和溃疡、化脓性关节炎、上呼吸道感染；菌血症
梭杆菌属	革兰阴性，淡染色，不规则染色，高度多形性杆菌，有肿胀区域、丝状物和大而奇异的圆形体	口腔和其他各种感染；脓肿、菌血症、鼻窦炎、扁桃体炎
乳酸杆菌属	革兰可变多形性杆或球杆菌；直的、均匀的杆有圆形的端部；短杆菌类似于链球菌	菌血症、心内膜炎、腹腔脓肿；其他各种感染
纤毛菌属	革兰阴性大梭形杆菌，一端尖，一端钝	免疫功能低下患者的菌血症；口腔和胃肠黏膜病变；心内膜炎；细菌性阴道病
动弯杆菌属	革兰易变，小，薄，弯曲杆菌；根据菌体长度可分为两种	细菌性阴道病
Mogibacterium spp.	革兰阳性短杆菌	口腔感染
Moryella spp.	革兰阳性细长杆菌，末端尖	脓肿
欧陆森菌属	短椭圆形革兰阳性杆菌；单独出现、成对出现或短链出现	龋齿
副拟杆菌属	革兰阴性杆菌	腹腔内感染、菌血症
类伊格尔兹菌属	革兰阳性，链状球菌	菌血症
微小微单胞菌	革兰阳性球菌，细胞直径 < 0.7 μm；以小团和短链的形式出现	口腔感染、牙周感染、皮肤和伤口感染、腹腔感染、败血症、妇科感染、中耳炎和鼻窦感染
嗜胨菌属		压疮和鼻窦炎
消化链球菌属	革兰阳性大球菌；常呈链状排列	多种身体部位的多微生物感染；急性和慢性伤口感染
卟啉单胞菌属	革兰阴性球菌	牙周病、坏死性溃疡性牙龈炎、脓肿、腹腔内感染、细菌性阴道病、滑液（关节炎）
普雷沃特菌属	革兰阴性杆菌或球杆菌；成对或短链出现	口腔感染、坏死性溃疡性牙龈炎、冠周炎、脓肿；与囊性纤维化患者的呼吸道感染、呼吸机相关肺炎
丙酸杆菌属	革兰阳性，多形性，类白喉杆菌；呈栅栏样聚集；叫做厌氧类白喉	痤疮和浅表皮肤感染
Propionimicrobium spp.	革兰阳性类白喉或棒状杆菌	尿路感染
假分枝杆菌属	成对出现的革兰阳性多形性杆菌	口腔感染
斯卡多维亚菌属	革兰阳性小球状杆菌	龋齿
史雷克菌属	革兰阳性球菌；单个或成群出现	口腔感染或脓肿
Solobacterium spp.	革兰阳性短、直或稍弯曲的杆菌，成对或短链出现	菌血症；各种感染
坦纳菌属	革兰阴性杆菌	牙周病、细菌性阴道病、滑液（关节炎）
韦荣球菌属	革兰阴性，微小的双球菌，成簇、成对和短链排列	身体不同部位的感染：脑膜炎、骨髓炎、关节感染、胸膜感染、菌血症和心内膜炎
弯曲短杆菌属	革兰阳性短、直或曲杆菌、类白喉	宫内节育器感染

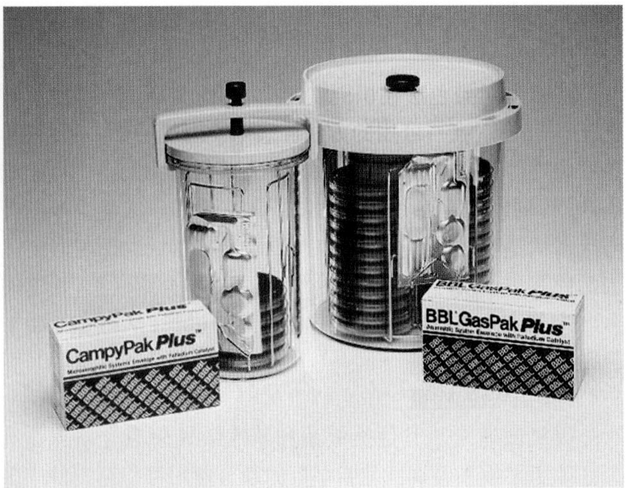

图40.1　GasPak厌氧菌罐（BD Diagnostic Systems, Sparks, MD）。罐内有接种板、被激活的产气装置和指示条。连接在罐盖上的金属丝网篮包含钯涂层氧化铝颗粒，这些颗粒可催化反应以去除氧气。较新型号的GasPak罐使用试剂盒，只需加水即可催化反应（见正文）。（摘自：Mahon CR. *Textbook of Diagnostic Microbiology*. 5th ed. St. Louis: Elsevier; 2015.）

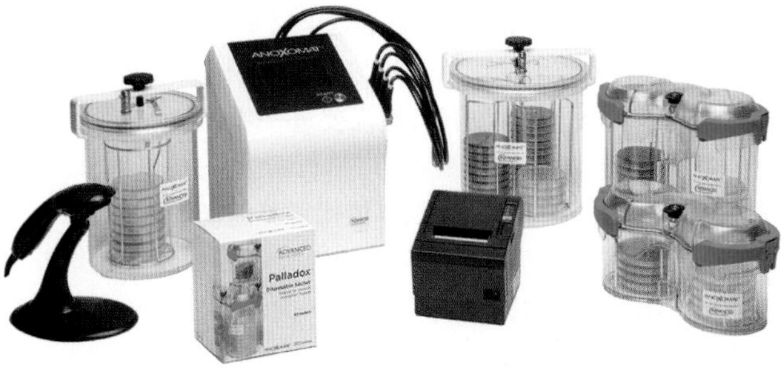

图40.2　用于培养厌氧、微需氧和嗜二氧化碳病原体的高级厌氧培养系统。（来源：Photos courtesy Advanced Instruments, Inc., Norwood, MA.）

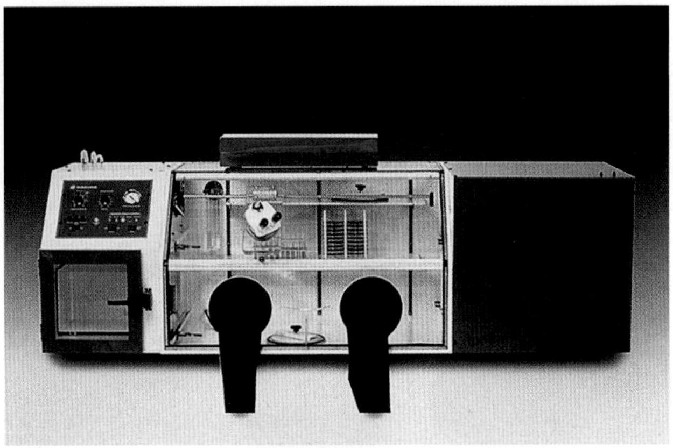

图40.3　无手套厌氧舱。厌氧舱是40多年前开发的，各种新模型正在高端研究中使用。（来源：Courtesy Anaerobe Systems, Morgan Hill, CA.）

厌氧培养基

厌氧样本的初始处理应接种适当的培养基。表40.2列出了常用的厌氧培养基。应新鲜制备或在制备后2周内使用。长时间存放的平板会积累过氧化物并脱水从而会导致生长抑制。在厌氧环境中减少培养基的数量可以消除溶解氧，但对过氧化物没有影响。预还原厌氧灭菌（prereduced, anaerobically sterilized, PRAS）培养基在厌氧条件下生产、包装、运输和储存。它们可从各种制造商处购买（图40.4），保质期延长至6个月。

一般来说，厌氧培养基应包括非选择性厌氧血琼脂（BA）（含有马或羊血、额外的血红素和维生素K）和以下所有选择性培养基：**拟杆菌胆汁七叶皂苷琼脂（BBE）、卡那霉素万古霉素溶血琼脂（LKV）、厌氧苯乙醇琼脂（PEA）和厌**

表40.2　常规厌氧培养基

培养基	主要成分	用途
厌氧血琼脂（Ana BA）	可使用哥伦比亚、Schaedler、CDC、布鲁菌或脑-心浸出液培养基，添加5%羊血、0.5%酵母提取物、血红素、L-胱氨酸和维生素K_1制备	用于分离厌氧菌和兼性厌氧菌的非选择性培养基
拟杆菌胆汁七叶苷琼脂（BBE）	含柠檬酸铁铵和氯化血红素的胰蛋白酶大豆琼脂培养基；加入胆汁盐和庆大霉素作为抑制剂	脆弱类杆菌群的选择性培养基；适用于初步鉴定
卡那霉素万古霉素溶血琼脂（LKV）	含卡那霉素（75 μg/mL）、万古霉素（7.5 μg/mL）、维生素K_1（10 μg/mL）和5%裂解血的布鲁菌琼脂培养基	选择性分离普雷沃特菌属和拟杆菌属
厌氧苯乙醇琼脂（PEA）	营养琼脂培养基，5%血液，苯乙醇	选择性抑制肠道革兰阴性杆菌和某些梭菌群集
蛋黄琼脂（EYA）	蛋黄培养基	非选择性培养基，用于梭菌和梭杆菌的卵磷脂酶和脂肪酶检测
环丝氨酸头孢西丁果糖琼脂（CCFA）	含有果糖、环丝氨酸（500 mg/L）和头孢西丁（16 mg/L）的蛋黄培养基；中性红作为指示剂	艰难梭菌的选择性培养基
熟肉（也称碎肉）肉汤	固体肉类颗粒会促进细菌的生长；还原性物质降低氧化还原电位（Eh）	厌氧菌的非选择性培基；加入葡萄糖后，可用于气液色谱分析
蛋白胨-酵母提取物-葡萄糖肉汤（PYG）	蛋白胨碱、酵母提取物、葡萄糖、半胱氨酸（还原剂）、刃天青（氧气指示剂）、盐	非选择性培养厌氧菌，用于气液色谱分析
巯基乙酸盐肉汤	胰脏消化酪蛋白、大豆肉汤和葡萄糖，以丰富大多数细菌的生长。巯基乙酸盐和琼脂可降低Eh。可补充血红素和维生素K_1	厌氧菌、兼性厌氧菌和需氧菌的非选择性培养基

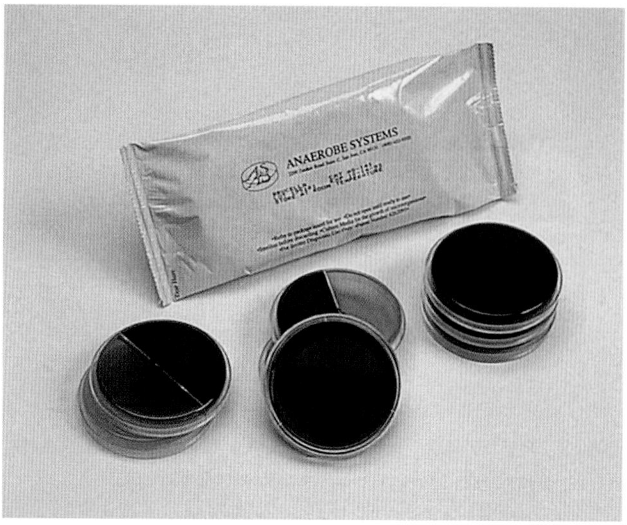

图40.4 预还原厌氧灭菌（PRAS）培养基。（来源：Courtesy Anaerobe Systems, Morgan Hill, CA.）

氧肉汤。此外，由于大多数厌氧感染含有多种病原体，可能包括需氧或兼性厌氧菌，因此需同时接种5%羊血BA、巧克力琼脂和麦康凯琼脂。接种备用肉汤（通常为巯基乙酸盐肉汤），以在组织和其他无菌样本中富集少量厌氧菌，在某些情况下，应培养14 d。大多数厌氧菌在这些培养基上生长良好。

艰难梭菌培养，样本应被接种在特殊的选择性培养基上，即**环丝氨酸头孢西丁果糖琼脂（CCFA）**或**蛋黄琼脂（EYA）**。也有厌氧菌群的选择性培养基，如放线菌属，尽管它们很少在临床实验室中使用。

含有各种培养基的特殊厌氧血液培养系统，包括巯基乙酸盐肉汤、巯基肉汤和Schaedler肉汤，可在市场上买到。虽然许多厌氧菌会在有氧血液培养瓶中生长，但在试图从血液或骨髓中分离厌氧菌时，最好使用无排气的厌氧肉汤。

培养条件和时间

接种的平板应立即在35～37℃的厌氧条件下培养48 h。一般来说，培养物在培养48 h后才应暴露于氧气中，因为厌氧菌在其对数生长期对氧气最敏感。可在24 h后从厌氧环境中取出平板，进行短暂观察，然后放回厌氧环境。在厌氧罐或袋中培养的平板可24 h内在没有氧气暴露的情况下检查脆弱类杆菌群或产气荚膜梭菌的典型菌落。在48 h内没有生长的培养皿应至少培养5 d天再丢弃。硫乙醇酸盐肉汤可在盖松或盖紧的情况下厌氧培养。肉汤应每天检查，持续7 d。

除厌氧培养基外，还应接种巧克力琼脂平板（CHOC），以确定厌氧菌是兼性厌氧菌还是专性厌氧菌。CHOC应放在CO_2培养箱中。接种5%的羊血BA平板，并将其置于厌氧环境中。培养皿应在35～37℃的温度下培养48 h，该试验称为**耐氧试验**。如果一个病原体是专性厌氧菌，那么在培养后，巧克力板上应该没有生长。然而，一些厌氧菌是耐空气的，在羊血BA平板上可见，包括丙酸杆菌属、梭菌属、乳酸杆菌属、放线菌属和其他属。

鉴定方法

直接革兰染色法在识别潜在厌氧感染中至关重要，可能是某些实验室唯一可用的方法。表40.1概述了许多厌氧菌，包括预期的革兰染色结果和临床意义。厌氧菌的鉴定可能成本高昂，通常需要各种生化测试。大多数临床实验室都不会对厌氧菌进行完全鉴定，因为推测性鉴定在帮助医生确定适当治疗方法方面同样有用。因此，本章旨在介绍简单、快速的方法来鉴定常见的厌氧菌。鉴定应逐步进行，从检查原始平板开始。

原始平板的检查

厌氧菌通常与其他厌氧菌和兼性厌氧菌混合培养。选择性琼脂平板和鉴别性琼脂平板的联合使用可检测一种或多种厌氧菌的存在以及可能的类型。原始厌氧平板应使用手镜（8×）或最好是立体显微镜进行检查。菌落应从各种培养基中描述并半定量。

非选择性厌氧平板中的所有菌落形态都应进行描述，并分纯至新的平板上，因为兼性和专性厌氧细菌通常具有相似的菌落外观。如果PEA上的菌落与厌氧平板上生长的菌落不同，或者厌氧平板上的菌落由于梭菌、变形杆菌或其他微生物的过度生长而无法继代培养，则需要进一步处理。

备用肉汤（如巯基乙酸盐）应进行革兰染色；如果发现原始平板上没有的细菌类型，则应传代培养肉汤。此外，如果在原始平板上未发现生长，则应将备用肉汤接种到原始培养中包含的厌氧培养基组合中继代培养。肉汤即使清晰也应进行继代培养，以确保不存在厌氧微生物。

菌株的继代培养

使用革兰染色，镜下检查每个不同形态的单个菌落，并传代以进行耐氧试验。图40.5显示了处理单个菌落的基本做法。应使用无菌棒或接种环对菌落进行继代培养，将：

- 一块CHOC放在二氧化碳（CO_2）中培养，以检测耐氧性。
- 一块厌氧血平板和一块巧克力平板（纯分平板）放入厌氧环境中培养。

CHOC应该首先接种，这样如果只有厌氧血平板生长时，就能证明CHOC无生长并非由于缺乏足够的菌量。以下抗菌药物纸片应放置在原始平板的第一区（操作程序40.1）。

- 卡那霉素，1 mg。
- 黏菌素，10 μg。
- 万古霉素，5 μg。

这些纸片有助于厌氧菌的初步分组，并验证革兰染色结果，但它们并不代表病原体对抗菌药物治疗的耐受性。

此时，可向厌氧血平板中添加另外三个纸片。硝酸盐纸片可放置在第二区，用于测定硝酸盐还原反应；如果在革兰染色上发现革兰阳性球菌，可以在黏菌素纸片附近放置一个聚茴香脑磺酸钠（SPS）纸片，用于快速进行厌氧消化链球菌的鉴定；如果在革兰染色中发现革兰阴性杆菌，则可在第二区添加胆汁纸片，以检测是否有胆汁抑制。

如果在开放式试验台上进行处理，应立即对所有平板进行厌氧培养，因为一些临床分离株（例如坏死梭杆菌坏死亚种

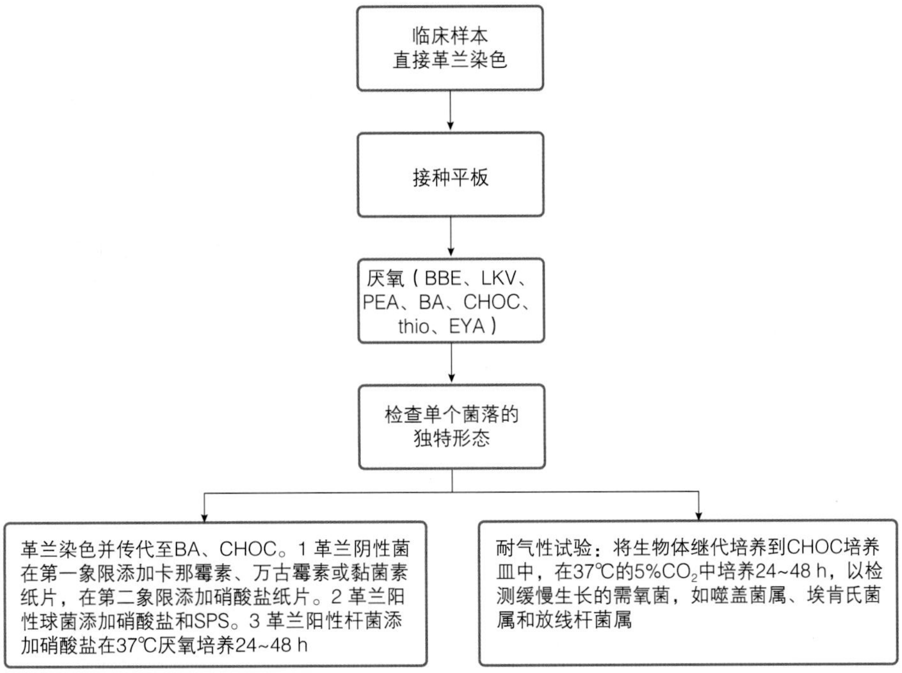

图40.5 厌氧菌分离和鉴定流程。BA：羊血琼脂；BBE：拟杆菌胆汁七叶苷琼脂；CHOC：巧克力琼脂；EYA：蛋黄琼脂（用于疑似梭菌属）；LKV：卡那霉素万古霉素溶血琼脂；PEA：苯乙醇琼脂；SPS：聚茴香脑磺酸钠；thio：硫乙醇酸盐富集肉汤（如果在原始培养基上未发现生长，则应每天检查并培养7 d；如果在肉汤培养基中检测到生长，则应传代至厌氧培养基）。

操作程序40.1
抗菌药物鉴定纸片

[原理] 大多数厌氧菌对黏菌素（10 μg）、万古霉素（5 μg）和卡那霉素（1 mg）具有特征性的敏感性。这些药敏纸片通常被用来证实可疑的革兰染色反应（除少数例外，革兰阳性厌氧菌对万古霉素敏感）。这些方法也有助于将厌氧的革兰阴性杆菌分类。

[方法]

1. 让三盒纸片平衡到室温。
2. 挑取单个菌落转种到厌氧血琼脂平板上。在第一个区上划线多次，以产生大量的生长菌落；然后在其他区进行分区划线。
3. 将黏菌素、卡那霉素和万古霉素盘放在第一区，彼此分开。
4. 在35℃下将平板厌氧培养48 h。

[预期结果] 观察生长抑制区。直径10 mm或更小的抑菌圈表示耐药，＞10 mm的抑菌圈表示敏感。

[质量控制]

1. 黏菌素
   阳性：坏死梭杆菌坏死亚种。
   阴性：脆弱拟杆菌。
2. 卡那霉素
   阳性：产气荚膜梭菌。
   阴性：脆弱拟杆菌。
3. 万古霉素
   阳性：产气荚膜梭菌。
   阴性：脆弱拟杆菌。

和一些普雷沃特菌属）在相对较短的氧气暴露时间后可能死亡。将原始平板与纯分平板一起再培养48～72 h，并再次检查是否有缓慢生长的菌株或色素沉着的菌株。

分离株的鉴定

原始平板的检查结果，结合分离株对大气的要求、革兰染色结果和纯培养物的菌落形态，可用于许多厌氧菌的初步鉴定。样本来源和临床预期的病原体可以在这一过程中提供有用的帮助。第41章介绍了用于鉴定常见厌氧菌的表型特征。

最终生化鉴定

各种技术可用于厌氧菌的最终鉴定。此类方法可包括以下内容：

- PRAS培养基。
- 小型生化系统[例如：API 20A（bio-Mérieux, St. Louis, MO）]。
- 快速鉴定试剂盒[例如：RapID-ANA Ⅱ (Remel, Lenexa, KS); BBL Brand Crystal Anaerobe ID (Becton Dickinson); Rapid Anaerobe Identification Panel (MicroScan, Beckman Coulter, Brea, CA); Vitek ANI card (bioMérieux)]。

对于常见的厌氧菌，商业鉴定系统和生化试剂盒能准确地鉴定菌种。然而，在解释时必须谨慎，结果必须结合其他临床信息，包括感染部位、革兰染色结果和菌落形态。大多数临床实验室中使用高成本的某些鉴定方法并不一定是可靠的。

快速鉴定方法

基于核酸的检测已被用于鉴定厌氧菌，这些方法包括聚合酶链反应(polymerase chain reaction, PCR)、多重PCR和寡核苷酸微阵列。

基质辅助激光解吸电离飞行时间质谱(matrix-assisted laser desorption ionization time-of-flight mass spectrometry, MALDI-TOF MS)已用于从临床样本中鉴定厌氧菌(第7章)。MALDI-TOF MS比传统的基于培养的生化检测和基于核酸的检测成本更低。MALDI-TOF MS也被用于检测美罗培南和厄他培南的水解产物，以识别产碳青霉烯酶的厌氧菌。

抗菌药物敏感性试验和治疗

当遇到混合感染时，关于某种病原体的准确鉴定结果通常不会影响治疗决策。由于大多数临床相关厌氧菌对一线抗菌药物敏感，了解其在混合培养中的存在和革兰染色形态通常足以指导治疗。对于从正常无菌部位仅分离出单种厌氧菌的临床情况(如气性坏疽)，应迅速遵循厌氧菌的鉴定流程以明确鉴定菌种。

因为对于临床主要厌氧菌的治疗方案变化迅速，抗菌药物使用前通常需要对厌氧菌进行药敏试验(表40.3)。尽管已经建立了标准的药敏试验方法来检测厌氧菌对各种抗菌药物的敏感性，但由于许多病原体培养困难且实行这些药敏试验的劳动强度较高，只能在推荐的情况下进行测试(框40.3)。

表40.3 厌氧菌的药敏试验方法概述

试验条件	实验方法		
	纸片扩散法	微量肉汤稀释法	E-test法
培养基	布鲁菌琼脂中添加血红素(5 μg/mL)、维生素K(1 μg/mL)和5%(V/V)裂解羊血	布鲁菌肉汤中添加血红素(5 μg/mL)、维生素K(1 μg/mL)和5%裂解马血	布鲁菌血琼脂
接种菌量	1×10^5 CFU/位置	1×10^6 CFU/mL	0.1～1麦氏浊度菌液，密涂平板
培养条件	厌氧，35～37℃	厌氧，35～37℃	厌氧，35～37℃
培养时间	48 h	48 h	24～48 h

CFU：菌落形成单位；V/V：体积/体积。

框40.3 厌氧菌进行抗菌药物敏感性试验的指征

- 确定厌氧菌对新型抗菌药物的敏感性
- 定期监测特定地理区域或特定医疗机构中收集的厌氧菌的敏感性
- 在以下情况下，药敏试验结果对患者的治疗至关重要：
  - 特定病原体对常用药剂的已知耐药性
  - 治疗失败和(或)感染部位的病原体持续存在
  - 缺乏对特定感染的经验性治疗策略
  - 严重的感染(例如：脑脓肿、骨髓炎、假体感染、难治性或复发性菌血症)

修改自：Clinical and Laboratory Standards Institute (CLSI)。Document M11-A8。

尽管某些商业方法(如E-test、药物梯度浓度；第11章)可能以某种方式使厌氧菌的药敏试验变得便利，但许多厌氧菌分离株临床意义很难明确，而且有几种高效的经验性治疗选择，这对常规进行厌氧菌药敏试验的实验室政策提出了重大挑战。由于厌氧菌的生长、鉴定和药敏试验存在困难，使用核酸直接检测系统(如Biofire血液培养鉴定系统)检测这些微生物，对于启动系统性播散性感染的有效治疗非常重要。

操作程序40.2
Nagler试验

[目的] 本试验旨在通过抗毒素中和卵磷脂酶C活性，将产气荚膜梭菌与其他梭菌区分开来。

[原理] 细菌卵磷脂酶分解蛋黄中的卵磷脂，产生不溶性三酰甘油复合物。蛋黄琼脂中产生的三酰甘油会在卵磷脂酶阳性菌落周围形成不透明的光晕。此外，产生脂肪酶的菌体在蛋黄琼脂上产生乳白色或珍珠层。

[方法]

1. 用60 μL产气荚膜梭菌抗毒素接种一半卵黄琼脂。用L接种或环均匀涂布。
2. 让抗毒素吸收到琼脂培养基中。
3. 用接种环将试验菌株划种在抗毒素处理过和未处理的培养基上。
4. 在未处理的培养基和抗毒素处理的培养基上接种阳性和阴性对照。
5. 在35～37℃的厌氧条件下培养48 h。

[预期结果] 检查平板上接种菌周围是否有乳白色光晕以及抗毒素的抑制作用。

阳性结果表现为抗毒素侧的不透明度消失或降低；这表明抗毒素中和了卵磷脂酶活性。

阴性结果由平板的抗毒素部分出现不透明现象。

[局限性] 由于卵磷脂酶扩散到培养基中，解释可能很困难。将样品与未接种的平板进行比较可能有助于解读。

大量接种巴氏梭菌和撒丁岛梭菌可能会产生部分交叉反应。

索氏梭菌和双酶梭菌会产生一种与卵磷脂酶C相关的酶，这可能导致交叉反应。

[质量控制]

阳性：产气荚膜梭菌。

阴性：艰难梭菌。

来源：From the National Standard Methods Working group for Clinical Bacteriology. Department for Evaluations. Standards and Training. Center for Infections, Health Proteotion Agency, London, UK.

复习题

1. 以下所有样本均可用于厌氧培养，除（　　）

a. 胆汁　b. 关节液　c. 皮肤拭子　d. 吸出物

2. 初代培养后，所有分离菌落应继代培养，并在以下条件中孵育（　　）

a. 2%氧气中的BA　b. 5%二氧化碳中的CHOC　c. 0%氧气中的CHOC　d. 0%O_2和5% CO_2中的BA

3. 厌氧感染的样本特征包括（　　）

a. 恶臭、硫颗粒和绿色荧光　b. 恶臭、异色颗粒和绿色荧光　c. 恶臭、硫磺味和红色荧光　d. 恶臭、硫磺颗粒和红色荧光

4. 哪种培养基主要由含有卡那霉素和万古霉素的布鲁菌琼脂基组成（　　）

a. BBE　b. PEA　c. EYA　d. LKV

5. 用拭子收集伤口样本，并将其置于运输培养基中。将拭子放入冰箱中约30 min，然后运送至实验室。实验室技术人员立即将拭子涂在BBE、LKV、PEA、CHOC和BA上，并接种thio管。所有平板和试管均在厌氧条件下培养7 d，无生长。以下哪项可能是没有培养出厌氧菌的原因（　　）

a. 错误的运输方式　b. 接种过程过度暴露在空气中　c. 培养基不合适　d. 以上都没有

6. 女性患者身上采集的生殖道拭子样本中分离出革兰阴性杆菌。该菌的特征是卡那霉素敏感、黏菌素敏感、万古霉素耐药、胆汁水解阴性、尿素水解和硝酸盐还原阳性。这种生物很可能是（　　）

a. 梭杆菌属　b. 解脲脲原体　c. 韦荣球菌属某些种　d. 艰难梭菌

7. 配对题：将每个术语与正确的描述配对

______动弯杆菌属	______放线菌
______双歧杆菌	______产气荚膜杆菌
______拟杆菌属	______艰难梭菌
______败毒梭菌	______真杆菌属
______破伤风杆菌	______多形拟杆菌
______变形梭杆菌	

a. 假膜　b. 气性坏疽　c. 臼齿　d. 破伤风　e. 细菌性阴道病　f. 狗骨头　g. 煎蛋　h. 海鸥翼　i. 七叶皂苷水解　j. 水母头　k. 点状

8. 简答题

厌氧培养在GasPak厌氧罐中进行。微生物实验室人员在打开并检查培养平板时发现，根据指示剂的结果，厌氧罐运行不正常。是什么原因导致指示剂结果异常？关于厌氧菌的培养和分离，实验室下一步该怎么办？

参考答案

复习题

1. c; 2. d; 3. d; 4. d; 5. d; 6. b; 7. e, c, f, b, i, a, j, h, d, k, g
8. 该厌氧菌培养系统需要额外的水，但GasPak系统无法加水，不会产生厌氧环境，同时可能存在瓶内密封不良。故该类菌将无法存活，需要重新采集样本。

第41章 · 厌氧菌概述
Overview of Anaerobic Organisms

胡必杰 · 译　沈佳瑾 · 审校

本章目标

1. 阐述列出的每一组微生物的一般特征，包括革兰染色反应、菌落形态、生长需求（培养基、氧气需求和温度）、实验室鉴定方法和临床意义。
2. 区分从临床样本中分离出的是正常厌氧菌还是致病菌。
3. 描述梭菌属各个种的致病机制和毒力因子，包括产气荚膜梭菌、肉毒梭菌、艰难梭菌、败毒梭菌和破伤风梭菌。
4. 定义并讨论厌氧菌相关的蜂窝织炎、气性坏疽、梭菌性胃肠炎、伪膜性小肠结肠炎、肉毒梭菌中毒、放线菌病、细菌性阴道炎和坏死性肠炎的致病机制。
5. 区分肉毒中毒的四种类型（食物中毒、伤口肉毒中毒、婴儿肉毒中毒和肠道定植肉毒梭菌引起的中毒）。
6. 比较肉毒中毒相关麻痹与破伤风的差异。
7. 阐述使用乙醇刺激芽孢分离和生长的操作过程。
8. 罗列出检出厌氧菌所需的样本采集、运输和储存的恰当方法。
9. 介绍耐氧试验，包括如何进行试验，使用什么培养基，以及该培养基如此重要的原因。
10. 确定特效的抗菌药物，并解释典型的耐药模式如何用于识别不同厌氧菌群（例如革兰阳性球菌、革兰阴性球菌）。
11. 将疾病体征和症状与实验室数据关联，用于确定感染的病原体。

本章相关的属和种

现用名	曾用名
革兰阳性有芽孢杆菌	
艰难梭菌	
阿根廷梭菌	
巴氏梭菌	
Clostridium bartlettii	
肉毒梭菌	
丁酸梭菌	
溶组织梭菌	
诺氏梭菌	
产气荚膜梭菌	
败毒梭菌	
索氏梭菌	
第三梭菌	
破伤风梭菌	
梭状梭菌群	梭形梭菌、哈氏梭菌、鲍氏梭菌
梭菌属其他菌种	
革兰阳性无芽孢杆菌	
马赛放线棒菌	
格拉斯放线菌	
格雷文尼放线菌	
衣氏放线菌	
内氏放线菌	
纽氏放线菌	
雷丁放线菌	
苏黎世放线菌	
龋齿放线菌	
放线菌属其他菌种	
Actinotignum schaalii	斯氏放线棒菌
Actinotignum urinale	尿放线棒菌
微小陌生菌	微小乳杆菌
极小陌生菌	极小链球菌
陌生菌属（*A.deltae*、化石陌生菌、龈裂陌生菌和阴道陌生菌）	
双歧杆菌属	
产气柯林斯菌	产气真杆菌
痤疮皮肤杆菌	痤疮丙酸杆菌
贪婪皮肤杆菌	
颗粒皮肤杆菌	
迟缓埃格菌	迟缓真杆菌
中华埃格菌	
真杆菌属	
乳杆菌属	
柯氏动弯杆菌	
羞怯动弯杆菌	
树胶欧尔森菌	树胶乳杆菌
丰富欧尔森菌	
香港副埃格菌	香港埃格菌
嗜淋巴丙酸微菌	
丙酸假丙酸杆菌	
皮奥里亚鲁滨逊菌	
人小弯菌	
坎布里亚小弯菌	
革兰阳性球菌	
解乳糖厌氧球菌	
普雷沃厌氧球菌	普雷沃消化链球菌
阴道厌氧球菌	
Ezakiella peruensis	
大芬戈尔德菌	大消化链球菌
巴氏叶瘿菌	巴氏消化链球菌
不解糖默多克菌	
微小微单胞菌	*Micromonas micros*、微小消化链球菌
黑色消化球菌	
嗜胨菌属	
厌氧消化链球菌	
口腔消化链球菌	
解糖葡萄球菌	解糖消化链球菌
革兰阴性杆菌	
另枝菌属	
坦纳拟普雷沃菌	
脆弱拟杆菌群	
拟杆菌属其他细菌	
沃兹沃思嗜胆菌	
戴阿李斯特菌属	
口腔脱硫微菌	
脱硫弧菌属	
梭杆菌属	
纤毛菌属	
副拟杆菌属	
卟啉单胞菌属	
普雷沃菌属	
月形单胞菌属	
沃兹沃思萨特菌	
革兰阴性球菌	
氨基酸球菌属	
厌氧球形菌属	
巨球菌属	
阴性球菌属	
韦荣球菌属	

正如前面在第40章中所描述的，本章中介绍的微生物在有氧条件下基本不生长。

流行病学

大多数引起人类感染的厌氧菌也是我们正常菌群的一部分。这些种属的微生物通常定植在身体某些特定部位（**内源性厌氧菌**）。从临床样本中分离到的厌氧菌，革兰阳性球菌约占1/3。其他致病厌氧菌（如肉毒梭菌和破伤风梭菌）长期存在于土壤和环境（**外源性厌氧菌**），不被认为是人类正常菌群的一部分。

厌氧菌感染的方式罗列在表41.1中。艰难梭菌主要通过人际、医疗相关活动在住院患者中传播，给临床和感控带来了巨大的困难。大多数厌氧菌感染是由于正常生理屏障的破坏造成患者的正常菌群进入了无菌部位。

致病机制和疾病谱

厌氧菌感染人类引起的疾病类型非常多。某些菌种，如肉毒梭菌和破伤风梭菌，能产生一些已知的毒素。相比之下，常见感染病原体（如脆弱拟杆菌群、艰难梭菌）相关的毒力因子尚未得到充分了解（表41.2）。

表41.1 厌氧菌感染途径

厌氧菌感染途径	举例
作为体内正常微生物的内源性细菌进入无菌部位，通常是由于一个或多个易感因素导致正常生理屏障被破坏（如手术或意外创伤）或改变宿主的其他防御机制（如恶性肿瘤、糖尿病、烧伤、免疫抑制治疗、抽吸）	各种类型的感染，累及多个部位，包括菌血症、头颈部感染、牙齿和口面部感染、肺炎和其他胸腔感染、腹腔和产科妇科感染、咬伤创口和其他软组织感染、坏疽（梭菌相关性肌坏死）。在这些感染中最常见的病原菌包括脆弱拟杆菌群、普雷沃菌属、卟啉单胞菌属、具核梭杆菌、消化链球菌属和产气荚膜梭菌
现有伤口污染或被产毒梭菌污染的物体刺伤	破伤风（破伤风梭菌），气性坏疽（产气荚膜梭菌，少见的还有败毒梭菌、诺维梭菌等）
与药物流产、正常阴道分娩和剖宫产有关	年轻健康女性导致致命性产后感染的索氏梭菌感染
摄入蔬菜或肉类食品中的毒素	肉毒梭菌中毒（肉毒梭菌）和其他梭菌性食物中毒（产气荚膜梭菌）
产生毒素的菌株定植在胃肠道	婴儿肉毒梭菌中毒（肉毒梭菌、丁酸梭菌和巴氏梭菌）
人传人	医疗相关的艰难梭菌传播，可引起的腹泻和假膜性结肠炎；多种厌氧菌引起的咬伤创口感染

表41.2 厌氧菌致病机制和疾病谱

病原体	毒力因子	疾病谱
有芽孢革兰阳性杆菌		
产气荚膜梭菌	产几种外毒素；最重要的是α毒素，可介导宿主细胞膜的破坏；肠毒素破坏黏膜细胞膜；β毒素是一种细胞毒素	气性坏疽（肌坏死）和坏死性筋膜炎：可危及生命，病原体通过创伤入侵人体，产生毒素介导的肌肉和其他组织破坏 食物中毒：通过进食摄入的大量病原体释放毒素，引起症状。通常呈自限性，预后好；表现为腹部绞痛，腹泻和呕吐 坏死性肠炎（NEC）：可危及生命，引起空肠缺血坏死。好发于免疫功能低下患者（如糖尿病、酒精性肝病或中性粒细胞减少症患者）。NEC是一种胃肠道疾病，会导致肠道坏死和炎症，也发生在出生体重低的早产儿
索氏梭菌	生产各种细菌蛋白酶和磷脂酶 可产七种外毒素，包括致死毒素（LT）、出血性毒素（HT）和肠毒素A、B和C	流产、正常分娩或剖宫产后的子宫气性坏疽 患者表现为低热或无发热，无化脓性分泌物，低血压，外周水肿，白细胞（WBC）计数增加。感染通常是致命的，可导致快速死亡
破伤风梭菌	产破伤风痉挛素（TeNT），一种神经毒性外毒素，破坏支配肌肉的神经电活动	破伤风（通常称为牙关紧闭症）。病原体引起伤口感染，并分泌一种引起全身肌肉痉挛的强效毒素TeNT。如果不治疗，可因轻微的刺激引发痉挛，导致机体消耗，最终呼吸衰竭
肉毒梭菌	产一种毒性极强的神经毒素（BoNT）	食源性肉毒梭菌中毒：摄入非酸性蔬菜或菇类食品中的毒素，导致呼吸系统和其他重要的肌肉群几乎完全麻痹（布娃娃） 婴儿肉毒梭菌中毒：当细菌进入婴儿胃肠道定植后分泌毒素引起（即婴儿肉毒梭菌中毒） 伤口肉毒梭菌中毒：当肉毒梭菌感染伤口时，产生毒素而致病 肠道肉毒梭菌中毒：病原体在肠道的定植与手术和使用抗菌药物有关。发生于儿童和成人
艰难拟梭菌	产毒素A（TcdA；一种肠毒素）和毒素B（TcdB；一种细胞毒素） 毒素A和毒素B都属于大型梭菌细胞毒素。毒素糖基化鸟苷三磷酸（GTP）信号蛋白，导致机体细胞毒素的分解和细胞死亡	通过各种抗菌药物的作用来减少正常肠道微生物群，本菌才能在住院患者的肠道中建立。这种情况一旦形成，病原体会产生一种或多种毒素，导致抗菌药物相关性腹泻或潜在致命的结肠炎症。当发炎的肠黏膜表面覆盖着一层由坏死碎片、血白细胞和纤维蛋白组成的“伪膜”时，这种疾病称为伪膜性结肠炎 只有产毒素A或毒素B（或两者兼有）的菌株才会引起感染

续 表

病原体	毒力因子	疾病谱
无芽孢革兰阳性杆菌		
放线棒菌属	不详	与尿路感染相关。在多种严重感染中可发现该病原体,包括尿源性脓毒症、菌血症、蜂窝织炎、椎间盘炎和心内膜炎
Actinotignum schaalii	不详;通常是尿路感染中多种微生物生物膜的主要成员	最常与尿路感染有关;已从心内膜炎、脓肿、蜂窝织炎和菌血症中分离出来。菌血症和严重脓毒症的死亡率约为15%
放线菌属	无特征明确的毒力因子。感染通常是需要破坏口腔、呼吸道、胃肠道和(或)女性泌尿生殖道的保护性黏膜表面而发生的	通常由患者内源性菌株引起口腔或颈面部、胸部、盆腔、腹部混合感染。 还涉及牙周病和龋齿。发现有多种软组织感染,包括肛周、腹股沟、乳房和其他脓肿
陌生菌属	阴道陌生菌是细菌性阴道炎相关的阴道加德纳菌生物膜的主要组成部分	与牙齿、呼吸道感染和菌血症相关。病原体从生殖道的各种感染中分离出来,包括细菌性阴道病
双歧杆菌属	不详,使用全基因组测序,没有发现侵袭型和非侵袭型菌株的差异(Esaiassen, 2017)	通常与牙齿感染、牙周病、腹膜炎、肺炎、腹腔脓肿和菌血症有关
短隐杆菌	在牙周感染的细菌代谢过程中产生过量的瓜氨酸,与类风湿关节炎的发生有关	与慢性牙周炎、牙髓感染和牙脓肿有关。转移到身体其他部位,可引起盆腔脓肿、妇科感染和伤口感染
皮肤杆菌属	不同菌种会产生与毒力相关的因子;贪婪皮肤杆菌产生一种胞外多糖样结构,与生物膜形成和抗吞噬作用有关,产生神经氨酸酶可能与致病性有关;颗粒皮肤杆菌产生与黏附有关的菌毛样结构;痤疮皮肤杆菌形成生物膜和增加黏附性的能力已得到充分证明:大多数菌株产生脂肪酶,可水解甘油三酯和皮脂,导致皮肤损伤;上述三种细菌都能产生透明质酸酶,可导致组织损伤	与痤疮的炎症过程有关。可引起全身机会性感染,包括心内膜炎、中枢神经系统(CNS)感染、骨髓炎和关节炎 作为正常皮肤菌群的一部分,该菌被认为是血培养中最常见的厌氧污染菌,经常被忽视
埃格菌属	有些菌种能在胃肠道中氧化胆汁酸。尚不清楚这是否与该菌的致病性有关	已从多种感染中分离到,包括腹腔内和腹腔周围感染。与脑膜炎、坏死性肺炎、骨髓炎和其他播散性感染有关。人类感染死亡率20%～40%
真杆菌属	不详	通常与口腔、腹部、盆腔或泌尿生殖道的混合感染有关
乳杆菌属	菌毛和黏附蛋白使该菌发挥益生菌作用,也增强了其在身体其他部位引起感染的能力	与晚期龋齿有关。在心内膜炎、脑膜炎、腹腔内感染、肝脓肿、败血症和菌血症中已发现该菌。有几个菌种是常用的益生菌,用于维持和恢复正常的肠道菌群。当这些微生物从定植部位发生转移,可能发生严重感染,尤其在有合并症的患者中
欧尔森菌属	不详	主要与牙齿感染、牙周炎和菌血症有关
嗜淋巴丙酸微菌	不详	主要与尿路感染有关
丙酸假丙酸杆菌	不详	已知会引起放线菌病以及口腔和眼部感染
不解乳假枝杆菌	不详	主要与牙齿感染有关,包括牙周炎、牙髓感染、龋齿和口腔脓肿
斯莱克菌属	不详	主要与慢性牙周炎、不同部位的混合微生物脓肿和菌血症有关
弯曲短杆菌属	不详	与宫内节育器、脑、耳后、下颌下、乳房脓肿和其他软组织感染有关。本菌已从尿液,副鼻窦和阴道样本中分离到
其他菌属:厌氧棒状菌属、布雷德菌属、卡托纳菌属、埃格菌属毛绒厌氧杆菌属、莫亚拉菌属、Oribacterium、鲁滨逊菌属、产线菌属	在牙周病中,龈沟产线菌可诱导牙龈上皮细胞分泌促炎细胞因子,诱导细胞凋亡,导致组织损伤	其中许多属与其他无芽孢革兰阳性杆菌可出现类似的感染,包括牙齿感染、泌尿生殖系统感染、阴道感染、脓肿、软组织感染和菌血症

续 表

病原体	毒力因子	疾病谱
动弯杆菌属(革兰染色多变)	不详	在阴道中可发现该病原体,与细菌性阴道病有关,但它们在妇科感染中的确切作用尚不清楚。在来自变性患者的新的阴道样本中,有82%的样本分离到柯氏动弯杆菌。可从乳腺、肝脏、腹腔内脓肿和菌血症中分离出该菌
革兰阴性杆菌		
脆弱拟杆菌群、其他拟杆菌、普雷沃菌属、卟啉单胞菌属、具核梭杆菌和其他梭杆菌	厌氧革兰阴性杆菌,可形成荚膜、产内毒素和琥珀酸,抑制吞噬作用,并产生介导组织损伤的各种酶	大多数感染仍然需要破坏黏膜完整性,使微生物能够进入更深的组织 在厌氧感染中此类菌最常见 通常与其他厌氧菌和兼性厌氧菌引起混合(多种微生物)感染 感染可发生在全身,通常是局部或封闭性脓肿,可累及颅骨、牙周组织、胸腔、腹膜、肝脏和女性生殖道 还可引起菌血症、吸入性肺炎、化脓性关节炎、慢性鼻窦炎、褥疮溃疡和其他软组织感染 大多数但并非所有的感染的特征是产生恶臭 一般来说,脆弱拟杆菌群引起的感染发生在膈下;产色素的普雷沃菌属、卟啉单胞菌属和具核梭杆菌一般见于头颈部和胸膜肺感染
沃兹沃思嗜胆菌	不详	腹腔内混合感染脓肿中通常可分离出该病原体
纤毛菌属	不详	该菌已越来越多地从伴有口腔或胃肠道病变和菌血症的免疫缺陷患者中分离出来。某些菌种已在患有感染性心内膜炎的免疫功能正常患者中分离出来
沃兹沃思萨特菌	不详	通常可在多种感染中分离出该菌,包括阑尾炎、腹膜炎、直肠或直肠周脓肿
革兰阳性球菌		
解乳糖厌氧球菌	无明确的毒力因子	糖尿病溃疡和压疮
普雷沃厌氧球菌	无明确的毒力因子	主要从阴道分泌物和卵巢、腹膜、骶骨和肺脓肿中分离出来;已在血培养中鉴定到
阴道厌氧球菌	无明确的毒力因子	糖尿病溃疡和压疮;已在血培养中鉴定到
大芬格尔德菌	具有形成生物膜的能力,以及产多种毒力因子,包括黏附因子和促进定植的细胞外转肽酶	最常见皮肤、软组织、骨骼和关节感染;慢性伤口,如糖尿病溃疡和压疮。该菌已从播散性感染中分离出来,如心内膜炎、脑膜炎、肺炎、化脓性关节炎和上呼吸道感染
不解糖默多克菌	无明确的毒力因子	病原体从腹部和骶骨脓肿和混合感染的细菌性阴道病中分离出来
微小单胞菌	微小单胞菌已被证明可以产生多种酶,包括胶原酶、溶血素和弹性蛋白,能够破坏组织;混合感染中诱导牙龈卟啉单胞菌产生牙龈蛋白酶(细胞外蛋白酶),导致生物膜形成和炎症细胞因子下调	正常口腔菌群;但常与牙周、牙髓和扁桃体周围感染有关。也可在身体各部位的混合感染中分离到,包括皮肤、伤口、中耳炎、鼻窦、脓胸和脓毒性肺栓塞、腹腔内、肛门直肠脓肿、败血症、妇科、椎体骨髓炎和假体关节感染
嗜胨菌属	无明确的毒力因子	常与压疮和慢性鼻窦炎有关;已从骨骼、关节感染和血流感染中分离出来
厌氧消化链球菌	无明确的毒力因子	常从混合感染中分离出来,包括脑、耳、颌、口腔和胸膜腔、盆腔、泌尿生殖道、伤口感染和腹腔
口腔消化链球菌		已从结直肠癌相关的混合感染脓肿中分离到
革兰阴性球菌		
韦荣球菌属	无明确的毒力因子	可能参与混合感染 已从严重感染中分离出来,包括脑膜炎、骨髓炎、心内膜炎、菌血症、胸膜肺感染和假体感染

大多数厌氧菌感染常常是包含厌氧菌和兼性厌氧菌的混合感染(例如肠杆菌目),以至于无法识别和确定哪种厌氧菌在感染中发挥了主要作用。此外,厌氧菌通常为正常菌群的一部分,常常发生污染临床样本的情况。由于这些因素的存在,判断实验室分离到的厌氧菌的临床意义很困难,但却至关重要。

有芽孢革兰阳性杆菌

梭菌为有芽孢、专性厌氧(或耐氧)、过氧化氢酶阴性的革兰阳性杆菌(图41.1)。通过化学分类和多相特征,艰难梭菌现在被归为一个新的属,即拟梭菌属(Clostridioides)。梭菌属包含240多个种和亚种。拟梭菌属和梭菌属将在本章合在一起,统称为梭菌。梭菌在镜下呈长或短、直或弯曲的多形性

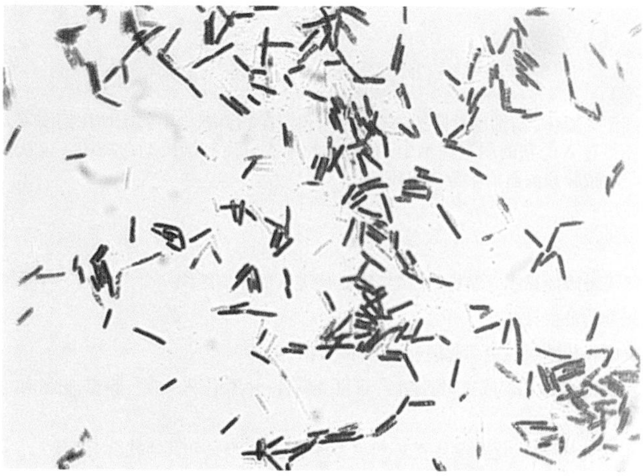

图41.1 产气荚膜梭菌的革兰染色。

杆菌，成对或短链排列。如果革兰染色无法观察到芽孢，可通过乙醇刺激芽孢试验或加热刺激芽孢试验将其与无芽孢的厌氧杆菌分离开来（操作程序41.1）。产气荚膜梭菌、多枝梭菌和梭形梭菌的某些菌株可能无法产生芽孢或无法用芽孢相关试验鉴别，因此利用其他特征来识别这些梭菌十分重要。一些梭菌虽然在纸片法中对万古霉素敏感，但其革兰染色可表现为阴性。有几种梭菌在有氧条件下生长（第三梭菌、肉梭菌、溶组织梭菌以及产气荚膜梭菌的部分菌株），但它们只在厌氧条件下产生芽孢。产气荚膜梭菌过氧化氢酶可呈现弱阳性。

操作程序41.1
乙醇刺激芽孢分离试验

［目的］ 通过乙醇刺激芽孢的方法，可以将梭菌从混合菌中分离出来，并进行鉴定。虽然耐热芽孢技术常用于芽孢的筛选，但芽孢的耐热性在不同菌种和同种不同菌株中各不相同。

［原理］ 乙醇对细菌芽孢几乎没有影响；然而，它对无芽孢的微生物有毒性作用。酒精使革兰阴性菌的细胞膜变性，并能干扰革兰阴性菌和革兰阳性菌的代谢。

［方法］

1. 样本在硫乙醇酸盐肉汤中培养，30℃孵育72 h。
2. 将等量的富集培养物与无水乙醇混合，室温（22～25℃）静置1 h。
3. 经过之前培养后，将乙醇培养混合物接种到厌氧血琼脂平板上。这一操作需要分离出单个菌落。
4. 将平板置于厌氧培养箱或厌氧气袋中，在35～37℃孵育48 h。

［预期结果］ 用乙醇处理样品应能杀死所有的无芽孢微生物，而梭菌的芽孢可耐受乙醇，在乙醇处理后，芽孢将接种至厌氧血琼脂平板上并在厌氧条件下生长。

［局限性］ 梭菌芽孢对乙醇的抗性或敏感性在因不同菌种和不同菌株而异。酒精刺激试验后无生长并不能排除梭菌的存在。

由于梭菌能够在细胞中形成芽孢，即属于内生芽孢（表41.3），所以能够在自然界广泛存在。此外，它们以正常菌群的形式大量存在于人和动物的胃肠道、女性生殖道和口腔黏膜。

肉毒梭菌被美国疾病预防控制中心（CDC）列为可引发生物恐怖的潜在病原体（第79章）。肉毒梭菌的芽孢广泛存在于土壤和水环境中。肉毒梭菌中毒的诊断依据是在血清、粪便、胃内容物、呕吐物或可疑食物（食物中毒）或环境样本（潜在生物恐怖事件）中检测到**肉毒梭菌神经毒素（BoNT）**。气雾状态的肉毒梭菌毒素非常不稳定，更可能的途径是人为的食物投毒。这意味着大多数医院实验室必须掌握包装和运送此类样本到美国国家卫生部门或CDC的方法。肉毒梭菌在临床微生物实验室中很少被分离到。除了肉毒梭菌外，BoNT还可由丁酸梭菌、巴氏梭菌和阿根廷梭菌产生。表41.2描述了常见梭菌的致病机制。

实验室诊断和样本采集

如第40章所示，对厌氧菌培养的样本进行适当采集和转运十分重要。第40章中描述了厌氧菌鉴定方法概论。然而，当疑似某些梭菌疾病时，必须遵循特殊方法进行样本采集，如可疑的气性坏疽或坏死性筋膜炎（产气荚膜梭菌和多枝梭菌），食源性的产气荚膜梭菌和肉毒梭菌，艰难梭菌引起的伪膜性小肠结肠炎，败毒梭菌中性粒细胞减少性小肠结肠炎（NEC）和坏死性肠炎（产气荚膜梭菌）。食物和新鲜的粪便样本必须送到公共卫生实验室，以确诊产气荚膜梭菌引起的食物中毒；此类样本应在4℃的条件下转运。样本应在采样后24小时内进行处理。通过在血清、粪便、呕吐物或胃内容物中检测到肉毒梭菌毒素，以及从患者粪便中分离到病原体，可以确诊为肉毒梭菌中毒（图41.1）。有几种方法可供选择，包括细胞培养、酶联免疫吸附试验（ELISA）和反向被动乳胶凝集。

对产气荚膜梭菌感染相关的坏死性肠炎病例，需要从三个不同的静脉穿刺部位采集血液进行血培养，还需采集粪便（25 g或25 mL）和肠内容物或肠组织。样本应进行革兰染色、培养和分离。根据最初革兰染色结果，确定该微生物的后续检测。分离到的菌株应进行血清学分型。如果怀疑是气性坏疽或坏死性筋膜炎，则从感染部位收集多个组织样本，因为病原体在感染区域可能不是均匀分布的。与坏死性肠炎一样，样本应作革兰染色，以便早期诊断。同时需要注意任何革兰阳性杆菌，因为产气荚膜梭菌和多枝梭菌感染的组织样本中并不是总能找到芽孢。如果发现芽孢，应注明其位置（顶端、偏端或中部）和形状（球形或椭圆形）。此外，聚合酶链反应（PCR）可用于检测产气荚膜梭菌。

疑似艰难梭菌感染（CDI）需要收集新鲜排出的粪便（推荐10～20 mL，至少5 mL或5 g）用于培养、核酸扩增、毒素A

表41.3 有临床意义的梭菌和艰难梭菌的特征

菌种	芽孢位置	水解明胶	卵磷脂酶	脂肪酶	吲哚	水解七叶苷	硝酸盐还原
阿根廷梭菌	ST	+	−	−	−	−	−
巴氏梭菌	ST	−	+	−	−	+	V
双酶梭菌	ST	+	+	−	+	V	−
鲍尔特梭菌	ST	−	−	−	−	V	−
肉毒梭菌A/B/F型	ST	+	−	+	−	+	−
肉毒梭菌B/E/F非水解蛋白型	ST	+	−	+	−	−	−
肉毒梭菌C/D型	T	+	V	+	V	−	−
丁酸梭菌	ST	−	−	−	−	+	−
尸毒梭菌	T	+	−	−	+	−	−
肉梭菌	ST	−	−	−	−	+	−
梭形梭菌	ST	−	−	−	−	+	−
艰难梭菌	ST(T)	+	−	−	−	+	−
乙二醇梭菌	ST	−	−	−	−	V	−
矛形梭菌	T	+	−	−	−	−	V
哈氏梭菌	ST	−	−	−	−	+	−
溶组织梭菌	ST	+	−	−	−	−	−
吲哚梭菌	T	−	−	−	+	+	V
无害梭菌	T	−	−	−	−	+	−
泥渣梭菌	ST	+	+	−	−	−	−
诺维梭菌	ST	+	+	+	−	−	−
副腐败梭菌	T(ST)	−	−	−	−	+	V
产气荚膜梭菌	ST	+	+	−	−	V	V
腐败梭菌	T(ST)	+	−	−	−	V	−
多枝梭菌	T	−	−	−	−	+	−
败毒梭菌	ST	+	−	−	−	+	V
索氏梭菌	ST	+	+	−	+	V	−
楔形梭菌	ST(T)	−	−	−	+	+	V
产胞梭菌	ST	+	−	+	−	+	−
近端梭菌	ST	−	−	−	−	−	−
第三梭菌	T	−	−	−	−	+	V
破伤风梭菌	T	+	−	−	V	−	−

+：阳性反应；−：阴性反应；V：可变反应；ST：偏端；T：顶端；上标表示可变。

来源：From Caroll KC, Pfaller MA. *Manual of Clinic Microbiology*. 12th ed. Washington, DC: ASM Press; 2019.

和毒素B的测定。不产毒素菌株可在患者肠道内定植。单独检测艰难梭菌的试验应与毒素检测相结合。建议只对水样或不成形的粪便进行CDI筛查，以防止针对定植菌进行不必要的治疗。通过培养或核酸检测，成形的粪便或直肠拭子可用于确定是否为带菌者，但通常不用于检测毒素。在样本采集后2 h内进行培养。图41.2和图41.3显示了在**环丝氨酸头孢西丁果糖琼脂（CCFA）**和厌氧血琼脂平板上分离的艰难梭菌。样本可在4℃厌氧运输袋中保存48 h；然而，这会降低培养物中的活菌检出率。用于毒素检测的样本可在4℃保存72 h；如果延长保持时间，可置于−70℃冷冻。

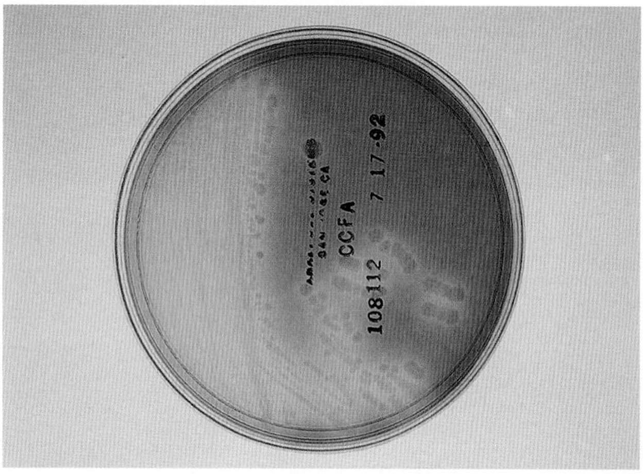

图41.2 环丝氨酸头孢西丁果糖琼脂平板上的艰难梭菌。(Courtesy Anaerobe Systems, Morgan Hill, CA.)

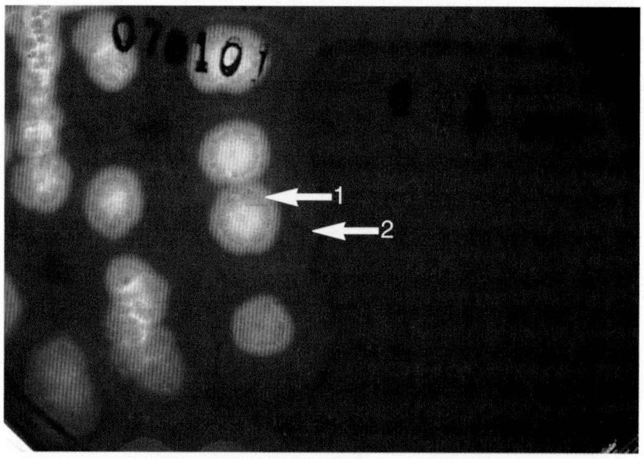

图41.3 厌氧血琼脂平板上的产气荚膜梭菌。注意有双层的β溶血环。1：第一层；2：第二层。(Courtesy Anaerobe Systems, Morgan Hill, CA.)

市场上有多种用于艰难梭菌肠毒素检测的免疫测定方法。此外，已经开发多种基于核酸的平台和检测方法用于毒素A（tcdA）、毒素B（tcdB）、毒素C（tcdC）和二元毒素（cdt）基因的扩增。粪便样本可用于进行基于核酸的检测。检测方法包括扩增谷氨酸脱氢酶（GDH）基因或16S核糖体核糖核酸（rRNA）内控管家基因。在没有毒素基因的情况下检测到GDH和16S rRNA基因，表明为非致病性菌株或携带状态。有研究表明，只进行核酸检测而无确诊试验会导致CDI的过度诊断，无法区分疾病状态和带菌状态，故核酸检测应仅限于出现腹泻的患者。仍然建议进行艰难梭菌的细胞培养或毒素检测。

美国疾病预防控制中心每天24小时，每年365天开通一条热线，为发生肉毒中毒提供紧急援助。肉毒梭菌毒素是一种潜在的生物武器。用于诊断肉毒梭菌或破伤风梭菌感染可接受的样本包括血清、粪便、灌肠液、胃抽吸物、呕吐物、组织、渗出物或尸检样本。婴儿肉毒中毒的样本应包括血清和粪便；伤口肉毒中毒应包括血清、粪便和组织活检。出现症状后应立即采集血清样本。所有样本应在4℃的环境下储存和运送。检测到BoNT毒素可诊断肉毒梭菌感染。小鼠生物测定法仍然是识别BoNT毒素的推荐分析方法。生物测定法要求将样本分成两份。其中一份在80℃煮10 min，灭活毒素。这两份样本被分别注射到两只小鼠的腹腔内。一只小鼠作为阴性对照（灭活样本），另一只作为“试验”样本。观察小鼠的神经症状。在试验小鼠中，出现神经症状并最终死亡，提示体内存在该毒素，而在对照动物中则不存在。肉毒梭菌、破伤风梭菌和产气荚膜梭菌产生的毒素［**BoNT**、**破伤风神经毒素（TeNT）**和**iota毒素**］被认为是极其危险的。美国CDC建议按照生物安全3级要求进行操作和预防，包括毒素的免疫接种；然而，美国CDC不再提供此类疫苗。

败毒梭菌感染相关NEC的样本选择，包括来自三个不同静脉穿刺部位的血培养、粪便和病灶累及的回盲部的肠腔内容物或组织；如果怀疑肌坏死（肌肉组织死亡），还应肌肉活检或从坏死部位抽取液体。表41.4罗列了具有代表性的厌氧菌的鉴定方案。

核酸检测和MALDI-TOF MS（革兰阳性菌）

利用16S rRNA基因测序进行核酸检测，可用于不分解糖的梭菌菌种鉴定。采用PCR法可直接检测破伤风梭菌。实时荧光定量PCR可检测BoNT毒素和艰难梭菌毒素基因；然而，如前所述，毒素活性应该用另一种方法来测定。非产毒菌株可能含有该基因，但不产生BoNT毒素。基质辅助激光解吸电离飞行时间质谱（MALDI-TOF MS）比生化方法更能有效地鉴定梭菌。在MALDI-TOF MS中，有些梭菌可能需要甲酸预处理才能达到最佳提取效果。

无芽孢革兰阳性杆菌

无芽孢革兰阳性杆菌的许多菌属，很少会在机会性感染中检出。一些较常分离到的菌属包括放线棒菌属、放线菌属、陌生菌属、双歧杆菌属、真杆菌属、埃格菌属、柯林斯菌属、隐杆菌属、丙酸杆菌属、厌氧乳杆菌属、动弯杆菌属、欧尔森菌属、副埃格菌属、丙酸微菌属和小弯杆菌属。这些微生物是人体消化道和泌尿生殖道黏膜表面和皮肤的典型正常菌群。许多菌是在黏膜表面如口腔、阴道或泌尿生殖道的混合感染中检出的。

放线菌属（厌氧和耐氧）和动弯杆菌属（严格厌氧）细菌为抗酸阴性、革兰染色阳性、多形性分枝状杆菌或球菌。肉眼直接观察到脓性分泌物中有“硫磺颗粒”，压碎可见革兰染色阳性细丝，可诊断为放线菌感染。动弯杆菌属是细菌性阴道

表41.4　具代表性的革兰阴性杆菌与革兰阳性球菌的区别

检测方法	革兰阴性杆菌			
	脆弱拟杆菌	多形拟杆菌	卵形拟杆菌	具核梭杆菌
阿拉伯糖发酵	−	+	+	−
20%胆汁生长	+	+	+	−
触酶	+	+	+	−
黏菌素（Col）	R	R	R	R
水解七叶苷	+	+	+	−
水解明胶	0	0	0	0
吲哚	−	+	+	+
卡那霉素（Km）	R	R	R	S
硝酸盐还原	−	−	−	−
万古霉素（Van）	R	R	R	R

革兰阳性杆菌①

检测方法	厌氧消化链球菌	不解糖嗜胨菌	大芬戈尔德菌
吲哚	−	+	−
硝酸盐还原	−	−	−
聚茴香脑磺酸钠（SPS）	S	R	R

＞10 mm＝对Km、Van、Col敏感；＜12 mm＝对SPS敏感。

−：阴性反应；+：阳性反应；R：耐药；S：敏感。

来源：From Caroll KC, Pfaller MA. *Manual of Clinical Microbiology.* 12th ed. Washington, DC: ASM Press; 2019.

① 原文是革兰阳性杆菌（Gram-Positive Bacilli），根据表格描述，译者认为应是革兰阳性球菌。——译者注

病的一种病原体，可通过观察阴道分泌物的革兰染色来诊断，表现为革兰染色可变的、末端呈锥形的弯曲状杆菌。它很少从临床实验室中分离出来，因为阴道分泌物样本不合适进行厌氧培养。放线棒菌属是典型的杆状兼性厌氧菌，是人类泌尿生殖道的正常菌群。丙酸杆菌属为厌氧和耐氧、多形性的革兰阳性杆菌。这种细菌能分解葡萄糖产生丙酸。双歧杆菌属为严格厌氧或微需氧、多形性的革兰阳性杆菌，可呈杆状、分枝状或棒状。乳杆菌属属于微需氧、过氧化氢酶阴性的革兰阳性杆状，能够发酵葡萄糖产生乳酸。尽管真杆菌属经常从口腔感染样本中分离，但目前对该菌属特征表现仍认识不足。埃格菌属和副埃格菌属与腹腔内、腹腔周围感染以及血流感染有关，死亡率高。这些病原体感染的致病机制和相关疾病谱罗列在表41.2中。

实验室诊断

可通过溶血、长波紫外线照射下的荧光、菌落和革兰染色形态等特征来区分无芽孢革兰阳性厌氧菌。根据革兰染色初步结果决定后续的菌种鉴定流程。其他的检测方法还有耐氧试验（操作程序41.2）或在5%的CO_2中生长，然后进行抗生素敏感性模式的常规筛查。革兰阳性菌通常对黏菌素（10 μg）耐药，对万古霉素（5 μg）敏感，对卡那霉素（1 mg）敏感性不定。另外的快速检测试验包括15%的过氧化氢酶试验、吲哚试验、硝酸盐还原试验和动力试验。这些微生物大多对生化反应不敏感，所以表型生化鉴定并不可靠。

操作程序41.2

耐氧试验

［目的］　耐氧试验是对疑似厌氧菌的一种重要的确认试验。

［原理］　严格厌氧菌对氧气十分敏感的。在厌氧羊血琼脂平板上初步分离出疑似厌氧菌，将其转种到巧克力平板上，并在二氧化碳（CO_2）环境中孵育。因为一些厌氧菌对营养要求很高，故使用巧克力琼脂平板为细菌提供营养。

［方法］

1. 挑取从初代培养中分离出的菌落，划线转种至巧克力琼脂平板，在35～37℃的5% CO_2环境中孵育24 h。
2. 孵育后，观察巧克力琼脂平板的生长情况。如果没有生长，需要延长培养24 h后重新评估生长情况，来判断该菌是否为厌氧菌。

［预期结果］　在巧克力琼脂平板上有菌落生长，表明该菌不是厌氧菌。

［限制］　严格厌氧菌对暴露于氧气非常敏感，因此必须尽量减少与氧气的接触。如果在初代分离培养基和巧克力琼脂平板上没有菌落生长，则该菌可能已经失活，不应报告为阴性结果。

核酸检测和MALDI-TOF MS（革兰阴性菌）

撰写本章节时，实验室仍没有可用的快速分子扩增检测方法。16S rRNA测序被认为是细菌鉴定的金标准；然而，并不是本群所有菌都能根据此基因鉴定到种。一些微生物需要额外进行管家基因测序。全基因组测序（WGS）具有替代16S rRNA检测的潜力；但是，目前还没有充足的WGS数据库。MALDI-TOF MS已经成功地用于鉴定常见的厌氧菌；然而，需要通过甲酸提取获得最佳质谱，才能鉴定厌氧革兰阳性杆菌。此外，由于目前缺乏FDA认可的数据库，所以主要依赖于研究使用的数据库（RUO），同时结合其他检测方法进行菌种鉴定。随着数据库的优化以及越来越多临床实验室获批检测这些微生物，MALDI-TOF MS鉴定能力预计将进一步改善。表41.4提供具有代表性的厌氧菌鉴定方案。

革兰阴性杆菌

脆弱拟杆菌群

厌氧革兰阴性杆菌通常从人类口腔和胃肠道的黏膜表面分离出来(图41.4)(表41.2概述了与这些微生物相关的致病机制和疾病谱。脆弱拟杆菌群属于拟杆菌科,可分解糖、耐胆汁、不产色素。该群包括大约50个菌种,其中超过25种已从人类感染中分离出来。脆弱拟杆菌是临床样本中最常见的分离菌,其次为多形拟杆菌和卵形拟杆菌。这些微生物可引起多种感染性疾病。

革兰阴性的脆弱拟杆菌群可在20%的胆汁中生长。这些菌对三种特殊的抗菌药物纸片几乎总是耐药(图41.5和图41.6)。脆弱拟杆菌很少对黏菌素敏感。

不产色素的普雷沃菌属

普雷沃菌属在口腔中普遍存在,是牙齿生物膜的重要组成部分。普雷沃菌已被发现存在于食管和胃中,并可从人类粪便中分离出来。大多数是胆汁敏感、卡那霉素耐药的革兰阴性杆菌。对黏菌素的敏感性可变,几乎所有菌株都是过氧化氢酶和吲哚试验阴性。

产色素的卟啉单胞菌属和普雷沃菌属

卟啉单胞菌科共有7个属,包括丁酸弧菌属、粪杆菌属、副拟杆菌属、卟啉单胞菌属、坦纳菌属、臭气杆菌属和巴恩斯菌属。卟啉单胞菌属通常被认为是卟啉单胞菌科的主要病原体。大约有19种卟啉单胞菌,其中10种常从人体中分离出来(不解糖卟啉单胞菌、本诺卟啉单胞菌、支气管卟啉单胞菌、卡托卟啉单胞菌、牙髓卟啉单胞菌、牙龈卟啉单胞菌、巴斯德卟啉单胞菌、波戈纳卟啉单胞菌、索氏卟啉单胞菌和上野卟啉单胞菌)。大多数卟啉单胞菌是可分解糖和产色素的。普雷沃菌科中的可分解糖的菌种已从多个身体部位分离出来,包括口腔和粪便。产色素的普雷沃菌属(图41.7)和卟啉单胞菌属(图41.8)的菌落可产荧光砖红色或棕色到黑色的色素。某些菌种的革兰染色镜下形态呈球杆状。

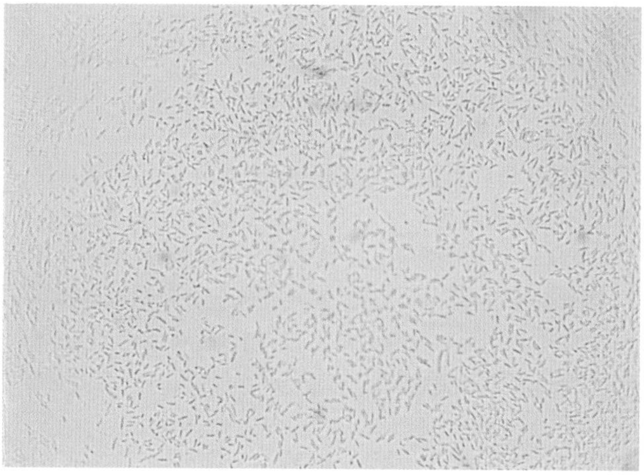

图41.4 脆弱拟杆菌的革兰染色。

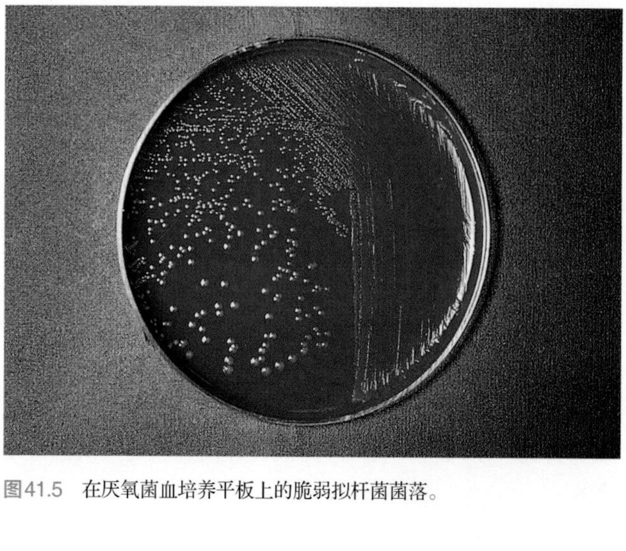

图41.5 在厌氧菌血培养平板上的脆弱拟杆菌菌落。

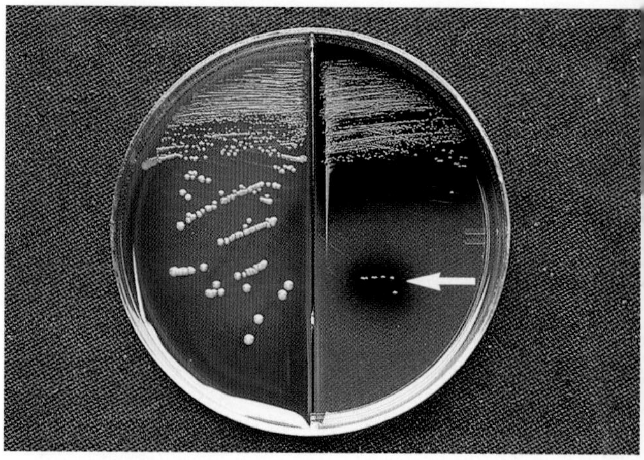

图41.6 含有厌氧血琼脂和拟杆菌胆汁七叶苷琼脂(BBE)的双平板上生长的脆弱拟杆菌菌落(箭头所指)。(来源:Courtesy Anaerobe Systems, Morgan Hill, CA.)

梭杆菌科

梭杆菌科包括梭杆菌属、纤毛菌属和斯尼思菌属。这些微生物为无动力,多形性的杆菌,通常作为口腔生物膜的组成部分从口腔分离,或从女性生殖道分离出来(图41.9)。革兰阴性的梭杆菌属(图41.10)对卡那霉素敏感,大多数菌株产黄绿色荧光。不同的菌种有特征性的镜下和菌落形态。

纤毛菌属包括7个已命名的菌种。纤毛菌属是可分解糖、巨大的、纺锤状杆菌,一端尖,一端钝,通常产乳酸。菌落很大、呈灰色,不规则。它们通常从口腔或泌尿生殖道中分离出来。

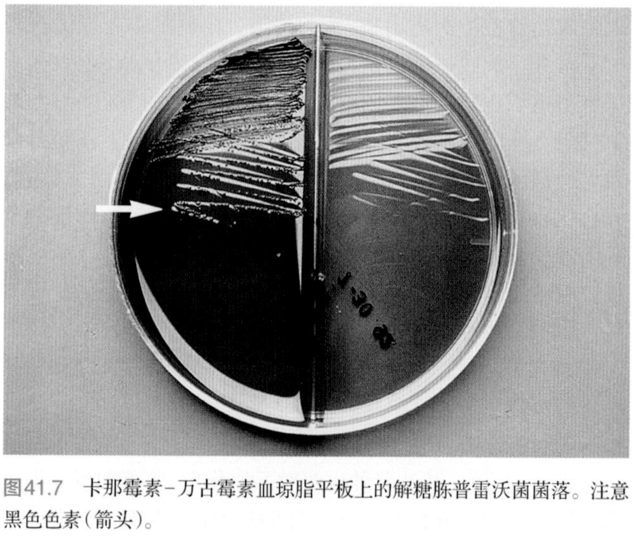

图41.7 卡那霉素-万古霉素血琼脂平板上的解糖胨普雷沃菌菌落。注意黑色色素(箭头)。

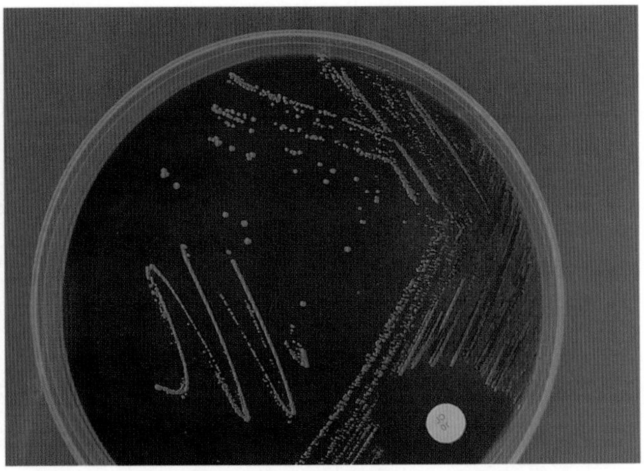

图41.8 厌氧血琼脂平板上的卟啉单胞菌菌落。在紫外光（365 nm）下可见红色荧光。（来源：Courtesy Anaerobe Systems, Morgan Hill, CA.）

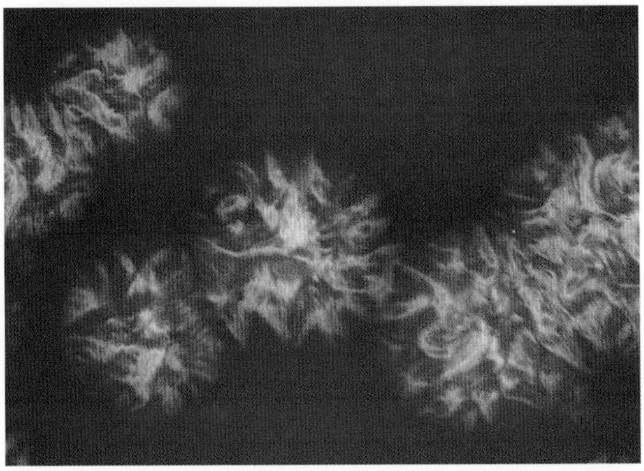

图41.9 在厌氧血琼脂平板上生长的具核梭杆菌具核亚种菌落。注意面包屑样的菌落以及平板上的绿色色素。

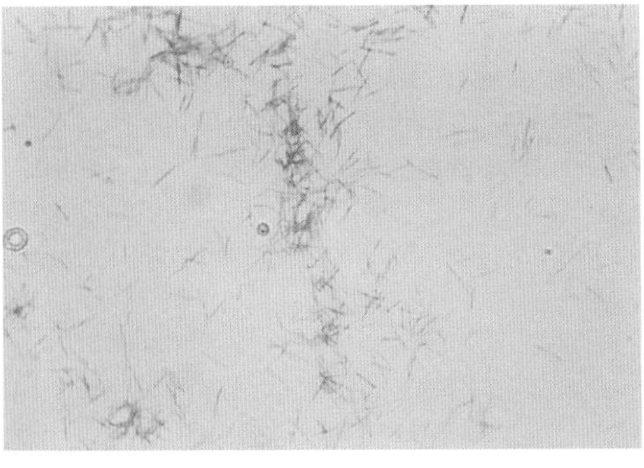

图41.10 具核梭杆菌具核亚种的革兰染色。注意末端尖细。

变形菌门

变形菌门包含多种具有临床意义的微生物，包括沃氏嗜胆菌、脱硫弧菌属、脱硫微菌属和沃氏萨特菌。沃氏嗜胆菌是一种厌氧、不分解糖、耐胆汁的革兰阴性杆菌。沃氏萨特菌是一种不分解糖、耐胆汁、短小革兰阴性杆菌。沃氏嗜胆菌的菌落类似于解脲弯曲菌（第33章），但耐胆汁，并且过氧化氢酶强阳性。脱硫微菌属有动力、呈螺旋状，能还原硫酸盐。口腔脱硫微菌与牙周病有关。脱硫弧菌属包括70多个种，但很少引起人类感染。

厌氧革兰阳性和革兰阴性球菌

如本章前面部分和第40章所述，为进行厌氧菌培养，对样本合理采集和运送十分重要。具体注意事项已在第40章中讨论。厌氧革兰阳性球菌通常是口腔、上呼吸道、胃肠道、女性泌尿生殖系统和皮肤正常菌群的一部分。厌氧球菌通常无芽孢、菌体看似略微拉长、大小不一，可以呈四聚体、链状、成簇、成对或成团排列。不同菌属碳水化合物的利用各不相同。此外，通常被归类为需氧菌的微生物，如表皮葡萄球菌，也可能有严格厌氧的菌株。解糖葡萄球菌和金黄色葡萄球菌厌氧亚种需在厌氧条件下生长，尽管它们传代培养后可能产生耐氧性。如果革兰阳性球菌培养48小时后，表现为甲硝唑（5 μg）耐药，则其很可能是链球菌。在厌氧革兰阳性球菌中，具有临床意义的菌属有消化链球菌属（图41.11）、大芬格尔德菌属、叶瘿菌属、小单胞菌属、嗜胨菌属、默多克菌属、消化球菌属、埃扎克菌属、葡萄球菌属和厌氧球菌属。

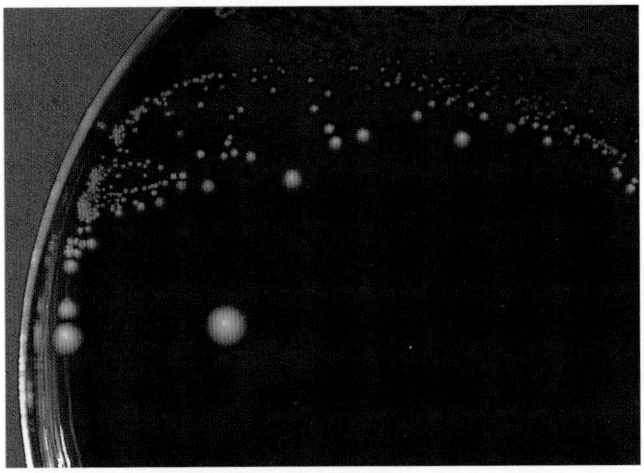

图41.11 厌氧血琼脂上的厌氧消化链球菌。

厌氧革兰阴性球菌是人类口腔、胃肠道、泌尿生殖道和呼吸道的正常菌群的一部分。厌氧革兰阴性球菌根据革兰染色后的形态特点来进行分类。这类微生物包括韦荣球菌属、巨球菌属、厌氧球形菌属、阴性球菌属和氨基酸球菌属。韦荣球菌属是人类口腔、泌尿生殖道、呼吸道和胃肠道的正常菌群的一部分。人类微生物组学研究已经开始关注各种厌氧革兰阴性球菌在正常和病变组织中的平衡。在某些情况下，与异常临床表现相关的革兰阴性球菌数量增加，如高危人群人类乳头瘤病毒感染中的巨球菌属，与肺腺癌相关的毛玻璃结节中的阴性球菌属。从临床样本中分离出来时，韦荣球菌属通常是混合或多菌培养物的一部分。

实验室诊断

临床样本的直接显微镜检查可发现链状、成对或单个的革兰阳性或革兰阴性球菌。一些革兰阳性球菌，特别是不解糖嗜胨菌，常过度脱色，容易被误认为革兰阴性球菌。最初的革兰染色结果可用于确定病原体的后续检测。厌氧菌通常使用厌氧血琼脂平板分离培养，并且可以通过本章前文描述的抗菌药物纸片法试验进行区分。革兰阳性球菌对万古霉素敏感，对黏菌素耐药。革兰阴性球菌通常对万古霉素耐药。厌氧消化链球菌（≥12 mm）和微小微单胞菌（<12 mm）对聚茴香脑磺酸钠（SPS）敏感。微小微单胞菌在血琼脂平板上的菌落周围可产生乳白色环。临床样本中革兰阳性或革兰阴性球菌的解释和鉴定应谨慎报告，应与患者的体征和症状相关联。表41.4提供了具有代表性的厌氧菌的鉴定方案。

核酸检测和MALDI-TOF MS

核酸检测已在临床实验室中广泛应用于鉴定厌氧革兰阳性和革兰阴性球菌。这些方法包括16S rRNA测序、PCR和单核苷酸序列分析。然而，这些方法存在局限性。韦荣球菌属的16S rRNA序列种间差异很小，因此该方法不足以进行种的鉴定。由于数据库中缺乏可用的参考序列信息，某些厌氧球菌属和种的鉴定受到限制。MALDI-TOF MS已成功用于鉴定许多常见的厌氧革兰阳性球菌。由于该方法也是基于16s核糖体蛋白和管家基因谱，所以可能会出现与核酸检测方法一样的韦荣球菌属的鉴定受限。

结果报告

进行厌氧菌分离和鉴定时，首先需要评估临床样本的采样是否合格。结果解读时应谨慎，因为样本可能被患者的正常菌群污染。此外，应了解患者最近或目前的抗菌治疗。

从无菌部位分离到的厌氧菌是具有临床意义的，应进行鉴定并报告给临床医生。

预防

预防破伤风可注射多剂疫苗。其免疫原是被吸附的**破伤风类毒素**（灭活毒素），与白喉类毒素和百日咳疫苗作为三联抗原，被称为百日咳白喉破伤风疫苗。白喉和破伤风（Td或Tdap）疫苗或单独的破伤风疫苗推荐每10年接种1次。这些疫苗可用于儿童期未完成DTap疫苗接种的人。

受伤后的免疫预防取决于伤口的类型。对于完全免疫的人，轻微或未污染的伤口不需要特殊治疗。然而，完全免疫的人如果近5年没有注射过破伤风类毒素，当出现大或污染的伤口，应该接受破伤风类毒素注射。最后，部分免疫或从未接种疫苗的人应立即接种破伤风类毒素。此外，如果有重大伤口或伤口中被含有动物粪便的土壤污染，应给予人**破伤风免疫球蛋白（TIG）**进行被动免疫。

如患者食用了疑似含有肉毒梭菌毒素的食物，应进行**导泻**（泻药），洗胃，并给予高位灌肠。

复习题

1. 收到直肠拭子的厌氧培养样本，实验室人员应该（　　）

   a. 将拭子接种实验室常规培养基进行厌氧培养　b. 将拭子接种常规粪便检测培养基和厌氧培养基　c. 拒收样本　d. 使用拭子进行艰难梭菌毒素检测

2. 临床样本中出现硫磺颗粒提示哪种细菌（　　）

   a. 梭菌属　b. 梭杆菌属　c. 放线菌属　d. 消化链球菌属

3. 乙醇刺激试验可用于区分（　　）

   a. 放线菌属和双歧杆菌属　b. 普雷沃特菌属和卟啉单胞菌属　c. 梭菌属和拟杆菌属　d. 拟杆菌属和放线菌属

4. 医生怀疑一例产气荚膜梭菌感染相关坏死性肠炎。诊断所需的样本是（　　）

   a. 三次血培养和一份粪便样本　b. 粪便样本　c. 结肠组织活检　d. 粪便和结肠组织活检

5. 在艰难梭菌感染（CDI）的诊断中，以下哪项是不正确的（　　）

   a. 在试验前，样本最多可储存3 d　b. 需要采集新鲜粪便进行培养及毒素检测　c. 水样粪便主要用于简易毒素检测　d. 水样粪便或糊状粪便可避免将带菌状态误诊为感染

6. 经耻骨联合上方行尿液抽吸，并进行厌氧培养。培养72 h后行生化检测，该微生物被鉴定为革兰阳性、耐氧、过氧化氢酶阴性杆菌。此微生物可能是（　　）

   a. 乳酸杆菌属　b. 双歧杆菌属　c. 真杆菌属　d. 败毒梭菌

7. 厌氧菌感染的传播源是（　　）

   a. 医疗器械　b. 院内传播　c. 受污染的食物和水　d. 正常菌群

8. 一名患者来到急诊科，诉手部恶臭脓性伤口。3 d前在院子里工作时手部受伤。对伤口脓液进行微生物培养，72 h后，得到如下结果：革兰阴性杆菌，厌氧血琼脂平板生长，耐氧试验阳性，过氧化氢酶弱阳性，黏菌素耐药，卡那霉素耐药，万古霉素敏感。该病原体最有可能是（　　）

   a. 脆弱拟杆菌　b. 产气荚膜梭菌　c. 具核梭杆菌　d. 多形拟杆菌

9. 配对题：将每个术语与正确的描述配对

______动弯杆菌属	______肉毒梭菌
______艰难梭菌	______丙酸杆菌属
______微单胞菌属	______放线菌
______普雷沃菌属	______梭杆菌属
______产气荚膜梭菌	______蜂蜜（honey）
______生物检测法	______拟杆菌属

   a. 硫磺颗粒　b. 丙酸　c. 砖红色荧光　d. 伪膜性结肠炎　e. 菌体一端尖，一端钝　f. 婴儿肉毒中毒　g. 弛缓性麻痹　h. 细菌性阴道病　i. 耐胆汁　j. 中性粒细胞减少相关小肠结肠炎　k. BoNT　l. SPS敏感

10. 简答题

（1）为什么在实验室进行厌氧培养时，必须对临床样本进行革兰染色？

（2）某菌对三种抗菌药物纸片均耐药（RRR），且耐胆汁。该病原体可能是什么？

（3）用特定的抗菌药物纸片检测某株细菌，提示为革兰阳性球菌。但革兰染色结果显示革兰阴性。这种差异的原因是什么？实验室诊断下一步应做什么检测？

参考答案

复习题

1. c；2. c；3. c；4. a；5. c；6. a；7. d；8. b；9. h，g，d，b，l，a，c，e，j，f，k，i

10.（1）革兰染色可为技术人员对厌氧菌的后续检测和鉴定提供指示。

（2）脆弱拟杆菌。

（3）应时刻牢记分离厌氧菌的过程存在很多变数：① 微生物暴露于氧气中并死亡，导致细菌细胞壁被破坏和红染呈假阴性或革兰染色阴性。② 该细菌具有革兰染色可变性，在结合生化鉴定进行特征分析时必须考虑到这一点。③ 一些厌氧菌具有多形性和革兰染色可变性，如产气荚膜梭菌，可表现为杆状或球状。实验室专家应在进行抗菌药物纸片试验前完成所有生化试验，并确定微生物是否被恰当处理。结果经审查后，实验室技术人员可能需要申请再次送检样本，并应向医生充分解释结果，帮助医生采取适当的治疗决策和随访。

第14篇 · 分枝杆菌和其他有特殊生长要求的细菌

MYCOBACTERIA AND OTHER BACTERIA WITH UNUSUAL GROWTH REQUIREMENTS

第42章 · 分枝杆菌

Mycobacteria

姚雨濛 · 译　沈佳瑾 · 审校

本章目标

1. 描述分枝杆菌的一般特征，包括需氧条件、染色特征和细胞形态、培养和生长所需的人工培养基，以及肉眼可见的菌落色素沉着。
2. 阐明细菌细胞壁的化学成分。
3. 描述分枝杆菌革兰染色和抗酸染色的镜下染色特征。
4. 列出最常见的致病性分枝杆菌，并说明每种分枝杆菌的自然生境、传播方式和宿主。
5. 根据体征和症状区分以下结核分枝杆菌的临床感染：原发感染、潜伏性感染、播散性感染和复发。
6. 阐述目前实验室现行处理分枝杆菌污染性废弃物和常规细菌学检查的生物安全防控要求。
7. 描述纯蛋白衍生物(purified protein derivative, PPD)试验，也称之为结核菌素皮试。阳性结果的意义是什么？
8. 列出适合分枝杆菌检测的临床样本类型，并描述每种样本的检测局限性。
9. 介绍鉴定分枝杆菌的方法，包括脱氧核糖核酸(deoxyribonucleic acid, DNA)探针和分子测序或扩增方法，以及基质辅助激光解吸电离飞行时间质谱(matrix-assisted laser desorption ionization time-of-flight mass spectrometry, MALDI-TOF MS)。
10. 评估各种染色法——冷染色、齐-内染色和荧光染色法(金胺-罗丹明或吖啶橙)鉴别分枝杆菌的性能。
11. 描述使用消化和去污操作流程提高分枝杆菌检出率的要求。
12. 说明消化和去污操作流程的局限性。
13. 说明分枝杆菌的常用生化鉴定方法[即烟酸、硝酸盐、脲酶、改良过氧化氢酶、吐温80、亚碲酸盐、芳基硫酸酯酶、噻吩-2-羧酸酰肼(TCH)和5% NaCl试验]，包括每种方法的目的、原理和质控菌。
14. 描述与MALDI-TOF MS分枝杆菌提取和处理相关的基本过程与安全要求。
15. 描述人类免疫缺陷病毒(human immunodeficiency virus, HIV)和获得性免疫缺陷综合征(acquired immunodeficiency syndrome, AIDS)在分枝杆菌感染传播和(或)致病机制中的作用。
16. 解释推荐的药敏试验方法，并说明何时需要或建议对分枝杆菌进行药敏试验。

本章相关的属和种

结核分枝杆菌复合群

- 结核分枝杆菌
- 牛分枝杆菌
- 牛分枝杆菌卡介苗(*bovis* bacillus Calmette-Guérin, BCG)
- 非洲分枝杆菌
- 山羊分枝杆菌
- 坎纳分枝杆菌
- 田鼠分枝杆菌
- *M. mungi*
- *M. orygis*
- 海豹分枝杆菌

非结核分枝杆菌

缓慢生长型

- 鸟分枝杆菌复合群(10种，在此未列出)
- 戈登分枝杆菌
- 嗜血分枝杆菌
- 堪萨斯分枝杆菌
- 玛尔摩分枝杆菌
- 海分枝杆菌
- 溃疡分枝杆菌
- 蟾分枝杆菌

快速生长型机会性病原体

- 偶发分枝杆菌群(10种)
- 龟/脓肿分枝杆菌群(6种和3亚种)
- 产黏液分枝杆菌群(3种)
- 耻垢分枝杆菌

早期产色素快速生长型机会性病原体

- 菌血症分枝杆菌
- 加那利群岛分枝杆菌
- 美容品分枝杆菌
- 玛格丽特分枝杆菌/沃林斯基分枝杆菌群(2种)
- 慕里黑分枝杆菌
- 新金色分枝杆菌

无法培养的非结核分枝杆菌

- 麻风分枝杆菌

传统上，分枝杆菌根据表型特征进行分类。然而，自20世纪80年代末以来，分子诊断技术的兴起使得对分枝杆菌特征的研究重点转移至基因领域。本章讨论的是分枝杆菌的表型特征与基于分子遗传数据的新分类法。

分枝杆菌属为专性需氧菌（尽管结核分枝杆菌、牛分枝杆菌卡介苗和鸟分枝杆菌副结核亚种能在氧浓度降低的情况下生长）、无芽孢（海分枝杆菌和鸟分枝杆菌副结核亚种除外）、无动力、极细、呈略微弯曲或直杆状[（0.2～0.6）μm×（1～10）μm]。一些菌种可能表现为分枝状。分枝杆菌属是分枝杆菌科（放线菌目、放线菌纲）中唯一的属。与分枝杆菌属密切相关的包括棒状杆菌属、诺卡菌属、红球菌属、*Segniliparus*、束村菌属和戈登菌属。

分枝杆菌属具有特殊的细胞壁；它含有N-羟乙酰胞壁酸而不是N-乙酰胞壁酸，且具有非常高的脂质含量，从而形成疏水性的渗透屏障。由于这种结构，分枝杆菌很难用常用的碱性染料染色，如革兰染色法使用的苯胺。尽管这些微生物不易被革兰染色，它们通常被认为是革兰阳性。然而，使用碱性品红染料长时间染色或滴加该染液后加热，分枝杆菌可着色并能抵抗酸化乙醇（3%盐酸）的脱色。分枝杆菌的这一重要特性源自其细胞壁结构，这一特性被称为**耐酸性**。这一特征使分枝杆菌有别于其他属。**快速生长型分枝杆菌（rapid-growing mycobacteria, RGM）**在罗氏培养基上传代，7 d内便产生肉眼可见的菌落，由于其生长特性，可部分或完全失去耐酸性。

许多分枝杆菌的另一个重要特征是：由于菌体表面呈疏水性，其生长速度比大多数其他人类致病菌缓慢。由于这种疏水性，微生物往往聚集成团，因此营养物质不容易进入菌体内。对于溃疡分枝杆菌，单个细胞的倍增时间（generation time，一个细胞分裂为两个独立细胞所需的时间）在20～36 h之间。根据定义，**缓慢生长型分枝杆菌**在固体培养基上产生菌落需要7 d以上时间。分枝杆菌倍增时间的不同导致在最佳温度下分枝杆菌形成可见菌落需要2～60 d不等。

分枝杆菌属包括几个高度致病的物种：结核分枝杆菌复合体、溃疡分枝杆菌和不可培养的麻风分枝杆菌。还有180多种不可培养的**非结核分枝杆菌（nontuberculosis mycobacteria, NTM）**，其中大多是存在于环境中的条件致病菌。

缓慢生长型的NTM包括90多种，其中一些具有临床意义。这些微生物在人类和动物中产生一系列感染，从局部病变到播散性疾病不等。一些菌种只引起人类感染，而另一些则能从多种动物中分离出来。许多菌种亦存在于水和土壤中。

大多数情况下，根据流行病学和与疾病的相关性，分枝杆菌可分为两大类：结核分枝杆菌复合群及NTM。

结核分枝杆菌复合群

远早于人类疾病，**结核病**在旧石器时代已是动物的地方病。这种疾病（也称为**痨病"consumption"**）可发生于所有年龄和气候条件下。例如，结核是公元前2500年印度神圣文本中一首赞美诗的主题，在秘鲁发现的1 000年前人类遗骸的肺部病变中亦发现了结核分枝杆菌特有的脱氧核糖核酸（DNA）。

一般特征

临床微生物学实验室中的术语**"复合群"**通常用于描述两种或两种以上的菌种，其间的差异很复杂，且差异几乎没有或根本没有医学上的重要性。人类中出现的属于结核分枝杆菌复合群的分枝杆菌包括结核分枝杆菌、牛分枝杆菌、牛分枝杆菌BCG（卡介苗）、非洲分枝杆菌、山羊分枝杆菌、田鼠分枝杆菌、坎纳分枝杆菌、*Mycobacterium mungi*、*Mycobacterium orygis*和海豹分枝杆菌。所有这些菌种都能引起结核病。应注意的是，出于流行病学和公共卫生原因，这些菌株可能需要进行菌种鉴定。结核分枝杆菌复合群的菌种属于缓慢生长型，菌落无色素。

流行病学与致病机制

流行病学

结核分枝杆菌是大多数人类结核病的病因，尤其是在发达国家。结核分枝杆菌复合群的菌株不能在环境中繁殖，因而只能在人类和其他温血动物的体内生长。估计有24亿人感染了结核分枝杆菌，即世界人口的1/3。每年，这些感染者造成约1 000万新的结核病病例和290万死亡。结核病仍是美国的一个公共卫生问题。结核病管理中的另一个复杂因素是与HIV病毒合并感染的发生率增加。HIV相关结核病仍然是世界卫生的重大挑战，估计有110万人患有HIV相关结核病。在美国，肺结核通常发生在穷人、无家可归者、静脉注射吸毒者、酗酒者等人群中。

致病机制

第68章讨论了结核分枝杆菌复合群的微生物所引起的结核病的致病机制。尽管通常来说密切接触是必要的，但已证明吸入单一有活性的细菌就会导致感染。在感染结核分枝杆菌的人中，15%～20%的人会得结核病。肺部存在结核分枝杆菌并不意味着结核病的发生，通常是在最初感染的几年后，当患者免疫系统由于某种原因崩溃而发病。在一小部分受感染的宿主中，疾病发展为全身性疾病，累及多种器官。

摄入感染奶牛未经高温消毒的乳制品后，牛分枝杆菌可穿透胃肠黏膜或侵入口咽淋巴组织。该微生物也经常通过吸入感染牛的传染性飞沫传播。牛分枝杆菌的一种减毒菌株**卡介苗（BCG）**已在世界许多地区广泛用于对易感人群进行结核病免疫。由于分枝杆菌是细胞内病原体的典型例子，机体对卡介苗的反应取决于细胞介导免疫反应，因此疫苗接种者预计会对所有引起细胞介导免疫的抗原产生更强的免疫反应。极少数情况下，当个体免疫系统严重损害时，由于无法耐受卡介苗而可能会发生全身性卡介苗感染。

非洲分枝杆菌的生理和生化特征介于结核分枝杆菌与牛分枝杆菌之间。该微生物主要为西非大约一半结核病病例的病原体，但在既往曾居住非洲的美国患者中也发现了该细菌。山羊分枝杆菌可通过其对吡嗪酰胺的敏感性进行鉴定。该菌与约31%的人类结核病病例有关，宿主包括山羊、牛、绵羊、猪、野猪、鹿和狐狸。田鼠分枝杆菌常存在于啮齿动物、豚鼠、兔子、猫、骆驼和猫鼬中，通常无法培养生长。在免疫功能正常和免疫抑制的结核病例中都曾检出。坎纳分枝杆菌主要见于免疫功能低下者的淋巴结炎和全身性结核病病例，也主要

表42.1 引起人类感染的结核分枝杆菌复合群的流行病学

微生物	生存环境	主要传播途径	分布
结核分枝杆菌	空洞性疾病患者是主要宿主	人与人之间通过飞沫传播：含有菌的飞沫核（传染性气溶胶，1～5 μm）在肺结核患者咳嗽、打喷嚏、说话或唱歌时产生；感染性气溶胶也可通过在实验室处理病变组织或处理临床样本产生。液滴非常小，气流使它们长时间在空中存在。一旦吸入，它们因足够小，可以到达肺的肺泡[a]	全世界
牛分枝杆菌	人类和各种宿主动物，如牛、非人类灵长类动物、山羊、猫、水牛、獾、负鼠、狗、猪和鹿	摄入受感染奶牛的受污染牛奶[b]；空气传播[c]	全世界
牛分枝杆菌BCG	通过体外连续传代维持的商业疫苗株	目前存在的牛分枝杆菌的变异菌株，通过免疫接种传播。它们是与牛分枝杆菌反应相似的减毒株	全世界
非洲分枝杆菌	人类[d]	吸入飞沫核	东非和西非热带非洲；有些病例已在美国发现
山羊分枝杆菌	主要感染多种动物：山羊、牛、绵羊、猪、野猪、马鹿和狐狸。澳大利亚野生反刍动物和奶牛的地方病	吸入飞沫核，导致肺部表现	欧洲
田鼠分枝杆菌	人类很少；小动物（例如田鼠和其他野生啮齿动物）；家猫、野猪、獾和山羊	吸入飞沫核；可能通过摄入受污染的生羊奶奶酪或其他动物产品传播	欧洲；英国、荷兰
Mycobacterium mungi	自然来源为缟獴；很少感染人类	不详；可能为吸入飞沫核	非洲
坎纳分枝杆菌	自然来源尚未明确界定。很少感染人类	不详；最可能是吸入飞沫核	非洲
Mycobacterium orygis	大型哺乳动物；羚羊、瞪羚、羚羊和水羚	不详；可能为吸入飞沫核或直接接触；动物源性	非洲
海豹分枝杆菌	人类很少；主要感染多种动物（猪、兔子、骆驼、貘和海狮；可能有牛）	吸入飞沫核；然而，从海狮到人类的传播已经在动物学研究中得到证实	欧洲

BCG：卡介苗。

[a]偶尔可通过胃肠道或皮肤发生感染。

[b]自从对牛奶和奶制品实行普遍巴氏杀菌以及对牛实施有效控制计划以来，发达国家的发病率显著下降。

[c]可以人与人之间、动物向人、人向动物传播。

[d]动物的感染尚未完全排除。

与既往或目前居住在非洲的个体感染有关。海豹分枝杆菌由海狮传播给人类，与淋巴结、肺、胸膜和脾脏肉芽肿性病变有关，对豚鼠、兔子、骆驼以及可能对牛也有致病性。结核分枝杆菌复合群宿主中的另两类包括缟獴（*M. mungi*）或大型哺乳动物，如瞪羚、羚羊、水獭和羚羊（*M. orygis*），其中后者在人类中引起与结核病无法区分的疾病。

疾病谱

肺结核可能与其他疾病相似，如肺炎、肿瘤或真菌感染。此外，结核分枝杆菌复合群感染患者的临床表现可能从无症状到急性症状不等。有症状的患者可能有全身症状、肺部体征和症状、与其他器官受累（如肾脏）相关的体征和症状，或这些特征的组合。结核分枝杆菌复合群引起的肺部疾病在临床、放射学和病理学上难以区分。

原发性结核通常被认为是呼吸道疾病。常见症状包括低热、盗汗、疲劳、厌食（食欲不振）和体重减轻。肺结核通常伴有咳嗽咳痰，伴有低热、寒战、肌痛和出汗；然而，这些症状和体征与流感、急性支气管炎和肺炎相似。

当呼吸道感染结核分枝杆菌复合群时，细胞免疫系统的T细胞和巨噬细胞迁移至肺内，肺内病原体被巨噬细胞吞噬。然而，这些微生物能够在巨噬细胞中进行胞内增生。通常，宿主无法消除这些病原体，其结果是形成对分枝杆菌抗原的系统性超敏反应。**肉芽肿**或结核结节由淋巴细胞、巨噬细胞和细胞性病变形成，包括**巨细胞**（细胞融合形成多核）。如果分枝杆菌抗原浓度高，超敏反应可能导致由巨噬细胞释放酶所引起的组织坏死。这种情况下，无肉芽肿形成，原发病变部位留下固体或半固体**干酪样**物质。

在一些原发性活动性结核病患者中，该疾病可通过淋巴系统或血行传播，导致**脑膜**或**粟粒性（播散性）结核**。通常见于细胞免疫功能低下或无效的患者。

如前所述，在一小部分患者中，感染结核分枝杆菌复合群后可发生肺外器官受累。这些肺外脏器包括：

- 泌尿生殖道。
- 淋巴结（颈淋巴结炎）。
- 中枢神经系统（脑膜炎）。
- 骨和关节（关节炎和骨髓炎）。
- 腹膜。
- 心包。
- 喉部。
- 胸膜（胸膜炎）。

播散性结核可通过阳性的结核菌素皮肤试验诊断（本章

稍后介绍)。

患者也可存在**潜伏性结核**(即没有明显的体征、症状或病理情况)。尽管该微生物存在于肉芽肿中,潜伏性肺结核的患者不具有传染性,且没有活动性疾病。潜伏性肺结核患者可能会进展为活动性疾病(也称为**再活化结核**)。再活化结核通常发生在由于生活方式或其他健康状况的改变而导致细胞免疫功能受到抑制或损害之后。

感染HIV病毒的人特别容易患上活动性肺结核。这些患者容易发生快速进展的原发性疾病,而不是亚临床感染。

在HIV感染者中诊断结核病更为困难,因为肺部疾病的胸片往往缺乏特异性,患者对结核菌素皮肤试验(一种识别结核分枝杆菌感染者的主要手段)往往**无反应**(缺乏生物学反应)。**结核菌素皮肤试验**或**纯化蛋白衍生物(purified protein derivative, PPD)试验**的前提是,感染结核分枝杆菌后,个体对微生物的某些抗原成分产生迟发型超敏细胞介导免疫。为了确定一个人是否感染了结核分枝杆菌,将结核分枝杆菌培养提取物(即结核菌素PPD)进行皮内注射。48～72 h后,受感染的个体将对PPD表现出迟发性超敏反应,其特征是红斑(发红),最重要的是硬结(由于免疫细胞的涌入而变硬)。测量硬结的直径然后解释为患者是否已感染了结核分枝杆菌;不同的患者群体(如免疫抑制患者,如HIV感染者)采用不同的解释标准。PPD试验的敏感性和特异性都不是100%,皮肤试验的阳性反应并不一定意味存在疾病。

在MTBC抗原刺激后检测T细胞释放干扰素γ的免疫诊断方法快速且具有高特异性,与PPD试验相比有相同或更高的敏感性。美国食品药品管理局(FDA)已批准两种商用γ干扰素释放试验(interferon gamma release assays, IGRAs)检测试剂盒。T-spot TB试验(Oxford Immunotec, Oxford, UK)第二天即可得到检测结果,无需医生随访。该试验检测被结核分枝杆菌抗原致敏的T细胞。外周血单核细胞(peripheral blood mononuclear cells, PBMCs)与结核分枝杆菌特异性抗原共同孵育,从而激活患者样本中存在的致敏T细胞。使用抗体捕获样本中T细胞释放的细胞因子,然后加入碱性磷酸酶标记的二抗进行检测。该试验的结果解读应结合患者的体征和症状。

另一种酶联免疫吸附试验(enzyme-linked immunosorbent assay, ELISA)也可用于结核病的诊断,为QuantiFERON TB Gold Plus(Qiagen, Germantown, MD)。该方法主要检测结核分枝杆菌引起的细胞介导免疫反应,可用于诊断潜伏性结核感染,但通常不适用于识别活动性结核病。此项试验将肝素抗凝的全血与模拟结核分枝杆菌中两种蛋白质的混合多肽一起孵育过夜,并对全血中致敏淋巴细胞所释放的γ干扰素进行定量。该试验可同时检测多份样本,且结果受人工判读的影响较小。一个重要的优点是该检测结果不受先前卡介苗接种的影响。美国疾病预防控制中心(Centers for Disease Control and Prevention, CDC)发布的指南建议使用该试验全面取代结核菌素皮肤试验(例如接触者的筛查和对新移民的评估)。指南还提供了特定人群中阴性结果判读的具体注意事项。

非结核分枝杆菌

NTM包括所有不属于结核分枝杆菌复合群的分枝杆菌。目前已知的NTM约有180种,其中约90种被归类为缓慢生长型。这一大类分枝杆菌通常是机会性病原体。本章将讨论最常从临床样本中分离出来的菌种。NTM疾病的流行率和致病菌种均存在显著的地理差异。如前所述,NTM在环境中无处不在,有时会在健康人的皮肤、呼吸道和胃肠道定植。关于感染是如何发生的我们知之甚少,其机制可能是创伤、吸入感染性气溶胶和摄入;少数疾病是医院感染或医源性感染。与结核分枝杆菌复合群不同,NTM通常不会在人与人之间传播,分离到这些微生物也不一定意味着与疾病过程有关。对NTM培养阳性的解读是复杂的,因为这些微生物在自然界中广泛分布,致病力因物种而异,人类也可能受到这些分枝杆菌定植而不一定发展成感染或疾病。除了极少数特例之外,这些细菌引起感染的致病机制尚不明确。

1959年,Runyon根据不同物种的表型特征将NTM分为四组(**Runyon Ⅰ～Ⅳ组**),最显著的特征是它们的生长速度和菌落产生的色素(表42.2)。Runyon的系统包括了缓慢生长型NTM(Runyon Ⅰ～Ⅲ组)和快速生长型NTM(Runyon Ⅳ组)。另一种不能在人工培养基上培养的麻风分枝杆菌也将在这部分讲述。与许多分类方案一样,Runyon分类并不总是正确的。例如,一些NTM可以是光产色菌也可以是不产色菌。

表42.2 非结核分枝杆菌的Runyon分类

Runyon组号	组名	描述
Ⅰ	光产色菌	NTM菌落在黑暗中生长不产色素,光照后继续培养会产生色素,在固体培养基上生长7 d以上才能出现肉眼可见的菌落
Ⅱ	暗产色菌	NTM菌落在黑暗或光照下均产生色素,在固体培养基上生长7 d以上才能出现肉眼可见的菌落
Ⅲ	不产色菌	无论是在黑暗中还是在光照下生长,NTM菌落无色素生成,在固体培养基上生长7 d以上才能出现肉眼可见的菌落
Ⅳ	快速生长菌	在固体培养基上生长7 d之内即可出现肉眼可见的NTM菌落

NTM:非结核分枝杆菌。

由于很难确定从临床样本中分离到的NTM的临床意义,因此提出了几种临床分类方案。其中一种根据引起的临床疾病部位将人体分离到的NTM分为四大类(肺、淋巴结、皮肤或播散性)。此外还有根据NTM致病力分类的方法。

缓慢生长型非结核分枝杆菌

根据表型特征,缓慢生长型NTM可分为三类。分枝杆菌合成不同数量的类胡萝卜素(黄至红色的一组色素),因此根据色素的产生可分为三类:光产色菌、暗产色菌和不产色菌。其中一些NTM对人类具有潜在致病性,而另一些很少与疾病相关。

光产色菌

光产色菌（表42.3）是菌落产生色素需要光线的缓慢生长NTM。

暗产色菌

暗产色菌（表42.4）是无论在黑暗中还是在光照中生长都可产生色素的缓慢生长型NTM。有潜在致病性的暗产色菌的流行病学尚不明确。与潜在有致病性的不产色菌相比，这些菌很少能在临床实验室中分离到。

不产色菌

不产色菌（表42.5）是无论在黑暗还是在光照中生长都形成无色素菌落的缓慢生长NTM。在这组菌中，土分枝杆菌复合群（土分枝杆菌和不产色分枝杆菌）和胃分枝杆菌对人类无致病性。当涉及腱鞘炎或骨髓炎时，阿罗普分枝杆菌、熊本分枝杆菌、赫拉克利翁分枝杆菌和弗吉尼亚分枝杆菌有致病性。其他不产色菌具有潜在致病性，许多常常能从临床实验室中分离。属于鸟分枝杆菌复合群（*M. avium* Complex, MAC）的不产色菌常可从临床实验室中分离到，并能在人类宿主中导致感染。

鸟分枝杆菌复合群 · 由于免疫抑制患者数量的增加，自20世纪50年代首次被确认为人类病原体以来，MAC所致感染的发生率以及临床意义发生了显著变化。**高活性抗逆转录病毒疗法（highly active antiretroviral therapy, HAART）**的引入大大减少了艾滋病患者中MAC引起的感染。

一般特征 分类学上，MAC包括鸟分枝杆菌、胞内分枝

表42.3 代表性光产色非结核分枝杆菌的特征

微生物	流行病学	致病性	感染类型
堪萨斯分枝杆菌	白种人男性感染更常见；自然来源为自来水；气溶胶与传播有关	有潜在致病性	慢性肺病；肺外疾病，如颈部淋巴结炎和皮肤病
亚洲分枝杆菌	不常见，喜热带气候，常见于环境水中（主要见于澳大利亚）。没有人传人的报道	经常是定植菌，有潜在致病性	肺病和各种器官的肺外疾病，以及肌肉骨骼系统滑囊炎和腱鞘炎
布兰德分枝杆菌	不详，怀疑环境暴露	有潜在致病性	溃疡性腱鞘炎、肺病和伤口感染
海分枝杆菌	由于受感染的鱼类和其他海洋生物的污染，自然来源是淡水和盐水。通过接触受污染的水和通过创伤或皮肤小裂口进入生物体传播；与通常涉及鱼类的水生活动有关	有潜在致病性	皮肤病；菌血症
中间分枝杆菌	环境水源	有潜在致病性	肺病（慢性支气管炎）和皮炎
内布拉斯加分枝杆菌	已经在狗和猫身上发现了皮肤感染	有潜在致病性	肺病和皮肤感染

表42.4 代表性暗产色非结核分枝杆菌的特征

微生物	流行病学/环境	致病性	感染类型
欧洲分枝杆菌	可能是导致感染的定植菌	潜在致病性	肺病和淋巴结炎；感染通常与免疫功能低下患有其他呼吸道疾病或共病的个体有关
苏尔加分枝杆菌	水和土壤	潜在致病性	肺部疾病和肺外感染；颈淋巴结炎；滑囊炎
副瘰疬分枝杆菌	生牛奶、土壤、水、乳制品	潜在致病性	儿童子颈淋巴结炎、菌血症、肺病、皮肤感染
居间分枝杆菌	不详，呼吸性可能	潜在致病性	慢性肺淋巴结炎、肺病和多血管炎；可能导致播散性疾病
黑克肖分枝杆菌	不详，环境性	潜在致病性	肺病（空洞性和结节性）、淋巴结炎、腱鞘炎和骨髓炎
慢生黄分枝杆菌	环境水源	潜在致病性	肺病、淋巴结炎、脊椎骨炎、皮肤和播散性疾病。经常从囊性纤维化患者中分离
曼滕分枝杆菌	环境水源	潜在致病性	肺病和淋巴结炎
沼泽分枝杆菌	不详	潜在致病性	淋巴结炎
帕尔马分枝杆菌	不详	潜在致病性	淋巴结炎
托斯卡纳分枝杆菌	不详——分离自自来水	潜在致病性	颈淋巴结炎（罕见）
库比卡分枝杆菌	不详	潜在致病性	肺病
戈登分枝杆菌	自来水（管道和实验室龙头）、新鲜水源、土壤	潜在致病性	肺炎及其他主要是免疫功能低下患者的过敏性肺病
库氏分枝杆菌	泥炭藓、新西兰地表水	非致病性	不适用
爱尔兰分枝杆菌	泥炭藓、爱尔兰的土壤	非致病性	不适用

杆菌、鸟分枝杆菌鸟亚种、鸟分枝杆菌副结核亚种、鸟分枝杆菌森林亚种（木鸽杆菌）、鸟分枝杆菌霍米尼塞斯亚种（*M. avium* subsp. *hominissuis*）、奥尔胡斯分枝杆菌、伤口分枝杆菌、马萨分枝杆菌、罗讷河口分枝杆菌、奇美拉分枝杆菌、哥伦比亚分枝杆菌、约戈涅斯分枝杆菌（*M. yogonense*）和蒂莫涅斯分枝杆菌（*M. timonense*）。尽管鸟分枝杆菌和胞内分枝杆菌是不同的细菌，但由于两者非常相似，以至于常规实验室测定或临床上无法区分。因此，这些细菌有时被称为鸟-胞内分枝杆菌（*M. avium-intracellulare*）。此外，由于在常规实验室条件下鸟分枝杆菌副结核亚种极为罕见，MAC这一术语最常用于所分离出鸟-胞内分枝杆菌的报告。

流行病学和致病机制 MAC既是免疫功能低下人群也是免疫功能正常人群的重要病原体，是美国最常见分离的NTM之一。尤其值得注意的是MAC对艾滋病患者和未感染HIV者在肺部感染中的潜在致病作用。这些细菌在环境中无处不在，并已从天然水源、土壤、乳制品、猪、鸡、猫和狗中分离出。经过广泛研究，普遍认为天然水源是大多数人类感染的主要来源。

MAC引起的感染通过吸入或摄入获得，致病机制尚不清楚。临床上，这些微生物通常与类似成人结核病的呼吸道疾病、儿童淋巴结炎和HIV患者的播散性感染有关。然而，这些细菌和其他环境中的NTM都有超乎寻常的生存能力，可以在自来水中持续存在1年以上，MAC尚可耐受极端温度。此外，与军团菌类似，鸟分枝杆菌可在原虫中感染与复制。阿米巴生长的鸟分枝杆菌对人类上皮细胞和巨噬细胞的侵袭性更强。

MAC在培养基上可形成不透明、有光泽的白色菌落，也可产生较小的半透明菌落。研究表明，透明菌落由于更为耐药，所以毒力更强，常从艾滋病患者血液中分离，且在巨噬细胞和动物模型中表现出更强的毒力。此外，第三种形态为干燥的扁平菌落，易与结核分枝杆菌混淆。一些菌落在老化时可产生黄色色素。

鸟分枝杆菌副结核亚种已知会引起牛、绵羊和山羊的炎症性肠病（约翰病），也可从克罗恩病患者的肠黏膜中分离到。克罗恩病是一种人类慢性炎症性肠病。该菌对营养要求很高，需一种生长因子（分枝杆菌素，由其他种类的分枝杆菌产生），初步分离可能需要长达6～18个月的时间。这些分枝杆菌和其他分枝杆菌是否导致克罗恩病的发生，或者只是在这些患者的肠道内环境中定植仍有待阐明。

临床疾病谱 表42.5总结了MAC感染的临床表现。

其他不产色菌 · 其他几种不产色的分枝杆菌对人类具有潜在致病性。表42.5总结了这些微生物的流行病学和疾病谱。除本表中的菌种外，也描述了其他近期分类为不产色菌的分枝杆菌菌种，如隐蔽分枝杆菌和出众分枝杆菌。这些菌物对人类似乎潜在致病。

表42.5 代表性不产色菌并且是潜在病原体的非结核分枝杆菌的特征

微生物	流行病学	感染类型
鸟分枝杆菌复合群	环境来源，包括天然水和土壤	无AIDS患者：既往有肺部疾病者的肺部感染；颈部淋巴结炎；HIV阴性免疫功能低下患者的播散性疾病[a] AIDS患者：播散性疾病
隐蔽分枝杆菌	不详	免疫功能正常的患者：主要是儿童和老年人 免疫功能低下者：32%的患者也感染了HIV；肺病和淋巴结炎
蟾分枝杆菌[b]	水，尤其是医院的热水龙头；被认为是通过气溶胶传播的	主要是成人肺部感染；较不常见的肺外感染（骨、淋巴结、窦道）和播散性疾病
溃疡分枝杆菌	停滞的热带水域；也栖息在水生昆虫的唾液腺中；感染发生在热带或温带气候。全球第三大最常见的分枝杆菌病	惰性皮肤和皮下感染（非洲布鲁里溃疡或澳大利亚贝尔斯代尔溃疡）；严重伴挛缩的肢体畸形和瘢痕常见
湖分枝杆菌	不详，与玛尔摩分枝杆菌和海分枝杆菌遗传学上相关	外伤后滑囊炎伴干酪样肉芽肿
玛尔摩分枝杆菌	大多数病例来自英格兰、威尔士和瑞典。对流行病学知之甚少；迄今为止，仅从人类和捕获的犰狳分离到	慢性肺部感染，主要是有既往疾病的患者；儿童颈部淋巴结炎；不太常见的是皮肤或黏液囊感染
日内瓦分枝杆菌	分离自宠物鸟（鹦鹉和长尾鹦鹉）、狗和自来水	艾滋病患者的播散性疾病（以发热、体重减轻、肝脾肿大、贫血为特征的消耗性疾病）
嗜血分枝杆菌	不详，最佳生长温度为28～30℃，需要血红素或血红蛋白	播散性疾病；皮肤感染，表现为多发性皮肤损伤或溃疡，并伴有脓肿、瘘管或骨髓炎、颈部淋巴结炎或肺结节
海德堡分枝杆菌	不详	儿童淋巴结炎；也可从痰、尿和胃液中分离
施氏分枝杆菌	迄今为止，尚未与环境源隔离；分布广泛	结核样肺部感染；播散性疾病
猿分枝杆菌	自来水和医院水箱；很少分离	结核样肺部感染
土分枝杆菌复合群	创伤和呼吸途径；可能在水生环境中发现	腱鞘炎与肺部疾病

[a]播散性疾病可累及多个部位，如骨髓、肺、肝、淋巴结。

[b]可以是非光产色菌或暗产色菌。

快速生长型非结核分枝杆菌

在固体培养基上7 d或更短时间内产生菌落的分枝杆菌构成第二大类NTM，或称为快速生长型分枝杆菌（RGM）。目前，大约89种被归入这一类。

一般特征

根据色素产生情况和分子研究，具有潜在致病性的RGM被分为六大菌群。其中常见的人类病原体包括脓肿分枝杆菌脓肿亚种、龟分枝杆菌和偶发分枝杆菌。从人体中分离到两个新菌种——*M. celeriflabum*和圣保罗分枝杆菌。与其他分枝杆菌不同，大多数RGM可以在常规细菌培养基和分枝杆菌培养专用培养基上生长。革兰染色后，这些微生物表现为革兰染色弱阳性杆菌，与类白喉相似。

流行病学与致病机制

具有潜在致病性的快速生长型分枝杆菌可在健康或免疫功能低下的患者中引起疾病。与许多其他NTM一样，这些生物在环境中无处不在且遍布全球，存在于土壤、沼泽、河流、市政供水（自来水）以及海洋和陆地生物中。RGM引起的感染可从社区环境中获得，也可能是医疗操作（包括骨髓移植）、伤口感染和导管脓毒症导致的医疗相关感染。这些微生物可在皮肤上定植，通过创伤、注射或手术穿过宿主皮肤和皮下组织进入体内，也可能通过接触动物或创伤后伤口感染获得。

RGM也可引起播散性皮肤感染。对RGM所致慢性肺部感染的研究表明吸入是从环境中感染此类微生物的潜在方式。有潜在致病性的快速生长型NTM中，常见偶发分枝杆菌群、龟分枝杆菌和脓肿分枝杆菌脓肿亚种。这三种NTM约占临床疾病的90%。对这些微生物的致病机制了解甚少。

疾病谱

表42.6总结了最常见的快速生长型NTM的疾病谱。与RGM相关的最常见感染是创伤后伤口感染。伤口感染的增加与环境中的脓肿分枝杆菌脓肿亚种有关，该菌人工培养基上表现为粗糙菌落、能够感染巨噬细胞。光滑菌落的表型通常见于生物膜中，缺乏传染性。脓肿分枝杆菌和龟分枝杆菌引起的播散性皮肤感染很常见，表现为多发的慢性、疼痛性红色结节，伴有渗出，常位于下肢。脓肿分枝杆菌脓肿亚种和脓肿分枝杆菌马赛亚种也越来越多从囊性纤维化患者的呼吸道中分离。

不可培养的非结核分枝杆菌——麻风分枝杆菌

在非结核分枝杆菌中，麻风分枝杆菌是结核分枝杆菌的近亲。这种微生物引起麻风病（也称为汉森病）——一种皮肤、黏膜和神经组织的慢性疾病。由于耐药株的出现，麻风病仍然是一个世界性公共卫生问题。

一般特征

麻风分枝杆菌尚无法体外培养，尽管它可以在犰狳和小鼠脚垫中生长。分子生物学技术提供了有关这一生物的基因组结构及其各种基因及其产物的大部分信息。聚合酶链反应（polymerase chain reaction, PCR）分析已用于检测和鉴定受感染组织、血液和尿液中的麻风分枝杆菌。一种线性探针分析法GenoType Leprae DR（Hain Lifescience, Nehren, Germany）可检测临床样本中的麻风分枝杆菌以及其对利福平、氧氟沙星和氨苯砜的耐药性。含菌量少的患者需要高度敏感的方法

表42.6 快生长分枝杆菌引起的常见感染类型

微生物	常见感染类型
脓肿分枝杆菌脓肿亚种 脓肿分枝杆菌博莱亚种 脓肿分枝杆菌马赛亚种	播散性疾病，主要发生在免疫功能低下的个体；皮肤及软组织感染；肺部感染；术后感染；医疗保健相关感染
偶发分枝杆菌	隆乳和胸骨正中切开术后感染；皮肤和软组织感染；肺部感染，通常为单一、局限性病变 中枢神经系统（CNS）疾病很少见，但致病率和死亡率都很高
龟分枝杆菌	皮肤和软组织感染、术后伤口感染、角膜炎
少见感染类型（超过10例）	
菌血症分枝杆菌	皮肤和软组织感染、术后伤口感染
富兰克林分枝杆菌	窦道-肺疾病与肺外部位
玛格丽特分枝杆菌	肺部疾病、心内膜炎和播散性感染
外来分枝杆菌	皮肤和软组织感染；菌血症
产黏液分枝杆菌	创伤后伤口感染、导管相关败血症、医疗相关感染
耻垢分枝杆菌	皮肤或软组织感染；较少发生肺部感染
波尼克分枝杆菌	骨关节感染
加那利群岛分枝杆菌	菌血症
美容品分枝杆菌	肺和尿脓毒症
古德分枝杆菌	骨和关节感染、骨髓炎
休斯敦分枝杆菌	骨关节感染
免疫原分枝杆菌	过敏性肺炎
新金色分枝杆菌（与*M. lacticola*密切相关）	导管相关败血症
福西亚分枝杆菌	导管相关败血症
猪分枝杆菌	手术部位感染
塞内加尔分枝杆菌	导管相关败血症
罕见感染类型（少于10例）	
奥巴涅分枝杆菌	各种机会性医疗保健相关感染
布里斯班分枝杆菌	各种机会性医疗保健相关感染
冬天分枝杆菌	各种机会性医疗保健相关感染
快生黄色分枝杆菌	各种机会性医疗保健相关感染
象分枝杆菌	各种机会性医疗保健相关感染
伊朗分枝杆菌	各种机会性医疗保健相关感染
慕里黑分枝杆菌	各种机会性医疗保健相关感染
盛冈分枝杆菌	各种机会性医疗保健相关感染
新奥尔良分枝杆菌	各种机会性医疗保健相关感染
纽卡斯尔分枝杆菌	各种类型机会性医疗保健相关感染
圣保罗分枝杆菌	颈部脓肿和各种机会性医疗保健相关感染
败血症分枝杆菌	各种机会性医疗保健相关感染
赛特分枝杆菌	骨关节感染
沃林斯基分枝杆菌	皮肤软组织感染、骨感染、骨髓炎

来鉴定和诊断。微滴式数字PCR(ddPCR)可以在核酸拷贝数非常低的感染样本中检测该菌。麻风病的常规诊断基于不同的临床表现,如色素减退的皮肤病变和周围神经受累以及抗酸杆菌(acid-fast bacill, AFB)检测阳性的皮肤涂片。

流行病学与致病机制

由于麻风分枝杆菌无法在培养基中生长,对麻风病流行病学和致病机制的研究受到阻碍。在这种疾病最为流行的热带国家,麻风分枝杆菌可能通过受感染的人群传播,然而传染性很低。长期的密切接触和宿主免疫状态在感染中起着重要作用。

流行病学 · 麻风分枝杆菌的主要宿主是受感染者。这种疾病通过吸入或接触感染皮肤而在人与人之间传播。主要的传播方式是吸入感染者鼻腔分泌物中排出的麻风分枝杆菌。

致病机制 · 虽然宿主对麻风分枝杆菌的免疫反应在控制感染方面起着关键作用,但免疫反应也会导致皮肤和神经病变。换句话说,麻风病既是一种细菌性疾病,也是一种免疫性疾病。感染麻风分枝杆菌后,感染经历了组织病理学和临床特征的许多阶段。虽然感染有许多中间阶段,但两个主要阶段是沉默阶段(此期间,麻风杆菌在皮肤巨噬细胞中繁殖)以及中间阶段(在此期间,麻风杆菌在周围神经中繁殖并引起感觉障碍)。随后可能发生更严重的疾病状态。患者可在任何阶段中可能自行康复。

疾病谱

根据宿主反应不同,麻风分枝杆菌引起的疾病谱从亚临床感染到疾病中间阶段,到累及皮肤、上呼吸道系统、睾丸和周围神经的全面、严重的临床表现不等。该病的两种主要形式是一种称为结核样型麻风的局限形式,和另一种称为瘤型麻风的更为播散性的形式。瘤型麻风患者由于其细胞介导免疫功能缺陷而对麻风分枝杆菌无反应性。由于病原体生长不受阻碍,这些个体会出现广泛皮肤病变,其中包含大量AFB,这些微生物会进入血液并进行播散。相反,结核样型麻风患者不存在免疫缺陷,疾病局限于皮肤和神经。在结核样型麻风中,可在皮损中观察到少量病原体。大多数麻风病相关的严重后遗症由该菌的周围神经倾向性造成的。

分枝杆菌感染的实验室诊断

实验室接收的分枝杆菌涂片和培养样本必须以安全的方式处理。结核病在实验室获得性感染中排名靠前,因此,实验室和医院管理人员必须为实验室人员提供将风险降至最低所需的设施、设备和用品。结核分枝杆菌造成人类感染的剂量非常低(即接触少于10个AFB的感染率约50%)。所有结核菌素阴性人员应至少每年行1次皮肤试验或IGRA;如果在机构内发现任何实验室事件,则应更频繁进行检测。对于抗酸涂片和非产生气溶胶操作的培养,美国CDC建议采用生物安全2级操作规程、防护设备和设施。如果培养出结核分枝杆菌并需要进行后续操作,则需在2级生物安全柜(biologic gafety cabinet, BSC)内完成,并建议采用生物安全3级防护措施。而过程中若需要打开离心盖、向生化检测培养基中添加试剂、进行分子检测和超声波处理的操作建议在3级BSC内完成,并且限制外来人员进入实验室、确保实验室的负压气流和特殊个人防护设备(如经认证的防护口罩)。防护口罩应通过国家职业安全与健康研究所(National Institute for Occupational Safety and Health, NIOSH)认证。在处理样本前后,应对所有工作表面进行消毒。分枝杆菌属的有效消毒剂包 括Amphyl(Reckitt Benckiser North America, Wayne, NJ)、0.05%～0.5%次氯酸钠和甲酚皂溶液。

样本采集和运输

AFB可以几乎感染人体的任何组织或器官。病原菌的成功分离取决于所获样本的质量以及分枝杆菌实验室所采用的适当处理和培养技术。与所有其他感染病一样,疑似分枝杆菌病的诊断程序从患者床边开始。收集合适的临床样本需要卫生保健专业人员仔细注意细节。大多数样本是呼吸道样本,如痰、气管或支气管吸取物,以及通过支气管肺泡灌洗获得的样本。其他样本可能包括尿液、胃液、组织(活检)样本、脑脊液(cerebrospinal fluid, CSF)、胸腔积液和心包积液。可以从免疫功能低下患者采集血液或粪便样本。样本应收集在无菌、防漏、一次性的恰当标记的容器中,不使用固定剂,并放置在袋子中以防泄漏。如果运输和处理延迟超过1 h,则除血液外的所有样本应在4℃冷藏,直到样本处理时。

肺部样本

肺部分泌物可通过以下任何一种方法获得:自发产生痰液或诱导痰、洗胃、经气管吸取、支气管镜检查和咽拭子。送检的大多数样本是痰、气溶胶诱导痰、支气管镜吸取或洗胃样本。自然产生的痰液是首选样本。为了产生痰液,必须指导患者深呼吸、屏住呼吸,然后剧烈地深咳。患者咳嗽时还必须仔细捂住嘴,并将纸巾丢弃在适当的容器中。不应收集唾液和鼻分泌物,在收集期间也不应使用口腔抗菌剂。痰样本必须不含食物颗粒、残留物和其他异物。

气雾(生理盐水)诱导痰法最适用于能够遵循指示的门诊患者。从最低年龄5岁的儿童也曾收集到气溶胶诱导的痰样本。此方法应在具有合适气流的封闭区域内执行。操作员应佩戴防微粒口罩,并采取适当的安全措施以防止暴露。告知患者实施该方法是为了诱导咳嗽,从而使无法自发咳出痰液的患者产生痰液,并且盐溶液具有刺激性。指导患者通过口腔缓慢、深入地吸气,并随意剧烈、深深地咳嗽,将咳出痰液放入收集管中。如果患者在10 min后未能咳痰或感到不适,则停止该程序。应当收集10 mL痰液。如果患者继续咳痰,则应收集并提交第二份样本。如果要延迟处理,应立即将样本送到实验室并冷藏。

痰液收集指南建议至少间隔8 h收集3份样本。3份样本中的1份应是清晨采集的样本。许多情况下,第3份样本的微生物检出率很低,一些实验室可能不建议收集这种样本。由于污染的风险增加,混合样本不可接受。

洗胃样本

洗胃用于收集可能在夜间吞咽了痰液患者的痰。该操作仅限于老年、无法行动的患者,12岁以下儿童(首选样本)以及无法通过气溶胶诱导产生痰的患者。最理想的洗胃方法是在患者起床之前以及排空胃之前，并在患者床边收集洗胃液。洗胃不能在门诊操作。

收集者应穿上防护服、戴上防护帽和口罩，并站在患者旁边（而不是前面）。如果可能，患者应坐在床沿或椅子上。通过鼻孔插入Levine收集管，指导患者吞咽该管。当试管完全插入后，将注射器连接到试管末端，并将过滤后的蒸馏水注入试管。使用注射器抽取5～10 mL胃分泌物，然后缓慢地从50 mL锥形收集管两侧排出。应将样本调节至中性pH。实验室可选择提供含有100 mg碳酸钠的无菌容器，以降低酸度；这有助于微生物分离。应将收集管顶部拧紧，并在迅速运送至实验室的过程中保持竖直。应在连续几天内采集3个样本。样本应在4 h内处理。

支气管灌洗液、冲洗液和刷洗液由医务人员收集和提交。这些样本是检测免疫功能障碍患者NTM和其他机会性病原体的首选样本。

尿液样本

泌尿生殖道感染的发病率没有下降的迹象。2%～3%的肺结核患者存在泌尿系统受累，30%～40%的泌尿生殖系统疾病患者存在其他部位结核。泌尿系结核的临床表现多样，包括尿频（最常见）、排尿困难、血尿和腰痛。确诊需要从尿液中分离出AFB。

应至少连续3 d每日采取晨尿样本（最少40 mL）至无菌容器中。收集程序与收集清洁中段尿样本程序相同（第72章）。24 h尿液样本由于过度稀释、较高污染和难以浓缩不推荐使用。只有无法收集中段尿样本时才应使用导尿术。

粪便样本

艾滋病患者或其他免疫功能低下患者粪便的抗酸染色或培养（或两者）用于确定可能发展为播散性MAC病风险的患者。这种检测的临床价值仍存争议。然而，如果筛选染色或培养物呈阳性，通常会发生播散性疾病。粪便应放在干净、干燥、无蜡的不含防腐剂或稀释剂容器中。应当避免尿液污染。

组织和体液样本

结核性脑膜炎很少见，但在免疫功能正常和免疫抑制患者中均可发生。从脑脊液中分离到AFB的关键是要有足够量的样本。脊髓液中可能存在极少的病原体，使其很难被检测。建议使用至少10 mL的脑脊液来分离分枝杆菌。同样，应尽可能多地将其他体液（至少5～10 mL）收集到无菌容器或带有鲁尔针头盖的注射器中，如胸腔积液、腹腔积液和心包积液。组织不得浸泡在生理盐水中或用纱布包裹。因为微生物分离率低，不鼓励使用拭子。应设置两份培养物，以便一份培养物可在30℃培养分离在较低温度下生长的分枝杆菌（嗜血分枝杆菌、海分枝杆菌、土分枝杆菌复合群、慢生黄分枝杆菌和溃疡分枝杆菌）。

血样本

免疫功能低下的患者，尤其是HIV感染者，易发生播散性分枝杆菌感染，其中大部分由MAC导致。MAC血培养阳性一定与临床疾病相关。使用肉汤或隔离器裂解离心系统（Isolator lysis-centrifugation system）采集血液可提高分枝杆菌的分离率（第67章）。一些研究表明，裂解离心系统可从每次血培养中获得定量数据，因此具有优势。艾滋病患者中，这些微生物的定量可用于监测治疗和判断预后。然而，定量血培养的必要性仍不清楚。

分枝杆菌的血培养应与常规血培养同样采集。使用抗凝剂［如聚乙醇磺酸钠（SPS）、肝素和柠檬酸盐］的常规静脉采血术所采集的血液可用于培养分枝杆菌属。传统血培养系统不能用于分离分枝杆菌属。但是，有专门的自动化系统和培养基适合分枝杆菌生长，包括Myco/F裂解瓶（Becton Dickinson，Franklin Lakes，NJ）和BacT/ALERT MB血培养基（bioMérieux，Durham，NC）。

伤口、皮肤病变和抽吸物

穿刺抽吸物是培养皮肤病变或伤口的最佳样本类型。将吸入物抽入注射器前，应使用乙醇清洁皮肤。如果吸入量不足，可用拭子获取脓液和渗出液，然后放入运输培养基中，如Amie或Stuart培养基（不接收干拭子）。然而，拭子样本阴性培养结果不可靠，应在培养报告中注明。

样本处理

从临床样本分离AFB的过程涉及几个复杂步骤，每一步骤均必须精确执行。无菌部位的体液样本可直接或浓缩（≥3 000 g，离心15 min）减少体积后接种到培养基（小体积）。无菌组织样品可在无菌0.85%盐水或0.2%牛白蛋白中研磨，并直接接种到培养基中。其他样本需要去污和浓缩。处理方案如图42.1所示，在下面的讨论中详细探讨了操作流程。

污染样本

送检分枝杆菌培养的大多数样本存在有机物质，如黏蛋白、组织、血清和被其他微生物污染的蛋白物质。此类样本的典型例子是痰液。实验室必须处理这些样本，杀死或减少生长得比分枝杆菌迅速的污染菌，并使分枝杆菌从黏蛋白和（或）细胞中释放出来。去污后，通常通过离心浓缩分枝杆菌，以提高抗酸染色和培养的检出率。不幸的是，没有一种理想的去污染和消化临床样本的方法。尽管各种方法都存在局限性，实验室必须最大限度努力提高分枝杆菌的存活率和检出率，同时最大限度地消除污染菌。RGM特别容易受到2%或更高浓度氢氧化钠（NaOH）的高剂量或长时间作用影响。消化去污操作流程应尽可能温和。

不合格样本和拒收标准

分枝杆菌属的鉴定和检测既昂贵又耗时。实验室必须制定详细规则拒收不合格样本的分枝杆菌检测。应根据以下规范拒收样本：① 样本量不足。② 唾液污染。③ 干拭子。④ 混合痰液或尿液。⑤ 容器受损、破裂或泄漏。⑥ 从收集到处理的时间过长。

样本去污

概述 · 常用的消化去污方法有NaOH法、Zephiran磷酸三钠法和N-乙酰-L-半胱氨酸（NALC）-2% NaOH法。NALC-NaOH法在操作程序42.1中有详细介绍。另一种使用草酸的去污操作流程对处理已知含有革兰阴性杆菌的样本非常有用，尤其是假单胞菌属和变形杆菌属，这两种都是很难取出的污染菌。需要注意的是，草酸、氢氧化钠和稀氯化氢（HCl）可能会降低溃疡分枝杆菌的分离。

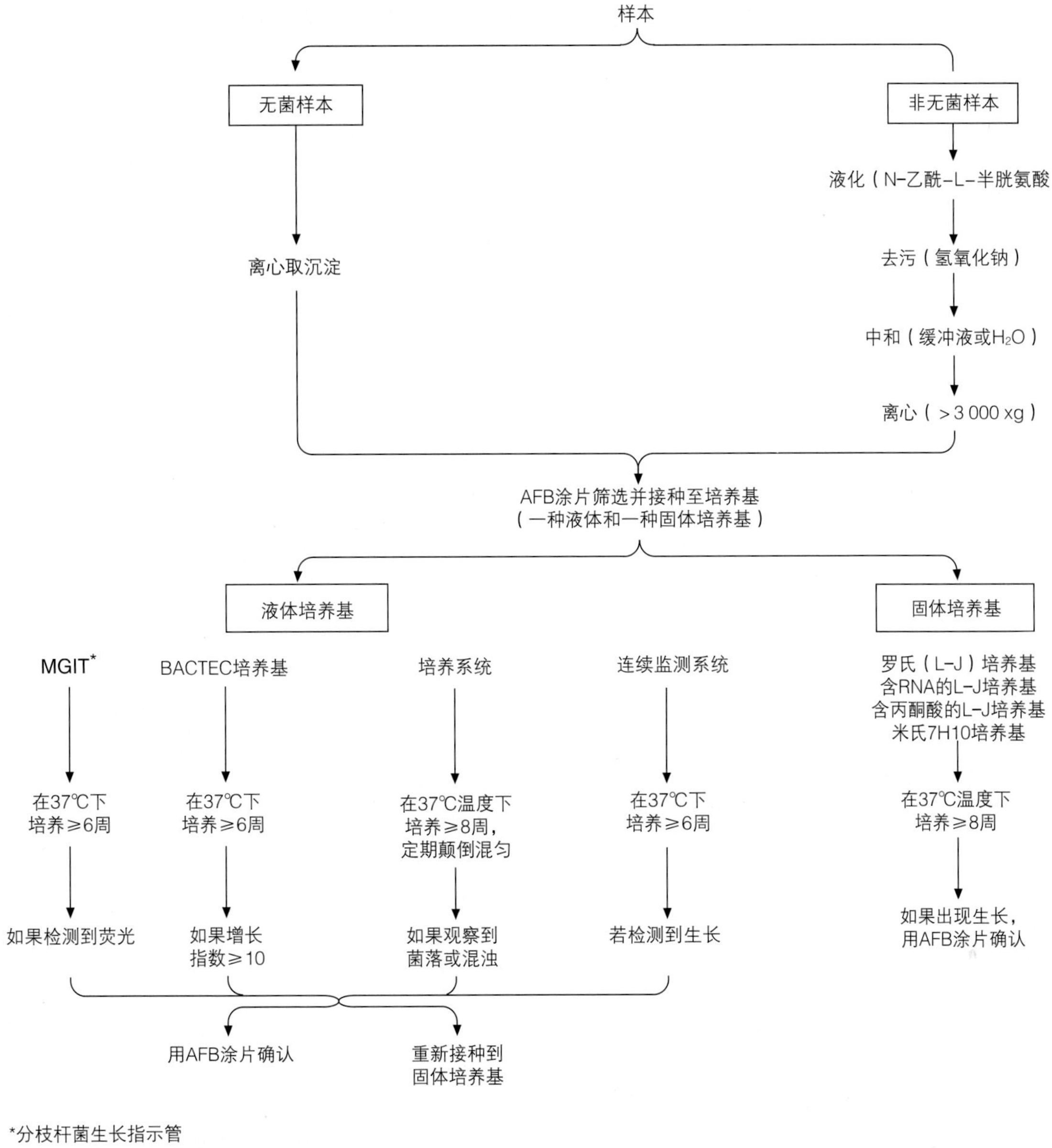

图42.1 分枝杆菌培养的样本处理流程图。AFB：抗酸杆菌。

操作程序42.1
样本消化和去污染的N-乙酰-L-半胱氨酸法

［原理］ 氢氧化钠（NaOH）是一种去污剂，也用作乳化剂。由于其潜在的毒性，NaOH应在有效消化和样本去污染的最低浓度下使用。加入黏液溶解剂N-乙酰-L-半胱氨酸（NALC）可降低所需的NaOH浓度，并缩短去污所需的时间，有助于抗酸杆菌检出。

［方法］

1. 试剂制备。

A. NALC-NaOH制备

将每天待处理的培养样本总体积相加，如下制备等体积的消化剂-去污混合物。

- 1N（4%）NaOH（50 mL）。
- 0.1 M（2.94%）柠檬酸三钠。
- $3H_2O$（50 mL）。
- NALC粉末（0.5 g）。

使用无菌蒸馏水制备溶液，以尽量减少自来水中的环境分枝杆菌对样本的污染。将NaOH和柠檬酸盐混合、灭菌并储存在无菌螺旋盖烧瓶中备用。此溶液应在添加NALC后24 h内使用。

B. 0.67M磷酸盐缓冲液，pH 6.8制备

制备以下溶液。

· 溶液A（0.067M磷酸二钠）。
· 磷酸一氢钠（无水）9.47 g。
· 蒸馏水1 000 mL。
· 溶液B（0.067M磷酸一钾）。
· 磷酸二氢钾9.07 g。
· 蒸馏水1 000 mL。

将50 mL溶液B添加到50 mL溶液A中，并将pH调至6.8。

2. 在生物安全柜（BSC）中操作，穿戴防护服、手套和口罩。将最多10 mL的痰液、尿液或其他需要处理的液体转移到1个50 mL无菌一次性塑料锥形离心管（带有防漏的无气溶胶塑料旋盖）中。离心管最好有明显的体积指示器标记。

3. 向离心管中加入等体积的新制备的消化液；倒入消化液时要非常小心，不要触碰到样本容器的边缘，因为这可能会无意中把阳性物质转移到阴性样本上。将旋盖完全拧紧。

4. 将样本涡旋大约15 s或最多30 s；确保在液体中产生涡旋，而不是仅仅搅拌材料。通过颠倒离心管检查其均匀性。如果仍有凝块，则在消化其余样本的同时，间歇性地涡旋该样本。可能需要多加一些NALC晶体来溶化黏稠的痰液。

5. 涡旋第一个样本后，启动15 min计时器。继续消化其他样本，注意整个过程所需的时间。消化剂应最多消化样本20 min。

6. 消化15 min后，加入足够的磷酸盐缓冲液，使其达到顶部1 cm以内，拧紧旋盖，颠倒离心管以混合溶液，并停止消化过程。加入该溶液还可降低样本的比重，有助于离心过程中分枝杆菌的沉淀。

7. 使用不产生气溶胶的密封离心管，以3 600 × *g*离心所有管15 min。

8. 小心地将上清液倒入一个防溅容器中。为了确保样本在倒出后不会顺着管外部流下来，应使用酚衍生物或苯酚浸湿的纱布擦拭管口，以吸收滴液。小心不要让任何管口接触到另一个容器。在倾倒上清液时应仔细观察沉淀物，因为非常黏稠的沉淀物可能很松散，可能随着上清液一起倒出。如果沉淀物开始移动，则停止倾倒，并使用无菌吸管将上清液移出，而不丢失沉淀物。

9. 使用牛血清白蛋白（BSA）将沉淀物悬浮在1 ～ 2 mL磷酸盐缓冲液中，pH为6.8。

10. 将沉淀物接种到培养基中，并制备玻片。

NaOH是一种常用去污剂，也是一种黏液溶解剂，应当谨慎使用。随着碱度增加、温度升高和作用时间延长，不仅可减少污染，也会降低分枝杆菌的分离。样本应通过离心旋转均匀化，尽量减少物理搅动。然后静置15 min，使雾化液滴沉到底部，从而降低实验室专业人员的感染风险。有几种试剂可用于液化临床样本，包括NALC、二硫苏糖醇（唾液溶素）和酶。这些试剂对细菌细胞都没有抑制作用。大多数情况下，通过在封闭容器中使用涡旋式振荡器进行剧烈混合可增强液化（从黏蛋白或细胞中释放微生物）。经过上述混合后，应在打开容器前静置15 min，以防止混合过程中产生的微小气溶胶扩散。操作过程中最重要的是严格遵守操作流程和实验室安全规程。所有这些操作都应在生物安全柜内进行。

消化和去污后，通过离心（大于或等于3 000 g）将样本浓缩。有关样本制备注意事项，请参见操作程序42.2。

操作程序42.2
从直接样本或浓缩样本制备抗酸染色的涂片

[方法]

1. 涡旋浓缩沉淀物、未浓缩痰液、其他脓性物质或粪便。吸取0.1 ～ 0.2 mL至巴斯德吸管中，在载玻片上滴2 ～ 3滴。使吸管或无菌涂抹棒末端与玻片平行，慢慢均匀地涂抹液体，制成一个薄涂片。

2. 对于脑脊液（CSF）沉淀物，充分涡旋并以堆滴的方式涂抹在玻片上。让一个堆滴风干，在同一位置上再涂抹1次沉淀物并晾干。在同一个1 cm直径的圆圈上至少涂抹3层，便于检出少量的抗酸杆菌（注：一些实验室已停止对CSF进行抗酸染色，因为染色阳性极为罕见）。

3. 将涂片在80℃温度下固定15 min，或在65 ～ 70℃温度下于电热板上固定2 h。注：已有报道分枝杆菌在此温度下可以存活；处理所有样本时应采取正确的防护措施。

4. 使用齐-内或荧光染色法对玻片进行染色。

特别注意事项 · 除呼吸道样本外，许多样本类型都含有正常微生物群，需要去污染和浓缩。

气溶胶诱导痰液应视为痰液。洗胃液应如痰液一样，在收集后4 h内进行处理，或用10%碳酸钠中和（用pH试纸检测以确保样本处于中性pH），并冷藏至处理完毕。若获得10 mL以上的水样抽吸物，可在3 600 × *g*下离心30 min，倒出上清液，并将沉淀物按痰样本处理。

尿液样本应分成最多4个50 mL离心管，并在3 600 × *g*下离心30 min。应倒出上清液，在每根管中留下约2 mL沉淀物。涡旋振荡试管使沉淀重悬，并将所有沉淀合并。如有需要，可将蒸馏水添加至10 mL总体积。该尿液浓缩物按痰液处理方法操作或用唾液溶素-草酸法处理。

对于粪便样本，取约0.2 g粪便（豌豆大小的一份）在11 mL无菌过滤蒸馏水中乳化。彻底涡旋振荡悬浮液，让颗粒物沉淀15 min。然后将10 mL上清液转移至50 mL锥形离心管中，并使用草酸或NALC-NaOH法进行去污染。

拭子和伤口抽吸物应转移至无菌50 mL锥形离心管中，离心管中含有液体培养基［米氏（Middlebrook）7H9，Dubos-Tween白蛋白肉汤］，按照1份样本配5～10份液体培养基比例。将样本剧烈涡旋振荡并静置20 min。取下拭子，所得悬浮液按痰液相同方法处理。

大块的组织应该用手术刀和剪刀切碎。接着使用无菌的组织研磨器加少量无菌盐水（0.85%）或无菌0.2%牛白蛋白研磨成均质悬液；然后将悬浮液按痰液处理。若不确定组织是无菌的，则将其均质处理后，一半直接接种到固体和液体培养基中，另一半按痰液处理。若是以无菌方式收集的组织（即无菌组织），则可在不使用NALC-NaOH处理的情况下对其进行接种。

无需去污染的样本

无菌组织或体液通常不需按污染样本的消化和去污染方法处理。这里描述了分枝杆菌培养不需要常规去污染的临床样本的操作流程。如果此类样本因颜色、混浊外观或恶臭而看上去受到污染，则进行革兰染色以检测除AFB外的细菌。当发现是污染样本时，应按照上一节所述进行处理。CSF应无菌处理，3 600 × g离心30 min，以浓缩细菌。在制备涂片和接种培养基之前，倾倒上清液并彻底涡旋振荡沉淀物。如果接收的CSF数量不足，则应直接使用样本进行涂片和培养。从脑脊液中分离AFB困难，因此若有剩余样本，应接种额外的固体或液体培养基。

胸腔积液应使用无菌抗凝剂[1 mg/mL乙二胺四乙酸（EDTA）或0.1 mg/mL肝素]收集。如果液体凝结，应使用等量的唾液溶素液化，并充分混合。为了降低胸腔积液的比重和密度，将20 mL样本转移到50 mL的无菌离心管中，并用蒸馏水填充试管以稀释样本。将试管倒置几次以混合悬浮液，然后以3 600 × g，离心30 min。去除上清液后，悬浮沉淀物以进行涂片和培养。

关节液和其他无菌性渗出可无菌处理，并直接接种到培养基中。骨髓抽吸物可注入儿科分离管（Alere, Waltham, MA）以助于预防凝血。可使用针头和注射器吸出样本，以制备涂片和培养物。作为替代方法，此类样本可以直接接种到培养基中，或是如果发生凝结，在浓缩前用使用唾液溶素或玻璃珠和蒸馏水处理。

直接检测方法

显微镜检查

显微镜镜检是检测临床样本中分枝杆菌相当灵敏和快速的方法。样本最好在显微镜镜检前进行预处理和（或）浓缩。

抗酸染色

分枝杆菌的细胞壁含有称为**分枝菌酸**的长链多重交联脂肪酸。这些脂肪酸造成了可用于区分分枝杆菌和其他细菌的抗酸性特征。分枝杆菌并不是唯一具有这种独特特征的群体。诺卡菌和红球菌也具有部分抗酸性；米克戴德军团菌是肺炎的一种病原体，在病变组织中亦观察到部分抗酸性。隐孢子虫属和等孢球虫属的包囊呈明显的抗酸阳性。分枝杆菌细胞壁中的分枝菌酸和脂类除具有抗酸性外，还可解释这些微生物对干燥和强力去污剂不同寻常的抵抗力。

革兰染色时，分枝杆菌通常表现为细长、着色不佳、串珠状的革兰阳性杆菌（图42.2）。有时，由于没有吸收结晶紫或沙黄，会表现为“革兰中性”或“革兰染色幽灵”。抗酸性受菌落年龄、所生长的培养基和紫外线照射影响。快速生长型菌种似乎具有不同的抗酸性。

实验室使用三种类型的染色操作来快速检测和确认AFB：荧光染色、齐-内染色（Ziehl-Neelsen）和冷染色（Kinyoun）。所有涂片制备方法相同。改良的齐-内染色法提高了脑脊液和白细胞胞内抗酸杆菌的检出。

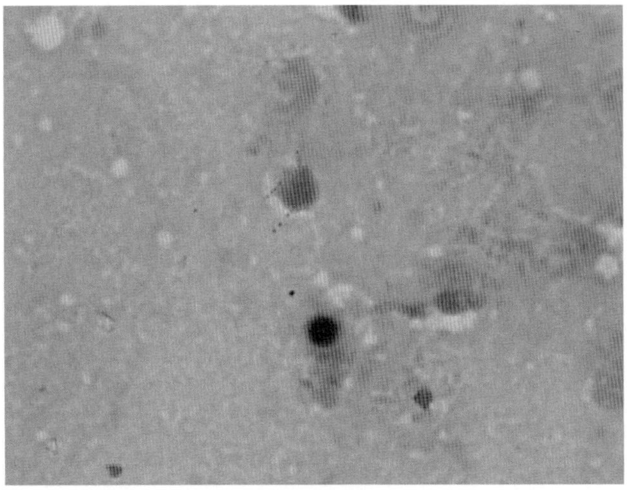

图42.2 海分枝杆菌的革兰染色表现为串珠状外观。（来源：Courtesy Stacie Lansink, Sioux Falls, SD.）

痰液或其他临床样本中见到AFB应视为推定结核的证据，因为染色不能特异性地识别结核分枝杆菌。报告应说明这一点。例如，在制备涂片时使用自来水或去离子水，甚至当患者在使用雾化生理盐水诱导痰液之前用自来水漱口后，可以检出戈登分枝杆菌。这是一种常见于自来水的非致病性暗产生菌。然而，当做到良好的质量控制时，涂片假阳性的发生率非常低。反过来说，从临床样本中检测到抗酸杆菌需要每毫升浓缩样本中至少含有10^4的AFB。

AFB直接检测比核酸检测（NAAT）法便宜，并且可以强化NAAT的结果解读。在确定患者感染性、监测治疗和决定何时将患者从呼吸道隔离中解除方面，AFB显微镜镜检仍然很有用。

方法 · **荧光染色法**。荧光染色法是推荐给有荧光（紫外光）显微镜的实验室的筛选方法（操作程序42.3）。光染色剂比传统的石炭酸品红染色剂更敏感，因为荧光杆菌在背景衬托下非常明显（图42.3）。由于最初可以在较低的放大倍数[（250～400）×]下检查涂片，因此可以在短时间内看到更多视野。此外，阳性荧光涂片可以使用传统的齐-内（Ziehl-Neelsen）或冷染色（Kinyoun）法重新染色，从而节省了制作新涂片所需的时间。用罗丹明或罗丹明-金胺B筛选样本，可提高涂片的阳性率，并大大减少涂片检查所需的时间。

荧光染色有一个缺点，即许多快速生长菌在这些试剂中可能不会显示荧光。所有阳性荧光涂片都应使用齐-内染色或由另一个实验室专业人员检查确认。看完阳性涂片后，必须擦掉物镜上的镜油，因为染色的杆菌会从玻片上漂浮到油中，可能会导致下一张检查的涂片出现假阳性结果。

品红抗酸染色液。经典的石炭酸品红染色法（齐-内染色）需要对玻片进行加热，以便使染色液更好地渗透到分枝杆菌细胞壁中，因此也被称为**热染色法**（操作程序6.3）。使用齐-内染色法时，分枝杆菌属呈现红色或红蓝串珠状外观，而非分枝杆菌则呈蓝色。

操作程序6.4描述了冷染色法（Kinyoun染色法）。该方法

操作程序42.3
金胺–罗丹明荧光染色

[原理] 这种染色法中使用的荧光染料能与抗酸杆菌细胞壁中的分枝菌酸结合。在黑暗背景下通过亮度对比检测发出荧光的菌体。

[方法]

1. 将玻片在80℃温度下热固定至少15 min，或在65～70℃温度下热固定2 h。
2. 用金胺–罗丹明试剂浸渍玻片，在室温下染色15～20 min。
3. 用去离子水冲洗，并将玻片倾斜沥干。
4. 用0.5%酸性乙醇（70%乙醇和0.5%盐酸）脱色2～3 min。
5. 用去离子水冲洗，并将玻片倾斜沥干。
6. 用0.5%高锰酸钾浸渍玻片2～4 min。
7. 用去离子水冲洗并风干。
8. 在低倍镜（250×）下检查荧光。

[预期结果] 取决于所使用的荧光显微镜，分枝杆菌发出黄色至橙色的荧光。

类似于齐–内染色法，但不使用加热（图42.3），因此这种方法被称为**冷染法**。典型的AFB显示为紫红色、略微弯曲的短或长棒状物（2～8 μm），也可能表现为串珠状或带状（堪萨斯分枝杆菌）。一些非结核分枝杆菌菌种，如MAC，则呈现多形性，通常呈球状。

涂片的检查、解读和报告· 在涂片报告为阴性之前，应进行仔细检查，至少扫描300个油浸视野（放大1 000倍），相当于对2 cm长、1 cm宽的涂片进行了3次完整的水平扫描。因为荧光染色可以用比品红染色涂片所需更低的放大倍数（250倍或450倍）来检查，可以在更短的时间内检查同等数量的视野（30），这使荧光染色法成为首选方法。

当在涂片观察到抗酸杆菌时，报告应包含所使用的染色法类型和细菌数量信息。建议的涂片结果解读和报告方法见表42.7。

表42.7 抗酸涂片报告

看到的AFB数量，品红染色（放大1 000倍）	看到的AFB数量，荧光染色（放大450倍）	看到的AFB数量，荧光染色（放大250倍）	报告
0	0	0	未见到AFB
1～2/300视野	1～2/70视野	1～2/30视野	不确定；请求另一个样本重复检测
1～9/100视野	2～18/50视野	1～9/10视野	1+
1～9/10视野	4～36/10视野	1～9/视野	2+
1～9/视野	4～36/视野	10～90/视野	3+
>9/视野	>36/视野	>90/视野	4+

AFB：抗酸杆菌。
来源：Modified from Kent PT, Kubica GP. Public Health Mycobacteriology: *A Guide for the Level III Laboratory*, Washington, DC: Centers for Disease Control and Prevention; 1985; Carroll KC, Pfaller MA. *Manual of Clinical Microbiology*. 12th ed. Washington, DC: ASM Press; 2019.

抗酸涂片的总体敏感性在20%～80%之间。样本类型、染色法和培养法等因素都可能影响抗酸涂片的敏感性。一般来说，抗酸涂片检查的特异性非常高。但是，染色过程中涂片交叉污染和使用被环境中的分枝杆菌污染的水都可能导致假阳性结果。不应使用染色容器；AFB也可以在镜油中从一张玻片转移到另一张玻片上。由于这些原因，最好的方法是确认阳性结果。

虽然涂片染色由于简单快速而存在有一些局限性，但它是一项重要且有用的检查，特别是对于检出涂片阳性的患者（“传染源”），他们对其环境中的其他人构成的风险最大。

抗原–蛋白检测

近年来，检测微生物产物或成分被用于诊断由结核分枝杆菌引起的感染。例如，**脂阿拉伯甘露聚糖（lipoarabinomannan, LAM）**是结核分枝杆菌的一种主要细胞壁成分，现已开发出一种ELISA检测（Clearview TB ELISA, Alere Inc., Waltham, MA）和一种床旁侧向层析检测（Determine TB; Alere）。床旁尿液脂阿拉伯甘露聚糖检测已成功用于诊断胸腔内结核（intrathoracic tuberculosis，ITTB）和潜伏结核。该项检测的灵敏度为73%～76%，但显示出约93%的高特异性。

免疫诊断测试

如前所述，γ干扰素释放试验已被更广泛地用于结核诊断。

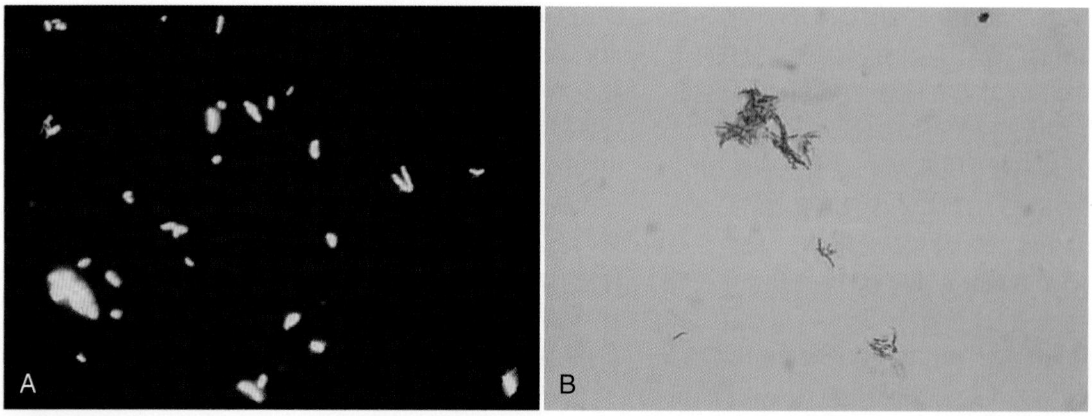

图42.3 结核分枝杆菌的染色。（A）荧光染色（400×）和（B）冷染色法（1 000×）。

现有的测试系统T-SPOT-TB（Oxford Immunotec, Oxford, UK）和QuantiFERON Gold TB Plus（QFT-Plus; Qiagen, Germantown, MD）通常不会与非结核分枝杆菌发生交叉反应，不受卡介苗的影响，也不像血清学结核菌素皮试那样变化不定。T-SPOT-TB试验是一种酶联免疫斑点试验，需要分离和孵育外周血单核细胞（PBMC）。试验需要大约2 d时间，技术上复杂。QuantiFERON试验通过ELISA法测量γ干扰素。QFT-Plus检测在预涂结核分枝杆菌抗原的试管中测量全血中T细胞γ干扰素的刺激情况。大约8 h内产生结果。这两种试验既不能区分潜伏性感染和活动性感染，也不能预测患者发展为活动性疾病的可能性。此外，特异性和灵敏度在包括免疫力低下的患者和儿童等不同被测人群中有所不同，这些差异与患者的CD4细胞计数有关。因此，应当谨慎评估和解读结果。

核酸检测

核酸探针技术已被使用于间接检测和鉴别培养基中的结核分枝杆菌复合群和鸟分枝杆菌复合群（AccuProbe, Hologic, San Diego, CA）。该技术可以检测鸟分枝杆菌、胞内分枝杆菌、结核分枝杆菌、非洲分枝杆菌、田鼠分枝杆菌、海豹分枝杆菌和坎纳分枝杆菌，但不能在种水平上对其进行区分。该试验也缺乏足够的灵敏度，无法用于直接检测临床样本中的分枝杆菌。

基因测序和核酸扩增

PCR测序鉴定分枝杆菌的流程包括使用菌属特异性引物对分枝杆菌DNA进行PCR扩增和扩增子测序。通过比较检测出的核苷酸序列与参考序列来鉴定该菌种。用于鉴定分枝杆菌属最可靠的序列是约1 500 bp的16S核糖体核糖核酸（rRNA）基因。然而，鉴定只需要5′端的600 bp序列。结核分枝杆菌复合群中的该序列是相同的，无法用它鉴定到种。该区域同时包含保守区和可变区，是菌种鉴定的理想靶序列。

尽管通过PCR测序鉴定分枝杆菌的准确性高，该方法仍然存在一些问题：一些数据库中的序列不完善，目前对于使用16S rRNA基因序列数据鉴定属或种的定量判断标准尚未达成共识，而且程序也未规范化。此外，16S rRNA 5′区域包含两个高变区A和B。A区为菌种鉴定提供特征序列。然而，龟分枝杆菌和脓肿分枝杆菌都需要额外测序，因为两者的A区和B区都相同，但16S rRNA的3′端包含4 bp的序列差异。

其他几个基因也可用于分枝杆菌的菌种鉴定，包括23S rRNA、ITS 1、*hsp65*、*rpoB*和*gyrB*基因。23S rRNA序列的长度为3 100 bp，这会影响测序的准确性。ITS 1是位于16S和23S rRNA基因之间的一个间隔区序列。该序列的长度为200～330 bp，更容易分析。该序列的局限性在于它不是一个菌属特异性序列；因此，结果可能会受到污染菌的影响。65 kDa热休克蛋白，也称之为*groEL2*基因，是一个440 bp的片段，可以通过限制性酶切，然后使用琼脂糖电泳法进行扩增和分析。*hsp65*基因高度保守，但比16S rRNA基因更具多态性，特别是在称之为"Telanti片段"的441 bp区域。这样可根据限制性片段长度多态性（restriction fragment length polymorphisms, RFLP）的变化来区分分枝杆菌菌种。基于重复序列的PCR, Diversilab（bioMérieux, Durham, NC）显示出比RFLP更好的菌种鉴定能力。

线性探针检测（DNA条带检测）包含PCR扩增和反向杂交步骤。用生物素标记引物扩增靶序列。然后将扩增子与每个菌种的膜固定化序列特异性探针进行杂交。使用酶介导反应和显色指示剂对膜进行显影，以分析带型。根据膜上的固定化探针图，带型具有菌种特异性。一款分枝杆菌16S-23S rRNA间隔区的商用系统（INNO-LiPA v2 Mycobacteria; Innogenetics, Ghent, Belgium）已成功用于直接检测和鉴定阳性液体培养物中的几种与临床最具相关性的分枝杆菌菌种。该检测方法可用于鉴定MTBC和13种NTM菌种。然而，由于密切相关的菌种间发生了一些交叉反应，因此应当谨慎解释其检测结果。

另一款商用系统GenoType Mycobacterium（Hain Lifescience GmbH, Nehren, Germany），使用类似设计，提供针对隐蔽分枝杆菌、玛尔摩分枝杆菌、外来分枝杆菌、草分枝杆菌和偶发分枝杆菌的两个亚群的额外探针，此外还有一个补充试剂盒，可鉴定另外16种分枝杆菌。

*rpoB*基因编码分枝杆菌RNA聚合酶中的β亚单位。该基因的突变使结核分枝杆菌对利福平产生耐药性。该基因的不同区域已被用于鉴定快速生长型分离株，但对于缓慢生长型菌种几乎没有数据。最后，*gyrB*基因编码该菌种拓扑异构酶Ⅱ中的β亚单位。在该基因中发现了几种单核苷酸多态性，对区分结核分枝杆菌复合群中的菌种很有用。扩增后，鉴定和区分菌种需要进行限制性酶切分析和凝胶电泳。

其他分子技术，如传统的实时PCR，已用于临床样本中结核分枝杆菌的直接检测。Xpert MTB/RIF（Cepheid, Sunnyvale, CA）是一种实时PCR，基于试剂盒的分子信标探针检测技术，也可检测与利福平耐药性相关的突变。该试验可以检测是否存在突变，但无法识别沉默突变，从而会导致错误地解释为利福平耐药。美国CDC建议应当使用测序技术完成后续确认。Xpert MTB/Rif Ultra（Cepheid, Sunnyvale, CA），能够检测到一些以前无法检测到的突变。Xpert MTB/RIF试验仅被批准用于涂片阳性和涂片阴性的呼吸道样本。

结核分枝杆菌扩增直接试验（AMTD; Gen-Probe Hologic, San Diego CA）通过裂解剂、超声处理和加热等手段从分枝杆菌中释放出的rRNA。让特定的DNA探针与提取的rRNA反应，形成稳定的DNA-RNA杂交。任何非杂交DNA吖啶酯探针都会被化学降解。当添加碱性过氧化氢溶液激活化学发光时，只有杂交结合的吖啶酯才会发光。发光强度与杂交探针的数量成正比。使用化学发光检测仪检测发光强度。

如前所述，商品化试剂盒只能检测有限的菌种数量。一些临床实验室已经开发了自己的PCR检测方法，以直接检测临床样本中的结核分枝杆菌。

由于扩增探针检测的局限性，目前正采用基于测序的方法（包括传统的Sanger测序、焦磷酸测序、二代测序和全基因组测序）来解决分枝杆菌耐药检测相关的不一致性。此外，基因组测序还可帮助流行病学家解决疾病在人群中的传播，以及确定培养的假阳性结果防止患者接收不必要的治疗。基因分型和测序对结核病的防控至关重要。美国CDC已建立了一个国家结核基因分型系统和对美国所有新确诊患者进行全基因组测序的国家结核分子监测中心。如欲了解相关详情和最新信息，请访问https://www.cdc.gov/tb/topic/laboratory/default.htm.

DNA 微阵列

DNA微阵列可通过单一杂交步骤，快速检测大量的DNA序列，具有其独特的优势。该方法已被用于同时鉴定分枝杆菌菌种和检测可导致分枝杆菌利福平耐药的突变。

将菌落的PCR扩增子进行荧光标记，并与含有核苷酸探针的DNA阵列杂交。结合的扩增子发出荧光信号，使用扫描仪进行检测。通过这种方法，82个独特的16S rRNA序列可以区分54个分枝杆菌菌种和51个含有独特*rpoB*基因突变（利福平耐药性）的序列。

基质辅助激光解吸电离飞行时间质谱

目前用于分枝杆菌培养物早期鉴定的方法包括PCR和传统的表型鉴定法。MALDI-TOF MS采用基于蛋白质组学的技术，通过蛋白质谱鉴定临床分枝杆菌的分离株，可用于准确、快速地鉴定各种微生物。（关于MALDI-TOF MS的更多信息，请参见第7章。）结核分枝杆菌使用MALDI-TOF MS进行鉴定，结果准确；但对结核分枝杆菌复合群中包含的其他菌种鉴别作用有限。对临床相关的结核和NTM菌株的正确鉴定也已得到证实；但所能鉴定的菌种局限于现有数据库中的信息。此外，该方法只能鉴定体外培养成功的菌株。为了有足够的样本量进行MALDI-TOF MS，菌株需在培养基中有适量的生长，而测序技术只需要很少的菌量。

应用MALDI-TOF MS进行分枝杆菌菌种鉴定，需要在细菌涂布靶板前进行蛋白质提取。这涉及分枝杆菌细胞壁的化学和物理破坏。图42.4显示了使用MALDI-TOF MS进行

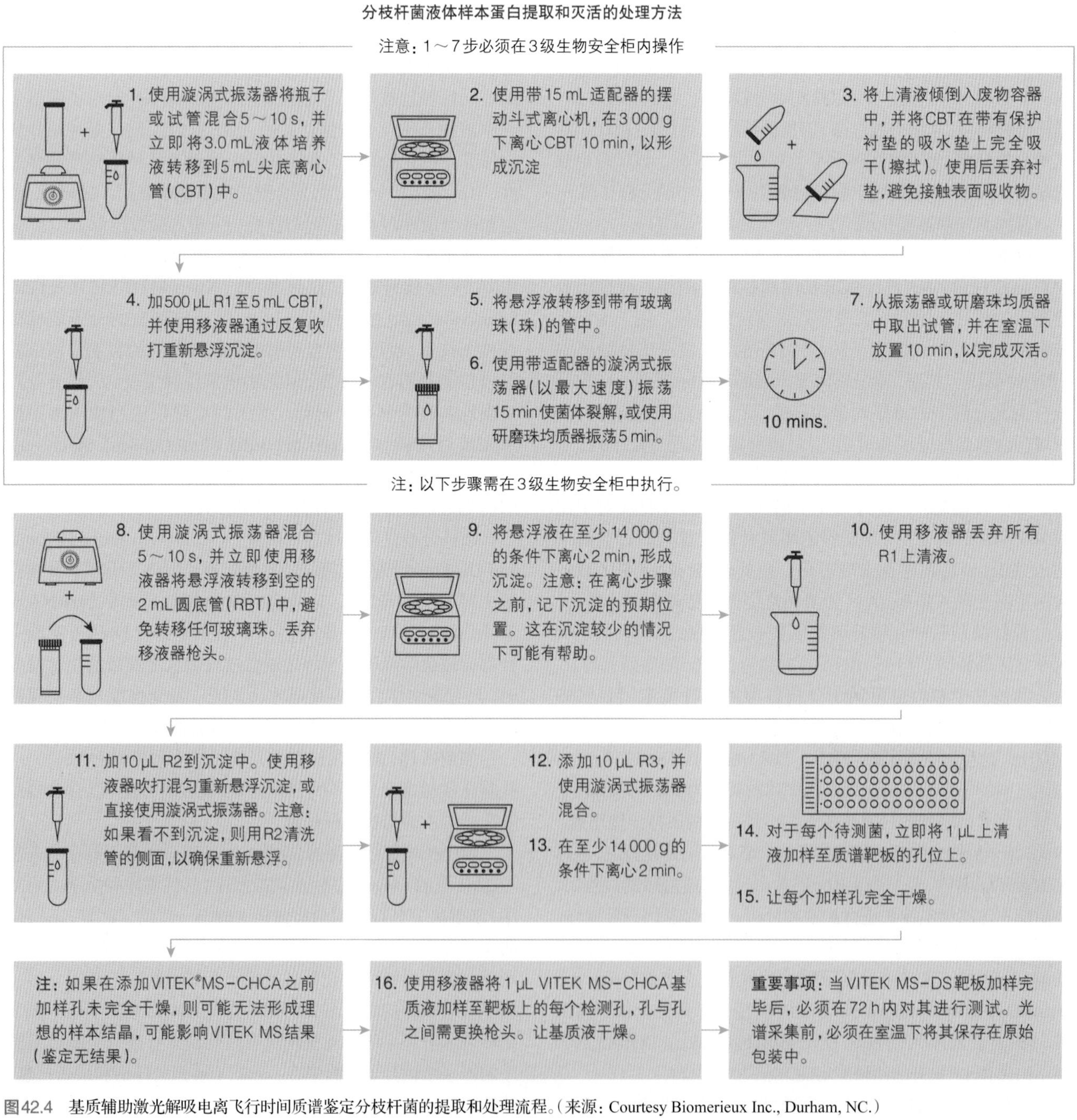

分枝杆菌液体样本蛋白提取和灭活的处理方法
注意：1～7步必须在3级生物安全柜内操作
1. 使用旋涡式振荡器将瓶子或试管混合5～10 s，并立即将3.0 mL液体培养液转移到5 mL尖底离心管（CBT）中。
2. 使用带15 mL适配器的摆动斗式离心机，在3 000 g下离心CBT 10 min，以形成沉淀
3. 将上清液倾倒入废物容器中，并将CBT在带有保护衬垫的吸水垫上完全吸干（擦拭）。使用后丢弃衬垫，避免接触表面吸收物。
4. 加500 μL R1至5 mL CBT，并使用移液器通过反复吹打重新悬浮沉淀。
5. 将悬浮液转移到带有玻璃珠（珠）的管中。
6. 使用带适配器的旋涡式振荡器（以最大速度）振荡15 min使菌体裂解，或使用研磨珠均质器振荡5 min。
7. 从振荡器或研磨珠均质器中取出试管，并在室温下放置10 min，以完成灭活。
10 mins.
注：以下步骤需在3级生物安全柜中执行。
8. 使用旋涡式振荡器混合5～10 s，并立即使用移液器将悬浮液转移到空的2 mL圆底管（RBT）中，避免转移任何玻璃珠。丢弃移液器枪头。
9. 将悬浮液在至少14 000 g的条件下离心2 min，形成沉淀。注意：在离心步骤之前，记下沉淀的预期位置。这在沉淀较少的情况下可能有帮助。
10. 使用移液器丢弃所有R1上清液。
11. 加10 μL R2到沉淀中。使用移液器吹打混匀重新悬浮沉淀，或直接使用旋涡式振荡器。注意：如果看不到沉淀，则用R2清洗管的侧面，以确保重新悬浮。
12. 添加10 μL R3，并使用旋涡式振荡器混合。
13. 在至少14 000 g的条件下离心2 min。
14. 对于每个待测菌，立即将1 μL上清液加样至质谱靶板的孔位上。
15. 让每个加样孔完全干燥。
注：如果在添加VITEK®MS-CHCA之前加样孔未完全干燥，则可能无法形成理想的样本结晶，可能影响VITEK MS结果（鉴定无结果）。
16. 使用移液器将1 μL VITEK MS-CHCA基质液加样至靶板上的每个检测孔，孔与孔之间需更换枪头。让基质液干燥。
重要事项：当VITEK MS-DS靶板加样完毕后，必须在72 h内对其进行测试。光谱采集前，必须在室温下将其保存在原始包装中。

图42.4 基质辅助激光解吸电离飞行时间质谱鉴定分枝杆菌的提取和处理流程。（来源：Courtesy Biomerieux Inc., Durham, NC.）

鉴定所需的分枝杆菌菌种处理和提取过程。提取应在BSL-3或BSL-2实验室,使用BSL-3操作规程。

培养

为了增加分枝杆菌的检出率,分枝杆菌培养需要组合不同的培养基;除了液体培养基外,还应当使用至少一种固体培养基。理想的培养基组合应该是经济的并且支持分枝杆菌最快速和最充分的生长,允许对菌落形态和色素产生进行研究,并能抑制污染物生长。

固体培养基·推荐使用固体培养基,如框42.1中所列的培养基,因为其具有典型、可复现的菌落形态,接种少量菌即可生长良好,且污染率低。每个样本最好至少使用两种固体培养基,[血清(白蛋白)琼脂培养基,如米氏7H10和鸡蛋-土豆培养基,如罗氏培养基(L-J)](这些培养基可商业来源获取)。所有样本在接种前必须进行适当处理。必须将试验菌接种到市售产品上,以便于质量控制(操作程序42.4)。框42.2中解释了与培养有关的去污染和浓缩流程的质量控制试验结果。

框42.1 临床样本推荐的分枝杆菌培养基[a]

培养基	描述
固体	
以琼脂为基础——10~12 d生长	
米氏(Middlebrook)培养基	含有2%甘油,增强鸟分枝杆菌复合群(MAC)的生长
米氏7H10	补充羧苄青霉素(用于抑制假单胞菌),多黏菌素B,乳酸甲氧苄啶和两性霉素B
选择性米氏7H10培养基	
米氏7H11培养基	含0.1%酪蛋白酶解物,可提高耐异烟肼结核分枝杆菌的检出率
选择性米氏7H11培养基	
米氏7H11培养基	补充分枝杆菌素J,可促进日内瓦分枝杆菌的生长
米氏7H11薄制平板,10 mm × 90 mm(Remel, Lenexa, KS)	在11 d内提高菌落的可见性
米氏联合培养基(7H10/7H11S琼脂)	
以及蛋液为基础——18~24 d生长	
罗氏培养基(L-J)	常用培养基;对分离结核分枝杆菌佳,但对其他许多种不佳;日内瓦分枝杆菌无法生长
L-J Gruft	添加了青霉素和萘啶酸
L-J Mycobactosel	添加了放线菌酮、林可霉素和萘啶酸
含丙酮酸的L-J	牛分枝杆菌的检出增加
含甘油的L-J	溃疡分枝杆菌检出增加
Petragnani培养基	孔雀石的浓度是L-J green的两倍(一种污染菌的抑制剂);提高严重污染样本的分离率
添加血红素的培养基(以蛋液或琼脂为基础)	补充血红素、血红蛋白或柠檬酸铁铵;提高嗜血分枝杆菌的检出率
液体[b]	
BACTEC 12B培养基	用于MGIT960系统;孵育前加入PANTA;^{14}C标记的棕榈酸代谢生成$^{14}CO_2$,可被仪器可检测
米氏7H9肉汤	
Dubos吐温白蛋白	
Septi-Chek AFB	20 mL米氏7H9肉汤在20% CO_2孵育;固相含有3种培养基;改良L-J、米氏7H11以及1种巧克力琼脂平板
商业提供的生长所用培养基和半自动或全自动系统	
分枝杆菌生长指示管(MGIT)(Becton Dickinson Microbiology Systems, Cockeysville, MD)	MGIT 960(全自动系统);MGIT是改良的米氏7H9肉汤,采用基于荧光猝灭型氧传感器进行检测
Versa TREK培养系统(Trek Diagnostic Systems, Cleveland, OH)	改良米氏7H9肉汤
MB/BacT Alert 3D (bioMérieux, Durham, NC)	使用米氏7H9肉汤

[a] 为确保分枝杆菌的检出率,建议至少使用液体培养基和固体培养基的组合。
[b] 添加到液体培养基中的吐温80起到表面活性剂的作用,分解生物团块并提高检出率。

框42.2 去污和浓缩操作步骤的质量控制试验结果解读

痰样本	痰液样本:未处理的生长定量			痰液样本:处理的生长定量			解读
	10^4	10^3	10^2	10^4	10^3	10^2	
1	3+	2+	50~100个菌落	2+	1+或2+	大约10个菌落	培养基和去污程序可接受
2	3+	2+	50~100个菌落	1+	0	0	培养基可接受;去污程序强度过高
3	2+或1+	2+或1+	0	1+或0	1+或0	0	有1个或多个培养基不利于抗酸杆菌(AFB)的充分生长

0:无生长;1+:少量生长,勉强肉眼可辨,可计数菌落;2+:中量生长,肉眼可辨,无法计数菌落;3+:大量生长,菌落融合。

操作程序42.4
分枝杆菌检测的质量控制

[试剂]

1. 培养基：用于培养分枝杆菌的常规培养基。
2. 质控菌：一株近期分离的结核分枝杆菌或结核分枝杆菌质控株H37Rv。
3. 其他材料：
- 高压灭菌的痰液[抗酸杆菌(AFB)-阴性]。
- 含有15%甘油的7H9液体培养基。
- 无菌缓冲液，pH 7.0。
- 50 mL塑料锥形离心管。

[方法]

1. 将几个H37Rv的菌落悬浮在含有3 mL米氏液体培养基和几颗塑料或玻璃珠的试管中。在试管振荡器上充分混合，然后让大颗粒沉淀15 min。
2. 将菌悬液一滴一滴地加入1 mL缓冲液中，直到达到理想的浊度，以此制备每毫升约10^6(10^6/mL)个菌的菌悬液。将0.5 mL的10^6/mL菌悬液转移到4.5 mL的甘油肉汤中，得到10^5/mL菌悬液。重复该步骤，制成10^4/mL菌悬液和10^3/mL菌悬液。
3. 为每种菌悬液(10^5、10^4和10^3)准备15个分装瓶并贴上标签。将0.3 mL的菌悬液转移到每个小瓶中。将小瓶储存在−70℃下，用于将来的质量控制试验。
4. 每次进行质量控制试验时，将三种菌悬液各解冻一小瓶。
5. 在每种菌悬液中加入2.7 mL高压灭菌的痰液，以达到10倍的稀释作用，用三种稀释的痰液分别接种三组用于初代分离的培养基。每个培养基接种0.1 mL痰液。
6. 与痰液样本一样，将剩余物进行去污染和浓缩。加入无菌缓冲液至2.6 mL，用力重悬沉淀，并用浓缩和重悬的样本各0.1 mL接种另一组培养基。
7. 在35℃、5%～10%的二氧化碳(CO_2)环境中培养21 d。

[结果判读和记录] 鸡蛋培养基应分别接种约10^4、10^3和10^2个菌。第一次稀释应形成半融合生长的菌落，第二次和第三次稀释应在每个培养基中形成可计数的菌落。由于这些结果的追溯性质，必须对当前和以前的结果进行密切比较，以注意生长的变化趋势或差异。质控失败可能是由于培养基质量问题、去污染和浓缩强度过高、试剂制备不当或试剂受样本污染。如果失控很明显，应审查检验程序，并尽力确定问题的来源。必须用新批次的培养基代替有质量问题的培养基，并对后者进行重新检查找到问题所在。在失控原因分析和纠正措施中应包括人员。所有失控分析和纠正措施应记录在质量控制记录的适当部分。

培养物在35℃的黑暗环境、5%～10%二氧化碳(CO_2)浓度、高湿度的空气中培养。试管培养基需制成斜面进行培养，螺帽松开至少1周，让多余的液体蒸发、CO_2进入；平板培养基置于可透CO_2的塑料袋里或用可透CO_2的胶带包裹。

如果从皮肤或浅表病灶中获取的样本疑似含有海分枝杆菌或溃疡分枝杆菌，应再接种一组固体培养基并在25～30℃条件下培养。此外，还需要用巧克力琼脂平板[或在常规培养基上放置一个X因子(氯高铁血红素)纸片]在25～33℃下培养，才能从这些样本中分离到嗜血分枝杆菌。RGM最好在28～30℃温度下培养。

每周检查培养基的生长情况。将受污染的培养基丢弃处理，并报告为"被污染，无法检测分枝杆菌的生长"；同时申请追加样本。如果有条件，可在加强去污后或将沉淀物接种到一个选择性更强的培养基上以重新培养。大多数分离株在3～6周之间形成菌落；少数需培养7周或8周以上。当出现生长时，记录生长速度、色素沉着和菌落形态。图42.5显示了结核分枝杆菌和其他分枝杆菌的典型菌落外观。培养8周后，报告培养阴性(培养无生长)，并将培养基丢弃处理。

液体培养基·通常，使用液体培养系统可将分离AFB的周期缩短至约10 d，而传统的固体培养基则需要17 d或更长时间。有几种不同的系统可用于培养和检测分枝杆菌在液体培养基中的生长情况。无论哪种类型的分枝杆菌，在液体培养基生长都需要5%～10% CO_2；CO_2要么已提供在培养瓶中，要么按照制造商的说明添加。当在液体培养基中检测到生长时，取培养物进行抗酸染色以确认AFB的存在，并在固体琼脂中再次培养该物质。如果怀疑有污染，也可以进行革兰染色。

解读

虽然分离到MAC代表感染，但临床医生在大多数情况下必须判定分离NTM的临床意义；换句话说，该细菌代表的只是定植还是重要的感染？由于这些菌的潜在致病性差异很大，可以在人体中定植而不引起感染，并且在环境中普遍存在，所以对NTM培养阳性的解释很复杂；因此美国胸科协会推荐了NTM病的诊断标准，以帮助医生解读培养结果。

鉴定方法

无论使用何种鉴定方法，首先对固体或液体分枝杆菌培养基上生长的菌进行的检测是抗酸染色，以确认该菌确实是分枝杆菌。除MAC以及较易分离的NTM(MAC、鸟分枝杆菌、胞内分枝杆菌、戈登分枝杆菌和堪萨斯分枝杆菌)之外菌种的鉴定，对于常规临床微生物实验室来说是颇具挑战性的，特别是考虑到新的分枝杆菌菌种数量不断增加。传统的分枝杆菌(尤其是NTM)鉴定方法(即表型方法)是基于生长参数、生化特征和细胞壁脂质分析，所有这些操作流程都很缓慢、繁琐，且通常没有确定结果。在过去10年里，非艾滋病相关的感染率一直在增加，许多新发现的NTM菌种与多种疾病有关。因此，菌种鉴定对于选择有效的抗菌疗法和决定是否对准确鉴定的NTM进行药敏试验至关重要。较新的菌种已使用核酸测序法鉴定，但公布的表型特征有限。由于这些问题和传统表型鉴定方法的局限性，分子和遗传研究正成为准

图42.5 固体琼脂培养基上某些分枝杆菌的典型外观。(A) 培养8周后,结核分枝杆菌在罗氏培养基上形成的菌落。(B) 一株鸟分枝杆菌复合群的培养基上可以看到不同的菌落形态。(C) 光照下的堪萨斯分枝杆菌菌落。(D) 显示黄色菌落的暗产生戈登分枝杆菌。(E) 偶发分枝杆菌在罗氏培养基上的光滑、多叶状菌落。

确鉴定NTM不可或缺的手段。因此,为了及时准确地鉴定分枝杆菌,分子方法应与一些表型特征相结合使用。

无论是使用分子方法还是表型方法,当检测到生长时,将液体培养基或固体培养基中生长的菌落接种肉汤继代培养(将几个菌落接种到米氏7H9肉汤5 mL,在35℃温度下培养5～7 d,每天搅拌以促进生长),用以测定色素沉着和生长速度,如果进行生化试验,则接种到所有试验培养基中。当需要更明确的鉴定时,或需进行额外接种、然后在不同温度下进行培养。

传统表型试验

生长特性 · 分枝杆菌分离株的初步鉴定取决于细菌的生长速度、菌落形态(图42.5)、菌落质地、色素沉着,在某些情况下,还取决于分枝杆菌的最适培养温度。尽管表型试验有所局限性,但分枝杆菌的生长特性有助于初步鉴定(例如,分离菌看上去像RGM)。如果要执行鉴定程序,应将质控菌与未知菌一起进行试验(表42.8)。常用的质控菌可以常温保存在肉汤中,每月转种1次。这样,质控菌就可以随时与被测未知分枝杆菌的悬浮液一同接种到试验培养基中。

生长速度 生长速度是确定分离菌初始种类的一个重要标准。快速生长型菌通常在继代培养后3～4 d内形成菌落。然而,由于受到强力去污染程序的抑制,即使是快速生长菌,也可能需要超过7 d的时间才能初步形成菌落;因此,必须通

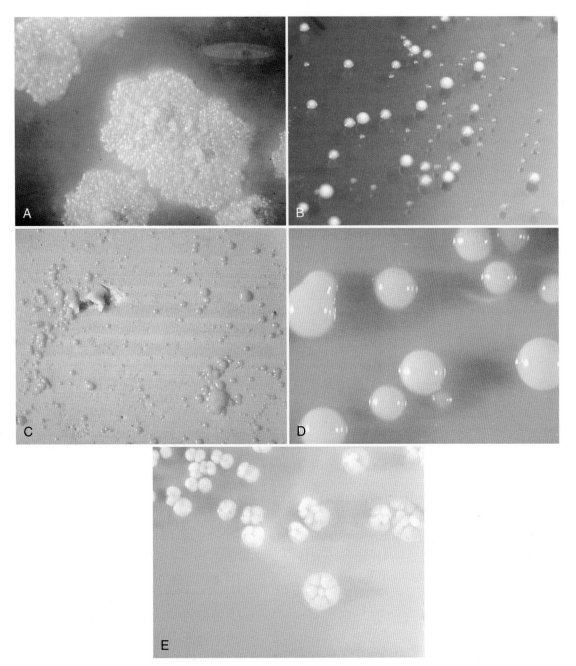

表42.8　分枝杆菌生化鉴定所用质控菌和培养基

	质控菌		结果				
生化试验表格在此格式下难以回顾	阳性	阴性	阳性	阴性	采用培养基	耗时	孵育条件
烟酸	结核分枝杆菌	胞内分枝杆菌	黄色	无颜色改变	0.5 mL DH_2O	15～30 min	室温
硝酸盐	结核分枝杆菌	胞内分枝杆菌	粉红或红色	无颜色改变	0.5 mL DH_2O	2 h	37℃水浴
尿酶	偶发分枝杆菌	鸟分枝杆菌	粉红或红色	无颜色改变	AFB尿素肉汤	1、3、5 d	37℃培养箱(不含CO_2)
68℃过氧化氢酶	偶发分枝杆菌或戈登分枝杆菌	结核分枝杆菌	气泡	无气泡	0.5 mL磷酸盐缓冲液(pH,7.0)	20 min	68℃水浴
SQ过氧化氢酶	堪萨斯分枝杆菌或戈登分枝杆菌	鸟分枝杆菌	＞45 mm	＜45 mm	商业培养基	14 d	37℃培养箱(含CO_2)
吐温80	堪萨斯分枝杆菌	胞内分枝杆菌	粉红或红色	无颜色改变	1 mL DH_2O	5 d或10 d	37 ℃培养箱(黑暗中,不含CO_2)
碲酸盐	鸟分枝杆菌	结核分枝杆菌	光滑、细腻、黑色沉淀物(烟样表现)	灰色团块(无烟样表现)	米氏7H9肉汤	7 d,然后额外3 d	37℃培养箱(含CO_2)
芳基硫酸酯酶	偶发分枝杆菌	胞内分枝杆菌	粉红或红色	无颜色改变	韦恩芳基硫酸酶培养基	3 d	37℃培养箱(不含CO_2)
5% NaCl	偶发分枝杆菌	戈登分枝杆菌	明显生长	很少或无生长	有或无5% NaCl的商用斜面	28 d	37℃培养箱(含CO_2)
TCH	牛分枝杆菌	结核分枝杆菌	无生长(如敏感)	生长(如耐药或≥1%菌落耐药)	TCH斜面	3周	37℃培养箱(含CO_2)

AFB:抗酸杆菌;CO_2:二氧化碳;DH_2O:蒸馏水;NaCl:氯化钠;SQ:半定量;TCH:噻吩-2-羧酸酰肼。

过继代培养来确定生长速度(和色素生成)(操作程序42.5)。菌液的浓度对于评估生长速度至关重要。如果菌液浓度过高,即使是缓慢生长型分枝杆菌也会在不到7 d的时间内形成菌落。一种极有可能误判为快速生长型的菌种是微黄分枝杆菌。因此,其是该操作程序的一种优秀的质控菌。

操作程序42.5
确定色素产生情况和菌落生长速度

[原理]　某些分枝杆菌依赖或不依赖光照都产生类胡萝卜素。除了这些菌种在标准条件下的倍增时间外,这一特性对于初步鉴定也很有用。

[方法]

1. 肉汤培养基培养5～7 d后,将肉汤调整至0.5麦氏浊度(10^4浓度)。
2. 将0.1 mL的稀释肉汤分别接种到三管罗氏培养基中。用铝箔将其中两支试管完全包裹,以阻挡所有光线。如果分离菌获取自皮肤病变部位,或者初代菌落呈黄色(可能是苏尔加分枝杆菌菌落),则接种6支试管。如果使用6支试管,将第二组试管(也用铝箔包裹其中两支试管)置于30℃温度下培养,如果没有30℃的培养箱,则在室温下培养。
3. 5 d和7 d后检查培养物是否有非常显眼的菌落。每隔3 d再次检查。解释:快速生长菌在7 d内就会形成肉眼可见的菌落;缓慢生长菌需要7 d以上。
4. 当菌落生长良好时,将铝箔包裹的试管中的菌落暴露在明亮的灯光下(如台灯),持续2 h。在光照过程中,必须松开盖子,因为色素的产生是一种需氧反应。然后重新包裹试管并将其放回培养箱中,保持盖子松开。
5. 在光照后24 h和48 h检查这3支试管。对于在30℃温度下培养的试管,色素可能需要72 h才能形成。

[预期结果]　如图42.5所示解释。

色素生成　如前所述,分枝杆菌可根据产色素情况分为三个群。操作程序42.5描述了如何确定色素生成。为了达到最佳的光照产色性,菌落应当是新鲜、新陈代谢活跃、纯化的,并且通气良好。虽然有些菌种(如堪萨斯分枝杆菌)在光照几小时后会变黄,但也有一些菌种(如猿分枝杆菌)可能需要长时间的光照才会有色素产生。即使在没有光照的情况下,暗产色菌也会形成有色菌落,而且在长时间的光照下菌落通常会变得更深(图42.6)。这群中有一个菌种苏尔加分枝杆菌很特殊,因为它在35℃时是暗产色菌,而在25～30℃生长时无色素形成。由于这个原因,所有有色菌落都应进行继代培养,以测试35℃和25～30℃条件下光照变化引起的色素改

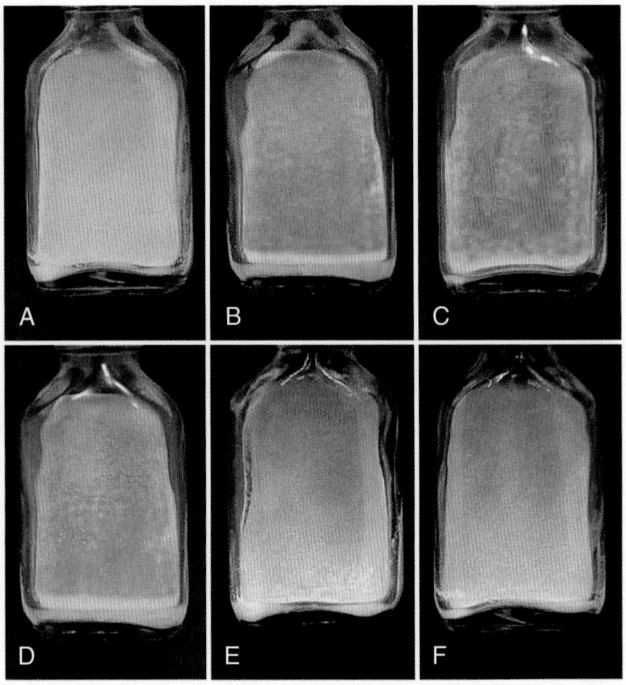

图42.6 根据光照前后的色素生成对分枝杆菌进行初步分组。在一个检测系统中，每株分离菌的继代培养物在两个琼脂斜面上生长。一根管子用铝箔包裹，以防止菌暴露在光线下，另一根管子允许光照。在充分生长后，将包裹的管子拆开，并一起检查管子。光产生菌在黑暗中生长时不产生色素(A)，在光照射后形成色素(B)。暗产色菌在黑暗中产生色素(C)；暴露于光线后，颜色不加深(D)。不产色菌在黑暗中生长时不产生色素(E)，即使在光照后仍无色素产生(F)。

变。不产色菌不受光的影响。

生化试验・根据菌的生长特性已将其初步归入某个亚群，接着就必须明确地将其鉴定至种或复合群。虽然传统的生化试验可用于此目的，但由于前述表型试验的局限性，分子方法已取代生化试验用于鉴定分枝杆菌菌种。尽管本书仍然讨论了主要生化试验，但读者必须要注意，这种鉴定方法最终将会被分子方法所取代，或者在没有全基因组测序和(或)存在数据库限制时，至少要利用分子方法来解决特殊的情况。表42.9总结了从临床样本中分离出来的常见可培养分枝杆菌的特性；表42.10列出了每个主要分枝杆菌复合群(包括结核分枝杆菌复合群)的主要生化试验。以下章节对主要生化试验进行了介绍。

烟酸 烟酸在分枝杆菌代谢过程的氧化还原反应中起着重要作用。虽然所有菌种都产生烟酸，但结核分枝杆菌的产生量最大(猿分枝杆菌和一些龟分枝杆菌菌株也产生烟酸)。因此，烟酸会在这些菌种生长的培养基中积累。烟酸试验阳性(操作程序42.6)初步证明，显示浅黄色、生长缓慢、粗糙菌落的菌种可能是结核分枝杆菌(图42.7)。但是这一试验并不足以确认鉴定结果。如果在初始L-J斜面上出现充分生长(蛋基培养基可增加游离烟酸的积累)，则可以立即进行烟酸试验。如果初代培养生长不充分，可以用继代培养测定生长速度。如果这种培养产生的菌落稀少，应使用无菌棉签将菌落涂开(在确定生长速度后)，使接种物分布在整个斜面上。然后对斜面进行培养，直到培养基表面可看见明显生长。为了获得可靠的结果，烟酸试验使用L-J培养基上的菌落进行，这些培养物至少3周龄，并且需要至少50个菌落；否则，可能未产生足量的可检测到的烟酸。

硝酸盐还原 硝酸盐还原试验对鉴定结核分枝杆菌、堪萨斯分枝杆菌、苏尔加分枝杆菌和偶发分枝杆菌很有价值。AFB还原硝酸盐的能力受菌落的年龄、温度、pH和酶抑制剂的影响。虽然快速生长型菌可以在2周内进行试验，但缓慢生长型菌应在充分生长3～4周后进行试验。市售的硝酸盐试纸检测硝酸盐强阳性菌种(如结核分枝杆菌)的结果可以接受。由于这种试验易于操作，可以首先尝试。结核分枝杆菌阳性对照在试纸试验中必须为强阳性，否则试验结果不可靠。如果试纸试验为阴性，或者对照试验结果并非强阳性，则必须同步检测强阳性和弱阳性的对照品(操作程序42.7)。

过氧化氢酶 除了结核分枝杆菌复合群的某些菌株(一些耐异烟肼的菌株)和胃分枝杆菌外，大多数分枝杆菌菌种都会产生细胞内酶过氧化氢酶，将过氧化氢分解为水和氧。可以通过半定量过氧化氢酶试验或热稳定过氧化氢酶试验来检测过氧化氢酶。

・半定量过氧化氢酶试验通过检测分枝杆菌过氧化氢酶作用产生的氧气气泡柱高度，来反映酶的相对活性(图42.8)。根据半定量过氧化氢酶试验，将分枝杆菌分为两组：产生气泡小于45 mm的分枝杆菌和产生气泡大于45 mm的分枝杆菌。

・热稳定过氧化氢酶试验是基于过氧化氢酶在加热后保持活性的能力(即测量酶的热稳定性)。当68 ℃加热20 min时，结核分枝杆菌、牛分枝杆菌、胃分枝杆菌和嗜血分枝杆菌的过氧化氢酶会失活。

吐温80水解 常见非致病、缓慢生长的暗产色菌和不产色菌会产生一种脂肪酶，可将吐温80(洗涤型聚氧乙烯山梨糖醇酐单油酸酯)水解为油酸和聚氧乙烯山梨糖醇，而致病菌种则不能。吐温80水解有助于区分光产色菌、不产色菌和暗产色菌。由于实验室制备的培养基保质期很短，美国CDC建议使用商用的吐温80水解底物(Becton-Dickinson, Franklin Lakes, NJ, 或Remel Laboratories, Lenexa, KS)，其稳定性长达1年。

亚碲酸盐还原 一些种类的分枝杆菌可以不同的速度还原亚碲酸钾。能在3～4 d内还原亚碲酸钾是MAC菌种与大多数其他不产色菌种的区别。所有快速生长型菌能在3 d内还原亚碲酸钾。

芳烃硫酸酯酶 大多数分枝杆菌中都存在芳基硫酸酯酶。可以通过改变试验条件来区分该酶的不同形式。该酶将二硫酸酚酞分解为酚酞(在碳酸氢钠存在下形成红色)和其他盐类的速率有助于区分某些分枝杆菌菌株。3 d试验对于鉴定潜在的致病性快速生长型的偶发分枝杆菌和龟分枝杆菌特别有用。缓慢生长型的海分枝杆菌和苏尔加分枝杆菌在14 d试验中呈阳性(图42.9)。

噻吩-2-羧酸酰肼生长抑制试验 噻吩-2-羧酸酰肼(TCH)生长抑制试验用于区分牛分枝杆菌和结核分枝杆菌，因为只有牛分枝杆菌在10 mg/mL的TCH条件下不能生长。

表42.9 临床样本中常见可培养的分枝杆菌的特性

群/复合群	菌种	理想温度（℃）	通常菌落形态[a]	烟酸	在TCH上的生长（10 mg/mL）[b]	硝酸盐还原	半定量过氧化氢酶（45 mm）	68℃过氧化氢酶	吐温水解，5 d	碲酸盐还原	耐5%NaCl	芳基硫酸酯酶，3 d	铁吸收	在麦康凯琼脂上生长	尿素酶	吡嗪酰胺酶，4 d
结核分枝杆菌复合群	结核分枝杆菌	37	R	+	+	+	−	−	−[c]	±	−	−	−	−	±	+
	牛分枝杆菌	37	Rt	−	−	−	−	−	−	±	−	−	−	−	±	−
	非洲分枝杆菌	37	R	V	V	V	−	−	−	−	−	−	−	−	+	−
光产色菌	海分枝杆菌	30	S/SR	±	+	−	−	−	+	±	−	−	±[d]	−	−/+	+
	堪萨斯分枝杆菌	35	SR/S	−	+	+	+	+	+	±	−	−	−	−	+	−
	猿分枝杆菌	37	S	±	+	−	+	+	−	+	−	−	−	N/A	±	+
	亚洲分枝杆菌	37	S	−	+	−	+	+	+	−	−	−	−	N/A	−	−
暗产色菌	耻垢分枝杆菌	37	S	−	+	−	+	+	−	±	−	−	V	−	V	±
	苏尔加分枝杆菌	37	S或R	−	+	+	+	+	±[c]	±	−	−	V	−	+	+
	戈登分枝杆菌	37	S	−	+	−	+	+	+	−	−	−	V	−	v	±
不产色菌	鸟分枝杆菌复合群	35～37	St/R	−	+	−	+	±	−	+	−	−	−	±	−	+
	日内瓦分枝杆菌[e]	37	St	−	+	−	−	+	+	N/A	N/A	−	−	N/A	+	+
	胃分枝杆菌	35	S/SR/R	−	+	−	+	−	+	±	−	−	−	−	±	−
	玛尔摩分枝杆菌	30	S	−	+	−	−	±	+	+	−	−	−	N/A	−	+
	嗜血分枝杆菌[f]	30	R	−	+	−	−	−	−	−	−	−	−	−	−	+
	施氏分枝杆菌	37	R	−	+	−	−	−	+	N/A	−	−	−	−	−	+
	溃疡分枝杆菌	30	R	−	+	−	−	+	−	N/A	−	N/A	−	N/A	−	−
	微黄分枝杆菌[g]	37	S	−	+	+	+	+	+	±	+	−	−	−	+	+
	蟾分枝杆菌[h]	42	Sf	−	+	−	−	+	−	±	−	−	±	−	−	V
	土分枝杆菌复合群	35	SR	−	−	+	+	+	+	−	−	−	−	V	−	V
	土分枝杆菌															
	次要分枝杆菌[i]															
	不产色分枝杆菌															
快速生长菌	偶发分枝杆菌复合群	28～30	Sf/Rf	−	+	+	+	+	V	+	+	+	+	+	+	+
	龟分枝杆菌	28～30	S/R	−/+	+	−	+	V	V	+	−	−	+	+	+	+
	脓肿分枝杆菌	28～30	S/R	−	N/A	−	+	V	V	+	+	−	+	+	+	N/A
	耻垢分枝杆菌	28～30	R/S	−	+	+	+	+	+	+	+	+	−	−	N/A	N/A

[a] R：粗糙；S：光滑；SR：粗糙度中等；t：薄或透明；f：丝状延伸。
[b] TCH：噻吩-2-羧酸酰肼。
[c] 吐温水解在10 d时可为阳性。
[d] 芳基硫酸酯酶，14 d，呈阳性。
[e] 在固体培养基上需要分枝杆菌素。
[f] 需要氯化血红素作为生长因子。
[g] 培养早期可不产色的或色素浅，随培养时间延长而加深。
[h] 蟾蜍分枝杆菌菌株可以是不产色素的或暗产色的。
[i] 次要分枝杆菌对5%的NaCl具有耐受性，一种罕见的分离株可能在麦康凯琼脂上生长。
+：有；−：无；±：通常有；±：通常无；N/A：目前无信息或不重要；V：可变。

表42.10 有助于区分属于同一复合群内分枝杆菌的关键生化反应

分枝杆菌群	关键生化试验
结核分枝杆菌复合群	烟酸、硝酸盐还原；如果怀疑牛分枝杆菌，则测试对噻吩-2-羧酸酰肼（TCH）敏感性
光产色菌	吐温80水解、硝酸盐还原、吡嗪酰胺酶、14 d芳基硫酸盐酶、尿素酶、烟酸
暗产色菌	允许生长温度、吐温80水解、硝酸盐还原、半定量过氧化氢酶、脲酶、14 d芳基硫酸盐
不产色菌	耐热和半定量过氧化氢酶活性、硝酸盐还原、吐温80水解、脲酶、14 d芳基硫酸盐、碲酸盐还原、酸性磷酸酶活性
快速生长菌	麦康凯琼脂生长、硝酸盐还原、吐温80水解、3 d芳基硫酸酯酶、铁吸收

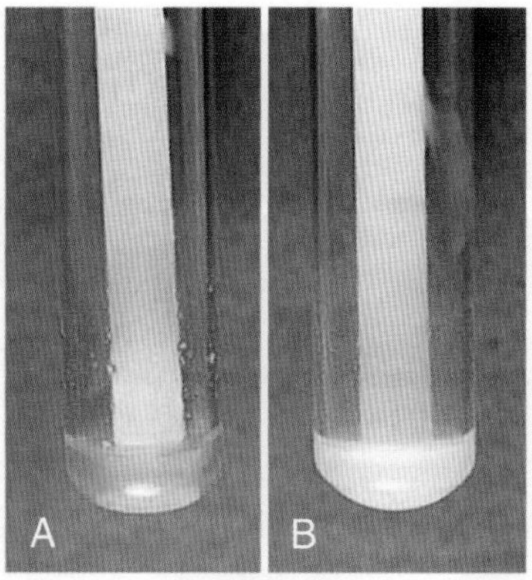

图42.7 使用滤纸条进行的烟酸试验。(A) 检测结果呈阳性时，液体变黄。(B) 若结果为阴性，则液体仍为乳白色或透明。

操作程序42.6
使用商用滤纸测试条进行烟酸测试

［原理］ 烟酸在蛋基培养基中积累是因为辅酶途径中缺乏将烟酸转化为另一种代谢物的酶，这是结核分枝杆菌和其他一些菌种的特征。烟酸通过显色的最终产物来测量。

［方法］

1. 在待测菌落生长的蛋基培养基表面加入1 mL无菌蒸馏水。
2. 将试管水平放置，使液体与整个表面接触。用吸管划开或轻轻戳开琼脂表面；这样可以使培养基中的烟酸溶解在水中。
3. 让试管在室温下放置30 min。这样可以使烟酸充分溶解达到更强的反应。
4. 取0.6 mL蒸馏水（此时显得浑浊）放入到一个干净的12 mm × 75 mm带螺旋盖或扣盖的试管中。按照制造商的说明，插入箭头向下的烟酸试纸。
5. 盖紧试管，在室温下孵育，偶尔摇动试管，使液体与试纸底部的试剂混合。
6. 20 min后，观察白色背景下液体的颜色（图42.7）。

［预期结果］ 黄色液体表示试验结果为阳性。判断结果时不应考虑试纸的颜色。如果液体澄清，则试验结果为阴性。将试纸丢入碱性消毒剂中［10%氢氧化钠（NaOH）］与溴化氰中和。

操作程序42.7
使用化学试剂的硝酸盐还原试验

［原理］ 与传统的硝酸盐试验一样，通过添加几种试剂后的红色产物来检测是否存在亚硝酸盐（硝基还原酶的产物）。如果酶已将硝酸盐还原为亚硝酸盐产气，那么加入锌粉（将硝酸盐转化为亚硝酸盐）将检测到反应培养基中缺少硝酸盐。

［方法］

1. 制备干燥结晶试剂如下：
   - 磺胺酸（Sigma Chemical Co., St. Louis, MO）1份；
   - N-(1-萘基)二盐酸乙二胺（Eastman Chemical Co., Rochester, NY）1份；
   - L-酒石酸（Sigma Chemical Co.）10份。

   这些晶体可以用任何小勺或小匙计量，因为比例是按体积而不是重量。混合物应在研钵中研磨，以确保充分混合，因为晶体的质地不同。试剂在室温下于深色玻璃瓶中可储存至少6个月。
2. 将0.2 mL无菌蒸馏水加入一个16 mm × 125 mm带螺旋盖的试管中。从罗氏培养基上挑取培养4周的大块菌落放在水中乳化。悬液应为乳白色。
3. 在悬液中加入2 mL硝酸盐底物肉汤（Becton-Dickinson, Franklin Lakes, NJ，或Remel, Lenexa, KS），并盖紧试管。轻轻摇晃，并在35℃水浴中直立孵育2 h。
4. 从水浴中取出，加入少量结晶试剂。可以用木棒或小铲添加晶体；数量并不是关键。立即进行观察。

［预期结果］ 出现粉红色至红色表示存在亚硝酸盐，表明该菌能将硝酸盐还原成亚硝酸盐。如果没有颜色，可能该菌已将硝酸盐还原为亚硝酸盐，又进一步分解（如传统硝酸盐试验一样）。在阴性管中加入少量锌粉。出现红色表示试管中存在未还原的硝酸盐，则该检测菌的硝基还原酶阴性。

其他试验 为了对菌种进行更细微的区分，通常还会进行其他试验（表42.10）。然而，对于常规临床微生物实验室来说，为明确鉴定分枝杆菌而进行所有必要的试验并不符合成本效益；因此，可将需要进一步检测的样本可转交给地区实验室。

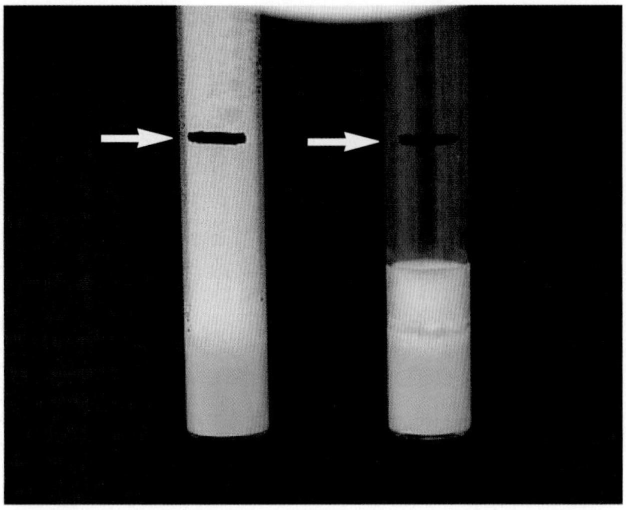

图42.8 半定量过氧化氢酶试验。左侧试管含有气泡柱，这些气泡已上升超过表示高度为45 mm的刻线（箭头），测试结果为阳性。右侧试管是阴性对照。

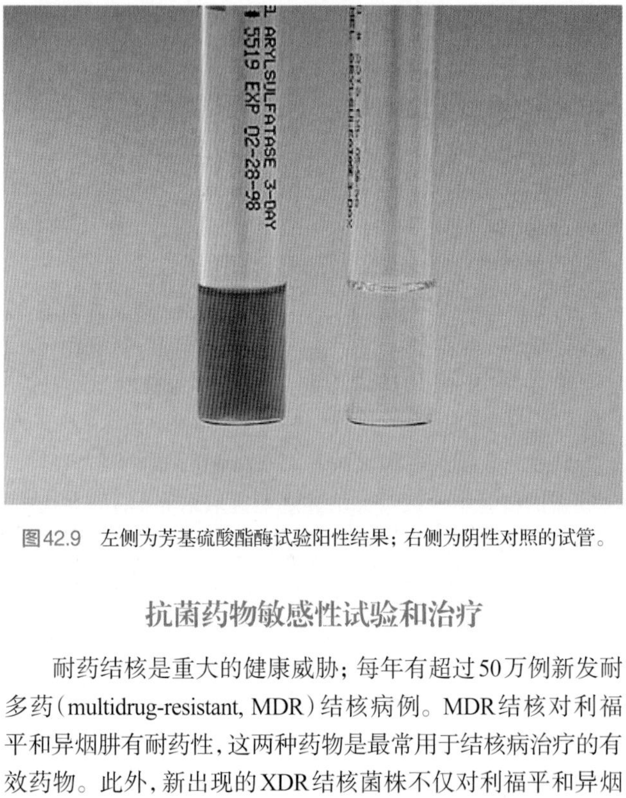

图42.9 左侧为芳基硫酸酯酶试验阳性结果；右侧为阴性对照的试管。

抗菌药物敏感性试验和治疗

耐药结核是重大的健康威胁；每年有超过50万例新发耐多药（multidrug-resistant, MDR）结核病例。MDR结核对利福平和异烟肼有耐药性，这两种药物是最常用于结核病治疗的有效药物。此外，新出现的XDR结核菌株不仅对利福平和异烟肼有耐药性，而且对喹诺酮类药物等其他药物，如氨基糖苷类药物和卷曲霉素也耐药。目前已有标准化的药敏试验方法，包括直接和间接试验以及新的分子工具，可用于药敏试验。

结核分枝杆菌复合群

应对所有患者结核分枝杆菌的首个分离株进行体外药敏试验。结核分枝杆菌的药敏试验需要在培养基的制备、合适菌落的选择、接种流程的标准化、适当的质控方法以及结果的解释等方面进行细致的处理。培养阳性很少的实验室应考虑将分离株送往参考实验室进行检测。分离株必须保存在无菌的10%脱脂牛奶中，置于−70℃的蒸馏水中，以便将来可能用于其他研究（例如，当患者对治疗反应不佳时进行药敏试验）。

直接和间接药敏试验

药敏试验可通过直接或间接方法进行。直接方法以每100个油浸视野含超过50 AFB的涂阳样本直接接种；间接方法使用菌株培养物作为接种源。虽然直接试验能更快速地获得结果，但其标准化程度较低，而且可能会发生污染。

传统方法

结核病出现原发性耐药意味着耐药菌所占比例上升。耐药菌增加是由于在单一或无效的药物治疗作用下，自发突变并随后选择耐药突变占据主导地位的结果。当试验种群中超过1%的结核分枝杆菌耐药时，就可以预测该药物的临床效果不佳。如果报告某个分离株对某种药物有耐药性，那么使用这种药物进行治疗，就有可能出现治疗失败。

结核分枝杆菌复合群的耐药性是根据药物的临界浓度来定义。药物的**临界浓度**是指防止增长超过结核杆菌试验种群1%的阈值所需的药物浓度。对结核分枝杆菌的初始分离株进行五种抗菌药物试验，这些抗菌药物称之为**一线药物**（框42.3）。如果检测到对任何一种一线药物耐药，则需要检测二线药物（框42.3）。

框42.3 结核分枝杆菌通常检测的抗结核药物

一线药物
- 异烟肼、利福平、乙胺丁醇、吡嗪酰胺

二线药物
- 阿米卡星、氨硫脲、贝达喹啉、乙酰胺、卷曲霉素、氯法齐明、多西环素或米诺环素、利奈唑胺、左氧氟沙星、莫西沙星、卡那霉素、环丝氨酸、对氨基水杨酸、利福布丁、链霉素

测定药敏的分子方法

有几种分子技术比大多数传统的药敏试验方法执行起来更快速、更可靠和（或）更容易。如前所述，Cepheid Xpert已获得美国FDA批准用于检测结核分枝杆菌中的利福平耐药突变。前面讨论过的另一种分子方法为线性探针检测（INNO-LiPA Rif TB; Innogenetics, Ghent, Belgium），是一款基于反向杂交的商用探针检测技术，用于快速检测导致结核分枝杆菌中利福平耐药的突变情况。目前有许多不同的基因检测方法可用于药敏试验。大多数是基于对结核分枝杆菌基因特定部位的PCR扩增，随后分析与药物耐药性相关的特定突变的扩增子。然后可以通过几种方法（如自动测序）来检测是否存在突变。

如前所述，高通量DNA探针检测（第8章）已被用于检测利福平耐药性和鉴定分枝杆菌菌种。

美国CDC目前提供一种分子耐药性测序方法，用于检测结核分枝杆菌复合群培养阳性的分离株或核酸试验阳性的沉淀物。如果患者在接受合理治疗3个月后仍培养阳性，或者对治疗没有临床反应，应重新进行药敏试验。

治疗

针对结核分枝杆菌的治疗取决于分离株对各种抗菌药物的敏感性。为了防止耐药突变株的选择，结核病的治疗需要四种药物：异烟肼、利福平、乙胺丁醇和吡嗪酰胺。初始治疗包括所有四种药物，为期8周。然而，如果确定异烟肼、利福

平和吡嗪酰胺对菌株敏感，乙胺丁醇可以停止使用。这是初始治疗的首选疗法，随后是异烟肼和利福平治疗18周。最常见的两种药物联合方案是异烟肼(INH，也称为异烟肼酰肼)和利福平。对于无并发症的肺结核患者，联合用药9个月；如果在前2个月内联用吡嗪酰胺，治疗总持续时间可缩短至6个月。乙胺丁醇也可以添加到方案中。近期皮肤试验阳性但未发病的人群推荐使用INH进行预防。

非结核分枝杆菌

总的来说，NTM感染患者的治疗比结核患者的治疗需要更为个体化的方案。这种个体化基于分离到的分枝杆菌种类、感染部位和严重程度、抗菌药物敏感性结果、合并疾病和患者的一般情况。应对有临床意义、快速生长型分枝杆菌进行药敏试验。如果皮肤和软组织感染的分离株克拉霉素敏感，则根据药敏结果使用克拉霉素和至少一种额外药物进行治疗。脓肿分枝杆菌也应采用包括克拉霉素(如果敏感)在内的多药方案治疗，并根据药敏结果增加药物。

预防

如前所述，当已知或怀疑原发性结核感染构成临床疾病风险时，使用异烟肼进行预防性治疗。目前，卡介苗是唯一可用的结核疫苗。这种活疫苗的有效性尚有争议，因为研究表明该疫苗从无效至80%保护作用不等。这种疫苗的最大潜在价值是在结核病流行率高的发展中国家。目前，至少有四种类型的抗结核疫苗正在动物实验研究中进行评估。

案例学习42.1

一名40岁男性，人类免疫缺陷病毒(HIV)感染检测呈阳性，正在接受高效抗逆转录病毒治疗(highly active antiretroviral therapy, HAART)，疾病表现为进行性脑脊髓神经根病。患者抱怨头痛严重，但没有发热、咳嗽或乏力的表现。采集了脑脊液(CSF)，样本中白细胞(WBC)的检测结果为25/mm^3(每立方毫米25个WBC)，且葡萄糖含量低、蛋白质含量高，革兰染色或抗酸染色未检出微生物。脑脊液的隐球菌抗原、弓形虫(血清学检测)、单纯疱疹病毒(HSV)[聚合酶链反应(PCR)]结果阴性。常规细菌培养阴性。尽管针对单纯疱疹病毒和常规有氧细菌引起的脑膜炎进行治疗，但在接下来的4 d中，患者出现了高热。第二份脑脊液样本显示白细胞数为415/mm^3，仍诊断不明。又进行了一系列病毒性脑炎血清学检测，结果均为阴性。第三份CSF样本的PCR检测结果结核分枝杆菌阳性，并且结核分枝杆菌在培养4周后生长。

问题：

1. 为什么3个样本的抗酸涂片结果均为阴性，而第二次PCR结果阳性？
2. 如何在物种水平上鉴定结核分枝杆菌？
3. 列出结核分枝杆菌复合群中存在的微生物。
4. 有时在分枝杆菌培养过程中会产生气溶胶，一个样本溅到另一个试管中并造成污染。如果医生声称患者似乎没有结核，实验室如何确认阳性培养物不代表污染？

复习题

1. 光产色菌在以下情况时能够产生色素(　　)

   a. 光照约1 h　b. 在有CO_2的环境中生长　c. 在紫外线照射下培养　d. 在30℃的黑暗环境中培养，然后短暂普通光照

2. 分离和培养分枝杆菌最常用的培养基是(　　)

   a. 胱氨酸血琼脂　b. 吕氏(Loeffler)培养基　c. 羊血琼脂　d. 罗氏培养基

3. 在HIV阳性或艾滋病患者中，慢性肺部疾病可能与感染下列分枝杆菌有关(　　)

   a. 戈登分枝杆菌　b. 堪萨斯分枝杆菌　c. 鸟分枝杆菌复合群　d. 偶发分枝杆菌

4. 结核分枝杆菌的致病力与以下哪种机制有关(　　)

   a. 产生大量外毒素，破坏肺组织　b. 通过在肺泡巨噬细胞中繁殖逃避死亡　c. 产生一种比革兰阴性菌更致命的复杂内毒素　d. 诱骗宿主的体液免疫反应

5. 对于分枝杆菌的分离，以下哪种可用作痰液样本消化和去污染的黏液溶解碱性试剂(　　)

   a. 苯甲烃铵-磷酸三钠　b. N-乙酰-L-胱氨酸　c. NaOH和草酸　d. N-乙酰-L-胱氨酸和NaOH

6. 以下哪项试验对鉴定结核分枝杆菌最准确(　　)

   a. 过氧化氢酶生成　b. 吐温80水解　c. 烟酸生成　d. 硝酸盐还原

7. 从一名疑似活动性肺结核患者的痰中分离出一株抗酸杆菌。在黑暗环境中培养并且光照后，该菌落生长缓慢，呈奶油色到棕褐色。SQ过氧化氢酶反应结果为42 mm。该菌最有可能是(　　)

   a. 堪萨斯分枝杆菌　b. 偶发分枝杆菌　c. 鸟分枝杆菌复合群　d. 结核分枝杆菌

8. 一株临床分离的分枝杆菌在黑暗环境中生长约21 d。在光照8 h后，产生一种黄色的色素。该分枝杆菌最可能是(　　)

   a. 结核分枝杆菌　b. 偶发分枝杆菌　c. 牛分枝杆菌　d. 堪萨斯分枝杆菌

9. 一份尿液培养在约14 d后产生一些抗酸杆菌菌落。这些菌落粗糙、无色素。烟酸试验显示弱阳性，硝酸盐试验显示阳性。对于怀疑结核分枝杆菌的技术人员来说，最合适的做法是(　　)

   a. 将分离菌报告为结核杆菌，以便医生可以开始治疗。　b. 进行敏感性试验，以确定患者是否需要治疗或分离菌是否只是污染菌。　c. 重新进行烟酸试验，如果试验呈阳性，则报告结核杆菌的推断性鉴定。　d. 对分离菌进行继代培养，并进行一系列的生化试验，包括烟酸、硝酸盐和吐温80，然后通知医生目前没有结果。

10. 分枝杆菌细胞壁的独特化学结构与以下哪项有关(　　)

a. N-乙醇酰胞壁酸和脂质含量减少　b. N-乙酰胞壁酸和脂质含量减少　c. N-乙醇酰胞壁酸和脂质含量增加　d. N-乙酰胞壁酸和脂质含量增加

11. 一名疑似结核分枝杆菌感染的患者于上午7点入院，当时采集了一份痰液样本。抗酸染色显示有抗酸杆菌。两天后，午餐后采集的样本显示没有抗酸杆菌。实验室技术员应(　　)

a. 重新检查初始样本，并将实验室错误通知医生。b. 报告第二次染色为阴性，不存在抗酸杆菌。　c. 作废第二份样本，并要求立即采集新样本。　d. 报告第二份样本的结果，注明采集错误，并要求采集一份新样本。

12. 是非题

______所有分枝杆菌在生长的各个阶段都表现出抗酸染色强阳性。

______当菌种区分困难且无医学意义时，使用术语“复合群”。

______血培养检出MAC阳性被认为可能是受了污染，应如实报告。

______使用荧光染色法筛选样本可减少诊断结核病所需的实验室时间，并可提高涂阳检出率。

______MALDI-TOF MS的分枝杆菌提取和处理流程可在BSL-2设施中完成。

13. 配对题：将每个术语与正确的描述配对

______麻风分枝杆菌　______非结核分枝杆菌

______牛分枝杆菌　______原发性结核

______潜伏性结核　______播散性结核

______再活化结核　______草酸

______革兰染色

a. 受污染的牛奶　b. PPD(结核菌素皮试)阳性　c. 不可培养的NTM　d. 清除革兰阴性污染菌　e. 未发现人际传播　f. 缺少体征和症状　g. 菌体呈珠串状或中性染色　h. 细胞免疫抑制的结果　i. 肺病

14. 简答题

(1) 描述拒收临床样本用于分枝杆菌培养的限制和原因。

(2) 说明处理洗胃液、尿液和粪便样本的特殊注意事项。

(3) 分离分枝杆菌时，哪些样本无需去污染？请解释。

(4) 描述使用分子方法(包括PCR和测序法)鉴定和对分枝杆菌分离株分类的相关局限性。

(5) 描述结核分枝杆菌的推荐治疗方法以及耐多药分离株会造成的后果。

参考答案

案例学习42.1

1. 结核分枝杆菌引起的脑膜炎样本中很少检测到微生物。即便使用脑脊液的浓缩液，涂片也只能检测到10^4 /mL个细菌。此外，由于分枝杆菌具有亲脂性、不易黏附在载玻片上，因此涂片检查很困难。培养法的分枝杆菌检出率较高，建议将10 mL液体样本接种到肉汤培养基中。PCR的优点在于可以从浓缩样本中检测到数量较少的微生物，甚至是不能存活的细菌。

2. 如果菌落呈浅黄色、生长缓慢且粗糙，则结核分枝杆菌是唯一的烟酸试验阳性物种。此外，美国食品药品管理局已经批准了针对结核分枝杆菌复合群的探针检测。此试验比烟酸试验更快速，可以于固体培养基上出现菌落之前进行。

3. 该复合群包括结核分枝杆菌、牛分枝杆菌、牛分枝杆菌卡介苗、非洲分枝杆菌、caprae分枝杆菌、canettii分枝杆菌、microti分枝杆菌、mungi分枝杆菌、orygis分枝杆菌和pinnipedii分枝杆菌。

4. 实验室可确定相关患者样本处理的同一天内是否处理了任何其他阳性样本。如果是，则应将当天的所有阳性分离株送去进行DNA指纹、PCR扩增或测序。两种菌株不太可能具有相同的指纹。如果是这样，那么可能一个样本污染了另一个。

复习题

1. a；2. d；3. c；4. b；5. d；6. c；7. c；8. d；9. c；10. c；11. d；12. ×，√，×，√，√；13. c，e，a，i，f，b，h，d，g

简答题

14. (1) 应根据以下标准拒收样本：① 体积不足。② 唾液污染。③ 干燥的拭子。④ 混合痰或尿液。⑤ 容器受损、破损或泄漏。⑥ 从收集到处理的时间过长。

(2) 应在收集后4 h内处理洗胃液，或用10%碳酸钠中和(用pH试纸检查以确定样本处于中性)并冷藏，直到按痰液处理时。如果获得的水状析出物超过10 mL，可在3 600g下离心30 min、倾出上清液，并将沉淀物按痰液处理。

尿液样本应最多分成4份50 mL离心管，并在3 600g下离心30 min。应倾倒上清液、在每个管中留下约2 mL沉淀物。涡旋试管，以悬浮沉积物、合并沉积物。如有必要，可添加蒸馏水至总体积10 mL。然后将该尿液浓缩物按照痰液处理，或用唾液溶素草酸法处理。

对于粪便样本，将约0.2 g粪便(豌豆大小)乳化在11 mL无菌过滤蒸馏水中。彻底涡旋悬浮液，并使颗粒物质沉淀15 min。然后将10 mL上清液转移到50 mL锥形离心管中，并使用草酸或NALC-NaOH法进行去污。

(3) 无菌收集的组织或体液通常不需要污染样本所使用的消化和去污方法。

(4) PCR和测序依赖与数据库的比较。分枝杆菌属水平的鉴定最可靠的是16S rRNA的1 500 bp序列。只需要在5′端鉴定一个600 bp的片段。然而，由于结核分枝杆菌复合群的同质性，该方法不足以在物种水平上鉴定微生物。尽管基于PCR的测序能够准确地识别分枝杆菌，但依然存在问题：一些数据库中的序列不准确，目前仍无基于16S rRNA基因序列数据的属或种的定量定义的相关共识，流程未标准化。几种新的分子系统也使用多种不同的基因序列检测分枝杆菌。随着二代测序技术的改进、分子技术的可用性以及更多的数据收集，这一点正在改善。

(5) 耐药结核是重大的健康威胁；每年发生50多万MDR结核病病例。MDR结核对利福平和异烟肼具有耐药性，这两种药物是治疗结核病最常用的有效药物。此外，泛耐药结核(XDR TB)菌株正在出现，不仅对利福平和异烟肼具有耐药性，而且对喹诺酮类和其他药物(如氨基糖苷类和卷曲霉素)也具有耐药性。为了防止对耐药突变株的选择，结核病的治疗需要四种药物：异烟肼、利福平、乙胺丁醇和吡嗪酰胺。初始治疗包括所有四种药物治疗8周。然而，如果确定对异烟肼、利福平和吡嗪酰胺敏感，可以停用乙胺丁醇。这是初始治疗的首选疗法，然后是异烟肼和利福平继续治疗18周。

第43章·专性胞内菌和无法培养的细菌

Obligate Intracellular and Nonculturable Bacterial Agents

王萌冉·译 沈佳瑾·审校

本章目标

1. 描述以下内容：鼻窦炎、直肠炎、前庭炎、输卵管炎、原生小体、网状体、惠普尔病、桑椹胚和杜诺凡小体。
2. 描述本章所包括的病原体的一般特征，包括革兰染色特征、培养方法(培养基和生长条件)、传播和临床表现。
3. 解释衣原体复制的机制和位置。
4. 比较与衣原体相关的沙眼和其他眼内感染的临床表现和诊断。
5. 列出用于分离本章所包括病原体的合适样本。
6. 描述用于女性生殖道沙眼衣原体筛查的样本的正确采集方法。
7. 解释与性病淋巴肉芽肿相关的三个阶段，并将该疾病与其他生殖器感染进行比较。
8. 描述用于诊断衣原体感染的实验室方法，包括敏感性、局限性以及培养、细胞学、抗原(直接荧光抗体)和核酸扩增试验(nucleic acid amplification testing, NAAT)的使用。
9. 比较衣原体的杂交和扩增核酸检测。
10. 描述立克次体相关的三种症状。
11. 比较人类单核细胞埃立克体病(human monocytic ehrlichiosis, HME)和人类粒细胞无形体病(human granulocytic anaplasmosis, HGA)。
12. 根据传播方式、临床表现和细胞内生长特征，区分并描述三组立克次体。
13. 描述外斐试验，包括化学原理和局限性。
14. 描述贝纳特柯克斯体Ⅰ期和Ⅱ期的临床意义，包括实验室诊断。
15. 解释用于诊断专性胞内菌和不可培养细菌感染的实验室检测的局限性。
16. 将体征、症状、实验室数据和抗菌药物敏感性结果关联起来，以描述本章所包括的微生物。

本章相关的属和种

现用名	曾用名
流产衣原体	
沙眼衣原体	
鹦鹉热衣原体	鹦鹉热嗜衣原体
肺炎衣原体	肺炎嗜衣原体
立氏立克次体	
派氏立克次体	
普氏立克次体	
伤寒立克次体	
立克次体属	
恙虫病东方体	
查菲埃立克体	
嗜吞噬细胞无形体	嗜吞噬细胞埃立克体、马埃立克体和人粒细胞埃立克体
新埃立克体	新提出的属和种
腺热新立克次体	腺热埃立克体
贝纳特柯克斯体	
惠普尔养障体	
肉芽肿克雷伯菌	肉芽肿荚膜杆菌

本章所述的微生物是专性胞内菌，被认为是极难培养或无法培养的。衣原体属、立克次体属、东方体属、无形体属和埃立克体属的微生物是原核生物，与大多数其他细菌相比，它们的体积非常小，细胞内的发育周期也非常特殊。本章还讨论了另外三种病原体，柯克斯体、肉芽肿克雷伯菌和惠普尔养障体，因为它们同样难以培养或不可培养。

衣原体

衣原体属隶属于衣原体目、衣原体科。衣原体目的成员是专性胞内菌，曾经被视为病毒，因为衣原体与病毒一样，需要真核宿主细胞的生化能源，如三磷酸腺苷，以促进其胞内生长和复制。衣原体与革兰阴性杆菌相似，因为它们的细胞壁含有脂多糖(lipopolysaccharide, LPS)。然而，衣原体LPS几乎没有内毒素活性。衣原体有一种主要的外膜蛋白(major outer membrane protein, MOMP)，具有抗原多样性，但在肺炎衣原体中高度保守。通过MOMP的差异可将沙眼衣原体分为15个抗原不同的血清型，命名为A到L。

衣原体有一个独特的发育周期，其特征是细胞内的复制形式，称为**网状体(reticulate body, RB)**，以及代谢缓慢的感染形式，称为**原生小体(elementary body, EB)**。感染宿主细胞后，EB分化为RB。RB在液泡内通过二分裂方式进行增生。随着RBs数量的增加，液泡膨胀，形成胞浆内包涵体。RBs分化为EBs，感染后48～72 h，EBs从宿主细胞释放(图43.1)。除了与急性衣原体感染相关的复制周期外，有证据表明，衣原体在体外可以以异常形式存在，这取决于宿主细胞中γ干扰素(IFN-γ)和色氨酸的含量，以及菌体产生色氨酸合成酶的能力。去除IFN-γ或增加色氨酸将导致衣原体形成活动性EB感染。这种体内持久性的临床意义尚未完全确定。有证据表明，从眼睛和生殖道分离的沙眼衣原体中色氨酸合成酶基因的活性不同。

沙眼衣原体、肺炎衣原体和鹦鹉热衣原体是人类感染的主要衣原体；鹦鹉热衣原体和兽类衣原体是动物中常见的病原体。流产衣原体与绵羊和小牛的自然流产和胎儿死亡有关。有报道称，怀孕妇女在接触感染流产衣原体的动物后可以导致自然流产。感染人类的三种病原体在抗原、宿主细胞、抗菌药物敏感性、原生小体形态和包涵体形态方面存在差异(表43.1)。

沙眼衣原体

在过去的几十年中，沙眼衣原体引起的急性和慢性感染

表43.1 引起人类疾病的衣原体的不同特征

性质	沙眼衣原体	鹦鹉热衣原体	肺炎衣原体
宿主谱	人类(导致鼠肺炎的一种生物型除外)	鸟类、低等哺乳动物、人类(罕见)	人类
原生小体形态	圆形	圆形	梨形
包涵体形态	圆形，液泡状	多样性，密集性	圆形，密集性
含糖原的包涵体	+	−	−
质粒DNA	+	+	−
磺胺类药物敏感性	+	−	−

DNA：脱氧核糖核酸。

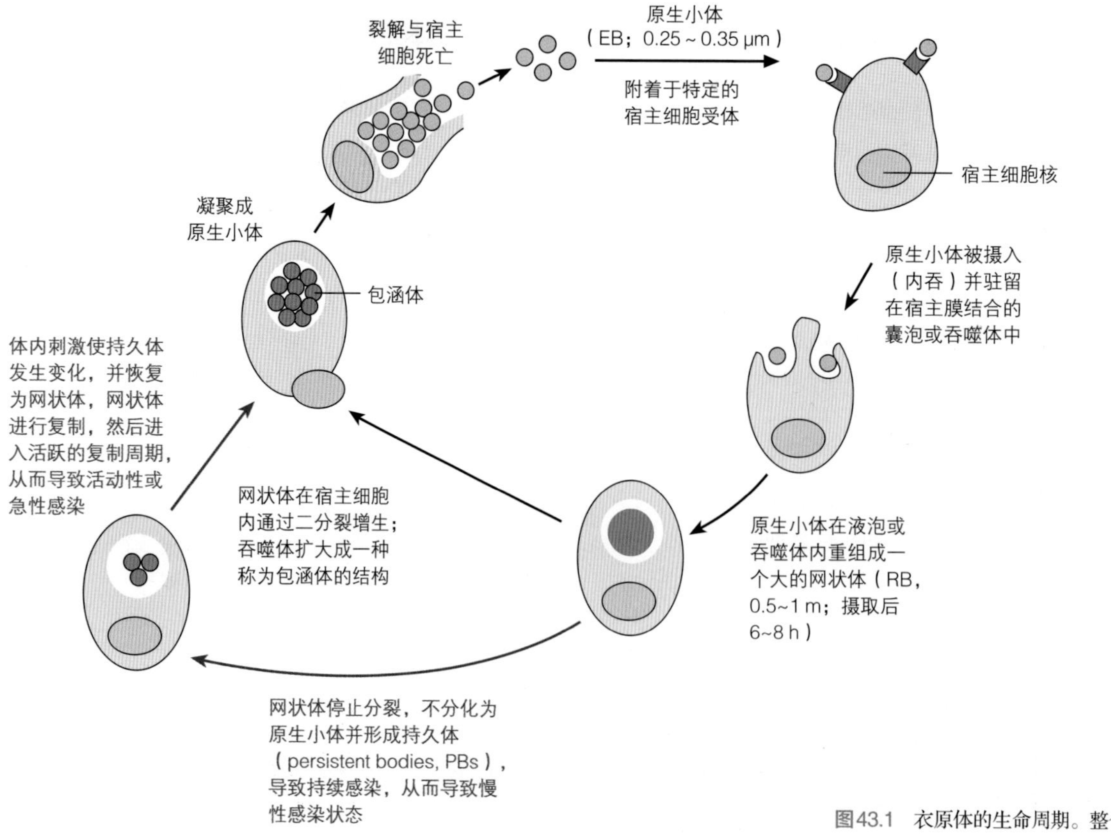

图43.1 衣原体的生命周期。整个循环需要48～72 h。

的重要性已经得到承认。沙眼衣原体感染通常与不孕症和异位妊娠有关，并且这些感染通常是无症状的，这有助于疾病传播并增加患病率。

一般特征

沙眼衣原体几乎只感染人类，并可以导致各种临床综合征。根据MOMP抗原差异，沙眼衣原体分为15个不同血清型，与不同的原发临床综合征相关（表43.2）。

表43.2 沙眼衣原体引起的原发综合征

血清型	临床综合征	传播方式
A、B、Ba、C	地方性沙眼（多发性或持续性感染，最终导致失明）	通过尘螨、苍蝇经手眼传播
L1、L2、L3	性病淋巴肉芽肿	性传播
D～K	尿道炎、宫颈炎、盆腔炎、附睾炎、婴儿肺炎和结膜炎（不会导致失明）	性传播，通过接触生殖器分泌物的手眼传播；通过受感染的分泌物眼际传播；母婴传播

流行病学与致病机制

沙眼衣原体在全世界范围内均可引起严重的感染和疾病。在美国，沙眼衣原体是最常见的性传播病原体，也是导致盆腔炎（pelvic inflammatory disease, PID）、异位妊娠和不孕症的主要原因（有关PID的更多信息，请参见第39章和第73章）。据估计，美国每年发生300万例沙眼衣原体感染病例。2017年，来自50个州和哥伦比亚特区的疾病预防控制中心（Centers for Disease Control and Prevention, CDC）报告了170多万例沙眼衣原体感染病例。然而，美国CDC估计每年有多达286万例衣原体感染。由沙眼衣原体引起的生殖道感染在14岁和24岁的女性中更为常见；美国CDC估计，在这个年龄组中，每20名性活跃的妇女中就有1名患有衣原体感染。然而，值得注意的是，向美国CDC报告的数据，特别是衣原体方面的数据，是主要针对15～24岁女性的筛查项目的结果。除年轻女性外，美国CDC还注意到衣原体感染在种族间的差异。非西班牙裔黑种人感染衣原体的可能性是非西班牙裔白种人的5.6倍。直肠和咽部衣原体感染在男男性行为者（man who have sex with men, MSM）中尤其显著。

沙眼是世界范围内导致失明的主要感染性疾病，估计有8 400万病例，导致约700万～900万人失明。非洲、亚洲、中南美洲、澳大利亚和中东的偏远农村地区是沙眼的高度流行地区，学龄前儿童沙眼衣原体的流行率为60%～90%。沙眼可导致全世界3%的人失明，女性更可能因接触儿童而受到影响，儿童是沙眼衣原体的主要宿主。

沙眼衣原体感染主要通过直接接触受感染的分泌物在人与人之间传播。有些感染，如新生儿肺炎或**包涵体结膜炎**，在出生时由母亲传染给婴儿。表43.2总结了沙眼衣原体感染的各种传播途径。沙眼衣原体的天然宿主是人类。沙眼衣原体引起炎症和组织破坏的机制尚不完全清楚。衣原体可以感染多种不同的细胞，包括黏膜和血管的上皮细胞、平滑肌细胞和单核细胞。衣原体EB被吞噬进入宿主细胞，并驻留在无法与溶酶体融合的液泡中。这导致病原体在细胞内可以持久存在，并逃避宿主免疫反应。衣原体能够开启或关闭受感染宿主细胞的凋亡（程序性细胞死亡途径）。通过诱导宿主细胞死亡，促进其向邻近宿主细胞的传播，并在急性疾病过程中下调炎症反应，而通过抑制凋亡保持宿主细胞存活，从而在慢性感染中持续生存。

感染沙眼衣原体后，宿主的免疫反应是导致组织破坏的主要原因。感染的上皮细胞分泌促炎细胞因子，包括白细胞介素（interleukin, IL）-1α、肿瘤坏死因子（tumor necrosis factor, TNF）和IL-6。感染后，中性粒细胞和单核细胞迅速迁移到相应黏膜并清除暴露的原生小体。随后，CD4辅助性T细胞迁移到感染部位。反应性中性粒细胞和辅助性T细胞释放细胞因子，导致更多的免疫细胞加入。多重、复发性沙眼衣原体感染的重要性与沙眼的进展有关。免疫力对再次感染几乎没有保护作用，并且在感染沙眼衣原体后仅能持续较短时间。

疾病谱

如前所述，感染不同的沙眼衣原体血清型可导致多种临床综合征。表43.2总结了这些疾病。

沙眼 · **沙眼**是结膜慢性炎症的结果，在世界范围内仍是引起失明的主要原因。该病原体通过接触毛巾或手指上受感染的分泌物或苍蝇获得的。感染的早期症状包括眼睛和眼睑的轻微刺激和瘙痒。受感染的眼睛可以出现少量分泌物。感染通常呈缓慢进展，表现为眼睛疼痛加剧、视力模糊和畏光。反复感染会导致内眼睑结疤，进而使眼睑朝向眼睛（**内翻**）。随着内眼睑继续向内翻，睫毛向下（**倒睫**），导致角膜摩擦和擦伤。角膜机械损伤和炎症的综合作用导致溃疡、瘢痕和视力丧失。

性病淋巴肉芽肿 · **性病淋巴肉芽肿（lymphogranuloma venereum, LGV）**是一种性传播疾病，在北美很少发现，但在非洲、亚洲和南美洲相对多见。在欧洲的发病率也在逐渐升高，尤其是在男性同性恋中。血清型A～K也会引起性传播感染，但与之不同的是，沙眼衣原体血清型L1、L2、L2b和L3具有侵袭性，常导致局部淋巴结病变。该病的特点是在最初感染部位出现原发性生殖器病变。这种病变通常很小，可能无法识别，尤其是女性患者。第二阶段，急性淋巴结炎，常累及腹股沟淋巴结，导致淋巴结肿大并相互融合，形成大面积腹股沟肿块或**腹股沟淋巴结炎**。在这一阶段，感染可能会变成全身性的，引起发热，或经局部播散引起肉芽肿性直肠炎。晚期阶段，女性比男性更常见，可导致生殖器细胞增生、直肠瘘、直肠狭窄、窦道形成或其他表现等。

眼部感染 · 沙眼衣原体可引起成人和新生儿的急性包涵体结膜炎。当受污染的生殖器分泌物进入眼睛时，如新生儿通过产道时，该病原体即可引起感染。自体感染很少发生。这种微生物可以从游泳池和含氯量低的浴缸中分离得到，也可以通过共用眼部化妆器械获得感染。包涵体结膜炎与眼睛肿胀和脓性分泌物有关。与沙眼相反，包涵体结膜炎不会导致成人（或新生儿）失明。

在美国，由沙眼衣原体引起的生殖道感染已超过淋球菌（淋病奈瑟菌）感染，成为性传播疾病的首要原因。与淋病相似，沙眼衣原体可引起尿道炎、宫颈炎、前庭大腺炎、直肠炎、输卵管炎(输卵管感染)、附睾炎和急性尿道综合征。在美国,60%的非淋菌性尿道炎是由衣原体引起的。衣原体和淋球菌都是PID的主要原因,对年轻女性不孕和异位妊娠率的上升起着重要作用。在一次PID发作后,多达10%的妇女可能因输卵管阻塞而导致不孕,其风险随着盆腔感染发生次数的上升而明显增加。

许多患者生殖道衣原体感染无症状或不易被临床早期识别;男性和女性的无症状携带可能会持续数月。多达50%的男性和70%～80%的女性被确认患有衣原体生殖道感染,但没有任何症状。重要的是,这些无症状感染者相当于巨大的病原体库,在社区内持续传播。

有症状时,生殖道衣原体感染患者会有不寻常的分泌物和疼痛或灼烧感,症状与淋病相似。

围产期感染·感染沙眼衣原体的女性所生的婴儿中,有1/4～1/2会发生包涵体结膜炎。通常,潜伏期为出生后5～12 d,但也可能长达6周。尽管大多数婴儿患有包涵体结膜炎,但仅10%～20%的婴儿会进展为肺炎。围产期获得性沙眼衣原体感染可在鼻咽、泌尿生殖道或直肠持续2年以上。

实验室诊断

沙眼衣原体通常通过核酸扩增试验(necleic acid amplification tests, NAATs)进行诊断。沙眼衣原体感染的其他诊断方法包括细胞学检查、培养、抗原直接检测和血清学检测。

样本采集和运输·该病原体可在尿道、宫颈、结膜、鼻咽、直肠以及从输卵管和附睾的分泌物中检测到。宫颈内膜是收集女性患者筛查样本的首选部位。沙眼衣原体培养的样本应在所有其他样本(如革兰染色涂片、淋球菌培养或巴氏涂片)之后采集。应使用大拭子清除宫颈的所有分泌物。制造商提供的拭子应用于非培养试验。将拭子或宫颈刷伸入宫颈管内1～2 cm,贴壁旋转10～30 s,在不接触任何阴道表面的情况下取出,并放置在适当的转运培养基中或置于为直接荧光抗体(direct fluorescent antibody, DFA)测试准备的载玻片上。

患者排尿2 h后才应收集尿道样本。将泌尿生殖道拭子轻轻插入尿道(女性1～2 cm,男性2～4 cm),至少旋转1次持续5 s,然后取出。将拭子放入适当的转运培养基或用于DFA测试的载玻片上。通过核酸检测对直肠或咽部样本进行沙眼衣原体筛查已被证明对男性同性恋患者有用。制造商提供用于尿道样本核酸检测的转运培养基适用于男性和女性患者。因为衣原体相对其他病原体更容易死亡,所以可以通过保持样本低温和尽量减少运送到实验室的时间来维持其生存能力。样本应在衣原体转运培养基中保存,如2SP(含抗生素的0.2 M蔗糖磷酸盐运输培养基);目前有多种上市的转运培养基。样本应在收到后冷藏,如果样本不能在24 h内进行培养,则应在−70℃环境下保存。

直接检测方法

细胞学检查 新生儿或成人沙眼患者结膜细胞刮片的细胞学检查可用于检测沙眼衣原体,通常在吉姆萨染色后进行。细胞学检查已用于检测宫颈和尿道刮片,包括巴氏涂片检查所获得的刮片。然而,与培养法或下文讨论的其他方法相比,该方法敏感性较差。

抗原检测 荧光单克隆特异性抗原抗体检测方法通过识别沙眼衣原体特异性外膜蛋白在30 min内即可检出该病原体。这些方法可用于鉴别婴儿包涵体结膜炎中的病原体。DFA染色方法使用抗沙眼衣原体MOMP或LPS的异硫氰酸荧光素结合单克隆抗体检测临床样本涂片中的原生小体(图43.2)。DFA的敏感性和特异性与培养相似。衣原体抗原可通过酶免疫分析(enzyme immunoassays, EIAs)检测。许多美国食品药品管理局(FDA)批准的试剂盒都可以在市场上买到。这些检测主要针对衣原体LPS的多克隆或单克隆抗体。这些试验对沙眼衣原体没有种特异性,可能与阴道或泌尿道中其他细菌的LPS发生交叉反应,从而产生假阳性结果。

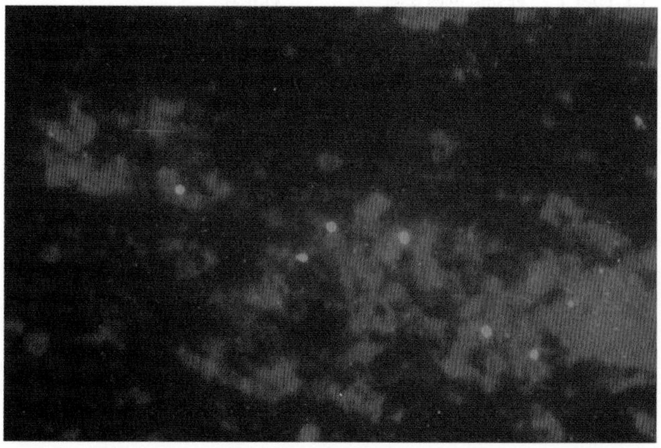

图43.2 衣原体尿道炎患者尿道细胞直接涂片中出现荧光素结合的单克隆抗体染色的原生小体。(来源:Courtesy Syva Co, San Jose, CA.)

核酸检测 美国FDA批准用于沙眼衣原体感染实验室诊断的核酸扩增试验使用三种不同的形式:聚合酶链反应(polymerase chain reaction, PCR)、链置换扩增(strand displacement amplification, SDA)和转录介导扩增(transcription mediated amplification, TMA)。前两种分析扩增衣原体EB中7～10个拷贝的隐匿质粒中的DNA序列,而最后一种扩增23S核糖体RNA(rRNA)序列。研究清楚地表明,NAATs比培养和其他非核酸扩增检测方法更敏感。由于检测灵敏度的提高,有症状和无症状的男性或女性都可以用前段尿作为沙眼衣原体检测的样本,继而提供了一种无创性的衣原体检测方法。在大多数临床情况下,NAATs是检测沙眼衣原体的首选方法,因为它具有更高的灵敏度、更易于样本采集以及自动化高通量检测。表43.3总结了可用于检测沙眼衣原体的不同方法;然而,NAATs目前已成为实验室检测沙眼衣原体最主要的方法。

血清学诊断·血清学检测对成人泌尿生殖道感染的诊断价值有限。血清学可用于诊断LGV。补体结合试验(complement fixation, CF)可检测到针对属特异性抗原的抗体,单个样本滴度大于1∶64表明存在LGV。这项检查在诊断沙眼、包涵体结膜炎或新生儿感染方面没有用处。微量免疫荧光试验(microimmunofluorescence assay, micro-IF)是一项繁琐而困难的试验,通过检测沙眼衣原体的特异性抗体,可

表43.3 使用不同的实验室检测诊断沙眼衣原体感染

检测人群	样本采集部位	推荐检测方法
青春期前女童	阴道	NAAT，培养
新生儿及婴儿	鼻咽	NAAT，培养，DFA
	直肠	培养
	结膜	培养，DFA，EIA，NAAT
女性	宫颈	NAAT[a]，培养，DFA，EIA，NAH
	阴道	NAAT[a]
	尿道	NAAT，培养，DFA，EIA
	尿液	NAAT[a]
儿童	直肠	培养，DFA，NAAT[a]
男性	尿道	NAAT[a]，DFA，EIA
	尿液[b]	NAAT[a]

DFA：直接荧光抗体染色；EIA：酶免疫分析；NAAT：核酸扩增试验；NAH：核酸杂交。

[a]在沙眼衣原体感染率较低（<5%）的人群中需重新确认结果。

[b]酶免疫分析可用于有症状男性的尿液，但不能用于老年男性的尿液。在沙眼衣原体感染率较低的人群中，阳性结果必须重新确认。

用于诊断LGV。高滴度的免疫球蛋白M（IgM）（1∶32）提示近期感染；然而，并非所有患者都可以产生IgM。与CF相比，micro-IF可利用急性期和恢复期血清诊断沙眼和包涵体结膜炎。沙眼衣原体特异性IgM检测在新生儿感染诊断中非常有用。血清学检测阴性可以可靠地排除衣原体感染。

基于大量研究，这些非培养试验对于检测有症状且存在大量病原体的患者的感染比无症状且病原体较少的患者更可靠。在沙眼衣原体感染率为5%或以上的人群中，这些检测方法的灵敏度大多在70%以上，特异性在97%～99%之间。在低感染率人群中（即低于5%），相当一部分阳性检测结果为假阳性。低感染率人群中的阳性结果应谨慎处理，阳性结果应重新确认。可通过以下方法验证阳性结果：

- 培养
- 进行第二次非培养试验，以识别不同于筛查试验中使用的沙眼衣原体抗原或核酸序列
- 使用封闭抗体或竞争性探针，通过防止标准化操作中使用的标记抗体或探针附着来验证阳性检测结果

培养 · 非培养法诊断沙眼衣原体经常与培养法进行比较。然而，由于生殖道感染的诊断主要依靠NAAT，因此培养并不常用。

几种真核细胞可用于培养沙眼衣原体，包括经放线菌酮处理的McCoy、HeLa和猴肾细胞。用5 mm玻璃珠震荡临床样本后，将样本离心接种到单层细胞上（通常生长在小瓶底部的盖玻片上，通常称为"贝壳小瓶"）有助于EBs的黏附。培养48～72 h后，单层细胞用荧光素标记的单克隆抗体染色，该抗体是针对沙眼衣原体MOMP的种特异性抗体，或针对LPS的属特异性抗体。通过显微镜检查细胞是否有胞内菌形成。碘可用于检测胞内菌的存在，但特异性差，不推荐使用。

尽管培养特异性接近100%，但在经验丰富的实验室中，培养的敏感性估计在70%～90%之间。衣原体培养的敏感性差是由于难以快速或冷冻运输保证患者样本中病原菌的存活，以及难以确保送检合格质量的样本（即，没有黏液且含有宫颈上皮细胞或化生细胞或尿道上皮细胞的宫颈内膜样本）。此外，成功的培养需要敏感的细胞培养系统，从收到样本到获得结果之间至少需要2 d的周转时间。尽管存在这些限制，但在某些情况下，仍建议选择培养法（表43.3）。在撰写本文时，只有衣原体培养方法才可应用于具有法律效力的情况（如性虐待），因为假阳性结果是不可接受的。但是，当地和州的要求可能有所不同。

抗菌药物敏感性检测与治疗

由于沙眼衣原体是一种专性胞内菌，因此在临床微生物实验室环境中，常规进行药敏试验是不切实际的，其仅在少数实验室进行。此外，尚不存在标准化的衣原体体外药敏试验方法，体外试验结果与疗效之间的关系也不明确。通常用于沙眼衣原体感染的抗菌药物包括阿奇霉素、多西环素、红霉素和其他大环内酯类抗生素、四环素和氟喹诺酮。

预防

由于缺乏有效的疫苗，预防泌尿生殖道衣原体感染的策略集中在行为改变上。若在感染传染给性伴侣或从孕妇传染给婴儿之前识别和治疗生殖道衣原体感染者，获得或传播感染的风险可能会显著降低。

鹦鹉热衣原体

虽然这种衣原体在鸟类和家畜中很常见，但在人类中感染却相对少见。

一般特征

鹦鹉热衣原体与沙眼衣原体的不同之处在于其对磺胺类药物耐药，并且其原生小体和包涵体的形态也不同（表43.1）。

流行病学与致病机制

鹦鹉热衣原体是所有鸟类的特有病原体，以鹦鹉类鸟（如鹦鹉、长尾鹦鹉）作为主要宿主感染人类，但火鸡加工工人和鸽子爱好者中也有感染发生。这些鸟可能表现为腹泻或无症状。人类通过吸入气溶胶而感染这种疾病。病原体沉积在肺泡中；一些被肺泡巨噬细胞摄取并携带到区域淋巴结。再从淋巴结播散至全身，在网状内皮系统的细胞内生长。人与人之间的传播非常罕见，因此，患者住院无需隔离。

疾病谱

疾病通常在潜伏期5～15 d后开始。发病可能是隐匿的或突然的。与该感染相关的临床表现多种多样，包括肺炎、严重头痛、精神状态改变和肝、脾肿大。感染的严重程度从不明显或轻微的疾病到危及生命的系统性疾病，并伴有严重的呼吸问题。

实验室诊断

鹦鹉热的诊断通常采用血清学方法。由于该病原体处理存在风险，因此只有具备生物安全3级防护设施的实验室才能培养鹦鹉热衣原体。各地区卫生部门需要积极与临床医生配合处理疑似的病例。补体结合试验和间接免疫荧光技术已

被用于检测疑似鹦鹉热患者的抗鹦鹉热衣原体抗体。急性和恢复期血清样本之间的滴度增加4倍，或患有相关疾病的患者的IgM滴度为1∶32或更高，都可以考虑该诊断。

最后，使用PCR扩增rRNA序列，并进行限制性片段长度多态性（restriction fragment length polymorphism, RFLP）分析能够识别和区分包括鹦鹉热衣原体在内的9种衣原体。目前还没有商品化的用于诊断鹦鹉热衣原体的核酸检测试验。

抗菌药物敏感性检测与治疗

由于鹦鹉热衣原体是一种专性胞内菌，且其感染率很低，因此不推荐在常规临床微生物实验室中进行药敏试验。四环素类是治疗鹦鹉热的首选药物。如果不进行治疗，病死率约为20%。

预防

通过治疗受感染的禽类或对进口禽类进行为期1个月的检疫来预防疾病。

肺炎衣原体

肺炎衣原体TWAR株于1965年首次从中国台湾一名儿童的结膜中分离出来。它最初被认为是鹦鹉热衣原体，因为细胞培养中产生的包涵体与鹦鹉热衣原体相似。中国台湾分离株（TW-183）在血清学上与从美国一名大学生身上分离的咽分离株（AR-39）有关，因此新菌株被称为“TWAR”，是TW（中国台湾）和AR（急性呼吸系统疾病）的首字母缩写。目前只发现了一种肺炎衣原体血清型。

一般特征

肺炎衣原体不具有沙眼衣原体或鹦鹉热衣原体的抗原多样性；根据MOMP同源性，迄今为止所有检测的肺炎衣原体分离株在免疫学上相似。肺炎衣原体和其他衣原体的一个显著区别是其原生小体呈梨形（图43.3）。

流行病学和致病机制

肺炎衣原体似乎是一种只感染人类的病原体；没有记录在案的鸟类或动物宿主。病原体经呼吸道通过飞沫在人与人之间传播。虽然感染的传播率较低，但学龄儿童的抗体流行率逐渐上升，在青少年中可达30%～45%。到成年时，美国超过一半的成年人血清中存在肺炎衣原体抗体。值得注意的是，肺炎衣原体感染既是地方性的，也是流行病。然而人们对肺炎衣原体感染的致病机制知之甚少。肺炎衣原体感染与沙眼衣原体感染相似，这两种感染都会引起炎症反应，导致组织损伤。

疾病谱

肺炎衣原体与肺炎、支气管炎、咽炎、鼻窦炎和流感样疾病有关。5%～10%的社区获得性肺炎病例由肺炎衣原体引起。年轻人的感染通常为轻度至中度。肺炎衣原体感染的主要鉴别诊断是肺炎支原体感染。重症肺炎可能发生在老年人或呼吸系统受损患者中。值得注意的是，由肺炎衣原体引起的无症状感染或未确诊的轻症疾病很常见。此外，肺炎衣原体感染与哮喘症状的发生之间存在关联。血清流行病学研究表明，肺动脉疾病和其他动脉粥样硬化综合征与肺炎衣原体感染之间存在关联。这种病原体已在动脉粥样硬化斑块、含有胆固醇和其他脂质物质的动脉内的黄色沉积物中被发现。该病原体的致病作用受到了质疑，目前仍在研究之中。Watson和Alp于2008年发表了一篇关于肺炎衣原体是否是动脉粥样硬化病因的综述，他们的研究表明，“在这种高度流行的多因素疾病中，很难将因果关系归因于一种常见的感染。”他们还表示，“肺炎衣原体既不足以也不必要在人类中引起动脉粥样硬化或其临床后果”，但他们认为针对肺炎衣原体的治疗可能会降低动脉粥样硬化发展的风险。

实验室诊断

在实验室中，使用细胞培养、血清学或NAAT方法诊断肺炎衣原体感染。

直接检测方法·直接检测肺炎衣原体抗原的方法灵敏度很低。目前已经开发了多种NAATs，包括常规和实时PCR检测，用于检测临床样本中的肺炎衣原体。这些扩增试验已有

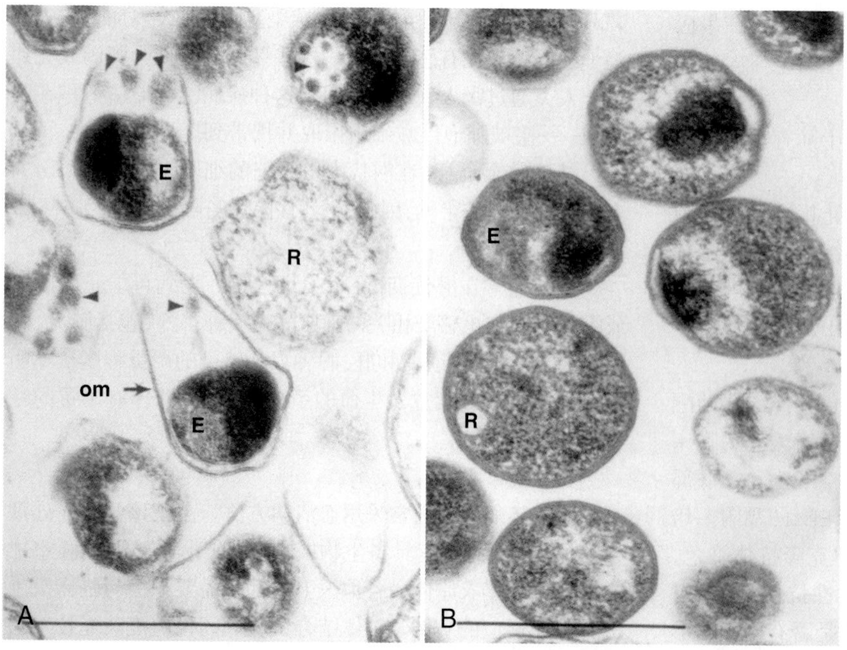

图43.3 肺炎衣原体（A）和沙眼衣原体（B）的电镜图像（bar=50.5 μm）。E：原生小体；om：外膜；R：网状体；箭头：功能未定的电子致密小体。（来源：Grayston JT, Kuo C-C, Campbell La, Wang S-P. Chlamydia pneumoniae sp. nov. for Chlamydia sp. strain TWAR. Int J Syst Bacteriol. 1989; 39: 88.）

多种商品化的试剂盒，包括巢式多重PCR检测。NAATs已被用于检测咽拭子和其他样本（如鼻咽、支气管肺泡灌洗液和痰）中的肺炎衣原体。

血清学诊断·肺炎衣原体感染也可以通过血清学诊断。然而，血清学检测的成功率参差不齐，结果准确性也值得怀疑。使用属特异性抗原的CF对肺炎衣原体没有特异性。使用肺炎衣原体EBs作为抗原的micro-IF更可靠。然而，只有专业实验室才具备这种检测方法。IgG或IgM升高四倍是具有诊断意义的，IgM滴度为1∶16或更高或IgG滴度为1∶512或更高表明近期感染。

培养·用于分离肺炎衣原体的样本通常是口咽拭子；从痰中难以分离这种病原体。拭子应放入衣原体转运培养基中，冰浴送检，并在4℃储存。在室温下反复冻融，可快速灭活病原体。其细胞培养的方法类似于沙眼衣原体，但通常使用McCoy细胞替代更敏感的HL或Hep-2细胞。为了提高检出率，可能需要多次接种。细胞培养中的肺炎衣原体可通过特异性单克隆抗体检测。

抗菌药物敏感性检测与治疗

肺炎衣原体的药敏试验方法在很大程度上与沙眼衣原体相同。与沙眼衣原体相似，肺炎衣原体的药敏试验在临床微生物实验室并不常见，而且方法也无标准。四环素、多西环素、大环内酯类、氟喹诺酮类和红霉素的治疗均是有效的。

预防

除了常规的呼吸道感染预防措施外，未发现有效预防肺炎支原体感染的方法。

立克次体、东方体、无形体和埃立克体

立克次体和类立克次体属于两个科：立克次体科（立克次体和恙虫病东方体）和无形体科（埃立克体、无形体和新立克次体）。恙虫病东方体（曾用名为恙虫病立克次体）被归为单独的属，主要是因为缺乏LPS，存在54～58 kDa的主要表面蛋白质，以及缺乏17 kDa的脂蛋白，这些都与其他立克次体不同。新埃立克体（*Candidatus neoehrlichia mikurensis*）是一种存在于硬蜱中的新病原体，已发现能引起人类感染。

柯克斯体和巴尔通体是另外两种引起人类疾病的胞内菌，曾一度被归入立克次体科。然而，基于系统发育的差异，这两个属后来被从立克次体科中删除，并分为两个科，即柯克斯体科和巴尔通体科。巴尔通体可以在标准细菌培养基上培养；这一部分内容详见第32章。与立克次体不同，贝纳特柯克斯体可以在细胞外存活，但其培养也需要在类似立克次体培养的细胞中进行，因此本章将单独讨论这种微生物。

一般特征

立克次体科和无形体科是专性胞内菌。这些病原体在宿主（宿主或载体）外短暂存活，仅在胞内繁殖，属于小型[0.3 μm×（1～2）μm]多形性革兰阴性杆菌，在宿主细胞的细胞质中通过二分裂繁殖；细菌的释放导致宿主细胞溶解。

流行病学和致病机制

立克次体科和无形体科是通过节肢动物传播的病原体，通常通过蜱、跳蚤或虱子传播。这些病原体主要感染动物，但如果被感染的动物咬伤，人类也可能成为偶然宿主。人类感染也可通过吸入传染性气溶胶而发生。表43.4总结了立克次体、东方体、无形体和埃立克体主要物种的特征，以及各自的节肢动物宿主。

立克次体属成员具有相同的遗传和抗原特性，导致宿主细胞感染和致病机制相似。感染过程通常始于节肢动物媒介叮咬后将立克次体注入宿主血液。立克次体随后与血管壁内皮细胞结合。内皮细胞吞噬细菌，导致宿主细胞胞质中形成一个保护性的液泡囊。然后细菌逃离液泡，进入宿主细胞胞质进行繁殖，最终导致细胞损伤和死亡。立克次体诱导的内皮细胞损伤导致的后续血管病变可波及全身，尤其是在皮肤、心脏、大脑、肺和肌肉中。立克次体也有许多方法来逃避人类宿主的防御，例如细胞间传播、逃离吞噬体并进入潜伏状态（主要是普氏立克次体）。

无形体科的成员，主要是埃立克体和无形体，也是专性胞内菌。与其他专性胞内菌类似，这些病原体在宿主细胞外的生存能力降低，一旦释放，必须迅速发出信号进入另一个宿主细胞中，这种信号是每个属特有的。查菲埃立克体主要感染单核细胞并引起**人类单核细胞埃立克体病（human monocytic ehrlichiosis, HME）**，而嗜吞噬细胞无形体感染骨髓来源的细胞，主要感染中性粒细胞，引起**人类粒细胞无形体病（human granulocytic anaplasmosis, HGA）**。

新埃立克体通过蜱传播。小型哺乳动物，如在欧洲和亚洲发现的田鼠可能是其宿主。报告的病例主要来自欧洲的免疫功能低下患者和中国的免疫功能正常患者。

疾病谱

根据节肢动物传播方式、临床表现、细胞内生长速率、细胞负荷程度和细胞内生长程度，立克次体科分为三组：斑点热组、斑疹伤寒组和丛林斑疹伤寒组（恙虫病东方体）（表43.4）。当发热、头痛和皮疹三联征是接触昆虫媒介的患者的主要临床表现时，通常怀疑立克次体科感染。由这些微生物引起的感染可能很严重，有时甚至致命。

虽然HME和HGA由不同病原体感染所致，但它们的临床表现相似。一般来说，埃立克体感染患者主要为非特异性症状，如发热、头痛和肌痛；皮疹很少发生。这种疾病的范围从无症状到轻微到严重。

实验室诊断

由于立克次体和埃立克体感染可能严重甚至致命，因此及时诊断至关重要。

直接检测方法

免疫组织学和常规及实时PCR已被用于诊断立克次体和埃立克体感染。斑点热组立克次体引起皮疹的首选样本是皮肤组织活检。使用多克隆荧光素标记抗体或酶标记抗体可间接检测该微生物。这些技术的敏感性约为70%，且依赖于正确的组织取样、多次组织的检查以及治疗前或治疗后24 h内的活检。

从外周血或脑脊液（cerebrospinal fluid, CSF）中直接检测埃立克体和无形体的方法包括PCR扩增，样本吉姆萨染色或Wright染色后直接显微镜检查，或用查菲埃立克体或无形

表43.4 立克次体属、东方体属、无形体属以及埃立克体属的主要特征

病原体	疾病	传播媒介	分布	诊断方法
斑点热组				
非洲立克次体	非洲蜱热病	蜱虫	撒哈拉以南非洲地区、加勒比	NAAT
康氏立克次体	地中海和以色列斑点热；印度蜱斑疹伤寒；肯尼亚蜱斑疹伤寒	蜱虫	南欧、中东、非洲地区	血清学、免疫组织学、NAAT
黑龙江立克次体	远东蜱传立克次体病	蜱虫	俄罗斯地区	NAAT
弗诺立克次体	弗林德斯岛斑点热	蜱虫	澳大利亚及泰国地区	NAAT、血清学
日本立克次体	日本斑点热	蜱虫	日本及韩国地区	NAAT
立氏立克次体	落基山斑疹热	蜱类（革蜱属）	北美和南美；尤其是在美国东南部和俄克拉荷马州	血清学、免疫组织学、NAAT
派氏立克次体	病情轻微，无死亡报告	蜱虫	北美和南美	血清学、免疫组织学、NAAT
西伯利亚立克次体	北亚蜱斑疹伤寒、淋巴管炎相关立克次体病	蜱虫	亚洲、欧洲和非洲地区	NAAT
斯洛伐克立克次体	蜱传淋巴结病	蜱虫	欧亚大陆	NAAT、血清学和培养
斑疹伤寒组				
普氏立克次体	流行性斑疹伤寒	虱子	世界范围内	血清学、PCR或RFLP
	复发性斑疹伤寒	无；复发性疾病	世界范围内	血清学、PCR或RFLP
伤寒立克次体	鼠伤寒	跳蚤	世界范围内	血清学、PCR或RFLP
丛林斑疹伤寒组				
恙虫病东方体	恙虫病	恙虫	南亚和东南亚、南太平洋	血清学，常规或巢式PCR
埃立克体/无形体/新立克次体				
查菲埃立克体	人单核细胞埃立克体病	蜱类（美洲钝眼蜱）	美国东南部、中南部和大西洋中部	血清学、PCR、免疫组织学、免疫细胞学
尤因埃立克体		蜱类（美洲钝眼蜱）	美国（与查菲埃立克体重叠）	用物种特异性引物进行PCR
无形体	人粒细胞无形体病	蜱（硬蜱属）	美国、欧洲	血清学、PCR、免疫组织学、嗜吞噬细胞外周血涂片、免疫细胞学
腺热新立克次体	腺热病	蜱虫	东南亚（主要日本地区）	血清学

NAAT：核酸扩增试验；PCR：聚合酶链反应；RFLP：限制性片段长度多态性。

体特异性抗体进行免疫细胞学或免疫组织学染色。在埃立克体感染的发热阶段，取外周血血沉棕黄层涂片吉姆萨染色或Diff-Quik染色，直接镜检可以观察到**桑椹胚**（富含细菌的细胞质空泡）的存在。在CSF细胞和组织中也可以观察到桑椹胚样结构。最近有研究表明，快速、物种特异性实时PCR检测的发展可以检测外周血样本中无形体属或埃立克体属的单一或混合感染。

血清学诊断

血清学诊断是鉴别立克次体病和埃立克体病的主要方法。诊断立克次体感染的血清学试验包括间接免疫荧光试验（indirect immunofluorescence assay, IFA）、EIA、普通变形杆菌OX-19和OX-2与奇异变形杆菌OX-K菌株凝集（**外斐反应**）、线印迹和免疫印迹。外斐反应（操作程序43.1）是用立克次体病患者的血清非特异性凝集某些变形杆菌菌株，在发展中国家仍然在使用，但由于假阳性和假阴性结果持续存在，这些检测已经被IFA等更准确的血清学方法所取代。

操作程序43.1
外斐反应

[目的] 检测疑似立克次体病患者血液中是否存在抗立克次体抗体。

[原理] 除小蛛立克次体和恙虫病东方体外，所有立克次体均表达与变形杆菌菌体（O）抗原相似的抗原，因此，如果患者感染立克次体，应对立克次体产生的抗体

也会与变形杆菌菌体抗原结合。变形杆菌菌悬液与含有抗感染抗体的血清混合时会发生凝集。

[方法] 将疑似立克次体感染患者血清的连续稀释,并与含三种不同的变形杆菌抗原(普通变形杆菌OX-19、普通变形杆菌OX-2和奇异变形杆菌OX-K)的菌悬液混合。观察该混合物是否存在凝集,存在凝集反应者为阳性。

[预期结果] 普氏立克次体(流行性斑疹伤寒)、伤寒立克次体(鼠伤寒)和立氏立克次体(落基山斑疹热)患者的OX-19呈阳性,OX-2和OX-K呈阴性。恙虫病患者的OX-K呈阳性,OX-19和OX-2呈阴性,斑点热组的立克次体感染患者(而非立克次体)对OX-2呈阳性,对OX-19和OX-K呈阴性。

急性和恢复期样本的滴度为1∶320或更高,或滴度增加4倍及以上,均视为阳性结果。

[局限性] 据报道,该试验的敏感性低至33%,特异性低至46%,结果需要根据患者病史(接触蜱叮咬)和临床症状进行解释。

[质量控制] 抗变形杆菌抗体阳性和阴性的已知血清。

除了诊断落基山斑疹热(RMSF)的乳胶凝集试验、IFA和DFA试验外,没有血清学试验可用于及时诊断RMSF,从而影响治疗。血清学诊断在感染早期几乎没有临床应用价值,因为除了立克次体外,立克次体抗体在症状出现至少2周后才能被检测到。然而,随着新的检测方法的开发,立克次体病的血清学诊断仍有改进的潜力。

埃立克体病血清学检测的敏感性和特异性尚不清楚,但被认为相对较高;间接免疫荧光抗体检测可用于诊断查非埃立克体或嗜吞噬细胞无形体感染。在疾病过程中,抗体滴度上升四倍或以上被认为具有临床意义。

培养

尽管立克次体可以在细胞和胚胎卵中培养,但实验室获得性感染的风险极高,只有在少数专业实验室中才可进行。症状出现后,应尽早在无菌、含肝素的小瓶中采集血液。同样,皮肤或焦痂(蜕皮或死皮)的穿刺活检也可用于培养,但必须在疾病过程中的早期收集。同样的样本也可用于PCR。

埃立克体和无形体细胞培养的条件未标准化,也没有常规开展。用于培养的样本是在无菌乙二胺四乙酸(ethylenediaminetetraacetic acid, EDTA)或柠檬酸葡萄糖(acid-citrate-dextrose, ACD)管中获得的外周血。如果样本不及时检测,则应在4℃下保存过夜。

抗菌药物敏感性检测与治疗

四环素类药物,尤其是多西环素,是治疗大多数立克次体、埃立克体或无形体感染的首选药物。一些氟喹诺酮类药物或氯霉素已被用于成功治疗立克次体的某些种。

预防

预防立克次体和埃立克体感染的最佳方法是避免与节肢动物接触。

柯克斯体

贝纳特柯克斯体是Q热的病原体,Q热是一种主要影响肺部的急性系统性感染。

一般特征

贝纳特柯克斯体比立克次体小,对各种化学和物理因子的抗性更强。对这种革兰阴性球菌的系统发育研究表明,它与立克次体相去甚远,与军团菌的关系最为密切。与立克次体相比,贝纳特柯克斯体可以在细胞外存活,并且只能在肺细胞中培养。这种微生物有孢子样的生命周期,可以以两种抗原状态存在。当从动物身上分离时,贝纳特柯克斯体处于Ⅰ期(**大细胞变体**),具有高度传染性。在Ⅱ期形态(**小细胞变体**)中,该病原体就像一个孢子,帮助病原体在细胞外生存。贝纳特柯克斯体可在细胞中培养,且不被认为有传染性。

流行病学和致病机制

牛、羊和山羊是由贝纳特柯克斯体引起的人畜共患病最常见的动物宿主。病原体通过受感染动物的尿液、粪便、牛奶及制品播散。通常,受感染的动物是无症状的。人类通过吸入受污染的气溶胶而感染。重要的是,由于小细胞变体对干燥和阳光的耐受性,贝纳特柯克斯体能够耐受恶劣的环境条件。Q热在除新西兰外的世界范围内流行。

感染后,贝纳特柯克斯体被宿主细胞吞噬并在液泡内繁殖。潜伏期通常为2～4周。在肺部感染和增生后,巨噬细胞摄取的病原体被携带到淋巴结,随后可通过血液传播。

疾病谱

潜伏期过后,贝纳特柯克斯体感染的最初临床表现是全身性和非特异性的:包括头痛、发热、寒战和肌痛。与立克次体感染相比,皮疹不会发生。这种疾病的急性和慢性形式都是常见的。框43.1中列出了疾病相关临床表现。

框43.1 贝纳特柯克斯体感染的临床表现

发热、自限性疾病、不典型肺炎表现、肉芽肿性肝炎、感染性心内膜炎、神经系统表现(如脑炎、脑膜脑炎)、骨髓炎

实验室诊断

贝纳特柯克斯体的培养必须在生物安全3级设施中进行,以避免实验室获得性感染。目前尚无实验室获得性感染记录。含有人肺成纤维细胞的贝壳小瓶可用于接种血沉棕黄层或活检组织样本,以分离贝纳特柯克斯体。接种后需在37℃的二氧化碳环境中培养6～14 d。可使用直接免疫荧光分析法检测该病原体。免疫组织化学检测有助于鉴别慢性Q热患者心脏瓣膜组织中的病原体。

核酸扩增(PCR)是诊断Q热非常有用的技术。然而,它需要在症状出现的4周内进行检测。血清是最常用的诊断工具。有三种血清学检测技术可用:IFA、CF和EIA。IFA被认为是诊断急性和慢性Q热的金标准。IFA具有高度的特异性和敏感性,具有较高的可靠性、成本效益和易用性。许多区

和州卫生实验室都可以进行Ⅰ期和Ⅱ期IgG和IgM血清学检测。然而，有研究表明在疾病的早期阶段，PCR比血清学检测的敏感性更高，更具有诊断价值。

抗菌药物敏感性检测与治疗

由于贝纳特柯克斯体在细菌培养基中不生长，因此仅在有限的实验室中进行药敏试验。四环素类药物被推荐用于治疗急性和慢性Q热。

预防

预防贝纳特柯克斯体感染的最佳方法是避免接触受感染的动物。一种疫苗已在澳大利亚和东欧国家上市，而在美国也有疫苗正在研发中。

惠普尔养障体

一些与特定疾病相关的病原体虽然能在病变组织中观察到，但却不可培养，这使得传统诊断技术的发展困难重重（例如血清学或抗原检测）。利用分子技术（如PCR扩增核糖体DNA序列，然后进行测序和系统发育分析）可检测和分类相关病原体。惠普尔养障体被确定为**惠普尔病**的病原体。

一般特征

系统发育分析表明，这种病原体是一种革兰阳性放线菌目细菌，与任何其他已知引起感染的属没有密切关系。这类病原体传统革兰染色不易着色，抗酸染色阴性。

流行病学、致病机制和疾病谱

惠普尔病主要见于中年男性，其特征是几乎每个器官系统中都存在PAS染色的巨噬细胞（表明存在黏多糖或糖蛋白）。在巨噬细胞和受感染的组织中可以观察到菌体，但从未成功培养到。患者可以出现腹泻、体重减轻、关节痛、淋巴结肿大、色素沉着、经常有长期关节疼痛史、腹部肿胀和压痛。神经和感觉变化经常发生。虽然不如肠道或关节受累常见，但也可能出现心脏表现，包括心内膜炎。有人认为，细胞免疫缺陷与该病的发生有关。

通过在无症状个体的粪便和唾液中分离病原体，可以很好地确定健康成年人是否存在定植。其他可能存在该病原体的部位包括牙菌斑、肠道活检组织和胃液等。

实验室诊断

仅限于少数实验室使用常规和实时PCR从受感染的组织或器官中检测惠普尔养障体。粪便和唾液用于筛查和识别携带者。然而，PCR不应被视为确诊试验，因为在其他健康个体中携带者普遍存在。

抗菌药物敏感性检测与治疗

该微生物不可培养，因此无法进行药敏试验。患者通常对抗菌药物长期治疗的反应良好，包括甲氧苄啶磺胺甲恶唑、大环内酯类、氨基糖苷类、四环素和青霉素；然而，四环素与严重复发有关。秋水仙碱疗法似乎可以控制症状。如果不进行治疗，这种疾病通常是致命的。

预防

对这种疾病的预防知之甚少。

肉芽肿克雷伯菌

肉芽肿克雷伯菌是一种性传播病原体，即**腹股沟肉芽肿**或**杜诺凡病**的病原体。

一般特征

肉芽肿克雷伯菌是一种被包裹的多形性革兰阴性杆菌，通常在大型单核细胞的液泡中观察到。

流行病学和致病机制

腹股沟肉芽肿在美国很少见，但在印度、巴布亚新几内亚、加勒比海、澳大利亚和南美部分地区被认为是生殖器溃疡的主要原因。病原体是通过性传播的，尽管可能存在其他传播方式。这种病原体的传染性很低，因为感染者的性伴侣通常不会被感染，或者需要反复接触才能被感染。

疾病谱

腹股沟肉芽肿的特征是皮下结节增大，演变成结实、红斑、肉芽肿、无痛的病变，容易出血。发生在生殖器上的病变常被误认为是肿瘤。患者常有腹股沟淋巴结肿大。

实验室诊断

该微生物可以在用瑞特或吉姆萨染色的病变刮片中看到。刮片必须存在皮下感染细胞；仅有表面上皮的样本不是一个合适的样本。在单核内皮细胞内可以看到细菌团，称为杜诺凡小体。肉芽肿克雷伯菌的这一病理特征是以一位医生的名字命名的，这位医生第一次在病变中观察到了该病原体。这种病原体被染色成带有明显极性颗粒的蓝色杆状物，形成了“安全别针”的外观，周围是一个大的粉红色荚膜。

肉芽肿克雷伯菌体外培养很困难，但可以使用含有蛋黄中某些生长因子的培养基来完成。最近，在腹股沟肉芽肿患者生殖器溃疡活检中的病原体已成功通过人类单核细胞培养出来。

抗菌药物敏感性检测与治疗

肉芽肿克雷伯菌从未进行过抗菌药物敏感性试验。甲氧苄啶磺胺甲噁唑和多西环素是治疗腹股沟肉芽肿最有效的药物。环丙沙星、阿奇霉素或红霉素（妊娠期）也能有效治疗腹股沟肉芽肿。

案例学习43.1

一名既往健康的13岁女性在急诊科就诊，在过去的9 d里持续头痛、发热和肌痛。她的家庭医生在入院前4 d开始对她进行阿莫西林治疗。在接下来的几天里，症状持续，她出现腹痛和定向障碍。实验室检查结果显示中性粒细胞减少和肝酶升高。入院时，她表现为畏光、颈项强直（颈部僵硬）和弥漫性血管内凝血。她最近曾去过阿肯色州，在那里她住在一个农场里，骑马，并且曾经从腿上取下过很多蜱虫。入院后患者接受了骨髓穿刺活检，通过患者单核细胞的瑞特染色结果得出了诊断。经多西环素治疗后，她完全康复。

问题：

1. 这种疾病的病原体是什么，是如何发现的？
2. 为什么这种疾病被称为人畜共患病？

3. 这种疾病很难诊断。医生可以使用什么实验室方法来诊断患有这种疾病的患者？

案例学习43.2

一名20岁的女性因阴道分泌物和局部刺激感3 d就诊。分泌物呈透明样、澄清、潮湿、无刺激性的，没有异常阴道出血。她在2个月前更换了性伴侣，随后不久出现了生殖器鹅口疮的表现，局部使用克霉唑治疗后有好转。她因为服用避孕药而没有使用安全套。她没有其他性伴侣。她以为她的伴侣没有其他交往对象，但她对他以前的性生活史知之甚少。阴道检查中唯一值得注意的是她的宫颈在拭子取样时容易出血。从后穹隆收集一个高位阴道拭子，从宫颈和尿道收集两个拭子，分别是第一个标准棉拭子和第二个衣原体分离专用拭子。她的医生给她开了多西环素和甲硝唑。第2 d，收到了实验室报告，并表明已检测到衣原体。这位患者曾回访过她的医生，对自己患有性病感到不安。她和她的伴侣被转院到当地性病诊所进行进一步调查和随访。

问题：

1. 实验室如何识别患者样本中的衣原体？
2. 针对感染开出的治疗方案是否合适，或者在收到表明存在衣原体的实验室结果后，处方是否应该更改？
3. 衣原体作为一种性传播疾病的流行率是多少？

案例学习43.3

一名青春期女性在当地一家医院的急诊科就诊之前，连续5 d出现发热、头痛和不适的非特异性症状。入院后不久，她的手掌和前臂出现瘀点疹。由于她典型的立克次体症状三联征，即使这些症状并不是同时出现的，她也得到了立克次体病的初步诊断，并进行了相应的实验室检查。就诊当天她出现了肾衰竭的症状。尽管得到了积极的医疗支持，她还是出现了弥散性血管内凝血，并迅速发展为败血症。不久后她去世了。在她去世之前，医务人员一直不知道她生活在一个存在蜱虫的落基山斑疹热（Rocky Mountain spotted fever, RMSF）高发区。后来获得的实验室结果表明她患有RMSF。

问题：

1. 这种疾病的病原体是什么？
2. 实验室是如何诊断这种疾病的？
3. 医生可以使用什么实验室方法来诊断患有这种疾病的患者？

复习题

1. 哪种微生物可以引起落基山斑疹热（　　）

   a. 沙眼衣原体　b. 查非埃立克体　c. 立克次体　d. 贝氏柯克斯体

2. 哪种沙眼衣原体血清型导致性病淋巴肉芽肿（　　）

   a. A　b. C　c. H　d. L1

3. 哪种病原体是通过接触受感染的鸟类而获得的（　　）

   a. 贝纳特柯克斯体　b. 鹦鹉热衣原体　c. 嗜吞噬细胞无形体　d. 惠普尔养障体

4. 一名24岁男子因阴茎出现无痛性溃疡而在印度接受医生治疗。经检查，溃疡呈粗大的红斑样，当用拭子对病变进行取样时，它很容易出血。此外，患者还有腹股沟淋巴结肿大。来自病灶的瑞特-吉姆萨染色显示在单个核细胞中存在蓝色棒状物，菌体两端比中间染色更深。什么病原体最有可能导致这种病变（　　）

   a. 肉芽肿克雷伯菌　b. 沙眼衣原体　c. 查非埃立克体　d. 惠普尔养障体

5. 一名医生打电话给实验室询问要进行哪项测试以排除17岁患者的肺炎衣原体，实验室微生物工作人员应该回答医生什么（　　）

   a. 痰常规细菌培养　b. 支气管肺泡灌洗液的瑞特-吉姆萨染色　c. 鼻咽抽吸物的实时PCR检测　d. 用变形杆菌OX-K、OX-19和OX-2进行血清凝集试验

6. 恙虫病东方体的传播与什么媒介有关（　　）

   a. 蜱虫　b. 跳蚤　c. 虱子　d. 恙虫

7. 哪三种症状与立克次体感染相关（　　）

   a. 尿道分泌物、发热和排尿困难　b. 咳嗽、咳痰和胸痛　c. 发热、头痛和皮疹　d. 生殖器病变、腹股沟淋巴结肿大和头痛

8. 是非题

   ______ 贝纳特柯克斯体的Ⅱ期形式（小细胞变体）类似于孢子，不具传染性。

   ______ 一名妇女向护士主诉有阴道分泌物，护士怀疑沙眼衣原体感染，并通过以下方式收集样本：使用大拭子清除宫颈的所有分泌物，然后将其放入拭子鞘中并送往实验室。该样本可用于沙眼衣原体检测。

9. 配对题：将每个术语与正确的描述配对

   ______腹股沟淋巴结炎　______直肠炎

   ______前庭炎　______输卵管炎

   ______桑椹胚　______杜诺凡小体

   a. 在单核吞噬细胞或组织细胞的细胞质中发现的细菌　b. 输卵管感染和炎症　c. 肛门和直肠发炎　d. 淋巴结肿大　e. 前庭腺或导管感染　f. 复发型埃立克体感染的吞噬体内聚集体

10. 将每种疾病与引起该疾病的病原体相配对（可能不止一种）

   ______沙眼　______恙虫病

   ______人单核细胞埃立克体病　______肺炎

______性病淋巴肉芽肿　　______鹦鹉热

______腹股沟肉芽肿　　______人粒细胞无形体病

______Q热　　______惠普尔病

a. 立氏立克次体　b. 查菲埃立克体　c. 沙眼衣原体　d. 恙虫病东方体　e. 鹦鹉热衣原体　f. 贝纳特柯克斯体　g. 肉芽肿克雷伯菌　h. 普氏立克次体　i. 肺炎衣原体　j. 惠普尔养障体　k. 嗜吞噬细胞无形体　l. 伤寒立克次体

11. 将每个传播媒介与其传播的病原体相配对

______蜱类(美洲钝眼蜱)　　______跳蚤

______蜱(硬蜱属)　　______恙虫

______虱子　　______蜱(革蜱属)

a. 嗜吞噬细胞无形体　b. 恙虫病东方体　c. 立氏立克次体　d. 普氏立克次体　e. 伤寒立克次体　f. 查菲埃立克体

参考答案

案例学习43.1

1. 患者患有查菲埃立克体病，通过骨髓涂片中桑椹胚(即大小不等的嗜碱性内含物)的存在证实。

2. 人畜共患疾病是人类因与动物或其排泄物接触而感染的疾病。人类通常是此类疾病的机会宿主。在本案例中，传播媒介是蜱虫，常见宿主是马。

3. 如果桑椹胚在外周涂片中不可见，则PCR和血清学检测也可用于诊断。该患者接受了血清学检测，得到了1∶512的滴度结果。培养的困难在于，这些病原体的细胞内生命周期仅限于细胞系，但难于在体外生长。

案例学习43.2

1. 核酸扩增试验(NAAT)几乎完全用于生殖道衣原体感染。

2. 通常用于治疗的抗生素包括阿奇霉素、多西环素、红霉素和其他大环内酯类抗生素、四环素和氟喹诺酮。甲硝唑适用于寄生虫感染，如阴道毛滴虫等。由于未发现滴虫，且考虑诊断为衣原体感染，因此可以从患者的治疗中删除甲硝唑。

3. 它在世界范围内导致感染和疾病。在美国，它是最常见的性传播细菌类病原体，也是盆腔炎、异位妊娠和不孕症的主要原因。美国疾病预防控制中心估计，美国每年发病人数约为300万例。

案例学习43.3

1. 病原体是革兰阴性立氏立克次体，经被感染的革蜱属蜱虫叮咬传播。

2. 包括落基山斑疹热在内的许多立克次体疾病，常见的典型三联征是发热、皮疹和头痛。

3. 诊断落基山斑疹热的实验室方法有血清学、免疫组织学和PCR方法。

复习题

1. c; 2. d; 3. b; 4. a; 5. c; 6. d; 7. c; 8. √, ×; 9. d, c, e, b, f, a; 10. c, d, b, c, e, i, c, e, g, k, f, j; 11. f, e, a, b, d, c

第44章·细胞壁缺陷细菌：支原体和脲原体

Cell Wall-Deficient Bacteria: Mycoplasma and Ureaplasma

黄鹤·译　周春妹·审校

本章目标

1. 描述支原体的一般特征，包括微观和宏观性状。
2. 确定致病性支原体属鉴别的关键特征性生化反应。
3. 解释分离培养这些苛养菌存在的困难，包括营养要求、免疫机制、细胞位置和培养条件(时间、温度和氧合要求)。
4. 比较肺炎支原体和肺炎链球菌感染的临床表现。
5. 本章将就如何对样本进行正确的处理、采集、运输和储存以便于有效分离病原体的内容进行详述。
6. 说明生殖支原体、人型支原体、肺炎支原体和解脲脲原体在人类宿主中定植的位置。
7. 描述本章中主要菌株感染的临床表现。
8. 描述肺炎支原体的血清学诊断的并发症。
9. 解释支原体相关药敏试验当前的局限性和建议。
10. 将有助于诊断本章讨论的主要病原体引起的感染的体征、症状和实验室发现联系起来。
11. 确定生殖支原体是男性炎症性非淋球菌性尿道炎(non-gonococcal urethritis, NGU)和女性炎症综合征[包括宫颈炎和盆腔炎(pelvic inflammatory disease, PID)]的新病因。

本章相关的属和种

莱氏无胆甾原体	穿透支原体
两形支原体	光脑支原体
颊支原体	梨支原体
咽支原体	肺炎支原体
发酵支原体	灵长支原体
生殖支原体	唾液支原体
人型支原体	嗜精支原体
嗜脂支原体	微小脲原体
口腔支原体	解脲脲原体

本章讨论了支原体，这是已知的可以自由生活的最小生物，与其他细菌不同的是它是没有细胞壁的原核生物。尽管支原体在植物界和动物界普遍存在（这一类中存在200多种不同的物种），本章讨论了非动物来源的最重要的支原体属和脲原体属，它们在人类中定居或感染。

一般特征

本章中的生物属于软膜细菌纲（原文拉丁语，意思是"柔软的皮肤"）。该纲由四个目组成，依次又包含五科八属（图44.1）。定植或感染人类的支原体属于支原体科；该科由两个属组成，即支原体属和脲原体属。这些微生物非常挑剔，生长缓慢，大多数是兼性厌氧菌，需要核酸前体分子、脂肪酸和胆固醇等甾醇才能生长。形态学上，这些细菌的细胞尺寸非常小（直径为0.3～1.0 μm）。此外，这些微生物代表了基因高度退化的细菌物种；支原体属包括所有自由生活细菌中基因组最小的物种。软膜菌属是低G+C革兰阳性细菌（即厚壁菌）的后代，它们最接近的近亲包括杆菌、链球菌和乳杆菌。

流行病学和致病机制

支原体可以是人类口咽和上呼吸道微生物菌群的一部分，也可以是泌尿生殖道微生物菌群的一部分。除了那些被认为是定植的细菌，相当多的证据表明某些支原体的致病性，而其他一些支原体在人类疾病中的作用尚不清楚。

流行病学

表44.1中列出了通常被认为是定植的支原体，以及它们各自的定植部位。这些支原体由机体通过直接的性接触、从供体到受体的组织移植、或在分娩从母亲子宫内传播给胎儿。肺炎支原体通过呼吸道分泌物传播。已从人类口腔中分离出一种无胆甾原体（在动物中广泛传播的生物体），即莱氏无胆甾原体；然而，这些支原体及其在人类中的定植意义仍不确定。

在从人类分离的其他支原体中，目前尚不确定梨状支原体、两性支原体、发酵支原体和穿透支原体在人类疾病中可能发挥的作用。已从感染人类免疫缺陷病毒（human immunodeficiency virus, HIV）的患者中分离出梨状支原体、发酵支原体和穿透支原体；然而，在感染或传播HIV与这些支原体感染之间没有明确的联系。对于穿透支原体在从HIV阳性患者向临床获得性免疫缺陷综合征（acquired immune deficiency syndrome, AIDS）转变过程中发挥作用的可能性已有过研究，但尚无充分证明两者之间存在联系。相比之下，生殖支原体暴露后促进HIV的脱落和获得的能力已经确定。发酵支原体已从支气管肺泡灌洗液、骨髓、外周血和肺炎患儿的喉咙等样本中分离出来。发酵支原体也与儿童及免疫功能低下个体的感染有关。在患有慢性呼吸道疾病和抗体缺乏症的患者的下呼吸道中检测到两形支原体，尚未报告过从健康无症状携带者中分离出来的病例。然而，直到肺炎支原体分子诊断取得最新进展，肺炎支原体和两形支原体之间的血清学交叉反应可能通过将先前健康患者错误归类为肺炎支原体感染而掩盖了他们的原发性呼吸道感染。评估培养阳性、肺炎支原体DNA阴性呼吸道样本的前瞻性研究可用于确定苯甲醛支原体作为原发性或机会性病原体的作用。免疫功能低下患者中存在各种支原体感染，已通过与医疗程序（如肾移植或泌尿生殖道操作）或创伤后伤口感染相关的生殖道或呼吸道定植得到证实。

最后，从人类中分离出的其余的支原体——包括肺炎支原体、生殖支原体、光脑支原体、解脲脲原体、微小脲原体和人型支原体在人类感染中具有明确的作用。生殖支原体、解脲脲原体、微小支原体和人支原体已从人类的泌尿生殖道分离得到，肺炎支原体已从呼吸道中分离得到。生殖支原体约占非淋菌性尿道炎（NGU）的15%～20%，其中非淋球菌性尿道

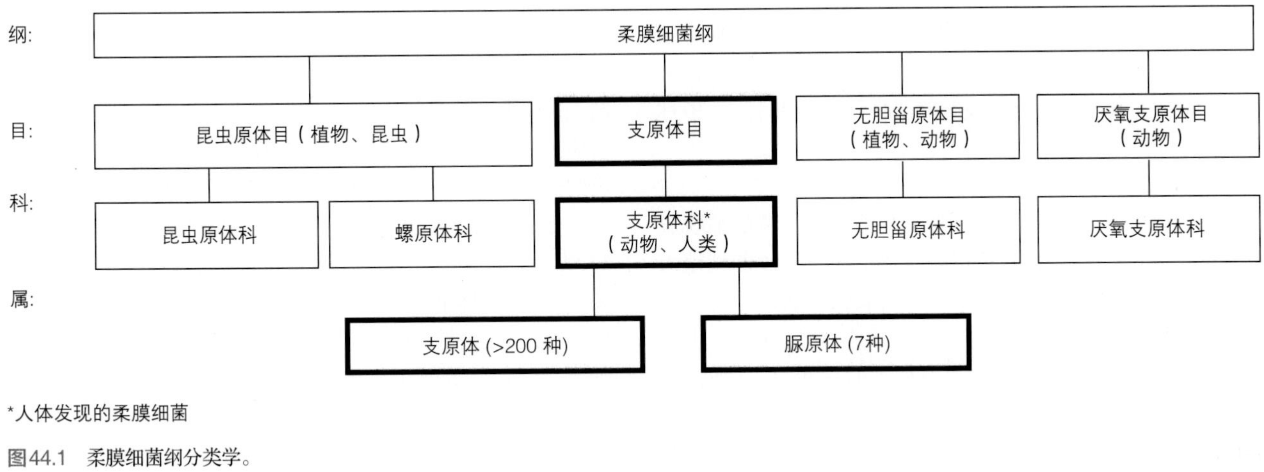

*人体发现的柔膜细菌

图44.1 柔膜细菌纲分类学。

炎不是由淋病奈瑟菌引起的，淋病奈瑟菌是男性尿道炎最常见的病因。生殖支原体与泌尿生殖道中其他支原体或脲原体的存在无关。在女性中，该病原菌可引起宫颈炎、盆腔炎（PID）和感染后输卵管因素不孕症。脲原体和支原体均已从死胎、早产和自然流产胎儿的内脏器官中分离得到。生殖支原体和人型支原体在较小程度上与妊娠相关并发症有关，但此点尚未明确，解脲脲原体和微小支原体被认为是绒毛膜羊膜炎、早产、临床研究和使用动物（绵羊）模型的前瞻性研究中的胎膜早破的元凶。此外，脲原体侵入绒毛膜羊膜和羊水后分娩与早产儿肺支气管发育不良和脑膜炎/脑膜脑炎的风险密切相关。最近，脲原体和人型支原体已被确定为引起免疫系统疾病患者高氨血症的原因。

与产前脲原体病相关的风险高度依赖于菌株。婴儿通常被解脲脲原体和人型支原体的良性菌株定植。一旦个体进入青春期，这些微生物的定植则主要由于性接触。人型支原体与细菌性阴道病（bacterial vaginosis, BV）有关，在临床BV中排除其他因素时应考虑人型支原体感染。该生物体还与原生动物寄生虫阴道毛滴虫有共生关系，它侵入阴道毛滴虫细胞并在细胞内生活。这种关系可能通过提高细胞病理学损伤程度和甲硝唑耐药性的形式导致阴道毛滴虫致病性增强。阴道毛滴虫在提高人型支原体存活率和加强传播方面的作用已在抗菌药物治疗期间得到证实。人型支原体很少与身体远端部位的感染有关，尤其是脑脓肿。

肺炎支原体是社区获得性非典型肺炎的一种病因，通常被称为行走的肺炎（第68章）。这种病原菌在全世界范围内引起感染，美国每年估计有200万例感染病例。肺炎支原体感染也可能导致支气管炎或咽炎。肺炎支原体可通过呼吸道分泌物或间接通过被呼吸道分泌物污染的无生命物体（尘螨）传播。感染可单独发生，也可在如家庭、军营等的封闭人群中暴发。肺炎支原体引起的肺炎可能表现为无症状到轻型疾病，早期出现的非特异性症状包括不适、发热、头痛、喉咙痛、耳痛和干咳。这与肺炎链球菌感染相关肺炎的典型症状有显著不同（第14章和第68章）。肺炎支原体强烈附着于黏膜细胞，并可能驻留在宿主细胞胞内，导致持续数月至数年的慢性持续感染。这种感染不像流感和其他呼吸道病原体那样遵循季节性模式。除呼吸道感染外，肺炎支原体也可引起如心包炎、溶血性贫血、关节炎、肾炎、贝尔麻痹和脑膜脑炎的肺外感染。最后，光脑支原体是口咽共生菌，偶尔引起海豹伤口感染，是迄今为止唯一被证实引起人畜共患病的支原体。这种生物与继发于海洋哺乳动物接触的溃疡性角膜炎有关，俗称“海豹指”。

致病机制

一般来说，支原体定植于呼吸道和泌尿生殖道的黏膜表面。除了上述支原体，排除免疫缺陷宿主或与医疗器械植入相关的感染，大多数支原体很少产生侵袭性疾病。这些被确定为人类感染病因的支原体，主要存在于细胞外，与纤毛上皮细胞和非纤毛上皮细胞的表面具有极大的亲和力。最近，发酵支原体、穿透支原体、生殖支原体、人支原体和肺炎支原体已在细胞内找到。细菌感染的胞内侵袭通常被认为是免疫逃避的一种手段，可能导致感染的持续性，有停止治疗后复发的可能，肺炎支原体的培养和分离的困难在于它有复杂而特殊的附着细胞器，包括主要与宿主细胞相互作用的P1黏附蛋白。类似地，生殖支原体利用尖端细胞器通过MgPa黏附附着到宿主细胞上，MgPa黏附与肺炎支原体的P1黏附素同源。对明显能够引起疾病的支原体，许多疾病过程包括强大的宿主免疫反应（炎症），由于这些感染的慢性性质，导致长期的炎症综合征。除了黏附特性和宿主对感染的免疫反应外，直接导致细胞死亡的能力也可能使其致病性增加。肺炎支原体产生一种有效的ADP核糖基化毒素［“社区获得性呼吸窘迫综合征”（community-acquired respiratory distress syndrome, CARDS）毒素］，与其致病力密切相关。

有研究发现，与HIV患者相关的支原体（发酵支原体、穿透支原体和梨状支原体）都能够侵入人类细胞并调节免疫系统。基于这些发现，一些研究者提出这些支原体可能在这些患者的某些疾病过程中发挥作用。

疾病谱

表44.1总结了人类支原体病的临床表现。

实验室诊断

因为培养要求复杂且耗时，支原体感染的实验室诊断非常具有挑战性；然而，最近出现的快速分子诊断试验代表着在诊断支原体病和脲原体病方面向前迈出了一大步。由于青霉素和其他β内酰胺类药物的无效，准确、快速地诊断肺炎支原体和生殖支原体非常迫切。涉及人类疾病的细胞壁缺陷微生物（即肺炎支原体、解脲脲原体、微小脲原体、人型支原体和生殖支原体）的实验室诊断得以解决。

样本采集、运输和处理

根据疾病种类的不同，多种样本适用于培养或其他检测手段诊断支原体感染。可接受的样本类型包括体液（如血液、关节液、羊水、尿液、前列腺分泌物、精液、胸膜分泌物、痰和支气管肺泡灌洗液样本）；以及组织；伤口抽吸物；伤口、喉咙、鼻咽、尿道、宫颈或阴道的拭子。用于生殖支原体培养的血液应在不使用抗凝剂的情况下收集，并立即接种到适当的肉汤培养基中。聚乙烯磺酸钠（sodium polyethyl sulfonate, SPS）可抑制支原体，SPS是商业血液培养基中常见的抗凝剂。可以通过添加1%重量/体积的明胶来克服这个问题。商用血培养基和自动化仪器不足以检测支原体。应在不使用任何消毒剂、止痛剂或润滑剂的情况下获取拭子样本。铝轴或塑料轴上应采用涤纶或聚酯棉签。收集尿液样本时必须小心，以防止妇科检查期间使用的润滑剂或防腐剂污染。

支原体没有细胞壁，极易干燥；因此，运输培养基是必要的，尤其是在用拭子采集样本时。如果可以在采集后1 h内将液体样本（如体液）接种到适当的培养基中，不需要运输培养基。组织应保持湿润；如果预期在处理上有延迟，也应将其放置在运输培养基中。用于分离支原体属的特定培养基含有10%热灭活小牛血清、0.2 M蔗糖置于0.02 M磷酸盐缓冲液中，pH为7.2，如SP4葡萄糖肉汤或Shepard 10B肉汤。可用

表44.1 从人体分离出的支原体

微生物	分离源	临床表现	微生物	分离源	临床表现
两形支原体	呼吸道	· 免疫低下患者的慢性支气管肺炎和复发性气道感染 · 原发性非典型肺炎或继发性肺炎（拟议/疑似）	穿透支原体	尿液，生殖道，血液，呼吸道	HIV疾病进展（拟议） 特发性非淋菌性尿道炎
颊支原体	口咽部	口腔微生物	光脑支原体	皮损	“海豹指”（海豹咬伤继发的溃疡性角膜炎）
口腔支原体	口咽部	· 口腔微生物 · 免疫低下患者的机会性肺炎、感染性滑膜炎、骨髓性或脓肿	梨支原体	直肠，外周血，尿液	胃肠道微生物
唾液支原体	口咽部，牙龈	· 口腔微生物 · 机会性关节炎，咬肌下脓肿，[a]牙龈炎或牙周炎在免疫低下患者	生殖支原体	生殖道、尿液	非淋菌性尿道炎 · 前列腺炎 · 盆腔炎 · 不孕 · 宫颈炎 · 性获得性反应性关节炎 · HIV传播增强
人型支原体	生殖道，关节，呼吸道，新生儿，中枢神经系统	· 阴道微生物 · 细菌性阴道炎 · 盆腔炎性疾病 · 肾盂肾炎 · 绒毛膜羊膜炎 · 支气管肺发育不良（新生儿） · 脑膜炎、脑膜脑炎（新生儿） · 脓毒性关节炎 · 脓肿（盆腔、脑、主动脉） · 脑膜炎[a] · 骨髓炎[a]	灵长支原体	生殖道、口咽部	口腔微生物 · 机会性角膜炎[a]
肺炎支原体		· 原发性非典型性肺炎 · 支气管炎 · 咽炎 · 脑膜脑炎 · 心包炎 · 关节炎 · 溶血性贫血 · 肾炎 · 贝尔麻痹 · 史蒂文斯-约翰逊综合征	嗜精支原体	生殖道、精液	生育能力受损（拟议）
咽支原体	口咽部	口腔微生物 脑囊肿[a]	莱氏无胆甾原体	皮肤烧伤	复杂烧伤感染[a,b]
发酵支原体	口咽部，外周血，呼吸道，骨髓，尿液，生殖道	Lipshütz溃疡[a] 传染类风湿性关节炎 恶性转化（拟议） 机会性肺炎（拟议）	微小脲原体	生殖道、尿、精液、血液、新生儿呼吸道、新生儿中枢神经系统	泌尿生殖系统微生物 · 绒毛膜羊膜炎 · 早产 · 支气管肺发育不良（新生儿） · 脑膜炎/脑膜脑炎（新生儿） · 非淋菌性尿道炎
嗜脂支原体	呼吸道	肺炎[a]	解脲脲原体	生殖道、尿、精液、血液、新生儿呼吸道、新生儿中枢神经系统	泌尿生殖系统微生物 · 绒毛膜羊膜炎 · 致命的高氨血症综合征免疫缺陷患者 · 早产 · 支气管肺发育不良（新生儿） · 脑膜炎/脑膜脑炎（新生儿） · 非淋菌性尿道炎

HIV：人类免疫缺陷病毒。

[a] 此描述已被报道少于5次。

[b] 此描述是在一份报告中进行了描述，所有的胆浆阳性病变均合并革兰阳性杆菌感染。关于莱氏无胆甾原体与人类烧伤感染或携带之间存在关联的证据很少。

于培养这些生物体的其他商业培养基包括Stuart培养基、添加0.5%牛血清白蛋白的胰蛋白酶大豆肉汤、Mycotrans（Irvine Scientific, Irvine, CA）和A3B肉汤（Remel, Inc., Lenexa, KS）。处理过程中的过度延迟可能会导致临床样本中微生物的生存能力和恢复能力下降。如果培养前的储存时间预计超过24 h，应将样品置于运输培养基中，并在−80℃下冷冻保存。冷冻样品应在37℃水浴中解冻。

表44.2总结了各类样品的运输和储存条件。

直接检测

在临床样本中不推荐直接鉴别肺炎支原体、脲原体属或其他支原体属的方法，尽管已经描述了一些方法，如免疫印迹和间接免疫荧光。革兰染色直接检测可能排除了其他传染性微生物的存在，但不能对细胞壁缺陷支原体和脲原体进行明确的染色。吖啶橙或荧光染料染色对观察微生物可能有用。然而，这些是非特异性的染色剂，可以染色细菌和人类细胞中的核酸。

核酸检测

几种扩增方法，如聚合酶链反应（polymerase chain reaction, PCR），已被开发用于检测临床相关支原体和脲原体种类，包括美国食品药品管理局（FDA）批准的检测肺炎支原体和生殖支原体的试验。各种各样的靶标包括16S核糖体核糖核酸（rRNA）序列、插入序列和生物特异性基因已被用于这些检测的发展。由于周转时间快，特异性强，且不需要培养挑剔的微生物，PCR扩增诊断这些微生物是目前的“金标准”。Illumigene ab（Meridian Biosciences, Inc., Cincinnati, OH）是经FDA批准的检测方法，是一种单目标等温环介导PCR检测，可用于检测。在考虑使用分子扩增方法检测感染性疾病时，重要的是要注意，尽管一种生物是可以检测到的，但患者的体征和症状必须与所识别的病原体相关联。可以用一种方法检测一种生物，但不能用另一种方法——换句话说，根据患者对感染的反应和目前的疾病表现状态，患者可能PCR阳性，但支原体培养阴性或血清学阴性。第8章提供了更详细的优点、局限性和在发展扩增分析中使用的方法描述。常规临床实验室广泛采用多重实时PCR方法检测肺炎支原体以及其他非典型呼吸道病原体，如肺炎衣原体和嗜肺军团菌。利用针对几个独特基因组位点的PCR方法，在男性尿液和尿道拭子中直接检测到生殖支原体。在女性中，类似的方法也用于阴道或宫颈拭子的检测。在欧洲和澳大利亚成功实施基于PCR的商业诊断方法后，FDA也批准了一种类似的生殖支原体检测方法，并可在美国使用［Hologic（Marlborough, MA）的Aptiva生殖支原体检测］。由于生殖支原体对大环内酯的耐药性正在以惊人的速度增长，澳大利亚公司SpeeDx（Eveleigh, NSW, Australia）开发了ResistancePlus MG，可以检测与大环内酯耐药性相关的微生物和五种不同的基因型。

培养

一般情况下，支原体分离培养基含有牛肉或大豆蛋白、血清、新鲜酵母提取物和其他特定的生长因子。由于这些微生物生长缓慢，培养基必须具有高度选择性，以防临床样本中可能存在的快速生长的微生物过度生长。这些生物的培养基和培养条件见表44.3。肺炎支原体、解脲脲原体和人型支原体的培养方法分别在操作程序44.1、操作程序44.2和操作程序44.3中提供。用严格的分离培养基进行培养基质量控制是非常重要的。

在大多数情况下，可利用支原体对不同底物的代谢活性的不同检测它们的生长。因为支原体可将葡萄糖发酵成乳酸，葡萄糖（右旋糖）选择性地加入肺炎支原体的培养基中，再通过染料指示剂的颜色变化来检测pH的变化。同样，在培养基中加入尿素或精氨酸可以分别检测解脲脲原体、细小支原体和人型支原体（表44.4）。如果观察到颜色变化（即通过添加到培养基中的化学指示剂检测pH的变化），将0.1～0.2 mL的混合物立即传代到新鲜肉汤和（或）琼脂培养基中。

表44.2　支原体及相关生物的运输和储存条件

样本类型	运输条件	运输培养基（例子）[a]	储存条件	处理
体液或液体样本[b]	收集1 h内冰浴或4℃	不需要	4℃至24 h[c]	高速离心浓缩，在肉汤培养基中稀释（1∶10～1∶10 000），去除抑制物质和污染细菌；尿液应通过0.45 μm孔径的过滤器过滤
棉签拭子	立即放入运输培养基中	0.5%白蛋白的胰蛋白酶大豆肉汤改Stuart运输培养基 2SP（含10%热灭活胎牛血清的糖磷酸盐培养基） Shepard 10B解脲脲原体肉汤 肺炎支原体和其他支原体的SP4肉汤[d] 支原体运输培养基［磷酸胰蛋白酶肉汤、10%牛血清白蛋白、青霉素100 000 U/mL和通用运输培养基（Copan, Murrieta, CA）］	4℃至24 h[c]	无
组织	收集1 h内冰浴或4℃	不需要，只要防止干燥	4℃至24 h[c]	在运输培养基中绞碎（不是磨碎）和稀释（1∶10和1∶100）

[a]这不是一个完整的列表。各种商业介质可供选择。

[b]除了血（见正文）。

[c]离心后在运输培养基中稀释，可无限期保存在−80℃。

[d]SP4肉汤：蔗糖磷酸盐缓冲液、20%马血清、支原体碱、中性红。

表44.3 肺炎支原体、脲原体属、人型支原体的培养

微生物	培养基（例子）	培养条件
肺炎支原体	双相SP4（ph7.4） 三相系统（Mycotrim RS, Irvine Scientific, Irvine, CA） 含酵母提取物和马血清的PPLO[a]肉汤或琼脂 改良的纽约培养基	肉汤：37℃，在空气中存放4周 琼脂：37℃，环境空气中添加5%～10% CO_2或95% N_2 + 5% CO_2厌氧培养 所有培养物在报告阴性前应保存4周
解脲脲原体/微小脲原体[b]/人型支原体[c]	A7或A8琼脂培养基（Remel, Lenexa, KS）；应加入青霉素以减少细菌过度生长[a] 纽约培养基 改良纽约培养基 SP4葡萄糖精氨酸肉汤[d] 含尿素的SP4葡萄糖肉汤[e] 三相体系（Mycotrim GU, Irvine Scientific） Shepard 10B肉汤（或Ureaplasma 10C肉汤）[e]	肉汤：37℃，在空气中保存7 d 琼脂：37℃在5%～10% CO_2中或在95% N_2 + 5% CO_2中厌氧培养2～5 d 在报告阴性之前，生殖样本培养应保留7 d

PPLO：类胸膜肺炎菌。
[a]商业上可用。
[b]使用尿素，需要酸性介质。
[c]将精氨酸转化为鸟氨酸，并在较宽的pH范围内生长。
[d]用于人型支原体的分离。
[e]用于解脲脲原体分离。

表44.4 主要支原体属和脲原体属的基本生化反应区分

微生物	葡萄糖代谢	精氨酸代谢	脲酶
发酵支原体	阳性	阳性	阴性
生殖支原体	阳性	阴性	阴性
人型支原体	阴性	阳性	阴性
肺炎支原体	阳性	阴性	阴性
微小脲原体	阴性	阴性	阳性
解脲脲原体	阴性	阴性	阳性

操作程序44.1
肺炎支原体的分离

［原理］ 肺炎支原体是一种非常挑剔的呼吸道病原体。由于这种病原菌缺乏细胞壁，并且有严格的营养要求，因此从临床样本中恢复这种微生物需要特殊的培养基和培养条件。

［方法］

1. SP4双相培养基的制备方法如下。

（1）将培养基基材的成分混合：

- 支原体肉汤基质（BD），3.5 g。
- 色氨酸（Difco），10 g。
- bacto-蛋白胨（Difco），5 g。
- （50%水溶液，过滤灭菌），10 mL。
- 蒸馏水，615 mL。

（2）将固体放入沸水中溶解，调节pH至7.4～7.6。根据制造商的说明进行高压灭菌。冷却至56℃后，每625 mL的基础液加入以下补充液，使最终体积为1 L。

- 含有谷氨酰胺的CMRL 1066组织培养基，10×（GIBCO），50 mL。
- 水酵母提取物（按纽约市培养基中描述制备），35 mL。
- 酵母酸酯（Difco；2%溶液），100 mL。
- 胎牛血清（热灭活56℃ 30 min），170 mL。
- 青霉素G钠、1 000 IU/mL。
- 两性霉素B，0.5 g。
- 多黏菌素B，500 000 U。

（3）准备制作双相培养基所需的琼脂，在添加补充成分之前，将8.5 g纯化琼脂（Difco）添加到基础培养基成分。

（4）无菌操作将1 mL的SP4琼脂无菌倒入4 mL带螺旋盖的小瓶底部。让琼脂凝固，并在每个小瓶中在琼脂层上方分配2 mL SP4肉汤。密封瓶盖，保存在−20℃。

2. 将0.1～0.2 mL的液体样本或用棉签蘸取的样本浸入SP4双相培养基中并旋转。在尽可能多的液体从拭子中流出后，移除拭子以防止污染。

3. 将小瓶密封，在35℃的空气中孵育3周。

4. 每天检查小瓶。在最初的5 d内，pH的变化（从橙色变为黄色或紫色）或浑浊度的增加表明培养基受到了污染，应该废弃。

5. 如果酸碱度有轻微的变化（黄色），浑浊度没有增加，或者孵育7 d后没有变化，将肉汤培养液滴数滴传代到琼脂上。继续培养原来的肉汤。

6. 如果在7 d内没有变化的肉汤在任何时候都显示出轻微的酸性pH变化，就像前面提到的，将其传代到琼脂。3周后无变化的培养液再培养至琼脂。

7. 将琼脂平板在35℃、5%～10% CO_2的潮湿环境中培养7 d。

8. 菌落培养5 d后，在（20×）～（60×）放大镜下观察琼脂表面，菌落呈球形、粒状、淡黄色，嵌在琼脂中，外层薄（图44.2）。

9. 通过在用生理盐水（0.85% NaCl）代替水制备的1%琼脂中用5%绵羊或豚鼠红细胞覆盖显示可疑菌落的琼脂板来鉴定肺炎支原体。将1%的琼脂融化并冷却至50℃，加入血细胞，并在原来的琼脂表面浇上薄薄的一层。

10. 将培养皿再孵育24 h，观察由产生过氧化氢引起的肺炎支原体菌落周围的溶血现象。在室温下过夜的额外孵育增强了溶血作用。没有其他种类的支原体产生这种反应。

操作程序44.2
分离解脲脲原体和微小脲原体

[原理] 与其他支原体相似，脲原体需要特殊的培养条件才能从临床样本中获得。

[方法]

1. 从运输培养基中各取0.1 mL样本，接种一个脲原体琼脂平板和一个脲原体肉汤。
2. 将肉汤在密封的试管中孵育5 d。每天观察两次，观察肉汤的颜色变化为红色，但浑浊度没有增加。如果发生颜色变化，立即转移一环到脲原体琼脂平板并划线以获得分离的菌落。
3. 琼脂板培养在蜡烛瓶或在35℃的厌氧环境中最佳。48 h内在琼脂上出现菌落。用与肺炎支原体相同的方法检查平板（操作程序44.1）。脲原体菌落呈小颗粒状，呈淡黄色球体。
4. 培养48 h后，确定脲原体琼脂上的菌落，将1%尿素和0.8% MnCl2的蒸馏水溶液倒在琼脂表面。解脲脲原体因产生脲酶而呈深褐色（图44.3）。

操作程序44.3
人型支原体分离

[原理] 与其他支原体相似，临床样本培养成功人型支原体需要特殊条件。

[方法A]

1. 取一个人型支原体琼脂平板和两个人型支原体肉汤管，一个肉汤含酚红指示剂，一个不含可能抑制性酚红，各接种0.1 mL的运输培养基样本。
2. 在密封的试管中培养肉汤5 d。如果含酚红的肉汤颜色变为红色或紫色，则将两种肉汤传代至人型支原体琼脂。培养48 h后，将0.1 mL或一环肉汤从浊度没有变化或只有轻微增加的试管中转移到人型支原体琼脂和分离菌落的条状培养基中。
3. 人型支原体琼脂平板的培养方式与脲原体培养相同。对于菌落，每天应观察培养皿，至5 d。

[方法B（备选方法）]

1. 将样本接种到预还原的黏菌素萘啶酸（CNA）羊血琼脂或厌氧血平板上，并在厌氧条件下培养48～72 h。
2. 检查革兰染色上有无细菌的精确菌落。
3. 将可疑菌落划线至人型支原体琼脂，并按照步骤3进行培养。

在一些临床情况下，可能需要提供有关临床样本中的支原体载量的定量信息。例如，在排尿过程中或前列腺按摩后的不同阶段采集样本的定量可以帮助确定泌尿生殖道支原体感染的位置。

识别方法

肺炎支原体在琼脂培养基上呈球形、颗粒状、淡黄色，嵌入琼脂中，有一层类似图44.2所示的薄外层。每天用立体显微镜在（20×）～（60×）放大镜下检查脲原体，每24～72 h检查人型支原体，每3～5 d检查肺炎支原体和其他生长缓慢的菌种。因为只有肺炎支原体以及解脲脲原体的一种血清型，通过在磷酸盐缓冲盐水中添加0.5%的豚鼠红细胞覆盖可疑菌落来确定肺炎支原体。在室温下20～30 min后，观察红细胞的菌落黏附。

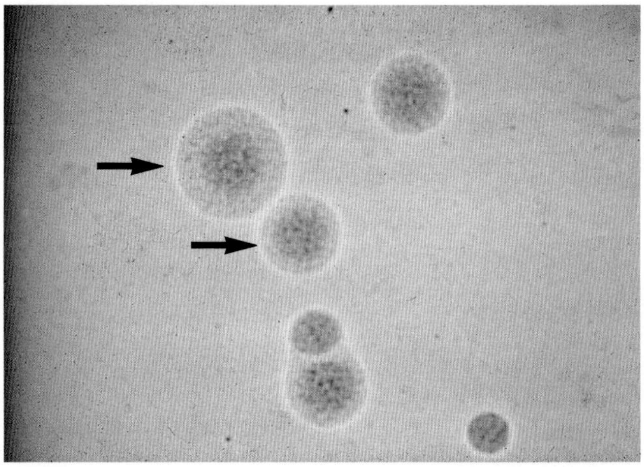

图44.2 100倍放大下肺炎支原体菌落。注意菌落大小的变化（箭头）。（来源：Courtesy Clinical Microbiology Laboratory, SUNY Upstate Medical University, Syracuse, NY.）

生殖支原体的培养也以类似的方式进行，包括培养检查和传代培养的要求。在A8琼脂上（Hardy Diagnostics, Santa Maria CA.）的菌落可以通过氯化钙指示剂下尿素酶的产生确定为解脲脲原体。解脲脲原体菌落（直径15～60 μm）呈暗棕色团块。解脲脲原体典型的菌落见图44.3。人型支原体菌落大（直径20～300 μm），脲酶阴性（图44.3），具有典型的“煎蛋”外观（图44.4）。生殖支原体也能产生类似的煎蛋菌落，

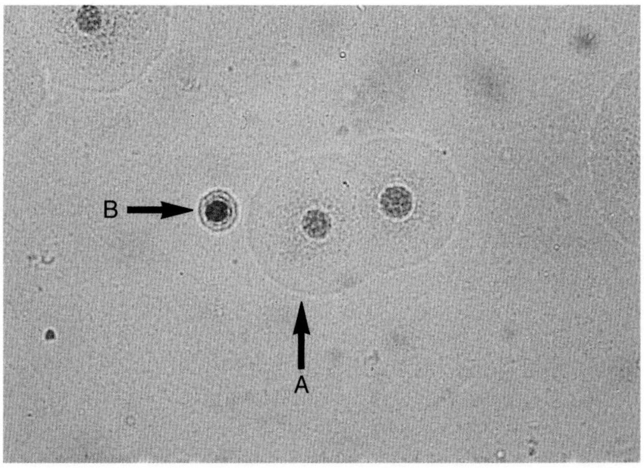

图44.3 人型支原体和解脲脲原体的分离（放大100倍）。可见“煎蛋”状的大的人型支原体菌落（箭头A）和相对较小的解脲脲原体菌落（箭头B）。

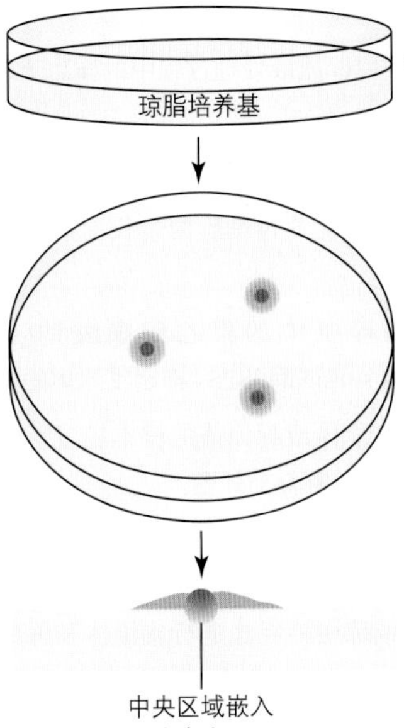

图44.4 支原体在琼脂培养基中的菌落生长特性。

但通常需要数周的时间才能形成，因此对于诊断目的来说无用。在传统的血琼脂上，人型支原体菌株，而非解脲脲原体菌株，会产生非溶血的、不被革兰染色的精确菌落。这些菌落可以被二烯烃或吖啶橙染色。许多用于生殖道支原体检测、定量、鉴定和抗微生物药敏测试的运输和生长培养基系统在美国和欧洲已经上市。

■ **血清学诊断**

肺炎支原体的实验室诊断通常方法是血清学诊断。近一半的非特异性冷凝集素的产生发生在由这种生物引起的非典型肺炎患者。肺炎支原体抗体通常在患病约1周后检测到，在3～6周期间达到峰值，然后逐渐下降。抗体对肺炎支原体的反应因患者而异。一些患者无法产生可检测到的免疫球蛋白M（IgM）水平，而另一些患者的IgM水平将持续存在几个月。与抗体反应相关的可变性需要比较配对血清来进行正确的诊断。此外，冷凝集素的形成与肺炎支原体感染有关。最广泛应用的血清学试验是酶联免疫吸附试验（enzyme-linked immunosorbent assay, ELISA），尽管间接免疫荧光试验已取得一些成功。特异性IgM检测，如免疫卡（Meridian Diagnostics, Cincinnati, OH）在商业上是可获得的，在某些情况下，儿童、青少年和年轻人的单一阳性结果可能被视为诊断性的结果。此外，与其他检测方法相比，商用的同时检测肺炎支原体的IgM和IgG的基于膜的检测方法（Remel EIA, Lenexa, KS）具有良好的敏感性和特异性。还有一些其他的商业化的检测方法，包括酶免疫分析（EIA）微量滴度检测。

虽然可以进行生殖支原体的间接血凝和代谢抑制等血清学检测，但很少使用。由于支原体抗原的复杂性，以及外膜抗原之间的血清学交叉反应性，开发一种特异性好且有用的血清学检测方法是一个挑战。

抗菌药物敏感性试验和治疗

琼脂稀释法和肉汤稀释法可以用来确定抗菌药物的敏感性，但支原体复杂的生长要求限制了它们的性能，只在少数实验室应用。临床和实验室标准协会的人类支原体敏感性检测小组委员会制定了琼脂和肉汤稀释方法。大多数支原体感染是经验性治疗的。

大多数肺炎支原体感染是自限性的，通常不需要治疗，但抗菌药物治疗可以显著减少或缩短疾病过程。由于缺乏细胞壁，肺炎支原体和其他柔膜细菌天生对所有β内酰胺类抗菌药物具有耐药性，因为这类药物会干扰细胞壁的合成。此外，它们对磺胺类药物、甲氧苄啶和利福平具有耐药性。对大环内酯类和林考酰胺类药物的敏感性模式因物种而异。肺炎支原体和生殖支原体历来对大环内酯类、四环素类、酮内酯类和氟喹诺酮类药物敏感。尽管大环内酯类药物仍然是治疗肺炎支原体的合适的一线疗法，但它们对主要的生殖支原体菌株正在迅速变得无效。单剂量大环内酯类药物（即阿奇霉素）有利于性传播疾病诊所治疗淋菌性和非淋菌性尿道炎，因为延长给药方案的成功取决于患者的依从性，而这在高危临床环境中往往不可靠。虽然这是最初对生殖支原体感染的一种成功干预，但在高剂量治疗期间，该生物的兼性细胞内位置为其提供了对大环内酯类药物的保护，导致清除不完全、疾病复发和大环内酯类药物耐药性增加。考虑到单剂量大环内酯治疗成功解决的因素，可以预见的是生殖支原体门诊治疗将构成独特的挑战。不幸的是，人型支原体和解脲脲原体对各种药剂的敏感性是无法预测的。在大多数情况下，四环素是这些药物的选择，尽管有耐药性报道。

在免疫功能低下患者的生殖道和生殖道外感染中已发现耐多药支原体和脲原体。治疗和清除这些感染极其困难，而且受限于抗菌药物的抑菌浓度，以及与这些药物感染相关的缓慢生长和免疫调节。

预防

目前还没有针对人类支原体的疫苗。早期在人类受试者和动物模型上的研究证明，在受到挑战下要么是无效的，要么是有害的，这可能是由于机体的炎症性和免疫调节性质。可通过屏障保护，如使用男用避孕套，防止支原体和脲原体在泌尿生殖道传播。

案例学习44.1

一名29岁健康女性，出现咳痰、发热［102℉（38.9℃）］和严重的头痛症状。尽管她的喉咙没有红斑和渗出物，但她有颈部腺病（腺体肿胀）。胸部检查显示双侧肺底有轰鸣音，呼吸音弥漫性减弱。这一发现被胸片证实，显示双侧多病灶的斑片状实变。她的颈部并不僵硬，但由于头痛的严重程度，她被送进了神经科。脊髓液中革兰染色为阴性，隐球菌染阴性，抗酸（如分枝杆菌）阴性。血液或痰培养物中未分离出病原体。患者使用头孢曲松未见改善。第3 d，给她使用环丙沙星。患者病情逐渐好转，但头痛、畏光、咳嗽持续一段时间。

问题：

1. 本病例的病因是什么？
2. 你能解释一下为什么细菌培养呈阴性吗？
3. 为什么环丙沙星对肺炎支原体有效而头孢曲松无效？

复习题

1. 支原体科临床实验室培养困难的原因是什么（　　）

a. 它们没有细胞壁。　b. 它们需要血清成分，包括生长培养基中的甾醇　c. 它们对环境的pH变化非常敏感　d. 以上皆是

2. 支原体一般可通过下列途径传播，但不包括（　　）

a. 直接性接触　b. 母婴垂直传播　c. 口交　d. 被污染的牙刷

3. 下列所有生物体都被认为是能引起机会性感染的共生生物体，除了（　　）

a. 解脲脲原体　b. 发酵支原体　c. 生殖支原体　d. 人型支原体　e. 咽支原体　f. 微小脲原体

4. 考虑到致病机制和免疫反应，并根据所提供的描述，以下哪一项是最可靠的肺炎支原体血清学诊断（　　）

a. 单一的急性免疫球蛋白M（IgM）滴度　b. 单一的急性IgM滴度升高　c. IgM滴度阴性，随后连续两次IgG滴度升高　d. 经典配对血清滴度最终升高4倍

5. 取生殖器拭子进行培养。分离解脲脲原体。下列哪组生化反应可确认其身份（　　）

a. 葡萄糖+，精氨酸+，脲酶–　b. 葡萄糖–，精氨酸+，脲酶+　c. 葡萄糖–，精氨酸–，脲酶+　d. 葡萄糖+，精氨酸–，脲酶–

6. 一名21岁的男性向家庭医生抱怨出现流感样症状，包括低热和身体疼痛。做了一个完整的血细胞计数，患者的白细胞计数没有升高。流行性感冒血清学阴性胸部X线显示肺叶实变，是呼吸道感染的典型表现。根据化验结果和患者的表现，最可能的病因是什么（　　）

a. 甲型流感　b. 肺炎克雷伯菌　c. 肺炎链球菌　d. 肺炎支原体　e. 铜绿假单胞菌

7. 下午1:00左右，一位患者来找医生，主诉经常尿频和腹痛。患者于上午8:00采集尿样并提交培养。尿常规检测白细胞酯酶检测阳性。其他测试都正常。尿液培养24 h后，尿常规培养显示三种不同的微生物生长，未发现明显的病原菌。造成这种相互矛盾的实验结果的最可能的原因是什么（　　）

a. 原尿样未接种到适当的生长培养基上。　b. PCR检测可能被污染。　c. 尿液处理过程中的样品延迟影响了机体的生存能力。　d. a和c都是

8. 是非题

______ 所有支原体都能通过细胞内生长周期进行免疫逃避。

______ 商业血培养基中的聚乙醇磺酸钠（sodium polyanethol sulfonate, SPS）抑制支原体的生长。

______ 用于分离支原体或脲原体的样本应置于运输培养基中，在37℃孵育至处理。

______ 目前临床和实验室标准协会（Current Clinical and Laboratory Standard Institute, CLSI）的标准建议采用肉汤或琼脂稀释法进行支原体和脲原体的药敏试验。

9. 配对题：将每个术语与正确的描述配对

______生殖支原体　______发酵支原体

______解脲脲原体　______肺炎支原体

______人型支原体

a. 迁徙性肺炎　b. 泌尿生殖道定植后穿过胎盘　c. 非淋菌性尿道炎、宫颈炎和盆腔炎症　d. 与无丙种球蛋白血症相关的关节炎　e. 免疫功能低下患者的感染

参考答案

案例学习44.1

1. 患者存在肺炎支原体感染。

2. 一般来说，细菌培养不包括检测肺炎支原体所需的培养基。即使在适当的培养基上，菌落也只能在显微镜下可见。PCR扩增可用于检测肺炎支原体。然而，微生物在一种方法中检测到而另一种方法检测不到的情况是可能出现的。患者可能为PCR阳性，血清学和培养阴性。

3. 肺炎支原体没有细胞壁，该细菌缺乏细菌细胞壁中典型的肽聚糖成分。所有青霉素和头孢菌素都作用于细菌的细胞壁，以抑制肽聚糖的交联。红霉素可抑制细菌细胞内的蛋白质合成。虽然肺炎支原体缺乏细菌的细胞壁，但它使用与其他细菌相同的蛋白质合成方法。大环内酯类抗生素、四环素、酮内酯类和氟喹诺酮类是治疗这种细菌感染的有效药物。

复习题

1. d; 2. d; 3. e; 4. d 5. c; 6. d; 7. d; 8. ×，√，×，√; 9. c，e，b，a，d

第45章 · 螺旋体
The Spirochetes

黄鸫 · 译　周春妹 · 审校

本章目标

1. 从形态学、分类学和生长条件方面描述本章所讨论的细菌。
2. 根据临床症状、抗体产生、传播、传染性和治疗，确定梅毒的四个阶段（即一期、二期、潜伏期和三期）。
3. 介绍先天梅毒，包括其传播和临床表现。
4. 定义反应素、心磷脂和生物学假阳性。
5. 从特异性和与疾病的关联性上区分反应蛋白和密螺旋体抗体。
6. 明确使用特异性密螺旋体或非特异性非密螺旋体抗原的各种血清学方法。
7. 描述RPR、VDRL、FTA-ABS、TP-PA、PaGIA、MHA-TP、EIA、CIA和MBIA检测的基本原理。
8. 比较疏螺旋体与本章讨论的其他螺旋体，包括各自的形态和生长条件。
9. 描述回归热和莱姆病的致病机制和临床诊断，包括传播途径、媒介和疾病表现。
10. 解释疏螺旋体属感染两步诊断程序的方法学和临床意义。
11. 对比莱姆病的标准双层检（standard two-tier testing, STTT）测算法和改进的双层检（modified two-tier testing, MTTT）测算法。
12. 描述与钩端螺旋体病相关的致病机制，包括疾病的两个主要阶段和推荐的临床样本类型。
13. 描述短螺旋体属，包括潜在的致病机制、适当的样本类型、传播和临床意义。
14. 将患者体征和症状与实验室数据相关联，以确定最可能的病因。

本章相关的属和种

苍白螺旋体苍白亚种
苍白螺旋体极细亚种
苍白螺旋体地方亚种
品他密螺旋体
齿垢密螺旋体
狭义伯氏疏螺旋体
加林疏螺旋体
葡萄牙疏螺旋体
*mayonii*疏螺旋体
斯皮尔曼疏螺旋体
瓦莱疏螺旋体

莱姆病
阿氏疏螺旋体
巴伐利亚疏螺旋体
比氏疏螺旋体

回归热
高加索螺旋体
麝疏螺旋体
杜通疏螺旋体
赫氏疏螺旋体
西班牙疏螺旋体
马氏疏螺旋体
宫本疏螺旋体（硬蜱传回归热）
扁虱疏螺旋体
波斯疏螺旋体
回归热疏螺旋体
特里蜱疏螺旋体
委内瑞拉疏螺旋体
阿尔堡短螺旋体
人短螺旋体（暂定名）
多毛短螺旋体

致病物种
亚历山大钩端螺旋体
阿尔斯通钩端螺旋体
博氏钩端螺旋体
问号钩端螺旋体
克氏钩端螺旋体
Leptospira mayottensis
野口钩端螺旋体
圣地罗西钩端螺旋体
韦氏钩端螺旋体

中间种
布鲁姆钩端螺旋体
费恩钩端螺旋体
稻田钩端螺旋体
利塞拉斯钩端螺旋体
委内瑞拉钩端螺旋体
沃氏钩端螺旋体

腐生种
双曲钩端螺旋体
爱多钩端螺旋体
麦尔钩端螺旋体
托普斯特钩端螺旋体
范蒂尔钩端螺旋体
沃尔钩端螺旋体
柳州钩端螺旋体

本章讨论属于螺旋体门的细菌。该门包括三个目，包括四个医学上相关的属：短螺旋体目（短螺旋体属）、钩端螺旋体目（钩端螺旋体属）和螺旋体目。在螺旋体目中，有两个科：疏螺旋体科（疏螺旋体属）和螺旋体科（密螺旋体属）。

螺旋体都是长、细长、螺旋形弯曲生物，具有**轴纤维**和外鞘的异常形态特征。这些纤维或**轴丝**是鞭毛状的细胞器，包裹在细菌的细胞壁上、外鞘内，促进生物体的运动。原纤维通过板状结构附着在细胞壁上，称为**插入盘**，位于细胞末端附近。原生质圆筒围绕原纤维旋转，导致细菌的运动呈现螺旋状缠绕。螺旋体科内属（密螺旋体）的分化基于轴向纤维（**内鞭毛**）的数量、存在的插入盘的数量（表45.1）以及生化和代谢特征。螺旋体也根据其形态粗略划分为几个属（图45.1）：密螺旋体看起来细长，卷曲紧密；疏螺旋体（疏螺旋体科）较

表45.1　对人类致病的螺旋体

属	轴丝	插入盘
密螺旋体	6～10	1
疏螺旋体	30～40	2
钩端螺旋体	2	3～5

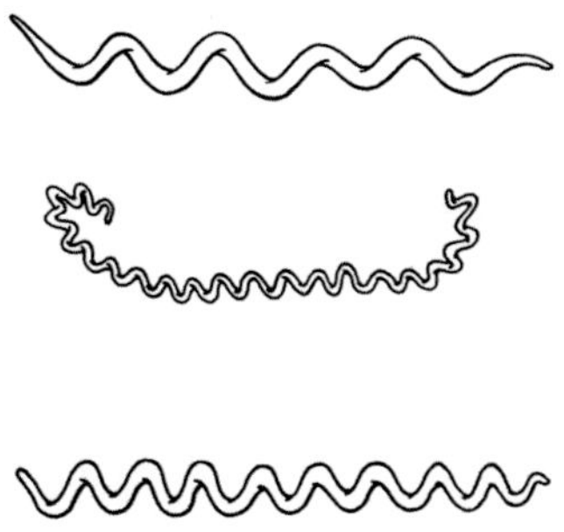

图45.1 基于形态学的螺旋体分类。

厚，线圈较少且较疏松；钩端螺旋体（钩端螺旋体科）除了钩状末端外，与螺旋体相似。短螺旋体（短螺旋体科）为逗号形或螺旋形，末端呈锥形，每端有四根鞭毛。

密螺旋体

一般特征

密螺旋体属的主要病原体——苍白螺旋体·苍白亚种、苍白螺旋体·极细亚种、苍白螺旋体·地方亚种、品他密螺旋体——感染人类，并且在体外培养的传代数不超过1次。大多数物种用革兰染色法或吉姆萨染色法染色较差，最好用暗视野显微镜或相差显微镜观察。这些微生物是微需氧的。

其他密螺旋体，如文氏密螺旋体、齿垢密螺旋体、屈折密螺旋体、索氏密螺旋体、微细密螺旋体、食果胶密螺旋体、葡萄状密螺旋体、解卵磷脂密螺旋体、嗜淀粉密螺旋体、培养基密螺旋体和嗜麦芽糖密螺旋体，是人类口腔或生殖道的正常微生物菌群。这些生物体可在人工培养基上进行厌氧培养。急性坏死性溃疡性牙龈炎，也称为**文森特病**，是一种破坏性的牙龈病变。用亚甲基蓝染色文森特病患者病变样本可显示出某些形态类型的细菌。观察形态包括螺旋体和梭形；口腔螺旋体，尤其是异常大的螺旋体，可能与其他厌氧菌一起在本病中起重要作用。

流行病学与致病机制

表45.2总结了致病性密螺旋体引起的疾病流行病学的主要特征。一般来说，这些生物体通过穿透完整的黏膜（如苍白螺旋体·苍白亚种，以下简称苍白螺旋体）或通过皮肤的裂口进入宿主。苍白螺旋体通过性接触传播，并从母亲垂直传播给未出生的胎儿。新生儿在分娩过程中也可能因接触受污染的病变或受感染的母体血液而感染。血液制品中的梅毒传播在美国很少见，但在不发达国家仍有发生，这些国家没有常规的捐赠者筛查和处理设施。苍白螺旋体穿透宿主后，侵入血流并扩散到其他身体部位。与宿主疾病病理相关的机制尚不清楚。分子研究还没有发现一种能与多种人类细胞上的宿主纤维连接蛋白和层粘连蛋白受体结合的苍白螺旋体蛋白。在产生纤维连接蛋白的细胞中，与不同宿主细胞的结合是很明显的。该病原体具有跨越内皮、血脑和胎盘屏障的内在能力。研究表明，苍白螺旋体能够激活血小板，帮助其在宿主体内移动和传播。因此，苍白螺旋体对小动脉具有显著的**趋向性**（吸引力）；感染最终导致**动脉内膜炎**（endarteritis）和随后的进行性组织损伤。

疾病种类

近年来，美国一期和二期梅毒病例再次出现，2016～2017年间报告病例数量增加了10.5%。

苍白螺旋体引起**性病**（通过性接触传播）**梅毒**。性病梅毒的临床表现多样而复杂，常常与许多其他疾病类似。该病分为潜伏期、一期、二期、早期非一期非二期梅毒、病程不明或晚期梅毒和三期梅毒。

一期梅毒的特征是在接种部位出现一个或多个硬**下疳**（无痛性溃疡），最常见的是生殖器硬下疳。因为病变中含有大量的病原体，初期感染性极强。这一阶段的疾病可能在阴道或直肠中检测不到。在3～6周内，下疳自然愈合（无需治疗）。该病原体的传播发生在这一初级阶段；一旦机体内螺旋体达到足够数量（通常在4～10周内），**二期梅毒**的临床表现就会变得明显。

患者通常在二期梅毒期间寻求医疗护理。大约一半的患者出现发热、体重减轻、不适和食欲减退等全身性症状。常见

表45.2 人类致病性密螺旋体的流行病学和疾病谱

媒介	传播途径	分布位置	疾病	临床表现[a]	年龄分布
苍白螺旋体·苍白亚种	性接触或先天（母亲对胎儿）	全世界范围	性病梅毒[b]	参考本章正文	所有年龄
苍白螺旋体·极细亚种	与受感染病灶的创伤性皮肤接触（人与人之间的接触）	潮湿、温暖的气候：非洲、南美洲和中美洲、太平洋岛屿	雅司病	皮肤——丘疹[b]、结节、溃疡	儿童
苍白螺旋体·地方亚种	通过餐具口对口（人与人之间的接触）	干旱、温暖的气候：北非、东南亚、中东	地方性非性病梅毒	皮肤/黏膜斑块、丘疹、斑疹、溃疡、瘢痕[b]下疳（初发雅司疹）、播散性病变（雅司病） 可能进展到潜伏期和晚期感染，对骨骼和软骨造成破坏性损伤	儿童或成人；罕见先天性
品他密螺旋体	与感染病灶的创伤性皮肤接触（人与人之间的接触）	半干旱，温暖气候：中美洲和南美洲，墨西哥	品他病	皮肤丘疹、斑点。角化性色素沉着可导致弥散性皮肤病变和淋巴结病；晚期可导致皮肤色素改变（色素过多或过少）	所有年龄段，但主要是儿童和青少年

[a]所有疾病都有复发的临床病程和突出的皮肤表现。

[b]如果不进行治疗，微生物会传播到身体的其他部位，比如骨骼。

症状为流感(发热、喉咙痛和淋巴结病)。皮肤是二期梅毒最常见的感染器官,患者有广泛的皮疹(通常在面部、头皮、手掌和脚底)和全身淋巴结病。可能会出现斑片状脱发,如眉毛脱落("虫蛀"区域)。这一阶段是一种高度传染性状态,同样是因为存在大量螺旋体。无菌性脑膜炎也可能发生。这一阶段可能表现轻微,也许不会引起患者的注意,或者症状可能会在未经治疗的情况下消失。此时是指当疾病成为**亚临床**(无症状)时,但不一定是休眠(不活动)。在此期间,可使用血清学方法进行诊断。复发在**早期、非一期**和**非二期**(≤1年)很常见。**病程未知**或**晚期潜伏梅毒**(≥1年)通常是无症状和非传染性的。许多未经治疗的病例发展为三级梅毒。

三期梅毒是组织破坏期,高达35%的未经治疗的患者在初次感染后10～25年出现。本阶段梅毒的并发症包括中枢神经系统疾病(**神经梅毒**)和心血管异常(**心血管梅毒**),如与心血管病变相关的主动脉瓣关闭不全、眼部疾病(**眼部梅毒**)和肉芽肿样病变(**牙龈瘤**),这些病变柔软无痛,非传染性,发现于皮肤、骨骼或内脏器官。神经梅毒可分为五种主要临床表现:无症状、脑膜性、脑膜血管性、实质性和胶质瘤性。

与一期和二期梅毒一致,近年来报告的先天梅毒病例数量也有所增加;自2013年以来,美国先天梅毒病例每年都在增加。**先天性梅毒**在感染的任何阶段都会从母亲传染给未出生的胎儿,但通常与早期梅毒有关。未出生的胎儿可能出现无症状或有症状的感染。可能出现被称为**哈钦森三联症**(耳聋、失明、锯齿状牙齿)的临床症状。此外,可能会导致骨形成不良,例如胫骨的"剑心"弯曲和上颌骨变形的"斗牛犬"外观。最后,可能发生神经梅毒或新生儿死亡。

其他致病性密螺旋体是发展中国家的主要健康问题。与苍白螺旋体相比,尽管形态和抗原上相似,但在流行病学上和临床表现上不同。表45.2总结了这些密螺旋体引起的疾病。

实验室诊断

样本采集

从溃疡和病变处采集的样本不应被血液、微生物或组织碎片污染。应使用生理盐水浸润的无菌纱布清洁该部位。样品应放在干净的玻片上,并盖上盖玻片。聚合酶链反应(polymerase chain reaction, PCR)样本应用无菌涤纶或棉签采集,并放置在含有核酸运输培养基或通用运输培养基的冷冻管中。淋巴结的组织或针吸出物应放置室温下10%缓冲福尔马林中。为了检测先天梅毒,取一小段脐带,在室温下用10%的缓冲福尔马林固定,直至处理。分娩后应立即收集胎盘远端3～4 cm的脐带以检测先天梅毒,并作为组织处理。血清是血清学的首选样本;血浆可用于某些分析。血浆应在24 h内进行检测,以避免假阳性结果。用毛细管抽取全血、血清或血浆可用于梅毒快速检测。母体血清也可用于筛查先天梅毒。婴儿血清应用于免疫球蛋白(Ig)M特异性试验,因为脐血样本可能被母体血液污染。

如果检测延迟超过4 h,血清、血浆和脑脊液(cerebrospinal fluid, CSF)应保存在4℃下;如果检测延迟超过5 d,则应保存在−20℃下。采集用于PCR的样本,如未固定的组织、溃疡渗出物、黏膜和皮肤损伤、CSF或羊水以及EDTA中的全血,如果试验延迟,则应保存温度为−80℃。

直接检测

通过暗视野检查或荧光抗体染色和显微镜检查,可以在皮损样本中检测到密螺旋体。从可疑病变中收集显微镜检查材料。首先必须用生理盐水浸润的无菌纱布垫清洁病变周围区域。然后擦拭溃疡表面,直到渗出血液。将病变处吸干直至不再出血后,挤压该区域直至出现浆液性液体。暗视野显微镜检查应在采集后20 min内完成,以便识别活动的密螺旋体。对于其他显微镜技术,用干净玻片的表面接触渗出液,让其风干,并在无尘容器中运输以进行荧光抗体染色。苍白螺旋体荧光素标记抗体可用于染色。对于暗视野检查,使用无菌移液管抽吸挤出的液体,滴在干净的玻片上,然后盖上盖玻片。载有暗视野检查样本的载玻片必须立即运至实验室。阳性病变可能充满了具有高度传染性的活螺旋体,所以必须极为小心地处理所有用品和患者样本,并根据受污染材料的要求小心丢弃。操作过程应始终佩戴手套。

暗视野检查样本在400×高倍显微镜下检查是否存在运动螺旋体。密螺旋体很长(8～10 μm,略大于红细胞),由8～14个紧密卷曲的均匀螺旋组成(图45.2)。一旦看到,应通过油镜放大倍数(1 000×)下检查验证特征形式。尽管暗视野检查在很大程度上取决于技术专业知识和病变中的有机体数量,但对生殖器病变进行检查时,可能具有高度的特异性。暗视野方法不能用于评估口腔或直肠病变。

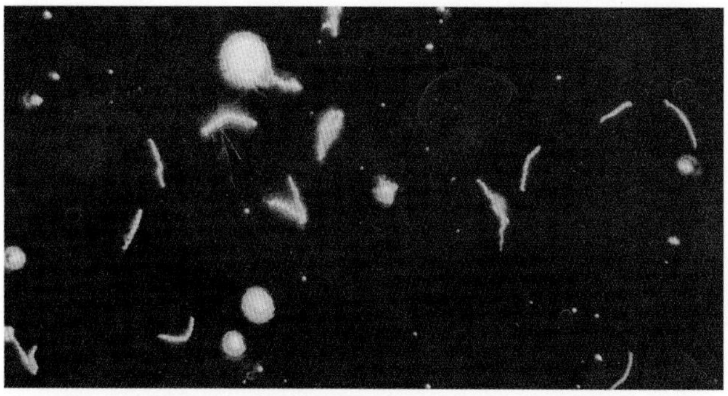

图45.2 苍白螺旋体在暗视野制备中的外观。

病变渗出液或组织样本可用于苍白螺旋体的直接荧光抗体检测(direct fluorescent antibody detection for *T. pallidum*, DFA-TP)。DFA-TP用异硫氰酸荧光素(fluorescein isothiocyanate, FITC)标记抗体在载玻片上可观察样本。可使用多克隆和单克隆抗体;然而,美国食品药品管理局(FDA)尚未批准该试验。暗视野显微镜和荧光抗体法敏感性不高。大多数临床实验室不再进行暗视野显微镜检查。

核酸检测

目前许多临床实验室没有基于核酸的检测方法,但已经开发了几种使用PCR检测苍白螺旋体的方法。这些方法主要用于鉴别渗出液或病变内的病原体,在用于分析生殖器病变时具有敏感性和特异性。可以使用市售的提取试剂盒,如QIAamp DNA迷你试剂盒(Qiagen, Inc., Valencia, CA)。

尽管目前还没有可用于检测苍白螺旋体的FDA批准的

核酸检测方法，疾病控制中心实验室参考和研究分支、性传播疾病预防分部已经开发出一种多重PCR检测方法。基于TaqMan的检测方法同时检测白螺旋体、杜克雷嗜血杆菌和单纯疱疹病毒（HSV1和HSV2）。此外，实验室开发的测试已显示可检测扁桃体、脊椎和眼部梅毒的非典型梅毒病例。然而，PCR的一个主要局限性是在二期梅毒期间检测敏感性开始降低。

血清学诊断

密螺旋体病的血清学试验检测密螺旋体和非密螺旋体两种抗体的存在。密螺旋体抗体是针对生物体自身的抗原产生的，而非密螺旋体抗体，通常称为**反应抗体**，是在感染患者体内针对哺乳动物细胞成分产生的。梅毒患者几乎总是产生反应抗体，但其他感染性疾病患者体内也会产生，如麻风病、结核病、软下疳、钩端螺旋体病、疟疾、立克次体病、锥虫病、性病淋巴肉芽肿（lymphogranuloma venereum, LGV）、麻疹、水痘、肝炎和传染性单核细胞增多症；非感染性疾病，如吸毒成瘾；自身免疫性疾病，包括类风湿性疾病和系统性红斑狼疮；随着年龄的增长、怀孕和最近的免疫接种也会产生。非密螺旋体血清学试验可用于监测治疗情况，而密螺旋体试验则不起作用，因为即使治疗成功，滴度也会保持升高。在感染早期，血清学检测可能为阴性。

快速梅毒试验

快速即时免疫层析条带分析已经发展起来，用于检测全血、血清或血浆中的密螺旋体抗体。这些快速试验能够检测抗原结合在固相膜上的IgM和IgG抗体。测试在20～25 min内提供结果，可用于临床筛查。快速测试敏感性和特异性与基于实验室的方法相比，需要进一步评估随访非特异性抗体滴度。

Chembio DPP梅毒筛查和确认分析试验（Chembio Diagnostic Systems, Inc., Medford, NY）使用免疫层析试纸条，能够在同一条带上使用两条测试线来检测密螺旋体和非密螺旋体抗体。还有其他快速检验免疫层析试纸条检测法，定性检测苍白螺旋体和HIV1/2抗体（SD Bioline HIV/Syphilis Duo, Abbott, Lake Forest, IL; Chembio DPP HIV Syphilis Assay, Chembio Diagnostic Systems, Inc., Medford, NY）。

非密螺旋体抗体试验

三种非密螺旋体血清学试验是性病研究实验室试验（Venereal Disease Research Laboratory, VDRL）、TRUST试验和快速血浆反应素（rapid plasma reagin, RPR）试验，用于测量IgM和IgG抗体。这些试验中的每一项都是沉淀（或凝集）试验，其中可溶性抗原颗粒聚结形成较大的颗粒，当它们在抗体存在时聚集成团可见。VDRL用于定量检测，可用于疑似神经梅毒患者的血清或脑脊液检测。RPR使用炭颗粒检测血清或血浆中的抗体。市面上有许多RPR套件，其方法和程序各不相同。自动RPR测试使用乳胶凝集或免疫分析方法可提高同时筛选多个样本的能力。TRUST分析与RPR相似，但使用甲苯胺红代替木炭颗粒，并被视为大絮凝。有关VDRL和RPR的详细信息和局限性，请参见操作程序45.1和操作程序45.2。梅毒非密螺旋体血清学试验可用于确定抗体定量滴度，这有助于对患者治疗反应的随访。表45.3中显示了各试验的相对敏感性，即确认阳性的非特异性梅毒试验结果来自梅毒，而不是先前提到的其他感染或生物假阳性情况。对于梅毒，传统诊断对活动性感染很有用。然而早期或治疗过的感染可能被误诊。此外，使用RPR或VDRL进行初步测试可能会导致高误报率。美国CDC推荐了**反向算法**来检测早期原发感染或治疗感染，这些感染可能会被传统的非特异性筛查方法遗漏。反向检测建议对梅毒使用特异性抗体检测，对IgM和IgG使用EIA或类似技术。苍白螺旋体抗体在感染后持续多年。特异性试验检测之后可进行非特异性筛选检测，随着时间的推移，非特异性筛选测试的反应性会降低。然而，反向测试目前尚未被广泛接受，需要更多的数据来解决临床诊断差异（图45.3）。

操作程序45.1
快速血浆反应试验

[目的] 快速血浆反应素（RPR）试验是梅毒的假定血清学筛查试验。

[原理] 该检测基于在苍白螺旋体感染患者血清中发现的一种非特异性抗脂质抗体反应抗体的存在。梅毒感染会导致人体组织的分解，释放出与苍白螺旋体蛋白形成抗原，导致非特异性和特异性苍白螺旋体抗体的形成。RPR抗原由与木炭颗粒结合的心磷脂、卵磷脂和胆固醇组成。非特异性抗体与试验抗原发生反应，产生絮凝。通过在抗原制备中加入木炭颗粒，可以在白色测试卡上看到絮凝。

[样本] 在20～25℃室温下检测患者血清或血浆。

[方法]

1. 将50 μL的患者血清或血浆样本以及阳性和阴性对照样本分别放置在测试卡上的三个独立圆圈中。
2. 将RPR碳试剂轻轻混合后再涂到每个圆圈上。
3. 在每个样品中加入1滴（20 μL）试剂。
4. 用搅拌器混合样品和试剂，仔细地将每个样品铺在圆圈的整个表面。每个样品使用一个干净的搅拌器。
5. 将测试卡放在机械旋转器或振动器上，以80～100 r/min的转速运转8 min。在晾干前查看测试结果。

[预期结果]

反应性：小到大团块的样品；弱阳性可表现为细粒或部分团块。

无反应：样品没有凝结或非常轻微的粗糙样改变。

[局限性]

1. 玻片絮凝试验受室温影响。所有测试试剂和样品在测试前应加热至室温。
2. 未能在8 min内读取结果可能导致干燥和假阳性结果的出现。
3. 溶血、血脂或含有高浓度胆红素的患者样本可能会影响检测结果。

4. RPR试验不能用于脑脊液样本的检测。
5. 由于其他生理或病理条件的结果产生生物学假阳性。
6. 假阴性可出现在高滴度的样本(前带反应)。

[质控]

1. 阳性对照应呈现明显的絮凝作用。
2. 阴性对照呈现均匀浑浊。

操作程序45.2
性病研究实验室测试

[目的] 性病研究实验室(Venereal Disease Research Laboratory, VDRL)试验是一种用于筛查苍白螺旋体感染患者的玻片絮凝试验。

[原理] 感染苍白螺旋体的患者能产生可与心磷脂试验抗原反应的非特异性抗体。心磷脂是从牛肉心脏中提取的脂质抗原,含有心磷脂、卵磷脂和胆固醇。VDRL试验通常在原发病灶出现后1~2周内呈阳性。该试验在晚期原发梅毒中呈反应性,在二期梅毒中呈高度反应性。在晚期或三期梅毒中,结果会缓慢下降,反应性变差。VDRL试验在先天性梅毒和神经梅毒的诊断中也很有用。母体的抗体能够穿过胎盘;出生后立即出现VDRL阳性可能仅仅是因为母体抗体的存在。因此,需要在出生时测定定量滴度,大约在出生后1个月再测定两次滴度。滴度不增加将有助于排除先天性梅毒的可能性。

[样本] 患者血清或脑脊液(CSF)样本。血清在检测前必须灭活。样品在56℃加热30 min。这可使血清蛋白(如患者样本中的补体)失活。脑脊液样本在检测前不应加热。

[方法]

1. 将50 μL的患者样本、阳性反应和阴性非反应对照分别置于测试卡上的圆圈中。
2. 将20 μL的试剂放置在样品旁边并搅拌,确保完全覆盖测试卡上的圆圈。为防止污染,每个样品使用单独的搅拌器。
3. 将测试卡以180 r/min的转速在旋转器或激振器上放置4 min。

[预期结果] 强烈的反应性结果将显示大量可见的块状物。弱反应性的结果会以小块的形式出现。非反应性结果表现为弥漫性、均匀混浊的反应。

[局限性]

1. 应立即读取结果,以防止样品干燥和出现因蒸发引起的结块。
2. 由于其他生理或病理条件的结果产生生物学假阳性。包括怀孕、月经、接种疫苗、创伤以及各种感染性疾病和免疫紊乱在内的各种情况,都可能导致生物学假阳性。
3. 高滴度的样本可能出现假阴性(前带反应)。

[质控] 反应性和非反应性对照应包括在每个试验中,以显示预期结果所示的结果。

表45.3 梅毒常用血清学检测的敏感性

方法	阶段		
	一期	二期	晚期
非密螺旋体(反应素试验)——筛查试验			
性病研究实验室(反应素)试验(VDRL)	78%	100%	96%
快速血浆反应素(RPR)卡片试验和自动反应素(ART)试验	86%	100%	98%
特异性密螺旋体试验——确证试验			
FTA-ABS	78%	93%	93%
TP-PA	95%	100%	87%
Trep-Sure EIA	95%	100%	99%
Centaur CIA	95%	100%	94%
Liason CIA	96%	100%	93%
Bioplex MBIA	96%	100%	94%

FTA-ABS:荧光密螺旋体抗体吸收试验;TP-PA:苍白螺旋体颗粒凝集试验;EIA:酶免疫分析法;CIA:化学发光免疫分析法;MBIA:微珠免疫测定。

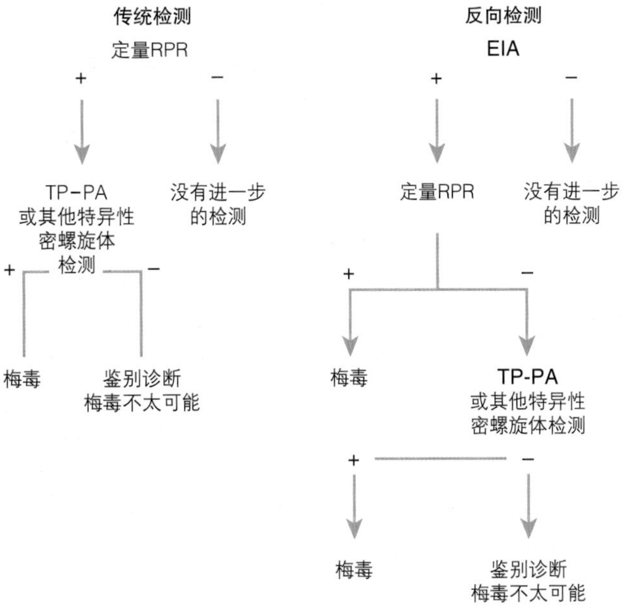

图45.3 传统检测与反向检测。EIA:酶免疫分析;RPR:快速血浆反应素;TP-PA:苍白螺旋体颗粒凝集。

密螺旋体血清学试验

特异性密螺旋体血清学试验通常在原发性病变出现后1～2周内呈阳性，包括自动酶免疫分析(enzyme immunoassays, EIAs)和凝集试验，如苍白螺旋体颗粒凝集试验(*T. pallidum* particle agglutination, TP-PA)、微量血凝试验(microhemagglutination assay, MHA-TP)、苍白螺旋体间接血凝试验(*T. pallidum* indirect hemagglutination, TPHA)，颗粒凝胶免疫分析(particle gel immunoassay, PaGIA)、荧光密螺旋体抗体吸收(fluorescent treponemal antibody absorption, FTA-ABS)试验、化学发光免疫分析(chemiluminescence immunoassays, CIAs)和微珠免疫分析(microbead immunoassays, MBIA)。一旦呈阳性，它们的作用就受限，因为这些测试往往会在患者终生呈现阳性。这些测试的特异性约为99%。

FTA-ABS试验通过将固定在载玻片上的整条密螺旋体与疑似梅毒患者的血清重叠进行。该试验通常在VDRL或RPR筛查试验阳性后进行。患者血清首先被非苍白螺旋体抗原(吸附剂)吸收，以减少非特异性交叉反应。荧光素结合抗人抗体试剂用作患者血清中特异性抗非密螺旋体抗体的标记物。本试验不应作为主要筛选程序。事实证明在梅毒的各个阶段，尤其是一期梅毒，FTA-ABS不如TP-PA和其他免疫分析(CIA、EIA、MBIA)敏感。

TP-PA(Fujirebio America, Fairfield, NJ)试验使用梅毒苍白螺旋体抗原致敏的明胶颗粒。将血清样品在微量滴定板中稀释，并添加敏化明胶颗粒。特异性抗体的存在导致明胶颗粒凝集，并在进行试验的微量稀释孔底形成一个平垫。MHA-TP是一种针对患者血清进行的致敏红细胞被动血凝试验。凝集反应表明患者血清中存在抗非密螺旋体IgG或IgM抗体。TPHA是一种间接血凝试验，使用致敏红细胞，当暴露于阳性患者血清时，红细胞聚集。该试验类似于MHA-TP。PaGIA试验采用凝胶免疫分析技术，是血型血清学中的一种成熟方法。该分析包含用于检测患者血清或血浆中的苍白螺旋体抗体的重组抗原。大约15 min后即可获得结果。

EIA可使用直接、抗体类捕获、间接夹心或竞争性分析方法。EIA使用重组抗原检测IgM、IgG或两者。Trep Sure EIA(Phoenix Biotech, Mississauga, Ontario, Canada)是一种定性EIA，用于测量IgG和IgM螺旋体抗体。它利用涂有密螺旋体抗原的微孔板。患者抗体与这些抗原结合，并添加与密螺旋体抗原结合的辣根过氧化物酶与抗原-抗体复合物结合。当添加辣根过氧化物酶的底物四甲基联苯胺时，发生显色反应。用分光光度计在450 nm处检测反应。

存在几种使用珠子捕获技术的自动多路流或MBIA系统。这些分析使用附着在小微聚丙烯珠悬浮液上的捕获抗体检测。这些珠子用不同强度的荧光标记，给每个珠子一个独特的指纹。应用三明治夹心免疫分析法使用流式细胞术双激光系统进行检测。目前有三个Luminex商业平台使用该技术：Abbott Architect(Abbott Laboratories, Abbott Park, IL)、Bio-Rad Bioplex(Bio-Rad Laboratories, Hercules, CA)和Zeus AtheNA(Zeus Scientific, Branchburg, NJ)。

CIA也利用珠技术和自动化。这种检测方法利用发光分子作为抗原结合物。Liaison密螺旋体筛查(DiaSorin, Stillwater, MN)使用磁珠捕获带有异鲁米诺抗原结合物的患者抗体。使用化学发光信号检测阳性样品。ADVIA Centaur梅毒分析(Siemens Healthcare Diagnostics, Inc., Newark, DE)是一种直接夹心免疫分析，利用吖啶酯标记的梅毒重组抗原，结合样本中存在的患者抗体。链霉亲和素包被的磁性乳胶粒子与生物素化的苍白螺旋体抗原结合到抗原-抗体复合物上。在反应过程中产生光信号。

抗菌药物敏感性试验与治疗

由于无法培养密螺旋体，因此不进行药物敏感性试验。对于所有的密螺旋体感染，青霉素G是首选药物。头孢曲松也是高度敏感的，对大多数除早期梅毒外的梅毒病例有效。当患者对青霉素过敏时，四环素或多西环素通常是首选的治疗方法。针对不同疾病阶段和宿主(例如，儿童或成人、艾滋病毒感染者或先天梅毒感染者)，治疗方法各不相同。

预防

目前还没有针对密螺旋体病的疫苗。早期预防和适当的治疗，从而防止人与人之间的传播。

疏螺旋体

一般特征

疏螺旋体病被认为是一种由人类特有的体虱或鸟类属的软体蜱传播的**回归热**疾病。该生物体属于螺旋体属，呈螺旋状，由3～10个松散线圈组成(图45.1)，没有钩状末端。它们包含位于外膜下的内鞭毛，使生物体能够积极表现出特有的螺旋运动。这些细胞包含一个原生质体圆筒，由肽聚糖层和一个内膜组成。与密螺旋体相比，疏螺旋体用吉姆萨染色法染色良好。体外培养是微需氧或厌氧的。

流行病学与致病机制

虽然是哺乳动物和鸟类的病原体，疏螺旋体是蜱传和虱传回归热以及蜱传莱姆病的病原体(表45.4)。

回归热

人类回归热由20多种螺旋体引起，通过虱子或蜱虫叮咬传播给人类。回归热疏螺旋体是虱传型或流行性回归热的病因。该螺旋体由人虱亚种传播。在全世界都有发现病例；人类是回归热疏螺旋体的唯一宿主。在美国引起疾病的所有其他螺旋体都是通过蜱虫叮咬传播的，并以蜱虫的种类命名，通常是从蜱虫属(软蜱)中获得的。美国的常见物种包括赫氏疏螺旋体、特里蜱疏螺旋体、扁虱疏螺旋体和马氏疏螺旋体。根据微生物和疾病的不同，大多数情况下，它们的宿主是人类或啮齿动物。虽然其致病机制尚不清楚，但这些螺旋体表现出抗原变异性，这可能解释了与本病相关的周期性发热模式。

莱姆病

尽管目前在狭义伯氏疏螺旋体复合体内有20多种不同的疏螺旋体基因物种，但只有狭义伯氏疏螺旋体(严格意义上的伯氏疏螺旋体)，以及加林疏螺旋体、阿氏疏螺旋体、斯皮尔曼疏螺旋体、葡萄牙疏螺旋体和瓦莱疏螺旋体，以及最近发现的*mayonii*疏螺旋体，是莱姆病的病原体，通过硬蜱叮咬传播。在北美，伯氏疏螺旋体和*mayonii*疏螺旋体(不太常见)引起

表45.4 人致病性疏螺旋体的流行病学和疾病种类

疾病	媒介	初级节肢动物媒介	地理位置	临床表现
莱姆病(莱姆疏螺旋体病)	狭义伯氏疏螺旋体(狭义伯氏螺旋体、马约尼疏螺旋体、阿氏疏螺旋体[b]、加林疏螺旋体[b]、瓦莱疏螺旋体、葡萄牙疏螺旋体、巴伐利亚疏螺旋体、斯皮尔曼疏螺旋体、芬兰疏螺旋体、比氏疏螺旋体、卡罗来纳疏螺旋体)	美国肩胛硬蜱和太平洋硬蜱,欧洲蓖麻硬蜱,亚洲全沟硬蜱	东北部、大西洋中部、上中西部、美国西海岸、欧洲和亚洲	参考本章正文
蜱传回归热(tick-borne relapsing fever, TBRF)	赫氏疏螺旋体、特里蜱疏螺旋体[c]、扁虱疏螺旋体、马氏疏螺旋体、高加索疏螺旋体、麝疏螺旋体[c]、达顿疏螺旋体[c]、西班牙疏螺旋体[c]、波斯疏螺旋体、委内瑞拉疏螺旋体	钝缘蜱属	北美、南美、欧洲、亚洲、非洲	参考本章正文
虱传回归热(Louse-borne relapsing fever, LBRF)	回归热疏螺旋体	人虱属 · 人虱亚种	世界范围	参考本章正文
硬蜱传回归热(hard tick-borne relapsing fever, HTBRF)或宫本疏螺旋体病(Borrelia miyamotoi disease, BMD)	宫本疏螺旋体	美国肩胛硬蜱和太平洋硬蜱,欧洲蓖麻硬蜱,亚洲全沟硬蜱	东北部,大西洋中部,上中西部,美国西海岸,欧洲和亚洲	发热、寒战、头痛、肌痛、关节痛、疲劳。免疫低下者神经系统受累。罕见皮肤损伤

[a]慢性萎缩性肢端皮炎。
[b]神经疏螺旋体病与此密切相关。
[c]常见神经系统受累。

莱姆病。目前,在中西部上部的蜱类中已经检测到了*mayonii*疏螺旋体。莱姆病是北美和欧洲最常见的病媒传播疾病,在北亚也是一个新出现的问题。硬蜱主要属于硬蜱属,在美国作为媒介,包括太平洋硬蜱、加利福尼亚和其他地区的肩胛硬蜱。蜱的自然宿主是鹿和啮齿动物。成年蜱以多种哺乳动物为食,包括浣熊、家养和野生食肉动物以及鸟类。蜱会附着在宠物和人类身上;蜱的幼虫、若虫和成虫的所有阶段都可能携带螺旋体并传播疾病。蜱虫的若虫形式最有可能传播疾病,因为它在春季和夏季十分活跃,人们穿着轻薄,在树木繁茂的地区参加户外活动。在这个阶段,蜱虫只有针头大小,最初的蜱虫叮咬可能会被忽略。蜱通常需要至少24 h的附着期才能传播疾病;然而,与硬蜱相关的其他常见疾病,如**无浆体病**,可能在附着期早期传播。在美国许多州,包括马萨诸塞州、康涅狄格州、马里兰州、明尼苏达州、俄勒冈州和加利福尼亚州,以及欧洲、俄罗斯、日本和澳大利亚,已经确定了疾病流行区。生物体对组织的直接入侵是导致临床表现的原因。然而,当螺旋体改变其抗原时,IgM抗体在最初感染数月到数年后持续产生。由于交叉反应抗原,伯氏疏螺旋体在宿主中诱导自身免疫过程的潜在能力可能与莱姆病相关病理学有关。此外,由于能够改变其表面抗原[例如,外表面蛋白(Osp)A～G]以及抗补体的能力,伯氏疏螺旋体能够避免人类宿主反应。与莱姆病相关的病理结果也被认为是由机体存在引起宿主细胞因子释放导致的。

疾病谱

回归热

感染后2～15 d,患者突然出现发热、头痛和肌痛,持续4～10 d。物理检查结果通常包括瘀点、弥漫性腹部压痛和结膜积液。当宿主产生特异性抗体对其作出反应时,病原体从血液中消失,在非发热期被隔离(隐藏)在不同的器官中。随后,病原体与新修饰的抗原重新结合并繁殖,导致另一个发热期。随后的复发通常较轻,持续时间较短。一般来说,更多的复发与未经治疗的蜱传型回归热有关,但虱传型回归热往往更严重。宫本疏螺旋体可在免疫功能低下患者中表现为脑膜脑炎。

用抗菌药物治疗回归热可能导致**赫克斯海默尔反应**的形成。这种反应与抗菌药物治疗后数小时内从血液中清除生物体和释放细胞因子有关。患者出现心动过速、寒战、僵硬、低血压、发热和出汗。此反应可能导致死亡。与蜱传回归热相关的病例中也发现了急性呼吸窘迫综合征。

莱姆病

莱姆病有三个阶段,并非所有阶段都发生在任何特定患者身上。第一阶段,**早期局部**,以**红斑迁移(erythema migrans, EM)**为特征,这是一种红色的环状皮肤病变,有时具有中央清除("靶心"外观),首先出现在蜱虫叮咬部位,但也可能远处发展(图45.4)。在此阶段,患者可能会出现头痛、发热、肌肉和关节疼痛以及不适。**第二阶段,早期播散**,感染后数周至数月,可能包括关节炎,但最重要的特征是神经系统疾病(即脑膜炎、神经功能缺陷)和心脏炎症。这是螺旋体血液传播到器官和组织的结果。此外,神经症状和感染可能发生在脑膜、脊髓、周围神经和大脑(神经脊髓病)。**第三阶段,晚期播散**,通常以**慢性关节炎**或**慢性萎缩性肢端皮炎(acrodermatitis chronica atrophicans, ACA)**为特征,为弥漫性皮疹,可能持续数年。螺旋体种类与不同的临床表现之间存在关联。例如,高达72%的欧洲神经性疏螺旋体病例与加林疏螺旋体有关。*mayonii*疏螺旋体感染与恶心、呕吐、弥漫性皮疹和较高水平的螺旋体血症有关,与伯氏疏螺旋体相区别。

实验室诊断

样本采集、运输和处理

使用EDTA的外周血是直接检测引起回归热的螺旋体的首选样本。伯氏疏螺旋体可以通过PCR进行可视化、培养和

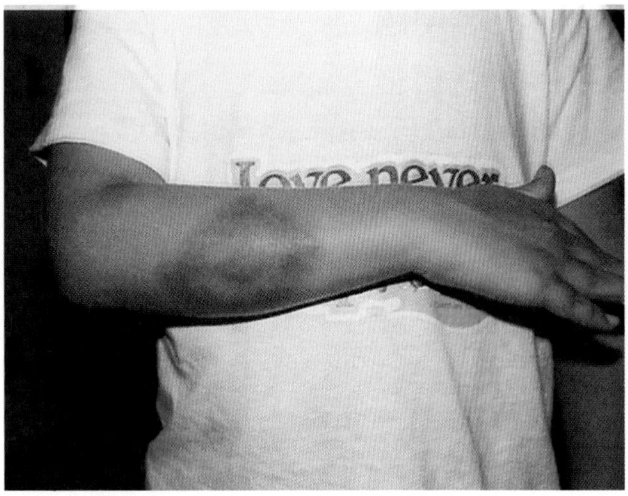

图45.4 典型的急性莱姆病移徙性红斑病变的外观。

鉴定；脑脊液样本可用于核酸检测，以诊断宫本疏螺旋体相关脑膜炎，或诊断具有伯氏疏螺旋体相关神经症状的患者。在急性期和恢复期应收集血清进行血清学检查，至少间隔2周。进行染色或培养的样本包括血液、活检样本和体液，包括关节液和脑脊液。运输体液时应避免使用任何防腐剂。组织活检样本应置于无菌盐水中，以防干燥。多形红斑病变的皮肤活检可用于培养和核酸检测。使用EDTA的全血也可用于早期播散性感染的培养或核酸检测。滑膜液和组织也可用核酸检测来监测莱姆关节炎的治疗情况。

直接检测方法

回归热 · 临床实验室依靠直接观察患者外周血中的微生物进行诊断。当对发热患者的血液样本进行检查时，70%的病例中都能发现病原体。在昏暗或明亮的光照下，可以直接在湿制的外周血（与等量的无菌、非抑菌盐水混合）中看到这些生物体，在这种光照下，螺旋体快速移动，通常推动红细胞四处移动。可以通过使用瑞特或吉姆萨染色或定量棕黄色涂层（quantitative buffy coat, QBC）方法对厚膜和薄膜进行染色，使用与检测疟疾类似的程序来观察这些病原体。在脑膜脑炎患者的脑脊液中，显微镜下可检测到宫本疏螺旋体。在用Warthin-Starry银染法染色的组织切片中可以观察到伯氏疏螺旋体。总的来说，尽管在高螺旋体血症的血液涂片上可能会看到*mayonii*疏螺旋体，莱姆病患者血液中的螺旋体数量低于显微镜检测的下限。

核酸检测

PCR已成为诊断莱姆病的重要手段。PCR检测了临床表现早期和晚期患者的临床样本中的伯氏疏螺旋体DNA；最佳样本包括EM患者的滑膜组织、脑脊液、滑膜液和皮肤活检。从尿液样本中成功扩增出了伯氏疏螺旋体核酸序列，但不推荐。实验室已经使用了多种基于核酸的方法来提高诊断莱姆病的敏感性和特异性，并减少周转时间。PCR检测EM的总体灵敏度为68%，特异性为100%。通过PCR检测血液或血浆中螺旋体的能力取决于疾病的阶段（从40%的继发性EM患者到仅9.5%的原发性EM患者）；在滑膜液中检测伯氏疏螺旋体也有较好的效果。相反，在莱姆病外周或中枢神经系统受累患者的脑脊液样本中，PCR的结果是不同的。PCR检测可用于诊断由*mayonii*疏螺旋体引起的莱姆病。PCR也被用于检测回归热疏螺旋体菌群内的生物体。然而，16S rRNA基因序列不能很好地区分种间。其他序列已被用于物种形成，包括染色体编码鞭毛蛋白序列（*flaB*），16-23S核糖体RNA基因间间隔基因，和回归热疏螺旋体菌特有的甘油磷酸二酯（*glpQ*）基因。

血清学诊断

回归热 · 回归热的血清学检测没有显示出可重复或可靠的诊断数据，因为在疾病过程中，疏螺旋体菌会发生许多抗原转移。不同种类菌株的蛋白质异质性差异很大。例如，OspC蛋白有21种被识别的主要抗原类型。此外，患者对Proteus OX K抗原的效价可能升高（高达1∶80），但其他交叉反应抗体很少。利用重组GlpQ抗原的EIA检测方法已成功应用于回归热疏螺旋体菌群。感染回归热疏螺旋体的患者可以在包括C6抗体检测在内的伯氏疏螺旋体EIA抗体检测中显示出反应性。参考实验室和疾病预防控制中心对回归热进行Western blot检测。当GlpQ和22 kDa抗原IgG和IgM阳性时，Western blot证实感染存在。

莱姆病 · 血清学检测尽管存在不足之处，但其仍是诊断莱姆病的标准。伯氏疏螺旋体表面和外膜上有许多免疫原性脂质、蛋白质、脂蛋白和碳水化合物抗原。最早期IgM抗体反应和发展，是对OspC膜蛋白、鞭毛抗原（FLaA和FLaB）或纤维连接蛋白结合蛋白（BBK32）的免疫应答。IgM水平在几周内达到峰值，但可能会在几个月内被检测到。IgG反应在疾病的最初几周发展缓慢，随着对Osp17（核心蛋白聚糖结合蛋白）和其他蛋白质［包括p39（BmpA）和p58］的抗体反应增加。晚期感染表现出抗多种抗原的IgG抗体。

市面上有许多血清学检测方法。这些方法包括间接免疫荧光（IFA）、EIA、CIA、免疫印迹（Immunoblots）和Western blots。美国CDC建议在使用STTT进行血清学检测时，首先使用经验证和FDA批准的IFA、CIA或EIA作为第一步，然后进行免疫印迹。通过EIA或CIA检测抗体是最常用的筛查方法，因为它们快速、可重复性好，而且相对便宜。然而，它们的假阳性率很高，主要是由于交叉反应的结果。此外，不同厂家的抗原和抗体的检测方法之间缺乏标准化。用莱特密螺旋体、噬菌体密螺旋体或卵黄（IFA-ABS）吸附血清可提高IFA的特异性。梅毒、HIV感染、钩端螺旋体病、单核细胞增多症、细小病毒感染、类风湿关节炎等自身免疫性疾病的患者通常表现为阳性。已开发捕获EIA以防止类风湿因子的假阳性反应。此外，也可以通过用抗IgG对患者血清进行预处理来克服。

在美国，疾病控制与预防中心建议莱姆病的血清学诊断分两步进行。在STTT中，第一步是敏感的筛选测试，如EIA、IFA或CIA；如果检测结果为IgM或IgG阳性或不确定，则必须分别用IgM和IgG免疫印迹法进行确认（图45.5）。如果CIA、IFA或EIA结果之前未呈阳性，则不应进行Western blot，因为这会降低检测的特异性，并可能导致假阳性结果。IgM免疫印迹要求检测的三种抗原：23 kDaOspC抗原、39 kDa抗

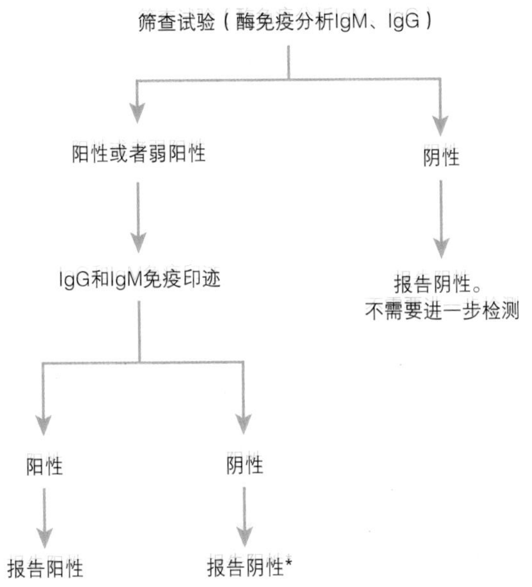

图45.5 两步血清诊断程序。*注意：如果怀疑有神经疏螺旋体病，建议使用配对的血清和脑脊液（CSF）样本进行检测。适用于任何短期疾病。对于莱姆病，建议之后进行后续血清学检测。EIA：酶免疫分析。

原和41 kDa抗原中，至少有两种具有反应性。IgM免疫印迹法要求试验中包含的10种抗原：18 kDa，23 kDa，28 kDa，30 kDa，39 kDa，41 kDa，45 kDa，58 kDa，66 kDa和93 kDa中，至少5种有反应性。IgM法只应在感染的前30 d使用，而IgG法可在疾病过程的任何阶段使用。与伯氏疏螺旋体一样，由*mayonii*疏螺旋体引起的莱姆病也可以通过两步血清学检测。

最近，美国CDC改变了莱姆病检测的建议，将MTTT纳入其中。在该法则中，采用两次EIA：一次作为初步筛选试验，另一次作为第二次确认试验，当第一次EIA为阳性或不确定时进行确认试验。FDA批准宙斯科学公司的EIA（ZEUS ELISA）用于MTTT。第一级检测是宙斯ELISA伯氏疏螺旋体VlsE1/pepC10 IgG/ IgM检测系统，检测对伯氏疏螺旋体抗原VlsE1和pepC10的IgM和IgG抗体。阳性或可疑的结果之后是第二级检测，即宙斯ELISA伯氏疏螺旋体IgG/IgM检测系统，宙斯ELISA伯氏疏螺旋体IgM检测系统，或宙斯ELISA伯氏疏螺旋体IgG检测系统，测量伯氏疏螺旋体全细胞抗原的抗体。所有的检测都是基于辣根过氧化物酶的。与STTT相比，MTTT无需进行蛋白质印迹并缩短了周转时间，因此更易于执行和解释。

在某些临床情况下，必须谨慎地解释血清学检查的结果。例如，莱姆关节炎患者通常在治疗后仍保持抗体阳性，但并不一定会有持续感染。相反，局部EM患者可能呈血清阴性。由于这些和其他的限制，FDA和美国医师学会（American College of Physicians）发布了关于使用实验室检测诊断莱姆病的指导方针。最重要的是临床医生根据临床症状和患者所代表的人群中莱姆病的发病率，在进行血清学检查之前，确定莱姆病的预检概率。

培养

引起回归热的微生物虽然可以在微需氧条件下在营养丰富的培养基中培养，但这种方法既繁琐又不可靠，主要用作研究。同样，尽管产率很低，伯氏疏螺旋体也可以尝试培养。在未经治疗的患者中培养的最佳样本包括EM环病变的周围区域或滑膜组织。脑脊液、血液或血浆（>9 mL）的培养诊断率一般较低。这似乎与神经系统疾病的持续时间有关，换句话说，阳性结果随着疾病持续时间的增加而减少。为了培养这种微生物，将血浆、脊髓液沉淀物或浸渍组织活检接种到一管改良Kelly培养基（BSK Ⅱ、BSK-h或Preac-Mursic培养基）中，并在30～34℃微需氧条件下孵育12周。同样，*mayonii*疏螺旋体也可以在BSK Ⅱ培养基中培养。每周从肉汤下部取0.1 mL菌液到新鲜培养基进行盲传代培养，用吖啶橙染色后，用暗视野显微镜或荧光显微镜检查培养物中是否存在螺旋体。由于培养所需的时间长，且敏感性低，培养往往局限于参考实验室或研究实验室。

抗菌药物敏感性测试和治疗

由于目前没有标准化的培养方法，且螺旋体培养困难，抗微生物药敏试验不常进行。几种抗菌药物，包括四环素，在治疗回归热方面是有效的，尽管它与较高的**赫克斯海默尔反应**相关，可能会威胁生命。多西环素、阿莫西林或头孢呋辛和肠外头孢菌素是莱姆病第一阶段的首选药物。广谱头孢菌素，特别是头孢曲松或头孢噻肟，已成功用于早期治疗失败或出现疾病晚期的患者，如神经博罗病。口服疗法通常是成功的；然而，房室传导阻滞患者可能需要静脉（intravenous, IV）治疗。有过对症治疗失败的报道。

预防

避免蜱虫滋生区；穿着防护服；检查衣服、身体和宠物是否有虱子；及时取出它们也有助于预防感染。目前还没有预防其他疏螺旋体菌引起的感染的疫苗。

短螺旋体

一般特征

短螺旋体属，呈逗号或螺旋形，末端呈锥形，含有四根鞭毛。阿尔堡短螺旋体需要厌氧培养，尚未从动物中分离出来，而多毛短螺旋体则寄生在多种动物的肠道中。在苏木精和伊红的组织学染色下，这些微生物驻留在肠内的毛刷边缘，并表现为嗜碱性缘，称为“假毛刷缘”。

流行病学和致病机制

阿尔堡短螺旋体最可能通过粪-口污染传播。多毛短螺旋体感染是由于饮用受感染动物粪便污染的水而引起的。短螺旋体可引起肠道螺旋体病，表现为慢性腹泻。这些微生物与隐窝脓肿、溃疡、坏死和多器官衰竭有关。致病机制尚不清楚。临床意义必须与患者的体征和症状密切相关。

实验室诊断

样本采集与直接检测

可收集新鲜粪便或直肠拭子，用暗视野显微镜检查。此外，组织活检样本可用于培养、PCR和组织学检查，使用高碘酸雪夫（periodic acid-Schiff, PAS）或苏木精和伊红染色进行染色。PCR扩增方法已被开发，但在临床实验室内是不可用的。

培养

实验室可在含10%胎牛血、400 μg/mL壮观霉素和5 μg/mL

多黏菌素的脑-心浸出液（brain-heart infusion, BHI）或胰蛋白酶大豆琼脂培养基中，37℃厌氧条件下培养短螺旋体。在41℃可以看到生长加快。通常会出现融合的生长模式。阿尔堡短螺旋体对含有10%胎牛血液的BHI具有弱β溶血作用。

识别方法

通过强阳性的马皮酸水解反应和弱的吲哚反应，可以将阿尔堡短螺旋体与多毛短螺旋体菌株区分开来。多毛短螺旋体是吲哚阴性的，具有弱的马尿酸水解反应。基质辅助激光解吸电离和飞行时间质谱技术已成功应用于短螺旋体的鉴定。

抗菌药物敏感性测试和治疗

多毛短螺旋体菌株对奥格门汀（阿莫西林-克拉维酸）、头孢曲松、氯霉素、美罗培南、四环素和甲硝唑敏感。

钩端螺旋体

一般特征

钩端螺旋体包括自由生活的和寄生的两种形式。这种微生物呈螺旋状，右旋，末端呈钩状。该生物含有两个轴丝，表现为旋转运动或快速的来回运动。钩端螺旋体通常分为三大类，其中狭义钩端螺旋体是与人类钩端螺旋体病相关的主要物种；在法国，约60%的人类病例是由这种微生物引起的。

利用16S核糖体核糖核酸（rRNA）测序进行分子分类，目前将该属分为三个不同的组：致病型、中间型和腐生型。

这些病原体包括200多种血清学上定义的类型，这些类型以前被指定为物种，现在被称为严格意义上的L. quesans的血清型和60多种广义上的L. biflexa的血清型。每一种血清抗体通常与特定的动物宿主相关，因此血清抗体的识别对于流行病学研究和预防策略非常重要。该基因型分类方案目前包括大约23个基因组种，包括当前所有钩端螺旋体的血清型。由于遗传因子的水平转移，血清型跨物种系，使得很难对物种进行表型完全分类。

流行病学和致病机制

钩端螺旋体病是一种人畜共患病，在世界范围内分布，但最常见的是在发展中国家和温暖的气候中，通过接触受感染的动物或受污染的水传播。这种细菌可以感染世界上大多数哺乳动物，以及爬行动物、两栖动物、鱼类、鸟类和无脊椎动物。由于载体动物肾小管的持续定植，该生物体在自然界得以维持。人类通过直接或间接接触受感染动物的尿液而被感染。人类和动物可分为维持型（地方性感染）宿主和偶然宿主。钩端螺旋体通过皮肤、黏膜或结膜的裂口进入人体宿主。感染可在家庭和娱乐场所（如游泳、打猎、划独木舟）或在特定职业环境中工作的人（如农民、牧场主、屠宰场工人、捕猎者、兽医）中感染。

致病性钩端螺旋体进入人体后迅速侵入血液，并扩散到全身各个部位，如中枢神经系统、肾脏等。毒性菌株对血红蛋白也表现出趋化性，并能在宿主组织中迁移。一些可能促进这一过程的潜在毒力因子如框45.1所示。问号钩端螺旋体是如何引起疾病的尚不完全清楚，但内毒素和其他毒素的存在可能在作为人类宿主的一种自身免疫反应的止血途径的激活中发挥作用。

框45.1 钩端螺旋体潜在毒力因子

溶血素、鞘磷脂酶C和H、蛋白水解酶（热溶素、胶原酶）、过氧化氢酶、钴胺素生物合成、唾液酸、用于黏附和侵袭的纤维连接蛋白结合蛋白、脂多糖和外膜蛋白质

疾病种类

症状在感染后2～30 d突然出现，包括发热、头痛和肌痛。最常见的临床综合征是**无黄疸钩端螺旋体病**，它是一种自限性疾病，包括败血症期，高热和剧烈头痛，持续3～7 d，然后是免疫期。与免疫期相关的症状（发病与IgM的出现一致）各不相同，但一般比与败血症期相关的症状轻。无菌性脑膜炎是免疫期的标志。**韦尔病**，或**黄疸型钩端螺旋体病**，通常是最严重的疾病，症状由肝、肾或血管功能障碍引起，伴有致命的肺出血；高达10%的病例可能出现死亡。不幸的是，钩端螺旋体病的临床表现与许多其他疾病相似。

实验室诊断

样本采集、运输、处理

在发病的前10 d，钩端螺旋体存在于血液、脑脊液和腹膜透析液中。可从发病第2周开始，直至症状出现后30 d收集尿液样本。样本可以用柠檬酸盐、肝素或草酸盐抗凝剂收集。对样本采集、运输或处理无其他特殊要求。柠檬酸盐或乙二胺四乙酸（ethylenediaminetetraacetic acid, EDTA）是核酸检测的首选抗凝剂。尿液样本不应置于防腐剂中，应在1 h内处理，以获得最佳结果。采集的核酸检测尿液样本可置于多种商业产品中，并可长时间运输。样本应在室温下运输，24 h内接种培养。

直接检测

血液、脑脊液和尿液可直接用暗视野显微镜检查。在1 500 r离心30 min后，对样本中运动钩体的检测进行优化；草酸钠或肝素处理的血液最初以500 r离心15 min以去除血细胞。其他技术，如荧光抗体染色和使用钩端螺旋体特异性DNA探针的杂交技术，也可在临床样本中检测到钩端螺旋体。

核酸检测

传统和实时PCR检测方法已被用于检测血液、血浆、血清、尿液、水样、脑脊液、尸检组织和环境样本中的钩端螺旋体。核酸检测至少可以与培养相媲美，在感染急性期的确诊中非常有用。

培养

实验室诊断钩端螺旋体病的确定方法是从血液、脑脊液或尿液中培养微生物，虽然此种方法不敏感。将几滴肝素或草酸钠抗凝血接种到含有兔血清（Fletcher或Stuart）或牛血清白蛋白的半固态培养基中。尿液收集后应立即接种，因为酸度（在肉汤培养基中稀释）可能会伤害螺旋体。将1滴或2滴未稀释的尿液和1∶10稀释的尿液加入5 mL培养基中。加入200 μg/mL的5-氟尿嘧啶（一种抗癌药物）可以防止其他细菌的污染而不伤害钩端螺旋体。商业用培养基，如Ellinghausen-McCullough-Johnson-Harris（EMJH）或Fletcher培养基（Difco EMJH或Difco Fletcher培养基；BD Diagnostic Systems, Sparks, MD），包含5-氟尿嘧啶，可在患者床边使用。组织样本，特别

是来自肝脏和肾脏的样本，可进行无菌地浸渍，就像尿液培养一样1∶1、1∶10和1∶100稀释接种。

所有培养物在室温或30℃的黑暗中孵育6～8周。由于微生物生长在表面以下，应每周检查从肉汤培养基表面以下几厘米处收集的材料是否有生长，使用直接湿制剂，在暗视野照明下进行。钩端螺旋体表现出螺旋运动性。

识别方法

根据螺旋和钩状末端的数量，可以将钩端螺旋体与其他螺旋体区分开来。从生理上看，腐生型钩端螺旋体可在比致病性钩端螺旋体生长温度低10℃或至少5℃的条件下生长，从而与致病性钩端螺旋体区分开来。用暗视野显微镜或免疫荧光法也可观察到钩端螺旋体。

血清学诊断

血清诊断钩端螺旋体病需要凝集抗体滴度增加四倍或更高。使用活细胞的显微镜凝集试验（microscopic agglutination test, MAT）是标准的血清学程序。钩端螺旋体病的血清学诊断是利用细菌抗原池进行的，在每个池中含有许多血清型。应用暗视野显微镜观察存在凝集表明结果阳性。然而，常规临床实验室更容易采用宏观凝集方法。试剂可商购。IgM抗体的间接血球凝集和ELISA检测也可用；主要使用IgM检测方法是因为IgM抗体在发病的第1周可被检测到。快速免疫层析法现在可用于检测钩端螺旋体IgM和（或）IgG抗体（Abbott, Chicago, IL）。

分子分型方法

几种基于核酸的扩增方法已发展。然而，PCR方法对血清抗体的鉴别并不有用，因此在流行病学研究中使用有限。采用脉冲场凝胶电泳（pulsed-field gel electrophoresis, PFGE）、限制性片段长度多态性（restriction-fragment-length polymorphism, RFLP）和核糖体分型等复杂和劳动密集型技术对血清病毒的鉴定更为有效。在细菌载量高的临床样本中，核酸测序已成功直接鉴定出钩端螺旋体。

抗菌药物敏感性测试和治疗

钩端螺旋体病的治疗是支持性管理和使用适当的抗菌药物。推荐使用头孢曲松、青霉素、阿莫西林、多西环素和四环素治疗钩端螺旋体病。标准化的抗菌药物敏感性程序受到微生物生长缓慢和培养过程中需要血清的限制。

预防

一般预防措施包括为家畜和宠物狗注射疫苗。此外，防护服、啮齿动物控制措施和防止娱乐性接触（例如避免接触淡水池塘）可用于预防钩端螺旋体病。

案例学习45.1

一名43岁女性在取出蜱虫后，发现腿上有疼痛肿胀的斑点，约4个月后复发症状，转到感染病诊所。她因疑似莱姆病接受多西环素治疗14 d，IFA效价呈阳性，表现为移行性关节痛，手部小关节疼痛更严重。她还抱怨疲劳，精神状态差，偶尔头痛。由于治疗后2个月症状复发，她无法继续就业。在一个阿莫西林疗程和随后两个疗程的头孢曲松疗程后6个月，她再次出现症状。对她的血清进行Western blot和PCR检测。Western blot结果不确定，PCR结果为莱姆病因子阳性。

问题：

1. 这个患者是如何患上莱姆病的？
2. 为什么医生要对这个患者进行进一步的检测来诊断莱姆病？
3. 患者对治疗伯氏疏螺旋体无反应。你能解释为什么会这样吗？

复习题

1. 初级梅毒的特征是什么临床体征（　　）

   a. 硬下疳　b. 皮疹　c. 淋巴结病　d. 梅毒瘤

2. 梅毒快速现场检测采用以下几种方法（　　）

   a. 辣根过氧化物酶标记抗原　b. 荧光标记抗人抗体　c. 化学发光分子　d. 结合在固相膜上的抗原

3. 梅毒的反向测试法包括（　　）

   a. 先做非特异性抗体检测，如呈阳性，可做密螺旋体特异性抗体检测。　b. 先做密螺旋体特异性抗体检测，如呈阳性，可做非特异性抗体检测。　c. 先做非特异性抗体检测，如呈阳性，可做不需要进一步的检测　d. 特异性密螺旋体抗体的检测，如果呈阳性，不需要进一步的检测

4. 除梅毒外，下列哪一种情况下的患者也能产生反应性抗体（　　）

   a. 钩端螺旋体病　b. 麻疹　c. 自身免疫性疾病　d. 以上所有

5. 哪一种螺旋菌栖息在肠道的刷状边缘（　　）

   a. 白纹螺旋体　b. 多毛短螺旋体　c. 伯氏疏螺旋体　d. 钩端螺旋体

6. 诊断钩端螺旋体病的标准血清学程序为（　　）

   a. PaGIA　b. MBIA　c. MA　d. EIA，然后Western blot

7. 患者表现为皮肤病变呈红色，并有中枢清除和流感样症状。她说自己花了很多时间在树林里的户外徒步旅行。需要订购哪些实验室检测（　　）

   a. 皮损组织活检，螺旋体染色和可见　b. 全血样本，用于螺旋体培养　c. 尿液样本，用于PCR　d. 血清样本，用于血清学检测

8. 是非题

   ______ 密螺旋体反应性血清学检测在监测梅毒治疗中

是有用的。

______使用莱姆病的两步血清学检测法可以检测出mayonii疏螺旋体感染。

9. 配对题：将每个术语与正确的描述配对

______伯氏螺旋体　　______短螺旋菌属

______MBIA　　______TP-PA

______钩端螺旋体病　　______前区反应

______暗视野显微镜　　______VDRL

______哈钦森三联征

a. 肾脏病变　b. 迁徙性红斑　c. 直接检测方法　d. 抗原包被株　e. 先天梅毒　f. 肠螺旋体病　g. 非密螺旋体试验　h. 假阴性　i. 苍白螺旋体抗原敏化明胶颗粒的凝集作用

参考答案

案例学习45.1

1. 患者最有可能是被感染伯氏疏螺旋体的硬蜱若虫叮咬而得病。虽然几周内症状不明显，但她对初始病变的描述与移徙性红斑病变一致（图45.4）。

2. 免疫荧光分析（IFA）对检测伯氏疏螺旋体抗体非常敏感，但其假阳性率高。最初，患者的表现与IFA阳性相结合似乎足以有效治疗患者。然而，当患者对治疗没有反应时，医生希望确定诊断是正确的。Western blot可检测几种螺旋体抗体，如果存在多条带，则认为是阳性。该患者可能没有良好的血清学反应，但PCR阳性表明该细菌仍然存在。

3. 许多原因可以解释为什么患者对治疗没有反应。第一，患者可能患有另一种症状类似但对螺旋体治疗无效的疾病。第二，可能是对抗感染治疗的抗生素产生耐药性的菌株。第三，可能是抗生素的剂量不足以杀死细菌。患者的免疫系统对螺旋体的反应无效。事实上，对这位患者来说，所有这些原因都有可能造成其预后不佳。

复习题

1. c; 2. b; 3. d; 4. c; 5. d; 6. d; 7. a; 8. ×，√; 9. b，f，d，i，a，h，c，g，e

第4部分

寄生虫学

PARASITOLOGY

第46章 · 寄生虫学方法和策略概论

Overview of the Methods and Strategies in Parasitology

苏逸 张尧 · 译 单玉璋 · 审校

本章目标

本章概述了寄生虫的一般流行病学、致病机制、疾病谱及其鉴定方法。详细的技术操作流程应与本节中额外的特定病原体的章结合使用，以提供一个从样本采集到鉴定程序的清晰地描述。然而，学生应考虑以下总体目标：

1. 说明每种试验方法的具体诊断目的及其优缺点。
2. 简要描述与试验方法相关的原则。
3. 确定寄生虫鉴定的样本是否合格，包括采集方法、采集时间/接收时间、样本量及是否存在干扰和污染物质。
4. 为寄生虫样本选择合适的防腐剂，并解释所选择防腐剂的化学原则和理由，包括聚乙烯醇(polyvinyl alcohol, PVA)、通用固定剂、福尔马林和乙酸钠-乙酸-福尔马林(sodium acetate acetic acid formalin, SAF)。
5. 根据样本类型选择适当的寄生虫检测和鉴定方法。
6. 讨论抗体血清学、抗原检测、分子方法，以及卵和寄生虫(ova and parasites, O&P)的传统处理在诊断各种寄生虫感染方面的有效性。

寄生虫病通常与地球的热带地区有关；然而，许多感染人类的寄生虫在世界范围内分布，并且在温带地区出现频率较高。此外，进出寄生虫流行地区的人可能会感染其中一种，然后在远离上述地理区域的祖国寻求医疗护理。患病人数的增加，尤其是免疫缺陷或免疫抑制患者的增加，也导致了人们对寄生虫学领域的关注增加。这些人极有可能感染某些寄生虫。感染人类的寄生虫被分为六大类：

- 原虫(阿米巴、鞭毛虫、纤毛虫、孢子虫、球虫、微孢子虫)。
- 线虫或蛔虫。
- 扁形动物或扁虫(绦虫、吸虫)。
- 五口类或舌形虫。
- 棘头虫或多刺头蠕虫。
- 节肢动物(如昆虫、蜘蛛、螨虫、蜱)。

传统上，寄生虫的鉴定依赖于观察特征形态学标准；反过来，这些标准的准确描述取决于正确的样本采集、处理和充分的固定。不正确采集的样本可能会导致未能检测到病原体或其鉴定错误。表46.1～46.3提供了关于各种寄生虫(这些寄生虫可能从不同身体部位获得)、最常用的样本采集方法和适当处理方法的信息。

流行病学

寄生虫通常局限于宿主内外的特定环境中。任何单个寄生虫的**宿主特异性**极大地影响与传播和控制相关的因素。一种野生或家养动物的疾病(**人畜共患病**)也发生在人类身上。作为人类寄生虫感染潜在来源的动物称为**宿主**。一些寄生生物在其生命周期的特定阶段是自由生存的，不依赖于人类或其他活体宿主生存。在某些情况下，人类会成为一个**意外的**或无意的**宿主**。当人类是寄生虫或寄生虫的某一发育阶段的唯一宿主时，控制和预防选择相对容易确定。但是，如果感染人畜共患的或具有某种环境阶段的病原体，这些措施可能会很复杂，特别是在涉及多个宿主物种或环境资源的情况下。

人体寄生虫感染可通过多种机制和途径引发，具体取决于微生物的种类。许多肠道寄生虫通过摄入受污染食物或水中的感染性寄生虫(如十二指肠贾第虫、隐孢子虫、蛔虫)传播。其他寄生虫可通过性途径(性病传播)(如阴道毛滴虫)、通过感染性幼虫的皮肤渗透(如粪圆线虫、钩虫)或通过各种节肢动物的叮咬(如疟原虫、锥虫、利什曼原虫)在宿主之间传播(表46.4)。

致病机制和疾病谱

尽管许多寄生虫会导致严重的危及生命的疾病，尤其是在病情危重的患者中，但许多生物体与宿主保持"平衡态"，不会造成重大损害。明显的疾病症状可能不是感染的最终结果。根据寄生虫的不同，可能会感染一个或多个身体部位。一些寄生虫感染可导致很少或没有症状，而与其他寄生虫感染可导致毁灭性的永久性损害，并最终导致宿主死亡。有些寄生虫在人体内繁殖，而另一些则在体内成熟但数量不增加。这些生命周期差异在致病性和疾病结局中起着重要作用。同样重要的是，虚弱或免疫功能低下的患者(包括非常年幼和非常年老的患者)对寄生虫感染的反应可能与健康成年人不同。

当然，对宿主造成严重疾病或死亡的损害对寄生虫没有好处；这最多只能让寄生虫难以存活。当这种情况发生时，寄生虫的长期存活可能取决于从宿主到宿主的快速有效传播，或者寄生虫在没有活宿主的环境中存活的能力。

从潜在的预防和控制以及传染性和疾病转归的机制方面了解寄生虫的生命周期非常重要(表46.5)。表46.6列出了寄生虫病的致病机制和范围。关于医生需求的具体指南见表46.7。

实验室诊断

与所有实验室测试一样，检测和正确鉴定人体寄生虫的能力与临床样本的质量、适当样本的送检、分析前的适当处理、相关诊断测试顺序，以及实验室人员的经验和培训(表46.8)有关。表46.9和表46.10总结了人体寄生虫和适用的采集固定剂、临床样本、诊断测试、阳性发现的要素及注解。

表46.1 描述常见的人类寄生虫群

寄生虫群	描述
原虫——肠道内	
阿米巴虫	单细胞生物；在生命周期中出现伪足（运动）、滋养体和包囊期 例外情况：有些没有确定的包囊 感染性包囊的粪-口传播 溶组织内阿米巴引起阿米巴病，是这一类群中最重要的生物
鞭毛虫	有特征性鞭毛的原生动物 粪-口传播 例外：毛滴虫有滋养体，无包囊期，通过纵向二分裂繁殖 例如：十二指肠贾第虫和脆弱双核阿米巴
纤毛虫	单细胞原生动物；纤毛（运动性），以协调、有节奏的方式跳动，以螺旋的方式移动滋养体 生命周期中的滋养体和包囊阶段；这两个阶段都有大的巨核和微核 粪-口传播 结肠小袋纤毛虫是该组中唯一的人类病原体
球虫	原生动物；无性和有性生活周期 通过受污染的食物和（或）水的粪-口传播。感染期（卵囊）包含孢子囊和（或）子孢子 例如：隐孢子虫属、环孢子虫属、贝氏等孢子虫属和肉孢子虫属
微孢子虫	小型（1～2.5 μm）肠道原生动物 通过摄入、吸入或直接接触孢子传播 九个属会导致人类疾病，最重要的两种是脑胞内原虫属和肠上皮细胞微孢子虫属
原虫——其他部位	
阿米巴虫	与温暖淡水环境有关的致病性自由生命病原体 除了齿龈内阿米巴（在口腔中发现），它们已从中枢神经系统（central nervous system, CNS）、眼睛和其他身体部位分离出来 例如：福氏耐格里阿米巴（急性CNS感染和死亡）、棘阿米巴属、巴氏阿米巴（慢性CNS疾病）、棘阿米巴属（也可引起角膜炎）
鞭毛虫	有鞭毛（用于运动的长蛋白质细胞器） 性传播 例如：阴道毛滴虫位于泌尿生殖系统 口腔毛滴虫可在口腔中分离，认为是不致病的
球虫	专性的细胞内寄生，孢子形态 通常是粪-口传播，通过摄入受污染的物质或食物 例如：隐孢子虫和弓形虫
微孢子虫	小型（1～2.5 μm）孢子形态原生动物 通常通过摄入孢子传播 生命周期变化很大；有些有无性生活周期，而另一些则很复杂，有无性和有性两种生活周期和多个寄主 例如：脑胞内原虫属、具褶孢虫属、气管普孢虫和安卡尼亚孢虫
原虫——血液和组织	
疟原虫、巴贝斯虫	节肢动物作为传播媒介的原生动物 通过昆虫叮咬传播 例如：疟原虫属包括在脊椎动物中经历红细胞外和产生色素的红细胞内裂体生殖的寄生虫，以及在蚊子中经历孢子增殖后有性繁殖的寄生虫 巴贝斯虫属由蜱传播，在脾切除术或免疫功能受损的患者中可导致严重疾病
鞭毛虫（利什曼原虫）	锥虫原生动物；两种形态——昆虫宿主中有前鞭毛体，脊椎动物宿主中有无鞭毛体 通过昆虫媒介进行传播 病原体的分离和鉴定与身体部位有关。除杜氏利什曼原虫（内脏利什曼病）引起的感染外，利什曼无鞭毛体的分离仅限于感染的病变部位

续 表

寄生虫群	描述
鞭毛虫（锥虫）	锥虫原生动物；形态是根据鞭毛的位置、长度和附着部位确定的 在其生命周期的某些时候，这些原生动物具有典型的波状膜和前端的游离鞭毛的锥虫形态 通常通过昆虫媒介传播 一些病原体会导致非洲昏睡病（例如，布氏冈比亚锥虫、罗得西亚布氏锥虫）。美洲锥虫病的病原体是克鲁兹锥虫，在哺乳动物宿主中有无鞭毛体和锥虫阶段，在节肢动物宿主中有表鞭毛体形式
线虫——肠道	蠕虫；蛔虫 线虫拥有雌雄两性，呈细长圆柱形，两侧对称，前端呈三辐对称。线虫有一层外层角质层，没有环状肌肉，还有一个包含所有系统（消化、排泄、神经和生殖）的透明隔腔 通过吞食虫卵或来自土壤的幼虫经皮肤渗透传播 例如：蛔虫、蛲虫、鞭虫、类圆线虫和钩虫
线虫——组织	蠕虫；蛔虫 其中许多生物在美国很少见；然而，有些是重要的，在世界各地都有。如果仅有活检和（或）尸检样本，则诊断可能很困难，并且必须根据组织学制备的检查进行解释 例如：旋毛虫属、内脏幼虫移行症（vesceral larva migrans, VLM）、眼部幼虫移行症（ocular larva migrans, OLM）、皮肤幼虫移行症（outaneous larva migrans, CLM）
线虫——丝虫	蠕虫；蛔虫 通过节肢动物传播 成虫往往生活在脊椎动物宿主的组织或淋巴管中。诊断是基于血液、其他体液或皮肤中的幼虫蠕虫（微丝蚴）的分离和鉴定 例如：吴策线虫属、布鲁线虫属、罗阿丝虫属和盘尾丝虫属
绦虫——肠道	蠕虫；绦虫 成年绦虫由一系列称为节片的产卵单位组成，节片从附着器官（头节）的颈部发育而来。通过蠕虫的表皮吸收食物。中间宿主携带通过摄入成年绦虫卵获得的幼虫形式 通过摄入烹调不良或生肉或淡水鱼中的幼虫形式传播 例如：犬复孔绦虫（通过意外摄入犬跳蚤获得感染） 微小膜壳绦虫和长膜壳绦虫通过摄入某些节肢动物（跳蚤、甲虫）传播。此外，微小膜壳绦虫可以通过摄入虫卵传播（生命周期可以绕过中间宿主甲虫） 人类可以作为微小膜壳绦虫和猪带绦虫感染的中间宿主和最终宿主
绦虫——组织	组织绦虫 通过摄入某些绦虫卵或意外接触某些幼虫形式，导致组织感染。人类只是一个偶然的中间宿主 例如：土棘球绦虫、细粒棘球绦虫和其他几种
吸虫——肠道	专性寄生的扁虫 除了血吸虫外，吸虫是雌雄同体。它们可能是扁平的，大多数都有口腔和腹部吸盘 传播：肠道吸虫需要淡水蜗牛作为中间宿主，这些感染是通过食物（淡水鱼、软体动物或植物）传播的 例如：布氏姜片吸虫，一种巨大的肠道吸虫
吸虫——肝、肺	传播：肝和肺吸虫需要淡水蜗牛作为中间宿主，这些感染是通过食物传播的（淡水鱼、小龙虾、螃蟹或植物） 例如：公共卫生问题包括与华支睾吸虫病和隐睾吸虫病相关的胆管癌、与肝片吸虫感染相关的严重肝病，以及与并殖吸虫感染有关的结核的误诊
吸虫——血液	血吸虫；雌雄异体。雄性的特征是身体内褶，形成抱雌沟生殖管，在交配和产卵过程中，雌虫存在于此生殖管中 传播：感染是由淡水蜗牛释放的尾蚴通过皮肤渗透获得的。成虫寄生在小肠、大肠或膀胱的血管中 例如：曼氏血吸虫、血红血吸虫和日本血吸虫

表46.2 疾病部位和寄生虫(滋养体、包囊、卵囊、孢子、成虫、幼虫、卵、无鞭毛体、有鞭毛体)

部位	寄生虫
血液	
红细胞	疟原虫属
	巴贝斯虫属
白细胞	利什曼原虫
	弓形虫
全血/血浆	锥虫属
	微丝蚴
骨髓	利什曼原虫属
	枯氏锥虫
	疟原虫属
中枢神经系统	猪带绦虫(囊虫)
	棘球绦虫属
	福氏耐格里原虫
	棘阿米巴属
	狒狒巴拉姆希阿米巴
	双核匀变虫
	弓形虫
	微孢子虫
	锥虫属
皮肤溃疡	利什曼原虫属
	棘阿米巴属
	溶组织内阿米巴
肠道	孟加拉内阿米巴
	溶组织内阿米巴
	迪斯帕内阿米巴
	大肠内阿米巴
	哈特曼内阿米巴
	波立基内阿米巴
	微小内蜓阿米巴
	布奇外氏嗜碘内阿米巴
	人芽囊原虫
	十二指肠贾第鞭毛虫
	迈氏唇鞭毛虫
	脆弱双核阿米巴
肠道	人五毛滴虫
	结肠小袋纤毛虫
	隐孢子虫属
	卡耶塔环孢子球虫
	贝氏等孢子虫
	肉孢子虫属
	微孢子虫
	蛔虫
	异尖线虫属
	蠕形蛲虫
	钩虫
	粪圆线虫
	管圆线虫属
	毛圆线虫属
	鞭虫
	微小膜壳绦虫
	长膜壳绦虫
	牛带绦虫
	猪带绦虫
	阔节裂头绦虫
	华支睾吸虫(后睾吸虫)
	并殖吸虫属
	血吸虫属
	布氏姜片吸虫
	肝片吸虫
	横川后殖吸虫
	异形异形吸虫
肝、脾	肝毛细线虫
	华支睾吸虫属/后睾吸虫属
	棘球绦虫属
	溶组织内阿米巴
	肝片吸虫
	杜氏利什曼原虫
	弓形虫属
	微孢子虫
肺	隐孢子虫属[a]
	犬恶丝虫
	棘球绦虫属
	钩虫幼虫
	并殖吸虫属
	微孢子虫
肌肉	棘颚口线虫
	猪带绦虫(囊虫)
	绦虫/多头绦虫属
	旋毛虫属
	旋盘尾丝虫(结节)
	迭宫绦虫属/裂头绦虫属
	枯氏锥虫
	微孢子虫
皮肤	钩虫属
	麦地那龙线虫
	棘颚口线虫
	利什曼原虫属
	盘尾丝虫属
	微丝蚴
	绦虫属
	蠕形螨属
	疥螨
泌尿生殖系统	阴道毛滴虫
	血吸虫属
	原肠贝氏蛔虫
	微孢子虫
	微丝蚴
眼	棘阿米巴属
	恶丝虫属
	弓形虫
	弓蛔虫属
	罗阿丝虫
	微孢子虫

这张表不包括每个身体部位可以识别的所有可能的寄生虫,最有可能的生物已经列出来。

[a]在严重免疫抑制的个体中传播。

TABLE 46.3 **Specimens and Body Site: Specimen Options, Collection and Transport Methods, and Processing**

Specimens and/or Body Site	Specimen Options	Collection and Transport Methods	Specimen Processing	Comments
Stool for ova and parasites (O&Ps) examination	Fresh stool	½ pint waxed container; 30 min if liquid, 60 min if semi formed, 24 h if formed; delivery to laboratory	Direct wet smear (not on formed specimen), concentration, permanent stained smear	Stool specimens containing barium are unacceptable; intestinal protozoa may be undetectable for 5–10 days after barium use. Certain substances and medications also impede detection of intestinal protozoa: mineral oil, bismuth, antibiotics, antimalarial agents, and nonabsorbable antidiarrheal preparations. After administration of any of these compounds, parasitic organisms may not be recovered for a week to several weeks. Specimen collection should be delayed after barium or antibiotics are administered for 5–10 days or at least 2 weeks, respectively.
	Preserved stool[a]	5% or 10% formalin, MIF, SAF, Schaudinn's, PVA, modified PVA, single vial systems, universal fixative	Concentration, permanent stained smear Depending on specimen (fresh or preserved) and patient's clinical history, immunoassays may also be performed.	
Stool for culture of nematodes	Fresh stool, entire stool specimen	½ pint waxed container; immediate delivery to laboratory	Filter paper strip, Petri dish, and agar plate, charcoal cultures are all available.	Fresh stool (do not refrigerate) is required for these procedures.
Stool for recovery of tapeworm scolex	Preserved stool, entire stool specimen	5% or 10% formalin (10% recommended)	The stool is filtered with a series of mesh screens and examined for the very small tapeworm scolex (proof of therapy efficacy) and/or proglottids.	After treatment for tapeworm removal, the patient should be instructed to take a saline cathartic and to collect all stool material passed for the next 24 h. The stool should be immediately placed in 10% formalin and thoroughly broken up and mixed with the preservative (1-gallon [3.8-L] plastic jars are recommended, half-full of 10% formalin).
	Adult worms, worm segments	Saline, 70% alcohol		
Cellophane tape preparation for pinworms	Surface sample from perianal skin; anal impression smear	Cellophane (Scotch) tape preparation or commercial sampling paddle or swab	Tape is lifted from a slide, a drop of xylene substitute is added, the tape is replaced, and the specimen is ready for examination under the microscope.	Specimens should be collected late at night after the person has been asleep for several hours or first thing in the morning before going to the bathroom or taking a shower. At least 4–6 consecutive negative tapes are required to rule out the infection.
Sigmoid colon	Sigmoidoscopy material, prepared as smears	Fresh or PVA or Schaudinn's smears; specimen is taken with a spatula rather than cotton-tipped swabs; transported as smears in preservative	Direct wet smear, permanent stained smears	Material from the mucosal surface should be aspirated or scraped; it should not be collected with cotton-tipped swabs. At least 6 representative areas of the mucosa should be sampled and examined (6 samples, 6 slides). A parasitology specimen tray (containing Schaudinn's fixative, PVA, and 5% or 10% formalin) should be provided, or a trained technologist should be available at the time of sigmoidoscopy to prepare the slides. Examination of sigmoidoscopy specimens does not take the place of routine O&Ps examinations. If the amount of material is limited, use of a fixative containing PVA is highly recommended.
Duodenum	Duodenal contents	Entero-Test or aspirates; string in Petri dish or tube; immediate transport to laboratory	The specimen may be centrifuged (10 min at 500×) and should be examined immediately as a wet mount for motile organisms. Iodine also can be used. Direct wet smear of mucus; permanent stained smears can also be prepared.	A fresh specimen is required; the amount may vary from <0.5 mL to several milliliters of fluid. If the specimen cannot be completely examined within 2 h after collection, any remaining material should be preserved in 5%–10% formalin.

续 表

Specimens and/or Body Site	Specimen Options	Collection and Transport Methods	Specimen Processing	Comments
Entero-Test capsule (string)	Duodenal contents	Entero-Test (string test) in Petri dish (fresh) or preserved in PVA	Bile-stained mucus clinging to the yarn should be scraped off (mucus can also be removed by pulling the yarn between the thumb and finger) and collected in a small Petri dish; disposable gloves are recommended. Usually 4 or 5 drops of material are collected. The specimen should be examined immediately as a wet mount for motile organisms (iodine may be added later to facilitate identification of any organisms present). The pH of the terminal end of the yarn should be checked to ensure adequate passage into the duodenum (a very low pH means that it never left the stomach). The terminal end of the yarn should be yellow-green, indicating that it was in the duodenum (the bile duct drains into the intestine at this point). Permanent stained smears can also be prepared.	If the specimen cannot be completely examined within 1 h after removal of the yarn, the material should be preserved in 5%–10% formalin, or PVA-mucus smears should be prepared.
Urogenital tract	Vaginal discharge Urethral discharge Prostatic secretions	Saline swab, transport swab (no charcoal), culture medium, plastic envelope culture, air-dried smear for FA	Direct wet smear; fluorescence; urine must be centrifuged before examination.	Fresh specimens are required; an air-dried smear may be an option for fluorescence. Do not refrigerate swabs and/or culture containers at any time, because motility and/or ability to grow will probably be lost.
	Urine	Single unpreserved specimen, 24-h unpreserved specimen, early morning Nucleic acid–based testing media according to manufacturer's instructions	Examination of urinary sediment may be indicated in certain filarial infections. Administration of the drug diethylcarbamazine (Hetrazan) has been reported to enhance the recovery of microfilariae from the urine. The triple-concentration technique is recommended for the recovery of microfilariae. The membrane filtration technique can be used with urine for the recovery of microfilariae. A membrane filter technique for the recovery of *Schistosoma haematobium* eggs has also been useful.	
Sputum	Sputum	True sputum (not saliva)	Direct wet smear; permanent stained smears; fluorescence also available (Calcofluor for microsporidia). Sputum is usually examined as a wet mount (saline or iodine), using low and high dry power (10× and 400×). The specimen is not concentrated before preparation of the wet mount. If the sputum is thick, an equal amount of 3% sodium hydroxide (NaOH) (or undiluted chlorine bleach) can be added; the specimen is thoroughly mixed and then centrifuged. NaOH should not be used if the examiner is looking for *Entamoeba* spp. or *Trichomonas tenax*. After centrifugation, the supernatant is discarded, and the sediment can be examined as a wet mount with saline or iodine. If examination is delayed, the sputum should be fixed in 5% or 10% formalin to preserve helminth eggs or larvae or in PVA.	True sputum is required; all specimens, especially induced specimens and BAL, should be delivered immediately to the laboratory (do not refrigerate).
	Induced sputum	No preservative (10% formalin if time delay)		
	Bronchoalveolar lavage (BAL)	Sterile; immediate delivery to laboratory		

续 表

Specimens and/or Body Site	Specimen Options	Collection and Transport Methods	Specimen Processing	Comments
Aspirates	Bone marrow	Sterile; immediate delivery to laboratory	Permanent stained smears; cultures can also be set (specifically designed for the recovery of blood parasites).	All aspirates for culture must be collected using sterile conditions and containers; this is mandatory for culture isolation of leishmania and trypanosomes.
	Cutaneous ulcers	Sterile plus air-dried smears		
	Liver, spleen	Sterile, collected in 4 separate aliquots (liver)		
	Lung			
	Transbronchial aspirate	Air-dried smears		
	Tracheobronchial aspirate	Air-dried smears		
Central nervous system	Cerebrospinal fluid (CSF)	Sterile	Direct wet smear, permanent stained smears; culture for free-living amebae (*Naegleria, Acanthamoeba* spp.).	All specimens must be transported immediately to the laboratory (STAT procedure).
Biopsy	Intestinal tract	Routine histology	Direct wet smears, permanent stained smears; specimens to histology for routine processing.	The more material that is collected and tested, the more likely the organism is to be isolated and subsequently identified. Sterile collection is required for all specimens that will be cultured; bacterial and/or fungal contamination prevents isolation of parasites in culture.
	Cutaneous ulcers	Sterile, nonsterile to histopathology (formalin acceptable)		
	Eye	Sterile (in saline), nonsterile to histopathology		
	Scrapings	Sterile (in saline)		
	Cornea (scrapings)	Collected by physician, placed directly on microscope slide	Fixed using methyl alcohol and stained using Calcofluor white.	Helpful in diagnosis of *Acanthamoeba* keratitis.
	Liver, spleen	Sterile, nonsterile to histopathology		
	Lung			
	Brush biopsy	Air-dried smears		
	Open lung biopsy	Air-dried smears		

续 表

Specimens and/or Body Site	Specimen Options	Collection and Transport Methods	Specimen Processing	Comments
Biopsy	Muscle	Fresh, squash preparation, nonsterile to histopathology	Fixed using methyl alcohol and stained using Calcofluor white.	Helpful in diagnosis of *Acanthamoeba* keratitis.
	Skin biopsy	Nonsterile to histopathology (formalin acceptable)		
	Scrapings	Sterile (in saline), nonsterile to histopathology		
	Skin snip	Aseptic, smear or vial No preservative		
Blood	Smears of whole blood	Fresh (first choice) Thick and thin films; immediate delivery to laboratory	Thick and thin films, specialized concentrations and/or screening methods	Examination of blood films (particularly for malaria) is considered a STAT procedure; immediate delivery to the laboratory is mandatory.
	Anticoagulated blood	Anticoagulant (second choice) EDTA (first choice) Heparin (second choice)	Thick and thin films, specialized concentrations and/or rapid methods Quantitative Buffy Coat (QBC) Microhematocrit Centrifugation Method (Becton Dickinson, Tropical Disease Diagnostics, Sparks, MD)	Delivery to the laboratory within 30 min or less. If delayed, typical parasite morphology may not be seen in blood collected using anticoagulants. Knott concentration procedure: Used primarily to detect microfilariae in the blood, especially when a light infection is suspected. The disadvantage of the procedure is that the microfilariae are killed by the formalin and are no longer motile. Membrane filtration technique: This technique, using Nuclepore filters, has proved highly efficient in demonstrating filarial infections when microfilaria are of low density. It has also been successfully used in field surveys.

EDTA, Ethylenediaminetetraacetic acid; *FA,* fluorescent antibody; *MIF,* merthiolate-iodine-formalin; *PVA,* polyvinyl alcohol; *SAF,* sodium acetate–acetic acid–formalin.

[a]A number of new stool fixatives are available; some use a zinc sulfate base rather than mercuric chloride. Some collection vials can be used as a single-vial system; both the concentration and permanent stained smear can be performed from the preserved stool. However, not all single-vial systems (proprietary formulas) provide material that can be used for fecal immunoassay procedures. A universal fixative is now available (TOTAL-FIX) that contains no formalin, mercury, or PVA.

Modified from Garcia LS. *Diagnostic Medical Parasitology*. 6th ed. Washington, DC: ASM Press; 2016.

表46.4 更常见的人体寄生虫群的流行病学

	寄生虫群栖息地(宿主)	传播方式	预防
原虫——肠道			
阿米巴	人类常见的单细胞生物。尽管某些动物携带其中一些生物,但它们并不被认为是重要的宿主	人类通过摄入被含有原虫的耐药感染性包囊粪便物质污染的食物和水而感染。各种各样的性行为在传播中都有记录	预防措施包括更加注意个人卫生、卫生措施和消除可能涉及粪-口接触的性活动
鞭毛虫	鞭毛虫通常存在于人类体内。尽管某些动物身上藏有一些这样的生物,但它们并不被认为是重要的宿主;一个例外可能是像海狸这样的动物,它们携带十二指肠贾第虫。受污染的水源也是一个来源	人类通过摄入被粪便污染的食物和水感染,粪便中含有原虫的耐药感染性包囊;滋养体形式可通过虫卵在人与人之间传播	预防措施包括加强对个人卫生和卫生措施的关注,消除可能涉及粪-口接触的性活动,适当的水处理(包括过滤),以及对环境感染源的认知
纤毛虫	结肠小袋纤毛虫通常在人和猪中被发现。在世界上的一些地区,猪被认为是重要宿主	人类通过摄入被粪便污染的食物和水感染,粪便中含有原生动物的抗感染性包囊	预防措施包括更加注意个人卫生和卫生措施,以及消除可能涉及粪-口接触的性活动
球虫	球虫存在于人类体内。在某些情况下(如隐孢子虫病),动物宿主(牛)可以作为重要宿主。各种动物的肌肉可能含有肉囊,通过食用生肉或未煮熟的肉造成对人类的感染。世界各地已报道了许多隐孢子虫属的水传播暴发。球虫卵囊对环境条件具有极强的抵抗力,尤其是在保持湿润的情况下	通过摄入各种肉类或通过受污染的食物和(或)水等粪-口传播途径获得的这些原生动物。感染形式被称为卵囊(隐孢子虫属、贝氏等孢子虫、卡耶塔环孢子球虫)或肉孢子虫(肉孢子虫属),包含在受感染的肉类中。隐孢子虫也与医院感染有关	预防措施包括加强对个人卫生和卫生措施的关注,消除可能涉及粪-口接触的性活动。必须进行充分的水处理(包括过滤);对环境感染源的认知也很重要
微孢子虫	微孢子虫可以感染每一种活的动物,其中一些可能是人类感染的宿主。然而,宿主特异性尚未明确定义。孢子具有环境耐受性,如果保持湿润,可以存活数年	微孢子虫孢子感染通常通过摄入发生;然而,从环境中吸入孢子和直接接触几乎肯定会发生	预防措施包括增加对个人卫生和环境卫生措施的关注,提高对环境暴露可能性的认知,以及适当的水处理
原虫——其他部位			
阿米巴	自由生活的阿米巴与温暖的淡水环境有关;它们也存在于土壤中。虽然人类可以携带这些生物,但人与人之间的转移是罕见的。环境源是人类感染的主要环节。被污染的眼部护理液与引起角膜炎的微生物有关	通过接触受污染的水发生感染;生物体通过鼻黏膜进入,并可能通过嗅觉神经到达大脑。疾病可能非常严重并危及生命;角膜炎也是由这些微生物引起的,感染可能与失明或严重的角膜损伤有关。眼部感染可能与受污染的隐形眼镜护理液或直接从环境水和(或)土壤源中意外接种眼睛有关	预防措施包括避免污染环境的水源和土壤,以及适当的隐形眼镜护理操作
鞭毛虫	在很大一部分人身上发现了阴道毛滴虫感染;人类可能表现为有症状或无症状。人与人之间的传播非常普遍;再感染也很常见,特别是如果性伴侣没有得到治疗	阴道毛滴虫存在于泌尿生殖系统中,通常通过性传播获得	预防包括对性传播的认识;当个别患者被诊断出感染时,必须对所有伴侣进行治疗
原虫——血液和组织			
疟原虫、巴贝斯虫	人类携带五种疟原虫(间日疟原虫、卵形疟原虫、三日疟原虫、诺氏疟原虫和恶性疟原虫)。其他动物可以携带巴贝斯虫属,动物宿主在人类传播中发挥着重要作用	这些生物由节肢动物传播,疟原虫由雌性按蚊传播,巴贝斯虫由一个或多个蜱属传播。感染可以通过胎盘、共用针头、输血和器官移植传播	预防包括病媒控制和对输血、共用药物针头、先天性感染和器官移植传播的认知。仔细监测血液供应是必要的。建议前往流行地区的人预防疟疾
鞭毛虫(利什曼原虫)	一些利什曼原虫株有宿主(例如,犬是杜氏利什曼原虫地中海株的宿主,野生啮齿动物是杜氏利什曼原虫非洲株的宿主)。热带利什曼原虫与同样的动物宿主有关	传播途径是被感染的沙鼠叮咬。感染可以通过人与人之间的接触(皮肤损伤)、输血、共用针头和器官移植传播	预防包括病媒控制、避免环境源(如犬、野生啮齿动物)及小心处理感染患者的所有临床样本
鞭毛虫(锥虫)	人类是布氏冈比亚锥虫(西非锥虫病)的唯一宿主;布氏罗得西亚锥虫(东非锥虫病)感染在许多羚羊和其他作为宿主的有蹄类动物中发现。啮齿动物和一些哺乳动物是克鲁兹锥虫的宿主	感染的舌蝇叮咬、输血、共用针头和器官移植是传播的途径 克鲁兹锥虫的传播是通过锥蝽感染的粪便;锥蝽吸血后,立即排便,人类宿主将感染的粪便刮到叮咬部位;锥蝽的唾液含有刺激性物质,可以刺激抓挠	预防依赖于病媒控制和对潜在接触/感染血液来源(输血、共用针头、器官移植)的认知。据报道,曾经在处理感染血液时发生了实验室事故

续 表

	寄生虫群栖息地(宿主)	传播方式	预防
线虫——肠道	这些线虫通常没有与人类感染相关的动物宿主。一个例外是猪蛔虫;有人类感染的报道。这些蠕虫遍布世界各地;似蚓蛔线虫可能是人类最常见的寄生虫。粪类圆线虫作为导致缺陷宿主产生严重疾病的病原体尤为重要	似蚓蛔线虫和鞭虫虫卵在感染前必须在土壤中发育,因此在泥土中玩耍的儿童是一个风险特别高的群体。摄入受感染卵污染的食物和水是感染的主要途径 钩虫和粪类圆线虫感染是由幼虫从受污染的土壤渗入皮肤引起的 蛲虫感染(蛲虫卵)是通过从环境(手到口)中摄取感染卵而获得的	预防措施包括避免摄入受污染的土壤和(或)避免经常出入受钩虫卵污染的土壤(宠物、土壤、水、潮湿、温暖的天气);建议对蛲虫进行治疗,但再感染很常见
线虫——组织	旋毛虫属有许多动物宿主,包括熊、海象、猪、啮齿动物和其他动物。犬和猫钩虫引起皮肤幼虫移行症(CLM),犬和猫蛔虫(弓蛔虫属)引起内脏和眼部幼虫移行症(VLM, OLM)。如果不治疗,这些感染可能会很严重,并导致严重的疾病	通过摄入生的或未煮熟的受感染肉类而获得的旋毛形线虫 由土壤中感染性幼虫的皮肤渗透引起CLM;儿童应避免使用已知猫、犬会排便的沙箱。幼虫的迁徙仅限于皮肤 由意外摄入污染土壤中的弓首菌属卵引起VLM和OLM;幼虫迁徙发生在全身,包括眼睛	预防措施包括适当烹饪受感染的肉类;认知到土壤中可能存在犬和猫钩虫和(或)蛔虫;在宠物可能排便和孩子可以玩耍的地区掩盖所有的沙盒
线虫、丝虫	班氏吴策线虫、罗阿丝虫和旋盘尾丝虫没有动物宿主,仅在人类中发现,而布鲁线虫属可以在猫和猴中发现。麦地那龙线虫可感染犬、猫、猴和人类	丝虫通过吸血节肢动物(蠓、蚊子和苍蝇)的叮咬传播。龙线虫感染是通过摄入被小型甲壳类动物(剑水蚤属)污染的水而获得的,其中含有感染性幼虫	预防包括病媒控制和保护井水资源
绦虫——肠道	人类是牛肉(牛带绦虫)和猪肉(猪带绦虫)绦虫的最终宿主;牛/骆驼和猪分别作为中间宿主。人类也可作为猪带绦虫(囊尾蚴病)的中间宿主。阔节裂头绦虫的成虫存在于许多野生动物中,最重要的是作为宿主的犬、熊、海豹和海象;人类是最终的宿主。微小膜壳绦虫(短小绦虫)可发生在啮齿动物身上;人类既可以作为中间宿主,也可以作为最终宿主,从卵到成虫的发育发生在人体肠道中	人类感染成虫是通过摄入含有中间形式囊尾蚴的生肉或未煮熟的肉(牛肉、骆驼、猪肉)而发生的。当摄入成年猪带绦虫的卵时,人类会成为偶然的中间宿主。囊尾蚴在人而不是猪的肌肉和组织中发育。成年阔节裂头绦虫的感染是通过摄入未煮熟的含有裂头蚴或全尾蚴幼虫形式的淡水鱼而发生的。微小膜壳绦虫感染主要是通过意外摄入成年绦虫的卵而获得的	预防措施包括充分烹饪受感染的肉类和治疗携带成年绦虫的患者(摄入生鸡蛋可意外导致感染)
绦虫——组织	成虫存在于多种动物中;人类在摄入成虫的卵后成为偶然的中间宿主。宿主包括犬、猫和啮齿动物	摄入某些绦虫卵或意外接触某些幼虫可导致猪带绦虫、棘球绦虫和其他几种绦虫的组织感染	预防措施包括更加注意个人卫生和卫生措施
吸虫——肠道	以鱼类为食的野生动物和家畜是宿主。布氏姜片吸虫的最终宿主是猪	摄入荸荠和菱角(生的,用牙齿去皮)是感染源;囊蚴被包裹在植物材料上。猪的粪便被用来给各种水生植物施肥	预防措施包括避免食用可能含有囊状幼虫的原水植物,以及充分处理农场动物粪便(猪)
吸虫——肝、肺	猫、犬和以野生鱼类为食的哺乳动物可以作为后睾吸虫属、华支睾吸虫属和并殖吸虫属的宿主。肝片吸虫通常是绵羊的寄生虫,巨大片形吸虫是牛的寄生虫;人类是偶然的宿主	感染是通过食入生的或未煮熟的鱼、螃蟹、小龙虾和植物中的囊蚴而发生的。罕见片吸虫感染(这种寄生虫对人类宿主的适应性不太好)	预防需要彻底烹饪可能感染的鱼、螃蟹、小龙虾,避免食用可能含有囊蚴的生水植物
吸虫——血液	曼氏裂体吸虫和埃及裂体吸虫似乎仅限于人类宿主;日本血吸虫可在牛、鹿、犬和啮齿动物中发现;湄公血吸虫存在于犬和啮齿类动物中。幼虫在血管中成熟,卵通过粪便和(或)尿液中排出体外。淡水蜗牛是生命周期中必不可少的一部分(包含血吸虫的发育形式)	感染是通过从含有血吸虫生命周期中间阶段的淡水蜗牛释放的感染性尾蚴穿透皮肤而发生的。尾蚴可单独或成群从中间宿主蜗牛中释放	预防包括保护水源免受潜在污染;对传播方式的认知;以及正确处理含有虫卵的人类排泄物(继续感染中间宿主蜗牛)

表46.5 寄生虫感染:正常和免疫力缺乏宿主的临床表现

生物体	正常宿主	免疫缺陷宿主
痢疾内阿米巴	无症状到急慢性结肠炎,也可能发生睾丸外疾病(原发部位:肝右上叶)	免疫能力降低可能导致肠外疾病
自由生活阿米巴 福氏耐格里阿米巴 棘阿米巴属 狒狒巴拉姆希阿米巴 Sappinia属	患者往往患有棘阿米巴属的眼部感染。与不良的隐形眼镜镜片护理有关	原发性阿米巴脑膜脑炎(primary amoebic meningoencephalitis, PAM);肉芽肿性阿米巴脑炎(granulomatous amebic encephalitis, GAE)

续 表

生物体	正常宿主	免疫缺陷宿主
十二指肠贾第鞭毛虫	无症状到吸收不良综合征	某些免疫缺陷倾向于使个人易受感染
弓形虫	大约50%的个体在组织中有抗体和生物体，但没有症状。重要的是要注意，如果母亲被感染，发育中的胎儿可能会受到不同程度的影响；这在很大程度上取决于感染发生的时间（3个月）	易感宿主的疾病往往涉及中枢神经系统（CNS），并伴有各种神经系统症状；它可以模仿人类免疫缺陷病毒（HIV）感染的神经系统症状
隐孢子虫属 人隐孢子虫（人类） 微小隐孢子虫（人类和动物）	自限性感染伴有腹泻和腹痛	由于生命周期的自身感染性，感染不是自限性的，可能会产生超过10 L/d的体液流失；可能发生多系统参与。没有有效的治疗方法
卡耶塔环孢子球虫	自限性腹泻感染（3～4天），复发常见	腹泻可能持续12周或更长时间；该组也有胆道疾病的报道，特别是那些患有获得性免疫缺陷综合征（acquired immunodeficiency syndrome, AIDS）的患者
贝氏等孢子虫	轻度腹泻或无症状的自限性感染	可能导致严重腹泻、腹痛，甚至可能导致死亡（罕见病例报道）；由于未能识别卵囊阶段，有时可能会错过诊断；从聚乙烯醇（PVA）固定剂中浓缩时看不到
肉孢子虫属	腹泻或轻度症状的自限性感染	症状可能更严重，持续时间更长
微孢子虫目 安卡尼亚孢虫 小孢子虫 角膜微孢虫 脑炎微孢子虫 肠上皮细胞微孢子虫 具褶孢虫 气管普孢虫 微孢子虫	我们对正常宿主中的这些感染知之甚少。大多数感染已被确定为引起肠道症状（肠上皮细胞微孢子虫、脑炎微孢子虫）或眼部感染（角膜条微孢虫、脑炎微孢子虫）	感染身体的各个部位；诊断通常取决于组织的组织学检查；临床样本（如粪便、尿液）的常规检查变得越来越普遍；感染可能会导致死亡
利什曼原虫属	无症状到轻微的疾病。根据物种的不同，感染可导致皮肤病、弥漫性皮肤病或黏膜皮肤病	更严重的内脏利什曼病表现；一些皮肤寄生虫表现出内脏疾病；感染难以治疗和管理；明确合并感染AIDS
粪类圆线虫	无症状至轻度腹部不适；由于内部自身感染生命周期维持的低水平感染，可以潜伏多年	可能导致传播性疾病（由生命周期的自身感染性引起的过度感染综合征）；腹痛，肺炎，败血症-脑膜炎伴革兰阴性杆菌，嗜酸性粒细胞增多症；与某些白血病或淋巴瘤的明显联系；可能是致命的
结痂性疥螨	感染的范围可以从无症状到中度瘙痒	严重感染，瘙痒反应减弱；身体上有数十万只螨虫；感染很容易传染给他人；继发感染很常见

表46.6 寄生虫病的致病机制和疾病谱

寄生虫组	致病机制	疾病谱
原虫——肠道		
阿米巴	病原体可导致严重疾病；然而，接触并不总是导致疾病；感染可能是自限性的；疾病更可能发生在免疫力缺陷宿主身上	无病原体不致病，患者无症状；溶组织内阿米巴引起肠道症状（血性腹泻）和潜在的阿米巴性肝脓肿；可累及其他组织，尤其是免疫缺陷患者。“人芽囊原虫”包括一些种属，有些被认为是致病性的；患者的情况从无症状到严重腹泻不等
鞭毛虫	并非所有患者在接触后都会被感染；疾病谱各不相同；一些患者可能保持无症状；如果未接触过的患者被感染，则更有可能出现症状	无病原体不致病，患者无症状；十二指肠贾第虫（吸收不良综合征）和脆弱双核阿米巴引起肠道症状从“消化不良”到非血性腹泻、抽筋、胀气等
纤毛虫	结肠小袋纤毛虫感染在美国很少见；经常接触猪的人更容易感染；症状广泛	结肠小袋纤毛虫引起肠道症状，包括严重的水样腹泻，类似于球虫和微孢子虫感染
球虫	所有感染人类的球虫都会引起严重的疾病，尤其是在免疫功能低下的患者中；免疫功能正常的患者的感染往往是自限性的；隐孢子虫属由于生命周期的自身感染特性，可以维持患者的感染周期（免疫功能低下的患者不能产生抗体来限制这个自身感染周期）；隐孢子虫属的大规模水源性疫情暴发已有记录；隐孢子虫属的感染剂量较低	隐孢子虫属、卡耶塔环孢子球虫和贝氏等孢子虫引起肠道症状，包括严重的水样腹泻；免疫功能低下患者的感染更严重。隐孢子虫感染可导致危及生命的感染；这些微生物可以传播到其他组织，主要是肺。肉孢子虫可引起肠道症状和（或）肌肉疼痛，具体取决于感染方式（摄入卵囊或感染的肉）

续 表

寄生虫组	致病机制	疾病谱
微孢子虫	许多属对人类和动物具有致病性；身体部位范围广；疾病因患者的免疫状况而异；由于缺乏治疗，某些属的疾病结局更为复杂；阿苯达唑是治疗脑炎微孢子虫属的有效药物	每个人体组织都可能被感染；比氏肠微孢子虫和肠脑炎微孢子虫是最常见的，存在于肠道中；后者也可以传播到其他组织，包括肾脏。在健康和缺陷患者中发现了眼部感染；可见严重的角膜感染
原虫——其他部位		
阿米巴	对人类有致病性；疾病范围从急性脑膜脑炎到慢性脑炎，皮肤感染到角膜炎，以及其他身体部位的潜在疾病；疾病谱取决于患者的免疫能力和涉及的生物体；疾病可以是轻微的（棘阿米巴属）到致命的（福氏耐格里阿米巴）	通过接触受污染的水而感染；生物体通过鼻黏膜进入，并可能通过嗅觉神经进入大脑。由福氏耐格里阿米巴引起的疾病可能严重且危及生命［原发性阿米巴脑膜脑炎（PAM）］；慢性肉芽肿性阿米巴脑炎（GAE）可由棘阿米巴属和狒狒巴拉姆希阿米巴引起；角膜炎也是由这些微生物引起的，感染可导致失明或严重的角膜损伤。眼睛感染可能与受污染的隐形眼镜护理液有关，也可能与直接、意外地从环境水和（或）土壤来源接种至眼睛有关
鞭毛虫	阴道毛滴虫会导致泌尿生殖系统疾病，这取决于阴道pH、其他生物体的存在与否、性行为和其他因素。疾病可以从轻微到严重不等	阴道毛滴虫发现于泌尿生殖系统，通常是通过性传播。在男性该疾病可无症状，但在女性可引起疼痛、瘙痒和分泌物；一些耐药阴道毛滴虫株已被记录在案
原虫——血液和组织		
疟原虫、巴贝斯虫	间日疟原虫、恶性疟原虫、卵形疟原虫、诺氏疟原虫和三日疟原虫具有人类致病性；恶性疟是疟疾流行地区的主要死亡原因；虽然宿主可以产生抗体，但保护作用是具有菌株特异性的，且时间很短	疟疾可引起一系列症状，包括由恶性疟原虫和诺氏疟原虫引起的危及生命的疾病；症状包括发热、寒战、恶心和中枢神经系统（CNS）症状；巴贝斯虫感染常与疟疾相似，但不具有周期性发热
鞭毛虫（利什曼原虫）	杜氏利什曼原虫侵入脾脏、肝脏和骨髓，可导致严重疾病，特别是在缺陷宿主中	利什曼病可感染皮肤、黏膜和网状内皮系统的器官；症状可能从轻微到危及生命
鞭毛虫（锥虫）	人类是布氏冈比亚锥虫（西非锥虫病）的唯一已知宿主；布氏罗得西亚锥虫病（东非锥虫病）感染在一些作为宿主的羚羊和其他有蹄哺乳动物中发现。克氏锥虫（美洲锥虫病）可在啮齿动物和鸡中发现	布氏冈比亚锥虫和布氏罗得西亚锥虫引起非洲昏睡病，最终侵入中枢神经系统，导致昏迷和死亡；恰加斯病（克氏锥虫）导致急性到慢性问题，主要与心脏病和心脏功能下降有关；胃肠（gastrointestinal, GI）道的肌肉也会受到感染，导致胃肠道消化食物的运动功能丧失
线虫——肠道	这些蠕虫可导致轻度至重度疾病，具体取决于虫负荷（最初摄入的虫卵数量或穿透皮肤的感染性幼虫数量）；幼儿和虚弱患者更有可能出现症状；严重感染见于粪圆线虫（自身感染生命周期和免疫功能低下患者）引起的重度感染；结果因患者而异，取决于最初的感染剂量	蛔虫、鞭虫和钩虫的症状从无到腹泻、疼痛等，取决于虫负荷；在严重钩虫感染时可出现贫血；在免疫功能低下的患者中，粪圆线虫感染可累及许多身体组织（播散性疾病），并可导致死亡；蛲虫感染（蠕形住肠蛲虫）的症状范围从无到肛门瘙痒，易怒，失眠，等等
线虫——组织	根据感染剂量的不同，旋毛虫可导致轻度至重度疾病；皮肤幼虫移行症（CLM）（犬、猫钩虫幼虫）和弓蛔虫病［内脏幼虫移行症（VLM），眼部幼虫移行症（OLM）］是通过摄入犬、猫蛔虫卵导致，如果不治疗，会导致严重疾病；CLM、VLM和OLM多见于儿童而非成人	旋毛虫属可导致嗜酸性粒细胞增多、肌肉酸痛和死亡，具体取决于蠕虫的负荷；由于幼虫在皮肤中的迁移，CLM可导致严重瘙痒和嗜酸性粒细胞增多；VLM和OLM是由幼虫在全身（包括眼睛）的迁移引起的（类似于视网膜母细胞瘤）
线虫、丝虫	班氏吴策线虫、罗阿丝虫和旋盘尾丝虫引起人类疾病；然而有些丝虫病感染并不适合人类，需要多年接触才能明显发病；有的感染不明显，有的可引起多种疾病表现	症状范围从无症状到象皮病、失明、皮肤变化、淋巴结炎和淋巴管炎；在某些病例中，也会出现Loeffler综合征
绦虫——肠道	牛肉（牛带绦虫）、猪肉（猪带绦虫）和淡水鱼（阔节裂头绦虫）绦虫感染人类，通常在肠道中以单一蠕虫的形式存在。在囊尾蚴病的情况下，摄入猪尾蚴虫卵会导致轻度至重度疾病，具体取决于感染剂量和身体部位（肌肉、中枢神经系统）。微小膜壳绦虫（短小绦虫）感染可导致肠道内出现许多蠕虫（自身感染周期；该生物体可以在人类宿主中从卵到幼虫形式再到成虫）	人类感染成年绦虫可能不会引起任何症状，或者可能会出现轻微的肠道症状。当人类意外成为猪带绦虫的中间宿主时，可能会出现中枢神经系统症状，包括癫痫发作。感染成人阔节裂头绦虫可引起肠道症状，如疼痛、腹泻等，但患者也可能无症状；可能会出现维生素B_{12}缺乏症。微小膜壳绦虫感染主要是由于意外摄入成年绦虫的卵而获得的。症状可能不存在，或可能存在腹泻
绦虫——组织	棘球绦虫属可引起严重疾病，具体取决于绦虫卵的原始感染剂量；可累及多个器官，包括脑、肝、肺和骨；有些包囊像转移瘤一样生长；手术切除即使不是不可能，也是非常困难的	包囊可引起疼痛、过敏性休克（液体渗漏）或中枢神经系统症状，具体取决于身体部位。在囊肿开始压迫其他身体器官或出现大量液体泄漏之前，患者可能不知道感染
吸虫——肠道	许多属和品系对人类有致病性；疾病的严重程度取决于囊蚴的感染剂量；一些患者可能不知道感染情况	肠道吸虫可引起疼痛和腹泻；布氏姜片吸虫严重感染有时可出现肠道毒性
吸虫——肝、肺	许多属和品系对人类具有致病性，疾病的严重程度取决于囊蚴的感染剂量，有些患者可能没有意识到感染	肺并殖吸虫感染可能很严重，导致咳嗽、呼吸短促和其他症状；肝吸虫感染可累及胆管和胆囊；症状取决于虫负荷
吸虫——血液	血吸虫对人类具有致病性，然而来自受感染水源的尾蚴的负荷剂量决定了疾病的结局；非常轻微的感染可能不会产生症状；严重感染可导致死亡	症状可能从轻度感染的无症状到组织中因卵沉积和随后的肉芽肿形成而导致的严重器官衰竭；血管中可见"管干状"纤维化；侧支循环可能发展；严重的疾病会导致死亡

表46.7　粪便检测建议

粪便检测建议	测试内容[a]	后续测试
腹泻、获得性免疫缺陷综合征（AIDS）或其他原因引起免疫缺陷的患者 潜在的水传播疫情（市政/城市供水）	隐孢子虫或贾第鞭毛虫/隐孢子虫免疫分析	如果免疫检测呈阴性且症状持续，除虫卵和寄生虫（O&P）检查外，还应进行微孢子虫（改良三色染色）和其他球虫（改良抗酸染色）的特别检查
腹泻患者（幼儿园、日托中心、露营者、背包客） 腹泻患者和潜在水传播暴发（度假村环境） 来自贾第鞭毛虫属流行地区的腹泻患者	贾第鞭毛虫或贾第鞭毛虫/隐孢子虫免疫分析（在报告为阴性前进行两次粪便检测） 尤其适用于美国贾第鞭毛虫属是最常见生物的地区	如果免疫检测呈阴性且症状持续，则应进行微孢子虫和其他球虫的特殊检测（见之前的条目）和O&P检查
有腹泻及相关旅行史的患者 过去或现在居住在发展中国家的腹泻患者 患者在美国的一个地区，在那里发现了除贾第鞭毛虫以外的寄生虫	O&P检查，溶组织内阿米巴免疫分析；对类圆线虫的各种检测可能是有意义的（即使在没有嗜酸性粒细胞的情况下）	如果检查呈阴性且症状持续，则应进行球虫和微孢子虫的特别检查
患有不明原因的嗜酸性粒细胞增多症和可能的腹泻的患者；如果是慢性的，患者还可能有呼吸问题（幼虫迁移）和（或）败血症或脑膜炎（过度感染）病史	虽然O&P检查是一种可选择的方法，但建议采用粪圆线虫琼脂平板培养（比O&P检查更敏感）	如果检测结果呈阴性且症状持续，则应进行额外的O&P检查以及微孢子虫和其他球虫的特殊检测
腹泻患者（疑似食源性暴发）	卡耶塔环孢子球虫试验（改良抗酸染色，自体荧光）	如果检测结果为阴性且症状持续，则应进行微孢子虫和其他球虫的特殊程序和O&P检查

[a]根据所使用的特定免疫分析试剂盒，可能包括各种单个或多个生物体。特定试剂盒的选择取决于许多变量，如临床相关性、成本、性能易用性、培训、人员可用性、测试指数量、医生客户培训、敏感性、特异性、设备和结果时间。很少有实验室以完全相同的方式处理此类测试。许多选项与临床相关，可用于良好的患者护理。至关重要的是，实验室报告应明确指出使用试剂盒可以识别哪些生物体；阴性报告应列出与特定试剂盒相关的生物体。

表46.8　粪便样本采集和检测选择

选项	利	弊
拒收住院超过3 d的住院患者的粪便	数据表明，住院几天后开始腹泻的患者不是寄生虫感染的症状，而是一般由其他原因引起的	问题是总是存在与医疗保健相关（医院内）寄生虫感染（罕见）有关的可能性；隐孢子虫属和微孢子虫是可能的考虑因素
检查单份粪便［虫卵和寄生虫检查（O&P）］ 数据表明，仅通过一次粪便检查即可发现40%～50%的微生物 两次O&P检查（浓缩、永久染色涂片）是可以接受的，但并不总是像三次检查那样好（可能是一种相对具有成本效益的方法）；任何仍有症状的患者都需要进行额外的检测	一些人认为大多数肠道寄生虫感染可以通过检查一次粪便来诊断。如果患者在收集第一次粪便后无症状，则可能不需要后续样本	单次粪便检查的诊断取决于实验室科学家的经验、适当的采集和样本中的寄生虫负荷。在一系列的三个粪便样本中，通常所有三个样本对不同的生物体都不呈阳性和（或）可能呈阳性
只有在第一次粪便呈阴性且患者仍有症状后，才检查第二次粪便	通过进一步检查，原生动物的检出增加（溶组织内阿米巴22.7%，蓝氏贾第鞭毛虫11.3%，脆弱双内阿米巴31.1%）	假设第二次（或第三次）大便是在10 d内（一系列粪便建议的收集期）收集的；原生动物定期脱落。可能会给患者带来不便
单次粪便检查和免疫分析［酶免疫分析（EIA）、荧光抗体（FA）、横向或垂直流式］ 这种方法是一种混合方法：一种免疫测定法可能是可以接受的；然而，可能需要对两个单独的样本进行免疫分析测试，以确认是否存在贾第虫抗原。一次O&P检查通常是不够的	如果检查呈阴性且患者症状缓解，可能无需进一步检测	患者可能会出现症状（断断续续），因此仅通过一次粪便和一次粪便免疫测定来排除寄生虫感染可能很困难。如果患者仍然有症状，那么即使两次贾第鞭毛虫免疫测定结果为阴性，也可能会遗漏其他原生动物（溶组织内阿米巴/迪斯帕内阿米巴组、脆双核阿米巴、隐孢子虫属、微孢子虫）。不建议同时进行O&P和粪便免疫自动分析作为粪便寄生虫检查
收集三个样本进行检查；进行一次浓缩和一次永久染色（实验室收集样本）	患者在7～10 d收集三个样本（三个单独的收集瓶）；由实验室汇集可以节省时间和费用	由于稀释系数的原因，一旦样本汇集在一起，数量较少的生物体可能会被遗漏

表46.9　诊断寄生虫学中使用的粪便固定剂（肠道样本）

固定剂	浓缩	永久染色涂片三色、铁-苏木精、特殊染色/球虫和微孢子虫	免疫分析：蓝氏贾第鞭毛虫隐孢子虫属	注释
5%或10%福尔马林	是	否	是	浓缩和IA（EIA, FA, Rapids）
5%或10%缓冲福尔马林	是	否	是	浓缩和IA（EIA, FA, Rapids）

续 表

固定剂	浓缩	永久染色涂片三色、铁-苏木精、特殊染色/球虫和微孢子虫	免疫分析：蓝氏贾第鞭毛虫隐孢子虫属	注释
MIF	是	多色染色剂IV	ND	没有公布的数据
SAF	是	铁-苏木精最好	是	浓缩，永久染色和IA（EIA, FA, Rapids）
Schaudinn（汞基）无PVA[a]	稀有	是	否	永久染色；汞干扰IA；主要用于新鲜粪便样本（无固定剂收集瓶）
Schaudinn（汞基）有PVA[a]	稀有	是	否	永久染色；汞和PVA干扰IA；被认为是永久染色的金标准固定剂
Schaudinn（铜基）有PVA[b]	稀有	是	否	永久染色；PVA干扰IA；染色效果不如使用汞或锌的Schaudin固色剂
Schaudinn（锌基）有PVA[c]	稀有	是	否	永久染色；PVA干扰IA；是与不含PVA的TOTAL-FIX相同的固定剂（见表下说明）
环保的ECOFIX（PVA）[d]	稀有	是	否	永久染色；PVA干扰IA；与ECOSTAIN配合使用效果最佳；Wheatley三色法第二
通用固定剂，环保的TOTAL-FIX[e]	是	是	是	无福尔马林，无汞，无PVA，浓缩，永久染色；特殊染色，粪便IA

最常见的收集方法（最初的公共卫生方法）是两瓶系统：一瓶5%或10%福尔马林或缓冲福尔马林，一瓶含有塑料黏合剂聚乙烯醇（PVA）的固定液。福尔马林瓶用于浓缩和粪便免疫测定，PVA瓶用于永久染色涂片。有关福尔马林的规定最初是为工业而制定的，而不是临床实验室，因为临床实验室的福尔马林含量往往很低。然而，实验室使用任何数量的福尔马林都必须受到监控。

半通用固定剂

半通用固色剂的例子包括乙酸钠-乙酸-福尔马林（SAF）（不含汞或PVA；含有福尔马林）和ECOFIX（不含汞或福尔马林；含有PVA）。

通用固定剂

目前，TOTAL-FIX是唯一不含福尔马林、PVA和汞的固定剂。TOTAL-FIX可在不向固定剂中添加PVA的情况下使用；染色前涂片的充分干燥时间是最重要的步骤（在37℃培养箱中至少1 h；较厚的粪便涂片需要更多时间）。该固定剂可用于浓缩、永久染色涂片、球虫或微孢子虫的特殊染色，以及贾第虫和隐孢子虫属的粪便免疫分析。

福尔马林固定剂

福尔马林作为一种多用途固定剂已使用多年，适用于蠕虫卵和幼虫，以及原生动物包囊、卵囊和孢子。通常使用两种浓度：5%，建议用于保存原生动物囊肿；10%，建议用于保存蠕虫卵和幼虫。尽管通常建议将5%用于通用用途，但大多数商业制造商提供10%，这更有可能杀死所有蠕虫卵。为了帮助维持生物体形态，可以用磷酸钠缓冲液（即中性福尔马林）缓冲福尔马林。特定福尔马林配方的选择由用户自行决定。福尔马林水溶液仅允许将样本作为湿涂片进行检查时使用，与永久性染色涂片相比，这种技术在识别肠道原生动物方面的准确性要低得多。然而，可以用福尔马林水溶液进行十二指肠贾第鞭毛虫和隐孢子虫的粪便免疫测定。溶组织内阿米巴/迪斯帕内阿米巴组的粪便免疫测定仅限于新鲜或冷冻的粪便样本或卡-巴二氏运送培养基。离心后，可以从福尔马林保存的粪便材料中获得的浓缩沉淀物进行球虫（改良的抗酸染色剂）和微孢子虫（改良的三色染色剂）的特殊染色。使用沉淀物提供了更灵敏的测试。

职业安全与健康管理局指定甲醛使用规定

甲醛作为消毒剂和防腐剂已经使用了一个多世纪，它存在于许多工业产品中。对于较低暴露水平的致癌潜力存在分歧，关于甲醛暴露对人体影响的流行病学研究给出了不一致的结果。对已知接触甲醛的工业工人进行的研究几乎没有证据表明癌症风险增加。此外，哮喘患者在暴露于浓度高达3 ppm的甲醛后，其反应似乎与健康人没有差异。美国联邦职业安全与健康管理局（Federal Occupational Safety and Health Administration, OSHA）要求所有工人受到保护，免受危险水平的蒸汽和灰尘的影响。甲醛蒸汽是实验室中最有可能超过监管阈值的空气污染物，尤其是在解剖病理学中。现行OSHA法规要求蒸汽水平不得超过0.75 ppm（以时间加权平均值[TWA]测量）和2 ppm（以15 min短期暴露测量）。OSHA要求在工作场所使用甲醛的地方监测甲醛蒸汽。检验时，实验室必须有证据表明已测量甲醛蒸汽水平。必须确定8 h和15 min的曝光量。如果每次测量值低于允许的接触限值，且8 h测量值低于0.5 ppm，只要实验室操作流程保持不变，则无需进一步监测。如果超过0.5 ppm、8 h TWA或2 ppm、15 min的水平，必须每半年重复监测一次。如果超过0.75 ppm、8 h TWA或2 ppm、15 min水平（在常规微生物学实验室环境中极不可能），则必须要求员工佩戴呼吸器。必须使用合适的衣服和设备（手套、实验室外套）防止皮肤意外接触含水甲醛。1992年的修正案增加了医疗撤离保护条款，以补充对眼睛、鼻或喉受到严重刺激的员工，以及因职业性接触甲醛而受到皮肤刺激或致敏的员工的现有医疗监督要求。此外，这些修正案为所有形式的甲醛制定了具体的危险标签要求，包括至少0.1%甲醛含量超过0.1 ppm的混合物和溶液。在以下情况下，需要附加危险标签，包括甲醛具有潜在癌症危险的警告标签：在合理可预见的使用条件下，甲醛含量可能超过0.5 ppm。最终修正案还规定，所有暴露在0.1 ppm或更高浓度甲醛中的员工都应接受年度培训。

备注：使用监控标识可能不是一种足够灵敏的方法来正确测量15 min的暴露水平。请联系您所在机构的OSHA办公室以获取监控选项。通常，公认的方法包括监测实验室中发现甲醛蒸汽的特定区域或区域的气流。

聚乙烯醇黏合剂（非固定剂）

PVA是一种水溶性合成聚合物，用作药物中的增黏剂，寄生虫学粪便固定剂中的黏合剂，以及眼科制剂中的润滑剂和保护剂。PVA定义为通过聚乙烯酯（如聚乙酸乙烯酯）水解制成的水溶性聚合物。它用于黏合剂、纺织和纸张施胶剂，以及乳化、悬浮和增稠溶液。PVA不是固定剂，而是一种黏合剂，可以帮助将粪便材料粘到载玻片上；这是PVA作为寄生虫学粪便固定剂配方添加剂的唯一用途。

聚乙烯醇（PVA）是一种塑料树脂，被加入朔丁的固色剂中。尽管一些实验室可能会从PVA保存的样本中进行粪便浓缩，但一些寄生虫并没有很好地集中，一些寄生虫也没有表现出福尔马林固定剂浓缩沉积物中的典型形态。强烈建议使用PVA固定液保存包囊和滋养体，以备日后检查。使用PVA固定剂还可以将样本从世界任何地方运送（通过常规邮寄服务）到实验室进行检查。PVA固定剂对液体样本特别有用，应以三份PVA与一份粪便样本的比例使用。

备注：关于所有固定选项的详细信息都可以Garcia LS. *Diagnostic Medical Parasitology*. 6th ed. Washington, DC: ASM Press; 2016. 中找到。

EIA：酶免疫分析；FA：荧光抗体；IA：免疫分析；MIF：硫柳汞碘福尔马林固定剂；ND：无数据；PVA：聚乙烯醇；Rapids：滤芯型式，膜-流动免疫测定仪；SAF：乙酸钠-乙酸-福尔马林。

[a] 这两种固定剂使用Schaudinn's固定剂中的氯化汞基；该配方仍然被认为是评估所有其他固定剂的金标准（永久染色后的生物体形态）。

[b] 这种修改使用硫酸铜碱而不是氯化汞；染色生物的形态不如汞或锌。

[c] 这种改性（专利配方）使用锌基，而不是氯化汞，并与三色和铁-苏木精配合使用效果良好。

[d] 这种固定剂使用多种成分，但由专有配方（含有PVA）制备。

[e] 这种改良使用了包括锌在内的多种成分的组合，但采用了专利配方。其目的是提供一种通用固定剂，可用于粪便浓缩、永久染色涂片和十二指肠贾第虫、隐孢子虫和溶组织内阿米巴的免疫分析。然而，目前，溶组织内阿米巴的粪便免疫分析需要新鲜或冷冻样本；也可以从卡-巴二氏运送培养基中提交的粪便中进行检测。

表46.10 常见人体寄生虫：诊断样本、测试和阳性结果

生物体	感染来源	位于宿主的部位	诊断样本	诊断测试[a]	阳性样本	注释
肠道阿米巴						
溶组织内阿米巴 孟加拉内阿米巴 迪斯帕内阿米巴 哈氏内阿米巴 结肠内阿米巴 莫氏内阿米巴 波利基内阿米巴 微小阿米巴 布氏嗜碘阿米巴 人芽包囊虫	摄入被感染性包囊污染的食物或水；粪-口传播	肠道；溶组织内阿米巴感染可传播到肝脏（肠外阿米巴病）；囊胚具有致病性或非致病性；在形态学上无法区分	粪便、乙状结肠镜检样本	O&P检查；染色的乙状结肠镜玻片；粪便免疫分析	滋养体和（或）包囊	许多原生动物看起来非常相似；详见诊断表；溶组织内阿米巴/迪斯帕内阿米巴组和溶组织内阿米巴的免疫分析（新鲜、冷冻粪便，需要卡-巴二氏运送培养基）
自由生活阿米巴						
福氏耐格里阿米巴 棘阿米巴属 狒狒巴拉姆希阿米巴 *Sappinia*属	受污染的水或土壤；灰尘、被污染的眼药水；生物体可通过鼻黏膜进入，经嗅觉神经进入大脑	CNS；眼	脑脊液、角膜刮片、活组织检查、眼部护理液 STAT请求脑脊液检查	染色、培养、FA、活组织检查；狒狒巴拉姆希阿米巴不能在琼脂培养基上生长，而福氏耐格里阿米巴和棘阿米巴属可以	滋养体/或包囊	福氏耐格里阿米巴（PAM）引起的中枢神经系统疾病危及生命；其他中枢神经系统感染更为慢性（GAE）；角膜炎可导致失明
肠鞭毛虫						
十二指肠贾第虫 脆弱双核阿米巴 迈氏唇鞭毛虫 人五毛滴虫	摄入被感染性包囊污染的食物或水或滋养体（脆弱双核阿米巴、人五毛滴虫）；粪-口传播	肠道	粪便、十二指肠贾第虫的十二指肠样本或肠检胶囊法（吞线试验）	十二指肠材料的湿片制备或染色；粪便免疫分析（可使用新鲜或福尔马林固定的样本；无PVA）；十二指肠贾第虫需要两个样本用于免疫分析	滋养体/或包囊	十二指肠贾第虫很难培养；粪便免疫测定比常规O&P检查更敏感；脆弱双核阿米巴需要永久性染色进行鉴定
泌尿生殖道鞭毛虫						
阴道毛滴虫	性传播；湿毛巾不太可能，但也有概率	尿路；生殖系统；男性可能无症状	阴道分泌物、前列腺液，通常在尿液沉淀物中分离	湿涂片、培养、免疫分析；分子测试	滋养体	通常通过尿沉渣或湿涂片中的活动性来诊断
肠纤毛虫						
结肠小袋纤毛虫	摄入被感染性包囊污染的食物或水；粪-口传播	肠道	粪便	O&P检查；湿涂片比永久性涂片好	滋养体和（或）包囊	在美国不常见；与猪有关；在能力验证样本中可见
肠道球虫						
隐孢子虫属 卡耶塔环孢子球虫 贝氏等孢子虫	摄入被感染的卵囊污染的食物或水；粪-口传播	肠道；隐孢子虫可以传播到缺陷宿主的其他组织（肺、胆囊）	粪便、活检、十二指肠样本、痰	改良抗酸染色法；粪便免疫分析法；浓缩法，贝氏等孢子虫湿涂片法	粪便或刮屑中的卵囊；其他发育阶段在组织中	隐孢子虫属引起缺陷患者的严重腹泻；医院内传播
肠道微孢子虫[b]						
比氏肠微孢子虫 肠脑炎微孢子虫	摄入被感染孢子污染的食物或水；粪-口传播	肠道；生物体可以传播到其他身体部位（肾脏）	粪便、活检	改良三色染色；荧光增白剂；实验性免疫分析；活检和组织学（组织革兰染色）	粪便中的孢子；其他发育阶段在组织中	可导致缺陷宿主严重腹泻
微孢子虫——其他身体部位						
脑炎微孢子虫属 安卡尼亚孢虫 微孢子虫 具褶孢虫属 气管普孢虫 角膜条孢虫 管孢虫	摄入受感染孢子污染的食物或水；粪-口传播；吸入；直接与环境接触眼睛；可能是从手至眼睛	全部组织	所有体液和（或）与之有关的组织，取决于身体部位	改性三色染料；荧光增白剂；实验性免疫分析；活检和组织学（组织革兰染色）	粪便、尿液和其他体液中的孢子；发育阶段在组织中	可在缺陷宿主中引起严重腹泻；记录显示大量免疫功能正常的患者有眼部感染

续 表

生物体	感染来源	位于宿主的部位	诊断样本	诊断测试[a]	阳性样本	注释
组织原虫						
弓形虫	生肉的摄入；猫粪便中的卵囊	眼睛，缺陷患者的CNS	活检(任何组织)，脑脊液	血清学，组织培养，从脑脊液中分离	血清学阳性；脑脊液中滋养体的分离	许多人弓形虫血清学呈阳性，免疫功能低下的患者感染情况严重
肠道线虫						
蠕形住肠线虫 鞭虫 蛔虫 钩虫 粪圆线虫	摄入被感染性卵污染的食物或水；在土壤中的感染幼虫穿透皮肤	肠道；粪圆线虫可能会传播(过度感染)，主要是在免疫功能低下的患者中	粪便、十二指肠内容物(粪圆线虫)、蠕形住肠线虫的玻璃纸胶带法	O&P检查；特殊浓缩物和培养物；蠕形住肠线虫的玻璃纸胶带检查	成虫、卵和(或)幼虫，取决于所涉及的蛔虫	回顾直接和间接的生命周期(通过心脏、肺、气管到肠道的迁移)，需要4～6个连续的玻璃纸胶带检查来排除蛲虫感染
组织线虫						
VLM、OLM(弓形虫属)	摄入感染性卵	通过组织迁移	血清	血清学	血清学阳性	人类是VLM、OLM和CLM的偶然宿主
CLM(犬、猫钩虫)	幼虫皮肤穿透	迁移，皮肤痕迹	肉眼观察	存在痕迹/皮肤	嗜酸性粒细胞增多，肉眼痕迹	
旋毛虫属	摄入生猪肉	肌肉	血清、肌肉活检	血清学，压片制备	血清学阳性，幼虫	疫情仍在发生
异尖线虫，其他	摄入生的海鱼	肠道	幼虫检测	鉴定幼虫	阳性幼虫鉴定	有时只有在手术切除后才能确定
肠道绦虫	摄入	肠道				两种带绦虫的卵看起来很相似，需要通过孕节片或头节进行鉴定
牛带绦虫(牛肉)	生牛肉	粪便和(或)节片	O&P、节片印度墨汁染色	卵、节片分支		
猪带绦虫(猪肉)	生猪肉	粪便和(或)节片	O&P、节片印度墨汁染色	卵、节片分支		
阔节裂头绦虫	生淡水鱼	粪便和(或)节片	O&P	卵、节片状		
微小膜壳绦虫	绦虫卵	粪便	O&P	卵		
长膜壳绦虫	谷盗类甲虫	粪便	O&P	卵		
犬复孔绦虫	犬、猫身上的跳蚤	粪便和(或)节片	O&P	卵、节片状		
组织绦虫	摄入					
细粒棘球绦虫	犬绦虫的卵	肝、肺等	血清、包虫囊肿抽吸物、活检	血清学，液体离心，组织学	血清学阳性，包虫沙，绦虫组织	细粒棘球绦虫(封闭性的包囊)
多房棘球绦虫	狐狸绦虫的卵					多房棘球绦虫(包囊在组织中游走)
猪带绦虫(猪肉)	人类绦虫的卵	CNS、皮下组织	血清、扫描、活检	血清学，胶片，组织学	血清学阳性，扫描呈阳性，绦虫组织	小型封闭性囊虫病(囊虫病)
肠道吸虫	摄入囊蚴					
布氏姜片吸虫	在菱角上	肠道	粪便	O&P检查；横川后殖吸虫和异形异形吸虫卵非常小；使用高倍镜	粪便中有卵	布氏姜片吸虫的卵看起来与肝吸虫、肝片吸虫的卵相同
横川后殖吸虫	生鱼片中					
异形异形吸虫						
肝和肺吸虫	摄入囊蚴					
肝片吸虫	水田芥	肝脏	粪便	O&P	粪便中有卵	肝片吸虫的卵在痰中看起来与布氏姜片吸虫的卵几乎相同，痰中的肺吸虫卵类似于棕色金属屑

续 表

生物体	感染来源	位于宿主的部位	诊断样本	诊断测试[a]	阳性样本	注释
华支睾吸虫	生鱼片中	肝脏、胆管	粪便、十二指肠引流物	O&P	粪便中有卵等	
并殖吸虫属	生螃蟹中	肺	粪便、痰	O&P	粪便和(或)痰中有卵	
血吸虫						
曼氏血吸虫	淡水蜗牛中间宿主释放的尾蚴的皮肤穿透	大肠上的静脉	由于成虫可能位于"不正确"的静脉中,因此应检查尿液和粪便(未经处理)	O&P;孵化试验检查卵活力(收集的所有样本均不含防腐剂);浓缩液用生理盐水而非水进行	粪便和(或)尿液中有卵	当怀疑血吸虫病时,粪便、随机尿液和24 h尿液样本(采集时不含防腐剂)
埃及血吸虫		膀胱				
日本血吸虫		小肠				
湄公血吸虫						
疟原虫		前甲状腺细胞				
间日疟原虫	通过蚊子叮咬、输血、共用药物针头感染;经胎盘感染	肝脏	立即抽取:STAT要求。每6 h抽血1次,直到确认为阳性或阴性	厚、薄血膜片;快速免疫分析方法(在美国尚未获得FDA批准);浓缩方法	存在寄生虫	恶性疟原虫和诺氏疟原虫感染是医疗紧急情况;必须提供完整的患者病史(旅行、预防、既往史);推荐吉姆萨染色或其他血液染色方法
卵形疟原虫		血液				
三日疟原虫		血液				
诺氏疟原虫		血液				
恶性疟原虫		深层组织(脾脏、肝脏、骨髓)的毛细血管和血液				
巴贝斯虫						
巴贝斯虫属	蜱传播;输血;器官移植	血液	血液	厚、薄血膜片	存在寄生虫	可以模仿恶性疟原虫的环状;患者没有美国以外的旅行史
锥虫						
布氏冈比亚锥虫	舌蝇叮咬	血液、淋巴结、CNS	血液、淋巴结抽吸物、脑脊液	厚、薄血膜片	有鞭毛体	比布氏冈比亚锥虫更常见的名字是非洲昏睡病 查加斯病(美洲锥虫病)(异种诊断是一种选择)
罗得西亚布氏锥虫	舌蝇叮咬	血液、淋巴结、CNS		厚、薄血膜片	有鞭毛体	
克鲁兹锥虫	锥蝽(接吻虫)的粪便(虫的粪便划入咬合部位)	血液、横纹肌(如心脏、胃肠道)	血液、心脏变化、肌肉活检	厚、薄血膜片,组织学、培养	血液中的有鞭毛体,组织中的无鞭毛体	
利什曼原虫						
热带利什曼原虫复合体(皮肤)	沙蝇叮咬	皮肤的巨噬细胞	皮肤活检	染色的涂片、培养物	临床样本中发现无鞭毛体具有提示意义	很少使用动物接种;一些研究实验室现在使用PCR
巴西利什曼原虫复合体(黏膜皮肤)		皮肤、黏膜	皮肤、黏膜活检	染色的涂片、培养物		
杜氏利什曼原虫复合体(内脏)		脾脏、肝脏、骨髓(RE系统)	血液、骨髓、肝脏/脾脏	厚、薄血膜片,组织学、培养		
丝虫线虫						
班氏吴策线虫(S)	蚊子叮咬	淋巴管(成人)、血液(微丝蚴)、结节(成人)、皮肤、眼睛(微丝蚴)	血液	厚、薄血膜片;各种浓缩液。活检,在水中将皮肤分开;厚、薄血膜片	微丝蚴	可能有象皮病;周期性是发现微丝蚴的一个因素;有些微丝蚴有鞘(S),有些没有鞘(NS)。"非洲眼虫"
盘尾丝虫(NS)	黑苍蝇		血皮碎片、血液、结节活检		微丝蚴;成体于组织结节中	

续 表

生物体	感染来源	位于宿主的部位	诊断样本	诊断测试[a]	阳性样本	注释
不太常见						
罗阿丝虫(S)	黑蚊虫	眼睛(成人)、淋巴管(成人)、血液(微丝蚴)	血液	厚、薄血膜片;各种浓缩液	微丝蚴,成虫	
马来布鲁线虫(S)	蚊子				微丝蚴	
曼森线虫属(NS)	蚊子					

CLM:皮肤幼虫移行症;CNS:中枢神经系统;CSF:脑脊液;FA:荧光抗体;GAE:肉芽肿性阿米巴脑炎;NS:无鞘;OLM:眼幼虫移行症;O&P:卵和寄生虫;PAM:原发性阿米巴脑膜脑炎;PCR:聚合酶链反应;RE:网状内皮系统;S:鞘状;VLM:内脏幼虫移行症。

[a]虽然血清学检测并不总是被提及,但它们可用于许多寄生虫感染。不幸的是,大多数都不是常规可用的。联系你所在州的公共卫生实验室或乔治亚州亚特兰大市的疾病预防控制中心(CDC)。

[b]微孢子虫按真菌分类。

样本采集与运输

根据其在临床样本中的发育阶段(成虫、幼虫、卵、滋养体、包囊、卵囊、孢子),特定寄生虫可能无法在宿主之外存活。因此,临床样本应立即运送到实验室,以增加发现完整生物体的可能性。由于样本采集和到达实验室之间通常会出现延迟时间,因此大多数机构通常使用防腐剂进行采集和运输(图46.1)。这种方法可以确保存在的任何寄生虫都能保持其形态,并在处理后可以鉴定。

正确的处理取决于使用适当的固定剂、收集样本后立即固定,以及固定剂和样本之间的充分混合(表46.9)。样本采集指南必须以通俗易懂的语言提供给进行样本采集的医护人员或患者,并且所有客户都必须认识到遵循此类指南的重要性。在以非英语为母语的地区,应随时提供替代语言版本,以便为样本采集提供明确的指导。样本拒收标准必须作为指南的一部分;必须遵循和执行指导方针,以限制报告误导或不正确结果的可能性。除了收集和运输信息外,详细的样本描述和感染身体部位都包含在表46.3中。

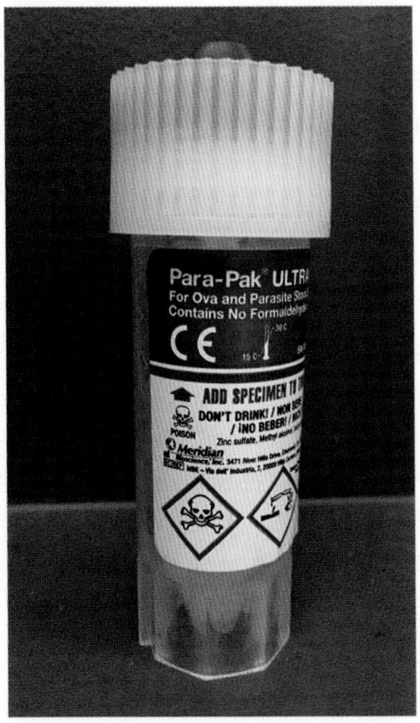

图46.1 粪便收集瓶。大多数实验室推荐立即将粪便样本放入这样的防腐剂中以保持形态。

备注:两种指令/收集/处理/检查情况被认为是STAT命令(即它们要求立即关注可能危及生命的情况):中枢神经系统(CNS)样本应检查自由生活的阿米巴,血涂片应检查潜在疟疾或其他涉及血液的寄生虫。

样本处理

用于检测临床样本中生物体的诊断寄生虫学操作流程通常取决于形态学标准和视觉鉴定(操作程序46.1～操作程序46.10)。许多临床样本,如来自肠道的样本,含有大量人工制品,使寄生虫与周围碎屑的鉴别变得复杂。样本制备可能需要浓缩方法,目的是通过去除一些粪便碎屑来增加发现生物体的机会。显微镜检查需要使用多倍放大镜检查准备好的临床样本;微生物鉴定还取决于微生物学家的技能。最终鉴定基于染色制剂的显微镜检查,以确定寄生虫形式的关键特征(表46.3包括试样处理的具体细节)。

操作程序46.1
福尔马林–乙醚(福尔马林–乙酸乙酯)沉淀技术

[原理] 福尔马林固定虫卵、幼虫、卵囊和孢子,使它们不再具有传染性,并且可保留其形态。粪便碎屑被提取入乙酸乙酯中,从粪便样本中释放出沉淀的寄生虫要素。有多种醚替代品可供选择;本章通篇使用的术语乙酸乙酯是通常意义上的乙醚替代物。

[方法]

1. 将1/4～1/2匙新鲜粪便转移到10 mL 5%或10%福尔马林中,放置在15 mL的shell vial培养瓶,无蜡纸杯或16 mm × 125 mm试管中(使用的容器可因个人喜好而异),充分混合。静置30 min以充分固定。
2. 通过双层纱布将其(使用漏斗或剪掉末端的尖头纸杯)过滤到15 mL离心管中。
3. 将生理盐水或5%或10%福尔马林添加到距离顶部1/2 in(1.5 cm)内,并以500 g离心10 min。
4. 倾弃上层清液,产生0.5～1 mL的沉淀物。在沉淀物中再次加入生理盐水至距顶部1/2 in(1.5 cm)以内，并在500 g下再次离心10 min。如果第一次洗涤后的上清液呈浅褐色或透明，则可以取消第二次洗涤。

5. 倾弃上层清液，将沉淀物放入5%或10%福尔马林中(管仅半满)。如果管底残留的沉淀物很少，则第6步中不要加入乙酸乙酯；只需加入福尔马林，然后旋转、倾析并检查剩余的沉淀物。

6. 加入大约3 mL的乙酸乙酯，塞住管子，倒置，然后剧烈摇动30 s。握住管子，使塞子远离面部；小心取下塞子，以防止管内压力导致材料喷溅(最好在生物危害防护罩下进行)。

7. 500 g离心10 min。应产生4层：管底部有少量沉积物，含有寄生虫；一层福尔马林；福尔马林上层的粪便碎片；顶部为一层乙醚替代物。

8. 用敷药棒敲打以释放碎屑层并倒出所有液体，使用棉签涂药器清除试管侧面的碎屑。在适当的倾析之后，留在管子一侧的1～2滴液体会流到沉淀物中。将液体与沉积物混合并制备湿片进行检查。

福尔马林-乙酸乙酯沉淀法可用于用聚乙烯醇(PVA)保存的材料，步骤1和步骤2的区别如下：

(1) PVA的固定时间应至少为30 min。用涂药棒混合PVA瓶中的内容物(粪便-PVA混合物：一份粪便，两或三份PVA)。混合后立即将2～5 mL的粪便-PVA混合物(量取决于混合物的黏度和密度)倒入15 mL的shell vial中、16 mm × 125 mm试管或类似容器中，并加入约10 mL生理盐水或5%或10%福尔马林。

(2) 使用双层纱布对其过滤(使用漏斗杯或剪掉尖端的纸杯)到15 mL的离心管中。

步骤3～8适用于新鲜样本和PVA固定的样本。

注意：在整个过程中，自来水可以代替生理盐水；但是，建议使用生理盐水。一些人喜欢使用5%或10%福尔马林进行所有冲洗(步骤3和步骤4)。

当检查管底的沉淀物时：

(1) 准备1个生理盐水支架(将1滴沉淀物和1滴生理盐水混合在一起)并在低功率下扫描整个22 mm × 22 mm的载玻片以寻找蠕虫卵或幼虫。

(2) 可以添加碘以帮助检测原生动物包囊；样本应在高干功率下检查。如果在低功率扫描前添加碘，请确保碘不要太浓；否则，一些蠕虫卵会染得很深，以至于它们会被误认为是碎屑。

(3) 有时，当碘被添加到使用PVA保存材料获得的沉淀物中时，会形成析出物。析出物是碘与过量氯化汞之间反应形成的，该氯化汞尚未从PVA保存的材料中彻底冲洗掉。可以再次冲洗沉淀物以去除残留的氯化汞，或者可以在不添加碘的情况下将沉淀物作为盐分进行检查。

操作程序46.2
粪便样本的Wheatley三色染色(改良的组织Gomori三色法)

[原理] 染色可以使包囊和滋养体内部结构的形态特征得到最好的可视化，这些形态特征有助于两者的鉴别。此外，这种染色涂片提供了永久记录的结果。

[试剂]

A. 配方

· 变色酸2R 0.6 g；
· 亮绿SF 0.3 g；
· 磷钨酸0.7 g；
· 乙酸(冰)1 mL；
· 蒸馏水100 mL。

B. 染色剂制备

1. 将1 mL冰乙酸加入干的容器中。
2. 让混合物静置15～30 min以“成熟”；然后加入100 mL蒸馏水。该染色剂可提供均匀且可重复的染色；染色剂是紫色的。存放在Coplin瓶中。

[方法]

1. 按照说明准备新鲜粪便涂片或聚乙烯醇(PVA)涂片。
2. 加入70%乙醇中5 min(对于PVA涂片这一步是必需的)。
3. 在70%乙醇中加入丹氏碘液(深红棕色)5 min。
4. 加入两次70%乙醇，一次5 min[a]，一次2～5 min。
5. 加入三色染色剂10 min。
6. 加入90%乙醇，酸化(1%乙酸)，最多3 s(不要讲将载玻片放在溶液中过长)。
7. 在100%乙醇中蘸1次。
8. 加入两次100%乙醇，每次2～5 min[a]。
9. 加入两次二甲苯或甲苯溶液，每次2～5 min[a]。
10. 用Permount或其他封片剂封片；使用1号厚度的载玻片。

[预期结果] 背景碎片呈绿色，原虫呈蓝绿色至紫色细胞质。核和内含物呈红色或紫红色，并从背景中清晰的勾勒出来。

注意：如果正在使用一种含有氯化汞替代品(如硫酸锌)的粪便固定剂，请记住，您收到的用于永久染色的检测样本可能已被PVA中的氯化汞固定剂保存在PVA中。如果对氯化汞替代品固定剂使用三色法染色，可以在方法中剔除70%乙醇/碘步骤和接下来的70%乙醇冲洗步骤。但是，当对用于检测的粪便涂片进行染色时，必须在将载玻片放入三色染色剂之前将碘步骤和接下来的70%乙醇冲洗步骤重新纳入染色方案中。这两个步骤旨在去除涂片中的汞，然后去除碘；当载玻片放入三色染色剂中时，粪便涂片中不再存在汞和碘。如果未能将这两个步骤纳入染色方案中，涂片染色的质量将会很差。

尽管您可能正在使用氯化汞替代品固定剂，但在三色染色剂之前使用碘/70%乙醇和随后的70%乙醇冲洗步骤都可以，而不会损坏载玻片。然而，一些检测样本已使用氯化汞固定，在三色染色之前需要碘和乙醇冲洗。对于任何一种固定剂，三色染色后的所有步骤都将保持不变。

[a]在这一步中，载玻片可以保存数小时或过夜。

操作程序46.3

改良铁-苏木精染色（包括石炭酸品红步骤）

［原理］ 染色可以使包囊和滋养体内部结构的形态特征得到最好的可视化，这些形态特征有助于两者的鉴别。此外，这种染色涂片提供了永久记录的结果。

［试剂］

A. Mayer白蛋白

在等量的新鲜蛋清中加入甘油。轻轻而彻底地混合。储存于4℃并注明有效期为3个月。来自商业供应商的Mayer白蛋白通常可在25℃下储存1年（e.g., Product #756, E.M. Diagnostic Systems, 480 Democrat Road, Gibbstown, NJ 08027; [800] 443-3637）。

B. 苏木精染色原液

· 苏木精粉10 g；

· 乙醇（95%或100%）1 000 mL。

1. 充分搅拌直至溶解。

2. 保存在干净的玻璃瓶中，放置于光线充足处。在使用前使其成熟14 d。

3. 储存在室温下、有效期1年。

C. 媒染剂

· 硫酸亚铁铵［$Fe(NH_4)_2(SO_4)_2 \cdot 6H_2O$］10 g；

· 硫酸铁铵［$FeNH_4(SO_4)_2 \cdot 12H_2O$］10 g；

· 盐酸（HCl）（浓缩）10 mL；

· 加入蒸馏水中至1 000 mL。

D. 苏木精染色的染色液

1. 将等量的染色剂原液和媒染剂混合。

2. 使用前让混合物彻底冷却（使用前至少提前2 h准备）。每周制备新的染色液。

E. 三硝基苯酚（苦味酸）

将等量蒸馏水和三硝基苯酚饱和溶液混合，制成50%饱和溶液。

F. 酸性乙醇脱色剂

· 盐酸（HCl）30 mL（浓缩的）；

· 乙醇1 000 mL。

G. 70%乙醇和氨水

· 70%的乙醇50 mL；

· 氨水（足以使pH达到8.0左右）0.5～1 mL。

H. 石炭酸品红溶液

· 碱性品红（溶液A）：将0.3 g碱性品红加入10 mL 95%乙醇中；

· 石炭酸（溶液B）：将5 g石炭酸溶入100 mL蒸馏水中（可能需要缓缓加热）。

1. 将溶液A和溶液B混合。

2. 储存在室温下，溶液可稳定1年。

［方法］

1. 载玻片制备。

（1）在贴有标签的载玻片上滴1滴Mayer白蛋白。

（2）用涂药棒将乙酸钠-乙酸-福尔马林（SAF）浓聚的沉淀物充分混合。

（3）向白蛋白中加入约1滴粪便浓聚物，并将混合物在载玻片上涂开。

2. 将载玻片放在室温下晾干（涂片晾干后呈不透明的）。

3. 将载玻片放在70%乙醇中5 min。

4. 在装有自来水的容器中清洗2 min（不要流动的水）。

5. 将载玻片放在Kinyoun染色剂中5 min。

6. 将载玻片置于流动的自来水（如在容器中持续的水流）冲洗1 min。

7. 将载玻片放在酸-醇脱色液中4 min[a]。

8. 将载玻片置于流动的自来水（如在容器中持续的水流）冲洗1 min。

9. 将载玻片放在苏木精铁溶液中8 min。

10. 在装有蒸馏水的容器中清洗1 min。

11. 将载玻片置于三硝基苯酚溶液中3～5 min。

12. 将载玻片置于流动的自来水（如在容器中持续的水流）冲洗10 min。

13. 将载玻片置于70%乙醇中加入氨水3 min。

14. 将载玻片置于95%乙醇中5 min。

15. 将载玻片置于100%乙醇中5 min。

16. 将载玻片先后两次置于二甲苯溶液中5 min。

［流程注意事项］

1. 第一个70%乙醇的步骤与Mayer白蛋白一起将样本“黏合”到载玻片上。如果使用的白蛋白不足或载玻片在染色前未完全干燥，则样本可能会被洗掉。

2. 每天应通过在碱性自来水中加入1滴苏木精染色剂来检查其是否有效。如果没有出现蓝色，请准备新的染色剂。

3. 与原虫相比，三硝基苯酚可以从粪便碎屑中脱去更多的染色剂，并且从生物体细胞质中比从细胞核中脱去更多的染色剂，以此来鉴别苏木精染色。

4. 正确染色后，背景应该是各种深浅不一的灰蓝色，并且可见原虫。细胞质会染成中等蓝色，细胞核会染成深蓝黑色。

[a]该步骤也可按如下进行：

（1）将载玻片放在酸-醇脱色剂中2 min。

（2）将载玻片在流动的自来水（如在容器中持续的水流）中冲洗1 min。

（3）将载玻片放在酸-醇脱色剂中2 min。

（4）将载玻片在流动的自来水（如在容器中持续的水流）中冲洗1 min。

（5）继续上述步骤9的染色顺序（苏木精-铁溶液）。

操作程序46.4
用于球虫的改良抗酸染色

［试剂］

A. 石炭酸品红溶液

· 碱性品红4 g；

· 石炭酸8 mL；

· 乙醇（95%）20 mL；

· 蒸馏水100 mL。

将碱性品红溶解在乙醇中，然后边摇边慢慢加水。将石炭酸在56℃水浴中融化，并使用带橡胶球的移液器向染色剂中加入8 mL。

B. 脱色剂

· 乙醇（95%）97 mL；

· 浓缩的盐酸3 mL。

在化学通风柜下，缓慢地向乙醇中加入盐酸。

C. 复染剂

· 亚甲蓝0.3 g；

· 蒸馏水100 mL。

［“冷”改良抗酸染色法（Kinyoun）］

1. 以500 g离心加入10%福尔马林的粪便。

2. 用移液器去除上层沉积物，在显微镜载玻片上放置一薄层沉淀物。

注意：如果粪便样本含有大量黏液，可在沉淀物中加入10滴10%氢氧化钾（KOH）（步骤2），将沉淀物离心，用10%福尔马林冲洗，并在涂片制备前重新离心。一些实验室在制备涂片前常规使用这种方法。

3. 将涂片在70℃下加热固定10 min。

4. 将固定的涂片染色3～5 min（不需要加热）。

5. 蒸馏水冲洗，过滤水，倒出多余的水。

6. 用脱色剂冲洗约1 min，检查以确保载玻片倾斜时不再出现红色。对于载玻片特别厚的部位或持续有红色染料渗出的载玻片，可多添加一点脱色剂。

7. 如前所述，用蒸馏水彻底冲洗载玻片，并倒掉多余的水。

8. 用复染剂浸泡约1 min。

9. 用蒸馏水冲洗并将载玻片竖直晾干，注意不要擦干。添加脱色剂或润湿剂可加速抗酸微生物的染色。可以使用Tergitol No.7（Sigma Chemical Co., St. Louis, MO）。每30～40 mL的Kinyoun石炭酸品红溶液中加入1滴Tergitol No.7。

抗酸的细菌被石炭酸品红溶液染成红色。背景颜色取决于复染剂：亚甲蓝将非抗酸物质染成蓝色，亮绿色染成绿色背景，三硝基苯酚染成黄色背景。

［“热”改良抗酸染色法］

1. 以500 g离心加入10%福尔马林的粪便。

2. 用移液器去除上层沉积物，在显微镜载玻片上放置一薄层沉淀物。

注意：如果粪便样本含有大量黏液，可在沉淀物中加入10滴10%氢氧化钾（KOH）（步骤2），将沉淀物离心，用10%福尔马林冲洗，并在涂片制备前重新离心。

一些实验室在制备涂片前常规使用这种方法。

3. 将涂片在70℃下加热固定10 min。

4. 将载玻片放在染色架上，注入石炭酸品红溶液。

5. 加热至蒸汽并染色5 min。如果载玻片开始干燥，添加染色剂而不延长干燥时间。

6. 用自来水或蒸馏水冲洗涂片。

7. 用5%硫酸溶液脱色30 s（如果涂片较厚可能需要较长的时间）。

8. 用自来水或蒸馏水冲洗涂片、沥干，并用亚甲蓝复燃液浸泡涂片1 min。

9. 用自来水或蒸馏水冲洗、沥干、风干。

来源：From Kinyoun JJ. A note on Uhlenhuths method for sputum examination, for tubercle bacilli. *Am J Pub Health*. 1915; 5: 867.

操作程序46.5
微孢子虫的改良三色法（Weber-Green）

［原理］ 微孢子虫孢子特征性的形态如椭圆形、孢子壁、斜的或水平的“条纹”可以通过染色剂最好地显示出来，以增强其形态特征。此外，这种染色涂片提供了永久记录的结果。

［试剂］

A. 改良三色染色剂

· 变色酸2R 6 g[a]；

· 固绿0.15 g；
· 磷钨酸0.7 g；
· 乙酸（冰）3 mL；
· 蒸馏水100 mL。
1. 在干燥成分中加入3 mL乙酸，制备染色剂。在室温下让混合物静置（熟化）30 min。
2. 加入100 mL蒸馏水。制备正确的染色剂呈深紫色。
3. 将染色剂放入玻璃瓶或塑料瓶中、室温保存。染色剂的有效期至少24个月。

B. 酸-醇溶液

· 90%无水乙醇995.5 mL；
· 乙酸（冰）4.5 mL。

将两种溶液混合。

[方法]

1. 使用10 μL等份的未浓缩保存的液体粪便[使用5%或10%福尔马林或乙酸钠-乙酸-福尔马林（SAF）]，将材料推开在45 mm × 25 mm的区域上制备涂片。
2. 将涂片晾干。
3. 将涂片放在无水甲醇中5 min。
4. 将其晾干。
5. 放在三色染色剂中90 min。
6. 用酸-醇脱色不超过10 s。
7. 将载玻片浸入95%乙醇中数次。使用此步骤作为脱色。
8. 放在95%乙醇中5 min。
9. 放在100%乙醇中10 min。
10. 放在二甲苯替代品中10 min。
11. 使用安装介质安装盖玻片（1号厚度）。检查样品是否黏附在载玻片上。
12. 在油镜下检查涂片（×1 000）并读取至少100个视野；每张载玻片的检查时间可能至少为10 min。

[预期结果] 已知的寄生虫很容易被发现。如果涂片彻底固定并且已正确染色，则孢子呈卵圆形且具有折光性，孢壁呈亮粉红色。有时极管可以被看作是一条条纹或穿过孢子的对角线。大多数细菌和其他碎片往往会染成绿色。但是，一些细菌和碎屑会染成红色。

[a]是正常三色染色剂配方的10倍。

操作程序46.6
微孢子虫的改良三色法（Ryan-Blue）

[原理] 微孢子虫孢子特征性的形态如椭圆形、孢子壁、斜的或水平的“条纹”可以通过染色剂最好地显示出来，以增强其形态特征。此外，这种染色涂片提供了永久记录的结果。

许多改良的三色（Weber-Green）染色剂被尝试以改善孢子与背景染色之间的对比度。通过修改三色溶液的组成来实现最佳染色。这种染色剂也可从多家供应商处购得。样本可以是新鲜粪便或保存在5%或10%福尔马林、乙酸钠-乙酸-福尔马林（SAF）或一些较新的单瓶系统固定剂中的粪便。实际上，除了含有微孢子虫的组织样本以外的任何样本都可以通过这种方法染色。

[溶剂]

A. 三色染色剂（改良微孢子虫）（Ryan-Blue）

· 变色酸2R 6 g[a]；
· 苯胺蓝0.5 g；
· 磷钨酸0.25 g；
· 乙酸（冰）3 mL；
· 蒸馏水100 mL。
1. 通过在干燥成分中加入3 mL乙酸来制备染色剂。让混合物在室温下静置（熟化）30 min。
2. 加入100 mL蒸馏水，用1 mol/L盐酸（HCl）将pH调节至2.5。正确制备的染色剂是深紫色。染色剂应避光。
3. 储存在玻璃瓶或塑料瓶中、置于室温。有效期至少24个月。
4. 酸-醇溶液（见操作程序46.5）。

[方法]

1. 使用10 μL等份的未浓缩保存的液体粪便[使用5%或10%福尔马林或乙酸钠-乙酸-福尔马林（SAF）]，将材料推开在45 mm × 25 mm的区域上制备涂片。
2. 将涂片晾干。
3. 将涂片放在无水甲醇中5 min。
4. 将其晾干。
5. 放在三色染色剂中90 min。
6. 用酸-醇脱色不超过10 s。
7. 将载玻片放入95%乙醇中数次。使用此步骤作为脱色（不超过10 s）。
8. 放在95%乙醇中5 min。
9. 重复步骤8。
10. 放在100%乙醇中5 min。
11. 放在二甲苯替代品中10 min。
12. 使用安装介质安装盖玻片（1号厚度）。
13. 在油镜下检查涂片（1 000×）并读取至少100个视野；每张载玻片的检查时间可能至少为10 min。

[预期结果] 已知的寄生虫很容易被发现。如果涂片彻底固定并且已正确染色，则孢子呈卵圆形且具有折光性，孢壁呈亮粉红色。有时极管可以被看作是一条条纹或穿过孢子的对角线。大多数细菌和其他碎片往往会

染成蓝色。但是,一些细菌和碎屑会染成红色。

[改良三色染色法(Weber或Ryan)的流程说明]

1. 每次对患者样本进行染色和检查时,必须对阳性对照涂片进行染色和检查。

2. 由于染色剂难以通过孢子壁,应准备薄涂片,不要减少三色染色时间。此外,确保载玻片在脱色剂(酸-醇)中的时间不要过长。如果对照生物体太轻,将其留在三色染色剂中更长时间,并缩短两次浸入酸-醇溶液中的时间。此外,酸-醇脱色后应快速行95%乙醇冲洗,以防止酸-醇试剂进一步脱色。

3. 当购买变色酸2R时,应获取最高的染料浓度。两个来源:Harleco(Gibbstown, NJ)和Sigma Chemical Co.(浓度最高85%)。固绿和苯胺蓝可以从Allied Chemical and Dye获得(New York City, NY)。

4. 在最后的脱水阶段,100%乙醇和二甲苯(或二甲苯替代品)应尽可能保持无水。Coplin管必须有紧密的盖子,以防止试剂蒸发和吸收水分。如果加入100%乙醇制备的载玻片后二甲苯变得混浊,请将载玻片放回100%乙醇并用新鲜的原液更换二甲苯。

[改良三色染色法(Weber或Ryan)的流程限制]

1. 虽然这种染色方法会将微孢子虫染色,但染色强度的范围和小的孢子尺寸会给这些微生物的鉴别带来一定困难。因为这个流程会导致粪便样本中的许多其他微生物或物质染色,所以从周围物质中区分微孢子虫仍然很困难。此外,孢子之间也会发生一些细微的大小变化。

2. 如果患者有严重的水样腹泻,则粪便中存在较少的人体物质与微孢子虫相混淆。如果粪便是半成形的或成形的,则人体物质的数量要多得多,孢子也更难检测和识别。此外,孢子的数量会根据粪便稠度而有变化(粪便越稀薄,孢子越多)。

3. 开发其中一些技术的科学家认为,浓聚过程会导致一部分的微孢子虫流失。因此,强烈建议使用未浓缩的、固定的粪便。然而,没有数据表明研究中使用的离心速度和其他参数。

4. 在加州大学洛杉矶分校临床微生物学实验室,未发表的数据表明,以500 g离心10 min可显著增加可用于染色的微孢子虫数量(来自浓缩沉淀物)。这种离心流程用于所有粪便样本,无论可疑微生物如何。

5. 不要使用湿纱布过滤(离心前过滤粪便的一种旧的标准化方法),过多的纱布层可能会捕获生物并阻止它们流入待浓缩的液体中。使用的纱布不要超过两层。在商业化的浓聚系统中,也可以使用使用金属或塑料筛网进行过滤。

[a]10倍于正常的三色染色剂配方。

操作程序46.7

微孢子虫的三色染色法(Kokoskin,热方法)

[原理] 微孢子虫孢子特征性的形态如椭圆形、孢子壁、斜的或水平的"条纹"可以通过染色剂最好地显示出来,以增强其形态特征。建议改变温度(从室温到50℃)和染色时间(从90~10 min)作为改进的三色染色法的方法。此外,这种染色涂片提供了永久的结果记录。

[方法]

1. 使用10 μL等份的未浓缩保存的液体粪便[使用5%或10%福尔马林或醋酸钠-乙酸-福尔马林(SAF)],将材料推开在45 mm × 25 mm的区域上制备涂片。

2. 将涂片晾干。

3. 将涂片放在无水甲醇中5 min。

4. 将其晾干。

5. 在50℃下放在三色染色剂中10 min。

6. 用酸-醇脱色不超过10 s。

7. 将载玻片放入95%乙醇中数次。使用此步骤作为脱色(不超过10 s)。

8. 放在95%乙醇中5 min。

9. 放在100%乙醇中10 min。

10. 放在二甲苯替代品中10 min。

11. 使用安装介质安装盖玻片(1号厚度)。

12. 在油镜下检查涂片(1 000×)并读取至少100个视野;每张载玻片的检查时间可能至少为10 min。

操作程序46.8

薄血膜染色:吉姆萨染色

[原理] 将血细胞推成薄片,可以更容易观察到红细胞、红细胞内容物和细胞外形式。

[方法]

1. 用无水甲醇(无丙酮)固定薄血膜30 s。

2. 将载玻片晾干。

3. 将1份吉姆萨原液(商业染色剂或粉末制备的原液)加入10~50份Triton缓冲水(pH 7.0~7.2),将载玻片放入其中。

4. 在Triton X-100缓冲液中短暂浸泡载玻片。

5. 将载玻片直立、晾干。

[注意] 染色剂稀释度和染色时间的一般规则如下:如果稀释度为1∶20,染色20 min;如果是1∶30,染色30 min;以此类推。但是,应测试一系列染色剂稀释度和染色时间,以确定每批原液染色的最佳稀释度和时间。

[预期结果] 吉姆萨染色剂对血液成分的染色如下：红细胞，根据染色剂的pH，从粉橙色到浅灰蓝色；白细胞的细胞核，紫色和淡紫色细胞质；嗜酸性颗粒，亮紫红色；中性粒细胞，深粉紫色。寄生成分为蓝色至紫色，核略带红色。它们特征性的形态特征有助于鉴别。没有经验的技术员可能会将血小板与寄生虫混淆。

操作程序46.9
厚血膜染色：吉姆萨染色

[原理] 通过裂解红细胞并对寄生虫进行染色，可以检测大量血液中的寄生虫形式。未使用甲醇固定的红细胞可以被染色剂裂解。尽管可以在大量血液中发现寄生虫，但可能更难发现鉴定特定生物体所需的明确形态学标准。

[方法] 厚血膜所遵循的程序与薄血膜相同，只是省略了前两个步骤。如果载玻片一端有一层厚膜，另一端有一层薄膜，则只固定薄的部分，然后同时对薄膜的两部分进行染色。

[注意] 尽管吉姆萨染色剂已使用多年，但许多血液染色剂可用于血液寄生虫（例如，吉姆萨染色、瑞特染色和吉姆萨-瑞特联合染色、快速染色）。不同的染色剂对细胞核和细胞质产生不同的颜色；然而，根据pH的不同吉姆萨染色剂也会出现颜色变化。无论使用哪种染色剂，载玻片都内置了质量控制；在任何寄生虫中看到的颜色与在白细胞（WBC）中的寄生虫颜色相似。因此，把白细胞作为质量控制物质。不强制要求使用真实的血液寄生虫作为质控生物。或者，以前阳性的涂片（如果有）可以用甲醇固定并晾干，然后储存在-70℃的密封容器中。QC载玻片应在染色前恢复至室温。

操作程序46.10
目镜测微计的校准

[原理] 准确测定大小是正确识别寄生虫元素的关键标准，尤其是在粪便样本中发现原虫。因此，每台用于寄生虫鉴定的显微镜都应该有一个校准目镜测微计。

[材料]

1. 目镜测微盘安装在显微镜（目镜）的目镜之一上。目镜测微计用来测量通过显微镜观察到的物体。
2. 使用镜台测微计校准目镜测微计。测微计应该经过专门的政府机构如国家标准与技术研究所（National Institute of Standards and Technology, NIST）校准已达到最佳的准确性。

[方法]

1. 将目镜测微盘插入显微镜的目镜之一。
2. 将镜台测微计在显微镜镜台上滑动。
3. 将目镜刻度与镜台测微计对齐并聚焦，以便能够清楚地查看大（0.1 mm）和小（0.01 mm）的增量。
4. 移动镜台测微计，使目镜测微计上的“0”刻度线与镜台测微计上的“0”刻度线对齐。
5. 在目镜和镜台测微计刻度相匹配的地方找到尽可能远的点。
6. 计算目镜测微计与相对齐的镜台测微计的毫米数空间。
   - 举例：如果镜台测微计的0.5 mm与目镜测微计的42相对应，则0.5 mm/42=0.011 9 mm/目镜测微计空间。
   - 由于寄生虫通常以微米（μm）来报告，所以应乘以1 000换算成微米。
   - 因此0.011 9 mm/目镜空间 × 1 000 μm/mm=11.9 μm/目镜测微计空间。
   - 对于显微镜上的每个目镜都应重复该步骤。
7. 校准是显微镜特异性的，因此如果使用多个显微镜，需要分别校准。
8. 显微镜的每个放大倍率都应该张贴校准。
9. 应常规重复校准，清洗后、每一个观察物或更换目镜后。

鉴定方法

原生动物很小，大小从1.5 μm（微孢子虫）到大约80 μm（结肠小袋纤毛虫，一种纤毛虫）不等。有些是细胞内的，需要多种检测和染色方法进行鉴定。蠕虫感染通常通过在各种临床样本中发现虫卵、幼虫和（或）成虫来诊断，主要来自肠道（图46.2）。鉴定到种水平可能需要对样本进行显微镜检查。血液寄生虫的分离和鉴定可能需要浓缩、培养和显微镜检查。疑似寄生虫感染的确认取决于临床样本的正确采集、处理和检查；通常可能需要多个样本来发现和确认寄生虫感染的存在以及可疑生物体的身份（表46.10）。

显微镜检查

保持良好工作状态的高质量临床级双目复合亮视野显微镜对于检查寄生虫样本至关重要。生物鉴定取决于使用常规明场显微镜在低（100 ×）、高（400 ×）和油浸（1 000 ×）放大倍率下仔细检查后发现的形态差异。使用50 × 或扫描非常有帮助，特别是当50 × 油浸物镜和100 × 油浸物镜并排放置时。显微镜应使用科勒照明进行设置，最大限度地提高接触样品的光的亮度和均匀性，提供最佳的观察条件。

建议对较大的样本（如节肢动物、绦虫节片、各种人工制品）使用立体显微镜。总放大率通常在10～45倍变化，或者

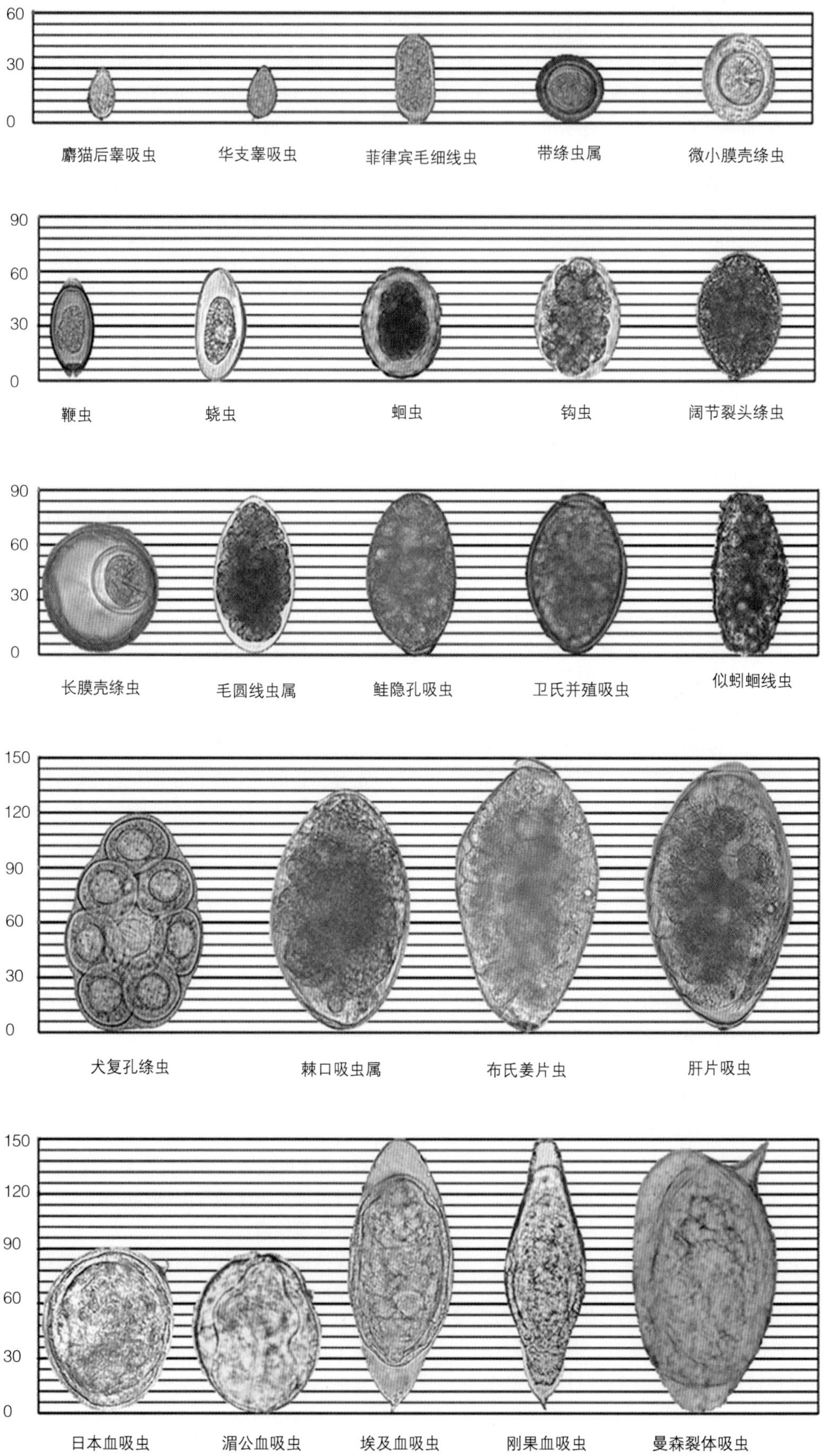

图46.2 感染人类的蠕虫的相对卵大小。测量单位为微米(μm)。(来源：From Centers for Disease Control and Prevention. *Intestinal Parasites: Comparative Morphology Figures. Figure 6: Relative Sizes of Helminth Eggs.* https://www.cdc.gov/dpdx/diagnosticprocedures/stool/morphcomp.html. Accessed October 26, 2020.)

具有变焦能力，或者使用固定物镜（0.66×、1.3×、3×）与5×或10×目镜配合使用。根据待检样品或物体的密度，光源必须直接从工作台下方或工作台顶部照射。

因为大小是准确描述和鉴定寄生虫的重要因素，特别是对于粪便原生动物的表征，必须使用载物台千分尺和校准的目镜进行最终鉴定。载物台千分尺通常有一条0.1 mm的线，每0.01 mm增加1次。然后在显微镜上的每个物镜放大倍率下使用目镜观察载物台千分尺线，以校准目镜的刻度线。进而微生物学家能够使用目镜确定寄生虫的确切大小（图46.3）。

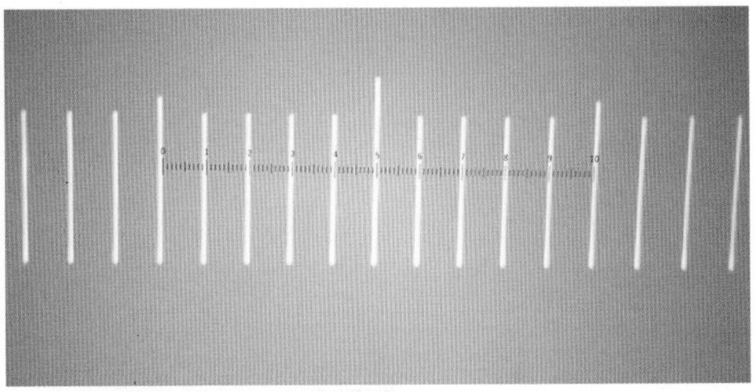

图46.3 显微镜载片台和目镜测微标尺。

寄生虫学的显微镜检查是劳动密集型的，需要大量的知识和技能来识别生物体。Techcyte Inc.（Lindon, Utah）开发了一个数字人工智能系统，用于从粪便样本中识别O&P。该系统通过筛选阴性样本对载玻片进行预分类，然后由技术人员审查阳性载玻片以进行生物鉴定。该系统旨在减少技术人员的时间和成本。

肠道

粪便样本是提交给诊断实验室进行寄生虫鉴定的最常见样本。因此，寄生虫学中最常用的程序是O&P的传统检查，尽管在过去10年中，快速粪便免疫分析和分子技术的使用大大增加。其他几种诊断技术可用于肠道寄生虫的分离和鉴定。虽然许多实验室并不经常提供所有这些相对简单和廉价的技术，但临床医生应该熟悉从它们获得的信息的相关性。很少需要检查粪便样本中的绦虫头节和节片、成虫线虫和吸虫，以确认诊断或在物种水平上鉴定该生物体。

来自肠道的其他样本，如十二指肠抽吸物或引流物、肠试验胶囊技术产生的黏液和乙状结肠镜检查材料，也可作为湿涂片进行检查，并在三色染色或苏木精-铁染色后作为永久染色涂片进行检查。

虫卵和寄生虫检查・传统的O&P检查包括三个独立的方案：直接湿涂片、浓缩技术和间接湿涂片检查，以及永久染色涂片。

直接湿涂片 需要新鲜粪便，旨在检测活动的原生动物滋养体。样品在低和高倍数下进行显微镜检查（100×，整个22 mm×22 mm盖玻片；400×，22 mm×22 mm盖玻片的1/3～1/2）（框46.1）。然而，由于从样本运输至实验室接收之间的滞后时间可能导致的潜在问题，美国许多实验室已经从常规O&P检查中取消了直接湿法检查，取而代之的是采用粪便防腐剂收集的样本。对于在实验室收到的含有防腐剂的样本，不进行直接湿涂片检查。表46.9中包括了各种可用的固定剂。对于不同类型的寄生虫和不同的实验室方法，每种防腐剂或防腐剂组合都有优点和缺点。每个实验室都应考虑在其所在位置和种群中最常见的寄生虫类型，并应选择最大限度地检测出此类寄生虫的防腐剂。

框46.1 直接涂片：综述

原理
- 检测是否存在运动形式的寄生虫（主要是原生动物滋养体或幼虫）；诊断无法通过永久染色法识别的生物体；快速诊断严重感染的患者；估计患者的虫负荷

样本
- 任何未冷藏或冷冻的新鲜液体或软性粪便样本

试剂
- 0.85%氯化钠、卢戈氏碘液

检测
- 对整个22 mm×22 mm盖玻片涂片（生理盐水和碘）进行低倍检查（100×）；对至少1/3的盖玻片区域（盐水和碘）进行高倍检查（400×）

结果
- 直接涂片检查的结果应被认为是推定的。然而，一些微生物可以被明确识别（十二指肠贾第虫包囊和结肠内阿米巴包囊、蠕虫卵和幼虫、贝氏等孢子虫卵囊）。该报告应被视为“初步”；最终报告应包括浓缩和永久染色涂片的结果

注意事项和限制
- 当碘被添加到制剂中时，生物体被杀死，运动能力丧失。在粪便防腐剂中提交的样本和新鲜、成型样本中不应使用本程序进行检查；应替代进行浓缩和永久染色涂片技术检测。不建议进行油浸检查（1 000×）（生物体形态不太清楚）

O&P的第二部分是样本浓缩后的**间接**检查，旨在便于原生动物包囊、球虫卵囊、微孢子孢子、蠕虫卵和幼虫的分离（框46.2）。浮选和沉降方法均可使用；最常见的程序是福尔马林-乙酸乙酯沉降法（以前是福尔马林-乙醚法）（图46.4）。如直接湿涂片检查所示，浓缩的样本沉积物可作为含或不含碘的湿涂片，使用到低和高放大倍数（100×，400×）进行检查。

框46.2 浓缩：综述

原理
- 通过沉淀或浮选浓缩存在的寄生虫。该浓缩液专门用于原生动物囊肿、球虫卵囊、微孢子虫孢子、蠕虫卵和幼虫的分离

样本
- 任何新鲜或保存在福尔马林（最常见）、聚乙烯醇（PVA；汞基或非汞基）、乙酸钠-乙酸-福尔马林（SAF）、亚硫酸氢钠碘福尔马林（MIF）或更新的固定剂（不含汞、福尔马林或PVA的单瓶系统通用固定剂）中的粪便样本

试剂
- 福尔马林、乙酸乙酯、硫酸锌5%或10%（比重：新鲜粪便1.18，保存粪便1.20）；0.85%氯化钠（NaCl）；卢戈碘液

检测
- 低倍镜检查（100×）检查整个22 mm×22 mm盖玻片（推荐使用碘，但可选）；高倍镜（400×）检查至少1/3的载玻片区域（生理盐水和碘）

结果
- 浓缩检查的结果应被认为是推定的。然而，一些微生物可以被明确识别（十二指肠贾第虫包囊和结肠内阿米巴包囊、蠕虫卵和幼虫、贝氏等孢子虫卵囊）。该报告应被视为“初步”；最终报告应包括永久染色涂片的结果

注意事项和限制
- 福尔马林-乙酸乙酯沉降浓缩液是最常用的。硫酸锌浮选可能无法检测到带盖或重的卵（华支睾吸虫卵、未受精的蛔虫卵）。对于浮选技术，在报告阴性结果之前，必须检查表面膜和沉积物。由浓缩粪便制备的涂片通常在低倍镜（100×）和高倍镜（400×）下检查。油浸检查（1 000×）可能会谨慎使用，因为某些生物的形态可能不清楚。添加过多的碘可能会掩盖蠕虫卵（即它会产生模拟碎片的效果）

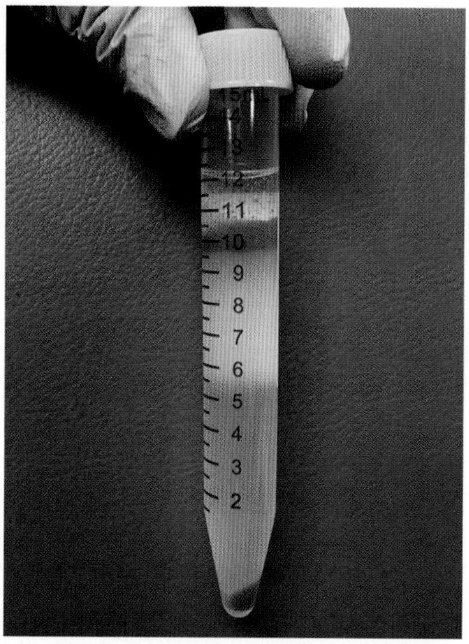

图46.4 福尔马林-离心后显示四层的乙酸乙酯浓缩试管；从底部开始为：沉淀物、福尔马林层、碎屑层和乙酸乙酯层。

O&P检查的第三部分是永久染色涂片，其目的是促进肠道原生动物的识别（框46.3）。永久染色涂片是确认肠道原生动物感染诊断的最重要操作流程。

框46.3 永久性染色：综述

原理

- 允许在油浸检查（100×物镜，总放大倍数为1 000×）下检查和识别详细的有机体形态，主要用于肠道原生动物的分离和鉴定

样本

- 任何新鲜的或保存在聚乙烯醇（PVA；汞基或非汞基）、乙酸钠-乙酸-福尔马林（SAF）、硫柳汞-碘-福尔马林（MIF）或较新的单瓶系统中的固定剂（通用固定剂）的粪便样本

试剂

- 三色、铁-苏木精、改性铁-苏木精、多色Ⅳ或氯唑黑E染色剂及其相关溶液；脱水溶液（乙醇和二甲苯或二甲苯替代品）；封固液（可选）。使用真正的无水乙醇（100%乙醇）优于使用95%/5%乙醇

检测

- 应在低倍（100×）下检查整个涂片是否存在大型寄生虫，如幼虫或蠕虫卵。油浸检查（1 000×）应包括至少300个视野区域；如果在浓缩样本的湿涂片中发现可疑微生物，则可能需要额外的区域

结果

- 大多数疑似原生动物和（或）人类细胞可以通过检查永久染色的涂片来确认。这些报告应归类为“最终”报告（直接湿涂片和浓缩检查提供“初步”结果）

注意事项和限制

- 最常用的染色剂是三色和苏木精。不幸的是，虫卵和幼虫的染色可能不一致，不容易从永久染色涂片中识别出来。球虫卵囊和微孢子虫孢子也需要其他染色方法来鉴定
- 在油浸镜检（1 000×）下检查永久染色的涂片。可以使用50×或60×油浸物镜对载玻片进行筛选，但在使用100×油浸物镜完成检查之前不应报告结果。确认肠道原生动物（滋养体和包囊）是该技术的主要目的

重要提示

- 当使用非汞固定剂或单瓶选项（通常是锌基专有配方或一种通用固定剂）时，可以取消碘酒步骤。干燥后，载玻片可以直接放入染色剂（三色或苏木精）中。但是，如果粪便样本已使用汞基固定剂保存，则碘酒步骤必须包含在常规染色方案以及随后的冲洗步骤中以去除汞和碘。一些实验室保留的染色方案，包括碘酒步骤，这不会损害使用非汞基固定剂保存的涂片

有几种染色方法可供选择，最常用的两种是Wheatley改良的Gomori组织三色染色和铁-苏木精染色（图46.5）。O&P检查的这一部分对于确认湿涂片检查中发现的可疑物体和识别湿法检查中可能不可见的原生动物至关重要。使用油浸物镜检查永久染色的涂片（600×或800×用于筛选，1 000×用于300个视野区域更多油浸区域的最终审查）。永久染色的涂片还为复查或确认提供了永久记录。

改良耐酸染色剂用于鉴定肠道球虫（框46.4），改良三色染色剂用于鉴定肠道微孢子虫（框46.5）。这些染色剂专门设计用于分别识别球虫卵囊和微孢子虫孢子。

图46.6提供了用于寄生虫识别的粪便样本处理示意图。

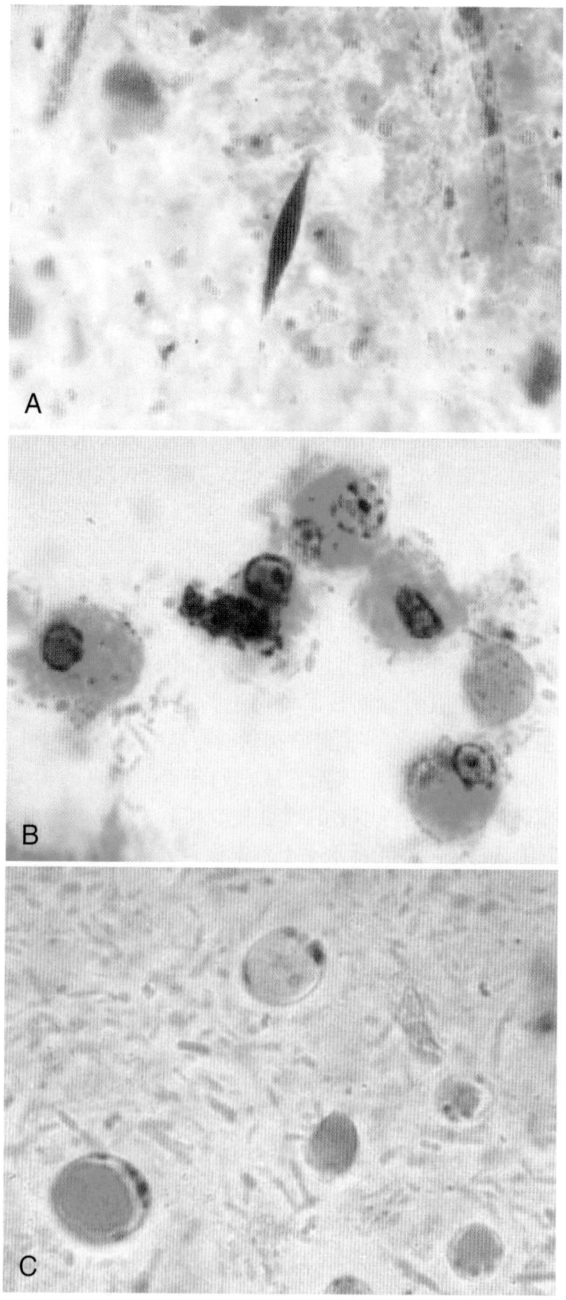

图46.5 Wheatley三色染色法对粪便样本染色。（A）夏科-雷登结晶。（B）多形核白细胞。（C）人芽囊原虫中心体形态（较大的物体）和酵母细胞（较小、更均匀的物体）。

框46.4 改良抗酸永久染色涂片：综述

原理
- 为背景碎片和寄生虫提供对比色。该技术旨在允许在高倍镜率（40倍物镜，总放大倍数为400×）下检查和识别生物体的抗酸特性，主要用于回收和鉴定肠道球虫卵囊。油浸（1 000×）下，部分隐孢子虫卵囊内可见子孢子的内部形态；环孢子虫卵囊没有特定的内部形态

样本
- 任何新鲜或保存在福尔马林、乙酸钠-乙酸-福尔马林（SAF）或用于单瓶系统的新型固定剂（通用固定剂）中的粪便样本

试剂
- Kinyoun的抗酸染色剂、改良的Ziehl-Neelsen染色剂及其相关溶液；脱水溶液（乙醇和二甲苯或二甲苯替代品）；封固液（可选）。脱色剂的强度低于常规抗酸染色中使用的酸醇（这就是这些"改进的"抗酸程序的原因）。推荐的脱色剂是1%～3%硫酸。许多实验室使用1%以使环孢子虫卵囊保留更多颜色

检测
- 对至少300个视野进行高倍镜检查（400倍）；如果发现可疑生物但未明显抗酸染色，则可能需要额外视野

结果
- 隐孢子虫和囊孢子虫卵囊的鉴定应该是可能的。环孢菌卵囊的大小是隐孢子虫卵囊的2倍，应该是可见的，但往往更耐酸。虽然微孢子虫不耐酸，但其体积小，使识别非常困难。最终的实验室结果在很大程度上取决于载玻片的外观的质量控制（quality control, QC）以及与阳性患者样本的比较

注意事项和限制
- 冷和热改良的抗酸方法都非常适合染色球虫卵囊。一些临床医生认为，热法可能会导致更好的染色渗透，但差异可能很小。程序限制与样本处理有关（适当的离心速度和时间，使用不超过两层的湿纱布进行过滤，以及完全了解识别微孢子虫孢子的困难）。此外，在10%福尔马林中长期储存后，微生物是否会失去吸收抗酸染液的能力也存在一些争议。在没有典型水样腹泻的患者的样本中更难发现这种微生物（形成的粪便越多，伪影物质越多）

绦虫头节的分离 · 在美国，绦虫头节的分离程序很少被要求，并且由于有效使用药物治疗绦虫感染，因此不再具有临床意义。然而，粪便样本可能会检查绦虫的头节和节片，以进行物种鉴定。这个过程需要将少量粪便与水混合，并通过一系列金属丝网（从粗到细筛网）过滤混合物，以寻找节头和节片。治疗后样本中出现头节是治疗成功的标志。如果头节没有通过，它可能仍然附着在黏膜上。因为头节可以继续产生新的节片，感染将继续。如果出现这种情况，必须对患者进行再治疗，以彻底根除感染。

框46.5 改良三色永久染色涂片：综述

原理
- 该技术旨在允许在油浸检查（100倍物镜，总放大倍数为1 000倍）下检查和识别有机体形态，主要允许分离和鉴定肠道微孢子孢子。在油浸下，一些孢子可能会看到内部形态（水平或对角的"条纹"）

样本
- 任何新鲜或保存在福尔马林、乙酸钠-乙酸-福尔马林（SAF）或用于单瓶系统的新型固定剂（通用固定剂）中的粪便样本

试剂
- 改良三色染料（使用高染料含量的变色剂2R）和相关溶液；脱水溶液（乙醇、二甲苯或二甲苯替代品）；封固液（可选）

检测
- 至少300个视野的油浸检查（1 000×）；如果发现可疑生物但未明确识别，可能需要额外的区域

结果
- 微孢子虫孢子的鉴定也许是可能的；但是，它们的小尺寸使识别变得困难。最终的实验室结果很大程度上取决于载玻片外观的质量控制（QC）以及与阳性患者样本的比较

注意事项和限制
- 由于染料难以穿透微孢子虫孢子壁，因此这种染色方法可能会有所帮助。程序限制与样本处理有关［适当的离心速度和时间，使用不超过两层的湿纱布进行过滤，以及完全理解由于其小尺寸（1～3 μm）而识别微孢子虫孢子的困难］

商业供应商
- 必须询问供应商特定的固定剂，以及粪便材料是否可以用改良三色染色剂和改良耐酸染色剂染色。还应询问他们，这些固定剂是否会阻止对几种肠道阿米巴、鞭毛虫、球虫和微孢子虫使用任何较新的粪便免疫分析方法

蛲虫检查 · 蠕形住肠蛲虫，**蛲虫**，一种在全世界儿童中常见的蛔虫寄生虫。成年雌性蠕虫通常在夜间从肛门移出，并将卵产在肛周区域。成年雌性（8～13 mm长）偶尔会出现在粪便样本的表面或肛周皮肤上。因为虫卵通常沉积在肛门周围，它们在粪便中并不常见，必须通过其他诊断手段来检测。蛲虫感染的诊断通常基于虫卵的分离，虫卵被描述为厚壳的足球形卵，一侧略微扁平。通常，每个虫卵都包含一个完全发育的胚胎，并且在放置后的几小时内就会具有感染性（图46.7）。

乙状结肠镜材料 · 从乙状结肠镜中获得的资料对常规粪便检查未发现的阿米巴病的诊断有帮助。然而，在乙状结肠

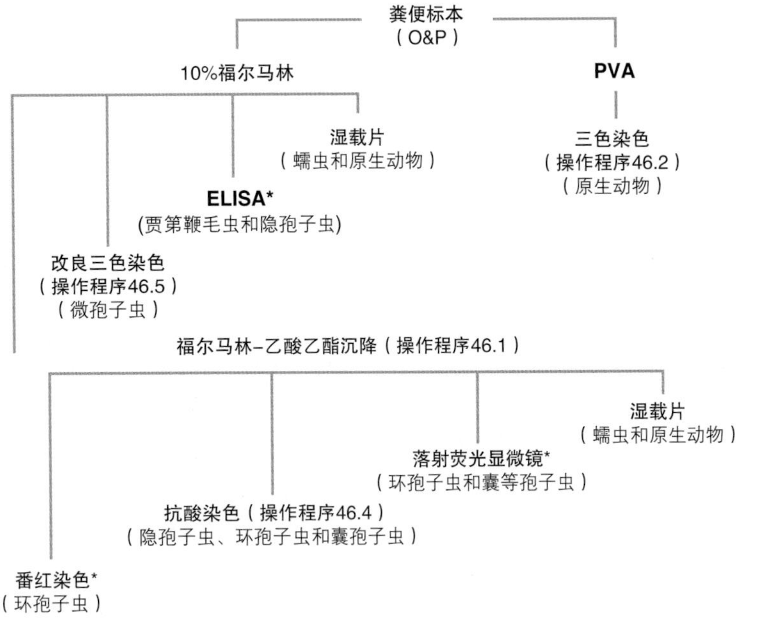

图46.6 处理卵和寄生虫的粪便样本（根据美国CDC制定的诊断指南修改）。*代表特殊测试过程。

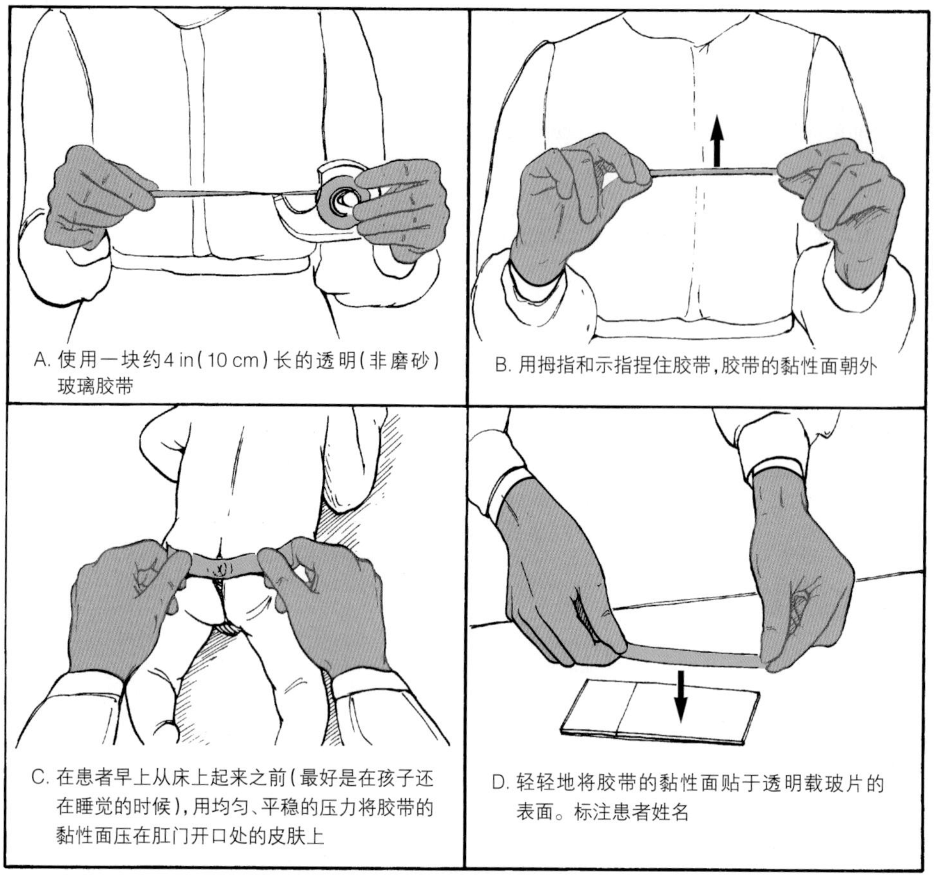
A. 使用一块约4 in(10 cm)长的透明(非磨砂)玻璃胶带
B. 用拇指和示指捏住胶带,胶带的黏性面朝外
C. 在患者早上从床上起来之前(最好是在孩子还在睡觉的时候),用均匀、平稳的压力将胶带的黏性面压在肛门开口处的皮肤上
D. 轻轻地将胶带的黏性面贴于透明载玻片的表面。标注患者姓名

图46.7 制备用于诊断蛲虫病的玻璃胶带(Scoth)的方法。这种方法省去了压舌板,只需要胶带和显微镜玻璃载玻片。胶带必须压入肛门皱褶深处。

镜检查之前,至少要做3次常规粪便检查以检查寄生虫。乙状结肠镜样本应立即处理。推荐3种检查方法(直接、浓缩、永久涂片)。然而,根据训练有素的人员、合适的固定剂或获得的样本量,可以使用一个或两个程序。值得注意的是,如果样本收集、固定和运输不当,即使是最彻底的检查也毫无意义。

十二指肠引流·在感染十二指肠贾第虫或粪类圆线虫的患者中,常规粪便检查可能不足以识别感染微生物。十二指肠引流材料可能会增加识别寄生虫的可能性。然而,在这些样本中很少见到新鲜粪便样本中贾第虫滋养体的"落叶"运动。这些生物体可能被黏液链缠住,贾第虫滋养体上鞭毛的运动可能是唯一可见的细微运动。类圆线虫幼虫通常非常活跃。保持较低的光照强度对于观察移动的寄生虫很重要。

十二指肠液通常含有黏液,病原体往往位于黏液线中。因此,检查前对样本进行离心很重要。荧光抗体或免疫分析检测试剂盒(隐孢子虫或贾第虫)也可与新鲜或福尔马林化的材料一起使用。检查每个试剂盒的包装说明书以了解哪些样本类型是可接受的,这一点很重要。如果湿法准备检查的结果是贾第鞭毛虫病的推定诊断,则可以取下盖玻片并用Schaudinn液、其他含有聚乙烯醇(PVA)的固定剂或"通用固定剂"(即无福尔马林、汞或PVA)固定,随后用三色或铁-苏木精染色。如果提交的十二指肠材料的数量非常少,则可以制备永久性染色,而不是使用一部分样本进行湿涂片制备。这种方法提供了永久记录;与在较低放大倍数下以最小运动性检查未染色生物体相比,它还可以使用1 000倍染色样本的油浸检查来改善寄生虫的可视化。

十二指肠胶囊技术(肠内试验法)·由于可以消除包膜,十二指肠包膜技术是一种简单、方便的收集十二指肠内容物的方法。绳索从胶囊的一端伸出,并用胶带固定在患者脸部的一侧。胶囊被吞下。明胶在胃中溶解,加重的绳索则通过蠕动进入十二指肠。绳索通过滑动装置与重物相连;4 h后收回绳索时,重物释放并随粪便排出。用直接湿载片检查绳索上收集的黏液中的寄生虫,包括粪类圆线虫、十二指肠贾第虫、隐孢子虫属、微孢子虫和华支睾吸虫卵。

泌尿生殖道样本

阴道毛滴虫通常通过检查阴道或尿道排出物、前列腺分泌物或尿沉渣的湿片来鉴别。可能需要多个样本来检测病原体。应使用1滴生理盐水稀释样本,并在低倍镜(100×)和弱光下检查活动的生物体。随着病原体的运动减弱,在高倍镜(400×)下经常可以观察到起伏的膜。遗憾的是,与培养和(或)分子检测[如聚合酶链反应(PCR)分析]相比,湿片检查的整体敏感性有限。通常不需要染色涂片鉴定阴道毛滴虫。染色涂片的假阳性和假阴性报告的数量支持通过观察直接涂片、培养或更敏感的直接抗原检测方法的确定病原体的价值。

痰液

虽然不是常见的样本,但可以将咳出的痰液送检行寄生虫检查。在痰液中发现的可能引起肺炎、胸膜炎或吕弗勒综合征的病原体包括蛔虫、粪类圆线虫和钩虫的幼虫迁移阶段,并殖吸虫属的虫卵,细粒棘球绦虫(图46.8),原生动物溶组织内阿米巴、齿龈内阿米巴、口腔毛滴虫、隐孢子虫,可能还有微孢子虫。一些较小的病原体必须与真菌区分开来,如念珠菌属、耶氏肺孢子菌和

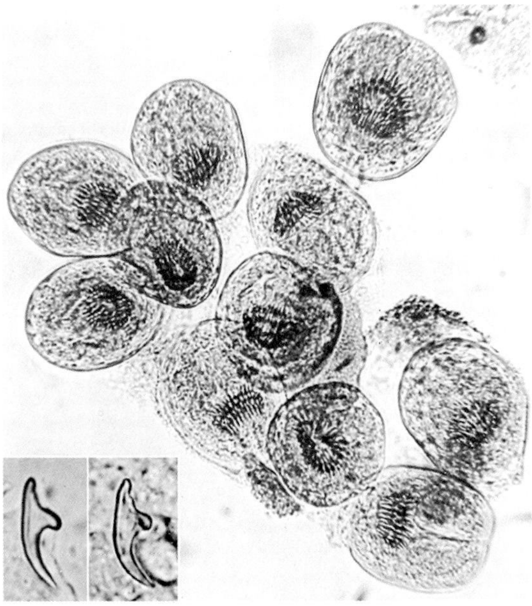

图46.8 细粒棘球绦虫，包囊（放大以显示细节，500×）。

荚膜组织胞浆菌。在并殖吸虫感染中，痰液可能是黏稠的、带有血丝、略带褐色斑点，它们是簇状聚集的虫卵（“铁锈屑”）。

在患者使用适当的清洁程序以减少口腔污染后收集诱导痰。导痰流程、训练有素的个人如呼吸治疗师对成功分离到病原体至关重要。

抽吸物

抽吸物样本的检查对于诊断寄生虫感染可能非常有价值，特别是当常规检测方法未能证明存在病原体时。这些样本应在采集后立即运送到实验室并尽快处理。抽吸物包括从各种身体部位收集的液体样本。寄生虫学实验室最常处理的抽吸物包括细针抽吸物和十二指肠吸出物。通过支气管镜收集的液体样本包括支气管肺泡灌洗液和支气管冲洗液。

细针抽吸物可用于制备玻片、培养或两者兼有。阿米巴囊肿和脓肿的抽吸物可能需要通过离心浓缩、消化、直接涂片镜检寻找活的病原体、培养和显微镜检查染色的样本。用于诊断包虫病的囊肿物质（通常是肝脏或肺部）的抽吸物通常在使用外科技术去除囊肿时进行。将吸出的液体送至实验室并检查包虫沙（头节）或头钩；没有这种结构并不能排除包虫病的可能性，因为一些囊肿是无菌的。

对于利什曼原虫和克氏锥虫无鞭毛体或疟原虫属的骨髓穿刺样本需要使用任意一种血细胞染色（吉姆萨染色、瑞特染色、瑞特-吉姆萨联合染色、快速染色或Field染色）。吉姆萨染色剂是血液寄生虫的首选染色剂，因为它可以更好地观察细胞内细节，从而实现最佳形态学。对样本的检查可以确认既往通过常规血涂片检查而遗漏的感染。

原发性阿米巴脑膜脑炎（PAM）病例罕见，但对脑脊液的检查可能会发现病原体福氏耐格里阿米巴原虫，它是自由生活的阿米巴之一（图46.9）。这种疾病虽然罕见，但死亡率很高。因此，脑脊液（CSF）样本进行寄生虫检查始终被视为STAT操作流程。

活检样本

活检样本推荐用于组织寄生虫感染的诊断。除了标准的组织学样本制备外，取自皮肤、肌肉、角膜、肠、肝、肺和脑的活检组织的压印染色、刮片和压片也可用于寄生虫的诊断。压印涂片是将组织样本压在载玻片上，以获得细胞、微生物或液体进行检查。压片制备在第6章中描述。制备永久切片或电子显微镜检测的组织，应按实验室规定的流程进行组织的固定。在某些特定的病例中，对疑似寄生虫感染的病例，活检样本可能是唯一的确诊方法。作为新鲜材料而不是制备组织切片的样本，应浸泡在盐水中保持湿润并尽快送至实验室。

组织中寄生虫的检测，一部分取决于样本收集，需要足够的样本去进行相关的检测以确诊。活检样本通常很小，可能不能代表整个病变组织。多份组织样本可以提高诊断的准确性。为了提高组织样本的检出率，所有的区域都应该采用尽可能多的检测方法进行检查。活检组织的获取是侵袭性过程，价格昂贵且耗时长，因此这些样本应得到尽可能全面地检查。用于诊断旋毛虫属感染的肌肉活检组织可以进修常规组织学切片处理，也可以进行压片制备进行检查（图46.10）。

组织应装在无菌容器中蘸有生理盐水的无菌海绵上，以保持样本湿润，在准备好用于直接检测和压印涂片后，组织可用于原虫的培养。如果要进行寄生虫的培养，则应使用无菌载玻片进行涂片和安装制备。组织压印涂片的检查详见表46.11。

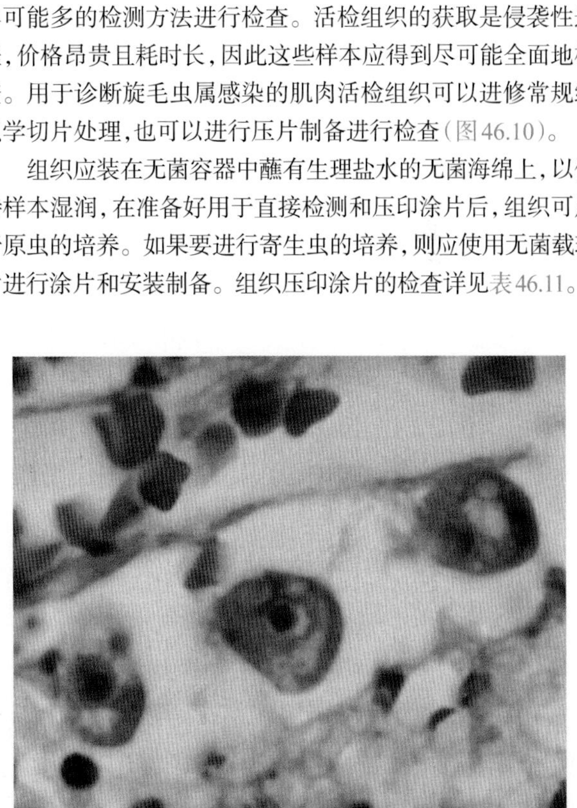

图46.9 脑组织中的原体福氏耐格里阿米巴（HE染色）。

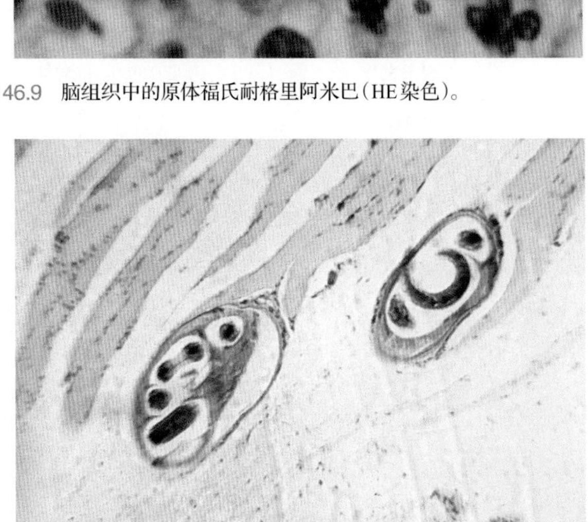

图46.10 肌肉中的旋毛虫属幼虫包囊。

表46.11 印压涂片的检查

组织	可能的寄生虫	染色[a]
肺	微孢子虫	改良三色法、抗酸染色、吉姆萨染色、组织革兰染色、荧光增白剂(钙氟)、甲胺银、电子显微镜(EM)
	刚地弓形虫	吉萨姆染色、免疫特异试剂
	隐孢子虫属	改良抗酸染色、免疫特异试剂
	溶组织内阿米巴	吉姆萨染色、三色法
肝	刚地弓形虫	吉姆萨染色
	杜氏利什曼原虫	吉姆萨染色
	隐孢子虫属	改良抗酸染色、免疫特异试剂
	溶组织内阿米巴	吉姆萨染色、三色法
脑	福氏耐格里阿米巴原虫	吉姆萨染色、三色法
	棘阿米巴属	吉姆萨染色、三色法
	巴氏阿米巴	吉姆萨染色、三色法
	Sappinia spp.	吉姆萨染色、三色法
	溶组织内阿米巴	吉姆萨染色、三色法
	刚地弓形虫	吉姆萨染色、免疫特异试剂
	微孢子虫	改良三色、抗酸染色、吉姆萨、组织革兰染色、荧光增白剂(钙氟)、甲胺银、电子显微镜
	脑胞内原虫属	改良三色、抗酸染色、吉姆萨、光学增亮剂(钙氟)、甲胺银、电子显微镜
皮肤	利什曼原虫属	吉姆萨染色
	旋盘尾线虫	吉姆萨染色
	链尾曼森线虫	吉姆萨染色
	棘阿米巴属	吉姆萨染色、三色法
鼻咽、鼻窦腔	微孢子虫	改良三色法、抗酸染色、吉姆萨染色、荧光增白剂(钙氟)、甲胺银、电子显微镜
	棘阿米巴属	吉姆萨染色、三色法
	福氏耐格里阿米巴原虫	吉姆萨染色、三色法
肠道		
小肠	微小隐孢子虫(小肠和大肠)	改良抗酸、免疫特异抗原
空肠	卡耶塔环孢子球虫	改良抗酸
	微孢子虫	改良三色法、抗酸染色、吉姆萨染色、荧光增白剂(钙氟)、甲胺银、电子显微镜
	比氏肠微孢子虫	
	肠脑炎微孢子虫	
十二指肠	十二指肠贾第虫	吉姆萨染色、三色法
结肠	溶组织内阿米巴	吉姆萨染色、三色法
角膜、结膜	各种微孢子属 棘阿米巴属	抗酸染色、吉姆萨染色、改良三色法、甲胺银、荧光增白剂(钙氟)、电子显微镜
肌肉	旋毛虫	湿片检查、压印染色
	微孢子虫 匹里虫属 *Trachipleistophora*属	改良三色法、抗酸染色、吉姆萨染色、荧光增白剂(钙氟)、甲胺银、电子显微镜

[a]表格中提到吉姆萨染色时,任何染色都可以接受:吉姆萨染色、瑞特染色、吉姆萨-瑞特联合染色、快速染色。

血液样本

根据生活史，可能会从血液样本中分离到许多寄生虫。尽管病原体在新鲜全血中能够运动，但通常通过检查永久染色的厚血膜和薄血膜来进行物种鉴定（图46.11）。血膜可以从不含抗凝剂的新鲜全血、抗凝血或各种血层来源的浓缩沉淀物制备。最常用的两种血涂片染色是瑞特染色和吉姆萨染色。许多临床实验室使用商业染色剂瑞特-吉姆萨联合染色用于血涂片。推荐的染色是吉姆萨染色，因为它可以最好地显示细胞内疟疾和其他血源性寄生虫的细节。但是，血液寄生虫也可以在使用瑞特染色剂或其他染色剂染色的血膜上看到，包括快速染色。Delafield苏木精染色常用于提高微丝蚴鞘膜的可见度。一旦实验室收到样本后应立即进行多次涂片，但最初应仅对其中一次涂片进行染色并观察寄生虫。根据第一张载玻片上观察到的情况，剩余的载玻片可以用常规或专用染色剂染色。

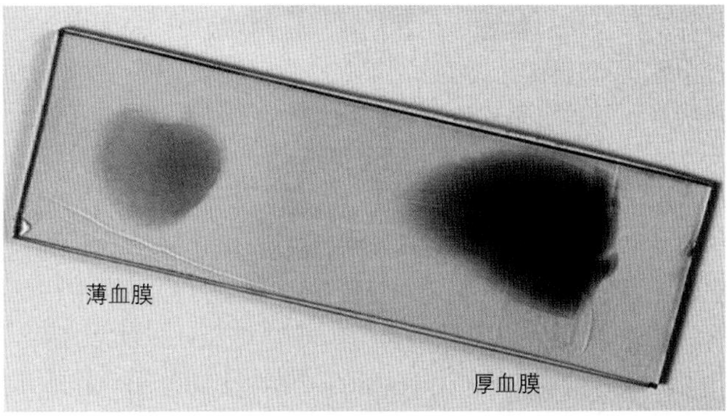

图46.11　用于鉴定血液寄生虫的薄血膜和厚血膜。最常用于鉴定疟原虫和锥虫属。

框46.6　薄血膜：综述

原则
- 该技术旨在允许在油镜（100倍，总放大倍数为1 000倍）下检查和识别病原体的详细形态，主要用于分离和鉴定疟原虫属、巴贝斯虫属、锥虫属、杜氏利什曼原虫和丝虫等血液寄生虫。薄血膜通常用于鉴定特定的寄生虫，尽管与厚血膜相比，每个视野的病原体数量显著减少。主要目的是让红细胞中的疟原虫可视化，并与未感染红细胞相比，评估受感染红细胞的大小。使用这种方法可以保留红细胞的形态

样本
- 手指采血、全血或抗凝血［推荐使用乙二胺四乙酸（EDTA）］。应在采集后1 h内进行多次涂片，但最初只应染色一张涂片。如果需要，可以通过不同的方法对额外的涂片进行染色以增强识别

试剂
- 吉姆萨染色剂（染色前血涂片必须用无水甲醇进行固定）、瑞特染色剂（染色剂含有固定剂）或瑞特-吉姆萨染色剂及其相关溶液；固封液（可选）

检查
- 至少300个视野的油镜检查（1 000×）；如果在薄血膜中发现可疑微生物，则需要额外的视野。可以使用较新的50×或60×油镜对载玻片进行筛选，但在使用100×油镜完成检查之前不应报告结果。必须以较低的倍数完全检查血涂片以排除微丝蚴的存在，微丝蚴往往出现在涂片边缘附近

结果
- 薄血膜通常用于种水平的寄生虫鉴定（疟原虫属）。在报告最终结果之前，应检同时检查厚血膜和薄血膜

注意和局限性
- 薄血膜的制备与用于细胞分类计数的血涂片完全一样。制备良好的薄血膜一端厚，另一端薄。必须使用干净、无油脂的载玻片；长的血条纹表明用作推片的载玻片脏了或有缺口。薄血膜中的条纹通常是由污垢引起的；薄血膜上的孔表明载玻片上有油脂。虽然吉姆萨染色剂是首选染色剂，但使用其他染色剂也可以看到血液寄生虫；然而，寄生虫的形态和颜色可能与吉姆萨染色的描述不同。吉姆萨染色剂不会对班氏吴策线虫的鞘膜进行染色；对这些生物体推荐使用苏木精染色剂（如Delafield苏木精）。染色的血涂片上的白细胞作为质量控制；如果白细胞形态和颜色是可以接受的，那么存在的寄生虫也将显得正常并且是可以接受的。或者，以前阳性的患者涂片（如果有）可以用甲醇固定并风干，然后储存在−70℃的密封容器中。这些QC载玻片应在染色前恢复至室温

对血涂片进行寄生虫检查始终是STAT需求。对任何血涂片的寄生虫学检查都应由经验丰富的实验室科学家进行。

薄血膜·任何在薄血膜中检测寄生虫病原体的检查，最初都应从低倍镜（10×）开始。

根据实验室科学家的培训和经验，检查薄膜是否有寄生虫通常需要15～20 min（≥300个油镜视野，放大倍数为1 000×）。尽管一些学者使用50×或60×油浸物镜检测染色的血膜；但与使用100×油镜获得的1 000×的总放大倍数相比，在较低的总放大倍数（500×或600×）下，小型寄生虫（如疟原虫、巴贝斯虫、杜氏利什曼原虫）遗漏的机会更大。

微丝蚴病原体很少大量存在。通常在薄血膜中仅鉴定出少数生物体。因为微丝蚴在制备过程中与涂片一起被推动，通常位于薄膜的边缘或羽翼状末端，因此应扫描整个薄膜以确保没有遗漏微丝蚴。应检查薄膜的羽翼状末端是否有细胞内和细胞外寄生虫。由于羽翼状末端的细胞分布得更远，因此受感染红细胞（RBC）的形态和大小可能被更清晰地观察到（框46.6）。

在报告血涂片寄生虫检测阴性之前，应检查至少300个视野。血涂片检查的请求应视为STAT程序，所有结果（阴性或阳性）应尽快通过电话报告给医生。如果检测结果是阳性的，则应根据条例和法律在合理的时间内通知适当的政府机构（地方、州和联邦）。需要注意的是，一组血涂片检测阴性不足以排除血液寄生虫。

疟原虫和巴贝斯虫的感染被自动分辨的仪器漏诊，导致这些病例治疗延迟。尽管这些仪器不是为检测细胞内血液寄生虫而设计的，但自动化系统无法区分未感染的红细胞和感染了寄生虫的红细胞，可能会引起诊断问题。由于自动化系统可能无法检测细胞内寄生虫，因此无论何时提交血液样本进行寄生虫学检查，都应始终进行手动鉴定。

厚血膜·在制备厚血膜时，浓度最大的血细胞集中在膜的中心。在低倍镜下检测更容易发现微丝蚴。检测厚血膜通常需要5～10 min（大约100个油镜视野）。应使用油镜（总放大倍数为1 000×）对疟疾和锥虫进行检测。完整的红细胞常见于厚血膜的最外围；如果被感染，这些细胞对于诊断疟疾很有帮助（框46.7）。然而，应始终使用薄血膜来确认疟疾和其他血液寄生虫病原体。

血沉棕黄层·在外周血中可能检测到杜氏利什曼原虫、锥虫和荚膜组织胞浆菌（与杜氏利什曼原虫类似的胞内真菌）。这些寄生虫或真菌可在中性粒细胞和血沉棕黄层（在枸橼酸抗凝的全血离心分离出的一层白细胞）中的大单核细胞中检测到。杜氏利什曼原虫的细胞核呈深紫红色，细胞浆呈

框46.7 厚血膜：综述

原则

- 该技术旨在允许在油镜（100×，总放大倍数为1 000×）下检查和识别病原体的详细形态，主要用于分离和鉴定疟原虫属、巴贝斯虫属、锥虫属、杜氏利什曼原虫和丝虫的血液寄生虫。厚血膜通常用于检测寄生虫，因为每个视野的生物体数量远大于薄血膜。主要目的是可以检查比薄血膜更多的血液。使用此方法不保留红细胞形态

样本

- 手指采血、全血或抗凝血［推荐使用乙二胺四乙酸（EDTA）］

试剂

- 吉姆萨染色剂（染色前血涂片必须用无水甲醇进行固定）、瑞特染色剂（染色剂含有固定剂）或瑞特-吉姆萨染色剂及其相关溶液；固封液（可选）。

检查

- 至少300个视野的油镜检查（1 000×）；如果在厚血膜中发现可疑微生物，则需要额外的视野。可以使用较新的50×或60×油镜对载玻片进行筛选，但在使用100×油镜完成检查之前不应报告结果。必须以较低的倍数完全检查血涂片以排除微丝蚴的存在，微丝蚴往往出现在涂片边缘附近

结果

- 厚血膜用于检测寄生虫的存在；最终鉴定需要检查薄血膜。在报告最终结果前应对两者都进行检测

注意和局限性

- 厚血膜是通过在直径约2 cm的区域涂抹几滴血液（使用圆周运动）来制备的。如果使用全血，检查者应继续搅拌约30 s，以防止形成纤维蛋白链。必须使用干净、无油脂的载玻片。允许薄血膜在室温下风干（这些薄血膜永远不会加热）。虽然吉姆萨染色剂是首选染色剂，但使用其他染色剂也可以看到血液寄生虫；但寄生虫的形态和颜色可能与吉姆萨染色描述的不同。吉姆萨染色剂不会对班氏吴策线虫的鞘膜进行染色；对这些生物体推荐使用苏木精染色剂（如Delafield苏木精）。染色的血涂片上的白细胞作为质量控制；如果白细胞形态和颜色是可以接受的，那么存在的寄生虫也将显得正常并且是可以接受的。或者，以前阳性的患者涂片（如果有）可以用甲醇固定并风干，然后储存在-70℃的密封容器中。这些QC载玻片应在染色前恢复至室温

淡蓝色。相比之下，荚膜组织胞浆菌可见被清晰光晕环绕的一个大点样的核物质（深红紫色）。由于它们的大小，锥虫和微丝蚴也可能通过离心集中在血沉棕黄层细胞中。

直接检测方法

用于寄生虫感染诊断的分子方法的开发和应用取得了重大进展，包括使用纯化或重组抗原和核酸探针。寄生虫特异性抗原的存在提示当前的疾病。基于核酸的寄生虫检测主要在专业研究或参考中心进行。PCR和核酸探针检测几乎能检测所有的寄生虫。随着这些检测成本的降低和自动化程度的提高，对使用分子方法进行直接检测的需求将持续增加。

肠道寄生虫

免疫测定通常很简单，可以同时进行多种测试，从而降低总体成本。粪便样本中的抗原检测通常仅限于同时检测一种或两种病原体。还应常规进行O&P检查以检测其他寄生虫病原体。与常规显微镜检查相比，目前市售的抗原检测［直接荧光抗体（DFA）、酶免疫测定（EIA）、间接荧光抗体（IFA）和试剂盒形式］具有优秀的灵敏度和特异性。可用的抗原检测的测试列于表46.12。最常见的免疫测定用于确认溶组织内阿米巴、十二指肠贾第虫和隐孢子虫属的感染。

血液寄生虫

有几种新的血液寄生虫抗原检测系统可供使用，并已在现场试验中得到有效的测试。多种使用免疫显色或抗原捕获EIA系统的快速筛查试验可用于检测疟疾（表46.12）。尽管这些简单、快速的方法适用于人群筛查，但对阳性患者必须进行血涂片检查以确诊并正确识别病原体。商业PCR检测试剂盒目前可用于疟原虫属和班氏吴策线虫。一些疟原虫快速检测试剂盒可以检测常见的所有感染人类的物种，但可能无法区分各个物种。其他PCR试剂盒用于特异性鉴定恶性疟原虫。因为PCR技术可以扩增寄生虫的DNA，所以即使寄生虫数量很少，它也可以检测到感染。当形态学不清楚时，也可用于物种的鉴定。

培养

在美国，寄生虫培养技术不常规用于检测寄生虫感染。任何提供这些培养技术的实验室都必须提供保存特定生物体的质量控制（QC），通常从美国菌种保存中心（American Type Culture Collection, ATCC）获得。相关的QC微生物与患者样本同时培养，从而在一定程度上证实培养系统正常运行的准确性。体外培养的方法往往比较复杂，在常规诊断实验室进行质控比较困难且不可行。某些机构可能会提供一些技术，特别是那些提供研究和咨询服务的机构。寄生虫培养是实验室发展诊断检测方法、暴发的流行病学研究、药物耐药性检测或寄生虫生存史分析的一项基本技术。

虽然在阴道或尿道分泌物以及尿沉渣中很容易检测到阴道毛滴虫，但准确鉴定可能需要经验丰富的实验室科学家。市售的几种检测试剂盒可以快速培养证实滴虫感染。OSOM Trichomonas和InPouch TV是医生办公室或诊所常用的两种方法。滴虫培养是非常敏感和特异的，但生长可能需要长达7 d的时间。当怀疑患者感染滴虫但显微镜检查呈阴性时，医生可能会要求进行培养。滴虫培养是**纯培养**方法的一个例子，其中寄生虫在纯培养基中生长，没有细菌生长。

由棘阿米巴引起的角膜炎可以通过显微镜检查来证实，也可以通过寄生虫的培养来证实。将角膜刮片或隐形眼镜接种到营养琼脂上，该琼脂上覆盖有大肠埃希菌或肠杆菌属，可作为阿米巴的食物来源。观察平板长达7 d以检测微生物在琼脂表面的生长情况。病原体的最终鉴定需要通过显微镜观察形态学或PCR检测。这种培养技术被称为单异活体培养技术，使用一种已知的细菌来帮助培养微生物。同样的培养技术用于分离和鉴定由棘阿米巴引起的肉芽肿性阿米巴脑炎（GAE）或由另一种自由生活的阿米巴福氏耐格里阿米巴引起的PAM。在这两种情况下，由于感染的严重性，必须通过PCR或其他抗原检测方法来确定。

线虫的幼虫期

使用特定的粪便培养方法（有时称为**粪培养**）对于检测钩虫、粪类圆线虫和毛圆线虫属的轻度感染特别有帮助。感染期的线虫幼虫的培养提高了钩虫和毛圆线虫感染的诊断，因为这些物种的卵是相同的，区分根据幼虫的形态。这些技术也可用于获得用于研究目的的感染期幼虫。可用的诊断方法包括**原田森喜朗**（Harada-Mori）法滤纸带培养、皮氏培养皿/斜滤纸培养、琼脂平板法和木炭培养。

表46.12 粪便或阴道分泌物样本抗原检测试剂盒示例[a]

病原体/试剂名称	制造商或分销商[b]	测试方法/方法学
隐孢子虫属		
PARA-TECT隐孢子虫抗原96	Medical Chemical Corporation	EIA
ProSpecT Rapid(隐孢子虫)	Remel	EIA
Xpect隐孢子虫	Remel	RAPID
隐孢子虫	TechLab	EIA
隐孢子虫CELISA	Cellabs	EIA
隐孢子虫CEL	Cellabs	IFA
隐孢子虫属和贾第虫属		
ColorPAC贾第虫/隐孢子虫RAPID	Becton Dickinson	RAPID
PARA-TECT隐孢子虫/贾第虫	Medical Chemical	DFA
Merifluor	Meridian Bioscience	DFA
ImmunoCard STAT隐孢子虫/贾第虫	Meridian Bioscience	RAPID
ProSpect贾第虫/隐孢子虫	Remel	EIA
Xpect贾第虫/隐孢子虫RAPID	Remel	RAPID
贾第虫/隐孢子虫GEL	Cellabs	IFA
隐孢子虫属、贾第虫属和溶组织内阿米巴		
分类(新鲜、冻存)	BioSite/Alere	RAPID
溶组织内阿米巴		
溶组织内阿米巴Ⅱ	TechnLab	EIA
阿米巴CELISA	Cellabs	EIA
溶组织内阿米巴	Wampole	EIA
溶组织内阿米巴/迪斯帕内阿米巴		
ProSpecT	Remel	EIA
十二指肠贾第虫		
贾第虫CELISA	Cellabs	EIA
PARA-TECT贾第虫抗原96	Medical Chemical Corporation	EIA
ProSpecT贾第虫	Remel	EIA或RAPID
贾第虫	Wampole	EIA
贾第虫Ⅱ	TechLab	EIA
贾第虫EIA	Antibodies, Inc	EIA
贾第虫CEL	Cellabs	IFA
Simple-Read贾第虫	Medical Chemical Corporation	RAPID
阴道毛滴虫		
Affirm VP Ⅲ	Becton Dickinson	Probe
阴道毛滴虫	Chemicon	DFA
OSOM马滴虫	Sekisui Diagnostics	RAPID
Quik-Trich	PanBio	LA

DFA：直接荧光抗体；EIA：酶免疫分析；IFA：间接荧光抗体；RAPID：快速免疫层析法。

[a]该试剂盒在美国已商业化，用于免疫检测粪便或阴道分泌物中的寄生虫或抗原。这是一个有代表性的列表；并未列出所有可用的试剂。

[b]Antibodies, Inc., P O Box 1560, Davis, CA 95617 -1560; Becton Dickinson, 1 Becton Dr., Franklin Lakes, NJ 07417; BioSite, 11030 Roselle St., San Diego, CA 92121; Cellabs, P O Box 421, Brookvale, NSW 2100, Australia; Chemicon, 28835 Single Oak Dr., Temecula, CA 92590; PanBio InDx, 1756 Sulfur Spring Rd., Baltimore, MD 21227; Genzyme Virotech, Gmbh, Lowenplatz 5, 66248, Russelheim, Germany; Medical Chemical Corporation, 19430 Van Ness Avenue, Torrance, CA 90501; Meridian Bioscience, Inc., 3471 River Hills Dr., Cincinnati, OH 45244; Novocastra, 30 Ingold Rd., Burlingame, CA 94010; Panbio Inc, 9075 Guilford Rd, Columbia, MD, 21046 Remel, 12076 Santa Fe Drive, Lenexa, KS 66215; Sekisui Diagnostics, LLC, One Wall Street, Burlington, MA 01803; TechLab, VPI Research Park, 1861 Pratt Dr., Blacksburg, VA 24060; Wampole Laboratories, P O Box 1001, Cranbury, NJ 08512;

来源：Centers for Disease Control and Prevention. *Laboratory Identifications of Parasitic Diseases of public Health Concerns* (website). www.cdc.gov/dpdx/diagnosticprocedures/stool/antigendetection.html. https://www.cdc.gov/dpdx/diagnosticprocedures/other/vaginalswabs.html. Accessed June 29, 2019.

血液原虫

利什曼病通常通过在血涂片上观察寄生虫的非运动的**无鞭毛**期来诊断，特别是单核细胞和巨噬细胞内的细胞内形式。在组织样本中发现的胞外运动形式或**鞭毛**期，也可在专门的培养基[Novy-MacNeal-Nicolle（NNN）培养基]上培养。这种方法不属于临床实验室常规检测。

最近的突破使科学家能够培养感染人类和许多其他动物的疟原虫。虽然没有在临床实验室中用于诊断疟疾，但疟原虫培养技术已经带来了许多重要的发展，包括更好地了解生活史、开发PCR等分析测试方法及开发保护性疫苗。

一种独特的培养方法涉及使用中间宿主从人类宿主中分离寄生虫。这种技术称为**异种接种诊断**。它主要用于检测由克氏锥虫引起的慢性Chagas病。昆虫媒介锥蝽可以从患者身上摄取血液体，检测其肠道中是否存在锥虫。除了诊断Chagas病外，其他已经过时的异种接种诊断方法也用来检测利什曼病和盘尾丝虫病。

血清诊断

血清诊断或检测患者血清中是否存在抗体已应用多年。然而，大多数临床实验室不常规提供用于检测和鉴定寄生虫感染的血清学方法，因为成本高、解释困难、检测量低、敏感性和特异性有限。总体来说，直接寄生虫检测和（或）寄生虫抗原检测是除少数情况外的可选择的方法。对于可在宿主组织中繁殖的寄生虫感染中，随着感染的进展，宿主免疫系统的抗原刺激会持续出现。在这种情况下，临床症状与血清学检测结果呈正相关。当直接采集样本可能对患者造成重大风险时，如棘球蚴病或囊尾蚴病，建议进行血清诊断。当感染播散时可能使样本采集变得困难，如弓形虫或弓形虫属引起的感染，也建议行血清诊断。实验室中用于寄生虫诊断的标准血清学技术包括乳胶凝集试验、酶联免疫吸附测定（ELISA）/EIA、IFA和免疫印迹技术。

美国CDC提供了许多以诊断为目的的血清学检测程序，其中一些在其他地方不可用。向CDC提交样本的规定可能因州而异。每个实验室都应向相应的县或州公共卫生部门查询具体要求。有关测试流程和结果解释的更多信息可直接从CDC获得：http://www.cdc.gov/parasites.。

预防

预防人类寄生虫感染与了解各种微生物的生活史及其感染方式直接相关（表46.4）。预防措施包括避免直接接触，例如改善个人卫生、确保适当的公共卫生设施及消除可能涉及粪-口接触的性活动。除了对环境感染源的全面认知外，可能还需要进行充分的水处理（包括过滤）。在某些情况下，避免受污染的环境和土壤可能很重要并且是强制的；例如，在处理隐形眼镜护理系统、鼻窦冲洗方法、市政供水中自由生活阿米巴的潜在感染方面。

向前往疟疾流行地区旅行的个人提供预防临床症状的化学药物。这些药物对红细胞内期有效，但实际上并不能预防疟疾感染；也就是说，药物不能阻止子孢子进入宿主，进入肝脏并开始红细胞前发育周期。一般而言，氯喹是首选药物，尽管对氯喹耐药的疟疾菌株和不同种类的疟疾可能使用不同的治疗方案。

控制传播媒介和意识到通过输血、共用注射器、先天性感染和器官移植传播感染是预防人类寄生虫病的重要因素。需要仔细监测血液制品以防止寄生虫传播。这在血源性寄生虫占重要作用的地区和最近去过流行地区的献血者来说尤其重要。

对可能被感染的肉类进行充分烹饪也很重要；文化习惯可能会影响生食或未煮熟食品的处理和食用。预防取决于对所有引起人类疾病的寄生虫的生存史和流行病学的透彻了解。这些信息对于预防人类是唯一宿主的寄生虫或可在人类和其他动物宿主中引起疾病的寄生虫至关重要。

消除寄生虫感染全球倡议的一个例子是几内亚线虫病，由麦地那龙线虫引起。人体通过饮用受污染的水而感染蠕虫。1980年，CDC、世界卫生组织（WHO）和其他合作伙伴开始了一项运动，提供清洁饮用水并确定潜在感染源。1986年共报道350万例几内亚线虫病病例，主要在非洲。由于全球Guinea Worm Eradication Program的努力，2016年全球仅报道了25例来自乍得、埃塞俄比亚和南苏丹的病例。最终目标是彻底消灭寄生虫。

（WHO Collaborating Center for Research Training and Eradication of Dracunculiasis. Guinea Worm Wrap Up #245Cdc-pdf External, 2017, Centers for Disease Control and Prevention [CDC]: Atlanta, Georgia.）

体外寄生虫

体外寄生虫属于节肢动物门的，可以通过多种方式影响人类健康。节肢动物可以充当疾病的生物媒介，例如蚊子在吸血时传播疟疾或蜱虫在吸血时传播莱姆病。它们还可以充当机械媒介——例如，苍蝇或蟑螂帮助细菌传播到食物或水中，从而导致肠道疾病。螨虫和虱子可以作为疾病的生物媒介，但也可以通过它们的存在（虱子感染）和身体对它们的反应（疥疮）直接引起疾病。虽然不是真正的寄生虫，但节肢动物的成员也可以通过毒咬（蜘蛛）或叮咬（蝎子）影响人类。任何损伤皮肤的节肢动物也可能在损伤部位引起继发性细菌感染（表46.13）。

体外寄生虫无需显微镜即可直接观察，但最好将其置于70%～95%乙醇中以保持其形态和颜色，并使用立体显微镜或低倍光学显微镜对其进行检查。使用Permount（FisherScientific, Pittsburgh, PA）可以永久固定。节肢动物有四个特征：甲壳质外骨骼、成对的有关节的腿或附肢、双侧对称和血腔。蛛形纲的成员（蜱、螨、蜘蛛和蝎子）有四对附肢（腿）（图46.12），而昆虫纲的成员（苍蝇、虱子、跳蚤、臭虫和蚊子）有三对附肢（腿和翅）（图46.13和图46.14）。可根据节肢动物的形态特征进行鉴别，应仔细描述头部、胸部和腹部，并注意腿或其他附属物的数量，以及触角的存在。

表46.13 节肢动物(体外寄生虫)

节肢动物	传播的病原体	其他影响
蛛形纲		
蜱(4对足;两对口器;无触角;幼虫、若虫和成虫阶段;性别分开)	无形体 虫媒病毒 巴贝斯虫属 伯氏疏螺旋体(莱姆病) 疏螺旋体属(回归热) 埃立克体属 弗朗西斯菌属 立克次体属 黄病毒属(蜱传脑炎)	继发性咬伤感染 蜱麻痹(毒素)
螨虫,感染	圣路易斯脑炎 西部马脑炎 立克次体属	疥疮(感染)瘙痒
蜘蛛		对咬伤毒液的反应(例如,棕色隐士、黑寡妇)
蝎子		对毒刺毒液的反应(例如,皮蝎)
昆虫纲		
蚤(3对足;后足发达)	犬复孔绦虫 微小膜壳绦虫 缩小膜壳绦虫 鼠疫耶尔森菌 伤寒立克次体(鼠伤寒) 弗朗西斯菌属	叮咬部位瘙痒
蝇(1～2对翅膀;独立的头、胸、腹)	罗德西亚锥虫 冈比亚椎虫 利什曼原虫 旋盘尾线虫 罗阿丝虫 巴尔通体(奥罗亚热)	疾病的机械迁移性损伤;卫生条件差(痢疾、霍乱)
虫(3对足;有些有翅膀)	克氏椎虫(包括臭虫在内的锥蝽)	咬伤反应;瘙痒;疾病的机械移形损伤;卫生条件差(痢疾、霍乱,如蟑螂)
虱(无翅膀;3段)	疏螺旋体属(回归热) 巴尔通体(海沟热) 立克次体(斑疹伤寒)	叮咬引起的瘙痒;产生废物
蚊(3对 足;3段;腹部长;3 000+种)	疟原虫属 班氏吴策线虫 马来布鲁线虫 虫媒病毒 黄病毒(登革热、黄热) 披膜病毒(脑炎)	咬伤反应——瘙痒

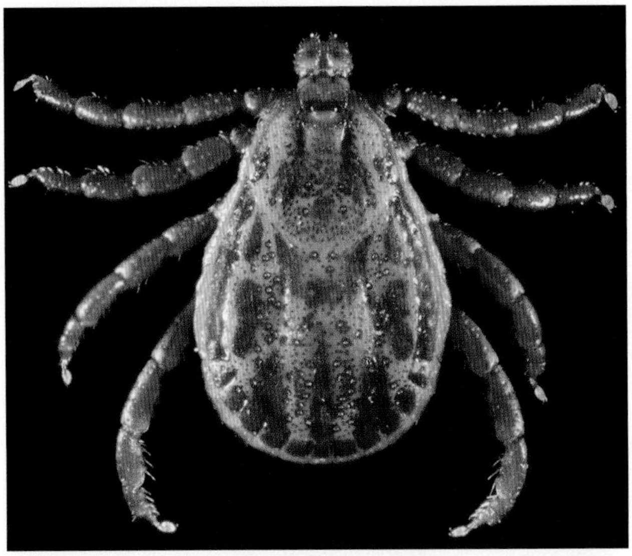

图46.12 雄性洛基山森林蜱的背面外观,安氏革蜱。这种蜱种是北美立氏立克次体的传播媒介,是洛基山斑疹热(RMSF)的病原体。

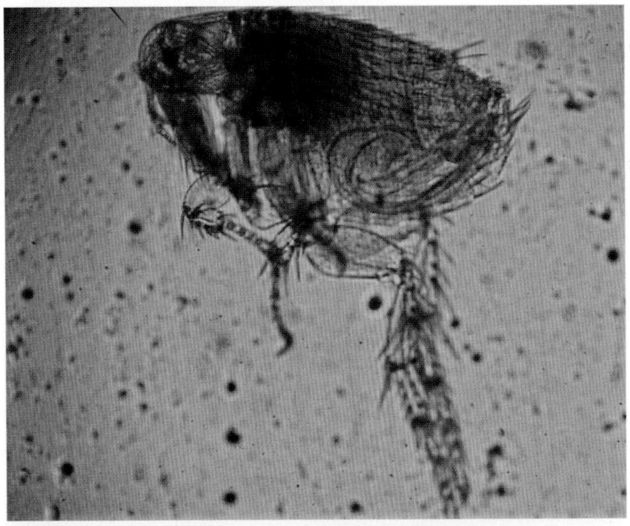

图46.13 印鼠客蚤,东方鼠蚤,鼠疫和鼠伤寒的主要传播媒介(400×)。

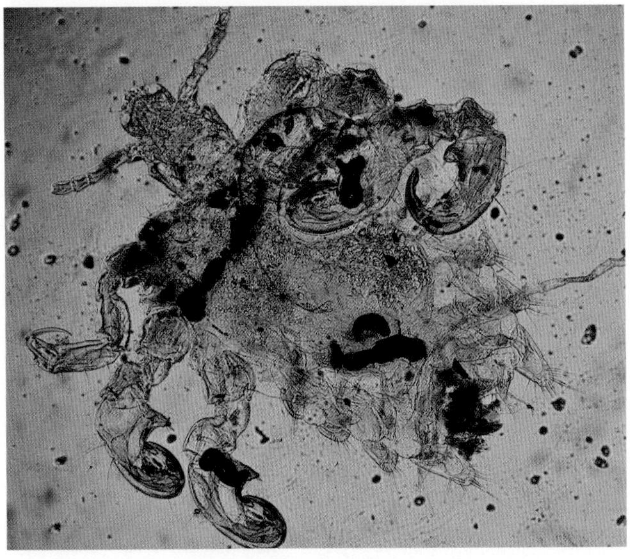

图46.14 人虱属,一种寄生于人类并传播多种疾病的虱,包括地方性斑疹伤寒、海沟热和回归热。

复习题

1. 对于O&P的完整准确的粪便检查，下面哪一项是必需的( )

   a. 使用特异性抗体检测抗原 b. 直接检测病原体的运动 c. 永久染色的玻片 d. 浓集法湿片 e. 特定微生物的培养

2. 哪种样本更容易分离到引到毛滴虫( )

   a. 尿液 b. 尿道分泌物 c. 阴道分泌物 d. 粪便 e. 活检组织

3. 痰液的检查可能有助于以下哪种感染( )

   a. 并殖吸虫属 b. 旋毛形线虫 c. 班氏吴策线虫 d. 十二指肠贾第虫 e. 肥胖带吻绦虫

4. 以下哪一项是厚血膜的关键特征( )

   a. 可以看到红细胞内的寄生虫 b. 可以鉴定到寄生虫的种水平 c. 与薄血膜相比可以检查较少的载玻片面积 d. 不能使用抗凝血或新鲜血液制备 e. 可以对感染的红细胞进行计数来判断寄生虫负荷

5. 是非题

   ______ 使用粪便固定剂时，必须将粪便样本与固定剂彻底混合。

   ______ 收集1次粪便足以确认O&P检查的阴性结果。

   ______ 似蚓蛔线虫是更为常见的线虫之一。

   ______ 分离和鉴定巴贝斯虫属最关键的诊断试验是厚血膜和薄血膜。

   ______ 寄生虫血清抗体的检测对于肠道原虫至关重要。

6. 配对题：将每个术语与正确的描述配对

______自由生活的阿米巴	______粪便浓集
______旋毛虫属	______隐孢子虫属
______三色法	______微孢子虫
______利什曼病	______蛲虫
______阿米巴病	______10%福尔马林

   a. 沉淀法 b. 粪便样本的永久染色 c. 印压染色 d. 脑脊液检查 e. 乙状结肠镜检查 f. 用于O&P检查的粪便固定剂 g. 改良抗酸染色 h. 改良三色法 i. 玻璃(Scotch)胶带制备 j. 活检样本检查

参考答案

1. c; 2. c; 3. a; 4. d; 5. √, ×, √, √, ×; 6. d, a, c, g, b, h, j, i, e, f

第47章 · 肠道原虫

Intestinal Protozoa

武渊 · 译 单玉璋 · 审校

本章目标

1. 描述肠道原虫的基本生活史，鉴别不同原虫的形态特征，探讨致病性肠道原虫引发疾病的临床表现、实验室诊断及预防。
2. 定义并识别以下寄生虫结构：滋养体、包囊、卵囊、孢子、伪足、鞭毛、纤毛、拟染色体、染色质核仁、中央液泡、包囊型、轴丝、胞口、螺旋沟、波动膜、腹吸盘、牧羊曲柄杖、轴柱、大核、小核、顶端复合体、孢子囊、子孢子、肉孢子囊和极管。
3. 阐述包括卵块发育、配子生殖、孢子增殖、裂体增殖在内的生活周期及对应的原虫和生活阶段。
4. 将所列原虫的特异性诊断阶段与其生活周期相对应。
5. 鉴别致病性与非致病性原虫。

本章相关的寄生虫

原虫

肠道阿米巴

- 孟加拉内阿米巴
- 溶组织内阿米巴
- 迪斯帕内阿米巴
- 结肠内阿米巴
- 齿龈内阿米巴
- 哈氏内阿米巴
- 莫氏内阿米巴
- 波列基内阿米巴
- 微小内蜒阿米巴
- 布氏嗜碘阿米巴
- 芽囊原虫属

肠道鞭毛虫

- 十二指肠贾第鞭毛虫
- 迈氏唇鞭毛虫
- 人五毛滴虫
- 人肠滴虫

阿米巴鞭毛虫

- 脆弱双核阿米巴

肠道纤毛虫

- 结肠小袋纤毛虫

溶组织内阿米巴被认为是致病性原虫，而迪斯帕内阿米巴通常不被认为具有致病性。另外形态学相似的物种，如莫氏内阿米巴和孟加拉内阿米巴，被证实与非侵袭性腹泻相关。既往研究报道有16%包含吞噬红细胞的滋养体在形态学上被鉴定为迪斯帕内阿米巴，但是通过核酸检测技术可以更好地鉴别形态相似的阿米巴。采用核酸检测可以将所有包含红细胞的滋养体明确鉴定为溶组织内阿米巴。免疫分析和分子诊断技术可以用于鉴定溶组织内阿米巴与迪斯帕内阿米巴，也可用于鉴别溶组织内阿米巴、迪斯帕内阿米巴和莫氏内阿米巴。我们对孟加拉内阿米巴知之甚少，它与溶组织内阿米巴在生理和病理表现上均难以区分。

原虫是单细胞真核生物，大部分原虫只能通过显微镜观察。它们具有一系列独特的细胞器执行不同的生理功能，同时这些细胞器也是划分原虫的依据。大部分原虫在世界范围内广泛分布，它们通过二分裂方式繁殖。

肠道原虫重要的特征如表47.1～表47.7所示。肠道原虫中被认为与临床疾病相关的有溶组织内阿米巴、莫氏内阿米巴、人芽囊原虫、十二指肠贾第鞭毛虫、脆弱双核阿米巴、结肠小袋纤毛虫、贝氏等孢球虫、隐孢子虫属、卡耶塔环孢子球虫和微孢子虫。各种图表中同时列出了非致病性肠道原虫，但在本章中没有对其进行详细讨论。

阿米巴

肉足纲，或阿米巴，包含能够通过称为**伪足**的细胞质突起运动的生物体。除寄居于肠道和身体其他部位的非致病性和致病性阿米巴外，还有自生生活的阿米巴（表47.1和表47.2）。有时将新鲜粪便直接湿片镜检，可以观察到运动的滋养体以及其他非寄生虫结构（图47.1）。

溶组织内阿米巴

一般特征

溶组织内阿米巴的**滋养体**（运动摄食期）大小不等，直径为12～60 μm。腹泻或痢疾患者粪便中的溶组织内阿米巴滋养体通常比无症状带虫者成形粪便中的滋养体大。滋养体的运动是快速和单向的。虽然阿米巴滋养体具有这种特征性的运动，但**阿米巴病**很少仅根据粪便湿片中观察到阿米巴运动来诊断。滋养体细胞质有透明的外质和富含颗粒的内质。

溶组织内阿米巴的运动具有方向性和渐进性，而其他阿米巴的运动是缓慢而随机的。然而即使是在腹泻或痢疾患者新鲜粪便直接涂片中也很少观察到运动的阿米巴。细胞质富含微小颗粒，细胞质中存在红细胞是溶组织内阿米巴的诊断指标（图47.2），但在大多数患者样本中无法观察到吞噬红细胞的滋养体。

与其他技术相比，涂片染色可以提供更准确的形态学诊断。

涂片染色（三色或铁-苏木精染色）可以很容易地显示溶组织内阿米巴、迪斯帕内阿米巴、莫氏内阿米巴和孟加拉国内阿米巴的形态特征。细胞核的特征是核膜上均匀排列的染色质和一个小而致密的位于中央的**染色质核仁**（致密染色质）。如前所述，细胞质富含细小颗粒，很少见到含有吞噬细菌和细胞碎片的液泡。从痢疾患者粪便分离的病原体细胞质中可能观察到吞噬红细胞（图47.3），这可以作为诊断溶组织内阿米巴的依据。通常溶组织内阿米巴/迪斯帕内阿米巴感染是根据其基本形态特征诊断的，而不是吞噬红细胞的存在。包括核酸检测在内的新技术有助于特异性诊断阿米巴及不同阿米巴的鉴别诊断，具体内容将在本章后续部分讨论。

表47.1 肠道原虫：常见阿米巴滋养体

特征	溶组织内阿米巴	迪斯帕/莫氏/孟加拉内阿米巴	哈氏内阿米巴	结肠内阿米巴	微小内蜒阿米巴	布氏嗜碘阿米巴
大小[a]（直径或长度）	12～60 μm（通常范围15～20 μm）；侵袭形态可能＞20 μm	同溶组织内阿米巴	5～12 μm（通常范围8～10 μm）	15～50 μm（通常范围20～25 μm）	6～12 μm（通常范围8～10 μm）	8～20 μm（通常范围12～15 μm）
运动性	通过透明指状伪足作单一定向运动，运动速度快	同溶组织内阿米巴	通常非单一定向运动	缓慢非定向运动；圆钝颗粒状伪足	缓慢，通常非单一定向运动	缓慢，通常非单一定向运动
细胞核（单个）和可见性	未染色片中不易见	同溶组织内阿米巴	通常未染色片不可见	未染色片中经常可见	未染色片中偶见	通常未染色片不可见
周围染色质（染色的）	细小颗粒，大小一致，分布均匀，似珠状	同溶组织内阿米巴	细胞核较溶组织内阿米巴染色更深，形态相似；染色质为致密环状，而非珠状（三色染色）	成簇不均匀分布于细胞膜，可能为致密深染环状，而非珠状或团块状	通常没有周围染色质，核染色质变异性大	通常没有周围染色质
染色质核仁（染色的）	小而密，通常居中，也可偏心分布	同溶组织内阿米巴	通常小而致密，可居中或偏心分布	大而不致密，偏心或非偏心分布，可能呈弥漫深染	大而形态不规则，可呈点状，核变异性常见，类似哈氏阿米巴或脆弱双核阿米巴	大，可能因被折光颗粒包绕而不易见（"篮状核"）
细胞质表现（染色的）	细小颗粒状，类似"磨玻璃"，清晰划分为外质和内质，空泡通常很小	同溶组织内阿米巴	细小颗粒状	颗粒状，外质和内质略有差异，常见空泡化	颗粒状，空泡化	颗粒状，明显空泡化
包含物（染色的）	非侵袭性滋养体包含细菌和红细胞	滋养体细胞质通常包含细菌	可能包含细菌，无红细胞	细菌，酵母菌，其他碎屑	细菌	细菌

[a] 大小测量以湿片涂片为准。永久染色涂片上滋养体可能因制片时收缩而小1～1.5 μm。

表47.2 肠道原虫：常见阿米巴包囊

特征	溶组织/迪斯帕/莫氏/孟加拉内阿米巴	哈氏内阿米巴	结肠内阿米巴	微小内蜒阿米巴	布氏嗜碘阿米巴
大小[a]（直径或长度）	10～20 μm（通常范围12～15 μm）	5～10 μm（通常范围6～8 μm）	10～35 μm（通常范围15～25 μm）	5～10 μm（通常范围6～8 μm）	5～20 μm（通常范围10～12 μm）
形态	通常为球形	通常为球形	通常为球形；可能为椭圆形、三角形或其他形状；因不充分渗透固定在永久染色涂片上呈扭曲状	通常为椭圆形，有时为圆形	椭圆形至圆形；糖原泡占据较大空间可致包囊崩解
细胞核（数量和可见性）	成熟包囊：4核 未成熟包囊：1～2核湿片上细胞核特征不易见	成熟包囊：4核 未成熟包囊：1～2核（2核包囊最常见）	成熟包囊：8核（有时16核或更多核） 未成熟包囊：2核或更多核	成熟包囊：4核 未成熟包囊：2核非常少见，可能类似于人肠滴虫包囊	成熟包囊：1核
周围染色质（染色的）	存在周围染色质，细小均一颗粒，分布均匀，细胞核特征不如在滋养体中清晰可见	细小颗粒均匀分布于膜上；细胞核特征不易见	粗糙颗粒状；可能成簇或不均匀分布于膜上	无周围染色质	无周围染色质
染色质核仁（染色的）	小而密，通常居中，偶可偏心分布	小而密，通常居中	大而不致密，偏心或非偏心分布，可能呈弥漫深染	比滋养体的染色质核仁小，但一般比阿米巴属大	更大，通常偏心分布，染色质核仁一侧可见折光颗粒（"篮状核"）
细胞质，拟染色体（染色的）	可能存在；通常是拉长的，有圆钝光滑的边缘；圆形或椭圆形	通常存在；通常是拉长的，有圆钝光滑的边缘；圆形或椭圆形	颗粒状，外质和内质略有差异，常见空泡化	拟染色体很少见；偶见小颗粒或内容物；在染色良好涂片上隐约可见细小线状拟染色体	无拟染色体，偶见小颗粒
糖原（碘染色）	成熟包囊中弥漫分布或缺如，成簇染色质团块通常存在于早期包囊（碘染色呈红棕色）	可能存在或缺如（类似溶组织内阿米巴）	细菌，酵母菌，其他碎屑	如有呈弥漫分布（碘染色呈红棕色）	大、致密、边界清晰的团块状（碘染色呈红棕色）

[a]湿片涂片测量值；永久染色涂片中，包囊通常要小1～2 μm。

表47.3 肠道原虫：鞭毛虫滋养体

原虫	形态和大小	运动性	细胞核数量和可见性	鞭毛数量（通常不易见）	其他特征
脆弱双核阿米巴	形态类似阿米巴；5～15 μm（通常范围9～12 μm）	通常非单一定向；伪足是有角的、锯齿状的或宽叶状的，几乎是透明的	比例可能有所变化，但40%含有1个核、60%含有2个核；未染色涂片上不可见；无周围染色质；染色质核仁由4～8个颗粒组成	内在鞭毛；不可见	细胞质细小颗粒样，可能有含有细菌、酵母菌及其他碎屑的空泡；在同一张涂片上大小和形态可差异很大
十二指肠贾第鞭毛虫	梨形；长10～20 μm；宽5～15 μm	如果滋养体在黏液中，则不易观察到落叶样运动；弱光下可能见到纤毛颤动（十二指肠吸出物或黏膜活检组织）	2核；未染色涂片上不可见	4个侧鞭毛；2个腹鞭毛；2个尾鞭毛	吸盘占腹侧表面1/2～3/4；前面观呈梨形，侧面观呈勺形
迈氏唇鞭毛虫	梨形；长6～24 μm（通常范围10～15 μm）；宽4～8 μm	难移动的，旋转的	1核；未染色涂片上不可见	3个前鞭毛；1个位于胞口内	胞口长度可达滋养体长度的1/3～1/2；螺旋沟穿过腹侧表面
人五毛滴虫	梨形；长5～15 μm（通常范围7～9 μm）；宽7～10 μm	不稳定的，快速的	1核；未染色涂片上不可见	3～5个前鞭毛；1个后鞭毛	波状膜可延伸达滋养体长度；后鞭毛可游离于身体末端之外
口腔毛滴虫	梨形；长5～12 μm；平均6.5～7.5 μm；宽7～9 μm	不稳定的，快速的	1核；未染色涂片上不可见	4个前鞭毛；1个后鞭毛	只存在于口腔样本涂片中；轴柱（细杆）伸出滋养体末端以外，可能可见；后鞭毛延伸滋养体长度的一半；无自由端
人肠滴虫	椭圆形；4～10 μm（通常范围8～9 μm）；宽5～6 μm	不稳定的	1核；未染色涂片上不可见	3个前鞭毛；1个后鞭毛	身体一侧是平的；后鞭毛可自由伸向后面或侧面
肠内滴虫	梨形或椭圆形；4～9 μm（通常范围6～7 μm）；宽3～4 μm	不稳定的	1核；未染色涂片上不可见	1个前鞭毛；1个后鞭毛	胞口长度大约可达滋养体长度的1/2

表47.4 肠道原虫：鞭毛虫包囊

原虫	大小	形态	细胞核数量	其他特征
脆弱双核阿米巴	5～8 μm	卵圆形至圆形	1～2核	包囊壁明显，内壁不规则，内外壁间有透明的间隔
人五毛滴虫，口腔毛滴虫	无包囊阶段			
十二指肠贾第鞭毛虫	8～19 μm（通常范围11～14 μm）；宽7～10 μm	卵圆形，椭圆形，或可能为圆形	4核；未染色片上不明显；通常位于1侧	未染色片中可能见到纵向纤维；深染的中体与纵向纤维交叉；皱缩常见，导致细胞质从细胞壁分离；脱水剂引起包囊皱缩使包囊壁周围出现"光晕"效应
迈氏唇鞭毛虫	6～10 μm（通常范围7～9 μm）；宽4～6 μm	柠檬或梨形；前透明结	1核；未染色片上不明显	胞口及其支持纤丝在染色涂片上通常可见；歪曲的纤维与胞口伴行，称为"牧羊犬杖"
人肠滴虫	4～10 μm（通常范围6～8 μm）；宽4～6 μm	伸长的或卵圆形	1～4核；通常2核位于包囊相反的两端；未染色片上不可见	类似于微小内蜒阿米巴包囊；纤丝或纤毛通常不可见
肠内滴虫	4～9 μm（通常范围4～7 μm）；宽5 μm	梨形或略似柠檬形	1核；未染色片上不可见	类似于迈氏唇鞭毛虫包囊；胞口及其支持纤丝延伸到细胞核上方；纤丝呈"鸟嘴"样

表47.5 肠道原虫：纤毛虫

原虫	形态和大小	运动性	细胞核数量	其他特征
结肠小袋纤毛虫滋养体	卵圆形，前端尖；长50～100 μm，宽40～70 μm（通常范围40～50 μm）	纤毛虫：旋转无序、有时快速的运动	1个大的肾形大核；1个小的圆形小核，染色涂片上不易见；大核在未染色涂片上可能可见	滋养体周身覆盖纤毛，距离胞口近的纤毛更长；细胞质可能空泡化
包囊	球形或卵圆形；50～70 μm（通常范围50～55 μm）		未染色涂片上可见1个较大的大核；小核不易见	未成熟包囊可见大核和伸缩泡；内部结构在成熟包囊开始颗粒化；包囊壁不易见纤毛

表47.6 鉴别肠道原虫的形态学标准（球虫亚纲，芽囊原虫属）

原虫	形态和大小	其他特征
隐孢子虫属 微小隐孢子虫（人和动物） 人隐孢子虫（人）	卵囊一般为圆形，4～6 μm；每个成熟卵囊包含4个子孢子	卵囊，存在于粪便中可用于诊断的阶段，偶尔在卵囊内可见子孢子；改良抗酸染色可呈阳性；在取自胃肠道（上皮细胞刷状缘）和其他组织的活检样本中可以看到生活史其他各个阶段；免疫功能不全宿主中可发生播散性感染；卵囊排出即有感染性［在成形和（或）水样便样本中］；有医院感染相关报道；对住院患者采取肠道预防措施
卡耶塔环孢子球虫	卵囊一般为圆形，8～10 μm；卵囊不成熟，内部结构不可见；卵囊可能出现皱缩	卵囊，存在于粪便中可用于诊断的阶段；改良抗酸染色结果具有可变性；染色颜色从透明到深紫色（变化极大）；使用含1%酸的脱色溶液可获得最佳染色效果，最大浓度为3%；卵囊可能出现皱缩（如褶皱的玻璃纸）；类似隐孢子虫卵囊，但大小是隐孢子虫卵囊的两倍
贝氏等孢球虫	椭圆形卵囊；长20～30 μm，宽10～19 μm；孢子囊9～11 μm，孢子囊从卵囊脱出很少见	成熟卵囊含有两个孢子囊，每个孢子囊含有4个子孢子；粪便中含有大量原生质（肠道）的未成熟卵囊可用于诊断。卵囊改良抗酸染色阳性。整个卵囊可能染成粉红色，但成熟卵囊只有内部的孢子囊着色
人肉孢子虫 猪人肉孢子虫	卵囊壁薄，含有两个成熟的孢子囊，每个孢子囊含有4个子孢子；薄卵囊壁易破裂；卵形孢子囊长10～16 μm，宽7.5～12 μm	薄壁卵囊或卵形孢子囊存在于粪便（肠道）中
芽囊原虫属	虫体通常是圆形的，为6～40 μm，特征是有一个大的中心体（看起来像一个大空泡）；这个阶段被称为中心体型	腹泻粪便中可以看到更多阿米巴形式，但很难识别。在同一张粪便涂片上，空泡型的大小也千差万别，空泡型是最常见的形式。常规粪便检查结果显示其阳性率比其他原虫高很多，有些实验室报告阳性率达20%及以上

表47.7 引起人类感染的微孢子虫

微孢子虫	免疫功能不全患者	免疫功能正常患者	备注
常见			
比氏肠微孢子虫	慢性腹泻；消耗综合征、胆管炎、非结石性胆囊炎；慢性鼻窦炎；慢性咳嗽、肺炎；在器官移植受者中引起腹泻	在成人和儿童中表现为自限性腹泻；旅行者腹泻；无症状携带者	仅限短期培养；鉴定出3种菌株，但没有命名；AIDS患者合并慢性腹泻（当CD4淋巴细胞计数非常低时可发生于5%～30%的患者）；猪，非人灵长类动物
海伦脑炎微孢子虫	播散性感染；角膜结膜炎；鼻窦炎、支气管炎、肺炎、肾炎、输尿管炎、膀胱炎、前列腺炎、尿道炎	可能腹泻	体外培养；旅行者腹泻患者中可检出，可与比氏肠微孢子虫发生混合感染；致病机制不详；尚无报道粪便中可检出孢子；鹦鹉热
肠脑炎微孢子虫	慢性腹泻、胆管疾病；鼻窦炎、支气管炎、肺炎；肾炎、骨感染、结节性皮肤损害	自限性腹泻；无症状携带者	体外培养；以前为肠有隔微孢子虫；AIDS患者有慢性腹泻；犬、驴、猪、奶牛、山羊
兔脑炎微孢子虫	播散性感染；角膜结膜炎、鼻窦炎、支气管炎、肺炎、肾炎、肝炎、腹膜炎、症状性和无症状性肠道感染；脑炎	未描述；2名HIV血清阴性合并抽搐（怀疑兔脑炎微孢子虫）的儿童，可能是免疫功能不全者	体外培养；哺乳动物宿主广泛
不常见			
具褶微孢子虫属	肌炎（骨骼肌）	未描述	倾向于感染鱼
罗纳菲具褶微孢子虫	肌炎	未描述	
人气管普微孢子虫	肌炎；心肌炎、角膜结膜炎；鼻窦炎	角膜炎	体外培养；AIDS患者
嗜人气管普微孢子虫	播散性感染；角膜炎	未描述	AIDS患者
康氏安卡尼亚孢虫	播散性感染	未描述	以往称为康氏微粒子虫；经常感染昆虫；在严重联合免疫缺陷患儿中引起播散性感染
水泡安卡尼亚孢虫	肌炎	未描述	以往称为水泡短粒虫
阿尔及尔安卡尼亚孢虫	肌炎；结节性皮肤损害	角膜炎	以往称为阿尔及尔微粒子虫或阿尔及尔短粒虫；体外培养；在急性淋巴细胞白血病患儿中有皮肤结节；存在于节肢动物
眼微粒子虫	未描述	角膜炎	HIV血清学阴性者
角膜条纹微孢子虫	播散性感染；泌尿道感染	角膜炎	以往称为Nosema corneum；体外培养；非HIV患者
锡兰微孢子虫[a]	未描述	角膜溃疡，角膜炎	HIV血清学阴性者；尸检
非洲微孢子虫[a]	未描述	角膜溃疡，角膜炎	HIV血清学阴性者；尸检
尚未分类的微孢子虫属		角膜接触镜佩戴者可有角膜结膜炎	

[a]微孢子虫属是一类不能分类的微孢子虫的总称。AIDS：获得性免疫缺陷综合征；HIV：人免疫缺陷病毒；SCID：严重联合免疫缺陷。

在生活史的特定阶段，滋养体可浓缩成球形结构（**包囊前期**），同时会在未成熟包囊周围分泌形成薄壁（图47.4）。在未成熟的包囊中可能存在两种类型的包涵体：**糖原泡**和高度折光、边缘光滑圆钝的**拟染色体**（折光染色质结构）。随着包囊成熟（**后囊体**）（图47.5和图47.3），出现核分裂，最终产生4个核。成熟包囊中拟染色体往往已消失。包囊形态不能区分溶组织内阿米巴、迪斯帕内阿米巴、莫氏内阿米巴和孟加拉内阿米巴，也可能类似于结肠内阿米巴。滋养体的成囊过程仅发生在肠腔内，一旦随粪便排出体内，则不能发生成囊。单核、双核和四核包囊具有传染性，是在不同宿主间传播的形式。

流行病学

阿米巴病是由具有致病性的溶组织内阿米巴感染引起的。分子生物学研究证实，具有致病性的溶组织内阿米巴和非致病性的迪斯帕内阿米巴（图47.6）是两种不同的阿米巴。溶组织内阿米巴是引起**阿米巴结肠炎**（图47.7A）和**肠外脓肿**（阿米巴肝脓肿；图47.7B）的病原体，而非致病性的迪斯帕内阿米巴对人类没有侵袭性，不会引起肠道症状。在肠外其他组织中发现溶组织内阿米巴滋养体可诊断为肠外溶组织内阿米巴感染。莫氏内阿米巴可以在学龄儿童和免疫功能低下者中引起腹泻。在有症状和无症状儿童的粪便中也可以发现孟加拉内阿米巴。

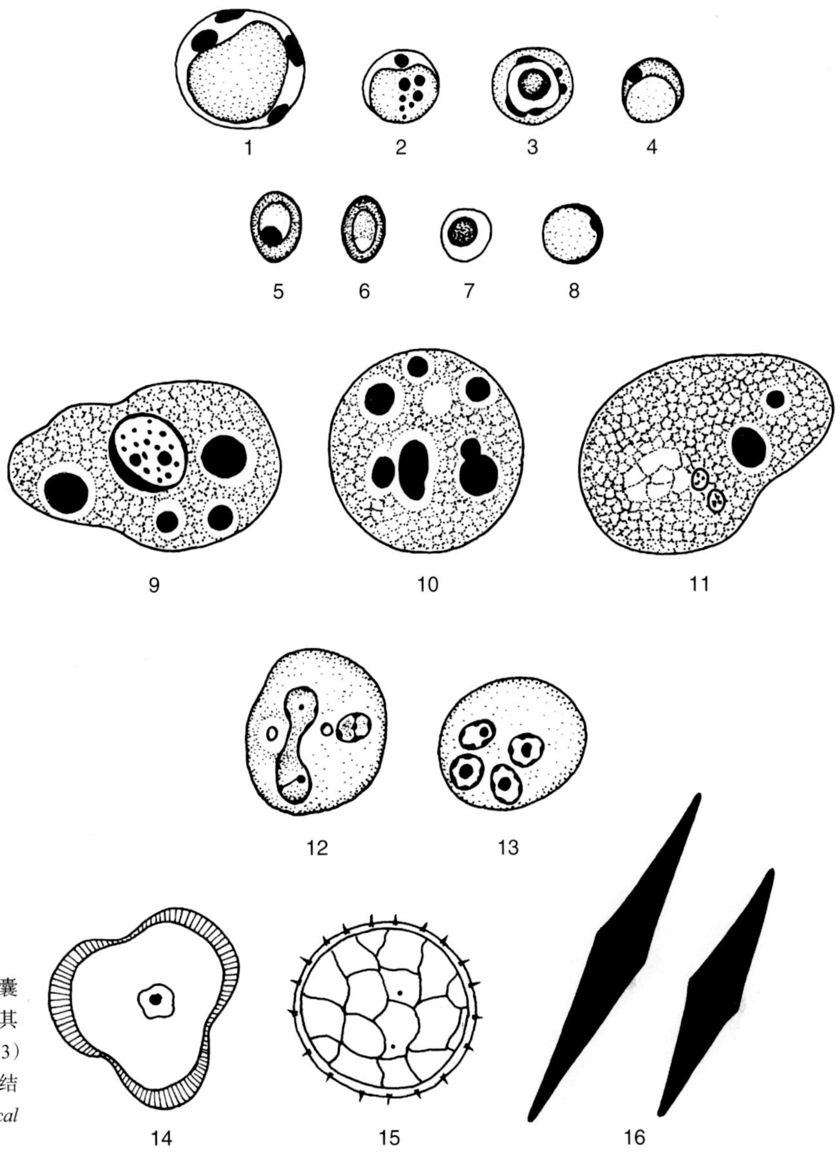

图47.1 粪便样本中可见的各种结构：(1、2和4)芽囊原虫属。(3和5～8)各种酵母细胞。(9)巨噬细胞及其细胞核。(10和11)衰老巨噬细胞不含细胞核。(12和13)多形核白细胞。(14和15)花粉粒。(16)夏科-雷登结晶。(来源：Modified from Markell EK, Voge M. *Medical Parasitology.* 5th ed. Philadelphia: WB Saunders; 1981.)

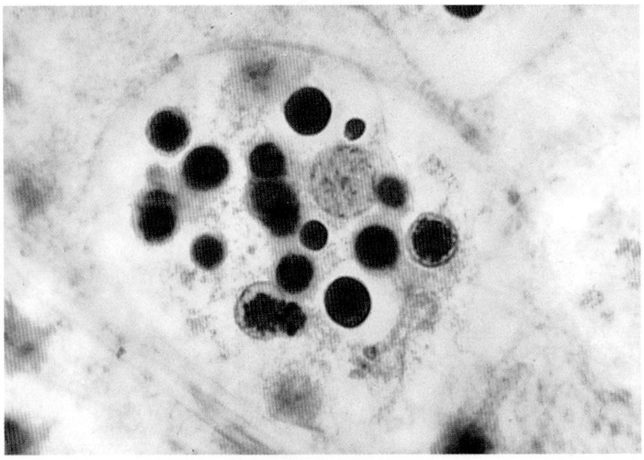

图47.2 溶组织内阿米巴滋养体包含吞噬的红细胞。

阿米巴病是通过粪-口途径传播的，因摄入被粪便中的感染性包囊污染的食物或水而感染，此外也可以通过性接触而感染。苍蝇和蟑螂被认为是污染粪便传播的机械媒介。

内阿米巴属引发的感染遍布世界各地，尤其是在卫生条件差的地区。据估计，溶组织内阿米巴感染每年可导致超过10万人死亡。

致病机制和疾病谱

溶组织内阿米巴的致病机制与其直接裂解宿主细胞并导致组织破坏的作用有关。阿米巴病变表现为细胞溶解、组织坏死和细胞外基质破坏。有证据表明溶组织内阿米巴滋养体通过以下一系列步骤与宿主发生相互作用：黏附靶细胞、细胞吞噬和细胞病变效应。许多寄生虫其他致病因素也发挥了作用。从宿主的角度来看，溶组织内阿米巴可诱导体液和细胞免疫反应，其中细胞介导的免疫反应是人类宿主抵抗耐补体原虫细胞溶解作用的主要防御机制。

疾病可表现为肠黏膜侵犯或播散到其他器官(通常是肝脏)或两者兼而有之。然而，据估计感染者中只有一小部分(2%～8%)发生肠道以外的侵袭性感染。此外，阿米巴可能被机体自发清除而不引起临床症状。

无症状感染 · 溶组织内阿米巴感染者可能出现抗体阴

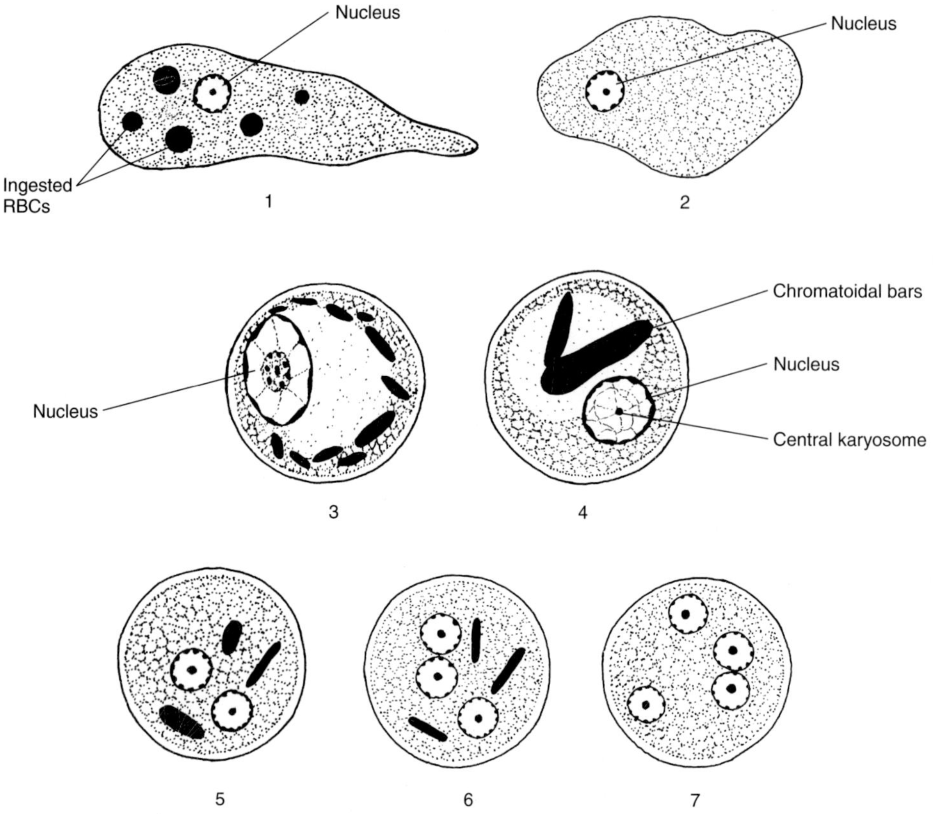

Fig. 47.3 (1) Trophozoite of *Entamoeba histolytica* (note ingested red blood cells *[RBCs]*). (2) Trophozoite of *Entamoeba histolytica/Entamoeba dispar* group (morphology does not allow differentiation between the *Entamoeba* species). (3 and 4) Early cysts of *E. histolytica/E. dispar* group. (5–7) Cysts of *E. histolytica/E. dispar* group. (8 and 9) Trophozoites of *Entamoeba coli*. (10 and 11) Early cysts of *E. coli*. (12–14) Cysts of *E. coli*. (15 and 16) Trophozoites of *Entamoeba hartmanni*. (17 and 18) Cysts of *E. hartmanni*. (From Garcia LS. *Diagnostic Medical Parasitology*. 4th ed. Washington, DC: ASM Press; 2001. Illustrations 4 and 11 by Nobuko Kitamura.)

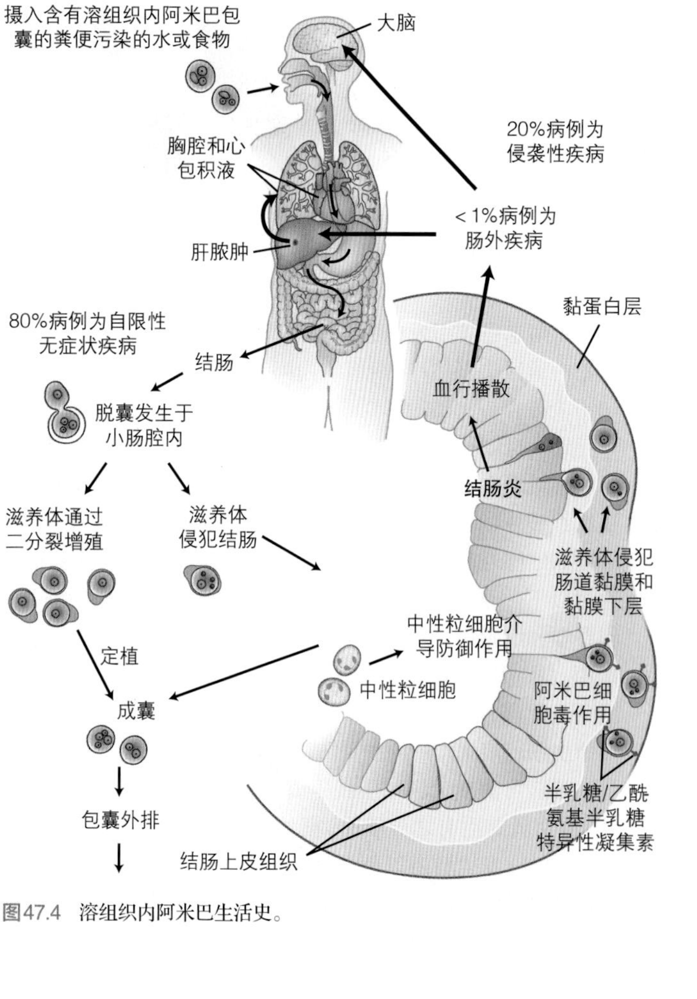

图47.4 溶组织内阿米巴生活史。

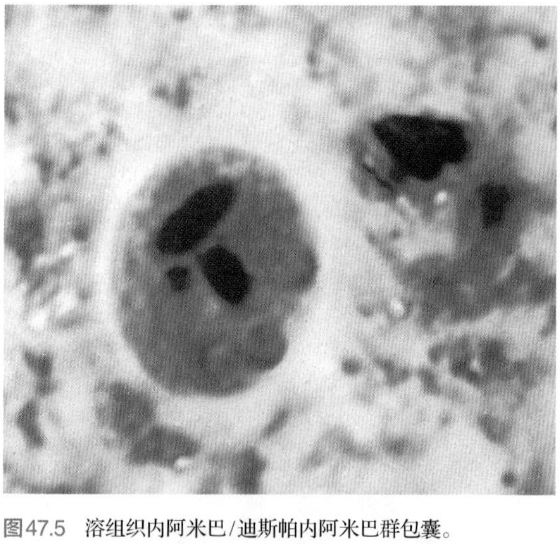

图47.5 溶组织内阿米巴/迪斯帕内阿米巴群包囊。

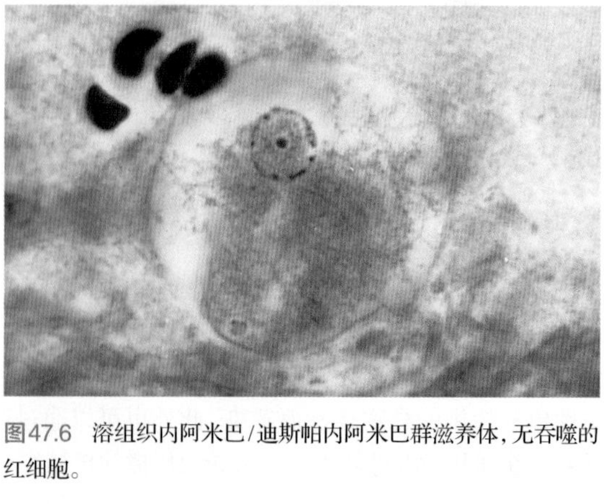

图47.6 溶组织内阿米巴/迪斯帕内阿米巴群滋养体，无吞噬的红细胞。

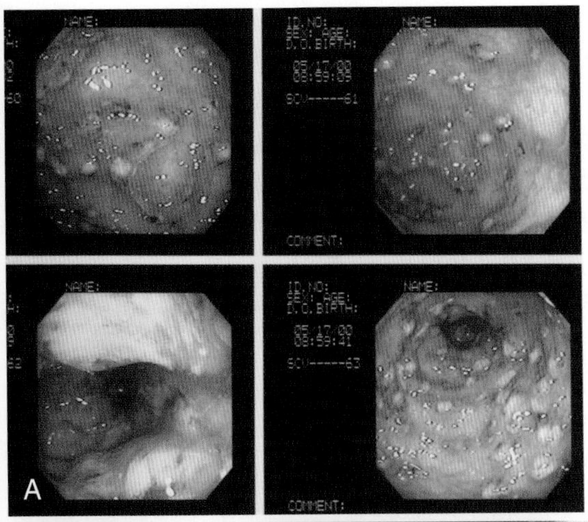

图47.7 肠阿米巴病和肠外阿米巴病的内镜及病理学特征。(A) 肠阿米巴病结肠镜表现。(B) 1例阿米巴肝脓肿患者的后前位(左)和侧位(右)胸部X线片。(C) 阿米巴肿患者钡剂灌肠显示肠腔狭窄。(D) 1例阿米巴肝脓肿患者肝脏大体样本显示肝右叶2个脓肿和肝左叶1个脓肿。(E) 1例阿米巴肝脓肿患者腹部CT显示肝右叶1个脓肿和肝左叶1个脓肿。

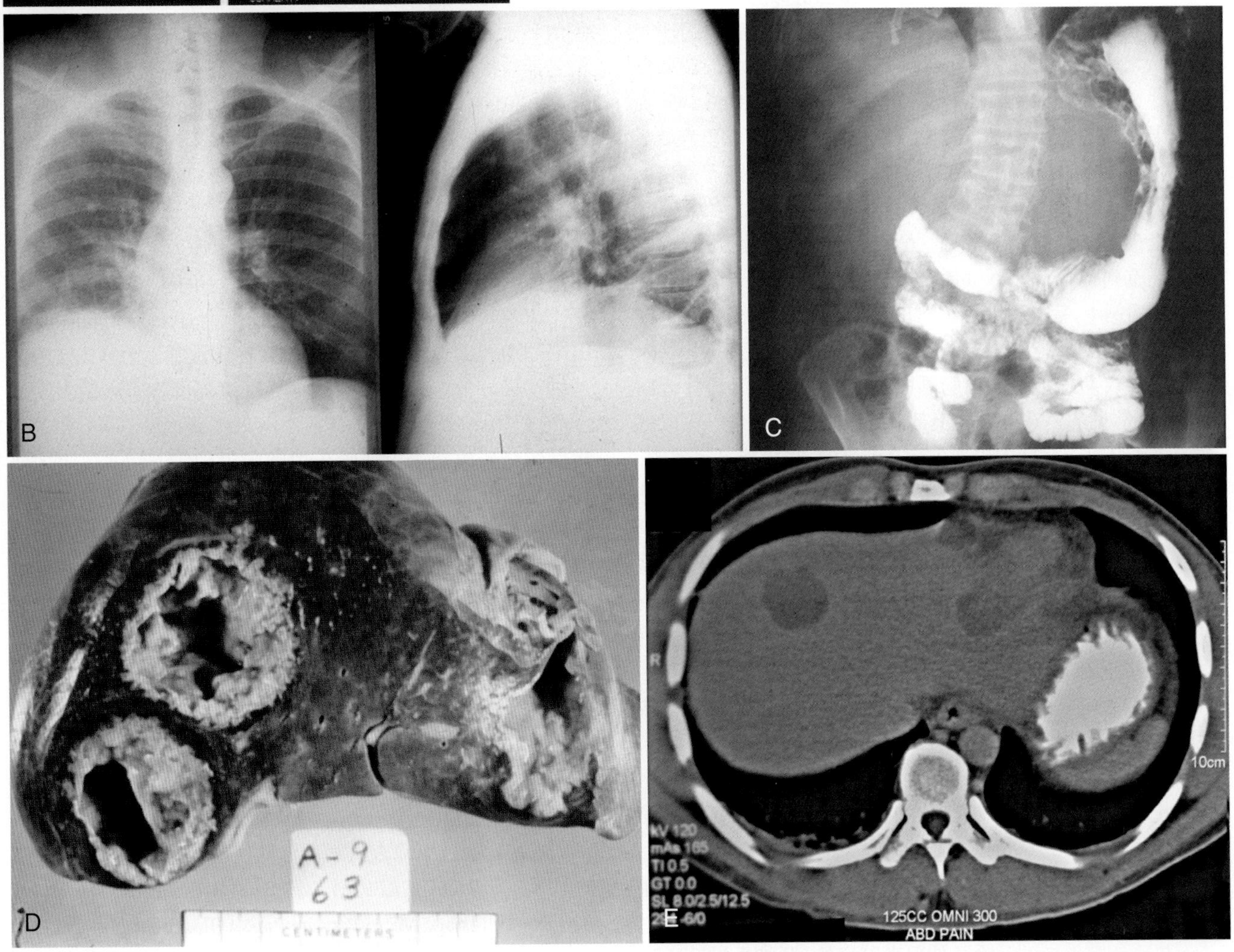

性或抗体低滴度的情况,并且粪隐血呈阴性。然而这些感染者也能传播感染性包囊,可通过常规寄生虫卵检测发现。然而,这些包囊在形态学上无法与非致病性包囊区分,大多数无症状感染实际上是由迪斯帕内阿米巴引起的。虽然检查可发现滋养体,但它们可能不包含吞噬红细胞,因而不能与非致病性阿米巴区分开来。对从无症状感染者分离到的包囊进行分子生物学分析表明,这些包囊属于迪斯帕内阿米巴或莫氏内阿米巴,而80%属于溶组织内阿米巴。一般来说,无症状感染者不会出现症状,仅在较短时间内向外排出包囊。确诊为溶组织内阿米巴感染的无症状患者有发生侵袭性阿米巴病的风险。

肠道疾病 · 潜伏期从数天到更长的时间不等,在溶组织内阿米巴流行的地区,不可能明确何时接触过阿米巴。通常潜伏期为1～4周。溶组织内阿米巴侵入组织需要一个接触依赖过程,涉及质膜上的结肠黏蛋白和阿米巴凝集素,它们介导与宿主黏膜的黏附。黏附宿主细胞后,通过胞啃样作用破坏宿主细胞,在这个过程中阿米巴不断"啃食"破坏宿主细胞膜。溶组织内阿米巴的黏附增强了这一过程,黏附可诱导胞膜空泡化，从而促进**啃食**作用。溶组织内阿米巴产生半胱氨酸蛋白酶，在结肠黏蛋白糖蛋白的降解、血红蛋白和绒毛蛋白的分解、白细胞介素-18等免疫调节因子的失活，以及宿主细胞外基质的消化中发挥作用。这些蛋白酶的消化作用导致阿米巴溃疡和肠道组织损伤的发展。阿米巴溃疡通常发生在盲肠、阑尾或升结肠的邻近部位，然而它们也可以发生在乙状结肠区域。其他损伤可能起始于这些原发病变部位。溃疡通常是在隆起的黏膜表面有一个小的开口，黏膜表面以下则有一个较大的破坏区域(即烧瓶状)。溃疡之间的黏膜则是正常的。

侵袭性肠道阿米巴病有多种临床表现形式，而所有这些临床表现通常都是急性的：无痢疾表现的阿米巴腹泻、**痢疾**(血性腹泻)或**结肠炎**、**阿米巴肿**和**阿米巴肝脓肿**。痢疾和腹泻发生在90%的侵袭性肠道阿米巴病病例中。症状的严重程度从无症状到类似溃疡性结肠炎的严重症状不等。阿米巴肿是一种肉芽肿性局限性病变，可发生在慢性溃疡性结肠炎患者中，可能与结肠癌混淆。腹部绞痛、频繁腹泻和**里急后重**(持续需要排便的感觉)的患者可能会逐渐发病。随着痢疾的发作，腹泻变得频繁(每天最多10次)。患者通常不发热，腹部膨隆(肿胀)或脱水不常见。虽然痢疾可能持续数月，但症状从严重到轻微不等，并可能导致体重减轻和虚脱。在罕见的严重病例中，症状可能会突然出现，包括大量腹泻、发热、脱水和电解质紊乱。

肝脏疾病·肠道周围肠系膜静脉的血流经门静脉流回肝脏，最常见的是在肝右叶上部。黏膜下层的阿米巴可以随血流进入肝脏。症状的出现可能是渐进的，也可能是突然的，但常见的症状都是右上腹痛和发热(38～39℃)。虽然肝脏可能肿大、软化，但肝功能检查可能正常或轻微异常(黄疸罕见)。脓肿可以通过放射线、超声或放射核素扫描显示，大多数患者表现为肝右叶单发脓肿。最常见的并发症是脓肿破裂进入胸膜腔。脓肿也可以波及腹膜和皮肤，甚至可能通过血行播散到脑、肺、心包和其他部位。

化脓性和阿米巴性肝脓肿是两种最常见的肝脓肿。**化脓性脓肿**的严重程度取决于细菌来源和患者的基本情况。阿米巴脓肿往往常见于细胞免疫抑制的患者、男性和年轻人。在肝脓肿患者的粪便中可以发现溶组织内阿米巴的包囊和滋养体。这些患者中约60%没有肠道症状或任何痢疾史。此外，患者的病情应与肝细胞癌和棘球蚴包囊(细粒棘球绦虫或棘球蚴砂；见第54章)鉴别。

转移性阿米巴病·除肠外阿米巴病外，肝脏受累后还可能发生腹外阿米巴病。胸腔阿米巴病是最常见的腹外表现，临床表现为脓胸、支气管肝瘘和心包脓肿。心包受累可导致心包炎，是第二常见的腹外表现。除了肝脓肿和其他罕见感染(如咽部、心脏、主动脉和肩胛骨)以外，人们也开始关注脑阿米巴病。

实验室诊断

常规方法·标准虫卵和寄生虫检查推荐用于粪便样本中溶组织内阿米巴的检出和鉴定。直接生理盐水湿片显微镜检查可能会发现运动的滋养体，其中可能含有红细胞。然而只有在少数病例中才能看到含有吞噬红细胞的滋养体。在许多没有出现急性痢疾表现的患者中，滋养体可能存在，但不含红细胞，这些滋养体可能是致病性的溶组织内阿米巴，或包括迪斯帕内阿米巴、莫氏内阿米巴或孟加拉内阿米巴在内的其他物种之一。无症状感染者粪便中可能只有包囊而没有滋养体。尽管浓集法有助于包囊的检出，但检出和鉴定原虫最重要的技术是永久染色涂片(通常采用三色染色或铁-苏木精染色)。寄生虫鉴定可能需要在10 d内采集至少3份样本进行检测。

乙状结肠镜检查获取的样本可能对鉴定寄生虫非常有帮助。应至少对黏膜的6个部位进行取样。这些部位样本应涂片进行永久染色检查。然而，不推荐这些样本替代至少3份粪便样本用于虫卵和寄生虫检查(直接生理盐水涂片法、浓集法和永久染色涂片)。结肠镜检查和活检样本也可能有用，但是活检样本中的阿米巴很难被识别。过碘酸希夫(periodic acid-schiff, PAS)染色或带有抗溶组织内阿米巴抗体的免疫过氧化物酶可提高鉴别和诊断。

通常无法正常采集肝吸出物样本，所以很少用于检查。从肝脓肿中取得样本时，将其等分放入几个不同的容器中，阿米巴可能只存在于最后的吸出物中，因为理论上阿米巴存在于来自脓肿壁的吸出物，而不是脓肿中心的坏死物质。

抗原检测·许多酶联免疫分析(enzyme immunoassay, EIA)试剂已经商品化，它们的特异性和敏感性为临床实验室提供了极好的选择。一些粪便抗原检测可将溶组织内阿米巴/迪斯帕内阿米巴群与其他内阿米巴属区分开来，如非致病性的结肠内阿米巴或哈氏内阿米巴(*E. histolytica* Ⅱ test, TechLab, Blacksburg, VA)。这些试剂盒需要新鲜或新鲜冷冻粪便样本，因为粪便防腐剂会干扰内阿米巴试剂的检测。其他试剂盒(如*E. histolytica* Ⅱ test, TechLab, Blacksburg)可以区分溶组织内阿米巴和迪斯帕内阿米巴。由于免疫分析试剂的特异性，实验室可以报告临床医生粪便样本中的溶组织内阿米巴/迪斯帕内阿米巴群或生物体是否为致病性的溶组织内阿米巴。

如果实验室不使用这些试剂，则应向临床医生报告溶组织内阿米巴/迪斯帕内阿米巴群的存在情况，并附上与致病性相关的最新信息。

还有其他抗原筛查试剂盒可供使用，但无法确定阿米巴的种类，如RIDASCREEN *Entamoeba*(R-Biopharm, Darmstadt, Germany)和Triage Micro Parasite Panel(Biosite Diagnostics Inc., San Diego, CA)。然而，Triage Micro Parasite Panel在筛查美国发现的主要肠道寄生虫(包括十二指肠贾第鞭毛虫、微小隐孢子虫和溶组织内阿米巴/迪斯帕内阿米巴)时具有明显优势。

根据美国各州的要求，通常需要向公共卫生机构(县)报告致病性溶组织内阿米巴感染。

组织学检查·当组织样本中发现滋养体时，可以做出阿米巴病的组织学诊断。生物体必须与宿主细胞相区别，特别是组织细胞和神经节细胞。如前所述，PAS染色可用于帮助定位生物体，使其呈现亮粉色，而背景为蓝绿色(取决于复染的情况)。HE染色也可以显示典型的形态，从而进行准确的鉴别。由于切片的原因，一些生物体表现为核染色质在染色质核仁周围均匀排列，而一些生物体不显示细胞核。

核酸检测

基于核酸的扩增方法，包括聚合酶链反应（实时和多重分析），已被开发用于鉴别溶组织内阿米巴和迪斯帕内阿米巴。聚合酶链反应（polymerase chain reaction, PCR）可通过识别特定的核糖体核糖核酸（rRNA）或特异性附加体（小环状核酸）序列来区分生物体。适合用于实时PCR（第8章）检测溶组织内阿米巴或迪斯帕内阿米巴的样本包括粪便、肝或脑吸出物、脑脊液、血液、唾液及尿液样本。多重PCR能够检测多种类型生物体（包括能够引起胃肠炎的病毒、细菌和寄生虫），这将显著提高诊断检测效率并加强患者护理。一些多重检测试剂盒可用于识别溶组织内阿米巴，如xTAG Gastrointestinal Panel（Luminex Molecular Diagnostics, Austin, TX）可用于检测溶组织内阿米巴、十二指肠贾第鞭毛虫和隐孢子虫，以及13种细菌种类或致病形式、2种细菌毒素及3种引起胃肠炎的病毒，RIDAGENE Stool PCR panel（R. Biopharm AG, Darmstadt, Germany）可以鉴别贾第鞭毛虫、隐孢子虫、溶组织内阿米巴和脆弱双核阿米巴，BD MAX Enteric Parasite Panel（Becton, Dickinson and Company, Sparks MD）可以鉴别贾第鞭毛虫、隐孢子虫和溶组织内阿米巴，BioFire FilmArray Gastrointestinal Panel可以鉴别13种细菌、5种病毒和包括隐孢子虫、环孢子虫、溶组织内阿米巴及贾第鞭毛虫在内的寄生虫。然而，粪便样本可能含有抑制剂，这将妨碍使用扩增方法进行准确检测，因此所有方法在扩增时需要设置对照。这些核酸检测技术正在得到越来越广泛的应用，并已被证明比显微镜检查更敏感，同时与基于抗原检测的免疫分析法一样敏感。

抗体（血清的）检测 · 除非患者明确有痢疾表现，否则很少建议对肠道疾病患者进行血清学检测，而即使是表现为痢疾的患者，其抗体滴度（如间接血凝试验）也可能较低，因此难以对结果做出解释。不应在未证明阿米巴存在的情况下确诊肠道阿米巴病，血清学检测对无症状患者的诊断没有帮助。对于怀疑患有肠外疾病的患者，血清学检测在诊断上更有效，与抗原或核酸检测相结合是一种有价值的诊断手段。据报道，在几乎100%的阿米巴肝脓肿病例中，间接血凝试验和间接荧光抗体试验分别在抗体滴度大于或等于1∶256和大于或等于1∶200时为检测结果阳性。在缺乏阿米巴病即刻血清学检测的情况下，必须根据临床和其他诊断检测结果（如扫描）做出诊断决定。此外，在以前发生过侵袭性阿米巴病的患者中，抗体可能会持续存在长达10年，使得后续感染的诊断变得复杂。

结果报告

如果可以在报告结果时应使用感染生物体的完整分类名称，包括属和种，以及所处的生活史阶段或存在形式，比如滋养体或包囊。实验室应报告溶组织内阿米巴/迪斯帕内阿米巴群，并提供与其他潜在致病性或非致病性物种相关的说明。如果没有完整的物种鉴定，临床医生需要根据患者的病情和其他临床信息确定是否需要治疗。没有必要对生物体进行定量。

治疗

有两类药物用于治疗阿米巴感染：腔内杀虫剂，如巴龙霉素、双碘喹啉或安特酰胺糠酸酯，以及组织杀虫剂，如甲硝唑、替硝唑或去氢依米丁。由于药物疗效的差异，实验室报告必须标明粪便样本中是否存在包囊、滋养体或两者并存。

无症状感染 · 如果发现患者肠道中存在溶组织内阿米巴，即使没有症状，也应进行治疗以清除病原体。安特酰胺糠酸酯和双碘喹啉或巴龙霉素均可用于治疗肠腔内的包囊。一般来说，这些治疗对肠外疾病无效。如果患者排出滋养体和包囊，推荐的治疗方法是先使用组织杀虫剂，然后再使用腔内杀虫剂。

阿米巴肝脓肿患者强调同时使用腔内杀虫剂和组织杀虫剂的重要性。溶组织内阿米巴可能存在于无症状定植者。在使用组织杀虫剂治疗的患者中，通常100%可以观察到对肝脏病变的治疗反应，然而如果不能从肠道中清除阿米巴，可能会导致侵袭性疾病和肠道定植的再发。此外，由于可持续排出感染性包囊，这些带虫者对公共卫生造成危害。不建议进行化学预防，因为可能诱发病原体产生耐药性。

预防

人类是溶组织内阿米巴的储存宿主，感染可传播给其他人类、灵长类动物、犬、猫，可能还有猪。意外饮用污染的水是另一种感染途径。阿米巴病被认为是一种水源性传播的人畜共患病。包囊期对外界环境有抵抗力，在28～34℃的温度下可在土壤中存活8 d，在2～6℃的温度下可存活40 d，在0℃的温度下可存活60 d。包囊通常通过砂滤去除，或通过200 ppm的碘、5%～10%乙酸或煮沸来灭活。然而，作为食物处理者的无症状携带者通常被认为在传播中起着最重要的作用。正确处理污染的粪便被认为是最重要的预防措施。虽然疫苗被认为是消除人类感染的一种可能手段，但目前还没有可供使用的疫苗。

结肠内阿米巴

一般特征

结肠内阿米巴的生活史与迪斯帕内阿米巴相同。当摄入感染性包囊后，这些生物体存在于肠道中并产生滋养体。包囊随着肠道内容物通过肠道，排泄的包囊具有感染性，在人类和某些动物间传播。

结肠内阿米巴的滋养体可能比其他内阿米巴属的滋养体大，直径在15～50 μm（图47.3、图47.8、图47.9和表47.1）。伪足宽而短，因而运动迟缓。在湿片中，几乎不可能区分非致病性的结肠内阿米巴和致病性的溶组织内阿米巴。在高倍镜下观察永久染色涂片，结肠内阿米巴的细胞质呈颗粒状，可见含有细菌、酵母菌和其他物质的空泡。细胞核有一个大的、斑点状的染色质核仁，可能是偏心的，而不是位于中央。核膜上的染色质趋向于成簇状且不规则的分布。

早期包囊通常含有拟染色体，其呈碎片状且不规则。最终，细胞核分裂，直到形成包含8个细胞核的成熟包囊（表47.2、图47.3和图47.8）。在极少数情况下，细胞核数量可达到16个。包囊直径为10～35 μm，随着包囊的成熟，拟染色体消失。当结肠内阿米巴包囊成熟时，它的折光性更强，因此在湿片上可以看到包囊，而在永久染色涂片上却看不到。有时在

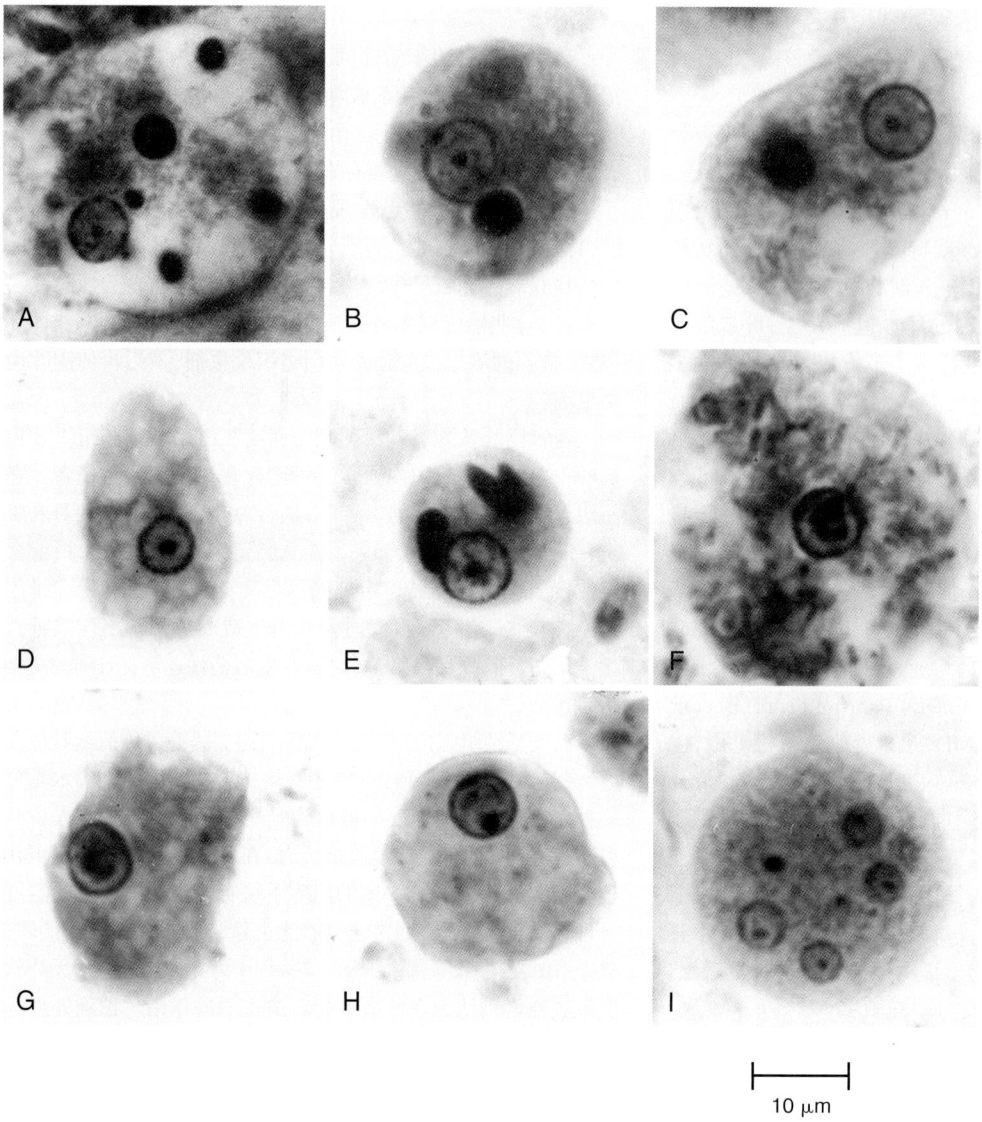

图47.8 （A～C）溶组织内阿米巴滋养体(可见吞噬红细胞)。(D) 溶组织内阿米巴/迪斯帕内阿米巴群滋养体。(E) 溶组织内阿米巴/迪斯帕内阿米巴群包囊前期。(F～H) 结肠内阿米巴滋养体。(I) 结肠内阿米巴包囊。

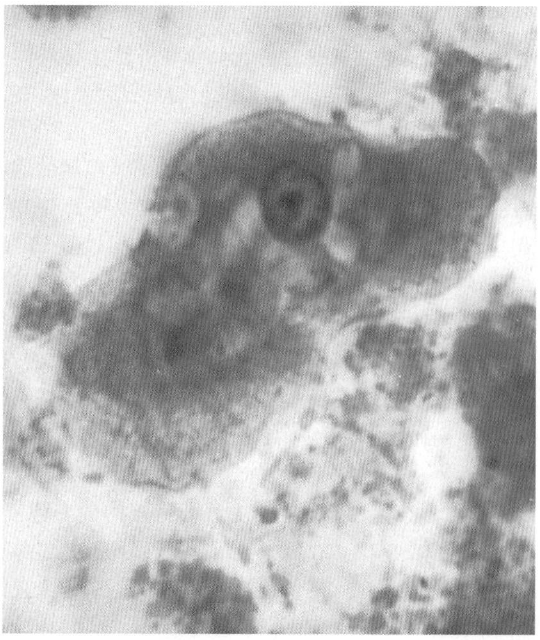

图47.9 结肠内阿米巴滋养体。

三色染色涂片上，包囊看起来扭曲，一定程度上呈粉红色(图47.10)。

流行病学

通过摄入受污染的食物或水中的成熟包囊传播。这种生物体很容易获得。在一些气候较暖或卫生条件差、人类排泄物处理不当的地区，结肠内阿米巴的定植率可能很高。

致病机制和疾病谱

结肠内阿米巴通常被认为是非致病性的，不会引起疾病。然而，临床医生必须将患者的体征和症状与疾病表现相关联。此外，表现为潜在非致病性原虫感染的患者可能同时感染致病物种。

实验室诊断

除非看到有8个核的成熟包囊，否则其他内阿米巴属和结肠内阿米巴在滋养体和未成熟包囊阶段的形态相似。通过永久染色涂片可能无法明确鉴别。可能需要种特异性免疫分析或核酸检测是正确鉴定该生物体。

治疗

不建议对非致病性的结肠内阿米巴进行特殊治疗。阿米

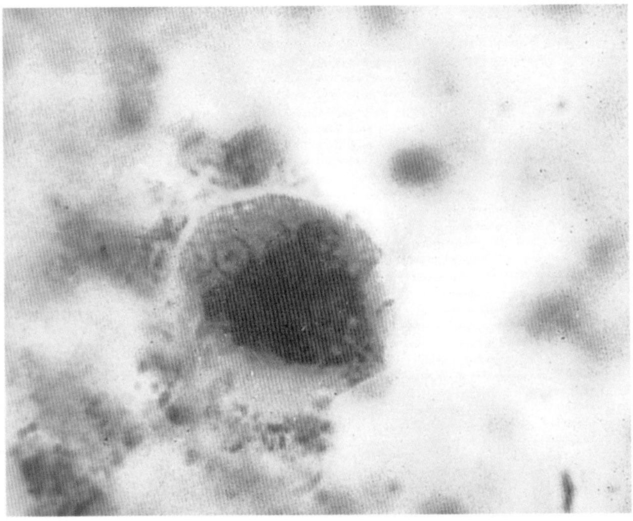

图47.10 结肠内阿米巴包囊（三色染色）（结肠内阿米巴包囊的典型表现）。

巴种属的正确鉴别对患者的管理至关重要。由于阿米巴是通过粪-口途径获得的，因此在同一名患者身上可以同时发现病原体和非病原体。结肠内阿米巴感染不建议治疗。

预防

预防取决于适当处理人类排泄物和改善个人卫生，这些预防措施适用于大多数肠道原虫。

哈氏内阿米巴

一般特征

哈氏内阿米巴的生活史与迪斯帕内阿米巴相似，大小差异是正确鉴别两者的关键特征（图47.11和图47.12）。在湿片中，哈氏内阿米巴滋养体的直径为4～12 μm，包囊的直径为5～10 μm。在永久染色涂片上，由于脱水，包囊往往会缩小。因此，生物体的大小可能比湿片中测量的数值更小（1～1.5 μm）。

哈氏内阿米巴滋养体不摄取红细胞，其运动较慢（表47.1，图47.3、图47.11和图47.12）。哈氏内阿米巴的形态特征与溶组织内阿米巴非常相似，只有两个例外。通常情况下，哈氏内阿米巴包囊可能包含一个或两个细胞核，而成熟的包囊包含四个细胞核。哈氏内阿米巴的成熟包囊可能保留其拟染色体，这是溶组织内阿米巴或迪斯帕内阿米巴所没有的特征。哈氏内阿米巴的拟染色体与溶组织内阿米巴和迪斯帕内阿米巴的拟染色体相似，但更小，数量更多（表47.2，图47.11和图47.12）。在种水平上，哈氏内阿米巴与其他内阿米巴属之间的区别在于大小，因此实验室需要使用定期检测准确性的校准显微镜。

流行病学

通过摄入受污染的食物或水中的成熟包囊传播。如果有准确的鉴别结果记录，定植率往往与溶组织内阿米巴相仿。

致病机制和疾病谱

哈氏内阿米巴被认为是非致病性的，不会引起疾病。

实验室诊断

除非滋养体和包囊的大小符合诊断标准，否则它们不太可能是哈氏内阿米巴。最终诊断依赖于校准显微镜观察并测量永久染色涂片中滋养体和包囊的大小，以及特异性免疫分析或核酸检测的结果。

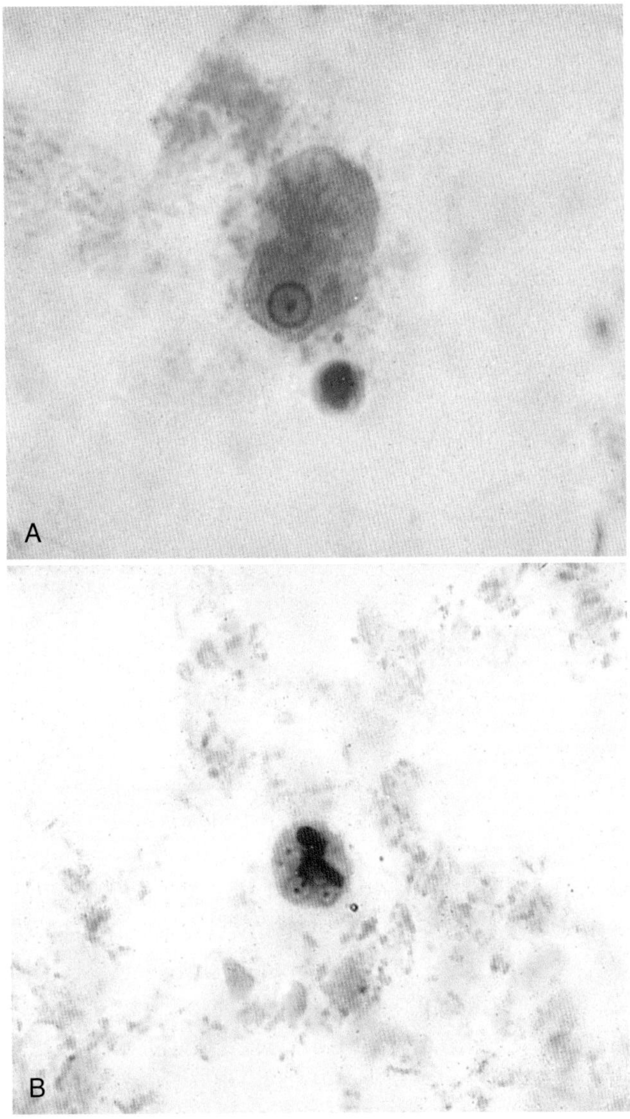

图47.11 （A）哈氏内阿米巴滋养体。（B）哈氏内阿米巴包囊。

波列基内阿米巴和齿龈内阿米巴

波列基内阿米巴存在于人类临床样本中，但被认为是非致病性的。这种阿米巴与猪密切相关。波列基内阿米巴类似于其他内阿米巴属，区别是在永久染色涂片上可能表现为轮廓清晰的圆形或椭圆形团块。齿龈内阿米巴没有包囊期，被认为是非致病性的。齿龈内阿米巴细胞液泡内可以观察到摄入的白细胞和碎片，可以用于区分齿龈内阿米巴与其他内阿米巴属。已有病例报道在阴道、口腔、组织和肺部感染者的临床样本中分离到齿龈内阿米巴。

微小内蜒阿米巴

一般特征

微小内蜒阿米巴是一种较小的非致病性阿米巴，在世界范围内分布，与结肠内阿米巴一样常见。

微小内蜒阿米巴的生活史与迪斯帕内阿米巴和其他非致病性阿米巴相同。滋养体直径通常为6～12 μm（正常范围为

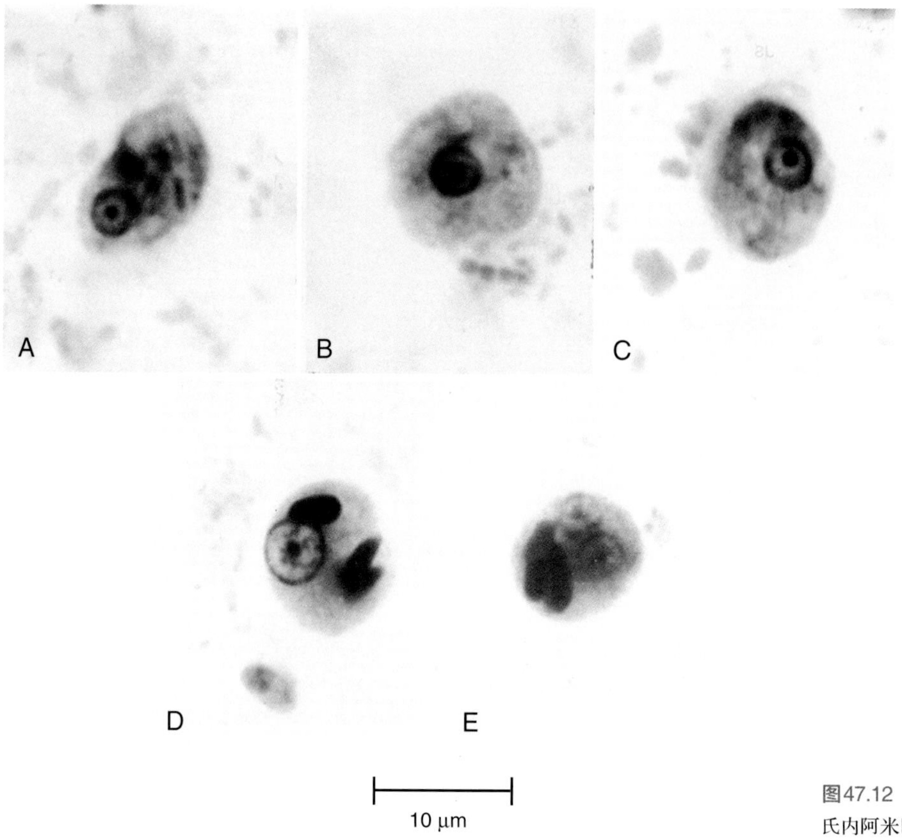

图47.12 （A～C）哈氏内阿米巴滋养体。(D和E）哈氏内阿米巴包囊。

8～10 μm)(图47.13～图47.15,表47.1)。微小内蜒阿米巴滋养体很少见,其伪足圆钝而透明,运动迟缓且不向前推进。在永久染色涂片中,核膜周围通常没有染色质,染色质核仁较大,可位于细胞核中心或偏心的位置(图47.14和图47.15)。与其他阿米巴相比,微小内蜒阿米巴核变化更常见,可以类似于脆弱双核阿米巴或哈氏内阿米巴。细胞质中可能有小液泡,含有摄入的碎屑或细菌,但也可以不含小液泡。

包囊直径通常为5～10 μm(正常范围为6～8 μm)(表47.2)。最大可见直径达14 μm的包囊。包囊通常为椭圆形至圆形,成熟包囊包含4个细胞核。细胞核通常没有外周染色质,在包囊中均匀分布。偶尔会看到非常小、略微弯曲的拟染色体。两核期并不常见,临床样本中通常同时存在滋养体和包囊。

流行病学

通过摄入受污染的食物或水中的成熟包囊传播。微小内蜒阿米巴的包囊对干燥环境的抵抗力较低。微小内蜒阿米巴也存在于温暖潮湿的气候和其他卫生条件差的地区。

致病机制和疾病谱

微小内蜒阿米巴被认为是非致病性的,不会引起疾病。

实验室诊断

尽管在湿片中有时也可以看到包囊,但最终诊断微小内蜒阿米巴依赖于永久染色涂片检查。

布氏嗜碘阿米巴

一般特征

布氏嗜碘阿米巴是一种非致病性阿米巴,在世界各地均有分布。一般来说,布氏嗜碘阿米巴的感染率没有结肠内阿米巴和微小内蜒阿米巴高。

布氏嗜碘阿米巴的生活史各个阶段与微小内蜒阿米巴相同。滋养体直径在8～20 μm,在新鲜粪便涂片中运动活跃(表47.1)。细胞质呈颗粒状,含有大量摄入碎片和细菌的空泡。细胞质的空泡化程度比微小内蜒阿米巴滋养体更明显。细胞核有1个大的染色质核仁,它可以位于中心或偏心的位置(图47.16和图47.17)。在永久染色涂片上,细胞核可能有1个晕轮,染色质颗粒在染色质核仁周围呈扇形散开。如果颗粒位于一侧,细胞核可能呈现“篮状核”样的染色质排列,这种表现更常见于包囊中。布氏嗜碘阿米巴和微小内蜒阿米巴的滋养体可能看起来相似,这使两者在物种水平上很难区分,即使在永久染色涂片上也是如此。这两种阿米巴均被认为是非致病性的。微小内蜒阿米巴在临床样本中的分离率远远高于布氏嗜碘阿米巴。

布氏嗜碘阿米巴包囊为圆形至椭圆形(表47.2)。糖原泡非常大,有时包囊会因此自行崩解。由于包囊阶段不发生核分裂,因此成熟的包囊只有一个细胞核。包囊直径为5～20 μm,很少与其他阿米巴的包囊混淆(图47.16和图47.17)。

流行病学

布氏嗜碘阿米巴的传播是通过摄入受污染的食物或水中的成熟包囊而发生的。这种阿米巴存在于温暖潮湿的气候和其他个人卫生标准低、卫生条件差的地区。

致病机制和疾病谱

布氏嗜碘阿米巴被认为是非致病性的,不会引起疾病。

实验室诊断

虽然有时可以在湿片中看到布氏嗜碘阿米巴包囊,但最

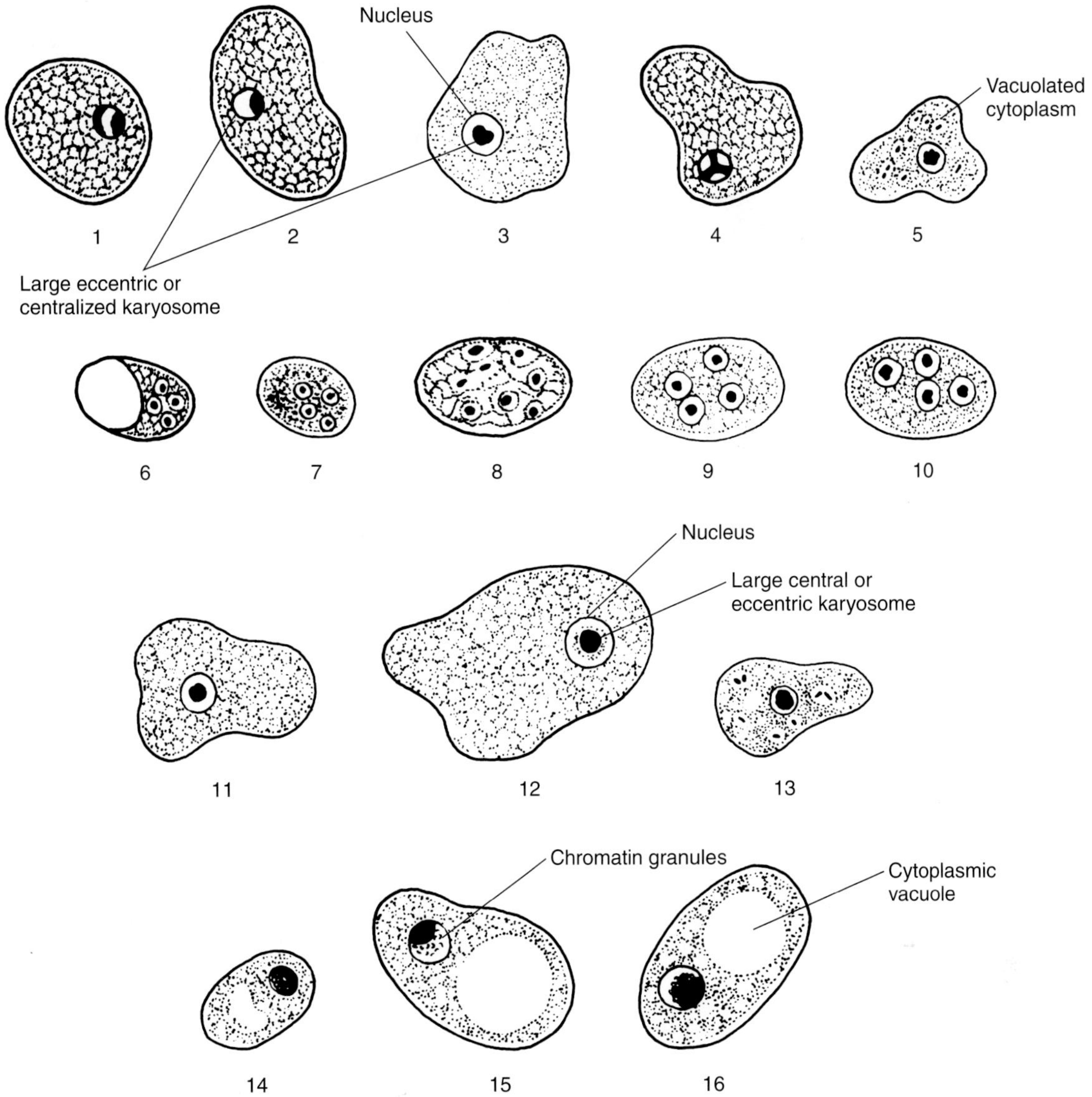

Fig. 47.13 (1–5) Trophozoites of *Endolimax nana*. (6–10) Cysts of *E. nana*. (11–13) Trophozoites of *Iodamoeba bütschlii*. (14–16) Cysts of *I. bütschlii*. (From Garcia LS. *Diagnostic Medical Parasitology*. 4th ed. Washington, DC: ASM Press; 2001.)

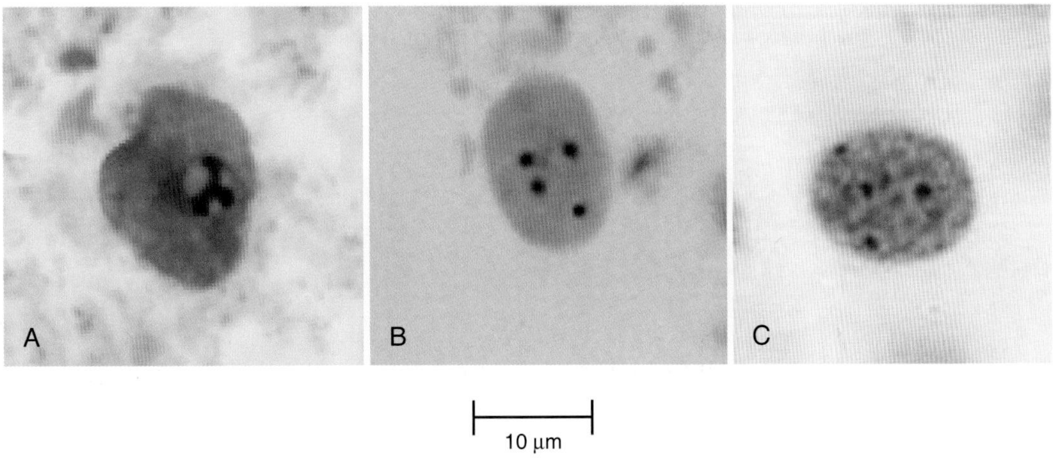

图47.14 (A) 微小内蜒阿米巴滋养体。(B和C) 微小内蜒阿米巴包囊。(来源：Courtesy Lynne Garcia, Santa Monica, CA.)

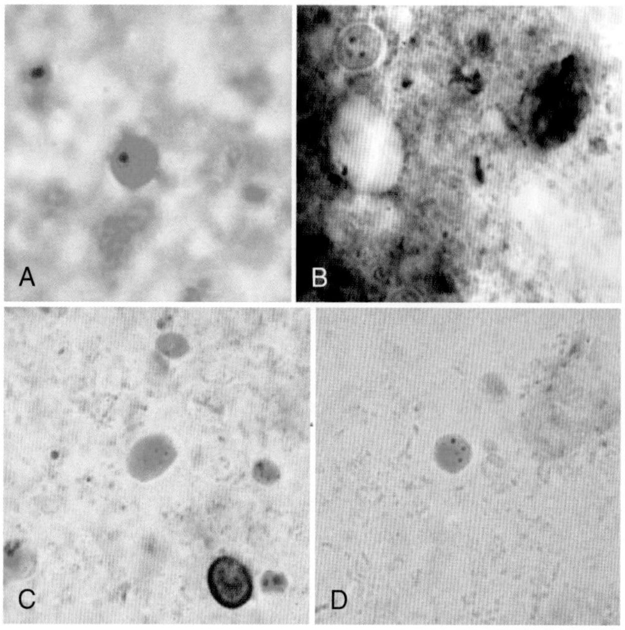

图47.15 （A）微小内蜒阿米巴滋养体。（B）微小内蜒阿米巴包囊，碘染色。（C和D）微小内蜒阿米巴包囊。（来源：B, Courtesy Dr. Henry Travers, Sioux Falls, SD.）

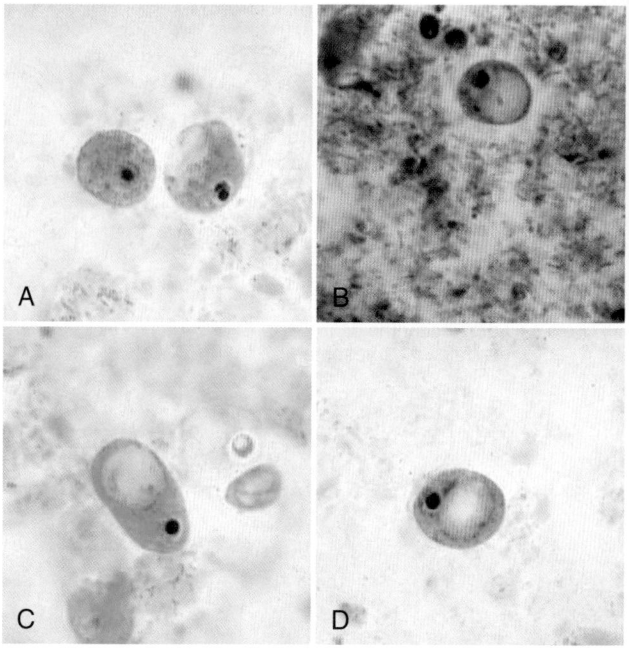

图47.17 （A）布氏嗜碘阿米巴滋养体。（B～D）布氏嗜碘阿米巴包囊。（来源：B, Courtesy Dr. Henry Travers, Sioux Falls, SD.）

终诊断依赖于永久染色涂片检查。

治疗

不建议对布氏嗜碘阿米巴进行特殊治疗。由于这些非致病性阿米巴是通过粪-口途径获得的，因此在一名患者身上可同时存在致病性和非致病性阿米巴。如果阿米巴数量很少，则需要进行仔细的显微镜检查和多次生物体测量，以最终确定诊断。致病性和非致病性阿米巴的结果报告很重要，因为它们的传播方式类似。

预防（非致病性内阿米巴属、内蜒阿米巴属和嗜碘阿米巴属）

预防取决于充分处理人类排泄物和改善个人卫生，这些预防措施适用于大多数肠道原虫。

人芽囊原虫

一般特征

芽囊原虫属（图47.1，表47.6）由许多不同的亚型和亚种组成，它们在形态学上无法区分，其中一些是致病性的，一些是非致病性的。虽然通常与阿米巴属一起被罗列，但芽囊原虫属的分类尚无定论，不同的亚型最终可能被归类为不同的物种。此外，根据SSU rRNA基因分子测序，芽囊原虫属被归于称为**不等鞭毛类**的异质群中。这一类包括褐藻、黏菌类、硅藻和金藻。尽管芽囊原虫在疾病中的真正作用一直存在争议，但它通常被认为是肠道疾病的病原体。目前的建议是报告芽囊原虫属的存在，并在永久染色涂片中定量（即罕见、少量、中等量、大量、满视野），这些信息可能有助于个体化评估患者体内生物体的致病性。

芽囊原虫属由4种主要形式组成。**包囊型**是生活史阶段中最新描述的形式。厚壁包囊被认为是通过粪-口途径进行外部传播的原因，薄壁包囊被认为会引起自身感染。包囊形状各异，但大多为卵圆形或球形。包囊内可含有多个液泡。**中央空泡型**（也称为**空泡型**）是临床粪便样本中最常见的形式。大的中央液泡可以占据大部分细胞体积。**类阿米巴型**罕

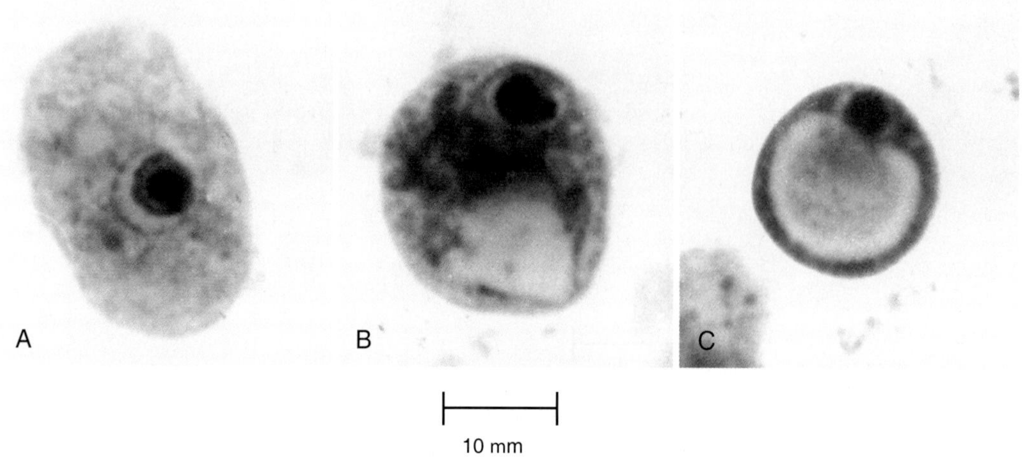

图47.16 （A）布氏嗜碘阿米巴滋养体。（B和C）布氏嗜碘阿米巴包囊。

见，但已在腹泻患者的粪便样本中发现。在芽囊原虫属培养物中可以观察到**颗粒型**，其特征是胞质内或液泡内颗粒。

流行病学

芽囊原虫是粪便中具有感染性的类型通过粪-口途径传播的。这些生物体可经受污染的食物和饮料摄入，也可经接触其他污染物或通过各种性行为偶然摄入粪便中的生物体而获得。与溶组织内阿米巴一样，苍蝇和蟑螂可介导机械传播。人与人之间和动物与人之间的传播可能比想象中更常见。

芽囊原虫是人类和动物常见的肠道寄生虫，在世界范围内均有分布。因地理位置不同，1%～40%的粪便样本中可能检测到这种寄生虫。芽囊原虫可能是肠道中最常见的寄生虫。

致病机制和疾病谱

芽囊原虫属可引起腹泻、痉挛、恶心、发热、呕吐、腹痛和荨麻疹，可能因此需要治疗。芽囊原虫与肠梗阻甚至感染性关节炎之间可能存在相关性。在有其他潜在疾病的患者中，症状可能更明显。这种病原体在送检寄生虫检测的粪便样本中的检出率似乎高于预期。在具有相关症状的患者中，若没有发现其他病原体，芽囊原虫应当被视为可能的病原体。有人认为基因亚型3的蛋白酶可能是一种毒力因子，导致蛋白质降解继而引发疾病。

实验室诊断

常规方法・常规粪便检查在分离和鉴定芽囊原虫方面非常有效，永久染色涂片是首选检查方法，因为湿片检查可能不容易发现生物体。如果新鲜粪便固定前在水中冲洗（浓集法），芽囊原虫（而非包囊）会被破坏，因此可能导致假阴性结果。

抗原检测・已经开发出用于检测芽囊原虫抗原的粪便免疫分析方法，但临床应用很少。目前使用的技术是酶联免疫吸附试验（enzyme-linked immunosorbent assay, ELISA）。

抗体（血清的）检测・ELISA和荧光抗体检测已用于芽囊原虫属感染的血清抗体检测。强烈的抗体检测反应与该生物体引起症状的能力具有相关性。此外，在芽囊原虫症状性感染期间和之后进行血清抗体定量检测可能为这种原虫的致病作用提供免疫学证据，尽管慢性感染可能需要2年或更长时间才能产生血清学应答。

结果报告

与溶组织内阿米巴不同，应对芽囊原虫属进行定量分析并报告相应结果（即罕见、少量、中等或大量）。这可以为临床医生提供其感染是否具有致病性的依据。然而，鉴别生物体的生活史阶段或类型并不重要，因为在临床样本中，最常见的（90%）是空泡型。同样重要的是，在患者接受芽囊原虫属感染治疗之前，应充分排除其他可能的病原体感染。

治疗

尽管临床证据有限，但针对芽囊原虫属的多种药物的体外敏感性研究已经完成。目前，甲硝唑（Flagyl）是最合适的药物。TMP-SMX（甲氧苄啶-磺胺甲噁唑）和双碘喹啉也推荐使用，但治疗成功率不一。已有报道芽囊原虫对甲硝唑耐药。

预防

预防需要改善个人卫生习惯和公共卫生条件，以及需要正确处理粪便。

鞭毛虫

鞭毛虫有专门的运动细胞器，称为鞭毛，它们是长而薄的细胞质延伸，其数量和位置可能因物种而异。不同属的鞭毛虫可寄生在肠道、血液或各种组织中。

肠道中最常见的四种鞭毛虫是：十二指肠贾第鞭毛虫、脆弱双核阿米巴、迈氏唇鞭毛虫和人五毛滴虫（图47.18～图47.25，表47.3和表47.4）。其他几种较小的、非致病性鞭毛虫，如人肠滴虫和肠内滴虫（图47.18）很少见，在肠道中也没有发现。十二指肠贾第鞭毛虫的**吸盘**和**轴丝**、迈氏唇鞭毛虫的**胞口**和**螺旋沟**，以及毛滴虫属的**波状膜**都是有助于鉴别的特征表现（图47.18～图47.25）。

十二指肠贾第鞭毛虫、脆弱双核阿米巴被认为是致病的鞭毛虫。脆弱双核阿米巴与腹泻、恶心、呕吐和其他非特异性肠道症状有关。阴道毛滴虫是致病性的，其存在于泌尿生殖道。口腔毛滴虫偶尔出现在口腔中，可能与口腔卫生不良有关。

十二指肠贾第鞭毛虫

一般特征

十二指肠贾第鞭毛虫是世界范围内最常见的引起肠道感染的鞭毛虫。由于分子技术的发展，十二指肠贾第鞭毛虫是对人类临床样本中分离出的生物体的公认物种命名。然而，确实存在显著的遗传多样性，因此再被细分为亚基因型A和B。亚基因型B仅能从人类样本中分离，而亚基因型A在动物和人类样本中均可分离。除了芽囊原虫属外，十二指肠贾第鞭毛虫可能是美国人群中最常见的原虫。它引起的症状可以是轻度的腹泻、胃肠胀气、腹部隐痛，也可以是急性严重腹泻、**脂肪泻**和典型的吸收不良综合征。在过去几年中，发生了多起记录在案的水源性和食源性疫情暴发。许多动物可以作为十二指肠贾第鞭毛虫的储存宿主。鞭毛虫属根据鞭毛的形状、数量和分布进行区分。

十二指肠贾第鞭毛虫的生活史包括滋养体和包囊。滋养体通过纵向二分裂繁殖，产生两个子滋养体。这种生物体存在于十二指肠的隐窝中。滋养体是在肠道的寄生阶段，通过**腹吸盘**附着在宿主绒毛上皮上。这种附着是真实的，当其从上皮表面分离时，会留下圆盘状的“印痕”。滋养体可以持续附着在黏膜表面，也可以从黏膜表面分离。因为绒毛表面上皮每72 h脱落1次，所以滋养体会因此与上皮分离。十二指肠贾第鞭毛虫的滋养体呈泪滴状，被描述为“有人看着你”（图47.18～图47.20）。

在暴露于胆汁分泌物后，生物体向下移动通过空肠时就会形成包囊。滋养体将鞭毛缩回轴丝，细胞质浓缩，分泌形成包囊壁（图47.18～图47.20）。随着包囊的成熟，内部结构成倍，因此当发生脱囊时，细胞质分裂，产生两个滋养体。脱囊发生在十二指肠或适当的培养基中。

流行病学・十二指肠贾第鞭毛虫是通过摄入活的包囊传播的。尽管受污染的食物或饮料可能是传染源，但与感染

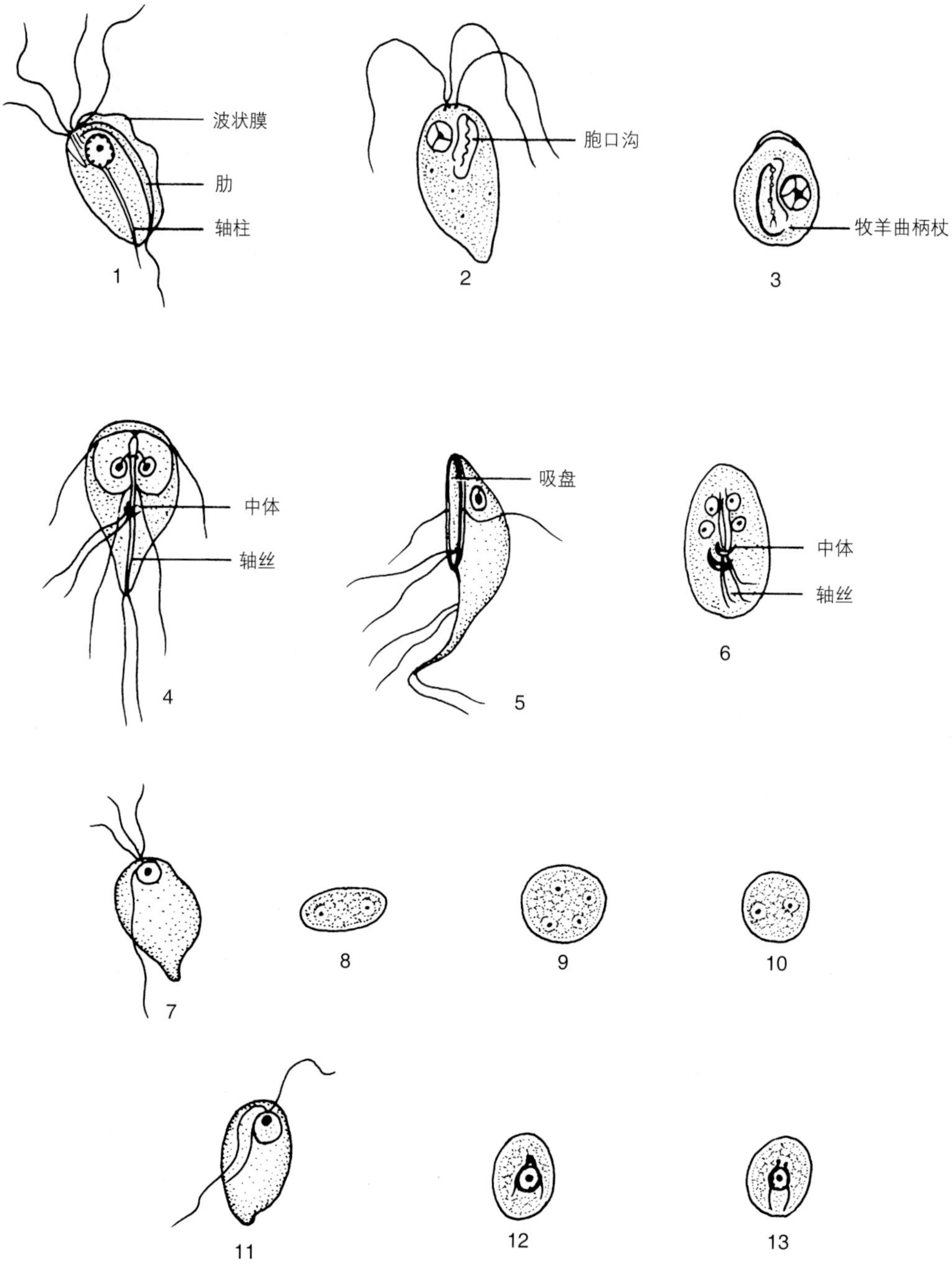

图47.18 （1）人五毛滴虫滋养体。(2) 迈氏唇鞭毛虫滋养体。(3) 迈氏唇鞭毛虫包囊。(4) 十二指肠贾第鞭毛虫滋养体(前视图)。(5) 十二指肠贾第鞭毛虫滋养体(侧视图)。(6) 十二指肠贾第鞭毛虫包囊。(7) 人肠滴虫滋养体。(8～10) 人肠滴虫包囊。(11) 肠内滴虫滋养体。(12～13) 肠内滴虫包囊。(来 源: From Garcia LS, Bruckner DA. *Diagnostic Medical Parasitology*. Washington, DC: ASM Press; 1993. Illustration 5 by Nobuko Kitamura. Illustrations 7-13 modified from Markell EK, Voge M. *Medical Parasitology*. 5th ed. Philadelphia: WB Saunders; 1981.)

者密切接触也可能导致该生物体的传播。这种寄生虫更常见于儿童或群居的个体中。疫情的暴发与卫生条件差或卫生设施故障有关，旅行者和露营者的感染佐证了这一点。有关贾第虫病随季节变化的信息有限。一些数据表明，贾第虫病好发于一年中较冷、较湿的月份，说明这样的环境条件可能有利于包囊的存活。某些职业可能会使从业者面临感染风险，如废水处理和灌溉工人，他们可能会接触感染性包囊。在某些幼儿聚集的情况下，如在幼儿园，儿童和工作人员的暴露率和随后的感染率可能会增加。贾第虫病在免疫缺陷综合征患者中发病率高，尤其好发于低丙种球蛋白血症患者。贾第虫病是这些患者腹泻最常见的原因，可能与轻度至重度绒毛萎缩有关。

致病机制和疾病谱

贾第虫病的潜伏期为12～20天。贾第虫病可能会因感染表现类似于急性病毒性肠炎、细菌性痢疾、细菌或其他食物中毒、急性肠道阿米巴病或“旅行者腹泻”(产毒性大肠埃希菌)而被忽视。然而，腹泻类型加上粪便缺乏血液、黏液和细胞分泌物是贾第虫病的表现。

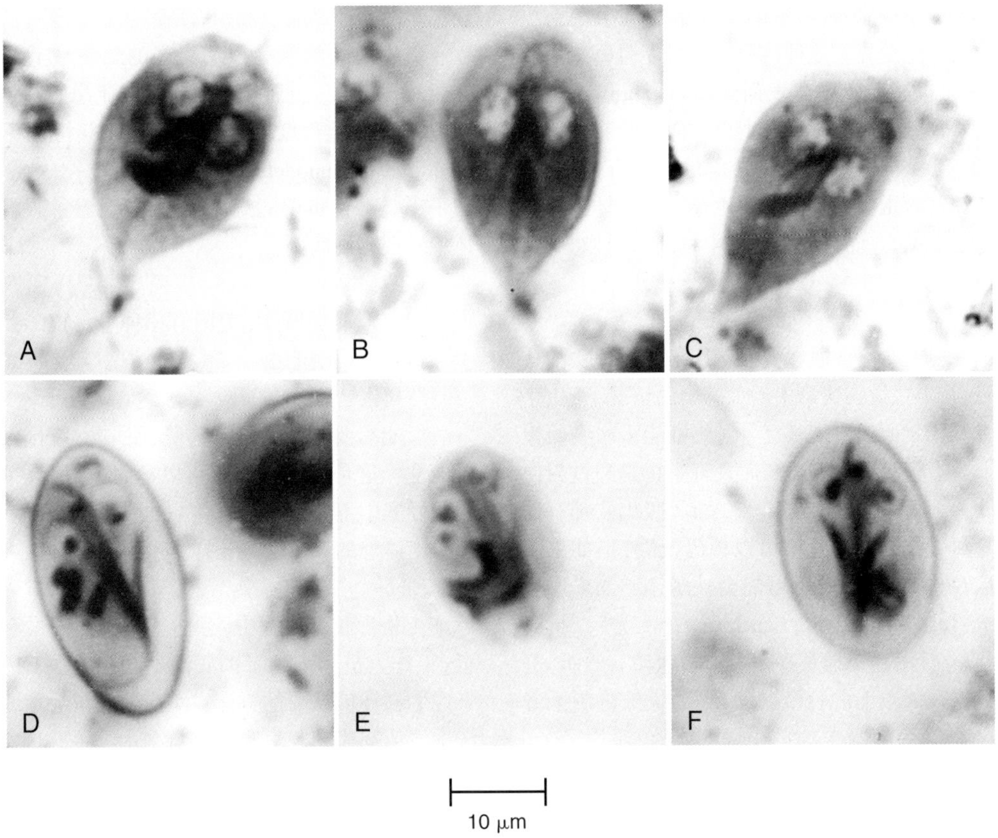

图47.19 （A～C）十二指肠贾第鞭毛虫滋养体。（D～F）十二指肠贾第鞭毛虫包囊。

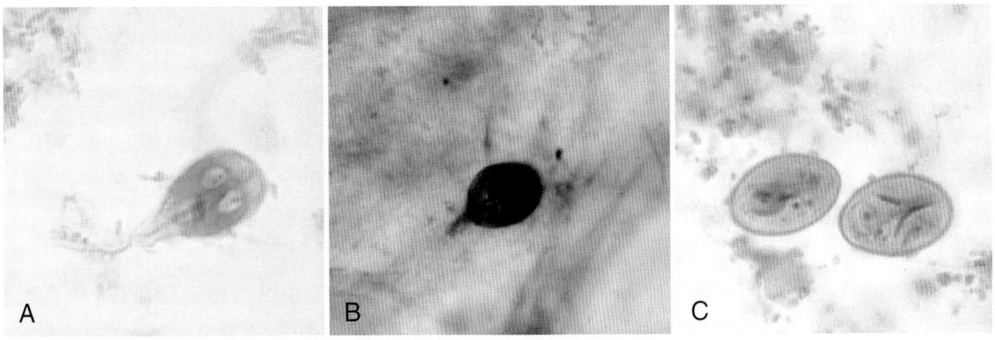

图47.20 （A）十二指肠贾第鞭毛虫滋养体。（B）十二指肠贾第鞭毛虫滋养体，碘染色。（C）十二指肠贾第鞭毛虫包囊。（来源：B, Courtesy Dr. Henry Travers, Sioux Falls, SD.）

无症状感染·虽然十二指肠黏膜隐窝中的寄生虫数量可能非常多，但它们可能不会引起病理状态。这些寄生虫以黏膜分泌物为食，不穿透黏膜。虽然在病理切片中可以看到有些寄生虫存在于肠道黏膜内，但其他寄生虫则附着在上皮表面。

肠道疾病·由于未知原因，有症状的患者可能会出现黏膜刺激症状，表现为黏液分泌增加和脱水。发病时可能伴有恶心、厌食、乏力、低热和寒战，此外还会突然出现暴发性、水样、恶臭的腹泻。其他症状包括上腹部疼痛、胃肠胀气和腹泻，粪便中脂肪和黏液增多，但没有血液。体重减轻通常伴随着上述症状。尽管有人推测，覆盖黏膜层的寄生虫可能会阻碍脂肪吸收，但这并不能完全解释其阻碍肠道其他部位对其他物质的正常吸收。严重的吸收不良与左旋甲状腺素吸收不良有关，导致严重的甲状腺功能减退和继发性胰腺功能损害。在上述两种情况下，甲硝唑治疗可使症状完全缓解。偶尔会累及胆囊，导致胆绞痛和黄疸。在支气管肺泡灌洗液中也可分离到十二指肠贾第鞭毛虫。

慢性疾病·感染的急性期之后通常是亚急性或慢性期。症状包括反复出现一过性稀薄、恶臭的粪便，腹胀和排恶臭肠气的发生率可能增加。在糊状便发作间期，患者可能排便正常或出现便秘。腹部不适包括明显的腹胀和带有臭鸡蛋气味的嗳气。慢性疾病必须与阿米巴病、其他肠道寄生虫引起的疾病（如脆弱双核阿米巴、隐孢子虫属、卡耶塔环孢子球虫、贝氏等孢球虫、粪类圆线虫）、炎症性肠病及肠易激综合征相鉴别。根据上消化道不适、烧心和嗳气等症状，贾第虫病必须与十二指肠溃疡、食管裂孔疝、胆囊和胰腺疾病鉴别。

抗原变异·有证据表明人类感染十二指肠贾第鞭毛虫期间其表面抗原会发生变异。这种抗原变异可能是寄生虫躲避宿主免疫应答的机制。**变异体表面蛋白**（**variant-specific surface proteins, VSP**）是一个覆盖寄生虫表面的具有相关性且独特的蛋白质家族。VSP对肠道蛋白酶的作用有抵抗力，这使寄生虫能够在富含蛋白酶的小肠中生存。滋养体细胞膜表面的抗原变异是常见的，而且似乎变异率越高，慢性感染持续的可能性就越大。

实验室诊断

常规方法·常规粪便检查通常被推荐用于肠道原虫的分离和鉴定。然而，在十二指肠贾第鞭毛虫感染的情况下，由于寄生虫通过吸盘牢固地附着在黏膜上，因此可能多次粪便检查均无法检出十二指肠贾第鞭毛虫。而且寄生虫是通过粪便间歇性排出体外的。肠道胶囊内镜和十二指肠吸出物都有助于分离寄生虫。尽管在粪便湿片中可以检出包囊，但如果不进行永久染色涂片检查，许多感染可能会被漏诊。如果送检黏丝试验（Entero-Test, HDC Corp., San Jose, CA）或十二指肠吸出的黏液，则应直接湿片镜检观察寄生虫的运动。然而，寄生虫运动可能只表现为鞭毛的轻微摆动，因为黏液限制了寄生虫的运动性。确诊后，阳性样本可制成永久染色涂片保存。

抗原检测·检测粪便中贾第虫抗原的粪便免疫分析技术的发展较常规O&P检查极大地提高了寄生虫检测的敏感性。ELISA已用于检测粪便中的贾第虫抗原。单克隆抗体荧光法检测粪便样本十二指肠贾第鞭毛虫也是极其敏感和特异的。其他检测产品以试剂盒的形式提供，使用基于免疫层析法的检测系统检测十二指肠贾第鞭毛虫和（或）隐孢子虫属。任何抗原检测方法除了用于新鲜粪便样本检测外，还应验证其在防腐剂处理的粪便样本中检测的兼容性。使用试剂盒检测内阿米巴属存在一些限制。而用于检测贾第虫和隐孢子虫属的商业化试剂盒可以检测经福尔马林防腐处理的粪便样本、新鲜粪便样本或冰冻粪便样本。许多这样的试剂盒检测方法可在10 min内报告结果，而且在敏感性和特异性方面不劣于其他免疫分析方法。许多方法用于检测疑似贾第虫病患者或可能暴露于暴发流行的患者。

通过检测粪便中病原体抗原或采用单克隆抗体试剂直观显示寄生虫均可明确现症感染。这些检测分析方法作为快速、可靠的免疫诊断手段具有很高的临床价值，这一点在日益增加的贾第虫感染和特殊环境下（如幼儿园）的感染中的作用得到体现。由于寄生虫是周期性排出的，因此使用粪便免疫分析法并不能避免多次粪便样本检查以提高十二指肠贾第鞭毛虫检出的敏感性，至少应进行两次粪便检查。因为第一次样本呈阴性，也可能代表假阴性。

抗体检测·遗憾的是血清学抗体检测广泛用于临床诊断的价值是有限的，因为它们可能表示过去或现在感染。

组织学检查·在十二指肠和近端空肠中可检测到滋养体，而黏膜侵犯通常发生在坏死或机械损伤区域。黏膜可以正常，也可以出现绒毛完全萎缩，当出现绒毛萎缩时，黏膜固有层可以出现大范围的炎性浸润。绒毛损伤的程度似乎与吸收不良的程度有关。显而易见的是与正常对照相比，贾第虫病患者的肠道黏膜表面积有所减少。

免疫缺陷的贾第虫病患者的黏膜绒毛萎缩程度从轻度到重度不等。在低丙种球蛋白血症患者中，贾第虫病似乎会造成更严重程度的绒毛损伤。在获得性免疫缺陷综合征（acquired immunodeficiency syndrome, AIDS）患者中，贾第虫似乎不是一种重要的病原体，尽管已在该人群和男同性恋群体中发现感染病例。

核酸检测

如本章前面所述，美国有三种多重检测技术可用于检测十二指肠贾第鞭毛虫。

结果报告

可能需要检测多达六个粪便样本，以排除贾第虫感染的可能性。这是因为贾第虫可以牢固地附着在肠黏膜上，导致粪便样本中不易检出。寄生虫也可能是间歇或周期性通过粪便排出体外的。阳性粪便样本不需要对寄生虫进行定量。

预防

在儿童保育环境中，预防感染传播的最有效做法是让儿童、工作人员和来访者彻底洗手。在流水下搓手是冲洗掉感染性生物体最重要的方法。不应使用湿毛巾或湿纸巾以及免洗手清洁剂代替肥皂和流动自来水洗手。这些预防措施不仅限于贾第虫病，还包括所有具有潜在传染性的生物体。

由于野生动物和家畜可能是储存宿主，因此个人卫生、改进的卫生措施和饮用水安全是需要重视的。碘被推荐用于饮用水的有效消毒剂。虽然水过滤系统有某些缺点（如堵塞），但还是推荐用于疾病预防的有效措施。

治疗

在大多数情况下，治疗是不必要的，因为感染是自限性的，但是治疗可以缩短病程并且防止疾病传播。可选择的治疗药物包括甲硝唑、硝唑尼特或替硝唑。

迈氏唇鞭毛虫

一般特征

迈氏唇鞭毛虫既有滋养体阶段，也有包囊阶段，与一些较小的鞭毛虫（如人肠滴虫和肠内滴虫）相比，更容易被识别（表47.3和表47.4，图47.18和图47.21）。迈氏唇鞭毛虫滋养体呈梨形，长6～24 μm，宽4～8 μm。它有单个细胞核和1个明显的口沟或靠近细胞核的**胞口**。在直接湿片涂片中，如果没有明显运动便很难观察到鞭毛。在永久染色涂片上可以观察到寄生虫形态，在一些滋养体中可以看到胞口。包囊呈梨形或柠檬形，长6～10 μm，宽4～6 μm（图47.21和图47.22）。它们有单个细胞核和一个典型的弯曲的胞口纤丝，称为**牧羊曲柄杖**。永久染色涂片上可确切的观察到包囊的形态。

流行病学

尽管在温暖的气候中更常见，但迈氏唇鞭毛虫可在世界范围内分布。通过摄入感染性包囊而传播。

致病机制和疾病谱

迈氏唇鞭毛虫被认为是非致病性的，不会引起疾病。

实验室诊断

尽管有时能在湿片涂片中看到包囊，但迈氏唇鞭毛虫的最终诊断有赖于永久染色涂片检查。

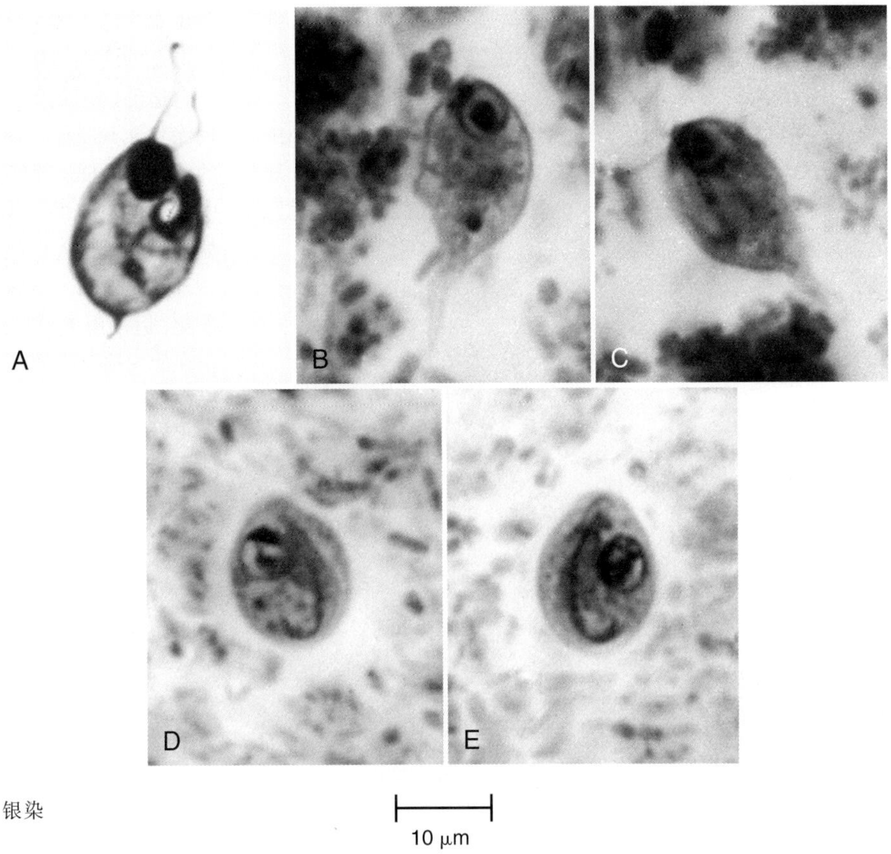

图47.21 (A～C) 迈氏唇鞭毛虫滋养体(A: 银染色)。(D和E) 迈氏唇鞭毛虫包囊。

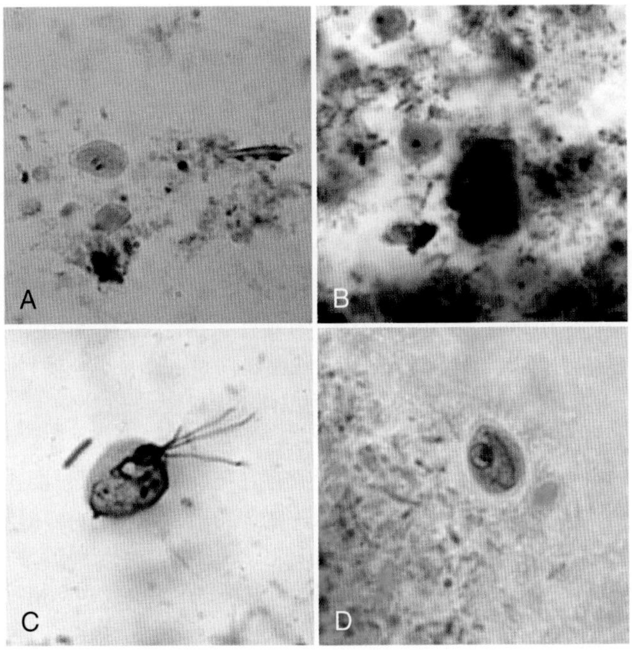

图47.22 (A) 迈氏唇鞭毛虫滋养体(碘染色)。(B) 迈氏唇鞭毛虫包囊(碘染色)。(C) 迈氏唇鞭毛虫滋养体(银染色)。(D) 迈氏唇鞭毛虫包囊。(来源: A和B, Courtesy Dr. Henry Travers, Sioux Falls, SD.)

治疗

不建议对迈氏唇鞭毛虫进行特殊治疗。由于这些非致病性迈氏唇鞭毛虫是通过粪-口途径获得的,因此在一名患者身上可同时存在致病性和非致病性生物体。如果生物体数量很少,则需要进行仔细的显微镜检查和多次生物体测量,以最终确定诊断。致病性和非致病性生物体的结果报告很重要,因为它们的传播方式类似。

预防

预防取决于充分处理人类排泄物和改善个人卫生,这些预防措施适用于大多数肠道原虫。

脆弱双核阿米巴

一般特征

脆弱双核阿米巴在世界范围内分布,调查报告显示发病率为1.4%～19%。据报道,精神病院患者、传教士和美国亚利桑那州原住民的发病率更高。脆弱双核阿米巴在一些儿科患者中很常见,有研究表明20岁以下的患者发病率更高。有人推测脆弱双核阿米巴可能很少被分离和识别,低或无发病率报道可能是由于实验室技术不足和普遍缺乏对该生物体认识所致。

脆弱双核阿米巴滋养体的特征是有一个核(20%～40%)或两个核(60%～80%)。核染色质通常分裂成3～5个颗粒,核膜上通常看不到外周染色质。在某些个体中,核染色质类似于微小内蜒阿米巴、哈氏内阿米巴甚或迈氏唇鞭毛虫,尤其是当生物体在三色或铁-苏木精染色过程中被过度染色时。细胞质通常呈空泡化,可能含有摄入的碎屑和一些大而均匀的颗粒。细胞质也可以看起来均匀、干净,几乎没有内容物。不同生物体的大小和形状差异很大,即使是在同一张涂片上。包囊有明显的细胞壁,包囊周围有一个清晰的区域,包括轴柱、鞭毛轴丝和肋。包囊通常包含两个核,中央有一个大的染色质核仁。存在包囊前期阶段，它是一个紧密的球形结构，约为滋养体大小的一半。在临床样本中很少发现包囊。

流行病学

脆弱双核阿米巴的传播被认为与蠕虫卵（如蛔虫和蛲虫属）有关（图47.23～图47.25）。虽然临床样本中很少发现包囊，但已证实脆弱双核阿米巴具有包囊阶段，表明其通过粪-口途径传播（表47.3和表47.4）。

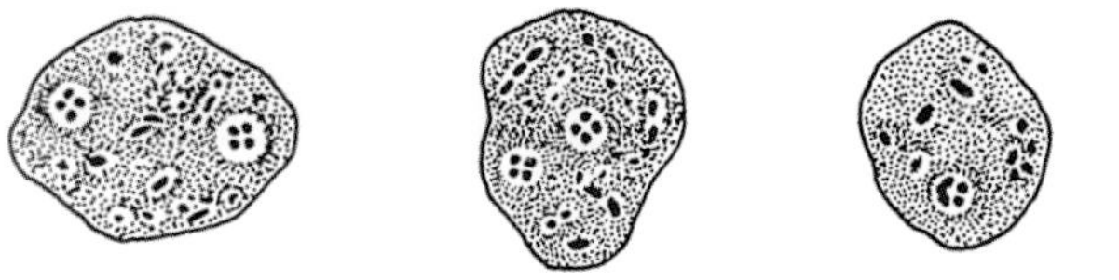

图47.23 脆弱双核阿米巴滋养体。

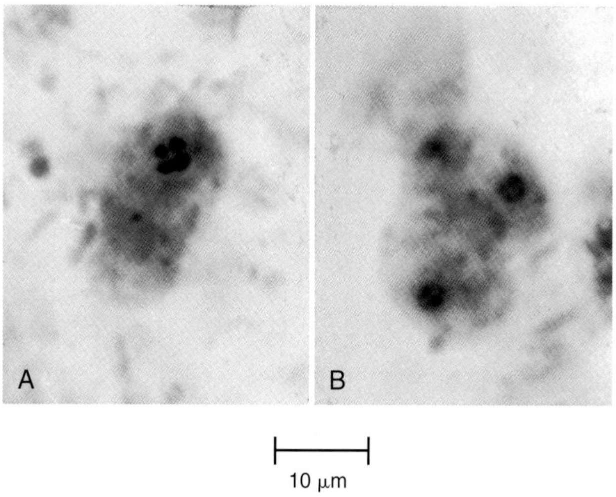

图47.24 （A和B）脆弱双核阿米巴滋养体。

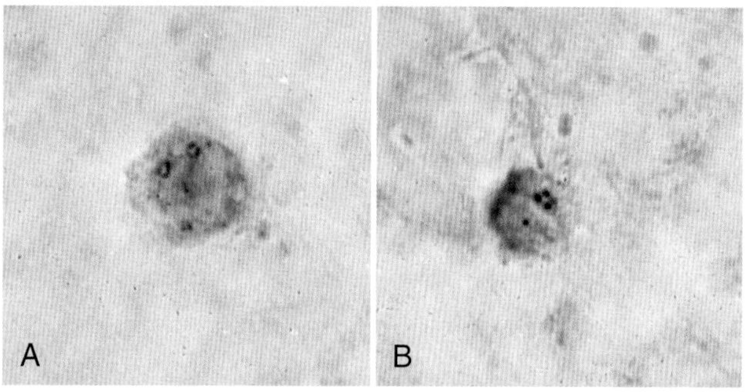

图47.25 （A）脆弱双核阿米巴，双核。（B）脆弱双核阿米巴，单核。

致病机制和疾病谱

脆弱双核阿米巴感染可出现多种症状。儿童感染脆弱双核阿米巴的病例报道表明可出现以下症状，包括间歇性腹泻、腹痛、恶心、厌食、乏力、疲劳、体重增加不良和原因不明的嗜酸性粒细胞增多。感染这种寄生虫的患者最常见的症状是间歇性腹泻和疲劳。在一些患者中，寄生虫和症状可持续存在或再发，直到患者接受适当的治疗。

实验室诊断

常规方法 · 脆弱双核阿米巴感染的诊断取决于适当的样本采集和处理技术（至少3份粪便样本）。尽管据报道，这种寄生虫在滋养体形式下的存活时间为24～48 h，但其保持完整形态的时间有限，粪便样本必须在排便后立即检查或保存在合适的固定剂中。使用油浸物镜（100×）检查粪便永久染色涂片尤其重要。滋养体可以从成形粪便中分离，因此送检的每份粪便样本都需要制备永久染色涂片。在直接湿片涂片中看到的折光的圆形生物体实际上可能是包囊或包囊前期，如果不进行永久染色涂片检查就看不到细胞核结构。

抗原检测 · 虽然用于粪便抗原检测的免疫分析法尚未商业化，但采用多种检测模式的方法已经被开发。一些实验室正在使用检测粪便中病原体脱氧核糖核酸（DNA）的方法。

抗体检测 · 在间接免疫荧光分析中，来自确诊脆弱双核阿米巴患者的血清样本呈现阳性滴度，所有匹配的对照组的阳性滴度范围为20～160。然而这些检测不是常规使用的，试剂也不是商品化的。

治疗

虽然通常不建议对非致病性鞭毛虫感染进行治疗，但在接受四环素治疗的成人中，临床症状有所改善，在接受二碘羟基喹啉、甲硝唑或四环素治疗的儿童中，症状有所缓解。目前的治疗建议包括双碘喹啉、巴龙霉素或四环素。虽然对各种治疗的疗效研究有限，但现有结果仍支持对有症状的患者进行治疗可以改善临床预后。采用双碘喹啉、巴龙霉素或联合疗法治疗脆弱双核阿米巴感染可根除寄生虫并完全缓解症状。

预防

脆弱双核阿米巴经粪-口途径传播。因此经摄入某些蠕虫卵或粪-口途径的传播方式可通过适当的个人卫生和公共卫生措施来预防粪便污染和疾病传播，就像其他肠道寄生虫一样。

人五毛滴虫

除十二指肠贾第鞭毛虫和脆弱双核阿米巴以外，人五毛滴虫可能是最常见的鞭毛虫。人五毛滴虫在世界范围内分布，包括热带和温带地区，其被认为是非致病性和非侵袭性的。目前尚不清楚是否有包囊期（图47.18）。人五毛滴虫滋养体生活在盲肠中，以肠道细菌为食。滋养体长5～15 μm，宽7～10 μm。滋养体呈梨形，有**轴柱**和波状膜，有助于识别该生物体。与阴道毛滴虫（波状膜延伸到虫体一半长度）不同，人五毛滴虫的波状膜延伸到虫体整个长度。

流行病学

由于人五毛滴虫不确定是否存在包囊期，因此其可能通过滋养体形式传播。如果摄入牛奶等物质，这些生物体可以通过胃部和小肠存活下来。人五毛滴虫不能寄生于阴道，阴道是阴道毛滴虫适宜寄生的部位。这种寄生虫的发病率相对较低，但其检出的频率往往高于人肠滴虫或肠内滴虫，这两种小的非致病性鞭毛虫很少见且极难识别（图47.18）。

致病机制和疾病谱

人五毛滴虫被认为是非致病性的，不会引起疾病。

实验室诊断

有时在永久染色涂片上可以看到人五毛滴虫滋养体，但想要确诊很难。然而如果发现该生物体，报告其存在是很重要的。

治疗

不建议对这种非病原体进行特殊治疗。

预防

预防取决于充分处理人类排泄物和改善个人卫生，这些预防措施适用于大多数肠道原虫。

肠内滴虫

肠内滴虫是一种小的椭圆形至细长梨形的滋养体。滋养体有一个不明显的囊瘤，包囊是梨形的。这两个生活史阶段都只有一个细胞核。肠内滴虫通过粪-口途径传播，然而它被认为是非致病性的，因此不需要治疗。

纤毛虫

纤毛虫纲，或称纤毛虫，包括通过**纤毛**或覆盖生物体表面的细胞质的短突起来移动的物种。纤毛虫也有两种不同类型的细胞核，一个**大核**和一个或多个**小核**。其中只有一种感染人类的寄生虫，即结肠小袋纤毛虫，它会感染肠道，并且可能产生严重症状。使用现有的分子技术对这种寄生虫的分类进行了修订，将其归为肠袋虫属、Neobalantidium或Balantides coli，这与文献中似乎存在差异。Pomajbíková等（2013年）完成大量分子生物学分析，结果支持结肠小袋纤毛虫（以前称为肠袋小袋虫）的新分类命名。

结肠小袋纤毛虫

一般特征

结肠小袋纤毛虫的生活史包括滋养体和包囊两个发育阶段（图47.26）。包囊具有感染性。在摄入包囊和脱囊后，滋养体分泌透明质酸酶，这有助于寄生虫侵入结肠组织。

滋养体很大，椭圆形，上面覆有短纤毛。滋养体长50～150 μm，宽40～70 μm。低倍镜下就可以在湿片涂片中看到滋养体。其前端有点尖，有一个胞口（原始开口），相比之下，后端较圆。细胞质中有许多液泡，含有摄入的细菌和碎片。滋养体有两个核：一个非常大的豆状大核和一个较小的圆形小核。该寄生虫寄生于结肠内。由于纤毛的摆动，滋养体做快速旋转运动。当滋养体沿着肠道向远端移行时，就会形成包囊。包囊期无核分裂，因此，只有大核和小核两个核。包囊直径为50～70 μm（表47.5）。

流行病学

结肠小袋纤毛虫主要寄生于猪体内，尤其是在温带地区，以及寄生于热带地区的猴子体内。人类感染主要发生在气候温暖的地区，偶尔发生在较冷的地区，以及个人卫生水平较低的群居个体。

致病机制和疾病谱

有些感染结肠小袋纤毛虫的患者没有症状，而另一些患者表现为严重的痢疾，与阿米巴病患者相似。症状包括腹泻或痢疾、里急后重、恶心、呕吐、厌食和头痛。也有失眠、肌肉无力和体重减轻的报道。腹泻可能持续数周至数月，随后可能发展成痢疾。可能会出现大量液体流失，腹泻表现与霍乱或某些球虫或微孢子虫感染相似。

结肠小袋纤毛虫可以侵入组织。接触后可穿透黏膜，在局部形成溃疡并伴有炎细胞浸润。一些脓肿的形成可能会延伸到肌层。溃疡形状不一，底部附有脓液和坏死碎屑。有报道结肠小袋纤毛虫会从肠道移行到肺部，导致免疫缺陷患者出现肺炎样表现。虽然病例数很少，但也有累及肠外病变（腹膜炎、尿路感染和炎症性阴道炎）的报道。

实验室诊断

常规粪便检查，尤其是新鲜粪便直接湿片涂片和浓集法检查，可以发现寄生虫的存在。在永久染色涂片上识别和鉴定结肠小袋纤毛虫通常很困难。因为它们体积大，着色深，内部形态模糊。结肠小袋纤毛虫因其大小易与蠕虫卵或细胞碎片混淆，尤其是当看不到纤毛时更难分辨。在美国，从样本中分离出结肠小袋纤毛虫是罕见的。但是实验室应该具备能够识别并鉴定结肠小袋纤毛虫的能力。

结果报告

如前所述该寄生虫很少被鉴定，应注意不要将其与污染碎屑混淆。

治疗

四环素是治疗结肠小袋纤毛虫感染的首选药物，尽管它

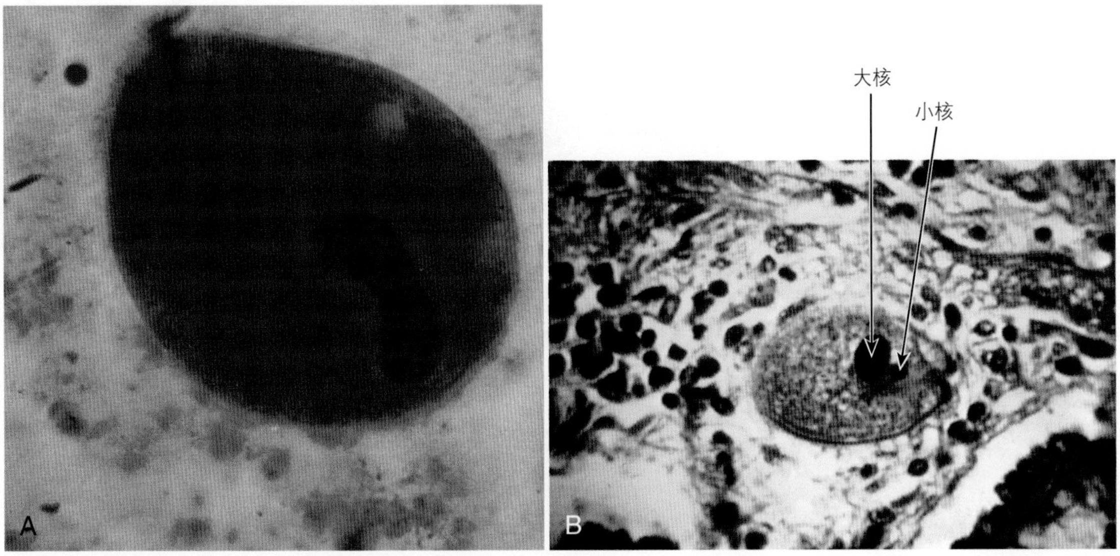

图47.26 （A）结肠小袋纤毛虫滋养体。（B）结肠小袋纤毛虫滋养体。（来源：B, Courtesy Dr. Henry Travers, Sioux Falls, SD.）

被认为是这种感染的诊断性治疗。双碘喹啉或甲硝唑可作为替代治疗。硝唑尼特是一种广谱抗寄生虫药，可作为另一种替代治疗。

预防

在养猪地区，养猪户和屠宰场工人的感染率相当高。人类感染在温带地区相当罕见，然而感染有时可能造成流行，特别是在环境卫生和个人卫生条件差的地区。这种情况在美国的精神病院中随处可见。预防措施包括提高个人卫生和公共卫生条件，因为其是通过摄入感染性包囊污染的食物或水而传播的。

孢子虫（顶复门）

所有顶复门寄生虫都是单细胞的，有一个**顶端复合体**。这些结构可以在电子显微镜（electron microscopy, EM）下观察到，并有助于对各种生物体进行分类。整个生活史发育阶段均在脊椎动物胃肠道内完成的属包括囊孢子虫属、环孢子虫属和隐孢子虫属。能够或需要肠外发育的属称为**囊性球虫**，包括肉孢子虫属和弓形虫属。引起人类疾病的属包括隐孢子虫、环孢子虫、囊孢子虫、肉孢子虫和弓形虫（弓形虫相关内容见第49章）。

隐孢子虫

一般特征

隐孢子虫是主要感染胃、肠道和胆管上皮细胞的细胞内寄生虫。既往被认为感染人类的主要隐孢子虫物种是微小隐孢子虫，现在将其细分为两个物种，分别是微小隐孢子虫（主要感染哺乳动物，包括人类）和人隐孢子虫（主要感染人）（图47.27和图47.28，表47.6）。不能根据卵囊形态鉴别这两个物种。目前，已有20多种隐孢子虫属的寄生虫感染免疫功能正常和免疫功能不全人群的报道。

吞食卵囊可导致隐孢子虫感染（图47.27）。在与胃和十二指肠液接触后，每个**卵囊**释放4个**子孢子**，这些子孢子侵入上皮细胞，并发育成被**纳虫空泡**（细胞内寄生虫周围的内质网层）包围的滋养体。在上皮细胞内，滋养体经历2～3代的无性增殖，称为**裂体增殖**，从而形成不同类型的**裂殖体**，包含4～8个**裂殖子**。裂殖子分化发育进入有性生殖阶段，称为**配子增殖**。新的卵囊在上皮细胞内形成，称为**孢子增殖**。大约20%的卵囊是薄壁的，可能会在宿主的消化道中脱囊，导致新的上皮细胞感染（**自身感染**）。剩下80%的卵囊被排泄到环境中，这些卵囊耐低温、高盐度和大多数消毒剂，并且可以在新的宿主中引发感染。人类的隐孢子虫卵囊直径为4～6 μm。

流行病学

人类可以通过几种传播途径获得隐孢子虫病，如直接接触受感染的人或动物，或食用受污染的水（饮用或娱乐用）或食物。从摄入感染性卵囊到完成生活史发育阶段并排出新卵囊之间的时间间隔通常为4～10 d。隐孢子虫生活史中唯一

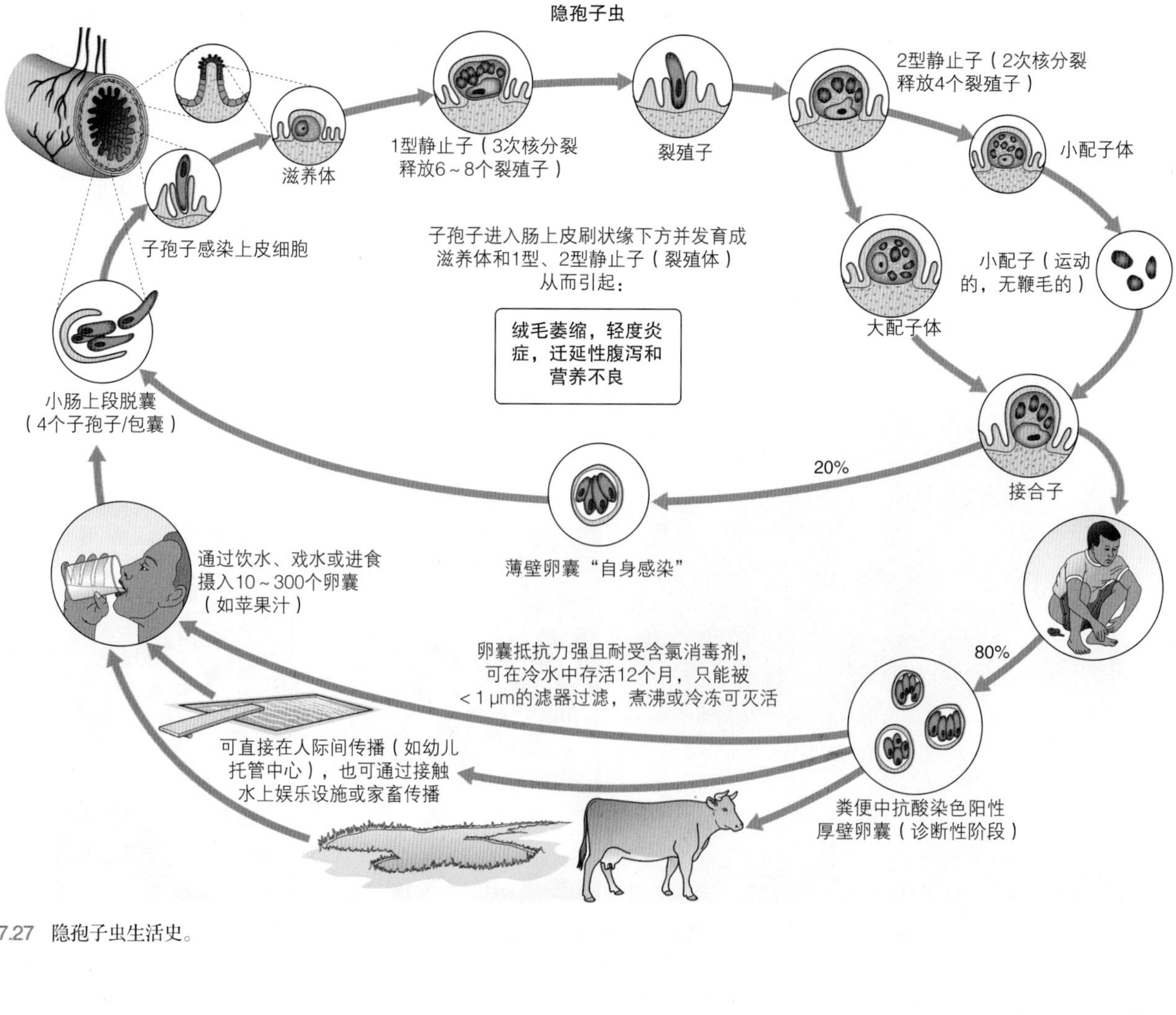

图47.27 隐孢子虫生活史。

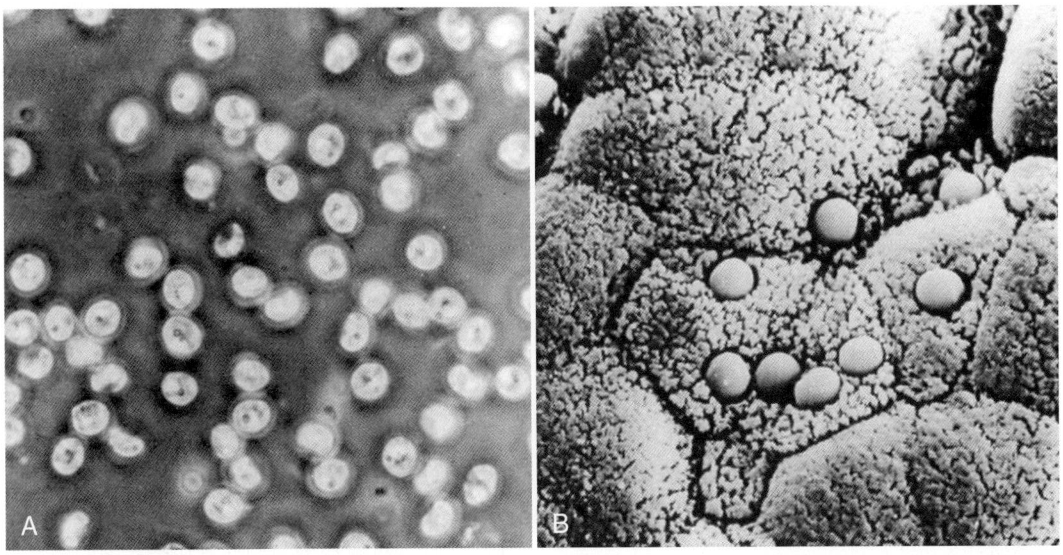

图47.28 隐孢子虫。(A) 蔗糖筛选包装工具上分离到卵囊，直径4～6 μm。(B) 电镜所示上皮细胞刷状缘表面的隐孢子虫。(来源: From Garcia LS, Bruckner DA. *Diagnostic Medical Parasitology*. Washington, DC: ASM Press; 1993.)

的细胞外阶段是卵囊，这是寄生虫处于外界环境的阶段，随宿主粪便排出体外即可感染新的宿主(图47.28)。

隐孢子虫属在世界范围内分布，卵囊在环境中普遍存在。在发展中国家，人类隐孢子虫感染主要发生在5岁以下的儿童，感染和腹泻的发病高峰发生在2岁以下的儿童。在发达国家，儿童隐孢子虫病发生在年龄较大的儿童中，可能是因为卫生条件更好，所以接触污染环境的时间较晚。隐孢子虫病在养老院的老年人中也很常见，在那里会发生人与人之间的传播。在普通人群中，美国和英国的所有年龄组都会发生散发性感染，前往发展中国家旅行以及食用受污染的食物和水可能会导致感染。隐孢子虫病在免疫功能低下的个体中很常见，如AIDS患者或原发性免疫缺陷患者、肿瘤患者和接受免疫抑制治疗的移植患者。

小牛和其他动物可能是人类感染的潜在来源。在农村和城市环境中，与这些动物接触可能是导致人类胃肠炎的未知原因。人际间的直接传播也可能通过直接或间接接触粪便而发生。直接传播也可能发生在涉及口腔和肛门接触的性行为中。用于流行病学调查的*gp60*(糖蛋白)基因的核酸序列分析表明，人类感染微小隐孢子虫不属于人畜共患病。微小隐孢子虫有两种主要的亚型，Ⅱa和Ⅱc。在人类和反刍动物感染中发现了第一种亚型，因此表明可能存在人畜共患病传播。而Ⅱc仅在人类感染中发现，因此仅限于作为人类(**人源型**)病原体。人类不同亚型的感染率因地域而异。在发展中国家的人类感染中发现了Ⅱa和Ⅱc亚型，第三个亚型Ⅱd已经在中东国家的人类感染中被发现。间接传播可能通过在实验室环境中接触阳性样本，或接触污染的物体表面、食物或水而传播。

致病机制和疾病谱

免疫功能正常人群 · 在工业化国家，免疫功能良好的散发性隐孢子虫病患者中最常见的症状是腹泻。临床症状包括恶心、低热、腹部绞痛、厌食，以及每天解5～10次水样泡沫样便，随后可能出现便秘。有些患者可能出现腹泻，而有些患者可能没有症状，尤其是在感染后期。典型水样腹泻患者的粪便主要含有水和黏液。通常情况下，寄生虫会被黏液所包围，因此检测时应对其进行相应的处理。一般来说，免疫功能正常的患者的感染是自限性的，然而免疫功能低下的患者可能表现为慢性感染，并伴有多种症状。感染通常持续9～21 d，20%的感染者需要住院治疗。与微小隐孢子虫感染者相比，感染人隐孢子虫的患者更容易出现关节痛、眼痛、反复头痛、头晕和疲劳。

免疫功能不全人群 · 患有慢性肾衰竭的血液透析患者和肾移植患者感染隐孢子虫后可能会出现慢性、危及生命的腹泻。在感染人类免疫缺陷病毒(human immunodeficiency virus, HIV)的个体中，隐孢子虫病发病率随着CD4+淋巴细胞计数的下降而增加，尤其是低于200个/μL时。在患有隐孢子虫病的AIDS患者中，也可以看到硬化性胆管炎和其他胆管受累的表现。AIDS合并隐孢子虫病常常导致死亡率增加。在这些患者中，隐孢子虫感染并不总是局限于胃肠道，还可出现与肠外感染相关的其他症状(呼吸系统病变、胆囊炎、肝炎和胰腺炎)。虽然AIDS患者胆道机会性感染继发硬化性胆管炎的临床特征众所周知，但隐孢子虫等病原体致病的机制尚不清楚。

实验室诊断

常规方法 · 临床样本中的卵囊如果没有特殊的染色技术很难看到，如改良的抗酸染色法、萋-尼或Kinyoun冷染色法、吉姆萨染色法或新的免疫分析法。当使用改良的抗酸染色法染色时，卵囊在蓝色或绿色背景下呈现鲜红色至紫色。在有些隐孢子虫的卵囊中可以看到4个子孢子，尽管它们在刚排出的新鲜粪便样本中并不总是可见。

抗原检测 · 免疫分析法非常有用，因为它们是检测粪便样本中寄生虫更敏感的方法。一种具有良好特异性和敏感性的直接荧光抗原(fluorescent antigen, FA)检测方法已经

被开发出来，与传统的染色和显微镜检方法相比，其检出率显著提高。其中一些试剂，尤其是用于鉴定贾第虫属包囊和隐孢子虫属卵囊的直接FA组合产品，被广泛用于水质检测和感染暴发时病原体检测（图47.29）。商用直接荧光抗体（direct fluorescent antibody, DFA）试剂盒中的大多数抗体可以与几乎所有种属的隐孢子虫卵囊发生反应，因此无法进行隐孢子虫种属的鉴定。EIA检测也为使用这种方法的实验室提供了一种特异性和敏感性都很高的检测方法，快速型免疫层析试剂盒也是如此。然而，有报道称快速诊断试验的假阳性率很高。重要的是要记住，如果患者是携带者状态或处于感染恢复期，卵囊的数量可能会下降到这些试剂盒的检测阈值以下。除了人隐孢子虫和微小隐孢子虫之外，无法检测其他隐孢子虫可能会造成假阴性结果。快速诊断试验阳性结果应通过附加试验再次确认，阴性结果应谨慎解释，并与患者的临床表现相结合。

核酸检测・分子技术，特别是PCR和PCR相关方法，已被用于检测和鉴别隐孢子虫属，一些PCR检测方法已经商品化。一些基于属特异性的PCR限制性片段长度多态性的基因分型工具已经被开发出来，用于在种属水平上检测和鉴别隐孢子虫。其他基因分型技术主要用于微小隐孢子虫和人隐孢子虫的鉴别，而不能检测和鉴别其他隐孢子虫属或基因型。目前，美国有三种FDA批准的隐孢子虫检测方法：xTAG Gastrointestinal Pathogen Panel, FilmArray System GI Panel（BioFire Diagnostics, Salt Lake City, UT）和BD MAX enteric parasite panel（Becton Dickinson Company, Sparks, MD）。

抗体检测・在美国，饮用未经处理的地表水已被确定为隐孢子虫病的风险因素。生活在以地表水为饮用水的城市居民，其血液中的隐孢子虫抗体水平通常高于生活在以地下水

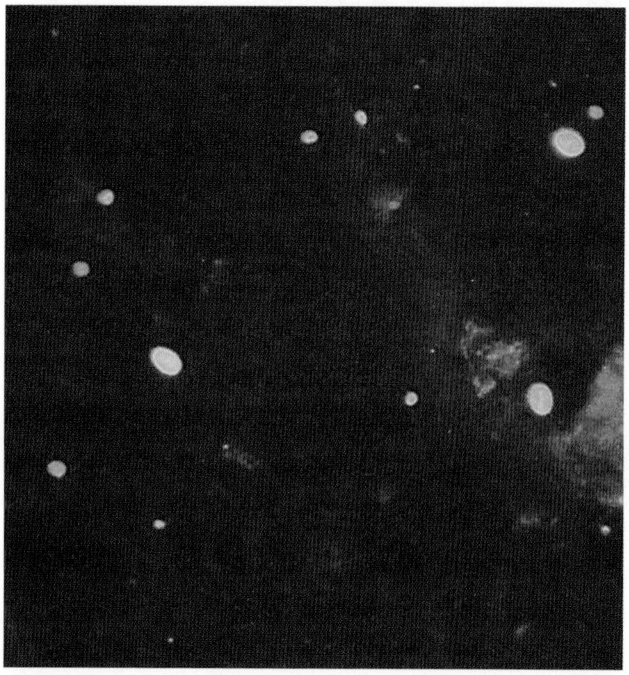

图47.29 单克隆抗体耦连荧光剂染色的隐孢子虫卵囊和贾第虫包囊。（来源：Courtesy Merifluor, Meridian Diagnostics, Cincinnati, OH.）

为饮用水的城市居民。然而，目前还没有常规的抗体检测方法，抗体检测也尚未用于隐孢子虫病的诊断。

组织学检查・在组织切片检查中，隐孢子虫生活史中各个发育阶段的虫体（子孢子、滋养体、裂殖子和卵囊）可以存在于各个部位的肠道，其中空肠是感染最严重的部位。常规HE染色足以检出这种寄生虫。在普通光学显微镜下，这些寄生虫表现为沿着刷状缘排列的小而圆的结构（直径1～3 μm）。它们是细胞内的，但是存在于胞质外的纳虫空泡中。如果没有透射电子显微镜，各个发育阶段则很难鉴别。同样重要的是要记住，在免疫功能严重受损的患者中，隐孢子虫属作为一种播散性感染可以累及身体其他部位，主要是肺部。

结果报告

隐孢子虫病在美国是一种可报告的疾病。报告的病例增加可能意味着感染暴发。患者粪便中检出卵囊应报告为隐孢子虫阳性。抗原检测呈阳性者应报告为隐孢子虫可疑阳性，并进行附加试验再次确认。阳性诊断应提交相应的公共卫生实验室确认。

治疗

当隐孢子虫病引起严重腹泻时，可使用口服或静脉补液和抗胃肠动力药物治疗。硝唑尼特是美国FDA批准的唯一一种治疗免疫功能正常患者隐孢子虫病的药物。这种药物可以缩短临床病程，减少寄生虫数量。然而，硝唑尼特对免疫缺陷患者的隐孢子虫病治疗无效，巴龙霉素和螺旋霉素已用于这些免疫缺陷患者。

在工业化国家，对AIDS患者的隐孢子虫病最有效的预防和治疗措施是高效抗逆转录病毒治疗（highly active antiretroviral therapy, HAART）。感染的根除和预防与患者CD4+淋巴细胞数上升以及HAART中使用的蛋白酶抑制剂的抗寄生虫活性有关。在停止HAART的AIDS患者中，隐孢子虫病复发很常见。

预防

大多数有效浓度下的消毒剂在实验室外并不是切实有效的，而可以显著降低卵囊感染性的高浓度消毒剂非常昂贵或者毒性很大。隐孢子虫卵囊对大多数消毒剂抵抗力强，包括水净化碘片。尽管氯和相关化合物可以显著降低卵囊脱囊或感染的能力，但需要高浓度和长时间的暴露，这使得这种方法并不实用。

卡耶塔环孢子球虫

一般特征

在过去几年中，发生了数次卡耶塔环孢子球虫相关腹泻的暴发。卡耶塔环孢子球虫在世界范围内分布（美国、加勒比、中南美洲、东南亚、东欧、澳大利亚、尼泊尔）。这种寄生虫抗酸染色结果不定，在前往发展中国家旅行的免疫功能正常者、无旅行史的免疫功能正常者和艾滋病患者的粪便均有中发现。

人类是卡耶塔环孢子球虫生活史当中唯一的宿主。未孢子化的卵囊经粪便而排出（图47.30A）。在室温（23～25℃）下，少量卵囊可在10～12 d形成孢子。

在干净的湿片中，环孢子虫呈无折光性的球体，因此很难

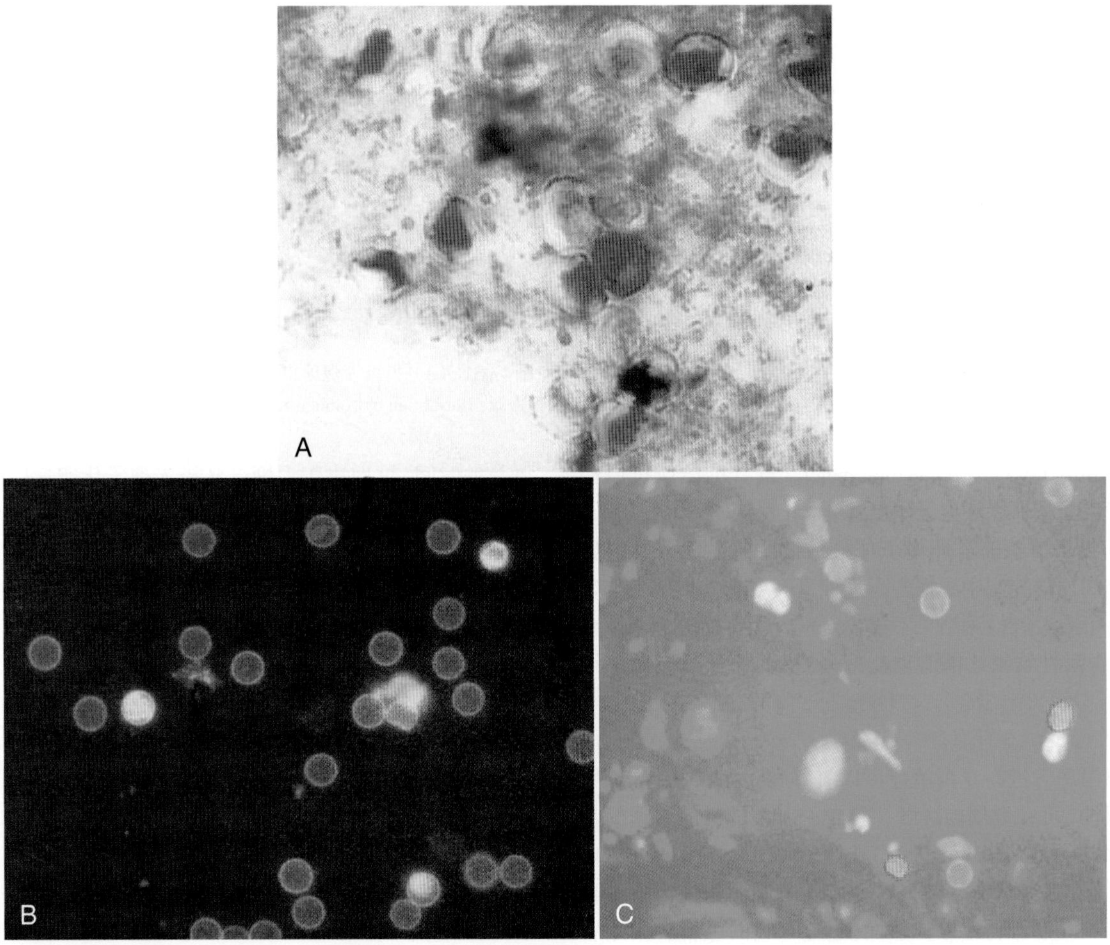

图47.30 (A)改良抗酸染色所示卡耶塔环孢子球虫卵囊。显示着色程度存在差异。卵囊直径8～10 μm，是隐孢子虫属直径的2倍(油镜，1 000×)。(B和C)卡耶塔环孢子球虫卵囊表现为自发荧光(高倍镜，400×)。(来源：A and B, Courtesy Charles R. Sterling, University of Arizona. C, Courtesy E. Long, Centers for Disease Control and Prevention, Atlanta, GA.)

被识别为寄生虫。除非存在大量卵囊，否则很容易被误认为伪影。采用改良抗酸染色法可以显示其抗酸染色结果不定，表现为未着色的透明的起皱的球体(起皱的玻璃纸)。卵囊的大小是隐孢子虫的2倍，直径为8～10 μm。因为卵囊形成孢子需要10 d到2周的时间，所以没有内部结构(子孢子)，这在隐孢子虫中也可以见到。

流行病学

卡耶塔环孢子球虫通过粪-口途径传播，通常与摄入受污染的水果和蔬菜有关。人与人之间是否可以直接传播尚不明确，因为孢子形成需要几天的时间。是否具有储存宿主尚不明确，在某些地区，人类是唯一的宿主。

卡耶塔环孢子球虫是流行于中南美、加勒比、墨西哥、印度尼西亚、亚洲、尼泊尔、非洲、印度、南欧和中东的地方病。在流行地区，接触土壤和水会增加卡耶塔环孢子球虫感染的风险。大多数温带地区的感染与食用受污染的进口水果和蔬菜有关。

致病机制和疾病谱

虽然有些患者没有症状，但也有一些患者报告出现流感样症状，表现为恶心、呕吐、厌食、体重减轻和持续1～3周的暴发性腹泻。潜伏期尚不清楚。感染后出现症状的平均时间为7～8 d，症状持续2～3周。粪便中的卵囊活性可持续7 d到数月不等。本土感染主要局限于热带、亚热带或温带地区，其他地区由于食品污染可引起感染暴发。

在免疫功能不全和免疫功能正常的患者中，卡耶塔环孢子球虫感染可能与胆道疾病有关。在光镜和透射电镜下，患有非钙化性胆囊炎的AIDS患者的胆囊上皮内可以看到发育阶段的卡耶塔环孢子球虫。此外，在活动性胆道疾病患者的胆汁中也可检出卵囊。

实验室诊断

卡耶塔环孢子球虫卵囊常规不使用三色染色法进行粪便样本染色，识别寄生虫需要特殊染色法。卵囊可以用常规方法浓集，特殊染色可以使寄生虫形态更明显。在检查粪便中是否存在球虫时，单一一次粪便样本阴性结果不能排除卡耶塔环孢子球虫的诊断，必须对随后几天收集的3次粪便样本进行复查验证才能排除诊断。

特殊染色 · 经改良抗酸染色后，卵囊呈浅粉色至深红色，有些卵囊含有颗粒或呈气泡状(称为起皱的玻璃纸)。在改良抗酸染色涂片上，要格外关注这种寄生虫，因为在染色的涂片中可以看到隐孢子虫属和其他类似但较大的结构[是隐孢子虫卵囊(8～10 μm)大小的2倍]。实验室需要测量所有抗酸卵囊，尤其是如果它们比隐孢子虫属要大一些时。番红染色技术染色的卡耶塔环孢子球虫卵囊呈橙色或粉橙色。加热和其他处理方法可以增加卵囊的染色着色率。在紫外（ultraviolet, UV）荧光下，卵囊会发出绿色（450～490 DM激发滤光片）或蓝色（365 DM激发滤光片）荧光（图47.30B和图47.30C）。在粪便样本浓集（福尔马林-乙酸乙酯）期间，强烈建议以500 × g离心10 min。然后可对浓缩沉积物进行染色，以提高显微镜检查的敏感性。

核酸检测和血清学检查· 研究实验室开发了几种基于核酸的检测方法，可以检测多种生物体特异性基因，包括18S rRNA、28S rRNA和细胞色素氧化酶1序列。商品化的复合检测试剂盒也可用于检测卡耶塔环孢子球虫，包括之前提及的BioFire FilmArray Gastrointestinal panel。没有抗体或抗原检测可用于诊断卡耶塔环孢子球虫感染。

结果报告· 卡耶塔环孢子球虫感染可向当地公共卫生部门和疾病预防控制中心报告。这种寄生虫与人类感染暴发和食物污染有关。检测结果不需要定量。如果检测为阴性结果，在报告阴性结果之前需重复检测3份粪便样本以验证结果准确性。

治疗

对腹泻患者进行止泻治疗可以缓解腹泻症状，这种感染具有自限性，可在数周内缓解。TMP-SMX是目前首选的治疗药物，每天口服2次，疗程为7 d。治疗后2～3 d即可出现寄生虫消除、腹泻减少及腹痛减轻。AIDS患者可能需要更高药物剂量和长期维持治疗。然而，超过40%的患者在治疗后1～3个月症状复发。对磺胺类药物过敏的患者使用环丙沙星治疗有效。

预防

流行地区的个人在园艺活动时应戴手套，以防止接触到卡耶塔环孢子球虫的卵囊。彻底清洗农产品可能有助于去除卵囊。与卡耶塔环孢子球虫传播有关的大多数农产品都是生吃的，因此烹饪不能作为一种有效的预防手段。

贝氏等孢球虫

一般特征

贝氏等孢球虫呈世界性分布，但西半球的某些热带地区呈地方性感染。这种寄生虫可以感染成人和儿童，肠道受累和症状通常是短暂的，除非患者免疫功能不全。贝氏等孢球虫也与旅行者腹泻有关。但是与隐孢子虫属和卡耶塔环孢子球虫不同的是尚未报告大规模暴发（表47.6）。

贝氏等孢球虫卵囊通过粪便传播。它们呈长椭圆形，长20～33 μm，宽10～19 μm。通常卵囊包含一个未成熟**产孢体**，但有时可能存在两个。卵囊排出体外后会继续发育，发育成两个成熟的**孢子囊**，每个孢子囊含有4个子孢子，可以从粪便样本中分离到子孢子。孢子化卵囊是感染阶段，感染宿主后在小肠脱囊，释放子孢子，子孢子穿透黏膜细胞并开始新的生活史发育周期。

流行病学

贝氏等孢球虫未经孢子化或部分孢子化的卵囊经粪便排出（图47.31）。卵囊在72 h内完成孢子形成，有时可能需要更长的时间，这取决于温度。从摄入孢子化卵囊后到非孢子化卵囊出现在粪便中所需的时间为9～17 d。排卵是不确定的，取决于受感染个体的免疫状态。免疫功能正常的患者在30～50 d可以发现卵囊，而在免疫功能不全的患者中卵囊可以持续脱落6个月或更长时间。如果表现为慢性感染，卵囊可以持续脱落数月到数年。在一个特殊病例中，一名免疫功能正常患者的症状持续长达26年之久，并且在超过10年的时间里其粪便中均有卵囊排出。

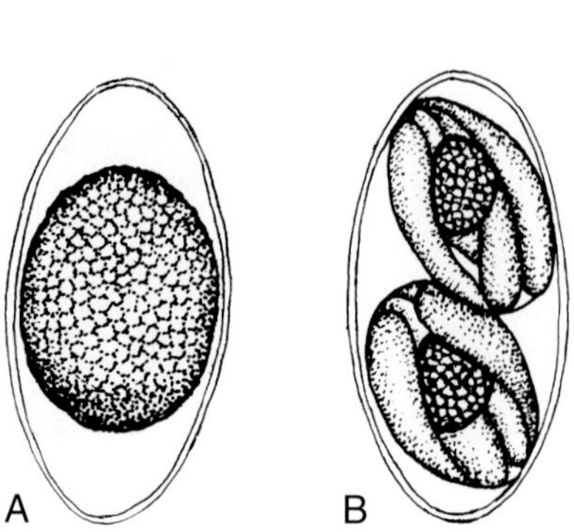

图47.31 （A）贝氏等孢球虫未成熟卵囊。（B）贝氏等孢球虫成熟卵囊。（来源：Illustration by Nobuko Kitamura.）

贝氏等孢球虫被认为是唯一一种感染人类的等孢球虫，而且没有其他储存宿主。贝氏等孢球虫的子孢子可以在淋巴结、肝脏或脾脏中作为一个单独的寄生虫包囊休眠。这些单个组织包囊的存在表明在该寄生虫的生活史中可能存在未知的传播（趋中间）宿主。通过摄入被成熟、孢子化卵囊污染的水或食物以及可能通过摄入未知转续宿主的组织而传播。通过直接口腔与肛门或会阴接触的性行为也可以传播，但是这种传播方式可能不太常见。卵囊对环境条件有很强的抵抗力，在低温潮湿环境中可以存活数月，卵囊通常在随粪便排出后48 h内成熟，然后具备传染性。

致病机制和疾病谱

症状包括腹泻（最常见）、体重减轻、腹部绞痛和发热。粪便（通常每天6～10次）呈水样至柔软、泡沫状且气味难闻，表明存在吸收不良。许多患者有嗜酸性粒细胞增多症，疾病复发很常见，且在婴幼儿中疾病表现更为严重。

免疫抑制患者，尤其是AIDS患者，经常出现大量腹泻伴乏力、厌食和体重减轻。病理活检可见异常黏膜组织，绒毛短，隐窝大，固有层嗜酸性粒细胞、中性粒细胞和圆细胞浸润。当AIDS患者出现腹泻时，如果其有拉丁美洲旅居史，是美国出生的西班牙裔，是年轻的成年人或是没有使用TMP-SMX预防性治疗肺孢子虫感染的患者，均应考虑贝氏等孢球虫感染可能。建议前往拉丁美洲和其他发展中国家的AIDS患者注意预防水源性和食源性的贝氏等孢球虫传播，并应考虑进行化学预防治疗。

已有免疫功能不全患者肠外感染的报道。组织活检镜下在小肠和大肠的淋巴结和肠壁、肠系膜和纵隔淋巴结、淋巴管、肝脏和脾脏中可以发现与贝氏等孢球虫相关的病理改变。也有胆囊上皮和子宫内膜上皮贝氏等孢球虫感染的报道，胆汁样本中也可以检出卵囊。

实验室诊断

建议新鲜粪便样本进行直接湿片涂片或浓集法而不是永久性染色涂片检查。卵囊非常苍白透明，因此很容易被忽视。应降低显微镜的光照水平，有时可能需要通过染色增加对比度，以便更好地观察。在永久染色涂片上，寄生虫可能因着色过深而看起来像蠕虫卵或伪影。

有时可能出现活检样本呈阳性但粪便中无法检出卵囊的情况，可能与寄生虫数量少有关。卵囊是抗酸的，也可以用金胺罗丹明染色法检查。使用金胺罗丹明染色初步确定的寄生虫，应通过湿片涂片检查或抗酸染色进行确认，尤其是当粪便中含有其他细胞或多余的伪影物质（粪便黏稠度正常）。

核酸检测

目前，还没有可用于贝氏等孢球虫检测的商业化核酸检测方法。已经开发了PCR检测方法来检测粪便样本中的寄生虫。

组织学检查 · 在十二指肠、空肠、偶尔回肠的组织活检样本中可以检出贝氏等孢球虫发育阶段的寄生虫。肠道内发育发生在上皮细胞中，偶尔会从固有层或黏膜下层检出发育阶段的寄生虫。有报道称免疫功能不全患者可发生肠外感染。这种寄生虫在各种组织中可以包囊的形式进入休眠状态，包括肠道、肠系膜淋巴结、肝脏和脾脏，这些包囊被称为**单生性组织包囊**。在组织学切片中，这些包囊壁厚，大小为（12～22）μm×（8～10）μm，每个包囊包含一个休眠的子孢子或裂殖子，大小为（8～10）μm×5 μm。随着免疫功能下降，这些包囊可重新激活导致患者感染再发。

结果报告

通常在人类粪便样本中很容易识别出贝氏等孢球虫。结果不需要定量。如果检测为阴性结果，在报告阴性结果之前需重复检测3份粪便样本以验证结果准确性。

治疗

治疗贝氏等孢球虫感染的首选药物是TMP-SMX，每天口服2～4次，疗程为10～14 d。治疗后寄生虫被清除，腹泻缓解，腹痛可在数天内减轻。对过敏或不能耐受磺胺类药物的患者没有标准化治疗。乙胺嘧啶已被用作一种有效的替代治疗。

预防

本病通过感染性卵囊传播，因此预防措施包括改进个人卫生措施和公共卫生条件，以消除污染食物、水和环境表面造成的粪-口传播。

肉孢子虫

一般特征

肉孢子虫属中研究较多的是人肉孢子虫和猪人肉孢子虫。人类是这两种寄生虫的最终宿主，中间宿主是牛（人肉孢子虫）或猪（猪人肉孢子虫）。当人类摄入上述感染动物的生肉时，寄生虫可在肠道细胞中发生**配子生殖**（分裂导致孢子虫配子的产生），最终会随粪便排出孢子囊。

肉孢子虫属生活史阶段中有两个宿主。中间宿主（食草动物和杂食动物）通过摄入最终宿主（食肉动物和杂食动物）粪便中排出的孢子囊而感染。最终宿主通过摄入中间宿主肌肉组织中的成熟包囊而感染。在一些中间宿主中，如牛和羊，所有成年动物都可能被感染。人肠外肉孢子虫病很少见，其发病率比肠道感染低很多。摄入含有成熟孢子囊的肉的人成为最终宿主。免疫功能不全的宿主出现发热、严重腹泻、腹痛和体重减轻，但是出现这些症状的患者数量非常少。

粪便中的孢子囊呈宽椭圆形，末端略呈锥形。孢子囊长9～16 μm，含有4个成熟的子孢子和**残留体**（表47.6）。一般来说卵囊包含2个孢子囊（类似于贝氏等孢球虫）。在肉孢子虫感染中，孢子囊从卵囊中释放出来，通常是单独存在的。这些孢子囊往往比含有4个子孢子的隐孢子虫卵囊大。卵囊在粪便中排出时已完全形成孢子。

致病机制和疾病谱

当人类（中间宿主）摄入来自其他动物粪便来源的卵囊时，在人类肌肉中发育成**孢子囊**，长度为7～16 μm，几乎不会引起或仅引起轻微的影响。寄生虫不会在肌肉组织中引起炎症反应，也没有发现致病性的证据。患者症状与孢子囊崩解和**囊内缓殖子**死亡有关。肿痛的肌肉直径可达1～3 cm，与其上覆皮肤的红斑有关。这些症状周期性发生，每次持续2 d到2周。症状还包括发热、弥漫性肌痛、肌肉压痛、乏力、嗜酸性粒细胞增多和支气管痉挛。在人类中发现了不同类型的骨骼肌和心肌的肉孢子囊。这种类型的感染不需要特殊治疗。皮质类固醇可以减少过敏性炎症反应。

如果摄入受感染的肉类，人类感染主要表现为肠道疾病，如果摄入孢子囊，则表现为肌肉疾病。肠道疾病发生在食用受感染肉类后数小时内，其表现为恶心、腹痛和腹泻。然而，在上述两种情况下，患者都可能被感染但无相关症状。

实验室诊断

肠道疾病的推定诊断基于患者的症状，尤其是有明确生肉或烹调不熟的肉类摄入史。确诊依赖于人类粪便样本中检出孢子囊，孢子囊一般在摄入牛肉或猪肉11～18 d后通过粪便排出。两种肉孢子虫属的孢子囊很难区分。

对于有热带地区旅行或居住史的患者，肌肉活检适用于疑似症状性肌肉内感染者。活检样本中的肉孢子囊可以在光镜下HE染色组织切片上观察到。人类感染的大多数肉孢子囊都存在于骨骼肌和心肌中，有时喉、咽和食管上部的肌肉也会受累。

核酸检测

目前还没有检测人类肉孢子虫的分子生物学方法。实验室可使用PCR技术检测人类粪便和肌肉活检组织中的肉孢子虫属DNA。

结果报告

临床分离出肉孢子虫属非常罕见。根据孢子囊的形态特征无法区分人肉孢子虫和猪人肉孢子虫这两个物种。建议疑似诊断由参考实验室再次确认，并将其发布于患者的最终报告中。

治疗

目前尚无已知的可用于肠道感染、肌炎、血管炎或其他由人类肉孢子虫引起的相关病变的治疗或预防方法。严重腹泻患者需要支持性治疗。目前还不清楚免疫抑制剂是否能有效减轻血管炎或肌炎的炎症反应。如果没有更明确的研究结果，就无法作出治疗方案的推荐。

预防

将肉类烹调至内部温度高于67℃可杀死肉中的刚地弓形虫组织包囊，这种温度也可以杀死肉中的肉孢子虫组织包囊。防止牛、水牛和猪摄入人类粪便中的感染性卵囊也可以防止动物感染。大多数人类肌肉肉孢子虫感染病例都发生在远东地区。当人类是中间宿主时，预防措施包括谨慎处理可能含有感染性孢子囊的动物粪便。这在荒野地区可能是不可能的，那里的野生动物可能是许多肉孢子虫属的储存宿主。

微孢子虫

微孢子虫是专性细胞内寄生且能形成孢子的原虫。已鉴定出200多个微孢子虫属和1 500多个微孢子虫种。其中9个属（安卡尼亚孢虫属、脑炎微孢子虫属、内网微孢子虫属、肠上皮细胞微孢子虫属、微粒子虫属、多孢微孢子虫属、条纹微孢子虫属、管孢虫属和气管普微孢子虫属）和未分类的微孢子虫（微孢子虫属）已被确认可以引起人类感染。

虽然微孢子虫是真正的真核生物，但它们也具有某些原核生物的分子和细胞学特征。微孢子虫是由真菌进化而来的。与真菌具有的共同特征包括几丁质和海藻糖的存在、细胞周期的相似性及某些基因组成。微孢子虫被认为是高度衍生的真菌，经历了基因和功能的丢失，因此形成了已知最小的真核生物基因组之一。然而，微孢子虫的生活史是独特的，不同于任何真菌物种。在这一点上，临床诊断的问题和责任往往仍由寄生虫学家承担。

一般特征

人类微孢子虫感染在世界范围内均有报道。孢子是唯一能够在宿主细胞外存活的生活史阶段，也是微孢子虫的感染阶段（图47.32和表47.7）。通过摄入或吸入感染性孢子而发生感染，感染性**孢原质**（孢子原生质）通过**极管**进入宿主细胞（图47.33）。微孢子虫在宿主细胞细胞质中广泛繁殖，生活史是不断重复分裂的过程，分裂方式包括二分裂（卵块发育）或多分裂（裂体增殖）和孢子形成（孢子增殖）。卵块发育和孢子增殖可以同时发生在同一个细胞中。在孢子增殖过程中，形成厚的孢子壁，为孢子提供环境保护。

微孢子虫的孢子直径为0.7～4 μm。成熟孢子包含一个管状挤压结构（极管或小管），用于将感染性孢子内容物（孢原质）注入宿主细胞。

流行病学

疾病可通过人与人接触和动物与人接触的途径传播。许多与储存宿主和疑似先天性感染的相关问题仍然没有答案。原发性感染通过吸入或摄入环境来源的孢子或人畜共患病方式而传播。已证实在三级污水、地表水和地下水中存在肠脑炎微孢子虫，在地表水中存在比氏肠微孢子虫，在三级污水中存在角膜条纹微孢子虫。摄入或吸入对环境因素高度抵抗的孢子可能是常见的传播途径。直接接触受污染的水或包括人类在内的其他感染动物也可能是一种传播途径。

比氏肠微孢子虫是一种肠道病原体，可引起潜伏感染。孢子被释放到肠腔并随粪便而排出（图47.34）。这些孢子对环境因素具有抵抗力，可被其他宿主摄入。人类通过人畜共患病方式感染微孢子虫尚未得到证实。

致病机制和疾病谱

早在20世纪20年代，微孢子虫就被认为是引起动物疾病的病原体，但直到20世纪80年代中期AIDS大流行开始，微孢子虫才被认为是人类疾病的病原体。

比氏肠微孢子虫

据报道，不少比氏肠微孢子虫感染病例发生在AIDS患者中。慢性难治性腹泻、发热、不适和体重减轻是比氏肠微孢子虫感染的症状，这些症状与隐孢子虫病或等孢子虫病的症状相似。这些患者通常每天有4～8次水样、非血性粪便，并伴有恶心和厌食。也可能出现脱水、D-木糖和脂肪吸收不良。这些患者往往具有严重免疫缺陷，CD4+细胞计数通常低于200/mm^3，有时低于100/mm^3。曾有比氏肠微孢子虫和肠脑炎微孢子虫合并感染的报道。比氏肠微孢子虫感染与AIDS相关硬化性胆管炎有关。然而，在上皮以外组织中发现比氏肠微孢子虫并不一定代表将来会发展为系统性感染。

除粪便样本外，在痰和支气管肺泡灌洗液中也发现了比氏肠微孢子虫。其可以在呼吸道定植，因此临床呼吸道样本可能发现孢子的存在。在HIV感染者中，比氏肠上皮微孢子虫可引起多器官微孢子虫病，在粪便、十二指肠活检样本、鼻分泌物和痰中可检出比氏肠微孢子虫。

免疫功能正常者感染比氏肠微孢子虫后症状呈自限性，腹泻症状可在2周内缓解。比氏肠微孢子虫感染引发散发性腹泻的概率比想象中要高，而免疫系统可在控制这种肠道感染中发挥作用。比氏肠微孢子虫可以引起无症状感染的形式持续存在于免疫功能正常的宿主体内。

脑炎微孢子虫属

已从人类感染者中分离出兔脑炎微孢子虫和海伦脑炎微孢子虫。在AIDS患者、器官移植受者和其他免疫功能不全患者中可引发的感染包括角膜结膜炎、眼内感染、鼻窦炎、细支气管炎、肺炎、肾炎、输尿管炎、膀胱炎、前列腺炎、尿道炎、肝炎、硬化性胆管炎、腹膜炎、腹泻和脑炎。临床表现可能有所不同，从无症状携带者状态到出现器官衰竭。

肠脑炎微孢子虫

肠脑炎微孢子虫主要感染小肠肠上皮细胞，但感染并不局限于上皮细胞。肠脑炎微孢子虫也存在于固有层巨噬细胞、成纤维细胞和内皮细胞中。感染可通过巨噬细胞播散到肾脏、下呼吸道和胆道。幸运的是，不像比氏肠微孢子虫引起的感染，肠脑炎微孢子虫感染对阿苯达唑治疗有反应。

其他微孢子虫

已从患有角膜结膜炎、严重角膜炎或角膜溃疡的免疫功能正常者中分离出不同的微孢子虫种类。此外，也有在免疫功能正常的隐形眼镜佩戴者中引发角膜结膜炎的报道。

在免疫功能不全的患者中，具褶微孢子虫属、罗纳菲具褶微孢子虫、人毛滴虫、水泡安卡尼亚孢虫和按蚊微孢子虫感染可引起肌炎。已在大脑、心脏、肾脏、胰腺、甲状腺、肝脏、脾脏、淋巴组织和骨髓组织中分离出嗜人气管普微孢子虫。也有关于康氏安卡尼亚孢虫引起的播散性感染的报道。

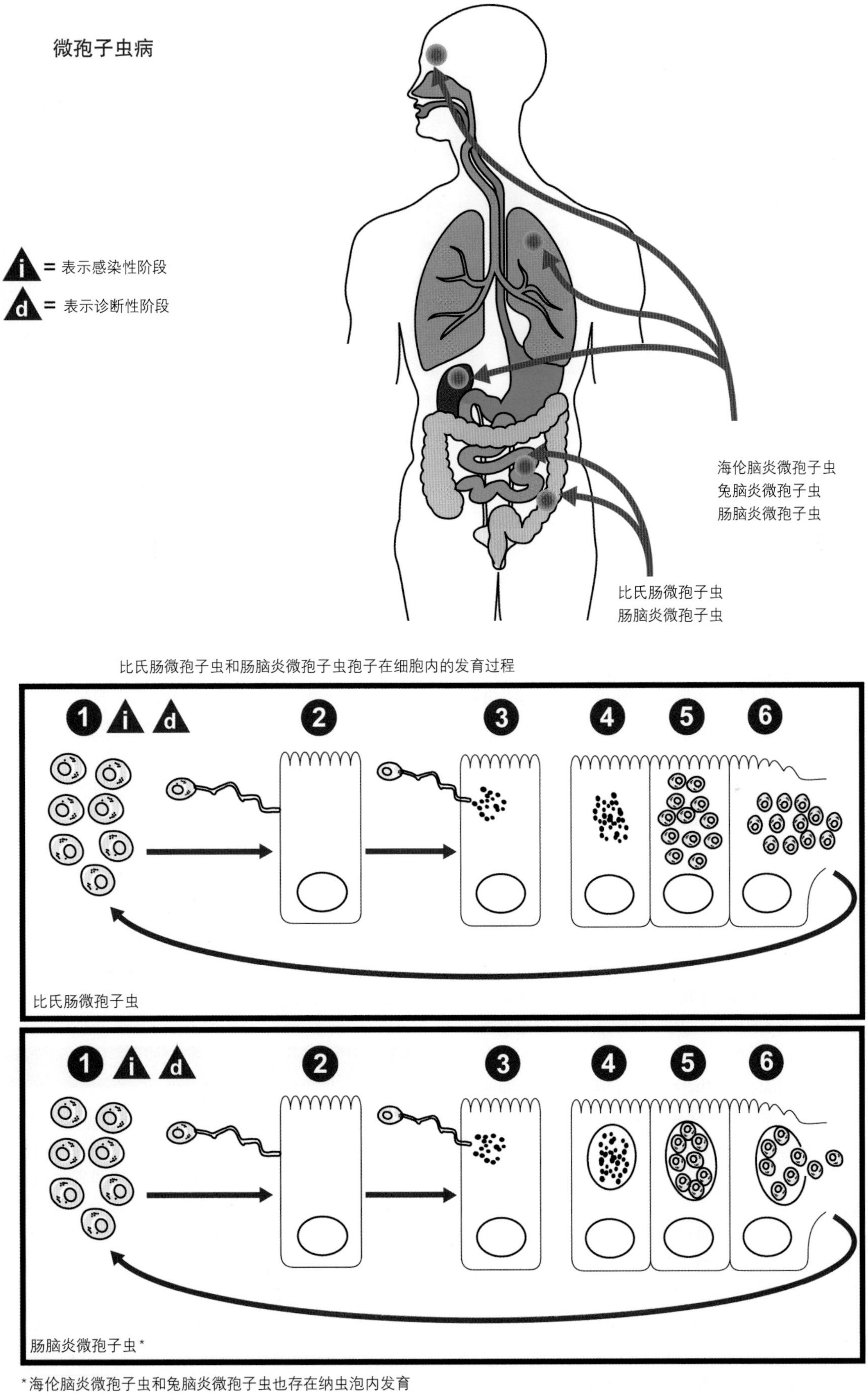

图47.32 引起微孢子虫病腹泻的不同种类微孢子虫生活。(来源：Courtesy of the Division of Parasitic Diseases/ Centers for Disease Control and Prevention.)

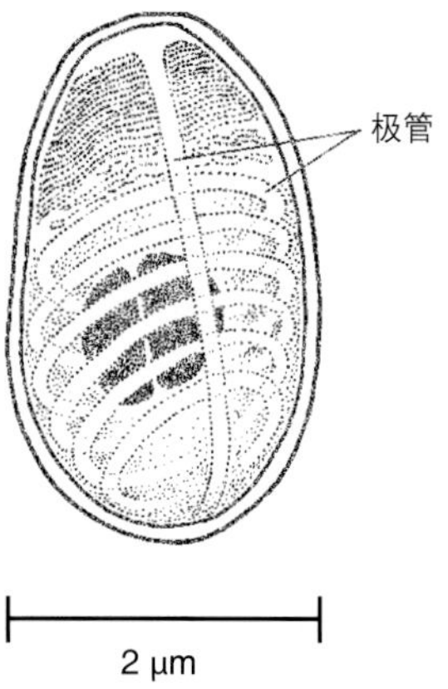

图47.33 微孢子虫孢子极管示意图。

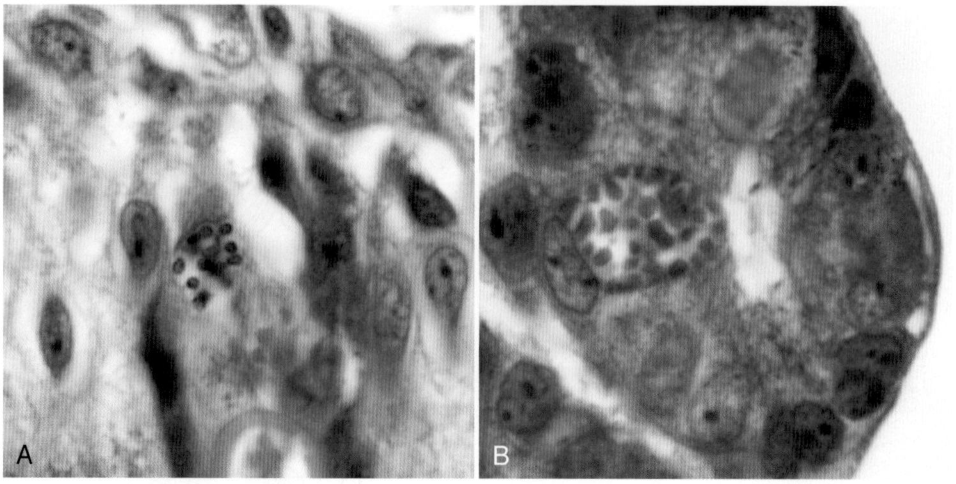

图47.34 常规组织学检查显微镜下照片示肠细胞内微孢子虫孢子(吉姆萨染色)。(A) 成熟孢子。(B) 未成熟孢子。

实验室诊断

最常用的染色剂是铬变素相关染色剂(改良三色法)和化学荧光增白剂,包括卡尔科弗卢尔荧光增白剂和其他化学荧光染色剂。无论选择何种染色技术,强烈建议使用阳性对照材料。检测微孢子虫孢子需要足够的照明亮度和放大倍数[如使用油浸物镜进行放大(100×),总放大倍数为1 000×]。可以通过多种样本检测微孢子虫孢子,包括未经浓缩处理的粪便、体液(十二指肠吸出物、胆汁、胆道吸出物、尿液、支气管肺泡灌洗液、脑脊液、痰和鼻分泌物)、结膜样本和角膜刮片。

抗原检测

现已开发出用于抗原检测的方法,但相关试剂因尚未商品化而没有得到广泛应用。

抗体检测

尽管有多种抗体检测方法的相关报道,但属间可能存在交叉反应,因此目前这种方法并不常用。

核酸检测

分子生物技术已经相当成功地用于鉴定多种微孢子虫。但是这种方法尚未广泛应用于临床实验室。这些实验室开发的检测方法包括PCR、实时PCR、环介导的核酸恒温扩增技术(loop-mediated isothermal amplification technique, LAMP)和用于组织活检的原位杂交。这些方法可以用于各种微孢子虫的筛查,也可以特异性检测不同属和种的微孢子虫。

组织学检查

微孢子虫在组织中不易通过染色发现。然而,有时通过PAS染色、银染色或抗酸染色可以很好地观察到孢子。改良的革兰染色检查也是敏感的。孢子的后部是一个小的PAS染色呈阳性的部分,孢子的外层可被银染色,孢子是抗酸染色阳性的。EM技术检测组织样本仍被认为是鉴别微孢子虫属的最佳方法。然而并非所有实验室都开展这项检测技术,而且在检测粪便或尿液时,EM的敏感性可能不及其他检测方法。

结果报告

免疫功能正常的患者可能不会排出大量微孢子虫,因此导致阴性的检测结果。然而,在免疫功能不全的患者中微孢子虫是一个主要的机会性病原体,因此如果怀疑微孢子虫感染,应进行粪便检查以及额外的体液或组织样本检查,以全面准确地评估患者的病情。

治疗

阿苯达唑可以临床治愈HIV感染者的微孢子虫属感染,同时消除孢子排出。阿苯达唑对肠上皮细胞微孢子虫感染无效,尽管有些患者的临床症状有所改善。口服纯化的烟曲霉素、尼可霉素Z和氟喹诺酮类药物已被证实能抑制孢子形成,并根除比氏肠微孢子虫和条纹微孢子虫属。抗逆转录病毒联合治疗可完全消除肠道微孢子虫。

预防

人类临床样本中存在感染性孢子,说明需要谨慎处理体液并遵循个人卫生措施(如洗手),这可能对预防医疗环境中的原发性感染非常重要。然而,如果要制定全面的疾病预防指南需要关于感染源和传播方式更明确的信息。

案例学习47.1

一名34岁男性因腹部绞痛和血性腹泻入院。患者主诉近14 d上述症状反复发作,伴体重明显减轻[约6 ibs (2.7 kg)]。粪便样本送检常规虫卵和寄生虫(O&P)检查,结果检出两个包囊(图47.35)。此外,体检也发现患者存在小的直肠损伤病灶。其活检样本(图47.36)可见寄生虫。

问题:

1. 可以使用什么技术来明确诊断感染性寄生虫?
2. 粪便样本中两个包囊属于不同物种。它们分别是什么寄生虫?是否需要考虑混合感染?
3. 应建议对该患者进行什么治疗?

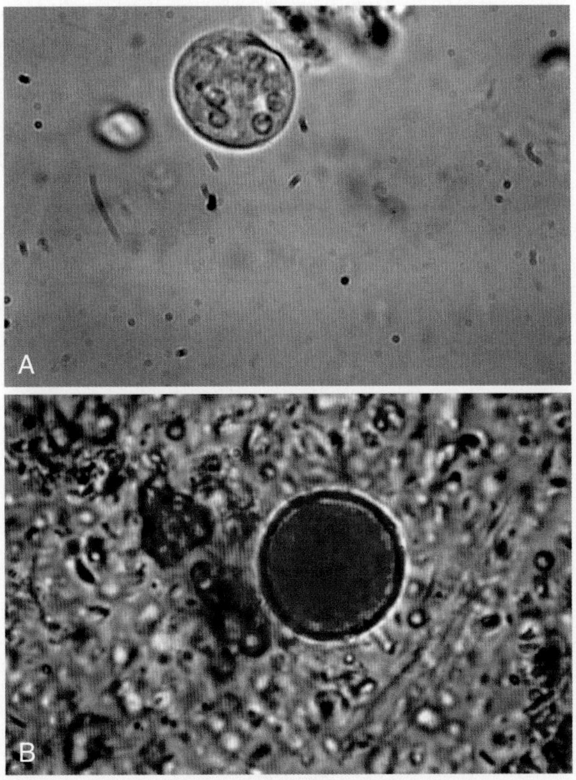

图47.35 （A和B）粪便样本中检出包囊。（来源：Courtesy Dr. Henry Travers, Sioux Falls, SD.）

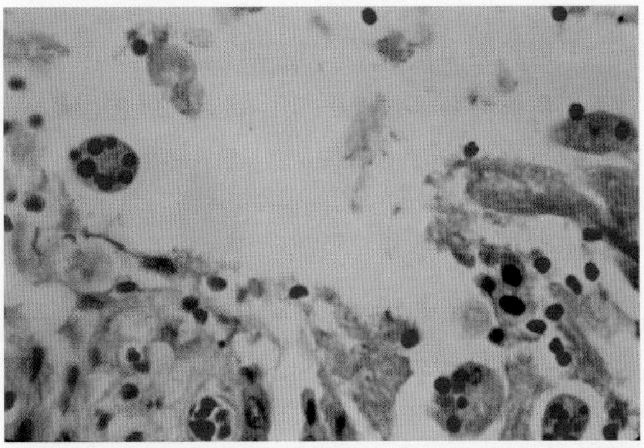

图46.36 直肠活检。（来源：Courtesy Dr. Henry Travers, Sioux Falls, SD.）

复习题

1. 以下哪项是检测粪便中脆弱双核阿米巴的最佳方法（ ）

   a. 福尔马林浓集法 b. 三色染色法 c. 改良抗酸染色法 d. 吉姆萨染色法 e. 荧光染色法

2. 以下哪项是可以通过水源性和食源性传播在美国引起暴发感染的原虫（ ）

   a. 人五毛滴虫 b. 脆弱双核阿米巴 c. 十二指肠贾第鞭毛虫 d. 结肠小袋纤毛虫 e. 结肠内阿米巴

3. 以下哪项是溶组织内阿米巴滋养体的特征（ ）

   a. 细胞核的中央染色质核仁和透明的伪足 b. 吞噬红细胞，透明伪足，核膜上有不均一染色质 c. 吞噬红细胞，透明伪足，细胞质内有大的糖原泡 d. 大的点样染色质核仁，吞噬白细胞，颗粒状伪足 e. 不均一染色质核仁，无周围染色质，颗粒状伪足

4. 以下哪项在形态学上最易与迪斯帕内阿米巴混淆（ ）

   a. 结肠内阿米巴 b. 哈氏内阿米巴 c. 脆弱双核阿米巴 d. 溶组织内阿米巴 e. 芽囊原虫属

5. 是非题

   （ ）微孢子虫感染可引起肠道症状及其他组织器官疾病，尤其是在免疫功能不全的患者中。

   （ ）用改良抗酸染色法可以在粪便样本中检测到隐孢子虫的卵囊。

   （ ）用于抗原检测的粪便免疫分析已越来越常用于诊断脆弱双核阿米巴和芽囊原虫属的感染。

   （ ）在美国，散发的腹泻小流行与食用草莓、覆盆子、新鲜罗勒、法式蔬菜沙拉（嫩莴苣叶）和荷兰豆有关。最可能的病原体是隐孢子虫属。

   （ ）尽管芽囊原虫属的致病性一直存在争议，但最新的研究结果表明，该名称中包含了许多种属，其中一些是致病性的，一些是非致病性的。

6. 配对题：将每个术语与正确的描述配对

   ______虫卵和寄生虫检查 ______脆弱双核阿米巴
   ______溶组织内阿米巴 ______十二指肠贾第鞭毛虫
   ______微孢子虫 ______隐孢子虫
   ______粪便免疫学分析 ______结肠小袋纤毛虫
   ______迪斯帕内阿米巴 ______芽囊原虫属

   a. 用于贾第虫、隐孢子虫属 b. 免疫功能不全患者 c. 感染性卵囊 d. 水源性传播，旅行者腹泻 e. 非致病性阿米巴 f. 美国罕见 g. 粪便常规检查 h. 最常见的肠道寄生虫 i. 阿米巴病病因 j. 包囊和包囊前期

参考答案

案例学习47.1

1. 溶组织内阿米巴是本病例可能的病原体。组织样本过碘酸希夫（PAS）染色和粪便样本永久染色通过提供更准确的形态学结果而有助于包囊的识别。此外，物种特异性免疫分析可用于明确混合感染。PCR扩增技术通常用于检测各种样本中的寄生虫rRNA或核酸，包括粪便、肝或脑病灶抽出物、脑脊液、血液、唾液和尿液样本。还有几种商品化多重检测方法可用于检测溶组织内阿米巴核酸以及常见的细菌和病毒性肠道病原体。

2. 仅从包囊外观难以明确物种。如图47.36所示，吞噬红细胞现象有助于诊断溶组织内阿米巴。然而，如图47.35A和B所示，包囊在该样本中很难区分，其可能是结肠内阿米巴、溶组织内阿米巴、迪斯帕内阿米巴、孟加拉内阿米巴或莫氏内阿米巴。结肠内阿米巴和迪斯帕内阿米巴被认为是非致病性阿米巴，但它们可能与其他致病性阿米巴一起被分离。因此，重要的是，医生应将其他可能的非致病性阿米巴存在视为患者可能同时存在致病性阿米巴并进行相应的治疗。

3. 根据该患者的临床表现，建议同时使用有组织和肠腔内活性的抗阿米巴药物治疗该患者。从该患者有直肠病变和其组织活检结果可以明显看出，患者不仅经粪便排出包囊，而且可能具有更广泛的侵袭性感染。

复习题

1. b; 2. c; 3. b; 4. d; 5. √, √, ×, ×, √; 6. g, j, i, d, b, c, a, f, e, h

第48章·血液和组织原虫

Blood and Tissue Protozoa

方婷婷·译　单玉璋·审校

本章目标

1. 描述疟原虫的生命周期，包括无性阶段和有性阶段，红细胞外期和红细胞内期，包括滋养体、裂殖体、休眠体、裂殖子、配子体和子孢子等多种形态。
2. 描述疟原虫、巴贝斯虫、锥虫和利什曼原虫的不同形态特征、引起的临床疾病、传播媒介、传染性阶段和实验室诊断。
3. 阐述疟疾的周期性发作。
4. 比较和对比再燃和复发，包括疟疾感染期间各阶段的生理基础。
5. 比较和对比恶性疟原虫、三日疟原虫、卵形疟原虫、间日疟原虫和诺氏疟原虫感染的致病机制，包括患者临床体征和症状的变化。
6. 区分巴贝斯虫和疟原虫的细胞内形态。
7. 确定和描述锥虫和利什曼原虫的生命周期，包括无鞭毛体、前鞭毛体、锥鞭毛体、上鞭毛体和适当时期形成的生命周期循环后期鞭毛体。
8. 比较各种检测和诊断方法对血液和组织中寄生虫的诊断的有效性。

本章相关的寄生虫

原虫	鞭毛虫（利什曼原虫、锥虫）
孢子虫、鞭毛虫（血液、组织）	热带利什曼原虫复合体
孢子虫（疟原虫和巴贝斯虫）	硕大利什曼原虫复合体
间日疟原虫	墨西哥利什曼原虫复合体
卵形疟原虫	巴西利什曼原虫复合体
三日疟原虫	杜氏利什曼原虫复合体
恶性疟原虫	豚鼠利什曼原虫复合体
诺氏疟原虫	圭亚那利什曼原虫复合体
巴贝斯虫属	秘鲁利什曼原虫
冈比亚布氏锥虫	克氏锥虫
罗得西亚布氏锥虫	争氏锥虫

疟原虫

早在公元前2700年，疟疾就作为一种古老的疾病，被埃及文和中文详细记录。公元前200年，人们在罗马发现了疟疾，在12世纪传播到了整个欧洲，并在14世纪传播到英国。到1800年代初，疟疾已在全世界范围内广泛发现。

疟疾在世界历史上发挥了巨大的作用，影响了战争的结果、人口的流动，以及各国的发展和衰落。在美国内战之前，疟疾的发现可北至加拿大南部地区，但到1950年代，它在美国不再流行。

2018年，世界卫生组织（WHO）估计全球有2.28亿人感染疟原虫。每年有多达405 000人死于疟疾，其中儿童超过67%（272 000）。与前几年相比，死于疟疾的人数显著下降，部分原因是人们对疟疾有了更多的检测和治疗方法，以及对疟疾预防和监测的改进，但我们仍然还有很长的路要走。美国每年大约诊断1 700例疟疾病例，这些病例主要来自曾在流行地区旅行的人。疟疾在90多个国家中流行，影响着24亿人口，占世界人口的40%。90%以上的疟疾死亡病例发生在非洲，另有5%发生在东南亚。恶性疟原虫是全世界与致命感染相关的主要物种。不幸的是，预防仍然是一个复杂的问题，到目前为止没有一种药物能对所有类型的疟原虫都有效。

世界上大约有250种疟原虫。然而，目前发现只有5种疟原虫会感染人类，其中95%的感染是由间日疟原虫和恶性疟原虫引起的。其中间日疟原虫感染可能占80%，因为其在热带、亚热带和温带地区分布最广。恶性疟原虫的分布一般局限在热带，三日疟原虫呈零星分布，而卵形疟原虫主要局限在西非中部和一些南太平洋岛屿。第5种导致人类疟疾的诺氏疟原虫（Plasmodium knowlesi）是一种长尾猕猴的疟疾寄生虫，已在马来西亚婆罗洲、泰国、缅甸和菲律宾的人类病例中被证实。

疟疾的传播媒介是雌性按蚊。当雌性按蚊将口器刺入人类皮肤吸食血液时，其唾液腺中所含的**疟原虫子孢子**通过刺入的皮肤伤口排放到人体血液中（图48.1）。1 h内，这些感染性子孢子便可通过血液进入肝脏，继而进入肝细胞并开始生长，启动**红细胞前期**或**初级红细胞外期**。子孢子变成圆形或椭圆形并开始反复分裂，**分裂生殖**产生大量红细胞外**裂殖子**。一旦这些裂殖子离开肝脏，它们就会侵入红细胞（RBC），启动**红细胞内期**。在间日疟原虫和卵形疟原虫中可能会出现休眠的裂殖体，它们在肝脏中保持静止，被称为**休眠体**，这个静止阶段通常在1年内或长达5年以上，休眠体一旦活化再次分裂常常会导致疟疾复发。在恶性疟原虫、三日疟原虫或诺氏疟原虫中不出现会延迟分裂的休眠体，因此无复发。

一旦裂殖子侵入红细胞或网织红细胞，便开始摄食红细胞内的血红蛋白和其他蛋白质吸收养分，进行生长发育。在红细胞内，裂殖子（或未成熟的滋养体）为空泡状、环状、或多或少的变形虫样及单核的形态。疟原虫分解代谢血红蛋白后产生的剩余蛋白质和血红素结合在一起形成疟色素。一旦细胞核开始分裂，滋养体就被称为发育中的**裂殖体**。成熟的裂殖体含有裂殖子（数量取决于疟原虫类型），它们被释放到血液中。许多裂殖子被免疫系统破坏，但其他裂殖子会侵入红细胞并启动新的**红细胞裂殖子**循环。经过几代红细胞后，一些裂殖子开始发育成雄性和雌性**配子体**。

尽管疟疾通常与疫区驻足有关，但导致感染疟疾的情况还包括输血、使用受污染的皮下注射针头、骨髓移植、先天性感染，以及在美国境内通过从外来感染者中获得疟原虫的本土蚊子传播感染。

间日疟原虫（良性间日疟）

一般特性

间日疟原虫只感染网织红细胞。因此，在感染的最初几周内，疟原虫血症仅限存在于健康宿主中所有红细胞数的大2%～5%（表48.1～表48.3，图48.2～图48.4）。脾脏可从柔软、可触及质地变硬不等，但在慢性感染期间持续肿大。如果在早期感染阶段开始治疗，脾脏可恢复到正常大小。在间日疟原虫和卵形疟原虫中会出现继发性或休眠的裂殖体，它们在肝脏中保持静止状态称为休眠子。

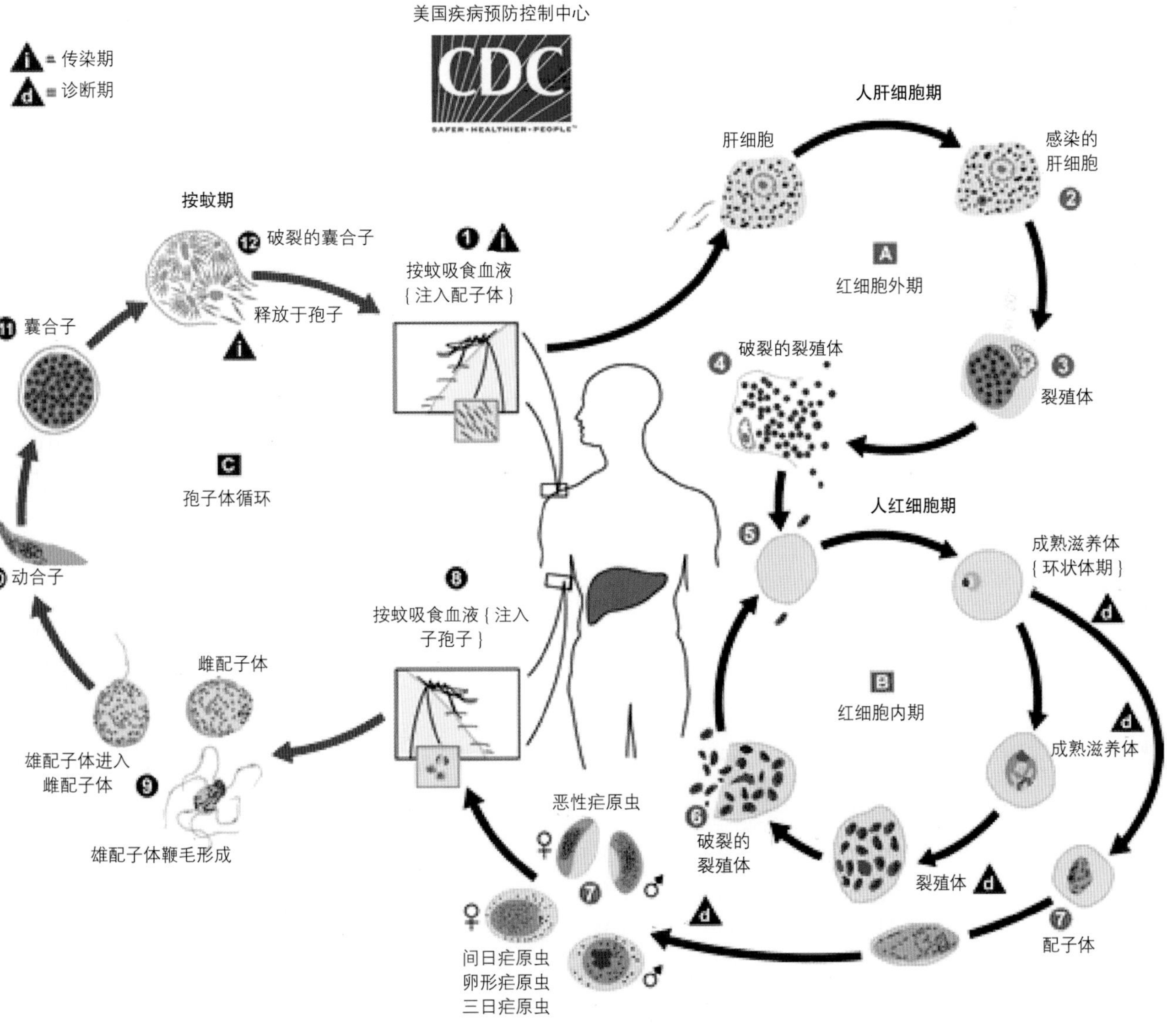

图48.1 疟原虫的生命周期。（来源：Courtesy Division of Parasitic Diseases/Centers for Disease Control and Prevention.）

表48.1 疟原虫属：五种人类感染的临床特征

感染	潜伏期	前驱症状严重程度；初始发热模式	症状周期性	初始发作严重程度；平均持续时间	未经治疗的初始发作持续时间	未经治疗的感染持续时间	寄生虫血症的细胞定位	贫血	CNS累及	肾病综合征
间日疟原虫	8～17 d	轻至中度，不规律（48 h）	48 h	中重度 10 h	3～8+周	5～7年	幼红细胞	轻至中度	少见	可能
卵形疟原虫	10～17 d	轻度，不规律（48 h）	48 h	轻度 10 h	2～3周	12个月	幼红细胞	轻度	可能	少见
三日疟原虫	18～40 d	轻至中度，规律（72 h）	72 h	中至重度 11 h	3～24周	20+年	老红细胞	轻至中度	少见	很常见
恶性疟原虫	8～11 d	轻度 弛张热	36～48 h	重度 16～36 h	2～3周	6～17个月	所有红细胞	重度	很常见	少见
诺氏疟原虫	9～12 d	轻至中度，规律（24 h）	24～27 h	中至重度 时间不确定	不确定	不确定	所有红细胞	中至重度	可能	可能很常见
备注	都可能延长数月甚至数年	都可能有类似流感症状；早期症状可能缺乏规律的周期性		诺氏疟原虫可与恶性疟原虫一样危重				诺氏疟原虫可与恶性疟原虫一样危重		

CNS：中枢神经系统。

表48.2 吉姆萨染色的薄血涂片中的疟原虫

	是否存在红细胞外期	是否复发	周期时间	寄生红细胞的大小和形态	薛氏点（嗜酸性染色颗粒）	细胞质颜色	多个环状体/细胞	所有外周血中存在的发育阶段	疟原虫不成熟滋养体（早期环状体）的形态
间日疟原虫	是	是	44～48 h	比正常大1.5～2倍；椭圆形或正常形态；可能大小正常，直到环状体充满红细胞的一半空间	通常存在于除早期环状体之外的所有细胞中	脱色、苍白	偶见	所有阶段均存在	环状体占细胞直径的1/3，液泡周围的细胞质环；粗大细胞核
三日疟原虫	否	否，但长期复发已被证实	72 h	正常形态；大小可能正常或略小	没有	正常	少见	环状体少见，因为环状体期短；以生长中和成熟的滋养体和裂殖体为主	环状体通常比间日疟原虫小，占据细胞的1/8；粗大细胞核；液泡有时被“填满”；色素形成较早
恶性疟原虫	否	没有长期复发	36～48 h	大小形态均正常	没有；偶尔会出现类似逗号的红点（毛雷尔氏点）	正常，有时呈蓝色	常见	幼稚环状体且没有更成熟的阶段；少数配子体	纤细的带有小细胞核的小环状体（通常有2个）；小液泡周围的细胞质稀少；有时在红细胞边缘（贴花状）或细长丝状；每个细胞可能有多个环状体
卵形疟原虫	是	可能复发，但通常可自愈	48 h	60%的细胞比正常细胞大且呈椭圆形；20%细胞的边缘有不规则的破损	存在于所有阶段，包括早期环状体；点的大小可能比间日疟原虫更大更暗	脱色、苍白	偶见	所有阶段均存在	环状体比间日疟原虫更大，更像变形虫；其他方面类似于间日疟原虫
诺氏疟原虫	否	否	24 h	大小形态均正常	没有真正着色点；偶见微弱染色点	正常	常见	所有阶段均存在	环状体占1/3～1/2红细胞直径；双细胞核；罕见贴花形态；每个红细胞有多个环状体

续 表

生长中的滋养体	成熟滋养体	裂殖体（裂殖前体）	成熟裂殖体	大配子体	小配子体	主要标准
多形不规则的变形虫样；靠近大细胞核的细胞质条带；液泡存在直到滋养体接近成熟；棕色色素含量越来越多	不规则的变形虫样团块；存在1个或多个小液泡直至裂殖体期；几乎填满整个红细胞；细腻的棕色色素	进行性细胞核分裂；胞质条带中含有棕色色素团块	含16（12～24）个裂殖子，每个裂殖子都有染色质和细胞质，充满了整个红细胞，导致红细胞几乎看不到	圆形或椭圆形均质细胞质；整个虫体中弥散着细腻的浅棕色色素；偏心致密染色质	大的粉红色至紫色染色质团块，周围环绕着苍白或透明光晕；色素分布均匀	大的淡红细胞；滋养体不规则；通常含有色素；并不总存在薛氏点；在一张涂片中可看到几个生长阶段；配子体最早在第3 d出现
非变形虫样的圆形或带状固体形态；染色质可能被粗糙的深棕色色素所掩盖	液泡提前消失；细胞质致密，椭圆形，带状，或近圆形几乎充满红细胞；染色质可能被周边粗糙的深棕色色素所掩盖	与间日疟原虫相似，但更小；周围或中央有较暗、较大的色素颗粒	在玫瑰花结或不规则红细胞簇中含8（6～12）个裂殖子，充满正常大小的红细胞，导致几乎看不到红细胞；中央排列着棕绿色色素	与间日疟原虫相似，但数量较少；色素更深更粗	与间日疟原虫相似，但数量较少；色素更深更粗	红细胞大小和颜色正常；滋养体致密，染色通常较深，不总是带状；粗色素；红细胞未着色；数周后配子体出现
粗大环状体；细小的色素颗粒	外周血中无（严重感染除外）；所有阶段的发育均在内脏毛细血管中形成环状体后	外周血中无（见前面的内容）	外周血中无	性别分化困难；"新月"或"香肠"样形态特征；在细胞核附近（常在中央）可出现大量点状黑色色素	与大配子细胞相同（见前面的内容描述）	环状体形成后的发育发生在内脏血管中；纤细的环状体和新月形配子体是外周血中常见的形态；配子体在7～10 d后出现
环状体一直保持直至发育后期；与间日疟原虫相比，为非变形虫样	紧密的；液泡消失；深褐色色素比三日疟原虫少	比间日疟原虫更小更紧密	3/4细胞被玫瑰花结或不规则细胞簇中的8（8～12）个裂殖子占据	比间日疟原虫小	比间日疟原虫小	红细胞增大，椭圆形，边缘有流苏；在所有阶段都可以看到薛氏点；配子体在4 d后或最晚18 d后出现
略呈变形虫状且不规则；可见条带；色素很少	可见更致密的细胞质（略呈变形虫样）呈条带状；很少或没有疟色素（分散的细棕色颗粒）	2～5个分裂的核染色质团块；丰富的色素颗粒占据了红细胞的1/3	红细胞正常大小；畸变/纤毛状红细胞非常罕见；占据整个红细胞；最多16个裂殖子；没有玫瑰花结；葡萄状细胞簇	占据大部分红细胞；蓝色细胞质；寄生虫周围有致密的粉红色染色质	占据大部分红细胞；粉紫色细胞质；类似于成熟滋养体的早期形式	致密环状体；单/双细胞核、贴花形态、多环/红细胞（模拟恶性疟原虫）；整体来看红细胞未增大；发育阶段模仿三日疟原虫（带状，成熟裂殖体中有16个裂殖子，但没有玫瑰花结）

表48.3 疟疾虫在新鲜血液或使用EDTA采集的血液在没有延长滞留时间情况下的特征

疟原虫类型	特征	疟原虫类型	特征
间日疟原虫（良性间日疟）	1. 周期为48 h 2. 倾向于感染年轻细胞 3. 红细胞增大 4. 8～10 h出现薛氏点（真正的点状染色） 5. 纤细的环状体 6. 像变形虫样的滋养体 7. 成熟裂殖体内包含12～24个裂殖子	恶性疟原虫（恶性间日疟）	1. 周期为36～48 h 2. 倾向于感染任何阶段细胞，因此可能会导致非常严重的感染 3. 红细胞大小不一 4. 无薛氏点（毛雷尔点：可能更大、单个、浅蓝色） 5. 多环状体/细胞（外周血中仅见幼环状体、配子体，偶见成熟裂殖体） 6. 纤细环状体，可能有两个细胞核/环状体，贴花或黏附式形态 7. 新月形配子体
三日疟原虫	1. 周期为72 h（潜伏期长） 2. 倾向于感染老细胞 3. 红细胞大小正常 4. 无点状染色 5. 粗大环状体，大细胞核 6. 滋养体倾向于在细胞内形成"条带" 7. 成熟裂殖体内含有6～12个裂殖子	诺氏疟原虫（猿猴疟疾）[a]	1. 周期为24 h 2. 倾向于感染任何阶段细胞，因此可能会导致非常严重的感染 3. 红细胞大小不一，但大多数大小正常 4. 无薛氏点（周期后期的淡染、块状点） 5. 多个环状体/细胞（可能有2～3个） 6. 纤细环状体，可能有2或3个贴花样细胞核/环状体 7. 常见带状滋养体 8. 成熟裂殖体内含有16个裂殖子，没有玫瑰花结 9. 圆形配子细胞，倾向于充满整个红细胞 10. 早期阶段模仿恶性疟原虫，后期阶段模仿三日疟原虫
卵形疟原虫	1. 周期为48 h 2. 倾向于感染年轻细胞 3. 具有流苏样边缘的增大红细胞（椭圆形） 4. 开始即出现薛氏点（与间日疟原虫相反，在含有非常年轻的环状体的红细胞中） 5. 环状体比间日疟原虫小 6. 变形虫样滋养体比间日疟原虫少 7. 成熟裂殖体中平均含有8个裂殖子		

EDTA：乙二胺四乙酸。

[a] 血液采集后60 min内制备厚、薄血涂片。

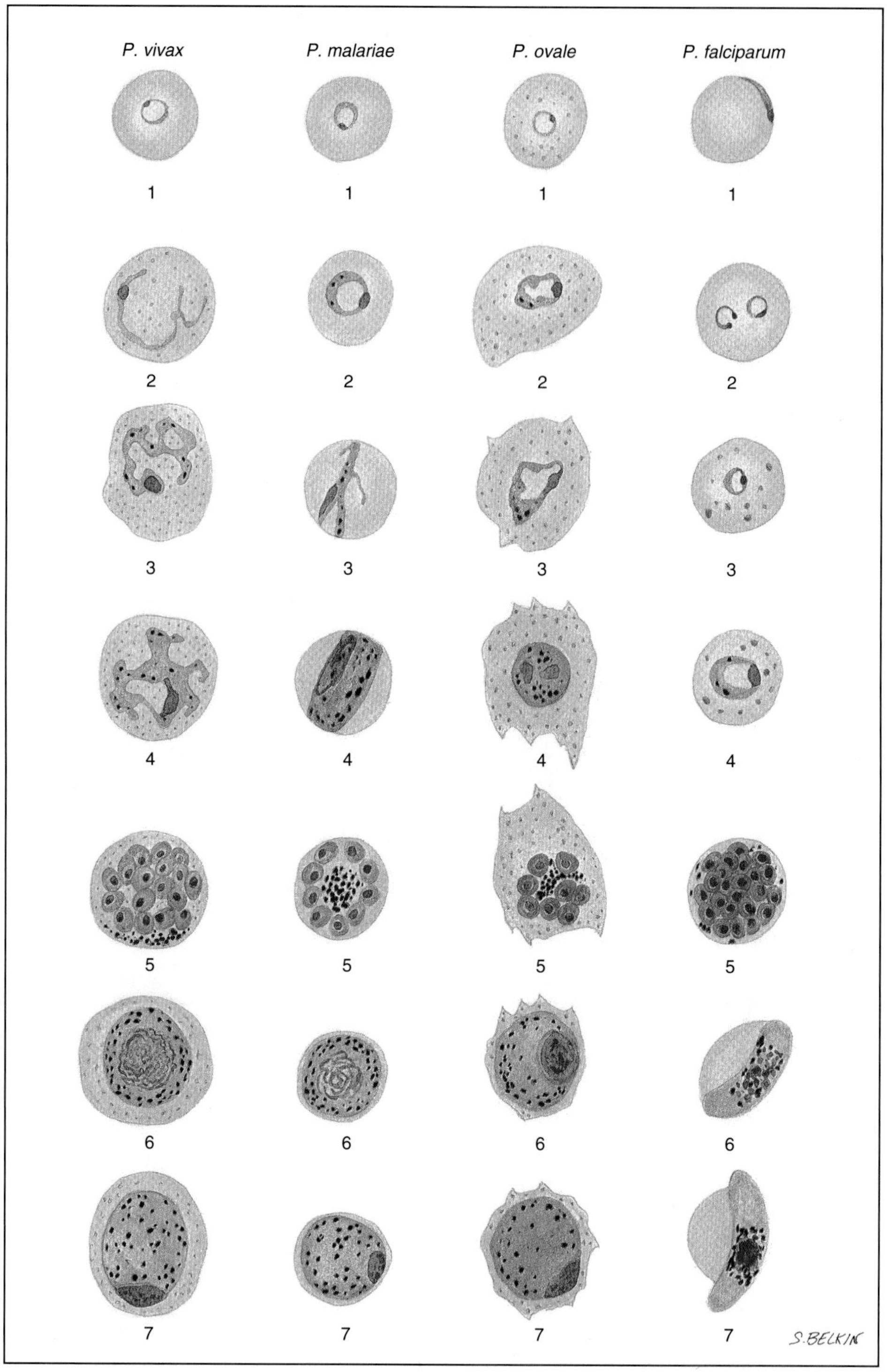

Fig. 48.2 Morphology of malaria parasites. *Plasmodium vivax: 1*, Early trophozoite (ring form). *2*, Late trophozoite with Schüffner dots (note enlarged red blood cell). *3*, Late trophozoite with amoeboid cytoplasm (very typical of *P. vivax*). *4*, Late trophozoite with amoeboid cytoplasm. *5*, Mature schizont with merozoites (18) and clumped pigment. *6*, Microgametocyte with dispersed chromatin. *7*, Macrogametocyte with compact chromatin. *Plasmodium malariae: 1*, Early trophozoite (ring form). *2*, Early trophozoite with thick cytoplasm. *3*, Early trophozoite (band form). *4*, Late trophozoite (band form) with heavy pigment. *5*, Mature schizont with merozoites (9) arranged in rosette. *6*, Microgametocyte with dispersed chromatin. *7*, Macrogametocyte with compact chromatin. *Plasmodium ovale: 1*, Early trophozoite (ring form) with Schüffner dots. *2*, Early trophozoite (note enlarged red blood cell). *3*, Late trophozoite in red blood cell with fimbriated edges. *4*, Developing schizont with irregularly shaped red blood cell. *5*, Mature schizont with merozoites (8) arranged irregularly. *6*, Microgametocyte with dispersed chromatin. *7*, Macrogametocyte with compact chromatin. *Plasmodium falciparum: 1*, Early trophozoite (accolé or appliqué form). *2*, Early trophozoite (one ring is in headphone configuration/double chromatin dots). *3*, Early trophozoite with Maurer dots. *4*, Late trophozoite with larger ring and Maurer dots. *5*, Mature schizont with merozoites (24). *6*, Microgametocyte with dispersed chromatin. *7*, Macrogametocyte with compact chromatin. Note: Without the appliqué form, Schüffner dots, multiple rings/cell, and other developing stages, differentiation among the species can be difficult. It is obvious that the early rings of all four species can mimic one another very easily. *One set of negative blood films cannot rule out a malarial infection.* (Reprinted by permission of the publisher from Garcia LS. *Diagnostic Medical Parasitology.* 5th ed. Washington, DC: ASM; 2007. Copyright by American Society for Microbiology.)

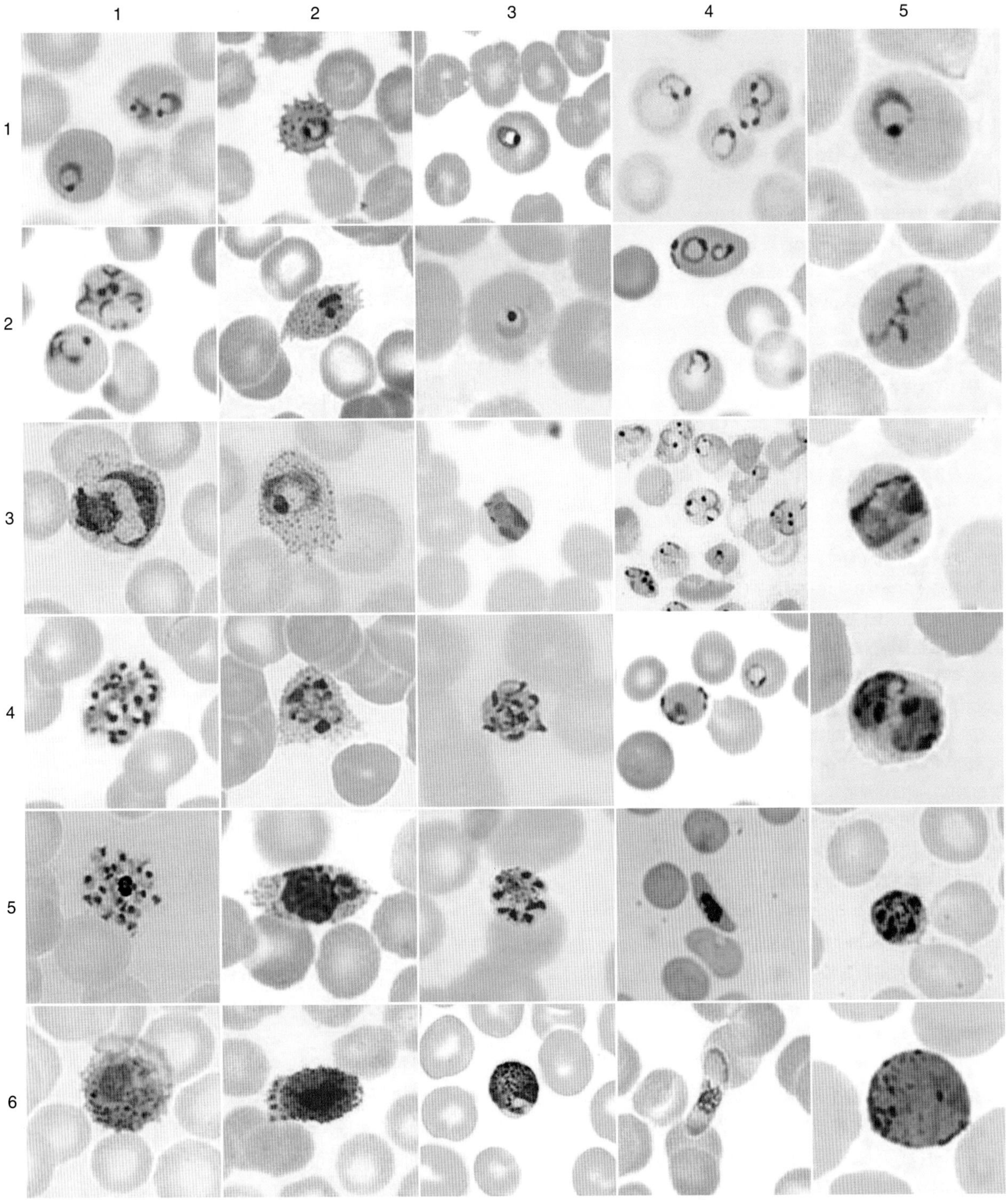

图48.3 疟原虫的形态。第1列：间日疟原虫[注意增大的被感染红细胞(RBC)]。(1) 早期滋养体(环状体)(注意一个红细胞内含两个环状体——并不少见)。(2) 老的环状体，注意变形虫样环状体。(3) 含有薛氏点的晚期滋养体(注意增大的红细胞)。(4) 发育中的裂殖体。(5) 成熟裂殖体，裂殖子18个，团块样色素。(6) 染色质分散的小配子体。第2列：卵形疟原虫(注意被感染的红细胞增大)。(1) 含有薛氏点的早期滋养体(环状体)(红细胞有流苏样边缘)。(2) 早期滋养体(注意增大的红细胞、薛氏点和椭圆形红细胞)。(3) 红细胞中的晚期滋养体，红细胞边缘有流苏样改变。(4) 形态不规则红细胞内发育中的裂殖体。(5) 成熟裂殖体，8个裂殖子不规则排列。(6) 染色质分散的小配子体。第3列：三日疟原虫(注意大小正常或小于正常大小的被感染红细胞)。(1) 早期滋养体(环状体)。(2) 早期滋养体，细胞质较粗大。(3) 晚期滋养体(带状体)。(4) 发育中的裂殖体。(5) 由9个裂殖子排列成玫瑰花结样的成熟裂殖体。(6) 染色质致密的小配子体。第4列：恶性疟原虫。(1) 早期滋养体(环状体为双细胞核的耳机样形态)。(2) 早期滋养体(黏附或贴花样)。(3) 早期滋养体(注意多环状体/细胞)。(4) 具有较大环状体的晚期滋养体(黏附或贴花样)。(5) 新月形配子体。(6) 新月形配子体。第5列：诺氏疟原虫——除了图像5，其他图像都是在更高的放大倍数下拍摄的(注意正常或小于正常的被感染的红细胞)。(1) 早期滋养体(环状体)。(2) 早期滋养体呈细带状。(3) 晚期滋养体(带状体)。(4) 发育中的裂殖体。(5) 由裂殖子排列成玫瑰花结样的成熟裂殖体。(6) 染色质分散的小配子体。**注意**：如果没有贴花样、薛氏点、每个细胞的多个环状体和其他发育阶段，疟原虫种类之间的区分可能非常困难。很明显，所有五个种类的疟原虫发育周期的早期阶段都可以很容易地相互模仿。请记住：一组阴性血涂片不能排除疟疾感染。(来源：Garcia LS. *Malaria Clin Lab Med* 30: 93–129, 2010, with permission. Column 5 courtesy Centers for Disease Control and Prevention.)

疟疾鉴定标准

1. 每个细胞中有多少个环状体
   a. 每个细胞中超过1个环状体→恶性疟原虫
      i. 寻找贴花样环状体
      ii. 香蕉形配子体
      iii. 通常在外周血中只看到环状体和配子体
      iv. 裂殖体内含有多达24个裂殖子（细胞核）
      v. 黑尿热-尿中的血红素
   b. 每个细胞中只有1个环状体→转到下一个问题
2. 被感染的红细胞是否比未感染的红细胞大
   a. 被感染的红细胞未增大→可能是疟原虫或诺氏疟原虫
      i. 没有PCR难以区分
      ii. 由于红细胞呈球形，所以可能看起来更小
      iii. 寻找带状滋养体
      iv. 带有粗大细胞核的致密环状体
      v. 三日疟原虫
         1. 每3 d发作一次（第4 d）
         2. 裂殖体内含有6～12个裂殖子（细胞核）——可能有玫瑰花结样
      vi. 诺氏疟原虫
         1. 每天发作1次（每日）
         2. 裂殖体内含有8～10个裂殖子（细胞核）-玫瑰花结样
   b. 被感染的红细胞比未被感染的红细胞大→转至下一个问题
3. 被感染的红细胞是椭圆形的吗
   a. 是的，有些红细胞是椭圆形的→很可能是卵形疟原虫
      i. 没有薛氏点
      ii. 红细胞可能有粗糙的边缘——“彗星细胞”
      iii. 裂殖体内含有4～12个裂殖子（细胞核）
   b. 非椭圆形→间日疟原虫
      i. 薛氏点（吉姆萨染色效果最佳）
      ii. 大的张开的或小的环状体
      iii. 可能会看到完整的生命周期
      iv. 裂殖体内含有12～24个裂殖子（细胞核）

图48.4 疟疾鉴定标准：用于描述和鉴定吉姆萨染色的外周血薄涂片中的疟原虫。所有实验室报告都应包括血涂片中疟原虫的形态及可能的种属的描述。（来源：Developed by Janice Conway-Klaassen, University of Minnesota.）

患者在经过几天的不规律发作周期后，开始形成规律的48 h疾病发作周期。未经治疗的原发性疾病发作期可能会持续3周到2个月或更长时间。随着时间的推移，**发作期**（症状期）变得不那么严重且频率更不规律，直至完全停止。但大约50%的间日疟原虫感染患者会在数周、数月甚至5年或更长时间后复发。红细胞增大（幼红细胞），8～10 h后可出现**薛氏点**，呈小圆形红色染色颗粒（仅见于间日疟和卵形疟），发育中的环状体呈变形虫样，并且活动非常活跃（图48.5B），因此取名为间日或活跃疟原虫。成熟的裂殖体中包含12～24个裂殖子，这是间日疟原虫的一个关键的标志性鉴别特征（图48.5A）。

致病机制和疾病谱

对于从未接触过疟疾的患者，在其血液中检测到疟原虫之前，可能会出现头痛、畏光、肌肉酸痛、厌食、恶心，甚至呕吐等症状。在既往接触过疟疾的患者中，在临床症状出现前几

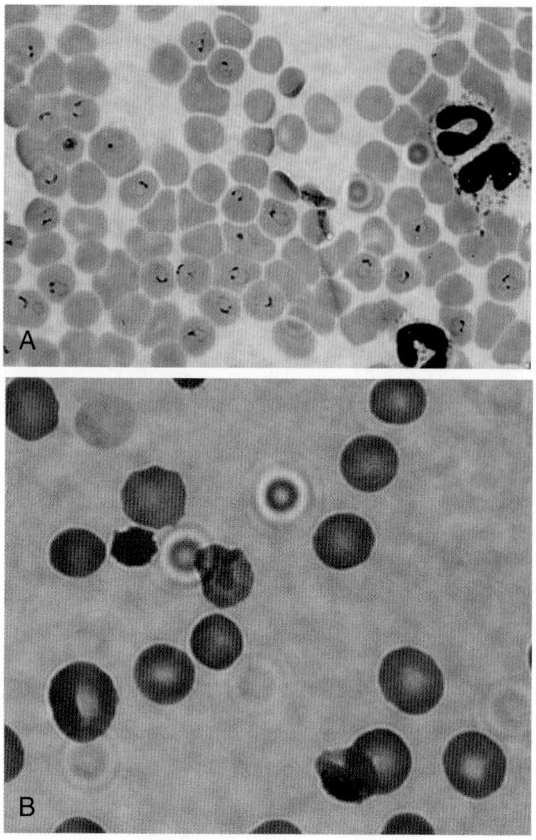

图48.5 （A）恶性疟原虫。环状体（滋养体）（100× 油镜）。（B）恶性疟原虫贴花样小配子体细胞（100× 油镜）。

天即可在血液中发现疟原虫。

严重的并发症在间日疟原虫感染中并不常见，但也有昏迷和猝死或其他脑部受累症状的病例报道，特别是在由伯氨喹耐药间日疟原虫引起的疟疾患者，可能表现出脑型疟疾、肾衰竭、循环衰竭、严重贫血、血红蛋白尿、异常出血、急性呼吸窘迫综合征和黄疸。出现精神状态改变的急性脑型疟疾患者，如果不治疗可能会在3 d内死亡。

卵形疟原虫

一般特性

卵形疟原虫于1922年首次被发现，其独特的边缘参差不齐的椭圆形红细胞，将其与间日疟原虫区分开来。尽管卵形疟原虫和间日疟原虫感染在临床上相似，但卵形疟原虫疟疾临床症状通常较轻，复发率较低，并且通常在6～10次发作后可自愈（表48.1～表48.3，图48.2和图48.3）。与间日疟原虫一样，卵形疟原虫仅感染网织红细胞，因此疟原虫感染的红细胞仅占健康人体中可用红细胞的2%～5%。多年来，文献指出，与间日疟原虫一样，卵形疟原虫会产生继发性或休眠的裂殖体，其在肝脏中保持静止。然而，最新的研究结果表明，在自然感染卵形疟原虫的情况下，从未证明过休眠体的存在。

经过几天的不规则发作周期后，规则的48 h周期开始建立。随着时间的推移，临床发作症状变得不那么严重，发作频率也变得更不规则，直至发作完全停止。在一些感染卵形疟原虫的患者中，会在数周、数月或长达1年或更长时间后复

发。红细胞趋于增大（年轻红细胞），从生命周期开始就存在薛氏点（也称为**詹姆斯染色点**），发育中的环状体比间日疟原虫的环状体数量少，成熟的裂殖体内平均含有8个裂殖子。

致病机制和疾病谱

潜伏期与间日疟原虫相似，但临床症状的发作频率和严重程度要低得多，发热常为低热，缺乏典型的寒战表现。卵形疟原虫的地理分布范围通常仅限于热带非洲、中东、巴布亚新几内亚和印度尼西亚的伊里安查亚。然而，东南亚的卵形疟原虫感染可能会引起良性和复发性疟疾。卵形疟原虫根据小亚基核糖体RNA的序列可分为两种亚型，卵形疟原虫*curtisi*亚种（经典型）和卵形疟原虫*wallikeri*亚种（变异型），但它们在形态上无法区分。变异型卵形疟原虫感染患者具有较高水平的寄生虫血症。

三日疟原虫

一般特征

三日疟原虫主要感染较老的红细胞，限制了受感染细胞的数量（表48.1～表48.3，图48.2和图48.3）。从开始感染和出现症状之间的潜伏期可能比间日疟原虫或卵形疟原虫要长得多，为27～40 d。症状开始即出现有规律的发作周期性，发作时临床症状较重，包括寒战期时间较长，热期症状较重。出汗阶段出现虚脱并不少见。

从红细胞周期开始即可以看到72 h的规律发作周期。感染可能会以自然恢复结束，或者也可能会在多年内**再燃**（症状复发）或一系列再燃。这些患者会留下潜伏感染和持续多年的低浓度寄生虫血症。红细胞大小趋于正常或偏小（老红细胞），没有真正的染色点，红细胞可能有流苏样边缘，发育中的环状体往往表现出"条带"状，成熟的裂殖体内平均含有6～12个裂殖子（图48.6）。

致病机制和疾病谱

蛋白尿在疟原虫感染患者中很常见，可能与肾病综合征有关。对于慢性感染，循环抗原-抗体复合物沉积在肾小球内会导致肾脏问题。膜增生型肾小球肾炎是三日疟疾中最常见的肾脏病变。由于三日疟原虫感染相关的慢性肾小球疾病通常无法通过治疗逆转，因此遗传和环境因素也可能在该病变中起作用。患者可能会自然恢复，也可能在多年（＞50年）内出现再燃或一系列再燃。在这些情况下，患者会留下潜伏感染和持续的低浓度寄生虫血症。

恶性疟原虫（恶性间日疟原虫）

一般特性

恶性疟原虫感染所有年龄阶段的红细胞，感染细胞的数量可能超过50%（图48.7，表48.1～表48.3以及图48.2和图48.3）。裂殖生殖发生在脾脏、肝脏和骨髓中，而不是循环血液中。被恶性疟原虫寄生的红细胞通过毛细血管或脾脏过滤时改变形状的能力下降可能导致血管堵塞，引起器官缺血继而产生各种症状，症状取决于发生缺血的器官。此外，恶性疟原虫可引起**细胞黏附**，这使疟原虫能够与红细胞表面和血管内皮细胞结合，这一特征与疟疾的严重临床症状有关。

被这四种疟原虫感染时，无性和有性生殖细胞存在于在感染者的循环血液中。然而，随着恶性疟原虫在感染红细胞

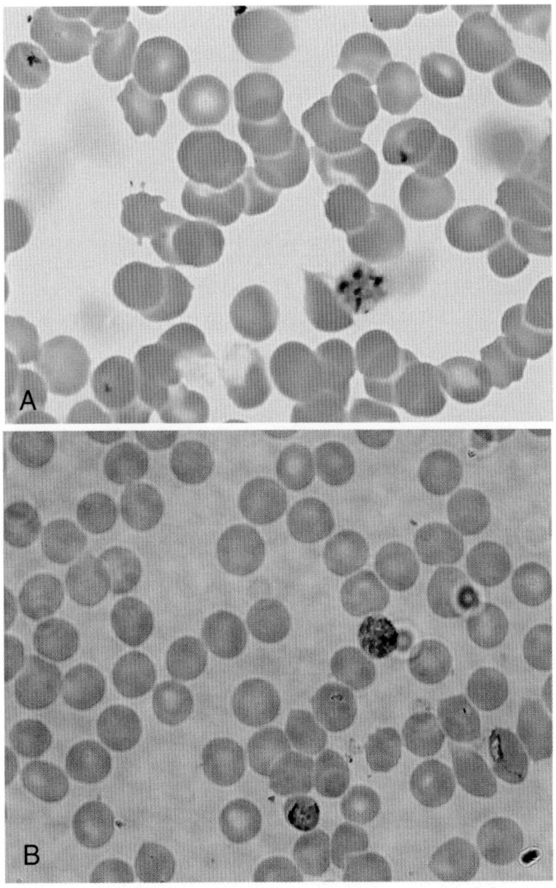

图48.6 （A）三日疟原虫裂殖体（100×油镜）。（B）三日疟原虫裂殖体和发育中的滋养体（100×油镜）。

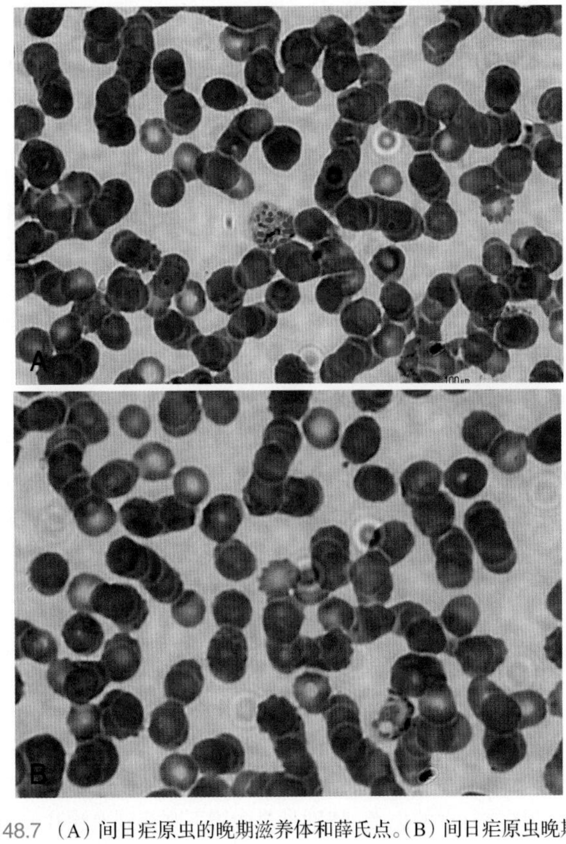

图48.7 （A）间日疟原虫的晚期滋养体和薛氏点。（B）间日疟原虫晚期滋养体（100×油镜）。

中发育成熟，红细胞膜黏附性增强，黏附在内脏器官毛细血管的内皮上。因此，通常只有环状体和配子体（偶尔成熟裂殖体）会出现在外周血中。在早期阶段临床发作周期性不明确，并且初步推测诊断可能与疟原虫感染完全无关。如果发热具有同步周期性，则临床发作周期一般为36～48 h。因为恶性疟原虫会同时感染年轻和年老的红细胞，所以可能会发生非常严重的寄生虫血症。红细胞大小不一；没有真正的染色点，但有时会出现**毛雷尔点**（红细胞细胞质中的粗颗粒）。恶性疟原虫的一个独特特征是每个细胞内有多个疟原虫，因此可能会看到多个环状体。环很纤细，通常有两个细胞核。被感染的红细胞可能会出现**贴花样**——位于红细胞表面或边缘区域的环状体（图48.5B）。恶性疟原虫的配子体呈新月形，而其他种类疟原虫的配子体则呈圆形。

致病机制和疾病谱

恶性疟原虫疟疾临床发作发生在感染后第8～12 d，其特点是第3～4 d出现非特异性临床症状，如酸痛、疼痛、头痛、疲劳、厌食或恶心等。此后便出现发热、更严重的头痛、恶心和呕吐，偶尔会出现严重的上腹痛。开始发热时可能会感觉寒冷。与其他疟原虫一样，在疾病早期阶段没有规律的发作周期性。

恶性疟原虫疟疾在任何时候都可能发生严重或致命的并发症，并且与内脏（肝脏、肠道、肾上腺、血管内溶血/黑尿热和肾脏）血管阻塞有关。**黑尿热**是疟疾的一种并发症，由红细胞裂解导致，红细胞裂解后血红蛋白释放到血液和尿液中，导致尿液变色。并发症的严重程度可能与外周血寄生虫血症无关，特别是以前从未感染过疟疾（免疫幼稚）的恶性疟原虫感染患者。

弥散性血管内凝血（disseminated intravascular coagulation, DIC）是一种罕见的并发症，多发生于存在寄生虫血症、肺水肿、贫血，以及脑和肾并发症的疟疾患者中。内毒素和与血管内皮结合的被感染血细胞造成血管内皮损伤，可能导致小血管中的血栓形成。脑型疟疾在恶性疟原虫感染中更为常见，但也可能发生在其他疟原虫感染中。如果发病是逐步进展的，患者会出现方向迷失或暴力或可能出现严重的头痛并进入昏迷状态。然而，一些患者，包括那些之前没有症状的患者，可能会突然昏迷。中枢神经系统（CNS）受累的体征各不相同，症状的严重程度与寄生虫血症的水平之间没有相关性。

41.7℃（107 ℉）或热度更高的极高热可能发生在无并发症的疟疾发作或脑型疟疾病例中。如果没有积极有效的治疗，患者通常会死亡。脑型疟疾被认为是恶性疟疾最严重的并发症，也是导致恶性疟原虫感染患者死亡的主要原因；约10%的所有入院的恶性疟原虫疟疾患者会发生脑型疟疾，并可导致80%的病例死亡。

诺氏疟原虫（猿猴疟疾，第五种人类疟疾）

一般特性

诺氏疟原虫感染所有年龄的红细胞，被感染细胞的数量明显多于间日疟原虫、卵形疟原虫和三日疟原虫。有东南亚森林地区旅行史的患者，特别是显微镜下观察到血涂片异常，诊断出三日疟原虫感染，或者诊断出恶性疟原虫和三日疟原虫混合感染，则应考虑为诺氏疟原虫感染。由于该疾病具有潜在的致命性，因此正确识别疟原虫种类至关重要。

诺氏疟原虫的早期血液感染阶段表现类似于恶性疟原虫；而成熟的血液感染阶段和配子体则类似于三日疟原虫（表48.1～表48.3，图48.2～图48.4）。不幸的是，这些感染常常被误诊为相对良性的疟原虫感染；然而，诺氏疟原虫感染可能是致命的。红细胞大小各异，没有真正的染色点［瑞特染色的红细胞中出现细小、颗粒状、蓝色染色点，或曙红苏木精染色时的红色染色点（图48.8），通常每个红细胞内有多个环状体（可能有2～3个）］，环很纤细，常有2～3个细胞核，通常在发育中的滋养体中可以看到带状体，成熟的裂殖体内包含16个裂殖子。早期发育阶段模仿恶性疟原虫，而后期发育阶段则模仿三日疟原虫。

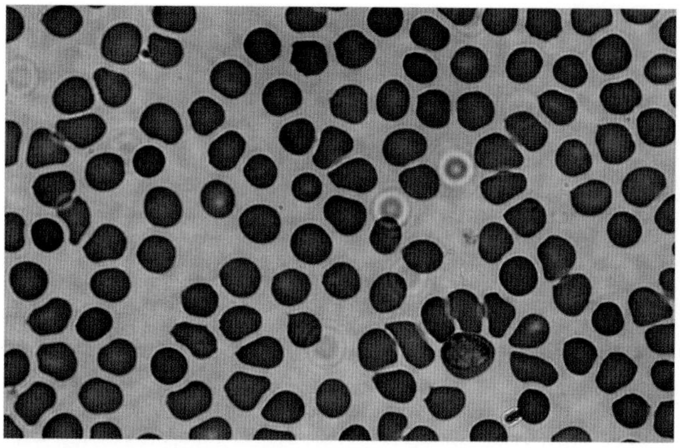

图48.8 诺氏疟原虫小配子体细胞（100× 油镜）。

由于不同程度的寄生虫血症、低生物密度及各种形态学标准之间的混淆，混合感染的检测可能相当困难。即使怀疑混合感染，使用常规显微镜方法也可能无法识别疟原虫种类。然而使用聚合酶链反应（polymerase chain reaction, PCR）方法，可能会提高慢性和混合疟原虫感染的检测和识别率。

致病机制和疾病谱

患者表现出寒战、轻微头痛和每日低热。假设是由诺氏疟原虫引起的感染，通过显微镜诊断出大量疟原虫生物体的患者应该接受针对严重恶性疟疾的适当、强有效及积极的治疗。总体而言，这些感染可能与恶性疟原虫一样可引起严重感染，并导致致命后果。

实验室诊断（所有疟原虫种类）

常规方法

疟疾被认为是一种会立即危及生命的疾病，疟疾患者一旦被诊断为恶性疟原虫或诺氏疟原虫感染则应被视为医疗紧急情况，因为这两种疟疾可能会导致患者迅速致命。在不能排除恶性疟原虫或诺氏疟原虫感染的情况下，建议对疟疾患者采用与恶性疟疾和诺氏疟疾同样的医疗处理方法。任何提供疟原虫专业鉴定的实验室都应每周7 d、每天24 h不间断地开展鉴定工作。

对单一血液样本的检查不足以排除疟疾的诊断，尤其是当患者接受了部分预防或治疗并且血液中的微生物数量很少时。复发病例或早期原发病例患者的血涂片中也可能很少出现疟原虫。无论有无发热周期性，均应立即制备厚血涂片和薄血涂片，每片均至少进行200～300个油镜视野下检查后，方可出具阴性报告。如果初始样本为阴性，则应在36 h内检查另外的血液样本。虽然吉姆萨染色被推荐用于所有寄生虫的血液检查，但也可以通过其他血液染色方法看到疟原虫，例如瑞特染色、瑞特-吉姆萨染色或快速菲尔德染色。任何血液样本，均采用白细胞（WBC）作为内置的质量控制；如果白细胞看起来正常，则血细胞中任何可能存在的疟原虫都会更容易被找到。图48.7比较了三日疟原虫和间日疟原虫的多核阶段（裂殖体）的不同形态学特点。荧光核酸染色剂，如吖啶橙，也可用于鉴定被感染红细胞中的疟原虫。然而，由于白细胞细胞核或红细胞的**Howell-Jolly小体**的存在，这可能更难以区别。吖啶橙可用于**定量血沉棕黄层（quantitative buffy coat, QBC）**分析法（QBC Diagnostics, Becton Dickinson, Port Matilda, PA）。该测试方法提供了一种技术简单的快速筛选工具（15 min内可获得结果）。该测试使用一个50 μL的微血细胞比容管，其中包含完成检测所需的所有试剂（抗凝剂）和染色剂（吖啶橙）。该比容管可用于收集毛细血管或静脉血，还包含一个塑料浮子，在收集血液后被插入管中。浮子用于在比容管离心过程中分离特定的血液层，从而可以清楚地分离红细胞、白细胞和所谓的**疟原虫检测层**。一旦比容管被离心后，它就会在荧光显微镜下进行检查，从而能够快速检测染色后的疟原虫。

优选使用乙二胺四乙酸（ethylenediaminetetraacetic acid, EDTA）抗凝剂采集的血液样本用来制作薄血涂片和厚血涂片；然而，如果血液在制备血涂片之前在采集管中停留了无论多长时间，染色后都有可能看不到薛氏点（例如，间日疟原虫），并且会看到寄生虫的其他形态变化。另外，血液与抗凝剂的比例要适当，才能维持疟原虫体的形态，所以每个采集管都应注满血液。建议使用指尖采血，特别是当所需血量很少时（即尚未进行其他血液学检查时）。用于涂片准备的血液样本应是可自由流动，并且不应被消毒手指的乙醇污染。然而，目前使用指尖血的情况较少，静脉穿刺血仍是实验室采集的常见样本。疟原虫种类的鉴定是非常重要的，因为疟原虫种类决定了药物治疗的选择。早期恶性疟原虫感染患者的血液中可能没有新月形配子体。此外，可能会错过具有纤细环状体的低寄生虫血症的发现；因此，必须进行1 000倍的油镜检查。

抗原检测

有几种疟疾快速诊断检测试剂（RDT）现已上市，其中一些试剂通过检测针对富含组氨酸的蛋白质2（HRP2）或疟原虫醛缩酶的单克隆抗体进行诊断，而另一些则检测疟原虫种属特异性乳酸脱氢酶（pLDH）。这些检测方法是基于免疫层析抗原检测的试纸或试剂盒的抗原捕获方法。BinaxNOW快速疟疾检测试剂盒（Alere, Waltham, MA）已获美国FDA批准在美国境内使用。该试剂盒主要检测恶性疟原虫和感染人类的4种主要疟原虫共有的泛疟原虫抗原。然而，由于低寄生虫血症患者的敏感性限制，厚、薄血涂片检查仍被认为是疟原虫检测的"金标准"。鉴于快速检测相关试剂的局限性，建议使用标准的厚血涂片和薄血涂片来验证结果。如果快速检测结果为阴性，则必须在统计学基础上进行厚、薄血涂片检查。

核酸检测

其他方法包括DNA检测，即将目标DNA序列进行PCR扩增后使用特定的DNA探针直接检测这5种疟原虫的目标DNA。一些实验室现在正在使用PCR方法检测疟原虫；一些检测方法的高灵敏度、快速性和简易性正变得越来越与疟疾诊断相关。每微升血液可以检测到5～10个疟原虫；因此，与厚血涂片相比，PCR方法能检测到的低水平寄生虫血症要多得多。当通过显微镜对疟原虫种属的确定存在疑问或怀疑混合感染时，这种方法也很有价值。虽然这些测试比传统的血涂片更为敏感，但它们目前还是主要作为实验室的开发测试，并且未经美国FDA批准使用于临床。当通过基于核酸的测试获得阳性结果时，仍然建议完成薄、厚血液涂片以对寄生虫血症进行定量。基于核酸检测的定量与人工定量无关，因为这些检测无法从感染红细胞的疟原虫中区分出生殖形式和细胞外形式。

自动化仪器

自动流式细胞术血液学仪器，在血液寄生虫感染的诊断方面存在潜在的局限性。使用这类仪器检测疟原虫和巴贝斯虫感染将会造成完全漏诊。轻度寄生虫血症极有可能无法被检测到。不幸的是，许多患者未能及时做出诊断导致治疗延迟。尽管这些仪器中的大多数不是为检测细胞内寄生虫而设计的，但在寄生虫血症的诊断率为0.5%或更低的情况下，自动化系统无法区分未感染的红细胞和感染寄生虫的红细胞，这可能会造成严重的漏诊。

血清学检测

血清学检测几乎没有临床应用价值。这主要是因为在出现症状时，血清中无法检测到抗体。而且在区分既往疟疾感染与急性疟疾感染方面也极其困难。血清学主要用于供血的筛查和流行病学研究。

结果报告

除了报告已鉴定的疟原虫种类外，寄生虫血症的定量也很重要。这将有助于指导和监测患者的治疗，并可能为临床医生提供预后信息。可以根据每微升血液中的白细胞数量与疟原虫数量的比值对厚血涂片中的寄生虫进行定量。若为薄血涂片，则以被感染的红细胞占总红细胞数的百分比来对寄生虫血症进行定量，胞外疟原虫不包括在计数内。此外，疟原虫配子体不应包括在定量中，因为配子体被认为不具有传染性且不受抗疟药物的影响。如果不排除疟原虫的繁殖形式，则可能会因为结果错误地升高或降低而导致治疗不当。

治疗

疟疾对于流行地区的居民和返回非流行地区的旅行者来说都是个严重的健康问题。由于恶性疟原虫对各种抗疟药物的耐药性增加、间日疟原虫的耐药性问题及严重疾病并发症的治疗需要，使得疟疾的治疗变得更加复杂。抗疟药物根据它们所针对的疟原虫发育阶段进行分类。抗疟药物被分为**组**

织裂殖体杀灭剂（杀死组织裂殖体）、**血液裂殖体杀灭剂**（杀死血液裂殖体）、**配子体杀灭剂**（杀死配子体）和**孢子杀灭剂**（防止蚊子内形成子孢子）。临床医生必须了解感染的疟原虫种类、寄生虫血症的估计水平及患者的旅行史，以评估与疟原虫和地理区域相关耐药性的可能性。

除了中美洲和加勒比海地区，几乎所有流行地区都存在耐氯喹的恶性疟原虫。目前已发现恶性疟原虫对磺胺多辛-乙胺嘧啶和甲氟喹的耐药性增加。因此，**青蒿素联合疗法（artemisinin combination therapy, ACT）**——包括青蒿琥酯-甲氟喹、蒿甲醚芴芴醇（Coartem）和青蒿琥酯-阿莫地喹，已被用于治疗恶性疟原虫。然而，东南亚已经出现了对青蒿琥酯-甲氟喹耐药的恶性疟原虫。有关耐药恶性疟原虫分布的最新信息可从位于佐治亚州亚特兰大的CDC疟疾热线获得（电话：770-488-7788）。对氯喹耐药的恶性疟原虫的治疗仍然非常复杂且不断发生变化；因此，强烈建议咨询传染病专家来制定治疗方案。氯喹耐药性在继续演变和传播中。伯氨喹耐受也已被证实。当前CDC发布的疟疾治疗指南可在https://www.cdc.gov/malaria/diagnosis_treatment/index.html上获得。

与抗疟药耐药性相关的特定单核苷酸多态性的分子检测已成功用于鉴定疟原虫对磺胺多辛-乙胺嘧啶、氯喹、甲氟喹、奎宁和青蒿素的耐药性。而PCR和DNA微阵列测序方法，主要供参考和用于实验室研究。

巴贝斯虫属

巴贝斯虫属包括大约100种由硬蜱属蜱虫传播的种类。除了人类，这些血液寄生虫还会感染各种野生动物和家养动物。世界各地都有巴贝斯虫病病例的记录，美国东北部特别是在长岛、科德角和东海岸（荷马）附近的岛屿发生了数次人类巴贝斯虫感染的暴发。尽管巴贝斯虫种类很多，但田鼠巴贝斯虫（Babesia microti）是美国大多数人类巴贝斯虫感染的原因。据报道，在加拿大、华盛顿、俄勒冈和加利福尼亚州，邓肯巴贝斯虫（*Babesia duncani*）和邓肯巴贝斯虫样原虫（*B. duncani*-like organisms）与巴贝斯虫感染有关。分歧巴贝斯虫（Babesia divergens）在欧洲更为常见，经常在脾切除患者中被发现，且导致更严重的巴贝斯虫病。

一般特性

生物体

虽然巴贝斯虫属的生命周期与疟原虫相似，但巴贝斯虫属不存在红细胞外期，即被巴贝斯虫感染的蜱虫（肩胛硬蜱-田鼠巴贝斯虫和蓖籽硬蜱-分歧巴贝斯虫）叮咬注入的子孢子是直接侵入红细胞的。尚未确定传播邓肯巴贝斯虫和邓肯巴贝斯虫样原虫的媒介。巴贝斯虫子孢子一旦进入红细胞，形成的滋养体就通过二分裂而不是通过裂殖方式进行繁殖。一旦蜱虫开始吸血，子孢子就会与随着蜱虫的唾液一起注入宿主体内。

巴贝斯虫滋养体可以模拟恶性疟原虫的环状体；但有一些差异可以帮助区分这两种生物体（图48.9）。巴贝斯虫滋养体的大小从1～5 μm不等；最小的滋养体比恶性疟原虫环状体小。此外，巴贝斯虫通常在红细胞外形成环状体，并且每个

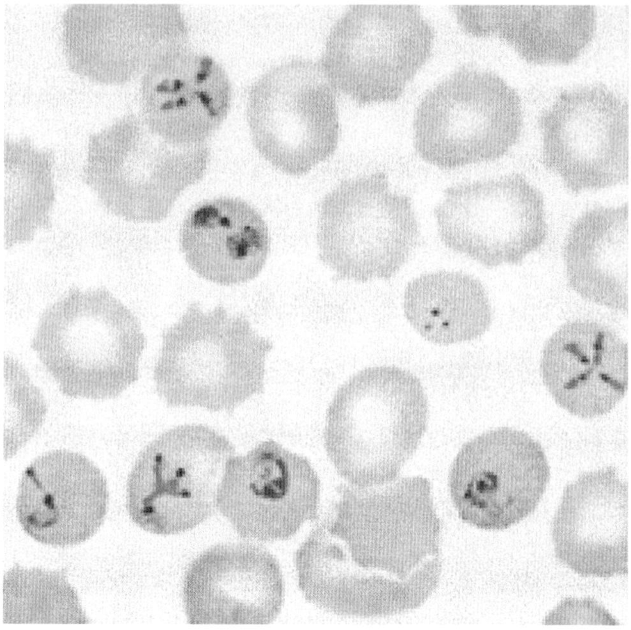

图48.9 红细胞中的巴贝斯虫。

红细胞内常见2～3个环状体。巴贝斯虫的环状体往往形态多样且大小不一，即使在单个红细胞中也是如此。虽然不是每个样本或种属中都能看到，但诊断性四分体，即马耳他十字型体是可能存在的（图48.6）。

致病机制和疾病谱

由田鼠巴贝斯虫和邓肯巴贝斯虫或邓肯巴贝斯虫样原虫感染引起的巴贝斯虫病临床症状可能从轻到重。轻型临床表现可能类似于流感样症状，而重型在临床上类似于疟疾，症状包括高热、肌痛、乏力、疲劳、肝脾大和贫血。通常，美国田鼠巴贝斯虫感染发生在未切除脾脏的患者中，并且临床症状相对较轻。来自美国的一些其他巴贝斯虫属和欧洲的分歧巴贝斯虫感染发生在脾切除或免疫功能低下的患者中，并且临床表现更为严重。最近的一项研究发现，加拿大各地都有邓肯巴贝斯虫的感染，而不仅仅是在太平洋西北部地区。在美国，有症状的田鼠巴贝斯虫感染病例的病死率为5%，而在欧洲，分歧巴贝斯虫感染病例的病死率约为40%。在这两种巴贝斯虫感染疾病中，病情严重的风险因素包括年龄增长、脾切除术后和免疫系统受损。来自加利福尼亚、华盛顿和其他西部州的巴贝斯虫感染病情往往更严重，并且可以模仿分歧巴贝斯虫感染疾病中出现的临床症状。

实验室诊断

常规方法

对于有典型症状、有旅行史（包括流行区）、接触过蜱虫或最近输过血的患者，应考虑诊断为巴贝斯虫病。深染和淡染血涂片的检查是诊断的最直接方法。重要的是要记住，寄生虫血症可能浓度水平很低，并且使用自动化血液学分析仪器往往会经常漏诊。与疟疾感染类似，应对寄生虫血症进行定量，以协助治疗及帮助脾切除或免疫功能低下患者的管理。

核酸检测

一些实验室可以使用分子方法，如PCR。与血涂片检查

相比，核酸扩增在低寄生虫血症的情况下表现出更高的敏感性。这些分子检测方法可用于田鼠巴贝斯虫和分歧巴贝斯虫的检测，但未经美国FDA批准/认可。

血清学检测

血清学检测在诊断急性巴贝斯虫感染方面作用不大。抗田鼠巴贝斯虫抗体通常在出现症状后2周内出现，并可在感染后持续多年阳性。美国有一种间接免疫荧光试验，用于检测感染田鼠巴贝斯虫后的抗体（Imugen, Norwood, MA）。在配对的急性期与恢复期的血清发生转换或抗体滴度上升4倍，则表示近期感染。

结果报告

在薄或厚血涂片中发现田鼠巴贝斯虫，应立即报告给临床医生。建议进行定量分析。如果最初的血涂片检查结果是阴性的，应继续完成连续的血涂片检查，因为单次涂片阴性并不能排除巴贝斯虫病的诊断。

治疗

由田鼠巴贝斯虫引起的轻症病例通常会自行缓解，在更严重的病例中，使用克林霉素和奎宁或阿托伐醌和阿奇霉素进行治疗。对于非常严重的田鼠巴贝斯虫感染病例和患有分歧巴贝斯虫病的脾切除或免疫抑制患者，除了使用抗菌药物外，还可以使用换血疗法。

预防措施

个人防护措施，如长裤、长袖衬衫和驱虫剂，可以降低在户外蜱媒流行地区被巴贝斯虫感染的风险。

锥虫属

锥虫属是生活在人类宿主血液和组织中的血鞭毛虫原生动物，属于动质体纲和锥虫科（表48.4和表48.5，图48.10）。非洲锥虫病（昏睡病）是由布氏锥虫冈比亚亚种（冈比亚布氏锥虫）和布氏锥虫罗得西亚亚种（罗得西亚布氏锥虫）引起的，仅限于非洲中部地带。美洲锥虫病（南美锥虫病）由克氏锥虫（图48.11A）感染引起，仅限于美洲。争氏锥虫可感染南美洲和中美洲的多种哺乳动物，并可在人类中表现为无症状感染。非洲锥虫和争氏锥虫通过昆虫媒介的唾液分泌物直接污染咬伤处进行传播，而克氏锥虫感染则是由被锥蝽的粪便污染咬伤处而传播的。

表48.4　美洲锥虫病的特征

特征	病原体	
	克氏锥虫	争氏锥虫
传播媒介	锥蝽	锥蝽
主要宿主	负鼠、犬、猫、野生啮齿动物	野生啮齿动物
疾病	有症状的（急性、慢性）	无症状的
诊断阶段 血液 组织	锥鞭毛体 无鞭毛体	锥鞭毛体 无
推荐样本	血液、淋巴结抽吸物、硬结/下疳	血液

表48.5　东非型和西非型锥虫病的特征

特征	东非型	西非型
病原体	罗得西亚布氏锥虫	冈比亚布氏锥虫
传播媒介	采采蝇、刺舌蝇群	采采蝇、须舌蝇群
主要宿主	动物	人类
疾病	急性（早期CNS侵袭），＜9个月	慢性（晚期CNS侵袭），数月至数年
淋巴结病	少见	明显
寄生虫血症	高	低
流行病学	人畜共患病，野生动物保护区	人类传染病，农村人口
诊断阶段	锥鞭毛体	锥鞭毛体
推荐样本	下疳抽吸物、淋巴结抽吸物、血液、CSF	下疳抽吸物、淋巴结抽吸物、血液、CSF

CNS：中枢神经系统；CSF：脑脊液。

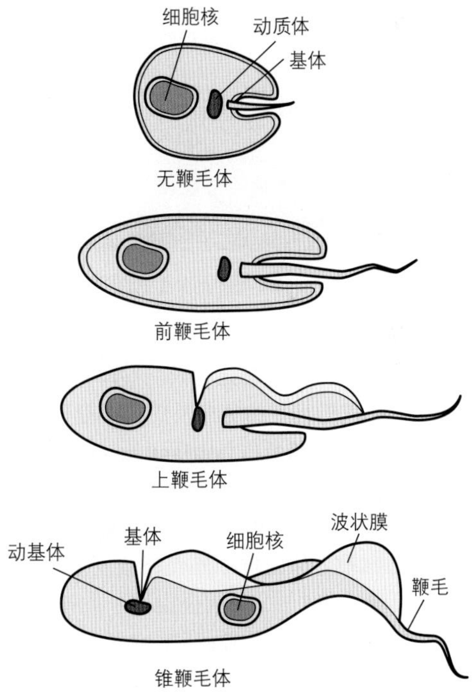

图48.10　人类和昆虫宿主中利什曼原虫和锥虫在不同生命阶段的特征。

非洲锥虫病

冈比亚布氏锥虫（西非锥虫病）的主要流行地区与穿过非洲中心的采采蝇的分布地带相同，其中非洲西部和中部地区可能有300 000～500 000人被感染。罗得西亚布氏锥虫（导致罗得西亚锥虫病或东非昏睡病）的分布比冈比亚布氏锥虫更为局限，后者仅在东非中部被发现，该疾病严重阻碍了非洲经济和社会的发展。在该地区，采采蝇更喜欢吸食动物血液，因此对牲畜的饲养造成了不良影响。人类罗得西亚布氏锥虫感染的发病率和死亡率比冈比亚布氏锥虫更高，而狩猎动物（如丛林羚羊）和牛是其自然宿主。

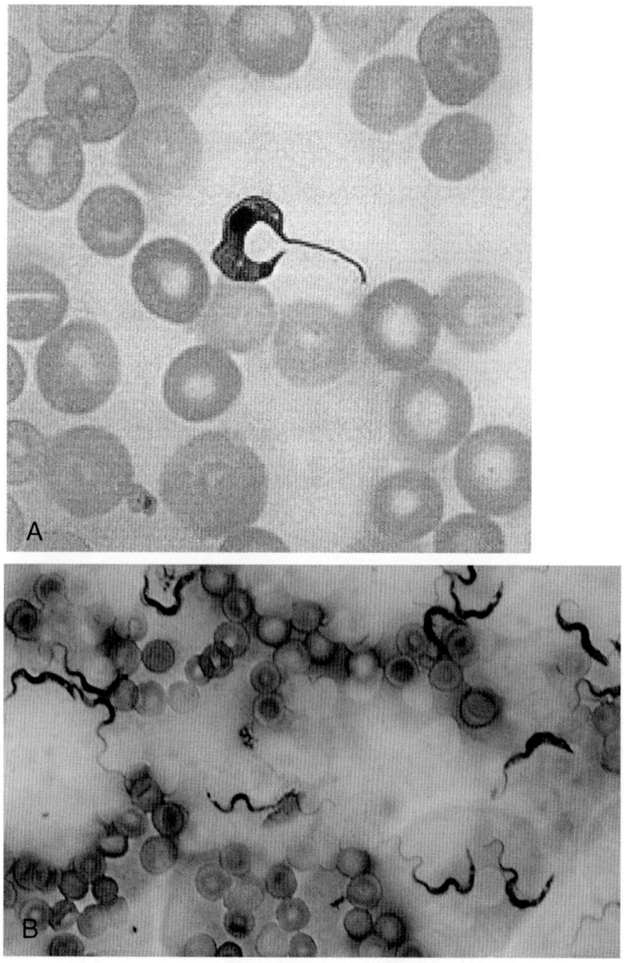

图48.11 （A）克氏锥鞭毛体。（B）外周血涂片中的冈比亚布氏锥鞭毛体。

非洲锥虫的一个独特特征是它们能够改变锥鞭毛体外膜的**抗原外壳**，帮助逃避宿主的免疫反应。锥鞭毛体表面覆盖着一层致密的**变异表面糖蛋白（variant surface glycoprotein, VSG）**。基因组中有100～1 000个基因，负责编码多达1 000个不同的VSG。在一次感染中可检测到100多种血清型。据推测，每5～7 d锥鞭毛体的抗原外壳就会发生改变（抗原变异）。这种变异导致每7～14 d就会出现一波接着一波的寄生虫血症，并使寄生虫能够逃避宿主的体液免疫反应。每次抗原外壳发生变化后，宿主的免疫系统都无法立刻识别病原体，必须产生新的免疫反应。持续的高免疫球蛋白M（IgM）水平是寄生虫产生可变抗原类型的结果，在免疫功能正常的宿主中，血清中IgM水平不升高则可排除锥虫病。

一般特性

采采蝇（舌蝇属）在采血时会摄入锥虫。锥虫在果蝇的中肠和后肠腔内繁殖。大约2周后，锥虫迁移回唾液腺，附着在唾液管的上皮细胞上，然后转变为锥虫的**上鞭毛体**形式在唾液腺内继续增殖，2～5 d从上鞭毛体形成**循环后期鞭毛体**（感染性）。在进食时，采采蝇通过穿刺伤口注入唾液将循环后期鞭毛体引入下一个感染者。采采蝇的整个发育周期大约需要3周，一旦被锥虫感染，采采蝇将终身持续感染。

在新鲜血液中，锥虫在红细胞之间快速移动。运动缓慢的锥虫可见波状膜和鞭毛。锥鞭毛体长14～33 μm，宽1.5～3.5 μm（表48.5和图48.11B）。在血涂片染色中，颗粒状细胞质被染成淡蓝色，位于中央的细胞核呈淡红色。锥鞭毛体的后端是**动质体**，也被染成红色，剩余的胞质内鞭毛（轴丝）可能不明显。鞭毛和波状膜均来自动质体。鞭毛沿着波状膜的边缘运行，直到波状膜与生物体前端的锥虫体融合。这时鞭毛可以自由地延伸到锥虫体之外。

致病机制和疾病谱

冈比亚布氏锥虫病 · 由冈比亚布氏锥虫病（西非昏睡病）引起的非洲锥虫病病程长、症状轻、呈慢性发展，数年后以中枢神经系统受累死亡而告终。这与罗得西亚布氏锥虫病（东非昏睡病）不同，后者病程短，多在1年内死亡。

宿主被感染锥虫的采采蝇叮咬后，几天后可能在叮咬部位出现结节或下疳。通常情况下，这种原发病变会在1～2周自行消退，但这样的原发病变在生活在流行区的患者中很少见到。从下疳溃疡处采集的液体样本中可以检测到锥虫。锥鞭毛体进入血液，引起低水平的寄生虫血症，可能持续数月，患者仍可无症状。这被称为**疾病Ⅰ期**，患者可能有全身性锥虫病而没有中枢神经系统受累。在此期间，寄生虫可能难以被发现，甚至通过厚血涂片检查也难以被发现。在这一时期，感染可能自行痊愈，不出现临床症状或淋巴结侵犯。

临床症状可能在锥虫感染后数月至数年发生。当淋巴结被侵犯时，临床首发症状开始出现，包括间歇性、不规则的发热，并伴有盗汗。头痛、乏力、厌食也可能出现。长达1周的发热期与持续时间不等的无热期交替出现。在发热期间，循环血液中可能发现大量锥虫，但非发热期则很少见到。淋巴结病是冈比亚布氏锥虫病的共同特征，表现为柔软且无痛的肿大淋巴结。除淋巴结受累外，脾脏和肝脏也会肿大。冈比亚布氏锥虫病在发生昏睡病综合征之前，血液淋巴阶段可能持续多年。

当锥虫最终侵入中枢神经系统时，锥虫感染的昏睡病阶段就开始了（**疾病Ⅱ期**）。在中枢神经系统入侵期间，患者会出现行为和人格的改变。这一阶段疾病的特点是稳定的进行性脑膜脑炎，出现冷漠、混乱、疲劳、失去协调能力和**嗜睡**（昏睡状态）等临床表现。在疾病晚期，患者变得憔悴，并发展到深度昏迷和死亡，这多由继发感染导致。真正的昏睡病的典型症状见于冈比亚布氏锥虫病患者。

罗得西亚布氏锥虫 · 罗得西亚布氏锥虫病比冈比亚布氏锥虫病起病更快，更有暴发力。发热、严重头痛、易怒、极度疲劳、淋巴结肿大、肌肉和关节疼痛是典型临床症状。当罗得西亚布氏锥虫侵入中枢神经系统时，会出现渐进性混乱、人格改变、言语不清、癫痫发作，以及行走和言语困难。感染的早期阶段与冈比亚布氏椎虫的感染相似。但中枢神经系统受侵更早，疾病进展更快，患者在出现广泛的中枢神经系统受累之前就可能发生死亡。潜伏期很短，通常在1～4周，椎虫数量更多，在血液中出现得更早，淋巴结受累不太明显，发热更常见，患者贫血更重，发生心肌炎或黄疸的可能性更大。一些患者可能出现持续的心动过速，并可能因心律失常和充血性心力衰竭而死亡。冈比亚布氏锥虫病患者也可能出现心肌炎，但罗得西亚型锥虫病患者心肌炎更常见且更严重。

实验室诊断（所有锥虫种类）

常规方法・可以从指尖穿刺或静脉穿刺（使用EDTA抗凝剂）采集血液。检查时应做多次厚、薄血涂片检查，在排除锥虫病之前应完成多次血液检查。在发热期间，血液中会发现大量寄生虫，而在患者不发热时，则只能发现少量寄生虫。除了薄、厚的血涂片外，建议使用QBC浓缩方法来检测寄生虫，检测限约为：1个寄生虫/200个显微镜视野（高功率放大倍数，400×），可在薄血涂片上检出寄生虫，厚血涂片上的寄生虫数量大于2 000/mL时，可以检测到寄生虫；而血细胞毛细管浓度大于100/mL时，可以检测到寄生虫。

核酸检测

参考实验室已经使用过的基于核酸的检测方法来检测锥虫感染和区分种类，但这些方法并没有在临床常规使用。基于PCR的方法尚未标准化，也没有进行验证研究。很少有研究对用于诊断的各种PCR方法进行比较研究。一般来说，这些检测方法在常规实验室中无法使用。

抗原检测・抗原检测一种简单而快速的检测方法——卡氏间接凝集锥虫病试验（card indirect agglutination trypanosomiasis test, CATT），以及LATEX/冈比亚布氏锥虫试验。主要在地方性感染地区，用于检测非洲锥虫病患者体内的循环抗原。但这些检测方法在美国无法使用。该试验的敏感性（冈比亚布氏锥虫95.8%，罗得西亚布氏锥虫97.7%）明显高于淋巴结穿刺、微量血细胞离心和单倍离心后脑脊液（CSF）检查。且其特异性很好，有很高的阳性预测价值。

抗体检测・已广泛用于流行病学筛查的血清学技术包括间接荧光抗体检测法（fluorescent antibody assays, IFA）、酶联免疫吸附法（enzyme-linked immunosorbent assays, ELISA）、间接血凝试验和卡凝集锥虫病试验。但流行地区的一个主要问题是，由于人们暴露于对人类无传染性的动物锥虫，因此个体的锥虫抗体水平升高。血清和脑脊液IgM浓度具有诊断价值。因为缺乏参考值，并且脑脊液可能因外伤性穿刺而含有血清，因此脑脊液抗体滴度应谨慎报告。此外，如果脑脊液中存在半乳糖脑苷脂和神经丝抗体以及IL-10升高，也可能表明中枢神经系统受累。

治疗

用于治疗非洲锥虫病的所有药物都有毒性，且需要长期给药。该疾病应尽快开始治疗，选择的抗寄生虫药物取决于疾病是否累及中枢神经系统。当疾病没有累及中枢神经系统时，可以使用苏拉明或喷他脒羟乙基磺酸盐。美拉索洛尔是一种有毒的三价砷衍生物，对锥虫病的血液和中枢神经系统阶段均有效，但推荐用于治疗晚期昏睡病。10余年来，依氟鸟氨酸（DL-alpha-difluoromethylornithine; DFMO）已被用于治疗有或没有中枢神经系统受累的耐墨拉索普林的冈比亚布氏锥虫感染。任何接受非洲锥虫病治疗的个体都应在治疗完成后密切随访监测2年。

美洲锥虫病

美洲锥虫病（恰加斯病）是一种发生在整个美洲大陆的人畜共患病，这与栖息在与人类密切相关的动物宿主（犬、猫、犰狳、负鼠、浣熊和啮齿动物）身上的锥蝽/亲吻虫（传播媒介）相关。克氏锥虫的传播循环从阿根廷南部和智利延伸到加利福尼亚北部。人类的感染传播取决于昆虫媒介的排便习惯。进食时通常不排便的锥蝽的栖息地区，没有人类感染锥虫。这或许可以解释为什么美国很少有人感染锥虫，尽管已知南部各州存在锥虫的传播循环。在美国得克萨斯州和加利福尼亚州都报道了许多**当地的**（本土的）锥虫病病例。将锥虫感染传播给人类的昆虫媒介锥蝽属种类因地理区域而异。通过输血和器官移植传播的获得性锥虫感染是一个非常严重的问题。血清学结果呈阳性的大量美洲锥虫病患者可以表现为无临床症状。美洲锥虫病患者病程可表现为急性或慢性。

克氏锥虫

一般特性・锥鞭毛虫（表48.4）随着宿主血液被锥蝽（又叫锥鼻虫、亲吻虫）摄取。锥鞭毛体进入锥蝽体内后转变为上鞭毛体（图48.10），在猎蝽中肠后部进行繁殖。8～10 d后，上鞭毛体发育成锥鞭毛体。锥蝽边吸食宿主血液边排便，粪便中的美洲锥虫通过摩擦或刮伤虫咬处皮肤或黏膜感染人类。

在人体内，克氏锥虫有两种形式：**无鞭毛体**和锥鞭毛体（图48.10）。锥鞭毛体存在于血液中并感染宿主细胞。无鞭毛体在细胞内增殖，最终破坏细胞，无鞭毛体和锥鞭毛体都被释放到血液中。

锥鞭毛体（图48.11A）长约20 μm，在染色的血涂片中通常呈C形或U形。锥鞭毛体以细长和短粗两种形态存在于血液中。细胞核位于虫体中央，虫体后部有一个大的椭圆形动质体。鞭毛从动质体中发育而来并沿着波状膜外缘延伸，直到鞭毛到达虫体的前端，形成突出的游离鞭毛。

当锥鞭毛体在血涂片中被染色后，细胞质呈蓝色，细胞核、动质体和鞭毛呈红色或紫色。当锥鞭毛体穿入宿主细胞时，它会失去鞭毛和波状膜，并通过二元裂变形式分裂成无鞭毛体（图48.9）。无鞭毛体继续分裂增殖并最终充满并破坏被感染的宿主细胞。无鞭毛体和锥鞭毛体均从破坏的宿主细胞中释放出来。克氏锥虫无鞭毛体与利什曼原虫的无鞭毛体难以区别。利什曼原虫的无鞭毛体直径为2～6 μm，包含一个大细胞核和杆状动质体，在血涂片中染色后呈红色或紫色，细胞质呈蓝色。在外周血中仅存在游离的锥鞭毛体。

致病机制和疾病谱・恰加斯病的临床阶段分为急性期、不确定期和慢性期。急性期代表患者初次感染寄生虫，而慢性期是感染晚期出现后遗症的结果。在5岁以下的儿童中，恰加斯病常表现为急性症状，而在年龄较大的儿童和成人中，临床症状较轻，通常表现为亚急性或慢性症状。人类美洲锥虫感染的潜伏期为7～14 d，但某些患者的潜伏期稍长。感染后2～3周出现急性症状，包括高热、肝脾肿大、肌痛、红斑皮疹、急性心肌炎、淋巴结肿大、角膜炎，以及面部、腿部和足部的皮下水肿等。可能有中枢神经系统受累的症状，预后很差。心肌炎可通过心电图改变、心动过速、胸痛和虚弱等临床表现来确诊。无鞭毛体在心肌细胞内增殖并破坏心肌细胞，导致心电传导异常和心脏收缩力丧失（图48.9）。心肌功能不全或

心脏骤停是导致患者死亡的可能原因。在婴幼儿中,可能会出现致命的脑组织肿胀。慢性期最初可能表现为无明显症状(不确定期),尽管在血涂片中很少见到寄生虫,但在流行地区,输血传播仍是导致锥虫感染的一个严重的问题。慢性恰加斯病可能在未被发现的感染或急性期诊断后数年后进展。大约30%的患者可能会发展为慢性美洲锥虫病,包括心脏变化,以及结肠和食管肿大。巨结肠导致便秘、腹痛和无法排便。还可能出现急性肠梗阻导致肠穿孔、败血症,甚至死亡。然而,慢性恰加斯病最常见的临床症状多与心脏相关,心脏扩大和心电传导异常较为常见。

实验室诊断·**常规方法**:可以使用厚、薄血涂片或血沉棕黄层浓缩技术(QBC)检测血液中的锥虫。任何血涂片染色均可用于无鞭毛体和锥鞭毛体的检测。

核酸检测 推荐的实验室已使用分子方法检测到了每20 mL血液中仅有一个锥鞭毛体的感染,但这些检测方法在寄生虫诊断领域中并不常规使用。基于PCR的检测方法尚未标准化,也未进行研究验证,但已被用于监测寄生虫负荷和治疗效果。与非洲锥虫病一样,很少有研究对用于寄生虫诊断的各种PCR检测方法进行比较研究。一般来说,常规实验室不具备这些检测手段。

动物接种试验 在猎蝽分布的流行地区,动物接种试验可用于检测轻度锥虫感染;当血液中的锥鞭毛体很少时,该技术有助于诊断慢性感染。让未感染锥虫的锥蝽进食疑似患有恰加斯病的患者血液,如果锥虫随着血液被摄入锥蝽体内,锥虫将开始繁殖并可在锥蝽肠道内容物中被检测到。应在3个月内每月检查1次锥蝽肠内容物中是否有鞭毛体。

抗原检测 免疫分析已被用于检测先天性美洲锥虫感染患者和慢性美洲锥虫病患者尿液和血清中的锥虫抗原。抗原检测对于血清学检测结果相互矛盾的患者的早期诊断和慢性病例的诊断也很有价值。

血清学测试 检测抗体的血清学试验包括补体结合试验、间接荧光抗体试验(IFA)、间接血凝试验和ELISA。合成肽和重组抗原的使用提高了这些检测试验的灵敏度和特异性。然而,根据所使用的抗原,在争氏锥虫感染、利什曼原虫病、弓形虫病和肝炎患者中已发现抗体交叉反应。目前用于筛查献血者的血清学检测的敏感度和特异性有所提高,且单检测筛选比既往推荐的双检测筛选方法更易被接受。

组织学检测 在组织中,无鞭毛体易与真菌区分,因为无鞭毛体过碘酸希夫(periodic acid-Schiff, PAS)染色、黏蛋白卡红染色或银染色呈阴性。尽管克氏锥虫的无鞭毛体看起来像利什曼原虫的无鞭毛体,但患者病史,包括地理分布和(或)旅行史,以及确认横纹肌而非网状内皮组织中的病原体是克氏锥虫而不是杜氏利什曼原虫是最有力的鉴别诊断依据。

治疗·硝呋莫司(Lampit)和苄硝唑(Radamil)可以减轻急性南美锥虫病的严重程度。其他药物,如别嘌醇、氟康唑、伊曲康唑和酮康唑,已被用于治疗少数南美锥虫病患者。然而,药物治疗对减少慢性南美锥虫病的进展并没有什么效果。在某些情况下,手术已成功用于治疗南美锥虫病性心脏病、巨大食管和巨结肠病例。

利什曼原虫

利什曼病是由利什曼原虫属的20多种原虫引起的一种疾病。尽管大多数实验室依赖地理分布和临床表现来鉴定分离利什曼原虫种属,但目前原虫种类的鉴别要依靠分子技术。根据相关的不同的原虫种属,利什曼原虫属感染可导致皮肤、弥漫性皮肤、弥漫性、黏膜或内脏疾病。据公布的疾病负担估计,利什曼病在所有热带疾病中的死亡率排名第2,发病率排名第4。利什曼病被归类为"最容易被忽视的疾病",因为它与贫困有关,而且可用于其诊断、治疗和控制的资源有限。世界卫生组织估计,在88个国家中每年发生多达100万例皮肤型利什曼病(cutaneous leishmaniasis, CL)和50 000～90 000例内脏型利什曼病(visceral leishmaniasis, VL)。据估计,约有3.5亿人面临利什曼病感染的风险,目前已有1 200万人被感染。

美国每年都会出现利什曼病病例,这可归因于来自利什曼原虫感染流行国家的移民、军人和美国旅行者。另一个令人担忧的问题是,在得克萨斯州和亚利桑那州的地方性感染地区可能会发生更多的感染病例。

一般特性

利什曼原虫的生命周期有两个不同的阶段:**无鞭毛体**和**前鞭毛体**(表48.6,图48.12)。无鞭毛体是寄生于网状内皮系统细胞中的细胞内寄生虫,呈椭圆形,长1.5～5 μm,含细胞核和动质体。利什曼原虫在人类细胞中以无鞭毛体形式存在,在昆虫宿主中以前鞭毛体形式存在。所有类型的人类利什曼病的传播媒介均是雌性白蛉。被利什曼原虫感染的雌性白蛉在吸食人类血液时将前鞭毛体注入人体内。根据利什曼原虫种类的不同,寄生虫从白蛉叮咬部位移动到**网状内皮系统**内的器官(骨髓、脾脏、肝脏)或皮肤巨噬细胞或黏膜巨噬细胞中。

超过90%的**皮肤型利什曼病**病例发生在阿富汗、阿尔及利亚、伊朗、伊拉克、沙特阿拉伯、叙利亚、巴西和秘鲁。在阿富汗、伊拉克和科威特部署的军事人员中的病例数量有所增加。得克萨斯州已经发现了本土(本土起源)的人类利什曼原虫感染。大多数**黏膜型利什曼病**病例发生在玻利维亚、巴西和秘鲁。超过90%的**内脏型利什曼病**病例发生在巴西、东非和东南亚。

在利什曼病流行地区,人类免疫缺陷病毒(human immunodeficiency virus, HIV)阳性患者合并利什曼原虫感染很常见。如果合并感染的患者免疫功能受损严重,则多达25%的患者将在被诊断后不久死亡。

致病机制和疾病谱

皮肤型利什曼病出现的第一个临床表现是白蛉咬伤部位的皮肤病变(通常是质硬的无痛丘疹)。虽然单处的皮肤病变可能看起来症状轻微,但多处皮肤病变或毁容性的面部皮肤病变对患者来说可能是毁灭性的打击。通常,继发性皮肤病变具有相似的外观并以相同的速度发展。原发皮肤病变可能为持续的扁平斑块或可能进展为浅溃疡。随着溃疡扩大,产生渗出液,并常常继发细菌或其他微生物感染。

表48.6 人类利什曼原虫感染的特征[a]

种	疾病类型	体液抗体	迟发性超敏反应	寄生虫数量	推荐样本
杜氏什曼原虫复合体	VL	丰富	无	无	骨髓、脾、组织
	CL、MCL	可变	存在	存在	皮肤或黏膜活检
	DL	可变	可变	可变	皮肤或组织活检
热带利什曼原虫复合体	CL、DCL、MCL	可变	存在	存在	皮肤或黏膜活检,组织
硕大利什曼原虫复合体	CL	存在	存在	存在	皮肤活检
墨西哥利什曼原虫复合体	CL、MCL	可变	存在	存在	皮肤或黏膜活检
	DCL	可变	无	丰富	皮肤或黏膜活检
巴西利什曼原虫复合体	CL	存在	存在	存在	皮肤活检
	MCL	存在	存在	很少	皮肤或黏膜活检
圭亚那利什曼原虫复合体	CL、MCL	存在	存在	存在	皮肤或黏膜活检
豚鼠利什曼原虫复合体	CL、DL、VL	ND	ND	ND	皮肤或组织活检

CL: 皮肤型利什曼病; DCL: 弥漫性皮肤型利什曼病; DL: 弥漫性利什曼病; MCL: 黏膜型利什曼病; VL: 内脏型利什曼病。
ND,无可用数据。
[a]对于病原体培养,样本必须无菌采集; 在陈旧病灶中,寄生虫的数量可能很少且难以恢复。

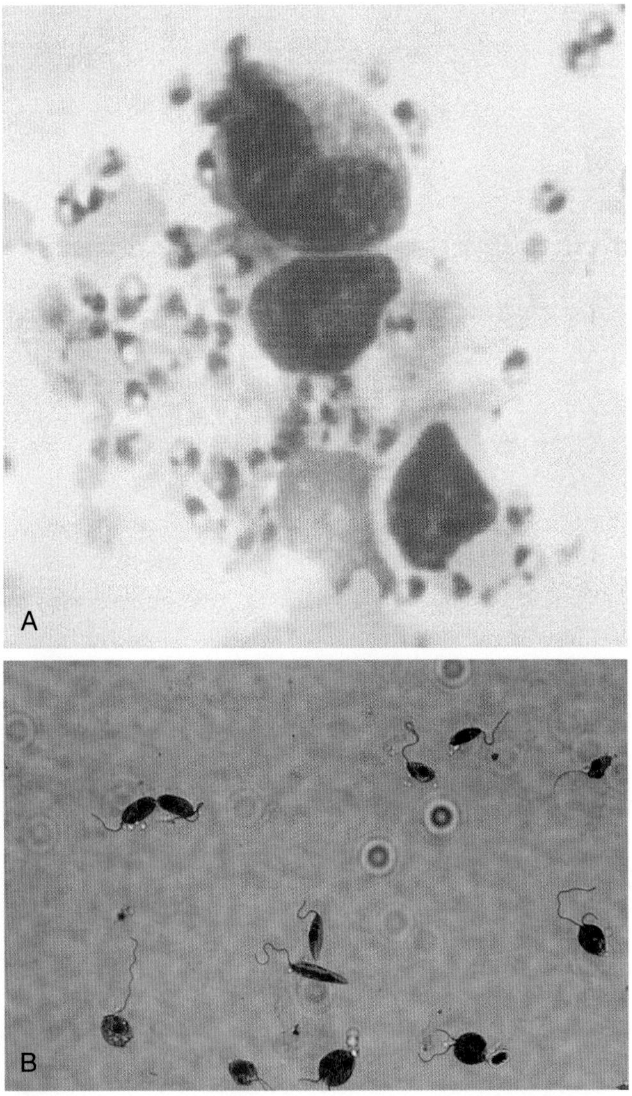

图48.12 (A)杜氏利什曼原虫。(B)杜氏利什曼原虫无鞭毛体和前鞭毛体。

在黏膜型利什曼病(mucocutaneous leishmaniasis, MCL)中,原发病变与皮肤型利什曼病中发现的病变相似。在多达80%的皮肤型利什曼病病例中,未经治疗的原发性皮肤病变可能会发展为黏膜病变。黏膜型利什曼病的活动性原发灶可能会播散至鼻腔或口腔黏膜,也可能在原发灶愈合数年后发生播散。这些黏膜病变不会自愈,继发细菌感染很常见,甚至可能是致命的。黏膜型利什曼病主要见于巴西、玻利维亚和秘鲁。

弥漫性利什曼病(diffuse leishmaniasis, DL),包括弥漫性皮肤型利什曼病,其特征是结节性疾病,由于被感染患者的抗体反应不当,会导致高水平的寄生虫血症。这与播散性利什曼病明显不同,播散性利什曼病表现出极低水平的寄生虫血症和患者免疫系统不适当的细胞介导反应。

内脏型利什曼病(visceral leishmaniasis, VL),也称为**黑热病**,潜伏期从10 d到2年不等,但通常为2～4个月。常见症状包括发热、厌食、乏力、体重减轻,并且经常出现腹泻。临床症状包括无触痛的肝脾大、淋巴结肿大和偶发的急性腹痛。在印度,在肤色较浅的患者中常见面部、手部、足部和腹部的皮肤变黑。慢性病例可能会在几周后或2～3年后死亡。大多数感染者没有症状,或者只有很少或轻微的症状,无需治疗即可恢复。自1990年以来,器官移植受者的利什曼病发病率有所增加。这些病例大多数都是内脏型利什曼病。

实验室诊断

在清除皮肤病灶渗出液后,应用70%乙醇彻底清洁这些病灶。可以通过抽吸、刮擦或穿刺活检或用手术刀片切开,从病变边缘收集样本。可以将采集的样本制成涂片,并可进行各种染色;活检样本也应进行常规组织学检查。内脏型利什曼病样本包括淋巴结抽吸物、肝活检样本、骨髓样本和静脉血的血沉棕黄层样本。网状内皮细胞内的无鞭毛体已在来自HIV阳性患者的许多不同样本类型中检测到。染色涂片可以检查出无鞭毛体的存在。尽管可以使用特殊技术对采集的样本进行培养,但这些操作流程并不常规可用。

核酸检测

美国有一项经FDA批准用于检测皮肤型利什曼病的实验方法,即SMART Leish PCR(Cepheid, Sunnyvale, CA)。皮肤型利什曼病或黏膜型利什曼病的寄生虫血症水平通常很低,这使得在显微镜下难以找到寄生虫。PCR方法在直接检测、致病物种鉴定和治疗效果评估方面具有出色的灵敏度和特异性,但是它们在大多数实验室中并不常用。

血清学检测

使用重组K39抗原快速免疫层析试纸试验已可用于总抗利什曼原虫抗体的定性检测。

在重度内脏型利什曼病(黑热病)患者中,存在特征性的高丙种球蛋白血症,包括IgG和IgM。在高度怀疑内脏型利什曼病诊断的患者中(假设他们具有正常的免疫功能),如果不存在高丙种球蛋白血症,则可排除内脏型利什曼病的诊断。尽管某些参考中心(如美国CDC)提供血清学检测,但血清学检测对黏膜型利什曼病和内脏型利什曼病的诊断作用不大。

治疗

在单纯的皮肤型利什曼病中,皮肤病变通常会自然愈合,但治疗上可选择包括冷冻疗法、热疗法、光动力疗法、病变的手术切除和化学疗法。标准疗法包括注射锑化合物,但复发很常见。患者的治疗反应因感染的利什曼原虫种类和疾病类型而异。临床治愈的黏膜型利什曼病患者在治疗多年后PCR检测仍呈阳性;这类疾病的特点是慢性、潜伏和转移性黏膜受累。多年来,五价锑化合物一直是治疗内脏型利什曼病的首选药物。然而,随着1990年代中期首次出现原发性利什曼病治疗失败的报道后,其他药物也开始应用于利什曼病的治疗,包括地中海和印度地区用于治疗利什曼病患者的两性霉素B脂质体。

复习题

1. 巴贝斯虫是一种与脾切除和非脾切除患者都有关的生物体。在形态上,寄生虫类似于(　　)

   a. 恶性疟原虫环　b. 杜氏利什曼原虫无鞭毛体　c. 克氏锥虫　d. 间日疟原虫环状体　e. 冈比亚布氏锥虫

2. 一名60岁的心律不齐和充血性心力衰竭的巴西患者突然死亡。心肌活检显示有大量无鞭毛体,这表明死因很可能是(　　)

   a. 杜氏利什曼原虫病　b. 巴西利什曼原虫病　c. 冈比亚布氏锥虫病　d. 克氏锥虫病　e. 以上任何一项

3. 间日疟原虫和卵形疟原虫相似,因为它们(　　)

   a. 有薛氏点,并存在复发现象　b. 没有疟色素和多环状体　c. 通常在红细胞中存在贴花样形态　d. 有真正的染色点,无复发,感染老红细胞　e. 在红细胞中存在72 h的周期性循环发育增殖

4. 冈比亚布氏锥虫与罗得西亚布氏锥虫感染引起的疾病有明显区别,包括(　　)

   a. 锥鞭毛体的形态不同　b. 疾病的症状和严重程度不同　c. 锥鞭毛体中波状膜的存在与否　d. 地域分布不同　e. 薄血涂片上的染色特征不同

5. 是非题

   ______虽然建议使用吉姆萨染色对厚、薄血涂片进行染色,但可以使用任何染色方法对血涂片进行染色。

   ______克氏锥虫和利什曼原虫,在美国的某些地区流行。

   ______第5种人类疟疾,诺氏疟原虫,被认为相对无害,较容易与其他疟原虫鉴别和区分。

   ______在美洲锥虫或非洲锥虫感染中,由布氏锥虫引起的感染,会在组织移植中造成严重问题。

   ______除了通过昆虫媒介传播之外,血液寄生虫的传播还可能由输入感染者血液和共用针头引起。

6. 配对题:将每个术语与正确的描述配对

   ______“带状”滋养体

   ______每个红细胞中有多个环状体,在美国地区无流行

   ______在美国地区流行

   ______导致恰加斯病

   ______从阿富汗和伊拉克返回的军队人员

   ______被认为是一个统计过程

   ______感染的红细胞增大,有变形虫样滋养体

   ______模拟恶性疟原虫和三日疟原虫

   ______一组疟疾患者血涂片

   ______引起皮肤和内脏病变

   a. 巴贝斯虫属　b. 疟原虫　c. 厚、薄血涂片　d. 利什曼原虫　e. 间日疟原虫　f. 恶性疟原虫　g. 克氏锥虫　h. 利什曼原虫皮肤病变　i. 诺氏疟原虫　j. 不足以诊断

参考答案

复习题

1. a; 2. d; 3. a; 4. b; 5. √, √, ×, ×, √; 6. b, f, a, g, h, c, e, i, j, d

第49章·其他部位原虫
Protozoa From Other Body Sites

陈翔·译　单玉璋·审校

本章目标

1. 描述阿米巴虫纲(amoebae)、鞭毛虫(flagellates)和球虫属(coccidia)的形态特征区别、临床疾病、生活史(传染源、感染阶段)和实验室诊断。
2. 比较和对比耐格里阿米巴属(*Naegleria*)滋养体的形态，包括用于鉴定的样本。
3. 比较和对比福氏耐格里阿米巴(*Naegleria fowleri*)、狒狒巴拉姆希阿米巴(*Balamuthia mandrillaris*)和棘阿米巴属(*Acanthamoeba* spp.)，包括传播途径、样本、危险因素和疾病表现。
4. 比较和对比阴道毛滴虫(*Trichomonas vaginalis*)和口腔毛滴虫(*Trichomonas tenax*)的样本要求和形态学特征。
5. 识别刚地弓形虫(*Toxoplasma gondii*)的各种形态，并将其与感染的临床表现(急性、慢性和先天性)相关联。
6. 了解有弓形虫(*Toxoplasma* spp.)感染风险的人群，以及每种人群的疾病症状和致病机制。
7. 知晓本章讨论的寄生虫相关术语定义：轴柱(axostyle)、慢殖子(bradyzoite)、速殖子(tachyzoite)、外囊(ectocyst)、中间囊(mesocyst)、内囊(endocyst)和卵囊(oocyst)。

本章相关的寄生虫

阿米巴虫纲、鞭毛虫(其他身体部位)	Sappinia pedata
阿米巴虫纲	鞭毛虫
福氏耐格里阿米巴	阴道毛滴虫、口腔毛滴虫
棘阿米巴属	**球虫属(其他身体部位)**
狒狒巴拉姆希阿米巴	球虫属
弗朗辛副瓦变形虫属	刚地弓形虫

自由生活阿米巴

小型自由生活阿米巴包括耐格里属(*Naegleria*)、棘阿米巴属(*Acanthamoeba*)和巴拉姆希属(*Balamuthia*)，它们引起的感染尚未得到临床的充分认识，而且通常是致命的(无论患者免疫功能是否正常)。此外，大多数实验室都没有常规提供实验室诊断方法。然而，目前已报道了数百例由福氏耐格里阿米巴(*Naegleria fowleri*)引起的**原发性阿米巴脑膜脑炎(primary amoebic meningoencephalitis, PAM)**和由棘阿米巴属(*Acanthamoeba* spp.)和狒狒巴拉姆希阿米巴(*Balamuthia mandrillaris*)引起的**肉芽肿性阿米巴脑炎(granulomatous amoebic encephalitis, GAE)**[包括几例获得性免疫缺陷综合征(AIDS)患者]。棘阿米巴可以感染人类的角膜，引起棘阿米巴角膜炎，主要与隐形眼镜佩戴者的镜片护理不良有关。此外，棘阿米巴和狒狒巴拉姆希阿米巴还可引起人类皮肤感染。*Sappinia pedata*是一种自由生活阿米巴，通常存在于被麋鹿和水牛粪便污染的土壤中，曾在一名38岁免疫功能正常男性切除的脑病变中被分离出来，患者在鼻窦感染后出现双侧头痛、视力模糊和意识丧失。此外，一名患者的脑脊液(cerebrospinal fluid, CSF)中分离出来了*Paravahlkampfia*属中一种新的自由生活阿米巴，命名为弗朗辛副瓦变形虫属(*Paravahlkampfia francinae*)。患者表现为头痛、咽痛和呕吐，与福氏耐格里阿米巴引起的PAM的典型症状相似。

福氏耐格里阿米巴

一般特征

基因测序显示耐格里阿米巴目前已有30个亚种，但只有福氏耐格里阿米巴在阿米巴脑膜脑炎病例中分离出来。福氏耐格里阿米巴的生活史有滋养体(trophozoite)和包囊(cyst)两个阶段，主要取决于环境条件。滋养体可在水和潮湿土壤中生存，并可在组织培养和其他人工培养基中保存。阿米巴进入鼻腔的方式主要是通过吸入含有滋养体或包囊的水、灰尘和气溶胶。福氏耐格里阿米巴不能在干净的氯化水中生存。吸入后，阿米巴会吞噬嗅觉上皮细胞，从而穿透鼻黏膜，并通过嗅神经迁移到大脑(图49.1)。

滋养体有两种形式：阿米巴型滋养体(amoeboid)和鞭毛体(flagellate)(表49.1和图49.2)。大小为7～35 μm。圆形的直径通常为15 μm。大的核仁位于核中央，没有外周核染色质。细胞质略呈颗粒状，含有空泡。当从培养基或组织转移到水中并保持在27～37℃的温度时，阿米巴型滋养体会暂时转变为梨形的鞭毛体。鞭毛体不能分裂，但当鞭毛丢失后，可转变为阿米巴型滋养体并增殖。包囊通常为圆形，大小为7～15 μm，具有厚的双层壁。

致病机制和疾病谱

福氏耐格里阿米巴引起的PAM是一种急性化脓性大脑和脑膜感染(表49.1)。除了极少数例外，人类感染这种疾病会迅速致命。从感染虫体到出现发热、头痛和鼻炎等症状的时间从几天到2周不等。早期症状包括上呼吸道窘迫、头痛、嗜睡，偶尔还有嗅觉问题。急性期包括咽喉痛、鼻塞、剧烈头痛。进展性症状包括发热、呕吐和颈强直。精神错乱和昏迷通常发生在死亡前3～5 d，死亡通常是由心肺骤停和肺水肿引起的。

PAM类似于急性细菌性脑膜炎，鉴别诊断比较困难。不幸的是，如果CSF革兰染色被错误地解释为假阳性，由此制定的抗菌药物治疗方案对阿米巴是无效的，患者通常会在几天内迅速死亡。

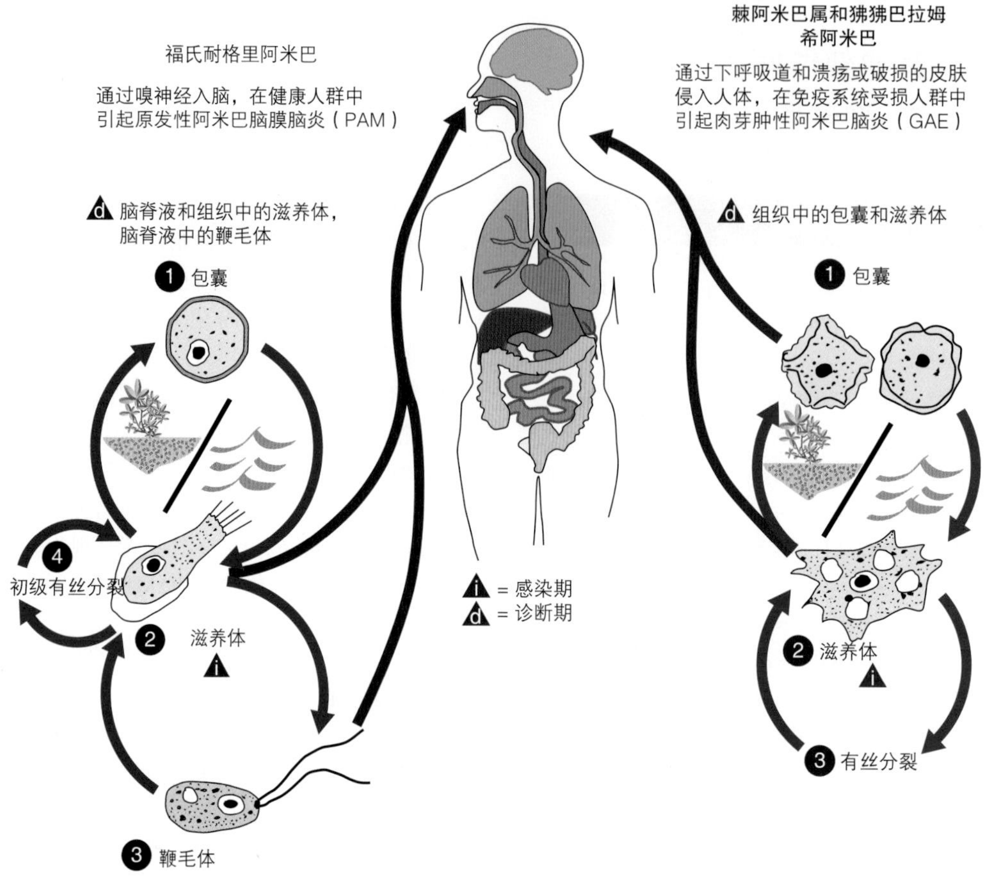

图49.1 福氏耐格里阿米巴、棘阿米巴属和狒狒巴拉姆希阿米巴的生活史，图中展示了不同的阶段和进入人体的方式。（来源：Courtesy Division of Parasitic Diseases/Centers for Disease Control and Prevention.）

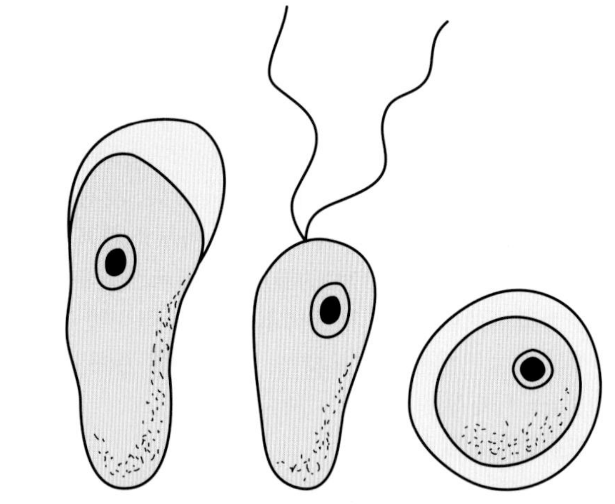

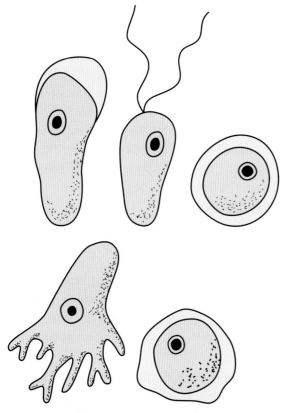

图49.2 福氏耐格里阿米巴和棘阿米巴属的滋养体和包囊。上排为福氏耐格里阿米巴的鞭毛体和包囊；下排为棘阿米巴属的滋养体和包囊。

实验室诊断

常规方法

临床特征和检验数据通常无法区分化脓性脑膜炎和PAM。高危流行病学史通常是早期诊断的关键。大多数病例与游泳或洗澡时接触污染水有关。潜伏期为1 d至2周，病程3～6 d，通常以死亡告终。

CSF中糖含量正常或下降，蛋白质升高。白细胞计数范围从几百到大于20 000/mm^3。尽管CSF革兰染色和细菌培养呈阴性，但如果报告革兰染色呈假阳性，则不正确的治疗可能会导致严重的并发症。在没有细菌的情况下，CSF可能会有多形核（polymorphonuclear, PMN）白细胞。

主要通过在CSF或活检样本中查找阿米巴确诊。CSF滴在载玻片上，盖上盖玻片，然后观察有无活动的滋养体；涂片染色可以使用任何一种血涂片的染色方法。重要的是不要将白细胞误认为是阿米巴，也不要将阿米巴误认为是白细胞。当使用计数室时，由于阿米巴会下沉到底部并聚集，容易导致阿米巴和白细胞的错误识别。因此，建议使用常规的显微镜载玻片和盖玻片。根据温度和样本采集与检查的滞后时间，运动性可能会有所不同。可以稍微加热显微镜载玻片以提高运动能力。最重要的区别特征是具有泡状核，核仁大而居中。

在检查前，样本不得冷藏，脑脊液应以低速（250 *g*）离心。如果虫体是福氏耐格里阿米巴，通常只会看到滋养体；若虫体是棘阿米巴属，则可能同时存在包囊和滋养体。

表49.1　自由生活阿米巴在人体内引起的疾病

	棘阿米巴			巴拉姆希阿米巴	耐格里阿米巴
形态学[a]	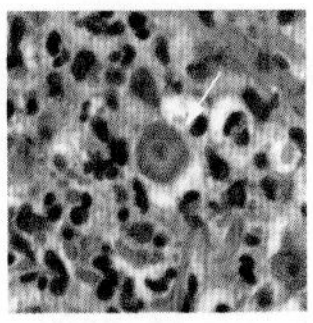 滋养体			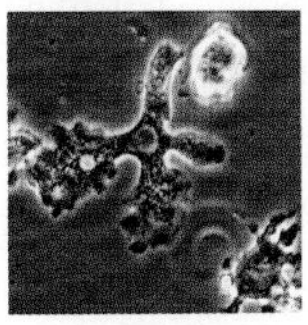 滋养体	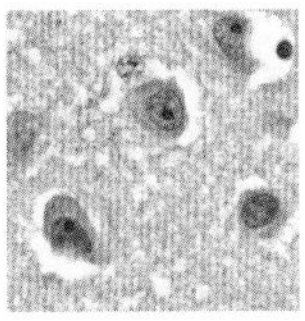 滋养体
	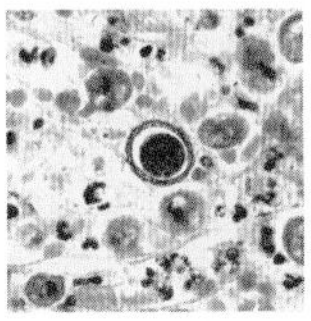 包囊			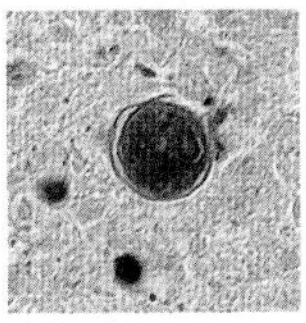 包囊	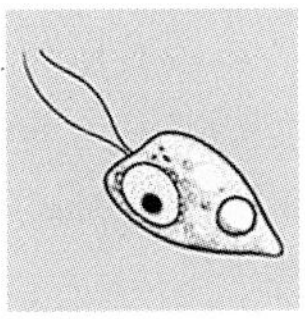 鞭毛型滋养体
	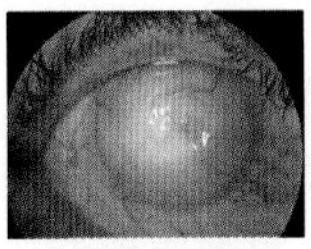 角膜炎			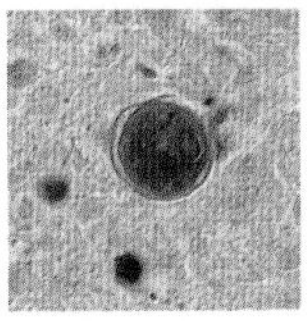 脑中的巴拉姆希阿米巴	
	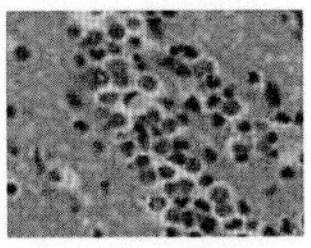 脑中的棘阿米巴				
疾病名称	肉芽肿性阿米巴脑炎（GAE）	棘阿米巴角膜炎	皮肤损伤 鼻窦炎	GAE	原发性阿米巴脑膜脑炎（PAM）
疾病描述	慢性、持久、缓慢进展的CNS感染（可累及肺部），通常与患者基础疾病有关	疼痛、进行性、威胁视力的角膜疾病，一般患者免疫功能正常	最常见于AIDS患者，伴或不伴CNS累及；接受器官移植免疫抑制治疗的患者	慢性、持久、缓慢进展的CNS感染（可累及肺部），通常与患者基础疾病有关	罕见但致命的感染；阿米巴通过嗅神经迁移到大脑；症状与细菌性脑膜炎相似；通常在症状出现后3～7 d死亡；流行病学史是临床诊断的关键
感染方式	嗅上皮、呼吸道、皮肤、鼻窦	角膜擦伤	皮肤、鼻窦、呼吸道	嗅上皮、皮肤、呼吸道	嗅上皮
潜伏期	数周至数月	数天	数周至数月	数周至数月	数天
临床症状	精神错乱、头痛、颈强直、易怒	视力模糊、畏光、炎症、角膜环、疼痛	皮肤损伤、结节、鼻窦损伤、鼻窦炎	口齿不清、肌肉无力、头痛、恶心、癫痫	头痛、恶心、呕吐、意识混乱、发热、颈强直、癫痫、昏迷
病理	局灶性坏死、肉芽肿	角膜溃疡	皮肤肉芽肿反应、炎症	多发坏死灶、炎症、脑水肿	出血性坏死
诊断方法	脑活检、CSF涂片/湿片、培养、组织间接免疫荧光试验[b]、PCR[b]	角膜刮片或活检、植物细胞壁钙荧光白染色、培养、共焦显微术	皮肤病变活检、培养、组织间接免疫荧光试验[b]	脑活检、哺乳动物细胞培养、组织间接免疫荧光试验[b]	脑活检、CSF湿片、培养、组织间接免疫荧光试验[b]、PCR[b]

AIDS：获得性免疫缺陷综合征；CNS：中枢神经系统；CSF：脑脊液；PCR：聚合酶链反应。

[a] Courtesy Dr. Govinda Visvesvara, Centers for Disease Control and Prevention。

[b] 方法可以从美国CDC获取。

其他方法

大多数病例在尸检时确诊，组织确诊则必须通过培养和(或)在间接荧光抗体染色时使用单克隆抗体进行特殊染色。该虫体还可以在含有肺炎克雷伯菌、产气克雷伯菌、阴沟肠杆菌和大肠埃希菌的非黏液样菌株的非营养琼脂上培养。在组织中，阿米巴可以通过间接免疫荧光试验和免疫过氧化物酶技术进行鉴定。CSF涂片直接荧光抗体染色可能有助于鉴别中枢神经系统(CNS)中的福氏耐格里阿米巴。

血清学检测目前在急性PAM的诊断中没有应用，因为从暴露到出现症状再到死亡的时间是如此之快，免疫反应可以忽略不计。核酸检测方法可用于追踪环境中的虫体来源，但在临床实验室中尚不可用。流式细胞术已用于鉴定和区分福氏耐格里阿米巴和棘阿米巴。

治疗

尽管已筛选出许多抗菌药物和抗寄生虫药物都对福氏耐格里阿米巴具有活性，但只有少数患者在接受鞘内和静脉注射两性霉素B，或静脉联合使用两性霉素B和咪康唑后痊愈。不幸的是，延迟诊断和PAM的暴发性导致很少有幸存者。

棘阿米巴属

一般特征

与福氏耐格里阿米巴不同，棘阿米巴的生活史中没有鞭毛体阶段，只有滋养体和包囊。棘阿米巴的好几个种都与人类疾病有关，且在临床上难以区分，包括卡伯德森棘阿米巴(*A. culbertsoni*)、多噬棘阿米巴(*A. polyphaga*)、卡希利棘阿米巴(*A.castellanii*)、阿斯特罗尼棘阿米巴(*A.astronyxis*)、哈氏棘阿米巴(*A.hatchetti*)、条脊棘阿米巴(*A.rhysodes*)、第戎棘阿米巴(*A.divionensis*)、*A.lugdunensis*、*A.quina*和豆状棘阿米巴(*A.leniculata*)。这些寄生虫主要在免疫抑制人群、慢性病患者和衰弱的人群中引起肉芽肿性阿米巴脑炎(GAE)，而且患者通常没有接触淡水的流行病学史。棘阿米巴还可以引起阿米巴角膜炎，美国的发病率为每百万隐形眼镜使用者1～2例。

运动的棘阿米巴有刺棘状伪足，大小25～40 μm，滋养体的平均直径为30 μm。核中央有典型的大核仁，与福氏耐格里阿米巴相似。这种形态特征可以在湿片上观察到。

包囊通常是圆形、单核的，核中有一个大的核仁，与滋养体类似。可见双层囊壁，外层囊壁为轻微褶皱状，内层囊壁呈多面体状。在琼脂平板上培养的棘阿米巴通常是这种包囊形态。

致病机制和疾病谱

肉芽肿性阿米巴脑炎

由棘阿米巴引起的脑膜脑炎表现为大脑和脑膜的急性化脓性炎症，与福氏耐格里阿米巴感染相似。GAE的潜伏期未知，发病可能需要数周到数月。临床过程往往是亚急性或慢性的，通常与创伤和潜在疾病有关，与游泳无关。GAE可表现为精神错乱、头晕、困倦、恶心、呕吐、头痛、嗜睡、颈强直、癫痫，有时出现**偏瘫**。与福氏耐格里阿米巴引起的PAM不同，组织中同时存在滋养体和包囊，分散排布。此外，免疫功能低下的患者还可能会播散到其他组织，如肝脏、肾脏、呼吸道和肾上腺；其他罕见的播散部位包括耳和下颌骨移植物的坏死骨。部分患者，尤其是AIDS患者，可能会出现红斑结节、慢性溃疡性皮肤病变和脓肿。如果怀疑GAE，应检查这些病变部位的活检样本是否存在棘阿米巴。

角膜炎

棘阿米巴也会引起角膜炎、葡萄膜炎和角膜溃疡。对于细菌、真菌和病毒治疗没有效果的眼部感染，临床医生在鉴别诊断时需要考虑棘阿米巴感染。这些感染通常是由于眼睛直接接触受污染的物质或溶液造成的。使用隐形眼镜是角膜炎的主要危险因素。使用自制盐水溶液、不良的隐形眼镜卫生习惯和角膜擦伤会促进疾病传播。隐形眼镜作为机械载体，将储镜盒中的阿米巴转运到角膜上，随后阿米巴增殖并侵袭组织。棘阿米巴感染的致病机制是由于阿米巴的甘露糖结合蛋白与眼睛或其他组织黏膜表面上的含甘露糖糖蛋白之间的迁移和黏附。阿米巴释放氧自由基和蛋白酶，破坏结缔组织。角膜感觉减退导致棘阿米巴角膜炎容易被误诊为单纯疱疹性角膜炎。棘阿米巴角膜炎也可能是单纯疱疹性角膜炎患者的继发性或机会性感染。不幸的是，因此可能导致延迟治疗2周至3个月。

皮肤感染

棘阿米巴皮肤感染表现为硬红斑结节或皮肤损伤。免疫功能低下患者比免疫功能正常者更为常见。病变最初表现为化脓性丘疹结节，然后进展为硬化的不愈合溃疡。目前尚不清楚溃疡是原发性疾病还是阿米巴血行播散后的全身性疾病。病变部位的组织学分析显示广泛的组织坏死，以及滋养体和包囊的存在。在没有系统性中枢神经系统疾病的情况下，皮肤感染的病死率约为75%。

实验室诊断

常规方法

最有效的培养方法是使用非营养琼脂平板，平板上预铺Page阿米巴生理盐水(磷酸钠、磷酸钾、氯化钠、磷酸镁和氯化钙)和阿米巴赖以生存的大肠埃希菌。非营养琼脂平板和Page阿米巴生理盐水可从位于美国加利福尼亚州圣玛丽亚的Hardy Diagnostics获得。阿米巴一般可在3 d内检测到，但阴性样本应延长培养至10 d。临床样本也可以接种到缓冲木炭酵母提取物(buffered charcoal yeast extract BCYE)琼脂、添加5%马血、兔血或羊血的胰蛋白酶大豆琼脂(tryptic soy agar, TSA)进行培养。预铺铜绿假单胞菌、产气克雷伯菌或嗜麦芽窄食单胞菌的非营养琼脂都能使包囊和滋养体生长良好。

组织染色是有效的。从培养物中分离出的包囊可以用六胺银染色(Gomori silver methenamine)、过碘酸希夫(periodic acid-Schiff, PAS)染色和Calcofluor White染色。即使对训练有素的实验室专业人员来说，在眼部样本和其他组织中鉴定棘阿米巴也很困难；在组织切片中，棘阿米巴与角膜质体、中性粒细胞和单核细胞形态相似。据估计，高达70%的棘阿米巴角膜炎临床病例被误诊为病毒性角膜炎。非角膜接触镜佩戴者的棘阿米巴角膜炎平均诊断时间比角膜接触镜使用者长2.5周。

其他方法

GAE和呼吸系统感染患者的CSF和支气管肺泡灌洗液

(bronchoalveolar lavage, BAL)可用于寻找阿米巴。样本离心后固定在玻片上,使用三色染色或苏木精-伊红(HE)染色,可以更容易地看到棘阿米巴滋养体的特征形态,例如特征性的核仁、伸缩泡和细胞质液泡。棘阿米巴也可以和福氏耐格里阿米巴一样在琼脂平板上培养。应每天对琼脂平板进行显微镜检查,观察是否有阿米巴生长。如果观察到疑似阿米巴生长,应刮取琼脂并将其接种到1 mL蒸馏水中,在37℃下孵育,并每小时检查1次。如果检出阿米巴,应立即通知医生。

在GAE的鉴别诊断中,还必须考虑其他中枢神经系统占位性病变(如弓形虫病、结核病、真菌感染和继发于巴拉姆希阿米巴的GAE)。易感疾病包括霍奇金病、糖尿病、乙醇中毒、妊娠和皮质类固醇治疗。肾上腺、大脑、眼睛、肾脏、肝脏、胰腺、皮肤、脾脏、甲状腺和子宫中也曾分离出阿米巴。

在棘阿米巴引起的感染中,PAS将包囊壁染成红色,而六胺银将包囊染成黑色。通常情况下,耐格里阿米巴和棘阿米巴分离株需要送到参比实验室来鉴定到种水平,如美国CDC,使用带有单克隆或多克隆抗体的间接免疫荧光试验。

治疗

播散性感染

棘阿米巴的滋养体和包囊对抗菌药物的敏感性不同。角膜炎通常需要联合用药。类固醇不应用于治疗GAE,容易加剧感染。然而,大多数被诊断为GAE的患者尽管接受了多种药物的联合治疗,最后仍死于感染。体外试验中筛选出了一些敏感的抗菌药物,且不同种、不同株间存在敏感性差异,但没有证据提示临床的有效性。

棘阿米巴角膜炎

角膜炎的及时治疗至关重要。患者应立即向眼科医生就诊。如果感染得到迅速而正确的诊断,清创术有望使角膜完全恢复。如果治疗延迟,且阿米巴已侵入角膜或其他组织,则可能需要治疗1年或更长时间。目前有多种眼科处方药可供选择。

狒狒巴拉姆希阿米巴

一般特征

狒狒巴拉姆希阿米巴很罕见,曾被认为是一种无害的土壤微生物,不会感染哺乳动物。全世界已经报道了数百例人类阿米巴脑炎病例,其中约一半是在美国确诊的。死亡可能发生在症状出现后1周到几个月。患者最终死于严重的CNS感染。基因分型研究表明,狒狒巴拉姆希阿米巴的致命感染是由单一物种引起的,在全球都有分布。

巴拉姆希阿米巴生活史与棘阿米巴相似,没有鞭毛体阶段。滋养体和包囊在CNS组织中散在分布,其大小与棘阿米巴滋养体和包囊相似。在光学显微镜下,很难在组织切片上区分巴拉姆希阿米巴和棘阿米巴。巴拉姆希阿米巴滋养体和包囊直径为30～120 μm。用电子显微镜观察,包囊的特征是囊壁共有三层:外层皱褶的**外囊(ectocyst)**、中层无定形的**中间囊(mesocyst)**和内层薄的**内囊(endocyst)**。在光学显微镜下,只能观察到两层壁:一层不规则的外壁和一层圆圆的内壁。在某些情况下,组织切片中的巴拉姆希阿米巴滋养体的核中有不止一个核仁。在这种情况下,可以根据核的形态区分巴拉姆希阿米巴和棘阿米巴,因为棘阿米巴滋养体只有一个核仁。

致病机制和疾病谱

该病与由棘阿米巴引起的GAE非常相似。临床表现为亚急性或慢性,通常与淡水游泳史无关。未发现特征性的临床症状、实验室检查结果和放射学指标可用于诊断GAE。巴拉姆希阿米巴产生的毒力因子,会增强对血脑屏障的黏附和穿透能力。阿米巴通过吞噬细胞并产生毒素和蛋白酶破坏细胞外基质,从而造成组织损伤。无论是单发病灶还是多发病灶,大脑中的病变主要累及大脑皮质和皮质下白质。全身症状包括头痛、恶心、呕吐、发热、视力障碍、吞咽困难、癫痫和偏瘫。临床病程从几天到几个月不等。狒狒巴拉姆希阿米巴比人类白细胞大,无法被吞噬。因此,在免疫功能正常宿主中,免疫系统试图通过Ⅳ型超敏反应在虫体侵入时清除它们;然而,除了极少数例外,这些患者往往死于严重的CNS疾病。

实验室诊断

与耐格里阿米巴和棘阿米巴不同,狒狒巴拉姆希阿米巴不以细菌为食,因此在预铺大肠埃希菌的非营养琼脂平板上生长不良。不过,巴拉姆希阿米巴可以使用哺乳动物细胞培养,如猴肾细胞、MRC(人胎儿肺成纤维细胞)、HEp-2(人癌细胞)和二倍体巨噬细胞细胞系。利用人脑微血管内皮细胞,从一例GAE死亡患者的脑和CSF中培养出了狒狒巴拉姆希阿米巴。该虫体可以通过检验血液、CSF和组织样本来诊断。目前市面上还有一种无细胞生长培养基可以使用。

有两种血清学试验可以辅助GAE诊断。间接免疫荧光试验(indirect immunofluorescence assay, IFA)是用于检测人体组织中附着于巴拉姆希阿米巴的抗体。免疫组织化学试验(immunohistochemistry, IHC)使用针对巴拉姆希阿米巴的特异性抗体来检测阿米巴。虽然在感染中已经确定了血清抗体,但尚未常规开展实验室检测。

治疗

体外试验显示,狒狒巴拉姆希阿米巴对喷他脒硫氰酸酯(pentamidine isothiocyanate)敏感,可能对患者有效。其他研究表明,阿奇霉素、磺胺嘧啶、氟胞嘧啶、克拉霉素和灭特复星(miltefosine,也可译为米替福新)具有杀阿米巴作用。

Sappinia spp.

*S. diploidea*和*S. pedata*这两种新的自由生活阿米巴已经被鉴定出可能会引起阿米巴脑炎。*S. pedata*是唯一明确与人类感染相关的亚种。滋养体长40～70 μm,有两个核。在人类感染中尚未检出包囊,但已在培养中观察到。感染症状包括视力障碍、头痛和癫痫。脑部CT显示类似肿瘤的肿块。肿块是炎症部位,并寄生有自由生活的阿米巴滋养体。治疗主要是手术切除并服用抗阿米巴药物。

核酸检测(自由生活阿米巴)

目前已完成对自由生活阿米巴的几个分离株的测序工作,包括耐格里阿米巴、棘阿米巴和巴拉姆希阿米巴。分离株的测序为PAM和GAE患者的确诊和治疗提供了更特异性的分析方法。

美国CDC开发了一种实时聚合酶链反应（real-time PCR）检测方法，可同时检测CSF中三种主要的自由生活阿米巴。该方法已成功在患者样本中鉴定出阿米巴，但目前在常规临床实验室中尚不可用。

结果报告（自由生活阿米巴）

应立即向临床医生报告是否存在阿米巴。大多数临床实验室常规没有技术人员和设备来鉴定阿米巴，需要定期将样本送至参比实验室。

阴道毛滴虫

一般特征

阴道毛滴虫感染主要通过性传播，因此无症状男性也需要诊断和治疗。这种虫体能够在潮湿的环境中长期生存，如潮湿的毛巾和内衣，但由此而引起的感染传播非常罕见。阴道毛滴虫感染在全世界都有发生。**滴虫病**（**trichomoniasis**）是全球主要的非病毒性传播疾病，每年发病约2.5亿例。阴道毛滴虫感染对妇女的健康有重大影响，包括妊娠并发症、与宫颈癌相关，以及人类免疫缺陷病毒（human immunodeficiency virus, HIV）易感性。

阴道毛滴虫的生活史只有滋养体期，其形态与其他毛滴虫非常相似（表49.2）。滋养体长7～23 μm，宽5～15 μm。显著的**轴柱**（axostyle）纵贯虫体，从底部伸出，波动膜下行至体长1/2处。沿轴柱有大量明显的颗粒。

致病机制和疾病谱

虫体的繁殖导致炎症，组织和分泌物中存在大量的滋养体。随着急性感染变为慢性，脓性分泌物减少，虫体数量减少。阴道和外阴瘙痒以及分泌物等症状通常是突然出现的，在月经期间或之后发生，主要是由于阴道酸度增加。症状包括阴道分泌物（42%）、异味（50%）和水肿/红斑（22%～37%）。主诉还包括排尿困难和下腹痛。

25%～50%的受感染女性是无症状的，她们阴道pH正常，为3.8～4.2，阴道菌群也正常。约50%的无症状女性携带者在接下来的6个月内会出现症状。

女性滴虫病最常见的症状是阴道炎，其他并发症包括输卵管扩张伴脓液、子宫内膜炎、不孕症、低出生体重和宫颈糜烂。此外，与HIV传播和宫颈发育不良的关系也很密切。

排尿困难通常是最早出现的症状，约20%的女性阴道滴虫病患者会出现排尿困难。受感染的男性可能无症状，或者是自限性的、持续性的感染，也可能导致复发性尿道炎。在非特异性尿道炎中，10%～20%的患者检出了阴道毛滴虫，当患者性伴侣患有阴道炎时，这个比例为20%～30%。女性一旦感染则会持续很长时间，但男性感染仅持续约10 d或更短时间。男性非淋球菌性尿道炎有11%是阴道毛滴虫引起的。

文献报道，一名足月正常男婴在出生后患有阴道毛滴虫感染伴严重呼吸道问题并出现呼吸窘迫。白痰厚涂湿片显示少量白细胞和活动鞭毛体，经鉴定为阴道毛滴虫。这项研究支持了先前的数据，证实该虫体可导致新生儿肺炎。

表49.2 阴道毛滴虫的特征

形状和大小	梨形，长7～23 μm（平均13 μm），宽5～15 μm
运动力	跳跃式、快速
核的数量和可见性	1个核，未染色时不可见
鞭毛数量（一般很难观察到）	3～5根前鞭毛，1根后鞭毛
其他特征	尿液、尿道分泌物和阴道涂片，波动膜延伸到体长的一半，后鞭毛无游离末端，显著的轴柱
感染期	滋养体
寄生部位	阴道（男性尿道）
特征临床表现	白带、外阴瘙痒（男性尿道分泌物呈淡白色）
其他感染部位	尿道（男性前列腺）
生活史	只有滋养体期，没有包囊期

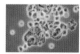

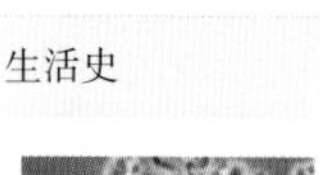
毛滴虫，湿片

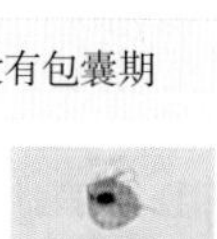
毛滴虫，巴氏染色

实验室诊断

阴道毛滴虫主要寄生在阴道和前列腺中，人类是唯一的自然宿主，在泌尿生殖道以外的地方一般难以生存。该寄生虫以阴道黏膜表面为食，那里有大量的细菌和白细胞。寄生虫在女性体内良好生长的首选pH为弱碱性或酸性（最佳为6.0～6.3），并不是健康阴道的正常pH（3.8～4.2）。该寄生虫可以在尿液、尿道分泌物和前列腺按摩后引流的前列腺液中检出，最常使用的检验样本是尿液离心沉积物，无论男性还是女性。

湿片（Wet Mounts）

阴道毛滴虫的鉴定通常基于阴道和尿道分泌物、尿液和前列腺分泌物的湿片检查。该检查必须在样品采集后10～20 min进行，如果延迟，毛滴虫将失去运动能力，容易漏检，最好同时检查多个样本。湿片检查的灵敏度在40%～80%。一般情况下，这种方法的检出率很低，灵敏度和特异度都有限。

染色涂片

可以使用吉姆萨（Giemsa）染色和巴氏（Papanicolaou）染色。不过，非典型细胞变化可能被误解，尤其是在巴氏染色的涂片上。在革兰染色上，毛滴虫经常被遗漏。染色涂片报告的假阳性和假阴性结果的数量强烈表明，确诊应通过直接湿片镜检或特定培养基观察运动毛滴虫来完成。

抗原检测

目前已经开发了几种快速诊断试验，如OSOM毛滴虫快速免疫层析毛细管流试验（immunochromatographic capillary-flow dipstick assay）（Genzyme Diagnostics, Cambridge, MA），该方法比湿片镜检敏感。此外，还有一种能够直接检测患者样本的免疫荧光法——T.VAG DFA（*T. vaginalis* DFA; Chemicon International, Temecula, CA）。

核酸检测

聚合酶链反应（PCR）方法的使用提高了阴道毛滴虫的检测水平，可以检测到不能存活的毛滴虫目标序列。除了各种培养和转运选择外，还有其他几种产品，如Becton Dickinson（Cockeysville, MD）生产的Affirm VPⅢ探针。Affirm VPⅢ可检测与阴道感染相关的三种最常见的微生物：阴道毛滴虫、阴道加德纳菌（*Gardnerella vaginalis*）和白色念珠菌（*Candida albicans*）。美国FDA批准的转录介导扩增法（详见第8章）可用于阴道毛滴虫的鉴定（Hologic, San Diego, CA）。该方法可以利用Panther或Tigris的仪器实现自动化检测。Cepheid Xpert TV和GeneXpert System（Sunnyvale, CA）的核酸扩增试验（NAAT）也已被美国FDA批准用于检测女性和男性样本中的阴道毛滴虫。多种高度敏感和特异的PCR检测方法可用于检测尿液样本中的毛滴虫。根据患者人数、客户群、样本数量和成本，实验室可以选择使用其中一个或多个方法。

培养

有一种方便的塑料包封方法，可作为独立的系统直接在里面进行检查和培养。该培养系统叫InPouchTV（BIOMED Diagnostics, San Jose, CA），目前已商品化，可同时用作样本运输容器、培养过程的生长室、镜检时的“载玻片”。一旦接种，无需打开检查，5 d内即可生长。据报道，该系统的灵敏度优于其他培养方法。

治疗

甲硝唑仍然是治疗泌尿生殖道滴虫病的首选，目前是美国唯一批准用于治疗的药物。已有文献报道过对甲硝唑和其他5-硝基咪唑都耐药的毛滴虫。患者所有性伴侣应同时接受治疗，以防止再次感染。替硝唑也可用于治疗。

口腔毛滴虫

口腔毛滴虫主要寄生于人、犬和猫的口腔中。这种寄生虫寄生在口腔卫生不良和晚期牙周病患者体内。通过唾液、飞沫、亲吻、使用受污染的餐具、饮用水传播。毛滴虫滋养体作为口腔清道夫在体内生存，以牙齿之间、扁桃体隐窝、牙周袋、牙龈边缘的定植微生物为食。不过，滋养体无法在消化过程中存活。

一般特征

口腔毛滴虫是毛滴虫属的三个种中最小的，只有5～14 μm长，6～9 μm宽。典型特征是长的轴柱和尾巴、4条前鞭毛和一个横跨身体2/3长度的波动膜。波动膜也可能类似于小腿。口腔毛滴虫无包囊期。由于形态相似，容易与阴道毛滴虫混淆。在这种情况下，应确认存虫体是寄生在口腔还是阴道。

致病机制和疾病谱

健康人的口腔中通常没有口腔毛滴虫。目前已知在坏死性溃疡性牙龈炎和牙周炎中起致病作用，还与慢性肺病有关。清除虫体后可完全恢复。目前尚不清楚口腔毛滴虫是否会引起特异性的病理和疾病症状。它可能通过分泌碱性磷酸酶和纤维连接蛋白组织蛋白酶等物质促进牙周组织的降解。该虫体似乎主要恶化先前存在的牙周病。极个别病例报道显示，口腔毛滴虫会在癌症和其他肺部疾病患者中引起支气管肺部感染。

实验室诊断

鉴定口腔毛滴虫滋养体的首选样本是口腔刮片。用显微镜亮视野或相差显微镜检查口腔毛滴虫感染患者牙垢、齿龈边缘、扁桃体隐窝和牙周袋，这些部位通常会产生滋养体。口腔毛滴虫可在人工培养基上培养，与前文所述的阴道毛滴虫培养一致。

治疗

正确的口腔卫生与定期口腔科检查相结合，清除牙菌斑，防止定植。

刚地弓形虫

刚地弓形虫（*T. gondii*）是一种原生动物寄生虫，感染包括人类在内的大多数温血动物。猫科动物是弓形虫有性生殖阶段唯一已知的终宿主，也是感染的主要宿主。猫通过食肉或摄入**卵囊（oocyst）**感染弓形虫。野猫比室内圈养的家猫更容易感染。在猫吞食组织内的包囊或卵囊后，该虫体释放并侵入猫的小肠上皮细胞。在小肠中，它们先经历无性生殖阶段，然后是有性生殖阶段，形成卵囊，卵囊通过粪便排泄。卵囊在排泄后需要1～5 d才具有感染性。猫排出卵囊的时间持续1～2周，排出量很大，通常每克粪便的卵囊超过10万个。卵囊能在环境中存活数月至1年以上，并能抵抗消毒剂、冷冻和干燥。不过，将其加热到70℃ 10 min可杀死。猫感染卵囊后，弓形虫生活史需要19～48 d；若猫摄入被包囊感染的肉（如老鼠），弓形虫生活史仅需3～10 d（图49.3）。

一般特征

刚地弓形虫有三个感染期：**速殖子（tachyzoite）**（成组或克隆）、**慢殖子（bradyzoite）**（组织包囊中）和子孢子（sporozoite）（猫粪便卵囊中）。速殖子在中间宿主的任何细胞和终宿主（猫）的上皮细胞中快速繁殖。慢殖子存在于组织包囊内，通常繁殖非常缓慢。1个包囊含有几个至数百个慢殖子，肌内包囊的大小可达100 μm。组织包囊可见于内脏器官，如肺、肝和肾。不过，更常见于大脑、眼睛、骨骼肌和心肌。完整的组织包囊可以在宿主中终生持续寄生，不会引起炎症反应。

速殖子呈新月形，宽2～3 μm，长4～8 μm（表49.3）。一端较尖，一端钝圆。吉姆萨是首选的染色剂，胞质呈淡蓝色，核呈红色，靠近虫体的钝圆端。

包囊是在慢性感染中形成的，包囊壁内的慢殖子呈PAS强阳性。在急性期，可能会有部分速殖子形成包囊，但不是PAS强阳性，被称为**伪包囊（pseudocyst）**。

致病机制和疾病谱

速殖子活跃生长、繁殖并最终导致细胞破裂，释放后侵入相邻细胞。这个过程会造成额外的病变。一旦包囊形成，这个过程就静止了，几乎没有繁殖和扩散。在免疫功能低下和免疫缺陷患者中，包囊破裂及初次虫体暴露时通常会导致病变。虫体可以通过淋巴系统和血液播散到其他组织。

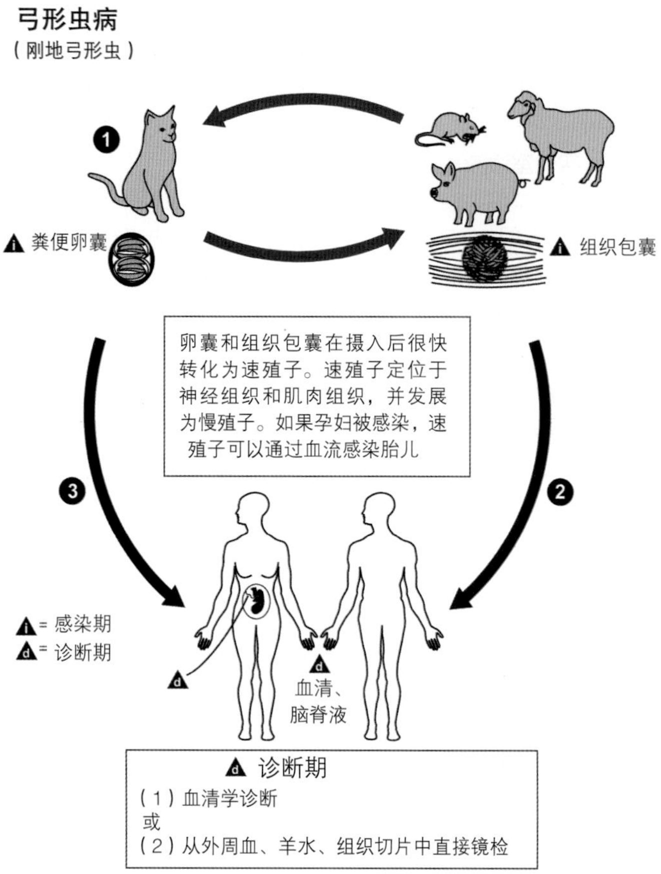

图49.3 刚地弓形虫生活史示意图。（来源：Photo Courtesy of the Division of Parasitic Diseases/Centers for Disease Control and Prevention.）

表49.3 刚地弓形虫在人体中不同阶段的形态

阶段	描述
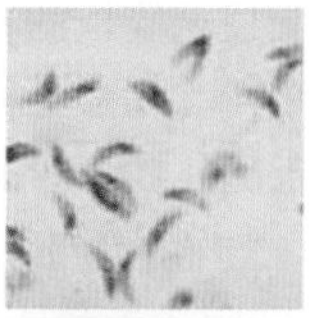 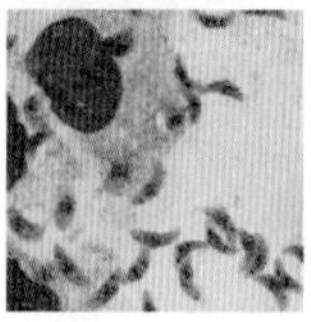 速殖子	速殖子呈新月形，宽2～3 μm，长4～8 μm。一端较尖，一端钝圆。吉姆萨是首选的染色剂，胞质呈淡蓝色，核呈红色，靠近虫体的钝圆端。速殖子通常出现在感染的早期和急性期。速殖子在中间宿主（许多动物和人类）的任何细胞和终宿主（猫）的非肠道上皮细胞中快速繁殖
慢殖子 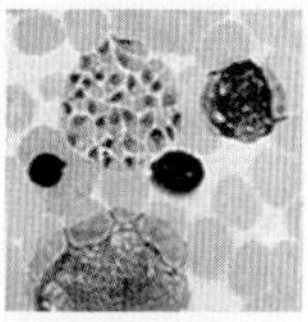 骨髓，白血病患者 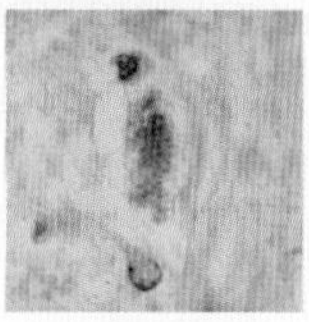 组织中的慢殖子	慢殖子存在于组织包囊内，繁殖非常缓慢；包囊可能含有几个至数百个慢殖子，肌内包囊的大小可达100 μm。虽然组织包囊可见于内脏器官，如肺、肝和肾，但在大脑、眼睛、骨骼肌和心肌中更常见

弓形虫病（toxoplasmosis）可分为四类：① 免疫功能正常患者获得性感染。② 免疫缺陷患者获得性或复发性感染。③ 先天性感染。④ 眼部感染。

每个临床类别的诊断及其解释有所不同。

免疫功能正常患者

几乎所有病例在急性感染期间均未出现临床症状。但10%～20%的急性感染患者可能发展为无痛性颈部淋巴结病和流感样疾病，通常是自限性的，症状在数周到数月内消失。急性内脏感染十分罕见，大多数仍然无症状，或认为他们只是经历了普通感冒。

免疫功能低下患者

免疫功能低下患者的弓形虫感染可导致严重并发症。可能影响疾病转归的基础疾病包括霍奇金病、非霍奇金淋巴瘤、白血病、实体瘤、胶原血管疾病、器官移植和AIDS。免疫功能低下患者主要是中枢神经系统受累，可能同时伴有心肌炎或肺炎。超过50%的患者会出现精神状态改变、运动障碍、癫痫、异常反射和其他神经后遗症。正在接受免疫抑制药物治疗的患者中，弓形虫病可能是新获得的，也可能是隐性感染重新激活引起。

在移植受者中，疾病表现取决于供者和受者的弓形虫暴露史、移植器官类型，以及患者的免疫抑制水平。直接从移植器官获得的隐性感染再激活和急性原发性感染都可导致严重疾病。干细胞移植（stem cell transplant, SCT）受者特别容易感染严重的弓形虫病，主要归因于先前获得的隐性感染再激活。

在使用高效抗逆转录病毒疗法（highly active antiretroviral therapies, HAART）之前，弓形虫脑炎（*Toxoplasma* encephalitis, TE）是AIDS患者中一种威胁生命的机会性感染，如果不治疗，通常是致命的。AIDS患者伴弓形虫隐性感染再激活时，可能出现的精神症状包括精神状态改变（60%）伴妄想、幻听和思维障碍。弓形虫会增强宿主细胞内HIV-1的复制，同时，HIV-1破坏对弓形虫的获得性免疫，促进慢性弓形虫病的再激活。

先天性感染

当母亲在妊娠期间获得原发性感染时，会导致胎儿先天性感染。大多数患者在急性感染期间仍无症状。然而，如果母亲在妊娠早期或中期感染，胎儿的先天性感染可能会很严重。出生时或出生后不久，这些婴儿的症状包括视网膜脉络膜炎、脑钙化，偶尔还会出现脑积水和小头畸形。母亲的治疗可降低婴儿疾病的严重程度，因此必须及时准确地进行诊断。许多出生时无症状的婴儿随后会出现先天性弓形虫病症状，治疗可能有助于阻断后续的症状。中枢神经系统受累可能要到几年后才会出现。

眼部感染

眼弓形虫病是引起脉络膜视网膜炎的重要原因，可能是先天性或获得性感染的结果，获得性感染比先天性感染更常见。先天性感染可以无症状，直到20～30年后，那时候，包囊可能会随着病变而破裂，并发展到眼部。先天性感染患者的脉络膜视网膜炎以双眼感染为特征，但急性获得性弓形虫感染患者的脉络膜视网膜炎常为单眼感染。

实验室诊断

弓形虫病最常见的诊断方法是对弓形虫特异性抗体进行血清学检测。其他方法还包括PCR；活检样本、血沉棕黄层涂片或脑脊液镜检；利用组织培养或实验动物分离虫体。重要的是要记住，许多人都曾有过弓形虫暴露，并且在组织内可能有包囊。从组织培养和动物接种中分离虫体可能会产生误导，因为这些虫体虽然被分离出来了，但可能并不是当前疾病的病原。不过，以下两种情况的虫体检出可能非常重要：① 从脑脊液涂片和(或)组织培养观察到速殖子。② 急性肺病患者检出速殖子，在吉姆萨染色的BALf涂片中检出细胞内和细胞外速殖子。

当实验室人员决定启动弓形虫特异性抗体检测或更换不同的抗体检测试剂盒时，必须仔细查看制造商的包装说明书和已发表的相关文献，以了解该检测的灵敏度和特异度。

应使用经参比实验室确认的弓形虫阳性和阴性样本对试剂盒进行室内质控。

弓形虫病的血清学诊断非常复杂。目前有多种手动和自动的试验方法可供选择，包括酶免疫测定(EIA)、酶联免疫吸附试验(ELISA)、直接凝集法、免疫吸附凝集法、间接IFA、免疫捕获和免疫印迹试验。

核酸检测

核酸检测已成功应用于诊断羊水中的先天性弓形虫病和免疫缺陷患者的脑炎。虽然该检测方法在临床实验室中尚没有商业化应用，但弓形虫血清学实验室(Palo Alto, California)可提供检测服务。

治疗

建议对临床活动性弓形虫病、新生儿先天性弓形虫病、妊娠期感染的孕妇、脉络膜视网膜炎和免疫低下患者的有症状弓形虫病进行治疗。对HIV感染者建议进行预防性用药。目前推荐的药物主要针对活跃分裂的弓形虫速殖子，不能根除包囊内的虫体(慢殖子)。

治疗先天性弓形虫病最常见的药物组合由乙胺嘧啶和磺胺类药物(美国推荐磺胺嘧啶)外加叶酸构成，叶酸(以甲酰四氢叶酸钙形式)用于保护骨髓免受乙胺嘧啶的毒性作用。当胎儿感染尚未确诊时，建议患有急性弓形虫病的孕妇使用螺旋霉素，以防止弓形虫从母亲传播到胎儿。

对于弓形虫病免疫抑制患者，乙胺嘧啶和磺胺嘧啶加亚叶酸是首选治疗方案。对于不能耐受磺胺类药物的患者，克林霉素是替代的二线药物，与乙胺嘧啶和亚叶酸联合使用。由于HIV感染者的弓形虫病经常复发，建议使用乙胺嘧啶加磺胺嘧啶或乙胺嘧啶加克林霉素维持治疗。为预防CD4+T淋巴细胞计数低于100/mL的弓形虫血清阳性者首次发病，建议首选甲氧苄氨嘧啶-磺胺甲噁唑，二线药物包括氨苯砜加乙胺嘧啶或阿托伐醌加或不加乙胺嘧啶。亚叶酸应用于所有方案，包括乙胺嘧啶。弓形虫IgG血清学阴性的HIV感染者建议通过食用煮熟的肉类和接触土壤后洗手来预防初次感染。作为宠物饲养的猫应该吃商品化的或煮熟的食物，呆在室内，并且每天更换砂盒。

乙胺嘧啶和磺胺嘧啶常用于治疗弓形虫眼病患者。克林霉素与其他抗寄生虫药物联合使用也可用于治疗眼部疾病。除了抗寄生虫药，医生还可以添加皮质类固醇以减轻眼部炎症。

案例学习49.1

一名16岁男性因严重头痛、恶心和呕吐而就诊。当他到达急诊室时，他似乎有点意识混乱和迷失方向。他感觉发冷但没有发热。医生注意到他在衣服下面穿着泳裤，体格检查时手臂上有几处瘀伤。这位年轻人说，他在朋友家住了几天，在游泳池游泳时，在跳水板上滑倒了。

问题：

1. 患者症状的可能原因是什么？
2. 哪些实验室检查最有助于快速诊断？
3. 医生排除了细菌感染的可能性，因为这位患者的全血细胞计数正常，他的CT扫描结果也正常。脊椎穿刺已完成，涂片染色镜检如图49.4所示。该病原体是什么？如何治疗该患者？

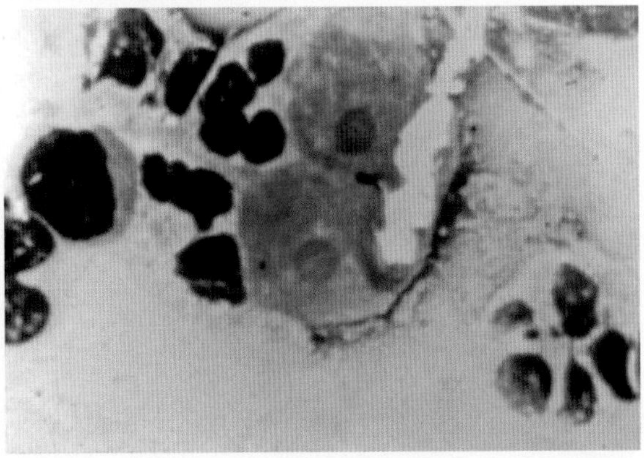

图49.4 患者样本。(来源：Photo courtesy Dr. Henry Travers, Sioux Falls, SD.)

复习题

1. 一名12岁女性因脑膜炎至急诊室，有温泉游泳史。脑脊液中可见大小为10 μm的运动阿米巴，最有可能是(　　)

   a. 布氏嗜碘阿米巴(*Iodamoeba bütschlii*)滋养体　b. 微小内蜒阿米巴(*Endolimax nana*)滋养体　c. 脆弱双核阿米巴(*Dientamoeba fragilis*)滋养体　d. 福氏耐格里阿米巴(*Naegleria fowleri*)滋养体　e. 十二指肠贾第鞭毛虫(*Giardia duodenalis*)滋养体

2. 刚地弓形虫(弓形虫病)的特征是(　　)

   a. 可先天性感染　b. 通过食用生肉/稀有肉类或猫粪便的卵囊引起感染　c. 解释抗体血清学试验可能存在

的困难　d. 以上全部　e. 以上都不是

3. 棘阿米巴眼部感染最常见的原因是(　　)
   a. 使用软性隐形眼镜　b. 使用硬式隐形眼镜　c. 使用受污染的镜片护理液　d. 游泳时未取下隐形眼镜　e. 眼中的灰尘
4. 哪种样本最不可能分离阴道毛滴虫(　　)
   a. 阴道分泌物　b. 尿道分泌物　c. 男性尿液　d. 女性尿液　e. 粪便
5. 是非题
   ______在非营养琼脂平板上接种大肠埃希菌，然后接种取自眼部病变的样本。从培养皿中获得的微生物被鉴定为棘阿米巴，这是角膜炎的病因。
   ______弓形虫可引起AIDS患者严重的中枢神经系统疾病，其原因通常是隐性弓形虫病的再激活。
   ______棘阿米巴角膜炎通常与受污染的淡水湖泊和池塘游泳史有关，因为自由生活的阿米巴生活在水和土壤中。
   ______阴道毛滴虫可同时在男性和女性中引起疾病和症状，不过，大多数受感染妇女在感染期间仍无症状。
   ______PAM是一种慢性疾病，患者可能会在很长一段时间后(通常是几个月)才出现症状。
6. 配对题：将每个术语与正确的描述配对
   ______阴道毛滴虫　　______福氏耐格里阿米巴
   ______刚地弓形虫　　______滴虫病
   ______棘阿米巴眼感染　　______GAE
   ______PAM　　______隐形眼镜护理不良
   ______狒狒巴拉姆希阿米巴　　______弓形虫病
   a. 该病原体可传播导致先天性感染　b. 慢性中枢神经系统疾病，与游泳无关　c. 角膜炎　d. 也会引起GAE　e. 在淡水中游泳　f. 急性致死性疾病　g. 血清学试验　h. 使用过期的护理液　i. 男性通常无症状　j. 没有包囊形态

参考答案

案例学习49.1

1. 根据患者的临床症状、表现和游泳史，考虑可能是阿米巴感染。患者未成年，要注意排除细菌性脑膜炎和跳水板上滑倒所致的脑外伤。

2. 当务之急是排除脑外伤和某些中枢神经系统感染。在考虑进行脊椎穿刺之前，需要尽快进行全血细胞计数和计算机断层扫描(CT)。

3. 根据患者的流行病学史和涂片镜检所示包囊的形态学特征，该病原体很可能是福氏耐格里阿米巴(*Naegleria fowleri*)。考虑到这种感染的严重性，强烈建议使用本章描述的特定药物进行联合治疗。

复习题

1. d; 2. d; 3. c; 4. e; 5. √, √, ×, ×, ×; 6. j, e, a, i, c, b, f, h, d, g

第50章 · 肠道线虫

Intestinal Nematodes

米宏霏 · 译　马艳 · 审校

本章目标

1. 描述列出的每种寄生虫的不同形态特征和基本生命周期(载体、宿主和感染阶段)。
2. 在适当的情况下定义和鉴定以下寄生结构：乳头状卵、受精、杆状蚴、口腔囊、食管、生殖原基、极性透明塞、交配囊、胚胎卵、板齿和丝状蚴。
3. 描述所列每个物种的疾病和致病机制，包括传播途径。
4. 区分雄性和雌性的蛔虫成虫。
5. 定义并区分线虫直接和间接生命周期，以及传播途径(包括自身感染和过度感染)。
6. 鉴别和区分似蚓蛔线虫、蠕形住肠线虫和毛首鞭形线虫的特征形态和卵。
7. 比较十二指肠钩虫和美洲钩虫的临床症状和体征、形态学特征和钩虫幼虫的鉴定。
8. 比较和对比粪圆线虫幼虫形态特征和鉴定。
9. 列出用于诊断肠道线虫感染的各种方法。
10. 确定以下技术适用的肠道线虫，并解释每种技术的原理：用于肠道线虫分离的Baermann浓缩法、琼脂培养法和Harada Mori滤纸法。

本章相关的寄生虫

蠕虫	毛圆线虫属
线虫	毛首鞭形线虫（鞭虫）
肠道（蛔虫）	菲律宾毛细线虫（钩虫）
似蚓蛔线虫	锡兰钩虫
蠕形住肠线虫（蛲虫）	十二指肠钩口线虫（旧大陆）
福氏类圆线虫	美洲板口线虫（新大陆）
粪圆线虫（线虫）	

已知有60多种线虫可感染人类。据估计，蛔虫、钩虫（十二指肠钩虫、锡兰钩虫和美洲板口线虫）和鞭虫感染人数超过10亿。线虫是非节段、细长的圆柱形蠕虫，具有发达的消化道和生殖系统。成虫有不同的性别，雄性通常比雌性小。大多数线虫是通过在粪便中发现特征性的卵来诊断的。线虫的感染期因种而异；例如，可能通过摄入虫卵发生感染，也可通过侵入皮肤进入体内，并迁移到肠道。线虫的生命周期非常多样化，导致不同的传播途径和疾病症状。

似蚓蛔线虫

一般特征

似蚓蛔线虫是最常见和最大的蛔虫。这种寄生虫在世界范围内分布，在热带地区流行率较高。虫卵在十二指肠中被摄取和孵化，穿透宿主的肠壁，并迁移到肝门循环。成虫在小肠腔中生活和繁殖。卵是一个厚的、卵形的、**乳突状**的（外部突起）胚胎卵。卵通过粪便传播，并在排出2～6周后具有传染性，具体取决于环境。一般生命周期如图50.1所示。似蚓蛔线虫的生命周期被分类为**间接生命周期**；传播不是直接从一个宿主传播下一个宿主进行的。

流行病学

地理分布与气候和卫生条件差有关。蛔虫卵需要在温暖、潮湿的环境成熟并具有传染性。在卫生条件差的贫困地区，感染率上升。通过粪-口途径传播，通常通过摄入被污染物品上的虫卵传播。蛔虫卵能够在恶劣的环境条件下存活，包括干燥或冰冻的温度。

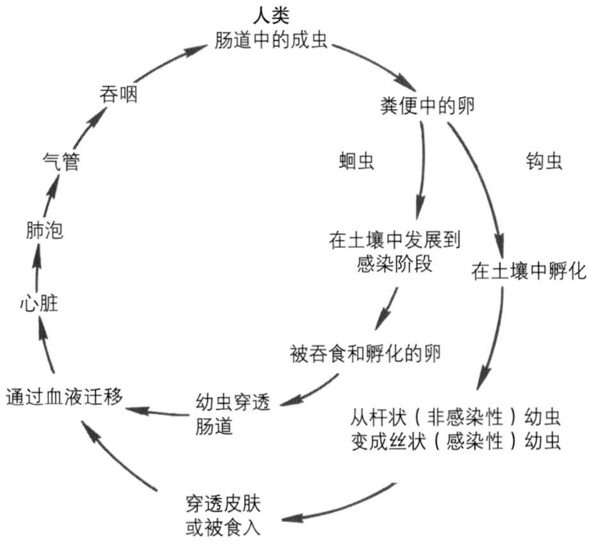

图50.1 蛔虫和钩虫的生命周期（间接生命周期）。

致病机制和疾病谱

许多蛔虫感染是无症状的。症状的出现与感染的时间、蠕虫的数量及宿主的整体健康状况相关。在无感染史的情况下（前40 d），粪便检查结果通常正常。肠道症状从轻度到重度肠梗阻不等。一些患者会因幼虫移行到肺部而出现肺部症状；这些人患有免疫介导的过敏性肺炎。蠕虫可能导致一种称为**Löffler综合征**的免疫状态，其特征是外周嗜酸性粒细胞增多。当蠕虫逃离胃肠道进入阑尾或肝胆管或胰管并引起梗阻时，可能会发生异位蛔虫病。表50.1总结了相关疾病。

实验室诊断

雌性蠕虫每天产卵量极高，因此通过粪便中的卵进行诊断相对容易。大而宽的卵圆形乳头状卵通常被胆汁染成棕色（图50.2A）。一些虫卵**脱壳**，或缺少乳头状外皮（图50.2B）。不育卵可能呈椭圆形或不规则形状，壳薄，内有颗粒。在粪便中也可以发现成虫。成年雄性蠕虫比雌性蠕虫小（15～31 cm），后端弯曲（图50.3），它有三个特征明显的唇。由于幼虫在人类宿主体内发育过程中的迁移，可以在痰液或胃液中发现幼虫。可能发现蛔虫特异性抗体（对急性感染无效，也没有保护作用），可能发现IgE升高和稍滞后的IgG升

表50.1 相关疾病的致病机制和疾病谱

寄生虫	致病机制	传播方式和疾病谱
似蚓蛔线虫	因素主要有四个： 1. 宿主免疫反应 2. 幼虫迁移的影响 3. 机械功能紊乱和虫体堵塞 4. 与蠕虫载量有关的营养缺乏	粪-口传播 可能再次感染 儿童和青少年感染率较高 妊娠女性：对未出生胎儿的影响未知 迁移至肺、肝和免疫细胞浸润可能造成组织损伤（肺炎） 外周嗜酸性粒细胞增多症（Löffler综合征） 幼儿营养不良 肝蛔虫病，包括肝脓肿和梗阻性胆管炎 肠梗阻、胰腺或胆管 可能转移到其他组织，包括肾脏、阑尾和胸膜腔

续 表

寄生虫	致病机制	传播方式和疾病谱
蠕形住肠线虫	寄生虫载量可能一到数千个 很少迁移到附近的组织	粪-口传播或吸入 有性传播的报道 发生再感染和自身感染 更常见于儿童和女性 轻度夜间瘙痒 移行到阴道、子宫和输卵管,形成包裹性肉芽肿 同性恋男性的出血性结肠炎和回肠、结肠炎症 不常见的部位包括腹腔、肺、肝、尿路和产道
粪圆线虫和福氏类圆线虫	严重程度因寄生虫载量和身体感染范围而异 免疫反应影响症状	直接穿透 可能发生慢性和过度感染 外周嗜酸性粒细胞增多可能仍无症状 皮肤: · 瘙痒和红斑 · “皮肤型游走性幼虫症”在蠕虫迁移的皮肤下留下痕迹 肺: · 无症状肺炎 · Löffler综合征,呼吸急促和肺部浸润 肠道: · 可能出现腹泻、便秘、厌食和腹痛 · 重度感染可能会造成黏膜损伤
毛圆线虫属	取决于寄生虫载量	腹泻、厌食和全身不适 肠黏膜可能受损,导致出血和组织脱落 寄生虫载量过重可能导致贫血和胆囊炎
毛首鞭形线虫	取决于寄生虫载量 肠黏膜机械损伤和过敏反应 寄生虫的迁徙	粪-口传播 摄入胚胎卵 低寄生虫载量下,表现为无症状至轻度症状 严重感染可导致出血、体重减轻、腹痛、血便和腹泻 反复重度感染的儿童的直肠脱垂和低色素性贫血 黏膜炎症
菲律宾毛细线虫	取决于寄生虫载量	粪-口传播 摄入幼虫感染的海鲜,如鱼类、螃蟹、虾和蜗牛等 消化不良、体液流失和相关电解质流失 长期感染可致器官衰竭和死亡
钩虫: 十二指肠钩口线虫 美洲板口线虫 锡兰钩虫 巴西钩虫和犬钩虫	根据生命周期阶段和寄生虫载量的不同而不同 生成抑制宿主免疫反应的蛋白质 透明质酸酶:促进结缔组织的消化和对表皮和真皮的渗透 幼虫向肺部的迁移 机械作用:附着、喂食和抗凝	直接穿透 轻度至重度瘙痒和潜在的继发感染 钩虫痒疹:由红斑性丘疹引起的水泡 肺炎:与似蚓蛔线虫和粪圆线虫相比,致敏性降低 胃肠道: · 附着部位的组织损伤 · 失血、贫血 · 急性胃肠期表现为嗜酸性粒细胞增多 · 寄生虫载量增加可能导致死亡,尤其是幼儿
十二指肠钩口线虫	发展停滞期	可能与垂直传播和先天感染有关 嗜酸性粒细胞增多在胃肠期约1个月达到高峰
美洲板口线虫	降解胶原蛋白、纤维连接蛋白、层粘连蛋白和弹性蛋白的蛋白水解酶	与钩虫相关的皮肤症状 嗜酸性粒细胞增多在胃肠期约2个月达到高峰
锡兰钩虫	与美洲板口线虫类似	慢性失血导致缺铁性贫血和蛋白质营养不良
巴西钩虫	没有水解酶 自限性	皮肤幼虫移行症;虫体仍被困在表皮表层(长达10天),在那它们迁移形成病理性的蛇行隧道
犬钩虫	分泌各种潜在的过敏原 局部过敏反应	嗜酸性肠炎 幼虫在骨骼肌中处于休眠状态,不会产生症状。在一些个体中,幼虫迁移到肠道并成熟为成虫。严重复发性腹痛

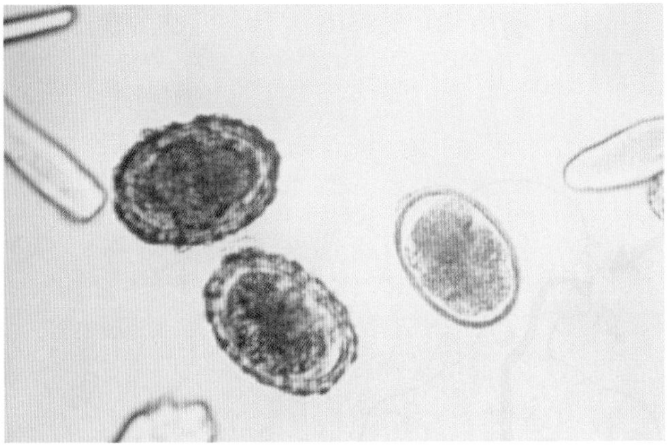

图50.2 蛔虫卵。右边的虫卵是一个脱皮的示例，缺少外层。一旦受精卵进行胚胎发育，它们在18 d到数周后就具有感染性。如果被吞食，幼虫会孵化，导致肠道感染，称为蛔虫病，儿童感染的频率高于成人。(来源：Photo courtesy the Division of Parasite Diseases/Centers for Disease Control and Prevention.)

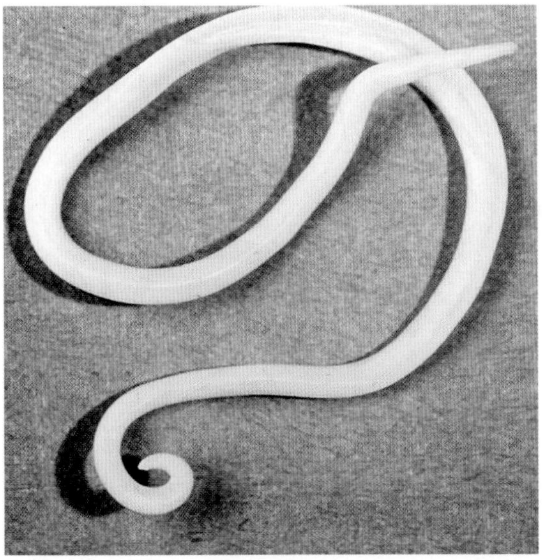

图50.3 成年雄性蠕虫。注意弯曲的后端。(来源：Courtesy Dr. Henry Travers, Sioux Falls, SD.)

高。其他诊断试验[如聚合酶链反应(PCR)]已被报道用于识别土壤传播蠕虫的感染。然而，这些通常用于流行地区基于人群的治疗方案。

治疗

建议对所有感染进行驱虫治疗。首选治疗包括口服阿苯达唑或甲苯咪唑。

预防

通过适当的卫生和良好的个人卫生来进行预防工作。

蠕形住肠线虫

一般特征

蠕形住肠线虫(蛲虫)在世界范围内分布，通常在5～10岁儿童群体中发现。生命周期是直接的；从受感染的宿主向下一个宿主传播(图50.4)。夜间，成熟雌虫移行到感染者的肛门周围并产卵。胚胎卵成熟，第三阶段幼虫发育，在数小时内产生传染性。通过摄入或吸入卵进行传播。当卵孵化和幼虫返回肠道成熟时，也可能发生**逆行感染**。

流行病学

蛲虫在14岁以下的学龄儿童中更为普遍。感染与人群密集有关，并且是家族性的。在成人中，蛲虫感染在30～39岁的父母中最为常见，这通常是因为其5～9岁的子女传播。总的来说，除5～14岁的人群外(主要是女性感染)，男性受感染的频率是女性的2倍。传播还与群体内再感染率增加或孵化幼虫**自身感染**有关。

致病机制和疾病谱

蛲虫感染通常无症状。最常见的症状是肛周瘙痒和因此引起的睡眠质量不佳。雌虫和卵的移动会引起强烈的局部瘙痒。卵在孵化前可存活3周。孵化出的幼虫随后可以移行回肛门和肠道，引起逆行感染。胚胎卵可能会被释放到空气中或污染物品(如床上用品、衣服、玩具、纸币)或手上，然后直接被放入口中吞食(自身感染)，然后在小肠中沉积。寄生虫偶尔会迁移到附近的其他组织，导致盆腔、颈部或腹膜肉芽肿。表50.1总结了相关疾病的详情。

实验室诊断

诊断通常是通过显微镜下识别特征性扁平虫卵(图50.5)。卵最好是在清晨用透明玻璃纸胶带或市面上可买到的黏性板，轻拍拉伸的、未清洗的肛周皱褶。尽管偶尔会发现，但是虫卵通常不会在粪便中出现。虽然成年蛲虫可能肉眼可见，但它们很容易与细丝混淆。雌性蛲虫长8～13 mm，尾巴呈尖“针”形。在受精的雌性体内，几乎整个身体都充满了卵(图50.6)。雄性体长只有2～5 mm，完成受精后死亡，可被排到粪便中。

治疗

用阿苯达唑或甲苯咪唑进行驱虫治疗通常有效。嘧啶和哌嗪是有效的，可在患者妊娠期间使用。药物治疗结束后立即再次感染蛲虫是常见的。此外，蛲虫幼虫可能对药物有抗药性。成功根除蛲虫感染需要两次给药；先服用初始剂量，2周后再服用后续剂量。

预防

经常保持良好的个人卫生是防止持续再感染和自身感染的主要因素。

粪圆线虫

一般特征

粪圆线虫的感染比其他肠道线虫的感染少。这种生物在亚洲、拉丁美洲和非洲的热带和亚热带地区特有。据估计，全世界有3 000万至1亿人感染粪圆线虫。美国和欧洲的地理分布有限。

粪圆线虫，通常被称为丝虫，可能栖息在肠道内或在土壤中自由活动。生命周期可分为直接、间接(自由生活期)或自身感染(图50.7)。**丝状蚴**(感染性)穿透皮肤，通过循环系统迁移到心脏和肺。该微生物进入支气管树后吞咽；继而生活在消化道中并发育为成虫。在肠道中，丝状蚴也可能穿透黏膜，导致自身感染。雌性蠕虫通过**孤雌生殖**(无性生殖的一种

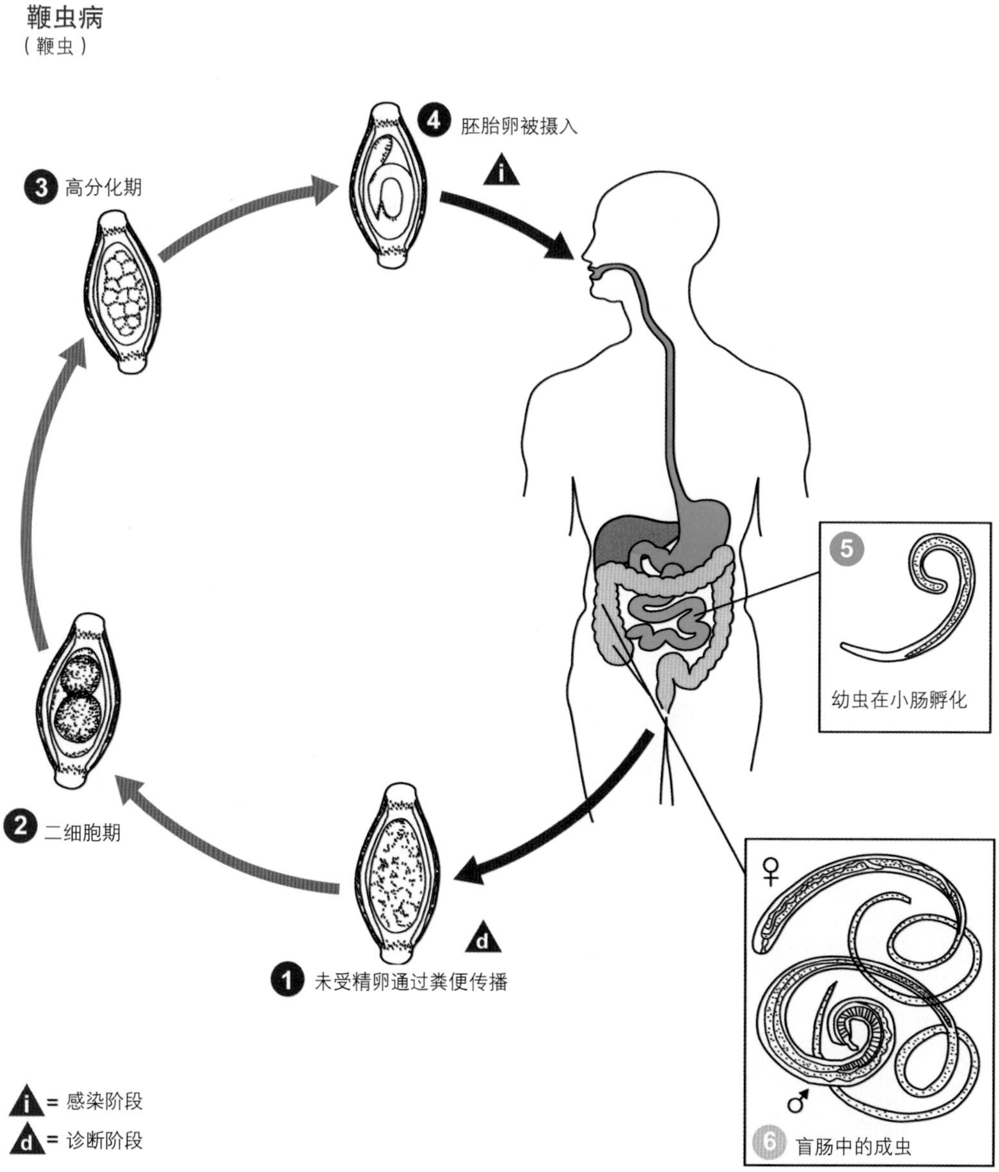

图50.4　这幅插图描绘了鞭虫的直接生命周期，鞭虫是鞭虫病的病原体。(来源：Courtesy the Division of Parasitic Diseases/Centers for Disease Control and Prevention.)

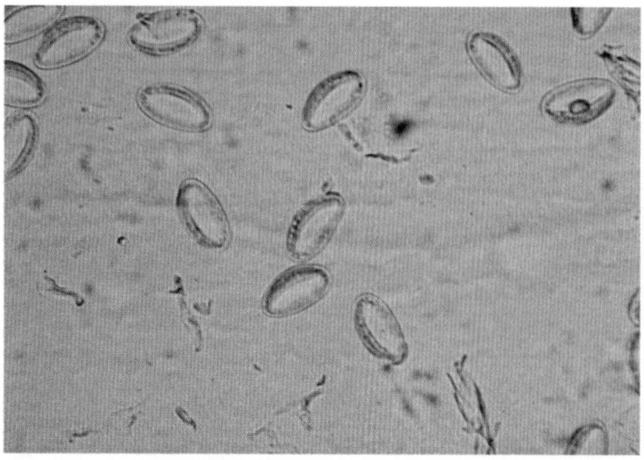

图50.5　蛲虫卵（玻璃纸胶带制备）。

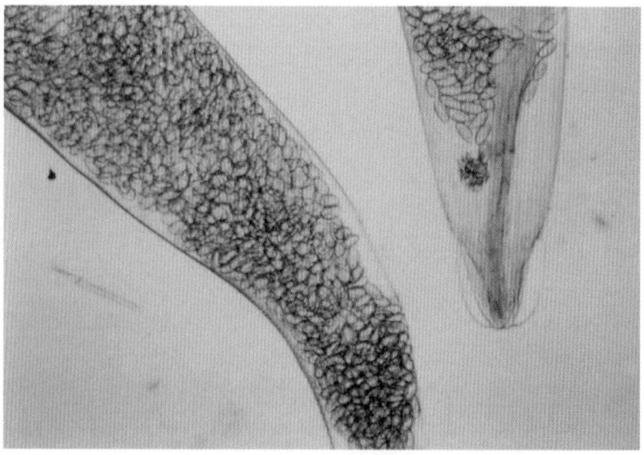

图50.6　受精状态的雌性蛲虫。(来源：Courtesy Dr. Henry Travers, Sioux Falls, SD.)

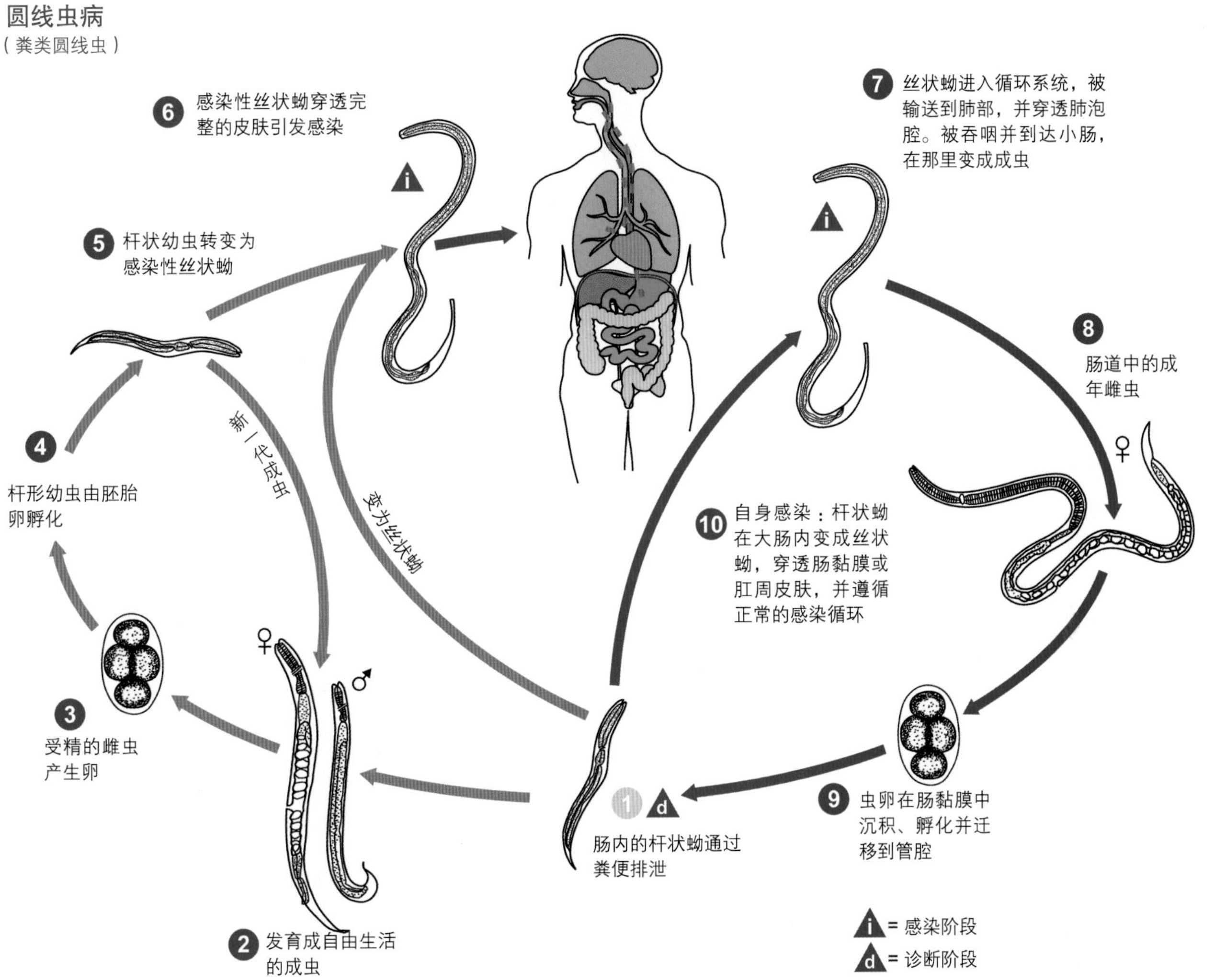
圆线虫病
（粪类圆线虫）
6 感染性丝状蚴穿透完整的皮肤引发感染
7 丝状蚴进入循环系统，被输送到肺部，并穿透肺泡腔。被吞咽并到达小肠，在那里变成成虫
5 杆状幼虫转变为感染性丝状蚴
8 肠道中的成年雌虫
4 杆形幼虫由胚胎卵孵化
新一代成虫
变为丝状蚴
10 自身感染：杆状蚴在大肠内变成丝状蚴，穿透肠黏膜或肛周皮肤，并遵循正常的感染循环
3 受精的雌虫产生卵
1 肠内的杆状蚴通过粪便排泄
9 虫卵在肠黏膜中沉积、孵化并迁移到管腔
2 发育成自由生活的成虫
i = 感染阶段
d = 诊断阶段

图50.7 这幅插图描绘了寄生蛔虫粪圆线虫的生命周期，该寄生虫是圆线虫病的病原体。（来源：Courtesy the Division of Parasitic Diseases/Centers for Disease Control and Prevention.）

形式，此种方式中生长和发育不需要受精）产卵，因为不存在寄生的成年雄性蠕虫。在间接生命周期内，**杆状蚴**（非感染性）发育为成熟雄虫和产卵雌虫（图50.8）。在自由生活的生命周期可能随时产生感染性幼虫。

流行病学

粪圆线虫和福氏类圆线虫在流行地区通过直接渗透传播。丝虫的人际传播发生在机构化群体、日托中心和同性恋男性中。已在母乳中鉴定出福氏类圆线虫幼虫，表明可能发生经母乳传播。

致病机制和疾病谱

感染可能无症状，或包含各种播散性**圆线虫病**综合征。再次感染更常见于免疫功能低下患者。急性感染可发展为局限性瘙痒性红斑丘疹。一些患者在臀部、会阴和大腿上出现**大皮疹**或**荨麻疹**（红色和隆起）或**丝状皮疹**。幼虫的迁移可能导致上腹部疼痛、恶心、腹泻和失血。**过度感染**，即肺部和

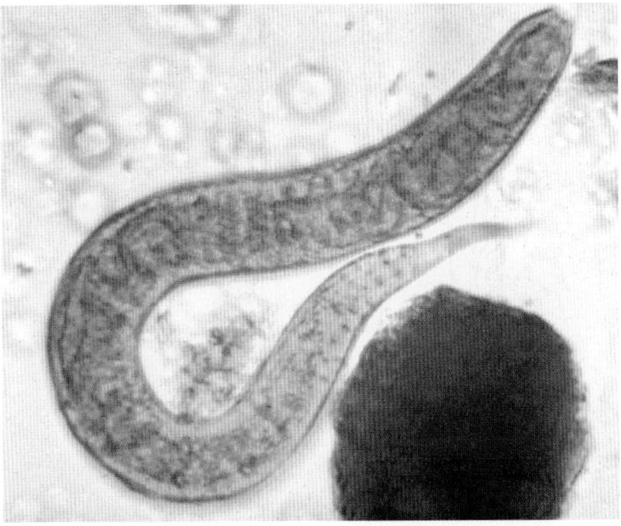

图50.8 粪圆线虫杆状蚴，碘染色。

肠道内的寄生虫载量增加，可能是丝状蚴穿透肠道引起的。肠道损伤也可能增加肠道微生物细菌感染的风险，导致败血症或脑膜炎。播散性感染也可能导致幼虫进入中枢神经系统、肾脏和肝脏内。

福氏类圆线虫，属于灵长类寄生虫，是从非洲和巴布亚新几内亚的人类中分离出来的；感染可导致严重的全身性疾病，通常致命，包括蛋白质丢失性肠病，有时表现为腹膜腹水（"腹部肿胀综合征"）。福氏类圆线虫的生命周期与粪类圆线虫相同，其重要区别在于卵（而非幼虫）通过粪便传播。卵在进入环境后不久孵化，形成杆状幼虫。由于卵在宿主内不发育，与粪类圆线虫相比，不会发生自身感染。有报道称，母乳喂养会导致福氏类圆线虫传播给婴儿。表50.1总结了相关疾病的详情。

实验室诊断

通过粪便显微镜检查，杆状幼虫是人类圆线虫病的主要诊断阶段。幼虫长250～300 μm；它们有一个短的**口囊**，食管上有一个大的**鳞茎**，还有一个突出的**生殖原基**（图50.9）。丝状幼虫较大（长达500 μm），尾部有缺口，食管与肠道的比例为1∶1。这些虫卵很少被鉴定出来，分段，壳很薄。

粪类圆线虫幼虫最常见于人类粪便样本中。根据粪便通过肠道的时间和患者的情况，可能会出现杆状蚴和罕见的丝状蚴。如果粪便检查延迟，可能会发现胚胎卵。

幼虫粪便培养有助于：① 当寄生虫太少而无法通过浓缩法检测时，可发现寄生虫的存在。② 根据杆状幼虫形态，通过允许钩虫卵孵化，从而释放第一阶段幼虫，区分感染是由粪类圆线虫还是钩虫引起。③ 允许幼虫发育到丝状阶段，以便进一步区分。在琼脂培养法中，粪便样本放在营养琼脂培养皿上，培养48 h。幼虫爬过琼脂顶部，在细菌中留下痕迹.

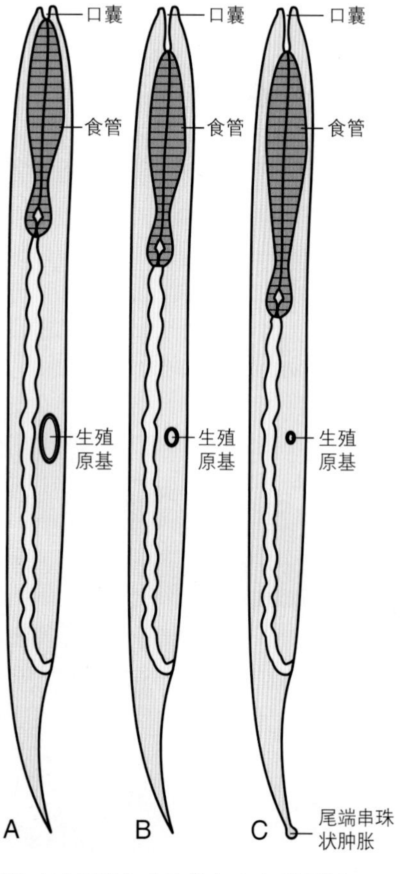

图50.9 杆状蚴。（A）圆线虫。（B）钩虫。（C）毛圆线虫。

血清学试验

当怀疑感染且无法通过反复粪便检查、黏丝试验或十二指肠抽吸物分离该微生物时，应进行血清学检测。多种血清学检测可在市面上购买，包括酶免疫分析（enzyme immunoassay, EIA）、类圆线虫IgG EIA（DRG International Inc., Springfield NJ）。美国疾病预防控制中心（CDC）还提供了与其他寄生虫，包括微丝蚴、钩虫、并殖吸虫和棘球绦虫的高灵敏度（＞95%）交叉反应酶联免疫吸附试验（enzyme-linked immunosorbent assay, ELISA）试剂。免疫功能低下的播散性类圆线虫病患者虽存在免疫抑制，但通常可检测到IgG抗体，尽管有出现假阴性结果的可能。丝虫病、血吸虫病和蛔虫病患者也可能发生交叉反应，这取决于使用的抗原。可能会发生与福氏类圆线虫感染患者血清的交叉反应，但尚未对此进行评估。血清学检测结果呈阳性，不能区分既往感染还是现患感染，需要投入更大精力，以确定寄生虫诊断，然后进行驱虫治疗。尽管抗体水平在治疗成功后6个月内显著下降，但在大多数类圆线虫病患者中，血清学上抗体恢复为阴性状态并不常见。因此，血清学监测可能有助于治疗患者的随访。

核酸检测

虽然不适用于常规实验室，但实时PCR方法已经被开发出，来扩增18S rRNA、18S rRNA或细胞色素c氧化酶亚基1基因的小亚基。这些检测方法用于检测粪便样本中的DNA，具有100%的灵敏度和特异性。此外，还有一种高通量的多重检测方法，包括粪类圆线虫及其他肠道线虫和原生动物的引物和探针组合。

痰、体液和组织等其他样本可用于诊断过度感染。

治疗

伊维菌素是治疗简单感染的推荐疗法。阿苯达唑和甲苯咪唑是替代品，但尚未证明有效。噻菌灵已被用于治疗患有福氏类圆线虫腹部肿胀综合征的儿童。过度感染和播散性疾病需要驱虫治疗与广谱抗生素相结合，以防止继发性细菌性肠道感染。此外，在感染和治疗期间，服用免疫抑制药物的患者应停药。建议进行后续检查，如果在停止治疗后2周内发现幼虫，则应重新进行治疗。

预防

免疫功能低下的个人和服用免疫抑制药物的患者应避免接触海滩和其他被污染的区域。

毛圆线虫属

一般特征

尽管毛圆线虫在全世界的哺乳动物和鸟类中普遍存在，但在人类感染中仅发现了大约10种不同的毛圆线虫，包括东方毛圆线虫、蛇行毛圆线虫和艾氏毛圆线虫。虫体很小，生活在小肠黏膜中。成虫没有可见的口腔。

流行病学

在亚洲和非洲的一些地区已经发现了人类感染。此外，伊朗西南部约70%的人口和埃及一个村庄受到感染。人类感染是通过摄入被幼虫污染的植物造成的。

致病机制和疾病谱

虫体被吞食后，幼虫成熟并通过肺部迁移。大多数感染没有症状。如果出现症状，则与肠道内的蠕虫载量和损伤程度有关。严重感染可导致胃肠道问题（腹痛、腹泻、厌食）、头痛、疲劳、贫血和嗜酸性粒细胞增多。表50.1总结了相关疾病的详情。

实验室诊断

实验室诊断包括粪便中虫卵或孵化幼虫的鉴定。卵呈椭圆形，壳薄，无色；长度为75～95 μm，宽度为40～50 μm。卵一端逐渐变细，内膜可能起皱。这些卵与钩虫卵相似，只是略长且更尖（图50.10）。患者可能合并感染钩虫和粪类圆线虫幼虫，因此必须注意区分（图50.9）。

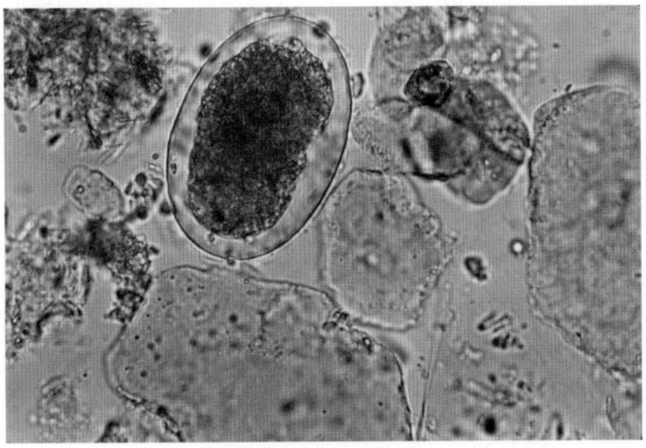

图50.10　毛圆线虫卵。（来源：Courtesy Dr. Henry Travers, Sioux Falls, SD.）

治疗

建议使用驱虫剂，包括甲苯咪唑和帕莫酸嘧啶。阿苯达唑是首选的治疗方法。

预防

建议在处理或进食之前彻底清洗植物（包括种植的蔬菜）。

毛首鞭形线虫

一般特征

毛首鞭形线虫（或鞭虫）在世界范围内分布，通常不引起症状；然而，严重感染者可能有相关症状。与本章中讨论的其他线虫不同，鞭虫的生命周期中没有组织迁移阶段。

流行病学

鞭虫通常生长在世界各地潮湿、温暖的气候中。感染在亚洲、非洲和南美洲比较常见，美国东南部也发现一些病例。在儿童中，线虫通常与蛔虫或钩虫共同感染。

差的卫生条件可促进传播，尤其是在儿童群体中。人类通过摄入胚胎卵而受到感染。幼虫在肠道中释放，在那里成熟为成虫。含有不分节的**卵**（诊断阶段）随后进入粪便并沉积在土壤中。卵需要温暖、潮湿的环境进行胚胎发育，并感染下一宿主产生。

致病机制和疾病谱

该病的致病机制和严重程度与虫体负荷密切相关。症状的缺乏与生命周期有关，生命周期不包括组织或肺迁移阶段，导致没有其他线虫感染中出现的肺或胃肠道外症状。感染症状从轻微（蠕虫载量很低）到严重感染（严重蠕虫感染时出血和体重减轻）。重度感染，尤其是幼儿感染，可导致胃肠道问题（腹痛、腹泻、直肠脱垂），并可能导致生长抑制。典型的鞭虫可将其线状前部埋入肠黏膜，以组织分泌物为食，引起炎症反应和周围嗜酸性粒细胞增多。表50.1总结了相关疾病的详情。

实验室诊断

诊断通常是通过识别虫卵（极少数时候是粪便中的成虫）。一只成年雌性鞭虫每天最多可产卵20 000枚。然而，在肠道内成熟蠕虫的长时间发育过程中，可能长达3个月没有虫卵脱落。卵呈棕色桶状结构。它们是无胚的，在每一端都有一层厚壁和**透明极性塞**（图50.11）。成年雌性蠕虫的大小从35～50 mm不等，宽度从前到后逐渐增加，末端笔直（图50.12）。成年雄性的大小在30～45 mm，表现出相同的加宽形态，尾部呈盘绕状。专业实验室已具备基于新测序技术PCR方法的。

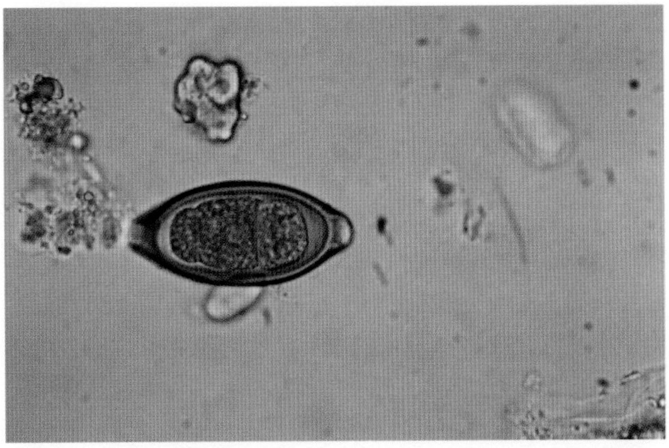

图50.11　鞭虫卵。注意明显的极性透明质塞。（来源：Courtesy Dr. Henry Travers, Sioux Falls, SD.）

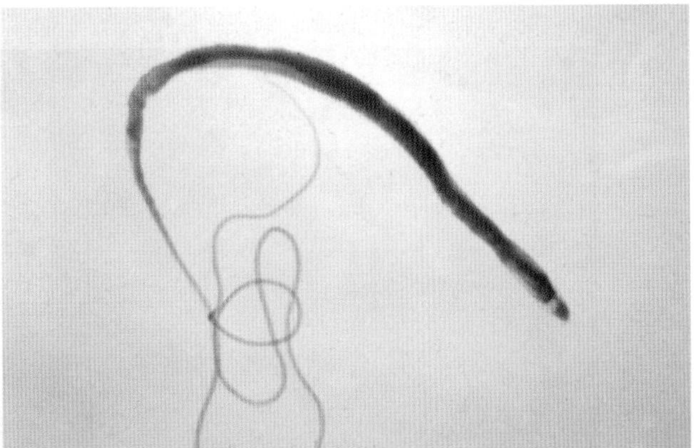

图50.12　成年雌性鞭虫。（来源：Courtesy Dr. Henry Travers, Sioux Falls, SD）

治疗

治疗是否必要，取决于宿主的营养状况、感染的时间长度和蠕虫的载量水平。必要时建议使用阿苯达唑等驱虫药。

预防

预防措施包括实行适当的卫生和环境卫生，以及仔细处理被粪便污染的泥土或土壤。

菲律宾毛细线虫

一般特征

毛细线虫病是由两种不同种类的毛细线虫引起的人体寄生虫病：菲律宾毛细线虫肝毛细线虫（第51章，一种组织线虫）。

菲律宾毛细线虫通过吞食受感染的小型淡水鱼而传播，并引起肠道毛细线虫病。菲律宾毛细线虫最早是在20世纪60年代末被确认为人体寄生虫，现在已广泛分布。这种寄生虫在菲律宾北部很流行，因此被命名为菲律宾毛细线虫，在泰国、日本、伊朗、埃及和我国台湾地区也有发现。寄生虫在肠道内繁殖，导致自身感染和过度感染，与粪圆线虫感染非常相似。

流行病学

菲律宾毛细线虫目前被认为是食鱼鸟类的寄生虫，而食鱼鸟类似乎是天然的最终宿主。人类感染被认为是由于摄入含有感染性幼虫的未煮熟的鱼引起的。通常情况下，未受精卵可被鸟类或人类经粪便排出，并在外部环境中形成胚胎。在摄入生的或未煮熟的淡水鱼后，幼虫孵化，穿透肠道，并迁移到组织中。成虫居住在小肠，在那里它们钻入黏膜。雌虫产下未受精的卵。其中一些在肠道中形成胚胎并释放幼虫，从而导致自身感染和过度感染。在该寄生虫流行的菲律宾，人们食用大量的生海鲜，包括鱼、虾、螃蟹和蜗牛。此外，在田地中或打捞蜗牛、虾和螃蟹的水源中的排便行为也很常见。

致病机制和疾病谱

菲律宾毛细线虫不能在人与人之间传播，需要淡水鱼作为中间宿主。然而，人体中的成虫会释放卵，孵化成肠道内的幼虫，并引起过度感染。感染的最初症状和体征包括全身腹痛和腹泻。症状会随着蠕虫载量的程度而变化。幼虫被吞食并居住在小肠中，在小肠中钻入黏膜。由于寄生虫机械地插入肠壁，患者体重迅速减轻，出现恶心、呕吐、消化不良和体液流失。持续数周至数月的长期感染可能导致严重的电解质损失，特别是钾（低钾血症）和相关器官衰竭，直至死亡。表50.1总结了相关疾病的详情。

实验室诊断

小肠组织活检可用于诊断菲律宾毛细线虫感染。然而，诊断通常是通过粪便样本中虫卵、成虫或幼虫的鉴定。这些卵类似于鞭虫卵。它们更小，有一个厚的，有条纹的外壳和不太突出的极性塞。雌性蠕虫产生特征性的厚壳卵以及薄壳游离幼虫。

治疗

建议使用包括阿苯达唑和甲苯咪唑在内的驱虫剂。

预防

鼓励在流行地区，充分清洗和烹调海鲜，包括鱼、蜗牛、螃蟹和虾。

钩虫

钩虫在世界范围内分布。已知感染人类最常见的两种包括十二指肠钩口线虫（图50.13）和美洲板口线虫（图50.14）。其他在人类感染中作用较小的钩虫包括锡兰钩虫、巴西钩虫和犬钩虫。钩虫是人类第二常见的蠕虫感染。其卵和杆状蚴有无法区分。该寄生虫的鉴别基于口囊和成年雄性**交合伞**的形态（图50.14B）。

感染性丝状蚴，穿透皮肤进入血液循环，穿透毛细血管进入宿主的肺部。幼虫沿着支气管树向上移动，越过会厌，然后被吞食。一旦进入消化系统，钩虫就会附着在小肠黏膜上，分泌抗凝剂并摄入血液作为营养来源。幼虫成熟后，虫卵通过粪便进入土壤，在土壤中发育成杆状幼虫。非感染性的杆状幼虫将成熟为丝状幼虫。

流行病学

钩虫在潮湿、温暖的土壤中被发现，能够维持自身的生命周期。传播通常是通过丝状蚴直接渗透皮肤。

十二指肠钩口线虫

一般特征

十二指肠钩口线虫，或称旧大陆钩虫，在南欧、北非、东南亚和南美流行。成年雄虫一般比美洲板口线虫成年雌大。它们通过发育良好的口器附着在肠黏膜上（图50.13）。

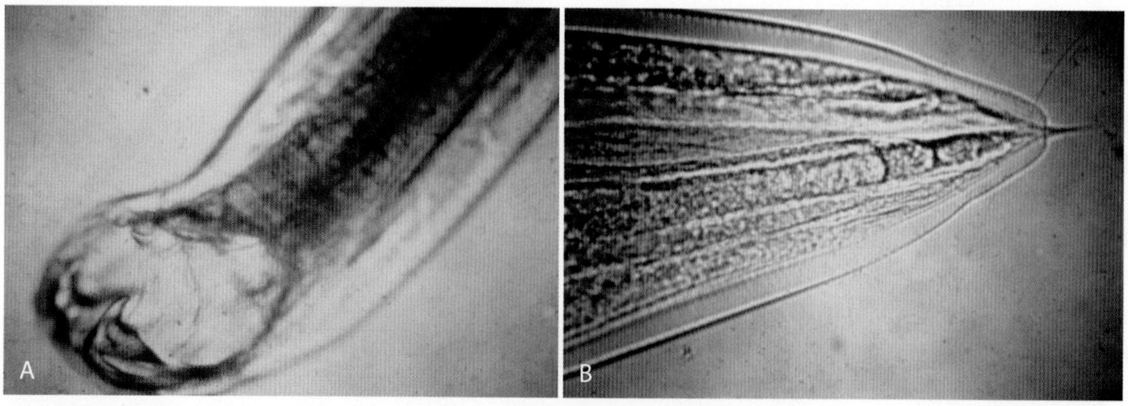

图50.13 （A）十二指肠钩虫头。（B）尾巴；请注意，它是尖。（来源：Courtesy Dr. Henry Travers, Sioux Falls, SD.）

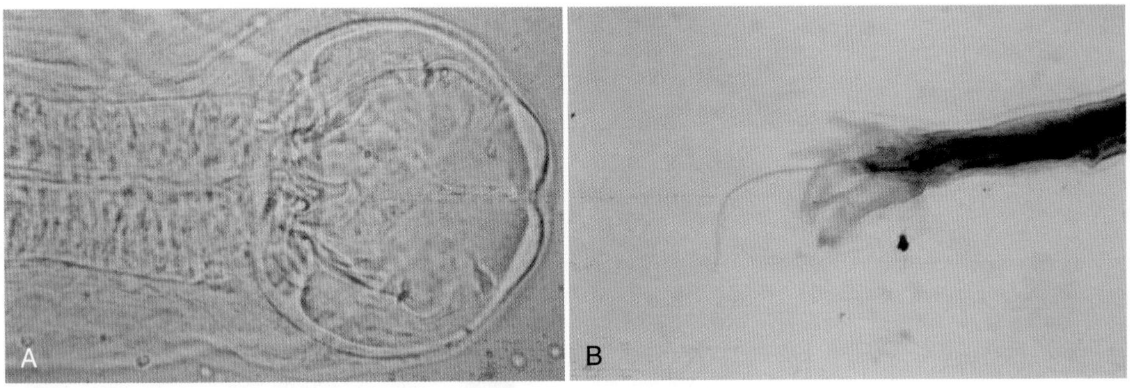

图50.14 （A）美洲板口线虫的头部；注意从头部突出的明显圆形板齿。（B）交合伞。（来源：Courtesy Dr. Henry Travers, Sioux Falls, SD.）

致病机制和疾病谱

十二指肠钩口线虫能够在肠道内成熟，而不会移行至宿主的肺部。表50.1总结了相关疾病的详情。

美洲板口线虫

一般特征

美洲板口线虫或新大陆钩虫，在非洲、东南亚、南美洲、中美洲及美国东南部流行。它通过发育良好的**板齿**附着在肠黏膜上（图50.14A）。

致病机制和疾病谱

钩虫感染的主要临床表现是缺铁性贫血。表50.1总结了相关疾病的详情。

锡兰钩虫、巴西钩虫和犬钩虫

一般特征

锡兰钩虫主要感染犬科和猫科动物，但可引起人类轻度钩虫病。巴西钩虫是一种犬科和猫科钩虫，在人类身上可引起皮肤幼虫移行或匐行疹。这种情况通常是自限性的，其特征是当幼虫通过表皮迁移时，会形成蛇行状通道。犬钩虫是一种犬类钩虫，可引起人类嗜酸性肠炎，并可引起皮肤幼虫移行。

致病机制和疾病谱

钩虫感染在人类中引起以下三种临床表现：① 典型的钩虫病，胃肠道感染，其特征是慢性失血，导致缺铁性贫血和蛋白质营养不良，主要与北美钩虫和十二指肠钩虫有关，锡兰钩虫较少见。② 皮肤幼虫移行症，一种仅限于皮肤内蛇行痕迹的感染，最常见的由巴西钩虫引起。③ 嗜酸性肠炎、胃肠道感染，其特征是腹痛，但不因犬钩虫引起失血。

在皮肤幼虫移行症中，感染性幼虫不能产生足够浓度的水解酶来穿透真皮和表皮的交界处。幼虫仍被困在表皮中，以1～2 cm/d的速度横向迁移，并形成与这种情况相关的病理学蛇纹通道。幼虫在表皮中存活约10 d后死亡。

在嗜酸性肠炎中，犬钩虫幼虫通常通过穿透皮肤进入人体宿主，但也可能通过吞食感染。这些幼虫可能在骨骼肌中处于休眠状态，不会产生任何症状。在一些个体中，幼虫可能到达肠道并发育为成虫。一些个体遭受犬钩虫感染并出现严重的局部过敏反应的原因目前尚不清楚。成虫分泌各种生物分子，可能在肠黏膜中充当过敏原。据报道，一些患者出现进行性加重的复发性腹痛。

实验室诊断

钩虫通常通过虫卵的存在来诊断粪便样本中的杆状蚴。北美洲钩虫、十二指肠钩虫和锡兰钩虫的卵和幼虫难以区分。它们是椭圆形的，外壳薄，含有清晰可见的4～8个细胞阶段的胚胎。在壳和发育中的胚胎之间有一个典型的空白区域（图50.15）。建议采用直接涂片法或浓缩法分离和鉴定虫卵。卵可能在永久染色的涂片上出现变形。杆状幼虫的长度通常为250～300 μm，有一个长的口囊和一个不明显的生殖原基（图50.16）。较大的丝状幼虫约为500 μm，尾巴尖，食管与肠道的比例为1∶4。杆状幼虫和丝状幼虫必须与粪圆线虫区别开来。

在室温下储存的新鲜粪便可能导致幼虫持续成熟和孵化。幼虫可根据本章前面描述的Harada Mori方法进行培养。

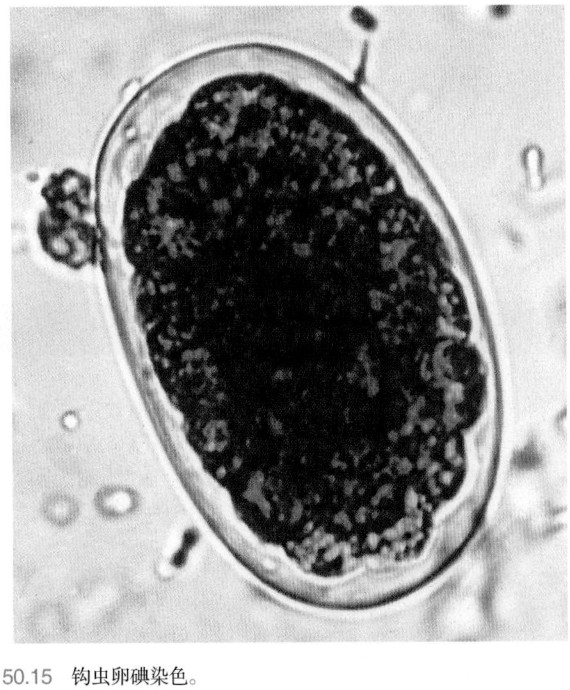

图50.15 钩虫卵碘染色。

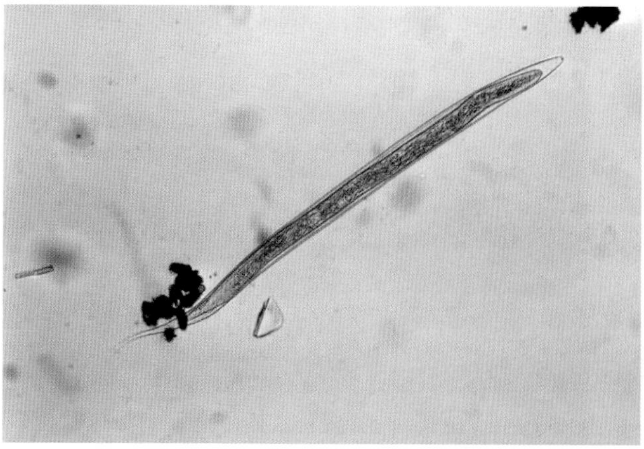

图50.16 钩虫杆状幼虫。(来源：Courtesy Dr. Henry Travers, Sioux Falls, SD.)

在皮肤幼虫移行症的病例中，粪便检查不适用，因为几乎所有病例中幼虫都局限于皮肤。在嗜酸性肠炎病例中，未发现虫卵，因为成年犬钩虫在人类宿主体内不产生虫卵。

基于PCR的钩虫感染特异性诊断方法的开发正进行中，但临床上尚不可用。

治疗

使用包括阿苯达唑和甲苯咪唑在内的驱虫剂。然而，由于物种和地理分布的差异，某些药物可能对特定的寄生虫种群无效，由于潜在的耐药性或耐药性，应遵循区域建议。严重贫血患者也可能需要补充铁。

预防

应避免接触污染土壤和海滩。在可能受到污染的区域应穿着合适的鞋，如全包式鞋。

由于钩虫蛋白质产生相关的免疫抑制活性，疫苗接种可能仅部分有效。目前没有预防性疫苗。然而，美洲钩虫的感染性幼虫分泌的蛋白质ASP-2，正作为一种潜在的重组疫苗被研究中(www.clinicaltrials.gov)。

结果和报告

任何在患者粪便中发现的幼虫或虫卵都应报告给临床医生。通常建议对无症状和有症状的感染都进行治疗。不需要对寄生虫进行定量测定，由于局部脱落可能是间歇性的，或取决于样本质量，单一的阴性结果不能确保患者不受感染，因此可能需要重复检测。

案例学习50.1

一名56岁男性因发热、胸部不适和干咳而被送往急诊室。全血计数显示嗜酸性粒细胞水平轻度升高，无其他异常。患者胸部X线片显示斑片状小叶浸润。随后，他住院接受进一步评估。在3 d的时间内收集了3份粪便样本，没有寄生虫感染的证据。第2 d患者死亡。

问题：

1. 增加哪些实验室检查可能有助于改善患者病情的诊断和评估？
2. 尸检显示肝脏损伤与包涵物沉积相图50.17。根据形态学外观和患者的初始症状，与患者死亡有关的可能寄生虫是什么？

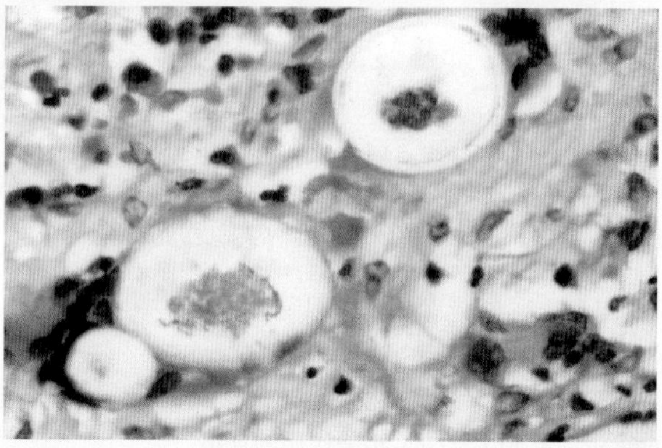

图50.17 嵌入肝组织的线虫卵。(来源：Courtesy of Dr. Henry Travers, Sioux Falls, SD.)

复习题

1. 丝状蚴是(　　)的感染期

   a. 似蚓蛔线虫，毛圆线虫属　b. 似蚓蛔线虫，粪圆线虫　c. 十二指肠钩口线虫，粪圆线虫　d. 毛首鞭形线虫，美洲板口线虫

2. 蛲虫感染的诊断方法为(　　)

   a. 浓缩粪便样本中卵的鉴定　b. 新鲜粪便样本的湿制备和碘染色　c. 贝尔曼漏斗法　d. 玻璃纸胶带和显微镜载玻片制备

3. 在晚上8点采集了一名患者的粪便样本。采集后，样本直到晚上11点才送至实验室。实验室技术人员在粪便样本中发现了幼虫；每一个都有很长的口囊和一个小的、萎缩的生殖原基。最有可能的幼虫是(　　)

   a. 十二指肠钩口线虫　b. 粪圆线虫　c. 毛首鞭形线虫　d. 无法确定

4. 以下哪种肠道线虫是通过摄入感染性卵传播的(　　)

   a. 毛圆线虫属　b. 似蚓蛔线虫　c. 菲律宾毛细线虫　d. 福氏类圆线虫

5. 以下哪一种线虫能够引起自身感染、过度感染和虫体载量过高，并在生命周期中需要特征性幼虫迁移(　　)

   a. 十二指肠钩口线虫　b. 蠕形住肠线虫　c. 粪圆线虫　d. 似蚓蛔线虫

6. 一名4岁儿童前往就医。这位母亲称，孩子一直易怒，近2周来一直睡不好。孩子定期参加日托，母亲说日托提供者声称没有其他孩子反馈生病状态。医生收集了一份尿样。经显微镜分析，发现一枚椭圆形扁平卵。最可能

的诊断是（　　）

a. 猪带绦虫　b. 蠕形住肠线虫　c. 日本血吸虫　d. 似蚓蛔线虫

7. 下列肠道线虫中，被认为能够发生垂直传播的和潜在先天性感染的是（　　）

a. 似蚓蛔线虫　b. 蠕形住肠线虫　c. 毛首鞭形线虫　d. 十二指肠钩口线虫

8. 是非题

_____ 与肠道线虫感染相关的临床症状和体征的严重程度通常与寄生虫负荷水平有关。

_____ Löffler综合征仅与似蚓蛔线虫感染有关。

_____ 粪圆线虫可通过其短的口囊和突出的生殖原基与钩虫区分。

_____ 毛首鞭形线虫通常很容易识别，因为其成虫通过粪便传播。

9. 配对题：将每个术语与正确的描述配对

_____自身感染　_____鞭虫

_____乳头状卵　_____菲律宾毛细线虫

_____性传播　_____牙齿附着

_____间接生命周期　_____菲律宾毛细线虫

_____十二指肠钩口线虫　_____单性生殖

_____板齿　_____贝尔曼漏斗

_____受精的　_____交合伞

_____毛首鞭形线虫

a. 无性繁殖　b. 无人际传播　c. 似蚓蛔线虫　d. 产卵的雌虫　e. 内源性再感染　f. 粪圆线虫　g. 培养技术　h. 浓缩法　i. 毛首鞭形线虫　j. 钩虫　k. 突出的极性塞　l. 美洲板口线虫　m. 成熟期间不需要移行　n. 十二指肠钩口线虫　o. 海鲜

参考答案

案例学习50.1

1. 腹部计算机化轴向断层扫描（computerized axial tomographic, CAT）可显示可能与肠道线虫相关的肝脏或胆道梗阻。此外，血液检查可能显示相关肝脏指标（如肝酶）的变化。

2. 似蚓蛔线虫可能与干咳和肺部浸润相关的肺炎及肝脏受累（包括潜在的梗阻）有关。

复习题

1. c; 2. d; 3. a; 4. b; 5. c; 6. b; 7. d; 8. √, ×, √, ×; 9. e, i, c, o, f, n, b, g, m, a, l, h, d, j, k

第51章 · 组织线虫
Tissue Nematodes

陈翔 · 译　马艳 · 审校

本章目标

1. 描述本章每种寄生虫的不同形态特征和基本生活史（病媒生物、宿主和感染期）。
2. 描述本章每个种的疾病谱和致病机制，包括传播途径。
3. 描述旋毛形线虫（*Trichinella spiralis*）在人类和猪体内的生活史，包括成虫的感染形式和位置。
4. 描述人类旋毛虫病（trichinosis）及疾病进展，包括受影响的身体部位、外周血表现、疾病严重程度和预后。
5. 罗列用于诊断组织线虫感染的各种方法。
6. 麦地那龙线虫病（dracunculosis）的诊断和推荐治疗方法。
7. 熟知定义并区分内脏幼虫移行症（visceral larva migrans）、眼幼虫移行症（ocular toxocariasis larva migrans，也称眼弓蛔虫病）和皮肤幼虫移行症（cutaneous larva migrans）。
8. 将患者体征、症状和传播途径与本章所述的寄生虫正确关联。

本章相关的寄生虫

蠕虫

线虫

组织

布氏旋毛虫

米氏旋毛虫

乡土旋毛虫

纳氏旋毛虫

巴布亚旋毛虫

Trichinella patagoniensis

伪旋毛虫

旋毛形线虫

津巴布韦旋毛虫

神经幼虫移行症（*Baylisascaris procyonis*）

内脏幼虫移行症（犬弓首线虫或猫弓首线虫）

眼幼虫移行症（犬弓首线虫或猫弓首线虫）

皮肤幼虫移行症（巴西钩虫或犬钩虫）
肝毛细线虫
犬恶丝虫
Dirofilaria hongkongensis
麦地那龙线虫
广州副圆线虫
哥斯达黎加副圆线虫
棘颚口线虫

组织线虫的生活史与肠道线虫相似，由5个不同的阶段组成，包括雌雄成虫和4个幼虫阶段。这些寄生虫分布于世界各地，主要分布在热带和亚热带地区。组织线虫通过三种途径传播：① 蚊子或其他吸血节肢动物叮咬（丝虫），详见第52章；② 食用小型淡水甲壳类动物；③ 食用感染的肉类。在大多数情况下，成虫不会在人类宿主内繁殖和发育。临床症状取决于感染寄生虫的数量、侵入的组织及宿主的一般健康情况和免疫反应。诊断通常是通过显微镜观察组织中的虫体。

旋毛虫属

一般特征

旋毛虫属目前有9个亚种、3个基因型，包括旋毛形线虫（*Trichinella spiralis*）、乡土旋毛虫（*Trichinella nativa*）（T2和T6）、纳氏旋毛虫（*Trichinella nelsoni*）、米氏旋毛虫（*Trichinella murrelli*）（T5和T9）、巴布亚旋毛虫（*Trichinella papuae*）、津巴布韦旋毛虫（*Trichinella zimbabwensis*）、伪旋毛虫（*Trichinella pseudospiralis*）、*Trichinella patagoniensis*、布氏旋毛虫（*Trichinella britovi*）（T3和T8），都能引起旋毛虫病。其中3个亚种有2个基因分型，在括号里显示。其中，旋毛形线虫（*T. spiralis*）是人类中最常见的病原体。与其他蠕虫相比，该寄生虫独特的地方在于，所有发育阶段（包括成虫和幼虫阶段）都在同一个宿主内完成。

流行病学

旋毛虫在世界范围内都有分布，在几种不同的哺乳动物、鸟类和爬行动物中寄生。初级宿主是成虫的最终宿主，也是包囊幼虫的中间宿主。人类通过食用含有感染性包囊幼虫的未煮熟肉类而感染。主要通过猪肉传播，但也有病例报道与食用熊、海象、马肉及其他哺乳动物肉类有关。包囊幼虫随着肉类被一同吞食。当未煮熟的肉在胃中消化时，幼虫对胃的pH有抵抗力，并进入肠道，侵入黏膜。大约1.5 d后，幼虫成熟并交配，雌虫开始释放活动的幼虫。这些幼虫随后迁移到外周血流、淋巴系统和肠系膜小静脉，并播散至全身。部分幼虫沉积在横纹肌组织中，得以继续发育并开始盘绕，形成滋养细胞（nurse cell），保护其免受人类宿主免疫反应。滋养细胞在2～3周形成包囊，并具有感染性。幼虫包埋在活跃的横纹肌中，包括膈肌、喉、舌、颌、颈、肋骨、肱二头肌和腓肠肌。生活史如图51.1所示。幼虫可在包囊内存活数年，最终会死亡并钙化。

致病机制和疾病谱

旋毛虫病（**trichinosis**）是一种肌肉疾病，由旋毛虫属的包囊幼虫感染引起（图51.2）。成虫阶段寄生于人体肠道内。这种疾病从轻微到严重，取决于体内寄生虫数量。肠道寄生阶段持续约1周，通常有轻微的恶心、腹部不适、腹泻或便秘症状。腹泻可能持续长达14周，没有明显的肌肉受累。幼虫的移行会导致强烈的炎症反应，引起眼眶水肿、发热、肌肉疼痛或压痛、头痛和肌痛。一般会出现明显的外周嗜酸性粒细胞增多。如果寄生虫感染水平较低，嗜酸性粒细胞增多可能是唯一显著的诊断标志。有时候，指甲下方可能出现碎片状出血。除了如前所述的活动横纹肌的典型感染外，幼虫可能会移行到大脑、脑膜和心肌。不过，幼虫不会在这些组织中形成包囊。脑和脑膜感染会导致神经症状，心肌感染可能导致心肌炎和心律失常引起猝死。

实验室诊断

诊断很困难，因为症状可能类似于各种流感样疾病。旋毛虫病的临床症状包括发热、肌肉疼痛、胃肠道症状、面部水肿、嗜酸性粒细胞增多，以及结膜下、甲下和视网膜出血。详细的病史，如食用过经实验室确认的有虫体寄生的肉、与其他经实验室确诊的病例有共同的暴露史，有助于医生及时诊断病情。明确诊断需要通过肌肉活检鉴定包囊幼虫。然而，由于位置原因，一些组织活检比较难以获得，因此在进行尸检之前，可能无法诊断该疾病。福尔马林固定或石蜡包埋组织的组织学检查可用于观察包囊幼虫。有时，根据感染的病程，可以在X线片中看到钙化的幼虫。

血清学试验

旋毛虫感染通常在实验室通过酶联免疫吸附试验（enzyme-linked immunosorbent assay, ELISA）和间接免疫荧光试验（IFA）检测排泄/分泌性旋毛虫抗原抗体进行诊断。血清学诊断在大多数情况下是足够的。早期疾病的检测很少呈阳性。急性期后3～5周，患者将出现特异性IgG抗体反应。阴性血清学试验后续转阳被认为是最终诊断。

核酸检测

基于种的特异性核酸分子扩增检测技术已经发展起来。然而，由于耗费大量人力和时间以及高昂的成本，该技术通常被用作验证性试验，而不是筛查试验。根据对肌肉活检样本镜检，直接检测肌肉期幼虫，可以从病因学明确诊断。此外，分离的幼虫能够进行核酸检测进一步鉴定到亚种或基因型——这是血清学试验无法做到的。这种方法的缺点是需要对患者进行有创外科操作，诊断的敏感性取决于检测的肌肉样本量。目前，这些方法主要用于动物流行病学研究，尚未在诊断实验室中使用。

治疗

噻苯达唑在肠道阶段用于减少潜在感染性幼虫的数量。尽管包囊幼虫无法清除，但阿苯达唑可用于限制虫体的持续病理进展。支持性措施，包括止痛药、抗组胺药和类固醇，可用于降低全身炎症反应的影响。

预防

最有效的预防措施是食用彻底煮熟的肉类以及保持

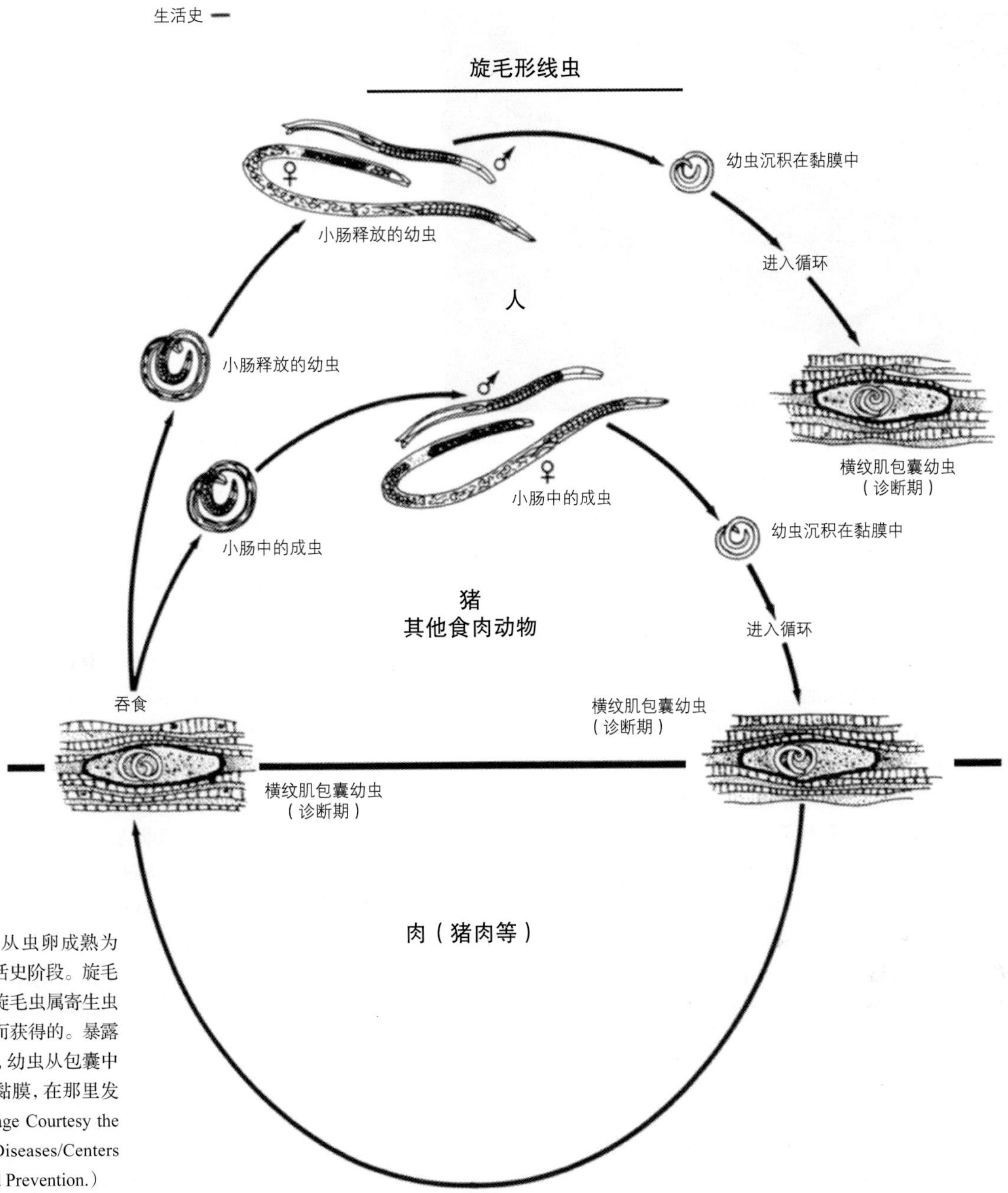

图51.1 旋毛形线虫从虫卵成熟为成虫时经过的不同生活史阶段。旋毛虫病是通过食用含有旋毛虫属寄生虫包囊或包囊幼虫的肉而获得的。暴露于胃酸和胃蛋白酶后，幼虫从包囊中释放出来，侵入小肠黏膜，在那里发育成成虫。（来源：Image Courtesy the Division of Parasitic Diseases/Centers for Disease Control and Prevention.）

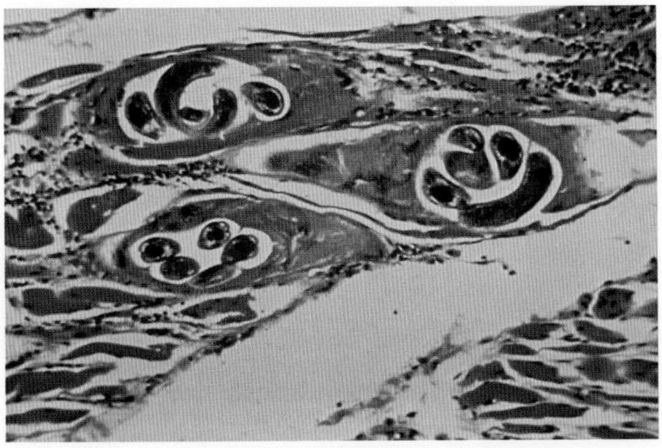

图51.2 旋毛虫病，人体肌肉组织包裹的发育中旋毛虫属包囊幼虫。（来源：Image Courtesy the Division of Parasitic Diseases/Centers for Disease Control and Prevention.）

家猪良好的畜牧业。由于美国农业部（US Department of Agriculture, USDA）的肉类检验要求和法规，这在美国通常不是一个问题。

犬弓首线虫（内脏幼虫移行症）和猫弓首线虫（眼幼虫移行症）

一般特征

犬弓首线虫（犬的肠道蛔虫）和猫弓首线虫（猫的肠道蛔虫）幼虫在人体内迁移而引起疾病。

流行病学

弓蛔虫病（**toxocariasis**）是一种人畜共患病，分布于世界各地。人类在意外吞食寄生虫卵后被感染（图51.3）。终宿主犬（犬弓首线虫）和猫（猫弓首线虫）通过胎盘和哺乳将幼虫传给后代，并通过粪便排出未孵化的虫卵。虫卵在10～20 d

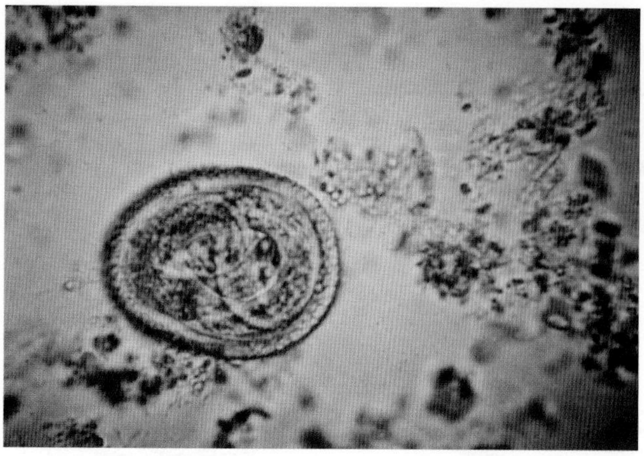

图51.3 犬弓首线虫虫卵。注意虫卵粗糙的外表面。该虫卵内有一个感染性L2幼虫。(来源：Courtesy Dr. Henry Travers, Sioux Falls, SD.)

内成熟，然后变得有感染性。一旦虫卵被人类吞食，幼虫就会在小肠内释放，穿透黏膜，迁移到肝脏、肺和其他身体部位。成虫无法在人类宿主体内成熟，因此在全身游走，导致移行综合征。

致病机制和疾病谱

通常情况下，这些感染是轻微的，但有时会变得严重。严重危及生命的感染发生在心脏、大脑或其他重要器官受累时。该病在幼儿中更为常见，可能持续很长时间，病理表现也很轻微。留在肝脏和肺部的幼虫可能被包裹在纤维组织中。**内脏幼虫移行症（visceral larva migrans, VLM）**可导致嗜酸性粒细胞高度增多，但**眼幼虫移行症（ocular larva migrans, OLM）**不会。症状包括发热、肝大、高球蛋白血症、肺浸润、咳嗽、神经症状和眼内炎。OLM可能导致眼睛视网膜发生肉芽肿反应。在**隐匿型或普通型弓蛔虫病（covert or common toxocariasis, CT）**中，患者表现出非特异性症状，可伴有嗜酸性粒细胞增多和弓首线虫血清学阳性。**神经毒性心脏病（neurotoxocariasis, NT）**是由弓首线虫幼虫侵入大脑和脊髓引起的，导致大脑损伤和神经损伤，主要发生在大脑和小脑白质，并伴有脑血管阻塞。表51.1总结了4种弓蛔虫病。

实验室诊断

弓蛔虫病必须与其他迁移性蠕虫病（包括似蚓蛔线虫、粪类圆线虫和旋毛虫）鉴别。在考虑弓首线虫感染时，猫、犬接触史非常重要。该寄生虫无法在人体内完成生活史，所以虫卵不会通过粪便传播。诊断通常需要对组织进行活检以检测移行的幼虫。

直接显微镜镜检

用显微镜直接镜检法检测组织活检、脑脊液（cerebrospinal fluid, CSF）或眼内液中是否存在弓首线虫幼虫仍然是诊断弓蛔虫病的金标准。然而，这种方法具有侵入性、不敏感和耗时的特点。此外，弓首线虫幼虫和其他蛔虫幼虫很难区分，特别是当幼虫退化或仅从组织中检测到部分幼虫时。

血清学试验

血清学诊断已被证明是有效的，特别是OLM。与血清水平相比，房水弓首线虫特异性抗体滴度升高可以确诊。尽管血清学检测很有用，但重要的是要注意抗体滴度可能因感染部位而异。对于OLM，1∶8的血清滴度是有意义的；对于VLM，1∶32是有意义的。

核酸检测 · 与其他诊断方法相比，分子技术具有较高的分析特异性和较短的周转时间。目前已经使用各种遗传标记开发了基于聚合酶链反应（polymerase chain reaction, PCR）的分析方法，并已使犬弓首线虫、猫弓首线虫和其他蛔虫的鉴别和系统发育分析成为可能。基于PCR的检测已用于鉴定OLM患者活检组织和NT患者CSF中的犬弓首线虫幼虫。基于

表51.1 弓蛔虫病不同临床分型的特点

临床综合征	主要感染人群	主要感染部位	症状
VLM	2～7岁儿童	肝脏、心脏、肺、肾脏和肌肉	发热、呼吸道症状（如咳嗽、气喘、呼吸困难、支气管痉挛、哮喘）、肝大、腹痛、呕吐、腹泻、厌食、体重减轻、疲劳、神经系统症状、面色苍白
OLM	5～10岁儿童	眼	弓首线虫幼虫侵入周围视网膜和玻璃体可在数天到数周内导致三种主要临床类型的OT/OLM综合征：弥漫性线虫性眼内炎、周围炎性团块型和后极肉芽肿型。弥漫性单侧亚急性神经视网膜炎（diffuse unilateral subacute neuroretinitis, DUSN）、双侧远端对称性感觉神经病（bilateral distal symmetric sensory neuropathy, DSN）和脉络膜新生血管膜形成均归因于弓首线虫感染时间延长。主要单侧受累，可能存在罕见的双侧眼部受累，其特征为视力损害、斜视、白瞳孔、主要位于后极的实性视网膜肿块、玻璃体肿块或混浊、视网膜脱离、白内障、眼内炎、视神经乳头炎、葡萄膜炎、视力丧失、玻璃炎、视神经乳头炎，消失的视网膜外病变导致视神经萎缩、视网膜动脉狭窄和弥漫性色素上皮变性
CT	儿童和成人	无特定部位	成人：呼吸困难、皮疹、瘙痒、虚弱和腹痛、抗弓首线虫抗体滴度升高、嗜酸性粒细胞增多和总IgE水平升高
NT（NLM）	儿童和成人	中枢神经系统	头痛、发热、畏光、虚弱、背痛、困惑、疲劳、视力障碍、癫痫、神经心理障碍、痴呆和抑郁。在临床NT/NLM病例中也可以观察到运动障碍，如共济失调、僵硬、下肢或四肢瘫痪、尿潴留和大便失禁。出现嗜酸性脑膜炎、脑炎、脊髓炎、脑血管炎、癫痫、神经心理缺陷或联合病理表现的可识别神经症状的患者一般较少，可能与反复低剂量感染或驱虫治疗下的脑血管炎、视神经炎、其他脑神经受累、脊膜神经根炎有关 与NT不同，NLM通常进展快速，随后出现严重损伤、昏迷和死亡

CT：隐匿型或普通型弓蛔虫病；OLM：眼幼虫移行症；NT：神经毒性心脏病；NLM, neuronal larva migrans，神经元幼虫移行症；VLM：内脏幼虫移行症。

PCR的检测，包括定量实时PCR（qPCR）和PCR-RFLP，已被用于准确鉴定和诊断从粪便和土壤中分离的弓首线虫虫卵。环介导等温扩增检测（loop-mediated isothermal amplification, LAMP）技术的发展为评估弓首线虫虫卵对土壤的污染提供了一种快速、廉价的方法。不断改进的分子方法有可能提高弓蛔虫病的诊断水平。

治疗

治疗的有效性取决于感染部位，目前已有几种驱虫药物可供使用，包括噻苯达唑、依维菌素、阿苯达唑和乙胺嗪。包括皮质类固醇在内的抗炎药物可用于减轻与炎症相关的病理学反应。光凝术已被用于治疗OLM。即使是OLM，诊断及时、治疗得当的情况下，预后良好。

预防

小孩子应该远离猫、犬经常出现的沙箱和游乐场。沙箱不使用时，应加盖。鼓励孩子经常洗手，并教导他们不要让污垢进入口腔，这将降低感染的可能性。此外，定期对犬和猫进行驱虫将减少感染性虫卵的传播。

B. procyonis（神经幼虫移行症）

一般特征

*B. procyonis*主要存在于浣熊体内，但目前已被确认在100多种不同的哺乳动物和鸟类中引起神经幼虫移行症（线虫脑炎）。人类感染通常会导致严重的神经疾病甚至死亡。

流行病学

这种寄生虫可以在北美的浣熊身上找到。浣熊在吞食感染性虫卵或中间宿主，如感染包囊幼虫的兔子、啮齿动物、鸟类后感染。幼虫穿透小肠黏膜，在肠腔中成熟。人类通过吞食浣熊粪便释放到环境中的虫卵而成为偶然的中间宿主。研究表明，在家养的犬和幼犬身上也发现了这种寄生虫，从而增加了人类暴露的可能性。

致病机制和疾病谱

致病机制是由幼虫迁移引起的组织损伤和严重的炎症反应。症状包括面部黄斑疹、肺炎和肝大。幼虫侵入眼睛（OLM）、脊髓和大脑（NLM）。患者可能出现嗜酸性脑膜脑炎或单侧神经视网膜炎。肉芽肿也见于心脏、胸膜、肺、大肠、肠系膜淋巴结和其他软组织。NLM患者可能会经历轻微的神经心理问题，进而导致共济失调、癫痫发作、昏迷和死亡。

实验室诊断

通常通过排除与症状表现相关的其他原因进行诊断。血液学和脑脊液检查是非特异性的。眼睛中移行幼虫、病变和幼虫踪迹的鉴定可支持诊断。

血清学试验

急性期和恢复期血清或脑脊液可用于检测*B. procyonis*抗体。在无症状的家庭成员和其他经常接触浣熊的人中也发现了抗体。血清学检测可从美国CDC获得。

治疗

全身皮质类固醇和抗蠕虫药物可用于治疗感染。在诊断和治疗开始时，患者通常已经遭受严重的神经损伤。

巴西钩虫和犬钩虫（皮肤幼虫移行症）

一般特征

巴西钩虫（*A. braziliense*）和犬钩虫（*A. caninum*）是常见的犬和猫钩虫。寄生虫穿透皮肤并引起**皮肤幼虫移行症**（**cutaneous larva migrans, CLM**），也称为爬行性皮疹。

流行病学

巴西钩虫和犬钩虫生长在美国东南部温暖的气候中。犬和猫是天然的最终宿主。感染性幼虫穿透宿主的皮肤并在循环中迁移。成虫居住在肠道内。虫卵随猫、犬粪便脱落，并在潮湿的沙质土壤中成熟，这些土壤位于不干燥的区域，如树荫下和房屋下面。孩子们在被犬和猫的粪便污染的沙箱中玩耍时容易受到感染。

致病机制和疾病谱

感染性幼虫穿透人类宿主的皮肤并通过皮下组织迁移。宿主在穿透部位出现瘙痒性丘疹，随后出现丝状、水泡状、隆起的线状痕迹。幼虫每天会移动几毫米，形成这些连续的轨迹。轨迹周围区域因明显水肿而发炎。患者可能表现为外周嗜酸性粒细胞增多。感染通常是自限性的。当幼虫迁移时，宿主可能会抓伤组织，使宿主受到潜在的继发性细菌感染。症状和体征与昆虫幼虫、粪类圆线虫和其他动物钩虫的感染相似。系统性受累是罕见的，已有病例报道由于幼虫迁入肺部而导致肺炎。此外，胃肠道不适包括腹痛、腹泻和体重减轻也与这些感染有关。这种情况称为**嗜酸性肠炎**（**eosinophilic enteritis**）。表51.2总结了相关疾病。

实验室诊断

实验室诊断是有限的。虫体移行痕迹和患者可疑暴露史通常足够诊断了。如果进行活检，必须在肠道前缘前1～2 cm处进行活组织检查，否则容易漏检。患者可表现为外周嗜酸性粒细胞增多。在系统性感染病例中，幼虫可从痰中检出，夏科-莱登晶体也可能是明显的。

治疗和预防

尽管CLM具有自限性，但强烈的瘙痒感和继发感染风险需要治疗。预防是关键，包括避免皮肤直接接触被粪便污染的土壤。驱虫治疗可使用依维菌素或噻苯达唑。

麦地那龙线虫

一般特征

麦地那龙线虫，是皮下感染**麦地那龙线虫病**（**dracunculiasis**）的病原体。这种蠕虫有一个特征性的厚角质层和一个充满体腔的大子宫，子宫内包含有**杆状幼虫**（**rhabditoid larvae**）。

流行病学

这种寄生虫曾经在世界范围内广泛传播，影响着数百万人。2008年，世界卫生组织与政府组织和其他组织合作，试图消灭这种寄生虫。这些努力降低了感染率，剩下的流行地区仅局限在非洲。死水淡水池塘中的桡足类动物被幼虫感染后，人类通过饮用含有桡足类动物的水而受到感染。桡足类动物在胃里被消化，释放出幼虫。然后，幼虫穿透小肠并通过胸部肌肉组织迁移。雄性和雌性蠕虫在2～3个月成熟。受

表51.2 相关疾病的致病机制和疾病谱

寄生虫	致病机制	传播方式和疾病谱
组织线虫	原因主要有三个： 1. 宿主免疫反应 2. 寄生虫数量 3. 宿主的总体健康状况	
旋毛虫属	数量可能很少，只有几百只 幼虫在组织中的迁移和沉积决定了受感染部位	食用烹调不良的肉类，尤其是家猪，但其他哺乳动物中也有发现
犬弓首线虫和猫弓首线虫	宿主组织中的迁移和免疫反应	意外吞食虫卵 轻度至重度疾病，取决于组织类型和部位
巴西钩虫和犬钩虫	迁移、炎症和水肿 继发性细菌感染	穿透皮肤并在循环中迁移 可能会发生肺炎 系统性受累是罕见的
肝毛细线虫	取决于虫体数量 幼虫通过门静脉和其他器官（如肺和肾）迁移到肝脏	粪-口传播 通过粪便污染的食物、水、土壤吞食受精虫卵 肝炎、贫血、发热、嗜酸性粒细胞增多 长期感染可导致器官衰竭和死亡
犬恶丝虫	肺阻塞、皮下结节和炎症 肉芽肿反应	通过蚊子叮咬感染 局限性、自限性的炎症反应
Dirofilaria hongkongensis	眼部阻塞和炎症 肉芽肿反应	通过蚊子叮咬感染 局限性、自限性的炎症反应
麦地那龙线虫	幼虫迁移、炎症和继发性细菌感染	进食受感染的桡足类动物 雌虫离开皮肤的地方会出现水疱
广州副圆线虫	迁移到中枢神经系统	食用受感染的虾、鱼、螃蟹和青蛙 通常为自限性，但可能导致脑膜脑炎或脑膜炎
哥斯达黎加副圆线虫	迁移导致肠道炎症和病变	食用被感染的蛞蝓或蜗牛污染的沙拉
棘颚口线虫	迁移导致炎症	食用受感染的鱼类 基于虫体数量和迁移模式的组织损伤

精雌虫在10～14个月发育，迁移到下肢。受精雌虫在皮肤上产生水疱，当宿主将病变部位浸入水中时，水疱破裂并将幼虫释放到水中（图51.4）。

致病机制和疾病谱

受精雌虫形成的水疱会引起灼热和瘙痒感。全身症状包括发热、恶心、呕吐、腹泻、头痛、荨麻疹和嗜酸性粒细胞增多。可能发生继发性细菌感染。此外，宿主内的死蠕虫可能被吸收或钙化，导致继发性炎症症状。

实验室诊断

诊断主要通过在临床样本中鉴定幼虫或成虫。血清学可

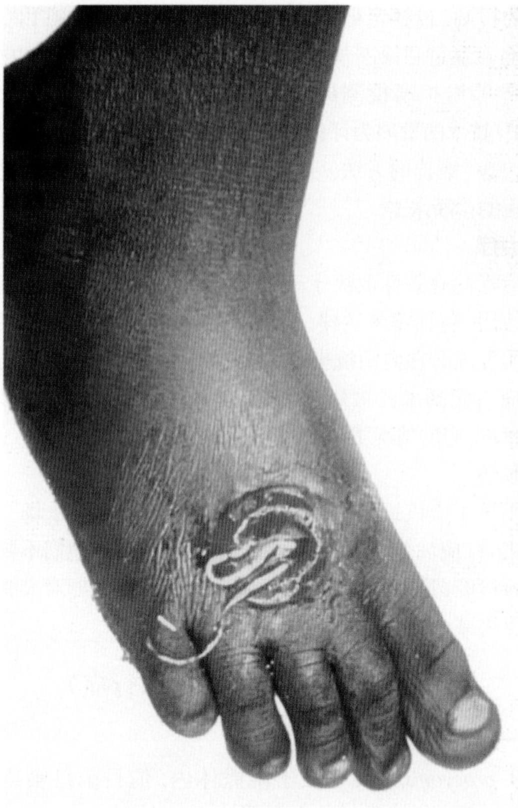

图51.4 感染者足部水疱中冒出的麦地那龙线虫。

用于在出现水疱和蠕虫复发的征象之前识别感染患者。目前还没有基于核酸的检测方法用于诊断麦地那龙线虫感染。

治疗

治疗需要去除成虫。先将雌虫附着在一根棍子上，通过逐渐转动棍子慢慢将雌虫从宿主身上移除。虽然驱虫药物，如甲硝唑或噻苯达唑，对虫体不是致命的，但可以帮助蠕虫收缩。止痛药和抗菌药物用于治疗不适和预防继发感染。

广州副圆线虫（脑部管圆线虫病）

一般特征

广州副圆线虫（*Parastrongylus cantonensis*），以前被称为广州管圆线虫（*Angiostrongylus cantonensis*），是一种丝虫，也叫鼠肺虫。

流行病学

副圆线虫属在世界范围内分布，但主要在东南亚和亚太岛屿地区形成健康威胁。各种啮齿动物是终宿主。成虫居住在肺动脉和心脏的右侧。雌虫产的虫卵寄生在肺毛细血管中，在那里孵化成幼虫并向气管上迁移。幼虫被吞食并通过啮齿动物的粪便传播。一旦释放，幼虫就会感染中间宿主，即软体动物。软体动物被各种**转续宿主**（**paratenic host**）（寄生虫的发育或生活史中不必要的）（如虾、鱼、螃蟹和青蛙）吃掉。然后啮齿动物吃掉转续宿主，幼虫穿透肠道，进入循环，并迁移到中枢神经系统（central nervous system, CNS）。在连续两次蜕皮后，幼虫重新进入循环并迁移到肺动脉。人类通过食用中间宿主或转续宿主而感染。

致病机制和疾病谱

致病机制与蠕虫数量和感染部位有关。幼虫可能迁移到中枢神经系统，引起脑膜炎或脑膜脑炎。症状包括头痛、发热、嗜酸性粒细胞增多、嗜酸性粒细胞增多性脑膜炎（脑脊液细胞数＞10/μL）、脑脊液蛋白质升高和神经系统表现。有时，幼虫会移行到眼睛，导致失明。大多数情况下，副圆线虫引起的疾病是自限性的。

实验室诊断

最终诊断依赖于成年雌虫的组织学鉴定，该蠕虫具有独特的形态学外观，子宫呈螺旋状卷曲，类似于理发店螺旋条状纹招牌杆。高特异性血清学检测可用于嗜酸性粒细胞升高的患者。据报道，管圆线虫病和旋毛虫病之间存在交叉反应，使得诊断特异性降低。

治疗

驱虫治疗，如甲苯咪唑，可能会有所帮助。密切监测治疗反应非常重要，因为治疗可能会加剧宿主的炎症反应，并导致更多的系统性损伤。如果幼虫位于眼睛内，建议手术切除。

哥斯达黎加副圆线虫（腹部管圆线虫病）

一般特征

哥斯达黎加副圆线虫（*Parastrongylus costaricensis*）主要存在于棉鼠和黑鼠体内。

流行病学

这种寄生虫主要在包括墨西哥和哥斯达黎加在内的中南美洲地区流行。

致病机制和疾病谱

其生活史与广州副圆线虫十分相似。人类感染通常是通过食用被感染蛞蝓或蜗牛排泄物污染的沙拉。幼虫在肠壁造成炎性病变，导致组织炎症、坏死、呕吐和腹泻。患者可能会经历与阑尾炎相似的右下腹疼痛。哥斯达黎加副圆线虫的虫卵也可能寄生于人体宿主的组织中，不会通过患者的粪便传播。

实验室诊断

在组织切片中对成虫、幼虫或虫卵进行组织学鉴定可得出明确诊断。患者常表现为白细胞增多和嗜酸性粒细胞增多。放射学成像可能有帮助。目前还没有针对这种感染的分子检测。不过，出于研究目的，可以通过常规PCR和DNA测序分析在组织中鉴定出哥斯达黎加副圆线虫。

治疗

建议采用传统的驱虫疗法。

棘颚口线虫

一般特征

棘颚口线虫为颚口线虫属、旋尾目，为胃部寄生虫。在世界范围内的多种哺乳动物中发现。犬和猫是棘颚口线虫（*G. spinigerum*）的终宿主。尽管棘颚口线虫是人类中最常见的种，但*G. hispidum*、*G. nipponicum*、*G. binucleatum*、*G. procyonis*和*G. doloresi*也与感染有关。

流行病学

成虫寄生在终宿主的胃中，在那里交配并产卵，然后通过粪便传播。当粪便沉积在水中时，幼虫孵化并感染桡足类动物。幼虫在桡足类动物中成熟，然后被各种中间宿主（包括鱼、蛇和青蛙）吞食。在中间宿主内，幼虫迁移到肌肉组织并形成包囊，直到终宿主吞食该组织。中间宿主可作为转续宿主（如鸟类）的主食。一旦被鸟吞食，幼虫可以存活下来，并被传给终宿主或人类。一旦进入终宿主，幼虫会被释放出来并穿透胃壁，在胃里迁移和成熟。当人类吞食受污染鱼类体内的幼虫时，充当了意外宿主。

致病机制和疾病谱

该蠕虫无法在人类宿主体内成熟，并无目的迁移，造成组织损伤和炎症，从而导致类似内脏幼虫移行症的疾病。这种感染通常不是致命的，但取决于迁移模式和受感染的器官。任何器官系统都可能受累，但最常见的感染表现是皮肤和皮下组织的局限性、间歇性、迁移性肿胀。这种肿胀可有疼痛、瘙痒和（或）红斑。此外，由于幼虫迁入中枢神经系统，颚口线虫通常会引起寄生性嗜酸性粒细胞增多性脑膜炎。全身感染通常与外周嗜酸性粒细胞增多有关，其中嗜酸性粒细胞的百分比可能超过循环白细胞的50%。

实验室诊断

鉴别组织中的幼虫是确诊的依据。幼虫头部有4排**头小钩**（cephalic hooklet），身体上覆盖着横向排列的环列体棘，棘从头到尾逐渐减少。

血清学试验

目前已报道过检测IgG抗体的ELISA和神经疾病的免疫印迹试验，不过，这些检测在美国和其他许多国家并不普遍开展。

治疗

建议给予支持性皮质类固醇治疗。虽然驱虫药对这种寄生虫不致命，但通常还是推荐使用。手术切除幼虫是最佳选择。

肝毛细线虫

一般特征

毛细线虫病（capillariasis）是由两个不同种的毛细线虫引起的人体寄生虫病：肝毛细线虫（*C. hepatica*）和菲律宾毛细线虫（第50章）。

肝毛细线虫通过受感染动物的粪便传播，可导致肝毛细线虫病。感染是罕见的，但世界各地都有报道。感染性虫卵在人类宿主的肠道孵化，释放出幼虫。幼虫通过门静脉迁移到肝脏，人类被认为是该寄生虫的终宿主。

流行病学

肝毛细线虫通常存在于小型啮齿动物、猴子和土拨鼠等动物的肝脏中，可导致动物宿主的肝硬化。当这些动物被较大的食肉动物吃掉时，虫卵会被吞食并通过粪便传播。当粪便沉积在土壤中时，虫卵在大约30 d内变得具有感染性。动物和人类都可能从受污染的土壤中意外吞食虫卵。虫卵孵化后，幼虫迁移至肝脏，并成熟为成虫。成虫在肝脏中产卵。人类通常在吞食粪便污染的食物、水或土壤中的受精虫卵后被感染。

致病机制和疾病谱

当虫卵通过人类粪便沉积到土壤中时，肝毛细线虫可在人与人之间传播。卵在土壤中变得具有感染性，人类通过直接食用土壤(异食癖)或意外、间接通过受污染的食物或水吞食具有传染性的土壤。当人只感染一只肝毛细线虫时,通常没有任何体征和症状。成虫在肝脏产卵,导致肝炎、贫血、发热、嗜酸性粒细胞增多甚至死亡等临床表现。幼虫也可能迁移到肺、肾或其他器官。表51.2总结了相关疾病。

实验室诊断

在人类感染病例中,没有虫卵通过粪便排泄。肝毛细线虫可以通过肝活检、穿刺活检或死后尸检来诊断,以鉴定成虫或虫卵。

治疗

建议使用包括阿苯达唑和甲苯咪唑在内的驱虫剂。类固醇也已用于肝毛细线虫感染,以帮助控制肝脏炎症。

预防

鼓励在流行地区食用海鲜需要充分烹调,包括鱼、蜗牛、螃蟹和虾。

犬恶丝虫和其他种

一般特征

寄生于犬心脏的犬恶丝虫(*D. immitis*)在世界范围内引起人类**肺恶丝虫病(pulmonary dirofilariasis)**。虽然在美国,犬恶丝虫是从人类中分离出来的最常见的种,但其他种也会感染其他哺乳动物。*D. repens*感染狼、郊狼和狐狸,*D. ursi*感染熊,*D. striata*感染野猫,*D. tenuis*感染浣熊,*D. striata*感染山猫和美洲狮,*D. subdermata*感染豪猪。这些寄生虫偶尔与人类感染有关。在欧洲、非洲和亚洲的猫和犬身上发现了*D. repens*。*D. hongkongensis*是中国香港地区和亚洲新发现的种。该寄生虫由犬和猫传播,引起**眼恶丝虫病(ocular dirofilariasis)**,并与*D. repens*密切相关。

流行病学

成虫居住在受感染哺乳动物心脏的右心室。成虫将微丝蚴释放到血液中,然后被蚊子吞食。微丝蚴在昆虫体内成熟为感染性幼虫,然后在蚊子进食时转移到另一宿主。幼虫在宿主体内迁移,最终到达心脏,在那里成熟为成虫。人类是偶然的宿主,虫体无法成熟。这些寄生虫死亡后被卷入肺循环,滞留在动脉或小动脉中。这种肺循环阻塞导致血栓形成、梗死和炎症。最终,纤维组织沉积在虫体周围,形成肉芽肿反应。恶丝虫产生的皮下可见的结节通常是柔软的,可能固定或迁移。*D. repens*相关病变可发生在多种部位,最典型的是暴露部位(如头皮、手臂、腿部、眼睑、胸部),但偶尔也会在更深的组织中发现病变,如乳房、附睾、精索和结膜下。许多关于*D. tenuis*的病例报道涉及面部区域(如眼和眼周部位、口腔黏膜、面颊)和乳房。有非常罕见的病例报道称,人类皮下感染了*D. striata*、*D. Ursi*,可能还有*D. subdermata*。*D. hongkongensis*幼虫迁至眼部,引起双眼反复眼睑肿胀和结膜发炎,并伴有水样分泌物。

致病机制和疾病谱

大约50%的恶丝虫病患者无症状,并伴有皮下结节或肺部疾病。有症状的患者表现为咳嗽、胸痛、发热、不适、发冷和**咯血**(hemoptysis)等全身症状。一些患者可能表现为外周嗜酸性粒细胞增多。呼吸道肉芽肿可通过放射学检查确定,通常切除以排除恶性肿瘤。结节或肉芽肿的切除通常是足够的治疗,不会导致长期的病理改变。

实验室诊断

由于寄生虫在肉芽肿中的蜕化,从结节中确诊寄生虫可能非常困难。不过,肺动脉内的虫体通常有助于诊断。可进行血清学检测,但可能与其他线虫发生交叉反应,因此阴性结果并不排除感染。目前,在美国没有分子方法可用于诊断人恶丝虫病。

治疗

如前所述,肉芽肿或成虫的切除通常是足够的,不需要额外的治疗。

复习题

1. 在感染以下疾病时,建议缓慢移除成年受精雌虫( )
   a. 巴西钩虫 b. 麦地那龙线虫 c. 旋毛形线虫 d. 猫弓首线虫
2. 以下哪项感染可能类似于急性阑尾炎( )
   a. 哥斯达黎加副圆线虫 b. 颚口线虫 c. 猫弓首线虫 d. 犬钩虫
3. 一名52岁男性在吞食烤鸭后,开始出现皮肤炎症和小蜘蛛样瘙痒疹。以下哪项最有可能是导致患者不适的原因( )
   a. 麦地那龙线虫 b. 猫弓首线虫 c. 棘颚口线虫 d. 旋毛形线虫
4. 哪种生物体能够造成严重的神经损伤,常常导致死亡( )
   a. 旋毛虫 b. 弓首线虫 c. *Baylisascaris sp.* d. 颚口线虫
5. 是非题
   ______驱虫治疗会导致所有组织线虫感染的严重并发症。
   ______如果可能的话,眼睛内的幼虫应该通过手术切除,以防止失明。
   ______恶丝虫病常导致严重的胸痛、肺栓塞和猝死。
6. 配对题:将每个术语与正确的描述配对
   ______颚口线虫 ______广州副圆线虫
   ______巴西钩虫 ______VLM
   ______猫弓首线虫 ______旋毛虫病
   ______NLM
   a. 眼幼虫移行症 b. 线虫脑炎 c. 匐行疹 d. 理发店招牌 e. 头部小钩 f. 1 : 32滴度 g. 钙化

参考答案

复习题

1. b; 2. a; 3. c; 4. c; 5. ×, √, × ; 6. e, d, c, f, a, g, b

第52章·血液和组织丝状线虫

Blood and Tissue Filarial Nematodes

王美霞·译 马艳·审校

本章目标

1. 描述列出的每种寄生虫的区别，包括形态特征和基本生命周期（病媒生物、宿主和感染性阶段）。
2. 定义微丝蚴、阴囊积水、乳糜尿和鞘膜积液。
3. 描述列出的每个物种的疾病和致病机制，包括传播途径。
4. 解释周期性，包括夜间和白天，因为它与微丝蚴感染有关，并将其与相关节肢动物媒介的生命周期联系起来。
5. 根据是否存在鞘，以及尾核的排列和数量来区分微丝蚴。
6. 描述两种浓缩血液样本的方法，以识别外周血中的生物体。
7. 根据患者病史、体征和症状及实验室结果确定感染原因。

本章相关的丝虫

血液和组织（丝虫）

比氏布鲁线虫	马来布鲁线虫
leporis 布鲁线虫	彭亨布鲁线虫
	帝汶布鲁线虫
恶线虫属	链尾曼森线虫
罗阿罗阿丝虫	旋盘尾丝虫
和奥曼森线虫	班氏吴策线虫
常现曼森线虫	

血液和组织丝虫是感染人类的蛔虫。这些生物是以吸血节肢动物为媒介传播的，如蚊子、蠓或苍蝇。丝虫感染皮下组织、深层结缔组织、体腔和淋巴系统。丝虫的生命周期复杂（图52.1），感染的幼虫阶段存在于昆虫媒介体内，成虫阶段（致病形式）存在于人类体内。当节肢动物媒介以人血为食时，感染的幼虫被注射到血液中，幼虫活动并迁移到淋巴管。感染的幼虫在人类宿主体内生长发育至成虫，历时数月。雄性和雌性成虫在最终的人类宿主中交配。雌虫产生大量幼虫，称为**微丝蚴**。根据种类的不同，微丝蚴可保持卵膜为**鞘状**，也可使卵膜破裂，形成无鞘膜。这些寄生虫可以在宿主体内存活多年，并导致慢性、衰弱性疾病和严重的炎症反应。不同种的鉴定是基于微丝蚴的形态、确定的昼夜节律和在人类宿主体内的位置。微丝蚴的形态特征在鉴定过程中很重要，包括有无鞘膜和蠕虫

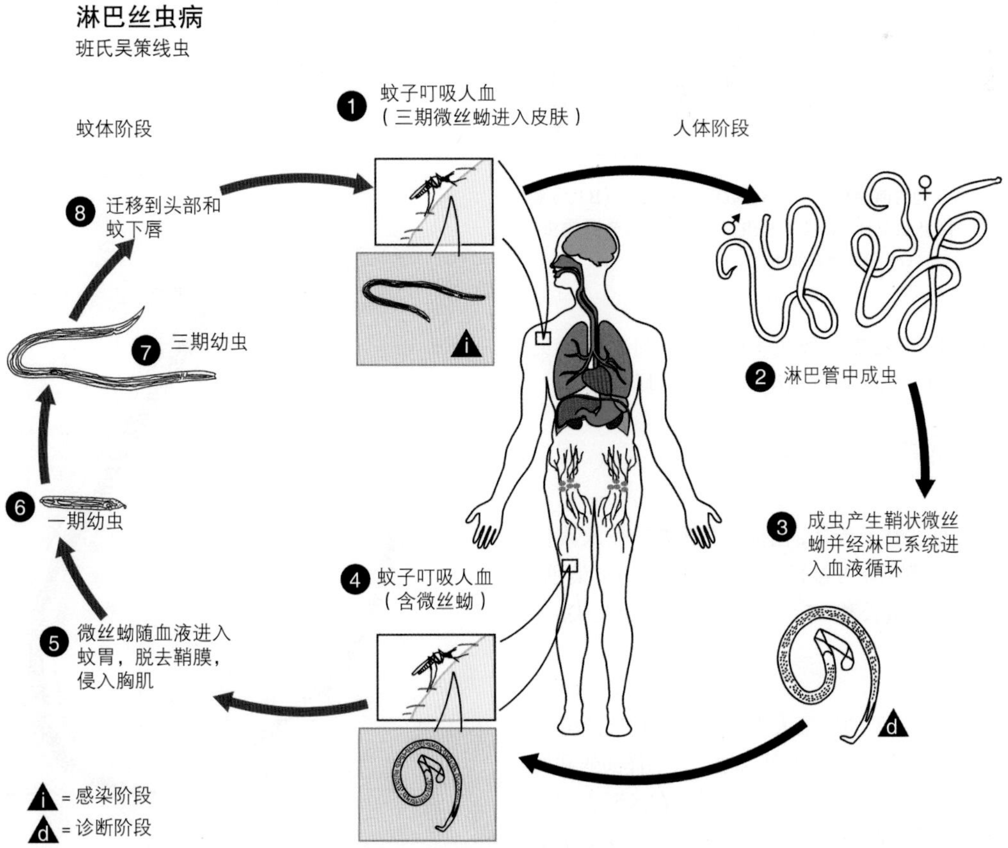

图52.1 班氏吴策线虫的生命周期。（来源：Courtesy Division of Parasitic Diseases/Centers for Disease Control and Prevention.）

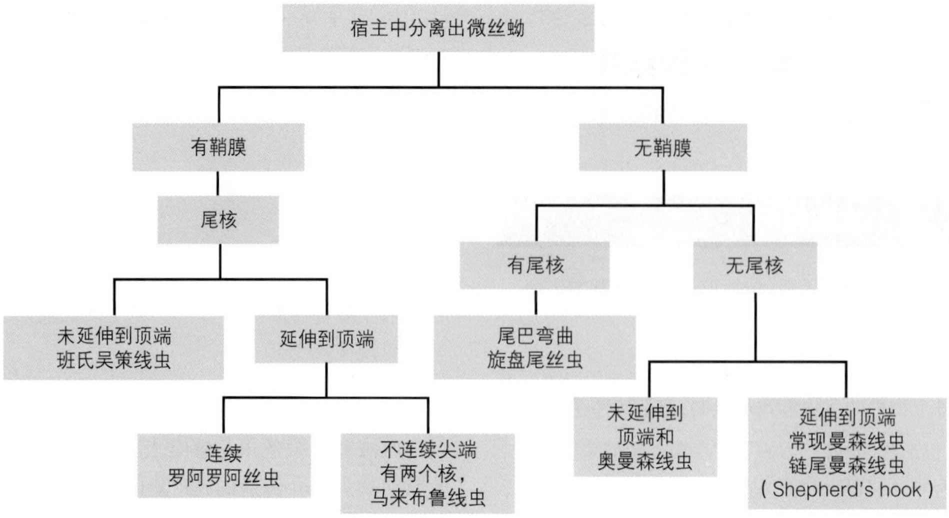

图52.2 微丝蚴识别。

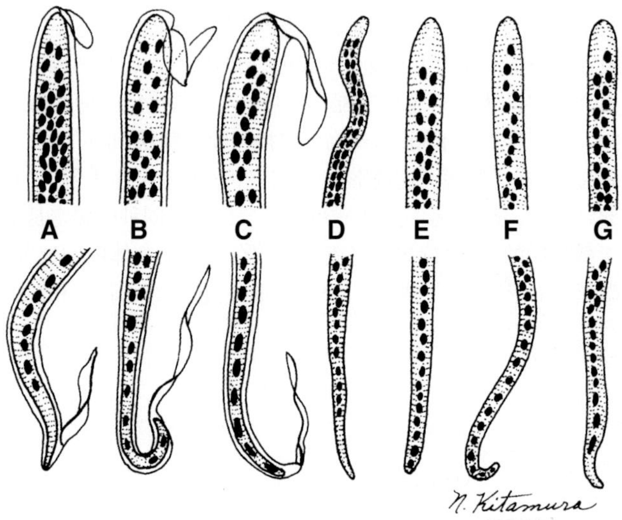

图52.3 人类发现的微丝蚴的前端和后端。(A) 班氏吴策线虫。(B) 马来布鲁线虫。(C) 罗阿罗阿丝虫。(D) 旋盘尾丝虫。(E) perstans曼森线虫。(F) strepto-cerca曼森线虫。(G) 和奥曼森线虫。

尾部核的存在和排列(图52.2)。致病丝虫形态特征的比较见图52.3。感染的诊断基于宿主血液或组织中微丝蚴的鉴定。

班氏吴策线虫

一般特性

班氏吴策线虫通过蚊子传播，包括致倦库蚊、按蚊或伊蚊。成虫或微丝蚴，有鞘膜，可被轻微染色或完全不被染色。它可能增长到大约298 μm长和7.5～10 μm宽。尾巴是尖的，没有核(图52.4)。

流行病学

班氏吴策线虫是最常见的感染人类的丝虫。它广泛分布于热带和亚热带地区，包括非洲、南美洲、亚洲、太平洋岛屿和加勒比海地区。媒介蚊子有复杂的生命周期，包括在水源表面产卵和幼虫发育。当幼虫长成成虫后，雄蚊和雌蚊会在晚上聚集并交配。雌蚊需要靠吸血来繁殖后代。蚊子成为微丝蚴的中间宿主。人类是班氏吴策线虫的最终宿主。这种寄生虫有两种形式，表现出不同周期性。夜间周期形式在晚上10:00至凌晨4:00之间的外周血中发现；第二种形式只在太平洋岛屿上发现，并且在任何时候都存在于血液中，但是在白天的下午时间更频繁。

致病机制和疾病谱

微丝蚴临床疾病在地理上因引起感染的线虫种类而有所不同。可表现为急性或无症状多年。班氏吴策线虫病会引起**班氏丝虫病**和**象皮肿**。成虫驻留在远端淋巴管中。宿主体内生物的存在会导致免疫反应，包括炎症、淋巴水肿和增生。淋巴水肿最常发生在下肢。象皮肿是一种严重的疾病，由长期

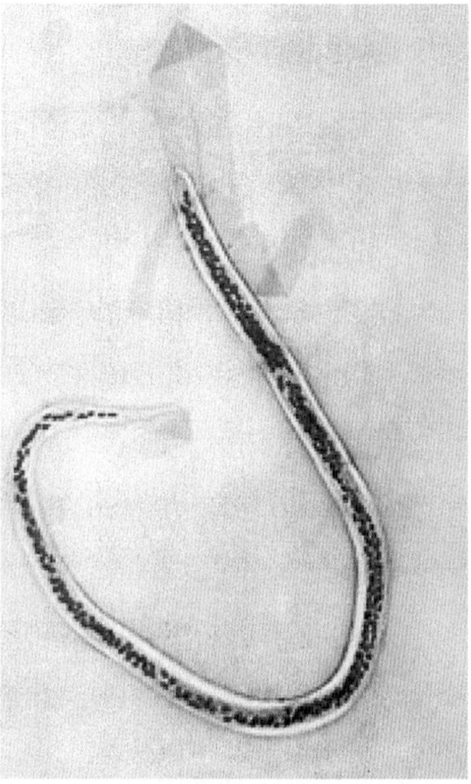

图52.4 厚血膜上的班氏吴策线虫微丝蚴。

丝虫病感染引起。淋巴管阻塞引起纤维化和真皮及结缔组织增生，导致皱褶和干燥外观，形似“大象”腿。淋巴水肿也可能发生在手臂、女性乳房和受感染个体的阴囊。

急性淋巴丝虫病是由寄生在淋巴结内的蠕虫引起的。淋巴结肿大，感染的淋巴结周围可出现淋巴管炎。当成虫阻塞腹膜后或膈下淋巴管时，就会形成**阴囊积水**（阴囊内充满液体）。淋巴管阻塞可能导致**乳糜尿**，这是由于淋巴管破裂和液体进入尿液的结果，尿液呈乳白色。由此引起的感染和皮肤变化可能导致细菌感染的增加。居住在丝虫病流行的热带地区的患者可能出现热带肺嗜酸性粒细胞增多症（tropical pulmonary eosinophilia, TPE）。微丝蚴通过肺血管迁移到肺部，引起宿主的过敏性超敏反应。患者寄生虫产生强烈的免疫反应，伴有血清免疫球蛋白E（IgE）水平升高。TPE的症状包括体重减轻、低热、夜间咳嗽和气喘，以及淋巴结病。如果不治疗，患者可能会出现慢性和进行性呼吸并发症，导致死亡。

内生共体

班氏吴策线虫、布鲁线虫属和旋盘尾丝虫都含有沃尔巴克菌，一种内共生α变形杆菌。沃尔巴克菌是一种专性细胞内生物。

寄生虫需要内共生菌来促进幼虫发育、生存和繁殖。细菌与丝虫寄生虫感染的致病机制有关。细菌抗原增强了宿主的炎症反应，导致宿主淋巴系统内的瘢痕和阻塞增加。这种细菌对四环素、多西环素、阿奇霉素和利福平敏感。抗生素治疗与寄生虫感染治疗相结合可提高丝虫寄生虫的清除率。

实验室诊断

直接检测

明确的实验室诊断是基于血液、体液或组织中寄生虫的鉴定。应根据感染的周期性抽取血样，以优化分离感染生物的可能性。直接检查血液、尿液、积液或乳糜可能有助于识别寄生虫。将液体置在载玻片上并风干，以防止寄生虫变形。样本应用吉姆萨、瑞特或苏木精染色，并用显微镜检查。超声波可以用来观察组织内的寄生虫。超声波可以用来观察组织内的器官运动。

核孔膜过滤或Knott浓缩可用于增加从血液中分离丝虫的可能性。血液通过含有2 μm孔的聚碳酸酯过滤器。蒸馏水通过过滤器，溶解红细胞，提高寄生虫的可视性。将过滤器风干，用瑞特或吉姆萨染色，检查是否存在微丝蚴。Knott浓缩法利用离心将生物体浓缩到载玻片上。将1 mL抗凝血液置于9 mL 2%福尔马林中，以1 500 r/min离心1 min；将沉淀物涂在显微镜载玻片上。载玻片被染色并用显微镜检查。通过高频超声波，有时可以看到成年蠕虫在淋巴管内移动。

血清学测试

测量抗体反应的血清学试验在诊断微丝蚴感染方面的效用有限。这些抗体往往表现出与针对多种寄生虫感染而产生的其他抗体的高度交叉反应性。没有抗体反应表明不存在微丝蚴感染。班氏吴策线虫循环抗原的实验室检测在检测寄生虫感染方面显示出高特异性（＞97%）和敏感性（从70%～80%）。现有的商品化试剂盒未经美国FDA批准。

抗原检测

多种快速抗原检测试剂能够从全血、血清或血浆中检测出班氏吴策线虫的循环抗原。这些测试可用于任何时间抽取的血液，从而避免了依赖于微丝蚴周期性的样本采集。两种快速形式的免疫层析试验已被证明对检测班氏吴策线虫是有效且敏感的，目前正广泛应用于消灭淋巴丝虫病的项目中。

核酸检测

基于核酸检测的方法已被证明是确诊微丝蚴感染最敏感的方法。已经开发了多种类型，包括脱氧核糖核酸杂交、聚合酶链反应、多重聚合酶链反应、限制性长度多态性（restriction length polymorphism, RFLP）、定量聚合酶链反应和聚合酶链反应酶联免疫吸附试验。这些方法可以区分既往和现在的感染，并可用于监测治疗。PCR扩增可用于实验室快速诊断血液微丝蚴感染，包括班氏吴策线虫和布鲁线虫属。PCR-RFLP可以区分血中的班氏吴策线虫、犬恶丝虫、匐行恶丝虫、彭亨布鲁线虫和马来布鲁线虫。彭亨布鲁线虫是马来西亚常见的犬、猫寄生虫，与人类感染有关。还开发了一种环介导等温扩增技术可用于现场或作为医疗点诊断测试。这些测试目前还没有商业化。

马来布鲁线虫和帝汶布鲁线虫

一般特性

与班氏吴策线虫类似，布鲁线虫也属于淋巴丝虫。成虫和微丝蚴，大小不一（帝汶布鲁线虫，长310 μm，宽5～6 μm；马来布鲁线虫长177～230 μm，宽5～6 μm），有不同的地理分布，通常不会引起生殖器区域的淋巴结炎。

流行病学

布鲁线虫属分布在远东地区，包括中国、印度尼西亚、韩国、马来西亚、日本、印度和菲律宾。帝汶布鲁线虫分布仅限于印度尼西亚的两个岛屿帝汶岛。这种生物通过按蚊属和曼蚊属传播。

致病机制和疾病谱

和班氏吴策线虫感染一样，布鲁线虫属也存在两种周期性形式（图52.5）。夜间型最常见，位于沿海稻田附近，而非周期性型与沼泽森林附近的感染有关。致病机制和疾病谱基本上与班氏吴策线虫相同，但生殖器官淋巴管受累主要只与班氏吴策线虫相关。泌尿生殖器受累伴乳糜尿不会发生在布鲁线虫属感染中。马来布鲁线虫感染后，临床疾病进展比班氏吴策线虫快。微丝蚴可能在3～4个月出现在血液中。

布鲁线虫属与全球范围内犬、猫、兔子和浣熊的人畜共患感染有关。蚊子叮咬受感染的动物，然后在大约2周内叮咬人类宿主，从而传播感染。美国东北部地区出现了人类感染比氏布鲁线虫的病例。比氏布鲁线虫感染浣熊、山猫或水貂，布鲁线虫感染兔子。临床通常无症状，但可能表现为颈部、腋窝或腹股沟区的触痛。淋巴肿块可能含有活的或死的蠕虫。如果蠕虫死亡，肿块可能被肉芽肿反应包围。

实验室诊断

确诊通常是通过识别感染者血液中的微丝蚴。微丝蚴在形态学上可以与班氏吴策线虫区分开。马来布鲁线虫微丝蚴有鞘，尾部有4～5个近顶核和2个顶核。帝汶布鲁线虫在尾部也含有5～8个亚端和端核，但它们比马来布鲁线虫大得多。马来布鲁线虫鞘膜会被吉姆萨染成亮粉色，而帝汶布鲁

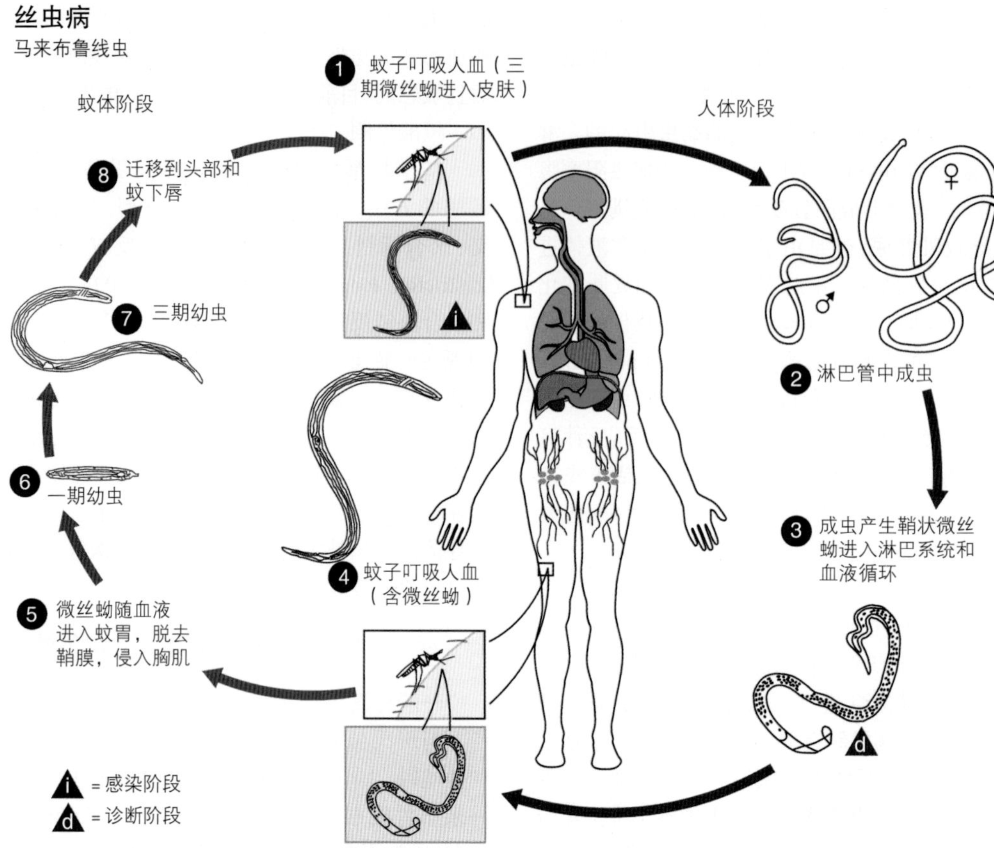
丝虫病
马来布鲁线虫
蚊体阶段
人体阶段
1 蚊子叮吸人血（三期微丝蚴进入皮肤）
2 淋巴管中成虫
3 成虫产生鞘状微丝蚴进入淋巴系统和血液循环
4 蚊子叮吸人血（含微丝蚴）
5 微丝蚴随血液进入蚊胃，脱去鞘膜，侵入胸肌
6 一期幼虫
7 三期幼虫
8 迁移到头部和蚊下唇
i = 感染阶段
d = 诊断阶段

图52.5 布鲁线虫属的生命周期。(来源：Courtesy Division of Parasitic Diseases/Centers for Disease Control and Prevention.)

线虫鞘膜不会被染色。帝汶布鲁线虫的微丝蚴往往稍长。高频超声波有助于识别患者体内不同部位的成年蠕虫，如腿部淋巴管、腹股沟区（腹股沟或下腹部）、淋巴结和女性乳房。如此前在班氏吴策线虫的诊断中所说，基于核酸检测的方法已经被开发出来，并且可以区分微丝蚴。

治疗

乙胺嗪（diethylcarbamazine, DEC）是淋巴丝虫的首选治疗药物，包括班氏吴策线虫和布鲁线虫属。此外，还可以使用伊维菌素和阿苯达唑。微丝蚴虫的死亡可能导致过敏反应增加，需要用抗组胺药治疗来限制炎症症状。

预防

建议寄生虫流行地区的旅行者使用驱虫剂。DEC也被用于旅行前的预防性治疗。病媒控制研究结合DEC和伊维菌素的大规模用药，已成功地减少了节肢动物（昆虫）病媒的数量，并减少了人类宿主中的丝虫病感染。

罗阿罗阿丝虫

一般特性

罗阿罗阿丝虫通常被称为眼虫，是一种在血液中循环的微丝蚴，具有昼夜周期性，在中午12：00至下午2：00达到高峰，并存在于人体宿主的皮下组织中。丝蚴可长到300 μm。

流行病学

这种寄生虫在西非和中非的雨林中被发现。这种生物是通过斑虻或鹿蝇的叮咬传播的。雌性在水边小型植物的叶子上产卵。幼虫以小昆虫为食，在潮湿的环境土壤中发育。雄蝇以花粉为食，雌蝇以血液为食。

致病机制和疾病谱

这种寄生虫通常与无症状感染有关。幼虫在6～12个月发育成成虫，但在人类宿主体内可存活长达17年。当可见成虫在宿主的结膜下迁移时，通常会确定感染。与感染相关的症状包括偶发性**卡拉巴丝虫肿**，这是寄生虫代谢产物产生的局部短暂性血管性水肿。四肢可能出现明显肿胀，并伴有附近关节和周围神经的炎症。可能出现免疫介导的脑病、肾病和心肌病。

实验室诊断

在外周血中出现微丝蚴之前，罗阿罗阿丝虫感染可能多年无症状。因此，患者的诊断通常基于患者的临床症状，包括卡拉巴丝虫肿、嗜酸性粒细胞增多，以及在流行地区的旅行或居住史。

直接检测

通过鉴定眼睛或组织中的成虫，或外周血中的微丝蚴，可以做出明确的诊断。微丝蚴有鞘膜，不能被吉姆萨染色。成年雌性比雄性大，核以不规则的方式延伸到尾部。

血清学测试

和其他丝虫感染一样，血清学试验的诊断用途有限。一种罗阿特异性重组蛋白（LLSXP-1）已被用于酶联免疫吸附试验（enzyme-linked immunosorbent assay, ELISA）的开发，并显示出可提高特异性，但灵敏度有限。已经开发了一种针对LLSXP-1 IgG的快速检测试验，其显示出大于90%的灵敏度和大约95%的特异性。在不明原因的嗜酸性粒细胞增多症和适当的临床症状存在的情况下，检测IgG可能有助于确认前往地方病流行地区的旅行者的诊断。

核酸检测

基于PCR技术已被开发用于检测罗阿罗阿丝虫，特异性和灵敏度分别高达100%和95%。然而，这些技术在感染前期，即最初感染和在宿主中可检测期之间的时期会产生阴性结果。检测还显示，在曾经感染过罗阿罗阿丝虫的个体中会出现假阳性结果，因为检测到血液中死亡微丝蚴的DNA。实时荧光定量PCR检测方法对罗阿罗阿丝虫具有较高的物种特异性和敏感性（96%）。这些已经被应用于环介导等温扩增（loop-mediated isothermal amplification, LAMP），显示出了用于床旁检测和现场使用的潜力。在美国，一种用于血吸虫病的单一PCR检测方法已被批准用于诊断。

治疗

DEC是首选的治疗方法。在严重感染中，可能会发生炎症和过敏反应，需要服用抗炎药物。过敏反应可导致中枢神经系统损伤、脑炎、昏迷和死亡。

预防

用DEC进行预防性治疗已被用于预防感染。

旋盘尾丝虫

一般特性

旋盘尾丝虫主要存在于宿主体内的组织结节中。微丝蚴长约300 μm，宽5～9 μm。

流行病学

旋盘尾丝虫遍布非洲、中美洲和南美洲。这种寄生虫是由黑蝇传播的。黑蝇在流水中产卵，幼虫附着在岩石上，以藻类和细菌为食。成虫长至飞蝇式，主要在白天觅食雌蝇以血液为食，雄蝇以花粉为食。

致病机制和疾病谱

旋盘尾丝虫病通常被称为河盲症，是寄生虫皮下感染的结果。感染通常局限于皮肤、淋巴结和眼睛。皮肤感染会导致瘙痒、水肿和皮疹。长时间感染后会出现色素沉着不足或色素沉着过度。含有成虫的结节大小不一，紧实而柔软。淋巴结病可以在腹股沟或股部发现。淋巴结肿大可能会导致一种被称为"腹股沟下垂"的情况，这种情况可能会发展成疝气。在中度到重度感染中可以看到眼癌性疾病。眼睛感染可能会导致严重的损伤和失明。出现失明和全身感染的成人死亡率增加。

实验室诊断

直接检测

从结节或皮肤结节等组织中检出微丝蚴，可以做出明确的诊断。

皮肤标本在缓冲生理盐水中放置长达24小时。孵育后，显微镜下可见微丝蚴将从组织中脱离。有时在治疗后的血液或尿液中可以发现微丝蚴。微丝蚴也可见于视网膜和眼前房。

微丝蚴没有鞘，尾部呈锥形，看起来弯曲或折曲，不包括细胞核向顶端的延伸（图52.6）。

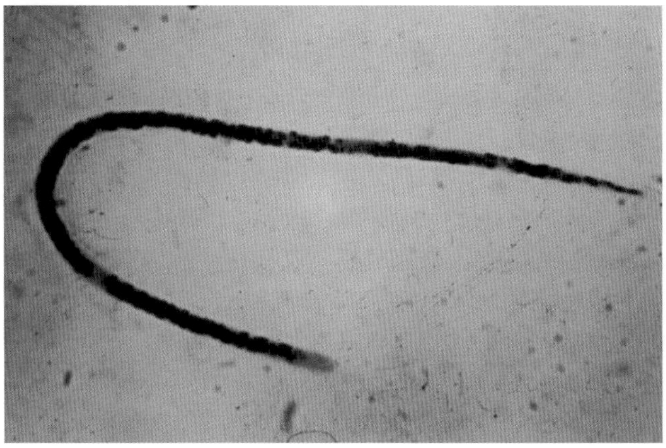

图52.6 旋盘尾丝虫微丝蚴。

血清学测试

尽管血清学试验缺乏特异性，但使用多种抗原的推荐酶联免疫吸附试验已证明对旋盘尾丝虫的诊断具有更高的敏感性和特异性。一种针对 OV-16丝虫抗原的盘尾丝虫病快速诊断检测已经上市。该诊断检测主要用于疾病监测和排除，但也可用于感染的诊断依据。

核酸检测

来自皮肤切口或皮肤划痕的标本进行PCR扩增分析提高灵敏度和特异性，这些都已经开发出来，但是技术专业性及测试的高成本限制了其在资源有限的环境和研究实验室中的使用。

预防

在流行地区使用杀虫剂杀灭黑蝇幼虫已被用来协助控制旋盘尾丝虫的传播。还采用以社区为基础的伊维菌素管理，每6～12个月进行1次，以阻断寄生虫在流行地区的传播，并成功地消灭了拉丁美洲的寄生虫。

曼森线虫属（和奥曼森线虫、链尾曼森线虫和常现曼森线虫）

一般特性

曼森线虫属通常不会导致严重感染。所有种的微丝蚴大小都非常相似，长200～225 μm，宽4～6 μm。

流行病学

曼森线虫属分布在非洲和南美洲不同的地理区域。和奥曼森线虫仅限于中南美洲和加勒比海群岛。这种寄生虫通过库蠓等小虫的叮咬蠓传播。雌性需要通过血液来帮助卵成熟，通常在傍晚或清晨进食。和奥曼森线虫的传播也与黑蝇叮咬有关。

致病机制和疾病谱

和奥曼森线虫可在皮肤中发现，然而大多数感染者可无症状。患者可能出现瘙痒性或丘疹性皮疹和色素改变。此外，还可能发生淋巴结炎。常现曼森线虫存在于心包、胸膜和腹膜腔中。和奥曼森线虫成虫的位置未知。和奥曼森线虫或常现曼森线虫存在于血液时，患者症状包括手臂、面部或其他身体部位的肿胀，类似于罗阿罗阿丝虫感染而导致的卡拉巴肿。

常现曼森线虫与和奥曼森线虫在血液循环中不表现出周期性。和奥曼森线虫感染通常没有症状，因此特征不明显。一些感染和奥曼森线虫的患者表现出头痛、关节痛、发热、肺部症状、腺样体肥大、肝大和瘙痒。

实验室诊断

一般通过鉴定血液或其他体液中的微丝蚴来进行常现曼森线虫与和奥曼森线虫的实验室诊断。可以通过鉴定皮肤剪的微丝蚴来诊断常现曼森线虫和链尾曼森线虫。

曼森线虫属的微丝蚴无鞘膜，常现曼森线虫和链尾曼森线虫的尾部含有延伸到顶端的核。链尾曼森线虫的尾巴通常被称为Shepherd's hook。和奥曼森线虫尾巴的核没有延伸到顶端。

核酸检测

一些研究已经评估了PCR用于从静脉和毛细血管血液样本检测曼森线虫属。这些测试似乎比显微镜检查更加灵敏和特异。目前还没有商品化可用于曼森线虫属的核酸检测试剂。

治疗

伊维菌素对治疗和奥曼森线虫感染有效。乙胺嗪（DEC）对链尾曼森线虫成虫和微丝蚴都有效。在大多数情况下，对常现曼森线虫感染的治疗并不有效。然而，由于感染了内共生细菌沃尔巴克属，用多西环素治疗已显示出一些有限的成功。

预防

预防依赖于驱虫剂和个人防护用品的使用。

恶丝虫属（犬恶丝虫、匍行恶丝虫和细薄恶丝虫）

一般特性

恶丝虫属的丝虫线虫引起丝虫病。恶丝虫属的种类很多，但人类感染最常见的有三种，即犬恶丝虫、匍行恶丝虫和细薄恶丝虫。雌性成虫体长可达10～12 in，而雄性体长为4～6 in，尾巴呈螺旋状盘绕。微丝蚴呈白色的，细长，丝状。

流行病学

这三个物种的最终自然宿主是犬和野生犬科动物，如狐狸和狼（犬恶丝虫和匍行恶丝虫）以及浣熊（细薄恶丝虫）。犬恶丝虫也被称为犬心丝虫，是导致美国东部和东南部人类疟疾的原因。匍行恶丝虫是欧洲引起人类疟疾的主要原因，在非洲和亚洲也有发现。在美国浣熊身上发现了细薄恶丝虫。成虫在最终的动物宿主体内产生微丝蚴；并在血液中循环，被蚊子吸血摄入。在蚊子体内，微丝蚴发育成幼虫，然后迁移到喙部（蚊子口腔的长管状部分）。在吸血过程中，幼虫被释放到宿主的皮肤中。这种蠕虫无法在人类宿主体内达到成熟，因此无法检测到微丝蚴。偶尔幼虫会迁移到肺血管。几种类型的蚊子能够传播恶丝虫感染，包括伊蚊、按蚊和曼蚊属。

致病机制和疾病谱

人类和其他哺乳动物是偶然宿主，在恶丝虫病的传播中不起作用。在这些宿主中，恶丝虫幼虫可以发育成成虫，但其性未成熟且不产生微丝蚴。近年来，报道的人类恶丝虫病病例数量急剧增加。蠕虫在皮下组织中产生不明显的肉芽肿反应，导致结节的形成，或者它们可能迁移到肺，引起人的肺纤维化。肺部感染通常没有症状，但可能会引起胸痛、咳嗽、发热和胸腔积液。如果蠕虫停留在肺动脉，可能会发生梗死。已经在北美、欧洲、澳大利亚、非洲、亚洲和中东发现恶丝虫眼部感染。这些感染表现为中度至重度炎症、视力模糊和眼睛肿胀。所有被检测的恶丝虫都含有内共生体沃尔巴克菌。在人类的大脑和睾丸中极少发现犬恶丝虫。

实验室诊断

最常见的诊断是通过检查炎症性肺组织或皮肤结节。这种蠕虫的表皮含有几丁质，可以用氟钙白色染色在组织切片上观察到。

治疗

治疗人类恶丝虫病的唯一方法是手术切除病变或取出虫体。然而取出组织并不是必需的，因为在未经治疗的情况下，蠕虫死亡后通常被清除或隔离在肉芽肿中。

预防

避免蚊虫传播媒介的常规方法将有助于预防感染。

案例学习 52.1

一名45岁的男子在中非进行了为期3周的狩猎之后回到了美国。他向医生诉说腹股沟附近有一处压痛，排尿时感到不适。此外，由于间歇性发热，他晚上难以入睡。患者进行了全血细胞计数检查，表现出轻微的嗜酸性粒细胞增多。其他所有测试结果均正常。尿液化验结果未见异常。计算机断层扫描患者的下腹部和腹股沟显示，他的腹股沟区域有一个不寻常的肿块。医生让患者住院进一步观察和检查。随后的检测包括在周期性发热期间额外采集外周血。厚薄涂片均未发现异常微生物。在血液样本浓缩并用吉姆萨染色后，图52.6所示的生物体被鉴定出来。

问题：

1. 识别图52.7所示的寄生虫。
2. 这个患者的推荐治疗方案是什么？
3. 还有什么其他寄生虫可能与该患者的症状有关？

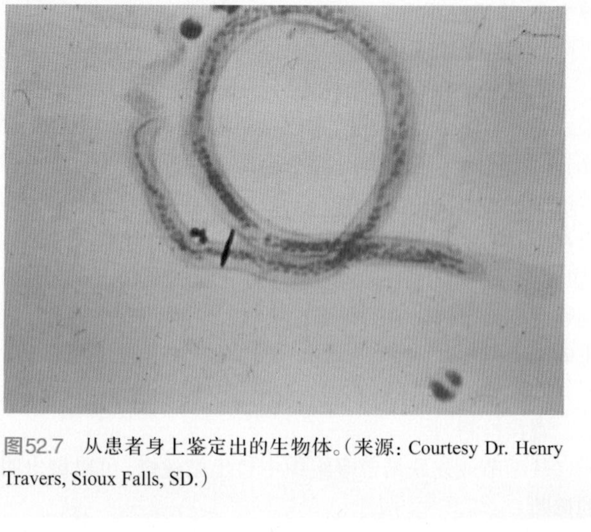

图52.7 从患者身上鉴定出的生物体。（来源：Courtesy Dr. Henry Travers, Sioux Falls, SD.）

复习题

1. 与丝虫病感染相关的周期性是（　　）

a. 外周循环中微丝蚴增多的周期　b. 晚上10点至凌晨4点之间始终有规律　c. 在所有丝虫病感染中都存在　d. 与患者的症状直接相关

2. 腹膜后区域的淋巴管受累与感染有关(　　)

a. 细薄恶丝虫　b. 马来布鲁线虫　c. 班氏吴策线虫　d. 罗阿罗阿丝虫

3. 以下几种寄生虫的繁殖,除哪种外,内共生菌沃尔巴克体都是必需的(　　)

a. 旋盘尾丝虫　b. 帝汶布鲁线虫　c. 罗阿罗阿丝虫　d. 班氏吴策线虫

4. 一名居住在亚马逊盆地的25岁女性患者向流动诊所抱怨间歇性发热,淋巴结肿大和干咳。她的症状持续了几个月。化验结果显示白细胞计数正常。血清蛋白电泳显示γ比值升高。哪些额外的实验室测试将有助于医生的诊断(　　)

a. 血清学检测　b. 血清学检测结合PCR鉴定微丝蚴　c. 分离γ片段鉴定抗体异常　d. 鼻吸液和痰样本进行病毒和细菌培养

5. 微丝蚴的治疗可能比较复杂,因为(　　)

a. 对乙胺卡马嗪耐药　b. 对伊维菌素耐药　c. 死亡寄生虫引发的过敏反应　d. 药物毒性

6. 是非题

______罗阿罗阿丝虫需要通过手术从受感染的宿主中移除。

______盘尾丝虫病可能发展为严重的微丝蚴感染。

______曼森线虫属所有种都有鞘和端核。

______恶丝虫的最终宿主会导致肺部和眼睛的严重感染。

7. 配对题:将每个术语与正确的描述配对

______kott浓缩　______乳糜尿

______细薄恶丝虫　______罗阿罗阿丝虫

______马来布鲁线虫　______旋盘尾丝虫

______链尾曼森线虫　______细薄恶丝虫

a. 无鞘,5～8个近端核　b. Shepherd's hook　c. 有鞘的,4～5个近端核　d. 离心分离　e. 犬心丝虫　f. 淋巴液　g. 卡拉巴丝虫性肿块　h. 河盲症

参考答案

案例学习52.1

1. 班氏吴策线虫。

2. 乙胺嗪(diethylcarbamazine, DEC)是治疗包括班氏吴策线虫和马来布鲁线虫在内的淋巴丝虫病的首选药物,此外还可使用伊维菌素和阿苯达唑。由于内共生菌沃尔巴克菌,可能需要联合抗生素治疗。该细菌对四环素、多西环素、阿奇霉素和利福平敏感。抗生素联合治疗可提高班氏吴策线虫的清除率。微丝蚴虫的死亡可能导致过敏反应增加,需要用抗组胺药来限制炎症症状。

3. 马来布鲁线虫。

复习题

1. a; 2. c; 3. c; 4. b; 5. c; 6. ×,√,×,×; 7. d,f,a,g,c,h,b,e

第53章 · 肠道绦虫
Intestinal Cestodes

林佳冰 · 译　马艳 · 审校

本章目标

1. 本章描述了肠道绦虫的形态特征、鉴别诊断、临床疾病、基本生活史(传播媒介、宿主和感染阶段)和实验室诊断。
2. 定义和(在适当的情况下)识别以下寄生结构:头节、节片、顶突、雌雄同体、六钩蚴、六钩胚、体节、吸槽型、钩毛蚴。
3. 比较自体感染和高度感染。
4. 控制和预防绦虫感染的方法。
5. 将绦虫的生活史与每个宿主的特定疾病诊断阶段相关联。

本章相关的寄生虫

肠道绦虫(绦虫)
阔节裂头绦虫
日本海裂头绦虫
裂头绦虫
犬复孔绦虫
短膜壳绦虫
长膜壳绦虫
亚洲带绦虫
肥头绦虫
牛带绦虫
猪带绦虫
带绦虫属

肠道绦虫通常被称为**绦虫**。绦虫虫体长、分段带状,前端有专门的附着结构或**头节**。成虫由一系列节段组成,即**节片**,包括从头节后的颈部区域向后发育形成的身体或体节的部分。节片可分为未成熟节片、成熟节片或含有子宫和虫卵的孕节片。头节的冠,顶突,可能是光滑的,也可能带钩。根据绦虫的属和种的不同,虫体(节片)在特征或数量上有所不同。成年的绦虫是**雌雄同体**的,即同时包含雌性和雄性的生殖器官。绦虫通过虫体的**外壳或者皮肤**吸收来自宿主的食物。成虫通常定居在小肠内。根据感染的绦虫类型不同,人类可成为成虫或幼虫的宿主。人可通过接触粪便里的绦虫卵感染绦虫。在绦虫

卵内，可以看到**六钩蚴**（胚胎膜包裹着绦虫幼虫，感染期）或**六钩胚**。中间宿主摄入含有虫卵的粪便后，虫卵进一步发育成绦虫幼虫。绦虫通常需要一个或多个中间宿主才能完成其生活史。肠道的绦虫感染通常无明显症状。然而，如果幼虫在人体肠道以外的器官中发育，可能会导致其他危及生命的并发症。

新鲜或保存的粪便是虫卵和寄生虫（ova and parasites, O&P）检查，以及绦虫鉴定的首选样本。含有成虫、一段节片（**体节**）或头节的保存粪便也可用于诊断。血清学检测和分子学的发展比粪便检查更敏感。虽然这类检测可能对初级筛查有用，但在寄生虫病的诊断试验中更为常用。第46章更详细地描述了与寄生虫学相关的方法和样本要求。

阔节裂头绦虫

一般特征

阔节裂头绦虫是淡水鱼绦虫，是最大的人类绦虫，也是该属中最常见的种类。成虫已知最长达15米，有3 000～4 000多个节片，可在宿主体内生活30年以上。节片的特征是宽大于长，中心具有玫瑰花状的子宫结构（图53.1）。头节是勺形的，含有两个成为吸沟的浅**吸槽**（图53.2A和B）。阔节裂头绦虫有无胚胎的卵。虫卵末端**有盖**（类似于盖子的形态），与吸虫卵类似（图53.2C）。中间宿主包括甲壳类动物和淡水鱼。

流行病学

裂头绦虫可在全球范围内易被污水污染的、气候凉爽的湖泊中发现，在热带地区没有发现裂头绦虫。无论是生食、腌制还是卤制淡水鱼或海鱼，都可以找到裂头绦虫，其中包括诸如淡水鳕鱼、梭子鱼、鲈鱼、皱领鱼和鲑鱼等淡水鱼。这种寄生虫最早在北美发现，包括五大湖周围的中西部上游、阿拉斯加和加拿大。日本海裂头绦虫最初流行于日本，对欧洲其他地区而言是一种新的寄生虫。有14种裂头绦虫能感染人类。除了日本海裂头绦虫外，已明确能感染人类的裂头绦虫包括太平洋裂头绦虫（南美洲南太平洋海岸）、科尔达裂头绦虫、熊裂头绦虫、枝形裂头绦虫（新几内亚和澳大利亚）、柳叶裂头绦虫、达利氏裂头绦虫和约纳贡裂头绦虫。

致病机制和疾病谱

裂头绦虫是唯一具有水生生活史的绦虫（图53.3）。鱼类

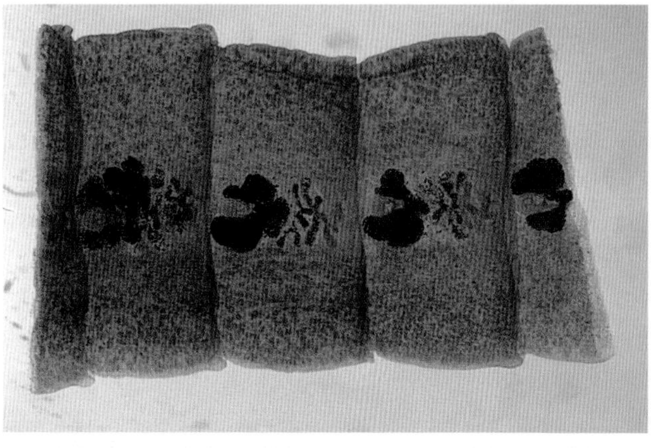

图53.1 阔节裂头绦虫节片中的玫瑰花状子宫。（来源：Courtesy Division of Parasitic Diseases/Centers for Disease Control and Prevention.）

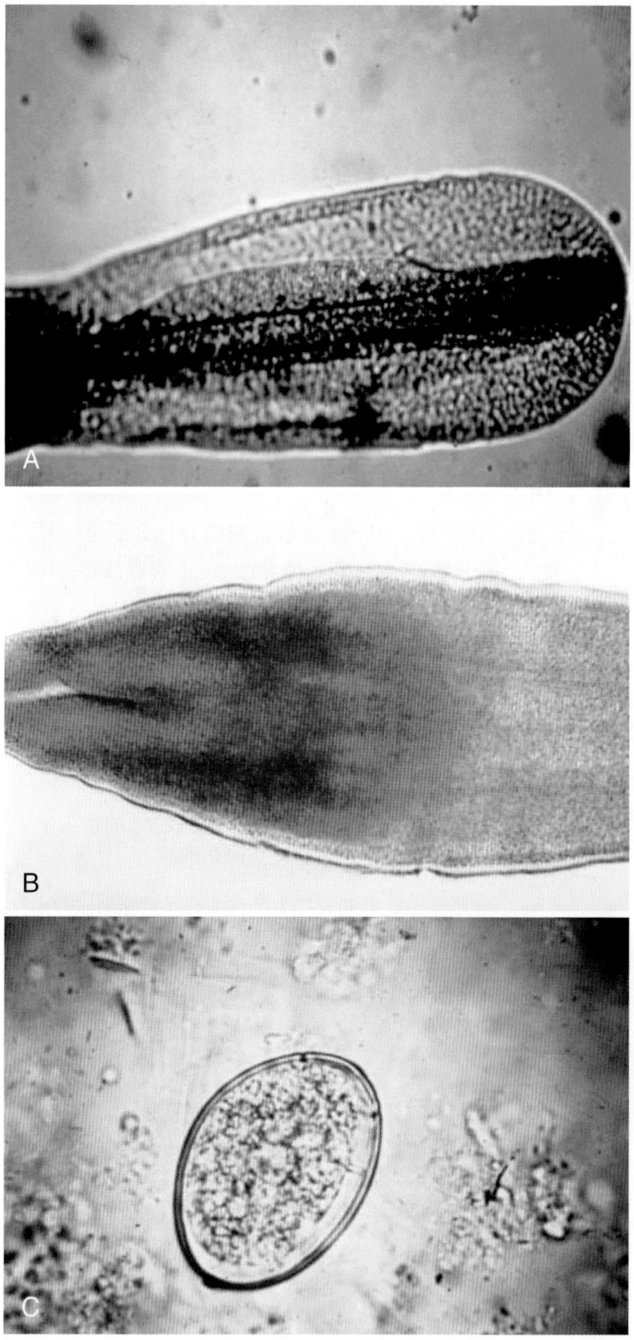

图53.2 （A）阔节裂头绦虫头节。（B）阔节裂头绦虫，可见两个吸槽。（C）阔节裂头绦虫卵。（来源：Courtesy Dr. Henry Travers, Sioux Falls, SD.）

是保虫宿主，而人类则是阔节裂头绦虫、日本海裂头绦虫、枝形裂头绦虫和太平洋裂头绦虫的最终宿主。在被感染的人类和其他食鱼的哺乳动物的粪便中发现了阔节裂头绦虫卵。虫卵进入湖泊等水源后，其生活史需要两个中间宿主才能完成。在淡水中孵化约2周后，成熟虫卵释放出第一个幼虫阶段（**钩毛蚴**）。钩毛蚴具有纤毛，有6个末端钩。钩毛蚴被桡足类动物吞食。幼虫上皮脱落，进一步发育成**原尾蚴**（感染型）。甲壳类动物吞食绦虫原尾蚴后，被以甲壳类动物为食的鱼类捕食。在淡水鱼体内，幼虫发育成具有不可脱离的头节的带状**裂头蚴**。原尾蚴可通过多个转续宿主，最终被哺乳动物或人类吞食。吞食含有**裂头蚴**的鱼类可发生裂头绦虫感染。阔节裂头绦虫和其

他绦虫在人类小肠内发育为成年绦虫。感染通常无症状，可能出现轻微的胃肠道症状，如腹泻、腹痛、疲劳、呕吐或头晕。症状因寄生虫载量和宿主对寄生虫的免疫反应而异。绦虫的营养需求可能会降低宿主的维生素B_{12}水平，导致**恶性贫血**。

实验室诊断

在患者的粪便中可以发现虫卵和节片。通过湿制备患者粪便样本，可以增加虫卵的检出率。通过鉴定粪便中大量排出的卵形、有孔、黄棕色的虫卵(58～75)μm×(40～50)μm可进行诊断。裂头绦虫卵有时会与并殖吸虫卵相混淆。成熟的孕节片宽大于长(3 mm×11 mm)，通常呈链状，中央包含玫瑰花状的子宫(图53.1)。如前文介绍，可通过对节片的形态特征进行裂头绦虫的鉴定。但是利用形态学特征很难对裂头绦虫进行种水平的鉴定。唯一可靠的种水平鉴定方法是核酸扩增和测序。由于所有寄生虫都会引起相似的感染，治疗方法也相似，因此种水平鉴定对于治疗来说不是必要的，但对流行病学来说很重要。利用线粒体细胞色素c氧化酶Ⅰ(cox1)基因核糖体DNA序列的限制性片段长度多态性(restriction fragment length polymorphisms, RFLP)成功的对阔节裂头绦虫，以及日本海裂头绦虫进行分子生物学鉴定。目前暂无可用的血清学检测方法。

治疗

感染阔节裂头绦虫的人几乎都不能产生保护性免疫力，因此高度感染是很常见的。吡喹酮或氯硝柳胺治疗有效且无毒。治疗6周后应复查粪便样本。如果出现贫血，患者可能需要补充维生素B_{12}。

预防

预防措施只需要做好避免食用生鱼。如果鱼肉的厚度＜15 cm，使用55℃以上彻底煮熟5 min或−20℃下冷冻超过7 d，或速冻至−35℃超过15 h，可直接破坏幼虫。对感染成年绦虫的患者进行治疗是为了防止意外的自身感染。良好的卫生习惯和适当的卫生措施也有助于防止再次感染。对进入湖泊之前的污水进行前处理也有助于降低感染率。

犬复孔绦虫

一般特征

犬复孔绦虫，是猫或犬的寄生绦虫(图53.4)，是一种由许多小节片组成的双孔(生殖孔)绦虫。绦虫成熟时，节片分解并随粪便排出。可根据受潮后出现的特征“黄瓜子”或干稻谷样外观进行辨别。成年绦虫长10～70 cm。头节包含四个吸盘和一个**呈棒状的顶突**。在宿主的粪便中也可以发现**卵包**。

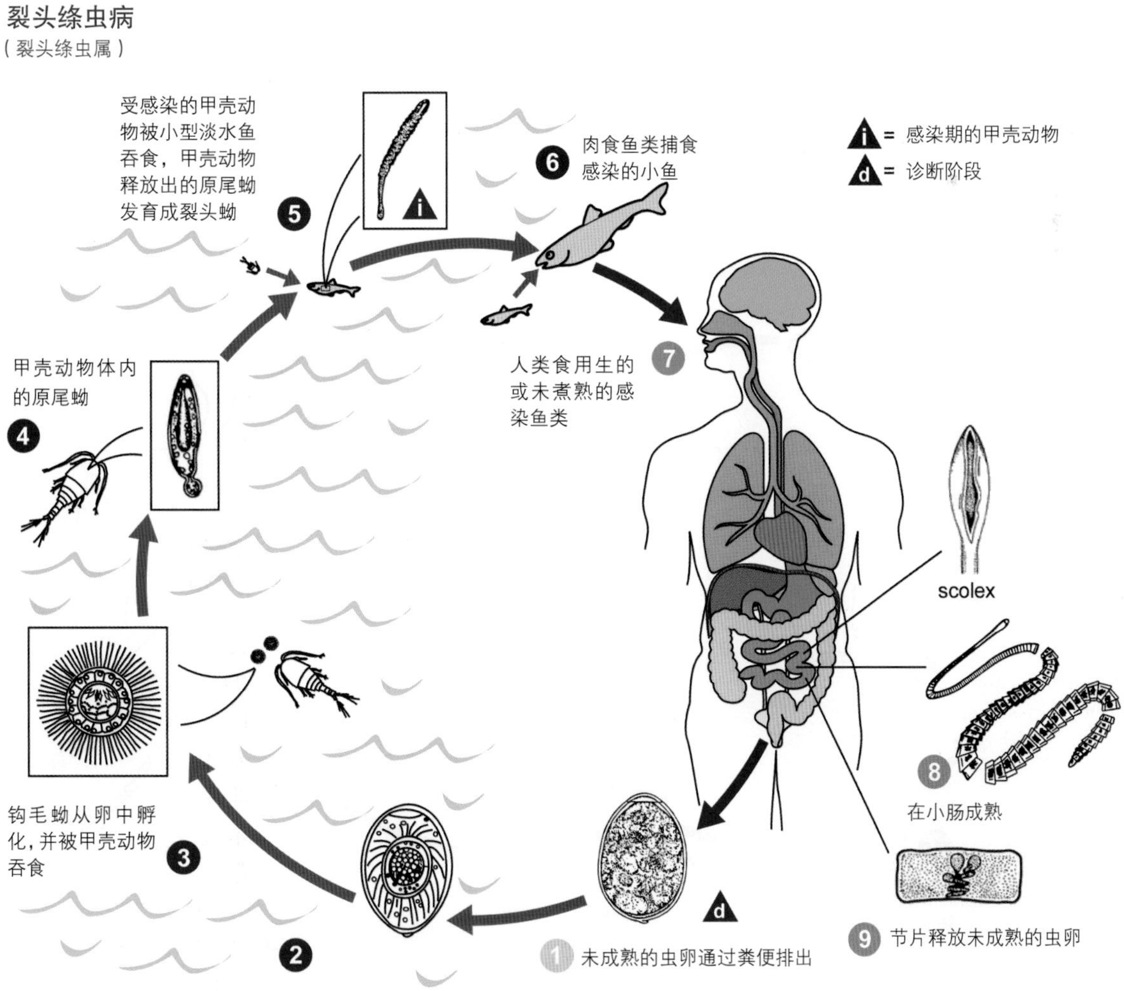
裂头绦虫病
（裂头绦虫属）
受感染的甲壳动物被小型淡水鱼吞食，甲壳动物释放出的原尾蚴发育成裂头蚴
5
6
肉食鱼类捕食感染的小鱼
i = 感染期的甲壳动物
d = 诊断阶段
甲壳动物体内的原尾蚴
4
人类食用生的或未煮熟的感染鱼类
7
scolex
8
在小肠成熟
钩毛蚴从卵中孵化，并被甲壳动物吞食
3
2
1 未成熟的虫卵通过粪便排出
9 节片释放未成熟的虫卵

图53.3 阔节裂头绦虫的生活史。(来源：Courtesy Division of Parasitic Diseases/Centers for Disease Control and Prevention.)

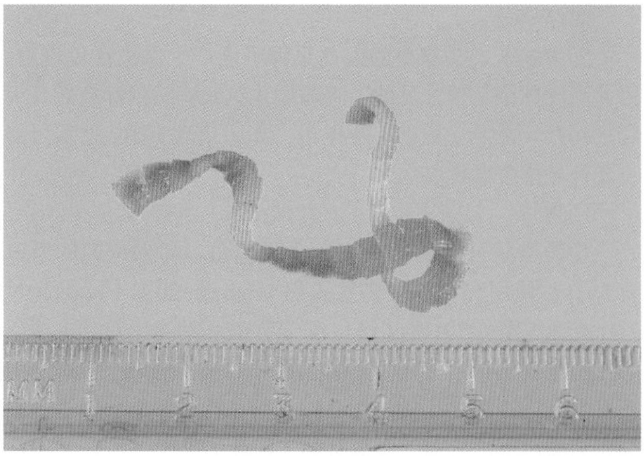

图53.4 犬复孔绦虫。(来源：Courtesy Dr. Henry Travers, Sioux Falls, SD.)

流行病学

犬复孔绦虫的感染在世界范围内很常见。在犬复孔绦虫的病例中，人类感染是通过偶然摄入蚤类获得的。感染最常见于幼儿，因为他们易与受感染的宠物密切接触。犬复孔绦虫在野生和家养的犬和猫身上都能找到。

致病机制和疾病谱

误食受感染的跳蚤可能导致犬复孔绦虫的感染(图53.5)。蚤是感染性**拟囊尾蚴**(幼虫期)发育的中间宿主；人类、犬和猫是储存宿主。拟囊尾蚴被犬或猫吞食后发育成拟囊尾蚴**中绦期幼虫**。成虫在宿主体内发育成熟。受感染的人类宿主通常会在排便时排出节片，或者节片可能会黏附在肛周的皮肤上，从而误诊为蛲虫感染。人类感染症状通常比较轻微，如消化不良、食欲减退、体重减轻、肛周瘙痒、持续腹泻和隐匿性腹痛。疾病的严重程度取决于虫量。人类感染通常是自限性的。

实验室诊断

犬复孔绦虫感染的症状与蛲虫感染相似，然而治疗方法却大不相同。实验室应对疑似感染进行确认。粪便中可见节片(8～23 μm)。如前所述，犬复孔绦虫也称为“黄瓜子”绦虫(图53.6)。感染的第一个迹象可能是患者粪便或内衣中出现种子状颗粒，这些颗粒是绦虫卵的一部分。粪便中可发现成组卵包(图53.7E)。成虫有一个含4个吸盘的头节和1个棒状可伸缩的顶突，顶突上有4～7排小钩(图53.8)。患者可能出现中度嗜酸性粒细胞增多。由于感染的无症状和自限性，常规需进行血清学检测。核酸检测、RFLP检测技术和基于水解探针的基因分型检测已被开发并验证用于犬复孔绦虫基因分型，然而，目前这些检测还未用于临床诊断。

治疗

吡喹酮和氯硝柳胺通常对治疗犬复孔绦虫感染有效。药

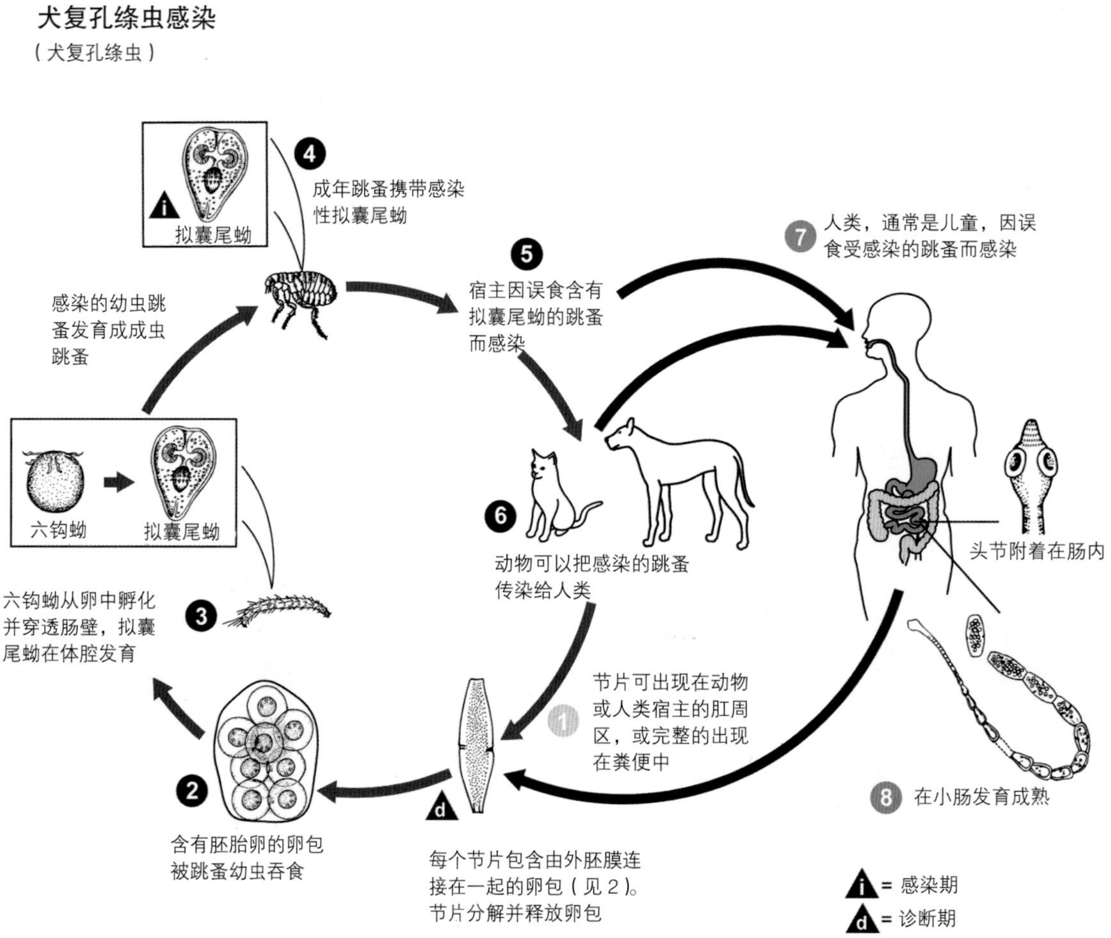

图53.5 犬复孔绦虫的生活史。(来源：Courtesy Division of Parasitic Diseases/Centers for Disease Control and Prevention.)

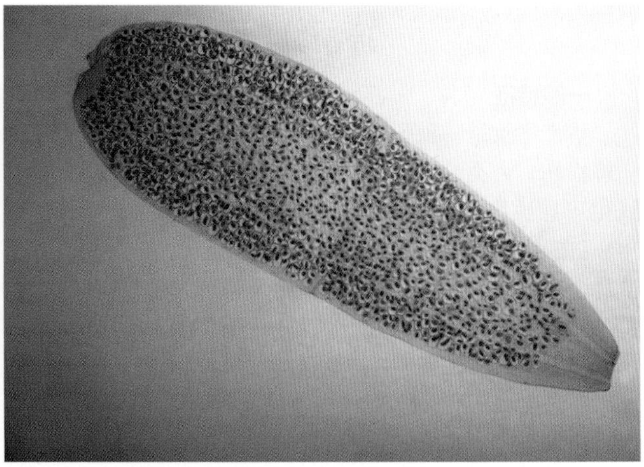

图53.6 这张显微照片显示了一个犬复孔绦虫节片的超微结构。这些犬复孔绦虫节片，成熟时平均为12 mm × 3 mm，呈南瓜子状，与动物粪便一起排出，干燥时通常与稻谷相似。每个节片包含8～15个含卵的卵包，这些卵由一个外胚膜连接在一起。（来源：Courtesy Division of Parasitic Diseases/ Centers for Disease Control and Prevention.）

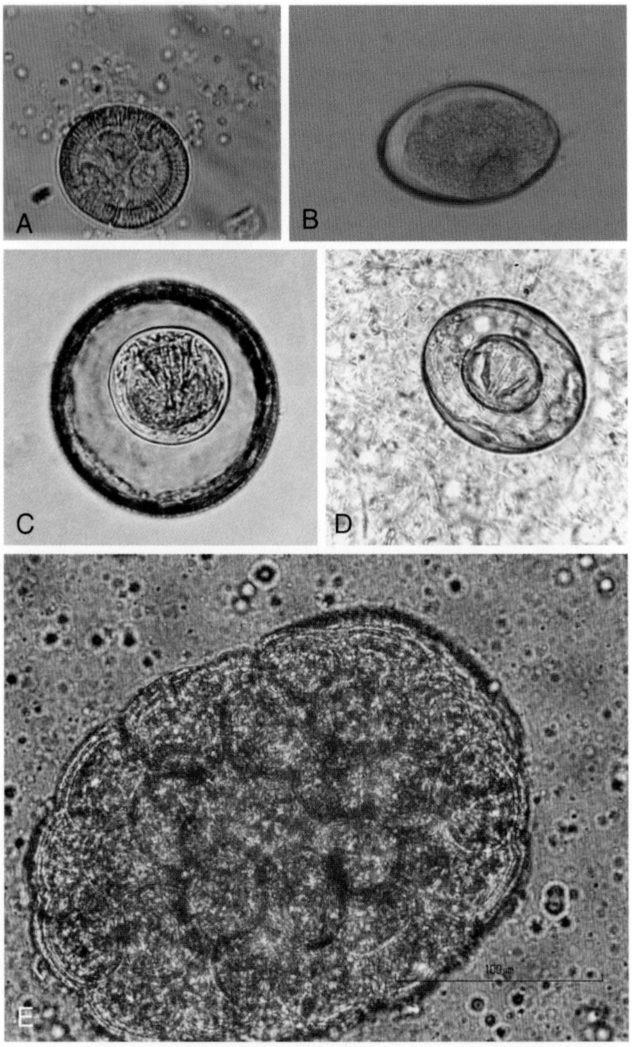

图53.7 （A）绦虫卵碘处理（总放大倍数400 ×）。（B）阔节裂头绦虫卵碘处理（总放大倍数400 ×）。（C）长膜壳绦虫卵。（D）短膜壳绦虫卵。（E）犬复孔绦虫碘处理（总放大倍数500 ×）。

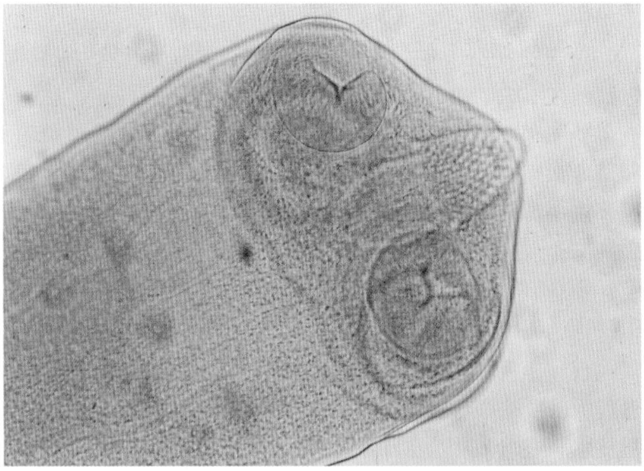

图53.8 犬复孔绦虫头节中棒状的顶突。（来源：Courtesy Dr. Henry Travers, Sioux Falls, SD.）

物使绦虫在肠道内溶解。患者对这些药物的耐受性一般都很好。家庭宠物应同时接受治疗，以防止再次感染。

预防

为了降低感染的风险，应给家中宠物灭蚤从而减少通过中间宿主传播给人类。把猫关在室内有助于防止家猫感染跳蚤。

短膜壳绦虫

一般特征

短膜壳绦虫，也称为短小绦虫，与其他绦虫相比非常小。这种生物分布于世界各地，长度可达4 cm。节片包含一个具有短臂顶突的头节。它是最常见的绦虫，不需要中间宿主，从而可在人与人之间传播。成年短膜壳绦虫可以在宿主体内生活4～6周。

流行病学

短膜壳绦虫感染通常见于儿童。短膜壳绦虫感染分布广泛，但在美国南部最为流行，尤其是在人群密集的地区。短膜壳绦虫感染在贫困或卫生条件差、日托中心，以及收容所或监狱的人群中更为常见。

致病机制和疾病谱

短膜壳绦虫有一个罕见的生活史。吞食虫卵可导致虫卵直接在人体内的发育成成虫，从而绕过中间宿主。人类可以作为中间宿主和终末宿主。感染可因为误食短膜壳绦虫卵所引起。这种情况最常见的是通过直接粪-口传播或误食受感染的节肢动物。短膜壳绦虫定居在回肠上部。一旦被感染，短膜壳绦虫可在体内繁殖，从而导致自体感染。自体感染本质上是寄生虫在宿主内的再感染或持续繁殖。几千条绦虫的大规模感染可能伴随着自体感染，导致高度感染。高度感染是指寄主体内的大量寄生虫负荷。自体感染可启动细胞和体液免疫反应。免疫反应将为宿主提供一些保护性免疫。大多数患者无症状，有症状的患者可能会出现体重减轻、恶心、虚弱、食欲减退、腹泻和腹部不适。幼儿，尤其是感染严重的儿童，可能会出现头痛、肛周瘙痒或睡眠困难。

实验室诊断

在粪便样本中很少见到成虫或是节片。诊断通常是通过粪便样本中的虫卵进行鉴定。虫卵的特征是有薄壳包围着一个胚胎(六钩蚴),6个小钩包含在与外壳分离的两层膜内。卵呈球状、苍白、壳薄(直径30～47 μm)。短膜壳绦虫和长膜壳绦虫的卵非常相似。短膜壳绦虫卵较小,在六钩蚴和卵壳之间有4～8条**极丝**(图53.7)。在新鲜或福尔马林固定的粪便样本中,虫卵的形态很容易区分。需要特别注意虫卵是有传染性的,因此应小心处置未经处理的样本。浓缩技术和反复检查样本将增加检测者轻度感染的可能性。一些患者可能表现为低度嗜酸性粒细胞增多。基于核酸的检测方法和血清学技术正在开发中,并且需要进一步评估以确定这些分析方法在临床应用中的有效性和用途。

治疗

吡喹酮仍然是首选的治疗方法。氯硝柳胺也有效,在再感染时也可重复使用。生活在流行地区的成人由于其细胞和体液免疫反应可获得一定的免疫力。

预防

良好的卫生习惯是控制和预防的最佳方法。防止粪便污染食物和水是第一道防线。常规卫生措施以及灭鼠有助于控制跳蚤的数量。

长膜壳绦虫

一般特征

长膜壳绦虫是一种鼠绦虫,比短膜壳绦虫大,长度可达20～60 cm。罕见人类感染暴发。

流行病学

长膜壳绦虫是一种人类罕见感染的绦虫,常见于啮齿动物,包括大鼠和小鼠。老鼠是典型的保虫宿主。啮齿动物的粪便污染谷物和面粉后,人类可感染长膜壳绦虫。

致病机制和疾病谱

长膜壳绦虫的生活史与短膜壳绦虫相似,均涉及昆虫。长膜壳绦虫很少感染人类,但如果人类误食了感染拟囊尾蚴的节肢动物,则可能会发生感染。幼虫可在人体肠道内发育成成虫。由于机体体积小,宿主通常能很好地耐受感染。症状可包括腹泻、厌食、恶心、头痛和头晕。这种感染在儿童中更为常见,可引起轻度腹泻、弛张热和腹痛。

实验室诊断

在粪便中很少见到虫体节片,通过对虫卵的鉴定可进行诊断。虫卵(70～85)μm×(60～80)μm大、卵球形,淡黄色,中等厚壳。虫卵包含一个六钩蚴,在六钩蚴和卵壳之间没有极丝(图53.7)。由于缺乏极丝,虫卵与短膜壳绦虫有明显的区别。基于核酸的检测方法和血清学检测正在开发中,并且需要进一步评估以确定这些分析方法在临床应用中的有效性和用途。

治疗

长膜壳绦虫首选吡喹酮治疗,但疾病是自限性的,通常也可不进行治疗。

预防

灭鼠,以及良好的个人习惯和环境卫生。

猪带绦虫

一般特征

猪带绦虫是一种肠道绦虫,能够对人体宿主造成严重的病理损伤。人类是终末宿主,人和猪可作为中间宿主。猪带绦虫可导致肠道感染,其幼虫可在小肠成熟并定植长达25年。猪带绦虫可以长到2～7 m长,产生1 000多个节片,每个节片含有大约50 000个卵。**囊尾蚴病**(以幼虫形式存在体内)是肠外型疾病,病情更为严重。如果**囊尾蚴**侵入中枢神经系统,导致脑囊尾蚴病,将危及生命。

流行病学

猪带绦虫全球分布广泛。拉丁美洲、亚洲、撒哈拉以南非洲和大洋洲部分地区的患病率较高。猪带绦虫在美国首次发现,常出现在从流行区来的移民中。绦虫在卫生条件差的欠发达地区更为普遍。生食猪肉或食用未煮熟的猪肉也是患病的危险因素。

致病机制和疾病谱

猪带绦虫可以同时以成虫或者是幼虫形式感染人类宿主(图53.9)。当中间宿主误食粪便中的绦虫卵时,就会发生感染。一旦虫卵被吞食,带有3对钩的六钩蚴将破囊而出进入肠道中。随后六钩蚴在组织中发育成**囊尾蚴幼虫**(带有充满液体的包囊)。人类食用生的或未煮熟的猪肉(含有猪带绦虫卵)时,可能会被感染。猪绦虫感染通常是由摄入大量寄生虫所引起的。在摄入感染的肉类及消化过程中,囊尾蚴将破囊而出并附着在人体小肠的黏膜上,经5～12周后发育为成虫。随后便可在宿主的粪便中检测到虫卵。人类意外摄入虫卵也可能导致虫卵通过消化道进入身体其他部位,如眼睛、大脑、肌肉或骨骼。此外,虫体的节片具有活力,可以蠕动从肛门排出。成虫感染引起的临床症状很少,但由于肠壁黏膜受到刺激,可能会出现腹痛、腹泻、消化不良和食欲不振。囊尾蚴病是猪带绦虫的主要并发症,如前所述,此时人类变成中间宿主,并可在组织中储存幼虫。第74章将进一步讨论此疾病。

实验室诊断

通过检查粪便样本诊断绦虫感染。应询问疑似感染猪肉绦虫的患者是否发现粪便中任何明显的绦虫片段。粪便样本应分隔3个不同日子里分别收集,并通过显微镜检查是否存在绦虫卵(图53.7A)。绦虫感染2～3个月后,便可检测到绦虫卵。虫卵为圆形或略椭圆形(直径31～43 μm),黄棕色,壳厚,有条纹,内有六钩蚴。诊断的依据是粪便中或肛周区域检测到虫卵或节片。根据虫卵的形态,难以区分猪带绦虫、牛带绦虫和亚洲带绦虫。种水平鉴定需要检查孕节或头节。猪带绦虫的孕节长大于宽(19 mm×17 mm),根据子宫分支的数量可与牛带绦虫和亚洲带绦虫区分。猪带绦虫沿节片有7～13条子宫外侧分支(图53.10),而牛带绦虫和亚洲带绦虫则有13条以上的分支。用印度墨汁染色法染色节片,可以看到子宫分支(图53.11)。头节包含一个颈部区域,通常较纤细,为头节宽度的一半,与牛带绦虫不同的是,猪带绦虫的头节有4个吸盘,小钩呈双排(图53.12)。成虫通常有3～5 m长。处理感染

绦虫病

（亚洲带绦虫、牛带绦虫、猪带绦虫）

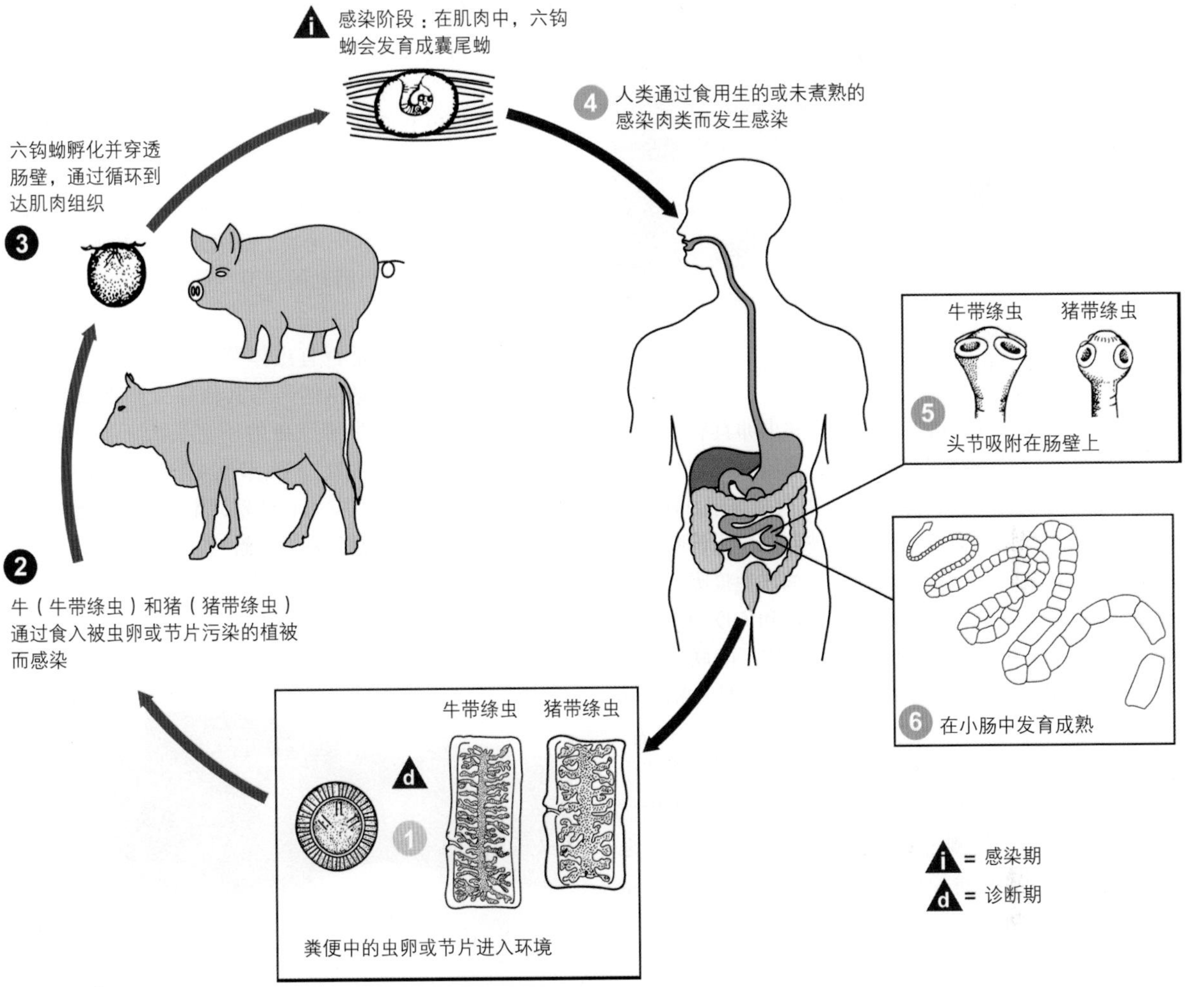

图53.9 绦虫属的生活史。（来源：Courtesy Division of Parasitic Diseases/Centers for Disease Control and Prevention.）

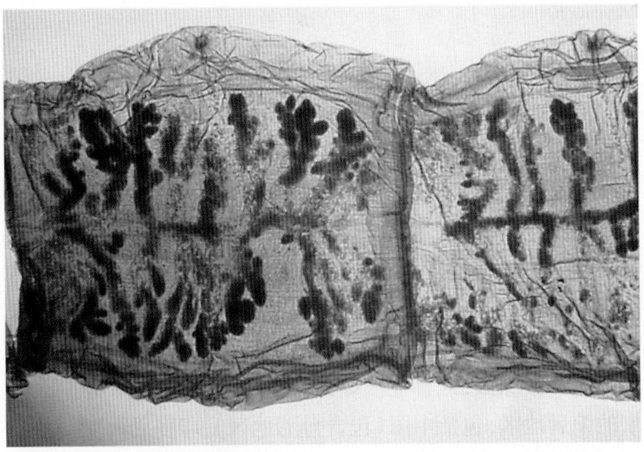

图53.10 这张显微照片显示了猪带绦虫节片的一些超微结构形态。子宫初级外侧分支的数量，可由印度墨汁深染的不规则形状表示，可以进行种水平的区分。猪带绦虫每侧有7～13个分支。（来源：Courtesy Division of Parasitic Diseases/Centers for Disease Control and Prevention.）

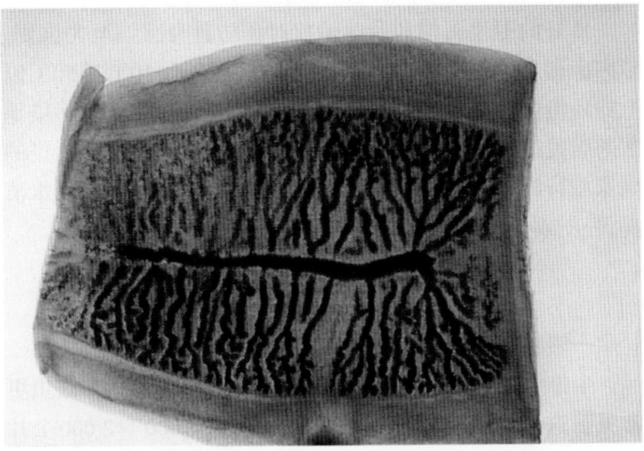

图53.11 这张显微照片显示了牛带绦虫节片的一些超微结构形态。子宫初级外侧分支的数量，可由印度墨汁深染的不规则形状表示，可以进行物种区分。牛带绦虫每侧有15～20个分支。（来源：Courtesy Division of Parasitic Diseases/Centers for Disease Control and Prevention.）

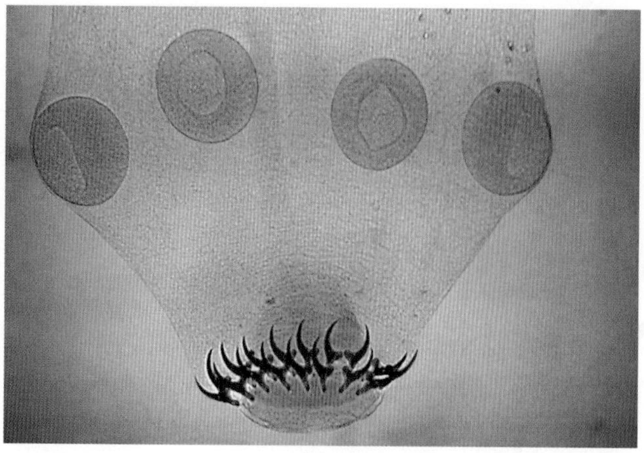

图53.12 这张显微照片显示了猪带绦虫头部的一些超微结构形态，展示了猪带绦虫的头节、4个吸盘和两排小钩。（来源：Courtesy Division of Parasitic Diseases/Centers for Disease Control and Prevention.）

性粪便时应格外小心，因为猪带绦虫节片和虫卵具有极高的传染性。其他实验室检查结果可能包括轻度嗜酸性粒细胞增多、血清IgE水平升高，以及脑脊液中存在非典型淋巴细胞。

针对成年猪带绦虫的血清学检测已被开发用于诊断脑囊尾蚴病。补体结合试验、血细胞凝集反应、酶联免疫吸附试验（enzyme-linked immunosorbent assay, ELISA）和免疫印迹可用于检测血清、脑脊液和唾液中的抗囊尾蚴抗体。酶联免疫印迹法是检测抗体最有效的方法，其灵敏度和特异性分别高达100%和98%。然而，对于单个包囊或仅有钙化病变的患者，敏感性降低到70%左右。在脑脊液中进行ELISA比在血清中进行ELISA更可靠，但准确性取决于囊尾蚴的活力和寄生位置。这些先进的血清学检测目前还没有上市，通常只能在专业实验室进行。通过粪便抗原检测发现的绦虫感染病例数量至少是粪便显微镜检查的2～3倍。

治疗

成虫可以用吡喹酮或氯硝柳胺联合泻药根除，并使用泻药。必须确认头节排出，才可视为治愈。

预防

良好的卫生习惯和及时治疗对预防自身感染至关重要。猪肉应彻底煮熟或冷冻。囊尾蚴无法在低于−10℃或50℃以上的环境中存活。对生活在生活污水附近和饮用水被污染地区的居民进行危害教育是很重要的。在可能存在食品污染的国家旅行时，所有生的蔬菜和水果都应该在食用前用清水清洗、去皮或煮熟。

牛带绦虫

一般特征

牛带绦虫，或称牛肉绦虫，全球分布广泛，比猪带绦虫更常见。这种绦虫可以长到4～12 m，包含1 000～2 000个片段。牛带绦虫能产10万个卵，在人体肠道中存活长达25年。

流行病学

牛带绦虫的生活史与猪带绦虫相似。牛是中间宿主，人类通过误食生的或未煮熟的牛肉中的囊尾蚴（头节无钩的幼虫形式）而发生囊尾蚴感染（图53.9）。

致病机制和疾病谱

牛带绦虫的生活史始于人类误食感染幼虫的未煮熟的肉或生肉。幼虫被吞食后，经消化进入小肠，绦虫附着在小肠黏膜上并发育成熟。大约3个月后，绦虫可能长到4～5 m长，孕节将开始脱落并通过粪便排出。孕节在土壤中沉积后，中间宿主牛可能会误食这些节片。这些节片被消化，虫卵孵化并释放出一个能穿透肌肉组织的六钩蚴。在穿透黏膜后，六钩蚴通过淋巴和血液系统进入中间宿主。如前所述，人类通过食用被感染的肉类发生感染。人类感染通常无症状或有非常轻微的消化不良、食欲不振、呕吐和腹部不适。罕见的严重感染可导致肠梗阻和阑尾炎。患者通常不知道自己感染，直到发现通过粪便排出活动的孕节，可能还会产生心理困扰。

实验室诊断

应检查粪便中是否有虫体节片和虫卵；肛门拭子也可能发现虫卵。牛带绦虫的卵与其他绦虫卵难以区分。成虫的长度可达25 m。牛带绦虫的子宫长大于宽，每侧通常有15～18个侧支（图53.11）。头节有4个吸盘，不含任何小钩（图53.13）。粪便样本应小心处理，因为虫卵不能与其他带绦虫区分。可能会出现轻微的嗜酸性粒细胞增多症。

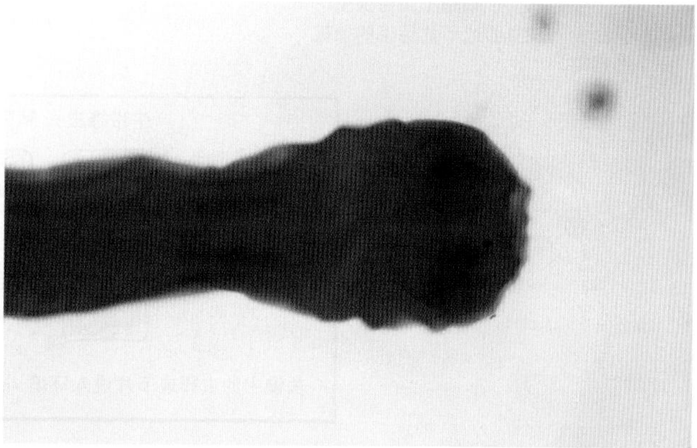

图53.13 在低倍放大下这张显微照片显示了牛带绦虫的头节或头部区域。（来源：Courtesy Division of Parasitic Diseases/Centers for Disease Control and Prevention.）

治疗

建议的治疗包括吡喹酮或氯硝柳胺。如果连续4个月没有虫体节片排出，则可以认为牛带绦虫的治疗是成功的。

预防

应检查牛肉是否有囊尾蚴，并在食用前彻底煮熟。

亚洲带绦虫

一般特征

亚洲带绦虫，或称亚洲绦虫，主要分布在东亚和东南亚国家的偏远地区，包括中国（包含台湾地区）、印度尼西亚、韩国、越南、菲律宾、泰国和日本。亚洲带绦虫的节片和成虫的形态很难与牛带绦虫区分。

流行病学

亚洲带绦虫的生活史与猪带绦虫相似。因此可能被误诊为猪带绦虫，因为这两个绦虫有一些相同的宿主，并且这两种绦虫合并感染的情况比报道的更频繁。猪、牛和山羊是中间宿主，人类通过误食生的或未煮熟的牛或猪肝脏中的囊尾蚴（头节无钩的幼虫形式）而感染。

致病机制和疾病谱

亚洲带绦虫的致病机制与牛带绦虫相同，感染过程始于人类摄入未煮熟或生的感染了幼虫的肝脏（图53.9）。幼虫在穿透黏膜后，通过淋巴管和血液进入中间宿主。如前所述，人类通过摄入感染的中间宿主的肝脏而发生感染。人类感染通常无症状，或可能经历腹痛、恶心、虚弱、体重减轻、头痛和食欲变化。患者通常不知道自己感染，直到发现通过粪便排出活动的节片。一些患者会出现嗜酸性粒细胞增多。

实验室诊断

应检查粪便中是否有虫体节片或虫卵，肛门拭子也可能发现虫卵。亚洲带绦虫的卵与猪带绦虫或牛带绦虫难以区分。亚洲带绦虫的子宫长大于宽，每侧通常有12～26个侧支。头节有两排未发育的小钩，这些小钩在成虫中消失。成虫比牛带绦虫小，长4～8 m，节片较少。粪便样本应小心处理，因为难以将亚洲带绦虫卵与猪带绦虫或牛带绦虫的卵区分开来。

治疗

推荐治疗包括吡喹酮或氯硝柳胺，并使用泻药。亚洲带绦虫通常不需要治疗，而一直接受治者在治疗后连续4个月未再排出节片，则可以认为治疗成功。

预防

应检查猪和牛肝脏是否存在囊尾蚴，并在吃之前彻底煮熟。

肥头绦虫

一般特征

肥头绦虫是一种寄生生物，其成虫会感染肉食动物的肠道。肥头绦虫已不再归类到人类囊尾蚴病中。

流行病学

感染常见于北半球，尤其是加拿大和美国北部。肥头绦虫幼虫在皮下或体腔中发育为囊尾蚴。肥头绦虫寄生在食肉动物的肠道内。在食肉动物体内，绦虫繁殖。虫卵通过粪便传播，这种生物的自然中间宿主通常是小型啮齿动物和鼹鼠。当中间宿主被另一种食肉动物吃掉时，寄生虫的生活史发生循环。当食用受感染宿主粪便污染的食物或水时，人类成为中间宿主。与受感染的家养犬的密切接触可导致人类感染。

致病机制和疾病谱

肥头绦虫很少感染人类，因为健康成人的免疫系统通常会在人体损伤发生之前清除该寄生虫。因此，感染者往往是免疫抑制患者。患者通常无症状，但可能出现头痛、恶心和呕吐等症状。寄生虫可聚集在骨骼肌和皮下组织中，一些患者出现眼内感染，称为眼幼虫移行症，可对眼睛造成严重损害，甚至失明。

实验室诊断

通过在组织活检或尸检样本中检测到囊尾蚴可做出诊断。抗囊尾蚴抗体ELISA阳性有助于确诊，但是阴性结果并不排除囊尾蚴病。患者可能出现嗜酸性粒细胞增多症。

治疗

眼内囊肿患者必须进行手术切除。眼囊尾蚴病可以用驱虫药（如阿苯达唑或吡喹酮）和口服皮质类固醇进行有效治疗。

预防

避免使用可能被粪便污染的食物和水源。食用的动物产品应在食用前检查有无囊尾蚴，并彻底煮熟。

核酸检测（所有物种）

利用核酸碱基切除序列扫描胸腺嘧啶碱基读取器分析线粒体基因，可以区分三种绦虫和两种猪带绦虫所有基因型。细胞色素氧化酶亚单位1（cox1）的聚合酶链反应（polymerase chain reaction, PCR）扩增已成功用于在人类囊尾蚴病相关的特定组织中鉴定几种猪带绦虫感染。用于将寄生生物与临床组织区分开来的其他核苷酸序列包括线粒体12S rRNA、ND1（NADH脱氢酶1）和ITS2（核糖体DNA第二内部转录间隔区）。锯齿状绦虫和肥头绦虫可通过PCR进行鉴定。通过在患者的下颚皮下样本中发现囊性寄生虫幼虫样本可确诊锯齿状绦虫（第54章）。肥头绦虫可在患者颈部的胸锁乳突肌中发现。已有12例人类感染该种寄生虫的报告病例。在人类感染中发现了4例马堤绦虫囊尾蚴病。

案例学习53.1

一名50岁的男性患者，主诉头痛和难以保持平衡。体检时，医生发现该男性的左小腿有一个肿块。包括全血细胞计数和分类在内的初步实验室结果都是正常的。红细胞沉降率（erythrocyte sedimentation rate, ESR）略有升高，提示有全身炎症。医生询问该患者在过去12个月内是否去过美国以外的地区。患者表示最近刚从海地参加志愿工作回来。医生开了氯硝柳胺，并让患者在接下来的12 d内收集了3份粪便样本。经过治疗后，在粪便中可以看到如图53.10和图53.12的寄生虫。

问题：

1. 鉴别寄生虫到种水平。
2. 哪些要点可有助于确定寄生虫的形态特征？
3. 如果需要，该患者还可以接受哪些额外治疗？

复习题

1. 哪种绦虫感染牛后，牛成为中间宿主（　　）

   a. 牛带绦虫　b. 犬复孔绦虫　c. 长膜壳绦虫　d. 短膜壳绦虫

2. 下列哪个寄生虫可以不需要中间宿主（　　）

   a. 阔节裂头绦虫　b. 犬复孔绦虫　c. 长膜壳绦虫　d. 短膜壳绦虫

3. 哪些虫卵是未胚化的，并且可有一个囊盖末端可能有突起（　　）

   a. 阔节裂头绦虫　b. 犬复孔绦虫　c. 长膜壳绦虫　d. 短膜壳绦虫

4. 哪些绦虫根据虫卵形态无法在种水平上进行鉴定，而是

必须检查节片（　　）

a. 裂头属　b. 复孔绦虫属　c. 膜壳绦虫属　d. 绦虫属

5. 以下哪项是绦虫感染的首选治疗方法（　　）

a. 吡喹酮　b. 氯硝柳胺　c. a和b　d. 以上都不是

6. 以下哪项不是绦虫的适当预防措施（　　）

a. 灭鼠和灭蚤　b. 避免食用生肉或生鱼　c. 加强免疫　d. 保持良好的卫生习惯

7. 是非题

______阔节裂头绦虫是唯一有水生生活史的绦虫。

______长膜壳绦虫，也被称为短小绦虫，其直径可达4 cm长。

______寄生虫通过头节吸收宿主的食物。

______人类通过食用含囊尾蚴的生的或未煮熟的牛肉而感染牛带绦虫。

______所有绦虫种在形态学上都无法区分，需要进行详细的基因型分析。

8. 配对题：将每个术语与正确的描述配对

______绦虫　______头节

______节片　______顶突

______外皮　______六钩胚

______吸槽

a. 六钩蚴　b. 头节的冠　c. 头　d. 浅吸槽　e. 绦虫　f. 外壳　g. 节段

参考答案

案例学习 53.1

1. 猪带绦虫。

2. 图53.12是猪带绦虫头节，通过4个吸盘和棒状的顶突可以判断。图53.10展示了有7～13个子宫分支的猪带绦虫节片的超微结构。

3. 吡喹酮或氯硝柳胺可根除成虫。类固醇可能有助于减轻炎症。如果病变引起其他症状，特别是一旦影响中枢神经系统，可能需要手术切除病变部位。

复习题

1. a; 2. d; 3. a; 4. d; 5. c; 6. c; 7. √，×，×，√，√; 8. e, c, g, b, f, a, d

第54章 · 组织绦虫

Tissue Cestodes

林佳冰 · 译　马艳 · 审校

本章目标

1. 描述并比较组织绦虫在保虫宿主和中间宿主中的生活史。
2. 描述人类宿主中囊尾蚴的临床表现和并发症。
3. 列出诊断囊尾蚴病感染的多种方法。
4. 定义并描述以下形态特征：六钩蚴、生发囊、棘球蚴囊和棘球蚴砂。
5. 描述棘球蚴病（包虫病），包括实验室诊断和最佳治疗方案。
6. 比较棘球绦虫的直接组织损伤和所引起的免疫反应性疾病的致病机制和疾病谱。
7. 描述可导致多头蚴病的绦虫，包括宿主和疾病症状。
8. 描述预防组织绦虫感染的建议和措施。

本章相关的寄生虫

绦虫类（绦虫）
组织（幼虫形态）
猪带绦虫
细粒棘球绦虫复合体
　狭义细粒棘球绦虫
　马棘球绦虫
　奥氏棘球绦虫
　加拿大棘球绦虫
多房棘球绦虫
少节棘球绦虫
伏氏棘球绦虫
多头绦虫
锯齿状绦虫
曼氏迭宫绦虫

在人类宿主中，组织绦虫不会发育为成虫。这些寄生虫在续绦期或包囊期感染人类。这些阶段的感染比成年绦虫引起的感染严重得多，会导致严重的疾病甚至死亡。误食中间宿主排出的虫卵（表54.1）后会引起绦虫幼虫感染，虫卵中的胚胎被释放出，迁移并寄生在人体各种器官和组织中。幼虫感染的诊断是比较困难的。

猪带绦虫

一般特征

猪带绦虫，也被称为猪肉绦虫，如第53章所述，当食用处理不当的猪肉时，会导致肠道感染。成虫通常不会引起临床疾病。人类可能会因误食人类粪便中的虫卵而成为中间宿主，这通常发生在个体已感染猪带绦虫成虫时。感染者因洗手不彻底而误食虫卵，便会发生自身感染。这种情况下人类

表54.1 常见人体寄生虫、诊断样本、诊断试验和阳性结果

生物体	获得性感染	宿主寄生部位	诊断样本	诊断试验	阳性样本	备注
组织绦虫	来源					
细粒棘球绦虫复合体	犬绦虫卵	肝、肺等	血清学,棘球蚴囊抽吸物,活检	血清学,液体离心法,组织学	血清学阳性;棘球蚴砂、绦虫组织	细粒棘球绦虫(封闭性囊肿)
少节棘球绦虫	野犬绦虫卵	终末寄生部位:肠道 中间期:可在各种组织和器官内形成囊肿	血清学,影像学,活检	血清学,显微镜检查,ELISA和PCR确认	绦虫组织,血清学阳性	类似于伏氏棘球绦虫的囊肿。外源性增殖尚未报道。续绦期可形成单个或多个囊肿
伏氏棘球绦虫	薮犬绦虫卵	终末寄生部位:肠道 中间期:主要在肝脏和肺部形成囊肿	血清学,影像学,活检	血清学,显微镜检查,ELISA和PCR确认	绦虫组织,血清学阳性	这些囊肿通常相互连接,可以有多个腔,从而形成多腔囊肿以及内源性子囊肿。这些增殖性囊肿与多房棘球绦虫相似
多房棘球绦虫	狐狸绦虫卵	CNS,皮下组织	血清学,影像学,活检	血清学、摄片,组织学	血清学阳性,影像学阳性,绦虫组织	多房棘球绦虫(可在整个组织内形成囊肿)
猪带绦虫(猪肉)	人类绦虫卵					小型封闭性囊尾蚴(囊尾蚴病)
多头绦虫	犬绦虫卵	终末寄生部位:肠道 中间期:中枢神经系统,皮下组织	影像学,体腔积液	皮下组织多头蚴活检,血清学,ELISA和PCR确认	影像学阳性,出现因六钩蚴引起的多头蚴病	多头蚴病最常见于大脑、眼睛和皮下组织
锯齿状绦虫	犬绦虫卵	终末寄生部位:肠道 中间期:各种皮下组织	影像学,体腔积液	皮下组织多头蚴活检	影像学呈阳性,多头蚴中可观察到多个原头节	通常经尸检确认
曼氏迭宫绦虫	犬和猫绦虫卵	身体中的任何器官/组织	影像学,血清学,组织活检	血清学,摄片,组织学,ELISA	血清学阳性,影像学阳性,绦虫组织	成虫没有头节,这有助于区分曼氏迭宫绦虫和猪带绦虫

CNS:中枢神经系统;ELISA:酶联免疫吸附试验;PCR:聚合酶链反应。

可能会发展成幼虫感染,从而导致囊尾蚴病。囊尾蚴病通常无症状,除非幼虫侵入中枢神经系统(central nervous system, CNS)、眼球或其他肌肉或组织。

流行病学

猪带绦虫在世界各地都有发现,在拉丁美洲的发病率较高。猪带绦虫幼虫形式的感染在美国很少发生,但可以在墨西哥移民中发现。误食猪带绦虫卵后,六钩蚴在肠内孵化并侵入肠壁。一旦幼虫侵入组织,就能迁移到大脑、肝脏和其他组织并进行系统性传播,从而导致人类囊尾蚴病。囊尾蚴病是指以幼虫形式、可分布全身的感染状态。当反向蠕动将节片反流到肠内时,虫卵会在肠内孵化并释放六钩蚴,此时也会发生人类囊尾蚴病。囊尾蚴病会发展并存活多年。囊尾蚴最终会死亡并可能钙化,该特性有助于诊断。

致病机制和疾病谱

临床症状和体征取决于**囊尾蚴**的位置、活力和数量。身体的任何器官或组织中都可以出现囊尾蚴病。症状的严重程度取决于寄生的身体部位,在初次感染后数年内可能都不会出现症状。寄生在中枢神经系统和眼睛所引起的症状最为严重。一旦囊尾蚴在大脑中寄生,其会引起一种称为**神经囊尾蚴病**的疾病。可导致癫痫样发作、头痛、精神障碍、脑膜炎或猝死。囊尾蚴也可寄生在眼睛中,此时必须手术清除,以防止永久性的眼睛损伤,甚至失明。囊尾蚴病的大部分损害是由囊尾蚴死亡后所引起的严重的宿主反应炎症。产生的抗体可为患者提供二级免疫。

实验室诊断

囊尾蚴病较难诊断。仅不到一半的囊尾蚴病患者的粪便中可发现猪带绦虫卵。粪便中出现虫卵或节片是绦虫感染的迹象,但不能诊断为囊尾蚴病。通常需要在组织中发现囊尾蚴才能进行确诊。通过手术移除该寄生虫,且需在显微镜下检查头节上是否存在吸盘和小钩。囊尾蚴为圆形或椭圆形,半透明,直径约5 mm及以上。这种生物有一个有4个吸盘的头节和一个有1圈钩的顶突。细针吸取细胞学检查可能有助于诊断,无需进行手术活检。也可以使用计算机断层影像学(computed tomography, CT)和磁共振成像(magnetic resonance imaging, MRI)进行诊断。射线照片也有助于检测组织内钙化性囊尾蚴病。眼囊尾蚴病可以通过肉眼识别幼虫来诊断。美国疾病预防控制中心(Centers for Disease Control and Prevention, CDC)提供了一种高特异和高敏感的酶联免疫电转移印迹分析方法。该方法已被证明,使用血清或脑脊液鉴定抗体的特异性为100%,敏感性为98%,主要用于诊断神经囊尾蚴病。该方法使用了来自猪带绦虫的纯化抗原,该抗原含有7种不同的主要糖蛋白。在所有患者中,无论其临床表现如何,免疫印迹试验在血清样本中的敏感性略高于脑脊液样本,因此可以无需只依靠脑脊液来进行免疫印迹分析。目前可用的囊尾蚴病抗体检测试验不能区分活动性感染和非活动性感染,因此在评估治疗患者的结果和预后方

面没有帮助。基于核酸的方法和物种特异性聚合酶链反应(polymerase chain reaction, PCR)已被用于区分脑脊液中的绦虫种类，但这些方法并未广泛用于神经囊尾蚴病的临床实验室诊断。

治疗

囊尾蚴病应使用皮质类固醇、抗惊厥药治疗。如果需要，还应进行手术治疗。在无症状患者的大脑中治疗已死亡的囊尾蚴病未被证明是必要的。并非所有患者都对治疗有反应，也并非所有患者都必须接受治疗，因为治疗导致的炎症反应可能会带来比疾病本身更严重的影响。症状性神经囊尾蚴病应进行对症治疗。当建议治疗时，阿苯达唑是首选药物。如果使用吡喹酮，则应与皮质类固醇联合使用，以减少炎症反应，且不应用于眼部或脊髓感染的治疗。眼部、脊柱或脑部受累可能需要手术。

预防

教育、肉类检查和改善卫生措施是关键的预防措施。第53章讨论了其他预防方法。

细粒棘球绦虫复合体

一般特征

棘球绦虫是所有绦虫中最小的(3～9 mm长)，有3～5个节片。它含有一个带有4个吸盘的头节和一个带有小钩的顶突，用来连接肠壁。细粒棘球蚴广义上可作为该种和该品系的通称。绦虫可在终末宿主犬的小肠中被发现。虫卵可被中间宿主吞食，中间宿主为哺乳动物，包括绵羊(细粒棘球绦虫)、牛(奥氏棘球绦虫)、驼鹿(加拿大棘球绦虫)、马(马棘球绦虫)和人类。在已鉴定的几种细粒棘球绦虫中，犬、羊品系是最常见的。不管是哪种品系，人类通常都是偶然宿主，且棘球绦虫的生活史就此终止，因为这些寄生虫无法在人类宿主中继续完成生活史。六钩蚴在中间宿主的肠道中孵化并侵入循环系统，在循环系统中发展成**棘球囊肿病**。疾病症状因囊肿的部位和大小而异。**棘球蚴病**(包虫病)由一个或多个囊肿引起，可在任何组织中发展。

流行病学

细粒棘球绦虫复合体最常见于哺乳动物宿主广泛存在的凉爽潮湿地区，如南美洲南部、俄罗斯、东非和美国西部。终末宿主体内的虫卵通过粪便污染土壤、水或食物。虫卵能够在冰冻条件下存活，并能在环境中存活数年。成年绦虫仅在终末宿主犬类中发现(图54.1)。

致病机制和疾病谱

棘球蚴病对人类具有潜在威胁，取决于棘球蚴囊肿的大小和位置。有些囊肿可能多年都不被发现，直到其长大到足以影响其他器官。许多人甚至从来不知道自己已被感染。囊肿在人类体内生长非常缓慢。囊肿通常充满液体，具有一个生发层，可芽生成群的头节。这些头节形成的小囊被称为子囊(**生发囊**)，可附着在生发层或自由漂浮在囊中。棘球蚴液中的头节类似于沙粒，被称为**棘球蚴砂**(图54.2A和图54.3)。最终形成一个包含可发育成成虫的单腔囊肿。囊肿类似于生长缓慢的肿瘤。肝脏或肺部感染可能多年无症状，但随着囊肿压力增大最终会导致明显的症状。大多数棘球蚴囊肿出现在肝脏内。肝脏内的囊肿会引起慢性腹痛和过敏反应，并可能导致**胆管炎**(胆总管感染)和**胆汁淤积**(干扰胆汁从肝脏流出)。肺部囊肿可能导致感染和脓肿，并导致慢性咳嗽、气急和胸痛。在囊肿的生活史中，偶尔会有液体渗入宿主组织和循环系统，导致寄生虫引起的免疫反应的致敏或激活。由于未破裂前不会引起机体的致敏作用，棘球蚴囊肿的液体一旦破裂和释放可能会导致过敏性休克。如果一个囊肿在人体内破裂，许多新的囊肿可能会相继破裂释放，且通常会被宿主的细胞免疫反应所清除。囊肿漏液可能导致明显的嗜酸性粒细胞增多。

实验室诊断

出现生长缓慢腹部肿块，伴或不伴嗜酸性粒细胞增多的临床症状将提示感染。人类感染表现可从无症状到严重，甚至死亡。棘球蚴病可通过鉴定感染器官中的囊肿，且伴有阳性血清学试验结果进行诊断。免疫诊断试验对棘球蚴病的诊断非常有帮助，应在侵入性方法之前使用进行。美国CDC提供多种血清学检测，包括酶联免疫吸附试验(enzyme-linked immunosorbent assay, ELISA)和免疫印迹血清学。然而，其他寄生虫感染、癌症和慢性免疫疾病患者可能会出现假阳性反应。同时阴性检测结果也不应排除棘球蚴病，因为一些携带者的抗体没有被试剂覆盖到。患者体内抗体的可测得性取决于幼虫囊肿的物理位置、完整性和活力。与肺囊肿相比，肝囊肿更容易引发抗体反应。同时，无论寄居在何位置，抗体检测试验对完整透明囊肿的患者都是最不敏感的。肺、脑和脾中

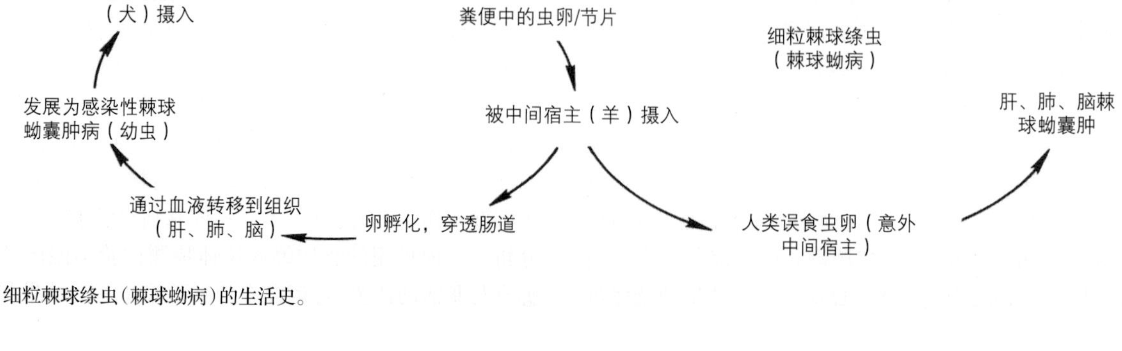

图54.1 细粒棘球绦虫(棘球蚴病)的生活史。

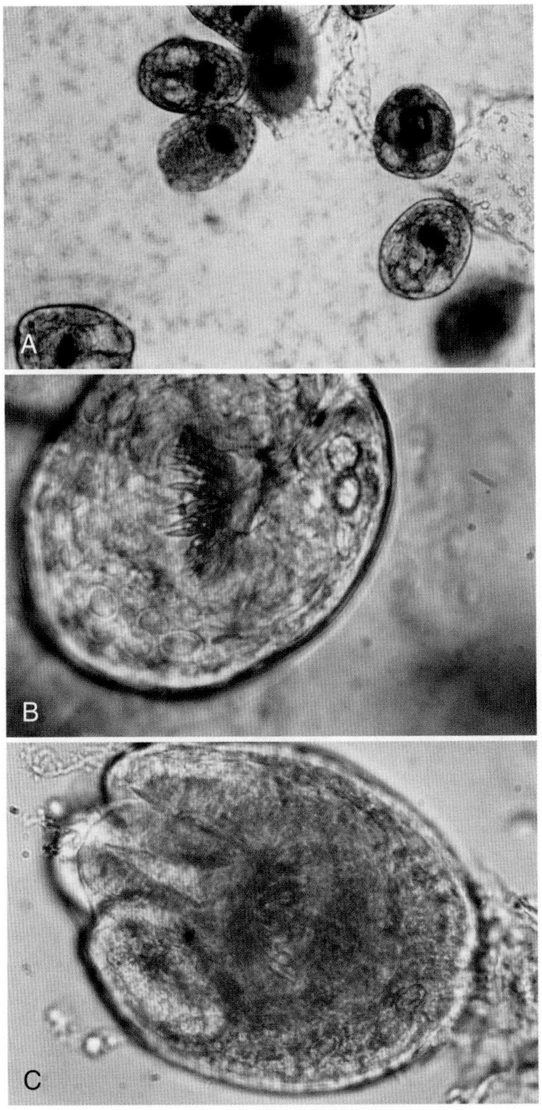

图54.2 （A）棘球绦虫群。（B）虫卵。（C）头节。（来源：Courtesy Dr. Henry Travers, Sioux Falls, SD.）

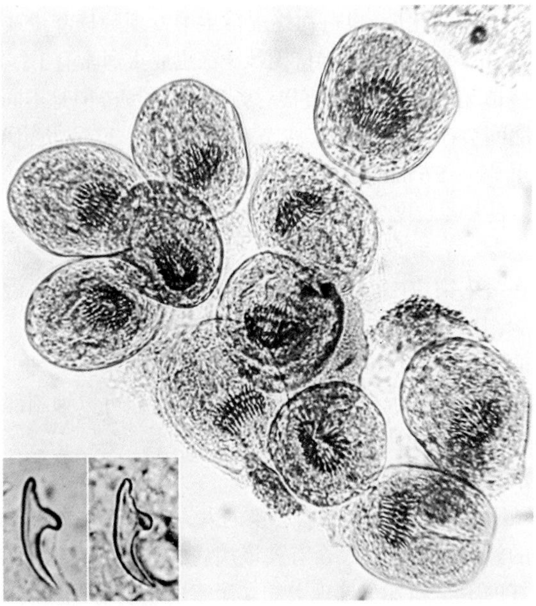

图54.3 细粒棘球蚴、棘球蚴砂（300×）。（插图）两个独立的小钩（1 000×）。

的囊肿血清诊断反应性可能会降低，而骨中的囊肿会定期产生刺激从而更易检测到抗体反应。囊肿破裂时或破裂后会出现突然的抗体反应。携带衰老、钙化或死亡囊肿的患者通常血清阴性。间接血凝（indirect hemagglutination, IHA）、间接荧光抗体（indirect fluorescent antibody, IFA）试验和酶免疫分析（enzyme immunoassays, EIA）是检测囊性疾病患者血清抗体的敏感试验。根据不同病例的特点，敏感率在60%～90%。目前，最好的血清学诊断是通过联合检测获得的。EIA或IHA先对所有样本进行筛选，再通过免疫印迹试验或任意凝胶扩散试验进行阳性反应确认。尽管这些验证性检测会对5%～25%的神经囊尾蚴病患者的血清产生假阳性反应，但神经囊尾蚴病的临床和流行病学表现很少会与囊性棘球蚴病相混淆。

在某些情况下，抗体反应也可用于监测治疗情况。根治性手术成功后，抗体滴度下降，有时甚至消失。如果出现继发性囊肿，滴度会再次升高。Arc 5或IgE抗体检测可以反映术后24个月抗体下降情况，但是IHA和其他检测可能在治疗后至少4年内都维持阳性。化疗后抗体滴度不会持续下降。因此，血清学监测病程的作用有限。影像学技术可以更准确地评估患者的病情。

超声、MRI和CT提高了诊断水平，并可提供液体囊肿的可视化。常规X线片可显示钙化的囊肿。如果存在原头节的话，也可以通过原头节的形态来区分不同种的囊肿。对囊肿液进行显微镜检查以确定头节，可以有助于诊断。可以在液体中加入1%伊红染色，可以帮助观察和确定是否存在囊肿。不能存活的头节会被伊红染色，活的头节则不会被染色。

治疗

PAIR［穿刺（puncture）、抽吸（aspiration）、感染（infection）和回注（reinjection）］用于在无法进行手术切除的情况下，通过向棘球蚴囊内注射杀囊剂（30%高渗生理盐水、0.5%溴棕三甲铵或70%～95%乙醇）灭活棘球蚴砂。在其他情况下，囊肿可通过注入之前提到的化学药物30 min后通过手术移除。阿苯达唑或阿苯达唑联合吡喹酮已被有效地用于杀死囊肿内的头节，缩小囊肿大小，预防复发。在一些不需要治疗的患者中不会发生囊性病变。

预防

预防措施包括避免接触感染的犬，定期给动物驱虫。有效的控制措施包括教育民众有关棘球蚴病的危险性和传播途径、保持良好的卫生和安全处理犬粪。屠宰的动物必须妥善处理，以防止犬接触污染物，这样便可以中断棘球绦虫的生活史。

多房棘球绦虫

一般特征

虽然很少感染人类大脑，但多房棘球绦虫可引起泡型棘球蚴病，这是一种致命的**棘球蚴病**。它是所有绦虫疾病中最致命的。囊肿是非常危险的，因为它缺乏薄膜层，并可形成一系列相连的腔室。腔室中几乎没有液体，也很少有头节。囊肿的形态与细粒棘球蚴非常相似，但成虫要小得多（1.2～3.7 mm）。囊肿极耐低温。

流行病学

多房棘球绦虫可在亚洲、欧洲和北美的北部包括阿拉斯加、蒙大拿州和明尼苏达州等地区出现。狐狸、草原狼和犬是多房棘球绦虫的终末宿主，而啮齿动物是中间宿主。人类偶尔会通过摄入受污染的食物或水以及处理感染的动物而感染多房棘球绦虫。毛皮猎人和兽医因更易接触感染的动物而增加感染的风险。多房棘球绦虫的生活史与细粒棘球绦虫的生活史基本相同。

致病机制和疾病谱

泡型棘球蚴病是一种高度致命的破坏性疾病。多房棘球绦虫囊肿生长缓慢，可能需要数年时间才能出现临床症状。许多囊肿在感染者体内的往往无症状，有时在尸检、手术或在进行其他临床需要的影像学检查中发现。正如细粒棘球蚴一样，症状的严重程度取决于囊肿的位置和大小。囊肿主要形成于肝脏，并可转移至肺或脑。肝脏中的囊肿不受层叠囊壁的限制，可以扩张成多囊结构。这种**多房**（多腔）**棘球蚴囊肿**常被误诊为肝肉瘤，增加诊断难度。这种疾病通常是致命的。

实验室诊断

超声、CT和MRI可用于发现囊肿，并可通过血清学检测协助诊断。血清学检测，如ELISA，敏感且高度特异。大多数泡型棘球蚴病患者通过使用异源细粒棘球绦虫或同源多房棘球绦虫抗原的血清学检测可检测到抗体。对于天然的棘球绦虫抗原，非特异性反应所带来的问题与前文的细粒棘球绦虫复合物相同。然而，EIA中使用的免疫亲和纯化多房棘球绦虫抗原（Em2）可在95%以上的泡型棘球蚴病例中出现阳性抗体反应。通过比较Em2抗原与包含多房棘球绦虫和细粒棘球绦虫成分的抗原的血清学反应性，可以区分泡型棘球蚴病和囊性疾病。将两种纯化的多房棘球绦虫抗原（Em2和重组抗原Ⅱ/3-10）组合在一个单一免疫分析中，优化了灵敏度和特异性。基于这两种抗原的EIA试剂盒已在欧洲上市，但在美国没有。与囊性棘球蚴病一样，Em2试验对术后随访比监测化疗的有效性更高。

治疗

最常见的治疗方法是通过手术去除寄生虫。然而，这种疾病通常诊断较晚从而无法手术，导致高死亡率。建议术前使用阿苯达唑治疗，以便手术切除前缩小囊肿的大小。对于不能手术的患者，使用甲苯咪唑和阿苯达唑进行终身治疗已有成功的案例，因此在许多病例中可成为首选治疗方法。

预防

管控啮齿动物是一种重要的预防手段，同时教育高风险人群避免接触感染性粪便。保持良好的卫生习惯和定期给宠物驱虫也很有帮助。

少节棘球绦虫和伏氏棘球绦虫

一般特征

少节棘球绦虫和伏氏棘球绦虫感染通常被称为多囊性棘球蚴病（或新热带区多囊性棘球蚴病），这种疾病是在中间宿主中发现的。由于少节棘球绦虫在人类中表现为单个或离散的囊肿，这种疾病也被称为单囊性棘球蚴病。

流行病学

棘球蚴的多个品系分布在世界各地，然而，仅在中美洲和南美洲发现了伏氏棘球绦虫和少棘球绦虫。

致病机制和疾病谱

伏氏棘球绦虫的最终宿主是丛林犬（薮犬），中间宿主是南美啮齿动物，尤其是无尾刺豚鼠（学名：*Cuniculus paca*）。猎犬会在狩猎后食用无尾刺豚鼠的内脏，因此猎犬也可成为终末宿主。续绦期主要定居于中间宿主的肝脏中，但也可能定居在肺和其他器官中。在无尾刺豚鼠中，伏氏棘球绦虫囊肿充满液体，直径通常为0.5～6 cm，可以单独或多个聚集出现。这些囊肿通常相互连接，可以有多个腔。伏氏棘球绦虫可在灵长类动物等偶然宿主中经历外源性增殖，形成多室囊肿及内源性子囊肿。这些增殖性囊肿与多房棘球绦虫一样，具有侵袭性。外源性增殖很少发生在自然宿主中。

少节棘球绦虫的最终宿主是野生猫科动物，中间宿主是啮齿动物。少节棘球绦虫可以在实验性感染的家猫体内发育成熟。在中间宿主中，囊肿在肌肉、皮下组织及心脏和肺等内脏器官中发育。囊肿与少节棘球绦虫的囊肿相似，直径可达5 cm。外源性增殖尚未报道。在人类感染中，在眼球后方和心脏中发现了单囊绦虫蚴或多囊绦虫蚴。

在驯化为家养的哺乳动物中间宿主中尚未发现少节棘球绦虫。曾有报道两起动物园的伏氏棘球绦虫引起的疫情，一起涉及海狸鼠；另一起涉及非人灵长类动物。猩猩和大猩猩出现了严重的临床症状，包括腹部极度下垂。大量动物死亡或不得不接受安乐死。少节棘球绦虫在无尾刺豚鼠中很少引起症状，除非囊肿非常大。

实验室诊断

棘球绦虫的卵在形态上与绦虫卵难以区分，粪便中很少发现微小的节片。ELISA（共抗原ELISA）检测粪便样本中棘球绦虫抗原可用于对终末宿主进行筛选。这种检测方法可以检测潜伏感染和显性感染。为粪便样本设计的PCR分析（Copro-DNA分析）主要用于确认感染或从粪便中识别虫卵。在用槟榔碱化合物净化后，也可在终末宿主中发现棘球绦虫成虫或其节片。少节棘球绦虫和伏氏棘球绦虫成虫通常有3个节段。在某些情况下，尸检时可直接对肠道进行检查，但是不同成熟节片之间会存在细微差异，少节棘球绦虫2～3 mm长，伏氏棘球绦虫3.9～5.6 mm长。除了这些区别，还可以通过PCR、测序或限制性片段长度多态性分析来区分棘球绦虫。

治疗

在终末宿主中，可以用驱虫药治疗棘球绦虫。通常使用吡喹酮，其对幼虫和成虫都有效。对于中间宿主，手术往往是首选的治疗方法。长期驱虫治疗也可能抑制部分囊肿。在手术切除囊肿肿块后，长期每天服用阿苯达唑可以抑制部分患者体内寄生虫的生长。

预防

预防措施包括避免接触感染的犬，并做好动物定期驱虫。有效的控制包括教育民众有关该疾病的危险和传播途径、保持良好的卫生和安全处理犬粪。屠宰的动物必须妥善处理，以防止犬接触污染的物品。

多头绦虫和其他种

一般特征

多头绦虫是最常见的犬科绦虫，可引起人类的**多头蚴病**。其他的犬绦虫，如肥头绦虫和锯齿状绦虫也与人类的多头蚴病有关（第53章）。**多头蚴**（幼虫形式）可能会对宿主造成破坏性损害或死亡，在人类中极其罕见。多头蚴囊肿是一种单腔囊肿，含有透明液体，类似于囊尾蚴，但该虫有多个头节，且可以看到子囊。多头绦虫成虫长5～6 cm，由200～250个节片组成。头节有4个吸盘和1个**吻**（管状附属物）或顶突，吻上有22～32个钩，平行排列。

流行病学

多头绦虫最常见于非洲，但在南美、美国和加拿大也可以见到。成年绦虫通常在犬和其他犬科动物中发现。许多动物可成为中间宿主，如绵羊、牛和鹿。这些动物在放牧时通过误食虫卵而感染。人类也因误食含有虫卵的犬粪而意外成为中间宿主。

致病机制和疾病谱

六钩蚴孵化并穿透中间宿主的肠壁。胚胎通过血液输送到身体的各个部位，包括大脑、眼睛和中枢神经系统，并在这些部位寄居发育成多头蚴。多头蚴发育成多个子囊，引发包括头痛、呕吐、瘫痪和失明等症状。多头蚴在绵羊和食用受感染绵羊大脑的犬身上可引起严重疾病。受感染的羊失去平衡，旋转直到摔倒（回螺病）。人类的临床症状包括眩晕、摇晃或蹒跚。

实验室诊断

与棘球绦虫感染诊断相似。CT和MRI可能有助于发现囊肿。如果囊肿已通过手术切除，可对摘除囊肿进行显微镜检。CDC提供的血清学检测结合影像学可更有助于临床确定诊断。

基于核酸的方法也被用于多头绦虫感染的诊断。

虽然已经开发了不同的血清学方法，包括ELISA和间接血凝试验来诊断多头蚴感染，但这些试验中使用的抗原是天然绦虫提取物，无法商业化生产。使用稳定的重组抗原Tm7和热休克蛋白70的间接ELISA检测法已被成功开发用于诊断多头蚴病。虽然PCR可能有助于检测脑脊液中的核酸，但目前浓缩、提取和扩增过程的复杂性妨碍了临床实验室的常规使用。

治疗

治疗方法与棘球绦虫相似。虽然用于治疗囊尾蚴病的药物也可能对多头蚴感染有效，但是如果可以进行手术，优先推荐手术治疗。

预防

应注意避免与绵羊和其他家畜密切接触的犬进食受感染动物的大脑或脊髓，并应定期驱虫。保持良好的卫生习惯，注意不要进食任何被犬粪便污染的东西。

锯齿状绦虫

一般特征

在包括北美、南美、欧洲和非洲在内的多个地区都发现了锯齿状绦虫。

流行病学

锯齿状绦虫作为犬科绦虫的一种，是食肉动物（尤其是犬）的寄生虫，兔子等食草动物为中间宿主。当人类因误食被感染的犬粪便污染的食物或水中的虫卵时，人类会成为偶然宿主。

致病机制和疾病谱

锯齿状绦虫的孵化通常仅在虫卵暴露于胃液时发生。六钩蚴在肠内孵化，侵入肠壁，并通过血液传播到各组织中。在组织内，幼虫（绦虫蚴）发育成囊尾蚴或多头蚴（即在囊内聚集的幼虫群）。

感染锯齿状绦虫的囊尾蚴幼虫称为多头蚴病。当人类从终末宿主的受感染组织中误食这些虫卵时，虫卵会发育成多头蚴。这些多头蚴可以定居在人类肌肉、大脑、眼睛或皮下结缔组织中。症状多变，取决于幼虫的定居位置和数量。皮肤或皮下组织中的多头蚴病通常表现为无痛结节。损伤通常是波动性的和轻微的。大多数皮下结节出现在躯干、巩膜、结膜下、颈部、肩部、头部和四肢。颈部的多头蚴可能会影响运动和吞咽功能。临床上，多头蚴易与淋巴瘤、脂肪瘤、假瘤或神经纤维瘤混淆。中枢神经系统的多头蚴会导致头痛、发热和呕吐。也可能出现局部神经症状，包括神经麻痹、杰克逊癫痫、厚壁结膜炎、阻塞性或交通性脑积水，以及伴有短暂性偏瘫的颅内动脉炎。眼睛内的多头蚴可导致眼内和眼眶感染，患者可能出现不同程度的视力损害。如果不清除，眼睛中的多头蚴会导致疼痛的炎症、青光眼，最终失明。

实验室诊断

通过组织活检或尸检样本中的多头蚴进行诊断。由于存在多个原头蚴（具有未发育成熟的头节的感染形式），通常很容易将多头蚴与囊尾蚴病区分开来。

治疗和预防

手术切除或驱虫药物可用于治疗多头蚴。口服爱普西兰特、吡喹酮或芬苯达唑可用于治疗多头蚴感染。在治疗这种不断演变的绦虫时，应谨慎行事，因为死亡的绦虫可能会在宿主体内引起明显的炎症反应。炎症可以通过使用皮质激素来控制。在大部分情况下，手术切除多头蚴是一种更安全的选择，因为手术期间囊肿中的液体泄漏不太可能导致新的囊肿。手术切除通常是治愈性的。

预防与多头绦虫相似。良好的卫生习惯对防止感染动物的粪便污染食物和环境至关重要。为了避免食用被感染的生肉或未全煮熟的肉，合适的烹饪方法也是很重要的。

曼氏迭宫绦虫

一般特征

裂头蚴病是由裂头蚴幼虫引起的一种感染。幼虫（**裂头蚴**）呈白色、褶皱、带状，约宽3 mm，长30 cm。裂头蚴有吸槽（纵向凹槽）而不是吸盘，没有头节，这有助于区分迭宫绦虫属和猪带绦虫。

流行病学

迭宫绦虫在全世界都有报道，但大多数人类裂头蚴病病例出现在亚洲。在北美地区裂头蚴病在动物中流行，但在人类中很罕见。成年迭宫绦虫寄生在犬和猫的肠道内。虫卵随着宿主粪便脱落，在水中孵化，并释放自由游动的周身有纤毛的钩球蚴。桡足类动物吞食有纤毛的钩球蚴并感染。爬行动物、鱼类和两栖动物会吞食感染的桡足类动物，这些桡足类动物体内含有原尾蚴（长椭圆形）幼虫。原尾蚴幼虫在第二中间宿主中发育为裂头蚴（具有头节的假节段）幼虫。人类是偶然宿主，他们在摄入污染的水或食用未煮熟的鱼后感染裂头蚴。其生活史与鱼阔节裂头绦虫（裂头绦虫属）相同。人类无法成为迭宫绦虫的终末宿主。然而，迭宫绦虫在人类宿主中可以存活长达20年。

致病机制和疾病谱

迭宫绦虫可迁徙并定植在人体内的任何地方。临床症状取决于定植的器官或组织。迭宫绦虫在症状出现之前可以存活数年。裂头蚴病通常无症状，直到幼虫生长至引起炎症反应。在组织中形成结节可引起疼痛。可能会出现包括癫痫发作、虚弱、头痛和眼睛疼痛等多种症状，如果不进行治疗，可能会导致失明。

实验室诊断

通常通过从感染组织中取出并鉴定裂头蚴来进行确诊。利用ELISA方法进行血清学诊断可用于靶向检测血液中的抗裂头蚴IgG抗体。ELISA可能在感染后10～12 d呈阳性，在感染后14～22 d检测抗裂头蚴抗体时几乎100%有效。临床病史、ELISA、MRI和CT都可用于协助诊断裂头蚴病。患者可能出现嗜酸性粒细胞增多。

治疗

吡喹酮的有效性有限。向结节内注射乙醇，同时手术切除完整的裂头蚴是首选的治疗方法。

预防

预防策略应包括安全的饮用水处理方法，以及认识到对食用生鱼和两栖动物的危险。污染区的水在饮用前应彻底煮沸。

案例学习54.1

一名来自蒙大拿州的65岁男子被送进当地一家医院的急诊室。患者是牧羊人，养犬。患者声称没有外出旅行史。他喜欢在当地打猎和捕猎，喜欢吃鹿肉。他因右上腹部疼痛和呕吐入院。体检触及腹部肿块，并进行了磁共振检查（MRI）。MRI显示肝脏有一个5 cm的肿块。手术切除充满液体的囊肿和头节（图54.4）。

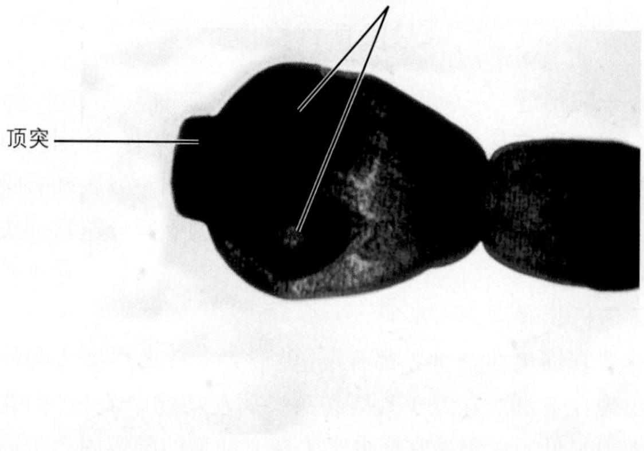

图54.4 从患者肝活检中收集的头节。（来源：Courtesy Dr. Henry Travers, Sioux Falls, SD.）

问题：

1. 应该考虑哪种寄生虫？
2. 应进行哪些检查以协助诊断？
3. 应该采取哪些预防措施来控制这种寄生虫的传播？

复习题

1. 以下哪项是棘球绦虫的特征（　　）
   a. 人类发现的最长绦虫　b. 可引起维生素B_{12}缺乏症　c. 棘球囊肿　d. 囊尾蚴
2. 以下哪种寄生虫的囊肿没有被包裹在囊中（　　）
   a. 猪带绦虫　b. 多头绦虫　c. 类曼蚊亚属　d. 多房棘球绦虫
3. 治疗棘球囊肿病的首选药物是什么（　　）
   a. 阿苯达唑和吡喹酮　b. 吡喹酮　c. 甲苯咪唑　d. 氯硝柳胺
4. 手术可能是治疗哪种绦虫的最佳方法（　　）
   a. 细粒棘球绦虫　b. 多房棘球绦虫　c. 多头绦虫　d. 以上皆是
5. 人类囊尾蚴病发生在以下情况（　　）
   a. 猪带绦虫卵被摄入体内　b. 反向蠕动使节片反流肠道　c. 人类摄入受污染的猪肉　d. 以上皆是
6. 囊尾蚴病发展特点为（　　）
   a. 可在身体的任何器官或组织中发展　b. 在摄入受污染的牛肉后感染　c. 感染后虫体会在2～3周内死亡和钙化　d. 以上皆是
7. 神经囊尾蚴病的定义如下（　　）
   a. 肝脏囊尾蚴感染　b. 大脑感染囊尾蚴　c. 眼睛感染囊尾蚴　d. 以上皆是
8. 囊尾蚴的确诊是通过（　　）
   a. 组织中囊尾蚴的鉴定　b. CT或MRI　c. 免疫印迹分析　d. 以上皆是
9. 多房棘球绦虫囊肿特点为（　　）
   a. 生长迅速并引起许多临床症状　b. 最常见于美国南部　c. 因缺乏一层薄膜，能够形成多囊结构　d. 在人体内形成多头蚴
10. 人类可在下列哪种情况下感染多房棘球绦虫（　　）
    a. 从受感染的鹿身上误食六钩蚴　b. 从受感染的桡足类动物中误食钩球蚴　c. 从受感染的狐狸身上误食虫卵　d. 从人类粪便中误食虫卵
11. 人类通过以下哪种方式感染裂头蚴病（　　）
    a. 误食犬粪　b. 处理感染的动物　c. 食用未煮熟的鱼中的原尾蚴　d. 误食人类粪便

12. 是非题

______当人类成为猪带绦虫包囊的偶然宿主时，就会导致棘球蚴病。

______头节是否存在可以区分迭宫绦虫和猪带绦虫。

______棘球蚴囊破裂可引起过敏性休克。

______猪带绦虫包囊缺少一层膜。

13. 配对题：将每个术语与正确的描述配对

______神经囊尾蚴病	______棘球蚴病
______棘球蚴	______育囊
______棘球蚴砂	______多房性
______多头蚴	______吸槽
______CT	______MRI

a. 子囊　b. 多腔囊肿　c. 纵向凹槽　d. 包虫病　e. 磁共振成像　f. 多头绦虫幼虫型　g. 脑内局限性囊尾蚴病　h. 计算机断层扫描　i. 棘球蚴液中的头节　j. 囊肿

参考答案

案例学习 54.1

1. 棘球绦虫是最可能的病原体。患者经常与绵羊和犬接触。

2. 血清学检测，对囊肿进行显微镜检查以寻找头节，并对囊肿进行伊红染色检测头节是否存活。超声、MRI和CT扫描观察到充满液体的囊肿可协助诊断。

3. 避免与受感染的犬接触，并确保犬已正确驱虫。保持良好的卫生习惯，安全处理犬粪。不要让犬吃死掉的动物尸体。

复习题

1. c; 2. d; 3. a; 4. d; 5. d; 6. a; 7. b; 8. d; 9. c; 10. c; 11. c; 12. ×，√，√，×；13. g, d, j, a, i, b, f, c, h, e

第55章 · 肠道吸虫
Intestinal Trematodes

孙伟 · 译　马艳 · 审校

本章目标

1. 列出有临床意义的肠道吸虫。
2. 描述肠道吸虫的一般生命周期，并确定对人类有感染性的生命周期阶段。
3. 描述用于识别肠道吸虫的诊断方法。
4. 解释肠道吸虫感染的致病机制。
5. 列出治疗肠道吸虫感染的首选药物。
6. 描述肠道吸虫的自然环境或栖息地、传播途径和预防措施。

本章相关的寄生虫

蠕虫	异形异形吸虫
吸虫	横川后殖吸虫
肠道	棘带吸虫属
棘口吸虫	扇棘单睾吸虫属
布氏姜片吸虫	星隙吸虫属
人似腹盘吸虫	前肠异形吸虫属

肠道吸虫（吸虫）是扁虫门（扁虫）的成员，背腹扁平，并且至少需要一个中间宿主（一种淡水蜗牛）。人类感染是通过摄入被包裹在淡水植被或鱼类上的掌蚴（无尾覆盖的幼虫）而引起的。大多数吸虫是雌雄同体的（卵巢和睾丸都包含在每个成虫体内）。这些寄生虫通常是从粪便中脱落的卵中鉴定出来的。

成虫位于小肠，并在此产卵，这些卵可以形成或不形成胚胎直到通过粪便从体内脱落。卵到达水中后继续发育，纤毛自由游动时幼虫被释放出来。毛蚴进入宿主蜗牛体内，发育成雷蚴（圆柱形的幼虫），然后发育成尾状的尾蚴。尾蚴被蜗牛排出后，在水生植物或鱼类上发育成有包囊的囊蚴。人类宿主摄取生的或未煮熟的植物（布氏姜片吸虫）、鱼类（异形异形吸虫、横川后殖吸虫）、淡水软体动物或鱼类（棘口吸虫属），囊蚴可黏附于肠壁囊蚴，并发育成成虫。横川后殖吸虫的代表性生命周期如图55.1所示。

棘口吸虫属

一般特性

据报道，多种棘口吸虫感染人类，包括圆圃棘口吸虫、伊族棘口吸虫、巨睾棘口吸虫和卷棘口吸虫。大多数人类感染是由伊族棘口吸虫引起的。伊族棘口吸虫成虫呈长条形，叶状，长约1 cm，宽约0.2 cm。两端细，后端可能略尖。大约50%的成虫有49～53个颈棘，在口腔吸盘周围交替排列。卵通过感染患者的粪便排出，呈大而椭圆形，卵盖相对较窄，后端有较小的褶皱。卵长89～112 μm，宽58～69 μm。

流行病学

棘口吸虫可感染淡水软体动物，主要是蜗牛。在俄罗斯、

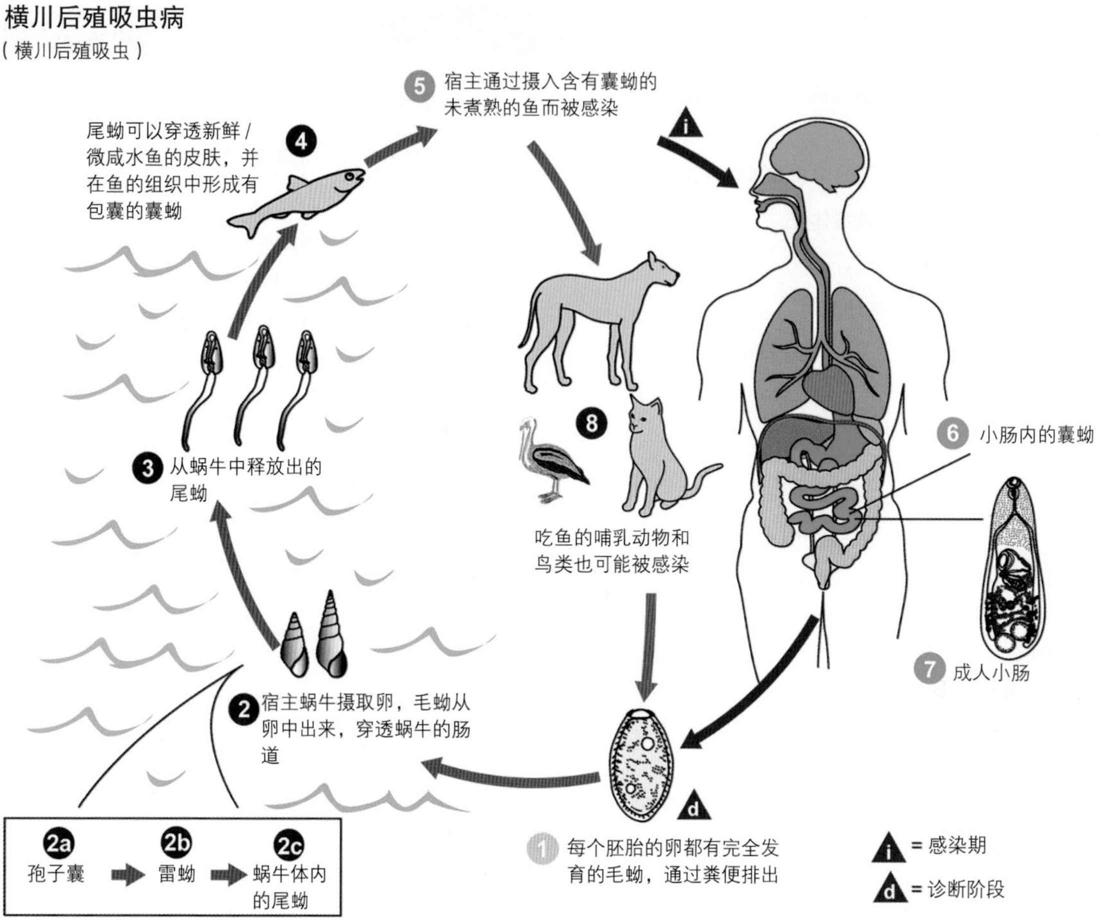
横川后殖吸虫病
（横川后殖吸虫）
5 宿主通过摄入含有囊蚴的未煮熟的鱼而被感染
尾蚴可以穿透新鲜/微咸水鱼的皮肤，并在鱼的组织中形成有包囊的囊蚴
4
3 从蜗牛中释放出的尾蚴
8
吃鱼的哺乳动物和鸟类也可能被感染
6 小肠内的囊蚴
7 成人小肠
2 宿主蜗牛摄取卵，毛蚴从卵中出来，穿透蜗牛的肠道
2a 孢子囊
2b 雷蚴
2c 蜗牛体内的尾蚴
1 每个胚胎的卵都有完全发育的毛蚴，通过粪便排出
i = 感染期
d = 诊断阶段

图55.1 这是横川后殖吸虫的生命周期图。（来源：Photo Courtesy the Division of Parasitic Diseases/Centers for Disease Control and Prevention.）

东南亚和远东地区很常见。老鼠和犬是当地流行地区的宿主。

致病机制和疾病谱

棘口吸虫感染可导致严重的临床表现，特别是在蠕虫数量较大时。蠕虫的活动刺激（使用颈棘、口腔和腹侧吸盘）引起十二指肠和空肠黏膜溃疡和出血而导致感染，导致严重的胃肠道不适，包括上腹痛伴腹泻、容易疲劳和营养不良，可持续几个月。轻度感染时患者可无症状，并出现轻微腹痛和腹泻。

治疗和预防

吡喹酮是棘皮吸虫病的首选药物，但是美国没有该药物。虽然单次口服25 mg/kg吡喹酮是治疗肠道吸虫感染的推荐剂量，但棘口吸虫感染可以用略低的单次口服10～20 mg/kg吡喹酮来治疗。适当的食物准备和避免食用生的、未煮熟的或新鲜腌制的鱼可以防止感染。吡喹酮是治疗的首选药物。此外，也可使用阿苯达唑。

布氏姜片吸虫

一般特性

成虫细长，长20～75 mm，宽8～20 mm（图55.2）。它们的前端有一个口腔吸盘，后端中间有一个腹侧吸盘。其卵与肝片吸虫没有明显区别（图55.3）。卵呈椭圆形，细长，透明，黄褐色，一端有盖（盖），大小在130～140 mm，宽80～85 mm之间，可能未形成胚胎。

流行病学

布氏姜片吸虫分布在孟加拉国、柬埔寨、中国（包括台湾地区）、印度、印度尼西亚、老挝、马来西亚、巴基斯坦、泰国和越南，在学龄儿童中很流行。受污染的粪便被用于施肥而排入农田或被感染宿主在水源或附近排便。储存宿主包括猪、犬和兔子。

F. 布氏姜片吸虫是肠道中最大的吸虫，感染是通过摄入生荸荠或菱角子（有刺头或果实的植物）获得的。最终宿主是猪，而吃鱼的野生动物和家畜可能会作为储存宿主。当使用粪便施肥或农场动物粪便处理不当时，水体植被可能会受到污染。

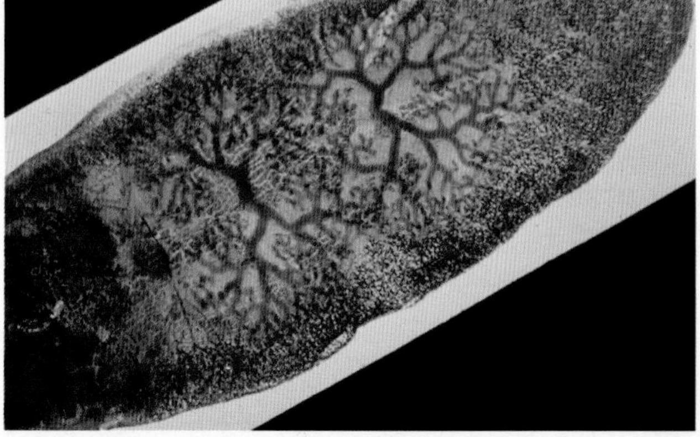

图55.2 整个布氏姜片吸虫。（来源：Courtesy Dr. Henry Travers, Sioux Falls, SD.）

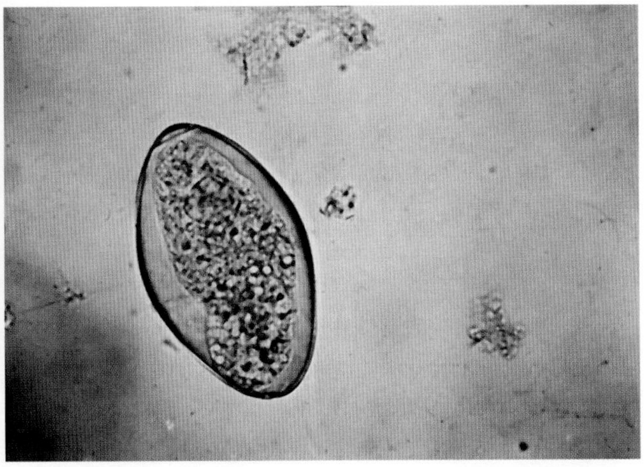

图55.3 布氏姜片吸虫虫卵。布氏姜片吸虫虫卵和肝片吸虫虫卵在形态上难以区分。(来源：Courtesy Dr. Henry Travers, Sioux Falls, SD.)

致病机制和疾病谱

成虫的肠道附着部位经常出现局部炎症和溃疡，并可能出血。中度至重度感染可引起腹痛、腹泻、肠梗阻、腹部和下肢水肿，并可能导致维生素B_{12}吸收不足。嗜酸性粒细胞增多症很常见。

治疗和预防

目前治疗布氏姜片吸虫感染的选择是吡喹酮；据报道，每天3次单次剂量的氯硝柳胺有一些体外疗效。可以通过将水生植物浸泡在沸水中一段时间并削皮，并在食用前正确烹饪水生植物和鱼来防止感染。此外，还需要改变地方流行地区的农业做法和健康教育。

人似腹盘吸虫

一般特性

人似腹潘吸虫，也被称为结肠吸虫，其天然宿主，是猪的结肠。成虫呈花瓶状，呈亮粉红色，平均长5～8 mm，宽3～5 mm。前部有一个突出的口腔吸盘。后部呈盘状，腹侧吸盘靠近后端。被皮光滑，包含一系列同心褶皱，带有许多紧密排列的结节。具有纤毛和非纤毛乳头排列在蠕虫的腹侧表面的口腔吸盘周围。卵大小约为146 μm × 66 μm，呈菱形(平行四边形)，透明，呈绿色。每个卵包含大约24个卵黄(卵黄囊样)细胞和一个中央非形成胚胎的卵。

流行病学

人似腹盘吸虫病在东南亚、菲律宾、圭亚那、印度和阿萨姆邦流行。高发病率可归因于农村农场和村庄等农村地区的卫生设施标准较低。人类和动物的感染都是由于摄入了受污染的植物。当生的或未煮熟的鱼类被摄入时，就会传播给人类。储存宿主包括老鼠和鹿鼠。人类是偶然宿主，猪是最终宿主。

致病机制和疾病谱

似腹盘吸虫感染最终宿主通常呈现轻度到无症状。在被人类宿主摄取后，囊蚴通过消化道进入十二指肠到达盲肠，幼虫在那里自受精并产卵。疾病的表现取决于蠕虫的载量。患者可能无症状，但严重感染时会导致腹泻、发热、腹痛、绞痛、营养不良和贫血。在虫卵大量存在而导致的严重病例中，丘疹状病变和脱屑导致坏死。炎症反应可发生在心脏或肠系膜淋巴系统。

治疗和预防

吡喹酮是治疗感染的首选方法。改变农业做法、健康教育和适当的卫生可以防止在流行地区的传播。首选药物吡喹酮剂量为25 mg/kg，每日3次剂量，1 d内即可消除寄生虫。如果采取简单的卫生措施，预防这种疾病并不困难。粪便不应该被用作肥料，因为它可能含有未知数量的寄生虫。蔬菜应该彻底清洗，肉类要适当煮熟。

异形吸虫属：横川后殖吸虫、棘带吸虫属、扇棘单睾吸虫属、星隙吸虫属和前肠异形吸虫属

一般特性

异形吸虫属有22个属，其中有6个与医学相关。异形异形吸虫和横川后殖吸虫最为重要。该科还包括棘带吸虫属、扇棘单睾吸虫属、星隙吸虫属、前肠异形吸虫属。

异形异形吸虫

异形异形成虫吸虫长1.0～1.7 mm，宽0.3～0.4 mm，后部宽为圆形。也有额外的围绕着生殖器孔隙的生殖器吸盘。卵小，黄褐色，胚胎，有盖，肩盖可能最小。卵的大小从26～30 mm长，15～17 mm宽，与横川后殖吸虫难以区分。

流行病学

异形异形吸虫广泛分布在中国、埃及、印度、伊朗、以色列、日本、韩国、苏丹、菲律宾、突尼斯和土耳其。储存宿主包括猫、犬和鸟。蜗牛是中间宿主，各种淡水鱼是第二个中间宿主。人类是通过摄入腌制的、生的或未充分煮熟的鱼而感染这种非常小的吸虫的。

横川后殖吸虫

成虫

长1.0～2.5 mm，宽0.4～0.8 mm。卵小，黄褐色，胚胎，有盖，肩盖可能最小。卵的大小从26～30 mm长，15～17 mm宽不等，可能无法与异形异形吸虫区分。

流行病学

横川后殖吸虫发现于巴尔干半岛(欧洲东南部的一个文化区)、印度尼西亚、以色列、日本、韩国、俄罗斯、西班牙和中国(包括台湾地区)，被认为是远东地区最常见的肠道吸虫感染。储存宿主包括猫、犬和鸟。淡水钉螺为中间宿主，多种淡水鱼为第二中间宿主。人类是通过摄入腌制的、生的或未充分煮熟的鱼而感染这种非常小的吸虫的。

棘带吸虫属

成虫的大小从280～330 μm长，150～180 μm宽。虫体上覆盖着鳞片状的毛刺。成虫末端有口腔吸盘，吸盘上有32个沿口周排列成两排的刺和一个小的腹侧吸盘。卵呈椭圆形，黄褐色，有明显的卵盖。外壳表面似乎有晶格结构。这些卵有33 μm长，17 μm宽。

流行病学

棘带吸虫是一种肠道食源性吸虫，寄生于鸟类和哺乳动物，包括人类。该物种原产于亚洲，分布在世界各地。主要的

软体动物中间宿主是拟黑螺属，据报道存在于整个亚洲和美洲的10多个国家。多种鱼类是第二中间宿主。囊蚴形成于鱼的鳃部，引起病理性发育迟缓和死亡，给养鱼业造成经济损失。

扇棘单睾吸虫属

成虫的特征是存在一个小的、有把手的腹侧吸盘和一个睾丸，这使它区别于后殖吸虫属和异形吸虫属。腹吸盘是扇棘单睾吸虫属的典型形态特征，有一组12～16根长且呈新月形、中空的刺和一个左旋(左侧)非常细的实心刺组成，整体呈半月(半月形)。卵呈椭圆形，有凸出的卵盖。卵在形状、大小和形态上与肝吸虫非常相似，不能在形态上加以区别。

流行病学

扇棘单睾吸虫感染人类。在东南亚很流行，包括印度支那、菲律宾、埃及和我国台湾岛等。中间寄主是淡水蜗牛，美拉尼亚螺。鱼类是第二中间宿主，数十种鸟类和食鱼的哺乳动物，包括犬、猫和人类，都是最终宿主。

星隙吸虫属

成虫吸虫为梨形，有一个小的近正中腹侧吸盘和一个排气管状细长的囊状精囊。虫卵形细长，卵圆形，长25.3～29.2 μm，宽11.1～13.4 μm。

流行病学

星隙吸虫属感染人类流行于东南亚，包括韩国、日本和科威特。中间寄主是微咸水蜗牛，拟黑螺属。第二中间宿主是半咸水鱼，主要是鲻鱼。其他的淡水鱼，包括半喙鱼和攀鲈鱼，也可作为第二中间宿主自然的最终宿主包括猫、犬、猪、老鼠、人类和鸟类。

前肠异形吸虫属

成虫虫体有一个小的凹陷和一个内侧腹侧吸盘。这种蠕虫有一个独特的腹内生殖器官(生殖孔周围有两组刺；右侧5～6根，左侧7～9根)。这两个睾丸是并列。虫卵较小(长19.8～22.9 μm，宽11.1～13.4 μm)，卵形，梨状，壳上没有明显的图案。

流行病学

前肠异形吸虫人类感染。在东南亚和其他地区都很流行，包括韩国、日本、越南和埃及。主要的中间宿主是微咸水蜗牛。第二个中间宿主是微咸水鱼。最终的宿主包括狼、猫、犬、狐狸、鼩鸟、老鼠、鹈鹕、风筝、鸭子和鸬鹚。

致病机制和疾病谱

任何异形吸虫属少量感染可能是无症状的。严重感染的症状可能包括腹痛、腹泻伴大量黏液和肠壁溃疡。虫卵可以进入肠道毛细血管和淋巴系统，在那里进入心脏、大脑、脊髓或其他组织，导致栓子或肉芽肿的形成。

治疗和预防

感染可以通过避免摄入生的、未煮熟的、腌制或咸鱼来预防。通过改善卫生条件和健康教育项目，可以降低感染的风险。

实验室诊断

肠道吸虫的鉴定是通过检测虫卵卵，或在极少数情况下，从福尔马林-乙酸乙酯沉积的粪便中检测到成虫。对沉淀进行湿片镜检，含或不含碘染色。布氏姜片吸虫的虫卵与肝吸虫、棘口吸虫、人似腹盘吸虫和异形异形吸虫相似；异形吸虫感染的诊断也可能需要评估症状，获得旅行史，和(或)成虫的检出情况。

核酸检测

多种聚合酶链反应(polymerase chain reaction, PCR)方法在检测肠道吸虫方面都潜在的应用前景该方法利用了不同物种在特定属水平的DNA核苷酸序列变异。多重qPCR已被开发用于检测已知的引起胃肠炎的主要肠道寄生虫，包括中华吸虫和横川后殖吸虫。据报道，该检测方法具有100%的敏感性和100%的特异性。

聚合酶链反应-限制性片段长度多态性(polymerase chain reaction-restriction fragment length polymorphism, PCR-RFLP)和简单序列重复锚定PCR已被报道用于区分后殖吸虫属(包括横川后殖吸虫)的物种。来自RFLP的涉及核糖体RNA和线粒体细胞色素氧化酶I(mtCOI)基因特定位点的信息可能有助于区分横川后殖吸虫和其他后殖吸虫属。根据物种间rDNA多态性的变化，通过PCR分析可以区分异形吸虫属的6个成员。

治疗

治疗肠道吸虫感染的首选药物是吡喹酮，一种异喹啉衍生物，口服3剂，用1 d。可能会有一些轻微的不良反应，但这些不良反应通常在48 h内消失，在严重感染的患者中可能更严重。替代药物是氯硝柳胺，给药1～2 d。

案例学习55.1

一名32岁妇女的丈夫在外交部门工作，这对夫妇最近被派往非洲。妻子抱怨有2个月的腹痛、呕吐、腹泻和体重减轻的病史。在非洲时，她吃过当地种植的豆瓣菜。采集粪便样本进行培养、虫卵和寄生虫检查。细菌培养结果呈阴性。在寄生虫检查中湿片显示较大、椭圆形、有盖和未形成胚胎的蠕虫卵。

问题：

1. 引起患者症状的可能病原体是什么寄生虫？
2. 该虫与另一种寄生虫的虫卵难以区分。由这两种蠕虫引起的感染会有什么不同呢？
3. 患者最有可能是如何感染的？
4. 治疗这种感染的首选治疗方法是什么？

复习题

1. 寄生虫卵的外壳顶部有一个盖子，叫(　　)

   a. 出口　b. 鳃盖　c. 节结　d. 按钮

2. 吸虫的生命周期中感染阶段是(　　)

   a. 毛蚴　b. 尾蚴　c. 后囊蚴　d. 胸膜尾蚴

3. 在所有吸虫的生命周期中需要什么中间宿主(　　)

   a. 淡水蜗牛　b. 龙虾　c. 水生植物　d. 淡水蟹

4. 以下哪两种小吸虫通常虫卵无法区分(　　)

   a. 布氏姜片吸虫　b. 异形异形吸虫　c. 横川后殖吸

虫 d. 并殖吸虫

5. 在实验室检查中布氏姜片吸虫感染常见的( )

a. 维生素B_{12}水平增加 b. 血清胆红素水平升高

c. 红细胞数量减少 d. 嗜酸性粒细胞增多

6. 治疗肠道吸虫感染的首选药物是( )

a. 氯硝柳胺 b. 吡喹酮 c. 阿苯哒唑 d. 噻唑咪唑

参考答案

案例学习55.1

1. 布氏姜片吸虫。

2. 布氏姜片吸虫通常会引起肠道附着点的局部炎症和溃疡，有腹痛、腹泻，并可能引起肠梗阻，从而导致腹部和下肢水肿。而另一种蠕虫——肝吸虫，位于胆管内，引起肝脏增大、压痛和黄疸。

3. 患者很可能是通过食用当地生长的豆瓣菜而感染的。

4. 治疗的首选药物是吡喹酮。吡喹酮1 d内分3次口服。如果患者出现副作用，可使用的替代药物是氯硝柳胺，给予1～2 d。

复习题

1. b; 2. c; 3. a; 4. bc; 5. d; 6. b

第56章 · 肝吸虫和肺吸虫

Liver and Lung Trematodes

崔扬文 · 译 马艳 · 审校

本章目标

1. 列出能引起肝肺感染的有重要临床意义的吸虫。
2. 描述肝吸虫和肺吸虫的一般生活史，并确定对人类具有感染性的阶段。
3. 描述用于检测肝吸虫和肺吸虫的诊断方法，包括虫卵的显微镜检测和血清学方法。
4. 描述肝吸虫和肺吸虫的致病性，包括局部的病灶和相关的疾病表现。
5. 列出肝吸虫和肺吸虫感染的药物选择。
6. 描述肝吸虫和肺吸虫的传播途径，讨论如何预防感染。

本章相关的吸虫

肝/肺

华支睾吸虫
猫后睾吸虫
麝猫后睾吸虫
大/巨片形吸虫
肝片吸虫
非洲并殖吸虫
卡里并殖吸虫
异盘并殖吸虫
克氏并殖吸虫
墨西哥并殖吸虫
宫崎并殖吸虫
子宫胆道并殖吸虫
双侧宫并殖吸虫
卫氏并殖吸虫

本章中的寄生虫是食源性的，并可能造成严重的经济影响。华支睾吸虫属(*Clonorchis* spp.)、后睾吸虫(*Opisthorchis* spp.)和片形吸虫属(*Fasciola* spp.)生活在人类的胆道里，而并殖吸虫属(*Paronimus* spp.)在肺部和身体其他部位被发现。

肝吸虫

一般特征

这些吸虫的成虫生活在胆管中，严重感染时可出现在胆囊中。其中华支睾吸虫(中国肝吸虫)、猫后睾吸虫(*Opisthorchis Felineus*)和麝猫后睾吸虫(*Opisthorchis Viverrini*)(东南亚肝吸虫)体形细长而狭窄，比片形吸虫(*Fasciola*)小得多。这些吸虫也都需要淡水螺作为中间宿主。

流行病学与生活史

华支睾吸虫分布于中国(包括台湾地区)、日本、韩国和越南。泰国肝吸虫发现于柬埔寨、老挝、泰国和越南，而猫肝吸虫发现于在北欧和亚洲。这三种吸虫的储存宿主包括犬和猫。片形吸虫属(*Fasciola* spp.)引起的疾病非常相似，主要在地理分布上不同，其中肝片吸虫出现在欧洲、北美和南美洲，而巨片形吸虫出现在亚洲和非洲。片形吸虫属(*Fasciola* spp.)影响着养羊业和养牛业的经济收入。片形吸虫的储存宿主包括犬、肉猪、猫、貂、獾、水貂、黄鼠狼、猪、马和老鼠。被感染的粪便由于排水不当和操作不洁，进入到供水系统。

肝吸虫的生活史与肠道吸虫的生活史非常相似。成虫在胆管中产生的虫卵，随粪便排出体外。自由游动的毛蚴在淡水中从卵中孵化出来，进入淡水螺宿主，在其体内发育成雷蚴，尾蚴，然后离开螺体进入水中(图56.1)。华支睾吸虫属和肝吸虫属的尾蚴被第二中间宿主——淡水鱼摄取。然后尾蚴在此中间宿主内囊化并发育成囊蚴。囊蚴是对人类有感染性的阶段。当受感染的淡水鱼被生吃或未煮熟时，囊蚴将在十二指肠内破囊而出，然后进入胆管，在那里发育成熟。片形吸虫的尾蚴寄生在豆瓣菜、菱角等淡水植物上，发育成囊蚴。当被感染的植物被生食时，囊蚴将在十二指肠内脱囊，然后进入胆管并成熟。图56.2描绘了肝吸虫和肺吸虫的生活史。

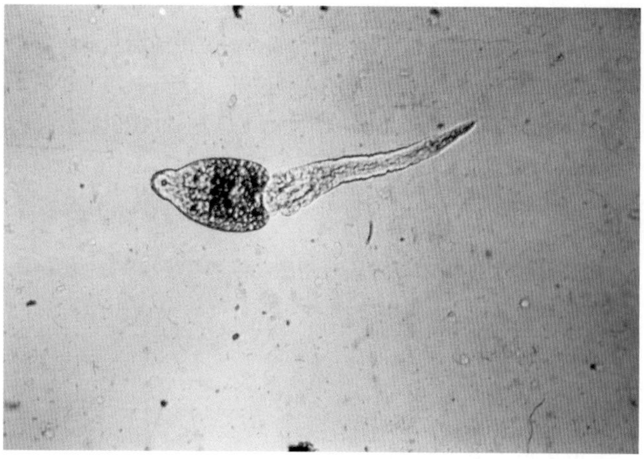

图56.1 肝吸虫尾蚴。(来源：Photo courtesy Dr. Henry Travers, Sioux Falls, SD.)

致病机制和疾病谱

华支睾吸虫(*C.sinensis*)或后睾吸虫属(*Opisthorchis* spp.)引起的轻度感染是非常常见的且可以是无症状的。这些吸虫引起的较重感染可能表现为发热、腹痛和黄疸，可伴有嗜酸性粒细胞增多和血清免疫球蛋白E(IgE)水平的升高。严重感染可引起胆管阻塞，从而导致肝大和压痛、肝硬化、胆囊炎(胆囊的炎症)和胆管癌(胆管上皮癌变)。

即使是轻微的片形吸虫感染也可引起发热、腹痛、恶心、腹泻、肝脏的肿大和压痛、黄疸、干咳、嗜酸性粒细胞增多和血清IgE水平升高，也可出现白细胞增多、嗜酸性粒细胞增多和轻度至中度贫血。严重的片形吸虫感染可能导致胆管阻塞、肝硬化、胆囊炎和胆管癌。当幼虫在人体内迁徙的过程中可能穿入腹腔，而成虫可出现在肠壁、肺、心脏或大脑中。当虫体寄生在胆道，导致慢性感染时，许多感染症状就会消失。慢性期表现为肝脏异常和嗜酸性粒细胞增多。在慢性感染者中，已在肠壁、脑、心脏、肺和皮肤中发现了虫体。

实验室诊断

肝吸虫的检测主要是通过沉淀和湿片显微镜下(含或不含碘染色)查找粪便中的虫卵来进行的。

华支睾吸虫的成虫细长而狭窄，呈透明的红黄色，成虫的大小可(10～25)mm×(3～5)mm不等，虫卵大小为(28～30)μm×(14～18)μm。虫卵有肩盖，顶端与盖相对有一个球形突起，颜色为黄褐色，出体时即为胚胎(图56.3A)。

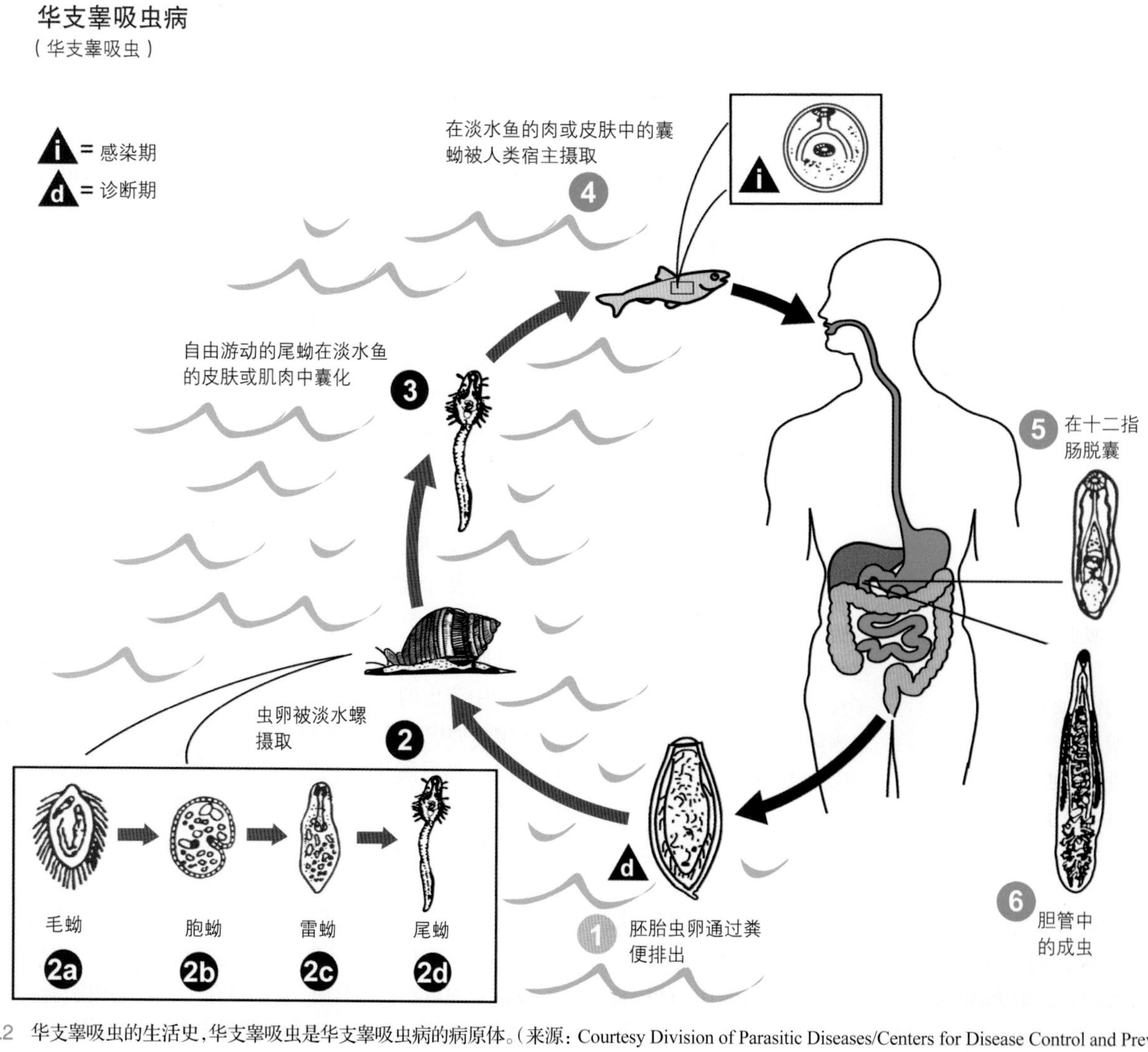

图56.2 华支睾吸虫的生活史，华支睾吸虫是华支睾吸虫病的病原体。(来源：Courtesy Division of Parasitic Diseases/Centers for Disease Control and Prevention.)

诊断是基于粪便样本中虫卵的显微镜识别。然而，华支睾吸虫的虫卵几乎无法与肝吸虫的虫卵区分开来。成虫也可以通过手术被发现。

与华支睾吸虫相似，后睾吸虫属的成虫体形细长而狭窄，呈透明的红黄色，然而，后睾吸虫的成虫要小得多：(5～10) mm×(0.8～1.9)mm。后睾吸虫的成虫呈柳叶刀状，体型较泰国肝吸虫大。后睾吸虫属的虫卵略小于华支睾吸虫的虫卵，为(19～29)μm×(12～17)μm。与华支睾吸虫相似，后睾吸虫属的虫卵也有肩盖，在顶端与盖相对的一个球形突起，颜色为黄褐色，出体时已胚化(图56.3)。诊断是依靠十二指肠吸出物(胆汁)中的虫卵、成虫的检出或临床病史综合判断。胆道梗阻患者不排卵，需要通过针刺吸取、手术或尸检来确认。

片形吸虫的成虫要大得多(2～5)cm×(0.8～1.3)cm(图56.3C)，虫体前端有一个头锥，其内有一口吸盘。巨片形吸虫的与肝片吸虫相似，然而它的形状更像柳叶刀，而头锥不太明显。虫卵大小为(130～150)μm×(70～90)μm，有卵盖，褐黄色，排出体外时无胚胎。巨片形吸虫的虫卵通常稍大一些(160～190)μm×(70～90)μm，因为片形吸吸虫属与姜片吸虫属的虫卵几乎无法区分，所以从胆汁样本中检测卵或成虫可能是有必要的。巨片形吸虫与肝片吸虫的诊断方法相同，然而在感染患者的粪便样本中发现虫卵的可能性更小。准确鉴定片形吸虫是很重要的，因为其治疗方法不同于姜片吸虫。图55.3显示的是肝片吸虫的虫卵，图55.2显示的是姜片吸虫的成虫。

血清学检测

麝猫后睾吸虫和华支睾吸虫感染均可引起较强的免疫应答。急性感染时IgE水平升高，并且IgM亦可检出，随后IgA和IgG升高。在慢性感染中，IgA水平回到正常，而IgG和IgM仍然保持升高状态。华支睾吸虫的血清学诊断方法已经取得成功；使用ELISA方法是敏感的，并且显示出与其他寄生虫病的低交叉反应性。然而，由于缺乏标准化和出现假阳性结果，这种诊断方法不适用于麝猫后睾吸虫；假阳性是由于与其他寄生虫病的交叉反应造成的。利用体内培养的猫后睾吸虫成虫获取的排泄性和分泌性抗原，ELISA已获得成功。

血清学检测已用于诊断片形吸虫属(*Fasciola* spp.)。血清学检测对于感染的急性期是有效的，因为在感染后2～4周可检测到片形吸虫的特异抗体，而通常在暴露后的3～4个月虫卵产生不明显。血清学检测对于低水平或零星产卵的慢性片形吸虫感染及异位感染的病例诊断也是有价值的。这也可能有助于排除与在绵羊或牛肉肝脏中摄入寄生虫虫卵引起的相关假性片形吸虫感染。

人肝片吸虫感染的免疫诊断包括使用排泄分泌(excretorysecretory, ES)抗原或重组抗原的酶免疫测定(enzyme immunoassay, EIA)方法，以及用免疫印迹试验对EIA阳性样本进行确证试验。酶联免疫吸附试验(Enzyme-linked immunosorbent assay, ELISA)血清IgG抗体检测显示可与其他吸虫(如血吸虫)出现交叉反应。

核酸检测

包括环介导的等温扩增(loop-mediated isothermal amplification, LAMP)在内的各种基于PCR的试验方法已经被开发用于肝吸虫，包括肝片吸虫的检测。这些方法与常规粪便和间接血清学检查相比较，对肝片吸虫感染的诊断显示出较高的敏感性和特异性。相关人员使用等温扩增方法分别检测了淡水螺、第二中间宿主鱼类和患者粪便中的华支睾吸虫和麝猫后睾吸虫的DNA。在人类粪便样本中，基于等温扩增的技术可以检测到人类感染的华支睾吸虫，低至每100 mg粪便中1个虫卵。基于LAMP的诊断试验的进一步评估显示，其敏感性为97.1%，特异性为100%。

类似的LAMP检测方法也适用于麝猫后睾吸虫，但由于检测DNA时使用不同靶基因的重复序列，导致敏感性和特异性也有相应变化。多重PCR方法曾被用于检测疫区鱼类和感染者体内的华支睾吸虫和后睾吸虫。一种一步双重实时荧光共振能量转移(fluorescence resonance energy transfer, FRET)实时PCR方法被建立，用于诊断和鉴别人类粪便样本中的华支睾吸虫和后睾虫属的感染。该方法对这两种寄生虫的鉴别的特异性和敏感性均为100%。尽管核酸检测肝吸虫的方法

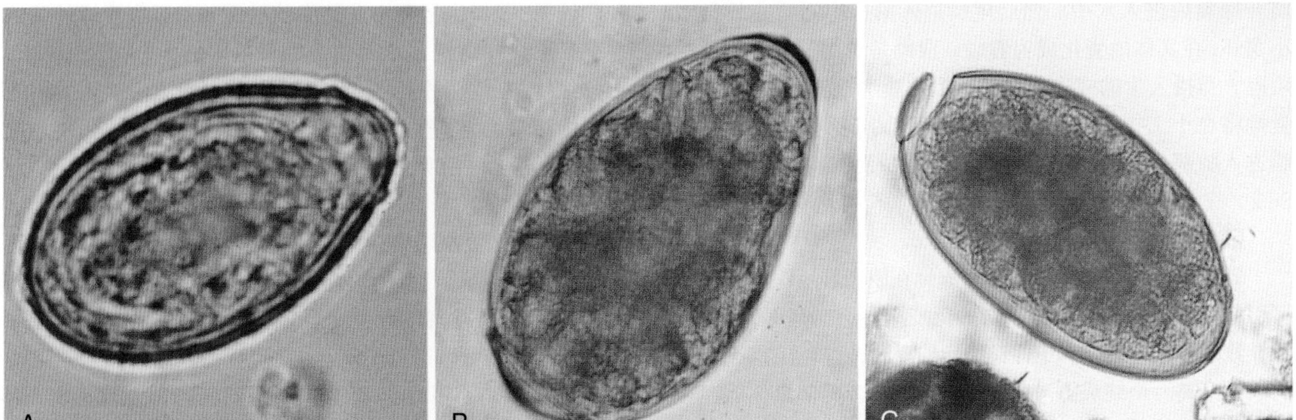

图56.3 吸虫卵(A) 华支睾吸虫。(B) 卫氏并殖吸虫。(C) 肝片吸虫(注意部分开放的盖部)。(来源：Centers for Disease Control and Prevention. DPDx-Laboratory Identification of Parasitic Diseases of Public Health Concern.)

有很好的临床效果，但在常规实验室中并未普遍使用，即使在流行地区也是如此。

治疗与预防

治疗支睾吸虫和后睾吸虫属感染的首选药物是吡喹酮(25 mg/kg)，每天口服3次，连续2 d。治疗片形吸虫属感染的首选药物是三氯苯达唑(吡喹酮效果不佳)。由于继发性细菌感染，后睾虫属感染通常需要给予额外的抗生素治疗。

人类肝吸虫病感染可以通过确保鱼和水生植物在食用前被适当煮熟，以及通过改善卫生条件和良好的个人卫生来预防。

肺吸虫

一般特征

并殖吸虫属包含大约15种已知可感染人类的物种。卫氏并殖吸虫是最常见、分布最广的肺吸虫。墨西哥并殖吸虫分布于中南美洲，克氏并殖吸虫分布于北美和南美洲，两者都是重要的人类病原体。成虫生活在肺部，并在肺部产卵，因此虫卵可出现在痰中，如果经口咯出或吞咽，也可出现在粪便中。与其他吸虫相似，淡水螺是必需的中间宿主。

流行病学和生活史

并殖吸虫病主要出现在远东：印度、菲律宾、中国、日本、韩国、巴布亚新几内亚和东南亚，由于人们食用了未烹煮的螃蟹、小龙虾、淡水虾、贻贝和副寄主。克氏并殖吸虫的储存宿主包括犬和猫。墨西哥并殖吸虫的储存宿主包括家猪、野猪、犬和啮齿动物。并殖吸虫属也被发现存在于其他以淡水蟹或小龙虾为食物的哺乳动物中。克氏并殖吸虫在美国正成为一个越来越令人担忧的问题。它广泛分布在北美各地，在猫、犬、山猫、浣熊、狐狸、臭鼬、水貂和郊狼身上都有发现。其传播与行为活动有关，包括饮酒、冒险和外部生存技能展示。

成虫被包裹在肺部，其产生的虫卵进入细支气管，通过刺激咳嗽反应离开肺部。虫卵被吞咽，最终从粪便中排出。虫卵的大小随物种的不同而不同，长80～120 μm，宽45～70 μm(图56.3B)。自由游动的毛蚴在淡水中从虫卵中孵化出来，进入螺类宿主，在其体内依次发育成雷蚴和尾蚴，离开螺类后进入水中。然后尾蚴进入第二中间宿主螃蟹或小龙虾，在其体内囊化成为囊蚴。囊蚴是对人类有感染性的阶段。当摄入生的或未煮熟的感染的淡水蟹或小龙虾食时，囊蚴将在十二指肠内脱囊，然后移行于小肠壁，最终通过膈膜进入肺部，在那里它们被包裹(通常成对)并发育成熟(图56.2)。

致病机制和疾病谱

轻度感染可能是无症状的。囊蚴在肌肉和组织中的移行可引起局部疼痛和对组织损伤的免疫应答。在肺部，免疫应答导致嗜酸性粒细胞和中性粒细胞的浸润，以及血清IgE水平的通常升高。最终成虫被包裹在肉芽肿中。肺部虫体的存在通常可导致慢性咳嗽，并可能同时伴有血性痰。咳嗽提供一种机制，将虫卵向上输送到喉咙，在此虫卵被吞咽，然后可从粪便中排出。墨西哥并殖吸虫、克氏并殖吸虫、异型并殖吸虫和休顿并殖吸虫的幼虫可移行到身体的其他部位，通常导致皮下或下腹部包块的形成。并殖吸虫属的幼虫可进入其他部位，如肝脏、肠壁、肌肉、腹膜和大脑，造成严重损害。这些异位感染通常与异型并殖吸虫、墨西哥并殖吸虫和卫氏并殖吸虫有关。计算机断层扫描(computed tomography, CT)和磁共振成像(magnetic resonance imaging, MRI)可以用来显示包囊肿胀、移行轨迹和身体不同部位(包括大脑、肝脏和肺部)的包块。

实验室诊断

并殖吸虫属的成虫大小不一，(10～25)mm×(3～5) mm，呈红褐色。卫氏并殖吸虫的虫卵大小为(80～120)μm×(45～60)μm；墨西哥并殖吸虫的虫卵大小约为80 μm×40 μm。虫卵在离开体内时没有胚胎，有肩盖，壳厚，呈棕黄色。并殖吸虫属的虫卵与裂头绦虫(淡水鱼绦虫)的虫卵相似，可以通过盖、盖肩和与盖相对的末端增厚的壳来区分。

使用沉淀浓缩法，可以从痰、胸腔积液中检测到并殖吸虫虫卵，偶尔也可从粪便中找到。这些虫卵可在湿片中被观察到(加或不加碘染色)(图56.4)，**Charcot-Leyden晶体**也可在痰或肺组织样本中被观察到。夏科-莱登晶体细长，两端都很尖。晶体通常看起来无色，用三色染色法可将其染成紫色或红色。全血中可存在高水平的嗜酸性粒细胞，血清中可能存在高水平的IgE。X线可观察到肺部的病变。

血清学检测

血清学检测在美国可用于诊断卫氏并殖吸虫和克氏并殖吸虫。EIA试验、免疫印迹(immunoblot, IB)试验和血凝试验可用于诊断活动性感染。EIA和IB的检测结果显示的抗体水平在化疗和虫体死亡后确实出现下降。胸腔积液样本比血清更适用于抗体检测。美国疾病预防控制中心(Centers for Disease Control and Prevention, CDC)的寄生虫病部门使用EIA和免疫印迹法对血清进行IgG、检测此方法也可与其他物种和吸虫发生交叉反应。

核酸检测

常规免疫学诊断对人类并殖吸虫病是敏感的，但在流行病学调查中不可持续。LAMP试验成功地扩增了患者痰、胸腔积液，以及淡水蟹和小龙虾中的卫氏并殖吸虫囊蚴的基因序列。 LAMP方法显示其检测的最低限值为1×10^{-8} ng/μL，敏感性约为聚合酶链反应的100倍。LAMP方法产生的阳性和阴性结果也与寄生虫学试验的结果一致，使其成为现场调查和临床诊断并殖吸虫病的极佳选择。

治疗和预防

治疗并殖吸虫感染的首选药物是吡喹酮，每天3次，连续服用2～3 d。单剂或联合使用三氯苯达唑的方案也是有效的，但在美国没有该药物。

人类感染可以通过不吃腌制的、生的或未煮熟的螃蟹或小龙虾来预防。甲壳类动物应烹调到其内部温度为145℉(62.8℃)。也应注意适当清洁在准备这些食物时所使用的器具。改善卫生条件和行为也可能有助于降低这些感染的流行率。

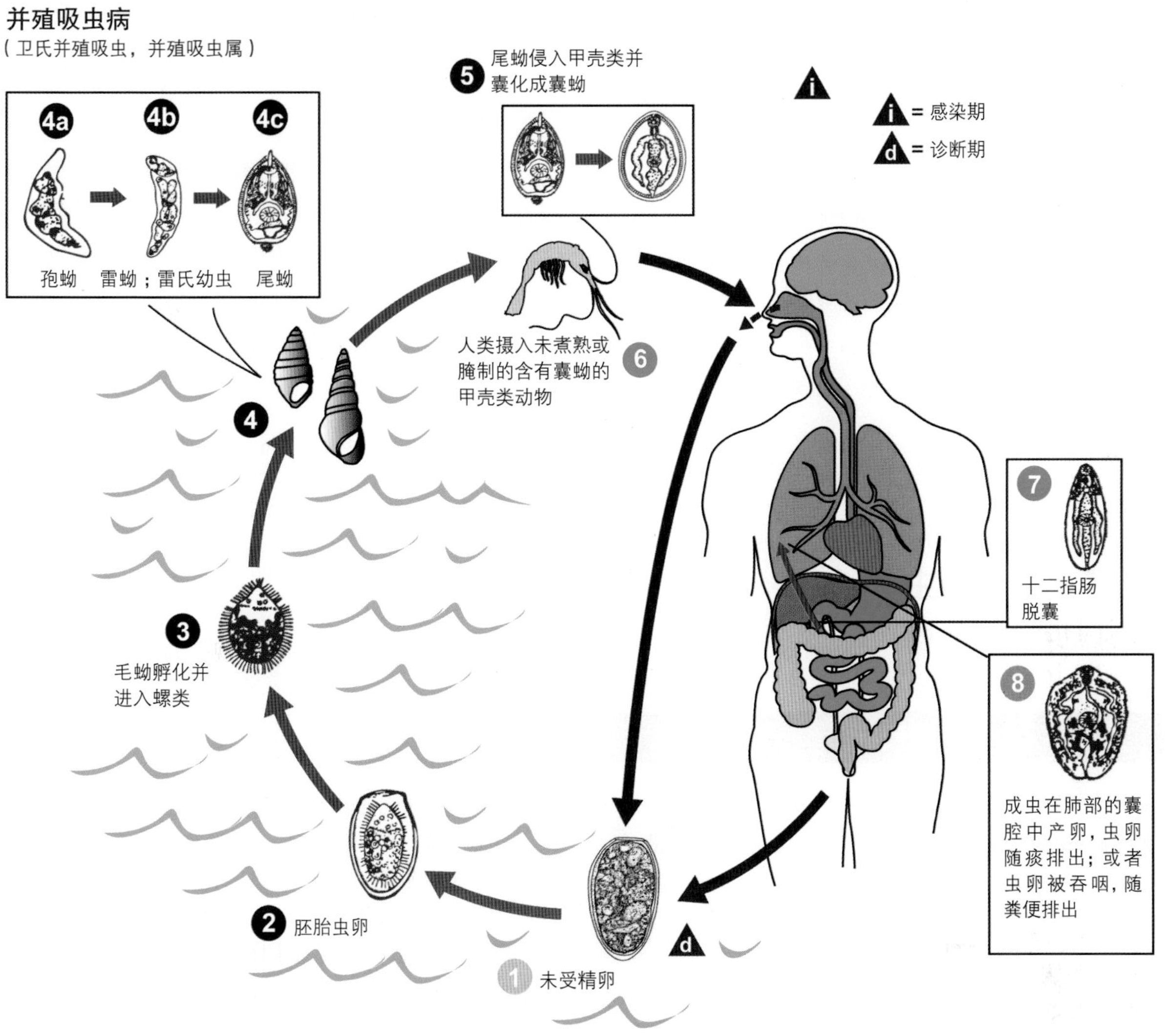

图56.4 卫氏并殖吸虫的生活史，它是并殖吸虫病的病原体。（来源：Courtesy Division of Parasitic Diseases/Centers for Disease Control and Prevention.）

案例学习56.1

一位来自日本的50岁男性，主诉发热、腹痛和黄疸。采集粪便样本进行虫卵和寄生虫检查，同时采集血液样本，送往临床实验室检测。血样本检查显示血清胆红素水平略有升高；寄生虫检测检出卵圆形、有盖的小虫卵（约80 μm × 45 μm），卵有盖肩并在与盖相对的另一端有1个球形突起。

问题：

1. 此感染可能的致病寄生虫是什么？
2. 另一种寄生虫的虫卵几乎与该虫卵完全相同。关于患者的哪些事实可以帮助确定是哪一种虫体导致了他的感染？
3. 此感染可能会有其他并发症吗？
4. 此感染的首选治疗药物是什么？

复习题

1. 下列哪一种吸虫有一个有盖的瓶形卵，有突出的肩盖，在其另一端有球形突起（　　）

   a. 肝吸虫属　b. 并殖吸虫属　c. 片形吸虫属　d. 姜片吸虫属

2. 下列哪一种吸虫可使用痰样本作为诊断样本（　　）

   a. 肝吸虫属　b. 并殖吸虫属　c. 片形吸虫属　d. 华支睾吸虫属

3. 肝片吸虫的虫卵与下列哪种吸虫的虫卵难以区分（　　）

   a. 华支睾吸虫　b. 异形异形吸虫　c. 泰国肝吸虫　d. 布氏姜片吸虫

4. 在哪些地区可找到华支睾吸虫属而找不到肝吸虫属吸虫

(　　)

a. 越南　　b. 泰国　　c. 韩国　　d. 柬埔寨

5. 食用生的或未煮熟的下列哪种动植物会导致华支睾吸虫属或肝吸虫属吸虫感染(　　)

a. 水生植物　　b. 螃蟹　　c. 小龙虾　　d. 淡水鱼

6. 在并殖吸虫感染中可观察到哪些实验室数据异常(　　)

a. 嗜酸性粒细胞数量增多　　b. 血清胆红素水平降低　c. 维生素 B_{12} 水平降低　　d. 红细胞数量增多

7. 治疗肝片吸虫感染的可选药物是(　　)

a. 阿苯达唑　　b. 三氯苯达唑　　c. 氯硝柳胺　　d. 吡喹酮

参考答案

案例学习 56.1

1. 华支睾吸虫。

2. 患者来自日本,吸虫广泛分布在中国、日本、韩国和越南。寄生虫通过未煮熟的水或生水,经消化道人际传播。

3. 其他的并发症可能有胆道梗阻、肝硬化、胆囊炎和肝外胆管癌。

4. 治疗可选择的药物为口服吡喹酮每天3次,给药2 d。

复习题

1. a; 2. b; 3. d; 4. c; 5. d; 6. a; 7. b

第57章 · 血吸虫
Blood Trematodes

袁征 · 译　马艳 · 审校

本章目标

1. 列出具有临床意义的血吸虫。
2. 描述血吸虫的一般生命周期,以及人类感染是如何发生的。
3. 阐明用于识别血吸虫的诊断方法。
4. 介绍五种血吸虫卵。
5. 描述血吸虫的致病机制。
6. 列出治疗血吸虫感染的首选药物。
7. 描述血吸虫的自然栖息地,以及如何预防感染。

本章相关的寄生虫

吸虫
血液
几内亚血吸虫
埃及血吸虫
间插血吸虫
日本血吸虫
马来血吸虫
曼氏血吸虫
羊血吸虫
湄公血吸虫
血吸虫属

主要有五种血吸虫与人类疾病有关[又称为**血吸虫病**(**schistosomiasis, bilharziasis, snail fever**)]包括埃及血吸虫、湄公血吸虫、间插血吸虫、日本血吸虫(东方血吸虫)、曼氏血吸虫。另外七个种很少与人类感染有关,而且地理分布有局限性,血吸虫在形态和生命周期特征与其他吸虫不同,但也同样需要淡水蜗牛作为中间宿主。

一般特征

与其他吸虫不同的是,成年血吸虫不是扁平的,而是呈长、薄、圆形的。口周围有一个口吸盘,腹吸盘位于口吸盘下方。成年雄虫平均长度为1.5 cm,比雌虫宽,交配时腹褶环绕雌虫(图57.1)。成年雌虫平均长2 cm,非常瘦小。

每一种吸虫卵都是不同的,可以通过大小、棘形态和样本类型来区分(图57.2)。埃及血吸虫卵的大小范围为长110～170 μm,宽40～70 μm,终末棘尖。它们完全胚胎发育,没有胚盖。日本血吸虫卵的大小范围为长70～100 μm,宽50～65 μm,它们有一个小的侧棘,有时很难检测到(图57.3)。

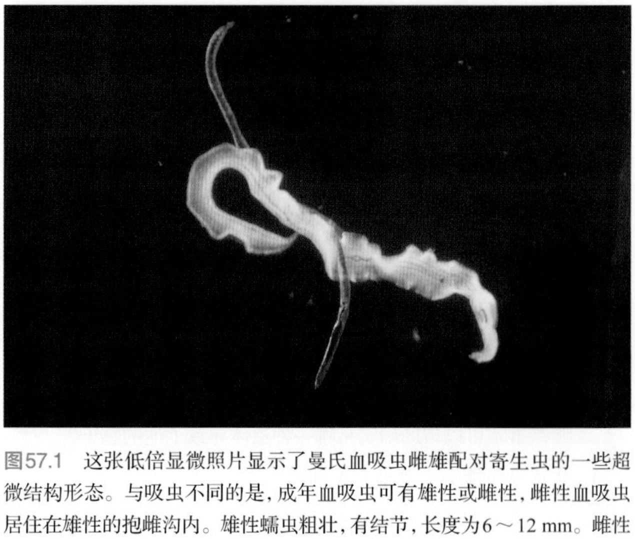

图57.1　这张低倍显微照片显示了曼氏血吸虫雌雄配对寄生虫的一些超微结构形态。与吸虫不同的是,成年血吸虫可有雄性或雌性,雌性血吸虫居住在雄性的抱雌沟内。雄性蠕虫粗壮,有结节,长度为6～12 mm。雌性更长(7～17 mm长)且细长。成年曼氏血吸虫寄存于结肠和回肠下部的静脉丛以及宿主肝脏的门静脉系统中。(来源:Courtesy Division of Parasitic Diseases/Centers for Disease Control and Prevention.)

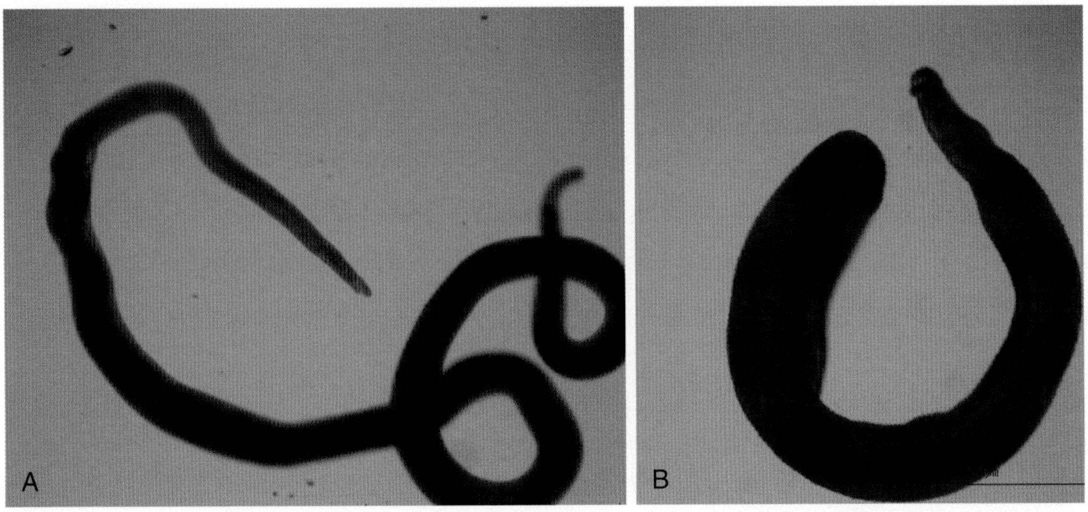

图57.2 （A）曼氏血吸虫雌性成虫；头端尖长（放大倍数 ×400）。（B）曼氏血吸虫雄性成虫：雄性较粗短，以适应交配期间雌性的插入（放大倍数400 ×）。

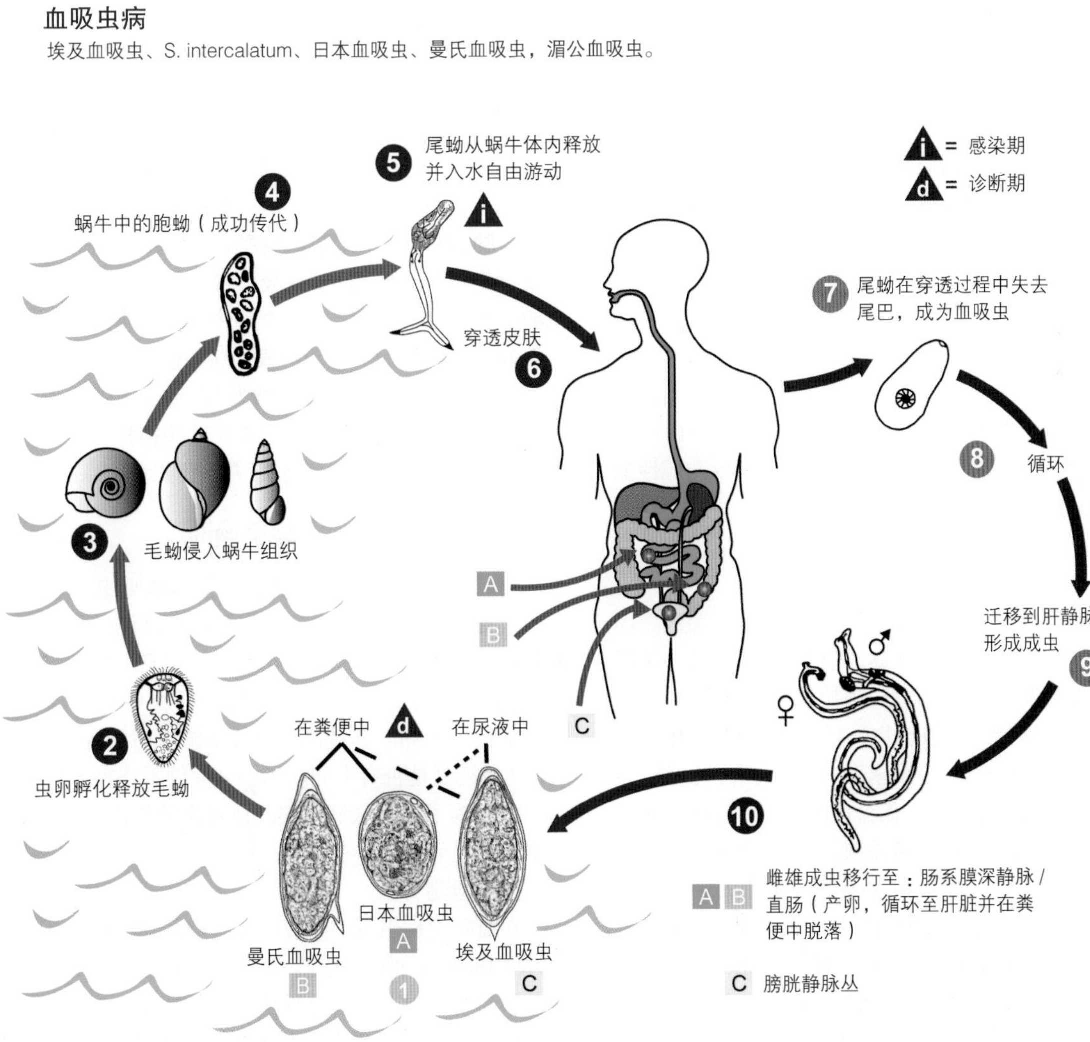

图57.3 这是描绘血吸虫属扁形虫生命周期的示意图，它是血吸虫病的病原体。（来源：Courtesy Division of Parasitic Diseases/Centers for Disease Control and Prevention.）

表57.1 血吸虫的鉴别诊断

血吸虫	成虫寄居位置	虫卵大小	虫卵描述
埃及血吸虫	膀胱周围静脉	(110～170)μm×(40～70)μm	脊椎末端尖，无鳃盖，有胚胎
间插血吸虫/几内亚血吸虫	结肠小静脉	(140～240)μm×(50～85)μm	类似埃及血吸虫卵，抗酸呈阳性
日本血吸虫	小肠小静脉	(70～100)μm×(50～65)μm	侧棘小，无鳃盖，有胚胎
曼氏血吸虫	大肠小静脉	(115～180)μm×(40～75)μm	侧棘大，无鳃盖，有胚胎
湄公血吸虫	小肠小静脉	(50～65)μm×(30～55)μm	与曼氏血吸虫的卵相似，但更小

湄公血吸虫卵比日本血吸虫的卵小，长50～65 μm长，宽30～55 μm。它们完全胚胎发育，没有胚盖，有一个小的侧棘。曼氏血吸虫卵的大小范围为长115～180 μm，宽40～75 μm，它有一个很大的侧棘。曼氏血吸虫卵是无盖的，释放时未成熟，需要8～10 d才能形成毛蚴。间插血吸虫卵完全胚胎化，无盖，有末端棘，大小范围为长140～240 μm，宽50～85 μm。间插血吸虫卵与埃及血吸虫卵相似，可通过齐-内染色抗酸进行鉴别。此外，间插血吸虫卵仅在粪便中发现，而在尿液样本中不可见。表57.1提供了血吸虫卵的比较。

血吸虫和其他吸虫的主要区别之一是，它们不是雌雄同体，雄性和雌性成虫彼此独立。人类感染后，成虫生活在肠道的静脉（日本血吸虫、间插血吸虫、湄公血吸虫和曼氏血吸虫）或膀胱的静脉（埃及血吸虫）中。虫卵通过粪便或尿液排出体外。为了到达肠或膀胱的内部，虫卵必须穿透静脉到达组织。这是主要通过其独特的侧棘来实现的。受精卵释放毛蚴。一旦到达淡水，进入宿主蜗牛体内并形成传染性的尾蚴。自由游动的尾蚴能够穿透人类皮肤，但不会在水生植被或其他水生野生动物体内繁殖。尾蚴穿透宿主组织，直至到达静脉；然后它们进入肺部附近的毛细血管，再进入肝脏的门静脉，在那里它们发育成熟。当它们成熟时，成年雄性与雌性配对，然后进入肠道或膀胱的静脉，在那里产卵。

流行病学

血吸虫分布在世界各地，从埃及、中国至非洲、美洲。埃及血吸虫分布于非洲和阿拉伯半岛，其没有储存宿主；曼氏血吸虫和几内亚血吸虫分布在非洲、阿拉伯半岛和巴西，储存宿主包括野生啮齿动物和有袋动物。日本血吸虫在中国、印度尼西亚和菲律宾都有发现，许多家畜（猫、犬、牛、马、猪）和一些野生动物都是其储存宿主。湄公血吸虫主要存在于老挝南部、柬埔寨和泰国的湄公河下游流域，储存宿主包括犬和家猪。间插血吸虫和几内亚血吸虫主要发现于非洲中部和西部，储存宿主包括啮齿动物、有袋动物和非人灵长类。人类血吸虫传播是由于宿主螺分布的水域被粪便（和尿液）污染引起的。日本血吸虫感染在人类进行田间作业的地区尤其普遍。

报告表明，埃及血吸虫能够与其他种杂交繁殖。这一现象已在埃及血吸虫和牛链血吸虫之间，以及几内亚血吸虫和间插血吸虫之间被发现。在考虑这些寄生虫的流行病学和鉴定时，这一点很重要。

病理学和疾病谱

蠕虫感染载量较低时可为无症状。多种物种可引起类似血清病的急性毒血症性血吸虫病。日本血吸虫引起严重的肝肠疾病，可导致门脉高压、脾脏和肝脏肿大。间插血吸虫主要与非洲地区的直肠血吸虫病有关。埃及血吸虫是唯一引起泌尿系统血吸虫病的种类。通常，尾蚴穿透皮肤会导致局部肿胀和瘙痒（尾蚴皮炎）。幼虫在体内的移行可能会引起短暂的发热、不适、咳嗽（移行到肺部时）或肝炎（移行到肝脏时）。成虫能够在其外表面获得一些宿主抗原，因此尽管嗜酸性粒细胞计数可能很高，但可能不会引发免疫应答。当虫卵穿过组织到达肠道或膀胱时，可能会发生严重的组织损伤，伴有疼痛、发热和寒战。也可能有血性腹泻或尿中带血（血尿）。可能出现坏死、病变和肉芽肿，以及肠道或输尿管梗阻。泌尿系统血吸虫病可引起膀胱钙化和肾衰竭。间插血吸虫和几内亚血吸虫的症状较轻。虫卵主要沉积在结肠中，导致粪便中出现血液和黏液。

通常感染其他哺乳动物或水鸟的血吸虫尾蚴侵入人体皮肤，可能导致血吸虫性皮炎，称为"游泳者瘙痒"。红斑、水肿和强烈瘙痒通常会在1周内消失。这些物种的尾蚴无法通过进入人体血液完成其生命周期，并被宿主免疫系统破坏。

实验室诊断

对日本血吸虫、湄公血吸虫、曼氏血吸虫、间插血吸虫、几内亚血吸虫和埃及血吸虫（如果蠕虫已经迁移到靠近肠道的膀胱静脉），标准诊断的方法是粪便检测、直肠活检、尿液中（通常在检查前浓缩）中和膀胱组织活检（对埃及血吸虫）可见特征性的虫卵。通过沉淀法或浓缩法后的湿片（含碘或不含碘）来检测是否有虫卵。图57.4提供了三种不同血吸虫卵的图像。为了提高尿液中埃及血吸虫的检出率，应在中午至下午2:00之间采集样本。

抗原检测

在血吸虫病患者的尿液中可以检测到两种循环血吸虫抗原，即阳极抗原和阴极抗原。对于循环阴极抗原，已有商品化的侧向层析检测试剂盒。这种快速诊断试验（rapid diagnostic test, RDT）已在非洲和巴西广泛使用，但尚未获得美国FDA批准。正在开发另一种用于检测日本血吸虫和埃及血吸虫的流动测定法。

血清学实验

血清学检测可用于检测血吸虫IgG抗体［酶免疫分析

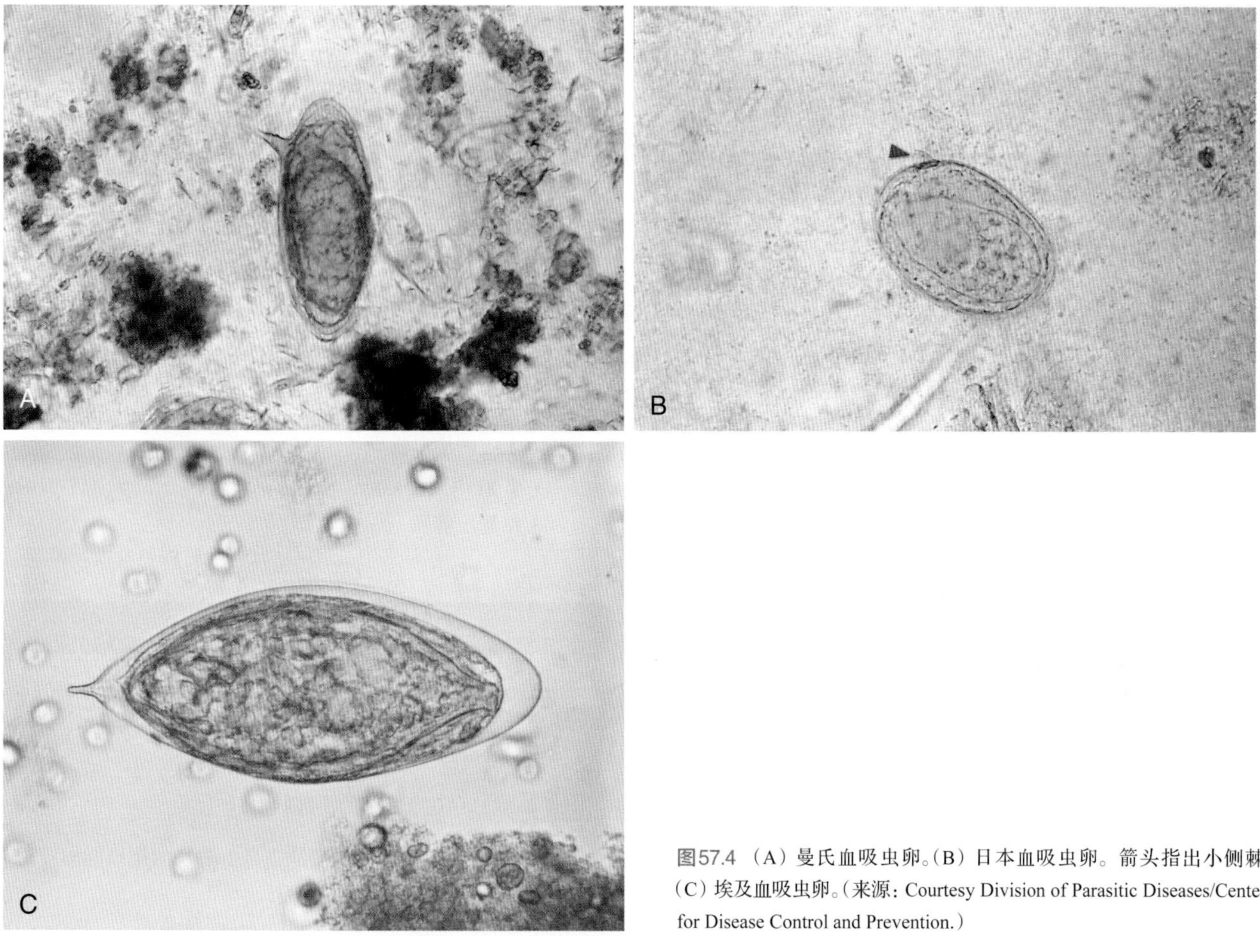

图57.4 （A）曼氏血吸虫卵。(B) 日本血吸虫卵。箭头指出小侧棘。(C) 埃及血吸虫卵。(来源：Courtesy Division of Parasitic Diseases/Centers for Disease Control and Prevention.)

(enzyme immunoassay, EIA)、酶联免疫吸附试验(enzyme-linked immunosorbent assay, ELISA)和蛋白质印记]，但这些方法无法区分当前和既往感染。然而，这种类型的测定对于从流行地区返回的旅行者是有用的。这些检测在疾病的早期阶段和血吸虫病治疗后的抗体持久性检测方面缺乏敏感性和特异性。这些检测在美国CDC寄生虫病科进行，并可在一些私人参考实验室使用。

基于基因组或线粒体序列，已经有几种基于核酸的方法被开发出来，并显示出了较高的敏感性和特异性。此外，利用实时聚合酶链反应(polymerase chain reaction, PCR)在血浆中鉴定了血吸虫DNA。一般来说，病原学方法或简单的PCR方法不能区分血吸虫的种类。利用巢式PCR鉴定寄生染色体内基因的重复序列有助于检测血吸虫病。各种高度重复的序列已成功用于识别血吸虫病：日本血吸虫的*SjR2*、曼氏血吸虫的*SM1-7*和血吸虫的*Dra I*。此外，核糖体RNA序列在血吸虫DNA中高度重复和保守。无论是单倍或多重实时PCR分析，18S和28S rDNA序列均已用于检测粪便、血清和尿液样本中的寄生虫源性DNA。

真核生物，如血吸虫，细胞中含有线粒体。线粒体含有自己的环状DNA分子，在真核细胞中独立于细胞核复制。现已开发了一种新的实时PCR技术，可鉴定日本血吸虫特异性烟酰胺腺嘌呤二核苷酸氢1(NADH-1)和烟酰胺腺嘌呤二核苷酸氢2(NADH-2)、*nad1*和*nad2*。该方法成功地在低浓度感染的人类粪便样本中检测出了日本血吸虫DNA。另一种PCR检测方法已用于检测血吸虫感染患者尿液样本中的*nad3*。这种方法可以准确区分埃及血吸虫与其他血吸虫。通常用于鉴定日本血吸虫和曼氏血吸虫的其他基因包括*cox2*和*nad6*。对几种人类血吸虫的细胞色素C氧化酶亚基Ⅰ *cox1*进行了多重PCR检测，可区分曼氏血吸虫、埃及血吸虫、日本血吸虫和湄公血吸虫感染。

核酸的检测具有高度的敏感性和特异性；然而，仪器和试剂相关的费用使得在流行地区的使用受到了限制。为广泛使用需要改进方法和工具。最近的报道表明，环介导等温扩增(loop-mediated isothermal amplification, LAMP)是一种高度敏感的扩增技术，不需要热循环(及其相关成本和设备)，可以检测多种扁形虫和线虫感染时宿主(包括血吸虫感染宿主)体内的寄生虫DNA。

治疗

治疗血吸虫感染的首选药物是吡喹酮，每天服用2～3次。

预防

由于人类感染是通过尾蚴的直接侵入，因此预防血吸虫感染更加困难。需要通过卫生宣传教育帮助流行地区的人们了解如何预防感染。卫生条件仍需改善，不仅要妥善处理人类排泄物，还应妥善处理家畜排泄物(在日本血吸虫和湄公血吸虫的流行地区）。洗澡和洗衣服的用水安全也是需要注意的。虽然在流行地区已经实施了各种螺类的控制方法，但这些方法成本非常高，而且需要定期重复使用才能达到预期效果。

案例学习 57.1

一名18岁的男性与一群志愿者前往巴西进行了为期1个月的旅行。在和当地的青少年志愿者一起在附近的一条河里游泳后，他抱怨腹部绞痛，两次粪便中有少量血液。收集粪便样本进行虫卵和寄生虫检查。还采集了一份血液样本，并送往临床实验室进行检测。血液检测结果显示嗜酸性粒细胞和IgE水平升高。寄生虫检查检测出大的（115 μm × 75 μm）、无盖的椭圆形卵，带有大的侧棘。

问题：

1. 这是由哪种寄生虫引起的感染？
2. 这种寄生虫的成虫可在人类宿主的哪个部位被发现？
3. 该患者最近的哪些活动可能是其感染的原因？
4. 治疗这种寄生虫感染的首选药物是什么？

复习题

1. 血吸虫感染的传播方式是（　　）
   a. 食用受污染的水生植被　b. 尾蚴直接穿透皮肤　c. 食入生鱼片　d. 蚊虫叮咬
2. 曼氏血吸虫卵的一个诊断特征是（　　）
   a. 大的侧棘　b. 没有棘　c. 尖的末端棘　d. 侧棘
3. 埃及血吸虫感染时，以下会出现哪些症状（　　）
   a. 恶心　b. 嗜碱细胞增多　c. 血尿　d. 黄疸
4. 治疗血吸虫感染的首选药物是（　　）
   a. 甲硝唑　b. 吡喹酮　c. 美曲膦酯　d. 氯硝柳胺
5. 以下哪项是日本血吸虫感染的主要因素（　　）
   a. 缺乏动物宿主　b. 容易控制的钉螺种群　c. 很容易在人与人之间传递　d. 大量的人在稻田里工作
6. 配对题：将每个术语与正确的描述配对
   ______曼氏血吸虫　______埃及血吸虫
   ______日本血吸虫　______湄公血吸虫
   ______间插血吸虫
   a. 膀胱周围静脉　b. 小肠小静脉　c. 大肠小静脉　d. 结肠小静脉

参考答案

案例学习 57.1

1. 曼氏血吸虫。

2. 成虫存在于大肠的小静脉中。

3. 患者在巴西的河里游泳。自由游动的尾蚴能够穿透人体皮肤并迁移到大肠的小静脉。

4. 治疗的首选药物是吡喹酮，每日2～3次。

复习题

1. b; 2. a; 3. c; 4. b; 5. d; 6. c，a，b，b，d

第5部分

真菌学

MYCOLOGY

第58章 · 真菌的检测方法和策略概论

Overview of Fungal Identification Methods and Strategies

马艳 · 译　王苏珍 · 审校

本章目标

1. 定义真菌学术语：腐生真菌；皮肤真菌；多相真菌，双相真菌和嗜热双相真菌。
2. 定义和区分体表、皮肤、皮下和全身性真菌，包括所累及的组织器官。
3. 区分酵母菌和丝状真菌（霉菌）的菌落形态。
4. 定义和区分无性型、有性型和共无性型。
5. 描述真菌的三种繁殖方式。
6. 列举用于真菌培养的最适培养基，包括培养要求。
7. 列出真菌培养基中常用的抗菌药物。
8. 解释和区分真菌的特征菌落形态，包括表面形态（皱褶状、伞状、疣状）和质地（棉花状、天鹅绒状、光滑、颗粒状、羊毛状），注意正、反两面的特征。
9. 描述和区分子囊菌的有性繁殖和无性繁殖。
10. 定义和区分真菌繁殖和培养的速度，包括快速、中速和缓慢生长。
11. 描述采集真菌培养样本的正确方法，包括采集地点、可接受性、处理、运输和储存。
12. 比较螺帽培养管与琼脂平板的优、缺点。
13. 描述用于鉴别真菌的化学方法和原理，包括钙荧光白染色、毛发穿孔试验、透明胶带法、生理盐水/湿片法、乳酸酚棉蓝染色、氢氧化钾压片、革兰染色液、印度墨汁、改性抗酸染色液、过碘酸希夫（PAS）染色、瑞特染色、巴氏染色、Grocott-Gomori methenamine silver（GMS）染色、苏木精-伊红（HE）染色、Masson-Fontana染色、细针穿刺法、小培养。

真菌学是生物学领域的一门专业学科，主要研究真菌的分类、环境影响、遗传和生化特性。真菌是重要的致病菌，可引发从表皮感染至威胁生命甚至迅速致死的疾病。由于患者人群的变化，特别是免疫功能低下患者和抗真菌药物使用的增加，一些通常属于环境真菌的种类也已成为人类疾病的重要病原菌。此外，非培养技术如基因组测序技术和聚合酶链反应（PCR）的应用，让科学家不断发现新的真菌种类，并增加了对与人类疾病相关的真菌感染多样性的理解。据估计，全世界有超过10亿人患有真菌感染。因此，现代临床实验室必须能够鉴别和鉴定真菌感染病原体，必要时进行药敏试验。

本章旨在帮助实验室专业人员和微生物学家了解临床真菌学的基础知识。此外，随着新型分子生物学方法的应用，临床真菌学的分类和鉴定方法发展迅速。因此，在这个广阔的研究领域中，需要经常查阅其他的参考资料以获得更详细的信息。

流行病学

真菌感染的威胁呈上升趋势，院内感染、卫生保健相关感染和社区相关感染的数量急剧增加。导致真菌感染数量增加的主要因素是宿主的改变，尤其是免疫功能低下患者数量和抗真菌药物使用的增加。抗真菌药物和免疫抑制剂的使用、严重的基础疾病，都可能导致非致病性微生物或正常菌群的感染。易感人群为患有衰弱性疾病的患者，如人类免疫缺陷病毒（HIV）进行性感染、糖尿病或由于糖皮质激素或抗代谢化疗药物导致免疫功能受损的患者。其他常见的诱发因素包括复杂的外科手术和抗生素治疗。目前已知的真菌种类超过135 000种，但据估计，未被发现的真菌种类数量在100万～1 000万种，每年有1 000～1 500个新菌种被发现。随着分子生物学技术的应用，更多临床相关的真菌和病原体将会被发现。在自然界中，许多真菌通常以**腐生**的方式生存（依靠死亡或腐烂的有机物生存），并在环境中长期存活。

一般来说，真菌并不会直接通过人传人而造成感染。人类通过吸入孢子或外伤导致菌体成分进入组织而偶然成为真菌的宿主。除双相型真菌引起的疾病外，健康人体对大多数真菌引起的感染都有抵抗性。但是传统的感染出现新的形式，而以往被认为"无害的"腐生真菌也被证实可能与严重的疾病相关，这意味着实验室必须能够识别和报告种类广泛的真菌。

有些重要的真菌病原体有明显的地域性，比如双相型真菌球孢子菌属，通常只出现在美国西南部的沙漠、墨西哥北部和中美洲。而机会性致病菌如念珠菌和曲霉则在世界各地都有发现。

真菌的一般特征

根据形成菌落的外观，一般将临床常见真菌分成两大类。**酵母菌**为单细胞生物（第62章），在培养基上形成湿润、奶油状、不透明或白色的菌落。**丝状真菌（霉菌）**是多细胞结构（第69章和第70章），形成绒毛状、棉花状、羊毛状或粉末状的菌落。有些全身性真菌病原体能够形成酵母样或类酵母样和丝状真菌样两种形态，被称为**双相**真菌。当这种双相性与温度有关时，这些真菌被称为**嗜热性双相真菌**。一般来说，这些真菌在环境中或在常规的真菌培养基中在25～30℃培养时形成菌丝相；在组织中或是在增菌培养基中35～37℃培养时形成酵母相。

医学上重要的双相型真菌有：组织胞浆菌属、芽孢菌属、球孢子菌属、屈弯科克霉、*Emergomyces*属和副球孢子菌属。此外，一些临床重要的酵母菌，特别是念珠菌属，可形成酵母形态、假菌丝和（或）真菌丝（第62章）。拥有一个以上独立形态或孢子阶段的真菌被称为**多相**真菌，其多相性与温度无关。

真菌的分类

真菌是一大类区别于植物和动物的病原体。它们是异养菌(腐生)，需要预处理的碳源作为营养，包括食用菌、锈菌、黑粉菌、霉菌及酵母菌。尽管形态上差异很大，但大多数真菌都具有以下特征：

- 细胞壁中含有几丁质。
- 细胞膜中含有麦角固醇。
- 通过孢子进行繁殖，分为无性繁殖或有性繁殖。
- 缺乏叶绿素。
- 对抗细菌药物不敏感。

随着分子技术的应用，真菌的种群、分类和命名都发生了重大变化。传统意义上，真菌是根据表型特征进行分类的，与温度、大气条件、营养状态和湿度等因素有关。因此，这种分类方法具有不明确性、复杂性和多变性。包括广泛使用的DNA测序在内的分子分析方法，目前被认为是确定分类学名称的金标准。此外，由于同一种真菌中包含**有性**和**无性**两种名称，使命名变得更加复杂。现在这套系统已经过时。国际植物学大会采用了“一种真菌，一种命名”规则，发表在《国际命名法规》第59条。

DNA测序技术的应用简化了真菌的分类。有证据表明，和其他微生物一样，真菌可以在种群间交换遗传物质，进行基因重组，这增加了菌种形成的难度。目前，在真菌分类学中，暂无标准可以定义种水平上遗传多样性的数量。一些临床相关真菌已被确认拥有**分子水平差异个体**。分子水平差异个体是指根据表型、代谢和临床表现不能加以区分，但在分子水平上被认为是不同的菌种。在传统特征(包括疾病表现)上没有差异的分子水平差异个体通常被认为是一个种水平**复合体**。“复合体”一词的使用没有任何分类学上的相关性；它为临床实验室提供了一个微生物鉴定的框架系统。在可对病原体进行进一步研究和药敏试验之前，实验室可选择报告复合体作为初步鉴定结果。

历史上，真菌被划分为三个门：接合菌门、子囊菌门和担子菌门。接合菌门包含的真菌种类非常复杂，现已被毛霉亚门和虫霉亚门所取代。毛霉亚门中最重要的是毛霉目，其包括横梗霉属、毛霉属、根毛霉属和根霉属；虫霉亚门主要是虫霉目，其包括蛙粪霉属和耳霉属。这两个亚门的真菌通常菌丝**无隔**或极少**有隔**，通过**孢子囊孢子**进行无性繁殖。有些种可以进行有性繁殖，培养过程中可形成**接合孢子**。

子囊菌门真菌很多可通过**分生孢子**(无性)进行无性繁殖，也可通过**子囊孢子**的产生进行有性繁殖。丝状子囊菌在自然界中普遍存在，形成有隔菌丝。它们既可表现出有性形态(有性型)，但也表现为无性形态(无性型)(图58.1～图58.3)。具有多种无性形态被称为**共无性型**，典型例子是子囊菌门的荚膜组织胞浆菌。许多机会致病性真菌如曲霉；非典型真菌肺孢子菌；酵母样真菌中的酵母属、*Saprochaete*以及念珠菌属，也都属于子囊菌门。

担子菌门由**担孢子**进行有性繁殖形成特殊结构**担子**，进而构成菌体。临床上重要的担子酵母菌包括隐球菌属、马拉色菌属、*Pseudozyma*、红酵母属、掷孢酵母菌属和毛孢子菌属。丝状担子菌极少致病，但在免疫功能低下和免疫抑制患者中可引起呼吸系统和全身性疾病，且无明显特征。此外，本书总结了表型上与原生动物或酵母菌相似，分类学属于真菌或副真菌，但目前无法培养的致病生物体，见第61章。

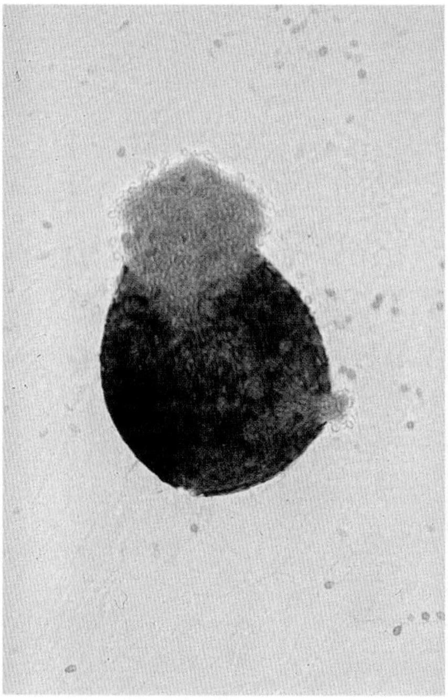

图58.1 波氏假阿利什霉打开的闭囊壳，正在释放大量子囊孢子(750×)。

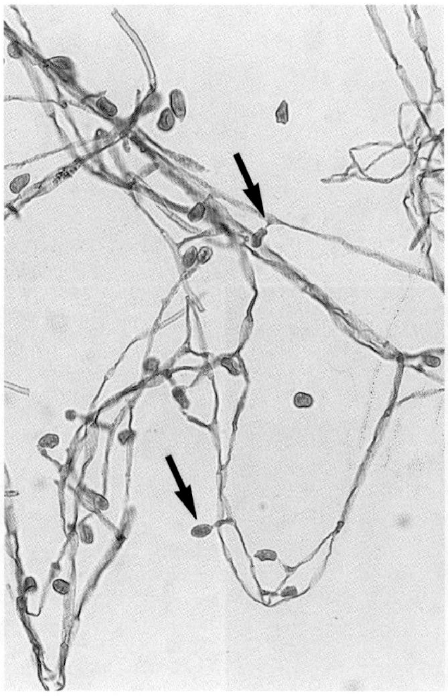

图58.2 尖端赛多孢无性繁殖，仅在分生孢子梗上产生分生孢子[环痕产孢(箭头)](430×)。

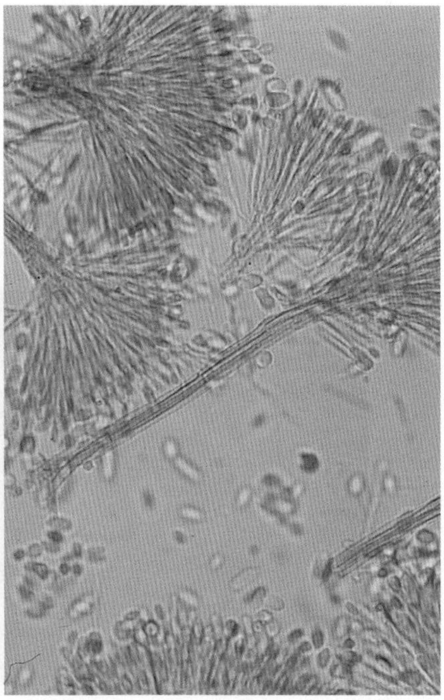

图58.3 波氏假阿利什霉的无性型。

真菌的临床分类

真菌分类学的复杂性给种水平上的鉴定带来很多困难。根据感染类型，结合菌落形态和镜下特征，一般将真菌分为四类：

- 浅表（皮肤）真菌病。
- 皮下真菌病。
- 全身性真菌病。
- 机会性真菌病。

临床样本中常见真菌见图58.4。

浅表或皮肤真菌病仅侵犯毛发、皮肤或指甲，累及角化组织，不直接侵犯深层组织，被称为皮肤癣菌，可引起脚气、皮癣、掌黑癣和毛孢子菌病。

有些真菌引起的感染局限于皮下组织而不向远端播散，如着色芽生菌病、足菌肿和暗色丝孢霉囊肿（第60章）。

全身性真菌感染病原菌包括芽孢菌属、球孢子菌属、组织胞浆菌属、科克霉、篮状菌属、孢子丝菌属、*Emergomyces*和副球孢子菌属。感染大多累及肺部，也可能广泛播散累及全身各器官。

作为条件致病菌，任何真菌在合适的条件下均可致病。导致人类疾病的罕见真菌的数量正在逐年递增，其中很多以前被认为是无致病性。这种感染主要涉及免疫系统受损的患者，可能继发于其他基础疾病，如糖尿病或长期使用免疫抑制剂。虽然任何真菌都是潜在病原体，但最常见的是曲霉菌属、念珠菌属和隐球菌属等，均可引起播散性（全身性）疾病。暗色真菌可引起暗色丝孢霉病（产生褐色结构）的深部侵袭性感染。

将病原菌按照感染类型进行分类，便于临床医生根据逻辑性和临床情况进行归纳（表58.1）。

真菌的鉴定通常需要结合菌落特征和镜下形态。虽然菌落特征在属水平上可提供方向，但镜下形态更为精确可靠。镜下应观察菌丝是否有隔和隔膜的数量。如果菌丝宽大、**无隔膜**（即细胞没有被隔膜或壁分开），则应考虑毛霉、担子菌或虫霉。如果菌丝有隔，应进一步检查是否有色素沉着。如果菌丝中可见深色色素，称为**暗色**（黑色）菌丝，应进一步根据分生孢子的形态学特征和其在菌丝的排列方式加以鉴别；如果菌丝无着色，称为**透明**菌丝，应进一步根据分生孢子的类型和排列方式加以鉴别。丝状真菌主要是通过镜下特征结构加以区别的。

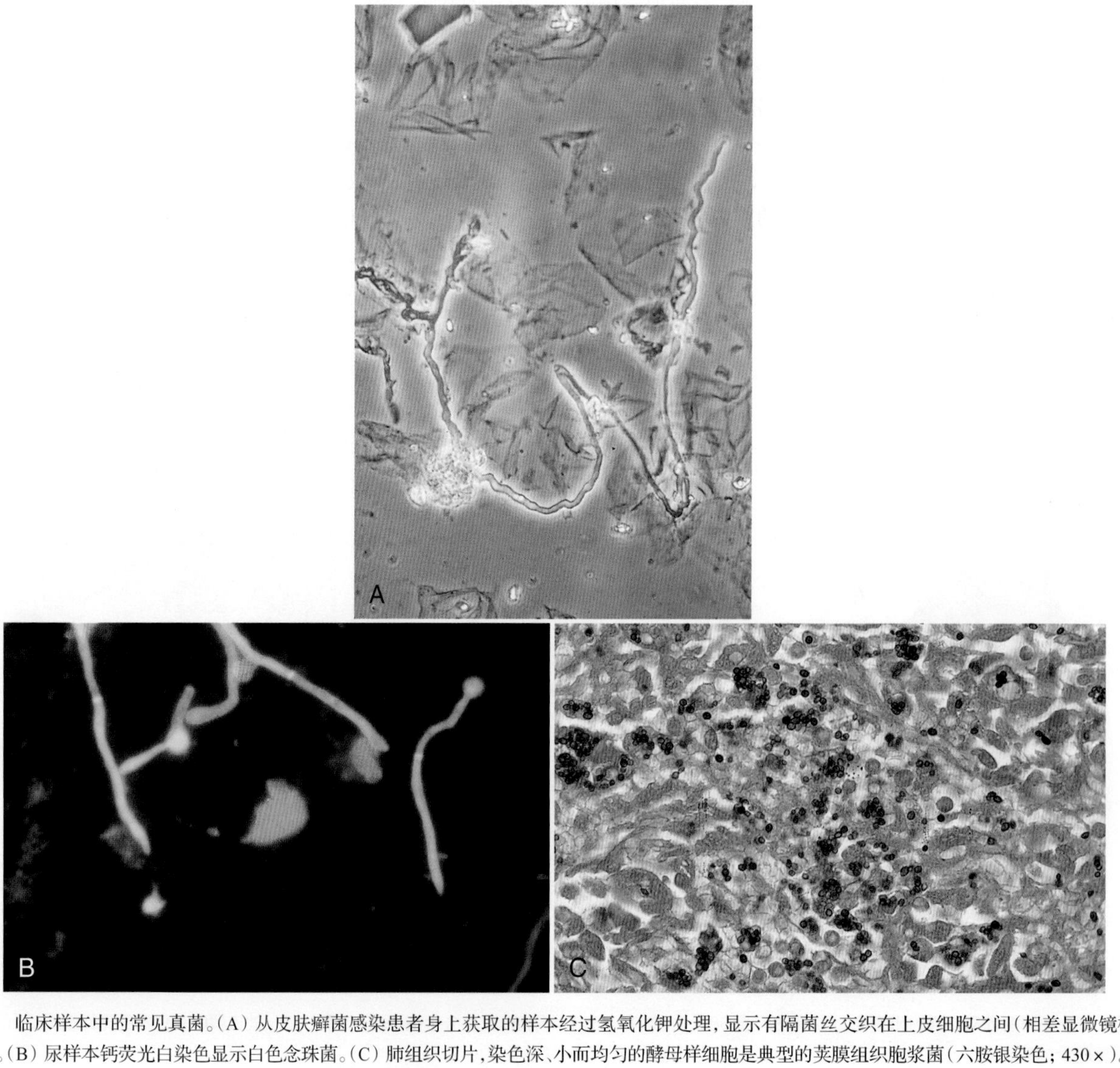

图58.4 临床样本中的常见真菌。（A）从皮肤癣菌感染患者身上获取的样本经过氢氧化钾处理，显示有隔菌丝交织在上皮细胞之间（相差显微镜检查；500×）。（B）尿样本钙荧光白染色显示白色念珠菌。（C）肺组织切片，染色深、小而均匀的酵母样细胞是典型的荚膜组织胞浆菌（六胺银染色；430×）。

表58.1 病原真菌的一般临床分类

皮肤真菌病	皮下真菌病	机会致病性真菌	全身性真菌病
浅表真菌	着色芽生菌	曲霉	曲霉
癣菌	孢子丝菌	念珠菌	芽生菌
毛孢子菌	足菌肿(真菌性)	隐球菌	念珠菌
念珠菌	暗色丝孢霉	地霉	球孢子菌
皮肤癣菌		镰刀菌	大孢子菌
		毛孢子菌	伊蒙菌
		虫霉	组织胞浆菌
		其他[a]	隐球菌
			地霉
			副球孢子菌
			青霉
			肺孢子菌
			孢子丝菌
			假阿利什霉/赛多孢
			毛霉
			虫霉
			镰刀菌
			毛孢子菌

[a]任何真菌都可能引起疾病,包括对免疫功能严重受损的宿主的全身性感染。

实验室应对临床样本中分离到的真菌进行评估,因为它们可能是在采集、运输、处理或培养过程中获得的污染菌。但同样要意识到,在一定的情况下中,所有这些污染菌都可能成为致病菌,这一点非常重要。任何一种培养结果都应根据病例本身的基础情况加以判断。

致病机制和疾病谱

真菌感染是由原发性病原体或机会性病原体引起的。原发性病原体引起的感染可发生在免疫功能正常的宿主中,毒性弱,常导致亚临床疾病。机会性病原体主要感染免疫功能低下的宿主,几乎囊括了环境中所有的真菌种类。近年来,机会性真菌感染呈上升趋势,在很大程度上是由于宿主免疫功能低下,但也与抗真菌药物的使用增加和诊断方法的改进有关。此外,一些具有特异性且与侵犯组织和引起疾病有关的因素被发现,称为"**毒力因子**"。包括:

- 病原体的大小(被吸入时,病原体必须足够小才可到达肺泡)。
- 37℃、中性pH环境下生长。
- 双相真菌在宿主体内可由菌丝相(霉菌)变为相应的酵母相或小球型。
- 产毒素。

大多数真菌在环境中以腐生状态生存(表58.2)。通过多种机制,一些真菌逐渐衍化出对人类的致病能力。表58.3列举了人类致病真菌的已知或推测的毒力因子。

实验室诊断

临床样本的采集、运输和培养

真菌感染的诊断完全依赖于镜下形态和培养特征,而选择和采集合适的临床样本至关重要。许多真菌感染在临床上

表58.2 常见病原体

病原体	自然栖息地	感染形式	传播方式	常见感染部位	致病形式
曲霉菌属	普遍存在,植物	分生孢子	吸入	肺、眼、皮肤、指甲	菌丝
芽生菌属	未知,可能存在于潮湿地区的土壤/木材上	可能为分生孢子	可能为吸入	肺、皮肤、长骨	酵母菌
念珠菌属	人体菌群	酵母菌体、假菌丝、真菌丝	直接侵犯/播散型	胃肠道、泌尿生殖道、指甲、内部脏器、血液	酵母菌、假菌丝、真菌丝
球孢子菌属	荒漠土壤	关节孢子	吸入	肺、皮肤、脑膜	球囊、内孢子
隐球菌	鸟粪、土壤	酵母菌体[a]	吸入	肺、皮肤、脑膜	酵母菌
荚膜组织胞浆菌	蝙蝠和鸟的粪便	分生孢子	吸入	肺、骨髓、血液	酵母菌
副球孢子菌属	可能为土壤、植物	分生孢子	吸入/外伤	肺、皮肤、黏膜	酵母菌
孢子丝菌属	土壤、植物	分生孢子/菌丝	外伤/少见吸入	皮肤、淋巴、肺、脑膜	酵母菌
皮肤癣菌	人体菌群、动物、土壤	分生孢子/菌丝	接触	皮肤、毛发、指甲	菌丝

[a]可能为有性期的分生孢子。

表58.3 主要致病真菌的毒力因子

病原菌	假定毒力因子
曲霉菌属	弹性蛋白酶–丝氨酸蛋白酶 蛋白酶 毒素（胶霉毒素、烟曲霉素、烟曲霉酸） 弹性蛋白酶–金属蛋白酶 天冬氨酸蛋白酶 黄曲霉毒素 过氧化氢酶、赖氨酸生物合成对氨基苯甲酸
芽生菌属	细胞壁上的 α-1,3-BAD-1 葡聚糖，具有黏附和免疫调节功能
球孢子菌属	胞外蛋白酶
隐球菌属	荚膜、酚氧化酶参与合成黑色素 种间有差异
暗色真菌	酚氧化酶参与合成黑色素
荚膜组织胞浆菌	细胞壁上的 α-1,3-葡聚糖 胞内生长 耐热性 CBP蛋白，与钙的结合有关
副球孢子菌属	雌激素结合蛋白 细胞壁成分 β 葡聚糖 α-1,3-葡聚糖
孢子丝菌属	耐热性 胞内酶

与分枝杆菌感染症状相似，同一份样本往往同时要做真菌和分枝杆菌培养。如果临床怀疑真菌感染，应接种真菌培养基进行培养。如果样本量不能同时满足镜检和培养，则应优先进行培养。如主要感染灶在肺部，通常应选择呼吸道分泌物进行培养；但值得注意的是，真菌在体内可能播散至远端，所以也可能从非呼吸道部位培养出。

正确采集样本并快速运送到实验室是真菌培养的关键。样本中通常不仅含有病原菌，还含有污染的细菌或真菌。这些微生物的生长会迅速超过生长缓慢的病原性真菌，后者的生存能力随着时间的推移而降低。样本应在收到后2 h内进行处理。大多数真菌样本可以在室温下保存。血管内置导管尖端、其他医疗器械（支架、手术植入物、置换关节等）、下呼吸道或尿液样本若不能马上处理，可短暂冷藏保存，但皮肤样本（皮肤、毛发、指甲）对低温非常敏感。酵母菌（如念珠菌属）通常可在常规的细菌培养基和真菌培养基上检出。关于样本采集和培养的一些具体意见将在本章后面讨论。其他关于样本采集的信息见表5.1。

下呼吸道分泌物

呼吸道分泌物（痰、诱导痰、支气管冲洗液、支气管肺泡灌洗液和气道吸引物）是进行真菌培养最常见的样本。黏稠的下呼吸道样本应用化痰剂预处理并离心浓缩，然后将沉淀物同时涂布在不含和含有抗生素两种培养基上，后者的作用是防止污染菌的过度生长，以更好地分离目标真菌。应至少接种一块含有抗真菌剂放线菌酮的培养基，用来防止真菌快速生长。每种培养基上都应尽可能接种足量的样本（0.5 mL）。囊性纤维化（cystic fibrosis, CF）患者中常见的两种真菌是念珠菌和赛多孢。分离念珠菌推荐使用具有选择性和鉴别性的显色培养基，分离赛多孢应选择加入氯硝胺和苯菌灵的赛多孢选择性培养基，以提高CF患者中这两种病原菌的分离。若样本能在2 h内完成处理，可室温保存；如果处理有延迟，应在4℃冷藏保存。

无菌体液（包括脑脊液）

为防止凝固，大部分无菌体液通常收集在肝素抗凝管中，也可用裂解离心管收集。用于培养的腰椎穿刺脑脊液应离心浓缩，取沉淀物接种培养基，培养结果应每天查看。样本量大于2 mL则推荐离心，每种培养基接种0.5 mL的样本。若样本量小于1 mL，离心后取沉淀等分后在不同的培养基上各滴1滴。许多实验室使用有螺帽的斜面或培养瓶，以避免培养过程中的真菌污染。用于无菌体液真菌培养的培养基不应含有抗细菌或抗真菌药物。隐球菌可导致脑膜炎，有荚膜结构，可被抗真菌药物放线菌酮抑制。

无菌体液样本送达实验室后应及时处理。如果不能及时处理，样品应室温保存，不可冷藏。

血液和骨髓

播散性真菌感染是住院患者发病和死亡的主要原因，确定病原菌需要依靠血培养。目前，一些全自动血培养系统采用改良的真菌培养基来分离真菌，包括BACTEC（美国BD）、BacT/ALERT 3D（法国梅里埃）和VersaTREK（美国赛默飞），都足以分离出除马拉色菌以外的酵母菌。

如果实验室经常能够从血液或骨髓中培养到双相真菌和霉菌，推荐使用解离离心系统，即“Isolator”。骨髓样本建议使用肝素注射管或儿童用Isolator采集。已被证实，Isolator对荚膜组织胞浆菌等丝状真菌的培养效果最好。自动化血培养系统中的真菌培养瓶，如BACTEC MYCO/F Lytic或BacT/ALERT，也可用于从血液样本中分离丝状真菌。在这些培养瓶中，红细胞和白细胞被裂解，释放出病原微生物，应将培养液离心后转种培养。大多数真菌可在培养的前4 d内生长，但荚膜组织胞浆菌需要10 ～ 14 d才能生长。解离离心系统和血培养系统中的真菌培养瓶均可提高血培养中分离丝状真菌的能力。骨髓样本不应使用全自动血培养系统进行培养。血液真菌培养的最适温度为30℃，建议培养时间为21 d。

眼部（角膜刮片或玻璃体）

由医生采集到的角膜刮屑，应直接置于载玻片上镜检，并以“X”或“C”形接种于不含抑制剂的培养基，如沙氏葡萄糖琼脂（SDA）。与处理脑脊液（CSF）样本类似，玻璃体抽吸液应离心浓缩，取沉淀进行涂片和培养。样本应接种于不含抑制剂的培养基、抑霉培养基和含10%绵羊血的脑–心浸出液（BHI）琼脂上。样品应尽快处理，室温保存。不可使用含有放线菌酮的培养基，以防止其抑制潜在病原菌的生长。

毛发、皮肤和指甲刮屑

毛发、皮肤刮屑或组织切片、剪下的指甲样本通常可用于皮肤癣菌培养，但这些样本可能会被细菌或（和）快生长的真菌污染。皮肤或指甲破损处的样本可用手术刀片或显微镜载玻片刮取；被感染的毛发应用镊子拔除。应只对皮肤破损处的边缘进行取样，因为病灶中心的病原体存活率不高。样本应置于无菌容器中，不可冷藏。毛发样本可剪成1 mm大小，并使用无菌镊子置于培养基上。皮肤和指甲样本应切成更小的碎块，用无菌镊子置在培养基上，并轻压入琼脂中。含氯霉素和放线菌酮的**海藻糖琼脂**用于培养皮肤癣菌效果良好。如果怀疑糠秕马拉色菌感染，应在培养基的第一区加入橄榄油或一张浸透橄榄油的纸片，在30℃孵育至少21 d，才可报告为阴性。

阴道样本

念珠菌属被认为是阴道内的正常菌群，因此没有临床症状的情况下无需鉴定。组织胞浆菌病和副球孢子菌病均可导致阴道病变。阴道样本应采用转运拭子采集，24 h内送至实验室。拭子在无菌运送管中应保持湿润，以便用于制备湿片。应同时接种选择性和含抑制剂的培养基，筛选念珠菌应使用显色培养基。

尿液

适合真菌培养的样本有首日晨尿、清洁尿、耻骨上穿刺尿液或导尿管直接导尿。尿液样本在采集后应尽快处理。24 h尿和弗利导尿管样本不能用于培养。尿样本定量培养是没有价值的，应离心后用接种环取沉渣接种，以确保可以得到足够的菌落。由于尿液容易被革兰阴性菌污染，培养真菌必须使用含有抗细菌药物的培养基。如果2 h内能完成处理，样本可室温保存；如需延后处理，应在4℃冷藏保存。如果使用尿液运输装置，样品可在室温下保存72 h。

组织

组织样本应切碎后进行培养，但要注意不可磨碎。研磨会破真菌结构，导致假阴性。但荚膜组织胞浆菌除外，其为胞内菌，需要制成匀浆才能释放真菌菌体。将组织块压入培养基，或部分嵌入培养基中以提供氧分压梯度，30℃下培养21 d（若临床高度怀疑真菌感染，可延长培养时间）。

培养基和培养条件

微生物实验室中用于真菌培养的培养基种类很多（表58.4）。为了使效果最优化，应组合选择培养基。

- 含和不含放线菌酮两种培养基，前者可抑制某些快速生长的真菌，以更好地分离慢生长真菌。但放线菌酮也可对某些目标真菌有抑制作用。
- 含和不含抗细菌药物的培养基（前者主要用于可能被细菌污染的样本；对于来自无菌部位的样本，则无需选择）。
- 比SDA抑制细菌能力更强的培养基。
- 氯霉素是细菌生长抑制剂，但它对诺卡菌和其他需氧放线菌同样有抑制作用。

表58.4　各类真菌培养基及使用说明

培养基	使用说明	培养基成分	作用方式
初代培养基			
BHI琼脂	腐生真菌和病原真菌的初代培养	脑-心浸出液、酶解动物组织、酶解酪蛋白、葡萄糖、氯化钠	为细菌、酵母菌和病原真菌提供了丰富的营养
含抗生素的BHI琼脂（真菌制剂）	病原真菌的初代培养（皮肤癣菌除外）	脑-心浸出液、酶解动物组织、酶解酪蛋白、葡萄糖、氯化钠、10%羊血、抗生素（氯霉素、放线菌酮、庆大霉素）	为包括全身性双相真菌在内的酵母菌和致病真菌提供了丰富的营养
显色培养基	用于酵母和丝状真菌的分离和初步鉴定	蛋白胨、葡萄糖、混合色原、氯霉素	混合色原中的底物与不同病原体产生的酶发生反应，产生特有的颜色变化
皮肤真菌检测培养基	用于皮肤癣菌的初代培养，推荐作为筛选培养基	大豆、蛋白胨、葡萄糖、放线菌酮、庆大霉素、氯霉素、酚红	皮肤癣菌可产生碱性代谢物，使培养基pH增高，使培养基由红色变为黄色
真菌抑制琼脂	放线菌酮敏感病原菌（不包括皮肤癣菌）的初代培养	氯霉素、酪蛋白、葡萄糖、淀粉、磷酸钠、硫酸镁、氯化钠、硫酸锰	观察是否有病原菌生长，氯霉素可抑制细菌生长
马铃薯薄片琼脂	腐生真菌和病原真菌的初代培养，可刺激分生孢子的形成	马铃薯薄片、葡萄糖、放线菌酮、氯霉素、溴麝香草酚蓝	碱性环境促进真菌生长，氯霉素和抗生素抑制细菌和非致病性真菌的生长
海藻糖琼脂	主要用于皮肤癣菌的初代培养，但也可用于培养其他病原性真菌	胰消化大豆粉、葡萄糖、放线菌酮、氯霉素	抑制细菌和腐生真菌的生长
含脑-心浸出液的SDA（SABHI）	腐生真菌和病原真菌的初代培养	沙氏葡萄糖、脑-心浸出液琼脂、氯霉素、放线菌酮、青霉素和（或）链霉素。可添加10%羊血	对所有真菌的生长有促进作用，包括双相真菌的酵母相
酵母提取磷酸盐琼脂	病原真菌（不包括皮肤癣菌）的初代培养	酵母提取物、磷酸钾、氯霉素。接种前在琼脂表面滴入1滴氢氧化铵，并使其充分扩散到培养基中	提高被污染样本中芽生菌属和荚膜组织胞浆菌的培养阳性率和产孢能力

续 表

培养基	使用说明	培养基成分	作用方式
鉴别培养基			
醋酸子囊孢子琼脂	检测能够产生子囊孢子的酵母菌(如酵母属)	醋酸钾、酵母提取物、葡萄糖	醋酸钾是必需的,酵母提取物增加了酵母菌的产孢能力
尿素琼脂	隐球菌、毛孢子菌属和红酵母的鉴定。可区别须发毛癣菌与红色毛癣菌	2%尿素、酚红	产生脲酶,改变培养基pH
含吐温80和台盼蓝的玉米粉琼脂	通过厚壁孢子的产生鉴别念珠菌	玉米粉、吐温80、玉米粉浸出液、台盼蓝	吐温80可促进厚壁孢子、假菌丝和节孢子的形成。台盼蓝提供的背景底色更有利于观察酵母菌的形态特征
察氏培养基	用于鉴别曲霉菌属	硝酸钠、蔗糖、酵母提取物	可利用硝酸钠的酵母菌和其他真菌可出现典型特征
黑芝麻培养基(鸟食琼脂)	用于隐球菌的鉴定,特别是新型隐球菌和格特隐球菌	小葵子种子、葡萄糖、肌酐、氯霉素	新型隐球菌和格特隐球菌产生酚氧化酶参与咖啡酸代谢,产生棕色色素 肌酐可增强某些新型隐球菌的黑化作用
马铃薯葡萄糖琼脂	有助于红色毛癣菌分生孢子和色素的形成;常被用于皮肤癣菌的玻片培养及产孢	马铃薯浸出液、葡萄糖、酒石酸 **注:** 有些实验室使用马铃薯薄片琼脂,因为其可能更稳定	碳水化合物和马铃薯浸出液可促进酵母和霉菌的生长,低pH(酒石酸)可部分抑制细菌的生长
毛癣菌琼脂1-7	鉴定毛癣菌	葡萄糖、磷酸二氢钾、硫酸镁、氨基酸 1. 酪蛋白氨基酸,不含维生素 2. 酪蛋白氨基酸加肌醇 3. 酪蛋白氨基酸加肌醇和硫胺素 4. 酪蛋白氨基酸加硫胺素 5. 酪蛋白氨基酸加烟酸 6. 硝酸铵 7. 硝酸铵加组氨酸	含有不同氨基酸成分的培养基可将毛癣菌属区分开来
酵母发酵肉汤	通过测定发酵来鉴定酵母菌	酵母提取物、蛋白胨、溴甲酚紫和一种特定的碳水化合物(如葡萄糖、麦芽糖、蔗糖)	大多数酵母菌产酸,发酵时肉汤由紫色变为黄色
酵母氮源琼脂	通过测定碳水化合物的同化作用鉴定酵母菌	硫酸铵、碳源(如葡萄糖、蔗糖、棉子糖)	酵母细胞同化碳源时,结果呈阳性

· 双相真菌的培养应使用含有抗生素和5%～10%羊血的BHI培养基,其营养更丰富,但促进生长的同时也抑制了产孢。菌落形成后,应立即转种到不含血的增菌培养基后并进行鉴定。

· 鸟食培养基用于隐球菌的培养,适用样本为脑脊液、胸膜液、骨髓、组织和下呼吸道样本。

· 特殊的显色培养基可用于某些酵母菌的鉴定。

· 对于有特殊营养或培养要求的真菌,可能需要增加额外的专业培养基。

平板培养基(培养皿)、矩形琼脂瓶和螺帽琼脂管都能够较好地分离真菌,但首选平板和培养瓶,因为它们通风条件更好、表面积更大,更有利于获得菌落。在进行显微镜检时,平板培养基更便于操作。真菌培养通常时间较长,培养过程中琼脂会产生脱水现象。因此平板中琼脂容量应至少达到40 mL,并放置在加湿培养箱中,以减少脱水。培养基应在经过认证的生物安全柜(BSC)中打开。许多实验室出于安全考虑不使用平板培养基,但本书认为平板培养基利大于弊。

与平板培养基相比,螺帽琼脂管更易储存、所需空间更少、操作更方便且脱水率更低。大多数实验室工作人员认为在试管中处理培养物危险性更小。但螺帽琼脂管的缺点也较多,包括分离菌落的能力差、培养表面积少、促进厌氧菌生长。这些都阻碍了其在实验室的常规使用。如果使用培养管,则应选择尽可能大的型号,以提供足够的表面积。接种后,试管应水平放置1～2 h,让样本被琼脂表面充分吸收,防止样本沉淀在试管底部。

室温(最好是30℃)孵育21～30 d,方可报告阴性。在培养箱中放置装水的敞口盘,可以使相对湿度在40%～50%之间。培养期间每周至少检查3次。

如前文所述,一些临床样本可能被细菌或(和)快速生长的真菌污染,因此培养基中需要加入抗真菌和抗细菌药物。传统方案中,培养基里分别添加0.5 μg/mL的放线菌酮和16 μg/mL的氯霉素来抑制污染真菌和细菌的生长。然而,联合使用5 μg/mL庆大霉素和16 μg/mL氯霉素,对细菌的抑制效果更好。还可使用5 μg/mL的环丙沙星。

含或不含抗细菌药物的培养基均可添加放线菌酮。但一组培养基中若包含有放线菌酮的培养基，那么也应包含一种不含放线菌酮的培养基。很多致病真菌可被放线菌酮部分或完全抑制，如隐球菌属、克柔念珠菌等其他念珠菌、毛孢子菌属、波氏假阿利什霉和曲霉属。

直接镜检

对样本进行直接镜检已应用临床多年，其重要性依然无可替代。因为临床微生物实验室的使命是提供快速和准确的诊断，而依靠直接镜检（特别是结合革兰染色），真菌实验室在许多情况下可以满足临床需求。微生物工作人员应熟悉临床样本中常见真菌的特征，并通过各类染色加以识别。直接镜检通常可以为患者真菌感染提供最早期的微生物证据，并指导选择适当的培养基来分离目标病原菌。

表58.5列举了目前临床样本直接镜检的方法，表58.6总结了每种真菌的显微特征。图58.4展示了临床样本中常见真菌的镜下图片。

对于皮肤样本，传统推荐使用氢氧化钾压片进行直接镜检。钙荧光白（CW）（操作程序58.1）和乳酸酚棉蓝（LPCB）可特异性地结合真菌细胞壁中的多糖、几丁质和纤维素。此外，LPCB含有乳酸和苯酚，前者有助于保存真菌结构，后者具有灭菌作用。用上述方法制备的玻片样本可分别使用荧光（CW）和亮视野显微镜进行观察。

表58.5　真菌临床样本的直接镜检方法

方法	应用	所需时间	优点	缺点
抗酸染色和弱抗酸染色	用于分枝杆菌和诺卡菌的检测	12 min	能够区别诺卡菌[a]和某些芽生菌	由于背景染色，组织匀浆中难以观察
阿尔辛蓝或黏蛋白胭脂红染色	用于在组织切片上观察隐球菌的荚膜	30 min	能够在组织切片中观察到荚膜	皮炎芽生菌和西伯鼻孢子菌也可呈阳性反应
金胺罗丹明染色	用于分枝杆菌和诺卡菌的检测	10 min	良好的筛查方法，敏感、经济	特异性不如齐-内染色
钙荧光白染色	用于真菌检测	1 min	可与KOH混合，真菌菌体呈现出明亮的荧光，可以快速被检测	需要荧光显微镜；存在背景荧光干扰；阴道分泌物中较难观察 存在非特异性反应，如拭子中的棉纤维和脑瘤切片都可能存在假阳性
革兰染色	用于细菌检测	3 min	广泛应用于临床样本的细菌学检测，也可检测大多数真菌	某些真菌着色良好，某些真菌（如隐球菌）只表现点染或弱着色；部分诺卡菌着色困难或弱着色
印度墨汁（苯胺黑）染色	可从脑脊液中直接观察隐球菌	1 min	脑脊液中阳性结果可直接诊断脑膜炎	脑膜炎中阳性病例比例不超过50%；非HIV感染者不敏感；人源性的红细胞、白细胞和手套中的滑石粉、气泡形态类似酵母菌，可导致假阳性
乳酸酚棉蓝染色	真菌形态学使用最广泛的染色方法	1 min	乳酸和甘油有利于保存真菌结构；玻片样本可长期保存	机械处理可能会破坏真菌结构
氢氧化钾压片	用10%～20% KOH消化样本，有利于真菌的观察	5 min；如果消化不彻底，则增加5～10 min	检测快速；可加入0.1%硫柳汞（Sigma化学公司）来保存样本	需要经验，因为常有背景干扰；消化某些样本可能需要较长时间
Masson-Fontana染色	用于真菌细胞壁黑色素的检查	1 h，10 min	用于辅助鉴别黑色素和含铁血黄素	不适用于仅有少量颗粒状染色
六胺银染色	用于组织切片的真菌染色	1 h	在浅绿色或黄色的背景下检测真菌病原体（呈黑色）的最佳染色法	染色方法特殊，不适用于普通微生物实验室
过碘酸希夫（PAS）染色	用于真菌检测	20 min；若使用复染剂，则需增加5 min	真菌染色效果好；易于区分丝状真菌的菌丝和酵母菌	诺卡菌不易着色；耗时；在许多实验室已被钙荧光白染色所取代
甲苯胺蓝O染色	可从肺活检和BAL样本中快速检测耶氏肺孢子菌	1 min	操作简便、报告快速、价格低廉	滋养体染色不可见
瑞特染色	用于骨髓或外周血涂片检查	7 min	可检测组织胞浆菌和隐球菌	最常用于检测播散性的荚膜组织胞浆菌和隐球菌

[a]部分抗酸阳性。
BAL：支气管肺泡灌洗液；CSF：脑脊液；HIV：人类免疫缺陷病毒；KOH：氢氧化钾。

表58.6 真菌临床样本直接镜检的形态特征

样本中形态	病原体	大小(直径,mm)	典型特征
酵母样	荚膜组织胞浆菌	2～5	小;芽殖细胞椭圆形至圆形;常在组织细胞内成簇出现;少量存在时不易发现
	孢子丝菌属	2～6	小;椭圆形、圆形至雪茄形;单个或多个芽;临床样本直接镜检阳性率较低
	隐球菌属	2～15	菌体细胞大小差异很大;通常为球形,也可呈足球状;单边或多边芽殖,并有压痕;荚膜可不明显;在渗出性脑脊液中,可见假性菌丝,荚膜可见或不可见
	糠秕马拉色菌(真菌血症)	1.5～4.5	小;瓶状细胞,出芽与母细胞之间有隔膜;可见囊领
	芽生菌属	8～15	细胞通常较大,双折射性;单个出芽,但仍有数个连接在母细胞上;芽与宽大的基底相连
	副球孢子菌属	5～60	细胞通常较大,被较小的出芽包围("舵轮样");可见类似于荚膜组织胞浆菌的小细胞(2～5 μm);芽有压痕
球囊	球孢子菌属	10～200	球囊细胞大小不一;可含有内孢子或中空;有些细胞可与芽生菌属类似;内孢子可与荚膜组织胞浆菌类似,但出芽不可见;如样本在潮湿环境中保存≥24 h,细胞可能产生多个胚芽管
	西伯鼻孢子菌[原生动物,(副真菌)病原体,真菌学研究涉及]	6～300	细胞较大,厚壁孢子囊内含有孢子囊孢子;成熟的孢子囊体积大于球孢子菌的球囊;空洞病变中可见菌丝
酵母样和假菌丝	念珠菌和都柏林念珠菌	5～10(假菌丝)	单个出芽;假菌丝在出芽处缩紧,类似香肠状连接;真菌丝通常有隔膜
	糠秕马拉色菌(花斑癣)	3～8(酵母) 2.5～4(菌丝)	菌丝短而弯曲可见成堆的小酵母细胞;类似"意大利面和肉丸"状
无隔菌丝	毛霉目:毛霉属、根霉属等	10～30	菌丝较大,呈条带状,常断裂或扭曲;偶见隔膜;菌丝较小时易与曲霉属混淆,尤其是黄曲霉
透明分隔菌丝	皮肤癣菌(皮肤和指甲)	3～15	常见透明、有隔膜的菌丝;可见链状关节孢子
	皮肤癣菌(毛发)	3～15	毛发周围的关节孢子提示发外癣菌感染;毛发中菌丝碎片形成的关节孢子提示发内癣菌感染;毛发中的长菌丝提示毛囊癣菌感染
	曲霉菌属	3～12	菌丝有隔分叉,呈45°分支;大而杂乱的菌丝可与毛霉相似
	地霉属	4～12	菌丝和矩形关节孢子,也可呈圆形和不规则形关节孢子
	毛孢子菌	(2～4)×8	菌丝和矩形关节孢子,可见圆形关节孢子,偶见芽生孢子
暗色有隔菌丝	离蠕孢属、枝孢瓶霉属、枝孢霉属、弯孢属、外瓶霉属、明脐蠕孢属、威尼克何德霉菌、瓶霉属等	2～6	可见暗色多形性菌丝;有隔膜的芽殖细胞和肿胀的链状排列圆形细胞;有时,在瓶霉属和外瓶霉属感染时偶现聚集现象
硬壳小体	卡氏枝孢瓶霉(既往归为枝孢霉)、着色真菌属、疣状瓶霉、播水喙枝孢	5～20	棕色,圆形至多形性的厚壁细胞,有隔膜;通常隔膜呈交叉状,将细胞分成四分体(硬化小体)
颗粒	枝顶孢属	200～300	可见白色的细颗粒,无水泥样基质
	曲霉 构巢曲霉	500～1 000	可见黑色的粗颗粒,周围有水泥样基质
	弯孢霉属 膝曲弯孢霉 新月弯孢霉	65～160	可见白色的细颗粒,无水泥样基质
	外瓶霉 甄氏外瓶霉	200～300	可见黑色、细小、空泡状的颗粒,无水泥样基质;由暗色菌丝和肿胀的细胞组成

续 表

样本中形态	病原体	大小（直径，mm）	典型特征
颗粒	镰刀菌属 串珠镰刀菌	200 ～ 500	可见白色的细颗粒，无水泥样基质
	茄病镰刀菌	300 ～ 600	
	灰色限球壳（既往名为灰马杜拉分枝菌）	350 ～ 500	黑色的细颗粒，没有水泥样基质；周围由多形肿胀细胞组成，中心有菌丝网
	足菌肿马杜拉霉	200 ～ 900	黑色至棕色，粗颗粒；有两种类型：① 铁锈褐色、致密，充满水泥样基质；② 深棕色，内部有大量囊泡，直径6 ～ 14 μm，周围有水泥样基质，中区有浅色菌丝
	新龟甲形菌属 罗萨梯新龟甲形菌	300 ～ 600	可见白色的细颗粒，周围水泥样基质
	假阿利什霉 波氏假阿利什霉	200 ～ 300	可见白色的细颗粒，由菌丝和肿胀细胞组成，周围有水泥样基质

操作程序58.1
钙荧光白-氢氧化钾染色

［方法］

1. 载玻片中央滴一滴钙荧光白（CW）试剂和一滴10%氢氧化钾（KOH）甘油。
2. 取部分样本加入CW-KOH溶液中，加盖玻片。
3. 如有必要，用铅笔的橡皮擦端轻压盖玻片，将样本压碎。静置5 min。如果样本裂解不充分，重复此步骤。
4. 使用荧光显微镜，在400 ～ 500 nm激发滤光片和500 ～ 520 nm阻挡滤片下观察。先在10×低倍镜下扫描全片，寻找荧光信号。再在40×高倍镜下确认是否存在真菌及判断为何种真菌。

［试剂］

KOH试剂：10 g KOH，10 mL甘油，80 mL蒸馏水。

CW试剂：0.05 g CW，0.02 g伊文思蓝，50 mL蒸馏水。

钙荧光白是一种工业用纺织增白剂，它可非特异地结合真菌细胞壁中的几丁质等成分，在激发波长440 nm的条件下，产生蓝白色荧光。由于CW是非特异性染色，镜下真菌形态学的观察与鉴定至关重要。KOH的作用是溶解人体细胞成分，从而使真菌更容易被观察到。

［局限性］ 荧光信号的解读非常重要，因为棉花纤维或肿瘤患者的某些组织成分也会引起非特异性荧光。

血清学检测

对于真菌感染的诊断，分子诊断学最终可能取代血清学检测。血清学检测直接应用于患者样本的表现目前缺乏标准化，且对大多数真菌没有商品化试剂盒。然而，血清学检测对于具有某些特定真菌的侵袭性感染有诊断作用，如隐球菌、球孢子菌、芽生菌、组织胞浆菌和曲霉。

抗体检测已被证实有临床价值，但不适用于免疫功能低下的患者，因为他们无法产生足够的体液免疫反应。真菌感染治疗过程中需要监测急性和恢复期的抗体滴度。

免疫扩散技术是一种简单、经济的方法。虽然它特异性可达100%，但敏感性相对较差，不适合作为筛选工具。此方法需要感染2 ～ 3周后才能得到阳性结果。

酶联免疫方法对于抗体和抗原检测均适用。但此方法在免疫功能低下的患者，特别是在感染的早期，常为阴性。

床旁（point-of-care, POC）检测采用胶体金方法，可提高真菌感染的诊断效率，特别是在实验室资源有限的发展中国家。POC设备价格便宜且便于携带，检测迅速、重复性高，同时具有较高的敏感性和特异性。毫无疑问，POC设备的发展将有助于监测和检测真菌抗体。

（1，3）-β-D-葡聚糖检测

（1，3）-β-D-葡聚糖是一种存在于某些真菌细胞壁上的多糖，在侵袭性真菌感染患者的血液中可被检测到。虽然它在真菌脑膜炎的诊断和监测中证实有效，但其检测灵敏度和特异性的差异，以及缺少对患者血液中用于判断真菌感染的界值的确定，说明关于该检测方法还有待进一步研究。

分子生物学方法

表型和生化鉴定方法用于鉴定真菌病原体都非常耗时。全身性真菌病死亡相关的关键危险因素之一是诊断时间，这使得分子检测成为实验室的理想方法。除了诊断外，侵袭性念珠菌和隐球菌的耐药性也有所增加，这就需要开发新的检测方法来检测耐药性。理想情况下，用于临床样本中分子直接杂交试验或扩增试验组中真菌的特异性引物应包括已知的最常见的免疫功能低下患者的致病真菌（包括双相真菌和肺孢子菌等）。目前的文献包含了所有主要的人类真菌病原体的资料，描述了种和菌株水平的特异性引物和探针，但没有可用于临床的商品化试剂盒。测序技术是鉴定真菌病原体的有效工具，并已经发展出了商业化诊断试剂盒，如MicroSEQ D2 rDNA真菌测序试剂盒(美国赛默飞)。DNA测序技术，包括全基因组测序，投资巨大且需要专业知识，目前仍然局限于研究和参考实验室使用。

目前，还有其他一些FDA批准的分子诊断检测方法，包括扩增和杂交技术。这些检测方法主要集中于念珠菌、隐球菌、曲霉和全身性双相真菌的鉴定。

基质辅助激光解吸电离质谱法

基质辅助激光解吸电离飞行时间质谱(Matrix-assisted laser desorption ionization time-of-flight mass spectrometry, MALDI-TOF MS)是一种生物物理方法，可显著减少真菌鉴定的时间。这种技术的主要缺点是只适用于纯培养物，这就增加了数天或数周的样品制备过程。真菌的蛋白质谱也因环境和培养条件的不同而有很大差异，这使得鉴定中分析过程的标准化非常困难。真菌病原体的载量很低时，如血液和其他体液中的酵母菌往往载量很少，MALDI-TOF MS无法直接检测。此外，蛋白质和血红蛋白易干扰光谱分析，从而影响鉴定结果。应用MALDI-TOF MS直接诊断全身性真菌感染，还需要进一步的临床研究。该技术的概述将在(第7章)中更详细地讨论。

酵母菌鉴定的一般思路

大多数情况下，酵母菌鉴定是通过使用不同的培养基和测试组合来完成的(图58.5)。识别因素和技术包括以下几点：

- 菌落形态特征。
- 镜检形态特征。
- 生理学研究。
- 显色培养基(推测菌种鉴定)。
- 商品化酵母菌快速鉴定试剂盒。
- 基于核酸的方法(直接杂交或扩增方法)
- 基质辅助激光解吸电离飞行时间质谱(MALDI-TOF MS)

酵母菌菌落有多种特征，呈现不同的颜色、形状和质地。显色培养基或联合快速检测试剂盒可初步区分某些致病酵母菌。当上述方法不能识别待测病原体时，可给出假定鉴定结果，且必须结合菌落和镜下形态特征及感染部位(即临床样本)。湿片检查和乳酸酚棉蓝染色能更好地观察真菌产孢结构。有性和无性特征都非常重要。菌落和镜下特征相结合往往可以鉴定到属水平。当怀疑隐球菌时，印度墨汁染色非常有效。由于碳源和氮源的差异是区分酵母菌的关键，许多自动化和半自动化的商业系统已经设计了同化和发酵测试。这些补充方法利用有限的特征进一步帮助鉴定酵母菌。

临床微生物实验室过去的理念是，即使病原体在种水平上鉴定错误，但只要完成了药敏试验，患者的治疗将不受影响。这是存在问题的，因为种水平的鉴定结果会影响细菌和真菌感染时最低抑菌浓度和治疗折点的确定。棘白菌素、氟康唑、伏立康唑耐药率的上升会导致治疗失败，因此需要进行准确的病原菌鉴定和药敏试验结果。相比传统的生化方法，分子诊断技术、蛋白质组学和基因组学，已被证实可以更准确和可靠地鉴定酵母菌。但是，目前这些方法在临床实验室的常规使用受到标准化和需扩充现有数据库的问题的限制。

丝状真菌鉴定的一般思路

丝状真菌也可以通过各种试验的组合进行鉴定(图58.6)。丝状真菌的鉴定需要结合以下几方面：

- 生长速度。
- 菌落形态特征。
- 镜下形态特征。

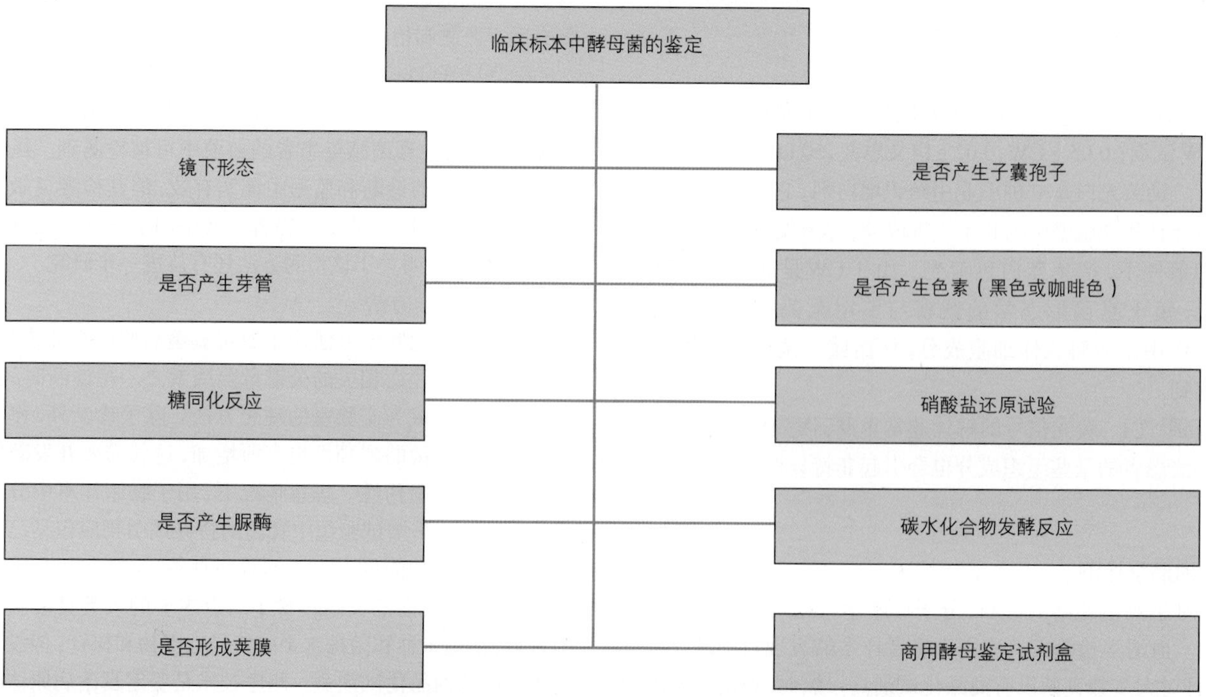

图58.5 传统的酵母菌鉴定方法。人工操作、商品化试剂盒和板条已被蛋白质组学和基因组学方法所取代。

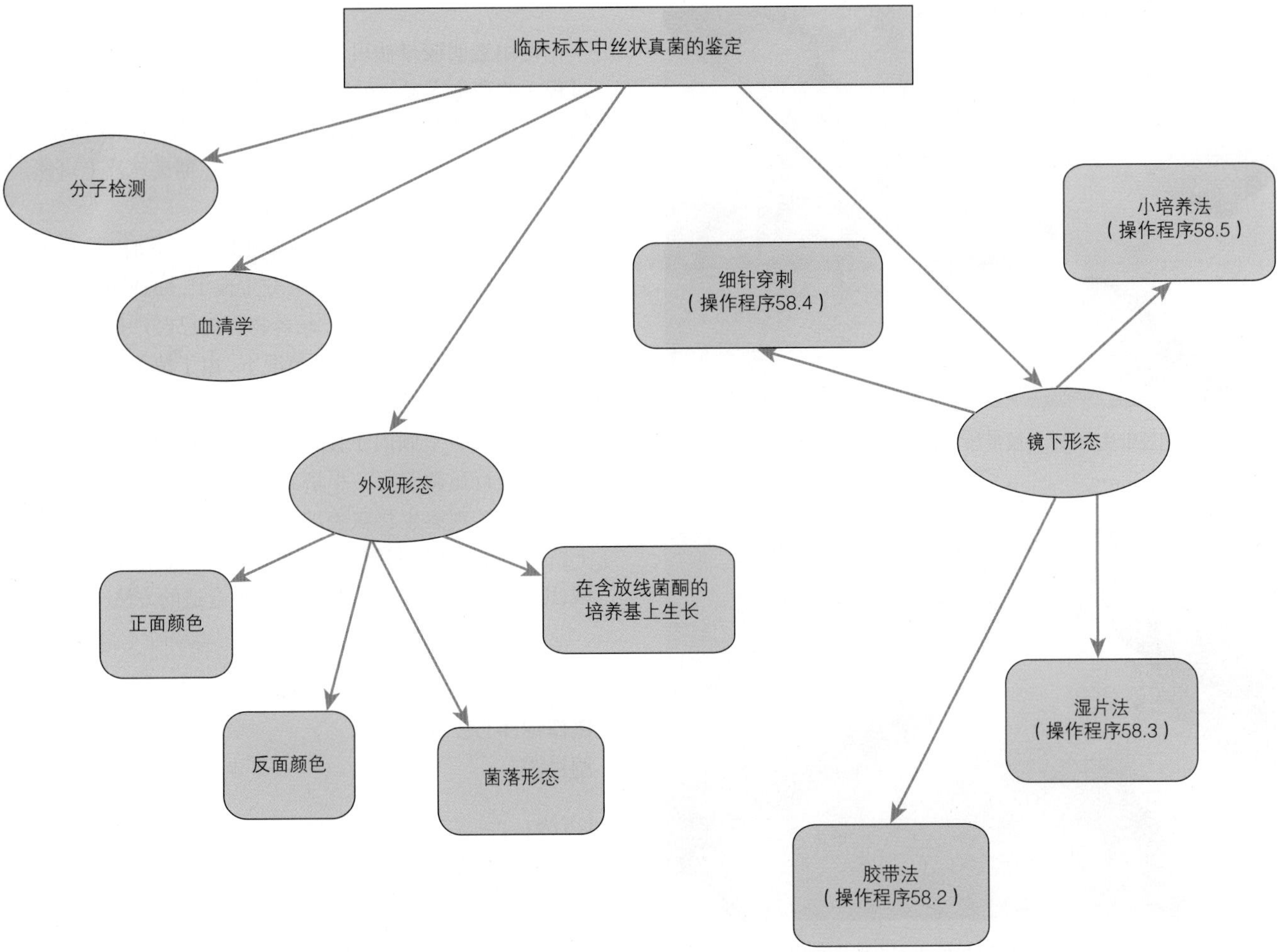

图58.6 临床样本中丝状真菌鉴定的传统方法。有些霉菌可用蛋白质组学和基因组学方法鉴定。

在大多数情况下，镜下形态特征是最明确的鉴定方法。丝状真菌的生长速度对于鉴定的作用不确定，因为同一种真菌的生长速度也有可能不同，这取决于接种的临床样本中的病原菌含量。**慢生长病原菌**在11 ～ 21 d形成成熟菌落，**中等速度病原菌**需要6 ～ 10 d，而**快生长病原菌**只需要5 d甚至更短。

球孢子菌通常生长迅速且对工作人员来说存在危险。双相型真菌、皮炎芽生菌、荚膜组织胞浆菌和巴西副球孢子菌的生长速度总体比较缓慢；通常需要1 ～ 4周才能形成可见菌落。在某些情况下，皮炎芽生菌、马尔尼菲篮状菌和荚膜组织胞浆菌培养3 ～ 5 d即可被检测到。这种情况非常少见，只有当样本中病原菌载量巨大时才会出现。毛霉可在24 h内形成菌落，而其他透明和黑色（暗色）真菌通常在1 ～ 5 d生长。因此，真菌的生长速度非常重要，但必须结合其他特征，才能得到明确的鉴定结果。

由于不同菌株和菌落在不同培养基上的形态存在差异，菌落形态特征对鉴定真菌的价值有限。虽然实验室反复培养到的常见真菌在形态上容易被识别，但菌落形态学并不是一个可靠的标准，仅可作为镜下形态学特征的补充。

菌落颜色及其均匀性还有培养基中是否存在色素都很重要。检验人员一定要注意培养基正、反两面的颜色。菌落形态包括了菌落在琼脂平板上的不同高度，可描述为**疣状**（沟状或曲状）、**纽扣状**（中心略凸起）或**皱纹状**（从中心向外辐射的沟纹）。

还要留意菌落的质地。菌落质地多种多样，如**棉花状**（松散且较高的气生菌丝体），**天鹅绒状**（低的气生菌丝体类似天鹅绒布），**光滑**（表面光洁，无气生菌丝体），**颗粒状**（致密粉末状，类似糖颗粒），**羊毛状**（气生菌丝体高且彼此缠结）。

培养条件和培养基也很重要。例如，荚膜组织胞浆菌在BHI琼脂上可形成白色至棕褐色的蓬松真菌样菌落，而在含有血液的同种培养基上，可能形成酵母样菌落。

总体来说，丝状真菌的镜下形态特征相对稳定，变化较小。鉴定主要是根据孢子的特征形状、繁殖方式和排列形式以及菌丝的大小。毛霉较大、带状的**无隔菌丝**很容易被识别；直径约2 μm的小菌丝可能提示双相型真菌或皮肤癣菌。

用于显微镜观察的真菌样本有多种制备方法。大多数实验室传统使用的是玻璃胶带制备法（操作程序58.2，图58.7）。此方法操作简便、快速，能够满足大多数真菌的鉴定需要。但有些实验室更倾向于湿片法（操作程序58.3，图58.8）或细针穿刺法（操作程序58.4）。在需要更详细的形态学特征时可使用玻片小培养法（操作程序58.5，图58.9）。

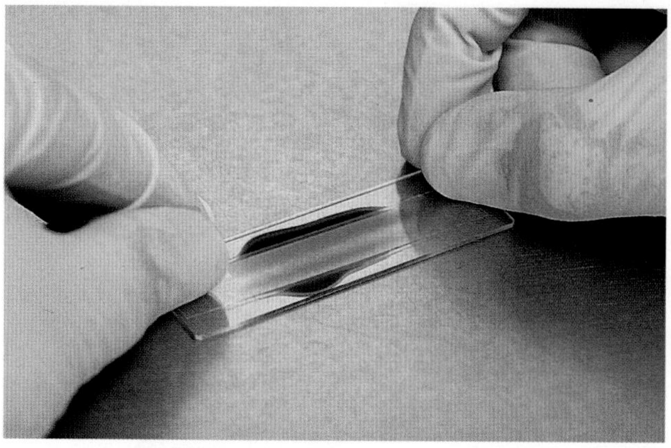

图58.7 透明胶带法制备：将胶带放在滴有乳酸酚棉蓝或苯胺蓝的载玻片上。

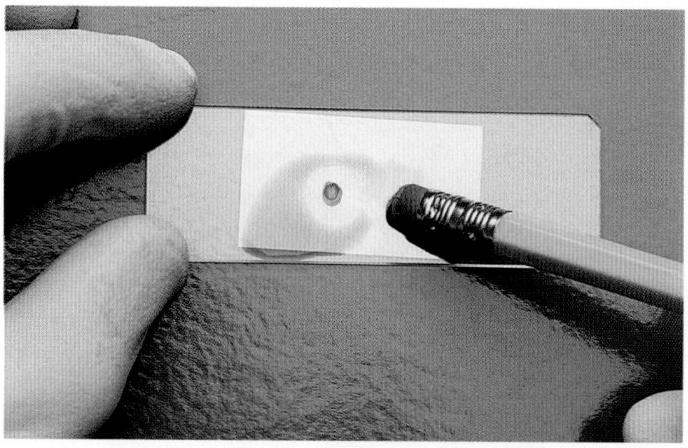

图58.8 湿片制备：琼脂置于盖玻片下方，并对盖玻片施加压力，使琼脂和生长物可分散开来。

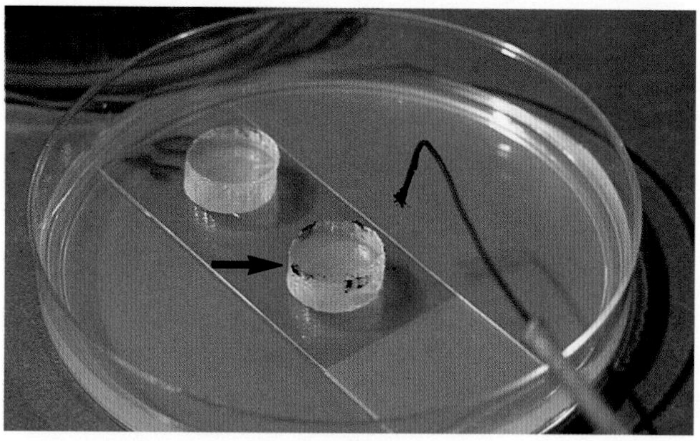

图58.9 小培养法：琼脂接种点见箭头处。

操作程序58.2
透明胶带法

[方法]

1. 将一小段透明胶带的黏性面接触菌落表面。
2. 在载玻片上加一滴乳酸酚棉蓝或苯胺蓝，将胶带粘到载玻片上（图58.7）。
3. 在显微镜下观察孢子的特征形状和排列。

使用透明胶带法可以在显微镜下观察真菌在培养过程中的产孢方式。可以观察到完整的孢子、产孢结构（如分生孢子梗）和菌体及之间的联系，操作相对简单。如果胶带没有在菌落表面被充分按压，那么玻片上可能只存在分生孢子，给鉴定带来了难度。

当观察不到孢子时，应做湿片检查。有时，湿片中可以看到荚膜组织胞浆菌的大分生孢子，而透明胶带法只能看到菌丝碎片。有时，培养物可能已经产孢且镜下只能看到分生孢子。在这种情况下，由于菌落的边缘处产孢不明显，应在边缘处再用胶带粘取样本。

有些实验室倾向于使用小培养法（操作程序58.5）对真菌进行显微鉴定。小培养法可以使工作人员在显微镜下直接观察生长在盖玻片下的真菌。这种方法镜下特征明显、结构完整，还能观察到有代表性的生长区域，因此常被认为是真菌形态观察最合适的方法。

操作程序58.3
湿片法

[方法]

1. 用一根弯曲成90°的铁丝，切下一小块单个菌落。该部位应处于菌落中心和外围之间，并应包含少量的琼脂。
2. 在载玻片上加一滴乳酸酚棉蓝或苯胺蓝，然后将该菌落块置于载玻片上（图58.8）。
3. 盖上盖玻片，用橡皮等物体轻轻按压，分散菌落块和琼脂。镜下观察。

[局限性] 湿片法的主要缺点是外力可能会破坏孢子特征性的排列情况。湿片法因为可见特征孢子而使用广泛，但孢子的排列方式无法确定，所以湿片法常不能够明确鉴定真菌。

操作程序58.4
细针穿刺法

[方法]

1. 在载玻片上加一滴乳酸酚棉蓝或苯胺蓝。
2. 用接种针轻轻移取一小块真菌菌落。该部位应处于菌落中心和外围之间。
3. 将菌落块放入染色剂中。
4. 使用另一个接种针，分开菌落块，使其形成薄层。
5. 盖上盖玻片，在显微镜下观察。
6. 用透明的指甲油封住盖玻片的边缘，以保护菌落结构。

注：加入10%聚乙烯醇（PVA）可使染色样品永久保存。

操作程序58.5
小培养法

[方法]

1. 事先制备深度约为2 mm的培养基，切一小块。可使用无菌手术刀片或无菌试管（形成圆形块）。
2. 将无菌载玻片置于含有2%无菌琼脂的培养皿表面；或在无菌培养皿中放入一张圆形的滤纸或纸巾，上面放两根涂抹棒，并将载玻片置于涂抹棒上层。
3. 将琼脂块置于载玻片表面。
4. 用直角铁丝在琼脂块的4个象限接种待检真菌（图58.9）。
5. 在琼脂块的表面盖上无菌盖玻片。
6. 如果使用贴滤纸的方法，在培养皿底部加入少量无菌水。盖上培养皿的盖子，30℃孵育。
7. 经过适当时间的孵育（在生物安全柜内操作），取下盖玻片并将其置于滴有乳酸酚棉蓝或苯胺蓝试剂的载玻片上。有人建议将盖玻片靠近焚烧器的开口处，让真菌样本在染色之前迅速干燥。
8. 在显微镜下观察孢子的特征性形状和排列。
9. 如果小培养的镜检无法得到满意的鉴定结果，可将剩余的琼脂块继续培养。琼脂块被丢弃后，加一滴乳酸酚棉蓝或苯胺蓝在生长区域，并盖上盖玻片。许多检验人员会在同一玻片上制作两个小培养样本，如果对第一个样本镜检未观察到典型的特征，则对第二个样本延长培养时间后再观察。

[局限性] 小培养法是准确鉴定真菌病原体的最佳方法，但它在所有方法中最不实用，应该在胶带法或湿片法均无法鉴定的情况下使用。

注意：不适用于疑似双相型真菌的缓慢生长的菌落（如荚膜组织胞浆菌、芽生菌属、球孢子菌属、巴西副球孢子菌、伊蒙菌属或孢子丝菌）。只有将盖玻片从琼脂块上取下后才能进行镜检，而不能直接在琼脂块上进行观察，这种方法可能导致实验室获得性感染，是非常危险的。

丝状真菌的一般形态特征

营养菌丝的形态特征有助于对真菌进行分组。例如，皮肤癣菌通常会产生多种类型的菌丝，其中包括**鹿角状菌丝**，其命名是因为形态弯曲、分支不定向并具有鹿角状外观（图58.10）。**球拍状菌丝**一端增大，呈棒状结构（图58.11）。某些皮肤癣菌可产生弯曲的**螺旋状菌丝**（图58.12）。这些结构不具有特征性，但它们在皮肤癣菌中最常见。

有些真菌（子囊菌门）具有可产生大量有性孢子的囊状产孢结构，称为**子囊果**（图58.13）。子囊果中更小的囊状结构

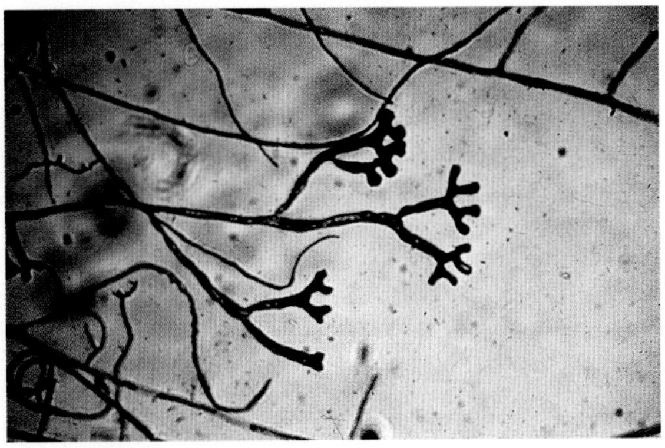

图58.10 鹿角状菌丝显示膨大的菌丝尖端，形似鹿角，具有侧向和末端分支（吊灯状）(500×)。

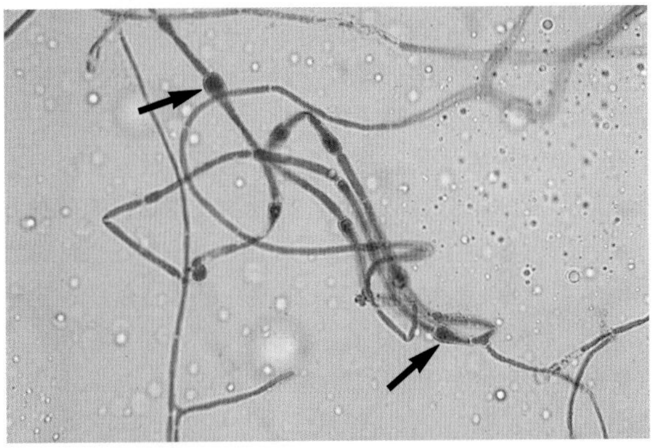

图58.11 球拍状菌丝膨大的区域（箭头），形似网球拍。

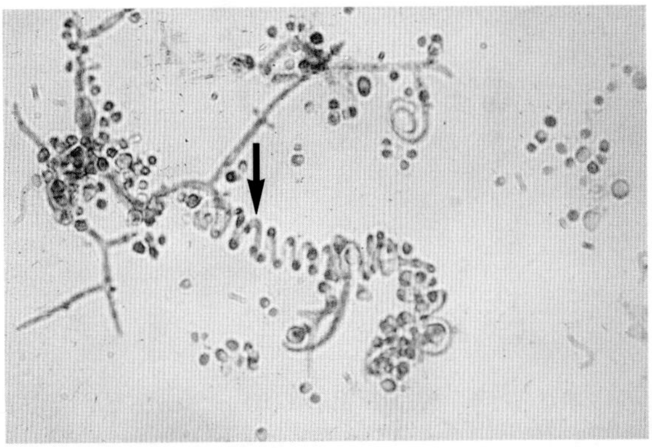

图58.12 螺旋状菌丝（箭头）呈螺旋状(430×)。

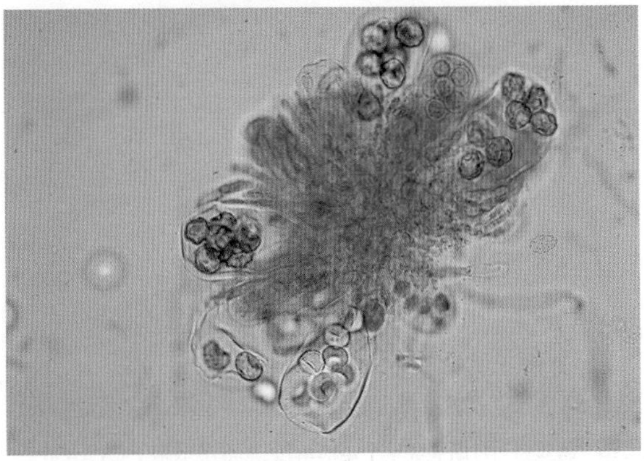

图58.13 子囊果显示暗色子囊孢子(430×)。

称为**子囊**,通常包含4～8个子囊孢子。临床微生物实验室进行真菌培养大都只能观察到无性繁殖方式,上述的有性繁殖方式很少见。所有真菌都可能具有有性形态,但是有些种类至今未在人工培养基上观察到。大多数真菌都产生**分生孢子**,它代表无性繁殖周期。分生孢子的类型及其形态和排列是鉴定真菌的重要标准(图58.14)。

最简单的孢子形成方式是由营养菌丝直接发育成孢子。**关节孢子**是直接由菌丝在分隔点破裂形成(图58.15)。它们成熟时呈方形、矩形或桶状的厚壁细胞。这种由菌丝简单破裂形成的孢子,很容易脱落并播散到环境中。**厚壁分生孢子**(厚壁孢子)是由菌丝分化直接形成的圆形厚壁孢子,孢子内有丰富的原生质和营养物质(图58.16),是菌丝细胞聚集和膨大产生的具有抵抗性的休眠期孢子。厚壁分生孢子位置可在**中间**(在菌丝内)或**顶端**(在菌丝的末端)。

真菌孢子的类型多种多样。分生孢子是一种无性孢子,由特殊的菌丝——**分生孢子梗**产生,孢子成单或成簇。分生孢子有时通过离断从附着点脱落,即**孢子缢断**。有些分生孢子梗末端形成肿胀的囊泡,囊泡表面形成**烧瓶状的瓶梗**并产生长链状的分生孢子。这种子实体结构是曲霉的特征结构。分生孢子梗细长、单个、呈管状(**瓶梗**),产生成簇的分生孢子黏聚成团,是枝顶孢属的特征型结构(图58.17)。在观察另外一些真菌时,分生孢子梗形成分叉结构**帚状枝**,每一个分支末端都可形成次级分支(**梗基**)和瓶梗,末端形成长链分生孢子(图58.18)。青霉和拟青霉都是这类产孢方式的代表。有些真菌可能产生两种大小的分生孢子:一种是**小分生孢子**,形态小、单细胞、圆形或椭圆形;另一种是**梨状分生孢子**(梨形)或称为**大分生孢子**,形态大、通常有多个分隔,棒状或纺锤状(图58.19)。小分生孢子可直接侧生于菌丝一侧或生于分生孢子梗的末端。大孢子通常生在短或长的分生孢子梗上,壁光滑或粗糙。小分生孢子和大分生孢子在某些真菌种类中可见,除用于区分有限几种真菌外,形态并不是特异的。

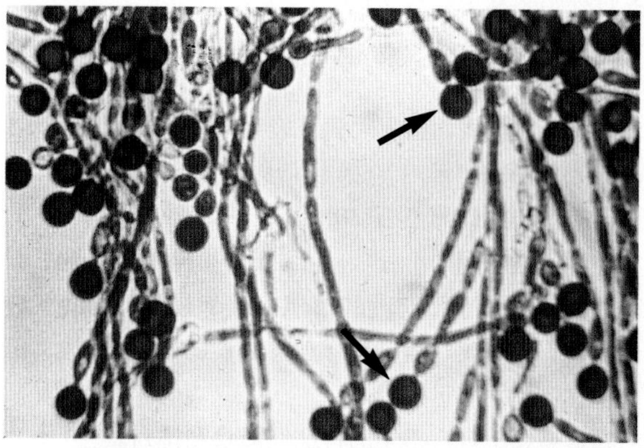

图58.16 由厚壁球形细胞组成的厚壁分生孢子(箭头)(430×)。

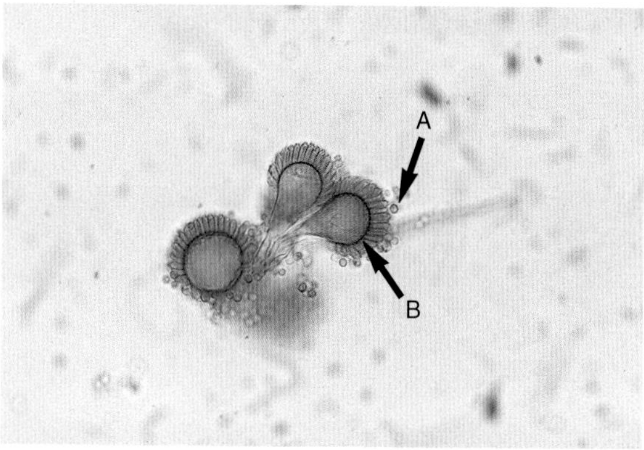

图58.14 曲霉的特殊结构[分生孢子梗(B)]产生分生孢子[无性孢子(A)](430×)。

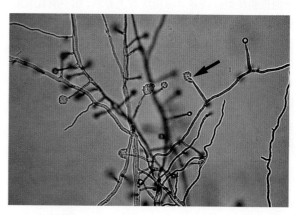

图58.17 枝顶孢属的特征:单个、管状的瓶梗顶端有成簇的分生孢子(箭头)(430×)。

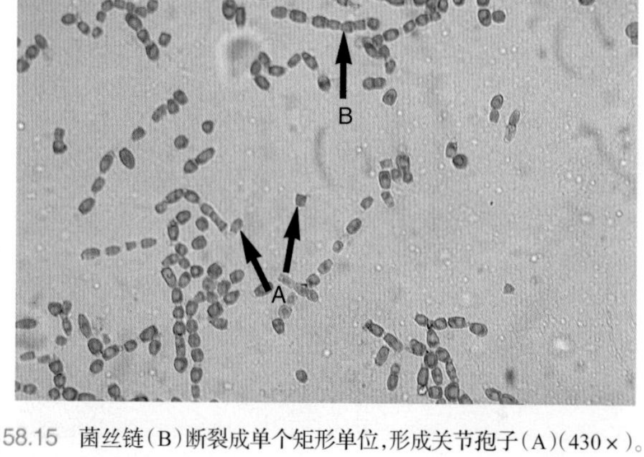

图58.15 菌丝链(B)断裂成单个矩形单位,形成关节孢子(A)(430×)。

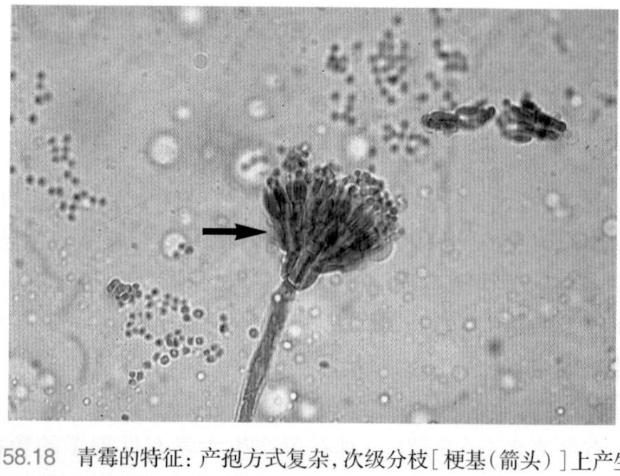

图58.18 青霉的特征:产孢方式复杂,次级分枝[梗基(箭头)]上产生瓶梗,瓶梗末端形成分生孢子(430×)。

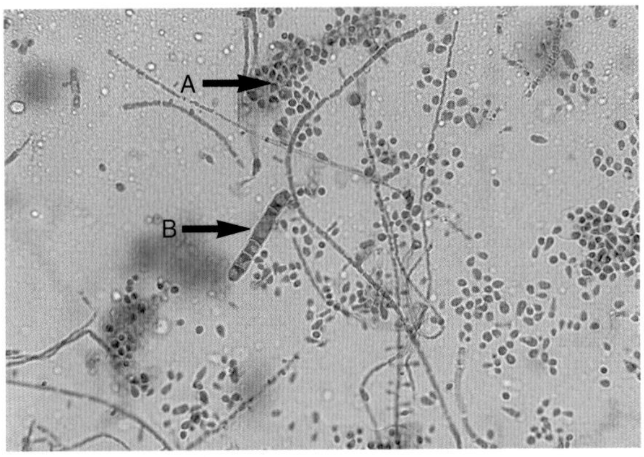

图58.19 毛癣菌属,可见大量的球形小分生孢子孢子(A)与单个的细长大分生孢子(B)(430×)形成对比。

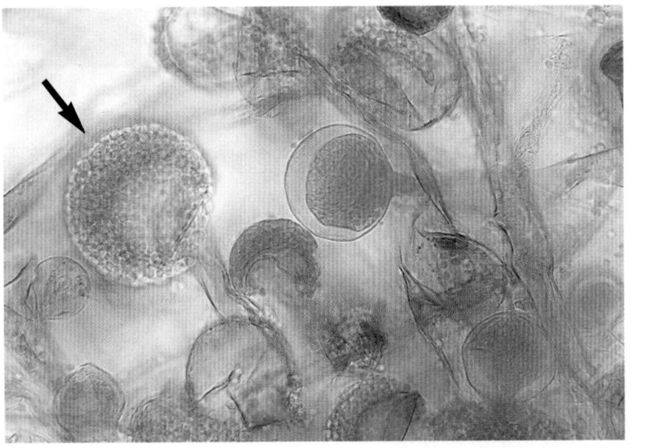

图58.20 较大的囊状孢子囊,内含毛霉菌特征性的孢子囊孢子(箭头)(250×)。

毛霉的菌丝罕见有隔。孢子是通过**孢子囊**成熟过程中的进行性分裂形成的,孢子囊位于长柄囊状结构(孢囊梗)的顶端。**孢子囊孢子**(孢子囊产生的孢子)是由孢子囊壁破裂而产生和释放的(图58.20)。少数情况下,一些菌株可产生接合孢子,其是由毛霉的两种交配类型菌丝结合而产生的厚壁孢子;这是有性繁殖的一个例子。

真菌鉴定的临床意义

对于从临床样本中的真菌何时进行鉴定及鉴定到何种程度,一直是有争议的问题。目前的焦点集中在成本控制以及引起免疫缺陷患者感染的机会致病真菌不断增加,这促使我们考虑是否应该全面鉴定和报告所有从临床样本中培养到的真菌。各类样本中酵母菌的鉴定范围将在第62章中讨论。

丝状真菌鉴别过程中的时机和程度都很难确定。对于从有侵袭性真菌感染风险的患者中培养到的丝状真菌,除了明显的污染菌,其他所有常见的丝状真菌都应该鉴定和报告。一些既往认为无临床意义的真菌,在免疫功能低下的患者中可能引起非常严重甚至是致命的疾病。在合理的培养时间内未能产孢的微生物应报告存在生长,但如果可排除双相型真菌或临床医生认为没有意义,则不需要鉴定。理想情况下,实验室应该对临床样本中培养到的所有真菌进行鉴定;然而,从实用性和经济上的考虑又限制了这一想法的实施。实验室主任应与临床医生沟通后,综合考虑患者情况、实验室操作和经济负担后做决定。

临床微生物学实验室分离到的真菌数量正在增加。有些真菌既往被认为是环境分离株,但也有其导致感染的报道,应被列为潜在的病原体。实验室应该对临床样本中培养到的所有真菌进行鉴定,才能确定其临床意义。多数情况下,环境真菌临床意义很小,但也有例外。

实验室安全

虽然处理从临床样本中培养到的真菌具有风险,但一些常规方法可以保护实验室免受污染,并使工作人员免受感染。

丝状真菌培养和临床样本的处理必须在二级生物安全柜中进行。有专业人士认为,丝状真菌的培养必须在配有手套箱的封闭式生物安全柜中进行;然而,层流生物安全柜也可以满足条件。酵母菌培养可以在实验操作台上进行。电热灭菌器可用于转种酵母菌时对接种环进行灭菌。对于培养疑似病原体的培养基应用胶带密封,以防实验室污染,并应在得到鉴定结果后立即进行高压灭菌。如果遵循常规的安全预防措施,那么造成实验室污染或工作人员感染的概率就很低。

预防

预防和控制真菌感染对于个人、研究人员、实验室人员乃至医院仍然是一个挑战。关于预防社区相关真菌感染暴露的官方建议很少。良好的个人卫生可能是预防疾病的最好方法。但预防医院相关感染的方法有很多。医院工作人员应了解真菌感染的致病机制。真菌很容易在通风系统、水和皮肤接触中传播。医院应遵循感染控制规划,包括定期监测空气处理系统和检测环境孢子。工作人员、患者和访客应保持良好的个人卫生习惯,以尽量减少接触潜在的感染真菌病原体的机会。

实验室在真菌防治中也发挥着重要作用。缺乏快速和具体的检测方法仍然是影响及时诊断的因素之一。早期确诊可及时给予患者适当的治疗并降低死亡率。

案例学习58.1

患者为一名5岁男孩,最近从海地被收养,正在接受初级保健医生的诊治。该男孩的头发和头皮有感染迹象。医生怀疑是皮肤癣菌感染,用镊子拔取感染的毛发,用无菌容器送检至实验室进行培养。

问题:

1. 初代培养选用什么培养基和培养温度?
2. 实验室工作人员观察到这种真菌生长缓慢,需要12 d才出现生长。还应注意哪些细节?
3. 菌落绒毛状、扁平,呈现出蔓延生长,正面呈浅棕色,背面呈红棕色。鉴定这种真菌的下一步操作是什么?
4. 可见极少棒状小分生孢子和伴有顶生厚壁孢子的无性菌丝。实验室鉴定为小孢子菌属。如何区分犬小孢子菌与奥杜盎小孢子菌?

复习题

1. 除下列哪种真菌外，其余均为医学上的双相真菌(　　)

a. 荚膜组织胞浆菌　b. 皮炎芽生菌　c. 球孢子菌　d. 黑曲霉

2. 皮肤真菌病是一种真菌感染，累及(　　)

a. 头发　b. 皮肤　c. 指甲　d. 以上三种

3. 哪一种真菌最易在创伤后植入皮肤引起感染(　　)

a. 荚膜组织胞浆菌　b. 孢子丝菌　c. 球孢子菌　d. 马尔尼菲篮状菌

4. 真菌血培养的最适温度为？培养多少时间可报告阴性结果(　　)

a. 37℃；21 d　b. 37℃；7 d　c. 30℃；21 d　d. 30℃；7 d

5. 细针穿刺法的缺点是什么(　　)

a. 样本不能保存　b. 乳酚棉或苯胺蓝染色不均匀　c. 分生孢子可能在操作过程中被破坏　d. 可能存在污染

6. 以下哪种生物可被含有放线菌酮的培养基部分或完全抑制(　　)

a. 隐球菌　b. 克柔念珠菌　c. 黑曲霉　d. 以上均是

7. 下列哪种染色方法使用一种漂白剂进行真菌检测(　　)

a. 革兰染色　b. 乳酸酚棉蓝　c. 钙荧光白　d. 印度墨汁

8. 哪些标准适用于荚膜组织胞浆菌的鉴定(　　)

a. 玉米粉琼脂上产生红色色素　b. 25℃产生酵母形态，36℃产生霉菌形态　c. 生长缓慢的真菌(1～4周)　d. 以上所有

9. 是非题

______所有酵母菌均应筛选是否存在隐球菌。

______用米饭培养基鉴别犬小孢子菌和红色毛孢子菌。

______印度墨汁用于鉴定黑曲霉。

______隐球菌可通过抗体检测确定。

10. 配对题：将每个术语与正确的描述配对

______腐生	______皮肤癣菌
______双相性	______气生菌丝
______暗色的	______透明的
______分生孢子	______子囊果
______瓶梗	______小分生孢子

a. 酵母样和真菌样　b. 有色菌丝　c. 无性孢子　d. 含有有性孢子的囊状结构　e. 依靠死亡或腐烂的有机物生存　f. 小而圆的分生孢子　g. 管状分生孢子　h. 无色菌丝　i. 感染皮肤的真菌　j. 高于表面的菌丝

参考答案

案例学习58.1

1. 选择海藻糖琼脂，36℃下培养，可用于皮肤癣菌的初代培养，其含有放线菌酮，也可用于抑制细菌生长。

2. 实验室人员应记录培养皿正面和反面的质地和颜色。

3. 接下来进行显微镜检查，采取细针穿刺法或透明胶带法进行生理盐水直接镜检或乳酸酚棉蓝染色。

4. 使用米饭培养基。犬小孢子菌通常生长良好，很少或没有色素沉着。而奥杜盎小孢子菌无明显生长，且培养基上可出现棕色色素。奥杜盎小孢子菌的生长速度比大多数其他种类的小孢子菌慢得多(第59章)。

复习题

1. d; 2. d; 3. b; 4. c; 5. c; 6. d; 7. c; 8. c; 9. √, ×, ×, ×; 10. e, i, a, j, b, h, c, d, g, f

第59章・透明霉菌、毛霉目、蛙粪霉目、虫霉目、皮肤癣菌、机会性和系统性真菌病

Hyaline Molds, Mucorales, Basidiobolales, Entomophthorales, Dermatophytes, and Opportunistic and Systemic Mycoses

张尧・译　王苏珍・审校

本章目标

1. 描述毛霉目、蛙粪霉目和虫霉目的生存环境，以及它们如何传播给人类并引起疾病。
2. 描述毛霉目、蛙粪霉目和虫霉目的特征性菌落形态。
3. 概述诊断毛癣菌属感染所需进行的检测。
4. 列出区分红色毛癣菌和须癣毛癣菌的关键特征。
5. 比较和对比奥杜盎小孢子菌和犬小孢子菌的传播方式和高危人群。

6. 定义毛外癣菌和毛内癣菌。
7. 解释免疫功能低下患者机会性真菌感染诊断困难的原因。
8. 区分毛霉菌病和虫霉病，包括疾病的临床表现、病原体、主要患病人群和治疗。
9. 从宏观和微观角度比较和对比曲霉属和青霉属。
10. 讨论双相真菌的流行地区、疾病状态和相关鉴别诊断方法。

本章相关的透明霉菌

目前命名

毛霉菌目
- 根霉属
- 毛霉属
- 放线毛霉属
- 鳞质霉属科克霉属
- 科克霉属
- 横梗霉属
- 根毛霉属
- 瓶霉属
- 共头霉属
- 小克银汉霉属

虫霉目
- 耳霉属

蛙粪霉目
- 蛙粪霉属

皮肤癣菌
- 毛癣菌属
- 小孢子菌属
- 表皮癣菌属

机会性真菌病真菌
- 曲霉属
- 镰刀菌属
- 地霉属
- 枝顶孢属
- 顶端瓶霉属
- 节纹菌属
- 白僵菌属
- 金孢子菌属
- 子囊壳属
- *Nannizziopsis* 属
- 甲霉属
- *Parengyodontium* 属
- 青霉属
- 单孢瓶霉属
- 拟青霉属
- 紫孢霉属
- *Rasamsonia* 属
- *Sarocladium* 属（曾称：枝顶孢属）
- 裂褶菌属
- 篮状菌属
- Thermothelomyces sp.

系统性真菌病真菌
- 芽生菌属
- 球孢子菌属
- Emergomyces 属
- 伊蒙菌属
- 荚膜组织胞浆菌
- 副球孢子菌属

毛霉目

一般特征

毛霉目（接合菌目）的特征是产生宽大的带状菌丝，菌丝直径不规则，偶尔含有隔膜。由于隔膜在某些制剂中可能不明显，因此有时被认定为无隔膜。鉴定主要通过特征性的囊状果实结构（孢子囊），其内部产生球形、黄色或棕色孢子（孢子囊孢子）（图59.1）。每个孢子囊形成于支撑结构（孢子梗）的顶端。在成熟过程中，孢子囊破裂，孢子囊孢子释放到环境中。孢子梗通常通过罕有隔膜的被称为**匍匐菌丝**的结构相互连接，匍匐菌丝附着在可能出现根状结构（**假根**）的接触点上，并将生物体固定在琼脂表面。毛霉目的鉴定部分基于是否存在假根，以及假根相对于孢子梗的位置。

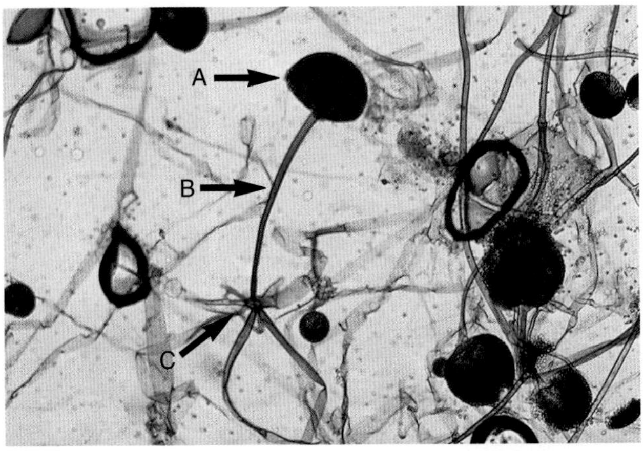

图59.1 根霉属显示寡具隔膜菌丝上长出孢囊梗（B）顶端为孢子囊（A）。注意孢囊梗底部特征性的假根（C）。

流行病学和致病机制

尽管毛霉目［根霉属、毛霉属、放线毛霉属、可克霉属、根毛霉属、瓶霉属、节壶霉属、横梗霉属（犁头霉属）、共头霉属和小克银汉霉属］是比曲霉属少见的感染原因，但它们是免疫功能低下患者，特别是影响糖尿病患者发病率和死亡率的重要原因。这些微生物在世界范围内分布，常见于腐烂的蔬菜或旧面包（面包真菌）或土壤中。该生物体通常通过吸入或摄入孢子或通过皮肤获得，随后发生感染。一旦确诊，感染会迅速进展，特别是在涉及鼻窦感染的糖尿病患者中。其他易受毛霉目感染的免疫功能低下患者包括患有血液系统恶性肿瘤如白血病患者，干细胞、肾脏和肝脏移植患者。免疫功能正常的个体在用受污染的材料进行创伤性注射后可能会出现这些真菌的皮肤感染。在临床实验室中，这些微生物通常也被认定为污染，但也是医院或医疗保健相关感染的病原体。

疾病谱

免疫功能低下的患者感染风险最大，特别是未控制的糖尿病患者和正在接受长期糖皮质激素、抗生素或细胞毒药物治疗的移植患者。引起**毛霉菌病**（由毛霉目引起的感染）的病原体具有明显的血管侵袭倾向，并可以迅速形成血栓和组织坏死。最常见的表现是**鼻脑型**，其中涉及鼻黏膜、腭、鼻窦、眼眶、面部和脑；均表现为伴有血管侵犯和梗死的大量坏死。神经周围受累也可出现在毛霉菌病中，并且是眶后播散（即侵入脑）的潜在途径。其他类型的感染包括肺部和胃肠道；部分患者可发生播散性感染。毛霉目也可引起免疫功能正常的严重烧伤患者的局部皮肤感染和接受手术治疗患者的皮下组织感染；被土壤或孢子污染的伤口也可引起感染（图59.2）。

实验室诊断

样本采集、运输和处理

血培养不适用于毛霉菌病的诊断。应快速、无菌地采集来自深部病变或组织和无菌部位的样本。足够的样本量对于

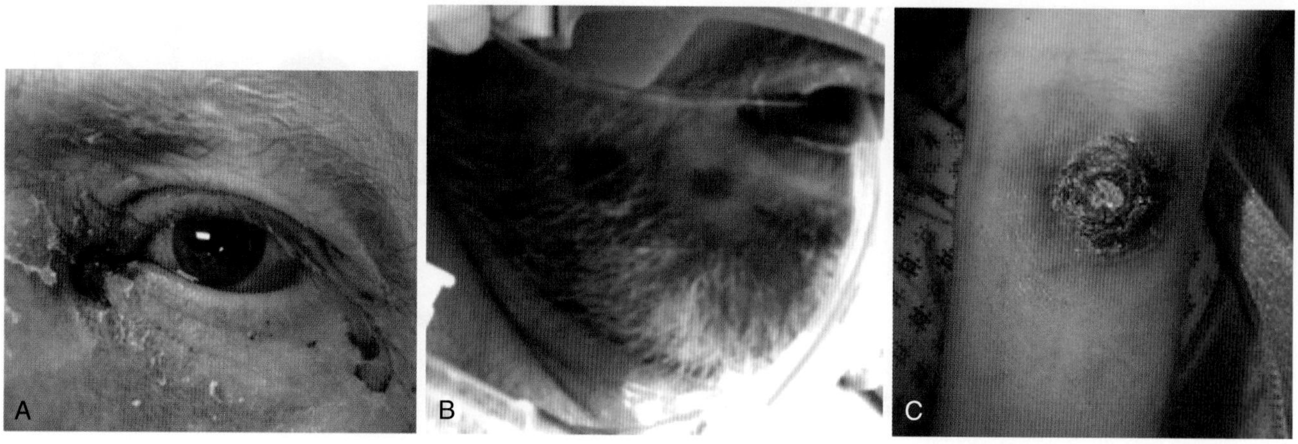

图59.2 毛霉菌病。(A) 癌症患者的眼眶受累。(B) 鼻脑型毛霉菌病的癌症患者硬腭上的坏死性焦痂。(C) 创伤接种后的慢性不愈合溃疡。(来源：Courtesy Drs. Gerald Bodey, George Viola, Saud Ahmed, and Mona Shiekh Sroujieh, The University of Texas MD Anderson Cancer Center, Houston, TX.)

提高真菌的鉴定和培养至关重要。

对于鼻脑型感染的诊断应采集的样本包括鼻涕或刮片、鼻窦抽吸物或来自血管化组织的组织样本。呼吸道样本包括痰液和支气管肺泡灌洗液。如果这些呼吸道样本的结果为阴性,可以考虑进行经支气管镜或经皮计算机断层扫描引导的肺部病变活检。这些操作对患者的风险较大,应慎重考虑。

应分别采集样本进行微生物学检查和组织学检查。用于组织学检查过程中的防腐剂如福尔马林会抑制真菌的生长。

样本应放在无菌容器中转运。对于组织(活检样本)应向容器中加入几滴无菌盐水来湿润。样本应在采集后2 h内运送至实验室,并立即进行处理。毛霉目对环境变化极为敏感。见真菌感染实验室诊断的一般原则(第58章)。

直接检测方法

毛霉菌病的主要诊断方法包括：直接检查；核酸检测；或者从组织、体液和分泌物中培养到真菌。

染色方法 · 毛霉菌病可以通过检测经钙荧光白染色和氢氧化钾(KOH)制备的感染部位的组织样本或分泌物快速诊断。如果样本太厚,由于组织解离不充分可能会出现假阴性结果。建议将阴性图片保留过夜,第二天再复查。可以观察到有分枝的、直径宽大、绝大部分无隔膜的菌丝(图59.3)。实验室应将这些发现通知临床医生,因为毛霉目生长迅速,很快发生血管侵犯。

抗原蛋白 · 基于抗原蛋白的检测不用于毛霉菌病的诊断。此外,β-D-葡聚糖检测对诊断没有帮助。

核酸检测 · 可以对福尔马林固定、石蜡包埋、新鲜或冷冻的组织样本进行核酸检测。内部转录间隔区的聚合酶链反应(PCR)扩增,以及18S RNA/DNA序列的半定量PCR,已用于组织病理学阳性样本的确证实验。还开发了一种扩增细胞色素b基因的实时PCR检测方法。从福尔马林固定和石蜡包埋的组织中纯化核酸通常会导致提取的DNA质量差,因此不需要DNA提取或扩增的荧光原位杂交可能会改善真菌的鉴定。该技术使用合成的寡核苷酸,这些寡核苷酸对真菌的5.8S和18S核糖体核糖核酸(rRNA)具有特异性。

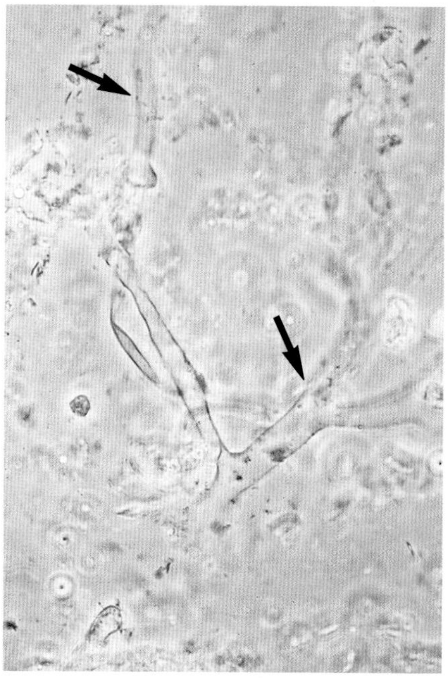

图59.3 KOH制备的痰样本相差显微镜下图像,标注了根霉属宽大的、主要为无隔菌丝的碎片部分(箭头)。

从高危患者群体的血清中进行真菌基因的PCR扩增证明了在组织病理学确诊之前早期诊断毛霉菌病的潜力。

培养 · 含有高浓度碳水化合物的生长培养基抑制无性子实体的产生,而无性子实体是鉴定毛霉目所必需的。因此,建议使用马铃薯葡萄糖琼脂、2%麦芽提取物和樱桃汁(酸性)琼脂等培养基进行培养。毛霉目菌丝的生长和发育发生在24 ~ 48 h。传代培养物应在27 ~ 30℃下孵育。

毛霉目的菌落形态特征可以使人立即怀疑某一病原体属于该类。特征性的菌落表现为蓬松的、白色至灰色或棕色的菌丝生长,类似于棉花糖,并在24 ~ 96 h广泛覆盖琼脂表面(图59.4)。菌丝可以非常快速地生长,并且撑起琼脂平板的盖子(也称为“盖子升降机”)。菌丝看起来很粗糙。整个培养皿或培养管迅速充满疏松的灰色菌丝,上面点缀着棕色或

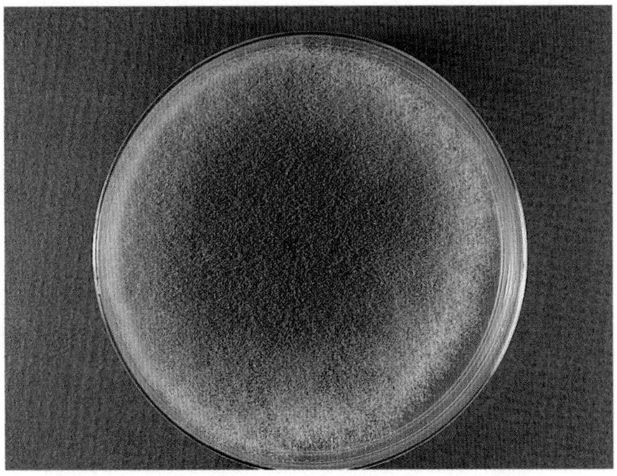

图59.4 根霉属菌落。

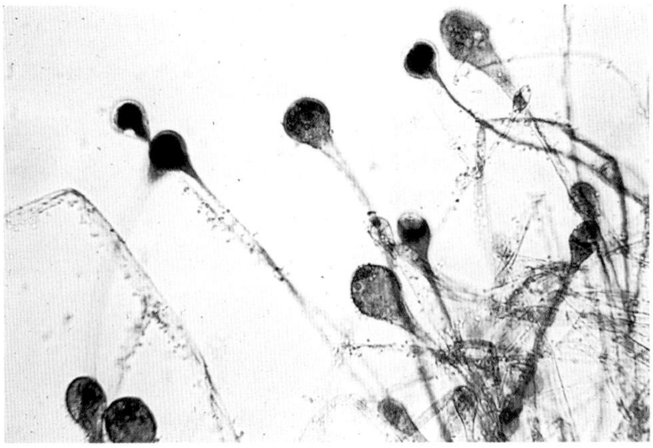

图59.5 毛霉属 显示大量的孢子囊、无假根。

黑色的孢子囊。毛霉目的不同属和种不能用菌落形态特征加以区分。

鉴定方法

毛霉目的特点是产生有分枝、无隔、宽大的菌丝(10～20 μm)。有性繁殖是通过形成厚壁的接合孢子进行的;然而,除非物种是纯合的,否则无法通过接合孢子的形态进行种的常规鉴定。无性繁殖是通过在称为孢囊梗的囊状结构中形成孢子囊孢子进行的。孢子囊(多孢子结构)的中心轴称为**囊轴**,囊轴基部与孢囊梗连接处形成**囊托**。一些物种还可以产生假根将孢囊梗固定在土壤或培养基上,假根可以连接到分枝根或匍匐菌丝。

根霉属大部分具有不分枝的孢囊梗,在孢囊梗底部匍匐菌丝出现点相对的位置有假根(图59.1)。相反,毛霉属的特征是孢囊梗单轴式生长或分枝,顶端有圆形孢子囊,充满孢子囊孢子,通常没有假根或匍匐菌丝,这一点可以与毛霉目的其他属区分开来(图59.5)。横梗霉属的特征为假根从有分枝的或轮生的孢囊梗之间长出(图59.6)。横梗霉属的孢子囊呈梨形的,在孢子囊和孢囊梗的交界处有一个漏斗状区域(囊托)。

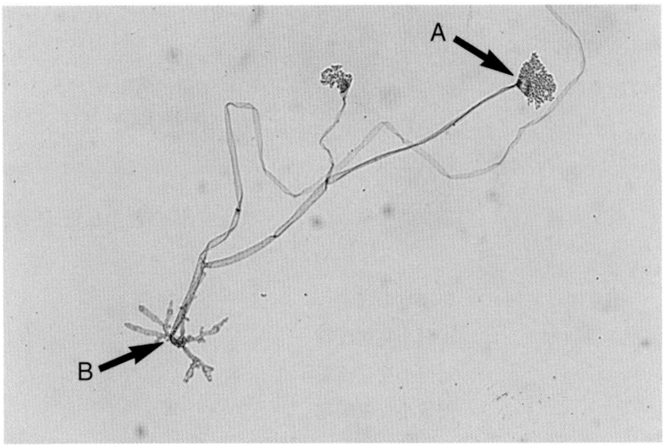

图59.6 横梗霉属 (A)显示寡具隔膜菌丝生长出的长的孢囊梗顶端的孢子囊(B)注意假根在孢囊梗之间而不是底部长出(250×)。

通常在孢子囊正下方的孢囊梗中形成隔膜。横梗霉属产生白色、快速生长的羊毛状菌落,后变成灰棕色。在临床实验室中不太常见的其他属包括:根毛霉属、放线毛霉属、科克霉属、共头霉属、瓶霉属、小克银汉霉属和鳞质霉属,详见表59.1。

表59.1 毛霉目、虫霉目和蛙粪霉目的形态学鉴别

属	种	大体形态	显微镜形态
毛霉目			
根霉属	少根霉 小孢根霉 *R. schipperae*	迅速产生白色棉絮状菌落,随着孢囊梗的产生变成褐色至黑色 孢子梗不分枝,单独或成群生长,底部有发达的假根	单个或簇状的棕色孢囊梗。囊轴是椭圆形的,棕色到灰色 孢子囊孢子有棱角、椭圆形至圆形
毛霉属	卷枝毛霉 印度毛霉 不规则毛霉 多分枝毛霉 *M. velutinosus*	快速增长、白色到黄色,随菌龄增长变成灰色。高大的孢子囊,单独或分枝	孢子囊孢子是透明的,近球形到椭圆形。卷枝毛霉很少产生厚壁孢子,在分枝毛霉中不存在。存在囊轴,一些种会出现假根,但不是该属的特征
放射毛霉属	雅致放射毛霉	菌落生长缓慢,7 d后菌落呈絮状、白色至奶油色,随菌龄增长变为羊毛状、棕色至米色	孢囊梗透明、轮状分枝。轮状体或分枝可能会产生次级分枝。孢子囊孢子呈球形至卵圆形,有光滑或多刺的孢子囊,有近球形囊轴。产生假根和厚壁孢子

续 表

属	种	大体形态	显微镜形态
鳞质霉属	骨状鳞质霉 梯形鳞质霉 多变鳞质霉	快速生长、白色，形成孢子梗后呈灰色	孢囊梗壁光滑、单个产生、不分枝，具多孢梨状孢子囊。囊轴是半球形、圆柱形、梯形或椭圆形。囊托呈花瓶状、铃铛形或漏斗状
科克霉属	屈弯科克霉	缓慢生长、灰色至棕色	长的、弯曲的、扭曲的茎从不分枝的孢囊梗末端的顶囊中产生。孢子囊壁光滑，产生球形孢子囊孢子。酵母形态是壁薄或厚的球形细胞，当在脑-心浸出液或酵母提取物蛋白胨琼脂上生长时，可能会产生类似于巴西副球孢子菌的轮状外观
横梗霉属	伞枝横梗霉 分枝横梗霉 透孢横梗霉	快速生长的白色羊毛状菌落，随菌龄增长变成棕色	孢子梗从匍匐菌丝上以单独或伞状的形式高度分枝。存在假根。孢子囊呈球形至梨形。囊轴呈半球形至椭圆形，具有圆锥形囊托。孢子囊孢子光滑、透明、椭圆形、圆柱形或近球形。可能存在不规则的巨型细胞
根毛霉属	米黑根毛霉 微小根毛霉	快速生长为羊毛状、灰色至棕色	气生菌丝或匍匐菌丝上有单个或有分枝的孢囊梗。孢子囊多孢子，没有囊托。孢子囊孢子呈圆形、透明，壁光滑
瓶霉属	红孢瓶霉 椭孢瓶霉 瓶装瓶霉	白色至灰色的菌落	不分枝的孢囊梗，具有暗色（黑色素化）的假根。孢子囊呈烧瓶状
共头霉属	总状共头霉	快速生长、白色至灰色，随菌龄增长而变暗	大多是带有球状顶囊有分枝的孢囊梗。孢子囊壁光滑，有成排排列的球形至卵形的囊柱孢子。存在假根
小克银汉霉属	灰小克银汉霉 短刺小克银汉霉 刺孢小克银汉霉 雅致小克银汉霉	白色至深灰色	侧向分枝的孢囊梗带有球形顶囊，具有单孢子的孢子囊。小型孢子囊会变成一个具有小刺的球形孢子囊孢子
虫霉目			
耳霉属	冠状耳霉 异孢耳霉 闪光耳霉	快速生长的透明带有放射状褶皱。最初呈蜡状，随菌龄增长呈粉状	初级分生孢子呈球形，有明显的乳突。随着菌龄的增长，出现绒毛状分生孢子
蛙粪霉目			
蛙粪霉属	林蛙粪霉	菌落呈黄色、蜡状、有放射状皱褶	初级分生孢子的顶端肿胀，排出球形分生孢子。次级分生孢子呈梨形，顶端呈球形。大的无隔菌丝可以分裂成单核菌丝

血清学检测

血清学对毛霉菌病的诊断没有帮助。侵袭性毛霉菌病的患者产生毛霉菌特异性T细胞可以监测病程，但不能用于早期诊断。

基质辅助激光解吸电离飞行时间质谱法（MALDI-TOF MS）

已被用于毛霉目的鉴定。该技术已被证实与用于鉴定真菌分离物的测序方法具有高度一致性（97%），表明有可能用作临床实验室的常规鉴定方法。

虫霉目和蛙粪霉目

一般特征

虫霉菌亚门包含250多个种分布于世界各地。然而，只有4个物种在临床样本中被确定为重要的物种，是虫霉目（冠状耳霉、闪光耳霉、异孢耳霉）和蛙粪霉目（林蛙粪霉）。

流行病学和致病机制

这些生物是节肢动物和动物的病原体，主要存在于土壤、腐烂的植物和动物粪便中。尽管在全球范围内分布，但感染更常见于温暖气候地区。在非洲、马达加斯加、马约特岛、印度、中国、日本和南美洲已发现耳霉属相关的感染。林蛙粪霉与印度、缅甸和非洲的感染相关。最近在美国发现林蛙粪霉引起的胃肠道感染。与毛霉菌病不同，**虫霉病**主要发生在免疫功能不全的个体中。

疾病谱

蛙粪霉病由林蛙霉菌引起的感染，主要局限于手臂、腿、臀部、躯干、会阴、面部或颈部的皮下组织。播散性感染少见。感染表现为木质、坚硬、无痛的结节。已经注意到也可引起胃肠道感染。耳霉属主要引起鼻周围和面部的组织感染。通过鼻腔吸入孢子或创伤后接种可引起感染。感染引起的组织肿胀会扩散到鼻、脸颊、眉毛、上唇、上颚和咽部。罕见的播散性感染发生在免疫功能低下的患者中。

实验室诊断

样本采集、转运和处理

参见真菌感染实验室诊断的一般原则(第58章)。

直接检测方法

使用如前所述的用于毛霉目检测的直接检测方法。Splendore-Hoeppli现象(由小行星体形成),即在真菌感染周围出现放射状、星状、小行星状或棒状的嗜酸性晶体的形成,与用苏木精-伊红染色的组织切片中的菌丝有关。这高度提示虫霉病,但也可见于其他细菌、真菌和寄生虫感染。

抗原蛋白 · 目前没有可用的抗原检测。

核酸检测 · 已开发出一种单聚合酶链扩增测定法用于诊断蛙粪霉属虫霉病。

培养 · 组织样品应切片或切碎并在不含放线菌酮的马铃薯葡萄糖琼脂或沙氏葡萄糖琼脂上培养。由于分离不同微生物所需的生长温度不同,培养基应同时在37℃(耳霉属)和25～30℃(蛙粪霉属)环境下培养。

鉴定方法

林蛙粪霉的菌落呈淡黄色,带有放射状褶皱。无气生菌丝。生长7～10 d后,培养物将产生带有游离单核菌丝段的无隔菌丝。有性繁殖产生厚壁接合孢子,有侧面突起或喙。初级分生孢子梗顶端膨大,球形孢子强行从分生孢子梗中排出,而次生孢子呈梨形,末端有球形粘连,被动排出。

耳霉属是一种快速生长的真菌,可产生透明的、呈放射状折叠的菌落,最初呈蜡样,当菌丝体开始发育时变成粉状。初级分生孢子呈球形,有明显的**乳突**(小突起)。**绒毛状**(毛状刺)分生孢子随着菌龄的增长而出现。冠状耳霉可以根据在马铃薯葡萄糖琼脂上生长时不产生接合孢子而与其他种区分开来。

血清学试验

目前尚无血清学试验可用于虫霉病的诊断。

皮肤癣菌

一般特征

皮肤癣菌会引起躯体浅表部位的感染,包括头发、皮肤和指甲(**皮肤真菌病**)。毛癣菌属、小孢子菌属和表皮癣菌属是皮肤真菌病的主要病原体。基于这些生物体分子分类的重要信息未被完全接受或批准,因此在本版中未进行主要重组。表59.2概述了当前皮肤癣菌属、种、建议的命名方法和一般特征。

表59.2　皮肤癣菌

	种[新的命名]	大体形态	显微镜下形态
毛癣菌属	阿耶罗毛癣菌(钩状节皮菌) 同心毛癣菌 马毛癣菌 意瑞奈斯毛癣菌 麦格尼毛癣菌 须癣毛癣菌复合体 红色毛癣菌 许兰毛癣菌 猴毛癣菌 苏丹毛癣菌 土生毛癣菌复合体 断发毛癣菌 万博毛癣菌(格勒特节皮菌) 疣状毛癣菌 紫色毛癣菌	菌落从粉末状到粒状和棉絮状不等。颜色从白色到黄色,或粉红色。背面颜色也不同,可从白色到黄色,从红色到棕色	不同的种特征不同;大分生孢子可能存在也可能不存在。大分生孢子通常呈铅笔状或棒状。可能存在小分生孢子,呈泪滴状或圆形
小孢子菌属	奥杜盎小孢子菌 犬小孢子菌 库克小孢子菌复合体(*Paraphyton*属) 铁锈色小孢子菌 鸡禽小孢子菌(*Lophophyton gallinae*) 石膏样小孢子菌复合体(*Nannizzia*属) 微小小孢子菌(*Nannizzia nana*) 桃色小孢子菌(Nannizzia persicolor) 早熟小孢子菌(Nannizzia praecox) 葡萄状小孢子菌 万博小孢子菌(Lophophyton gallinae)	通常粉末状、粉色至浅黄色,背面为黄色至玫瑰色或红棕色	大分生孢子通常光滑到粗糙,末端呈锥形(赛艇样)。不存在小分生孢子 微小小孢子菌的大分生孢子呈卵形或椭圆形
表皮癣菌属	絮状表皮癣菌	颗粒状、棕褐色至橄榄褐色,背面棕褐色至黄色	大分生孢子为棒状(河狸尾),分隔数少于6个。可能存在厚壁孢子。无小分生孢子

流行病学和致病机制

皮肤癣菌可以分解并利用角蛋白作为氮源。它们通常不能穿透皮下组织，除非宿主有免疫功能不全，即便如此也很少会穿透皮下组织。毛癣菌属能够侵入头发、皮肤和指甲；小孢子菌属只涉及头发和皮肤；表皮癣菌属涉及皮肤和指甲。从临床样本中分离到的常见皮肤癣菌种（按频率顺序）依次是：红色毛癣菌、须癣毛癣菌、絮状表皮癣菌、断发毛癣菌、犬小孢子菌和疣状毛癣菌。这些物种的分离率可能因地理位置而异。其他地理位置受限的物种（地方性真菌）在其他章节讲述。

疾病谱

皮肤真菌病可能是人类最常见的真菌感染，通常被称为**癣**（拉丁语为“蠕虫”或“癣”）。皮损的大体外观是活动性、感染进展的环状边缘，皮损中心愈合。这些感染的特征可能是用另一个拉丁语名词来指定所涉及的身体部位，如**体癣**（身体的癣）、**股癣**（腹股沟癣，或“股癣”）、**头癣**（头皮和头发）、**须癣**（胡须的癣）、**甲癣**（指甲的癣）和**足癣**（足癣，或“运动员脚”）。

毛癣菌属

毛癣菌属成员在世界范围内分布广泛，是足部和指甲感染最重要和最常见的原因；可引起体癣、头癣、甲癣和须癣。它们常见于成人的感染，临床表现各不相同。大多数广泛分布的物种都是**亲人型**，或“爱人类的”；少数是**亲动物型**，主要感染动物，一种是与地域或土壤有关的。须癣毛癣菌复合体包括几种亲动物型和亲人型的物种。

一般来说，感染毛癣菌的头发在伍德灯的紫外线（UV）下不会发出荧光。需通过直接检查在头发内部、周围和穿透发干或在皮肤刮片内看到真菌成分，以诊断皮肤癣菌感染。确诊需要培养和鉴定致病病原体。

表59.3 临床实验室中常见皮肤癣菌的特征

皮肤癣菌	菌落形态	生长速度	显微镜下鉴定
奥杜盎小孢子菌[a]	菌落呈霜白色至鲑鱼粉色；背面为棕褐色至鲑鱼粉色	2周	不育菌丝；末端厚壁孢子，呈枝形吊灯状，梳状分枝；很少见到大分生孢子（如果看到的话，形状很奇怪）；小分生孢子很少或不存在
犬小孢子菌	菌落通常膜状，边缘呈羽毛状；菌落中心白色至浅黄色；背面呈柠檬黄色或黄橙色	1周	壁厚、纺锤形、多隔、壁粗糙的大分生孢子，有些具有弯曲的顶端；小分生孢子罕见
库克小孢子菌复合体	天鹅绒状至颗粒状，背面呈酒红色	1周	厚壁、粗糙的大分生孢子，有细胞间隔，没有真正的横隔膜；小分生孢子呈泪滴状
鸡禽小孢子菌	表面平坦至天鹅绒状，带有粉红色调的白色；背面红色伴有色素扩散	1周	壁光滑到粗糙的大分生孢子；最厚的细胞通常在头端；水滴状小分生孢子
石膏样小孢子菌	菌落肉桂色、粉末状；背面浅褐色	1周	厚壁、粗糙、椭圆形、多分隔的大分生孢子；小分生孢子很少或没有
絮状表皮癣菌	菌落中心易皱褶，呈卡其绿色；外围是黄色的；背面黄棕色，有可观察到的皱褶	1周	大分生孢子：较大、壁光滑、多隔、棒状、单独或两三个簇状生长；不产生小分生孢子
须癣毛癣菌复合体	不同的菌落类型：白色、颗粒状或蓬松的；在新的菌落中偶尔会出现浅黄色边缘；背面浅至红棕色	7～10 d	许多圆形到球状的小分生孢子，最常见于葡萄状簇生或沿着菌丝横向生长；30%的培养物中有螺旋菌丝；大分生孢子壁薄、光滑、棒状、多隔，数量或多或少，取决于菌株
红色毛癣菌	菌落类型从白色绒毛状到粉红色颗粒状不等；皱褶很常见；新鲜的菌落背面为黄色，随着菌落的生长常变成酒红色/红色	2周	小分生孢子通常呈泪滴状，最常见于菌丝两侧；通常没有大分生孢子，如有则呈光滑、壁薄和铅笔状
许兰毛癣菌[a]	不规则堆积，光滑，白色至奶油色的菌落，有放射状凹槽；背面白色	2～3周	菌丝通常不育，可见许多鹿角状菌丝（枝形吊灯状）
断发毛癣菌	白色、棕褐色至黄色或铁锈色，麂皮状至粉末状；皱褶、中心堆积或凹陷；背面黄色到棕褐色到锈红色	7～14 d	小分生孢子呈泪滴状或棒状，底部平坦；大小不一，但通常比其他皮肤癣菌大；大分生孢子罕见（如有则呈气球状）
疣状毛癣菌	光滑至天鹅绒般的白色菌落；稀有菌株产生黄棕色色素；皱襞有向琼脂表面浸入的趋势	2～3周	小分生孢子罕见、大的、泪滴状；大分生孢子极为罕见，呈特征性的鼠尾类型；可见许多链状的厚壁孢子，尤其是当菌落在37℃下孵育时
紫色毛癣菌[a]	葡萄酒至深紫色菌落，表面可呈堆积状或扁平、蜡样、光滑；传代培养时色素可能会丢失	2～3周	分枝、曲折、不育的菌丝；厚壁孢子常呈链状排列

[a]这些病原体在美国少见。

实验室诊断

样本采集、转运和处理

参见真菌感染实验室诊断的一般原则(第58章)。

直接检测方法

染色・经钙荧光白染色或氢氧化钾(KOH)制备的样本显示存在透明的有隔菌丝或关节孢子(图58.4和图59.7)。对感染的毛发样本的直接显微镜检查可能会发现毛干内充满大量的关节孢子(4～7 μm),具有**发内型**(毛内癣菌)毛发入侵的特征。在其他情况下,毛干外包裹着大量的孢子,这是**发外型**(毛外癣菌)毛发入侵的特征。感染许兰毛癣菌(黄癣菌)的毛发表现为发内菌丝和空洞。操作程序59.1描述了用于区分毛癣菌属的毛发穿孔测试。

抗原蛋白・抗原蛋白的检测对皮肤癣菌的诊断无意义。

核酸检测・皮肤癣菌的核酸扩增分析不是常规检测。目前传统的诊断治疗方法在浅表真菌感染的诊断中成本-效益更高。

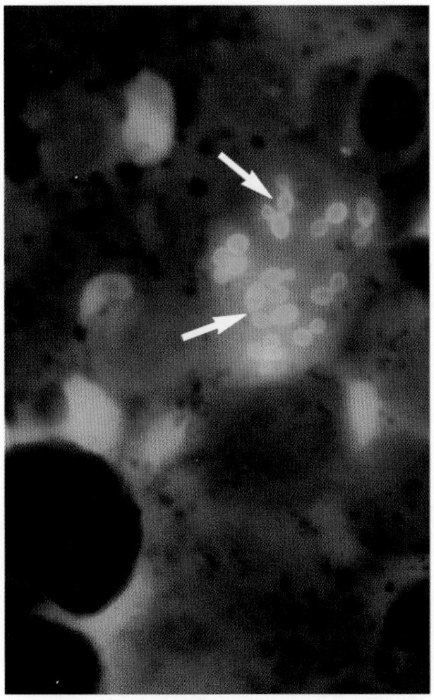

图59.7 痰的钙荧光白染色显示荚膜组织胞浆菌的酵母细胞位于细胞内(箭头)。酵母细胞直径为2～5 μm。

操作程序59.1
毛发穿孔试验

[方法]

1. 将滤纸盘放入无菌培养皿底部。
2. 用无菌蒸馏水覆盖纸盘表面。
3. 在蒸馏水中加入一小部分经过消毒的头发。
4. 将菌落的一部分直接接种到头发上。
5. 在25℃下培养10～14 d。
6. 定期观察头发,将头发放在显微镜载玻片上滴一滴水中,放置盖玻片,用显微镜检查发干是否有楔形缺损(见图59.11)。

培养・由于皮肤癣菌通常在受感染的毛发、皮肤或指甲中呈现相似的显微镜下表现,因此通常通过培养进行最终鉴定。这些真菌的菌落和显微镜下形态特征总结在表59.2中。图59.8为临床实验室常见的皮肤癣菌的鉴定提供参考模式。该模式从皮肤癣菌的显微镜特征开始,这些特征在培养的初步检查中是可见的。在许多情况下,初代培养基不能像**产孢培养基**那样起作用。通常初始培养物必须在玉米粉琼脂或马铃薯葡萄糖琼脂上传代培养以诱导孢子形成。

鉴定方法

毛癣菌属・在显微镜下,毛癣菌属的特征是光滑、棒状、薄壁的大分生孢子,具有3～8个隔膜,大小从4 μm×8 μm～8 μm×15 μm。大分生孢子单生于菌丝末端或短分生孢子梗上;小分生孢子(可描述为"栅栏上的鸟")占优势,通常为球形、梨形(泪滴形)或**棒形**(棒形),大小为2～4 μm(图59.9)。此处仅描述常见的毛癣菌属。

红色毛癣菌和须癣毛癣菌复合体是临床实验室培养最常见的物种。红色毛癣菌是一种生长缓慢的病原体,会产生扁平或堆积状的菌落,通常为白色至淡红色,表面棉絮状或天鹅绒状。在菌落的背面可以观察到典型的樱桃红色;然而,这特征仅在培养3～4周后产生。偶尔菌株在初次分离时可能缺乏深红色色素。可能会产生两种类型的菌落:绒毛状或颗粒状。小分生孢子在绒毛状菌落中少见,而多见于颗粒状菌落中;通常以小的泪滴状分生孢子的形式沿着菌丝边缘侧向生长(图59.9)。大分生孢子不太常见,有时可见于颗粒状菌落,表现为壁薄、光滑、多细胞、雪茄形的分生孢子,有3～8个隔膜。红色毛癣菌没有特定的营养需求,在体外不会产生脲酶和穿透毛发。

须癣毛癣菌复合体产生两种不同的菌落形式:从足癣患者身上培养到的绒毛状菌落和从与动物接触导致的病灶培养到的颗粒状菌落。菌落生长快速,可呈白色至米色或黄色、棉絮状或绒毛状、粗颗粒状或粉末状。它们可能会产生一些球形小分生孢子。颗粒状菌落可能显示出红色色素沉着。菌落的背面通常为玫瑰棕色,偶尔为橙色至深红色,可能与红色毛癣菌相混淆。颗粒状菌落可以大量形成孢子,包括许多小的、呈葡萄样簇状排列、球形的小分生孢子,大小为6 μm×20 μm～8 μm×50 μm、有2～5个隔膜、壁薄、光滑、雪茄状的大分生孢子(图59.10)。大分生孢子的特征性表现为其底部附着部位有明显的狭窄。在1/3培养到的菌落中可见到螺旋菌丝。

须癣毛癣菌复合体在接种到Christensen尿素琼脂后的2～3 d产生脲酶。与红色毛癣菌不同,须癣毛癣菌复合体具有毛发穿孔能力(图59.11),当鉴别困难时可使用该特征区分两种真菌。

断发毛癣菌是一种流行性头癣的原因,这种头癣通常发生在儿童,偶尔发生在成人。在美国大部分地区,它已取代奥杜盎小孢子菌成为头癣的主要病因。这种真菌会引起不同严重程度的浅表病变,并产生圆形鳞片状脱发。变脆的毛发脱

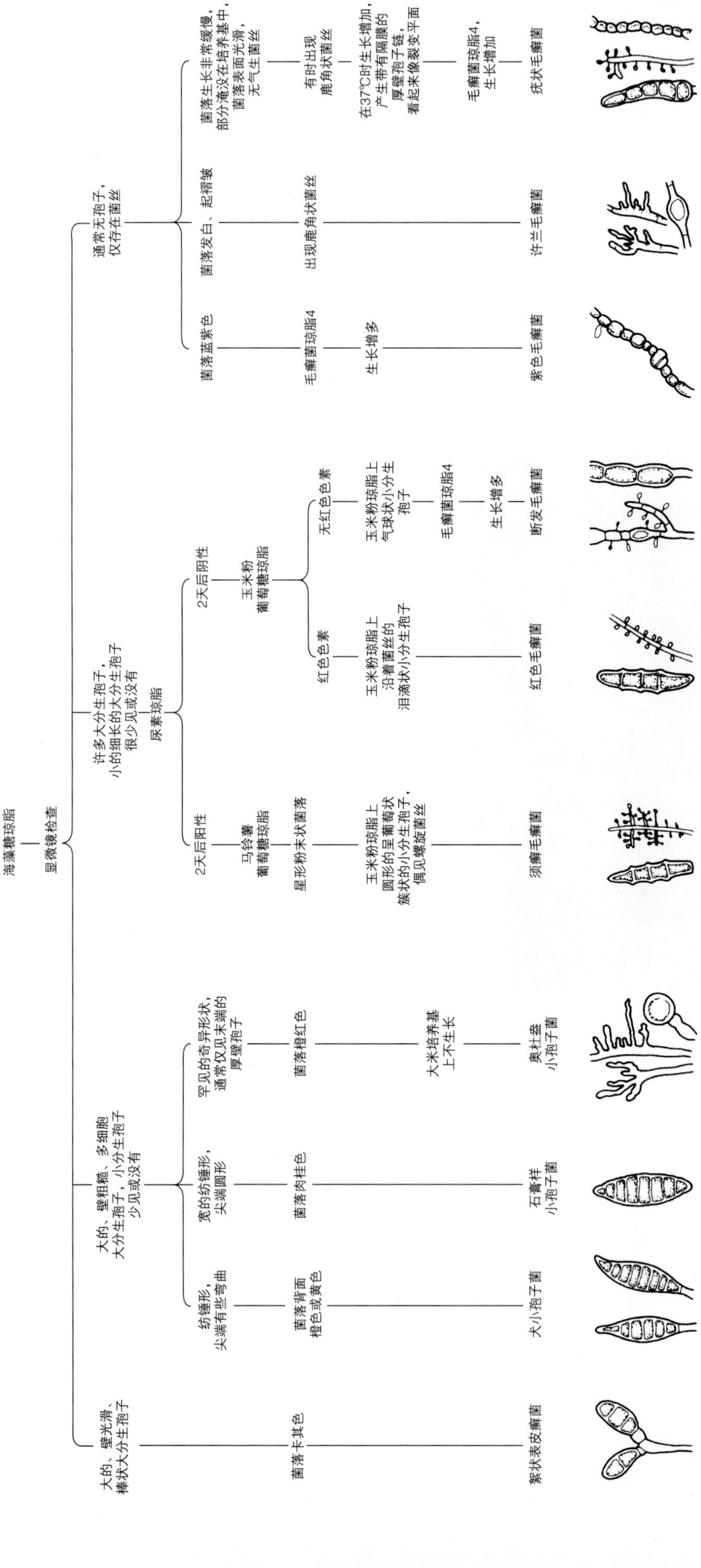

图59.8 皮肤癣菌鉴定模式。(来源：Modified from Koneman EW, Roberts GD. Practical Laboratory Mycology. 3rd ed. Baltimore：Williams & Wilkins; 1985.)

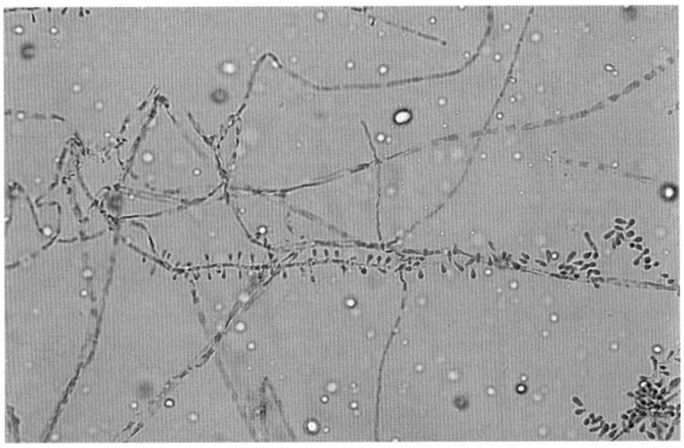

图59.9 红色毛癣菌显示很多梨状的小分生孢子单个生长在菌丝上(750×)。

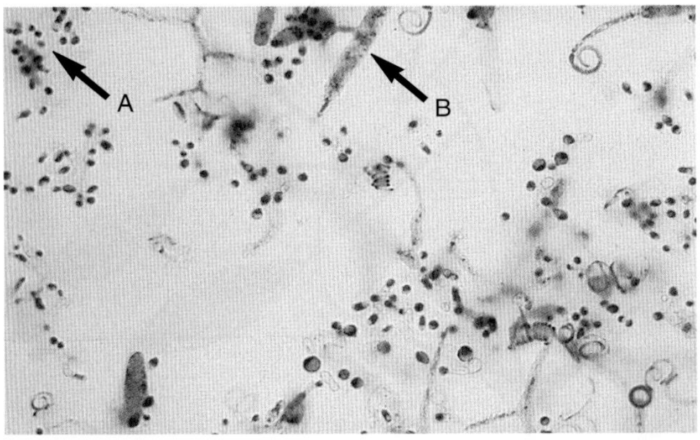

图59.10 (A)须癣毛癣菌显示很多小分生孢子呈葡萄样簇状。(B)显示一些壁薄的大分生孢子(500×)。

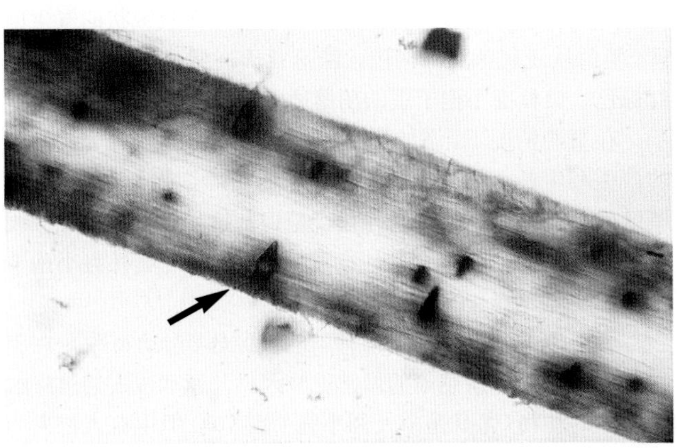

图59.11 须癣毛癣菌引起的毛发穿孔。楔形缺损区域(箭头)说明出现毛发穿孔(100×)。

落后,毛发的残根仍留在头皮的表皮中,这可能会产生典型的"黑点"癣样外观。由于受感染的毛发在伍德灯下不会产生荧光,因此医生应使用强光仔细寻找嵌入的残根。

断发毛癣菌的培养物生长缓慢,典型的外观呈浅黄色至棕色、具有皱褶和绒面革样的。菌落表面呈放射状皱褶,中央常形成火山口状凹陷,具有深的裂隙。菌落的反面是淡黄色到红棕色。显微镜下,在菌丝的侧面有许多底部扁平的小分生孢子。随着小分生孢子的生长,小分生孢子趋向于多形性,膨胀的、细长的甚至气球样(图59.12)。在成熟的培养基中有

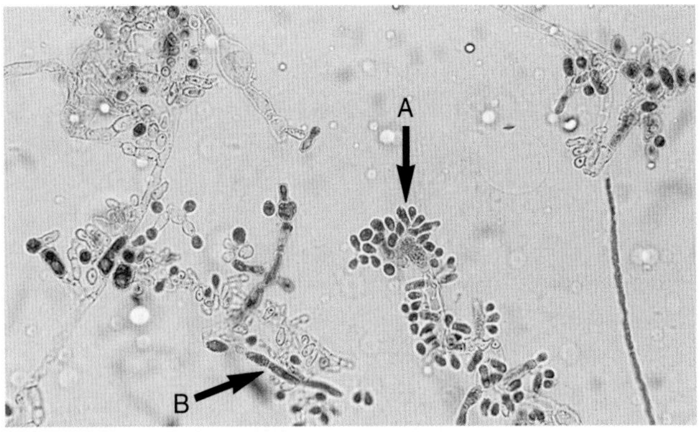

图59.12 (A)断发毛癣菌显示许多独立或成簇分布的小分生孢子。(B)也可见到独立的大分生孢子。

大量的厚壁孢子,也可见类似于关节分生孢子的肿胀、破碎的菌丝。断发毛癣菌在缺乏营养物(酪蛋白琼脂)的培养基上生长不良;但在酪蛋白琼脂中加入维生素B_1或肌醇的可以极大地促进生长。

疣状毛癣菌在牛和人上引起多种病变,最常见于从牛身上感染的农民。皮损主要见于胡须、颈部、腕部和手背,为深的、脓性的炎症。通过挤压,可以从化脓性病变中找到毛发残根。对毛发直接检查会发现围绕毛干(发外型)的大孢子链(直径5 ~ 10 μm)和毛发内的菌丝(发内型)。在病变的渗出液中也可以见到大量的孢子。

疣状毛癣菌生长缓慢(14 ~ 30 d),在35 ~ 37℃和富含维生素B_1和肌醇的培养基上,生长良好。当缓慢生长的菌落似乎嵌入琼脂表面时提示可能是疣状毛癣菌。

Kane和Smitka1描述了一种用于早期检测和鉴定疣状毛癣菌的培养基。该培养基的成分是4%酪蛋白和0.5%酵母提取物。该病原体因其对酪蛋白的早期水解和非常缓慢的生长速度而被识别。在37℃时常规形成链状厚壁孢子。早期检测到水解作用、特征性的链状厚壁孢子形成,以及限定性的缓慢生长速率,将其与另一种生长缓慢的病原体许兰毛癣菌进行鉴别。菌落小、堆积、折叠,有时呈扁平状和盘形。早期,菌落是光滑、蜡样的,具有短的气生菌丝体。菌落从灰色、蜡状到亮黄色不等。菌落的背面通常是无色或黄色的。

链状厚壁孢子和鹿角状菌丝可能是疣状毛癣菌培养物在显微镜下能观察到的结构(图58.10)。厚壁孢子在35 ~ 37℃时可能含量很丰富(图58.16)。如果培养基富含酵母提取物或维生素(图59.13),则可能会产生小分生孢子。如果存在分生孢子,则从菌丝侧面产生,孢子较大、棒状。很少形成大分生孢子,且大小和形状差异很大,外观呈"鼠尾"或"四季豆"形。

许兰毛癣菌会引起一种称为**黄癣**的严重感染。它的特点是在头皮上形成淡黄色的杯状痂或**黄癣痂**;头皮形成较大瘢痕;有时甚至永久性脱发。在同一家庭成员间的感染很常见。特征性的毛发入侵方式,即黄癣的形式,表现为毛囊底部有较大的倒锥形的菌丝和关节孢子,以及分布于整根毛发发干纵轴的分叉菌丝。在菌丝解体的毛干中出现纵向隧道或空隙。在钙荧光白或氢氧化钾制剂中,这些隧道快速被液体填充,其中可能会见到气泡。

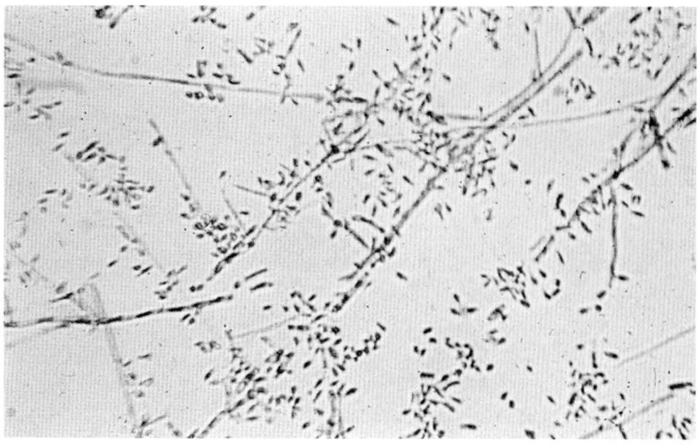

图59.13 疣状毛癣菌显示小分生孢子，很少见（500×）。

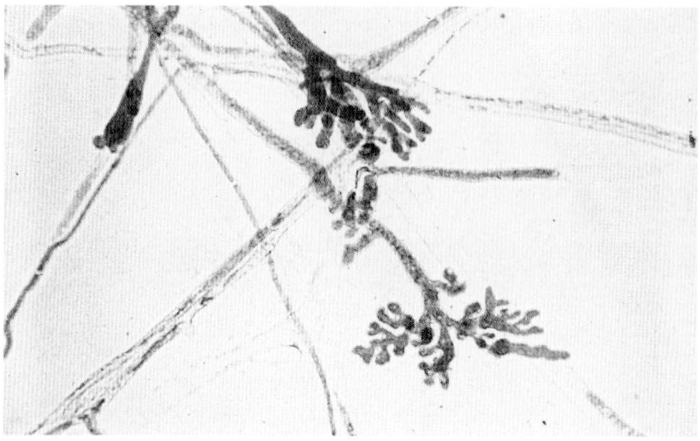

图59.14 许兰毛癣菌显示肿胀的菌丝，有侧枝和顶枝（法维克吊灯状）。无大分生孢子和小分生孢子（500×）。

许兰毛癣菌是一种生长缓慢的病原体（30 d或更长），会产生白色至浅灰色、呈蜡状的菌落。菌落边界不规则，主要由浸没在培养基中的菌丝组成，这些菌丝往往会使琼脂破裂。菌落表面通常无色素或棕褐色、有沟痕的和不规则的皱褶。菌落的反面通常是棕褐色或无色素的。显微镜下一般不形成分生孢子。菌丝在末端倾向于呈多结和棒状，产生许多短的侧枝和末端分枝（图59.14）。厚壁孢子数量众多。许兰毛癣菌的所有菌株都可以在不含维生素的培养基中生长，并且在室温或35～37℃下生长情况一致。

紫色毛癣菌会引起头皮和身体感染，主要见于地中海地区、中东和远东，以及非洲的人群。入侵毛发属于内生型，临床上观察到典型的"黑点"型头癣。对使用钙荧光白或KOH制备的毛发进行直接显微镜检查，显示深色、厚实的毛发内充满大量的链状关节孢子，与断发毛癣菌感染的表现相似。

紫色毛癣菌菌落生长非常缓慢，开始时呈锥形、米色、光滑的菌落。后期这些菌落堆积起来，疣状，紫罗兰色到紫色，呈蜡状。菌落颜色被描述为"波尔特酒"。菌落的背面是紫色或无色的。较老的培养物可能会形成天鹅绒般的菌丝区域，有时色素会丢失。显微镜下，一般不存在小分生孢子和大分生孢子；仅发现无性、变形的菌丝和厚壁孢子。然而，在某些情况下，可能会看到含有细胞质颗粒的膨胀菌丝。含有维生素B_1的培养基可促进紫色毛癣菌的生长。

小孢子菌属·通过存在大的（8～15）μm×（35～150）μm、纺锤形、**棘刺状**（覆盖有小棘）、壁粗糙且厚（达4 μm）、含有4个或更多隔膜的大分生孢子可快速识别小孢子菌属的物种（图59.15）。猪小孢子菌例外，它的特点是产生有两个细胞的大分生孢子。小分生孢子如存在时，孢子较小（3～7 μm），呈棒状，长在菌丝的侧向或短分生孢子梗上。小孢子菌的培养物快速或缓慢（5～14 d），生成气生菌丝，形成天鹅绒状、粉状、光滑的或棉絮样质，颜色从白色到浅黄色到肉桂棕色，菌落背面有深浅不同。

奥杜盎小孢子菌曾是美国学童流行性头癣的最重要原因。这种病原体是亲人的，并且通过帽子、家具装饰品、梳子或理发剪上被感染毛发直接传播。大多数感染是慢性的；有些会自愈，而有些可能会持续数年。受感染的毛干在伍德灯下发出黄绿色荧光。奥杜盎小孢子菌的菌落通常比小孢子菌属的其他种长得更慢（10～21 d），产生呈天鹅绒状的气生菌丝，颜色从浅灰色到棕褐色。菌落背面通常呈现三文鱼粉至红棕色。奥杜盎小孢子菌的菌落通常不会在培养物中形成孢子。在某些情况下，添加酵母提取物可能会刺激大分生孢子的产生和生长。最常见的是非典型的营养细胞形态，如末端厚壁孢子、鹿角状和球拍状菌丝，是识别这种病原体的唯一线索。通常是在排除所有其他皮肤癣菌感染后，奥杜盎小孢子菌才被确定为感染的原因。

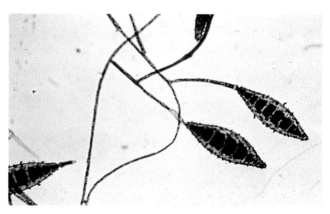

图59.15 犬小孢子菌大的、壁粗糙的大分生孢子（430×）。

犬小孢子菌主要是动物感染的病原体（亲动物性）；在美国，它是猫、犬体癣感染的最常见原因。儿童和成人通过接触受感染的动物（尤其是小犬和小猫）而感染，但也有人传人的报道。感染犬小孢子菌的毛发在伍德灯下发出明亮的黄绿色荧光，这是筛选作为人类感染源的宠物的有用工具。直接对感染的毛发进行钙荧光白染色或KOH处理，可以看到小的发外孢子（2～3 μm）。必须进行培养用于特异性的鉴别。

犬小孢子菌菌落生长迅速，呈颗粒状或蓬松状，边缘呈羽毛状，白色至浅黄色，具有特征性的柠檬色或黄橙色边缘。逐步老化时，菌落变得致密和棉絮状，呈深棕黄色或橙色，中心经常出现大量生长区域。菌落的背面是亮黄色，随着年龄的增长会变成橙色或红棕色。在极少数情况下，培养的菌株背面不产生色素。显微镜下可见犬小孢子菌有大量的较大的（15～20）μm×（60～125）μm、纺锤形、多段（4～8个）的大分生孢子，末端弯曲（图59.15），壁厚、表面

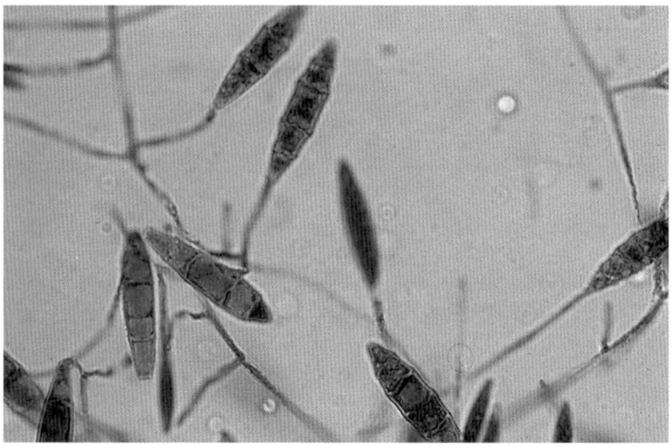

图59.16 展示石膏小孢子菌的椭圆形、多细胞的大分生孢子(750×)。

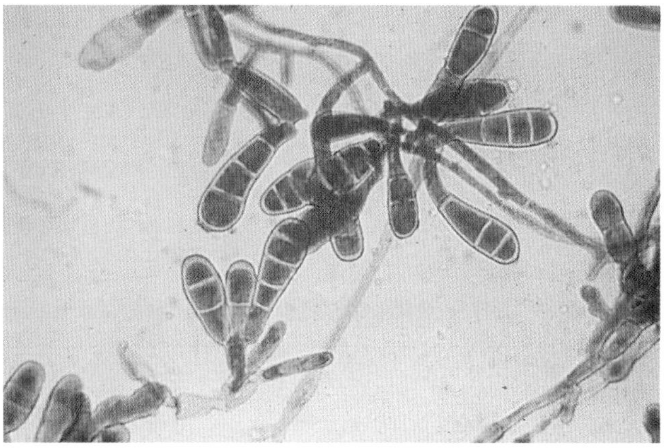

图59.17 絮状表皮癣菌显示大量光滑、多隔、壁薄的大分生孢子,呈棒状(1 000×)。

有刺状(棘状)突起。小分生孢子通常数量很少,但偶尔也会大量出现。

石膏样小孢子菌复合体是土壤中大量存在的真菌(亲土壤性),很少引起人类或动物感染,偶尔可以在临床实验室中看到。受感染的毛发通常不会在伍德灯下发出荧光。然而,对受感染毛发的显微镜检查显示,簇状孢子不规则地覆盖这些毛发(5～8 μm),有些孢子呈链状。这些发外型的关节孢子比其他小孢子菌属大得多。

石膏样小孢子菌复合体生长迅速,为扁平、不规则流苏样菌落,表面粗糙、粉末状,浅黄色或肉桂色。菌落背面呈橙色至褐色。在显微镜下,可以看到数量众多的大分生孢子,尺寸很大,具有特征性;呈椭圆形、末端圆形、多段(3～9个)、表面有小刺(图59.16)。尽管大分生孢子是纺锤形的,但其末端不像犬小孢子菌那样尖锐。菌落的外观和显微形态特征足以区分石膏样小孢子菌复合体和犬小孢子菌。

表皮癣菌属·絮状表皮癣菌是表皮癣菌属的唯一成员,是股癣和足癣的常见原因。由于该病原体易受寒冷影响,用于皮肤癣菌培养的样本在培养前不应冷藏,培养物不应在4℃下储存。使用钙荧光白染色或KOH制剂对皮肤刮屑直接检查时,可以看到真菌为细的分枝菌丝。絮状表皮癣菌生长缓慢;培养物呈橄榄绿色到卡其色,外围被暗橙棕色包围。数周后,菌落长出棉絮状的白色气生菌丝,完全长满菌落;菌丝没有繁殖能力,即使在传代培养后仍然如此。在显微镜下,可以看到许多光滑、薄壁、棒状、多隔(2～4 μm)的大分生孢子(图59.17)。它们的尖端是圆形的,单个、两个或3个一组生长在孢囊梗上。有大量的厚壁孢子,无小分生孢子,很少有螺旋状菌丝。小分生孢子的缺失有助于将该病原体与毛癣菌属进行鉴别;大分生孢子的形态(光滑、壁薄)有助于将其与小孢子菌属进行鉴别。

血清学检查

血清学对皮肤癣菌引起的疾病的诊断没有帮助。

机会性真菌病

一般特征

组织侵袭性机会性真菌病是一组几乎只发生在免疫功能低下患者中的真菌感染。机会性真菌感染一般发生在受某些基础疾病影响的患者中,如淋巴瘤、白血病、糖尿病或免疫系统的其他缺陷。许多患者,特别是接受某种类型移植的患者,为了控制对移植器官排异反应,都接受了糖皮质激素、细胞毒药物或其他免疫抑制剂治疗。许多以前认为是非致病性的真菌现在被认为是机会性真菌感染的病原体。由于大多数已知会在这些患者中引起感染的微生物在临床实验室中通常以腐生菌(腐生真菌)的形式出现,因此实验室人员可能无法确定这些从临床样本中分离到的微生物的临床意义。实验室必须完全识别并报告所有分离出的真菌,因为每一种都是潜在的病原体。许多与机会性感染相关的微生物是在建筑物的建造、拆除或改造过程中获得的,或者是医院获得的。有关机会性真菌感染特异性的临床表现将在各自病原体中讨论。

流行病学和致病机制

曲霉属

有几种曲霉是临床实验室中最常见的真菌(表59.4);在免疫功能低下的宿主中,任何一种都有潜在的致病性,但有些物种更常引起疾病。环境中广泛分布着350多种曲霉,它们定植在谷物、树叶、土壤和活的植物中。曲霉的分生孢子很容易散播到环境中,人类通过吸入孢子而感染。评估临床样本中曲霉的意义可能很困难。通常可从呼吸道分泌物、皮肤刮屑和其他样本的培养物中检出曲霉。

病原学和疾病谱

曲霉属

曲霉属可以通过摄入霉菌毒素、外伤接种或吸入引起疾病。在免疫功能低下的患者中,曲霉属能够引起播散性感染,但也可引起多种其他类型的感染,包括肺部或鼻窦真菌球、过敏性支气管肺曲霉病、外**耳霉菌病**(外耳道的真菌球)、真菌性角膜炎、**甲癣**(指甲和甲床的感染)、鼻窦炎、心内膜炎和中枢神经系统感染。大多数情况下,免疫功能低下的患者会发生原发性肺部感染,迅速进展并可能播散到几乎任何器官。

镰刀菌属和其他透明有隔机会性真菌

分子系统发育研究表明,以前被认为是独立的生物体其实是包含60多个不同菌种的复合体。最常见的分离到的镰刀菌

表59.4 临床相关的曲霉属

种	大体形态	显微镜形态	排列
烟曲霉	随着菌落的生长从深蓝绿色变为灰色；背面多变	光滑的无色到绿色的分生孢子梗或短或长，在基部有一个足细胞；半球形顶囊，分生孢子为球形，壁粗糙。有隔菌丝	单层的；柱状
黄曲霉	黄色至深黄绿的	粗糙的无色分生孢子梗；近球形至球形顶囊；分生孢子球形或椭圆形	单层和双层；随着菌落的生长变为疏松放射状或柱状
构巢曲霉[a]	深绿色、浅黄至紫棕色；背面红色至紫色	光滑的棕色分生孢子；半球形顶囊；粗糙的球形分生孢子；闭囊壳球形、红棕色	双层柱状
黑曲霉	黑色白边，表面可有黄色菌丝；背面无色至淡黄色	光滑的无色到棕色分生孢子；球状顶囊；壁厚、棕黑色、粗糙的分生孢子	双层放射状，随着菌落生长呈柱状
土曲霉	棕褐色至肉桂色	光滑、无色的分生孢子梗；半球形顶囊；分生孢子光滑、近球形、球形或椭圆形。粉分生孢子可能存在于浸没的菌丝上	双层柱状
焦曲霉	棕灰至橄榄灰，背面黄色至红色或紫色	光滑、无色至棕色的分生孢子；近球形到球形顶囊；粗糙的球形分生孢子	双层；放射状至疏松柱状
杂色曲霉	绿色至灰色或棕褐色，带有粉红色或黄色斑块；背面深红或多变的	卵形到椭圆形的顶囊；球状棘状分生孢子	双层；放射状至疏松柱状

[a]产毒的菌种。

是茄病镰刀菌复合群，包括枯萎镰刀菌、*F. keratoplasticum*、镰状镰刀菌、茄病镰刀菌、地衣生镰刀菌和*F. neocosmoporiellum*。引起人类感染的第二常见的镰刀菌是尖孢镰刀菌复合群。与临床相关的镰刀菌属的其他种包括藤仓镰刀菌复合群、变红镰刀菌-木贼镰刀菌复合种、厚垣镰刀菌复合群及双胞镰刀菌复合群。

镰刀菌和其他透明有隔单型霉菌的感染越来越常见，特别是在免疫功能低下的患者中。这些微生物是常见的环境微生物群，长期以来被认为在眼部创伤后植入角膜引起真菌性角膜炎。感染通常与食用被拟分枝孢镰刀菌或梨孢镰刀菌产生的单端孢霉烯真菌毒素污染的谷物有关。播散性镰刀菌病通常伴有真菌血症，可通过常规血培养检测到。相反，曲霉属很少在血样本中分离到，即使是血管内的感染。在播散性镰刀菌病中坏死性皮肤病变很常见。镰刀菌引起的其他类型的感染包括鼻窦炎、伤口（烧伤）感染、过敏性真菌性鼻窦炎和眼内炎。

镰刀菌属通常从无症状感染患者的呼吸道分泌物、皮肤和其他样本中分离到。培养结果的解释取决于临床医生，并且通常结合相关的组织病理学结果来解释。白地霉是一种不常见的感染病原体，但已被证明会导致伤口感染和鹅口疮；是免疫功能低下宿主中的一种机会性病原体。枝顶孢霉属也被认为是免疫功能低下宿主感染的重要病原体；与播散性感染、真菌血症、皮下病变和食管炎有关。青霉属包括超过250种公认的种，是临床实验室最常分离到的病原体之一。在北美，它们很少与侵袭性真菌病有关。然而，它们可能是过敏性支气管肺青霉病或慢性过敏性鼻窦炎的原因。在东南亚马尔尼菲篮状菌是一种重要且新兴的病原体，将在双相真菌部分进一步讨论。在紫孢菌属中，淡紫紫孢菌似乎是最具致病性的物种，并且与眼内炎、皮肤感染和关节炎有关。宛氏拟青霉复合群包括五个物种，其中宛氏拟青霉和*P. formosus*是最重要的病原体，引起心内膜炎、真菌血症和侵袭性疾病。

其他可能在临床实验室中遇到，但不太常见的腐生真菌在这里没有详细讨论，表59.5中包含一部分。有关这些生物的更多信息推荐参考其他资料。

实验室诊断

样本采集、转运和处理

参见真菌感染实验室诊断的一般原则（第58章）。

直接检测方法

染色 · 直接显微镜检查的样本中检出该组微生物，显示有隔的、二分叉的菌丝，通常为45°（图59.18）。此外，一些菌丝可能有圆形的厚壁细胞。虽然这些特征通常被认为是曲霉属的特征性表现，但不能将曲霉属与镰刀菌属、波氏假阿利什霉或其他透明霉菌可靠地区分开来。

抗原蛋白 · 抗原蛋白检测可以用于监测侵袭性真菌感染高风险患者的感染。其中一种方法，即半乳甘露聚糖（GM）检测，以GM为目标，GM是一种具有甘露糖骨架的碳水化合物分子，从曲霉属的细胞壁释放出来。曲霉属是最常见的引起侵袭性真菌感染的透明有隔霉菌（即**透明丝孢霉病**）。然而，由于与其他非曲霉（包括青霉属、红酵母属、镰刀菌属、隐球菌属、芽生菌属、荚膜组织胞浆菌属、拟青霉属和链格孢霉属）的交叉反应，该测定可能会产生假阳性结果。

β-D-葡聚糖测定旨在检测所有临床重要真菌共有的抗原。β-D-葡聚糖可在系统性曲霉病患者的血清中检测到。由于该分子存在于多种真菌分离物中，因此该检测的预测价值对于曲霉属感染没有特异性。建议将GM和β-D-葡聚糖检测与其他诊断试验（如核酸扩增）结合使用，以获得最佳灵敏度和特异性。

核酸检测 · 核酸扩增检测通常不用于检测或鉴定机会

表59.5 其他机会性真菌病原体

属	种	临床特征	大体形态	显微镜形态
顶端瓶霉属	梭孢顶孢瓶霉 *A. levis* *A. seudatica*	与囊性纤维化患者的定植有关；角膜炎、肺部感染和脑脓肿	呈淡白色，随着菌落的生长，中央变暗为灰色或棕色	不分枝、棕色、有小刺的分生孢子梗，由足细胞固定。分生孢子呈链状，可能有明显的螺旋带
节纹菌属	卡拉节纹菌	罕见的机会性病原体，已经从皮肤、肺、角膜溃疡和鼻窦炎中分离到	在人造培养基上呈白色、奶油状、酵母样。变成菌丝相并呈浅黄色，背面黄色	树状分生孢子梗具有横向分枝的，可见关节孢子
白僵菌属	蚕白僵菌	对人体的毒力有限；已在角膜炎的患者中分离到	菌落黄色至白色	产生对称排列的单独的分生孢子
金孢子菌属	蝶形花金孢子菌	与骨髓炎和肺炎有关	菌落黄色至白色	产生单独的，通常是单细胞的粉分生孢子，光滑至粗糙
子囊壳属	易变子囊壳菌 霍夫曼子囊壳菌	已经在免疫功能低下患者的心内膜炎和鼻窦炎中分离到	菌落为白色到三文鱼色，可能潮湿，带有变暗的黑色斑块	瓶梗粗、短，没有基部隔膜。*C. mutabilis*形成棕色的厚壁孢子
*Nannizziopsis*属	*N. hominis*		白色至黄色	产生单独的、通常是单细胞的粉分生孢子。可能存在关节孢子
甲霉属	加拿大甲霉	与甲癣有关	凸起的菌落，由白色到黄色到灰白色	双细胞的分生孢子是柱状或膨胀的关节孢子，呈链状
*Parengyodontium*属	*P. album*	在心内膜炎的患者中分离到		产生向心排列的单独的分生孢子
单孢瓶霉属	*P. obovatum*	与内心膜炎相关		
Rasamsonia属	*R. aegroticola* *R. eburnea* *R. piperina*	在囊性纤维化患者中新出现的病原体		楔形的或椭圆形的分生孢子
*Sarocladium*属（以前为枝顶孢）		已有一些侵袭性病例被报道		
裂褶菌属	*S. radiatum*	与过敏性鼻窦炎和肺部疾病有关		
Thermothelomyces属	*T. thermophila*	会引起致命的动脉血管炎，与脑脓肿、有创性注射后的骨髓炎有关		产生单独的、通常是单细胞的粉分生孢子

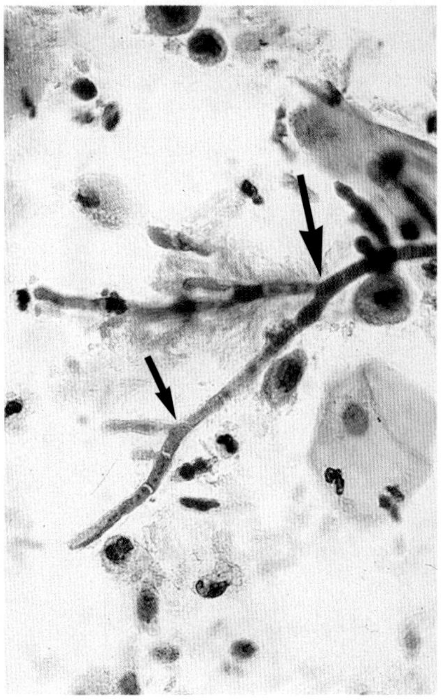

图59.18 痰的巴氏染色显示烟曲霉的二分叉的有隔菌丝（箭头）。

性真菌。然而，已经开发了各种广谱（检测所有真菌）和特定的检测方法，并且在专门的中心用于患者监测。这些泛真菌PCR检测可用于患者的早期诊断，然后进行DNA测序进一步鉴定。多重扩增和实时PCR检测已被用于检测呼吸道样本、血液、组织和脑脊液样本诊断系统性曲霉病。这些检测的性能差异很大，特异性60%～100%，敏感性40%～100%。

基质辅助激光解吸电离飞行时间质谱法・使用MALDI-TOF MS鉴定真菌培养物有可能提供快速和准确的菌种鉴定。大量研究表明，该技术可用于鉴定曲霉属和其他真菌病原体。不论新的和老的菌落，MALDI-TOF MS鉴定曲霉属的正确率均为98.6%。

培养・由于曲霉属通常可以被分离到，因此必须在新鲜的临床样本上进行直接显微镜检查证实存在该微生物，或者从具有相关临床表现的患者身上反复分离，以确保该微生物具有临床意义。相关的活检病理学结果是确定分离病原体临床意义的最佳方法。大多数曲霉属对放线菌酮敏感，用于培养或传代培养这些病原体的样本应接种到缺乏这种成分的培养基上。

烟曲霉是从免疫功能低下的患者体内最常分离到的菌种。

此外，它也是临床实验室中最常见的菌种。黄曲霉有时会从免疫功能低下的患者体内分离到，是临床实验室中常见的菌种。从监测（鼻）样本中分离到烟曲霉或黄曲霉与侵袭性曲霉病有关；然而，鼻样本培养阴性并不能排除感染。黑曲霉在临床实验室中常见，但其与临床疾病的相关性有限；这种病原体是引起真菌球和外耳炎的原因。土曲霉是免疫功能低下患者感染的重要原因，但其检出频次远低于前文提到的几种曲霉。然而，正确鉴定土曲霉很重要，因为它对两性霉素B天然耐药。

鉴定方法

曲霉属· 烟曲霉是一种快速生长的真菌（2 ～ 6 d），可产生绒毛至颗粒状、白色至蓝绿色的菌落。成熟的有孢子形成的菌落通常具有蓝绿色粉末状外观。在显微镜下，烟曲霉的特征是存在有隔的菌丝和或短或长的分生孢子梗，其基部具有特征性的“足细胞”。足细胞在分生孢子梗基部呈T形或L形，但它不是一个单独的细胞。分生孢子梗的顶端扩张成一个大的、圆顶状顶囊，瓶状的瓶梗覆盖其表面的上半部分或2/3。长链的小的（直径2 ～ 3 μm）、球形、壁粗糙、绿色的分生孢子在顶囊上聚集成柱状（图59.19）。烟曲霉的培养物具有耐热性，能够承受高达45℃的温度。

黄曲霉是一种生长较快的霉菌（1 ～ 5 d），可以产生黄绿色菌落。在显微镜下，顶囊是球状的，瓶梗直接从顶囊表面（**单层**）或从称为梗基（**双层**）的一排初级细胞上产生。瓶梗可以产生短链的黄橙色、椭圆形或球形分生孢子，随着时间的增长表面变得粗糙（图59.20）。黄曲霉的分生孢子梗在顶囊附近也很粗糙。

大体上黑曲霉产生深色的、粗糙的孢子，但在显微镜下，其菌丝与其他曲霉同样为透明、有隔的（即未被黑色素化）。黑曲霉在2 ～ 6 d产生成熟菌落。最初为黄色菌落，随着分生孢子的产生，表面很快变成黑色的斑点状。随着年龄的增长，菌落逐渐变成深黑色和粉末状，背面仍为浅黄色或米色；在任何培养基上都会出现该特征。显微镜下，黑曲霉表现为有隔菌丝，长的分生孢子梗支持球形顶囊产生大的梗基和较小的瓶梗（双列），从中产生长链状的棕色至黑色、壁粗糙的分生孢子（图59.21）。顶囊的整个表面参与孢子形成。

土曲霉在临床实验室中不太常见；它产生类似肉桂皮的棕褐色菌落。在显微镜下，顶囊呈半球形，瓶梗从梗基（双列）的初级细胞列上产生，并且覆盖整个顶囊表面。瓶梗产生链状排列的球形至椭圆形分生孢子。该菌种产生较大的细胞，粉分生孢子，它们存在于浸没的菌丝上（图59.22）。

血清学检查

曲霉属血清学的应用仅限于协助诊断慢性或过敏性支气管肺曲霉病和真菌球。

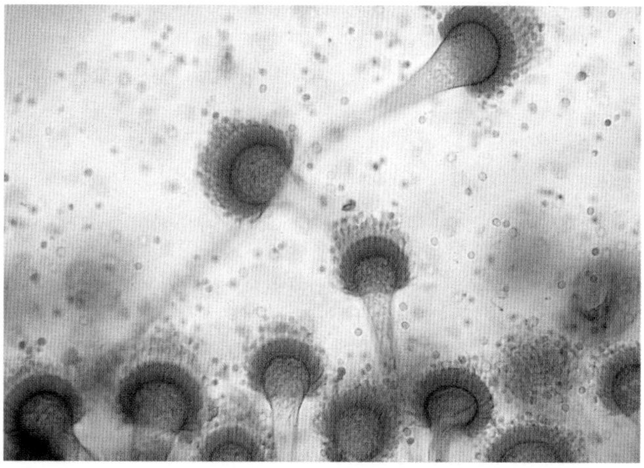

图59.19 烟曲霉的分生孢子梗和分生孢子（400×）。

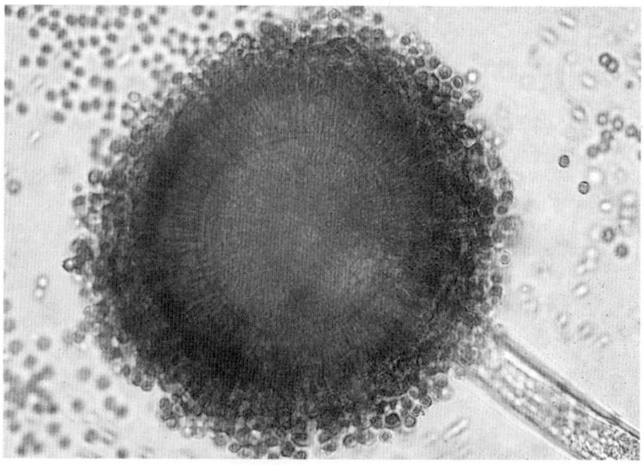

图59.21 黑曲霉显示较大的球形顶囊，产生梗基、瓶梗和分生孢子（750×）。

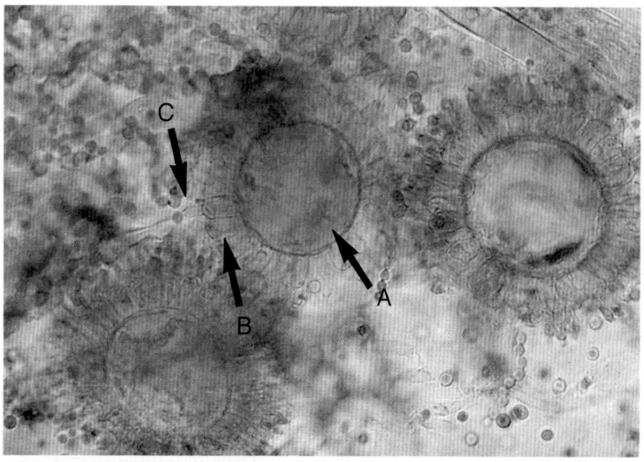

图59.20 黄曲霉显示球形顶囊（A）产生梗基（B）和瓶梗（C），瓶梗产生链状的分生孢子。

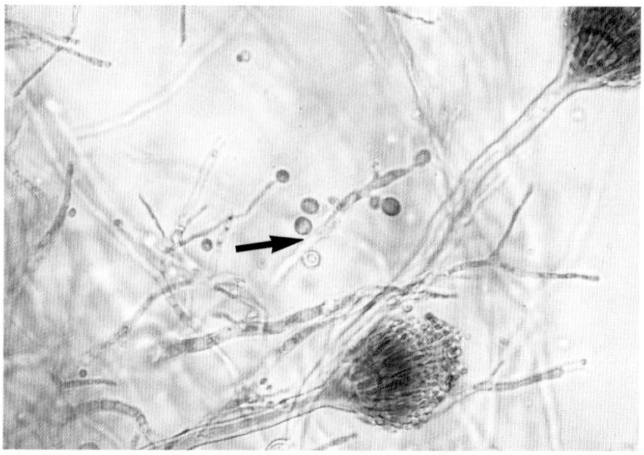

图59.22 土曲霉，显示该物种特征性的曲霉头和浸没的菌丝上的粉分生孢子（箭头）（500×）。

血清学对散播性曲霉病的诊断没有价值。

镰刀菌属 · 镰刀菌菌落在2～5 d迅速生长，呈绒毛状或棉絮状，根据菌种的不同可能为粉色、紫色、黄色、绿色或其他颜色。在显微镜下，菌丝很小且有隔膜，发出瓶梗产生单细胞的小分生孢子，通常存在于类似于枝顶孢霉属中所见的凝胶状头部中（图58.17），或产生大的、多细胞的大分生孢子，呈镰刀形或小船形且包含许多分隔（图59.23）。一些镰刀菌的培养物通常产生许多厚壁孢子。用于诱导孢子形成最常用培养基是玉米粉琼脂。鉴定镰刀菌属的关键是基于马铃薯葡萄糖琼脂上的生长。

白地霉 · 白地霉通常最初表现为白色至奶油色的酵母样菌落；一些分离株可能表现为白色的粉末状真菌。菌丝是有隔的，并产生许多长方形、圆柱形、桶形的关节孢子（图59.24）。与球孢子菌属不同，关节孢子不是交替的而是连续的（图59.25）。不产生芽生孢子。

枝顶孢霉属 · 枝顶孢霉属是一个包括大约100个菌种的多源性菌群。目前分子分析技术的应用无疑将导致该菌属的扩大。枝顶孢霉属的菌落生长迅速，早期可能会呈酵母样，成熟的菌落变成白色至灰色至玫瑰色或红橙色。在显微镜下，可以观察到小的有隔菌丝，可以产生单个、不分枝、管状的瓶梗。瓶梗的尖端产生簇状的椭圆形、单细胞分生孢子，位于瓶梗尖端的凝胶状簇中（图58.17）。在美国最常遇到的菌种是基利枝顶孢，和产菌核枝顶孢-埃及枝顶孢群。

青霉属和马尔尼菲篮状菌属 · 青霉属包括三个亚属：类曲霉亚属、叉状亚属和青霉亚属。篮状菌属（既往属于青霉属）是唯一被认为是真正的真菌病原体而非机会致病菌。青霉属的菌落最常见的是绿色或蓝绿色，但也可以看到粉色、白色或其他颜色。由于分生孢子的存在，菌落表面可能呈天鹅绒状至粉末状。在显微镜下，菌丝是透明、有隔的，并产生刷状分生孢子梗（即帚状枝）。分生孢子梗产生梗基，瓶状的瓶梗由此产生并产生链状的分生孢子（图59.26）。马尔尼菲篮状菌在透明、有隔、二相真菌部分进行讨论。

拟青霉属 · 拟青霉属的菌落通常是天鹅绒般的，棕褐色到橄榄褐色，略微粉末状。显微镜下，因形成了帚状枝，拟青霉属类似于青霉属。然而，与青霉属更钝的瓶梗相比，拟青霉属的瓶梗是长的、细的、逐渐变窄的（图59.27）。帚状枝的瓶梗产生许多链状的、小的、椭圆形、易脱落的分生孢子。也可以看到单独的瓶梗产生链状的分生孢子。

紫孢菌属

淡紫紫孢菌 · 淡紫紫孢菌的菌落为淡紫色，呈现薰衣草色到粉红色的色调。不存在厚壁孢子。该属的生长速度比拟青霉属慢。最佳生长温度为25～33℃。

帚霉属 · 短帚霉、*S. asperula*、念珠帚霉与免疫受损宿主

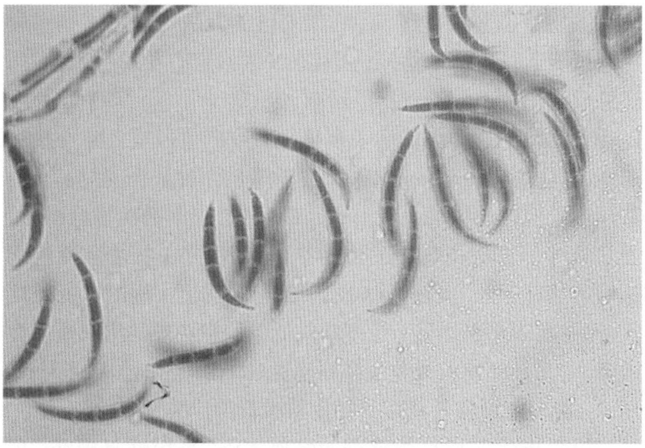

图59.23 镰状菌属，显示特征性的多细胞、船样大分生孢子（500×）。

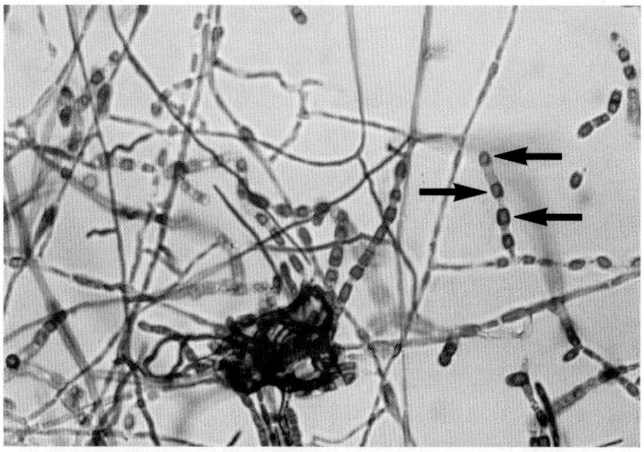

图59.25 球孢子菌属的菌丝，显示大量的壁厚、长方形或桶形（箭头）交替的关节孢子（500×）。

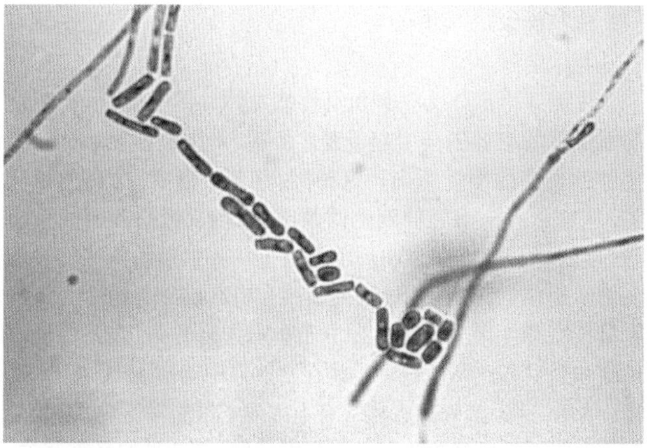

图59.24 白地霉显示大量的关节孢子［注意与球孢子菌属不同，这些关节孢子不与透明细胞（不连贯）交替出现］。

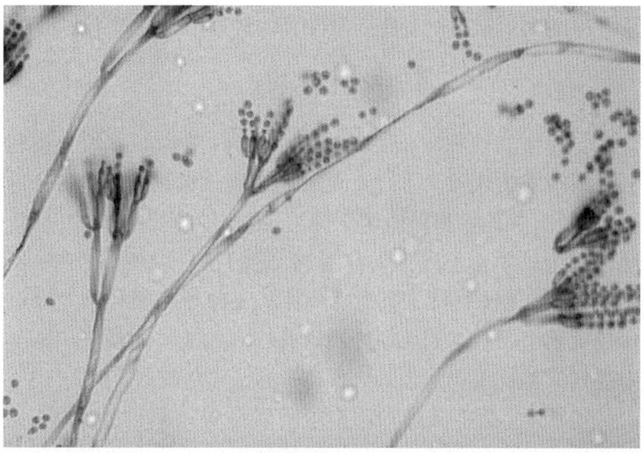

图59.26 青霉属显示典型的刷状分生孢子梗（帚状枝）（430×）。

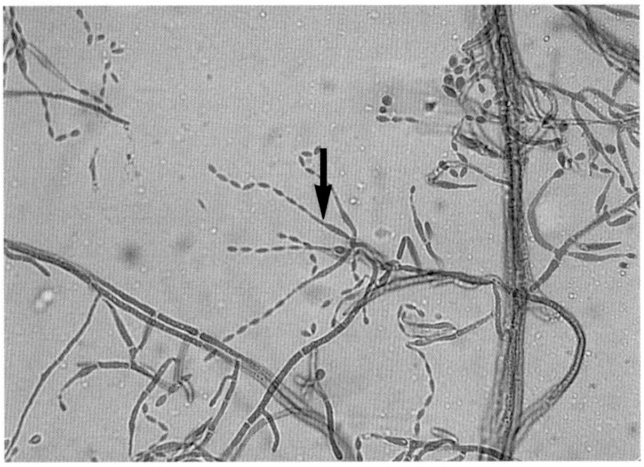

图59.27 拟青霉属显示长的、逐渐变细的、细的瓶梗。

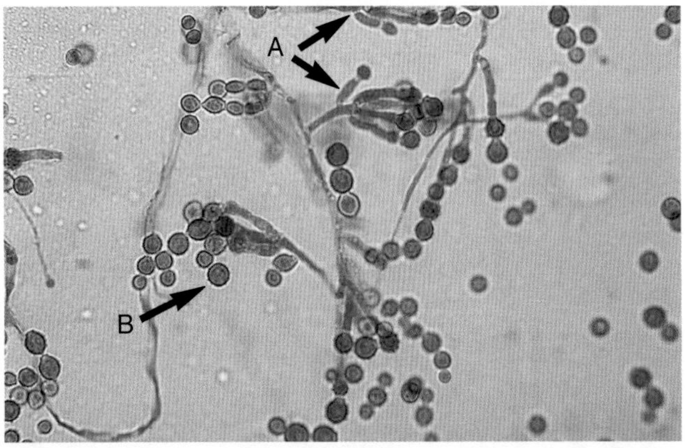

图59.28 帚霉属显示大的帚状枝。(A)具有小刺样的分生孢子(B)(430×)。

的甲癣、肺部感染、真菌球和侵袭性真菌病有关。帚霉属的菌落最初呈白色,后来变成浅棕色、粉末状。菌落通常类似于石膏样小孢子菌。显微镜下,帚霉属乍一看类似于大的青霉属,因为产生了不成熟的帚状枝。**环痕梗**产生烧瓶状**环痕**支撑链状排列的柠檬状分生孢子。分生孢子很大,基部平坦,壁粗糙(图59.28)。帚霉属包括透明和暗色菌种。据报道,布朗帚霉可引起肝移植患者的脑脓肿和骨髓移植受者的侵袭性感染。已发现念珠帚霉和顶孢帚霉与侵袭性鼻窦炎有关。

血清学检查

目前血清学对机会性播散性真菌感染的诊断没有价值。

系统性真菌病

与许多其他临床相关真菌组一样,这些病原体的分类和分级系统发生了重大变化。荚膜组织胞浆菌现在分为8个进化枝(具有共同始祖的生物学分类)或变种。其中7个变种由遗传和地理学上不同的种群组成,它们各自代表一个种;但是,非洲进化枝荚膜组织胞浆菌杜波变种与北美和南美洲进化枝荚膜组织胞浆菌荚膜变种具有相同的线粒体模式。本节中提到的荚膜组织胞浆菌代表最初的分离菌株。

传统上,芽生菌属和球孢子菌属是单一菌种的代表,皮炎芽生菌和粗球孢子菌。最近的特征揭示了芽生菌属中存在一个亚种或不同的菌种Blastomyces gilchristii。多相分类分析也揭示了这些病原体的基因型特征与临床表型之间的相关性。现在已经提出了新的菌种:*B. percursus*、*B. parvus*(以前称为小伊蒙菌)、*B. helicus*(以前称为*Emmonsia helica*)和*B. silverae*。此外,球孢子菌现在包括两个种:① 包括来自加利福尼亚州和华盛顿州的所有分离株的"粗球孢子菌";② 包括其他分离株的"波萨达斯球孢子菌"。

系统进化分析表明,巴西副球孢子菌可以分为至少三个独立的种。根据特有的地理区域提出了几个新的种,包括卢茨副球孢子菌、*P. americana*、*P. restrepiensis*和*P. venezuelensis*。

新的属*Emergomyces*属包含许多以前属于伊蒙菌属中的病原体。*Emergomyces*属包括*Es. pasteurianus*(以前称为巴氏伊蒙菌),以及4个新种:*Es. Africanus*、*Es. Orientalis*、*Es. Canadensis*及*Es. europaeus*。每个种的酵母大小和地理分布都不同。

新月伊蒙菌可以在北美、中美和南美洲,以及欧洲、亚洲和非洲的土壤中发现并感染人类。与该真菌相关的疾病分布尚不清楚,需要进一步分析。

临床特征

大多数双相真菌会引起系统性真菌感染,可能累及身体的任何器官,包括淋巴结、骨骼、皮下组织、脑膜和皮肤。在北美最常见的双相真菌是荚膜组织胞浆菌、芽生菌属和球孢子菌属。伊蒙菌属、副球孢子菌属和Emergomyces属。地理位置上分布于中美洲和南美洲。无症状或亚临床感染常见于荚膜组织胞浆菌和球孢子菌,临床上可能无法识别。这些感染可能只能通过血清学检测,或者在**X线检查**中发现病灶,对病灶进行组织病理学检查得以诊断。

有症状的感染可能会表现出轻微或严重但呈自限性疾病的证据,这些疾病有培养或免疫学检查的阳性证据支持。有播散性或进展性感染的患者有严重的症状,早期的疾病会扩散,通常从肺部扩散到数个远处的器官。然而,一些播散性感染病例可能在很长一段时间内几乎没有表现出疾病的体征或症状,但在晚期恶化加重。免疫功能低下的患者最常出现播散性感染,尤其是晚期人类免疫缺陷病毒(human immunodeficiency virus, HIV)感染或长期接受糖皮质激素治疗的患者。

用于指代双相真菌感染的经典术语"系统性真菌病"可造成误导,因为其他真菌,包括新型隐球菌复合体、白念珠菌复合体和曲霉属,也可能引起播散性的系统性感染。

流行病学

芽生菌属

皮炎芽生菌作为一种机会性病原体并不常见,但在免疫功能低下的患者中会引起侵袭性疾病,产生包含化脓性和肉芽肿性炎症的慢性感染。这种疾病(**芽生菌病**)最常见于北美,从加拿大向南延伸到密西西比州、俄亥俄州和密苏里河谷、墨西哥和中美洲。非洲也报道了一些单发病例。最多的病例发生在密西西比州、俄亥俄州和密苏里河谷地区。吉尔克里斯特芽生菌分离株主要分布在安大略省西北部、威斯康星州和明尼苏达州。这种生物在自然界中确切生态位尚未确定;然而,芽生菌病患者通常有土壤或木材的暴露史,尤其是在水道附近。已经报告了几起暴发病例,与常见的暴露有关。芽生菌病在男性中比女性中常见,并且似乎与户外职业或活动有关。这种疾病也可发生在犬身上。

球孢子菌属

球孢子菌属主要分布在美国西南部的沙漠部分，以及墨西哥、中美洲和南美洲的半干旱地区。尽管该生物体的地理分布已经明确，但由于旅行便利，在世界任何地方都可能出现感染。感染(**球孢子菌病**)通常通过吸入感染性关节孢子获得。感染不具有传染性；然而，据报道可以通过受污染的污染物品造成人传人，或通过受感染的器官捐献者传播给受者。

伊蒙菌属

新月伊蒙菌是人类感染的罕见原因。该病原体产生自限性的局部肺部感染，可能无症状。诊断通常附带有其他基础疾病。该病原体产生不育大孢子，在患者体内增大但不繁殖。临床表现取决于吸入孢子的数量。目前尚不清楚该病原体是否表现出特定物种的地理分布。

*Emergomyces*属

*Emergomyces*属在室温下呈米色、生长缓慢的丝状菌落。分生孢子梗短且不分枝，它们与透明菌丝成直角。在体温下，它们表现为小的椭圆形酵母细胞。该病原体在南非流行并通过吸入传播。*Emergomyces*属正迅速成为最常见的双相型真菌病原体。

荚膜组织胞浆菌

组织胞浆菌病的暴发与导致雾化分生孢子或菌丝碎片播散的行为有关。感染是通过从环境中吸入这些感染性物质而获得的。疾病的严重程度通常与接种量和宿主的免疫状态直接相关。在清理长期废弃的旧鸡舍或谷仓的人群，以及在曾作为鹦鹉和类似鸟类栖息地的区域中工作的人群中，已经报告了许多组织胞浆菌病病例。洞穴探险爱好者(即洞穴探险者)通常会从洞穴中的蝙蝠粪雾化接触到微生物。估计每年有500 000人感染荚膜组织胞浆菌。尽管组织胞浆菌病可能是美国中西部和南部最常见的系统性真菌感染之一，包括密西西比河沿岸地区、俄亥俄河谷和阿巴拉契亚山脉，但接触史往往无法准确记录。

巴西副球孢子菌和*lutzill*副球孢子菌

副球孢子菌属引起的感染最常见于南美洲，在巴西、委内瑞拉和哥伦比亚的感染率最高。也可出现在许多其他地区，包括墨西哥、中美洲、加勒比和非洲。美国和欧洲偶尔会出现输入性病例。**副球孢子菌病**感染的确切机制尚不清楚；然而，有些人推测它起源于肺，通过吸入环境中的病原体获得的。由于黏膜损伤是疾病过程的一个组成部分，因此也推测感染可能是流行区一些居民经常咀嚼的植被对口咽部造成的创伤而获得的。自然界中病原体的具体生态位尚不清楚。

马尔尼菲篮状菌

马尔尼菲篮状菌是一种双相型真菌病原体，流行于东南亚地区，特别是我国的广西壮族自治区。马尔尼菲篮状菌与竹鼠(银星竹鼠)和越南竹鼠(中华竹鼠)有关。

孢子丝菌属

申克孢子丝菌已被证明是多个物种的复合体。涉及人类感染的包括申克孢子丝菌、巴西孢子丝菌、球形孢子丝菌和卢里孢子丝菌。孢子丝菌属分布于世界各地，它们的自然栖息地是活体或死亡植被。人类通过创伤(荆棘、碎片、咬伤或抓痕)导致感染(**孢子丝菌病**)，通常是手、手臂或腿。这种感染对农民、苗圃工人、园丁、花店匠和矿工来说是一种职业危害；通常被称为玫瑰园丁病。巴西孢子丝菌的感染是通过流浪猫的咬伤或抓伤传播的。肺孢子丝菌病很少发生，由吸入孢子导致。

致病机制和疾病谱

传统上讲，系统性真菌病仅包括芽生菌病、球孢子菌病、组织胞浆菌病和副球孢子菌病。尽管这些真菌在形态上不同，但它们有一个共同特征：双相性。除球孢子菌外，这些病原体都是温度双相性的。双相真菌在自然界中以真菌形式存在，不同于寄生或侵袭性形式，有时也称为组织形式。正如本章后面讨论的那样，在体内和体外都可以观察到双相真菌的明显形态差异。

芽生菌属

芽生菌属通常产生急性或慢性化脓性和肉芽肿性感染。芽生菌病始于呼吸道感染，可能通过吸入分生孢子或菌丝碎片而获得病原体。感染可能会扩散并引起肺部、长骨、软组织和皮肤的继发感染。

球孢子菌属

约60%的球孢子菌病患者是无症状且有自限性的呼吸道感染。然而，感染可能会播散，并扩展至内脏器官、脑膜、骨骼、皮肤、淋巴结和皮下组织。不到1%的球孢子菌病患者曾患有严重的疾病；感染会播散，最常见于深色皮肤种族的个体。怀孕似乎也使女性容易发生播散性感染。已知这种感染以流行病的形式发生。1992年，加州北部发生过一次流行，贝克斯菲尔德附近的克恩县出现4 000多例病例。有流行地区旅行史并返回当地的患者可能就诊于当地医生。因此，如果患者有相应的旅行史，则在鉴别诊断中应考虑地方性真菌病。所有实验室都应具备球孢子菌病的诊断能力。

*Emergomyces*属

*Emergomyces*属(旧称伊蒙菌属)与伊蒙菌属类似，在体外脑-心浸出液(BHI)琼脂上、37℃下培养，不产生**不育大孢子**(动物宿主体内会长大的孢子)。该病原体产生的细胞类似于芽殖酵母。*Emergomycosis*通常是全身性的，包括广泛的皮肤病变。

伊蒙菌属

无繁殖能力的伊蒙菌属，最常见的是新月伊蒙菌，在体外37℃下脑-心浸出液琼脂上产生25～400 μm的**不育大孢子**。在自然环境中，分生孢子的直径为2～4 μm，但在吸入肺部后可能会长到500 μm。与吸入伊蒙菌属分生孢子有关的疾病被称为**不育大孢子菌病**。疾病的严重程度取决于患者的免疫状态以及吸入量，可能从无症状到致命。症状包括发热、咳嗽、呼吸困难、咯血、体重减轻、疲劳和呼吸衰竭。

荚膜组织胞浆菌

荚膜组织胞浆菌最常产生慢性肉芽肿性感染(组织胞浆菌病)，这种感染原发于肺部并最终侵入网状内皮系统。尽管会发生慢性肺部感染，但大约95%的病例是无症状和自限性的。本病可播散于整个网状内皮系统；播散的主要部位是淋巴结、肝脏、脾脏和骨髓。也可能出现肾脏和脑膜感染。在免疫功能正常的患者中，播散性感染会消退；但在免疫功能低下的患者（如AIDS患者）进展性疾病在中更为常见。上呼吸道溃疡性病变可能发生在免疫功能正常和免疫功能低下的患者中。

副球孢子菌属

副球孢子菌属产生慢性肉芽肿性感染（**副球孢子菌病**），最初是肺部感染。它通常是无症状的，然后产生播散性的黏膜溃疡性病变。溃疡性病变通常存在于鼻腔和口腔黏膜、牙龈，较少见于结膜。病变常发生在面部，与口腔黏膜感染有关。病变为特征的溃疡，具有匐行的（蛇状）活动边界、表面结痂。颈部淋巴结受累很常见。肺部感染很常见，大约50%的病例出现进展性慢性肺部感染。在一些患者中，可以出现其他部位的播散性感染，包括淋巴系统、脾脏、肠、肝、脑、脑膜和肾上腺。

马尔尼菲篮状菌

马尔尼菲篮状菌通常感染免疫抑制个体。该病原体引起局部皮肤或皮肤黏膜感染，也可能产生进展性的播散和致命的感染。已证实存在肉芽肿性、化脓性和坏死性炎症反应。传播方式和环境中的主要来源尚不明确，但可能与竹鼠有关。

孢子丝菌属

孢子丝菌属也是双相真菌，通常与慢性皮下感染有关。早期病变以不愈合的小溃疡开始，通常位于示指或手背，随着时间的推移，感染的特征是在接触部位发生皮肤或皮下组织的结节性病变，然后感染波及引流该区域的淋巴管和淋巴结。皮下结节溃烂形成慢性感染。这种疾病很少传染。吸入孢子丝菌属孢子的患者可能会出现肺部感染。

实验室诊断

样本采集，转运和处理

参见真菌感染实验室诊断的一般原则（第58章）。

直接检测方法

染色 · 双相型真菌的组织形式或称为寄生形式的显微形态特征因属的不同而不同，将分别描述。

芽生菌属 通过显微镜直接观察临床样本，很容易作出芽生菌病的诊断。芽生菌属显示直径8～15 μm的、大的、球形的厚壁酵母细胞，通常具有单个芽，通过宽基与母细胞相连（图59.29～图59.31）。在极少数情况下可以看到较小的酵母细胞（2～8 μm）。

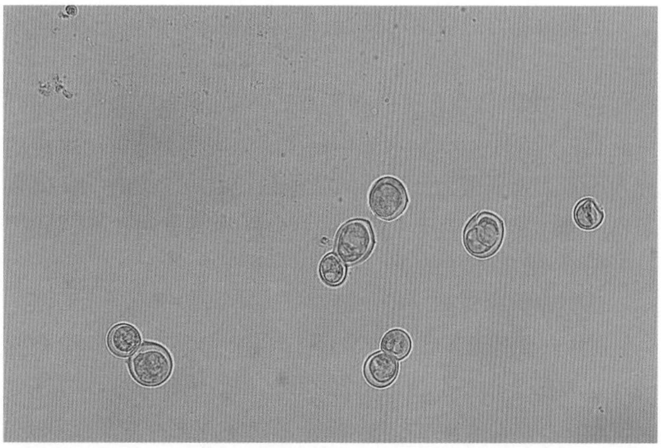

图59.29 皮炎芽生菌的酵母相，显示厚壁、椭圆形至圆形、单个出芽的酵母相细胞（500×）。

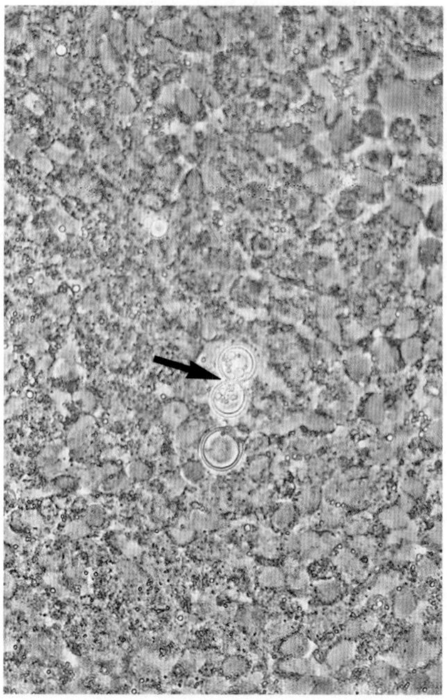

图59.30 渗出液的KOH涂片，显示大的、出芽的酵母细胞，细胞之间具有明显的宽基（箭头），这是皮炎芽生菌的特征性表现（相差显微镜）。

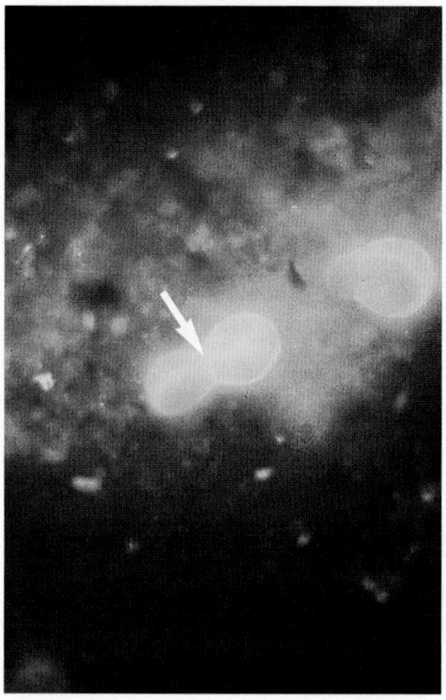

图59.31 取自骨病变的样本进行金胺–罗丹明染色，显示皮炎芽生菌的特征性宽基出芽酵母（箭头）。

粗球孢子菌属 对痰液或其他样本的直接显微镜检查中，粗球孢子菌属显示为不出芽、壁厚的小球，直径20～200 μm，包含颗粒状物质或许多小的（直径2～5 μm）不出芽的内孢囊（图59.32～图59.35）。球壁破裂释放内孢子；因此，也可能存在空的和塌陷的"幽灵"内孢囊。尺寸为5～20 μm小的、未成熟的内孢囊可能与荚膜组织胞浆菌和芽生菌属混淆。两个相邻的内孢子或未成熟的内孢囊可能会出现出芽酵母的表现。当球孢子菌的鉴定有疑问时，可以采用无菌生理盐水对临床样本制备湿片，盖玻片的边缘用凡士林密封并孵育过夜。当存在内孢囊时，内孢子会产生多个菌丝链。

***Emergomyces*属** *Emergomyces*属可以通过存在出芽酵母和不存在不育大孢子与伊蒙菌属相鉴别。

伊蒙菌属 伊蒙菌属尚未从人体样本中成功分离到。因此，诊断取决于肺组织的肉芽肿病变中壁厚的不育大孢子。与球孢子菌属不同，伊蒙菌属的不育大孢子不包含内孢子，且比内孢囊大得多。最新的研究表明，PCR和DNA测序可能有助于诊断不育大孢子菌病。

荚膜组织胞浆菌 对呼吸道样本和其他类似样本的直接显微镜检查通常不能发现荚膜组织胞浆菌的存在。然而，对骨髓样本进行瑞特染色或吉姆萨染色可能会发现这种病原体，罕见的在外周血中可能发现该病原体。荚膜组织胞浆菌在单核细胞内被发现，小的、圆形至椭圆形的酵母细胞，直径2～5 μm（图59.36和图59.37）。

巴西副球孢子菌 用于直接显微镜检查的样本对于副球

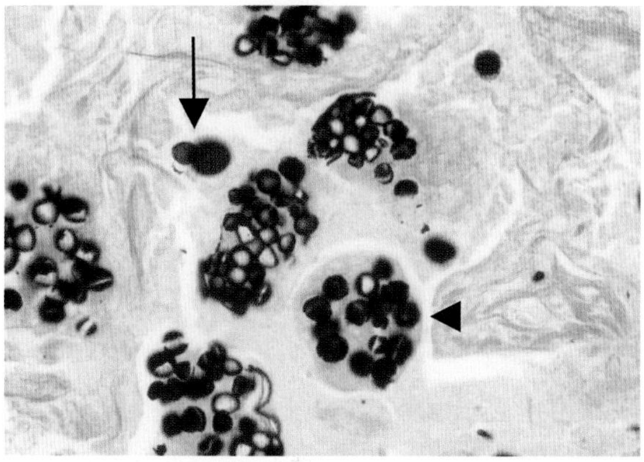

图59.32 粗球孢子菌属的组织形式（即内孢囊）。内孢囊的外壁不能被银染色，而内部的内孢子被银染色（三角箭头）。注意并列的内生孢子是如何从一个破裂的小球中释放出来的，类似于出芽酵母（箭头）（GMS染色，400×）。

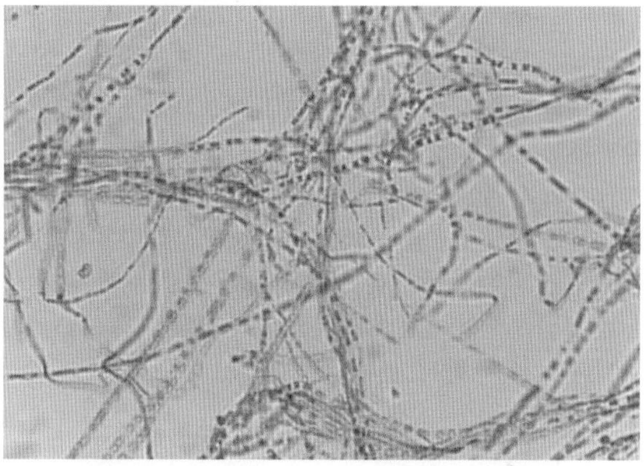

图59.35 粗球孢子菌属，沙氏培养基的酚棉蓝染色证实关节孢子和桶状的细胞。[来源：Photo courtesy Anna Hartyunyan, MLS (ASCP), Children's Hospital, Los Angeles, CA]

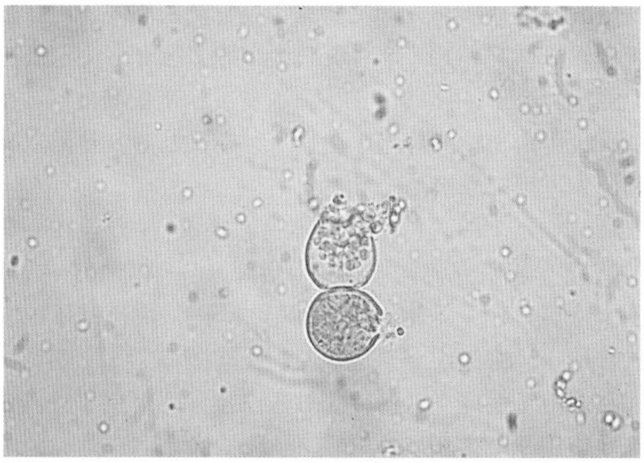

图59.33 痰样本的KOH涂片证实两个粗球孢子菌属的球囊内部充满内孢子。当两个小球相连时，可能被误认为是皮炎芽生菌（明场显微镜）。

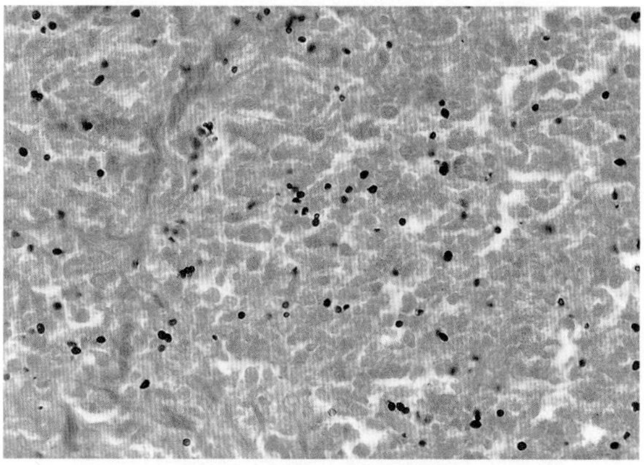

图59.36 这些大小相对均匀的椭圆形酵母细胞是荚膜组织胞浆菌的特征（2 000×）。

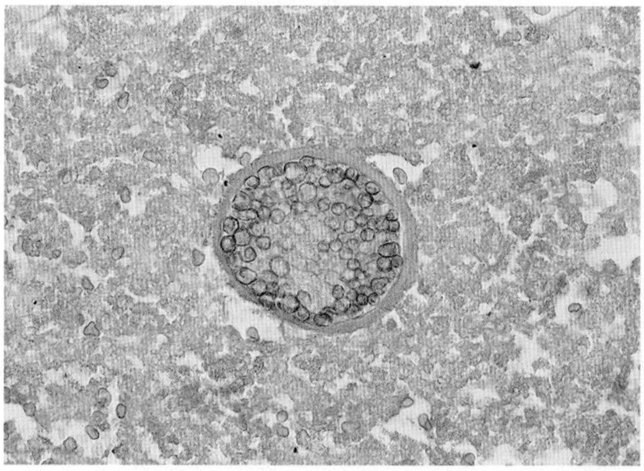

图59.34 组织切片显示一个发育良好的粗球孢子菌内孢囊，充满内孢子。

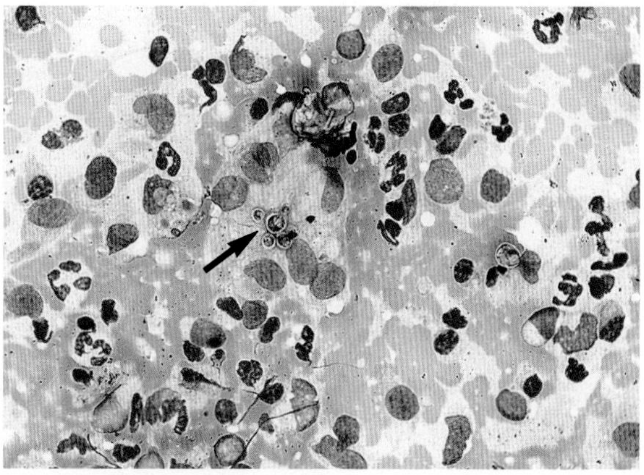

图59.37 骨髓穿刺样本中的巴西副球孢子菌，显示多芽的酵母细胞（箭头）。

孢子菌病的诊断很重要。通常在痰液、黏膜活检样本和其他渗出液中发现大的、圆形或椭圆形的多芽的酵母细胞（直径8～40 μm）。特征性的多芽酵母类似于“船舵”（图59.37）。围绕母细胞外围的酵母细胞直径8～15 μm。一些细胞可能小至2～5 μm，但仍显示多芽。

马尔尼菲篮状菌　对感染组织和渗出液的直接检查可以发现马尔尼菲篮状菌产生小的、酵母样细胞（2～6 μm），具有内横壁；不产生出芽细胞（图59.38）。与荚膜组织胞浆菌一样，在播散性感染患者的外周血涂片中可以检测到马尔尼菲篮状菌。

孢子丝菌属　从未破溃的皮下结节或从开放的渗出性病变中抽吸出的样本通常用于培养和直接显微镜检查。直接检查这些样本通常诊断价值有限，因为孢子丝菌的特征性酵母形式难以被证实。孢子丝菌属通常看起来很小（直径2～5 μm），有圆形到椭圆形到雪茄形的酵母细胞（图59.39）。如果在组织切片中使用过碘酸希夫（PAS）染色，在酵母细胞周围会看到无定形的粉红色物质（图59.40）。

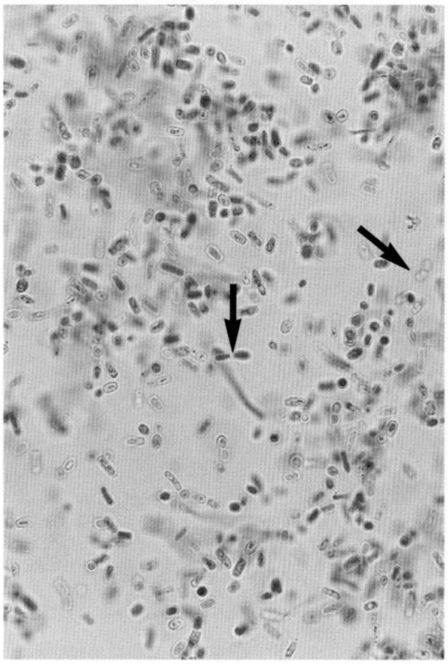

图59.38　马尔尼菲篮状菌和其二分裂体（500×）。

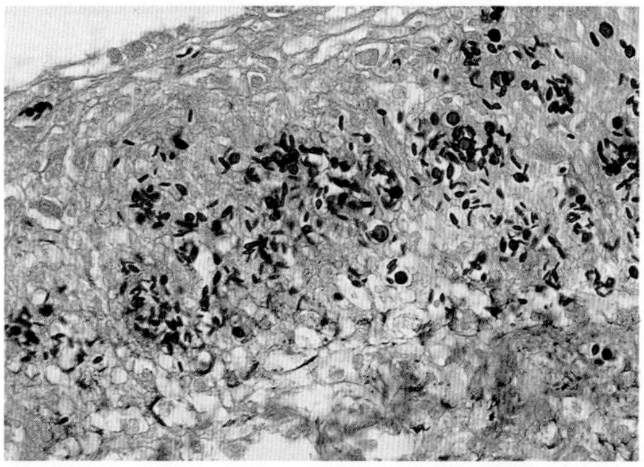

图59.39　小鼠睾丸中染色较深的小体是孢子丝菌属的酵母形式。

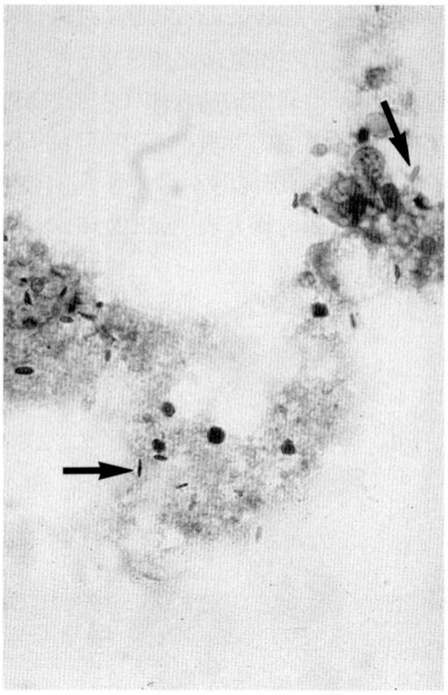

图59.40　渗出物的过碘酸希夫（PAS）染色显示孢子丝菌属的雪茄状至椭圆形的酵母细胞（箭头）。

抗原蛋白·基于特异性抗体和真菌抗原提取物之间的同一沉淀带，可以使用免疫扩散法（外抗原测试）来鉴定这些病原体的分离物。然而，这些检测方法已在很大程度上被更快速的核酸杂交反应和自动化酶联免疫检测所取代。可在微量滴定板双抗体夹心EIA中对荚膜组织胞浆菌和芽生菌属进行抗原测定，该EIA可以检测尿液、血清或CSF中的抗原。尿抗原测试也可用于检测球孢子菌属。目前无法对其他的双相真菌病原体进行抗原检测。

核酸检测·核酸扩增检测不是常规进行的，但在一些特定的实验室和研究机构中可以采用。有一种经FDA批准的检测方法可以用于球孢子菌。实时或均相、快速循环PCR测定已被用于荚膜组织胞浆菌、芽生菌属、伊蒙菌属、副球孢子菌属和球孢子菌属。这些检测方法已被证明可用于分离物鉴定。在应用于临床实验室之前，必须彻底评估这些检测的可重复性和特异性以实现标准化。没有针对*Emergomyces*属的分子测试。

培养·双相真菌是生长缓慢的病原体，在25～30℃需要7～21 d才能出现可以观察到的生长。但是，也常出现例外情况。有时当临床样本中存在较多的病原体时，芽生菌属和荚膜组织胞浆菌的培养物会在短短的2～5 d的时间内生长。相反，当存在少量芽生菌和荚膜组织胞浆菌时，有时需要21～30 d才能检测到。球孢子菌在培养3～5 d可以分离到，但当存在较多病原体时，可能在48 h内即检测到菌落。巴西副球孢子菌的培养物通常在5～25 d检出，通常的培养时间为10～15 d。如果生长速度缓慢，可能会导致实验室人员怀疑双相真菌的存在；但培养时间的确存在很大差异。例外的情况是球孢子菌和马尔尼菲篮状菌，它们可能会在3～5 d培养到。

教科书描述了读者认为的每种特定病原体中典型的双相

真菌。与微生物学的其他领域一样,菌落形态特征也会发生变化,这取决于菌株和所用培养基的类型。实验室人员必须意识到这种变异,并且不能严重依赖菌落形态特征来识别这些真菌。

菌落的颜色对于识别真菌种类有时是有帮助的,但也有很大差异;芽生菌属和荚膜组织胞浆菌的菌落为白色绒毛状,随着菌龄增长,颜色变为棕褐色或浅黄色。一些菌落开始即呈深色,颜色从灰色或深棕色到红色不等。在含有血液营养成分的培养基上,可出现堆积、皱褶、无毛、颜色中性和酵母样的菌落;簇状的气生菌丝通常从菌落顶部长出。一些菌落可能呈现粉红色至红色,可能是吸附了培养基中血液里的血红蛋白。球孢子菌属表现为白色绒毛状的菌落,散落的菌丝区域附着在琼脂表面,使菌落整体呈现"蜘蛛网"外观。然而,已报道球孢子菌属多种菌落形态,表面从毛绒状到粉末状,颜色从粉紫色或黄色,到棕色或浅黄色。双相真菌的传统鉴定方法包括同时观察微生物的真菌形态和组织或寄生形式。一般而言,25 ～ 30℃是从临床样本中分离和鉴定双相真菌的最佳温度。温度(35 ～ 37℃)、某些营养因素和组织中与温度无关的生长刺激是启动真菌相向组织相转变的必要因素。以前,通过在体外35 ～ 37℃下、富含血液的培养基上出现真菌相向相应的酵母相转换,可以最终确定芽生菌属和荚膜组织胞浆菌;动物接种后出现真菌形式转化为内孢囊形式,可以最终确定球孢子菌。除了球孢子菌属外,双相真菌相转化为酵母相可能会有些困难(操作程序59.2)。一些参考实验室可能仍使用外抗原测试(操作程序59.3)来识别双相型病原体。但是,该测试需要延长孵育时间才能识别培养物。

操作程序59.2
双相真菌的体外转化

[原则] 在受感染组织中双相真菌以酵母或内孢囊存在。可以通过模拟宿主环境并将真菌相转化为酵母相来证明是双相真菌。推荐使用此方法鉴定芽生菌属、马尔尼菲篮状菌和孢子丝菌属。球孢子菌属的内孢囊需要特殊培养基或动物接种才能实现转化,不推荐用于临床实验室。荚膜组织胞浆菌通常不会在体外从真菌相转化为酵母相,或者只有在35 ～ 37℃长时间培养后才会转化。

[方法]

1. 将大量真菌相的培养物转移到新鲜、湿润的含有5% ～ 10%羊血的脑-心浸出液琼脂斜面的表面上。如果怀疑芽生菌属,应接种一管cottonseed conversion medium。
2. 如果培养基表面看起来干燥,应添加几滴无菌蒸馏水以提供水分。
3. 将螺旋盖管的盖子稍微松开,以使培养物有足够的氧气交换。
4. 在35 ～ 37℃下培养数天,观察菌落中酵母相部分的出现。可能需要对出现的任何菌落进行多次传代培养,因为通常需要多次传代才能完成许多培养物的转化。然而,芽生菌属的培养物通常很容易转化,需要在棉籽琼脂培养基上培养24 ～ 48 h。球孢子菌属可使用转化液体培养基在体外转化为内球囊;然而,这种方法对临床实验室用处不大,不应尝试。基因探针杂交、DNA测序、物种特异性聚合酶链反应(PCR)和外抗原检测是鉴定疑似球孢子菌分离株的推荐方法。新月伊蒙菌在37 ～ 40℃下、蛋白胨酵母提取物琼脂、BHI或BHIB上培养时,会产生不育大孢子。*Es. pasteurianus* 必须在BHI上37℃培养约10 d,才能产生明显的酵母样细胞。

[质控] 由于原代培养物的危险性,不建议对其进行常规检测。质控菌株的提取物可用作阳性对照。由于将双相真菌转化为相应的酵母或内孢囊在技术上很麻烦,而且通常需要很长时间,因此在常规真菌实验室中不建议尝试转化双相真菌。

操作程序59.3
外抗原测定

[原则] 针对特定菌丝抗原开发的特异性抗体在琼脂免疫扩散沉淀素试验中发生反应。可以通过抗原-抗体反应准确鉴定双相真菌的真菌形式,无需转化为酵母形式。

[方法]

1. 用硫柳汞水溶液(终浓度为1 : 5 000)覆盖沙氏葡萄糖琼脂斜面上的成熟真菌培养物,使其在25℃下与培养物保持接触24 h。必须覆盖菌落的整个表面,以确保有效杀死生物体并最大限度地溶解外抗原。
2. 使用0.45 μm膜过滤器过滤覆盖培养物的水溶液,应该在生物安全柜(BSC)内完成。
3. 使用Minicon Macrosolute B-15浓缩器(Millipore, Billerica, MA)浓缩5 mL该溶液。检测荚膜组织胞浆菌和芽生菌时浓缩50倍,检测球孢子菌时浓缩5倍和25倍。
4. 在微量扩散试验中使用浓缩的上清液。将上清液放入与对照抗原孔相邻的缓冲的酚化琼脂板中,并用从商业来源获得的阳性质控抗血清与其一起进行测试作为对照。
5. 让免疫扩散测试在25℃下反应24 h。然后,观察检测板与参考试剂的沉淀带。将免疫扩散板在37℃下孵育48 h,可以提高外抗原检测的灵敏度,以提高芽生菌的鉴定;然而,条带在25℃反应24 h后更清晰。任何怀疑是芽生菌的培养物都应在两种温度下培养。

6. 球孢子菌可通过CF、TP或HL抗原的存在来识别；荚膜组织胞浆菌可以通过H蛋白或M蛋白带（或两者）的存在来识别；芽生菌可通过A蛋白带鉴定。操作和检测结果解释的详细说明包含在制造商的包装插页中。

[质控] 每次进行测试时都会测试已知真菌的提取物。与未知菌株的同一性鉴定是鉴定所必需的。

皮炎芽生菌 皮炎芽生菌通常需要在25℃下孵育5 d到4周甚至更长时间才能检测到生长。但是也可能会在短短的2～3 d的时间内被检测到。在营养丰富的培养基上，真菌相最初形成光滑的或蜡状菌落，呈灰白色至白色。随着菌龄的增长，气生菌丝通常会变成灰色至棕色。在富含血液的培养基上呈典型的蜡状、酵母样外观。簇状的菌丝通常从菌落向上突出，被称为病原体的“多刺状态”。

粗球孢子菌属 粗球孢子菌的培养对实验室工作人员来说是一种生物危害，在检查培养物时必须遵循严格的安全预防措施。在培养2～5 d即出现成熟的菌落，并且可存在于大多数培养基上，包括用于细菌学的培养基。要警告实验室工作人员不要打开绒毛状的白色真菌培养物，除非被放置在生物安全柜（BSC）内。在培养3～21 d后，粗球孢子菌的菌落通常呈现出细的蛛网状生长。菌落的某些部分表现出气生菌丝，而在其他部分菌丝附着在琼脂表面。大多数分离株呈白色绒毛状，但文献报道中粗球孢子菌有不同颜色的菌落，有粉红色、黄色、紫色、黑色。一些菌落在血琼脂上变为绿色，而另一些菌落呈酵母样、光滑、皱褶和棕褐色。

伊蒙菌属和*Emergomyces*属 在25℃时伊蒙菌属产生光滑、无色的菌落，随着时间的推移会产生黄色至白色的气生菌丝。一些菌株产生橙色到灰色的菌丝。菌落背面呈灰色至灰褐色。*Emergomyces*属在25～30℃时看起来与前者非常相似，必须依靠显微镜下观察37℃时产生酵母细胞而非不育大孢子进行区分。在马铃薯葡萄糖琼脂或Pablum cereal琼脂上孢子形成增加。

真菌的菌丝分出短茎，从短茎的侧面或直接在短茎上产生分生孢子。菌丝可能呈现肿胀并带有钉状结构，从而产生花状排列的次生分生孢子。

荚膜组织胞浆菌 荚膜组织胞浆菌很容易从临床样本中培养出来；但是，它可能会被细菌或快速生长的真菌掩盖。一种用于从受污染的样本（如痰液）中分离荚膜组织胞浆菌、皮炎芽生菌和球孢子菌属的方法是：使用酵母提取磷酸盐培养基，并在培养基接种板的一侧滴一滴浓氢氧化铵（NH_4OH）。过去，建议在培养前不要将样本置于室温下，因为荚膜组织胞浆菌无法存活。该病原体在邮件的运输中存活长达16 d。然而，目前的建议是尽快培养，以确保获得荚膜组织胞浆菌和其他双相真菌培养的最佳阳性率。

通常认为荚膜组织胞浆菌是一种在25～30℃生长缓慢的霉菌，通常需要2～4周或更长时间才能出现菌落。但是，如果临床样本中存在许多酵母细胞，则可能会在5 d或更短的时间内分离到。据报道，使用Isolator系统（Alere, Waltham, MA）可在平均8 d的时间内从血培养中分离出荚膜组织胞浆菌。荚膜组织胞浆菌是一种白色、绒毛状的真菌，随着菌龄的增长会变成棕色至浅黄色。也有报道菌落呈灰色到红色。该病原体还可能产生柔软的奶油色、棕褐色或粉红色的皱褶、湿润、堆积、酵母样菌落。簇状的菌丝通常从菌落向上突出，类似于皮炎芽生菌和荚膜组织胞浆菌，并且无法通过菌落形态特征进行区分。

巴西副球孢子菌 巴西副球孢子菌的菌落生长非常缓慢（21～28 d）并且呈堆积、皱褶、潮湿的酵母样。随着菌落的增长，菌落可能会被短的气生菌丝覆盖并变成棕褐色至棕色。菌落表面通常堆积似火山口样。

马尔尼菲篮状菌 在25℃时，马尔尼菲篮状菌迅速生长并在沙氏琼脂上产生蓝绿色至黄色的菌落。一种可溶的、红色至栗色的色素扩散到琼脂中，通常通过观察菌落的背面可以更好地观察到，这提示为马尔尼菲篮状菌。虽然生长速度和菌落形态特征可能有助于实验室鉴定双相真菌，但应结合显微镜下的形态特征进一步确定。马尔尼菲篮状菌不能仅通过形态特征准确鉴定；需要热转相试验或核酸检测来确定。

孢子丝菌属 孢子丝菌属的菌落生长迅速（3～5 d），初始为小的、湿润、白色至米色的菌落。进一步培养后，这些菌落变成膜状、皱褶、粗糙、无光泽，颜色变成不规则的深棕色或黑色，菌落变得皮革样。临床微生物学实验室常误认为早期的孢子丝菌培养物是酵母菌，直到观察到显微镜下的特征。

鉴定方法

皮炎芽生菌–B. gilchristii·显微镜下，芽生菌属霉菌形式的菌丝具有分隔且纤细，直径约为2 μm。通常可以看到绳状的菌丝；然而，这些在大多数双相真菌中都可以发现。典型的显微镜下形态特征是在类似于棒棒糖的短分生孢子梗上产生单个圆形至梨形分生孢子（图59.41）；少见情况下，分生孢子梗可能被拉长。在一些分离物中，分生孢子很少或不存在，特别是在含有血液的培养基上。

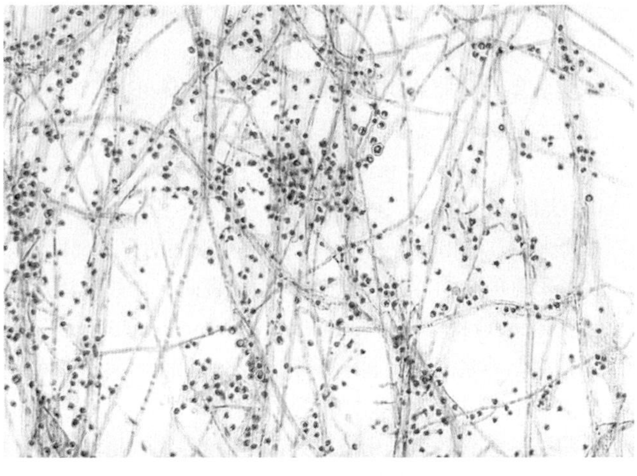

图59.41 皮炎芽生菌的菌丝，显示在分枝菌丝旁的椭圆形分生孢子（1 000×）。

在37℃下培养时，会在7 d内形成蜡状、皱褶和奶油色至棕褐色的酵母相。在显微镜下，可以看到大的、壁厚的酵母细胞（直径8～15 μm），带有附着在宽基上的芽（图59.29）。一些菌株可能会产生小至2～5 μm的酵母细胞，称为**缩微体**。尽管可能存在这些缩微形式，但彻底的检查应该会发现更多典型的酵母形式。在转化过程中，也可能存在膨胀的菌丝和带有未成熟芽的幼稚细胞。因为芽生菌属的转化容易实现，所以在临床实验室中是可进行的。这是尝试将真菌转化成酵母最合适的例子。芽生菌也可以通过外抗原检测中存在的特定条带（即A条带）或通过核酸探针检测来鉴定。在显微镜下，荚膜组织胞浆菌、波氏假阿利什霉或红色毛癣菌有时可能与芽生菌属相混淆。芽生菌属的感染部位、相对缓慢的生长速度和仔细检查显微镜下的形态特征，通常会将其与这些真菌区分开来。也可以使用芽生菌的AccuProbe测试（Hologic Inc., San Diego CA）来进一步确认。

粗球孢子菌属 · 在显微镜下，粗球孢子菌表现为小的、有隔膜的菌丝，常呈现直角分支样和球拍样。随着时间的增长，菌丝形成典型的长方形至桶形的关节孢子。关节孢子比产生它们的菌丝大，可以被酚棉蓝或苯胺蓝染成深色。关节孢子被透明或浅色的无活力细胞（**孢间连接细胞**）分隔开。这些类型的分生孢子被称为**交替关节孢子**（图59.25和图59.35）。据报道，关节孢子的宽度为1.5～7.5 μm，长度为1.5～30 μm，大多数宽度为3～4.5 μm、长度3 μm。据报道，关节孢子的形态有变异性，从圆形到方形或矩形到弯曲，大多数为桶状。即使在显微镜下观察到交替的关节孢子，也应使用核酸探针检测进一步明确。如果怀疑培养物是粗球孢子菌，应该用胶带密封以防止实验室获得性感染。因为粗球孢子菌属被认为是所有真菌中最具传染性的，因此在处理这些病原体的培养物时应格外小心。安全注意事项包括以下内容：

1. 如果使用培养皿，则只能在3级BSC中处理培养皿。如果怀疑样本中含有球孢子菌属，则应使用胶带将培养物密封。

2. 不建议使用棉塞试管，如果选用培养管应使用螺旋盖试管。螺旋盖试管中的球孢子菌属培养物均应在BSC内进行。

3. 所有用于显微镜检查的样本制备都应在3级BSC中进行。

4. 一旦完成最终鉴定，应立即对培养物进行高压灭菌。

在2012年从名单中删除之前，在美国球孢子菌属的两个种都曾被列为独立的病原体。

在环境中可能会发现其他在显微镜下类似于球孢子菌的无毒真菌。一些真菌，如畸枝霉属，也会产生交替的关节孢子，往往更呈矩形；在进行鉴定时必须考虑到这些物种。白地霉和丝孢酵母属可以产生菌丝，菌丝可以分离成连续的关节孢子；这些不应与球孢子菌混淆（图59.42和图59.24）。这些真菌的陈旧培养物的菌落形态特征可能类似于球孢子菌，但如前所述，关节孢子不是交替的。切记如果确实出现了鉴定困难，或者偶尔遇到不形成孢子的球孢子菌，可以通过外抗原或核酸检测进行鉴定。也可以使用AccuProbe测试（Hologic Inc., San Diego CA）鉴定球孢子菌属。

伊蒙菌属和Emergomyces属 · 伊蒙菌属和*Emergomyces*属的典型真菌相在本章的前部分已经描述过；然而，转化为酵母相的培养物应在**蛋白胨酵母提取物琼脂**、BHI或含血液的BHI上培养，培养温度37～40℃。*Es. Pasteuriana*在37℃培养约10 d后产生酵母样细胞。其他种可能需要长达14 d的培养才能确定酵母相。其中一些病原体在形态上可能无法区分，多位点基因测序对于充分鉴定这些属中的临床分离株是很有必要的。

荚膜组织胞浆菌 · 在显微镜下，荚膜组织胞浆菌的菌丝很小（直径约2 μm），并且经常缠绕在一起形成绳索状。通常，在新鲜的培养物中可以看到大的（直径8～14 μm）、球形或梨形、壁光滑的大分生孢子。随着菌龄的增长，大分生孢子变得粗糙或瘤状，据此可以进行初步鉴定（图59.43）。大分生孢子在或短或长的分生孢子梗上产生。除了特征性的瘤状大分生孢子外，一些分离株还可产生圆形至梨形、光滑的小分生孢子（直径2～4 μm）。尽管多次诱导孢子形成，但一些荚膜组织胞浆菌仍不能产生孢子。

将真菌相转化为酵母相通常很困难，因此不推荐使用。显微镜下可以观察到膨胀的菌丝和直径为2～5 μm的出芽酵母细胞相混合，似于在受感染组织中的单核细胞中看到胞内酵母细胞。荚膜组织胞浆菌的酵母相不能被识别，除非相应的真菌相出现在另一种培养物中，或者观察到的酵母细胞

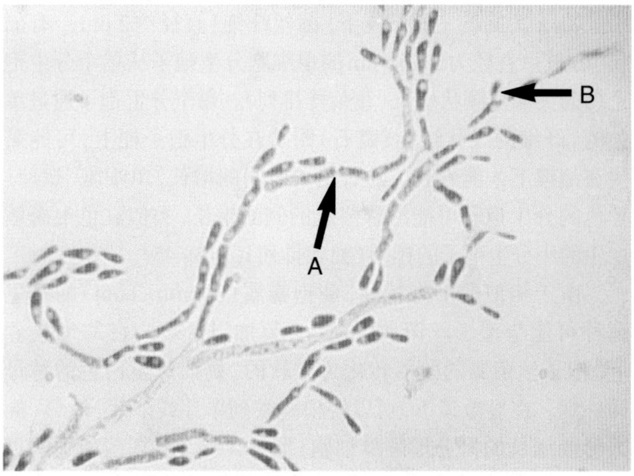

图59.42 丝孢酵母属产生关节孢子（A）和偶尔出现的芽生孢子（B）。

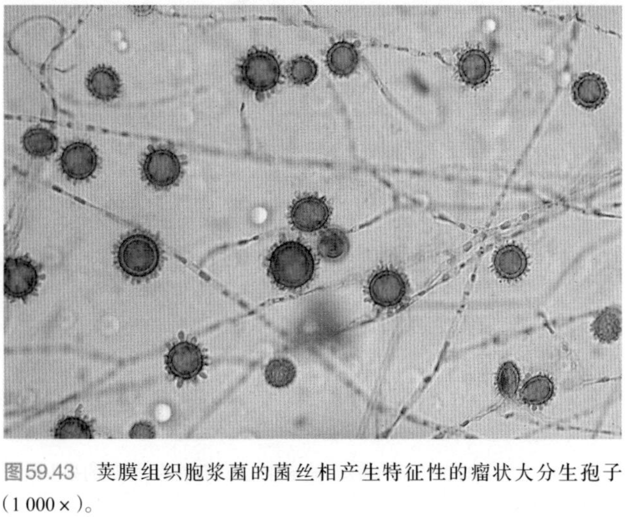

图59.43 荚膜组织胞浆菌的菌丝相产生特征性的瘤状大分生孢子（1 000×）。

在25～30℃下直接转化为霉菌形式。建议将核酸检测作为快速鉴别该微生物的手段。

副球孢子菌属· 在显微镜下，副球孢子菌的真菌相与皮炎芽生菌相似。可见小的菌丝（直径约2 μm）以及大量厚壁孢子。在菌丝的侧面或非常短的分生孢子梗上可以看到发出小的（3～4 μm）、易碎的、球形或梨形的分生孢子（图59.44）。大多数情况下只能看到完整的有隔菌丝和大量厚壁孢子。

在富含血液的培养基上进行基于温度的转化后，酵母相的菌落形态特征为光滑、柔软、皱褶的酵母样菌落，呈奶油色至棕褐色。显微镜下，菌落由直径为10～40 μm的酵母细胞组成，周围环绕着窄颈酵母细胞，如前所述（图59.37）。如果在体外转化为酵母相不成功，应使用外抗原试验（操作程序59.3）对巴西副球孢子菌进行最终鉴定。目前还没有商业化的DNA探针检测可用于巴西球孢子菌的鉴定。

马尔尼菲篮状菌· 在25℃下，马尔尼菲篮状菌快速生长并产生蓝绿色至淡黄色的菌落。一种可溶的红色至栗色色素可以扩散到琼脂中，高度提示马尔尼菲篮状菌。在37℃时，菌丝体在大约2周内转化为有传染性的酵母相。可见带有隔膜的椭圆形酵母样细胞（直径2～6 μm）；也可能存在发育不全的、广泛分枝和高度分隔的菌丝（图59.38）。许多实验室开发的核酸测试已被用于从临床样本中鉴定这种微生物。

孢子丝菌属· 显微镜下，菌丝纤细（直径约2 μm）、有隔膜、分枝。直径为2～5 μm的单细胞分生孢子从单个分生孢子梗的尖端呈簇状生长（花朵样排列）。每个分生孢子通过单独的、纤细的线状结构（**髓石**）附着在分生孢子梗上，可能需要在油镜下才能看到。随着培养时间的增长，单细胞、壁厚、黑色的分生孢子可能沿着菌丝的侧面生长，类似红色毛癣菌产生的小分生孢子的排列（袖状排列）（图59.45）。

由于相似的形态特征，侧孢霉属（Sporotrichum）的腐生菌种可能与孢子丝菌属混淆，必须加以区分。在37℃培养下，孢子丝菌属的菌落转化为柔软的、奶油色至白色的酵母样外观。在显微镜下，可以轻松观察到单芽或多芽、球形、椭圆形或细长的雪茄形酵母细胞（图59.46）。从真菌相到酵母相的转化很容易完成，通常在将培养物转移到富含血液的培养基后1～5 d发生；大多数孢子丝菌属分离株在37℃下12～48 h内转化为酵母相。

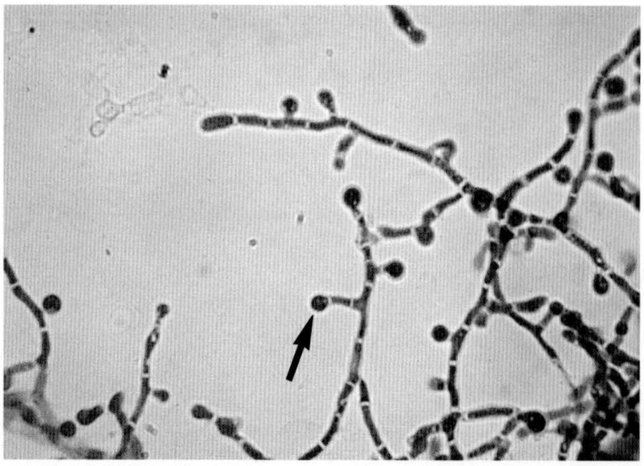

图59.44 巴西副球孢子菌的菌丝，显示独立的、有隔的、梨形的分生孢子（箭头）（430×）。

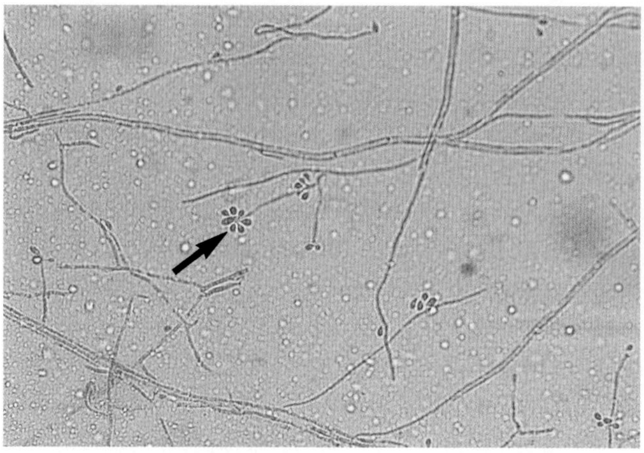

图59.45 孢子丝菌属的菌丝相，显示在分生孢子梗顶端呈花朵状分布的梨形至椭圆形的小分生孢子（箭头）（750×）。

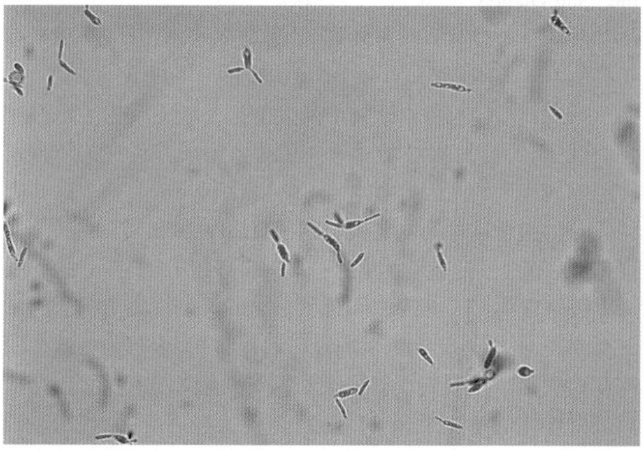

图59.46 孢子丝菌属的酵母相由雪茄状和椭圆形的出芽细胞组成（500×）。

侧孢霉属不产生酵母相。需要18S rRNA或28S rRNA联合钙调素基因的分子测序进行鉴定。

血清学检测

真菌的血清学检测包含一些快速有用的检测技术，可能有助于诊断由荚膜组织胞浆菌、副球孢子菌属和球孢子菌属引起的系统性真菌感染。这些检测对于这些真菌感染的流行病学研究也很有用，因为即使是历史上距离较远、无症状或亚临床感染的个体也经常对感染病原体产生抗体反应。不幸的是，这些测试需要精细的准备和技术经验。若在无法产生抗体反应的免疫缺陷个体中抽取血清学样本，则可能会出现假阴性反应。由于与其他真菌的交叉反应，可能会发生假阳性反应。例如，由于荚膜组织胞浆菌与皮炎芽生菌的抗原相似，有时组织胞浆菌病患者的样本在血清学检测中显示皮炎芽生菌的阳性反应。血清学似乎对芽生菌病的诊断没有帮助，并且尚未开发出用于诊断不育大孢子菌病或*Emergomyces*属病的检测。

补体结合和免疫扩散这两种检测方法已同时被用于检测针对荚膜组织胞浆菌和球孢子菌属的抗体。在补体结合试验中，1 ： 32或更高的滴度表明荚膜组织胞浆菌的活动性感染。在球孢子菌病患者中鉴定出低至1 ： 2～1 ： 4的滴度。滴度大于1 ： 16通常表明活动性疾病。在免疫扩散试验中，已知的抗血清、真菌抗原和患者血清中存在的抗体之间形成一个条带。特异性条带用于特定真菌的血清学检测，而非特异性条带表明可能是另一种真菌病原体感染。一或两条特定的条带，H蛋白和M蛋白条带可能出现在组织胞浆菌病患者身上。两条条带的存在表明活动性感染。M蛋白条带的存在表明早期或慢性感染。已开发出更新的酶联免疫吸附测定法，并证明其对鉴定组织胞浆菌病和球孢子菌病的敏感性和特异性有所提高。目前已经开发了一种乳胶凝集试验，用于鉴定球孢子菌感染。但是，该测试显示出很高的假阳性率，不推荐用于CSF样本。

案例学习59.1

一位患有糖尿病的老年女性因为足趾甲褐色、暗淡、变色而去看医生。临床医生取甲进行培养。实验室将甲放在不含放线菌酮的培养基上。SAB琼脂显示快速生长的菌落，在5 d内成熟。菌落最初是白色的，随着菌龄的增长变成棕褐色，呈天鹅绒状和粉末状。背面为棕褐色，中心为棕色。显微镜检查显示有隔的透明菌丝伴有环痕。环痕有单独存在的，也有簇状的，类似于帚状枝。

问题：

1. 为什么实验室使用不含放线菌酮的琼脂？
2. 如何区分篮状菌属和帚霉属？
3. 可以看到链状的单细胞壁粗糙、多刺的分生孢子，考虑什么病原体？

复习题

1. 哪一个检测可以鉴别须癣毛癣菌和红色毛癣菌（　　）

   a. 伍德灯下发出荧光　b. 体外毛发穿孔　c. 菌落背面呈红色　d. 梨形小分生孢子

2. 头癣由哪种皮肤癣菌引起（　　）

   a. 断发毛癣菌　b. 奥杜盎小孢子菌　c. 犬小孢子菌　d. 以上均可

3. 小孢子菌属感染涉及（　　）

   a. 头发、皮肤和指甲　b. 头发和皮肤　c. 皮肤和指甲　d. 以上都不是

4. 伍德灯可以鉴别哪种皮肤癣菌的头发发出荧光（　　）

   a. 奥杜盎小孢子菌　b. 犬小孢子菌　c. 石膏样小孢子菌　d. A和B

5. 玉米粉琼脂上镰刀样或船样的大分生孢子是哪种真菌的特征（　　）

   a. 链格孢属　b. 曲霉属　c. 青霉属　d. 镰刀菌属

6. 以下哪种产生假根（　　）

   a. 毛霉属　b. 根霉属　c. 毛癣菌属　d. 小孢子菌属

7. 哪种双相真菌在密苏里河谷被发现（　　）

   a. 皮炎芽生菌　b. 荚膜组织胞浆菌　c. 球孢子菌属　d. 巴西副球孢子菌

8. 人类清理鸡舍时会感染哪种双相真菌（　　）

   a. 皮炎芽生菌　b. 荚膜组织胞浆菌　c. 球孢子菌属　d. 巴西粗球孢子菌

9. 被吸入人体呼吸道后，哪种病原体会产生异常大的孢子（　　）

   a. 皮炎芽生菌　b. 荚膜组织胞浆菌　c. 球孢子菌属　d. 新月伊蒙菌

10. 配对题：将每个术语与正确的描述配对

______假根	______发外型
______发内型	______孢子囊
______体癣	______股癣
______申克孢子丝菌	______须癣毛癣菌
______亲人的	______亲动物的

a. 在发干内　b. 身体的癣　c. 玫瑰园丁病　d. 根状菌丝　e. 感染动物　f. 感染人类　g. 运动员足　h. 在发干外　i. 运动性瘙痒　j. 果实样结构

参考答案

案例学习59.1

1. 放线菌酮对大多数曲霉属的机会性感染有效，这可能是该患者甲真菌病的原因。

2. 帚霉属形成具有截断烧瓶样的分生孢子的环痕。青霉属产生刷状分生孢子梗。

3. 帚霉属。

复习题

1. b; 2. d; 3. b; 4. d; 5. d; 6. b; 7. a; 8. b; 9. d; 10. d, h, a, j, b, i, c, g, f, e

第60章 · 暗色真菌
Dematiaceous (Melanized) Molds

黄英男 · 译 王苏珍 · 审校

本章目标

1. 描述暗色真菌，包括自然栖息地、传播途径和有症状和体征的疾病。
2. 确定足菌肿的常见部位和有感染风险的人群。
3. 比较和对比甄氏外瓶霉和皮炎外瓶霉，包括区分两者的试验方法。
4. 描述波氏假阿利叶肿霉的显微和形态学特征，包括其有性和无性形态。
5. 鉴别本章中包含的真菌的诊断性显微镜下特征。

本章相关的具分隔暗色真菌

浅部感染

互格交链链格孢	弯孢属
产黑色素短梗霉	威尼克何德霉
波氏枝孢瓶霉	新双间柱顶孢
欧洲无柄孢菌	何德结节菌
条裂无柄孢菌	短帚霉
多隔无柄孢菌	*Triadelphia pulvinata*

皮肤和角膜

互格交链链格孢	菜豆间座壳
浸染链格孢	*phoenicicola* 间座壳
稻离蠕孢	伯杰外瓶霉
波氏枝孢瓶霉	皮炎外瓶霉
emmonsi 枝孢瓶霉	甄氏外瓶霉
土星形枝孢瓶霉	寡育外瓶霉
Cladorrhinum bulbillosum	毒物外瓶霉
枝孢样枝孢霉	喙状明脐菌
尖孢枝孢霉	表皮努夫菌
新月弯孢	柯柯豆毛双孢
塞纳加尔弯孢	菜豆壳球孢菌
长穗弯孢	新双间柱顶孢
longicolla 间座壳	*pallida* 孢子丝菌

皮下（包括足菌肿）

链格孢属	明脐菌属
suttonii 无柄孢菌	外瓶霉属
斑替枝孢瓶霉	*Hongkongmyces pedis*
弯孢霉属	*Knoxdaviesia dimorphospora*
Diaphorthe bougainvilleicola	柯柯豆毛双孢
菜豆间座壳	多育荚孢
马杜拉菌属	赛多孢霉属
新双间柱顶孢	帚霉属
mirabilis 赭霉	灰色限球壳
暗色枝顶孢属	葡萄状佛隆那霉
Pleurostoma richardsiae	

系统性暗色丝孢霉病

Arthrocladium fulminans	暗色样索状霉
出芽短梗霉	柯柯豆毛双孢
斑替枝孢瓶霉	多育荚孢
modesta 枝孢瓶霉	新双间柱顶孢
弯孢属	*piceae* 长喙壳霉
喙状明脐菌	寄生暗色枝顶孢
皮炎外瓶霉	疣状瓶霉
暗色砖格外瓶霉	麦肯兹喙枝孢霉
棘状外瓶霉	赛多孢霉属
单孢着色真菌	*Triadelphia disseminata*
裴氏着色真菌	*Verruconis gallopava*

着色芽生菌病

卡氏枝孢瓶霉	单孢着色真菌
波氏枝孢瓶霉	裴氏着色真菌
萨摩亚枝孢瓶霉	*pugnacius* 着色真菌
ludoviensis 无柄孢菌	*tropicalis* 喙枝孢
疣状瓶霉	播水喙枝孢

一般特征

因暗色真菌产黑色素的能力，其深色曾被作为仅有特征。最近，这些微生物，包括医学上重要的真菌，已经使用分子技术分类（表60.1）。本章所述的多种可引起着色芽生菌病或暗色丝孢霉病的病原体，为已知可累及皮肤和皮下组织、引起浅表和皮下真菌病的病原体，它们偶尔还可引起深部侵袭性或播散性疾病。这些微生物在自然界中普遍存在，并以腐生生物和植物病原体的形式存在。人和动物在创伤后接种到皮肤和皮下组织，成为机会性宿主。

在真菌实验室中，这些真菌物种通常初步按照生长速度分为**慢生长暗色真菌**和**快生长暗色真菌**，前者可能需要7～10 d的生长时间，后者通常在7 d内生长。有人建议在医学真菌学中，术语暗色真菌仅用于格孢腔目快速生长的成员（链格孢属、离蠕属、弯孢属、明脐菌属和*Hongkongmyces*）。这个建议还没有被广泛实施，所有的变化在临床真菌学中体现出来也需要时间。在培养人体非无菌部位样本时，确定这些微生

表60.1 临床相关暗色真菌分类

目	属	种	特征
葡萄座腔菌目	毛双孢属	柯柯豆毛双孢	最初为球形的、厚壁的透明分生孢子，随培养时间延长而变成褐色并形成中隔
	壳球孢属	菜豆壳球孢菌	深色硬壳小体和暗色菌丝体
	新柱顶孢属	新双间柱顶孢	培养基上产生关节孢子
美球菌目	*Pleurostoma*	*P. ochracea*	深色菌丝，带有苍白、逐渐变细的瓶梗，可能单独出现的或聚集成密集刷缘；透明分生孢子
		P. repens	
		P. richardsiae	
煤炱目	枝孢霉属	枝孢样枝孢霉	单细胞或有隔的分生孢子，呈支链状
		尖孢枝孢霉	
		C. sphaerospermum	
	何德菌属	威尼克何德菌	酵母样，无隔或有隔
刺盾炱目	花生素霉属	花生素霉	安瓿形瓶梗与囊领倒置
	Arthrocladium	*A. fulminans*	念珠状菌丝和厚壁孢子样结构
	枝孢瓶霉属	斑替枝孢瓶霉	分生孢子链长，在40℃生长
		卡氏枝孢瓶霉	小分生孢子呈支链状
	无柄孢菌属	欧洲无柄孢菌	分生孢子纤细，弯曲，具有横隔
		条裂无柄孢菌	
		C. ludoviensis	
		多隔无柄孢菌	
		C. reptans	
		C. suttonii	
	外瓶霉属	伯杰外瓶霉	分生孢子呈链状或紧贴瓶梗。皮炎外瓶霉可见特征性无囊领的短环痕区域
		皮炎外瓶霉	
		甄氏外瓶霉	
		寡育外瓶霉	
		暗色砖格外瓶霉	
		棘状外瓶霉	
		毒物外瓶霉	
	着色真菌属	紧密着色真菌	具有囊领的瓶霉样瓶梗和喙枝孢霉样的合轴分生孢子梗
		单孢着色真菌	
		努比着色真菌	
		裴氏着色真菌	
		F. pugnacius	
	努夫菌属	表皮努夫菌	培养时产生瓶梗、关节孢子、全壁芽殖分生孢子、内分生孢子和酵母样芽生细胞
	瓶霉属	疣状瓶霉	深色漏斗形囊领

续 表

目	属	种	特征
刺盾炱目	喙支孢霉属	播水喙枝孢霉	合轴的分生孢子梗，其齿突上有单细胞的分生孢子
		暗绿色喙枝孢霉	
		R. basitona	
		麦肯兹喙枝孢霉	
		模仿喙枝孢	
		R. tropicalis	
	佛隆那霉属	葡萄状佛隆那霉	合轴有齿突，单隔分生孢子
间座壳目	间座壳属	*D. bougainvilleicola*	卵形至纺锤形的分生孢子，或细的、卷曲的或弯曲细长的分生孢子
		D. longicolla	
		菜豆间座壳	
		D. phoenicicola	
座囊壳目	短梗霉属	产黑色素短梗霉	酵母样出芽，有透明和暗色的厚壁菌丝，随培养时间延长会产生深棕色的厚壁孢子
		出芽短梗霉	
	索状霉菌	*H.* dematioides暗色样索状霉	分生孢子向基性产生
小囊菌目	*Knoxdaviesia*	*K. dimorphospora*	侧生未分化菌丝，椭圆形，分生孢子淡褐色
	荚孢属	多育荚孢	细长的环痕式产孢细胞和倒卵形分生孢子
	小囊菌属	*M. brunneosporus*	暗褐色至黑色，球状至安瓿状子囊，具乳突。子囊孢子呈椭圆形或四边形。分生孢子梗单一或流苏状，分生孢子向基性，呈链状
		灰小囊菌	
		M. gracilis	
	帚霉属	微粗帚霉	球形或梨形，黑色子囊果。分生孢子梗上环痕呈细毛状排列，孢子梗为单个或小簇，分生孢子壁光滑或粗糙，向基性，呈链状
		短帚霉	
		念珠帚霉	
	赛多孢霉属	尖端赛多孢霉	分生孢子梗有环痕。分生孢子呈倒卵形，随着年龄的增长变成棕色。在菌丝或短梗上横向产生
		桔黄赛多孢霉	
		波氏赛多孢霉	
		S. dehoogii	
	Triadelphia	*T. disseminate*	
		T. pulvinata	
长喙壳目	长喙壳霉属	*O. piceae*	子囊壳近球形，深色，有长颈；有酵母样细胞和有隔菌丝
	孢子丝菌属	巴西孢子丝菌	分生孢子梗有细小齿簇，产生成簇的透明泪滴形分生孢子。也可能存在近球形或细长的分生孢子
		S. chilensis	
		S. globose	
		S. luriei	
		S. pallida	
		申克孢子丝菌	

续 表

目	属	种	特征
格孢腔目	链格孢属	互格交链链格孢	分生孢子呈链状，有交替隔膜。浸染链格孢产生带有长尖喙的分生孢子
		浸染链格孢	
	离蠕孢属	澳洲离蠕孢	大的、椭圆形至亚圆柱形、且直的分生孢子，具有离壁隔膜，以及深色、平坦的基部痕迹
		夏威离蠕孢	
		稻离蠕孢	
		长穗离蠕孢	
	弯孢属	*C. aeria*	分生孢子细长，具离壁隔膜，中间细胞不对称肿胀，导致外观弯曲
		C. americana	
		膝曲弯孢	
		C. hominis	
		C. muehlenbeckiae	
		新月弯孢	
		塞内加尔弯孢	
	明脐菌属	长喙明脐菌	分生孢子长，具离壁隔膜，基部突起
		麦金尼明脐菌	
		喙状明脐菌	
	Hongkongmyces	*H. pedis*	
粪壳菌目	马杜拉菌属	足菌肿马杜拉菌	
	Cladorrhinum	*C. bulbillosum*	无分隔分生孢子带有插入产孢细胞，侧向圆孔开口
Togniniales	暗色枝顶孢属	寄生暗色枝顶孢	有疣的菌丝体和细长、管状、逐渐变细的棕色瓶梗
		其他10种暗色枝顶孢属真菌	
Venturiales	赭霉属	*O. mirabilis*	锈色至褐色橄榄色菌落，从合轴细胞上的小而开放的齿突上产生1～3个有隔的分生孢子
	Verruconis	*V. gallopava*	

物的意义非常困难。如果普通腐生真菌的菌落出现在培养皿边缘附近，并且明显远离接种处，除非存在感染的其他证据，否则应将其视为污染。

流行病学和致病机制

浅表感染

掌黑癣是一种浅表皮肤感染，由嗜盐菌种威尼克何德菌引起。表现为手掌或脚底的黑褐色或黄斑。皮损与皮肤被硝酸银染色时相似。**黑毛结节菌病**是何德结节菌感染头发、头皮，偶尔感染腋窝和阴毛引起。新双间柱顶孢是一种常见的植物病原体，可引起皮肤和指甲感染，导致**角化过度**（表皮增厚）。这些疾病主要发生在热带地区，非洲、亚洲和拉丁美洲也有病例报道。瓶霉属和无柄孢菌属也是轻度皮肤感染和甲真菌病的病原体（M&M, Chowdhary 2015）。

次盾炱目中的一些菌种能够引起人类的浅表感染，包括无柄孢菌属、欧洲瓶霉和表皮努夫菌。这种真菌通常与轻度皮肤感染或指甲感染有关。

足菌肿

足菌肿是一种慢性肉芽肿性感染，通常累及下肢，但也可发生在身体的任何部位。感染的特征是局部肿胀、紫色、皮下组织肿瘤样畸形和多个窦道，窦道排出含有黄色、白色、红色或黑色颗粒的化脓性物质。颗粒的颜色部分取决于感染病原体的类型。感染逐渐发展到累及骨、肌肉或其他邻近组织，大多数进行性发展的病例最终需要截肢。病原体可能发生播散，但不常见。足菌肿通常见于生活在热带和亚热带地区的人，进行户外工作且无衣物防护，因而容易发生创伤。

有两种类型的足菌肿已有报道。放线菌（细菌）足菌肿由需氧放线菌引起，包括诺卡菌属、马杜拉放线菌属和链霉菌属（需氧放线菌将在第18章详细描述）。真菌性足菌肿是由一群具分隔菌丝的不同真菌引起的。真菌性足菌肿分为白色颗粒足菌肿和黑色颗粒足菌肿，这种区别是由感染病原体菌丝的色素所决定的。

虽然有些透明分隔真菌也可引起足菌肿，但由于大多数病原体是暗色真菌，因此足菌肿在本章讨论。真菌性足菌肿的病原体包括引起白色颗粒足菌肿的病原体赛多孢霉属和枝顶孢属，以及引起黑色颗粒足菌肿的病原体甄氏外瓶霉、弯孢属、斑替枝孢瓶霉、灰色限球壳和马杜拉菌属。足菌肿马杜拉菌是足菌肿最常见的真菌病原体，但多个基因位点核酸测序表明另有许多其他病原体与足菌肿相关，在既往病例中这些菌种可能被错误鉴定为足菌肿马杜拉菌，包括假足菌肿马杜拉菌、热带马杜拉菌和费赫勒马杜拉菌。

大多数足菌肿患者生活在热带地区，但感染可发生在温带地区。美国白色颗粒足菌肿最常见的病原体是赛多孢霉属。与足菌肿相关的病原体为腐生，常见于土壤、死水和污水中，接种至人类创伤部位的皮肤和皮下组织而感染人类。

着色芽生菌病

着色芽生菌病是一种通过机体创伤接种获得的慢性真菌感染，病原体主要接种至皮肤和皮下组织。这种感染的特征是在创伤部位出现丘疹，丘疹慢慢扩大，形成菜花样的疣状或瘤样病变，可通过淋巴系统扩散，可能发生继发感染和溃疡。病变通常局限于足部和腿部，但也可能累及头部、面部、颈部和身体其他皮肤表面部位。

病变的组织学检查显示特征性的**硬壳小体**，呈铜色，有隔细胞呈二分裂，类似铜币。这些感染引起皮肤表皮层增生，可能被误认为是鳞状细胞癌。真菌性脑脓肿又称脑着色芽生菌病，可能由暗色真菌引起的，但作为暗色丝孢霉病更合适，因此与该病一起讨论。着色芽生菌病分布广泛，但大多发生在热带和亚热带地区。包括美国在内的温带地区也偶有报道。感染最常发生于不穿防护衣物、被荆棘或碎片刺伤的农业从业者。与着色芽生菌病最相关的真菌包括卡氏支孢瓶霉、单孢着色真菌、裴氏着色真菌和疣状瓶霉，也有枝孢瓶霉其他种作为着色芽生菌病病原体的报道。

暗色丝孢霉病

暗色丝孢霉病是一个通用术语，用来描述由暗色真菌引起的任何感染、包括丝状真菌、褐色酵母样细胞、有假菌丝或菌丝（除前述以外）。感染可能是皮下的、局部的或系统性的，可由许多暗色真菌引起。疾病包括暗色丝孢霉病囊肿、进行性软组织感染、脑脓肿、鼻窦炎、心内膜炎、真菌性角膜炎、肺部感染和全身感染。症状通常包括头痛、神经系统症状和癫痫发作。与神经系统表现相关的最常见的真菌包括斑替枝孢瓶霉、麦肯兹喙枝孢霉、*Verruconis gallopava*和皮炎外瓶霉。链格孢属、明脐菌属、离蠕孢霉属、甄氏外瓶霉、棘状外瓶霉和弯孢属也常引起暗色丝孢霉病。

疾病谱

由暗色真菌引起的疾病谱很广，从浅表感染（如皮肤和头发）到突发的、迅速进展且常常致命的疾病（如脑脓肿）都有。下面列举了这些疾病的常见但并非全部病原体（表60.2）。

表60.2 暗色真菌常见菌株

微生物	疾病	部位	在组织中的形态
慢生长			
枝孢瓶霉属	着色芽生菌病	皮下	硬壳小体
	暗色丝孢霉病	脑、皮下	有隔菌丝
Verruconis gallopava	暗色丝孢霉病	脑、皮下、肺	有隔菌丝
皮炎外瓶霉	暗色丝孢霉病	脑、眼、皮下和播散	菌丝片段和出芽酵母
	肺炎	肺	
甄氏何德菌	足菌肿性囊肿	皮下	菌丝片段和出芽酵母
威尼克何德菌	掌黑癣	皮肤	菌丝片段和出芽酵母
着色真菌属	着色芽生菌病	皮下	硬壳小体
	暗色丝孢霉病	脑	有隔菌丝
	空洞性肺病	肺	有隔菌丝
瓶霉属	着色芽生菌病	皮下	硬壳小体
	暗色丝孢霉病	皮下	有隔菌丝
	脓毒性关节炎	关节	有隔菌丝
何德结节菌	黑毛结节病	毛发	粘在毛干上的含子囊结节
马杜拉菌属	足菌肿	皮下	菌丝片段

续 表

微生物	疾病	部位	在组织中的形态
快生长			
链格孢属	暗色丝孢霉病	皮下	有隔菌丝
	鼻窦炎	鼻窦	有隔菌丝，可能有真菌球
	鼻中隔侵蚀	鼻中隔	有隔菌丝
	溃疡和甲真菌病	皮肤、指甲	有隔菌丝
离蠕孢属	暗色丝孢霉病	皮下、脑、眼、骨	有隔菌丝
	鼻窦炎，真菌球	鼻窦	有隔菌丝，可能有真菌球
弯孢属	鼻窦炎	鼻窦	有隔菌丝，可能有真菌球
	暗色丝孢霉病	皮下、心脏瓣膜、眼、肺	有隔菌丝
明脐菌属	暗色丝孢霉病	皮下	有隔菌丝
赛多孢属（尖端赛多孢复合群）	足菌肿	皮下	透明菌丝结节
	暗色丝孢霉病	皮下、皮肤、关节、骨、脑、肺	有隔的透明菌丝

- 足菌肿。
  - 细菌：诺卡菌、马杜拉放线菌和链霉菌属。
  - 白色颗粒足菌肿：尖端赛多孢复合群、枝顶孢属和镰刀菌属。
  - 黑色颗粒足菌肿：马杜拉菌属、甄氏外瓶霉和弯孢属。
- 着色芽生菌病：枝孢瓶霉属、瓶霉属和着色真菌属。
- 暗色丝孢霉病：甄氏外瓶霉、皮炎外瓶霉、弯孢属、离蠕孢属、链格孢属和明脐菌属。
- 鼻窦炎：链格孢属、离蠕孢属、明脐菌属和弯孢属。
- 真菌性角膜炎和眼内炎：皮炎外瓶霉、离蠕孢属和弯孢属。
- 脑脓肿：斑替枝孢瓶霉、皮炎外瓶霉和离蠕孢属。

实验室诊断

样本收集，运输和处理

见第58章　真菌感染实验室诊断的一般注意事项。

直接检测方法

染色

临床样本直接显微镜检查或手术/尸检组织样本行组织病理学检查，通常可以看到暗色真菌菌丝。如果不使用传统的透射光镜观察菌丝，而单独使用钙荧光白或荧光显微镜进行检查，可能无法观察到菌丝的暗色特征。**Fontana-Masson染色**使用10%硝酸银和氢氧化铵，将真菌在红色背景下染成褐色至黑色。该技术改善了黑色素颗粒的检出，可检出光学显微镜下呈现透明菌丝的产黑色素的真菌。

浅表感染 · 掌黑癣患者临床样本的直接显微镜检查可见暗色菌丝和小的、出芽的酵母样细胞和（或）菌丝碎片。将黑毛结节菌病患者部分毛发用稍微加热的氢氧化钾（KOH）湿片检查，可检出由紧凑菌丝体组成的结节。压碎成熟结节，可见卵圆形子囊，内含2～8个无隔膜的子囊孢子，长19～55 μm，直径4～8 μm。子囊呈纺锤形，每边末端有附属丝。

真菌感染引起的鼻窦炎通常表现为着色的、具有分枝和分隔的致密菌丝团块。菌丝形成无定形的真菌球，堵塞窦腔，但不侵犯黏膜内层。

着色芽生菌病 · 着色芽生菌病实验室诊断较为简单。结痂病变处刮片取样加入10% KOH，可见**砖墙样细胞**（深褐色细胞聚集，类似石墙中的石头）或硬壳小体，呈圆形，褐色，直径4～10 μm，有不同平面的交叉隔膜。状似铜币（图60.1）。

足菌肿和暗色丝孢霉病 · 真菌性足菌肿和暗色丝孢霉病患者的临床样本直接检查见黄褐色，有分隔至**念珠状菌丝**（串珠），伴或不伴出芽酵母样细胞。暗色酵母相是否存在取决于

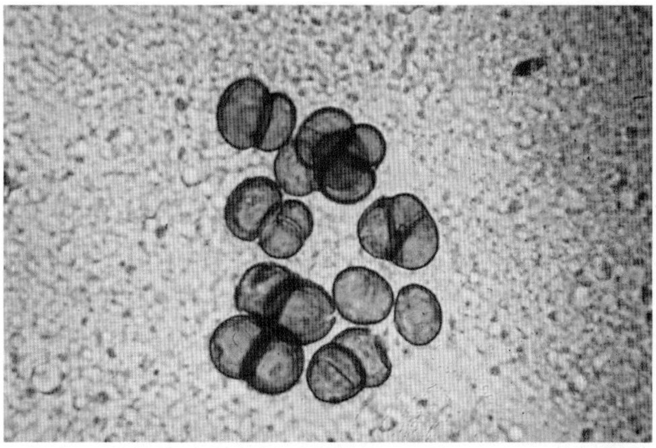

图60.1　着色芽生菌病患者组织中的硬壳小体（400×）。[来源：Velasques LF, Restrepo A. Chromomycosis in the toad (Bufo marinus) and a comparison of the etiologic agent with fungi causing human chromomycosis. Sabouraudia 1975; 13: 1.]

真菌的类型，通常见于外瓶霉属感染患者临床样本的直接检查。肉眼观察由尖端赛多孢复合群引起的足菌肿皮损处颗粒，其颜色为白色至黄色，直径0.2 ～ 2 mm。显微镜下，尖端赛多孢复合群颗粒由松散排列、相互缠绕、具有分隔的透明菌丝胶结在一起。

观察苏木精-伊红染色的菌丝或未染色的组织病理切片，可推定诊断暗色真菌病。用于检测组织中真菌成分的六胺银染色将真菌染成黑色，从而不能确定其为透明分隔菌丝或是暗色分隔菌丝。Fontana-Masson染色法可以对这些微生物细胞壁中的黑色素和类黑色素的色素物质进行染色，可用于证实在组织切片中存在有色菌丝。需进行病原体培养来最终确诊。

血清学检测

一些血清学和皮肤试验可能有助于诊断暗色真菌过敏。但血清学对暗色真菌引起的侵袭性疾病诊断无用。

基于核酸的检测

核酸扩增试验可用于真菌检测或鉴定。已经开发了针对尖端赛多孢复合群的聚合酶链反应（PCR）检测，以及针对实体颗粒中马杜拉菌属的直接DNA检测。用于检测疑似真菌性脑膜炎患者无菌体液如脑脊液和脑组织中真菌DNA的扩增试验也已有开发。

核糖体基因的核酸测序可用于真菌分离株的鉴定，序列应与模式菌株仔细比较。各种高分辨率多基因分型系统近年来也投入使用，主要用于流行病学目的。

基质辅助激光解吸电离飞行时间质谱

基质辅助激光解吸电离飞行时间质谱（MALDI-TOF MS）已经成功用于鉴定临床相关真菌分离株，包括酵母菌和真菌。随着该技术在临床实验室的广泛应用，真菌感染的快速诊断必将更为准确，从而改善患者的预后和治疗。

培养

虽然在临床真菌学实验室中发现的暗色真菌可能代表真正的病原体，但它们更大可能是一过性的微生物、吸入的孢子或污染物。在无菌条件下采集的无菌部位样本进行培养，不应包含这些真菌。培养应与真菌成分直接检查，相应的组织病理学，以及临床医生讨论相结合，以高效诊断这些微生物引起的真菌感染。

浅表感染·掌黑癣的病原体“威尼克何德菌”可在普通真菌培养基上检出，但生长非常缓慢。最初的菌落可能为橄榄色至黑色，有光泽，呈酵母相（图60.2），通常在2 ～ 3周生长。随着培养时间的延长，菌落变成菌丝相，具有天鹅绒状的灰色气生菌丝。黑毛结节菌病病原体“何德结节菌”，易在任何不加放线菌酮的真菌培养基上生长。菌落生长非常缓慢，呈深褐色至黑色，并产生气生菌丝。有些分离株可产生红色至褐色的扩散色素。

无柄孢菌产生纤细，弯曲，具有1 ～ 3个分隔的分生孢子。分生孢子生于囊领上，培养物通常为黑色，没有芽生细胞。外瓶霉属是一种黑色酵母，表现出高度的形态多样性。菌落最初潮湿，然后变成绒毛状或天鹅绒状。分生孢子由菌丝狭窄处或延伸处产生，称为环痕式。外瓶霉属也能在40℃下生长，但不能吸收硝酸盐。瓶霉属产生瓶梗（瓶状），无芽生细胞。

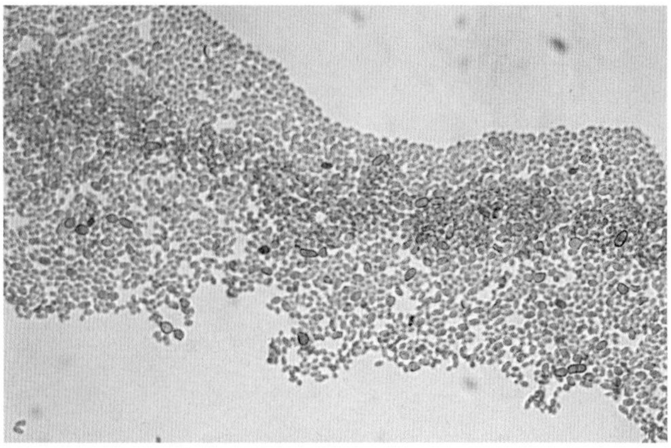

图60.2 威尼克何德菌的酵母样形态。

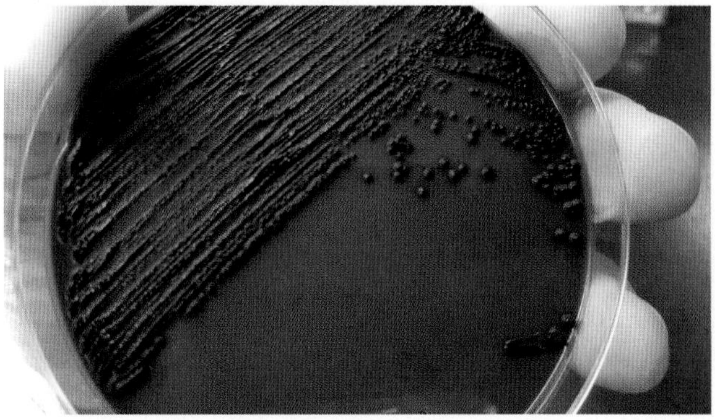

图60.3 巧克力琼脂上的甄氏外瓶霉。（来源：Photo courtesy Brooks Kyle Murillo-Kennedy, Houston, TX.）

新双间柱顶孢在培养过程中产生一种快速生长的黑色的关节孢子。

足菌肿

白色颗粒足菌肿 赛多孢霉属在普通实验室培养基上生长迅速（5 ～ 10 d）。菌落最初为白色、绒毛状，几周后变成褐灰色（所谓的偏褐色的灰色）；菌落反面由棕褐色发展到深褐色。导致足菌肿的枝顶孢属如镰状枝顶孢生长缓慢并产生灰色菌落。

黑色颗粒足菌肿 不同于弯孢属，马杜拉菌属和甄氏外瓶霉（图60.3）的菌落生长缓慢。马杜拉菌属菌落颜色可为白色（生长早期）至橄榄褐色；褐色的可扩散色素是这种真菌的特征。甄氏外瓶霉菌落呈酵母样、深色（橄榄色到黑色），但随着气生菌丝的产生，逐渐形成天鹅绒状的外观。弯孢属产生蓬松或绒毛状的，橄榄灰色到黑色的菌落，生长迅速。灰色限球壳生长缓慢，形成天鹅绒状的菌落，表面光滑或有放射状沟纹，颜色深灰色或橄榄褐色到黑色。菌落背面黑色，菌丝有分隔，不产生孢子。

着色芽生菌病·已知的引起着色芽生菌病的真菌枝孢瓶霉属、瓶霉属和着色真菌属都是暗色真菌。它们生长缓慢，产生堆叠的、轻微折叠、深色的菌落，外观呈灰色、橄榄色、黑色和天鹅绒状或绒面革状。菌落背面乌黑。需进行显微镜检查以确定病原体。

暗色丝孢霉病·许多快速生长的暗色真菌菌落相似，鉴定依靠显微镜检查。链格孢属菌落生长迅速，绒毛状，呈灰色至灰褐色或灰绿色。弯孢属菌落生长迅速，与链格孢属菌落相似。离蠕孢属菌落呈灰绿色至深褐色，略带粉状，与明脐菌属类似。

许多生长缓慢的暗色真菌菌落也彼此相似，需要根据显微镜下形态鉴定。甄氏外瓶霉和皮炎外瓶霉生长缓慢（7～21 d），最初产生有光泽的、黑色、酵母样的菌落。与甄氏外瓶霉相比，皮炎外瓶霉菌落通常为黏液样，可能呈褐色，但这两种在外观上非常相似。随着培养时间延长，菌丝产生使菌落变成菌丝样，呈天鹅绒状。棘状外瓶霉产生大而硬的分生孢子梗。斑替枝孢瓶霉产生长而少分枝的分生孢子链，也能在40℃下生长。麦肯兹喙枝孢霉在培养过程中产生浅褐色的分生孢子梗，在齿突（突出或钉）上有细长的分生孢子，并可产生外瓶霉样的出芽细胞。*Verruconis gallopava*形成锈褐色到橄榄色的菌落，在小齿突上产生分生孢子，具有1～3个分隔。其他缓慢生长的暗色真菌（如着色真菌属）的菌落形态已在前一节中描述。

检测方法

浅表感染

威尼克何德菌能产生单细胞或双细胞的酵母样细胞，分生孢子是由环痕孢子（是产分生孢子细胞，含有分生孢子的横断环形结构）产生的，环胞体上有连续的环形（环痕），在显微镜下很难观察到。这种生理轮廓可用于鉴别该真菌与其他真菌如外瓶霉属。在常规真菌培养基上，何德结节菌通常不产孢子，但具有分隔密集的暗色菌丝和膨大的间质细胞。

足菌肿

如果不进行微生物培养，无法确定真菌性足菌肿的具体病因。由于需氧放线菌对抗菌药物敏感，可能被这些药物抑制，因此不应仅使用含抗菌药物的培养基培养足菌肿临床样本。

白色颗粒足菌肿：尖端赛多孢复合群和枝顶孢属·如前所述，白粒足菌肿病原体是产生有隔菌丝的透明真菌。无论疾病过程如何（如足菌肿或透明丝孢霉病），本文所述特征均可用于鉴别。尖端赛多孢复合群也参与了引起身体其他部位的各种感染，包括鼻窦和鼻中隔感染、脑膜炎、关节炎、心内膜炎、真菌性角膜炎、外耳道真菌病、脑脓肿和播散性侵袭性感染。这些更为严重的感染主要发生在免疫功能低下的患者。

尖端赛多孢属霉以前被认为是波氏假阿利什霉的无性期。目前正在进行命名转换，让这种真菌的多种形态形式使用单一的种属名称来表示。无性生殖的分生孢子呈金褐色，椭圆形至梨状，单细胞从长或短的分生孢子梗的顶端单独生长（环痕产孢）（图58.2）。这种无性型真菌（一种没有减数分裂就传播生殖结构的真菌）在临床样本培养中占主导地位。另一种无性期——尖端赛多孢复合群的黏束孢霉阶段不常见。它由在末端产生分生孢子的分生孢子梗群组成，也称为**束丝**（图58.3）。该真菌的有性形态产生褐色到黑色的闭囊壳，它是拟薄壁组织组成的囊状结构，包含子囊和子囊孢子。当子囊孢子发育完全时，大的（50～200 μm）厚壁的闭囊壳破裂，释放出子囊和子囊孢子（图58.1）。

另一种赛多孢属，多育赛多孢属霉，除了引起足菌肿以外，已被证实与其他感染也有关，如关节炎或免疫抑制患者的侵袭性疾病。多育赛多孢菌与尖端赛多孢菌的区别在于它能产生膨胀的、烧瓶状的环痕孢子梗，旧称为扁平赛多孢，这更准确地反映了分生孢子梗的形态。由于它对大多数常用抗真菌药物都耐药，因此识别这种微生物很重要。

枝顶孢霉属发育出透明菌丝，产生结构简单、不分枝、直立的分生孢子梗。单细胞分生孢子松散排列或在分生孢子梗的顶端形成胶状团块（图58.17）。也可产生插在中间的或在末端的厚膜孢子。

黑色颗粒足菌肿：甄氏外瓶霉、弯孢属和马杜拉菌属·马杜拉菌属在丰富的真菌培养基上生长时产生无菌菌丝。营养不良的培养基可用来诱导孢子产生。可以看到较长、尖端变细的瓶梗，有囊领和**菌核**。可利用温度耐受性、生化水解和同化研究来鉴别足菌肿马杜拉菌和灰色限球壳（关于甄氏外瓶霉和弯孢属的描述，请参阅本章后面的暗色丝孢霉病）。

着色芽生菌病：枝孢霉属、瓶霉属和着色真菌属·着色芽生菌病病原体的分类很复杂。它们的鉴定是基于一些明显的显微形态特征，是可产生数种分生孢子的多态真菌。枝孢霉属包括多个种，这些种产生长链、芽生、通常为梭形、具有深色间隔的分生孢子（芽生孢子）。

瓶霉属包括多个种，这些种产生短的、瓶状到管状的瓶梗，均有一个发达的囊领。瓶梗通过顶孔产生分生孢子簇，通常在开口附近聚集成胶状团块。瓶霉属产生的菌落为绒毛状，橄榄褐色到褐灰色；有些株可能出现同心色带。显微镜下菌丝呈暗色，常见孢子形成。*Pleurostomophora richardsiae*（旧称烂木瓶霉）产生具有明显扁平或碟状囊领的瓶梗（图60.4）。相比之下，疣状瓶霉产生更深、更像杯状或瓶状的瓶梗。在这些物种中也可看到多形性的瓶梗。所有瓶霉都在瓶梗内部产生透明椭圆形分生孢子和（或）褐色椭圆形分生孢子。

着色真菌属涵盖的真菌产孢类型多样。该属产生一个独特的着色真菌型分生孢子梗，如枝孢型产孢。也可以出现喙枝孢型产孢，其中单细胞的分生孢子产生于分生孢子梗四面的齿突上（**合轴产孢**）。可能会出现着色真菌型、喙枝孢型和枝孢型的混合类型，也可能出现瓶型产孢（有带囊领的瓶梗）。

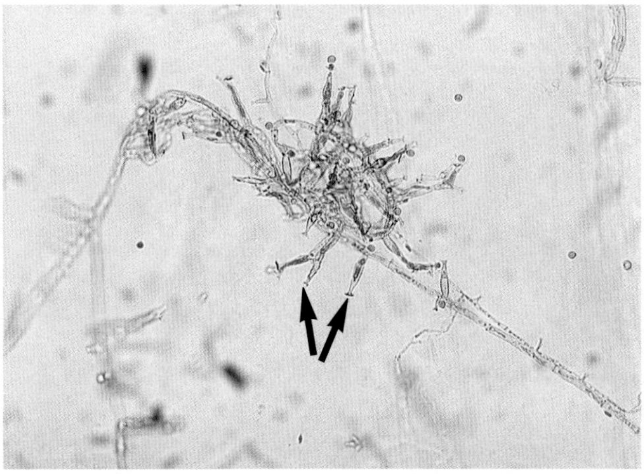

图60.4 *Phialophora richardsiae*（旧称烂木瓶霉）显示具有突出碟状囊领的瓶梗（箭头）（500×）。

枝孢瓶霉属，瓶霉属和着色真菌属的诊断特征可以概括如下：

- 枝孢瓶霉属（卡氏枝孢瓶霉）：枝孢型产孢，长链的椭圆形分生孢子［（2～3）μm×（4～5）μm］从直立、高的、有分支的分生孢子梗中产生（图60.5）。
- 瓶霉属：疣状瓶霉产生瓶梗，每个瓶梗都有独特的杯状或烧瓶状结构的囊领（图60.6）；烂木瓶霉产生具有扁平囊领的瓶梗（图60.4）。分生孢子为内生产生，在瓶状孢子柄顶端成簇出现。
- 着色真菌属：分生孢子头呈合轴排列，初级分生孢子产生次级分生孢子（图60.7）。也可有枝孢型、瓶型和（或）喙枝孢型产孢。

暗色丝孢霉病：链格孢属、离蠕孢属、枝孢瓶霉属、弯孢属、外瓶霉属、明脐菌属和瓶霉属·鉴定暗色真菌可以首先确定产生的分生孢子是单细胞还是多细胞的。如果是单细胞分生孢子，实验室应确定它们是单独产生还是成链产生（如枝孢瓶霉属）。由枝孢瓶霉属产生的分生孢子链很容易被玻璃胶带破坏。如果产生多细胞分生孢子，可以观察分生孢子内的分隔。多细胞分生孢子在其水平轴（即垂直于分生孢子纵轴的轴）上有分隔是某些真菌的特征，如离蠕孢属和弯孢属；分生孢子的纵轴和横轴上都有分隔是其他真菌的特征，如链格孢属。

链格孢属镜下菌丝有分隔，呈金褐色；分生孢子梗结构简单，但有时有分支。分生孢子梗具有大的、褐色的分生孢子链，形似鼓槌，并包含水平和纵向的分隔（图60.8）。由于在制片时分生孢子链可能脱落，故而观察会比较困难。

离蠕孢属菌丝暗色，有分隔。但分生孢子梗在分生孢子附着位置呈特征性弯曲（**膝状体**）；分生孢子合轴排列，呈长方形至**纺锤形**。脐部轻微突出（图60.9）。当真菌在25℃水中培养达24 h，会在一端或两端形成**芽管**（从两极形成故而名为双极菌），与分生孢子长轴平行。

枝孢瓶霉属镜下菌丝有分隔，呈褐色。分生孢子梗长，有分枝，并产生深色、有出芽的分生孢子的分枝链。分生孢子通

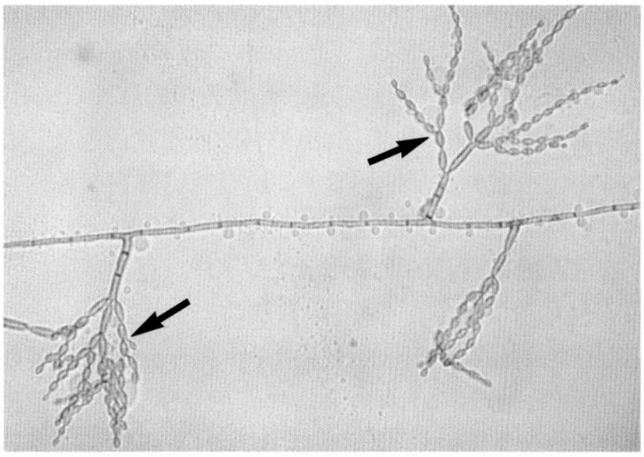

图60.5 枝孢瓶霉属显示枝孢型产孢（箭头），具有椭圆形分生孢子链（430×）。

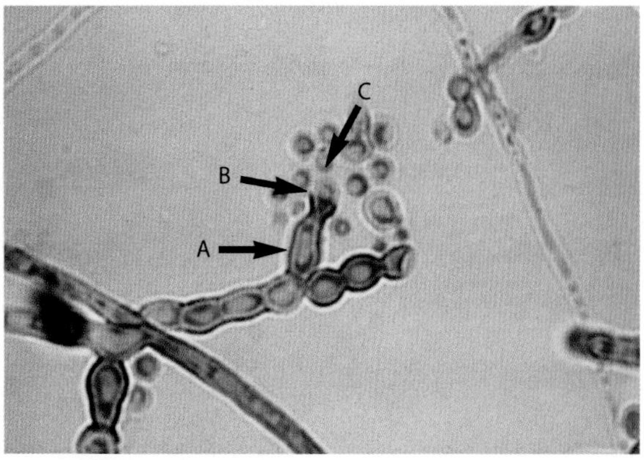

图60.6 疣状瓶霉的瓶梗（A），在其尖端附近具有明显的囊领（B）和分生孢子（C）（750×）。

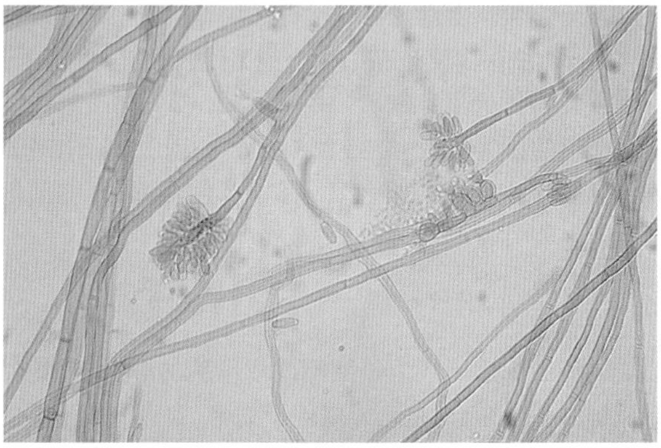

图60.7 裴氏着色真菌可有喙枝孢型和瓶型产孢（430×）。

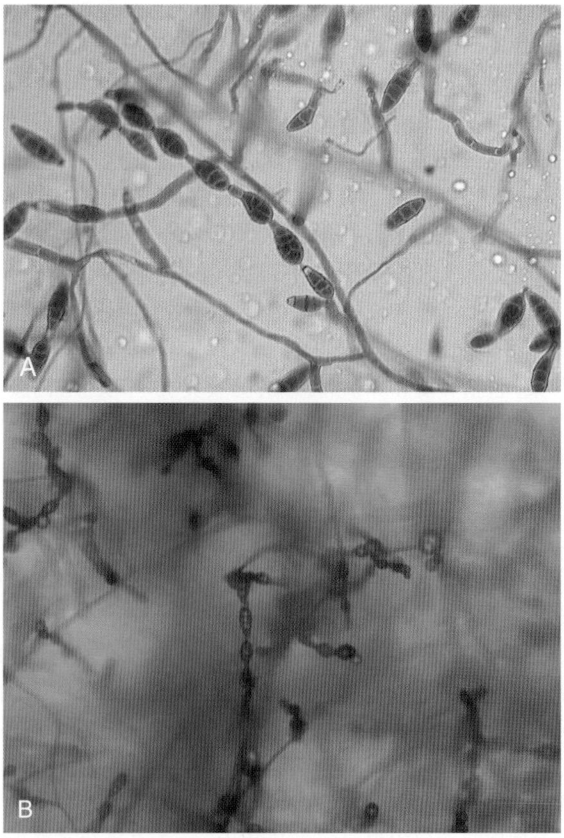

图60.8 （A）链格孢属显示具有水平和纵向分隔的链状多形性暗色分生孢子。（B）链格孢属的显微形态（200×）显示其在Biomed Diagnostics商用InTray真菌培养基中的生长。真菌可在该培养基上生长和成像，无需制备显微玻片。（来源：Photo courtesy Biomed Diagnostics, Inc., White City, OR.）

常为单细胞的，并表现出明显的附着痕迹（离断）。产生分枝点的细胞通常被称为**足细胞**（图60.10）。由于分生孢子很容易脱落，通常不能在湿片上显示出分生孢子链。

弯孢属镜下菌丝暗色，有分隔。分生孢子梗呈膝状（即在分生孢子附着处弯曲）。分生孢子合轴排列，呈金褐色，多细胞，弯曲，中央有1个膨胀的细胞（图60.11）。末梢细胞颜色比肿胀细胞浅。

外瓶霉属此处仅考虑甄氏外瓶霉和皮炎外瓶霉。虽然属内尚有其他菌种存在，但在临床实验室中分离到的频率要低得多。外瓶霉属新生菌落的显微特征为暗色的酵母样细胞（图60.12），看起来像是在出芽，但仔细观察可能会发现子细胞是由环痕产生的而不是真正的出芽。丝状菌落产生暗色菌丝，以及圆柱形、尖端锥形的分生孢子梗，顶端还可见环痕，可明显观察到卵圆形至圆形的分生孢子簇（图60.13）。甄氏外瓶霉可利用硝酸钾，而皮炎外瓶霉不能。温度研究也有助于区分这两种最常见的外瓶霉菌种。甄氏外瓶霉和皮炎外瓶霉都能在37℃生长，但只有皮炎外瓶霉能在40 ～ 42℃生长。

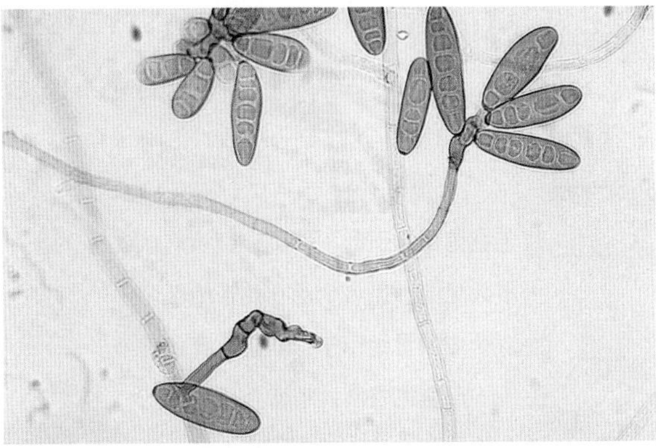

图60.9 离蠕孢属从膝状体分生孢子梗中产生的暗色多细胞分生孢子（430×）。

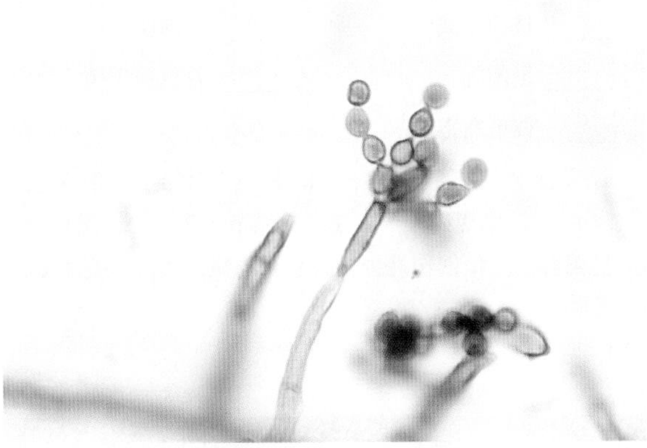

图60.10 枝孢瓶霉属具有分支的链状的暗色芽生孢子，容易在显微制片时脱落（430×）。

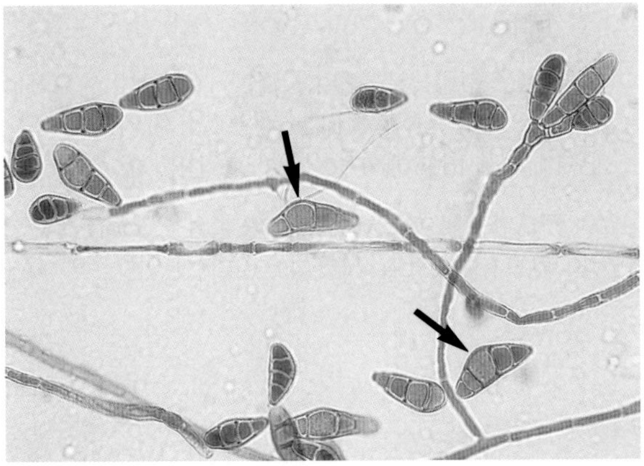

图60.11 弯孢属扭曲的分生孢子梗和弯曲的分生孢子，中央细胞肿胀（箭头）（500×）。

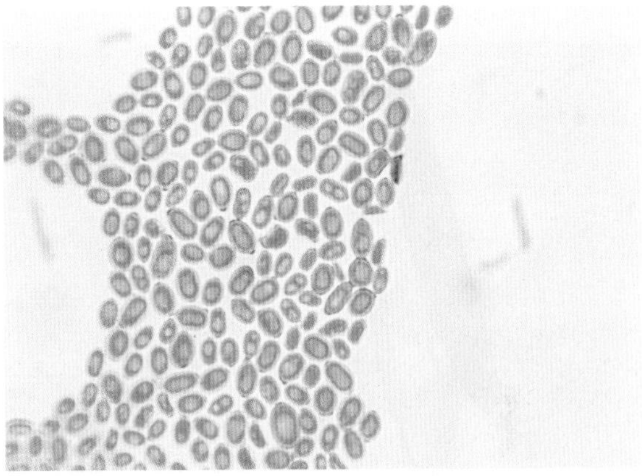

图60.12 皮炎外瓶霉新生菌落的暗色酵母样细胞，无性生殖，通过囊领产生子细胞，而不是真正的出芽（芽殖型产孢）（500×）。

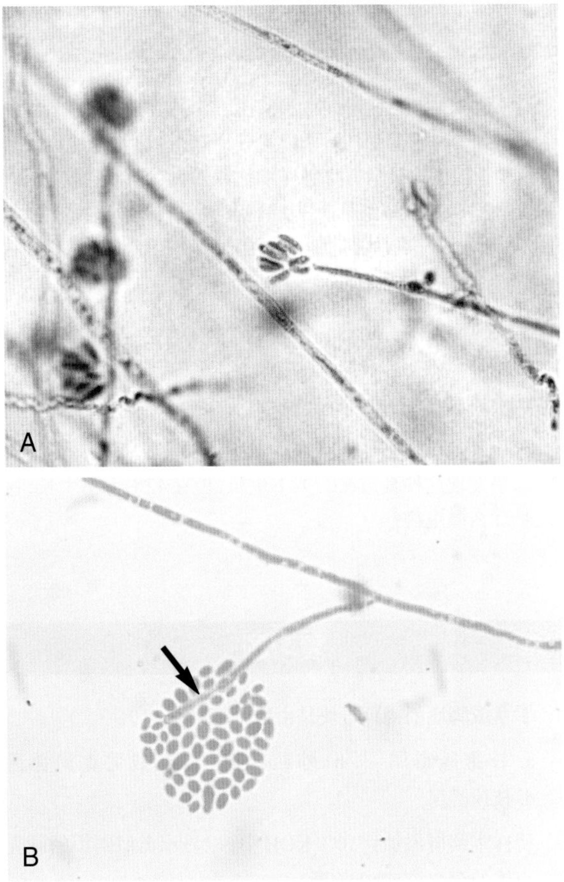

图60.13 （A）甄氏外瓶霉细长的分生孢子梗（环痕孢子），具有狭窄的锥形尖端（500×）。（B）皮炎外瓶霉细长的管状囊领（箭头）；形态上与环痕孢子非常相似（500×）。

明脐菌属菌丝有分隔，呈暗色。分生孢子梗膝状弯曲，分生孢子合轴产生。分生孢子被拉长，呈椭圆形至梭形，并显示一个明显的**脐**被截断和突出（图60.14）。分生孢子为多细胞的，有垂直分隔，通常含有5～9个隔。

抗真菌药物敏感性

大多数临床相关暗色真菌的药物敏感性是已知的。但药物折点还没有标准化。两性霉素B和唑类药物对暗色真菌感染有临床疗效。三唑类、泊沙康唑和伏立康唑对这些真菌具有广泛活性。偶有使用伏立康唑治疗足菌肿失败的案例。

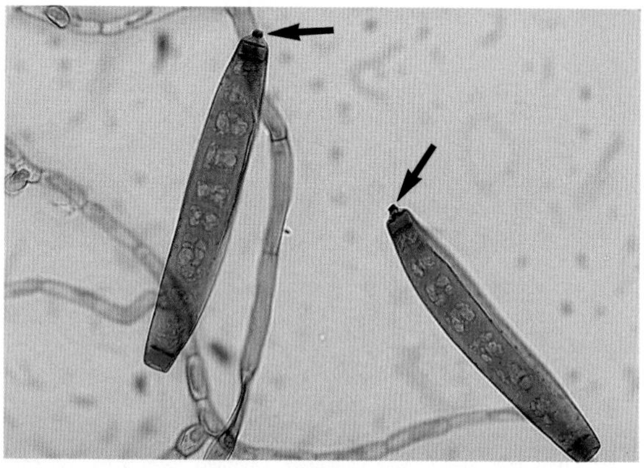

图60.14 明脐菌属细长的多细胞分生孢子，脐部突出（箭头）。

案例学习60.1

一位54岁女性，主诉右示指皮下囊肿轻微触痛。6周前在园艺劳动时手部受伤。予以囊肿穿刺，渗出物送检涂片和培养。直接镜检显示有酵母样细胞和褐色、产色素、分枝、有隔的菌丝。培养物生长缓慢，最初产生1个有光泽的、黑色的酵母样菌落，随着培养时间的延长，呈现菌丝样、天鹅绒状的质地，菌落反面黑色。

问题：

1. 应该考虑哪一种真菌？
2. 如果看到顶端有环痕的圆柱形分生孢子梗和一簇分生孢子，下一步你会做什么检测以帮助鉴定？
3. 如果发现这种真菌在37℃下生长，但在42℃下不生长，这是什么微生物？

复习题

1. 手掌或脚底的褐色斑块是由以下哪种引起（　　）

   a. 枝孢瓶霉属　b. 外瓶霉属　c. 威尼克何德菌　d. 枝顶孢属

2. 将样本刮屑添加到10% KOH中，以显示类似铜币的硬壳小体的存在，有助于诊断（　　）

   a. 着色芽生菌病　b. 暗色丝孢霉病　c. 足菌肿　d. 接合菌病

3. 以下哪项是黑色颗粒足菌肿的致病因素（　　）

   a. 甄氏外瓶霉　b. 弯孢属　c. 马杜拉菌属　d. 以上4种均有

4. 下列哪一种真菌会引起着色芽生菌病（　　）

   a. 弯孢属　b. 枝顶孢属　c. 离蠕孢属　d. 着色真菌属

5. 哪种实验室检查可以用来区分甄氏外瓶霉和皮炎外瓶霉（　　）

   a. 尿素　b. 在42℃下生长　c. 七叶树苷　d. 胚芽管

6. 是非题

   ______暗色真菌最常引起深部侵袭性疾病。

   ______大多数足菌肿患者生活在热带地区。

   ______血清学检测常规用于诊断暗色真菌感染。

   ______波氏支孢瓶霉对两性霉素B耐药。

   ______着色芽生菌病的组织学切片上显示硬壳小体。

7. 配对题：将每个术语与正确的描述配对

   ______威尼克何德菌　　______何德结节菌

   ______枝顶孢属　　______弯孢属

   ______足菌肿　　______着色芽生菌病

   ______枝孢瓶霉属

   a. 肉芽肿性下肢感染　b. 长链分生孢子（带深色分隔）　c. 掌黑癣　d. 黑色毛结节菌病　e. 黑色颗粒足菌肿　f. 创伤性种接种获得感染　g. 白色颗粒足菌肿

参考答案

案例学习60.1

1. 外瓶霉属。

2. 应进行硝酸盐试验和生长温度试验。甄氏外瓶霉能利用硝酸盐，而皮炎外瓶霉不能。两种真菌都能在37℃下生长，但只有皮炎外瓶霉能在40～42℃下生长。

3. 甄氏外瓶霉。甄氏外瓶霉和皮炎外瓶霉都能在37℃下生长，但只有皮炎外瓶霉能在40～42℃下生长。

复习题

1. c; 2. a; 3. d; 4. d; 5. b; 6. ×, √, ×, √, √; 7. c, d, g, e, a, f, b

第61章 · 非典型真菌病原体
Atypical and Parafungal Agents

张羽仪 · 译　王苏珍 · 审校

本章目标

1. 描述耶氏肺孢子菌感染的症状以及其影响的细胞。
2. 列出用于诊断肺孢子菌肺炎的样本类型。
3. 讨论用于诊断耶氏肺孢子菌感染的实验室检测，包括方法学和生化原理。
4. 列出可用于诊断罗波拉卡菌、链壶菌属、谲诈腐霉菌及西伯鼻孢子菌所导致的疾病及其形态学特征。

相关种或属

现用名	曾用名
耶氏肺孢子菌	卡氏肺孢子菌
罗波拉卡菌	
链壶菌属	
谲诈腐霉菌	
西伯鼻孢子菌	

肺孢子菌

一般特征

1999年，引起免疫功能低下人群**肺孢子菌肺炎**（**pneumocystis pneumonia, PCP**）的微生物名称从卡氏肺孢子虫改为耶氏肺孢子菌。导致啮齿类动物肺孢子菌病的病原菌之一仍被称为卡氏肺孢子菌；而另一种感染啮齿类动物的病原菌为大鼠源肺孢子菌。目前发现的5种肺孢子菌中只有耶氏肺孢子菌可感染人类。耶氏肺孢子菌是一种机会性非典型真菌，可感染免疫功能低下人群，主要表现为PCP。然而亦有免疫功能健全的卫生工作者被感染的报道。

耶氏肺孢子菌最初被认为是锥虫。有几个因素支持耶氏肺孢子菌为原虫；首先其形态特征与原虫相似，其次临床抗原虫药物对**肺孢子菌肺炎**有效，而抗真菌药物对其无效。无法常规培养并繁殖耶氏肺孢子菌，这进一步限制了其特性的展现。目前仅可在特殊条件下对其进行培养。耶氏肺孢子菌主要以三种形态存在：**营养型**（**营养子**）、**孢囊型**（**前孢囊**）及用于诊断的**子囊型**（**包囊**）。

尽管耶氏肺孢子菌已被证实是一种真菌，但在许多方面仍与其他真菌不同。耶氏肺孢子菌的细胞膜含有胆固醇而不是麦角甾醇。营养子具有弹性的细胞壁易受渗透性干扰。此外，耶氏肺孢子菌只含有一个或两个核糖体小亚基基因拷贝，而大多数真菌含有多个该基因拷贝。对耶氏肺孢子菌核糖体小亚基基因的脱氧核糖核酸（DNA）序列分析表明，其序列与真菌的同源性大于原虫。两个独立的分析比较了耶氏肺孢子菌与其他真菌的DNA序列，证实了耶氏肺孢子菌属于真菌界子囊菌门。

流行病学

耶氏肺孢子菌在世界范围广泛分布，最常导致免疫功能低下患者获得肺炎。最近PCP更多出现在非人类免疫缺陷病毒（human immunodeficiency virus, HIV）感染的免疫抑制患者中，如血液系统恶性肿瘤和自身免疫病患者。强效免疫抑制疗法的使用导致了这一转变。肺孢子菌肺炎通过空气中的微粒在人与人之间进行传播。免疫力强的个体似乎是耶氏肺孢子菌的宿主，随后传播给免疫缺陷个体。大多数2～4岁的儿童都有肺孢子菌抗体，表明在生命早期已接触肺孢子菌。Vargas等人的研究表明，对72名婴儿的鼻咽样本进行检测，其中在24名婴儿的样本中发现肺孢子菌DNA，85%的婴儿在20个月发生血清转化。

自20世纪80年代HIV和获得性免疫缺陷综合征（acquired immunodeficiency syndrome, AIDS）开始出现，肺孢子菌肺炎被定义为美国感染HIV或AIDS患者中最常见的机会性感染。对AIDS患者采用高效抗逆转录病毒治疗（highly active antiretroviral therapy, HAART）降低了疾病的发病率。然而，由于HAART治疗对许多HIV感染患者无效，患者对治疗依从性差或者不知道自己感染HIV，使得PCP仍然是一个重大的医学问题。DNA检测结果表明，在免疫正常人群以及其他患有慢性基础疾病群体中也能检测到耶氏肺孢子菌。

致病机制和疾病谱

吸入耶氏肺孢子菌后，病原菌的营养型黏附在Ⅰ型肺细胞（肺薄鳞状上皮细胞）上。病原菌在肺泡液中进行细胞外复制。随着病原菌的成功复制，肺泡腔内充满嗜酸性泡沫物质，可通过苏木精-伊红染色检测到。这种染色技术不能直接对病原菌进行染色。六胺银染色或其他真菌染色可用于鉴别肺组织中的包囊。感染并出现上述病理变化可导致氧扩散能力受损和低氧血症。这种肺炎主要与间质性单个核细胞炎症反应有关。最初这种肺炎被称为**间质性浆细胞肺炎**。

PCP的症状包括干咳、低热、呼吸困难、胸闷和盗汗。非HIV患者的以下状况被认为是该病原体机会性感染的风险因素，包括哮喘、慢性阻塞性肺疾病、囊性纤维化、系统性红斑狼疮、妊娠、类风湿关节炎、EB病毒感染、溃疡性结肠炎及大剂量皮质类固醇激素治疗。在使用抗逆转录病毒药物治疗期间，患者表现出CD4+细胞的增高及改善。然而，经过短暂的改善后，患者因为一种被称为**免疫重建炎症综合征**的过度免疫反应开始恶化。

从诊断为耶氏肺孢子菌肺炎的患者尸检样本中发现有0.6%～3%存在肺外感染。肺外包囊主要见于淋巴结、脾脏、骨髓和肝脏。其他肺外部位包括肾上腺、胃肠道、泌尿生殖道、甲状腺、耳、胰腺、眼睛和皮肤。出现多个感染部位通常表明疾病进展更迅速并可导致死亡。

实验室诊断

样本采集及运输

来自肺深部的呼吸道样本，如支气管肺泡灌洗液(bronchoalveolar lavage, BAL)，为最适合检测耶氏肺孢子菌的样本。通过培训的呼吸科医生采集的诱导痰也可用于直接检测；普通痰液样本的假阴性率可能非常高。其他呼吸道样本包括气管抽吸物、胸腔积液、经支气管活检或支气管毛刷采集的细胞样本也可用于检测。使用鼻咽和口咽样本进行耶氏肺孢子菌核酸检测，对PCP的诊断具有高度的敏感性和特异性。肺外肺孢子菌病的诊断需要对感染部位进行活检和组织学染色。

样本处理

有关检测样本的具体处理细节，请参见后续章节。

直接检测方法

染色

目前，对耶氏肺孢子菌肺炎的诊断主要基于临床表现、放射学检查以及呼吸道样本或活检样本的直接检测或病理学检查。具有弹性细胞壁的营养子是耶氏肺孢子菌的主要形态，然而该形态很难被辨认。吉姆萨染色可对营养子进行染色，但其多形性外观使得这种形态难以被识别。吉姆萨染色将该病原体生命周期所有阶段的细胞核染色为紫红色，细胞质为淡蓝色。包囊存在坚固的包囊壁，而包囊的数量超过滋养体，为10∶1。包囊比营养子更容易识别，并可使用多种染色法进行识别，如钙荧光白染色、六胺银染色和免疫荧光染色(图61.1)。包囊呈球形至凹形，大小均匀(直径4～7 μm)，无芽孢，并含有独特的囊内小体。

比较4种最常用的耶氏肺孢子菌染色方法(即吉姆萨染色、免疫荧光染色、钙荧光白染色和六胺银染色)，证明了免疫荧光染色(Merifluor Pneumocystis; Meridian Bioscience, Cincinnati, OH)、Monofluo耶氏肺孢子菌免疫荧光试验(Bio-Rad, Hercules, CA)、钙荧光白染色(Fungifluor; Polysciences, Warrington, PA)、六胺银染色法(GMS)及吉姆萨染色(Diff-Quik; Baxter Scientific, McGaw Park, IL)具有灵敏度和特异性之间的最佳平衡，并且总体的阳性和阴性预测值高。免疫荧光法比其他三种方法的灵敏度更高，但其阴性预测值较低。因此，如果将该方法用于肺孢子菌肺炎筛查，则需使用其他验证试验以降低假阳性率。

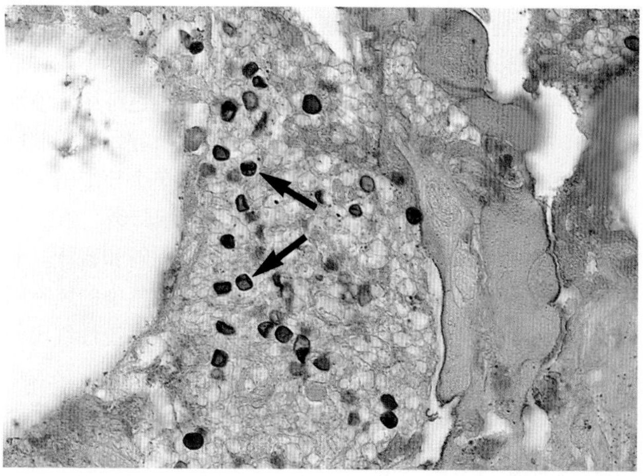

图61.1 六胺银染色及苏木精-伊红染色可见耶氏肺孢子菌包囊(箭头所示)(500×)。

直接(1-3)-β-D-葡聚糖检测

子囊型(包囊)细胞壁中的(1-3)-β-D-葡聚糖已被用于诊断耶氏肺孢子菌感染。其他真菌也分泌这种物质，但分泌量较低。目前市面上已有几种商品化试剂；然而，这些试剂尚未通过美国FDA批准在美国境内使用。Fungitell Assay (Associates of Cape Cod, Falmouth, MA)使用患者血清来检测(1-3)-β-D-葡聚糖。正常人血清中含有少量消化道和胃肠道中共生的酵母菌所产生的(1-3)-β-D-葡聚糖，为10～40 pg/mL。因此，检测结果小于60 pg/mL被视为阴性，60～79 pg/mL为不确定，大于80 pg/mL为阳性。由于其他酵母菌或真菌感染期间也会分泌(1-3)-β-D-葡聚糖，所以使用该方法检测时需结合其他临床诊断信息及验证试验。

核酸检测

目前已经开发了多种耶氏肺孢子菌核酸扩增检测方法，包括最新的实时聚合酶链反应(polymerase chain reaction, PCR)方法和多重PCR检测。然而由于免疫功能健全人群存在定植可能，核酸检测结果阳性必须结合患者的病史及临床表现。截至本文撰写之时，尚未有美国FDA批准可在美国使用的试剂。

血清学检测

血清学检测可用于流行病学调查，但不可用于诊断。

培养

耶氏肺孢子菌很难在肺外培养，因此不常规进行培养。

鉴定方法

见直接检测方法。

治疗

甲氧苄啶-磺胺甲噁唑(TMP-SMX)和依西酸喷他脒是治疗PCP的主要药物。这两种药物都有明显的不良反应，包括肾毒性。TMP-SMX的使用也与耐药菌株的发展有关。

少见非典型真菌及类真菌微生物

罗波拉卡菌

罗波拉卡菌可导致瘢痕性芽生菌病，是一种罕见的肉芽肿性人畜共患真菌感染，主要发生在皮肤和皮下组织。病变和结节为麻风病样，通常出现在温度较低部位，这表明该病原菌在正常体温(37℃)下生长不良。在热带和亚热带地区的土壤、植被和水生动物中均发现了这种病原菌，特别是在宽吻海豚中。人间传播尚不清楚，但理论上认为，感染是由于外伤或受污染的水进入破损皮肤所致。水族馆工作人员曾报告，海豚可直接传染给人类。除此之外还有人际传播的报道。

实验室诊断及治疗

罗波拉卡菌可通过染色在组织活检中被发现，这种微生物在体外无法培养。形态学上该微生物类似巴西副球孢子菌（第62章）。活检样本中可见酵母样细胞和大量炎症细胞。细胞大小均匀，外膜厚，呈链状并由小管连接。其大小均匀的细胞有助于与巴西副球孢子菌进行区分。由于罗波拉卡菌对大多数抗真菌药物都耐药，所以对感染的治疗非常困难，需要手术切除。

谲诈腐霉菌

谲诈腐霉菌是一种类似真菌的水生卵菌。这种病原菌分布在热带、亚热带和温带地区。可使用真菌培养基（如沙氏葡萄糖琼脂平板）进行培养分离。该菌有两个阶段，一个阶段更类似真菌为菌丝体产生阶段；而另一个感染阶段为双鞭毛游动孢子阶段，仅可在体外液体培养中才能生成游动孢子。通常认为感染是由于受污染的水进入创伤性皮肤损伤或肠道创口而造成的。也有感染性角膜炎的报道。目前尚未见人际传播。谲诈腐霉菌感染包括皮肤和皮下病变，形成斑块和溃疡。也有眼眶感染的报道。血管性腐皮病在泰国更常见，尤其是地中海贫血患者。

实验室诊断及治疗

血清学检测不具特异性，因此不推荐使用。组织样本可用于诊断，并且可使用显微镜直接进行检测。可采用多种免疫组织化学技术对其进行染色。染色后的皮肤和组织样本中通常可见或短或长、分隔少见的菌丝结构、管状结构，以及炎症细胞，特别是嗜酸性粒细胞和肥大细胞。10%氢氧化钾（KOH）也可用于观察组织刮片中的透明菌丝。

可通过培养来诊断谲诈腐霉菌感染。将小块组织嵌入真菌培养基中，并在25℃和37℃下培养24～48 h。采样24 h后收到的样本应放置在肉汤管中，并在37℃下培养。含或不含抗生素的2%沙氏葡萄糖琼脂平板或肉汤是最常用的分离谲诈腐霉菌的培养基。需要通过菌株在培养板上是否产生典型的卵原细胞（oogonia，有性阶段）来鉴定谲诈腐霉菌，但卵原细胞非常少见。核酸检测已被用于鉴定该微生物，并建议与培养同时进行。因此，若临床实验室缺乏分子检测能力将大大限制该微生物的鉴别。

治疗

谲诈腐霉菌不含类似酵母和真菌中的几丁质和麦角固醇，因此该微生物对抗真菌药物具有耐药性。联合使用米诺环素、利奈唑胺和氯霉素等抗生素可治疗谲诈腐霉菌相关的角膜炎。

链壶菌属

链壶菌属是一种新兴的卵菌，类似于谲诈腐霉菌，可导致链壶菌病。与谲诈腐霉菌一样，链壶菌属有两种形态，菌丝体型和双鞭毛游动孢子型。在潮湿地带发现了链壶菌属病例。这种微生物存在于蟹类、蚊子幼虫、线虫和其他生物中。尚未发现人际传播。这种微生物可引起侵袭性的皮肤、皮下和动脉感染。另外，还发现了其他部位的感染，包括角膜、胃肠道和四肢。在人类和动物中也发现了系统性感染。

实验室诊断

可以使用显微镜对链壶菌属进行检测。类似于谲诈腐霉菌，也可使用真菌培养基对其进行培养分离。在固体培养基上，链壶菌属产生黄白色菌落。在液体培养中菌丝末端可见球形结构。感染部位的组织病理染色无法区分链壶菌属和谲诈腐霉菌。除了形态上相似外，二者均可引起局部嗜酸性粒细胞增多。需要通过游动孢子的发育、湿片镜检中见宽大无分隔菌丝，以及分子检测来确认链壶菌属。

治疗

链壶菌属的细胞膜中缺乏固醇，因此对抗真菌药物具有耐药性。

西伯鼻孢子菌

西伯鼻孢子菌是一种中黏菌门原生真核生物。这种微生物在形态上类似于寄生形式的球孢子菌。感染通常发生在热带或亚热带地区。传播机制尚不清楚；然而，这种病原菌可以在水生环境中被发现，而其抗性孢子存在于陆地环境中。抗性孢子通过破损的皮肤或黏膜进入人体引发感染。感染导致在鼻、眼、喉、生殖器和直肠黏膜部位形成无痛性息肉。

实验室诊断

组织活检是首选的诊断方法。通常可在鼻孢子虫病患者的息肉活检湿片中发现孢子囊和内孢子。可根据发现含有内生孢子的＞300 μm球形孢子囊，以及阴性真菌培养来诊断鼻孢子虫病。

治疗

西伯鼻孢子菌对抗真菌药物耐药。可以通过外科手术来切除感染组织和息肉，但常易复发。

案例学习61.1

一名69岁男性被诊断为滤泡型淋巴瘤，接受为期4周的联合化疗。在治疗的第4周，患者出现持续3 d的发热并在第3 d入医院。除发热外，初步体检结果均正常。实验室检测结果如下：

白细胞数（WBC）	2.5×10^9/L	正常范围：（4.5～11.0）$\times10^9$/L
中性粒细胞数	1.1×10^9/L	正常范围：50%～60%白细胞数
血清β-D-葡聚糖	182 pg/mL	正常范围：＜20 pg/mL
肺部计算机断层扫描（CT）	肺部毛玻璃	

患者诊断为间质性肺炎。静脉注射（IV）帕尼培南倍他米隆、米卡芬净及更昔洛韦。

患者并未康复。根据追加检测结果，改用口服甲氧苄啶磺胺甲噁唑进行治疗，患者肺部浸润2周内消失。

问题：

1. 还需进行哪些检测来确诊耶氏肺孢子菌感染？
2. 患者的哪些特征导致其易受耶氏肺孢子菌感染？

复习题

1. 一名65岁HIV男性患者因盗汗、干咳和低热于急诊就医。怀疑为PCP。以下哪种样本最适宜进行染色来诊断耶氏肺孢子菌感染（　　）

   a. 尿液　b. 痰液　c. 支气管肺泡灌洗液　d. 血液　e. 鼻咽拭子

2. 导致麻风病样皮肤损伤并对抗真菌治疗药物耐药的病原菌为（　　）

   a. 谲诈腐霉菌　b. 西伯鼻孢子菌　c. 罗波拉卡菌　d. 链壶菌属

3. 简答题

   列出至少3种用于检测耶氏肺孢子菌的染色方法。

参考答案

案例学习61.1

1. 进一步检测应包括血培养、支气管肺泡灌洗（bronchoalveolar lavage, BAL）培养和BAL的PCR/分子诊断检测。

2. 患者为老年人且患有淋巴瘤，表明免疫功能可能下降，更容易获得感染。

复习题

1. c；2. c；3. 六胺银染色、免疫荧光染色、吉姆萨染色、钙荧光白染色。

第62章 · 酵母菌和酵母样微生物

The Yeasts and Yeastlike Organisms

王青青 · 译　王苏珍 · 审校

本章目标

1. 阐明念珠菌、隐球菌、毛孢子菌和马拉色菌的病原学和流行病学。
2. 描述用于识别酵母和酵母样微生物分离株的宏观表型和微观结构。
3. 根据微观、宏观和生化试验结果区分酵母菌和类酵母菌。
4. 比较用于鉴定酵母菌的方法，包括染色、抗原检测、生化和生长特征（即形态）。
5. 绘制用于识别酵母菌的流程图。
6. 描述用于鉴定酵母菌和酵母样微生物表型和基因型的相关技术局限性。

本章相关的种或属

Apiotrichum 属（曾用名：毛孢子菌属）
念珠菌属
隐球菌属
Cutaneotrichosporon 属（曾用名：毛孢子菌属）
丝黑粉菌属（曾用名：隐球菌属）
地霉菌属
Hannaella 属（曾用名：隐球菌属）
马拉色菌属
Naganishia 属（曾用名：隐球菌属）
Papiliotrema 属（曾用名：隐球菌属）
无绿藻菌属
红酵母属
糖酵母属
Solicoccozyma 属（曾用名：隐球菌属）
Saprochaete 属（曾用名：芽生裂殖菌属）
掷孢酵母属
毛孢子菌属
黑粉菌属（曾用名：*Pseudozyma* 属）

总论

酵母菌是一种真核单细胞生物，其大小在2～60 μm不等，呈圆形或卵形。它们并非正式的分类学单元，而是一类像酵母一样表现为单细胞生长形态的不相关的真菌。通过酵母的显微形态无法进行菌种的鉴别。但当与商业化的生物识别体系相结合时，在玉米粉琼脂培养基或RIOT（包括米汤、牛胆汁和聚山梨醇酯）培养基培养的某些酵母菌显微形态具有一定的鉴别作用（比如，生物化学和物理学特征相结合用于识别微生物）。在临床样本的直接显微镜和组织病理学检查中，通常无法区分酵母，但偶尔可以看到一些特异性的表现以识别某些微生物。重要的形态学特征可协助鉴别酵母菌，包括细胞的大小，是否有荚膜，有无厚壁孢子，宽颈或窄颈出芽。例如，有荚膜和窄颈出芽并且大小不同的特点，有助于隐球菌和念珠菌属的鉴别。本章中所讨论的具有重要医学意义的酵母菌被划分为子囊菌门或担子菌门。

一般来说，酵母通过**芽生分生孢子**（出芽）的方式进行无性繁殖（图62.1），通过产生子囊孢子或担孢子进行有性繁殖。出芽的过程始于酵母菌细胞壁变薄弱，随后向外突出。这一过程一直持续到芽或子细胞完全形成。芽的细胞质与原始细

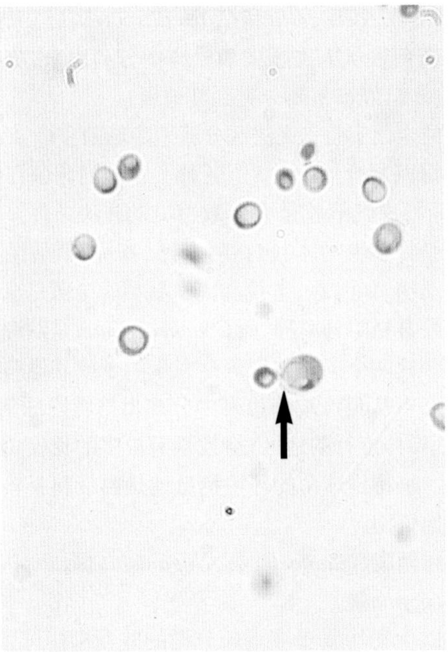

图62.1 酵母菌的芽生孢子特点(箭头示出芽细胞)。

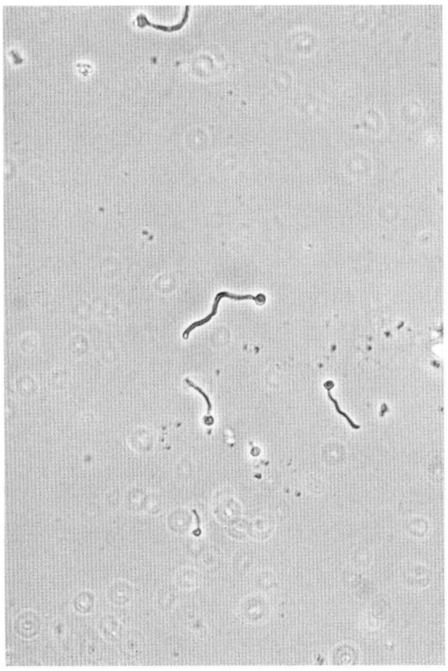

图62.2 白念珠菌的芽管试验显示念珠菌细胞及其芽管。

胞的细胞质相连通。最后,在母酵母菌和子酵母菌之间形成细胞壁**隔膜**。子细胞最终与母细胞分离,并在出芽部位出现残留的凹陷(即**芽痕**)。

在一定的环境刺激下,酵母可表现为不同形态。细胞壁向外突出形成管状且在其基部无缩窄的称为**芽管**;它代表了真正菌丝形成的初始阶段(图62.2)。另外,如果芽伸长,未与母细胞分离,并继续形成芽,则为**假菌丝**形成;在某些酵母菌中,表现为类似腊肠的形态(图62.3)。假菌丝的细胞壁紧缩从而勾勒出真菌细胞边界轮廓,而非真正的细胞内分隔。

宏观来看,很多酵母菌呈现为湿润、奶油状菌落。酵母菌可能产生荚膜,使菌落表面有光泽或呈黏液状。酵母菌可

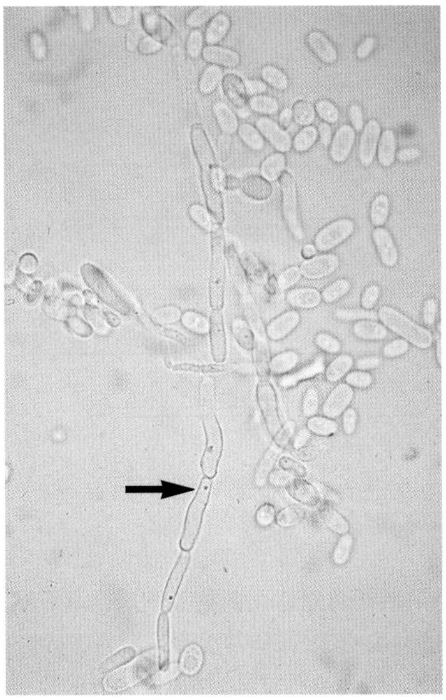

图62.3 假菌丝由拉长的细胞组成(箭头),附着处有收缩。

能产生某些鲜艳的成分,如红酵母菌;也可呈透明或黑色(如暗色孢属)。显微和宏观的形态以及生物化学分析一直被用于酵母菌鉴定。商品化数据库含有针对酵母菌的不同表型反应,其在一定程度上往往受限于识别常见的酵母菌,可能导致不准确的鉴定结果。大多数商品化鉴别系统可以可靠地识别常见的微生物,如白念珠菌复合物(白念珠菌、非洲念珠菌、都柏林念珠菌)。耳念珠菌在世界范围内的出现为全球各地带来了威胁,因为它具有多耐药性,且传统的生化系统无法准确识别该菌。基质辅助激光解吸电离飞行时间质谱(MALDI-TOF MS)法的应用和DNA测序技术成本的降低,大大提高了大多数临床真菌学实验室中识别罕见病原体的能力。然而并不是所有的常规临床实验室都具备MALDI-TOF MS或其他分子学技术。因此,商品化的酵母菌表型检测系统可供不同规模的实验室选择。一些检验公司拥有巨大的计算机数据库,其中包括许多酵母菌的生化信息。使用这些鉴定系统鉴定酵母菌时,是依据各种碳水化合物反应和其他底物利用的结果。

市面上可用的检测系统可与一些较便宜的快速筛选试验结合使用,这些试验可用于隐球菌和白念珠菌的鉴定。显色琼脂和白念珠菌多肽核酸荧光原位杂交(PNA FISH)(AdvanDX, Woburn, MA)是两个诊断工具的例子,可为白念珠菌的鉴定快速提供表征(图62.4)。一些实验室仍在使用传统检测方法,本节内容讨论了酵母推定鉴定的快速筛选方法、商用鉴定体系和常见酵母菌鉴定的常规模式。

由酵母和酵母样真菌引起的真菌感染数量显著增加,可归因于慢性疾病患者生存周期变长(如糖尿病)。这些感染大多是由各种念珠菌引起的。然而,其他酵母也会引起严重的疾病,特别是在免疫缺陷的宿主中(即造血干细胞和实体器官移植的受者)。感染除了在免疫功能低下的患者中引起疾病外,在术后患者、创伤患者和长期留置导尿管的患者中也很

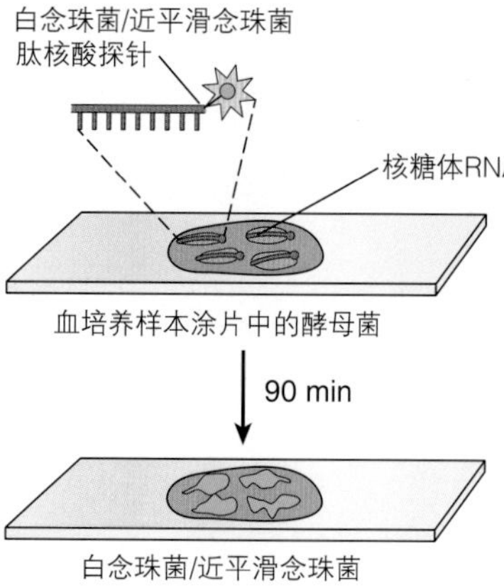

图62.4 AdvanDx（Woburn, MA）检测平台中利用红、黄、绿三色荧光标记肽核酸探针，鉴定阳性血涂片上的念珠菌种类。

常见。其中一些酵母对常用的抗真菌药物具有耐药性，这就需要及时、适当的鉴定，某些情况下还需要进行抗真菌药敏试验。不幸的是，与细菌药敏试验相比，抗真菌药敏试验（第63章）在大多数临床实验室中并不普遍开展。

流行病学

酵母菌在环境中无处不在，通常是人类和动物的微生物群的一部分。免疫缺陷患者特别容易受到人类内源性微生物群的感染，特别是皮肤、上呼吸道、胃肠道和泌尿生殖系统。由于人际传播，卫生保健相关感染可导致致病性酵母菌感染增多。

念珠菌属

念珠菌属包含有200多个菌种，是在真菌学实验室中最常发现的酵母菌，也是大多数机会性真菌感染的病原体。目前，念珠菌属是医院获得性血流感染（blood-stream infections, BSIs）的第四大常见原因，而在美国2/3的侵袭性感染患者由非白念珠菌引起。根据美国疾病预防控制中心（CDC）新发感染项目的数据，在某些地域常常分离到光滑念珠菌复合群。严重念珠菌血症患者的病死率可超过50%。95%的侵袭性念珠菌感染归因于白念珠菌复合群、光滑念珠菌复合群（光滑念珠菌、布拉加念珠菌、尼瓦利亚念珠菌）、热带念珠菌、近平滑念珠菌复合群（近平滑念珠菌、拟平滑念珠菌、似平滑念珠菌）和克柔念珠菌。

在临床真菌学实验室中区分念珠菌种至关重要，因为念珠菌的药物靶基因点突变和耐药元件的获得，使抗真菌药物敏感性的预测不再可靠。

隐球菌属

隐球菌属是一种担子菌类酵母菌。新型隐球菌和格特隐球菌复合群通常被分为5个血清型。血清型A被称为新型隐球菌格鲁比变种，血清型D被称为新型隐球菌新生变种。血清型B型和C型被认为是格特隐球菌所特有的。根据分子诊断，人们将隐球菌重组。新型隐球菌被保留，用以描述以前定义的新型隐球菌格鲁比变种。而新物种*C. deneoforman*指的是那些血清型D分离株（以前为新型隐球菌新生变种）。格特隐球菌复合群由5种隐种组成：格特隐球菌、*C. deuterogattii*、*C. tetragattii*、*C. decagattii*和*C. bacillisporus*。越来越多的非新型隐球菌菌种从人类感染病原体中分离出来，如本章所讨论到的，许多已经被重新分类到其他属。

标准的生化实验室无法区分新型隐球菌和C. deneoforman或格特隐球菌复合体中的5个亚种。新型隐球菌在自然界广泛分布，而形成气溶胶是大多数感染的先决条件。新型隐球菌可以感染许多生物体，包括阿米巴、苍蝇、其他昆虫、线虫，以及各种动物，如海豚、考拉和猫。新型隐球菌是全球免疫缺陷宿主中最常见的分离种，而*C. deneoforman*是欧洲最常分离到的菌株。这两个菌种被发现存在于鸽子或其他鸟类的排泄物中。有时可从免疫缺陷患者中分离出格特隐球菌复合物；然而，在病原体流行的地区，会发现有更多的免疫功能正常者发生感染。格特隐球菌的环境栖息地是温带和亚热带地区的桉树和其他植物。

丝黑粉菌属、*Hannaella*属、*Naganishia*属、*Papiliotrema*属和*Solicoccozyma*属

这些微生物均属于被重新分类的非新型隐球菌菌种，该类菌株常常从各种严重感染的患者体内分离出。有性型单咽丝黑粉菌（曾用名：单咽隐球菌Cryptococcus uniguttulatus）与脑室炎和脑膜炎相关。Hannaella luteolus（曾用名：黄色隐球菌）可引起腱鞘炎，且需要至少1年的抗真菌治疗。Naganishia属包括4种曾属于隐球菌属的病原体：*N. adeleliensis*（阿德利隐球菌）、*N. albidus*（白色隐球菌），N. diffluens（C. diffluens）和N. liquefaciens（C. liquefaciens）。Papiliotrema属包括先前的隐球菌种、罗伦隐球菌和浅黄隐球菌。最后，地生隐球菌现在被归为*Solicoccozyma*属。这些病原体是条件致病菌，与隐球菌一样，它们的宿主和传播途径是鸽子和其他鸟类被污染的排泄物。有性型单咽丝黑粉菌对唑类和氟胞嘧啶等常见抗真菌药物耐药。命名方法的改变和重组有可能导致临床实验室误诊和免疫损害患者治疗失败。

地丝菌属（地霉属）

念珠状地丝菌（白地霉）可从人类正常微生物群中分离出来，属于机会性致病菌。该病菌通常从免疫缺陷宿主的呼吸道感染中分离出来。

马拉色菌属

马拉色菌属于担子菌门，存在于人类和动物的皮肤上。马拉色菌属包含15种以上菌种，可引起几种浅表皮肤疾病以及肺部和血液感染。许多菌种都是亲脂性的。糠秕马拉色菌、球形马拉色菌、钝圆马拉色菌、厚皮马拉色菌、斯洛菲马拉色菌和合轴马拉色菌是临床实验室中较常分离到的菌种。

无绿藻属

无绿藻属被认为是无叶绿素的藻类，因为临床表现呈真菌样，且常与酵母混淆，所以被归为酵母样病原体。该属包括6个种，且普遍存在于自然界中。威克汉姆无绿藻和祖菲无绿藻是临床实验室中较为常见的两种。无绿藻属引起的免疫缺陷患者全身感染越来越多。

红酵母属

红酵母属包含许多种，在环境中无处不在。这些微生物是皮肤的定植菌，可以在不同环境中被发现，从食物、饮料到

盐、淡水，后者包括浴缸、淋浴和游泳池。菌种的分类分布已经发生了几次变化，毫无疑问，它将继续进化。目前有几种与临床相关的菌种，包括*R. dairenensis*、黏红酵母和胶红酵母。

酵母属

酿酒酵母长期以来被认为是非致病性的，很少与人类疾病有关。然而，最近相关感染报道在增加，如使用益生菌预防抗生素相关腹泻和接触污染有该菌的食品导致了相关的感染。该菌还在卫生保健机构中传播，并能够在环境中持续存在。该菌在人与人之间的传播可能导致在免疫缺陷宿主的定植和感染。

*Saprochaete*属

Saprochaete（曾用名芽生裂殖菌）属于子囊菌类酵母，常常生长在夏季炎热干燥、冬季温暖潮湿的地区。这些微生物也属于皮肤、呼吸道和胃肠道中的定植微生物。虽然该属包含大约12个种，但*S. capitata*是临床上最常见的菌种。主要在免疫缺陷患者中发生感染。

掷孢酵母属

掷孢酵母属也是环境微生物，可在淡水湖泊等水生环境中发现，与植物、哺乳动物或鸟类的存在相关。利用分子技术，许多菌种被重新分配到其他属。然而，三个具有临床意义的菌种被保留在掷孢酵母属中（即荷斯坦掷孢酵母、红掷孢酵母和赭色掷孢酵母）。

毛孢子菌属、*Apiotrichum*属和*Cutaneotrichosporon*属

毛孢子菌属已被重新分类，部分菌种被分到相关的其他属，如*Apiotrichum*和*Cutaneotrichosporon*。其中许多菌种与皮肤、全身感染相关，且可导致高死亡率。在医疗保健相关感染中，也常分离到这些菌。

黑粉菌属

黑粉菌属（曾用名：*Pseudozyma*）是一种新出现的病原体，通常作为植物病原体存在于环境中。可对农作物造成重大损害，而引起黑穗病。目前已从血液样本中分离出6种与播散性感染有关的公认菌种。人类通过吸入这些微生物产生的孢子而获得。与其他真菌感染一样，免疫功能低下、血小板减少和中性粒细胞减少的患者容易被感染。

致病机制和疾病谱

白念珠菌复合体

由白念珠菌、都柏林念珠菌和非洲念珠菌三种念珠菌组成。白念珠菌是念珠菌属的主要病原菌，是临床实验室常见的病原菌。**念珠菌病**是由念珠菌属引起的一种临床综合征，它可能包括食管念珠菌病、**念珠菌间擦症**（累及皮肤褶皱处）、**甲沟炎**（指甲周围组织感染）、甲真菌病（指甲和甲床感染）、呼吸道感染、外阴阴道炎、肺部感染、眼部感染、念珠菌血症、心内膜炎、脑膜炎或播散性感染。**鹅口疮**是口腔黏膜的一种感染，被认为是一种局部性感染。鹅口疮可见于新生儿、HIV感染者、糖尿病患者和化疗患者。在舌头和黏膜上出现奶油斑块或菌落。念珠菌可从口咽、胃肠道、泌尿生殖系统和皮肤获得。

从呼吸道分泌物中获得的念珠菌的临床意义难以确定，因为念珠菌属被认为是人类正常口咽微生物群的一部分。侵袭性念珠菌病发病率增加的原因有免疫受损患者的增加、重症监护室和门诊的扩大，以及治疗延迟。侵袭性念珠菌病和血行播散导致血行感染、骨髓炎、心内膜炎、眼内炎、脑膜炎、腹膜炎、肌炎和胰腺炎的增加。脑膜炎在儿童中增加与几个危险因素有关，包括胎龄、使用抗菌药物、中心静脉导管、肠外营养和使用抗酸剂。此外，还发现在卫生保健工作者中白念珠菌的携带率增加。同时从几个身体部位（包括尿液）中采集到同种酵母菌，是提示发生播散性感染和真菌血症的可靠指标。

念珠菌感染的致病机制是极其复杂的，在不同菌种间不尽相同。微生物黏附至消化道黏膜或尿路上皮是念珠菌定植的一个重要因素。目前已报道了白念珠菌中存在的3个不同的天门冬氨酰蛋白酶，在动物实验中发现具有高水平的蛋白酶的念珠菌具有高致病性。念珠菌表面的疏水分子在发病过程中也起着重要作用，其黏附性与表面疏水性具有很强的相关性。酵母还具有与真菌细胞壁的β-1,6-葡聚糖相连的几种黏附因子。这些黏附因子被称为凝集素样序列（ALS），被命名为ALSp1-7或ALSp9。黏附因子的表达随着真菌的形态和感染部位的不同而不同。这些黏附物可相互作用，形成聚集物并促进生物膜的形成。临床分离菌株似乎容易与致病菌如金黄色葡萄球菌形成错综复杂的多微生物生物膜。这与酵母进行表型转换的能力（即产生假菌丝和菌丝的能力）有关。白念珠菌可转变成丝状形态（图62.5），允许其他致病微生物嵌入丝状体，形成多微生物基质或生物膜。白念珠菌表型转变为丝状的情况在中性粒细胞减少的患者中很常见，这表明产生的化学物质或细胞因子在抑制这种表型中发挥了作用。此外，共生菌株中的白念珠菌不再能够形成菌丝。白念珠菌也被证明能产生毒素，即念珠菌素，一种由酵母菌菌丝分泌的细胞溶解肽。这种毒素引起炎症反应，并促进酵母菌侵入上皮细胞。白念珠菌产生超过225种蛋白质，促进组织入侵、免疫逃逸、营养获取和其他致病机制。关于人类微生物群的重要研究也揭示了维持人类黏膜表面的正常微生物群和免疫系统的共同进化关系。这种动态的相互作用为白念珠菌和其他念珠菌处于共生菌与病原体之间的微妙平衡提供了一种新的见解。

非白念珠菌

其他念珠菌（也称为非白念珠菌），曾经被认为不会引起疾病，现在意识到是可以引起某类患者感染的病原体。热带念珠菌和耳念珠菌似乎与白念珠菌一样具有一些共同的毒力因子。耳念珠菌同时还对氟康唑耐药。许多种非白色念珠菌常从与人类相关的感染中分离到。其他最常见的是光滑念珠菌复合群、克柔念珠菌、热带念珠菌和近平滑念珠菌复合群。光滑念珠菌复合群感染在老年人中的发病率高于青年人和儿童。光滑念珠菌也表现出对常见抗真菌药物的耐药性，如氟康唑和棘白菌素。光滑念珠菌已有报道从心内膜炎、脑膜炎和播散性疾病等严重感染的疾病中分离出来。热带念珠菌在恶性血液疾病患者中流行，尤其在中性粒细胞减少患者中多见。由于克柔念珠菌对唑类抗真菌药天然耐性，因此对该菌

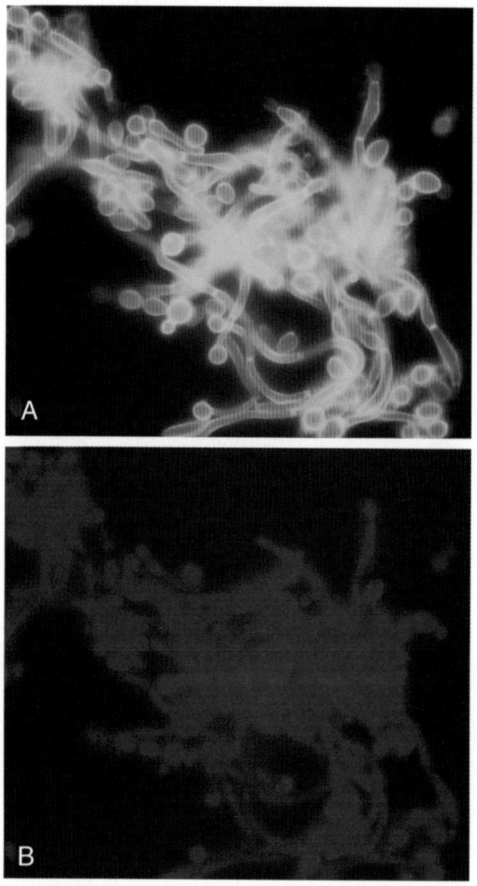

图62.5 （A）钙荧光白染色下，白念珠菌（100×）在37℃，人血清中与耐甲氧西林金黄色葡萄球菌共生长，显示表型转换为丝状。表面的阴影区域是金黄色葡萄球菌嵌入生长的区域。（B）使用得克萨斯红染色同一样本。发现由于存在白念珠菌和金黄色葡萄球菌的多菌生长，因此A图中的区域被得克萨斯红填充。（来源：Amanda Graves, BS, MLS[ASCP], Palm Coast, FL.）

的鉴定对于正确的临床治疗至关重要。近平滑念珠菌复合群是新生儿重症监护室（neonatal intensive care unit, NICU）真菌血症的主要病原体，也是阳性的血培养中分离到的第二常见念珠菌。

还有其他种的念珠菌也可引起感染，当评估酵母菌培养菌株时，也应考虑到它们，包括*C. blankii*、链状念珠菌、西弗念珠菌、*C. eremophila*、都柏林念珠菌、平常念珠菌、*C. Fabianii*、无名念珠菌、*C. glaebosa*、季也蒙念珠菌、希木龙念珠菌、乳酒念珠菌、郎比可念珠菌、解脂念珠菌、葡萄牙念珠菌、挪威念珠菌、*C. pelliculosa*、铁红念珠菌、皱褶念珠菌复合群、产朊念珠菌和涎沫念珠菌。

新型隐球菌

隐球菌病是具有多种表现形式的一种急性、亚急性或慢性真菌感染性疾病。新型隐球菌、*C. deneoformans*和格特隐球菌复合体的成员被认为是主要的人类致病病原体。隐球菌感染的差异似乎取决于宿主的免疫状态，而不是酵母菌的种类。在免疫功能正常宿主可有效免疫清除新型隐球菌。然而，在免疫缺陷宿主中，特别是CD4 T细胞缺乏患者中，该病原体可播散至中枢神经系统，进而引起隐球菌脑膜炎。免疫功能中度受损或隐球菌感染早期的患者可能不会合并脑膜炎。播散性隐球菌病和隐球菌脑膜炎在AIDS患者中已得到广泛认识，但在资源贫乏、无法获得高效抗逆转录病毒治疗的国家中，仍是引起这类患者高发病率和高死亡率的重要原因。

新型隐球菌播散性感染的患者皮肤可出现伴或不伴溃烂的无痛丘疹。其他不太常见的隐球菌病表现，包括心内膜炎、肝炎、肾脏感染和胸腔积液。虽然新型隐球菌的临床意义尚不明确，但是考虑到它可能引起严重的疾病，当出现在临床样本中时仍应该被认为是有意义的。部分患者中糖皮质激素治疗可掩盖临床症状，构成疾病的一个危险因素。隐球菌感染与白血病、淋巴瘤等消耗性疾病及接受免疫抑制治疗密切相关。在某些病例中，临床样本中的隐球菌阳性早于症状的出现。此外，采用抗逆转录病毒疗法降低了AIDS患者隐球菌的感染率和隐球菌脑膜炎的死亡率。这种治疗引发了一个悖论，因为随着患者免疫功能的改善，它会触发一种被称为免疫重建炎症综合征（immune reconstitution inflammatory syndrome, IRIS）的扩大的炎症反应。IRIS仍然是一个临床难题。在隐球菌性脑膜炎病例中，早期使用抗逆转录病毒治疗似乎会加剧感染，并可能导致迅速死亡。关键似乎是需要早期诊断隐球菌性脑膜炎，并使用抗真菌药物以减少真菌引发的炎症反应，联合免疫调节剂阻止巨噬细胞流入中枢神经系统，防止IRIS发生。

隐球菌可表现出一种有特征性的荚膜多糖。在干燥的条件下，荚膜会塌陷并起到保护隐球菌的作用。这种荚膜可以协助隐球菌在从鸽子体内排泄之前，能存活于鸽子的肠道内。通过荚膜塌陷，隐球菌细胞缩小至较理想的大小范围，从而适合沉积于人类肺泡内。此外，炎症细胞无法识别荚膜多糖表面的化合物，导致病原体无法被清除。隐球菌无荚膜菌株具有极具缩减的荚膜，更容易被炎症细胞吞噬并从受感染的宿主中去除。

酚氧化酶，一种存在于新型隐球菌的酶，促进黑色素的产生。黑色素已被证明是一种毒力因子，使隐球菌抵御白细胞的攻击。也有证据表明，黑色素的产生增加会降低免疫功能，如淋巴细胞增生和肿瘤坏死因子的产生。新型隐球菌还能产生多种酶，包括脂肪酶、蛋白酶和脲酶。脲酶催化尿素降解为CO_2和氨，促进黏附，并可能作用于血脑屏障的紧密连接处，以促进病原体入侵。脲酶的产生也可促进未成熟树突状细胞的积累，使宿主对病原体的吞噬作用减弱。格特隐球菌可以通过减少炎症反应来调节宿主的免疫系统，并通过改变荚膜抗原的表达来完全逃避免疫系统，这与新型隐球菌非常相似。隐球菌进行两性生殖。在隐球菌有性生殖过程中，酵母细胞经历了发生形态转变为菌丝。然而，与其他隐球菌物种不同，新型隐球菌在没有异性交配类型的情况下能够非常活跃地单性繁殖。研究表明，这是由高度复杂的钙调磷酸酶通路调控的。在不同的隐球菌中，该通路在调节毒力、应激反应及调节温度敏感性方面发挥的作用略有不同。对不同物种间复杂系统的研究将有助于更好地理解微生物的生理功能、对宿主免疫系统的应答以及疾病的发展。这可能会产生新的抗真菌药物，用于预防和治疗隐球菌感染。值得注意的是，尽管*C. deneoformans*发生的生理变化与新型隐球菌或格特隐球菌似乎不同，但对它们的治疗是相同的。

丝黑粉菌属、*Hannaella*属、*Naganishia*属、*Papiliotrema*属和*Solicoccozyma*属

已有研究报道在免疫缺陷患者中非新型隐球菌感染发生率在增加，其临床表现与新型隐球菌和格特隐球菌类似，包括中枢神经系统侵犯和真菌血症，也有肺部、胃肠道、眼部和皮肤等其他部位的感染。

马拉色菌

糠秕马拉色菌引起花斑癣，这是一种皮肤感染，临床特征是浅肤色的人皮肤呈褐色，有鳞片，而深肤色的人皮肤颜色变浅。病变发生在身体表面，包括躯干、手臂、肩膀和面部。这种疾病在世界各地都可发生。糠秕马拉色菌可造成婴幼儿和接受脂质替代治疗的成人播散感染。斯洛菲马拉色菌、球形马拉色菌、合轴马拉色菌也可引起花斑糠疹相关的皮损，限制马拉色菌有时也有检出。在免疫抑制患者中，糠秕马拉色菌和厚皮马拉色菌可引起真菌血症。

地霉属和无绿藻属

白地霉常从免疫缺陷患者的血液、呼吸系统、胃肠道、口咽、皮肤和阴道样本中分离出来。然而，重要的是要注意，它被认为是正常的微生物群，因此培养阳性时应谨慎评估有无临床意义。已有关于念珠菌播散性感染的报道。

无绿藻属感染通常发生于眼外伤或皮肤外伤后。该病原体可引起皮肤和皮下组织感染、角膜炎和全身感染。该病原体可从正常人群中分离出来。

红酵母属和掷孢酵母属

红酵母属是人类皮肤上的一种定植微生物，类似于隐球菌属，呈圆形、椭圆形、出芽酵母，可产生荚膜。红酵母属可致病，包括败血症、脑膜炎、腹膜炎和腹膜透析相关感染。

掷孢酵母菌能产生一种橙红色到珊瑚色的色素，容易与人工培养基上的红酵母菌混淆。作为一种普遍存在的环境微生物，掷孢酵母菌很罕见地可引起免疫缺陷患者真菌病和脑膜炎。报道的临床表现包括皮炎和变应性肺泡炎。有3个菌种，包括*Sporobolomyces holsatiscus*、*Sporobolomyces roseus*和*Sporobolomyces salmonicolor*与人类感染有关。

酿酒酵母

酿酒酵母是一种常见的酵母，用于烘焙和各种食品的制备，是益生菌的组成部分。该酵母可引起制作食物或烘焙相关的人际传播。含有活体微生物的益生菌被用于预防和治疗抗生素相关腹泻，包括艰难梭菌感染、炎症性肠病和吸收不良综合征。目前已有关于酒酿酵母肠道内异位引起的感染及医疗机构内发生静脉导管感染的病例报道。酵母属已从鹅口疮、外阴阴道炎、脓胸和血流感染的病例中分离出来。

*Saprochaete*属

*Saprochaete*属是一种新出现的病原体，经常从重症患者中分离出来，如白血病、肾移植、血液透析、骨髓炎。通常从中性粒细胞减少的免疫缺陷患者的血液中分离。该微生物也已从人体皮肤和胃肠道的正常微生物群中分离出来。

丝孢酵母属、*Cutaneotrichosporon*属和*Apiotrichum*属

丝孢酵母菌病是由多种丝孢酵母属引起的，在DNA序列比较的基础上已对其命名进行了更改。5类菌中大约37个菌种（皮瘤丝孢酵母、卵形丝孢酵母、*Cutaneotrichosporon asahii*、*C. mucoides*和*Apiotrichum loubier*）与人类疾病相关，而且几乎只在免疫缺陷患者，尤其是白血病患者中。皮肤损伤伴真菌血症是常见的。它们引起心内膜炎、眼内炎及脑脓肿均有报道。*C. asahii*是从累及全身的和侵袭性丝孢酵母菌病中分离出来的最常见的病原菌。这些微生物偶尔会从患者的呼吸道分泌物、皮肤、口咽和粪便中分离出来，但无感染表现，可能提示短暂定植。

须部毛孢子菌病是发生在热带和温带地区的、免疫缺陷患者所患的一种少见的真菌感染疾病。它的特征是在身体腋窝、面部、生殖器和头皮区域的发干周围发育柔软、黄色或淡棕色的聚集物。引起这种疾病的病原体通常会侵入头发的皮质，造成伤害。

黑粉菌属

发生黑粉菌属感染的患者常常有以下一个或多个危险因素，包括中性粒细胞减少症、化疗、血小板减少症或留置导管。数种黑粉菌已从全身感染以及呼吸道和胸膜液和脑脓肿患者的样本中分离到。

实验室诊断

样本采集、运输和处理

见第58章真菌感染实验室诊断的总论。

菌株

念珠菌属·对含有念珠菌的临床样本进行直接显微镜检查，发现出芽的酵母细胞（芽生孢子）直径2～4 μm和（或）假菌丝（图62.6），后者可见规则的收缩点，类似香肠。白念珠菌、非洲念珠菌和都柏林念珠菌也可产生有隔菌丝（丝状）。芽生孢子、菌丝和假菌丝呈革兰染色强阳性。在一个新鲜临床样本中如果发现这类丝状真菌，应描述大概数量，因为其大

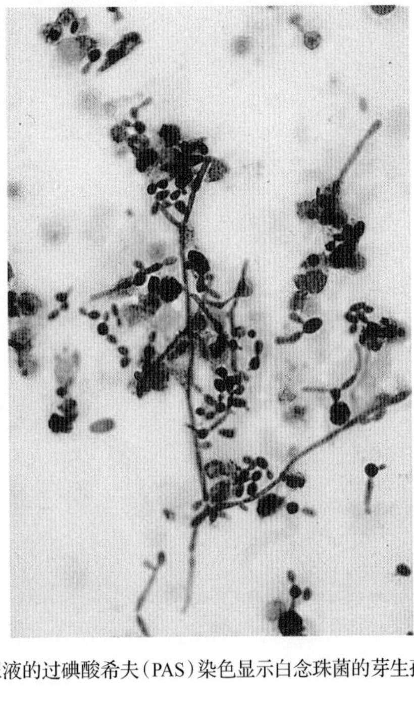

图62.6　尿液的过碘酸希夫（PAS）染色显示白念珠菌的芽生孢子和假菌丝。

量存在可能具有临床意义。显微镜下，光滑念珠菌的芽生孢子明显小于其他致病的念珠菌属。

隐球菌属 · 长久以来，墨汁染色已被广泛应用于临床样本（包括脑脊液、尿液和其他体液）中隐球菌的快速检测。这种方法仍被认为是快速和廉价的评估工具，在资源贫乏实验室中具有相当大的诊断价值。由于油墨颗粒不能穿透荚膜的多糖结构，故该方法可体现出荚膜结构。尽管有用，但许多实验室已经用更敏感的乳胶凝集试验来替代墨汁染色，这种试验用于检测隐球菌抗原（cryptococcal antigen, CAD）。

显微镜检查可能不适用于其他临床样本，包括呼吸道分泌物，因为其中含有大量细胞和碎片，显微镜下难以识别。隐球菌为球形，单芽或多芽，厚壁，细胞直径2～15 μm。该菌常被宽厚的、有折光性的多聚糖荚膜包裹（图62.7）。隐球菌最重要的特征是酵母细胞大小变化很大，这与多糖荚膜的含量无关。重要的是要记住，并不是所有隐球菌的分离株都具有可识别的荚膜。

马拉色菌 · 常通过皮肤划痕进行直接显微镜检查发现。该微生物很容易被识别，呈椭圆形或瓶形细胞，表现为单极出芽，在芽痕位置的细胞壁形成间隔。同时可见小的菌丝碎片（图62.8）；其形态通常被描述为“意大利面和肉丸”。在真菌血症病例中，血培养样本进行直接镜检可见没有假菌丝的小酵母菌形态。

丝孢酵母属、*Cutaneotrichosporon*属和*Apiotrichum*属 · 显微镜下检查含有丝孢酵母属，*Cutaneotrichosporon*属和*Apiotrichum*属的临床样本，显示透明的菌丝，大量的圆形或矩形关节孢子，偶尔有少量的芽生孢子。通常菌丝和关节孢子占多数。在白毛结节菌病中，取白色结节，轻压盖玻片以粉碎结节，再使用氢氧化钾（KOH）制备并显微镜观察。处理将菌丝结合在一起的水泥状物质后，发现2～4 μm宽的透明菌丝和关节孢子。该微生物经培养后，可通过真菌丝、芽生孢子和关节孢子以及尿素酶阳性来识别（图59.40）。尽管*Cutaneotrichosporon*属可以通过其生物物理特征（碳水化合物和底物利用）与其他微生物鉴别，但在种水平上使用分子工具（如DNA测序）可能对这些微生物起到种水平的优化区分。

其他类似酵母菌的微生物（地霉、无绿藻属和黑粉菌属）

抗原检测

大多数系统性真菌感染可以用一种常见的真菌细胞壁抗原即β-1，3-葡聚糖检测出来。有几种商业试剂盒和自动化仪器可用于检测血液样本中的真菌抗原。隐球菌不含β-1，3-葡聚糖，其检测*Saprochaete*属效果不佳。

可对脑脊液或血清进行新型隐球菌的CAD检测。在许多实验室，这种化验方法已经取代了用墨汁染色来筛检新型隐球菌。值得注意的是，丝孢酵母菌属产生的抗原与新型隐球菌相似。当使用乳胶凝集法时，来自丝孢酵母菌病患者的血清经常出现CAD试验假阳性。

此外，各种商业试剂盒可用于检测与播散性念珠菌感染相关的碳水化合物和蛋白质抗原。这些检测方法的敏感性和特异性因累及系统不同而异。据报道，COBAS FARA II分析仪（Roche Diagnostic Systems, Indianapolis, IN）和真菌抗原D-阿拉伯糖醇检测可有助于有效地进行抗真菌治疗。可通过增加第二种抗原检测或同时进行念珠菌特异性抗体的血清学试验来增加检测的特异性。

核酸检测

针对多种酵母菌的核酸扩增试验（nucleic acid amplification tests, NAAT）已被开发。美国FDA已经批准了几种商用PNA

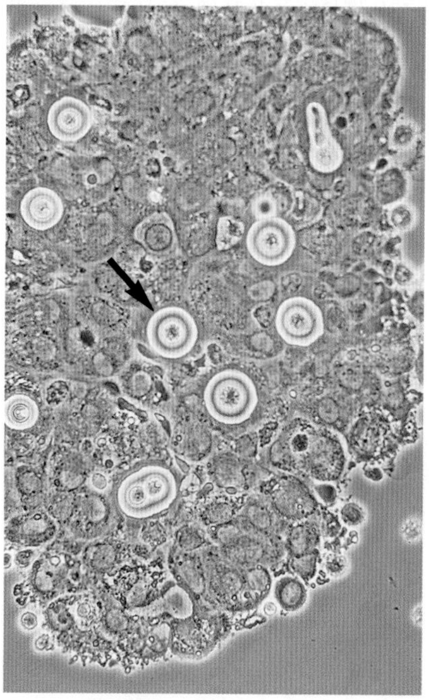

图62.7 胸腔积液经氢氧化钾处理后，显示有荚膜的、大小不一的、球形的新型隐球菌酵母细胞（箭头）（相差显微镜）。

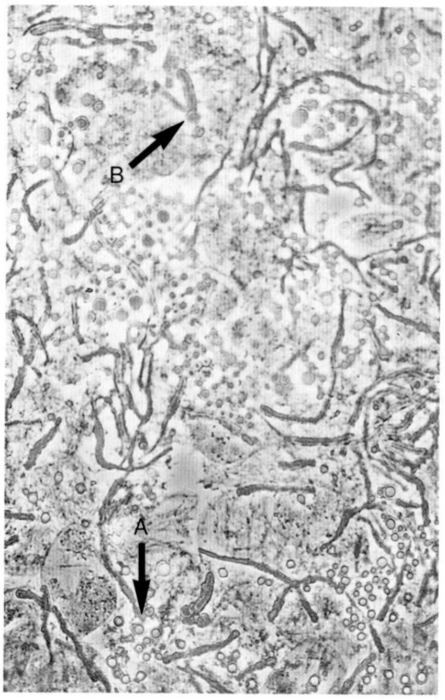

图62.8 花斑癣患者皮肤被刮取后，经氢氧化钾制剂处理，显示糠秕马拉色菌的球形酵母细胞（A）和短菌丝片段（B）（相差显微镜检查；500×）。

FISH试剂盒用于检测血培养阳性的念珠菌(图62.4)。该方法可检测出白念珠菌复合群、热带念珠菌、光滑念珠菌和近平滑念珠菌复合群。该试验使用荧光素标记的PNA探针，将培养阳性的血样本制成血液涂片，对其中特异性16S rRNA进行标记。然后用荧光显微镜观察载玻片。PNA FISH检测的灵敏度和特异性均为100%。所有阳性试验都应传代培养，以确保没有其他酵母菌存在。

此外，多重PCR检测整合了核酸提取、扩增检测和分析，也可用于检测阳性血培养中的酵母菌。BioFire FilmArray (bioMérieux, Durham, NC)可在大约1 h内完成检测，其中包括白念珠菌、光滑念珠菌、克柔念珠菌、近平滑念珠菌和热带念珠菌的检测。Luminex xTAG PCR检测方法(Luminex Molecular Diagnostics, Ontario, Canada)利用微球技术可以在一个样品中检测包括念珠菌在内的23种不同的真菌。

美国FDA批准的Affirm VPⅢ(Becton Dickinson, Franklin Lakes, NJ)DNA探针法可用于直接检测念珠菌属。该方法可检测阴道样本中念珠菌属、阴道加德纳菌和阴道毛滴虫的核酸。T2念珠菌组(T2 Biosystems, Lexington, MA)使用一种基于磁共振的系统检测全血样本中的白念珠菌、热带念珠菌、光滑念珠菌、克柔念珠菌和近平滑念珠菌。该方法适用于重症患者，用于快速和早期检测真菌血症。

培养

念珠菌属·假丝酵母属的菌落和显微形态特征对菌种的鉴定没有什么价值。大多数念珠菌产生光滑、乳白色的菌落，但一些产生干燥、有褶皱、暗色的菌落。在经尸检证实的侵袭性念珠菌病病例中，有50%无法从血培养瓶中分离出来念珠菌。血培养系统，如自动化BACTEC(Becton Dickinson, Franklin Lakes, NJ)和BacT/ALERT(BioMérieux, Durham, NC)仪器，增加了念珠菌属的检出。

隐球菌属·新型隐球菌易在不含放线菌酮的常规真菌培养基上生长。在25～30℃时，放线菌酮会抑制其生长。为了尽可能地从脑脊液中找到新型隐球菌，应使用0.45 mm薄膜过滤器和无菌注射器。该滤膜放置在培养基表面，并隔天移开，以便观察隐球菌的生长。膜过滤技术的另一种应用方法是离心后培养。

新型隐球菌的菌落通常在1～5 d出现在培养皿上。起初菌落表面光滑，从白色到棕色，可能是黏液状或奶油状(图62.9)。认识不同培养基上的菌落形态十分重要；例如，在霉菌抑制琼脂上，新型隐球菌表现为金黄色的非黏液样菌落。教科书将典型的菌落形态描述为克雷伯氏菌样，因为大量的荚膜多糖存在。大多数新型隐球菌分离株没有宽大的荚膜，可能不表现为典型的黏液样外观。

丝孢酵母属、Cutaneotrichosporon属菌和Apiotrichum属·这三个属的菌落在形态上各不相同；然而，大多数是奶油色的、堆积的或干或湿、褶皱的外形。有些可能表现为白色、干燥和粉状。

马拉色菌属·马拉色菌属在临床实验室很少被培养到。在14种有意义的菌种中，有13种被认为是脂质依赖的。诊断马拉色菌皮肤感染不要求病原体培养阳性。培养需要富含天然

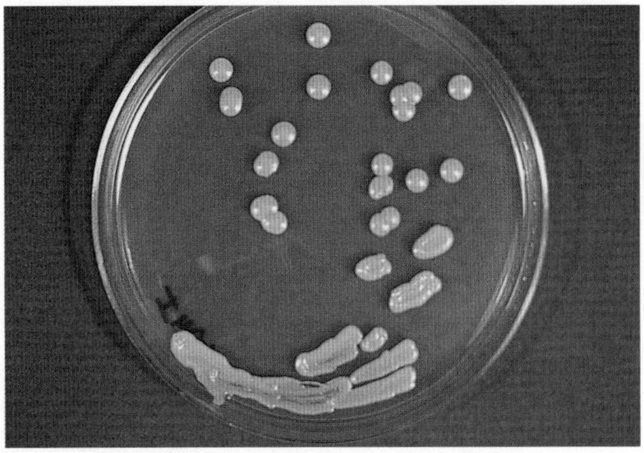

图62.9 由于荚膜的存在，新型隐球菌菌落有光泽，呈黏液样。

长链脂肪酸(橄榄油)的琼脂培养基。马拉色菌菌落较白念珠菌菌落小，呈乳白色或灰白色。有一些专门的培养基，如改良迪克森琼脂，可以在不添加橄榄油的情况下培养到马拉色菌。

鉴定方法

酵母菌传统的鉴定方法包括用商业鉴定系统评估碳水化合物和底物的利用情况，以及观察菌落在含有玉米粉或RIOT的琼脂平板中的显微镜下形态。后者有助于发现用于菌种鉴定的商业试剂中出现的错误。例如，某商业产品将分离株鉴定为光滑念珠菌，但在使用玉米粉琼脂培养过程中发现了假菌丝，那么需要其他检测方法正确鉴定该菌株，因为光滑念珠菌不产假菌丝。所有附加的检测均要求对纯培养物进行检测。如果在非无菌的部位进行培养，可能有细菌污染。培养物可以用盐酸(HCl)处理或传代到含抗生素的沙氏葡萄糖琼脂平板上进行纯化。HCl处理是将菌落接种到3支5 mL的沙氏葡萄糖肉汤中，然后在每个试管中加入1 mol盐酸：在第一个试管中加入4滴盐酸，在第二个试管中加入2滴盐酸，在第三个试管中加入1滴盐酸。在25℃孵育24～48 h后，0.1 mL的肉汤培养物到沙氏葡萄糖琼脂上传代培养。此外，如果存在不止一种酵母菌，可能需要传代培养到显色培养基。图62.10提供了酵母鉴定的总体方案。

念珠菌属

白念珠菌复合群可以通过产生芽管或厚壁孢子来识别(图62.11；也可见图62.2)。其他念珠菌属最常用利用特征性底物和发酵或碳水化合物同化作用进行识别。例如，光滑念珠菌发酵同化葡萄糖和海藻糖，而热带念珠菌发酵同化蔗糖和麦芽糖。另一种鉴别白念珠菌并将其与其他念珠菌区分开来的方法是将含有1%吐温80和台盼蓝的玉米粉琼脂平板室温下孵育24～48 h，发现厚壁孢子(图62.11)。通过在含有吐温80的玉米粉琼脂平板上生长的酵母菌形态学特征，通常可以初步鉴定菌种(表62.1)。

如前文所述，菌落呈星形或在琼脂上有足状突起，可被鉴定为白念珠菌。然而，这种方法不够灵敏，需要24～48 h的孵育时间。此外，如丝孢酵母属也可能在血琼脂上孵育18～24 h时，出现带有假菌丝边缘的菌落。菌株革兰染色下出现关节孢子的特征性表现，提示为丝孢酵母菌菌株。

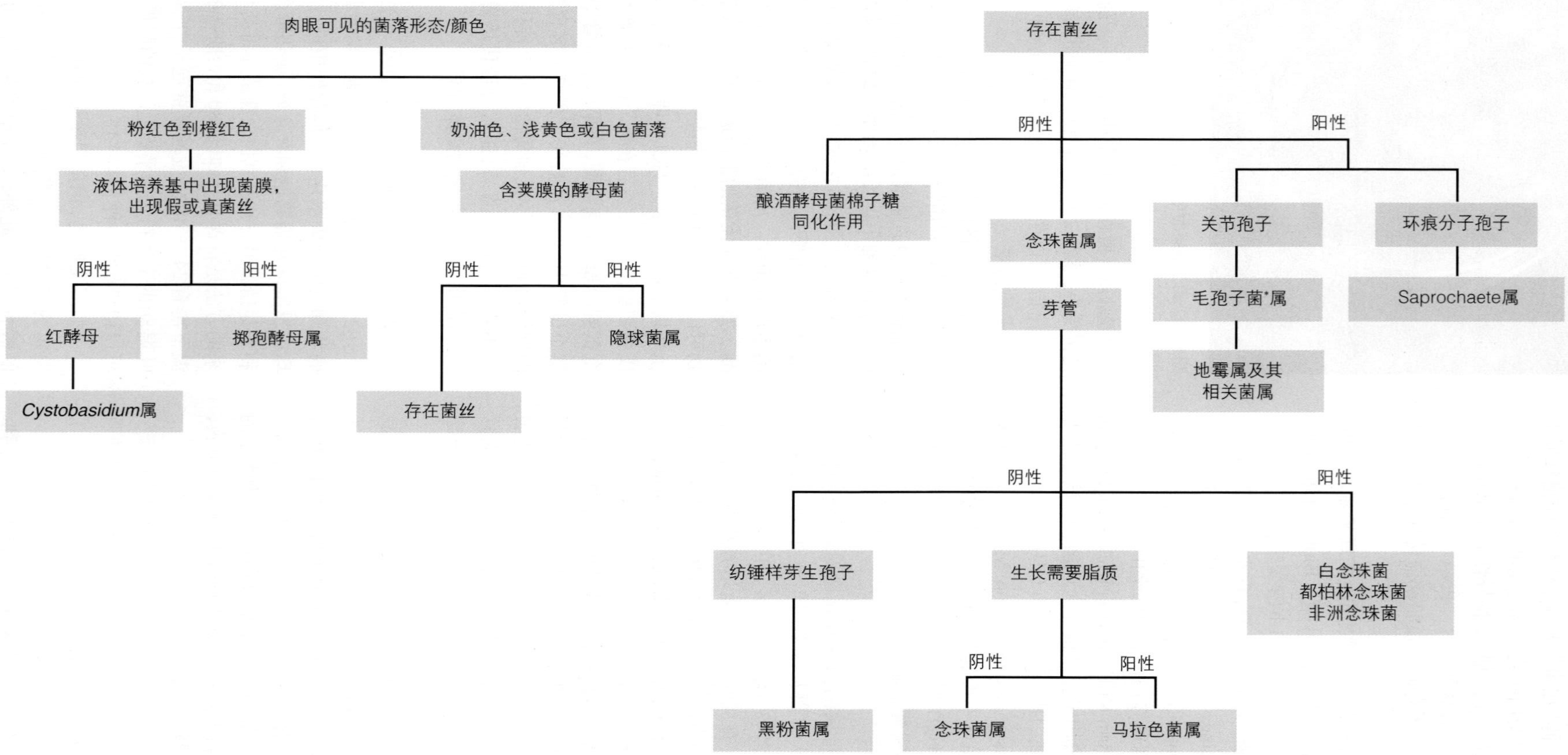

图62.10 酵母菌鉴定的一般流程。*还包括*Apiotrichum*和*Cutaneotrichosporon*属。

芽管形成试验

芽管形成试验（操作程序62.1）是一种简单和经济的方法，用于临床实验室中白念珠菌的鉴定。从临床样本中分离到的酵母菌种80%是白念珠菌，芽管测试结果可在3 h内出结果。

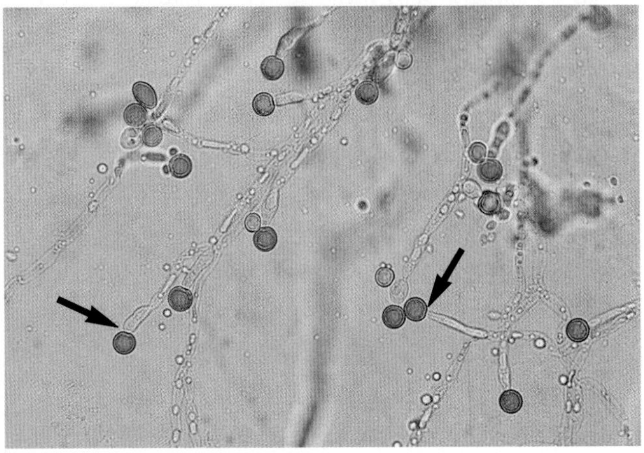

图62.11　白念珠菌厚垣孢子（箭头）。

芽管作为早期出现的菌丝样延伸物，从酵母菌细胞起始，发芽处不伴收缩（图62.3）。都柏林念珠菌和非洲念珠菌也能产生芽管。虽然两者很少从临床样本中分离到，但可能需要生化或形态学检测来与白念珠菌区分。热带念珠菌产生“假芽管”，即在酵母菌细胞发芽处收缩。除非认识到这一点，并且实验室人员已经具备区分芽管和假芽管的能力，否则热带念珠菌可能会被误认为白念珠菌。

白念珠菌产生β-半乳糖氨基酶和L-脯氨酸氨基肽酶。其他念珠菌可能产生其中一种酶，但不能同时产生两种酶。如BactiCard酶（Remel Laborarories, Lenexa, KS）检测方法可以用来检测这些酶，包括BactiCard、Murex C. *albicans*-50、Albicanssure和API 20C AUX酵母鉴定系统在内的所有快速酶促筛选方法对白念珠菌的鉴定都是敏感和特异的。与芽管试验相比，这些试验需要更少的时间（5～30 min）。总的来说，这些快速、客观的鉴定方法可替代芽管试验。

表62.1　在玉米粉吐温80琼脂培养平板中常见的酵母菌和酵母菌样微生物的形态特征

微生物	关节孢子/芽生孢子	假菌丝或菌丝
白念珠菌复合群	在假菌丝上有规则间隔的球形簇	菌丝上有厚垣孢子
耳念珠菌	圆形到椭圆形，细长	形成假菌丝
都柏林念珠菌	具有卵圆形出芽的酵母细胞	菌丝上有厚垣孢子
光滑念珠菌复合群	小、球形、紧密	无
乳酒念珠菌	细长，平行于假菌丝	假菌丝
克柔念珠菌	细长；在假菌丝上呈有隔簇状分布	假菌丝，有分枝
葡萄牙念珠菌	芽生孢子，可能以短链形式出现	短，弯曲菌丝，芽生孢子存在于隔膜间或隔膜上
近平滑念珠菌复合群	有，无特征	灌木蒿或“蓬乱的星形”外观；大（巨大）菌丝
褶皱念珠菌复合群	细长的芽生孢子，可能呈链状	假菌丝
热带念珠菌	沿着菌丝或假菌丝随机分布	假菌丝
隐球菌属	圆形到椭圆形，大小不一，通过荚膜间隔	少见
地霉属	矩形关节孢子	粗糙的真菌丝
马拉色菌属	酵母样细胞呈有囊领的瓶状；宽底芽状结构	缺乏菌丝，但可能有不完整的菌丝结构
无绿藻属	大小不一的孢子囊，含有内孢子；不出芽	无菌丝
红酵母菌属	圆形到椭圆形，多边出芽细胞，有荚膜	可能有不完整的假菌丝
酿酒酵母属	大，圆形到椭圆形，多边出芽	可能有不完整的短假菌丝
Saprochaete capitatus	圆形到卵形、出芽酵母样细胞，很少有关节孢子和环痕分生孢子	具有环痕的菌丝和假菌丝成簇分布在尖部
掷孢酵母属	卵圆形到椭圆形，芽生孢子；芽生孢子可产生卫星菌落	有假菌丝，芽生孢子分布在小梗上（突起），可能存在真菌丝
丝孢酵母属[a]	大量关节孢子，类似地霉菌属；芽生孢子呈单个或短链状	可能存在有隔菌丝和假菌丝，但难以发现
黑粉菌属	细长，不规则，梭形或豆荚状酵母样细胞	可观察到固定连接的短菌丝

[a] 丝孢酵母属、*Apiotrichum*属和*Cutaneotrichosporon*属

操作程序62.1
芽管试验

［原理］ 白念珠菌菌株在35℃条件下液体培养基中培养3 h(类似人体状态)，可产生芽管。

［方法］

1. 将从分离菌落中获得的酵母细胞接种于0.5 mL羊血清或兔血浆中(注：有些实验室已经成功地使用胰蛋白酶大豆肉汤代替血清或血浆)。
2. 将试管置于35～37℃孵育，时间不超过3 h。
3. 孵育后，取一滴悬浮液，放在显微镜载玻片上。在低倍镜下观察芽管。芽管是一种附属物，其宽度为酵母细胞的1/2，长度为酵母细胞的3～4倍(图62.2)。从细胞到芽管的起始处无缢痕。

［质量控制］ 白念珠菌和热带念珠菌分别作为阳性对照和阴性对照。

［预期结果］ 白念珠菌通常在2 h内产生芽管，而热带念珠菌则不会。

［性能评价］ 应在每次试验时均进行质量控制。

新型隐球菌

一直以来，临床通过使用墨汁染色法识别脊髓液中的产荚膜酵母菌来进行隐球菌诊断。隐球菌性脑膜炎是一种需要快速诊断检测的严重疾病。快速CrAg试验(IMMY, Norman, OK, United States)是一种侧流免疫层析法，可用于识别抗原并进行定量效价测定。该试验可直接在血清或脑脊液中进行。在10 min的等待时间后，就可以得到结果。如果在培养基条件下生长，根据脲酶的快速生产和无法利用无机硝酸盐，可以推断出是新型隐球菌。新型隐球菌的最终鉴定通常是基于底物利用形式和在黑芝麻(蓟或鸟食)琼脂上产生色素(图62.12)。

快速尿素酶试验

快速脲酶检测(操作程序62.2)是一种有用的工具，用于

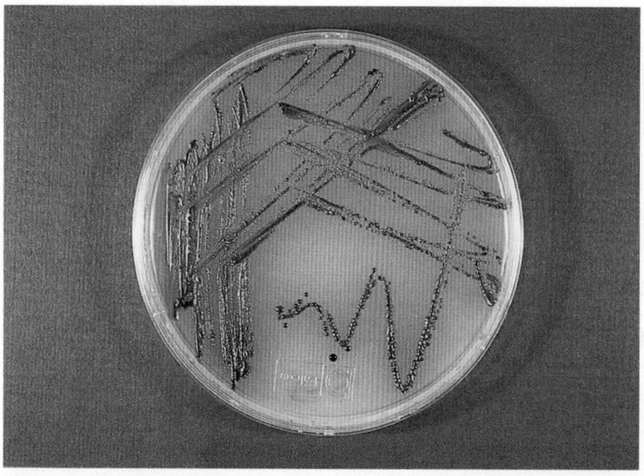

图62.12 新型隐球菌在黑芝麻琼脂中生长的菌落呈褐色。

操作程序62.2
快速尿素酶试验

［原理］ 尿素被脲酶水解产生氨和二氧化碳。氨在介质中产生碱性，使指示剂(酚红)由黄色变为粉红色。

［方法］

1. 使用当日，用3 mL无菌蒸馏水复溶一小瓶脱水尿素肉汤(Remel Laboratories, Lenexa, KS)。
2. 微孔板每孔分配3～4滴试剂。确定当日需使用的确切孔数，并只使用需要的数量。
3. 将大量酵母菌菌落(不包括粉色的酵母菌)培养液转移到含有尿素肉汤的孔中。用于检测的菌落菌龄不应超过7 d，且应不被细菌污染。在某些情况下，为了得到足够的生长物用于检测，需进行传代培养。
4. 使用Candida neoformans和白念珠菌分别作为阳性和阴性质控。
5. 用塑料胶带密封微孔，37℃培养4 h。
6. 观察结果，产生粉色到紫色表明产脲酶。

［质量控制］ Candida neoformans和白念珠菌分别作为阳性对照和阴性对照。

［预期结果］ Candida neoformans应产脲酶，而白念珠菌不产。

［性能评价］ 应在每次试验时均进行质量控制。

筛选从呼吸道分泌物和其他临床样本中产生脲酶的酵母菌。这种方法的替代方法包括在克里斯滕森尿素琼脂的斜面顶端进行接种，然后在35～37℃孵育。在许多情况下，几个小时内就会出现阳性反应；但有可能需要1～2 d的孵化。有趣的是，红酵母菌属、一些念珠菌属和丝孢酵母属的菌株会随着时间的推移水解尿素，因此应该区分传统的脲酶试验(需要一夜的培养)和快速尿素酶试验。

海藻糖快速鉴定试验

海藻糖快速检测可用于光滑念珠菌的鉴定。该试验需要结合显微形态学(可观察到小细胞)且芽管试验阴性。此外，结合科马嘉培养基上菌落外观，可促进菌种的识别。快速海藻糖试验还与麦芽糖水解试验结合，被共同应用于一项30 s试纸鉴定试验中。

丝孢酵母属、*Cutaneotrichosporon*属和*Apiotrichum*属

在这些菌属内病原体具有大量毗连的关节孢子，通常呈矩形，具有圆形的末端，以及有隔的透明菌丝。有时存在芽生孢子，但并非所有培养菌株中都可见。脲酶试验阳性将这些属与*Saprochaete*和地霉属区分开来。最终通过对底物利用特点对菌种进行鉴定。

马拉色菌属

糠秕马拉色菌可从真菌病血症的患者中分离出来。生长于含长链脂肪酸的培养基，结合“保龄球”或“汽水瓶”的形态，足以进行菌种鉴定。不需长链脂肪酸的马拉色菌可以

通过底物利用分析和玉米粉琼脂培养基下菌落生长形态进行鉴定。

商业化酵母菌鉴定系统

商业化酵母菌鉴定系统已经为实验室提供了标准化的测试方法。该方法快速，可在24～72 h得出结果。该系统基于数千个包含有酵母菌底物利用模式的数据库，从而进行菌种识别。当实验室出现不典型试验结果时，厂家可为该实验室提供计算机咨询服务。虽然这些系统功能强大，但不应该被用作唯一的识别方法；一般而言，该鉴定系统与常规培养基上的酵母形态结合使用是最有效的鉴定方法。

多种菌种鉴定系统API-20C AUX

API-20C AUX酵母菌鉴定系统（bioMérieux, Marcy l'Etoile, France）广泛拥有所有可用商业系统的数据集。该系统由一条包含20个微胶囊的条带组成，其中19个含有脱水碳水化合物，用于鉴定酵母菌的同化检测概况。它们与不含碳水化合物的一组进行浊度比较。反应结果被读取，并转换成一个七位数的生物类型号码。大多数酵母菌可在48 h内被识别出来；然而，一些隐球菌和丝孢酵母属的鉴定可能需要72 h。API-20C AUX酵母鉴定系统，以及所有其他商业上可获得的产品，均要求与酵母菌（生长在含有1%吐温80和台盼蓝的玉米粉琼脂）的显微镜下形态特征以及底物利用形式相结合。

MicroScan快速酵母鉴定组合

MicroScan酵母鉴定组合（Beckman Coulter Inc., Brea, CA）是一个96孔、含有27个脱水底物的微量滴定板，可替代API-20C AUX酵母鉴定系统。它可利用显色底物评估特定酶的活性，并在4 h内完成检测。临床微生物实验室中常见的许多酵母菌都有具有自己特定的酶谱用于菌种鉴定。

Vitek生化卡片

酵母生化卡（bioMérieux, Durham, NC）是一种30孔、一次性塑料卡，包含常规生化测试和阴性对照。它联合Vitek 2系统一起使用。经评估表明，与API20C AUX相比，该系统的总体识别准确性接近100%。不到1/4的酵母菌需要额外的生化或形态学测试来进行菌种确认。在所有正确鉴定的酵母菌中，超过一半是在培育24 h内报告的。

显色琼脂培养基

显色琼脂培养基是一种鉴别培养基，用于临床样本中念珠菌的分离、分化和菌落的分离。不同念珠菌属的不同酶与显色底物反应，产生特有的菌落颜色。基于酶底物的琼脂平板上的有色菌落结合菌落形态特征，可以进行念珠菌初步鉴定。其中琼脂平板可用于鉴定白念珠菌、热带念珠菌、克柔念珠菌和光滑念珠菌。应严格遵循所有制造商的指示，因为温度和孵化时间的差异可能会改变菌落的外观。

基质辅助激光解吸电离飞行时间（MALDI-TOF）

商用MALDI识别系统包括Biotyper CA系统（Bruker Daltonics）和VitekMS（bioMérieux）可以准确地鉴定酵母菌和真菌分离株。更多内容见第7章。MALDI-TOF要求分离株培养过夜，然后使用标准化的提取程序进行处理。几项研究报道，与传统培养方法相比，酵母菌品种水平的正确鉴定可达约98%。此外，一些实验室需要从血培养系统中直接分离微生物用于鉴定，无需将其进行传代培养；但这些方法需要由个人实验室进行严格的独立验证，没有得到美国FDA的批准。Bruker和bioMérieux通过增加菌株图谱（增加菌种多样性），以及并入新菌种，不断完善其通过美国FDA批准的数据库。

玉米粉琼脂平板形态研究

玉米粉琼脂形态可用于确定酵母是否产生芽生孢子、关节孢子、假菌丝、真菌丝和（或）厚垣孢子（见操作程序62.3）。玉米粉琼脂形态可用于检测白念珠菌产生的特征性厚垣孢子。玉米粉琼脂上的显微镜下形态可用于鉴别隐球菌、酵母菌、假丝酵母、地霉和丝孢酵母属。常见念珠菌属的形态学特征十分明显，可据此进行菌种初步鉴定，包括白念珠菌、光滑念珠菌、克柔念珠菌、近平滑念珠菌、热带念珠菌和乳酒念珠菌的鉴定。需要注意的是，许多临床实验室较少分离到的其他菌种，显微形态可能与前述菌种类似。

玉米粉琼脂平板形态对于鉴定不常见的酵母菌帮助不大。它应作为一种辅助工具与商业的酵母鉴定系统联合使用。

碳水化合物利用试验

碳水化合物利用试验是过去的传统方法，用于鉴定临床实验室中分离到酵母菌菌种。很多方法已被应用于临床中重

操作程序62.3

玉米粉琼脂平板形态

[原理] 在玉米粉琼脂平板中添加聚山梨醇酯（吐温80）以降低表面张力，使酵母菌的假菌丝发育、菌丝生长和芽生孢子形成。某些种类的酵母菌在这种培养基上表现出特征性的形态。

[方法]

1. 从初代培养基中分离一个菌落。
2. 接种到含有1%吐温80和台盼蓝的玉米粉琼脂平板，方法是将琼脂平板以45°角切割三条平行的直线到培养基中，间隔约0.5 in（1.27 cm）。可以在一个区域添加无菌覆盖层。
3. 将玉米粉琼脂平板在30℃下培养48 h。
4. 48 h后，取出平板并观察切割区域的芽生孢子、关节孢子、假菌丝、菌丝或厚垣孢子（表62.1常见酵母菌在玉米粉吐温80琼脂平板上的显微形态特征）。此方法需要用于商业产品中的酵母菌鉴定。

[质量控制] 检测白念珠菌产生特征性特征。

[预期结果] 白念珠菌产生厚垣孢子和沿假菌丝、有规则间隔分布的成簇芽生孢子。

[性能评价] 应在实验室每次收到或生产新培养基时进行白念珠菌菌株测试，每月进行1次。

要酵母菌的碳水化合物利用测试。操作程序62.4提供了测定碳水化合物使用率的方法。

一旦获得了碳水化合物的利用情况，就可以将反应结果与大多数真菌学实验室手册表中所列的反应结果进行比较。在大多数情况下，碳水化合物利用试验确定酵母菌种，没有必要进行额外的试验。一些实验室更多使用的是碳水化合物发酵试验，后者是简单地使用含有不同碳水化合物底物的紫色肉汤进行的。一般来说，不建议常规使用碳水化合物发酵试验。

通过黑芝麻培养基发现酚氧化酶

使用简化的小葵籽（黑芝麻）培养基是一种用于检测酵母菌产生酚氧化酶的方法（操作程序62.5）。大多数新型隐球菌株易产生酚氧化酶；然而，有些没有。此外，在某些情况下，同一培养基中可同时包含产酚氧化酶和缺乏酚氧化酶的新型隐球菌菌落。

如果使用传统鉴定方法需同时满足包括产脲酶、利用碳水化合物和酚氧化酶的检测标准，才可最终鉴定为新型隐球菌。

核酸测序法

在菌落分离后的12 h内，核酸测序进行菌种鉴定比传统生化方法更准确。多基因测序技术仍需要不断改善，使鉴定菌种的重复性、特异性和敏感性的测序数据更加标准化。随着常规Sanger法DNA测序、焦磷酸测序和全基因组测序等临床实验室应用技术的发展，酵母菌和酵母样生物分类和鉴定的准确性将得到提高。

操作程序62.4
常规碳水化合物利用试验

[原理] 酵母菌和类似酵母菌的真菌利用特定的碳水化合物底物。将微生物接种到无碳水化合物的培养基上。添加含碳水化合物的纸片，其利用情况根据滤纸片周围的生长情况评估。利用特征性的碳水化合物利用情况来确定酵母的种类；这种方法很少使用。

[方法]

1. 将酵母菌悬浮液放入盐水或蒸馏水中，调至浊度与McFarland第4标准相同。
2. 将酵母细胞悬浮液覆盖含有溴甲酚紫的酵母氮基琼脂平板表面。
3. 除去多余的接种悬液，让琼脂培养基表面干燥。
4. 用无菌镊子，将选定的碳水化合物纸片放在琼脂平板表面，间隔大约30 mm。
5. 该平板在30℃孵育24～48 h。
6. 取出平板，观察碳水化合物纸片周围的颜色变化或周围的菌落生长情况。

[质量控制] 使用可发酵不同种碳水化合物的质控酵母菌组合。每一种碳水化合物质控通常需要2～3种酵母菌（参考发表的表格）。使用每个新批号的碳水化合物纸片时都应进行对照酵母菌测试，每月进行1次。

操作程序62.5
通过黑芝麻培养基检测酚氧化酶

[原理] 新型隐球菌是唯一能产生3，4-二羟基苯丙氨酸-酚氧化酶的微生物。当与1-β-3，4-二羟基苯丙氨酸和一种铁化合物（柠檬酸铁）反应时，新型隐球菌将σ-联苯芬氧化成黑色素，产生棕色或黑色。

[方法]

1. 将大量接种液接种于黑芝麻培养基表面。
2. 在25℃下孵育7 d。
3. 每天观察是否有深棕色或黑色色素，这表示该菌落可产生新型隐球菌特异性产生的酚氧化酶（图62.11）。很多新型隐球菌分离株可在2～24 h产生酚氧化酶。

[质量控制] 新型隐球菌和白色隐球菌分别作为阳性对照和阴性对照。

[预期结果] 新型隐球菌表现为阳性（平板表面呈现棕色），而白色隐球菌阴性。

[性能评价] 应在每次试验时均进行质量控制。

案例学习62.1

48岁，男性患者，肝移植术后入重症监护室（ICU），出现持续发热。病程中查体发现导管周围炎症。予以拔除导管，并送至微生物室检查。诊断为导管相关侵袭性念珠菌病。患者接受导管更换，并氟康唑治疗。1周内复查血培养阴性。

问题：

1. 对导管样本可能进行了哪些检测最终得以确诊为念珠菌病？
2. 鉴于患者的病史信息有限，什么传播途径可能导致其感染？
3. 根据病史，哪些信息提示患者易发生酵母菌感染？

复习题

1. 以下哪项不是念珠菌属的毒力因子（　　）

a. 磷脂酶　b. 厚垣孢子产生　c. 天冬氨酸蛋白酶　d. 疏水性　e. 菌丝形成

2. 哪种方法提高了血培养中分离念珠菌的阳性率（ ）

a. Vitek b. CHROM琼脂平板 c. PNA FISH kit d. T2念珠菌组

3 需分离出分离丝孢酵母属的临床样本为（ ）

a. 尿 b. 组织活检 c. 毛发 d. 皮肤 e. 脑脊液

4. 哪两种酵母可看到芽管形成（ ）

a. 白念珠菌，新型隐球菌 b. 白念珠菌，近平滑念珠菌 c. 光滑念珠菌，近平滑念珠菌 d. 白念珠菌，都柏林念珠菌 e. 光滑念珠菌，都柏林念珠菌

5. 配对题：将每个术语与正确的描述配对

______念珠菌属 ______隐球菌属

______丝孢酵母属 ______马拉色菌属

a. 鹅口疮 b. 嗜神经 c. 产生酚氧化酶 d. 感染源于吸入鸽粪 e. 导致白毛结节菌病 f. 芽管形成 g. 花斑癣的病原体 h. 导致关节炎

6. 简答题

（1）如果你怀疑一种微生物是新型隐球菌，你会做什么检测来确定？

（2）分别描述白念珠菌、近平滑念珠菌和光滑念珠菌在玉米粉琼脂平板上的形态结构。

参考答案

案例学习62.1

1. 针对导管样本进行革兰染色，可见到含有假菌丝的酵母细胞；或可通过芽管试验识别白念珠菌复合体中的病原体。芽管试验不再用于鉴别白念珠菌菌种。

可通过对菌株进行核酸检测或MALDI-TOF MS检测来进行种水平的鉴定。

2. 潜在的内源性病原体；白念珠菌复合体广泛分布在自然界，可以在健康个体短暂存在并分离出来。

3. 这名患者处于肝脏移植手术后恢复期，很可能正在服用糖皮质激素和（或）抗移植排异药物，从而抑制了患者的免疫系统。这将使他更容易发生包括酵母菌在内的病原体引起的机会性感染。

复习题

1. b; 2. d; 3. c; 4. d; 5. afc, bdc, eh, g

6.（1）墨汁染色或隐球菌荚膜抗原检测；如果没有荚膜或抗原检测呈阴性，则应进行补充检测，如API-20C AUX、黑芝麻琼脂培养、咖啡酸琼脂培养和尿素酶检测。

（2）白念珠菌：芽生孢子、假菌丝、真菌丝、厚膜分生子。近平滑念珠菌：芽生孢子、假菌丝。光滑念珠菌：一种小的芽生孢子。

第63章 · 抗真菌药物敏感性试验、治疗和预防

Antifungal Susceptibility Testing, Therapy, and Prevention

张羽仪 · 译 王苏珍 · 审校

本章目标

1. 列出当前抗真菌药物敏感性试验指南文件。
2. 明确3种有必要进行抗真菌药物敏感性试验的情况。
3. 列出3个导致诠释指南复杂化的方面。
4. 解释两性霉素B是如何产生的，如何给药，以及其最显著的不良反应。
5. 描述氟胞嘧啶的作用机制和治疗用途。
6. 确定3种棘白菌素类药物并描述其作用机制。

抗真菌药物敏感性试验

抗真菌药物敏感性试验（antifungal susceptibility testing, AFST）旨在为医生提供信息以帮助选择合适的抗真菌药物来治疗特定感染。虽然AFST可能尚未如抗细菌药物敏感性试验般成熟，但已经取得了重大进展。与进行抗菌药物敏感性试验一样，必须使用标准化的方法以确保临床微生物学实验室之间的再现性。只有这样，实验室间才能交流并报告准确的检测结果，以指导临床医生做出治疗决策。

临床实验室标准化协会（The Clinical Laboratory Standards Institute, CLSI）为AFST制定标准。以下4份文件为这些检测的现行指南，可在CLSI网站（www.clsi.org）上查阅：

· M27-A3，酵母菌肉汤稀释法抗真菌药物敏感性试验参考方法——已批准标准。该文件涵盖了使用微量肉汤稀释法的具体要求。该标准具体描述了对引起侵袭性真菌感染的酵母菌进行药敏试验所需的接种量、试验培养基、培养时间和温度以及试验终点。

· M27-S4，酵母菌肉汤稀释法抗真菌药物敏感性试验参考方法——第四版补充。该文件提供了针对不同菌种的抗真菌药物折点。

· M38-A2，丝状真菌肉汤稀释法抗真菌药物敏感性试验参考方法——已批准标准。该文件包含对引起侵袭性感染和皮肤感染的丝状真菌进行微量肉汤稀释法的标准。

· M44-A2，酵母菌和丝状真菌纸片扩散法抗真菌药物敏感性试验方法（M51-A）——已批准指南。该标准提供了念

珠菌纸片扩散试验方法，包括质量控制和结果解释。

必须强调的是，抗真菌药物敏感性试验的方法和解释仍在不断发展，实验室应定期查看更新的标准。抗真菌药物敏感性试验成本高、耗时长，但在以下情况可能有价值：

- 确定机构中特定真菌的抗真菌药物谱。
- 协助治疗念珠菌血症患者，尤其是由非白念珠菌引起的菌血症患者。
- 帮助治疗侵袭性念珠菌病患者。

CLSI认为以前公布的所有念珠菌属对伊曲康唑和5-氟胞嘧啶的折点已过时。最新公布了氟康唑、伏立康唑和棘白菌素的菌种特异性折点。

同一菌种的不同分离株对抗真菌药物的最低抑菌浓度（minimal inhibitory concentrations, MIC）可能存在差异，这是由于该分离株先前已接触过抗真菌药物或获得了遗传性耐药机制。应尽可能遵循CLSI最新的结果解释指南，该指南包含特定菌种的折点。

肉汤稀释AFST的首选培养基为RPMI 1640（Roswell Park Memorial Institute 1640）。配方中有不含重碳酸盐的还原型谷胱甘肽、高浓度维生素和pH指示剂酚红。检测所需的培养基pH范围在6.9 ～ 7.1。推荐使用MOPS［3-（N-吗啉基）丙磺酸］作为缓冲液来调节pH（pH为7.0时的最终浓度为0.165 mol/L）。选择在沙氏葡萄糖琼脂或马铃薯葡萄糖琼脂上过夜培养的念珠菌菌落，使用0.85%盐水或无菌水制备悬液并调节为浊度0.5麦氏单位的菌液。将菌液稀释1 ∶ 100作为工作原液，随后使用RPMI 1640肉汤培养基1 ∶ 20比例稀释工作原液。AFST平板在35℃培养箱中孵育24 h。如果受试菌株在阳性对照孔中生长不足，则再培养24 h。新型隐球菌的药敏试验应培养70 ～ 74 h后进行结果判读。

除了手工肉汤稀释法抗真菌药物敏感性试验外，现在已有商品化试剂。Sensititre Yeast-One YO9（Thermo Fisher Scientific）为含有9种抗真菌药物的96孔微量滴定板，可用于检测念珠菌属、隐球菌属和曲霉菌属（图63.1）。该板包含1个阿尔玛蓝显色剂，可用于直接观测并得出MIC值。

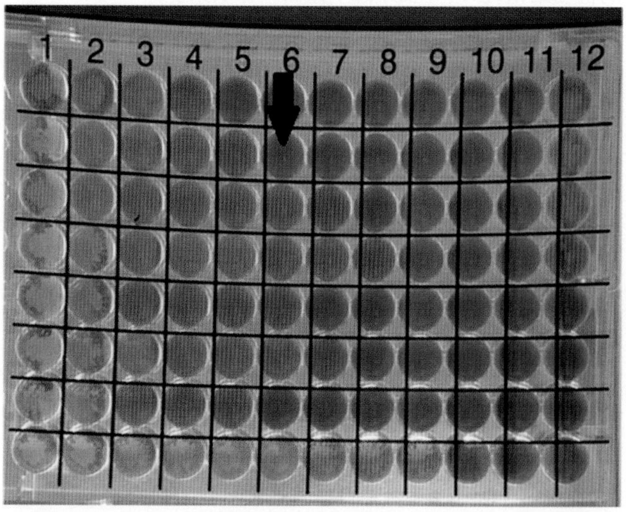

图63.1 Sensititre Yeast-One YO9（Thermo Fisher Scientific）检测克柔念珠菌ATCC 6258。药敏板包含阿尔玛蓝显色剂作为生长指示剂。最小抑制浓度（MIC）为第一个蓝色孔。本例中，米卡芬净的MIC为0.25 μg/mL。

无法使用CLSI方法或其他经验证的等效方法对具有临床意义的真菌分离株进行抗真菌药物敏感性试验的实验室，应将分离株送至参考实验室进行检测。由于念珠菌对唑类药物的耐药性各不相同，至少应对唑类药物和棘白菌素药物进行检测。

抗真菌治疗和预防

已经开发出许多抗真菌药物；然而，仅有少量新药即将问世。免疫抑制患者数量的上升以及微生物耐药的增多使得抗真菌药物的开发和合理使用成为微生物学和传染病学领域的两个重要领域。本节旨在概述常用的抗真菌药物。

唑类抗真菌药物

唑类抗真菌药物包括咪唑类和三唑类。这些药物含有6个带有共轭双键的碳环结构、氯化物残基和5个含有至少2个氮分子的碳环结构。使用的传统药物包括氟康唑、伊曲康唑和酮康唑。较新的三唑类药物是伏立康唑、泊沙康唑，以及最近的艾沙康唑。唑类抗真菌药物通过干扰麦角固醇的合成破坏真菌细胞膜的完整性。

氟康唑

氟康唑是一种三唑类药物，极易溶于水，可口服或静脉注射。氟康唑通常对大多数念珠菌属和隐球菌属具有较高抗菌活性；药物在中枢神经系统也很容易达到治疗水平。据报道，在对黏膜或侵袭性念珠菌病进行短期治疗后，白念珠菌产生了耐药性。另外对AIDS患者进行长期治疗后，新型隐球菌也出现了耐药。氟康唑治疗的不良反应通常很小。无法预测光滑念珠菌对氟康唑的敏感性。光滑念珠菌可能在较高剂量药物下敏感，即剂量依赖性敏感（susceptible dose-dependent, SDD）或对氟康唑耐药。新出现的病原菌耳念珠菌也对氟康唑表现出耐药。其他对氟康唑耐药的酵母菌或酵母样真菌有克柔念珠菌和红酵母属。此外，氟康唑对曲霉菌属、镰刀菌属及毛霉目真菌无抗菌活性。

伊曲康唑

伊曲康唑的抗真菌谱与酮康唑相似，但其耐受性更好。此外，伊曲康唑已被证明对曲霉菌病、甲真菌病、口咽/食管念珠菌病及由系统性真菌病病原菌（如芽生菌、组织胞浆菌、副球孢子菌、篮状菌属、申克孢子丝菌、组织胞浆菌）有效。伊曲康唑对新型隐球菌的抗菌活性可能有限。不良反应主要包括胃肠道紊乱；此外，也有前庭障碍、水肿和皮肤刺激的报道。

酮康唑

酮康唑是一种咪唑类药物，可通过口服来治疗系统性感染，但主要为局部用药。这种药物可治疗轻度副球孢子菌病，可替代两性霉素B来治疗由芽生菌、球孢子菌、申克孢子丝菌或组织胞浆菌引起的感染。可长期口服酮康唑来治疗慢性皮肤黏膜念珠菌病。由于酮康唑在体内的浓度无法达到杀菌水平，所以仅有抑菌作用。不良反应包括肝酶的暂时升高、恶心、与剂量相关的男性乳房发育症、性欲下降和少精子症。除了在资源有限的情况下，通常使用其他几种毒性较低的抗真菌药物。

伏立康唑

与伊曲康唑相比，伏立康唑的抗真菌谱更广。除上述伊曲康唑的用途外，伏立康唑还对镰刀菌、丝孢菌属、念珠菌属、新型隐球菌及毛孢子菌具有抗菌活性。毛霉目真菌对伏立康唑具有抗性。这种抗真菌药物通常用于重症球孢子菌脑膜炎和其他双相真菌（包括芽生菌、组织胞浆菌和篮状菌属）的抢救治疗。需事先告知患者用药后可能会出现肝酶升高，以及短暂的视觉障碍。

泊沙康唑

最初泊沙康唑是一种口服三唑类药物，结构类似于伏立康唑，对念珠菌属、曲霉菌属、新型隐球菌、毛孢子菌和毛霉目真菌具有抗菌活性。现在这种药物也通过静脉注射来治疗重症患者。泊沙康唑对镰刀菌属和丝孢菌属的效果较差。泊沙康唑通常作为预防药物，用于预防高危患者中侵袭性的曲霉和念珠菌感染，包括患有移植物抗宿主病的造血干细胞移植受者或血液肿瘤化疗后中性粒细胞减少的患者。泊沙康唑对嗜热性双相真菌系统性感染的治疗也非常有效。

艾沙康唑

艾沙康唑是一种三唑类药物，可作为口服或肠外药物使用，主要用于治疗侵袭性曲霉菌病（invasive aspergillosis, IA）或侵袭性毛霉病（invasive mucormycosis, IM）。然而，有文献表明对唑类药物全耐药的烟曲霉菌株对艾沙康唑同样耐药。常见的不良反应包括恶心、腹泻、头痛、肝酶升高和外周性水肿。考虑到艾沙康唑可有效治疗IA和IM感染，学者对艾沙康唑在念珠菌血症和侵袭性念珠菌病中的应用进行研究；然而，该研究结果无法证明艾沙康唑作为念珠菌病和侵袭性念珠菌病首选治疗药物时，效果优于卡泊芬净。

棘白菌素

棘白菌素（阿尼芬净、卡泊芬净、米卡芬净）是半合成脂肽类抗真菌剂，可抑制参与真菌细胞壁合成的1，3-β-D-葡聚糖合成酶。该类药物对念珠菌属有效，包括对氟康唑耐药的菌株。这类药物通常用于预防和治疗成人和儿童念珠菌感染。棘白菌素仅作为静脉注射药物。除治疗念珠菌病外，棘白菌素还对曲霉菌属有效。该类药物对缺乏1，3-β-D-葡聚糖的真菌无效，包括新型隐球菌、毛孢子菌属、镰刀菌属和毛霉菌目真菌。棘白菌素的不良反应很小。

多烯大环内酯类抗真菌药物

多烯大环内酯类抗真菌药物由一组复杂的有机分子组成，其中大多数含有多个共轭双键和单环到三环结构。这类药物包括许多最常用的抗真菌药物，如两性霉素B、两性霉素B胶状分散体和脂质体、制霉菌素和灰黄霉素。

两性霉素B

两性霉素B由结节链霉菌产生。通常通过静脉注射来治疗深部真菌感染（如IA）以及由念珠菌属、隐球菌属和毛霉目真菌引起的感染。两性霉素B结合真菌细胞膜的麦角固醇成分，并改变细胞膜的选择通透性。两性霉素B最显著的不良反应是肾功能不全。两性霉素B脂质体可减少这种不良反应。尽管两性霉素B对多种真菌具有抗菌活性，但仍存在对其耐药的微生物需要实验室进行鉴别。两性霉素B治疗失败的病例大多为镰刀菌属所引起的感染，另外还包括波氏假阿利什霉、多育赛多孢霉、土曲霉、毛孢子菌属感染。CLSI没有公布两性霉素B对任何念珠菌属的临床折点，仅公布了基于念珠菌属对该药物的MIC分布而得到的流行病学临界值（ECV）。对于念珠菌属，两性霉素B的ECV为2 μg/mL。MIC值等于或高于ECV的念珠菌分离株被认为含有某种获得性耐药机制。

制霉菌素

制霉菌素是由诺尔斯链霉菌产生的一种抗真菌药物，胃肠道不吸收。主要局部应用于治疗口腔或外阴阴道念珠菌病。这种药的毒性使其被禁止肠外使用。

灰黄霉素

灰黄霉素是一种主要由灰黄青霉产生的抗真菌药物。其作用机制为结合微管蛋白，而微管蛋白是有丝分裂所必需的。灰黄霉素是一种口服药物，用于治疗对唑类抗真菌药物治疗无效的皮肤真菌病。不良反应包括头痛、胃肠道紊乱和光敏反应，这限制了该药的应用。

5-氟胞嘧啶（氟胞嘧啶）

氟胞嘧啶是嘧啶碱基在第5位氟化。氟胞嘧啶被代谢成5-氟尿嘧啶，5-氟尿嘧啶与真菌核糖核酸（RNA）结合，抑制蛋白质合成。氟胞嘧啶也被代谢成氟脱氧尿苷一磷酸，一种DNA合成抑制剂。氟胞嘧啶和两性霉素B具有协同作用，并已用于联合治疗念珠菌属和隐球菌属引起的感染。2% ～ 3%的念珠菌属和新型隐球菌属分离株中出现耐药及不良反应。

丙烯胺类抗真菌药物

特比萘芬和萘替芬

特比萘芬和萘替芬是高度亲脂性的合成丙烯胺，在皮肤、指甲和脂肪组织中浓度较高。这两种药物干扰真菌细胞壁的合成，可有效治疗局部感染。特比萘芬可口服或外用，而萘替芬仅可外用。这两种抗真菌药物通常用于皮肤癣菌感染，即使长期使用也很少产生耐药。

二硫化硒

商品化二硫化硒洗发水对引起花斑癣的糠秕马拉色菌具有抗真菌活性。此外，二硫化硒可杀灭断发癣菌的孢子。

复习题

1. AFST现行指南可在以下哪个CLSI文件中找到（　　）
   a. M27-Ed4　b. M38-Ed3　c. M44-Ed3　d. 以上所有
2. 氟胞嘧啶应与下列哪种药物协同使用以预防耐药性（　　）
   a. 制霉菌素　b. 两性霉素b　c. 灰黄霉素　d. 酮康唑
3. 肺结核患者首选哪种抗真菌药物来治疗组织胞浆菌病（　　）
   a. 卡泊芬净　b. 伊曲康唑　c. 氟康唑　d. 以上均不是

4. 以下哪种抗真菌药物通过干扰麦角甾醇的合成而破坏真菌细胞膜的完整性（　　）

a. 咪康唑　b. 氟康唑　c. 伏立康唑　d. 以上所有

5. 是非题

______无需进行AFST，因为结果是可预测的。

______同一菌种的分离株总具有相同的MIC。

______制霉菌素是由一种由青霉素产生的抗真菌抗生素。

6. 配对题：将每个术语与正确的描述配对

______MIC　______两性霉素B

______米卡芬净　______氟康唑

______制霉菌素

a. 用于局部念珠菌病治疗　b. 最低抑菌浓度　c. 静脉注射治疗深部感染　d. 三唑类药物　e. 葡聚糖合成抑制剂

参考答案

复习题

1. d; 2. b; 3. c; 4. d; 5. √, ×, ×; 6. b,c,e,d,a

第6部分

病毒学

VIROLOGY

第64章 · 病毒学方法和策略概论

Overview of the Methods and Strategies in Virology

骆煜 · 译　汪小欢 · 审校

本章目标

1. 描述组成病毒体的组分，并列出每个组分的功能。
2. 定义病毒感染周期，包括命名此过程中的6个步骤。
3. 解释病毒嗜性，并提供与人类病原体有关的具体示例。
4. 定义用于病毒分类的特性，以及如何使用这些特性在确认实验室结果之前预判感染。
5. 解释病毒致病机制的一般步骤（例如呼吸道病毒）。
6. 列出感染性疾病诊断领域临床病毒服务需求增加的一些原因。
7. 列出建立临床病毒学实验室所需的一些设备及其功能。
8. 列出一些与以下临床样本相关的病毒：咽喉或鼻咽拭子或抽吸物、尿液、粪便、病灶、血液、骨髓和粪便或直肠拭子。
9. 列出一些最常用于检测以下病毒的实验室检查：肠道病毒、单纯疱疹病毒、流感病毒、诺如病毒和呼吸道合胞病毒（RSV）。
10. 描述Tzanck检测程序，并列出使用该检测的病毒。
11. 定义单层细胞、原代细胞、半连续（低传代）细胞和连续细胞。解释常规细胞培养的孵育条件。
12. 说明病毒细胞培养中使用的细胞系类型；描述它们的相似性和差异，以及读取细胞培养物时如何评价细胞病变效应（cytopathic effects, CPEs）。
13. 描述一种小瓶或玻片细胞培养，并解释它与常规细胞培养相比的优势。
14. 定义血细胞吸附过程，并命名用于该检测的病毒。
15. 命名能够在人类背神经根神经节中建立病毒潜伏的病毒家族，并解释潜伏可能造成的后果。
16. 指定用于培养以下病毒的首选细胞培养组织类型：甲型流感病毒、水痘-带状疱疹病毒、疱疹病毒和巨细胞病毒（cytomegalovirus, CMV）。
17. 将适当的病毒病原体与以下病毒综合征相关联：婴儿哮吼、婴儿毛细支气管炎、成人胃肠炎、腮腺炎、传染性单核细胞增多症和脑膜炎。
18. 概述质谱法在病毒病原体鉴定方面相对于其他病毒检测方法的优势。

病毒的存活取决于其感染和驻留在活生物体内的能力。这些微小生物被认为与人类及动物的驯化共同进化。纵观历史，有证据表明在稳定的宿主种群为持续传播提供途径时，病毒能够存活。与宿主建立长期关系的病毒（即在感染后不会立即杀死宿主）首先适应宿主并与宿主共同进化。最早在人类中传播的病毒被认为是逆转录病毒，如疱疹病毒和乳头瘤病毒，这些病毒将在本章节和第65章详细讨论。

病毒是一种专性胞内寄生虫，是所有传染性病原体中最小的一种，能够感染动物、昆虫、植物或细菌细胞。病毒存在于每个生态系统。作为严格的专性细胞内寄生虫，在没有活宿主细胞的情况下它们无法复制。病毒的类型是非常特异的，每种病毒可以感染的宿主数量均有限，这被称为**病毒嗜性**。

关于病毒因子的起源，人们还知之甚少，但大多数推测表明，影响人类的病毒是通过动物直接传播给人类，在人类体内建立感染。病毒从动物传播给人类的情况仍然存在，与严重急性呼吸系统综合征（severe acute respiratory syndrome, SARS），西尼罗河病毒和甲型流感H5病毒以及2009年的H1N1病毒（以前被称为“猪流感”）相关的病毒暴发就证明了这一点。自17世纪以来，意大利发现流感病毒会感染人类，而且已经被证明是最致命的病毒之一。该病毒的命名表示该病是由瘴气（糟糕的空气）的“影响”导致的。

在较大地理区域（全球）出现一种新的病毒性疾病，这种疾病长期人传人，被称为**流行病**。大部分流行病是由流感病毒引起的。当病毒发生**基因转移**时，即基因与另一种生物体（通常是动物）的基因重配结合在一起，就会导致流感病毒大流行。由此产生的病毒作为一种全新或“新型”病毒出现。病毒基因组的遗传变化可能是由**抗原转变**（导致新型病毒抗原的重大变化）和（或）**抗原漂移**（随着病毒复制和时间推移持续发生的微小变化）引起的。1918～1919年，西班牙流感疫情是造成最大伤亡的流感暴发之一。此次大流行与新型禽流感病毒感染有关。经过一段时期的人类适应之后，这种病毒以大流行的形式出现，造成全球超过5 000万人死亡，其中美国有50万人。这次流行病的不同之处在于它影响的是年轻人和健康的人，而不仅仅是幼儿或老人。20世纪的流感大流行与人类流感病毒有关，其基因与禽流感病毒结合重组。最近一次大流行在2019年12月暴发，由SARS-CoV-2引起，也称为COVID-19。

对于一些病毒感染的保护已获得成功。疫苗接种（免疫）已被证明是控制黄热病和狂犬病等病毒性疾病的有效手段，并且有助于消灭一种最致命的病毒——天花。然而，许多病毒性疾病，例如流感、获得性免疫缺陷综合征（acquired immunodeficiency syndrome, AIDS）和肝炎，在治疗、预防和控制方面仍存在挑战。

临床病毒学在过去几年中迅速发展，新的和新出现的致病性病毒在不断进化。病毒学的科学将继续发展，临床医生将继续依靠实验室科学家开发和实施检测，以诊断、治疗和预防病毒性疾病。

一般特征

病毒结构

病毒颗粒(称为**病毒体**)由2～3个部分组成。

- 由核糖核酸(RNA)或脱氧核糖核酸(DNA)组成的内部核酸中心。
- 包裹和保护核酸(**衣壳**)的蛋白质外壳。
- 在一些较大的病毒中,包裹病毒的含有脂质的包膜。

由于包膜病毒在环境中对干燥和破坏非常敏感,因此通常通过直接接触传播,例如呼吸道、性接触或胃肠外接触。这阻止了病毒暴露于环境时成功传播到另一个易感宿主。没有包膜的病毒通常被称为**"裸"病毒**。裸病毒对环境因素非常耐受。由于其稳定性,它们通常通过粪-口途径传播。许多病毒具有从其表面延伸的**糖蛋白刺突**。术语**核衣壳**经常用于描述由一种对称蛋白质外壳包围的核酸基因组(图64.1)。

核酸基因组的功能是编码病毒穿入、传播和复制所需的蛋白质。病毒基因组结构决定了病毒复制的机制。病毒基因组结构多种多样,包括正义链RNA、反义链RNA和DNA基因组。此外,病毒基因组可能是单链或双链分子。关于病毒复制的章节更详细地讨论了基因组变异的结构含义。

病毒衣壳保护病毒基因组,负责裸病毒对特定细胞类型的嗜性。病毒衣壳通常由被称为**衣壳蛋白亚单位**的重复结构亚基组成。衣壳蛋白亚单位结合形成衣壳和特征性的对称结构。最常见的衣壳结构在几何上形成了螺旋或二十面体结构(图64.1)。二十面体衣壳为立方体,有20个平面;不规则形状的衣壳通常为螺旋状,呈螺旋形。

如上所述,在一些病毒中,核衣壳被包裹在脂质包膜中。包膜负责病毒进入宿主细胞(图64.1)。在感染过程中,包膜病毒粒子从宿主细胞质、细胞核或内质网膜中出芽,部分膜仍然作为病毒包膜附着在病毒粒子上。插入该病毒包膜的是病毒蛋白,例如血凝素(hemagglutinin, HA)、神经氨酸酶或糖蛋白刺突。糖蛋白刺突有助于稳定脂质包膜的黏附性和附着于宿主细胞,从而促进病毒进入。一些包膜病毒还含有位于包膜和核衣壳之间的**基质蛋白**。基质蛋白可能具有酶活性或与感染相关的生物学功能,例如抑制宿主细胞转录。

引起人类疾病的病毒大小为20～300 nm。即使是最大的病毒,如痘病毒,也无法用光学显微镜检测到,因为它们的大小不到葡萄球菌的1/4(图64.2)。可以使用电子显微镜观察病毒颗粒。这有助于根据结构成分对病毒进行分类。

病毒分类

病毒分类由国际微生物学会联盟病毒学部的国际病毒分类委员会(International Committee on Taxonomy of Viruses, ICTV)确定。ICTV报告指出病毒分类包括14个目(名称末端为病毒)、150个家族(病毒科)、79个亚家族(病毒亚科)、1 019个属(病毒属)和5 560个物种。病毒种属的分类可能会带来问题,因此通常是多方面的;即组成员具有共同的特征,但可能没有单一的确定特征。此外,一些病毒家族目前没有被分配至1个目,一些种属没有被分配至1个家族。

复杂的病毒分类学包含各种类别,包括与宿主范围、传播、疾病病理学、抗原性和病毒颗粒属性相关的信息,如大小、包膜、衣壳结构、物理特征、基因组类型和构型。为了简单起见,许多文本将病毒分类限制为三个基本属性:① 病毒形态。② 复制方法,包括基因组组织(无论基因组是RNA还是DNA,单链还是双链)。③ 是否存在脂质包膜。"复制方式"

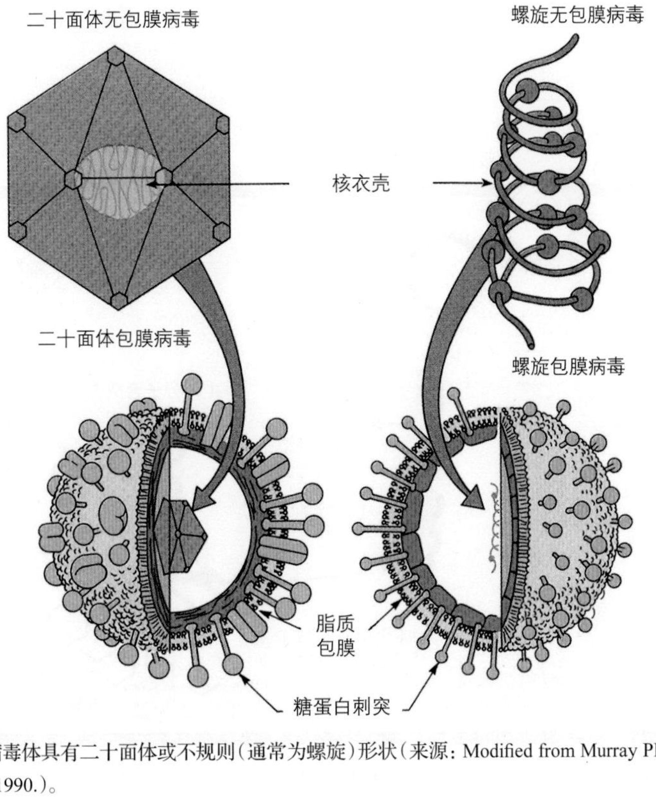

图64.1 病毒颗粒。有包膜和无包膜病毒体具有二十面体或不规则(通常为螺旋)形状(来源: Modified from Murray PR, Drew WL, Kobayashi GS, et al, eds. *Medical Microbiology*, St Louis: Mosby; 1990.)。

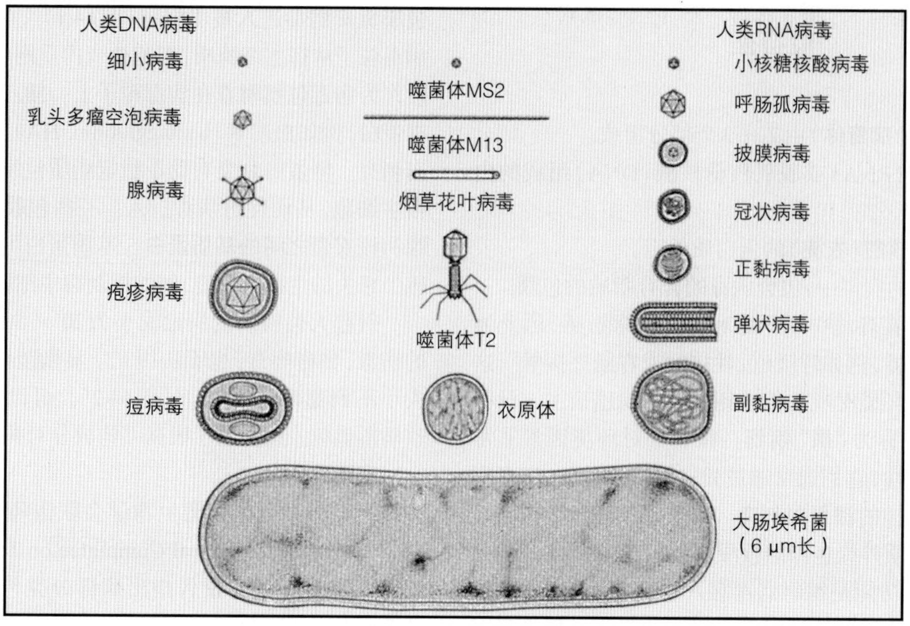

图64.2 代表性病毒、噬菌体(细菌病毒)和细菌(包括衣原体)的相对大小。DNA：脱氧核糖核酸；RNA：核糖核酸(来源：Murray PR, Drew WL, Kobayashi GS, et al, eds. *Medical Microbiology*, St Louis: Mosby; 1990.)。

是指病毒用于复制病毒基因组的策略。例如，**肠道病毒**具有合成其他RNA链的单链RNA基因组，而**逆转录病毒**通过首先合成DNA(随后转化为RNA)，通过两步过程合成RNA分子。

随着分子技术的进步，病毒基因组的特征鉴定也日益完善。病毒核酸测序，包括完整的DNA或RNA基因组，已经成为临床研究中的常规方法，在临床诊断实验室中具有特定的应用。用于监测病毒治疗、耐药性检测、暴发管理、特征鉴定和监测的新一代测序将继续发展。这对临床实验室来说并非没有挑战，需要技术专业知识、仪器成本、数据分析和解读。

病毒复制

病毒是严格的细胞内寄生微生物，依赖宿主细胞的组分进行复制，因此仅能够在宿主细胞内复制。病毒复制的六个步骤(称为**感染周期**)的过程如下(图64.3)。

附着・又称吸附，是感染周期的第一步。它涉及识别合适的宿主细胞以及病毒衣壳蛋白(通常为糖蛋白刺突)和宿主细胞受体之间的特异性结合。每种类型的病毒都能够特异性地识别和附着于特定类型的宿主细胞，使得某些组织而非其他组织发生感染(如前所述的病毒嗜性)。

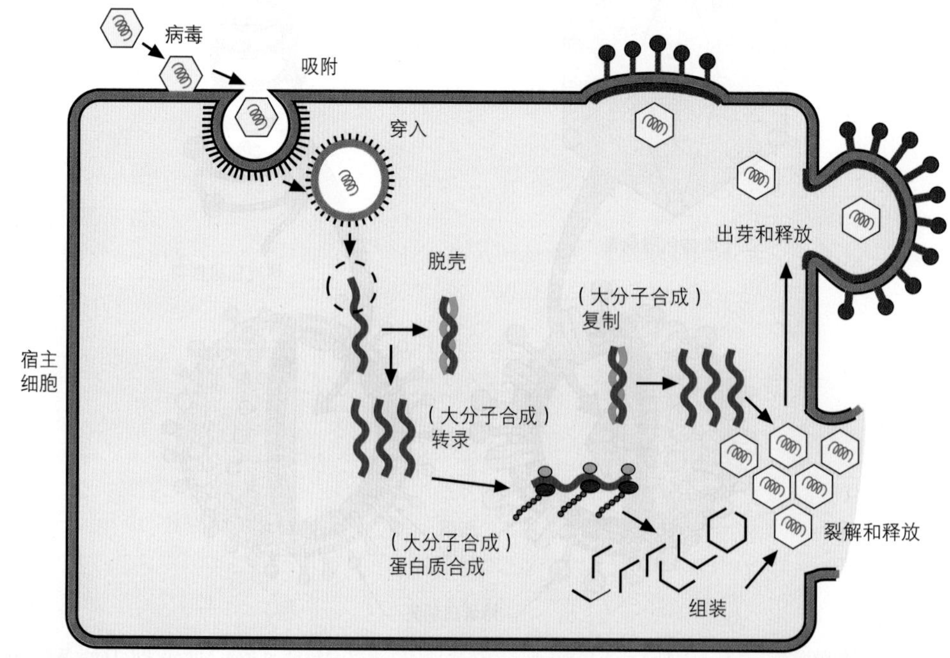

图64.3 病毒感染周期(来源：Modified from Murray PR, Drew WL, Kobayashi GS, et al., eds. *Medical Microbiology*, St Louis: Mosby; 1990.)。

穿入·也称病毒进入，是病毒进入宿主细胞的过程。一种穿入机制涉及病毒包膜与宿主细胞膜的融合。该方法不仅提供了病毒内化的机制，而且导致被感染的宿主细胞与邻近的其他宿主细胞融合，形成称为**细胞合胞体**。细胞合胞体检测可用于确定临床样本的细胞培养物或染色涂片中存在病毒。病毒穿入的其他机制包括宿主细胞的吞噬作用（内吞作用）或向宿主细胞注射病毒核酸。

脱壳·一旦病毒内化，即发生脱壳。这是衣壳被清除的过程；这可能通过病毒酶或宿主酶的降解或简单的解离实现。脱壳是释放病毒基因组以将病毒DNA或RNA递送至细胞核或细胞质中其细胞内复制位点所必需的。

聚合物合成·大分子合成涉及核酸和蛋白质聚合物合成。病毒转录导致信使RNA（mRNA）的合成，后者编码早期和晚期病毒蛋白质。早期蛋白质是非结构成分，如酶；而晚期蛋白质是结构成分。此外，病毒核酸的复制对于合成整合到子代病毒颗粒中的基因组是必要的。大分子合成的机制因病毒基因组（即正或负义RNA、单链或双链核酸基因组）结构而异。

病毒组装·是将结构蛋白、基因组和某些情况下病毒酶组装成病毒颗粒的过程。在病毒“出芽”期间从宿主细胞膜获得包膜。核内质网和细胞质膜是出芽的常见区域。获取包膜是病毒组装的最后步骤。

释放·完整病毒颗粒的释放发生在细胞溶解（**裂解病毒**）后或从细胞质膜出芽的病毒颗粒。**出芽**释放可能不会导致宿主细胞快速死亡，像细胞溶解释放一样。

流行病学

病毒通过呼吸道、粪-口和性接触等途径在人与人之间传播；还可通过创伤或注射被污染的物体或针头、组织移植（包括输血）、被节肢动物或动物咬伤以及妊娠期间（经胎盘传播）传播。

致病机制和疾病谱

一旦进入宿主，病毒感染易感细胞，感染周期开始。病毒感染可能产生三种特征性临床表现之一：① **急性病毒感染**，出现明显的症状和体征。② **潜伏性感染**，无明显体征和症状，但病毒以**溶原状态**（以休眠状态插入宿主基因组）存在于宿主细胞中，或者以细胞核或细胞质**附加体**的形式维持。③ **慢性或持续性感染**，可检测到低水平的病毒，且体征或症状的程度各不相同。

局部（通常是黏膜部位）病毒感染后，可能发生**病毒血症**（病毒在外周血中播散），这可能用于感染远离主要感染部位的次要靶组织。继发性病毒血症可能发生于各种组织，如皮肤、唾液腺、肾脏、脑和包括脑膜在内的其他中枢神经系统（central nervous system, CNS）组织。在外周散播后，可能会发生有症状的疾病。当特异性抗体和细胞介导的免疫机制阻止病毒的持续复制、传播和相关宿主免疫应答（即炎症）时，疾病消退。组织是在病毒感染的细胞裂解过程中被损坏的，或者受到针对病毒的免疫病理学（对邻近组织也具有破坏性）损伤。大多数含DNA的病毒，如疱疹病毒，仍然潜伏在宿主组织中，没有可观察到的疾病体征或症状。逆转录病毒和大部分DNA病毒在原发感染后形成潜伏状态。在潜伏状态下，病毒基因组往往整合到宿主细胞的染色体上，不会发生病毒复制。潜伏性病毒会被重新激活，导致病毒复制和脱落，但无临床症状，或者它们可以重新激活并导致有症状甚至致命的疾病。再活化可能伴随免疫抑制，导致临床上明显的疾病复发。

偶尔，致病病毒会刺激免疫反应，与宿主组织中抗原类似的成分发生交叉反应，导致宿主功能受损；这被称为**自身免疫发病机制**。发生在急性病毒感染消退后和产生针对病毒抗原的抗体后；这一过程需要数周才能完成。在某些情况下，病毒感染可通过表达影响细胞周期的特定病毒蛋白促进宿主细胞的**转化**或**永生化**，最终导致调节异常或不受控制的细胞增生。能够刺激宿主细胞不受控制生长的病毒被称为**致癌病毒**（也称为**肿瘤病毒**）。人乳头瘤病毒（human papillomaviruses, HPV）的几种高风险亚型具有致癌性，会导致正常上皮分化失调，从而引起宫颈癌和某些类型的口腔癌。

麻疹病毒引起的疾病谱说明了与病毒感染有关的多种致病机制。在上呼吸道复制及随后的病毒血症后，该病毒感染全身多种易感细胞，包括皮肤毛细血管中的内皮细胞。同时伴有局部炎症，可引起麻疹特征性皮疹。免疫功能正常者的免疫系统消灭了病毒，解决感染，导致对再感染的终生免疫。在一些病例中，针对麻疹感染产生的抗体与CNS中的组织发生交叉反应，导致感染后脑炎。在其他情况下，受损病毒在脑中缓慢但持续的复制会导致**亚急性硬化性全脑炎（subacute sclerosing panencephalitis, SSPE）**。在免疫功能严重受损的个体中，持续的原发性感染不会被常规免疫机制中止，结局是死亡（图64.4）。

预防和治疗

疫苗是预防多种致病病毒的一种安全可靠的方法。一些人类致病病毒可获得免疫接种。在某些情况下，疫苗会产生终身免疫，保护个体免受疾病的影响。广泛的疫苗接种还可以带来群体水平的收益，即**群体免疫**，保护因年龄、过敏或其他健康状况而无法接种的个体。疫苗接种率下降导致的群体免疫力丧失可能造成严重后果，例如最近美国出现的麻疹暴发。从2019年1～4月，疾病控制中心（Centers for Disease Control, CDC）报告了19个州的465例麻疹病例，这些病例均来自一种在2 000年已被地方根除的病毒，在12个月或更长时间内病例发生率为零。

然而，对于目前尚无疫苗的病毒，有效的预防包括定期手卫生以及避免在出现明显疾病体征（如发热、咳嗽、腹泻和呼吸窘迫）时与他人接触。对于性传播病毒，预防还可能涉及阴道、肛门或口腔性行为期间使用避孕套（男用和女用）。

抗病毒药物

对病毒结构和复制的深入了解提高了治疗病毒感染的药物可用性。超过70种抗病毒药物在美国正式获得临床使用许可，其中超过一半被用于治疗人类免疫缺陷病毒（human immunodeficiency virus, HIV）感染的**抗逆转录病毒疗法**

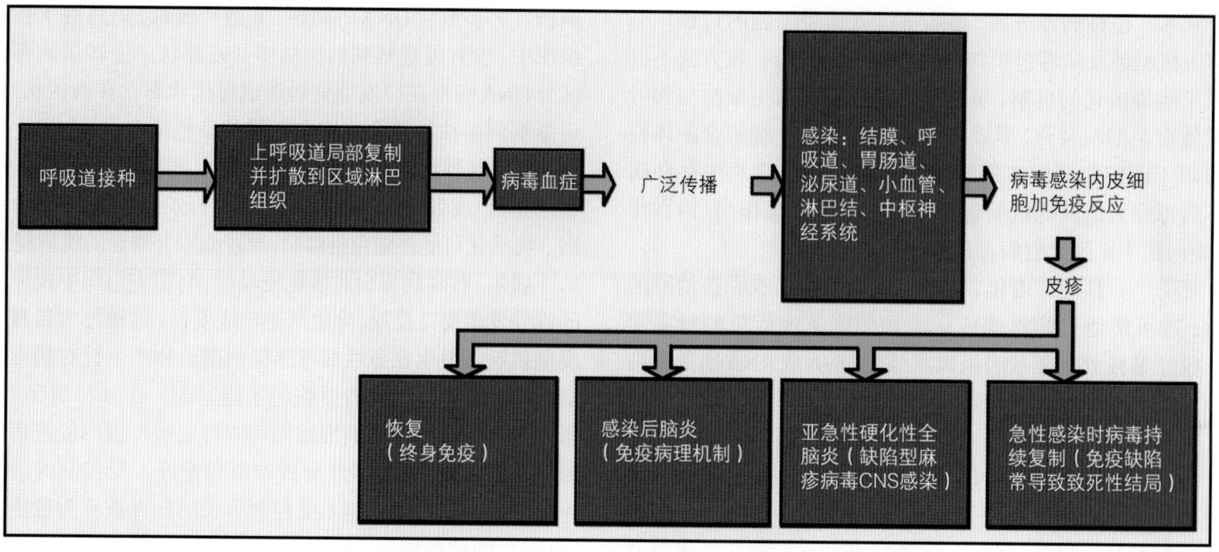

图64.4 通过麻疹病毒在体内传播的机制说明了病毒致病机制。CNS：中枢神经系统。（来源：Murray PR, Drew WL, Kobayashi GS, et al., eds. *Medical Microbiological*, St Louis: Mosby; 1990.）

(**antiretroviral therapy, ART**)。抗病毒药物还用于治疗丙型肝炎病毒(hepatitis C virus, HCV)、疱疹病毒[单纯疱疹病毒(herpes simplex virus, HSV)、水痘-带状疱疹病毒(varicella-zoster virus, VZV)和巨细胞病毒(cytomegalovirus, CMV)]、乙型肝炎病毒(hepatitis B virus, HBV)、呼吸道合胞病毒(respiratory syncytial virus, RSV)和流感病毒(第65章更详细地回顾了抗病毒药物)。

引起人类疾病的病毒

引起人类疾病的成百上千种病毒被归入五大类：布尼亚病毒目、疱疹病毒目、单股负链RNA病毒目、尼多病毒目和小核糖核酸病毒目。感染的严重程度从完全无症状到快速杀死人类宿主不等。个别病毒可能引起几种不同的疾病；反之，许多病毒也可能造成同一种疾病，所有这些都使人类对病毒性疾病的认识变得更加复杂。例如，可引起脑炎的病毒包括HSV、多种虫媒病毒、狂犬病毒、HIV、麻疹病毒等。然而，HSV也可导致咽炎、生殖器感染、结膜炎和脑炎。表64.1汇总了人类重要的病原体病毒及其引发的病毒综合征。在第65章中讨论了特定病毒制剂及其在人类疾病中的作用。

表64.1 病毒综合征和常见的病毒病原体

病毒综合征	病毒病原体
婴幼儿	
上呼吸道感染	鼻病毒、冠状病毒、副流感病毒、腺病毒、呼吸道合胞病毒、流感病毒
咽炎	腺病毒、柯萨奇A组病毒、单纯疱疹病毒、EB病毒、鼻病毒、副流感及流感病毒
哮吼	副流感病毒、呼吸道合胞病毒、偏肺病毒
支气管炎	副流感病毒、呼吸道合胞病毒、偏肺病毒
细支气管炎	呼吸道合胞病毒、副流感病毒、偏肺病毒
肺炎	呼吸道合胞病毒、腺病毒、流感及副流感病毒
胃肠炎	轮状病毒、腺病毒40-41、杯状病毒、星状病毒
先天性和新生儿疾病	HSV-2、埃可病毒和其他肠病毒、CMV、细小病毒B19、VZV、HIV、肝炎病毒、寨卡病毒
成人	
上呼吸道感染	鼻病毒、冠状病毒、腺病毒、流感及副流感病毒、EB病毒
肺炎	流感病毒、腺病毒、辛诺柏病毒(汉坦病毒)、严重急性呼吸综合征(SARS)、冠状病毒
胸膜炎	柯萨奇B组病毒

续 表

病毒综合征	病毒病原体
胃肠炎	诺如病毒
宫颈癌和某些类型的口腔癌	人乳头瘤病毒
所有患者	
腮腺炎	流行性腮腺炎、副流感病毒
心肌炎/心包炎	柯萨奇B组病毒和埃可病毒
角膜炎/结膜炎	单纯疱疹病毒、VZV、腺病毒、肠道病毒70
胸膜炎	柯萨奇B组病毒
疱疹性咽峡炎	柯萨奇A组病毒
发热性皮疹	埃可病毒和柯萨奇病毒
传染性单核细胞增多症	EB病毒和CMV
脑膜炎	埃可病毒和柯萨奇病毒、流行性腮腺炎、淋巴细胞性脉络丛脑膜炎、HSV-2
脑炎	披膜病毒、布尼亚病毒、黄病毒、狂犬病毒、肠病毒、麻疹病毒、HIV、JCV
肝炎	甲、乙、丙、丁(δ因子)、戊型和非甲、乙、丙、丁、戊型肝炎
出血性膀胱炎	腺病毒、BK病毒
皮肤感染伴或不伴皮疹	HSV-1和HSV-2、VZV、肠病毒、麻疹、风疹、细小病毒B19、人类疱疹病毒6和人类疱疹病毒7、HPV、痘病毒(包括天花、猴痘、传染性软疣和羊痘病毒)
出血热	埃博拉病毒、马尔堡病毒、拉沙病毒、黄热病毒、登革病毒和其他病毒
全身性,无特定靶器官	HIV-1,HIV-2,HTLV-1

CMV: 巨细胞病毒; HIV: 人类免疫缺陷病毒; HPV: 人乳头瘤病毒; HSV-1: 单纯疱疹病毒1型; HSV-2: 单纯疱疹病毒2型; HTLV-1: 人类嗜T淋巴细胞病毒1型; JCV: JC病毒; VZV: 水痘-带状疱疹病毒。

实验室诊断

临床病毒学实验室的设计

随着病毒特异的抗病毒药物引入,试剂的商品化,开发使用传统方法如酶免疫测定(Enzyme immunoassays, EIAs)的快速诊断技术,用于细胞培养病毒检测细胞系的即时可用性,以及用于检测病毒感染的核酸扩增检测技术的广泛应用,临床病毒学实验室服务的需求迅速增长。具有讽刺意味的是,器官移植和癌症治疗的免疫抑制等医疗护理的改善导致病毒性疾病患者人数增加。综合考虑上述因素以及新发的和重现的威胁当地和世界人口的病毒病原体(如SARS、禽流感、克里米亚-刚果热、埃博拉、拉沙、尼帕、裂谷热、寨卡、非洲猪瘟)时,对病毒感染的实验室诊断将比往年重要得多。

在确定要提供哪些病毒学检查时,每个临床实验室应决定是否需要为患者提供适当的治疗,以及是否有提供准确、经济高效的检测结果的技术。需要实验室诊断的病毒性疾病包括性传播疾病、腹泻、成人和儿童呼吸道疾病、无菌性脑膜炎、虫媒病毒性脑炎、先天性疾病、肝炎和免疫功能低下者的感染。

临床病毒学实验室的工作人员除了熟悉其他常见的实验室技术外,还必须熟悉细胞培养、EIA、免疫荧光法、分子学方法[如多聚酶链反应(polymerase chain reaction, PCR)和下一代测序]和质谱法(mass spectrometry, MS)(表64.2)。全面服务病毒学实验室所需的大型设备包括层流生物安全柜(biologic safety cabinet, BSC)、荧光显微镜、倒置明视野显微镜、冷冻离心机、培养箱、冰箱和冷冻柜、培养期间用于放置细胞培养管的滚筒,以及用于分子检测仪器的酶(图64.5～图64.7)。此外,许多临床实验室正借助高通量仪器和机器人液体处理器实现自动化。自动化趋势很可能会继续下去,目标是优化工作流程、减少周转时间和改进服务。

社区和大多数非逆转录病毒实验室需要标准预防措施和生物安全2级(Biosafety Level-2, BSL-2)条件。监管要求包括标准微生物学操作规范、生物安全培训、防护服和手套、限制进入和对所有感染性废物的净化。

由于存在意外暴露的风险和缺乏有效治疗,许多病毒过于危险,包括流感H5N1、SARS冠状病毒、出血热病毒和天花,因此不应在BSL-2实验室扩增。政府机构和一些学术机构设有专门的高密闭实验室(BSL-3和BSL-4),专门从事和装备此类试剂的工作,但通常不用于临床诊断目的。

表64.2 检测和鉴定病毒的诊断方法

病毒	NAAT	培养	抗原	抗体	病理学	备注
腺病毒	P	A	P	A	A	NAAT最灵敏，可用于监测病毒载量。抗原检测可用于眼部、肠道或呼吸道腺病毒
虫媒病毒	P、SP	SP	A	P、SP	NA	NAAT和抗体检测可用于急性感染。培养需要BSL-3或BSL-4实验室。除西尼罗河病毒外，NAAT不可用
冠状病毒[SARS-CoV、SARS-CoV-2、中东呼吸综合征(Middle Eastern respiratory syndrome, MERS)]	P、SP	SP	SP	SP	NA	NAAT和抗体检测、SARS-CoV和MERS检测仅在公共卫生或研究实验室提供。SARS-CoV-2检测在大多数大型实验室中都是一种紧急使用授权方法
巨细胞病毒(CMV)	P	A	A	P	A	NAAT最敏感，可用于病毒载量的测定。IgM筛选近期感染，IgG测定免疫状态
肠病毒和呼肠孤病毒	P	A	NA	NA	NA	NAAT更敏感，首选用于CNS感染
EB病毒(EBV)	P	NA	A	P	A	血清学是原发感染的首选检测方法。NAAT可用于病毒载量的监测
丝状病毒(埃博拉或马尔堡)和沙粒病毒[淋巴细胞性脉络丛脑膜炎病毒(lymphocytic choriomeningitis virus, LCMV)]、拉沙病毒[(Lassa virus, LASV)等]	SP	SP	SP	P、SP	SP	建议使用NAAT。培养需要BSL-4实验室，LCMV除外
汉坦病毒	SP	SP	SP	P	NA	NAAT和血清学同样有用。培养需要BSL-4实验室
甲型肝炎病毒	NA	NA	NA	P	NA	血清学是标准的诊断试验
乙型肝炎病毒	P	NA	P	P	NA	血清学用于感染的诊断和监测过程。NAAT用于监测治疗和基因型确定
丙型肝炎病毒	P	NA	A	P	NA	血清学可用于诊断。NAAT确认活动性感染和监测治疗。基因型测定可用于确定药物方案和治疗持续时间
丁型肝炎病毒	P	NA	P	P	NA	检测仅限于参考实验室
戊型肝炎病毒	P、SP	NA	NA	P	NA	血清学是标准的诊断试验。移植患者需要NAAT
单纯疱疹病毒	P	NA	NA	A	NA	NAAT是优选的方法，特别是在CSF中。血清学用于确定免疫状态
人类免疫缺陷病毒(HIV)	P	SP	P	P	NA	血清学是主要的诊断方法。NAAT用于指导治疗和监测反应
人类嗜T淋巴细胞病毒(Human T-cell lymphotropic virus, HTLV)	A	ND	NA	P	A	血清学是主要的诊断方法。当血清学不确定时，NAAT很有用
流感病毒	P	A	P	ND	ND	NAAT最敏感。血清学可用于流行病学研究
诺如病毒	P	NA	SP	NA	NA	主要推荐使用NAAT
副流感病毒	P	A	P	NA	NA	NAAT更敏感，更值得推荐
细小病毒B19	P	NA	SP	P	A	血清学用于免疫功能正常的患者。NAAT是免疫功能受损患者推荐的检测方法
狂犬病毒	SP	SP	SP	P	P、SP	在公共卫生实验室完成检测。NAAT和培养可用于唾液、CSF和组织。血清学用于监测接种后的抗体滴度
呼吸道合胞病毒(RSV)	P	A	P	NA	NA	NAAT最敏感。快速抗原检测可用于儿科患者
轮状病毒	P	NA	P	NA	NA	抗原检测已经成为常规；然而，NAAT胃肠炎芯片目前使用更为广泛
水痘-带状疱疹病毒(VZV)	P	A	P	A	A	NAAT最敏感。血清学可用于测定免疫方面，并可用于CNS血管病变

A：临床用途可能限于特定感染、临床样本类型或其他临床适应证的替代检测；BSL：生物安全等级；CNS：中枢神经系统；NA：检测不可用，通常不使用，或仅用于研究；P：常规临床诊断的首选检测；SARS：严重急性呼吸综合征；SP：由于专门测试或生物安全方面的考虑，检测仅限于公共卫生实验室或其他专门实验室。来源：Modified from Carroll KC、Pfaller MA、Landry ML, et al. *Manual of Clinical Microbiology*, 12th ed. Washington; DC: ASM; 2019.

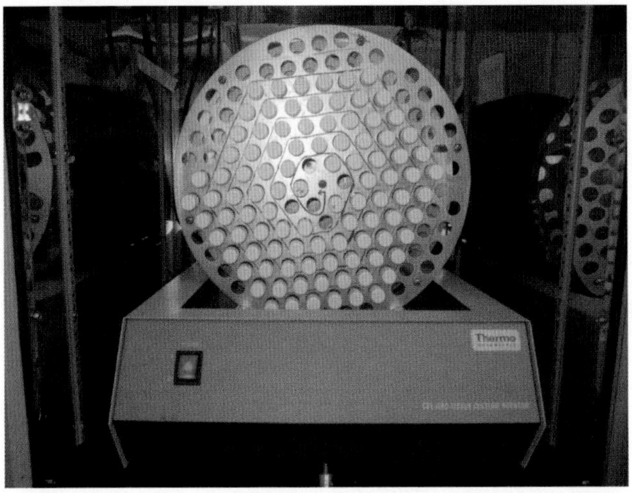

图64.5 在孵育期间用于保存细胞培养管的滚筒。慢速旋转持续将细胞浸入培养基中。

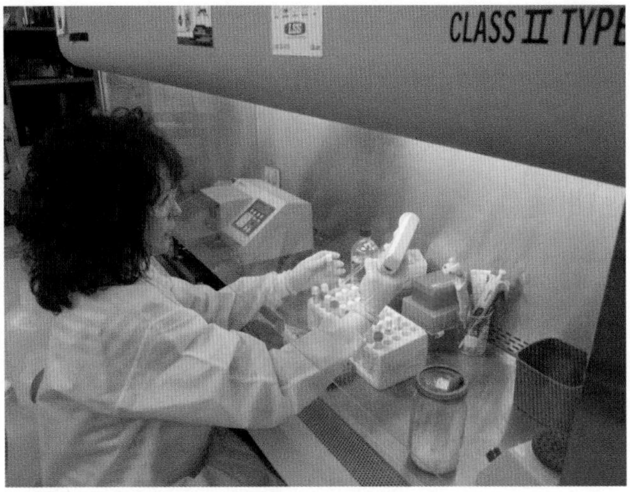

图64.7 用于临床病毒学实验室的2级生物安全柜。

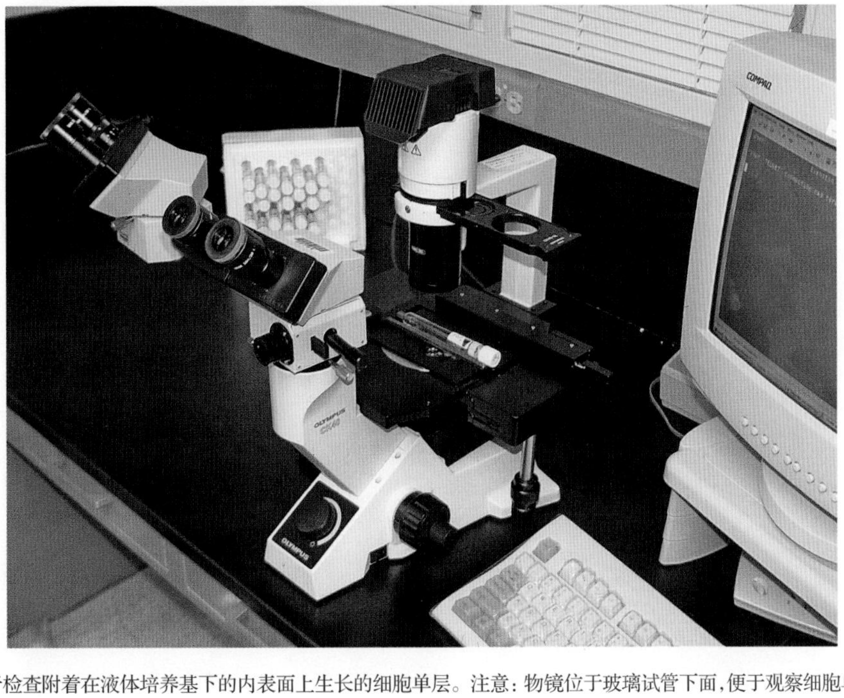

图64.6 倒置显微镜,用于检查附着在液体培养基下的内表面上生长的细胞单层。注意:物镜位于玻璃试管下面,便于观察细胞单层。

样本选择和采集

一般原则

样本选择取决于具体的疾病综合征、怀疑病毒因子和季节时间。根据症状选择样本会造成混淆,因为大多数病毒通过上呼吸道进入,并且感染可能在远离原发接种部位时产生症状的组织。例如,由各种类型肠道病毒(enterovirus, EV)引起的无菌性脑膜炎,可通过检测咽喉、直肠拭子或脑脊液(cerebrospinal fluid, CSF)样本中的病毒来鉴定。根据临床表现,咽炎和胃肠道症状可能不属于患者的主诉。

基于怀疑病毒因子的样本选择也因为很多不同病毒可引起类似的临床综合征而变得复杂。在采集鉴定特定病毒所需的样本而未充分考虑其他可能的病毒和非病毒因子时,可能会遗漏其他重要的病原体。

选择合适的样本类型是获得正确检测结果的关键。选择应包括适当的样本来源、正确的样本体积和采集时间。应每年从机构角度进行一次信息审查,并提供给临床医生。

适当的样本选择要求申请单中应包括样本类型和怀疑病毒。如果怀疑有对实验室工作人员构成危险的罕见病原体(如SARS冠状病毒、H5N1禽流感病毒、出血热病毒),应及时通知实验室。血清学检测有时可能是必需的,某些病毒性疾病在特定月份更为常见。表64.3列出了病毒性疾病的诊断样本,并指出了季节性趋势。

应在出现症状性疾病后尽早采集用于病毒检测的样本。出现症状后2 d,病毒可能不再存在。然而,其他因素,如患者的免疫状态或年龄、病毒类型和全身受累程度,可能在病毒脱落的时间长度上起作用,允许有效的实验室检测。某些病毒,

表64.3　病毒性疾病诊断样本

疾病分类及可能的病毒因子	好发季节	咽喉/鼻咽	粪便	脑脊液	尿液	其他
呼吸系统						
腺病毒	Y	++++				
流感病毒	W	++++				
副流感病毒	Y	++++				
呼吸道合胞病毒(RSV)	W	++++				
偏肺病毒	W	++++				
鼻病毒	Y					鼻(+++)
SARS冠状病毒	W	++++				
辛诺柏病毒	SP、S					血清
皮肤和黏膜						
水泡						
肠病毒	S、F	++	+++			囊泡液或刮片
单纯疱疹病毒[a]	Y					囊泡液或刮片
水痘-带状疱疹病毒[a]	Y	++				囊泡液或刮片
猴痘病毒	Y					囊泡液或刮片
发疹性						
肠病毒	S、F	+++	++			
麻疹病毒	Y	++			++	血清
风疹病毒	Y				++	血清
细小病毒	Y					血清、羊水
脓疱性/结节性						
传染性软疣病毒	Y					组织
疣乳头瘤病毒	Y					组织/细胞,薄型宫颈
脑膜炎/脑炎						
虫媒病毒	S、F					脑脊液和血清
肠病毒	S、F	+++		++	++++	
单纯疱疹病毒	Y			++++		脑组织活检
淋巴细胞性脉络丛脑膜炎	Y					血清
腮腺炎病毒	Y					血清
HIV病毒	Y					脑组织活检
多瘤病毒(polyomavirus, JC病毒)	Y					脑组织活检
狂犬病毒	Y					角膜细胞、脑
胃肠道疾病						
腺病毒(血清型40-41)	Y		++++			粪便
诺如病毒	S		++++			粪便

续 表

疾病分类及可能的病毒因子	好发季节	咽喉/鼻咽	粪便	脑脊液	尿液	其他
轮状病毒	W、SP		++++			粪便
皮肤和黏膜						
先天性和围产期						
巨细胞病毒	Y				+++	血清
肠病毒	S、F	+++		+++	+++	
单纯疱疹病毒	Y					囊泡液
细小病毒	Y					羊水、肝组织
风疹病毒	Y				++	血清
寨卡病毒	Y				++++	血清(+++)
眼(眼部疾病)						
腺病毒	Y	++				结膜拭子或刮片
单纯疱疹病毒	Y					结膜拭子或刮片
水痘-带状疱疹病毒	Y					结膜拭子或刮片
移植后综合征						
巨细胞病毒	Y				++	血液(++++)、组织(++++)
EB病毒	Y					血液、组织
人疱疹病毒-6(Human herpesvirus-6, HHV6)	Y					血液
单纯疱疹病毒	Y					组织(+++)
BK病毒	Y				++++	
心肌炎、心包炎和胸膜痛						
柯萨奇B组病毒	S、F	+++		++		心包液(++++)
出血热						
埃博拉/马尔堡病毒	Y					组织、呼吸道分泌物和血清
拉沙热病毒		+++			+	血清和咽喉洗液
肝炎						
肝炎病毒	Y					血液

[a]可用于单纯疱疹病毒和水痘-带状疱疹病毒的直接荧光抗体研究。
如果怀疑有特定病毒,则应获得特定病毒旁指示的样本(++++,最合适;+,最不合适)。
CSF:脑脊液;F:秋季;HIV:人类免疫缺陷病毒;S:夏季;SARS:严重急性呼吸综合征;SP:春季;W:冬季;Y:全年。

如西尼罗河病毒,在症状开始时会产生短暂的低病毒血症和检测不到的水平。本节总结了各种样本的采集建议。

除了样本类型和采集方法之外,经过验证的装置或容器也可增强病毒因子的回收和检测。拭子样本不应含有可能对培养细胞有毒的化学物质或其他化合物,因此不适合用于病毒样本采集。海藻酸钙拭子会干扰基于核酸的检测以及某些包膜病毒的回收和荧光抗体检测,因此不应使用。

咽喉、鼻咽拭子或抽吸物

通常,鼻咽抽吸物在回收病毒方面优于咽喉或鼻咽拭子;但是拭子更方便。这是因为大多数呼吸道病毒在鼻咽后部的纤毛上皮细胞内复制。咽喉拭子可用于回收EV、腺病毒和HSV,并可用于高灵敏性核酸扩增检测(nucleic acid amplification tests, NAATs),而鼻咽拭子或抽吸物样本则优选用于检测RSV、流感和副流感病毒。鼻病毒检测需要使用鼻样本。使用干燥、无菌拭子采集咽喉样本，将拭子掠过咽后部的发炎、起泡或化脓区域。拭子不得接触到舌、口腔黏膜、牙齿或牙龈。拭子应为聚酯、涤纶或者带有塑料或铝轴的人造纤维。海藻酸钙会损害包膜病毒的回收，干扰荧光抗体检测，并对某些NAAT有抑制作用。尼龙纤维制成的植绒棉片旨在优化呼吸道上皮细胞的样本吸收和释放，从而对呼吸道病毒进行直接荧光检测。用带软轴的拭子经鼻孔插入鼻咽部或者用球部注射器和3～7 mL缓冲盐水冲洗并收集分泌物，以采集鼻咽分泌物样本。通过挤压球部将盐水喷入鼻内，并在松开球部或抽吸时用插入另一个鼻孔的小管抽吸。在NAAT检测呼吸道病毒方面，自我采集的泡沫鼻拭子比鼻腔冲洗物具有更高的灵敏度。

支气管和支气管肺泡灌洗

支气管镜检查过程中采集的冲洗液和灌洗液是检测感染下呼吸道病毒的极佳样本，特别是流感病毒和腺病毒。痰液可使用NAAT鉴定病毒病原体。应对病毒转运培养基中的呼吸道液体或拭子进行离心，以去除污染物质。上清液可用于培养。可通过过滤完成进一步澄清。该过程可能导致病毒感染细胞的清除并减少病毒因子从样品中的回收。抗原和核酸检测无需去除样本中的污染物。

直肠拭子和粪便样本

粪便和直肠拭子样本可用于检测轮状病毒、肠道腺病毒（血清型40和41）和EV。许多病毒性胃肠炎病原体在细胞培养中不生长，需要用抗原或NAAT进行检测。一般而言，粪便样本优于直肠拭子，并且轮状病毒和肠道腺病毒检测应使用粪便样本。对于怀疑患有肠道病毒疾病（如无菌性脑膜炎）的患者，直肠拭子可用于检测EV。将直肠拭子插入直肠3～5 cm，靠着黏膜旋转以获得粪便。然后应将拭子放入适当的运输介质中。粪便样本优于直肠拭子，因为小样本量可能会降低病毒回收率。5～10 mL新鲜排出的腹泻粪便或从婴儿尿布中收集的粪便足够用于检测轮状病毒和肠道腺病毒。

由于粪便存在细菌污染，为回收病毒因子，细胞培养需要离心、过滤或两者兼有。

尿液

CMV、腮腺炎病毒、风疹病毒、麻疹病毒、多瘤病毒和腺病毒均可从尿液中检测到，但这些病毒常间歇性或少量脱落。可通过并行处理多个（2～3个）样本来增加病毒回收率。最小样本体积为10 mL时，回收率结果改善。尿液pH和污染细菌可能干扰病毒复制。通过离心或过滤去除污染物，并用7.5%的碳酸氢钠溶液中和pH或用病毒转运培养基稀释样品，来改善细胞培养物中的病毒回收率。对于NAAT，应尽可能减少尿液在环境中的储存。由于尿液具有低pH和高尿素含量，核酸在尿液中迅速降解。在检测前需要提取核酸，以防止尿液样本中其他常见物质产生抑制作用。

皮肤和黏膜病变

在皮肤和黏膜的水疱性病变中可检测到EV、HSV、VZV，在极少数情况下可检出CMV或痘病毒。一旦囊泡溃疡或结痂，就很难使用培养、抗原或NAAT检测病毒。

可使用放置在病毒转运培养基中的毛细移液管、注射器或拭子从囊泡中采集液体样本。可使用结核菌素注射器从囊泡中抽吸液体。在抽吸前，用病毒转运培养基冲洗针头。用碘伏或乙醇等抗菌剂清洁该区域可能会灭活病毒。因此，应在抽吸样本后进行消毒处理。如果使用拭子采集样本，应使用无菌针头或手术刀将囊泡去顶（去除痂皮）。拭子应在病变的基底和边缘采集，以收集病毒感染的上皮细胞，并置于病毒转运培养基中。应小心避免出血，因为血液中的抗体可以中和干扰培养的病毒。样本可用于培养、抗原或NAAT。

除血液外的无菌体液

无菌体液，特别是CSF以及心包液和胸膜液，可能含有EV、HSV、VZV、流感病毒或CMV。这些样本由医生在无菌条件下采集，并送至实验室进行处理。通过腰椎穿刺采集用于NAAT的CSF样本在核酸提取前不应离心。应在检测之前完成提取，以消除抗体、蛋白质和其他潜在的分子扩增酶抑制剂。CSF和其他无菌体液不用病毒转运培养基稀释，因为其可能会导致假阴性结果。此外，由于存在抗体，被血液污染的液体样本可能抑制病毒培养。

妊娠期间可能发生病毒感染，可导致胎儿或新生儿严重疾病。羊水通过羊膜穿刺收集。NAAT是准确诊断先天性CMV感染、VZV或细小病毒B19的最常用方法。如果不能及时检测，应提取核酸并冷藏最长48 h，或在−70℃下冷冻。样本也可用于培养，但灵敏度显著低于NAAT。

可使用血清、血浆、纯化的外周血白细胞和全血进行病毒检测。血液的病毒培养主要用于检测CMV；然而，HSV、VZV、EV和腺病毒偶尔可能会出现。CMV病毒血症与外周血白细胞有关。需要从全血试管中采集5～10 mL抗凝血液。肝素化或乙二胺四乙酸（ethylenediaminetetraacetic acid, EDTA）抗凝血可用于CMV检测。白细胞分离应在采集后8 h内进行。市售的密度梯度法（包括离心）可用于去除培养物中抑制病毒复制的红细胞。

采集核酸检测样本时应使用EDTA和枸橼酸化血液，因为其他抗凝剂可能干扰NAAT所需的酶功能。血清可用于血清学检测和核酸检测。如果使用全血进行NAAT，必须在检测前清除血红素和血红素的代谢前体。许多商业提取方案包括去除这些成分的试剂和工艺。

干血斑

干血样本可用于检测病毒抗体以及NAAT。样本可从毛细管指尖采集并风干2 h。干燥后，将样品置于密封的袋子或装有干燥剂的容器中，以避免暴露于湿气中并防止任何污染细菌的生长。样品可在室温、冷藏或−20℃或更低温度下冷冻运输。

骨髓

应将用于病毒检测的骨髓添加至含抗凝血剂的无菌试管中。肝素或EDTA抗凝剂进可用于培养。如果样本拟用于核酸检测，应使用EDTA或ACD（抗凝剂枸橼酸葡萄糖溶液）。通过抽吸采集样本，应尽快进行白细胞分离处理。如果处理延迟，用于NAAT的骨髓样本可以冷藏。冷融将导致细胞裂解，释放血红素和其他对NAAT有抑制作用的细胞成分。核酸提取必须在NAAT方法检测前进行。

组织

组织样本对于检测感染肺部（CMV、流感病毒、腺病毒、汉坦病毒）、脑（HSV）和胃肠道（CMV）的病毒特别有效。可从肝脏、淋巴结、肾脏、脾脏或心脏组织中鉴定出其他病毒。在手术过程中采集样本。需要新鲜组织进行培养，并且是核酸检测的首选，而福尔马林固定、石蜡包埋的组织可以在去除石蜡和提取后使用。组织中核酸的稳定性随病毒和组织类型而变化。应将样本置于湿冰上或冷冻条件下运输至实验室。在核酸提取前，应将组织切碎并用蛋白水解酶消化。应在病毒转运培养基中对用于病毒培养的新鲜组织进行匀浆和离心，以去除多余的细胞碎片。然后使用上清液接种病毒培养物。

生殖器样本

生殖器样本通常需要检测HSV和HPV。应按照之前描述皮肤病变采集和处理生殖器损伤或溃疡，并置于适当的病毒转运培养基中。可使用拭子或刷子采集宫颈样本，并置于病毒转运培养基中。大多数生产的宫颈内或液基细胞学装置都适合进行核酸检测。在处理此类样本时，遵循生产商推荐的方案至关重要。应使用经生理盐水湿润的涤纶拭子采集肛门样本，并在液体细胞学培养基中运输，以用于HPV检测。

口腔

一些病毒感染通过口腔分泌物传播，可从口腔黏膜细胞、唾液、腺管唾液或口腔黏膜漏出液中检出。这些样本可用于培养或NAAT。唾液腺液也可用于检测病毒抗体，包括分泌型IgA、IgM和IgG。使用痰液采集装置、拭子或刮刀采集样本，并置于运输培养基中。

用于抗体检测的血清

可能需要采集急性期和恢复期的血清样本，以检测特定病毒的抗体。出现症状后应尽快采集急性期样本。在急性期样本采集后至少2～3周采集恢复期样本。在这两种情况下，通过静脉穿刺采集的3～5 mL血清都是合适的样本。检测前，血清可在4℃下储存数小时或数天，或在−20℃或更低温度下储存数周或数月。尽可能在冷冻前完成病毒特异性IgM检测，因为IgM在解冻后可能会形成不溶性聚合物，从而产生假阴性结果。

样本运输和储存

理想情况下，应立即处理采集的所有病毒检测样本。不得将病毒分离样本置于室温或更高温度下。样本应保持阴凉（4℃），并立即运送至实验室。如果运输出现不可避免的延迟，则样本应冷藏，而不是冷冻，直至处理。应在采集后12～24 h内尽快处理样本。在特殊情况下，样本可能需要保存数天后再进行处理，则应根据本章中之前指定的样本类型进行保存。

如果使用市售试剂盒进行病毒鉴定（例如核酸检测），应根据生产商说明书运输和储存样本。

商业化转运培养基可用于维持病毒稳定性。它们用于运输小体积的液体样本、小组织和刮片以及拭子样本，特别是在预期会出现微生物菌群污染时。转运培养基含有蛋白质（例如血清、白蛋白或明胶）以稳定病毒因子和抗菌剂，防止细菌和真菌的过度生长。青霉素（500 u/mL）和链霉素（500～1 000 μg/mL）已被传统使用；但万古霉素（20 μg/mL）、庆大霉素（50 μg/mL）和两性霉素（10 μg/mL）是更有效的混合物。如果添加血清作为蛋白质来源，则建议使用胎牛血清，因为其不太可能含有抗体等抑制剂。运输培养基包括Stuart培养基、Amie培养基、Leibovitz-Emory培养基、Hanks平衡盐溶液（Hanks' balanced salt solution, HBSS）、Eagle组织培养基以及市售的M4、M5和通用运输培养基。呼吸道、直肠以及粪便样本可以保存在含有抗菌剂的改良Stuart培养基、改良HBSS或Leibovitz-Emory培养基中。

样本处理

一般原则

用于病毒培养的样本应在实验室接收后立即处理。这可以通过结合细菌学和病毒学来进行处理。尽管过去细胞培养要求分离病毒，但在细胞培养中添加广谱抗菌剂显著降低了与细菌和真菌交叉污染的可能性。在大多数实验室中，使用其他微生物学样本处理病毒培养物可一周7 d进行。如果必须延迟，应该如前所述将样本储存在4℃的病毒转运培养基中。液体样本处理延迟在储存前需要在转运培养基（1∶5～1∶2）中稀释。

除患者标识和人口统计学数据外，每个用于病毒分离或鉴定的样本均应当附有要求，其中应提供：① 样本来源。② 临床病史或怀疑病毒。③ 样品采集的日期和时间。如果没有这些信息，应向医生或护理人员咨询获取。

应根据怀疑病毒因子在BSL-2或BSL-3中处理病毒样本（图64.7）。这样可以保护样本不受处理技术人员的污染，并保护实验室中的样本不受处理样本时产生的感染性气溶胶的影响。当处理患者细胞培养物时，例如在接种或补料（交换细胞培养基）期间，每次仅应打开一个患者样本或一系列细胞培养管。气溶胶和微飞溅会导致培养物的交叉污染，尤其是在呼吸道病毒流行季节，此时大部分样本为流感病毒、RSV和其他病毒阳性。

处理病毒样本进行培养并不复杂（表64.4）。通常，应将可能受到细菌或真菌污染的原始样本或拭子样本添加至病毒转运培养基中。正常情况下，无菌体液可直接接种至细胞培养液。无论是否在病毒转运培养基中，无菌体液样本都应在接种前立即进行涡旋，以破碎含病毒的细胞并重悬接种物。在转运培养基中加入无菌玻璃珠有助于打破细胞团块，并从细胞聚合物中释放病毒。这可能不是必需的，因为一些市售培养基已经含有微珠。对严重污染或潜在毒性的样本（如碎裂或研磨组织）进行离心（1 000×g, 15 min），含病毒的上清液可用作接种物。每个病毒细胞培养管应接种200～400 μL样本。如果样本量不足，应使用病毒转运培养基稀释样本以增加体积。如果初始培养物被污染，多余的样本可以在−70℃下保存。应同时保留一组未接种的培养物，以便在整个过程中持续监测污染情况。

表64.4 用于细胞培养的病毒样本的实验室处理

来源	样本	处理[a]	用于检测常见病毒的细胞
血液	抗凝血	分离白细胞（操作程序64.1）	PMK、HDF、HEp-2
脑脊液（CSF）	1 mL CSF	直接接种	PMK、HDF、HEp-2
粪便或直肠拭子	豌豆大小的等份试样	粪便的大小等份试样置于2 mL病毒转运培养基涡旋中。1 000 × g离心15 min，取上清液接种	PMK、HDF、HEp-2
生殖器、皮肤	囊泡液或刮片	在病毒转运介质中乳化	HDF
其他	拭子、液体	在病毒转运介质中乳化。液体，直接接种	PMK、HDF、HEp-2
呼吸道	鼻咽分泌物、咽拭子、呼吸道冲洗液、痰液	用病毒转运培养基稀释	PMK、HDF、HEp-2
组织	无菌容器内的组织	用无菌手术刀和剪刀混匀，轻轻研磨。在病毒转运培养基中制备20%混悬液。1 000 × g离心15 min，取上清液接种	PMK、HDF、HEp-2
尿液	中段样本	清除：直接接种。混浊：1 000 × g离心15 min，用上清液接种	HDF、HEp-2（如果怀疑有腺病毒）

[a]组织培养管中所有接种物的量为0.25 mL。
HDF：人二倍体成纤维细胞；HEp-2：人表皮样细胞；PMK：原代猴肾细胞。

操作程序64.1
用于病毒培养的血液处理：使用Polymorphprep分离白细胞

［目的］ 白细胞的分离和培养有助于检测血液样本中的多数病毒。肠病毒例外，感染新生儿的血清中可能不含肠病毒。白细胞最初是在离心浓缩（100 × g, 15 min）后收集缓冲层添加到细胞培养物中。采用密度梯度离心和采用Ficoll-Paque/Macrodex进行沉淀，发现该方法劣于白细胞浓度方法。还使用了其他密度梯度方法，包括使用Plasmagel、LeucoPREP、Sepracell-MN、单聚体分离培养基和多聚体制备的方法。使用多形核白细胞制备液（甲磺酸钠和右旋糖酐的混合物）已成为最好的方法之一，可将单核和多形核细胞通过一步法从红细胞中分离出来。

［样本］ 最好使用3～5 mL抗凝血液。可使用含乙二胺四乙酸（EDTA）、枸橼酸盐或肝素抗凝剂的试管。儿童患者可接受低至2 mL的样本。凝血样本不符合验收标准。样本应立即处理。当处理延迟不可避免时，样本应保存在2～8℃。处理必须在12～24 h内完成。任何处理延迟期间均可能发生病毒丢失。

［材料］

1. Polymorphprep［Axis-Shield PoC AS；挪威奥斯陆（U.S. supplier is Fischer Scientific）］。20℃以下保存。
2. 磷酸盐缓冲液（PBS）10 ×。室温下储存。
3. 无菌磷酸盐缓冲液0.5 ×。用蒸馏水将10 × PBS稀释为1 ∶ 20。通过0.22 μm过滤器过滤灭菌。在2～8℃下储存。
4. Eagle必需培养基（EMEM）+2%胎牛血清（FBS）。在2～8℃下储存。
5. 无菌氯化钠（0.9%）。在2～8℃下储存。
6. 无菌锥形离心管。
7. 无菌移液管。
8. 离心机。

［方法］

1. 处理患者样本时，穿戴乳胶手套和实验室工作服。无论何时打开样本管，均使用生物安全柜（BSC）。在离心过程中使用生物安全防护罩。
2. 使血液样本和所有试剂恢复至室温。
3. 将血液样本颠倒混匀5次。使用5 mL或10 mL移液器，将样本转移到无菌锥形离心管中。
4. 室温（18～22℃）下以500 × g离心10 min。
5. 用移液管去除血浆。
6. 测量剩余细胞的大致体积。使用5 mL或10 mL移液管，用等体积的0.9%氯化钠稀释细胞。混匀。
7. 用5 mL移液器将3.5 mL Polymorprep加入15 mL锥形离心管中。
8. 将稀释的血细胞全层小心地置于离心管中的3.5 mL Polymorprep上。请勿将血液和Polymorphprep混合在一起。
9. 含血液和Polymorphprep的离心管在室温（18～22℃）下以（450～500）× g离心30 min。
10. 离心后应可见两条白细胞带。血样-Polymorprep界面的上带由单核细胞组成。下带包含多形核细胞。红细胞在管底部沉淀。

11. 用巴斯德吸管，收集单核和多形核条带，并将其转移到15 mL锥形离心管中。

12. 将5 mL 0.5× 无菌PBS加入含有收获细胞的离心管中。用移液管反复抽吸和排出，混匀。

13. 在室温（18～22℃）下以400×g离心细胞10 min。

14. 吸取上清液PBS。

15. 向细胞沉淀中加入5 mL含2% FBS的EMEM。用移液管反复抽吸和排出，混匀。

16. 按照步骤13离心。

17. 吸取上清液EMEM，重悬于含2% FBS的2 mL新鲜EMEM中。

18. 样本准备接种到细胞培养中。

［故障排除］

1. 如果离心后所有细胞均位于Polymorprep顶部，则重新混合并覆盖在新的Polymorprep层顶部。Polymorprep的体积需要增加，其比例仍保持在1∶1～1∶1.5之间。在相同时间增加离心重力或在相同重力下增加离心时间。

2. 如果血沉涂层在红细胞层上，则取血沉涂层和红细胞层，并置于新的梯度上。在相同重力下减少离心时间或在较小重力下离心相同的时间。

如果受污染样本最初未采用这种方式处理，则可使用含抗生素的病毒转运培养基对其进行再处理，或者可以使用0.22～0.45 μm过滤器进行过滤，然后回收滤液。实际上，在多数需要再处理的样本培养物中很少检测到病毒。处理样本时，应使样本在35～37℃的培养箱中吸附30～60 min；加入1～1.5 mL的维持培养基，然后将试管放回培养箱中，最好是在旋转滚筒内的滚筒架上。用于病毒培养的血液需要特殊处理以分离白细胞，然后接种到细胞培养管中（操作程序64.1）。使用快速小瓶细胞培养物检测多种病毒（使用样本接种后细胞培养物的处理和检查将在本章稍后讨论）。

NAAT所用样本可能需要进行处理，可能需要在储存前提取核酸，以防止核酸降解，如本章节所述。

基于特定病毒需求的处理

虫媒病毒·虫媒病毒是由蚊子、蜱或其他节肢动物传播的一类病毒，它们会导致一系列疾病，从轻度病毒综合征到脑炎。有几种病毒抗原检测可在流行地区的现场使用。应使用血清学或NAAT确认阳性试验结果。虫媒病毒性脑炎的诊断，如东部、西部、委内瑞拉、圣路易斯和加利福尼亚脑炎；拉克罗斯、西尼罗河和寨卡病毒感染需要检测血清中的病毒特异性IgM抗体或配对血清中IgG抗体滴度升高。对于大多数试剂，都可以在CSF中检测病毒特异性IgM。用于诊断目的的虫媒病毒培养不实用。

通过国家公共卫生实验室、专业参考和学术实验室，为一些代理公司提供了几种NAAT。NAAT的敏感性可能低于血清诊断，因为病毒和病毒核酸只在感染期间的短时间内可检测到。此外，靶向RNA的提取和纯化效率会显著影响检测的灵敏度。

巨细胞病毒·CMV可使用常规细胞培养、快速小瓶检测、血抗原免疫检测或NAAT方法在临床样本中检测。CMV在二倍体成纤维细胞中产生**细胞病变效应（cytopathic effects, CPEs）**的时间为3～28 d，平均为7 d。CMV小瓶检测的灵敏度等同于常规细胞培养，可在16 min内获得结果。血抗原免疫分析在间接免疫过氧化物酶的酶促反应或间接免疫荧光染色中使用单克隆抗体检测外周血白细胞中的CMV蛋白（pp65）。该方法需要2～4 h，包括白细胞沉降和分离、白细胞计数和标准化密度涂片制备，然后染色和感染（荧光）细胞计数（操作程序64.2）。结果报告为阳性白细胞数/涂片中的白细胞总数。多个定量CMV PCR检测平台也可用于CMV病毒血症的检测和定量。在一些实验室中，分子检测已经取代了血液抗原检测。CMV-DNA的定量分析是CMV疾病的最佳预测指标。这对于免疫功能低下患者的疾病诊断至关重要。PCR法可在全血、外周血白细胞、血浆和血清中检测到CMV-DNA。定性分析也可用于特定病例，包括使用唾液、尿液、组织、羊水或胎儿血诊断先天性感染，以及使用房水或玻璃体检测CMV视网膜炎。阴性定性结果可高度预测是否存在全身CMV疾病或组织侵袭性感染。虽然血液抗原测定和定量CMV-DNA检测之间似乎存在一定的一致性，但由于两种测定测量了病毒的不同特征，因而存在一些差异。由于不同样本、患者人群和实验室预测疾病阈值之间的差异，实验室使用相同的检测方法和样本类型监测特定患者的相对变化很重要。分子学方法对于确立患者发生疾病的标准、监测治疗和预测病毒耐药性等方面至关重要。

操作程序64.2
巨细胞病毒抗原血症染色

［目的］ 巨细胞病毒（CMV）抗原血症染色用于外周血白细胞中巨细胞病毒下基质pp65抗原的免疫学检测。该测定是半定量的，因为对白细胞进行计数，并将标准编号置于载玻片上进行染色。CMV抗原血症染色的经验表明，阳性结果可作为活动性CMV疾病的早期指标。

［样本］ 抗凝血总量5～7 mL为最佳。可使用含肝素或乙二胺四乙酸（EDTA）抗凝剂的试管。采样后应立即将样本在室温下运送至实验室。凝血样本不符合验收标准。样本应立即处理。当处理延迟不可避免时，将样本保存在2～8℃下。应在8 h内进行处理。

［材料］

1. CMV Brite试剂盒（Biotest Diagnostic, Denville, NJ），包括右旋糖酐溶液、红细胞（RBC）裂解液、固定液、透化溶液、胎牛血清、单克隆抗体和对照载玻片。在2～8℃下储存。

2. 无菌移液管和微量移液管。

3. 冷冻离心机和15 mL锥形底离心管。

4. 细胞离心机（Shandon, Pittsburgh, PA）。

5. 磷酸盐缓冲盐水（PBS）、不含钙和镁的去离子水（dH_2O）。

6. Coplin染色瓶、湿室、37℃培养箱、用于细胞离心涂片的显微镜载玻片、盖玻片和安装培养基。

7. 用Coulter计数器（血液学实验室）计数白细胞（WBC）。

8. 荧光显微镜。

［方法］

1. 处理患者样本时，穿戴乳胶手套和实验室工作服。每当装有样本的试管打开时，均使用生物安全柜（BSC）。在离心过程中使用生物安全防护罩。

2. 从外周血中分离白细胞。

（1）使试剂盒试剂恢复至室温（20～25℃）。

（2）在15 mL锥形离心管中将5～7 mL抗凝血与1.5 mL右旋糖酐试剂（试剂A）混合。如果使用更大体积的血液，则必须将右旋糖酐与血液的比例保持在1 ： 4。

（3）将含有血液-葡聚糖混合物的试管在37℃下以45°角孵育20 min。把盖子松开。

（4）使用巴斯德吸管将富含白细胞的顶层转移至15 mL锥形离心管中。以300 × g离心10 min。

（5）在dH_2O中将RBC裂解剂（试剂B）稀释为1 ： 10，并冷却至4℃。

（6）离心10 min后弃去上清液。将细胞沉淀重悬于5 mL稀释试剂B中。涡旋并在4℃下孵育5 min。

（7）加入5 mL PBS，以300 × g离心10 min。

（8）在5 mL PBS中清洗细胞，如前所述离心，并弃去上清液。

3. 细胞计数并制备细胞稀释液。

（1）将细胞沉淀混悬于1.5 mL PBS中。

（2）将0.4 mL等分到1.5 mL微量离心管中。该等份试样用于白细胞计数。

（3）用PBS稀释细胞悬液，在1.5 mL微量离心管中制备1 mL的2×10^6个细胞/mL溶液。根据以下公式计算细胞悬液的用量：

所需细胞数/mL ÷ 实际细胞数=所需混悬液量

例如：（2×10^6个细胞/mL）÷（5×10^6个细胞/mL）= 2 ÷ 5= 0.4 mL细胞混悬液。

加入足量PBS，将体积增加至1 mL。

例如：如果所需细胞悬液量为0.4 mL，则加入0.6 mL PBS定容至1 mL。

4. 制备用于细胞离心涂片的载玻片。

（1）制备两张细胞离心涂片的载玻片用于检测。

（2）涡旋试管，重新混悬1 mL细胞悬液。

（3）向细胞离心组件中加入100 μL细胞悬液。

（4）800 rpm离心4 min。

（5）取出载玻片并风干。

5. 进行固定和透化：

（1）在通风柜中用dH_2O以1 ： 5的比例稀释固定试剂（试剂C）（5 mL试剂C，20 mL dH_2O）。

（2）用稀释的试剂C浸没载玻片，室温下在通风柜中培养10 min。

（3）用PBS按1 ： 100稀释试剂E（1 mL试剂E，99 mL PBS），制备100 mL 1%清洗液。用1%清洗液灌装1个色谱瓶。

（4）将载玻片浸入1%清洗液中3次，并将其置于同一色谱瓶中5 min。

（5）用dH_2O按1 ： 5比例稀释透化液（试剂D）（5 mL试剂D，20 mL dH_2O）。

（6）将载玻片浸入稀释的透化液中5 min。

（7）用新鲜1%清洗液填充色谱瓶。将载玻片浸入1%清洗液中3次，并将其置于同一色谱瓶中5 min。

（8）将载玻片在dH_2O中冲洗15 s，然后晾干。干燥后，载玻片可立即染色。如果不立即对其进行染色，则在2～8℃下储存24 h或在−20℃下储存最长24 h。用铝箔包裹载玻片，并储存在干燥环境中以作长期储存。

6. 进行免疫荧光染色。

（1）使载玻片（包括对照载玻片）恢复至室温。在载玻片上的细胞区域（细胞离心涂片区域）周围标记1个小圆圈，以在染色过程中包含抗体溶液。

（2）将载玻片浸入含有PBS的色谱罐中5 min。载玻片浸没后，请勿在剩余的染色程序中使样本区域干燥。

（3）一次使用一个载玻片，从色谱罐中取出载玻片，使用无菌棉签仔细擦干样本周围的区域。将载玻片置于湿室中，并添加35 μL单克隆抗体（试剂F）。

（4）载玻片在37℃下孵育30 min。

（5）从染色室中取出载玻片，用新鲜PBS在色谱罐中冲洗3 min。

（6）同样，每次用一块载玻片时，从色谱罐中取出载玻片，用无菌棉签擦干样本周围的区域。将载玻片置于湿室中，向载玻片上涂抹35 μL异硫氰酸荧光素（fluorescein isothiocyanate, FITC）欧联抗体。

（7）载玻片在37℃下孵育30 min。

（8）在PBS中清洗载玻片，并用dH_2O冲洗。排出多余的水并风干，请勿吸干。

（9）添加安装介质和盖玻片。

7. 读取和报告结果。

(1) 使用荧光显微镜和200×放大率(10×目镜,20×物镜)检查载玻片。

(2) 染色后不久(同一天)读取,因为荧光强度减弱。扫描两个载玻片上的整个细胞斑点。

(3) 如阳性对照所示,阳性细胞显示出均一的苹果绿核染色。阴性细胞未显示苹果绿染色。非特异性染色(显示为细胞质或淡黄色染色)应报告为阴性。细胞接种物周围细胞的非典型绿色染色是干燥伪影的结果,应报告为阴性。

(4) 每张载玻片上应有200 000个细胞,每两张载玻片上应有400 000个细胞。

1) 将阳性染色报告为"阳性:(数量)CMV阳性细胞/400 000个细胞。"

2) 将阴性染色报告为"每400 000个分析的细胞中未观察到CMV阳性细胞"。

[质量控制]

1. 阴性对照不应有显示荧光的CMV感染细胞。

2. 阳性对照应有CMV感染的细胞表现出均一的苹果绿核染色。

3. 如果对照未如1、2所述出现,则结果不可接受,必须重复试验。

肠道病毒和副肠孤病毒· 病毒分子测序有效地重新定义了传统上包含在该组中的病毒的组织和分类。最初包含在EV中的一些病毒现在已被重新归类为副肠孤病毒(parechovirus, PeV)。EV和PeV均能够引起很多局部和全身性感染。可使用常规细胞培养和NAAT检测这些病毒。人和灵长类细胞系联合用于分离EV和PeV病毒,尽管没有单个细胞系支持所有病毒的生长。为减少浪费并在需要时提供可用性,可使用冷冻的"预备细胞"(Diagnostic Hybrids, Athens, OH)。预备细胞可储存长达5个月,并证明结果与新鲜细胞相当。推定诊断基于CPE。使用市售FA染色进行确诊或最终诊断。

NAAT是检测和诊断EV和PeV感染的首选方法。一些病毒在细胞培养中无法生长,或繁殖方法未知。此外,EV的NAAT检测改善了患者护理,当对比结果获得时间和住院时间时,证明了结局改善的明确相关性。这在EV感染性脑膜炎病例中具有重要意义。FDA批准了可用于检测脑膜炎患者CSF中EV的实时检测方法,包括Cepheid Xpert和BioFire脑膜炎/脑炎(ME)芯片。

EB病毒· 血清学检测在诊断EB病毒(EBV)相关疾病(包括传染性单核细胞增多症)中很有价值,并且仍然是首选方法。现有的多种测定方法在方法学、抗原和抗体同种型方面存在差异。EBV(在培养的B淋巴细胞中)的分离在临床实验室中不常规进行。正在采用细胞表型分析和流式细胞术检测高持续性病毒载量患者外周血中EBV的细胞嗜性。这些检测尚未在常规诊断实验室中进行。

NAAT用于直接定量检测EBV DNA。世界卫生组织已经批准了一项关于EBV的国际标准品,这是由国家生物标准和控制研究所(英国)生产的全病毒制剂。应同时将此标准品提取到与临床样本相同的基质中,以准确定量患者样本中的病毒DNA。虽然国际标准的建立降低了与使用分子方法诊断EBV感染相关的变异,但其他局限性仍然存在,包括检测中使用的商业试剂和基因靶标的变异。低病毒血症患者的结果往往显示出最大的结果变化。因此,建议将病毒DNA值至少增加到3倍,认为是对病毒复制有意义的变化。如果测定值非常接近特定测定的检测限,则病毒载量变化仅在观察到>5倍差异时才可能具有显著性。该测定还应包括EBV标准品的提取、污染和抑制对照。

肝炎病毒· 使用血清学、抗原检测或NAAT检测甲、乙、丙、丁和戊型肝炎病毒导致的疾病或无症状性携带。尽管肝炎病毒不是常规培养的,但仍有多种诊断试验可用于检测抗体和抗原。甲型肝炎(常通过受污染的食物和水传播)可通过血清学方法筛查IgM抗体来诊断。在血液和粪便中均可检出HAV RNA,可用于早期感染的诊断,特别是血清学结果怀疑的病例。乙型肝炎病毒可导致急性和慢性感染,并且与肝细胞癌相关;通过纹身、针灸、性接触和围产期感染等胃肠外途径传播。在感染期间,可在患者体内检测到多种HBV特异性抗原。乙型肝炎感染的诊断采用抗原、抗体检测和NAAT相结合的方法。通过定量检测包含表面、核心和e抗原的抗体进行乙型肝炎感染的血清学诊断。急性感染中出现的第一个标记物是乙型肝炎表面抗原(HBsAg);感染缓解后,HBsAg消失,出现乙型肝炎表面抗体(HBsAb)。NAAT用于定量HBV DNA,以评估感染并监测治疗期间的慢性感染患者。此外,有些患者感染免疫逃逸突变体,血清学方法检测不呈阳性,需要进行HBV DNA检测以排除低水平携带者。分子方法用于测定HBV DNA水平并协助确定疾病分期以及监测接受抗病毒治疗的患者。

丙型肝炎是一种通过输血、静脉吸毒、血液透析和受污染的器械(如身体穿刺和纹身装置)传播的RNA病毒。超过80%的患者HCV感染转为慢性。通常通过抗体检测和HCV RNA的NAAT后确定病毒复制状态来进行诊断。HCV RNA的检测是诊断慢性感染的主要决定因素。也可通过PCR定量测定HCV RNA,以评估患者对抗病毒治疗的反应。HDV感染可使用血清学筛查试验来检测。阳性结果可能提示急性或慢性感染,应进行HDV RNA检测。利用PCR技术检测并定量HEV RNA是诊断急性感染的金标准。

单纯疱疹和乙型疱疹病毒· HSV 1型和HSV 2型可导致多种感染,包括牙龈口腔炎、发热、口腔病变、生殖器病变和淋巴结肿大。乙型疱疹病毒在结构、形态和病毒复制方面与HSV非常相似,如果不及时治疗,可导致包括脊髓炎和脑炎在内的严重疾病,病死率超过70%。HSV在大多数细胞系中快速生长。推荐使用MRC-5或貂肺成纤维细胞系以及A-549等连续细胞系。如前所述,预备细胞也可用于疱疹病毒的培养。50%的生殖器HSV分离株在24 h内检测到,100%在

3～5 d内检出。应每天检查培养物，如果培养5 d后结果为阴性则终止。酶联病毒诱导系统（ELVIS; Diagnostic Hybrids, Athens, OH）是一种特殊的小瓶培养系统，可在24 h内检测HSV。当细胞感染HSV后，会积聚β半乳糖苷酶。孵育后，将小瓶固定并用β半乳糖苷酶底物染色，导致可见的蓝色变化，可使用倒置显微镜观察。本章稍后将详细介绍此技术。此外，还可进行特定类型的血清学检测，如HerpeSelect（Focus Diagnostics, Cypress, CA）。

NAAT是检测HSV最灵敏的方法。目前有多种FDA批准的定性和定量的HSV分子检测试剂。分子检测在CSF中的病毒检测非常有用。病毒定量可用于监测严重感染（如HSV脑炎和新生儿感染）对抗病毒治疗的反应。目前很多实验室倾向于采用分子学方法检测HSV；但是，传统培养在皮肤黏膜、生殖器和眼部病变的疱疹诊断中仍有效。

人类免疫缺陷病毒和其他逆转录病毒·采用血清学方法（即抗体或抗原）和分子学方法［逆转录酶PCR（RT-PCR）］检测HIV 1型（HIV-1）。HIV-1酶联免疫吸附试验（enzyme-linked immunosorbent assay, ELISA）抗体试验还检测HIV 2型（HIV-2）抗体。不再使用HIV-1特异性免疫印迹试验，或先用HIV-2的ELISA再用HIV-2特异性免疫印迹试验来确认ELISA筛选试验。感染初期的患者可能使用这些方法作为假阴性或不确定结果进行检测。此外，HIV-2可能在血清学方法中被误认为是HIV-1。目前的建议是使用抗HIV-1、HIV-2及HIV-1 p24抗原免疫分析联合检测HIV-1和HIV-2。然后，所有反应性样本都应使用能够明确区分HIV-1和HIV-2的免疫测定法进行检测。在初始筛查测定中具有反应性，但后续免疫测定为阴性或不确定的样本，随后进行基于核酸检测来解决。未产生血清转化或新生儿携带母体抗体的新感染患者可使用灵敏的RT-PCR检测鉴定为HIV感染。对于接受抗病毒治疗的患者，也可通过血浆样本定量分子检测、$CD4^+$ T淋巴细胞测定和抗逆转录病毒耐药性检测来监测HIV感染。成功的抗病毒治疗应将HIV血浆病毒载量降低至检测不到的水平。这些检测也可用作预后指标并确定传染性。

在职业性血液或体液暴露后，或HIV状态未知孕妇在分娩期间时，不能使用快速床旁HIV免疫测定。这些分析方法为免疫渗漏法或侧向层析检测。家庭检测系统包括OraQuick家庭HIV检测（OraSure Technologies, Bethlehem, PA）。该试验使用口腔液体样本，可在20 min内提供结果。阳性结果并不表示明确感染HIV。CDC建议由专业人员进行感染管理的早期检测和检查，并进行适当的随访检查。家庭检测不能取代专业诊断和患者护理。

人类嗜T淋巴细胞病毒1型（human lymphotropic viruses type 1, HTLV-1）和2型（HTLV-2）与截然不同的疾病表现有关。HTLV-1与成人T细胞白血病/淋巴瘤（adult T-cell leukemia/lymphoma, ATLL）和脊髓病/热带痉挛性截瘫（myelopathy/tropical spastic paraparesis, HAM/TSP）的发生有关，但是HTLV-2并未明确与恶性肿瘤有关（然而，其与类似于HAM/TSP的神经系统疾病有关，进展较慢，且疾病较轻）。在喀麦隆居住的少数人中已经发现HTLV-3和HTLV-4，尚未在当地或全球传播。NAAT是确定感染状态、确认血清学结果、识别组织分布和区分不同HTLV病毒群的首选方法。所有献血者和具有相关临床体征和症状的患者都应进行HTLV-1和HTLV-2抗体筛查。血清学筛查免疫检测显示$HTLV^{1/2}$检测结果呈阳性后，仍使用免疫印迹作为确诊试验。如果基于病毒糖蛋白的免疫印迹法无法判定或无法分型，则外周血单核细胞应使用型特异性PCR完成。

甲型和乙型流感病毒·可使用常规细胞培养、小瓶培养、膜EIA、免疫层析分析、荧光免疫分析、使用FA方法间接和直接染色呼吸道分泌物（图64.8）和RT-PCR等方法检测甲型和乙型流感病毒。与其他细胞系相比，PMK细胞的检测效果有所改善。在第2 d或第3 d使用血细胞吸附法的中位检测时间约为3 d。FA染色用于确认分离株，并将其分型为甲或乙型。几乎所有阳性流感样本在孵育1周后均可检出病毒。NAAT通常用于流感病毒的检测和特性鉴定。RT-PCR是当前大多数实验室推荐的检测方法，因其能够在临床样本中快速检测病毒，且灵敏度相当于或超过基于培养的检测方法。还提供了包括流感病毒在内的几种多重呼吸道检测试剂。多重检测的灵敏度可能低于单个特异性分子测定。此外，有几种CLIA豁免的床旁分子方法可用于门诊。床旁分子检测已证明比血清学快速抗原检测的灵敏度提高。

儿童呼吸道病毒·对于怀疑病毒性下呼吸道疾病住院婴儿和10岁以下儿童的样本，应考虑流感和副流感病毒、RSV和腺病毒。所有病毒均可通过呼吸道分泌物的荧光染色或快速细胞培养（小瓶）来检测。如果使用直接荧光染色，应检查所有阴性结果确认是否存在怀疑携带除RSV外病毒的儿童。许多实验室使用快速小瓶形式的R-Mix细胞来检测呼吸道病毒（框64.1）。该方法在小瓶中混合两种细胞系（人肺癌A549和貂肺成纤维细胞Mv1Lu细胞；Diagnostic Hybrids, Athens, OH）。为每种样本接种两个R-Mix壳形试管。孵育18～24 h后，将每个试管的细胞混合物用混合抗体试剂染色，以检测所有常见呼吸道病毒。阳性（荧光）样本刮取第2根试管，点样到8孔载玻片上，用单个抗体试剂染色以鉴定特异性病毒。

如果使用传统细胞培养，通过CPE或红细胞吸附在PMK细胞中检测流感和副流感病毒。荧光染色用于确认和分型。在HEp-2细胞培养物中检测腺病毒和RSV，必要时通过荧光染色进行确认。由经验丰富人员进行的FA染色与培养在检测灵敏度上相当，应用于单个样本或小批次。常规ELISA法也较准确，推荐用于大批量样本。

用于检测RSV的婴儿或幼儿样本，应采用快速、非培养RSV检测法。这些快速诊断试验（rapid diagnostic tests, RDTs）具有不同的形式，可以称为试纸免疫测定、侧流免疫测定或膜ELISA。尽管这些RDTs和相关试验方法的灵敏度可能比培养低，但可快速（通常少于20 min）获得结果，并且易于在急诊室、紧急护理诊所、医生办公室或药房进行检测。

与其他方法相比，NAAT方法已证明对RSV具有更高的灵敏度和更有效的诊断。此外，市场上还出售包括呼吸道病毒病原体的多种多重分子系统。这些快速检测可能通过缩短

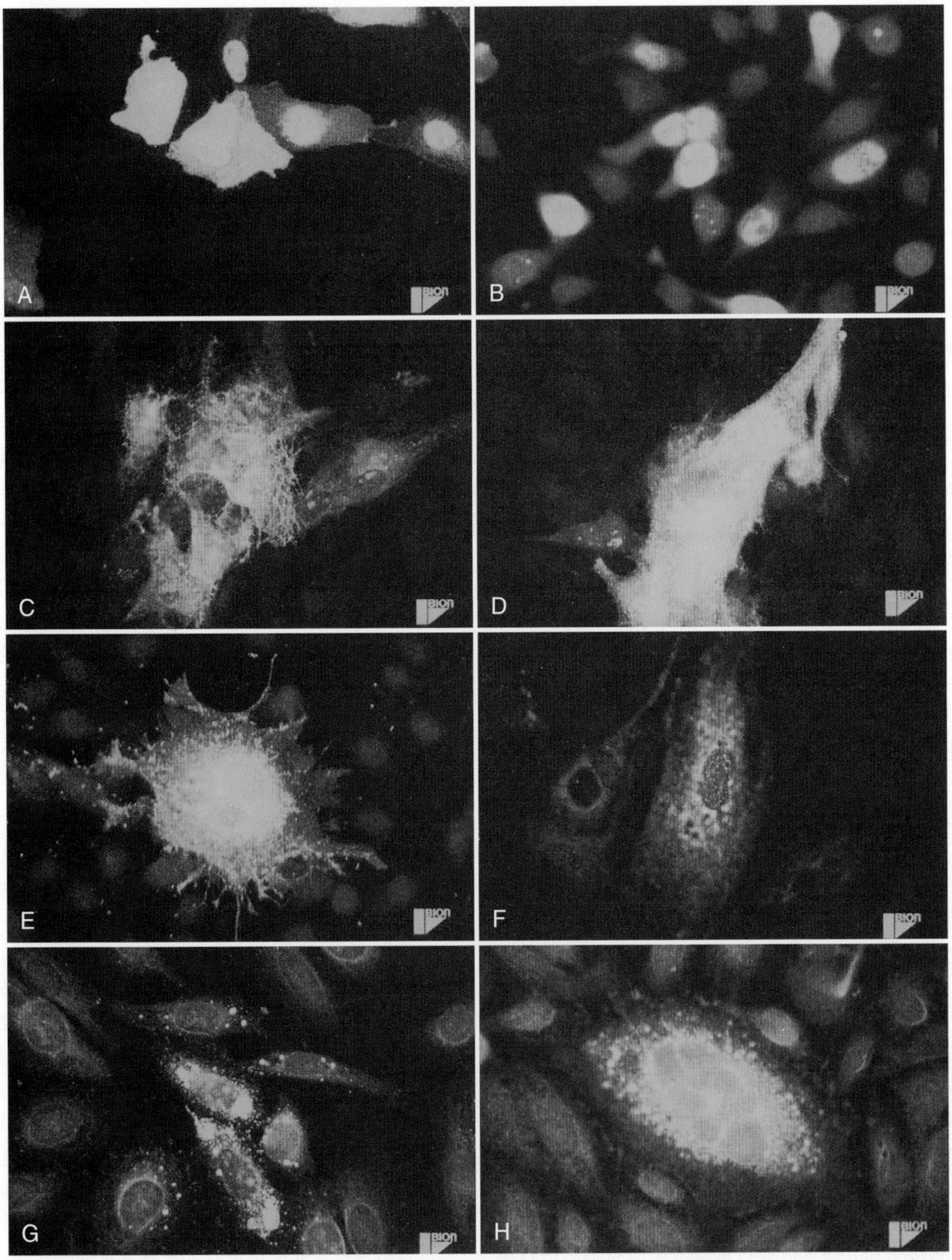

图64.8 病毒感染细胞的荧光抗体染色。(A) 流感病毒。(B) 腺病毒。(C) 水痘-带状疱疹病毒。(D) 单纯疱疹病毒。(E) 呼吸道合胞病毒。(F) 副流感病毒。(G) 腮腺炎病毒。(H) 麻疹病毒。(来源:Courtesy Bion Enterprises, Park Ridge, IL.)

住院时间和抗微生物药物使用时间来改善护理。

胃肠炎病毒·包括微孔板EIA、乳胶凝集和快速薄膜免疫层析在内的免疫测定可用于检测轮状病毒和肠道腺病毒40型和41型。星状病毒和包括诺如病毒在内的杯状病毒等其他病毒不会引起危及生命的腹泻性疾病;星状病毒不常规进行筛查。单一诺如病毒检测方法,Ridascreen诺如病毒第3代EIA(R-Biopharm AG. Darmstadt, Germany)获得FDA的许可,用于暴发情况下诺如病毒的初步鉴定。

NAAT方法是快速检测引起胃肠炎病毒的首选方法。市售的几种单个和多重检测试剂可用于检测引起胃肠炎的病毒,包括轮状病毒、诺如病毒、札幌病毒、星状病毒和肠道腺病毒。

TORCH·TORCH是弓形虫(*toxoplasma*)、风疹(rubella)、CMV和HSV的首字母缩写。在妊娠期间,应检测这些病原体以及新生儿感染的其他病毒原因。经胎盘感染可导致先天缺陷和产后并发症。CMV常与先天性感染有关。

框64.1 R-Mix小瓶呼吸道病毒检测概述

目标
· 使用小瓶细胞培养和荧光抗体染色快速检测呼吸道病毒（甲型和乙型流感病毒，呼吸道合胞病毒，副流感病毒1型、2型和3型，腺病毒）。
原理
· 孵育24～48 h的小瓶用能够与常见呼吸道病毒结合的荧光抗体池进行染色。如果结果为阳性，则刮取第二个壳小瓶，并将其作为多个点涂抹于显微镜载玻片上，用单个抗体结合物染色，每个结合物对不同的病毒具有特异性
样本
· 下呼吸道分泌物（痰、气管内或支气管冲洗液、支气管肺泡灌洗液）、肺组织或鼻咽分泌物。不建议使用咽喉拭子和样本
材料
· R-Mix小瓶，内含人肺癌和貂肺细胞的混合物（Diagnostic Hybrids，Athens，OH）
· 离心机
· 培养箱
· 荧光显微镜
· 单克隆抗体筛选试剂池
· 特异性病毒单克隆抗体染色试剂［均与异硫氰酸荧光素（FITC）结合］
方法
1. 解冻、洗涤，并将补料培养基添加到小瓶的细胞中
2. 将样本接种至2个重复的小瓶中
3. 将小瓶以700×*g*离心1 h
4. 在35～37℃下孵育24～48 h
5. 用单克隆抗体池筛选试剂对1瓶进行染色；如结果为阳性，刮取另1个小瓶，然后将其点到8孔载玻片上
6. 用特异性单克隆染色试剂染色，以检测存在的特异性病毒
判读报告
· 用特异性单克隆染色试剂检测的特异性病毒。如果使用单克隆池筛选试剂未检出荧光，则报告为“未检出呼吸道病毒”
检测说明
· 应在24 h对R-Mix小瓶进行筛查并染色，以检测甲型和乙型流感病毒。呼吸道合胞病毒，副流感病毒1、2和3型，和腺病毒需要孵育48 h才能达到最大灵敏度

应尽可能避免申请TORCH全部检测，尤其是对新生儿的样本。新生儿出现的临床症状可能是其中一种或两种病毒因子的特征表现，应进行这些病毒因子的检测。

水痘-带状疱疹病毒·VZV可引起水痘和带状疱疹。**水痘**（小泡疹）是原发性VZV感染的临床表现。VZV是一种DNA病毒，在背神经根神经节中潜伏。数月至数年后，在相对免疫抑制期间，VZV重新激活引起带状疱疹。**带状疱疹**是水痘的一种改良或局限形式，局限于特定**皮区**，由感染神经节对应的皮肤区域。病毒存在于囊泡液和囊泡底部的细胞中。病毒检测材料应采自新形成的囊泡。一旦囊泡打开并结痂，就不太可能检测到。病毒可通过从囊泡底部对细胞进行染色，通过培养细胞和囊泡液，或通过对液体和细胞进行NAAT测试来检测。

用于检测VZV或HSV包涵体的皮肤囊泡底的细胞染色涂片称为Tzanck试验（如前所述）。Tzanck试验可使用吉姆萨、巴氏（Pap）或其他合适的细胞学染色方法，该方法可检测典型的多核巨细胞和包涵体（图64.9A）。FA染色也可用于检测Tzanck涂片中的VZV。传统上，使用二倍体成纤维细胞培养（例如MRC-5）来检测VZV，在产生可见的CPE之前需要长达28 d。小瓶检测法将检测时间缩短至48 h，并显著增加灵敏度，可鉴别在常规细胞培养中不能产生CPE的病毒。通过比较Tzanck涂片FA染色、常规细胞培养、快速小瓶培养和PCR检测法等方法，发现PCR是检测VZV最灵敏的方法。NAAT可改善CNS中VZV疾病、免疫功能低下患者播散性感染以及未出现特征性皮疹患者带状疱疹的诊断。现有高灵敏度的定性和定量检测可在很多常规诊断实验室进行。此外，VZV也被纳入多种多重PCR检测中，包括BioFire Film Array ME芯片。

病毒检测方法

细胞学和组织学方法

检测病毒的一个现有技术是针对特征性病毒包涵体的细胞学或组织学检查。这分别涉及细胞或组织的形态学研究。**病毒包涵体**是感染细胞中病毒或病毒组分的聚集或病毒诱导的代谢破坏导致的细胞内物质异常累积而形成的细胞内结构。单个或合胞体细胞中出现包涵体。**合胞体细胞**是融合形成的具有多个核的大细胞聚集体。可检查巴氏或吉姆萨染色的细胞学涂片是否存在包涵体或合胞体。通过苏木精和伊红或巴氏染色的组织学检查，可检测由CMV、腺病毒、细小病毒、乳头瘤病毒和传染性软疣病毒感染产生的包涵体［图64.9（B）～（F）］。麻疹和狂犬病毒特有的包涵体通过组织染色进行检测并不常见［图64.9（G）和图64.9（H）］。脑组织中的狂犬病毒包涵体被称为**内基小体**。细胞学和组织学的灵敏度低于培养，但过去曾用于实验室中难以分离或具有危险性的病毒，例如细小病毒和狂犬病毒。然而，由于NAATs的不断发展和改进，目前已有分子检测方法被推荐用于狂犬病毒和细小病毒B19V的快速检测。

免疫诊断（抗原检测）

市售的优质病毒抗体试剂使荧光抗体、EIA、乳胶凝集和免疫过氧化物酶（用于检测患者样本中的病毒抗原）检测方法得到了发展。

使用直接和间接免疫荧光法。直接免疫荧光检测涉及标记抗病毒抗体的使用；标记通常为异硫氰酸荧光素（FITC），将其覆盖在怀疑含有同源病毒的样本上。间接免疫荧光法是一种两步式试验，先将未标记的抗病毒抗体加入载玻片中，然后加入已标记的FITC抗球蛋白（也称为二抗），其与第一步抗体中的病毒结合。直接免疫荧光法一般比间接法更快速、特异性更强，但敏感性较低。间接免疫荧光的灵敏度增加是因为加入二抗后发生的信号放大。信号扩增通过增加非特异性背景荧光来降低特异性。

直接免疫荧光法最适合怀疑有大量病毒或使用高质量、高浓度的单克隆抗体的情况，如用于检测样本中的RSV或鉴定细胞培养中生长的病毒。

当怀疑的病毒量较少时，应使用间接免疫荧光法，例如检测成年患者样本中的呼吸道病毒。高纯度的单克隆抗体提高了免疫荧光检测的敏感性和特异性。

必须使用严格的荧光模式判定标准。这包括荧光强度的标准解读（表64.6）和病毒包涵体形态学的识别。流感病毒、腺病毒和疱疹病毒的细胞核和细胞质染色特征具有典型性；细胞质染色是RSV、副流感病毒和腮腺炎病毒的典型特征；多核巨细胞内染色是麻疹病毒或疱疹病毒的典型特征（图64.9和图64.10）。含有酵母菌、某些细菌、黏液或白细胞的样

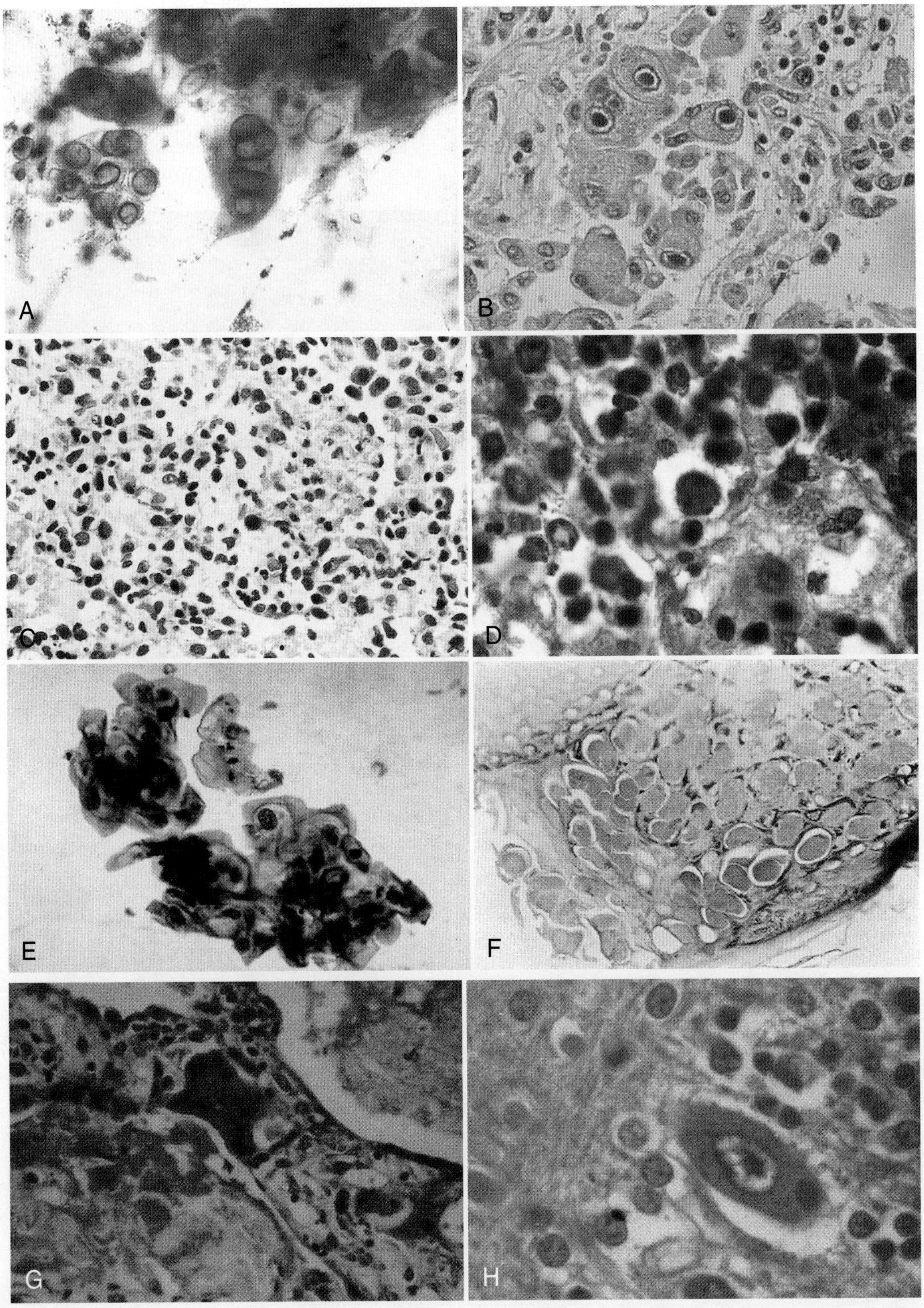

图64.9 病毒包涵体。(A) 巴氏染色涂片显示多核巨细胞，这是单纯疱疹或水痘-带状疱疹病毒的典型表现。(B) 苏木精-伊红(H-E)染色的肺组织，在扩大的巨细胞病毒感染细胞中含有核内包涵体。(C) H-E染色的肺组织，包含具有腺病毒特征的核内包涵体的上皮细胞。(D) 死胎肝脏的H-E染色，在细小病毒感染引起的成红细胞中出现核内包涵体(髓外造血)。(E) 宫颈阴道上皮细胞脱落物的巴氏染色，显示核周空泡形成和核增大，这是人乳头瘤病毒感染的特征。(F) H-E染色的表皮内充满软疣小体，是由传染性软疣病毒感染引起的较大的、嗜酸性的胞质包涵体。(G) 感染麻疹病毒的H-E染色细胞。(H) H-E染色的脑组织显示椭圆形、嗜酸性狂犬病细胞质包涵体(Negri小体)。(来源：E and F, from Murray PR, Kobayashi GS, Pfaller MA, et al, eds., *Medical Microbiology*. 2nd ed., St Louis: Mosby; 1994.)

本染色可能会出现假阳性。白细胞(含Fc受体)也可引起抗体结合物的非特异性结合。为了验证医学实验室解读FA检测的能力,每个实验室应进行病毒培养或采用替代检测方法和免疫荧光法,直至确定内部检测性能。

临床病毒学实验室中最有用的免疫荧光染色是用于RSV、流感和副流感病毒、腺病毒、HSV、VZV和CMV的。可使用一组抗体来筛查样本中的多种病毒。用每种单独试剂进行阳性筛查,以鉴别确切的病毒。筛选池已成功用于检测儿童样本中的呼吸道病毒。此类样本池用于成人样本时灵敏度较低,因为样本中发现的病毒颗粒数量通常较少。

临床病毒学使用的EIA方法包括固相ELISA和膜结合ELISA。固相ELISA在小试管或微量滴定板中进行。微量滴定孔的分离条带可用于低容量试验运行。可保存剩余未使用的微孔以便后续检测。膜ELISA试验(也称为侧流免疫测定

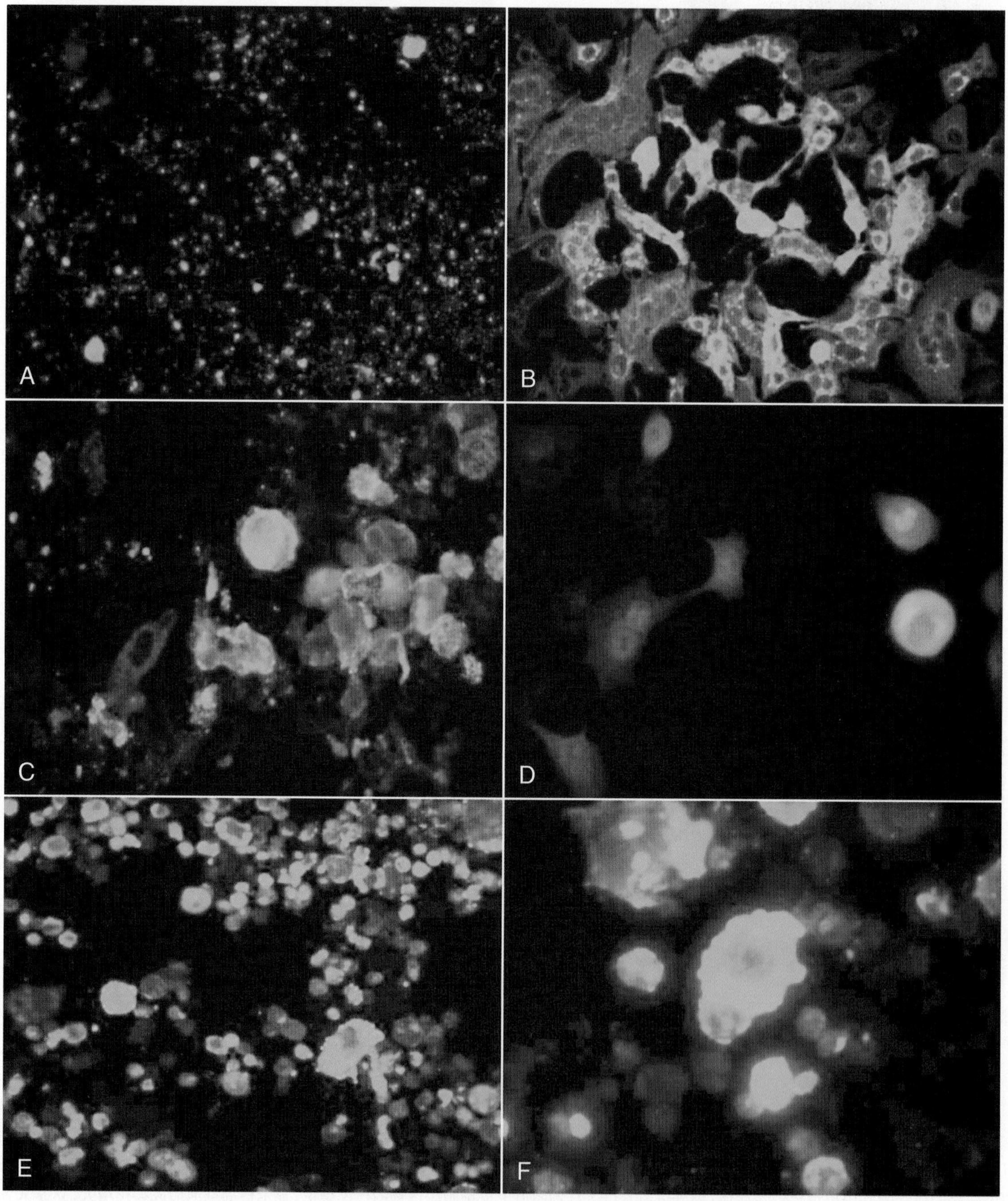

图64.10 (A) 400×,感染呼吸道合胞病毒(RSV)的恒河猴肾(RMK)细胞,用Light Diagnostics RSV MoAb染色。细胞质中见荧光,与合胞体有关。细胞质染色常呈点状分布,含有少量包涵体。(B) 单纯疱疹病毒(HSV) 1型感染Vero细胞对照载玻片,200×,用Pathfinder HSV-1 MoAb DFA检测试剂盒染色。荧光染色为细胞质染色。(C) 乙型流感感染的RMK细胞,400×。用Light Diagnostics乙型流感MoAb染色。荧光为细胞核、细胞质或两者兼有。细胞核染色均匀明亮,细胞质染色常呈点状,含有大包涵体。(D) 200×,HSV-2型感染的A549细胞,用Pathfinder HSV II MoAb DFA试验染色。可根据感染周期的阶段对细胞质、细胞核或两者进行荧光染色。当感染细胞呈圆形时,由于细胞质覆盖细胞核,染色可能呈核状。(E) 200×,HSV-2型感染的A549细胞。(F) 400×,HSV-2型感染的A549细胞。图片显示了HSV-2型细胞病变效应(CPE)特征的多核"巨细胞"。

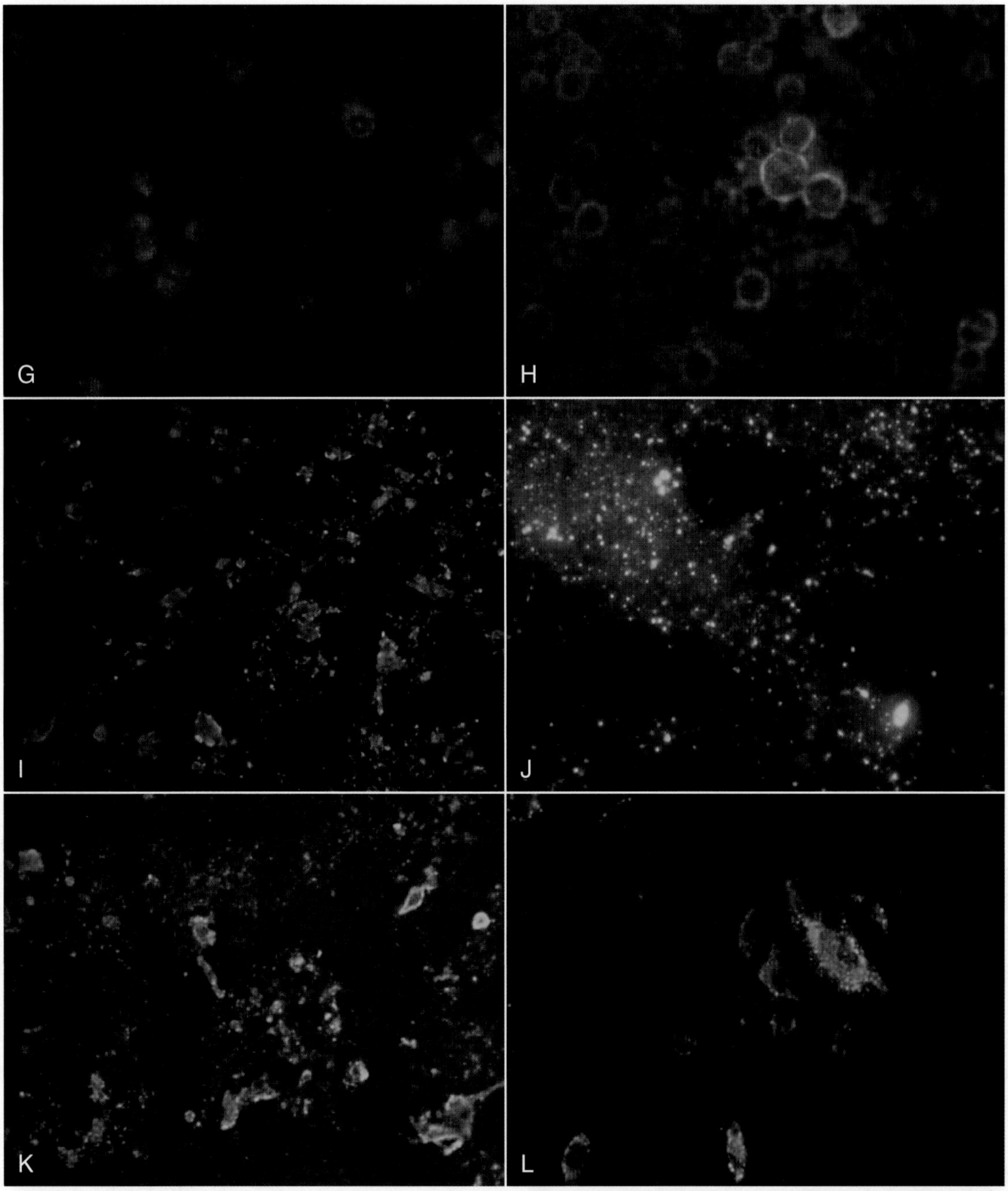

图64.10 续(G)未感染细胞，未见荧光。(H) 400×，腺病毒感染的RMK细胞。用LD腺病毒MoAb染色。荧光为细胞核、细胞质或两者兼有。显示感染细胞的特征性圆形。(I) 副流感病毒2型感染的RMK细胞，200×。用LD副流感2型MoAb染色。荧光仅限于细胞质，染色呈点状且含有不规则包涵体。(J) 400×，用Fujirebio结合MoAb的狂犬病阳性脑组织。从"尘埃颗粒"到突出的细胞质包涵体"Negri小体"，大小和形态各异的颗粒呈明亮的苹果绿色荧光。(K) 副流感病毒3型感染的RMK细胞，200×。用LD副流感3型MoAb染色。在典型的染色模式中，荧光局限于细胞质，且染色呈点状，有不规则的包涵体。(L) 腮腺炎IgM Bion IFA对照玻片，200×。使用Bion Mumps IgM MoAb染色。通过与荧光染色结合，使抗原/抗体复合物可视化。

或RDTs)已被开发用于低容量检测和快速检测。该过程可由受过最低培训的人员执行，通常在20～30 min内完成。该膜方法使用具有纤维素样膜的手持式反应室。将样本和试剂应用于膜上。短期孵育后，膜表面发生显色(颜色)反应，并可肉眼读取结果。同一滤膜上的内置控制装置便于监测检测程序。最常用于抗原检测的EIA是针对RSV(固相和膜)、轮状病毒(固相和膜)和流感病毒(膜)的。

EIA的优势包括试剂稳定和可定性(阳性或阴性)或定量(滴度或阳性反应程度)判读结果。需要注意的是，EIA常具有不确定或临界解释类别。该结果表明，低水平的病毒抗原或背景干扰可阻止明确阳性或阴性结果。此类结果通常需要对第二份样本进行重复检测，以避免由于干扰检测方法或检测抗原水平升高导致的假阴性。ELISA方法灵敏度高、操作简便、易于自动化。但是，无法评价样本质量；换言之，无法评估细胞数量，这可以通过荧光免疫测定在显微镜下确定。

免疫过氧化物酶染色和乳胶凝集是检测病毒抗原的附加

技术。免疫过氧化物酶染色法通常用于组织学切片样本，但在临床病毒学实验室中，其应用不如免疫荧光染色。胶乳凝集是一种简单且便宜的方法，但与ELISA和荧光免疫测定相比，其灵敏度较低。

酶联病毒性可诱导系统

之前提到的ELVIS用于HSV检测，ELVIS使用幼仓鼠肾（BHK）细胞培养系统，带有克隆（添加的）β半乳糖苷酶基因，该基因仅在细胞感染病毒时表达。在ELVIS-HSV试验系统（Diagnostic Hybrids, Athens, OH）中，将基因工程处理的BHK细胞黏附在多孔微量滴定板的孔中。接种样本并过夜孵育后，HSV的生长导致BHK细胞产生β半乳糖苷酶。β半乳糖苷酶作为"报告分子"。当固定细胞并进行β半乳糖苷酶活性染色时，阳性染色表明存在HSV 1型（HSV-1）或HSV 2型（HSV-2）。不含HSV的孔不染色。

基于核酸的检测方法

近20年来，核酸检测技术在临床病毒学实验室的引入，使检测策略发生了重大转变。通过使用基于核酸检测和扩增的系统，并结合用于样本制备的自动化核酸分离技术，几乎所有病毒学实验室都使用商业或实验室内分子检测，一些实验室倾向于完全依赖分子检测而非病毒培养，这些技术改进能够在2～6 h内产生结果。核酸检测可使用核酸探针完成，核酸探针是与病毒DNA或RNA片段互补杂交的DNA短片段。该探针用荧光或显色标记，可以使用核酸杂交进行检测。探针反应可以在原位发生，例如在石蜡包埋的组织薄切片中、液体中、在反应容器中或膜表面上。图64.11显示了用于检测宫颈细胞涂片中人乳头瘤病毒DNA的DNA探针检测方法。核酸探针检测适用于病毒量较大的情况；病毒培养缓慢或无生长；现有的免疫分析法缺乏敏感性或特异性。

当原始样本中的DNA靶片段太少而无法用核酸探针检测时，利用PCR等分子技术扩增靶标，使核酸拷贝在可检测的范围内。第8章中对这些技术和其他分子技术进行了详细描述。PCR反应及随后进行的扩增鉴定已经实现了自动化，并且非常快速。定量或实时PCR检测的流程如图64.12所示。在实时荧光定量PCR中，同一试管同时进行靶标扩增和检测；与常规PCR技术相比，可分别进行扩增和产物检测。PCR产物可在生成时检测；使用新型荧光探针或荧光染料监测反应并检测PCR产物。这需要配备精密光学的特殊热循环仪，能够监测样品池的荧光发射。

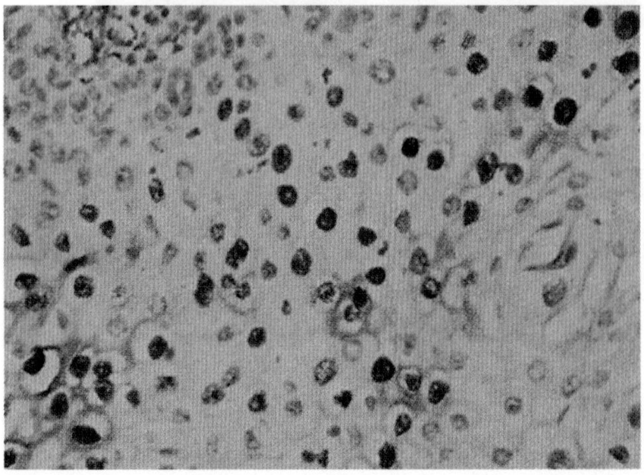

图64.11 用乳头瘤病毒脱氧核糖核酸（DNA）探针染色的宫颈细胞涂片。深染细胞含有病毒DNA。（来源：Courtesy Children's Hospital Medical Center of Akron, Akron, OH.）

PCR同样可用于利用逆转录酶（RT）扩增和检测RNA病毒。逆转录（RT-PCR）的第一步包括制备所述RNA片段的互补DNA链。然后进行增生DNA靶标的常规PCR步骤，得到DNA扩增子，当鉴定阳性时，表示存在原始RNA序列。分子诊断技术的迅速发展和广泛应用，要求引入和使用标准化的材料和外部质控程序。此外，在整个程序中采用通用的室内质控，确保准确性。已经开发了几种新的多重检测方法和微量分析方法，能够在单一反应中检测多种病毒。这些检测方法对于呼吸道病原体的诊断特别有效，详见第65章。由于NAAT直接检测病毒颗粒的技术进展，实现了1 h内的病毒快速检测。这导致用于诊断和管理病毒性疾病的病毒培养需求下降。此外，FDA批准的血液中核酸病毒载量定量检测正在改善。引入了CLIA豁免的NAAT，其中包括封闭系统装置，感染性病原体（如甲型和乙型流感及RSV）可在20～30 min内获得结果，以及多重综合征芯片的单个样本中多种病毒和细菌病原体在60 min内获得。

细胞培养

常规细胞培养·病毒是严格的细胞内微生物，需要使用活细胞进行增生和繁殖。为了使用活细胞检测病毒，需要合适的宿主细胞、细胞培养基和细胞培养维护技术。宿主细胞，即**细胞培养物**（有些人称为**组织培养物**），起源于少数细胞，在玻璃或塑料试管侧壁形成**细胞单层**（单一融合层）。保持细胞持续浸入细胞培养基中，保持细胞湿润并提供营养物。细胞培养物常规在滚筒中孵育，滚筒中保持细胞培养试管倾斜5～7°，同时在35～37℃下缓慢旋转（0.5～1 rpm）（图64.5）。细胞培养管可以在固定架上而非滚筒中培养。快速生长的病毒，如HSV，可通过两种方法中的任一种都能检测到。尚未针对大多数病毒进行对比研究。

密闭管中生长细胞的代谢导致产生二氧化碳和生长培养基的酸化。为了抵消pH的降低，在培养基中使用碳酸氢盐缓冲系统以使细胞保持生理pH（7.2）。加入酚红（一种pH指示剂，在生理pH条件下保持红色，酸性pH条件下保持黄色，碱性pH条件下保持紫色）以监测培养基的pH。接种后，根据怀疑病毒因子，将细胞培养物培养1～4周。用倒置光学显微镜定期在显微镜下检查细胞中是否存在病毒，用圆形细胞、死亡或濒死细胞区域（CPE）来表示。CPE的程度等级为1+～4+；1+涉及25%的细胞单层；2+涉及50%；3+涉及75%；4+涉及100%的细胞单层。

病毒诱导的CPE还提出了另外两个重要的考虑因素：CPE进展速率以及用于病毒培养的细胞类型是否可用于推断性鉴定。HSV感染细胞的CPE快速进展以涉及整个细胞单层。相比之下，另外两种疱疹病毒（VZV和CMV）生长缓慢，主要在人二倍体成纤维细胞（HDFs）中，CPE在数天或数周内进展。脊髓灰质炎病毒和埃可病毒可看出细胞培养类型可作

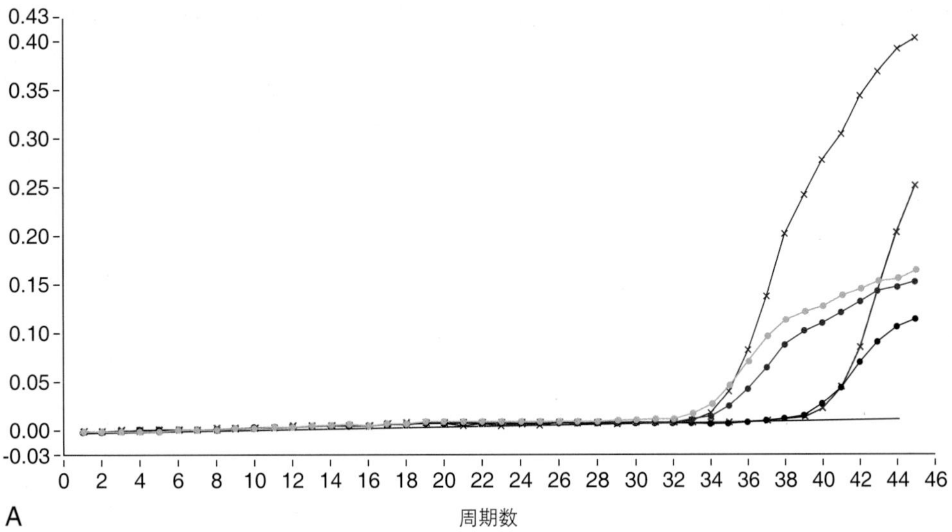

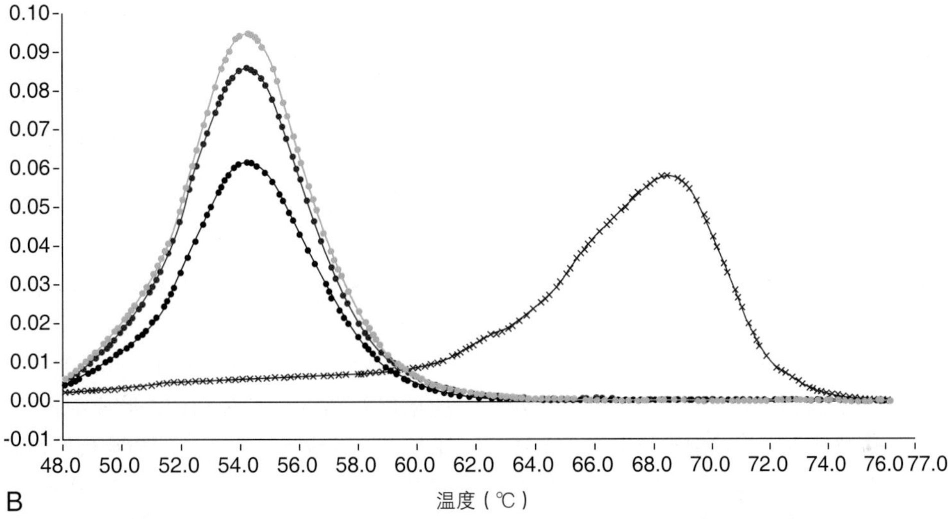

图64.12　单纯疱疹病毒（HSV）的实时聚合酶链式反应（PCR）检测。黑色、红色和浅绿色代表三种不同的HSV 1型（HSV-1）病毒。粉色和深绿色代表两种不同的HSV 2型（HSV-2）病毒。（A）HSV-1和HSV-2扩增子的循环交叉检测，在第34和40循环之间检测到所有病毒。（B）熔解曲线确认存在HSV-1和HSV-2病毒。HSV-1扩增子在约54℃时熔解（确认3种HSV-1病毒），HSV-2扩增子在约68℃时熔解（确认一种HSV-2病毒）。

为推断性鉴定指标。脊髓灰质炎病毒和埃可病毒在原代恒河猴肾（rhesus monkey kidney, RMK）细胞中产生类似的CPE，但埃可病毒在连续细胞系中不会诱导CPE，而脊髓灰质炎病毒则可以。专业的病毒学家可以确定CPE是病毒感染导致的，还是由细胞毒性、细菌或真菌污染、或单纯是陈旧培养细胞的非特异性所致。接种到新鲜细胞中应会增强病毒效应并稀释毒性效应。

细胞培养采用**生长培养基**和**维持培养基**。两者均采用Eagle的最低必需培养基（Eagle's minimum essential medium, EMEM）在Hanks或Earle平衡盐溶液（分别为HBSS或EBSS）中制备，并加入抗菌剂防止细菌污染。HBSS对二氧化碳（CO_2）有较好的缓冲能力，而EBSS在环境空气中有较好的缓冲能力。添加的抗菌药物通常包括万古霉素（10 μg/mL）、庆大霉素（20 μg/mL）和两性霉素（2.5 μg/mL）。生长培养基是旨在支持细胞快速生长的富含血清的营养培养基（10%胎牛、新生儿或无丙种球蛋白小牛血清）。当在实验室内制备细胞培养物时，该培养基用于启动细胞生长，或用于供给购买具有不完整细胞单层的细胞培养物。"**补料**"是指去除旧培养基，再加入新鲜培养基。

维持培养基与生长培养基相似，但血清含量较少（0～2%），使细胞处于稳定的代谢状态。胎儿、新生儿或无丙种球蛋白小牛血清被用于避免病毒复制的抑制剂，如特异性抗体，并且不含存在于老年动物血清中的支原体。

常使用几种细胞培养物分离病毒。细胞培养物在体外传代或继代培养后成为**细胞系**。细胞系分为原代、二倍体（半连续）或连续细胞系。自获得后，**原代细胞系**仅传代一次或两次（如PMK细胞）。原代细胞的进一步传代，例如实验永生化后（例如通过HPV E6/E7癌蛋白表达），将导致细胞系无限复制，但通常对病毒感染的容受性降低。**二倍体细胞系**在20～50次传代中保持病毒敏感性。人真皮成纤维细胞（Human dermal fibroblasts, HDFs），如肺成纤维细胞，是一种常用的二倍体细胞系。**连续细胞系**，如人表皮样癌（human epidermoid

表64.5 临床常见病毒的细胞培养分离和鉴定

病毒	PMK	HEp-2	HDF	CPE描述	生长速率(天)	鉴定和备注
腺病毒	++[a]	+++	++	葡萄状簇中感染细胞的变圆和聚集	2～10	通过FA检测确认；血清型通过细胞培养中和试验确认
巨细胞病毒(CMV)	—	—	++++	离散的圆形细胞小病灶	5～28	足以识别的不同CPE；通过FA检测确认
肠病毒	++++	+	++	特征性折射角状或泪状CPE；进展到整个单层	2～8	通过FA检测确认；在pH 3时稳定
单纯疱疹病毒(HSV)	+	++++	++++	圆形、肿胀的折射细胞；偶见合胞体，特别是HSV-2；迅速累及整个单层	1～3(也可持续至7)	足以识别的不同CPE；由FA检测确认
流感病毒	++++	—	±	破坏性变性，伴细胞肿胀、空泡化	2～10	用豚鼠RBC进行血细胞吸附或血凝检测；通过FA检测鉴别
腮腺炎病毒	+++	±	±	通常不存在CPE；偶尔可见合胞体	5～10	用豚鼠RBC进行血细胞吸附检测；由FA检测确认
副流感病毒	+++	—	—	CPE通常极轻微或不存在	4～10	用豚鼠RBC进行血细胞吸附检测；通过FA检测鉴别
呼吸道合胞病毒(RSV)	+	+++	+	HEp-2细胞合胞体	3～10	HEp-2细胞中的不同CPE足以被假定识别；由FA检测确认
鼻病毒	++	—	+++	细胞的特征性折光变圆；在PMK中，CPE与肠病毒产生的CPE相同	4～10	pH为3时不稳定；在32～33℃下生长最佳
水痘-带状疱疹病毒	—	—	++	圆形、肿胀、折光细胞的离散病灶；缓慢累及整个单层	5～28	通过FA检测确认

[a]细胞培养物恢复病毒的相对敏感性：—：未恢复；±：恢复毒株罕见；+：恢复毒株少；++++：≥80%的毒株恢复。CPE：细胞病变效应(cytopathic effects)；FA：荧光抗体；HDF：人二倍体成纤维细胞；HEp-2：人表皮样细胞；PMK：原代猴肾细胞；RBC：红细胞。

carcinoma, HEp2)细胞，可以无限传代，并保持对病毒感染的敏感性。不幸的是，大多数病毒在连续细胞系中生长不佳。使用每组的一种细胞类型可以培养大多数具有临床意义的病毒。临床实验室常用的组合是RMK细胞、MRC-5肺成纤维细胞和HEp-2细胞或A-549细胞(表64.5)。

接种的细胞培养物应在35℃下立即培养。使病毒吸附至细胞单层12～24 h后，通常移除剩余的接种物和培养基，并用新鲜的维持培养基替换。这可防止大部分接种物诱导的细胞毒性并改善病毒回收率。根据怀疑病原体，应持续孵育5～28 d(表64.5)。应定期更换维持培养基(通常每周1次或2次)，以便为细胞提供新鲜的营养物质。

盲传是指将细胞和液体转移到第二个细胞培养管中。盲传用于检测在初始培养管中可能不产生CPE，但在“增强”接种物被转移到第二个培养管时可产生CPE的病毒。显示非特异性或不明确性CPE的细胞培养物也转移至其他细胞培养管。导致不明确CPE的毒性在传代期间被稀释，不应出现在第二个细胞培养管中。在这两种情况下，通过用移液器刮下管壁的单层细胞或通过涡旋向培养管中加入无菌玻璃珠来破坏细胞单层，然后将0.25 mL所得悬浮液接种到新的细胞培养物中来进行传代。盲传不太常用，因为增加的时间和费用不足以证明在两个细胞培养管中延长孵育后可检测到少数额外的分离株。

小瓶细胞培养 · **小瓶**细胞培养是传统细胞培养的一种快速改良。使用小瓶技术可更快地检测病毒，因为感染细胞单层对感染后不久和CPE形成前产生的病毒抗原进行染色。通过检测早期产生的病毒抗原，可在1～2 d内识别通常需要数天至数周才能产生CPE的病毒。小瓶培养管(15 mm×45 mm的1-dram小瓶)的制备方法为：在管底部添加圆形盖玻片，用生长培养基覆盖，并添加适当的细胞(图64.13)。孵育期间，在盖玻片顶部形成细胞单层。应在加入细胞后5～9 d使用小瓶。可以购买已形成单层的小瓶。通过低速离心将样本接种到小瓶细胞单层上。这增强了病毒的感染性，其原因尚不明确。采用病毒特异性免疫荧光结合物对盖玻片进行染色。特征性荧光包涵体的存在和可视化可以证实感染病毒的存在(图64.14)。检测CMV的小瓶程序详见操作程序64.3。

操作程序64.3
巨细胞病毒的小瓶培养

[目的] 巨细胞病毒(CMV)的小瓶培养用于快速检测临床样本中的病毒。已证明使用含尿液、血液和支气管肺泡灌洗液的小瓶培养物获得的灵敏度等同于或优于常规细胞培养。

[样本] 可接受的样本包括尿液、血液、呼吸道分泌物和冲洗液、组织和脑脊液。根据标准方案采集、运输和储存样本。

[材料]

1. 带塑料密封盖的15 mm × 45 mm，1-dram塑料瓶外壳。
2. 圆形盖玻片，1号，直径12 mm。
3. 在小瓶中生长的MRC-5细胞（5 ～ 9 d龄）。
4. 取代步骤1 ～ 3，用采购自商业来源（如BioWhittaker, Walkersville, MD或ViroMed Laboratories, Minneapolis, MN）的MRC-5小瓶。
5. 离心机；无菌15 mL锥形离心管。
6. 无菌1 mL和5 mL移液器和棉塞无菌巴斯德移液器。
7. pH试纸（pH 3 ～ pH 9）。
8. 维持培养基。
9. CMV阳性对照（菌株AD 169）。
10. 阴性对照（使用不含病毒的维持培养基）。
11. 抗CMV早期核蛋白单克隆抗体。
12. 异硫氰酸荧光素（FITC）标记的抗小鼠IgG结合物。
13. 磷酸盐缓冲液（PBS）。
14. 甲醇、镊子、缓冲甘油封固剂、玻璃显微镜载玻片。

[方法]

1. 处理患者样本时，穿戴乳胶手套和实验室工作服。每当装有样本的试管打开时，均使用生物安全柜（BSC）。在离心过程中使用生物安全防护罩。

2. 样本制备。

A. 尿液

（1）使用5 mL移液管，将2 mL尿液转移到无菌离心管中。
（2）使用1 mL移液管，加入0.5 mL含抗菌药物的病毒转运培养基。
（3）在2 ～ 8℃下以1 000 × *g*离心10 min。
（4）用棉塞无菌巴斯德吸管吸取上清液，并转移到无菌试管中。
（5）用无菌冷的0.1 N氯化氢（HCl）或0.1 N氢氧化钠（NaOH）将pH调节至7.0。用pH试纸测定pH。
（6）在2 ～ 8℃下储存，直至接种到小瓶培养物中。

B. 血液

请参阅Polymorphprep的白细胞分离（操作程序64.1）。将白细胞储存在2 ～ 8℃下，直至接种到小瓶培养物中。

C. 呼吸道分泌物和冲洗液

（1）处理方法同尿液；无需调节pH。
（2）接收自病毒转运培养基的样本无需进一步制备。
（3）将所有样本储存在2 ～ 8℃下，直至接种到小瓶培养物中。

D. 组织

（1）将3块组织（每块大小约5 mm）轻轻置于约5 mL的病毒转运培养基中，得到10%的混悬液。
（2）在2 ～ 8℃下以1 000 × *g*离心10 min。
（3）用棉塞无菌巴斯德吸管吸取上清液，并转移到小型无菌试管中。
（4）在2 ～ 8℃下储存，直至接种到小瓶培养液中。

E. 脑脊液（CSF）

（1）将CSF和其他体液接种到未稀释的小瓶培养物中。
（2）对于体积不足以适当接种（≤ 0.5 mL）的样本，应使用足量的病毒转运培养基（0.5 ～ 0.6 mL）稀释，以接种小瓶培养物。
（3）接收自病毒转运培养基的样本已准备好接种。
（4）在2 ～ 8℃下储存，直至接种到小瓶培养液中。

3. 接种并孵育小瓶培养物。

（1）对于所有样本，从足够的小瓶中吸取维持培养基，包括1个阳性和1个阴性对照。
（2）对每种样本使用新的1 mL无菌移液器，按以下方式接种小瓶。

样本	编号瓶	接种物/瓶
尿液	1	0.25 mL
呼吸	1	0.1 mL
血液	3	每份0.25 mL
所有其他样本	2	0.1 mL和0.25 mL
阴性对照	1	0.1 mL
阳性对照	1	0.1 mL

根据当地经验，小瓶数量和接种量可能因实验室而异。在接种对照之前接种所有样本。每个批次的小瓶培养物中都应包含阴性对照和阳性对照。在阳性对照之前接种阴性对照。

（3）用无菌塑料盖盖住小瓶并贴上标签。
（4）在35℃下以700 × *g*离心小瓶40 min。
（5）使用5 mL移液器，向每个小瓶中加入2 mL维持培养基。
（6）重新盖上瓶盖，并在36℃ ± 1℃下培养16 ～ 24 h。

4. 对小瓶盖玻片染色。

（1）穿戴乳胶手套并在层流净化罩中进行检测。
（2）取下小瓶盖并吸出培养基。
（3）用1 mL PBS清洗盖玻片，抽吸。用1 mL PBS再次清洗，静置5 min，抽吸。血液培养物可能需要额外的PBS清洗，以从细胞片上去除血细胞。必要时，用显微镜检查细胞单层。
（4）在1 mL冷甲醇中固定盖玻片10 min。
（5）吸入甲醇。应使盖玻片干燥，但不要过度干燥。在适量干燥时，盖玻片上的白色透明明显。过度干燥导致边缘周围出现非特异性荧光。干燥不足导致染色不均匀。

(6) 将抗体滴到盖玻片中间，向每个小瓶中加入150 μL单克隆抗体(按当前工作稀释度)。更换小瓶上的盖子，轻轻旋转以将染色剂涂布在整个盖玻片上。在35 ～ 37℃下孵育30 min。

(7) 染色后，向每个小瓶中加入1 mL PBS(不要先去除抗体)，混合。从瓶中吸取全部液体。

(8) 用1 mL PBS清洗2次。使第2次清洗液在盖玻片保持5 min。吸出PBS；不要让盖玻片干燥。

(9) 将抗体滴到盖玻片中间，向每个小瓶中加入150 μL按当前工作稀释度的抗免疫球蛋白结合物(FITC)。按步骤f所述展开。在35 ～ 37℃下孵育30 min。

(10) 重复清洗步骤g和h。用1 mL蒸馏水/去离子水再清洗盖玻片2 min。短时间冲洗足以冲洗单克隆抗体结合物。多克隆试剂需要更全面的清洗。

(11) 使用小镊子从小瓶上取下盖玻片，并将细胞侧朝下置于1滴封固剂上。在每个盖玻片之间用乙醇浸湿的纱布擦拭镊子的尖端。

5. 读取和解读小瓶盖玻片：使用20 × 荧光显微镜物镜读取整个盖玻片。CMV感染细胞的细胞核呈现苹果绿色荧光，其强度可能有所不同(图64.15)。受感染细胞核与伪影之间的区别在于其规则的椭圆形、染色均匀、微粒状外观。偶见细胞核呈圆形。背景应染成暗红色或淡绿色(如果使用Evan的蓝色复染色，则染成暗红色；如未使用复染色，则为淡绿色)。

[质量控制]

1. 阴性对照盖玻片不出现CMV感染细胞中典型的荧光细胞核。

2. 阳性对照盖玻片应具有典型CMV感染细胞的多个荧光细胞核。

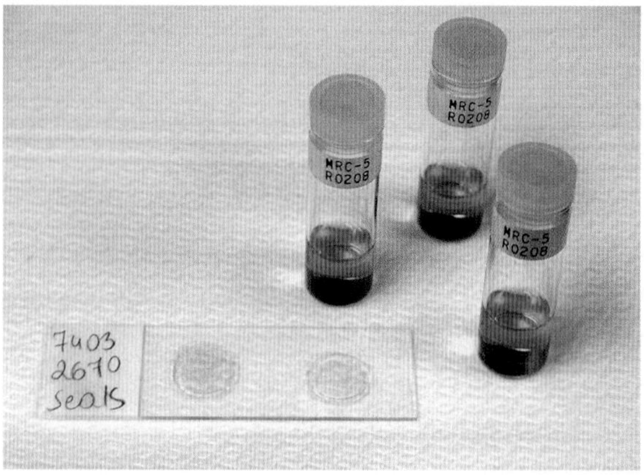

图64.13　小瓶细胞培养管和染色盖玻片。培养基下方的每个小瓶管底是一个圆形盖玻片，表面有细胞单层。孵育后，取下盖玻片，染色，置于显微镜载玻片上进行荧光观察。请注意，玻璃载玻片上有两个染色的盖玻片。

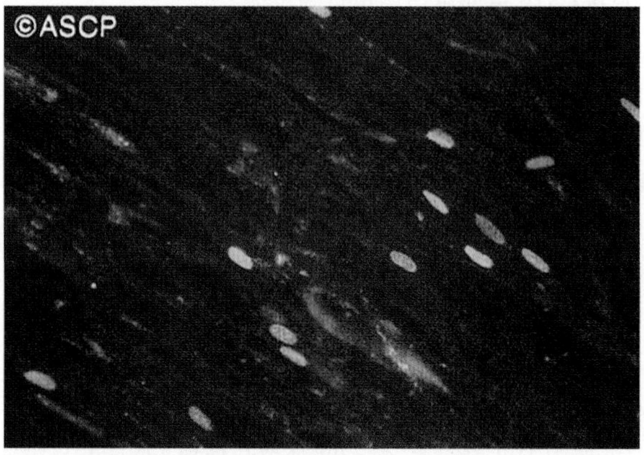

图64.14　如小瓶试验中所示，巨细胞病毒感染的人二倍体成纤维细胞的典型荧光细胞核。(Courtesy Bostick CC. Laboratory detection of CMV. Microbiology Tech Sample No MB-3; 1992.)

表64.6　细胞培养中细胞病变效应的定量

定量	解释
阴性	未感染单层细胞
不明确(±)	涉及少量单层细胞的非典型改变
1+	1% ～ 25%的单层细胞表现出细胞病变效应(CPE)
2+	25% ～ 50%的单层细胞显示CPE
3+	50% ～ 75%的单层细胞显示CPE
4+	76% ～ 100%的单层细胞显示CPE

小瓶培养技术可用于检测常规细胞培养中生长的大多数病毒。它最好用于在产生CPE前需要较长时间孵育的病毒，如CMV和VZV。与传统细胞培养相比，小瓶法优势在于培养速度快；大多数病毒可在24 h内检出。缺点是每个小瓶只能检测到一种病毒。例如，可能含有甲型或乙型流感病毒或腺病毒的样本需要接种至3个单独的小瓶中，以便每个小瓶可用单独的病毒特异性结合物染色。其他策略将抗体合并，用单瓶检测多种病毒。然后用单个结合物对阳性样本的其他小瓶进行染色，以鉴别存在的特定病毒。用于检测7种不同呼吸道病毒的混合细胞类型的小瓶检测程序在框64.1中概述。

细胞培养的病毒鉴定・在细胞培养中最常通过识别CPE检测病毒。病毒感染的细胞形态会发生改变，最终在死亡时从玻璃表面裂解或脱落。病毒具有不同的CPE，正如琼脂平板上的细菌菌落具有独特的形态一样(图64.15)。如表64.6所示，可对CPE进行定量。通常可根据支持病毒复制的细胞系、病毒生成CPE的速度以及CPE的描述，进行初步病毒鉴定(表64.5)。经验丰富的病毒学家可根据这些标准推定鉴定临床实验室中分离的大多数病毒。当需要确认或明确鉴别时，可以进行额外的试验。一些很少或者不产生CPE的病毒(如流感、副流感病毒和腮腺炎病毒)可通过红细胞吸附来检测，因为受感染的细胞外膜含有吸附血细胞病毒糖蛋白。向细胞培养管中添加豚鼠红细胞(RBC)，随后洗涤去除未吸附的RBC，从而在感染细胞周围形成RBC环(图64.15G)。可使

用荧光标记的抗血清对显示红细胞吸附的细胞培养物进行染色，以鉴定吸附血细胞的特异性病毒。通过FA染色和血细胞吸附确认检测流感和副流感病毒的详细程序见操作程序64.4和操作程序64.5。

操作程序64.4
荧光抗体染色确认试验

[目的] 通过观察细胞病变效应(CPE)，可以初步鉴定细胞培养中的许多病毒。用病毒特异性抗体结合物对感染细胞的涂片进行染色，即可完成细胞培养中病毒的明确鉴定(或在某些情况下进行分型)。如果在收集细胞进行染色前发现至少2+的CPE，则结果更容易解读。

[材料]

1. 病毒特异性抗体结合物。
2. 磷酸盐缓冲液(PBS)。
3. 带有圆圈染色区域的载玻片和盖玻片。
4. 25 μL移液管和吸头。
5. 带有阳性染色同源病毒和阴性染色非同源病毒的对照玻片。
6. 封固液(25%甘油缓冲液PBS)。
7. 无菌玻璃珠。
8. 离心机。
9. 巴斯德吸管。

[样本]

1. 用1 mL吸管刮取玻璃试管表面，加入3～4个无菌玻璃珠，涡旋破碎，或用胰蛋白酶分离细胞，即可收集细胞。如果CPE小于2+，则刮片最佳。可在培养管外用记号笔圈出CPE区域。如果只在内侧刮擦这些区域，则病毒感染细胞的相对数量会更多，并且染色涂片中的检测会更容易。虽然胰蛋白酶处理是传统的细胞释放方法，但在涡旋过程中使用玻璃珠是简单可靠的。下面描述了玻璃微珠方法。

(1) 向细胞培养管中加入3或4个无菌玻璃珠。剧烈涡旋15～30 s。用显微镜检查，确保细胞从玻璃上分离。如果细胞仍留在玻璃上，则再次进行涡旋。

(2) 以900 × *g*离心10 min使细胞沉淀。小心除去上清液。

(3) 通过将沉淀物重新悬浮于PBS中并重复离心来清洗细胞。

(4) 去除上清液，重新悬浮于0.05～0.1 mL PBS中。

(5) 将25 μL等份细胞悬液置于洁净、标记载玻片上的2个孔中。制备足够的涂片，使用抗血清检测考虑的所有病毒。

(6) 在不高于30℃的温度下风干，并在丙酮中固定10 min。载玻片可在−70℃下储存。

2. 如果生产商未提供，则测定荧光结合物的工作稀释度。

(1) 在PBS中制备结合物原液的连续倍比稀释液。

(2) 检测每种结合物稀释液对同源和非同源病毒感染细胞的涂片以及正常未感染细胞的涂片染色的能力。

(3) 抗血清的工作稀释度为同源病毒产生3+～4+荧光、非同源病毒产生1+或更少荧光、未感染细胞不产生荧光的最高稀释度。

[方法]

1. 将结合物的工作稀释液涂在载玻片上圈出的区域。覆盖整个圈出区域(每个圈约25 μL结合物)。
2. 将载玻片置于湿室中，并盖上室盖，以尽量减少蒸发。载玻片在35℃下孵育20 min。切勿倾斜载玻片，因为这些结合物将一起作用。
3. 请勿使结合物在载玻片上干燥，因为这会导致非特异性染色。
4. 倾斜载玻片以排出涂片中的结合物。用运行PBS去除多余的试剂，然后在色谱瓶中用PBS清洗5 min。在清洗过程中，偶尔搅动载玻片。对于单克隆抗体结合物，在不搅拌的情况下进行短暂冲洗即可。多克隆试剂需要更彻底的清洗。
5. 用蒸馏水冲洗载玻片，以去除PBS盐结晶。
6. 让载玻片在室温下风干。避光保存。
7. 应用安装液和盖玻片。
8. 用含有异硫氰酸荧光素(FITC)染色用适当滤膜的荧光显微镜检查载玻片(需要490 nm UV)。使用20 × 和40 × 物镜。

[结果判读]

1. 阳性染色细胞的特点是至少有1+的苹果绿荧光核内和(或)细胞质颗粒。
2. 阴性染色细胞的特点是荧光不出现或低于1+。如果采用Evan的蓝色复染色，未感染细胞可能染成红色。

[质量控制]

1. 每次染色时应使用阳性和阴性对照。
2. 阳性对照(同源病毒)应显示至少2+染色。
3. 阴性对照(非同源病毒)应显示＜1+染色。
4. 如果对照结果与预期结果不同，应重复染色。

操作程序64.5
使用原代猴肾单层细胞检测流感、副流感和腮腺炎病毒的血细胞吸附试验

[目的] 细胞培养物的血细胞吸附用于检测或证实是否存在正黏病毒(甲型、乙型和丙型流感)和一些副黏病毒(副流感病毒1～4和腮腺炎)。本方法未检出呼吸道合胞病毒。感染这些病毒的细胞培养物可能不会

产生细胞病变效应(CPE);然而,感染细胞确实具有将豚鼠红细胞(RBC)吸附到其外细胞膜的能力。此外,从细胞中释放后,培养基中存在的病毒血凝素也会导致液体培养基中RBC凝集。

根据1年中的时间和怀疑病毒,在培养孵育期间的不同日期进行红细胞吸附。在流感季节(11月份至次年3月份),对成人和儿童患者的样本进行流感病毒检测。早期血细胞吸附(第2 d或第3 d)可缩短检出阳性流感培养物的时间。全年检测小儿患者样本中的副流感病毒。副流感病毒产生的红细胞吸附通常比流感病毒产生的吸附晚。在大多数临床环境中,如果怀疑存在腮腺炎病毒,则进行血细胞吸附以检测腮腺炎病毒。

[样本]

1. 应尽快对出现CPE的培养物进行血细胞吸附,以加快阳性结果的报告。

2. 根据以下时间表对呼吸道样本或腮腺炎病毒检测样本的CPE阴性细胞培养物进行血细胞吸附:

培养类型	进行血细胞吸附的培养天数(d)
怀疑流感病毒	2 ~ 7
怀疑副流感病毒	3 ~ 10
怀疑腮腺炎病毒	3 ~ 10

[材料]

1. 豚鼠红细胞。储存在缓冲液中,其中细胞在2 ~ 8℃下接收。从动物体内抽取的细胞在取出后10 d过期。

2. 无菌10 × 磷酸盐缓冲液(PBS)。用蒸馏水稀释,制备1 × PBS。过滤(0.22 μm)灭菌。在2 ~ 8℃下储存。

3. 含抗生素的病毒培养维持培养基。

4. 当前批次的原代猴肾(PMK)细胞试管中的阳性对照病毒(副流感病毒)。

5. 阴性对照为当前批次PMK细胞的未接种管。

6. 无菌、锥形离心管。

7. 无菌移液管。

8. Repeater Eppendorf移液器。

9. 离心机。

[方法]

1. 制备豚鼠RBC。

(1) 将豚鼠细胞转移至15 mL锥形离心管中。以500 × g(2 ~ 8℃)下离心5 min。吸取上清液和血沉棕黄层。

(2) 在冷(2 ~ 8℃)PBS中重悬RBC。在冷PBS中清洗,直至上清液澄清(2或3次)。

(3) 末次清洗后吸出PBS。使用离心管上的刻度,测量剩余的细胞体积。加入足量的PBS以制备10%细胞溶液。

(4) 使用维持培养基制备的0.4%豚鼠细胞溶液进行红细胞吸附试验。根据待测的管数量(0.2 mL/管),制备方法如下:0.2 mL 10% RBC+4.8 mL培养基(25管)或0.4 mL 10% RBC+9.6 mL培养基(50管)。

2. 进行血细胞吸附试验。

(1) 在操作过程中穿戴乳胶手套和实验室工作服。在生物安全柜(BSC)中进行检测。

(2) 从所有待测患者管和对照管中吸取维持培养基。

(3) 向每个试管中加入0.2 mL 0.4% RBC混悬液。注意不要交叉污染试管。阳性和阴性对照应最后检测。

(4) 轻轻地将固定支架从一侧倾斜至另一侧,以确保RBC与细胞单层接触。将固定支架放入冰箱(2 ~ 8℃)中30 min。试管应水平放置,以便红细胞悬液覆盖单层细胞。

(5) 孵育后,快速倒置试管,以去除细胞板上的RBC。用4 × 物镜在显微镜下检查细胞培养管中黏附于单层细胞上的RBC。应检查培养液的血细胞凝集反应。

[解释]

1. 阴性:豚鼠细胞无红细胞吸附,液体培养基中无红细胞凝集现象。RBC在培养基中自由漂浮。阳性:豚鼠细胞对感染PMK细胞的红细胞吸附或液体培养基中RBC的红细胞凝集。血细胞吸附试验分级如下:

1+,≤ 25%的细胞区域显示红细胞吸附;

2+,=25% ~ 50%的细胞区域显示红细胞吸附;

3+,=51% ~ 75%的细胞区域显示红细胞吸附;

4+,=76% ~ 100%的细胞区域显示红细胞吸附。

2. 血吸附和血凝豚鼠红细胞的病毒通常是流感病毒。腮腺炎和副流感病毒一般仅产生血细胞吸附。应使用病毒特异性抗体结合物确认引起血细胞吸附病毒的鉴定。某些猿猴病毒可能在4℃时污染PMK细胞血吸附(参见质量控制)。从冰箱中取出后尽快检查所有试管,因为黏附病毒的神经氨酸酶在室温下具有活性,如果在该温度下试管放置较长时间会破坏血凝素。

[质量控制]

1. 阳性对照:副流感病毒应显示至少2+血细胞吸附。

2. 阴性对照:未接种的PMK细胞应无红细胞吸附。如果发生内源性猿病毒引起的红细胞吸附,患者样本必须显示比阴性对照更多的红细胞吸附才能被视为阳性。

基质辅助激光解吸电离飞行时间质谱法

质谱法已在临床实验室中成为鉴定微生物和真菌病原体的主要方法,也是与PCR扩增或病毒培养相结合进行病毒检测的重要工具。MS是一种精确测量样品中的蛋白质或DNA片段质量的分析技术。MS的优势包括对蛋白质、寡核苷酸和碳水化合物进行快速、准确和特异性分析。在PCR后使用时,MS分析可精确测量PCR反应期间生成的扩增子质量。这种精确的质量测量能够确定扩增DNA的碱基组成,并根据与数据库的比较,将该信息解析为潜在的序列。此外,使用多个广谱和特异性PCR引物支持未知病毒物种的检测、毒株相关性评估以及从单个样本中耐药基因的鉴定，使得这一诊断技术非常强大。当用于后续培养（仅限于可培养的病毒）时，病毒蛋白质组（核壳蛋白、糖蛋白等）的MS分析可用于病原体鉴定以及提高对病毒感染和致病机制的科学理解。MS在病毒诊断方面的局限性包括严重依赖已知参考数据库进行光谱特征比较，以确定样本中存在的一个或多个病原体的阳性鉴定。此外，存在蛋白质或生物材料在会阻碍MS分析。

目前市场上有多种市售的基质辅助激光解吸电离飞行时间质谱（MALDI-TOF MS）系统，均以独立的全自动或半自动化仪器存在。制造商包括Agilent、bioMérieux、Bruker、Sciex、Shimadzu、Thermo Fisher Scientific和Waters等。同样，在临床环境中采用MS的一个重要障碍已经向FDA证明，试验在实际临床环境中已经验证。然而，MALDI-TOF MS在快速、非靶向细菌和病毒检测的巨大潜力将继续推动着该技术在临床实验室中的开发和应用。

血清学检测

一般原则

病毒血清学方法主要用于确定患者的免疫状态，并当病毒无法通过细胞培养或免疫分析或分子等方法检测时确认患者的诊断。

在大多数病毒感染中，在急性感染痊愈后1～4个月检测不到IgM，但患者终生可检测到IgG水平。如果患者感染了抗原相似的病毒或原始毒株仍保持潜伏状态并在随后再激活，则病毒特异性IgG和IgM抗体水平可能增加。继发性IgM应答可能难以检测；然而，在免疫功能正常的患者中，IgG滴度常显著升高（4倍）。

免疫状态检查检测病毒是否曾经感染过患者。敏感、病毒特异性IgG试验的阳性结果表明既往感染。一些免疫状态检测包括同时检测IgG和IgM的方法；用于识别近期或活动性感染。

诊断活动性疾病时，两种方法都有帮助。症状发作后7～14 d采集的急性期样本中检测到病毒特异性IgM表明当前或近期患有疾病。检测到急性期和恢复期血清之间的抗体滴度升高4倍（或如果未检测2倍稀释度则升高相当）也表明当前或近期存在疾病。应在出现症状后尽快采集急性期血清。应在急性期样本采集后2～3周采集恢复期样本。如果单个急性后血清（在急性期和恢复期之间采集）或恢复期样本是可用于检测的所有样本，则高滴度的病毒特异性IgG提示可能感染。活动性疾病的精确滴度（如已知）随每种检测方法和病毒而变化。一般而言，滴度高到足以进行诊断是不常见的，且不应检测单个样本。合理的诊疗方案包括使用IgM检测（如可用），以及仅对配对急性期和恢复期样本进行IgG检测。在接收恢复期样本前，不需要对第一份急性样本进行IgG检测。这消除了当从未提交第二份样本进行分析时单个样本的无效检测。

许多血清学方法已经常规用于检测抗病毒抗体，其中主要包括ELISA、间接免疫荧光、抗补体免疫荧光（anticomplement immunofluorescence, ACIF）和Western免疫印迹。ELISA的优点在于可用于检测不含常见干扰因子的IgM特异性抗体，特别是通过使用抗体捕获技术。间接免疫荧光法最适用于单个样本或小批量检测。

免疫荧光法也可用于检测病毒特异性IgM；但需预先分离和消除IgG片段，否则可能导致假阳性和假阴性结果。IgM

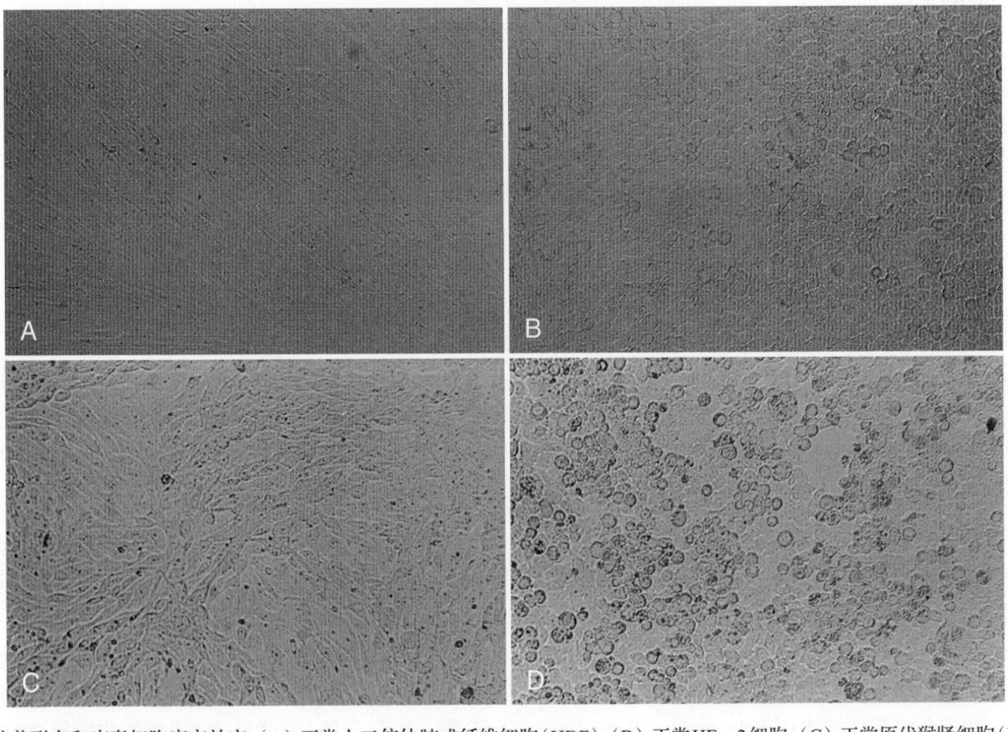

图64.15 细胞培养形态和病毒细胞病变效应。（A）正常人二倍体肺成纤维细胞（HDF）。（B）正常HEp-2细胞。（C）正常原代猴肾细胞（PMK）。（D）感染腺病毒的HEp-2细胞。

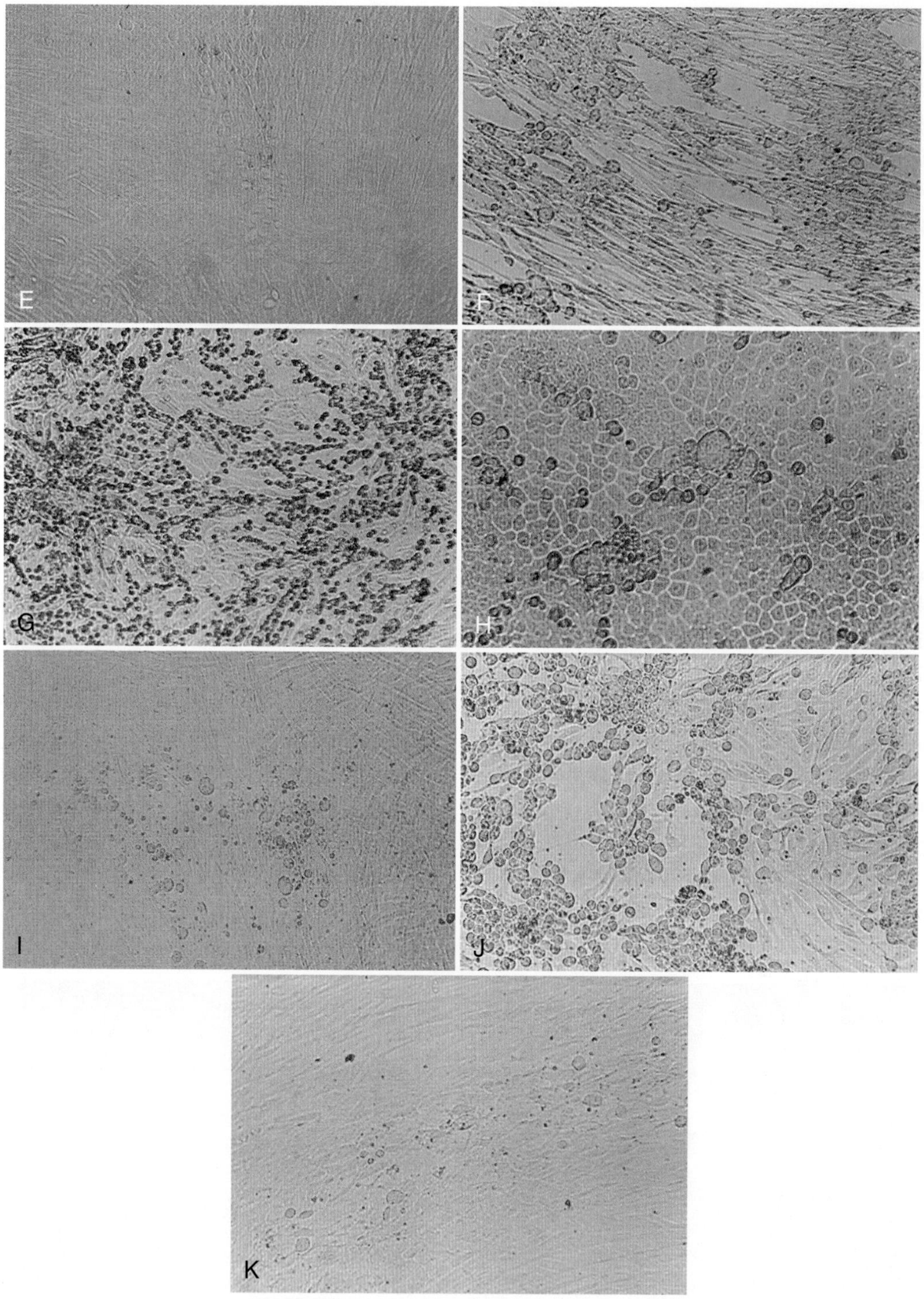

图64.15 续 (E)受巨细胞病毒感染的HDF细胞。(F)感染单纯疱疹病毒的HDF细胞。(G)感染吸附红细胞病毒(例如流感、副流感病毒或腮腺炎)的PMK细胞加上豚鼠红细胞。(H)感染呼吸道合胞病毒的HEp-2细胞。(I)感染鼻病毒的HDF细胞。(J)感染埃可病毒的PMK细胞。(K)感染水痘-带状疱疹病毒的HDF细胞。(来源:US Department of Health, Education, and Welfare, Public Health Service, Centers for Disease Control, Atlanta, GA.)

和IgG可通过离子交换色谱法、免疫沉淀法或使用IgG灭活试剂分离。例如Gullsorb(Meridian Bioscience),一种包含抗人IgG试剂(山羊)的试剂,能够中和人血清中高达15 mg/mL的IgG抗体。

由于病毒感染细胞中存在Fc受体,因此IgG间接FA检测可能出现假阳性。间接免疫荧光抗体(indirect immunofluorescence antibody, IFA)检测使用固定在显微镜载玻片上的病毒感染底物细胞进行。当底物细胞与患者血清重叠时,抗体分子的Fc部分与这些受体结合。荧光标记的抗球蛋白同时与同源抗体(与病毒抗原结合)和Fc结合抗体结合。Fc结合抗体的后续荧光导致假阳性或读数假性升高。为了预防这种情况,可使用ACIF试验。由于荧光标记的补体仅结合抗原-抗体复合物,由Fc受体(不含补体)连接的非特异性抗体不会发出荧光。Western免疫印迹还用于病毒抗体检测。因为复合抗原在蛋白免疫印迹法过程中被分离成单个组分，并且每种组分都观察到阳性或阴性反应，所以蛋白免疫印迹法提供比其他血清学测试（例如EIA）更特异的结果。

当检测病毒特异性IgM抗体时，可能出现假阳性和假阴性。当类风湿因子（一种抗IgG/IgM型球蛋白）与患者样本中存在的同源或病毒特异性IgG结合时，会出现假阳性。标记的抗IgM与结合的病毒特异性IgM或类风湿因子结合，导致假阳性。如果高水平的强结合同源IgG抗体阻止IgM分子结合，减少或消除IgM特异性荧光，则会出现假阴性。这两种问题均可通过检测无IgG血清组分来解决。

免疫状态检测

免疫状态检测用于确定患者过去是否感染过（或接种过）病毒，从而获得再感染终身免疫力。风疹抗体免疫状态检测用于育龄女性。阳性结果（存在IgG抗体）表明既往感染或免疫接种，并提示在后续妊娠期间不会发生先天性感染。IgG抗体的缺失意味着对感染的易感性；如果妇女未怀孕，应及时接种风疹疫苗。水痘和麻疹检测最常用于评估医疗人员的免疫状态。无IgG抗体者必须避免接触感染患者，并接受加强免疫或二次接种。CMV免疫状态对于器官移植供者、受者以及可能接受输血的新生儿重症监护病房住院的早产儿有用。移植受者也容易发生危及生命的CMV感染。了解供体和受体的CMV状态使医生能够监测移植患者，并在必要时治疗患者。母亲从未感染CMV的新生儿易患严重的原发性CMV感染，可在输血期间通过白细胞传播。CMV阴性婴儿应仅使用CMV阴性血液。

血清学组合检测

在某些情况下，检测单个病毒的抗体不如使用一系列抗原检测许多病毒的抗体有效。当所怀疑的病毒不能培养、没有感染组织样本（如脑组织）、已给予抗病毒药物、或患者正在恢复中等不太可能分离出病毒时，联合使用血清学检查诊断临床综合征可能有效。在大多数情况下，芯片中的某些但不是所有病毒可能需要检测。医生可咨询患者以缩小导致感染的潜在病毒范围。

病毒保存和储存

临床病毒学实验室必须具备储存和检索病毒的方法，以及一套准确的库存系统，以便识别和定位储存的病毒。分离株应作为对照毒株保存，在极少数情况下也可用于流行病学研究或临床研究应用。公共卫生实验室可使用当前的EV或流感病毒毒株进行分型。病毒可在−70℃或液氮中冷冻储存。对于临床实验室而言，在−70℃下冷冻更实际。操作程序64.6描述了通过冷冻保存和储存病毒的方法。

操作程序64.6
病毒的冷冻保存和储存

［目的］ 应保存病毒分离株，以用作质量控制毒株或用于流行病学研究。当从受感染的培养管收集细胞和液体时，可实现病毒的最大回收。

［材料］

1. 无菌玻璃珠。
2. 二甲基亚砜（dimethyl sulfoxide, DMSO）。
3. 干冰和丙酮。
4. 冷冻管。

［方法］

1. 在所有步骤中，在生物安全柜（BSC）中打开细胞培养管。对于巨细胞病毒（CMV）和水痘-带状疱疹病毒（VZV）以外的病毒。

（1）选择具有至少2+细胞病变效应（CPE）或红细胞吸附的试管。红细胞（RBC）可在红细胞吸附后通过将试管置于37℃水浴中洗脱15 min。清洗以去除RBC。

（2）向细胞培养管中加入3个无菌玻璃珠。拧紧瓶盖。在防护罩后剧烈涡旋30 s。在显微镜下检查试管，确保细胞已被破坏并从玻璃表面清除。

（3）将细胞和培养基加入冷冻管中。在含有干冰和丙酮的浆液中涡旋试管，使样本快速冷冻。

（4）在−70℃下储存。

2. CMV和VZV：使用显示至少CPE 3+的试管。如前所述收获，除了加入10% DMSO和玻璃珠。例如，将0.2 mL DMSO添加到细胞培养管的2 mL培养基中。混合并按上文所述处理。

3. 在37℃水浴中解冻。接种至适当的细胞培养液。

案例学习64.1

一名既往健康的19岁大学生因呼吸道感染症状到急诊科就诊。在就医期间，患者出现严重的呼吸气促。患者被转入重症监护室，接受插管并使用呼吸机。X线胸片显示左肺浸润。

问题：

1. 哪些病毒会导致年轻人患严重的呼吸道疾病？
2. 推荐哪些样本有助于病毒性呼吸道感染的诊断？
3. 检测呼吸道病毒适合做哪些病毒诊断试验？

复习题

1. 在临床病毒学实验室中，大多数病毒操作发生在什么安全水平（　　）

   a. BSL 1　b. BSL 2　c. BSL 3　d. 不需要生物安全；在工作台上进行操作

2. 向细胞培养基中加入哪种pH指示剂以监测pH变化（　　）

   a. EMEM　b. 胎牛血清　c. EBSS　d. 酚红

3. 与其他疱疹病毒不同，该病毒不会发生无症状性脱落，因

此检测总是有意义的(　　)

a. HSV 1　b. HSV 2　c. VZV　d. CMV

4. 病毒具有潜伏期的示例为(　　)

a. 腺病毒　b. RSV　c. 麻疹　d. HSV

5. 呼吸道样本最好用哪种类型的拭子采集(　　)

a. 海藻酸钙拭子　b. 涤纶或聚酯尖部拭子　c. 棉签或木签　d. 以上均可接受

6. 检测星状病毒最佳的实验室检测方法是(　　)

a. EIA　b. IFA　c. RT-PCR　d. EM

7. R-mix小瓶最适合用于检测何种病毒(　　)

a. EV　b. 诺如病毒　c. 呼吸道病毒(如流感、RSV)　d. 鼻病毒

8. 病毒感染周期中的大分子合成(　　)

a. 结构蛋白、基因组和有时酶组装成病毒体的过程　b. 包括核酸和蛋白质聚合物的生产　c. 在病毒核酸递送至其细胞内复制位点之前释放病毒基因组　d. 以上全部

9. CMV最好在哪种类型的样本中检测(　　)

a. 血液或尿液　b. 鼻拭子　c. 咽喉或鼻咽拭子　d. 囊泡液或刮片

10. 辛诺柏病毒最好在何种类型的样本中检测(　　)

a. 鼻拭子　b. 粪便　c. 用于抗体检测的血清　d. 脑组织活检

11. 在何种样本中检测鼻病毒最合适(　　)

a. 咽喉或鼻咽拭子　b. 鼻拭子　c. 支气管灌洗　d. 脑脊液

12. 哪种仪器用于检测细胞培养物中的CPEs(　　)

a. 荧光显微镜　b. 电子显微镜　c. BSC　d. 倒置光学显微镜

13. 用于原代细胞培养类型的细胞示例为(　　)

a. RMK细胞　b. 肺成纤维细胞　c. HeLa细胞　d. 人表皮样癌细胞

14. 下列哪一项不是病毒感染周期的一部分(　　)

a. 附着于合适的宿主细胞　b. 环境暴露　c. 结构蛋白和基因组的组装　d. 完整病毒的释放或脱落

15. 临床病毒学实验室不太可能具备哪台设备(　　)

a. BSC　b. 带有滚瓶的培养箱　c. 冰箱/冷冻箱　d. 零食自动售货机

16. 无包膜病毒或"裸"病毒可能具有下列哪一项特征(　　)

a. 对环境中的干燥和破坏高度敏感　b. 对环境因素的耐受性　c. 内皮细胞的溶瘤功能　d. 快速病毒感染周期

17. 质谱法可用于检测下列哪一种(　　)

a. 病毒　b. 细菌　c. 真菌　d. 以上全部　e. 以上都不是

18. 是非题

______通过出芽从宿主细胞释放病毒粒子导致宿主细胞快速死亡。

______二十面体衣壳为立方体,且具有20个平面,而螺旋衣壳为螺旋形。

______从病毒衣壳延伸的糖蛋白刺突的功能是作为针对宿主免疫系统的防御机制。

______病毒穿透机制涉及病毒包膜与宿主细胞膜的融合。

______麻疹病毒是致癌病毒之一

______细胞培养是检测轮状病毒的最佳实验室方法。

______病毒培养样本应在病毒运输培养基中冷冻,并在-20℃下冷冻运输至实验室。

______通过从RBC中分离WBC,然后用RBC接种细胞培养物,在血液样本中检测病毒效果最佳。

______CMV抗原血症染色用于外周血白细胞中CMV低基质pp65抗原的免疫学检测。

______在常规细胞培养中,VZV CPE检测时间最长可能需要28 d,而小瓶检测可将检测时间缩短至48 h。

______快速诊断试验在临床病毒学实验室中没有一席之地。

______质谱、分子技术和日益自动化是现代临床实验室可能的发展趋势。

19. 配对题:将每个术语与正确的描述配对

______细胞病变效应	______细胞溶解
______核衣壳	______裸病毒
______盲传	______致癌病毒
______细胞出芽	______自身免疫致病机制
______病毒血症	______合胞体
______专性细胞内微生物	______病毒粒子
______衣壳	______抗原血症
______衣壳蛋白亚单位	

a. 将细胞和液体转移到第2个细胞培养管中,以帮助检测CPE　b. 细胞死亡　c. 需要一个"宿主"细胞进行复制　d. 多核细胞群　e. 整个病毒或病毒颗粒　f. 从细胞中释放出病毒,且细胞破坏极小　g. 刺激宿主细胞不受控制生长的能力　h. 血液中循环的病毒　i. 病毒的蛋白外壳　j. 病毒基因组和衣壳　k. 组成衣壳的单个亚基　l. 与相关人类组织交叉反应的免疫应答,导致宿主功能受损　m. 无糖蛋白被膜的病毒　n. 血液中的病毒蛋白　o. 通过细胞培养物中的死亡或濒死细胞区域指示存在病毒

20. 简答题

(1) 定义病毒潜伏,并列出常发生潜伏感染的病毒家族。

(2) 定义病毒嗜性。

(3) 人体最常发生的原发性病毒感染在哪里?初次局部感染后会发生什么?

(4) 解释血细胞吸附的实验室流程,并命名最常用于检测的病毒。

(5) 解释导致免疫荧光染色假阳性结果的一些原因。

(6) 描述适当的样本运输和储存如何对分子分析产生正面、负面影响。

(7) 疫苗是预防病毒性疾病的一种安全可靠的方法。描述免疫接种的个体和人群水平获益。

参考答案

案例学习64.1

1. 腺病毒可引起年轻人的严重呼吸窘迫,尤其是在军队或宿舍等住房拥挤的设施中。另一种形式的急性呼吸窘迫是由辛诺柏病毒引起的,该病毒可引起汉坦病毒肺综合征。近期,SARS CoV-2(Covid-19)可在所有年龄段造成严重呼吸窘迫和缺氧。

2. 可以培养鼻咽抽吸物或拭子以检测病毒是否存在。口咽拭子可检出一些病毒性呼吸道病原体。此外,应抽血检测辛诺柏病毒的抗体。

3. 病毒培养和IFA;分子诊断扩增检测(如可用)更快速。最常见的呼吸道病毒可以通过核酸扩增方法检测到。其他还包括常见呼吸道病原体(包括细菌、病毒和真菌)的多重检测方法。

复习题

1. b; 2. d; 3. c; 4. d; 5. b; 6. d; 7. c; 8. b; 9. a; 10. c; 11. b; 12. d; 13. a; 14. b; 15. d; 16. a; 17. d; 18. ×,√,×,√,×,×,×,×,√,√,×,√; 19. o,b,j,m,a,g,f,l,h,d,c,e,i,n,k

20. (1) 初次感染后,部分病毒形成潜伏状态,病毒基因组整合到宿主细胞染色体中,不发生病毒复制。这些病毒可以悄无声息地重新激活,导致病毒复制和脱落,但没有临床症状,或者在重新激活过程中会导致症状性疾病,甚至致命。潜伏性病毒的例子是疱疹病毒科,其成员单纯疱疹病毒和水痘带状疱疹病毒潜伏在感觉神经和背根神经节中。免疫抑制后常发生再激活,导致临床上明显的疾病复发。

(2) 病毒嗜性是识别并能够附着于有限数量的宿主细胞类型,导致某些组织(而不是其他组织)的感染。

(3) 原发病毒感染最常见的部位是病毒感染易感细胞的上呼吸道。这种局部感染后,会发生病毒血症(血液中有病毒),从而导致远离原发部位的次级靶组织感染。继发感染释放人体免疫细胞功能介质,随后出现症状性疾病。当特异性抗体和细胞介导的免疫反应阻止病毒复制时,疾病消退。

(4) 红细胞吸附是将洗涤过的豚鼠红细胞加入细胞培养物中以检测显示很少或没有细胞病变效应(cytoplasmic effect, CPE)的病毒过程。该程序之所以有效,是正黏病毒科和副黏病毒科的一些病毒含有糖蛋白血凝素,将其插入宿主细胞质膜中,并与红细胞膜中的水杨酸具有亲和力;因此,如果存在这些病毒,则红细胞将吸附到感染细胞而不是未感染细胞上,在感染细胞周围形成红细胞环。该程序最适用于检测流感、副流感和腮腺炎病毒,而不适用于呼吸道合胞病毒。

(5) 含有酵母菌、某些细菌、黏液或白细胞的样本可能产生假阳性染色;白细胞含有抗体的Fc受体,可引起抗体结合物的非特异性结合。

(6) 运输和储存高度依赖于样本类型,但是一些体液如果在运输培养基中被稀释,可能导致假阴性结果。如果样本(如骨髓)需要冷冻储存,冻融将导致细胞裂解,释放血红素和其他对NAAT有抑制作用的细胞成分。

(7) 疫苗对个体来说是安全可靠的,可以防止致病病毒的感染。在某些情况下,接种疫苗可提供终生免疫。广泛接种疫苗还通过群体免疫为人群提供获益,预防病毒传播和保护因过敏、年龄或其他健康状况而无法接种疫苗的人群。

第65章 · 人类致病病毒
Viruses in Human Disease

缪青 · 译　汪小欢 · 审校

本章目标

1. 列举常见的人类呼吸道病毒和传播模式。
2. 区分病毒抗原转移和抗原漂移,解释它们是如何发生的,它们对生产疫苗的影响,以及为什么它是一个重要的流感病毒的研究。
3. 定义"大流行"一词并确定近百年的大流行,包括流感和

SARS-CoV-2大流行。

4. 列举鼻病毒的血清型，并解释如何检测鼻病毒，它的测试和其他病毒相比有什么不同。
5. 定义虫媒病毒，描述传播方式，并列举一些最常见的人类虫媒病毒。
6. 列举引起病毒性脑炎的病毒。
7. 说出最常见的性传播病毒疾病。
8. 定义与人类乳头瘤病毒（HPV）相关的组织嗜性，并解释HPV与子宫颈癌的关系。
9. 定义皮肤皮疹，并确定最常见的儿童类型。
10. 比较人类胃肠道病毒，分别列举影响成年人或儿童的类型。
11. 定义汉坦病毒肺综合征；识别致病病毒和传播方式。
12. 描述“人畜共患病”一词，并列举至少3种人畜共患病病毒。
13. 列举引起皮肤暴发羊痘疮和传染性软疣的病毒种类。
14. 列举新兵中导致严重疾病暴发的病毒系列，以及预防措施。
15. 定义病毒蛋白、血凝素和神经氨酸酶；解释这些蛋白质是如何在流感病毒的传播和复制中起作用的。
16. 基于核酸方法监测病毒综合征的疾病进展或感染的优势和局限性。
17. 将本章讨论的特定感染病原体和疾病病理表现联系起来，包括传播途径和适当的诊断试验。
18. 描述朊病毒疾病最常见的分子机制。

本章涉及的病毒

DNA 病毒科

腺病毒科
肝病毒科
疱疹病毒科
乳头瘤病毒科
细小病毒科
多瘤病毒科
痘病毒科

RNA 病毒科

沙粒病毒科
星状病毒科
卡利西病毒科
冠状病毒科
丝状体科
黄病毒科
汉坦病毒科（以前是布尼亚病毒科）
肝病毒科
正黏病毒科
副黏病毒科
鹦鹉螺科
小蜘蛛科
肺病毒科
呼肠弧病毒科
逆转录病毒科
雷布多病毒科
托加病毒科

朊病毒

致病病毒

对人类具有医学意义的病毒包括脱氧核糖核酸（DNA）病毒10个科和核糖核酸（RNA）病毒21个科。本章检查了特定的病毒家族，包括与病毒感染相关的疾病和症状。表65.1和表65.2根据病毒基因组（RNA或DNA）的组成划分了病毒科，可以作为病毒的快速查阅参考。

表65.1 具有重要医学意义的主要DNA病毒科

病毒科（按大小递增顺序）	大小（nm）	包膜	对称的衣壳	基因结构	病毒
细小病毒	约22	无	二十面体	SS	细小病毒19 人博卡病毒 Bufavirus Parv4
乳头瘤病毒	约55	无	二十面体	DS螺旋	人乳头瘤病毒
多瘤病毒	40～45	无	二十面体	DS螺旋	JC（John Cunningham）病毒和BK（renal transplant patient initials）多瘤病毒（肾移植） 梅克尔病毒 棘状毛发发育不良
肝炎病毒	42	有	多晶的	DS不全螺旋	乙肝病毒
腺病毒	70～90	无	二十面体	双链	人类腺病毒（85个血清型）
疱疹病毒	120～300	有	二十面体	DS	单纯疱疹病毒1/2 水痘带状疱疹病毒 巨细胞病毒 EB病毒 人类疱疹病毒6/7/8（KSHV）
痘病毒	200～450	有	椭圆或砖形	DS	天花 牛痘 羊痘疮 传染性软疣病毒 猴痘病毒

DS：双链；KSHV：卡波西肉瘤相关病毒；SS：单股。

表65.2　具有重要医学意义的主要RNA病毒科

病毒科(按大小递增顺序)	大小(nm)	包膜	对称的衣壳	基因结构	主要类型
沙粒病毒	7～10	有	球形	SS(−) 螺旋分段	淋巴细胞性脉络丛脑膜炎病毒 拉沙热病毒 胡宁病毒 马丘波病毒 Guanarito病毒 萨比亚病毒 查帕雷病毒
星状病毒	28～30	无	星状	SS(+)	胃肠道星状病毒
微小核糖核酸病毒	约30	无	二十面体	SS(+)	心病毒属 脊髓灰质炎病毒(柯萨奇病毒) Parechoviruses、肠道病毒 甲肝病毒 鼻病毒
肝炎病毒	32～34	无	二十面体	SS(+)	戊肝病毒
杯状病毒	30～38	无	二十面体	SS(+)	诺如病毒 札如病毒
黄病毒	40～50	有	二十面体	SS(+)	虫媒病毒 黄热病病毒 登革病毒 西尼罗河病毒 寨卡病毒 日本脑炎和圣路易斯脑炎非虫媒病毒：丙型肝炎病毒
披膜病毒	60～70	有	二十面体	SS(+)	风疹病毒 α 病毒
呼肠孤病毒	约70	无车轮状病毒	二十面体 车轮状病毒	DS 11段	轮状病毒 科罗拉多蜱虱热
正黏病毒	80～120	有	球形多晶	SS(−) 8段	人类流感病毒A、B、C型 猪流感和禽流感病毒
汉坦病毒	80～120	有	球形	SS(−) 3段	汉坦病毒
逆转录病毒	100～150	有	二十面体	SS(+) 双倍	人类HIV-1和人类HIV-2 人类嗜T淋巴细胞病毒 (HTLV-1和HTLV-2)
冠状病毒	120～160	有	螺旋形冠状	SS(+)	冠状病毒(CoV)1～3型 CoV-4型(SARS)病毒 MERS-CoV，SARS-CoV-2，(COVID-19)
肺炎病毒	100～1 000	有	球形多晶	SS(−)	呼吸道合胞病毒 偏肺病毒
弹状病毒科	约180×75	有	螺旋弹状	SS(−)	狂犬病病毒
丝状病毒	可变	有	复杂多晶棒状	SS(−)	马尔堡病毒 埃博拉病毒
副黏病毒	150～350	有	球形多晶	SS(−)	流行性腮腺炎 麻疹(麻疹) 副流感病毒的病毒 呼吸道合胞体病毒

DS：双链；(+)：正链；(−)：负链；SS：单股。

腺病毒

腺病毒(adenovirus)是较大(70 ～ 90 nm)，二十面体，无包膜，单双链的线性DNA病毒。这种病毒最早是在20世纪50年代早期从人类腺样体和扁桃体培养物中分离出来的，因此被称为腺病毒。腺病毒属于腺病毒科，在自然界广泛分布。然而，只有被称为哺乳动物腺病毒属的成员才会引起人类感染。目前，已描述了85种人类腺病毒的血清型。根据分子方法，52 ～ 85型被定义为基因型。基因型可以与毒力类型和临床症状更密切相关。除非存在具有临床意义的特定特性，例如基于病毒毒力的免疫反应差异，否则无需区分血清型和基因型。此外，在基因型中，分子变异已被确定为亚型或基因组类型，并在编号类型后用小写字母指定。然后将这些类型分为A ～ G 7个物种，而物种B又细分为两个亚种(B1和B2)；然后在物种分类中对病毒类型进行编号，这些病毒可以在人类中引起广泛的疾病。呼吸道和胃肠道疾病是与腺病毒感染相关的最常见的临床表现。

在一般人群中，腺病毒引起的急性呼吸道疾病＜5%；然而，它们占所有儿童急性腹泻感染的15%。到10岁时，大多数儿童已经接触并感染了至少1种腺病毒。此外，腺病毒F型40和41会引起婴幼儿胃肠炎，其他类型与结膜炎和角膜炎有关。与腺病毒A(12、18、31和16型)相关的小规模胃肠炎暴发也有报道。尽管呼吸道和胃肠道疾病是最常见的，但免疫受损宿主可能会发生多器官系统中的播散性疾病。儿童造血干细胞移植患者的感染较常见且严重，这些患者的感染可能表现为脓毒症样病症，感染多种病原体导致病死率超过80%。最近有报道称，几种腺病毒类型也与肥胖和脂肪生成有关。

病毒的传播主要通过雾化飞沫或气溶胶的呼吸道传播或粪-口传播。由腺病毒引起的呼吸道疾病通常是通过接触受污染的呼吸道分泌物、粪便或污染物而获得的。该病毒非常稳定，可以在不同温度下在物体表面和液体溶液中存活数周。呼吸道疾病的潜伏期为2 ～ 14 d，肠胃炎3 ～ 10 d。由腺病毒引起的常见上呼吸道感染包括感冒、扁桃体炎、咽炎、咽结膜热，有时还包括喉炎(喉部病毒感染)。眼睛和结膜炎的感染通常伴随呼吸道感染，而在儿童中，中耳炎(耳部感染)通常是呼吸道疾病的并发症。儿童的下呼吸道感染可能相当严重，而腺病毒肺炎在婴幼儿中往往是致命的。

腺病毒的一个独特特征是能够在新兵中引起严重的急性呼吸道疾病流行，通常会导致相当大的发病率和病死率。一种用于控制暴发的高效疫苗已被批准用于17 ～ 50岁的军事人员的腺病毒4 ～ 7型感染。根据临床表现和检测要求不同，多种样本中均可检测到腺病毒。有关用于鉴定病毒感染的样本类型的概述，请参见第64章。

腺病毒的直接检测使用单克隆抗体(monoclonal antibodies, mAb)靶向病毒抗原。检测方法包括免疫荧光(immunofluorescence, IF)、酶免疫检测(enzyme immunoassay, EIA)、乳胶凝集和侧流免疫色谱(immunochromatographic, IC)检测。腺病毒核酸扩增试验(核酸检测)已成为最流行的诊断方法，因为与传统细胞培养相比，检测时间更短且灵敏度更高。核酸检测已被用于检测所有样本类型中的腺病毒。血浆、外周血单核细胞或全血的定量实时聚合酶链反应(polymerase chain reaction, PCR)用于检测和确定患者的腺病毒病毒血症，以预测当前和已播散的疾病。这些检测也已应用于其他样本(如粪便)，以努力改善对血液干细胞移植患者的护理策略。移植中心在移植后数月定期筛查和监测患者的腺病毒病毒血症。腺病毒可以使用各种上皮细胞系进行培养，例如A-549、HEp-2、KB和He-La细胞。在接种后2 ～ 5 d，传统细胞培养中的生长通常很明显。腺病毒产生特征性的葡萄样簇致细胞病变效应(cytopathic effect, CPE)。使用离心进行快速细胞培养(即壳培养瓶)可缩短检测时间，但灵敏度不如传统培养。使用间接荧光抗体(immunofluorescent antibody, IFA)技术或EIA进行确认性后续测试。培养还可用于检测直接检测可能遗漏的类型，或用于流行病学研究中新病毒的鉴定和分型。

沙粒病毒科

沙粒病毒(**arenavirus**)属沙粒病毒科，包括43种球形、有包膜的RNA病毒，这些病毒在病毒膜表面围成7 ～ 10 nm长的T形糖蛋白尖峰。这些病毒很容易感染各种哺乳动物，尤其是啮齿动物和蝙蝠，通常对宿主啮齿动物产生有害影响。人类通常通过直接接触感染啮齿动物或间接吸入感染啮齿动物的排泄物(尿液、唾液、粪便、鼻腔分泌物)产生的气溶胶或而发生感染。体外寄生虫也和人类传播有关。据报道，拉沙病毒和马丘波病毒可引起医疗相关的传播。人类疾病与9种沙粒病毒有关，它们在临床上表现出不同的症状，从无症状到发热、虚脱、头痛和呕吐，再到更严重的脑膜炎和出血热病例。

沙粒病毒根据血清型和系统发育分析分为旧世界(old world, OW)和新世界(new world, NW)组。能够引起人类疾病的OW沙粒病毒包括原型淋巴细胞脉络丛脑膜炎病毒(lymphocytic choriomeningitis virus, LCMV)和高致病性拉沙热病毒(首先在尼日利亚拉萨发现)。在欧洲和美洲的无菌性脑膜炎病例中已发现LCMV。LCMV可发生在啮齿动物数量较多的农村和城市地区，并且是从宠物仓鼠身上获得的。目前还报道器官移植后LCMV感染相关的死亡至少10例。拉沙热与5% ～ 15%的有症状患者(80%的病例无症状)中的出血热、休克和死亡有关，每年造成约5 000人死亡。在经济资源有限的西非，拉沙热病毒是导致高发病率和高病死率的重要原因。毛细血管渗漏和广泛的器官受累，伴随着休克、呼吸窘迫和(或)出血，是大多数拉沙热死亡的原因。其他不太常见的沙粒病毒也可能引起出血热，包括在南非引起类似拉沙热暴发的胡宁病毒和与阿根廷出血热相关的Junin病毒。散发的沙粒病毒暴发也可由玻利维亚的马丘波病毒(Machupo virus, MACV)、委内瑞拉的瓜纳里托病毒(Guanarito virus, GTOV)、巴西的萨比亚病毒和玻利维亚的查帕雷病毒引起。

沙粒病毒感染是通过酶联免疫吸附试验(ELISA)检测血清学或逆转录酶聚合酶链反应(reverse transcriptase polymerase chain reaction, RT-PCR)检测病毒核酸来诊断的。

用于定量检测血清和组织培养上清液中沙粒病毒的抗原捕获ELISA已被用于早期检测和鉴定。通常不推荐使用细胞培养进行病毒分离。由于敏感性不一致，用于病毒分离的细胞培养已被证明是不可靠的。此外，处理培养物和样本会使实验室人员处于高风险中。含有LCMV的样本和培养物需要生物安全级别（Biosafety Level, BSL）3实验室，拉沙热病毒需要BSL-4实验室。血清学诊断也很困难，因为免疫抗体反应在症状出现后延迟数天甚至数周。多重RT-PCR检测已被开发用于检测多种沙粒病毒，并且越来越广泛用于急症护理或常规临床实验室环境。

星状病毒科

星状病毒（astrovirus）因其特征性的星状表面结构而得名，是与胃肠炎相关的体积小（28 ～ 30 nm）、圆形、无包膜、单股、正链RNA病毒。通过粪-口途径进行传播，包括与受污染的个体或物体的密切接触。星状病毒更常见于儿科、军队、疗养院和免疫功能低下的患者。由星状病毒引起的胃肠炎通常是轻微的和自限性的。目前有许多抗原检测方法来检测粪便中的星状病毒，但在美国无法使用。多重核酸检测，FilmArray胃肠道组套（bioMerieux BioFire Diagnostics, Salt Lake City, UT）可用于检测粪便样本中的星状病毒。

杯状病毒科

杯状病毒（calicivirus）是体积小（30 ～ 38 nm）、圆形、无包膜、单股、正性RNA病毒，可引起人类急性胃肠炎。杯状病毒以前被认为是主要的动物来源病原体，并且具有广泛的宿主和疾病表现。这些病毒会导致猫的呼吸道疾病、猪的水疱病和兔子的出血性疾病。直到1990年代，诺如病毒（曾用名为诺沃克样病毒，以俄亥俄州诺沃克命名）的分类才使得对杯状病毒科进行分类。

诺如病毒和萨波病毒属是人类病毒性胃肠炎的主要原因，被称为**人类杯状病毒**（**human calicivirus, HuCV**）。这些病毒以前被称为“诺沃克样病毒”和“札幌样病毒”，分别以其原型毒株诺沃克病毒和札幌病毒命名。这些病毒统称为诺如病毒和萨波病毒。 HuCV进一步分为基因组，并在基因组内分为遗传簇。诺如病毒基因组中的人类致病分离株包括基因组I、II和IV，而在萨波病毒基因组中则包括I、II、IV和V。

每年约有6.85亿肠胃炎由诺如病毒引起，使其成为全球急性肠胃炎的最常见原因。在这些病例中，大约有2亿发生在5岁以下儿童中，估计每年导致50 000 ～ 70 000名或更多儿童死亡，其中大部分发生在发展中国家。然而，在低收入和高收入国家都受到诺如病毒感染的影响，因为它能够在半封闭环境中引起大规模暴发，例如游轮、疗养院、学校、夏季营地、医院和餐馆。导致感染快速传播的因素如下：粪-口传播、低感染剂量（＜100个病毒颗粒）以及病毒的高度环境稳定性。诺如病毒很容易在食物、水、人与人之间或通过空气中的呕吐物飞沫传播。尽管有处理措施，但病毒仍持续存在于水中。据估计，全球诺如病毒感染每年造成的直接医疗保健费用和生产力损失近650亿美元。

诺如病毒感染引起中度至重度胃肠炎；临床症状包括恶心、腹部绞痛、呕吐和水样腹泻。症状通常在1 ～ 2 d的潜伏期后出现，并持续约1 ～ 3 d，儿童呕吐的频率高于成人。感染沙波病毒会引起轻至中度肠胃炎，症状与诺如病毒相似；然而，与学龄儿童相比，沙波病毒更容易在婴儿和幼儿中引起疾病，而诺如病毒感染在所有年龄组中都很常见。在临床症状出现的早期粪便中病毒释放程度最明显，但病毒释放可在临床症状停止2 ～ 3周后发生。因此，病毒传播的防控存在难度，并且感染不会带来持久的免疫力。

不能使用细胞培养来分离诺如病毒。最广泛使用的鉴定方法是RT-PCR。使用mAb或超免疫血清的市售ELISA试剂盒也可用于检测诺如病毒，但其灵敏度和特异性低于RT-PCR。多重核酸检测、Verigene肠道病原体核酸检测（Luminex Corporation, Austin, TX）和FilmArray胃肠道组套（bioMerieux BioFire Diagnostics, Marcy I Etoile, France）可用于检测粪便样本中的诺如病毒。 FilmArray还可检测札如病毒。

冠状病毒科

冠状病毒科包括甲型勒托病毒、α 冠状病毒、β 冠状病毒、σ 冠状病毒和 γ 冠状病毒属，统称为冠状病毒（coronavirus, CoV），该家族包含许多人类和动物来源的物种。冠状病毒曾经被认为是导致“普通感冒”的无害病毒，但是会在动物和鸟类中引起多种疾病。一般来说，CoV是多形性的、似球形的、非常大（120 ～ 160 nm宽）、有包膜的线性正链RNA病毒。前缀“冠状”源于病毒结构和病毒外表面上的冠状表面突起，可以用电子显微镜观察到。大多数人类呼吸道CoV会引起成人感冒，偶尔还会引起肺炎。鼻病毒（rhinovirus, RV）和CoV一起引起了人类55%以上的普通感冒。冠状病毒广泛存在于家养和野生哺乳动物和鸟类中。世界范围内有多种物种和亚种；它们的特点是频繁的重组形成不同基因型。

已知感染人类的3种特定基因型属于 β 冠状病毒属，是重组和人畜传播的结果，包括严重急性呼吸综合征相关冠状病毒（severe acute respiratory syndrome-related coronavirus, SARS-CoV）、中东呼吸综合征相关冠状病毒（Middle East respiratory syndrome-related coronavirus, MERS-CoV）和COVID-19，也称为SARS-CoV-2。病毒通过受污染的呼吸道分泌物或气溶胶在人与人之间传播。病毒在鼻腔中的浓度最高，感染鼻上皮细胞。根据有症状患者粪便中冠状病毒样颗粒的存在（通过电子显微镜观察），发现冠状病毒会导致婴儿腹泻。

在所有年龄段的患者中，CoVs通常与上呼吸道感染和偶尔的下呼吸道感染有关。已知一些动物冠状病毒会导致人类急性肠胃炎。

与CoV相关的严重呼吸道疾病的特征是突发高热，然后是干咳和呼吸困难。在出现初始症状（发热、头痛、肌痛和不适）后，严重的呼吸系统综合征会经历2 ～ 7 d的潜伏期，随后发展为严重的呼吸窘迫，需要住院接受支持治疗和机械通气。患者在疾病第2周病情及病毒载量达到高峰，这段时间患者通常病情较严重。这段时间内卫生保健工作者的传播风险很高。

COVID-19于2019年12月作为一种新的人类CoV出现，迅速成为全球大流行，第1个月内报告了近70 000例病例，病死率为2% ～ 3%。在大约5个月内，全世界185个国家报告了该病毒，死亡率惊人。SARS-CoV-2与两种蝙蝠来源的SARS样CoV，即SL-CoVZC45和SL-CoVZXC21具有核酸相似性。COVID-19导致无症状到轻、重度的急性呼吸道疾病、心脏异常、凝血病和免疫综合征，这给治疗带来了极大困难。症状可能包括头痛、高热、身体疼痛、呼吸急促、血氧饱和度低、腹泻、干咳、嗅觉丧失（嗅觉丧失）和味觉障碍（味觉扭曲）。全球许多实验室启动了有效的治疗和疫苗。

所有CoV都构成了重大的诊断挑战，在疾病的早期阶段，呼吸道中的CoV水平非常低。尽管某些CoV可以进行抗原检测，但敏感性不如核酸检测。RT-PCR分子检测仍然是实验室诊断的推荐方法。几种市售的多重检测可用于快速检测人类特有的CoV物种。在COVID-19暴发期间，美国疾病控制中心（Centers for Disease Control, CDC）发布了紧急使用授权（emergency use authorization, EUA）RT-PCR诊断组套。美国CDC以及其他商业制造商还生产了多个能够检测SARS-CoV-2、A型流感和B型流感的RT-PCR诊断组套。CDC发布了一项EUA，用于检测COVID-19抗体，以确定美国的总体感染率，并评估可用于实验室诊断的商业血清学检测。尽管通过RT-PCR进行的核酸检测是最有用的诊断检测方法，但CoV仍能够在Vero-CCL81或Vero-E6细胞系的细胞培养物中生长。特征性病毒CPE表现为细胞快速变圆、折光和脱离。含有该病毒的细胞培养物的繁殖和操作需要BSL-3以上的条件。

在整个SARS-CoV-2大流行的治疗方案中，随着与病毒生物学和病理学相关的信息的出现，SARS-CoV-2的治疗方案得到了改进。尚没有药物是明确有效的；然而，几种临床可用的药物被老药新用于COVID-19，并且在大流行期间，FDA紧急授权批准了新的实验性治疗方法。患者的护理标准主要集中在支持性措施、控制发热和老药新用或实验性治疗的潜在预防性护理上。氯喹和羟氯喹最初是在几项研究中作为抗病毒药物进行测试的，然而，治疗指征很窄，并且确定了与该药物相关的几种不良反应，包括危及生命的毒性、心肌病、心律失常和溶血性贫血，因此终止了该药物的使用。瑞德西韦是一种抑制病毒RNA合成的核苷类似物，由吉利德科学公司（加利福尼亚州福斯特市）开发用于治疗埃博拉病毒，仅可作为静脉用药。在5 d或10 d的治疗期间，使用瑞德西韦可改善患者的呼吸道症状，同时需每天监测接受瑞德西韦治疗的患者是否存在潜在的肝毒性。如果患者的肝酶升高（丙氨酸转氨酶和天冬氨酸转氨酶）并持续升高，则应停用瑞德西韦。除了各种其他抗病毒药物外，治疗方法通常还包括抑制或降低促炎细胞因子的药物，这些细胞因子与严重肺炎、多器官衰竭和死亡的高风险有关。在严重COVID-19感染患者和重症患者中，白细胞介素6（IL-6）升高10倍。由还于大多数实验室无法测量IL-6水平，因此C反应蛋白（C-reactive protein, CRP）被用作IL-6的标志物，因为IL-6抑制剂会迅速降低CRP水平。托珠单抗是一种针对IL-6的单克隆抗体，已用于治疗COVID-19，从而减少了氧气的使用并改善了临床症状。FDA还批准在COVID-19患者中紧急使用恢复期血浆。恢复期血浆是从符合献血条件、至少14 d没有COVID-19症状并且通过RT-PCR检测不再呈SARS-CoV-2 RNA阳性的患者身上获得的。恢复期血浆的使用减少了住院时间和死亡率。除了这些治疗方法外，几家商业生物技术公司还积极开发和制造人类SARS-CoV-2抗体，用于治疗相关的临床试验。在撰写本文时，全球多家制造商正在进行疫苗开发和临床试验。

COVID-19大流行不仅对美国的卫生保健系统，而且对整个全球社会的卫生保健系统都构成了重大挑战。卫生系统无法向卫生保健工作者提供足够的个人防护设备、COVID-19检测用品以及一般医疗和诊断实验室用品所需的供应链，并显现出医学实验室科学专业人员的短缺问题。毫无疑问，近期大流行的演变已经并将继续为现在和未来的传染病诊断、治疗和管理确定新的方法和途径。

丝状病毒科

丝状病毒科病毒目前包括5个属：奎瓦病毒、埃博拉病毒、马尔堡病毒、纹状病毒、坦诺病毒。埃博拉病毒和马尔堡病毒被认为是所有出血热病毒中致病性和毒性最强的。作为一个家族，**丝状病毒（filovirus）**是多形性、长杆状、有包膜、无节段、单股、负链RNA病毒。丝状形态以多种形式或构型出现，例如数字6、U或圆形。马尔堡出血热病毒表现出特征性的“牧羊人钩”形态。术语“**病毒性出血热**”用于描述严重的多系统综合征，其中全身多个器官系统受到影响。患者的血管系统受损，身体的自我调节能力受损。在非洲流行的马尔堡病毒或埃博拉病毒会导致严重的出血、呕吐、腹痛、肌痛、咽炎、结膜炎和蛋白尿，并且通常是致命的。埃博拉病毒病（Ebola virus disease, EVD）的人类病死率可超过80%；马尔堡病毒感染的病死率要低得多，病死率为23% ～ 25%。这些疾病无法治愈，也没有有效的药物治疗。

埃博拉病毒以扎伊尔（现为刚果民主共和国）的一条河流命名，该病毒在那里首次被发现。根据首次发现病毒株的地点，埃博拉病毒属有5个亚种：扎伊尔埃博拉病毒、苏丹埃博拉病毒、泰森林埃博拉病毒（旧称为科特迪瓦埃博拉病毒或埃博拉-象牙海岸）、本迪布焦埃博拉病毒和雷斯顿伊波拉病毒。除雷斯顿埃博拉病毒仅在非人类灵长类动物中引起疾病外，所有埃博拉亚种都会在人类和非人类灵长类动物（即黑猩猩、大猩猩和猴子）中引起疾病。人类在与受感染的动物（通常是灵长类动物）接触后会引起急性感染，没有携带者状态。病毒的传播速度很快，接触患者分泌物的护理人员会很快出现症状。

埃博拉疫情在世界范围内引起反应，世界卫生组织（World Health Organization, WHO）宣布了国际关注的突发公共卫生事件。最大的一次暴发发生在2014 ～ 2015年的西非（几内亚、利比里亚和塞拉利昂），有28 616例确诊、可能和疑似病例以及11 310例报告的死亡病例。随后于2017年和2019年在刚果民主共和国再次暴发并引起死亡（截至2019年6月10日，2 071名患者中有1 396人死亡）。这次疫情似乎已经蔓延到乌干达。

埃博拉病毒病的治疗选择有限，但在最近的暴发后已显著改善。由训练有素的卫生工作者精心管理和监测的支持性护理，例如补液疗法，可以提高生存机会。用于帮助人们摆脱EVD的其他治疗方法包括肾透析、输血、老药新用（法匹拉韦）、mAb生物制剂、血液/血浆替代疗法和疫苗。在生物制剂中，两种mAb鸡尾酒目前处于临床试验的不同阶段，包括ZMapp（Leafbio, SanDiego, CA）和MIL 77（MabWorks, Allston, MA）。MIL 77已根据指南规定用于EVD患者的恩慈治疗。血液/血浆替代疗法利用康复（恢复期）EVD患者的全血或血浆以及其中包含的抗体为接受者提供一定程度的免疫保护。塞拉利昂和几内亚正在进行Ⅱ/Ⅲ期恢复期血浆和全血试验。此外，据WHO称，至少有15种埃博拉疫苗正在开发中，并处于人体临床试验的各个阶段。第一个出现在Ⅲ期临床试验中的是rVSV-ZEBOV（与加拿大公卫中心合作的纽琳基因公司和美国默克公司疫苗）。它的工作原理是用一种无害水疱性口炎病毒（vesicular stomatitis virus, VSV）的基因替换埃博拉病毒表面蛋白的基因。临床试验结果表明，rVSV-ZEBOV对EVD提供了大量的保护，在接种疫苗10 d或更长时间后没有新发生病例。涉及rVSV-ZEBOV的疫苗接种战略虽然尚未获得许可，但目前正通过紧急授权使用，以控制刚果民主共和国的埃博拉疫情。应疫苗的迫切需要，受埃博拉影响国家的研究和学术机构、卫生当局和科学家、制药公司、非政府组织，以及国家公共卫生官员组成了埃博拉疫苗研究团队（Partnership for Research on Ebola Vaccinations, PREVAC），其目标是加强埃博拉研究活动，以预防或有效应对下一次潜在的埃博拉疫情。PREVAC对rVSV-ZEBOV进行了随机、双盲研究，研究对象为有或没有增强剂的rVSV-ZEBOV，以及另一种双剂量疫苗接种过程，称为Ad26、ZEBOV和MVA-BN-Filo的**异质性启动增强剂**。rVSV-ZEBOV现在是美国食品药品管理局（FDA）批准的埃博拉疫苗（强生公司与巴伐利亚北欧合作）。

埃博拉病毒和马尔堡病毒的天然动物宿主一直不确定，目前认为可能起源于非洲。在美国的研究机构中曾发生过猴子疾病暴发，即关在不同笼子里的几只猴子同时生病。在这些设施中工作的实验室工作人员也被感染并产生了抗体，但从未出现过这种疾病的症状。众所周知，雷斯顿埃博拉病毒通过分泌物的气溶胶化引起感染。

RT-PCR用于检测埃博拉病毒和马尔堡病毒，一些研究机构也配备电子显微镜。具有BSL-4设施的实验室可进行细胞培养。埃博拉病毒感染后会产生抗体，抗原捕获ELISA可用于检测埃博拉病毒的IgM和IgG抗体。WHO紧急使用评估认证（Emergency Use Assessment and Listing procedure, EUAL），并批准7种诊断方法用于检测，包括OraQuick埃博拉快速抗原检测试剂盒（OraSure Technologies, Inc., Bethlehem, PA）、SD Q扎依尔埃博拉病毒Ag（SD Biosensor Inc. Gyeonggi-do, Republic of Korea）、Xpert埃博拉检测（Cepheid, Sunnyvale, CA）、EBOV实时RT-PCR试剂盒（Shanghai ZJ BioTech Co., Ltd., Goettingen, Germany）和RealStar Filovirus Screen RT-PCR试剂盒（Altona Diagnostics GmbH, Hamburg, Germany）。

黄病毒科

黄病毒（flavivirus）（黄病毒科）是小的（40～50 nm）、单股、不分节的、正链RNA、有包膜的二十面体病毒。这个名字来源于拉丁语*flavus*，意思是“黄色”。该组中发现的第1种疾病是黄热病，它会导致人类出现黄疸。该科包括4个属：黄病毒属、肝炎病毒属、庚型肝炎属和瘟病毒属。黄病毒属的大多数成员也称为虫媒病毒，它们由节肢动物传播，主要通过蚊子传播，引起寨卡热、黄热病、登革热、西尼罗河病毒性脑炎以及日本和圣路易斯脑炎等疾病。丙型肝炎病毒（hepatitis C virus, HCV）是一种黄病毒，但不是虫媒病毒。

黄热病

在丛林栖息地，猴子是黄热病病毒的宿主，传播媒介是蚊子。在城市暴发中，只要存在蚊媒，人类就可以充当宿主。

黄热病病毒主要感染肝细胞，导致发热、黄疸和出血。通过蚊虫叮咬传播后有3～6 d的潜伏期。症状出现突然，包括发热，寒战、头痛和背痛。患者临床病情进展迅速，病情严重，出现恶心、呕吐、面部水肿、面色苍白、牙龈肿胀出血、出血倾向导致黑色呕吐物、黑便（黑色柏油样粪便）和瘀斑（瘀伤）。病死率从5%～50%不等；通常在症状出现后6～7 d内死亡，很少在10 d后死亡。典型的黄色黄疸通常见于康复期患者。城市地区的预防取决于消灭黄热病媒介蚊子——埃及伊蚊。目前的疫苗在预防感染方面非常有效。

黄热病感染的诊断通常需要结合患者的临床症状、地域和旅行史。血清或脑脊液（cerebrospinal fluid, CSF）的实验室检测可用于检测病毒特异性抗体或中和抗体。还可以使用IgM捕获ELISA、基于微球的免疫测定（microsphere-based immunoassays, MIAs）和IgG ELISA进行血清学检测。在黄热病致命病例中，患者组织可能会被送到中心实验室进行核酸扩增、组织病理学和细胞培养。德国Mikrogen Diagnostik可行FTD热带病多重检测。

登革热

登革病毒（Dengue virus）是世界上最流行的虫媒病毒，近几十年来发病率急剧上升，使世界近一半的人口处于危险之中。据估计，每年有超过3.9亿人被感染，其中大部分是无症状的。在这些病例中，大约有1亿例明显存在某种程度的临床疾病（轻度到重度）。1970年之前，该病毒仅在拉丁美洲、波多黎各和墨西哥流行，但此后传播范围扩大到非洲、美洲、东地中海、东南亚和西太平洋的100多个国家，并且成为热带和亚热带地区疾病和死亡的主要原因。在美国报告的大多数病例（超过90%）与旅行有关。人类是这种病毒的主要宿主，人与人之间的传播是通过蚊媒进行的。登革热的控制方法侧重于控制蚊媒和早期发现，通过获得适当的医疗护理，将病死率降低到1%以下。

登革病毒有4种血清型，可引起多种临床表现，包括非致死性发热、关节炎和皮疹。一种血清型感染只会对此种血清型产生免疫力，随后感染其余3种血清型可能导致严重的免疫过度疾病，表现为出血热或登革休克综合征形式。在超过

3.9亿例登革热病例中，有500 000例导致登革出血热，每年造成约25 000人死亡。登革热通常影响成人和年龄较大的儿童。感染开始时会突然发热、剧烈头痛、发冷和全身肌痛。通常在身体的躯干上可见大丘疹，然后扩散到面部和四肢。尽管减毒活疫苗已在血清阳性个体的临床试验中显示出疗效，但目前尚无登革热疫苗可用。实验室诊断基于病毒特异性IgM抗体、特异性IgG抗体4倍升高或RT-PCR扩增。多个单股和多重核酸检测可用于登革病毒的诊断和检测。

西尼罗病毒

西尼罗河病毒（West Nile virus）（首次在乌干达西尼罗河区分离）是一种与日本和圣路易斯脑炎病毒密切相关的黄病毒，在非洲、以色列、欧洲、美国、加拿大、墨西哥、中美洲、南美国和一些加勒比岛屿。该病毒占美国病毒性脑炎病例数最多。

西尼罗河病毒维持在鸟类-蚊子循环中，鸟类是病毒的天然宿主。多种蚊子和鸟类均能够感染西尼罗河病毒。在温暖的月份，病毒的扩增会导致鸟类宿主死亡，最常见的是乌鸦、乌鸦和松鸦。桥蚊（既咬人又咬鸟的蚊子）是传播给人类的罪魁祸首；随着鸟类中病毒数量的增加，更多的人被感染。有趣的是，西尼罗河病毒也通过输血、组织移植和哺乳在人与人之间传播。大约每5例病例中就有1例感染伴有发热、头痛、身体疼痛、关节痛、呕吐、腹泻、皮疹、白细胞减少和（或）不适，而大约每150例病例中就有1例会进展为脑炎或脑膜炎案件。

实验室诊断通常包括在患者血清或脑脊液中检测针对西尼罗河病毒的IgM抗体。有几种商业试剂盒可用于使用ELISA或IFA方法检测西尼罗河IgM和IgG特异性抗体。多种单股（和单股）核酸检测可用于检测西尼罗河病毒。核酸扩增试验也已成功地从致命病例的组织中检测到虫媒病毒，并已用于从鸟类组织中检测病毒。此外，类似的分子测试已被用于检测蚊子池中的西尼罗河病毒。西尼罗河蚊子监测在防控这种疾病方面变得越来越重要。

寨卡病毒

寨卡病毒（Zika virus）于1947年在乌干达的猴子中首次发现，5年后在乌干达和附近国家的人群中被发现。此后，寨卡病毒病在非洲、美洲、亚洲和太平洋地区暴发。2015年5月，泛美卫生组织（Pan American Health Organization, PAHO）发布了关于巴西暴发寨卡病毒的警报，并有报告称神经病变、脊髓炎和格林-巴利综合征，即一种罕见的自身免疫性疾病，会影响周围神经系统，导致虚弱、麻木、刺痛，并最终导致成人和儿童瘫痪。此后不久，有报道称孕妇生下患有小脑畸形和其他先天性畸形（现称为先天性寨卡综合征）等缺陷的婴儿与寨卡病毒有关；还报告了其他不良妊娠相关结果。寨卡病毒没有特殊的治疗方法。建议患者多喝水以防止脱水，充分休息，并服用对乙酰氨基酚（泰诺）以减轻发热和疼痛。

寨卡病毒的传播发生在受感染的蚊子（伊蚊属）、怀孕期间的母婴、性接触、输血和血液制品以及器官移植者。寨卡病毒已在全血、血清、血浆、尿液、脑脊液、精液、唾液和羊水中检测到。实验室诊断通常使用全血、血清和（或）尿液进行。如果患者出现症状的时间＜7 d，则建议进行核酸检测（nucleic acid testing, NAAT）。如果患者出现症状≥7 d，则建议进行IgM血清学检测和（或）核酸检测。病毒血症在症状出现后大约7 d迅速下降，因此在超过7 d窗口期使用NAAT时，可能无法在灵敏度下限的测试中检测到，从而产生假阴性测试结果产生误导。几种血清学和NAAT测试可用于诊断和检测寨卡病毒。

丙型肝炎病毒

丙型肝炎病毒（hepatitis C virus, HCV）会导致肝炎（肝脏炎症）。在全球范围内，估计有1.775亿～1.85亿人感染并携带了HCV；其中约有240万人居住在美国。该病毒可引起急性和慢性疾病，严重程度从持续数周的轻微疾病到严重的终生疾病不等。在50%～90%的HCV感染者由急性感染进展为慢性感染（图65.1）。丙型肝炎病毒的急性感染通常是无症

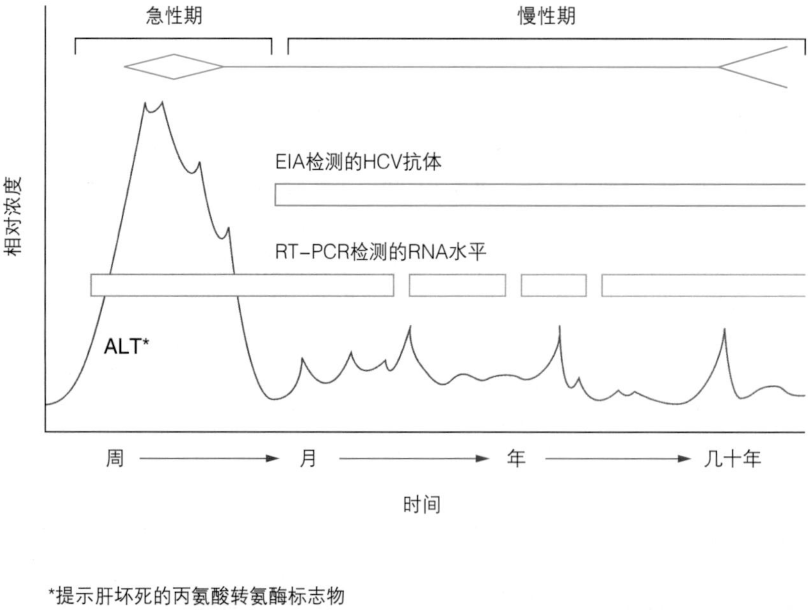

图65.1 丙型肝炎病毒（HCV）引起的免疫反应和疾病的时间进程。EIA：酶免疫分析法；RNA：核糖核酸；RT-PCR：逆转录聚合酶链反应。

状的，因此无法诊断。当出现临床疾病时，一般是轻度的。慢性HCV感染是肝脏疾病的一个重要原因，与肝硬化（肝脏瘢痕化）、严重肝损害和肝癌（如肝细胞癌）的发展有关。目前还没有丙型肝炎的疫苗。急性感染的治疗通常需要医生对慢性疾病进展的监测。近年来，有超过13种单一或联合疗法获得了FDA的批准，慢性丙肝的治疗得到了很大的改善。大多数治疗包括8～12周的口服治疗（药丸），可以治愈90%以上的人，几乎没有不良反应。

该病毒主要通过血液传播，例如在静脉注射毒品期间、卫生保健设施中的针头刺伤以及受污染的血液制品。通过血液制品筛查几乎消除了传播的风险。其他相对不显著的传播方式包括性接触、针灸、纹身、穿刺、共用受血液污染的个人卫生用品（如剃须刀和牙刷）。

丙肝病毒病是通过筛查抗体试验、抗丙肝病毒EIA和核酸检测确诊的。HCV的核酸检测在血清阴性患者的急性感染诊断中是有用的。慢性疾病的诊断通常采用血清学筛查试验，随后进行HCV-RNA核酸检测以证明病毒复制。此外，定量核酸检测用于确定血液中的病毒载量，以监测抗病毒治疗。最后，利用分子技术进行病毒基因分型可用于识别治疗无效的基因型。现代实验室检测包括分子方法的应用在内的优点，显著提高了对HCV疾病的识别、监测和治疗。各种血清学和核酸检测平台可用于检测和监测HCV感染。

汉坦病毒科

汉坦病毒科的汉坦病毒（hantavirus）是相当大的（80～120 nm）球形或多形性、包膜、单股、节段RNA病毒。汉坦病毒以前属于布尼亚病毒科。然而，与通过节肢动物传播的布尼亚病毒（虫媒病毒）不同，汉坦病毒是啮齿动物传播的，通过接触（吸入）雾化的啮齿动物排泄物传播。啮齿动物会发生一种慢性感染，导致病毒通过唾液、粪便和尿液排出。吸尘、清扫或摇动地毯，破坏动物排泄物，使受感染的颗粒雾化，然后被吸入。有证据表明，在室内、通风不良的空间比在室外接触更容易吸入这些颗粒。

汉坦病毒肺综合征（Hantavirus pulmonary syndrome, HPS）最初于1993年在美国西南部的四角地区（亚利桑那州、新墨西哥州、科罗拉多州和犹他州）发现，当时几名健康年轻人暴发了一种无法解释的肺部疾病，死于急性呼吸衰竭。HPS开始时无特异性症状，包括头痛、发热和全身疼痛，潜伏期通常为11～32 d。随后，症状加重，导致出血热、肾病和急性呼吸衰竭。鹿鼠是汉坦病毒的主要宿主，命名为辛诺柏病毒（*sin nombre* virus, SNV）。病毒从啮齿动物传播给人类是唯一有记录的人类感染模式。

自发现SNV以来，在美国各地发现了几种引起HPS的汉坦病毒。由稻鼠携带的河口病毒首次在路易斯安那州的一名患者身上发现。棉花鼠携带的黑河病毒在佛罗里达州的一名患者身上发现。白足鼠与1例所谓纽约-1病毒的汉坦病毒感染有关。在阿根廷、巴西、加拿大、智利、巴拉圭和乌拉圭发现了相关汉坦病毒引起的HPS的其他病例，使HPS成为一种全半球疾病。目前还没有针对汉坦病毒的疫苗，治疗方法也只是在实验阶段。

实验室诊断依赖于从血清、全血、支气管肺泡灌洗液或组织中使用NAAT鉴定汉坦病毒。汉坦病毒RNA一般可在出现症状后3～10 d内检测到。某些区域基因组循环变异使核酸检测复杂化。为了解决这个问题，美国疾病控制与预防中心开发了一种泛汉坦病毒分析方法，能够检测高度保守的基因组L段。这只对基因相似的物种有用，也只在病毒血症期间的疾病急性期有用。病毒RNA在患者住院时可能无法检测到。

除核酸检测外，诊断还依赖于汉坦病毒特异性IgM或IgG抗体的血清学检测。到症状出现时，所有患者均产生汉坦病毒特异性IgM抗体，多数患者还产生汉坦病毒特异性IgG抗体。ELISA通常是诊断方法的选择。美国CDC、许多国家公共卫生实验室和一些商业参考实验室都有这种检测方法。

乙型肝炎病毒

乙型肝炎病毒（hepatitis B virus, HBV）是肝病毒科的原型病毒。该病毒长期以来被认为是与发病率和死亡率相关的肝损害的一个重要原因。其他哺乳动物和禽类也存在肝病毒。**肝病毒**是一种多形性包膜病毒，含有环状、部分双链DNA，通过RNA中间体进行复制。复制的方式是逆转录，然后是DNA复制。

全世界感染乙肝病毒的人数接近4亿人，每年约有5 000万新病例发生。人类是病毒的唯一来源。经皮接触血液或血液制品是主要的传播途径。然而，该病毒也可能通过围产期或性接触感染。乙肝病毒是一种相对耐热的病毒，可在干燥的血液和其他体液中保持数天的传染性。乙肝病毒感染以前与输血有关，但由于常规的血液制品筛查和广泛的疫苗接种计划，现在这种情况很少见。

急性乙肝病毒感染的潜伏期通常为1～3个月，但也可能更长。急性感染的最初症状往往是非特异性的流感样症状（图65.2）。许多病例无症状，尤其是儿童。感染表现为急性或慢性肝炎，对肝脏造成病理损害，导致自限性或致命的结果。致命疾病最可能发生在合并感染丁型肝炎病毒的人群中，丁型肝炎病毒是一种缺陷RNA病毒，能够在感染乙肝病毒的细胞中复制。尽管有有效的疫苗，慢性HBV感染仍然是世界范围内肝硬化和肝细胞癌的一个重要原因。

由于HBV症状的普遍性和与其他肝炎病原体的相似性，临床医生广泛依赖实验室来确认急性或慢性感染的临床诊断和病毒的识别。实验室诊断通常结合核酸检测和免疫分析结果。几种商业类型的血清学和NAAT是可用的。免疫分析可用于患者血液中的病毒抗原或抗体（病毒标记物）的特异性鉴定。最常见的免疫分析方法采用EIA方法。大多数市售的血清学分析具有优良的特异性和敏感性。HBV不能在体外培养。

乙型肝炎表面抗原（hepatitis B surface antigen, HBsAg）是检测HBV感染最可靠的标志物。在肝损伤相关的生化证据出现前几周，患者血清中已检测到抗原（肝脏生化检测可能仅显示轻微升高）。乙型肝炎急性期和慢性期患者血清中

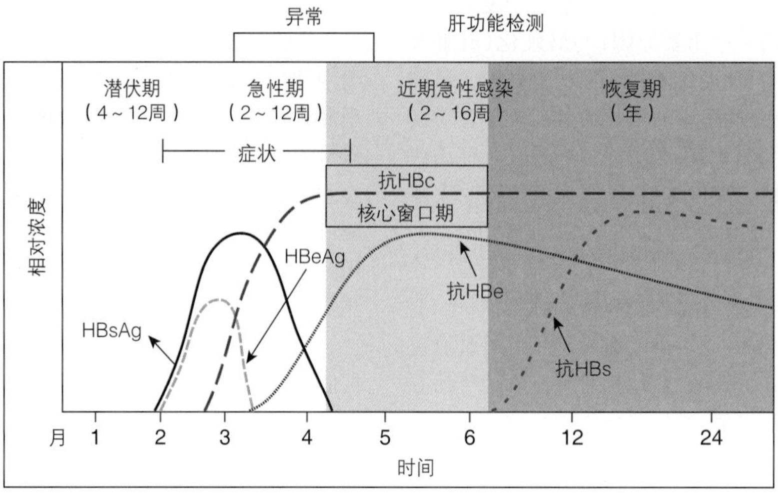

图65.2 急性乙型肝炎（HBV）感染后恢复患者的抗原血症和免疫反应的过程。

均存在HBsAg，急性感染6个月后出现HBsAg，提示患者为慢性携带者。抗乙型肝炎核心抗原（hepatitis B core antigen, HBcAg）产生的IgM（anti-HBcAg）在急性感染期间出现于病程早期。抗HBsAg（表面抗原抗体）表明患者处于恢复期或之前接种过疫苗并产生了免疫力。乙型肝炎e抗原（hepatitis B e antigen, HBeAg）的存在表明高传染性和慢性带菌者状态。

病毒复制活跃和感染性强的最佳指标是HBV DNA。病毒DNA有多种核酸检测方法，包括PCR。许多便利的分子检测具有周期短，灵敏度和特异性高的特点，临床上广泛使用。此外，检测血清中的HBV DNA可用于鉴定可疑的血清学结果。DNA定量有助于初步评估患者的病情并预测患者对治疗的反应。用于检测和定量HBV DNA的分子方法在检测下限、动态范围和检测方法方面存在显著差异。WHO建立了国际HBV DNA标准，以提高诊断检测和结果的标准化。

肝炎病毒科

戊型肝炎病毒（hepatitis E virus, HEV）是肝炎病毒科肝炎病毒属的模式种。HEV以前归入杯状病毒家族，是一种小型（32～34 nm）、无包膜，具有单股RNA基因组病毒。已知该病毒家族的其他4个成员会导致鸡、猪、野猪、猴子和啮齿动物的肝脏和脾脏扩大性疾病。几种HEV的遗传和抗原变体或毒株被称为基因型。不同的地理位置通常由不同的病毒株。基因型3是在美国发现的病毒。HEV也已从全世界的猪和日本的野鹿中分离出来。HEV在美国和世界其他发达地区并不流行。

主要的传播方式是饮用被动物粪便污染的水。有可能从动物传播给人类，也称为人畜共患感染。HEV感染导致急性和一般自限性病毒性肝炎。起病初期表现为非特异性症状，例如发热、头痛、恶心和胃痛。肝炎感染的潜在迹象是尿色深、粪便苍白以及皮肤和巩膜变黄（即黄疸）。然而，并非所有患者都会出现黄疸。受感染个体的肝脏通常肿大且触痛。大多数感染患者不会发展为长期携带者状态。

这种病毒在发展中国家已成为临床上类似于甲型肝炎病毒（hepatitis A virus, HAV）感染的病因。它与HAV的不同之处在于，该病毒可在孕妇中引起异常高的死亡率。暴发性肝炎发展迅速，约30%的女性在妊娠晚期感染时可致死。孕妇死亡率如此之高的原因尚不清楚。妇女应采取一切可能的预防措施，避免在怀孕期间接触HEV，包括避免前往世界上HEV流行的地区，如印度和巴基斯坦。

已开发出两种HEV疫苗；然而，只有一种HEV 239被许可用于人类；目前仅在中国有售。这三剂疫苗已被证明在所有HEV基因型中均产生保护性抗体，并且在预防有症状的急性肝炎方面的有效率为97%。

HEV感染的临床诊断不仅对控制疫情很重要，而且对疾病的临床管理也很重要。在患者诊断期间，必须排除可能导致更严重疾病的其他类型的肝炎。对于HEV感染，肝功能检查（liver function test, LFT）通常显示疾病发作时血清胆红素、天冬氨酸转氨酶（aspartate aminotransferase, AST）和丙氨酸转氨酶（alanine aminotransferase, ALT）水平升高。血液、粪便和其他体液中HEV RNA的检测和定量被认为是诊断急性感染的"金标准"。有多种核酸检测可用于检测和定量HEV RNA。可以使用血清学检测来确认诊断。疾病发作时会产生高水平的IgM和IgG抗体。尽管甲肝高水平IgG的人终生免疫，但HEV感染中产生的抗体是否也有同样作用尚不清楚。因为病毒的抗原变异性，多种商业免疫测定法的灵敏度和特异性各不相同。HEV的细胞培养系统很少见，仅限于基因型3株和基因型4株。细胞培养系统用于研究，不用于临床诊断。

疱疹病毒科

疱疹病毒科包括9种能够感染人类的不同病毒。"疱疹"一词源自希腊语，意思是"蠕动"，历史上曾用于描述单纯疱疹病毒（herpes simplex virus, HSV）感染中常见的播散性溃疡性皮肤病变。**疱疹病毒**是大型（120～300 nm）、双链DNA、有包膜的二十面体病毒。**病毒体**由4个部分组成：核酸核心、衣壳、被膜和包膜。外膜是一种由纤维结构制成的不对称结构，围绕着衣壳并含有20种不同的蛋白质。这些蛋白质在包膜和细胞膜融合后进入宿主细胞并启动病毒复制周期。

目前定义了9种人类疱疹病毒。疱疹病毒在动物物种中广泛传播。然而，除了来自非人类灵长类动物的B型疱疹病毒外，大多数人畜共患病形式的疱疹不会感染人类。B型疱疹病毒会在人类中引起严重的、致命的脑炎。人类疱疹病毒（human herpes viruses, HHVs）包括HSV 1型和HSV 2型（HSV-1和HSV-2）、水痘-带状疱疹病毒（varicella-zoster virus, VZV）、EB病毒（Epstein-Barr virus, EBV）和巨细胞病毒（cytomegalovirus, CMV）。最近检测到的疱疹病毒包括HHV 6型（HHV-6）、HHV 7型（HHV-7） 和HHV 8型（HHV-8）。HHV-6和HHV-7是在生命早期获得的嗜淋巴细胞病毒。HHV-8，即卡波西肉瘤相关疱疹病毒（Kaposi sarcoma-associated herpes virus, KSHV），会导致结缔组织肿瘤。HHV-6和HHV-7与儿童玫瑰疹有关。这种疾病的特点是短时间的发热和皮疹。

疱疹病毒家族的一个标志性特征是它们的潜伏特性，或者说病毒能够在受感染的宿主中停留而保持抑制状态。病毒的重新激活可由各种刺激引起，包括发热、情绪压力、暴露于紫外线（ultraviolet, UV）或轴突损伤。随后病毒复制的复发会导致疾病，根据宿主的免疫反应，这种疾病可能存在差异。该家族中的病毒能够进行病毒复发或重新激活。HSV-1可能会重新激活，导致黏膜疾病或危及生命的脑炎。HSV引起的脑炎是最常见的病毒性脑炎，每年报告230万例。HSV-2重新激活，导致黏膜囊泡或无菌性脑膜炎。VZV重新激活导致局部病变（带状疱疹）。EBV重新激活，导致口咽部无症状的病毒释放或在免疫功能低下的患者中作为播散性疾病。与EBV一样，CMV在受损宿主中作为病原体在许多组织（例如心脏、胃肠道、肺、脑）中复发，产生症状。HHV-6和HHV-7也会在受损宿主中引起再激活导致疾病。

疱疹病毒

HSV-1和HSV-2具有多种病毒特征，包括宿主范围可变、复制周期短、传播迅速、有效破坏受感染细胞以及在中枢神经系统感觉神经节中潜伏。这些病毒影响所有年龄段的个体，并且是多种疾病的病因，包括黏膜和皮肤损伤以及眼部、内脏和中枢神经系统疾病。HSV-1和HSV-2在密切的个人接触中传播；HSV-1感染发生在口咽黏膜和生殖器部位，HSV-2感染发生在生殖器部位。原发性生殖器HSV-1的临床表现与HSV-2相似。原发性HSV-1感染通常发生在儿童5岁时，美国有超过5 000万人患有口腔疱疹。10% ～ 15%的原发性感染会导致临床疾病。

疱疹感染的特征是初次感染后肛门生殖器溃疡性皮肤病复发，超过50%的感染者在初次感染后1年内反复发作。HSV-1与类似于小囊泡的黏膜病变有关，持续4 ～ 7 d。HSV-1和HSV-2的病变包括**唇疱疹**、**面部疱疹**或**发热**；**口唇病变**通常被称为唇疱疹或发热性水疱。在女性中，HSV-2在黏膜、阴唇和阴道上产生囊泡。在男性中，在阴茎干、包皮（包皮）和龟头上产生囊泡。女性通常出现全身症状，包括发热、头痛、不适和全身性肌痛。

HSV-1是最常见的病毒性中枢神经系统感染，通常是病毒通过嗅球向神经传播的结果。这种类型的感染通常发生在婴儿和免疫功能低下的患者身上。如果不进行治疗，与HSV感染相关的病死率可能高达80%。经过适当的治疗，新生儿的病死率通常会降低到15%，其他患者的病死率通常会降低到20%。即使经过治疗，幸存下来的个体也经常遭受神经系统的、持久的影响，在记忆、认知和人格方面有障碍。

可以使用多种诊断方法对疱疹感染进行实验室诊断。可以使用直接抗原检测、核酸扩增测定（nucleic acid amplification assays, PCR）以及急性和恢复期血清样本的配对血清学测定来检测病毒。直接抗原检测是一种快速、灵敏且廉价的诊断方法。病变中存在的抗原与HSV特异性抗体混合，如果存在病毒抗原，它会与抗体形成复合物，可以使用IF或免疫过氧化物酶（immunoperoxidase, IP）染色进行鉴定。免疫染色方法比培养和DNA扩增更便宜，并且比培养需要的专业性更少。这种反应机制可用于免疫测定，通常是ELISA。另外，免疫测定的自动化实现更容易。

相比较于细胞培养和抗原检测，疱疹病毒的核酸检测应用更广泛，也更灵敏。分子扩增尤其有利于疱疹病毒性脑炎的快速诊断和治疗。定性和定量分子检测有各种商品化产品，用于鉴定和诊断疱疹病毒感染。

细胞培养的成功在很大程度上取决于采样过程和样本质量。建议刺破疱疹病灶或水疱，用棉签吸收水疱液，确保擦拭水疱底部。样品应在收集后1 h内接种到细胞培养物中。如果无法实现，应将拭子置于病毒运输培养基中，冷藏（4℃）或在-70℃下冷冻保存。疱疹很容易在使用A-549、MRC-5或Vero细胞系的细胞培养物中生长。该病毒生长迅速，通常在接种后使用传统细胞培养5 d内，使用壳瓶培养1 ～ 2 d内产生特征性的圆形、折射性CPE。在大多数实验室中，这两种细胞培养方法的使用已被NAAT方法取代。

B型疱疹病毒与HSV非常相似，通常在感染后6 h即可检测到。该病毒通过动物咬伤、黏膜或眼睛接触、皮肤破裂、针刺以及可能通过受污染的气溶胶传播给人类。感染症状会在3 ～ 5 d内出现，包括水泡状病变、红斑、水肿、淋巴管炎和淋巴结病。随后出现发热、肌痛、呕吐、痉挛和神经系统症状，并在10 d至6周内进展为瘫痪、呼吸窘迫、癫痫和死亡。NAAT是首选的诊断方法。B型疱疹病毒抗体与HSV-1和HSV-2发生交叉反应，如果用于诊断，需要仔细解读。B型疱疹病毒可在猴肾细胞和鸡胚细胞中培养，表现出与HSV相似的CPE。

水痘-带状疱疹病毒

水痘-带状疱疹病毒（varicella-zoster virus, VZV）会导致典型的儿童水痘，其特征是出现斑丘疹。在引入VZV疫苗之前，美国90%以上的成年人由于儿童期感染而表现出对VZV的免疫力。在严寒的月份，病毒传播会增加，因为人们通常距离很近，在室内待的时间更长。该病毒通过呼吸道分泌物在人与人之间传播。

VZV感染上呼吸道的结膜或黏膜，然后传播到淋巴结。初次感染后4 ～ 6 d，受感染的T细胞进入血液并引起原发性病毒血症。受感染的T细胞侵入肝脏、脾脏和其他器官，引起第二轮感染。初次感染后14 d出现继发性病毒血症，感染皮肤细胞，导致水痘特有的水泡状皮疹。感染开始时的症状通常不特异，包括在患者躯干和头皮出现斑丘疹之前出现的发热和不适。病变通常在1 ～ 2 d内结痂，但在大约3周内不会消退。在皮肤中进行急性病毒复制后，VZV会影响中枢神经系统的感觉神经节，并在那里建立潜伏期；也就是说，病毒"隐藏"在不受强烈免疫监视的中枢神经系统中。经过一段时间的潜伏期后，病毒可能会启动另一个急性感染周期。这种重新激活导致带状疱疹的特征性复发性疾病，主要发生在45岁以上具有免疫功能的人群中。带状疱疹沿着背神经节围绕躯干的解剖路线作为病毒沿着神经元在细胞之间传播到皮肤中的上皮细胞。这种情况会导致与初次感染期间产生的水泡病变相似。带状疱疹可能伴有一种称为带状疱疹**后神经痛**的疼痛症状。这种情况会导致慢性、使人衰弱的疼痛，这种疼痛会在带状疱疹的其他症状消失后持续很长时间。这种疼痛被认为是由VZV破坏神经元引起的。

不建议对健康儿童或成人的无并发症VZV感染病例进行实验室诊断。然而，在某些情况下，例如免疫抑制患者或新生儿的感染，VZV的实验室诊断可能是有益的。

病毒产生包涵体和巨细胞。鉴别VZV的传统方法是刮取新鲜水疱的基部，用Tzanck、吉姆萨或H-E染色法对刮屑进行染色，以鉴别包涵体或巨细胞。由于HSV也产生包涵体，因此该方法变得复杂。另一种快速鉴定VZV的方法是直接鉴定病毒抗原，收集囊泡上皮细胞样品，制备涂片并用荧光、染料偶联的VZV单克隆抗体染色，然后用荧光显微镜观察。这是一种相当快速的方法，因为它可以在收到样本后数小时内完成。然而，如果没有收集到足够的上皮细胞，报告结果和敏感性可能会受到质疑。

VZV可以在细胞培养中生长。该病毒在纤维瘤细胞（如MRC-5、HF和A549）中产生小簇卵形细胞的特征性CPE。但是，病毒生长缓慢，培养阳性可能需要7 ～ 10 d。与常规细胞培养相比，壳瓶培养是检测VZV的一种简化方法。壳瓶使用盖玻片，MRC-5细胞以单层形式附着在表面上，接种后，盖玻片在病毒生长3 d和6 d后用丙酮固定。盖玻片用VZV特异性荧光素异硫氰酸酯偶联（fluorescein isothiocyanate-conjugated, FITC）单克隆IgG抗体染色。在荧光显微镜下观察时，阳性样本显示出细胞质的苹果绿色荧光。VZV IgG和IgM抗体的血清学检测也可用于确定患者的免疫状态。有几种商业ELISA可用于检测和定量VZV抗体。

VZV的分子诊断检测已成为VZV疾病检测和诊断的标准平台，取代了传统的病毒识别方法。它特别适用于与VZV相关的神经系统疾病的快速诊断，包括小脑炎、无菌性脑膜炎和脑炎。分子方法可以使用多重PCR检测单个临床样本中的多个HHV。多种核酸检测在商业上可用，包括用于高通量检测临床样本中多种疱疹病毒（包括VZV）的多重自动化DNA微阵列方法。分子诊断还可以对血液中的病毒VZV DNA进行定量。分子检测可用于监测具有严重VZV感染高风险的患者。

EB病毒

40年前，在寻找伯基特淋巴瘤（一种主要影响非洲儿童的疾病）的病因时发现了EB病毒（Epstein-Barr virus, EBV）。EBV是**传染性单核细胞增多症**（**infectious mononucleosis, IM**）疾病的罪魁祸首。该病毒通过受感染患者的唾液传播，通常影响青少年和年轻人。主要症状包括发热、喉咙痛、头痛、不适和疲劳。疾病期间可能会出现淋巴结病（淋巴结肿大）和脾肿大。单核细胞增多症通常通过检测EBV抗体的血清学方法来诊断（图65.3）。疾病早期出现非特异性的**嗜异性抗体**（也称为Paul-Bunnell抗体），使诊断变得困难。病毒抗体的产生通常遵循经典的免疫反应，特异性IgM的产生，然后是IgG的产生。**病毒衣壳抗原**（**viral capsid antigen, VCA**）的抗体（IgM）在感染后4周内出现。其次是针对早期抗原（EA）的IgG和IgA抗体，表明是急性或近期感染。EA-IgG和IgA可能在大约6个月之后检测不到。一些抗EA-IgG抗

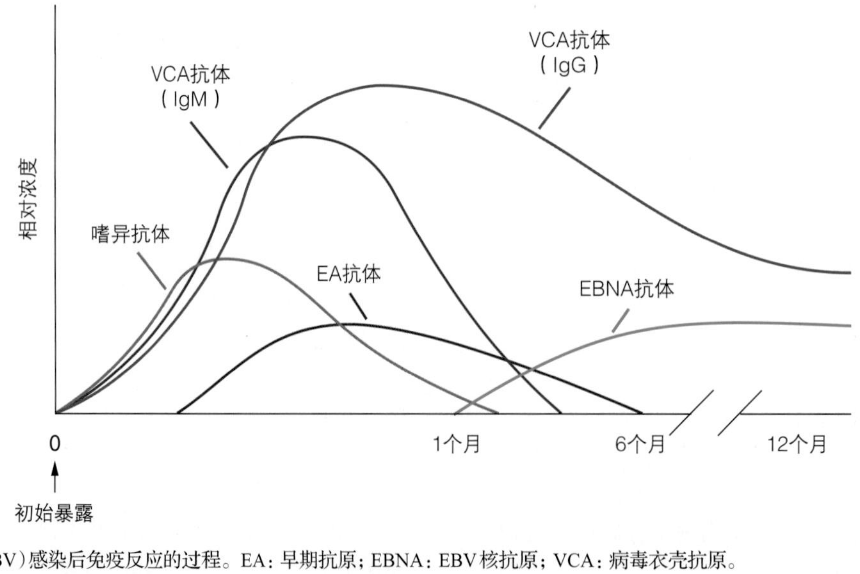

图65.3 Epstein-Barr（EBV）感染后免疫反应的过程。EA：早期抗原；EBNA：EBV核抗原；VCA：病毒衣壳抗原。

体可能在患者的血清中终生存在。这些持续性抗体通常在伯基特淋巴瘤患者中升高。最终的诊断性血清学标记物是**核抗原（EBNA）**抗体，在感染后1个月内出现，6～12个月达到高峰。除伯基特淋巴瘤外，其他癌症也与EBV感染有关（如鼻咽癌）。EBV被认为是移植受者淋巴瘤或其他淋巴增生性疾病发展的重要因子。

分子检测已成为诊断疱疹病毒的工具。各种EBV DNA检测方法均有商业产品。所使用的方法和样本矩阵取决于怀疑的临床综合征。为了确定患者进展为EBV相关疾病的风险，首选EBV感染的定量检测和诊断，而不是定性检测。EBV DNA和microRNAs（参与基因调控的小非编码RNA）的检测已被用于诊断EBV相关的鼻咽癌。通过监测移植后不久的EBV DNA载量，可以预测EBV相关的移植后淋巴增生性疾病（post-transplant lymphoproliferative disorder, PTLD）的发展。监测病毒载量和减少免疫抑制药物已经降低了EBV相关PTLD的发病率。为了协助对检测和监测EBV-DNA的分子方法进行标准化，WHO批准使用由英国国家生物标准和控制研究所创建的一整套EBV制剂。

巨细胞病毒

巨细胞病毒（cytomegalovirus）感染是先天性出生缺陷的常见原因。该病毒被包括在用于婴儿疾病筛查的TORCH小组中。（TORCH是弓形虫、风疹、巨细胞病毒和HSV-1的缩写）。除了是婴儿先天性感染的原因，巨细胞病毒已被发现在免疫低下的患者可引起IM样疾病，这种疾病对于免疫抑制的器官移植接受者来说是极其严重的。CMV可以通过病毒细胞培养、IgM和IgG抗体血清学检测、直接抗原检测和核酸检测来鉴定。尽管该病毒在使用人成纤维细胞的细胞培养中生长，但它是一种生长缓慢的病毒，需要1～2周的潜伏期才能出现CPE，在24～48 h内就可作出诊断。CMV抗原血症（第64章和操作程序64.2）通常用于监测CMV感染的治疗效果。CMV抗原阳性结果如图65.4所示。

在大多数临床实验室分子定性和定量PCR扩增已取代抗原检测。多种检测方法可用在单个和多个组套来检测

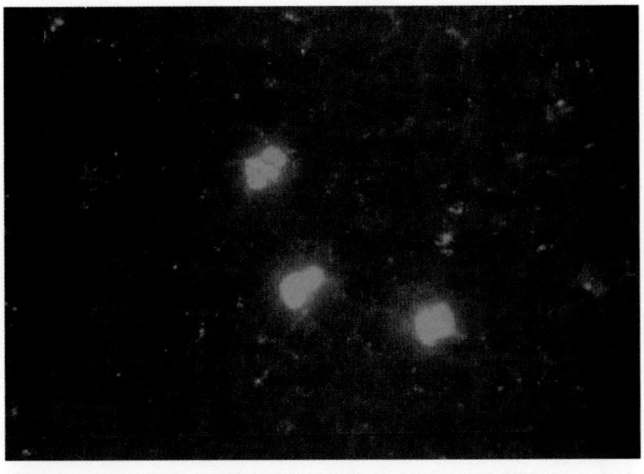

图65.4 典型的含有巨细胞病毒（CMV）抗原的荧光白细胞，见于CMV抗原血症染色。

CMV DNA和mRNA。NAATs用于识别和检测免疫缺陷患者［包括获得性免疫缺陷综合征（acquired immune deficiency syndrome, AIDS）患者、移植受者和先天性感染患者］的巨细胞病毒DNA，以及监测抗病毒治疗的有效性。用CMV DNA测量的病毒载量是CMV相关疾病发展的最佳预测因子。CMV抗原和CMV DNA定量的比较分析表明，当用于监测疾病综合征时两者总体一致。

正黏病毒科

流感病毒是正黏病毒科的成员。**正黏病毒（orthomyxovirus）**是大型（80～120 nm）、多形性、球形、有包膜、单股、分段、负链RNA病毒。在已知感染人类所有呼吸道病毒中，流感是导致严重急性疾病最多的病原体；美国每年有超过200 000人住院，超过30 000人死亡。尽管已知3种类型的流感病毒会感染人类（A、B和C），但C型通常会导致亚临床感染或轻度呼吸道疾病。流感病毒A、流感病毒B和流感病毒C可以根据**基质蛋白（matrix protein, M）**和**核蛋白（nucleoprotein, NP）**的抗原差异进行区分。甲型流感病毒根据主要表面糖蛋白、**血凝素（hemagglutinin, HA）**和**神经氨酸酶（neuraminiclase, NA）**进一步细分。甲型流感会感染许多鸟类、猪、海豹、猫科动物和马，B型和C型流感只会感染人类。

从病毒体的包膜突出的是两种主要的表面糖蛋白，HA和NA。HA蛋白是杆状尖峰，使病毒能够附着在含唾液酸的细胞受体上。一旦附着在受体上，病毒就可以引发感染。NA蛋白是蘑菇状的尖峰。它们促进成熟病毒粒子从受感染细胞中释放出来，并协助病毒通过黏液移动到相邻细胞。已鉴定出18种不同的HA分子和11种不同的NA分子。所有不同的病毒蛋白抗原类型都可以在禽类中找到。甲型和乙型流感的各种亚型在出现一种可以很容易地在人与人之间传播的新型HA毒株后会引起全球流行和大流行。比如甲型流感H3N2，是一种高致病性病毒，感染H3N2导致的死亡率高于感染甲型H1N1或乙型流感病毒。

甲型流感和乙型流感的一个独特属性是病毒基因组的构成。它由8部分组成，分段的基因组每个部分基本上作为一个基因。这种特性与流感病毒HA和NA抗原的独特变化能力相结合，导致每年都会产生不同抗原特点的病毒，这称为抗原漂移。抗原漂移是病毒基因组复制过程中一种连续、渐进的变化形式。抗原漂移发生在所有病毒性流感类型中。

甲型流感每年都会经历季节性抗原漂移，这使得研究有效疫苗的配方具有挑战性。抗原转变是病毒基因组中更加显著的变化，并且仅发生在甲型流感病毒中。当流行的甲型流感病毒株获得全新的或新的亚型时，就会发生抗原转变。当两种不同的流感病毒株同时感染单个宿主时，就会发生这种现象。在病毒复制期间，流感病毒的分段基因组可能会重新组合，在感染期间混合来自不同毒株的片段，从而产生独特的抗原组合。禽流感和人类流感的基因重组是历史上数次大流行的原因。猪通常充当这些重组事件的中间或“混合容器”。来自禽类和人类的病毒可以感染猪呼吸道上皮细胞并在其中复制。当这些重排发生时，就会出现一种具有新的抗原结构

的病毒，人们对这种病毒没有免疫保护，当病毒能够人际传播时，就可能发生大流行（全球暴发），通常会导致高死亡率，对社会、基础设施和经济产生重大影响。对甲型H1N1流感大流行毒株加强了监测之后，亚洲出现禽类种群流行的禽流感（通常称为“禽流感”）毒株。H5N1是一种高致病性禽流感病毒，与其他能够引起家禽和其他鸟类疾病的禽流感病毒株进行多次重配。尽管禽类中H5N1的流行率很高，但人类感染率仍然很低，而且低传染性表明存在天然屏障跨物种感染，大多数人类感染是由于接触受感染家禽而获得的，这种疾病的病死率接近60%。这种病毒严重影响了全球经济。它已导致全球超过5亿只野生和家禽死亡和破坏，并给家禽业造成超过100亿美元的损失。其他甲型禽流感病毒亚型也令人担忧，包括荷兰商业家禽养殖场中的H7N7，它与呼吸道疾病有关。H7N9已出现在中国的家禽市场，并与人类感染有关。

流感通常通过吸入受感染分泌物的雾化飞沫在人与人之间传播，潜伏期为1～4 d，会迅速出现症状，包括发热、干咳、喉咙痛、鼻炎、头痛、不适和肌痛。这种疾病通常会在1周内消退，但有些症状可能会持续更长时间。在没有呼吸道症状的情况下，可能会出现胃肠道症状，包括水样腹泻、呕吐和腹痛。

合并细菌感染在流感中很常见，这可能是因为病毒NA诱导的呼吸道上皮发生变化，导致细菌黏附增加或黏液纤毛清除减少。在无合并症的儿童和成人中继发季节性甲型流感的致命的耐甲氧西林金黄色葡萄球菌（methicillin-resistant staphylococcus aureus, MRSA）感染病例也有报道。

流感的检测可以通过病毒培养、病毒核酸或抗原检测、血清学检测来完成。最佳测试需要正确收集和定时采集样本，并且可以进行床旁高通量检测。病毒在出现症状后3～5 d释放，鼻咽上皮通常含有高滴度的病毒和大量感染细胞，是较理想的样本。多种其他呼吸道样本，包括鼻吸出物、鼻腔冲洗液、咽拭子和咽喉冲洗液，可用于病毒鉴定。样品应置于病毒转运培养基中，并可以在4℃下储存长达5 d。如果样品必须储存更长时间，则应将其储存在−70℃的冰箱中直至处理。

RT-PCR是鉴定呼吸道病毒的新金标准。如出现采样不理想的情况如疾病后期采样或未满足适当的收集和运输要求时，该技术仍然较为有效。灵敏度不劣于细胞培养。多种商业化核酸检测可用于识别和区分甲型、乙型和丙型流感。此外，还提供检测甲型、乙型和各种亚型的商业化多重呼吸道组套。然而，与单分析相比，多重分析的灵敏度可能会降低。已经开发出DNA微阵列分析来识别和区分病毒亚型；但是价格昂贵，并且只能在专门的实验室中使用。

可以使用多种细胞系对流感病毒进行细胞培养。原代猴肾（primary monkey kidney, PMK）细胞系和Madin-Darby犬肾（Madin-Darby canine kidney, MDCK）细胞系对于季节性流感病毒的分离效率一致。有时流感病毒无法在传统细胞培养中产生CPE，需要通过豚鼠红细胞的血液吸附进行额外测试以鉴定病毒。每1～3 d检查1次细胞培养物，并通过血液吸附进行筛选。表现出4+ CPE的细胞可用于进一步分型。后续验证方法包括免疫荧光分析（IFA）。使用特定类型的mAb及壳小瓶可在24～72 h内检测病毒，但不能用于后续病毒。

乳头瘤病毒

乳头瘤病毒（**papillomavirus**）是小型（大约55 nm）、无包膜、环状、双链DNA病毒。这些病毒在自然界中很丰富，会引起人类、狗、牛、猴子和许多其他物种的感染。乳头瘤病毒科包括HPV，和人类疣有关，它们对皮肤或黏膜组织表现出组织嗜性。病毒未能在细胞培养物中培养，因此限制了生产表型特异性抗原和相应类型抗血清。根据病毒DNA序列，HPV可分为200多种基因型。40多种性传播基因型及其在癌症发病机制中的作用受到了极大关注。国际癌症研究机构已将12种HPV类型指定为致癌或发展为癌症的高风险因素。不同的HPV基因型具有不同的细胞趋向性，导致疣的临床表现有明确的变化。例如，跖疣与HPV-1有关；常见的手部疣与HPV-2和HPV-4有关；尖锐湿疣与HPV-6、HPV-11等有关；肛门生殖器疣与HPV-6和HPV-11有关，很少与癌症有关；口腔和上呼吸道疣与HPV-6和HPV-11也有关；口腔和呼吸道疣可能与癌症有关。非肿瘤性疾病由于需要手术、声带损伤和潜在的呼吸道阻塞等原因，也有致病性。 HPV高危基因型会导致宫颈癌、外阴癌、阴道癌、口咽鳞状细胞癌、肛门癌和阴茎癌。大约95%的宫颈癌为HPV阳性，在这些HPV阳性导致的宫颈癌病例中，超过70%的病例是由HPV-16和HPV-18导致的。

HPV感染是美国最普遍的性传播病毒性疾病，感染可通过皮肤或细胞的组织病理学或细胞学检查来检测感染，并使用DNA探针分析来鉴定感染上皮细胞中的特定基因型。单个液体细胞学样本可用于细胞学和基因分型。核酸检测用于筛查和管理宫颈疾病，目前在美国有几种商业化的基于核酸的HPV检测方法，在放大、信号或靶向方法，检测到的核酸、RNA或DNA，基因分型水平，技术复杂程度等方面存在差异。目前没有可用于监测HPV病毒载量的商业产品。由于病毒拷贝数（核酸量）在整个组织中分布不均，因此定量检测重复性差。HPV的二代测序可在研究实验室中进行。然而，要在临床应用中利用这项技术，需要在HPV共识序列和数据库管理（生物信息学）方面进一步完善，并且有可能在未来改善HPV诊断和管理。目前FDA批准了3种HPV疫苗：希瑞适（葛兰素史克）、加德西、加卫苗9价（默沙东），所有这些疫苗都可以预防两种最常见的致癌类型，HPV-16和HPV-18。加德西还可以预防HPV-6和HPV-11，这两种类型导致90%以上的肛门生殖器疣。加卫苗9价可进一步预防几种与宫颈癌和大多数口腔癌相关的低风险HPV类型（HPV-31、HPV-33、HPV-45、HPV-52和HPV- 58）。

副黏病毒科

副黏病毒（paramyxoviridae）科包括许多致病病毒。其中许多病毒在幼儿中更常见，包括麻疹、腮腺炎、尼帕病毒和副流感病毒。**副黏病毒**不像正黏病毒那样具有分段的基因组，因此不会发生抗原转变。副黏病毒是大型（150～350 nm）多形性、球形或丝状、有包膜的负链单股RNA病毒，该组的所有成员均可引起呼吸道疾病。

人类副流感病毒是儿童的重要病原体。病毒感染可能表现为儿童和成人的喉炎或其他上呼吸道疾病。副黏病毒在婴儿和幼儿中引起细支气管炎和肺炎，仅次于呼吸道合胞病毒(respiratory syncytial virus, RSV)。副流感病毒有4种亚型；副流感1型是引起喉炎的最常见原因；副流感3型病毒主要感染婴儿和幼儿，其流行率仅次于RSV，大多数儿童在2岁时已感染了副流感3，常与严重的疾病和死亡有关；副流感4型病毒引起除喉炎外的呼吸道感染表现。副流感1型病毒和副流感3型病毒与成人严重的肺部感染有关，通常需要住院治疗。副流感病毒还与免疫功能低下患者的发病率和死亡率有关。

副流感病毒感染是通过污染物或气溶胶接种呼吸道黏膜而传播的。副流感病毒可在不同的表面上存活长达10 h。实验室鉴定是通过使用核酸检测直接检测副流感病毒。有多种能够检测所有4种类型的副流感病毒的单一和多重组套。与血清学或细胞培养方法相比，分子方法具有更高的敏感性，尤其适用于免疫功能低下患者感染的快速诊断。另外，也可以使用原代或连续细胞系进行细胞培养，然后使用IFA、DFA或其他抗原检测方法进行验证性测试，但在大多数临床实验室中已被分子方法取代。

腮腺炎是一种急性、自限性疾病，其特征是**腮腺炎**(唾液腺发炎)伴有高温和疲劳。腮腺炎病毒通过飞沫和接触受污染的污染物传播。人类是该病毒唯一已知的宿主。尽管在1960年代后期实施了针对麻疹、腮腺炎和风疹的三价疫苗，但腮腺炎病毒的感染仍在增加。比较基因组分析确定了新的流行性腮腺炎病毒株，这表明目前的疫苗可能无法提供足够的保护，可能需要重新配制。感染的平均潜伏期为16～18 d，随后会出现非特异性呼吸道症状、体温轻微升高和一侧或两侧腮腺特征性增大。据报道，患者在初次感染后会出现脑膜脑炎、睾丸炎、卵巢炎、多关节炎和胰腺炎等并发症。

实验室诊断通常通过使用分子方法检测口腔液、脑脊液、唾液、喉咙或尿液样本中的病毒RNA来进行。核酸检测通常比培养物中的病毒分离方法更敏感。目前尚无经FDA批准的可用于鉴定临床样本中腮腺炎的分子检测方法；然而，CDC已经开发并标准化了两种用于识别病毒的检测方法。可以使用传统的细胞培养，但以圆形和多核巨细胞为特征的CPE需要6～8 d的孵育时间，甚至可能不会出现，快速壳瓶培养可在接种后24～48 h内检测到前CPE。既往接种腮腺炎病毒疫苗也可能降低细胞培养物中的病毒分离率。因此，需要注意的是，未能分离病毒并不排除感染。

麻疹病毒

麻疹(风疹)measles(rubeola)病毒是一种多形性、有包膜、无节段的单股负链RNA病毒，可引起急性、全身性感染，通常伴有特征性皮疹。麻疹感染的标志性皮疹被称为**Koplik斑**，它是蓝白色斑点，在颊或唇黏膜上有红色晕圈。这些斑点位于内唇或对侧口腔中的下臼齿。该病毒通过气溶胶在人与人之间传播，并感染呼吸道的黏膜细胞。

麻疹是能够引起皮疹或皮疹(皮疹)的6种经典儿童疾病之一。引起皮疹的其他疾病是猩红热(由A组链球菌引起)；**风疹**(德国麻疹)，称为**非典型猩红热**；**感染性红斑**(或**第5种疾病**，由细小病毒B-19引起)；**玫瑰疹**(由HHV-6引起)。这种疾病始于咳嗽、鼻炎、结膜炎和发热。随着症状在接下来的几天里加重，在出现红斑皮疹之前，Koplik斑点就会出现。皮疹表现为出现在前额或耳后的斑疹，蔓延至躯干，然后蔓延至手臂和腿部。由于免疫抑制和播散性中枢神经系统并发症，包括脑脊髓炎和亚急性硬化性全脑炎(subacute sclerosing panencephalitis, SSPE)，麻疹可能是致命的。怀孕期间感染可导致未出生胎儿先天畸形。

自从引入针对麻疹、腮腺炎和风疹(MMR)的减毒儿童3价活疫苗以来，麻疹感染在美国和欧洲很少见。然而，由于未接种疫苗的人数增加，新的疫情在美国变得越来越普遍。仅在2019年的前4个月，疾病预防控制中心就报告了19个州的465例病例，这些病例来自1种在2000年完全根除的病毒，在12个月或更长时间内为零病例。这些病毒继续传播，在发展中国家仍然是一种常见疾病。由于卫生条件差和营养不良等因素，麻疹感染的病死率可高达20%。这些病毒通常由旅行者或其他国家的人带入美国。当受感染的人与未接种疫苗的人接触时，暴发的可能性就出现了，需要对疑似病例进行迅速的实验室检测。

这些病毒的诊断测试包括对患者血清进行IgM和IgG抗体的血清学分析以及核酸检测。核酸检测是区分疫苗反应与野生型病毒感染的唯一方法，当然，也可以使用IgG亲和力分析，这有助于确定麻疹病例。对于麻疹细胞培养，选择的样本是呼吸道、口咽、结膜或血液样本。这些病毒也会从尿液中排出；因此，可以检查尿液样本是否存在。

细小病毒科

细小病毒(**parvovirus**)(拉丁文*parvus*是“小”的意思)在恒温动物中广泛分布。仅在动物中引起疾病的病毒被称为**动物流行病**。细小病毒是小的(约22 nm)无包膜、二十面体、线性、单股DNA病毒。已知至少有5种不同的细小病毒会感染人类，其中细小病毒B19最具特征性。感染人类的其他病毒包括人类博卡病毒、Parv4、人类蟾蜍病毒和非致病性腺相关病毒。细小病毒B19通过呼吸道飞沫通过密切接触传播。细小病毒B19在人体细胞中的复制主要限于红细胞干细胞、成人骨髓和胎儿肝细胞(胎儿发育过程中红细胞生成的部位)。与细小病毒B19感染相关的重要疾病是第5种疾病(儿童皮疹的第5种疾病)、患有潜在血红蛋白病的患者的再生障碍危象以及经胎盘接种导致的胎儿感染(胎儿水肿)。细小病毒在人类中引起双相疾病。第一阶段以发热、不适、肌痛和寒战为标志，对应于病毒的峰值水平和成红细胞的破坏。这个阶段在轻微时可能会被忽视或被认为是一种非特异性病毒性疾病。第二阶段涉及皮疹和关节痛，发生在病毒消失后，但可检测到细小病毒特异性抗体。这与免疫复合物沉积在皮肤毛细血管中引起皮疹是同时出现的。IgM抗体在感染后7 d内出现，然后在大约14 d出现IgG。

实验室诊断通过核酸检测，非常敏感。细小病毒B19 DNA很容易识别，并且可以在患者完全康复后数月甚至数年检测到。这需要使用定量PCR来区分最近或当前的感染与过去的病毒感染。细小病毒B19不能在传统细胞培养中繁殖，因为该病毒只能在红细胞干细胞中生长。因此，细胞培养法仅限于研究实验室内进行。使用配对的急性和恢复期血清检测细小病毒特异性IgM或病毒特异性IgG抗体有助于诊断感染。免疫测定通常具有敏感性和特异性，并且有多种商业产品可选择。

小核糖核酸病毒科

小核糖核酸病毒（picornaviridae）很小（约30 nm；来自意大利语piccolo，意思是“小”）、无包膜的单股正链RNA病毒。它们是最简单的RNA病毒之一，具有高度结构化的衣壳，表面结构简单。该病毒家族包括肠道病毒、RV、副肠病毒和心脏病毒以及HAV。

肠道病毒、副肠病毒和脊髓灰质炎病毒

肠道病毒（enterovirus）感染是最常见的人类病毒感染之一，虽然这些感染通常是轻微的，但有时也会引起严重的疾病。肠道病毒导致多种疾病和病症，包括无菌性脑膜炎、麻痹性脊髓灰质炎和脑炎，以及呼吸系统疾病、心肌炎和心包炎。肠道病毒是**无菌性脑膜炎**（一种脑实质炎症）的最常见原因，超过40%的患者中可分离出该病毒。

在开发脊髓灰质炎疫苗之前，脊髓灰质炎肠道病毒是造成全世界麻痹性脊髓灰质炎的罪魁祸首。

肠道病毒最初根据相似的细胞培养和人类疾病特征分为脊髓灰质炎病毒、柯萨奇病毒和埃可病毒组。基于这些标准的分类定义了67个肠道病毒血清群。通过现代分子技术的应用，新毒株的名称取决于这些病毒之间的遗传多样性，而不是3个原始组之一的血清型状态。由于以前基于疾病和表型的分类系统很差，分子和血清型改进了分类系统。人类肠道病毒现已重新分类为7个物种，人类肠道病毒A到D和RV病毒A到C。埃可病毒在遗传上与其他肠道病毒不同，已更名为HPeV1和HPeV2。副肠病毒现在分为两个物种，PeV A和PeV B。其他重组病毒正在继续通过二代测序不断鉴定出来。

肠道病毒和副肠病毒在世界各地均有发现，通过呼吸道和粪-口途径传播。因此，病毒感染的主要部位是呼吸道上皮或胃肠道。与地方性感染相关的5种最常见病毒包括E9、E13、E30和CVB5型肠道病毒，占报告病例的48%以上。只有3.3%的肠道病毒感染引起死亡。大多数肠道病毒和副肠病毒感染是无症状的。这两种病毒还会引起轻度病毒综合征，表现为伴有或不伴有皮疹的急性非特异性发热性疾病。与感染相关的最严重的疾病是无菌性脑膜炎。在美国，超过80%的无菌性脑膜炎病例是由肠道病毒引起的。HPeV3还与无菌性脑膜炎和新生儿败血症有关。全身性疾病可导致任何器官系统感染。脊髓灰质炎是对脊髓前角细胞的炎症性损伤，传统上与脊髓灰质炎病毒（polio virus, PV）相关。然而，与PV感染相关的急性弛缓性脊髓炎（acute flaccid myelitis, AFM）现在更常见于非脊髓灰质炎肠道病毒（nonpolio enterovirus, NPEV）、PeV和循环疫苗衍生脊髓灰质炎病毒（circulating vaccine-derived polio virus, cVDPV）感染。这些cVDPV源自之前用于预防脊髓灰质炎的活疫苗（Oral Sabin），该疫苗已恢复引起脊髓灰质炎的能力。也已知几种NPEV会导致AFM。新生儿全身性疾病与子宫内、围产期或产后2周内获得的EV和PeV相关。最后，包括肺炎、细支气管炎和下呼吸道疾病的呼吸综合征可能与幼儿和婴儿的肠道病毒感染有关。

诊断肠道病毒感染的样本取决于临床体征和症状。检测肠道病毒的首选样本是粪便样本或直肠拭子、咽拭子或鼻咽冲洗液，以及脑脊液。对于急性充血性结膜炎，可以使用结膜拭子或泪液。血清或血浆也可用于诊断无菌性脑膜炎或新生儿败血症。

核酸检测是诊断和鉴定EV和PeV的首选方法。虽然两者都可以很容易地在细胞培养中生长并引起细胞变圆和收缩以及折射和细胞变性的特征CPE，但由于病毒分离10 ～ 21 d的漫长孵育时间，该技术几乎没有临床价值。用于鉴定这些病毒的分子方法灵敏、特异、快速，并且在临床上可用于减少住院时间。在通过基于核酸的方法测试之前，必须提取病毒RNA以消除样品中的RNases和RNA的降解。单一和多重分子平台均可在市场上购买并已被FDA批准用于识别EV和PeV。

使用ELISA检测IgM、IgA或IgM抗体的血清学检测可用于肠道病毒感染的疑似病例检测，包括孕妇的心肌炎和先天性感染，以及肠道病毒暴发的流行病学调查。

鼻病毒

鼻病毒（rhinovirus, RV）是导致普通感冒的原因。与小核糖核酸病毒科的其他成员相似，RV是小型（20 ～ 27 nm）、无包膜、二十面体单股、正链RNA病毒。 RV已被分类为3个独立的物种，A到C。大约有166种公认的RV血清型。要注意的是，感染1种血清型RV对随后不同血清型的感染无免疫力。

该病毒的名称反映了这样一个事实，即主要感染和复制位点是鼻子中的上皮细胞。RV是造成50%以上病毒性感冒的原因，比其他任何病毒更多地引起上呼吸道病毒感染。尽管通常是轻微的，但RV感染会导致并发症，例如中耳炎和鼻窦炎，并可能加剧先前存在的病症，例如哮喘、慢性阻塞性肺病（chronic obstructive pulmonary disease, COPD）和囊性纤维化，其中严重下呼吸道疾病的风险显著增加，并可能导致发病。由RV引起的成人下呼吸道疾病病例比以前已知的要多得多。感染是通过受感染的呼吸道分泌物在人与人之间传播而发生的。感染通常通过眼睛或鼻子的自我接种发生，也通过接触传染性气溶胶发生。症状通常在暴露后2 ～ 3 d开始出现。临床表现包括大量流涕，常伴有头痛、不适、打喷嚏、鼻塞、喉咙痛和咳嗽等症状，疾病一般持续10 d至2周。

由于临床原因，RV感染很少需要确认，因为感染通常是自限性的。然而，用于诊断的样本是鼻腔分泌物。NAAT通常用于RV的检测，因为其周转时间快，灵敏度高。与许多其他呼吸道病毒病原体一样，几种商业化的单、多重检测方法可用于检测RV感染。

可以使用人细胞系如MRC-5、人胚肺成纤维细胞株WI-38

和人胚肾(HEK)细胞对RV进行培养。CPE通常在接种后1～4 d发生。CPE在成纤维细胞系中表现为大、小不一的圆形折射细胞。在较低的温度(30℃)下RV生长最好,因此,在临床病毒学实验室进行检测往往是不太可能的,因为病毒细胞培养的培养温度一般为35～37℃。根据需要,细胞培养条件应类似于鼻道中的生理环境,包括pH为7和温度为33～35℃。在接种培养前对临床样本进行酸处理可用于区分RV与酸性稳定肠道病毒。然而,由于其复杂性和长周期,这种测试并不容易在临床实验室实现。因为没有单克隆抗体或抗原检测方法可用,因此IFA不能用于细胞培养确认RV。

甲型肝炎病毒

甲型肝炎病毒(hepatitis A virus, HAV)是小核糖核酸病毒的另一种成员,可导致传染性非慢性肝炎。甲型肝炎病毒通常通过受污染的食物或水传播,或者与感染者的家庭成员接触传播。其他传播途径包括共用受污染的针头(使用非法药物)、前往流行国家旅行以及男性同性恋性交。该病毒与其他小核糖核酸病毒有显著的不同,因为它具有肝组织亲和性、高热稳定性和病毒组装性。甲型肝炎病毒是一种小型的、二十面体的、单股、正链RNA病毒,它能产生两种完全具有传染性的病毒颗粒。一种是小的(27 nm)、无包膜的病毒粒子,在粪便中脱落;第二种形式是大得多的(50～110 nm)病毒粒子,被封装并在周围血液中循环,通过进食受污染的食物或水、感染者之间的密切接触以及较少见的肛交、静脉注射药物和受污染的血液制品。

在临床症状明显前,NAAT可用于血、粪中HAV RNA的检测。核酸检测有助于确定早期感染。各种定量和定性的商品化分子方法可用于临床样本中HAV RNA的检测。甲肝病毒是唯一一种能在细胞培养中生长的肝炎病毒。诊断甲肝病毒感染可用血清学检测来识别IgM或IgG(图65.5)。假阳性的HAV IgM见于感染治愈后和HAV IgG缺乏。20世纪90年代出现了针对成人和2岁以上儿童的疫苗。

肺炎病毒科

肺病毒科包括RSV和人类偏肺病毒(human metapneumovirus, HMPV)。RSV是一种有包膜、单股、无节段的负链RNA病毒。传播通过呼吸道分泌物发生。RSV在幼儿中引起细支气管炎,并且是全世界5岁以下儿童急性下呼吸道感染的最重要原因。该病毒还能够在65岁以上的成年人中引起高发病率和死亡率。据美国CDC称,在美国,RSV每年造成14 000多人死亡和大约180 000人住院。该病毒含有一种称为**F(融合)蛋白**的表面蛋白。F蛋白介导宿主细胞融合为合胞体细胞,这是RSV感染的标志,因在单层细胞培养中形成CPE合胞体而得名。对于有RSV疾病风险的易感新生儿和有基础疾病的新生儿,尤其是肺发育不良的早产儿,在最初几个月内使用RSV免疫血清可预防发生严重的细支气管炎。

RSV的诊断测试也使用快速直接抗原测试、核酸检测和细胞培养进行。快速抗原直接检测(rapid antigen direct test, RADT)是简单的筛检,可在30 min内完成。多种RADT可商购获得;然而,敏感性相对较低,可能导致假阴性结果。可从商业途径获得用于检测呼吸道样本中RSV的多个单一和多重平台。这些检测还表明,RADT检出的敏感性增加,有助于感染快速诊断,可减少医疗保健机构的住院时间和抗生素给药时间以改善患者护理措施。细胞培养仍然是分离病毒的金

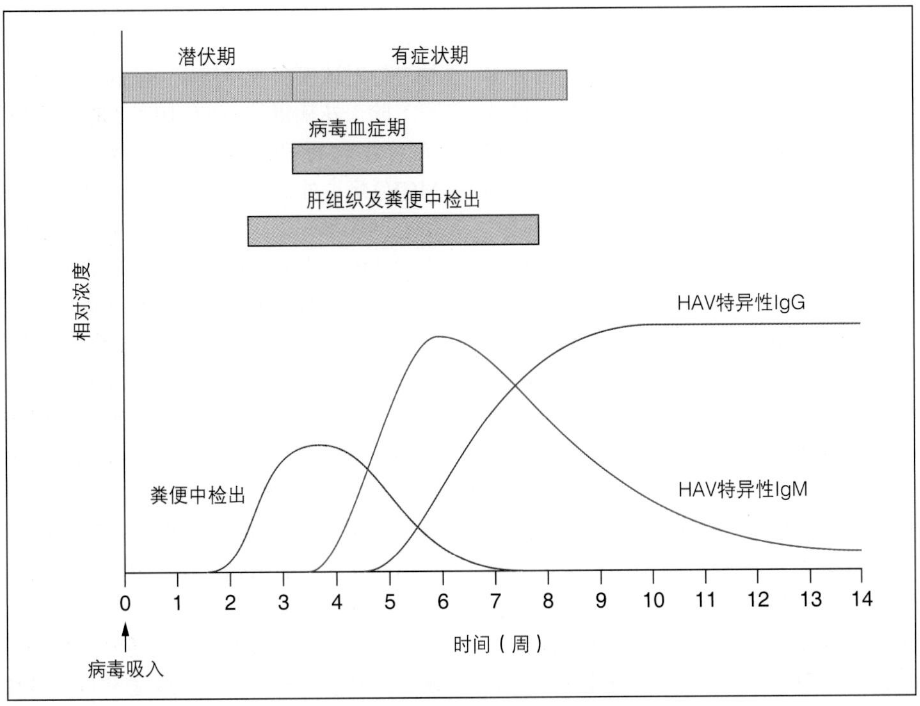

图65.5 甲型肝炎病毒(HAV)的病程和免疫反应。(来源:Modified from Murray PR, Kobayashi GS, Pfaller MA, et al., eds. *Medical Microbiology*. 2nd ed. St Louis: Mosby; 1994.)

标准。细胞培养不受病毒突变的影响，病毒突变会导致核酸检测的假阴性。然而，细胞培养需要细胞系的繁殖和更高的技术性。包括副流感病毒3和麻疹病毒在内的几种呼吸道病毒会产生类似的CPE。细胞培养需要使用RSV类型特定的IF进行确认。

HMPV与RSV密切相关。它是一种大的（150 ～ 600 nm）、有包膜、单股、无节段的负链RNA病毒。该病毒无处不在，可感染所有年龄组。在儿童感染中，这种病毒似乎不如RSV常见，但比副流感病毒更常见，使其成为一种重要的医疗相关病毒。该病毒导致婴儿毛细支气管炎和肺炎，老年人最有可能引起下呼吸道疾病。在6 ～ 12个月大的婴儿中，偏肺病毒感染可能会导致下呼吸道受累增加。该病毒是引起下呼吸道感染住院患儿的第二或第三大常见的原因。像RSV一样，偏肺病毒与冬季不同程度的流行病有关。从细胞培养物中分离偏肺病毒很困难，因为该病毒生长非常缓慢，并且通常需要超过2周的时间才能形成可检测的CPE。 RADT具有高度特异性，但与核酸检测相比灵敏度较低。然而，由于它们的成本、低复杂性和快速的周期，它们经常与分子方法结合使用。病毒RNA的核酸检测被认为是HMPV的金标准。由于呼吸道病毒感染的非特异性症状及合并感染，同时检测HMPV和其他呼吸道病毒的方法较有临床意义，这些方法很多已通过FDA批准。大约42%的儿科HMPV病例被确定为与其他呼吸道病毒合并感染。使用常规或壳小瓶培养技术分离病毒在临床实验室中几乎没有用处。该病毒在用于分离呼吸道病毒的大多数细胞系中生长缓慢或根本不生长。 CPE也没有区别，需要使用mAb（IFA）或核酸（RNA）扩增对病毒进行特异性鉴定。

多瘤病毒科

多瘤病毒（**polyomavirus**）是小的（40 ～ 45 nm）、二十面体、无包膜、环状、双链DNA病毒，已从包括人类在内的许多物种中分离出来。有14种不同的人类多瘤病毒（HPyV）已被定义。最早的人类病毒包括JC（John Cunningham）JCPyV和BK（首字母缩写为B.K.的肾移植患者）BKPyV病毒，它们以首次分离病毒的患者姓名首字母命名。 BKPyV有4个亚型，I ～ IV，JCPyV有7个亚型。病毒的亚型或基因型分布在世界各地，并与不同的人口和地理分布有关。这些病毒感染通常发生在儿童时期，似乎没有什么临床意义。目前认为病毒是通过呼吸道或口腔分泌物传播的。已在呼吸道感染中检测到其他多瘤病毒WUPyV、MCPyV和KIPyV。这些病毒感染包括肾脏和B淋巴细胞中的潜伏状态，并可能在免疫抑制期间再激活引起症状。

免疫功能低下的个体几乎总是表现出由多瘤病毒引起的感染及病理过程。 JCPyV病毒重新激活，导致中枢神经系统疾病；BKPyV病毒引起出血性膀胱炎。导致默克尔细胞癌的MCPyV与肿瘤高发相关，并且也在呼吸道样本中检测到。Trichodysplasia spinulosa是一种罕见的皮肤病，可能与免疫功能低下合并TSPyV感染有关。

实验室诊断通常在常规实验室中使用核酸检测进行检测和定量。由于这些病毒之间基因型的遗传变异性，这些检测方法的开发非常具有挑战性。尽管一些实验室已经开发了测试方法，但目前没有FDA批准的检测方法可用于识别多瘤病毒。 WHO已经批准了由国家生物标准研究所制定的BKPyV标准，BKPyV和JCPyV对照品均可从美国培养物保藏中心（American Type Culture Collection, Manassas, VA）购得。使用BKPyV或JCPyV的原位杂交结合免疫组织化学染色可用于鉴定组织中的病毒HPyV，用于临床疾病的诊断；然而，这些方法在常规实验室中不可用。 BKPyV和JCPyV都可以在细胞培养中分离；然而，这种方法不用于临床诊断实验室，仅限于研究环境。

痘病毒科

痘病毒（**poxvirus**）是所有病毒中最大和最复杂的。病毒粒子由双链DNA基因组组成，呈椭圆形或砖形结构，大小为200 ～ 450 nm。由于它们的大尺寸，可以通过光学显微镜观察痘病毒病毒粒子。

历史上最令人恐惧的病毒之一，天花，就是这个家族的成员。天花在证明疫苗接种对预防疾病的重要性方面发挥了关键作用。众所周知，天花病毒只感染人类，并以两种不同的亚型存在。大天花主要发生在亚洲，可引起严重疾病（病死率为30%）；小天花疾病较轻，病死率为0.1% ～ 2%。由于密集的疫苗接种运动，WHO于1980年宣布消灭天花病毒。天花病毒不再在自然界中传播。人们担心这种病毒是一种可能的生物武器，美国全国数百个响应网络实验室（Laboratory Response Network，LRN）都保持着对该生物的测试能力。该病毒的所有已知库存都保存在两个WHO合作实验室里：位于佐治亚州亚特兰大的CDC和位于俄罗斯科利佐沃的国家病毒学和生物技术中心（VECTOR）。自1980年根除天花以来，大多数针对该病毒的疫苗接种已停止，世界上大多数人口缺乏针对该疾病或任何相关痘病毒的任何保护性免疫力。

除天花病毒外，还有10种其他痘病毒能够感染人类。除了天花病毒和传染性软疣（molluscum contagiosum virus, MCV）病毒外，其中大部分是人畜共患病，或因与动物接触而引起的感染。幸运的是，除了猴痘（MPXV）和根除的天花病毒（VARV）之外，这些病毒都不能维持人际传播。病毒通常是通过皮肤擦伤和与受感染动物接触而获得的，或者在人类猴痘的情况下，通过口咽、鼻咽或皮肤擦伤而感染。痘病毒在表皮细胞中复制并导致细胞结构发生变化，其特征是皮肤上的“痘痘”。痘病毒感染可有以下两个过程：在接种部位引起局部感染，或者传播到全身引起暴发性全身感染，导致死亡率升高，后者多与天花病毒（天花）和猴痘有关。 MPXV与天花感染没有区别，只是它的死亡率和传播率不一样。猴痘病毒存在于非洲热带雨林中。宿主宿主由一种或多种啮齿动物组成。

个体接触病毒后，首先会出现发热和头痛的症状，然后出现皮疹和淋巴结肿大。皮疹通常首先出现在脸上，开始是**斑疹**（皮肤颜色的小而圆形的变化），发展成**丘疹**（轻微隆起，没有液体），**水泡**（含有液体气泡），然后是**脓疱**（含有脓性物质，由坏死的炎症细胞组成)。根据疾病的严重程度,疾病可持续2～4周。

痘病毒家族的另一个成员是MCV,它会导致单个或小簇病变。它的唯一宿主是人类,感染可以通过非性行为的直接接触或间接接触污染物发生,也可以通过性接触、亲密接触发生。传染性软疣通常是健康个体的自限性疾病,可在免疫功能低下的患者中引起更严重的疾病,导致大的病变,特别是在面部、颈部、头皮和上半身。

羊痘疮是痘病毒家族的另一个成员,通过人类与受感染绵羊的直接接触从绵羊传染给人类。这种病毒会导致单个或多个结节,通常在手上。这些结节可能会疼痛,并可能伴有低热和淋巴结肿大等症状。感染通常会在4～6周内消退,不会出现进一步的并发症,但眼睛的自身接种可能会产生更严重的后果。对羊痘疮的诊断是通过直接检查结节以及最近与绵羊或羔羊接触史的流行病学证据来做出的。

诊断实验室通常不进行痘病毒的直接抗原检测。然而,使用侧向流动系统的RADT可检测临床样本中病毒的存在。CDC有一种泛痘病毒PCR检测方法,可用于筛查临床样本中除禽类以外的痘病毒。美国的许多国家实验室和LRN实验室都使用核酸检测进行快检,以诊断多瘤病毒感染并排除天花。

呼肠孤病毒科

呼肠孤病毒(**reovirus**)最初是从呼吸道和肠道样本中分离出来的,因此被称为**呼吸道-肠道-孤儿病毒**(呼肠孤病毒)。"孤儿"一词最初包含在病毒的描述中,因为在首次发现时尚无相关疾病。呼肠孤病毒感染大多数哺乳动物物种,并且很容易在被动物粪便污染的水中检测到。该家族的常见人类病原体包括轮状病毒和科罗拉多蜱热病原体。轮状病毒是中等大小(70 nm)无包膜、双链、分段的RNA病毒,由3个同心蛋白质壳组成:外壳、内壳和核心。这种3层二十面体蛋白质衣壳使病毒具有轮状或"轮状"外观。根据这些壳中存在的蛋白质,轮状病毒进一步分为7个不同的组,A～G;A、B和C组会导致人类疾病。轮状病毒现在被认为是全世界婴儿严重胃肠炎的主要病原体。由轮状病毒引起的胃肠炎可发生于所有年龄段的儿童,但最常见于6个月至3岁的婴儿。该病的特点是突然呕吐,随后出现暴发性水样腹泻和中至高热,常伴有脱水。由于营养不良和医疗保健有限或延迟,这种疾病对于发展中国家的儿童来说往往更为严重。轮状病毒通过粪-口途径传播,但空气传播可能是疗养院、医院和日托中心医院感染和暴发的原因。轮状病毒在温带气候的冬季更频繁地发生。

许多实验室检测方法可用于诊断轮状病毒。轮状病毒可以使用ELISA、乳胶凝集、IC、RT-PCR和细胞培养直接在粪便中检测到。乳胶凝集试验和IC平台可在实验室设备有限的情况下提供快速结果,这在资源有限的发展中国家具有优势。多种核酸单复合物和复合物胃肠炎组合可用于诊断轮状病毒感染。轮状病毒很难从人类样本中培养。通常不会尝试病毒分离。

逆转录病毒科

逆转录病毒科包括一大群主要感染脊椎动物的病毒。**逆转录病毒**(**retrovirus**)是有包膜的RNA病毒,每个病毒粒子都包含两个相同的单股RNA拷贝。病毒核酸链被形成核衣壳和基质壳的结构蛋白质包围。在核衣壳和基质蛋白质的外表面上是源自宿主细胞膜的脂质包膜。介导吸附和渗透到宿主细胞膜的蛋白质被插入病毒包膜中。逆转录病毒是独一无二的,因为病毒颗粒与逆转录酶一起包装。逆转录酶允许病毒RNA基因组复制成DNA,然后复制成RNA,而不是直接复制成RNA。

逆转录酶蛋白的氨基酸测序将逆转录病毒家族分为几组。人类免疫缺陷病毒1型和2型(HIV-1和HIV-2)是该家族的成员,人类T细胞淋巴瘤病毒1型和2型(HTLV-1和HTLV-2)也是如此。HIV-1(图65.6)是更具攻击性的病毒,是导致AIDS大流行的原因。艾滋病是免疫系统破坏,感染和恶性增生能力无法抑制的终末期疾病。该病毒对T淋巴细胞的CD4+表面标志物具有亲和力。随着CD4+ T淋巴细胞数量的减少,机会性感染的风险和严重程度增加。一些与HIV感染相关的最常见的机会性感染包括播散性球孢子菌病、隐球菌病、隐孢子虫病、组织胞浆菌病、复发性肺炎和肺孢子菌肺炎。目前美国CDC对HIV检测的建议始于最初的FDA批准的抗原抗体联合免疫分析。然后,应使用FDA批准的抗体免疫测定法对初始抗原抗体联合免疫测定法的反应性样本进行检测,该抗体免疫测定法可区分HIV-1抗体和HIV-2抗体。最后,对初始抗原-抗体联合免疫测定有反应而在HIV-1/HIV-2抗体分化免疫测定中无反应或不确定的样本应使用FDA批准的HIV-1 NAT进行检测。有关该算法的快速参考指南,请参见图65.7。然而,使用定性分子方法检测病毒核酸可用于诊断急性HIV-1感染和新生儿感染。由于婴儿血液中含有母体IgG,因此HIV阳性母亲所生婴儿的HIV感染诊断存在问题;因此,推荐使用PCR来鉴定病毒DNA或RNA。HIV RNA病毒载量分析还用于测量血浆中HIV-1的数量,作为预后指标,以监测治疗并确定患者的感染状态。受感染个体的临床管理涉及使用高效抗逆转录病毒疗法(highly active antiretroviral therapy, HAART),并取决于CD4+淋巴细胞和病毒载量的测量。基因组测序用于确定对抗病毒药物的敏感性。

HTLV相当大(80～100 nm),并且被包封;它们包含两个正链RNA基因组。HTLV-1在加勒比海、非洲、南美洲和中美洲、美拉尼西亚和日本流行。然而,只有一小部分感染者(不到4%)会出现症状和疾病。HTLV-1与两种主要疾病有关,成人T细胞白血病/淋巴瘤和脊髓病/热带痉挛性麻痹。从感染到发展成成人T细胞白血病的平均时间约为40年。

受感染细胞的细胞间接触和TAX诱导(HTLV-1癌蛋白,简称TAX)克隆扩增是病毒复制的主要途径,这使得病毒检测变得困难。因此,血清学检测仍然是诊断的金标准。定性PCR已被用于区分HTLV-1和HTLV-2感染。分子方法还可用于确定感染状态、与血清学结果进行比较以及确定病毒的组织分布。

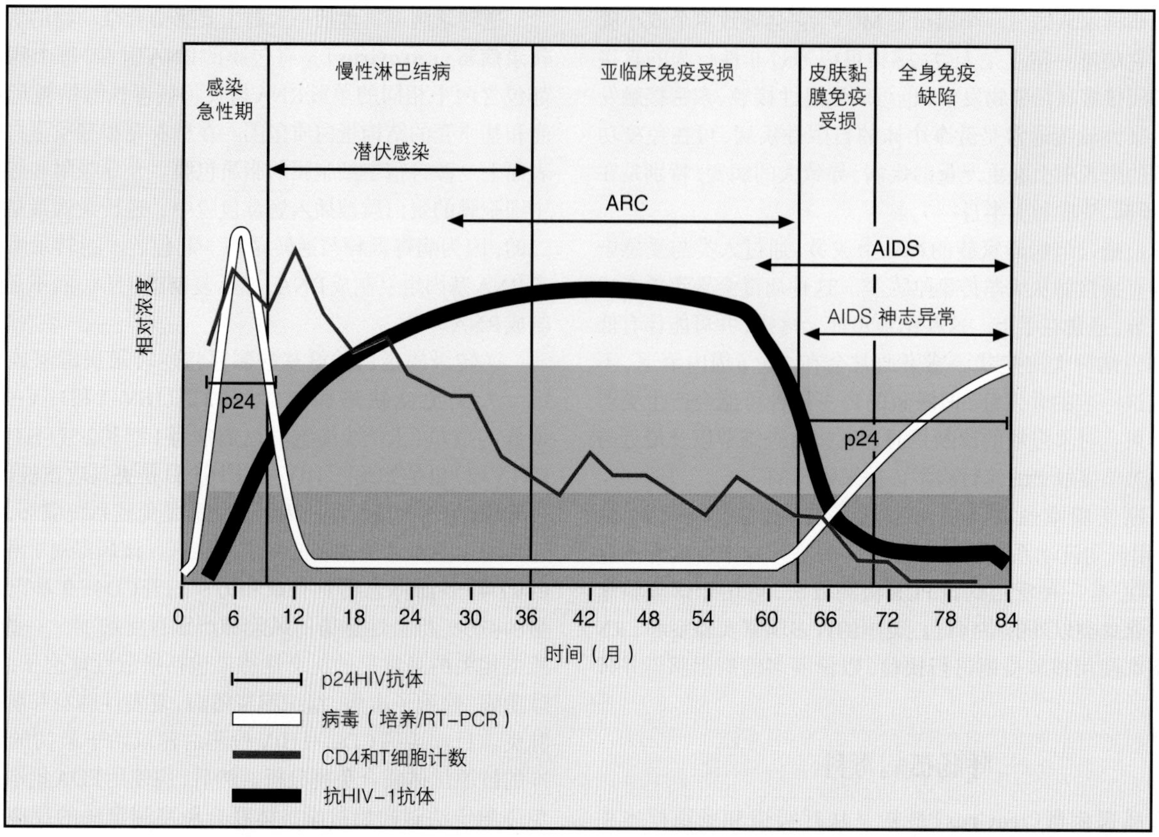

图65.6 免疫反应、病毒血症和未经治疗的人类免疫缺陷病毒1型（HIV-1）感染的时间进程。AIDS：获得性免疫缺陷综合征；ARC：AIDS相关复合物；RT-PCR：逆转录聚合酶链反应。（来源：Redrawn from Murray PR, Kobayashi GS, Pfaller MA, et al. *Medical Microbiology*. 2nd ed. St Louis: Mosby; 1992.）

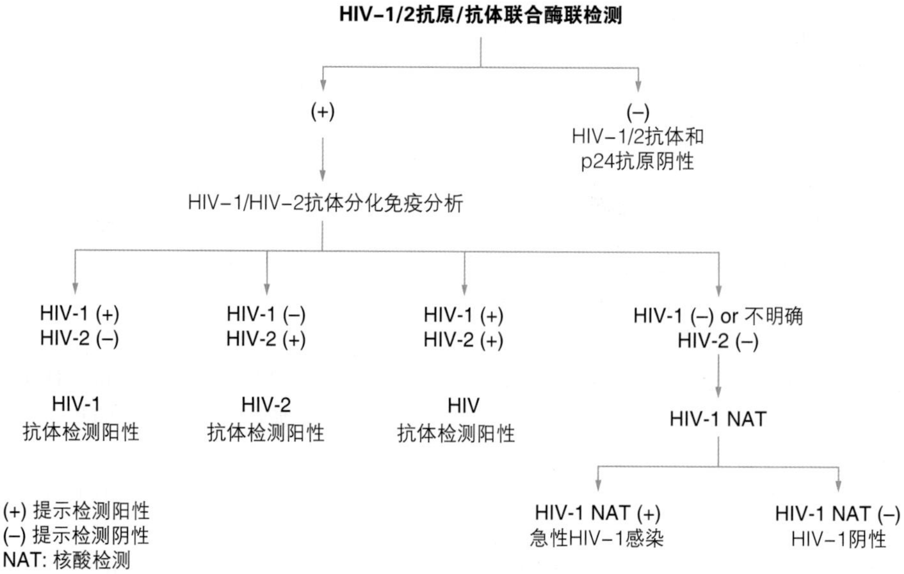

图65.7 美国疾病控制和预防中心推荐的诊断算法图，该算法取代了用于确诊HIV感染的Western blot检测。

弹状病毒科

弹状病毒科包括许多导致急性、致命病毒性脑炎的病毒。弹状病毒（rhabdovirus）感染植物、节肢动物、鱼类和哺乳动物。子弹形病毒粒子由单股RNA和被脂质双层包膜包围的螺旋核衣壳组成。长约10 nm的尖刺状突起从脂双层表面延伸。狂犬病病毒（rabies lyssavirus, RABV）是一种嗜神经病毒，可感染所有哺乳动物；除了极少数例外，感染以受感染哺乳动物死亡而告终。RABV通过受感染动物的唾液传播，通常通过咬伤传播。接种后，病毒最初可在肌肉骨骼组织中繁殖或直接侵入周围神经或神经末梢。感染神经细胞后，病毒基因组通过逆行轴浆流向中枢神经系统向心性跨神经元前进。在中枢神经系统中，它从一阶神经元前进到二阶神经元。神经元是病毒复制的场所，主要在大脑和脊髓中；病毒从那里传播到周围神经和一些非神经组织，包括唾液腺。经过一段不同的潜伏期后，人类疾病通常以全身不适、发热、疲劳、厌食和头痛等症状开始。常见的（也是这种疾病的特征）症状包括暴露部位的疼痛和有时刺痛，这可能是第一个"狂犬病特异性"症状。在这个前驱期之后，行为改变可能开始显现，随后是快速进展的神经系统症状，导致昏迷和死亡。

全世界仅记录了6例狂犬病感染存活病例。这些病例包括没有任何并发症存活下来的患者；其他患者经历了显著的神经功能障碍。一旦出现临床体征和症状，就没有针对狂犬病的最终治疗方法。与患者治疗和生存相关的更新方案和统计数据由威斯康星医学院维护，可在https://www.mcw.edu/departments/pediatrics/divisions/infectious-diseases/rabies-registry-website访问。在今天的美国，与狂犬病相关的人类死亡通常发生在未能寻求医疗帮助的人身上，通常是因为他们不知道自己接触过狂犬病。这在蝙蝠咬伤中尤为常见，它可以像皮下注射针一样小。

动物狂犬病的表现与人类狂犬病相似。在疾病的前驱期之后，会出现一段兴奋增加的时期，有或没有攻击性。狂犬病的临床表现通常被描述为"愤怒"或"哑"；愤怒型与高度的攻击性和激动有关，而哑型与嗜睡和麻痹有关。

狂犬病是通过使用直接IFA对脑组织进行尸检来诊断的。使用荧光标记的mAb和荧光显微镜检查大脑特定部分的狂犬病抗原。迅速、准确地诊断动物狂犬病感染对于确保动物咬伤和伤害的人类受害者的暴露后预防取得成功非常重要。尽管分子技术取得了进步，但在常规诊断实验室中并未使用核酸检测。CDC开发了一种RT-PCR检测方法，用于在人类死前检测和确认性死后动物测试程序。

披膜病毒科

披膜病毒（**togavirus**）属披膜病毒科，包括风疹病毒和甲型病毒，这是一大群由蚊子传播的虫媒病毒。风疹仅在人群中发现，并通过直接接触鼻咽分泌物或先天性传播而传播。风疹，有时也被称为"德国麻疹"，通常是一种以发热和皮疹为特征的良性疾病。在开发3价疫苗MMR之前，风疹是一种流行病。与这种疾病相关的风险是孕妇的暴露和感染。该病毒可以感染发育中的胎儿，导致多种先天性异常。孕早期宫内感染可能导致低出生体重、智力低下、耳聋、先天性心脏病和神经系统缺陷。妊娠后期发生的感染可能导致脾肿大或骨髓炎，以及其他出生缺陷。可以通过在怀孕前为所有妇女接种疫苗来预防胎儿感染。

甲病毒属中等大小（60 ~ 70 nm）、有包膜、无节段、正链RNA虫媒病毒。在虫媒病毒感染中，蚊子感染脊椎动物宿主（例如鸟类和啮齿动物）；病毒在该宿主中繁殖，并在随后的蚊虫叮咬中被吸收并传播。人类是偶然被感染的，不是病毒的繁殖宿主；相反，它们是死亡宿主，无法将病毒传播给其他人类或动物。人类疾病从无症状感染到致命性脑炎不等，包括东方、西方和委内瑞拉马脑炎。披膜病毒病是通过检测特定的血清IgG和IgM抗体来诊断的。多种核酸检测法可用于检测某些虫媒病毒；然而，许多只能在专门的参考实验室中找到，病毒分离在临床实验室中并不实用。

人类疾病中的朊病毒

接触朊病毒（传染性蛋白质）会导致传染性**海绵状脑病**（**spongiform encephalopathies**），这是一组人类和其他动物无法治愈且致命的神经退行性疾病。人类最常见的朊病毒疾病是**克雅病**（**Creutzfeldt-Jakob disease, CJD**），但发病率仍然相对罕见（全世界每年大约每百万人1例）。更为罕见但经常在媒体上公开的是**牛海绵状脑病**（**bovine spongiform encephalopathy, BSE**），也称为疯牛病。临床上，CJD、BSE和其他海绵状脑病的表现非常多样，包括行为和性格改变、抑郁和一系列精神病症状。BSE和CJD的分子基础相似，在生理上，所有朊病毒疾病都是蛋白质错误折叠和随后错误折叠的蛋白质状态在组织内传播的结果。错误折叠的蛋白质聚集体形成淀粉样纤维，最终导致组织斑块的形成。因此，与病毒相似但与细菌和真核病原体不同的是，朊病毒不具有活生物体的特征。人类中的大多数朊病毒病都是偶发性的；有些是由突变引起的，有些是由人畜共患或医源性传播引起的。然而，在疾病发展过程中，错误折叠的蛋白质会导致组织内正确折叠的蛋白质发生错误折叠，进而继续异常蛋白质的积累和传播过程。朊病毒蛋白聚集体在细胞内非常稳定，错误折叠蛋白质的大量积累最终会导致细胞死亡和组织损伤。

朊病毒病可以使用多种技术和信息进行诊断，包括临床表现、家族史、脑组织研究、脑脊液分析、基因检测、磁共振成像（magnetic resonance image, MRI）和脑电图。然而，尸检仍然是明确诊断、疾病分类和确定疾病起源的金标准。

案例学习65.1

一位74岁的男性和他的家人来到急诊科。患者报告神志不清和发热约2 d。症状是逐渐出现的，持续数小时，包括额部头痛、超过37.8℃的发热和肌痛。他的妻子注意到他睡得很多，她很难叫醒他服用酚麻美敏片（泰诺）治疗头痛。起初，患者认为这只是一种“流感”，无需医生的治疗就会痊愈。

在医生的检查和广泛的访谈中，患者透露他有阅读障碍，或很难找到合适的词来描述他的情况。他主诉头痛，否认胃肠道或呼吸道症状。

他的体格检查结果为颈部强直阳性，但没有其他明显的发现。

腰椎穿刺可能是脑膜炎。实验结果如下：

脑脊液（CSF）：透明液

红细胞（RBC）：112/μL

白细胞（WBC）：96/μL，78%淋巴细胞

葡萄糖：78 mg/dL（4.3 mmol/L）［参考值范围：50 ～ 80 mg/dL（2.8 ～ 4.4 mmol/L）］

血清葡萄糖：110 mg/dL（6.1 mmol/L）［参考值范围：70 ～ 140 mg/dL（3.9 ～ 7.8 mmol/L）］

蛋白质：94 mg/dL（参考值范围：15 ～ 60 mg/dL）

CSF表现提示潜在的病毒感染，因为白细胞计数和淋巴细胞百分比高，蛋白质含量增加。

其他实验室检查结果包括：

白细胞计数：13k，正常

血红蛋白（Hgb）：15.8 g/dL

肝功能检查（LFTs）：正常

肌酐（Cr）：1.4 mg/dL（123.76 mmol/L）［成年男性参考值范围：0.8 ～ 1.4 mg/dL（70.72 ～ 123.76 mmol/L）］

血尿素氮（BUN）：34 mg/dL（1.9 mmol/L）［参考值范围：7 ～ 10 mg/dL（0.39 ～ 0.56 mmol/L）］

电解质：正常

c反应蛋白（CRP）：7.5 mg（参考范围：1 ～ 3 mg）

红细胞沉降率（ESR）：25 mm/h（年龄校正范围：0 ～ 20 mm/h）

CRP和ESR与全身炎症一致。

胸片：正常

头部计算机断层扫描（CT），有或无对比：正常

临床总结：患者临床表现为脑膜炎，检查发现颈部僵硬。同时伴有与病毒感染一致的脑脊液混乱和异常表现。此外，他的混乱是令人担忧的，是病毒性脑炎的迹象。对大脑进行了MRI检查，并对脑脊液进行了进一步的研究。其他实验室检查包括：病毒培养，血清学和分子检测磁共振成像：脑部扫描显示右颞叶增强。

问题：

1. 列出一些可能与患者的症状和可能的病毒性脑炎有关的病毒。
2. 是什么症状使医生考虑诊断为病毒性脑炎？
3. 是否有任何显著的危险因素与此病例相关，通常会提醒医生注意病毒感染？

复习题

1. 哪一科病毒会产生最致命的出血热之一（　　）

   a. 布尼亚病毒　b. 丝状病毒　c. 黄病毒　d. 沙粒病毒

2. 一种肺综合征，被称为汉塔肺综合征，通常导致死亡的是下列疾病的排泄物（　　）

   a. 蝙蝠　b. 猫　c. 老鼠　d. 鸟

3. 最常与人类发病率和死亡率相关的甲型流感病毒类型是（　　）

   a. 甲型流感2009年pdm H1N1　b. 甲型季节性H1N1流感　c. A型季节性H3N2流感　d. 甲型H1N1流感

4. 儿科患者最常见的3种呼吸道病原体是（　　）

   a. 副流感病毒、RSV和RV　b. 甲型流感、RSV和副流感　c. CoV、RSV和RV　d. 副流感病毒、RSV和偏肺病毒

5. 在电子显微镜下观察到的具有特有的牧羊人钩状形态的丝状病毒是（　　）

   a. 扎伊尔埃博拉病毒　b. 埃博拉莱斯顿病毒　c. 埃博拉苏丹病毒　d. 马尔堡病毒

6. 下列哪一项因素不会导致诺如病毒的迅速传播（　　）

   a. 粪-口途径传播　b. 核酸分节基因组　c. 感染所需的感染性剂量低　d. 病毒环境稳定性高

7. 由母亲传给婴儿的先天性感染往往是严重疾病的一个原因。哪些病毒会引起先天性感染（选择所有适用的）（　　）

   a. 风疹病毒和巨细胞病毒　b. 肠病毒和疱疹病毒　c. CoV和CMV　d. EBV和CMV

8. 轮状病毒最容易通过哪种实验室检测检测到（　　）

   a. IFA确认的细胞培养　b. 血液吸附培养细胞　c. 核酸检测采用PCR或RT-PCR　d. 抗原检测的血清学检测

9. 以下哪一种病毒是人畜共患病的（　　）

   a. 汉坦病毒　b. 埃博拉病毒　c. Zika病毒　d. 丙肝病毒

10. 是非题

    ______病毒有新陈代谢。

    ______感染甲型肝炎会导致终身疾病。

    ______登革病毒是最流行的虫媒病毒。

    ______麻疹感染通常伴有斑丘疹和腮腺肿胀。

    ______HIV-2是更具有攻击性的HIV和艾滋病的罪魁祸首。

    ______腺病毒可以很容易地在细胞培养中生长并产生圆形、可折射、葡萄状的CPE细胞集群。

    ______诺如病毒是引起婴儿胃肠道疾病的重要原因。

______引起汉他肺病毒的另一种名称SNV综合征。

______慢性丙肝病毒感染常导致终末期肝病或肝细胞癌。

______蚊子是西方尼罗河病毒的天然贮库。

______肠道病毒是无菌性脑膜炎最常见的病因。

______狂犬病是一种神经营养病毒,影响所有哺乳动物。

11. 配对题:将每个术语与正确的描述配对

______气溶胶	______贮集库
______宿主	______流行
______地方性	______医院感染
______流行的	______携带者
______病媒	______人畜共患病
______病死率速度	______病毒血症
______虫媒病毒	______朊病毒
______羊痘疮	______细小病毒B-19
______EBV	

a. 以死亡告终的疾病病例数　b. 从动物传给人类的感染病　c. 动物群体疾病暴发　d. 将感染源从一个宿主传播到另一个宿主　e. 含有微小颗粒的细雾　f. 血液中的病毒感染　g. 未显示出疾病迹象的人或动物　h. 在特定人群中广泛传播的疾病　i. 通过处理绵羊传播给人类的皮肤感染　j. 在医院或医疗机构感染　k. 感染源生活和繁殖的任何人、动物、节肢动物、植物、土壤或物质　l. 节肢动物传播病毒　m. 童年时期的一次发作　n. 寄生虫生活和营养的有机体　o. 在社区或地区发生的疾病病例数超过预期病例数　p. 传染性单核细胞增多症和伯基特淋巴瘤的病原体　q. 错误折叠蛋白质

12. 简答题

(1) 解释媒介传播病毒的传播性。列出一些通过载体传播的病毒以及与病毒相关的疾病。

(2) 人乳头瘤病毒引起生殖器疣;这种病毒的特征是什么?这种病毒的哪些毒株通常导致癌症?

(3) 解释抗原转移和抗原漂移之间的差异,并说明它们如何影响流感疫苗的年产量。

(4) 解释病毒潜伏时间;此外,请列出一些有能力的病毒和与病毒再激活相关的疾病。

(5) 解释流感大流行是如何发生的。什么样的病毒特性使基因重组成为可能?

(6) 与SARS冠状病毒感染相关的哪种异常临床特征将这种病毒与其他呼吸道病毒区分开来?

(7) CoV是如何得名的?

(8) 哪个历史人物研究了热带地区的黄热病?这项研究的意义是什么?

(9) 列出六种儿童皮疹或皮疹以及相关的病因。

(10) 流感病毒表面的两种蛋白质赋予该病毒独特的特性;这些蛋白质是什么?它们的功能是什么?

(11) 什么是柯氏斑,诊断的是什么病毒性疾病?

参考答案

案例学习65.1

1. 疱疹病毒通常与脑炎病例相关,如巨细胞病毒(CMV)、EB病毒和单纯疱疹病毒(HSV)。此外,西尼罗病毒和其他马脑炎病毒也可能与脑脊液病毒感染有关。

2. 发热和头痛的逐渐发作是特征性症状。患者功能异常紊乱的变化和流感样症状很典型,提示脑炎。

3. 唯一相关的危险因素是患者的年龄。由于免疫系统老化,老年人更容易有严重的病毒感染。没有其他明显的风险因素。注:患者经PCR诊断为单纯疱疹病毒性脑炎,开始阿昔洛韦Ⅳ治疗。

复习题

1. b; 2. c; 3. c; 4. d; 5. d; 6. b; 7. a; 8. c; 9. a; 10. ×, ×, √, ×, ×, √, ×, √, √, ×, √; 11. e, k, n, o, h, j, c, g, d, b, a, f, l, q, i, m, p

12 (1) 病媒病毒是指通过节肢动物媒介,通常是蚊子,从病毒宿主或宿主传播给人类的病毒。例如黄热病和西尼罗病毒。黄热病引起肝病;而西尼罗病毒引起发热性疾病,可发展为更严重的疾病,如脑炎。

(2) 人乳头瘤病毒(HPV)是一种致癌病毒,能够通过刺激宫颈和身体其他部位的上皮细胞增殖来刺激癌症的产生;HPV-16和HPV-18导致大多数癌症,尽管其他几种类型的HPV也会导致癌症。

(3) 抗原漂移是一种由血凝素(HA)或神经氨酸酶(NA)基因点突变引起的更连续的流感变化;而转移是一种更剧烈的变化,由病毒获得全新的HA或NA基因引起。这些变化使流感疫苗生产更复杂。由于病毒不断变化,很难知道需要哪种毒株来制备疫苗才能确保对当季即将流行的病毒有效。

(4) 病毒潜伏期是指病毒在受感染的宿主体内生存且同时保持受抑制状态的能力。具有潜伏能力的病毒包括水痘-带状疱疹病毒(VZV)、疱疹病毒、EB病毒和巨细胞病毒(CMV)。当重新激活时,VZV可引起带状疱疹,进而引起病变复发或可危及生命的脑炎,而CMV和EBV可重新激活并在免疫缺陷的宿主中引起严重的疾病。

(5) 大流行的定义是一种致命的新型病毒在全球暴发,其间人们几乎或根本没有免疫力。流感病毒能够持

续地人际传播。遗传重组是可能的，因为流感病毒的基因组是片段基因组，每个片段作为自身的基因。流感也存在于其他几个物种，使物种之间的重新组合成为可能。改变病毒基因组使病毒的抗原结构发生变化，从而产生不同的H型和N型。这种抗原改变不被免疫系统识别，导致新的抗原类型和新的感染株。

（6）在早期感染中，病毒脱落率很低。随后导致疾病的最高病毒载量和感染性出现在患者病情最严重且经常是住院的第2周。医院感染的发生正是如此。

（7）因为病毒表面有冠状突起。用电子显微镜观察。

（8）沃尔特·里德医院确认黄热病是一种病媒病毒。这一发现导致其成为第一个由此研制疫苗的虫媒病毒。

（9）麻疹、猩红热、非典型猩红热、红疹、第五病或感染性红斑和风疹。

（10）血凝素和神经氨酸酶。存在18种不同的HA抗原和11种不同的NA抗原。HA的功能是允许病毒附着在宿主细胞上并开始感染，NA参与从感染细胞释放病毒粒子的过程。

（11）柯氏斑是发生在口腔或阴唇黏膜上的一种带有红色光环的蓝白色斑点，是麻疹感染的特征性症状。

第66章·抗病毒治疗、药物敏感性试验和预防

Antiviral Therapy, Susceptibility Testing, and Prevention

周昭彦·译　王苏珍·审校

本章目标

1. 定义抗病毒耐药，并解释什么使卫生医疗人员认为抗病毒治疗正在发生耐药。
2. 定义抗病毒药物敏感性试验，并列出可能影响最终实验结果的一些因素。
3. 解释抗病毒药物敏感性试验方案缺乏标准的原因。
4. 确定是否应进行抗病毒药物敏感性试验的标准。
5. 解释表型和基因型抗病毒药物敏感性试验之间的差异。
6. 列举一些表型敏感性试验的类型，并列出敏感性试验方法的优缺点。
7. 描述基因型敏感性试验方法，并列出它所用于的一些疾病。
8. 列出对感染人类免疫缺陷病毒（human immunodeficiency virus, HIV）个体进行药物敏感性试验的原因。
9. 列出用于预防流感感染的疫苗。此外，解释为什么疫苗必须每年重新制备，以及为什么流感分离株的持续监测对全球疫苗接种计划至关重要。
10. 定义流感病毒相关的抗原转移和抗原漂移。
11. 列举用于治疗和预防流感的两类抗病毒药物。同时，列出美国食品药品管理局（FDA）批准的4种抗病毒药物，并简要说明其作用方式和耐药性。
12. 定义免疫预防。区分由主动免疫和免疫预防发展来的疾病免疫。
13. 描述全球消灭病毒性疾病的过程。明确已在全球消灭的病毒性疾病，并确定目前考虑消灭的其他病毒性疾病。

抗病毒治疗

在过去几年中，抗病毒治疗作为一种治疗多种病毒感染的方法得到扩展。美国食品药品管理局（FDA）批准的抗病毒药物对一种或多种病毒具有活性（表66.1）。所治疗的病毒包括人类免疫缺陷病毒1型和2型（HIV-1和HIV-2）、人疱疹病毒、乙型和丙型肝炎病毒（HBV和HCV）以及甲型和乙型流感病毒。尽管大多数人对这种疗法敏感，但过度使用抗病毒药物已导致耐药株的出现，尤其对于免疫功能低下的患者。耐药性通常是由改变药物分子靶点的突变引起的。由于RNA聚合酶的错配率高，核糖核酸（ribonucleic acid, RNA）病毒与脱氧核糖核酸（deoxyribonucleic acid, DNA）病毒相比，变异更为频繁。众所周知，所有药物都会发生耐药，并可通过体外抗病毒药物敏感性试验检测到。目前抗病毒药物敏感性试验被认为是病毒感染管理和患者合理护理的操作标准。当感染患者抗病毒治疗无效时，病毒实验室越来越多地被要求进行抗病毒药物体外敏感性试验；然而，目前许多医疗机构还不能做抗病毒耐药性试验。本章概述已出现抗病毒耐药的病毒性疾病、体外药敏试验的必要性以及目前可用的表型和基因型药敏试验方法。

抗病毒耐药

抗病毒耐药意味着病毒发生了变化，以至于抗病毒药物在预防疾病方面效果不佳。如果患者服用的抗病毒药物在体外被证明对病毒有效，但患者没有表现出任何改善，并且临床症状持续恶化，则表明患者具有抗病毒耐药性。**药物耐药**必须与临床耐药区分开来。**临床耐药**是指病毒变化以外的其他因素造成抗病毒治疗对病毒感染无效。这些因素可能包括患者的免疫状态、抗病毒药物在个体患者中的药代动力学；另外，如果联合使用药物，一种或多种药物的吸收造成潜在的拮抗和干扰。影响药物治疗成功的其他患者因素包括对特定药物的不依从性或不耐受性，以及处方错误，如不恰当的剂量或给药途径。此外，已证明对免疫功能正常个体有效的治疗对免疫功能低下患者的感染可能无效。

抗病毒药物敏感性试验的最终结果由许多变量决定，这些变量也阻碍了抗病毒药物敏感性试验的标准化。其中一些

表66.1 抗病毒药物

病毒	作用方式	目标	常用药物
CMV	核苷类似物	病毒DNA	更昔洛韦或伐更昔洛韦
冠状病毒CoV(COVID-19)	核苷类似物 非核苷RNA聚合酶抑制剂	病毒RNA RNA聚合酶	瑞德西韦 法匹拉韦
HIV[a]	核苷类似物 核苷酸逆转录酶抑制剂 非核苷类似物 蛋白酶抑制剂 融合(入口)抑制剂	病毒DNA病毒DNA逆转录酶 病毒蛋白酶 病毒、宿主细胞膜	依法韦伦(非核苷类似物) 富马酸替诺福韦二酯(核苷酸逆转录酶抑制剂) 恩曲他滨(核苷类似物) 阿扎那韦(蛋白酶抑制剂)
HSV/VZV	核苷类似物 焦磷酸盐类似物	病毒DNA DNA聚合酶	阿昔洛韦(佐韦拉) 膦甲酸酯(福斯卡韦)
乙型肝炎	核苷类似物	逆转录酶 DNA聚合酶	拉米夫定 阿德福韦酯
甲型流感	抑制病毒的渗透和病毒脱壳	宿主细胞膜	金刚烷胺,金刚乙胺
甲型和乙型流感	阻止病毒释放	神经氨酸酶抑制剂	扎那米韦、奥司他韦和帕拉米韦
RSV	抑制病毒mRNA表达和蛋白质合成	病毒mRNA	利巴韦林
HCV	抑制病毒mRNA的表达;提高对病毒核苷酸类似物的耐药性	病毒mRNA或邻近宿主细胞 HCV聚合酶抑制剂	利巴韦林 索非布韦
小核糖核酸病毒(肠道病毒和鼻病毒)	抑制病毒附着和脱膜病毒脱壳	与病毒结合	普可那利

a:许多不同机制类别的抗逆转录病毒药物可用于设计治疗方案。请参阅最新治疗信息:https://www.hiv.gov/hiv-basics/staying-in-hiv-care/hiv-treatment/hiv-treatment-overview.
CMV:巨细胞病毒;DNA:脱氧核糖核酸;HCV:丙型肝炎病毒;HIV:人类免疫缺陷病毒;HSV:单纯疱疹病毒;mRNA:信使核糖核酸;RSV:呼吸道合胞病毒;VZV:水痘-带状疱疹病毒。

变量包括:

- 用于培养病毒的细胞系;
- 接种物的病毒滴度;
- 培养物的孵育时间;
- 受试抗病毒药物浓度范围;
- 参考毒株;
- 分析方法;
- 终点标准;
- 终点计算;
- 终点解释。

这里列出的每一项都会影响最终结果。例如,如果接种量过大,敏感株可能表现为耐药;如果接种量太小,毒株可能表现为敏感。所有这些变量的复杂性使得在进行抗病毒药物敏感性试验时,必须同时设立对照株。对照株须包含已充分鉴定的耐药株和敏感株。美国全国有几个研究实验室可以提供病毒参考株和耐药株用于药物敏感性试验;其中包括国家过敏和传染病研究所的艾滋病研究和参考试剂计划(niaid.nih.gov)和美国模式培养物集存库(atcc.org),制药公司也可能保留质控株。

抗病毒药物敏感性试验方法

抗病毒药物敏感性试验的目的是评估新的抗病毒药物的药物治疗效果,检测对替代药物的交叉耐药性或交叉反应,并确定病毒耐药突变发生的频率。

常见的两种抗病毒药物敏感性试验是表型试验和基因型试验。**表型敏感性试验**检测抗病毒药物存在时病毒的复制情况;判断抗病毒药物对临床分离的整个病毒种群的抑制作用。**基因型敏感性试验**采用聚合酶链反应(polymerase chain reaction, PCR)检测已知的与耐药相关的基因,结合分子测序确定是否发生了与耐药相关的基因组改变。检测病毒核酸以确定是否存在能引起耐药的突变。或者,将两种一般类型的抗病毒药物敏感性方法相结合,称为**虚拟表型耐药性试验**。该方法是将患者病毒的基因型特征与含有基因型和表型配对信息的数据库作比对。然后,利用这些信息来估计患者病毒最有可能的表型。这种方法的成功与否取决于所检测的病毒类型和抗病毒药物种类。

每种类型的敏感性试验都具有其独特的性质,可相互补充。表型试验更适用于评估多重耐药突变对药物敏感性的综合影响,但它们劳动强度大,价格昂贵,检测周期长。基因型检测的检测周期较短,成本也低于表型试验,但它们只能检测可能导致或不导致耐药表型的特定病毒突变。

表型试验

表型分析是采用多种终点测量法来确定病毒是否被抗病毒药物抑制或显示耐药性。这些终点测量法包括空斑数减少、病毒DNA合成抑制、病毒结构蛋白产量减少或功能蛋白酶活性降低等。如前所述，表型试验的一个优点是，它们更适合评估多重耐药突变对药物敏感性的综合影响。这对于检测HBV、HIV-1和人巨细胞病毒（HCMV）等多个基因发生耐药突变的病毒非常有用。表型试验的缺点是劳动强度大、价格昂贵且需数周时间。

空斑减少试验

空斑减少试验（plaque reduction assay, PRA）是抗病毒药物敏感性试验的标准方法，新的方法可与之比较。CLSI已为HSV的抗病毒药物敏感性试验制定了PRA标准化方案。该试验基于抗病毒药物抑制病毒空斑形成的原理。抑制50%空斑形成的抗病毒药物浓度为**IC50**；即50%抑制浓度和50%有效浓度。

染料摄取试验

染料摄取（dye uptake, DU）试验已用于HSV敏感性试验数年。抗病毒药物加入病毒中，只有活细胞才能吸收**中性红染料**。感染HSV后，结合染料的活细胞与结合染料的未感染细胞间的相对数量决定了病毒裂解活性的程度。抑制50%病毒裂解活性的药物浓度为IC50。该试验也用于其他疱疹病毒，包括巨细胞病毒（CMV）和水痘-带状疱疹病毒（VZV）。

酶免疫法

酶免疫法（enzyme immunoassay, EIA）使用分光光度分析法定量测定病毒活性。与病毒对照的吸光度数值相比，吸光度降低50%的抗病毒药物浓度为IC50。这种药敏试验方法已用于甲型流感、单纯疱疹病毒和水痘-带状疱疹病毒。

神经氨酸酶抑制试验

当使用奥司他韦和扎那米韦治疗甲型和乙型流感感染时，可采用**神经氨酸酶（neuraminidase, NA）抑制试验**检测NA抑制耐药。奥司他韦和扎那米韦通过抑制流感病毒NA蛋白质发挥作用。带有NA的流感分离株与不同浓度的药物共孵育，以测定其对这些药物的耐药性。然后添加荧光底物，采用荧光计对荧光进行定量。IC50的计算方法是与不加任何NA抑制剂的对照反应进行比较，测定病毒的NA活性。

重组病毒试验

重组病毒试验（recombinant virus assay, RVA）监测病毒基因组中特定基因在抗病毒药物存在时的表型行为。最早之一的RVA是用于检测HIV-1对蛋白酶和逆转录酶抑制剂的耐药性。一种人工基因结构含带有报告基因的核酸分子载体（感兴趣的患者基因），与病毒重组形成**嵌合分子**。然后将嵌合分子共**转染**到易感细胞系中。这种嵌合结构或**假病毒**在抗病毒药物存在的情况下进行体外试验。在病毒复制过程中嵌合分子的报告基因可发光。如果病毒对抗病毒药物敏感，光发射将减少，表明药物有可能对引入重组结构的病毒基因治疗有效。

基因型敏感性试验

基因型敏感性试验使用PCR技术检测导致耐药的已知基因，并结合基因测序确定是否发生了与耐药相关的基因组改变。基因型试验采用DNA Sanger测序、焦磷酸测序和自动测序仪的下一代测序；PCR扩增和单核苷酸多态性（single nucleotide polymorphism, SNP）多重分析鉴别等位基因；以及体外反向杂交探针分析（LIPAs）。由于不需要在培养基中分离病毒，这些检测快速。

也可通过定量监测患者血液中的病毒载量（核酸浓度）来测定病毒对抗病毒药物的反应。这种检测常用于HBV、HCV和CMV感染患者。基因型试验已被用于鉴定VZV胸苷激酶（thymidine kinase, TK）和DNA聚合酶基因突变导致的抗病毒耐药。在加入病毒敏感的抗病毒药物后，基因型敏感试验中的病毒载量应显著减少。使用分子检测（如定量PCR）来测量血清中的病毒数量是抗病毒药物耐药性的替代试验。当出现耐药时，病毒载量迅速上升。

焦磷酸测序

DNA测序是生物体研究中最重要的检测方法之一。焦磷酸测序是一种基于序列的检测方法，可快速、准确地量化序列变异。它可快速获取基因组序列的短读（100 ～ 200 bp）以识别已知的突变。它是基于检测DNA合成过程中释放焦磷酸盐（PPi）的技术（有关焦磷酸测序的更多信息，请参见第8章）。在一系列的酶促反应中，聚合酶催化核苷酸的加入形成核酸链。一个PPi分子被ATP酶硫酰化酶释放并转化为三磷酸腺苷（ATP）。当荧光素分子在荧光素酶反应中被氧化时，可见光就产生了。所产生的可见光或信号的强度与最终产物中的核苷酸数量成正比。

有两种焦磷酸测序方法可供选择：固相焦磷酸测序和液相焦磷酸测序。固相焦磷酸测序涉及使用固化DNA的三酶系统，并在每次核苷酸添加后执行洗涤步骤以去除多余的底物。液相焦磷酸测序中，需添加第4种核苷酸降解酶（来自马铃薯）。液相系统的优点是，它不需要固体载体和中间洗涤步骤，在单管中反应即可。

由于焦磷酸测序快速、准确地量化序列变异，因此它是一种适应性较强的工具，可被广泛应用。液相法使焦磷酸测序自动化成为可能。焦磷酸测序信号是定量的，可通过检测群体中的等位基因频率同时筛选许多人。这项技术也被用于分类学，将不同生物体分为株或亚型，可应用于细菌、酵母和病毒。该技术用于疾病基因PCR扩增后的再次测序，以筛查突变。它还用于筛选对抗病毒治疗产生耐药的临床分离株基因，例如分析流感样本的金刚烷耐药突变。目前还没有FDA通过或批准用于抗病毒药物敏感试验的焦磷酸测序方法。

二代测序

二代测序平台正越来越多地被用于新出现病毒因子的诊断、分子流行病学和耐药性检测。这些方法依赖于大型信息数据库的开发，包括耐药突变及其与病毒表型、治疗和临床结果的关联性。这一过程需要持续开发耐药数据库和自动化。有关全基因组下一代测序（whole-genome next generation sequencing, WG-NGS）的更多信息，请参见第8章。

人类免疫缺陷病毒

感染HIV病毒的患者通常对抗逆转录病毒药物产生耐药，这往往导致治疗失败。建议所有新诊断的患者在基线筛查时进行基因型检测。抗逆转录病毒耐药性检测对于评估旨在抑制HIV病毒复制的药物方案和测试对抗逆转录病毒替代药物的交叉耐药至关重要。美国卫生与公共服务部和一个欧洲专家小组已经制定了指南，并建立了急性和慢性HIV病毒感染患者的监测方案。敏感性试验应在以下情况进行：

1. 初始治疗前；

2. 当治疗失败时改变抗逆转录病毒治疗方案；

3. 如果在开始或改变治疗后发现病毒载量的减少仍不够理想。

也可以使用一种美国FDA批准的检测方法进行HIV-1基因分型，即ViroSeq HIV-1系统（Abbott Diagnostics, Abbott Park, IL）。该方法使用PCR扩增，然后对蛋白酶和逆转录基因进行Sanger测序。各种专业和大型参考实验室已开发了实验室自建项目（laboratory developed test, LDT），用于检测针对各种HIV治疗药物的抗病毒突变。

基因型药敏试验已成为HIV病毒感染者管理的常规组成部分。由于检测周期短，对产生耐药的突变进行基因型检测是有用的。

流感病毒

目前，医疗机构有两种主要方法控制流感传播：接种疫苗和使用抗病毒药物。流感病毒具有改变其抗原组成的独特能力；这种机制称为抗原漂移，三种类型的流感病毒（A、B和C）均会发生。甲型流感的抗原变异率最高。抗原漂移是由于血凝素（hemagglutination, HA）或NA基因相继发生点突变，从而产生新的毒株，NA基因是病毒核糖核蛋白（ribonucleoprotein, RNP）复制和免疫选择过程中产生的；这使病毒能在每个季节重新感染"非免疫"易感宿主。另一种现象称为抗原转移，仅发生在甲型流感病毒。它涉及与非人类动物的共同感染过程中病毒基因组片段的完全重组，这导致重大的抗原变化和一种从未传播过的甲型流感病毒在全球周期性暴发（大流行）。乙型流感的抗原变化非常缓慢。

抗原漂移就要求每年重新制备流感疫苗，以确保对目前流行的甲型和乙型流感病毒株具有最大效力。这是通过全球监测每年流感大流行来实现的，以评估正在流行的毒株，并尽早地发现可能有大流行潜质的病毒。世界卫生组织（World Health Organization, WHO）在80多个国家协调一项流感监测计划。在美国，由疾病控制和预防中心（Centers for Disease Control and Prevention, CDC）建立的监测计划包括监测超出计算的"**流行阈值**"的肺炎和流感死亡人数。它还包括统计儿科死亡人数、评估每周病毒学数据，以及参考实验室提交的流感病毒分离株的分型。这个广泛的监测系统为确定和预测在即将到来的冬季可能流行的流感毒株提供了数据。WHO每年根据这些毒株的分析和分型选择疫苗成分。夏季生产疫苗，以便在初秋将其分发给医疗保健人员。在美国，疫苗是用生长在鸡胚中的病毒制成的。该疫苗可以是一种3价疫苗，包含两种具有最新HA和NA表面抗原的甲型流感毒株和1种当前的乙型流感毒株，或者是一种4价疫苗，包含两种甲型流感毒株和两种乙型流感毒株的抗原。

几种类型的疫苗被用来预防流感感染：流感灭活疫苗（inactivated influenza vaccine, IIV3）、流感减毒活疫苗（live attenuated influenza virus vaccine, LAIV）和重组血凝素疫苗（recombinant hemagglutinin vaccine, RIV）。IIV3是非感染性疫苗（Afluria），5岁及以上的人群肌内注射，或使用高压喷射注射器给18～64岁人群注射。IIV3疫苗可能是含甲型流感病毒（H1NA）、甲型流感病毒（H3N2）和乙型流感病毒的3价疫苗，也可能是含有来自两个谱系（B/Victoria和B/Yamagata）乙型流感病毒的4价疫苗。被称为Fluzone-High的高剂量流感疫苗是一种3价疫苗，其抗原含量是标准灭活流感疫苗的4倍。Fluzone-High剂量是专门为65岁及以上的患者批准的。另外一种3价病毒灭活疫苗Fluad也可用于65岁及以上的患者。Fluad含有MF59佐剂，可增强患者对疫苗的免疫反应，从而提供更好的保护，避免流感感染。目前至少有4种4价流感疫苗可用，它们要么是基于鸡胚，要么是基于细胞的重组疫苗。有许多疫苗可供选择，然而，6个月或以上的人群都应每年接种1次流感疫苗。

LAIV含有活的传染性全病毒。LAIV导致病毒脱落，采用快速抗原法约1周内可检测到该病毒。LAIV也是4价疫苗，包含与IIV 4价疫苗相同的毒株。RIV含有45 μg杆状病毒表达的针对甲型（H1NA）和甲型（H3N2）以及1株B型流感病毒株的重组血凝素。WHO每年对疫苗中的毒株进行两次审查。

目前有两类抗病毒药物用于流感感染治疗，金刚烷（M2蛋白抑制剂）和NA抑制剂。金刚烷包括金刚烷胺和金刚乙胺，是开发的第一类抗病毒、抗流感药物。药物通过阻断病毒M2离子通道阻止病毒脱壳。这类药物仅对甲型流感治疗有效；它对乙型流感感染无任何效果。NA抑制剂包括扎那米韦（瑞乐砂）、奥司他韦（达菲）和帕拉米韦。2014年帕拉米韦被批准使用；然而，它只能静脉注射，并且只对不复杂的流感单次给药。这些药物抑制病毒NA蛋白，从而阻止病毒从感染细胞释放。NA抑制剂可治疗甲型和乙型流感感染，但据报道，奥司他韦对乙型流感的疗效较差。这两类药物均被证明在症状出现后48 h内服药最为有效。这些药物缩短了感染持续时间，减少了并发症。

全球对有效的流感抗病毒药物敏感性监测的需求日益增加，金刚烷抗病毒治疗出现普遍甲型流感（H3N2）耐药也验证了它的重要性。从美国各地和全世界收集病毒样本被用于研究，以确定它们是否对FDA批准的4种流感抗病毒药物中的任何一种具有耐药性。美国CDC联合州公共卫生部门和WHO，对流感病毒进行持续监测和测试，以监测抗病毒药物耐药性的发展。国内和全球监测点的数量正在增加，监测数据被用于制定有关抗病毒药物使用的公共卫生政策推荐指南。CDC正不断改进快速检测和监测抗病毒耐药性的方法。包括实时检测、高分辨率熔解曲线RT-PCR、毛细管电泳SNP分析和实时等位基因鉴定在内的一些LDTs项目，已被开发应用于流感敏感性试验。Sanger和焦磷酸测序方法也可用于鉴定NA基因中的耐药突变。实验室检测方法不断改进，能够进行抗病毒耐药性检测的实验室数量也在增加。

经过数天治疗，大约30%患者对M2蛋白抑制剂会产生抗病毒耐药。甲型流感H3N2和H1N1也出现了天然耐药。由于耐药毒株的大流行，这些抗病毒药物在美国不再被推荐用于治疗。对神经氨酸酶抑制剂的耐药突变取决于流感类型（甲型或乙型）和亚型（N1或N2）。这需要持续进行基因型和表型监测，以及敏感性试验。基因型分析通常用于临床管理和监测，而酶分析则用于监测和描述新型NA变异。

其他病毒感染的预防

疫苗

通过接种疫苗控制了许多病毒性疾病。自从200年前詹纳研制出第一种天花疫苗以来，减毒活疫苗或灭活死疫苗相继被用于预防黄热病、脊髓灰质炎、麻疹、流行性腮腺炎、风疹、乙型肝炎和流感（表66.2）。天花在1977年通过有效的疫苗接种计划被消灭。更多的疫苗相继出现。不良反应较少的新型天花疫苗正被研制，以防止发生生物恐怖时疫情大暴发。现在建议所有儿童接种水痘（水痘）减毒活疫苗，旅行者和其他高流行区进入的人可接种甲型肝炎灭活疫苗。经美国FDA批准的轮状病毒疫苗现已上市。重组疫苗也可用于预防HPV感染。

免疫预防和治疗

免疫预防用于预防免疫缺陷或功能受损的患者发生严重病毒感染。与其用抗病毒疫苗对个体进行主动免疫，还不如肌内注射人类免疫球蛋白来提供有限的保护。混合的人类免疫球蛋白含有对抗所有常见病毒的抗体。可收集特定感染恢复期患者的特定高滴度免疫球蛋白，以确保其最高抗体水平。免疫预防应被视为一种紧急程序。表66.3列出了可用于病毒感染的免疫预防措施。

对因早产或先天性心脏病导致肺部疾病的2岁以下婴儿

表66.2 阻止病毒性疾病的疫苗

疾病	疫苗种类
黄热病	减毒活疫苗
脊髓灰质炎病毒（PV）	灭活
麻疹	减毒活疫苗
腮腺炎	减毒活疫苗
风疹	减毒活疫苗
乙型肝炎病毒（HBV）	灭活和重组
流感	减毒活疫苗、灭活疫苗和重组疫苗
天花病毒（VARV）	减毒活疫苗
水痘（VZV）	减毒活疫苗
甲型肝炎病毒（HAV）	灭活
人乳头状瘤病毒（HPV）	重组
狂犬病病毒（RABV）	灭活
轮状病毒（RV）	减毒活疫苗

VARV：天花病毒；VZV：水痘-带状疱疹病毒。

表66.3 病毒性疾病的免疫预防或治疗

疾病	使用情况
预防	
甲型肝炎病毒（HAV）	前往发展中国家的旅行者
乙型肝炎病毒（HBV）	受感染母亲的新生儿或未经免疫的实验室工作人员针刺后
狂犬病病毒（RABV）	被潜在狂犬病动物咬伤后
麻疹	与受感染者密切接触
水痘-带状疱疹病毒（VZV）	受感染母亲的新生儿在分娩时
呼吸系统疾病	2岁以下感染肺合胞病毒的婴儿
治疗	
CoV（COVID-19）	免疫调节剂，如IL-6抑制剂托珠单抗，用于减少严重至危重病例中潜在的细胞因子风暴和其他免疫相关损伤
拉沙热	以减轻疾病的严重程度

进行呼吸道合胞病毒（respiratory syncytial virus, RSV）感染的被动免疫预防，可有效预防该患者群感染危及生命的毛细支气管炎和肺炎。药物帕丽珠单抗（Synagis）是一种RSV人工抗体。它可用于某些婴儿和幼儿，以防止细支气管和肺的RSV感染；它不能用于治疗已出现呼吸道合胞病毒感染症状的儿童。

被动免疫作为病毒感染治疗方法有时有效（表66.3）。用免疫血清治疗某些出血热，如拉沙热，也成功地降低了该病相关的死亡率。

消灭

在全球范围内被消灭的病毒性疾病只有天花。消灭任何一种病毒性疾病需要包括的因素：没有动物宿主、缺乏反复感染性、一种或几种稳定的血清型以及有效的疫苗。目前认为有可能被消灭的病毒性疾病包括麻疹和脊髓灰质炎。几千年来，人类对脊髓灰质炎既了解又恐惧。感染脊髓灰质炎病毒会导致急性弛缓性麻痹，从而影响呼吸能力。这种疾病常见于儿童。20世纪50年代中期，乔纳斯·索尔克（Jonas Salk）利用灭活病毒研制出第一种脊髓灰质炎疫苗。1960年，萨宾（Sabin）利用减毒活病毒研制出口服脊髓灰质炎疫苗。这些发展使美国得以启动大规模的脊髓灰质炎疫苗接种计划。1979年美国报告了最后1例本土脊髓灰质炎病例（其他脊髓灰质炎病例报告是由于疫苗接种或发生在从其他国家移民身上）。

1988年，WHO决心消灭世界其他地区急性麻痹性脊髓灰质炎，并为此开展了大规模疫苗接种运动。WHO与许多机构合作（如全球根除脊髓灰质炎倡议）继续开展这项工作。详细信息和最新情况可访问http://polioeradication.org/polio-today/。该疾病的消灭策略包括监测急性弛缓性麻痹、口服脊髓灰质炎疫苗的常规疫苗接种，以及附加的免疫活动。

案例学习66.1

一位名叫乔的25岁男子向他的私人医生寻求医疗咨询。乔说，最近他发现与他同居的男性伴侣1个月前曾去过一家同性恋酒吧，并与他在那里认识的人共度了一晚。他的伴侣讲述了他对这段不忠事件的悔恨，并提到他在最近几天里一直感到虚弱和疲惫：一直有流感样症状，特别是发热、头痛和皮疹，但他拒绝求医。乔告诉他的医生，他自己现在也有类似的症状，但与他的伴侣不同的是，乔决定和他的医生谈谈。医生开了几项化验，包括HIV的PCR检测，结果呈阳性。医生给乔制定了一个抗逆转录病毒(antiretroviral therapy, ART)联合治疗方案，包括至少两种不同类型的3种HIV药物，特别是依法韦仑(非核苷逆转录酶抑制剂)、恩曲他滨(核苷逆转录酶抑制剂)和富马酸替诺福韦二酯(核苷酸逆转录酶抑制剂)，以立普妥(品牌名)的形式作为初步治疗计划。

问题：

1. 是否建议进行HIV耐药性检测，尤其因为乔是一名新确认的HIV患者？
2. HIV基因型检测涉及哪些内容？
3. 除了非经治疗的抗逆转录病毒患者外，还有哪些患者群体应该进行HIV基因型检测？
4. 除病毒变化外，其他还有什么因素可影响临床耐药性，以致干扰药物方案的成败？

该案例分析根据AIDSinfo网站(https://aidsinfo.nih.gov)上的信息形成。2019年7月30日查阅。

复习题

1. 执行抗病毒药敏试验的以下所有理由除外的是(　　)

   a. 评估新的抗病毒化学预防药物　b. 定义用于替换整个病毒抗原的病毒重组蛋白质　c. 测试替代药物的交叉反应性　d. 检测病毒耐药突变频率

2. 基因型药敏试验包括以下各项除外的是(　　)

   a. 血清降钙素原(serum procalcitonin, PCT)试验检测耐药性相关基因　b. 基因测序以确定是否发生基因组改变　c. 单核苷酸多态性多重分析　d. 体外反向杂交线性探针试验

3. 以下哪种表型抗病毒药物敏感性试验与其他所有类型敏感性试验的方法相反(　　)

   a. NA抑制试验　b. DNA杂交试验　c. DU试验　d. 空斑减少试验

4. IC50代表以下哪一项(　　)

   a. 抑制50%空斑形成的抗病毒药物浓度　b. 50%抑制浓度　c. 50%有效浓度　d. 以上所有项

5. 每年必须使用何种方法监测抗逆转录病毒耐药性突变(　　)

   a. 基因型监测　b. 表型监测　c. 抗病毒药物敏感性试验　d. 以上各项每年都需要

6. 甲型流感病毒具有改变其基因组成的独特能力。以下哪种基因变化是每年重新配制流感疫苗的原因(　　)

   a. 抗原漂移　b. 抗原转移　c. 种间传播　d. 混合感染期间的基因重组

7. 是非题

   ______抗病毒药物敏感性试验取决于临床和实验室标准委员会(CLSI)制定的若干标准。

   ______使用金刚烷类抗病毒药物可有效治疗乙型流感感染。

   ______当评估抗病毒药物方案的成功与否时，必须将药物耐药与临床耐药区分开来。

   ______基因型药敏试验用于评估针对药物敏感性的多重耐药突变联合作用效果更优。

   ______3价灭活流感疫苗(TIV)是一种经鼻给药的非感染性疫苗。

   ______表型敏感性试验的每个变量(例如，使用的培养细胞类型、病毒接种物滴度、培养时间等)都会影响最终试验结果。

8. 配对题：将每个术语与正确的描述配对

   ______焦磷酸测序　______根除

   ______表型药敏试验　______基因型药敏试验

   ______抗原转移　______抗原漂移

   ______预防　______空斑减少试验

   ______DU试验　______EIA

   ______NA抑制试验

   a. 单纯疱疹病毒敏感性试验；活细胞吸收染料，死细胞不吸收染料　b. 分段病毒基因组的完全重配　c. 采用分光光度法定量测定病毒裂解活性　d. 与新方法进行比较的敏感性试验标准方法　e. 基于检测DNA合成过程中释放焦磷酸盐的测序方法　f. 对高危人群进行药物治疗，以防止感染　g. 使用终点测量法来确定抗病毒药物存在时的病毒抑制效果　h. HA或NA基因的顺序点突变产生新的毒株　i. 检测与耐药相关突变的遗传物质　j. 采用荧光计定量荧光　k. 试图从人群中清除病毒病原体

9. 简答题

   (1) 简要介绍两种类型抗病毒药物敏感性试验，包括每种类型的优缺点。

   (2) 解释抗原移位和抗原漂移现象。哪种病毒可导致这些现象？这些事件的主要后果是什么？

   (3) 解释对HIV病毒感染个体进行敏感性试验的重要性。

   (4) 描述焦磷酸测序的基因型方法。这种检测方法对抗病毒药物敏感性试验有何益处？

参考答案

案例分析66.1

1. 建议对进入护理阶段的人类免疫缺陷病毒感染者进行人类免疫缺陷病毒耐药性检测，无论抗逆转录病毒治疗是立即启动还是延迟启动。如果治疗延迟，在抗逆转录病毒治疗开始时应考虑再次检测。在该病例中，基因型检测被推荐为耐药性检测的首选方法，以指导抗逆转录病毒初次感染者的治疗。抗逆转录病毒检测对于评估旨在抑制人类免疫缺陷病毒复制的药物方案，以及检测对抗逆转录病毒替代药物的交叉耐药性至关重要。

2. 对于抗逆转录病毒初次感染者，标准的耐药性基因型检测包括逆转录酶（RT）基因和蛋白酶（PR）基因的突变检测。Viro-seq HIV-1系统（Abbott Diagnostics, Abbott Park, IL）是一种经FDA批准的用于HIV-1基因分型的检测方法。

3. 由于治疗失败而改变抗逆转录病毒治疗方案的时候以及在开始或改变治疗后发现病毒载量的减少仍不够理想的时候。

4. 有许多因素影响药物治疗，包括临床耐药性。除病毒变化外，其他可影响临床耐药性的因素还包括患者的免疫状态和药物在患者体内的药代动力学。如果采用联合治疗，对一种或多种药物的吸收可能会引发拮抗和干扰。其他因素包括不能坚持用药或对药物不耐受以及处方错误，如给药剂量或给药途径不正确。

复习

1. b; 2. c; 3. d; 4. d; 5. d; 6. a; 7. ×，×，√，×，×，√; 8. e, k, g, i, b, h, f, d, a, c, j

9. （1）表型和基因型检测是两种类型的抗病毒药物敏感性的检测方法，两者都衡量抗病毒药物治疗病毒感染的有效性。表型方法是检测抗病毒药物对患者个体的整个病毒群的抑制作用，是一种体外易感性分析；工作原理是在抗病毒药物存在的情况下，确定病毒是否复制。基因型方法分析病毒核酸，以检测与抗病毒药物耐药相关或可引起耐药的某些基因的突变。基因型方法使用PCR来检测已知引起耐药的特定基因，并通过基因测序来确定是否发生了与耐药性相关的基因组改变。

表型方法的优点是能够检测多重耐药突变对药物敏感性的联合作用；基因型抗病毒药物敏感性试验无法做到这一点，因为无法检测选定目标之外的突变。由于必须先培养分离病毒，表型方法有着工作量大，成本高，耗时长的缺点；表型方法的另一个缺点是体外结果并不总是与体内反应相关：携带实验室敏感菌株的患者，其治疗却失败了。由于不需要培养分离病毒，基因型方法成本更低，耗时更短。

（2）抗原"漂移"是同一病毒内HA或NA基因点突变引起的连续变化。抗原"转移"是指当病毒从另一种病毒（通常来自不同物种）获得全新的HA或NA基因时产生的更为剧烈的变化。这种现象发生在流感病毒内部，并对流感疫苗生产造成影响；由于病毒在不断变化，流感病毒基因不断发生"漂移"和"转移"，无法确定哪些流感病毒株将在该季节传播，从而可能妨碍有效的疫苗生产。

（3）HIV病毒感染者的临床管理包括使用抗逆转录病毒疗法，这种疗法基于分子检测量化的病毒载量。加入病毒敏感的抗病毒药物后，病毒载量应显著降低；对抗病毒药物出现耐药时，病毒载量迅速上升。尽管大多数病毒对目前的治疗敏感，但过度使用抗病毒药物已导致耐药毒株的出现，特别是在免疫功能低下的患者中。

（4）焦磷酸测序是一种基于序列的检测方法，可快速、准确地定量序列变异。它可用于筛选临床分离毒株，以寻找对抗病毒治疗具有耐药性的基因，例如分析流感样本中对抗病毒药物金刚胺产生耐药的基因。

第7部分

根据器官系统诊断分类

DIAGNOSIS BY ORGAN SYSTEM

第67章 · 血流感染
Bloodstream Infections

王萌冉 · 译　金文婷 · 审校

本章目标

1. 描述发生病原微生物血流感染后的临床表现。
2. 说出细菌血液感染的最常见原因，并解释传播途径和感染源。
3. 定义以下血液感染：菌血症、真菌血症和败血症。
4. 列出与血液感染相关的最常见真菌，以及最常受这种感染影响的患者群体。
5. 解释导致大多数寄生虫血源性感染病例死亡的原因。
6. 区分血管内和血管外血流感染。
7. 定义持续性菌血症并提供1个案例。
8. 描述感染性心内膜炎的发展，包括致病因素和主要致病微生物。
9. 定义真菌性动脉瘤和化脓性血栓性静脉炎，并描述这些情况的原因。
10. 解释表皮葡萄球菌的致病特征以解释使其容易引起导管相关感染的原因。
11. 解释疑似血流感染病例血液培养相关采集参数的重要性，包括采集时间、培养数量和所需血容量。
12. 列出并简要描述微生物室工作人员可用的一些血液培养系统，包括自给系统、裂解离心系统和基于仪器的系统。
13. 列出与HIV感染患者血液培养相关的血液感染的一些最常见原因。
14. 描述HACEK菌群，并描述与这些微生物相关的血流感染的类型。
15. 概述用于确定从血液培养物中分离出的病原体是真正的致病微生物还是可能的污染物的指南。

微生物血流感染是感染性疾病中最严重的情况之一。血液循环中存在的微生物，无论是持续性、间断性还是突发性，都会对身体的每个器官构成威胁。后缀“**-emia**”源自希腊语，意思是“血液”，指血液中存在某种物质；**菌血症**指血液中存在细菌，**病毒血症**指血液中存在病毒，**寄生虫血症**指血液中存在寄生虫（详见第48、第52和第57章），**真菌血症**指血液中存在真菌。**败血症**或**脓毒血症**是指血液中存在微生物，产生感染并在血液中繁殖。任何微生物引起的血液感染都可能会产生严重的后果，包括休克、多器官衰竭、**弥散性血管内凝血**（**disseminated intravascular coagulation, DIC**）和死亡。根据美国疾病控制和预防中心（Centers for Disease Control and Prevention, CDC）的数据，脓毒血症或血流感染的发病率在过去10年中几乎翻了一番。它是美国的主要死亡原因之一，也是医院治疗费用最高的疾病之一，约占所有重症监护病房（intensive care unit, ICU）入院人数的20%，是ICU非心源性死亡的主要原因。及时发现和识别血源性病原体是微生物学实验室最重要的两项功能。这包括第7章之前描述的基于传统培养的方法，以及新的快速检测方法，如基于核酸的检测（第8章）或化学分类学方法，如基质辅助激光解吸电离飞行时间质谱（MALDI-TOF MS），也包括在第7章中。为了遏制脓毒血症发病率的上升，正在制定脓毒血症相关诊断和治疗算法以降低死亡率。这些算法包括微生物学检测、临床生化检测（乳酸、降钙素原和其他生化标记物）、扩容、启动广谱抗生素的快速治疗等。

概论

实验室从血液中成功分离微生物取决于许多因素，往往很复杂：如败血症的类型、样本采集方法、血容量、血培养的数量和时间，以及支持性诊断信息的使用、结果的解释，以及实验室服务的患者群体类型等。在实验室内制定诊断方案时，必须将这些因素全部纳入考虑，以最大限度地检测和分离微生物，并确保提供优质的患者护理。血流感染极大地增加了医疗费用和死亡率。与血流感染相关的临床综合征的定义和描述已由美国胸科医师学会和危重病医学会标准化。脓毒血症是一种对感染的全身反应，以前被称为**全身炎症反应综合征**（**systemic inflammatory response syndrome, SIRS**），现在进一步定义为包括与**灌注不足**或**功能低下**（功能降低）或新的器官功能障碍或异常表现（**严重脓毒血症**）或低血压（**脓毒血症性休克**）相关的脓毒血症。尽管在实验室诊断和治疗方面取得了进展，但仍然没有明确、可靠的基于实验室的标准来绝对预测与血流感染相关的患者反应和结果。

病因学

如前所述，在许多疾病中，都有可能出现各种类型病原体的血流感染。

血流感染分为**医疗保健相关感染**（**health care-associated infection, HAI**），包括**设备相关感染**（**device-associated infection, DAI**），如**中心导管相关血流感染**（**central line-associated bloodstream infection, CLA-BSI**），以及**社区获得性血流感染**（**community-acquired bloodstream infection, CA-BSI**）。医疗相关血流感染是指在入院后2 d或更长时间内出现的血培养阳性。相反，CA-BSI被定义为在社区内或入院或住院2 d之前发生的感染。虽然定义似乎很明确，但患者基线的变化（免疫功能低下个体的数量不断增加），以及与癌症、获得性免疫缺陷综合征（acquired immune deficiency syndrome, AIDS）和其他衰弱性疾病相关的医疗服务提供的变化，使得区分变得困难。

CA-BSI可分为2组：患有癌症或糖尿病等严重基础疾病的患者，如存在免疫功能低下（艾滋病或与器官移植相关的免疫抑制治疗）的需要长期留置静脉导管，或者接受外科手术治疗，或者长期血液透析的患者，以及那些既往无任何潜在疾病的患者，他们只是患有局部感染或与之相关的感染，比如脓肿。两组之间的区别在于，第二组患者通常感染的都是抗生素敏感的微生物，而合并基础疾病的患者感染以耐药菌多见。

如前所述，在许多疾病中，都有可能出现各种类型微生物的血流感染。然而，HAI通常与血管内导管或其他装置的存在、手术部位感染或非无菌解剖部位的侵入性操作有关，如胃肠道。大多数严重脓毒血症病例都与从患者正常菌群来源的细菌或真菌有关。

框67.1　血培养常见病原体

金黄色葡萄球菌、大肠埃希菌、表皮葡萄球菌、其他凝固酶阴性葡萄球菌或肠球菌属、肠球菌属、白念珠菌、铜绿假单胞菌、肺炎克雷伯菌、草绿色链球菌、肺炎链球菌、阴沟肠杆菌、变形杆菌属、β溶血性链球菌、厌氧菌（类杆菌和梭菌属）

细菌

最常见的从血液中分离的微生物包括金黄色葡萄球菌、肺炎链球菌和大肠埃希菌。与血流感染相关的其他微生物可能是医疗环境菌群或在患者的皮肤、口咽和胃肠道中定植的正常菌群。与原发感染部位相关的继发性脓毒血症最常见的来源是肺部或腹腔感染。框67.1中列出了血培养中分离出的一些最常见、具有临床意义的微生物。总的来说，真菌和凝固酶阴性的葡萄球菌的数量增加了，而临床意义重大的厌氧菌株的数量减少了。

局部感染可能引起菌血症或**毒血症**（循环细菌产物），从而刺激全身炎症反应。例如，奈瑟菌脑膜炎能够在血液中生长，导致DIC、严重败血症，最终导致脓毒血症性休克。重要的是，实验室从血液中分离出某些特定的微生物可能表明存在潜在的、隐匿的或未诊断的肿瘤。肿瘤部位局部条件的改变可能使细菌增生并在血液中繁殖。另一个可能的机制是减少宿主吞噬细胞对细菌细胞的杀伤。与肿瘤疾病相关的病原体包括腐败梭菌、叔梭菌和其他罕见的梭菌属，鸡黄链球菌（牛链球菌组），嗜水气单胞菌嗜水亚种，类志贺邻单胞菌以及弯曲菌属。如果从血液中分离出微生物炎链球菌群（咽峡炎链球菌、星座链球菌和中间链球菌）细菌，则应考虑脓肿的可能性。

真菌

真菌血症（血液中存在真菌）通常是一种严重的疾病，主要发生在免疫抑制患者和患有严重或晚期疾病的患者中。白念珠菌是迄今为止从血液感染中分离出来的最常见的菌种；除此以外，也有许多其他真菌也已经从血液中分离得到。念珠菌感染通常与长期住院、血管内导管、糖尿病和其他恶性肿瘤有关，并与住院时间相关。念珠菌可以形成生物膜（一种胞外多糖物质），允许微生物在血液中传播，并导致高水平的抗生素耐药性（第62章）。糠秕马拉色菌通常可在接受补充脂质的肠外营养的患者中分离，尤其是新生儿。

除了在白细胞中繁殖的组织胞浆菌外，真菌一般不会侵入血细胞，但它们在血液中的存在通常表明身体其他部位存在感染。血液中的真菌可以播散到宿主的所有器官，它们可能在那里生长、侵入正常组织并产生有毒产物。真菌可以通过胃肠道或其他黏膜的破损；也可以通过受损的皮肤黏膜；原发感染部位，如肺或其他器官；或者通过血管内导管进入循环系统。

系统性真菌感染以肺炎开始，继而肺作为全身感染播散的起始部位。球孢子菌属、组织胞浆菌属和皮炎芽生菌属等的分生孢子可以被肺泡巨噬细胞吞噬。这些巨噬细胞将真菌孢子带到附近的淋巴结，通常是肺门淋巴结。真菌在淋巴结组织内繁殖，最终释放到循环血液中，它们可以从循环血液中侵袭其他器官，或被身体的防御系统破坏。由于真菌体积大，细胞壁结构含甾醇，因此对抗体和吞噬细胞等宿主防御机制特别不敏感。

寄生虫

当真核生物寄生虫迁移到其他组织或器官时，可能会在血液中短暂出现。然而，不能认为它们的存在与健康状况相符。例如，在循环血液中可能发现弓形虫速殖子。它们侵入淋巴结和其他器官，包括肺、肝、心脏、大脑和眼睛。由此引起的细胞破坏导致了弓形虫病的临床表现。此外，在感染曼氏丝虫、罗阿罗阿丝虫、吴策线虫或马来丝虫期间，在外周血中也可以看到微丝蚴。

疟原虫主要入侵宿主红细胞和肝实质细胞。疟原虫对红细胞的破坏可能会导致严重的贫血和继发的组织**缺氧**（氧气水平降低）。受感染的红细胞对正常红细胞的影响是发病的一个主要原因，受感染的红细胞不太灵活，容易堵塞小毛细血管。宿主的免疫反应是清除疟原虫和受损的红细胞；但是，免疫应答也可能对机体产生有害影响。

血液中的寄生虫通常通过直接镜检来检测，然而，一些专业实验室已经开发了基于核酸的检测方法，包括聚合酶链反应（PCR）和直接探针法，当寄生虫血症较低或物种鉴定存在问题时，这些方法特别有用（第48章）。传统诊断主要依赖于外周血涂片观察的寄生虫包括疟原虫、锥虫和巴贝斯虫。疟疾或丝虫病患者可能会出现周期性发热，这使医生能够对采集的血液进行时间安排，以便进行显微镜检查，以达到最佳检测效果。目前，快速血清学方法和分子方法被广泛用于检测疟疾、巴贝斯虫病和锥虫病。这些测试在第48章中进行了描述。

病毒

虽然在疾病的某些阶段，许多病毒确实在外周血中循环，但主要的病理学改变与靶器官或细胞的感染有关。易于感染血细胞的病毒包括EB病毒（侵入淋巴细胞）、巨细胞病毒（侵入单核细胞、多核细胞和淋巴细胞）、人类免疫缺陷病毒（HIV）（涉及CD4+T淋巴细胞和巨噬细胞）和其他攻击淋巴细胞的人类逆转录病毒。病毒性血流感染的致病机制与任何器官病毒性疾病的致病机制相同；通过转移细胞成分或其他方式以产生新的病毒成分，病毒可能会阻止宿主细胞发挥正常功能。病毒复制可以破坏细胞，宿主的免疫反应也可以导致病理性改变。

尽管许多病毒感染都会有病毒血症阶段，但病毒颗粒的分离或循环病毒的检测仅用于少数疾病的诊断。第64章更详细地讨论了从血液中分离病毒。

菌血症类型

菌血症可能是暂时的、持续的或间歇性的。大多数人都经历过**一过性**菌血症(无明显症状,为非无菌解剖部位相关操作的结果);比如出牙期婴儿和进行牙科手术的人,口腔微生物菌群可以通过牙龈破损处进入血液。其他可能导致一过性菌血症的情况还包括感染部位的相关操作、经污染的黏膜表面植入仪器或设备及涉及非无菌部位的手术。这些情况也可能导致严重的败血症,不过通常情况下,细菌可以通过白细胞的清除从血液中清除,不会导致感染。当细菌繁殖速度超过免疫系统杀死和清除病原体的能力时,就会发生败血症。

在感染性休克、细菌性心内膜炎和其他血管内感染中,微生物通常以恒定速率释放到血液中造成**持续菌血症**。在伤寒、布鲁菌病和钩端螺旋体病等特定感染的早期阶段,血液中也会持续存在细菌。感染性休克通常表现为两个临床阶段:血管收缩和低心排血量,然后血管扩张,导致血管阻力和心排血量增加,导致全身器官损伤。

在大多数其他感染中,如未引流的脓肿患者,血液中可**间歇性地**发现细菌(以不同的时间间隔定期出现)。值得注意的是,脑膜炎、肺炎、化脓性关节炎和骨髓炎的病原体通常在这些疾病的早期即可从血液中分离得到。一般来说远隔的感染部位(如脓肿),细菌会在发热发作前约45 min释放到血液中。

脓毒血症或败血症的症状包括发热、畏寒寒战和乏力等;这些是由微生物本身和这些微生物产生的毒素的存在引起的。患者年龄越大,发生脓毒血症的风险和死亡率越高。

血流感染的类型

血流感染主要包括**血管内**感染(起源于心血管系统内的感染)和**血管外**感染(来源于细菌从另一感染部位通过淋巴系统进入血液循环)。值得注意的是,真菌等其他微生物也可能导致血管内或血管外感染。然而,由于细菌感染是最重要的血流感染的原因,我们将更详细地讨论这些类型的血流感染。引发血流感染的高危因素包括免疫抑制剂、抑制正常微生物群导致耐药菌生长的广泛使用的广谱抗生素、引起细菌进入宿主体内的有创性操作、大量的外科手术,以及虚弱和重病患者的生存期延长等。

血管内感染

血管内感染包括感染性心内膜炎、真菌性动脉瘤、化脓性血栓性静脉炎和静脉导管相关菌血症。由于这些感染发生在血管系统内,因此微生物以稳定的速率存在于血液中(即持续菌血症)。心血管系统的这些感染极其严重,可能危及生命。

心内膜炎 · **感染性心内膜炎**(最常见的由细菌引起的心内膜炎)的发生被认为涉及几个独立的因素。心脏结构异常,如导致血流紊乱或静脉导管直接损伤的先天性瓣膜病,可损害心脏内皮。内皮细胞表面的这种损伤会导致血小板和纤维蛋白的沉积。如果在毛细血管内皮细胞发生改变后,细菌短暂进入血流(这可能发生在刷牙等情况后),则微生物可能会黏附在受损的心脏内皮细胞表面,然后在其表面定居。定植后,表面将迅速覆盖一层纤维蛋白和血小板保护层。这种保护性环境有利于细菌进一步繁殖。这种由血小板、纤维蛋白、炎性细胞和黏附的微生物组成的结构称为**赘生物**(图67.1)。形成的赘生物将最终以缓慢但恒定的速度将细菌释放入血。

感染性心内膜炎的主要原因是草绿色链球菌,由若干菌种组成(框67.2)。这些微生物是口腔的正常菌群,通常因为牙龈炎、牙周炎或牙齿操作而入血。心脏瓣膜,尤其是那些之前已经受损的瓣膜,为这些细菌的附着提供了合适的部位。血液链球菌和变异链球菌是链球菌性心内膜炎最常分离得到的病原体。一组革兰阴性杆菌(被称为HACEK菌群),包括嗜沫凝聚杆菌(*Aggregatibacter aphrophilus*)、伴放线凝聚杆菌、心杆菌属、侵蚀艾肯菌和金氏金氏菌也可能与心内膜炎有关。

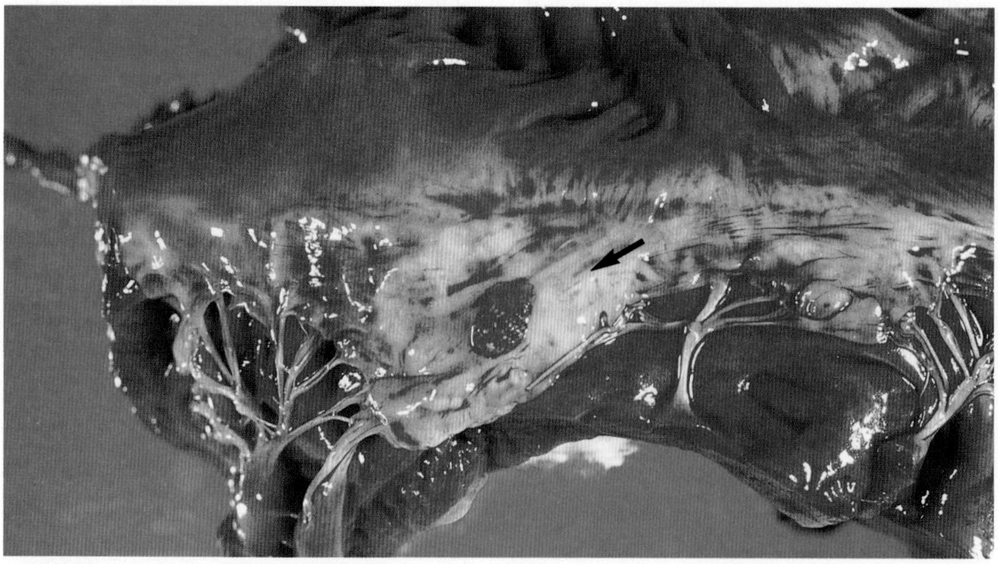

图67.1 细菌性心内膜炎的赘生物。箭头表示赘生物。(来源:Courtesy Celeste N. Powers, MD, PhD, Virginia Commonwealth University Medical Center, Medical College of Virginia Campus, Richmond, VA.)

框67.2 感染性心内膜炎常见病原体

- 嗜沫凝聚杆菌
- 草绿色链球菌
  无营养菌属和颗粒链菌属（曾经称为营养缺陷链球菌属）
- 肠球菌
- 牛链球菌
- 金黄色葡萄球菌[a]
- 葡萄球菌（凝固酶阴性）
- 肠杆菌
- 假单胞菌属（通常见于静脉药瘾者）
- 嗜血杆菌属
- 特殊的革兰阴性杆菌（例如放线杆菌、心杆菌、艾肯菌、贝纳柯克斯体）
- 酵母菌
- 其他（包括多种病原体混合感染性心内膜炎）

[a]非静脉药瘾成年自体瓣膜心内膜炎的最常见病原体。

随着静脉导管、动脉导管和人造血管的使用日益增多，被视为正常菌群或医疗保健相关的人体皮肤定植菌群可以进入血液并附着在各种表面，包括心脏瓣膜和血管内皮。据估计，美国每年有超过20万名成年人和儿童发生与医疗保健相关的血流感染。大多数感染是由使用血管内导管引起的。表皮葡萄球菌和其他凝固酶阴性葡萄球菌越来越多地被认为是与血管内导管相关的感染原因。表皮葡萄球菌是人工瓣膜心内膜炎中最常见的病原体，其次是金黄色葡萄球菌。金黄色葡萄球菌同时也是无心内膜炎的脓毒血症的重要原因，通常与其他病灶有关，如脓肿、伤口感染、肺炎，以及与留置血管内导管有关的脓毒血症。

真菌性动脉瘤和化脓性血栓性静脉炎 · 另外两种血管内感染，真菌性动脉瘤和化脓性血栓性静脉炎，是由血管内皮细胞受损引起的。对于真菌性动脉瘤，感染会导致炎症损伤和动脉壁变薄；这种改变会导致动脉壁（即动脉瘤）膨胀，甚至最终破裂。病原体与引起心内膜炎的病原体相似。

化脓性血栓性静脉炎 是一种静脉壁炎症。这种血管内感染的致病机制包括静脉内皮层的改变，然后形成血栓。然后微生物在该部位定植，从而形成一个起始感染部位。化脓性血栓性静脉炎是住院患者因静脉导管使用增加而导致的常见并发症。

静脉导管相关菌血症 静脉导管是许多住院患者护理的组成部分。例如，中心静脉导管用于补液、血液制品、给药、抗菌药物和补充营养等，以及用于血流动力学监测。然而使用这些医疗设备的一个主要后果是细菌或真菌在导管内的定植，这可能导致导管相关感染和严重的血流感染，是导致医疗保健相关疾病和死亡的主要原因之一。

静脉导管相关菌血症（或真菌血症）主要通过两种途径发生（图67.2）。第一种途径涉及微生物从导管穿刺部位通过患者皮肤向下经过导管外表面，到达血流中的导管尖端。到达尖端后，这些微生物会繁殖，并可能导致菌血症。第二种可能发生静脉导管相关菌血症的方式是，微生物沿着导管内部（管腔）迁移到导管尖端。导管的中心是导管连接到静脉导管的地方，被认为是病原体通过导管腔进入患者血流的位置。无论感染途径如何，静脉导管相关血流感染最常见的微生物为皮肤定植菌群（框67.3）。某些葡萄球菌菌株似乎特别适合引起导管相关感染，因为它们能够产生生物膜或黏液，其中包括有助于微生物黏附在导管表面的复杂多糖。葡萄球菌最初附着在导管的聚苯乙烯表面与细胞表面蛋白质有关。一旦附

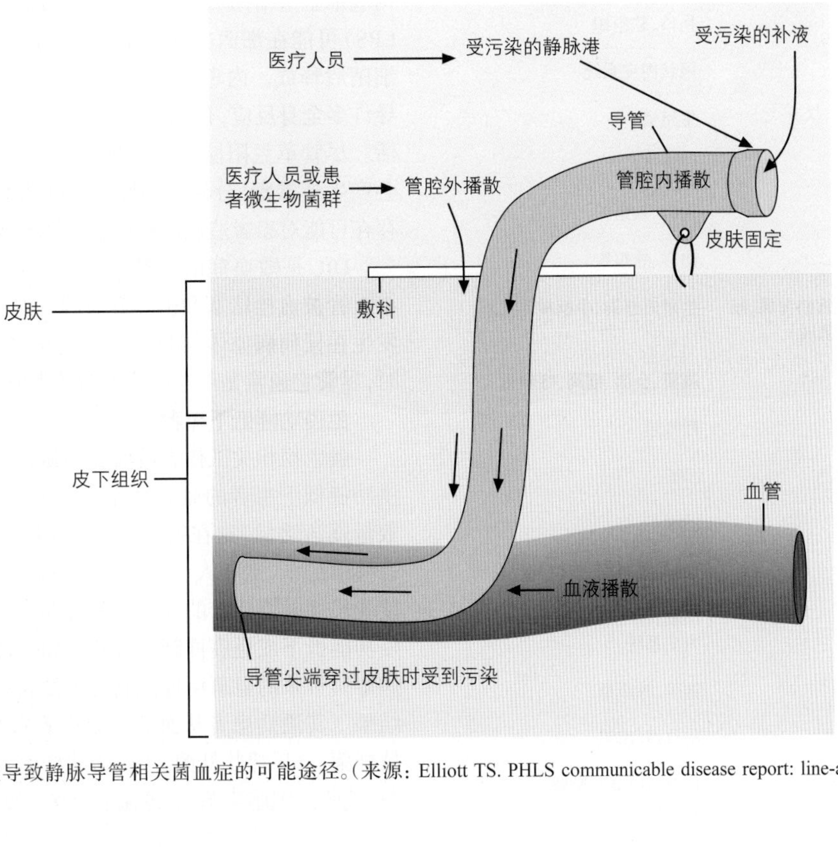

图67.2 微生物进入血液导致静脉导管相关菌血症的可能途径。（来源：Elliott TS. PHLS communicable disease report: line-associated bacteremias. CDR Review. 1993; 3: R91.）

框67.3 静脉导管相关菌血症的常见病原体

表皮葡萄球菌、其他凝固酶阴性葡萄球菌、金黄色葡萄球菌、肠杆菌、铜绿假单胞菌、念珠菌、棒状杆菌属、其他革兰阴性杆菌

着成功，病原体就会繁殖，随后形成生物膜。静脉导管尖端感染的少见途径包括受污染的液体或来自其他感染部位的血源性接种。

血管外感染

除了血管内感染，细菌还可以通过淋巴系统进入血液循环。大多数具有临床意义的菌血症病例是血管外感染的结果。当微生物在肺部等局部感染部位繁殖时，它们可以通过淋巴管进入血液。在大多数个体中，肝、脾和骨髓中的网状内皮系统，以及循环吞噬细胞可以有效、快速地清除血液中的病原体。根据感染的免疫反应程度，病原体可能会更广泛地播散，从而导致菌血症或真菌血症。

菌血症最常见的来源是泌尿生殖道（25%）、呼吸道（20%）、脓肿（10%）、外科伤口感染（5%）、胆道（5%）、其他部位（10%）和不确定部位（25%）。在很大程度上，血管外部位发生菌血症的可能性取决于感染部位、严重程度和微生物毒力。例如，任何导致脑膜炎的微生物都可能同时导致菌血症。此外，某些可以导致血管外感染的特定微生物容易引起血流感染；表67.1列出了其中一些。除了这些微生物，许多其他引起血管外感染的细菌和真菌也能入血。这些微生物是否入血取决于宿主控制感染的能力和病原体的毒力。与局部感染引起潜在血流感染相关的一些微生物包括肠杆菌、肺炎链球菌、金黄色葡萄球菌、淋病奈瑟球菌、厌氧球菌、类杆菌、梭菌、克雷伯菌、β溶血性链球菌和假单胞菌等。这些只是常见的从血液中分离出来的一些微生物。事实上，几乎所有已知的细菌和许多真菌都与血管外血流感染有关。

表67.1 与血管外感染相关的血流感染常见病原体

病原体	血管外感染部位
厌氧菌	伤口、软组织
布鲁菌	网状内皮系统
白念珠菌	生殖道
肺炎衣原体	呼吸道
梭菌属	伤口、软组织
凝固酶阴性葡萄球菌	伤口、软组织
肠杆菌科（大肠埃希菌、克雷伯菌属、肠杆菌属、变形杆菌属、肠球菌属）	生殖道感染、中枢神经系统
流感嗜血杆菌	脑膜、会厌、眶周、呼吸道
军团菌	呼吸道
单核细胞增多性李斯特菌	脑膜
脑膜炎奈瑟菌	脑膜
铜绿假单胞菌	伤口、软组织、中枢神经系统
伤寒沙门菌	小肠、肠道区域淋巴结、网状内皮系统
肺炎链球菌	脑膜、呼吸道
化脓性链球菌	伤口、软组织
金黄色葡萄球菌	伤口、软组织、脑膜

临床表现

如前所述，菌血症可能表明存在局部感染病灶，如血管内感染、肺炎或肝脓肿，也可能代表细菌瞬间释放入血。败血症或脓毒血症是指细菌或其产物（毒素）对宿主造成的损伤，临床医生经常交替使用菌血症和败血症这两个术语。SIRS的症状和体征可能包括发热或体温过低、寒战、换气过度（呼吸异常增加导致身体内二氧化碳过量流失）和随后的呼吸性碱中毒（酸流失导致pH升高引起的病症）、皮损、神志改变，还有腹泻等。败血症是SIRS的一种形式，通常继发于已知部位感染。一旦感染导致器官或组织损伤和功能失调，SIRS可以进展为严重的脓毒血症。更严重的表现包括低血压或休克、DIC和主要器官系统衰竭。如前所述，该综合征被称为脓毒血症性休克，其特征为发热、急性呼吸窘迫、休克、肾衰竭、血管内凝血和组织破坏，可由外毒素或内毒素引起。脓毒血症性休克是由活化的单核细胞产生的细胞因子介导的，如肿瘤坏死因子和白细胞介素。

休克是败血症最严重的并发症。在脓毒血症性休克时，细菌产物的存在和宿主的反应会影响宿主的主要生理系统。临床表现包括血压下降，心率加快，重要器官（脑、肾、肝和肺）功能受损，酸碱改变和出血倾向。革兰阴性菌的细胞壁中含有一种叫作内毒素的物质，它对上述生理功能有强烈的影响。构成细胞壁结构一部分（第2章）的脂多糖（lipopolysaccharide, LPS）可能在细菌的正常生长周期中或在宿主防御系统破坏细菌后释放。内毒素（或LPS的核心，脂质A）已被证明能介导许多全身反应，包括发热反应、补体激活和某些凝血因子激活。尽管革兰阳性菌不含脂类A内毒素，但许多革兰阳性菌会产生**外毒素**（分泌到环境中的细菌产物），它们在血液中的存在可能对患者造成同样的破坏性影响。

DIC是败血症的一种严重并发症。DIC的特点是，许多小血管被血栓堵塞和由于凝血因子的消耗导致出血。DIC可发生在任何病原体（包括寄生虫、病毒和真菌）导致的败血症时，尽管它通常是革兰阴性细菌脓毒血症的后果。

免疫功能低下患者

微生物相关工作人员面临的最大挑战之一是如何处理免疫功能低下患者的血液培养。近年来，免疫功能低下患者的数量逐渐增加，这在很大程度上是医学进步的结果。接受器官移植的人、老年人、患有恶性疾病（如恶性肿瘤）的人，以及接受恶性肿瘤治疗的人都是免疫抑制患者。艾滋病也导致免疫功能低下或免疫抑制的人数增加。艾滋病患者感染艾滋病病毒所带来的显著免疫抑制是这种病毒严重损害细胞免疫的结果。艾滋病患者从血液中分离的病原体种类最多，包括分枝杆菌、亨氏棒状杆菌、杰氏棒状杆菌、福氏志贺菌、罕见沙门菌、荚膜组织胞浆菌、隐球菌和巨细胞病毒等。

正如在其他住院患者中观察到的那样，革兰阳性需氧菌(如金黄色葡萄球菌、肠球菌)和革兰阴性需氧菌(如肠杆菌、铜绿假单胞菌)等微生物是免疫缺陷患者血液感染的常见原因。此外，免疫功能低下患者的血液感染常由特殊病原体引起，这些病原体需要特殊技术才能从血液中分离，或者由从既往血液培养中分离出来时通常被认为是污染的微生物引起。因此，微生物室人员必须了解免疫抑制患者体内微生物的潜在致病性，这些微生物通常被视为可能的血液培养污染微生物。如果不了解这一点，从血液培养中分离的需氧革兰阳性杆菌可能会被视为污染的类白喉杆菌，而事实上，这种微生物是杰氏棒状杆菌，会导致免疫抑制患者菌血症。微生物室工作人员必须熟悉从免疫功能低下患者血液培养中分离到的不寻常病原体，以及需要特殊分离技术的微生物(本章后面将介绍一些特殊情况)。

菌血症检测

与血液感染相关的死亡率在30% ～ 50%之间。由于菌血症通常代表一种危及生命的感染，因此及时检测和分离血液中的微生物至关重要。然而，尽管实验室诊断方法有了进步，但约30%的血液培养分离株没有相关的感染部位来源，这导致血液感染的有效诊断和治疗困难。

为了检测血液感染，患者的血液必须通过无菌静脉穿刺获得，然后在培养基中培养。细菌生长可以通过从人工(在不发达国家)到自动化的方法进行检测。在充分生长后，可以通过表型(生化特征)、核酸或蛋白质谱确定病原体，如果认为该病原体具有致病性或有必要进行治疗，则对该病原体进行药敏测试，以确定其对各种抗菌药物的敏感性。

样本收集

位置准备

由于血液培养基已被开发为浓缩肉汤，以鼓励单一微生物的繁殖，这些培养基也将促进包括人类皮肤正常菌群在内的混合微生物的生长。因此，在采集血液样本之前，仔细的皮肤准备对于降低血液培养基的污染风险至关重要。

在对皮肤进行消毒之前，必须选择抽取血液的静脉。如果患者有静脉输液通路，则应在现有通路远端抽取血液；通路近段抽取的血液将被所输注的液体稀释。不推荐通过血管导管抽血，因为这些装置难以完全净化，并且可能与患者血管系统内的微生物生物膜共生。

消毒 · 选择静脉后，用70%异丙醇对皮肤部位进行脱脂(去除脂肪)，并使用消毒剂杀死表面细菌。无论使用何种消毒剂，关键是要遵循制造商的建议，确定消毒剂在皮肤上的停留时间。现有数据表明，碘酊(乙醇-碘)和氯已定(洗必泰)在抽血培养前用于皮肤准备是等效的。在操作程序67.1中给出了为血培养抽血所需的步骤，可在相关网站上找到。

作为持续质量保证的一部分，实验室应通过临床评估患者的状况，以及从培养中分离出的微生物来确定血培养污染率。以＞3%的阳性率分离污染病原体的实验室应怀疑静脉穿刺技术不当，并应授以静脉穿刺医生正确的皮肤准备方法。高感染率可能发生在专科医院或长期危重病人中心。

操作程序67.1
抽血进行血培养

[原则]　在循环血液中发现的微生物可以在培养中增生，以便分离和进一步研究。用于培养的血液必须无菌获取。一旦抽血完成，血液必须在未凝固的状态下在生长培养基中稀释。

[方法]

注：一般预防措施要求静脉穿刺医生戴手套。

1. 在皮肤消毒之前，通过触摸皮肤来选择要抽取的静脉。
2. 使用70%乙醇清洁静脉穿刺部位的皮肤，用力来回擦拭。自然风干。
3. 从圆圈中心开始，用氯已定(或2%碘酊；聚维酮碘)来回擦拭，直到该区域被碘浸透。让碘在皮肤上干燥至少1 min。时间至关重要；应使用手表或计时器。
4. 如果抽血者在准备后必须触摸该部位，则抽血者必须以相同的方式对戴手套的手指进行消毒。
5. 将针头插入静脉并抽血。在将血液注入培养瓶之前，不要更换针头。
6. 拔下针头后，应再次用70%的乙醇消毒该部位，因为许多患者可能对碘过敏。

注意事项 · 标准预防措施要求抽血人员戴手套抽血。由于用于培养的血液必须无菌获取，因此对可能接触静脉穿刺部位的受污染表面进行消毒非常重要。例如，如果在皮肤准备后必须触摸该部位，抽血人员必须对用于触诊的戴着手套的手指进行消毒。此外，如果将要接种血液的容器(例如试管或商业培养瓶)的橡胶塞或隔膜可能受到污染，则必须对隔膜进行消毒。

样本量

成人 · 多年来，人们已经认识到，大多数成人菌血症每毫升血液中的菌落形成单位(CFU)数量较低。例如，在几项研究中，临床上有显著菌血症患者的病原体通常＜30 CFU/mL。因此，足够的样本量对于成功检测菌血症至关重要。

血容量与实验室分离病原体的可能性间存在直接关系。因此，可能需要收集2 ～ 4套培养样本，每个培养容器收集10 ～ 20 mL血液，才能正确分离和诊断成人血液感染。

儿童 · 从儿童尤其是婴儿身上采集大量血液样本是不安全的。成功检测婴儿和儿童体内微生物所需的最佳血容量尚未明确界定。与成年人类似，该患者群体存在低水平(少量微生物)菌血症或真菌血症。考虑到婴儿和儿童的循环微生物水平较低，并基于以下前提，即婴儿和幼儿可安全获得患者已知总血容量的4% ～ 4.5%，以及血容量与患者体重之间的关系，只需抽取1 ～ 5 mL血液进行培养。此外，应密切监测用于培养的血容量，并根据需要减少贫血患者所需的血容量。血培养瓶有专门为儿科患者设计的。由于脓毒血症儿童的血液样本可能产生<5 CFU/mL的微生物，少于1 mL的数量可能不足以检测病原体。尽管如此，仍应进行较小体积的培养，因为在一些婴儿中也可以检测到高水平的菌血症（超过1 000 CFU/mL的血液）。如果怀疑血液感染，所有的血液都应该放在有氧儿科瓶中，因为低龄患者感染厌氧菌的风险要低得多。

血液培养的数量

由于血液中微生物的周期性入血可能是某些疾病的特征，某些疾病是连续的，而另一些疾病是随机的，因此在建立血液培养时间和数量的标准时，必须考虑菌血症的模式。如果血容量足够，通常2～4组血培养足以达到最佳血培养灵敏度。单组血液培养不足以排除感染，而第二次血液培养通常至少能在80%～90%的患者中确定诊断。3次分别采集16～20 mL的血液，必要时第2 d再进行1次或2次血液培养，可检测血液中的大多数病原体（96%～98%）。4次血培养后检测致病原的分离率接近100%；然而，重要的是考虑所有因素，包括临床诊断和其他患者情况，考虑大量的血液样本所需的最佳测试。这假定使用的培养系统足以满足相关微生物的生长，这通常需要延长培养期。

收集时间

在血管内感染患者中，培养的时机不像其他因素那么重要，因为微生物以恒定的速率释放到血液中。由于间歇性败血症的时间不可预测，一般认为3～4次血培养后应间隔1小时。然而，在大多数情况下，同时获得或间隔获得的多个血液培养之间的结果没有显著差异。对提高微生物的培养，培养的总血容量比时间更关键。

无论如何，应立即将血液运送至实验室，并尽快将其放入培养箱或仪器中。使用血培养仪器，延迟超过2 h可能会影响阳性结果的检测。

其他因素

抗凝·用于培养的血液不得凝固。如果感染的微生物被包在血块中，它的存在可能无法被发现。因此，用于培养的血液可以直接接种到血液培养肉汤培养基中，也可以接种到含有抗凝剂的无菌采血管中，以便运送到实验室进行后续接种。肝素、乙二胺四乙酸（ethylenediaminetetraacetic acid, EDTA）和柠檬酸盐抑制多种微生物，不推荐使用。浓度为0.025%～0.03%的聚氨基酚磺酸钠（SPS）是血液培养可用的最佳抗凝剂。因此，目前血液培养基中最常用的制剂是0.025%～0.05% SPS。除了抗凝血特性外，SPS还可使溶菌酶失活，具有抗互补性和抗吞噬性，并干扰某些抗菌药物的活性，尤其是氨基糖苷类。然而，SPS可能会抑制一些微生物的生长，例如奈瑟菌属的一些菌株、阴道加德纳菌、串珠状链球菌和厌氧链球菌的所有菌株。由于SPS对这些微生物具有抑制作用，同时需要采取额外步骤将血液转移到最终培养瓶中，从而增加接触血液传播病原体和污染的风险，使用收集管而不是直接接种到培养瓶中可能会影响微生物的分离。出于以上考虑，不鼓励使用中间收集管。

稀释·除了采集的血液体积和选择的培养基类型外，还必须考虑培养基中血液的稀释系数。为了节省空间和材料，最好将患者血液的最大可行量（通常为10 mL）与仍能促进细菌生长、稀释或灭活血液中抗菌成分的最小量培养基相结合。通常细菌生长需要1 ∶ 10的血液与培养基比例；然而，一些含有树脂或其他添加剂的新型培养基已经证明以低至1 ∶ 4的比例提高了分离率。为此，在常规血液培养中，血液与培养基的比例为1 ∶ 4是足够的。所有商业血液培养系统（本章稍后讨论）都规定了适当的稀释。

血液培养基·从血液中分离的微生物的多样性需要多种和大量的培养基来促进这些微生物的生长。基本血液培养基包含营养肉汤和抗凝剂。市面上有几种不同的肉汤配方。市面上出售的大多数血培养瓶都含有胰蛋白酶大豆肉汤。更专业的肉汤培养基包括哥伦比亚、脑-心浸出液、布鲁菌肉汤或其他浓缩培养基。

血液培养瓶的类型

在血培养基中添加青霉素酶以使青霉素失活，已被含有树脂的培养基所取代，该培养基通过将大多数抗生素吸附到树脂颗粒表面而非选择性地使其失活。含有树脂的培养基可以提高葡萄球菌的分离率，尤其是当患者正在接受抗菌药物治疗时。BACTEC系统（Becton Dickinson Microbiology Systems, Sparks, MD）提供了几种含树脂的培养基。除了含有树脂的培养基外，BacT/ALERT还有1个血液培养瓶，瓶内补充了含有活性炭颗粒的脑-心浸出液（brain-heart infusion, BHI）的肉汤，与标准血液培养基相比，可显著提高微生物的检出。此外，可将树脂或木炭添加到商业培养基中，以吸附和灭活患者血液样本中的抗菌药物。当解释含有树脂和木炭的培养基的革兰染色时，应小心。这些添加剂可能与革兰阳性菌相混淆。除了传统的BacT/ALERT培养基外，bioMérieux现在还提供下一代苛养的抗菌药物中和培养基（Fastidious Antimicrobial Neutralization Plus, FAN^{R}Plus）。培养基中添加了吸附性聚合物珠，可以中和抗菌药物，还可以提供更清晰的革兰染色结果。

通常，每套血液培养包括1个需氧瓶和1个厌氧瓶。由于产生厌氧菌的阳性血培养比例下降，加上实验室成本效益的压力越来越大，一些研究人员建议实验室放弃有氧和厌氧处理所有血液样本的常规做法。有人提出，应选择性地进行厌氧培养，并应包括第2个需氧瓶，以代替厌氧血液培养。根据实验室服务的患者群体、提交的血培养数量、人员和财政资源，实验室可能有1种或多种方法可用于确保在尽可能短的时间内检测最广泛的微生物。

培养技术

特殊的血液培养肉汤系统可用于分离分枝杆菌。该系统可用于检测由结核分枝杆菌和非结核分枝杆菌引起的播散性感染。

常规血液培养

培养条件·商业制备的血液培养瓶中的空气通常具有较低的氧化还原电位，可容纳大多数兼性病原体和一些厌氧菌的生长。在培养的第1个24 h内不断搅拌瓶子，可以促进大多数需氧细菌的生长。

自给自足的人工培养系统

对双相血培养基的一种改进是BD BBL Septi-Chek系统

(Becton Dickinson Microbiology Systems, Sparks, MD)，该系统由1个常规血培养肉汤瓶组成，带有1个额外的空间，其中包含1个涂有琼脂或几种琼脂的载玻片。此外，还提供了用于分离真菌和分枝杆菌的特殊培养基。为了进行传代培养，整个肉汤内容物可以通过倒置瓶子接触琼脂表面，这是一个简单的过程，不需要打开瓶子或使用针头。瓶子每周至少应倾斜2次，以便在琼脂涂层的载玻片上清洗液体培养物，以培养肉汤中生长的任何微生物。与传统系统相比，大量肉汤传代培养和封闭式方法可以更快地检测许多微生物。Septi-Chek系统似乎能提高肺炎链球菌的分离，但这种双相系统不能有效分离厌氧菌，因此需要第2个厌氧瓶。

信号血培养系统(Thermo Fisher Scientific, Waltham, MA)是1个单瓶系统，可用于从成人和儿童分离常见的需氧、厌氧和微需氧微生物。瓶内装有80 mL肉汤和1个检测部位。瓶子在35 ～ 37℃的温度下搅拌和孵化。当微生物开始代谢时形成的二氧化碳会增加瓶子内的压力，推动部分血液样本肉汤混合物通过从液体延伸到信号检测部位的针头。检测部位中的液体表明培养结果呈阳性，然后可移除以进行进一步检测，如革兰染色或转种固体培养基。

应每天检查两种手动血液培养系统的生长情况。血液/肉汤中的生长通过浊度(通过反射或透射光可见)、溶血、CO_2(气体产生)或肉眼可见的生长或絮结产物来指示。

裂解离心

Isolator/Isostat System Press and Rack(Alere, Waltham, MA)是一种裂解离心系统，包括1台手动压力机，用于在试管上盖上盖子，可在市场上买到。隔离器由1根塞管组成，塞管中含有用于溶解血细胞的皂甙和作为抗凝剂的SPS(图67.3)。离心后，上清液被丢弃，含有病原体的沉淀物被旋转，整个沉淀物被种到固体琼脂上。该系统的好处包括丝状真菌的快速分离，在初始培养后存在用于直接鉴定和抗菌药物敏感性测试的细菌的存在，量化血液中CFU的能力，快速检测多种微生物感染，无需进行单独的抗生素去除步骤，能够根据临床判断(例如，直接接种到支持军团菌属或分枝杆菌属的培养基上)为初始培养设置选择特殊培养基，并可能增强宿主细胞裂解引起的细胞内微生物的分离。与传统系统相比，该系统可能存在的局限性似乎是，平板污染率相对较高，检测某些细菌的能力降低，如肺炎链球菌、单核细胞增多性李斯特菌、流感嗜血杆菌和厌氧菌。如果怀疑混合感染，应同时接种额外的血培养收集管。

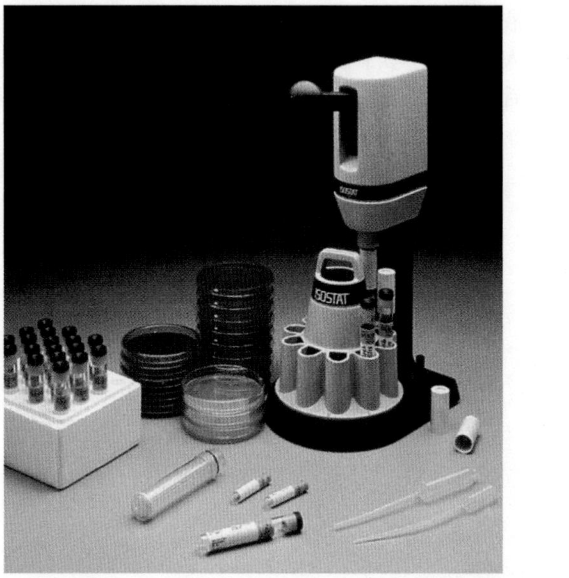

图67.3　溶解离心血液培养(Isolator/Isostat System, Alere, Waltham, MA)使用带有溶解剂和特殊仪器(Isostat Press)的真空吸引收集管，以便于在不使用针头的情况下去除上清液。

基于仪器的系统

在医疗成本受到限制，临床相关护理也有相应要求的情况下，改进的血液培养仪器的开发提高了病原体的检出，改善了患者护理。仪器能够快速准确地检测血液样本中的病原体。通过使用更新的仪器，处理大量血液培养的实验室也能提供经济高效的结果。

BACTEC系统・许多实验室使用BACTEC系统测量病原体代谢产生的二氧化碳(CO_2)。用于常规培养的血液或无菌体液被接种到含有适当培养基的瓶子中。

BACTEC血液培养系统与培养箱、摇动器和检测器一起实现了全自动。这些全自动血液培养系统使用荧光来测量病原体释放的CO_2；每个小瓶的底部都有1个透气的荧光传感器。当CO_2扩散到传感器中并溶解在传感器基体中的水中时，会产生氢(H^+)离子。

这些H^+离子会导致pH降低，进而增加传感器的荧光输出。每个瓶子都有连续的监控，检测是在瓶子外部进行的。

BacT/ALERT微生物检测系统・其他实验室使用BacT/ALERT系统(bioMérieux, Durham, NC)，该系统使用每个瓶子底部的比色传感器测量CO_2衍生的pH变化。传感器通过可渗透CO_2的膜与肉汤培养基分离。随着病原体的生长，它们会释放CO_2，CO_2会扩散到膜上，并溶解在传感器基质中的水中。当CO_2溶解时，会产生游离氢离子。这些游离氢离子会导致传感器颜色发生变化(随着pH降低，蓝色变为浅绿色变为黄色)；仪器中的传感器读取这种颜色变化。

Versa TREK系统・Versa TREK系统(Thermo Scientific, TREK Diagnostics, Cleveland, OH)在血液培养接种期间使用独特的搅拌系统。每个需氧培养基瓶都包含1个小的磁性搅拌棒，可在培养过程中增加O_2生成。与其他系统一样，这也是一种持续监测仪器。

用于鉴定菌血症或败血症的非培养方法

由于血液培养系统对快速检测菌血症或败血症不敏感，一些生化标记物已被用作菌血症和败血症病例诊断或预后的指标或生物标记物。这些生物标记物包括由血流产生或释放到血流中的化学物质，如β-D-葡聚糖，或真菌对人类白细胞介素(IL-10和IL-1Ra)产生的半乳甘露聚糖，其他免疫反应相关分子(即前蛋白酶、IL-6、单核细胞趋化蛋白)，以及包括C-反应蛋白、乳酸和降钙素原在内的炎症指标。降钙素原检测已被广泛用于临床环境中的患者监测，以帮助识别病原体、预测死亡率、监测抗生素的使用并缩短血流感染的治疗时间。当出现血流感染时，白细胞介素和其他免疫反应相关分子迅速上升，并可协助分化其他炎症状态。β-D-葡聚糖的酶检测或循环甘露聚糖的酶免疫分析越来越多地用于检测侵袭性系统性真菌感染。此外，各种基于核酸的检测方法也被广泛用于直接检测血液中的病毒、真菌和细菌等病原体。

降钙素原由甲状腺、肺和肠的神经内分泌细胞分泌。健康人降钙素原的血清浓度通常低于0.1 ng/mL。肺细胞和肠细胞都会增加降钙素原的生成，以应对炎症，从而导致血清中降钙素原的快速增加，高达正常值的400倍或＞4 ng/mL。血清中降钙素原的水平也被用作疾病发生细菌感染时的预后指标和严重脓毒症的转归。血清水平低于0.5 ng/mL表示没有感染风险；0.5 ～ 2.0 ng/mL表示中度感染风险；2 ～ 10 ng/mL表示感染风险高，并可能进展为脓毒血症。

T2 Candida系统（T2 Biosystems, Inc., Lexington, MA）是一种结合了5种主要念珠菌核酸扩增的磁共振分析方法。该系统可用于在5 h内识别成人和儿科患者的小容量血液样本中的侵袭性念珠菌种类。

两个经FDA批准的核酸系统，即Verigene分析（Luminex, Austin, TX）和BioFire FilmArray血液培养鉴定模块（bioMérieux, Inc, Durham, NC），检测结果与临床结果的一致性为86% ～ 100%，具体取决于感染病原体。BioFire FilmArray血液培养鉴定模块（Blood Culture Identification Panel, BCID）包含27个目标，包括血流感染常见的酵母菌、革兰阳性和革兰阴性细菌。此外，还可以检测3种与血流感染相关的抗生素耐药基因：*mec A*，甲氧西林耐药；*van A/B*，万古霉素耐药；*KPC*，碳青霉烯类耐药。Verigene检测法对革兰阳性（11个不同物种或属）和革兰阴性（9个不同物种或属）病原体分别进行检测，同时检测革兰阳性微生物中的*mec A*和*van A/B*等耐药基因，以及革兰阴性微生物中的β内酰胺酶（extended-spectrum beta-lactamase, ESBL）和碳青霉烯酶。

虽然大多数血液感染是单一微生物感染，但也会发生混合感染。直接从血液中检测多种病原体的灵敏度有限。而且，基于核酸的方法需要后续培养以完成抗菌药物敏感性测试。FDA批准的组合系统Accelerate Pheno system（Accelerate Diagnostics Inc, Tucson AZ）在血液病原体鉴定后不需要单独培养（图67.4）。该系统在大约90 min内结合了直接从血液样本中识别病原体，然后在大约7 h内从同一样本中获得抗菌药物敏感性结果。该系统使用电化学和专有的凝胶技术将病原体从血液样本中的分子基质中分离出来。采用电动浓缩技术对细胞进行浓缩。这些细胞被捕获在流动细胞中，并在病原体生长时进行图像捕获和分析。抗菌药物敏感性通过数字显微镜每10 min的形态动力学细胞图像实时报告最小抑制浓度。Accelerate Pheno系统可以从血液样本中识别出14种细菌，包括革兰阳性和革兰阴性病原体，以及两种念珠菌，报告的特异性和敏感性约为98%。

基质辅助激光解吸电离飞行时间质谱

MALDI-TOF MS已成功用于从血液培养中分离出纯菌落后间接鉴定许多微生物（第7章）。然而，在向临床医生报告之前，抗菌药物敏感性测试需要额外的隔夜培养和分析。使用MALDI-TOF从血液培养中直接鉴定微生物已经成功，但报告表明，它没有改进完成抗菌药物敏感性测试的方法，也没有缩短血流感染患者的抗菌药物治疗时间。

静脉导管相关感染

住院期间经常需要留置静脉导管。导管部位的局部感染或菌血症引起的败血症是静脉置管最常见的并发症之一。静脉导管容易受到正常皮肤微生物的污染，也容易被能够在导管尖端表面形成单微生物或多微生物生物膜的定植。由于所有患者的皮肤都有正常菌群，这些菌群也是导管中常见的病原体，因此用于诊断导管相关感染的技术需要量化细菌生长。静脉导管相关菌血症（或真菌血症）的诊断很困难，因为导管部位通常没有感染迹象，脓毒血症的典型症状和体征可能与其他临床表现重叠；即使血液培养呈阳性，也不能确定导管是否为感染来源。到目前为止，各种方法，如半定量培养、皮肤穿刺部位的革兰染色，以及拔管后静脉导管尖端的培养，被用于监测潜在的静脉导管相关感染。取出静脉导管的末端，在血液琼脂平板上滚动几次。然后将尖端从琼脂平板上取出并放入浓缩液中。平板和浓缩液均在37℃下培养18 ～ 24 h。接种后，对血液琼脂平板进行检查，并根据实验室方案对任何

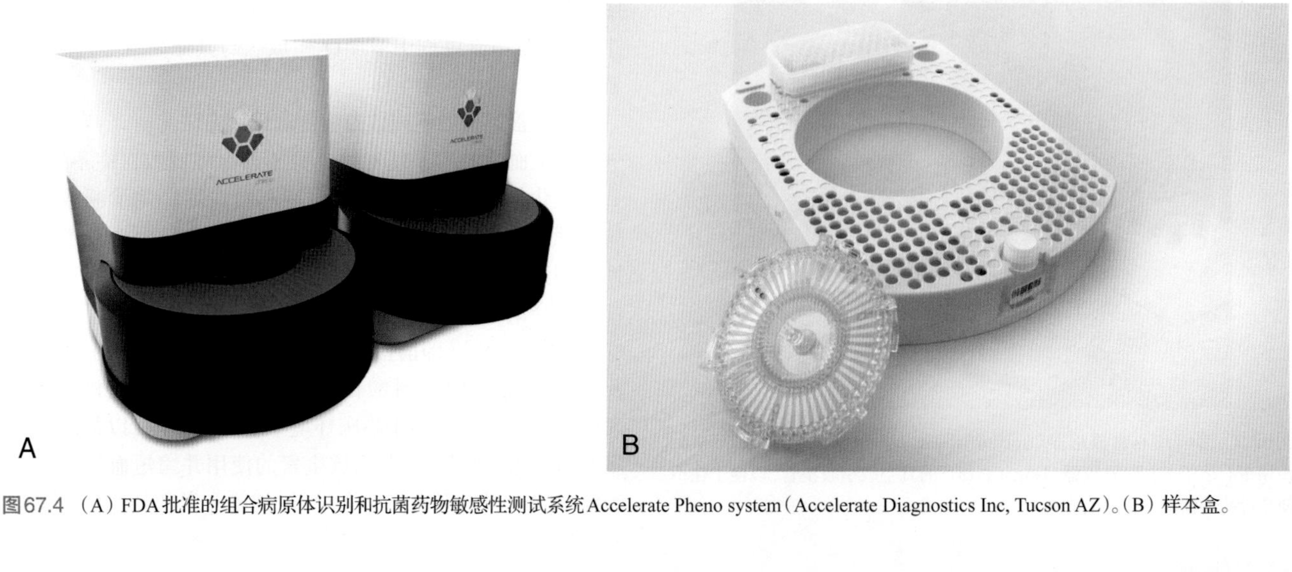

图67.4 （A）FDA批准的组合病原体识别和抗菌药物敏感性测试系统Accelerate Pheno system（Accelerate Diagnostics Inc, Tucson AZ）。（B）样本盒。

分离株进行鉴定。浓缩液可接种于血琼脂和厌氧培养基中，用于进一步分析和潜在的管腔内定植检测。

从培养中处理阳性直接检测和间接检测

大多数实验室使用基于肉汤的自动血液培养方法。当根据自动检测系统(包括基于核酸的直接检测系统)显示阳性培养结果时，应对直接样品或血培养基的风干液滴进行革兰染色涂片。涂片的甲醇固定有助于保持细菌和细胞形态，这对于检测红细胞碎片中的革兰阴性菌尤其有价值。一旦可以对血液中检测到的微生物进行初步的形态学描述，就应该联系医生并提供所有可用信息。确定阳性结果的临床意义是医生的责任。如果对呈阳性的瓶子进行显微镜检查，没有发现任何病原体，则应重新进行血液培养。对于白细胞计数较高的患者，细胞代谢可产生包括CO_2在内的代谢物，从而在自动化系统中导致假阳性反应。

血液培养瓶直接快速检测

如果检测到单一微生物感染(基于显微镜检)，可以从肉汤血培养基中进行大量快速鉴定和假定的抗菌药物敏感性试验。直接从肉汤中或通过离心肉汤并重新使用颗粒化细菌获得的接近0.5 McFarland标准浊度的有机物悬浮液，可用于进行纸片扩散(定性)或肉汤稀释(定量)抗菌药物敏感性试验。这些悬浮液也可用于进行初步试验，如凝固酶、耐热核酸酶、七叶皂苷水解、胆汁溶解度、通过荧光抗体染色或凝集检测革兰阳性菌、氧化酶抗原，以及商用革兰阴性菌快速鉴定试剂盒。假定结果必须通过使用纯分菌种的常规程序进行验证。

在未来可能进行的研究(例如，额外的药物敏感性测试)中，血液培养的分离菌株可通过在10%脱脂牛奶−70℃冷冻保存。商业保存系统Microbank beads可用于保存和储存细菌和真菌分离株(Pro-Laboratory Diagnostics, Austin, TX)。这些小瓶含有经过预处理的珠子和低温保存溶液，可以提高微生物的储存能力。在室温下将分离物的琼脂斜面储存在无菌矿物油下，是除冷冻保存外的另一种方法。在细菌分离数月后，可能有必要比较来自同一患者的分离菌株或来自不同患者的同一病原体的分离菌株。

血液培养结果的解释

由于通常被认为是健康人体正常定植的微生物引起的血液或血管感染的发病率越来越高，因此对血液培养中此类细菌生长的重要性的解释变得越来越困难。一方面，污染病原体可能会导致不必要的抗生素治疗、额外的检测和就诊，以及住院时间的延长。与假阳性血培养结果(即污染)相关的成本与静脉注射抗生素和病原体检测的费用增加40%有关。另一方面，未能识别和适当处理定植病原体可能会产生可怕的后果。有助于区分可能的病原体和污染的指南如下：

1. 可能的污染。

(1) 芽孢杆菌属、棒状杆菌属、丙酸杆菌属或角质杆菌属在某一种培养基上的生长。

注：在将芽孢杆菌视为可能的污染之前，必须排除炭疽芽孢杆菌。

(2) 从某一个培养基上培养到多种微生物的生长(混合微生物菌血症不常见)。

(3) 临床表现或病程与败血症不一致。

(4) 在主要感染部位引起感染的微生物与从血液培养中分离出来的不同。

2. 可能的病原体。

(1) 同一微生物在不同时间或不同解剖部位获得的多次培养中的生长。

(2) 从疑似心内膜炎患者获得的培养中分离得到的某些微生物，如肠球菌，或临床革兰阴性败血症患者的革兰阴性杆菌。

(3) 某些微生物，如肠杆菌、肺炎链球菌、革兰阴性厌氧菌和化脓性链球菌。

(4) 从疑似细菌感染的患者(例如，免疫抑制患者或存在植入物的患者)的血液培养中分离得到常见定植菌。

(5) 从其他身体部位分离的病原体并且治疗后有好转。

从血液中分离出的其他相关微生物的特殊注意事项

本节讨论的微生物需要不同的条件才能从血液培养样本中成功分离。这些微生物中的大多数很少从血液中分离得到。因此，医生向实验室报告重要的病史(如出国旅行等)非常重要。实验室还必须了解从血液培养中分离出来的特定微生物，这些病原体被认为是生物恐怖袭击的潜在因素，包括炭疽杆菌、土拉热弗朗西丝菌、布鲁菌和鼠疫耶尔森菌等。最后，除了后面讨论的需要特殊条件从血液中分离的病原体外，还有一些病原体无法在人工培养基上生长，最好通过血清学或核酸扩增分析等替代方法进行诊断；这些生物体列于框67.4中。

框67.4　引起血流感染但不能在人工培养基上生长的病原体

贝纳柯克斯体、衣原体属(肺炎衣原体和鹦鹉热衣原体)、立克次体属、惠普尔养障体

HACEK菌群

正如本章前面提到的，HACEK一词指的是一组苛养的革兰阴性杆菌，包括嗜沫凝聚杆菌、伴放线凝聚杆菌、人心杆菌、侵蚀艾肯菌和金氏金氏菌等。从血液培养中分离这些病原体通常与感染性心内膜炎有关。血液培养中分离出的其他苛养菌还包括如二氧化碳嗜纤维菌属、龋齿罗氏菌、黄杆菌属和色杆菌属。持续监测血液培养系统表明，几乎所有与这些微生物相关的血流感染，包括心内膜炎，都是在培养后5 d内检测到的。

弯曲杆菌和幽门螺杆菌属

有几种从血液培养中偶然分离得到的弯曲杆菌属和螺杆菌属，通常在5 d内可在培养基中观察到生长。这些微生物通常是小的、薄的、弯曲的革兰阴性杆菌，只有在通过连续监测仪器检测后，才能使用AO染色法进行观察。由于这些微生物的挑剔性质，必须使用合适的培养基和大气条件从血培养瓶进行传代培养(第33章)。

真菌

许多真菌，尤其是酵母菌，在适当的温度下，通过对培养

瓶进行通风和搅拌，为真菌生长提供足够的氧气，就可以在标准血培养基中分离出来。然而，某些真菌可能在这些最适宜细菌生长的培养基中生长缓慢或难以生长。通过商业化双相系统（如Septi-Chek）的搅拌培养或使用裂解离心系统，可以实现血液培养中真菌的最佳分离。用于自动血液培养系统的培养基制造商已经开发出用于真菌分离的特殊培养基。这些培养基配方显著提高了从真菌血症患者中分离出的真菌数量，并缩短了检测真菌所需的培养时间。侵袭性念珠菌属血流感染和白念珠菌与金黄色葡萄球菌混合感染的发病率越来越高，已成为一个重大问题。这两类微生物都显示出对抗菌药物的耐药性增加，造成了严重的治疗困难和死亡率增加。用于检测真菌血症的血液样本的采集方式与细菌培养相同。

分枝杆菌属

HIV感染者可发生播散性非结核分枝杆菌感染，其中主要是鸟分枝杆菌复合群。HIV感染耐多药的分枝杆菌属可导致高的死亡率。肺外感染可通过病原体入血播散到全身多个部位。在免疫功能低下患者的血液感染中，快速生长的非结核分枝杆菌也较为常见。

特殊培养基，如含0.05% SPS的Middlebrook 7H9肉汤或含0.5%聚山梨酯80的BHI肉汤，含有或不含Middlebrook 7H11琼脂斜面，可提高分枝杆菌的分离率。此外，隔离器系统也可用于分枝杆菌的生长。用于检测分枝杆菌血流感染的基于肉汤的系统提供了一种持续监测机制，防止交叉污染，并为实验室人员提供更安全的环境。尽管有这些优点，在自动肉汤培养系统中，分枝杆菌血液感染也是较难发现的。

布鲁菌属

布鲁菌病在许多发展中国家是一种常见病，但在发达国家并不常见。由于布鲁菌病可能包括在许多感染的鉴别诊断中，微生物室工作人员应该做好准备，以处理疑似有布鲁菌的血液培养物；70%～90%的布鲁菌病患者血液培养呈阳性。布鲁菌败血症主要出现在发病的前3周。从血液中分离布鲁菌可能需要特殊处理，因为这些微生物属于苛养的、通常生长缓慢的胞内病原体。布鲁菌肉汤或胰蛋白酶大豆肉汤的分离率最高。使用双相培养基可能会促进生长，或者隔离器系统可能会允许细胞内病原体释放。

连续监测系统的使用提高了布鲁菌的分离。例如，使用BACTEC仪器可以在5 d内诊断95%以上的阳性培养物，而无需常规的阴性传代培养。

螺旋体

伯氏螺旋体属

直接涂片镜检可以诊断70%的复发性发热病例，这是一种由伯氏螺旋体引起的发热性疾病。在直接湿片镜检抗凝血液样本时可以看到微生物，在生理盐水中稀释为细长、卷曲不均的螺旋体，在红细胞移动时，螺旋体似乎会推动红细胞四处移动。用于疟疾检测的厚和薄的血涂片，用瑞特或吉姆萨染色对检测伯氏螺旋体也很敏感。

使用标准细菌血培养法培养2～3周已成功用于鉴定伯氏螺旋体。通过定期取样培养液和使用核酸扩增技术可以提高检测阳性率。

钩端螺旋体

钩端螺旋体病可以通过在发病前4～7 d从血液中分离的致病性螺旋体来诊断。钩端螺旋体通常会在2周内生长1～3 cm。在添加了SPS的血培养中，这些微生物在11 d后仍可检出，从而便于病原体在远隔部位生长。不建议对外周血进行直接暗视检查，因为会存在许多类似螺旋体的影响物。如果必须将血液转运到参考实验室进行培养，则可将血液收集在肝素、草酸或柠檬酸盐管中，并保持在环境温度下。将1～2滴血液接种到患者床边的半固体油酸-白蛋白培养基中。可以使用各种商业化培养基，如Fletcher培养基（BD Diagnostics, Sparks, MD）进行培养。建议进行多次培养以提高微生物的检出。钩端螺旋体在传统血液培养系统中难以生长；分子技术可以提高对微生物的检测，以及使用血清学标记物进行快速诊断（关于螺旋体和钩端螺旋体的更多信息见第45章）。

颗粒链菌属和无营养菌属

颗粒链菌属和无营养菌属以前被称为营养变异链球菌，如果不添加0.001%的盐酸吡哆醛（也称为硫醇或维生素B_6），则无法进行培养。这些链球菌与菌血症和心内膜炎有关。尽管进入血液培养基的人类血液提供了足够的适于微生物生长的吡哆醛，但标准的羊血琼脂平板可能不支持它们的生长。将肉汤传代培养到5%的羊血琼脂平板上，或者覆盖1株金黄色葡萄球菌，或者滴入1滴吡哆醛来提供生长所需，通常可以使链球菌菌落在旁边生长为微小的卫星。一些商业培养基可能会补充足够的吡咯烷酮（0.001%）以支持营养变异链球菌的生长。

支原体属

来自支原体属的侵袭性和系统性疾病，包括人型支原体和口腔共生菌，可能比目前所诊断的更多。不建议使用自动血培养连续监测系统检测支原体。SPS是大多数自动血培养基中使用的抗凝剂，会抑制这些微生物。

巴尔通体属

研究表明巴尔通体在免疫功能正常和免疫功能低下的患者中都会引起菌血症和心内膜炎。汉氏巴尔通体也与猫抓病有关，这是美国的一种常见传染病。猫抓病的特征是淋巴结持续坏死性炎症。双相培养或肉汤培养系统可用于分离巴尔通体，但这些病原体很少达到高浓度或激活自动化系统中的CO_2检测器。血清学仍然是诊断巴尔通体菌血症最可靠的方法。

案例学习67.1

一名大学生因发热伴寒战入院。他还表现出定向力障碍和胸痛。入院时留取了血培养，并给他开了头孢唑林治疗。但是他的病情逐渐恶化，在12 h内血液培养报告为革兰阳性球菌，菌种鉴定为葡萄球菌属。2 h后，实验室确认了金黄色葡萄球菌的鉴定。超声心动图显示他的三尖瓣和主动脉瓣上有多处赘生物（图67.1）。原本计划进行手术修复瓣膜，但患者在入院后48 h内死亡。后来发现这个学生和他的朋友曾一起注射可卡因。

问题：

1. 实验室是如何迅速地识别出这种微生物的？
2. 诊断菌血症应留取多少套血液培养？
3. 如果该分离微生物的凝固酶呈阴性，那么如何能证明该微生物为感染病原体？

复习题

1. 以下哪种细菌与肿瘤性疾病无关（　　）

a. 腐败梭菌　b. 牛链球菌　c. 弯曲杆菌属　d. 金黄色葡萄球菌

2. 如果从血液中分离出血管炎链球菌，应该考虑以下哪项（　　）

a. 肿瘤　b. 脓肿　c. 血液中毒素的产生　d. 组织缺氧

3. 真菌血症的最常见病原体是什么（　　）

a. 球孢子菌属　b. 皮炎芽生菌　c. 白念珠菌　d. 荚膜组织胞浆菌

4. 儿童进行血液培养的安全采血量是多少（　　）

a. $<$1 mL　b. 1～5 mL　c. 5～10 mL　d. 10～20 mL

5. 在采集血液培养样本时，如果不能直接接种血液培养装置或系统，最好使用什么抗凝剂运送到实验室（　　）

a. 肝素　b. 乙二胺四乙酸　c. 柠檬酸钠　d. SPS（聚乙烯醇磺酸钠）

6. 当从之前接受过抗生素治疗的患者身上采集血液进行血液培养时，正确的培养数量是多少（　　）

a. 第1 d采集1次血培养，第2 d采集2次血培养　b. 两组血培养同时采集，但来自不同的部位　c. 3次单独的血液培养，每次16～20 mL，可能再额外需要1次或2次培养　d. 以上这些都不正确

7. 采集血液培养时，可使用（　　）清洁采集点

a. 肥皂和水　b. 乙醇拭子　c. 乙醇和碘或氯己定　d. 所有这些

8. DIC是脓毒血症的一种并发症，最常见的原因是（　　）

a. 革兰阴性菌　b. 巨细胞病毒　c. 革兰阳性菌　d. 寄生虫

9. 诊断取决于外周血涂片中对微生物镜检的寄生虫不包括以下哪种（　　）

a. 疟原虫　b. 惠普尔养障体　c. 锥虫　d. 巴贝斯虫

10. 是非题

______血培养采集的时间比采集的总血容量更重要。

______除了血管内感染，细菌通常通过淋巴系统进入血液循环。

______几乎所有已知的细菌和许多真菌都与血管外血流感染有关。

______从现有静脉置管的患者身上采集用于血培养的血液必须在置管上方采集。

______在从远隔的感染部位（如脓肿）短暂入血时，细菌会在发热出现前约60 min释放入血。

______血管外血流感染包括感染性心内膜炎、真菌性动脉瘤和化脓性血栓性静脉炎。

______金黄色葡萄球菌是无心内膜炎的败血症的重要原因。

______静脉导管、动脉导管和人造血管的使用越来越多，使得皮肤的正常菌群成为血流感染的主要因素。

______大多数基础血液培养基都含有营养素肉汤和1.2%的明胶。

______细菌和真菌对静脉和中心导管的定植是医院获得性血流感染中疾病和死亡的主要来源。

11. 配对题：将每个术语与正确的描述配对

______脓毒血症性休克	______未知的
______新生物	______真菌血症
______播散	______低氧
______等渗	______高渗
______短暂的	______赘生物
______感染性心内膜炎	______真菌性动脉瘤
______化脓性血栓性静脉炎	______脓毒血症
______内毒素	

a. 血液中存在真菌　b. 被携带　c. 氧气水平下降　d. 心内膜的感染　e. 血小板、炎症细胞和被捕获的病原体的复合物　f. 静脉壁炎症　g. 感染引起的动脉壁变弱，然后可能破裂　h. 从一个地方到另一个地方　i. 隐藏的　j. 严重的败血症表现，导致脓毒血症性休克、DIC和主要器官衰竭　k. 能致癌的异常细胞团　l. 血液中细菌及其毒素的存在　m. 革兰阴性病原体细胞壁中的一种物质　n. 高渗；添加渗透稳定剂的培养基　o. 不含渗透添加剂的培养基

12. 简答题

（1）阐述导致感染性心内膜炎发展的过程，并列举一些被确定为这种疾病主要原因的病原体。

（2）从血液培养中成功分离微生物取决于哪些因素？

（3）解释感染个体的血液中细菌存在的不同方式。

（4）哪些因素使患者易患血液感染？

（5）解释外毒素和内毒素之间的区别，以及它们如何导致败血症。

(6) 是什么让真菌抵抗宿主细胞的防御机制?

(7) 当从血液培养中分离出的微生物通常被认为是污染的细菌时,微生物工作人员必须想到的一个特殊考虑是什么?

(8) 细菌参与肿瘤发展的相关因素?

(9) 列举可以引起血液感染的病毒,并描述它们的致病机制。

参考答案

案例学习67.1

1. 技术专家镜检了革兰染色涂片,发现革兰阳性球菌呈簇状分布。由于这一发现,实验室接下来主要通过两种方式报告分离株的鉴定。可以将两滴血培养样本接种到0.5 mL凝固酶血浆中,在35℃下培养2 h后形成凝块。这将帮助实验室鉴定该病原体为金黄色葡萄球菌。更先进的实验室可使用更新的基于分子的识别系统,如Accelerate Pheno系统,可以直接在血培养样本中识别病原体,或使用其他多重分子系统,如Biofire血培养模块。

2. 通常,连续采集两次血培养即可,但心内膜炎患者可能需要送检三次血培养。研究表明,培养送检套数越多,血液样本中检测到病原体的概率越高。对于成年患者,单次培养至少应采集20 mL样本。

3. 血培养中的凝固酶阴性葡萄球菌可能代表皮肤污染,这是由于用于培养的血液采集不当所致。如果从多个血培养样本中分离出具有相同抗菌谱的凝固酶阴性葡萄球菌,则该分离株引起感染的可能性更高。可以将来自患者三尖瓣的培养结果与血培养分离株进行比较。此外,二代基因测序或全基因组测序可用于比较两种分离株,以确定该分离株是否是最初感染的原因。

复习题

1. d; 2. b; 3. c; 4. b; 5. d; 6. c; 7. c; 8. a; 9. b; 10. ×, √, √, ×, ×, ×, √, √, ×, √; 11. j, i, k, a, b, c, o, n, h, e, d, g, f, l, m

12. (1) 感染性心内膜炎的发生是由几个独立的事件引起的。心脏异常(如先天性瓣膜病或静脉导管的直接创伤)可损害心脏内皮。这种损伤导致血小板和纤维蛋白沉积。如果细菌暂时进入血流(例如口腔手术后,甚至在刷牙后),则细菌可能黏附并定植于受损的心脏内皮细胞表面。这种损伤导致内皮表面迅速覆盖一层纤维蛋白和血小板保护层,保护层起到了对细菌有利的保护作用,可以保护定植的细菌,然后细菌以缓慢而稳定的速度在血流中繁殖。感染性心内膜炎经常涉及的细菌是草绿色链球菌,由几个不同的种组成,最常分离得到血链球菌和变异链球菌。

(2) 取决于菌血症的类型、样本采集方法、血容量、血培养的数量和采集时间、结果解释,以及实验室服务的患者群体类型。血容量和培养数量似乎是最关键的。

(3) 菌血症可能是暂时的、持续的或间歇性的。牙科手术期间,口腔中的细菌被释放到血液中,可能会导致暂时性菌血症。更严重的并发症,如细菌性心内膜炎和败血症性休克,导致血液中细菌持续存在(持续性菌血症)。在其他感染(如脓肿)时,血液中可间歇性发现细菌。

(4) 免疫抑制剂、广谱抗生素的广泛使用,可能抑制正常菌群并筛选出耐药菌株;可导致细菌进入宿主内部的侵入性操作;广泛的外科手术;虚弱和重病患者的生存期延长。

(5) 败血症是细菌或其产物对宿主造成伤害的疾病过程。败血症的严重表现包括低血压或休克、弥散性血管内凝血(DIC)和主要器官系统衰竭。在感染性休克中,细菌产物、外毒素、内毒素和宿主的防御反应成分会关闭宿主的主要生理系统。内毒素来自革兰阴性细菌的细胞壁,由脂多糖(LPS)组成,对多种生理功能有强烈影响。该毒素已被证明能介导多种全身反应,包括发热和补体及凝血因子的激活。外毒素来自革兰阳性细菌(大多数革兰阳性细菌不产生内毒素),许多外毒素在血液中的作用与内毒素相同。DIC通常是败血症的致命性并发症,是由于凝血因子耗尽导致血管阻塞和出血所致。DIC最常见于革兰阴性杆菌败血症。

(6) 除了含有甾醇的细胞壁外,霉菌的巨大体积使其对宿主的防御(如抗体和吞噬细胞)不敏感。

(7) 考虑到许多血流感染可由通常被认为是无毒力的或健康人体宿主自身微生物群的细菌引起,必须收集患者群体的信息(例如,HIV阳性或免疫功能低下的患者),以及是否存在可能导致血流感染的情况,例如使用血管内导管。

(8) 肿瘤的存在使细菌能够增殖并在血液中繁殖,同时减少宿主吞噬细胞对细菌细胞的杀灭。

(9) 偏爱血细胞的病毒有EBV、CMV和HIV。病毒转移侵入细胞以产生新的病毒成分,阻止宿主细胞发挥其正常功能,从而导致病毒复制,损伤或破坏宿主细胞。宿主细胞的免疫反应也参与了病毒的致病机制。

第68章·下呼吸道感染
Infections of the Lower Respiratory Tract

金文婷·译　李娜·审校

本章目标

1. 定义气管、支气管、细支气管和肺泡，并解释下呼吸系统的解剖结构。
2. 罗列不同年龄层和人群中导致下呼吸道疾病和肺炎的最常见病因，如5岁以下儿童、学龄儿童、青壮年、老年人和免疫功能低下患者。
3. 描述与下呼吸道感染相关的细菌和病毒中的毒力因子。
4. 罗列4种体内微生物引起肺部感染的感染或扩散途径。
5. 确定医生在治疗老年肺炎方面最重要的决定，并列出指导他们做决定的3个步骤。
6. 罗列成人社区获得性肺炎的最常见原因。
7. 鉴别社区获得性肺炎和医院获得性（医疗保健相关）肺炎。
8. 说明厌氧菌增强致病力的因素；解释这些厌氧菌是如何侵入肺部的。
9. 定义Lukens采样器并解释与该方法相关的患者类型或样本。
10. 描述早发性和晚发性医院或呼吸机相关性肺炎的区别。
11. 列出囊性纤维化患者肺部感染的主要病因。
12. 确定HIV阳性个体中最常见肺部机会性感染微生物。
13. 解释由于细菌产生毒素而使微生物产生呼吸相关疾病的机制。
14. 解释在呼吸系统疾病中宿主免疫系统是如何促进微生物生长的。
15. 解释为什么结核分枝杆菌是胞内菌的典型代表。
16. 描述呼吸道感染采集的样本质量及拒收标准的确定，包括痰液、诱导痰、气管内吸出物、胸腔积液、支气管肺泡灌洗、支气管冲洗和支气管刷检。
17. 解释微生物学家如何检测不太常见的呼吸道感染原，包括耶氏肺孢子菌、军团菌、肺炎衣原体、百日咳鲍特菌、肺炎支原体和诺卡菌。

概论

解剖

呼吸道可分为两个部分：**上呼吸道**包括喉以上结构，而**下呼吸道**则跟随喉部以下的气流通过**气管**到达**支气管**和**细支气管**，然后进入**肺泡**发生气体交换（图68.1）。呼吸道和胃肠道是连接身体内部和外部环境的两个主要通道。呼吸道是人体获取新鲜氧气和排出不需要的二氧化碳的途径。呼吸道从鼻腔和口腔湿化吸入的空气开始，通过鼻咽部和口咽部一直到气管，然后进入肺部。气管分成支气管，支气管又向下分为细支气管，细支气管是最小分支，终止于肺泡。据估计，肺约有3亿个肺泡，肺泡是呼吸道的主要微观气体交换结构。

熟悉胸腔的解剖结构，才能从下呼吸道不同部位采集合适的样本送至实验室处理。**胸腔**包括心脏和肺，包括3个由**胸膜**相互分隔的隔板（图68.1）。肺位于左、右胸膜腔，而**纵隔**（两肺之间）主要包括食管、气管、大血管和心脏。

呼吸道的致病机制基本概念

微生物主要通过有限的致病机制引起疾病（第3章），本文将对这些与呼吸道感染有关的机制进行简要讨论。人体每天会发生很多次与微生物的接触。然而，接触后感染往往是少见而不是常规。一个微生物是否成功地引起感染不仅取决于该生物体引起疾病的能力（致病性），而且还取决于人类宿主抵抗感染的能力。

宿主因素

人类宿主有几种非特异性保护呼吸道免受感染的机制，包括传导气道和下呼吸道。在传导气道中，这些机制包括鼻毛、扭曲的通道和鼻甲骨（鼻腔内长而卷曲的骨头）的黏液内衬；呼吸道分泌物中分泌性IgA、IgM、IgG及非特异性抗菌物质（溶菌酶、乳铁蛋白、分泌性白细胞蛋白酶抑制剂）；气管的纤毛和黏膜；有尖角的气道分支；以及一些反射动作如咳嗽、打喷嚏和吞咽等。这些机制阻止异物或微生物进入支气管并进入肺部，而肺部在健康的宿主体内仍然是无菌的。睡眠中经常会发生少量口咽物质的吸入，这在多种类型肺炎的发病机制中起重要作用。一旦颗粒脱离黏液纤毛的清扫活动而进

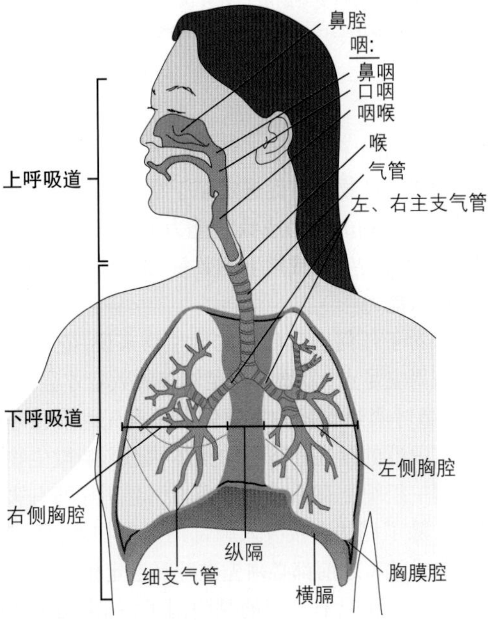

图68.1　呼吸道的解剖（包括上下呼吸道）。

入肺泡，树突状细胞和肺泡巨噬细胞等吞噬细胞会将其吞噬并带到淋巴管。下呼吸道的其他非特异性机制包括肺泡液的化学特性（表面活性剂、纤维连接蛋白、免疫球蛋白、补体、游离脂肪酸和铁结合蛋白）和支气管相关淋巴组织（bronchus-associated lymphoid tissue, BALT）。

除了这些非特异性宿主防御外，鼻咽和口咽部的正常菌群有助于防止上呼吸道病原微生物的定植。正常的微生物群通过竞争同一空间和营养物质，以及产生对入侵生物有毒的**细菌素**和代谢产物来阻止微生物的定植。一些细菌可以作为健康宿主的人类定植微生物群的一部分被分离出来。框68.1罗列了一些可作为健康宿主的一部分被分离出来的人类微生物群，另外还有一些细菌中即可以在健康宿主，也可在特定情况下致病。在特定情况下和一些未知因素下，这些定植微生物可致病，可能是由于既往病毒感染造成的损害、宿主免疫力下降或呼吸道上皮屏障的物理破坏（例如吸烟）。对于明确临床实验室中分离病原体的重要性，鉴别正常的呼吸道微生物群是重要的。定植并不总是意味着感染。根据样本来源、存在的微生物数量、白细胞是否存在，以及白细胞的数量来区分定植和感染是很关键的。通过防止正常微生物菌群污染的无菌方法，明确从呼吸道的正常无菌部位分离出来的微生物并报告给临床医生。

框68.1 健康人群鼻咽部和口咽部的微生物

可能病原体

· 不动杆菌属、草绿色链球菌（包括咽峡炎链球菌、乙型溶血性链球菌）、肺炎链球菌、金黄色葡萄球菌、脑膜炎奈瑟菌、支原体属、流感嗜血杆菌、副流感嗜血杆菌、卡他莫拉菌、白念珠菌、单纯疱疹病毒、肠杆菌目、分枝杆菌属、假单胞菌属、洋葱伯克霍尔德菌、丝状菌真菌、臭鼻克雷伯菌、侵蚀艾肯菌、拟杆菌属、消化链球菌属、放线菌属、二氧化碳嗜纤维菌属、放线杆菌属、放线共生放线杆菌、嗜沫凝聚杆菌、齿龈内阿米巴属、毛滴虫属

少见病原体

· 非溶血性链球菌、微球菌、棒状杆菌属、凝固酶阴性葡萄球菌、奈瑟菌属（除外淋病奈瑟球菌、脑膜炎奈瑟菌）、乳杆菌属、韦荣球菌、螺旋体、鳊齿罗氏菌、颊纤毛菌、月形单胞菌属、沃廉菌属、黏液罗氏菌（以前叫黏滑口腔球菌）、弯曲菌属

微生物毒力因子

微生物或其产物具有促进定植于宿主和造成后续感染的特性。一种微生物的**毒力**或致病能力取决于几个因素，包括黏附、毒素的产生、生长或增生的数量、组织损伤、逃逸宿主免疫反应和播散能力。

黏附 · 对于任何引起疾病的微生物来说，它必须首先在呼吸道中获得立足点，以增长到足够多的数量才会产生症状。因此，大多数呼吸道疾病的病原体必须首先黏附在呼吸道黏膜上。正常菌群的存在和宿主的整体状态影响微生物的黏附能力。在宿主组织上存活或生长而不引起明显的有害影响被称为定植。除了那些直接吸入肺部的微生物外，所有疾病的病原体在造成危害之前都必须先在呼吸道定植。

化脓性链球菌具有特定的黏附因子，如由脂磷壁酸和M蛋白等分子组成的菌毛。这些分子像一层薄薄的绒毛一样围绕在细菌周围。金黄色葡萄球菌和某些草绿色链球菌是其他具有脂磷壁酸黏附复合物的细菌。许多革兰阴性菌（不含脂磷壁酸），包括肠杆菌目、军团菌属、假单胞菌属、百日咳鲍特菌属和嗜血杆菌属，也通过蛋白质指状表面菌毛黏附。病毒具有血凝素（流感病毒和副流感病毒）或介导其上皮附着的其他蛋白质。

毒素 · 某些微生物如果在呼吸道中不管存在多大的量，几乎都是被认为是病原体，因为它们具有在每个宿主中表达的毒性因子。这些微生物在框68.2罗列。产生细胞外毒素是最先发现的细菌致病机制之一。白喉棒状杆菌、溃疡棒状杆菌和假结核棒状杆菌是典型的通过细胞外毒素作用致病的。一旦微生物定植在上呼吸道上皮细胞上，它就会产生一种毒素，这种毒素会向全身扩散，优先黏附在中枢神经系统细胞和心脏的心肌细胞上。全身性疾病以心肌炎、周围神经炎和局部症状为表现，这些会引起呼吸窘迫。

框68.2 呼吸道病原体

明确的呼吸道病原体

· 结核分枝杆菌、肺炎支原体、沙眼衣原体、肺炎衣原体、百日咳鲍特菌、军团菌属、耶氏肺孢子菌、诺卡菌属、组织胞浆菌、球孢子菌属、隐球菌属（也可能从无隐球菌病患者中检出）、皮炎芽生菌、病毒（呼吸道合胞病毒、冠状病毒、人偏肺病毒、腺病毒、肠道病毒、汉坦病毒、单纯疱疹病毒、流感和副流感病毒、鼻病毒、严重急性呼吸综合征）

少见病原体

· 土拉热弗朗西丝菌、鼠疫耶尔森菌、类鼻疽伯克霍尔德菌、贝纳柯克斯体、鹦鹉衣原体、布鲁菌、沙门菌属、多杀巴斯德菌、鼻硬结克雷伯菌、水痘-带状疱疹病毒（VZV）、寄生虫

产毒棒状杆菌的生长导致上皮黏膜坏死和脱落，产生“白喉膜（伪膜）”，它可能从前鼻黏膜延伸到支气管，或者可能局限于扁桃体和扁桃体周围区域之间的任何区域。这种膜可能引起喉咙痛，影响呼吸和吞咽。虽然棒状杆菌属无毒菌株可引起局部疾病，但它比产毒菌株引起的疾病轻得多。有些铜绿假单胞菌的菌株产生一种类似白喉毒素的毒素，这种毒素是否引起铜绿假单胞菌呼吸道感染尚未确定。百日咳的病原体百日咳鲍特菌也产生毒素，这些毒素在疾病产生中的作用尚不清楚。它们可以抑制吞噬细胞的活性或破坏呼吸道细胞。金黄色葡萄球菌和乙型溶血性链球菌产生能够破坏宿主细胞或组织的细胞外酶。葡萄球菌的细胞外产物可导致组织坏死和破坏吞噬细胞，并有助于形成与该细菌引起的感染相关的脓肿。虽然金黄色葡萄球菌可以从咽喉样本中再生，但它尚未被证明会引起咽炎。链球菌的酶，包括透明质酸酶，促进细菌快速播散。呼吸道感染的许多其他病原也产生细胞外酶和毒素。

微生物的生长 · 除了黏附和产毒素，病原体仅通过在宿主组织中生长，干扰正常的组织功能，并吸引中性粒细胞和巨噬细胞等宿主免疫效应体，从而致病。一旦这些细胞开始攻击入侵的病原体并修复受损的宿主组织，随着更多的非特异性的免疫因子被吸引到该区域，扩大的反应接踵而至，增加了宿主组织损伤的数量。呼吸道病毒感染通常以这样的方式进

展，许多其他类型的肺炎也是如此（炎症和液体在肺泡内积聚），例如由肺炎链球菌、化脓性链球菌、金黄色葡萄球菌、流感嗜血杆菌、脑膜炎奈瑟菌、卡他莫拉菌、肺炎支原体、结核分枝杆菌和大多数革兰阴性杆菌。

逃逸宿主反应·在各种呼吸道病原体中存在的另一种毒性机制是逃避宿主防御机制的能力。肺炎链球菌、脑膜炎奈瑟菌、流感嗜血杆菌、肺炎克雷伯菌、产黏液样铜绿假单胞菌、隐球菌和其他细菌都含有多糖荚膜，既可以防止被吞噬性宿主细胞吞噬，又可以保护菌体抗原避免暴露于宿主免疫球蛋白。某些细菌（如肺炎链球菌）大量地产生这种荚膜物质，以致可溶性多糖抗原颗粒能与宿主抗体结合，阻止它们充当调理素。由荚膜抗原组成的疫苗为宿主抗感染提供保护，表明流感嗜血杆菌、肺炎链球菌和脑膜炎球菌的荚膜多糖是主要毒力机制。

一些呼吸道病原体通过在宿主细胞内繁殖来逃避宿主的免疫系统。沙眼衣原体、鹦鹉衣原体、肺炎衣原体，以及所有的病毒都在宿主细胞内复制。它们已经进化出了被宿主的“非专业”吞噬细胞吸收到细胞内环境中茁壮成长的方法。一旦进入这些细胞，微生物就会受到宿主体液免疫因子和其他吞噬细胞的保护。这种保护一直持续到宿主细胞受到足够的破坏，然后宿主识别该微生物是外来物，这些外来微生物才受到攻击。另一类引起呼吸道疾病的微生物包括能够在吞噬性宿主细胞（通常是巨噬细胞）中生存的生物体。一旦进入吞噬细胞，这些呼吸道病原体就可以繁殖。军团菌、耶氏肺孢子菌和组织胞浆菌是较为常见的胞内病原体。

结核分枝杆菌是细胞内病原体的典型代表。在原发结核病中，病原菌被飞沫核带到肺泡中，**飞沫核**是一种含有结核分枝杆菌的气溶胶微粒。一旦被肺泡巨噬细胞吞噬，病原体就被带到最近的淋巴结，通常在肺门或其他纵隔淋巴结（支气管肺淋巴结）。在淋巴结内，结核分枝杆菌在巨噬细胞内缓慢繁殖。最终，结核分枝杆菌破坏巨噬细胞，随后被其他吞噬细胞所吞噬。结核分枝杆菌在巨噬细胞的保护下繁殖，巨噬细胞无法完成吞噬体-溶酶体融合，阻止了细菌被破坏。当繁殖到足够数量时，结核分枝杆菌从被破坏的巨噬细胞中溢出，通过淋巴管进入血液，产生分枝杆菌菌血症，并将结核分枝杆菌携带到身体的许多部位。在大多数情况下，宿主免疫系统在这个时间做出充分反应，杀死病原菌；但是，一个小的活菌库可能会留在正常高氧浓度区域，如肺尖部位。这些分枝杆菌被隔离起来，若干年后，宿主免疫或物理屏障被破坏情况下，可能导致潜伏的结核分枝杆菌的病灶破坏，导致结核激活并致病（继发性结核）。在某些有原发性免疫缺陷患者中，最初的菌血症使细菌遍布受损的宿主，导致**播散性**或**粟粒性结核**。细菌在宿主巨噬细胞和肺组织细胞内的生长导致更多效应细胞（包括淋巴细胞、中性粒细胞和组织细胞）的聚集，最终导致**肉芽肿**形成，然后组织破坏和空洞形成。病灶由半固态、无定形的组织团块组成，形似半软干酪，因此被称为**干酪样坏死**（细胞或组织死亡）。感染可扩展到细支气管和支气管，细菌可通过呼吸道分泌物和咳嗽传播。飞沫核由咳嗽产生，可能被吸入下一个易感宿主。患者肺部的其他部分也可能通过吸入（液体或固体的吸入）而感染。

下呼吸道疾病

支气管炎

急性

急性支气管炎是气管-支气管树的急性炎症。可能是上呼吸道感染的一部分，或由上呼吸道感染如流感或普通感冒等进展而来。大多数急性呼吸道感染常发生在冬天。

急性支气管炎的致病机制尚不明确，但似乎是病毒细胞毒性和宿主免疫系统反应的相互作用。无论何种原因，支气管上皮的保护功能被破坏，过量的液体在支气管内积聚。根据感染源的不同，支气管上皮的破坏可能是广泛性的（如流感病毒），也可能是轻微的（如鼻病毒感冒）。

从临床特征上，支气管炎的主要表现是咳嗽、发热和咳痰。**痰**（来自肺部的脓液）通常在发病时是透明的，但随着疾病的持续，可能会变成**脓性**的。支气管炎可表现为**喉炎**（一种临床症状，表现为犬吠样咳嗽或声音嘶哑）。

微生物学研究确定健康人群急性支气管炎病原的价值尚未明确。急性支气管炎通常由病毒引起，如流感和呼吸道合胞病毒（respiratory syncytial virus, RSV）。不到10%的急性支气管炎是由细菌引起的，包括肺炎支原体、百日咳鲍特菌和肺炎链球菌。百日咳鲍特菌（第36章）常与婴儿和学龄前儿童的支气管炎有关（表68.1）。诊断百日咳的最佳样本是鼻咽深部样本，在年幼患者（婴儿和幼儿）中，鼻咽抽吸物比拭子更敏感。棉签应选用涤纶或人造纤维。

表68.1 急性支气管炎的主要原因

细菌	病毒
百日咳鲍特菌 副百日咳鲍特菌、肺炎支原体、肺炎衣原体	流感病毒、腺病毒、鼻病毒、冠状病毒（其他不太常见病毒，如呼吸道合胞病毒、人偏肺病毒、柯萨奇A21病毒）

慢性与急性

慢性支气管炎是一种常见疾病，可发生于10%～25%的成年人。临床症状表现为过多的黏液产生，导致咳嗽痰，至少持续3个月，连续2年以上。吸烟、感染和吸入灰尘或烟雾是重要的致病因素。急性支气管炎与导致肺部损伤的长期损伤无关，但通常是感染过程的结果。

慢性支气管炎可出现急性发作，但很难确定感染的原因。潜在的致病菌，如无包膜流感嗜血杆菌、肺炎链球菌和卡他莫拉菌，经常可从这些患者的支气管培养出来。由于慢性定植，很难将这些微生物之一作为慢性支气管炎患者急性感染的具体原因。尽管细菌在这些患者急性感染中的作用尚不明确，但病毒是常见的原因。

毛细支气管炎

毛细支气管炎是细支气管上皮表面较小直径的炎症，是一种急性病毒性下呼吸道感染，主要发生在出生后的前2年。典型的临床表现包括急性发作的喘息和过度通气，以及咳嗽、流鼻涕、呼吸急促和呼吸窘迫。该疾病主要与包括人偏肺病毒和RSV在内的病毒感染有关。RSV占毛细支气管炎的40%～80%，具有明显的季节性；毛细支气管炎的病原列于框68.3。像其他病毒感染一样，毛细支气管炎在温带气候地区表现出明显的季节性，每年冬季到早春期间病例增加。最初，病毒在上呼吸道的上皮细胞中复制，但在婴儿体内，病毒会迅速传播到下呼吸道。支气管上皮早期炎症发展为坏死。诸如喘息等症状可能与对病毒和其他宿主因素的炎症反应类型有关。在大多数情况下，患者根据临床指标进行管理，在需要住院的情况下，实验室发挥作用；在许多婴儿中，可通过从呼吸道分泌物中分离出病毒来确定一种特定的病毒病因，最好是从洗鼻液中（第64章）。

框68.3 引起支气管炎的病毒

呼吸道合胞病毒、副流感病毒1～3型、鼻病毒、腺病毒、流感病毒、肠病毒、人偏肺病毒

肺炎

肺炎（下呼吸道炎症和液体积聚，包括气道和支撑结构）是疾病和死亡的主要原因。肺炎主要分为两大类：社区获得性肺炎（在医院环境外获得性感染）和医院或呼吸机相关肺炎（在医院环境内获得性感染，通常至少在入院后2 d）或医疗保健机构相关肺炎（指90 d内在长期护理机构感染后在急性护理医院住院2 d或2 d以上；或在当前感染后30 d内，最近接受过静脉抗菌药物治疗、化疗或伤口护理；或曾在医院、血液透析诊所或其他门诊接受过治疗）。然而，一旦微生物成功侵入肺部，疾病就会随之而来，影响肺泡空间及其支持结构、间质和末端细支气管。

致病机制

机体可通过4种途径引起肺部感染：通过上呼吸道定植或感染，进而延伸到肺部；通过吸入微生物（从而避开上呼吸道防御）；通过吸入含有该微生物的空气飞沫；或通过从远处感染部位的血液播散至肺部。病毒引起呼吸道的原发感染，并抑制宿主的防御，进而导致继发性细菌感染。例如，病毒可能破坏呼吸道上皮细胞并破坏正常的纤毛活动。据推测，病毒在宿主细胞中的生长破坏了后者的功能，并促使非特异性免疫效应细胞的涌入，加剧了损害。已知病毒感染对宿主上皮组织的损害使患者易发生继发性细菌感染。

口咽内容物的吸入在许多类型的肺炎致病机制中都是重要的。吸入性肺炎可在麻醉或癫痫等意识不清时发生，也可在饮酒或药物滥用后发生，但其他个体，特别是老年患者，也可发生**吸入性肺炎**。神经系统疾病、食管病变和牙周病或牙龈炎也是重要的危险因素。因重力因素及通常由于某些宿主非特异性保护机制的丧失，微生物到达肺组织繁殖并吸引宿主炎症细胞。其他机制包括吸入雾化药物和血行播散。细胞碎片和液体的积聚导致肺功能的丧失，从而致病。

此外，关于医院相关性肺炎、医疗保健相关性肺炎和呼吸机相关性肺炎的致病机制，医疗保健设备、环境及患者与工作人员与其他患者之间的转移都可能是引起肺炎的病原体来源。细菌进入下呼吸道的主要途径是口咽微生物的吸入或含有细菌的分泌物在气管插管周围的泄漏。由于这些原因，插管和机械通气显著增加肺炎的风险（6～21倍）。此外，气管插管内的细菌和病毒生物被膜随后扩散到远端气道，可能在呼吸机相关性肺炎的致病机制中起重要作用。

临床表现

提示肺炎的症状包括发热、寒战、胸痛和咳嗽。过去，肺炎被分为两大类：① 典型肺炎或急性肺炎（如肺炎链球菌）。② 非典型肺炎，根据咳嗽是否产生黏液样痰。而非典型肺炎病原菌（肺炎支原体、嗜肺军团菌、结核分枝杆菌、土拉热弗朗西丝菌、鹦鹉热支原体、伯纳克希菌、肺炎支原体）引起的肺炎症状与典型肺炎支原体患者无显著差异。由于这种症状的重叠，因此考虑与患者临床表现相关的所有可能的病因很重要。有些肺炎患者没有表现出与呼吸道有关的体征或症状（例如，有些患者只有发热）。因此，对患者进行体格检查、胸片、病史和临床实验室检查是很重要的。除呼吸道症状外，10%～30%的肺炎患者主诉头痛、恶心、呕吐、腹痛、腹泻和肌痛。

流行病学和病原学

如前所述，肺炎主要有两大类：社区获得性肺炎和医院、呼吸机或医疗保健相关肺炎（hospital-, ventilator-, or health care-associated pneumonias, HCAPs）。由于流行病学和原因可能不同，这些类别将分别讨论。在本章中，免疫缺陷患者的肺炎单独讨论。与严重急性呼吸综合征[（severe acute respiratory syndrome，SARS）和COVID-19]和流感暴发（H1N1）相关的新发病毒感染通常与上呼吸道感染有关，但可能导致年轻人、老年人或免疫低下患者严重的下呼吸道感染。有关这些新出现的病毒性传染病的详细信息和诊断建议，见第65章。

社区获得性肺炎 · 社区获得性肺炎可由细菌、真菌、病毒或原虫引起。由于症状往往是非特异性的，通常在确定病因之前进行经验性抗生素治疗。急性肺炎的病因与年龄密切相关。婴儿和儿童中80%以上的肺炎是由病毒引起的，而成人中病毒引起的比例为10%～20%。

儿童 儿童社区获得性肺炎是一种常见和潜在的严重感染。肺炎的病因确诊具有挑战，因为肺部很少直接采样，而且儿童很难获得痰液。在2个月至5岁的健康患者中，RSV、人偏肺病毒、副流感病毒、流感病毒和腺病毒是下呼吸道疾病最常见的病因。儿童患细菌性肺炎的可能性较小，细菌性肺炎通常由流感嗜血杆菌、肺炎链球菌或金黄色葡萄球菌引起。新生儿可获得沙眼衣原体或耶氏肺孢子菌下呼吸道感染（这可能表明免疫系统不成熟或潜在的免疫缺陷）。

肺炎支原体和肺炎衣原体是学龄儿童（5～14岁）细菌性肺炎的最常见病因。儿童社区获得性病毒性肺炎的四个最常见原因包括流感、RSV、副流感病毒和腺病毒。与儿童医疗保健相关（医院）暴发相关的病原包括流感病毒、RSV和腺病毒。35%的患者存在病毒和细菌混合感染，其中大多数（81%）为病毒-细菌混合感染。

年轻成人 在30岁以下的成年人中，最常见的下呼吸道

感染病原是肺炎支原体，它通过密切接触传播。接触分泌物似乎是比吸入气溶胶更重要的传播和感染。支原体与呼吸道黏膜接触后，可黏附并定植在呼吸道黏膜细胞。蛋白质黏附因子和滑行运动决定毒性。支原体一旦附着在呼吸道黏膜细胞的纤毛上，它们就会繁殖并破坏纤毛的功能。病原体的附着和细胞毒素产生诱导细胞损伤。肺炎衣原体是青壮年下呼吸道感染的第三大常见病原体，仅次于支原体和流感病毒；它也可以感染老年人。衣原体是一种能破坏细胞功能并引起呼吸道疾病的胞内病原体，与病毒病原体相似。

由于诊断、抗感染治疗和支持性护理方式的改进，社区获得性肺炎和医院获得性肺炎的流行病学和治疗发生了巨大变化。医疗保健机构的变化使得社区获得性肺炎、医院获得性肺炎和HCAP之间的区别变得不那么明确。然而，肺炎仍然是老年患者发病和死亡的一个重要原因。美国胸科学会（American Thoracic Society, ATS）和美国传染病学会（Infectious Disease Society of America, IDSA）的指南建议，在过去90 d内住院、居住在疗养院或长期护理机构、最近进行过静脉抗生素治疗或血液透析的患者应被归类为HCAP患者。与老年社区获得性肺炎患者相比，HCAP患者在心肺和神经退行性疾病、癌症、慢性肾脏疾病、慢性阻塞性肺疾病和免疫抑制患者中的发病率更高。这两个群体都受到各种生物体的感染。最常导致社区获得性肺炎的微生物包括肺炎链球菌、流感嗜血杆菌、肺炎支原体、肺炎衣原体、卡他莫拉菌和军团菌属。肺炎链球菌疫苗越来越多的使用降低了肺炎链球菌肺炎的发病率。导致肺炎发病的因素包括纤毛功能、咳嗽反射、意识水平的下降、牙周病和全身活动能力。与医疗保健相关感染的患者更常存在革兰阴性杆菌和其他多重耐药菌定植，这可能是因为口腔卫生不佳、唾液减少或上皮细胞更新减少。

与这些感染相关的微生物，除了前面提到的，可能包括耐甲氧西林金黄色葡萄球菌（methicillin-resistant *S.aureus*, MRSA）、铜绿假单胞菌、各种肠杆菌目、不动杆菌属、厌氧菌、耐碳青霉烯酶肺炎克雷伯菌、广谱β内酰胺酶肠杆菌目（extended-spectrum beta-lactamase-resistant Enterobracterales, ESBLS）。根据IDSA的说法，决定让患者住院还是门诊治疗可能是医生做出的最重要的临床决定。这一决定反过来又影响到随后的治疗地点（家庭、医院或重症监护病房）、实验室评估的强度、抗菌药物治疗和费用。因此，IDSA根据三个步骤制定了成人社区获得性肺炎的管理指南：① 评估先前存在的可能危及居家护理安全的情况。② 对短期死亡率进行量化［根据肺炎严重指数评分（PSI）和基于超过14 000名患者的预测］，随后将患者风险分为5类（Ⅰ～Ⅴ）。③ 临床决策。但是对疗养院或其他保健设施的患者，PSI没有用。因此，在老年患者的社区获得性和HCAP病例中，正确评估疾病的严重程度至关重要，并明确包括IDSA概述的3个主要管理指南。

继发于胃或口腔分泌物吸入的肺炎是常见的。最常见的病原体包括口腔厌氧菌，如黑色普雷沃菌和卟啉单胞菌、口普雷沃菌、颊普雷沃菌、解糖胨雷沃菌、拟杆菌属、梭杆菌和厌氧或微量需氧的链球菌。与社区获得性吸入性肺炎相关的最常见的需氧菌株是链球菌属和流感嗜血杆菌。厌氧感染微生物具有许多因子，如细胞外酶和包膜能增强其致病能力。然而，正是它们存在于宿主体内的异常部位，在组织损伤后产生较低的氧化还原作用才有助于它们的致病性。金黄色葡萄球菌、各种肠杆菌目（黏质沙雷菌、大肠埃希菌、不动杆菌属和肺炎克雷伯菌）和假单胞菌也可通过吸入获得；军团菌属、卡他菌、肺炎支原体、脑膜炎球菌和其他病原体也可能涉及。肺炎是医疗保健相关（医院）感染患者的主要死亡原因，重症监护病房患者的病死率高达50%。有些肺炎是继发于脓毒症，有些与污染的物化吸入治疗设备有关，特别是对插管患者。住院患者或长期护理的患者可能经历无症状的上呼吸道定植，导致微生物吸入下呼吸道。除了上述微生物，这些患者更容易感染多重耐药菌株（ESBLS和MRSA），包括斯氏普罗威登斯菌、摩氏摩根菌、大肠埃希菌、奇异变形杆菌、肺炎克雷伯菌、肠杆菌属和金黄色葡萄球菌。

成人（病毒性肺炎）· 成人每年约1亿例由流感、腺病毒、肠道病毒（柯萨奇病毒和鼻病毒）、冠状病毒（SARS-CoV-2）、人偏肺病毒、副流感病毒和RSV引起的社区获得性病毒性肺炎，特别是在流行期间。流感相关的病毒性肺炎对孕妇的风险增加，约为普通公众的4～9倍，风险最大的是晚期妊娠相关。RSV被认为是社区获得性肺炎的第三大常见原因，65岁以上患者的死亡比例较高。与RSV类似，人偏肺病毒可引起长期护理机构感染暴发。病毒性肺炎之后易继发细菌性感染，通常由β溶血性链球菌、金黄色葡萄球菌、卡他莫拉菌、流感嗜血杆菌和肺炎链球菌引起。根据地理位置和临床表现可考虑的其他因素是汉坦病毒组的病毒，其中最常见的是辛诺柏病毒，以及SARS-CoV-2和MERS（第65章）。在这些病原体中，流感病毒、RSV、SARS-CoV-2和腺病毒与医疗保健相关的暴发有关。医院、医疗保健或呼吸机相关肺炎的发病时间是一个重要的流行病学变量和危险因素。

成人（真菌性肺炎）· 成人急性下呼吸道感染的不常见原因包括放线菌属和诺卡菌属，以及一些不易从痰中发现的病原体，包括鼠疫、土拉菌病、类鼻疽（假伯克霍尔德菌）、布鲁菌、沙门菌、贝纳柯克斯体（Q热）、炭疽芽孢杆菌、多杀巴斯德菌，以及某些寄生虫，如卫氏并殖吸虫、溶组织内阿米巴、蛔虫和圆线虫（后者可导致免疫抑制患者的致命疾病）。在美国，诊断寄生虫性肺炎的先决条件是临床医生的高度怀疑。对于最近接触过鸟类的患者，应排除鹦鹉热是引起急性下呼吸道感染的原因。在引起急性真菌性肺炎中，组织胞浆菌、皮炎芽孢菌、粗球孢子菌、隐球菌属，偶尔曲霉菌属也可引起急性肺炎。因此，职业史和任何与动物接触史在提示特定的潜在感染源方面是重要的。

慢性下呼吸道感染 · 结核分枝杆菌是慢性下呼吸道感染最常见的病因，但真菌感染和厌氧菌胸膜肺感染也可发生亚急性或慢性病程。结核分枝杆菌以外的分枝杆菌也可致病，特别是鸟胞内分枝杆菌复合群和堪萨斯分枝杆菌。真菌和寄生虫经常从慢性病患者中被分离出来，可能是引起急性社区获得性下呼吸道感染的原因。放线菌和诺卡菌也可能与症状的逐渐出现有关。放线菌通常与胸膜或胸壁感染有关，诺卡菌可与结核分枝杆菌同时被分离出来。许多由慢性下呼吸道疾病病原体引发的感染，其致病机制的特点是需要破坏宿主细胞介导的免疫，或这些病原体有能力避免被宿主细胞介导的免疫机制所破坏。这可能是通过伪装外来抗原的能力、大小或其他一些因素，使微生物在宿主组织内生长而不引起压倒性的局部免疫反应。

囊性纤维化（cystic fibrosis, CF）是一种遗传性疾病，可导致肺部持续细菌感染，导致气道壁损伤和慢性阻塞性肺病。最终，气道分泌物和损伤结合在一起，导致肺部气体交换不良、心脏功能不全和最终死亡。患者可常见于有慢性呼吸道疾病的年轻成年人，更常见的于患有胃肠疾病和生长发育迟缓的儿童。金黄色葡萄球菌是最常见的细菌病原体。流感嗜血杆菌也经常在患有CF的幼儿上呼吸道被发现。几乎所有的年龄超过18岁的CF患者的痰能分离到1种非常黏的假单胞菌，这种菌的特点是生产大量的细胞外荚膜多糖，特别是随着年龄增长，发病5年后更普遍。即使未被诊断CF，从痰液中分离出黏液性铜绿假单胞菌可提醒临床医生潜在CF的可能性。微生物学家应该经常报告这种不寻常的形态学特征。除了黏液性假单胞菌和金黄色葡萄球菌外，CF患者可能携带流感嗜血杆菌，肺炎链球菌，嗜麦芽窄食单胞菌，木糖氧化无色杆菌，罗尔斯顿菌属，贪铜菌属，潘多拉菌属，大肠埃希菌，洋葱伯克霍尔德菌复合体，快生长分枝杆菌（脓肿分枝杆菌）、RSV，流感，真菌包括曲霉、赛多孢菌和皮炎外瓶霉。此外，由于CF存在黏稠的黏液栓，CF患者肺中可检测到普雷沃菌、韦荣球菌、放线菌、梭杆菌等几种厌氧菌和正常口腔微生物。孪生球菌和黏液罗氏菌已被确认与CF患者的不良预后相关。使用先进的分子诊断方法，在慢性多菌性CF感染中还发现了其他微生物，包括草绿色链球菌、星座链球菌、中间链球菌群。

肺脓肿通常是急性或慢性肺炎的并发症。在这种情况下，感染肺部的微生物会引起肺实质（肺的功能区域）的局部破坏。与肺脓肿相关的症状与急慢性肺炎相似，但治疗后症状无法消除。

免疫抑制患者

肿瘤患者 癌症患者由于粒细胞减少或其他吞噬防御缺陷、细胞或体液免疫功能障碍、黏膜表面和皮肤损伤，以及各种医疗程序（如输血）而存在感染的高风险。在这些患者中，恶性肿瘤的性质往往决定了病因（表68.2），肺炎是常见的临床表现。

移植受体 为器官移植的成功，接受者的免疫系统必须被抑制。因此，这些患者易受感染。不管是哪种器官移植类型（心脏、肾脏、骨髓、肺、肝、胰腺），大多数感染都发生在移植后4个月内。主要感染可能发生在移植后1个月内，但通常与移植前感染延续有关。肺部感染在这个患者群体中需引起重视。最常见肺炎病原体包括金黄色葡萄球菌、肺炎链球菌、流感嗜血杆菌、耶氏肺孢子菌和巨细胞病毒。此外，其他微生物如隐球菌属、曲霉属、念珠菌属、诺卡菌属等可引起危及生命的肺部感染。

HIV感染者 感染人类免疫缺陷病毒（human immunodeficiency virus, HIV）的患者是患肺炎的高危人群。如前一章所述，由于严重免疫缺陷引起的机会性感染是这些患者患病和死亡的主要原因。在美国，获得性免疫缺陷综合征（acquired immune deficiency syndrome, AIDS）最常见的机会性感染是耶氏肺孢子菌肺炎。尽管耶氏肺孢子菌是主要肺部感染病原体，但该患者群体中须考虑其他微生物，包括结核分枝杆菌和胞内分枝杆菌复合体，以及常见的细菌，如肺炎链球菌和流感嗜血杆菌。除了这些常见的病原体，许多其他微生物也能引起下呼吸道感染，包括诺卡菌属，马红球菌（一种革兰阳性、需氧、多形性微生物）和军团菌属。其他机会性

表68.2 与特定肿瘤相关的常见感染病原体举例

恶性肿瘤（部位和感染类型）	病原体
急性非淋巴细胞白血病（肺炎、口腔病变、皮肤病变、泌尿道感染、肝炎，最常见的是无明显病灶的脓毒症）	肠杆菌目 假单胞菌 葡萄球菌 杰氏棒杆菌 念珠菌 曲霉 毛霉 丙型肝炎、其他除甲肝、乙肝外的肝炎
急性淋巴细胞白血病（肺炎、皮肤病变、咽炎、播散性疾病）	链球菌（所有类型） 耶氏肺孢子菌 单纯疱疹病毒 巨细胞病毒 水痘-带状疱疹病毒
淋巴瘤（播散性疾病、肺炎、泌尿道感染、败血症、皮肤病变）	布鲁氏菌 念珠菌 隐球菌（黏膜皮肤） 单纯疱疹病毒 水痘-带状疱疹病毒（皮肤） 巨细胞病毒 耶氏肺孢子菌 刚地弓形虫 单核细胞增多性李斯特菌 分枝杆菌 诺卡菌 沙门菌 葡萄球菌 肠杆菌目 假单胞菌 粪类圆线虫
多发性骨髓瘤（肺炎、皮肤病变、脓毒症）	流感嗜血杆菌 肺炎链球菌 脑膜炎奈瑟菌 肠杆菌目 假单胞菌 水痘-带状疱疹病毒 念珠菌 曲霉

呼吸道感染也可由病毒引起,如巨细胞病毒和单纯疱疹病毒(herpes simplex virus, HSV)(第65章)。

胸膜感染

如果感染肺部病原体通过异常通道(瘘)进入胸膜腔,可能发展为脓胸(体腔内如胸膜腔内有脓液)。这些患者的症状是隐匿的,在疾病早期,与肺部的原发感染有关。一旦产生足够的脓性渗出物,典型的体征和影像学表现可提示是脓胸。

下呼吸道感染的实验室诊断

样本采集及送检

快速确定病原体对肺炎的处理至关重要,但尽管进行了各种诊断检测,仍有多达50%的患者未能发现致病病原体。遗憾的是,没有一种单一的检测方法可以识别所有潜在的下呼吸道病原体。下呼吸道样本的采集、运输和处理方法概述见表5.1。

痰

咳痰·咳痰检查是确定细菌性肺炎病因的主要手段。然而,除非使用侵入性技术,下呼吸道分泌物会被上呼吸道分泌物污染,特别是唾液。因此,痰液是微生物实验室中接受培养的样本中临床相关性最低的,尽管痰是数量最多、处理样本时耗时最长的样本类型之一。

合格的痰样本取决于医护人员的全面宣教和患者对采集过程的所有步骤的理解。在咳痰前1～2 h内不要进食、用生理盐水或清水漱口。告知患者提供深部咳痰,应将咳痰咳到无菌容器中,尽量减少唾液的污染。样本应立即运往实验室。在室温下即使是适当的时间,也可能导致存活菌死亡和杂菌的生长。

诱导痰·患者若无咳痰,可由呼吸治疗师协助,使用体位引流和拍背来刺激产生合格痰。样本采集前,患者应先用湿牙刷刷颊黏膜、舌头和牙龈。作为一种替代方法,可以收集雾化诱导的痰样本来分离分枝杆菌或真菌。诱导痰也被认为是耶氏肺孢子菌肺炎高诊断率的样本。通过使用含0.85% NaCl的超声雾化器,让患者呼吸雾化液,直到出现强烈的咳嗽反射,然后收集气溶胶诱导的样本。用这种方法获得的下呼吸道分泌物较稀,类似唾液,尽管它们经常含有直接来自肺泡间隙的物质。这些样本通常足够用于培养,实验室无需预先筛选即可接受。获取这样的样本可以避免侵入性操作,如支气管镜检查或细针穿刺。

胃抽吸液仅用于从不能咳痰的患者分离抗酸杆菌,特别是幼儿。在患者早上醒来前,将鼻胃管插入胃内并取出内容物(认为呼吸道的抗酸杆菌在夜间会吞入胃内)。分枝杆菌的抗酸特性使得它们能在短时间内存活。胃抽吸样本必须立即送到实验室,以便中和胃酸。如果不能立即送检,可以将样本中和酸性后转运。

气管内或气管切开术抽吸样本

气管切开术患者不能正常咳痰,但Lukens采样器可以很容易地收集下呼吸道分泌物(图68.2)。气管切开吸出物或气管切开抽吸样本应作为痰液进行实验室处理。气管切开术的患者很快就会被革兰阴性杆菌和其他院内病原体定植。这种

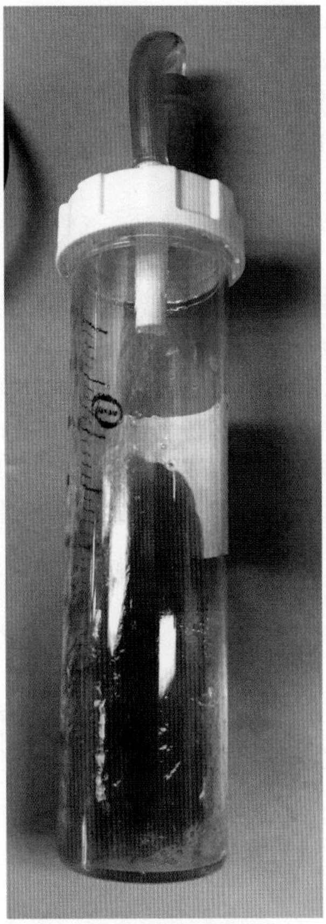

图68.2 实验室收到的用Lukens采样器收集的气管分泌物。

定植本身不引起感染,但这些定植微生物可被吸入至肺引起肺炎。培养结果应与临床体征和症状相结合。

支气管镜·支气管镜样本包括支气管肺泡灌洗(bronchoalveolar lavage, BAL)、支气管冲洗、支气管刷检和经支气管活检。肺炎的诊断,特别是HIV感染者和其他免疫抑制患者,往往需要使用更具侵入性的操作。纤维支气管镜检查极大地改变了这些感染的评估和管理。该方法可直接观察支气管黏膜并采集活检样本。经支气管行肺组织活检,以评估肺癌等肺部疾病。尽管经支气管镜活检非常重要,但该手术常常伴有严重的并发症,如出血。肺组织样本应在无菌的0.85%NaCl中转运。

在支气管镜检查过程中,医生获取支气管冲洗或抽吸、BAL样本,保护性支气管毛刷样本,或经支气管活检样本。支气管洗液或抽吸液是通过将少量无菌生理盐水注入支气管树并抽出液体来收集的。这些样本会被上呼吸道微生物菌群污染,如草绿链球菌和奈瑟菌属。应尝试从支气管冲洗液中检出潜在的致病微生物。

可以通过支气管镜和支气管肺泡灌洗深度采样来收集脱落的宿主细胞和分泌物。灌洗液特别适合于检测肺孢子菌和真菌。在这个过程中,通过支气管镜向肺段注入大量生理盐水(100～300 mL),以获得肺间质和肺泡间隙的细胞和蛋白质。据估计,这一过程中可采集到超过100万个肺泡内物质。这项技术结合定量培养对大多数主要呼吸道病原体(包括细菌性肺炎)的诊断价值已被证实。科学家发现急性细菌性肺

炎与每毫升BAL液中超过10^3～10^4个菌落之间存在显著相关性。BAL已被证明是一种安全实用的、用于诊断免疫抑制患者的机会性肺部感染的方法。床边采用Metras导管的非支气管镜"迷你BAL"已推行，通常注入20 mL或更少的生理盐水。

另一种类型的呼吸样本通过支气管镜保护性导管支气管毛刷获得，作为支气管镜检查的一部分。通过这种中等侵入性操作获得的样本适合于微生物检测，特别是吸入性肺炎。保护性毛刷收集0.001～0.01 mL样本。收集过程的概述如图68.3所示。样本采集后，可将支气管刷的内容物悬浮在1 mL具有强烈涡流的肉汤溶液中，用0.01 mL经校准的接种环接种到培养基。一些研究人员指出，通过双腔保护导管获得的样本既适合厌氧培养，也适合有氧培养。在肉汤稀释剂中，每毫升至少有1 000个菌落数(或在原始样本中每毫升10^6个菌落数)，就被认为与感染相关。支气管镜手术的所有过程，如取样的顺序、麻醉剂的使用和电镀的速度，都应该严格标准化。

经皮气管抽吸·经皮气管抽吸(percutaneous transtracheal aspirate, TTA)是通过先经皮和环甲膜的针头将一根小塑料导管插入气管而获取样本。对患者来说有些不舒服，并不是所有患者都适用(它不能用于不合作的患者、有出血倾向的患者或氧合不佳的患者)。这降低了样本被上呼吸道微生物污染和冲洗或灌洗的液体稀释的可能性，需要提供护理以防止导管被咳嗽退回到咽部。虽然这项技术很少使用，但可以从TTA样本中分离出例如放线菌等厌氧菌，以及吸入性肺炎相关的病原体。

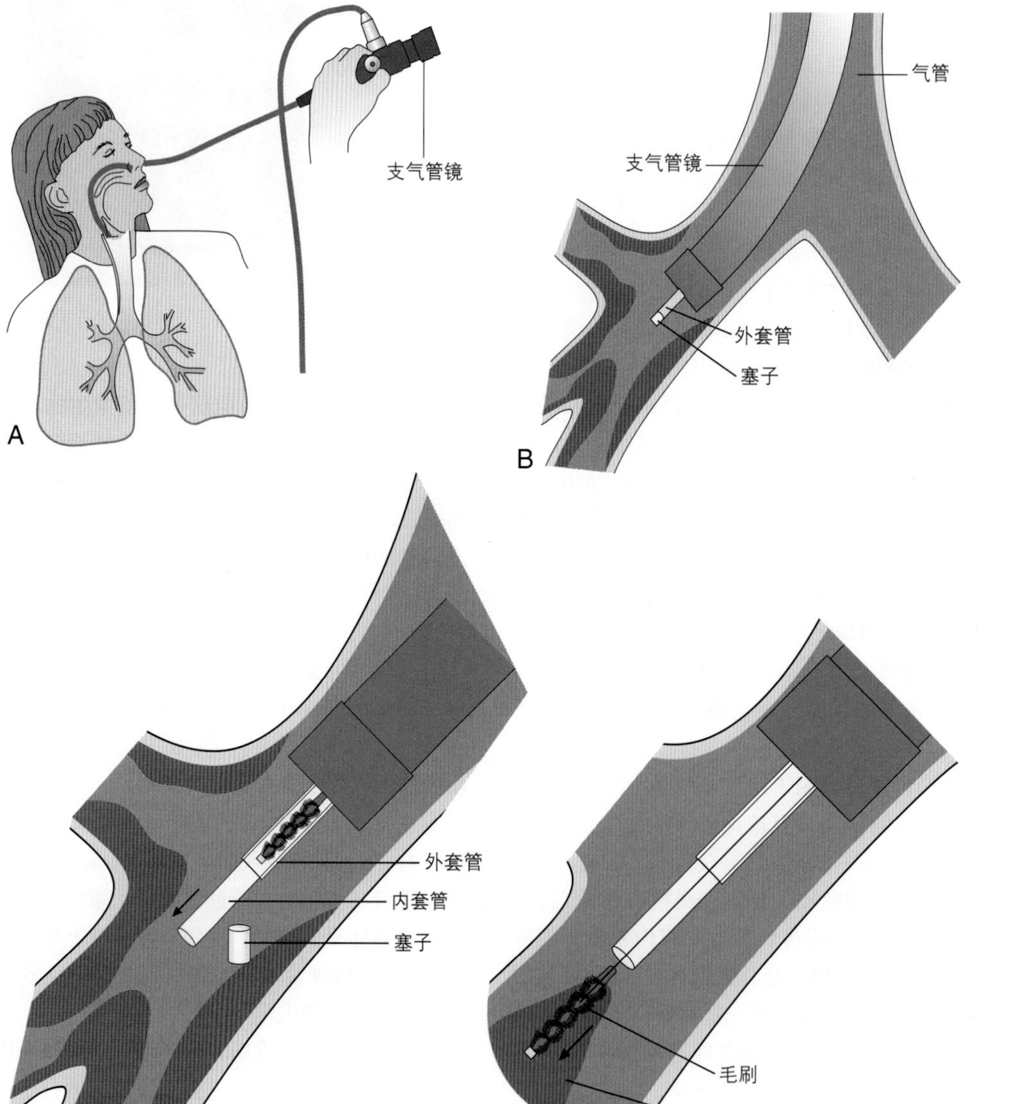

图68.3 在支气管镜检查中保护性导管支气管刷样本采集的概述。(A) 支气管镜从鼻腔进入，通过鼻咽通道进入气管。然后将支气管镜插入肺的病灶部位。(B) 在双套管内放置一个小刷子，可容纳0.001～0.01 mL的分泌物。最外层管或套管的末端用可吸收凝胶制成可更换塞封闭。套管被插入适当的区域。(C) 一旦进入正确的区域，将内套管推出，挤压保护塞将其推出。(D) 然后将刷子伸出套管外，通过"刷检"受累部位，收集样本。刷子被撤回到内套管，内套管被撤回到外套管，以防止被支气管镜退出时被上呼吸道微生物污染。

其他侵入性操作・若存在**脓胸**，可采用胸腔穿刺术获取感染液体，以便直接检查和培养。这是非常好的样本，可准确反映相关肺炎的病原学证据。关于样本的实验室检测将在第76章讨论。另外，应始终考虑对肺炎患者进行血培养。

对于肺炎患者，可经皮细针穿刺获得病变部位的肺组织。若第1次穿刺没有任何组织进入注射器，可以注射大约3 mL的无菌生理盐水，然后再拔出注射器。对于肺气肿、尿毒症、血小板减少症或肺动脉高压的患者来讲，发生并发症的风险增加[主要是气胸（空气进入胸膜腔）或出血]。尽管获得的样本体积很小，但通常不可能防止气体进入胸腔。这种技术在儿童中使用的频率要高于成人。

获取呼吸道样本的最具侵入性的方法是开胸肺活检。该手术由外科医生进行，可获得楔形肺组织。活检样本对快速诊断严重的病毒感染非常有帮助，如单纯疱疹性肺炎、肺孢子菌肺炎，以及对其他难以诊断或危及生命的肺炎。

样本处理

直接镜检

下呼吸道样本可通过湿片法直接镜检寄生虫和特殊方法镜检肺孢子菌。真菌可在相差显微镜下观察含10%氢氧化钾的制片样本，在紫外光下观察含氟钙白的制片样本，或使用PAS染色。

对于大多数其他检测，样本必须固定和染色。革兰染色可识别细菌和酵母菌。然而，革兰染色最重要的用途之一是评价常规细菌培养时痰液的质量。选择样本的脓性部分做染色。在染色之前，对涂片进行充分评估，这样就无需对后来被判断为拒收的样本进行革兰染色。合格痰样本的标准是每低倍镜下＜10个鳞状上皮细胞。白细胞的数量可能无关，因为许多患者有严重粒细胞减少，这些患者的革兰染色样本中不见白细胞。另外，每100倍视野中≥25个多形核嗜中性粒细胞（polymorphonuclear neutrophils, PMN）及少量鳞状上皮细胞，即为优质样本（图68.4）。主要为上呼吸道样本的痰样本应该拒收。以前，只有痰液需要做镜检筛查，不合格样本拒收。然而，成人机械通气患者的气管内吸出物（endotracheal aspirates, ETA）可以通过革兰染色进行筛查。拒收成人ETA样本的指征是：每低倍镜下＞10个鳞状上皮细胞或油镜下（1 000×）未见微生物。军团菌肺炎的痰液稀薄、呈水样，很少或几乎没有宿主细胞。这些样本通过直接荧光抗体（direct fluorescent antibody, DFA）染色和培养也可阳性，无须进行筛选。相反，囊性CF患者的痰应进行筛查。在特定临床状况下，咽拭子是一种CF患者可接受的样本，应与CF患者痰样本相同处理。呼吸道样本染色是有用的，应与培养结果进行对比，以发现在样本采集、运输或鉴定过程中的错误。

呼吸道分泌物在染色前可能需要浓缩。细胞离心机已成功应用于此，将细胞单层浓缩在载玻片上易于镜检。将样本离心，沉淀物用于镜检和培养可作为一种替代方法。从筛查目的来看，经支气管镜或BAL检查获得的样本中存在**纤毛柱状支气管上皮细胞**、**杯状细胞**或肺巨噬细胞，表明样本来自下呼吸道。

除革兰染色外，呼吸道样本也可采用经典的Ziehl-Neelsen染色或Kinyoun石炭酸品红染色进行抗酸杆菌染色。金胺或金胺罗丹明也可用于检测抗酸生物。因为它们是荧光染色，比抗酸配方更敏感，更适合于快速筛查。如果用二甲苯小心地去除所有浸镜油，则玻片可以直接用经典染色覆盖荧光染料。如果隐孢子虫存在于呼吸道，所有的抗酸染色能够检测隐孢子虫属，免疫抑制患者可能出现隐孢子虫感染。这些患者往往也有感染耶氏肺孢子菌的风险。虽然改良Gomori六胺银染色传统上用于鉴别诺卡菌、放线菌、真菌和寄生虫，但它需要技术人员大约1 h的时间来完成，技术要求很高，不适用于紧急检测。甲苯胺蓝O是一种快速染色剂，已在许多实验室中得到应用，并取得了一些成功。甲苯胺蓝O可用于染肺孢子菌、星形诺卡菌和一些真菌。单克隆抗体染色是侵袭性较小的样本如BAL，和通过诱导痰检测肺孢子菌的最理想染色方法（第58章）。

DFA染色可用于下呼吸道样本检测军团菌。痰、胸腔积液、吸出物及组织均为适宜样本。因军团菌有许多不同的血清型，因此使用针对所有血清型的嗜肺军团菌的多克隆抗体试剂和单克隆抗体。由于DFA结果的敏感性较低（50%～75%），不应以DFA结果代替培养。相反，应进行军团菌培养、DFA染色或尿抗原和血清学检查以获得最佳的敏感性。商品化DFA试剂也用于检测多种病毒的抗原，包括单纯疱疹病毒、巨细胞病毒、腺病毒、流感病毒和RSV（第64章），

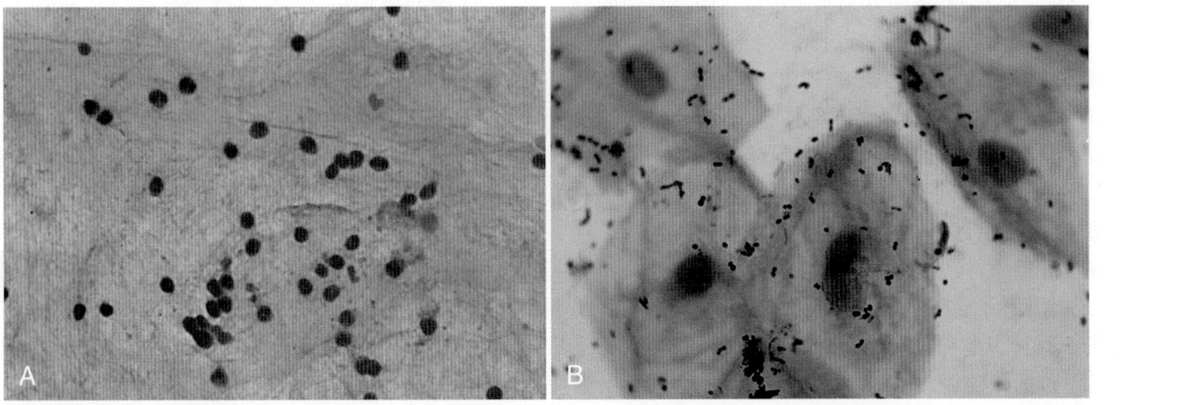

图68.4 痰样本革兰染色。（A）本样本含有大量多形核白细胞，未见鳞状上皮细胞，表明本样本可用于常规细菌培养。（B）本样本含有大量鳞状上皮细胞和罕见多形核白细胞，不适合进行常规痰培养。

但在大多数实验室已被直接核酸扩增检测所取代。试剂的商业供应商为每一个测试提供操作流程。用于沙眼衣原体的单克隆和多克隆荧光染色试剂也有，可能对肺炎婴儿的呼吸道分泌物染色有用。通过几种分子扩增技术直接检测呼吸道病原体在第8章已被描述。扩增试验也可用于直接镜检涂片阳性样本的结核分枝杆菌的检测（第42章）。

现在可以将基于核酸检测的方法用于呼吸道样本进行快速直接检测。xTAG Respiratory Viral Panel（RVP）（Luminex Corporation, Austin, TX）可用于鼻咽拭子同时检测流感（4种类型）、RSV、人偏肺病毒和腺病毒。此外，FilmArray Respiratory Panel（bioMérieux, Durham, NC）可以在大约1 h内从患者样本中直接检测冠状病毒（4种类型）、腺病毒、流感病毒（5种类型）、鼻病毒、副流感病毒（4种类型）、肠道病毒、人偏肺病毒、RSV、百日咳鲍特菌、肺炎支原体和肺炎衣原体。更小的分子panel也可用于如甲型流感、乙型流感和RSV的实时多重扩增试剂盒（Hologic, San Diego, CA）。2020年COVID-19（SARS-CoV-2）疫情期间，美国CDC发布了一个紧急使用授权（emergency use authorization, EUA）RT-PCR诊断panel。CDC和制造商也生产了多个RT-PCR诊断panel检测SARS-CoV-2、流感A和流感B。Illumigene（Meridian Bioscience, Inc., Cincinnati, OH）生产了多种使用等温环介导扩增的核酸检测方法。除了COVID-19 EUA诊断panel外，上述所有方法都得到了美国食品药品管理局（FDA）的批准。诊断微生物学正在迅速发展，核酸检测开发继续增长并迅速发展。利用分子诊断技术快速检测呼吸道病原体，大大缩短了感染诊断的周转时间。高通量核酸测序可用于样本中大部分呼吸道病原体的诊断。然而，由于计算和生物信息学的需求，该技术在临床实验室的实施受到广泛限制。重要的是，在考虑使用核酸检测时，实验室应考虑患者群体的情况，包括疾病严重程度、免疫状态和移植史。此外，基质辅助激光解吸电离飞行时间质谱（matrix-assisted laser desorption ionization time-of-flight mass spectrometry, MALDI-TOF MS）可根据分离的微生物进行病原鉴定。有关MALDI-TOF质谱的信息，请参阅特殊微生物章节。

常规培养

大多数常见的下呼吸道感染病原都可在常规培养基上分离出来：5%羊血琼脂、麦康基琼脂用于革兰阴性杆菌的分离和纯化，巧克力琼脂用于嗜血杆菌和奈瑟菌的分离和纯化。由于受到正常口腔微生物群污染，痰样本、经支气管冲洗和灌洗获得的样本、气管抽吸物、气管切开术或气管插管抽吸物不接种于肉汤增菌液或进行厌氧培养。只有经皮穿刺（包括经气管穿刺）和保护性支气管毛刷获得的样本才适合进行厌氧培养；保护性支气管毛刷样本必须进行定量培养以便准确判读（参考前面的讨论）。经气管和经皮穿刺肺组织可接种于硫乙醇酸盐肉汤培养基和固体培养基中。对于疑似军团病病例，应接种于缓冲炭酵母提取（buffered charcoal-yeast extract, BCYE）琼脂和选择性BCYE。在培养板4区接种，以提供客观半定量结果从而确定生长量。孵育24～48 h后，记录菌落的数量和类型。军团菌培养在35℃条件下培养3～5 d后在选择的琼脂上形成菌落。

已知CF患者的痰样本应接种到选择性琼脂，如特异性显色琼脂可筛选金黄色葡萄球菌，和选择性马血杆菌肽培养基分别进行厌氧和有氧培养，以筛选常规培养基上可能被黏液性假单胞菌掩盖的流感嗜血杆菌。对洋葱伯克霍尔德菌使用选择性PC或OFPBL琼脂培养基，也是必要的。

为了解释那些被正常口咽微生物群污染的样本的培养结果（例如咳痰、诱导痰和支气管冲洗），优势需氧和兼性厌氧细菌的生长需要报告。为了确保最佳的培养结果，必须根据客观划平板分级系统对培养条件进行良好的定义。条件必须有一个明确的客观评分系统的条纹板。最后，培养结果的临床意义不仅取决于标准化和适当的实验室方法，还取决于样本的采集和转运、其他实验室数据和患者的临床表现。

许多引起下呼吸道感染的细菌并不能通过常规细菌培养检测到。分枝杆菌、衣原体、诺卡菌、百日咳鲍特菌、军团菌和肺炎支原体需要特殊方法才能培养到；病毒和真菌也是。结核分枝杆菌的最佳检出需要多个样本进行抗酸染色、培养，并按照美国CDC的建议，至少需要1个样本进行核酸检测。有关这些生物体的更多信息，请参阅相应章节。最后，我们必须牢记那些潜在的可用于生物恐怖袭击的微生物，如炭疽芽孢杆菌、土拉热弗朗西丝菌和鼠疫耶尔森菌，可能从呼吸样本中检出（第79章）。

案例学习68.1

16个月男性患儿，因发热、嗜睡和呼吸困难入院。体格检查确诊为肺炎。近期去过巴拿马，因咳嗽和发热在当地予以头孢曲松治疗，但发热无好转。入院后给予红霉素治疗。行气管抽吸液和血培养，但呼吸样本含有大量上皮细胞，培养到正常呼吸菌群。胸膜穿刺抽液和血培养均培养到肺炎链球菌，对红霉素和青霉素耐药，对头孢曲松敏感。予以大剂量的头孢曲松和万古霉素治疗，治疗有效。

问题：

1. 实验室用什么标准拒收痰液和气管吸出物进行培养？
2. 若革兰染色在低倍视野下发现＞10个鳞状上皮细胞，但涂片上也有大量的白细胞（低倍视野下＞25个），该样本应拒绝培养吗？
3. 肺炎病例中，成功诊断的病例有多少？
4. 据报道，该菌对青霉素（MIC为4 μg/mL）即耐药，但相同MIC对第三代头孢菌素为中介（头孢曲松敏感的折点MIC为2 μg/mL）。如何对这一细菌进行实验室检测？

复习题

1. 以下哪一种肺部疾病是导致疾病和死亡的主要原因（　　）

　a. 肺炎　b. 细支气管炎　c. 急性支气管炎　d. 慢性支气管炎

2. 成人社区获得性肺炎最常见的病原体是什么(　　)

a. 化脓性链球菌　b. 肺炎链球菌　c. 肺炎支原体　d. 肺炎克雷伯菌

3. 鹦鹉热是一种下呼吸道感染，是人类接触什么动物引起的(　　)

a. 猪　b. 海豹　c. 猫　d. 鸟

4. 由结核分枝杆菌引起的呼吸道疾病中，哪些微生物可作为亚急性疾病恢复(　　)

a. 诺卡菌　b. 放线菌　c. 堪萨斯分枝杆菌　d. 胞内分枝杆菌

5. 所有的抗酸染色剂都能在呼吸道样本中检出下列哪些微生物(　　)

a. 结核分枝杆菌　b. 尿分枝杆菌复合群　c. 隐孢子虫　d. 以上均是

6. 下列哪一种染色剂可用于检测下呼吸道样本中的军团菌(　　)

a. DFA染色　b. 革兰染色　c. Kinyoun石炭酸品红染色　d. Ziehl-Neelsen染色

7. 在疑似军团病病例中，除了正常的呼吸道培养基外，还使用下列哪种培养基(　　)

a. BCYE　b. Regan-Lowe琼脂　c. Bbogengou琼脂　d. Cystintellurite琼脂

8. 下列哪一种微生物可能从呼吸道样本中分离出来，并且不被认为是生物恐怖主义的潜在媒介(　　)

a. 炭疽芽孢杆菌　b. 百日咳鲍特菌　c. 土拉热弗朗西丝菌　d. 鼠疫耶尔森菌

9. 以下哪一种操作对肺炎的评估和管理产生了重大影响，特别是对HIV感染和免疫缺陷患者(　　)

a. 气管切开术吸引　b. 纤维支气管镜检查　c. 胸廓叩诊　d. 经导管支气管毛刷

10. 是非题

______ 合格痰样本必须革兰染色在低倍镜下见明显白细胞和＜10个鳞状上皮细胞。

______ 先用金胺或金胺-罗丹明染色的呼吸道样本，如果用二甲苯去除所有浸镜油，可以用经典染色直接在荧光染料复染。

______ 单一的培养可以识别所有可能引起下呼吸道感染的病原体。

______ 痰液是微生物学实验室接收的用于诊断呼吸道感染的最具临床相关性的样本。

______ 在室温下放置适量的时间不会影响痰样品的质量。

______ 行气管造口术的患者不能正常咳痰。

______ 改良的Gomori六胺银染色常规用于检测诺卡菌、放线菌、真菌和寄生虫，但技术上和时间上都很困难。

______ 被评估为风险Ⅱ级和Ⅲ级的肺炎患者一般需要住院治疗。

______ 产细胞外毒素是最早发现的细菌致病机制之一。

______ 肺部受肺炎影响最严重的区域是肺泡腔和间质，肺泡的支撑结构，以及末端细支气管。

11. 配对题：将每个术语与正确的描述配对

______肺泡灌洗(BAL)　______经导管支气管毛刷

______经皮TTAs　______雾化导痰

______胃抽吸　______胸腔穿刺

______肺活检

a. 脓胸患者行胸膜细针穿刺，用于获得胸腔积液进行直接镜检和培养　b. 专用于抗酸杆菌，特别是儿童　c. 用于获得楔形的肺组织诊断严重的病毒感染、其他难以诊断或危及生命的肺炎　d. 一种检测肺孢子菌和真菌的好方法　e. 用于检测放线菌等厌氧菌，但仍很少使用　f. 用于分离分枝杆菌或真菌感染的病原体，在耶氏肺孢子虫的患者中具有较高诊断率　g. 有利于微生物检查，特别是吸入性肺炎

12. 配对题：将每个术语与正确的描述配对

______脓胸　______瘘

______HAP　______VAP

______菌毛　______干酪样坏死

______粟粒型肺结核　______咳痰

______肺泡　______呼吸急促

______鼻漏　______误吸

______胸腔　______纵隔

______医院获得性

a. 流鼻涕　b. 呼吸急促　c. 异常呼吸通道　d. 蛋白质的指状的表面结构，帮助细菌吸附在宿主组织　e. 大量类似软奶酪的坏死组织　f. 吸入的液体或固体　g. 院内获得性肺炎　h. 用于气体交换的微结构　i. 包含心脏和肺的身体结构　j. 呼吸机获得性肺炎　k. 体腔内脓液　l. 两肺之间的结构　m. 播散性疾病　n. 在医院获得的感染　o. 咳出，呕出

13. 简答题

(1) 使用肺炎链球菌尿抗原检测诊断肺炎球菌性肺炎的优点。

(2) 为什么增菌肉汤或厌氧培养基不用于培养常规痰样本、支气管冲洗样本和灌洗气管抽吸物?

(3) 呼吸道样本中哪些样本适合进行厌氧培养?

(4) 下列细菌有哪些共同特征使其能够抵抗吞噬宿主细胞的吞噬：肺炎链球菌、脑膜炎奈瑟菌、流感嗜血杆

菌、肺炎克雷伯菌、铜绿假单胞菌和隐球菌。
(5) 急性支气管炎的致病机制。
(6) 什么情况下采用胸腔穿刺术获得样品进行直接检查和培养?
(7) 医院获得性或呼吸机相关性肺炎的重要流行病学变量和危险因素是什么?
(8) 什么病毒感染易继发细菌感染?
(9) 5岁以下儿童肺炎病因诊断的障碍是什么?

参考答案

案例学习68.1

1. 样本拒收的标准为每低倍镜下大于10个上皮细胞。但是,不应拒收用于培养的儿童气管吸出物。

2. 该样本被口腔微生物群污染,但可能是从下呼吸道采集的。虽然不理想,但该样本可能培养到肺炎的致病病原体,应进行培养。革兰染色应报告片中有白细胞的区域情况。

3. 仅50%的肺炎患者能明确诊断。

4. 如第11章所述,肺炎链球菌的药敏测试很难。此时,必须使用MIC方法来准确检测耐药情况。因为肺炎链球菌需要血液才能生长,所以培养基必须含有某种血液。马血清用于MIC药敏盘;另外,梯度测试条可在含有羊血的Mueller-Hinton琼脂平板中使用。

复习题

1. a; 2. b; 3. d; 4. a; 5. d; 6. a; 7. a; 8. b; 9. b; 10. ×, √, ×, ×, ×, √, √, ×, √, √; 11. d, g, e, f, b, a, c; 12. k, c, g, j, d, e, m, o, h, b, a, f, i, l, n

13. (1) 通常在15分钟内可给出快速结果,且结果不受先前抗菌药物使用的影响。
(2) 所有样本都会受到正常口腔微生物群的污染。
(3) 经皮抽吸、经气管抽吸和支气管刷检。
(4) 它具有多糖荚膜,既可防止宿主吞噬细胞的吞噬,又可保护体细胞抗原不暴露于宿主免疫球蛋白。由于许多荚膜物质存在于某些细菌中,可溶性多糖抗原颗粒与宿主抗体结合,阻止其充当调理素。
(5) 病毒通常引起急性支气管炎,其中病毒细胞病变和宿主相关炎症反应共同存在。支气管上皮的保护功能被破坏,过量的液体在支气管中积聚。
(6) 当患者存在脓胸时。
(7) 如果在住院的前4 d内感染肺炎,则称为早发性肺炎,通常预后良好,为敏感细菌导致的肺炎。迟发性肺炎是指住院5 d或更长时间后感染的肺炎,此类肺炎的预后很差,通常为多重耐药菌引起。
(8) 病毒感染损伤上皮组织的细胞。
(9) 很少进行肺部取样,儿童无法咳痰。

第69章 · 上呼吸道感染和其他口腔及颈部感染

Upper Respiratory Tract Infections and Other Infections of the Oral Cavity and Neck

李娜 · 译　苏逸 · 审校

本章目标

1. 介绍上呼吸道的解剖和结构,包括咽部的3个部分。
2. 识别导致咽炎的主要微生物,以及其他可能引起咽炎的微生物。
3. 定义喉炎、会厌炎和腮腺炎。列出与这些疾病相关的病原微生物。
4. 解释与化脓性链球菌咽炎相关的致病机制(毒力因子)。
5. 定义文森特心绞痛和扁桃体周围脓肿。它们有哪些共同的致病病原体?
6. 描述白喉棒状杆菌引起咽部感染的疾病过程;举出这种感染的标志性症状,并列出感染相关的并发症。
7. 区分口腔炎和鹅口疮,并解释每种疾病的检测过程。
8. 概述用于分离化脓性链球菌的样本培养步骤。
9. 解释百日咳鲍特菌引起的疾病相关的体征、症状和致病机制。在培养基中检测这种微生物需要什么特殊要求?
10. 列出3种需要培养以鉴定感染病原体的牙周感染类型;说出与这些感染相关的细菌。
11. 解释C组和G组链球菌的独特特征,并解释它们是如何致病的。

概论

解剖

呼吸道通常分为两个部分,上呼吸道和下呼吸道。

上呼吸道包括下至喉部的所有结构:鼻窦、鼻腔、会厌和喉;喉部也叫**咽**。这些解剖结构如图69.1所示。

咽部是一个管状结构,从颅底延伸到食管(图69.1)。这种结构由肌肉构成,分为3个部分:

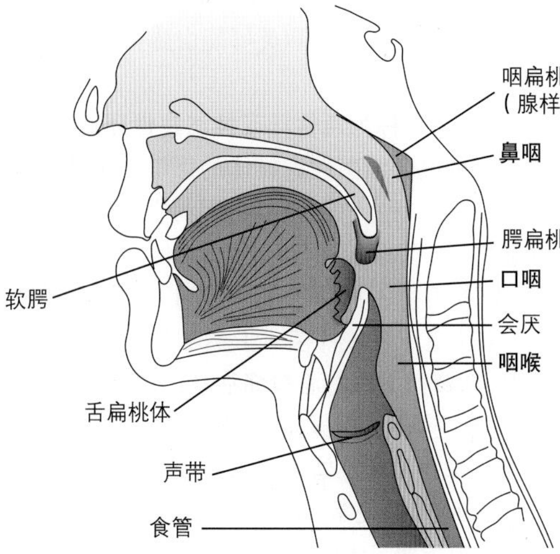

图69.1 咽部,包括咽部的三个部分和邻近结构。

- **鼻咽**——软腭上方为鼻咽部分。
- **口咽**——位于软腭和会厌之间的咽部部分。
- **咽喉**——会厌以下通向喉部的咽部部分。

口咽部和鼻咽部表面被覆复层鳞状上皮细胞,这些细胞富含正常微生物群。扁桃体包含在口咽部;喉位于舌根和气管的上端之间。

致病机制

第68章概述了呼吸道感染的致病机制。需谨记上呼吸道感染可能扩散并加重,因为上呼吸道的黏膜与鼻窦、咽鼓管、中耳和下呼吸道的黏膜上皮是连续的。

上呼吸道、口腔和颈部疾病

上呼吸道

上呼吸道疾病根据所涉及的解剖部位命名。大多数感染是自限性的,且多数是由病毒引起的。

喉炎

急性喉炎通常与普通感冒或流感有关。典型表现是,患者主诉声音嘶哑、低沉或粗糙。急性喉炎通常是一种良性疾病。

急性喉炎几乎完全与病毒感染有关。所有主要呼吸道病毒均可导致喉炎;不过以流感和副流感病毒、鼻病毒、腺病毒、冠状病毒和人类偏肺病毒最为常见。如果喉部检查发现咽或喉黏膜上有渗出物或膜,应高度怀疑链球菌感染、单核细胞增多症或白喉(详见本章后面部分介绍的关于其他病原体引起的各种感染)。流感嗜血杆菌是细菌性喉炎患者最常见的病原体。慢性喉炎虽然很少与病原体感染相关,但也可能是由细菌或真菌感染引起。已确定感染与耐甲氧西林金黄色葡萄球菌(methicillin-resistant *Staphylococcus aureus*, MRSA)、百日咳鲍特菌、肺炎支原体和念珠菌属有关。

喉气管支气管炎

另一个与喉炎密切相关的临床综合征是急性**喉气管支气管炎**,或称**哮吼**。哮吼是一种较常见的幼儿疾病,多发于3岁以下的婴幼儿。重要的是,如果感染从喉部向下延伸至气管甚至支气管,哮吼可能发展为更严重的疾病。该病的特点是无规律的发热、吸气性喘鸣(难以通过喉部运送足够的空气)、声音嘶哑,还有一种刺耳的、犬吠样干咳。这些症状持续3～4 d,但咳嗽可能持续更久。在婴幼儿中,常可发生严重的呼吸窘迫和发热。

与喉炎的病原体相似,病毒是引起哮吼的主要原因,其中副流感病毒最常见。除副流感病毒外,流感病毒、呼吸道合胞病毒和腺病毒也可引起哮吼。

其他罕见可引起哮吼的病原体,包括肺炎支原体、鼻病毒和肠道病毒。

会厌炎

会厌炎是会厌(覆盖气管入口的弹性皮瓣)和声带上方其他软组织的感染。会厌感染可导致严重水肿(肿胀)和炎症,导致呼吸窘迫或呼吸衰竭。感染者通常表现为发热、疼痛导致的吞咽困难、流涎和呼吸阻塞伴吸气性哮鸣。会厌炎是一种危及生命的严重感染,如果不治疗,患者的气道可能会完全阻塞(喉阻塞)。

与喉炎相比,会厌炎通常与细菌感染有关。过去,2～4岁的儿童通常感染b型流感嗜血杆菌而导致会厌炎。然而,由于b型流感嗜血杆菌结合疫苗的普遍使用,儿童患者数量减少,现在更常见的是成人感染,主诉喉咙疼痛。其他病原体包括肺炎链球菌、化脓性链球菌、金黄色葡萄球菌和脑膜炎奈瑟菌。诊断主要依靠临床表现,包括会厌的直接视诊,表现为会厌肿胀并呈鲜红色。禁止对会厌进行细菌培养,因为擦拭会厌等操作可能导致呼吸道梗阻。在会厌炎病例中鉴定的其他细菌病原体包括副流感嗜血杆菌、肺炎克雷伯菌和铜绿假单胞菌。免疫功能低下患者、接受免疫抑制治疗或抗生素治疗的患者可能会经历由念珠菌属引起的会厌炎。包括单纯疱疹病毒1型(herpes simplex virus type 1, HSV-1)、B型流感病毒和副流感病毒3型等病毒也可能会引起会厌感染。

咽炎、扁桃体炎和扁桃体周围脓肿

咽炎和扁桃体炎·**咽炎**(喉咙痛)和**扁桃体炎**是儿童和成人常见的上呼吸道感染。急性咽炎患者常常需要至医院就诊。

临床表现 咽部感染可导致咽部疼痛。咽部可见充血肿胀。根据感染病原的不同,可观察到炎性渗出物(含蛋白质、炎症细胞和细胞碎片的液体)、囊泡(含液体的小水泡状囊)和黏膜溃疡,或鼻咽淋巴结增生(淋巴结肿大)。

致病机制 致病机制因引起咽炎的病原体而不同。例如,一些微生物可直接侵入咽部黏膜(如溶血隐秘杆菌),其他病原体可在咽部产生毒素及其他毒力因子(如白喉棒状杆菌);还有一些病原体侵入咽部黏膜并产生毒素和其他毒力因子(如化脓性链球菌)。本书第三部分对不同病原体的致病机制进行综述。许多急性咽炎病例与病毒感染有关,呈自限性,无需治疗。

流行病学和病原学 大多数咽炎病例发生在寒冷的月份(冬季至早春),通常伴随其他感染,主要是由病毒引起的感染。由A型和B型流感病毒、副流感病毒、柯萨奇病毒A型、鼻病毒或冠状病毒引起的呼吸道感染患者通常会主诉咽痛。咽炎通常伴有溃疡,也常见于由EB病毒(Epstein-Barr virus, EBV)或巨细胞病毒(cytomegalovirus, CMV)引起的传染性

单核细胞增多症患者。腺病毒或HSV引起的咽炎虽然不太常见，但临床症状可能会很严重，常导致咽部黏膜上皮细胞的广泛破坏（细胞病理学）。人类免疫缺陷病毒1型（human immunodeficiency virus 1, HIV-1）引起的急性逆转录病毒综合征也可能有急性咽炎的表现。

虽然很多细菌可引起咽炎或扁桃体炎，但细菌性咽炎的最常见的病原体仍是化脓性链球菌（即A组β溶血链球菌）。病毒性咽炎、其他病原体引起的咽炎或扁桃体炎必须与化脓性链球菌引起的咽炎或扁桃体炎相鉴别。化脓性链球菌引起的咽炎可用青霉素和其他多种抗菌药物治疗，而病毒感染则不能使用抗菌药物。此外，治疗非常重要，因为感染化脓性链球菌可导致**急性风湿热**和**肾小球肾炎**等并发症。这些并发症被称为**链球菌感染后遗症**（链球菌感染后的疾病），主要是免疫介导的；这些后遗症在第14章中详细讨论。化脓性链球菌也可引起扁桃体、鼻窦和中耳的化脓性感染（化脓），或咽炎后继发化脓性蜂窝织炎。因此，链球菌性咽炎通常需要治疗，以防止化脓性和非化脓性后遗症，并降低发病率。

虽然A组链球菌以外的细菌也可能引起咽炎，但比较罕见。主要为C组和G组（分类为停乳链球菌停乳亚种）链球菌的菌落较大，是具有与化脓性链球菌相似毒力特征的化脓性链球菌；它们引起的咽炎症状也与化脓性链球菌相似。这些链球菌感染后可能出现后遗症，即肾小球肾炎和风湿热。此外，有报道称马链球菌兽疫亚种感染后发生肾小球肾炎。研究表明，这些链球菌可以与化脓性链球菌交换遗传信息，从而获得通常与化脓性链球菌相关的毒力因子，如M蛋白、链球菌溶血素O和超抗原基因。溶血隐秘杆菌也是青少年咽炎的原因之一。表69.1中列出了可导致咽炎或扁桃体炎的病原体。

虽然流感嗜血杆菌、金黄色葡萄球菌和肺炎链球菌通常是从鼻咽和咽喉样本中分离出来的，但它们并未被证实会引起咽炎。携带这些微生物及脑膜炎奈瑟菌可能对某些患者具有临床意义。从前鼻孔获得的样本通常培养出金黄色葡萄球菌。这种微生物在医疗保健工作者中的携带率特别高，普通人群中有10%～30%可有这种微生物定植，这取决于人

表69.1 可导致急性咽炎和扁桃体炎的细菌示例

病原体	疾病
化脓性链球菌	咽炎、扁桃体炎、风湿热、猩红热
C组或G组β溶血链球菌	咽炎、扁桃体炎
溶血隐秘杆菌	咽炎、扁桃体炎、皮疹
坏死梭杆菌	咽炎、扁桃体炎
淋病奈瑟球菌	咽炎、扁桃体炎、播散性疾病
溃疡棒状杆菌	咽炎
肺炎支原体	肺炎、支气管炎、咽炎
小肠结肠炎耶尔森菌	咽炎、小肠结肠炎
HIV-1	咽炎、急性逆转录病毒病

群特征。细菌性咽炎也可归因于白喉棒状杆菌、坏死梭杆菌和淋病奈瑟球菌感染。病毒性咽炎可能由腺病毒、冠状病毒、EBV、HIV和流感病毒引起。

文森特心绞痛，也称为**急性坏死性溃疡性牙龈炎**或**口炎**，是牙龈边缘的一种混合细菌性螺旋体的感染。这种感染在今天相对少见，但确是一种严重的疾病，因为它常伴有败血性颈静脉血栓性静脉炎、菌血症和广泛的播散性感染。成年人比儿童更常见；口腔卫生不良是一个易感因素。该综合征涉及多种厌氧菌，尤其是坏死梭杆菌。虽然咽喉样本的革兰染色通常意义不大，在疑似文森特心绞痛症状的患者中，革兰染色可见大量梭形、革兰阴性杆菌和螺旋体。

扁桃体周围脓肿 · **扁桃体周围脓肿**通常被认为是扁桃体炎的并发症。这种感染最常见于5岁以上的儿童和年轻人。这种感染的治疗很重要，因为它们可能扩散至邻近组织，并侵蚀颈动脉造成急性大出血。在扁桃体周围脓肿中分离的主要微生物包括非孢子形态的厌氧菌，如梭杆菌（尤其是坏死性梭杆菌）、拟杆菌（包括脆弱拟杆菌群）和厌氧球菌。化脓性链球菌和草绿色链球菌也可能为其病因。

鼻炎

鼻炎（普通感冒）是鼻黏膜的炎症。根据宿主反应和病原体的不同，鼻炎的特征是无规律发热、黏液分泌增多、鼻黏膜炎性水肿、打喷嚏和流泪。除极少数外，鼻炎通常与病毒感染有关（20%～25%）；框69.1中列出了其中一些可引起鼻炎的病毒。鼻炎较为常见，因为有大量不同的致病病毒均可引起，并可能发生再感染。与鼻炎相关的细菌（10%～15%）包括肺炎衣原体、肺炎支原体和A组链球菌。

框69.1 可引起鼻炎的病毒

鼻病毒	＞156种
冠状病毒	5种
腺病毒	57种
副流感病毒和流感病毒	5种和3种
呼吸道合胞病毒	2种
偏肺病毒	2种
其他病毒：博卡病毒和肠病毒	

其他病原体引起的其他感染

白喉棒状杆菌 · 白喉棒状杆菌引起的咽炎比链球菌性咽炎少见。在潜伏期（2～4 d）后，白喉通常以咽炎或扁桃体炎起病。患者常有发热，并主诉喉咙痛和身体不适。白喉的特征性表现通常是位于扁桃体或咽壁上的渗出物或膜。灰白色膜是白喉毒素作用于感染部位上皮的结果。白喉常出现并发症，通常在疾病的晚期（发作期）。最危险的是累及中枢神经系统的并发症，如癫痫发作、昏迷或失明。关于这种病原体如何致病的信息在第68章中讨论。第16章提供了有关该病原体的其他细节。

百日咳鲍特菌 · 尽管大规模免疫接种计划大大降低了百

日咳的发病率,但仍有不少病例(由于暴发和区域性流行)发生。也可能与对该病认识的提高及诊断方法(如基于核酸的检测)的进步有关。此外,幼儿未接种疫苗也可导致感染病例增加。实验室必须能够通过培养或基于核酸的方法检测、分离和鉴定该病原体,否则样本应提交给参考实验室。

百日咳是一种以突发性(突然或剧烈)咳嗽为特征的疾病,病程可持续6～8周。

潜伏期(7～13 d)后,有症状性感染的患者出现上呼吸道症状,包括干咳、发热、流涕和打喷嚏。大约2周后,可能会发展为阵发性咳嗽。随着这些症状的恶化,会出现由于会厌痉挛导致的特征性吸气吼声。可能出现呕吐,通常伴有淋巴细胞增多症。这一阶段的病程可能持续长达6周。在症状明显的前2周,可采用鼻咽样本进行百日咳鲍特菌的细菌培养。在起病后4周内,扩增和聚合酶链反应(polymerase chain reaction, PCR)可能有阳性结果。然而,应结合患者体征和症状,谨慎解释阳性结果。关于百日咳鲍特菌的更多信息见第36章。

克雷伯菌属·**鼻硬结病**是鼻腔(包括鼻窦)的一种罕见的慢性肉芽肿性感染,偶尔也发生在咽喉部。该病与硬鼻结克雷伯菌感染有关,其特征表现是长期鼻塞,由局部扩展的肿瘤样生长导致。臭鼻克雷伯菌引起另一种不常见的疾病叫**萎缩性鼻炎(臭鼻症)**,其特征是慢性,鼻腔内大量黏液脓性鼻涕形成,常有臭味。它是由继发性低级别厌氧菌感染引起的。

这两种组织破坏性疾病是通过接触感染者的鼻腔分泌物在人–人之间传播,并且在热带地区中发生频率更高。

口腔

口炎

口炎是口腔黏膜的炎症。HSV是这种疾病的主要病原体,口腔黏膜上可见多处溃疡性病变。可在口腔和口咽部发现多处病变,会导致疼痛。口腔疱疹病毒感染在免疫抑制患者中普遍存在。另外金氏金氏杆菌、密螺旋体和麻疹病毒感染也可能导致口炎。

鹅口疮

念珠菌也能侵入口腔黏膜。免疫抑制的患者,包括非常年幼的婴儿,可能会发展成口腔念珠菌病,称为**鹅口疮**。口腔鹅口疮可延伸至咽和食管,导致咽炎或食管炎,在获得性免疫缺陷综合征患者和其他免疫抑制患者中很常见。如果在口腔黏膜、舌头或口咽部位观察到白色炎性渗出斑膜,则应怀疑为鹅口疮。粒细胞减少患者的口腔黏膜炎或咽炎可能由肠杆菌、金黄色葡萄球菌或念珠菌属引起。表现为红斑、咽喉痛,可能有渗出或溃疡。虽然酿酒酵母通常被认为是非致病性的,但也有报道称其会引起鹅口疮。

牙周感染

需要在临床实验室进行培养和鉴定的3种口腔科情况包括:① 根管感染,有或无根尖周脓肿。② 口腔颌面部牙源性感染,伴或不伴有颌骨骨髓炎(骨头发炎)。③ 下颌周围间隙感染。口腔细菌显然在其他牙科操作过程中也很重要,如龋齿(牙齿矿化组织的破坏;龋洞)、牙周病(牙齿内部、周围和支持牙齿的组织)和局限性青少年牙周炎,但这类情况一般不需要送检临床实验室微生物培养。

病原体·所有这些感染的细菌学相似,主要涉及厌氧菌和链球菌,但下颌周围间隙感染还可能有葡萄球菌和侵蚀艾肯菌。链球菌具有微需氧性或兼性厌氧,通常为α溶血性链球菌(尤其是咽峡炎链球菌群,详见第13章);约见于20%～30%的口腔感染患者中。

脆弱拟杆菌组细菌常见于根管感染、口腔颌面部牙源性感染和拔牙后继发菌血症的患者。厌氧球菌(消化链球菌和韦荣球菌)、产色素普雷沃菌和卟啉单胞菌、口腔普雷沃菌群和梭形杆菌群也与上述3种情况及拔牙后菌血症有关。以色列放线菌感染可能使口腔手术复杂化。

唾液腺感染

急性化脓性腮腺炎(位于外耳前方和下方的下颌部唾液腺炎症)多见于重症患者,尤其是脱水、营养不良、老年人或术后患者。可表现为腮腺疼痛、肿胀伴压痛;口中腺体导管开口处可能有明显的脓性分泌物溢出。金黄色葡萄球菌是主要病原体,此外肠杆菌、其他革兰阴性杆菌和口腔厌氧菌也可能为感染病原。金黄色葡萄球菌或混合口腔需氧菌和厌氧菌感染可能导致慢性细菌性腮腺炎。细菌感染时其他唾液腺受累较为少见,通常是因为导管阻塞所致。

腮腺炎病毒传统上是腮腺炎的主要致病原;然而,自从儿童时期普遍接种疫苗以来,腮腺炎病毒感染病例数减少。流感病毒和肠道病毒也可能引起这种综合征。病毒性腮腺炎通常通过血清学诊断。罕见的是,结核分枝杆菌可能作为肺结核肺外播散的形式累及腮腺。

颈部

颈深部感染可能较为严重,因为可能扩散到关键部位,如颈部大血管或纵隔,导致纵隔炎、化脓性心包炎和胸膜炎脓胸等。通常由口腔微生物菌群导致。因此,主要的微生物是厌氧菌群,包括消化链球菌、各种拟杆菌、普雷沃菌、卟啉单胞菌、梭杆菌属,以及放线菌、链球菌、草绿色链球菌的主要种等。偶尔可以培养出金黄色葡萄球菌,以及各类需氧菌、革兰阴性杆菌,尤其是住院患者中。

瘰疬是颈部淋巴结的分枝杆菌感染,可能与瘰疬分枝杆菌或鸟分枝杆菌复合群有关。鸟分枝杆菌复合群是由鸟分枝杆菌和细胞内分枝杆菌组成的异质群体(第42章)。其特征性体征和症状包括淋巴结无痛性肿胀,偶伴发热或溃疡。诊断可能需要淋巴结细菌培养、颈部计算机断层扫描(computed tomography, CT)、组织病理学检查和胸部X线检查。

上呼吸道感染的诊断

样本的采集和运输

带塑料轴的无菌、涤纶或人造丝拭子适合采集大多数上呼吸道样本用于微生物学检查。如果条件允许,也可使用植绒棉签。如果拭子保持湿润,则无需对采集后4 h内培养的样本采取进一步的措施。如果超出这个时间,则需要转运培养基来维持微生物的活力并防止污染菌的过度生长。用于检测A组链球菌(化脓性链球菌)的拭子是唯一的例外。这种微生物极度耐干燥,在干拭子上可存活48～72 h。咽拭子也可用于腺病毒、疱疹病毒、白喉棒状杆菌、支原体、衣原体和念珠菌属的恢复。用于支原体和衣原体培养的样本需要运输培养基，以确保活性。通过同时送检咽喉和鼻咽采样样本，有助于提高白喉棒状杆菌的培养率。

百日咳鲍特菌、奈瑟菌属，以及少数病毒（呼吸道合胞病毒、副流感病毒及其他引起鼻炎的病毒等）的检测更适宜取鼻咽拭子。第64章描述了用于病毒检测或培养的样本采集及运送的最佳条件。虽然通常用海藻酸钙制成的拭子来采集鼻咽样本（不包括衣原体或病毒培养的样本），但通过抽吸或冲洗收集的鼻咽分泌物因获得的样本量大，可提高鲍特菌属的恢复率。

用于采集样本的拭子类型非常重要。例如，棉签不应用于培养，因为纤维表面含有的脂肪酸可杀死鲍特菌。海藻酸钙或涤纶拭子可用于获取鼻咽拭子样本，其中海藻酸钙拭子最适合培养。然而如果要进行基于核酸的检测，最好使用柄部为塑料的涤纶或人造丝拭子。理想情况下，用百日咳鲍特菌培养的样本应该在床边直接接种到新鲜培养基上。如果不可行，可保存在1%酪蛋白氨基酸培养基室温下于2 h内送检。如果样本在采集当天可进行涂板，则含木炭的Amie转运培养基也可接受。如果样本在采集后24 h以上才进行涂板，则Regan-Lowe或Jones-Ken-drick转运培养基最佳，两者均含有木炭、淀粉和营养素及头孢氨苄。如果预计运输会出现长时间延迟，建议样本在4℃的Regan-Lowe培养基中转运。

直接目视检验或检测

上呼吸道分泌物或病变组织样本进行革兰染色也许并不能有助于诊断。但找到酵母样细胞可有助于识别鹅口疮，发现特征性的梭状芽孢杆菌和螺旋体可能为文森特心绞痛。革兰结晶紫（在载玻片上停留1 min，然后用自来水冲洗）和革兰染色可用于鉴别文森特心绞痛的螺旋菌和梭形杆菌。然而，如果使用结晶紫，涂片应该非常薄，因为如果切片很厚的话，所有的东西都表现为强烈的革兰阳性使得结果难以读取。此外，可以使用改良苯酚品红的稀释溶液对螺旋菌和杆菌进行染色。

对于鉴别咽炎的病因，革兰染色是不可靠的。用膜状病变渗出液直接涂片来区分白喉和其他原因也不可靠或不推荐。

真菌成分，包括酵母细胞和假菌丝，可通过10%氢氧化钾（KOH）制剂、钙荧光白荧光染色或高碘酸-希夫（periodic acid-Schiff, PAS）染色进行直接目视检查。大量研究表明，鼻咽分泌物中百日咳鲍特菌的核酸扩增试验（NAAT）优于培养。各种各样的商业化产品可用于百日咳鲍特菌的核酸检测。各种方法，包括荧光抗体染色试验、酶免疫分析（enzyme immunoassay, EIA）和NAAT，也可用于检测多种病毒（第64章）。

快速检测A组链球菌抗原或核酸的方法不断改进，因此无需对咽部样本进行培养。至少有40种商业化产品可采用膜EIA或乳胶凝集试验鉴别A组链球菌抗原。虽然不同EIA试剂盒的检测流程不一样，但大致规则差不多。咽拭子在酸性试剂或酶中培养，以提取A组碳水化合物特异性抗原。涤纶拭子在释放抗原方面可能最有效，尽管其他类型的拭子结果也可接受。在检测咽拭子中是否存在A组链球菌的快速抗原检测法和传统培养法之间的实验室比较中，商业试剂盒检测的敏感性和特异性尚可（62%至90%以上）。A组链球菌直接抗原试验阴性的患者应进行培养（需要采集2个拭子）或使用核酸法进行确认。使用不同的基于核酸的分子诊断试验，可以直接从咽部样本中检测A组链球菌。商用试剂盒［A组链球菌直接检测试验（GAS Direct），Hologic Inc., Bedford, MA］使用与A组链球菌核糖体核糖核酸（ribosomal ribonucleic acid, rRNA）靶位互补的非同位素、化学发光的单链脱氧核糖核酸（deoxyribonucleic acid, DNA）探针。该方法通过在扩增前溶解细菌细胞，从而可直接从拭子样本中检测微生物。涤纶拭子可用于本试验。与培养相比，Hologic GAS直接检测的灵敏度为91.7%～99.3%。一种快速循环实时PCR方法，Light Cycler Strep-A（Roche Applied Science, Indianapolis, IN）也可直接从咽拭子样本中检测化脓性链球菌。使用该技术，每次运行约1.5 h可测试32个样本（包括对照品）。等温DNA扩增技术也可用于检测咽拭子中的A组链球菌（Illumigene Group A Streptococcus, Meridian Bioscience, Inc., Cincinnati, OH），并证明其灵敏度与GAS相当。有关等温DNA扩增技术的更多信息，请参见第8章。

培养

化脓性链球菌（β溶血性A组链球菌）

在北美，细菌性咽炎的主要病原体是化脓性链球菌，所以大多数实验室对咽喉部样本常规培养这种微生物。咽喉部样本培养历来被认为是诊断化脓性链球菌的金标准。A组链球菌通常为β溶血性；不到1%为非溶血性。关于从咽部样本成功培养A组链球菌，必须考虑3个变量：培养基、空气条件和培养时间。喉部样本的培养基和空气条件有4种推荐组合，这些在表69.2中列出。无论使用何种培养基和空气条件，在报告A组链球菌阴性之前，均应至少培养48 h。

表69.2 从咽喉部样本中分离A组链球菌的培养基和空气条件

培养基	培养的空气条件
羊血琼脂	厌氧的
羊血琼脂，在接种的初始区域盖上盖玻片	需氧的
含甲氧苄啶磺胺甲嘧唑的羊血琼脂	5%～10% CO_2或厌氧

培养的缺点包括需延长24～48 h的培养时间才可形成可见的菌落，并需进行额外操作以最终鉴定β溶血菌（第14章）。如果没有足够数量的纯菌落用于鉴定，则需要进行额外的继代培养。通过市售的0.04 U/片的差异杆菌肽滤纸盘直接放置在初始接种区域上，可在隔夜培养后进行化脓性链球菌的鉴定（所有A组和极少量B组链球菌易感）。然而，在接种一区使用杆菌肽会降低化脓性链球菌培养和鉴定的敏感性及特异性。有时，β溶血菌落生长太少或其他微生物过度生长可干扰结果解读。因此，不建议使用杆菌肽纸片作为鉴定

化脓性链球菌的唯一方法。新的选择性琼脂(如链球菌选择性琼脂)已被开发出来,可抑制几乎所有正常微生物群和β溶血性链球菌的生长,但A组和B组及溶血隐秘杆菌除外。直接抗原或核酸检测、PYR试验(第12章)也可在分离的β溶血菌落上进行。

白喉棒状杆菌

如果疑诊白喉,医生必须将此信息告知临床实验室。白喉的鉴别诊断需考虑链球菌性咽炎,也的确有双重感染发生的可能,因此用于白喉棒状杆菌培养的样本应接种在羊血琼脂或链球菌选择性培养基,以及特殊培养基上,以便培养这种病原体。这些特殊培养基包括Loef-fler琼脂斜面和胱氨酸-亚碲酸钾琼脂平板。此病原体的鉴定在第16章有介绍。从潜在感染患者的咽喉和鼻咽获取样本送检培养,可提高这种微生物的检出率。除培养外,快速毒性测定(包括免疫试验和NAAT)也可用于辅助诊断。应慎重解读分子试验结果,因为棒状杆菌的相关菌种也可能为阳性结果。

百日咳鲍特菌

新鲜制备的Bordet-Gengou琼脂是第一种用于分离百日咳鲍特菌或副百日咳鲍特菌的培养基。然而,由于使用不便,随后开发了其他培养基(第36章)。Regan-Lowe或木炭马血琼脂目前被推荐用于实验室诊断。因为这些微生物非常脆弱,如果可能的话,样本应该直接接种于培养基上。百日咳临床病例的阳性分离率似乎在20%～98%之间变化,这取决于疾病的阶段、患者既往的治疗情况、患者年龄和实验室技术水平。由于培养和血清学诊断方法的局限性,已投入大量精力开发核酸扩增方法。通过RT-PCR等各种PCR技术直接检测百日咳鲍特菌和副百日咳鲍特菌的核酸检测诊断技术,已经取代了临床实验室的直接荧光抗体法(direct fluorescent antibody methods, DFA)。

奈瑟菌属

在实验室接收的用于分离脑膜炎奈瑟菌(用于检测携带者)或淋病奈瑟球菌的样本应接种到选择性培养基中,即改良Thayer-Martin或Martin-Lewis琼脂。在5%～10%的CO_2中培养24～48 h后,可以看到典型的奈瑟菌菌落。基于核酸的方法已经取代了快速诊断淋病奈瑟球菌和脑膜炎奈瑟菌的酶联免疫吸附分析试验(见第39章)。

会厌炎

会厌炎患者的临床样本(由医生采集的拭子)应接种在羊血琼脂、巧克力琼脂(用于分离嗜血杆菌属)和链球菌选择性培养基上。关于采集、运输和处理上呼吸道不同样本的方法概述,请参阅表5.1。

口腔和颈部感染的诊断

采集和运输

在采集用于诊断感染的口腔和牙科样本时,防止或尽量减少口腔微生物菌群的污染非常重要。为了采集来自根管感染的样本,需通过橡胶坝隔离牙齿。建立无菌区,用70%的乙醇擦洗牙齿,暴露根管后,插入无菌纸尖,随后移除并将其放入半固体、非营养、厌氧转运培养基中。如果脓性物质足够多,也可以使用针管抽吸。常规微生物学实验室无法完全检测此类感染的微生物群。

颈间隙感染的样本通常可以在外科手术过程中通过注射器和针头,或通过活组织检查获得。必须在厌氧条件下进行运输。

直接目视检查

如有要求,所有送检培养的样本应进行涂片,并通过革兰染色和其他真菌特殊染色技术(例如钙荧光白、KOH或PAS染色)进行检查。

培养

扁桃体周围脓肿、口腔和牙齿感染和颈部间隙感染等常需考虑厌氧细菌。这些厌氧菌通常来自口腔,一般比从其他临床样本中分离出来的厌氧菌更脆弱。需要非常谨慎选择送检厌氧培养的最佳样本,以及采集和运输过程,以确保厌氧菌的分离和鉴定。有关厌氧微生物的更多信息,请参见第40章。

案例学习69.1

一名2岁女孩因喉咙痛和发热而就诊。查体见扁桃体肿大伴发炎。进行A组链球菌快检,结果为阴性。医生决定不管检测结果如何,都经验性用阿莫西林治疗,并要求进行培养。第2天,实验室报告存在中量生长的A组β溶血性链球菌。

问题:

1. 请列出快速鉴定A组链球菌(化脓性链球菌)的手动检测方式。
2. 并非所有的A组链球菌都是化脓性链球菌。有哪些手工检测方法可以用来区分非致病性A组链球菌和致病性菌株?
3. 并非所有化脓性链球菌都是β溶血性的。这种现象的原因是什么?实验室如何确保检测到非溶血性菌株?
4. 快速诊断试验检测A组链球菌抗原的敏感性如何?

复习题

1. 白喉棒状杆菌感染的标志性体征是什么( )

   a. 萎靡不振　b. 扁桃体或咽壁上存在渗出物或伪膜　c. 扁桃体或咽壁上存在白色小泡　d. 扁桃体和咽壁水肿和炎症

2. 口炎、口腔黏膜炎症的主要病因是什么( )

   a. HSV　b. 克雷伯菌属　c. 念珠菌属　d. 肠杆菌目

3. 会厌炎的主要病原体是什么( )

   a. b型流感嗜血杆菌　b. 白喉棒状杆菌　c. 化脓性链球菌　d. 金黄色葡萄球菌

4. 扁桃体周围脓肿由以下所有细菌引起,除了( )

   a. 梭菌属　b. 拟杆菌属　c. 厌氧球菌　d. 肺炎链

球菌

5. 口腔鹅口疮是一种常见于哪些人群的疾病(　　)

a. 65岁以上的成年人　b. 18～24岁的年轻人　c. 免疫功能低下的患者　d. 12岁以下的儿童

6. 什么病毒会导致病毒性腮腺炎(　　)

a. 流感病毒　b. 副流感病毒　c. 鼻病毒　d. 腮腺炎病毒

7. 以下哪种微生物高度耐干燥，在干拭子上可存活48～72 h(　　)

a. 白喉棒状杆菌　b. 百日咳鲍特菌　c. 化脓性链球菌　d. b型流感病毒

8. 以下哪种拭子不能用于送检病毒检测的呼吸样本采集(　　)

a. 棉拭子　b. 涤纶拭子　c. 海藻酸钙拭子　d. 人造丝拭子

9. Loeffler琼脂斜面是一种特殊培养基，用于哪种生物体的培养(　　)

a. 化脓性链球菌　b. 白喉棒状杆菌　c. 百日咳鲍特菌　d. 脑膜炎奈瑟菌

10. 是非题

______当用于鉴定咽炎的病原时，从上呼吸道分泌物或病变组织中采集样本的革兰染色有价值。

______百日咳鲍特菌应始终使用棉签采样送检培养，因为纤维表面含有脂肪酸，可促进培养物中鲍特菌属的生长。

______如果从上呼吸道采集的拭子保持湿润，并在4 h内培养时，无需将其放入转运培养基中。

______腺病毒或HSV引起的咽炎通常比其他病毒引起的咽炎轻。

______如果儿童出现会厌红肿，应进行会厌拭子采样以明确病因。

______研究表明，C组和G组链球菌可与化脓性链球菌交换遗传信息，并可能获得一般与化脓性链球菌相关的毒力因子。

11. 配对题：将每个术语与正确的描述配对

______文森特心绞痛　______腮腺炎

______炎性渗出物　______链球菌感染后遗症

______萎靡不振　______阵发性

______吸气性喘鸣　______鼻硬结病

______臭鼻　______骨髓炎

a. 骨的炎症　b. 鼻腔肉芽肿性感染　c. 气流通过喉部的困难　d. 突发/剧烈　e. 急性坏死性溃疡性牙龈炎　f. 唾液腺肿胀　g. 链球菌感染后的疾病　h. 恶臭的黏液脓性鼻涕　i. 充满蛋白质的液体　j. 身体不适

12. 简答题

（1）未经治疗的化脓性链球菌引起的咽炎会导致什么并发症？用来描述这些并发症的一般术语是什么？

（2）解释白喉棒状杆菌感染患者咽壁上产生灰白色薄膜的原因。

（3）阐述感染百日咳鲍特菌患者咳嗽时发出“呜呜”声的原因？

参考答案

案例学习69.1

1. 这些病原体呈链状排列的革兰阳性球菌，过氧化氢酶阴性。β溶血菌落的PYR试验阳性可确诊。或者，可以使用特定的链球菌分组乳胶凝集试剂进行鉴别。用于鉴定的杆菌肽敏感试验已被证实并不可靠[York MK, Gibbs L, Perdreau-Remington F, Brooks GF: Characterization of antimicrobial resistance in *Streptococcus pyogenes* isolates from San Francisco Bay area of northern California, *J Clin Microbiol* 37(6):1727-1931, 1999.]。

2. 致病性菌株为PYR阳性；但作为呼吸道正常定植菌群，毒力相对较弱的菌株则为PYR阴性。此外，新的方法，如MALDI-TOF MS，通常可以鉴定化脓性链球菌和其他物种。

3. 化脓性链球菌有两种溶血素：溶血素O和溶血素S。溶血素O需要厌氧环境才能发挥活性。如果只有链球菌溶血素O存在，则菌落将不会溶血，除非刺穿琼脂表面以允许氧气穿透菌落或使用厌氧培养板(图14.3)。

4. 与使用选择性培养基培养相比，大多数这类检测方法的灵敏度约为80%。快速诊断检测阴性的结果不能完全除外。事实上，抗原检测结果阳性和阴性患者对感染的免疫反应大致相仿。因此，对快速抗原检测结果阴性的患者仍应进行后续的血琼脂或SXT血琼脂平板培养以作筛查，这是儿童患者诊疗的标准。

复习题

1. b; 2. a; 3. a; 4. d; 5. c; 6. d; 7. c; 8. c; 9. b; 10. ×, ×, √, ×, ×, √; 11. e, f, i, g, j, d, c, b, h, a

12.（1）会导致急性风湿热和肾小球肾炎；一般称为链球菌感染后遗症。

（2）渗出物或灰白色膜通常出现在扁桃体或咽壁上，是由白喉毒素作用于感染部位的上皮细胞产生的。

（3）患者会厌因阵发性咳嗽而痉挛，吸气时会出现鸣叫样吸气声。

第70章 · 脑膜炎和其他中枢神经系统感染

Meningitis and Other Infections of the Central Nervous System

苏逸 · 译　王青青 · 审校

本章目标

1. 描述中枢神经系统的解剖结构，并列出构成它的解剖结构。
2. 定义脑脊膜；命名3个独立的层并描述它们的功能。
3. 定义脑脊液并列出其功能。
4. 描述中枢神经系统的感染途径。
5. 解释保护中枢神经系统免受感染的宿主防御机制。
6. 定义脑膜炎，并描述两种主要类型的脑膜炎，包括病原体。
7. 讨论急性脑膜炎的原因，并解释新生儿的宿主易感因素；确定最常见的相关细菌病原体。
8. 讨论美国b型流感嗜血杆菌(Hib)疫苗的出现如何帮助预防小儿脑膜炎。
9. 比较急性和慢性脑膜炎；概述两者症状的区别和各自脑脊液结果，包括细胞计数和化学实验室结果。
10. 解释脑炎和脑膜脑炎的发病过程。
11. 讨论由寄生虫引起脑膜脑炎感染、脑脓肿或其他中枢神经系统感染的两种方式；确定相关的感染微生物和患这些疾病风险增加的患者人群。
12. 说明脑脊液的采集、运输和样本储存要求；包括样本处理和样本在实验室的适当分布。
13. 列出用于鉴定细菌、分枝杆菌和真菌感染中脑膜炎病原体的培养基；每种微生物都需要什么培养条件？
14. 描述先进技术的使用，包括基质辅助激光解吸电离飞行时间质谱(MALDI-TOF MS)和基于核酸的检测在直接诊断中枢神经系统感染中的应用。

概论

解剖学

诊断中枢神经系统(central nervous system, CNS)感染至关重要。大多数临床医生认为中枢神经系统感染是一种医疗急症。了解中枢神经系统的基本解剖和生理学有助于微生物学家确保适当的样本处理和实验室结果的解释。

中枢神经系统的覆盖物和间隙

中枢神经系统由大脑和脊髓组成。由于中枢神经系统在人体调节过程中起着至关重要的作用，大脑和脊髓有两层保护层：一层是由骨骼构成的外层，另一层是由称为**脑膜**的膜构成的内层。外骨骼覆盖着大脑(即颅骨或头骨)和脊髓(即脊椎)。脑膜是大脑和脊柱周围三层不同膜的统称。

- **硬脑膜**：最外层膜。
- **蛛网膜**：中间层。
- **软脑脊膜**：最内层膜。

软脑脊膜和蛛网膜统称为**软脑膜**。覆盖大脑顶部的蛛网膜部分含有蛛网膜绒毛，这是一种特殊的结构，可以吸收脊髓液并使其进入血液。

脑膜之间和周围的间隙包括**硬膜外间隙、硬膜下间隙**和**蛛网膜下间隙**。脑膜和脑间隙在大脑中的相对位置如图70.1所示。表70.1总结了脑膜和脑间隙的位置和性质。

脑脊液

脑脊液(cerebrospinal fluid, CSF)环绕大脑和脊髓，具有多种功能。脑脊液为大脑的主体提供了缓冲和浮力，将大脑的有效重量减少30倍。脑脊液携带必需的代谢物进入神经组织，并在脑、脑室和脊髓周围循环时清除组织中的废物。每3～4 h，整个脑脊液体积都会循环1次。人类脑脊液的量取决于个体的发育年龄，到5岁时，脑脊液的量约为150 mL。除了上述功能外，脑脊液还具有监测大脑内部环境变化的功能。

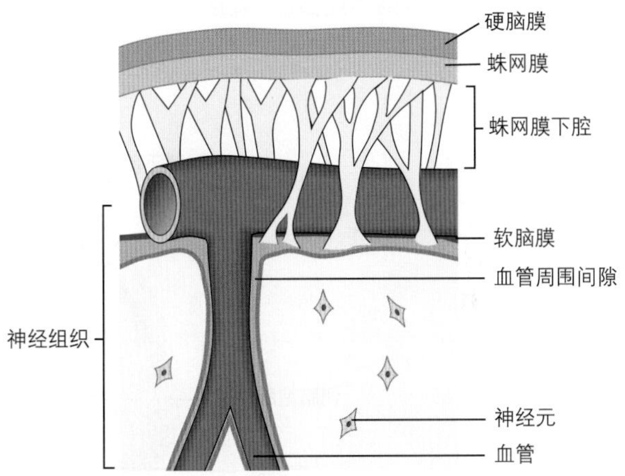

图70.1　大脑的横截面，显示了重要的膜覆盖物、间隔和其他关键结构。

表70.1　脑、脊髓和周围空间的内层覆盖物(脑膜)

解剖结构	相对位置	主要特点
硬膜外腔	硬脑膜外，颅骨内	脂肪和结缔组织垫
硬脑膜	外层膜	附着在头骨上的薄膜；白色纤维组织
硬膜下腔	在硬脑膜和蛛网膜之间	润滑浆液垫
蛛网膜	在硬脑膜和软脑膜之间	覆盖大脑和脊髓的精致蜘蛛网状膜
蛛网膜下腔	在蛛网膜下	含有大量脑脊液，成人125～150 mL
软脑膜	在蛛网膜下腔下	黏附在大脑和脊髓的外表面；包含血管

脑脊液存在于蛛网膜下腔（表70.1），以及大脑和脊髓的腔管内。大脑中有4个充满液体的大空间，称为**脑室**。被称为**脉络丛**的特殊分泌细胞产生脑脊液。脉络丛位于大脑第3和第4脑室的中央。成人的脑室中含有大约23 mL的脑脊液。脑脊液在蛛网膜下腔内的脑外区域流动，主要由脉络膜丛产生的压力驱动（图70.2）。由于脑脊液的循环性，其中的化学和细胞变化可能提供有关蛛网膜下腔感染的宝贵信息。

感染途径

血脑屏障是中枢神经系统最重要的防御机制之一。血脑屏障的功能是通过限制化学成分从血液流向中枢神经系统来维持大脑内环境的稳定。细菌、寄生虫或病毒等病原体只有通过血脑屏障才会引起中枢神经系统感染。

病原体可通过以下几个主要途径进入中枢神经系统：

· 血行播散：通过脉络丛或脑部其他血管进入蛛网膜下腔。这是中枢神经系统最常见的感染途径。

· 从感染部位直接传播：靠近或邻近中枢神经系统的感染扩散偶尔会发生；此类感染的例子包括中耳炎（中耳感染）、鼻窦炎和乳突炎。

· 中枢神经系统结构中的解剖缺陷：手术、创伤或先天性异常导致的解剖缺陷可使微生物轻松、方便地进入中枢神经系统。

· 沿着通往大脑的神经播散（直接在神经内）：这是中枢神经系统感染最不常见的途径，常发生在沿周围感觉神经传播的狂犬病毒和单纯疱疹病毒等微生物感染中。

中枢神经系统疾病

脑膜炎

蛛网膜下腔内或整个软脑膜内的感染称为**脑膜炎**。根据宿主对入侵微生物的反应，脑膜炎分为两大类：化脓性脑膜炎和无菌性脑膜炎。

化脓性脑膜炎 · **化脓性脑膜炎**患者通常有明显的急性炎性渗出性脑脊液，其中含有大量多形核细胞（polymorphonuclear cell, PMN）。潜在的中枢神经系统组织，尤其是脑室，经常受到影响。如果脑室受累，这个过程被称为**脑室炎**。细菌通常是这些感染的原因。

致病机制 宿主-微生物相互作用的结果取决于宿主和微生物的特性。如前所述，血脑屏障是中枢神经系统中一种重要的宿主防御机制；这一屏障包括脉络丛、蛛网膜和大脑微血管内皮。血管内皮独特的结构特性，如连续的细胞间紧密连接，提供了一个屏障，可最大限度地减少感染原进入脑脊液的通道。血管内皮的正常功能包括调节营养物质进出脑脊液，如低分子量血浆蛋白质、葡萄糖和电解质。

宿主的年龄和其他潜在因素使个体易患传染性脑膜炎。新生儿脑膜炎的感染率最高，这是因为新生儿免疫系统不成熟，新生儿血脑屏障的通透性增加及女性阴道中存在定植细

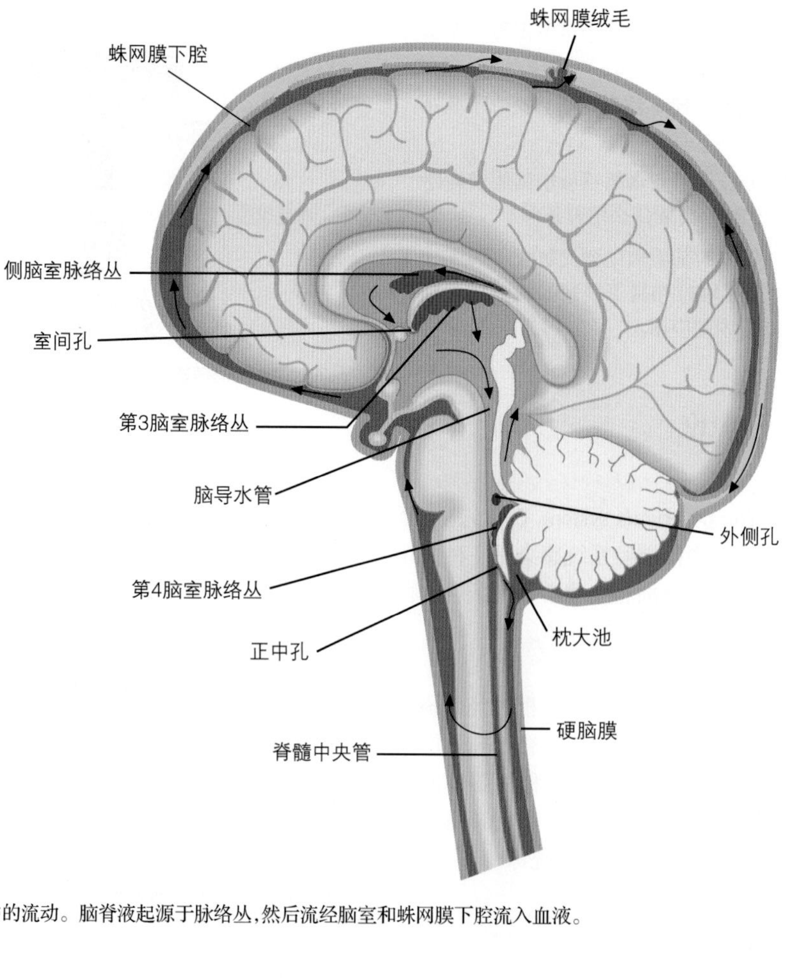

图70.2 脑脊液（CSF）在大脑中的流动。脑脊液起源于脉络丛，然后流经脑室和蛛网膜下腔流入血液。

菌，这些细菌可在分娩期间传播给婴儿。导致新生儿脑膜炎的最常见的细菌病原体是B组链球菌、大肠埃希菌和单核细胞增多性李斯特菌。在1985年美国研发出b型流感嗜血杆菌（*Haemophilus influenzae* type b, Hib）疫苗之前，Hib是4个月至5岁儿童脑膜炎的常见病因。由于Hib被纳入儿童免疫计划，儿童Hib病不仅在美国，而且在全世界都有显著下降。

在年轻人中，脑膜炎奈瑟菌是与脑膜炎相关的典型病原体。脑膜炎奈瑟菌在拥挤条件生活下的青年成年人（如新兵和大学宿舍）中流行。在美国有两种类型的脑膜炎球菌疫苗（针对脑膜炎球菌的疫苗）：脑膜炎球菌结合疫苗（适用于11 ～ 12岁的年轻人），建议在16岁时使用增强剂，以及血清B型脑膜炎球菌疫苗（16 ～ 35岁）。肺炎链球菌是幼儿和老年人患脑膜炎的常见原因；这种脑膜炎通常是由菌血症、鼻窦或中耳感染引起的。目前在美国有两种肺炎球菌疫苗（肺炎链球菌疫苗）被推荐。肺炎球菌结合疫苗（pneumococcal conjugate vaccine, PCV13）可预防13种不同血清型肺炎链球菌的感染，用于儿童和成人的疫苗接种。第二种疫苗是肺炎球菌多糖疫苗（pneumococcal polysaccharide vaccine, PPSV），提供对23种血清型肺炎链球菌的保护，包括那些与严重威胁生命的感染有关的肺炎链球菌血清型。这种疫苗推荐给65岁以上的成年人或19岁以上有长期健康问题或免疫功能低下的人。

由于呼吸道是许多脑膜炎病原体的主要入口，使成人易患脑膜炎的因素往往与发生肺炎或其他呼吸道微生物定植或感染的易感因素相同。乙醇中毒、脾切除术、糖尿病、假肢和免疫抑制可增加感染风险。最后，使用假体装置的患者，特别是中枢神经系统脑室-腹腔分流的患者，患脑膜炎的风险增加。

微生物必须克服宿主的防御机制，才能到达中枢神经系统（主要通过血液传播途径）。大多数脑膜炎病例是由具有相似致病机制的细菌引起的。成功的脑膜病原体必须首先依序定植和穿过宿主黏膜上皮，然后进入血液并在血液中繁殖。脑膜炎最常见的病原体具有在上述每一个水平上逃避宿主防御的能力。例如，肺炎链球菌和脑膜炎奈瑟菌的临床分离株分泌IgA蛋白酶，能够破坏宿主分泌的IgA，从而促进细菌附着到上皮上。此外，所有最常见的细菌性脑膜炎病原体都有一个抗吞噬荚膜，可以让病原体逃避宿主免疫系统的破坏。

病原体似乎通过相互作用进入中枢神经系统，随后在微血管内皮水平上破坏血脑屏障。脑膜炎致病机制中最不为人所知的一个过程是病原体如何穿过这一屏障进入蛛网膜下腔。然而，似乎存在特定的细菌表面成分，如菌毛、多糖胶囊和脂磷壁酸，它们促进病原体黏附到微血管内皮细胞上，并随后渗透到脑脊液中。病原体可以① 通过破坏血脑屏障的紧密连接而使其丧失毛细血管完整性；② 通过循环吞噬细胞内的运输；③ 通过穿过内皮细胞空泡内的内皮细胞壁进入。进入后，该病原体在脑脊液内繁殖，脑脊液最初不含抗菌抗体或吞噬细胞。

临床表现 脑膜炎可分为急性或慢性起病和在宿主体内的进展。值得注意的是，并非所有患者都会出现本章讨论的与中枢神经系统感染相关的典型体征和症状。一个例子是癫痫发作。癫痫发作可能有助于区分脑膜炎和脑炎。癫痫通常是脑膜炎的晚期临床表现和脑炎的早期指标。免疫低下患者、意识水平下降患者或局灶性神经缺损患者在进行脑脊液腰椎穿刺前应完成头颈部计算机断层扫描（CT）检查，以排除非感染性疾病。

急性 急性脑膜炎的典型症状包括发热、颈部僵硬、头痛、恶心和呕吐、神经系统异常和精神状态改变。

在急性细菌性脑膜炎中，脑脊液通常含有大量炎性细胞（＞1 000/mm^3），主要是中性粒细胞。脑脊液显示葡萄糖水平相对于血清葡萄糖水平下降，蛋白质浓度增加。健康人的正常脑脊液葡萄糖水平为血糖水平的0.6，范围为45 ～ 100 mg/dL；成人的脑脊液蛋白范围为0.15 ～ 0.5 g/L；新生儿脑脊液蛋白含量高达1.7 g/L，平均为0.9 g/L。

儿童急性细菌性脑膜炎的后遗症常见且严重。癫痫发作发生在20% ～ 30%的患者中，其他神经系统改变也很常见。急性后遗症包括脑水肿、脑积水、脑疝和局灶性神经病变。在细菌性脑膜炎康复的儿童中，有10%会发生永久性耳聋。急性细菌性脑膜炎发作后，还可能出现其他微妙的生理和心理后遗症。

慢性 慢性脑膜炎在免疫功能低下的患者中很常见，但情况并非总是如此。患者经历一种隐匿性发病，伴有以下部分或全部症状：发热、头痛、颈部僵硬、恶心和呕吐、嗜睡、精神混乱和智力退化。在寻求治疗之前，症状可能持续1个月或更长时间。脑脊液通常表现为白细胞（通常为淋巴细胞）数量异常，蛋白质升高，葡萄糖含量降低（表70.2）。慢性脑膜炎的致病机制与急性脑膜炎相似。

表70.2 儿童和成人（不包括新生儿）脑脊液血液学和化学分析结果解析指南

临床背景	白细胞（mm^3）	主要细胞型	蛋白质	葡萄糖[a]
正常	0 ～ 5	无	0.15 ～ 0.5 g/L	2.5 ～ 5.5 mmol/L
病毒感染	2 ～ 2 000（平均值80）	单核[b]	稍高（0.5 ～ 1 g/L）或正常	正常
化脓性感染	5 ～ 20 000（平均值800）	分叶核	升高（＞1 g/L）	低（＜2.5 mmol/L）但是在疾病早期阶段可能正常
结核病和真菌	5 ～ 2 000（平均值100）	单核	升高（＞0.5 g/L）	正常或通常低（＜2.5 mmol/L）

[a] 必须考虑脑脊液（CSF）葡萄糖水平与血糖水平的关系。正常情况下，脑脊液与血清葡萄糖比率为0.6，或血清葡萄糖正常值的50% ～ 70%。

[b] 20% ～ 75%的病例在感染早期可能有中性粒细胞增多症。

急性脑膜炎的流行病学和病原学 急性脑膜炎的病因取决于病人的年龄。在美国，大多数病例发生在5岁以下的儿童身上。1985年以前，b型流感嗜血杆菌是美国1个月至6岁儿童中最常见的感染原。95%的病例是由b型流感嗜血杆菌、脑膜炎奈瑟菌和肺炎链球菌引起的。1985年，第一个Hib疫苗（一种多糖疫苗）被批准用于18个月或以上的儿童，但对18个月以下的儿童无效。然而，在2个月大的儿童中广泛使用结合疫苗（Hib多糖-蛋白结合疫苗），显著影响了侵袭性b型流感嗜血杆菌疾病的发病率；在美国和欧洲，流感嗜血杆菌疾病的年度病例总数显著减少，流感嗜血杆菌脑膜炎的病例数减少了94%。然而，由流感嗜血杆菌以外的病原体引起脑膜炎球菌和肺炎球菌疾病的风险仍然保持不变。6岁以上儿童患脑膜炎的可能性较小，但当儿童进入成年早期时，感染脑膜炎的风险增加。如前所述，新生儿急性脑膜炎的发病率最高，病死率也随之增加（高达20%）。在新生儿中引起疾病的微生物与影响其他年龄组的微生物不同；其中许多是新生儿通过母亲的阴道穹窿时获得的。新生儿易感染B组链球菌、大肠埃希菌、其他革兰阴性杆菌、单核细胞增多性李斯特菌；有时其他生物也可能参与其中。例如，伊丽莎白金菌和伊丽莎白按蚊亚种都与严重的新生儿脑膜炎病例有关。这些微生物正常栖息于环境中的水中，可由母亲传给胎儿或通过医院感染获得。

除了影响年轻人的脑膜炎球菌外，成人脑膜炎的重要原因还包括肺炎球菌、单核细胞增多性李斯特菌，以及不太常见的金黄色葡萄球菌和各种革兰阴性杆菌（大肠埃希菌、克雷伯菌属、黏质沙雷菌、铜绿假单胞菌、不动杆菌属和沙门菌属）。后者引起的脑膜炎是由各种来源的血行播撒引起的，包括尿路感染。螺旋体脑膜炎或神经梅毒可在梅毒螺旋体感染早期播散引起。高达9%的梅毒血清阴性患者可能出现脑脊液异常，临床表现可能重叠，包括无症状、脑膜、脑膜血管、实质和胶质性瘤。虽然福氏耐格原虫是脑膜脑炎的主要病因，但其他属也可能与感染相关，包括棘阿米巴和巴氏阿米巴。广州副棘突线虫是嗜酸性脑膜炎或脑炎最常见的病因。线虫幼虫直接从血液侵入脑脊液，并成熟为成虫，在整个大脑中迁移。其他能够引起嗜酸性脑膜炎的病原体包括卫氏并殖吸虫、颌口线虫属（骨髓脑炎）、贝氏蛔虫原尖蚴［神经幼虫移行症（neural larva migrans, NLM）］和猪带绦虫。

无菌性脑膜炎 · 无菌性脑膜炎通常是病毒性的，其特征是脑脊液中淋巴细胞和其他单核细胞增多（多核细胞增多）；细菌和真菌培养呈阴性。这与细菌性脑膜炎形成对比，细菌性脑膜炎的特征是脑脊液中有化脓和PMN细胞反应。然而，病毒性脑膜炎可能与细菌性脑膜炎相似，在最初的24 h内中性粒细胞增多，然后过渡到淋巴细胞增多。无菌性脑膜炎通常是自限性的，症状可能包括发热、头痛、颈部僵硬、恶心和呕吐。

除脑脊液中淋巴细胞等单核细胞增多外，血糖水平保持正常，而脑脊液蛋白质水平可能保持正常或略有升高。无菌性脑膜炎也可能是梅毒和其他一些螺旋体疾病（如钩端螺旋体病和莱姆病）的症状。颈椎病和脑脊液白细胞增多症也可能与其他疾病过程有关，如恶性肿瘤。

肠道病毒目前是无菌性脑膜炎的主要病因。婴幼儿是最常见的易感染人群。与无菌性脑膜炎相关的其他病毒病原体包括单纯疱疹病毒（herpes simplex virus, HSV）；水痘-带状疱疹病毒（varicella-zoster-virus, VZV）；巨细胞病毒（cytomegalovirus, CMV）；EB病毒（Epstein-Barr virus, EBV）；以及人类疱疹病毒6、7和8型。腮腺炎病毒可能导致未免疫人群中的无菌性脑膜炎病例。

脑炎、脑膜脑炎

有100多种不同的病原体可以引起脑炎。脑炎是脑实质的一种急性炎症，通常由病毒直接入侵引起。合并脑炎的脑膜炎称为**脑膜脑炎**，脑脊液中的细胞浸润通常是淋巴细胞而不是中性粒细胞。

宿主对这些中枢神经系统感染的反应可能与化脓性或无菌性脑膜炎的反应有所不同。在病毒性脑炎早期，或当脑炎的一部分出现相当大的组织损伤时，在脑脊液中发现的炎症细胞的性质可能与细菌性脑膜炎的性质没有区别；然而，细胞计数通常要低得多。

病毒性脑炎

病毒性脑炎在温暖的月份很常见，在临床上不能总是与脑膜炎区分开来。主要病原体是肠道病毒（柯萨奇病毒A和B型及埃可病毒）、腮腺炎病毒、单纯疱疹病毒和虫媒病毒（西尼罗河病毒、托加病毒、布尼亚病毒、马脑炎、圣路易斯脑炎和其他脑炎病毒）。单纯疱疹病毒是发达国家最常见的病毒性脑炎相关病毒。其他病毒，如麻疹、巨细胞病毒（CMV）、淋巴细胞性脉络膜脑膜炎、EB病毒、肝炎、水痘-带状疱疹病毒（VZV）、狂犬病病毒、黏液病毒和副黏病毒，不太常见。在通过临床手段确定病因时，任何先前的病毒感染性疾病和接触史都是重要的考虑因素。

西尼罗河病毒是美国报告的最常见的黄病毒，在所有48个相邻州都发现了病例。西尼罗河病毒的神经侵袭性感染表现为头痛、发热、意识改变和精神状态改变。脑脊液检查显示白细胞增多，淋巴细胞明显增多。化学实验室检查表明，蛋白质水平升高，葡萄糖水平正常。确诊需要检测血清或脑脊液中是否存在针对西尼罗河病毒的IgM抗体。由于IgM不会穿过血脑屏障，因此脑脊液中是否存在针对西尼罗河病毒的IgM抗体是中枢神经系统感染的有力指标。聚合酶链反应（polymerase chain reaction, PCR）也可用于检测西尼罗河病毒感染，但由于西尼罗河病毒感染具有一过性和低病毒血症，因此必须谨慎解释结果。阴性结果并不一定排除西尼罗河病毒感染的可能性。

在感染人类免疫缺陷病毒（human immunodeficiency virus, HIV）的患者中，神经系统受累是很常见的。HIV是一种嗜神经（被神经细胞吸引）病毒，能够通过巨噬细胞转运进入中枢神经系统，是各种神经系统综合征的病因。随着HIV感染者的免疫抑制程度逐渐增加，中枢神经系统成为机会性病原体的目标，如巨细胞病毒、BK病毒和JC（John Cunningham）病毒，可引起脑膜炎或脑炎。BK病毒是以第一位肾移植患者的姓名首字母命名的，在该患者身上发现了与临床疾病相关的病毒。

寄生虫感染

寄生虫可通过两种途径引起脑膜脑炎、脑脓肿（见下文讨论）或其他中枢神经系统感染。一种罕见但致命性的脑膜脑炎是由自由生活的福氏耐格里（*N. fowleri*）阿米巴引起的，它通过鼻黏膜直接延伸侵入大脑。患者是在自然不流动的淡水池塘和湖泊中游泳或潜水时感染的。尽管福氏耐格里阿米巴是脑膜脑炎的主要病因，但其他属也可能与感染有关，包括巴氏阿米巴属和棘阿米巴属（肉芽肿性阿米巴脑炎）；*Sappinia pedata*，是目前确认的一种与人类脑炎发生有关的寄生虫。

其他寄生虫通过血行播散到达大脑。弓形虫病由一种破坏脑实质的细胞内寄生虫引起，是感染HIV的获得性免疫缺陷综合征（acquired immune deficiency syndrome, AIDS）患者中一种常见的中枢神经系统疾病。在脑组织中发现了溶组织内阿米巴和粪圆线虫，而猪带绦虫（猪肉绦虫）的幼虫，被称为囊尾蚴，可以通过血液进入大脑并在脑组织中形成囊状物。阿米巴性脑感染和囊尾蚴病引起的脑脊液变化类似于脑膜炎。

广州副圆线虫是嗜酸性粒细胞性脑膜炎的最常见病因。线虫幼虫直接从血液中侵入脑脊液，成熟后在大脑中迁移。其他能够引起嗜酸性脑膜炎的微生物包括颚口线虫属、贝氏蛔虫、卫氏并殖吸虫和人猪带绦虫。症状包括头痛和视觉障碍。大约50%的患者出现呕吐和中度发热。感染旋毛虫的患者中，有10%～20%可能出现中枢神经系统病变，如不治疗，病死率为50%。症状可能与脑膜炎或脑炎相似。

脑脓肿

脑脓肿（局部脓肿聚集在组织破裂形成的腔内）有时可引起脑脊液的变化和类似脑膜炎的临床症状。脑脓肿是由于鼻窦、中耳或乳突的连续感染（25%～50%）、血源性感染（15%～30%）或外伤、手术后直接接种所致（8%～19%）。脑脓肿可破入蛛网膜下腔，引起严重的脑膜炎，死亡率高。如果从脑脊液培养中发现厌氧微生物或草绿色链球菌，则应考虑诊断为脑脓肿；然而，脑脊液培养在脑脓肿中通常为阴性。免疫抑制或患有酮症酸中毒的糖尿病患者可能会出现鼻窦或腭部的快速进行性真菌感染（真菌病），可直接传播到大脑。从脑脓肿中分离出的复杂多菌感染范围太广，无法一一列出。

脑室腹腔分流术相关感染

有关脑脊液分流感染的信息和研究有限。据报道，最常与感染相关的微生物包括凝固酶阴性葡萄球菌、金黄色葡萄球菌、痤疮丙酸杆菌和绿脓杆菌群链球菌。已经鉴定出一些革兰阴性杆菌，包括铜绿假单胞菌、克雷伯菌属、大肠埃希菌和黏质链球菌。阳性培养通常与分流端培养、分流阀和脑室液有关。

中枢神经系统感染的实验室诊断

脑膜炎

除特殊情况外，腰椎穿刺（脊椎穿刺）是诊断疑似中枢神经系统感染，尤其是脑膜炎患者的第一步。参考表5.1，回顾从中枢神经系统获取的样本的收集、运输和处理程序。

样本收集和运输

在L_3、L_4或L_5之间的腰椎区域，通过无菌方式将针头插入蛛网膜下腔（腰椎穿刺）收集CSF。应将3管或4管脑脊液收集到不含添加剂的无菌收集管中。收集管按收集顺序和患者姓名顺序编号。在实验室处理CSF收集管时，1号管用于化学研究、葡萄糖和蛋白质计数及免疫学研究，因为这些测试受脊髓穿刺过程中引入的血细胞或细菌的影响最小；2号管用于培养，使较大比例的总液体得以浓缩，这有助于检测数量较少的传染源；3号管和4号管用于细胞计数和细胞分类，因为这些试管最不可能包含收集程序引入的细胞。如果在脊椎穿刺过程中，1条小毛细血管意外破裂，从此来源检测到的血细胞通常会在最后一根采集管中消失；如果怀疑有穿刺创伤，或为了区分穿刺血管创伤与真正的蛛网膜下腔出血，有时需要比较1号管与3号管或4号管之间的计数。在穿刺创伤中，红细胞将不均匀地分布在3根试管中，1号管中的红细胞浓度最高，随后所有试管中的红细胞数量都在减少。在颅内出血时，红细胞将均匀分布在所有管中。如果只收集了1管脑脊液，则应首先将其进行微生物学检查。可收集的脑脊液体积取决于患者的可用容量（成人与新生儿）及针头首次刺穿蛛网膜下腔时脑脊液的压力。升高的压力要求在抽脑脊液时速度放慢，这可能会阻止采集更多量的脑脊液。脑脊液的量对于检测某些微生物至关重要，例如分枝杆菌和真菌。通过离心和后续培养检测这些病原体时，建议至少使用5～10 mL。当实验室接收到的脑脊液量不足时，应就实验室检测的优先顺序咨询医生。处理太少量的样本会降低实验室测试的灵敏度，这可能会导致假阴性结果。这可能比进行额外的腰椎穿刺以获得必要数量的样本对患者造成的伤害更严重。

脑脊液应立即手动送至实验室（室温下≤15 min）。某些病原体，如肺炎链球菌，可能在1 h或更长时间后无法检测到。用于微生物学研究的样本不应冷藏；如果未快速处理，CSF应在35℃下孵育或置于室温下。这条规则的一个例外是CSF用于病毒研究。这些样本如果预计在处理和接种到培养基之前有较长的延迟，可在收集后冷藏48 h，或在−70℃冷冻。用于病毒研究的CSF绝不应在−70℃以上的温度下冷冻。用于病毒鉴定的CSF样本也不应添加到运输培养基中，因为它们不需要抗生素来抑制其他微生物。此外，被运输培养基稀释可能导致假阴性结果。如果不能立即处理，用于血液学研究的脑脊液样本可以冷藏，而用于化学和血清学研究的脑脊液样本可以冷冻（−20℃）。

从样本分析中收集到的信息应及时传达给临床医生，医生可以直接影响治疗结果。此类样本应在收到后立即在实验室（STAT）进行处理，并尽快向医生报告结果。

初始处理

用于细菌、真菌或寄生虫研究的脑脊液的初始处理包括将体积＞1 mL的所有样本离心至少15 min（转速1 500*g*）。采集用于病毒核酸检测的脑脊液样本在提取核酸前不应离心，因为大多数病毒核酸与细胞相关。疑似隐球菌或分枝杆菌的样本需要特殊处理（关于分枝杆菌和真菌CSF培养技术的讨论分别见第42章和第58章）。如果可用的CSF少于1 mL，则应将样本进行革兰染色，并在适当情况下直接接种到血液、巧克力琼脂和初筛真菌分离培养基上。对于细菌培养，将上清液移到无菌管中，留下约0.5 mL液体。对于真菌培养，上清液不应移走，除非部分上清液用于隐球菌抗原检测。用无菌吸管将沉淀物上、下用力抽吸几次，将充分分散离心后仍黏附在管底的微生物。使用无菌移液管从上清液下方去除部分沉淀物将丢失大量阳性样本。上清液可用于检测抗原的存在、快速诊断试验（垂直流免疫层析）、脑膜炎奈瑟菌试验或化学评估（例如蛋白质、葡萄糖、乳酸、C反应蛋白）。作为一种保护措施，即使上清液不能立即使用，实验室也应保留上清液。

脑脊液化验结果

如前所述，还需要采集脑脊液以分析细胞、蛋白质和葡萄糖。理想情况下，同时测定外周血葡萄糖含量，以便与脑脊液水平进行比较。解释结果的一般准则见表70.2。

由于血液学和化学测试的结果直接关系到感染的可能性，医生和微生物学实验室之间的沟通是必不可少的。在几乎所有病例中，液体参数正常的患者可排除急性细菌性脑膜炎的诊断，从而避免了除在标准涂片和培养（所有病例都必须包括这一检查）之外进一步进行昂贵和费力的微生物检测。一个例外是感染单核细胞增多性李斯特菌的患者。40%的单核细胞增多性李斯特菌病患者的脑脊液培养分离菌阳性；然而，脑脊液细胞计数可能正常，革兰染色可能不显示任何细菌。单核细胞增多性李斯特菌可表现为脑膜炎、脑炎、脓肿或脑室炎。类似的标准也被用于排除脑脊液样本的涂片镜检及结核菌和梅毒血清学检查。

病原体的视觉检测

离心后，可以目测脑脊液沉淀物中是否存在细胞和生物。

沉积物染色涂片 · 所有脑脊液沉积物都必须进行革兰染色。假阳性涂片是由于不小心使用了被污染的玻片造成的。因此，建议使用乙醇浸泡、火焰或高压灭菌的载玻片。在彻底混合沉淀物后，取1滴放置在无菌或乙醇清洁过的载玻片表面。沉积物不应该散布在载玻片表面上，因为这样会增加发现少量微生物的难度。让沉淀物滴风干，加热或用甲醇固定，并用革兰染色（图70.3）或吖啶橙染色。通过吖啶橙荧光染色可使载玻片在高倍率放大（400×）下检查更快，从而检查更彻底。明亮的荧光细菌将很容易被看到。所有可疑的涂片都可以用革兰染色（直接在吖啶橙上染色）来确认微生物的存在和形态。

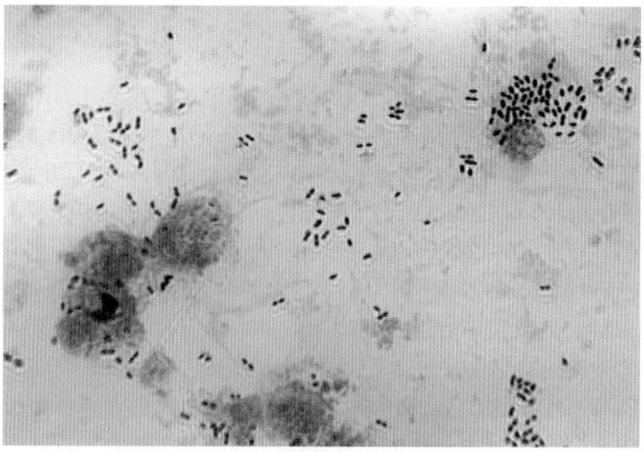

图70.3 脑脊液革兰染色显示白细胞和许多革兰阳性双球菌。该样本随后生长出肺炎链球菌。

现发现使用细胞旋转离心机制备染色玻片进行染色也是一种很好的替代程序。这种制备染色涂片的方法将细胞材料和细菌细胞浓缩到1 000倍。通过离心，将少量CSF（或其他体液）浓缩到显微镜载玻片的圆形区域（图70.4），固定、染色，然后检查。

检查后应报告是否存在细菌、炎症细胞和红细胞。根据人口统计学和临床患者数据及革兰染色形态学，在收到样本后的前30 min内可以推定大多数细菌性脑膜炎病例的病因。

湿片制备 · 在相差显微镜下，通过检查完全混合的沉积物（作为湿片）来观察阿米巴虫是最好的方法。如果没有相差显微镜，也可以在聚光镜稍微关闭的情况下用光学显微镜进行观察。可以通过伪足在一个方向上缓慢、有条不紊的运动来识别阿米巴虫。在显微镜的温暖光线下，这些生物体可能需要一段时间才能开始移动。生物体必须与偶尔出现在脑脊液中运动的巨噬细胞区分开来。如果湿片可疑，三色染色可以帮助从体细胞区分阿米巴原虫。致病性阿米巴可以在肺炎克雷伯菌或大肠埃希菌的平板上培养（第46章）。

印度墨汁染色法 · 由于隐球菌的大多糖荚膜，可以通过印度墨汁染色来观察这些微生物。然而，乳胶凝集试验的荚

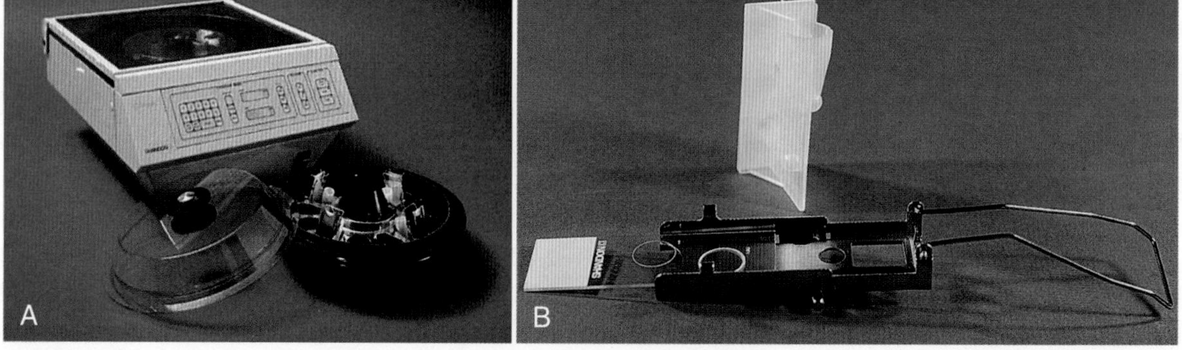

图70.4 （A）细胞离心机。（B）用细胞离心法制备体液样本（如脑脊液）浓缩涂片的装置。（来源：A, Courtesy Cytospin 2, Shandon, Inc., Pittsburgh, PA.）

膜抗原是更敏感和特别的。侧流检测现在可用于疑似隐球菌性脑膜炎病例的脑脊液初级筛查。推荐使用抗原检测而不是印度墨水染色剂。此外，由于感染艾滋病患者的隐球菌菌株可能没有可检测的荚膜，因此培养必不可少。为了进行印度油汁制备，将1滴CSF沉淀物与1/3体积的印度油汁混合。通过向着色剂中添加0.05 mL硫柳汞(Merthiolate, Sigma Chemical Co., St. Louis, MO)，可以防止印度油汁受到污染。混合CSF和墨汁以形成光滑的悬浮液后，滴涂上盖玻片，并油浸，在高倍放大(400×)下来检查确认制备物是否有特征性的囊化酵母细胞。没有经验的微生物学家必须小心，不要混淆白细胞和酵母。存在比母细胞小的包裹芽是具有诊断性的。

直接检测病原体

抗原 · 商业试剂和试剂盒可用于快速检测CSF中的抗原；以下各节回顾所使用的方法；详情请参阅第9章。

细菌 脑脊液快速抗原检测主要通过乳胶凝集技术完成(第9章)。所有商业化凝集系统的原理都是抗体包被颗粒结合到特定抗原产生肉眼可见的凝集。在常见的脑膜炎病原中发现的可溶性荚膜多糖，包括B族链球菌多糖，非常适合作为桥接抗原。凝集试验可以包含多克隆或单克隆抗体或来自感染源的抗原。

一般来说，商用系统已开发用于脑脊液、尿液或血清，尽管血清的结果在诊断上不如脑脊液有用。无乳链球菌和流感嗜血杆菌的可溶性抗原可能富集于尿液。然而，尿液似乎比血清或脑脊液具有更高的非特异性反应发生率。使用抗原检测系统检测不同类型样本时，必须遵循制造商的说明。尽管一些系统需要样品预处理(通常加热5 min)，但并非所有制造商都建议预处理。然而，如果样本未经预处理，试剂可能会产生假阳性或交叉反应。类风湿因子和其他物质的干扰也有报道，这些物质通常存在于脑脊液以外的体液中。抗原快速提取程序(rapid extraction of antigen procedure, REAP；操作程序70.1)已被证明可有效减少大部分非特异性和假阳性反应，至少对于使用乳胶粒子试剂进行的试验而言是如此。建议使用商用体液抗原检测试剂盒的实验室使用此程序。一些商业化系统在检测方案中包含了提取程序。

操作程序70.1
抗原快速提取法

[原则] 去除非特异性交叉反应物质可以提高直接抗原检测颗粒凝集试验的特异性。乙二胺四乙酸(EDTA)与交叉反应物质形成络合物，并可通过离心将其从反应混合物中去除。

[方法]

1. 吸取0.05 mL待测液体(脑脊液、血清或尿液)移入1.5 mL塑料锥形微型离心管。
2. 向微型离心管中加入0.15 mL 0.1 M EDTA(Sigma Chemical Co.)，关闭盖子，旋涡管。
3. 使用干浴仪(可从仪器供应公司获得)，在100℃的干浴中加热3 min。
4. 将试管在13 000g的台式微量离心机中离心5 min。一定要使仪器达到所需的离心力。
5. 用毛细管吸管取出上清液，按照制造商的测试说明，使用1滴该溶液作为抗原检测测试的样品。

[预期结果] 不应发生非特异性凝集。

根据几项研究的结果，只有少数临床上有益的情况需要进行细菌抗原检测(bacterial antigen testing, BAT)。例如包括以前治疗过的患者的脑脊液样本和革兰染色阴性的脑脊液样本，其参数异常(蛋白质水平升高，葡萄糖降低，或白细胞计数异常)。化验并不能替代正确进行的涂片和培养。一些检测显示敏感性和特异性降低。考虑到这些局限性，细菌性脑膜炎的诊断和管理实践指南不建议常规使用BAT。

隐球菌属 用于检测隐球菌多糖荚膜抗原的试剂可在市场上买到。产生隐球菌抗原阳性结果的脑脊液样本应进行第2次类风湿因子乳胶凝集试验。商业测试系统将类风湿因子测试纳入方案。类风湿因子试验阳性导致隐球菌乳胶试验无法解释，除非类风湿因子抗体已失活，否则应报告结果。含有大量荚膜抗原的乳胶凝集试验或酶免疫试验中使用的未稀释样本可能会产生由前带现象引起的假阴性反应。艾滋病患者的抗原滴度可能超过100 000，需要多次稀释才能达到终点。系列稀释方案可用于监测患者对治疗的反应，以及初步诊断。

现在可以进行侧向流动分析[the IMMY cryp-tococcal LFA (Abacus ALS, Meadowbrook, Queensland, Australia)]，并证明对乳胶凝集分析具有较高的敏感性。此外，结果的获取时间较短，可用于尿液样本和毛细血管血液样本。

核酸检测 · 传统的方法，包括革兰染色和培养，可能需要几天时间来确定与脑脊液感染相关的病原体，从而延长抗生素治疗和住院时间。随着PCR等扩增技术的引入，许多文献报道推荐应用核酸技术诊断多种微生物引起的中枢神经系统感染。已发表的数据表明，与现有技术相比，以核酸为基础的检测显示出更高的敏感性和特异性，特别是单纯疱疹病毒和肠道病毒引起的中枢神经系统感染。中枢神经系统感染中HSV、EBV、CMV和肠病毒的PCR检测敏感性接近100%。

FilmArray脑膜炎/脑炎芯片(BioFire Diagnostics, Salt Lake City, UT)是美国食品药品管理局(FDA)批准的多重芯片，可检测14种病原体，包括6种细菌、1种真菌和7种病毒感染原。据估计，多达50%的脑炎病例和60%的脑膜炎病例无法确定病因。延误治疗可能会导致发病率和死亡率增加，不必要的治疗会促进抗生素耐药性的发展，并增加医疗费用。然而，Dack及其同事的一项回顾性研究表明，BioFire FilmArray的使用并没有显著缩短与脑膜炎相关的住院时间或抗菌治疗时间。这可能是由于临床医生关心其他医疗保健相关风险和在出现阴性结果时继续进行抗菌治疗等因素。将传统培养方法与核酸检测相结合的一个显著优势是可以识别包括一种以上感染性病原体的脑脊液感染。虽然百分比很低，但据报道，当常规检测发现单一病原体时，FilmArray ME芯片可识别若干例合并感染病例。例如细菌和真菌病原体，如流感嗜血杆菌和单核细胞增多性李斯特菌、隐球菌属和肺炎链球菌、脑膜炎奈瑟菌和肺炎链球菌。其他合并感染包括病毒病原体，如HSV-1和HHV-6、CMV和VZV，或与流感嗜血杆菌和HHV-6合并的细菌和病毒感染，或与隐球菌属和HSV-1合并的真菌和病毒感染。其他先进技术也在不断发展，包括F. Long等人的基于片段PCR的先进分析，能够识别22种与脑膜炎或脑炎相关的病原体。PCR分析也被成功地用于诊断神经梅毒。实验室开发的其他多重测试不仅包括细菌、真菌和病毒制剂，还包括检测自由生活的阿米巴寄生虫，如巴氏阿米巴和棘阿米巴。使用这些检测方法成功检测中枢神经系统中的寄生虫，尚未显示出足够的临床敏感性和假阳性结果。利用核酸检测鉴定中枢神经系统中的寄生虫病原体需要广泛的开发和评估。尽管以核酸为基础的检测似乎不会缩短住院时间或减少与细菌、真菌和病毒病原体相关的抗菌药物的使用，但因其诊断敏感性和特异性，以及应用到传统方法无法检测到的病原体的鉴定和罕见共感染的鉴定，故而具有重要意义，并支持在脑脊液感染的诊断和治疗中使用基于核酸的检测。目前有多种基于核酸的检测方法可供使用。

虽然在常规临床实验室中还没有广泛使用，但下一代测序已被用于鉴定未确诊的传染性脑炎中的病原体。报告包括在免疫功能低下患者中发现星状病毒和神经钩端螺旋体病，在多发性神经布鲁菌病中发现HSV-1、HSV-2和布鲁菌。神经布鲁菌病的诊断具有极大的挑战性，因为其体征和症状极其非特异性，与其他传染病（包括肺结核、梅毒、莱姆病和隐球菌感染）相似。神经布鲁菌病的传统诊断方法的敏感性很低；28%血培养阳性，15% CSF培养阳性。这些病例表明，利用下一代测序技术对疑似中枢神经系统感染的非预期诊断患者进行快速、准确诊断具有重要意义。

基质辅助激光解吸电离飞行时间质谱

基质辅助激光解吸电离飞行时间质谱（matrix-assisted laser desorption ionization time-of-flight mass spectrometry, MALDI-TOF MS）在应用和光谱分析之前需要有微生物的生长。目前正在进行研究，以确定在细菌性脑膜炎病例中直接检测脑脊液中微生物的效率。Bishop等人使用新鲜脑脊液样本进行的一项研究表明，在神经外科术后脑膜炎中鉴定革兰阴性杆菌的灵敏度为76.2%；然而，对于术后革兰阳性球菌和社区获得性脑膜炎，只有1个样本被正确识别。对于疑似脑膜炎、脑炎和其他中枢神经系统感染的患者，对直接样本革兰染色的解释，以及随后的培养或基于核酸的检测，仍然是指导经验性抗生素治疗的金标准。

培养

大多数细菌性脑膜炎病例是由单一生物体引起的，需要有限数量的培养基。

细菌和真菌·常规细菌学培养基应包括巧克力琼脂平板、5%羊血琼脂平板和浓缩肉汤（通常为不含指示剂的巯基乙酸盐）。需要巧克力琼脂平板来分离难培养的微生物，最明显的是流感嗜血杆菌，它们无法在血液琼脂平板上生长；血液琼脂平板的使用有助于肺炎链球菌的识别。在旋涡沉淀物并制备涂片后，应将几滴沉淀物接种到每种培养基中。平板应在37℃的温度下，在5%～10%的二氧化碳（CO_2）中培养至少72 h。如果没有CO_2培养箱，可以使用蜡烛罐或自动环境真空系统来创造富含CO_2的环境。肉汤应在37℃的空气中培养5～10天。肉汤盖必须松动，以便自由交换空气。如果革兰染色看到形态类似厌氧菌的生物体，或者如果怀疑脑脓肿，也可以接种厌氧血琼脂平板。这些培养基将支持几乎所有细菌病原体和若干真菌的生长。

由于慢性脑膜炎症状与结核性脑膜炎相同，故促使医生要求真菌培养。分枝杆菌培养在第42章中讨论。CSF真菌培养时，将2滴混合良好的沉淀物接种在沙氏葡萄糖琼脂或其他非含血培养基上和含5%羊血的脑-心浸出液。真菌培养基应在30℃室温下培养4周。如有可能，应接种两组培养基，一组培养于30℃，另一组培养于35℃。

寄生虫和病毒·培养自由生活的阿米巴虫和病毒病原体的条件分别在第46章和第64章中讨论。医生必须通知实验室培养这些病原体。

脑脓肿/活组织检查·**样本采集、运输和处理**。脑脓肿的活检样本或抽吸物应尽可能在厌氧条件下转运至实验室。市面上有几种设备可用于在厌氧条件下运输活检样本。拭子不被认为是最佳样本，但如果用于收集脓肿材料，则应将拭子放入厌氧环境的运输装置中。

活检样本应在铺板和涂片前用无菌生理盐水碎掉。这一过程的时间应保持在最低限度，以减少氧化。

提交培养的脓肿和活检样本应接种在5%的羊血和巧克力琼脂平板上。平板应在5%～10%的CO_2中于35℃下培养72 h。此外，应接种厌氧琼脂平板和含有厌氧指示剂、维生素K和血红素的肉汤，并在35℃的厌氧环境中培养。厌氧培养平板至少培养72 h，但在培养48 h后进行检查。厌氧发酵液应至少培养5 d。如果怀疑有真菌原因，应接种真菌培养基，如含有血液和抗生素的脑-心浸出液或抑制霉菌琼脂。

案例学习70.1

一名2岁女童因体温40℃于午夜就诊医院急诊科。医生诊断为双侧中耳炎。予阿莫西林/克拉维酸治疗，留院观察。夜间，患者嗜睡，并出现紫癜和颈部僵硬。采集脑脊液样本，开始头孢曲松治疗。革兰染色未发现细菌。第2天，实验室报告了1种革兰阴性双球菌的生长。

问题：

1. 这种感染中的疑似病原体是什么？实验室如何快速识别？
2. 是否建议实验室对脑膜炎奈瑟菌进行药敏试验？
3. 实验室如何提高脑脊液中这种微生物的检测速度？
4. 采取什么措施防止接触脑膜炎奈瑟菌患者的医疗保健工作者之间的感染传播？

复习题

1. 以下（　　）是脑膜的特殊结构，它的功能是吸收脊髓液并使其进入血液

a. 柔脑膜　b. 软脑膜　c. 蛛网膜绒毛　d. 硬脑膜

2. 在医院保育院新生儿中引起暴发脑膜炎的细菌是什么（　　）

a. 伊丽莎白金菌　b. b型流感嗜血杆菌　c. B组链球菌　d. 脑膜炎奈瑟菌

3. 以下病原体均可引起脑脓肿，除了（　　）

a. 厌氧菌　b. 伯氏疏螺旋体菌　c. 草绿色链球菌　d. 真菌

4. 在处理脑脊液样本进行实验室诊断时，部分管内的样本呈红色，提示有红细胞和出血；为了确定血液是由出血还是蛛网膜下腔出血引起的，细胞计数是在下列哪根管子上进行的（　　）

a. 试管1和试管2　b. 试管3和试管4　c. 试管2和试管3　d. 试管1和试管4

5. 参考前面的问题，哪根试管用于化学和免疫学检测（　　）

a. 试管1　b. 试管2　c. 试管3　d. 试管4

6. 确定脑膜炎病原体的培养是从哪管脑脊液管开始的（　　）

a. 试管1　b. 试管2　c. 试管3　d. 试管4

7. 以下哪一种生物是一种生长在细胞内的寄生虫，破坏脑实质，是HIV感染者的常见中枢神经系统疾病（　　）

a. 福氏耐格里阿米巴　b. 溶组织内阿米巴　c. 链状带绦虫　d. 弓形虫

8. 有效的疫苗接种计划显著减少了下列哪个病原体引起的儿童脑膜炎（　　）

a. B组链球菌　b. 大肠埃希菌　c. b型流感嗜血杆菌　d. 单核细胞增多性李斯特菌

9. 当医生怀疑隐球菌是中枢神经系统感染的病原体时，最好的人工检测方法是什么（　　）

a. 印度墨汁染色　b. 隐球菌抗原检测　c. 培养　d. PCR分子检测

10. 围绕大脑的脑脊液的作用是（　　）

a. 将必需代谢物带入神经组织　b. 通过吞噬作用保护中枢神经系统免受微生物的侵袭　c. 提供监测大脑内部环境变化的方法　d. 包含A和C

11. 是非题

______在为大脑提供缓冲和浮力的过程中，大脑的有效重量被脑脊液减少了30倍。

______环绕大脑和脊柱的3层保护膜被称为脑膜。

______老年人群的脑膜炎患病率最高。

______脑炎是一种脑实质的炎症，通常由细菌引起。

______第一种Hib疫苗对18个月以下的儿童无效。

______正常脑脊液葡萄糖血清比值为0.6，即血糖正常值的50%～70%。

______梅毒感染的一个组成部分是无菌性脑膜炎。

______脑脓肿患者的脑脊液培养通常对厌氧菌或绿脓杆菌呈阳性。

______脑脊液存在于大脑硬膜下腔。

______每5～6 h换1次CSF。

______收集脑脊液进行培养时，必须收集适当的脑脊液量。

______在将脑脊液输送到实验室进行细菌检测时，脑脊液必须冷藏并保存在2～8℃的温度下。

______如果医生要求对脑脊液进行病毒检测，并且在采集后运往实验室的时间超过2～3 h，则必须将脑脊液样本冷冻在−20℃。

______在脑脊液中检测脑炎病毒最灵敏的方法是PCR。

12. 配对题：将每个术语与正确的描述配对

______柔脑膜	______硬脑膜
______蛛网膜	______软脑膜
______脑室炎	______无菌性脑膜炎
______脑炎	______脑膜脑炎
______藻菌病	______脊椎穿刺
______囊尾蚴	______脉络丛
______血脑屏障	______脑膜
______脑膜炎	

a. 伴有脑炎的脑膜炎　b. 覆盖大脑和脊髓的膜　c. 产生CSF的分泌细胞　d. 快速进展的真菌感染　e. 自限性病毒性脑膜炎　f. 猪带绦虫幼虫型　g. 中枢神经系统的防御机制　h. 软脑膜和蛛网膜　i. 脑膜最外层的膜　j. 在硬脑膜和软脑膜之间　k. 黏附在大脑和脊髓的外表面　l. 累及脑室的化脓性脑膜炎　m. 脑膜蛛网膜下腔感染　n. 脑实质内炎症　o. 腰椎穿刺

13. 简答题

(1) 列举由微生物引起的中枢神经系统感染中最不常见的途径。

(2) 请说出HIV使感染者易于患上病毒性脑炎的一个特性。

(3) 什么是细胞旋转离心机？它如何帮助处理脑脊液样本？

(4) 当使用印度墨汁染色法检测隐球菌时，涂片中的诊断是什么？

(5) 预处理REAP流程的目的是什么？REAP代表什么？

(6) 哪些人群的脑膜炎患病率最高？描述相关的易感

因素。

(7) 处理用于培养的CSF最关键的步骤是什么?

(8) 解释在CSF收集中使用试管3和试管4进行细胞计数和鉴别的原因。

参考答案

案例学习 70.1

1. 该病原体很可能是脑膜炎奈瑟菌,氧化酶阳性。为了明确病原体,可以进行多种商业快速测试。快速识别基于以下事实:该病原体发酵麦芽糖和葡萄糖,但不发酵乳糖。该属的其他病原体具有不同的发酵模式。有的系统依赖病原体产生的特定酶在物种水平上鉴定奈瑟菌(表39.4)。

2. 由于对青霉素的耐药性在美国很少见,因此不建议进行检测。在其他国家偶尔也会报道耐药性,但其机制不是β内酰胺酶。因此,β内酰胺酶检测无助于检测耐药性。如果进行测试,应使用MIC方法。

3. 使用细胞离心机,脑脊液可以在载玻片上浓缩10～100倍(图70-4)。通过革兰染色可以检测病原体数量10^4/mL的液体。

复习题

1. c; 2. c; 3. b; 4. d; 5. a; 6. b; 7. d; 8. c; 9. b; 10. d; 11. √, √, ×, ×, √, √, ×; 12. h, i, j, k, l, e, n, a, d, o, f, c, g, b, m

13. (1) 沿着通向大脑的神经传播是中枢神经系统感染的最不常见的途径,狂犬病病毒通过此途径传播。

(2) HIV被认为是一种嗜神经病毒(被神经细胞吸引)。病毒可通过巨噬细胞转运进入中枢神经系统。

(3) 细胞旋转离心机专门设计用于浓缩少量液体。细胞具有用于显微镜载玻片的特定支架;处理样品时,样品直接浓缩到显微镜载玻片上。

(4) 印度墨汁提供了背景染色机制,允许包埋酵母可视化。

(5) 快速提取抗原程序。该程序已被证明可减少乳胶粒子凝集试验的大部分非特异性和假阳性反应。

(6) 新生儿脑膜炎发病率最高,因为新生儿免疫系统不成熟,血脑屏障通透性增加,女性阴道中存在定植细菌,可在分娩时从母亲传给婴儿。

(7) 在去除上清液后混合样本至关重要,它可以确保在离心过程中黏附在试管上的所有病原体在样本染色或培养过程中不被忽略。

(8) 1导管用于化学检测;2号管用于培养;3号管和4号管分别用于细胞计数和差异,因为这两管最不可能含有在收集过程中引入的细胞。

第71章 · 眼、耳和鼻窦感染

Infections of the Eyes, Ears, and Sinuses

王青青 · 译　钱奕亦 · 审校

本章目标

1. 描述眼的解剖结构,包括外、内结构的命名。
2. 了解眼球从外到内的3种组织结构。
3. 区分眼部的正常微生物区系和潜在病原体。
4. 描述眼部防御感染性病原体的机制。
5. 定义下列眼部疾病:睑缘炎、麦粒肿、结膜炎、角膜炎、葡萄膜炎和眼内炎。
6. 列出常见的眼部感染类型、病因及每种感染的高危人群。
7. 定义角膜炎,识别感染病原体、毒力因子及耐药特性。
8. 定义眼内炎,解释如何感染该病及病因。
9. 解释真菌性眼内炎,并列出可能的易感因素。
10. 定义眼周感染,并列出一些相关病原体和不同类型的临床表现。
11. 识别耳的解剖结构,并列出耳的内、外结构。
12. 定义外耳感染急性外耳炎和慢性外耳炎;列出潜在的病原体。
13. 定义中耳炎;区分急性中耳炎和慢性中耳炎,列出最常见的病原体和易感年龄段。
14. 解释用于培养眼和耳组织或分泌物的实验室方法,包括培养基;描述采样和转运要求。
15. 区分急性和慢性鼻窦炎。
16. 解释为什么引起中耳炎的病原体通常与引起鼻窦炎的相同。
17. 列出鼻窦炎病例采样方法和使用的培养基。
18. 将感染的体征和症状与实验室诊断结果相结合,以确定与眼、耳和鼻窦感染相关的病原体。

眼

解剖结构

眼部感染可根据感染区域进行划分。眼的外部结构包括眼睑、结膜、巩膜和角膜,如图71.1所示。眼球由3层结构组成。从外到内分别包括巩膜、脉络膜和视网膜。**巩膜**是一种坚韧的白色纤维组织（即“眼白”）。巩膜的前部是**角膜**，透明、无血管。**结膜**属于黏膜，沿着眼睑分布，并延伸到眼表面。**脉络膜**是眼的血管层，包含有结缔组织。**视网膜**是眼的最内层，它含有感光细胞，可以将信号和图像传递给视神经。

眼部只有一小部分暴露在环境中；大约5/6的眼球被包围在形似四边形金字塔的骨结构中。眼球内部空间被分为两部分：前腔和后腔（图71.1）。前腔充满一种透明的水状物质，称为**房水**；后腔充满了一种柔软、凝胶状的物质，称为**玻璃体**。

感染可发生在眼的**泪腺**系统（产生眼泪）。泪器主要包括泪腺、泪小管（短小的通道）和泪囊。

定植菌群

结膜囊内固有的微生物区系相当稀疏。表皮葡萄球菌和乳杆菌属是最常见的微生物；也可能存在痤疮丙酸杆菌。不到30%的人体中有金黄色葡萄球菌定植，0.4%～25%有流感嗜血杆菌定植。卡他莫拉菌、各种肠杆菌目细菌、各种链球菌（化脓性链球菌、肺炎链球菌、其他 α 溶血性链球菌和 γ 溶血性链球菌）只在极少数个体中发现。

疾病

眼及其相关结构极易受各种微生物感染。表71.1列出了眼部的主要感染，并对各种疾病进行了简要说明。

致病机制

眼睛有几种防御机制。睫毛防止异物进入眼睛。眼睑每分钟眨眼15～20次，在此期间，泪腺和杯状细胞的分泌物可将细菌和异物冲走。局部分泌的溶菌酶和免疫球蛋白A（IgA）是眼睛自然防御机制的一部分。此外，眼睛本身也被骨性结构所包围。精细的眼内结构被一层坚韧的胶原外壳（巩膜和角膜）包裹。如果穿透性损伤或溃疡打破了这些屏障，就可能发生感染。感染也可以通过血流从另一个感染部位播散至眼睛。最后，由于眼眶四壁中的三个壁与副鼻窦相连，鼻窦感染也可能直接延伸到眼周眶结构。

流行病学与疾病病原学

睑缘炎、睑腺炎

睑缘炎可能表现为眼睑上发红的肿块，类似于粉刺。眼睑上的大多数肿块都是由眼睑边缘发炎的油脂分泌腺引起的，是一种**睑腺炎**的形式——更常见的说法是**麦粒肿**。麦粒肿多是一种急性感染，而睑缘炎往往表现为一种慢性疾病，可导致结膜炎、功能性泪液缺乏或角膜炎症和感染。细菌、病毒、偶尔也会有虱子或蠕形螨引起睑缘炎，属于一种眼睛周围眼睑的感染。虽然偶尔会从健康眼睛周围的表面分离到金黄色葡萄球菌和表皮葡萄球菌，但在发达国家，它们是与麦粒肿和睑缘炎发生相关的最常见病原体。其症状包括灼烧、发痒、有异物感和眼睑结痂。

病毒感染可暴发性引起眼睑水疱。单纯疱疹病毒（herpes simplex virus, HSV）在眼睑上产生囊泡，通常在2周内结痂和愈合并留下瘢痕。不幸的是，一旦水疱期消退，病变可能与细菌性睑缘炎混淆。

最后，阴虱好寄生于睫毛。感染后会引起眼睑边缘的刺激、瘙痒和睑缘肿胀。

结膜炎

细菌性**结膜炎**，通常被称为“红眼”，是最常见的眼部感染类型，可能由过敏、细菌、寄生虫、真菌或病毒感染引起。表71.1列出了正常宿主发生急性结膜炎的主要原因。年龄是确定病因的关键。新生儿结膜炎（新生儿眼炎）发生于出生后

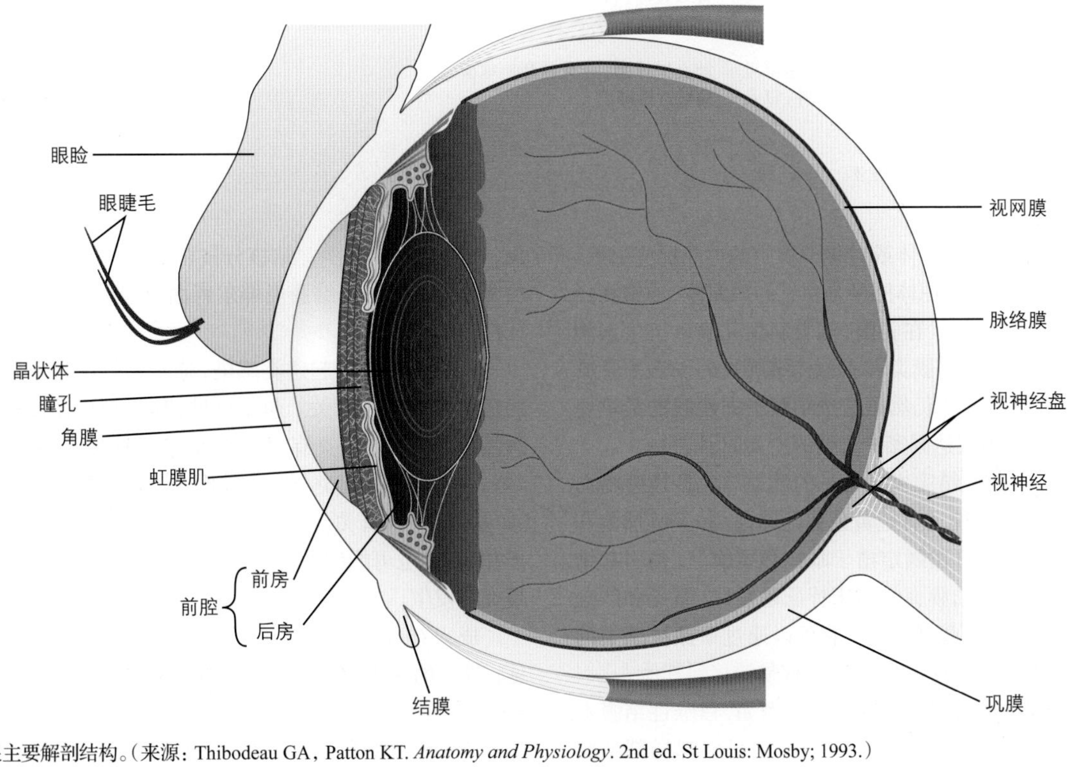

图71.1 眼主要解剖结构。（来源：Thibodeau GA，Patton KT. *Anatomy and Physiology*. 2nd ed. St Louis: Mosby; 1993.）

表71.1 眼部感染

感染疾病	描述	细菌	病毒	真菌	寄生虫
眼睑炎	眼睑边缘(眼睑、睫毛或相关的毛囊皮脂腺或睑板腺)炎症；症状包括刺痛、发红、灼烧感和偶尔的瘙痒。通常累及双侧	金黄色葡萄球菌、铜绿假单胞菌、黄褐二氧化碳嗜纤维菌	单纯疱疹病毒(HSV)	糠秕马拉色菌、芽生菌属	阴虱、杜氏利什曼原虫、蠕形螨
结膜炎	结膜炎症；症状因病因而异，但大多数患者有结膜肿胀、炎症性渗出、烧灼感和瘙痒症状	肺炎链球菌、流感嗜血杆菌、金黄色葡萄球菌、嗜血杆菌属、沙眼衣原体、淋病奈瑟球菌、化脓性链球菌、莫拉菌属、棒状杆菌属、铜绿假单胞菌	腺病毒、HSV、水痘-带状疱疹病毒、EB病毒、流感病毒、副黏病毒、风疹、人类免疫缺陷病毒(HIV)、肠道病毒、柯萨奇病毒A型、天花、SARS-CoV-2	念珠菌属、芽生菌属、申氏孢子丝菌属、西伯鼻孢子菌	利什曼原虫、微孢子虫属、罗阿丝虫、蠕形螨
角膜炎	角膜炎症；虽然没有特定的临床体征来证实感染，但大多数患者主诉疼痛，通常有视力下降，伴有或不伴有眼分泌物	金黄色葡萄球菌、表皮葡萄球菌、肺炎链球菌、化脓性链球菌、草绿色链球菌、粪肠球菌、消化链球菌、铜绿假单胞菌、肠杆菌目、腔隙莫拉菌、芽孢杆菌属、分枝杆菌属、螺旋体、沙眼衣原体	HSV、腺病毒、水痘-带状疱疹病毒、牛痘、EB病毒、风疹病毒、肠道病毒、柯萨奇病毒	镰刀菌、曲霉属、念珠菌属、顶孢菌属、链孢菌属、青霉菌属、双极孢菌属、微孢子虫属、*Vittaforma*属、脑胞内原虫属	棘阿米巴属、盘尾丝虫、巴西利什曼原虫、锥虫属
角膜结膜炎	结膜和角膜感染；新生儿眼炎是一种急性结膜炎或角膜结膜炎，由淋病奈瑟球菌或沙眼衣原体引起	参考角膜炎/结膜炎病原体	参考角膜炎/结膜炎病原体	参考角膜炎病原体	刚地弓形虫、弓蛔虫
脉络膜视网膜炎、葡萄膜炎	视网膜、脉络膜或葡萄膜的炎症；感染可导致视力丧失	结核分枝杆菌、梅毒密螺旋体、伯氏疏螺旋体	巨细胞病毒、HSV	念珠菌属	刚地弓形虫、弓蛔虫
眼内炎	房水或玻璃体感染。这种感染通常由细菌或真菌引起，很少见，起病急，进展迅速，经常导致失明。疼痛，尤其是转动眼睛时加重，以及视力下降是特征性表现	金黄色葡萄球菌、表皮葡萄球菌、肺炎链球菌、其他链球菌种、铜绿假单胞菌、肺炎克雷伯菌、其他革兰阴性菌、诺卡菌属	HSV、水痘-带状疱疹病毒	念珠菌属、曲霉属、镰刀菌属	弓形虫、盘尾丝虫
泪腺感染，泪小管炎	这是一种少见的慢性泪道炎症，眼睑肿胀，伴有黏液脓性分泌物	放线菌、丙酸丙酸杆菌			
泪囊炎	泪囊炎症，表现为内眦区软组织疼痛、肿胀和压痛	肺炎链球菌、金黄色葡萄球菌、化脓性链球菌、流感嗜血杆菌		白念珠菌、曲霉属	
泪腺炎	泪腺急性感染；这些感染是罕见的，可伴有上眼睑疼痛红肿，以及结膜分泌物	肺炎链球菌、金黄色葡萄球菌、化脓性链球菌			

该表并不包括所有能引起眼部感染的病原体。

4周内，由细菌、病毒、衣原体或对化学物质的毒性反应引起。在新生儿中，奈瑟菌和衣原体感染是常见的病原体，通常在经过受感染的阴道时感染。在美国，随着新生儿滴入抗生素滴眼液的普及，淋球菌性结膜炎和衣原体结膜炎的发病率急剧下降。然而，沙眼衣原体仍然是造成结膜炎即**沙眼**的最重要原因之一。沙眼是不发达国家中失明的主要原因之一。

在儿童中，细菌性结膜炎最常见的病原体包括流感嗜血杆菌、肺炎链球菌，可能还有金黄色葡萄球菌、肺炎链球菌和埃及嗜血杆菌。棒状杆菌属定植于眼睑和结膜上，是引起结膜炎的主要病原体。结膜炎的临床特征是发红、瘙痒和产分泌物，这种情况具有高度传染性；它可以通过摩擦被感染的眼睛从一只眼睛转移到另一只，并且很容易转移到其他人。

许多其他细菌也可能引起结膜炎。例如，白喉性结膜炎可与其他部位感染同时发生。腔隙莫拉菌可引起局部结膜炎，眼内分泌物极少。结核分枝杆菌、土拉热弗朗西丝菌、苍白密螺旋体和小肠结肠炎耶尔森菌引起的结膜炎也可出现特征性的临床表现。

真菌也可能引起这类感染，通常与异物进入眼睛或潜在的宿主免疫问题有关。包括念珠菌属、芽生菌属和申克孢子丝菌等真菌与结膜炎有关。然而，这些感染并不常见。

寄生虫性结膜炎与利什曼原虫、隐孢子虫、蝇幼虫和线虫(如罗阿丝虫)有关。可感染眼睑边缘或睫毛的寄生虫，如虱子和螨虫，也可能作为寄生虫导致睑缘炎的后续反应，导致结膜炎的发生。

成人结膜炎的病因通常是病毒性的，其中腺病毒最常见；美国的一项大型研究中，20%的儿童感染是由腺病毒引起的，而在另一项研究中，14%的成人患者感染是由腺病毒引起的。3型、4型和7A型腺病毒较常见。大多数病毒性结膜炎是自限性的，但具有高度传染性，有可能引起大暴发。在世界范围内，肠道病毒70和柯萨奇病毒A24是导致急性出血性结膜炎暴发和流行的主要原因。已有报道发现一种柯萨奇病毒A24变体与一些国家的出血性结膜炎暴发相关。患者可能出现发热、疲劳和四肢疼痛等全身症状；很少出现严重的并发症和死亡。一种横向流动免疫层析药盒试验，AdenoPlus（Rapid Pathogen Screening, Inc., Sarasota, FL），可用于检测眼腺病毒感染。这种测试包括一个内置的采样垫，可以通过接触眼睛收集分泌物。与聚合酶链反应（polymerase chain reaction, PCR）相比，该方法具有85%的敏感性和98%的特异性。AdenoPlus出现阴性结果时应通过实时PCR确认，以避免假阴性，而导致持续的病毒感染和眼部损害。

角膜炎

角膜炎（角膜感染）可由多种病原体引起，通常在眼表受到某种创伤后发生。角膜炎应视为一种紧急情况，因为当铜绿假单胞菌、金黄色葡萄球菌或HSV感染时，24 h内可发生角膜穿孔和失明。细菌占角膜感染的65% ～ 90%。

在美国，金黄色葡萄球菌、肺炎链球菌和铜绿假单胞菌占所有细菌性角膜溃疡的80%以上。许多培养阳性的病例现在被认为是多重微生物感染。一种被称为**外肽酶**的毒性因子与肺炎链球菌产生的角膜溃疡的致病机制有关。在铜绿假单胞菌和淋病奈瑟球菌中，蛋白质水解酶是造成角膜破坏的原因。在结膜炎治疗不充分时，淋球菌可引起角膜炎。不动杆菌可能在显微镜下看起来与淋球菌相同，其对青霉素和许多其他抗菌药物具有耐药性，可导致角膜穿孔。许多其他细菌、HSV以外的几种病毒和许多真菌都可能引起角膜炎。发生念珠菌性角膜炎的相关危险因素包括上皮溃疡、局部使用皮质类固醇、角膜移植和使用软性隐形眼镜。真菌性角膜炎也可能是创伤的并发症。

尽管仍较罕见，一种以前罕见的角膜感染病原体在佩戴软性隐形眼镜和长时间佩戴隐形眼镜者中发生率有所增高。棘阿米巴属（*Acanthamoeba*）是一种自由生活的阿米巴原虫，可以在未经恰当消毒的清洁液中生存，并通过隐形眼镜进入眼睛。镰孢菌是一种与使用隐形眼镜或隐形眼镜护理液有关的真菌感染性疾病。该菌广泛分布，可以在土壤、自来水和许多植物中发现；真菌性角膜炎是一种罕见的疾病，但通常与植物接触的物体造成的眼部创伤有关。这种感染可能会很严重，并可能导致视力丧失。其他细菌和真菌感染的原因也可能与镜片清洁不当有关。

其他寄生虫也与不同地区的角膜炎有关，包括盘尾丝虫、利什曼原虫、微孢子虫和锥虫。重要的是警惕合并其他病原体感染，因为此类混合感染可能导致较差的疗效，并可能导致视力丧失。

眼内炎

手术创伤、非手术创伤（不常见）和远处感染的血行播散是**眼内炎**的典型传播途径（图71.2）。感染可能局限于眼内的特定组织或可能涉及所有眼内内容物。细菌是最常见的病原体。

眼内炎通常在手术或创伤后24 ～ 48 h内被发现。术后感染主要与眼表正常微生物相关。尽管表皮葡萄球菌和

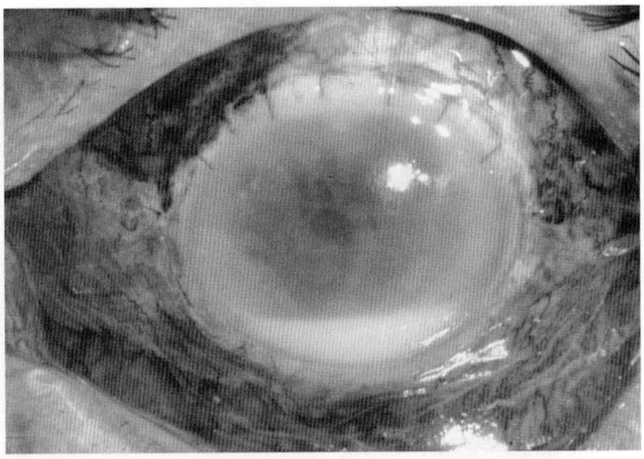

图71.2　眼内炎。（来源：Courtesy Donald J. D'Amico.）

金黄色葡萄球菌是白内障摘除后大多数眼内炎的病因，但任何其他细菌，包括那些被认为是腐生的细菌，也可能会引起眼内炎。在血行性眼内炎病例中，在眼内感染发生之前，通常脓毒性的感染病灶会先出现在其他部位。蜡样芽孢杆菌在吸食麻醉品成瘾患者和输受污染血液患者中可能引起眼内炎。引起脑膜炎相关眼内炎的病原体多样，包括流感嗜血杆菌、链球菌和脑膜炎奈瑟菌。诺卡菌眼内炎可继发于肺部感染。

自20世纪80年代以来，由于抗生素、糖皮质激素、抗肿瘤化疗、成瘾药物和高营养（暴饮暴食）的使用增加，眼部真菌感染显著增加。通常认为腐生真菌是术后眼内炎的重要病原体（表71.1）。内源性真菌性眼内炎最常由白念珠菌感染引起。高危患者包括糖尿病或其他慢性基础疾病患者。外源性念珠菌属眼内炎是不常见的，但可能继发于手术、创伤或角膜炎。曲霉或镰刀菌也可能与外伤性感染有关。血源性眼部感染的其他病原体包括曲霉菌、隐球菌、球孢子菌、孢子丝菌和芽生菌。

眼内炎可由病毒或寄生虫感染引起。病毒性眼内炎的病原体包括单纯疱疹病毒（HSV）（图71.3）、水痘-带状疱疹病毒（VZV）、巨细胞病毒和麻疹病毒。与眼内炎有关的最常见的寄生虫是眼内锥虫。弓形虫是引起**脉络膜视网膜炎**的常见病因。13%的囊尾蚴病患者有眼部受累。盘尾丝虫病常引起角膜炎，但也可发生眼内感染。

眼周炎

泪小管炎是泪道3种感染类型之一（表71.1），是一种泪道炎症，通常由放线菌或丙酸杆菌引起。泪囊感染（**泪囊炎**）可由多种细菌和真菌引起；主要病原体列于表71.1。**泪腺炎**是一种少见的泪腺感染，以上眼睑疼痛和红斑为特征，常与化脓性细菌如金黄色葡萄球菌和链球菌感染有关。泪腺的慢性感染可发生在肺结核、梅毒、麻风病和血吸虫病患者中。在腮腺炎和传染性单核细胞增多症发病期间也可发生急性泪腺炎。

眼窝蜂窝织炎是一种眼内容物的急性感染，最常由细菌引起。因为该类感染可能向后蔓延，导致中枢神经系统并发症，所以容易引起严重感染。大多数病例都是由邻近的鼻窦感染传播而来。在儿童中，血源性细菌，特别是流感嗜血杆

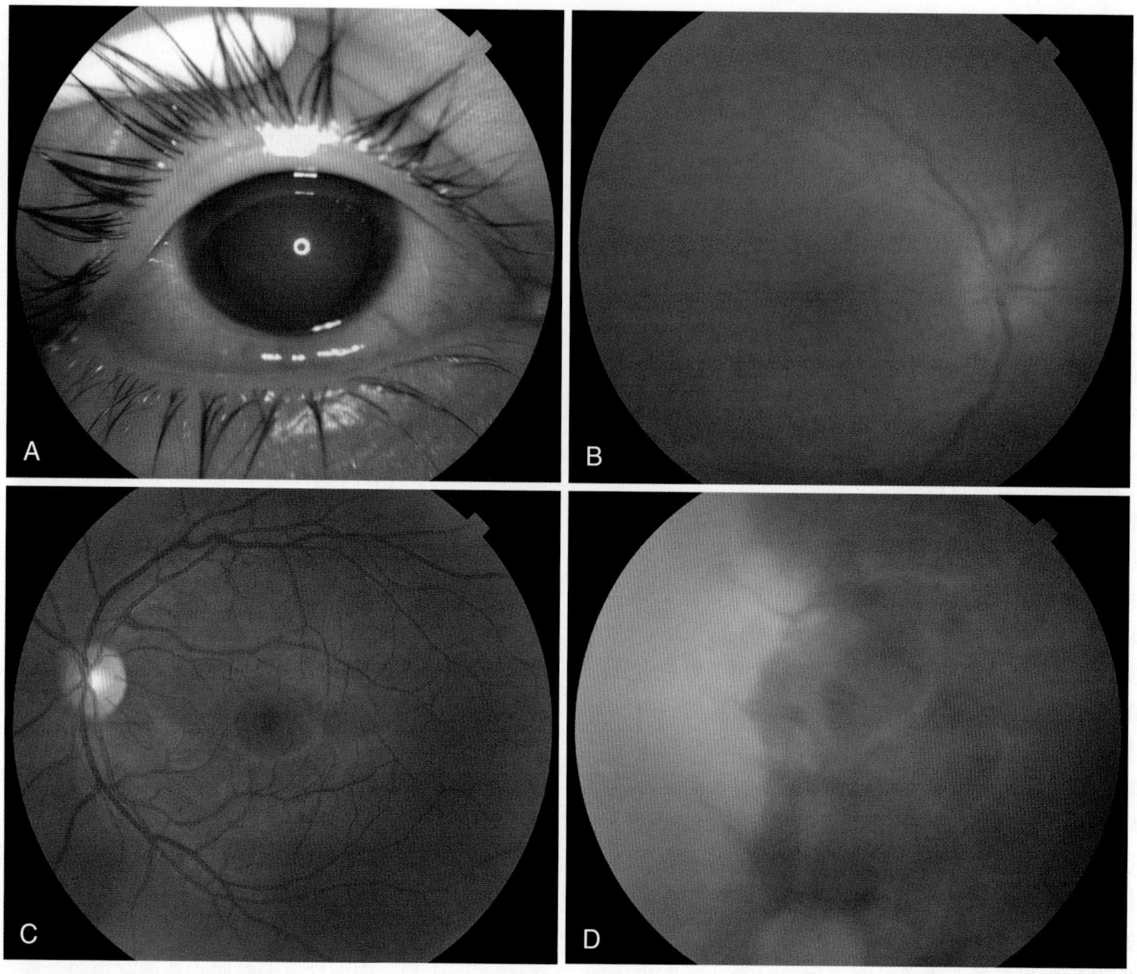

图71.3 单纯疱疹病毒引起的急性视网膜坏死。(A) 外观。(B) 局部眼底视图。(C) 正常未感染的眼底镜视图。(D) 周围视网膜图,显示周围坏死性视网膜炎和血管炎(变白和出血)。

菌,可能导致眼眶蜂窝织炎。金黄色葡萄球菌是最常见的病原体;化脓性链球菌和肺炎链球菌也很常见。厌氧菌可引起继发于慢性鼻窦炎的蜂窝织炎,主要见于成人。眼眶毛霉病是一种严重的、侵袭性的真菌感染,尤其见于糖尿病患者、其他原因引起的酸中毒患者,以及接受细胞毒性和免疫抑制治疗的恶性肿瘤性疾病患者。曲霉菌也可在此类患者中发生类似感染,但也可引起轻度、慢性眼眶感染。

随着外科技术的发展,包括人工晶体或供体晶体植入在内,这些技术已经导致越来越多的医源性感染(医疗操作引起)。在这种情况下,分离出的痤疮丙酸杆菌可能较其他部位分离得到的更具有临床意义。非结核分枝杆菌眼周感染在系统性疾病患者中已变得越来越重要。这些感染在免疫缺陷患者中更为普遍。

葡萄膜炎

葡萄膜是眼睛的中间层,位于角膜-巩膜和视网膜之间。葡萄膜的炎症称为**葡萄膜炎**。**视网膜炎**,即视网膜的炎症,尽管它与葡萄膜结构上是分开的,但也会在本节中讨论。在美国,每年每10万人中有70～115位葡萄膜炎患者。超过50%的葡萄膜炎病例是特发性的;然而,这种情况可能是由自身免疫反应、感染或创伤引起。

感染性葡萄膜炎是典型的血行播散感染的疾病。眼睛有一种类似于血脑屏障的血眼屏障,必须突破此屏障才能发生感染。炎症会导致这一屏障被破坏,从而导致感染。葡萄膜炎最常见的病原体包括疱疹病毒(HSV,VZV和巨细胞病毒)和弓形虫属。

其他感染

人类免疫缺陷病毒(human immunodeficiency virus, HIV)感染者的机会性感染可累及眼睛。可累及眼的全身感染病原体包括巨细胞病毒、耶氏肺孢子菌、新型隐球菌、鸟分枝杆菌复合群和念珠菌属。这些病原体最常感染视网膜、脉络膜和视神经,如果不治疗,会导致严重的视力疾病(不健康状况)。然而,随着用于帮助HIV感染患者免疫系统恢复和降低病毒载量的高活性抗逆转录病毒疗法的广泛使用,获得性免疫缺陷综合征(艾滋病)及相关眼部感染的发病率急剧下降。

实验室诊断

样本采集和转运

用于分离沙眼衣原体的细胞培养技术已被核酸检测方法取代。细胞培养仅在专门的抗菌药物敏感性实验室中进行。用无菌拭子从下结膜囊表面和内眼角采集化脓性分泌物并进行培养。双眼应该分开培养。用干燥的海藻酸钙拭子取衣原体培养物，置于2-SP（2-蔗糖磷酸盐）转运培养基中。对于角膜炎患者，眼科医生会用热消毒的铂金刮刀采集角膜碎片。为了分离细菌，用刮刀多次接种血琼脂、巧克力琼脂、用于分离真菌的琼脂、硫代乙酸盐肉汤和厌氧血琼脂平板。如有需要，可使用其他特殊培养基。培养HSV和腺病毒的角膜样本置于病毒转运培养基中。近期采集的角膜刮片（1个用于革兰染色，1个在脑-心浸出液中转运，并进行培养）的技术，为细菌性角膜炎的诊断提供了一种简便的方法。

眼科医生从患者眼睛的前房和后房、伤口脓肿和伤口裂开处获得的材料，进行接种和眼内炎样本的培养。用常规方法用棉签采集眼睑感染分泌物。如针对泪小管炎进行微生物学检查，需要对泪道的分泌物采样后进行厌氧条件下运输。眼眶蜂窝织炎病人，切忌从眼眶抽液采样。有鼻窦炎合并眶蜂窝织炎病史的患者，需要耳鼻喉科医生协助进行上颌窦穿刺采样。还应进行血培养。因为毛霉菌培养通常是阴性的，所以组织活检对于其微生物学诊断是必不可少的。

直接观察

所有培养样本应涂片并直接用革兰染色或其他适当的显微镜技术进行检查。细菌性结膜炎以多形核白细胞为主；在病毒感染中，宿主细胞主要是淋巴细胞和单核细胞。疑似衣原体的样本可立即用荧光素耦连的单克隆抗体技术进行染色，以发现衣原体。组织学染色可见上皮细胞中嗜碱性胞质内包涵体。细胞学家和解剖病理学家常用此类检查。用组织学方法直接检查结膜炎样本（赞克涂片；从病变处刮取细胞）可发现疱疹病毒感染的典型多核上皮细胞。然而，DFA染色可用于HSV和VZV，推荐用于病毒感染的快速诊断。角膜炎患者的刮取物可用革兰染色、吉姆萨、碘酸-希夫（PAS）和甲氧苄胺银染色剂进行检查。如果怀疑有棘阿米巴或其他变形虫，应将角膜刮痕或角膜活检保存在室温下（24 ～ 28℃），并应使用直接湿片观察运动滋养体，并进行三色染色。然而，培养仍是目前用于诊断该类感染最敏感的检测方法。在眼内炎患者中，样本使用革兰染色、吉姆萨、PAS和甲基胺银染色进行检查。当眼部液体样本量较大时，必须通过离心浓缩，然后再进行其他检查。

核酸检测方法

通常来说，对于核酸检测方法，制造商提供了明确的说明和（或）特定的采集容器或运输介质。所有的收集、处理和运输都应遵循制造商推荐的方法。

其他非培养方法

虽然急性和恢复期的病毒血清学检测可能用于诊断流行性结膜炎，但通常不进行，因为此类感染往往自限。采用酶联免疫吸附试验（Enzyme-linked immunosorbent assay, ELISA）和DFA染色检测沙眼衣原体。对房水进行ELISA，可用于弓形虫感染的诊断。最后，核酸检测方法已取代了大多数上述方法，并被用于诊断病毒性和衣原体角膜结膜炎及包括葡萄膜炎在内的其他眼部感染。

培养

由于眼泪的不断冲洗作用，从眼部感染部位分离到的微生物数量可能相对较少。除非临床样本明显化脓，否则建议使用较大的接种物和多种培养基，以确保病原体的恢复。结膜刮片直接放置在培养基上可获得最佳效果。至少在血平板和巧克力琼脂平板的接种和培养应在CO_2浓度增加条件下进行（5% ～ 10%的CO_2）。因为潜在的病原体可能存在于一只眼睛中而不会引起感染，所以建议对两只眼睛的分泌物均进行培养。如果一种潜在的病原体在受感染的眼睛和未受感染的眼睛的培养中生长，则该微生物可能不会引起感染；然而，如果该菌仅在受感染眼的培养中生长，则极有可能是病原体。当怀疑是腔隙莫拉菌时，Loeffler培养基可能有用；尽管可以分离出非蛋白质水解菌株，但该菌的生长常常导致培养基发生蛋白质水解和点状腐蚀。如果怀疑是白喉性结膜炎，应使用Loeffler或胱氨酸亚碲酸钾血琼脂平板。对于更严重的眼部感染，如角膜炎、眼内炎和眼窝蜂窝组织炎，应始终包括一种无氧血琼脂平板，一种分离真菌的培养基及一种液体培养基，如硫代乙醇酸肉汤。眼内炎的诊断通常需要玻璃体培养；玻璃体冲洗法比侵入性技术培养阳性率高。玻璃体采用的侵入性技术包括针吸或玻璃体切除术。**玻璃体切除术**是一种外科手术，可以同时切割和采集玻璃体。血培养对严重的眼部感染也很重要。

衣原体和病毒样本培养应从转运肉汤中接种到适当的培养基上。

对于衣原体分离，应使用经环已胺处理过的McCoy细胞；在病毒分离方面，推荐使用人胚胎肾、原代猴肾和Hep-2细胞系。

耳

解剖结构

耳朵的解剖结构分为三个部分：外耳、中耳和内耳。主要的解剖结构如图71.4所示。中耳是一个连续系统的一部分，包括鼻孔、鼻咽、咽鼓管和乳突腔。这些结构内衬呼吸道上皮（如纤毛细胞、分泌黏液的杯状细胞）。

定植微生物区系

外耳道内正常的微生物相当少，类似于结膜。肺炎球菌（肺炎链球菌）、痤疮丙酸杆菌、金黄色葡萄球菌和肠杆菌目细菌更常见。有时也会发现铜绿假单胞菌。念珠菌属（非白念珠菌）也很常见。

疾病，流行病学和病因

外耳炎（外耳感染）

外耳炎类似于皮肤和软组织感染。包括急、慢性两种主要类型。**急性外耳炎**可为局限性或弥漫性。急性局部疾病主要表现为脓疱或疖，典型的是由金黄色葡萄球菌引起。由A组链球菌引起的丹毒可累及外耳道及耳部软组织。急性弥漫性外耳炎（游泳者的耳朵）与游泳或湿热天气对耳朵的浸渍（软化组织）有关。革兰阴性杆菌，尤指铜绿假单胞菌起着重要的作用。一种由铜绿假单胞菌感染引起的严重的出血性外耳炎很难治疗，有时与热水浴缸有关。

慢性外耳炎是由慢性化脓性中耳炎和鼓膜穿孔患者的中耳引流液刺激引起的。**恶性外耳炎**是一种坏死性感染，可

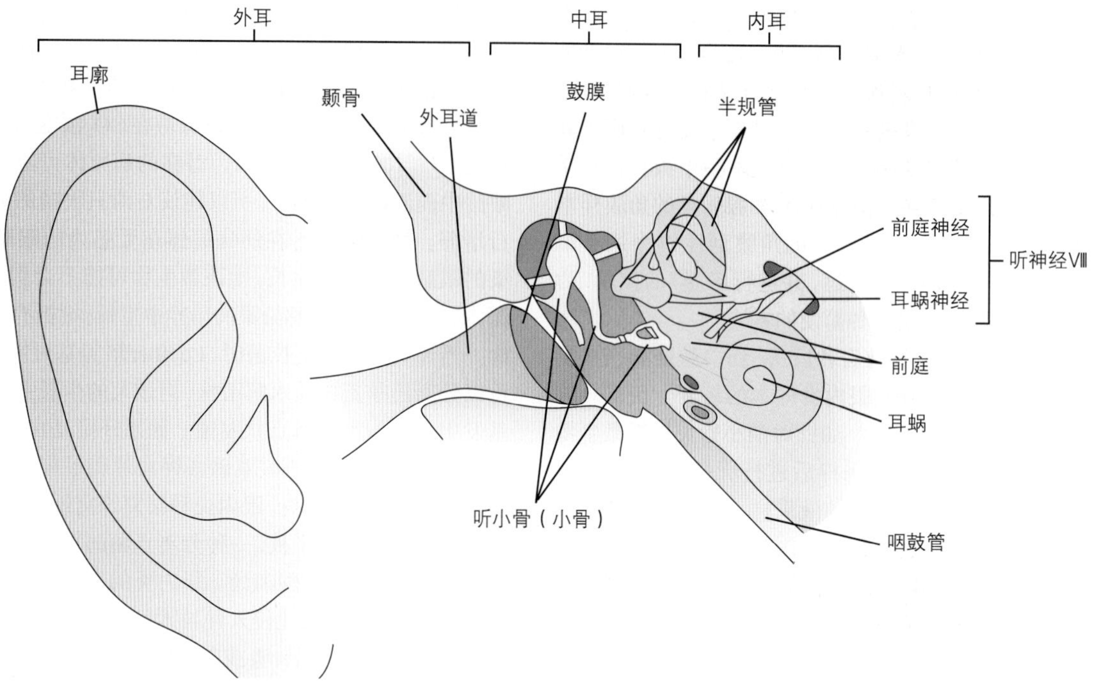

图71.4 耳部解剖结构。（来源：Thibodeau GA, Patton KT. *Anatomy and Physiology*. 2nd ed., St Louis: Mosby; 1993.）

蔓延至邻近区域的软组织、软骨和骨骼。如果任由病情发展并扩散到中枢神经系统或血管，就可能出现危及生命的情况。特别是铜绿假单胞菌和厌氧菌通常与这一过程有关。恶性中耳炎常见于糖尿病患者，其颞部组织血管存在病变，局部组织灌注不良，为细菌入侵提供条件。有时，外耳炎可扩散至耳软骨，通常需要手术治疗。某些病毒可感染外耳道、耳软组织或鼓膜；甲型流感病毒是一种疑似病因，但尚未确定。VZV可能会在耳和耳道的软组织内引起疼痛性水疱。病毒病原体如流感和细菌通常与急性中耳炎有关（肺炎链球菌、流感嗜血杆菌和卡他莫拉菌）。肺炎支原体很少引起中耳炎。

中耳炎（中耳感染）

在儿童（**中耳炎**最常见人群）中，肺炎链球菌和流感嗜血杆菌是该急性疾病的常见病因。A组链球菌（化脓性链球菌）、卡他莫拉菌、金黄色葡萄球菌、革兰阴性肠杆菌和厌氧菌也与中耳感染有关。病毒，主要是呼吸道合胞病毒（respiratory syncytial virus, RSV）、冠状病毒、肠道病毒、鼻病毒和流感病毒，已从急性或慢性中耳炎儿童的中耳液中发现。沙眼衣原体和肺炎支原体偶有从中耳吸出物中分离到。分泌性中耳炎被认为是急性中耳炎的慢性后遗症。耳炎差异球菌（一种缓慢生长的病原体）可以从分泌性中耳炎患者分离到。

慢性中耳炎培养到的病原体以厌氧菌为主，主要病原体为消化链球菌、脆弱拟杆菌、产黑色素普雷沃菌（有色的、厌氧、革兰阴性杆菌）、卟啉单胞菌、其他普雷沃菌和具核梭菌；不常见的有金黄色葡萄球菌、铜绿假单胞菌、变形杆菌属和其他革兰阴性兼性杆菌。表71.2总结了耳部感染的主要病原体。

乳突是颞骨（颅骨下部）的一部分，包含乳突窦（腔）。**乳突炎**是慢性中耳炎病原体进入乳突窦所引起的并发症。为了防止感染进一步扩散到中枢神经系统，需要进行**乳突切除术**。

表71.2 耳部感染常见病原体

疾病	常见病原体
外耳炎	急性：金黄色葡萄球菌、化脓性链球菌、铜绿假单胞菌、其他革兰阴性杆菌 慢性：铜绿假单胞菌、厌氧菌
中耳炎	急性：肺炎链球菌、流感嗜血杆菌、卡他莫拉菌、化脓性链球菌、呼吸道合胞体病毒、流感病毒、冠状病毒、肠道病毒、鼻病毒 慢性：厌氧菌

注：该表不包括所有能引起耳部感染的病原体。

致病机制

局部创伤、异物或过多的水分可导致外耳炎（外耳感染）。有时，中耳感染可通过脓性引流液弥漫至外耳。

咽鼓管的解剖或生理异常可增加机体患中耳炎的概率。咽鼓管负责保护中耳不受鼻咽分泌物的影响、将中耳分泌物引流到鼻咽，使中耳通气，使之与外耳道保持气压平衡。如果这些功能受到损害，中耳出现积液，中耳就可能发生感染。举例来说，如果一个人患有病毒性上呼吸道感染，咽鼓管会出现发炎和肿胀，由此损害咽鼓管的通气功能，导致中耳内产生负压。这种压力的变化会使存在于鼻咽中的潜在致病菌进入中耳。

实验室诊断

样本采集和转运

虽然中耳感染或中耳炎通常不通过培养诊断，但培养可用于实验室诊断外耳炎；在获得样本之前，应用温和的杀菌剂（如1 ：1 000苯扎氯铵水溶液）清洁外耳，使污染皮肤的微生物数量减少。耳鼻喉科医生应使用无菌器械采集耳部样本，特别是当鼓膜自发穿孔后或用细针穿刺抽吸（**鼓膜穿刺术**）的中耳液体后获得的样本。乳突样本通常在手术过程中采用拭子采集，但最好是骨组织。样本应在厌氧条件下转运。

直接检测

从中耳或乳突吸出的分泌物也可以直接进行细菌、真菌检测。荧光增白剂或PAS染色可以显示真菌成分。甲氰胺银染色剂可以对大多数细菌和真菌及几种寄生虫增加染色效率。

培养和非培养方法

送检培养的耳部样本应接种于血、麦康凯和巧克力琼脂平板上。对鼓室穿刺术或慢性中耳炎或乳突炎患者取得的样本也应进行厌氧培养。由于中耳积液培养阳性率仅为20% ～ 30%，可同时应用传统方法及基于核酸的检测方法对常见的中耳病原菌进行检测。

鼻窦

解剖结构

鼻窦，像乳突一样，是头部独特的充满空气的空腔（图71.5）。鼻窦通常是无菌的。这些结构加上咽鼓管、中耳和咽的呼吸道部分，都由呼吸上皮细胞排列覆盖。分泌物和污染物的清除依赖于正常的纤毛活动和黏液流动。

疾病

引起中耳炎的病原体与**鼻窦炎**相关的病原体类似；细菌从鼻子和咽喉进入内耳和鼻窦。急性鼻窦炎通常发生在感冒或流感期间，往往是自限性的，持续1 ～ 3周，通常在冬春季流行。急性鼻窦炎常常难以与原发疾病区分。症状包括鼻腔和鼻后脓性分泌物、面部鼻窦区有压迫感、咳嗽、鼻音，有时伴发热。急性鼻窦炎偶尔会持续并达到细菌定植的慢性状态，且此时抗生素治疗不再有效。通常情况下需要手术或引流方能有较好疗效。慢性鼻窦炎患者可有急性加重（突然发作）。其他并发症包括局部扩散至眼眶、颅骨、脑膜或脑实质，以及慢性鼻窦炎。

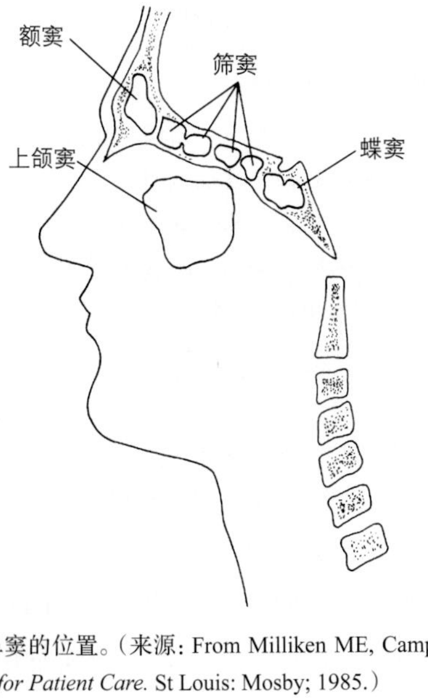

图71.5 副鼻窦的位置。（来源：From Milliken ME, Campbell G. *Essential Competencies for Patient Care.* St Louis: Mosby; 1985.）

致病机制

大多数急性鼻窦炎病例被认为是病毒呼吸道感染后的细菌感染并发症。所涉及的确切机制尚不清楚。5% ～ 10%的急性上颌窦感染是牙源性的。上颌窦靠近上颌牙的根部，为牙齿感染扩散到上颌窦提供了途径。与慢性鼻窦炎发生相关的主要因素包括引流不充分、黏液纤毛清除功能受损和黏膜损伤。

流行病学和病因

虽然难以评估，但急性鼻窦炎的实际发病率与急性上呼吸道感染相似（在秋季至春季最为普遍）。

大多数关于急性鼻窦炎的微生物学研究都涉及上颌窦炎，因为上颌窦炎是最常见的类型，样本采集可通过穿刺和抽吸进行。急性病毒性鼻窦炎是呼吸道感染最常见的原因之一，在大多数情况下，无需治疗即可好转。然而，相关文章表明，成人急性病毒性鼻窦炎病例中有0.5% ～ 2%合并细菌性鼻窦炎。这种情况在儿童中更为常见。大约3/4患者的细菌培养呈阳性。研究表明，肺炎链球菌和流感嗜血杆菌是成人急性鼻窦炎的主要病原体；其他细菌如β溶血性链球菌和α溶血性链球菌、金黄色葡萄球菌和厌氧菌也被培养到过，但相对少见。与慢性鼻窦炎相关的细菌主要包括肺炎链球菌、流感嗜血杆菌和卡他莫拉菌；较不常见的病原体包括厌氧链球菌、普雷沃菌属和梭菌属。真菌病原体，如曲霉、镰刀菌和白念珠菌也在慢性鼻窦炎病例中通过培养和核酸检测方法鉴定出来。

急性鼻窦炎的主要病因见表71.3中。卡他莫拉菌已在儿童慢性鼻窦炎中分离到。

表71.3 急性鼻窦炎主要感染病原体

患者年龄段	常见病原体
青年	流感嗜血杆菌、肺炎链球菌、化脓性链球菌、卡他莫拉菌
儿童	肺炎链球菌、流感嗜血杆菌、卡他莫拉菌、鼻病毒

注：本表不包括所有能引起鼻窦炎病原体。

实验室诊断

在大多数情况下，可以根据体格检查、病史、影像学和其他成像技术（如磁共振成像）作出诊断。然而，如果需要实验室诊断，耳鼻喉科医生需要通过穿刺和抽吸或手术从上颌窦采集样本。鼻窦引流不能用于涂片或培养，因为该类样本很容易被正常呼吸道微生物菌（包括需氧和厌氧）污染；鼻窦冲洗或手术采集的抽吸物可作为送检样本。每个样本都应进行革兰染色涂片和需氧厌氧培养。需氧培养基应包括血、巧克力和麦康凯琼脂平板。

基质辅助激光解吸电离飞行时间质谱

基质辅助激光解吸电离飞行时间质谱(matrix-assisted laser desorption ionization time-of-flight mass spectrometry, MALDI-TOF MS)可直接从纯菌落分离株中鉴定感染病原体。但是,该技术依赖于样品制备所需的专业技术知识和现有数据库,所以具有一定局限性(第7章)。

案例学习71.1

12岁男性患者,主诉剧烈耳痛4 d,不伴发热,但鼓膜红肿出血。发病前几天曾至当地一个湖中游泳。医生采集了一些样本送至微生物室,培养到一种带有令人愉悦的气味的革兰阴性杆菌。予以抗生素滴耳后,患者症状好转。

问题:

1. 什么病原体引起了感染?
2. 如何快速鉴定该病原体?
3. 如果该病原体没有特征性的气味,还有什么特征可有助于它的识别?

复习题

1. 眼球的前腔充满了一种透明的水状物质,叫做(　　)

a. 玻璃体　b. 房水　c. 泪液　d. 以上都不是

2. 以下哪种病原体可引起眼睑炎(　　)

a. 金黄色葡萄球菌　b. 表皮葡萄球菌　c. HSV　d. 以上都是

3. 由于有角膜穿孔的危险,需要立即就医的最严重的眼部感染之一是(　　)

a. 结膜炎　b. 角膜炎　c. 眼内炎　d. 泪小管炎

4. 在使用软性、长时间佩戴隐形眼镜使用者中发生的角膜感染,常由以下哪种病原体引起(　　)

a. 棘阿米巴　b. 铜绿假单胞菌　c. 不动杆菌　d. 金黄色葡萄球菌

5. 新生儿出生后立即使用抗生素滴剂用来预防哪种病原体感染(　　)

a. 沙眼衣原体　b. HSV　c. B组链球菌　d. 流感嗜血杆菌

6. 眼睛的白色纤维组织称为(　　)

a. 角膜　b. 泪小管　c. 结膜　d. 巩膜

7. 泪腺的急性炎症可以在哪些疾病中发生(　　)

a. 梅毒和麻风病　b. 结核　c. 水痘带状疱疹　d. 腮腺炎与传染性单核细胞增多症

8. 如果怀疑是腔隙莫拉菌引起的眼部感染,下列哪一种培养基可用于培养(　　)

a. 哥伦比亚CNA培养基　b. Thayer-Martin培养基　c. Loeffler培养基　d. Regan-Lowe培养基

9. 以下微生物通常不会导致儿童急性局限性中耳炎的是(　　)

a. 肺炎链球菌　b. 金黄色葡萄球菌　c. 化脓性链球菌　d. 流感嗜血杆菌

10. 泪器的组成部分不包括以下哪种(　　)

a. 泪腺　b. 泪小管　c. 泪道　d. 泪囊

11. 是非题

______中耳炎或中耳感染通常不需通过培养来诊断。

______成人急性鼻窦炎的主要病因是卡他莫拉菌。

______眼窝蜂窝织炎最常见的病因是金黄色葡萄球菌。

______需要对衣原体引起的眼部感染进行样本培养时,应使用经环已胺处理的McCoy细胞。

______对疑似细菌性结膜炎病例样本进行革兰染色时,可发现淋巴细胞和单核细胞是主要的细胞组成。

______需氧革兰阴性杆菌最常引起慢性中耳炎。

______PCR常被用于检测引起中耳炎的病原体,因为它比传统培养更敏感。

______大多数急性鼻窦炎病例被认为是普通感冒的细菌并发症。

______在疑似鼻窦炎病例中,鼻引流液可作为培养样本。

12. 配对题:将每个术语与正确的描述配对

______大疱性鼓膜炎	______葡萄膜炎
______浸渍作用	______角膜
______沙眼	______外肽酶
______乳突炎	______外耳炎
______泪小管炎	______泪囊炎
______毛霉菌病	______医源性
______泪囊炎	______泪腺
______眼内炎	______眼睑炎

a. 游泳者的耳朵　b. 巩膜前部;无血管分布　c. 虹膜、睫状体和脉络膜感染　d. 肺炎链球菌产毒力因子　e. 乳突气室炎症　f. 医生活动导致　g. 泪腺感染,特征是上眼睑疼痛并有红斑　h. 沙眼衣原体感染是不发达国家失明的主要原因　i. 眼球内部感染　j. 眼睑炎症　k. 泪囊感染　l. 组织软化　m. 眼眶浸润性真菌感染　n. 泪小管炎症　o. 带有出血性大疱的耳膜疼痛性感染　p. 与眼泪有关

13. 简答题

(1) 什么样的培养方法可以协助医生确定从眼培养分离出来的微生物是病原体还是正常的微生物区系?

(2) 眼眶蜂窝织炎的最主要的危险因素是什么?

(3) 什么类型的眼部感染需要在厌氧条件下转运?

(4) 疑似衣原体结膜炎的样本进行细胞培养采样与其他

微生物有何不同？在大多数实验室里，什么检测方法已经取代了细胞培养？

（5）说明急慢性外耳炎的区别。

（6）区分急、慢性鼻窦炎。

（7）描述角膜炎病例中，肺炎链球菌和铜绿假单胞菌引起角膜破坏的毒性因素。

参考答案

案例学习71.1

1. 该患者有“游泳性耳病”，由铜绿假单胞菌引起。假单胞菌通常存在于淡水中，这可能是感染的来源。

2. 当出现粗糙边缘的β溶血性暗色菌落，并产生特征性的葡萄味气体时，可以推断为铜绿假单胞菌。然后使用生化分析或MALDI-TOF MS进一步鉴定该病原体。

3. 铜绿假单胞菌具有特征性蓝绿色素和荧光绿色素，当被接种到特殊培养基时颜色明显（图21.7）。其他一些假单胞菌菌种可产生荧光色素，但这些菌种在42℃下不生长。通过在42℃下培养，可以很容易将该病原体从其他不常见的假单胞菌中分离出来。

复习题

1. b; 2. d; 3. b; 4. a; 5. a; 6. d; 7. d; 8. c; 9. b; 10. c; 11. √, ×, √, √, ×, ×, √, √, ×; 12. o, c, l, b, h, d, e, a, n, k, m, f, g, p, i, j

13.（1）将刮取到的结膜样本直接放置在培养基上进行培养，可同时使用多种培养基，包括选择性培养基或浓缩培养基，以确保培养到病原体。

（2）眼眶蜂窝织炎是眼眶内容物的急性感染，常与细菌感染有关。因为感染可能向颅内传播，引起中枢神经系统感染，所以存在严重感染的风险。

（3）进行泪小管炎微生物学试验应在厌氧条件下运输样本。

（4）用干拭子进行采样，并置于2-蔗糖磷酸酯（2-SP）运输培养基中进行衣原体培养。使用无菌拭子收集下结膜囊的脓液进行常规培养。每只眼睛都应单独处理。细胞培养仅在专门实验室进行，用于微生物药物敏感试验。细胞培养已被核酸检测所取代。

（5）急性外耳炎是脓疱或疖的表现形式之一，通常由金黄色葡萄球菌感染引起。慢性外耳炎由慢性化脓性中耳炎和鼓膜穿孔患者的中耳分泌物刺激引起。

（6）急性鼻窦炎通常由病毒引起，具有自限性；而慢性鼻窦炎则由细菌定植引起，抗生素无效，通常需要手术或引流。

（7）肺炎链球菌产生外肽酶，引起角膜损伤。铜绿假单胞菌可产生蛋白水解酶，从而破坏角膜。

第72章·尿路感染
Infections of the Urinary Tract

钱奕亦·译　李娜·审校

本章目标

1. 描述男性和女性泌尿道的解剖结构。
2. 列举在尿道定植并被认为是正常微生物区系的微生物。
3. 解释女性尿路解剖结构为何使女性易患尿路感染。
4. 区分社区获得性尿路感染和医院及医疗保健相关性尿路感染。
5. 列举细菌侵入导致尿路感染的途径。
6. 说明尿液的理化特性在机体对抗引起尿路感染的细菌的作用。
7. 解释决定细菌定植或导致尿路感染的宿主和微生物因素。
8. 列举能增强细菌尿路感染致病性的细菌特性。
9. 定义五种主要的尿路感染类型：肾盂肾炎、膀胱炎、尿道炎、急性尿道综合征和无症状性菌尿。
10. 比较复杂性和单纯性尿路感染的不同。
11. 解释尿液样本的采集方法，包括清洁中段尿、导尿管导尿、耻骨上膀胱穿刺抽吸，以及留置导尿管采集。
12. 描述可用来诊断菌尿和脓尿的尿液筛查方法。
13. 解释硝酸盐还原酶试验、白细胞酯酶试验和过氧化氢酶试验的尿液筛查效能。
14. 列举尿培养所需培养基。
15. 解释平板接种和解读尿液定量培养的正确方法。
16. 将体征和症状与实验室诊断结果关联以确定与尿路感染有关的病原体。

概论

解剖学

尿路由肾脏、输尿管、膀胱和尿道组成（图72.1）。尿路的功能是产生和加工尿液。尿液是血液的超滤液，主要由水组成，但也含有含氮废物、钠、钾、氯和其他物质。正常情况下尿液是一种无菌液体。**尿路感染（urinary tract infections, UTIs）**通常根据感染的解剖位置分为**上尿路感染**和**下尿路感染**：下尿路包括膀胱和尿道，上尿路包括输尿管和肾脏。上

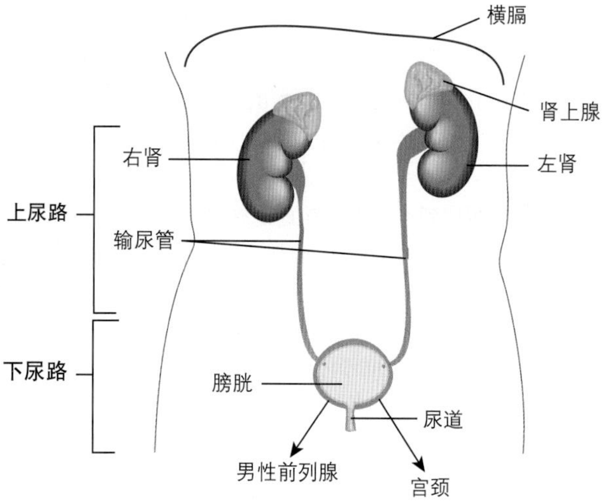

图72.1 尿路解剖结构。(来源:Potter PH, Perry AG. *Fundamentals of Nursing*. St Louis: Mosby; 1985.)

尿道感染影响输尿管(即**输尿管炎**)或肾实质(即**肾盂肾炎**)。下尿路感染影响尿道(即**尿道炎**)、膀胱(即**膀胱炎**)或男性的前列腺(即**前列腺炎**)。有下尿路感染症状而无上尿路感染症状并不能排除上尿路感染的可能。

女性尿道解剖结构对UTI的致病机制很重要。与男性尿道相比,女性尿道相对较短,而且靠近温暖、湿润且富含微生物的直肠周围区域。由于女性宿主尿道较短,细菌更容易到达膀胱。因此UTI主要影响女性。男性60岁后因为前列腺增生干扰膀胱中尿液的排出,UTI的发病率会上升。

UTI可分为**单纯性**和**复杂性**。单纯性UTI指患者不存在尿路结构或神经功能的异常。复杂性UTI指存在容易感染的基础生理因素而导致持续反复的感染,包括肾功能不全病史、尿路梗阻、移植肾、免疫抑制状态或尿潴留等。

尿路的固有微生物区系

尿道有其固有微生物区系,定植于其远端的上皮细胞,包括乳杆菌、棒状杆菌、肠球菌和凝固酶阴性葡萄球菌(见框72.1)。有潜在致病性的微生物[包括革兰阴性需氧杆菌(主要是肠杆菌目细菌)和酵母菌]也可能一过性定植。过去健康人群尿道口以上的所有区域都被认为是无菌的,但越来越多的证据表明膀胱可能受到正常微生物区系的保护。尿液通常是无菌的,但通过无创方法采集的尿液样本必须通过污染环境收集,因此诊断UTI的定量培养被用于区分污染、定植和感染。

泌尿道感染

流行病学

UTI是导致患者就医的最常见的细菌感染之一。据估计,美国每年有超过700万的门诊患者、100万的急诊患者和10万的住院患者是由UTI引起的。大约60%的女性和5%的男性在其一生中的某个时期会发生UTI。值得注意的是,UTI也是最常见的医院和医疗保健相关性感染。

UTI的确切发病率与年龄和性别有关。在出生后的第1年,男性和女性中发生UTI的比例都低于2%。1岁以后,男性UTI的发病率仍然相对较低,直到60岁左右,因为此时前列腺增生会干扰膀胱的排空。许多研究表明在5～17岁的女性中**菌尿**的发生率为1%～3%,且随着时间的推移逐渐增加,在老年女性中可高达10%～20%。在20～40岁间曾患UTI的女性中,多达50%的人可能在1年内再次感染。性交也可能导致UTI发病率的增加,因为性活动增加了女性尿道被细菌污染的概率。最后,由于怀孕引起的解剖结构和激素水平变化有利于UTI发生,怀孕期间菌尿的发病率升高。这些感染可能导致母亲和胎儿的严重感染。绝经后女性雌激素缺乏导致正常阴道微生物区系(特别是乳杆菌)的减少则与反复发作性UTI有关。

UTI是糖尿病、肾脏疾病、肾移植术后及影响尿流的结构性或神经性异常的重要并发症。在40%～60%的肾移植患者中,尿路是菌血症的主要来源。这些患者的复发率约40%。此外,UTI是住院患者发生革兰阴性菌脓毒症的主要原因,并且是一半由导尿管引起的医疗保健相关性感染中的原因。

病原体

社区获得性

大肠埃希菌是目前单纯性社区获得性UTI的最常见原因。在分子水平上,导致UTI的大肠埃希菌,即尿路致病性大肠埃希菌(*uropathogenic E. coli*, UPEC),与其他类型的大肠埃希菌有很大区别。大肠埃希菌O25-H4已经成为社区获得性感染中的重要病原体。其他常从UTI患者分离到的细菌包括克雷伯菌属、其他肠杆菌目细菌、腐生葡萄球菌和肠球菌。95%以上的单纯性UTI是由单一细菌引起的。在复杂性UTI中,特别是在反复发作性感染中,由变形杆菌、假单胞菌、克雷伯菌和肠杆菌属引起感染的相对频率增加。此外社区获得性UTI中多重耐药菌越来越多见,如耐超广谱β内酰胺酶的大肠埃希菌。

医院和医疗保健相关性

医院或医疗保健环境在决定UTI的病原体方面起重要作用。住院患者最有可能被耐药大肠埃希菌、克雷伯菌属、变形杆菌属、葡萄球菌、肠球菌、其他肠杆菌目细菌、铜绿假单胞菌、肠杆菌属和念珠菌属感染。尿路中异物的引入,尤其是长时间留置的导尿管,有很大的感染风险,尤其是存在梗阻的情况下。所有医疗保健相关性感染中约有35%是UTI,其中80%的感染与使用留置导尿管有关。此外,高度耐药的微生物,如产超广谱β内酰胺酶细菌(ESBL);产Amp C β内酰胺酶、产碳青霉烯酶的肠杆菌目细菌及不动杆菌属,越来越多地出现在医疗保健相关UTI中。由于反复的医疗操作和抗生素应用史,在复杂性UTI中发现多种细菌感染很常见。由此UTI成为美国最常见的医疗保健相关性感染,而感染的尿路是最常见的菌血症来源。

框72.1 尿道的固有微生物区系

凝固酶阴性葡萄球菌(除腐生葡萄球菌)、草绿色和非溶血性链球菌、乳杆菌(成年女性)、类白喉杆菌(棒状杆菌属)、非致病性(腐生性)奈瑟菌属(成年女性)、厌氧球菌、丙酸杆菌属(成年患者)、共生分枝杆菌属、共生支原体属、酵母菌(怀孕的成年女性)

其他

较少分离到的病原体是其他革兰阴性杆菌，如不动杆菌和产碱杆菌属、其他假单胞菌属、枸橼酸杆菌属、阴道加德纳菌、脲气球菌和β溶血性链球菌。细菌如分枝杆菌［主要见于人类免疫缺陷病毒（HIV）阳性患者］、沙眼衣原体、解脲脲原体、人型支原体、弯曲菌属、流感嗜血杆菌、钩端螺旋体和某些棒状杆菌（如肾棒状杆菌）则很少从尿中分离到。此外，尿培养中的*Actinobaculum schaalii*（阴道和皮肤微生物）和其他放线菌属可能因为生长缓慢，被当作正常的微生物区系而被忽略。由于肾移植患者处于免疫抑制状态，不仅可感染常见尿路感染病原体，而且还容易受少见病原体的机会性感染。一项关于肾移植患者的研究显示，对于培养阴性的尿液，通过对细菌16S核糖体核糖核酸（rRNA）区域的扩增及后续高效液相色谱法分析，可检测到几种已知的尿路感染病原体和罕见的病原体。例如肾移植患者或患儿的尿液样本可能含有见于系统性感染的单核细胞增多性李斯特菌。在伤寒早期可能会分离到沙门菌。如果怀疑有厌氧菌，医生应进行经皮膀胱穿刺采集样本，除非可以通过其他途径（如肾造瘘）从上尿路取得尿液。此时临床医生对病原体的考虑和与实验室的沟通对检测很重要。对于"无菌性脓尿"的患者，革兰染色可能会发现具有独特形态的少见微生物（如流感嗜血杆菌、厌氧菌）。微生物在涂片上存在但培养不生长，是推断感染病原学的重要线索。实验室可以由此采取必要的措施来提高分离细菌的机会。

如前所述，念珠菌属可能从患有衰竭性疾病（如糖尿病或尿路梗阻）的患者中分离到，并与免疫抑制治疗或免疫抑制状态及抗生素治疗有关。其他能够引起系统性感染的真菌也可能从尿液样本中被鉴定出来，其中包括皮炎芽生菌、粗球孢子菌、新型隐球菌和组织胞浆菌。应仔细评估尿液样本中的真菌分离物，并向主管医生报告。

一般来说，病毒和寄生虫通常不被认为是尿路感染的病原体。然而，腺病毒被认为是儿科患者出血性膀胱炎的病因。尿液沉淀物中偶尔可观察到阴道毛滴虫，血吸虫可以在尿路中滞留并在尿液中产卵。

致病机制

感染途径

细菌可以通过三种主要途径侵入并导致UTI：**上行**、**血行播散**和**淋巴途径**。尽管上行是女性最常见的感染途径，但与器械（如导尿管、膀胱镜检查）有关的上行途径在男、女患者中均是医疗保健相关UTI的最常见原因。消化道来源的革兰阴性菌和其他微生物在阴道或尿道周围的定植是发生上行UTI的前提。进入膀胱这些病原体可能会繁殖、然后通过输尿管进入肾脏。UTI更常发生在女性身上，至少部分原因是女性尿道短，且靠近肛门。如前所述，性活动会增加女性尿道被细菌污染的概率。此外，绝经后的妇女由于雌激素的缺乏和阴道内保护性乳杆菌的减少，更容易受尿路感染病原体的影响。

大多数住院患者的UTI见于导尿或尿路其他操作之后。导管相关性UTI的致病机制还不完全清楚。可以肯定的是，住院后不久患者就会被该医疗机构特有的细菌定植——通常是带有耐药基因的革兰阴性需氧和兼性杆菌。这些细菌在患者的皮肤、胃肠道和黏膜上包括前尿道定植。随着导管的插入，细菌可能沿着尿道被带入膀胱，或者在留置导尿管的情况下沿着导尿管和尿道黏膜间移动，由此进入膀胱。据估计，10%～30%插导尿管的患者会出现**菌尿**。

UTI也可通过血行播散发生。血行播散通常是菌血症的结果。任何全身性感染都可能导致肾脏受累，但某些微生物（如金黄色葡萄球菌或沙门菌属），侵袭性较强。尽管大多数累及肾脏的感染是通过上行途径播散，但尿液中分离到酵母菌（通常是白念珠菌）、结核分枝杆菌、沙门菌属、钩端螺旋体属或金黄色葡萄球菌则可能提示肾盂肾炎是通过血行播散或下行途径获得的。血行播散在UTI中的比例不到5%，而且很少见革兰阴性杆菌。

最后，膀胱的压力升高可导致淋巴液流入肾脏，从而导致UTI。然而这一可能途径的临床意义证据不足，提示上行仍然是UTI发生的主要机制。

宿主-病原体关系

许多个体（女性）在阴道或尿道周围定植了来自胃肠道的微生物，但并没有发生尿路感染。一种微生物能否定植、然后引起UTI，在很大程度上取决于宿主和微生物的复杂相互作用。

在大多数情况下，宿主的防御机制可以清除这些微生物。尿液本身对一些尿道微生物（如厌氧菌）有抑制作用。此外，如果尿液的pH值低，渗透压高或低，尿素浓度高，或有机酸含量高，尿路内生长的微生物也可能受到抑制。如果细菌进入膀胱，尿液持续的冲刷可清除细菌或将其数量维持在低水平。显然，对正常排尿行为的任何干扰（如肾结石或狭窄导致的机械性阻塞）都会促进UTI的发生。此外，膀胱黏膜表面具有抗菌特性。如果感染未被清除，感染部位则仍维持在浅层黏膜，很少累及黏膜深层。

除了之前描述的宿主防御措施外，输尿管和膀胱交界处有一个类似阀的机制，可以防止尿液从膀胱反流（倒流）到上尿路。因此如果这些阀的功能受到任何方式的抑制或损害，如梗阻或先天性异常，尿液反流为微生物到达肾脏提供了直接途径。怀孕有关的激素水平变化及其对尿路的影响增加了尿液反流到上尿路的概率。

尿路病原体对宿主免疫的激活也在抵御感染方面起关键作用。比如细菌与尿道上皮细胞的接触通过一系列信号传导途径启动免疫应答。细菌的脂多糖（lipopolysaccharide, LPS，第2章）可激活宿主细胞，最终释放细胞因子，如肿瘤坏死因子和γ干扰素。此外，细菌可以激活补体级联反应，导致生物活性成分如卵磷脂的产生，也增强宿主的适应性免疫应答。影响宿主对尿路病原体的易感性或抗性的宿主因素已经被确认，例如一种仅由肾脏特定解剖位置的上皮细胞合成的糖蛋白［被称为**Tamm-Horsfall蛋白（THP）**或**尿调节素**］，通过与大肠埃希菌表达的1型菌毛结合而成为抗黏附因子（后面将讨论）。**防御素**是一组小型抗菌肽，由各种宿主细胞如巨噬细胞、中性粒细胞和尿路中的细胞产生，可以附着在细菌细胞上，最终导致微生物死亡。

尽管许多微生物可以引起UTI，但大多数病例是由其中一小部分微生物感染的结果。少数血清型的大肠埃希菌（01，02，04，06，07，08，075，0150，018ab）引起了大部分的UTI。许多调查提示大肠埃希菌具有毒力因子，增强了它们定植和侵入尿路的能力。其中一些毒力因素包括：通过细菌表面结构（黏附素）、纤毛［P（PAP）1型］和多种类型的菌毛来增加对阴道和尿路上皮细胞的黏附；产生α溶血素（可抑制保护性细胞因子的产生）、细胞毒性坏死因子（cytotoxic necrotizing factor, CNF）、一种自动运输的蛋白酶（Sat）、杆菌素（iuc）和含铁巨噬细胞受体（iroN）；以及对血清杀伤活性的抵抗。另外，UPEC菌株的基因组序列已经确定，提示与UTI的发生发展有关的几个潜在毒力因子基因是在毒力岛上编码的（如溶血素和大肠埃希菌P菌毛）。根据定义，毒力岛（第3章）包含与毒力有关的基因，并且不存在于同一菌种的无毒或低毒菌株中。UPEC菌株是社区获得性UTI的一个主要原因。

其他种类细菌也提示了黏附性在UTI致病机制中的重要性。进入尿路后，变形杆菌菌株似乎是唯一可在尿路中引起严重疾病的。数据表明这些菌株能促进其对肾脏黏膜的黏附。而且变形杆菌能够通过产生尿素酶来水解尿素。奇异变形杆菌约占尿路分离到变形杆菌的77%。尿素的水解引起尿液pH升高，对肾脏细胞有直接毒性作用，并刺激肾脏结石的形成。克雷伯菌也有类似的发现。较之金黄色葡萄球菌或表皮葡萄球菌，腐生葡萄球菌对尿路上皮细胞有更强的黏附。另外一些细菌方面的特征可能对UTI的致病机制起重要作用。运动能力可能对细菌逆尿流上行到上尿路、从而引起肾盂肾炎起作用。某些微生物可产更多的荚膜K抗原（K1、K5和K12），这种抗原可保护细菌不被吞噬。

最后，尽管有许多宿主的防御措施，甚至有抗生素治疗，但仍有相当比例的患者经历反复发作性UTI。研究表明，尿路病原体可以侵入膀胱的表层上皮细胞并进行复制，形成胞内病灶。这种对膀胱上皮细胞的入侵引发了宿主的免疫反应，这又导致表层细胞在感染后数小时内剥落。尽管这种剥落被认为是通过去除受感染细胞的宿主防御机制，但胞内微生物可以在膀胱上皮细胞中重新出现，并侵入底层的、新的上皮细胞表层，从而在尿路持续存在。据报道，胞内细菌在膀胱表面发育成熟为许多大的突起，被称为“荚”。这种细菌组织结构——胞内菌被嵌入类似生物膜的纤维状多糖基质——可能有助于进一步解释在强大的宿主防御下膀胱感染的持续存在的原因。

感染的类型及其临床表现

UTI包括各种临床类型，在临床表现、组织侵袭程度、流行病学背景和抗生素治疗要求方面都有所不同。UTI有几种类型：尿道炎、输尿管炎、无症状性菌尿、膀胱炎、尿道综合征和肾盂肾炎。单纯性感染主要发生在既往健康的女性，偶尔也发生在男婴、青少年和成年男性。大多数单纯性感染对病原体敏感的抗生素反应良好。复杂性感染在男女中均可出现。一般来说，发生复杂性感染的患者往往有某些特定的危险因素。框72.2中列出了其中一些危险因素。总体来说，与单纯性感染相比，复杂性感染更难治疗，致病率（如肾脏损害、菌血症）和死亡率更高。孕妇、男性、儿童和住院患者或其他与医疗保健环境（如癌症门诊）中的患者可被视为复杂性感染。与这些感染相关的微生物通常对许多抗菌药物高度耐药。

框72.2 复杂性尿路感染相关危险因素

使肾脏易受感染的基础疾病（如糖尿病、镰状细胞性贫血）、肾结石、尿路的结构性或功能性异常、留置导尿管

UTI的临床表现差异较大，从无症状感染到肾盂肾炎。一些UTI的症状可能是非特异性的，而下UTI的症状可能与上UTI相当类似。

尿道炎

尿道炎的症状与其他下尿路感染相似，如**排尿困难**和尿频等。尿道炎是一种常见的感染。由于沙眼衣原体、淋病奈瑟菌和阴道毛滴虫是尿道炎的常见病因，尿道炎被认为可通过性传播。第73章将尿道炎作为性传播疾病来讨论。

输尿管炎

输尿管内的炎症或感染（输尿管炎）应与肾脏感染一并考虑。输尿管内的UTI表明微生物已经开始或正在上行至肾脏的过程中，应采取治疗肾盂肾炎类似的方法以防止进一步感染。

无症状性菌尿

无症状性菌尿或**无症状性UTI**。是指在采集的尿液样本中分离出特定数量的细菌，但患者没有尿路感染的症状或体征。无症状性细菌尿很常见，但其发病率随年龄、性别、泌尿生殖系统异常或基础疾病的不同有很大差异。例如健康女性的菌尿发病率随着年龄的增长而升高，从学龄女性的1%左右升高至80岁以上女性的至少20%，而健康年轻男性的菌尿则很少。由于其临床意义存在争议（无症状性菌尿先于UTI，但并不总导致无症状性感染），关于18岁以上成年人无症状性菌尿的诊治指南已经发布。这些指南的基础建立在这样一个前提下：如果患者的无症状性菌尿有不良影响且可以通过抗菌治疗预防，那么对其进行筛查是恰当的。因此，建议对怀孕女性（因为有发展为严重的症状性UTI的风险，并可能对胎儿造成伤害）、接受经尿道前列腺切除术的男性和接受泌尿外科手术的人（因为可能会有黏膜出血）进行无症状菌尿的筛查和治疗。相反，不建议对绝经前、未怀孕女性、糖尿病女性、社区生活的老年人、住院的老年人、脊髓损伤者或留置导尿管患者进行无症状性菌尿的筛查或治疗。

膀胱炎

膀胱炎（膀胱感染）患者会诉排尿困难、尿频和尿急（强烈的排尿需求）。这些症状不仅是膀胱炎症的结果，也是尿液和尿道中细菌繁殖的影响。膀胱部位通常会有触痛和疼痛。有些患者可出现肉眼血尿。患者可能会注意到尿液浑浊、有异味。由于膀胱炎是一种局部感染，通常不存在发热和其他全身性疾病的体征。

急性尿道综合征

另一种UTI是**急性尿道综合征**。这种综合征的患者主要

是年轻的、性活跃的女性，有排尿困难、尿频和尿急的症状，但尿培养分离的细菌 $<10^5$ 个菌落形成单位（CFU/mL）。在大多数UTI患者中，尿液中 $>10^5$ CFU/mL，高度提示感染。因诉急性膀胱炎症状而就医的女性中，几乎有50%属于急性尿道综合征。尽管沙眼衣原体和淋病奈瑟球菌引起的尿道炎、厌氧菌感染、生殖器疱疹和阴道炎组成了一些急性尿道综合征病例，但这些女性中大多数感染了与膀胱炎相同的病原体，但其尿液中的菌量 $<10^5$ CFU/mL。对于这类患者须使用 10^2 CFU/mL 的阈值，而不是 10^5 CFU/mL，但同时必须存在脓尿（即在未离心的尿液中 $\geqslant 8/mm^3$ 白细胞）。这些女性中大约90%有脓尿，这是感染的重要鉴别特征。

肾盂肾炎

肾盂肾炎指的是肾实质、肾盏（肾盂的杯状分部）和肾盂（位于肾脏内部的输尿管上端）的炎症，通常由细菌感染引起。肾盂肾炎可表现为急性或慢性病程。急性肾盂肾炎表现为肾脏肿大、表面有脓肿。慢性肾盂肾炎表现为单侧或双侧肾脏的瘢痕形成和肾盂壁的间质纤维化，通常存在白细胞（主要是淋巴细胞）的炎症浸润。此外，肾脏中的肾小管可能会扩张或收缩，并含有**胶样铸型**（结晶的黏液分泌物）。上尿路感染的典型临床表现包括发热和胁腹疼痛，常伴下尿路症状（尿频、尿急和尿痛）。患者还可以表现出全身性感染症状，如呕吐、腹泻、发冷、心率加快和下腹疼痛。重要的是，40%的急性肾盂肾炎患者伴菌血症。一个或多个肾圆锥体的急性肾乳头坏死是与肾盂肾炎相关的并发症。

尿脓毒血症

大约25%的脓毒症病例（严重的血液感染）是由**尿脓毒血症**引起的，这是一种可能由社区获得性、医院或医疗保健相关性UTI引起的全身性感染。尿脓毒血症的定义是：有证据表明发生了UTI，并有两个或以上的额外体征：包括体温升高（$>38℃$）、心率升高（>90次/min）、呼吸频率增加（>20次/min或 $PCO_2<32$ mmHg），或白细胞计数异常（$>12\,000/mm^3$，$<4\,000/mm^3$，或 $>10\%$ 杆状核细胞形态）。UTI的早期诊治是预防尿脓毒血症的关键。

尿路感染的实验室诊断

如前所述，由于非侵入性的尿液采集方法必须经过污染环境，因此诊断UTI的定量培养被用来区分污染、定植和感染。请参考表5.1获取采集、转运和处理尿路样本的方法。

样本采集

防止正常阴道、会阴和前尿道微生物区系的污染是采集临床尿液样本的重点。

清洁中段尿

这是创伤最小、首选的常规采集方法。为了获得最佳效果，须仔细进行清洁中段尿（clean-catch midstream, CCMS）的样本采集，特别是女性患者。良好的患者教育必不可少。正确的样本采集指南应准备在打印的卡片上（如有必要可使用双语），并对流程进行清楚的描述，最好有插图，确保患者照做。应指导患者在清洁尿道周围区域之前先洗手，每次用浸泡过温和清洁剂的干净无菌纱布垫从前到后擦拭3次，以防止污染。重要的是，还应该嘱咐患者用两块或以上在无菌蒸馏水中浸泡过的海绵充分去除可能具有杀菌作用的清洁剂。清洁完成后，患者应收缩阴唇褶皱或龟头，开始排尿，然后收集中段尿样本。研究表明未经清洗的男性第1次排尿的样本与中段尿样本一样灵敏（但特异性较差）。对婴儿和儿童可使用无菌袋。

导尿

虽然创伤性稍大，但导尿术为不能配合或因其他基础生理状况而无法排尿的患者提供了一种从膀胱采集未受污染尿液的方法。由医生或其他受过训练的卫生专业人员来执行这一操作。然而存在尿道微生物随导管进入膀胱的风险。

耻骨上膀胱穿刺术

备皮，在耻骨上经皮用针头穿入膀胱，将尿液直接抽入注射器，从而确保样本无污染。在进行该手术前，膀胱必须是充盈的。这种采集技术可能适用于某些临床情形，如儿科实践中当尿液难以获得时。如果无菌术应用良好，在早产儿、新生儿、小儿、孕妇和其他膀胱充盈的成人中，这种手术十分安全。

留置导尿管

住在医院和长期护理机构，以及在其他医疗保健环境（如癌症和移植患者的门诊）的患者，常用到留置导尿管。这些患者很可能会出现菌尿，从而更容易发生更严重的感染。从留置导尿管的患者采集样本需要严格的无菌术。以任何方式操作导尿管的医护人员都应戴手套。导管管口上方应夹住，以便收集新鲜尿液。然后用70%的乙醇充分清洗导管口或管壁，并通过针头和注射器抽出尿液；必须保持封闭式引流系统的完整性，以防止微生物进入膀胱。从集尿袋中采集样本是不合适的，因为微生物可以在袋中繁殖，导致对菌量的误判。培养应在患者患病时进行；常规监测并不能获取有临床意义的数据。

样本运输

因为尿液是大多数细菌生长的极佳培养基，所以采样后必须立即冷藏或保存尿液。冷藏（4℃）尿液中的细菌数可在24 h内保持稳定。含有硼酸、硼酸钠和甲酸钠的尿液集装管［BD尿液培养试剂盒（Becton Dickinson Vacutainer Kits, Franklin Lakes, NJ）］已证实在初始尿液样本中存在 $>10^5$ CFU/mL细菌的情况下，无需冷藏即可保存长达48 h。该装备可能会抑制某些微生物生长，但必须使用至少3 mL的尿液。在没有抗生素的情况下，硼酸产品可保持尿液中细菌的活力。对于CFU低于 10^5/mL的患者，建议在采集后2 h内进行涂平板接种。该试剂盒为无条件冷链保存和转运样本的偏远地区提供了一种方便的方法。

筛查方法

急性医疗中心实验室接收培养的尿液样本中，多达60%～80%可能不含感染病原体或仅含有污染物。本节讨论了快速识别培养阴性样本、避免过度使用培养基的操作、技术人员和过夜孵育。对于是否存在菌尿，可靠的筛查检测为医生提供了重要的即时信息，而传统的尿培养可能需要一天或更长时间才能提供。许多筛查方法已被提倡用于检测菌尿和（或）脓尿。

尿液中发现红细胞即**血尿**，可能提示UTI，但也可能发生在其他各种生理疾病中。尿液中的白细胞铸型是肾盂肾炎的有力证据，但也可能与非感染性的肾脏疾病有关。此外，尿液样本中蛋白质水平升高（24 h内＜2 g）也可能提示UTI。

革兰或亚甲蓝染色

尿液的鉴别革兰染色或非鉴别性碱性亚甲基蓝染色是一种简单、廉价的方法，可以提供有关感染性微生物（细菌或酵母）性质的即时信息，以指导经验性治疗。将1滴充分混合的尿液风干后，将涂片固定、染色，并在油镜（1 000×）下检查每个油浸视野（OIF）是否存在1个或5个细菌。尿液革兰染色的效能并不确切，因为使用了不同的标准来定义阳性结果（每个OIF 1个或5个细菌）。使用1个或5个细菌/OIF的灵敏度分别为96%和95%，当有显著菌尿时，其特异性为91%（＞10^5 CFU/mL，推测为未离心的样本中每个显微镜视野下有1个细菌）。离心后样本的染色沉淀物（2 000 rpm，5 min）未见细菌则表明该样本中细菌含量可能＜10^4 /mL。革兰染色无法应用于检测尿液中的多形核细胞，因为白细胞在不新鲜或保存不当的尿液中会迅速变质。许多微生物学家不建议使用尿液样本的革兰染色检查，因为其在检测数量较低但具有重要临床意义的微生物方面并不可靠，且所需劳动强度大。如若使用，尿革兰染色应仅限用于急性肾盂肾炎、侵袭性UTI或其他需要立即提供适当临床干预的患者。

脓尿

脓尿（10 WBC/mm^3，用细胞计数仪检测清洁中段尿）是炎症的标志，且在未离心的样本中可以检测到和计数多形核嗜中性粒细胞（polymorphonuclear neutrophils, PMN）的存在。这种筛查尿液的方法与每小时排出的PMN数量密切相关，是衡量宿主状态的最佳指标。每小时排入尿液PMN数目＞30 000的患者很可能存在现症感染。标准尿液分析（通常在实验室的血液或化学部完成）包括检查离心后尿液沉淀物以计数PMN，其结果与PMN排泄率或感染是否存在均没有很好的相关性。脓尿也可能与其他临床疾病有关，例如阴道炎，因此并不特见于UTI。

间接指标

筛查试验通常通过检测细菌酶或PMN酶的存在而不是微生物或PMN本身来检测菌尿或脓尿。

硝酸还原酶（Griess）试验·硝酸还原酶（Griess）试验检测尿液中亚硝酸盐，这是UTI的一个指标。大部分尿路病原体产生的硝酸盐还原酶可将硝酸盐还原为亚硝酸盐。该项检测已可用尿液试纸条进行，也可检测白细胞酯酶——一种由PMN产生的酶（下文讨论）。液相色谱串联质谱法（liquid-chromatography tandem mass spectrometry, LC-MS/MS）已用于筛查尿液中是否存在硝酸盐和亚硝酸盐来诊断UTI。该试验对尿液化学成分的变异不敏感，但其特异性（91%）和灵敏度（95%）均高于硝酸还原酶试验。

白细胞酯酶试验·如前所述，宿主对感染应答的证据是尿液中出现的PMN。由于炎症细胞会产生白细胞酯酶，因此已经开发出一种简单、廉价且快速的方法来检测这种酶。研究表明白细胞酯酶的活性与血细胞计数器计数相关。硝酸盐还原酶试验和白细胞酯酶试验被整合入尿液试纸条，该试纸是使用最广泛的酶检测方法之一，已有众多制造商在市场上销售。尽管组合型试纸条的敏感性高于单一检测，但大多数情况下，这种组合筛查的敏感性还不足以将其推荐作为独立的检测方法。值得注意的是，白细胞酯酶试验在检测急性尿道综合征患者的脓尿方面并不够敏感。

过氧化氢酶·Accutest Uriscreen（JANT Pharmacal Corp., Encino, CA）是另一种快速尿液筛查系统，其原理是检测存在于人类体细胞和除链球菌和肠球菌以外的大多数UTI常见细菌中的过氧化氢酶。将1.5～2 mL的尿液加入含有脱水底物的试管中，加入过氧化氢后轻轻混合溶液，若在液体表面上方形成气泡则为阳性。约2 min后即可判读结果。

自动和半自动系统

与传统的培养相比，自动化筛查系统实现了以最少的劳动力和快速的周转时间实现高通量检测。

市面上有各种自动或半自动尿液筛查系统，如Iris尿液分析系统（Beckman-Coulter, Inc., Brea, CA），可以在一台仪器中分析尿液或体液样本。该仪器通过将两种分析仪的技术结合到一个自动化系统中来分析尿液中的微观成分和化学成分。Iris系统使用流动成像显微镜方法捕获样本中识别到的每个颗粒的单独图像，再使用Auto-Particle Recognition（APP）软件对颗粒进行分类。Siemens Medical Solutions USA, Inc.（Malvern, PA）生产了各种CLINITEK自动/半自动尿液分析仪，包括从床旁检测到高通量仪器。此外，Sysmex UN-2000（Lincolnshire, IL）使用流式细胞术和特定荧光染料可对尿液样本中的微生物和其他颗粒进行物理和化学鉴定。各种研究表明，自动尿液分析仪器仍存在有局限性，并建议继续用人工显微镜分析尿液样本来诊断UTI。

关于筛查程序的一般性意见

一般来说，筛查方法在尿中细菌＜10^5 CFU/mL的水平下是不敏感的。因此不应该用于通过耻骨上穿刺抽吸、导尿或膀胱镜检查采集的尿液样本。筛查方法也可能大量漏诊菌落计数较低（10^2～10^3 CFU/mL）的有症状感染患者，例如患有急性尿道综合征、性活跃的年轻女性。筛选方法的阴性结果是否可以用于排除无症状患者的感染，也是令人困扰的问题。在这种情况下，检测脓尿是非常必要的。

因此，鉴于10^2 CFU/mL和PMN计数的重要性，任何筛查方法都不应不加区分地应用。选择一种筛查方法主要取决于实验室和实验室所服务的患者群体。例如在收到许多培养阴性样本的实验室中，筛查会有成本优势。另一方面，对有UTI症状的患者及预计有无症状性菌尿的特定人群应进行培养。例如怀孕前3个月的患者应进行培养，因为这些患者可能无症状，但有隐性感染，后期可能出现症状，而怀孕女性的UTI可能导致肾盂肾炎和早产。其他没有UTI症状但可能要进行培养的情况包括以下：

- 来源不明的菌血症；
- 尿路梗阻；
- 移除留置导尿管后的随访；
- 先前治疗效果的随访。

在选择尿液快速筛查试验时必须考虑的其他因素包括准确性、检测的难易程度、可重复性、周转时间，以及是否检测到菌尿或脓尿。

尿液培养

尿液培养的接种和孵育

若确定要对尿液样本进行培养以分离UTI的常见病原体，就要将一定量的尿液接种到适当的培养基中。培养前应将尿液充分混合。可以使用经校准的接种环来接种平板，该接种环可以接种已知体积的尿液，可以是0.01 mL或0.001 mL。这些由铂金、塑料或其他材料制成的接种环可以从实验室供应公司买到。

建议使用提供较大体积尿液（0.01 mL）的校准环，以检测某些样本中少量的微生物。例如从导尿管、肾造瘘、回肠导管造口和耻骨上穿刺抽吸采集的尿液应使用较大的接种环进行涂板。临床医生和实验室的沟通可以保证最适当的操作。

接种培养基的选择取决于患者群体和微生物学家的偏好。使用5%羊血琼脂平板和MacConkey琼脂平板可以检测大多数革兰阴性杆菌、葡萄球菌、链球菌和肠球菌。为了节约成本并在一定程度上简化培养过程，许多实验室使用分成两半的琼脂平板（双平板）；一边是5%羊血琼脂，另一半是MacConkey或伊红亚甲蓝琼脂（图72.2）。

在某些情况下，肠球菌和其他链球菌可能被大量生长的肠杆菌目细菌所掩盖。由于这种可能性，一些实验室会添加革兰阳性微生物的选择性平板，如哥伦比亚黏菌素-萘啶酸琼脂（colistin-nalidixic acid agar, CNA）或Enterococcosel琼脂（Bile Esculin Azide Agar, Becton-Dickinson, Sparks, MD）。虽然可以会提高鉴别能力，但也会增加操作成本。除了增加成本外，加入对革兰阳性微生物有选择性的平板培养基提供的信息有限。许多欧洲实验室使用胱氨酸-乳糖-电解质缺陷（cystine-lactose electrolyte-deficient, CLED）琼脂。CLED琼脂不含氯化钠，抑制变形杆菌属的特征性群集，但仍支持大多数常见的尿路病原体的充分生长。近年来，一些制造商推出了显色培养基，使原始平板可以更具体直接地检测和鉴别尿路病原体，如BD CHROMagar（Becton Dickson, Heidelberg, Germany）。这种培养基使用酶促反应来鉴定大肠埃希菌和肠球菌，而不需要在尿液样本中进行额外的确诊试验，并可初步鉴定腐生葡萄球菌、无乳链球菌、克雷伯菌-肠杆菌-沙雷菌，以及变形杆菌-摩根菌-普鲁威登菌组。

接种前，将尿液充分混合，然后打开容器顶部。将经校准的接种环垂直插入尿液中。否则将吸收超过所需体积的尿液，有可能影响定量培养的结果（图72.3）。操作程序72.1中描述了一种广泛使用的方法。接种时对平板进行划线以获得分离的菌落（图72.4）。

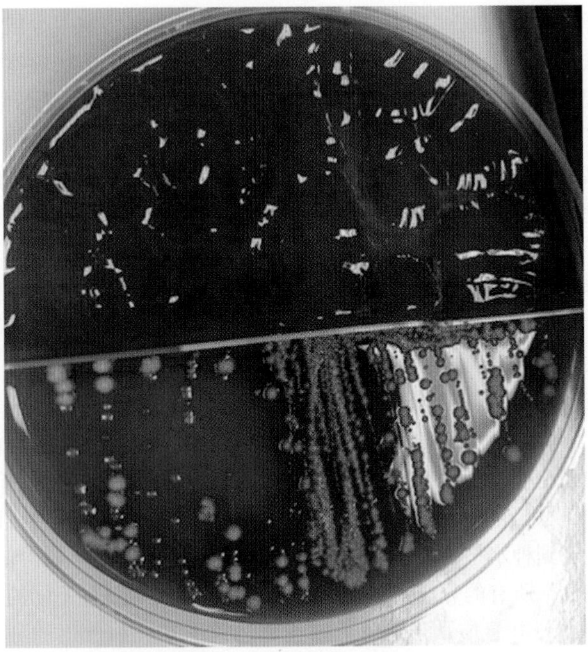

图72.2 在5%羊血琼脂/伊红亚甲蓝双平板上由尿液样本分离到的阪崎肠杆菌。

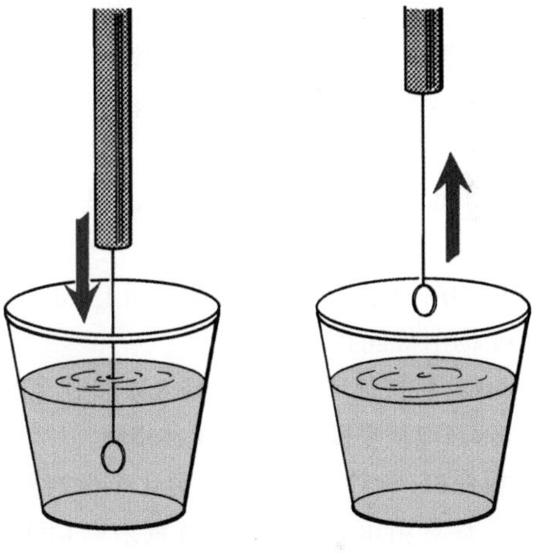

图72.3 将经校准的接种环垂直插入尿液以确保合适的样本量附着在接种环上。

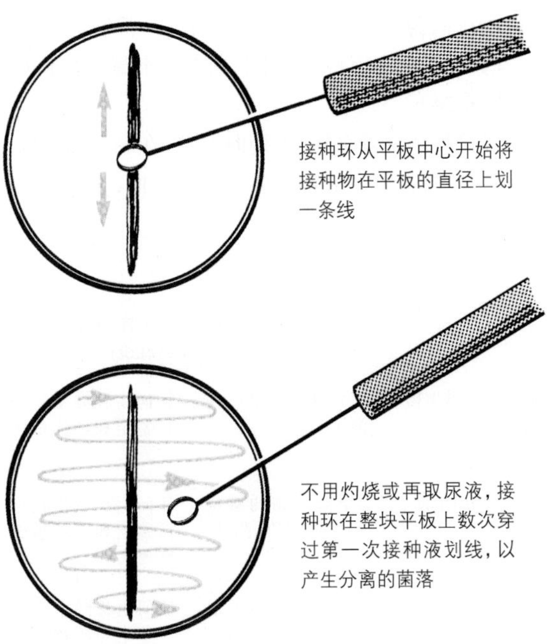

接种环从平板中心开始将接种物在平板的直径上划一条线
不用灼烧或再取尿液，接种环在整块平板上数次穿过第一次接种液划线，以产生分离的菌落

图72.4 用经校准的接种环划线以产生分离的菌落及可计数的菌落形成单位。

操作程序72.1
用经校准的接种环接种尿液

［目的］ 量化尿液样本中微生物种类和每种微生物的数量，以确定微生物存在和生长的临床意义。

［原理］ 尿液培养中每毫升所含的微生物数量可以帮助对尿路感染（UTI）的鉴别诊断。塑料或金属丝接种环，经过校准后在正确操作的情况下可提供已知量的液体，从而使微生物学家能够根据培养物上生长的菌落形成单位（CFU）估计原始样本中微生物的数量。

［方法］

1. 将经校准的金属接种环灼烧，并使其在不接触任何表面的情况下冷却。或者从包装中无菌地取出1个塑料材质的经校准的接种环。
2. 完全混匀尿液，并移除容器的顶盖。如果尿液是在一个小口径的管子里，表面张力会改变接种环所采集的样本量。如果不能将尿液转移到较大的容器中，应考虑使用定量移液器。
3. 将接种环垂直插入尿液中（图72.2），使尿液附着在接种环上。
4. 将环内的尿液涂在琼脂平板的表面上，如图72.3所示。也可采用标准的象限划线法。
5. 不经灼烧，将接种环再次垂直插入尿液中，将环内的尿液转移到第2块平板上。重复上述步骤。
6. 将平板在35 ～ 37℃的空气中孵化至少24 h。在每个平板上计算菌落数。CFU的数量乘以1 000（如果使用的是0.001 mL的接种环）或100（如果使用的是0.01 mL的接种环）以计算每毫升原始样本中的微生物数量。
7. 由于抗菌药物治疗或其他因素可能会抑制最初的生长，在丢弃平板之前将没有生长或有微小菌落的平板再延长培养24 h。
8. 保存接种环时应将其（手柄向下）放在一个绑在墙上的试管中，而非平放在工作台上，防止弯曲，否则将破坏校准。

［解读和结果］

结果	清洁中段尿或导尿管样本	无菌样本（耻骨上或膀胱镜）
单个分离微生物[a] $\geq 10^4$ CFU	鉴定和药物敏感性测试	任何生长微生物均行鉴定和药物敏感性测试
2个分离微生物[a] $\geq 10^4$ CFU	2个微生物的鉴定和药物敏感性测试	任何生长微生物均行鉴定和药物敏感性测试
2个微生物，其中1个占优势	优势微生物行鉴定和药物敏感性测试	任何生长微生物均行鉴定和药物敏感性测试
3种或3种以上微生物	混合性生长——报告为疑似污染	任何生长微生物均行鉴定和药物敏感性测试

[a] 与患者的临床表现（体征和症状）相结合。

需要对少量的单一分离物进行鉴定和药物敏感性测试的例外情况可能包括正在接受抗菌治疗的有症状患者、慢性感染患者或幼儿。

涂板后，将尿液培养物置于35℃孵化过夜。培养至少24 h对于检测尿路病原体是必要的。因此，一些在当天晚些时候接种的样本不能在次日早上获得准确结果。这些培养物应重新培养至次日，或在当天晚些时候完成24 h的培养后再进行解读。

尿液培养结果的判读

如前所述，UTI可能完全无症状，或仅产生轻微症状，或可导致危及生命的感染。重要的是，对尿液样本进行微生物学评估最有用的标准不仅取决于尿液采集的方式（例如排尿、直接导尿），还取决于患者的临床病史（例如年龄、性别、临床表现、是否经抗生素治疗等）。

解读尿液培养结果的一个主要问题是，因为通过排尿采集的尿培养物可能会被正常的微生物菌区系（包括肠杆菌）污染，因此判定多少菌落计数是真正的感染或污染至关重要，并与患者的临床表现相关。一些研究建议可根据临床表现使用不同的菌落计数阈值，表72.1给出了此类建议的一个示例。

理论上主管医生应向实验室提供足够的临床信息，以便识别来自不同患者群体的样本。可以使用表72.1中的建议选择性地处理这些样本。然而，由于微生物学实验室很少或无法收到患者的临床信息，故存在关于这些阈值对于实验室常规使用是否实用和现实的问题。使得尿培养结果解释更加复杂的是在区分感染和污染方面的难度越来越大，因为阳性培养的标准从10^5 CFU/mL降低到10^2 CFU/mL。由于这些问题，许多实验室根据尿液类型（例如，清洁中段尿、导尿管或手术获得的样本，如耻骨上穿刺抽吸）建立了自己的尿液培养解读标准。解读建议因实验室而异，但有一些共性的总结，见表72.2。图72.5列举了一些尿液培养结果的示例，以说明部分解读标准。有关半定量法接种尿液培养的程序，请参见Evolve网站。

除上述指南之外，无论CFU计数如何，金黄色葡萄球菌的纯培养株都是有意义的，并且要进行抗菌药物敏感性试验。任何数量的酵母菌都要报告给医生，酵母菌的纯培养物可以鉴定到种水平。在所有尿液中，无论最终的鉴定结果如何，都应枚举所有的分离物（例如，10^3 CFU/mL水平有3种不同的微生物），并且应从形态学上描述数量大于10^4 CFU/mL的分离物（例如，非乳糖发酵的革兰阴性杆菌）。

表72.1 尿路感染临床综合征分类标准

分类	临床表现	检查结果
女性急性单纯性尿路感染	排尿困难、尿急、尿频、耻骨上疼痛 在本次发作前4周内没有泌尿系统症状 无发热或胁腹痛	≥ 10 WBC/mm^3 ≥ 10^3 CFU/mL 尿路病原体[a]（CCMS 尿液）
急性单纯性肾盂肾炎	发热、发冷 查体胁腹疼痛 排除其他诊断 没有泌尿系统异常病史或临床证据	≥ 10 WBC/mm^3 ≥ 10^4 CFU/mL 尿路病原体（CCMS 尿液）
复杂性尿路感染和男性尿路感染	上述症状的任何组合。与复杂性尿路感染相关的1个或多个因素[b]	≥ 10 WBC/mm^3 ≥ 10^5 CFU/mL 尿路病原体（CCMS 尿液）
无症状菌尿：女性患者	无泌尿系统症状	± > 10 WBC/mm^3 ≥ 10^5 CFU/mL（2次间隔24 h的CCMS培养）
无症状菌尿：男性患者	无泌尿系统症状	± > 10 WBC/mm^3 ≥ 10^3 CFU/mL（提示） ≥ 10^5 CFU/mL（确诊）在1次CCMS

[a] 泌尿病原体：引起尿路感染的常见微生物。

[b] 与复杂性尿路感染相关的因素包括男性患者的任何尿路感染、留置导尿管或间歇性尿路插管、超过100 mL残余尿液、梗阻性泌尿系统疾病、泌尿系统异常、氮质血症（血液中尿素过多，即使没有结构异常）和肾移植。

CCMS，清洁中段尿；CFU，菌落形成单位；WBC，白细胞。

来源：Stamm WE. Criteria for the diagnosis of urinary tract infection and for the assessment of therapeutic effectiveness. Infection 20 (suppl 3): S151, 1992; and Bennett J, Dolin R, Blaser M. Principles and Practice of Infectious Diseases. 8th ed. Philadelphia: Elsevier-Saunders; 2015.

表72.2 建议尿液培养解读标准

结果	特定样本类型/相关临床症状（如已知）	验证方案
≥ 10^4 CFU/mL单个可能病原体或2个可能病原体	CCMS尿/肾盂肾炎、急性膀胱炎、无症状菌尿或导尿	完整[a]
≥ 10^3 CFU/mL单个可能病原体	CCMS尿/有症状的男性患者或导尿或急性尿道综合征	完整
≥ 3种微生物，无优势微生物	CCMS尿或导尿	无；因可能存在污染，要求另外留取样本
2种或3种微生物，其中1种优势生长，其他微生物< 10^4 CFU/mL	CCMS尿	优势微生物[b]行完整验证方案；对分离微生物进行描述
≥ 10^2 CFU/mL任意种类的微生物类型（使用0.001 mL和0.01 mL经校准的接种环）	耻骨上抽吸，任何其他通过手术获得的尿液（包括回肠导管、膀胱镜样本）	完整

[a] 完整的验证方案包括微生物鉴定和适当的药物敏感性试验。

[b] 优势微生物指10^4 ～ 10^5 CFU/mL或以上。

CCMS：清洁中段尿；CFU：菌落形成单位

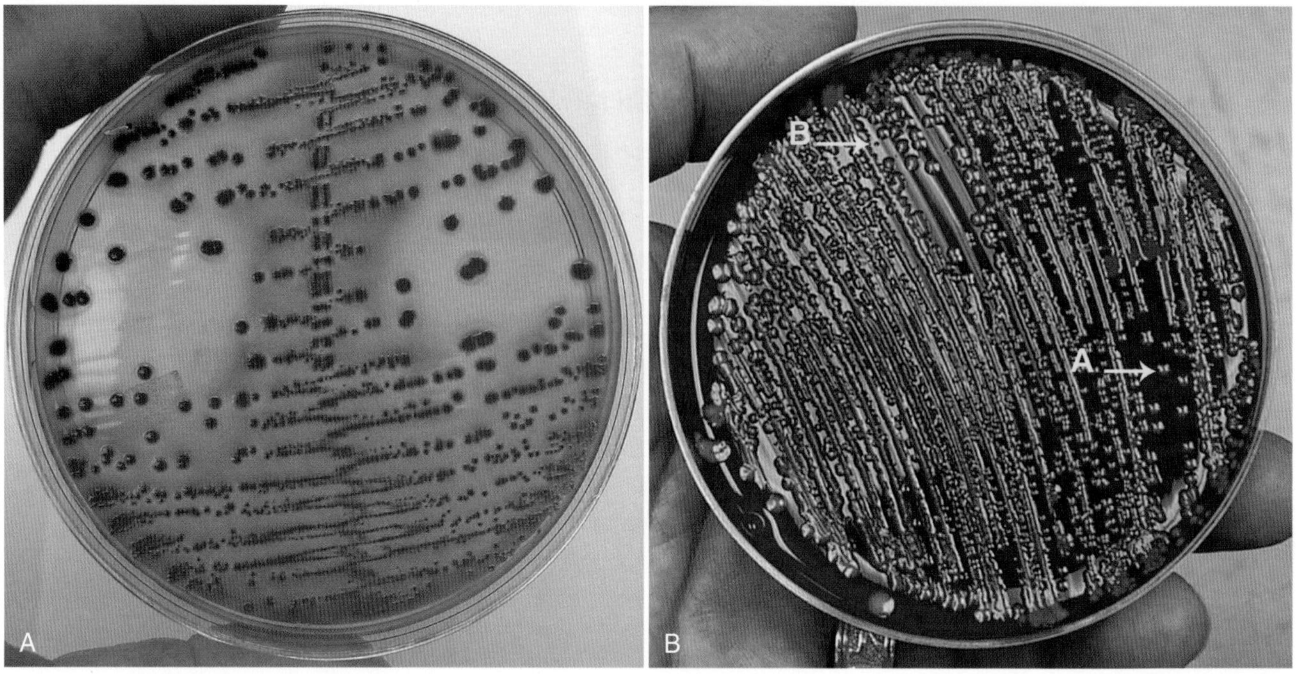

图72.5 通过培养结果说明不同的解读标准。(A) 肾盂肾炎患者的清洁中段尿(CCMS)样本中，培养到 > 10^5 CFU/mL的乳糖发酵革兰阴性杆菌，应进行完整的验证方案。(B) 在CCMS尿液中，培养到 > 10^5 CFU/mL的乳糖发酵革兰阴性杆菌(箭头A)和 < 10^4 CFU/mL的另一种微生物类型(箭头B)；只有菌落数为10^4 ～ 10^5 CFU/mL的微生物才应该进行完整的验证方案。

案例学习72.1

一名25岁女性因严重的耻骨上疼痛、排尿时加重而就医。她的医生诊断这是她在过去1年中的第4次膀胱炎发作。他决定进行尿液分析和培养。尿液分析结果提示白细胞酯酶阳性。患者接受了呋喃妥因的治疗。培养结果提示10^3 mL个葡萄球菌。

问题：

1. 该微生物是否有意义？
2. 你会使用什么人工检测流程来鉴定该菌种？
3. 对这种微生物是否需要进行药物敏感性试验？
4. 快速尿液筛查对诊断这位年轻女性的感染有帮助吗？

复习题

1. 以下哪种细菌不属于尿道的定植菌或正常微生物区系(　　)

   a. 类白喉菌(棒状杆菌属)　b. 乳杆菌　c. 厌氧革兰阴性杆菌　d. 需氧革兰阴性杆菌

2. 以下哪种尿液快速筛查方法通过测量PMN产生的酶来检测PMN的存在(　　)

   a. 硝酸盐还原酶试验　b. 白细胞酯酶试验　c. 过氧化氢酶试验　d. 以上都是

3. 以下哪个属于描述了伴排尿困难、尿频和尿急等症状的膀胱感染(　　)

   a. 膀胱炎　b. 尿道炎　c. 急性尿道综合征　d. 肾盂肾炎

4. 以下哪种细菌可以通过产生尿素酶水解尿素，从而导致尿液pH升高，对肾脏细胞造成毒性，并刺激肾结石的形成(　　)

   a. 大肠埃希菌　b. 变形杆菌　c. 金黄色葡萄球菌　d. 铜绿假单胞菌

5. 以下哪种尿液培养菌落计数高度提示疑似尿路感染的非免疫抑制患者的感染(　　)

   a. 菌落计数 > 10^5 CFU/mL　b. 菌落计数 > 10^4 CFU/mL　c. 菌落计数 > 10^2 CFU/mL　d. 菌落计数 > 10^3 CFU/mL

6. 以下哪些工具被用于诊断UTI，以区分污染、定植和感染(　　)

   a. 定量尿液培养　b. 定性尿液培养　c. 观察混浊、有臭味的尿液　d. 对无症状的患者进行常规监测

7. 当准备尿液培养时，使用一个经校准的接种环将特定量的尿液转移到培养平板上。该量是多少(　　)

   a. 0.01 mL或0.001 mL的尿液　b. 0.10 mL或0.01 mL的尿液　c. 0.001 mL或0.000 1 mL的尿液　d. 以上都不是

8. 是非题

   ______无论CFU数量多少，金黄色葡萄球菌的纯培养物都是有意义的。

   ______推荐对非怀孕女性、糖尿病女性、年长住院患者、

脊髓损伤患者和尿道插管患者进行无症状性菌尿的筛查。

______金黄色葡萄球菌比腐生葡萄球菌或表皮葡萄球菌对尿路上皮细胞的黏附性更强。

______泌尿道感染的血行播散通常不会因菌血症而发生。

______尿路感染可导致脓毒症，是美国医院和疗养院报告的最常见的医疗保健相关性感染。

______在伤寒的早期阶段可能会从尿液中发现沙门菌属，应立即向医生报告。

______减少尿液培养细菌污染的方法是样本的快速转运，如需延迟检测，应冷藏尿液；以及让女性患者清洗阴唇并采集"中段尿"样本。

______病毒是尿路感染的常见原因，在细菌培养基上无法生长的尿液培养物应接种到细胞培养中。

______女性更经常通过与器械操作（导尿和膀胱镜检查）有关的细菌上行发生UTI。

______从留置导尿管的患者采集尿液样本时，宜从导尿管的集尿袋中收集。

______在怀疑微生物数量较少的情况下，应选择0.001 mL的经校准的接种环用于接种尿液培养。

9. 配对题：将每个术语与正确的描述配对

______反流　　______尿道

______输尿管　　______菌尿

______Foley管　　______血源性

______肾盂肾炎　　______膀胱炎

______尿道炎　　______脓尿

______系统性　　______GBS

______UPEC

a. 尿中存在细菌　b. 影响整个机体　c. B组链球菌　d. 尿中含大量白细胞　e. 连接膀胱和肾脏的管道　f. 血行播散的　g. 留置导管　h. 从膀胱引流尿液的导管　i. 肾脏的感染　j. 尿致病性大肠埃希菌　k. 尿道的炎症　l. 膀胱的炎症　m. 反方向的流动

10. 简答题

（1）解释细菌K-抗原的临床意义。

（2）说出导致医疗保健相关性尿路感染的最重要因素。

（3）通过血行播散的UTI通常见于哪些细菌？

（4）尿路的什么解剖特征有助于预防尿路感染？

（5）定义Tamm-Horsfall蛋白和防御素。这些蛋白质如何帮助抵御尿路病原体的感染？

（6）解释"UPEC"这一缩写的含义。

（7）什么是致病岛？

（8）什么可能提醒微生物学家注意尿路感染的罕见病因？

参考答案

案例学习72.1

1. 虽然微生物数量不多，但在年轻女性的尿液纯培养中出现尿路感染病原体可能是有意义的。

2. 该分离株表现为过氧化氢酶阳性、成群的革兰阳性球菌，提示属于葡萄球菌属。对于尿液样本，鉴定其为金黄色葡萄球菌还是腐生葡萄球菌十分重要。金黄色葡萄球菌表现为凝固酶阳性，而腐生葡萄球菌为凝固酶阴性。如果进行的凝固酶试验是乳胶试验，而不是兔血浆试验，需慎重解读结果，因为腐生葡萄球菌可产生假阳性结果。腐生葡萄球菌对新生霉素耐药。药敏试验是用浸有5 μg/mL新生霉素的纸片进行的，范围小于11 mm被认为耐药。在本例中，即认为该分离物有耐药性。尽管其他凝固酶阴性葡萄球菌也对新生霉素有耐药性（表13.6），但本例中的分离物应为腐生葡萄球菌，其他种并不引起泌尿系统感染。

3. 没有药敏试验的指证。这类病原体通常对治疗尿路感染的常用抗菌药物均敏感，如磺胺甲噁唑-甲氧苄啶和硝基呋喃妥因。

4. 对于性活跃期女性，快速检测往往是假阴性的，因为无法检测到低数量的细菌，而在这个年龄组的感染中这种情况较常见。此外，当病原体是革兰阳性菌时，快速检测也可能表现为假阴性。

复习题

1. d; 2. b; 3. a; 4. b; 5. a; 6. a; 7. a; 8. √，×，×，×，√，√，√，×，×，×，×；9. m,h,e,a,g,f,i,l,k,d,b,c,j

10. （1）K抗原保护细菌不被吞噬。

（2）导尿术或尿路的其他操作。

（3）血源性传播通常是菌血症的结果，通常见于特定的病原体，如金黄色葡萄球菌或沙门菌属。

（4）在输尿管和膀胱的交界处有类似阀门的机制，可以防止尿液从膀胱反流到上尿路。

（5）Tamm-Horsfall蛋白是由肾脏特定解剖位置的上皮细胞专门合成的糖蛋白。它通过与大肠埃希菌表达的1型菌毛结合而起到抗粘连作用。防御素是由各种宿主细胞（如巨噬细胞、中性粒细胞和尿路细胞）产生的小抗菌肽，可附着在细菌细胞上并导致其死亡。

（6）UPEC是指致病性大肠埃希菌，特指在分子上与其他类型大肠埃希菌有显著差异的一种大肠埃希菌，它具有某些可增强定植和侵入尿路能力的毒力因子。

（7）毒力岛是指溶血素和菌毛，其中含有与毒性有关的基因，在同一物种的无毒或低毒株中缺如。

（8）无菌性脓尿，如果革兰染色提示具有独特形态特征的少见微生物，可能提示是由流感嗜血杆菌或厌氧菌引起的尿路感染。

第73章 · 生殖道感染

Genital Tract Infections

钱奕亦 · 译 缪青 · 审校

本章目标

1. 描述男性和女性生殖系统的基本解剖结构。
2. 定义以下疾病：阴道炎、宫颈炎、直肠炎、前庭大腺炎、盆腔炎性疾病（pelvic inflammatory disease，PID）、附睾炎、前列腺炎、睾丸炎、肿瘤、尿道炎和排尿困难。
3. 列出与下列疾病有关的微生物：阴道炎、宫颈炎和盆腔炎性疾病（PID）
4. 描述男性和女性生殖道的正常微生物区系，并区分正常微生物与病原微生物。
5. 列出用于选择性分离和鉴别生殖道病原体的培养基，包括改良的Thayer-Martin（MTM）、纽约市（NYC）和黏菌素萘啶酸琼脂（CNA），以及能够在每种培养基上生长的微生物。
6. 比较各种用于采集生殖道样本的拭子，包括每种拭子所能抑制的微生物（棉拭子，含/不含木炭；藻酸钙拭子；涤纶拭子；人造丝拭子）。
7. 根据生殖道样本的采集、转运和诊断试验医嘱，判定样本的合格度。
8. 解释男性和女性生殖器样本中革兰阴性胞内双球菌的临床意义。
9. 将感染的体征、症状和实验室诊断化验的结果相结合，来判定与生殖道感染相关的病原体。

概论

解剖结构

熟悉解剖结构对于合理处理生殖道部位的样本和解读微生物学实验室结果非常重要。女性和男性生殖道的关键解剖结构与其他重要结构的关系见图73.1。

女性生殖系统由两个主要部分组成：**子宫**和**卵巢**。子宫产生阴道和子宫分泌物，是人类生殖过程中胎儿生长和成熟的部位。卵巢与子宫和输卵管相连。卵巢产生女性的卵子，受精后通过输卵管植入子宫。子宫通过子宫颈和阴道开口相连。

与女性不同，男性的生殖系统由位于腹腔外的几个器官组成。主要器官包括**阴茎**和**睾丸**，产生精液和精子，用于使女性卵子受精。精子储存在盘绕在睾丸周围的一个小腺体中，即**附睾**。**前列腺**围绕着射精管，产生前列腺液和精液。

正常微生物区系

人类生殖道表面是由移行细胞（能变形或移行的细胞）、柱状细胞（有纤毛，长大于宽）和鳞状上皮细胞（扁平的）构成的黏液层。不同种类的共生菌在这些表面定居，通常情况下不会对宿主造成伤害。这些固有菌群构成了生物屏障，阻止病原微生物的附着。正常的尿道微生物区系包括凝固酶阴性葡萄球菌和棒状杆菌，以及各种厌氧菌。**外阴**和阴茎，特别是未经包皮环切术的男性**包皮**下区域，可能带有耻垢分枝杆菌和其他革兰阳性菌。

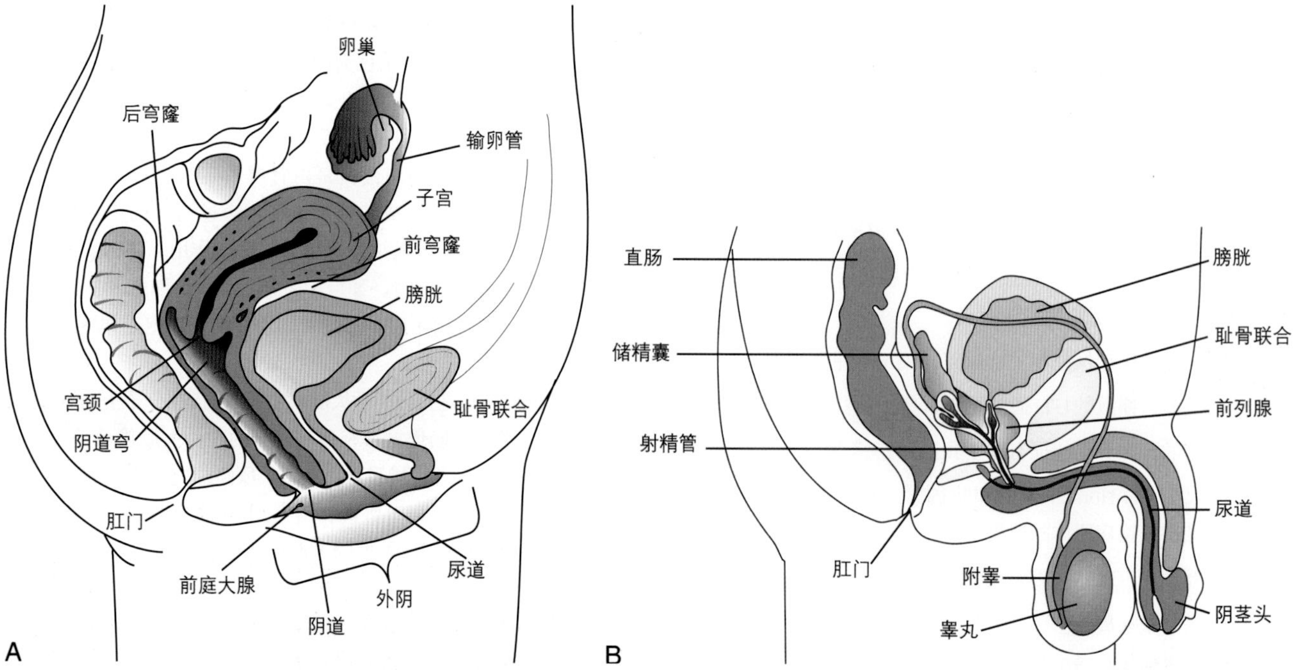

图73.1 女性（A）和男性（B）生殖道的关键解剖结构与其他主要解剖结构的位置关系。

女性生殖道的微生物区系随黏膜的pH和雌激素水平（由宿主年龄决定）变化而变化。青春期前和绝经后的女性主要定植有葡萄球菌和棒状杆菌（与表皮上皮细胞的微生物区系相同）；而育龄期女性可能定植有大量的兼性细菌，如肠杆菌目、链球菌和葡萄球菌，以及厌氧菌，如乳杆菌、厌氧非芽孢杆菌和球菌、梭状芽孢杆菌。乳杆菌是正常健康人阴道分泌物中最主要的微生物。阴道分泌物中的乳杆菌将葡萄糖代谢为乳酸，维持约4.0的pH。这种酸性的pH再加上该微生物的产生过氧化氢的能力，可以防止外源性性传播病原体的感染。许多妇女携带B组β溶血性链球菌（无乳链球菌），该菌有传染给新生儿的可能。尽管酵母菌（从胃肠道获得）可能一过性从女性阴道中分离到，但它们不被视为正常微生物的一部分。

性传播疾病和其他生殖道感染

生殖道感染可分为内源性和外源性。外源性感染可在人们进行性活动时获得，被称为**性传播疾病（sexually transmitted disease, STD）**。相反，内源性感染是由正常的生殖道微生物引起的。

女性生殖道感染可分为**下生殖道**（外阴、阴道和宫颈）和**上生殖道**（子宫、输卵管、卵巢和腹腔）的感染。下生殖道感染通常是通过性接触或直接接触获得。尽管引起下生殖道感染的微生物通常不属于正常生殖道微生物，但某些正常情况下少量存在的微生物也可能明显扩增而导致疾病。上生殖道感染常由下生殖道感染扩散而来，如阴道或宫颈的微生物进入宫腔，然后通过子宫内膜到达输卵管和卵巢。同样，微生物可以从男性下生殖道的感染部位（如尿道）沿着黏膜表面扩散，导致生殖器官（如附睾）的感染。

生殖道感染

性传播疾病和其他下生殖器道感染

下生殖道感染可通过与受感染伴侣的性接触或非性途径获得。这些感染是一些常见的传染病。

流行病学和病原体

性传播疾病或性传播感染是全世界所有人口和社会经济群体的重大公共卫生问题。性传播疾病的发病率和传播受到许多因素的影响，如多个性伴侣的可及性、无症状感染者的存在、人口内部的流动频率，以及日益富裕的生活。

能引起生殖道感染的微生物种类很多。这些微生物覆盖了所有四大类微生物：细菌、病毒、真菌和寄生虫。生殖道感染的主要原因见表73.1。

传播途径

尽管生殖道感染可以由患者的正常生殖道微生物区系引起（内源性感染），但绝大多数的下生殖道感染是性传播的。

性传播 · 沙眼衣原体（*Chlamydia trachomatis*, CT）、淋病奈瑟球菌（*Neisseria gonorrhoeae*, GC）、阴道毛滴虫、人类免疫缺陷病毒（human immunodeficiency virus, HIV）、苍白密螺旋体、解脲脲原体、其他支原体、单纯疱疹病毒（herpes simplex virus, HSV）和其他病原体都可能在性活动中获得。此外，其

表73.1　生殖道感染和性传播疾病的主要原因

发病频率	疾病	病原体	微生物分类
常见病	生殖器和肛门尖锐湿疣（湿疣）、宫颈发育不良、癌症	人乳头状瘤病毒	病毒
	阴道炎	加德纳菌/动弯杆菌属，阴道滴虫，白色假丝酵母菌	细菌、真菌、寄生虫
	尿道炎/宫颈炎（急性输卵管炎、急性肝周围炎、咽炎）	淋病奈瑟球菌、沙眼衣原体、解脲脲原体	细菌
	生殖器疱疹（生殖器/皮肤溃疡）	单纯疱疹病毒2型（1型较少见）	病毒
	AIDS	人类免疫缺陷病毒(HIV)	病毒
	肝炎（急性和慢性）	乙型肝炎病毒	病毒
少见病	性病性淋巴肉芽肿	沙眼衣原体（L-1，L-2，L-3血清型）	细菌
	腹股沟肉芽肿	肉芽肿克雷伯菌	细菌
	梅毒	苍白密螺旋体	细菌
	软下疳	杜克雷嗜血杆菌	细菌
	疥疮	疥螨	体外寄生虫
	阴虱病	阴虱	体外寄生虫
	肠炎（同性恋中的直肠炎）	肠道原虫十二指肠贾第虫、溶组织内阿米巴、沙门菌、志贺菌、蠕形住肠蛲虫、弯曲菌属和螺杆菌属	细菌、寄生虫
	传染性软疣	痘病毒	病毒
	嗜异性抗体阴性传染性单核细胞增多症，先天性感染	巨细胞病毒	病毒

他引起生殖道疾病并可能通过性行为传播的病原体包括腺病毒、乙型肝炎病毒、人类T细胞淋巴细胞病毒（human T-cell lymphotropic virus, HTLV）、柯萨奇病毒、传染性软疣病毒（痘病毒科的成员）、引起生殖器疣的人乳头瘤状病毒（human papillomaviruses, HPV）（尖锐湿疣6型、11型及其他）和那些与宫颈癌有关的病毒（主要是16型和18型，但也包括许多其他型）、肉芽肿克雷伯菌，以及体外寄生虫，如疥疮和虱子。这些病原体中有些并不能常规从临床样本中分离。可能会出现不止一种病原体的感染；因此，应始终考虑双重或合并感染的情况。

个人的性习惯和性行为决定了可能的感染部位。同性性行为和日益普遍的肛交或口交的异性性行为，使得生殖道感染可以传播到身体其他部位，如咽部或肛门直肠。此外，这些行为使得其他胃肠道和系统性病原体也可以成为性传播疾病的病原体。肠道原虫十二指肠贾第虫、溶组织内阿米巴和隐孢子虫属都是性传播疾病的重要病因，尤其是在同性恋人群中。粪便病原体，如沙门菌、志贺菌、弯曲菌和微孢子虫在同性恋群体中也常通过性行为传播。口交可能为脑膜炎奈瑟菌定植和感染生殖道提供了途径。事实上，脑膜炎奈瑟菌作为与尿道炎有关的病原体已逐渐得到认识。脑膜炎奈瑟菌的暴发主要见于异性恋男性中。分泌物或血液中的病毒［巨细胞病毒（cytomegalovirus, CMV）］；乙型肝炎病毒，可能还有丙型和戊型肝炎病毒；其他非甲非乙型肝炎病毒；I型HTLV（HTLV-1）；以及HIV可通过性行为传播。

某些通过性行为传播的感染发生在下生殖道或其附近的表面上皮。这种类型感染的主要病原体包括HSV、杜克雷嗜血杆菌和苍白密螺旋体。

其他途径·微生物也可能因为器械、异物或引起刺激的化学或免疫反应进入生殖道而引起感染。这些感染微生物往往和引起皮肤或伤口感染的微生物一致。感染也可以在胎儿在母体内或在分娩时从母亲垂直传播。例如，梅毒、HIV、CMV或HSV可能经胎盘传播。新生儿也可以在分娩过程中通过易感黏膜（如新生儿的眼结膜）直接接触母亲的感染性病灶或分泌物而获得感染。性传播疾病如HSV、沙眼衣原体和淋病奈瑟球菌都可能通过这种方式从母亲传染给新生儿。其他微生物，如B组链球菌、大肠埃希菌和单核细胞增多性李斯特菌，也可能在出生前、分娩时或出生后被传染给婴儿（胎儿和新生儿的感染将在本章后面讨论）。

临床表现

下生殖道感染的临床表现与病原体种类一样呈现多样化。

无症状的·尽管生殖道感染的症状通常会导致患者就医，但性传播疾病患者，特别是女性，可能没有症状（即无症状的）。例如，淋病（淋病奈瑟球菌）或衣原体（沙眼衣原体）的感染在男性中通常症状明显，伴尿道分泌物；然而女性在感染这两种疾病时可能症状轻微或没有症状。此外，梅毒的早期病变（硬下疳）也可能因症状不明显而被患者忽视。因此，无症状并不代表没有疾病。不幸的是，无症状患者可以作为感染的储存宿主，无意识地将病原体传播给其他个体。由淋病奈瑟球菌或沙眼衣原体引起的女性无症状感染如果不加以治疗，可能导致严重的后遗症，如**盆腔炎性疾病（PID）**或不孕症。

排尿困难·尽管这是与尿路感染相关的常见症状，但排尿困难（尿痛）也可能是由淋病奈瑟球菌、沙眼衣原体和HSV等微生物引起的性传播疾病。

尿道分泌物·在尿道口出现的炎性渗出物一般见于男性；女性尿道感染的症状往往不局限。多数男性患者诉阴茎口不适感及排尿困难。尿道炎（尿道的肿胀和刺激感）可能由淋病奈瑟球菌引起，也可能不是。非淋菌性尿道炎（nongonococcal urethritis, NGU）可以由常见的尿路感染细菌、腺病毒、沙眼衣原体、阴道毛滴虫（较少见）和生殖器支原体（如人型支原体、生殖支原体和解脲脲原体）引起。

皮肤和黏膜的病变·许多微生物可以引起生殖器病变，这些病变在外观和相关症状上都是多样的（图73.2），但大多数与性传播疾病有关。表73.2总结了这些病原体及其感染的特点。其中一些感染常见，如生殖器疱疹（由HSV引起）或生殖器疣（由HPV引起，在第65章中讨论）；其他感染则在美国不常见，如性病性淋巴肉芽肿和腹股沟肉芽肿。生殖器皮肤和黏膜感染往往涉及复数菌，使诊断较困难。此外，相同的微生物会造成不同的病变特征。例如，特定的HPV基因型能感染宫颈和肛门的黏膜细胞，引起逐渐进展的一系列病变，被归类为低级别和高级别**鳞状上皮内瘤变**（细胞快速生长，其速度超过正常水平并持续生长，即肿瘤），在某些情况下可发展为侵袭性宫颈癌或肛门癌。

在鉴定引起病变的感染性病原体时，患者的行为史和其他相关的临床信息很重要。例如，反复出现的生殖器病变和间歇性发作的**不悦异常感**（触痛）提示感染HSV-1型或HSV-2型。在无症状期，病毒在神经节内不活动，在疾病或宿主遭遇其他生理压力后重新出现。患者的用药史也可能导致生殖器病变的发病。最近因无关的疾病完成抗生素治疗的人，如果与感染白念珠菌的伴侣有性接触，可能更容易受到感染。此外，有基础自身免疫性疾病的患者（如克罗恩病或HIV感染）对其他感染包括生殖器感染更加易感。

阴道炎·阴道黏膜的炎症，称为**阴道炎**，是一种常见的临床综合征，每年约有1 000万人次就诊。出现阴道症状的女性往往诉有异常分泌物及其他症状，如异味或瘙痒。**外阴炎**，即外生殖器的局部刺激，可能与阴道炎有关。绝经前女性阴道炎的3个最常见原因是阴道念珠菌病、细菌性阴道炎（bacterial vaginosis, BV）（B组链球菌、大肠埃希菌和肠球菌）以及阴道毛滴虫病。

白念珠菌引起80%～90%的阴道念珠菌病病例；其余病例由其他念珠菌引起。酵母菌可以在阴道内少量携带，并不产生任何症状。大多数患有念珠菌病的患者诉阴道周围瘙痒，一般很少或没有分泌物。也可能出现如红斑等刺激性症状。分泌物通常较厚，外观呈“奶酪状”（图73.3）。随着外用抗真菌药膏和软膏使用的增加，非白念珠菌的感染更常见。

阴道毛滴虫是一种原虫，感染后会产生大量的黄绿色的分泌物；患者常诉瘙痒。其他症状包括排尿困难和**性交疼痛**。由于毛细血管扩张，一些患者会出现草莓样阴道黏膜。

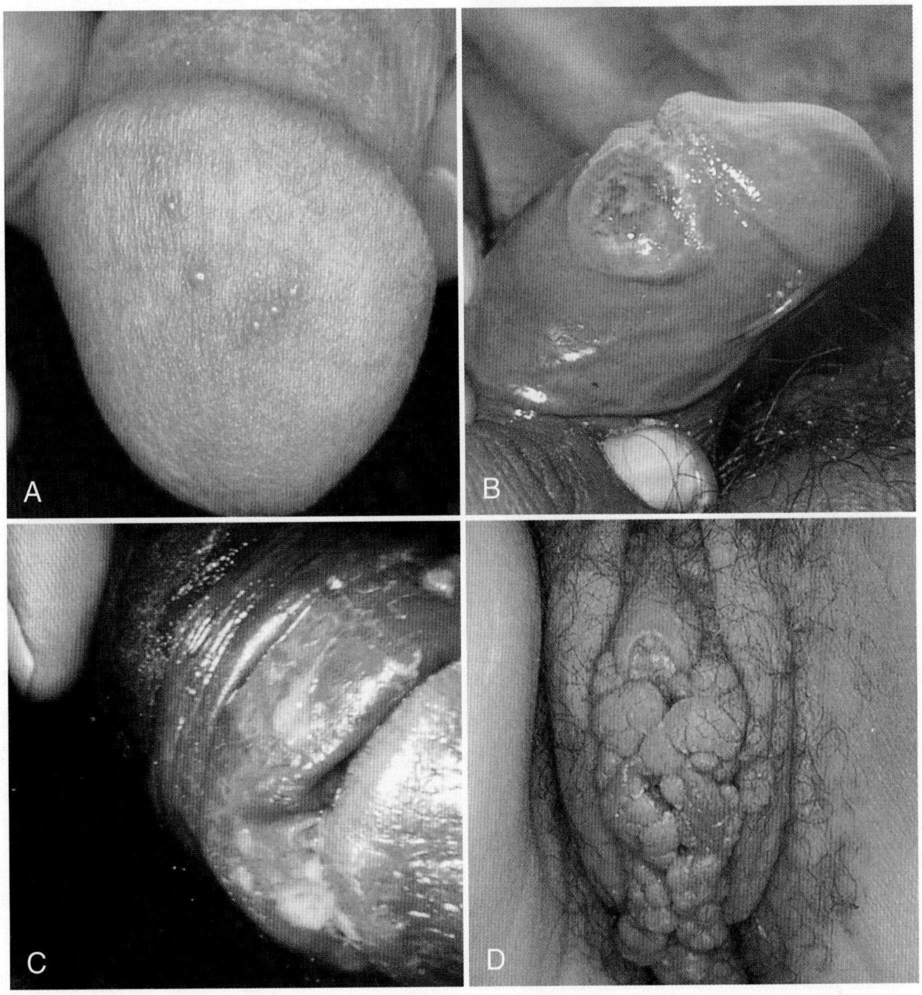

图73.2 性传播的生殖器皮肤和黏膜的病变。(A) 生殖器疱疹的水疱样病变。(B) 一期梅毒的典型硬下疳。(C) 阴茎的早期软下疳样病变。(D) 尖锐湿疣。(来源：Farrar WE, Wood MJ, Innes JA, et al. Infectious Diseases Text and Color Atlas. 2nd ed. London: Gower Medical Publishing; 1992.)

表73.2 生殖器皮肤和黏膜病变的常见原因总结

病原体	疾病	病损	主要相关症状
单纯疱疹病毒	生殖器疱疹	丘疹、水疱、脓疱、溃疡	多发性病变通伴疼痛和压痛，可复发(图73.2A)
苍白密螺旋体	一期梅毒	生殖器溃疡(硬下疳)	通常是单一的无痛病灶；病变边缘均匀，是梅毒三期中的第一期(图73.2B)
杜克雷嗜血杆菌	软下疳	化脓、破溃的丘疹；可出现多发溃疡	溃疡呈深层浸润，有触痛，外观呈脓性。病变；边缘粗糙(图73.2C)
沙眼衣原体，血清型L1、L2和L3	性病性淋巴肉芽肿	可自愈不留瘢痕的小溃疡或水疱	病灶愈合后，2～6周后出现疼痛、肿大的淋巴结(淋巴结病)；发热和畏寒；可出现严重的淋巴阻塞和淋巴水肿
克雷伯菌	腹股沟肉芽肿	单发或多发的皮下结节	呈惰性和慢性病程；肉芽肿性结节增大并累及皮肤，产生1个深红色的、轮廓清晰的无痛性溃疡
人乳头瘤状病毒	尖锐湿疣(主要是基因型6和11)	生殖器疣	外观呈菜花状。通常有多发病变，可呈隆起状凸起；通常没有症状
	扁平湿疣(主要是基因型16,18,31,33)	扁平的生殖器疣	必须在使用乙酸后用放大镜观察(阴道镜检查)；感染可导致瘤变，某些病例可进展为宫颈癌

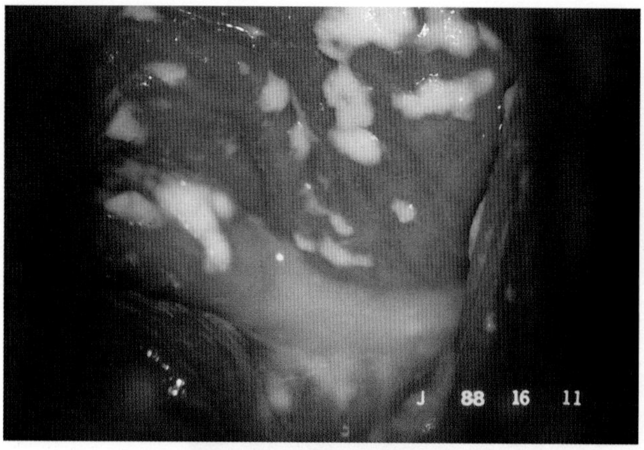

图73.3 外阴阴道念珠菌病。宫颈黏膜上有明显的白色斑块，周围有红斑。

阴道分泌物的pH常也会升高到4.5以上，并可能出现大量白细胞和运动的滋养体。大约25%携带阴道毛滴虫的女性没有症状。

除了由这两种微生物引起的阴道炎外，第三种类型被称为**细菌性阴道病**（**bacterial vaginosis, BV**）。最初，BV被认为与阴道加德纳菌感染有关，但40%没有阴道炎的妇女中分离出了阴道加德纳菌。因此不应将分离到阴道加德纳菌作为BV的诊断依据。BV由多种细菌引起，包括阴道加德纳菌和其他兼性和厌氧微生物。BV发病的确切机制尚不清楚，尽管它似乎与乳杆菌和过氧化氢产生的减少、阴道pH的升高及BV相关微生物的过度生长有关。各种厌氧生物的协同作用似乎与BV的发病相关，包括普雷沃菌属、卟啉单胞菌属、拟杆菌属、消化链球菌属、动弯杆菌属（弯曲的运动的杆菌）和支原体属及阴道加德纳菌。BV的特点是阴道周围的刺激感，症状较阴道毛滴虫病或阴道念珠菌病轻，伴恶臭的分泌物，常被描述为有"鱼腥味"。这种气味是细菌代谢产物（多胺）随阴道液体挥发所产生的。有些患者诉腹部不适。排尿困难和性交疼痛罕见。似乎BV和阴道毛滴虫病常并发。因为BV可以在没有性生活和其他条件下复发（如非性活跃女性或处女），所以BV不完全通过性传播。BV也会增加女性感染HIV的风险，与妊娠并发症的增加有关，并可能参与PID的发病。

虽然不常见，但也有其他感染性原因导致的阴道炎。这里简要提及三种。被称为**脱屑性炎性阴道炎**的临床综合征与细菌性阴道病相似。该综合征在绝经前患者中表现为弥漫性、渗出性阴道炎，伴大量阴道细胞脱落、阴道脓性分泌物以及偶尔有阴道和宫颈点状皮疹。实验室检查可提示阴道分泌物的pH升高（＞5.0）。另外直接革兰染色可观察到大量多形核细胞和数量增加的基底旁细胞，但没有革兰阳性杆菌，偶尔见革兰阳性球菌（图73.4）。基底细胞因上皮细胞的广泛剥落而可见。乳杆菌病是另一种症状与阴道念珠菌病相似的疾病，常在抗真菌治疗后发生。革兰染色或直接湿片镜检可见许多长形的乳杆菌。这些厌氧的乳杆菌长40 ～ 75 μm，明显长于一般的正常微生物中的乳杆菌（5 ～ 15 μm）。最后，在由其他疾病引起的基础病变上可能会发生梭杆菌和螺旋体的混合厌氧菌感染。这就是所谓的**梭形螺旋体病**；这种感染进展迅速。革兰染色可见炎症细胞、革兰阴性纺锤形细菌和螺旋体。

宫颈炎·多形核嗜中性粒细胞（polymorphonuclear neutrophils, PMNs）通常位于宫颈内膜；然而**宫颈炎**（宫颈的炎症）可能引起PMNs的数量异常增加。因此在一些宫颈炎病例中可见宫颈内膜的脓性分泌物。宫颈内膜是女性淋球菌感染者最常分离到淋病奈瑟球菌的部位。在宫颈炎患者中，也可以分离出沙眼衣原体和生殖支原体。患者往往同时感染了淋病奈瑟球菌和沙眼衣原体。因为大多数由淋病奈瑟球菌或衣原体引起的宫颈炎的女性是无症状的，而且这些患者的宫颈异常很轻微或无异常，所以必须进行适当的实验室诊断来检测这些微生物。

HSV和HPV也可以感染宫颈。患有疱疹性宫颈炎的女性，宫颈很脆弱（容易出血），可能有溃疡。患者也可能有下腹痛。

肛门直肠病变·如前所述，由于同性性行为和越来越普遍的异性肛交行为，除了生殖道感染部位外，还必须考虑其他感染部位。肛门直肠和咽部常会感染典型的性传播疾病，包括由HPV引起的肛门疣和癌，以及其他病毒和寄生虫。由淋病奈瑟球菌或沙眼衣原体引起的**直肠炎**（直肠的炎症）患者可能诉瘙痒、黏液脓性肛门分泌物、肛门疼痛、出血和里急后

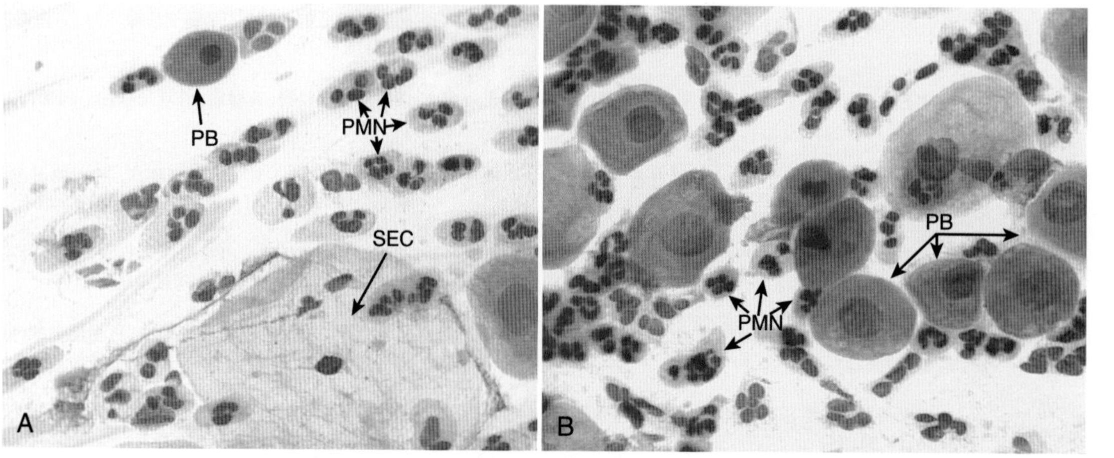

图73.4 脱屑性炎性阴道炎患者阴道分泌物的革兰染色。（A）观察到大量多形核细胞（PMN）、1个鳞状上皮细胞（SEC）、1个基底旁细胞（PB），且乳杆菌缺如。（B）观察到大量的PMN，几个PB，乳杆菌缺如。

重。由HSV引起的肛门直肠感染表现为严重的肛门疼痛、直肠分泌物、**里急后重**及全身症状和体征，如发热、畏寒和头痛。

在HIV感染者和其他免疫功能低下的患者中，相对免疫功能正常者这些感染往往持续时间更长、更严重、更难治疗。肛门直肠病变在HIV感染者中很常见，包括**肛门湿疣**、肛门脓肿和溃疡。肛门脓肿和溃疡可由多种微生物引起，包括CMV、鸟分枝杆菌复合群、HSV、弯曲杆菌属和志贺菌及性传播疾病的传统病原体。

前庭大腺炎・在成年女性中，前庭大腺是位于阴道口两侧各一个的1 cm的产黏液腺体。每个腺体都有2 cm长的导管，开口在小阴唇的内侧面。如果被感染，导管会被堵塞，导致前庭大腺脓肿（**前庭大腺炎**）。尽管淋病奈瑟球菌和沙眼衣原体可以引起感染，但源自正常生殖道微生物区系的厌氧菌和复数菌感染更为常见。

生殖器官的感染和其他上生殖道的感染

除了下生殖道，男性和女性的生殖器官都可能发生感染。

女性

女性的生殖器官（即子宫、输卵管、卵巢，甚至腹腔）可能发生感染。微生物从下生殖道感染部位向上扩散，也可能通过手术、器械或分娩时被带入生殖器官。

盆腔炎性疾病・PID是当宫颈微生物上行到子宫内膜、输卵管和其他盆腔结构时发生的感染。这种感染可以产生以下一种或多种炎症：**子宫内膜炎**、**输卵管炎**、局部或弥漫性腹膜炎，或累及输卵管或卵巢的脓肿。PID患者通常有间歇性腹痛和压痛、阴道分泌物、排尿困难，可能有全身症状，如发热、体重减轻和头痛。如果PID没有得到治疗，可能会出现严重的并发症，如输卵管的永久性瘢痕和不孕症。

如果女性没有得到充分的治疗，下生殖道中的淋病奈瑟球菌或沙眼衣原体感染可引起PID。其他微生物，如厌氧菌、革兰阴性杆菌、链球菌和支原体，可能通过宫颈向上扩散，特别是在分娩、宫颈扩张或流产后。宫内节育器（intrauterine device, IUD）与PID的略高的发生率有关，IUD相关感染由放线菌引起。

妇科手术后感染・妇科手术后，如阴道子宫切除术，患者发生术后感染的概率较高，包括盆腔蜂窝组织炎或脓肿。主要病原体包括正常的人类微生物区系：需氧革兰阳性球菌、革兰阴性杆菌、厌氧菌（如消化链球菌属）和生殖器支原体。

怀孕相关感染・女性在怀孕期间（产前）或孩子出生后（产后）也可能发生感染。这些感染可能会传染给婴儿；不仅会损害母亲的健康，还能损害发育中的胎儿或新生儿的健康。

胎儿在子宫内发育时，可受到保护不受大多数外界因素的损害，包括感染性因子。人类的免疫系统直到出生后几个月才成熟。穿过胎盘屏障的免疫球蛋白（主要是免疫球蛋白G, IgG），可保护新生儿免受许多感染，直到婴儿开始对抗原刺激产生自己的免疫球蛋白。然而这同时也使脆弱的胎儿暴露于母亲体内的病原体。产前感染（在出生前发生的感染）可能通过血行播散或生殖道上行扩散从母亲传播给婴儿。如果母亲有血流感染，微生物可以到达并穿过胎盘，有可能将感染传播给发育中的胎儿。表73.3中列出了可以穿过胎盘的微生物。另外，微生物也可以从阴道通过破损的胎膜逆行感染胎儿。**绒毛膜羊膜炎**是怀孕期间子宫及其内容物的感染，通常是在胎膜过早破裂后，或在分娩过程中，微生物从阴道或宫颈扩散而引起。常从羊水中分离出的微生物见于框73.1中。其他与不良妊娠结局有关的、一般不通过性传播的母体感染包括细小病毒B19、风疹和单核细胞增多性李斯特菌。

男性

男性生殖器官也可能发生感染，包括附睾炎、前列腺炎和睾丸炎（睾丸肿胀）。附睾炎是附睾的炎症，通常见于性活跃的男性。患者诉发热和睾丸疼痛肿胀。患者还可能表现为排尿困难和尿道分泌物。**附睾炎**一般有两种类型：由需氧革兰阴性杆菌、肠球菌或假单胞菌属引起的非特异性细菌性附睾炎；以及最常与淋病奈瑟球菌和沙眼衣原体有关的性传播性附睾炎。然而细菌性附睾炎通常与泌尿生殖系统异常有关，常需要手术或导尿。35岁以上的男性和同性恋男性的感染也

框73.1　绒毛膜羊膜炎常分离到的病原体

・厌氧菌、生殖道支原体、B组链球菌、大肠埃希菌

表73.3　产前和新生儿感染的常见病原体

感染时间[a]	感染途径	常见病原体
产前	经胎盘的	细菌：单核细胞增多性李斯特菌、苍白密螺旋体、伯氏疏螺旋体 病毒：巨细胞病毒（CMV）、风疹、HIV、细小病毒B19、肠道病毒 寄生虫：刚地弓形虫、疟原虫属
	上行感染	细菌：B组链球菌、大肠埃希菌、单核细胞增多性李斯特菌、沙眼衣原体、生殖器支原体 病毒：CMV、单纯疱疹病毒（HSV）
出生时	经产道	细菌：B组链球菌、大肠埃希菌、单核细胞增多性李斯特菌、淋病奈瑟球菌、沙眼衣原体 病毒：CMV、HSV、肠道病毒、乙型肝炎病毒、人类免疫缺陷病毒（HIV）
产后	所有上述途径，育婴室环境，母体接触（如母乳喂养）	上述所有病原体和来自育婴室环境的各种微生物，包括革兰阴性细菌和病毒，如呼吸道合胞病毒

[a] 一些新生儿在出生后的前4周内发生感染。感染可能是出生前、出生时或出生后获得病原体的延迟表现。

可能由肠道细菌和凝固阴性葡萄球菌引起；这些感染往往与前列腺阻塞有关。

前列腺炎表现为会阴、腰部或下腹疼痛、排尿或射精不适感。前列腺炎可由感染性和非感染性两种原因引起的。细菌可以引起急性或慢性前列腺炎。急性细菌性前列腺炎患者有排尿困难和尿频，这些症状通常与下尿路感染有关。这些患者常有全身性症状，如发热。慢性细菌性前列腺炎是男性持续菌尿的重要原因。病原体与下尿路感染相似，如大肠埃希菌、假单胞菌属和其他肠道微生物。

睾丸炎较少见，一般由病毒通过血行播散感染，大多数病例与流行性腮腺炎有关。感染后患者表现为睾丸疼痛和肿胀，病情轻重不一。此外，可合并发生**附睾睾丸炎**。常见病原体包括葡萄球菌、链球菌、大肠埃希菌、肺炎克雷伯菌和铜绿假单胞菌。

淋病

淋病是一种常见的性传播感染，由淋病奈瑟球菌引起。可通过直接接触口腔、阴道、阴茎或肛周的分泌物感染。这种细菌在身体温暖、潮湿的部位繁殖，包括男性和女性的尿道、输卵管、子宫和宫颈。

女性在感染后2 ～ 5 d出现症状。男性在感染后1个月内都可能没有症状。女性的症状包括阴道分泌物、尿痛和尿频、咽痛、腹痛、发热和性交疼痛。男性可有尿痛和尿频、阴茎分泌物、尿道口红肿，睾丸触痛。尿道分泌物可能表现为浑浊或透明，因此无法作为男性淋菌性尿道炎的可靠指标。

可通过对尿道分泌物、宫颈样本或关节液样本进行革兰染色而直接诊断淋病。淋病奈瑟球菌是一种革兰阴性的双球菌，在革兰染色上呈典型的肾豆形状。在男性分泌物中检测到细胞内双球菌可诊断淋病奈瑟球菌。在女性中，细胞外双球菌是正常的生殖道微生物区系表现；然而细胞内双球菌则提示病原体。女性的确诊必须依靠培养。淋病奈瑟球菌感染可导致并发症风险增加，包括PID和淋菌性新生儿眼炎。脑膜炎奈瑟菌与尿道炎的关系越来越密切。

非淋菌性尿道炎（nongonococcal urethritis, NGU）最常与沙眼衣原体感染有关。可能从NGU病例样本中分离出的其他微生物包括解脲脲原体和生殖支原体。

梅毒

梅毒是由苍白密螺旋体引起的性传播疾病，通过直接接触外生殖器、阴道、肛门或直肠上感染病灶在人际传播。梅毒也可在怀孕期间由母亲传染给胎儿或新生儿。

许多人可能被感染后多年保持无症状，使这种疾病的控制难度增大。该病分三个阶段：一期、二期和三期（也被称为晚期或潜伏梅毒）。可以通过对感染病灶的样本进行暗视野显微镜检查直接诊断。然而血清学提供了一种更准确可靠的诊断方法（见第45章对该病及其实验室诊断的更详细描述）。

生殖道感染的实验室诊断

下生殖道感染

尿道炎、宫颈炎和阴道炎

样本采集 · 本节讨论的重点是采集用于培养或直接检查的样本。其他非培养方法检测病原体（如核酸检测）的样本采集和转运流程应按照各厂家的说明（关于生殖道样本的采集、转运和处理，请参考表5.1）。

尿道样本　感染病原体（如淋病奈瑟球菌、脑膜炎奈瑟菌和阴道毛滴虫）的男性和女性都可能出现尿道分泌物。女性更可能表现为无症状，因为分泌物通常不太多，而且可能被正常的阴道分泌物所掩盖。解脲脲原体也可以从男性的尿道分泌物中分离出来。

应使用专门为采集此类样本而设计的小型尿路生殖器拭子。这些拭子由棉花或人造丝制成，用木炭处理以吸附对淋病奈瑟球菌有毒的物质，并紧紧包裹在细线轴的一端。棉花或人造丝拭子也可用于采集分离支原体和衣原体的样本。藻酸钙拭子对HSV、淋球菌、衣原体和支原体的毒性一般比经过处理的拭子大。因为涤纶拭子的毒性最小，建议用于采集病毒样本。对于衣原体和生殖器支原体，也可用涤纶拭子。

为了获得尿道样本，需将拭子插入尿道内约2 cm，并在抽出前轻轻旋转。因为衣原体是胞内病原体，所以必须从尿道黏膜上取到上皮细胞。培养淋球菌、衣原体和脲原体需要用分别的拭子。当有大量尿道分泌物时，特别是男性，可以从外部采集分泌物，而不需要将拭子插入尿道。但是衣原体检测必须采集男性的尿道拭子。几滴首次尿成功在男性中检出淋球菌。

因为阴道毛滴虫可存在于尿道分泌物中，应按所述方法用拭子采集培养样本；用拭子采集另一个样本，并放入含有0.5 mL无菌生理盐水的试管中。样本应立即送至实验室，可进行阴道毛滴虫的直接湿片法和培养。有商业化的阴道毛滴虫培养基。如果接种及时，头几滴排出的尿液可以作为从感染男性患者分离毛滴虫的合适样本。另外也可以将样本涂在载玻片上进行荧光抗体染色。有用于直接检查和后续培养的塑料信封（InPouch TV, BIOMED, White City, OR），该系统的灵敏度优于其他可用的方法，而且微生物的活性可维持48 h。此外，还有其他几种技术，包括酶免疫测定、乳胶凝集试验和Affirm VPIII探针（Becton Dickinson, Cockeysville, MD）。基于核酸的检测方法对于直接检测和鉴定临床样本中的阴道毛滴虫是最灵敏的。

可通过基于核酸的方法［用与微生物核糖体核糖核酸（rRNA）杂交的DNA探针］从临床样本中检测淋病奈瑟球菌。完全自动化的样品处理系统可以节约时间。这些检测方法发展迅速，广泛用于快速检测阴道、尿道、薄层抹片和尿液样本中的淋病奈瑟球菌。当尿道分泌物革兰染色提示革兰阴性胞内双球菌，而非培养检测，如核酸扩增试验（nucleic acid amplification test, NAAT）未检测到淋病奈瑟球菌，此时应考虑脑膜炎奈瑟菌。

宫颈和阴道样本　引起脓性阴道分泌物（阴道炎）的病原体包括阴道毛滴虫、淋球菌、念珠菌属及β溶血性链球菌（相对较少）。引起尿道化脓性感染的微生物也可能感染宫颈口的上皮细胞，如HSV。用棉球轻轻擦拭该区域，以清除黏液。将尿道拭子插入宫颈管，并在取出前旋转和左右移动30 s。

拭子的处理方法如前所述。衣原体可引起伴黏液脓性分泌物的宫颈炎。可用窥阴器暴露宫颈，观察阴道和宫颈的结构，并且充分清除宫颈外黏液后采集宫颈内膜样本。窥阴器要用温水湿润，因为许多润滑剂含有抗菌剂。由于正常的阴道分泌物含有大量细菌，必须注意防止或尽量减少这些分泌物和培养用拭子的接触，避免污染。可使用小的尼龙毛细胞刷，或Cytobrush，以确保采集到细胞。采样可能会导致患者不适和出血。

除了宫颈样本（对分离疱疹病毒、淋球菌、支原体和衣原体特别有用）外，还可以采集阴道分泌物样本。可能导致阴道分泌物的微生物包括阴道毛滴虫、酵母菌和BV的病原体。用于诊断BV的拭子应伸入阴道后穹窿的液体中。

由性传播病原体引起的儿童（青少年前）生殖道感染通常是性虐待的结果。由于涉及医学法律问题，实验室应极其谨慎地处理来自此类患者的样本，仔细识别并记录所有分离物。尽管基于核酸的检测方法可用于鉴定与性虐待案件有关的微生物，但在医学法律案件中，培养仍然是检测沙眼衣原体和淋病奈瑟球菌的首选方法。此外，可能需要对分离物进行培养，以便利用流行病学研究将特定分离物与犯罪者联系起来。在这些情况下采集和处理分离物，必须遵循各州的现行规则和条例。

由于不可能排除阴道微生物的污染，不建议采集前列大腺渗出物的拭子。感染的前庭大腺应在充分准备皮肤后用针头和注射器抽取，并针对厌氧菌和需氧菌进行培养。

转运 为分离淋球菌而采集的拭子可以用改良的Stuart或Amie木炭转运培养基转运到实验室，在接种前可在室温保存。如果在采集后12 h内对拭子进行培养，就有可能获得良好的分离率。必须保存超过12 h的样本应直接接种到为分离淋球菌而设计的商业系统（本章后述）。

用于分离衣原体和支原体的拭子要在含有抗生素和其他基本成分的特定转运培养基中转运。用于衣原体培养的样本应在冰上转运（在室温下转运的样本应在采集后15 min内接种）。样本可在4℃下保存24 h。如果接种要推迟24 h以上，接种前应将样本在干冰和95%的乙醇浴中快速冷冻，并储存在−70℃。如果在特定的转运培养基中采集和运输，用于生殖器支原体培养的样本可在冰上或室温下运输。如果不用生殖器支原体转运培养基，样本应在冰上转运以抑制污染的微生物的生长。

直接显微镜检查 · 除培养外，尿道分泌物可通过革兰染色检查是否存在革兰阴性胞内双球菌（图73.5），通常提示男性淋病。接种到培养基后，将拭子在玻片表面滚动，覆盖至少1 cm^3的区域。从尿道内采集的样本可能含有有大细胞核的小立方上皮细胞。在急性尿道炎中可见大量的PMN，每个油浸区＞4个。如果革兰染色提示正常皮肤或生殖道微生物的特征，则不需要对尿道分泌物进行培养。女性的尿道涂片也可进行检查。如果看到类似于淋病奈瑟球菌的胞外微生物，微生物学家应继续检查涂片，以寻找细胞内双球菌。推断性诊断对于需要做出立即治疗决定的情况是有用的，但对女性的样本应始终进行培养或其他非培养方法进行确证。淋病奈瑟球菌的某些菌株对选择性培养基中的万古霉素敏感，如果涂片上看到可疑微生物在培养基中无法生长，可在巧克力平板上重新培养，同时也应考虑脑膜炎奈瑟菌。此外革兰染色提示大量PMN而没有细胞内革兰阴性菌双球菌也可能提示NGU。

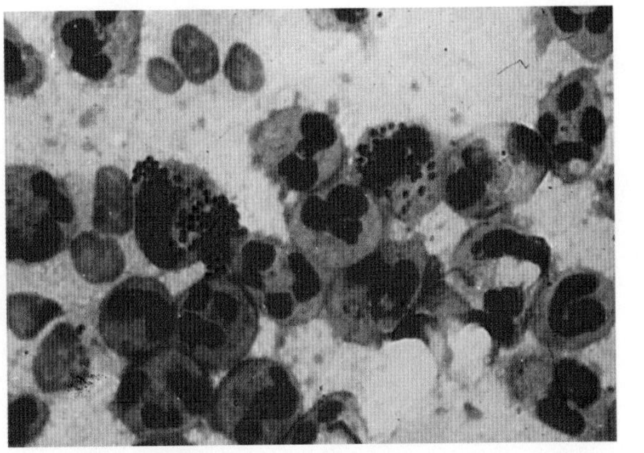

图73.5 尿道分泌物中见革兰阴性胞内双球菌可确诊为淋病；在阴道分泌物中见到可推断为淋病。

荧光素结合的单克隆抗体对于观察细胞培养物中的沙眼衣原体包涵体或尿道和宫颈样本中细胞内的病原体具有较好的灵敏度和特异度。市场上有完整的采集和测试系统.但由于需要增加技术员的时间，限制了这种方法对实验室的实用性，除非在其他抗原检测系统结果模棱两可时作为验证。在一些研究中，衣原体的目视观测的灵敏度与培养相似。如果在涂片上看到至少10个形态学符合的原体，则假阳性可能小。没有直接目视观测检测支原体的方法，基于核酸的检测方法是诊断这些苛养微生物最灵敏的方法。

对阴道分泌物的湿片进行直接显微镜检查是阴道毛滴虫最简单快速的方法。2/3的病例可以在常规湿片中看到阴道毛滴虫的运动性滋养体，或者可以使用直接荧光抗体（direct fluorescent antibody, DFA）染色，Merifluor（Meridian Diagnostics, Cincinnati, OH）。湿片上的阳性结果可诊断阴道毛滴虫病，但男性的结果往往是阴性的。

加入10%的氢氧化钾（KOH）可以溶解宿主细胞蛋白质、提高真菌结构的可见度，湿片也可以很容易地识别酵母菌的芽殖细胞和假菌丝。

BV可以通过显微镜镜检或临床诊断。分泌物主要是脱落的上皮细胞，其中许多细胞完全被微小的、革兰染色不定的杆菌和球菌所覆盖。这些细胞被称为**线索细胞**（图73.6）。阴道分泌物中炎症细胞的缺如是BV的另一个标志。尽管历史上阴道加德纳菌与该综合征有关，并可在人血双层平板上培养到，

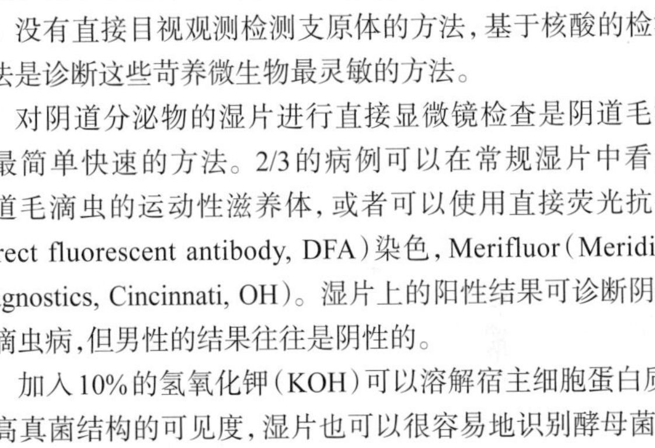

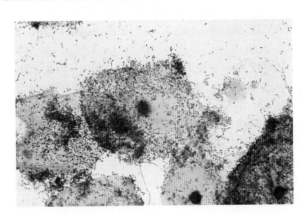

图73.6 阴道分泌物中提示细菌性阴道病的线索细胞。

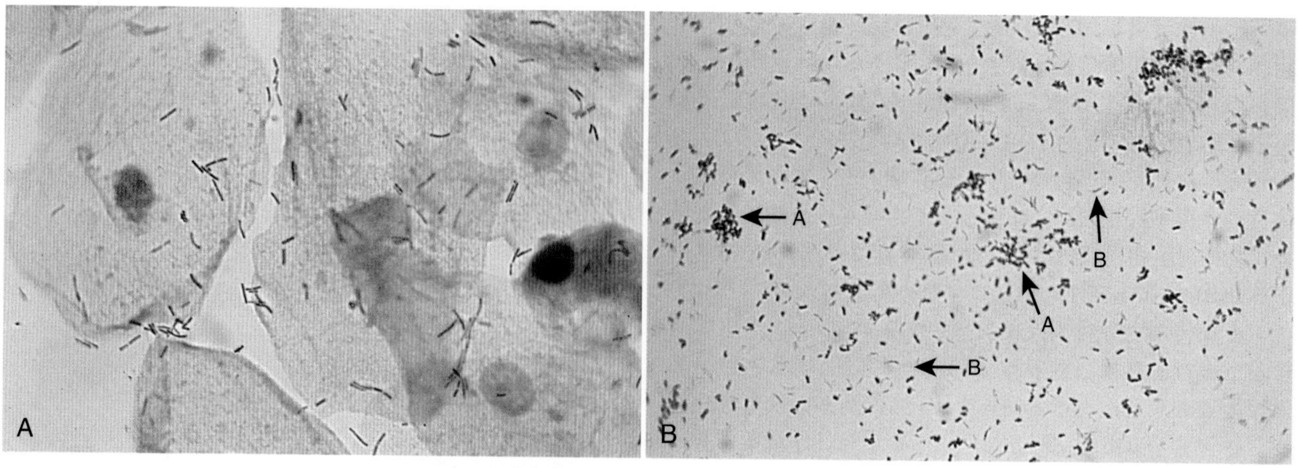

图73.7 （A）健康阴道的革兰染色提示以乳杆菌为主。（B）乳杆菌缺如，可见阴道加德纳菌（A箭头）和动弯杆菌属（B箭头）。

但不建议将培养用于BV的诊断。BV的临床诊断取决于是否存在以下3个或更多的标准：均匀的灰色分泌物；在湿片或革兰染色上看到线索细胞；pH高于4.5；在玻片上或窥阴镜上的分泌物中加入1滴10%KOH溶液能引起胺或腥臭味。

BV可以通过革兰染色与其他阴道感染相区别（图73.7）。已经有1个阴道分泌物革兰染色的评分系统（操作程序73.1），该系统基于特定细菌形态的存在与否。通常情况下，在BV患者中，乳杆菌缺如或数量很少，而弯曲的革兰染色变异的杆菌（动弯杆菌属）或阴道加德纳菌和拟杆菌形态型占优势。革兰染色法比湿片法检测线索细胞或培养阴道加德纳菌更加灵敏和特异，而且涂片可以保存以便日后再进行检查。

培养·用于分离淋球菌的样本可以直接接种到培养基上，而不需要使用转运培养基。为此已经开发了商业化系统，如果恒温箱方便可及，临床医生可以直接接种标准板。最常用的是改良的Thayer-Martin培养基，尽管纽约市（New York City, NYC）培养基具有支持支原体和淋球菌生长的额外优势。样本拭子在琼脂上滚动，不断翻动以使所有表面都接触到培养基。

为了分离酵母、链球菌和支原体，必须将样本接种到其他培养基上。酵母菌在含有5%羊血和黏菌素萘啶酸（colistin and nalidixic acid, CNA）的哥伦比亚琼脂基质上生长良好，尽管有很多选择性培养基。大多数酵母菌和链球菌也能在标准血平板上生长，因此添加特殊的真菌培养基［如沙堡弱脑-心浸出液琼脂（Sabouraud brain-heart infusion agar, SABHI）］是没有必要的。

在妊娠35～37周时，用同一拭子从阴道下部取样本，然后再从直肠取样本，能可靠地预测分娩时是否存在B组链球菌。拭子应在不含木炭的非营养性转运培养基（如Amie或Stuart）中运送到实验室，然后接种到推荐的选择性肉汤培养基中，如补充有庆大霉素和萘啶酸的Todd-Hewitt肉汤或补充有CNA的LIM肉汤。选择性富集肉汤在第2 d传代培养到琼脂，以分离和鉴定B组链球菌。此外，在怀孕女性的尿液中出现任何浓度的B组链球菌都是生殖道重度定植的标志。孕妇尿液中任何数量的B组链球菌都应在实验室引起重视（第72章）。

操作程序73.1
细菌性阴道病的阴道革兰染色准备和评分

微生物形态	个数/油浸视野	评分
乳杆菌样（边缘平行的革兰阳性杆菌）	＞30	0
	5～30	1
	1～4	2
	＜1	3
	0	4
动弯杆菌样（弯曲的革兰阴性杆菌）	＞5	2
	＜1～4	1
	0	0
加德纳菌/拟杆菌（细小的革兰染色不定的球杆菌/圆形多形态的带囊泡的革兰阴性杆菌）	＞30	4
	5～30	3
	1～4	2
	＜1	1
	0	0

分数	解读
0～3	正常
4～6	中介，重复测试
7～10	细菌性阴道病

［涂片准备］

1. 在载玻片的表面上滚动阴道分泌物的拭子。
2. 让涂片风干，用甲醇固定，然后进行革兰染色。
3. 评分，参考上面的方框。
4. 将总分相加，按上述标准解读。

阴道毛滴虫可在Diamond培养基或用分泌物接种的塑料信封中进行培养。培养是最灵敏的。市售的双相生殖器支原体培养系统(Mycotrim-GU, Irvine Scientific, Santa Ana, CA)可用于培养支原体属和解脲脲原体，尽管市售培养基不如新鲜培养基灵敏。由于乙酸铊的存在，生殖支原体可能无法在商业培养基上生长。

非培养方法 · 多种非培养方法可用于诊断生殖道疾病，包括血清学、乳胶凝集法、核酸杂交和扩增法及酶免疫测定法。大多数检测方法可检测单一或两种生殖道病原体，并在市场上销售。这些方法在病原体有关的章节中有更详细的描述。

如前所述，BV涉及多种微生物。尽管革兰染色法具有很高的灵敏性和特异性，但它并不能即刻知道结果。目前有些商业化的实验检查可以帮助诊断BV。据报道，结合pH测量的唾液酸酶测试(OSOM BVBLUE, Sekisui Diagnostics, Framingham, MA)是诊断BV的快速、灵敏和特异的方法。唾液酸酶由厌氧革兰阴性杆菌(如拟杆菌、普雷沃菌和加德纳菌)分泌，并在细菌营养、细胞相互作用和免疫逃逸中发挥作用，也提高了细菌黏附、侵入和破坏黏膜组织的能力。一种杂交试验(Affirm VP III Microbial Identification Test; Becton Dickinson Microbiology Systems, Burlington, NC)可用于BV，以及由念珠菌属和阴道毛滴虫引起的生殖道感染的诊断。将合适的试剂和样本加入相应位置，仪器可进行整个杂交试验(图73.8)。效能评估表明这个系统灵敏且特异。

怀疑有宫颈炎时，除显微镜检查外，应在阴道、宫颈或尿液样本上进行NAAT。有多种检测方法可用于检测相关病原体，如自动的Aptima Combo 2Assay(图73.9)。该检测是一种转录介导的扩增(transcription-mediated amplification, TMA)检测，利用靶序列捕获，以Panther系统(Hologic)为检测平台，对沙眼衣原体和(或)淋病奈瑟球菌的rRNA进行体外定性检测和鉴定。

生殖器皮肤和黏膜病变

外生殖器病变通常表现为水疱或溃疡。病变的原因可以通过体格检查、组织学或细胞学检查及渗出物的显微镜检查或培养来判断。由于存在污染的正常微生物，革兰染色通常对微生物的鉴定和生殖器病变的评估没有用处。

生殖器部位的水疱几乎总由病毒引起，单纯疱疹是最常见的原因。可以将水疱基底部的上皮细胞铺在载玻片表面(赞克涂片)，并通过瑞特-吉姆萨染色检查HSV典型的多核巨细胞或免疫荧光抗体染色法检查病毒抗原。推荐使用高灵敏度的NAAT进行HSV检测。此外作为替代方法，可以按操作程序73.2所提示的方法，将样本用于病毒培养。HSV阳性样

操作程序73.2
疑似疱疹病毒病变部位采集样本

[原则] 疱疹病毒在水疱期从活动性病变的基底分离效果最好。病变越陈旧，越不可能带有活性的病毒。

[方法]

1. 用小号针头或涤纶拭子挑开水疱。
2. 用小号棉拭子或涤纶拭子用力擦拭病变底部，以采集受感染的细胞。
3. 将拭子放入病毒转运培养基中，在接种到培养基前冷藏保存。培养基中的样本可在−70℃下长期保存而不损失病毒。
4. 如果有大的水疱，可以直接用针和注射器抽出用于培养或核酸检测的材料。
5. 来自另一个病灶的材料可以直接涂在玻璃片上进行赞克试验(细胞学)，用瑞特-吉姆萨染色法检测多核巨细胞或用荧光抗体染色法检测病毒抗原。

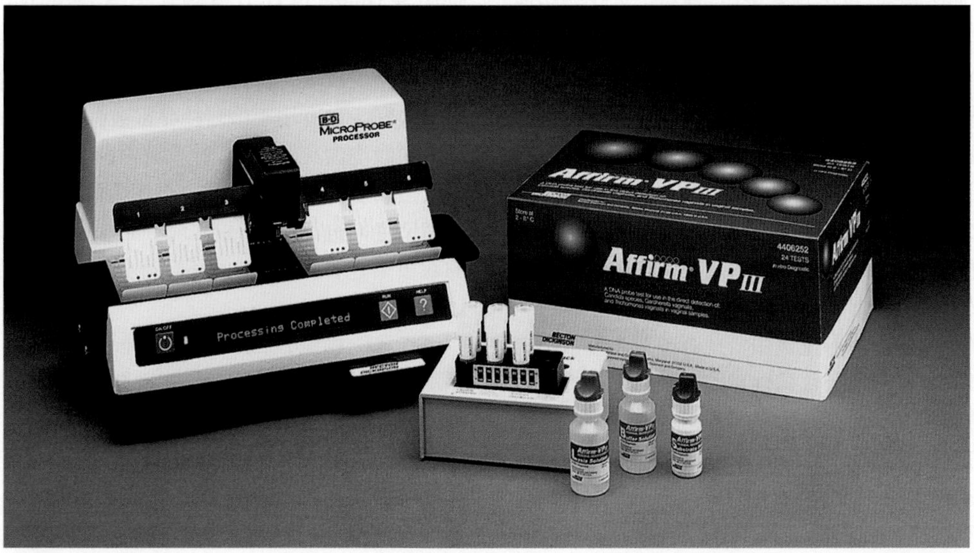

图73.8 Affirm VP III微生物鉴定试验，用于在1 h内从单个样本中鉴定阴道炎、细菌性阴道病的3个主要原因。(来源：Courtesy Becton Dickinson Microbiology Systems.)

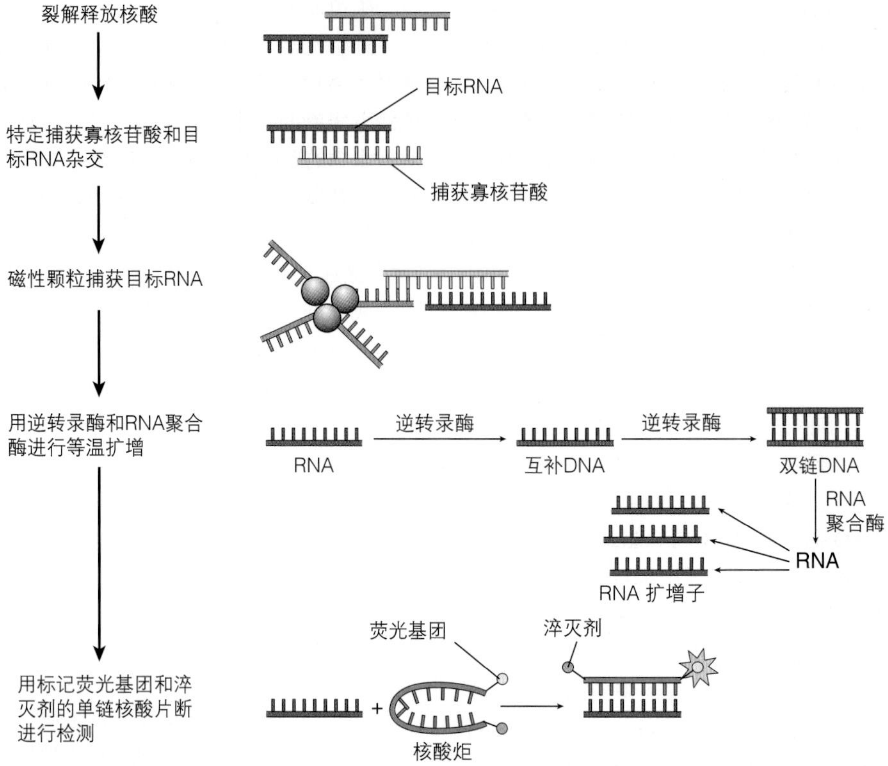

图73.9 Aptima Combo 2 Assay是一种转录介导的扩增（TMA）检测，利用靶序列捕获，以Panther系统（Hologic）为检测平台，对沙眼衣原体和（或）淋病奈瑟球菌的rRNA进行体外定性检测和鉴定。NAAT：核酸扩增试验。（来源：Adapted from teaching materials, courtesy Jim Flanigan, American Society for Clinical Laboratory Science.）

本通常会在48 h内表现出致细胞病变（细胞形态变化）。培养在很大程度上已被NAAT所取代。

有几种针对1型或2型单纯疱疹病毒抗原的商业性荧光素结合单克隆和多克隆抗体可以使用。在紫外光下观察含足够细胞的荧光抗体染色的病变材料，可诊断70% ～ 90%的患者。常规处理生殖器疱疹材料的实验室，当需要快速结果时，应使用免疫荧光染料；否则，应培养一般需要2 d才能报阳。非荧光标记物，如生物素-抗生物素蛋白-辣根过氧化物酶或碱性磷酸酶，也可连接到这些特异性抗体上，通常可以更早地检测组织培养中的疱疹病毒感染细胞。

目前有血清学方法可用于区分HSV-1和HSV-2，并且已经进行了改良，以在临床中应用。

由HPV引起的病变通常使用巴氏涂片（Papanicolaou smear, Pap）或活检来诊断。这些方法缺乏特异性，因此，阳性涂片应该用基于核酸的测试来确诊，如杂交捕获或聚合酶链反应。

来自提示梅毒的病变材料应该用暗视野或荧光显微镜检查。暗视野显微镜检查对区分致病性和非致病性密螺旋体效果不佳。两步法血清学试验是推荐的诊断梅毒的流程：先使用快速血浆反应素试验（rapid plasma reagin, RPR）、性病研究实验室试验（Venereal Disease Research Laboratory, VDRL）或未加热的血清反应素（unheated serum reagin, USR），再进行确认试验（见第45章）。NAAT也被开发用于苍白密螺旋体的检测。

除上述操作外，所有怀疑感染性的病变都可以进行革兰染色。软下疳患者的病变材料涂片可提示出许多小的、多形的、细长的、革兰阴性的杆菌和球杆菌，排列成链状和簇状（即“鱼群样”），这是杜克雷嗜血杆菌的特征。然而，培养对这种病原体的诊断更为敏感。棉拭子或涤纶拭子采集的样本可经改良Stuart培养基上转运。样本应在采集后1 h内接种到培养基上。在5% ～ 7%的CO_2和湿润空气中（如烛罐中），一种由Mueller-Hinton巧克力琼脂加上含1%的IsoVitaleX（Becton-Dickinson, Franklin Lakes, NJ）和万古霉素（3 mg/mL）组成的特殊琼脂可以获得良好的分离效果。杜克雷嗜血杆菌在33℃生长最好。也有用于检测杜克雷嗜血杆菌的NAAT。

腹股沟肉芽肿（肉芽肿克雷伯菌）（图73.8）的诊断方法是将从溃疡底部边缘取得的一小块活检组织粉碎后用瑞特或吉姆萨染色剂进行染色，并发现特征性的**多诺万体**（巨噬细胞内的双极染色杆菌）。目前还没有分离肉芽肿克雷伯菌的合适培养基。

横痃 · **横痃**，即腹股沟（盆腔）区域的肿大淋巴结，通常提示生殖道感染。横痃常见于一期梅毒、生殖器疱疹、性病性淋巴肉芽肿和软下疳患者。获得性免疫缺陷综合征（acquired immune deficiency syndrome, AIDS）患者可能表现为全身性淋巴结肿大。其他非性传播疾病，如鼠疫、兔热病和淋巴瘤，也可以发生横痃。可对横痃部位进行穿刺后进行显微镜检查和培养。通过细胞培养分离或使用基于核酸的检测方法检测到沙眼衣原体则可诊断。

生殖器官的感染

盆腔炎性疾病

PID的病原体通常和宫颈炎一致，或由构成阴道黏膜正常微生物区系的微生物引起。通常根据症状和体征诊断。由于阴道内有大量的正常微生物，采集样本时必须防止其污染。

用针头和注射器采集的样本最佳。如果无法通过手术或腹腔镜检查获得，也可以使用有保护的抽吸式刮宫装置或通过宫颈插入的双腔取样装置来采集子宫内容物。在用聚维酮碘对阴道进行去污染后，**后穹窿穿刺**（抽吸穹隆内的液体）效果好，但现在很少采用。

吸出物应置于厌氧的转运容器中。混合厌氧微生物、淋球菌或两者都可通过革兰染色快速检测。用荧光单克隆抗体染色直接镜检也可以检测到衣原体。所有样本都应接种到可培养厌氧、兼性和需氧细菌、淋球菌、真菌、支原体和衣原体的培养基上。从生殖道正常无菌的部位采集的所有材料，除了上述其他类型的培养基外，还应该接种到巧克力平板上，并放入合适的肉汤中，如硫糖铝。如果只有通过宫颈插入的常规拭子获得的样本，则应进行淋球菌和衣原体的培养。

其他感染

男性前列腺、附睾和睾丸的感染通常是细菌性的。大肠埃希菌、铜绿假单胞菌和肠球菌属等尿路病原体导致60%以上的急性细菌性前列腺炎。在年轻男性中，衣原体和淋病奈瑟球菌是性传播附睾炎和前列腺炎的主要原因。睾丸炎可由相同的尿路感染病原体及病毒引起。流行性腮腺炎病毒是大多数病毒性睾丸炎的原因。除了通过手术引流或穿刺抽吸的脓液，通过尿道采集的尿液或分泌物是首选样本。在前列腺按摩前后采集最初几毫升的尿液，可用于判断感染的解剖部位。应选择可以支持厌氧菌、兼性菌和需氧菌及淋球菌生长的培养基。

新生儿和人类受孕产品的感染

疑似因母体感染经胎盘传播而导致的胎儿感染（先天性感染）可通过对新生儿行培养或血清学检查进行诊断。因为母体的IgG会穿过胎盘，所以血清学检测往往难以解读（第9章）。疱疹病毒科病毒的核酸检测应用更广泛，比细胞培养和抗原检测更敏感。尽管HSV、水痘-带状疱疹病毒（VZV）、肠道病毒和CMV很容易培养——就像大多数细菌病原体，但风疹和细小病毒B19很难培养。鼻腔和尿液样本的病毒分离效果最好，尽管血液、脑脊液和病变部位的材料也能分离到病毒。没有局部病灶的全身性新生儿疱疹病毒感染可能难以诊断，因为脑脊液或血液中可能都没有病毒，除非对组织活检材料进行检查。细菌和真菌可以从病变部位、血液和其他正常无菌部位分离到。

判断是否存在针对病原体的胎儿免疫球蛋白M（immunoglobulin M, IgM）可以帮助确定先天性感染的血清学诊断。此前，IgM与IgG的分离需要超速离心，这是防止母体IgG或胎儿类风湿因子引起假阳性结果的唯一有效方法。现在离子交换色谱柱、抗人IgG和与IgG结合的细菌蛋白质都已商业化生产，可用于去除交叉反应的IgG和类风湿因子，以获得同质性的IgM来鉴定胎儿抗体。间接荧光抗体和酶联免疫吸附试验（enzymelinked immunosorbent assay, ELISA）可用于检测针对刚地弓形虫、风疹、CMV、HSV和VZV的IgM抗体。类风湿因子的干扰仍然是大多数市面上IgM检测系统需要考虑的问题（第9章）。由于有了单克隆和多克隆的荧光抗体试剂，检测组织、结膜刮片和水疱病变中病毒包涵体（传统上是用吉姆萨染色法）的能力得到了提高，在讨论病原体的章节中都有介绍。

婴儿通过受感染的产道时或与难产、早产、胎膜早破或其他不良妊娠事件有关的感染包括以下几种：

- HSV和CMV；
- 淋病；
- B组链球菌败血症；
- 衣原体结膜炎和肺炎；
- 大肠埃希菌或其他新生儿脑膜炎。

在实验室里，这些感染可通过直接检测，包括NAAT、培养或血清学来诊断。应立即检查和接种适当的样本（如脑脊液、血清、脓液、经气管吸痰）。对重症监护室中的婴儿进行常规体表培养尚未显示对预测后续疾病有帮助。在大多数实验室，病毒细胞培养已被NAAT取代。

最后，已知某些感染原可引起胎儿感染，甚至流产。例如，单核细胞增多性李斯特菌是引起母亲轻度流感样症状的致病菌，如果感染发生在孕晚期，却可引起病情加重和胎儿流产。因此从胎盘和胚胎组织中分离出微生物是很重要的。

案例学习73.1

一名19岁女性因低热和腹痛2 d就诊。她在过去的4 d里有阴道溢液，过去2个月有多个性伴侣，性生活活跃。她没有使用避孕工具。采集尿液进行沙眼衣原体和淋病奈瑟球菌的扩增探针检测，还收集了宫颈样本行常规培养。予静脉头孢曲松1次，并嘱口服多西环素2周。

问题：

1. DNA探针检测通常用于青少年的尿液样本，因为容易获取。为什么医生还要对该女性进行培养？
2. 这名妇女可能患有盆腔炎性疾病（PID）。如果不加以治疗，许多病例会导致不孕。导致这种感染的原因是什么？
3. 在这个病例中，培养提示氧化酶阳性、革兰阴性双球菌。可能的病原体是什么？

复习题

1. 以下微生物被认为是正常的生殖道微生物，除了（　　）
   a. 棒状杆菌　b. 表皮葡萄球菌　c. 阴道加德纳菌　d. 乳杆菌属
2. 以下哪些成分构成了女性生殖系统的上生殖道（　　）
   a. 子宫、子宫颈、输卵管、卵巢　b. 子宫、输卵管、阴道、宫颈、卵巢　c. 子宫、输卵管、卵巢　d. 子宫、输卵管、子宫颈、卵巢
3. 哪种微生物与同性恋人群的性传播疾病有关（　　）
   a. 溶组织内阿米巴　b. 金黄色葡萄球菌　c. HPV

d. 苍白密螺旋体

4. 从母亲到婴儿的经胎盘传播可能见于以下哪个病原体( )

a. 淋病奈瑟球菌 b. 沙眼衣原体 c. CMV d. 白念珠菌

5. 尽管生殖道感染的症状通常会导致病人就医，但控制性传播疾病传播的难题之一是什么( )

a. 未经治疗的感染可能导致严重的疾病 b. 没有症状并不能保证没有疾病 c. 男性总是意识到与性传播疾病相关的症状 d. 女性可以是无症状的，也可以是有症状的

6. 细胞快速生长和肿瘤的形成可能与以下哪个病原体有关( )

a. 淋病奈瑟球菌 b. 沙眼衣原体 c. 阴道毛滴虫 d. HPV

7. 细菌性阴道病主要是由以下哪个病原体引起?

a. 白念珠菌 b. 阴道毛滴虫 c. 阴道加德纳菌 d. 多种细菌

8. 为培养生殖道样本中发现的大多数微生物，建议使用的采集方法是( )

a. 涤纶拭子 b. 含炭棉拭子或人造丝拭子 c. 藻酸钙拭子 d. 人造丝拭子

9. 在( )情况下，淋球菌的回收率会提高

a. 使用Stuart培养基进行转运并冷藏 b. 样品在采集后12 h内进行培养 c. 使用特殊的分离培养基 d. 从生殖器拭子中分离淋球菌不需要特殊处理

10. 是非题

______在怀孕的女性中发现数量可观的乳杆菌是严重感染的标志。

______宫颈内膜中多核细胞数量增加通常与淋病奈瑟球菌感染有关。

______来自正常生殖道微生物区系的厌氧菌和复数菌感染常见于前庭大腺脓肿。

______羊水中出现母体IgG可诊断为宫内感染。

______前列腺炎常与非传染性病原体相关。

11. 配对题：将每个术语和正确描述配对

______CNA	______NYC
______附睾炎	______直肠炎
______瘤变	______排尿困难
______尿道炎	______阴道炎
______宫颈炎	______前庭大腺炎
______PID	______MTM
______前列腺炎	______睾丸炎

a. 前庭大腺 b. 阴道黏膜 c. 尿道 d. 支原体 e. 卷曲腺体 f. 宫颈 g. 尿痛 h. 肿瘤 i. 直肠 j. 腹膜炎 k. 睾丸 l. 淋病奈瑟球菌 m. 射精功能障碍 n. 酵母菌

12. 简答题

(1) 盆腔炎性疾病是宫颈微生物在女性生殖道内上行感染的结果。描述与PID相关的症状和感染类型的多样性。

(2) 妇女怀孕期间或产后可能会出现感染。这两种情况下分别由何种微生物引起胎儿的感染?

(3) 描述在男性和女性患者中发现胞内和胞外双球菌的临床意义。

参考答案

案例学习73.1

1. 该医生想确定他已经检测了其他的感染病因。他还使用了两种方法来提高淋病奈瑟球菌检测的灵敏度。在妇女尿液中检测淋病奈瑟球菌的灵敏度不如在正确采集的宫颈样本培养物中的灵敏度高。

2. 通常情况下，大多数此类感染由淋病奈瑟球菌和沙眼衣原体引起。然而，肠道微生物群和厌氧阴道微生物群也可能相关。

3. 该微生物可能是淋病奈瑟球菌。可以用该微生物特异的快速糖或酶试验来确认。这些检测方法取代了需要1%碳水化合物的半胱氨酸胰酶大豆琼脂(CTA)方法。快速碳水化合物利用试验需采用小体积的缓冲、低蛋白胨底物和高浓度的微生物悬浮液，并含有适当的碳水化合物。有许多快速酶检测试剂盒可供选择(第39章)。此外，可能存在耐药菌株，培养可进一步行药敏试验。

复习题

1. c; 2. c; 3. a; 4. c; 5. b; 6. d; 7. d; 8. b; 9. c; 10. ×, ×, √, ×, √; 11. n, d, e, i, h, g, c, b, f, a, j, l, m, k

12. (1) 这种感染可以产生以下1种或多种炎症：子宫内膜炎、输卵管炎、局部或弥漫性腹膜炎，或累及输卵管或卵巢的脓肿。盆腔炎性疾病患者常常有间歇性腹痛和触痛、阴道分泌物、排尿困难，可能还有全身症状，如发热、体重减轻和头痛。如果PID没有得到治疗，可能会出现严重的并发症，如输卵管的永久性瘢痕和不孕。

(2) 单核细胞增多性李斯特菌。

(3) 细胞内肾豆状双球菌可推定诊断为男性淋病奈瑟球菌感染。女性出现的细胞外双球菌可能不具致病性；但是细胞内微生物的存在提示了被吞噬的致病微生物，应完善进一步检查(如培养)以完成诊断。

第74章 · 胃肠道感染
Gastrointestinal Tract Infections

李娜 · 译　黄英男 · 审校

本章目标

1. 描述胃肠道系统解剖结构及与感染性疾病传播的关系。
2. 区分人体正常微生物群和病原微生物，并描述分布在整个胃肠道的微生物的相对数量。
3. 确定胃肠道感染的非细菌性因素并命名其相关疾病。
4. 阐述与胃肠道相关的固有免疫，包括物理、化学和细菌组分。
5. 根据水样腹泻和血性腹泻（痢疾）等临床表现区分上、下消化道感染。
6. 确定抗生素治疗的主要原则——相关腹泻和正确的实验室诊断程序，包括毒素分析。
7. 确定水样腹泻、痢疾、伪膜性结肠炎和婴儿肉毒中毒综合征的最常见原因。
8. 描述与胃肠疾病相关的细菌致病机制，包括肠毒素的存在和功能、黏附和侵袭机制。
9. 根据采集、运输和样本类型确定样本是否适合胃肠道感染的诊断。
10. 定义以下培养基，包括鉴定的微生物及与培养基中选择和区分相关的化学性质：MAC、SMAC、EMB、HEK、XLD、SS和Campy。
11. 列出可通过非培养方法检测的微生物及其产物。
12. 解释非培养方法是如何影响用于流行病学目的的诊断试验和抗菌药物敏感性模式的监测和趋势。
13. 将患者体征和症状与实验室结果相结合，以助鉴别胃肠道病原体。

解剖学

我们都通过胃肠道与外部环境相连（图74.1）。我们摄入的食物进入消化道，通过食管进入胃，再经过小肠和大肠，最终通过肛门排出。在食物转运过程中，胃肠壁细胞的分泌产物，以及腺体和器官分泌的酶、消化液等不断加入，使食物在消化道内分解，最后通过肠道上皮吸收。

胃肠道的主要成分列于框74.1中。胃肠道不同部位的衬里上皮细胞特征不同。胃肠道的衬里称为**黏膜**。由于不同肠段黏膜表面的性质不同，每个肠段都会发生特定类型的胃肠道感染性疾病。

小肠壁有皱褶，皱褶上有无数细小的绒毛状突起，称为**绒毛**。每个绒毛包含一个小动脉、小静脉和淋巴管（图74.2）。绒毛的功能是从肠道内容物中吸收液体和营养。绒毛表面的上皮细胞有一个类似于细刷子的表面，称为**刷状缘**。每个上皮细胞的刷状缘由近2 000个微绒毛构成。肠道消化酶即由位于绒毛顶端的刷状缘细胞产生。绒毛和微绒毛大大增加了小肠的吸收面积，使其成为消化和吸收的主要场所，超过90%的体液在此吸收。大量的绒毛和肠隐窝中存在分泌黏液的**杯状细胞**。

与小肠相似，大肠也是由几个部分组成（框74.1）。大肠壁由**柱状上皮细胞**组成，其中许多是分泌黏液的杯状细胞。与小肠不同，大肠的内表面没有绒毛突起。胃肠道内剩余的液体在转变为废物通过直肠排出之前可被大肠内壁的细胞再度吸收。

框74.1　胃肠道的组成

口
口咽
食管
胃
- 胃底：胃的扩大部分，位于胃的左侧，上方连接食管开口
- 胃体：胃的中间部分
- 胃窦：胃下部

小肠
- 十二指肠：最上段；与胃窦部相连
- 空肠：小肠中段
- 回肠：小肠下段

大肠
- 盲肠
- 结肠
  - 升结肠：位于右腹部，延伸至肝脏下部；回肠部在盲肠和升结肠的交界处连接大肠
  - 横结肠：横贯腹部
  - 降结肠：位于左腹部的垂直位置
  - 乙状结肠：向下延伸，随后连接直肠
- 直肠
- 肛门

除上述胃肠道的组成部分外，许多其他器官和结构要么位于主要消化器官中，要么向其开放。这些附属器官和结构包括唾液腺、舌、牙齿、肝、胆囊和胰腺。除牙齿和唾液腺外，这些器官如图74.1所示。

胃肠道常驻微生物群

胃肠道含有大量、多样的正常微生物群。虽然在大多数情况下，胃的酸性环境阻止了正常宿主的微生物定植，但许多物种可以通过胃存活下来并定植于肠道内。正常情况下，小肠上部仅含有少量的微生物群（细菌，主要为链球菌、乳酸杆菌和酵母菌；$10^1 \sim 10^3$/mL），但在回肠远端，微生物计数可高达$10^6 \sim 10^7$/mL，以肠杆菌和类杆菌属占优势。

胃肠道微生物组通过供给必需的维生素和营养物质，影响固有和适应性免疫应答，以及提供黏膜保护屏障，从而帮助机体维护健康的内环境和宿主生理状态。个体的胃肠道微生

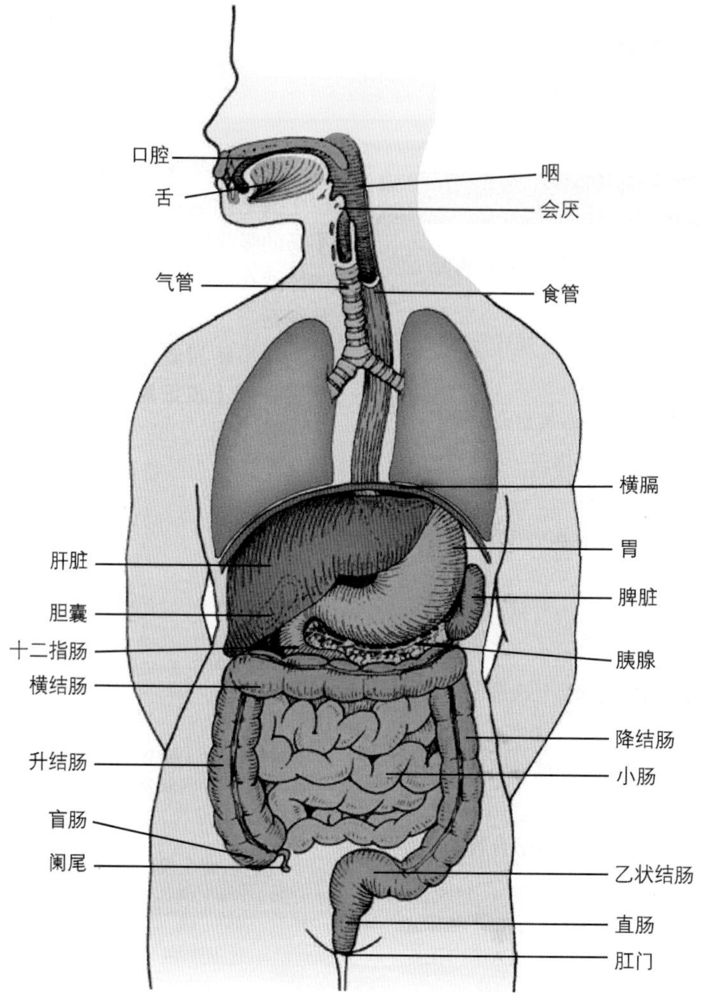

图74.1 胃肠道的系统解剖学。

物群因宿主基因、营养状态、既往或目前使用的抗菌、抗真菌或其他化疗药物、年龄及地理区域而异。婴儿通常在出生后数小时内被正常人类表皮微生物群(如葡萄球菌、棒状杆菌属)和其他革兰阳性菌(双歧杆菌、梭状芽孢杆菌、乳酸杆菌、链球菌)定植。随着时间的推移,肠道微生物群的组成会发生变化。成人大肠(结肠)的正常微生物群相对较早期建立,主要由厌氧菌组成,包括拟杆菌属、梭菌属、消化链球菌属、双歧杆菌属和真杆菌属。需氧菌包括埃希菌属、其他肠杆菌、肠球菌和链球菌,厌氧菌数量远超过需氧菌,比例约为1 000 : 1。在抵达乙状结肠(最后一段)前,肠腔内每克粪便中的细菌数量稳步增加。健康人类便干重的80%由细菌组成,其数量可高达每克粪便10^{11} ~ 10^{12}菌落形成单位(CFU)。

胃肠道从口腔到肛门的所有区域都包含3个主要的细菌门类:拟杆菌门、厚壁菌门和变形菌门。然而,胃肠道不同部位占主导的细菌门类不同。上消化道微生物群主要由韦荣球菌科、假单胞菌科和链球菌科的细菌家族组成,而下消化道主要由毛螺菌科、拟杆菌科和瘤胃球菌科组成。人群正常微生物群的组成不同,可能是由于地理差异造成;随着与健康正常胃肠道微生物组相关的细节被揭示,更多的研究需要开展。这些信息可能有助于制定适当的措施,以通过饮食干预和使用益生菌防治自身免疫性疾病、胃肠道疾病和其他疾病综合征等。

胃肠炎

在世界范围内,腹泻相关疾病是第九大死亡原因;每年约有4 800万例肠道感染。这些感染导致严重的发病率和死亡率,尤其是老年人和5岁以下儿童。据估计,全球每年发生近17亿例次儿童腹泻,尤其是在发展中国家。即使在发达国家,腹泻疾病的发病率也很高。虽然急性腹泻综合征通常是自限性的,但一些感染性腹泻患者仍需及时的诊断和治疗。

致病机制

与尿路感染的致病机制类似,宿主和入侵微生物两方面决定了肠道病原体能否引起感染性腹泻。

宿主因素

人类宿主有许多防御系统,通常可以预防或控制由肠道病原体引起的疾病。例如,胃的酸度有效地限制了进入下消化道的微生物的数量和类型。正常的胃肠蠕动有助于将微生物移向直肠,干扰其黏附于黏膜的能力。覆盖于上皮细胞表

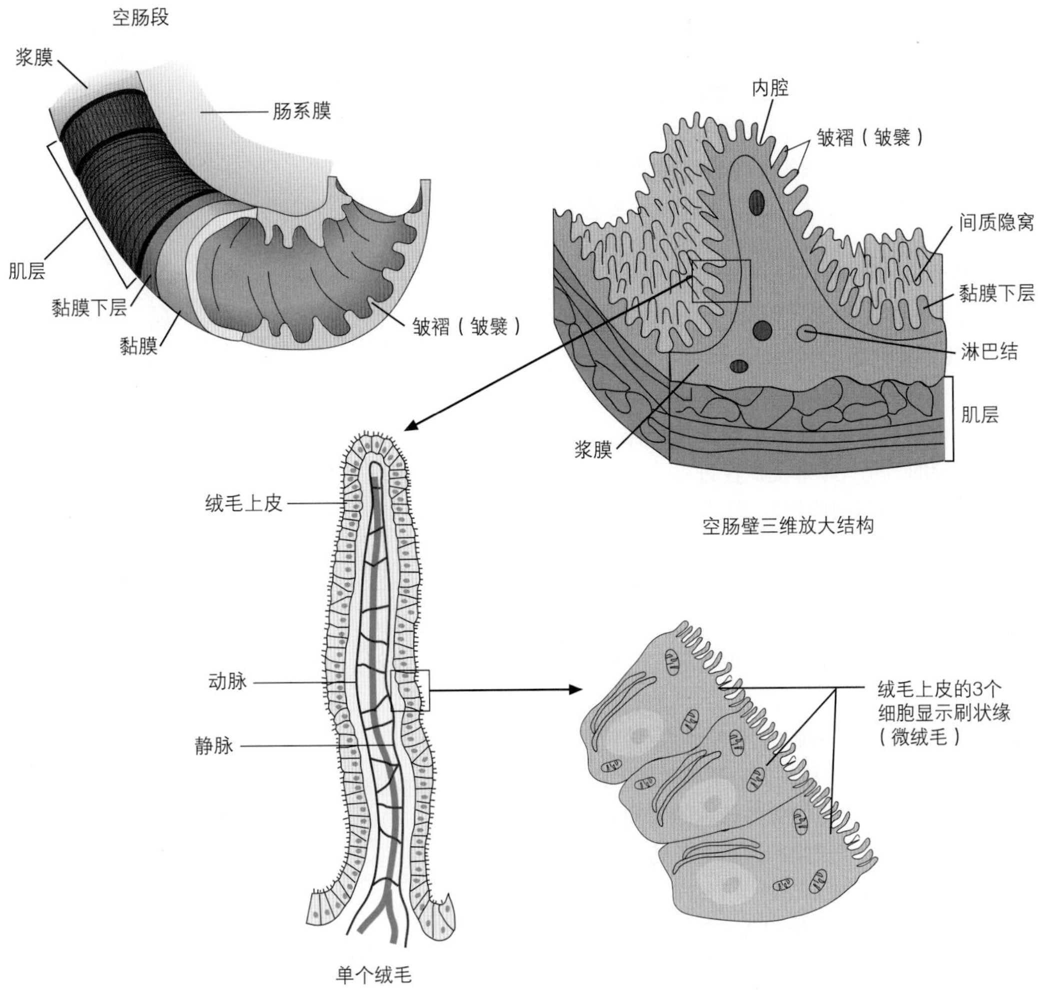

图74.2 小肠壁。绒毛覆盖黏膜层的皱褶；每个绒毛被上皮细胞覆盖。

面的黏液层能够捕获微生物并助其通过肠道。正常微生物群可防止潜在病原体的定植。

黏膜细胞排列在胃肠道、呼吸道和泌尿生殖道上。这些膜暴露在食物、水和空气等外部环境中。这些膜包含多种细胞类型，一些为分泌或吸收细胞，履行膜的生理功能，另一些则充当保护屏障。例如，一组称为**滤泡**的特殊细胞是胃肠道黏膜的一部分，起到保护作用。淋巴滤泡的集合称为**派尔斑**，即派尔集合淋巴结。滤泡包含M细胞、巨噬细胞、B淋巴细胞和T淋巴细胞。在摄取细菌或抗原后的处理过程中，滤泡内多种组分共同作用，释放分泌性免疫球蛋白A（secretory immunoglobulin, sIgA）。肠道内的吞噬细胞和sIgA有助于消灭致病源，嗜酸性粒细胞也有此功能，尤其针对寄生虫。小肠和大肠中均有滤泡和派尔斑。

其他决定微生物侵袭和致病的因素包括宿主的个人卫生和年龄。肠道感染的第一步是摄入病原体。大多数肠道病原体，包括细菌、病毒和寄生虫，都是通过**粪-口途径**传播的。肠道感染可通过摄入被污染的食物或饮用水传播。宿主的年龄也起决定作用。例如，轮状病毒或肠道致病性大肠埃希菌引起的感染性腹泻多见于幼儿。

最后，正常的肠道微生物组是防止潜在有害微生物进入宿主的重要因素。一旦因抗菌药物使用或一些宿主因素导致肠道正常菌群减少，胃肠道抵抗感染的能力也会大幅度下调。正常微生物群保护作用最常见的例子是综合征**伪膜性结肠炎**（**pseudomembranouscolitis, PMC**）的发展。这种大肠炎性疾病主要是由厌氧的艰难梭菌产生的毒素所致，少数情况下由其他梭菌甚至金黄色葡萄球菌所致。正常情况下很少发生炎症性疾病，但经过抗菌药物或抗代谢药物治疗而改变正常微生物群后可能发生。几乎所有抗菌药物和一些癌症治疗药物都与PMC的发生有关。艰难梭菌一般从医院环境中获得，通常被正常微生物群抑制。当正常微生物群减少时，艰难梭菌便可繁殖并产生毒素。这种综合征也被称为**抗生素相关性结肠炎**（**antibiotic-associated colitis, AAC**）。当从正常微生物群（包括念珠菌属、葡萄球菌属、假单胞菌属和各种肠杆菌属）的选择压力下释放时，其他微生物也可能致病。

微生物因素

微生物引起胃肠道感染的能力不仅取决于人类宿主对入侵病原体的易感性，病原体的毒力也很重要。要引起胃肠道感染，微生物必须具备一个或多个因素，使其能够克服宿主防御，或者能够避开一个或多个固有免疫防御系统进入宿主。例如，只有当胃酸被碳酸氢盐、其他缓冲液或溃疡药物

(如西咪替丁、雷尼替丁、H_2阻滞剂)中和时,某些粪便病原体才能存活。与牛奶一起摄入的病原体有更好的存活机会,因为牛奶可以中和胃酸。结核分枝杆菌、志贺菌、大肠埃希菌O157:H7和艰难梭菌(一种可形成孢子的细菌)等微生物可以耐受胃酸,因此比沙门菌等酸敏感菌所需的感染剂量小得多。

主要致病机制·正常成人的胃肠道每天要接受多达8 L的摄入液体,以及各种腺体(唾液腺、胰腺、胆囊、胃)分泌的消化液等,大部分都必须被再吸收,任何影响体液流动及再吸收的因素都将对宿主产生重要影响。肠道病原体可能通过以下3种方式中的1种或多种致病,具体取决于它们与人类宿主的相互作用方式。

· 改变小肠水和电解质平衡,导致大量液体分泌。多数情况下是由肠毒素介导的。是一个非炎症性过程。

· 在宿主细胞入侵后引起细胞破坏或明显的炎症反应,并可能产生细胞毒素,通常发生在结肠内。

· 穿透肠黏膜,随后在肠外的淋巴或网状上皮细胞中扩散和增生;这些感染被认为是全身性感染。

每种致病机制的可能病原体在表74.1中列出。

毒素

肠毒素 **肠毒素**改变肠上皮细胞的代谢活动,导致电解质和液体大量流入肠腔。它们主要作用于空肠和回肠上段,大部分液体运输在此发生。小肠中毒性腹泻患者的粪便量大且呈水样,粪便中红细胞或多形核嗜中性粒细胞不多见。

产肠毒素的典型例子是霍乱弧菌(图74.3)。这种毒素由A和B两个亚单位组成。A亚单位由A_1(毒性单位)和A_2两个肽链组成,A_2肽链将1个A_1肽链与5个B亚单位结合。B亚单位将毒素与肠细胞膜上的受体(神经节苷脂,一种酸性糖脂)结合。一旦结合,毒素作用于腺苷酸环化酶,该酶催化三磷酸腺苷(adenosine triphosphate, ATP)转化为环磷酸腺苷(cyclic adenosine monophosphate, cAMP)。cAMP水平的增加刺激细胞向肠腔积极分泌离子。为了保持渗透稳定,细胞随后向肠腔分泌大量液体。有效血容量急剧减少。因此,患者会迅速变得精神萎靡,并出现低血压等休克症状。霍乱弧菌栖息于海洋和死水中,并通过受污染的水传播。在美国沿海水域已经出现了一些散在的霍乱病例。关于霍乱弧菌的更多信息见第25章。

其他微生物也会产生霍乱样肠毒素。一组与霍乱弧菌相似但血清学不同的弧菌,称为非霍乱弧菌,其可产生一种非常类似的毒素,从而导致与霍乱临床表现类似的疾病。有些大肠埃希菌菌株可产生的不耐热毒素(heat-labile toxin, LT),称为肠产毒素性大肠埃希菌(enterotoxigenic *E. coli*, ETEC),与霍乱毒素相似,具有交叉反应的抗原决定簇。一些沙门菌属(包括沙门菌亚利桑那亚种)、副溶血弧菌、空肠弯曲菌空肠亚种、空肠弯曲菌德莱亚种、产气荚膜梭菌、艰难梭菌、蜡样芽孢杆菌、气单胞菌、痢疾志贺菌等产生的肠毒素,在肠毒素的检测中也至少有1种呈阳性反应(稍后讨论)。这些肠毒素对大多数粪便病原体致病性的确切作用仍有待阐明。

某些大肠埃希菌菌株除了产生类似霍乱毒素的LT外,还产生具有其他性质的耐热毒素(heat-stable toxin, ST)。虽然ST也能促进液体分泌进入肠腔,但其作用是通过激活鸟苷酸环化酶介导的,促进环单磷酸鸟苷(cyclic guanylate monophosphate, GMP)水平升高,这与增加cAMP产生相同的效应。关于ST的检测,有商业化的免疫分析法检测志贺毒素或O157脂多糖血清分型。有美国食品药物管理局(FDA)批准的几种检测和诊断STEC、沙门菌和志贺菌/EIEC的分析方法(见第19章)。

细胞毒素 构成第二类毒素的**细胞毒素**会破坏单个肠上皮细胞的结构。当被破坏时,这些细胞从黏膜表面脱落,使黏膜失去保护层。细胞的分泌或吸收作用受阻。受损的组织会引起宿主强烈的炎症反应,进一步造成组织损伤。粪便中常可见大量多形核嗜中性粒细胞和血细胞,常表现为疼痛、痉挛和里急后重(排便时感到疼痛)。**痢疾**即是指这种黏膜破坏性疾病,几乎只发生在结肠。细胞毒素尚未被证明是任何胃肠

表74.1 引起胃肠道感染主要致病机制的病原体示例

机制	病原体
产毒素	
肠毒素	霍乱弧菌 非霍乱弧菌 痢疾志贺菌1型 产肠毒素性大肠埃希菌 沙门菌属 艰难梭菌(毒素A) 气单胞菌 空肠弯曲菌空肠亚种
细胞毒素	志贺菌属 艰难梭菌(毒素B) 溶组织内阿米巴 肠出血性大肠埃希菌
神经毒素	肉毒梭菌 产气荚膜梭菌 金黄色葡萄球菌 蜡样芽孢杆菌
黏附或接近黏膜细胞/附着	肠致病性大肠埃希菌 肠出血性大肠埃希菌 隐孢子虫 贝氏等孢球虫 轮状病毒 肝炎病毒A、B、C型 诺如病毒
侵袭	志贺菌属 肠侵袭性大肠埃希菌 溶组织内阿米巴 结肠小袋纤毛虫 空肠弯曲菌空肠亚种 类志贺邻单胞菌 小肠结肠炎耶尔森菌 迟缓爱德华菌

图74.3 霍乱毒素的结构和作用。

道疾病病原体的唯一毒力因子，因为大多数病原体与其他因素共同产生细胞毒素。

大肠埃希菌菌株似乎具有许多类型的毒力机制。有些菌株产生一种能够破坏上皮细胞和血细胞的细胞毒素。一些菌株产生影响Vero细胞（非洲绿猴肾细胞）的细胞毒素，类似于痢疾志贺菌产生的细胞毒素（志贺毒素）。这种大肠埃希菌菌株与出血性结肠炎有关，感染后可导致溶血性尿毒综合征（hemolytic-uremic syndrome, HUS）和血栓性血小板减少性紫癜（thrombotic thrombocytopenia purpura, TTP）等后遗症。这些大肠埃希菌被称为肠出血性大肠埃希菌，也被称为血清毒性大肠埃希菌。有关肠产毒性大肠埃希菌的更多信息，请参见第19章。表74.2总结了致腹泻性大肠埃希菌常见菌株的主要致病特征。

艰难梭菌产生一种细胞毒素，这种毒素的存在是诊断

表74.2 引起人类腹泻的大肠埃希菌主要类型概述

类型	主要致病模式	备注
肠产毒素性大肠埃希菌（ETEC）	产生不耐热（LT）或耐热（ST）肠毒素；两种毒素的基因都存在于质粒上；LTs在结构和功能与霍乱毒素密切相关；STs通过刺激鸟苷酸环化酶促进肠液分泌	旅行者腹泻的常见原因，各个年龄段均常见
肠聚集性大肠埃希菌（EAEC）	通过大分子量质粒编码的菌毛与小肠细胞结合，在细胞表面形成小的细菌团；其他质粒传播的毒力因子包括结构蛋白亚单位菌毛蛋白、一种耐热肠毒素、新型抗聚集蛋白和1种不耐热肠毒素，均被认为是致腹泻的原因	主要感染幼儿
肠侵袭性大肠埃希菌（EIEC）	致病机制尚未完全阐明；研究表明，腹泻的发生机制实际上与志贺菌相同	很难与志贺菌和其他大肠埃希菌菌株区分
肠致病性大肠埃希菌（EPEC）	最初黏附于结肠和小肠，然后与肠上皮细胞紧密黏附，随后导致肠微绒毛的丢失（消失）；附着/消失基因位于细菌染色体上的一个簇中（即致病岛）	婴儿腹泻，尤其是大城市医院
肠出血性大肠埃希菌（STEC）	以与EPEC相似的方式附着和清除肠上皮细胞；此外，STEC产生志贺样毒素	许多疫情是由大肠埃希菌O157:H7引起的，但其他血清型也可导致疫情和散发病例。菌株间的基因重组使得分类困难
	产生1种或多种志贺毒素，称为非洲绿猴肾细胞毒素（志贺样毒素）。以与EPEC相似的方式附着和清除肠道上皮细胞	O157 STEC血清型；包含最常见的O157:H7血清型和O157:NM血清型。从腹泻或溶血尿毒症综合征患者中分离出150多种非O157血清型

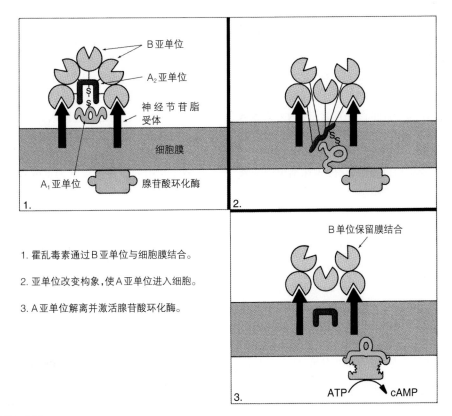

PMC最有用的标志物。痢疾志贺菌、金黄色葡萄球菌、产气荚膜梭菌和副溶血弧菌产生的细胞毒素是腹泻的致病机制，尽管它们可能不是引发疾病所必需的。其他弧菌、嗜水气单胞菌、溶组织内阿米巴和空肠弯曲菌空肠亚种，是美国很多地方胃肠道疾病的常见病原体，被证实可产生细胞毒素。

艰难梭菌产毒菌株产生2种蛋白外毒素，称为外毒素A和B。这2种毒素都与肠上皮刷状缘上的受体结合，然后被内化。一旦进入细胞，这2种外毒素都会修饰参与肌动蛋白骨架调节的蛋白质。这会影响肌动蛋白聚合，破坏细胞间的紧密连接，使细胞破裂并造成黏膜损伤。

痢疾志贺菌产生一种非常有效的细胞毒素，称为1型。这种毒素也由各种大肠埃希菌（STEC）菌株产生。细胞毒素是一种A_1-B_5蛋白毒素。该毒素靶向三己糖基神经酰胺膜受体（globotriaosylceramide, GB3）；毒素被内化并运输到内质网（endoplasmic reticulum, ER）和核膜。毒素的A亚单位能够切割28S核糖体核糖核酸（rRNA），干扰蛋白质合成，从而导致宿主细胞死亡。最终的结果是内皮表面血管损伤、血性腹泻和潜在的HUS发生。

细菌不是唯一能够在肠道内产生毒素并引起细胞病理损伤的微生物。溶组织内阿米巴可产生磷脂酶A和成孔肽，与吞噬细胞接触可导致细胞直接死亡，减少机体对原虫的有效清除。

框74.2 食源性和水源性胃肠道综合征

主要症状	潜伏期/起病	病原
恶心和呕吐	1～8 h	金黄色葡萄球菌 蜡样芽孢杆菌
腹部痉挛和腹泻	8～16 h	产气荚膜梭菌 蜡样芽孢杆菌
发热、腹部痉挛和腹泻	6～48 h	沙门菌 志贺菌 弧菌 弯曲菌 大肠埃希菌（STEC） 小肠结肠炎耶尔森菌
腹部痉挛和水样腹泻	16～72 h	单核细胞增多性李斯特菌 大肠埃希菌（ETEC） 弧菌
呕吐和非血性腹泻	10～51 h	诺如病毒
发热，腹部痉挛，有或无腹泻	1～11 d	小肠结肠炎耶尔森菌
血性腹泻，伴低热	3～8 d	STEC
麻痹	18～36 h	肉毒梭菌[a]
持续性腹泻	1～3周	寄生的 隐孢子虫 贾第虫 环孢子虫
系统性疾病		创伤弧菌 弧菌属 刚地弓形虫 旋毛虫属

[a]大约50%的患者会出现恶心和呕吐，20%的患者会出现腹泻；也有些患者可能表现为便秘。

神经毒素 摄入微生物产生的毒素可能导致食物**中毒**。食品中的微生物通常在摄入前即已产生毒素；因此，患者摄入预先形成的毒素。严格地说，这些综合征不是胃肠道感染，而是中毒；由于它们是通过摄入微生物或其产物获得的，本章将进行详细阐述。尤其是葡萄球菌食物中毒和肉毒杆菌中毒，患者肠道中可能不存在致病微生物（框74.2）。

感染后引起以神经症状为主的食物中毒的细菌包括金黄色葡萄球菌和蜡样芽孢杆菌。这些微生物产生的毒素会导致呕吐，与肠道黏膜的其他作用无关。这些微生物生长在温性食物中并产生毒素，主要是肉类或奶制品。通常在摄入后2～6 h内发病。蜡样芽孢杆菌产生2种毒素，其中1种是预先形成的，称为**呕吐毒素**，因为它导致呕吐。第二种可能涉及几种肠毒素，引起腹泻；通常通过食用大米获得。蜡样芽孢杆菌与熟肉、家禽、蔬菜和甜点有关。

最常见的食物中毒原因可能是A型产气荚膜梭菌，摄入后它在宿主体内产生神经毒素。因此，会发生相对轻微的自限性（通常为24 h）胃肠炎，通常在医院暴发。肉类和肉汁是与这类食物中毒相关的典型食物。

其中一种最有效的神经毒素是由厌氧性的肉毒梭菌产生。这种毒素阻止胆碱能神经连接处神经递质乙酰胆碱的释放，导致**肌肉松弛麻痹**。这种毒素主要作用于周围神经，但也可作用于自主神经系统。患者表现为下行性对称性麻痹，除非机械通气，否则最终死于呼吸肌麻痹。在大多数情况下，发生肉毒梭菌中毒的成年患者摄入了食物中预先形成的毒素（通常食用家庭罐装番茄制品和罐装奶油食品），这种疾病被认为是中毒，尽管许多成年患者的粪便中培养出了肉毒梭菌。最近发现的一种综合征（**婴儿型肉毒中毒**），是一种真正的胃肠道感染。在成人中，正常的微生物群可能会阻止肉毒梭菌的定植，但其却可以在婴儿肠道内繁殖并产生毒素。婴儿肉毒梭菌中毒并不少见；婴儿一般是通过摄入获得的，尽管细菌的来源并不甚清楚。已经发现与蜂蜜和玉米糖浆有关联，所以9个月以下的婴儿不应该喂食蜂蜜。无论是从食物中摄入的还是由肠道内生长的肉毒梭菌产生的毒素，作用是相同的。

黏附 · 微生物的致病能力取决于其在肠道的定植和黏附能力。举例来说，ETEC必须能够黏附和定植于小肠，并产生肠毒素。这些病原体产生一种黏附抗原，称为**定植因子抗原（colonization factor antigen, CFA）**。某些被称为肠致病性大肠埃希菌（EPEC）的大肠埃希菌菌株附着并黏附于肠道刷状缘。这种局部黏附是由菌毛介导的。黏附后，EPEC通过去除刷状缘上皮破坏正常细胞功能，从而导致腹泻。这个完整的过程称为**黏附和抹平**。负责ETEC、STEC和EPEC与肠上皮细胞初始黏附的基因位于可传播的质粒上。STEC也有同样附着于肠上皮细胞上并导致其抹平的能力。此外，STEC产生一种志贺毒素，扩散至血循环中，造成各种器官血管内皮细胞的系统性损伤，包括肾、结肠、小肠和肺。STEC被认为是由于EPEC菌株感染了携带志贺毒素基因的噬菌体而产生的（图74.4）。

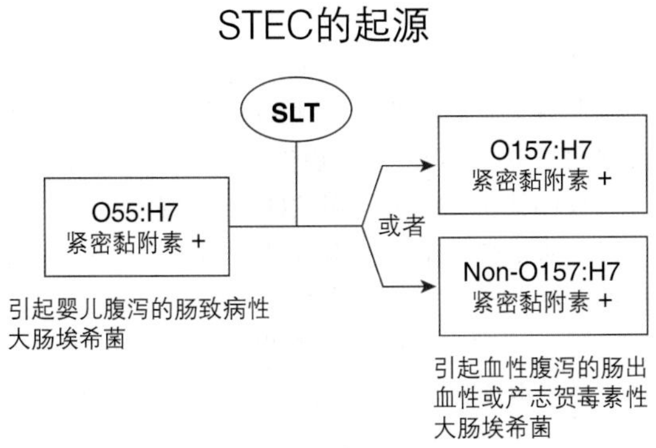

图74.4 在1982年之前，肠出血性大肠埃希菌（STEC）O157:H7菌株的存在似乎并未被忽视。大肠埃希菌O157:H7菌株与志贺毒素阴性肠致病性大肠埃希菌（EPEC）菌株O55:H7密切相关。该EPEC菌株O55:H7被编码志贺毒素（Shiga toxin, SLT）的噬菌体感染；现在已经认识到，至少有25种不同的毒力相关基因可能与STEC相关，并分为A ～ E 5种"血清病理类型"。

蓝氏贾第鞭毛虫，是一种寄生虫，在美国作为胃肠道疾病的病原越来越常见。海狸等自然动物宿主将这种病原体排泄到淡水中，在一些地方，特别是落基山脉地区，可能通过饮用溪水甚至城市水获得。这种微生物是一种有鞭毛的原生动物，通过腹部吸盘黏附在小肠黏膜上，破坏黏膜细胞正常的分泌和吸收能力。目前尚无证据表明有侵袭性或毒素产生。

隐孢子虫和等孢球虫属，是致动物和家禽腹泻的寄生虫病原体，最近被认为可使人类致病，也可能是通过黏附肠黏膜并破坏其功能而发挥致病作用。隐孢子虫常见于获得性免疫缺陷综合征（acquired immunodeficiency syndrome, AIDS）患者的腹泻，以及旅行者腹泻、日托流行病和接触动物者腹泻。隐孢子虫和等孢子虫属可导致AIDS患者严重而持久的腹泻。其他球虫寄生虫，如微孢球虫，通过破坏肠道细胞功能而引起腹泻

侵袭 · 初始入侵和黏附到胃肠黏膜细胞后，一些肠道病原体可以进入细胞内。侵袭使病原体能够接触到更深的组织，获得生长所必需的营养，并可逃避宿主免疫系统。

志贺菌引起的腹泻下，疾病的主要致病机制包括：① 通过位于质粒上的基因触发和诱使志贺菌进入结肠上皮细胞，并内化。② 志贺菌在黏膜下层和固有层快速增生，并且该微生物通过细胞内和细胞外扩散到其他相邻的结肠上皮细胞。一旦进入宿主细胞细胞质，志贺菌就会引起细胞凋亡并释放细胞因子，白细胞介素1（interleukin-1, IL-1）和IL-8。对这些细胞因子的炎症反应损害结肠黏膜并加重感染。侵袭相关基因均位于一个大的侵袭质粒上。这些活动导致广泛的浅表组织破坏。如果这两个步骤没有发生，则不会出现典型痢疾的临床表现（表74.3）。进入过程如图74.5所示。

沙门菌与结肠上皮细胞顶端微绒毛相互作用，破坏刷状缘。与志贺菌相似，沙门菌也通过诱导宿主肌动蛋白丝和其他细胞骨架蛋白重排以刺激宿主细胞内化。一旦细菌被宿主上皮细胞的胞吞泡胞吞，微生物就开始在吞噬泡内繁殖。与使用结肠黏膜上皮作为繁殖场所的志贺菌不同，某些血清型的沙门菌，如沙门菌伤寒血清型，使用结肠上皮作为进入黏膜下层、肠系膜淋巴结及随后进入血流的途径。沙门菌的进入

表74.3 肠道感染类型

致病机制	主要症状	病原体
体液和电解质平衡紊乱/非炎症性	水样腹泻 粪便无白细胞 无发热	霍乱弧菌 轮状病毒 诺如病毒 肠道腺病毒 产肠毒素性大肠埃希菌 蓝氏贾第鞭毛虫 蜡样芽孢杆菌
侵袭和可能的细胞毒素产生/炎症性（痢疾）	痢疾样腹泻（黏液、血液、白细胞） 发热 粪便含白细胞	志贺菌属 肠侵袭性大肠埃希菌 沙门菌 溶组织内阿米巴
穿透并随后进入血液（肠源性发热）	全身感染症状（头痛、不适、喉咙痛） 发热	伤寒沙门菌血清型 小肠结肠炎耶尔森菌

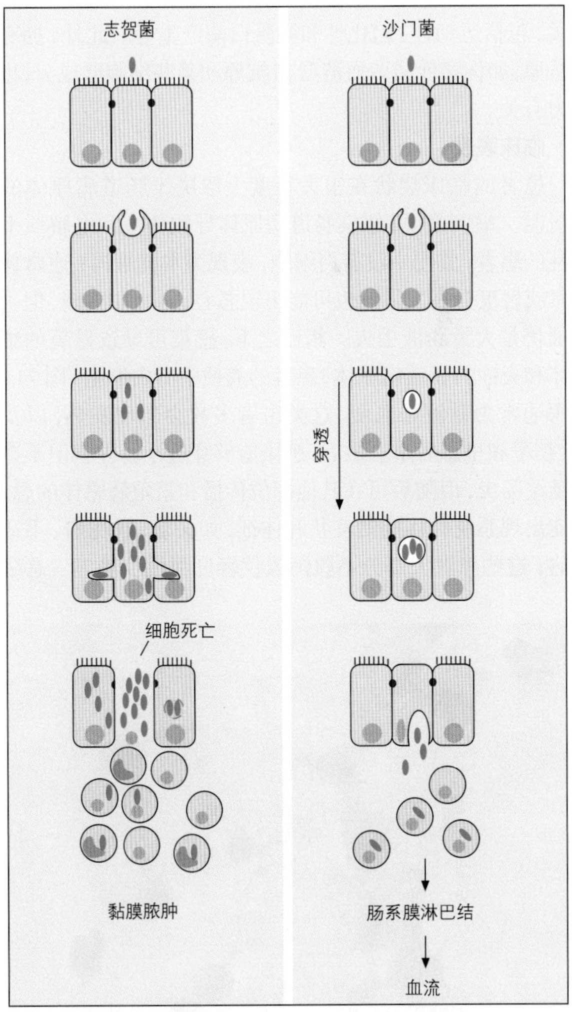

图74.5 志贺菌和沙门菌侵入肠上皮细胞的过程。[来源：Oxford University Press from Sensonetti PJ. *Reviews of Infectious Diseases*. 1991; 13(4).]

是一个复杂的过程，涉及几个基本基因及宿主细胞的环境条件；这一过程仍在研究中。介导沙门菌侵入非吞噬细胞，以及它们通过在吞噬细胞中存活、在各种真核细胞中的含沙门菌的囊泡内复制而引起系统感染的能力的许多毒力因子，都是由染色体基因决定的，其中许多位于致病岛内。侵袭性也被认为与弧菌、弯曲菌、小肠结肠炎耶尔森菌、类志贺邻单胞菌和迟缓爱德华菌的致病机制有关。

某些寄生虫，特别是溶组织内阿米巴和结肠小袋纤毛虫，侵袭结肠的肠上皮细胞。随后的阿米巴痢疾以血液和大量白细胞为特征，患者出现痉挛和里急后重。通过摄入获得的其他寄生虫，如旋毛虫，在通过肠黏膜迁移到宿主内的首选部位时，可能会引起短暂的血性腹泻和疼痛。

其他微生物选择性破坏黏膜中的吸收细胞（如绒毛顶端细胞），破坏其正常细胞功能，从而导致腹泻。轮状病毒和诺沃克样病毒都可以通过电子显微镜在小肠绒毛末端的吸收细胞内观察到，在那里它们繁殖并破坏细胞功能。最终导致绒毛变短，炎症细胞浸润黏膜，进一步导致病理状态。除了这些病毒外，甲型、乙型和丙型肝炎病毒，以及罕见情况下肠道腺病毒也可能导致患者腹泻。

其他毒力因子 · 其他毒力特征似乎与胃肠道感染的发展有关，包括运动性、趋化性和黏蛋白酶产生等。此外，拥有某些抗原，如伤寒沙门菌血清型Vi抗原和某些细胞壁成分，也与毒力有关。

临床表现

患者的临床症状在很大程度上取决于肠道病原体的致病机制。举例来说，感染肠道病原体导致体液和电解质平衡紊乱的患者，粪便中没有白细胞，表现为水样腹泻；通常体温正常或轻度升高。虽然也可能出现恶心、呕吐和腹痛，但主要特征仍是大量肠液丢失。相比之下，感染可导致显著的细胞破坏和炎症的肠道病原体，患者的粪便中有白细胞（图74.6）。腹泻通常为黏液脓血便，这类患者多数会出现发热，以及腹痛、痉挛和里急后重。最后，感染能够穿透小肠黏膜但不造成小肠结肠炎，但随后可在其他部位传播和繁殖病原体的患者，可能出现系统性疾病的症状和体征，如头痛、喉咙痛、不适和发热；这些患者大部分不腹泻或仅轻度腹泻。表74.3总结了这3种肠道感染的特征。

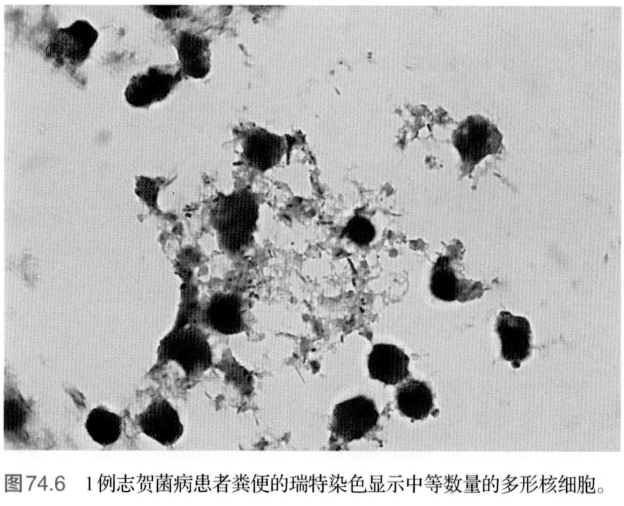

图74.6 1例志贺菌病患者粪便的瑞特染色显示中等数量的多形核细胞。

流行病学

胃肠道感染发生在许多流行病环境中。了解这些不同的环境背景很重要，因为对流行病学环境的把握有助于诊断和寻因。当这一知识与临床发现相结合时，感染的可疑病原范围通常可以缩小到三或四个以内。

机构

在日托中心、医院和养老院等机构，腹泻可能成为一个大问题。由于在这些环境中，个人卫生往往难以维持，加上存在一些感染剂量相对较低的微生物（如志贺菌和蓝氏贾第鞭毛虫）的存在，已报道了许多由各种微生物引起的腹泻病暴发。细菌，如志贺菌、空肠弯曲菌空肠亚种、蓝氏贾第鞭毛虫、隐孢子虫，和轮状病毒，均在日托中心引起过暴发。重要的是，这些感染可以传播给家庭成员。类似地，在疗养院和其他长期护理机构中也报告了由这些微生物和出血性大肠埃希菌O157:H7引起的疫情暴发。

医疗相关（医院获得性）腹泻病也是门诊、疗养机构和医院的患者及工作人员的大问题。轮状病毒、腺病毒和柯萨奇病毒也在医疗相关环境中被发现。除了这些微生物外，艰难梭菌是一种主要的肠道致病菌，已被报道在医院和其他环境（包括疗养院和长期护理机构）中暴发。这种微生物是一种耐受性很强的病原体，很容易存活在**污染物**（无生命物体）上，如地板、床栏杆、呼叫按钮和门把手等，以及医院护理人员的手上。毒力和对氟喹诺酮的耐药性增加的艰难梭菌菌株的出现，引起了临床的关注。通过毒素调节基因*tad*的部分缺失，这些菌株可以产生16～23倍的毒素A和B。此外，已经描述了一种由*cdt*A和*cdt*B基因编码的二元毒素；*cdt*B介导细胞表面结合和细胞易位，而*cdt*A破坏肌动蛋白丝的组装，导致细胞死亡。这些菌株已成为在各地艰难梭菌相关散发病例的原因。许多由这些菌株引起的报告病例发生在健康患者身上，他们很少或根本没有接触过医疗保健环境。艰难梭菌是抗生素相关性腹泻患者最常见的病原体。然而，**抗生素相关性出血性结肠炎（antibiotic-associated hemorrhagic colitis, AAHC）**与艰难梭菌感染（*C. difficile* infection, CDI）无关。AAHC的症状包括抗生素治疗期间突发血性腹泻和腹部痉挛。产酸克雷伯菌已被确定为AAHC的病原体。

旅行者腹泻

前往卫生条件差的发展中国家的旅行者发生腹泻的风险特别高。在卫生条件差的地区，肠道病原体严重污染了水源和食物。尽管许多类型的肠道病原体可导致旅行者腹泻，但ETEC是亚洲、非洲和拉丁美洲相关病例的主要病因，约占病例的50%。沙门菌、志贺菌、弯曲菌、弧菌、轮状病毒和诺沃克病毒也会导致旅行者腹泻，具体取决于他们访问的地区或国家。

食源性和水源性疫情

美国CDC指出，美国每年报告的食源性疾病病例超过4 800万例。食用生的或未煮熟的鱼、贝类或肉类和饮用未经高温消毒的牛奶会增加某些细菌、寄生虫和病毒感染的风险。许多食源性疾病的暴发可追溯到食品处理人员的不良卫生习惯，如如厕后不洗手；甲型肝炎、诺沃克病毒和沙门菌就是几种在食品加工人员工作期间污染食品并导致腹泻病的几种感染原和微生物。沙门菌感染病例逐渐增多，其中许多感染与食用生的或未煮熟的鸡蛋有关。此外，食源性病原体广泛传播的可能性也在增加，这与外出就餐增多、全球食品来源的进出口及旅行等因素有关。

除了食源性胃肠道感染暴发外，由蓝氏贾第鞭毛虫和隐孢子虫引起的水源性传播腹泻病的暴发也可追溯到未充分过滤的地表水。娱乐用水，包括游泳池，也可能因厕所等设施或操作不当而受到志贺菌和蓝氏贾第鞭毛虫等肠道病原体的污染。

免疫受损宿主

感染人类免疫缺陷病毒(human immunodeficiency viru, HIV)的个体和其他免疫抑制患者(如器官移植受者、接受化疗的患者)的胃肠道感染是临床医生和微生物学家面临的诊断挑战。例如，细胞毒性化疗或抗生素治疗可能会使患者发展为艰难梭菌性结肠炎。

腹泻是HIV感染的常见临床表现。许多病原体和机会性病原体已被鉴定出来，并被认为会导致复发性或慢性腹泻。常见的病原包括：

- 沙门菌属、志贺菌属和弯曲菌属的某些菌种；
- 巨细胞病毒；
- 隐孢子虫、贝氏等孢球虫；
- 微孢子虫；
- 溶组织内阿米巴；
- 分枝杆菌属；
- 蓝氏贾第鞭毛虫。

病原学

许多微生物可引起肠道感染。本章未展开全部讨论。这些微生物在本书的第3～6部分中有论述。表74.4总结了相对常见的肠道感染病原体的一般特征。

表74.4 消化道感染病原体的一般特征

病原体	传染源或易感条件	分布	临床表现	主要致病机制	粪便白细胞
弓形菌	食源性	未知	水样腹泻或慢性腹泻	未知	未知
蜡样芽孢杆菌	肉类、蔬菜、米饭	世界范围	中毒症状、呕吐或水样腹泻	摄入预形成的毒素(食物中毒)	–
肉毒梭菌	腌制不当的蔬菜、肉、鱼	世界范围	神经–肌肉麻痹	摄入预形成的毒素(食物中毒)	–
金黄色葡萄球菌	肉类、沙拉、乳制品	世界范围	中毒症状：呕吐	摄入预形成的毒素(食物中毒)	–
产气荚膜梭菌	肉类、家禽	世界范围	水样腹泻	摄入病原体后产生毒素	–
气单胞菌属	水	世界范围	水样腹泻、痢疾和慢性腹泻	不耐热细胞毒性肠毒素(*alt*基因)和(或)耐热细胞毒性肠毒素(*ast*基因)	–
弯曲杆菌属	水、家禽、牛奶	世界范围	痢疾	侵袭性	+
艰难梭菌	抗菌药物治疗；免疫抑制、潜在胃肠疾病、医疗相关暴露	世界范围	痢疾	肠毒素和细胞毒素	+/–
腹泻性大肠埃希菌					
肠致病性大肠埃希菌(EPEC)		世界范围	水样腹泻	黏附/侵袭，无增生	–
产肠毒素性大肠埃希菌(ETEC)	食物、水	世界范围，发展中国家更普遍	水样腹泻	肠毒素	–
肠侵袭性大肠埃希菌(EIEC)	食物	世界范围	痢疾	侵袭，肠毒素	+
肠出血性大肠埃希菌(STEC)	肉类	世界范围	水样腹泻，常有血性腹泻	细胞毒素	–/+
类志贺邻单胞菌	淡水、贝类	世界范围	水样、侵袭性痢疾样腹泻，亚急性/慢性	肠毒素：体外证明为霍乱样毒素、耐热和不耐热毒素、β溶血素和细胞毒素	+/–
沙门菌属(非血清型)	食物、水	世界范围	痢疾	侵袭	+

续 表

病原体	传染源或易感条件	分布	临床表现	主要致病机制	粪便白细胞
沙门菌伤寒血清型	食物、水	热带，发展中国家	肠源性发热	渗透性	+(单核细胞，而非多形核细胞)
志贺菌属	食物、水	世界范围	痢疾	侵袭	+
痢疾志贺菌	水	热带、发展中国家	痢疾	侵袭、细胞毒性	+
霍乱弧菌	水、贝类	亚洲、非洲、中东、南美洲和北美洲(沿海地区)	水样腹泻	肠毒素、细胞毒素	–/+
小肠结肠炎耶尔森菌	牛奶、猪肉、水	世界范围	水样腹泻和(或)肠源性发热	侵袭、渗透	–
蓝氏贾第鞭毛虫	食物、水	世界范围	水样腹泻	未知——吸收障碍	–
微小隐孢子虫	动物、水	世界范围	水样腹泻	黏附	–
溶组织内阿米巴	食物、水	世界范围(在发展中国家更为常见)	痢疾	侵袭，细胞毒性	–/+ (变形虫，破坏白细胞)
轮状病毒	人-人传播；通常在亚临床感染期间和腹泻停止后均有排毒	世界范围	水样腹泻	黏膜损伤导致小肠吸收受损，重者可能危及生命	–
肠道腺病毒	日间护理和医疗保健相关的机构(如医院)；免疫功能低下患者，尤其是造血干细胞移植受者	世界范围	散发病例；慢性水样泻或亚临床感染	未知	–
星状病毒	未知	世界范围	所有年龄段的儿童胃肠炎或无症状；水样腹泻	未知	–
诺沃克病毒(杯状病毒)	贝类、沙拉 免疫血液学ABH及Lewis-组织血型抗原作为病毒受体	世界范围	水样腹泻	黏膜损伤导致小肠吸收受损	–

胃肠道其他感染

除引起小肠和大肠疾病外，微生物还可以感染胃肠道的其他部位及附属器官。

食管炎

食道黏膜感染(**食管炎**)可导致吞咽疼痛或困难，或吞咽时喉部有异物感。食管炎患者通常有局部或系统性隐匿性疾病，如恶性血液系统疾病、HIV感染，或正在接受免疫抑制治疗。最常见的病原体是念珠菌属(主要为白念珠菌)、单纯疱疹病毒和巨细胞病毒。

食管炎的诊断主要基于内镜刷检或食管活检组织涂片找到念珠菌。涂片可通过革兰染色、钙荧光白染色或银染色法进行检查，或进行组织学检查及病毒培养。

胃炎

胃炎是指胃黏膜的炎症。主要表现为恶心和上腹部疼痛，也可能出现呕吐、呃逆和发热。胃炎患者的胃上皮细胞表面可以看到一种弯曲的细菌，即幽门螺杆菌。幽门螺杆菌可从胃镜下获得的胃活检组织样本中检出，但粪便中无检出。急性感染幽门螺杆菌后，大多数人可持续数年无症状。幽门螺杆菌也是导致消化性溃疡的病原体，以及胃癌发生的重要危险因素。

直肠炎

直肠炎是直肠(大肠远端)的炎症。直肠炎常见症状是肛门瘙痒和直肠黏膜分泌物增多；如果感染进展，可能形成直肠溃疡和脓肿。大多数感染是通过肛交的性行为传播的。沙眼衣原体、单纯疱疹病毒、梅毒螺旋体和淋病奈瑟球菌是最常见的病原体。

其他

罕见病原体和未经培养的病原体，如可能与克罗恩病相关的分枝杆菌、与Whipple病相关的惠普尔养障体，也可作为胃肠道疾病的病原体。惠普尔养障体在吞噬细胞的液泡内形成细胞内簇或作为细胞外细菌。惠普尔养障体在环境中分布广泛，人类定植率高。人体的免疫系统通常可清除该菌，而免疫抑制患者则可能感染。Whipple病通常发生在最初感染惠普尔养障体数年后，表现为慢性腹泻和移行性关节痛。也可能造成中枢神经系统损害，往往预后不良和抗感染治疗失败。

腹泻患者的粪便偶尔会培养出大量的微生物，如肠球菌、假单胞菌属或肺炎克雷伯菌，远超过正常定植情况下的菌量。少数证据表明这些微生物可能与腹泻相关。性传播疾病的病原体通过性交进入结肠时可能引起胃肠道症状。胞内分枝杆菌可能通过性传播，导致艾滋病患者出现全身性疾病。人芽囊原虫（一种可能引起人类腹泻的球虫病原体）与胃肠道感染相关，但其引起感染的致病机制尚缺乏相关文献报道。流行病学研究表明，当存在大量胃肠道疾病患者且缺乏其他病原体的情况下，需考虑该微生物感染的可能。

胃肠道感染的实验室诊断

样本采集和运输

实验室要检测肠道病原体，必须遵守适当的样本采集和运输指南（表5.1可快速获取样本采集、运输和处理的指南）。粪便样本和直肠拭子通常用于鉴定与腹泻或食物中毒相关的病原体。如首份样本培养阴性，则应在接下来的几天内向实验室分别再次送检2份样本。由于病原体可能会间歇脱落，因此在数天内不同时间点采样有助于提高检测的阳性率。某些感染原可能难以检测，如贾第鞭毛虫，需要在数周内连续多次送检，甚至可能需要获取十二指肠抽吸物（尤其是贾第鞭毛虫感染病例）或其他替代方法。

概述

用于检测肠道病原体的粪便样本应使用干净的塑料容器留取，并于30 min内送到实验室。样本不得被尿液、钡剂或厕纸污染。直肠拭子应放置在转运培养基中，如Stuart转运培养基。用于直接湿片镜检、艰难梭菌毒素测定、ELISA或乳胶凝集试验检测轮状病毒的粪便样本，必须在不添加任何防腐剂或液体的情况下送至实验室。多数检测都需要超过1汤匙（约5 mL）的液性大便或豌豆大小的成型大便。用于鉴定肠道病原体（包括病毒）的核酸检测试剂盒应按照制造商的说明进行样本采集。

粪便细菌培养样本

如果用于细菌培养的粪便样本留取超过2 h，则应将样本置于转运培养基中。Cary-Blair转运培养基可以保持肠道细菌性病原体的活性，包括弯曲菌和弧菌。但是，不同制造商生产的培养基可能不同。多数专家建议将Cary-Blair培养基的琼脂含量从0.5%降至0.16%（改良版），以维持弯曲菌属活性。缓冲甘油转运培养基不能维持这些细菌的活性。其他的转运培养基，如碱性蛋白胨水，是分离霍乱弧菌的首选培养基。一些制造商生产小瓶装的Cary-Blair培养基，附带1个适合采集样本的自给式塑料勺。

由于志贺菌对环境因素敏感，与Cary-Blair培养基相比，含有等量甘油和0.033 mol磷酸盐缓冲液（pH 7.0）的转运培养基可提高志贺菌的生存能力。为此，将甘油输送培养基置于冰箱或冷冻柜低温保存也可以提高培养阳性率。

如果患者不是因为消化道症状入院，但在入院3 d之后出现腹泻，则需考虑艰难梭菌感染可能，而非其他细菌或病毒性肠道病原体。然而，社区获得性艰难梭菌病（*C. difficile*, CDI）可能发生在出院后或门诊患者中。因此，门诊患者申请粪便艰难梭菌培养或核酸检测不应被拒绝。但是，如果初份样本检测阴性，则不建议重复送检。

粪便样本查虫卵和寄生虫

对于虫卵和寄生虫的检测，建议使用固定剂保存样本进行直观检查（第46章）。

粪便样本检测病毒

如果用于病毒培养的粪便在2 h内没有接种到培养皿中，则必须冷藏。直肠拭子在改良Stuart培养基或其他病毒转运培养基中运输，足以从粪便中回收大多数病毒。有关病毒培养样本采集和运输的更多信息，请参见第64章。用于核酸检测的样本采集应遵循产品说明。

其他样本类型

其他可用于诊断胃肠道感染的样本包括十二指肠抽吸物。这些样本应该立即直接镜检是否有可移动的原生动物滋养体，细菌培养，并将其放入聚乙烯醇（polyvinyl alcohol, PVA）固定剂中进行后续寄生虫检查。应提前通知实验室，以便有效地处理和检查样本。

吞线试验已被证明对诊断十二指肠寄生虫（如贾第鞭毛虫）、从携带者和急性伤寒患者中分离出沙门菌伤寒血清型很有用。这项测试仍在全世界非发达国家使用。患者吞下1个加重的明胶胶囊，包含一段紧密缠绕的绳子，绳子从口中伸出并贴在脸颊上。到了预定时间，胶囊到达十二指肠并溶解，此时覆盖有十二指肠内容物的绳子被收回并立即送到实验室。微生物室检测人员将附着在细绳上的黏液和分泌物剥离，并取一些样本放在载玻片上进行直接镜检，一些样本放入固定剂中，以制备永久染色支架。另一些样本被接种到适当的培养基中用于细菌培养。

粪便中胃肠炎病原体的直接检测

湿片检查

粪便直接湿片镜检，尤其是液体或未成形粪便，是检测脆弱双核阿米巴、内阿米巴、贾第鞭毛虫和其他肠道寄生虫运动滋养体最快的方法。偶尔可以看到其他寄生虫的幼虫或成虫。有经验的观察者还可以在直接湿片上看到隐孢子虫的折射形态和各种类型的包囊，包括卡耶塔环孢子虫，一种与食用受污染的食物（如树莓）有关的寄生虫。如果存在足够数量的寄生虫，甚至可以看到肠道寄生虫的卵子。

含有血液或黏液的粪便的直接湿片镜检，并添加等量的Loeffler亚甲蓝，有助于白细胞的检测，有时可有助于区分各种腹泻类型。由肠道病原体引起的感染性炎症性腹泻的粪便白细胞阳性，而与产毒素微生物、病毒和原虫相关的分泌性腹泻表现为粪便白细胞阴性。此外，由于粪便白细胞降解迅速，可能使识别和定量变得困难。另一种市售的试剂盒可检测乳铁蛋白，一种从中性粒细胞释放到粪便中的糖蛋白。与直接检测完整的白细胞相比，该方法具有更高的敏感性和特异性。乳铁蛋白呈阳性的粪便样本视为白细胞阳性。在相差和暗视野显微镜下，在1份温暖的样本中可以观察到快速运动和弯曲形态的弯曲菌。不应使用会使弯曲菌固定的水或盐水。然而，出于客观原因，大多数实验室不使用湿片镜检。

染色

粪便可进行革兰染色以检测某些病原体。例如，许多细的、逗号形状的革兰阴性杆菌可能提示弯曲菌感染（已排除弧菌情况下）。此外，还可以检测到多形核细胞。抗酸染色可用于检测隐孢子虫属、分枝杆菌和囊等孢球虫属。第46章介绍了通过三色染色法或其他染色对已固定粪便样本的寄生虫检查。所有粪便样本都应进行永久染色以检测寄生虫。

抗原检测

酶免疫分析法(enzyme immunoassay, EIA)可以检测多种能引起胃肠道感染的微生物。例如，商业化的EIA试剂可用于检测大肠埃希菌O157:H7和弯曲菌属，是否存在由STEC产生的志贺毒素，或是否存在艰难梭菌毒素A，或者A和B。此外，可使用固相酶免疫测定法检测轮状病毒。EIA方法也可用于检测隐孢子虫、蓝氏贾第鞭毛虫及溶组织内阿米巴的抗原。EIA方法也被用于检测某些细菌病原体。艰难梭菌的实验室诊断使用EIA或乳胶凝集试剂盒，对样本中的谷氨酸脱氢酶(glutamate dehydrogenase, GDH)抗原和A/B毒素进行联合检测。

核酸检测

核酸扩增技术的发展导致了许多可直接检测各种肠道病原体的产品生产，包括各种主要的病原体：细菌、病毒和寄生虫等。基于核酸的检测可用于多种病原体，如艰难梭菌、弯曲菌、葡萄球菌和肠球菌，包括抗生素耐药基因和其他与胃肠道疾病相关的病毒等。值得注意的是，一些研究表明表型和分子诊断模块之间可能存在差异。核酸方法检测沙门菌的准确性已被证明不如传统方法有效。此外，胃肠道样本的核酸检测结果不能通过培养的方法证实是一个新的挑战。临床上这些病原体很难被分离出用于药物敏感性检测，而这对于某些耐药模式多变的细菌性病原体(如志贺菌)非常重要。这使得可用于监测胃肠道病原体抗生素耐药模式和趋势的流行病学数据减少。在诊断实验室采用全基因组测序进行分子流行病学分析将弥补使用非培养方法诊断胃肠道感染的不足。

粪便培养法分离病原体

细菌

用于培养的粪便样本应接种到固体琼脂和肉汤等多种培养基中，以获得最大产量。培养基的选择基于临床需求、地理区域、患者群体、已知地方性感染原和实验室的要求。本节将阐述准化选择培养基的建议；然而，每个实验室应考虑上述列出的因素以确保提供最有效的分离和诊断方法。

常规培养的微生物·在美国，大多数临床实验室所接收的粪便样本应常规进行弯曲菌、沙门菌和志贺菌培养。气单胞菌和邻单胞菌也应纳入常规粪便培养的名单中。对每位患者的粪便样本进行所有潜在肠道病原体的检查，花费巨大且不切实际。对常规培养的细菌名单，应考虑实验室所提供的当地该病原体引起胃肠道感染的发生率等流行病学数据。例如，如果实验室证实小肠结肠炎耶尔森菌胃肠炎的发病率在当地足够高，那么该病原体应常规进行检测。同样，由于弧菌属引起的疾病在美国高危地区(沿海岸)居住者中日益流行，这些地区的实验室也应常规进行弧菌检测。相反，除非患者有确切的旅行史，否则位于美国中西部的实验室不应常规检测这些微生物，除非有特殊要求。肠出血性大肠埃希菌(如大肠埃希菌O157:H7)的培养方法差异很大；根据疾病发生率，当涉及严重腹泻病例时，实验室通常使用非培养手段检测这种病原体。检测大肠埃希菌O157:H7的选择性或筛选培养基也有很大差异，包括含1%山梨醇的培养基(大多数O157:H7大肠埃希菌为山梨醇阴性)、特异性胰蛋白酶血琼脂(Unipath GmbH, Wesel, Germany)、Ramba CHROM(Gibson Laboratories, LLC, Lexington, KY)、CHROMagar(BD Diagnostics, Franklin Lakes, NJ)或彩虹系列显色琼脂O157(Bio log, Inc., Hayward, CA)

常规培养方法·本章未能对所有肠道病原体培养进行深入讨论。由于美国实验室经常使用非培养的方法来鉴定肠道细菌病原体，因此实验室应该考虑对肠道病原体进行回流培养(reflux cultures)，以进一步鉴定、改变诊断方向和监测研究。随着不依赖培养方法的发展，包括全基因组测序的可用性，诊断实践将继续发展，使得这些微生物的培养可能变得不再必需。实验室应常规检查粪便中是否存在沙门菌、志贺菌和弯曲菌，因此，要求对这些微生物进行培养。所有其他病原体(包括病毒)的培养条件见第三、第四和第六部分。用于检测最常分离的肠杆菌科细菌、沙门菌属和志贺菌属的样本应接种到基础培养基、弱选择性和差异性培养基，以及中等选择性培养基。

血琼脂(含5%羊血的胰蛋白酶大豆琼脂)是一种优良的通用基础培养基。除革兰阴性杆菌外，血琼脂培养基还允许酵母菌、葡萄球菌和肠球菌的生长。可用于评估正常革兰阴性肠道菌群的缺失，或大量微生物如金黄色葡萄球菌、酵母菌和铜绿假单胞菌的存在。血琼脂平板还可提供菌落进行氧化酶测试。第三区或第四区出现少数不像假单胞菌的菌落应常规进行细胞色素氧化酶检测。如果存在大量菌落，应怀疑气单胞菌、弧菌或邻单胞菌属。

弱选择性琼脂培养基可用于培养大多数肠杆菌、弧菌和其他可能病原体；麦康凯(MacConkey)琼脂效果很好。一些实验室使用曙红亚甲基蓝(eosinmethylene blue, EMB)琼脂培养基，对污染微生物的抑制作用略强。应进一步检测所有不发酵乳糖的菌落，确保不漏检弧菌和致病性肠杆菌。乳糖阳性弧菌(创伤弧菌)、致病性大肠埃希菌属(特别是大肠埃希菌)、一些气单胞菌属和拟单胞菌属在MacConkey琼脂上可能难以鉴别。

沙门菌和志贺菌　除样本直接培养外，同时接种在肉汤培养基时，沙门菌和志贺菌的培养率最高。通常用亚硒酸盐肉汤培养基选择性富集这两种微生物。革兰阴性菌肉汤也可在一些实验室用作分离志贺菌属的富集培养基。亚硒酸盐F肉汤可用于沙门菌的分离和富集。甘露醇亚硒酸盐肉汤可用于沙门菌伤寒血清型和沙门菌副伤寒血清型。样本还应接种到中等选择性琼脂中，如HE(Hektoen enteric)琼脂培养基、木糖赖氨酸脱氧胆盐(xylose-lysine deoxycholate, XLD)琼脂培养基或沙门菌显色培养基(CHROMagar *Salmonella*)。HE和XLD可分离培养沙门菌和志贺菌，在实验室广泛使用。疑似沙门菌伤寒血清型的培养应使用强选择性培养基，如亮绿琼脂或亚硫酸铋琼脂培养基。这些培养基抑制大多数肠杆菌的生长，从而有助于沙门菌和志贺菌的检测。乳糖阴性、乳糖阳性和产H_2S微生物的菌落形态如图74.7所示。所有这些培养基在35～37℃的环境空气中培养，并在24 h和48 h检查可疑菌落。

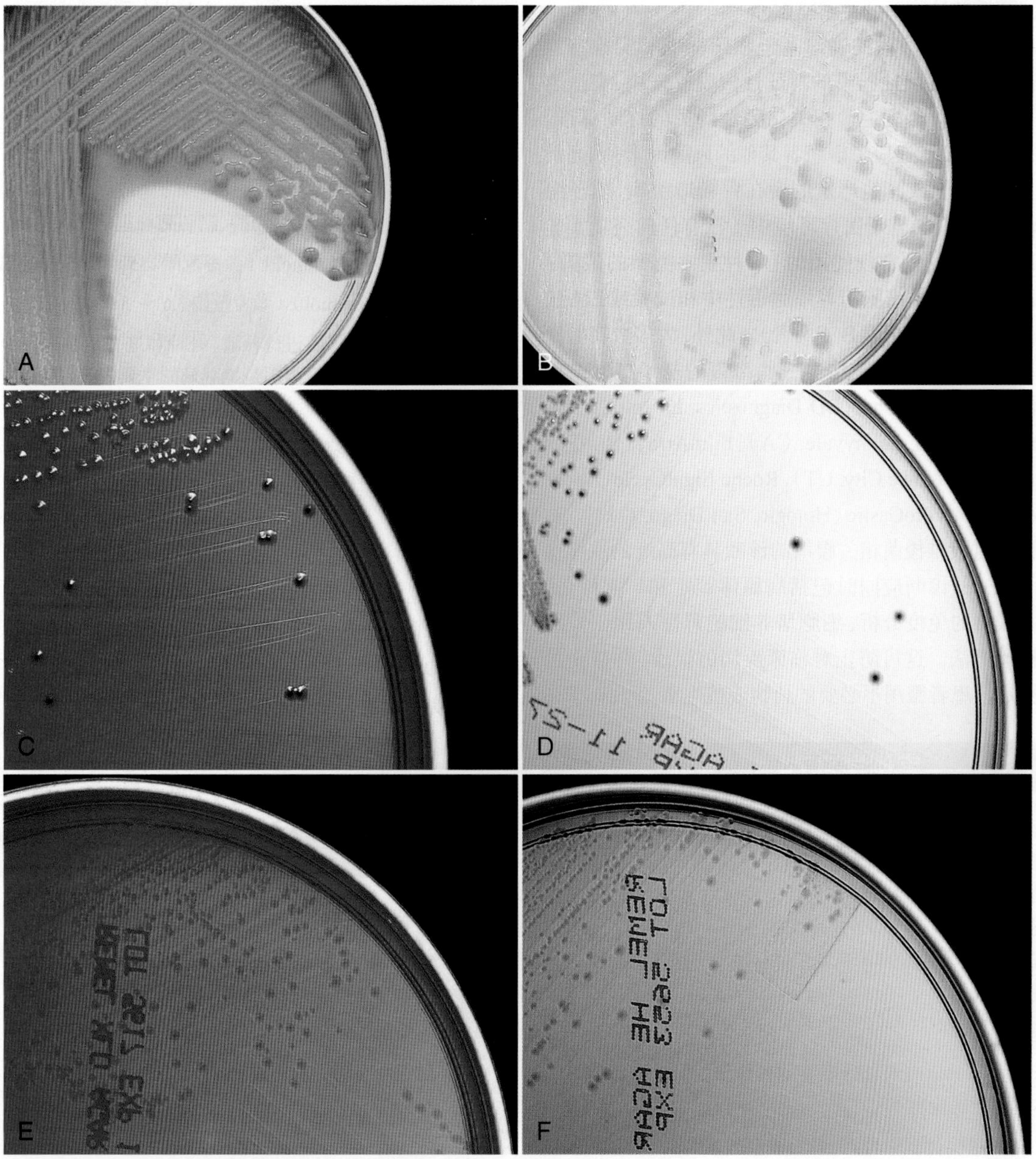

图74.7 在XLD琼脂(A)和HE琼脂(B)上生长的乳糖阳性菌菌落。在XLD琼脂(C)和HE琼脂(D)上生长的肠炎沙门菌菌落(乳糖阴性)(注意两种琼脂如何检测H_2S生成)。在XLD(E)和HE琼脂(F)上生长的志贺菌菌落(乳糖阴性)。

弯曲菌 用于分离空肠弯曲菌和结肠弯曲菌的培养物应接种到至少两种含有抑制正常微生物群生长的抗菌剂的选择性培养基中。引入含有选择性抗生素成分的无血炭末培养基,提高了大多数肠致病性弯曲菌的检出率。市售的两种主要培养基:改良炭头孢哌酮脱氧胆酸盐琼脂(charcoal cefoperazone deoxycholate agar, CCDA)和炭末选择性培养基(charcoal-based selective medium, CSm)。也有血琼脂培养基、Skirow培养基和Campy CVA(头孢哌酮、万古霉素、两性霉素)。布氏肉汤培养基(Brucella broth base)对弯曲菌属的培养阳性率欠佳。据报道,使用无血培养基从粪便样本中分离弯曲菌的效果更好。商业化的用于分离弯曲菌的琼脂平板可从多家制造商处获得。这些培养皿在42℃的微需氧环境中培养,并在24 h和48 h时检查可疑菌落。与胃肠道疾病相关的其他弯曲菌(如猪肠弯曲菌猪肠亚种,胎儿弯曲菌胎儿亚种)的培养方法参见第33章。

增菌肉汤 如前所述,增菌肉汤有时用于提高沙门菌、志贺菌、弯曲菌和小肠结肠炎耶尔森菌的检出率,志贺菌除外。革兰阴性肉汤(Hajna-GN)或亚硒酸盐F肉汤可保证大多数常规培养的检出率。肠杆菌的增菌肉汤应在35℃的空气中培养6～8 h,并应传代到至少2种选择性培养基中。粪便样本应在接种到基础培养基时同时接种到肉汤中;检测为阴性(表明没有生长)的肉汤可以不用传代培养就丢弃。Campy-thioglycollate增菌肉汤可提高弯曲菌属阳性培养物的产量,尽管并不常规使用。将弯曲菌的富集液冷藏过夜或至少8 h,然后滴几滴至弯曲菌选择性琼脂培养基上,并在微需氧环境中于42℃下培养。

艰难梭菌相关性腹泻的实验室诊断

艰难梭菌相关性腹泻的确诊基于临床标准和实验室检测。结肠镜下显示伪膜性肠炎的特征性假膜或斑块、有适当的抗生素使用史，符合抗生素相关伪膜性肠炎的诊断标准。对于CDI的疑似诊断，还应考虑患者其他的风险因素，如高龄（＞65岁）、免疫抑制或其他严重的潜在胃肠道疾病、质子泵抑制剂的使用，以及暴露于医疗环境中。没有任何一项实验室检查可以单独确诊。常规使用的有2种主要类型的试验：直接培养微生物；通过细胞培养细胞毒性中和试验或EIA法检测细胞毒素（毒素A、毒素B或两者）。此外，大多数实验室都在使用基于核酸的检测方法。一些市售的基于核酸的检测试剂盒包括BD Gene Ohm（BD Diagnostics, La Jolla, CA）、赛　沛Xpert（Cepheid, Sunnyvale, CA）、FilmArray（Bio-Fire Diagnostics Inc., Salt Lake City, UT）、Roche LightCycle（Roche Applied Science）和ProGastro（Hologic, San Diego, CA）。基于核酸的检测对艰难梭菌相关腹泻的诊断具有高度的敏感性和特异性。CDI的诊断应同时包括病原体鉴定和毒素评估，包括毒素A或B的免疫分析、细胞培养细胞毒性或用于检测毒素B的核酸方法。这可防止对临床疾病的误诊，并防止给非毒性菌株定植患者服用不必要的药物或抗生素。

案例学习74.1

一名30岁男性，在当地一家餐馆进食后3 d出现腹泻伴有严重腹部绞痛。他出现发热、乏力，并就诊。采集了粪便样本并立即送至实验室。湿片直接镜检见大量的白细胞和细菌，这些细菌是不可移动的。患者接受环丙沙星治疗。粪便培养出一种非乳糖发酵的革兰阴性杆菌，该菌被鉴定为宋氏志贺菌。

问题：

1. 在采集后30 min内未进行培养的粪便中，哪种致腹泻病原体变得无法检出？
2. 如果样本送检过程中延迟，什么保护剂和储存温度最适合保存样本？
3. 细菌培养后，应使用什么传统方法来鉴定志贺菌到种的水平？这种鉴定方法的重要性是什么？

案例学习74.2

一名52岁女性，正在接受类风湿关节炎免疫抑制治疗，严重水样腹泻2 d，伴有寒战和101℉（38.3℃）的发热，不伴恶心或肌痛的症状，但有严重的腹部痉挛和纳差。她最近去看望了她的侄女，而她侄女刚买了一只宠物龟。患者无其他确切的旅行史或疾病接触史，门诊予以止泻药对症治疗。

起病第3 d，她病情恶化，并进行了以下体格检查和实验室检查：

- 生命体征：体温102℉（38.9℃），呼吸20次/分，血压90/56 mmHg，心率98次/分。
- 查体：腹部弥漫性压痛外，其余无特殊发现；无皮疹或肿块；有脱水征。
- 白细胞16×10^9/L［参考范围（5～10）$\times 10^9$/L］，中性粒细胞82%。
- Hgb=14.5 g/L。
- 肝功能检查：淀粉酶、脂肪酶均正常。
- Na为144 mmol/L（参考范围135～145 mmol/L）。
- K=3.0 mmol/L（参考范围3.6～5.0 mmol/L）。

她被安排住院进行补液、补钾和进一步检查。最初诊断为脓毒血症。由于腹泻是她起病的主要表现，因此送检了粪便样本进行培养和粪便白细胞计数。

患者在入院第2 d接受经验性三联抗生素治疗后迅速康复。在患者住院期间，她的侄女也出现了严重腹泻，在门诊治疗成功。

问题：

1. 在这种情况下，感染的可能病因是什么？
2. 使用抗生素是否改善或恶化了患者的病情？并给出合理的解释。
3. 为什么患者的侄女恢复得这么快，而患者本人却经历了更严重的情况，包括脱水和脓毒血症？

复习题

1. 自限性食物中毒通常由（　　）引起

   a. 肉毒梭菌孢子　b. 被大肠埃希菌污染的汉堡　c. 被金黄色葡萄球菌污染的沙拉或其他食物　d. 被霍乱弧菌污染的水

2. 肠毒性腹泻病的表现（　　）

   a. 血性黏液便　b. 大量水样腹泻　c. 粪便白细胞计数增多　d. 血性腹泻

3. 使用抗菌药物抑制正常微生物菌群通常会导致（　　）胃肠道感染

   a. 肠致病性大肠埃希菌　b. 铜绿假单胞菌　c. 艰难梭菌　d. 白念珠菌

4. 除了（　　）外都能保护胃肠道免受感染

   a. 蠕动运动　b. 定植菌群　c. 黏液　d. 碱性pH

5. 一名患者出现头痛和身体不适，轻度消瘦。患者表示她已经有大约24 h的水样腹泻。感染最有可能是（　　）

   a. 痢疾杆菌感染的结果　b. 小肠感染　c. 大肠感染　d. 大肠埃希菌感染的结果

6. 肠毒素检测的方法包括以下哪种（　　）

   a. 免疫扩散法、血清学、培养　b. 免疫扩散法、乳胶凝集试验或分子诊断（基因鉴定）　c. PCR、免疫扩散法、培养　d. 培养后进行血清学检查

7. 哪种病原体与血栓性血小板减少性紫癜有关(   )

a. 痢疾志贺菌 b. 艰难梭菌 c. STEC d. 霍乱弧菌

8. 以下哪一种是通过腹部吸盘附着到肠道的有鞭毛的原生动物?

a. 隐孢子虫 b. 囊等孢球虫属 c. 粪类圆线虫 d. 蓝氏贾第鞭毛虫

9. 一名患者因发热和黏液脓血便而进入急诊室。患者主诉伴有腹部痉挛。感染的可能感染原是什么(   )

a. 沙门菌 b. 大肠埃希菌 c. 志贺菌 d. 艰难梭菌

10. 是非题

______大肠埃希菌O157:H7、志贺菌和艰难梭菌可耐受胃酸。

______肠毒素性腹泻通常是由胃肠道病原体感染引起的。

______如粪便肠道病原体培养阴性,则诊断为非感染性。

______粪便样本中含有大量碎屑,包括植物成分、代谢副产物和细菌,因此不需要转运培养基。

11. 配对题:将每个术语与正确的描述配对

______肉毒梭菌 ______沙门菌

______空肠弯曲菌 ______艰难梭菌

______ETEC ______产气荚膜梭菌

______蓝氏贾第鞭毛虫 ______食管炎

______霍乱弧菌 ______蜡样芽孢杆菌

a. 医院获得性 b. 米饭 c. 蜂蜜 d. 鸡蛋 e. 微需氧 f. A亚单位和B亚单位 g. 不耐热毒素 h. 肉类和肉汁 i. 旅行者腹泻 j. HIV

12. 简答题

(1) 描述用于肠道病原体培养鉴定的培养基的基本要求。为什么可以使用分子检测方法进行鉴定,传统培养法检测肠道病原体仍然很重要?

(2) 描述艰难梭菌相关性腹泻的正确实验室诊断方法。

参考答案

案例学习74.1

1. 没有pH缓冲保存液时志贺菌易暴露于空气中。此外,粪便中的白细胞也会在短期内降解。

2. Cary-Blair转运培养基具有缓冲能力,或者甘油缓冲盐水可将粪便保持在中性pH,这对于保持肠道致腹泻病原体的活性非常重要。甘油缓冲盐水是志贺菌的首选,但可抑制弯曲菌生长。样本接种前应在4℃下保存,以抑制粪便正常菌群的生长。含防腐剂的粪便不能用于白细胞检测。

3. 志贺菌通常通过血清凝集试验来鉴定为A、B、C或D群。宋氏志贺菌(D群)具有独特的生化特征:鸟氨酸脱羧酶阳性及ONPG阳性。菌种鉴定对于流行病学调查研究非常重要。美国许多州要求实验室向当地卫生部门报告胃肠炎病原体的分离情况,以采集流行病学数据。

案例学习74.2

1. 肠炎沙门菌肠炎亚种,与处理宠物海龟有关。

2. 肠炎沙门菌感染通常是自限性的,抗生素可能会延长带菌状态。带菌状态可能会在患病后持续数周。

3. 老年患者免疫功能低下,感染难以控制,进而导致败血症发生。

复习题

1. c; 2. b; 3. c; 4. d; 5. b; 6. b; 7. d; 8. d; 9. c; 10. √, ×, ×, ×; 11. c,d,e,a,g,h,i,j,f,b

12. (1) 用于检测最常分离的肠杆菌科、沙门菌和志贺菌属的样本应接种到基础培养基、弱选择性和差异性培养基,以及中度选择性培养基中。血琼脂是一种基础培养基,麦康凯琼脂(MAC)具有中等强度选择性和差异性。此外,其他分离肠道病原体培养基,如沙门菌志贺菌(SS)琼脂、木糖赖氨酸脱氧胆盐(XLD)琼脂或HE(Hektoen enteric)琼脂培养基,可用于病原体的特异性鉴定。通常还包括选择性富集肉汤,用于促进低水平病原体的生长。

许多实验室正在使用多重PCR检测法来鉴定粪便样本中的病原体相关基因。实验室一般不会对样本进行培养,因此没有用于敏感性测试或流行病学调研的菌落。这导致公共卫生系统在追踪肠道病原体和抗生素耐药模式方面的困难,而上述模式可以用来确定疫情不断加重或治疗失败的原因。

(2) 艰难梭菌相关性腹泻的最终诊断基于临床标准和实验室检测。内窥镜检查中发现特征性假膜可诊断为假膜性结肠炎,结合既往抗生素应用史,可诊断为抗生素相关假膜性肠炎。任何一项实验室检测都不能单独确诊。传统的实验室诊断方法包括培养、通过组织培养检测细胞毒素及艰难梭菌毒素的抗原检测分析(如酶免疫分析和乳胶凝集试验)。现在,大多数实验室使用的快速分子诊断技术也可用于艰难梭菌的检测。

第75章 · 皮肤、软组织和伤口感染
Skin, Soft Tissue, and Wound Infections

王青青 · 译　苏逸 · 审校

本章目标

1. 认识皮肤层，描述皮肤在宿主防御中的功能，包括物理和化学性质。
2. 列出皮肤上的定植或者被认为是正常的微生物群。
3. 描述细菌入侵并引起皮肤和软组织感染的机制。
4. 定义皮肤感染的每一种表现：
   - 斑疹、丘疹、结节、脓疱、水疱、鳞屑、溃疡
5. 描述以下感染类型特征及相关的实验室诊断：
   - 毛囊炎、疖、丹毒、红癣、类丹毒、脓疱、蜂窝织炎
   - 皮肤真菌病、坏死性筋膜炎、肌炎
6. 列出一种可引起以下疾病感染的病原体，并描述相关的实验室诊断：
   - 术后、咬伤、烧伤
7. 定义窦道及相关病原体。
8. 糖尿病患者中最常见的皮肤软组织感染病原体。
9. 描述并评估下列感染类型的送检样本：溃疡、结节或脓肿、脓皮病或蜂窝织炎、水疱或大疱、窦道、瘘管、烧伤、手术后伤口和咬伤。
10. 将患者的体征和症状与实验室结果相结合，以确定皮肤、软组织或伤口感染病原体。

概论

皮肤是内部器官和外部环境之间的屏障。皮肤容易受到创伤，所以感染风险大。此外，皮肤表面可见的表现有助于为体内系统性疾病的识别提供线索。

皮肤的解剖结构

皮肤分为两层：**表皮**（最外层）和**真皮**。真皮下的组织将皮肤与皮下结构相连（图75.1）。表皮由复层鳞状上皮构成。**毛囊、皮脂腺**（分泌油脂）和**汗腺**均通过表皮在皮肤表面开口。真皮由富含血液和神经末梢的致密结缔组织组成，一些毛囊和皮脂腺位于该皮层。**皮下组织**含有疏松结缔组织，富含脂肪。深层的毛囊和汗腺位于该层。位于皮下组织下方的**薄筋膜层**（片状或带状纤维组织），包括肌肉、韧带和其他结缔组织。

皮肤功能

皮肤是人体最大最薄的器官。它在人体内外环境之间形成一种自我修复和保护的边界。皮肤在人体中发挥着重要作用，表现在控制体温、水和盐排泄、合成重要的化学物质和激素，以及可作为感觉器官。皮肤具有重要的保护功能，因为表皮最外层是由含有**角质**的细胞组成，后者是一种防水蛋白质。皮肤的正常微生物群、pH和化学防御（高盐和酸性环境）也有助于防止病原体的定植。框75.1中列出了皮肤定植微生物，其在不同人之间可能存在差异。

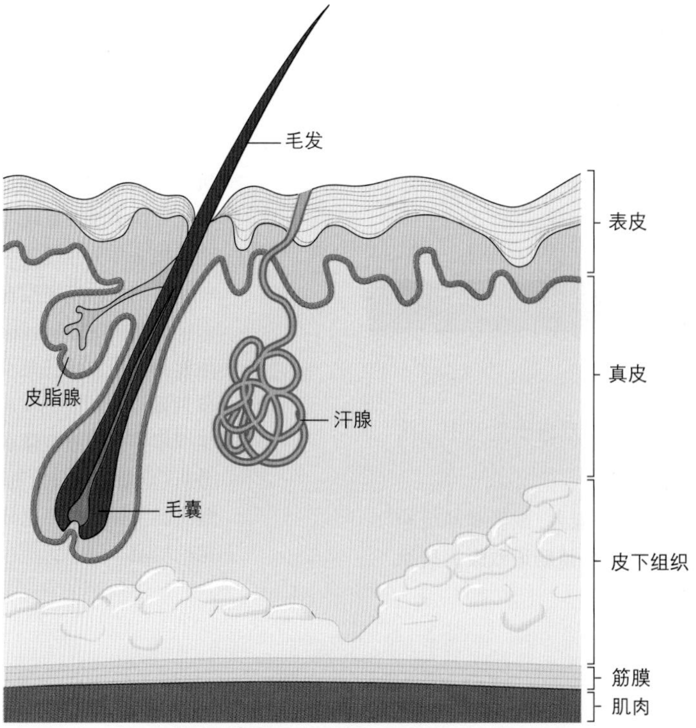

图75.1　皮肤解剖图。

框75.1　皮肤正常菌群

类白喉杆菌、表皮葡萄球菌、其他凝固酶阴性葡萄球菌、痤疮丙酸杆菌

流行病学、病因和致病机制

在所有就医患者中，患有某种皮肤病或皮肤损伤的约占15%，其中很多是感染性疾病。可能包括细菌、真菌、寄生虫和病毒感染。此类感染可包括1种或几种病原体。由于病原体的多样性和感染的潜在复杂性，只有最常见的、累及皮肤和皮下组织的感染可得到有效治疗。

皮肤感染可因外界微生物通过皮肤破口入侵发生，也可以是引起全身系统性疾病的病原体经血流播散至皮肤而发生。某些感染中，细菌产生的毒素会造成皮肤损伤，如葡萄球菌烫伤样皮肤综合征。有时皮肤病变是由于宿主对微生物抗原的免疫反应造成的。

由于皮肤感染病原微生物的多样性，临床医生往往依赖皮损的外观作为诊断线索，以确定所需的实验室检测方法。皮肤病变的物理特征可以帮助提示是否需要涂片、培养、活检或外科手术。表75.1罗列了一些常用来描述皮肤感染表现的术语。图75.2展示了一些皮损的例子。

表75.1　皮肤感染表现

术语	描述	可能的致病病原体
斑	局部皮肤扁平变色	皮肤真菌感染 梅毒螺旋体（继发性梅毒） 病毒，如肠病毒（皮疹）
丘疹	实性隆起，直径≤5 mm	人乳头瘤状病毒3型和10型（扁平疣） 痘病毒（传染性软疣） 疥螨（疥疮） 金黄色葡萄球菌、铜绿假单胞菌等（毛囊炎）
结节	实性凸起病灶，直径＞5 mm	白喉棒杆菌 申克孢子丝菌 其他真菌（皮下真菌病） 海洋分枝杆菌 诺卡菌属 金黄色葡萄球菌（疖）
脓疱	局限的、凸起的、充满脓液（白细胞和液体）的病变	念珠菌属 皮肤真菌 单纯疱疹病毒 淋病奈瑟球菌（淋病） 金黄色葡萄球菌（毛囊炎） 金黄色葡萄球菌或A组链球菌（脓疱病） 水痘-带状疱疹病毒（水痘和带状疱疹）
水疱	局限的、凸起的、充满液体（水疱样）的病变，直径＜5 mm	单纯疱疹病毒 水痘-带状疱疹病毒（水痘和带状疱疹）
大疱	局限的、凸起的、充满液体（水疱样）的病变，直径＞5 mm	梭状芽孢杆菌属（坏死性气体坏疽） 单纯疱疹病毒 其他革兰阴性杆菌 金黄色葡萄球菌（大疱性脓疱病和烫伤样皮肤综合征） 创伤弧菌和其他弧菌属
鳞屑	干燥、粗硬、层状病变	皮肤真菌病（癣）
溃疡	表皮及真皮层缺失	炭疽杆菌（皮肤炭疽） 肠道微生物群（褥疮） 杜克雷嗜血杆菌（软下疳） 梅毒螺旋体（原发性梅毒下疳）

来源：Lazar AJF. *Robbins Basic Pathology*. 8th ed. St Louis: Saunders; 2007.

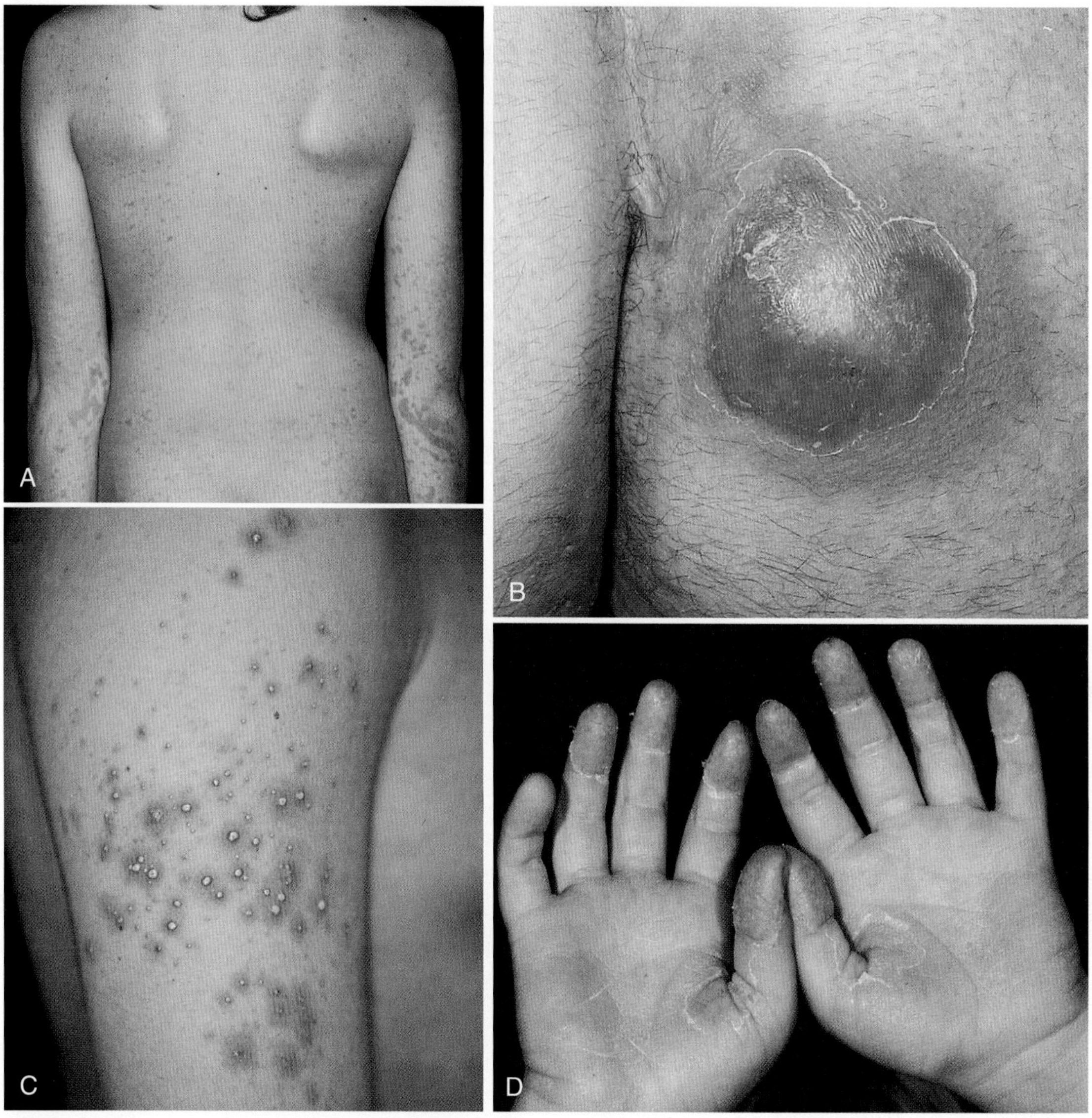

图75.2 （A）病毒性斑丘疹。（B）疖。（C）金黄色葡萄球菌引起的毛囊炎，有大量脓疱。（D）A组链球菌引起的猩红热，导致皮肤脱屑（脱落或剥落）。（来源：A and D, from Habif TB. *Clinical Dermatology: A Color Guide to Diagnosis and Therapy*. 3rd ed. St Louis: Mosby; 1996.）

皮肤软组织感染

表皮和真皮层感染

可发生很多种皮肤感染。本部分讨论几种常见感染。

毛囊内或周围感染

毛囊炎、疖和痈是位于毛囊内或毛囊周围的局部脓肿。这三种感染根据病变大小和累及皮下组织的程度得以区分。表75.2总结了每种感染各自的临床特征。在大多数情况下，这些感染是由于皮肤油脂（**皮脂**）堵塞毛囊或由于摩擦（如衣服摩擦皮肤）造成的轻微创伤而引起的。金黄色葡萄球菌是这3种感染最常见的病原体。肠杆菌目、糠秕马拉色菌和念珠菌属也可能引起毛囊炎。由铜绿假单胞菌引起的毛囊炎暴发据报道与使用游泳池和热水浴缸有关。

表皮角质层的感染

由于皮肤真菌可利用表皮细胞中的角质，所以它们是皮肤感染重要的病原体。与前面讨论的感染类型不同，皮肤真菌不会侵入皮肤的深层。此外，角质也存在于头发和指甲中，所以真菌也可能导致这些部位的浅表感染（更多信息见第60章）。

表75.2 毛囊感染

感染类型	皮肤表现
毛囊炎（毛囊轻度感染）	毛发穿过丘疹或脓疱，周围发红
疖	病初为毛囊内的红色结节，后变成疼痛并充满脓液的脓肿
痈	疖合并并深入真皮和皮下组织；通常发生于多个部位，脓液引流至皮肤表面（窦道）

表皮和真皮的深层感染

大多数表皮和真皮深层的感染都是由外伤致皮肤破损后微生物入侵引起。这些浅表皮肤感染通常不需要手术治疗。表75.3总结了这类感染。在大多数情况下，局部处理即可，偶尔需要抗生素治疗。

表75.3 表皮和真皮层感染

感染类型	临床特征	病原体	其他
丹毒	主要累及真皮和皮下组织的浅表部分；疼痛、红肿和硬化病变；有发热，伴局部淋巴结病（肿大）；病变有明显的、边界清楚的凸起（图75.3）	A组链球菌[化脓性链球菌（有时是B、C、G组链球菌）]	婴儿、儿童和老年人易感；临床诊断为主
红癣	表皮角化层慢性感染；病变呈干燥、鳞状、瘙痒和红褐色	可能由极小棒状杆菌引起	常见于糖尿病患者；类似皮肤真菌感染
类丹毒	紫红色，无水疱的皮肤病变，边缘不规则隆起；皮损发痒、烧灼；发热等全身症状不常见	红斑丹毒丝菌	不常见；被认为是一种职业病
脓疱	红斑（红色）病变，可为大疱性（较少见）或非大疱性	非大疱：A组链球菌（化脓性链球菌） 大疱：金黄色葡萄球菌	
蜂窝织炎	弥漫性、扩散性感染，累及真皮深层；病灶边界不清、平坦、疼痛、红肿；患者有发热、寒战和局部淋巴结肿大（图75.4）	常见：A组链球菌和其他链球菌、金黄色葡萄球菌 不常见：气单胞菌、弧菌和流感嗜血杆菌（常感染幼儿）	临床诊断为主
皮肤真菌病	皮肤及其附属物的浅表真菌感染（即癣、脚癣、股癣、指甲和头发感染）	表皮癣菌属、小孢子和毛癣菌属	
汗腺炎	腋窝、生殖器或肛周区域大汗腺阻塞引起的慢性感染，常间歇排出恶臭的脓液	金黄色葡萄球菌、咽峡炎链球菌群、厌氧链球菌和拟杆菌属	
感染的藏毛性囊肿或毛发	红肿痛	厌氧菌，包括脆弱拟杆菌群、普雷沃菌、梭杆菌、厌氧菌革兰阳性球菌和梭菌属	

皮肤溃疡可出现表皮和部分真皮组织的缺失。相反，**结节**属于炎症病灶，表皮和真皮层基本保持完整。有很多细菌和真菌在溃疡或结节性皮肤病变后入侵伤口，并引起感染。这些病原体包括炭疽芽孢杆菌、白喉棒状杆菌、海洋分枝杆菌、诺卡菌属和申克孢子丝菌。

皮下组织感染

皮下组织感染可表现为**脓肿**、**溃疡**或**疖**。在无基础疾病的患者，引起其发生皮下脓肿最常见的病原体是金黄色葡萄球菌。很多皮下脓肿是多种病原体感染所致。从皮下脓肿分离出的病原体在很大程度上取决于感染的部位。例如，厌氧菌通常从会阴、腹股沟和臀部的脓肿中分离出来，而非会阴感染通常是由包含兼性厌氧菌在内的多种微生物感染引起的。

进展性协同性坏疽，或称**Meleney溃疡**，是一种缓慢进展的皮下组织感染，通常在创伤或手术后出现溃疡开始。感染可导致皮下坏死和逐渐增大的溃疡。它属于多重微生物感染，其中微嗜气链球菌与金黄色葡萄球菌协同生长。感染也可能包括其他兼性或厌氧微生物。

在很多情况下，表皮和真皮的感染逐渐向深部进展，成为皮下感染，甚至可能到达筋膜层或肌肉。例如，**丹毒**（图75.3）可发展为皮下**蜂窝织炎**，最终发展为**坏死性筋膜炎**。同样，毛囊炎很容易发展为皮下脓肿或痈，并可延伸至筋膜层。蜂窝织炎也可延伸至皮下组织（图75.4）。厌氧菌引起的蜂窝织炎可在皮下组织中出现大量气体。这种类型的感染最常发生在四肢，尤其常见于糖尿病患者。感染可累及颈部、腹壁、会阴、结缔组织或其他部位。厌氧菌引起的蜂窝织炎也能发生在术后患者中。该类病变发生、发展通常缓慢，患者可能不会立即

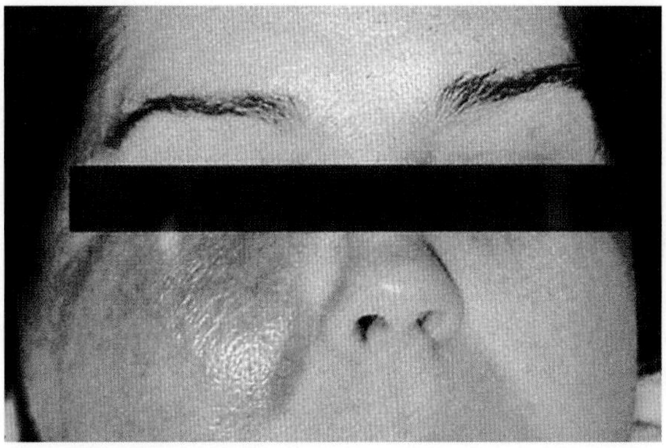

图75.3 A组链球菌感染引起的丹毒。

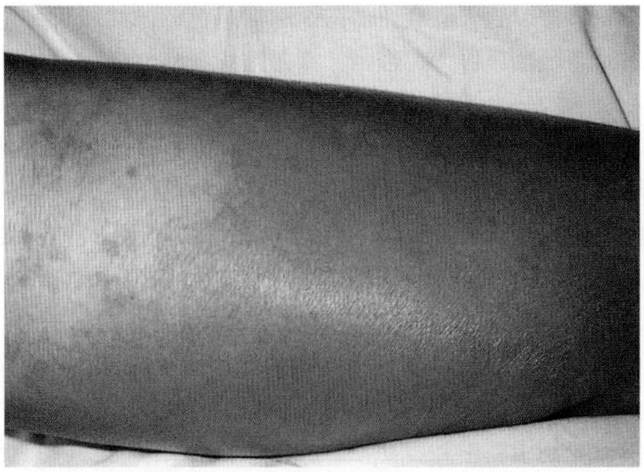

图75.4 蜂窝组织炎。（来源：Farrar WE, Wood MJ, Innes JA, et al. *Infectious diseases: Text and Color Atlas.* 2nd ed. London: MosbyWolfe; 1992.）

表现出明显的全身症状。深部软组织感染大多是需氧、兼性和厌氧菌的混合感染。其中常见的需氧或兼性厌氧微生物包括大肠埃希菌、α 溶血性和非溶血性链球菌及金黄色葡萄球菌。A组链球菌和肠杆菌目的其他成员也可能引起感染。此外，引起深部组织感染的厌氧菌数量和种类更多，包括消化链球菌属、脆弱芽孢杆菌、普雷沃菌属、卟啉单胞菌属、其他厌氧菌革兰阴性杆菌和梭状芽孢杆菌。通常不会出现菌血症。

肌筋膜和肌肉感染

属于不常见的，但严重或可能加重的、累及深部且常是广泛的软组织和皮肤感染。

坏死性筋膜炎

坏死性筋膜炎是一种相对少见的严重感染。基本病理包括筋膜及肌肉的感染。因为筋膜层无阻断感染传播的屏障，所以筋膜层的感染可能在短时间内在体内广泛、迅速地蔓延。根据病原体不同，可分为3种不同类型的坏死性筋膜炎。类型Ⅰ是多种微生物感染，通常是拟杆菌或消化链球菌与1个或多个兼性厌氧菌混合感染，如A组链球菌或肠杆菌目。类型Ⅱ通常是A组链球菌的单细菌感染，但也可能与另一种细菌共感染有关，后者通常是金黄色葡萄球菌。类型Ⅲ是由革兰染色阴性的海洋微生物感染引起的，如嗜水气单胞菌或弧菌属。坏死性筋膜炎通常是急性起病，可累及身体任何部位。

进展性细菌性协同坏疽

进展性细菌性协同坏疽通常是一种慢性皮肤坏死情况，最常发生于术后，尤其是在腹部或胸部手术或其他医疗操作后，如结肠造瘘术（连接结肠和腹壁的开口）后。病变范围广泛，累及腹壁，可导致内脏**切除**（由于压迫内脏）。该类感染通常是微嗜气链球菌和金黄色葡萄球菌协同感染造成。也可能存在其他微生物，包括厌氧链球菌、变形杆菌、其他革兰阴性杆菌或其他兼性和专性厌氧细菌。上述微生物感染并不常见。应对进展中的病变外缘组织进行采样培养（而不是伤口中心部位）。这样可避免可能的病原体（微嗜气链球菌）培养呈阴性。

肌炎

肌炎（肌肉炎症）可由各种微生物引起。病理发生的性质是多样的，如有时肌肉广泛坏死，有时出现局部肌肉化脓（**化脓性肌炎**）。可能诱因是穿透性伤口、四肢血供不足或其他病原体持续感染。血行播散引起的急性细菌性肌炎最常见的病原体是金黄色葡萄球菌。细菌性肌炎的分类包括化脓性肌炎、腰肌脓肿（髂腰肌筋膜腔内脓肿）、金黄色葡萄球菌肌炎、A组链球菌坏死性肌炎、B组链球菌性肌炎、梭状芽孢杆菌性坏疽和非梭状芽孢杆菌性肌炎。由于血供不足而引起的严重血管问题可能导致肌肉组织死亡，最终继发感染（血管性坏疽）。引起肌炎或其他肌肉病理改变的微生物列于框75.2中。

框75.2 引起肌炎或其他肌肉病变的微生物

产气荚膜梭菌、诺维梭状芽孢杆菌、坏疽毒素梭状芽孢杆菌、溶组织梭状芽孢杆菌、索氏梭状芽孢杆菌、生孢梭状芽孢杆菌、双歧副梭菌（以前称为梭状芽孢杆菌）、芽孢杆菌属、气单胞菌属、消化链球菌属、微需氧链球菌、拟杆菌属、肠杆菌、金黄色葡萄球菌、A组链球菌（化脓性链球菌）、假单胞菌属、创伤弧菌、结核分枝杆菌、沙门菌伤寒血清型T型、军团菌属、立克次体、病毒、旋毛虫属、猪带绦虫、弓形虫

伤口感染

除了皮肤和软组织感染外，伤口感染主要发生于手术、创伤和咬伤引起的皮肤破溃，或继发于黏膜或皮肤表面受损的疾病。微生物生物膜也增加了伤口感染的病程且使其慢性化。

术后感染

手术部位感染是最常见的医疗保健相关感染之一。手术伤口感染病原体可能包括患者正常的微生物群或医院环境中的微生物。这些微生物是通过医疗程序、基础疾病或外伤（如烧伤）入侵体内。病原体的种类取决于患者身体情况和进行医疗或操作的场所。术后感染中最常见的微生物是金黄色葡萄球菌。结肠或胃肠道下段区域的手术感染发生率较高，主要由于肠道细菌的存在。此类感染很可能由肠道革兰阴性菌、厌氧菌和肠球菌感染引起的。主要的病原体列于框75.3中。

框75.3 引起术后伤口感染的微生物

金黄色葡萄球菌，凝固酶阴性葡萄球菌，化脓性链球菌，咽峡炎链球菌群（咽峡炎链球菌、星座链球菌、中间链球菌），微需氧链球菌，肠球菌，变形杆菌、摩根菌和普罗威登斯菌属，其他肠杆菌，大肠埃希菌，假单胞菌属，念珠菌属，拟杆菌属，普雷沃特菌和卟啉单胞菌属、梭杆菌属、梭菌属、消化链球菌属，非芽孢、厌氧、革兰阳性杆菌

咬伤

咬伤可能是人类或各种家养或野生动物造成的。咬伤相关感染原可能来自环境、受害者皮肤的正常微生物群和咬者的口腔菌群。这使得潜在感染原的种类更加多样化。人咬伤（图75.5）感染可因咬合咬伤或握拳伤造成。最常分离到的微生物是口腔正常的微生物群。最常分离到的是草绿色链球菌（特别是咽峡炎链球菌）、金黄色葡萄球菌和侵蚀艾肯菌。常分离到的厌氧菌包括普雷沃菌、梭杆菌、韦荣球菌和消化链球菌。这些感染通常是需氧和厌氧菌混合感染。

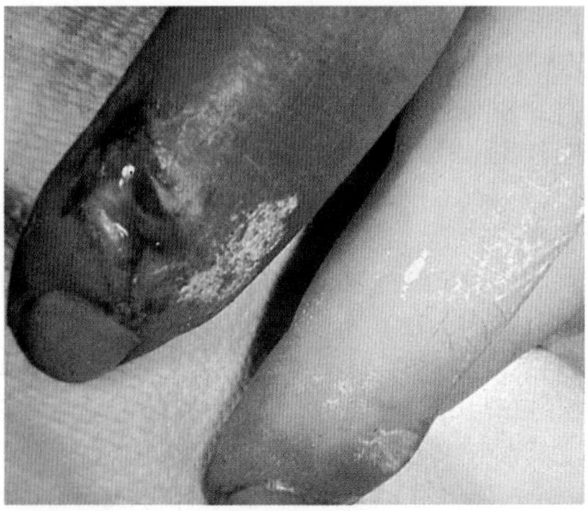

图75.5 人咬伤感染。

在美国，动物咬伤约占急诊就诊人数的1%。最常见的动物咬伤来自家养猫和狗。这些动物咬伤（图75.6）的病原体也是动物口腔和鼻腔分泌物的常见微生物。最常分离到的需氧菌是巴氏杆菌、链球菌、奈瑟菌和葡萄球菌。最常分离到的厌氧菌是梭杆菌、拟杆菌和卟啉单胞菌。与人类咬伤相似，动物咬伤伤口感染通常也是需氧和厌氧菌混合感染。其他少见的动物咬伤也可能发生伤口感染。鼠咬感染通常是由念珠状链杆菌引起的。蛇咬伤可能会感染嗜水气单胞菌。

烧伤

烧伤是医院相关感染中重要的死亡原因；42%～65%的烧伤死亡患者与感染有关。烧伤创面感染可能与很多微生物有关，可造成高死亡率，并可能影响皮肤移植的成功率。70%的烧伤创面感染是由细菌引起的，20%～25%是由真菌引起，5%～10%由厌氧菌和病毒引起。烧伤创面感染通常包括4种类型：**脓疱**；手术感染；蜂窝织炎；菌血症和侵入性全身感染。导致感染的因素包括皮肤屏障缺失、凝固蛋白质和其他微生物营养物质的丢失、伤口血供差、周围组织的脱水和患者免疫系统产生的炎症反应。革兰阳性菌通常可从早期感染伤口中分离出来，而革兰阴性菌感染的发生率往往随着住院时间延长而增加。从烧伤伤口中分离出的微生物包括金黄色葡萄球菌、铜绿假单胞菌、肠球菌、肠杆菌属和大肠埃希菌。其他病原体，如真菌（如念珠菌属、黑曲霉、镰刀菌属和毛霉属）和病毒也可能与侵袭性烧伤感染有关。烧伤患者的多药耐药菌感染风险也随着住院时间延长而增加，包括铜绿假单胞菌、鲍曼不动杆菌、嗜麦芽窄食单胞菌和金黄色葡萄球菌。

感染的特殊情况

除了前面讨论过的感染，还存在其他可引起皮肤和软组织感染的情况。其中一些感染与宿主免疫缺陷有关；也有一些是全身感染的表现。

与血管和神经病变相关感染

通常，患有血管或神经系统相关感染的患者往往患有糖尿病。这些患者发生感染风险很高，尤其是下肢感染。糖尿病患者血液中过量的葡萄糖会导致微血管循环受损和周围运动神经病变，从而导致感染风险增加。任何皮肤损伤或手术都会大大增加这种风险。此外，由于与循环受损和神经病变相关的并发症，糖尿病患者受感染皮肤软组织愈合速度较健康人慢。据估计，25%的成年糖尿病患者会发生足部感染，而且这种风险会随着年龄的增长而增加。足部感染可导致截肢并大大增加死亡率。时常发生的急性蜂窝织炎和淋巴管炎可能与慢性、轻度感染有关，从而使患者的糖尿病难以控制。与糖尿病无关的外周血管疾病也可能使患者容易发生皮肤和软组织感染，但通常这类感染因没有相关神经病变，往往较容易被控制。

糖尿病患者的足部感染如未经适当治疗，可能会急剧加速而导致灾难性的后果。因此，使用恰当的技术进行微生物样本采样十分重要。对抽吸得到的液体或脓液而不是表面擦拭的样本，进行培养，更容易病原体阳性——特别是从伤口深处进行采样。此外，对清创后的感染组织进行培养，可提高病原体确诊率。在轻、中度糖尿病足部感染患者中分离出来的最常见细菌包括金黄色葡萄球菌、B组链球菌、肠杆菌目成员和厌氧菌。更严重的感染通常是多重感染。感染扩展到骨组织时会导致处理棘手的骨髓炎。为明确病原体，需要在开放病灶处或经皮穿刺活检获得骨组织并进行培养。

静脉供血不足也可能使患者易于感染，同样主要发生在下肢（通常累及小腿而不是足部）。与血供不良相关感染病原体通常包括金黄色葡萄球菌和A组链球菌。合并开放性溃疡的患者可能有肠杆菌和铜绿假单胞菌定植。由于血供不足导致局部产生厌氧条件，发生厌氧菌感染，包括脆弱拟杆菌群、普雷沃氏菌、卟啉单胞菌、消化链球菌和不常见的梭状芽孢杆菌。

另一种常见的感染类型是**褥疮**（压疮；图75.7），好发于老年人或患慢性疾病长期卧床的患者。由于组织坏死导致局部产生无氧环境。大多病变发生于肛门周围或下肢。由于这类患者往往无人帮助，活动受限，皮肤溃疡可能被胃肠道细菌污染，导致慢性感染；进而加重组织坏死和使溃疡面扩大。可引起菌血症并发症，病原体包括脆弱拟杆菌、梭状芽孢杆菌和其他肠道细菌。医疗保健相关的病原体如金黄色葡萄球菌和铜绿假单胞菌也可能从病灶中分离出来。

窦道和瘘管

深部位感染有时会形成一条通道与皮肤表面相通，称为**窦道**。液体和脓液会通过窦道排到皮肤上。这类深部感染

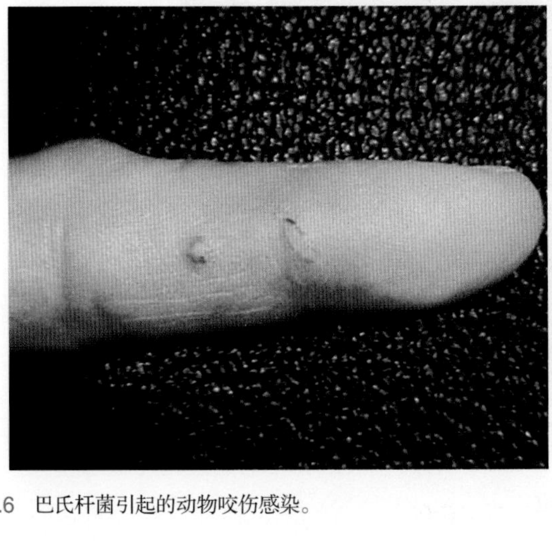

图75.6 巴氏杆菌引起的动物咬伤感染。

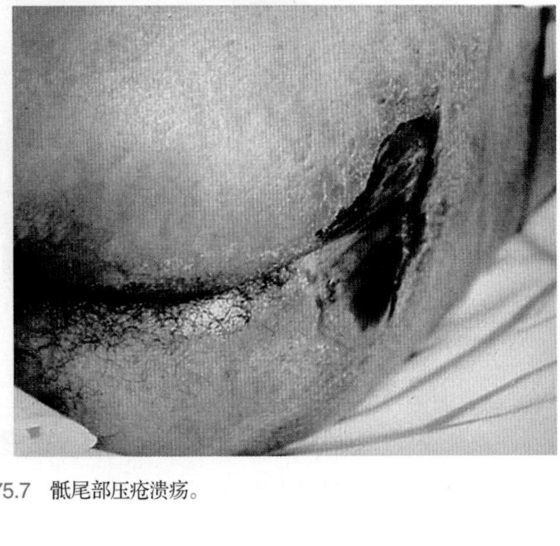

图75.7 骶尾部压疮溃疡。

往往是慢性的，可能包括骨髓炎。造成骨髓炎并参与窦道形成的病原体包括金黄色葡萄球菌、肠杆菌目、铜绿假单胞菌、革兰阴性厌氧杆菌和革兰阳性厌氧球菌。在伴或不伴骨累及的放线菌病中（图75.8），病原体包括伴放线菌属、伴放线放线杆菌、丙酸杆菌、普雷沃菌属或卟啉单胞菌属，以及其他非孢子形成的厌氧菌。慢性引流窦道也可能出现在结核分枝杆菌、非结核分枝杆菌、诺卡菌，以及植入物相关的感染患者中。从已清创、清洁的窦道中刮除或活检的样本应用于培养。

连接两个内部器官之间，或一个器官与皮肤之间的异常通道被称为**瘘管**。对瘘管相关感染样本进行有意义的采集难度较大，因为累及脏器可能存在定植微生物。如小肠与直肠周围皮肤的瘘管可能与克罗恩病或慢性腹腔内感染有关。肠道受累时，培养到的如分枝杆菌或放线菌等特殊病原体可能具有临床意义。在考虑到一些特殊病因时，如肺结核、放线菌病和恶性肿瘤，应进行活检协助诊断。

全身感染和皮肤表现

诸如菌血症或心内膜炎等全身感染引起的皮肤表现，可作为临床医生的重要线索。医生可据此皮肤病变进行直接检测或培养微生物。例如，从脑膜炎球菌血症患者身上刮出的**瘀点**（皮肤上小的红色出血点）进行涂片，可能会发现革兰阴性双球菌。在其他患者中，皮肤病变可能提示感染病灶转移。在创伤弧菌败血症中，可看到明显的皮肤溃疡，伴有**坏死性血管炎**或**大疱**。在一些患者中，皮肤损伤可能是局部或全身感染的非感染性并发症，如猩红热或中毒性休克综合征。可引起皮肤损伤的全身感染病原体列于框75.4。

实验室诊断操作

对于表皮和真皮的感染，如脓疱病、毛囊炎、蜂窝织炎和丹毒，一般通过临床表现进行诊断。表75.3提供了此类感染的主要特征和病原体。

类丹毒

在**类丹毒**中，对于伤口创面引流液的革兰染色及培养通常都是阴性的。然而，在对病变边缘进行皮肤厚切活检并培养有助于临床诊断。

框75.4 累及皮肤的全身感染的微生物

草绿色链球菌、金黄色葡萄球菌、肠球菌、A组和其他β溶血性链球菌、淋病奈瑟球菌、脑膜炎奈瑟菌、流感嗜血杆菌、铜绿假单胞菌、假单胞菌属、李斯特菌、创伤弧菌、伤寒沙门菌血清型T型、结核分枝杆菌、麻风分枝杆菌、梅毒螺旋体、钩端螺旋体、串珠状链杆菌、巴氏杆菌、巴尔通体、立克次体、念珠菌属、隐球菌属、皮炎芽生菌、粗球孢子菌、荚膜组织胞浆菌

浅表真菌病和红斑

当疑似皮肤真菌感染时，需对病灶进行清创，从病灶的活动边缘进行削刮采样。刮取的样本应使用10%的氢氧化钾处理，并检查菌丝的存在。必要时也可进行培养（第59章）。对花斑癣皮损进行伍兹灯检查，可显示金黄色荧光。

红斑，因感染极小棒状杆菌引起，样本涂片示革兰阳性多形性杆菌，据此可进行诊断。如有必要，可在含血清的培养基中对皮肤刮取物进行培养。由于极小棒状杆菌产生卟啉，所以皮肤病变的伍兹灯检查可显示珊瑚红色荧光。

丹毒、蜂窝织炎

如前文所述，丹毒和蜂窝织炎一般通过临床表现进行诊断。可对大疱、脓疱或溃疡的拭子样本进行培养。不建议进行针吸或穿刺术活检样本的培养。血液培养一般是阴性。

小水疱和大疱

这些充满液体的皮肤病变通常与特殊的病原体相关（表75.1）。水疱样病变可能包含不同的液体，从**浆液样**（类似血清）到**浆液样血性**（由血清和血液组成）或**出血性**（血性）**液体**等。大疱内的浆液可通过针和注射器抽吸。小疱的样本可能需要用棉签采集。临床医生通常可以预测出病变是病毒或是细菌，甚至可能考虑到是某个生物体。应根据临床表现对样本进行病毒或细菌培养。

大疱性病变常与脓毒症有关，需采血进行核酸检测或培养。气性坏疽由产气荚膜梭菌和其他梭菌引起，其特征是皮肤

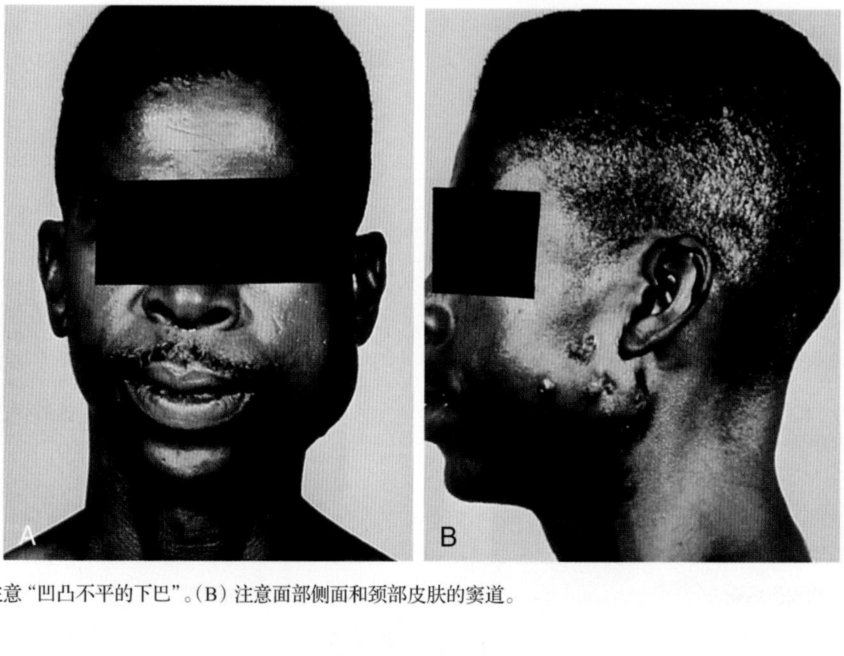

图75.8 放线菌病。(A) 注意“凹凸不平的下巴”。(B) 注意面部侧面和颈部皮肤的窦道。

呈古铜色并有大疱形成。革兰染色示典型的革兰阳性杆菌。

皮下组织感染

在所有感染性疾病的实验室诊断中，样本的正确采集和转运十分重要。皮下组织感染样本的采集十分困难，因为很多病变是开放性的，并且存在很多定植病原体。对于溃疡和结节的病原学诊断，最可靠样本是对表面清创后，从溃疡或结节底部进行样本采集，或对深部组织进行手术活检，同时避免接触病变浅表层。应对样本进行革兰染色，并在血液和麦康凯琼脂平板上进行有氧培养。如果怀疑有真菌、诺卡菌或分枝杆菌感染，应使用适当的真菌培养基或分枝杆菌培养基。这些培养方法分别在第42章和第59章中详细论述。

从窦道采集样本具有同样的挑战性。样本应取自窦道的最深处。如果出现发热等全身症状，还应进行血培养。应常规进行革兰染色。对样本应进行兼性厌氧和厌氧培养，方法类似手术伤口样本培养。核酸检测可用于对伤口感染中的微生物鉴定，如金黄色葡萄球菌。此外，当疑似深部组织或骨感染且样本培养时，分子检测技术可能有助于病原体的识别。

肌筋膜和肌肉感染

对于明显**肌肉坏死**的患者，应进行血培养。应在无氧条件下进行样本转运（推荐使用组织样本，其次脓性分泌物，再次拭子）。应常规进行革兰染色。接种后应进行兼性厌氧和专性厌氧细菌培养，方法同手术伤口。

伤口感染

术后

由于厌氧菌可引起此类感染，样本采集应谨慎完成，以避免定植微生物群污染。样本应在厌氧条件转运。与术后伤口感染有关的不常见的病原体也不应被忽视，如人支原体、龟分枝杆菌、偶发分枝杆菌、真菌、甚至军团菌。在样本进行培养的同时应进行革兰染色涂片。浅表伤口的分泌物应常规接种到血平板、麦康凯和黏菌素-那利迪酸（Colistin-nalidixic acid, CNA）琼脂平板，以及浓缩肉汤培养基中。深部伤口的样本应接种到厌氧和有氧培养基上培养。第40章和第41章中介绍了关于厌氧培养样本处理的详细信息。

咬伤

咬伤感染通常伤口较小，分泌物较少。拭子样本应进行需氧培养，另一个拭子经厌氧转运培养。取样本前应彻底消毒周围皮肤。最好的培养样本是从伤口深处抽吸化脓性渗出物，或手术切口、引流或**清创术**（清除所有死亡和坏死组织）中获得的样本。应进行革兰染色涂片。对于需氧培养，应接种少量样本至血平板、麦康凯和巧克力琼脂平板。

烧伤

烧伤感染主要通过临床症状、体征和烧伤伤口进行诊断。如有可能，应对任何脓性伤口渗出物进行培养，同时还应进行血培养。表面样本应用湿润的无菌拭子轻轻采集。有时组织活检样本的定量或半定量培养（操作程序75.1）是用于感染监测，或在多重微生物感染中确定主要致病病原体。这种类型的培养以每克组织内菌落形成单位（CFU）形式报告，如菌落数量等于或高于10^5个CFU/g，提示有潜在的严重感染。

操作程序75.1
组织半定量细菌培养

[原理] 伤口细菌污染的程度与伤口感染引起脓毒症风险直接相关。因此，医生在处理严重烧伤患者时常使用定量培养的结果[每克样本中菌落形成单位（CFU）的数量]。

[方法]

1. 切1片约数立方毫米大小的组织，放在1个预先称重过的无菌小尿杯中。
2. 从总重量中减去铝箔的重量来确定组织的重量。
3. 将样本和2 mL无菌营养液置于无菌组织研磨机中；使样本浸润。
4. 分别将0.1 mL样本接种到血琼脂平板和厌氧血琼脂平板（按需），一式两份。此外，用校准环将0.01 mL的样本接种到血琼脂平板上，一式两份。用无菌玻璃涂抹棒或涂抹环将接种物涂抹在平板上。
5. 在5%～10%的二氧化碳培养箱中孵育培养皿过夜，计数培养皿菌落数量，一般30～300 CFU。如果获得的菌落数都＞300，则计算时使用300代表N，得出的结果被认为大于该值。
6. 用以下公式计算每克组织的CFU数量：CFU计数数量 × 接种的匀浆量倒数（10^{-1}或10^{-2}）× 2（用于组织均匀化的稀释剂体积）÷ 组织重量

例如，对于一个重达0.002 g的组织，经过10^{-2}稀释后，在平板中观察到68个CFU：

$$\frac{68 \times 10^2 \times 2}{0.002} = \frac{136 \times 10^2}{2 \times 10^{-3}} = 6.8 \times 10^6 \text{ CFU/g}$$

来源：Buchanan K, Heimbach DM, Minshew BH, et al. Comparison of quantitative and semiquantitative culture techniques for burn biopsy. J Clin Microbial, 1986; 23: 258.

案例学习75.1

59岁女性，因左手受伤肿胀疼痛，左上臂淋巴结肿大就诊。患者在下班回家的路上为救路边小猫而手臂受伤。当她试图抱起受惊的小猫时，小猫抓伤了她的左手。用抽吸法从伤口中采集培养样本。革兰染色显示小的革兰阴性杆菌。培养基在血液和麦康凯琼脂上无生长，在巧克力琼脂上生长稀少。

问题：

1. 该分离菌株氧化酶和过氧化氢酶阴性。据此，可推测是什么病原体？
2. 如果进行脲酶和硝酸还原酶试验，预期的结果是什么？
3. 可以进行哪些血清学检测来确定这种细菌？

案例学习75.2

45岁女性，因背部皮肤破损疼痛就诊。于24 h前无明显诱因发生。1个月前，她的大腿上有类似的病变，用磺胺药物成功治疗，但没有进行培养。

患者无发热，有轻微疼痛。化验结果示：全血细胞计数：WBC 12×10^9/L，血红蛋白（HGB）130 g/L，血细胞比容（HCT）39%，血小板（PLT）325×10^9/L。

随后进行背部脓肿引流。引流出黏稠奶油色脓性分泌物，进行革兰染色示成簇的革兰阳性球菌。病灶被彻底清创，并给患者开了口服磺胺抗菌治疗。病变消退，2个月后患者再次出现病变。

问题：

1. 根据患者的临床表现和既往大腿损伤的主诉，应考虑哪种病原体？
2. 由于她的感染是反复发生的，医生如何确定患者体内该病原体定植？

案例学习75.3

50岁男性，左大腿剧痛。血肌酸激酶（CPK）水平升高，这种酶主要存在于心脏、大脑和骨骼肌中。当CPK升高时，通常表明1个或多个区域受到损伤或受外压。他的心肌CPK比例正常。采用细针穿刺法活检样本。革兰染色示革兰阳性杆菌伴近端孢子。需氧培养阴性，而厌氧培养到的细菌的革兰染色结果与直接涂片结果一致。菌落边缘不规则，类似水母的头；培养24 h后平板上可见成群生长的薄膜（图75.9）。

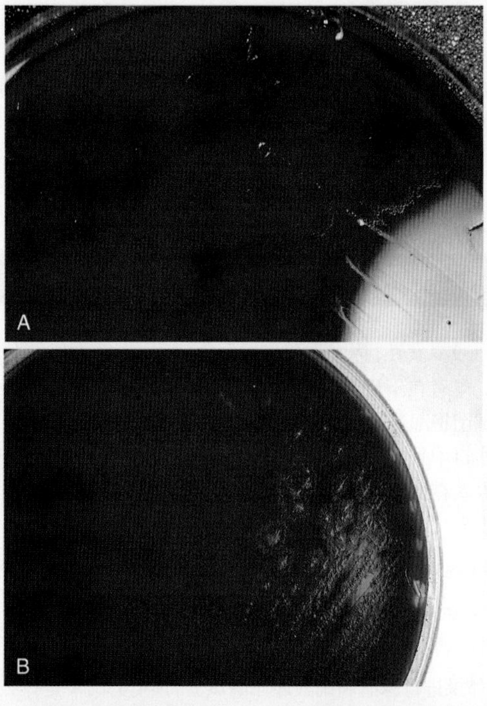

图75.9 败血梭状芽孢杆菌（A）和产芽孢梭菌（B）在平板中培养24 h后出现的成群生长的薄膜。

问题：

1. 该分离株为吲哚阴性，据此判断病原体属于哪个属，哪些菌种？
2. 这位患者血CPK阳性说明了什么？
3. 感染败血梭状芽孢杆菌提示哪些基础疾病？

复习题

1. 皮肤的主要功能中包括以下几点，除了（　　）

   a. 有助于维持体温　b. 通过吸收液体为身体补充水分　c. 提供保护性的外部屏障　d. 充当感觉器官　e. 作为化学合成的场所

2. 皮肤的哪些化学性质有助于防御感染（　　）

   a. 酸碱度、氯化钠、油　b. 氯化钠、酸碱度、皮脂、细菌　c. 酸碱度、细菌　d. 皮脂、氯化钠

3. 什么因素会促进烧伤后感染的发生（　　）

   a. 皮肤损失最小　b. 脱水和组织损失　c. 血管增多　d. 无炎症

4. 患者因右手示指受伤就诊，诉被宠物鼠咬伤。对伤口进行采样培养，分离出革兰阳性过氧化氢酶阳性杆菌。很有可能是以下哪个病原体（　　）

   a. 金黄色葡萄球菌　b. 多杀性巴氏杆菌　c. Moniliformis　d. 产气荚膜梭状芽孢杆菌

5. 技术人员收到了一份来自直肠周围瘘的拭子样本。样本似乎被粪便污染了。技术人员应该怎么做（　　）

   a. 拒绝样本　b. 培养样本　c. 需氧和厌氧条件下培养样本　d. 需氧和厌氧条件下培养样本并通知医生可能存在样本污染

6. 配对题：将每个术语与正确的描述配对

______蜂窝织炎	______红癣
______毛囊炎	______斑
______脓疱	______鳞屑
______坏死性筋膜炎	______脓疱病
______丹毒	______表皮
______丘疹	______水疱
______溃疡	______肌炎
______丹毒样	______痈
______真皮	______结节
______大疱	______皮肤真菌病
______皮下的	______疖

   a. 仅限于浅表组织　b. 炭疽杆菌　c. 水疱状　d. 实性隆起性病变　e. 致密结缔组织　f. 脓肿

g. 硬化性病变 h. 发紫,不规则,凸起 i. A组链球菌 j. 极小棒杆菌 k. 大疱,大水疱 l. 毛发周围皮肤红斑 m. 面部薄膜 n. 轻度隆起性实性病变 o. 坏死性气性坏疽 p. 肌筋膜 q. 肌肉炎症 r. 平板状 s. 局限性化脓性病变 t. 扁平变色 u. 外鳞状上皮 v. 皮下

7. 简答题

(1) 毛囊炎通常与哪些微生物有关?

(2) 皮下组织感染通常表现在哪些方面?

(3) 伤口感染可能通过哪些途径发生?

(4) 糖尿病患者为什么容易发生足部感染?

参考答案

案例学习 75.1

1. 汉氏巴尔通体。

2. 结果为脲酶阴性和硝酸还原酶阴性。

3. 可使用间接荧光抗体试验和酶联免疫分析进行血清学试验。

案例学习 75.2

1. 患者可能感染了常见的皮肤病原体,如社区获得性金黄色葡萄球菌。

2. 应对患者的病变部位进行采样培养和抗菌药物敏感试验,以确定病原体特征。如果该病原体是金黄色葡萄球菌,则应检查患者的鼻腔,判断是否存在该菌定植。注意,腋窝和腹股沟区也可能存在该病原体。

案例学习 75.3

1. 由于该菌株有孢子且仅在厌氧条件下生长,因此为梭状芽孢杆菌。可以通过过氧化氢酶试验来证实菌属:梭状芽孢杆菌属过氧化氢酶试验呈阴性;芽孢杆菌是唯一有孢子的其他属,过氧化氢酶呈阳性。引起人类感染的成群生长、具有亚末端孢子且吲哚阴性的梭状芽孢杆菌有两种:一种是产芽孢梭菌,另一种是败血梭状芽孢杆菌。区别在于:败血梭状芽孢杆菌在整个平板上聚集;产芽孢梭菌黏附在琼脂表面。病例中分离到的菌种是败血梭状芽孢杆菌。

2. 该患者肌肉受损(称为肌炎),可能由梭状芽孢杆菌属引起。由于感染是厌氧的,治疗可能取决于暴露在空气中的受感染组织的清创及抗生素治疗。

3. 由于该病原体存在于正常人的结肠中,当其存在于肠外时通常提示结肠完整性受损。损伤可能是由结肠炎、结肠恶性肿瘤或偶尔由其他细菌(如大肠埃希菌O157:H7)感染引起的。医生应考虑排除其他疾病诊断。

复习题

1. b; 2. b; 3. b; 4. c; 5. a; 6. i,j,l,t,s,r,p,k,g,u,n,c,b,q,h,v,e,d,o,a,m,f

7. (1) 毛囊炎最常见的病原体是金黄色葡萄球菌。
(2) 皮下感染的表现通常是脓肿、溃疡或疖。
(3) 伤口感染可能是手术、创伤(包括烧伤)和咬伤的并发症,也可能是黏膜或皮肤表面受损导致。
(4) 糖尿病患者血液中存在的过量葡萄糖可导致血液微循环受损和周围运动神经病变,从而增加感染风险。

第76章 · 无菌体液、骨和骨髓及实体组织

Normally Sterile Body Fluids, Bone and Bone Marrow, and Solid Tissues

潘珏 · 译 王萌冉 · 审校

本章目标

1. 描述5个人体的主要体腔;同时定义与这些腔隙相关的膜,阐述其功能。
2. 定义各个体腔的液体,并阐明各个体腔液体的诊断培养方法:胸腔积液、心包积液、腹腔积液、关节腔积液和透析液。
3. 定义壁层胸膜和脏层胸膜。
4. 定义蜂窝织炎;阐述疾病的病因学,阐明与疾病进展相关的危险因子。
5. 定义胸腔积液;鉴别渗出液和漏出液。
6. 阐明胸腔积液转变成脓胸的机制及导致脓胸发生的医疗相关因素。
7. 定义心包炎和心肌炎;阐明可能导致心包积液的生理状况。
8. 定义腹膜炎;鉴别原发性和继发性腹膜炎。
9. 列举儿童、成人、育龄期女性和免疫缺陷患者原发性腹膜炎最常分离的病原体。
10. 描述骨髓炎;阐述感染的途径,诊断方法及最常见的病原体。
11. 阐述骨、组织和骨髓样本培养微生物的过程。
12. 结合患者的症状、体征及实验室检查结果,鉴别诊断各个体液、骨和骨髓及其他实体组织感染相关的病原体。

人体主要分为5个体腔：颅腔、脊髓腔、胸腔、腹腔和盆腔。每个腔都衬有膜，所有这些膜，或膜和器官腔隙**之间**充满微量的液体。这些微量液体可润滑膜及脏器，减少脏器之间的摩擦。

细菌、真菌、病毒或者寄生虫可侵入机体的任何组织或无菌体液部位。本章讨论所有来自机体不同部位的无菌样本。无菌部位采集的样本，即使分离到1个菌落，都有可能是潜在的病原微生物，因而非常重要（参考表5.1，无菌部位样本的采集、运输和处理快速指南）。

无菌部位的样本

体液

为了应对感染，液体可能会积聚在上述任何体腔中。实体组织感染常表现为蜂窝织炎或脓肿形成。表76.1中罗列了常用于病原微生物检测的体液［血液和脑脊液见（第67章和第70章）］。通常，腹腔、胸腔和心包积液需同时送放入需氧和厌氧血培养瓶送微生物检验。如疑似多种病原微生物感染，则不应仅使用该方法，因某些病原菌过度生长可能会盖过苛养菌或一些慢生长病原菌，而导致无法全面鉴定病原体。

胸腔积液

在整个胸腔内（第68章）有一层浆膜，称为**壁层胸膜**。覆盖肺表面的是另一层胸膜，称为**脏层胸膜**（图76.1）。肺和胸壁之间的胸膜间隙内有少量液体称为**胸水**，用于润滑胸膜表面（脏层胸膜和壁层胸膜）。生理情况下，脏层胸膜和壁层胸膜之间的胸水存在动态平衡，但在某些疾病状态下，如心脏、肝脏或肾脏疾病，胸水会过量生成并积聚在胸膜腔中，称为**胸腔积液**。胸腔积液可以是渗出液，也可以是漏出液。**渗出液**是由炎症、感染和肿瘤引起的，而**漏出液**是由系统性疾病引起的，如充血性心力衰竭。

表76.1　微生物实验室体液采集部位

部位	体液名称
胸腔	胸腔穿刺液或胸水或脓胸液
腹腔	腹腔穿刺或腹水或腹膜液
关节	滑液
心包膜	心包积液

正常胸水无细胞或含有少量细胞，其构成与血清相似，但蛋白质含量较低。如胸腔积液含有大量白细胞则提示感染。胸水样本通过**胸腔穿刺术**采集。胸腔穿刺术是一种将针头穿过胸壁插入胸膜腔引流液体的方法。胸腔穿刺液、胸水或脓液送实验室检测。实验室行胸水或引流液的细胞计数、总蛋白质、葡萄糖、乳酸脱氢酶、淀粉酶、细胞学、核酸检测和培养分析。总蛋白质和葡萄糖的结果可鉴别诊断胸水是漏出液还是渗出液。鉴别诊断时需将患者胸水中的葡萄糖检测值与其血清或血浆葡萄糖检测结果进行比较。漏出液和渗出液可通过一些指标加以鉴别（表76.2）。

当渗出液出现明显的化脓（即充满脓液），此时胸腔积液称为**脓胸**。脓胸通常是肺炎的并发症，但肺周围其他感染（如膈下感染）也会使微生物侵入胸膜腔造成感染。据统计，50% ～ 60%的脓胸为肺炎的并发症。

腹腔积液

腹膜是一层范围很广、湿润、连续的浆膜，衬于腹盆腔壁和腹盆腔内器官的外层（图76.2）。这两层膜在腹部被称为**腹腔**的空间隔开，腹腔包含或邻接肝、胰腺、脾、胃、肠、膀胱、输卵管和卵巢。肾脏位于后腹膜（腹膜后）。健康人的腹腔内有少量液体，维持腹膜表面湿润。正常的**腹水**每毫升含有约300

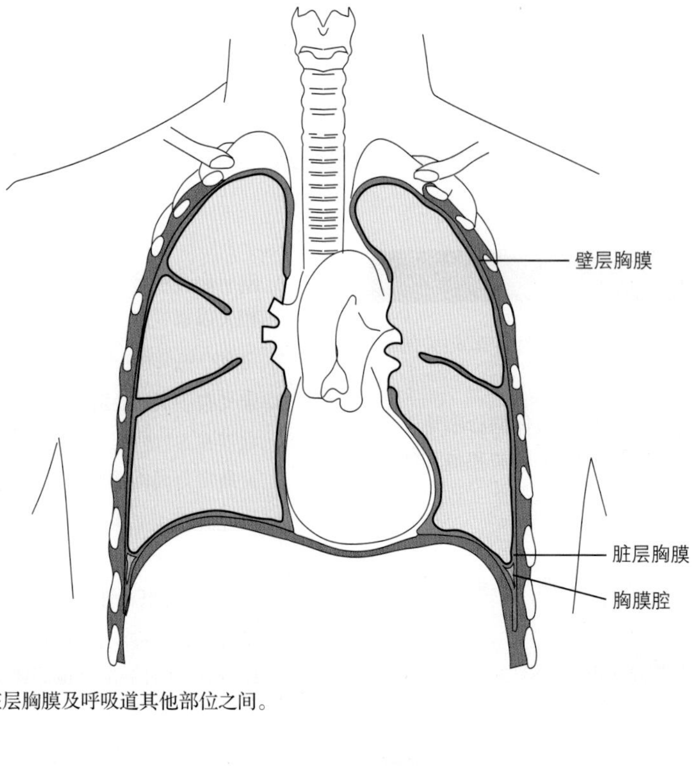

图76.1　胸膜腔位于壁层胸膜和脏层胸膜及呼吸道其他部位之间。

表76.2 **Pleural Fluid Effusion Characteristics**

	Transudate	Exudate
Appearance	Clear	Cloudy
Specific gravity	<1.015	>1.015
Total protein	<3.0 mg/dL	>3.0 mg/dL
LD fluid/serum ratio	<0.6	>0.6
Cholesterol	<60 mg/dL	>60 mg/dL
Cholesterol fluid/serum ratio	<0.3	>0.3
Bilirubin fluid/serum ratio	<0.6	>0.6
Total protein fluid/serum ratio	<0.5	>0.6
White blood cells	<1 000/μL (all white blood cell types, all <50%)	>1 000/μL
Red blood cells	<10 000/μL = because of traumatic tap	>100 000/μL
Clotting	Will not clot	May clot

Modified from Strasinger SK, Di Lorenzo MS. *Urinalysis and Body Fluids*. 5th ed. Philadelphia: F.A. Davis; 2008.

个白细胞，但蛋白质含量和比重都很低。一旦发生感染或炎症，腹腔积液增多，这种腹腔积液称为**腹水**。腹水大多是由肝病引起的，腹水增多严重者常可见腹部膨隆。可通过**腹腔穿刺**（将针头插入腹部并抽取液体）抽取腹水进行检测。检测腹腔积液或腹水中的淀粉酶、蛋白质、白蛋白含量，细胞计数、核酸检测、腹水培养和细胞学检查。腹水常常会出现炎症细胞的增多和蛋白水平的增高。

感染原一般通过肠穿孔、腹腔脏器感染、血流播散或外部侵入（如手术或创伤）进入腹膜。有些情况下，如盆腔炎症性疾病（pelvic inflammatory disease, PID），病原微生物也可以通过输卵管固有通道进入腹膜腔。

原发性腹膜炎・**腹膜炎**是腹膜炎症引起的疾病，可分为原发性或继发性。**原发性腹膜炎**（自发性细菌性腹膜炎）是一种罕见的疾病，感染从血液和淋巴结扩散而无明显的感染征象。原发性腹膜炎的病原微生物随年龄而不同。儿童最常见的病原体是**肺炎**链球菌和A组链球菌、肠杆菌科、其他革兰阴性杆菌和葡萄球菌。成人最常见的细菌为大肠埃希**菌**，其次是肺炎克雷伯菌、肺炎链球菌、其他链球菌（包括肠球菌）和其他肠杆菌科。如无肠穿孔或肠破裂，混合感染引起的腹膜炎比较少见。性活跃年轻女性，淋病奈瑟球菌和沙眼衣原体也是腹膜感染的常见病原体，通常以**肝周炎**（肝脏表面炎症，称为**Fitz-Hugh-Curtis综合征**）的形式出现。结核性腹膜炎在美国很少见，此类患者极可能有近期南美、东南亚或非洲旅居史。活动性结核患者的淋巴结、肠道或生殖道的结核菌可直接进入腹腔导致结核性腹膜炎，但更多见来自肺结核的血行播散。真菌引起腹膜炎不常见，免疫抑制和长期接受抗菌药物治疗的患者中可分离到念珠菌属。

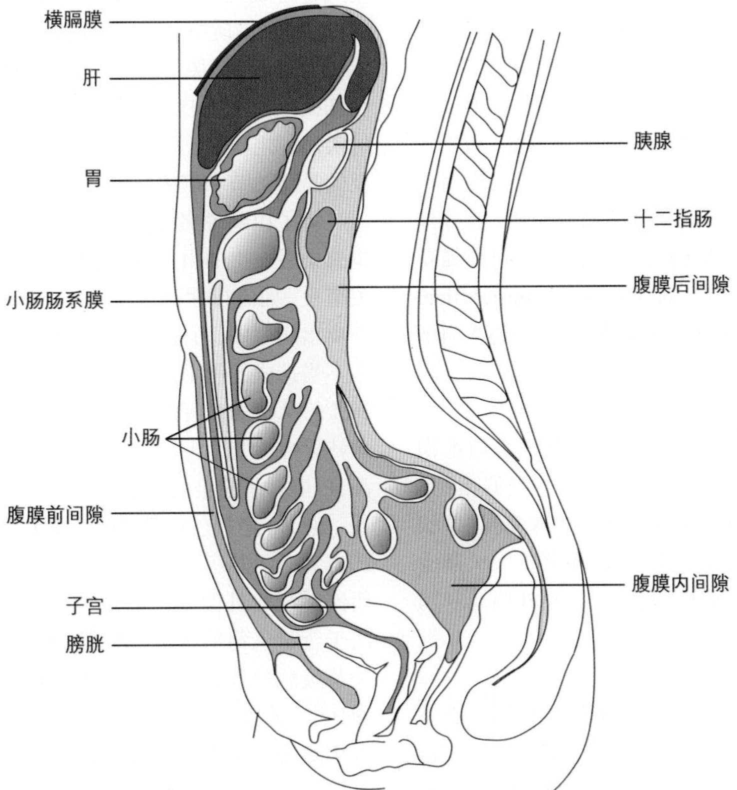

图76.2 腹腔。腹膜后间隙和腹膜前间隙被视为腹膜外间隙。（来源：Thibodeau GA. Anatomy and Physiology. St Louis: Mosby; 1993.）

继发性和三型腹膜炎·**继发性腹膜炎**是内脏(器官)穿孔、手术、外伤、肠壁完整破坏性疾病(如溃疡性结肠炎、阑尾破裂、肿瘤),以及梗阻或前期感染(肝脓肿、输卵管炎、脓毒血症)的并发症。腹水的病原体与疾病的进程、病灶的位置、疾病发生潜在的过程相关。盆腔炎症性疾病(PID)患者的腹水中可分离培养到淋球菌、厌氧菌或衣原体。腹膜炎或腹腔内脓肿的腹水中可分离到厌氧菌,通常亦可同时分离到肠杆菌和肠球菌或其他链球菌。抗菌药物的应用可改变患者的肠道微生物菌群,此类患者可能会检出耐药的革兰阴性杆菌和金黄色葡萄球菌。肠道内厌氧菌的数量是需氧菌的1 000倍,厌氧菌在腹腔感染中起着重要作用,可协同兼性厌氧细菌致病。其他可能检测到的病原微生物包括大肠埃希菌、脆弱拟杆菌群、肠球菌和其他链球菌、嗜胆菌属、其他革兰阴性厌氧杆菌、革兰阳性厌氧球菌和梭菌等。

三型腹膜炎 当患者在原发性或继发性腹膜炎治疗后持续出现腹膜炎及脓毒血症相关全身症状时,可考虑三型腹膜炎。常见于免疫抑制和危重患者。通常分离的病原体包括凝固酶阴性葡萄球菌、肠球菌、肠杆菌、厌氧菌或念珠菌属。

腹膜透析液

超过90万名终末期肾病患者接受**持续非卧床腹膜透析(continuous ambulatory peritoneal dialysis, CAPD)**治疗。在美国,每10个成人中就有1位患有不同类型的慢性肾病,总人数超过2 000万。腹膜透析治疗过程中,液体注入腹膜腔随后被排出,替代肾脏功能交换盐和水并排出各种废物。透析液是通过导管注入腹膜腔内,此过程中皮肤屏障的破损使腹透患者面临重大的感染风险。这些患者腹膜炎的平均发病率高达每年2次。腹膜炎可通过下述两种情况诊断:透析液混浊、腹痛或透析液培养阳性。此时白细胞通常增多(白细胞值>100/mL常常提示感染),如果未经浓缩技术浓缩腹水,病原微生物的量常常很少,用腹膜液沉积物行革兰染色无法检测到病原体;腹水中真菌较易发现。近来许多研究表明,通过自动血液培养系统,将10 mL液体接种到血培养瓶中,可以提高检测灵敏度。利用酶链聚合反应(polymerase chain reaction, PCR)和16s rRNA测序能快速检测到病原体。16s rRNA测序相关的敏感性有很大差异,其遗传高度相似性也无法区分病原体,应与培养结合使用。

腹膜透析感染的病原体大多源于患者皮肤正常微生物群;**表皮葡萄球菌**和**金黄色葡萄球菌**是最常见的病原菌,其次是链球菌、需氧或兼性厌氧革兰阴性杆菌、**念珠菌属**、**棒状杆菌属**等。腹膜透析液的含氧量通常较高,不利于厌氧菌的生长。革兰阴性杆菌常见的有假单胞菌属、不动杆菌属和肠杆菌。

心包积液

心包膜包绕心脏和相邻的主要血管,起保护作用。**心外膜**(环绕心肌的膜)与心包之间的区域称为**心包腔**,通常含有15～20 mL的透明液体。一旦感染,心包膜会出现增厚和顺应性下降,最终导致心脏**压塞**(干扰心脏舒缩和循环功能)。心包感染时,心包积液可多达500 mL,严重影响心脏功能。

引起**心包炎**(心包炎症)的病原体通常是病毒,尤其是柯萨奇病毒。细菌性心包炎通常继发于全身严重的感染。寄生虫、某些真菌和非感染性因素也可以引起心包积液。

心肌炎(心肌自身的炎症)可伴随或继发于心包炎。其致病机制涉及宿主的炎症反应,导致体液的积聚及细胞和组织的损伤。心肌炎的常见病因包括柯萨奇病毒、埃可病毒或腺病毒感染。框76.1列出了心包炎和心肌炎最常见的病原体。其他细菌、真菌和寄生虫也可以引起心包积液。

除了病毒,免疫功能低下或有慢性基础疾病的患者通常可见其他病原体引起的心包炎。如感染性心内膜炎、心肌脓肿破裂侵入心包腔。

框76.1 心包炎和心肌炎的常见病因

病毒
- 肠道病毒(主要是柯萨奇病毒A和B,埃可病毒少见)、腺病毒、流感病毒

细菌(相对少见)
- 肺炎支原体、沙眼衣原体、结核分枝杆菌、金黄色葡萄球菌、肺炎链球菌、肠杆菌和其他革兰阴性杆菌

真菌(相对少见)
- 粗球孢子菌、曲霉属、念珠菌属、隐球菌属、荚膜组织胞浆菌

寄生虫(相对少见)
- 溶组织内阿米巴、刚地弓形虫

关节液

关节炎是关节腔隙的炎症。感染性关节炎可累及全身各个关节。关节感染通常继发于细菌血源性播散,由真菌直接侵入骨造成关节感染较少见。也可发生在关节腔内注射的患者,尤其是皮质类固醇注射后,或植入假体(如全髋关节置换术)后。感染性关节炎大多为单一部位(单关节)感染,如存在细菌或真菌血症可出现多关节感染,特别是累及多个关节的疾病,如类风湿关节炎。在细菌引起的关节感染中,最常累及的是膝关节和髋关节。

除了由病原微生物侵入引起的关节感染,还可有其他部位感染后发生的由抗原、抗体相互作用引起的无菌性、自限性关节炎,如流行性脑脊髓膜炎。如炎症的关节液样本中未能分离出病原体,可能无病原微生物致病,或样本转运或培养程序不当造成的假阴性。举例来说,即使在最佳状况下,仅不到20%的莱姆病患者的关节液中可分离出伯氏疏螺旋体。其他非特异性检查,如关节液白细胞计数增加、糖降低或蛋白质升高,可能提示感染的存在,但不能明确诊断。

通常,金黄色葡萄球菌是感染性关节炎最常见的病原体,约占70%。淋病奈瑟球菌在30岁以下的成年人中比较常见,而流感嗜血杆菌是2岁以下儿童最常见的菌血症病原体,仅次于金黄色葡萄球菌。B型流感嗜血杆菌疫苗的广泛使用致关节炎病原谱有所改变。链球菌,包括A组(化脓性链球菌)和B组(无乳链球菌)、肺炎链球菌和草绿色链球菌,仍是所有年龄段感染性关节炎患者的主要病原体。厌氧菌类细菌,如拟杆菌包括脆弱拟杆菌,以及坏死梭杆菌常常通过脓毒血症介导累及多个部位关节。在美国和欧洲一些地方病流行地区,感染性关节炎是莱姆病的一个显著特征。慢性单个关节

框76.2 感染性关节炎最常见的病原体

细菌
· 金黄色葡萄球菌、β溶血链球菌、链球菌(其他)、流感嗜血杆菌、嗜血杆菌属(其他)、拟杆菌属、梭杆菌属、淋病奈瑟球菌、假单胞菌属、沙门菌属、多杀巴斯德菌、奥斯陆莫拉菌、金氏金氏杆菌、卡他莫拉菌、二氧化碳嗜纤维菌属、棒状杆菌属、梭状芽孢杆菌属、芬戈尔德菌属、侵蚀艾肯菌、放线菌属、分枝杆菌属、支原体属、解脲脲原体、伯氏疏螺旋体
真菌
· 念珠菌属、隐球菌属、粗球孢子菌、申克孢子丝菌
病毒
· 肝炎病毒、风疹病毒、其他病毒(很少见)

炎通常由分枝杆菌、新星诺卡菌和真菌引起。框76.2中列出了一些感染性关节炎的常见病原体。

致病菌刺激宿主的炎症反应，而炎症反应的目的是应对感染的病原体。关节炎也可以是某些病原体引起感染的伴随症状，如脑膜炎奈瑟菌、A组链球菌(风湿热)和念珠状链杆菌，这些病原体无法从关节液中完全清除。据推测，在感染活动期间形成的抗原-抗体复合物可积聚在关节腔内，引起持续炎症反应，是导致继发关节损伤的原因。

人工关节感染的病原体与自体关节感染不同。植入假体后，术中侵入的病原体缓慢增生，直到达到临界阈值并引起宿主反应。感染可以发生在距离初次手术后很长时间，约50%人工关节感染发生在手术后1年。此种情况，正常皮肤菌群是最常见的病原体，其中表皮葡萄球菌、凝固酶阴性葡萄球菌、棒状杆菌属和丙酸杆菌属最为常见。金黄色葡萄球菌仍是人工关节感染的主要病原体。此外，病原体可通过血源性播散进入远处部位的关节，形成感染。

病毒引起的关节炎通常与全身疾病同时发生，病毒可直接侵入关节或是宿主免疫介导应答反应的结果。病毒性关节炎常见病原体有细小病毒B19、甲病毒属如基孔肯雅病毒、风疹、乙型和丙型肝炎病毒、HIV-1和人T细胞嗜淋巴瘤病毒-1(HTLV-1)。

诊断关节感染需要抽取关节液进行培养和显微镜检查。将抽取的关节液直接接种到血培养瓶中可防止液体凝结。关节液可行革兰染色，并接种到血平板、巧克力和厌氧培养基上。还需行AFB(抗酸染色)及接种真菌培养基。

骨骼

骨髓穿刺或活检

通过骨髓检查诊断的疾病，包括布鲁菌病、组织胞浆菌病、芽生菌病、结核病和利什曼病。布鲁菌属和真菌可以在培养基上分离，寄生虫必须在骨髓涂片或骨髓切片中检查。骨髓液鉴定细菌感染价值有限。众多移植中心将骨髓液放入裂解离心管离心或无菌瓶中送细菌培养。将无菌瓶中的样本置于血培养瓶并放入自动仪器中培养。许多与人类免疫缺陷病毒(human immunodeficiency virus, HIV)感染相关的病原体可以从骨髓中发现或分离，包括巨细胞病毒、新型隐球菌和鸟分枝杆菌复合群。

骨活检

骨髓炎(骨感染)可送一小块感染的骨骼至微生物实验室以明确感染的病原体。感染病原体可通过血源性播散，相邻部位感染的侵入(如关节感染、牙齿感染)、创伤或手术导致组织损伤，或缺血引起皮肤溃疡、微生物定植进而引起骨感染。一旦确诊，骨骼感染可能发展为慢性，尤其是感染区域的血供不足。

金黄色葡萄球菌是所有年龄组患者骨髓炎中最常见的病原体，可在菌血症期繁殖。金黄色葡萄球菌产生的毒素和酶，及通过产生对骨基质成分具有高亲和力和保护性糖萼涂层而黏附于骨质光滑表面的能力，发挥其致病作用。年轻患者的骨髓炎通常为单一病原体感染，血源性常见。其他血源性感染骨髓炎病原体包括凝固酶阴性葡萄球菌、芬戈尔德菌、沙门菌属、嗜血杆菌属、肠杆菌、假单胞菌属、坏死梭杆菌和各种真菌。药物成瘾患者骨髓炎经常可分离到金黄色葡萄球菌或铜绿假单胞菌。寄生虫或病毒很少见，一旦有，需考虑为骨髓炎的病原体。

骨活检在下列情况可能会检出多种病原体，如从其他感染源扩散到骨骼或血供不良的感染灶(尤其是糖尿病患者)。住院患者革兰阴性杆菌感染越来越常见，皮肤破损(手术或静脉注射)可能先于革兰阴性菌骨髓炎。其他原因造成的皮肤破损，如咬伤或创伤，也可能是导致潜在骨感染的最初原因。例如，人类咬伤可导致侵蚀艾肯菌感染，而动物咬伤可导致多杀巴斯德菌骨髓炎。口腔卫生不良可导致放线菌属、二氧化碳嗜纤维菌属和其他口腔菌群骨髓炎，尤其是厌氧菌的颌骨骨髓炎，常见的致病菌有色素沉着的普雷沃菌及卟啉单胞菌、梭杆菌和芬戈尔德菌属。女性盆腔炎可引起需氧和厌氧菌混合感染的耻骨骨髓炎。

四肢神经病变(外周神经系统病理改变)，尤其是糖尿病患者，可因血液循环不良，存在未被识别的创伤，形成脚溃疡，无法愈合进而感染，最终可累及创面下的骨骼。此种感染通常是由厌氧菌和需氧菌多种病原体混合感染引起的。普雷沃菌或卟啉单胞菌、其他革兰阴性厌氧菌，包括脆弱拟杆菌群、芬戈尔德菌属、金黄色葡萄球菌、A群和其他链球菌均为常见的病原体。

病原体核酸检测，如PCR，有助于确定与疾病相关的感染病原体，并可与传统培养方法联合用于快速诊断。

实体组织

实体组织块指通过手术或穿刺活检从患者或在尸检时采集的样本。任何感染病原体都可致实体组织感染致病，实验室检查需检测组织中的细菌、真菌、病毒和寄生虫。苛养菌(如布鲁菌属)和慢性致病菌(如深部真菌和分枝杆菌)需要特殊培养基和延长培养时间。框76.3中列出了一些需要特殊或选择性培养基的病原体。此外，一些致病菌需通过组织病理学方法鉴定，如苍白密螺旋体、肉芽肿克雷伯菌或鼠咬热螺旋体。DNA测序和其他基于核酸的方法可用于检测导致生殖器溃疡或复杂生物膜中的病原体。

框76.3 需要特殊培养基的病原体

放线菌属、布鲁菌属、军团菌属、汉氏巴尔通体(猫抓病杆菌)、深部真菌、支原体属、分枝杆菌属、病毒

实验室诊断操作

样本采集和运输

不同无菌部位样本类型不同，其采集和运输要求各不相同。所有样本行分子检测需遵循产品制造商推荐的程序和运输要求。

液体和抽吸物

大多数体液（胸膜、腹膜、心包和滑膜液）是通过针头和注射器抽吸采集。心包液穿刺需从紧邻心脏的心包腔采集，有一定的风险。心包穿刺需在心电监测下通过针吸或行外科手术完成。穿刺前应提前通知实验室人员，确保快速提供合适的培养基、组织培养基及染色检查。

无菌部位的体液应通过无菌管或密封瓶运输至实验室。1～5 mL的液体样本足以分离大多数细菌，但样本量大有利于实验室检查，尤其是分离培养**结核分枝杆菌**和真菌，至少需5 mL。腹水建议至少10 mL液体。厌氧运输有多种方法，无氧环境中制备运输瓶，并用橡胶隔膜或短塞密封，通过橡胶隔膜或短塞注入液体。不建议使用带无菌橡胶塞的注射器转运液体。如液体为脓性且量充足，则短时间内大多数临床意义上的厌氧菌在有氧运输容器（例如无菌螺旋盖管）中能够充分存活。但仍建议在厌氧转运装置中采集样本，不同实验室的操作有所不同。厌氧运输中的样本应尽快接种到常规需氧培养基（浓缩肉汤、血、巧克力，有时还需麦康凯琼脂平板）和厌氧培养基。用于分离真菌或分枝杆菌的样本可在无菌、带螺旋盖的试管中运输，至少需要5～10 mL的液体。如怀疑有淋球菌或衣原体感染，还需送实验室行涂片和特殊培养。

大多外科手术需放置经皮导管引流，以防止手术部位渗出物和血液积聚。如临床出现症状和体征则提示感染，需将导管引流液送实验室培养。导管引流液的培养结果需慎重考虑，可能会出现引流液在导管或收集装置内被污染，或者引流的液体并不是感染的部位。应直接抽吸可能感染的液体送培养，而不是仅以导管引流液评估患者的深部组织感染。

在床边或实验室直接将心包、胸膜、关节液和腹水接种于肉汤血培养基并同时行革兰染色检查可能有帮助。将这些液体样本注入血培养瓶作为血培养处理，促使少量的病原体增生，并减少抗菌药物的影响。枸橼酸盐或聚茴香磺酸钠（sodium polyanetholesulfonate, SPS）可用作抗凝剂。经皮穿刺抽吸（腹腔穿刺）或手术时采集的样本应尽快接种到需氧和厌氧血培养瓶中。

接受CAPD患者的液体可置入无菌管、尿杯或原始袋中送至实验室。用无菌针头和注射器从袋子中抽出液体送培养。液体直接接种到血培养瓶中［推荐20 mL（两个培养瓶中每个10 mL）］。大量研究表明，除血培养瓶外，一种成人分离管是一种敏感且特异的培养方法。

骨髓

骨髓通常从髂嵴的间质穿刺吸出。骨髓不作常规细菌培养，因与血培养作用相似，且骨髓培养假阳性皮肤细菌（表皮葡萄球菌）较常见。一些实验室报道，骨髓穿刺物注入儿科分离管（ISOLATOR 1.5 mL, Alere, Waltham, MA）装置采集和运输效果较好。分离管的裂解剂可裂解细胞组分，释放细胞内细菌，增强细菌活性。手术或经皮活检中取出的骨组织置入无菌容器送实验室检查。

组织

组织样本活检前需严格备皮。必须确保活检样本无菌采集，并将其置入无菌容器送检；建议使用宽口、螺旋盖瓶或塑料容器。厌氧微生物在感染组织中存活的时间较长，可以培养获得。加少量无菌、非抑菌的生理盐水，保持活检组织湿润。组织研磨机在对样本研磨过程中产生的剪切力会破坏某些病原微生物，故常常使用无菌剪刀和镊子将较大的组织样本块切成小块以便培养（图76.3）。生理盐水可抑制军团菌的生长，肺组织切片行军团菌培养分离时应避免生理盐水。

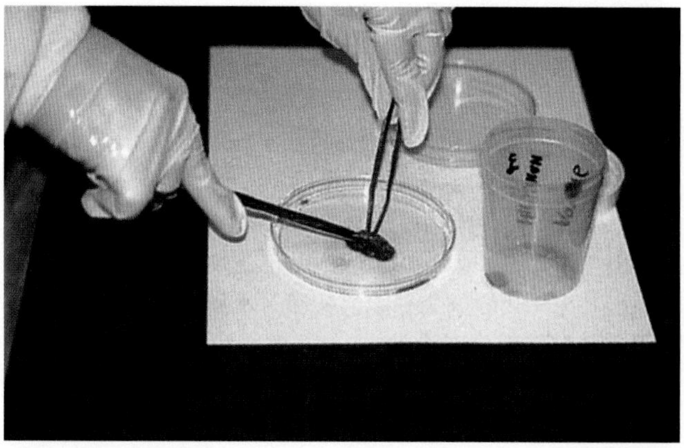

图76.3　用无菌镊子和剪刀切碎一小块组织进行培养。此操作在生物安全柜中进行。

如怀疑致病微生物为厌氧菌，可将少量组织放入1个松口盖子、宽口塑料管中，并密封到厌氧系统中，该系统还可使组织样本接种前维持充足的水分，保持微生物的活性。手术医生应确保将第2份组织样本提交到病理解剖科行组织学检查。甲醛固定的组织不适合微生物学培养，尽管有些微生物也可以在很短的时间内仍保持活性。引流窦道的组织应包括深刮获得的窦道壁的一部分组织。感染性心内膜炎行瓣膜置换手术时，采集的组织应包含一部分瓣膜和赘生物。

受污染的样本如取自扁桃体或尸检组织，行微生物检查时可用加热的压舌板进行表面烧灼，或在沸水中浸泡5～10 s以减少表面污染。随后用无菌仪器切取中心部位的组织样本送微生物培养，因中心部位的样本不受表面加热的影响。或者，较大的组织可用无菌剪刀或刀片切成两半，内部的组织送微生物培养。

手术样本获取的风险和费用均很高，且很难再次切取样本，因此实验室必须将一部分原始组织（如样本足够）置入无菌肉汤中保存，冰箱保存温度为−70℃（或者如必要，保存温度为−20℃），至少持续4周，以备需要再次检查化验。若整个组织须研磨培养，则应将一小部分悬浮液放入无菌管中冷冻保存。

样本处理、直接检查和培养

液体和抽吸物

无菌体液的实验室处理技术类似，除了之前讨论的直接接种到血培养瓶中的技术，透明液体可通过离心或过滤浓缩，而脓性液体可直接接种到培养基。送至实验室已凝固的体液须研磨以释放捕获的细菌；切碎或切割以释放真菌细胞。无论用电动组织匀浆机处理此类样本，还是用研钵和研杵或玻璃组织研磨机手动研磨，都可高效获得细菌。通常首选手工研磨，因电动研磨可以产生足够的热量杀死样本中的微生物。研磨可分解真菌成分，不建议对真菌培养物作研磨处理。用无菌手术刀切割血块中的一小块完整组织，直接置于培养基分离真菌。

所有液体样本，均应行微生物显微镜检。通常，在每个油镜区看到1个微生物，则每毫升样本中至少有10^5个微生物存在。一般正常无菌液体只有少量微生物。体液中的微生物须行浓缩。显微镜检前应行细胞离心（图70.4）制备革兰染色涂片，如此，微生物可进一步浓缩1 000倍。体液需过滤或高速离心进行浓缩，浓缩后，用无菌移液管无菌移注或吸出上清液，留下约1 mL液体彻底混合沉淀物。需要剧烈旋转或将沉积物上、下吸入吸管数次，以充分悬浮沉积物。该操作应在生物安全柜中进行。悬浮液用于接种培养基，也可直接行真菌的氢氧化钾（KOH）涂片或钙荧光白染色，以及分枝杆菌的抗酸染色（有关染色步骤、涂片准备的详细描述，请参见第6章）。

真菌样本除了革兰染色，还应制备直接湿片涂片或过碘酸-希夫（periodic acid-Schiff, PAS）染色涂片。建议使用10%KOH或者钙荧光增白剂来观察湿片中的真菌成分。来自胸腔的样本除了菌丝形式外，还可能含有球孢子菌或酵母菌芽孢。

CAPD穿刺物浓缩之前行溶解白细胞的操作可显著增加微生物的检出率。通过0.45 mm孔膜过滤器过滤CAPD引流液可允许处理大量的液体，并且常可提高检出阳性率。由于感染的病原微生物的数量可能非常低（每10 mL液体＜1个微生物），因此需有较多量的液体。建议从至少50 mL的液体中获得沉积物。如样品行过滤，过滤物应无菌切割成三块：一块放在巧克力琼脂上5%二氧化碳中孵育，一块放在麦康凯琼脂上，另一块放在血琼脂平板上行厌氧培养。

已离心浓缩的液体，将其沉淀物接种到浓缩肉汤，血和巧克力琼脂中。来自正常无菌部位的样本，不推荐选择性培养基，可能会抑制一些病原微生物的生长。当临床有提示，应使用恰当的技术方法分离厌氧菌、分枝杆菌、真菌、衣原体属和病毒。

骨骼

凝结的骨髓液或活检组织需均质化或研磨以获取病原微生物。样本接种的培养基与其他无菌体液相同。为促使布鲁菌属生长需将样本放入含10%二氧化碳的特殊培养基中孵育。一部分样本直接接种到真菌培养基中。骨髓活检样本制成切片，用于固定、染色和检查（通常由病理学专家完成）以鉴定是否有分枝杆菌、真菌或寄生虫感染。对疑似患有骨髓炎的患者，取自感染骨上方开放创口部位的培养物或取自骨髓炎区域引流窦的组织，可能并不是骨髓炎的真正元凶。清创手术期间获得的骨培养物可能更有利于指导抗菌药物的决策，获得良好的临床效果。

假体（人造）关节感染的诊断通常比较困难。如无微生物学依据，很难确定感染的诊断，临床症状如疼痛，不能鉴别是感染或是机械性关节障碍。目前尚无假体关节感染的实验室诊断标准，已发表的研究常常有争议。诊断的另一个复杂因素是，引起假体感染最常见的细菌是皮肤常见的定植菌，如凝固酶阴性葡萄球菌。一些研究报道，假体关节感染培养的敏感性较低，可能的原因是病原微生物被生物膜包绕，PCR检测能够检测出与假体关节感染相关的大多数病原微生物。为明确感染的诊断，需送5或6个手术骨样本进行培养，3个或以上送同一微生物的分离鉴定。有研究用PCR和用多种培养基及延长培养时间两种方法对照发现，合适的培养方法足以排除髋关节假体的细菌感染，而PCR不能提高感染诊断的敏感性。

正常骨骼不易骨折；但感染的骨骼大多易脆且有坏死。在研钵和研杵中研磨可能会使一些骨片破碎。有时可将貌似骨骼最坏死区域无菌诊刮下来的碎片接种到培养基上。真菌培养分离需将碎片直接置入培养基。细菌和分枝杆菌培养需用无菌肉汤研磨小块骨组织形成的悬浮液进行培养。厌氧菌培养需要在厌氧环境中进行各种实验室操作，如无厌氧培养环境，微生物人员应该在生物安全柜内快速操作，将获得的骨组织接种在预先制备的厌氧板和肉汤内。

实体组织

组织样本应在层流生物安全柜操作，如有条件在厌氧生物柜处理样本更佳。微生物人员应用无菌手术刀切开感染区域（通常会变色），取样本的一半用于真菌培养，另一半可用于细菌培养。所有组织样本均应送细菌和真菌培养。有些样本也应同时送外科病理学行组织学检查。如需要，应对样本进行病毒或抗酸染色等处理。送寄生虫培养的组织样本接种肉汤前需切碎或处理。在病理解剖学实验室可直接行寄生虫组织染色检查。组织印迹培养可产生与匀浆相同的细菌学结果，并有助于区分组织内的微生物感染和表面定植（仅在边缘生长）。某些真菌和分枝杆菌的分离鉴定可另行接种在其他培养基且在较低温度下培养。

组织样本还可接种到组织细胞中分离病毒。通常，脑、肺、脊髓液和血液是分离病毒的合适样本。通过免疫荧光检测组织样本中的单纯疱疹病毒、水痘-带状疱疹病毒、巨细胞病毒或狂犬病毒颗粒。肺组织的军团菌属可通过直接荧光抗体检测。

所有死于感染的胎儿、早产儿和婴儿的组织样本均应行李斯特菌培养。脑组织、脊髓液、血液、肝和脾的样本最有可能检测到该菌。

案例学习76.1

女性，79岁，左膝关节人工关节置换术后。手术较复杂，手术时间超过1 h。按照该类手术操作规范，术中应用抗菌药物，术后停药。术后恢复良好，7天后出院。几周后，出现轻微发热和关节疼痛。就诊后从膝盖处抽出50 mL液体，送需氧和厌氧血培养各10 mL，同时关节液送实验室常规检测，结果提示关节液有大量白细胞，革兰染色阴性。48 h后厌氧血培养瓶报阳，鉴定结果为一株革兰阳性球菌，需氧血培养瓶仍为阴性。

问题：

1. 血培养瓶中报阳的病原体可能的菌属？
2. 该患者感染的可能途径？
3. 内科医生希望实验室能确保，该患者关节液中报阳的病原微生物不是因采样技术水平欠缺造成的假阳性结果。一旦脓毒性关节炎诊断成立，患者需接受频繁的手术和长时间的治疗，因而临床医生希望明确诊断。实验室如何判断是该微生物引起的感染？

复习题

1. 对腹水进行诊断，以下哪项实验室结果是符合的（　　）
   a. 炎症细胞数增加，蛋白质水平升高　b. 炎症细胞数减少，比重升高　c. 炎症细胞数增加，比重降低　d. 炎症细胞数增加，蛋白质水平降低
2. 以下哪类微生物是心肌炎的主要病原体（　　）
   a. 大肠埃希菌、脆弱拟杆菌群和肠球菌　b. 分枝杆菌属和念珠菌属　c. 柯萨奇病毒、腺病毒和埃可病毒　d. 甲型流感病毒和副流感病毒1型和3型
3. 以下哪种微生物是孕龄期年轻女性感染性腹膜炎常见的病原体（　　）
   a. 肺炎链球菌和A组链球菌　b. 淋病奈瑟球菌和沙眼衣原体　c. 肠杆菌和其他革兰阴性杆菌　d. 白念珠菌和克柔念珠菌
4. 从胸膜腔采集的体液称为（　　）
   a. 胸腔穿刺液或胸腔积液或脓液　b. 腹腔穿刺或腹水或腹腔液　c. 滑液　d. 心包液
5. 从腹膜腔采集的体液称为（　　）
   a. 胸腔穿刺或胸腔积液或脓液　b. 腹腔穿刺或腹水或腹腔液　c. 滑液　d. 心包液
6. 腹水大多是由哪种疾病引起的（　　）
   a. 充血性心力衰竭　b. 肾脏疾病　c. 胰腺疾病　d. 肝脏疾病
7. 口腔卫生差可导致颌骨骨髓炎；最常见的病原微生物（　　）
   a. 放线菌属　b. 金黄色葡萄球菌　c. 普雷沃菌属　d. 梭杆菌属
8. 肺组织进行培养诊断评估时，以下哪种微生物可被生理盐水抑制（　　）
   a. 流感嗜血杆菌　b. 嗜肺军团菌　c. 肺炎链球菌　d. 肺炎克雷伯菌
9. 接受CAPD治疗的患者，最常引起其腹膜炎的一对病原微生物是（　　）
   a. 厌氧杆菌和革兰阴性菌　b. 金黄色葡萄球菌和化脓性葡萄球菌　c. 表皮葡萄球菌和金黄色葡萄球菌　d. 放线菌和产黑色素拟杆菌
10. 以下哪种微生物在继发性腹膜炎腹腔感染中起重要作用（　　）
    a. 革兰阳性球菌　b. 革兰阴性杆菌　c. 厌氧菌　d. β溶血性链球菌
11. 当直接显微镜检查液体时，如果每个油镜看到1个病原体，那么每毫升样本中有多少个病原体（　　）
    a. 55　b. 75　c. 105　d. 155
12. 当检测死于感染的胎儿、早产儿和婴儿组织时，以下哪种微生物必须培养（　　）
    a. 巨细胞病毒　b. 百日咳鲍特菌　c. 嗜肺军团菌　d. 单核细胞增多性李斯特菌
13. 是非题
    ______从正常无菌部位获得的液体进行培养，分离到一个疑似致病微生物也有重要临床意义。
    ______膝关节和髋关节是所有年龄组细菌性关节炎最常受累及的关节。
    ______继发性腹膜炎很少见，源于从血液和淋巴结扩散的感染。
    ______渗出性胸腔积液是由全身系统性疾病引起，如充血性心力衰竭。
    ______正常的胸腔积液每毫升可含有多达300个白细胞。
    ______心包炎通常由寄生虫引起的。
    ______伯氏疏螺旋体常见于莱姆病和关节感染患者的滑液。
    ______为了培养骨骼里的真菌，应将小的骨屑或骨块直接接种到培养基中。
    ______胸腔积液蛋白和乳酸脱氢酶的测定可用于区分漏出液和渗出液。
    ______寄生虫或病毒引起的骨髓炎很少见。
14. 配对题：将每个术语与正确的描述配对

______穿刺术	______单关节
______心包填塞	______骨髓炎
______心包炎	______脏层胸膜
______壁层胸膜	______CAPD
______腹膜	______腹水
______滑液	______腹腔液
______腹膜炎	______胸腔穿刺术
______胸水	______脓胸

______心肌炎　　______关节炎

______体内平衡

a. 胸腔积液过多　b. 化脓性渗出性胸腔积液　c. 腹腔和盆腔浆膜层及器官的外膜　d. CAPD　e. 腹腔积液增多　f. 心肌炎症　g. 经皮穿刺抽吸　h. 腹膜炎症　i. 涉及一个关节　j. 关节间隙炎症　k. 骨骼炎症　l. 心包炎症　m. 覆盖肺部的薄膜　n. 生理平衡　o. 通过针吸从胸腔采集液体　p. 干扰心脏功能　q. 覆盖整个胸腔的薄膜　r. 关节液　s. 腹腔中的液体，在肠、内腹和骨盆侧壁之间起润滑剂的作用

15. 简答题

（1）为什么儿科隔离管可以作为骨髓样本的采集和运输装置?

（2）简述胸腔积液渗出液和漏出液的区别。

（3）什么是Fitz-Hugh-Curtis综合征?

（4）胸水主要送什么实验室检查分析?

（5）哪些是金黄色葡萄球菌骨髓炎的致病因子?

（6）简述骨髓炎是如何发生的。

（7）简述体液在实验室培养的操作过程。

（8）为什么手工研磨组织或凝结体液优于电动组织匀浆机研磨组织?

（9）简述人工关节感染与自体关节感染的病原体为何有不同。

参考答案

案例学习76.1

1. 血培养瓶中的细菌很可能是消化链球菌属，因为其在需氧环境中不生长。该菌属又被细分为许多属。然而，大多数实验室使用最常见的属名：消化链球菌属；进一步分离革兰阳性厌氧球菌在临床上意义不大。

2. 感染来源可能是在手术时带入了皮肤菌群。由于有异物植入体内，患者自身无法彻底清除病原体。

3. 因为关节液样本采集较容易，所以建议医生进行第二次脓液抽吸。如果可分离出同样的病原体，那么该菌可能是致病菌。

复习题

1. a; 2. c; 3. b; 4. a; 5. b; 6. d; 7. a; 8. b; 9. c; 10. c; 11. c; 12. d; 13. √, √, ×, ×, √, ×, ×, √, ×, √; 14. g, i, p, k, l, m, q, d, c, e, r, s, h, o, a, b, f, j, n

15.（1）隔离管中的溶解剂可以溶解骨髓中的细胞成分，从而释放出细胞内的细菌以促进病原体生长。

（2）胸膜液存在于肺和胸壁的间隙中，其作用是润滑胸膜、肺周围的黏膜和胸腔内壁。当过多的液体积聚在胸膜腔内时，称为胸腔积液。胸腔积液分为2类：渗出液和漏出液。炎症、感染和恶性肿瘤引起渗出性胸腔积液，而漏出性胸腔积液是全身系统变化引起的，如充血性心力衰竭。

（3）该疾病属于肝表面或周围炎症，发生于性生活活跃的年轻女性，由淋病奈瑟球菌或沙眼衣原体感染腹膜导致。

（4）细胞计数、总蛋白、葡萄糖、乳酸脱氢酶、淀粉酶、细胞学外观和微生物培养。

（5）金黄色葡萄球菌产生的毒素和酶类，以及黏附于光滑表面的能力和可产生保护性的多糖蛋白质复合物。

（6）发生骨髓炎的途径：病原体血行播散、感染邻近部位（关节或牙齿感染）、因创伤或手术导致组织受损或由于存在定植菌的皮肤溃疡缺乏充足血供。

（7）清亮体液必须首先通过离心或过滤浓缩，而化脓性样本可以直接接种到培养基中。任何已经凝固的体液必须被均质化以释放细菌，并被切碎或切割以释放真菌细胞。

（8）电动研磨可产生相当多的热量，从而杀死样本中的微生物。此外，不鼓励进行研磨，可使用切碎技术代替，以防止病原体破坏或降解导致假阴性培养结果。

（9）这类感染是在植入假体的手术过程中引发的。因此皮肤微生物群是最常见的病原体，以表皮葡萄球菌、其他凝固酶阴性葡萄球菌、棒状杆菌属和痤疮皮肤杆菌为主。这些病原体在手术中进入关节并缓慢繁殖，直至达到临界数量并产生宿主反应，通常在初次手术后的很长时间内发生。

第8部分

临床实验室管理

CLINICAL LABORATORY MANAGEMENT

第77章 · 临床微生物实验室质量

Quality in the Clinical Microbiology Laboratory

周昭彦 · 译　汪小欢 · 审校

本章目标

1. 区分术语全面质量管理(total quality management, TQM)、持续质量改进(continuous quality improvement, CQI)、绩效改进(performance improvement, PI)、质量保证(quality assurance, QA)、LEAN、6 sigma和个体化质量控制计划(individual quality control program, IQCP)。
2. 描述与微生物实验室相关的质量计划。
3. 识别可接受的样本收集和运送指南,并举例说明拒收的样本。
4. 说明标准操作程序手册的目的。
5. 解释对实验室人员的要求、参考实验室的使用及患者报告的要点。
6. 定义能力验证(proficiency testing, PT)并概述取得成功结果的必要步骤。
7. 设计日志以检查微生物实验室中使用的仪器和培养基的性能。
8. 解释抗菌药物敏感性试验(antimicrobial susceptibility tests, AST)的要求。
9. 比较在细菌学、真菌学、分枝杆菌学、病毒学和寄生虫学中参考-质量控制量的维持情况。
10. 概述微生物实验室的质量保证计划,包括传染性疾病诊断的所有阶段,并区分外部和内部质量保证审核计划。
11. 描述微生物学家和实验室主管的日常监督活动,以便为患者群体提供优质的服务。

自从医学研究所发表了《人非圣贤孰能无过》报告以来,建立一个更安全、更高效的医疗保健体系的工作已全面展开。1965年关于**质量控制**(quality control, QC)的建议发表以来,医学实验室的质量问题已经发展了40多年。正如微生物分类学多年来一直变化一样,实验室质量方法也发生了变化。现在QC被视为整个实验室质量计划的一部分。质量还包括**全面质量管理(TQM)**、**持续质量改进(CQI)**或**绩效改进(PI)**、**个性化质量控制计划(IQCP)**和**质量保证(QA)**。TQM、CQI和PI是总括性术语,涵盖了整个机构的质量计划。TQM发展为一项活动,通过实验室监控其工作来发现缺陷并随后纠正,从而改善对患者的护理。CQI、IQCP和PI更进一步,通过强调预防错误来改善患者护理;CQI、IQCP和PI提倡持续性培训,以防范必须纠正的缺陷。然而,IQCP更进一步,只要风险评估证明了准确性和支持流程的有效性,就允许实验室决定IQCP,QC的频率会降低。

LEAN方法专注于消除多余的动作,识别浪费,并从客户的角度发现创造价值的因素。医学实验室的主要目标是在最短的时间内以最低的成本提供高质量的让客户满意的患者报告。它包括5个原则:价值、价值流、流动、拉动和持续改进。第一个原则是从客户的角度定义流程中的价值,即患者在知情的情况下为服务的属性支付费用。接下来,为每个提供价值的流程确定价值流,挑战无用的步骤并消除它们。下一部分确保服务在剩下的赋值步骤中持续流动。然后,在流程的所有步骤间引入一个连续的事件流(连续的事件流是可能的),从而将所有事件拉到一起。最后一个原则是通过管理层不断地朝着完美的方向努力进行持续的改进,因此,步骤数量和时间都将不断受到监督。还需要监控向客户提供服务所需的信息和资源范围。这些原则可提高质量、产量、容量和效率,同时降低成本、库存、空间和交付周期。最终,它将在临床实验室内提供更好的患者护理。

与TQM相比,**6 Sigma**是一个相对较新的概念。6 Sigma起源于1986年,摩托罗拉通过度量法最小化生产过程中的变化来减少次品。该流程侧重于持续质量改进,通过将可能的次品数量限制在每百万中少于3.4个,从而达到近乎完美。6 Sigma项目遵循Deming的项目方法论,计划-实施-研究-行动为一周期。该方法由5个阶段组成,首字母缩写为**DMAIC**:定义(define)、测量(measure)、分析(analyze)、改进(improve)和控制(control)。其目的是帮助进行精确测量,分辨明确的问题,并提供可测量的解决方案。如果实施得当,6 Sigma可帮助机构降低运营成本,其方法是将重点放在减少缺陷、最小化检测周期和削减成本上。TQM和6 Sigma的主要区别在于方法。TQM通过确保符合内部要求来提高质量,而6 Sigma则通过减少缺陷和杂事的数量来提高质量。6 Sigma也是基于事实、数据驱动和结果导向的,提供可量化和可测量的基线结果,与战略和客户的需求相关。

QC与确保诊断测试准确性的内部活动相关。QA与确保患者正向结果的外部活动相关。微生物实验室的患者正向结果包括:

- 缩短住院时间;
- 降低住院成本;
- 缩短感染诊断的检测周期;
- 恰当的抗菌治疗;
- 客户(医生或患者)满意度。

通过深思熟虑的QC和QA计划,CQI和PI是美国临床实验室改进修正法案(CLIA, 1988)中实验室认证要求的一部分。

IQPC为实验室提供了一种分析前、分析中和分析后实验阶段的审查机制,并创建针对实验室测试和环境所特有的质量控制流程。IQPC必须包括风险评估、质量控制和质量评估计划。IQPC须评估以下内容:

- 样本;
- 实验系统;

- 试剂；
- 环境；
- 实验人员。

如果实验室能证明QC计划符合CLIA的要求，CLIA不要求采用任何特定类型的工具或评估。医学实验室主任仍有责任确保该计划符合CLIA指南。

质量计划

实验室质量是指实验结果报告的准确性、可靠性和及时性。实验室结果必须尽可能准确，实验室操作的各个方面必须可靠，报告必须及时，以利于临床或公共医疗机构使用。每个实验室必须建立和维护书面政策和程序，以执行和监控整个实验过程所有阶段（分析前、分析和分析后）的质量体系，以及整个实验室系统。医学实验室主任主要负责QC和QA计划。但是，实验室所有人员必须积极参与这两个项目。联邦指南（CLIA，1988）被视为最低标准，被个别州或私人认证机构［如美国病理学家学院（CAP）或联合委员会（TJC）］强制实施的更高标准所取代。

国际标准化组织（International Organization for Standardization，ISO）使用美国军方为制造和生产设备而制定的一套标准制定了工业制造标准。ISO 9000文件为制造业和服务业提供了质量指南，并可广泛应用于许多其他类型的组织。ISO 9001：2000提出了通用质量管理体系要求，并适用于实验室。还有2个专门针对实验室的ISO标准：

- ISO 15189：2007。医学实验室质量和能力要求。
- ISO/IEC 17025：2005。实验室检测和校准能力的一般要求。

另一个重要的实验室国际标准组织是临床和实验室标准委员会（Clinical and Laboratory Standards Institute, CLSI）。CLSI采用了一个涉及众多利益相关者的共识过程来制定标准。CLSI有2个非常重要的临床实验室文件：

- 质量管理体系（QMS14-A）：领导和管理的角色及责任；批准的指南。
- 质量管理体系（QMS01-A4）：实验室服务模式；批准的指南——第四版。

QC计划的基本要点在以下章节中描述。

样本采集和运送

实验室负责提供书面政策和程序，以确保从样本采集或接收之日起至完成检测和报告结果时，患者的样本均被积极检测，程序最优且完整。

指南和说明应提供给医疗保健提供者，以便在采集样本时使用。采样书面说明应详细，并包括以下内容：

- 实验目的和限制；
- 患者选择标准；
- 样本采集时间（例如，在服用抗菌药物之前）；
- 最佳采样部位；
- 被批准的样本采集方法；
- 样本的运送培养基标准；
- 样本运送时间和温度；
- 无法立即运送的样本的保存说明（例如，在4℃下保存24 h）；
- 适用的最小可接受容量要求；
- 合适的检测（现场实验或运送至参考实验室）；
- 检测周期；
- 结果报告程序。

样本采集指导书应包括如何以电子方式或手工方式填写申请信息，以及“申请必须完整填写”的实验室声明。除了标准信息，如患者姓名、医院或实验室编号及开单医生外，其他关键信息还包括：① 患者是否正在接受抗菌治疗；② 可疑因素或综合征；③ 免疫史（如适用）；④ 与怀疑的某些微生物或寄生虫相关的旅行史。实验室还应制定不合格样本标准。不可接受样本包括以下内容：

- 未贴标签、标签错误或标签不完整的样本。
- 样本量不足以进行检测（quantity not sufficient for testing，QNS）。
- 使用不恰当的运送培养基，如检测虫卵和寄生虫的粪便样本未使用防腐剂。
- 使用不恰当的拭子，如采用木杆、藻酸钙棉签检测病毒。
- 在温度、时间或保存要求方面对样本处理不当。
- 采样部位不符合实验要求，如在粪便中检测呼吸道合胞病毒。
- 样本从运送容器中泄漏。
- 血清过度溶血、高血脂或被细菌污染。

拒收样本将以电子方式或手工方式记录。样本拒收报告将发送给开单的临床医生。拒收样本不予退还。有时，如果样本无法再取或通过侵入性操作获得，则实验室可能会接受不符合要求的样本。如果发生这种情况，必须在最终报告上附上免责声明，以获得开单医生和实验室主任的同意，表明样本未正确采集，应谨慎解释结果。

标准操作程序手册

对标准操作程序手册（Standard Operating Procedure Manual，SOPM）的要求被视为QC计划的一部分。SOPM应定义试验性能、允许范围、试剂制备、所需质控、结果报告和参考文献。SOPM应按照CLSI格式编写，必须由CLIA证书上的医学实验室主任每年或每半年审查和签署一次；此外，所有变更必须经实验室主任批准并注明日期。SOPM应放在工作区域供查阅。它是明确的实验室参考标准，通常用于与单个实验相关的问题。任何过时的程序从SOPM中删除时应注明日期，并至少保留2年。

人员

医学实验室主任有责任雇佣足够的合格人员，以应对所执行工作的数量和复杂性。例如，已发表的关于病毒实验室人员配置的研究表明，每年每500～1 000个样本就应配置1名技术人员。在职技术培训必须记录在案，须在第一年评估员工的能力2次，之后每年评估1次。应提供继续教育计划，考勤记录应保存在员工的个人档案中。CLIA完善了人员能力相关规定（CLIA subpart K：493.1235）。实验室员工能力评估必须包括以下内容：① 直接观察实验操作，包括患者准备（如适用）、样本处理、操作过程和检测。② 监测实验结果的记录和报告。③ 审查中间实验结果或工作表、质控结果、患者结果和预防性维护记录。④ 直接观察仪器的操作或仪器维护和功能检查。⑤ 通过检测预先已分析的样本和内部盲测或外部患者样本来评估实验性能。⑥ 评估问题解决能力。这些能力评估必须由合格人员记录和完成。

参考实验室

并非所有试验都可在一个机构内完成。不能在内部进行和需要发送到其他地方实验室的试验被视为参考实验室试验。参考实验室是一个独立于采集和样本发送机构的实体。它必须经过认证或许可。转诊实验室的名称、地址和许可证号码应包括在患者的最终报告中。

患者报告

应对所有的实验室报告建立监督审查制度。该审查包括核对样本，以判断得出的结论是否正确，报告结果中是否存在文字错误。报告应只发布给法律授权接收报告的个人（医生和各种中级从业人员）。临床医生应立即被告知“危急值”。危急值是潜在的危及生命的结果；例如，脑脊液（cerebrospinal fluid, CSF）革兰染色阳性或血培养阳性。在适当情况下，报告中必须包括参考范围。所有患者记录应至少保存2年。然而，在医疗保险和医疗补助服务中心进行延期付款账单审计的情况下，可能需要至少保存10年，以支持医疗需要。

能力验证

能力验证（PT）是一种质量保证措施，通过与其同行和参考标准相比较，监测实验室的分析性能。它为患者及认证和监督机构提供了外部验证工具和实验室能力的客观证据。如果可行的话，实验室被要求参与每个分析物（试验）的PT计划；实验室的平均分数须保持在80%，才能获得每个子专业领域的许可证。如果增加了新的校准分析物，医学实验室必须尽快联系PT机构增加该分析物的PT。在改为不同计划之前，实验室必须在同一PT计划中注册1年。联邦政府不再维持PT计划，但一些州，如纽约，以及一些私人认证机构如CAP，会发送“盲检”样本。这些未知样本将被完全当作患者样本处理，从进入实验室计算机或手工日志到检查和报告结果。完成PT后，测试人员和医学实验室主任必须签署一份声明，证明该样本的处理与患者样本完全相同。通过这种方式，PT样本确定了实验室日常性能的准确性和重复性。实验室的程序、试剂、设备和人员都在这过程中进行了检查。此外，PT上的错误有助于指出缺陷，员工的后续教育可全面提高实验室质量。当分数（评估）回来时，应与全体技术人员讨论分数（评估）后附随的评论。应记录出现问题时采取纠正措施的证据，包括程序变更、人员再培训或购买替代培养基和试剂。

除了从外部机构接收的PT系统外，一些实验室还具有内部PT系统。当试验方法无法进行外部审核时，法律要求实验室至少每半年制定1次内部计划，以重新验证试验。内部PT样本可通过以下方式建立：① 接种病原体成为模拟样本，并将其标记为解剖样本，这样当病原体被发现时，大家都不会惊慌。② 将日常的样本拆分，由两名不同的技术人员进行检测。③ 将部分样本送至参考实验室，以此比较和确认实验室的结果。

性能验证

仪器

仪器和设备日志应包含以下信息：

- 仪器名称、序列号和执行日期。
- 至少按照制造商规定的频率周期进行功能验证操作期；患者试验前，须在制造商规定的范围内进行功能检查。
- 可接受的性能范围。
- 仪器性能故障，包括纠正问题所采取步骤的具体细节（纠正措施）。
- 服务请求和回应的日期和时间。
- 按规定的维护记录，至少按照制造商规定的最低频率。

此外，随着技术的进步，有些仪器具有与使用外部QC材料相同程序的面板控制装置。如果材料与患者样本的基质相似，且材料经过完全相同的检测程序，则可使用面板控制装置来满足之前对外部QC的需求。医学实验室主任有责任确保所用材料符合所有监管要求。

仪器维护记录应在仪器使用寿命内保存在实验室中。高压灭菌器、生物安全柜、离心机、培养箱、显微镜、冰箱、冷冻柜、水浴、加热模块和其他微生物实验设备的检测周期相关的具体指南，可在本章末尾列出的一些参考文献中找到。

不在质量控制范围内的商品化培养基

CLSI培养基质量控制委员会收集了几年来有关常用微生物培养基质量控制失败发生率的数据。根据调查结果，委员会公布了一份培养基列表，如果从遵循CLSI指南的制造商处购买，则不要求在用户实验室重新检测。实验室必须检查每批货物是否有破裂、溶血、冻结、填充不均、气泡过多、透明度和可见污染的培养基或培养皿。制造商必须提供遵守CLSI标准的书面保证，该验证必须与实验室的QC协议保持一致。

用户制备和非豁免的商品化培养基

用户制备培养基的质控表格应包含制备量、每种成分的来源、批号、灭菌方法、制备日期、有效期（琼脂平板通常为1个月，管状培养基通常为6个月）及制备者姓名。应检查用户制备和非豁免的商品化培养基的颜色、硬度、厚度、平滑度，以及有无溶血、过量气泡和污染。应对该批次样品抽样进行无菌试验，当一个批次的样品≤100个时，检测其中5%的样品；样品量较大时最多检测10个样品。批次是指具有相同批号产品的任何一次运输，如果相同批号产品分开运输，则视为不同批次，需要单独检测。

在实验室日常使用的环境和温度条件下，培养基孵育48 h来检查无菌性。用户制备和非豁免的商品化培养基也应采用生理和生化特性已知的质控菌株进行检测。在本章末尾列出的一些参考文献中，可找到检测各种培养基的特定菌株的表格。

抗菌药物敏感性试验

抗菌药物敏感性试验（AST）质量控制的目标是确保实验用品和进行检测的微生物学家的精确度和准确性。实验室必须在使用经批准的质控菌株检测前或初次使用时，同时检查抗菌药物的每个批号和包装。无论采用何种方法如肉汤稀释法的最低抑制浓度（minimum inhibitory concentration, MIC）或Kirby Bauer法（简称KB法）（第11章），检测频率的标准是相同的。每批新运到的微量稀释托盘或Mueller-Hinton平板应使用CLSI批准的ATCC（Rockville, MD）参考菌株进行检测。

选择用于MIC检测的参考菌株是为了确保遗传稳定性，并在所检测的每种抗菌药物的中间范围内给予MIC。明确定义了用于KB法的参考菌株对于每种受试抗菌药物各自的平均抑菌圈直径。不同AST方法所需的ATCC参考菌株数量不同。CLSI委员会抗菌药物敏感性试验小组将每年更新并公布质控MIC和抑菌圈直径。应定期从CLSI获取新表格。

每个敏感性检测系统还必须连续使用20 d（通常每天）以进行测试。如果在20 d检测期间，每个药物-参考菌株组合有3个或3个以下MIC或抑菌圈直径超出参考范围，实验室可改为每周进行QC检测。此后，在每周的检测中如发现异常结果必须严格调查。如果能够发现错误的来源，如污染、使用的参考菌株不正确或培养条件不正确，则可以简单地重复QC检测。但是，如果没有发现错误的来源，则必须连续5 d重新检测。如果准确度和精密度再次合格，可恢复每周QC检测；如果有问题的药物-微生物组合仍在参考范围之外，则必须重新进行20 d的连续试验，然后才能恢复每周试验。如果QC检测失败，在任何情况下都不应报告患者分离株的任何药物-微生物组合。

染料和试剂

染色液和试剂容器应贴上标签，注明内容物、浓度、储存要求、制备（或接收）日期、投入使用日期（通常称为“开启日期”）、有效期、来源（商业制造商或用户制备）和批号。所有染色液和试剂应按照制造商的建议储存，并在使用前用阳性和阴性对照品进行检测。在本章末尾的几个参考文献中，列出了用于检测各种染料或试剂的特定生物的表格。使用新鲜菌株重新检测后仍未能通过QC的过期材料或试剂应立即丢弃。在问题解决之前，不应使用有问题的批号检测患者样本；重复检测仍失败的情况下，应使用替代方法，或将患者的样本送到参考实验室。

抗血清

必须记录所有抗血清运输的批号、接收日期、接收条件和有效期。此外，抗血清打开时应注明日期。新批次必须与先前批次同时检测，检测须包括阳性和阴性对照。此后的检测周期应按照检测机构对单个实验室的要求，可能包括使用、每月或半年检查。

试剂盒

需按照制造商包装说明书中的规定对经美国食品药品管理局（FDA）批准的试剂盒进行检测。由于运输期间的温度变化可能会影响性能，因此每次装运的试剂盒必须进行测试，即使其批号与之前测试的批次相同。除非制造商另有规定，否则不同批号试剂盒内的组件不得互换。

质量控制记录的维护

应记录所有QC结果，如可能必须包括纠正措施的有效性的审查记录，防止问题再次发生的修订政策和程序，并与适当的员工进行讨论。如果调整了温度或重复生化试验，应列出允许限度内的新读数。在许多实验室，主管每周审查并草签所有表格；然后，主任每月对每一项进行审查。QC记录应至少保存2年，设备上的记录除外，这些记录必须保存到每个仪器的使用寿命内。

质量控制参考保藏菌株的维护

保藏菌株可从ATCC、商业供应商或PT计划获得，也可使用定义明确的临床分离株。实验室应在手边备有足够的菌株，以覆盖所有必要材料（如培养基、试剂盒和试剂）的全部测试。

细菌

非苛养需氧菌可在胰蛋白酶大豆琼脂（TSA）斜面上保存1年。需氧菌或厌氧菌的长期保存（少于1年）可通过冷冻干燥或−70℃低温冷冻来完成。冷冻的非苛养菌应每5年解冻、重新分离和再冷冻1次；苛养菌应每3年解冻、重新分离和再冷冻1次。保藏菌株可在10%脱脂牛奶、含15%甘油的胰蛋白酶大豆肉汤（trypticase soy broth, TSB）、无菌螺旋盖小瓶内的10%马血或Microbank商用系统（Pro Lab Diagnostics, Round Rock, TX）中冷冻保存。

真菌

酵母菌保藏菌株的维护同非苛养菌。霉菌可在马铃薯葡萄糖琼脂（potato dextrose agar, PDA）斜面上4℃保存6个月至1年。PDA斜面覆盖无菌矿物油并置于室温即可长期保存。或者，可以将无菌水加到PDA上活跃产孢的培养物上，将分生孢子（孢子）从琼脂表面剥离，然后将水分装到无菌螺盖小瓶中。小瓶应盖紧，在室温下保存。

分枝杆菌

抗酸杆菌（acid-fast bacilli, AFB）可在罗氏培养基（LJ）斜面上4℃保存长达1年。它们也可冷冻在−70℃含甘油的7H9肉汤中。

病毒

病毒可以无限期地保存在含有低温保护剂［如10%二甲基亚砜（dimethyl sulfoxide, DMSO）或胎牛血清］的−70℃溶液中。

寄生虫

涂片和照片必须可供QC使用。三色和其他永久性涂片可从商业供应商处购买。临床涂片上滴加一滴中性树胶和一张盖玻片，可无限期地保存。应定期检查内部制备的临床涂片，因为保存液可能会随着时间的推移而变质和破裂。

质量保证计划

由于质量保证是对传染病诊断整个过程进行审查的方法，因此可研究传染病诊断中涉及的任何步骤。这些步骤包括以下阶段：

- 分析前阶段。
  - 临床医生开化验单。
  - 临床医生处理试验。
  - 文书工作人员处理试验请求。
  - 医疗服务提供者或患者收集样本。
  - 将样本运送至实验室。
  - 实验室中样本初步处理，包括接种。
- 分析中阶段。
  - 微生物学家对培养物的检验和诊断。
  - 微生物学家对样本结果的解释。
- 分析后阶段。
  - 微生物学家撰写书面报告或打印报告。
  - 以书面或打印形式将微生物学家的结论传达给临床医生。
  - 临床医生解释报告。
  - 临床医生制定适当治疗方案。

现在，分析实验（在微生物学实验室内完成的工作）仅被视为一系列连续步骤的一部分，这些步骤从医生开化验单开始，到他或她收到报告并治疗患者结束。

QA审核通过检查试验的3个阶段来规划和实施。目标是了解整个机构（包括实验室）为患者提供服务的熟练程度。结果是看所做的工作对患者预后的影响。QA审核涉及对系统如何工作及如何改进的分析。

质量保证审核的类型

进行质量保证审核的方法是实验室预订外部实验室间质量保证计划。在全国范围内选定审核主题。实验室在指定的时间段内收集数据，然后返回给计划提供者进行分析。计划提供者编制一份摘要，并将其与规模和服务范围类似的其他机构进行比较后返回给该实验室。通过这种方式，单个机构可以将其结果与同行的结果进行比较，这一过程称为**标杆管理**。微生物学的质量保证审核可包括以下方面：① 使用血培养；② 医疗机构相关感染；③ 累积敏感性结果；④ 抗生素使用；⑤ 脑脊液革兰染色的检测周期；⑥ 使用病毒性肝炎试验；⑦ 结核病的实验室诊断；⑧ 血培养污染率；⑨ 微生物检测粪便顺序的合理性；⑩ 痰样本质量。其他实验室范围的审核也适用于微生物实验室，包括错误报告、参考实验室的质量及实验室计算机停机的影响。未预订外部计划的机构可通过医疗、护理或药房工作人员的建议，医疗或护理人员的投诉，或者实验室记录的缺陷和（或）观察的结果选择审核主题。

医生可能建议对护理部门的文书人员进行审核，以测定其医嘱转录的准确性。护理管理人员可能建议对受污染的尿样本进行审核，以评估护理人员指导患者正确收集尿样本的依从性。药剂师可能会注意到临床工作人员抗生素使用不当，例如，在报告病原体后，患者没有接受适当的治疗，或者收到药敏报告后，患者仍在接受对他/她的病原体具有耐药性的抗生素治疗。来自医疗或护理人员的投诉可能涉及实验室未能按照申请中的要求进行所有检测、执行错误的检测或结果的检测周期意外延迟。必须记录所有对实验室的投诉。还必须记录实验室、医疗和护理人员的纠正措施和后续行动。

实验室工作中的缺陷或问题也应记录。例如，如果实验室注意到在夏季呼吸道合胞病毒（respiratory syncytial virus, RSV）直接抗原检测阳性的数量急剧增加，并且问题可追溯到新员工未识别的QC问题，则需要进行QA审核以研究患者的结果，包括对呼吸道合胞病毒的不当治疗和未能对真正的病原体进行治疗。或者，微生物实验室人员可能会注意到，他们正收到许多虫卵和寄生虫（ova and parasite, O&P）检查，并对住院超过3 d的患者进行粪便培养。由于目前的成本控制指南表明这是不合适的，微生物实验室人员可以进行研究，以确定结果的阳性百分比及艰难梭菌细胞毒素检测呈阳性的患者人数，哪一种更可能是住院超过3 d患者腹泻的原因。如果审核显示粪便培养或O&P检查均未呈阳性，且未对粪便进行艰难梭菌细胞毒素分析，那么，这些结果将提交给医务人员。在医务人员治疗患者几个月后，住院时间超过3 d患者的粪便培养和O&P检查的数量将被重新评估，以期大幅减少不恰当检验的数量。

执行质量保证审核

框77.1列出如何进行内部QA审核的示例。

框77.1 关于STAT[a]检测周期的质量保证审核

背景

- 一年冬天，在接到有关STAT呼吸道合胞病毒（RSV）直接抗原检测周期的投诉后，综合性医院微生物实验室决定审核其检测周期。医务人员表示，希望在从采集时间到通知医生的2.5 h（150 min）内完成检测；医务人员认为这将确保患者获得最大利益。

研究设计

- 对所有RSV直接抗原检测申请进行了为期3个月的评估，以确定实验室人员是否能满足这一检测周期。

结果

月份	报告时间＜150 min		报告时间≥150 min		总体平均数	
	样本量	平均时间	样本量	平均时间	样本量	平均时间
十二月	57	114 min	15	195 min	72	130 min
一月	114	108 min	14	179 min	128	116 min
二月	70	114 min	3	165 min	73	116 min

分析

- 总共审查了273份报告。3个月的平均报告时间在可接受的150 min以下。12月和1月，分别有15份和14份样本的检测时间超过150 min，12月和1月的平均检测时间分别为195 min和179 min；2月，3份报告超过150 min。

结论

- 尽管总体（合并）平均报告时间保持在150 min之内，但仍可改进。在医务人员投诉后，2月份出现了大幅下降。这无疑是由于向转运和文书人员提出快速转运和加入STAT样本的服务要求。

建议

- 由于整个医院系统已得到改进，适当的后续行动将是审查另一项试验的STAT检测时间——例如，3～6个月内的脑脊液革兰染色，以验证其是否也满足150 min检测周期要求。

[a]"立即"；源自拉丁语系。

RSV：呼吸道合胞病毒。

连续日常监控

微生物人员和监管人员每天连续监控日常活动，确保患者获得最佳质量的护理。这些活动包括：① 将直接涂片中观察到的形态与培养基上生长的形态进行比较，以确保所有病原体都被发现。② 检查抗菌药物敏感性报告，以验证其特征与预期的菌种特征相匹配。③ 研究感染不寻常或多重耐药微生物的患者群体的培养和药敏报告。这些和许多其他过程导致所有检测系统的持续改进，最终产生高质量的患者护理。

复习题

1. 以下哪项描述术语6 Sigma（　　）

   a. 6 Sigma通过最大化度量过程中的变量来减少缺陷　b. 6 Sigma通过消除可能的缺陷数量来实现完美　c. 6 Sigma基于DMAIC（定义、测量、分析、改进、控制），有助于进行精确测量、识别精确问题并提供可测量的解决方案　d. 6 Sigma可保证机构通过减少缺陷、最小化检测周期和削减成本来降低运营成本

2. 实验室质量计划的制定和实施最终由（　　）负责

   a. 实验室主任　b. 微生物实验室主管　c. 微生物实验室人员　d. 联合委员会

3. 尿样本收集在适当的容器内，并正确地贴上了患者信息标签，但它在生物危害防护袋中泄漏了，微生物人员应该怎么做（　　）

   a. 接收样本并按照说明进行处理　b. 接收样本，但在报告中添加免责声明　c. 要求医生识别样本并对其进行处理　d. 拒绝样本并要求重新留取样本

4. SOPM的目的是什么（　　）

   a. 说明实验性能和检出限量　b. 描述试剂制备和所需的QC　c. 定义报告结果和参考文献　d. 以上所有项

5. 患者报告是官方文件，必须至少保存（　　）

   a. 1年　b. 2年　c. 10年　d. 不确定

6. 以下哪项陈述不能准确描述PT（　　）

   a. PT是实验室验证性能准确性的可选要求　b. PT是实验室能力的外部验证工具和客观证据　c. 实验室的平均分数必须保持在80%才能获得任何亚专业领域的许可证　d. 从进入实验室计算机系统或手工日志到检查和报告结果，PT样本必须完全同患者样本一样的处理

7. 设备日志应包含以下性能检查，除外的是（　　）

   a. 仪器名称、序列号和投入使用的日期　b. 每个用户的姓名和社会保险号码　c. 由制造商定义的维护记录，且至少达到制造商规定的频率　d. 可接受的性能范围

8. 为什么要使用CLSI批准的ATCC参考菌株用于QC（　　）

   a. 价格合理　b. 容易从许多实验室供应商处获得　c. 随着时间推移，产生的结果可靠　d. 可以冷冻

9. 质量保证计划通过审查（　　）阶段来衡量传染病诊断的整个过程

   a. 分析前　b. 分析中　c. 分析后　d. 所有三个阶段

10. 是非题

    ______AST质量控制试验的目标是确保供应品和执行检测的微生物学家的精确度和准确性

11. 简答题

    描述三种可以提高患者护理质量的连续监测活动。

参考答案

复习题

1. c; 2. a; 3. d; 4. d; 5. b; 6. a; 7. b; 8. c; 9. d; 10. √

11. 将直接涂片中观察到的形态与培养基上生长的形态进行比较，以确保所有病原体都被发现。检查抗菌药物敏感性报告，以验证其特征与预期的菌种特征相匹配，并研究感染少见或多重耐药微生物的患者群体的培养和药敏报告。

第78章 · 感染控制
Infection Control

林佳冰 · 译 史庆丰 · 审校

本章目标

1. 定义并比较医疗保健相关感染和社区获得性感染。
2. 列出可能导致特定患者获得医疗相关感染的3个因素。
3. 陈述最常见的医疗保健相关感染，并确定患者感染不同医疗保健相关感染类型的危险因素。
4. 解释耐药菌的产生及其对医疗保健的影响。
5. 描述医院感染控制计划，概述医疗机构感染控制委员会的结构和职责。
6. 确定医疗设施内微生物的传播途径。
7. 解释微生物实验室在传染病暴发中的作用。
8. 比较2种用来确定暴发相关微生物菌株的主要方法。
9. 讨论用于防止医疗保健相关感染传播的隔离预防措施及技术。
10. 确定监测的潜在有效性。
11. 解释环境对医疗保健相关和社区相关感染的影响。从你的观点，讨论多模式策略对减少这些感染的重要性。
12. 讨论联邦政府对州级医疗保健相关感染计划方案和上报的影响。
13. 确定医护人员感染和疾病上报的要求。

据估计，美国每年入住急症医院的3 500万患者中，有175万～300万（5%～10%）的患者在入院后发生感染，在入院时患者既未出现感染也未处于感染的前驱（潜伏期）阶段。这些入院后获得的感染被称为**医疗保健相关感染（health care-associated infection, HAI）**。HAI已经取代了院内感染、医院获得性感染或医院感染等令人困惑的旧术语。治疗HAI预计每年会增加45亿～150亿美元的医疗费用，在如今成本控制的大环境下，这是一个巨大的经济问题。美国急症医院HAI的社会成本估计为960亿～1 470亿美元/年。其中许多感染会导致其他并发症（患者发病率）甚至导致住院患者死亡（患者死亡率），以及延长的抗微生物化疗。

在19世纪，人们才开始意识到要采取感染控制措施，由于医生在对不同患者之间进行检查后未洗手，导致微生物传播，使得孕妇在分娩时死于A组链球菌（化脓性链球菌）引起的血液感染。洗手到现在仍然是**多模式感染控制**策略的关键组成部分。在19世纪末，美国提出了医院隔离预防措施的第一个建议，根据当时的指导意见，建议将感染性疾病患者安置在单独的病房内。到了20世纪50年代末，由金黄色葡萄球菌引起的HAI终于迎来了感染控制时代的到来。在过去40年中，人们意识到，除了住院患者感染外，医护人员（health care workers，HCW）也有被患者感染的风险。因此，现在的感染控制和预防计划已经演变为防止患者和医护人员感染。为了取得成功，多模式策略必须得到医院管理部门（C-suite）的支持，并需要全院所有部门共同参与。

社区获得性感染是指在医疗环境之外获得的感染或入院时已经获得的感染。社区获得性感染与HAI的区别通常在于影响患者康复的微生物类型。社区获得性呼吸道感染通常是流感嗜血杆菌或肺炎链球菌引起的，且通常对抗菌药物治疗敏感。

2009年2月17日，《美国复苏与再投资法案》签署并成为法律。《美国复苏与再投资法案》旨在以各种方式刺激经济复苏，包括加强国家医疗基础设施建设和降低医疗成本。在《复苏法案》中，5 000万美元被用于支持各州预防和减少HAI。例如，2014年的资金支持HAI相关基础设施建设，抗菌药物管理，预防艰难梭菌、耐碳青霉烯类肠杆菌（Carbapenem-resistant Enterobacterales, CRE）和血液透析血液感染，HAI相关数据核实，推广安全注射。许多人认为，联邦资金是各州HAI项目发展和正常运行的关键资源。

通常情况下，HAI的数据由各州进行报告，但联邦也要求进行数据上报。联邦医疗保险和医疗补助服务中心（Centers for Medicare and Medicaid Service, CMS）住院患者质量报告计划（IQR计划）要求医院将HAI数据向联邦报告。IQR计划始于2010年，是根据2003年《医疗保险处方药改良和现代化法案》制定的。削减赤字法案还增加了新的要求，医疗保险许可机构［“第（d）部分”医院名单］必须提交具体质量控制措施的数据，包括HAI，才能获得全额赔付。CMS设定了一个目标，即从2014—2019年，将HAI率降低20%。为了实现这一目标，CMS正在通过医院改进创新网络对许多医院提供帮助。该网络联合联邦机构、第三方和患者共同倡导组织合作，使医院护理更安全。根据美国医疗保健研究与质量局（Agency for Healthcare Research and Quality, AHRQ）发布的最新国家评分，HAI在持续下降。从2010—2016年，总死亡率大幅下降，死亡人数减少，成本大幅节约。然而，某些疾病的发病率，如压疮，近年来还是有所上升。

医疗保健相关感染的发病率

美国疾病控制和预防中心（CDC）建立了国家医疗安全网络（National Healthcare Safety Network, NHSN）计划，以监测美国的HAI发病率。NHSN收集的数据被用于改善地方和国家层面的患者安全。CDC分析并发布监测数据，以估计和描述全国的HAI负担。无论医院的规模大小或是否为医学院的附属机构，各医疗机构中每个部位的感染率应该一致。该系统目前为13 000多家医疗机构提供服务。CDC计划将NHSN扩展到17 000多家单位。作为该计划的一部分，CDC将继续努力与各州和地方卫生部门合作，协助NHSN数据收集和预防策略的实施。

参与IQR计划的单位需要使用NHSN上报HAI数据。医院报名计划后需完成NHSN培训，以遵守联邦相关法规。在收集HAI数据后，这些数据会公开在一个名为“医院比较（Hospital Compare）”的联邦网站上。

大多数HAI为尿路感染（UTI，33%），其次为肺炎（15%）、手术部位感染（15%）和血流感染（13%）。24%为其他感染。HAI患者的住院时间平均增加5～10 d。在医院获得性血流或肺部感染患者中，每年有40%～60%患者死亡。留置导尿管的患者死于尿脓毒症的概率是未留置导尿管的患者的3倍。尿脓毒症是一种血流感染，是UTI的并发症。

感染率因医院类型而异。治疗重症患者的大型三级护理医院的HAI发生率通常高于小型急症社区医院；大型医学院附属（教学）医院的感染率高于小型教学医院。感染风险的差异可能与多个因素有关，包括但不限于疾病的严重程度、侵入性诊断和治疗操作的频率，以及感染控制计划的有效性。在医院内，外科和内科的感染率最高，儿科和婴儿室的感染率最低。在不同科室中，主要的感染类型各不相同，手术部位感染在外科中最常见，而尿路或血流感染在内科或婴儿室中最常见。

医疗保健相关感染的类型

大多数HAI是内源性的，也就是说与患者自身的微生物群有关。3个主要因素决定了该患者感染的可能性：

- 患者对感染的易感性和（或）免疫状态。
- 感染病原体的毒力。
- 患者接触感染微生物的方式。

一般来说，住院患者更易发生感染。皮质类固醇、癌症化疗药物和抗菌药物都会因治疗耐药菌而抑制免疫系统或改变宿主的正常微生物群，从而增加了HAI发生的可能性。同样，异物，如导尿管或静脉导管，会损害或避开防止感染的身体天然屏障。虽然会增加感染风险，但这些药物或设备对于患者的主要疾病的治疗是很重要的。同时，也不可能会主动改变病原体的毒力，因为不可能对患者进行HAI的相关免疫。患有严重社区获得性感染的患者通常会被送往医院，疾病会通过直接接触传播，通过接触受污染的食物、水、药物或医疗设备（传播媒介），或者通过空气传播。因此，HAI可能永远不会被完全消除，只能被控制。

导管相关尿路感染

尿路感染（urinary tract infection, UTI）是NHSN报告的、最常见的医疗保健相关感染类型。在医院获得的UTI中，约75%与使用导尿管有关。医疗保健相关UTI大部分由革兰阴性杆菌引起，其中大肠埃希菌占首位。其余的感染由革兰阳性菌、念珠菌属和其他真菌引起。患者发生医疗保健相关UTI的危险因素包括高龄、女性、严重的基础疾病和留置导尿管。

呼吸机相关肺炎（ventilator-associated pneumonia, VAP）

引起肺炎的最常见HAI病原体包括革兰阴性杆菌、金黄色葡萄球菌和卡他莫拉菌。肺炎链球菌和流感嗜血杆菌是大多数社区获得性肺炎的病原体，除了在住院前期（前2～5 d）外，在医疗保健相关感染中并不是重要的病原体，这2个病原体引起的感染可能意味着是入院时已经存在的感染。患者发生医疗保健相关肺部感染的危险因素包括高龄、慢性肺部疾病、微生物大量吸入（上呼吸道中的微生物被吸入肺部，而不是被吐出或吞咽下去）、胸部手术、入住重症监护病房以及气管插管（将气管插入患者的喉咙），或进行机械通气（从而控制呼吸）。

手术部位感染

约4%的外科患者会发生手术部位感染，这些感染中有50%是在患者出院后发生的，因此真实的感染率可能更高。大多数感染是由革兰阳性菌（金黄色葡萄球菌、凝固酶阴性葡萄球菌和肠球菌）引起的，其次是革兰阴性杆菌和念珠菌属。患者发生医疗保健相关伤口感染的危险因素包括高龄、肥胖、远端感染（可通过血流传播）、营养不良、糖尿病、术前住院时间延长、术前提前12 h以上进行备皮、手术时间延长及预防性抗菌药物（在切开手术部位之前给予抗菌药物以预防常见感染）的使用时机不当。手术切口分为清洁、清洁污染、污染或感染，具体取决于手术部位潜在污染的微生物数量。例如，肠道手术被认为是“感染”，而全髋关节置换手术被认为是“清洁”。

中央导管相关血流感染（central line-associated bloodstream infections, CLABSI）

当微生物通过中央导管进入血液时，会发生中央导管相关血流感染，这是一种很严重的感染。中央导管是一根管子，医务人员将其放置在颈部、胸部或手臂的大静脉中，以补液、输血或输注药物，或快速进行某些医疗检测。CLABSI每年导致数千人死亡，给美国医疗体系带来数十亿美元的额外成本，但这些感染是可以预防的。患者发生CLABSI的高危因素包括年龄在1岁以下或60岁以上、营养不良、免疫抑制化疗、皮肤的不完整性（如烧伤或褥疮）、严重的潜在疾病、留置设备（如导管）、入住重症监护室和住院时间延长。

耐药菌的出现

耐药菌是近年来最大的公共卫生挑战之一。在美国，每年至少有200万人受到耐药菌感染，至少有23 000人死亡。在大多数情况下，耐药菌感染需要延长住院时间和使用昂贵且有不良反应的替代品。应对这一威胁是公共卫生领域的优先事项，这需要跨部门的全球合作。当微生物发展出能够击败旨在杀死它们的药物的能力时，耐药菌随之产生。

抗菌药物产生耐药性并不是指身体对抗菌药物产生耐药性，而是微生物对用来杀死它们的抗菌药物产生了抗药性。多年来，由于抗菌药物使用（和过度使用）的选择性压力，导致HAI的微生物发生了变化（第10章）。感染高耐药性细菌的危险因素包括住院时间延长和使用过抗菌药物治疗。在抗菌药物前时代，大多数HAI由肺炎链球菌和A组链球菌（化脓性链球菌）引起。20世纪40年代和50年代，随着青霉素和磺胺类治疗药物的出现，产生了耐药的金黄色葡萄球菌。然后，在20世纪70年代，使用窄谱头孢菌素和氨基糖苷类药物治疗患者,导致了耐药需氧革兰阴性杆菌的出现,如特定种类的克雷伯菌、肠杆菌、沙雷菌和假单胞菌。在20世纪70年代末和80年代初,更有效的头孢菌素使用加剧了凝固酶阴性葡萄球菌、肠球菌、耐甲氧西林金黄色葡萄球菌(MRSA)和念珠菌属的出现。同样,20世纪90年代也出现了产β内酰胺酶、庆大霉素高水平耐药和万古霉素耐药的肠球菌(VRE)。21世纪出现了耐万古霉素的金黄色葡萄球菌(VRSA)和CRE,其中包括对抗菌药物高度耐药的胃肠道正常微生物群。

住院后,患者的微生物群会迅速变化,从草绿色链球菌、腐生奈瑟菌属和类白喉菌到医院环境中发现的潜在耐药微生物。鼻腔、皮肤、胃肠道或泌尿生殖道的定植菌都可以作为内源性感染的储存库。此外,如果定植耐药菌的患者返回社区的养老院,他们也会将这些耐药菌传播给其他患者。这进一步增加患者在住院时已经携带多重耐药菌的比例。这些新患者污染了医院环境,并成为可向其他患者传播的潜在传染源。

医院感染控制计划

医院或医疗机构感染控制计划旨在发现和监测HAI,并防止或控制其传播。感染控制计划的主要任务包括病例监测、环境监测、持续质量改进、咨询、暴发和隔离的管理、遵守法规和教育。感染控制项目通常由感染控制专业人员负责。此人应具备流行病与统计学、患者护理实践、职业健康、灭菌、消毒和清洁、感染性疾病、微生物学、教育和管理方面的知识。为规划和协调这些任务,许多控制计划都包括多学科的支持团队,以执行不同的职能。感染控制团队通常由感染控制专业人员(通常是经过专业培训的护士或实验室专业人员)领导,并应包括微生物学家、流行病学家(通常是感染性疾病科医生)、营养师、药剂师、护士长、手术室护士长(如有),以及环境服务部门负责人。

感染控制专业人员收集和分析监测数据,监测患者护理情况,并参与流行病学调查。每天查看发热或微生物培养阳性患者的病历,让感染控制专业人员能够发现HAI相关情况,并尽早发现暴发。感染控制专业人员还负责对医务人员进行洗手、环境表面处理和隔离预防措施等技术方面的教育,所有这些都将降低感染率和感染传播风险。

识别一次暴发中的所有病例是感染控制专业人员的工作。暴发期间对病例群的调查需考虑到共性特征,例如在机构中的地理位置(如婴儿室、重症监护室),确定或排除特定护理人员,以及之前进行的呼吸或物理治疗。危险因素包括潜在疾病、当前或之前的抗菌治疗及留置导尿管。这些信息有助于感染控制委员会确定机构中的微生物污染源,即微生物存在的地方,以及微生物如何从污染源传播给患者。

微生物通过以下几种方式在医疗机构中传播:

- 直接接触,例如被污染的食物或静脉注射溶液。
- 间接接触,例如通过HCW的手在患者之间传播(MRSA、轮状病毒)。
- 飞沫传播,例如吸入传播距离< 3 ft(91.4 cm)(百日咳)的液滴(直径> 5 μm)。
- 空气传播,例如吸入可通过气流远距离传播(肺结核)的液滴(> 5 μm)。
- 媒介接触传播,例如通过媒介传播的疾病,如蚊子(疟疾)或老鼠(鼠咬热)。这种传播方式在发达国家的医院中很少见。

一旦知道了污染源,感染控制专业人员就可以实施控制措施,比如再次进行洗手教育(在HCW引发传播时)或空调冷凝塔的过度氯化所导致的军团菌病(由嗜肺军团菌引起)。

微生物实验室的作用

微生物实验室提供有关微生物鉴定和抗菌药物敏感性的数据,感染控制专业人员每天对这些数据进行审查,以评估HAI。因此,实验室人员必须能够检测出潜在的微生物病原体,然后准确地将其鉴定到物种水平,并进行适当的敏感性分析。微生物实验室工作人员还应通过将常见菌株的抗菌药物敏感性数据制成表格,绘制耐药性趋势图,来监测多重耐药菌。及时向感染控制专业人员报告分离株药敏谱的显著或异常发现,或敏感度变化趋势。如果怀疑暴发,实验室将与感染控制委员会合作进行以下操作:① 保存所有分离株。② 对可疑的污染源(患者、人员或环境)开展培养。③ 对菌株进行分型,以建立同一来源的菌株之间的相关性。法律规定,微生物实验室也有义务向公共卫生当局报告特定分离菌株或综合征。实验室有责任熟悉任务范围内的报告要求。

描述与暴发有关的菌株特征

对暴发相关微生物菌株进行分型的最理想方法应该是标准化的、可重复的、敏感的、稳定的、易获得的、平价的、微生物覆盖面广的,并可在其他流行病学调查中进行现场测试的。方法的标准化很重要,这样不同机构间的结果就具有可比性,从而在必要时实现更大样本的调查。虽然目前还没有这样完美的方法,但有几种方法已被用来帮助对流行菌株进行分型。2种主要方法包括使用表型特征或分子分型方法对菌株进行分型。

经典的表型技术包括生物分型(分析独有的生物或生化特征)、耐药性分型(分析抗菌药物敏感性模式)、血清分型(细菌或病毒抗原的血清学分型,如细菌细胞壁O抗原)。细菌素分型[检测生物体对细菌肽(蛋白质)的敏感性]和噬菌体分型[检测噬菌体(能够感染和溶解细菌细胞的病毒)攻击某些细菌的能力],已成功用于铜绿假单胞菌和金黄色葡萄球菌的分型,然而,这些技术尚无法广泛使用。

基因型或分子分型方法已在很大程度上取代了表型方法,成为确认暴发相关菌株的一种手段。染色体DNA的质粒分析和限制性内切酶分析被广泛应用。质粒是染色体外的遗传物质(核酸)片段,可以与细菌基因组一起自我复制(繁殖),并在细胞分裂期间传递给新复制的微生物。质粒也可以通过接合或转导从一个细菌细胞转移到另一个细菌细胞(第2章)。质粒分析经常被用来分析出现的非常规或多重耐药模式。已有研究表明,当某一特定的质粒从一个细菌传播到另一个细菌时,质粒或*R*因子(携带在质粒上的耐药基因)可以导致暴发。质粒图谱,即通过琼脂糖凝胶电泳分离质粒时根据分子量形成的物理图谱，也可用于描述细菌菌株间的相关性。菌株的相关性基于质粒的数量和大小，同一来源的菌株表现出相同的质粒图谱。质粒本身或染色体脱氧核糖核酸（DNA）也可以通过限制性内切酶进行消化分型。限制性内切酶识别并切割DNA中的特定核苷酸序列，将DNA切割成更小的片段。根据分子量不同，可以使用凝胶电泳分离大小不同的片段。目前已经明确许多酶的特定识别序列和切割位点。通过对基础限制性内切酶技术进行改进，可以将产生的条带数减少到20条以下，使凝胶结果更易解读。改进技术包括脉冲场凝胶电泳（pulsed-field gel electrophoresis, PFGE）和核糖体核糖核酸（RNA）与DNA短片段的杂交。质粒限制性内切酶已用于金黄色葡萄球菌和凝固酶阴性葡萄球菌的分型，PFGE是肠球菌、肠道革兰阴性杆菌和其他革兰阴性杆菌的首选分型方法。

其他分子方法，如聚合酶链式反应（polymerase chain reaction, PCR），也可协助用于菌株分型。除了菌株分型外，还可以通过PCR和细菌基因组内特定基因位点的测序来预测抗菌药物敏感性。二代测序（next generation sequencing, NGS）技术的发展，使实验室能够在不到1 h内对整个微生物基因组进行测序，有可能颠覆性改变流行病学研究。这无疑将提高耐药菌感染识别和对培养结果鉴定的速度。

分子方法（基于核酸的检测）将在第8章进行更详细的讨论。

医疗保健相关感染的预防

美国CDC在20世纪70年代发布了指导方针，明确了医院的隔离预防措施，包括：① 医务人员在接触不同患者之间洗手。② 感染患者进行单间隔离，在没有隔离病房时，将具有相同临床症状的患者安置在同一病房内。③ 护理感染患者时穿戴口罩、隔离衣和手套。④ 污染物品（如床单）转运前需密封装袋。⑤ 患者出院后对隔离病房进行终末消毒。⑥ 在病房门口放置提示卡，写明隔离类型及探视者和医务人员的操作要求。确定隔离分类，包括：① 严格隔离，如水痘、肺鼠疫和拉沙热等高度传染性疾病。② 呼吸道隔离，如麻疹、流感嗜血杆菌或脑膜炎奈瑟菌等疾病。③ 肠道疾病预防措施，如阿米巴痢疾、沙门菌和志贺菌等疾病。④ 接触隔离，如感染多重耐药菌的患者。⑤ 对疑似结核分枝杆菌感染者进行抗酸杆菌（AFB）染色。⑥ 结膜炎和烧伤患者引流物和分泌物的预防措施。⑦ 获得性免疫缺陷综合征（acquired immune deficiency syndrome, AIDS）患者血液和体液的预防措施。随着时间的推移，在针对特定类别的预防措施系统外，增加了针对特定疾病的预防措施系统，医院可以选择使用这两个系统中的一个。针对特定疾病的预防措施更具成本效益，因为只有具有针对性的预防措施才能用于阻断单一疾病的传播。

1996年，CDC开发了一个新的标准预防系统，综合通用预防措施（第4章）和身体物质隔离系统的特点。标准预防措施可用于所有患者的护理，适用于血液，除汗液外，无论是否有肉眼可见血迹外的所有体液、分泌物和排泄物，非完整的皮肤，黏膜的预防。

此外，基于传播方式的预防措施用于已知（或疑似）通过空气传播、飞沫传播、接触干燥皮肤或尘螨传播的感染患者。框78.1列出了标准预防的感染控制措施。表78.1列出了感染的病原体或综合征及相应的感染控制措施。许多感染控制专业人员发现，与旧的针对特定类别和疾病的措施相比，这些指南的实施要简单得多。然而，如果医疗保健机构的HAI数量保持较低，各医疗保健机构应根据自身情况对指南进行调整。

框78.1　标准预防的感染控制措施

- 除在特殊情况下，例如在手术前或接触隔离患者的敷料后，医务人员（HCW）应经常使用普通肥皂洗手
- 接触血液、体液、分泌物、排泄物和受污染物品时，医务人员应戴手套
- 医务人员应视情况穿戴口罩、隔离衣、护目镜或面屏
- 每家医院应确保有合适的流程对环境表面、床、床栏杆和床旁设备进行日常护理、清洁和消毒
- 医院应处理、转运和清洗被血液、体液、分泌物和排泄物污染的织物，以防止皮肤和黏膜暴露时被污染，并防止微生物传播给其他患者或环境中
- 医务人员在使用针头、手术刀和其他锋利工具或设备时，应注意防止锐器伤
- 医务人员应使用口罩和复苏囊等设备，而不是直接口对口进行人工呼吸
- 医务人员如果有渗出性病变或渗出性皮炎，应避免接触患者的护理设备
- 医院应将失禁或卫生条件差的患者安排在隔离病房
- 医院应确保复用设备经过正确的消毒
- 医院应确保一次性物品被正确丢弃

来源：Healthcare Infection Control Practices Advisory Committee (HICPAC), 2007.

一些潜在的生物恐怖主义病原体可以在人和人之间传播（天花、肺鼠疫和包括埃博拉在内的病毒性出血热），而有些则不能（炭疽）。传播性强的病毒可采取基于传播方式的特定预防措施，如天花的空气传播预防措施、肺鼠疫患者的飞沫预防措施，以及病毒性出血热（埃博拉、马尔堡等）患者的接触预防措施。

监测方法

医疗保健机构中的大多数常规环境培养目前被认为用处不大，除非有流行病学需求，否则不应开展。是否开展这些培养应由感染控制团队决定。然而，某些监测培养仍然是防止疫情暴发的一种方法。具体包括对冷凝塔或热水源开展军团菌培养；对水和透析液进行培养；内毒素检测；对血制品进行培养，尤其是血小板；使用直肠和口咽拭子培养监测VRE、MRSA或耐苯唑西林金黄色葡萄球菌及VRSA。物理康复中心通常每季度培养一次水疗设备（漩涡），以验证清洁方法的有效性；一些部门会更频繁地开展常规培养。

不再建议对空气处理器、食品器具、食品设备表面和呼吸治疗设备进行常规监测，不对自行配备或购买的婴儿配方奶粉进行监测。更好的方法是由感染控制团队监测患者是否出现可能与使用受污染的商业产品有关的HAI。如果暴发疫情或发生与疑似污染有关的事件，应进行微生物学研究。然而，大多数情况下，感染往往是由使用过程中的污染引起的，而不是制造过程中的污染所带来的。应保存足量的、怀疑污染的

表78.1 基于传播方式的预防措施

预防措施类型	特定的病原体或综合征	感染控制措施
空气传播	麻疹、水痘、肺结核、天花	将患者安置在具有负压监测、每小时换气6～12次、规范将气体排至室外的单间病房，或在没有可用的单间病房时，将具有相同感染的患者安置在同一病房内，病房可进行室内空气监测、并可在不同病区或同病房进行气体循环前利用HEPA过滤器进行过滤 医护人员在进入已知或疑似肺结核患者的房间时，应佩戴呼吸防护装置。如果不具备免疫力，接触麻疹或水痘患者时也应佩戴呼吸防护装置 患者需佩戴外科口罩后，才能转运出房间
飞沫传播	B型流感嗜血杆菌侵袭性感染，包括脑膜炎、肺炎、会厌炎和败血症 侵袭性脑膜炎奈瑟菌感染，包括脑膜炎、肺炎和败血症 白喉（咽部） 肺炎支原体 百日咳 肺鼠疫 婴幼儿链球菌性咽炎、肺炎或猩红热 腺病毒，流感病毒 流行性腮腺炎 细小病毒B19 风疹	将患者放置在无需特殊空气处理或通气的单间病房，或将患者分组护理 医务人员在距离患者3 ft（91.4 cm）范围内工作时应佩戴口罩 患者需佩戴外科口罩后，才能转运出房间
接触传播	胃肠道、呼吸道、皮肤或伤口感染，或者多重耐药菌定植 艰难梭菌 使用尿布或尿失禁的患者：大肠埃希菌O157:H7、志贺菌、甲型肝炎病毒或轮状病毒 婴幼儿呼吸道合胞病毒、副流感病毒和肠道病毒感染 皮肤感染，如婴幼儿的白喉（皮肤）、单纯疱疹病毒（新生儿或黏膜皮肤）、脓疱病、大脓肿、蜂窝织炎或褥疮、足癣（虱子感染）、疥疮（螨虫感染）、葡萄球菌毛囊炎（疖）、带状疱疹（播散性或免疫缺陷宿主） 病毒性出血性感染（埃博拉、拉沙或马尔堡病毒）	将患者放置在无需特殊空气处理或通风的单间病房，或将患者分组护理 医务人员进入病房时应戴手套 医务人员应使用抑菌洗手液或免洗手消毒液 在可能产生血液、体液、分泌物或排泄物喷溅的操作时，医务人员应佩戴口罩和护目镜 医务人员在可能产生喷溅的手术过程中应穿隔离衣 医务人员应确保复用设备的正确消毒 医务人员应确保一次性物品被正确丢弃

体液和导管尖端，如果怀疑未打开的产品受到污染，应通知美国食品药品管理局（FDA）。

尽管一些机构仍然要求对食品处理人员进行上岗前粪便培养、虫卵和寄生虫检查，但大多数机构现在意识到这样做的意义不大。对于食品处理人员来说，在出现腹泻时进行检测才更为重要。同样的，大多数医院不再定期对医护人员进行鼻腔携带金黄色葡萄球菌的筛查。尽管包括医院工作人员在内的大部分普通人群都会携带这种微生物，但大多数携带人群很少能播散达到危害量的微生物，而且没有简单的方法来评估哪些鼻腔携带者会传播葡萄球菌。

所有蒸汽和干热灭菌设备及环氧乙烷灭菌设备应至少每周使用孢子悬浮液测试一次，以验证灭菌效果。

进行骨髓移植或治疗血液系统恶性肿瘤的医疗机构也可以对层流病房内的严重免疫功能低下患者进行监测培养。此时，分离特定微生物可能对之后的全身感染具有预测价值。施工期间也需要对空气中的真菌进行采样，尤其是当施工现场附近有免疫功能低下的患者在接受治疗时。

美国药典规定了医院药房无菌配置监测要求。层流罩、生物安全柜、洁净室和穿戴区必须每周或每月进行监测，以达到在无菌条件下生产（配置）手术室使用的静脉或鞘内产品和药物。

复习题

1. 医院获得性感染与社区获得性感染有何不同（　　）

   a. 医院获得性感染是患者在住院后获得的感染　b. 医院获得性感染是患者在医院外获得的感染　c. 医院获得性感染是患者在入院时已有感染　d. 医院获得性感染的病原体通常对抗菌药物敏感

2. 以下（　　）有助于判断患者发生医院获得性感染的可能性

   a. 患者对感染的易感性　b. 感染性病原体的毒力　c. 患者暴露于感染性病原体的特征　d. 以上皆是

3. 最常见的医院获得性感染类型是（　　）

   a. 尿路感染　b. 肺炎　c. 手术部位感染　d. 血流感染

4. 耐药病原体的出现主要因为( )
   a. 医院规模 b. 滥用抗菌药物 c. 患者血型 d. 地理位置
5. 在一个感染控制委员会中,( )主要负责收集和分析监测数据,监测患者护理实践,并参与流行病学调查
   a. 微生物学家 b. 感染控制专业人员 c. 流行病学家 d. 药剂师
6. 借由医务人员的手导致MSRA在患者之间的传播是病原体何种传播方式的例子( )
   a. 空气传播 b. 直接接触 c. 间接接触 d. 媒介传播
7. 在发生传染病暴发时,微生物实验室与感染控制委员会合作履行以下所有职责,除了( )
   a. 保存所有的分离菌株 b. 对可能的污染源(患者、人员或环境)进行培养 c. 进行菌株分型以建立同类的分离株之间的相关性 d. 检测员工因病缺勤的天数
8. 在确认与暴发有关的菌株时,两种主要的菌株类型划分方法是( )
   a. 传统表型分型方法 b. 分子分型方法 c. A和B都是 d. 以上都不是
9. 许多隔离措施都可以在医院内实施,下列( )措施是最基础的现代感染控制计划措施
   a. 医务人员在接触不同患者间进行手卫生 b. 感染患者进行单间隔离 c. 诊治感染患者时应戴口罩、隔离衣和手套 d. 受污染的物品如床单,应密封装袋
10. 以下哪一种关于监测的说法是正确的( )
   a. 对医院环境开展常规培养现在被认为是非常有价值的 b. 某些监测培养仍然是控制暴发的一种方法,例如对冷却塔或热水源开展军团菌培养 c. 强烈建议对空气过滤器、食品器皿和食品设备表面进行常规监测 d. 应要求所有食品处理人员进行上岗前粪便培养和寄生虫及虫卵检查

参考答案

复习题

1. a; 2. d; 3. a; 4. b; 5. b; 6. b; 7. d; 8. c; 9. a; 10. b

第79章 · 应对生物恐怖主义的哨点实验室
Sentinel Laboratory Response to Bioterrorism

沈燕 · 译 林佳冰 · 审校

本章目标

1. 定义并举例生物犯罪。
2. 区分隐蔽袭击和公然袭击。
3. 定义并举例管制性病原体。
4. 介绍2部管理管制性病原体拥有权的法律。
5. 列出在实验室拥有管制性病原体之前必须通过登记注册通知的政府机构。
6. 说明生物安全方案的组成部分。
7. 概述实验室保存管制性病原体所需遵循的标准操作规程。
8. 简要图解实验室响应网络。
9. 确定生物恐怖病原体定义过程中所流经的每个层级的职责。
10. 概述微生物实验室在临床样本中分离出某个管制性病原体必须遵循的步骤。
11. 解释作为哨点实验室的运作要求。
12. 列出负责调查和管理生物恐怖主义事件的政府机构。
13. 根据微生物学特性,识别最可能的可疑生物恐怖病原体。

事件大概

生物恐怖主义可能在几个世纪前就开始了;然而,由于缺乏适当的文件记载,历史学家和微生物学家很难区分传染病流行和所谓的生物袭击。2001年10月,炭疽芽孢杆菌被蓄意投放到美国邮政系统后,临床微生物实验室的运作程序发生了重大改变。在这次投放事件前,曾有几起利用微生物蓄意伤害美国民众的事件。

第一起事件发生在1984年,俄勒冈州的达尔斯市,许多餐厅沙拉吧被蓄意污染造成大规模的社区沙门菌病暴发。在这起事件中,邪教领袖Baghwan Sri Rajneesh试图通过使选民丧失正常生活能力来影响当地选举的结果。伤寒沙门菌血清型是在邪教组织的实验室中培养的。最终,751个人被感染,幸运的是无人死亡。另一个邪教组织,奥姆真理教,因著名的1995年东京沙林毒气袭击事件而臭名昭著,当时正在使用肉毒杆菌和炭疽芽孢杆菌研制生物武器,但缺乏充分的有效性证据。1996年,得克萨斯州达拉斯市的一名微生物实验室技术人员蓄意用Ⅱ型痢疾志贺菌污染松饼和甜甜圈,导致了一场实验室工作人员之间的感染暴发。致使45名实验室工作人员出现胃肠炎,4人住院治疗。

发生在2001年10月的事件震惊了全美。尽管之前有过

零星的可疑信件事件，但这些事件都被证明是骗局。这次暴发是由于将含有炭疽杆菌芽孢的信件和包裹作为生物武器投递，最终导致11例吸入性炭疽和11例皮肤炭疽，5人死亡。这些袭击促使各机构实施或修改应对生物恐怖主义计划。美国政府也审查了公共卫生对策并确定了需要改进的地方。

生物犯罪

生物恐怖主义事件，也称为**生物犯罪**，是指使用病原体或生物毒素蓄意袭击个人或群体。袭击可能是公开的，也可能是隐蔽的。公开的袭击会被提前声明。2001年寄给参议员达施勒和参议员莱希的信件就是公开袭击的例子，每个信封里都有一张纸条，宣告打开信封的人已经接触了炭疽杆菌芽孢。隐蔽袭击是未经提前声明的，攻击对象没有感受到任何威胁存在的迹象。寄给美国媒体公司记者的包裹是一个隐蔽袭击的例子，在他死后和一名同事患病后，对他办公室环境进行调查发现了炭疽杆菌芽孢。

框79.1 管制性病原体列表[a]

病毒

- 克里米亚-刚果出血热病毒、东方马脑炎病毒、埃博拉病毒、亨德拉病毒、(猴)疱疹病毒1型(B型疱疹病毒)、拉沙热病毒、马尔堡病毒、猴痘病毒、立白病毒、重组的1918年流感病毒、裂谷热病毒、南美出血热病毒(鸠宁病毒、马秋波病毒、沙比亚病毒、弗莱克索病毒、瓜纳瑞托病毒)、蜱传脑炎复合体病毒、重型天花病毒(天花病毒)、轻型天花病毒(类天花病毒)、委内瑞拉马脑炎病毒

细菌

- 炭疽芽孢杆菌、流产布鲁菌、马耳他布鲁菌、猪布鲁菌、鼻疽伯克霍尔德菌(假单胞菌属)、类鼻疽伯克霍尔德菌(假单胞菌属)、肉毒梭菌、土拉热弗朗西丝菌、鼠疫耶尔森菌、立克次体、贝氏柯克斯体、普氏立克次体、立氏立克次体

生物毒素

- 相思子毒素、肉毒杆菌毒素、产气荚膜梭菌 ε 毒素、芋螺毒素、蛇形菌素、蓖麻毒素、石房蛤毒素、志贺样核糖体失活蛋白、志贺毒素、葡萄球菌肠毒素、T-2毒素、河豚毒素

[a] HHS和USDA《美国联邦法规(CFR)》第7卷第331章，第9卷第121章和第42卷73章所列管制性病原体与生物毒素。

政府法律法规

1993年世界贸易中心爆炸案和1995年俄克拉何马州联邦大楼爆炸案致使美国国会1996年通过了《反恐怖主义与有效死刑法》。第511条通过要求登记来限制拥有和使用在恐怖分子手中能产生灾难性破坏的原料。另一项配套法案是2001年的使用适当手段阻止或避免恐怖主义以团结并强化美国《美国爱国者法案》，该法案禁止任何人在知情的情况下拥有任何类型或数量的生物制剂、毒素或输送系统，或没有预防、保护、真实研究或其他和平目的的合理理由。后来，2002年《公共卫生安全和生物恐怖主义的警惕应对法》要求各机构应向美国卫生与公共服务部(Department of Health and Human Services, DHHS)或美国农业部(United States Department of Agriculture, USDA)通报其拥有的被称为**管制性病原体**的特殊致病菌或生物毒素。因此，拥有任何管制性病原的临床实验室必须在DHHS的分支机构美国疾病控制与预防中心(Centers for Disease Control and Prevention, CDC)注册。违反这些法规的任何行为都会受到刑事处罚。被归类为管制性病原体的致病菌和生物毒素见框79.1。该框将根据需要进行更新。

生物恐怖主义病原体分为3类：A、B或C。**A类病原体**被认为是对公共卫生和国家安全构成最高风险的病原体，因为它们极易发生人际传播或扩散，且具有高致死率。A类病原体包括炭疽芽孢杆菌和鼠疫耶尔森菌。**B类病原体**较易发生人际传播，低至中度死亡率。这一类别包括布鲁菌属和产气荚膜梭菌毒素。**C类**包含新发现的病原体，这些病原体可能会在未来被用于大规模传播。更多信息可参见CDC和美国国立卫生研究院(National Institutes of Health, NIH)《微生物和生物医学实验室生物安全手册》(BMBL)第五版附录F。该手册是提升生物和医学实验室工作人员安全和健康的国家指南。

生物安全

生物安全是微生物实验室负责人和管理人员关注的最新问题。实验室必须进行风险评估和威胁分析，以制定安全方案。该方案必须包括物理安全措施(例如，带电子卡片锁的冰柜和冰箱)、数据系统(实验室信息系统)安全和人员安全政策。

大多数医院的临床实验室已不再储存任何管制性病原体。但是一些商业实验室会储存管制性病原体用作阳性对照，以便与可疑样本进行比较。这些实验室必须制定标准操作规程(standard operating procedure, SOP)，应涵盖① 管制性病原体的使用。② 样本责任制。③ 接收管制性病原体入实验室。④ 从实验室转移或运输管制性病原体。⑤ 事故、损伤和违反安全规定的行为的上报。⑥ 当安全遭到破坏或隔离菌株意外泄漏的突发事件应急预案。这些实验室还必须向CDC登记这些管制性病原体。

每个临床实验室都应该有一个生物恐怖主义应对方案。该方案应包括当可疑分离菌株不能被排除为生物威胁时所需执行的政策和程序。如果实验室对分离、鉴定或提交可能是生物恐怖病原体的微生物有任何疑问，实验室工作人员应联系该州公共卫生实验室。该管制性病原体必须在鉴定后7 d内送至公共卫生实验室或销毁。如果对病原体进行高压蒸汽灭菌，必须使用动植物卫生检验局(Animal and Plant Health Inspection Service, APHIS)/CDC表格4记录销毁情况，可在https://www.selectagents.gov/forms.html下载该表。

实验室响应网络

在应对生物恐怖主义事件时，临床实验室和公共卫生实验室之间的实验室检测和沟通至关重要。为了解决这个问题，CDC与公共卫生实验室协会和联邦调查局(Federal Bureau of Investigation, FBI)合作，建立**实验室响应网络(Laboratory Response Network, LRN)**。LRN是一个三级系统。**哨点(以前的A级)实验室**接收患者样本，排除病原体，并将可疑样本转运至参考实验室。依据CDC要求，LRN与美国微生物学会(American Society for Microbiology, ASM)和州公共卫生实验室负责人合作，以确保私有和商业实验室成为LRN的一

部分。据估计,美国约有2 500个私有和商业实验室作为哨点实验室。这些实验室大多为医院的临床机构和商业诊断实验室。**参考实验室**拥有对病原体进行确认性检测所需的试剂和技术。据CDC数据显示,参考实验室由150多个州和地方公共卫生、军事、国际、兽医、农业、食品和水样测试实验室组成。除了美国的实验室外,位于澳大利亚、加拿大、英国、墨西哥和韩国的一些机构也作为国外的参考实验室。已确认的恐怖主义病原体被送往国家实验室。**国家实验室**,如CDC、美国陆军传染病医学研究所或海军医学研究中心的实验室,负责对病原体进行最终的特征分析(图79.1)。

哨点实验室的作用

哨点微生物实验室的主要作用是确定人类样本中是否存在可疑的目标病原体。检测与识别可能发生的生物恐怖主义事件取决于以下几点。

- 具有积极开展微生物监测及监控程序的实验室。
- 技术人员在发现以下疾病时应引起警惕:① 在某个地理区域不会自然发生的疾病(例如:纽约市的鼠疫)。② 通过气溶胶传播的。③ 由不寻常的病原体引起的单一病例(例如:鼻疽伯克霍尔德菌)。

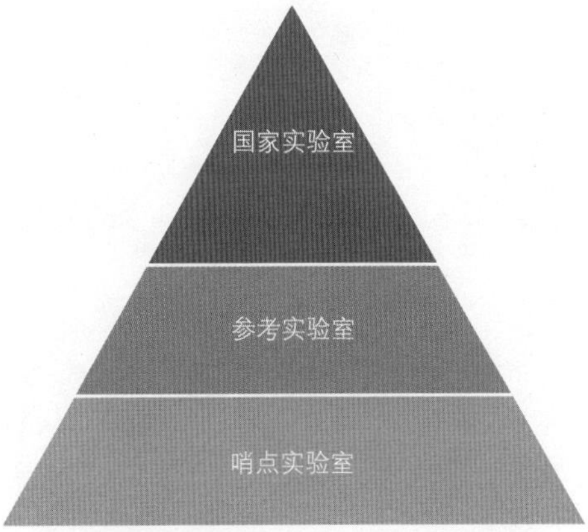

图79.1 生物恐怖主义实验室网络。

- 与感染控制专业人员、感染性疾病医师及地方或区域公共卫生实验室保持良好的沟通。

哨点实验室必须有一个Ⅱ级生物安全柜,有排除可疑微生物的判别方法的A级规程副本(表79.1),并参与针对性的能力测试计划,如美国病理学家协会的实验室准备情况调查。由于哨点实验室要排除并转运微生物,因此适当的包装和转

表79.1 针对可疑生物恐怖主义病原体哨点实验室判别方法[a]

病原体	哨点实验室规程	注解
炭疽芽孢杆菌	菌落:菌体大,不溶血,像被压实的卵般竖立(图79.2) 革兰染色:大,革兰阳性杆菌(图79.3) 过氧化氢酶:阳性 运动性:无动力 选择:使用红线警戒检验(Tetracore Inc.),经美国食品药品管理局批准,排除炭疽芽孢杆菌(有关该检测更完整的论述参见第15章)	可能被误判为巨大芽孢杆菌
布鲁菌属	菌落:小,不溶血 革兰染色:轻度染色的革兰阴性小球菌 氧化酶:阳性 尿素酶:阳性 运动性:无动力	可能被误判为嗜血杆菌或弗朗西丝菌
土拉热弗朗西丝菌	菌落:48 h后呈针尖状生长 革兰染色:多形性,微小的、轻度染色的革兰阴性球菌 氧化酶:阴性 尿素酶:阴性 β 内酰胺酶:阳性	可能被误判为嗜血杆菌或放线杆菌
鼠疫耶尔森菌	菌落:24 h后在血琼脂上呈针尖状生长 革兰染色:呈两极染色的革兰阴性杆菌 过氧化氢酶:阳性 氧化酶:阴性 尿素酶:阴性 吲哚:阴性	快速检测系统可能会误判为志贺菌属、硫化氢阴性沙门菌属、不动杆菌属和假结核耶尔森菌
肉毒杆菌	无	所有样本送至参考实验室;患者必须即刻服用抗毒素
天花和出血热病毒	无	如果将天花病毒接种在常规组织培养细胞中,可能会被误判为疱疹病毒

[a]关于每种微生物更详细的论述,可参见各章节。

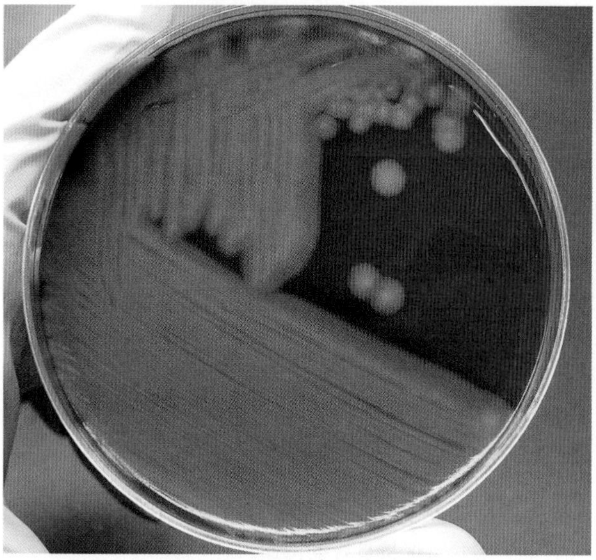

图79.2 炭疽芽孢杆菌菌落。

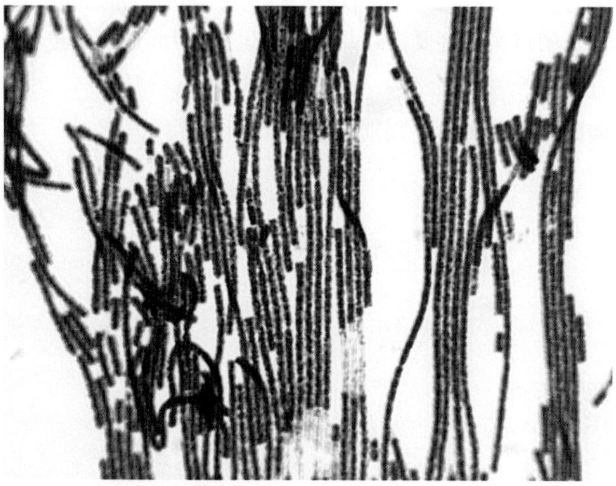

图79.3 炭疽芽孢杆菌革兰染色。

运知识是至关重要的（第4章），所有样本都必须归类为传染性样本。哨点实验室绝不应接受非人类样本，如来自动物或环境的样本。此类样本应直接提交给最近的参考实验室。

LRN的哨点成员与其公共卫生参考实验室之间的快速沟通是至关重要的。每个哨点实验室都必须知晓一天的24 h中任何时段如何与公共卫生实验室官员联系。然而，哨点实验室无需对生物恐怖主义事件的发生做出判断，也无需通知执法部门。39号总统决策令指出，出现生物恐怖主义事件时FBI负主要职责。一起生物恐怖主义事件首要的是刑事侦查。美国联邦紧急事务管理局（Federal Emergency Management Agency, FEMA）在结果处理中起主导作用。FEMA从美国国防部（Department of Defense, DOD）、能源部（Department of Energy, DOE）、USDA、交通部（Department of Transportation, DOT）、DHHS和国家环境保护局（Environmental Protection Agency, EPA）获得援助。例如，FEMA要求CDC部署国家药品储备，以便受害者得到适当治疗。早期识别是挽救生命的关键，哨点实验室工作人员处于打击生物恐怖主义斗争的前线。

由于哨点实验室负责排除可疑的生物恐怖主义病原体，并将可疑的分离菌株提交给参考实验室进行确认，因此每个哨点实验室的生物恐怖主义应对方案应包含参考实验室的电话号码和联络资料。

哨点实验室的主要职责是熟悉可能涉及生物犯罪的可疑病原体，此项工作必须有SOP来完成。为在全美范围内标准化这一过程，ASM制定了一系列题为“针对生物恐怖主义和新发传染病疑似病原体的哨点级临床实验室指南”的指南。框79.2中列出的个别细菌可访问ASM网站查询，网址为：https://www.asm.org/index.php/science-skills-in-the-lab/sentinel-guidelines，鉴别和判定可疑生物恐怖主义病原体的方法可参见表79.1和图79.4。

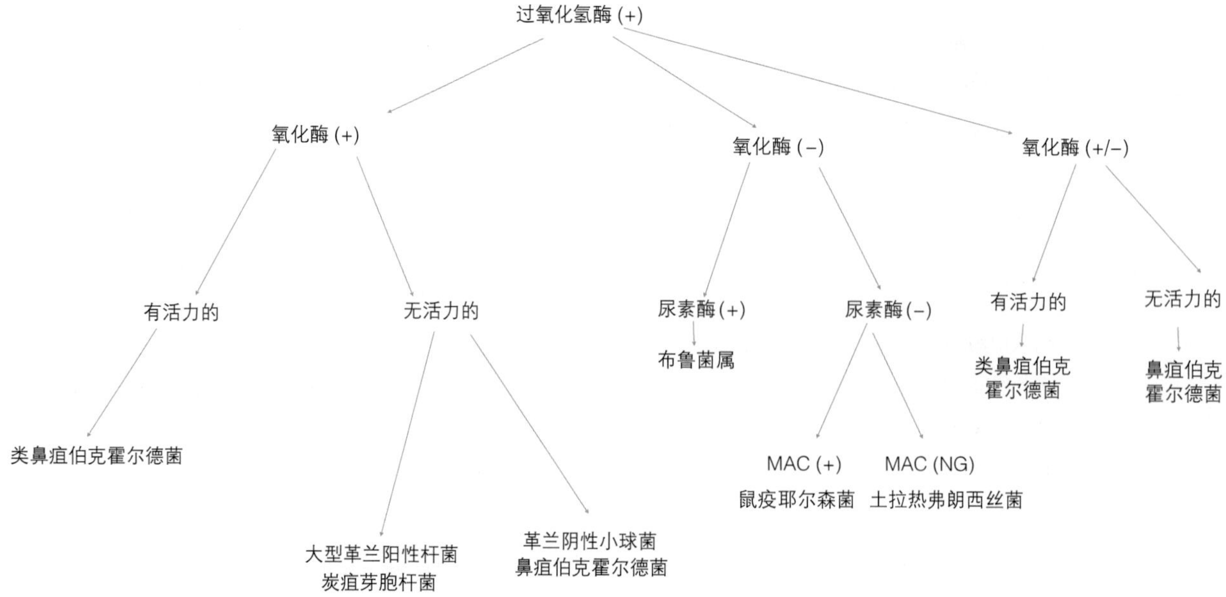

图79.4 判别生物恐怖主义病原体方法。

框79.2 哨点级别临床微生物实验室指南中提供的传染性病原体、毒素和程序[a]

- 炭疽(炭疽芽孢杆菌)
- 布鲁菌属
- 肉毒杆菌毒素
- 肉毒杆菌毒素预案
- 伯克霍尔德菌属
- 贝氏柯克斯体
- 新型流感病毒
- 包装与转运
- 鼠疫(鼠疫耶尔森菌)
- 天花
- 葡萄球菌肠毒素B
- 土拉菌(土拉热弗朗西丝菌)

[a]可于网站获得完整的指南https://www.asm.org/index.php/science-skills-in-the-lab/sentinel-guidelines

案例学习79.1

2001年10月4日至11月2日,美国发现首批10例由蓄意投放的炭疽芽孢杆菌引起的吸入性炭疽病的确诊病例。流行病学调查显示,发生在哥伦比亚特区、佛罗里达州、新泽西州和纽约的疫情暴发,是来源于邮寄的信件和包裹中被蓄意投放的炭疽杆菌孢子。本病例学习描述了这些与生物恐怖主义有关的吸入性炭疽病例的临床表现和病程。患者的中位年龄为56岁(范围43～73岁),70%为男性,除一名患者外,所有患者均已确认或被认为已处理、接触或收到含有炭疽芽孢杆菌的信件。从暴露到症状出现的中位潜伏期,已知(n=6)为4 d(范围4～6 d)。初始症状包括发热或发冷(n=10),出汗(n=7),疲劳感或不适(n=10),轻微或干咳(n=9),呼吸困难(n=8),以及恶心或呕吐(n=9)。中位白细胞计数为$9.8\times10^3/mm^3$(范围7.5～13.3),通常伴有中性粒细胞和杆状核粒细胞增多。9名患者血清转氨酶水平升高,6名患者出现缺氧症状。所有10名患者胸部X线异常,包括浸润(n=7),胸腔积液(n=8)和纵隔增宽(n=7)。8名患者进行了胸部电子计算机断层扫描,7名患者纵隔淋巴结肿大。通过抗菌药物联合使用和支持治疗后,患者的生存率(60%)明显高于(<15%)既往报道。

来源:From Jernigan JA, Stephens DS, Ashford DA, et al. Bioterrorism-related inhalational anthrax: the first 10 cases reported in the United States. Emerg Infect Dis 2001; 7: 933-944.

问题:

1. 吸入性炭疽患者临床表现的主要症状有哪些?
2. 有哪些主要的实验室结果有助于诊断吸入性炭疽?
3. 对这些患者采用了哪些诊疗策略,最终使患者的生存率明显高于既往报道?

复习题

1. 微生物实验室拥有被归类为管制性病原体的致病菌时必须向哪个组织上报登记?

   a. FBI　b. DOT　c. FEMA　d. CDC

2. 哪类实验室负责对管制性病原体进行最终鉴定?

   a. A级实验室　b. 参考实验室　c. 国家实验室　d. 哨点实验室

3. 哨点实验室必须具备?

   a. Ⅱ级生物安全柜　b. 对可疑病原体进行确认性检测的试剂　c. 接收环境样本的SOP　d. FBI的联系方式

4. 哪家机构对微生物实验室处理管制性病原体的操作规程进行了标准化?

   a. FEMA　b. ASM　c. DOE　d. EPA

5. 检测患者样本中可疑的生物威胁病原体是由谁主要负责?

   a. 参考实验室　b. 国家实验室　c. CDC　d. 哨点实验室

6. 是非题

   ______ 将炭疽孢子作为生物武器通过美国邮政系统进行输送,这属于生物犯罪的案例。

   ______ 鼠疫耶尔森菌属于管制性病原体。

   ______ 生物安全方案包含了对肉毒杆菌的识别鉴定方法。

   ______ 保存管制性病原体的实验室必须有转运这些病原体的标准操作规程。

   ______ 如果微生物实验室从临床样本中分离到管制性病原,该实验室必须在30 d内对此病原体进行销毁处理。

7. 配对题:将每个术语与正确的描述配对

   ______FBI　______美国病理学家协会(CAP)

   ______ASM　______FEMA

   ______国家公共卫生实验室

   a. 与哨点实验室通讯联系　b. 在生物恐怖主义的结果处理中发挥主导作用　c. 生物恐怖主义事件发生时的主要负责机构　d. 提供标准操作规程的指南　c. 提供能力测试调查

参考答案

案例学习79.1

1. 主要症状包括广泛的呼吸道症状、部分胃肠道症状并伴有胸片和CT异常。

2. 即使白细胞计数正常,但出现中性分叶核粒细胞和未成熟的中性粒细胞增多,表明细菌感染。

3. 使用联合用药方案及重要的支持性护理改善了患者的生存率。

复习题

1. d; 2. c; 3. a; 4. b; 5. d; 6. √,√,×,√,×; 7. c,e,d,b,a

附录1　专业术语汇编

钱奕亦・译　姚雨濛・审校

英文全称及简称	中文名称	定义
A		
abscess	脓肿	包含脓液的局部病灶，脓液是感染组织内由白细胞、细菌和坏死组织构成的液性成分。
abstriction	缢断	真菌通过挤压或收缩形成孢子的过程。
accessioning	登记入库	实验室接收样本、记录和分配唯一数字识别码的过程。
accidental host	偶见寄主	感染了通常与人类宿主无关的寄生虫的患者，非寄生虫生活史所必需的宿主。
accolé forms	依附型	见“依附体（appliqué form）”。
accuracy	准确度	被评估的试验与公认标准试验的值或结果相匹配或接近的水平。
acidic dye (stain)	阴离子染料（染色）	带有负电荷、能与正电荷分子结合的染料。常用于微生物学的背景染色。
acid-fast	抗酸性	某些细菌（如分枝杆菌）当被苯胺染料（如石炭酸品红）染色后，无法用酸脱色的特性。
acquired immunity	获得性免疫	机体对感染病原体产生的特异性免疫反应。
acquired immunodeficiency syndrome (AIDS)	获得性免疫缺陷综合征	人类免疫缺陷病毒（HIV）感染所致的免疫缺陷所引起的机会感染及其他并发症的综合征。
acquired resistance	获得性耐药	原本对某一抗微生物药物敏感的微生物因变异或获得耐药基因而变得耐药。
acridine orange	吖啶橙	一种能与所有核酸结合的非特异性阳离子荧光染料。
acrodermatitis chronica atrophicans (ACA)	慢性萎缩性肢端皮炎	与3期莱姆病有关的持续性、弥散性、红色或蓝红色皮疹。
active immunization	主动免疫	通过在环境中直接接触抗原或通过人工方式接触抗原而导致免疫系统的激活。
acute	急性的	发病迅速，通常有明显症状，可能较为严重。
acute phase	急性期	人体在感染或创伤发生后立刻出现的生理反应。
acute sera	急性期血清	病程早期为检测抗体所采集的血清，往往尚无或仅少量抗体产生。
acute urethral syndrome	急性尿道综合征	常与膀胱炎难以鉴别的下尿路感染。
adiaspores	不育大孢子	由伊蒙菌属产生的孢子，在宿主体内体积增大，但不繁殖。在感染患者的肺内形成厚壁的或肉芽肿性病灶。
aerial hyphae	气生菌丝	长在营养基或基质上方的真菌菌丝。
aerobe, strict or obligate	专性需氧菌	需要充足空气（包含21% O_2 和0.03% CO_2）才能生长的微生物，无法在缺氧环境下存活或生长。
aerobic respiration	有氧呼吸	用氧作为最终电子受体来产生能量（腺苷三磷酸）的过程。
aerosol	气溶胶	悬浮在空气中的雾化颗粒，本书中指悬浮在空气中的微生物。
aerotolerance test	耐氧试验	鉴定是否为严格厌氧菌的培养方法。接种血平板后置于厌氧环境中，另接种2块巧克力平板，其中1块置于 CO_2 温箱。如果该微生物只在血平板生长，而不在巧克力平板生长，则说明是严格厌氧菌。

续　表

英文全称及简称	中文名称	定义
aerotolerant	耐氧的	厌氧菌不利用O_2，但也不会被低浓度O_2杀死（5%）。
affinity	亲和力	抗体上的抗原结合位点和特定抗原结合的强度。
agar	琼脂	微生物培养基最常用的固化剂；成分来自褐藻的细胞壁，具有在高温下融化（≥95℃）的独特特性，当温度低于50 ℃时固化。
agar dilution (antibiotic susceptibility testing)	琼脂稀释法（抗菌药物敏感性试验）	用于测定抗菌药物敏感性的含有单一抗生素稀释液的琼脂平板。有加倍稀释的一系列培养皿、必须包括1个不含抗生素的培养皿，以作为生长控制。
agarose gel electrophoresis	琼脂糖凝胶电泳	在半固体凝胶基质中用电流刺激运动对不同分子量的蛋白质进行分离。
agglutination	凝集	颗粒的聚集，比如细菌暴露于特异性抗体时发生的聚集。
alcohols (chemical disinfectant or antiseptic)	醇（化学消毒剂或防腐剂）	60%～90%的乙醇或异丙醇可用作非生物物体的化学消毒剂或活组织的防腐剂。
aldehydes (chemical disinfectant)	醛（化学消毒剂）	用于地板等表面的甲醛、戊二醛和邻苯二醛（OPA）。除OPA外，其他都需要活化并产生强烈烟雾。OPA是杀孢子的（可以杀灭内生孢子）。
aleurioconidia	厚壁粉孢子	被横壁分开、末端细胞分化成孢子的菌丝。
alopecia	脱发	引起斑片样或点状毛发缺失的疾病。
amastigote	无鞭毛体	一些原生动物的生命周期阶段，不运动且没有外部的鞭毛或纤毛。
ameboma	阿米巴瘤	肠道的阿米巴结肠炎引起的炎性肉芽肿病变。
American Type Culture Collection (ATCC)	美国模式培养物集存库	非营利组织，管理微生物（包括真菌和细菌）的商业收集、储存和分配，以及用于研究和临床诊断的细胞培养。
Amies medium	Amies培养基	用于保持微生物的活性的一种运送培养基，含或不含碳，是Stuart培养基的改良版（用无机磷酸盐代替甘油磷酸酯）。
aminoglycosides	氨基糖苷类	一类抗生素，化学结构带有氨基糖苷。通过抑制蛋白质合成发挥作用。
amniotic	羊膜的	最内层的胎膜，包裹形成一个充满液体的囊。
amplicon	扩增子	扩增的核酸产物。
anabolic (anabolism)	合成的（合成作用）	自然界中的合成作用，一般需要能量。
anaerobe, strict or obligate	专性厌氧菌	只有在完全或几乎完全没有分子氧的环境中才能生长的微生物。生长环境一般要求5%～10% H_2、5%～10% CO_2、80%～90% N_2和0% O_2。
anaerobic respiration	无氧呼吸	指在没有O_2的情况下产生能量的过程。最终电子受体可以是有机或无机的，例如硫酸盐或硝酸盐。
analyte specific reagent (ASR)	分析特定试剂	用于体外诊断用的具有特殊性质或化学活性的试剂、抗体、核酸探针、引物、蛋白等，但没有预先确定的性能。每个实验室必须确定它们的用途并评估其效能。ASR被认为是美国食品药物管理局（FDA）监管的医疗器械。
anamnestic response (secondary antibody response)	回忆应答（再次抗体应答）	机体接触到以前接触过的抗原时更迅速地产生抗体。
anamorph	无性型	真菌无性形态。
anergy	无变应性	对抗原或过敏原没有反应。
angiogenesis	血管生成	从原有的毛细血管形成新的毛细血管。
anicteric	无黄疸的	没有黄疸。
annealing	退火	加热核酸，然后冷却使得互补序列配对的过程。

续 表

英文全称及简称	中文名称	定义
annelides	环节动物门	在分生孢子或菌丝的末端形成细胞的真菌生物。
annellophores	环痕梗	真菌的生殖结构，在末端形成连续的细胞。
antagonism	拮抗作用	指2种或多种药物（抗微生物药物）之间干扰或降低治疗效果的相互作用。
anthroponotic	人源性的	可以传播给其他人类或动物的人类疾病。
antibiogram	抗菌谱	对常见微生物对抗感染药物的耐药性或敏感性的累积敏感性报告。
antibiotic	抗生素	由微生物产生的抑制或杀灭其他微生物的物质。
antibody (immunoglobulin)	抗体（免疫球蛋白）	血液或组织中形成的仅与诱发其合成的抗原（如凝集素）相互作用的物质（糖蛋白）。
antibody-mediated immunity	抗体介导免疫	见“体液免疫（humoral immunity）”。
antibody titer	抗体滴度	血清样本中对抗体的测量，通过样本的连续稀释来确定。显示阳性结果的最高稀释度的倒数即为抗体滴度。
anticoagulant	抗凝剂	用于防止血液、骨髓和滑液等样本凝固的物质。
anticodon	反密码子	转运RNA上的3个核苷酸，与信使RNA上的遗传密码（三联体）互补并结合。
antigen	抗原	能够刺激抗体产生的分子结构。
antigenic determinant	抗原决定簇	见“表位（epitope）”。
antigenic drift	抗原性漂移	随着时间推移，在病毒复制过程中不断出现的微小变化。
antigenic shift	抗原性转变	导致新病毒抗原出现的重大变化。
antimicrobial	抗微生物药物	由微生物或通过人工合成产生的能够杀灭或抑制微生物生长的化学物质。
antimicrobial susceptibility testing (AST)	抗菌药物敏感性试验	用于检测微生物对抗菌药物的体外抗性的试验。操作基于抗菌药物的连续稀释或折点。
antiparallel	反向平行的	用于描述彼此相邻但结构上反方向的两个分子的方向性。用于描述DNA双螺旋结构中相互平行和方向相反的两条链，其中一条链的5’端磷酸盐对应于另一条链的3’端羟基。
antiseptic	防腐剂	用于活体组织上阻止或抑制微生物生长的化合物或化学品，但不一定能杀灭它们。
antral puncture	上颌窦穿刺	从上颌窦穿刺引流或收集样本的手术操作。
apical	顶	微生物解剖结构中的位于前部、狭窄的末端。
apical complex	顶端复合体	一组原生动物的顶端或狭窄末端的细胞骨架排列组成的解剖结构，其功能是穿透宿主细胞。
apophysis	囊托	接合菌紧邻孢子囊下方膨大的孢囊梗顶部。
apoptosis	细胞凋亡	程序化的细胞死亡。
appliqué forms (accolé forms)	依附体（依附型）	疟原虫滋养体或环状体期的一种形态，虫体附着在红细胞外周；通常看起来像在胞外而非胞内。
arboviruses	虫媒病毒	节肢动物传播的病毒。
arbitrary primed polymerase chain reaction (PCR)	随机引物聚合酶链反应	使用多个短（6～10个核苷酸）寡核苷酸引物对1个核苷酸序列内的多个片段进行扩增。并非设计用于扩增特定的已知序列。
arthritis, septic	化脓性关节炎	一个或多个关节的滑膜组织和关节液的感染，表现为关节疼痛、僵硬、肿胀和发热。
arthroconidium (plural arthroconidia)	节（分生）孢子	由菌丝分隔及随后的隔膜分离而形成的孢子。表现为方形或圆形的块状。
ascites	腹腔积液	感染或炎症过程中液体增加并积聚在腹腔内的疾病。

续 表

英文全称及简称	中文名称	定义
ascitic fluid	腹水	腹腔内的浆液。
ascocarp	子囊果	子囊菌真菌的一个大的、囊状结构(子实体),包含有性孢子。
ascospore	子囊孢子	形成于子囊菌科真菌的子囊内的单倍体无性繁殖孢子,通常以8个为一组。
aseptate	无隔膜的	缺乏隔膜或细胞横壁的,也称为多核体的。
aseptic meningitis	无菌性脑膜炎	以脑脊液中淋巴细胞和其他单核细胞增多为特征;细菌培养阴性,通常与病毒或真菌性病原体有关。
aspiration	吸入	吸入液体或固体。
asaccharolytic	非解糖的	不能分解碳水化合物。
assimilation	同化作用	营养物质的利用。同化试验用于判定酵母菌是否能够以碳水化合物或硝酸盐作为唯一能量来源生长;这些试验对酵母菌的生化鉴定非常有用。
AST	抗菌药物敏感性试验	见"抗微生物药物敏感性试验(antimicrobial susceptibility testing)"。
atrophic rhinitis	萎缩性鼻炎	见"臭鼻症(ozena)"。
auramine-rhodamine	金胺–罗丹明	一种碱性染料,与抗酸微生物的分枝菌酸结合而在短波长时发出荧光。
autochthonous	土著的	某栖息地居住的原著居民。
autoclave	高压灭菌器	用于对生物危害性垃圾和热稳定性物品进行消毒的仪器。在1个大气压(15 ib/in^2)下,使用饱和蒸汽形式的湿热进行消毒,最常用的消毒温度为121℃和132℃。
autoinfection	自身感染	指感染源来自宿主体内、发展到另一个解剖部位。如某些寄生虫能够迁移到身体的其他部位而造成损害。
auxotroph	营养缺陷型	该型与野生株(原型菌)不同,有一个额外的营养需求,可以利用无机碳源(CO_2)。
average nucleotide identity (ANI)	平均核苷酸一致性	是指两个生物体的基因组序列之间的对比分数。一般认为95%以上的一致性分数可以认为是基因学上的同一物种,低于75%的得分说明两个基因组序列之间的一致性低。
avid	亲和的	能紧密结合的特性,例如一种抗体能紧密地结合到一种抗原上。
avidity	亲和力	两种物质结合的牢固程度。通常用于描述抗原与抗体的多个结合点的整体结合强度。
axial fibril	轴原纤维	包在膜鞘内的蛋白质结构,包裹着从微生物的前部到后部的中央核心。
axial filament	轴丝	多个轴原纤维构成了轴丝的基本单元,也叫内鞭毛。
axoneme	轴丝	真核微生物运动器官(纤毛或鞭毛)的中央核心;微管的排列由2个中央纤维和9个外周纤维组成,即所谓9+2结构。
axostyle	轴杆	一组始于鞭毛的基底部、并贯穿整个原虫的身体的微管,也可能贯穿整个身体并延伸至体外,为生物体提供硬度并协助其运动。
B		
bacillary angiomatosis	杆菌性血管瘤病	皮肤、器官和黏膜上的隆起的血管病变,与巴尔通体感染有关。
Bacille Calmette-Guérin (BCG)	卡介苗	用于免疫接种的结核分枝杆菌减毒株。
back-up broth	备用肉汤	在初始固体培养基上没有生长的情况下,为促进某种或某类微生物的生长而添加到常规培养中的补充或浓缩肉汤。
bacteremia	菌血症	血液中存在有活力的微生物(细菌)。
bacterial vaginosis	细菌性阴道病	阴道的非炎症性疾病,以恶臭的阴道分泌物和混合性细菌的存在为特点。
bactericidal	杀菌的	用于描述能杀死微生物(细菌)的药物的术语。
bacteriophage	噬菌体	感染细菌细胞的病毒。

续 表

英文全称及简称	中文名称	定义
bacteriocins	细菌素	由细菌产生的能针对并杀死其他竞争细菌的蛋白质。
bacteriostatic	抑菌的	用于描述在不杀死微生物(细菌)的情况下抑制或减缓其生长的药物的术语。
bacterium (plural bacteria)	细菌	单细胞的原核微生物。
bacteriuria	菌尿	尿液中存在细菌。
bartholinitis	前庭大腺炎	前庭大腺的炎症(前庭大腺位于阴道后方,双侧各1个)。
base pair (bp)	碱基对	DNA的一条链上的核苷酸碱基与另一条互补的DNA链上的另一个核苷酸碱基以氢键相连所形成的核苷酸碱基的配对。
base sequence	碱基序列	DNA或RNA核酸中核苷酸的顺序。
basic dye (stain)	碱性染料	具有正电荷并与微生物外表面的负电荷分子结合的染料或染色剂。
basidiospores	担孢子	担子菌真菌子囊中形成的单倍体无性繁殖孢子,通常形成4组,每组有2个接合型。
basidium (plural basidia)	担子	担子菌门真菌产生孢子的生殖结构。
beta-lactamase	β 内酰胺酶	可由多种微生物产生、可破坏青霉素和(或)头孢菌素中 β 内酰胺环结构的酶。
bifurcated	分叉的	分为两个分支。
binary fission	二分裂	原核细胞中的细胞分裂和无性繁殖的过程。细胞可以纵向(沿长轴)或横向(沿短轴)分裂,导致细胞数量翻倍。
binomial nomenclature	双命名法	微生物的命名,按惯例包含2个名称,即属和种。
biocides	杀生物剂	可用于破坏所有生命形式的化学品,也被用作灭菌剂。当使用时间较短时,可作为消毒剂使用。
biofilm	生物膜	由聚合物基质包裹的单微生物或多微生物微菌落,基质由蛋白质和多糖构成,其中有清除废物和输送营养的水通道。
biologic resistance	生物学耐药	生物体对化学或化合物(如抗菌药物)引起的死亡或损害的天然(基因决定)抗性。
biological safety cabinet (BSC)	生物安全柜	用于防止相对危险的生物体的接触或传播的设备。也被称为生物安全罩,其设计因生物体安全性而异(生物安全等级1～4)。柜内保持负压和层流,以防止生物体从内部逃逸。被排出的空气通过高效的细菌过滤器来捕获微生物或者通过高温来焚烧生物体。
bioluminescence	生物发光	生物体产生光。
biopsy	活检	切除组织以明确诊断(如淋巴结活检)。
biosafety level (BSL) 1 to 4	生物安全等级1～4	为防止微生物传播和感染所制定的预防措施。1级是最低级别,可用于一般不致病的微生物;4级是最高级别,用于外来的、具高度传染性甚至致命的、且目前没有用来预防感染的治疗或疫苗的生物。
biotin	生物素	是一种小维生素。有2个结合点,其中一个可以与胺或巯基共价结合,另一个可以自由结合亲和素,由此可以结合酶。因此可作为核酸探针、抗体或其他分子的化学标签,用于体外检测。
biotype	生物型	生物体的生物或生化类型。同一生物型的生物体可表现为相同的生物或生化特征。
biphasic media	双相培养基	同时含有液体和固体成分的微生物培养系统。
biseriate	双列的	两层的,包括梗基和瓶梗。
blastoconidium	芽(出)分生孢子	在菌丝、假菌丝或细胞上出芽形成的孢子。
bleach	漂白剂	见"次氯酸盐溶液(hypochlorite solution)"。
blepharitis	睑缘炎	眼睑的炎症。

续 表

英文全称及简称	中文名称	定义
blind passage	盲传	感染性病原体在人工培养基或动物中连续生长而不经过任何中间鉴定或特征分析。
blood-brain barrier	血脑屏障	中枢神经系统和循环系统毛细血管之间的结构紧密的细胞层，渗透具有选择性。
B lymphocytes (B cells)	B淋巴细胞（B细胞）	骨髓产生的淋巴细胞。在体液免疫中，当被特定抗原激活时能产生抗体。
B memory cells	记忆B细胞	淋巴细胞的一种类型。接触到抗原的B淋巴细胞被激活而产生保护性抗体，并进行多次分裂，产生浆细胞和其他记忆B细胞。这些细胞将在体内保留多年，以应对原始抗原的再次入侵。
boil	疖	毛囊或油脂腺周围皮肤的感染，表现为红肿样。
boric acid	硼酸	可用于运输尿液样本的防腐剂。
bothrium (plural bothria)	吸槽	绦虫头节上的吸力槽。
bradyzoite	慢殖子	在宿主组织内静止的（不运动）生长缓慢的微生物形式。
branched DNA	分支DNA	一种合成寡核苷酸结构，具有与核酸结合的一级探针或互补靶区，带有延伸序列；衍生序列的功能是捕获二级靶序列，该二级靶序列可通过信号探针检测（仅放大信号），或用于随后结合一组引物，然后是检测前的扩增。
breakpoint	折点	抗菌药物在血清或体液中可达到的水平。微生物若能被该水平所抑制，则被认为是敏感的。
bright-field microscopy	明场显微镜	见"光学显微镜（light microscopy）"。
bronchial lavage	支气管灌洗	类似支气管冲洗，但灌入的无菌生理盐水量更大。灌洗液中可能带有肺泡微生物。
bronchial washings	支气管冲洗	用无菌生理盐水冲洗下呼吸道，然后在支气管镜下将液体吸出。
bronchitis	支气管炎	由感染或化学刺激引起的支气管黏膜的炎症。
bronchiolitis	细支气管炎	肺内最小气道（细支气管）的炎症、肿胀和狭窄。
bronchoscopy	支气管镜检查	通过支气管镜对支气管进行检查，支气管镜是一种管状的、有照明的仪器，检查时通过气管进入。
brood capsule	生发囊	绦虫充满液体的绦虫囊，在释放绦虫前，绦虫的原头节（前头部）在此处发育。
BSC	生物安全柜	见"生物安全柜（biological safety cabinet）"。
bubo	横痃	淋巴结的炎性肿大，多见于腹股沟区、骨盆区、颈部或腋窝。
bubonic plague	腺鼠疫	鼠疫的最常见的类型，由鼠疫耶尔森菌引起，导致形成横痃。
buccal capsule	口囊	线虫的口腔或前部开口，与食管相通。
bud scar	芽痕	芽或子细胞发育分离后在母细胞表面留下的环状或凹痕。
buffy coat	血沉棕黄色层	当血液被离心分离时，血浆和红细胞之间的白细胞和血小板层。
buffered formalin	福尔马林固定液	10%福尔马林溶液，作为各种组织和寄生虫的显微镜检查的固定液。
bulb	球	线虫的食管球，位于食管的后端，含有腺体。
bulla (plural bullae)	大疱	大的出血点或水泡，内有液体，病变位于皮肤表皮层内或深部。
bursitis	滑囊炎	滑囊的炎症。滑囊是一个小囊，内衬滑膜、充满液体，插于相互移动的部位间。
butt	底	试管中人工培养基的下半部分。上半部分为斜面的形式，在斜面和相对的试管壁之间留有空间。
butyrous	油性的	类似黄油的性状。
C		
Calabar swelling	卡拉巴肿	由微丝蚴引起、表现为一过性非红斑性肿胀的过敏反应。

续 表

英文全称及简称	中文名称	定义
calcolfluor white	荧光增白剂	与含纤维素和甲壳素的结构结合的荧光(白-蓝)染料。主要用于观察组织中的真菌。
calibrated loop	经校准的接种环	经过校准、可转移特定体积液体的接种环。用于半定量测定尿培养中的微生物数量。
CAMP test	CAMP试验	由某些微生物(如B组链球菌)产生的可扩散的细胞外蛋白(CAMP因子,以Christie、Atkins和Munch-Peterson命名),能与金黄色葡萄球菌的β溶菌素发生协同作用,导致溶血作用增强,从而在血琼脂上形成火焰形("篝火样")痕迹。
canaliculitis	泪小管炎	泪腺(眼的泪液分泌腺)和泪小管(神经、静脉或毛细血管通过的狭窄通道)的炎症。
candle jar	烛罐	有气密性的带盖罐子。放入细菌培养板后,将一个小白蜡烛放入并点燃。蜡烛会一直燃烧到氧气浓度低至无法支持燃烧。这种罐子里的氧气含量比外界低,二氧化碳含量约3%。
cannula	插管	插入人体管道或空腔的人工管道。
CAPD	持续不卧床腹膜透析	持续不卧床腹膜透析。
cAST	商品化药敏试验	商业化/计算机化抗菌药物敏感性试验。
capnophilic	嗜二氧化碳的	形容微生物在二氧化碳浓度升高的生长空气中生长增强的术语。
capsid	衣壳	包裹病毒核酸核心的蛋白质层。
capsomere	壳粒	病毒衣壳的蛋白质亚单位。
capsule	荚膜	包裹微生物细胞壁的胶冻样物质,通常由多糖和蛋白质构成。
carbuncle	痈	红肿、疼痛、范围扩大、成簇的疖。
carrier	携带者	携带病原体、但未因此引起疾病或损害的宿主。
caseous	干酪样	乳酪样;坏死组织、细胞和液体的堆积。
cat scratch disease (CSD)	猫抓病	由汉赛巴尔通体引起、通过家养或野生猫科动物的咬伤、舔舐创面或抓伤传播的疾病。
catabolic (catabolism)	分解代谢	自然界中降解性质的反应,可产生或形成能量(ATP)。
catalase	过氧化氢酶	细菌的可分解过氧化物、形成水和氧的酶。
catarrhal stage	卡他期	百日咳(百日咳鲍特菌)的第一阶段,表现类似感冒的持续1～2周的流涕。
cathartics	泻药	不通过软化粪便而加快排便速度的药物。
catheter	导管	用于从身体空腔或血管中抽取或注入液体的柔软管道(橡胶或塑料),如尿路膀胱导管。
cation	阳离子	正性的离子。
cDNA	互补DNA	见"互补DNA分子(complementary DNA molecule)"。
cell culture	细胞培养	在人工培养基上进行真核细胞的体外培养和维持。
cell envelope	细胞被膜	细胞的外部结构,包括细胞膜、细胞壁和外层细胞膜(如果有)等。
cell line	细胞系	具有特定特征的、在体外已经维持和传代培养的细胞培养物。
cell line, continuous	无限细胞系	通过连续传代而维持在一个特定的生长阶段的组织细胞系。
cell line, primary	原代细胞系	通过机械或酶学方法从特定组织中分离细胞、并在合适的人工生长培养基中建立细胞培养。
cell-mediated immunity (CMI) or cellular immunity	细胞介导免疫或细胞免疫	由特殊T淋巴细胞(胸腺来源)介导的人体特异免疫反应。
cell membrane (cytoplasmic membrane)	细胞膜	包含细胞内容物(细胞质或细胞液),与环境隔离。作为渗透屏障控制分子进出细胞。

续　表

英文全称及简称	中文名称	定义
cellular arrangement	细胞排列	微生物可以排列为有特征性的细胞排列模式，如成簇、链状、成对或四联等，可用于识别微生物。细胞排列是从遗传上由细胞分裂的方式决定的。
cellular immunity	细胞介导免疫	见“细胞介导免疫（cell-mediated immunity ）”。
cellular membrane	细胞膜	见“细胞膜（cytoplasmic membrane）”。
cellular morphology	细胞形态	特征性的，统一、一般单态性（单一形状）的微生物形状，如杆菌、球菌、弧菌和螺旋体等，可用于识别微生物。
cellulitis	蜂窝织炎	皮下组织层的炎症。
cell wall	细胞壁	某些细胞中位于细胞膜和内部内容物外的外层结构。维持细胞的硬度和结构的完整性。
central nervous system (CNS)	中枢神经系统	中枢神经系统由大脑和脊髓组成。
central vacuole (body) form	空泡型	肠道原虫人芽囊原虫的常见形态，一大中央空泡占据细胞内部，胞质被挤压到外周而呈现为环状。
cephalic	头的	指寄生虫的头端的头部或前部结构。
cercariae	尾蚴	绦虫的有尾、可自由游动幼虫阶段。
cerebriform	脑形的	呈卷曲状、有脑沟样褶皱。形容真菌菌落的肉眼形态的术语。
cereulide	呕吐毒素	一种由蜡样芽孢杆菌产生的引起恶心和呕吐的热稳定毒素。
cervical	宫颈的	关于子宫颈部的。
chancre	硬下疳	一般和一期梅毒有关的无痛性生殖器溃疡。
Charcot-Leyden crystals	夏科-雷登结晶	由嗜酸性粒细胞分解产物形成的细长的菱形晶体，可见于粪便、痰液和组织，提示可能有寄生虫性或非寄生虫性原因引起的免疫反应。
chemical disinfectant	化学消毒剂	用于灭活或杀灭无生命物体表面的活微生物的化学品。最常见的一种是氯漂白剂。
chemical hygiene plan	化学保健计划	所有实验室都应该设立化学保健计划以保护员工不受到健康风险和伤害，同时必要时提供治疗的处理方法和流程。
chemical sterilant	化学灭菌剂	见“杀生物剂（biocides）”。
chemotaxis	趋化性	根据浓度梯度趋向或远离某种化学品的有向性运动。
chemotaxonomic	化学分类	通过比较细胞的生化构成（如脂肪酸和蛋白质或细胞壁组成）来判定种类和相关性的分类方法。
chemotherapeutic	化学治疗	用于治疗疾病的化学制剂。在微生物学中，特指治疗细菌、真菌、寄生虫或病毒感染的抗菌药物、抗病毒药物或抗寄生虫药物。
chlamydoconidia	厚垣孢子	见“厚垣孢子（chlamydospore）”。
chlamydospore	厚垣孢子	由营养细胞或菌丝直接形成的厚壁孢子，可以是终末的或中间的（介于两者之间）。
cholangitis	胆管炎	胆总管的感染。
cholera	霍乱	一般由霍乱弧菌引起的能导致严重的液体丢失的肠道疾病。
cholestasis	胆汁淤积	胆汁由肝排出受到干扰。
chorioamnionitis	绒毛膜羊膜炎	怀孕期间子宫内羊膜和绒毛膜胎膜的感染。
chorioretinitis	脉络膜视网膜炎	累及视网膜和脉络膜等眼后部的炎症。
chromatoidal bar	拟染色体	核糖体聚集物，可见于阿米巴原虫包囊中。
chromatography	色谱法	在多孔固体上通过进行分步抽提、吸附或离子交换来分离混合物各组分的化学分析方法。

续 表

英文全称及简称	中文名称	定义
chromogen	产色细菌	菌落生长过程中能产生色素的微生物(比如黄杆菌属能产生黄色色素)。
chromogenic	显色的	产生颜色的,如生成着色产物的生化反应的显色底物或产生着色菌落的产色细菌。
chromosome	染色体	携带生物体遗传编码的脱氧核糖核酸的结构。染色体数量因生物体而异,是双股线状或环状分子。
chronic	慢性	长期持续的病情,引起患者缓慢的病理变化或损害。
chyluria	乳糜尿	淋巴管破裂导致淋巴液进入尿液。
cilia	纤毛	真核细胞外部的毛状突起。纤毛排列在支气管和气管的黏膜细胞上,能将滞留在呼吸道中的黏液和颗粒排出,被称为黏膜纤毛传递。也是原虫、真核生物有运动功能的细胞器。
clavate	棒状	棍棒状。形容真菌微生物的大分生孢子或小分生孢子的术语。
cleavase	裂解酶	用于分子诊断、能裂解合成寡核苷酸的未配对重叠端的酶。
clinical resistance	临床耐药	指当药物无法有效用于临床治疗时微生物的抗菌药物耐药水平。
clonal expansion	克隆扩增	特定细胞由单细胞繁殖分裂、产生活化克隆的过程。用于描述特异性免疫中T淋巴细胞和B淋巴细胞的繁殖的术语。
clone	克隆	由一个单一共同祖先产生的具有相同基因构成的细胞或微生物群。
clue cell	线索细胞	带有细菌性阴道炎有关细菌的阴道上皮细胞。
coagglutination	协同凝集	可以和不止一种特异性的抗原聚集的颗粒抗原的凝集。一个例子是当暴露于相应抗原时,被抗体分子包裹的含有蛋白A的金黄色葡萄球菌细胞。
coccidia	球虫	一类可产生孢子的原虫。
codon	密码子	三个核苷酸构成的一组序列。
coenocytic hyphae	无隔菌丝	见“无隔膜的(aseptate)”。也可能有稀疏的隔膜。
coenurus	多头蚴	绦虫的幼虫形态。
coenurosis	多头蚴病	绦虫幼虫引起的感染。
cold enrichment	冷增殖法	在低于体温(35 ~ 37℃)的温度进行微生物培养,以促进目标微生物的生长并消除该温度下无法生长的污染微生物的培养方法。
cold sterilization	冷灭菌	使用化学物质(戊二醛、OPA或过氧乙酸)从无生命物体表面清除所有生命形式、而不使用加热的方法。
colitis	结肠炎	结肠黏膜的炎症。
columella	囊轴	与孢子囊内的孢囊孢子直接接触的真菌繁殖元件的菌柄顶部结构。
colonial morphology	菌落形态	在人工培养基上生长的微生物的肉眼特征。例如形状、高度、边缘、纹理、色素等。
colonization	定植	微生物在人类宿主体内体表生长而不引起损害。
colonizer	定植菌	见“非致病性(nonpathogenic)”。
colony	菌落	微生物在固体人工培养基上的肉眼可见的生长形态。
colony-forming unit (CFU)	菌落形成单位	菌落计数。
combination media	混合培养基	对微生物生长具备2种特性(如选择性和鉴别性)的微生物培养基。
commensal	共生	生活在宿主表面或体内,但对宿主无害的微生物。
community-acquired	社区获得性	指医院以外的,如社区获得性感染。
competent	感受态的	用于描述能够自然或在化学处理后摄取外源性核酸的细胞或微生物的术语。

续 表

英文全称及简称	中文名称	定义
complement (system or proteins)	补体(系统或蛋白)	免疫激活时涉及催化级联反应的一组血清蛋白。蛋白被裂解成不同的片段,每个片段都有特定的、与原来完整蛋白质不同的功能。
complement fixation test (CF)	补体结合试验	基于抗原-抗体复合物和补体结合的原理、并且利用一套指示系统检测补体结合进行检测的抗原抗体检测。
complementary	互补的	用于形容2个分子通过配对的化学和物理结构结合的能力的术语,如:互补的核酸序列。
complementary DNA molecule (cDNA)	互补DNA	从RNA分子合成的DNA序列。在真核生物DNA技术中,cDNA和RNA互补,但不包括用来转录RNA的原始DNA模板中的内含子。记住,在转录之后真核生物的RNA经过加工和剪切,去掉了内含子。
complex	复合群	通常用于描述2个或2个以上无法通过表型、代谢或临床表现区分的微生物种。每个种也可被称为分子水平差异个体。
composite transposon	复合转座因子	复合转座因子包含一个内部基因、抗生素耐药或其他毒力因子的编码序列,两端都有插入序列。
condylomata	湿疣	凸出皮面且不规则的皮肤病变,类似于疣。
congenital	先天性的	在出生前就有的疾病或感染。
conidia	分生孢子	真菌的无性孢子。
conjugation	接合	细菌通过管状结构的菌毛直接接触、转移遗传物质的过程。
conjunctivitis	结膜炎	结膜的炎症。
constant region	恒定区	同型的某种抗体(如IgG)中相同的、带有与免疫细胞结合的糖蛋白羧基端部分。
constitutive	组成的	持续产生、不受环境或营养条件变化的影响的基本的代谢成分或化学物质(如酶)。
continuous cell line	无限细胞系	一组可以在人工培养中重复生长并保持原始细胞系特征的细胞。
contrast	对比度	分辨两个事物的能力。染料能增加微生物的对比度,提高对微生物的鉴定能力,也能增加微生物与显微镜下背景的对比度。
convalescent sera	恢复期血清	相对急性期血清在疾病后期收集的血清,通常在急性期血清采集后至少2周。
convalescent stage	恢复期	疾病发生后机体开始改善或恢复的阶段。
copulatory bursa	交合伞	某些雄性蠕虫在交配过程中用于附着或固定雌性蠕虫的结构。
coracidium	钩球蚴	一种见于水中、带有纤毛、感染中间宿主的蠕虫幼虫。
coremia	分生孢子束	结合在一起的分生孢子,形似一捆线。
corepressor	协阻遏物	结合并激活阻遏物分子、阻止特定基因序列转录的分子。
corrosive	腐蚀性的	能腐蚀其他物质或材料的化学品。
coryneform	棒状杆菌	棒状革兰阳性细菌。
counter stain	复染	见"复染(secondary stain)"。
CPE	致细胞病变	见"致细胞病变(cytopathogenic)"。
Creutzfeldt-Jakob disease	克-雅病	由朊病毒引起的以痴呆、共济失调、谵妄、昏迷和死亡为特征的衰竭性疾病。可通过器官移植传播。
critical concentration	临界浓度	指抑制测试的结核分枝杆菌菌群生长超过1%阈值所需的药物浓度。
critical value (panic value)	危急值	提示患者病情严重的化验结果,要求立即通知主管医生。
crossing point	循环阈值	见"循环阈值(threshold cycle)"。
cross-reaction	交叉反应	特定抗原的抗体与其他类似的、但不是该抗体的免疫原的抗原发生的反应。

续 表

英文全称及简称	中文名称	定义
croup	哮吼	见“喉气管支气管炎(laryngotracheo bronchitis)”。伴有呼吸道阻塞的上呼吸道(喉部、气管)炎症,常见于儿科病毒感染。
crush prep	压片	见“压片(squash prep)”。
CSF	脑脊液	脑脊液。
Culdocentesis	后穹窿穿刺术	通过穿刺阴道穹从阴道后穹窿抽取液体。
cut-off value	阈值	见“阈值(threshold)”。
cutting plates	切板	钩虫口囊中的2个大的腹侧板状结构,用于帮助进食。
cycling probe technology	循环探针技术	该技术运用了在淬灭分子和标记的荧光基团之间的RNA探针。分子的中央RNA部分由核糖核酸酶H降解,将淬灭剂从荧光基团上释放,导致荧光发光。后续用另一个探针结合,继续上述反应进行循环。
cyst	囊肿/包囊	囊肿是指组织内的一包液体。寄生虫的包囊则指有胚胎或无胚胎的寄生虫的生殖阶段,通常对环境有抵抗力,可能是寄生虫感染期。
cysticercoids	拟囊尾蚴	绦虫的幼虫阶段。
cysticercosis	猪囊尾蚴病	由绦虫的幼虫阶段(囊虫)引起的组织感染。
cystitis	膀胱炎	多由细菌引起的膀胱的炎症。
cytoadherence	细胞粘连	有些微生物可以黏附在其他生物细胞上。比如某些种类的疟原虫会黏附在人体外周血管的上皮细胞上。
cytocentrifugation	细胞离心	通过液压将沉淀物脱水、将颗粒物和细胞碎片留在显微镜载玻片中心的专门的离心。
cytokine	细胞因子	特定细胞在炎症反应时分泌的可影响其他细胞的生化物质。
cytopathic effect (CPE)	细胞病变效应	细胞培养中特定病毒感染导致的可见的效应或物理变化。
cytoplasm	细胞质	含有各种分子或颗粒、被细胞膜包裹的液性细胞部分。
cytoplasmic (cellular) membrane	细胞膜	包裹细胞质的膜。
cytosol	胞质溶胶	细胞质的液性部分。
cytostome	胞口	微生物用于摄取营养的结构或反折的开口,原始的口。
cytotoxic T cells (Tc)	细胞毒性T细胞	T淋巴细胞中针对并杀死肿瘤细胞或其他不正常或被胞内病原体感染的人体细胞的特定亚群。
cytotoxin	细胞毒素	在体内或组织培养系统中产生致细胞病变的毒素。
D		
dacryoadenitis	泪腺炎	泪腺的炎症。
dacryocystitis	泪囊炎	因泪管堵塞而引起的泪囊的炎症。
dark-field microscopy	暗视野显微技术	通过使光线从被观察对象的表面发生折射或反射来观察非常小的微生物或其特征的技术。背景较暗,微生物较亮。
deamination	脱氨基	从氨基酸中去掉1个氨基基团,导致培养基的pH降低。
debridement	清创	用手术或其他方式去除死亡或将死组织,特别用于清除感染病原体并阻止感染的扩散。
decarboxylation	脱羧	从氨基酸中去除1个羧基,常伴二氧化碳的生成。该反应仅在酸性pH的厌氧环境中发生。
decolorizer	脱色剂	染色过程中用于去掉多余染料的溶液。不同染色过程用不同的化学品。
decontamination	去污染	通过将生化制剂去除或无害化,让无保护人群可以安全接触某物体或区域的过程。

续 表

英文全称及简称	中文名称	定义
decorticated	脱壳	去除外皮的。没有乳状外皮的蛔虫卵。
decubitus ulcer	压疮	因长期受压所致的皮肤及皮下组织的火山口样破损。主要发生在生活无法自理和无法定期翻身或移动的患者中,多见于腰部和臀部的骨性突起处。也称为压疮或褥疮。
defensins	防御素	动物天然产生的、用于抵御细菌感染和疾病的分子。
definitive host	终宿主	寄生虫在有性繁殖阶段所寄生的宿主,在生活史中必需。
dematiaceous	暗色的	见“变黑的(melanized)”。
denaturation	变性	用热力和化学品断键而将分子结构被破坏的过程。该术语一般指双链DNA通过加热或化学方法解链为单链的过程。也指利用加热和化学缓冲液将蛋白质折叠的二级结构和四级结构分离的过程。
dendritic cells	树突状细胞	分布各组织中的原始吞噬细胞,可消化抗原并向免疫细胞呈递抗原。
denticle	小齿状突起	分生孢子附着处的小突起。
deoxynucleotide triphosphates (dNTPs)	脱氧核苷三磷酸	核酸的基本结构。与脱氧核糖结合的核苷酸形成了脱氧核糖核酸的基本单位。N代表任意含氮碱基。
deoxyribonucleic acid (DNA)	脱氧核糖核酸	携带大多数生物体遗传密码的分子。由糖-磷酸盐骨架、含氮碱基和脱氧核糖组成。
dermatome	生皮节	和单一神经连接的皮肤区域。
dermatophyte	皮肤真菌	感染毛发、皮肤或甲的皮肤真菌。
dermis	真皮	表皮下由富含血供和神经的致密结缔组织构成的皮肤层。
desquamation	脱屑	皮肤或黏膜的脱落或脱屑。
DFA test	直接荧光抗体试验	直接荧光抗体试验。
DIC	弥散性血管内凝血	见“弥散性血管内凝血(disseminated intravascular coagulation)”。
dichotomous	二分叉的	在2个方向上分叉的。
differential media	鉴别培养基	通过应用某些物质可以使细菌菌落呈现出特定的、可与其他在同一块琼脂平板上生长的细菌鉴别的代谢或培养特点。鉴别的物质一般根据代谢能力的不同,可通过pH变化或其他化学反应变色的染料或指示剂而肉眼检测。
differential stain	鉴别染色	包括2种染料(初染液和复染液)依次对结构进行染色的染色方法。根据染料的处理和亲和力不同,染料会附着在细胞中的不同成分上,由此可以基于微生物独有的化学特性和结构鉴定微生物。
digital microscopy	数字显微技术	应用复杂软件和独特技术使实验室通过网络界面获取显微镜数字图像的自动或半自动的系统。该界面可以在屏幕上用全自动显微镜查看图像。
diluent	稀释剂	来稀释物质或溶液的液体。
dimorphic fungi	双相真菌	同时有霉菌相和酵母相的真菌。
diploid cell line	二倍体细胞系	有两套完整基因或染色体、可以在细胞培养中长期传代培养的细胞系。
direct life cycle	直接型生活史	整个生活史中寄生虫只停留在单一宿主类型中,且可在宿主间直接传播的生活史类型。
direct microscopic examination	直接镜检	直接从样本或样品中进行显微镜检查,不经过任何分离微生物的增菌或生长技术。
direct smear	直接涂片	不进一步检测或调整,直接对采集到的样本或样品进行涂片检查。
direct transmission	直接传播	指直接接触微生物或其宿主而感染病原体的传播方式。
direct wet mount	直接湿片镜检	将临床材料悬浮于无菌生理盐水或其他液体介质中,置于玻片上并用盖玻片覆盖的准备方法,用于显微镜观察样本中的微生物及其运动。

续 表

英文全称及简称	中文名称	定义
disease	疾病	患者表现出机体损害或功能障碍异常的生理状态。
disinfectant	消毒剂	杀灭或抑制无生命物体上引起疾病的微生物的药剂。
disinfection	消毒	去除物体或表面上大部分微生物的过程。
disjuncture cell	分离细胞	碎片或裂解后释放出孢子的细胞。孢子释放后细胞成为空细胞。
disk diffusion (antimicrobial susceptibility testing)	纸片扩散法(抗微生物药物敏感性试验)	使用浸有抗生素的小纸盘的抗菌药物敏感性试验的方法。将纸片放在已接种满微生物的人工培养基上,药物扩散进入培养基,由此可以观察药物对微生物生长的抑制作用。
disseminated intravascular coagulation	弥散性血管内凝血	大量小血管被血凝块堵塞,且由于凝血因子的耗竭而发生出血。
diurnal	昼行	指生物体有正常的昼伏夜出的生活规律。
DNA	脱氧核糖核酸	见“脱氧核糖核酸(deoxyribonucleic acid)”。
DNA minor groove	DNA小沟	在双链DNA上链骨架相互更靠近的螺旋一侧的位置。
dNTPS	脱氧核苷三磷酸	见“脱氧核苷三磷酸(deoxynucleotide triphosphates)”。
Donovan body	多诺万小体	网状内皮系统的组织细胞内的无鞭毛体。
Donovanosis	多诺万病/腹股沟肉芽肿	由肉芽肿克雷伯菌引起的性传播疾病,也被称为腹股沟肉芽肿。
droplet nucleus	飞沫核	含有潜在传染性病原体的气溶胶颗粒,一般传播距离在3 ft(91.4 cm)以内。
duplex	杂交体	见“杂交的(hybrid)”。
Dx	诊断	诊断。
dysentery	痢疾	肠道的炎症,特别是结肠,表现为频繁的血便(如细菌性痢疾)。
dysesthesias	不悦异常感	触摸时疼痛。
dysgonic	生长不良的	生长不良(指细菌培养)。
dysnomia	举名困难	要求回忆口头或书面的材料时表现出困难。
dyspareunia	性交疼痛	性交时持续的生殖器疼痛。
dysuria	尿痛/排尿困难	排尿疼痛或排尿困难。
E		
ecchymosis	瘀斑	由于皮下出血而引起的皮肤变色或淤青。
echinulate	有刺的	有刺的或有凸出的,外观粗糙的。
ectocyst	外囊	棘球蚴囊的最外层。
ectoparasite	体外寄生虫	生活在表浅皮肤而不进入内部器官的寄生虫。
ectothrix	毛外的	毛干以外的。
ECV	流行病学折点	见“流行病学折点(epidemiologic cutoff value)”。
edema	水肿	组织间隙中的过多液体聚集。
effacement	脱落	上皮细胞的缩短、变薄或破坏。
effusion	积液	液体进入组织或体腔(如胸腔积液)。
egg packet	卵袋	犬复孔绦虫的确诊依据,可见于感染者的粪便。
electron microscopy	电子显微镜	利用1束电子,可达到1万倍以上放大率的显微镜。

续 表

英文全称及简称	中文名称	定义
elementary body	原体	衣原体的感染性阶段,或指病毒性疾病的细胞包涵体。
ELISA	酶联免疫吸附测定	酶联免疫吸附试验。
elution	洗脱	通过溶剂提取的过程。
EMB	伊红-亚甲蓝	伊红-亚甲蓝(琼脂平板)。
emetic toxin	呕吐毒素	诱发呕吐的细菌毒素。
empiric therapy	经验性治疗	医生判定最可能引起患者临床症状的病原体后,选择1种既往在本医院内或本地理区域内对该病原体有效的抗菌药物来启动的治疗。
empyema	积脓	在人体空腔内积聚的脓液,特别是胸腔积脓。
encephalitis	脑炎	脑部的炎症。
endocarditis	心内膜炎	心脏内皮的严重感染,通常累及瓣膜,引起赘生物形成而导致瓣膜的毁损或畸形,可导致严重的生理功能紊乱甚至死亡。也指心脏内表面的炎症(更少见)。
endocervix	宫颈内膜	宫颈管的黏膜。
endocyst	内囊	棘球蚴囊结构深处的最内层。
endocytosis	胞吞	细胞膜延伸并包围颗粒或细胞、然后在内部的囊泡或吞噬体中吞噬物质的过程。
endoflagella	内鞭毛	在原核生物、螺旋菌或螺旋体中可见的轴丝或内部鞭毛。
endogenous	内源的	源自内部的,内因性的。
endoparasite	体内寄生虫	生活在人体内部的寄生虫;在人体器官系统中穿行、繁殖并造成损害。
endophthalmitis	眼内炎	眼内组织的炎症,可能快速发展造成破坏。
endospore	内生孢子	在恶劣的环境条件下,如干燥或缺乏营养物质时,在细菌细胞内产生的孢子;非营养性的。
endothelium	内皮	血管的鳞状上皮细胞层。
endothrix	毛内癣菌	毛干内的。
endotoxin	内毒素	细菌细胞壁(特别是革兰阴性细菌)中含有脂多糖复合物的成分,在脓毒症的并发症(如休克、弥散性血管内凝血和血小板减少)中发挥重要作用。
enrichment media	富集培养基	用于加强微生物生长的培养基。培养基可能具有选择性或含有特定的营养物质或化学成分以加强某类微生物的生长。
enteric fever	肠热病	伤寒及副伤寒。
enteroinvasive	肠侵袭性	能够侵入肠道的黏膜表面,有时能侵入肠道的深层组织。
enterotoxin	肠毒素	作用于肠黏膜细胞的毒素。
entropion	睑内翻	眼睑向内折叠。
enzyme-based test	产酶实验	通过测量酶的活性以确定特定的代谢途径的生化测试,在鉴定方案中可与其他实验室结果相结合。为表型实验,通常基于可见或可测量的化学反应。
enzyme-linked immunosorbent assay (ELISA)	酶联免疫吸附测定	使用与抗体结合的酶来产生肉眼可见的终点的免疫学检测方法。
epidemiologic cutoff value	流行病学折点	指用于将细菌分为获得性耐药和原始群体的最小抑菌浓度的分布。
epidemiology	流行病学	研究疾病发生、分布及疾病控制因素的学科。
epidermis	表皮	由分层的鳞状上皮组成的皮肤的最外层。
epididymitis	附睾炎	附睾的炎症。特点是发热、一侧阴囊的疼痛。是前列腺炎和膀胱炎的并发症。

续 表

英文全称及简称	中文名称	定义
epifluorescence	落射荧光	荧光显微镜的原理，其中激光是从上方发射的。
epigenetic	表观遗传学的	不受基因机制控制的对基因表达的影响。
epiglottitis	会厌炎	会厌的炎症。会厌是一种防止吞下的食物和液体吸入气道的结构。因为肿胀的会厌可能阻塞气道，会厌炎是一类严重的感染。
epimastigote	上鞭毛体	锥虫的生活史阶段，见于介体的唾液腺。
episome	附加体	表现为染色体外的环状遗传分子的小的基因元件，可独立于染色体自我复制或整合在染色体上随同染色复制进行复制。
epithelium	上皮	由连续的细胞组成的、构成表皮并排列在中空器官和呼吸、消化和泌尿生殖系统的所有通道的表面的组织。
epitope	表位	抗原上由特定抗体识别的分子或化学基团。
epizootic	动物流行病	暂时存在于某一动物群体中的疾病。
erysipelas	丹毒	由A组链球菌或丹毒丝菌引起的急性蜂窝组织炎。
erysipeloid	类丹毒	由丹毒丝菌引起的急性皮炎，类似丹毒。
erythema	红斑	各种原因引起的皮肤发红。
erythema migrans	游走性红斑	与莱姆病有关的牛眼状皮疹。
erythema nodosum	结节性红斑	脂肪层的皮肤炎症，表现为柔软、发红、疼痛的肿块。
erythrasma	红癣	由极小棒状杆菌引起的轻微的、表浅的皮肤感染。
eschar	焦痂	与皮肤炭疽相关的黑色、坏死性病变。
etiology (etiologic)	病因(的)	致病因子。
eugonic	生长良好的	在人工培养基上生长良好的(指细菌培养)。
eukaryotic	真核的	相对于细菌和病毒的、有真正细胞核的生物。
exanthem	皮疹	指通常病毒性急性疾病伴发的皮损。
exanthem subitum	幼儿急疹	表现为高热、咽痛和淡红色皮疹的病毒性疾病。
exfoliative toxin	表皮溶解毒素	导致皮肤起泡和脱皮的毒素。
exoantigen test	外抗原试验	用于鉴定真菌菌丝是否为组织胞浆菌、芽生菌或粗球孢子菌的体外免疫扩散试验。
exoerythrocytic cycle	红外期	疟原虫生活史的阶段，即子孢子由蚊虫传播进入脊柱动物宿主的肝细胞并进行分裂，产生裂殖子，然后开始进入红内期。
exogenous	外源性	源自体外的。
exotoxin	外毒素	由微生物产生、可释放到周围环境中的毒素。
extension	延伸	PCR循环步骤之一，指聚合酶从引物的3′羟基合成或延伸新链的过程。一般在72℃下进行。
exudate	渗出液	从血管进入邻近组织或空间的液体，蛋白质含量高。
F		
Fab region	抗原结合区	抗体上与抗原表位结合的区域或片段。
facialis	面部	面部的。
facultative anaerobe	兼性厌氧	在厌氧或有氧条件下均能生长的微生物。
fascia	筋膜	肌肉的膜性覆盖物。

续 表

英文全称及简称	中文名称	定义
fastidious	苛养的	需要特殊营养或环境条件才能生长的微生物。
favus	黄癣	由皮肤真菌引起的表浅的头皮疾病。
Fc region	Fc区	抗体Fc区是和细胞结合的Y型分子的尾端或底部。
febrile	发热	表现出发热。
feeding (viral cultures)	培养	病毒培养中，定期更换培养物中的营养液。
fermentation	发酵	对碳水化合物进行无氧分解、产生酸、乙醇和(或)气体的过程。
fibrinolysin	纤维蛋白溶解酶	通过酶促反应分解纤维蛋白凝块的酶。
filamentous	丝状的	线状的。
filariform	丝状蚴	蛔虫对人类宿主的感染性幼虫阶段。
filtration	过滤	通过负压吸引将溶液通过醋酸纤维素或硝酸纤维素膜而去除热敏液体中微生物等污染物的方法。
fimbriae	菌毛	细菌表面用于黏附宿主表面的手指样蛋白质结构。在某些微生物中也能产生抗原变异。
fistula	窦道	两个表面之间，或者内脏或其他空心结构和外界之间的异常开口。
flagella	鞭毛	负责细菌运动的由鞭毛蛋白组成的复杂结构。
flammable	易燃的	容易被点燃的材料或化学品。
flatulence	胀气	指气体的产生，通常是在摄入食物后。
floccose	絮状的	棉状的，成束状的。
flocculation test	絮凝试验	可溶性抗原与抗体结合后可凝集成絮状的肉眼或镜下可见的终产物。
fluorescence microscopy	荧光显微镜	使用各种波长的紫外光和滤光片来激发和观察附着在抗体或其他分子上的荧光团，以直接观察微生物或组织的显微镜。
fluorescent	荧光的	物质(或显微制剂)在辐射能量(如紫外线)作用下发出的光，如免疫荧光操作。
fluorochrome	荧光色素	紫外光暴露后成为荧光或自发光的染料。
fluorophore	荧光团	能吸收光能后被提升到激发态、在没有淬灭剂的情况下释放荧光的荧光分子。
folliculitis	毛囊炎	毛囊的炎症或感染。
fomite (vehicle)	病媒(媒介)	可能被致病微生物污染、可起到传播疾病作用的无生命物体。
FTA	荧光密螺旋体抗体	荧光密螺旋体抗体。
FTA-ABS	荧光密螺旋体抗体吸收试验	荧光密螺旋体抗体吸收试验。用于检测针对苍白密螺旋体(梅毒螺旋体)全细胞抗原的抗体的间接荧光抗体染色试验。
fungemia	真菌血症	血液中存在有活性的真菌。
fungus (plural fungi)	真菌	从死亡或将死的有机物中获取营养的腐生真核生物。
FUO	不明原因发热	不明原因发热。
furuncle	疖	在发炎或感染的毛囊底部的液性或脓性的肿胀。
fusiform	梭形的	纺锤形的，如厌氧的具核梭菌的形状。
fusion protein (f protein)	融合蛋白(F蛋白)	病毒包膜上的蛋白，在病毒进入宿主细胞时协助包膜和宿主细胞膜的融合。
fusoid	纺锤形的	一种中间宽、两头细的结构。是纺锤状的学术用语。

续 表

英文全称及简称	中文名称	定义
G		
gametocyte	配子母细胞	通过减数分裂形成单倍体配子的细胞。
gametogony	配子生殖	配子形成的过程。
gamma hemolysis	γ溶血	红细胞在人工培养基上不发生溶血的现象。
gamogony	配子生殖	分裂生殖导致孢子虫配子的产生。
gangrene	坏疽	组织因疾病、损伤或血供不足而坏死。
gas-liquid chromatography (GLC)	气液层析	通过让物质的挥发相在加热的色谱柱中通过、测量在色谱柱远端检测其出现所需的时间来分离物质的方法。
gastric aspirate	胃液	通过放置在胃里的管子从胃里吸出的液体。
gastroenteritis	胃肠炎	胃肠道黏膜的炎症。
GC	淋病球菌	淋病球菌。
gene	基因	编码功能产物的核酸序列。
gene expression	基因表达	指基因可观测的效应或表型证据。
generalized transduction	普遍性转导	遗传物质通过噬菌体或病毒从一个宿主细胞转移到另一个宿主细胞的过程。
generation time	世代时间	指微生物分裂成下一代子细胞所需的时间。
genetic code	遗传密码	与特定氨基酸相关的DNA或RNA核苷酸三联体。
genetic shift	遗传性转移	病毒核酸的重大变化。常和流感病毒与其他病毒株交换RNA片段有关。
geniculate	弯曲的	弯曲的。
genital primordium	生殖原基	寄生虫上生殖性的膨大和开口。
genogroups	基因群	同一个属的相关的病毒。
genome	基因组	生物体的全部基因构成。
genome-to-genome distance	基因组间距离	通过计算来确定生物在遗传水平上的亲缘关系的核苷酸测序技术，代表技术是人工DNA-DNA杂交技术。
genomospecies	基因种	需要使用基因或分子序列进行区分的物种，不认为是公认的独立物种。
genomovars	基因型	指只有基因的差异，但在表型上无法区分的一系列物种。
genotype	基因型	与生物体的基因构成特征有关，核酸成分。
genotypic	基因型的	由基因构成或核酸序列和表观遗传机制决定的特征。
germicide	杀菌剂	杀灭细菌的制剂；消毒剂。
germ tube	芽管	真菌孢子出芽时产生的管状突起，发育为规则的菌丝样结构。
giant cell	合胞体	见“合胞体(syncytia)”。
glabrous	无毛的	光滑的、没有气生菌丝的真菌菌落形态。
GLC	气-液色谱法	气-液色谱法。
goblet cell	杯状细胞	存在于呼吸道、消化道或生殖道中的细胞。形状类似高脚杯，细胞器位于一端，另一端有许多黏液分泌囊泡。
granulocytopenia	粒细胞减少症	血液中粒细胞数量减少。

续　表

英文全称及简称	中文名称	定义
granuloma	肉芽肿	巨噬细胞的聚集和增生，镜下形成小结节结构。可能与许多感染有关，如结核，可形成硬的肉芽肿或结核结节。
granuloma inguinale	腹股沟肉芽肿	由肉芽肿克雷伯菌引起的性传播疾病，表现为生殖器内或附近的无痛炎症反应。
granulomatous amebic encephalitis(GAE)	肉芽肿性阿米巴脑炎	由自由生活阿米巴引起的通常致命的急性或慢性感染。
Grocott methenamine silver stain (GMS)	格氏六亚甲基四胺-银染色法	用于识别组织中的真菌结构的组织银染色。
growth-based tests	生长试验	指事先需要在特定的温度下培养一段时间、增加微生物体外生长的微生物试验。如果生物体不能生长，则会导致试验结果无效（终产物检测）或阴性（营养性或选择性生长）。
growth medium	生长培养基	培养微生物所需的营养和维生素的化学配方。包括液体、固体或半固体培养基。
guanidinium isothiocyanate	异硫氰酸胍	能使蛋白质变性的化合物。用于核酸提取，可使破坏或降低提取产量的RNA酶或DNA酶变性。
gumma	树胶样肿	软的、无痛的、非感染性的肉芽肿样病变。
H		
HAART	高效抗逆转录病毒治疗	见“高效抗逆转录病毒治疗（highly active antiretroviral therapy）”。
HACEK	HACEK组细菌	指嗜血杆菌属、凝聚杆菌属、心杆菌属、艾肯菌属、金氏杆菌属的合称。嗜血杆菌属被重新归类为凝聚杆菌属，但缩写在临床环境下仍不变。
halogens (chemical disinfectant)	卤（化学消毒剂）	具有低熔点和低沸点的非金属元素，可以气体、液体或固体的形式存在。用作消毒剂时，可杀灭微生物。
halophilic	嗜盐的	嗜好高卤化物（盐）含量，嗜盐的。
Hansen disease	麻风	麻风，麻风分枝杆菌引起的疾病。
Haverhill fever	鼠咬热	由念珠状链杆菌引起的疾病，也被称为鼠咬热。
hemadsorption	血细胞吸附	被病毒感染细胞与红细胞结合的能力。由细胞表面的糖肽黏附分子（细胞内病毒活动引起）介导。
hemagglutinin (HA)	血细胞凝聚素	参与病毒附着和进入宿主细胞的过程的病毒颗粒表面的糖蛋白。可表现为多种抗原形式或血清型。
hemagglutination	血细胞凝集	由抗体、病毒颗粒或高分子量多糖引起的红细胞凝集。
hematogenous	血源性	血液播散的。
hematuria	血尿	尿液中含有血液。
hemin (X-factor)	血红素（X因子）	红细胞内的含铁化合物，是某些苛养微生物所需的营养元素。
hemiparesis	偏瘫	身体一侧的瘫痪。
hemolysin	溶血素	裂解红细胞的物质。
hemolysis, alpha	α 溶血	产生 α 溶血素的微生物可对血琼脂平板上的红细胞产生部分破坏或酶解损害，引起菌落变绿。
hemolysis, beta	β 溶血	因红细胞完全裂解，导致在血琼脂平板上的菌落周围，出现完全透明的区域。
hemolysis, gamma	γ 溶血	被归为 γ 溶血的微生物不发生溶血现象。
hemolytic uremic syndrome (HUS)	溶血尿毒综合征	肾脏小毛细血管炎症和破坏，可导致肾功能不全，并可能导致死亡。
hemoptysis	咯血	咳出血液。

续 表

英文全称及简称	中文名称	定义
HEPA	高效空气(过滤器)	高效空气(过滤器);用于生物安全柜中,以捕获致病微生物。
herd immunity	群体免疫力	在某一人群中具有较高比例的针对某感染病原体的免疫力,有助于防止疾病的传播。
hermaphroditic	雌雄同体的	能同时产生雌雄配子的生物体。
herpes	疱疹	表现为成簇小水疱(如单纯疱疹)的皮肤炎症,也指由单纯疱疹病毒引起的疾病。
heterophile antibody	异嗜性抗体	在多种感染性或其他疾病产生的非特异性弱抗体。
heterotroph	异养生物	需要外部有机碳源来产生能量的生物体。
hexacanth embryo	六钩蚴	有6个钩的绦虫胚胎。
highly active antiretroviral therapy (HAART)	高效抗反转录病毒治疗	多种药物(一般为3种或3种以上)的联合抗逆转录病毒疗法。
high-pressure liquid chromatography (HPLC)	高压液相色谱法	类似于气液色谱法,但由于过柱的液体载体压力增加,分辨率更高。
homogenization	均化	混合各种成分,使混合物显得均质、成分单一。
homologous recombination	同源重组	遗传序列或片段通过与相似序列配对与另一分子结合的过程。
horizontal gene transfer	水平基因转移	基因不通过繁殖从一个生物体转移到另一个生物体的过程。
hospital information system (HIS)	医院信息系统	用于医疗保健组织或医院的计算机和软件系统。
Howell-Jolly bodies	豪周小体	在外周循环红细胞中发现的嗜碱性染色的DNA簇。
HPLC	高压液相色谱法	高压液相色谱法。
household bleach	家用漂白剂	见“次氯酸溶液(hypochlorite solution)”。
human granulocytic anaplasmosis (HGA)	人嗜粒细胞无形体病	由嗜吞噬细胞无形体引起的、由蜱虫传播的疾病。
human microbiome	人体微生物组	见“微生物组(microbiome)”。
human monocytic ehrlichiosis (HME)	人埃立克体病	埃立克次体感染人类单核细胞或巨噬细胞引起的疾病。
humoral immunity	体液免疫	抗体介导的免疫。
HUS	溶血尿毒综合征	见“溶血尿毒综合征(hemolytic uremic syndrome)”。
Hutchinson triad	哈钦森三联征	与先天性梅毒有关的耳聋、失明和有缺口的锥形牙齿的三联征。
hyaline	透明的	无色透明的。
hyalohyphomycosis	透明丝孢霉病	由透明或无色的真菌引起的真菌病。
hybrid (duplex)	杂交的	两条具有互补碱基序列的核酸链,相互之间特异性结合而形成双链分子。
hybrid capture	杂交捕获	用合成的寡核苷酸或核酸序列进行捕获互补序列的方法,可用于分子检测中扩增或定量的作用。
hybridization	杂交	2种分子成分(如2种核酸或1种蛋白质和1种核酸)在可以相互作用并附着的条件下的混合,提示存在相同、相似或互补的反应。
hybridoma	杂交瘤	产抗体细胞和产抗体永生恶性细胞融合的产物。
hydatid cyst	棘球蚴囊	与棘球绦虫有关的一般为液性的大包囊。
hydatid sand	棘球蚴砂	棘球绦虫的未成熟头节。

续　表

英文全称及简称	中文名称	定义
hydrocele	鞘膜积液	阴囊内的积液囊。
hydrogen peroxide (chemical disinfectant)	过氧化氢(化学消毒剂)	由氢和水组成的化合物,是一种对多种微生物有效的消毒剂。
hydrolysis	水解	用酶将水分子成分加入底物分子中的关键键从而将底物分解的过程。
hyperalimentation	高营养	提供营养(字面上"额外营养")的过程;特别指对因消化道疾病无法正常摄取食物的患者、需要肠道休息的患者及需要改善营养状态的营养不良患者(比如手术前)进行静脉营养。通常需要较长时间,并使用特殊的静脉导管,如希克曼导管。
hyperemia	充血	局部血液增加,导致血管扩张。
hyperinfection	高度感染	由已经在宿主体内的寄生蠕虫重复感染。
hypertonic	高张力的	相对于用位置或膜分开的其他液体的高渗性液体。
hypertrophy	肥大	器官体积因细胞个体增大而增大。
hypha (plural hyphae)	菌丝	构成真菌菌丝体植物部分的管状细胞。
hypnozoites	休眠子	肝中疟原虫的休眠形式。
hypochlorite solution (NaClO)	次氯酸钠溶液	5.25%～6.15%浓度的消毒剂,也作为家用漂白剂。
hypofunction	功能减退	功能不足或减退。
hypoperfusion	低灌注	血流减少。
hypoxia	低氧	组织氧气含量降低。
I		
iatrogenic	医源性的	由医疗检查、操作或治疗引起的疾病。
icteric	黄疸	黄颜色,黄疸。
identification scheme	鉴定方案	用于鉴定微生物的一系列流程或方法。内容取决于微生物的类型和其成为患者感染或疾病原因的可能性。
idiotype	独特型	指由克隆细胞群体产生的抗体或T细胞受体的抗原特异性。
IFA	间接荧光抗体法	间接荧光抗体法;通过让抗体与其底物发生反应,并加入能与第一种抗体结合的、荧光染料标记的第二种抗体的抗体检测方法。
Ig, IgG, IgM, etc.	免疫球蛋白	免疫球蛋白,如免疫球蛋白G、免疫球蛋白M等。
immortalization	无限增生化	见"转化(transformation)"。
immunization	免疫接种	见"疫苗接种(vaccination)"。
immunodiffusion	免疫扩散	当同源的抗原和抗体向对方扩散并发生反应时,可在半固体凝胶基质上形成沉淀线,由此检测抗原或抗体的方法。
immunofluorescence	免疫荧光	使用与特异性抗体结合的荧光染料(在紫外线辐射下显示荧光),以确定抗原(或抗体)的存在或位置的显微方法。
immunoglobulin (antibody)	免疫球蛋白(抗体)	抗体的同义词;已分离出5个不同类型:IgG、IgM、IgA、IgE和IgD。
immunoperoxidase stain	免疫过氧化物酶染色	混合能催化产生有色产物的酶和抗体以检测特定抗原的方法,尤其是病毒性抗原。
immunosuppression	免疫抑制	由疾病、辐射、服用抗代谢物、抗淋巴细胞血清或皮质类固醇引起的免疫反应抑制。
impetigo	脓疱病	由链球菌或葡萄球菌引起的急性炎性皮肤病。以破裂后形成黄色结痂的大小水疱为特点。
incineration	烧灼灭菌	处理感染性废弃物的方法。高危险性物质须在870～980℃的温度下烧成灰烬。

续 表

英文全称及简称	中文名称	定义
inclusion bodies	包涵体	体细胞内的微小体，认为是形态发生中的病毒颗粒。
inclusion conjunctivitis	包涵体性结膜炎	可由衣原体属引起的结膜炎症。
indigenous flora	土著区系	见"微生物区系(microbiota)"。
indirect concentration wet mount	离心沉淀法	经典的虫卵和寄生虫检查法的第二部分是离心步骤。由于许多实验室在离心前不再进行直接湿片制作，因此这一术语被用来指代离心样本后进行的湿片制作。
indirect life cycle	间接型生活史	需要多个宿主才能完成繁殖的寄生虫。
indirect microscopic examination	间接镜检	先在人工培养基上培养扩增，再对培养后的微生物进行显微镜检查，而不是直接从临床样本进行镜检。
indirect smear	间接涂片	先在人工培养基上培养扩增，再对培养后的微生物进行涂片，而不是直接对临床样本进行涂片。
indirect transmission	间接传播	因接触被污染的无生命媒介、活体媒介或传播介体(但不是宿主)而获得感染性病原体或微生物的传播方式。
indirect wet prep	间接湿片法	已经过微生物杀灭以防止感染或污染的临床样本制备。和粪便样本离心以鉴定寄生虫有关。
inducible	诱导型	只有在环境或营养条件变化需要时才开启或表达的代谢成分或化学物质(如酶)。
induction	诱导	为应对变化的环境或营养条件，从转录或翻译水平上开启代谢成分生产的过程。
induration	硬结	组织或部位因充血或炎症导致的异常发硬，如结核菌素试验阳性的皮肤表现。
infection	感染	微生物入侵身体组织并繁殖、导致疾病的过程。
inflammation	炎症	非特异性免疫反应，激活时机体细胞释放化学介质导致血管扩张和血液循环增加。症状包括红、肿、热、痛。
inhibitory quotient	抑制商数	抗生素在体液中可达到的平均峰值与分离到微生物的最低抑菌浓度的比值。
insertion sequence (simple transposon)	插入序列(简单转座因子)	含编码在质粒和染色体之间移动所需信息的基因的转位子。
in situ hybridization	原位杂交	通过将目标DNA打断为单链分子，而使标记的同源性单链DNA与之配对结合，从而检测组织中目标病原微生物核酸的方法。通过标记物使目标核酸可视(比如酶沉淀、荧光或放射标记等)。
inspissation	浓缩	通过蒸发或吸收液体而使液体或半固体培养基变稠的过程。
integron	整合子	一组以盒式方式移动的基因，包含介导重组的整合酶的基因。
integument	体被组织	寄生虫的外部保护层。
intercalary	插在中间的	两个结构之间的。
interfacing	连接	对接的。
intermediate host	中间宿主	寄生虫在发育成为对终宿主或中间宿主有感染性前经历的幼虫阶段所必需的宿主。
intermittent carrier	间歇性带菌者	不断定植潜在致病微生物的不同菌株的个体。
intertriginous	两面间的	两块皮肤互相摩擦或接触的部位，皮肤的褶皱。
intoxication	中毒	因为摄入预先产生的毒素而引起的食物中毒。
intramuscular (intraperitoneal, intrave-nous)	经肌肉(腹腔、静脉)的	通过肌肉(腹腔、静脉)，比如肌内注射。
intracystic	膀胱内的/囊肿内的	位于膀胱或囊肿内的。
intrinsic resistance	天然耐药	生理性的对抗菌药物的耐药，通常由染色体序列编码。

续 表

英文全称及简称	中文名称	定义
invariant natural killer cells (iNKT cells)	恒定自然杀伤细胞（iNKT细胞）	识别脂质抗原的特殊T细胞亚群。
invasion	侵袭	当一个微生物突破宿主的初级和次级免疫防御。
in vitro	体外	字面意义为在玻璃内（如：试管、培养平板或其他无生命材料）。指在实验室环境中的微生物检测。
in vivo	体内	在动物或人类活体内。
involution forms	衰老型	在老化的培养群体中出现的异常形状的细菌细胞。
iodine tincture	碘酊	碘和乙醇的混合物。
ion-exchange chromatography	离子交换色谱法	基于溶液中的离子与外部基质中离子的可逆交换、通过色谱法分离溶液中成分的方法。
iso cytidine (iso C)	异胞苷	嘧啶碱，是胞嘧啶的异构体。
iso guanosine (iso G)	异鸟苷	嘌呤碱，是鸟嘌呤的异构体。
isothermal amplification	等温扩增	全过程使用单一温度的核酸序列扩增方法。
isotonic	等渗的	与身体组织、红细胞、细菌等的渗透压相同。
isotype (antibody)	同种型（抗体）	5种在免疫系统中发现的主要的抗体类型，基于重链的恒定区域分为IgG、IgM、IgE、IgD和IgA。
K		
karyosome	染色质核仁	细胞核内的染色质致密团块。
keratitis	角膜炎	角膜的炎症。
KIA	克氏双糖铁琼脂	克氏双糖铁琼脂。
kinetoplast	动基体	在一些有鞭毛虫中可见的线粒体DNA的团块。
KOH	氢氧化钾染色	见“氢氧化钾染色剂（potassium hydroxide stain）”。
Kohler illumination	科勒照明	在明场显微镜下确保照明均匀的步骤。
Koplik spots	科氏斑	麻疹病毒有关的口腔内白点或斑块。
L		
labialis	唇疱疹	唇部含液体的病损或疱疹。
laboratory developed tests (LDTs)	实验室自建检测方法	实验室自主设计和开发的诊断性测试。实验室必须说明该测试的性能特点和临床有效性。
laboratory information system (LIS)	实验室信息管理系统	实验室内使用的、能够与仪器和医院的计算机系统对接的计算机系统。
lacrimal gland	泪腺	分泌泪液的成对的外分泌腺。
lag phase	延迟期	接种培养基后，微生物在适应营养物质、温度和渗透压的变化，或其他选择压力时出现的缓慢生长期。
laked blood	已溶血液	已发生溶血的血液。溶血受到多种因素影响，但反复冻融是一种方法。
laminar flow	层流	空气的非扰动层流（在生物安全罩中沿垂直方向流动）。
laryngitis	喉炎	喉部的炎症。
laryngotracheobronchitis	喉气管支气管炎	喉部、气管及支气管的炎症。

续 表

英文全称及简称	中文名称	定义
latent	潜伏的	能够潜伏的感染性疾病，可以在宿主体内保持休眠状态，没有明显的症状或体征。潜伏的病原体可以被激活并成为活动性感染。
lateral gene transfer	侧向基因转移	遗传物质不是通过正常的细胞生长和分裂、从一个细胞转移到另一个细胞的过程。可以是向另一个属或种的微生物或感染性病原体的遗传物质转移。
latex agglutination	乳胶凝集	包有抗体分子的乳胶颗粒暴露于相应的抗原时发生的凝集。
LCR	连接酶链式反应	连接酶链式反应。
LDT	实验室自建检测方法	见“实验室自建检测方法（laboratory developed tests）”。
lectin	凝集素	天然产生的、可与碳水化合物或糖结合形成稳定的复合物的蛋白质或糖蛋白。
legionnaires’ disease	军团病	由军团菌引起的发热和肺炎性疾病。
Leishman-Donovan (L-D) body	利杜体	寄生虫的小圆形的胞内形态（称无鞭毛体或利什曼期），见于利什曼原虫无鞭毛体和克氏锥虫。
lepromatous leprosy	瘤型麻风	播散性麻风。
leprosy	麻风	见“麻风（hansen disease）”。
leukocytoclastic vasculitis	白血球破裂性血管炎	免疫介导的小血管炎症。也称超敏性血管炎。
leukocytosis	白细胞增多	白细胞计数升高。
leukopenia	白细胞减少	低白细胞计数。
LGV	性病性淋巴肉芽肿	性病淋巴肉芽肿，引起全身症状性传播疾病的沙眼衣原体的特定菌株的名称。
light microscopy (bright field)	光学（明场）显微镜	使用可见光进行检测的显微镜。物体在明亮的背景上表现为暗色。
limit of detection (LOD)	检出限	相对于阴性样本，分析物可被检出的最低水平。
lipopolysaccharide	脂多糖	碳水化合物-脂质复合物；革兰阴性菌的细胞壁组成成分；也被称为内毒素。
liposome	脂质体	由单一脂质双层构成的小而封闭的囊泡。
lipoarabinomannan (LAM)	脂阿拉伯甘露聚糖	一种糖脂，是结核分枝杆菌的主要细胞壁成分。
liquid phase extraction	液相抽提	通过在溶液中分离各相和离心来完成核酸纯化的方法。常使用有机化合物进行相分离。
livestock-associated infection (LAI)	畜牧相关感染	通过与牲畜接触获得的感染性疾病。
LOD	检出限	见“检出限（limit of detection）”。
logarithmic phase	对数生长期	微生物在培养基中最快生长速率的时期。
L-phase	L相	没有细胞壁的细胞形态。
LPS	脂多糖	脂多糖，见“内毒素（endotoxin）”。
lysis	溶菌/溶胞	细菌或细胞的解体或分裂。
lysogenic	溶原的	有溶原性的病毒的生命周期。
lysogeny	溶原性	病毒基因组整合到其宿主细菌的基因组中，通过宿主的复制和分裂同时进行病毒的复制。
lysosome	溶酶体	含有消化酶的细胞内由膜包围成的囊泡。
lysozyme	溶菌酶	是在包括人类在内的动物体内产生的、能够消化革兰阳性菌和阴性菌的细胞壁成分（肽聚糖残基）的胞壁质酶。

续 表

英文全称及简称	中文名称	定义
M		
MAC	鸟-胞内分枝杆菌复合群	鸟-胞内分枝杆菌复合群。
macrophage	巨噬细胞	见“单核细胞(monocyte)”。
macroconidia	大型分生孢子	大的、通常多隔膜的、棒状或纺锤形的真菌孢子。
macrodilution (antibiotic susceptibility testing)	多量稀释法(抗菌药物敏感性试验)	步骤与用微量稀释法(0.05 ~ 0.1 mL培养基)确定最小抑菌药物浓度相同,但培养基体积较大,通常为1 mL以上。
macules	斑疹	皮肤上的小而圆、不凸出皮面的颜色变化。
magnification	放大	通过显微镜或多组透镜对物体进行视觉放大的方法。
maintenance medium	维持培养基	病毒维持培养基是一种液体配方,置于细胞培养物上,以维持细胞的生长,同时控制细胞的生长速度不至于太快。因为过于快速的生长也会导致快速死亡,是在细胞培养中不希望看到的。
major histocompatibility complex	主要组织相容性复合体	人类染色体上的一大组编码细胞表面识别自我和非自我分子方面发挥作用的蛋白质的基因。
mammillated	乳头状	表面粗糙或有块状物的。
mass spectrometry	质谱法	通过观察物质在分解过程中的挥发物并与已知标准进行比较来确定物质成分的方法。
master mix	反应混合物	见“反应混合液(reaction mix)”。
mastoidectomy	乳突切除术	从内耳附近的颅骨内清除空气的手术。
matrix-assisted laser desorption ionization time-of-flight mass spectrometry (MALDI-TOF MS)	基质辅助激光解吸电离飞行时间质谱	利用基质吸收激光能量、使蛋白质离子逃逸电离方法。
matrix protein	基质蛋白	将病毒包膜与病毒核心蛋白连接并稳定病毒结构的病毒结构蛋白质。
MBC	最低杀菌浓度	最低杀菌浓度。
McFarland standard	标准麦氏浓度	市售的0.5标准麦氏浓度,其光密度与1.5×10^8 CFU/mL的细菌悬浮液相当。
media, differential	鉴别培养基	含有底物和指示剂系统、可识别含特定酶的微生物的培养基。
media, enrichment	富集培养基	含有高浓度营养物质,增强微生物的生长的培养基。
media, selective	选择培养基	含有抑制性物质或独特生长因子,使目标微生物能够生长而其他微生物生长受到抑制的培养基。
mediastinum	纵隔	两个胸膜的内侧表面之间、胸部中间的空间。
melena	黑便	带血粪便,呈黑色且有黏性。
melioidosis	类鼻疽	由类鼻疽伯克霍尔德菌引起的疾病。
melting temperature (Tm)	解链温度	解链温度是一个基于嘌呤和嘧啶数量的计算值。当应用于双链DNA时,50%的双链DNA变成单链。公式:2℃(#A+#T)+4℃(#G+#C)。
meningitis	脑膜炎	脑膜(覆盖在脑和脊髓表面的膜)的炎症,如细菌性脑膜炎。
meningoencephalitis	脑膜脑炎	脑膜炎同时伴有脑炎(脑实质的炎症)。
mesophilic	嗜温的	喜好在20 ~ 45℃生长的微生物。
merogony	卵块发育	原虫通过复制细胞核进行无性繁殖的形式。
meront	裂殖体	经过细胞核和细胞器复制的原虫形态。

续 表

英文全称及简称	中文名称	定义
merozoite	裂殖子	红内期疟原虫的分裂生殖产物。
mesenteric adenitis	肠系膜淋巴结炎	肠系膜淋巴结的炎症。
mesentery	肠系膜	连接肠道和后腹壁的腹膜的反折。
metabolic profile	代谢模式	微生物特征性的生化反应,可用于鉴定。
metacercariae	囊蚴	无尾的、有壳的绦虫幼虫。
metacestode larvae	中绦期	中间宿主中的绦虫幼虫阶段。
metacyclic	循环后期	宿主体外的锥虫的具感染性的生活史阶段。
metastatic	转移	感染或其他病灶通过血液或淋巴系统从一个初发病灶向远处扩散的过程。
metulae	梗基	直接和分生孢子相连的真菌外部分枝。
MHA-TP	梅毒螺旋体抗体微量血凝试验	抗苍白密螺旋体抗体的微量血凝试验。
MIC	最小抑菌浓度	最小抑菌浓度。
microaerobic	微需氧的	生长所需的氧分压小于大气中的氧分压。指嗜二氧化碳和微需氧微生物。
microaerophilic	微需氧菌	在低氧(5% ～ 10%)和高二氧化碳(8% ～ 10%)的条件下生长的微生物。
microarray	微阵列	使用带有大量核酸序列的固体表面的高通量分子诊断试验。
microbiome	微生物组	生活在宿主体内或表面且不造成伤害的各种微生物群体总称。被认为是正常菌群,可保护宿主不受其他潜在致病病原体的侵袭。
microbiota	微生物区系	定植在生物体内或表面的微生物群。被认为是正常、土著或固有菌群,可保护宿主不受其他潜在致病病原体或微生物的定植。
microconidia	小分生孢子	小的、单细胞的真菌孢子。
microdilution (antibiotic susceptibility testing)	微量稀释法(抗菌药物敏感性试验)	使用0.05 ～ 0.1 mL的培养基体积确定抗生素的最小抑菌浓度的方法。
microfilaria	微丝蚴	丝虫的胚胎,可见于丝虫病患者的血液或组织中。
microforms	小型(酵母)细胞	异常小的酵母细胞,在2 ～ 5 μm之间。
microorganism-mediated resistance	微生物介导耐药	因微生物基因突变、基因交换或两者兼有而产生的获得性抗菌药物耐药。
miliary	粟粒样	粟粒大小(0.5 ～ 1.0 mm),特征是大量上述大小的病变均匀地分布于一个或多个器官中。
minimum bactericidal concentration (MBC)	最低杀菌浓度(MBC)	使细菌或真菌悬浮液中的有活力的CFU减少99.9%所需的抗菌药物的最低浓度。
minimum inhibitory concentration (MIC)	最低抑菌浓度(MIC)	防止细菌或真菌悬浮液中肉眼可见的生长所需的最低抗菌药物浓度。
miracidium	毛蚴	自由游动、有纤毛的吸虫幼虫阶段。
mixed culture	混合培养	同一培养基上生长超过1种微生物,形成混合的菌落,与单一微生物纯培养或纯菌落相对。
mobilome	移动遗传元件	生物体基因组中的可移动基因元件。
mode of action	作用方式	也称作用机制;药物与目标的生化作用。
mode of transmission	传播方式	个体感染感染原或微生物的方式。
molecular sibling	分子水平差异个体	是指根据表型、代谢和临床表现无法区分的两种微生物,通过分子分析鉴别为不同种。

续　表

英文全称及简称	中文名称	定义
molecular weight size marker	分子量标志	是商业化预染色或未染色的已知大小的蛋白质或核酸标记物，用在电泳中以监测分子的分离，并可作为标记物根据迁移距离比较分子的大小。
monocistronic	单顺反子	单基因或编码序列。
monoclonal antibody	单克隆抗体	由单一细胞产生的、与单一表位反应的抗体。
monocyte	单核细胞	存在于外周血循环系统中的单核吞噬细胞。被外来物体或微生物入侵激活后，该类细胞向损伤或感染部位聚集，初始的吞噬细胞即巨噬细胞。
monolayer	单层	仅1个细胞厚度的组织细胞培养层。
monomicrobic	单微生物的	仅含单一特定的微生物。
monozoic	新生代	发育为1个子孢子的卵囊。
mordant	媒染剂	与染色剂结合并将其固定在材料或细胞上的化学品。
morphotype	形态型	基于物理特征可与其他细菌区分的细菌。
morulae	桑椹胚	包含丰富微生物的细胞质空泡。
MOTT	非结核的其他分枝杆菌	除结核分枝杆菌外的其他分枝杆菌。
mucociliary escalator	黏液纤毛传递	支气管和气管的黏膜上的纤毛细胞，将滞留在肺部黏液中的感染性病原体和颗粒向上转运。
mucopurulent	黏液脓性	用于形容同时含有黏液和脓液的材料（如黏液脓性痰）。
mucosa	黏膜	黏液性的膜。
mucosa-associated lymphoid tissue (MALT)	黏膜相关淋巴组织	体内和黏膜有关的（如肺部）、集合淋巴组织和细胞的区域。
mucosal surface phagocytes (M cells)	黏膜表面吞噬细胞（M细胞）	迁移到黏膜表面的巨噬细胞和中性粒细胞。
mucus	黏液	人体产生的，分布在鼻窦、鼻腔、口腔、咽喉、食道和肺表面的稠厚的黏性胶状液体。含有化学物质，如消化酶（如溶菌酶）和抗体，能防止微生物入侵，也起到润湿润表面的作用。
multilocular	多房性的	有多个腔的。
multiple myeloma	多发性骨髓瘤	产抗体浆细胞的恶性肿瘤。
multiplex PCR	多重PCR	混合反应液中含有多对引物的PCR，用于同时扩增多个目标序列，通常来自多个不同的生物体。
murein layer	胞壁质层	细菌细胞壁内由蛋白质和糖构成的肽聚糖层。
murein sacculus	胞壁质囊	包围细胞的肽聚糖层的全部成分。
mutagen	诱变剂	引起核酸突变的化学品或辐射。
mutation	突变	一个或多个基因的原始核苷酸序列发生变化。
mycelium	菌丝体	组成菌落或真菌可见结构的大量菌丝。
mycetoma	足菌肿	常见于足部的慢性感染，由多种真菌或诺卡菌属或链丝菌属引起，导致肿胀和窦道。肺部足菌肿是生长在空洞内的真菌菌丝团块（“真菌球”），空洞可能是由之前结核感染或其他疾病引起的。
mycolic acid	分枝菌酸	分枝杆菌的细胞壁中的长链脂肪酸。
mycoses	真菌病	真菌引起的疾病（如皮肤真菌病，是由真菌引起的表浅皮肤感染）。
mycotic aneurysm	感染性动脉瘤	细菌感染引起的动脉壁的炎性破坏和薄弱。

续　表

英文全称及简称	中文名称	定义
myocarditis	心肌炎	心肌的炎症。
myositis	肌炎	肌肉的炎症，可由感染引起（如脓性肌炎）。
N		
NAD	烟酰胺腺嘌呤二核苷酸	见"烟酰胺腺嘌呤二核苷酸（nicotinamide adenine dinucleotide）"。
noncarriers	非携带者	没有任何潜在致病微生物定植的个体。
nares	鼻孔	鼻腔的外开口（即鼻孔）。
nasopharyngeal	鼻咽的	与咽部在软腭水平以上部分相关的。
natural killer cells (NK cells)	自然杀伤细胞（NK细胞）	淋巴细胞的类型之一，是固有或非特异性免疫的一部分，可清除肿瘤细胞或病毒感染细胞。
necrosis	坏死	一个或一群细胞的病理性死亡。
necrotizing fasciitis	坏死性筋膜炎	涉及一块或多块肌肉的筋膜（肌肉表面膜性覆盖物）的严重的痛性感染；因为没有解剖学屏障，这种感染可在短期内广泛播散。
negative control	阴性对照	诊断性检测中使用的标准品，具有可重复性，并在检测中持续显示出阴性结果。
negative validation testing	阴性确证试验	用于比较测试的验证结果和无效数据的方法。
Negri bodies	内氏小体	在感染狂犬病病毒的神经细胞中发现的包涵体。
neonatal	新生儿的	出生后的前4周。
nephelometry	浊度法	将光度计与悬浮物成一定角度放置，根据测量光线通过悬浮液后散射光的强度，确定被测物质含量的方法。
nested PCR	巢式PCR	用先后两组引物进行的PCR反应。一组引物在另一组之内，在第一组扩增子的内部进行内部序列的扩增。
neuraminidase (NA)	神经氨酸酶	流感病毒的病毒蛋白。可裂解黏液中的唾液酸残基，使病毒得以附着，并协助将病毒从受感染细胞中释放出来。
neurotrophic	神经营养的	对神经组织有选择性亲和力。
neutrophil (PMN, polymorphonuclear cell)	中性粒细胞（多形核细胞，PMN）	有多叶核的白细胞。被认为是对任何入侵或感染的首要应答，是一种非特异性吞噬细胞。
next-generation sequencing (NGS)	二代测序	在不同腔室中对扩增的DNA模板进行并行处理的高通量的DNA测序。
NGU	非淋菌性尿道炎	非淋菌性尿道炎。
nicotinamide adenine dinucleotide (NAD)	烟酰胺腺嘌呤二核苷酸	能量生成通路的代谢辅因子。
nick translation	切口平移	用酶破坏DNA，再重新连接DNA分子的片段的过程。常用于用放射性核苷酸标记DNA。
nocturnal	夜间活动的	在夜间活动的。
nomenclature	命名法	根据既定的规则和准则命名微生物的方法。见"双命名法（binomial nomenclature）"。
nonphotochromogen	不产色分枝杆菌	缓慢生长的、不受光照条件影响的、不产色素的分枝杆菌。
nonseptate	不具隔膜的	见"无隔膜的（aseptate）"。
nonspecific immune defense mechanisms	非特异性免疫防御机制	人类结构或功能的理化属性，不针对某一特定的感染病原体，是天然固有免疫的一部分。
nontuberculous mycobacteria (NTM)	非结核分枝杆菌	不属于结核分枝杆菌复合群的所有分枝杆菌种类。

续 表

英文全称及简称	中文名称	定义
normal flora	正常菌群	见"微生物区系(microbiota)"。
northern blot	RNA印迹	将电泳分离的RNA转移到固体膜表面,用标记的互补核酸探针进行检测的方法。
nosocomial	医院的	源自医院或其他医疗保健机构的,比如,医院感染也指医疗保健相关性或获得性感染。
nucleic acid hybridization	核酸杂交	单链核酸片段或探针和互补DNA杂交结合的过程。
nucleic acid probe	核酸探针	用于检测临床材料或培养物中互补DNA的标记的单链DNA片段。
nucleocapsid	核壳	包围在衣壳蛋白质中的病毒核酸核心。
nucleoid	类核	原核细胞的遗传物质,一般来说位于中心位置。
nucleoprotein	核蛋白	带有核酸的蛋白复合体。
nucleotide	核苷酸	包含核苷(糖类)、含氮碱基和磷酸盐,是核酸的基本组成单元。
nucleus	细胞核	真核细胞中包围核酸基因组的膜包围结构。
nutritive media	营养培养基	支持广谱非苛养微生物生长的非选择性的培养基。
O		
octal numbers	八进制(系统)	计算机数据库中用来确定微生物的生化特性及身份的数字。
O-F	氧化发酵培养管	氧化发酵培养管。含有碳水化合物的成对的试管。一根管子上方覆盖油以形成厌氧环境,另一根管子和大气相通。用于鉴别微生物氧化或发酵碳水化合物的能力。
oil immersion	油镜	用油浸用油填充玻片和特殊物镜(油镜)之间的空间。可以防止光线分散,提高提高显微镜的分辨率(总放大率可达1 000×)。
oligonucleotide probe	寡核苷酸探针	见"探针(probe)"。
oncogenic	致癌的	有引起正常细胞恶变可能的;导致癌症的。
oncosphere	六钩蚴	中间宿主中的绦虫幼虫形式。
oncovirus	肿瘤病毒	引起癌症的病毒。
ONPG	β半乳糖苷酶试验	邻硝基苯-β-D-吡喃半乳糖苷(β半乳糖苷酶试验)。
onychomycosis	甲癣	甲、甲床及周围组织的真菌感染。
oocyst	合子囊	含有原虫二倍体合子的囊。
O&P	虫卵和寄生虫检查	卵子和寄生虫检查。包括3个部分:湿片、离心和永久染色涂片,用于检测和鉴定粪便样本中的寄生虫。
operator region	操纵子区	位于启动子区域内的基因序列或操作子,通过与调节蛋白结合来控制转录。
operculated ova	有盖虫卵	有盖或帽的寄生虫虫卵。
operculum	卵盖	寄生虫卵的帽子或盖子。
operon	操纵子	原核细胞中由启动子控制的编码一组共同作用的产物的一组基因。
opportunistic infection	机会性感染	由机会性病原体引起的感染。
opportunistic pathogen	机会致病菌	通常不引起宿主疾病或损害,但在特殊条件或机会下引起疾病。
opsonize (opsonization)	调理作用	通过补体结合抗体或补体片段促进吞噬细胞对病原体的吞噬或溶解的作用。
optical density	光学密度	浊度值的测量。
oral cavity	口腔	包括口、口腔黏膜(口腔内部)、上颚(口的骨性顶部)、舌和舌下口腔底部的区域。

续 表

英文全称及简称	中文名称	定义
origin of replication	复制起点	染色体上复制开始的特定序列或片段。
orolabial	口唇	嘴或唇。
osteomyelitis	骨髓炎	骨和骨髓的炎症。
otitis	耳炎	多种原因引起的耳部炎症，包括细菌感染。中耳炎是中耳的炎症。
otomycosis	耳真菌病	真菌性耳部感染。
ovum	卵子	女性生殖细胞或卵。
oxidation	氧化	将氧气作为电子受体的微生物的代谢通路。
oxidation-reduction potential	氧化还原电位	相较于标准氢电极，含有化学物氧化还原形态的溶液中非反应电极产生的电动力。值越小，代表越厌氧。
oxidative phosphorylation	氧化磷酸化	用氧向有机分子添加磷酸盐的代谢通路，可产生富含能量的分子为细胞过程提供动力。
oxidizing (chemical)	氧化(化学的)	能从另一种化学物接受电子的化学品。
ozena	臭鼻症	慢性鼻腔分泌物(鼻炎)；可能伴随细胞的破坏。
P		
palindromic sequence	回文序列	在正反方向上序列相同的核酸序列。
pandemic	大流行	在广泛地理区域，甚至是全世界范围内的流行。
papilla	乳头状突起	从植物、真菌或组织中延伸出来的一个包块或突起。
papules	丘疹	略微隆起的不含液体的红色皮疹。
paracentesis	腹腔穿刺术	经皮穿刺腹腔，抽取腹腔内的液体的手术操作。
parafungal	副真菌	与真菌相似但具有原虫特征的微生物。
parasite	寄生虫	寄生在另一生物体体内或表面并对其造成损害的生物。
paratenic	转续的	寄生虫的生活史或发育过程中不需要的。
parenchymatous	薄壁组织的	软的细胞状组织。
parenteral	肠外的	口腔以外的给药途径；包括肌内注射和静脉注射。
paronychia	甲沟炎	指甲周围组织的感染。
par otitis	腮腺炎	腮腺的炎症；腮腺是唾液腺中最大的腺体，流行性腮腺炎是最常见的原因。
paroxysm	阵发	症状的快速发作(或复发)，常用于形容疟疾症状的周期性复发(包括寒战、发热和出汗)。
paroxysmal stage	痉咳期	百日咳的阶段，表现为剧烈的咳嗽和有特征性的哮咳。
parthenogenesis	孤雌生殖	无性繁殖的一种形式，其生长和发育无需受精。
passive immunization	被动免疫	被动提供抗体或另一免疫个体的细胞而产生的免疫。
pasteurization	巴氏消毒法	对物质进行加热以去除病原体、但不杀灭食品中的所有微生物，从而延长食品的保质期的方法。
pathogen	病原体	引起感染或疾病的微生物。
pathogenesis	致病机制	疾病的发展过程。
pathogenic	致病的	造成疾病的。

续　表

英文全称及简称	中文名称	定义
pathogenicity	致病性	微生物或病原体致病的能力。
pathogenicity islands	毒力岛	含有与细菌毒力有关基因的DNA片段，在无毒或低毒菌株中不存在。
pathologic	病理性的	由病态引起或病态的。
pauciseptate	少横隔的	很少间隔或间隔稀疏的。
PCR	聚合酶链反应	见“聚合酶链反应(polymerase chain reaction)”。
peak level	峰浓度	一种药物或抗菌药物在患者血液中能达到的最高浓度。
peliosis	紫癜	在特定器官或组织中小毛细血管和血窦的增生。
penicillin-binding protein	青霉素结合蛋白	细菌细胞壁合成所必需的转肽酶。当被青霉素结合时，细胞壁的合成停止。
penicillinase (β-lactamase)	青霉素酶(β内酰胺酶)	由某些种类细菌产生的能使某些青霉素类药物(如青霉素G)的抗菌活性丧失的酶。
peptide nucleic acid probe (PNA)	肽核酸	将DNA负电荷糖磷酸骨架替代为中性多肽骨架的合成核酸。
peptidoglycan	肽聚糖	细菌细胞壁的成分，保持细菌细胞形状和强度以承受环境渗透压变化。
peracetic acid (chemical disinfectant)	过氧乙酸(化学消毒剂)	(0.23%)与过氧化氢混合，在存在血液或体液等有机物的情况下，可有效地清除污染。
percutaneous	经皮的	通过皮肤的(如经皮膀胱穿刺)。
pericarditis	心包炎	心脏覆盖物(心包)的炎症。
perineum	会阴	身体部位，前方是耻骨，后方是尾骨，两侧是髂骨的骨性突出。
periodic acid-Schiff (PAS) stain	过碘酸希夫染色	基于希夫反应，用于染色组织或细胞中的多糖、糖原、糖蛋白和糖脂的染色方法。
periodicity	周期性	具有特定模式的重复性周期。
periplasmic space	周质间隙	革兰阴性菌内层细胞膜和外膜之间的空间。
peritoneal cavity	腹膜腔	腹膜脏层和壁层之间的空间。
peritoneum	腹膜	连续覆盖在腹盆腔和腔内器官表面的大的、湿润的、片状浆膜。
peritonitis	腹膜炎	腹腔的炎症，常由细菌引起。
pernicious anemia	恶性贫血	由于机体无法吸收或缺乏维生素B_{12}而引起的贫血。
persistent carrier	持续带菌者	长期定植单一株潜在致病微生物的个体。
persister cells	持留细胞	细菌生物膜内、显示出低新陈代谢和高水平抗生素耐药的微生物细胞。
personal protective equipment (PPE)	个体防护装备	为避免感染而穿戴的保护装备，包括隔离衣、手套、面罩、呼吸器和其他基于感染病原体分级的更先进的设备。
pertussis	百日咳	由百日咳鲍特菌引起的以持续性咳嗽为特点的上呼吸道感染。
petechiae	瘀点	皮肤或黏膜上的微小出血点。
PFGE	脉冲场凝胶电泳	见“脉冲场凝胶电泳(pulsed-field gel electrophoresis)”。
phaeohyphomycosis	暗色丝孢霉病	由暗色孢属真菌引起的感染。
phagocyte	吞噬细胞	可以吞噬并消化清除细菌和其他颗粒的一类白细胞。
phagocytosis	吞噬	吞噬细胞的过程。
phagolysosome	吞噬溶酶体	吞噬体或者溶酶体融合形成的胞内膜封闭结构，消化并清除外来物。

续 表

英文全称及简称	中文名称	定义
phagosome	吞噬体	吞噬细胞内含有外来物的囊泡。
Phase-contrast microscopy	相差显微镜技术	一种直接观察未染色材料的技术，光束穿过待观察的物体，并因物体的不同密度而部分偏转。当光束撞击特殊的物镜时再次偏转，当相位对齐时亮度会增加。
phenolic (chemical disinfectant)	酚类（化学消毒剂）	石炭酸（苯酚）的衍生物，如正苯基苯酚和正苄基对氯苯酚。可杀死所有类型的微生物，但不能破坏孢子。
phenotype	表型	生物体在基因水平外包括可观察到的性状在内的特征模式。
phenotypic	表型的	可观察到的特征。
phialide	瓶梗	真菌与分生孢子或生殖孢子相连的突出部位。
photo bleaching	光漂白	由于荧光色素的化学性破坏而导致荧光的永久丧失或减退。
photochromogen	光产色菌	菌落暴露在光中产生色素，但在黑暗中保持淡黄色的分枝杆菌。
photometer	光度计	光射入检测器表面、将相互作用转化为电脉冲从而量化测量的仪器。
phycomycosis	藻菌病	真菌引起的严重感染，通常以鼻黏膜或腭部的坏死病变开始，但迅速扩散到其他组织。见于免疫抑制患者。
phylogeny	系统发生	生物学的分支，根据进化相关性区分生物。
PID	盆腔炎性疾病	盆腔的炎症性疾病。
pili	菌毛	细菌中类似于伞毛的结构，参与细菌的接合和遗传物质的转移。
planktonic	浮游的	在液态环境或水体中自由生活的生物体，不固定在物体表面生存的生物体。
plasma	血浆	血液中的液体成分，由离心抗凝的血液得到。
plasma cell	浆细胞	产生抗体的活化B细胞。
plasmids	质粒	细菌的染色体外DNA，携带多种可使其在不利环境中生存或与其他相同或不同物种的微生物成功竞争的决定因子。
plateau phase	平台期	PCR的最后阶段，没有额外的产物产生，所有反应成分都已用尽。
pleomorphic	多形性	有超过1种的形态或形状，通常不同形态间差异较大。比如同一样本中多形性细菌在显微镜下可能既有球菌又有杆菌。
plerocercoid	裂头蚴	绦虫幼虫阶段，一般为中间宿主的感染阶段。
pleura	胸膜	包围肺和胸膜腔内表面的浆液膜。
pleural empyema	脓胸	脓液和微生物在胸腔内的聚集或病灶。
PMN	多形核白细胞	见“中性粒细胞（neutrophil）”。
PNA	肽核酸	见“肽核酸（peptide nucleic acid probe）”。
pneumolysin	肺炎链球菌溶血素	细菌产生的胆固醇依赖的外毒素，可以在人体细胞膜上形成孔道从而引起细胞损伤和细胞溶解。
pneumonia	肺炎	肺部的炎症，主要是感染性病原体引起。
pneumonic plague	肺鼠疫	鼠疫耶尔森菌引起感染的呼吸道形式。
pneumothorax	气胸	空气意外进入胸膜腔，导致该侧肺塌陷。
poisonous (chemical)	有毒的（化学药品）	能够导致严重疾病和死亡的。
polar filament	极丝	用于穿入宿主细胞的孢子或寄生虫虫卵上的细丝或小管。

续 表

英文全称及简称	中文名称	定义
polar tubule	极管	见“极丝(polar filament)”。
polycistronic	多顺反子	编码mRNA且单分子中包含超过1个基因或顺反子的核酸序列。
polyclonal antibody	多克隆抗体	由多个B细胞系产生的对同一抗原产生的抗体集合。
polymerase	聚合酶	合成核酸多聚体的酶,DNA聚合酶或RNA聚合酶。
polymerase chain reaction (PCR)	聚合酶链反应	通过将DNA引物与待扩增的DNA末端结合,并利用加热(产生单链DNA)和低温(允许DNA聚合酶在引物末端之间产生新的DNA)的循环来扩增DNA的方法。
polymicrobic	多种微生物的	含有1种以上类型或种类微生物的。
polymorphic	多态性的	具有1种以上生命周期形式或细胞形状的微生物。
polymorphonuclear cell	多形核细胞	见“中性粒细胞(neutrophil)”。
polyphasic taxonomy	多相分类法	依据核糖体RNA序列、全基因组序列、表观遗传学和质谱等的综合分析数据对微生物进行分类的一种方法,涉及控制、调节、转录和翻译的多种产物的分析。
polysome	多核糖体	包含多个核糖体、同时进行蛋白质翻译的信使RNA。
polyvinyl alcohol (PVA)	聚乙烯醇	在临床微生物学中用作粪便样本的保存剂,以保持寄生虫的结构。
porin	孔蛋白	在革兰阴性菌的外膜上的膜蛋白或孔。
positive control	阳性对照	诊断性检测中使用的标准品,具有可重复性,并在检测中显示出阳性结果。
post-herpetic neuralgia	带状疱疹后遗神经痛	带状疱疹后的神经灼痛。
posttranscriptional regulation	转录后调节	在翻译之前,在RNA水平上对基因表达的调节。
posttranslational modification	翻译后修饰	翻译后对蛋白质的修饰,包括添加化学基团,如磷酸盐、甲基等。
post zone	后带	抗原浓度过高,导致所有可用抗体的抗原结合位点与抗原结合,抑制交联或晶格的形成。
potassium hydroxide (KOH) stain	氢氧化钾染色	氢氧化钾溶液可用于分解组织细胞中的角质,释放出真菌,以便在显微镜下观察。
PPD	纯蛋白衍化物	纯蛋白质衍化物(结核病的皮试抗原)。
precipitin test	沉淀素试验	检测抗原的方法。通过让特异性抗体扩散通过液体或凝胶,形成抗原-抗体复合物,复合物可表现为可见的一条沉淀物。
precision	精密度	一个测试在多次运行时的可重复性。
prepuce	包皮	包皮。
prevalence	患病率	特定时间内人群中的患病频率。
primary amebic meningoencephalitis (PAM)	原发性阿米巴脑膜脑炎	由自由生活的福氏耐格里阿米巴引起的致命感染。
primary antibody response	初次抗体应答	首次接触抗原所导致的抗体产生,典型的初次抗体应答主要产生的是IgM,伴少量的IgG。
primary culture	原始培养物	样本在培养基上的初始培养,用于进行微生物鉴定和抗菌药物敏感性试验等额外检测。
primary plate reading	初代培养解读	对原始培养物的检查以鉴定微生物,需将其形态学特征和生化特征与革兰染色涂片及感染部位联系起来。
primary stain	初染	复杂鉴别染色中对微生物的显微镜涂片进行的第1次染色,然后对涂片进行脱色处理和复染。
primer extension	引物延伸	见“延伸(extension)”。
primers	引物	在扩增试验中用于启动DNA合成的单链核酸序列或寡核苷酸。需要2个引物,正向和反向,以完成双链扩增子的合成。

续 表

英文全称及简称	中文名称	定义
prion	朊病毒	与克-雅病和其他慢性、衰竭性中枢神经疾病有关的蛋白质性传染病原体。
probe	探针	带标记的单链核酸序列或寡核苷酸，在分子检测中通过与互补目标杂交来检测特定的核酸序列。
proboscis	吻	绦虫头节上的管状附属物。
procercoid	原尾蚴	绦虫的第一个幼虫阶段，宿主是桡足类节肢动物。
proctitis	直肠炎	直肠的炎症。
prodromal	前驱期	在症状显著之前的疾病的早期表现。
proglottid	节片	绦虫的含有雄性和雌性的生殖系统的片段，可能是未成熟的、成熟的或孕卵的。
prognosis	预后	疾病可能结果的预计。
prokaryotic	原核生物	没有真正细胞核的生物体。
promastigote	前鞭毛体	一些鞭毛原虫的生命周期阶段，有一条前端的鞭毛，没有波动膜。
promoter	启动子	DNA序列中开始转录的区域。
prophylaxis	预防治疗	预防性的治疗(例如使用药物预防感染)。
prostatitis	前列腺炎	前列腺的炎症，通常由感染引起，其特征是发热、腰部或会阴部疼痛，有时还伴有尿频和尿急；是男性复发性膀胱炎的常见背景因素。
prosthesis	假体	人造的人体部分，如髋关节或眼。
protein A	蛋白A	某些金黄色葡萄球菌株(Cowan株)细胞壁上，能与抗体的Fc段结合的一种蛋白质。
prototroph	原养型	自然发生的或野生的菌株。
prozone	前带	抗体相对于抗原浓度过高，导致交联失败，产生假阴性结果。
pseudohyphae	假菌丝	酵母菌呈不规则的香肠状细胞的延伸部分，带有明显的收缩部。
pseudomembrane	伪膜	黏膜表面的类似膜状的坏死。
pseudomembranous colitis (PMC)	伪膜性肠炎	以由艰难梭菌毒素引起的大肠组织坏死和炎症细胞死亡为特点的临床综合征。
pseudopodia	伪足	阿米巴细胞中延伸出的帮助细胞运动的结构。
psittacosis	鹦鹉热	由鹦鹉热衣原体引起的人畜共患病。
psychrophilic	嗜冷的	嗜冷的[如在低温(4℃)下生长最好的微生物]。
pulsed-field gel electrophoresis (PFGE)	脉冲场凝胶电泳	在电场中用交替的电流脉冲将核酸的大片段通过凝胶而分离的电泳方法。
pure colony	纯菌落	在人工培养基上的由单细胞分离培养而来的单个细菌或真菌菌落。
purine	嘌呤	由碳和氮组成的双环化合物。嘌呤由腺嘌呤和鸟嘌呤组成，用于合成DNA和RNA及其他高能量分子ATP和三磷酸鸟苷(GTP)。
purulent	脓性的	由脓液组成的。
pus	脓液	炎症产物，由液体和白细胞组成，通常还有细菌和细胞碎屑。
pustule	脓疱疹	含有由坏死的炎症细胞组成的化脓性物质。
pyelonephritis	肾盂肾炎	肾脏和肾盂的感染，以及相关后遗症。
pyocin	脓菌素	细菌产生的对其他菌株或菌种有抗菌作用的色素。

续 表

英文全称及简称	中文名称	定义
pyogenic	化脓性	产生脓液的。
PYR test	吡咯烷酮酶试验	1-焦谷氨酰-氨基肽酶水解1-吡咯烷基-β-萘胺(PYR)而产生β-萘胺。当β-萘胺与肉桂醛试剂结合时产生红色。
pyriform	梨状的	梨形的。
pyrimidine	嘧啶	由碳和氮组成的单环化合物。胸腺嘧啶和胞嘧啶用于DNA的合成;尿嘧啶和胸腺嘧啶用于RNA的合成。
pyridoxal	吡哆醛	维生素B_6的活性形式。
pyrogenic	致热的	引起发热的。
pyrosequencing	焦磷酸测序	当核苷酸加入延伸的核酸链时加入发光信号(产生焦磷酸)的测序方法。延伸时焦磷酸的释放被转化为ATP,然后在化学反应中对每个核苷酸释放一个化学信号。光量和特定核苷酸的量成比例。
pyuria	脓尿	未离心的尿液镜检中每立方毫米尿液有8个以上的白细胞,即每毫升8 000个白细胞。
Q		
QC	质量控制	质量控制。
Q fever	Q热	贝纳柯克斯体引起的疾病。
QNS	量不足	数量不足。
quaternary ammonium compounds (chemical disinfectant)	季铵盐类消毒剂	季铵化合物利用阳离子洗涤剂破坏微生物和其他有机生物的细胞膜。
quencher	猝灭剂	能接受荧光基团的能量然后消散能量使其不产生荧光的分子。
quenching	猝灭	将光能转移到样品中的附近分子,如自由基、重金属盐或卤素。
quorum sensing	群体感应	细菌繁殖时产生的各种分子。释放的化学物质会被周围的微生物感应到。一旦它们达到临界量,信号就会上调或下调特定基因以提高微生物的生存能力。
R		
radioisotope	放射性同位素	会在已知时期(半衰期)内发出可探测的辐射(如伽马射线、X射线)的不稳定的分子。可作为标记被插入其他化合物,以便之后通过放射线照射或通过闪烁计数仪进行检测。
rapid-growing mycobacterium (RGM)	快生长型分枝杆菌	在传代培养到Lowenstein-Jensen培养基后1周内就有明显生长的分枝杆菌。
rat-bite fever	鼠咬热	由念珠状链杆菌和小螺旋菌引起的人畜共患病。
reaction mix	反应混合物	反应混合物(master mix)。
reagin	反应素	在梅毒和超敏反应中产生的非特异性抗体。
real-time PCR (RT-PCR)	实时聚合酶链反应	将荧光信号加入扩增子,在扩增过程中进行直接实时检测的核酸扩增方法。可以是定性的或定量的。
recrudescence	再燃	症状的复发。
redia	雷蚴	吸虫的圆筒状幼虫。
Reiter syndrome	赖特综合征	感染后出现的自身免疫性疾病。
replication fork	复制叉	DNA合成过程中双螺旋的两条链解开,并且正在进行复制的区域。
reporter molecule	报道分子	与探针结合、用于检测特定的目标序列的染料或分子。

续 表

英文全称及简称	中文名称	定义
repression	阻遏	指通常通过终产物的反馈机制关闭基因的转录。
repressor	阻遏物	一种与DNA或RNA结合、能在转录或翻译水平上抑制基因表达的蛋白质。
reservoir	储存宿主	传染性病原体可能的传播来源(包括资源、生物体、环境或源头),如人类是结核分枝杆菌的唯一储存宿主。
resident microbiota	固有菌群/定植菌群	见“微生物区系(microbiota)”。
resin	树脂	主要由有机酸和酸酐的酯和醚组成的植物产物。
resolution	分辨力	物体放大后细节保留的程度。
resolving power	分辨率	显微镜的特性之一,即放大后可以分辨两个物体间的最小距离。
restriction endonuclease	限制性内切核酸酶	在特定一个序列上打断核酸序列(通常是DNA)的酶。
restriction fragment length polymorphism (RFLP)	限制性片段长度多态性	即用限制性内切核酸酶产生核酸片段,经由电泳分离,识别片段产生的不同模式或生物指纹的技术。
restriction site	限制性酶切位点	也称为识别位点或限制性内切酶位点。
reticulate body	网状体	衣原体原体中代谢较为活跃的形态。
reticuloendothelial system	网状内皮系统	巨噬细胞系统,包括除粒细胞外的所有吞噬细胞。
retroinfection	逆行感染	蛲虫幼虫迁入肛门,增加感染的水平。
retrovirus	反转录病毒	通过从RNA转录为DNA,而后回到RNA进行复制的RNA病毒。初始复制酶是反转录酶。
reverse algorithm	反顺序梅毒检验	用于诊断梅毒的方法,以梅毒螺旋体特异性血清学试验为起点和终点,而不是以非特异性筛选试验为起点。
reverse transcription	反转录	通过使用逆转录酶从RNA中合成DNA。
reverse transcription PCR (RT-PCR)	反转录PCR	从RNA开始,使用反转录酶来合成互补DNA或扩增子的目标序列扩增反应。
RFLP	限制性片段长度多态性	见“限制性片段长度多态性(restriction fragment length polymorphism)”。
rhabditiform larvae	杆状幼虫	从终宿主传来的线虫幼虫。
rheumatoid factor	类风湿因子	机体产生的对抗自身IgG的IgM抗体。
rhinitis	鼻炎	鼻腔或鼻的炎症。
rhinoscleroma	鼻硬结病	鼻部的肉芽肿性(形成免疫细胞团)细菌感染。
rhinorrhea	鼻漏	鼻流清涕。
ribonucleic acid (RNA)	核糖核酸	由腺嘌呤、鸟嘌呤、胞嘧啶和尿嘧啶组成的核酸分子。一般为单链,包括信使RNA(mRNA)、转移RNA(tRNA)、核糖体RNA(rRNA)、非编码RNA(ncRNA)、小RNA(miRNA)和小调节RNA(sRNA)等。
ribosome	核糖体	RNA和蛋白质的复合体,结合mRNA和tRNA来进行细胞中的蛋白质翻译。
ribotyping	核糖体分型	利用特定核糖体序列对生物体进行进化学分类的分子方法。
residual body	残体	巨噬细胞中含有不消化物质的囊泡,通过胞吐作用清除。
rhabditoid larvae	杆状幼虫	见“杆状幼虫(rhabditiform larvae)”。
rhizoid	假根	从真菌匍匐菌丝或菌丝上长出的细小管状物,呈根状。
RNA	核糖核酸	见“核糖核酸(ribonucleic acid)”。

续 表

英文全称及简称	中文名称	定义
RNase	核糖核酸酶	能消化RNA的广泛存在的、稳定的酶。
RNase H	核糖核酸酶H	当RNA与互补的DNA序列杂交时，可使其降解的酶。
roseola	玫瑰疹	由疱疹病毒引起的一种轻度皮疹，可能伴发热。
rostellum	顶突	绦虫的前端头节上的圆锥样突出，带或不带小钩。
RPR	快速血浆反应素试验	快速血浆反应素试验；对梅毒感染后产生的非密螺旋体抗体进行检测。
RT-PCR	反转录PCR/实时PCR	见“实时PCR（real-time PCR）”或“反转录PCR（reverse transcription PCR）”。
rugose	皱褶的	形容真菌菌落形态，特点是以从中心向外辐射的沟纹。
S		
saccharolytic	糖分解的	能够分解糖类的。
safety data sheets (SDS)	安全数据表	以前被称为材料安全数据表。由化学品和试剂制造商提供的健康和安全预防措施、储存和丢弃方法及在材料有安全风险时的应急信息。
salpingitis	输卵管炎	输卵管的炎症。
sandwich hybridization	夹心杂交	指带有检测探针的捕获探针。第一个核酸探针附着在固体支持物上并捕获目标核酸，然后与第二个检测探针杂交以进行鉴定。
saprophytic	腐生的	从死亡的有机物上获得营养的生物。
SBT	血清杀菌滴度实验	见“血清杀菌滴度实验（serum bactericidal testing）”。
scalded skin syndrome	烫伤样皮肤综合征	由产表皮溶解毒素（丝氨酸蛋白酶）的金黄色葡萄球菌引起的系统性疾病，导致全身性的皮肤剥落。患者极易继发其他细菌感染。
schizogony	分裂生殖	发生在人类的红细胞中的疟原虫无性繁殖的阶段。
schizonts	裂殖体	子孢子由蚊虫进入人体后，发育为裂殖体。裂殖体在红细胞中从血红素摄取营养。
Schlichter test	Schlichter试验	“血清杀菌滴度实验”的同义词。
Schüffner dots	薛氏点	在感染疟原虫的红细胞中观察到的圆形规则的红点。
sclerotia	菌核	菌丝体的硬块。
sclerotic	硬化的	坚硬的、硬结的。
scolex (plural scolices)	头节	绦虫的头部，可通过吸盘或小钩附着在肠壁上。
scotochromogen	暗产色菌	不受光照或黑暗影响，产色素的分枝杆菌。
scutula	黄癣痂	形成杯状结构的菌丝和孢子的团块。
SCV	小菌落变异	见“小菌落变异（small colony variant）”。
sebum	皮脂	从皮肤皮脂腺分泌的用于湿润皮肤防止干燥的油脂。
secondary antibody response	再次抗体应答	见“回忆应答（anamnestic response）”。
secondary stain	复染	用于鉴别染色技术。在脱色之后使用第二种染料。使用2种染料的染色方法的一部分，用以根据特定的结构特征对微生物进行鉴定。
selective media	选择性培养基	通过在培养基中加入抗菌药物、染料、乙醇或其他抑制性化学物质，使之支持一类微生物的生长，但不支持其他微生物。
semiconservative replication	半保留复制	DNA复制时以2条母链开始，每条链作为模板产生互补的子链，产生由1条母链和1条子链构成的双链。
semiquantitative culture (isolation)	半定量培养（分离）	通过使用校准的接种环或划线接种进行分离，根据象限估计菌落数，从而推断菌落形成单位的大致数量的实验技术。

续 表

英文全称及简称	中文名称	定义
semisolid media	半固体培养基	比固体培养基琼脂浓度更低的细菌培养基。一般用于通过细菌在半固体混合物中运动时观察其生长，使微生物的运动可视。
senescent	老年的	变老的。
sense strand	有义链	双链DNA分子中从5'端到3'端编码翻译序列的核酸链。
sensitivity	灵敏度	当对真正病例（表现出感染性疾病的体征或症状的患者）进行检测时，试验检测到微生物、核酸或其他化合物的能力；不存在假阴性结果。也被称为分析灵敏度。
sepsis	脓毒症	血液中的微生物引起的全身炎症反应，可能引起器官损伤而导致死亡。
septate	分隔的	具有横隔膜。
septic shock	脓毒性休克	微生物毒素引起的急性循环衰竭，常引起多功能脏器衰竭和相对高的死亡率。
septicemia	败血症	致病微生物的繁殖或毒素入血引起的系统性疾病。
septum (plural Septa)	隔膜	酵母或真菌的单层横壁。
serology	血清学	用血清检查抗体和抗原的相互作用的研究或诊断方法。
serosanguineous	血清血液的	浆液性质的，但有肉眼可见的血液。
serous	浆液性	血清样的。
serotype	血清型	根据抗原类型（用特异性抗体鉴定）进行区分的菌种。
serpiginous	匐行性	表现为波浪状线条的皮损。
serum	血清	全血凝固后剩余的无细胞和无纤维蛋白原的液体。
serum bactericidal testing (SBT)	血清杀菌滴度实验	患者血清可杀死分离到的标准接种物的最低稀释度。与患者血清中达到的抗生素水平和药物的杀菌活性有关。
sessile	固着	永久黏附在基质表面生长的生物。
sheath	鞘	某些微丝蚴的外壳，即卵膜。无鞘微丝蚴在发育过程中会卵膜破裂而无鞘。
shell vial	套片小管（法）	含有盖玻片的小瓶，上面覆盖着单层细胞。细胞通过对样本离心使潜在的病毒与细胞密切接触而接种。
Shine-Dalgarno sequence	核糖体结合序列	细菌中用于蛋白质翻译的启动子上游的核糖体结合位点。
shingles	带状疱疹	水痘的再激活。形成沿主要神经线走行的红色皮疹。
sigma factor	σ 因子	细菌中用于结合RNA聚合酶来识别转录开始位点的辅助蛋白质。
signal amplification	信号放大	利用支链重复结构增强信号，而目标没有被放大的核酸检测方法。
signs	体征	感染或疾病期间可观察到和可测量的生理变化。
simple stain	简单染色	用于显微镜涂片上提高对比度的单种染料。
simple transposon	插入转座因子	见“插入序列（insertion sequence）”。
sinus	窦道/窦	化脓的通道。副鼻窦，指鼻附近的空腔，如上颌窦和额窦。
sinusitis	鼻窦炎	鼻窦黏膜的炎症。
skin-associated lymphoid tissue (SALT)	皮肤相关淋巴组织	皮肤层内的免疫监视细胞，包括角质细胞、朗格汉斯细胞和淋巴细胞。
skin colonizers	皮肤定植菌	一般认为是正常的皮肤表面的微生物群。有防御入侵病原体的作用，对宿主无害。
slant	斜面	见“底（butt）”的定义。斜面是人工固体培养管的上表面，暴露在空气中。

续 表

英文全称及简称	中文名称	定义
slime layer	黏液层	围绕细菌细胞的细胞外多糖和蛋白质的松散层。
slow-growing mycobacteria (SGM)	慢生长型分枝杆菌	在固体培养基上需要7 d以上才能产生菌落的分枝杆菌。
small colony variant (SCV)	小菌落变异	微生物的形态学变种，通常是细菌的慢生长亚群。通常对抗生素有耐药性，并有不同的表型特征。
sodium polyanethol sulfonate (SPS)	聚茴香脑磺酸钠	血培养基中的抗凝剂。
sodoku	鼠毒/鼠咬热	由小螺旋菌引起的人畜共患病。
solid phase extraction	固相萃取	利用固相吸附柱（由纤维或二氧化硅基质、磁珠或螯合剂构成）结合核酸，从样品中提取核酸的方法。
solid-phase immunosorbent assay (SPIA)	固相免疫吸附测定	将捕获的抗原或抗体附着在塑料管内部，或者微孔板或塑料珠外部，在过滤基质或固相上进行ELISA检测的技术。与在液体中进行的ELISA相比，固相免疫吸附测定的反应物之间相互作用更快，可视产物更加集中。
somatic	体细胞的	体细胞的（如沙门菌属的体细胞抗原）。
somnolence	嗜睡	感到困倦，持续性睡眠。
southern blot	DNA印迹	也称DNA杂交。通过凝胶电泳分离DNA片段、将其转移到原位薄膜滤器进行特定基因序列的识别。滤器上标记的互补DNA与同源性片段结合，可以通过检测相应分子量条带的标记DNA来识别片段。由它的发明者E. M. Southern命名。
spargana	裂头蚴	白色的、有皱纹的、带状的迭宫绦虫幼虫。
sparsely	少量	数量少的。
specialized transduction	局限性转导	遗传物质通过噬菌体或病毒从一个宿主细胞转移到另一个宿主细胞的过程，遗传物质总是与基因组中的同一序列相连。
specific immune defense mechanisms	特异性免疫防御机制	免疫系统需要与抗原直接互动和识别，从而产生有针对性的、特定的免疫反应的功能。可能产生免疫记忆。
specificity	特异度	检测疾病不存在时，准确产生阴性结果（未测到微生物、核酸或其他化合物）的能力，无假阳性结果。也称分析特异度。
spectrum of activity	活性谱	抗菌药物能或不能减缓生长或杀死的微生物的种类。
spikes	纤突	病毒衣壳或包膜上的蛋白质突出结构，它与宿主细胞受体相互作用，介导病毒结合及进入宿主细胞。
spiral groove	螺旋沟	位于梅氏唇鞭毛虫末端的侧面，使虫体后部弯曲，协助虫体运动。
spongiform encephalopathies	海绵状脑病	与朊病毒病有关的退行性脑病，大脑出现像海绵一样的孔洞。
sporangiophore	孢囊梗	整个真菌的繁殖结构，包括柄、孢子囊和孢囊孢子。
sporangiospores	孢囊孢子	孢子囊产生并封闭的真菌孢子。
sporangium	孢子囊	产生于长柄的顶端的囊样结构。
spore	孢子	细菌、真菌或原虫的生殖细胞；在细菌中可能是细胞内无活性的耐受形态。
sporocyst	胞蚴	寄生虫的合子（二倍体）阶段。
sporogony	孢子生殖	寄生虫形成子孢子的无性生殖过程。
sporont	产孢体	有性繁殖结构，是二倍体，但经历了形成子孢子的孢子生殖。
sporoplasm	孢原质	微孢子虫纲中形成孢子的原生质结构。

续 表

英文全称及简称	中文名称	定义
sporozoite	子孢子	细长的纺锤形微生物，是疟原虫的感染阶段；由受感染的蚊子接种到人体内，是疟原虫在蚊子体内进行有性循环的产物。
sputum	痰	从下呼吸道表面排出的物质，可被排出或吞下。
squash (crush) prep	压片	在一个有组织或颗粒状样本的显微镜载玻片上压上另一个显微镜载玻片，然后用第二个载玻片展开。
standard precautions (universal precautions)	标准预防（综合预防）	护理所有患者时使用的感染控制准则；适用于血液、体液、分泌物和排泄物，汗液除外。
start codon	起始密码子	mRNA开头的第一组3个核酸碱基，是蛋白质翻译的开始。
stat	立即	*Statim*（拉丁语），立刻。
stationary phase	稳定期	细菌培养阶段，此时生长细胞的数量等于死亡细胞。
STD	性传播疾病	性传播疾病。
steatorrhea	脂肪泻	粪便中排泄大量的脂肪。
sterile (sterility)	无菌	无存活微生物（无菌的状态）。
sterilization	灭菌	可杀灭所有微生物包括内生孢子的方法。
stolon	匍匐（菌）丝	连接垂直生长的植物或真菌的水平生长的茎。
stomatitis	口炎	口腔黏膜的炎症。
stop codon	终止密码子	mRNA翻译过程中，起蛋白质合成终止信号作用的密码子。
strain typing	菌株分型	一般通过分子技术完成，以确定一个生物体是否与另一个生物体相同或略有不同。技术包括核糖体分型、测序、脉冲场凝胶电泳和重复序列PCR。
streaking for isolation	划线分离	用于在人工培养基上分离微生物，从单个细胞中产生单个分离菌落，以产生纯培养物或纯分离物用于诊断测试的技术。
streptolysin O	链球菌溶血素O	由A组链球菌（化脓性链球菌）产生的氧气不稳定的、免疫原性毒素。
streptolysin S	链球菌溶血素S	A组链球菌（化脓性链球菌）产生的氧稳定的、非免疫性毒素。
stringency	严格性	用于描述在分子诊断中的化学和温度条件。高严格性需要两个核酸序列之间接近100%的匹配。低严格性表示较低程度的互补或匹配，允许两个核酸序列之间的相互作用有较大的灵活性。
strobila	体节	长的节片链，绦虫的身体。
struvite crystals	炎症性结晶	见于感染产氨微生物的患者的尿液。晶体由磷酸铵镁组成。
Stuart medium	Stuart培养基	半固体运输培养基，减少微生物的生长的同时保持活性。可用于厌氧菌和苛养菌。
subclinical	亚临床的	无症状的。
subculture	传代培养	将微生物从原始培养物转移到其他人工培养基上继续培养。
substrate	底物	酶作用的物质。
substrate hyphae	基内菌丝	沿着琼脂表面生长的丝状结构。
substrate level phosphorylation	底物水平磷酸化	在代谢通路的中间步骤中将磷酸盐加入有机分子中，形成一个高能键的过程。
sulfur granule	硫磺样颗粒	小的微生物菌落，周围有棍状物质。黄褐色，类似于硫磺颗粒。
superantigen	超抗原	微生物（病毒、细菌、寄生虫）产生的分子，独立刺激T细胞活动，包括细胞因子释放。超级抗原刺激可导致过敏或全身免疫系统激活。

续 表

英文全称及简称	中文名称	定义
superinfection	重叠感染	严格意义上，重叠感染指在原有感染和抗菌治疗基础上发生的新的感染，且病原体对初始治疗耐药，因此导致了感染的持续或不同部位的新发感染。过去指新的微生物的持续或定植，但没有感染的依据。
superoxidized water (SOW)	超氧水	144 mg/L的次氯酸和氯，可作为防腐剂或消毒剂使用。
suppuration	化脓	脓液形成。
suppurative thrombophlebitis	化脓性血栓性静脉炎	静脉壁的炎症。
sympodial	合轴式的	菌丝在两边的分叉，一侧的菌丝比另一侧的菌丝发育更强，导致分叉是不均匀的。
symptoms	症状	个体由于疾病而感受到的、无法直接测量的体验。
synanamorph	共无性型	同一真菌有不同无性型形式。
syncytia	合胞体	几个细胞的细胞膜融合形成的多核细胞结构，通常是病毒感染细胞的结果。
syndrome	综合征	同时出现的一组症状（如肾病综合征）。
synergism	协同作用	2种或2种以上的药物，如抗菌药物，其联用效果大于其单独作用相加。
synovial fluid	滑液	关节腔和滑囊中由滑膜分泌的黏液。
T		
tachypnea	呼吸急促	快速呼吸。
tachyzoite	速殖子	刚地弓形虫的滋养体形式，见于宿主的神经和肌肉组织中。
TAE	Tris-乙酸缓冲液	见“Tris-乙酸缓冲液（Tris-acetate buffer）”。
Taq polymerase	Taq聚合酶	用于PCR的热稳定的DNA多聚酶。最早从水生栖热菌中分离。
TBE	Tris-硼酸缓冲液	见“Tris-硼酸缓冲液（Tris-borate buffer）”。
T cells (T lymphocytes)	T细胞（T淋巴细胞）	参与细胞免疫和体液免疫的激活。T细胞的类型包括T辅助细胞、T抑制细胞、T调节细胞和细胞毒性T细胞。
target amplification	目标扩增	用PCR复制特定的基因或序列的核酸技术。
tegument	间层	包围着病毒衣壳、含有近20种蛋白的不对称的纤维样结构。对病毒复制的启动至关重要。
teichoic acids	磷壁酸	革兰阳性菌细胞壁上的和多种糖类、氨基酸和氨基糖结合的磷酸甘油或磷酸核糖醇多聚体。
teleomorph	有性型	有性繁殖的真菌形式。
TEM	穿透式电子显微镜	穿透式电子显微镜。
temperature enrichment	温度富集	使用高于或低于37℃的温度来加强在体温以上或以下生长的微生物的生长，可以去除无法在正常体温以外生长的微生物的污染。用于培养大多数与临床相关的微生物。
template	模板	DNA的模板链，在转录过程中被复制成互补的RNA。
tenesmus	里急后重	由于持续的需要排便的感觉而试图排空大便，但却无法成功缓解症状。
therapy, antimicrobial	抗感染治疗	抗感染性疾病的治疗。
thermal cycler	热循环器	可以设置调节温度、循环数以完成核酸扩增反应或PCR的实验仪器。
thermolabile	不耐热的	受到热不良影响的（与热稳定性、不受热影响相对）。
thoracentesis	胸腔穿刺	从胸膜腔排出液体。
thoracic	胸部的	胸腔的。

续 表

英文全称及简称	中文名称	定义
threshold	阈值	PCR曲线中信号开始指数或对数增加的部分。
threshold cycle (CT)	循环阈值	指荧光信号高于背景10倍标准差时的扩增循环数。也称为交叉点(CP)或循环数(CQ)。
thrush	鹅口疮	念珠菌感染的一种形式,通常在口腔内产生白色斑块状的病变。
time-kill studies	时间杀伤试验	通过对比减缓生长或杀灭病原体的时间来确定抗菌药物或消毒剂有效性的方法。
tinea	癣	皮肤真菌感染(头癣,头皮癣菌感染;体癣,身体光滑皮肤癣菌感染;股癣,腹股沟癣菌感染;足癣,足部癣菌感染)。
tissue culture	组织培养	见“细胞培养(cell culture)”。
titer	滴度	指在血清等物质中存在的抗体或毒素水平;能检测到该物质的最高稀释度的倒数。
T lymphocytes (T cells)	T淋巴细胞(T细胞)	胸腺来源的、在细胞介导免疫中起重要作用的淋巴细胞。
Tm	解链温度	见“解链温度(melting temperature)”。
tolerance	耐受	对抗菌药物的一种耐药形式,临床意义未知。见“耐受的(tolerant)”。
tolerant	耐受的	微生物的特性,比起抑制其生长,杀灭微生物需要显著、更高水平的抗菌药物。
tonsillitis	扁桃体炎	扁桃体的炎症。
toxic shock syndrome	中毒性休克综合征	一种由细菌毒素引起的可能致死的全身疾病,能引起生物介质的释放,导致低血压及多器官受损和休克。
toxins	毒素	由动物、植物、真菌或微生物产生的能致病的化学品或蛋白质。
TPI	梅毒螺旋体制动试验	梅毒螺旋体制动试验,用活的密螺旋体检测梅毒病原体抗体的试验。
trichiasis	倒睫	睫毛卷曲或倒长。
trachoma	沙眼	沙眼衣原体引起的严重眼部感染,常导致失明。
transduction	转导	通过噬菌体或病毒载体在原核细胞之间传递遗传物质的过程。
transformation	转化	① 当一个生物体死亡后裂解时,另一个生物体吸收释放到环境中的自由DNA的过程。 ② 致癌或转化病毒使细胞变成肿瘤或永生细胞系的过程。
transient bacteremia	一过性菌血症	短暂的细菌入血。
transient colonizers	一过性菌群	微生物间歇性地存在于人体或其他动物的表面。能够在表面短期存活,但不能长时间持续繁殖扩增。
transmission-based precautions	基于传播途径的预防措施	用于护理已知或疑似感染由空气、飞沫、接触皮肤或媒介传播病原体的患者的感染预防控制准则。
transposon	转座因子	可以从一个遗传因子移到另一个上的遗传材料(如质粒之间或质粒到染色体)。也称为跳跃基因。
transposition	转座	转座因子从一个基因因子移动到另一个的过程。
transtracheal aspiration	经气管吸引	针和塑料导管进入气管,以获得没有口腔污染的下呼吸道分泌物的操作。
transudate	漏出液	和渗出液类似,但是蛋白质含量低。
trench fever	战壕热	虱子传播的细菌性疾病。
tris-acetate buffer (TAE)	tris-乙酸缓冲液	用于核酸分离技术,由于电导率的作用,核酸片段比在硼酸缓冲液中迁移得更快,从而使小片段的分辨率更高。
tris-borate buffer (TBE)	tris-硼酸缓冲液	用于核酸分离技术,核酸片段比在乙酸缓冲液中迁移得更慢,从而使大片段的分辨率更高。
trogocytosis	胞啃作用	抗原呈递细胞上的膜碎片转移到淋巴细胞上。

续 表

英文全称及简称	中文名称	定义
trophozoite	滋养子	原虫的摄食和运动阶段。
tropism	趋性	对环境或目的地的偏好。在病毒感染中，指对某一组织部位的偏好(狂犬病病毒对神经组织有趋性)。
trough level	谷浓度	在下一剂量使用前，药物或抗生素在血液中的最低浓度。
trypomastigote	锥鞭毛体	带鞭毛原虫的生活阶段之一，有一根鞭毛从原虫的后端伸出。
TSI	三糖铁	三糖铁琼脂管培养基。
TTA	经气管吸引	经气管吸引。
tubercle	结核结节	与结核分枝杆菌有关的肺部肉芽肿。见"肉芽肿(granuloma)"。
tuberculoid leprosy	结核样型麻风	局灶性麻风。
tularemia	兔热病	土拉热弗朗西丝菌引起的感染性疾病。
turbidity	浊度	液体培养基中微生物的密度。每毫升肉汤中至少有10^6个细菌才能用肉眼检测到浑浊。可使用分光光度计以培养物的光密度(OD)来测量浊度。
tympanocentesis	鼓膜穿刺术	从中耳排出液体。
type Ⅲ secretion system	Ⅲ型分泌系统	见于许多革兰阴性菌，负责分泌并将毒力相关因子注入宿主细胞的细胞质中。
type Ⅳ secretion systems (bacterial)	Ⅳ型分泌系统(细菌的)	将大分子物质(如蛋白质)穿入并传递给细胞的细菌工具。
typhoid fever	伤寒	由肠沙门菌肠道亚种引起的细菌性感染。
typing	分型	出于流行病学目的对生物体进行分类的方法(如生物型、血清型、噬菌体型和抗药型)。
Tzanck test	赞克试验	水疱底部细胞的染色涂片，检查由单纯疱疹病毒或水痘-带状疱疹病毒引起的包涵体。
U		
umbilicate	脐状的	细菌或真菌表现为中央凹陷的菌落形态。
umbonate	脐状突起的	细菌或真菌表现为中央突出的菌落形态。
undulating membrane	波动膜	原虫鞭毛的质膜上的突出，在虫体旁摆动以利于运动。
uniserate	单层的	单排或单层的。
universal precautions	综合预防	见"标准预防(standard precautions)"。
ureteritis	输尿管炎	输尿管的炎症。
urethritis	尿道炎	尿道(尿液排出的管道)的炎症，如淋球菌性尿道炎。
urosepsis	尿脓毒血症	尿路感染引起的脓毒症(对血流中微生物的系统性反应)。
urticarial	荨麻疹	痒的、高出皮面的皮疹。
UTI	尿路感染	尿路感染。
V		
vaccination	疫苗接种	指注射疫苗的过程。疫苗通常是微生物或病毒的一部分，或减弱的细菌毒素或微生物，能激活机体免疫反应，从而产生对疫苗的特异性抗体。
variable regions	可变区	由抗体的重链和轻链蛋白质的氨基末端组成。这些区域具有可变的氨基酸序列，不同的抗体具有不同的氨基酸序列，以使抗体能够与不同的抗原结合。
VD	性病	性病。

续 表

英文全称及简称	中文名称	定义
VDRL	性病研究实验室试验	性病研究实验室试验。经典的非密螺旋体血清学试验，用于检测梅毒抗体。使用心磷脂、卵磷脂和胆固醇作为交叉反应的抗原，能和梅毒患者产生的抗体发生交叉反应。是对神经梅毒患者脑脊液的最佳检测方法。
vector	病媒生物	将微生物从一个感染个体中传播至另一个的节肢动物或其他媒介。
vegetation	赘生物	在心内膜炎中，纤维蛋白质和微生物在心脏瓣膜或其他心内膜上的聚集产物。
vegetative hyphae	营养菌丝	长入琼脂吸取营养的丝状结构。
vehicle	媒介	见“病媒（fomite）”。
ventral disk	腹吸盘	寄生虫腹侧（底部）的用于附着在宿主细胞上的刚性蛋白质结构。
verrucose	疣状的	真菌菌落的皱褶或卷曲的形态。
verruga	疣	皮肤或黏膜上的小包块，一般与人乳头瘤状病毒有关。
vesicle	小疱	内含透明液体的小鼓包或水疱。
V-factor	V因子	见“烟酰胺腺嘌呤二核苷酸（nicotinamide adenine dinucleotide）”。
villi	绒毛	肠道黏膜表面的微小、细长的突起，对吸收很重要。
villose	绒毛样的	细毛似的。
Vincent angina	樊尚咽峡炎	一个目前很少使用的古老术语，指厌氧菌引起的扁桃体炎。也称为急性坏死性溃疡性咽峡炎，或战壕口炎。
viral inclusions	病毒包涵体	细胞核或细胞质内的包涵体是蛋白质集结的团块，提示病毒在感染细胞内复制。
viral neutralization	病毒中和	指抗体与病毒受体分子结合，阻断病毒与宿主细胞受体结合的能力，并通过阻止其感染细胞来中和病毒的过程。
viremia	病毒血症	血液中存在病毒。
virion	病毒颗粒	完整的病毒颗粒，包括核衣壳、外膜及所有黏附结构。
viroid	类病毒	感染性的裸RNA，无蛋白质外壳的单链结构。主要感染植物。
virulence	毒力	微生物的致病性或致病能力。
virulence factors	毒力因子	增强微生物入侵或致病能力的属性或特征。
virus	病毒	需要活细胞才能复制的感染性病原体。
visceral	内脏的	深部组织或器官（脏器）的。
viscus (plural viscera)	内脏	在人体四大空腔（颅腔、胸腔、腹腔和盆腔）内的任何器官（内脏）。
Vitox	Vitox商业补充剂	用于制备以分离奈瑟菌属的改良Thayer Martin或New York培养基的商业补充剂。
VP	伏-普试验	用于检测细菌培养物中是否存在乙酰丙酮的生化实验。
W		
Wayson stain	魏申染色	使用碱性品红亚甲基蓝来识别鼠疫耶尔森菌的两极染色的特殊染色法。
Weil-Felix reaction	外斐反应	诊断立克次体感染的凝集试验。
western blot	免疫印迹	先用凝胶电泳将生物体蛋白质分离，转移至薄膜滤器上。用抗血清（标记抗体）和滤器反应，从而检测到特异性抗体和同源性抗原结合。
white piedra	白色毛结节菌病	表现为软结节的毛发外部真菌感染。
Wilkins-Chalgren agar	Wilkins-Chalgren琼脂	分离鉴定普雷沃菌的厌氧琼脂。

续 表

英文全称及简称	中文名称	定义
workup	诊断检查	见“鉴定方案(identification scheme)”。
X		
xenodiagnosis	异体接种诊断法	诊断感染的方法,让昆虫媒介在患者身上生活,然后检查媒介上是否存在感染病原体。
X-factor	X因子	见“血红素(hemin)”。
Z		
Ziehl-Neelsen	齐-内染色	对含胞壁酸或分枝菌酸的微生物的传统抗酸染色法。
zone edge test	绝壁试验	在Mueller-Hinton琼脂上进行的青霉素(10-U)纸片法试验,确定该微生物是否产 β 内酰胺酶。尖锐边缘认为是阳性,模糊边缘认为是阴性。
zone of equivalence	等价带	抗原和抗体的浓度相等,导致最大限度的相互作用和可测量的交联反应。
zoonosis (zoonotic infection)	人畜共患病(人畜共患性感染)	可由动物(非人类)传染给人类的疾病(比如兔热病)。
zoosporogenesis	游动孢子形成	游动孢子的繁殖。
zygomycetes	接合菌	在孢囊内产生孢子、有无隔菌丝的真菌。
zygospores	接合孢子	两个单倍体配子融合后产生的厚壁二倍体真菌细胞。

附录 2　临床微生物分类英汉对照表

细菌部分

catalase-positive, gram-positive cocci 过氧化氢酶阳性、革兰阳性球菌

Staphylococcus **葡萄球菌属**

Staphylococcus aureus subsp. anaerobius　金黄色葡萄球菌厌氧亚种

Staphylococcus aureus subsp. aureus　金黄色葡萄球菌金黄色亚种

coagulase-negative (most commonly)　凝固酶阴性(最常见的)

- *Staphylococcus epidermidis*　表皮葡萄球菌
- *Staphylococcus haemolyticus*　溶血葡萄球菌
- *Staphylococcus lugdunensis*　路邓葡萄球菌
- *Staphylococcus saprophyticus* subsp. bovis　腐生葡萄球菌牛亚种
- *Staphylococcus saprophyticus* subsp. saprophyticus　腐生葡萄球菌腐生亚种
- *Staphylococcus schleiferi* subsp. coagulans　施氏葡萄球菌凝聚亚种
- *Staphylococcus schleiferi* subsp. schleiferi　施氏葡萄球菌施氏亚种

coagulase variable　凝固酶不确定

- *Staphylococcus argenteus*　银白色葡萄球菌
- *Staphylococcus delphini*　海豚葡萄球菌
- *Staphylococcus intermedius*　中间葡萄球菌
- *Staphylococcus hyicus*　猪葡萄球菌
- *Staphylococcus pseudintermedius*　假中间葡萄球菌

coagulase-negative (others)　凝固酶阴性(其他)

- *Staphylococcus auricularis*　耳葡萄球菌
- *Staphylococcus capitis* subsp. capitis　头葡萄球菌头亚种
- *Staphylococcus capitis* subsp. ureolyticus　头葡萄球菌解脲亚种
- *Staphylococcus caprae*　山羊葡萄球菌
- *Staphylococcus cohnii* subsp. cohnii　科氏葡萄球菌科氏亚种
- *Staphylococcus cohnii* subsp. ureolyticus　科氏葡萄球菌解脲亚种
- *Staphylococcus gallinarum*　鸡葡萄球菌
- *Staphylococcus hominis* subsp. hominis　人葡萄球菌人亚种
- *Staphylococcus hominis* subsp. novobiosepticus　人葡萄球菌耐新霉素败血症亚种
- *Staphylococcus massiliensis*　马赛葡萄球菌
- *Staphylococcus pasteurii*　彼得拉斯葡萄球菌
  - *Staphylococcus petrasii* subsp. croceilyticus　彼得拉斯葡萄球菌 croceilyticus 亚种
  - *Staphylococcus petrasii* subsp. jettensis　彼得拉斯葡萄球菌 jettensis 亚种
  - *Staphylococcus petrasii* subsp. petrasii　彼得拉斯葡萄球菌彼得拉斯亚种
- *Staphylococcus pettenkoferi*　佩腾科夫葡萄球菌
- *Staphylococcus rostra*　喙葡萄球菌
- *Staphylococcus saccharolyticus*　解糖葡萄球菌
- *Staphylococcus sciuri*　松鼠葡萄球菌
- *Staphylococcus. simiae*　猿葡萄球菌
- *Staphylococcus simulans*　模仿葡萄球菌
- *Staphylococcus stepanovicii*　斯德潘罗夫葡萄球菌
- *Staphylococcus succinus* subsp. casei　琥珀葡萄球菌干酪亚种
- *Staphylococcus succinus* subsp. succinus　琥珀葡萄球菌琥珀亚种
- *Staphylococcus vitulinus*　小牛葡萄球菌
- *Staphylococcus warneri*　沃氏葡萄球菌
- *Staphylococcus xylosus*　木糖葡萄球菌差异球菌

Alloiococcus **差异球菌属**

Dermacoccus nishinomiyaensis　西宫皮生球菌

Kocuria spp. **克氏菌属**

Kytococcus spp. **皮肤球菌属**

Micrococcus spp. **微球菌属**

Micrococcus luteus　藤黄微球菌/黄体微球菌(以前者为主)

Rothia spp. **罗氏菌属**

Rothia mucilaginosa　黏滑罗氏菌

Streptococcus **链球菌属**

beta-hemolytic streptococci　β 溶血性链球菌

- *Streptococcus pyogenes* (group A)　化脓性链球菌(A 群)
- *Streptococcus agalactiae* (group B)　无乳链球菌(B 群)
- *Streptococcus dysgalactiae* subsp. equisimilis (group A, C, G, L)　停乳链球菌马样亚种(A、C、G、L 群)

alpha-hemolytic streptococci　α 溶血性链球菌

- *Streptococcus pneumoniae* (*Streptococcus mitis* group)　肺炎链球菌(缓症链球菌群)
- *Streptococcus pseudopneumoniae* (*Streptococcus mitis* group)　假肺炎链球菌(缓症链球菌群)

Viridans streptococci (alpha-hemolytic)　草绿色链球菌(α 溶血)

Streptococcus mutans group　变异链球菌群

- *Streptococcus criceti*　仓鼠链球菌
- *Streptococcus ratti*　鼠链球菌
- *Streptococcus downei*　道恩链球菌

Streptococcus salivarius group　唾液链球菌群

- *Streptococcus salivarius* subsp. salivarius　唾液链球菌唾液亚种
- *Streptococcus vestibularis*　前庭链球菌

Streptococcus mitis group　缓症链球菌群

- *Streptococcus australis*　澳大利亚链球菌
- *Streptococcus cristatus*　嵴链球菌
- *Streptococcus gordonii*　戈登链球菌
- *Streptococcus infantis*　婴儿链球菌
- *Streptococcus lactarius*　乳链球菌
- *Streptococcus massiliensis*　马赛链球菌
- *Streptococcus mitis*　缓症链球菌
- *Streptococcus oralis* subsp. dentisani　口腔链球菌牙科亚种
- *Streptococcus oralis* subsp. oralis　口腔链球菌口腔亚种
- *Streptococcus oralis* subsp. tigurinus　口腔链球菌 tigurinus 亚种
- *Streptococcus parasanguinis*　副血链球菌
- *Streptococcus peroris*　泛口腔链球菌
- *Streptococcus pneumoniae*　肺炎链球菌

说明：1. 本表由中文版译者根据本书内容整理，词条编排顺序参照正文。

2. 本表仅收录本书中涉及的微生物，括号内为旧称或说明；部分微生物因属种变化，暂无中文译名。

Streptococcus pseudopneumoniae 假肺炎链球菌
Streptococcus rubneri
Streptococcus sanguinis 血链球菌
Streptococcus sinensis 中华链球菌
Streptococcus bovis group 牛链球菌群
Streptococcus equinus 马肠链球菌
Streptococcus gallolyticus 解没食子酸链球菌
Streptococcus infantarius 婴儿链球菌
Streptococcus alactolyticus 不解乳链球菌
beta-, alpha-, and gamma-hemolytic streptococci β、α、γ溶血性链球菌
Streptococcus anginosus group 咽峡炎链球菌群
Streptococcus anginosus 咽峡炎链球菌
Streptococcus constellatus 星座链球菌
Streptococcus intermedius 中间链球菌
***Enterococci* (recovered from human sources) 肠球菌属(从人源标本中获得)**
Group 1 1群
Enterococcus avium 鸟肠球菌
Enterococcus raffinosus 棉子糖肠球菌
Enterococcus gilvus 浅黄肠球菌
Enterococcus pallens 亮黄肠球菌
Enterococcus pseudoavium 假鸟肠球菌
Enterococcus hawaiiensis 夏威夷肠球菌
Group 2 2群
Enterococcus faecium 屎肠球菌
Enterococcus casseliflavus 铅黄肠球菌
Enterococcus gallinarum 鹑鸡肠球菌
Enterococcus mundtii 蒙氏肠球菌
Enterococcus faecalis 粪肠球菌
Enterococcus thailandicus 泰国肠球菌
Group 3 3群
Enterococcus dispar 殊异肠球菌
Enterococcus canintestini 狗肠肠球菌
Enterococcus hirae 小肠肠球菌
Enterococcus massiliensis 马赛肠球菌
Enterococcus durans 耐久肠球菌
Group 4 4群
Enterococcus cecorum 盲肠肠球菌
Enterococcus caccae 粪便肠球菌
Group 5 5群
Enterococcus italicus 意大利肠球菌
other aerobic, catalase-negative, gram-positive cocci 其他需氧、过氧化氢酶阴性、革兰阳性球菌
Abiotrophia defectiva 缺陷乏养菌
Granulicatella adiacens 毗邻颗粒链菌
Granulicatella elegans 苛养颗粒链菌
Leuconostoc spp. 明串珠菌属
Lactococcus spp. 乳球菌属
Globicatella sp. 球链菌属
Pediococcus spp. 片球菌属
Aerococcus spp. 气球菌属
Gemella spp. 孪生球菌属
Helcococcus sp. 创伤球菌属
Dolosicoccus paucivorans 少食多洛球菌
Dolosigranulum pigrum 懒惰狡诈颗粒菌
Facklamia spp. 费克蓝姆菌属
Ignavigranum ruoffiae
Vagococcus sp. 漫游球菌属
Vagococcus fluvialis 河流漫游球菌
Weissella confusa 混淆魏斯菌
Streptococcus gallolyticus subsp. galflolyticus 解没食子酸链球菌解没食子酸亚种

non-branching, catalase-positive, gram-positive bacilli
无分枝、过氧化氢酶阳性、革兰阳性杆菌

***Bacillus cereus* group 蜡样芽孢杆菌群**
Bacillus anthracis 炭疽芽孢杆菌
Bacillus cereus (type species) 蜡样芽孢杆菌(模式种)
Bacillus thuringiensis 苏云金芽孢杆菌
Bacillus mycoides 蕈状芽孢杆菌
Bacillus pseudomycoides 假蕈状芽孢杆菌
Bacillus megaterium 巨大芽孢杆菌
Bacillus cytotoxicus 产细胞毒素芽孢杆菌
Bacillus toyonensis 东津芽孢杆菌
Bacillus weihenstephanensis 唯森芽孢杆菌
***Bacillus circulans* group 环状芽孢杆菌群**
Bacillus circulans (type species) 环状芽孢杆菌(模式种)
Bacillus firmus 坚强芽孢杆菌
Bacillus coagulans 凝结芽孢杆菌
***Bacillus subtilis* group 枯草芽孢杆菌群**
Bacillus licheniformis 地衣芽孢杆菌
Bacillus amyloliquefaciens 解淀粉芽孢杆菌
Bacillus subtilis (type species) 枯草芽孢杆菌(模式种)
Bacillus pumilus 短芽孢杆菌
organisms similar to brevibacillus 芽孢杆菌类似微生物
Brevibacillus spp. 短芽孢杆菌属
Brevibacillus brevis 短短芽孢杆菌
Lysinibacillus spp. 赖氨酸芽孢杆菌属
Paenibacillus spp. 类芽孢杆菌属
Paenibacillus macerans 软化类芽孢杆菌
Paenibacillus alvei 蜂房类芽孢杆菌
Paenibacillus polymyxa 多黏类芽孢杆菌
***Listeria spp.* 李斯特菌属**
Listeria monocytogenes 单核细胞增多性李斯特菌
***Corynebacterium spp.* 棒状杆菌属**
Corynebacterium amycolatum 无枝菌酸棒状杆菌
Corynebacterium aurimucosum 黏金色棒状杆菌
Corynebacterium coyleae 科伊尔棒状杆菌
Corynebacterium diphtheriae 白喉棒状杆菌
Corynebacterium glucuronolyticum 解葡萄糖苷棒状杆菌
Corynebacterium jeikeium 杰氏棒状杆菌
Corynebacterium kroppenstedtii 克氏棒状杆菌
Corynebacterium macginleyi 麦氏棒状杆菌
Corynebacterium propinquum 丙酸棒状杆菌
Corynebacterium pseudodiphtheriticum 假白喉棒状杆菌
Corynebacterium pseudotuberculosis 假结核棒状杆菌
Corynebacterium resistens 多耐棒状杆菌
Corynebacterium simulans 模仿棒杆菌
Corynebacterium imitans
Corynebacterium striatum 纹带棒状杆菌
Corynebacterium tuberculostearicum 结核硬脂酸棒状杆菌
Corynebacterium ulcerans 溃疡棒状杆菌
Corynebacterium urealyticum 解脲棒状杆菌
Corynebacterium falsenii 斐氏棒状杆菌
Corynebacterium freneyi 弗雷尼棒状杆菌
Corynebacterium matruchotii 马氏棒状杆菌
Corynebacterium riegelii 里格尔棒状杆菌
Corynebacterium singulare 独特棒状杆菌
Corynebacterium sundsvallense 松兹瓦尔棒状杆菌
Corynebacterium thomsseniig 梢氏棒状杆菌
Corynebacterium afermentans subsp. afermentans 非发酵棒状杆菌非发酵亚种
Corynebacterium afermentans subsp. lipophilum 非发酵棒状杆菌嗜脂亚种

Corynebacterium mucifaciens 产黏棒状杆菌
Corynebacterium lipophiloflavum 嗜脂黄色棒状杆菌
Corynebacterium bovis 牛棒状杆菌
Corynebacterium accolens 拥挤棒状杆菌
Corynebacterium xerosis 干燥棒状杆菌
Corynebacterium nigricans 黑色棒状杆菌
similar coryneform bacteria 棒状杆菌类似微生物
Leifsonia spp. 雷弗森菌属
Leifsonia aquatica 水生雷弗森菌
Turicella spp. 苏黎士菌属
Turicella otitidis 耳炎苏黎士菌
Microbacterium spp. 微杆菌属
Microbacterium imperiale 蛾微杆菌
Microbacterium arborescens 树状微杆菌
Arthrobacter spp. 节杆菌属
Brevibacterium spp 短杆菌属
Cellulomonas spp. 纤维单胞菌属
Cellulosimicrobium spp 纤维化纤维微菌属
Dermabacter spp. 皮肤杆菌属
Exiguobacterium spp. 微小杆菌属
Rothia spp. 罗氏菌属
Oerskovia spp. 厄氏菌属

non-branching, catalase-negative, gram-positive bacilli 无分枝、过氧化氢酶阴性、革兰阳性杆菌

***Erysipelothrix* 丹毒丝菌属**
Erysipelothrix rhusiopathiae 红斑丹毒丝菌
***Arcanobacterium spp.* 隐秘杆菌属**
Arcanobacterium haemolyticum 溶血隐秘杆菌
***Lactobacillus spp.* 乳酸杆菌属**
Lactobacillus acidophilus 嗜酸乳酸杆菌
Lactobacillus casei 干酪乳酸杆菌
Lactobacillus fermentum 发酵乳酸杆菌
Lactobacillus plantarum 植物乳酸杆菌
Lactobacillus rhamnosus 鼠李糖乳酸杆菌
Lactobacillus paracasei 副干酪乳酸杆菌
Trueperella spp.
Trueperella bernardiae 伯纳德隐秘杆菌
Trueperella pyogenes 化脓隐秘杆菌
organisms similar to erysipelothrix and lactobacillus 丹毒丝菌或乳酸杆菌的类似微生物
Weissella confuse 魏斯菌
Corynebacterium lipophiloflavum 嗜脂棒状杆菌
Gardnerella vaginalis 阴道加德纳菌

branching, partially acid-fast, gram-positive bacilli 有分枝、部分抗酸阳性、革兰阳性杆菌

***Actinomadura spp.* 马杜拉放线菌属**
Actinomadura chibensis 千叶马杜拉放线菌
Actinomadura cremea 乳脂马杜拉放线菌
Actinomadura latina 拉丁马杜拉放线菌
Actinomadura maduraea 马杜拉马杜拉放线菌
Actinomadura nitrigenes 产亚硝酸盐马杜拉放线菌
Actinomadura pelletieria 白乐杰马杜拉放线菌
Actinomadura sputi 痰马杜拉放线菌
***Amycolatopsis spp.* 拟无枝酸菌属**
Amycolatopsis congolensis 刚果拟无枝酸菌
Amycolatopsis benzoatilytica 解甲苯酸盐拟无枝酸菌
Amycolatopsis orientalis 东方拟无枝酸菌
Amycolatopsis palatopharyngis 腭咽拟无枝酸菌
***Dietzia spp.* 迪茨菌属**
Dietzia aurantiaca 橙色迪茨菌
Dietzia cinnamea 肉桂色迪茨菌
Dietzia maris 海洋迪茨菌
Dietzia papillomatosis 乳头状瘤病迪茨菌
***Dermatophilus spp.* 嗜皮菌属**
Dermatophilus congolensis 刚果嗜皮菌
***Desmospora spp.* 链孢子菌属**
Desmospora activa 活力链孢子菌
***Gordonia spp.* 戈登菌属**
Gordonia amicalis 友好戈登菌
Gordonia araii 新井戈登菌
Gordonia bronchialis 支气管戈登菌
Gordonia efusa 扩散戈登菌
Gordonia honkongensis 香港戈登菌
Gordonia otitidis 耳炎戈登菌
Gordonia polyisoprenivorans 食异戊二烯戈登菌
Gordonia rubripertincta 暗红色戈登菌
Gordonia sputi 痰戈登菌
Gordonia terrae 土地戈登菌
***Kroppenstedtia spp.* 克罗彭斯特菌属**
Kroppenstedtia eburnae 象牙色克罗彭斯特菌
Kroppenstedtia pulmonis 肺克罗彭斯特菌
Kroppenstedtia sanguinis 血克罗彭斯特菌
***Lawsonella spp.* 劳森菌属**
Lawsonella clevelandensis 克利夫兰劳森菌
***Nocardia spp.* 诺卡菌属**
Nocardia abscessus 脓肿诺卡菌
Nocardia africana 非洲诺卡菌
Nocardia amikacin itolerans 耐阿米卡星诺卡菌
Nocardia asiatica 亚洲诺卡菌
Nocardia beijingensis 北京诺卡菌
Nocardia boionii 布瓦龙诺卡菌
Nocardia brasiliensis 巴西诺卡菌
Nocardia concava 凹陷诺卡菌
Nocardia cyriacigeorgica 乔治教堂诺卡菌
Nocardia elegans 苛养诺卡菌
Nocardia farcinica 皮疽诺卡菌
Nocardia kruczakiae 布鲁切克诺卡菌
Nocardia mexicana 墨西哥诺卡菌
Nocardia mikamii 三上诺卡菌
Nocardia niigatensis 新潟诺卡菌
Nocardia niwae 丹羽诺卡菌
Nocardia nova 新诺卡菌
Nocardia otitidiscaviarum 豚鼠耳炎诺卡菌
Nocardia paucivorans 寡食诺卡菌
Nocardia pseudobrasiliensis 假巴西诺卡菌
Nocardia takedensis 武田诺卡菌
Nocardia transvalensis 德兰士瓦诺卡菌
Nocardia veteran 老兵诺卡菌
Nocardia vinacea 酒红诺卡菌
Nocardia vulneris 伤口诺卡菌
Nocardia wallacei 华莱士诺卡菌
Nocardia brevicatena 短链诺卡菌
***Nocardiopsis spp.* 拟诺卡菌属**
Nocardiopsis dassonvillei 达松维尔拟诺卡菌
***Pseudonocardia spp.* 假诺卡菌属**
***Rhodococcus spp.* 红球菌属**
Rhodococcus equi (*Rhodococcus hoagie*) 马红球菌（霍氏红球菌）
Rhodococcus fascians 束红球菌

Rhodococcus corybacteroides　类棒杆菌红球菌
***Saccharomonospora spp.*　糖单胞菌属**
***Saccharopolyspora spp.*　糖多胞菌属**
***Segniliparus spp.*　慢反应脂肪酸菌属**
Segniliparus rotundus　光滑慢反应脂肪酸菌
Segniliparus rugosus　褶皱慢反应脂肪酸菌
***Streptomyces spp.*　链霉菌属**
Streptomyces albus　白色链霉菌
Streptomyces bikiniensis　比基尼链霉菌
Streptomyces cacaoi subsp. cacaoi　可可链霉菌可可亚种
Streptomyces somaliensisa　索马里链霉菌
Streptomyces thermocarboxyoydus　嗜热一氧化碳链霉菌
Streptomyces viridis　绿色链霉菌
***Thermoactinomyces spp.*　高温放线菌属**
***Tsukamurella spp.*　冢村菌属**
Tsukamurella hongkongensis　香港冢村菌
Tsukamurella inchonensis　仁川冢村菌
Tsukamurella paurometabola　微代谢冢村菌
Tsukamurella pulmonis　肺冢村菌
Tsukamurella sinensis　中华冢村菌
Tsukamurella spunae　泡沫冢村菌
Tsukamurella strandjordii　斯氏冢村菌
Tsukamurella tyrosinosolvens　溶酪氨酸冢村菌
***Williamsia spp.*　威廉姆斯菌属**
Williamsia deligens　挑剔威廉姆斯菌
Williamsia muralis　壁威廉姆斯菌
Williamsia serinedens　食丝氨酸威廉姆斯菌

gram-negative bacilli and coccobacilli (MacConkey-positive, oxidase-negative)　革兰阴性杆菌和球杆菌（麦康凯阳性、氧化酶阴性）

Enterobacteralesterales　肠杆菌目

Enterobacteriaceae　肠杆菌科

***Escherichia spp.*　埃希菌属**
Escherichia coli, E. coli　大肠埃希菌
uropathogenic *E. coli* (UPEC)　泌尿道致病性大肠埃希菌
meningitis/sepsis-associated *E. coli* (MNEC)　脑膜炎/败血症相关大肠埃希菌
enterotoxigenic *E. coli* (ETEC)　产肠毒素大肠埃希菌
enteroinvasive *E. coli* (EIEC)　肠侵袭性大肠埃希菌
enteropathogenic *E. coli* (EPEC)　肠致病性大肠埃希菌
enterohemorrhagic *E. coli* (STEC)　产血清毒素性/肠出血性大肠埃希菌
enteroaggregative *E. coli* (EAEC)　肠聚集性大肠埃希菌
E. coli (inactive biotypes)　大肠埃希菌(不活跃生物群)
Escherichia albertii　艾伯特埃希菌
Escherichia albertii biogroup 1　艾伯特埃希菌生物群1
Escherichia albertii biogroup 2　艾伯特埃希菌生物群2
Escherichia blattae　蟑螂埃希菌
Escherichia fergusonii　弗格森埃希菌
Escherichia hermannii　赫尔曼埃希菌
Escherichia vulneris　伤口埃希菌
***Salmonella spp.*　沙门菌属**
Salmonella enterica　肠沙门菌
Salmonella enterica subsp. enterica (group Ⅰ)　肠沙门菌肠亚种(Ⅰ组)
–*Salmonella* serotype Enteritidis　沙门菌肠炎血清型
–*Salmonella* serotype Typhi　沙门菌伤寒血清型
–*Salmonella* serotypes Paratyphi　沙门菌副伤寒血清型
· *Salmonella* serotypes Paratyphi A　沙门菌甲型副伤寒血清型
· *Salmonella* serotypes Paratyphi B　沙门菌乙型副伤寒血清型
· *Salmonella* serotypes Paratyphi C　沙门菌丙型副伤寒血清型
–nontyphoidal *Salmonella*　非伤寒沙门菌
· *Salmonella* serotypes Dublin　沙门菌都柏林血清型
· *Salmonella* serotype Choleraesuis　沙门菌猪霍乱血清型
Salmonella enterica subsp. salamae (group Ⅱ)　肠沙门菌萨拉姆亚种(Ⅱ组)
Salmonella enterica subsp. arizonae (group Ⅲa)　肠沙门菌亚利桑那亚亚种(Ⅲ a组)
Salmonella enterica subsp. diarizonae (group Ⅲb)　肠沙门菌双相亚利桑那亚亚种(Ⅲ b组)
Salmonella enterica subsp. houtenae (group Ⅳ)　肠沙门菌豪顿亚种(Ⅳ组)
Salmonella enterica subsp. indica (group Ⅵ)　肠沙门菌印度亚种(Ⅵ组)
Salmonella bongori　邦格尔沙门菌
***Shigella spp.*　志贺菌属**
Shigella dysenteriae (group A)　痢疾志贺菌(A组)
Shigella flexneri (group B)　福氏志贺菌(B组)
Shigella boydii (group C)　鲍氏志贺菌(C组)
Shigella sonnei (group D)　宋内志贺菌(D组)
***Klebsiella spp.*　克雷伯菌属**
Klebsiella aerogenes　产气克雷伯菌
Klebsiella granulomatis　肉芽肿克雷伯菌
Klebsiella ozaenae　臭鼻克雷伯菌
Klebsiella pneumoniae subsp. pneumoniae　肺炎克雷伯菌肺炎亚种
Klebsiella pneumoniae subsp. ozaenae　肺炎克雷伯菌臭鼻亚种
Klebsiella pneumoniae subsp. rhinoscleromatis　肺炎克雷伯菌鼻硬结亚种
Klebsiella oxytoca　产酸克雷伯菌
Klebsiella quasipneumoniae　类肺炎克雷伯菌
Klebsiella variicola　变栖克雷伯菌
***Raoultella spp.*　拉乌尔菌属**
Raoultella ornithinolytica　解鸟氨酸拉乌尔菌
Raoultella planticola　植生拉乌尔菌
Raoultella terrigena　土生拉乌尔菌
***Enterobacter spp.*　肠杆菌属**
Enterobacter asburiae　阿氏肠杆菌
Enterobacter bugandensis　布加德肠杆菌
Enterobacter cancerogenus　生癌肠杆菌
Enterobacter cloacae subsp. cloacae　阴沟肠杆菌阴沟亚种
Enterobacter hormaechei subsp. hormaechei　霍马肠杆菌霍马亚种
Enterobacter kobei　神户肠杆菌
Enterobacter ludwigii　路德维希肠杆菌
Enterobacter massiliensis　马西里肠杆菌
***Cronobacter spp.*　克罗诺杆菌属**
Cronobacter dubliniensis (previously *Enterobacter sakazakii*)　都柏林克罗诺杆菌(坂崎肠杆菌)
Cronobacter malonaticus (previously *Enterobacter sakazakii*)　丙二酸克罗诺杆菌(坂崎肠杆菌)
Cronobacter muytjensii (previously *Enterobacter sakazakii*)　莫氏克罗诺杆菌(阪崎肠杆菌)
Cronobacter sakazakii (previously *Enterobacter sakazakii*)　阪崎克罗诺杆菌(阪崎肠杆菌)
Cronobacter turicensis (previously *Enterobacter sakazakii*)　苏黎世克罗诺杆菌(阪崎肠杆菌)
Cronobacter universalis　普遍克罗诺杆菌
***Pantoea spp.*　泛菌属**
Pantoea agglomerans (previously *Enterobacter agglomerans*)　成团泛菌(成团肠杆菌)
Pantoea ananatis　菠萝泛菌
Pantoea brenneri　勃伦那泛菌

Pantoea conspicua 显著泛菌
Pantoea eucrina 清晰泛菌
Pantoea septica 腐败泛菌
***Serratia spp.* 沙雷菌属**
Serratia marcescens 黏质沙雷菌
Serratia marcescens subsp. marcescens 黏质沙雷菌黏质亚种
- *Serratia marcescens* subsp. marcescens biogroup 1 黏质沙雷菌黏质亚种生物群1

Serratia liquefaciens complex 液化沙雷菌复合群
Serratia liquefaciens 液化沙雷菌
Serratia proteamaculans 变形斑沙雷菌
Serratia grimesii 格氏沙雷菌
Serratia rubidaea 深红沙雷菌
Serratia odorifera 气味沙雷菌
Serratia odorifera biogroups 1 气味沙雷菌生物群1
Serratia odorifera biogroups 2 气味沙雷菌生物群2
***Proteus spp.* 变形杆菌属**
Proteus mirabilis 奇异变形杆菌
Proteus vulgaris 普通变形杆菌
Proteus penneri 潘氏变形杆菌
Proteus hauseri 豪氏变形杆菌
Proteus terrae 土变形杆菌
Proteus cibarius 卡氏变形杆菌
***Providencia spp.* 普罗维登斯菌属**
Providencia alcalifaciens 产碱普罗威登斯菌
Providencia rettgeri 雷氏普罗威登斯菌
Providencia stuartii 斯氏普罗威登斯菌
***Citrobacter spp.* 柠檬酸杆菌属**
Citrobacter amalonaticus 无丙二酸柠檬酸杆菌
Citrobacter braakii 布氏柠檬酸杆菌
Citrobacter farmeri 法摩柠檬酸杆菌
Citrobacter freundii 弗氏柠檬酸杆菌
Citrobacter koseri 克氏柠檬酸杆菌
***Edwardsiella spp.* 爱德华菌属**
Edwardsiella tarda 迟缓爱德华菌
Edwardsiella. hoshinae 保科爱德华菌
Edwardsiella. ictaluri 鲇鱼爱德华菌
Edwardsiella. piscicida 杀鱼爱德华菌
***Lelliottia* 莱略特菌属**
***Pluralibacter* 多源杆菌属**
Pluralibacter gergoviaey (*Enterobacter gergoviae* and *Enterobacter pyrinus*) 日勾维多细菌源菌（日勾维亚肠杆菌和梨形肠杆菌）
***Kosakonia* 小坂菌属**
Kosakonia cowanii 考文小板菌
***Tatumella* 塔特姆菌属**
***Cedecea* 西地西菌属**
***Leminorella* 勒米诺菌属**
***Moellerella* 默勒菌属**
***Kluyvera* 克吕沃尔菌属**

Erwiniaceae 欧文菌科

***Erwinia spp.* 欧文菌属**

Pectobacteriaceae 溶果胶菌科

Yersiniaceae 耶尔森菌科

***Pathogenic Yersinia spp.* 致病性耶尔森菌属**
Yersinia pestis 鼠疫耶尔森菌
Yersinia enterocolitica 小肠结肠炎耶尔森菌
Yersinia enterocolitica subsp. enterocolitica 小肠结肠炎耶尔森菌小肠结肠炎亚种
Yersinia pseudotuberculosis 假结核耶尔森菌

Hafniaceae 哈夫尼亚菌科

***Hafnia spp.* 哈夫尼亚菌属**
Hafnia alvei 蜂房哈夫尼亚菌
Hafnia paralvei 副蜂房哈夫尼亚菌

Morganellaceae 摩根菌科

***Morganellaceae spp.* 摩根菌属**
Morganella morganii subsp. morganii 摩根摩根菌摩根亚种
Morganella morganii subsp. sibonii 摩根摩根菌西博尼亚种

Budviciaceae 布杰约维采菌科

***Budvicia spp.* 布杰约维采菌属**

gram-negative bacilli and coccobacilli (MacConkey-positive, oxidase-negative) 革兰阴性杆菌和球杆菌（麦康凯阳性、氧化酶阴性）

***Acinetobacter spp.* 不动杆菌属**
Acinetobacter baumannii 鲍曼不动杆菌
Acinetobacter calcoaceticus 醋酸钙不动杆菌
Acinetobacter haemolyticus 溶血不动杆菌
Acinetobacter johnsonii 约翰逊不动杆菌
Acinetobacter junii 琼氏不动杆菌
Acinetobacter lwoffii 鲁菲不动杆菌
Acinetobacter pittii 皮特不动杆菌
Acinetobacter radioresistens 抗辐射不动杆菌
Acinetobacter schindleri 天目不动杆菌
Acinetobacter ursingii 乌尔星不动杆菌
saccharolytic *Acinetobacter* 解糖不动杆菌
asaccharolytic *Acinetobacter* 非解糖不动杆菌
***Stenotrophomonas spp.* 窄食单胞菌属**
Stenotrophomonas maltophilia 嗜麦芽窄食单胞菌

gram-negative bacilli and coccobacilli (MacConkey-positive, oxidase-positive) 革兰阴性杆菌和球杆菌（麦康凯阳性、氧化酶阳性）

***Acidovorax spp.* 食酸菌属**
Acidovorax delafieldii (*Pseudomonas delafieldii*) 德氏食酸菌（德氏假单胞菌）
Acidovorax facilis (*Pseudomonas facilis*) 敏捷食酸菌（敏捷假单胞菌）
Acidovorax temperans (*Pseudomonas* and *Alcaligenes spp.*) 温和食酸菌（假单胞菌和产碱菌属）
Acidovorax wautersii 沃特斯食酸菌
***Brevundimonas spp.* 短波单胞菌属**
Brevundimonas diminuta (*Pseudomonas diminuta*) 缺陷短波单胞菌（缺陷假单胞菌）
Brevundimonas vesicularis (*Pseudomonas vesicularis*) 泡囊短波单胞菌（泡囊假单胞菌）
***Burkholderia spp.* 伯克霍尔德菌属**
Burkholderia cepacia complex (*Pseudomonas cepacia*) 洋葱伯克霍尔德菌复合群（洋葱假单胞菌）
Burkholderia pseudomallei (*Pseudomonas pseudomallei*) 类鼻疽伯克霍尔德菌（类鼻疽假单胞菌）
Burkholderia mallei (*Pseudomonas mallei*) 鼻疽伯克霍尔德菌（鼻疽假单胞菌）
Burkholderia gladioli 唐菖蒲伯克霍尔德菌
***Cupriavidus spp.* (*Ralstonia spp.*) 贪铜菌属（罗尔斯顿菌属）**
Cupriavidus pauculus 少见贪铜菌
Cupriavidus gilardii 吉拉迪贪铜菌

Cupriavidus respiraculi 呼吸道贪铜菌
Cupriavidus taiwanensis 台湾贪铜菌
***Ralstonia* spp. 罗尔斯顿菌属**
Ralstonia mannitolilytica (*Pseudomonas thomasii, Ralstonia pickettii* biovar 3) 解甘露醇罗尔斯顿菌(托马斯假单胞菌,皮氏罗尔斯顿菌biovar 3亚种)
Ralstonia insidiosa 危险罗尔斯顿菌
Ralstonia pickettii (*Pseudomonas pickettii, Burkholderia pickettii*) 皮氏罗尔斯顿菌(皮氏假单胞菌,皮氏伯克霍尔德菌)
***Pandoraea* spp. 潘多拉菌属**
Pandoraea apista 奸诈潘多拉菌
Pandoraea pulmonicola 居肺潘多拉菌
Pandoraea pnomenusa 留肺潘多拉菌
Pandoraea sputorum 痰潘多拉菌
Pandoraea norimbergensis 纽伦堡潘多拉菌
***Pseudomonas* spp. 假单胞菌属**
Pseudomonas aeruginosa 铜绿假单胞菌
Pseudomonas alcaligenes 产碱假单胞菌
Pseudomonas fluorescens 荧光假单胞菌
Pseudomonas mendocina 门多萨假单胞菌
Pseudomonas pseudoalcaligenes 假产碱假单胞菌
Pseudomonas putida 恶臭假单胞菌
Pseudomonas stutzeri 施氏假单胞菌
Pseudomonas veronii 威隆假单胞菌
Pseudomonas monteilii 蒙氏假单胞菌
Pseudomonas mosselii 摩氏假单胞菌
Pseudomonas luteola 浅黄假单胞菌
Pseudomonas oryzihabitans 栖稻假单胞菌
***Achromobacter* spp. 无色杆菌属**
Achromobacter pulmonis 肺无色杆菌
Achromobacter piechaudii (*Alcaligenes piechaudii*) 皮氏无色杆菌(皮氏产碱杆菌)
Achromobacter aegrifacians 致病无色杆菌
Achromobacter animicus 灵气无色杆菌
Achromobacter anxifer 焦虑无色杆菌
Achromobacter dolens 疼痛无色杆菌
Achromobacter insuavis 罕见无色杆菌
Achromobacter marplatenses 马德普拉塔无色杆菌
Achromobacter mucicolens 居黏膜无色杆菌
Achromobacter ruhlandi 鲁兰无色杆菌
Achromobacter denitrificans (*Alcaligenes dentrificans*) 脱硝化无色杆菌(脱硝化产碱杆菌)
Achromobacter xylosoxidans 木糖氧化无色杆菌
Achromobacter spanius 少见无色杆菌
Achromobacter insolitus
***Rhizobium* 根瘤菌属**
Rhizobium radiobacter (*Agrobacterium radiobacter*) 放射根瘤菌(根癌土壤杆菌)
Rhizobium pusense
***Ochrobactrum* 苍白杆菌属**
Ochrobactrum intermedium 中间苍白杆菌
Ochrobactrum anthropi 人苍白杆菌
Ochrobactrum haematophilum (CDC group Vd1-2 and *Achromobacter* groups A, C, and D) 嗜血苍白杆菌(CDC Vd1-2 菌群,无色杆菌A、C、和D菌群)
Ochrobactrum pseudogrignonense 假格里朗苍白杆菌
Orchobractrum pseudintermedium 假中间苍白杆菌
***Pseudochrobactrum* 假苍白杆菌属**
Pseudochrobactrum asaccharolyticum 不解糖假苍白杆菌
***Haematobacter* spp. 血液杆菌属**
Haematobacter massiliensis (*Rhodobacter massiliensis*) 马赛血液杆菌(马赛红杆菌)
Haematobacter missouriensis 密苏里血液杆菌
Hematobacter genomic species 1 血液杆菌属基因型1型
***Paracoccus* spp. 副球菌属**
Paracoccusyeei (CDC group EO-2) 耶氏副球菌(CDC EO-2菌群)
Paracoccus sanguinis
***Psychrobacter* spp. 冷杆菌属**
Psychrobacter faecalis (Part of CDC group EO-2) 粪冷杆菌(部分CDC EO-2菌群)
Psychrobacter pulmonis 肺炎冷杆菌
***Oligella* spp. 寡源杆菌属**
Oligella uerolytica 解脲寡源菌
Oligella urethralis 尿道寡源菌
***Wohlfahrtiimonas* spp. 污蝇属**
Wohlfahrtiimonas chitiniclastica 污蝇解壳杆菌
***Shewanella* spp. 希瓦菌属**
Shewanella algae 海藻希瓦菌
Shewanella putrefaciens (*Alteromonas putrefaciens, Achromobacter putrefaciens*, CDC group Ⅰb) 腐败希瓦菌(腐败交替单胞菌,腐败无色杆菌,CDC Ⅰb菌群)
organisms similar to *Ochrobactram* 苍白杆菌属的类似微生物
Pannonibacter phragmitetus 高效六价铬还原菌
***Chryseobacterium* spp. 金黄杆菌属**
Chryseobacterium indologenes (CDC group Ⅱb) 产吲哚金黄杆菌(CDC Ⅱb菌群)
Chryseobacterium anthropi (CDC group Ⅱe and Ⅱc) 人金黄杆菌(CDC Ⅱe和Ⅱc菌群)
Chryseobacterium gleum (CDC group Ⅱb) 黏金黄杆菌(CDC Ⅱb菌群)
Chryseobacterium hominis (CDC group Ⅱc) 人型金黄杆菌(CDC Ⅱc菌群)
Chryseobacterium treverense (CDC group Ⅱe) 特里斯维金黄杆菌(CDC Ⅱe菌群)
***Sphingobacterium* spp. 鞘氨醇杆菌属**
Sphingobacterium mizutaii 水谷鞘氨醇杆菌
Sphingobacterium multivorum (*Flavobacterium multivorum* and CDC group ⅡK-2) 多食鞘氨醇杆菌(多食黄杆菌和CDC ⅡK-2菌群)
Sphingobacterium spiritivorum (*Flavobacterium spiritivorum* and CDC group ⅡK-3) 食醇鞘氨醇杆菌(食醇黄杆菌和CDC ⅡK-3菌群)
Sphingobacterium thalpophilum 嗜温鞘氨醇杆菌
***Elizabethkingia* spp. 伊丽莎白菌属**
Elizabethkingia anophelis 按蚊伊丽莎白菌
Elizabethkingia meningoseptica (*Flavobacterium meningosepticum*) 脑膜脓毒伊丽莎白菌(脑膜脓毒黄杆菌)
Elizabethkingia miricola 和平空间站伊丽莎白菌
***Myroides* spp. (*Flavobacterium odoratum*) 类香菌属(香味黄杆菌)**
Myroides odoratus (*Flavobacterium odoratum*) 香味类香味菌(香味黄杆菌)
Myroides odoratimimus (*Flavobacterium odoratum*) 拟香味类香味菌(香味黄杆菌)
Myroides injenensi
organisms similar to *Chryseobacterium* spp., *Sphingobacterium* spp. 金黄杆菌属、鞘氨醇杆菌属的类似微生物
Empedobacter brevis (*Flavobacterium breve*) 短稳杆菌(短黄杆菌)
Balneatrix alpica 阿尔卑斯浴者菌
Bergeyella zoohelcum (*Weeksella zoohelcum*, CDC group Ⅱj) 动物溃疡伯杰菌(动物溃疡威克斯菌,CDC Ⅱj菌群)
Wautersiella falsenii 法式沃氏菌
Weeksella virosa (CDC group Ⅱf) 有毒威克斯菌(CDC Ⅱf菌群)
***Alcaligenes* spp. 产碱杆菌属**
Alcaligenes piechaudii 皮氏产碱杆菌
***Comamonas* spp. 丛毛单胞菌属**
Comamonas.testosteroni 睾酮丛毛单胞菌
***Kerstersia* spp. (*Alcaligenes* sp.) 凯斯特菌属(一种产碱杆菌)**
Kerstersia gyiorum 腿伤凯斯特菌
Kerstersia similis 模仿凯斯特菌
***Advenella* spp. (*Alcaligenes* spp.) 颇陌菌属(产碱杆菌属)**

Paenalcaligenes spp. **粪产碱杆菌属**

Alcaligenes faecalis type species (*Pseudomonas* or *Alcaligenesodorans*) 粪产碱杆菌模式种（芳香假单胞菌或芳香产碱杆菌）

Alcaligenes faecalis subsp. Faecalis 粪产碱杆菌粪亚种

Alcaligenes faecalis subsp. parafaecalis 粪产碱杆菌副粪亚种

Alcaligenes faecalis subsp. phenolicus 粪产碱杆菌酚亚种

Delftia spp. **代夫特菌属**

Delftia acidovorans (*Comamonas acidovorans, Pseudomonas acidovorans*) 食酸代夫特菌（食酸丛毛单胞菌，食酸假单胞菌属）

Roseomonas spp. **玫瑰单胞菌属**

Methylobacterium spp. **甲基杆菌属**

Bacillus spp. **芽孢杆菌属**

Aeromonas spp. **气单胞菌属**

Aeromonas caviae complex 豚鼠气单胞菌复合群

Aeromonas caviae 豚鼠气单胞菌

Aeromonas eucrenophila 嗜泉水气单胞菌

Aeromonas media 中间气单胞菌

Aeromonas rivipollensis 海滨气单胞菌

Aeromonas hydrophila complex 嗜水气单胞菌复合群

Aeromonas hydrophila subsp. hydrophila 嗜水气单胞菌嗜水亚种

Aeromonas hydrophilia subsp. ranae 嗜水气单胞菌蛙亚种

Aeromonas bestiarum 兽气单胞菌

Aeromonas dhakensis 达卡气单胞菌

Aeromonas salmonicida subsp. salmonicida 杀鲑气单胞菌杀鲑亚种

Aeromonas salmonicida subsp. achromogenes 杀鲑气单胞菌无色亚种

Aeromonas salmonicida subsp. masoucida 杀鲑气单胞菌日本鲑亚种

Aeromonas salmonicida subsp. smithia 杀鲑气单胞菌史密斯亚种

Aeromonas salmonicida subsp. pectinolytica 杀鲑鱼气单胞菌溶果胶亚种

Aeromonas veronii complex 威隆气单胞菌复合群

Aeromonas veronii biovar sobria 威隆气单胞菌温和生物型

Aeromonas veronii biovar veronii 威隆气单胞菌威隆生物型

Aeromonas diversa 多样气单胞菌

Aeromonas encheleia 鳗鱼气单胞菌

Aeromonas jandaei 简达气单胞菌

Aeromonas schubertii 舒伯特气单胞菌

Plesiomonas spp. **邻单胞菌属**

Plesiomonas shigelloides 类志贺邻单胞菌

Chromobacterium spp. **色杆菌属**

Chromobacterium haemolyticum 溶血色杆菌

Chromobacterium violaceum 紫色色杆菌

Vibrionaceae family 弧菌科

Vibrio spp. **弧菌属**

Vibrio cholerae 霍乱弧菌

Vibrio alginolyticus (*Vibrio parahaemolyticus* biotype 2) 溶藻弧菌（副溶血弧菌生物型2）

Vibrio cincinnatiensis 辛辛那提弧菌

Vibrio fluvialis (CDC group EF−6) 河流弧菌（CDC EF−6群）

Vibrio furnissii 弗尼斯弧菌

Vibrio harveyi (*Vibrio carchariae*) 哈维弧菌（鲨鱼弧菌）

Vibrio metschnikovii (CDC enteric group 16) 梅契尼可夫弧菌（CDC 16肠道群）

Vibrio mimicus [*Vibrio cholerae* (sucrose negative)] 拟态弧菌［霍乱弧菌（蔗糖阴性）］

Vibrio parahaemolyticus (*Pasteurella parahaemolyticus*) 副溶血弧菌（副溶血巴斯德菌）

Vibrio vulnifcus (CDC group EF−3) 创伤弧菌（CDC EF−3群）

Photobacterium spp. **发光杆菌属**

Photobacterium damselae (Vibrio damsela) 美人鱼发光杆菌（美人鱼弧菌）

Grimontia spp. **格里蒙特菌属**

Grimontia hollisae (CDC group EF−13, *Vibrio hollisae*) 霍利格里蒙特菌（CDC EF−13群，霍氏弧菌）

gram-negative bacilli and coccobacilli (MacConkey-negative, oxidase-positive) 革兰阴性杆菌和球杆菌（麦康凯阴性、氧化酶阳性）

Sphingomonas **鞘氨醇单胞菌属**

Sphingomonas parapaucimobilis

Sphingomonas paucimobilis (*Pseudomonas paucimobilis*, CDC Ⅱk-1) 少动鞘氨醇单胞菌（少动假单胞菌，CDC Ⅱk-1群）

Moraxella spp. **莫拉菌属**

Moraxella atlantae 亚特兰大莫拉菌

Moraxella canis 犬莫拉菌

Moraxella lacunata 腔隙莫拉菌

Moraxella lincolnii 林肯莫拉菌

Moraxella nonliquefaciens 非液化莫拉菌

Moraxella osloensis 奥斯陆莫拉菌

Moraxella catarrhalis (*Branhamella catarrhalis, Neisseria catarrhalis*) 卡他莫拉菌（卡他布兰汉菌，卡他奈瑟菌）

Neisseria spp. **奈瑟菌属**

Neisseria animals 动物奈瑟菌

Neisseria animaloris (CDC EF−4a) 动物口腔奈瑟菌（CDC EF−4a）

Neisseria bacilliformis 杆状奈瑟菌

Neisseria elongata subspecies elongata (CDC group M6) 延长奈瑟菌长链亚种（CDC M6群）

Neisseria elongata subspecies glycolytica 延长奈瑟菌糖酵解亚种

Neisseria elongata subspecies nitroreducens 延长奈瑟菌硝基还原菌亚种

Neisseria oralis 口腔奈瑟菌

Neisseria weaverii (CDC group M5) 沃式奈瑟菌（CDC M5群）

Neisseria zoodegmatis (CDC EF−4b) 动物咬伤奈瑟菌（CDC EF−4b）

Neisseria weaveri 韦弗奈瑟菌

Neisseria bacilliforms 杆菌性奈瑟菌

Eikenella spp. **艾肯菌属**

Eikenella corrodens 侵蚀艾肯菌

organisms similar to *Eikenella corrodens* **侵蚀艾肯菌的类似微生物**

Asaia spp. 浅井菌属

Methylobacterium spp. 甲基杆菌属

Methylobacterium mesophilicum 嗜中温甲基杆菌

Methylobacterium extorquens 扭脱甲基杆菌

Methylobacterium zatmanii 扎特曼甲基杆菌

Weeksella virosa 有毒威克斯菌

Bergeyella zoohelcum 动物溃疡伯杰菌

Sphingobacterium 鞘氨醇杆菌

Pasteurella **巴斯德菌属**

Pasteurella aerogenesa 产气巴斯德菌

Pasteurella bettyaea 贝氏巴斯德菌

Pasteurella caballia 马巴斯德菌

Pasteurella canis 犬巴斯德菌

Pasteurella dagmatis 咬伤巴斯德菌

Pasteurella multocida 多杀性巴斯德菌

Pasteurella multocida subsp. multocida 多杀巴斯德菌多杀亚种

Pasteurella multocida subsp. gallicida 多杀巴斯德菌杀禽亚种

Pasteurella multocida subsp. septica 多杀巴斯德菌败血亚种

Pasteurella oralis 口巴斯德菌

Pasteurella stomatis 咽巴斯德菌

Rodentibacter pneumotropicus 嗜肺啮齿杆菌

Pasteurella pneumotropica 侵肺巴斯德菌

organisms similar to *Pasteurella* **巴斯德菌的类似微生物**

Mannheimia haemolytic 溶血性曼氏杆菌

Suttonella indologenes (*Kingella indologenes*) 产吲哚萨顿菌（产吲哚金氏金菌）

Actinobacillus spp. **放线杆菌属**

Actinobacillus equuli (horses and pigs) 马驹放线杆菌（马和猪）

Actinobacillus hominis 人放线杆菌
Actinobacillus lignieresii (sheep and cattle) 李氏放线杆菌(牛和羊)
Actinobacillus suis (pigs) 猪放线杆菌(猪)
Actinobacillus ureae 尿放线杆菌
***Aggregatibacter* spp.** **凝聚杆菌属**
Aggregatibacter actinomycetemcomitans (*Actinobacillus actinomycetemcomitans*) 伴放线凝聚杆菌(伴放线放线杆菌)
Aggregatibacter aphrophilus (*Haemophilus aphrophilus*, *Haemophilus paraphrophilus*) 嗜沫凝聚杆菌(嗜沫嗜血杆菌,副嗜沫嗜血杆菌)
Aggregatibacter segnis (*Haemophilus segnis*) 惰性凝聚杆菌(惰性嗜血杆菌)
***Capnocytophaga* spp.** **二氧化碳嗜纤维菌属**
Capnocytophaga canimorsus (dogs and cats) (CDC group DF-2) 狗咬二氧化碳嗜纤维菌(狗和猫)(CDC DF-2群)
Capnocytophaga cynodegmi (dogs and cats) (CDC group DF-2) 犬咬二氧化碳嗜纤维菌(狗和猫)(CDC DF-2群)
Capnocytophaga gingivalis (CDC group DF-1) 牙龈二氧化碳嗜纤维菌(CDC DF-1群)
Capnocytophaga granulosa 颗粒二氧化碳噬纤维菌
Capnocytophaga haemolytica 溶血二氧化碳噬纤维菌
Capnocytophaga ochracea (CDC group DF-1) 黄褐二氧化碳噬纤维菌(CDC DF-1群)
Capnocytophaga sputigena (CDC group DF-1) 生痰二氧化碳噬纤维菌(CDC DF-1群)
***Cardiobacterium* spp.** **心杆菌属**
Cardiobacterium hominis 人心杆菌
Cardiobacterium valvarum
***Dysgonomonas* spp.** **微生长单胞菌属**
Dysgonomonas capnocytophagoides (CDC group DF-3) 类二氧化碳噬纤维微生长单胞菌(CDC DF-3群)
Dysgonomonas gadei 迪茨菌
Dysgonomonas hofstadii 霍夫斯塔德微生长单胞菌
Dysgonomonas mossii 莫氏微生长单胞菌
***Kingella* spp.** **金氏杆菌属**
Kingella denitrificans 反硝化金氏菌
Kingella kingae 金氏金氏菌
Kingella oralis 口金氏菌
Kingella potus 饮剂金氏杆菌
Leptotricha bucallis 口腔纤毛菌

gram-negative bacilli and coccobacilli (MacConkey-negative, oxidase-variable) 革兰阴性杆菌和球杆菌(麦康凯阴性、氧化酶不确定)

***Haemophilus* spp.** **嗜血杆菌属**
Haemophilus aegyptius 埃及嗜血杆菌
Haemophilus ducreyi 杜克雷嗜血杆菌
Haemophilus haemolyticus 溶血嗜血杆菌
Haemophilus influenzae 流感嗜血杆菌
Haemophilus parainfluenzae 副流感嗜血杆菌
Haemophilus parahaemolyticus 副溶血嗜血杆菌
Haemophilus paraphrohaemolyticus 副溶血嗜沫嗜血杆菌
Haemophilus pittmaniae 皮氏嗜血杆菌
Haemophilus sputorum 痰液嗜血杆菌

gram-negative bacilli that are optimally recovered on special media 在特殊培养基中生长的革兰阴性杆菌

Bartonella alsatica **巴尔通体**
Bartonella bacilliformis 杆状巴尔通体
Bartonella clarridgeiae 克拉巴尔通体
Bartonella elizabethae 伊丽莎白巴尔通体
Bartonella grahamii 格氏巴尔通体
Bartonella henselae 汉赛巴尔通体
Bartonella koehlerae 科勒巴尔通体
Bartonella quintana 五日热巴尔通体
Bartonella rochalimae 罗氏巴尔通体
Bartonella schoenbuchensis 鼹鼠巴尔通体
Bartonella tribocorum 特利波契巴尔通体
Bartonella vinsonii subsp. arupensis 文森巴尔通体阿鲁潘亚种
Bartonella vinsonii subsp. berkhoffii 文森巴尔通体伯格霍夫亚种
Campylobacter **弯曲菌属**
Campylobacter coli 大肠弯曲菌
Campylobacter concisus 简明弯曲菌
Campylobacter curvus 曲形弯曲菌
Campylobacter fetus 胎儿弯曲
Campylobacter fetus subsp. fetus 胎儿弯曲菌胎儿亚种
Campylobacter fetus subsp. venerealis 胎儿弯曲菌性病亚种
Campylobacter gracilis 纤细弯曲菌
Campylobacter hominis 人型弯曲菌
Campylobacter hyointestinalis 豚肠弯曲菌
Campylobacter hyointestinalis subsp. hyointestinalis 豚肠弯曲菌豚肠亚种
Campylobacter jejuni 空肠弯曲菌
Campylobacter jejuni subsp. doylei 空肠弯曲菌德莱亚种
Campylobacter jejuni subsp. jejuni 空肠弯曲菌空肠亚种
Campylobacter lari 海鸥弯曲菌
Campylobacter lari subsp. lari 海鸥弯曲菌海鸥亚种
Campylobacter lari subsp.concheus 海鸥弯曲菌贝类亚种
Campylobacter pyloridis 幽门弯曲菌
Campylobacter rectus 直肠弯曲菌
Campylobacter showae 昭和弯曲菌
Campylobacter sputorum 唾液弯曲菌
Campylobacter sputorum subsp. sputorum 唾液弯曲菌唾液亚种
Campylobacter upsaliensis 乌普萨拉弯曲菌
Campylobacter ureolyticus 解脲弯曲菌
Campylobacter mucosalis 黏膜弯曲菌
Arcobacter **弓形杆菌属**
Arcobacter cryaerophilus 嗜低温弓形杆菌
Arcobacter butzleri 巴策尔弓形杆菌
Arcobacter skirrowii 斯基罗弓形杆菌
Helicobacter **螺杆菌属**
gastric helicobacters 胃螺杆菌
Helicobacter pylori 幽门螺杆菌
Helicobacter felis 猫螺杆菌
Helicobacter suis 猪螺杆菌
Helicobacter heilmannii 海尔曼螺杆菌
Helicobacter bizzozeronii 比佐泽罗螺杆菌
enterohepatic helicobacters 肝肠螺杆菌
Helicobacter fennelliae 芬内尔螺杆菌
Helicobacter canis 犬螺杆菌
Helicobacter pullorum 鸡螺杆菌
Helicobacter cinaedi 同性恋螺杆菌
Helicobacter bilis 胆汁螺杆菌
Helicobacter canadensis 加拿大螺杆菌
Helicobacter salomonis 沙门螺杆菌
***Legionella* spp.** **军团菌属**
Legionella dumoffii 杜莫夫军团菌
Legionella micdadei 米克戴德军团菌
Legionella longbeachae 长滩军团菌
Legionella pneumophila 嗜肺军团菌
Legionella pneumophila subsp. pneumophila 嗜肺亚种
Legionella pneumophila subsp. fraseri 弗雷塞里亚种
Legionella pneumophila subsp. pascullei 帕斯库利亚种

Legionella anisa 不同军团菌
Legionella birminghamensis 伯明翰军团菌
Legionella cardiaca 心脏军团菌
Legionella cincinnatiensis 辛辛那提军团菌
Legionella bozemanae 博兹曼军团菌
Legionella feeleii 菲利军团菌
Legionella gormanii 高尔曼军团菌
Legionella hackeliae 海克尔军团菌
Legionella jordanis 乔丹河军团菌
Legionella lansingensis 兰辛军团菌
Legionella londiniensis 伦敦军团菌
Legionella lytica 溶解军团菌
Legionella maceachernii 马氏军团菌
Legionella nagasakiensis 长崎军团菌
Legionella norrlandica 诺尔兰军团菌
Legionella oakridgensis 橡岭军团菌
Legionella parisiensis 巴黎军团菌
Legionella rubrilucens 红光军团菌
Legionella sainthelensi 圣海伦军团菌
Legionella steelei 斯蒂尔军团菌
Legionella tucsonensis 图森军团菌
Legionella wadsworthii 沃斯沃军团菌
Brucella **布鲁菌属**
Brucella abortus 流产布鲁菌
Brucella canis 犬种布鲁菌
Brucella ceti 鲸型布鲁菌
Brucella melitensis 马耳他布鲁菌
Brucella microti 田鼠种布鲁菌
Brucella neotomae 木鼠布鲁菌
Brucella ovis 羊种布鲁菌
Brucella papionis 狒狒种布鲁菌
Brucella pinnipedialis 鳍型布鲁菌
Brucella suis 猪种布鲁菌
Oligella ureolyticusc 解脲寡源杆菌
Paracoccus yeeid 耶氏副球菌
Psychrobacter immobilis 静止嗜冷杆菌
Psychrobacter phenylpyruvicus 苯丙酮酸嗜冷杆菌
Agrobacterium **土壤杆菌属**
Mycoplana **支动菌属**
Bordetella spp. **鲍特菌属**
Bordetella ansorpii
Bordetella avium 鸟鲍特菌
Bordetella bronchialis 支气管鲍特菌
Bordetella bronchiseptica 支气管败血鲍特菌
Bordetella flabilis
Bordetella hinzii 欣氏鲍特菌
Bordetella holmesii 霍氏鲍特菌
Bordetella muralis
Bordetella parapertussis 副百日咳鲍特菌
Bordetella pertussis 百日咳鲍特菌
Bordetella petrii 彼得里鲍特菌
Bordetella pseudohinzii
Bordetella sputigena
Bordetella trematum 创口鲍特菌
Francisella **弗朗西斯菌属**
Francisella tularensis 土拉热弗朗西斯菌
Francisella tularensis subsp. tularensis (type A) 土拉热弗朗西斯菌土拉亚种(A型)
Francisella tularensis subsp. holarctica (type B) 土拉热弗朗西斯菌全北美区亚种(B型)
Francisella tularensis subsp. mediasiatica 土拉热弗朗西斯菌中亚亚种
Francisella halioticida 杀鲍鱼弗朗西斯菌
Francisella hispaniensis 西班牙弗朗西斯菌
Francisella noatunensis 诺神弗朗西斯菌
Francisella novicida 新凶手弗朗西斯菌
Francisella persica 波斯弗朗西斯菌
Francisella philomiragia 蜃楼弗朗西斯菌
Streptobacillus spp. **链杆菌属**
Streptobacillus moniliformis 念珠状链杆菌
Streptobacillus hongkongensis 香港链杆菌
Streptobacillus notomysis
Streptobacillus felis 猫链杆菌
Streptobacillus ratti 鼠链杆菌
Spirillum minus **小螺菌**

gram-negative cocci 革兰阴性球菌

Moraxella spp. **莫拉菌属**
Moraxella catarrhalis (*Branhamella catarrhalis, Neisseria catarrhalis*) 卡他莫拉菌(卡他布兰汉菌,卡他奈瑟菌)
Neisseria spp. **奈瑟球菌属**
Neisseria gonorrhoeae 淋病奈瑟菌
Neisseria meningitidis 脑膜炎奈瑟菌
Neisseria cinerea 灰色奈瑟菌
Neisseria lactamica 乳糖发酵奈瑟菌
Neisseria polysaccharea 多糖奈瑟菌
Neisseria subflava (*Neisseria flava, Neisseria perflava*) 微黄奈瑟菌(黄色奈瑟菌,深黄奈瑟菌)
Neisseria sicca 干燥奈瑟菌
Neisseria mucosa 黏膜奈瑟菌
Neisseria flavescens 浅黄奈瑟菌
Neisseria elongate 长奈瑟菌

anaerobic organisms 厌氧菌

gram-positive, spore-forming bacilli 革兰阳性有芽孢杆菌
Clostridioides difficile (*Clostridium difficile*) 艰难拟梭菌(艰难梭菌)
Clostridium argentinense 阿根廷梭菌
Clostridium baratii 巴氏梭菌
Clostridium bartlettii
Clostridium botulinum 肉毒梭菌
Clostridium butyricum 丁酸梭菌
Clostridium carnis 肉梭菌
Clostridium histolyticum 溶组织梭菌
Clostridium novyi 诺氏梭菌
Clostridium perfringens 产气荚膜梭菌
Clostridium septicum 败毒梭菌
Clostridium sordellii 索氏梭菌
Clostridium tertium 第三梭菌
Clostridium tetani 破伤风梭菌
Clostridium clostridioforme group 梭状梭菌群
Clostridium clostridioforme 梭形梭菌
Clostridium hathewayi 哈氏梭菌
Clostridium bolteae 鲍氏梭菌
Other *Clostridium spp.* 梭菌属其他菌种
gram-positive, non-spore-forming bacilli 革兰阳性无芽孢杆菌
Actinobaculum spp. 放线棒菌属
Actinobaculum massiliense 马赛放线棒菌
Actinomyces gerencseriae 格拉斯放线菌
Actinomyces graevenitzii 格雷文尼放线菌
Actinomyces israelii 衣氏放线菌
Actinomyces naeslundii 内氏放线菌

Actinomyces neuii 纽氏放线菌
Actinomyces odontolyticus 龋齿放线菌
Actinomyces radingae 雷丁放线菌
Actinomyces spp. 放线菌属
Actinomyces turicensis 苏黎世放线菌
Actinotignum schaalii (*Actinobaculum schaalii*) (斯氏放线棒菌)
Actinotignum spp.
Actinotignum urinale (*Actinobaculum urinale*) (尿放线棒菌)
Anaerostipes spp. 厌氧棒状菌属
Atopobium fossor 化石陌生菌
Atopobium minutum (*Lactobacillus minutum*) 微小陌生菌(微小乳杆菌)
Atopobium parvulum (*Streptococcus parvulum*) 极小陌生菌(极小链球菌)
Atopobium rimae 龈裂陌生菌
Atopobium vaginae 阴道陌生菌
Bifidobacterium spp. 双歧杆菌属
Bulleidia spp. 布雷德菌属
Catabacter spp. 触酶杆菌属
Catonella spp. 卡托纳菌属
Collinsella aerofaciens (*Eubacterium aerofaciens*) 产气柯林斯菌(产气真杆菌)
Cryptobacterium curtum 短隐杆菌
Cryptobacterium spp. 神秘杆菌属
Curtobacterium spp. 短小杆菌属
Cutibacterium acnes (*Propionibacterium acnes*) 痤疮皮肤杆菌(痤疮丙酸杆菌)
Cutibacterium avidum 贪婪皮肤杆菌
Cutibacterium granulosum 颗粒皮肤杆菌
Eggerthella lenta (*Eubacterium lentum*) 迟缓埃格菌(迟缓真杆菌)
Eggerthella sinensis 中华埃格菌
Eggerthella spp. 伊格尔兹菌属
Eggerthii spp.
Eubacterium spp. 真杆菌属
Filifactor spp. 产线菌属
Lachnoanaerobaculum spp. 毛绒厌氧杆菌属
Lactobacillus spp. 乳杆菌属
Mobiluncus curtisii 柯氏动弯杆菌
Mobiluncus mulieris 羞怯动弯杆菌
Mogibacterium spp. 难养杆菌属
Moryella spp. 莫亚拉菌属
Olsenella profusa 丰富欧尔森菌
Olsenella spp. 欧陆森菌属
Olsenella uli (*Lactobacillus uli*) 树胶欧尔森菌(树胶乳杆菌)
Oribacterium
Paraeggerthella hongkongensis (*Eggerthella hongkongensis*) 香港副埃格菌(香港埃格菌)
Propionibacterium spp. 丙酸杆菌属
Propionimicrobium lymphophilum 嗜淋巴丙酸微菌
Propionimicrobium spp.
Pseudopropionibacterium propionicum 丙酸假丙酸杆菌
Pseudoramibacter spp. 假分枝杆菌属
Robinsoniella peoriensis 皮奥里亚鲁滨逊菌
Scardovia spp. 斯卡多维亚菌属
Slackia spp. 斯莱克菌属
Solobacterium spp. 细小杆菌属
Varibaculum anthropi 人小弯菌
Varibaculum cambriense 坎布里亚小弯菌
Varibaculum spp. 小弯菌属

gram-positive cocci 革兰阳性球菌

Anaerococcus lactolyticus 解乳糖厌氧球菌
Anaerococcus prevotii (*Peptostreptococcus prevotii*) 普雷沃厌氧球菌(普雷沃消化链球菌)
Anaerococcus vaginalis 阴道厌氧球菌
Ezakiella peruensis
Finegoldia magna (*Peptostreptococcus magnus*) 大芬戈尔德菌(大消化链球菌)
Gallicola barnesae (*Peptostreptococcus Barnesae*) 巴氏叶瘿菌(巴氏栖鸡球菌,巴氏消化链球菌)
Murdochiella asaccharolytica 不解糖默多克菌
Parvimonas micra (*Micromonas micros, Peptostreptococcus micros*) 微小微单胞菌(微小微单胞菌,微小消化链球菌)
Peptococcus niger 黑色消化球菌
Peptoniphilus spp. 嗜胨菌属
Peptostreptococcus spp. 消化链球菌属
Peptostreptococcus anaerobius 厌氧消化链球菌
Peptostreptococcus stomatitis 口腔消化链球菌
Staphylococcus saccharolyticus 解糖葡萄球菌或解糖消化链球菌

gram-negative bacilli 革兰阴性杆菌

Alloscardovia spp. 阿利斯蒂普斯菌属
Alistipes spp. 另枝菌属
Alloprevotella tannerae 坦纳拟普雷沃菌
Bacteroides fragilis group 脆弱拟杆菌群
Bacteroides spp. 拟杆菌属
Bilophila wadsworthia 沃兹沃思嗜胆菌
Desulfomicrobium orale 口腔脱硫微菌
Desulfovibrio spp. 脱硫弧菌属
Dialister spp. 戴阿李斯特菌属
Eisenbergiella spp. 艾森伯格菌属
Fusobacterium spp. 梭杆菌属
Leptotrichia spp. 纤毛菌属
Other Bacteroides spp. 拟杆菌属其他细菌
Parabacteroides spp. 副拟杆菌属
Porphyromonas gingivalis 牙龈卟啉单胞菌
Porphyromonas spp. 卟啉单胞菌属
Porphyromonas asaccharolytica 不解糖卟啉单胞菌
Prevotella spp. 普雷沃菌属
Selenomonas spp. 月形单胞菌属
Sutterella wadsworthensis 沃兹沃思萨特菌
Tannerella spp. 坦纳菌属

gram-negative cocci 革兰阴性球菌

Acidaminococcus 氨基酸球菌属
Anaerococcus spp. 厌氧球菌属
Anaeroglobus 厌氧球形菌属
Megasphaera 巨球菌属
Negativicoccus 阴性球菌属
Veillonella spp. 韦荣球菌属

mycobacteria 分枝杆菌

***Mycobacterium tuberculosis* complex 结核分枝杆菌复合群**

Mycobacterium tuberculosis 结核分枝杆菌
Mycobacterium bovis 牛分枝杆菌
Mycobacterium bovis bacillus Calmette-Guérin (BCG) 牛分枝杆菌卡介苗
Mycobacterium africanum 非洲分枝杆菌
Mycobacterium canettii 坎纳分枝杆菌
Mycobacterium caprae 山羊分枝杆菌
Mycobacterium microti 田鼠分枝杆菌
Mycobacterium mungi
Mycobacterium orygis
Mycobacterium pinnipedii 海豹分枝杆菌

nontuberculous mycobacteria 非结核分枝杆菌

Mycobacterium abscessus subsp. bolletii 脓肿分枝杆菌博莱亚种
Mycobacterium celeriflabum
Mycobacterium abscessus subsp. abscessus 脓肿分枝杆菌脓肿亚种

Mycobacterium abscessus subsp. massiliense 脓肿分枝杆菌马赛亚种
Mycobacterium arosiense 奥尔胡斯分枝杆菌
Mycobacterium asiaticum 亚洲分枝杆菌
Mycobacterium aubagnense 奥巴涅分枝杆菌
Mycobacterium avium 鸟分枝杆菌
Mycobacterium avium complex 鸟分枝杆菌复合群
Mycobacterium avium subsp. avium 鸟分枝杆菌鸟亚种
Mycobacterium avium subsp. hominissuis 鸟分枝杆菌霍米尼塞斯亚种
Mycobacterium avium subsp. paratuberculosis 鸟分枝杆菌副结核亚种
Mycobacterium avium subsp. silvaticum 鸟分枝杆菌森林亚种
Mycobacterium bacteremicum 菌血症分枝杆菌
Mycobacterium boenickei 波尼克分枝杆菌
Mycobacterium bouchedurhonense 罗讷河口分枝杆菌
Mycobacterium branderi 布兰德分枝杆菌
Mycobacterium brisbanense 布里斯班分枝杆菌
Mycobacterium brumae 冬天分枝杆菌
Mycobacterium canariasense 加那利群岛分枝杆菌
Mycobacterium celatum 隐蔽分枝杆菌
Mycobacterium celeriflavum 快生黄色分枝杆菌
Mycobacterium chelonae 龟分枝杆菌
Mycobacterium chelonae/abscessus group 龟/脓肿分枝杆菌群
Mycobacterium chimaera 奇美拉分枝杆菌
Mycobacterium colombiense 哥伦比亚分枝杆菌
Mycobacterium cookii 库氏分枝杆菌
Mycobacterium cosmeticum 美容品分枝杆菌
Mycobacterium elephantis 象分枝杆菌
Mycobacterium europaeum 欧洲分枝杆菌
Mycobacterium fortuitum group 偶发分枝杆菌群
Mycobacterium franklinii 富兰克林分枝杆菌
Mycobacterium genavense 日内瓦分枝杆菌
Mycobacterium goodii 古德分枝杆菌
Mycobacterium gordonae 戈登分枝杆菌
Mycobacterium haemophilum 嗜血分枝杆菌
Mycobacterium heckeshornense 黑克肖分枝杆菌
Mycobacterium heidelbergense 海德堡分枝杆菌
Mycobacterium hiberniae 爱尔兰分枝杆菌
Mycobacterium houstonense 休斯敦分枝杆菌
Mycobacterium immunogenum 免疫原分枝杆菌
Mycobacterium interjectum 居间分枝杆菌
Mycobacterium intermedium 中间分枝杆菌
Mycobacterium intracellulare 胞内分枝杆菌
Mycobacterium iranicum 伊朗分枝杆菌
Mycobacterium kansasii 堪萨斯分枝杆菌
Mycobacterium kubicae 库比卡分枝杆菌
Mycobacterium lacus 湖分枝杆菌
Mycobacterium lentiflavum 慢生黄分枝杆菌
Mycobacterium leprae 麻风分枝杆菌
Mycobacterium mageritense 玛格丽特分枝杆菌
Mycobacterium mageritense/Mycobacterium wolinskyi group 玛格丽特分枝杆菌/沃林斯基分枝杆菌群
Mycobacterium malmoense 玛尔摩分枝杆菌
Mycobacterium mantenii 曼滕分枝杆菌
Mycobacterium marinum 海分枝杆菌
Mycobacterium marseillense 马萨分枝杆菌
Mycobacterium monacense 慕里黑分枝杆菌
Mycobacterium moriokaense 盛冈分枝杆菌
Mycobacterium mucogenicum 产黏液分枝杆菌
Mycobacterium mucogenicum group 产黏液分枝杆菌群
Mycobacterium nebraskense 内布拉斯加分枝杆菌
Mycobacterium neoaurum 新金色分枝杆菌
Mycobacterium neworleansense 新奥尔良分枝杆菌
Mycobacterium novocastrense 纽卡斯尔分枝杆菌
Mycobacterium palustre 沼泽分枝杆菌
Mycobacterium parmense 帕尔马分枝杆菌
Mycobacterium peregrinum 外来分枝杆菌
Mycobacterium phocaicum 福西亚分枝杆菌
Mycobacterium porcinum 猪分枝杆菌
Mycobacterium saopaulense 圣保罗分枝杆菌
Mycobacterium scrofulaceum 副瘰疬分枝杆菌
Mycobacterium senegalense 塞内加尔分枝杆菌
Mycobacterium septicum 败血症分枝杆菌
Mycobacterium setense 赛特分枝杆菌
Mycobacterium shimoidei 施氏分枝杆菌
Mycobacterium simiae 猿分枝杆菌
Mycobacterium smegmatis 耻垢分枝杆菌
Mycobacterium szulgai 苏尔加分枝杆菌
Mycobacterium terrae complex 土分枝杆菌复合群
Mycobacterium timonense 蒂莫涅斯分枝杆菌
Mycobacterium tusciae 托斯卡纳分枝杆菌
Mycobacterium ulcerans 溃疡分枝杆菌
Mycobacterium vulneris 伤口分枝杆菌
Mycobacterium wolinskyi 沃林斯基分枝杆菌
Mycobacterium xenopi 蟾分枝杆菌
Mycobacterium yogonense 约戈涅斯分枝杆菌

other bacteria with unusual growth requirements 其他有特殊生长要求的细菌

obligate intracellular and nonculturable bacterial agents 专性胞内菌和无法培养的细菌

Chlamydia **衣原体属**
Chlamydia abortus 流产衣原体
Chlamydia trachomatis 沙眼衣原体
Chlamydia psittaci (*Chlamydophila psittaci*) 鹦鹉热衣原体(鹦鹉热嗜衣原体)
Chlamydia pneumoniae (*Chlamydophila pneumoniae*) 肺炎衣原体(肺炎嗜衣原体)
Rickettsia **立克次体属**
Rickettsia rickettsii 立氏立克次体
Rickettsia parkeri 派氏立克次体
Rickettsia prowazekii 普氏立克次体
Rickettsia typhi 伤寒立克次体
Orientia **东方体属**
Orientia tsutsugamushi 恙虫病东方体
Ehrlichia **埃立克体属**
Ehrlichia chaffeensis 查菲埃立克体
Candidatus neoehrlichia mikurensis 新埃立克体
Neorickettsia **新立克次体属**
Neorickettsia sennetsu (*Ehrlichia sennetsu*) 腺热新立克次体(腺热埃里克体)
Anaplasma **无形体属**
Anaplasma phagocytophilum (*Ehrlichia phagocytophila, Ehrlichia equi, and human granulocytic ehrlichiosis agent*) 嗜吞噬细胞无形体(嗜吞噬细胞埃立克体、马埃立克体 和人粒细胞埃立克体)
Coxiella burnetii **贝纳特柯克斯体**
Tropheryma whipplei **惠普尔养障体**

cell wall-deficient bacteria 细胞壁缺陷细菌

Mycoplasma **支原体**
Acholeplasma laidlawii 莱氏无胆甾原体
Mycoplasma amphoriforme 两形支原体
Mycoplasma buccale 颊支原体
Mycoplasma faucium 咽支原体

Mycoplasma fermentans 发酵支原体
Mycoplasma genitalium 生殖支原体
Mycoplasma hominis 人型支原体
Mycoplasma lipophilum 嗜脂支原体
Mycoplasma orale 口腔支原体
Mycoplasma penetrans 穿透支原体
Mycoplasma phocicerebrale 光脑支原体
Mycoplasma pirum 梨支原体
Mycoplasma pneumoniae 肺炎支原体
Mycoplasma primatum 灵长支原体
Mycoplasma salivarium 唾液支原体
Mycoplasma spermatophilum 嗜精支原体
***Ureaplasma* 脲原体**
Ureaplasma parvum 微小脲原体
Ureaplasma urealyticum 解脲脲原体

spirochetes 螺旋体

***Treponema* 密螺旋体**
Treponema pallidum subsp. pallidum 苍白螺旋体苍白亚种
Treponema pallidum subsp. pertenue 苍白螺旋体细长亚种
Treponema pallidum subsp. endemicum 苍白螺旋体地方亚种
Treponema carateum 品他密螺旋体
Treponema vincentii 文氏密螺旋体
Treponema denticola 齿垢密螺旋体
Treponema refringens 屈折密螺旋体
Treponema socranskii 索氏密螺旋体
Treponema parvum 微细密螺旋体
Treponema pectinovorum 食果胶密螺旋体
Treponema putidum 葡萄状密螺旋体
Treponema lecithinolyticum 解卵磷脂密螺旋体
Treponema amylovorum 嗜淀粉密螺旋体
Treponema medium 培养基密螺旋体
Treponema maltophilum 嗜麦芽密螺旋体
***Borrelia* 疏螺旋体**
Borrelia afzelii 阿氏疏螺旋体
Borrelia bavariensis 巴伐利亚疏螺旋体
Borrelia bissettiae 比氏疏螺旋体
Borrelia burgdorferi sensu stricto 狭义伯氏疏螺旋体
Borrelia garinii 加林疏螺旋体
Borrelia lusitaniae 葡萄牙疏螺旋体
Borrelia mayonii
Borrelia spielmanii 斯皮尔曼疏螺旋体
Borrelia valaisiana 瓦莱疏螺旋体
Borrelia finlandensis 芬兰疏螺旋体
Borrelia carolinensis 卡罗莱纳疏螺旋体
Borrelia caucasica 高加索螺旋体
Borrelia crocidurae 麝疏螺旋体
Borrelia duttonii 杜通疏螺旋体
Borrelia hermsii 赫氏疏螺旋体
Borrelia hispanica 西班牙疏螺旋体
Borrelia mazzottii 马氏疏螺旋体
Borrelia miyamotoi (hard tick-borne relapsing fever) 宫本疏螺旋体(硬蜱传回归热)
Borrelia parkeri 扁虱疏螺旋体
Borrelia persica 波斯疏螺旋体
Borrelia turicatae 特里蜱疏螺旋体
Borrelia venezuelensis 委内瑞拉疏螺旋体
Borrelia recurrentis 回归热疏螺旋体
***Brachyspira* 短螺旋体**
Brachyspira aalborgi 阿尔堡短螺旋体
Brachyspira hominis (provisionally named) 人短螺旋体(暂定名)
Brachyspira pilosicoli 多毛短螺旋体
***Leptospira* 钩端螺旋体**
pathogenic species 致病物种
Leptospira alexanderi 亚历山大钩端螺旋体
Leptospira alstonii 阿尔斯通钩端螺旋体
Leptospira borgpetersenii 博氏钩端螺旋体
Leptospira interrogans 问号钩端螺旋体
Leptospira kirschneri 克氏钩端螺旋体
Leptospira mayottensis
Leptospira noguchii 野口钩端螺旋体
Leptospira santarosai 圣地罗西钩端螺旋体
Leptospira weilii 韦氏钩端螺旋体
intermediate species 中间种
Leptospira broomii 布鲁姆钩端螺旋体
Leptospira fainei 费恩钩端螺旋体
Leptospira inadai 稻田钩端螺旋体
Leptospira licerasiae 利塞拉斯钩端螺旋体
Leptospira venezuelensis 委内瑞拉钩端螺旋体
Leptospira wolffii 沃氏钩端螺旋体
saprophytic species 腐生种
Leptospira biflexa 双曲钩端螺旋体
Leptospira idonii 爱多钩端螺旋体
Leptospira meyeri 麦尔钩端螺旋体
Leptospira terpstrae 托普斯特钩端螺旋体
Leptospira vanthielii 范蒂尔钩端螺旋体
Leptospira wolbachii 沃尔钩端螺旋体
Leptospira yanagawae 柳州钩端螺旋体

寄生虫部分

protozoa 原虫

intestinal protozoa 肠道原虫

intestinal amoebae 肠道阿米巴

Endolimax nana 微小内蜒阿米巴(微小阿米巴)
Entamoeba bangladeshi 孟加拉内阿米巴
Entamoeba coli 结肠内阿米巴
Entamoeba dispar 迪斯帕内阿米巴
Entamoeba hartmanni 哈特曼内阿米巴(哈氏内阿米巴)
Entamoeba histolytica 溶组织内阿米巴
Entamoeba moshkovskii 莫斯科内阿米巴(莫氏内阿米巴)
Entamoeba polecki 波立基内阿米巴(波列基内阿米巴)
Iodamoeba bütschlii 布奇外嗜碘内阿米巴(布氏嗜碘阿米巴)

Blastocystis spp. 芽囊原虫属

Blastocystis hominis 人芽包囊虫

intestinal flagellates 肠道鞭毛虫

Giardia duodenalis 十二指肠贾第鞭毛虫
Chilomastix mesnili 迈氏唇鞭毛虫
Pentatrichomonas hominis 人五毛滴虫
Retortamonas hominis 人内滴虫
Retortamonas intestinalis 肠内滴虫
Enteromonas hominis 人肠滴虫
Trichomonas tenax 口腔毛滴虫
Trichomonas vaginalis 阴道毛滴虫

amoeba flagellate　阿米巴鞭毛虫

Dientamoeba fragilis　脆弱双核阿米巴

intestinal ciliates　肠道纤毛虫

Neoblantidium coli　结肠小袋纤毛虫

intestinal sporozoa　肠道孢子虫

***Cryptosporidium spp.*　隐孢子虫属**
Cryptosporidium parvum　微小隐孢子虫
Cryptosporidium hominis　人隐孢子虫
***Cyclospora spp.*　环孢子虫属**
Cyclospora cayetanensis　卡耶塔环孢子球虫
***Cystoisospora spp.*　囊等孢子虫属**
Cystoisospora belli (*Isospora belli*)　贝氏囊等孢子虫（贝氏等孢子球虫）
***Sarcocystis spp.*　肉孢子虫属**
Sarcocystis hominis　人肉孢子虫
Sarcocystis suihominis　猪人肉孢子虫

intestinal microsporidia　肠道微孢子虫

Enterocytozoon　肠上皮细胞微孢子虫/肠微孢子虫
Enterocytozoon bieneusi　比氏肠微孢子虫
***Encephalitozoon spp.*　脑炎微孢子虫属**
Encephalitozoon hellem　海伦脑炎微孢子虫
Encephalitozoon cuniculi　兔脑炎微孢子虫
Encephalitozoon intestinalis　肠脑炎微孢子虫

microsporidia-other body sites　微孢子虫：其他身体部位

Anncaliia vesicularum　安卡尼亚孢虫
Microsporidium　微孢子虫
Pleistophora　具褶孢虫属
Trachipleistophora　气管普孢虫
Tubulinosema　管孢虫
Vittaforma　角膜微孢虫
Nosema　小孢子虫

blood and tissue protozoa　血和组织原虫

sporozoa　孢子虫

***Plasmodium spp.*　疟原虫属**
Plasmodium vivax　间日疟原虫
Plasmodium ovale　卵形疟原虫
Plasmodium malariae　三日疟原虫
Plasmodium falciparum　恶性疟原虫
Plasmodium knowlesi　诺氏疟原虫
***Babesia spp.*　巴贝斯虫属**
Babesia microti　田鼠巴贝斯虫
Babesia duncani　邓肯巴贝斯虫
B. duncani-like organisms　邓肯巴贝斯虫样原虫
Babesia divergens　分歧巴贝斯虫

flagellates (*Leishmaniae, Trypanosomes*)　鞭毛虫（利什曼原虫、锥虫）

***Leishmaniae*　利什曼原虫**
Leishmania tropica complex　热带利什曼原虫复合体
Leishmania major complex　硕大利什曼原虫复合体
Leishmania mexicana complex　墨西哥利什曼原虫复合体
Leishmania braziliensis complex　巴西利什曼原虫复合体
Leishmania donovani complex　杜氏利什曼原虫复合体
Leishmania enrietti complex　豚鼠利什曼原虫复合体
Leishmania guyanensis complex　圭亚那利什曼原虫复合体
Leishmania peruviana　秘鲁利什曼原虫
***Trypanosomes*　锥虫**
Trypanosoma brucei gambiense　冈比亚布氏锥虫
Trypanosoma brucei rhodesiense　罗得西亚布氏锥虫
Trypanosoma cruzi　克氏锥虫
Trypanosoma rangeli　争氏锥虫
***Toxocara spp.*　弓形虫属**
Toxoplasma gondii　刚地弓形虫

amoebae　阿米巴虫纲（其他部位）

***Naegleria*　耐格里属**
Naegleria fowleri　福勒耐格里阿米巴
***Acanthamoeba spp.*　棘阿米巴属**
Acanthamoeba culbertsoni　卡伯德森棘阿米巴
Acanthamoeba polyphaga　多噬棘阿米巴
Acanthamoeba castellanii　卡希利棘阿米巴
Acanthamoeba astronyxis　阿斯特罗尼棘阿米巴
Acanthamoeba hatchetti　哈氏棘阿米巴
Acanthamoeba rhysodes　条脊棘阿米巴
Acanthamoeba divionensis　第戎棘阿米巴
Acanthamoeba lugdunensis
Acanthamoeba quina
Acanthamoeba leniculata　豆状棘阿米巴
***Balamuthia*　巴拉姆希属**
Balamuthia mandrillaris　狒狒巴拉姆希阿米巴
***Paravahlkampfia francinae*　弗朗辛副瓦变形虫**
Sappinia spp.
Sappinia diploidea
Sappinia pedata

helminths　蠕虫

nematodes (roundworms)　线虫

intestinal (roundworms)　肠道（线虫）

Ascaris lumbricoides　似蚓蛔线虫
Enterobius vermicularis (pinworm)　蠕形住肠线虫（蛲虫）
Strongyloides stercoralis (threadworm)　粪圆线虫（线虫）
Strongyloides fuelleborni　福氏类圆线虫
Trichuris trichiura (whipworm)　毛首鞭形线虫（鞭虫）
Capillaria philippinensis　菲律宾毛细线虫
Enterobius vermicularis　蠕形住肠线虫
hookworms　钩虫
Ancylostoma duodenale (Old World)　十二指肠钩口线虫（旧大陆）
Necator americanus (New World)　美洲板口线虫（新大陆）
Ancylostoma ceylonicum　锡兰钩虫
***Trichostrongylus spp.*　毛圆线虫属**
Trichostrongylus orientalis　东方毛圆线虫
Trichostrongylus colubriformis　蛇行毛圆线虫
Trichostrongylus axei　艾氏毛圆线虫

tissue nematodes　组织线虫

***Trichinella spp.*　旋毛虫属**
Trichinella britovi　布氏旋毛虫
Trichinella murrelli　米氏旋毛虫
Trichinella nativa　乡土旋毛虫
Trichinella nelsoni　纳氏旋毛虫
Trichinella papuae　巴布亚旋毛虫
Trichinella patagoniensis
Trichinella pseudospiralis　伪旋毛虫
Trichinella spiralis　旋毛形线虫
Trichinella zimbabwensis　津巴布韦旋毛虫
Toxocara canis　犬弓首线虫
Toxocara cati　猫弓首线虫

Ancylostoma braziliense 巴西钩虫
Ancylostoma caninum 犬钩虫
Capillaria hepatica 肝毛细线虫
Dirofilaria immitis 犬恶丝虫
Dirofilaria hongkongensis
Dirofilaria repens
Dirofilaria ursi
Dirofilaria tenuis
Dirofilaria striata
Dirofilaria subdermata
Dracunculus medinensis 麦地那龙线虫
Parastrongylus (*Angiostrongylus*) *cantonensis* 广州副圆线虫(广州管圆线虫)
Parastrongylus (*Angiostrongylus*) *costaricensis* 哥斯达黎加副圆线虫(哥斯达黎加管圆线虫)
Gnathostoma spp. **颚口线虫属**
Gnathostoma spinigerum 棘颚口线虫
Gnathostoma hispidum
Gnathostoma nipponicum
Gnathostoma binucleatum
Gnathostoma procyonis
Gnathostoma doloresi

blood and tissue filarial nematodes 血和组织丝状线虫

Brugia beaveri 比氏布鲁线虫
Brugia leporis
Brugia malayi 马来布鲁线虫
Brugia pahangi 彭亨布鲁线虫
Brugia timori 帝汶布鲁线虫
Dirofilaria spp. 恶线虫属
Loa loa 罗阿罗阿丝虫/罗阿丝虫
Onchocerca volvulus 旋盘尾丝虫
Wuchereria bancrofti 班氏吴策线虫
Mansonella spp. **曼森线虫属**
Mansonella ozzardi 和奥曼森线虫
Mansonella perstans 常现曼森线虫
Mansonella streptocerca 链尾曼森线虫

other nematodes 其他线虫

Anisakis spp. 异尖线虫属
Baylisascaris procyonis 原肠贝氏蛔虫

cestodes (tapeworms) 绦虫类(绦虫)

intestinal cestodes 肠道绦虫

Diphyllobothrium spp. **裂头绦虫属**
Diphyllobothrium latum 阔节裂头绦虫
Diphyllobothrium nihonkaiense 日本海裂头绦虫
Diphyllobothrium pacificum 太平洋裂头绦虫
Diphyllobothrium cordatum 科尔达裂头绦虫
Diphyllobothrium ursi 熊裂头绦虫
Diphyllobothrium dendriticum 枝形裂头绦虫
Diphyllobothrium lanceolatum 柳叶裂头绦虫
Diphyllobothrium dallieae 达利裂头绦虫
Diphyllobothrium yonagoensis 约纳贡裂头绦虫
broad fish tapeworm 鱼阔节裂头绦虫
Dipylidium **复孔绦虫属**
Dipylidium caninum 犬复孔绦虫
Hymenolepis **膜壳绦虫属**
Hymenolepis nana (dwarf tapeworm) 短膜壳绦虫(短小绦虫)
Hymenolepis diminuta (rat tapeworm) 长膜壳绦虫(鼠绦虫)
Taenia spp. **带绦虫属(绦虫属)**
Taenia solium 猪带绦虫
Taenia saginata (beef tapeworm) 牛带绦虫(牛肉绦虫)
Taenia asiatica (Asian tapeworm) 亚洲带绦虫(亚洲绦虫)
Taenia crassiceps 肥头绦虫
Taenia serialis 豆状带绦虫
Taenia martis 马堤绦虫

tissue cestodes 组织绦虫

Echinococcus **棘球绦虫**
Echinococcus granulosus sensu lato 细粒棘球蚴
Echinococcus granulosus 细粒棘球绦虫
Echinococcus granulosus complex 细粒棘球绦虫复合体
Echinococcus granulosus sensu stricto 狭义细粒棘球绦虫
Echinococcus equinus 马棘球绦虫
Echinococcus ortleppi 奥氏棘球绦虫
Echinococcus canadensis 加拿大棘球绦虫
Echinococcus multilocularis 多房棘球绦虫
Echinococcus oligarthrus 少节棘球绦虫
Echinococcus vogeli 伏氏棘球绦虫
Spirometra **迭宫绦虫属**
Spirometra mansonoides 曼氏迭宫绦虫
Mansonoides **类曼蚊亚属**
Taenia multiceps **多头绦虫**

trematodes 吸虫

intestinal trematodes 肠道吸虫

Echinostoma spp. **棘口吸虫属**
Echinostoma hortense 圆圃棘口吸虫
Echinostoma ilocanum 伊族棘口吸虫
Echinostoma macrorchis 巨睾棘口吸虫
Echinostoma perforatum
Echinostoma revolutum 卷棘口吸虫
Fasciolopsis **姜片属**
Fasciolopsis buski 布氏姜片吸虫
Heterophyes **异形吸虫属**
Heterophyes heterophyes 异形异形吸虫
Metagonimus yokogawai 横川(氏)后殖吸虫
Centrocestus spp. 棘带吸虫属
Haplorchis spp. 扇棘单睾吸虫属
Stellantchamus spp. 星隙吸虫属
Pygidiopsis spp. 前肠异形吸虫属

other intestinal trematodes 其他肠道吸虫

Gastrodiscoides hominis (colonic fluke) 人似腹盘吸虫(结肠吸虫)

liver and lung trematodes 肝/肺吸虫

Clonorchis spp. **华支睾吸虫属**
Clonorchis sinensis 华支睾吸虫
Opisthorchis spp. **后睾吸虫属**
Opisthorchis felineus 猫后睾吸虫
Opisthorchis viverrini 麝猫后睾吸虫
Fasciola spp. **片形吸虫属**
Fasciola gigantica 大/巨片形吸虫
Fasciola hepatica 肝片吸虫
Paronimus spp. **并殖吸虫属**
Paragonimus africanus 非洲并殖吸虫
Paragonimus caliensis 卡里并殖吸虫
Paragonimus heterotremus 异盘并殖吸虫
Paragonimus kellicotti 克氏并殖吸虫
Paragonimus mexicanus 墨西哥并殖吸虫
Paragonimus miyazakii 宫崎氏并殖吸虫
Paragonimus skrjabini 子宫胆道并殖吸虫

Paragonimus uterobilateralis 双侧宫并殖吸虫
Paragonimus westermani 卫氏并殖吸虫
***Schistosoma* spp. 血吸虫属**
Schistosoma guineensis 几内亚血吸虫
Schistosoma haematobium 埃及血吸虫
Schistosoma intercalatum 间插血吸虫
Schistosoma japonicum 日本血吸虫
Schistosoma malayensis 马来血吸
Schistosoma mansoni 曼氏血吸虫
Schistosoma mattheei 羊血吸虫
Schistosoma mekongi 湄公血吸虫

真菌部分

hyaline molds 透明霉菌

Mucoromycotina 毛霉亚门

Mucorales 毛霉菌目

***Rhizopus* spp. 根霉属**
Rhizopus arrhizus 少根霉
Rhizopus microsporus 小孢根霉
Rhizopus schipperae
***Mucor* spp. 毛霉属**
Mucor circinelloides 卷枝毛霉
Mucor indicus 印度毛霉
Mucor irregularis 不规则毛霉
Mucor ramosissimus 多分枝毛霉
Mucor velutinosus
***Actinomucor* sp. 放线毛霉属**
Actinomucor elegans 雅致放射毛霉
***Apophysomyces* spp. 鳞质霉属**
Apophysomyces ossiformis 骨状鳞质霉
Apophysomyces trapeziformis 梯形鳞质霉
Apophysomyces variabilis 多变鳞质霉
***Cokeromyces* sp. 科克霉属**
Cokeromyces recurvatus 屈弯科克霉
***Lichtheimia* spp. 横梗霉属**
Lichtheimia corymbifera 伞枝横梗霉
Lichtheimia ramosa 分枝横梗霉
Lichtheimia ornata 透孢横梗霉
***Rhizomucor* sp. 根毛霉属**
Rhizomucor miehei 米黑根毛霉
Rhizomucor pusillus 微小根毛霉
***Saksenaea* spp. 瓶霉属**
Saksenaea erythrospora 红孢瓶霉
Saksenaea oblongispora 椭孢瓶霉
Saksenaea vasiformis 瓶装瓶霉
***Syncephalastrum* sp. 共头霉属**
Syncephalastrum racemosum 状共头霉
***Cunninghamella* spp. 小克银汉霉属**
Cunninghamella bertholletiae 灰小克银汉霉
Cunninghamella blakesleeana 短刺小克银汉霉
Cunninghamella echinulate 刺孢小克银汉霉
Cunninghamella elegans 雅致小克银汉霉

Entomophthoromycotina 虫霉亚门

Entomophthorales 虫霉目

***Conidiobolus* spp. 耳霉属**
Conidiobolus coronatus 冠状耳霉
Conidiobolus incongruous 异孢耳霉
Conidiobolus lamprauges 闪光耳霉

Basidiobolales 担子菌目或蛙粪霉目

***Basidiobolus* sp. 蛙粪霉属**
Basidiobolus ranarum 林蛙粪霉

dermatophytes 皮肤癣菌

***Trichophyton* spp. 毛癣菌属**
Trichophyton ajelloi (*Arthroderma uncinatum*) 阿耶罗毛癣菌(钩状节皮菌)
Trichophyton concentricum 同心毛癣菌
Trichophyton equinum 马毛癣菌
Trichophyton erinacei 意瑞奈斯毛癣菌
Trichophyton megninii 麦格尼毛癣菌
Trichophyton mentagrophytes complex 须癣毛癣菌复合体
Trichophyton rubrum 红色毛癣菌
Trichophyton schoenleinii 许兰毛癣菌
Trichophyton simii 猴毛癣菌
Trichophyton soudanense 苏丹毛癣菌
Trichophyton terrestre complex 土生毛癣菌复合体
Trichophyton tonsurans 断发毛癣菌
Trichophyton vanbreuseghemii (*Arthroderma gertleri*) 万博毛癣菌(格勒特节皮菌)
Trichophyton verrucosum 疣状毛癣菌
Trichophyton violaceum 紫色毛癣菌
***Microsporum* spp. 小孢子菌属**
Microsporum audouinii 奥杜盎小孢子菌
Microsporum canis 犬小孢子菌
Microsporum cookei complex (*Genus Paraphyton*) 库克小孢子菌复合体(*Paraphyton*属)
Microsporum ferrugineum 铁锈色小孢子菌
Microsporum gallinae (*Lophophyton gallinae*) 鸡禽小孢子菌
Microsporum gypseum complex (*Genus Nannizzia*) 石膏样小孢子菌复合体(*Nannizzia*属)
Microsporum nanum (*Nannizzia nana*) 微小小孢子菌
Microsporum persicolor (*Nannizzia persicolor*) 桃色小孢子菌
Microsporum praecox (*Nannizzia praecox*) 早熟小孢子菌
Microsporum racemosum 葡萄状小孢子菌
Microsporum vanbreuseghemii (*Lophophyton gallinae*) 万博小孢子菌
***Epidermophyton* sp. 表皮癣菌属**
Epidermophyton floccosum 絮状表皮癣菌

other opportunistic mycoses 其他机会致病性真菌病

***Aspergillus* spp. 曲霉属**
Aspergillus fumigatus 烟曲霉
Aspergillus flavus 黄曲霉
Aspergillus nidulans 构巢曲霉
Aspergillus niger 黑曲霉
Aspergillus terreus 土曲霉
Aspergillus ustus 焦曲霉
Aspergillus versicolor 杂色曲霉
***Fusarium* spp. 镰刀菌属**
Fusarium solani species complex 茄病镰刀菌复合群
Fusarium petroliphilum 枯萎镰刀菌
Fusarium keratoplasticum
Fusarium falciforme 镰状镰刀菌
Fusarium solani 茄病镰刀菌

Fusarium lichenicola 地衣生镰刀菌
Fusarium neocosmoporiellum
Fusarium oxysporum species complex 尖孢镰刀菌复合群
Fusarium fujikuroi species complex 藤仓镰刀菌复合群
Fusarium incarnatum-Fusarium equiseti species complex 变红镰刀菌-木贼镰刀菌复合种
Fusarium chlamydosporum species complex 厚垣镰刀菌复合群
Fusarium dimerum species complex 双胞镰刀菌复合群
Fusarium sporotrichioides 拟分枝孢镰刀菌
Fusarium poae 梨孢镰刀菌
Fusarium verticillioides (*Fusarium moniliformis*) 轮枝镰刀菌(串珠镰刀菌)
***Geotrichum* spp. 地霉属**
Geotrichum candidum 白地霉
***Acremonium* spp. 枝顶孢属**
Acremonium falciforme 镰状枝顶孢
***Acrophialophora* spp. 顶端瓶霉属**
Acrophialophora fusispora 梭孢顶孢瓶霉
Acrophialophora levis
Acrophialophora seudatica
***Arthrographis* sp. 节纹菌属**
Arthrographis kalrae 卡拉节纹菌
***Beauveria* sp. 白僵菌属**
Beauveria bassiana 蚕白僵菌
***Chrysosporium* sp. 金孢子菌属**
Chrysosporium zonatum 蝶形花金孢子菌
***Coniochaeta* spp. 子囊壳属**
Coniochaeta mutabilis 易变子囊壳菌
Coniochaeta hoffmannii 霍夫曼子囊壳菌
***Nannizziopsis* sp.**
Nannizziopsis hominis
***Onychocola* sp. 甲霉属**
Onychocola canadensis 加拿大甲霉
***Parengyodontium* sp.**
Parengyodontium album
***Penicillium* spp. 青霉属**
Talaromyces marneffei 马尔尼菲篮状菌
***Phialemonium* spp. 单孢瓶霉属**
Phialemonium obovatum
***Paecilomyces* spp. 拟青霉属**
***Purpureocillium* sp. 紫孢菌属**
Purpureocillium lilacinum 淡紫紫孢菌
***Scopulariopsis* spp. 帚霉属**
Scopulariopsis brevicaulis 短帚霉
Scopulariopsis asperula
Scopulariopsis candida 念珠帚霉
***Rasamsonia* spp.**
Rasamsonia aegroticola
Rasamsonia eburnea
Rasamsonia piperina
***Sarocladium* spp. (previously *Acremonium*) (曾称枝顶孢属)**
***Schizophyllum* sp. 裂褶菌属**
Schizophyllum radiatum
***Talaromyces* spp. 篮状菌属**
***Thermothelomyces* sp.**
Thermothelomyces thermophila

other systemic mycoses 其他系统性真菌病相关真菌

***Blastomyces* spp. 芽生菌属**
Blastomyces dermatitidis 皮炎芽生菌
Blastomyces percursus
Blastomyces parvus (formerly *Emmonsia parva*) (小伊蒙菌)
Blastomyces helicus (formerly *Emmonsia helica*)
Blastomyces silverae
***Coccidioides* spp. 球孢子菌属**
Coccidioides immitis 粗球孢子菌
Coccidioides posadasii 波萨达斯球孢子菌
***Emergomyces* spp.**
Emergomyces pasteurianus (previously *Emmonsia pasteuriana*) (巴氏伊蒙菌)
Emergomyces Africanus
Emergomyces Orientalis
Emergomyces Canadensis
Emergomyces europaeus
***Emmonsia* sp. 伊蒙菌属**
***Histoplasma capsulatum* 荚膜组织胞浆菌**
***Paracoccidioides* spp. 副球孢子菌属**
Paracoccidioides lutzii 卢茨副球孢子菌
Paracoccidioides americana
Paracoccidioides restrepiensis
Paracoccidioides venezuelensis
Paracoccidioides brasiliensis 巴西副球孢子菌

dematiaceous (melanized) molds 暗色真菌

Botryosphaeria 葡萄座腔菌目

***Lasiodiplodia* 毛双孢属**
Lasiodiplodia theobroma 柯柯豆毛双孢
***Macrophomina* 壳球孢属**
Macrophomina phaseolina 菜豆壳球孢菌
***Neoscytalidium* 新柱顶孢属**
Neoscytalidium dimidiatum 新双间柱顶孢

Calosphaeriales 美球菌目

Pleurostoma
Pleurostoma ochracea
Pleurostoma repens
Pleurostoma richardsiae

Capnodiales 煤炱目

***Cladosporium* 枝孢霉属**
Cladosporium cladosporioides 枝孢样枝孢霉
Cladosporium oxysporum 尖孢枝孢霉
Cladosporium sphaerospermum
***Hortea* 何德菌属**
Hortea werneckii 威尼克何德菌

Chaetothyriales 刺盾炱目

***Anthopsis* 花生素霉属**
Arthrocladium
Arthrocladium fulminans
***Cladophialophora* 枝孢瓶霉属/卡氏枝孢瓶霉**
Cladophialophora bantiana 斑替枝孢瓶霉
Cladophialophora boppii 波氏枝孢瓶霉
Cladophialophora carrionii 卡氏枝孢瓶霉
Cladophialophora emmonsii
Cladophialophora modesta
Cladophialophora samoënsis 萨摩亚枝孢瓶霉
Cladophialophora saturnica 土星形枝孢瓶霉
***Cyphellophora* 无柄孢菌属**
Cyphellophora europaea 欧洲无柄孢菌
Cyphellophora laciniata 条裂无柄孢菌
Cyphellophora ludoviensis

Cyphellophora pluriseptica 多隔无柄孢菌
Cyphellophora reptans
Cyphellophora suttonii
***Exophiala* 外瓶霉属**
Exophiala bergeri 伯杰外瓶霉
Exophiala dermatitidis 皮炎外瓶霉
Exophiala jeanselmei 甄氏外瓶霉
Exophiala oligosperma 寡育外瓶霉
Exophiala phaeomuriformis 暗色砖格外瓶霉
Exophiala spinifera 棘状外瓶霉
Exophiala xenobiotica 毒物外瓶霉
***Fonsecaea* 着色真菌属**
Fonsecaea compacta 紧密着色真菌
Fonsecaea monophora 单孢着色真菌
Fonsecaea nubica 努比着色真菌
Fonsecaea pedrosoi 裴氏着色真菌
Fonsecaea pugnacius
***Knufia* 努夫菌属**
Knufia epidermidis 表皮努夫菌
***Phialophora* 瓶霉属**
Phialophora europaea 欧洲瓶霉
Phialophora verrucosa 疣状瓶霉
Pleurostomophora richardsiae (previously *Phialophora richardsiae*)(烂木瓶霉)
***Rhinocladiella* 喙支孢霉属**
Rhinocladiella aquaspersa 播水喙枝孢霉
Rhinocladiella atrovirens 暗绿色喙枝孢霉
Rhinocladiella basitona
Rhinocladiella mackenziei 麦肯兹喙枝孢霉
Rhinocladiella similis 模仿喙枝孢霉
Rhinocladiella tropicalis
***Veronaea* 佛隆那霉属**
Veronaea botryose 葡萄状佛隆那霉

Diaporthales 间座壳目

***Diaporthe* 间座壳属**
Diaporthe bougainvilleicola
Diaporthe longicolla
Diaporthe phaseolorum 菜豆间座壳
Diaporthe phoenicicola

Dothideales 座囊壳目

***Aureobasidium* 短梗霉属**
Aureobasidium melanogenum 产黑色素短梗霉
Aureobasidium pullulans 出芽短梗霉
***Hormonema* 索状霉菌**
Hormonema dematioides 暗色样索状霉

Microascales 小囊菌目

Knoxdaviesia
Knoxdaviesia dimorphospora
***Lomentospora* 荚孢属**
Lomentospora prolificans 多育荚孢
***Microascus* 小囊菌属**
Microascus brunneosporus
Microascus cinereus 灰小囊菌
Microascus gracilis
***Scedosporium* 赛多孢霉属**
Scedosporium apiospermum 尖端赛多孢霉
Scedosporium aurantiacum 桔黄赛多孢霉
Scedosporium boydii 波氏赛多孢霉
Scedosporium dehoogii
Scedosporium prolificans 多育赛多孢霉
Triadelphia
Triadelphia disseminate
Triadelphia pulvinata

Ophiostomatales 长喙壳目

***Ophiostoma* 长喙壳霉属**
Ophiostoma piceae
***Sporothrix* 孢子丝菌属**
Sporothrix brasiliensis 巴西孢子丝菌
Sporothrix chilensis
Sporothrix globose
Sporothrix luriei
Sporothrix pallida
Sporothrix schenckii 申克孢子丝菌

Pleosporales 格孢腔目

***Alternaria* 链格孢属**
Alternaria alternate 互格交链链格孢
Alternaria infectoria 浸染链格孢
***Bipolaris* 离蠕孢属**
Bipolaris australiensis 澳洲离蠕孢
Bipolaris hawaiiensis 夏威离蠕孢
Bipolaris oryzae 稻离蠕孢
Bipolaris spicifera 长穗离蠕孢
***Curvularia* 弯孢属**
Curvularia aeria
Curvularia americana
Curvularia geniculate 膝曲弯孢
Curvularia hominis
Curvularia muehlenbeckiae
Curvularia lunata 新月弯孢
Curvularia senegalensis 塞内加尔弯孢
Curvularia spicifera 长穗弯孢
***Exserohilum* 明脐菌属**
Exserohilum longirostratum 长喙明脐菌
Exserohilum mcginnisii 麦金尼明脐菌
Exserohilum rostratum 喙状明脐菌
Hongkongmyces
Hongkongmyces pedis

Sordariales 粪壳菌目

***Madurella* 马杜拉菌属**
Madurella mycetomatis 足菌肿马杜拉菌
Madurella pseudomyceto matis 假足菌肿马杜拉菌
Madurella tropicana 热带马杜拉菌
Madurella fahalii 费赫勒马杜拉菌
Cladorrhinum
Cladorrhinum bulbillosum

Togniniales

***Phaeoacremonium* 暗色枝顶孢属**
Phaeoacremonium parasiticum 寄生暗色枝顶孢

Venturiales

***Ochroconis* 赭霉属**
Ochroconis mirabilis
Verruconis
Verruconis gallopava

other organisms of dematiaceous (melanized) molds 其他暗色真菌

Piedraia hortae 何德结节菌

Trematosphaeria grisea (*Madurella grisea*) 灰色限球壳(灰马杜拉分枝菌)
Hortaea werneckii 威尼克何德霉菌
Neotestudina 新龟甲形菌属
Neotestudina rosatii 罗萨梯新龟甲形菌

atypical and parafungal agents 非典型真菌病原体

Pneumocystis jirovecii (*Pneumocystis carinii*) 耶氏肺孢子菌(卡氏肺孢子菌)
Lacazia loboi 罗波拉卡菌
Lagenidium spp. 链壶菌属
Pythium insidiosum 诱诈腐霉菌
Rhinosporidium seeberi 西伯鼻孢子菌

the yeasts and yeastlike organisms 酵母菌和类酵母菌微生物

Candida spp. **念珠菌属**
Candida albicans 白念珠菌
Candida albicans complex 白念珠菌复合群
Candida glabrata complex 光滑念珠菌复合群
Candida parapsilosis complex 近平滑念珠菌复合群
Candida africana 非洲念珠菌
Candida dubliniensis 都柏林念珠菌
Candida glabrata 光滑念珠菌
Candida parapsilosis 近平滑念珠菌
Candida bracarensis 布拉加念珠菌
Candida nivariensis 尼瓦利亚念珠菌
Candida orthopsilosis 拟平滑念珠菌
Candida metapsilosis 似平滑念珠菌
Candida krusei 克柔念珠菌
Candida auris 耳念珠菌
Candida blankii
Candida catenulata 链状念珠菌
Candida ciferrii 西弗念珠菌
Candida eremophila
Candida inconspicua 平常念珠菌
Candida Fabianii
Candida famata 无名念珠菌
Candida glaebosa
Candida guilliermondii 季也蒙念珠菌
Candida haemulonii 希木龙念珠菌
Candida kefyr 乳酒念珠菌
Candida lambica 郎比可念珠菌
Candida lipolytica 解脂念珠菌
Candida lusitaniae 葡萄牙念珠菌
Candida norvegensis 挪威念珠菌
Candida pelliculosa
Candida pulcherrima 铁红念珠菌
Candida rugosa complex 皱褶念珠菌复合群
Candida utilis 产朊念珠菌
Candida zeylanoides 涎沫念珠菌
Cryptococcus spp. **隐球菌属**
Cryptococcus neoformans and *Cryptococcus gattii* complex 新型隐球菌和格特隐球菌复合群
Cryptococcus neoformans var. grubii 新型隐球菌格鲁比变种
Cryptococcus neoformans var. neoformans 新型隐球菌新生变种
Cryptococcus deneoforman
Cryptococcus gattii complex 格特隐球菌复合群
Cryptococcus gattii 格特隐球菌
Cryptococcus deuterogattii
Cryptococcus tetragattii
Cryptococcus decagattii
Cryptococcus bacillisporus
***Apiotrichum sp.* (*Trichosporon sp.*) (毛孢子菌属)**
***Cutaneotrichosporon spp.* (*Trichosporon spp.*) (毛孢子菌属)**
***Filobasidium sp.* (*Cryptococcus sp.*) 丝黑粉菌属(隐球菌属)**
Filobasidium uniguttulatum (*Cryptococcus uniguttulatus*) 有性型单咽丝黑粉菌(单咽隐球菌)
***Hannaella sp.* (*Cryptococcus sp.*) (隐球菌属)**
Hannaella luteolus (*Cryptococcus luteolus*) (黄色隐球菌)
***Naganishia spp.* (*Cryptococcus spp.*) (隐球菌属)**
Naganishia adeliensis (*Cryptococcus adeliensis*)
Naganishia albidus (*Cryptococcus albidus*)
Naganishia diffluens (*Cryptococcus diffluens*)
Naganishia liquefaciens (*Cryptococcus liquefaciens*)
***Papiliotrema spp.* (*Cryptococcus spp.*) (隐球菌属)**
Cryptococcus laurentii 罗伦隐球菌
Cryptococcus flavescens 浅黄隐球菌
Cryptococcus terreus 地生隐球菌
***Solicoccozyma sp.* (*Cryptococcus sp.*) (隐球菌属)**
Malassezia spp. **马拉色菌属**
Malassezia furfur 糠秕马拉色菌
Malassezia globosa 球形马拉色菌
Malassezia obtuse 钝圆马拉色菌
Malassezia pachydermatis 厚皮马拉色菌
Malassezia slooffiae 斯洛菲马拉色菌
Malassezia sympodialis 合轴马拉色菌
Prototheca spp. **无绿藻属**
Prototheca wickerhamii 威克汉姆无绿藻
Prototheca zopfii 祖菲无绿藻
Rhodotorula spp. **红酵母属**
Rhodotorula dairenensis
Rhodotorula glutinis 黏红酵母
Rhodotorula mucilaginosa 胶红酵母
Saccharomyces sp. **酵母属**
Saccharomyces cerevisiae 酿酒酵母
***Saprochaete spp.* (*Blastoschizomyces spp.*) (芽生裂殖菌属)**
Saprochaete capitata
Sporobolomyces spp. **掷孢酵母属**
Sporobolomyces holosaticus 荷斯坦掷孢酵母
Sporobolomyces roseus 红掷孢酵母
Sporobolomyces salmonicolor 赭色掷孢酵母
***Cutaneotrichosporon spp.* (*Trichosporon spp.*) (毛孢子菌属)**
Apiotrichum spp.
***Ustilago spp.* (*Pseudozyma*) 黑粉菌属**

病毒部分

deoxyribonucleic acid viruses DNA 病毒

Parvoviridae **细小病毒科**
parvovirus B19 virus 细小病毒19
human bocaviruses 人博卡病毒
human bufavirus
Parv4
Papillomaviridae **乳头瘤病毒科**
human papillomaviruses 人乳头瘤病毒科

***Polyomaviridae* 多瘤病毒**
John Cunningham (JC) polyomaviruses　JC多瘤病毒
BK polyomaviruses　BK多瘤病毒
Merkel cell polyomavirus　梅克尔病毒
trichodysplasia spinulosa polyomavirus　棘状毛发发育不良多瘤病毒
***Hepadnaviridae* 肝炎病毒科**
hepatitis B virus　乙肝病毒
***Adenoviridae* 腺病毒科**
human adenoviruses　人类腺病毒
Mastadenovirus　哺乳动物腺病毒属
***Herpesviridae* 疱疹病毒科**
herpes simplex viruses type 1, 2　单纯疱疹病毒1/2
varicella-zoster virus　水痘-带状疱疹病毒
cytomegalovirus　巨细胞病毒
Epstein-Barr virus　EB病毒
Human herpesvirus 6, 7 and 8 (KSHV)　人疱疹病毒6/7/8（KSHV）
***Poxviridae* 痘病毒科**
poxviruses　痘病毒
- variola virus　天花
- vaccinia virus　牛痘
- orf　羊痘疮
- molluscum contagiosum virus　传染性软疣病毒
- monkey-pox viruses　猴痘病毒

ribonucleic acid viruses　RNA病毒

***Arenaviridae* 沙粒病毒科**
lymphocytic choriomeningitis virus　淋巴细胞性脉络丛脑膜炎病毒
Lassa fever virus, Lassa virus　拉沙热病毒，拉沙病毒
Lujo virus　胡宁病毒
Machupo virus　马丘波病毒
Guanarito virus
Sabia virus　萨比亚病毒
Chapare virus　查帕雷病毒
***Astroviridae* 星状病毒科**
gastroenteritis-causing astroviruses　胃肠道星状病毒
***Picornaviridae* 微小核糖核酸病毒科**
Cardioviruses　心病毒属
polioviruses (coxsackie viruses)　脊髓灰质炎病毒（柯萨奇病毒）
parechoviruses　副肠孤病毒
enteroviruses　肠道病毒
- echovirus　埃可病毒
- hepatitis A virus　甲肝病毒
- rhinoviruses　鼻病毒

***Hepeviridae* 肝炎病毒科**
Hepevirus　肝炎病毒属
hepatitis E virus　戊肝病毒
***Calciviridae* 杯状病毒科**
norovirus　诺如病毒
Sapovirus　札幌病毒
***Flaviviridae* 黄病毒科**
yellow fever virus　黄热病病毒
Dengue virus　登革病毒
West Nile virus　西尼罗河病毒
Zika virus　寨卡病毒
Japanese encephalitis virus　日本脑炎病毒
St. Louis encephalitis nonarboviruses　圣路易斯脑炎非虫媒病毒
hepatitis C virus　丙型肝炎病毒
Hepacivirus　肝炎病毒属
Pegivirus　佩吉病毒属
Pestivirus　瘟病毒属
***Togaviridae* 披膜病毒科**
rubella virus　风疹病毒
alpha viruses　α病毒
***Reoviridae* 呼肠孤病毒科**
rotavirus　轮状病毒
Colorado tick fever　科罗拉多壁虱热（病原体）
***Orthomyxoviridae* 正黏病毒科**
influenza virus　流感病毒
human influenza virus types A, B, C　人类流感病毒A、B、C型
swine influenza viruses　猪流感病毒
avian influenza viruses　禽流感病毒
***Hantaviridae* 汉坦病毒科**
Hantaan (sin nombre) viruses　汉坦病毒
***Retroviridae* 逆转录病毒科**
human HIV 1 & 2　人类HIV-1和人类HIV-2
human T-cell lymphotropic virus (HTLV 1 & 2)　人类嗜T淋巴细胞病毒
***Coronaviridae* 冠状病毒科**
coronavirus　冠状病毒
- alphaletovirus　甲型勒托病毒属
- alphacoronavirus　α冠状病毒属
- betacoronavirus　β冠状病毒属
  - CoV type 4 (SARS) virus　CoV-4型（SARS）病毒、严重急性呼吸综合征相关冠状病毒
  - MERS-CoV　中东呼吸综合征相关冠状病毒
  - SARS-CoV-2 (COVID-19)　新型冠状病毒
- deltacoronavirus　δ冠状病毒属
- gammacoronavirus　γ冠状病毒属
- coronavirus (CoV) types 1-3　冠状病毒（CoV）1～3型

***Pneumoviridae* 肺炎病毒科**
respiratory syncytial virus　呼吸道合胞病毒
human metapneumovirus　人偏肺病毒
***Rhabdoviridae* 弹状病毒科**
rabies virus　狂犬病病毒
***Filoviridae* 丝状病毒**
Cuevavirus　奎瓦病毒属
Ebolavirus　埃博拉病毒属
Marburgvirus　马尔堡病毒属
Striavirus　纹状病毒属
Thamnovirus　坦诺病毒属
Zaire ebolavirus　扎伊尔埃博拉病毒
Sudan ebolavirus　苏丹埃博拉病毒
Tai Forest ebolavirus　泰林埃博拉病毒
Bundibugyo ebolavirus　本迪布乔埃博拉病毒
Reston ebolavirus　莱斯顿埃博拉病毒
***Paramyxoviridae* 副黏病毒科**
mumps virus　腮腺炎病毒
measles virus　麻疹病毒
parainfluenza viruses　副流感病毒
respiratory syncytial viruses　呼吸道合胞体病毒

prions　朊病毒